CHINESE
TRANSFUSION MEDICINE

中华输血学

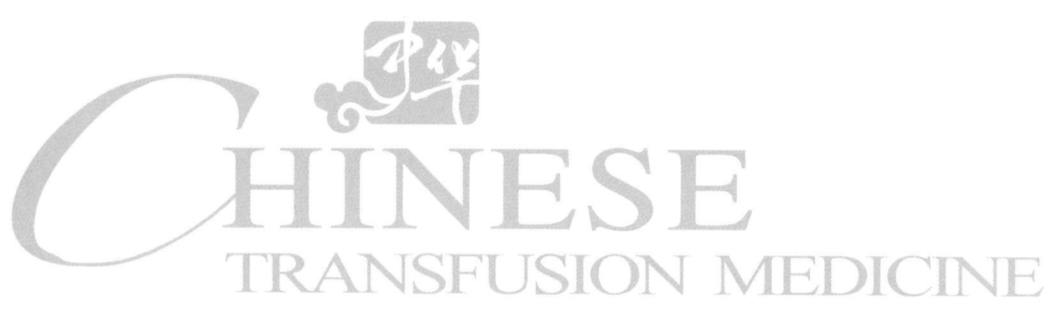

中华输血学

第2版

总 顾 问 王正国 张明瑞

顾　　问（按姓氏笔画排序）

王鸿利 刘文芳 邵宗鸿 廖清奎

主　　编 杨成民 刘 进 赵桐茂

主　　审 田兆嵩 钱开诚

副 主 编（按姓氏笔画排序）

尹 文 付涌水 兰炯采 朱自严 刘 忠 刘良明 刘嘉馨 严 敏 汪德清 胡丽华 夏 荣 钱宝华

常务编委（按姓氏笔画排序）

马 峰 王学锋 乐爱平 冯 凌 吕 毅 刘 霆 纪宏文 李长清 李忠俊 邹峥嵘 张连阳 周 虹 袁 红 贾苍松 崔徐江 谢 珏

特约审稿（按姓氏笔画排序）

朱永明 李 勇 李碧娟 邱 艳 陈会友 林武存 赵树铭 郭永建 傅雪梅

人民卫生出版社

·北 京·

图书在版编目（CIP）数据

中华输血学/杨成民，刘进，赵桐茂主编. —2 版
. —北京：人民卫生出版社，2021. 12
ISBN 978-7-117-32614-8

Ⅰ. ①中… Ⅱ. ①杨…②刘…③赵… Ⅲ. ①输血
Ⅳ. ①R457. 1

中国版本图书馆 CIP 数据核字(2021)第 270575 号

人卫智网	www. ipmph. com	医学教育、学术、考试、健康， 购书智慧智能综合服务平台
人卫官网	www. pmph. com	人卫官方资讯发布平台

中华输血学
Zhonghua Shuxuexue
第 2 版

主　　编：杨成民　刘　进　赵桐茂
出版发行：人民卫生出版社(中继线 010-59780011)
地　　址：北京市朝阳区潘家园南里 19 号
邮　　编：100021
E - mail：pmph @ pmph. com
购书热线：010-59787592　010-59787584　010-65264830
印　　刷：人卫印务（北京）有限公司
经　　销：新华书店
开　　本：889×1194　1/16　印张：89　插页：32
字　　数：2820 千字
版　　次：2017 年 10 月第 1 版　2021 年 12 月第 2 版
印　　次：2022 年 2 月第 1 次印刷
标准书号：ISBN 978-7-117-32614-8
定　　价：398. 00 元
打击盗版举报电话：010-59787491　E-mail：WQ @ pmph. com
质量问题联系电话：010-59787234　E-mail：zhiliang @ pmph. com

编　委（按姓氏笔画排序）

主编简介

杨成民

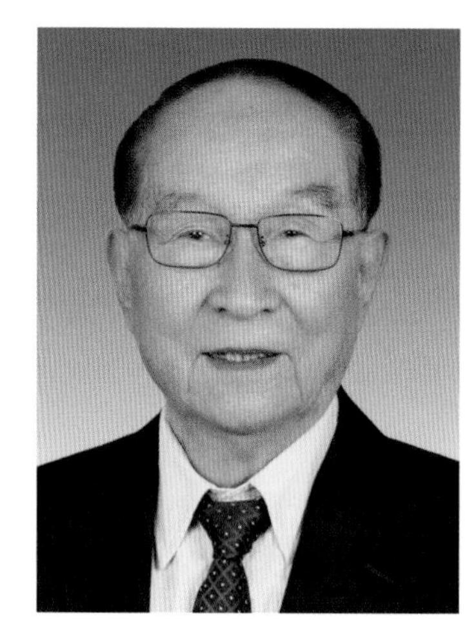

中国医学科学院输血研究所前所长、研究员，原中国红十字总会血液中心主任。中国输血协会和《中国输血杂志》创办人之一，曾任中国输血协会第一、第二届副理事长兼秘书长，现任国际人工细胞血液代用品和生物技术学会执行科学顾问与中国生物医学工程学会血液代用品分会名誉主任。

从1951年到朝鲜参加建立中国人民志愿军战地血库起，70年来为我国输血事业奋斗不息。曾自创山涧溪水净化装置，用大炮弹壳制成蒸馏锅配件高效水汽分离器制备静脉注射用水，并以自身做试验，起始静脉注射10ml/人即出现严重发热反应，经过艰苦的实验在战地成功研制出合格的静脉注射用水，为血库自制血液抗凝剂创造了条件。1953年元旦前夕奉命回国参加筹建"中国军委卫生部中心血库"，同年4月护送第一批血液，冒着敌人严重空袭，安全地送到朝鲜战地血库，停战后参加了战地输血调查。1957年受命参与筹建"中国人民解放军军事医学科学院输血及血液学研究所血站"，研究完成我国首套全封闭式输血器具和右旋糖酐注射液，又主持在上海合作研究创制了我国塑料血/液袋，经国家级鉴定被评为国际先进水平，获"全国科学大会奖"。他被誉为中国塑料血袋和输血器材的主要开拓者。此后又承担国家和省部级重点研究课题10项，全部达到了预定目标，填补了我国8项空白，曾获我军三等功或两小功奖5项和"中国人民解放军总后勤部先进工作者"称号，受到了毛泽东主席、刘少奇副主席、周恩来总理、朱德委员长等在中南海接见，先后获得国家科学技术进步奖三等奖1项、省级一等奖1项、省部级二等奖与三等奖各5项。1992年在我国率先开展血红蛋白类血液代用品研究，在国际首创以人胎盘血为原料，28年研究中获得5项发明专利授权。主编我国首部《临床输血学》(第二主编，1993)、《基础输血学》(第一主编，2001)和《中华输血学》(第一主编，2017)3部学术专著；并任 *NANOBIOTHERAPEUTIC BASED BLOOD SUBSTITUTES* 副主编；在国内外发表论文60余篇，是我国输血界著名的老前辈。曾3次担任国际血液代用品和氧疗法研讨会联合主席或执行主席，并在第17届ISBS会议上提出血红蛋白类血液代用品研究设计中的10个指导理念，先后8次应邀在以上会议和国际纳米医学研讨会上作主席、主旨或特邀报告，在国内外同行中享有盛誉。

主编简介

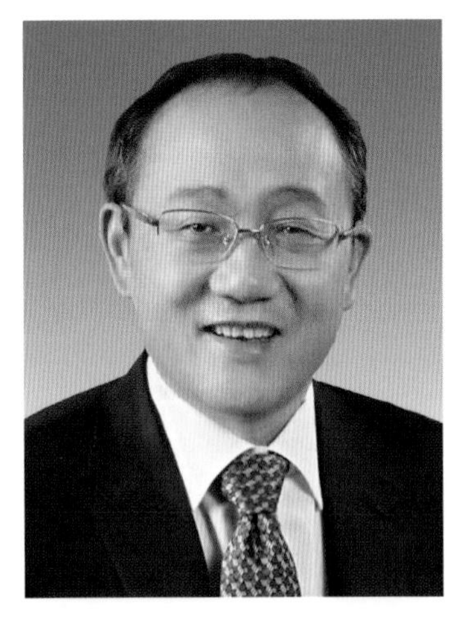

刘 进

医学博士，麻醉学主任医师。四川大学华西医院麻醉手术中心主任，麻醉与危重症医学教研室主任，麻醉转化医学国家地方联合研究工程中心主任。教授、博士生导师。曾任中国医师协会麻醉学医师分会首任会长（2005—2008），中华医学会麻醉学分会第十一届主任委员（2012—2015）。是我国住院医师规范化培训的倡导者和实践者。他还是“杰出青年”科学基金获得者（杰青）和“长江学者”特聘教授。作为学科带头人，领导的华西医院麻醉学科在复旦大学专科声誉度排名中连续十二年获得全国第一，2019 年度中国医院科技量值麻醉学全国第一。

主持国家和部委科研项目 20 余项，“吸入麻醉”的研究获国家科技进步奖二等奖；围手术期血液保护获四川省科技进步奖一等奖（均排名第一）。在国内首次提出了“围术期红细胞个体化输注模式”，并经过 30 多个医院多中心验证表明，如全省应用这个“模式”可节约红细胞用量的 1/2。拥有自主知识产权的一类新药磷丙泊酚钠新药证书；二类新药异氟烷注射液正进行Ⅲ期临床研究；一类新药 ET-26 正进行 I 期临床研究。新药专利转化 8. 17 亿元。对围手术期输血与患者血液管理有丰富的经验，创立了我国首个“围手术期个体化红细胞输注新模式”，已得到国内多中心研究试用认可，与现有的临床输血模式比较，将能节约大量的血液资源。在国内外报告后受到了广泛的关注和赞誉，主编《中华输血学》第 1、第 2 版等 8 部专著，发表 SCI 论文 280 余篇。培养博士、博士后 70 余人。

主编简介

赵桐茂

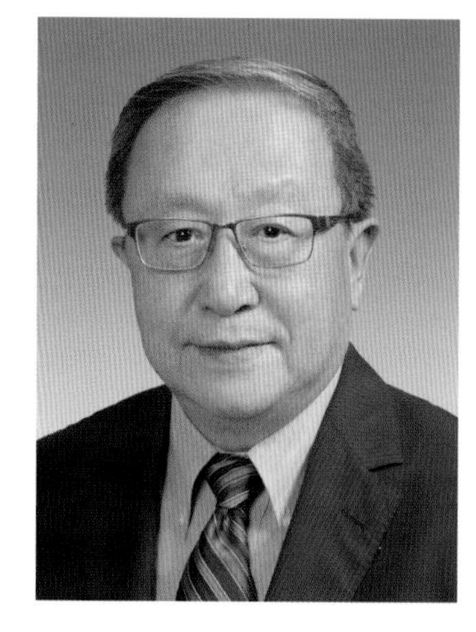

1965年毕业于上海科学技术大学生物物理化学专业,1979年受中国红十字总会派遣赴瑞士进修免疫血液学和免疫遗传学。1980年任上海血液中心HLA分型实验室主任,1985年任上海市输血研究所副所长,1986年被上海市政府破格晋升为正研究员。1991年至2011年在美国国立卫生研究院(NIH)国家过敏和传染病研究所任职,从事分子和细胞免疫遗传学以及细胞因子生物学研究,曾先后担任上海血液中心等5个医疗机构的学术顾问以及中华骨髓库专家委员会委员和顾问。

自1969年起的半个世纪以来,一直致力于人类血型和人类白细胞抗原HLA的研究。1974年开始研究HLA,是中国HLA开拓者之一,1980年率先将HLA国际命名引入国内,1984年建立了国内第一个HLA血清库,并将HLA分型用于器官移植配型、骨髓移植配型、亲子关系鉴定、疾病相关研究等应用领域。1984年主编出版了《HLA分型原理和应用》(1984年,上海科学技术出版社),是我国唯一的一本有关HLA的专著。鉴于他和HLA分型协助组对我国HLA研究的贡献,于1982年和1985年两次获得卫生部科技成果奖。1985年在国内首创亲子鉴定技术,为此获国家科学技术进步奖三等奖,同年被选为上海市医务界十杰之一。此外,曾任《遗传学报》和《人类学学报》等学术刊物编委。1987年他根据中国人免疫球蛋白遗传标记Gm在我国74个群体中的分布,首次揭示中国南北人群在遗传学上的差异,并提出"中华民族从北纬30度为界分南北两大发源地"的假说。他撰写的专著《人类血型遗传学》(1987年,科学出版社)被誉为我国血型研究领域的经典著作和入门指南。他出版的其他专著还有《亲子鉴定》(1988年,人民卫生出版社)、《骨髓移植HLA配型》(2015年,上海科学技术出版社)。在国内外发表论文160多篇,是我国输血医学领域著名学者。

总 顾 问

王正国

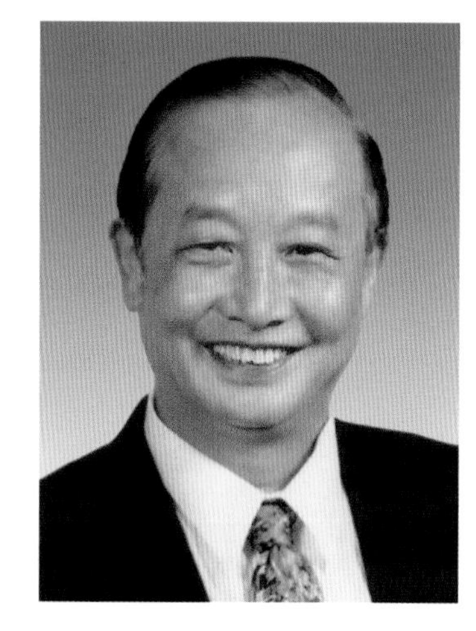

中国工程院院士，陆军军医大学陆军特色医学中心研究员，博士生导师。我国冲击伤、创伤弹道学、交通医学研究的主要创始人之一，国家重点学科"野战外科学"学术带头人。致力于战创伤基础理论和应用基础研究 50 余年，取得了一批国际先进以至领先的重大科研成果，为我国战创伤医学的发展做出了卓越贡献。

第一作者发表论文 200 余篇，先后编著、主编专著 42 部，参编 10 余部。先后获国家科技进步奖一等奖 1 项、二等奖 5 项，其他省部级奖项 20 余项。1997 年获香港何梁何利基金医学科学技术奖；1998 年获美国联合保健勤务大学 Michael DeBakey（迪贝克）国际军医奖，成为该奖设立以来至今获此殊荣的唯一亚洲人；2000 年获陈嘉庚医学科学奖和国际交通医学重大成就奖；2002 年获第四届光华工程科技奖。

总 顾 问

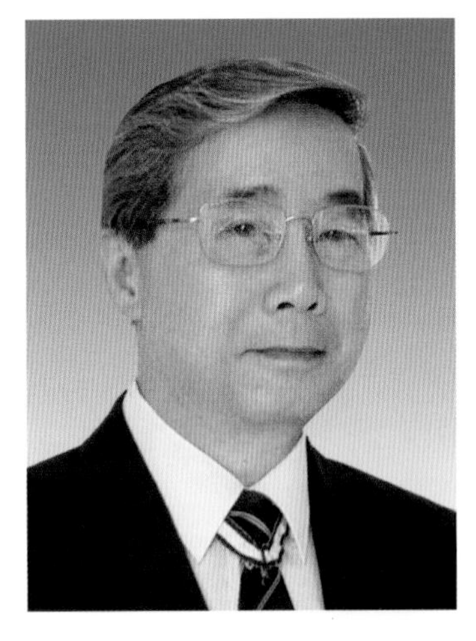

张明瑞(加拿大)

加拿大麦吉尔大学医学院人工细胞与器官研究中心主任、终身教授、医学与理学双博士。1957年发明了世界上第一个人造细胞,被誉为"人工细胞之父",也是国际纳米医学创始人之一,曾被诺贝尔奖提名4次。他是加拿大皇家医学院院士(FRCPC)、加拿大皇家学会院士(FRSC)和加拿大功勋科学家(O. C.)。通过世界性竞争选举为麦吉尔大学190年校史最杰出校友。主编《人工细胞》《血液代用品》《纳米医学》《血液灌流》等7部学术专著,在国际期刊发表学术论文500多篇,并是*SCI*杂志*Artificial Cells, Nanomedicine and Biotechnology*的创办人和荣誉主编。国际人工细胞、血液代用品与生物技术学会的创建人和首届主席,现任名誉主席,并担任汕头大学医学院"张明瑞院士工作站",中国医学科学院北京协和医学院及所属输血研究所名誉教授。

副主编简介

尹　文

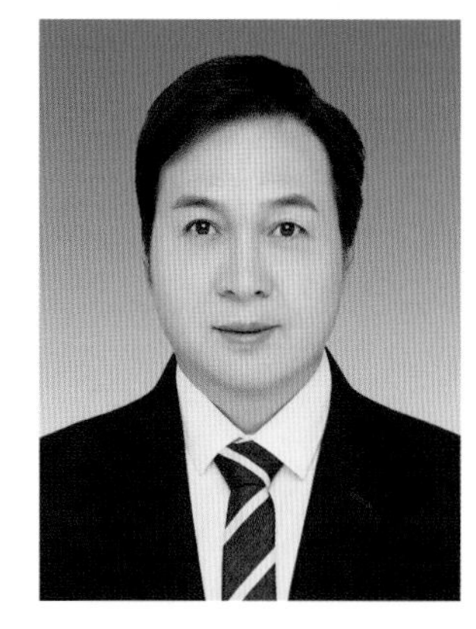

空军军医大学西京医院输血科主任、教授、博士生导师，空军高层次人才先后主持国家“863”课题 2 项、国家自然科学基金项目 5 项等各类课题 20 余项。获得重庆市科学技术进步奖一等奖 1 项、军队科学技术进步二等奖 2 项，发表国内外论文 200 余篇，主编或副主编专著 8 部，培养硕士、博士研究生 20 余名。

付涌水

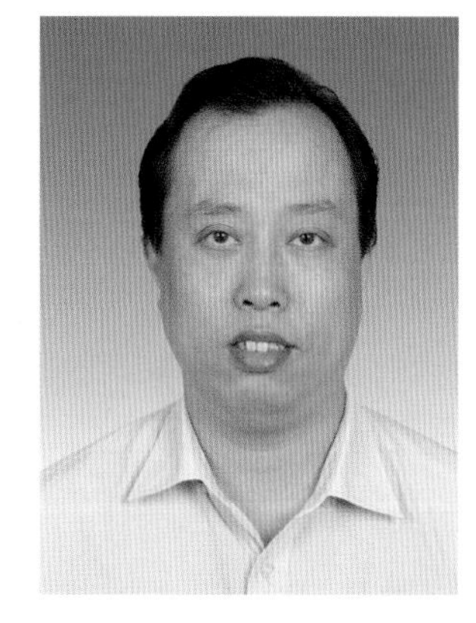

广州血液中心党委书记、主任医师、教授、博士生导师，国务院政府特殊津贴专家，中国输血协会副理事长，《中国输血杂志》副主编，广东省医学领军人才，广州市优秀专家。主编《临床输血》(第 3 版) 等专著 5 部，发表国内外论文 80 余篇，主持国家自然科学基金 4 项，培养硕士、博士研究生 16 名。

兰炯采

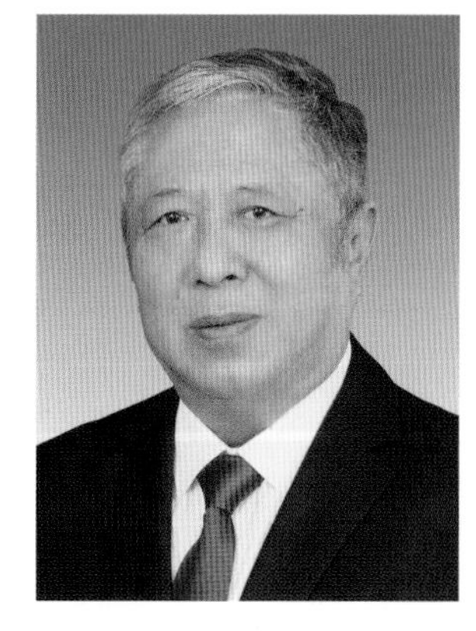

南方医科大学附属南方医院输血科前主任、研究员、博士生导师，从事临床输血和免疫血液学研究与应用 50 余年。曾任卫生部 HLA 参比实验室主任、中国医学科学院输血研究所血型研究室主任、北海市人民医院输血医学科首席专家、《中国输血医学系列丛书》总主编。国内外发表论文 150 余篇，培养硕士、博士、博士后 30 余人。2012 年获中国医师协会“中国临床输血终身成就奖”。

副主编简介

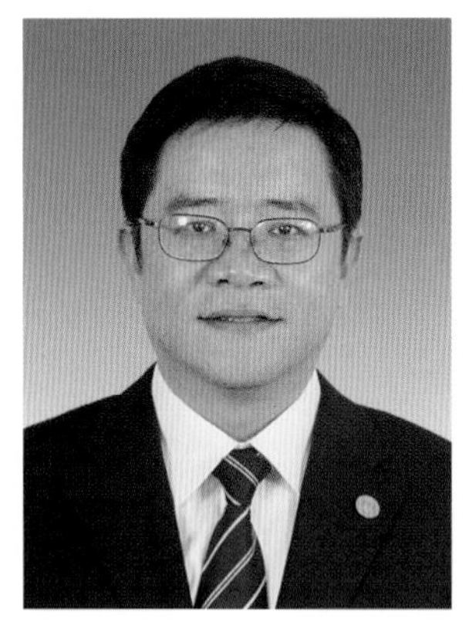

朱自严

上海市血液中心副主任、上海市输血研究所所长、研究员，主要从事红细胞血型和输血领域的科研与教学工作。还担任华东师范大学兼职教授，上海交通大学医学院讲座教授，主持完成了公共卫生行业科研专项、国家自然基金等课题。发表论文40余篇，参编学术专著3部。

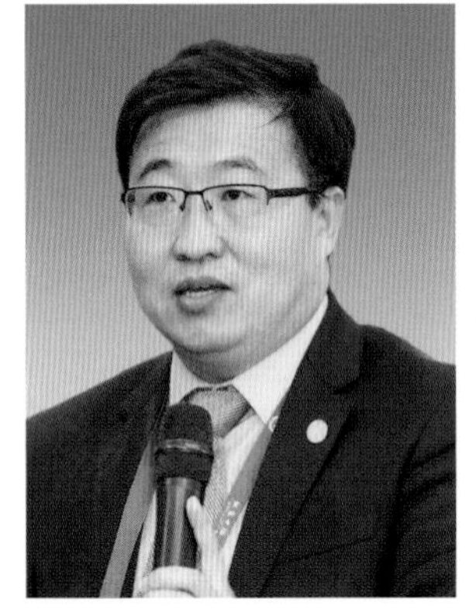

刘　忠

中国医学科学院输血研究所副所长、北京协和医学院输血医学系执行主任、北京协和医学院特聘教授、博士生导师，现任中国医学科学院输血不良反应重点实验室主任、中国医学科学院医学与健康创新工程首席专家、《中国输血杂志》主编。先后承担科技部、国家自然科学基金、国家卫生健康委委托项目20多项，并主编和参编输血专著8部，近年来发表SCI论文近百篇，培养硕士、博士研究生30余名。

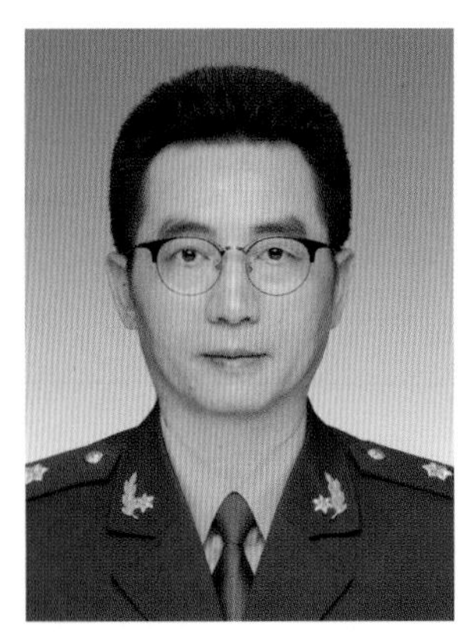

刘良明

中国人民解放军陆军特色医学中心战伤休克与输血研究室主任、研究员、博士生导师，长期从事战伤急救与战创伤休克研究，曾获国家自然科学基金杰出青年科学基金项目1项。发表国内外学术论文350余篇，主编、副主编专著6部，获国家科技进步二等奖2项，省部级一等奖3项，培养硕士、博士研究生35名。

副主编简介

刘嘉馨

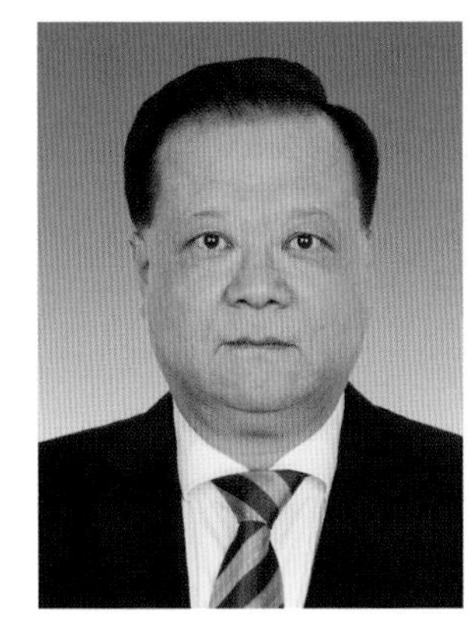

中国医学科学院输血研究所所长、研究员、博士研究生导师，中国输血协会副理事长兼教育工作委员会主任委员、中国生物医学工程学会常务理事兼血液疗法与工程分会主任委员，主要从事血液代用品、血液保存及输血材料与器具等研究。主持和参加国家及省、部级科研项目 20 余项，国内外发表科研论文 70 余篇，培养博(硕)士研究生 20 余名。

严　敏

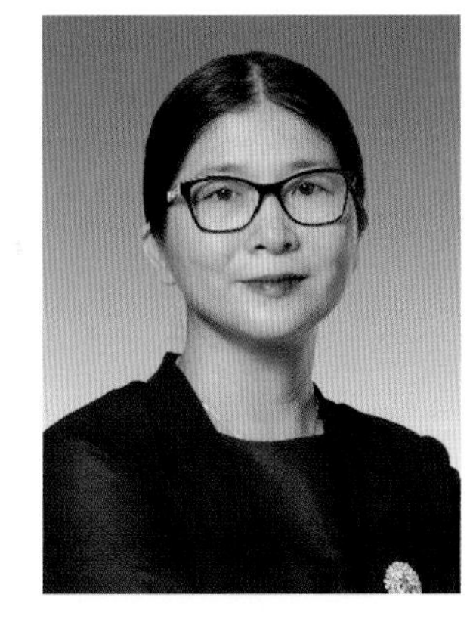

浙江大学医学院附属第二医院麻醉手术部主任、主任医师、教授、博士生导师，现任浙江大学求是特聘医师，美国 UCLA 兼职教授。在麻醉疼痛领域发表论文 180 余篇，SCI 收录 80 余篇，主编专著 4 部，其中《围术期合理输血》受到了我国输血与麻醉界广泛的赞誉，围手术期器官保护研究成果荣获浙江省科技进步奖一等奖。

汪德清

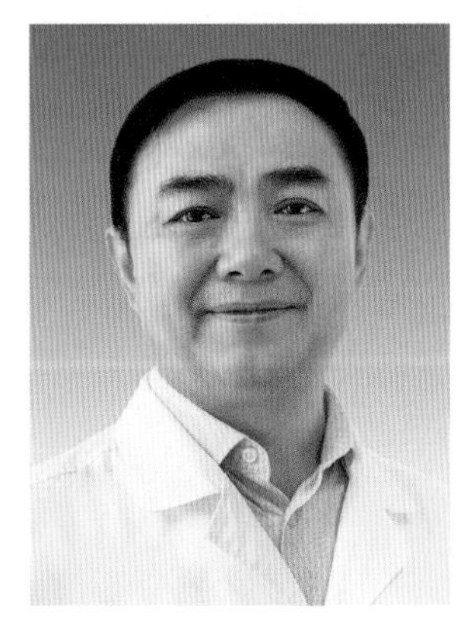

中国人民解放军总医院第一医学中心输血医学科主任，全军临床输血中心主任，主任医师、教授、博士生导师，主要从事临床输血风险防控研究。现任中华医学会临床输血分会候任主委、中国医师协会输血科医师分会副会长等社会兼职。发表国内外学术论文 300 余篇，主编专著 5 部，培养研究生 30 余名。

副主编简介

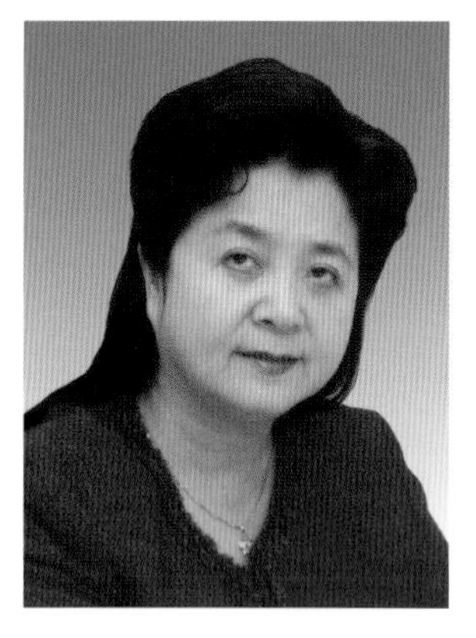

胡丽华

华中科技大学附属协和医院检验科和输血科主任、教授、博士生导师，国家级教学名师、享受国务院政府特殊津贴专家、全国宝钢教育基金优秀教师，现担任中国输血协会副理事长、临床输血学专委会主任委员。是国家级精品课程 & 国家精品资源共享课程《临床输血检验》负责人。承担多项国家及部省级科研课题，发表论文 200 余篇，以第一作者及通讯作者发表 SCI 收录论文 40 余篇，主编全国高等医药院校规划教材 10 余部。培养硕士、博士研究生近 80 名。

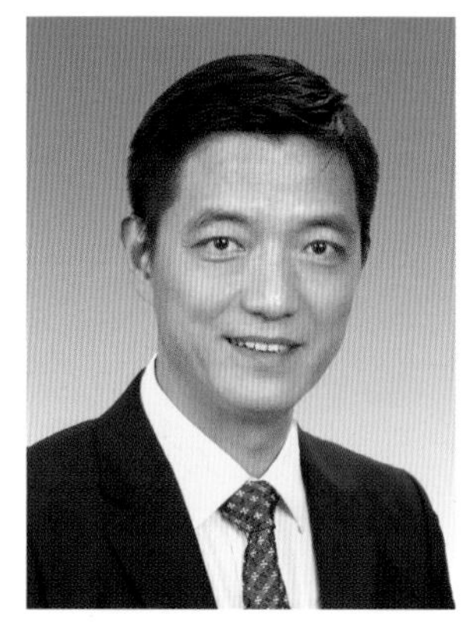

夏 荣

复旦大学附属华山医院输血科主任、医学博士、教授、博士生导师，上海市公共卫生优秀学科带头人、中国输血协会常务理事、中华医学会临床输血学分会常委兼秘书长、上海市医学会第九届输血专科分会主任委员；主持科研项目经费 1 000 余万元，主编和参编输血专著 18 部，发表中英文论文 100 余篇，培养硕士、博士研究生 16 名。

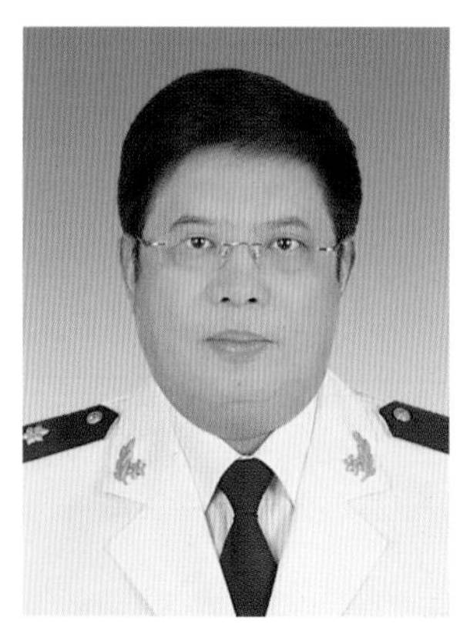

钱宝华

中国人民解放军海军军医大学第一附属医院（上海长海医院）输血科主任、教授、博士生导师，从事血液管理学和输血医学工作 30 余年。中华医学会临床输血学分会副主任委员、中国人民解放军血液管理学专业委员会主任委员等学术职务。主持科研项目获得基金 1 000 余万元，发表国内外论文 200 余篇，主编、主译、参编著作 20 余部。

主　审

田兆嵩

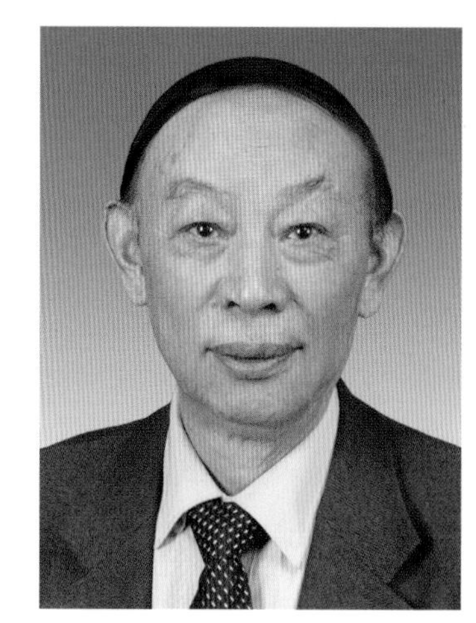

广州血液中心临床输血研究所首任所长、主任医师、广州医科大学(原广州医学院)兼职教授、国家医学考试中心命、审题委员会委员,《国际输血及血液学杂志》编委,《中国输血杂志》常务副主编,中国输血协会理事。曾在徐州医科大学(原徐州医学院)及其附属医院工作 26 年,任该院诊断学教研室副主任、副教授;附属医院血液内科副主任,副主任医师。曾参与主编我国首部《临床输血学》(1993)和《输血治疗学》(2012),另担任主编、主审及参与编写各类学术专著 28 部,发表论文、综述及专题讲座 100 余篇,是我国著名的临床输血专家。

钱开诚

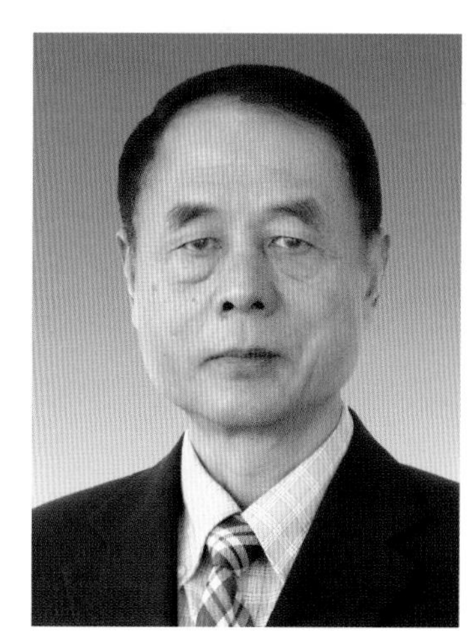

上海市血液中心原主任、上海市输血研究所原所长、研究员、博士生导师,享受国务院政府特殊津贴、上海交通大学医学院兼职教授,《临床输血与检验杂志》常务副主编,《中国输血杂志》顾问;从事输血医学包括合理输血及输血风险防控、血液保存、血液成分病原体灭活等领域研究 30 余年。在国内外专业期刊发表论文 50 余篇,获上海市科技进步奖二等奖 1 项,授权发明专利 10 项。

顾　　问

王鸿利

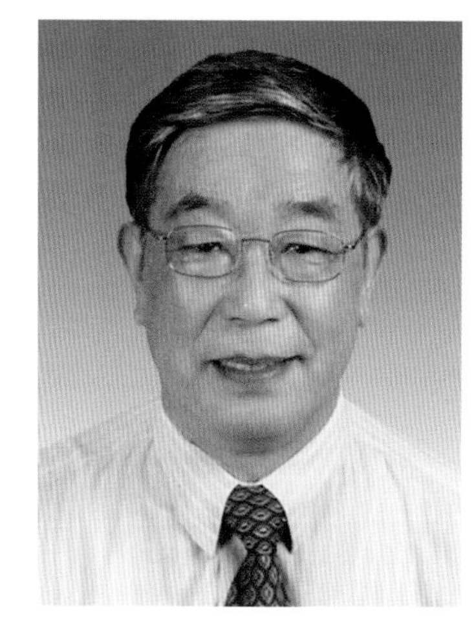

上海交通大学医学院附属瑞金医院前副院长、主任医师、终身教授、博士生导师。曾任上海血液学研究所副所长、医学检验系主任、中华医学会检验分会常务委员、上海检验学会、血液学会副主任委员和上海市血液中心顾问等职。以第一完成人获得国家科技进步奖二等奖 2 项、国家教育成果奖二等奖 2 项；发表学术论文近 300 篇、主编（含副主编）学术著作 60 余部。获得全国优秀教师奖、上海市教学名师奖、上海市育才奖、中华医学会特殊贡献奖、医学检验教育杰出贡献奖、第二届医师节国家名医称号、上海市医学发展终身成就奖、中华人民共和国成立 70 周年纪念章等荣誉。

刘文芳

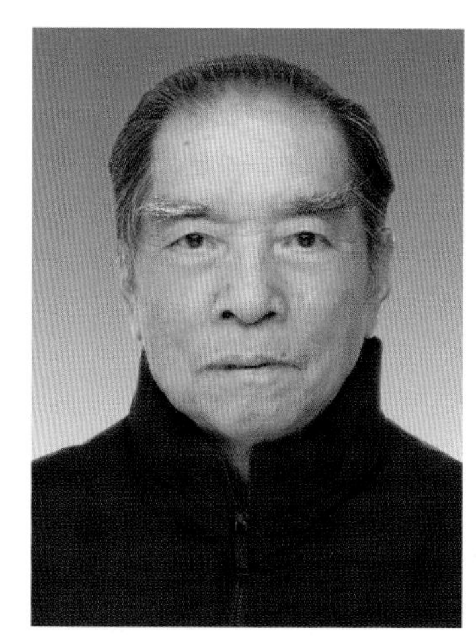

中国医学科学院输血研究所前副所长、研究员、博士生导师。1992 年享受国务院政府特殊津贴。1963 年起从事人血浆蛋白分离、纯化及血浆蛋白制品综合利用研究。在我国首先主持建立分离人血浆蛋白的利凡诺法，利凡诺——低温乙醇法。1976 年首次开发出静脉注射免疫球蛋白，又开发出乙型肝炎免疫球蛋白及 α2 巨球蛋白等用于临床。获得省科技进步奖一等奖两项、二等奖两项。是中国血浆蛋白制品行业研究创建人之一。

顾　　问

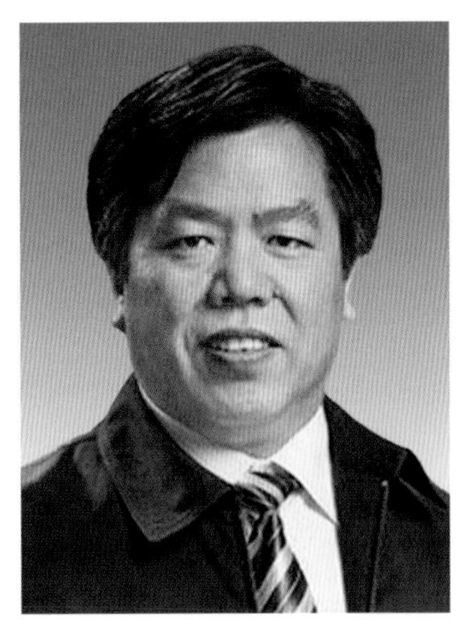

邵宗鸿

天津医科大学第二医院院长、天津医科大学总医院血液内科主任、教授、主任医师、博士生导师，曾任中国医学科学院北京协和医院血液学研究所血液病医院副所长/院长；从事的主要学术领域为骨髓衰竭性疾病的基础与临床。主持国家、省市、部级等各级课题多项，获科研奖励近20项，发表学术论文300余篇，主编/参编血液学著作及教材20余部。

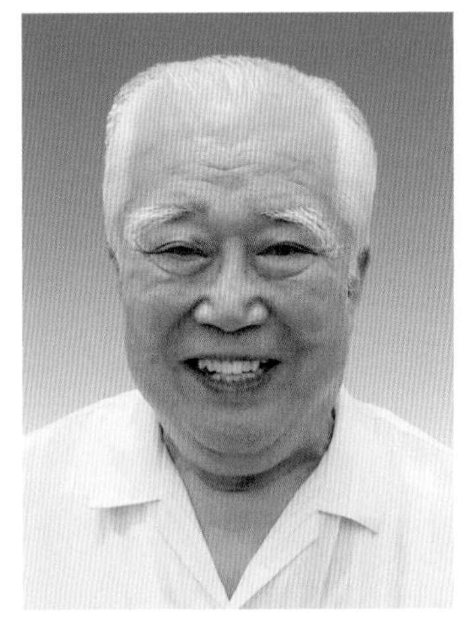

廖清奎

四川大学华西医院前副院长、儿科主任、教授、博士生导师，四川省儿科学血液肿瘤、营养免疫专业首批学术带头人。曾任中国输血协会常务理事、中国抗癌协会小儿血液肿瘤专委会副主任委员、中华医学会儿科学会血液学组组长，多种杂志主编、副主编、编委，四川省儿科专委会主任委员。从事医教研50余年，率先主持我国静脉注射丙种球蛋白临床研究，获国家级省部级科技进步奖19次，主编专著8部，参编20余部，发表论文300余篇。已培养博士、硕士、博士后研究生60余名，被评为卫生部优秀留学回国人员及有突出贡献的专家。获2015年中华医学会儿科学会颁发的“儿科医师终身成就奖”。

内容提要

《中华输血学》第 1 版是以当时输血医学的最新理念、最新成果及发展方向为主线，既较全面地展示了国际相关的先进科学经验，也突出反映了国内的成功技术与发展需求，第 2 版秉承第 1 版撰写初衷，又根据国际输血医学发展的新趋势和国内广大读者实际工作中最关切的课题与贯彻“中西医结合”的方针，在首版四篇 62 章的基础上，将第 2 版细化和扩展为十篇 81 章。其中增加了“中国输血医学的起步与发展和未来”“输血医学教育”“血液管理法规体系”“输血信息化管理与预警系统”“采供血机构与职能”“无偿献血团队稳定策略”“突发公共卫生事件血液应急保障”“输血科的建制与职能”“血液循环”“红细胞输注无效及对策”“输血治疗的新领域”等新内容。

本书总体内容要求是坚持“以患者为中心”，“以发展为第一”的理念，并能体现中华系列医学专著代表国家高水平、高标准定位，并坚持理论与实践结合、基础与临床并重的原则，既有创新性和先进性，又体现我国输血医学实际发展中的可行性与实用性。希望本书能成为输血医学研究与教学、献血者招募、采供血系统、临床输血治疗与服务，以及相关领域工作的广大读者的良师益友和案头的学科性参考专著。

2020 年 12 月 28 日

序　一

“中华”系列医学学术专著“代表我国医学科学高水平”的定位，已为我国医学界所共识，而《中华输血学》是“中华”系列的一个重要组成部分。由我国输血界的著名学者和后起精英所撰写。在2017年首版发行，体现了我国输血医学已走向了崭新的水平，得到了广大读者的青睐，并逐渐成为大家案头爱不释手的参考专著。主编杨成民、刘进、赵桐茂三位教授是我国输血界著名的老前辈和引领者，在国内外享有盛誉。他们高瞻远瞩、敏锐地意识到当代医学和输血医学发展迅猛与临床输血治疗变革的日新月异，传统的医学与输血医学已迎来了精准医学和精准输血医学的新潮流。他们不忘初心、勇于担当，又挑起了组撰《中华输血学》第2版的大梁，并将于党和国家实现第一个100年战略目标之际2021年问世。

第2版《中华输血学》不仅秉承了第1版的初衷，而且与时俱进，瞄准当代国际输血医学发展的大趋势和主流，并紧紧以国内输血医学发展中的实际需求为导向，大幅度地扩展新时代赋予输血医学使命的新理念与新技术。特别增加了国际称之为临床输血服务创新性的血液疗法8章。众所周知，从2017年至2020年全球报告的“免疫细胞疗法”和“血浆疗法”的论文数量分别增加了24万篇和13万篇，这种爆炸式的发展速度，提示我们必须奋起直追！我相信本书的出版是我国输血医学界的盛事。由于这本书的时代性、创新性和权威性，必将成为广大读者的良师益友，并将为我国输血医学的进一步大发展发挥推动和引领作用。我衷心祝贺并向全书编者们致谢！

2020年12月

序 二

中国的科学进步如此之快，2019年《自然》杂志排名有6个中国团队入选前20名，其中一个名列榜首。这些年来输血医学也有了显著性的进步，令人印象深刻。现在输血医学已是一门重要且发展迅速的跨学科医学科学。中国在输血医学科学理论和临床方面的创新和经验，吸引了全世界的目光，并得到广泛关注。拥有14.1亿人口的中国正在建立一支庞大的自愿无偿献血和采供血管理团队。中国现已发现了36个新的HLA等位基因，而中国造血干细胞数据库亦拥有超过760 000份数据。同时，中国已成为血浆蛋白产品工业生产的全球主导者。目前基于科学和道德原则，临床输血的概念还在不断升级和更新中。中国的血液替代品行业也有长足的发展和进步，包括一些领域中方法的创新。中国输血医学研究人员和临床医生的所有这些成就为世界输血医学的进步和发展做出了巨大贡献。

本书的主编杨成民教授是中国输血医学领域经验丰富的先驱者。他是中国医学科学院输血研究所的前所长，在输血医学领域享有崇高的声誉。他和他的同事所编写的《中华输血学》内容十分广泛，既涵盖了输血医学现代理论基础和临床实践方面的现实状况，还涵盖了中国研究人员和临床医生过去所积累的科学思想和成功经验，并特别强调了中国具有特色的研究成果和方法。

我自己作为国际人造细胞、血液替代品和生物技术学会，以及许多血液替代方法的开创者，对中国在红细胞、血小板和血浆替代品方面的努力和所取得的进步感到特别高兴。“国际血液替代品和氧治疗学研讨会”每两年通过竞争选举在亚洲、北美和欧洲轮流举行，中国已三次当选为该研讨会的组织者。本书包含了血液替代品研究的发展背景和历史及其当前的研究重点和未来展望，由于中国其他有关输血医学的书籍并未充分涵盖这一重要领域，这也使其成为本书的重要亮点。

本书可以为输血医学的研究人员和临床医生提供重要的信息，这是因为血液替代品的研发是一个令人兴奋且充满希望的领域，可能会改变目前许多输血医学的研究方法。例如，已有的实验和临床研究表明，基于纳米生物技术的血红蛋白血液替代品是没有血型限制的，可以无须进行血型鉴定和交叉配血试验就能床边输注。与红细胞不同，可以对其使用巴氏法消毒以对感染性微生物进行灭活。它在室温下稳定，因此可以长期保存并易于运输。这些重要的优势使其特别适合于医院外进行的紧急状态下救护，特别是适于在地震和严重冲突等重大灾难条件下的应用。动脉栓塞是冠状动脉缺血和卒中常见的病因之一，而在血液代用品中添加抗氧化酶可以防止由于动脉阻塞和严重失血性休克引起的缺血再灌注损伤。因此血液替代品的研究及其成功应用将给输血医学带来不可估量的重大改变。

本书的出版无疑将成为国内外输血医学界的重要参考资料。我衷心地感谢全体作者和编者为本书所付出的辛勤和卓有成效的工作！

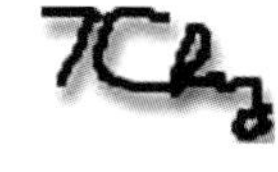

2020年12月

前 言

2017 年本书第 1 版出版之际，正值以个体化治疗为特征的精准医学方兴未艾之时。虽然已经有 100 多年历史的血型匹配输血被认为是精准医学个体化治疗的首例，但是随着基因组学、蛋白质组学、免疫组学以及高通量筛选等技术的引入，近几年来输血医学领域产生了一些历史性的创新和进展，逐渐形成精准输血医学的新概念。与此同时，输血医学领域的研究论文数量大幅度地增长，通过 PubMed 关键词检索 2017—2020 年发表的论文数量，"输血"增加了近 3 万篇，"血型"增加 13 万篇，"细胞治疗"增加 24 万篇，"血浆治疗"增加近 5 万篇。而以互联网资讯网站为基础的大规模生物数据库的相继涌现，有关输血医学的资讯也日新月异。为了进一步落实中华系列医学专著代表高水平的定位要求，充分体现"高、精、深、全、新、特"等 6 个特点，《中华输血学》的修订已刻不容缓。

现今的输血医学在医学领域已被列为亚学科，是医学与社会发展的共同产物。科学合理、安全高效、个性化的输血，包括全血、成分血、血浆蛋白、细胞生长因子等的输注，已成为临床治疗和挽救生命不可替代的手段，同时也体现了医学发展和社会进步所带来的更深层次的人文关怀。《中华输血学》第 2 版的编撰坚持"以患者为中心，以发展为第一"的理念，既瞄准国际输血医学发展的主流和大趋势，又立足国内输血医学发展实际需求，对第 1 版内容做了较大范围补充与完善，将第 1 版的四篇 62 章扩展为十篇 81 章。

虽然作者希望本书能够涵盖输血医学领域的全部话题，但是在互联网时代这几乎是不可能或难以实现的任务。随着临床输血经验的积累及相关基础科学研究的深入，输血这把"双刃剑"充分展现了其两面性，它既可治病救人，又伴随一定甚至致命风险，如何趋利避害是输血医学面临的长期研究内容的引领性理念。

参加第 2 版撰写的编委有 140 多位，近 80%是我国输血医学界的正高级专家，81 章负责作者中，95%是本专业的正高级学者。王正国、张明瑞两位院士作为本书总顾问，又为第 2 版作序，4 位顾问均为我国输血界贡献卓著的前辈。我们还邀请了多位评审专家与特邀编辑，充分体现了参与者的权威性、代表性和覆盖性，他们对指导和撰写本书文稿做出了巨大奉献，谨此表示衷心感谢。我们要特别感谢中国医学科学院北京协和医学院输血研究所、四川大学华西医院对本书的大力支持，也感谢编撰本书的学术秘书们和重庆医科大学附属第一医院输血科的同道们。另外本书继续得到张一峰医师和杨晓峰医师的"助学基金"的资助和诸多输血界友人的支持，在此一并表示衷心的感谢。

由于输血医学发展迅速，融入的相关学科与日俱增，在第 2 版编撰中只能画龙点睛、以点带面，难免会出现论述不全等问题。敬请读者们多赐建议，以便在第 3 版中再行修改与补充。

杨成民　刘　进　赵桐茂

2020 年 12 月

目　录

第一篇　总　论

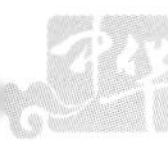

第二篇　输血医学基础

第三篇　献血服务和血液采供体系

第四篇　临床输血服务与管理

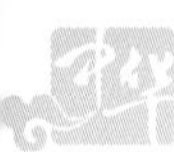

第五篇 输血技术

第六篇 血液制剂、制品与器材及其应用

第七篇 内科与儿科输血

第八篇 外科与妇产科输血

第九篇　血液疗法

第十篇　输血风险及其管控

第一篇

总　　论

第一章

概　　论

作为输血医学学科性专著，本章秉承了第一版的初衷，简要回顾了输血医学发展的演进、变革的历程，旨在为输血医学工作者深刻了解输血从蒙昧走向科学的历程，从而达到温故而知新的目的和对输血医学的进步发展有所启迪。特别对输血相关科学技术的创立、发明以及临床输血理念的革新所作出历史性贡献的科学家和先行者们表达崇高的敬意。随着临床诊疗技术的变革和相关科学的深入融合，也使得输血医学这把"双刃剑"充分展现了其两面性，它既可治病救人，又伴随致命风险，如何"趋利避害"是关键，同时这也是未来输血医学面临长期研究的引领性理念之一[1-3]。

第一节　输血医学的界定与使命

在大众的认知中，输血是一项可以直接挽救生命的临床治疗手段，至20世纪60年代已经逐步发展成为医学科学中的一门亚学科——输血医学（transfusion medicine），也称之为输血学（transfusionology）。它是一门从社会学到医学、从基础到临床的综合性学科，也是一门桥梁学科，是现代医学科学中一个不可替代的分支。

一、输血医学界定

输血医学发展至今已经跨越了350多年的历程，正如本书第一版前言中所说，它是一部充满曲折、艰辛、磨难甚至以生命为代价，而今迎来了绚丽多彩的英雄史诗。现在是人们公认的医学中一门典型的多学科交叉融合的独立学科。但是，不管社会如何变革，医学科学如何发展，输血医学救死扶伤的使命从来都不曾偏离轨道。关于输血医学的界定，中西方存在一定的共性和差异，了解输血医学的概念有助于学习和掌握这门学科。

（一）国际对输血医学的界定

2017年美国血库协会（AABB）主席Michael F. Murphy（迈克尔·墨菲）出版了《实用输血医学》（第五版）[*practical transfusion medicine*（5th edition）]，书中对于输血医学的界定有着这样的描述：如今的输血医学领域是由多种学科组成的，包括提供安全的血液供应、止血、免疫学、移植和细胞工程领域、血液分离技术、使用重组和血浆来源的血浆蛋白和临床医学中血液成分的日常使用[3]；《输血医学综述》（*transfusion medicine reviews*）主编Blajchman M. A将其界定概括为：输血医学是一门多学科医学交叉学科，充分利用现有医学及其他科学或技术的知识，来造福接受血液或其他相关产品的患者[4]。但是通过进行大量的文献检索，我们尚没有找到国际官方发表的关于输血医学的界定或概念性表述。

（二）中国对输血医学的界定

我国输血医学起步较晚，但发展较快，关于输血医学的界定仍处在不断扩充和发展的阶段。国家卫生计生委在2016年正式发布的中华人民共和国卫生行业标准，关于《输血医学常用术语》（WS/T 203—2001）第1号修改单中，正式提出把输血医学的定义修改为：输血医学是临床医学重要的组成部分。主要研究与血液和输血相关的基础理论、血液免疫机理与临床治疗技术应用与扩展、献血服务与血液质量、成分输血与血液制品应用、经血液传播疾病的预防与治疗、信息化管理等，研究和推广输血新技术，达到输血的科学性、安全性、有效性和可及性[5]。在2020年4月23日发布的同类卫生标准中，又完全重复了上述标准。

但是在实际工作中，国际上多数发达国家的输血机构负责和管理的项目内容要超过上述我国对于输血医学界定的范畴，包括患者血液管理、血液保存、细胞治疗、血液管理、干细胞移植与组织器官移植和血液代用品研究等。我们认为输血医学仍有很大的发展空间，输血人肩负的责任也更加重大，输血医学的内涵将随着临床输血的理念发展和技术的演变及相关科学的新进展不断地丰富、拓宽和深化。目前而言，它涉及了人类遗传学、干细胞与血细胞的生物学、生物工程学、军事医学、心理学、伦理学、社会学、信息学、循证医学等以往很少或尚未涉及的学科，而输血工作者必须树立创新发展的意识去顺应新时代，迈向新征程，使输血医学与其他新学科、新技术、新方法等更广泛、深入地进行交叉融合与拓展。

二、输血医学使命

（一）坚持以患者为中心的理念

按照上述对输血医学界定的内涵，输血工作者的使命任重而道远，最终追求的目标是满足患者对输血治疗的需要，使他们得到输血所带来的健康福祉，这也是所有输血服务者包括从事基础研究、采供血和临床第一线的工作者从事一切工作的出发点和归结点。那么其具体内容是什么呢？编者们通过长时间、全方位的了解输血患者在输血治疗中的愿望，总体归纳为“安全”“高效”“节源”和“减负”4个方面。对“安全”他们不只是希望在输血治疗中能保证自身安全，而且要求不要因输血治疗后带来生活质量与生命安全的影响；对“高效”他们期望经治的医护人员能为他们制定最佳的精准输血治疗方案，发挥和获得输血应有的最高疗效；对“节源”他们希望能最大限度地减轻经济负担，尽全力避免“因病返贫”；同时他们也知道血液资源十分珍贵、来之不易，是广大献血者献爱心的体现，对血液浪费就是对社会犯罪；对“减负”他们希望在输血治疗中尽量减少或者避免给身体和精神带来的痛苦。输血患者非常感谢护士们对他们的心理抚慰，以及采用静脉留置针从而避免多次穿刺。国际上近来也出现了一些以患者为中心的举措，如澳大利亚血液学家 James Isbister 教授在 2005 年就首次提出了“患者血液管理”(patient blood management，PBM)一词，提示输血的重点应从血液制品转移到患者身上[6]。2010 年，世界卫生组织(World Health Organization，WHO)正式使用了这一概念，要点为：①改善红细胞质量，包括红细胞生成素以及铁和维生素补充剂等治疗；②通过优化手术和麻醉技术，氨甲环酸(tranexamic acid，TXA)止血措施和自体血液挽救来最大程度地减少失血；③通过促进心肺功能，使用限制性输血阈值来利用和提高患者对贫血的耐受性[7-8](详见本书第二十七章　患者血液管理)。

（二）坚持创新和发展的理念

近代科技发展的速度远远超过以往任何年代。对输血医学而言，随着基因组学、蛋白质组学、免疫组学以及高通量筛选技术被引进，近几十年来也产生了日新月异的变化，从 21 世纪第 1 个 10 年起，由于精准医学的兴起而逐渐迈向了精准输血医学的新时代。在 PubMed 中关键词检索，2017—2020 年，发表输血医学领域的论文数量剧增，“输血”增加了近 3 万篇，“血型”增加了 13 万篇，“细胞治疗”增加了 24 万篇，“血浆治疗”增加了 5 万篇。我国输血事业虽然起步较晚，但发展十分迅速，只用了几十年的时间，使我国输血医学总体上实现从“跟着跑”发展到“同步跑”的历史性跨越。输血不仅是我国临床治疗和挽救生命不可替代的技术手段，为广大输血患者带来巨大的福祉，而且为实现“健康中国”的伟大战略做出了贡献。但作为中国的输血人也必须清醒地意识到与世界和我国科学突飞猛进、与创造了诸多划时代的变革比较，我们的输血医学尚有很大差距，值得中国输血界深思。为此，作为有 14 亿人口的中国，中国输血工作者要担负这个历史使命，就必须坚定地树立“科学是第一生产力”“创新思维是国家大发展的第一驱动力”和“发展是第一”等指导理念，敢于啃硬骨头，敢于涉险滩，以“愚公移山”的精神，奋发图强跟上新时代，迈向新征程。为实现以患者为中心的目标，全力为他们不断创造新的更多福祉；为创建有中国特色的输血医学新体系，为世界输血医学的进一步发展，作出应有的贡献。

第二节　输血医学发展中的先驱者和重大变革

输血医学的建立历经了近 400 年的历史，其演变与发展是一系列漫长而曲折的过程。在这个历史的长河中有很多先行者和重大创新事件值得我们铭记，这部饱含艰辛、磨难、血泪的史书刻满了一座座丰碑，记录着先行者们的丰功伟绩，每一次输血重大事件的发生都极大促进了输血医学的发展。

一、人类对血液的认知

（一）血液是生命之本

血液，作为“生命之本”的概念起源要早于文明。人类开始对生命进行探索，就认识到流动的血液作为生命的载体，一旦停止便意味着生命的终结，而伤亡使古人坚信鲜血具有某种魔力，是人类生命与健康最宝贵的财富。古人对血液的膜拜，最初就源自于对死亡的恐惧以及对生命的敬畏。古代宗教就一直热衷于进行血液的祭祀，血液被认为是神圣的信仰和创生的源泉。在印度神话中，拉克塔维拉流出的每一滴血落地后，都会生出新的拉克塔维拉。在荷马史诗《奥德赛》中，女神基尔凯指示给先知祭祀波黑公羊的血液，用来召唤亡灵。这些对于血液的认知，直接影响了人们对于血液用途的定位。

（二）饮血与放血

人类对于血液的应用最早体现在饮血和放血，古埃及人赞誉这种做法有益健康。关于血液的认知在东西方存在一定的共性，宗教和战争都在其中扮演着重要的角色。人们用受害者的鲜血沐浴，祈祷长生。在古罗马竞技场上，权力与欲望的争斗中，观众曾冲进竞技场争抢喝垂死角斗士的鲜血，并幻想从中获取力量和勇气，这就是人们进入血液认知误区最有力的证明。古代的神话传说中执着于血液，为血液平添了奇幻的色彩，迷惑人们为之疯狂。古典神话中关于输血最早的记录之一：古罗马诗人 Publius Ovidius Naso（公元前 43 年—公元 17 年，图 1-1），在其著作《变形记》中讲述了放出衰老者鲜血，然后从口中灌入黑山羊血和"神草"等制作的液汁而得以返老还童的故事[9]。在《旧约》的"leviticus"一章中也提到"The life of the flesh is in the blood"（肉体的生命在血液之中）。15 世纪，意大利的尔西利奥·费奇诺曾建议饮用年轻人的血液，以求返老还童。

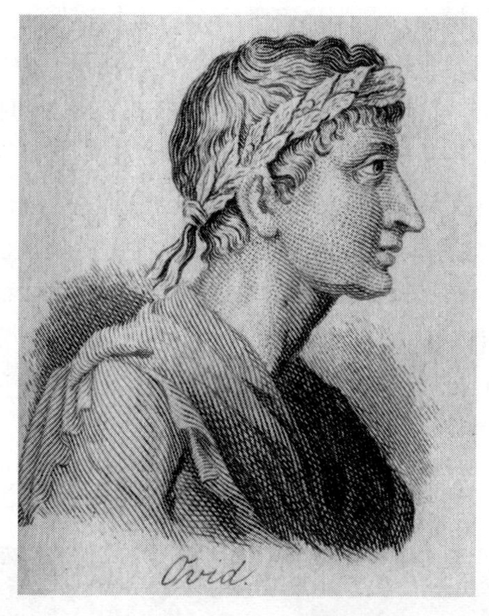

图 1-1　Publius Ovidius Naso

血液是良药的论述从古至今未曾停止，基督耶稣的血也被认为具有治疗盲目的功效，因此基督徒还发明了"鲜血医学"。在古老的东方，中国和日本都曾流行饮血对人体有益乃至可以拯救生命的观点。我国古代的祭祀仪式上，《说文》曰："血，祭所荐牲血也"，甚至从汉代起就在皇家设立鹿苑，采集鹿血作为皇家补药。近代，鲁迅的文学作品《药》里描写了蘸人血的馒头被视为治病良药的故事。日本一部古典戏剧甚至有放出主人公的血液给儿子服用来治疗麻风病的情节。以上都是古人认为血液对生命具有神奇力量的一些例证。1492 年，意大利米兰的名医 Giacomo di San Genesio 突发奇想，首次为病危的罗马教皇 Pope Innocent 英诺森八世输注新鲜血液，遗憾的是供血的 3 个男孩不久即发生死亡，教皇并未获救，人类史上的第一次尝试人与人之间的输血以失败告终。当然，1954 年 Lindeboon 在一篇综述中提出了对该故事真实性的质疑，认为该故事可能只是历史上第一个设想输血的传说。

虽然现代否定了古人的很多关于血液的观点，但是放血依然被认为具有某些生理作用。早在哥伦布到达美洲之前，印第安人就以放掉他们称之为"身体中强大力量"的血液作为自我惩罚。中世纪以来，放血一直被认为可以治疗疾病，人们设想精神错乱、抑郁、癫狂等病症都是血中"有毒"所致，可进行放血治疗。15 世纪中叶，就有关于提醒人们定期放血保持健康的记述，因而放血疗法在当时相当盛行，一直延续到 16 世纪乃至更为久远。值得一提的医学界鼎鼎大名的"柳叶刀"，就是那个时代用于放血的工具。放血可以称得上是人类史上最早实施的血液疗法，且放血疗法在中医治疗中被沿用至今。

二、血 液 循 环

人们对于血液认知的局限性很大程度上限制了对血液的利用，在发展的道路上面临着若干挑战。直到 17 世纪初期，出现了推动输血发展重要的理论基础——血液循环理论，血液不再披着神秘的面纱。血液循环的发现被后人誉为是现代医学的基石，也是输血医学建立的基础。

（一）血液循环的开创者

早在公元前，古希腊哲学家 Hippocrates（希波克拉底，公元前 460 年—前 370 年）就提出了"体液学说"和脉搏是由血管运动引起的且血管联通心脏的理论。直到 14 世纪末期，在医学发展的大背景下，西方封建社会的统治被逐渐推翻，医学才开始进入了大发展阶段。

业界公认的血液循环理论首次正式提出要追溯到 1616 年，英国医学家 William Harvey（威廉·哈维，1578—1657 年，图 1-2）通过实验方法对血液循环的发现进行了最准确的描述，他详细阐明了血液在体内的环流方向和运行路径[9-10]。William Harvey 的主要贡献被 1628 年正式出版为 *An anatomical disquisition on the motion of the heart and blood in animals*（《动物心血运动的解剖研究》）一书，他最大的成就是认识到"血液自左心室流出，经主动脉流经身体各处，再通过腔静脉流入右心室，由肺循环回到左心室，心脏搏动是血液循环永不停息的动力"，并通过实验和论证来支持这一假设。他验证了血液循环理论，为整个生物

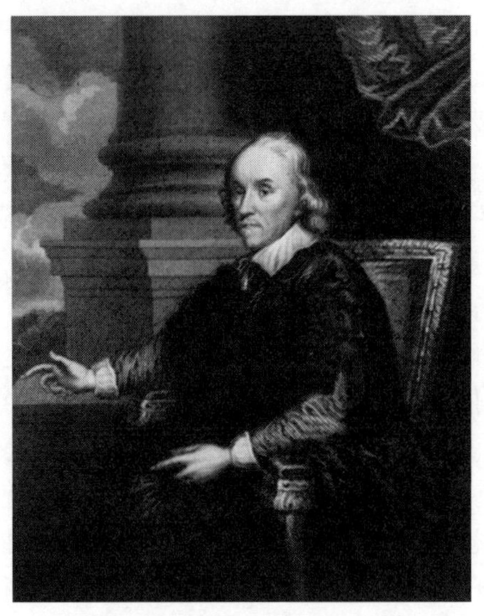

图 1-2 William Harvey

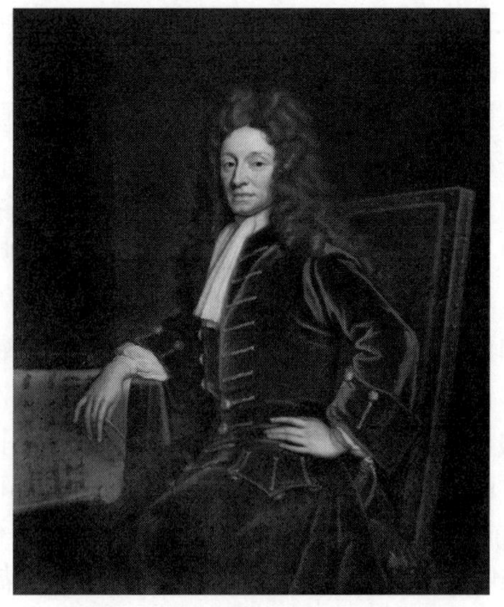

图 1-3 Christopher Wren

学和医学的实验研究奠定了基础，遗憾的是该理论直到 12 年后才被大众所熟知。

虽然当时 Harvey 已经意识到静脉和动脉之间一定存在某种连接，但由于条件限制无法得到证实。在 Harvey 逝世后，借助显微镜的改进，意大利解剖学家 Marcello Malpighi（马切洛·马尔皮吉，1628—1694 年）在 1661 年正式发现了动脉与静脉之间存在毛细血管，从而进一步完善了 Harvey 之前创立的血液循环学说。至此，血液循环理论得到了进一步地完善，整个医学领域都因此而改变了。

此外，也有报道称，在 Harvey 之前，阿拉伯穆斯林学者和医师 Ibnal-Nafis（伊本·纳菲斯，1213—1288 年）第一个描述了血液在人体的循环过程，特点是以肺循环为中心，他也因此被认定为“血液循环生理先驱”[9-10]。

（二）液体注入人体的第一人

血液循环理论建立后，输液的发明经历了波折，其应用终于使输血治疗成为可能。最早的注射是 1642 年由德国人 Georg von Wahrendorff（乔治·冯·瓦伦多夫）进行的，他使用小鸡骨头将酒注入猎狗的静脉中，通过输注药物治疗患病的狗。直到 1654 年，意大利佛罗伦萨的 Francisco Folli（弗朗西斯科·弗利）医师首先宣称“发明”了输血，此后他在 1680 年出版的书中详细记述了有关输血应该能够治愈疾病并使人年轻化的理论和他使用漏斗、金属管进行输血的实验。1656 年，英国皇家学会会长，著名建筑家、天文学家和解剖学家 Christopher Wren（克里斯托弗·雷恩，1632—1723 年，图 1-3）爵士率先认识到输血的妙处，用银制成小管，将动物膀胱作为输血器材在狗身上做尝试，这是现代输血器材的雏形，为未来的输血铺平了道路。

三、输血起步的领航人

（一）动物与动物之间的输血尝试

在 Harvey 发现血液循环后不久，人们真正开始了已知最早的输血。英国皇家学会杂志上报道了关于最早对动物进行输血的建议和尝试。开创动物间输血先河的开拓者是英国生理学家、医师 Richard Lower（理查德·罗尔，1631—1691 年，图 1-4）[9]。1665 年 2 月，Lower 首先用鹅毛管将一条放血后濒临死亡的狗的静脉与另一条健康狗的动脉连接起来进行输血，受血狗从濒死中恢复过来。在 *Tractatus de Corde* 一书中他详细描述了首次成功直接向静脉输血的过程。他是第一个发现在严重出血中采用输血更为合理的人，并通过实验证明了狗被放血至接近死亡时可通过输血被救活，进一步证实了输血能够挽救生命，从此开创了动物间输血的先例。

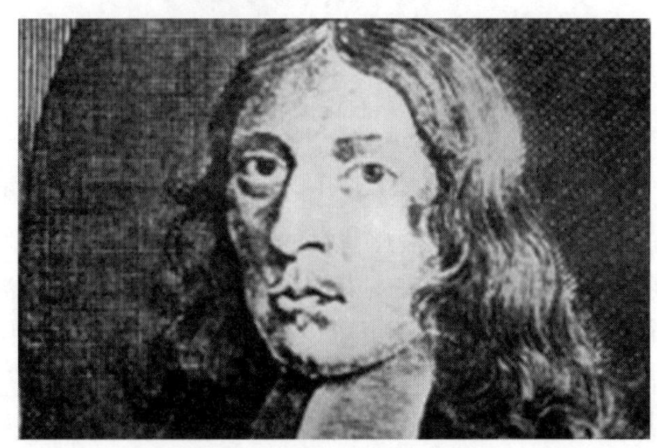

图 1-4 Richard Lower

（二）动物与人之间输血的探索

中世纪的欧洲，血液被认为是可以决定个体性格与命运的载物，因此异种之间的输血探索在 17 世纪被开启了,但也引起了强烈的争议。之前的成功并没有让 Lower 停下脚步。1667 年夏 Lower 又开始了新的尝试——把羊血用在了人身上,试图改变人的性格。他用银管将羊的动脉直接连接到人的肘静脉上,把羊血输给人,并获得成功。同年 11 月 23 日,他接受了英国皇家协会邀请,在众多专家面前从教会志愿者 Arthur Coga(亚瑟·科伽)的肘静脉先放血 6~7 盎司,再将他的肘前静脉与羊的颈动脉用银管相连,将 9~10 盎司的羊血输入 Coga 的血管,受血者自觉良好。当时 Pepy 日报详细报道了此事,这一成功震动了当时的社会。

几乎同一时期,法国也发生了类似的输血事件。皇家贵族御用医师 Jean Baptiste Denis(吉恩·巴普蒂斯特·丹尼斯,1620—1704 年,图 1-5)经过对狗的输血成功后,萌发了将动物血液输入人体以改变患者性格或精神状态的念头。为此,Denis 写了一篇严谨的学术论文,从哲学假设开始,到人类获取和利用动物血液的正当性,最后通过动物实验证实了输血的有益性。他大胆设想把动物血液输注给人类,计划治疗麻风、溃疡、癫狂病等一系列他认为由于血液缘故导致的疾病。1667 年 6 月 15 日,他尝试为 1 位因长期发热而昏睡的 15 岁男孩,输注了 12 盎司羊血,经 20 次放血和输血治疗,患者身体恢复,治疗大获成功。此后,Denis 又对 1 位健康志愿者输入 20 盎司羊血,受血者当时只感觉到臂部发热,后有“酱油色尿”症状发生(这是当时的形象描述)。幸运的是可能由于输注的血液量较少,所以并未产生过敏反应,之后 Denis 还先后给其他志愿者或者要求输血的患者进行过动物血的输注。

以上两位英法先驱者,究竟谁第一个在人体上实践了输动物血液,成了两国争论的公案。最终,因为证实 Denis 在 1667 年 7 月 22 日给伦敦一家杂志投稿

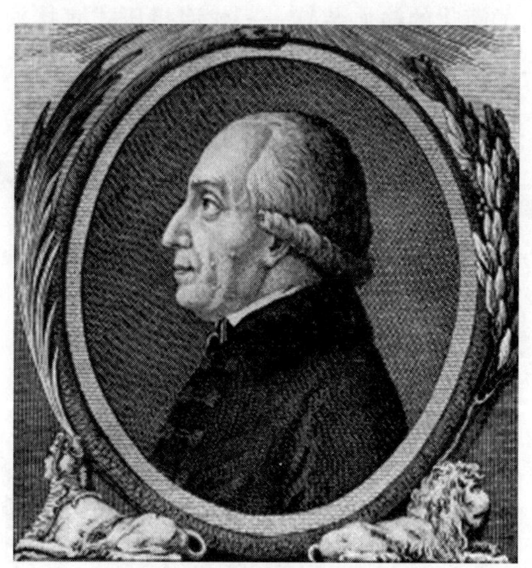

图 1-5 Jean Baptiste Denis

详述了人输血过程而得到定论。目前公认的观点是英国的 Lower 首先进行了动物间输血,而法国的 Denis 是第一个在人体上进行动物血液输注的人[11]。

处在当时的年代,输血毫无疑问会遇到挫折,因为当时人们并没有考虑到种间免疫和抗凝等一系列问题。不久 Denis 就遇到了新麻烦,从而使人类输血史进入了一段被禁止的低潮期,并持续了将近 150 年之久。1667 年 12 月,一位患有狂躁症濒临死亡的患者,被一位瑞典贵族带到 Denis 那里请求给他进行输血治疗。虽然当时有人持反对态度,但是 Denis 本着治病救人的观点,依然给患者输注了 5~6 盎司小牛的血液,输注后初期患者自觉有好转,数日后的第 2 次输注,患者出现了严重的不良反应和“黑色尿”,第 2 天即发生死亡。为此当时的反对派们将 Denis 告上了法庭,以谋杀罪起诉他。虽然最终法庭宣判 Denis 无罪,但是结果并没有得到巴黎医师会权威会员的认同,于是法庭判决:自 1668 年 4 月 17 日起,未经巴黎医学部批准,不准再进行输血。1678 年,法国议会首先裁定明令禁止输血,随后 1679 年英国皇家协会和罗马教廷均下令禁止输血。在当时未认识异种间免疫排斥的情况下,输血确实是一件相当危险的尝试,输入动物血以改变人类性格和行为的说法被妖魔化,让人们产生了恐惧,失败案例的发生导致人们对输血的尝试暂停。

(三)人与人之间输血的开创

可能最早记录的提出输血设想和建议的是 Andreas Libavius(安德烈亚斯·利巴菲乌斯,1555—1616 年)在 1615 年提出的,但该段历史已无从考证。1774 年,英国化学家 J. Joseph Priestley(约瑟夫·普里斯特利,1733—1804 年)以及 1777 年法国化学家 Antoine Laurent de Lavoisier(安托·劳伦德拉瓦泽,1743—1794 年)在呼吸实验氧的作用研究时,认识到血液可以将氧气从肺带到组织中,这一科学发现再次证明输血是一项有效的治疗手段。

虽然输血在欧洲被明令禁止,但是此后世界各地依然陆续有报导输血的个案实例。当时的适应证是精神错乱、癫狂和长期治不好的疾病,且输入的是动物血。直到 19 世纪初期,英国生理学家和产科医师 James Blundell(詹姆斯·布兰德尔,1790—1878 年,图 1-6)的贡献才使血液被用作输注的替代物[12]。1817—1818 年,由于目睹产妇大出血死亡,James Blundell 产生了是否可以通过输血使失血产妇脱离死亡危险的想法,他将患者丈夫作为捐献者,从其手臂抽出约四盎司血液,并用注射器成功地为妻子输血。1818 年,他发表了第一篇关于输血的论文。同年 12 月 22 日,James Blundell 从助手身上采集了 336~392ml

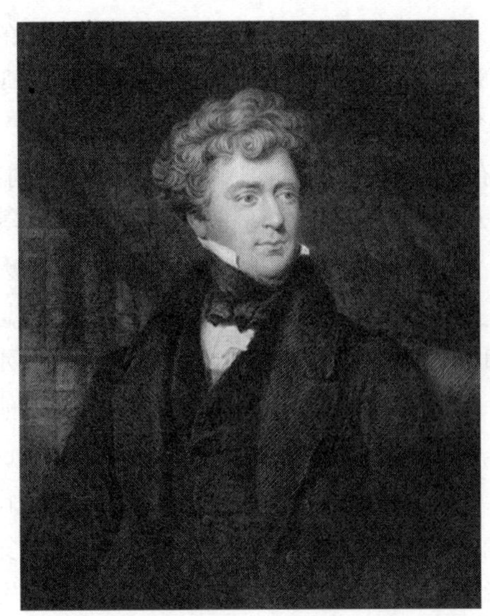

图 1-6　James Blundell

血液，输给一名即将死于内出血的患者，成功地挽救了该患者的生命。但是，之后另一名胰腺出血的年轻妇女输血抢救却并未成功。随后他连续进行了两次以上的输血，都没有取得明显效果，接连四次以失败告终。直到他给一位因出血而濒临死亡的妇女输入了 168ml 血液而取得成功，令他又看到了希望。11 年间 James Blundell 共给 10 名患者进行过输血，其中 5 例获救。

此外，据 AABB 提供的资料显示，1795 年美国费城医师 Philip Syng Physick（菲利普・S・菲斯克，1768—1837 年）进行了第 1 次人类输血，尽管当时没有公开这些信息。在经历了诸多失败案例后，沉寂多年的输血作为治疗手段在 18 世纪末期正式被接纳。同时也有学者认为，在 1854 年之前美国不太可能进行输血操作。直到 1870 年，第一张输血的照片拍摄于美国的纽约 Bellevue 医院，它直观记录了人类新的治疗领域的开端（图 1-7）[13]。

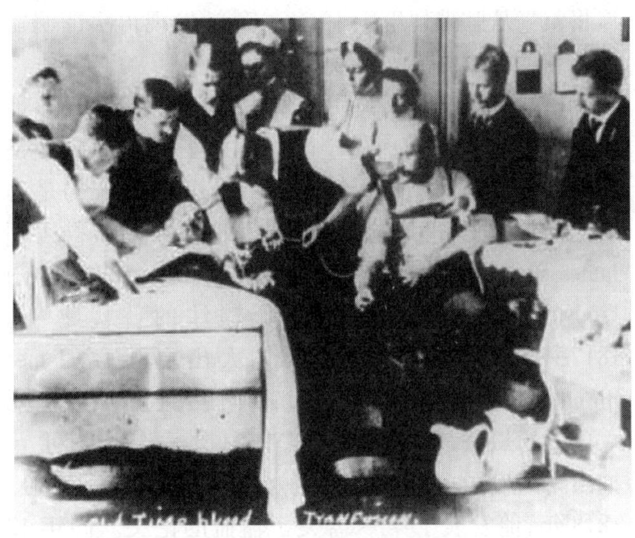

图 1-7　第一张输血照片（摄于 1870 年美国）

四、输血重大技术突破

（一）经验教训的科学概括

成功与失败同时使人们开始认识到——输血是把"双刃剑"。人类本就善于发现和总结，那么改善血液的利用成为首要任务。作为人与人输血的开创者，James Blundell 综合前人和自己多年的经验总结出两条推荐输血原则：①只能使用人血；②只能输给大失血而濒临死亡的患者。

1873 年，波兰医师 G. Gesellius（基塞留斯）收集了此前几十年间他能获得的所有关于输血的记录，分析统计结果显示：约 44%必死无疑的患者因输血获救。该项研究使得支持输血的呼声在当时医学界占了上风。但是同时发现患者进行血液输注后不良反应的发生率较高，主要表现被记录为以下 3 点：①患者输血容易具有感染风险；②输注后出现"黑色血尿"；③血液很容易凝结。以上这些经验教训的总结，最终科学地促进了良好输血行为的建立。然而在当时社会，输血仍然是一项高风险的医疗行为。正是这些问题促使大量学者投身于克服上述障碍的研究中，输血的黎明将现。

（二）输血器材的出现

在临床输血成为常规治疗手段之前，还需要克服采集、储存和管理等一系列技术问题。James Blundell 在多次进行人与人输血的同时，发明了人与人之间的直接输血法，并开创设计了整套重力输血器材（1 把椅子、1 个漏斗、黄铜注射器和导管，图 1-8）[12]，采用了 1 个金属杯，周围用温水保温，下端连接在 1 个推进器上，这些器材安装在 1 个椅子上，借助重力输血，该方法一直沿用了约 100 年。1873 年 Aveling 又发明了简化的输血装置——球泡挤压式直接输血装置（图 1-9）[13]。

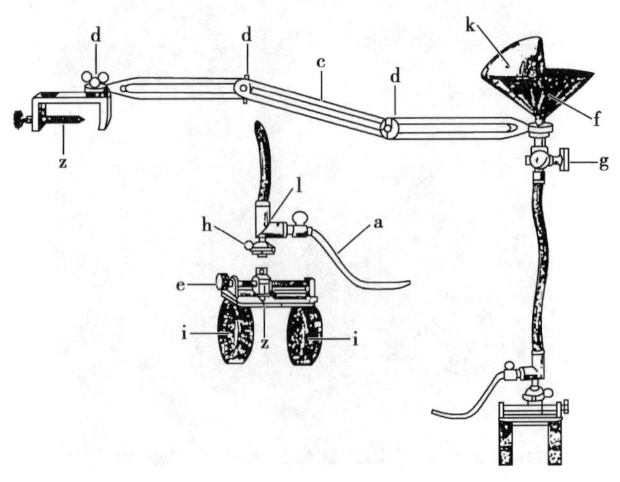

图 1-8　James Blundell 发明的重力输血器

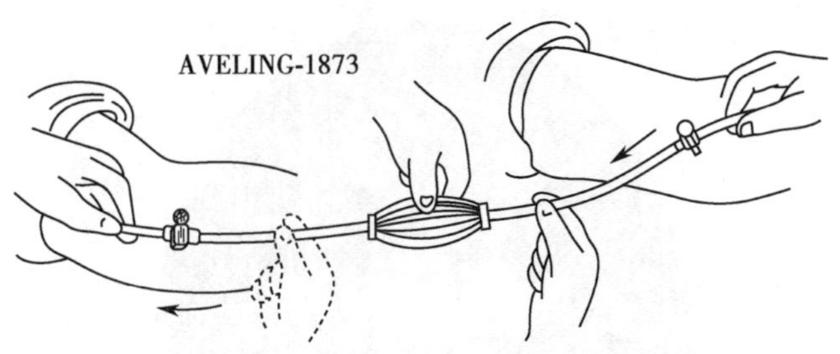

图 1-9 球泡挤压式直接输血装置

此外还有储血瓶的发明：美国百特实验室的 Transfuso-Vac 瓶(图 1-10)，曾在 6 个月内采集了近 15 000 个单位的血液，这是第一个用于收集、存储和输注血液的真空型无菌系统，用于运送全血和血浆[14]，左侧是百特实验室 600cc Transfuso-Vac 瓶(500cc 血液和 100cc 生理盐水)，右侧是 Parke，Davis & Co 冷冻血浆瓶，均来自美国洛杉矶新奥尔良国家二战博物馆。

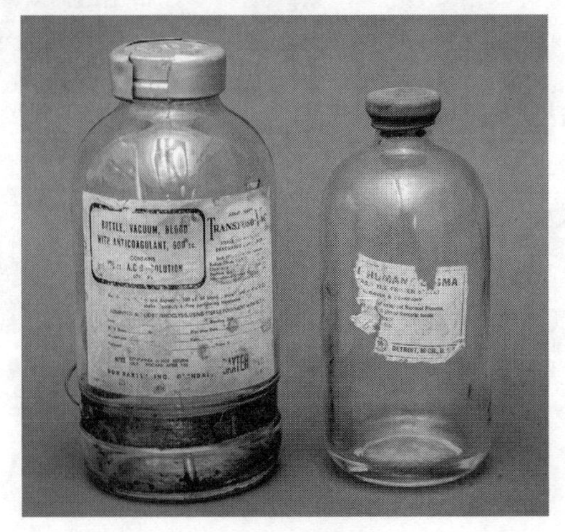

图 1-10 储血瓶

(三) 直接输血与间接输血

“从手臂到手臂”的输血方法在早期很常见，但该方法不方便的特性限制了其使用。由于血液凝结等问题的出现，通过静脉直接输血被证实不现实，但是 James Blundell 将供体的动脉连接到接受者的静脉上使该程序成为可能。1824 年他描述了一种直接的方法，通过细管连接将血液从捐献者的动脉输到患者的静脉。另外，他还发明了一种间接输血的方法，该方法使用简单的注射器和套管从供血者的静脉中采集血液，然后将其立即注入受血者的静脉中，需要注意在输血前必须从注射器中排空空气，整个过程中 James 详细描述了血液凝结的严重问题。法国的 Alexis Carrel (历克西·卡雷尔，1873—1944 年，图 1-11)发明了特别的血管吻合方法及所用的针和线。1908 年 3 月，将他助手刚刚出生 5 天且出血不止、奄奄一息的女儿的腘静脉与助手的桡动脉相连进行了输血，最终婴儿获救而供血者恢复良好。第一次世界大战期间，他首创了“卡雷尔戴金疗法”的治疗战伤新疗法，并成功参与了美国历史上第一次输血，一夜之间迅速成名，被誉为显微外科的开创者、“外科输血之父”，还因此在 1912 年获得了诺贝尔生理或医学奖。尽管当时直接输血法堪称人类输血史上一件划时代的贡献，但也遇到了极大的困难，一是对供血者的手伤害极大，二是无法在输血过程中进行血液的定量，甚至还发生了供血者失血过多差点死亡的事件。在此期间，输血终于开始完成了从直接输血到间接输血角色的转换。

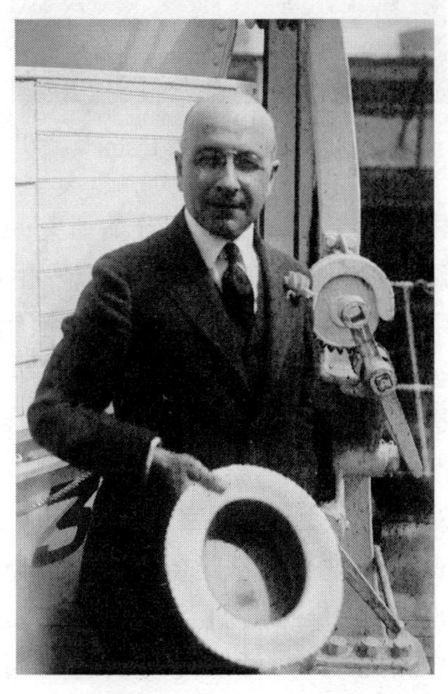

图 1-11 Alexis Carrel

(四) 消毒技术的出现和应用

当时的医学界普遍缺乏消毒意识。英国外科医师 Joseph Lister(约瑟夫·李斯特，1827—1912 年，图 1-12)，基于细菌理论首次提出了“伤口化脓可能与微生物的感染有关”的假说。1867 年为了防止手术后感染的发生，Lister 首创了外科消毒术，在进行直接输血手术时将器具消毒，并在手术中实行无菌操作，同时解决了当时棘手的输血感染问题，10 年间使手术后死亡率从 45%降低到 15%。Lister 被认为是外科消毒法的创始人，其研究成果为消毒灭菌理论奠定了基础，也为静脉输液和输血治疗的安全性提供了保证。1923 年，F. B. Seiber 发现蒸馏水中存在热原，提出了细菌污染问题，并建议通过严格的无菌操作降低保存血液输注的不良反应发生率。消毒技术的应运而生，给输血技术的发展提供了保障。在 20 世纪初期，消毒灭菌理论在临床得到广泛应用。

(五) 血液抗凝剂的发明

输血依然存在很多严重潜在的风险，输血过程中

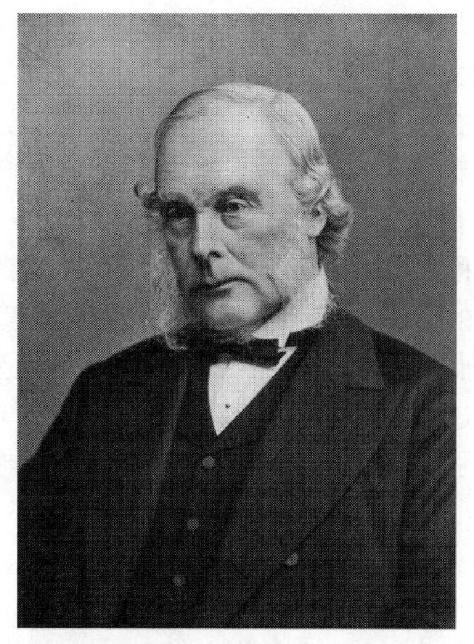

图 1-12 Joseph Lister

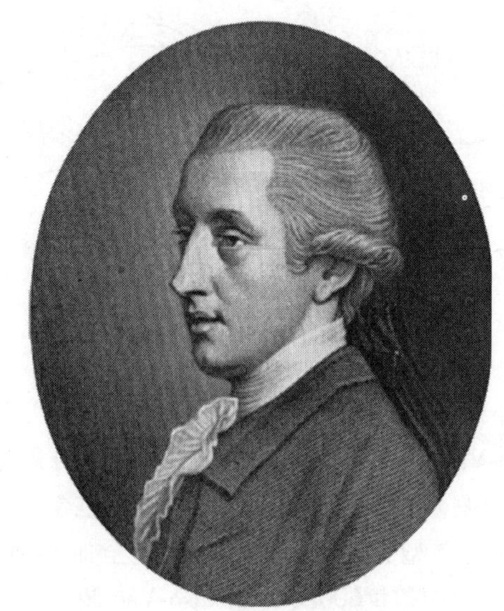

图 1-13 William Hewson

的血液凝固问题仍然存在，人们开始研究间接输血法后，首先需要解决血液在整个过程中发生凝集的问题。1774 年，被誉为“血液学之父”的英国解剖学家 William Hewson（威廉·休森，1739—1774 年，图 1-13），除了提高了人们对红细胞和白细胞的认识外，他还发现中性盐类具有抗凝作用，但当时并未得到应用[15]。1821 年，法国科学家 Jean Louis prevost 和 Jeans B. Dumas 又发现去纤维蛋白可以避免血液凝固的发生。1835 年，Bischoff 进一步证明将去纤维蛋白的血液输给濒死动物，可以使动物起死回生。1868 年，英国产科医师 Hicks 在血液中加入了磷酸钠溶液抗凝。1890 年瑞士的两位生理学家 Arthus 和 Pages 以实验证明血液中加入少许草酸盐或柠檬酸盐能防止血液离体后凝固，但未实用化。1892 年研究水蛭的德国学者 Landois 从水蛭中提取出一种水蛭素，发现其有抗凝血作用，亦未曾使用。1894 年，英国病理学家 Wright 发现某些酸性可溶盐类可以长时间延缓血液凝固时间。

直到第一次世界大战爆发，1914 到 1915 年，比利时的 Hustin、阿根廷的 Luis Agote（路易斯·阿格特）、美国的 Richard Lewisohn（理查德·莱维森，1875—1961 年）和 R. Weil 4 位科学家几乎同时期提出了用柠檬酸来解决血液凝固的方案，并应用于临床。1914 年 11 月 9 日在布宜诺斯艾利斯罗森医院的医疗诊所，Luis Agote 医师和工作人员首先向一名肺结核患者输了 300ml 血液，其中混合了 3g 25%的中性柠檬酸钠溶液（图 1-14）[16]。而 1915 年，Lewisohn 经过动物实验和人体实验证实了 0.2%的柠檬酸是一种安全有效的血液抗凝剂，并创立了 Lewisohn method 用于防止体外凝血发生，为间接输血奠定了基础，因此 1955 年他获得美国血库协会颁发的 Landsteiner 奖。

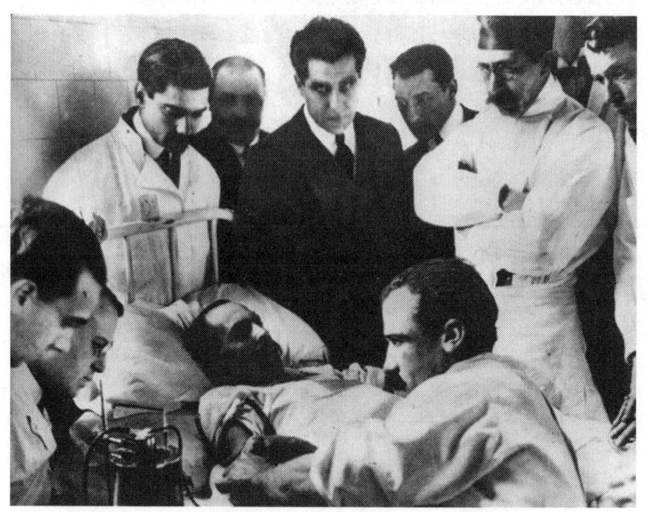

图 1-14 1914 年首次人体输注柠檬酸保存的血液

五、输血步入科学时代的开端

直到 20 世纪初期，人类发现 ABO 血型和建立交叉配血技术之后，输血才被公认为正规的治疗手段，输血开始正式步入科学时代。

（一）人类 ABO 血型的发现

人类血型的发现，是输血史上划时代的贡献。血型是抗原抗体系统的遗传特征，早期 ABO 血型的定义是指红细胞表面抗原的差异。输血引起的溶血反应无疑是输血安全中最大的难题之一，更是当时一种相当复杂无解的病理反应。德国学者 Emil Ponfick（埃米尔·潘弗克，1844—1913 年）和生理学家 Leonard Landois（莱奥纳德·兰多斯，1837—1902 年）很早就开始对此进行了系统的研究。1874 年，Ponfick 在描述一种输血后的溶血反应时，认为患者尿中的血红蛋白可能源自于供血者红细胞的破坏，于是他首先提出了“血色尿”(blood urine)，而不是“血尿”(hematuria)的概念，并强调是“血红蛋白尿”(hemoglobinuria)，他也是最早提出“血红蛋白”(hemoglobin)一词的人。1875年，Landois则通过对Denis、Lower的大量病历进行分析，发表论文正式提出了“血液不合或者血液相异导致的溶血反应是输血失败甚至死亡的原因”的结论。Ponfick和Landois，也因此当之无愧被誉为“人类血型发现的启蒙者”。

直到1900年，奥地利维也纳大学的助教Karl Landsteiner(卡尔·兰德斯坦纳，1868—1943年，图1-15)发现了不同人之间的血液混合有时会发生凝集现象，发表了相关学术论文，但是当时并无法确定该凝集是否由细菌污染引起[10]。为此他做了一个巧妙的实验，采集了包括自己和助手在内22人份的血样，分离血细胞和血清，之后进行相互反应实验。通过实验Karl发现了3种不同的反应类别：被标记为A组的血浆可以引起被标记为B组的红细胞的反应；反之亦然，即B组血浆可以凝集A组的红细胞。但是他本人的红细胞分别和A、B两组血浆融合都不发生凝集，他自己的血浆却可以把A、B两组红细胞都凝聚。他一开始称之为C型，后来被人们改称为O型。他把当时的实验结果发表在1901年维也纳医学杂志上，将O型定为Ⅰ类反应，A型为Ⅱ类反应，B型为Ⅲ类反应。因为最早发现人类血型，Landsteiner在1930年获得了的诺贝尔生理与医学奖，被誉为“血型之父”，他的贡献改变了输血发展的轨迹。

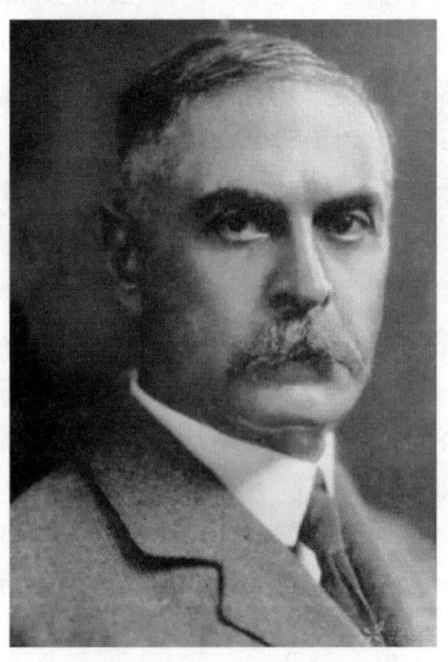

图1-15 Karl Landsteiner

然而当时并没有发现AB型血，即Ⅳ类反应。由于白种人AB血型者较少，仅占3%~5%，且该实验仅招募到22名志愿者，恰巧没有遇到AB型血的人，整个实验还存在缺陷。第2年他的学生Alred von Decastello和Sturli把参与实验的人员数量增加到155例，结果发现了Ⅳ类反应(AB血型)，遗憾的是当时这一反应被当做意外事件，没有作为独立血型被报道。直到1906年，Jansky负责对当时的研究报告进行复查时才明确了Ⅳ类反应，即AB血型。1910年，德国的Von Dungern和Hiszfeld发现血型具有遗传性，且符合孟德尔定律，据此发表了关于O、A、B、AB血型命名的方法，完善了目前临床使用最普遍的血型系统。

(二) 临床交叉配血技术的创立

自血型系统被发现后，受到Karl Landsteiner的启发，临床交叉配血试验被正式提出和应用，这是开启安全输血新领域的一把钥匙。1907年Ludwig Hektoen(路德维·希赫克托恩)首次提出采用凝集技术引入了输血前相容性测试，即进行血清学交叉配血的概念。Reuben Ottenberg(鲁本·奥滕贝格)在他的导师Richard Weil(理查德·威尔)的鼓励下于1908年首次实施，这标志着安全输血新时期的到来，此外他还关注到血型是一种孟德尔遗传性状，同时发现了O型血具有通用性。自从1907年首次描述血液交叉匹配以来，此后的50年中愈加体现了血型抗体筛查的重要性，与交叉配血相比较可检测潜在的血清学不合。1945年，英国免疫学家Robin Coombs(罗宾·库姆斯，图1-16)又提出了抗人球蛋白试验，使得检测“不完全”抗体(IgG)成为可能，并发展了鉴别试验方法以输注血清学相匹配的红细胞，这种间接和直接的血凝试验后被称为Coombs试验[17]。发展至今，临床交叉配血技术已经被广泛应用于保障输血安全。

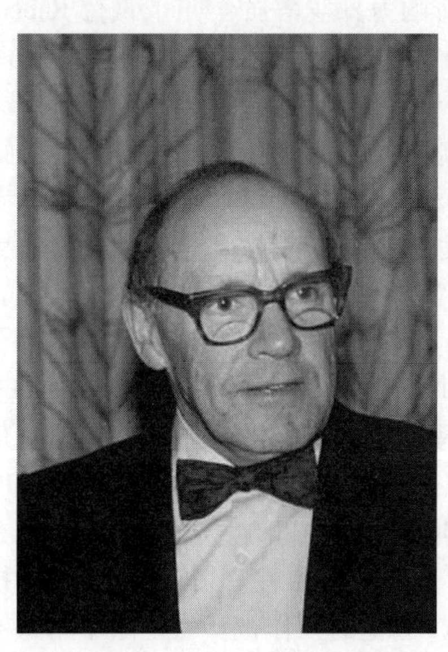

图1-16 Robin Coombs

六、战伤中的输血救护

早在美国南北战争期间，就有史料记载了2个关于战场输血的场景。第1例是1864年7月，一位名叫B. E. Fryer的37岁伤兵左脚截肢，输了16盎司的血液，最终死亡。第2例是发生在同年8月，E. bentley医师给一位右脚负伤并且并发生坏疽的19岁伤兵截肢时输血2盎司，这位伤兵被救活。经过战火的洗礼，输血技术的发展和应用得到了进一步的完善和提升[18]。

（一）第一次世界大战中的输血

正是在第一次世界大战（简称一战）后期，输血应用于战场伤员的抢救，并成功挽救了众多生命，才使人们开始认识到输血是战伤急救中的首选措施。与此同时，一战的巨大伤亡对输血抢救也提出了很多新的要求，这些需求直接推动了输血科技的发展。在战争初期（1914—1916年），输血仍然很少发生，原因是输血技术不完善且效果不佳，还有当时的外科手术技术被证实并不适用于战伤的紧急救援。由于遇到血液凝集等问题，使用注射器和储存管的间接连通技术经常受到限制，输血的开展并不容易。因此战争开始时，部队没有专门组织提供输血服务。法国军队的第一次战时输血是由Emile Jeanbrau（埃米尔·让布劳）在1914年10月16日进行的。但是当时，主要的推动力来自加拿大陆军医疗队的外科医师们，他们从美国年轻医师那里学到了关于输血的知识并加以应用。在此之后，输血变得越来越频繁，尤其是在创伤出血以及休克的情况下被作为术前准备的部分。遗憾的是未查到一战中准确输血量的文献记载。

1917—1918年，以美国陆军抵达法国为标志，美国的医学影响力日益增强。期间，两位Robertson先生为战时输血做出了重大贡献，其中一位是来自加拿大的Lawrence Bruce Robertson（劳伦斯·布鲁斯·罗伯逊），使用注射器未经交叉配血就直接给伤员输血的实践，证明了战场急救输血可以挽救生命，他在《英国医学杂志》上发表的论文中首次主张将血液作为出血治疗的最佳替代物。后一位是美国军医Oswald Hope Robertson（奥斯瓦尔德·罗伯逊，图1-17），他发明了在玻璃瓶中使用柠檬酸保存血液的方法，并在战场上建立了世界上第一个血库，被称为“The first blood banker”[19]。他在论文中曾描述了1917—1918两年间他和助理们进行的200例输血救治案例，最先试验证实了O型血的通用性。1958年，AABB授予了他Landsteiner奖，他的工作被认为是战争中最有意义的医学贡献之一。

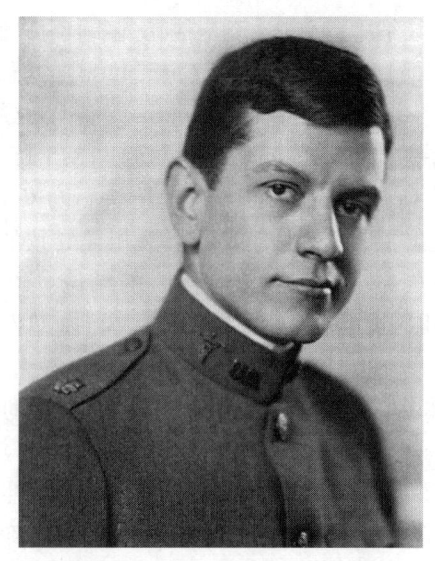

图1-17　Oswald Hope Robertson

战争不可避免地导致血液需求量的增加，第一次世界大战为医护人员提供了输血相关救援潜力的展示机会，使他们开始积累了日益丰富的输血经验。尽管当时战争中输血所使用的玻璃瓶和橡胶管难以保持完全无菌，但值得一提的是血型检查变得更为常规化。

（二）血液保存液的发明

战时输血遇到了血液保存期短的问题，驱动了血液保存液的研制和发明。重要的血液保存成分——柠檬酸（又称枸橼酸），是1784年由瑞典化学家Karl Wilhelm Scheele（卡尔·威廉·席勒，1742—1786年）最早在柠檬汁中被发现的。直到1894年7月14日，《英国医学杂志》发表了Ulsterman Almroth Wright（乌尔斯特曼·阿姆洛斯·莱特）的关于血液的柠檬酸检测的描述，但是21年后才真正把柠檬酸引入临床实践和战争救援的血液保存中。1915年，由Ross和Turner开始应用柠檬酸钠和葡萄糖。1943年，Loutin和Patrick Loudon mollison（帕特里克·劳登·莫利森，1914—2011年，图1-18）研制了柠檬酸-柠檬酸钠-葡萄糖保存液（简称ACD液），可以把全血保存期延长至21天，并且被大规模推广成为当时血液保存的标准方法，此方法沿用至今。Loutin和Mollison当之无愧被誉为血液保存液研究的先驱者。Mollison的贡献还包括1951年首次出版了教科书《临床医学中的输血》，在2012年更新到第12版，该书被誉为免疫血液学的“圣经”[20]。

为了进一步延长血液的有效保存期，各国学者分别在此基础上加以调整和增添成分。此后，Gabrio和Nakao又做了进一步改进，发现在ACD基础上加入核苷类似物，如次黄嘌呤和腺嘌呤，可以显著延长血液

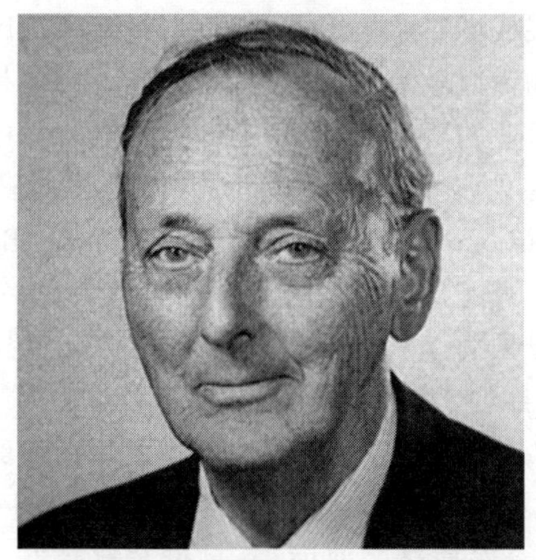

图 1-18　Patrick Loudon Mollison

的保存时间，如果适当调整其 pH，则可以使红细胞保存有效期延长至 42 天或以上。而添加腺嘌呤和磷酸盐，可以进一步提高红细胞的生存率和维持细胞内的 ATP 水平，并使其保存期增加到 5～7 周，把红细胞在体内的存活率提高至 80%～85%，这就是现用 CPD 类血液保存液的来源。另外，还有欧洲国家使用的 SAGM 液和日本的 MAP 保存液。最新研究显示，按照目前血液储存标准，新型的红细胞保存液可以将红细胞保存期延长到 56 天，甚至更长。作为重要的止血品，由于其自身特性，血小板的保存相关研究虽然举步维艰，但是还是取得了重要进展，美国 FDA 已批准在 1～6℃保存的单采血小板用于活动性出血患者的复苏治疗。总体来说，血液保存无论相关基础、保存液及其各种血细胞在体外保存中的生化、生理变化等都值得进一步深入研究（详见第十八章　血液保存）。

（三）血浆蛋白分离成功

第 1 个血液制品的研发——血浆蛋白的分离始于第二次世界大战。美国哈佛大学物理化学家 Edwin Cohn（埃德温·科恩，图 1-19），1940 年创立了低温乙醇分离血浆蛋白的方法，1941 年分离出人血浆蛋白。该方法主要控制了氢离子浓度、离子强度、乙醇浓度、蛋白浓度以及温度等 5 种能够影响不同蛋白质的因素，从而分离出血浆蛋白的不同成分，包括白蛋白、球蛋白等。1941—1946 年，Cohn 等制备的人血白蛋白制品通过临床试用和战场实际应用，并在美国迅速投入产业化生产。1949 年，又研制成功了用于分离制备丙种球蛋白的 Cohn 9 法。珍珠港事件后期，在夏威夷使用血浆蛋白制品抢救伤员，对烧伤患者取得了显著疗效，用 25%的人血清白蛋白 100ml 抢救休克伤员，其扩容效应相当于人血浆 500ml。战争中伤员救治的输血需求催生了血浆蛋白的问世。

（四）血库与供血保障体系的建立

为了适应战时血液需求的大幅增加，血液保障体

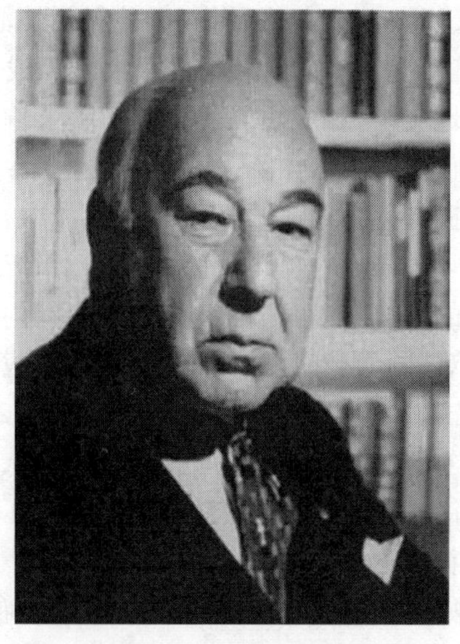

图 1-19　Edwin Cohn

系的建立迫在眉睫。第一次世界大战中，美军的 Oswald Hope Robertson 上校，在西线战场上建立了全世界第 1 个血库。遗憾的是，战后随着他来到中国加入了 Rockefeller 基金会，血库也随之消失了近二十年。1941 年 12 月珍珠港事件发生前，英国作为参战国已经开始了自己的采血和分发计划，美国虽未正式参战，但也为之提供了足够的帮助。“Blood for Britain”是为英国公民和士兵供血的第 1 个血库机构，由美国红十字会 1940 年组建，其第 1 任主任 Charles Richard Drew（查尔斯·理查德·德鲁，1904—1950 年）在蒙特利尔的麦吉尔大学期间对血浆生产技术做出过有价值的研究。同时他也是美国输血史上第一任红十字会血库的主任，被誉为“血库之父”。他的创新技术用于更好的血液储存和输血研究，并在组织构思和指导组建美国历史上第 1 个血库计划方面发挥了重要作用。美军建立的血液保障体系始于第二次世界大战时期，考虑到输血带来的严重困难和不良反应的发生，在战争初期大量使用血浆和白蛋白用于失血性休克的救治，1942 年才制订了输血保障计划。由于无法满足伤员救治的用血量，1944 年 8 月美军开始从本土大量空运全血，向欧洲和太平洋战区的救治机构大量供应血液，血液和血液制品全部来自美国红十字会。直到 1950 年朝鲜战争时美国才建立了有计划的野战输血保障体系，经过多次战争实践，美军野战输血保障体系得到进一步完善和发展。这种形势有助于规范血液的采集和分配，战争结束后便建立了民用血库。

（五）输血在第二次世界大战伤员救治中的贡献

人类史上的浩劫——第二次世界大战（1939—1945 年），简称二战，据不完全统计二战中全球共有约

7 000 万人死亡，1.3 亿人受伤，如此触目惊心的数字，也说明了当时的医疗救治压力巨大。二战中输血得到了广泛地应用，客观上二战直接推动了输血技术的发展，输血也挽救了众多受伤士兵的生命，为部队提供血液救援方面做出了重要贡献。二战中，英军建立了美国 Robertson 输血模式的血液保障系统。美国在战争开始的第二年参战，由于在世界范围内的血液保障十分困难，因而当时战场供血很难适应战伤抢救需要。1944 年每个战伤伤员平均输血量为 224ml，1945 年增长到 488ml，因而战伤死亡率大幅降低。二战期间，美国最早在纽约长老会医院建立了血液采集中心，仅 6 个月内就使用 Baxter Laboratories Transfuso-Vac 瓶采集了近 15 000U 的血液，包括全血和血浆。此后，美国的血液采集系统很快发展到大约 25 个美国红十字会区域血液中心。1945 年 3 月运送到战区的全血量达到最高峰，当时向欧洲和太平洋地区运送了高达 62 000U 的血液，每天 2 000U 的速度创下了美国历史上最高的血液输送速度。1945 年前后的 13 个月中大约有 500 000U 的储存全血被运往到全球各地的美国军方医院。此外，美军还采用人血白蛋白进行基于血浆的复苏策略，但抢救效果不佳。血浆也首次被当作成分血来使用，血浆分离技术在 1941 年迅速发展。然而，人们很快意识到血浆输注不能满足战伤救治的需要，因此二战期间主要使用的依然是储存全血[21]。

1938 年 5 月起 Henry Norman Bethune（白求恩，1890—1939 年，图 1-20）以伟大的国际主义精神，在中国抗日战场艰苦情况下，在 20 个月内 3 次主动献血抢救伤员，并且在晋察冀军区推广战救输血技术，并建立了第一个“流动血库”。白求恩医师是国际特别是中国开展战场输血救治的先驱者，对我国临床输血特别是战伤输血救治发挥了先锋推动作用，他是国际战伤输血事业的奠基人，更在中国人民的心目中留下全心全意为伤员的精神遗产。此外，美国医药援华会（American bureau of medical aids to China，ABMAC）也是被中国人民永远铭记的国际援助组织之一，无私提供了大量人力、物力支援中国，准备在抗日战场建立“援华血库”。在中国抗日战争的艰难岁月——1943 年 6 月 7 日，易见龙等主持的援华血库在纽约正式揭幕，半年之内献血者高达 1 157 人，直至 1944 年正式更名为“军医属昆明血库”。易见龙教授当之无愧成为了我国战伤输血救护的领跑人和奠基者。

七、临床输血历史性变革

（一）塑料输血器材的出现和应用

此前的输血器材仍然以橡胶、玻璃以及金属材质为主，需要进行反复清洗消毒才能使用，而残留的蛋白质具有造成输血不良反应的风险，且不便于运输携带。这些问题直接驱动了战时新型输液器材的研发。1949 年，美国哈佛医学院 Carl W. Walter（图 1-21）发明了塑料血袋和采、输血器具，并于 1955 年应用于越南战争的战伤抢救中，发挥了前所未有的作用[22]。1950 年，Gautier 和 Maasa 发明了 Rochester 针头，优化了静脉导管，如今这种针头作为一次性器具仍在使用。在 20 世纪 70 年代，输血器材的革新为推动临床输血，从输全血时代过渡到成分输血的历史变革提供了技术条件。塑料输血器材的安全、洁净、坚固、柔软、方便等特点得到了公认，目前已经得到了世界性的普及，此举被誉为输血器材史上重大创新性的贡献。

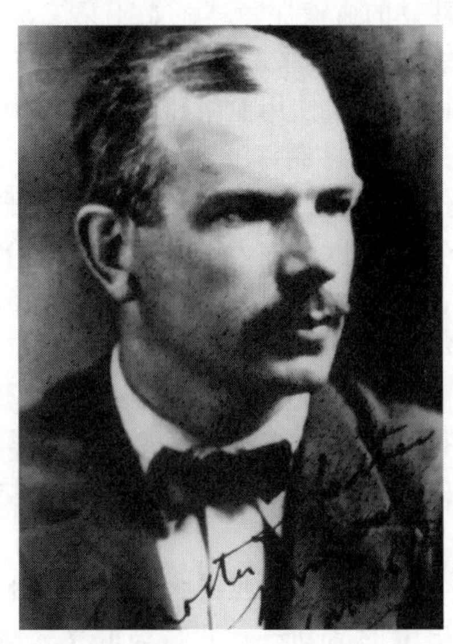

图 1-20　Henry Norman Bethune

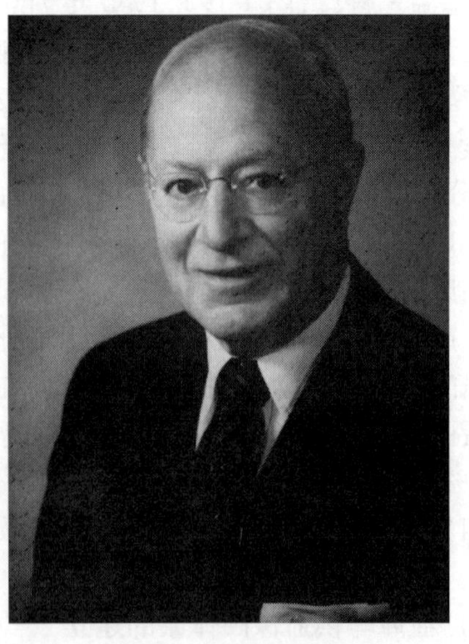

图 1-21　Carl W. Walter

（二）血液成分单采技术的突起

单采血浆技术是第二次世界大战期间，因为紧急大量使用血浆，由美国科学家 Charles R. Drew（查尔斯 · R · 德鲁，1904—1949 年，图 1-22）发明，同时加上全封闭的塑料袋、分血袋应用。1952 年，Adams 等试用血浆置换术治疗高黏滞综合征，第一台初级血细胞分离机问世。1959 年，Gibson 首先提出成分血输注，很快在 20 世纪六七十年代末，成分血输注进一步真正发展起来。1964 年，血浆单采法作为一种分馏采浆法被采用。1965 年，美国研制出第一台连续流动离心式血细胞分离机。1967 年，Rh 免疫球蛋白投放市场，用来预防新生儿溶血病。1969 年，S. Murphy 和 F. Gardner 论证了室温储存血小板的可行性，使血小板输血疗法有了较大进展。血液成分单采技术在国外开展较早，这为后来的成分血输注提供了创新的思路与可能（详见第七十章　输血治疗的新领域）。

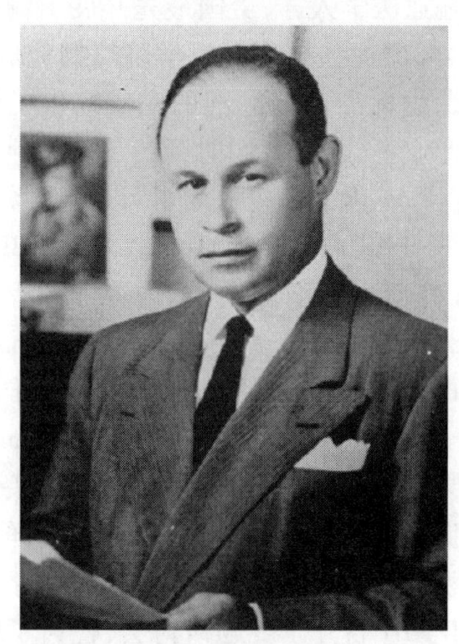

图 1-22　Charles R. Drew

（三）成分血输注的新时代

早期的临床输血是全血的输注，但在临床应用中发现诸多患者实际上缺少的并不是全血，而是血液中的某一种有效成分，例如珠蛋白生成障碍性贫血患者实际上只需要输注红细胞，血栓性血小板减少性紫癜（thrombotic thrombocytopenic purpura，TTP）患者实际上只需要输注血浆等。大量临床资料证实，80% 以上的患者不需要输注全血，只需要输注成分血。1943 年，二战用血需求还促使了红细胞成功分离及使用。20 世纪 60 年代起，随着保存液、封闭无菌血液采集和分离塑料血袋系统、血液低温保存技术以及大容量冷冻离心机的发明和应用，临床输血从输注全血向输成分血过渡，发达国家已经开始了输成分血，这是临床输血史中一个历史性的转折点。人们认识到，输成分血具有诸多优点：一血多用，节约用血；成分血的浓度和纯度高，针对性强，有利降低输血不良反应；成分血使用便捷，易于保存和运输等。临床对成分血的需求推动了血液采集技术的发展，开始出现血液成分单采技术（详见本书第二十四章　输血理念、技术及血液制品的变迁与展望）。但不能忽略了新鲜全血对临床输用特有价值。

第三节　输血医学学科的形成与发展

科学输血主体技术源自 ABO 血型的发现，从开始应用于临床不断普及和发展后，输血医学逐渐应运而生，学科的形成与发展才步入正轨。本章节主要聚焦于输血医学学科的形成和输血医学教育领域的发展现况。

一、学科的概念与内涵

（一）学科形成的基本要素

“学科”（discipline）一词，源于古希腊语，其概念太过于广泛，某种意义上它的定位是现代科学的知识分类单位。然而任何科学都是以问题为基础的，且问题本身决定了学科研究的方向。从问题的角度出发，学科一定是科学研究发展到相对成熟阶段形成的产物。而一个学科的形成需要具备的条件：首先，学科必须是相对独立的知识体系，学科间的界限基本清晰，相互之间具有不可替代性，但允许学科之间存在交叉融合；其次，被划分为高等学校教育专业设置的学科；最后，学科必然有专业团队的建设和人才的培养。

随着输血对临床疾病治疗领域的拓展与疗效的提高，特别在大失血患者的抢救和治疗某些疑难杂症中，诸如神经系统疾病、免疫系统疾病和遗传性疾病等所显示出了现有医院诊疗方法不能或很难获得疗效的各种“血液疗法”的发展需求，为采血与供血服务单位和输血基础研究机构提出了工作方向及动力。加之当代相关先进科学技术向输血医学的融入，如高通量基因检测技术、蛋白组学、免疫组学、遗传组学、生物工程技术学、材料科学以及数字化、互联网和智能化等的引进，这就为输血医学提供了理论与技术基础，有力地推动了输血医学的快速发展，从而使输血仅作为临床治疗的一种有效手段，而逐渐发展成为医学科学中一门多种学科交叉的综合性的独立的二级学科，并日益明确了输血医学学科的内涵、界定与外延是血液学、检验医学等相关学科不能代替。同时也提出了对输血医学专业人才培养的内容、方向和要求,为医药高等院校培养专业设制提供了参考依据。

面对全球性血液安全形势的严峻挑战和各相关学科知识的更新以及信息交流爆发性的增长,输血医学与各相关学科更广泛、更深入地杂交和糅合,同时21世纪高通量基因检测技术、蛋白组学、免疫组学、生物工程技术、材料学以及信息学、计算生物学和互联网等各领域最新的研究成果都开始应用于输血医学,又进一步推动着输血医学的快速进步,从而使输血医学从技术为主更快的走向理论与技术相结合,输血医学本身的理论研究也不断地获得突破以及输血医学的知识也在不断更新[23]和扩展。在这一背景下,输血医学学科中又设置了基础输血学、临床输血学、输血技术学、献血服务学和血液管理学等输血医学的6个三级学科。在20世纪60年代发达国家成立了输血医学专业。恰在这个时期,1957年中国军事医学科学院输血及血液学研究所正式成立,次年划归中国医学科学院领导;我国北京协和医学院在2017年建立了输血医学系,这是中国输血医学开始形成的重要标志。

(二)检验学与输血学的关系

医学检验学和输血学一样,都是临床医学下属的二级学科,同样经历了从“医学检验技术”到“检验医学学科”的演变过程。检验医学的成立更早,主要侧重于为临床诊断服务。1903年,在美国宾夕法尼亚州立医院成立了第一个专门的临床实验室,该实验室的建立是临床检验历史上的标志性事件。而输血涉及的血液质量检测工作都是以实验室为核心运转的,医院输血科负责的大部分工作也是以检验医学为基础才得以实施,输血和检验联系紧密,然而区别于检验医学,输血医学有着特定的服务和研究对象以及独特的服务与研究方法,所以不成为检验医学的一部分存在。检验学和输血学在我国渊源更深,我国培养的输血技术人才来自各医学院校检验专业培养的医师和技师,与检验医学存在依托培养的关系,而且在很多医院中输血科还是检验科的一个组成部分,没有独立运行。输血学和检验学之间既紧密联系,又朝着不同的方向发展。

(三)输血学与血液学的共性和特点

输血学与血液学的发展紧密相关,二者既相辅相成,又各自拥有其独特的研究对象和方法,在医学科学中都占有不可替代的重要作用和地位。随着研究的进一步深入分化,最终引领了不同的研究方向,导致二者作为不同学科而独立存在,但同时又紧密交叉相连而成为一个姊妹学科,血液学(hematology)作为医学科学的一个独立分支,它的研究和服务方向不仅涉及患者血液与造血组织,还主要研究血液疾病的发生和治疗及其机制。与血液学相比,输血学的服务对象不仅有输血患者,还有献血者。二者研究方向的侧重点都围绕血液展开,使得输血学和血液学具有同源性,是人类对血液的生理功能和病理变化的认知与临床应用领域不同的体现。输血学除了研究输血的适应证,它还需要面对血液在离体后特定的保存问题,包括保存液与容器种类及保存温度等条件下可能发生的变化、机制以及干预措施等,特别要研究相容性输血及其配型技术,最大限度地在临床输血实践中趋利避害,使血液及其相关制品能安全有效地输给患者,并且达到临床输血治疗的预定目的。

二、输血医学专业教育

学科的形成与发展离不开教育体系的建立,而学科建设又是高校整体建设的核心。20世纪90年代,为了培养输血医学人才,美国最先开展了输血医学教育。1989年,康涅狄格大学医学院编撰完成了《输血医学综合课程标准》,该标准的完成宣告了输血医学学科培养专业正式开始,同时开始了新学科整合。20世纪80年代,美国又率先提出了“以器官系统为中心教学”(OSBL)和“以问题为中心教学”(PBL)的教学理念,各学科开始对医学院教学内容和课程进行重新整合。1982年,美国国立卫生研究院(national institutes of health,NIH)的心肺和血液研究所新推出了输血医学学术奖项(transfusion medicine academic award,TMAA),专项奖励输血医学领域的学科带头人和作为奖学金以促进输血教学,该奖项的建立同样推动了输血医学的发展。以规范医师输血专业教育问题为目标,1988年NIH召开了专题研讨会,检讨了围手术期输血的“10/30规则”(将Hb 100g/L、Hct 0.30作为启动输血的阈值),就临床合理用血达成一致,即“NIH共识”。1993—2007年,美国进一步对儿科输血医学(Peds TM)进行了学科整合,新学科的整合进入尾声。21世纪初,美国再次发起了“以职业胜任为核心的全面医学人格塑造”的医学教育变革,从而改变了输血医学教育的方向。虽然欧美对输血医学教学目标的设定存在一定的差异,但核心内容基本一致。关于输血医学的学科分类并没有国际共同标准:美国、加拿大将其归属于病理学,英国将其归属于血液病学,丹麦将其归属于临床免疫学。

目前,我国的输血医学学科建设正在快速发展,输血医学在我国已经发展成为一门专业性非常强的医学交叉亚学科,它整合了多学科的概念、技术和相关知识等。近年来,国内已有部分医学高校开始设立输血医学的高等教育。输血医学的发展面临以下8个主要核心领域的挑战：①基础输血学亟待加强；②加速临床循证与个性化科学合理输血研究；③输血风险有待进一步防控；④自身免疫的研究；⑤实体器官移植与输血；⑥治疗性单采等各种血液疗法；⑦血液代用品研发的推进和应用；⑧血细胞保存。2016年7月25日，我国国家标准化管理委员会官方批准的《学科分类与代码》（GB/T 13745—2009）国家标准第2号修改单（自7月30日起开始实施）中关于输血医学的定位。这一变革将标志着我国输血医学正式成为一门独立的学科，也为输血学科专业教育提出了方向其主要体现在输血专业医师教育、输血专业技术和护士人才教育部分（详见书第六章　输血医学教育与培训）。

第四节　迈向精准输血医学新时代

要阐明迈向精准输血医学新时代，首先要了解精准医学发展的背景，早在1997年，Wasi P（瓦西）在《人类基因组学对健康的启示》一文中首次出现“精准医学”一词；2011年美国学术界正式提出了“精准医学”的概念；2015年1月，美国时任总统奥巴马在国情咨文演讲中提出了全美的精准医学计划（precision medicine initiative）。精准医学这一新的概念迅速席卷全球医学界，同年3月我国也开始制订具有我国特色的精准医学计划[24-25]。虽然，目前精准医学尚未广泛普及，但是作为精准医学的源头，输血医学在未来发展的道路上终将被“精准”方向所引领。

一、精准医学的概念与内涵及意义

（一）精准医学的概念

对精准医学概念的界定，目前尚未见有对此作出的明确报告，只能根据查到的资料[24,25]，对精准医学概念初步作探讨性概括为：精准医学是应用现代人类遗传学理论和技术、生物医学检测及其方法，分子影像技术、生物信息与互联网及大数据应用技术等，结合患者个人遗传信息、临床诊断和生理状态以及医师经验为依托，并遵守节省医疗资源和减轻患者经济负担的要求，为患者制订出个性化、量体裁衣的最佳预防和治疗方案。简要概括地说，精准医学是一种应用现代生物医学与相关科学理论和技术及其他相关学科交叉融合，并将患者个体基因、环境与生活习惯差异综合考虑在内的疾病预防与处置的新兴医学模式和手段。

（二）精准医学内涵与意义

对精准医学的内涵，目前我们只能根据现有相关研究报告[26]，简要地概括为：①以预防为主，研究治病于未病，防病于未然；②分子标志物的研究、应用、融合多学科新技术，为发现各种疾病特异性强的新型诊断和预后标志物；③进一步完善分子影像学和病理学技术及其精准分析诊断；④掌握生物技术与医学信息、互联网、智能化与大数据应用技术；⑤临床精准判断和治疗等。精准医学的内涵，它将改变目前临床疾病预防与治疗模式、疾病分类类型、诊疗路径、规范指南的标准，并将推动一批新兴医药产业的变革和产生，也将深刻影响包括输血医学在内各个医学亚学科的变革和大步发展，为医学科学在科学发展中占领制高点提供历史新机遇，更为人类健康事业带来历史性变革。

二、精准输血医学的概念与内涵及意义

（一）精准输血医学的概念

随着精准医学概念的问世，必然影响和推动输血治疗的理念与技术的演变，精准输血医学就是随之而产生的。但是精准输血医学的概念怎么界定合适呢？我们目前只能依据对“精准医学”概念的理解作初步界定，来推演提出如下初步探讨性建议：精准输血医学坚持以患者为中心，是在输血医学基础理论引领下，遵循循证医学的原理和方法，应用现代相关多学科交叉新理论、新技术、新方法，包括基因组学、蛋白组学、影像技术、智能化技术和生物医学信息互联网及大数据和智能化应用技术等，紧密结合患者个体遗传信息、生理状况与临床数据以及医师的经验综合在内，为患者输血治疗制订最佳的个体化科学方案，最终使输血达到“安全”“高效”“节源”和“减负”的目的。这是顺应新时代赋予输血医学的新使命，也是21世纪科技革命给予输血医学更好、更快发展的历史新机遇。但是，至今关于精准输血的文献还很少，我们对整个系统的梳理亦不够完善，目前仅有文献只在血型基因分型和配型以及红细胞输注前的精准评估和输后的精准评价两个方面。我们坚信，以上对精准输血医学的概念的概括绝不仅仅限于此，未来的精准输血还应该体现更多的学术领域并不断深化。

（二）精准输血医学的内涵与意义

了解目前精准医学的内涵，我们也只能对精准输血的内涵提出以下探索性建议：①以临床输血治疗发展需求为导向，大力加强输血基础性研究，提出能适应精准输血医学发展的要求，不断为临床提出有引领性和推动性的基础研究成果；②加快研究与推广血型

基因分型和配型；③提供基因型全血、成分血及其他输血治疗制品；④研究输血前精准评估、输血后疗效和不良反应的精准评价指标和方法，稳妥地推广“血液疗法”和深入研究其精准适应证作用机制；⑤智能化生物信息互联网和大数据技术应用；⑥在中国还要着眼开展输血医学，特别是临床输血治疗中探讨中西医结合的方向性课题等。从以上精准输血医学内涵可表明其重要意义：①引领和拓宽对输血基础研究的方向、广度特别是深度；②改变临床前精准评估是否输血与需要输注制品的种类、剂量和时段；③进一步明确和精准评价输血治疗中和输注后疗效、不良反应的特异标志物及其发生机制和防治举措；④更加完善和规范采供血和临床输血单位各项管理法规、制度、指南标准，以及职能的更新；⑤强力促进血液代用品和各种干细胞诱导的人工血细胞的研究与应用，进一步促进“血液疗法”和“实体器官移植”等领域的研究和发展以及所需相关新制品的研发与产业化等。这将为创建新型并有东方特色的输血医学新体系提供有利条件、新模式和历史新机遇。

三、精准输血医学时代的新展望

（一）推动输血基础研究新发展

如上所述，精准输血医学时代必将大力推动输血基础研究有针对性的新发展，例如：采用何种更有效的方法防控输血相关感染性与非感染性风险；血细胞保存损伤对临床输血疗效与安全的影响；如何实施精准输血中个体化、科学化合理输血，特别是与人类种族遗传密切相关的新血型系统抗原的研究等问题值得输血工作者引为历史重任，并作为当务之急以创新思维进行开创性研究。感染性输血风险的防治近几十年来有很大地进展（详见第七十九章　输血感染性风险与防治），但是新传染源仍不断增加。威胁人类生命健康十分严重的新型冠状肺炎病毒能否通过血液传染？答案仍然是谜。各种感染源的感染机制值得深入研究；输血前精准评估和输后不良反应精准评价的特异性标志物亦应该加速研究；血液代用品与其他新型制品及其产业化，应大力研发。例如，首先，转基因红细胞的研发。2003 年 8 月《自然-生物技术》杂志报告了 Muzykantov 研究团队在动物模型中发现了红细胞与组织型纤溶酶原激活物（tPA）结合后可以用于血栓治疗，对治疗心肌梗死和脑梗死等重大血栓性疾病有巨大潜力[26]；2009 年 *PNAS* 上报告了美国怀海德研究所对红细胞进行遗传和酶化修饰改造后，可延长红细胞的寿命，并成功地把红细胞作为靶向性携带药物的载体[27]，开发出有众多治疗价值的新型药物；1891 年，美国医师 William Coley（威廉·库里）最先尝试肿瘤的免疫疗法，经过多年的研发和临床转化，而 CAR-T 产品是血液中白细胞的基因改造产物用于临床的成功案例；2017 年 8 月 30 日，美国 FDA 已经正式批准了全球第一个基因治疗产品投入临床试用。其次，经过基因工程改造的血小板也用于癌症的免疫治疗，基因改造成功让血小板产生 PD-1 受体，最终通过激活 $CD8^{+}T$ 细胞，用作癌症的免疫治疗[28]。（详见第七十三章　免疫细胞治疗）。此外，对临床输血有转型意义的“血液疗法”，大量的应用结果表明对众多拟难性、遗传性和精神性疾病治疗有显著或不同程度的疗效，减少了患者难忍的诸多痛苦；但目前为止，对各种“血液疗法”的作用机制大多还是不能或难以阐明，进一步开展应用和作为科学疗法尚得不到普遍认可，这就需要输血基础研究者和临床医师共同协力研究；不同献血者的血液及捐献频率差异及其所得到的血源质量的差异，亦值得深入研究。

综上所述，精准输血时代给从事输血基础研究的工作者带来了历史性担当和挑战。

（二）促进临床输血治疗的新变革

1. 输血适应证的精准定位　尽管输血经历了多次临床变革，但直到现在支持最佳输血方案的证据仍然非常有限。临床上要求严格掌握输血适应证，判断患者的病情只有输血才能缓解后再进行输血治疗，其难点在于精准定位输血适应证。近年来关于输血适应证的研究有很多，分别涉及不同的成分血、检测指标、疾病种类、患者个体化信息等。

输血医学本身是一个动态发展的领域，在各国的临床输血指南中有相关规定，但因为还不够全面和完善，所以会不定期进行更新。关于输血适应证，最近已经有部分研究改变了输血指南的范例，治疗性输血的适应证将逐步扩大和准确。例如，2016 年美国 AABB 官方经过大量临床输血数据调研后，在 *JAMA* 上发布了一项关于临床患者红细胞限制性输注的新指南，建议把血流动力学稳定的成人患者（包括重症患者）的血红蛋白阈值从 100g/L 调整到 70g/L，骨科和心脏手术患者的血红蛋白阈值为 80g/L[29]。小儿创伤大量输血也被作为重要的输血适应证进行研究，针对小儿受血者开展个性化的目标导向疗法，通过临床检测指标提示开始和停止大量输血方案，从而减少输血的不良后果并改善预后。针对输血救援，美国军方还提出了针对战伤救治时的限制性输血策略（restrictive transfusion strategy），即当 Hb<70g/L 时输血并将血红蛋白维持在 70~90g/L，并根据伊拉克和阿富汗战争救援数据的回顾性分析结果，支持红细胞：血浆：

血小板为1∶1∶1输注策略，从而有效避免稀释和消耗性凝血病与血小板减少症，这些经验开启了严重创伤救治的新思路[30]。也有文献报道，在急性失血期患者的血红蛋白浓度大多保持不变，从患者血液管理的角度出发仅把血红蛋白的阈值作为判定输血唯一的依据并不科学[31]，有待深入研究。

与开放性输血相比，临床上越来越多的证据支持限制性输血策略，已经制订了相关指南并已经将其应用到临床实践中，以达到红细胞、血小板、血浆和冷沉淀的最佳成分血输注。指南中有涉及输血阈值、预防使用最大存储时间等概念。相关的患者血液管理计划，均以通过限制临床实践中的输血来实施患者安全原则。关于输血的适应证不再固定，必须根据患者当时的临床状况随时调整，同时还必须考虑到患者先前所存在的基础疾病等一系列问题。

2. 血型匹配转为基因型匹配　传统的抗原抗体血型匹配转为基因型匹配是精准输血的精髓之一。血型基因决定了血型的表型，基因型匹配可以从根本上提高血型匹配的精准度。21 世纪诞生的血型基因组学，是在基因组水平上研究血型多态性的分子基础，发展出一整套以 DNA 为基础的血型基因分型技术。从技术角度而言，是基因检测技术的发明应用使血型的检测发生了深度的变化，不再只关注细胞表面抗原。目前临床上，基因分型已经成为疑难血型鉴定的“金标准”。Rh 血型是除了 ABO 血型外最复杂的血型系统，自从发现 Rh 表型同型的输血可以产生同种免疫抗体，直接颠覆了自 1939 年以来沿用至今的 Rh 同型输血原则，而更为精准的 Rh 基因型匹配输血势必得到迅速地推广和应用。

基因组测序的输血时代的到来，使关于输血的研究也已经不再停留在传统的血型血清学检测基础上。电子配血也在向基因型转变。据 Lancet Haematology 报道，哈佛大学的 William J Lane 博士与科学家们合作建立了一个数据库，并研发了一款基于全基因组测序的血型分型的新算法——BloodTyper，可直接从基因组序列中快速准确地预测一个人的血型抗原谱[32]。哈佛医学院 Green 教授评价该发明的益处是利用基因组测序确定需要稀有血型的潜在输血接受者和能够安全提供血型的个体。遗憾的是，目前已知的血型基因结构的资料信息主要来自西方人种，而我国各民族、地区的血型基因结构和特性还缺乏系统的研究，未来关于基因库的建立任重而道远。

3. 加速基因重组血液产品的出现与发展　科学家们一直在开展“万能血”的研发，伴随基因技术的革新，新型基因型产品应运而生。临床用量最大的血液制品就是人血白蛋白，目前供应临床的人血白蛋白主要是通过人源血浆中分离纯化而得来的。虽然基因重组人血白蛋白在国内外已经研制成功并商业化量产，但是由于目前基因技术的限制，依然未能达到替代人血白蛋白的程度。无可否认，基因重组人血白蛋白的成功为其他的基因血液制品开通了全新的道路，开启了多种成分血的转基因产品的研发。

把患者的免疫细胞进行基因改造，用于治疗血液和骨髓癌的患者。但由于其价格高昂且存在严重副作用的风险，业界还存有争议。细胞治疗转基因产品的研发改变了癌症治疗的窘境。

4. 推进血液疗法的不断拓展　人类史上血液疗法的开端从 15 世纪后期放血疗法的兴起开始，血液疗法本身并不是一个新的概念，广义上包含放血疗法、血液净化、血液稀释、血浆去除或置换、血细胞单采或置换、辐照血液疗法、细胞治疗、高压氧舱吸氧疗法等。无论是传统疗法的新用途还是新疗法的研发，这些血液疗法的应用开发使得输血为临床治疗增加了一种新的途径。

从 1893 年，美国纽约骨科医师 William Coley 发现术后化脓性链球菌感染可使肉瘤患者肿瘤消退，揭开了肿瘤免疫疗法的序幕，到 2017 年日本开展胰腺癌患者树状细胞疫苗的临床试验，免疫细胞治疗经历了从无到有的过程。肿瘤免疫细胞疗法被称为医学界一个创举，2013 年被《科学》杂志评为十大科学突破之首，2018 年诺贝尔医学或生理学奖颁给了美国科学家 James P. Allison（詹姆斯·艾利森）和日本科学家 Tasuku Honjo（本庶佑），以感谢他们对肿瘤免疫细胞治疗领域的贡献。干细胞治疗中的间充质干细胞（mesenchymal stem cell，MSC）治疗目前备受青睐，尝试用于治疗相关疾病，包括免疫调节治疗、骨和软骨的替代治疗、心肌替代治疗以及其他神经和组织退行性疾患。此外，造血干细胞治疗是目前最为广泛认可并施行的新疗法，随着干细胞向成熟细胞分化诱导的研究日益成熟，人们期望献血和组织器官捐献可以被个性化的细胞治疗来替补（详见第七十四章　免疫细胞治疗）。

值得一提的是拥有百年历史的血浆疗法。众所周知，血浆输注可能让受者暂时获得来自他人的抗体，但由于获得性抗体持续时间短，治疗时需反复注射。1918 年，流行性感冒大暴发期间，缺乏相关的疫苗和药物，血浆输注用于预防麻疹和细菌性肺炎等传染病。1935 年，治愈后患者的血浆用于阻止麻疹疫情的传播。2002 年严重急性呼吸综合征（severe acute respiratory syndrome，SARS）以及 2014 年西非埃博拉出血热疫情发生期间,幸存者血浆都曾被用来治疗其他患者。2020 年新型冠状病毒肺炎疫情期间,我国在部分新型冠状病毒肺炎患者中也使用了该传统疗法,取得了一定的疗效。其他血液疗法诸如血浆与血细胞置换或去除、富血小板血浆治疗等均在临床获得了不同程度的效果。

5. 加速个性化输血不断推进 近年来个性化输血在全球范围内掀起了热潮。个性化输血治疗方案专门针对单个患者的独特遗传学和生物学特征而制订,目标是为患者提供最有效的输血治疗手段和最大限度降低不良反应发生。组学技术的发展,为输血医学提供了全新的工具,得以重新定义供体和受体生物学关系配对,为个性化输血医学铺平了道路,有望彻底改变医学实践中的关键模式。

此外,输血医学也被归类为床边医学,最近在患者血液管理中又重新强调了这一点,提出个性化输血治疗应该回归患者床旁进行,从而通过支持性血液疗法来实现更为合理乃至最佳的输血治疗和患者护理。部分发达国家还因此进一步规定输血医师应负责在床旁向患者实施血液疗法并进行监护,方便对输血治疗方案随时调整。个性化输血的开展,将使更多患者从中受益。

6. 替代医疗产品的研发与应用 血液资源的稀缺与军事用途或应急抢救紧迫需求的矛盾,使得血液替代品的研发成为关注焦点。经过近几十年的研究,虽有 5 种血红蛋白类血液用品被美国 FDA 批准临床试用研究,其中有 3 种制品完成了Ⅲ期临床试用,1 种 HBOC-201 先后被南非和俄罗斯政府批准,主要用于重度贫血治疗和围手术期输血[33]。但至今仍无产品可以真正取代血液用于临床,这一直是困扰医学界和企业的难题。

(杨成民 尹文 刘忠 闫熙)

参考文献

1. 杨成民,李家增,季阳. 基础输血学[M]. 北京:中国科学技术出版社,2001.
2. 陈小伍,于新发,田兆嵩. 输血治疗学[M]. 北京:科学出版社,2012.
3. MURPHY MF. Practical transfusion medicine[M]. 5th Edition. America:Wiley-Blackwell,2017.
4. BLAJCHMAN MA. Defining transfusion medicine[J]. Transfus Med Rev,1990,4(3):169.
5. 中华人民共和国国家卫生健康委员会. 输血医学术语:WS/T 203—2020[S/OL]. [2020-11-04]. http://hbba.sacinfo.org.cn/stdDetail/65447c42b17dac1ae85b17c16aa6949dea561c6160103f2d051755852659ba9a.
6. FRANCHINI M, MARANO G, VEROPALUMBO E, et al. Patient blood management: a revolutionary approach to transfusion medicine[J]. Blood Transfusion, 2019, 17(3): 191-195.
7. WORLD HEALTH ORGANIZATION. The clinical use of blood, 2002.
8. WORLD HEALTH ORGANIZATION. Clinical Transfusion Practice, 2002.
9. LEAROYD P. The history of blood transfusion prior to the 20th century-Part 1[J]. Transfusion Medicine, 2012, 22(5): 308-314.
10. GIANGRANDE PLF. The history of blood transfusion. British Journal of Haematology, 2000, 110(4): 758-767.
11. WALTON MT. The first blood transfusion: French of English? [J]. Medical History, 1974, 18(4): 360-364.
12. BASKETT TF. James Blundell: the first transfusion of human blood[J]. Resutation, 2002, 52(3): 229-233.
13. PAUL JS. The first photograph of blood transfusion[J]. Transfusion, 2001, 41(7): 968-969.
14. BILL B, HELEN B. Blood bottles[J]. The Lancet, 2016, 387(10014): 113-113.
15. DOYLE D. William Hewson (1739—1774): the father of haematology[J]. British Journal of Haematology, 2010, 133(4): 375-381.
16. LEFRÈRE JJ. Transfusion medicine history illustrated: A historic picture: the first transfusion of citrated blood[J]. Transfusion, 2011, 51(6): 1140-1141.
17. KAY AB. Professor Robin Coombs FRS (1921-2006)[J]. Vox Sanguinis, 2006, 91(2): 93-94.
18. HEDLEY WJ, MILAMED DR. Blood andwar[J]. The Ulster medical journal, 2010, 79(3): 125-134.
19. HESS JR, SCHMIDT PJ. The first blood banker: Oswald Hope Robertson[J]. Transfusion, 2010, 40(1): 110-113.
20. KLEIN HG, ANSTEE DJ. Mollison's blood transfusion in clinical medicine[J]. Mollison's Blood Transfusion in Clinical Medicine. Wiley & Sons, 2006.
21. SPINELLA PC. Warm fresh whole blood transfusion for severe hemorrhage: U. S. military and potential civilian applications [J]. Critical Care Medicine, 2008, 36(7 Suppl): S340.
22. LITWIN MS, MURRAY JE. A tribute to Carl W. Walter, MD [J]. American Journal of Surgery, 1984, 148(5): 551-552.
23. 尤海菲,尹文. 国内外输血医学教育初探[J]. 中国输血杂志,2016(5):535-538.
24. M PACANOWSKI SM HUANG. Precisionmedicine[J]. Clin Pharmacol Ther, 2016, 99(2): 124-129.
25. 王正国,张良. 精准医学的含义与应用[J]. 中华创伤杂志,2016,32(4):289-290.
26. MURCIANO JC, MEDINILLA S, ESLIN D, et al. Prophylactic fibrinolysis through selective dissolution of nascent clots by tPA-carrying erythrocytes[J]. Nature Biotechnology, 2003, 21

(8):891-896.

27. DOSHI N, ALISAR SZ SRIJANANI B, et al. Red blood cell-mimicking synthetic biomaterial particles[J]. Proceedings of the National Academy of Sciences, 2009, 106(51): 21495-21499.
28. ZHANG X D, WANG C, WANG J Q, et al. PD-1 blockade cellular vesicles for cancer immunotherapy[J]. Advanced Materials, 2018, 30(22): e1707112.
29. CARSON JL, GUYATT G, HEDDLE NM, et al. Clinical practice guidelines from the AABB: Red blood cell transfusion thresholds and storage[J]. JAMA, 2016, 316(19): 2025-2035.
30. VANDERSPURT CK, SPINELLA PC, CAP AP, et al. The use of whole blood in US military operations in Iraq, Syria, and Afghanistan since the introduction of low-titer Type O whole blood: feasibility, acceptability, challenges[J]. Transfusion, 2019, 59(3): 965-970.
31. YADDANAPUDI S, YADDANAPUDI L. Indications for blood and blood product transfusion[J]. Indian journal of anaesthesia, 2014, 58(5): 538-542.
32. WILLIAM JL, CONNIE MW, NICHOLAS SG, et al. Automated typing of red blood cell and platelet antigens: a whole-genome sequencing study[J]. Lancet Haematol, 2018, 5(6): e241-e251.
33. MINEI JP. Is there a role for hemopure in the prehospital setting? [J]. J Trauma, 2011 May, 70(5 Suppl): S38-39.

第二章

中国输血医学的起步与发展和未来

中国古代历史没有输血的记载，输血是伴随着近代西方医学科学进入中国，是对我国传统中医的一个补充。我国自1918年调查血型、实施第一例临床输血、出版首部输血专著开始，到目前已有103年历史[1]。本章简要回顾了中国输血医学起步与发展的历程，并向在我国输血关键科学与技术发展、临床输血理念与策略的更新和输血制品的创新等做出重大贡献的前辈们表达敬意。回顾历史在于“温故”旨在“知新”并期望对我国输血医学未来发展能有所启迪。

第一节　中国输血医学的起步

一、以血型调查与专著出版为开端

（一）中国人的血型调查与早期资料

1918年，曾任北京协和医院院长的刘瑞恒（图2-1）与Kilgor在上海首先报道了100名中国人的ABO血型分布，这是目前可查证的我国最早进行的ABO血型检测，可视为我国血型与医疗输血学术活动的起点[2]。刘瑞恒先生是中国创伤外科奠基人之一，也是中国近代公共卫生事业的创建者之一。1920年他又与另一位王姓医师合作调查了1 000名华北人ABO血型分布。

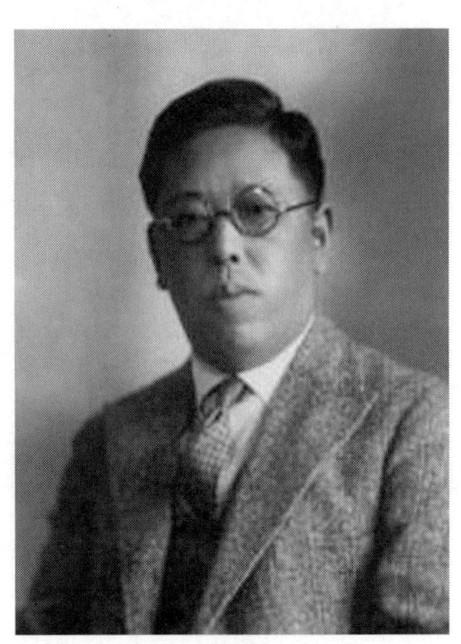

图2-1　刘瑞恒教授

此后，我国医界人士在1924年与1928年又先后有梁伯强和许女士分别报告了江苏与河北人的ABO血型。1934年，徐良董在《医事公论》上报告了杭州2 420人的血型分布，其中：O型804例，占33.2%；A型685例，占28.3%；B型620例，占25.6%；AB型311例，占12.8%。

1948年，中国生理学家，战伤输血救护事业的奠基人之一易见龙先生（图2-2）首次报道了782名中国学生和医务人员的RhD血型，当时报告的阴性率为1.9%[3]，与当前中国人RhD血型分布的阴性率为0.2%~0.4%差距较大。

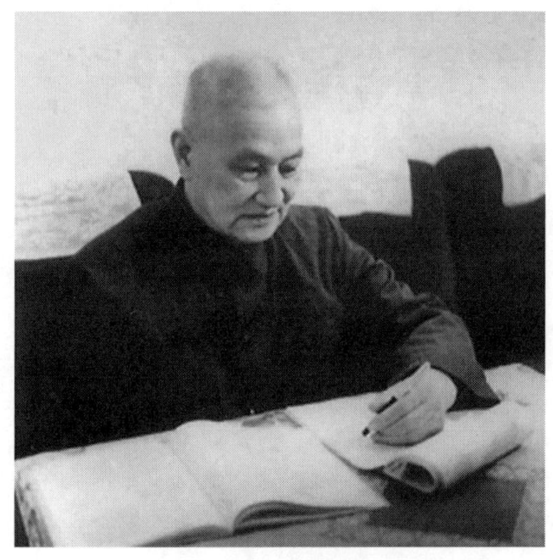

图2-2　易见龙教授

（二）最早中国输血医学著作

1. 中国的第一部输血著作/手册　中国的第一部输血学著作《输血疗法》（图2-3）出自我国内科学奠基人戚寿南，成文于1925年，出版于1930年。其内容包括输血技术发展的历史、血型知识、血型检测和临床配血方法、供血者的健康要求、招募和管理、临床输血的技术操作和器械器材、临床输血适应证及不良反应的预防和急救等等。该书内容比较丰富且通俗易懂，操作方法详细明确，具有实用性。正如中华医学会创始者之一、为该书作序的俞凤宾先生所说，读了这本书，即便是开业医家的简单医疗条件，也可以实施输血治疗。

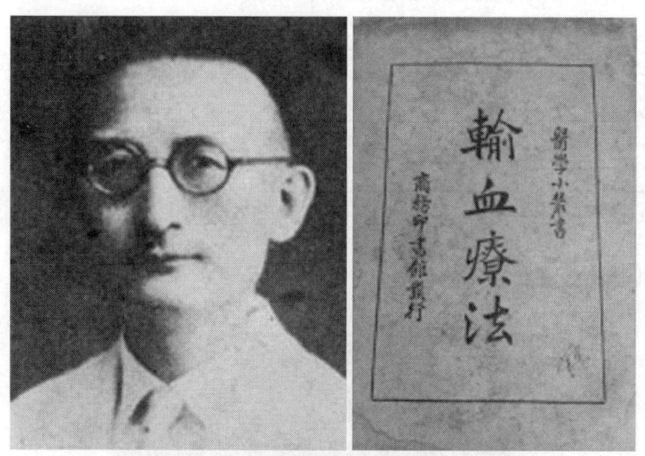

图 2-3　戚寿南先生和《输血疗法》封面

2. 中国第一部血型著作　1936 年，我国生物学学者和教育家胡步蟾先生编著的血型学专著《血液型》（图 2-4）由上海商务印书馆出版发行。该书比较详细地介绍了血型研究和发展的历史，综合了国内外血型调查研究的重要资料，重点介绍了血型知识和技术在医疗输血方面的应用。同时还介绍了当时血型与疾病、血型与体质、血型与个体气质、血型与民族特质等方面的研究状况。

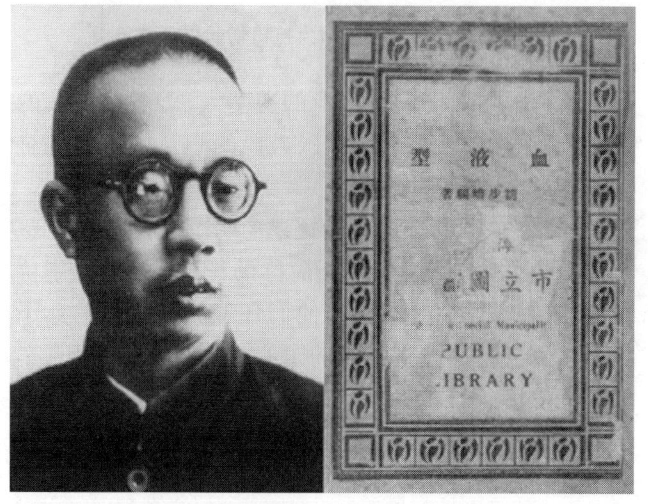

图 2-4　胡步蟾先生和《血液型》封面

3. 中国第一部医疗输血学译著　由日本佐伯仲治编著、我国学者李樨身翻译的日文书籍《输血实施法》（图 2-5）于 1934 年在上海由商务印书馆出版。该书从供血者的选择和健康要求谈起，详细地讲述了所需药品、器械和材料、临床输血的操作方法。该书还阐述了输血的作用原理、输血的适应证、容易发生的并发症以及禁忌证等等。其中关于采血量和输血量的阐述，与当时其他文章和书籍的观点相比，更趋于保守一些。

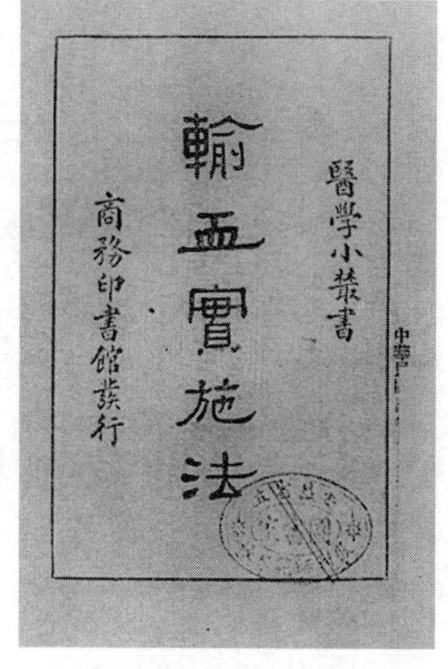

图 2-5　李樨身先生译著《输血实施法》封面

二、中国临床输血的开端

（一）1920 年北平协和医院首开我国医疗输血

依据现有史料，北平协和医院 1920 年便开展了临床输血。1922—1934 年任该院内科主任戚寿南所著的《输血疗法》一书中提及，一位 33 岁的冯姓男子，1920 年 12 月 27 日献血 500ml，直至 1923 年 3 月共计献血 7 次。根据这一记载，可以推断协和医院的临床输血不会晚于 1920 年 12 月 27 日。当然，冯姓男子是协和医院的“常备供血者”之一，而最开始都是由患者亲友献血，常备供血者人群是以后逐渐组织登记而成。说明在冯姓男子以前，还有亲友为救治患者献过血。但是，到目前为止，北平协和医院第一例实施输血的患者、输血医师、输血原因、输血量、血型以及供血者等相关信息均未查明。

（二）血液来源与供血者健康检查

从戚寿南等所著《输血疗法》一书可知，1920 年协和医院开展临床输血以后不久，便开始建立“常备输血者”（即常备供血者）人群，作为血液来源。书中写到：“北平协和医学院医院常有输血治疗，输血者（即供血者）酬以资，近年来，应输血之请者日多。”供血者第一次来供血的时候，医师便详细记录其姓名、年龄等信息，询问以往曾患何种病症，检查身体，检定血型，采血做华氏反应等。这些项目都填入一个登记表存留备查（图 2-6）。

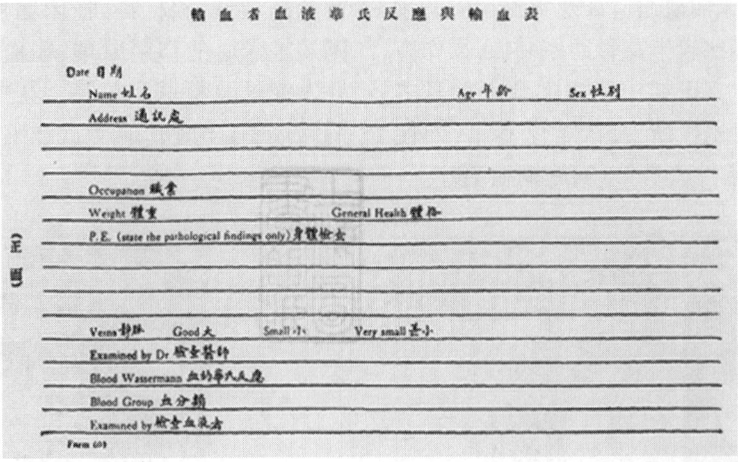

輸血者血液華氏反應與輸血表

Date 日期

Name 姓名 Age 年龄 Sex 性別

Address 通訊處

Occupation 職業

Weight 體重 General Health 體格

P.E. (state the pathological findings only) 身體檢查

(正面)

Veins 静脉 Good 大 Small 小 Very small 甚小

Examined by Dr 檢查醫師

Blood Wassermann 血的華氏反應

Blood Group 血分類

Examined by 檢查血液者

Form 603

图 2-6 北平协和医院供血者登记表(正面)

第二节 中国输血医学发展中的重大举措和引领者

一、战伤输血救护的创立

(一) 白求恩与我国战伤救治输血

人类在历次大的战争中获得了诸多的包括输血治疗在内的具有里程碑意义的救治经验。1938 年 5 月,白求恩以伟大的国际主义精神,在中国抗日战场艰苦的情况下,在 20 个月内建立了诸多战伤输血技术,并建立了“储血于民”的“流动血库”,更难能可贵的是他 4 次主动自身献血抢救伤员,其中 1 位被他献血挽回生命的彭清云被中国人民解放军授少将军衔。并且在晋察冀军区推广输血技术。白求恩医师(图 2-7、图 2-8)是国际特别是中国开展战场输血救治的先驱者,对我国推动战伤输血救治发挥了先锋推动作用。他是国际战伤输血事业的奠基人,著名的伟大的国际主义的英雄,永远在中国人民的心目中留下他全心全意为伤员的精神遗产。

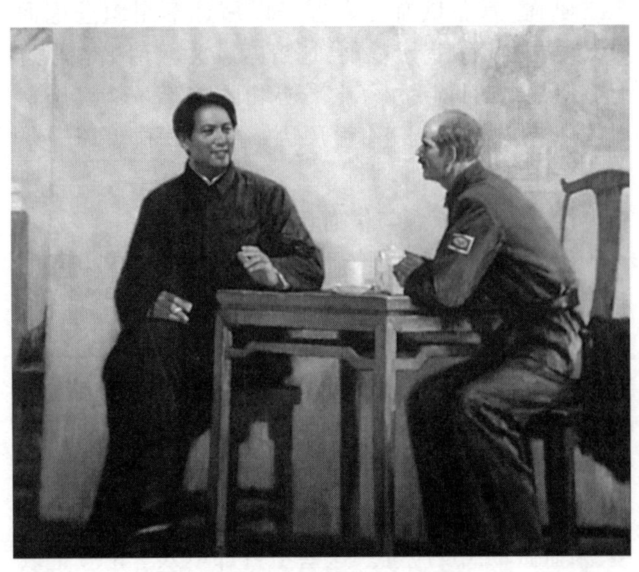

图 2-7 毛主席接见白求恩医师

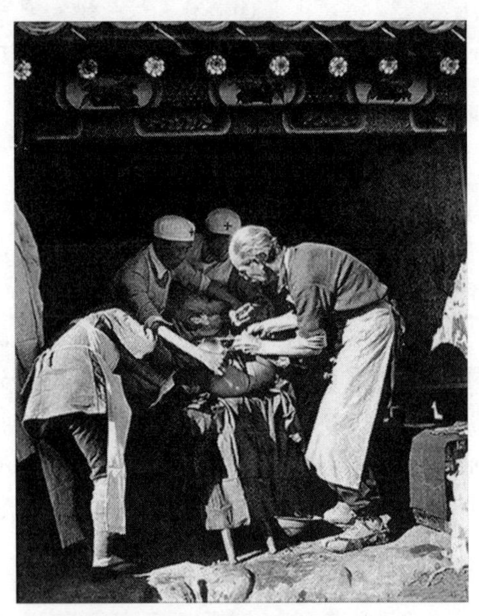

图 2-8 白求恩医师为抗日伤员做手术

(二) 美国医药助华会援建昆明军医署血库

美国医药助华会(以下简称助华会)是爱国华侨许肇堆等 3 人建立的团队,他们怀着热爱祖国的赤子之心和仇恨日本侵略中国的野心,也了解中国抗日军队医疗救治条件的匮乏。这就是他们成立助华会启动筹建中国抗日战地血库的背景。

美国助华会的技术主持者是美国输血界前辈,芝加哥医学院教授 O. H. Robertson(图 2-9)。曾在北平协和医学院工作的 Frank L Meleney、John Soudden 等医师是该会的骨干成员。

1943 年 6 月 7 日,助华会在纽约筹办并成立华人血库,半年内从事血库的技术准备和人员培训,并组织无偿献血队伍 1 152 人。参加献血的美国人包括非

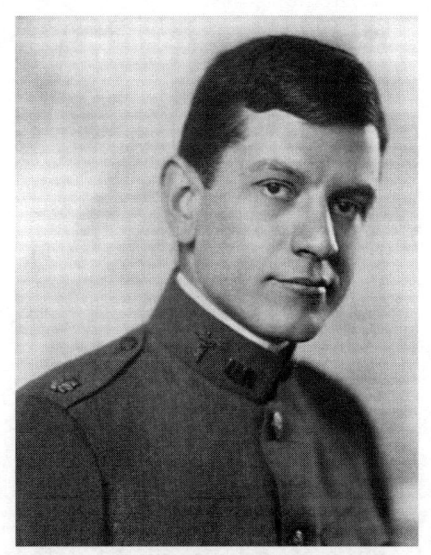

图 2-9　O. H. Robertson 教授（1886—1966）

洲裔、亚洲裔、印第安原住民等不同族群，中国驻美国总领事、时任卫生署署长刘瑞恒，中央卫生实验院院长朱章赓等亲自献血，并由美国医药助华协会会长范斯克莱（Donald Van Slyke）宣布了中印缅战区美军中将司令史迪威和中国军医署署长卢致德发来的贺电。

他们先后筹备资金 20 余万美元，血库物资设备 67 余吨，消耗器材足够 2 年使用。并从全球招募并培养易见龙、黄若珍、樊庆笙（图 2-10）等 10 名专家作为建立“助华血库”的首批科技骨干。

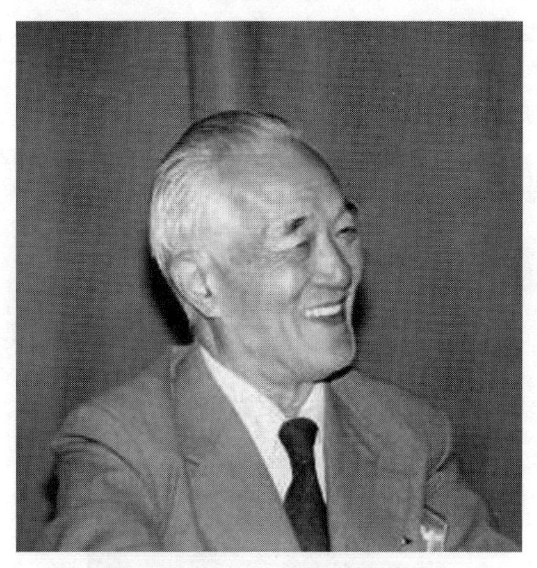

图 2-10　樊庆笙　微生物学家、昆明血库负责人之一

在纽约助华血库试运行完毕，全部设备器材准备迁往中国的时候，太平洋战争刚进入战略反攻阶段。从美国西海岸到日本、菲律宾以东海域，已经完全没有民用运输可言，只有通过军事系统才可能实现。最后还是中缅印战区司令史迪威将军出面协调，由美国军方为血库人员和数 10 吨物资发放军事通行证。1944 年 2 月 9 日，血库工作人员由易见龙、樊庆生带队，跨越三大洋携带 60 余吨器材、物资，经火车运输至东北部最小的州罗德岛，再登上了一艘运载美军的货船起航。为了躲避日军潜艇和飞机的阻击，货船行驶了一条经过三大洋的迂回航线。

到了印度的加尔各答，又被迫飞越驼峰航线，而“驼峰航线”是二战时期中国和盟军一条主要的空中通道。“驼峰航线”西起印度阿萨姆邦，向东横跨喜马拉雅山脉、高黎贡山、横断山、萨尔温江、怒江、澜沧江、金沙江，进入中国的云南高原和四川省。航线全长约 800 公里，地势海拔均在 4 500~5 500 米上下，最高海拔达 7 000 米，山峰起伏连绵，犹如骆驼的峰背，故而得名“驼峰航线”。也有一种说法是，飞机在山峦间穿行，其飞行轨迹上下起伏颠簸，像骆驼的峰背一样而得名“驼峰航线”。也由于这条运输路线要从印度北部的 13 个机场起飞，在约 800 公里外的 6 个中国机场之一降落。穿行于缅甸北部与中国西部之间的崇山峻岭之间，地形险恶，气候恶劣，十分危险，故此航线也被称之为“死亡航线”。

血库人员经历了三大洋的长时间颠簸以后，又经历了更加危险的“驼峰航线”的飞行考验，行程之漫长、危险和艰苦实属罕见，于 1944 年 5 月底，人员和设备终于运抵昆明。

1944 年，中国第一个大型战伤救治血库——军政部军医署血库在昆明市金碧路原昆华医院旧址开幕。

血库运营的第一天，中国银行经理王正芳携其子献了“父子血”，西南联大等当地学生、军队战士与各界人士踊跃献血，一年内有 7 000 多人热情献了血，总采血量超过 300 万 ml，并制备冻干血浆 7 000 余瓶。全部用于英雄战伤者。

易见龙教授等昆明血库的英雄们对抗日战争输血救护作出了出色贡献，在中国输血发展史中名垂青史，易见龙教授被誉为中国战伤输血救护的奠基人当之无愧。

（三）我国首批医院血库成立

日本投降后，1946 年 6 月 1 日军政部军医署血库，并入原驻上海的国防医学院，改名为血液血浆静液系血库，著名的生理学家，荣获美国自由勋章和罗斯福总统荣誉勋章的林可胜教授（图 2-11），时任军医署署长带头献了血。

1947 年至新中国成立期间。只有“南京中央医院”（图 2-12）、“上海中山医院”等少数几个医院建立

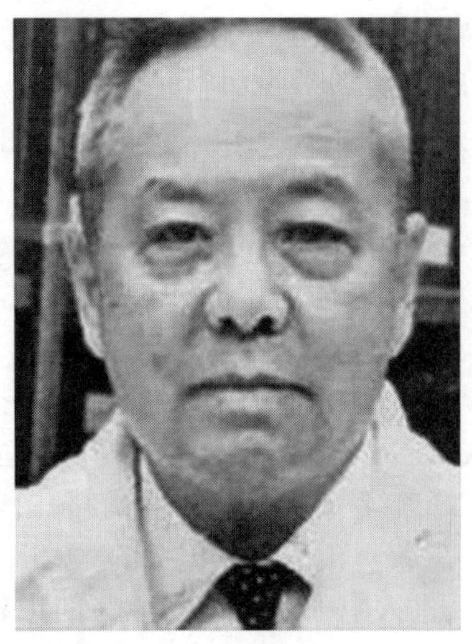

图 2-11　林可胜教授(1897—1969)

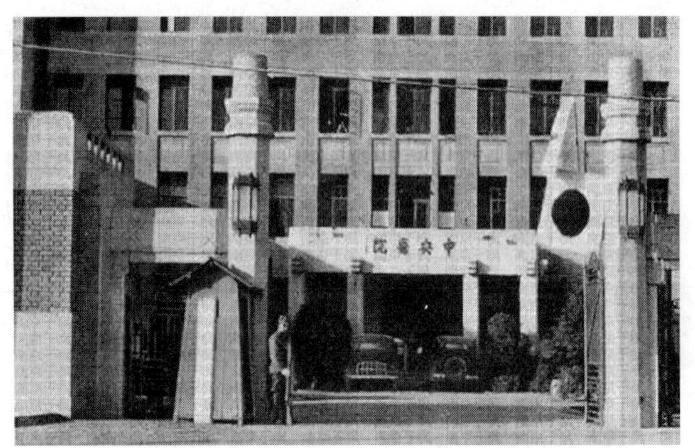

图 2-12　南京中央医院旧照

了院内血库开始献血者招募与采血、储血及输血前配型等工作。

(四) 中国人民志愿军抗美援朝战地血库在艰难中诞生

朝鲜战争中,中国人民志愿军生活条件恶劣、战斗十分艰苦和激烈,奋战在第一线的医务人员的工作也非常艰苦、紧张,但他们仍作为献血者,以山洞为冷藏室储血。在第二基地医院院长董炳昆领导下,由肖星甫医师主持建立了中国人民志愿军首个战地血库。

杨成民、孙振海、苏教武(图 2-13)在极端艰难的战地条件下,为适应急救与建立野战血库的需要,就地取材,自创设备,以大型炮弹壳做成蒸馏器上的水汽分离装置并以自身做实验,利用山涧溪水做出无热原静脉注射用水,为战地血库自制血液抗凝剂提供了基础条件。

(五) 沈阳"军委卫生部中心血库"的建立

中国人民志愿军入朝参战以后,仅依靠自身的医疗救护机构采集血液救治伤员,远远满足不了输血救护的需要。导致众多伤员死于失血和休克。面对这种情况,1952 年全国卫生会议建议并经过军委卫生部

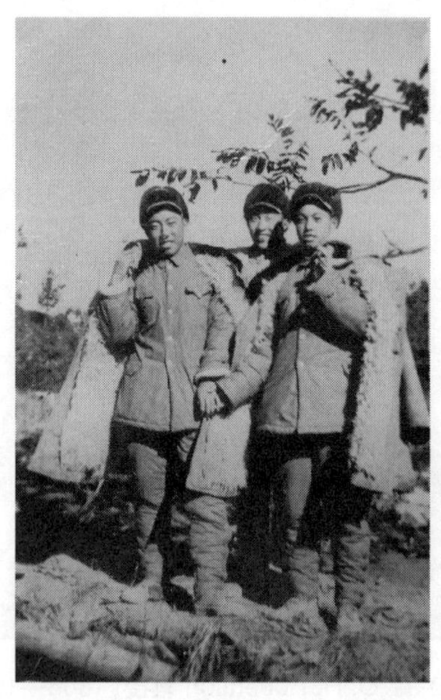

图 2-13　孙振海(左一)、杨成民(中)、苏教武(右一)在朝鲜战地合影

批准在沈阳市成立一座大型血库,向在朝鲜前线英勇作战光荣负伤的最可爱的英雄儿女中国人民志愿军伤病员供应急救血液。

中国军事医学科学院沈克非教授(图 2-14、图 2-15)负责主持筹备工作,并快速抽调国内著名临床专家和输血专家数名前往沈阳,共同研究解决各种组织和技术问题。仅历时 3 个月,在全国全军的全力支持下,沈阳中心血库便迅速建成。沈克非任主任,易见龙任顾问,左景鉴、朱益栋和肖星甫任副主任。另迅速从上海、北京、南京等地和全军及中国人民志愿军调来百余名技术骨干,他们夜以继日地把祖国人民献的鲜血及时运到志愿军前线。

建库后 3 个月内,共组织和体检献血者有 42 426

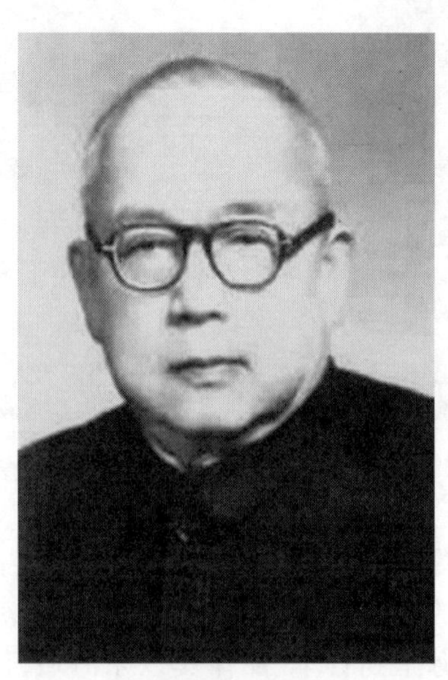

图 2-14　沈克非教授(1898—1972)

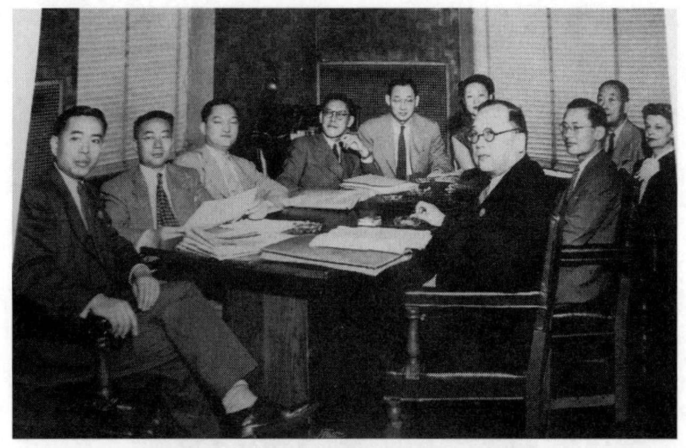

图 2-15　1946 年沈克非教授（右四）率中国代表团参加 WHO 成立会议

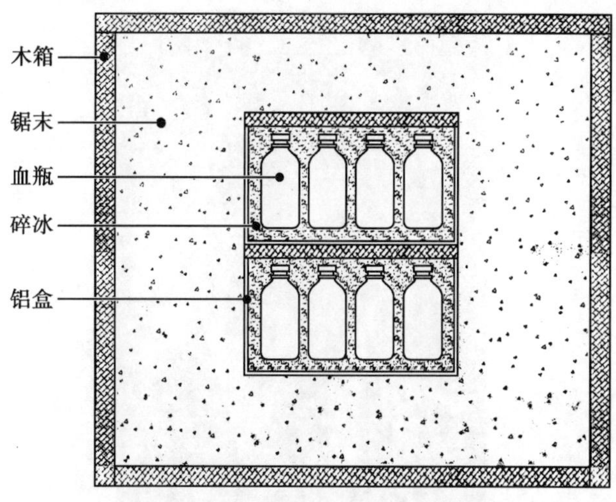

图 2-16　中心血库设计的木质运血箱

人，体检合格者 14 858 人（35.2%），采全血 100 多万 ml，其中部分制成液体血浆和悬浮红细胞全部用于中国人民志愿军战伤抢救。

以沈克非教授为首的中心血库的前辈们又一次为我国现代战场中的血液保障和战伤输血救护建立了功勋。

中心血库所采集和制备的全血、血浆和悬浮红细胞储存在从国民党军队缴获的美国制造的“拉肯”冰箱内，血液的火车运输则利用木质低温箱进行，箱内温度在 10℃左右。木质低温箱（图 2-16）的应用是抗美援朝储血、运血的一个创举。血液从沈阳到安东段利用火车快运，从安东过鸭绿江采用改装的冷链运血汽车（图 2-17）运至朝鲜的“成川血液分配站”，再运到第一、二基地医院山洞血库；部分血液利用小型木质低温箱运到兵站医院，运到即用。

冒着敌人狂轰滥炸和冰雪封山，第一批（两辆汽车）血液由肖星甫（图 2-18）、杨成民（图 2-19）分别护送至朝鲜前线中国人民志愿军东、西两线战地血库。

当时，送前线的血量虽少，但抢救效果显著，某兵站医院院长说：“在金城反击战中收到从祖国运来的血量只能满足当时该院需要量的 1/10，但当时伤员现场死亡率下降了 90%。”

二、第一个血站与国家输血研究所的创建

（一）我国第一个省市级大型血库的创建

在上海市各级医院对临床开展输血治疗日益增

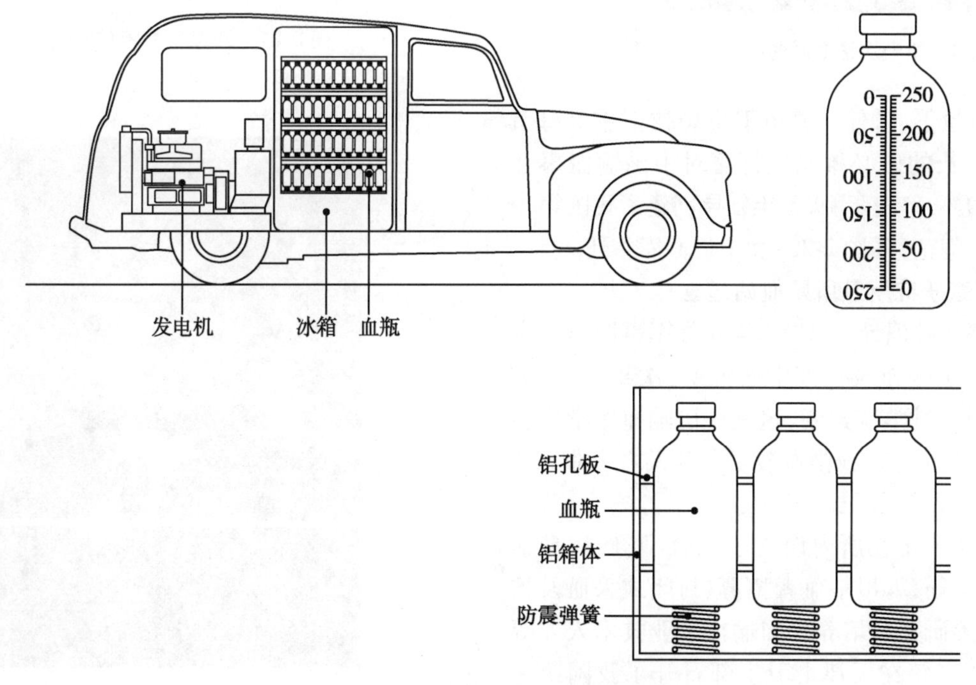

图 2-17　冷链运血车及其内部结构

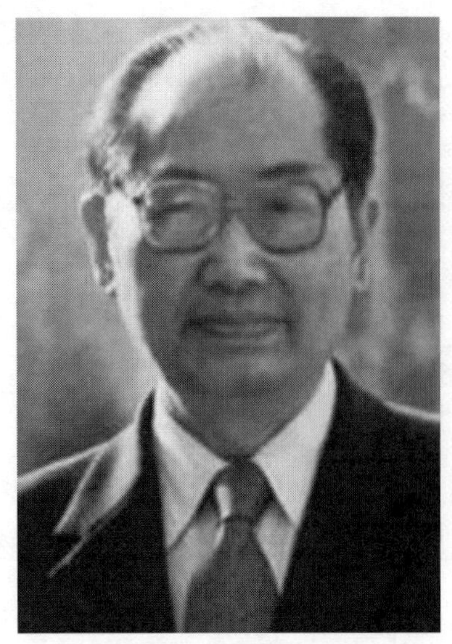

图 2-18　肖星甫教授

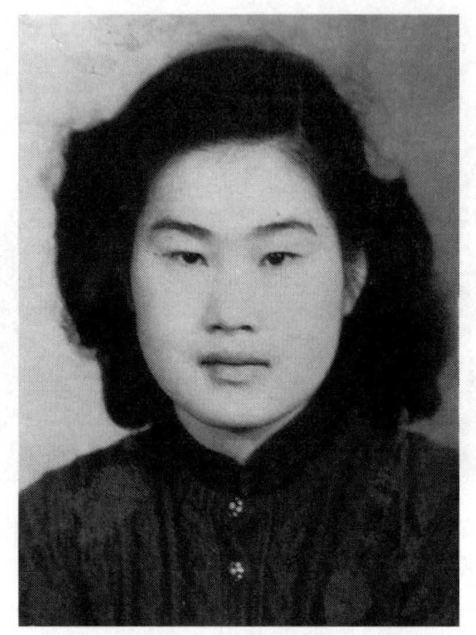

图 2-20　陶芷芬主任

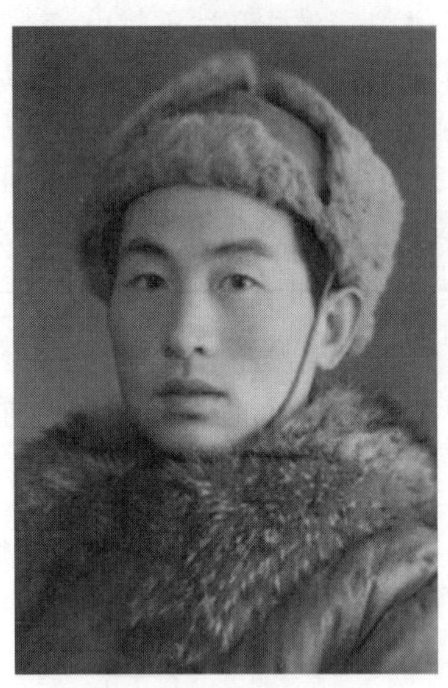

图 2-19　向朝鲜第一次送血时的杨成民(1953 年 4 月)

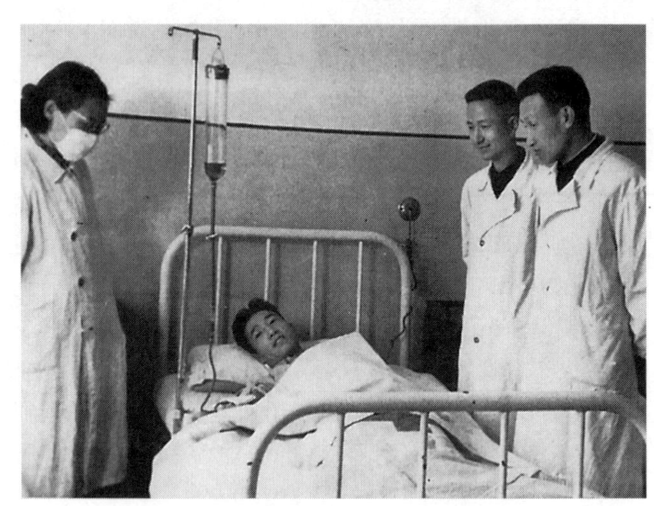

图 2-21　邓家栋教授(右一)在会诊

长的需要的背景下,时任上海市卫生局技正兼上海市医学化验所所长的伍必雄先生怀着对中国输血事业发展的高尚胸怀,率先于 1955 年领导创建了我国第一个市级血库。陶芷芬(图 2-20)女士任血库主任。

(二) 国家研究所及所属血站建立

在彭德怀元帅倡导下,1957 年 8 月军事医学科学院在天津建立了输血及血液学研究所,次年,该研究所转归中国医学科学院建制,这是中国输血医学学科开始形成的一个标志。我国血液学奠基人之一邓家栋教授(图 2-21)任首届所长。

该所于 1958 年在所内设立了综合型、研究型血站,肖星甫任主任,承担献血者招募、封闭式采血及器具、成分输血等研究和培养我国输血事业技术人才等工作。成立的当年在天津由卫生部召开了我国第一次输血会议,钱信忠部长(图 2-22)到会并对加强我国

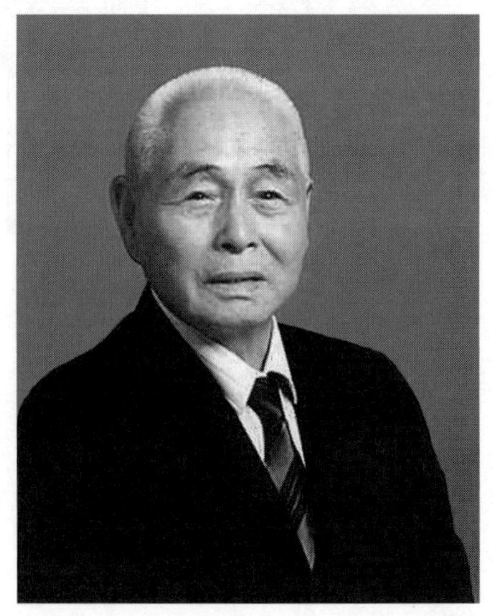

图 2-22　钱信忠部长(1911—2009)

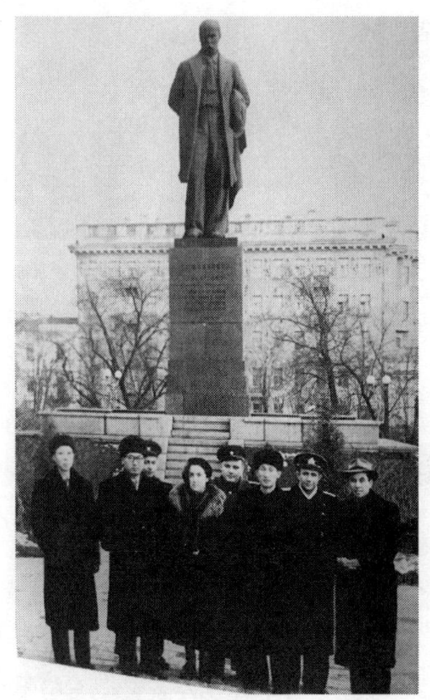

图 2-23　邓家栋、肖星甫、宋少章三位教授为筹建输血所赴苏联访问

输血研究与临床输血安全工作做了重要讲话。1958 年举办了我国首届输血与血液学专业培训班，2 个班有 100 余人。

1965 年该血站迁驻四川成都，次年在此基础上经卫生部批准建立了中国医学科学院输血研究所（下简称输血所），成为中国国家级输血医学和输血事业的研究机构，肖星甫教授任第一任所长。肖星甫先生是中国输血界人所共知的著名学者，他从湘雅医学院毕业后，在"中央医院"任主治医师时就热衷于临床输血工作，他勤学习，善思考，早在 1951 年就编著了《输血与血库》一书，他以热爱祖国和输血事业的赤子之心，终身兢兢业业，勇于探索，诲人不倦，先后为我国输血医学发展创建了 10 多项第一。他被誉为中国现代输血医学的奠基者之一，受到我国输血界尊敬。

（三）胶体代血浆在中国

1958 年，输血及血液学研究所黄寅章与林大錩教授等筛选出右旋糖酐第 1226 号肠膜状明串珠菌新菌种，显著提高了右旋糖酐的产率，并研发出我国第一个右旋糖酐制品，且迅速在叶秀明工程师等努力下，在国内逐步形成了产业化，开创了中国胶体代血浆的新产业，黄寅章教授成为中国胶体代血浆的创始人之一。

（四）血液保存研究的起步人

"血液保存"是输血医学中重要的基础科学和临床应用实践中的课题之一，也正是从事输血医学研究工作者的重大责任和面临的挑战。我国范启修教授（图 2-24）对此做出了贡献，被誉为中国血液保存的开拓者。他在我国首部《临床输血学》（1993 年）一书中，曾撰写一章"血液保存"专述，为中国输血界所赞誉。范启修教授曾任中国医学科学院输血研究所副所长，他发明了采用华伯氏呼吸仪评价体外保存红细胞生理功能变化的方法，其结果与同位素标记的体内检测红细胞寿命基本一致，论文在《中国科学》杂志发表。他的进修生柏乃庆撰写了我国首部《血液保存》专著（图 2-25）。

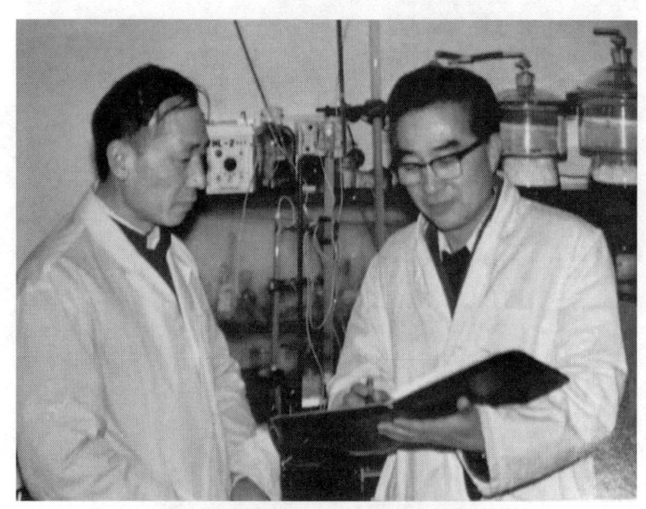

图 2-24　范启修教授（右）

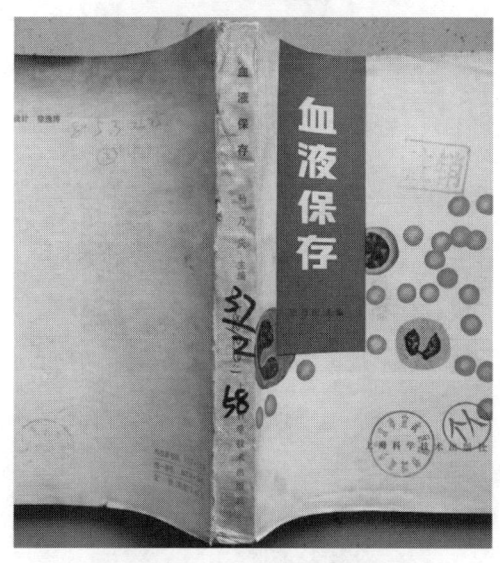

图 2-25　《血液保存》封面

（五）血浆蛋白分离与产业化开端

梁文熙教授（图 2-26）首先采用 Chon 方法在我国首次分离血浆白蛋白和球蛋白等成功。1966 年，在天津通过了由卫生部组织的"低温乙醇法分离血浆蛋白及临床应用技术鉴定"。此后刘文芳（图 2-27）、王清和（图 2-28）2 位教授为我国血浆蛋白产业化做出了重大贡献（详见第三十六章　血浆蛋白制品分离与纯化）。

（六）输血相关免疫血液学技术研究与推广

新中国成立后，天津的尚书颂（图 2-29）、陈稚勇等教授，上海的孔禄卿（图 2-30）、严眉男（图 2-31）、

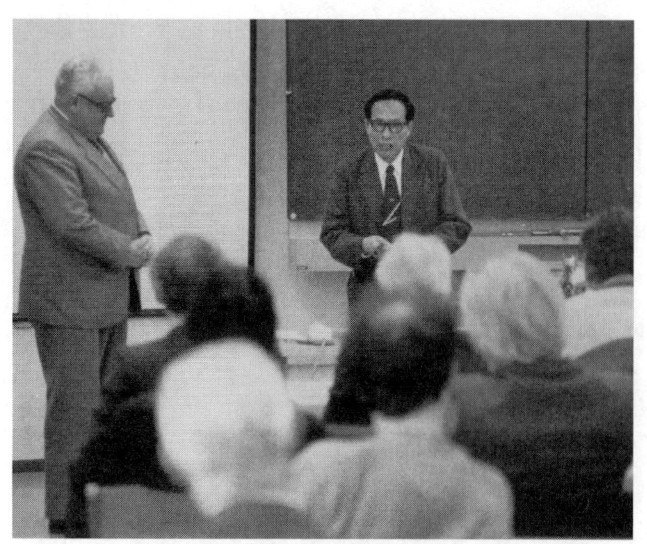

图 2-26　梁文熙教授在瑞士讲课(右)

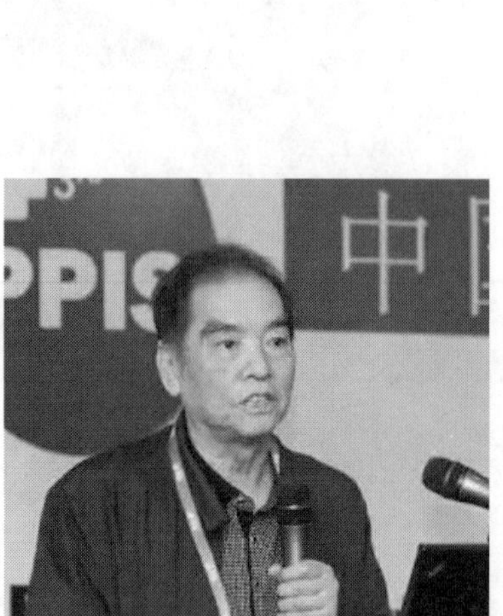

图 2-27　刘文芳教授在讲课

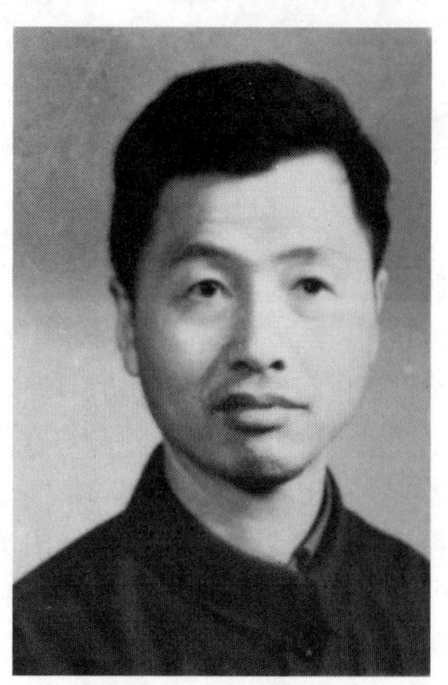

图 2-28　王清和教授

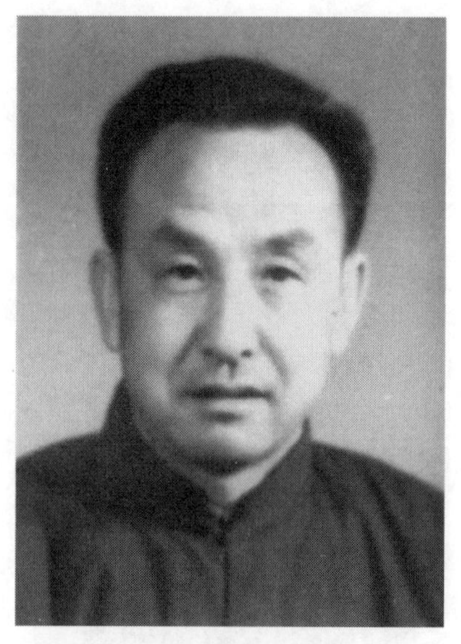

图 2-29　尚书颂教授

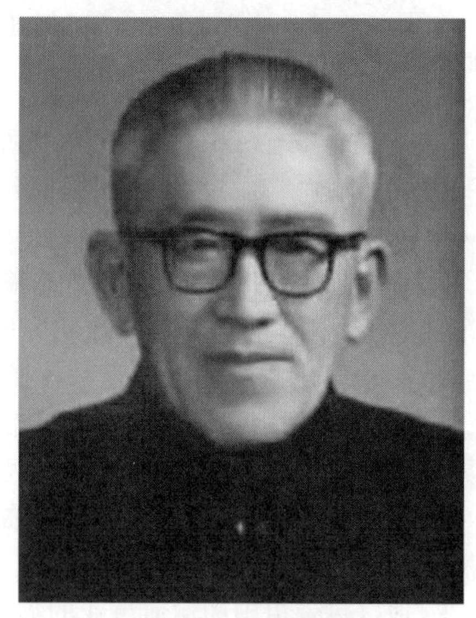

图 2-30　孔禄卿教授

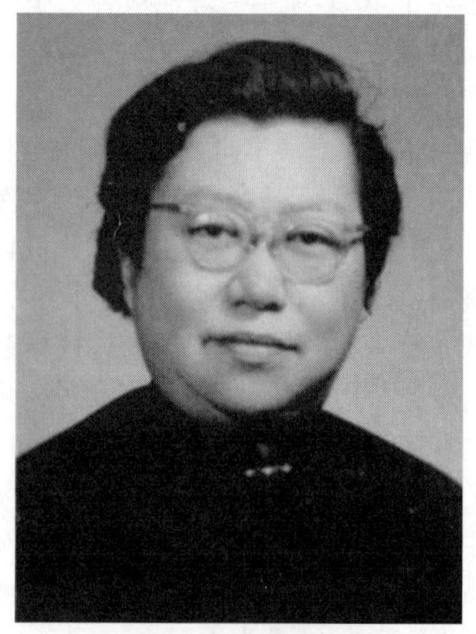

图 2-31　严眉男教授

史明真等学者，首先调查和报告了中国各族人的血型分布并出版了血型专著。

1974 年，上海市血液中心赵桐茂教授（图 2-32）首先在我国开始 HLA 研究，并于 1985 年建立了亲子鉴定技术，1987 年，撰写出版了《人类血型遗传学》。上海市血液中心吴国光（图 2-33）、刘达庄教授（图 2-34）早在 1990 年开始对我国开展血小板特异抗原的调查与研究、检查技术的推广作了公认的贡献（详见第十章　血型与免疫血液学）。吴国光教授还创建了我国第一个经卫生部批准的红细胞血型参比实验室。

（七）塑料血袋及其采供分血用具的开拓

1949 年美国哈佛医学院 Lueter 教授发明了塑料血袋器具，在 20 世纪六七十年代，为推动临床输血从输全血过渡到成分输血的历史性变革提供了技术条件。其安全、洁净、坚固、柔软、方便等特点得到了公认，目前已经完成了世界性的普及，此举被誉为输血器材史中的创新性革新。

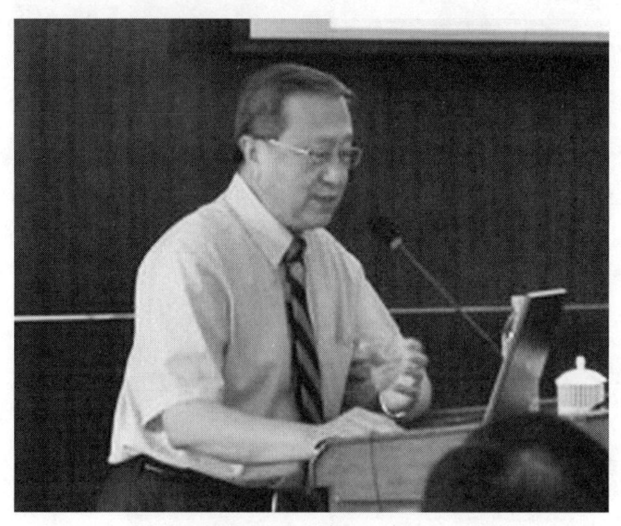

图 2-32　赵桐茂教授

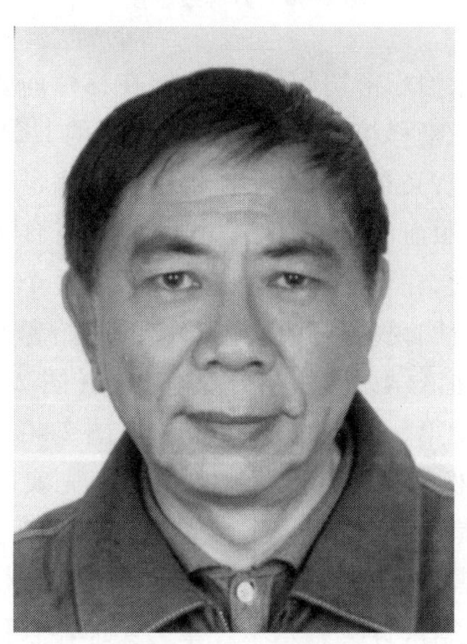

图 2-33　吴国光教授

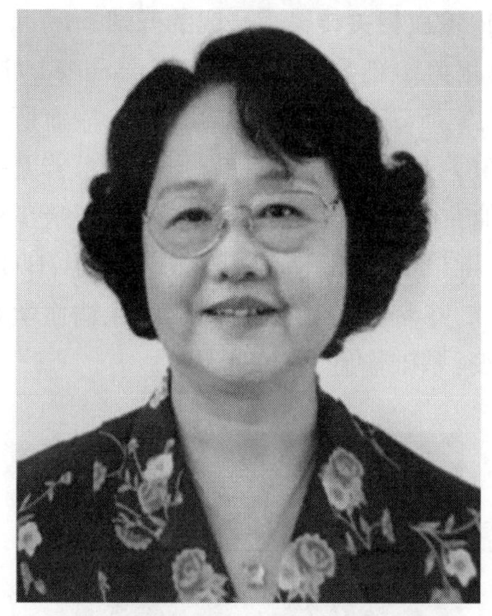

图 2-34　刘达庄教授

1960—1968 年杨成民领导的课题组，包括上海市血库（现上海市血液中心）郎洁先（图 2-35）、上海化工厂沈思约等 12 个单位 200 余人在肖星甫教授指导下先后研发出具有中国特色和国际领先性的塑料血袋和采、分、输血全封闭系统，并迅速在中国形成产业化和普及应用，为我国临床输血迈向成分输血的变革创造了有利条件，为降低输血不良反应发挥了重大作用[3]。此项成果获得了 1978 年中国科学大会奖，杨成民教授等被誉为中国塑料血/液袋的开拓者，上海市中心血站（现上海市血液中心）的李桂英在当时研究实验中因伤手残，表现出了无畏无悔的献身精神。

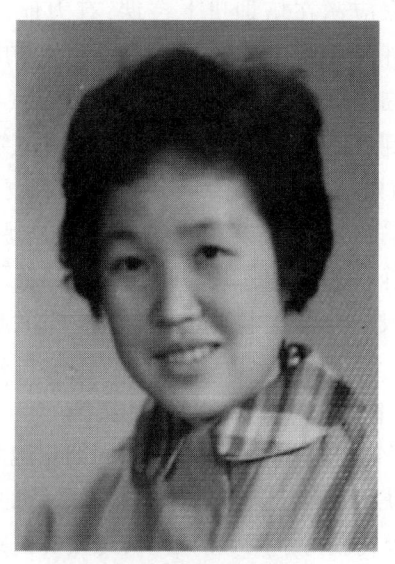

图 2-35　郎洁先教授

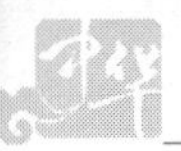

（八）输血相关传染病研究的开端

输血相关传染病(transfusion-transmitted diseases，TTD)是大家所熟知的输血风险之一。输血所季阳教授(图 2-36)是我国此项研究与检测技术普及的起始者之一，他在中国发现和报告了首例人类嗜 T 淋巴细胞Ⅰ型病毒(human T-lymphotropic virus Ⅰ，HTLV-Ⅰ)携带者[4]。并参与编写我国首部《临床输血学》(1993年)和主编《基础输血学》(2001 年)。

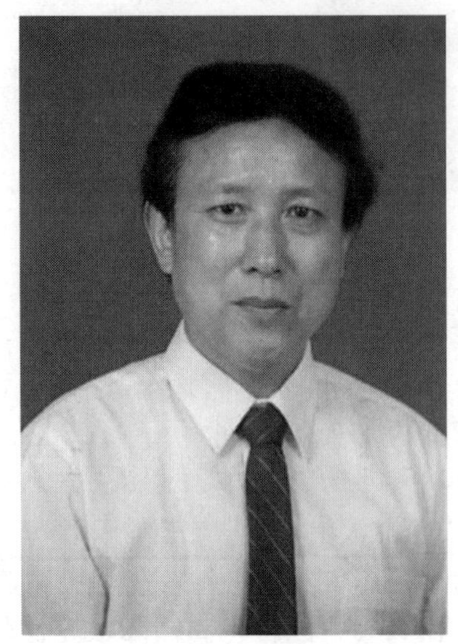

图 2-36　季阳教授

（九）临床输成分血的启动

临床输血从输全血向输成分血过渡，是世界输血史发展历程中一次时代性变革。我国起步和实施比发达国家较晚，但进展迅速，成效显著，至 20 世纪 90 年代已在我国普及。其原因是我国卫生部高度重视，各地卫生行政部门反复举办成分输血培训班，国内有不少专家应邀在培训班上授课，有力地推动了输成分血的开展。由临床血液科医师改行在广州血液中心从事临床输血工作研究的田兆嵩教授(图 2-37)的授课受到广泛好评。田兆嵩教授参与主编或主审的《临床输血学》等 4 本专著，为我国输成分血的普及和临床输血水平的提高起到了重要的促进作用。输血所方静致教授(图 2-38)严谨细致，克己勤奋，在我国血液成分分离技术研究与推广工作上起到了重要作用。

（十）骨髓与实体器官移植的实施

自 1954 年 Murray 等首次实施同卵双胞胎兄弟间的肾移植获得成功，开启了实体器官移植的新时代，此后国内外均获得了巨大的发展，对人类医疗事业做出了巨大贡献。在这两类移植研究与实施中与输血

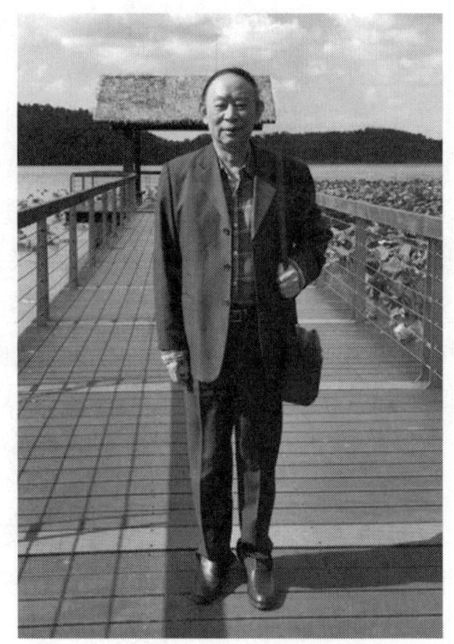

图 2-37　田兆嵩教授

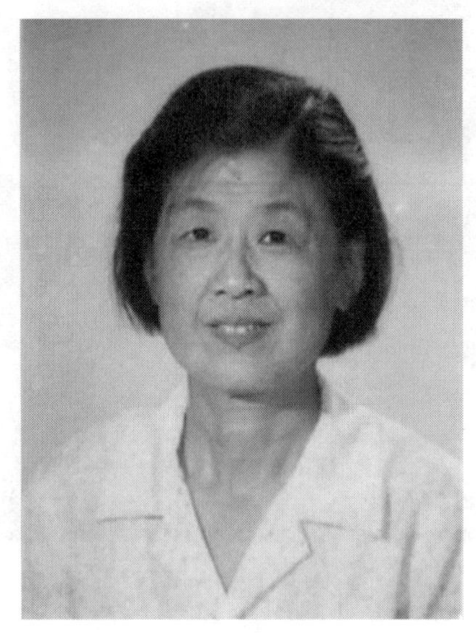

图 2-38　方静致教授

基础和临床治疗密切相关。首先，在移植前要以免疫血液学与免疫移植学为基础提供合适的 HLA 相容性检测和配型；又必须为移植提供巨细胞病毒阴性的血液成分、辐照血液、ABO 亚型分型和免疫血液学检测等[5]。因此，在输血医学中往往包括这 2 个领域。从现有资料表明，我国开展骨髓移植的起始者是中国医学科学院血液学研究所的严文伟教授(图 2-39)和北京医科大学第一医院的陆道培院士(图 2-40)，他们都是我国血液学的著名前辈。在中国率先实施实体器官移植者是原武汉"同济医学院附属同济医院"的裘法祖等学者，他们是我国骨髓和实体器官移植研究和实施的引领者(详见第六十三章　实体器官移植与输血)。

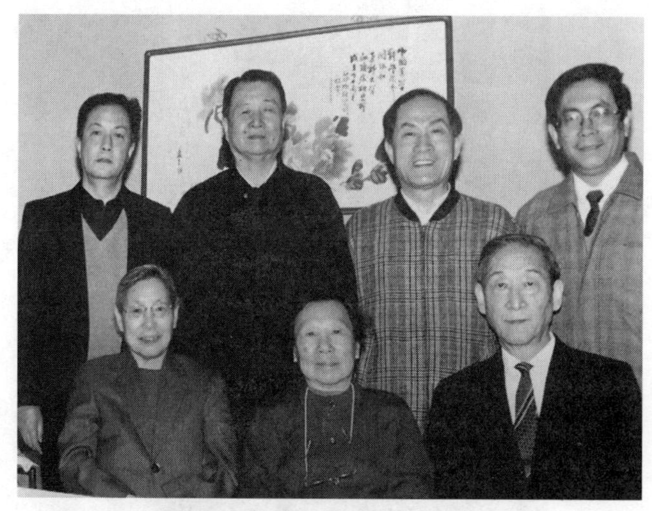

图 2-39 严文伟教授(前排中)

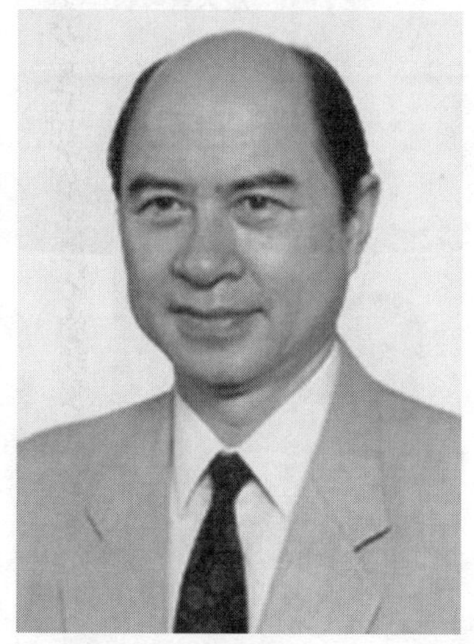

图 2-40 陆道培院士

三、中国采供血组织体系建立

(一)各级采供血组织体系简况

中国各级血站是采集、提供临床用血的公益性卫生机构,分为省、自治区、直辖市级血液中心、地区城市中心血站、县级中心血库。此外,依据《医疗机构临床用血管理办法》(卫生部令 第 85 号)和临床输血服务转型发展的需要,医疗机构设置了输血科或血库。

至 2019 年年底,我国已建成以 32 个省级血液中心、321 个地市级中心血站为主体,99 个边远县级中心血库为补充,拥有 1 390 个固定采血点,覆盖全国城乡、运行高效的血站服务体系;全国绝大部分三级医院设立了输血科、二级医院设立了输血科或血库、一级医院根据本单位实际情况设立血库[6](详见第二十章 采血机构与职能)。

(二)中华骨髓库

中国造血干细胞捐献者资料库(China marrow donor program,CMDP),简称中华骨髓库(标志见图 2-41),受中国红十字会总会领导,其前身是 1992 年经卫生部批准建立的"中国非血缘关系骨髓移植供者资料检索库"。2001 年中国红十字总会重启建设资料库的工作,同年 12 月,中央编办批准成立中国造血干细胞捐献者资料库管理中心,统一管理和规范开展志愿捐献者的宣传、组织、动员,HLA 分型,领导和管理各分库,面向全国及国际患者开展检索配型服务。洪俊岭先生任该管理中心首任主任。

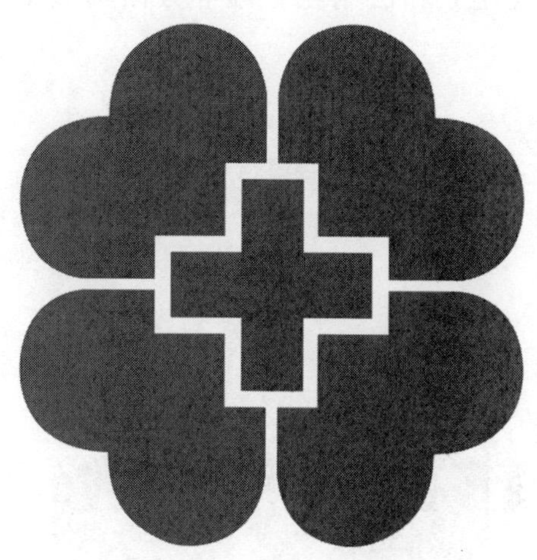

图 2-41 中华骨髓库标志

中华骨髓库 HLA 分型全部采用 DNA 技术,截至 2020 年 4 月 30 日,中华骨髓库库容(人份)2 811 721,捐献造血干细胞例数 9 596,患者申请查询人数 86 593(网址:http://www.cmdp.org.cn/)[7]。中华骨髓库与移植/采集医院、HLA 实验室、入库志愿捐献者随访质控中心、公共脐血库合作,在专家委员会、省级管理中心、地市级工作站、志愿服务总队等协作下,参与世界骨髓库交流,为全球血液病患者提供服务[8]。

为妥善保存不断增多的志愿捐献者血液样品,2009 年中华骨髓库样品库正式成立,这是迄今为止中国跨越地域最广、民族多样性最丰富、规模最大的健康人血液生物银行,也是世界上最大的华人血液样本库。

(三)全国的学术与行业组织

1. 中国输血协会 中国输血协会成立于 1988 年,由卫生部直接领导,旨在团结广大输血医学工作者,推动我国输血医学事业的发展。

1986 年,由全国首届血站站长学习班的全体同志倡议,经卫生部批准,于 1987 年在成都成立中国输血协会筹备委员会,肖星甫、才生嘎 2 位教授主持,杨成民、张钦辉、王培华、胡开瑞等参与起草了中国输血协会章程,组建了办事机构。1987 年 5 月 2 日,经卫生部批准成立中国输血协会(下简称协会),是卫生部管理输血工作的参谋性群众团体。肖星甫任首届理事长,才生嘎、杨成民、张钦辉、王培华、胡开瑞任副理事长,杨成民兼任秘书长,这是中国输血史上首个全国性输血专业协会。1988 年 3 月,由输血研究所报请卫生部批准出版了《中国输血杂志》,我国著名的书法家、时任中国红十字会长的赵朴初先生为杂志提名。才生嘎教授(图 2-42),蒙古族人,时任卫生部医政司副司长,主管输血工作,在协会建立、血站管理、无偿献血制度建立和法制化管理等方面均做了引领性工作。

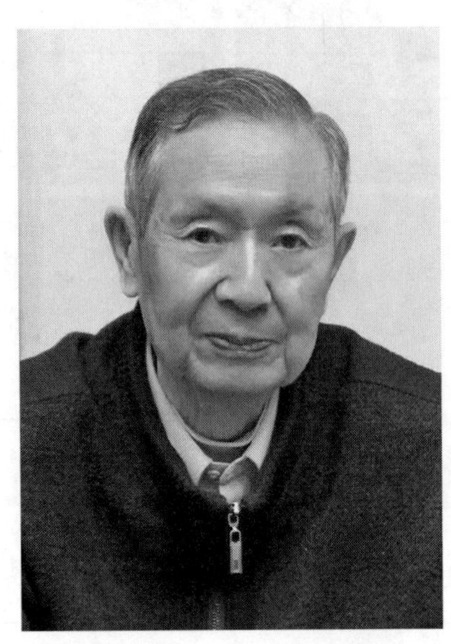

图 2-42 才生嘎教授

2. 中国医师协会输血科医师分会 中国医师协会成立于 2002 年,是具有独立法人资格的国家级社会团体,由执业医师、执业助理医师组成,第一任会长为原卫生部副部长殷大奎教授(图 2-43)。主要任务是促进医师职业发展,加强行业管理,开展对医师毕业后的专业医学教育、继续教育和定期考核,提高医师队伍水平,维护医师合法权益,为人民健康服务。

3. 中华医学会临床输血学分会 中华医学会第 87 个分会——中华医学会临床输血学分会成立于 2014 年 1 月 11 日,由刘景汉教授(图 2-44)担任第一届会长。分会的成立对于我国输血医学学科发展具有里程碑意义,在明晰输血学科概念、培养专业人才、健全队伍组织建设与开展国际交流等方面开展工作,探索临床输血医学发展中的难题,为我国临床输血水平提升到新的高度、与世界接轨等方面发挥了重要作用。

2005 年,中国医师协会输血科医师分会成立,其主要职责是对输血科医师或助理医师为服务对象。

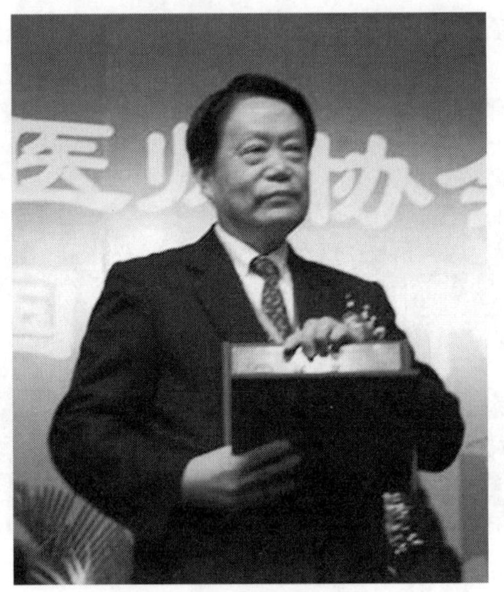

图 2-43 殷大奎教授

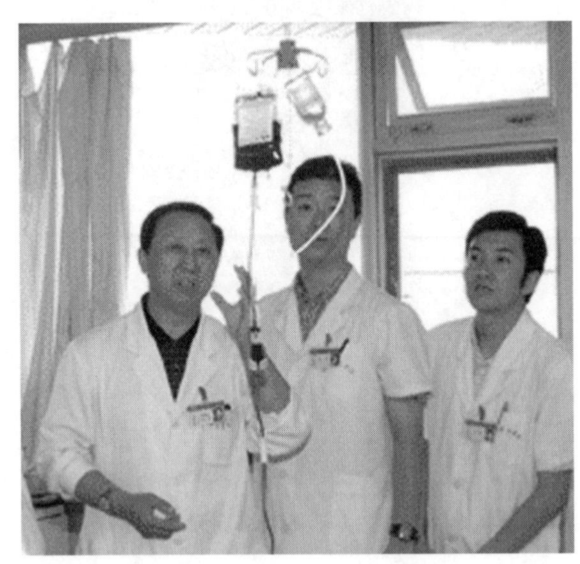

图 2-44 刘景汉教授(左)指导青年医师临床输血技术

刘景汉教授任该会输血科医师分会会长。

四、中国献血制度的演变

(一) 有偿供血时期

1978 年之前,我国医疗临床用血主要是采取个体供血者的有偿供血模式。有偿供血者又称“职业供血者”。世界各国的临床用血在起步阶段都经历过有偿供血这一过程。

有偿献血的产生有其特定的历史背景,当时缺乏相关的法律法规,而有偿血液交易决定了其必然成为人们谋生的手段之一,也带来了输血传播疾病滋生等的隐患。如新中国成立初期,上海市医院临床用血仍由历史遗留的私人助血社(又称“血老板”)来把持,助血员健康缺少保障,弄虚作假现象普遍,血液质量差,易导致输血事故的发生。直到 1954 年,上海卫生局委托伍必雄先生对私人助血社进行整顿,将其合并为五家,改名为"献血站"。在上海市医学化验所内成立献血者管理组,对献血者进行统一管理,并制定健康检查标准。

(二) 义务献血过渡期

1978 年 11 月 24 日,国务院以国发〔78〕242 号文批复卫生部由时任输血研究所所长肖星甫教授参与起草的《关于加强输血工作的请示报告》,开始在全国开展公民义务献血。

义务献血是通过政府献血领导小组或献血委员会,向社会团体、机关、企事业单位分配献血指标,下达献血任务,献血后给予供血者一定营养补助费的献血制度。

我国推行公民义务献血制度后,各级政府加强了对输血工作的领导,实行了对输血工作管理的"三统一",即统一管理血源、统一采血、统一供血,基本保证了临床用血,卖血现象和混乱的管理得到明显改善。

但是,义务献血制度是我国当时计划经济的产物,未能充分调动供血者的积极性,供血者为了完成任务而被动献血。有的单位以补贴、休假或雇佣个体供血者来完成指标,形成变相卖血,义务献血仍然受利益驱动[9,10],而血液安全仍然难以得到切实保证。

(三) 无偿献血制度的建立

1946 年,在英国举行的"第 19 次国际红十字会与红新月会协会理事会"首次以文件的形式通过了无偿献血的原则。后来,英国著名社会学家 Richard Titmuss 提出无偿献血的理念,提出无偿献血是献血者给受血者的一种礼物,只有无偿献血,才能有效地建立血液供应和安全的良好机制[11]。他的观点很快被社会各界所接受,被很多国家用来作为国家血液保障的政策。

我国第八届全国人民代表大会常务委员会第二十九次会议于 1997 年 12 月 29 日通过了《中华人民共和国献血法》(以下简称《献血法》),将献血工作纳入了法制化轨道,用法律保障来推动我国无偿献血事业的健康发展。自此我国无偿献血制度逐步普及并覆盖全国,并得到迅速发展(详见第二十一章　献血者招募与管理、第二十二章　无偿献血团队稳定策略)。

五、中国输血医学专业教育趋势

根据现有资料表明,合肥学院是一所在"改革中诞生,开放中成长,创新中发展"的省市共建,以市为主的全日制、公办本科院校,前身是创办于 1980 年的合肥联合大学。建校伊始提出"适当收费、不包分配、按社会需求设置专业、后勤社会化"的办学模式,引起《人民日报》《光明日报》等主流媒体的广泛关注,学校被誉为中国高等教育改革的"小岗村"。1985 年,安徽省人民政府和德国下萨克森州政府签署了按照"德国应用科学大学办学模式,共建一所示范性应用型本科院校"的协议,合肥学院成为德方在中国重点援建的两所示范性应用型高校之一。2002 年 3 月,经教育部批准,原合肥联合大学和合肥教育学院、合肥师范学校合并组建合肥学院。

1987 年合肥联合大学(现更名为合肥学院)开办了我国第一个输血医学大专班,开启了我国输血医学的高等专科教育。广州于 1998 年由广州血液中心和广州医学院联合也举办了输血大专班(学制 3 年),连续举办 3 届,中国输血协会组织编写的一套教材首先在这个班使用。与此同时,上海第二医学院与上海市血液中心合作在临床医学教育中增加了输血医学教育的学时,先后又有大连医科大学、南方医科大学、成都医学院和佳木斯医学院等院校临床或检验医学中开办了输血医学的本科教育。上海市血液中心于 2003 年分别与华东师范大学生命科学院、复旦大学研究生院合作成立输血医学相关的博士、硕士研究生培养基地。北京协和医学院于 2013 年成立了输血医学系,以输血研究为基地主要培养博士、硕士研究生。设输血研究生教育单位还有原军事医学科学院野战输血研究所、中国人民解放军总医院及南方医科大学等单位,多年来他们为我国输血医学专业培养了众多的科技骨干[12]。

在职人员的专业培训。肖星甫教授等早在 1958 年就主持举办了我国首届输血专业培养班;1959 年卫生部在天津召开了全国第一次输血会议,钱信忠部长在会上强调要重视输血专业人才的培养;1989 年和 1990 年中国医学科学院输血研究所在成都举办了两届在职人员输血专业技术大专班,学员经过考核合格后来自全国重要采供血单位。中国输血协会成立后,高度重视输血在职人员的继续教育,以不同形式举办了各种输血相关技术的培训,仅血站站长研修班由上海市血液中心主办,2008—2018 年共举办 12 次,每次 50 余人,为推动我国输血事业管理和发展发挥了重要作用。

六、中国血液安全措施

(一) 法制保障

中国政府和全体输血医学工作者高度重视血液安全保障工作,根据 WHO 对血液安全的最新定位[13]:我国主要采用法制和质量管理两大举措以实现临床输血治疗中所需要的品种、数量及质量安全保证。1998 年《献血法》的颁布,标志着我国无偿献血有了法律保障。之后,围绕血液安全、血液供应,陆续出台了国家和地方的配套法规或管理办法，如《全国无偿献血表彰奖励办法》（卫医发〔1999〕第335号）、《血站管理办法》、《血站质量管理规范》、《血站实验室质量管理规范》、《血站技术操作规程》、《全血及成分血质量要求》等，进一步完善了我国血液制品安全的保障。截至2012年，与保障无偿献血制度顺利实施相关的地方性法规共有45部，部分地区为了更有力地鼓励供血者自愿献血，又增加了相应的配套制度，如2013年3月1日开始实施新修订的《宁波市献血条例》就明确规定，宁波市为无偿供血者提供免费意外保险等（详见第二十二章　无偿献血团队稳定策略）。

（二）强化血液安全的投入和质量管理

2001年国家投资12.5亿元国债，地方政府进行1∶1的资金配置用于加强较薄弱的中西部地区的血站基础建设和设备投入，大幅度地提高了血液质量安全检测条件。卫生部又于2010年启动了15家血站血液核酸检测的试点工作，2015年底完成了全国核酸检测全覆盖工作目标，进一步保障了全国的血液安全。

此外，我国对血液病毒学和免疫学的检测，实施多次把关制度。首先，在献血前对献血者进行安全教育、健康征询，并按规定检查血液合格后，在采血后也对血液进行检测；临床输血科在用血前除作血型复查和配血外，有的医院再对血液病毒学进行复查，全面符合《医疗机构临床用血管理办法》（卫生部令　第85号）、《临床输血技术规范》（卫医发〔2000〕184号）等规定要求后提供临床输用，而临床工作者在给患者输注时还要严格核对患者身份信息与血型等。2020年中华预防医学会血液安全专业委员会正式成立，并在成都举行首届中国血液安全大会，建立了“输血不良反应预警系统”和提出了“输血不良反应判断标准”。（详见第八十章　非感染性输血反应）

第三节　中国临床输血演变

一、临床输血模式的变革

（一）“宽松式”输血模式

20世纪40年代国际提出的输血策略是“10/30标准”[14]，即维持血红蛋白（Hb）不低于100g/L或血细胞比容（Hct）不低于0.30，这被称为是“宽松式”输血模式。虽然这一标准当时是针对外科手术的高风险患者提出的，但随后广泛应用到了所有考虑需输红细胞的患者中，直到现在还有一些外科医师要求患者围手术期血红蛋白水平不低于100g/L。

Friedman等在20世纪80年代首次提出了“transfusion trigger”这一概念[15]，指参考启动输血的某个指标或某些因素。在临床实践中大家也发现，降低启动输血的血细胞比容水平并不增加围手术期不良事件的发生率，并且随着对输血相关不良反应认识的深入，逐渐加深了对“输血是双刃剑”的认知，进一步理解了不必要的输血可能伴随着危及生命、降低生活质量或增加医疗费用等风险发生。而且随着手术量增加，血液供需矛盾日益明显。这就产生了“能不输就不输”“需要输尽量少输”的临床输血新理念[16]。

（二）“限制性”输血模式

Weiskopf等在健康志愿者的研究中发现，血红蛋白水平降低到70g/L不会导致认知功能的明显损害，降低至60g/L对即刻记忆和延迟记忆亦无明显影响，降低至50g/L则可能有可逆性损害即刻记忆和延迟记忆[17]。这一研究提示健康人可耐受血红蛋白水平降低到60~70g/L的急性失血。大量关注输血策略对患者结局影响的临床试验研究以及相关的Meta分析显示，与“10/30标准”的“宽松式”输血策略相比，维持血红蛋白水平70~90g/L，在低于70g/L或80g/L时才启动输血，并不会有增高心血管疾病的风险或使危重患者的预后变差。在此基础上，美国麻醉医师学会（American Society of Anesthesiologists，ASA）输血工作组、美国血库协会（American Association of Blood Banks，AABB）、英国血液标准委员会、中国原卫生部等在红细胞输注指南中均提出了“限制性”输血策略[18]，即血红蛋白低于60g/L或70g/L时才输入红细胞；高于100g/L时则不必输入红细胞；血红蛋白在60g/L或70~100g/L者，应根据患者器官缺血的进行性表现（速度和程度）、血容量及患者在氧合不足时发生并发症等危险因素（包括低心肺储备和高氧耗）来决定是否输注红细胞[19]。

在过去10年里，多个学会发布的指南从不同的角度推荐了限制性红细胞输注的适用范围。其共同点在于：①异体红细胞输注的适应证是Hb<（60~70）g/L；②70~100g/L时需依具体情况决定，需考虑的因素包括预期出血量、患者代偿能力（心、脑、肺基础疾病）和患者代谢率（是否存在感染、疼痛等加速代谢因素）[20]。

（三）个体化红细胞输血模式探索

个体化输血和精准医学密切相关。21世纪初，出现精准医学并受到提倡，红细胞基因分型亦受到重视，编码重要血型抗原的基因已被克隆[21]。近十年来的临床研究多致力于将输血个体化，不仅仅是通过血红蛋白水平和贫血症状来判断患者是否输血，还结合了广泛的患者术前信息，利用人工智能技术来预测患者输血的必要性和风险性以及输血的品种和输注量。

如何完善和改进限制性输血策略，使红细胞输注达到个体化、合理化和科学化的目的，从而进一步优化输血方案，这要根据患者的实时血红蛋白水平和临床症状而决定。因此需要掌握可迅速判断患者是否存在氧供/氧耗失衡的方法，以及确定启动输血的血红蛋白含量水平，从而制订出个体化输血策略。生理学的基本理论提出：机体供氧/耗氧平衡与血红蛋白浓度、动脉血氧饱和度（SaO_2）和心排血量呈正相关，与耗氧量呈负相关[22,23]。因此，临床上判断血红蛋白水平是否能够维持全身和重要脏器供氧与耗氧的平衡，主要取决于呼吸功能、心功能和全身耗氧量这 3 个因素。根据这一基本原理，四川大学华西医院麻醉科刘进等依据维持正常心排血量所需肾上腺素用量、维持 $SaO_2 \geq 95\%$ 所需吸入氧气浓度、体温等可简单监测的指标，同时考虑到心脏是全身对缺氧最敏感的器官，对机体氧供/氧耗失衡最为敏感，结合患者是否有心绞痛以及心绞痛发生的情况等提出了“华西围术期输血适应证评分”（west China perioperative transfusion score，WCPTS）[24]。该评分指导围手术期输注红细胞的时机和量具有以下优点：①方法简单易行，在我国所有二甲医院手术室、ICU 和外科病房都能迅速完成这个评分；②适用于身体健康及处于各种状态的患者，即 ASA Ⅰ～Ⅳ级都适合；③对患者与机体氧供/耗氧平衡相关病情进行了半定量化分级，从而可动态实施“个体化输血策略”；④同时提出了个体化启动红细胞输注的血红蛋白水平和需达到的目标[25]。根据刘进等报告推算，采用这个评分办法实施围手术期给患者输注红细胞，可显著减少输注红细胞量并可取得全方位的效果（表 2-1）。

表 2-1 采用华西医院个体化输血效果（与 Hb 70～100g/L 比）

项目	减少	降低
住院人数	150 万	34.0%
输血总量	1 700 吨	55.2%
献血人数	450 万	
节约住院总费用	3 600 元/人	200 亿

二、临床输血治疗进入新发展时代

（一）血液成分单采与置换等新技术的兴起

治疗性血浆置换（therapeutic plasma exchange，TPE）是通过分离和去除患者循环血液中的病理性血浆，降低体内自身抗体、同种抗体、免疫复合物、单克隆蛋白、循环中毒性物质的浓度，还输一定量的胶体溶液和/或正常人血浆，以达到疾病治疗目的的一项技术[26]。TPE 又称为治疗性血浆单采术（therapeutic plasmapheresis）与治疗性血细胞单采术（therapeutic cytapheresis）同属于治疗性单采术（therapeutic apheresis，TA）。根据美国血浆置换学会（The American Society for Apheresis，ASFA）在 2013 年最新修订的第六版 TA 临床应用指南，TPE 的临床应用十分广泛。以临床疗效将 TPE 的适应证分为Ⅰ～Ⅳ。20 世纪 60 年代开始，治疗性血浆置换逐步应用于血液系统疾病和自身免疫性等疑难疾病的治疗，效果明确，获得了多种临床治疗指南的推荐[26,27]。但目前认为仍是一种治“标”不治“本”的辅助性治疗措施，有待深入研究，提出更科学的根据。而且要注意实施中有可能会出现某些相关的不良反应，主要包括异体血浆的过敏反应、柠檬酸盐所致的低钙血症、血容量不足导致低血压反应等（详见第七十～七十二章）。

（二）免疫细胞疗法的起步

用免疫细胞调节免疫系统功能的治疗方法，称为免疫细胞治疗。可以用来增强免疫功能或抑制过激的免疫反应达到新的免疫平衡。临床上免疫细胞对恶性肿瘤的治疗取得了明显的疗效。通过提升免疫系统功能治疗恶性肿瘤的方法，称为恶性肿瘤的免疫治疗，包括调节患者自身的免疫功能和过继正常人的免疫功能，后者又称为过继性细胞免疫治疗。恶性肿瘤免疫治疗概念的提出是以免疫监视理论为基础的，方法上可以分为直接或间接，可以单独应用或联合应用[28]。免疫细胞疗法发展迅速，从 20 世纪 90 年代至今，嵌合抗原受体 T 细胞免疫疗法（chimeric antigen receptor T-cell immunotherapy，CAR-T）取得了较大的进展，在血液系统恶性肿瘤的治疗中疗效显著，被认为是目前较先进的免疫细胞疗法之一。2017 年美国 FDA 批准用于 25 岁以下难治/复发的急性 B 淋巴细胞白血病和 B 系淋巴瘤患者的挽救治疗。我国临床已开始研究与应用，而且发展比较迅速（详见第七十四章 免疫细胞治疗）。

第四节 中国输血医学发展前瞻

一、传统输血医学迈向精准输血医学新时代

关于传统输血医学向精准输血医学迈进的新时代及科技背景，精准输血医学的概念、内涵及重大意义等在本书“第一章 概论”中已有阐述。在这里仅根据我国输血医学在这个总发展趋势下，提出以下几

点前瞻性愿景与业界朋友们探讨交流。

（一）掌握输血医学发展三大要素

输血医学发展中首个要素就是我国输血工作者（包括基础理论科学技术研究，采、供血服务和临床第一线工作者）在一切工作中都要坚持“以患者为中心”的指导理念，实现患者在输血治疗中的殷切愿望，如“第一章　概论”所述，能切切实实地满足他们对“安全”“高效”“节源”和“减负”的四大要求。

第二个要素就是输血医学发展的全程中必须坚持以临床输血治疗理念和技术日益发展的需求为导向。国际和我国现有对输血医学主体的界定，基本内容都是要求达到临床输血的科学性、安全性、有效性和可及性[29]。这是我们“输血人”各项工作的出发点和归结点，也是方向引领和前进的动力。

第三个要素就是大家所熟知的输血是把“双刃剑”，既可挽救生命，也可危及生命，输血人必须趋利避害，根据精准输血理念的根本要求，为患者制订最佳的输血治疗方案，最大限度地发挥输血的正作用，同时避免给患者带来机体和精神上的危害。对此，我们要始终记在心上，落实在行动中。

（二）发挥基础研究的引领作用

科学是第一生产力的理念已深入人心，科技强则国家强、民生富，输血医学的发展也不例外，要充分发挥基础输血医学的引领作用，并且实现以创新的科学技术研究成果去解决当前和方向性发展中的瓶颈难题。例如加强血细胞体外保存研究，减少血细胞离体后的保存损伤，从而提高全血和各种血细胞成分的输血效果及降低不良反应；加速推进基因分型和配型技术的研究与推广，促进基因型血液制品的制备和应用，从而最大限度地控制或减少溶血性及相关的严重输血风险；扩展输血相关新传染病原体及作用机制和防治研究，以期进一步防控或减少输血感染性的风险，进一步加强人类遗传学研究，努力发掘与种族相关的血型类型分布的规律，为发现东方和中华民族特有血型提供科学基础，有益于全世界人民的健康。这些不限于都是进一步大幅度变革、提高我国至全世界输血医学水平，适应临床输血发展的实际需求所迫切、必须解决的大课题。

（三）采供血工作者任重道远

从上述所言，如何切实做到“以患者为中心”，实施精准输血治疗中的根本目标，我们建议首先是要使采供血单位和医院输血科的全体输血服务工作者做好献血者的成功招募，确保有足够的健康与高质量的血源，而且要创建有中国特色的社会主义制度招募无偿献血队伍的保障新体系，包括突发卫生事件中亦有足量血源的安全保障。并使广大献血者成为全社会公认的“奉献者”或“爱心的表率”，使他们有实实在在精神获得感；加速全方位的研究与实施基因分型和配型，提供基因型全血及血液成分制品，进一步提高输血治疗的“安全”“高效”，并适应国际有的学者称之为临床输血服务颠覆性创新的“血浆置换”“血液成分单采”和“细胞或免疫细胞治疗”等血液疗法的稳步开展，提供所需要的新制品。这些任务真可谓任重道远，而且技术上相对于现有水平是质的飞跃，也是加速推动目前传统性输血迈向精准输血医学发展的新潮流的必要举措。

然而，近些年来，我国输血事业迅速发展，用血量逐渐增大、法律法规要求越来越严格、人民群众维权意识不断增强，血液中心和/或血站在运行模式、职能定位、人员编制、资金运转等方面均面临着许多新的困难。如果要完成上述各种新任务，就迫切需要国家和地方主管部门修订其相应的职能、职权和必要条件等，在人才与物质上给予更大地支持。

（四）临床输血人要挑大梁

随着现代医学发展，输血技术已发展成为医学科学中由多学科交叉的新兴学科—输血医学，在 1991 年经国家主管部门批准和认可，医院输血科相继成立，标志着输血技术正向临床各专业渗透发展。因此，现代医学要求医院输血科的工作职能不应停留在过去单一的供应型模式上，而应转向参与诊断治疗型的新型模式，即参加和指导制订患者输血治疗方案和临床治疗用血，推广自体输血，开展血液疗法研究及应用。

本书“第一章　概论”中提出的坚持输血医学发展的三大指导理念，实现输血医学最终服务宗旨——最大可能地为患者获取应有福祉。在这全过程中，战斗在最前线是临床输血医师和护理工作者，实现输血“安全”“高效”“节源”和“减负”这四大目标，核心是将目前行之有效的“限制性”输血模式向“精准个体化”输血模式加速迈进。这就要求临床输血服务工作者学会且善于应用循证输血原理和方法、大数据与互联网的技术、把握患者遗传基因及全面状况结合切身经验和对各种输注制品的适应证的准确掌握等，为患者作出最佳的输血治疗方案，并能正确实施。这是精准输血医学的核心，更是临床输血中带有历史性变革的创举。此外，为了加速稳妥地开展“血液疗法”，第一线临床工作者需挑起大梁，不仅是为患者解除或减轻病痛，还是临床输血中一项意义重大的科学课题，多中心要坚持长期研究，掌握充足的科学依据以至得出正确的科学理论；同时在临床输血中还要坚持贯彻中西医结合的方针，实施中西医药互补探索的方向性任务。从长远目标来说，创建有中国特色包括中西医结合的输血医学新体系，这个重大使命固然是我国全体输血人的历史职责，而实施临床输血治疗最前线的同道们更是最有力的推动者和研究者。

二、临床输血中探讨中西医药结合

输血医学是医学科学中的重要组成部分，在输血指导理念和治疗实施全过程中必须坚持“中西医药结合的方针”，这也正是中国输血人在创建有中国特色的新型输血医学体系中的重大创新举措之一。中医“辨证施治”的原则，“以证为本，法从证出，以法组方，据方采药”和“治未病”的理念，亦与当代“精准医学”概念中的核心内涵相一致；中医的扶正固本、补气补血等治疗理念也是与现代医学所倡导的“患者血液管理”异曲同工。坚持中西医药结合为传统输血医学迈向精准输血医学的新时代提出了新思维和新模式。

方针明确，信心亦定，但是在输血医学中如何实现中西医集合的方向性愿望，我国输血人存在着认知差异，更存在从何着手的大课题。为此，在2017年首版《中华输血学》特邀请广东省中医医院崔徐江教授撰写《中医与输血》一章，在文中他首先用中医理论对“血液”和“血液循环”作了初步的解析，并以中医传统的治疗理念对红细胞、血小板、粒细胞和血浆蛋白制品输用的原理、作用和可能发生的不良反应作了阐述[30]；兰炯采教授（图2-45）为推动这一方向性工作做了坚韧不拔的努力，他在输血大讲堂和地区及全国学术会议上多次作了科学、严谨的报告[31]。2017年3月在浙江中医药大学，由中华医学会临床输血分会、中国医师协会输血医师分会和输血所联合主持召开了“探讨输血医学中实施‘中西医药结合方针’座谈会”，会上有12名输血界和中医专家作了相关报告；2018年3月在成都，在输血所的牵头下，由成都中医药大学、四川大学华西医院、四川省中西医结合医院、重庆医科大学附属第一医院、贵州省毕节市中医院联合组成了“临床输血中探讨实施中西医药结合合作研究组”（简称合作组），合作组提出与论证了7项课题的研究设计方案。经过上述各项活动，从我国实际情况出发，结合中医治疗难治性贫血、血小板严重低下及防治过敏反应等已有的临床经验和当前的主、客观条件，初步提出以下两个方向课题作为探索临床输血治疗中实施中西医药结合/互补的切入点：①中医药治疗红细胞、血小板水平严重降低或功能障碍的疾病以研究探讨能否减少相应血液成分的输注量及其作用机制。②探讨中医药增加或抑制人体免疫功能，以期防治溶血性不良反应、降低输血的过敏反应及作用

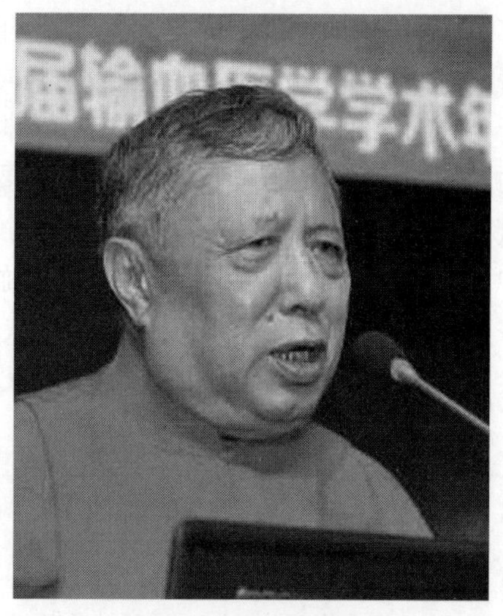

图2-45　兰炯采教授

机制（详见第九章　中医与输血）。

三、血液代用品研究

（一）血液代用品发展现状

血液代用品（blood substitutes），从1966年日本学者Clark等发明氟碳化合物乳剂（简称PFCE）开始，至今已有半个世纪的历程。通过众多科学和临床工作者的辛勤奋斗，已取得了若干科学技术突破。自1989年美国FDA和欧洲的英国、瑞典等一些国家批准投入临床研究的共有8种制品，其中7种是不同类型的血红蛋白类红细胞代用品，3种已完成或接近完成Ⅲ期临床研究，1种（简称HBOC-201）于2001年、2011年先后被南非与俄罗斯批准用于失血患者急救和治疗重度贫血疾病，按照FDA认可的统计方法比较其与对照品悬浮红细胞或羟乙基淀粉（hydroxyethyl starch，HES），结果差异无统计学意义；但不良反应（主要为高血压、心肾功能可逆性损伤等）发生率高于对照组。FDA同意继续临床研究和医院外抢救输用而未批准上市。PFCE的制品目前主要用于人体器官体外保存研究。（详见第四十五章　血液代用品概述）

（二）血液代用品的展望

临床输血安全保障特别是战/创伤救护尚存在供需矛盾等挑战，在亚洲和我国表现较为突出。在2020年春节前后，新型冠状病毒肺炎的疫情大战中，我国38个采供血单位统计结果表明能组织成功的献血人数和采血量均较以往同期下降了65%，第1个星期内需临床输用的红细胞量为当时能采集到红细胞量的6倍[32]。这都充分提示对血液代用品研究的必要性和迫切性。我国战地创伤研究的领军专家王正国院士报告，现代化战争中在伤后30分钟内死亡者占60%，主要死于大失血而不能及时得到输血抢救，最佳抢救

时间只有10分钟[33]。我国科技部在2018年对血液代用品研究继“863计划”之后列入国家重点项目研究计划。近20年来，中国西北大学与输血所和国际上相关领域的学者针对上述不良反应发生的主要因素进行了大量有针对性的研究，并取得了理论和技术上的成果。中国香港医疗公司已研究一种新型血红蛋白代用品在英国进行Ⅱ期临床研究[34]。在不久的将来，国内外会有更多、更安全有效的血液代用品投入临床或上市。

（杨成民　杨宝田　桂嵘　傅云峰　周文涛）

参考文献

1. 杨天楹，杨成民，田兆嵩. 临床输血学[M]. 北京：北京医科大学、中国协和医科大学联合出版社，1993.
2. 李振翩. 中华民族的血属[J]. 中华医学杂志，1930，16(1)：15.
3. 肖星甫. 中国输血[M]. 深圳：海天出版社，1993.
4. 何智，张国忠，季阳，等. 福建广东8株HTLV-Ⅰ前病毒长末端重复序列核苷酸序列测定及亚型分析[J]. 中国输血杂志，2001，14(2)：68-72.
5. HARRISON JH，BENNETT AH. The familial liver donor in renal transplantation[J]. Jurol，1977，118(2)：166-168.
6. 杨成民. 新中国输血事业三事[J]. 中国输血杂志，2019，32(10)：981-982.
7. 中华骨髓库. 最新数据.［2020-05-20］. http：//www. cmdp. org. cn/2020.
8. 中华骨髓库. 中华骨髓库简介.［2020-05-20］. http：//www. cmdp. org. cn/show/1021275. html.
9. 马彦，刘长秋. 浅议献血法的立法模式[J]. 医学与法学，2016，8(2)：21-24.
10. 贾丹丹. 我国血液管理模式的演变历程分析及其启示[J]. 中国医院，2012，16(3)：23-25.
11. TITMUSS RM. The gift relationship：From human blood to social policy[M]. New York：A Division of Random House，1970.
12. 汪强，高蕾，颜珂，等. 输血医学研究生教育内部质量保证体系的建立初探[J]. 中国输血杂志，2016，29(6)：646-648.
13. 张钦辉，高峰. 安全血液和血液制品[J]. 世界卫生组织全球艾滋病项目组织函授教材，1996：138.
14. ADAMS RC，LUNDY JS. Anesthesia in cases of poor surgical risk[J]. Anesthesiology，1942，3(5)：603-607.
15. FRIEDMAN BA，BURNS TL，SCHORK MA. An analysis of blood transfusion of surgical patients by sex：a quest for the transfusion trigger[J]. Transfusion，1980，20(2)：179-188.
16. 杨成民，李家增，季阳. 基础输血学[M]. 北京：中国科技出版社，2001：348-362.
17. WEISKOPF RB，KRAMER JH，VIELE M，et al. Acute severe isovolemic anemia impairs cognitive function and memory in humans[J]. Anesthesiology，2000，92(6)：1646-1652.
18. STEHLING LC，DOHERTY DC，FAUST RJ，et al. Practice guidelines for blood component therapy：a report by the American Society of Anesthesiologists Task Force on Blood Component Therapy[J]. Anesthesiology，1996，84(3)：732-747.
19. KLEIN HG，FLEGEL WA，NATANSON C. Red blood cell transfusion：precision vs imprecision medicine[J]. Jama，2015，314(15)：1557-1558.
20. 陈小伍，于新发，田兆嵩. 输血治疗学[M]. 北京：科学出版社，2012：1-29.
21. 赵桐茂. 血型分子分型技术的进展和应用[J]. 临床输血与检验，2017，19(5)：530-536.
22. 王忠勇，赵宏胜，缪爱凤，等. 动脉血和混合静脉血的氧监测在心脏术后中的应用[J]. 中国急救医学，2005，25(1)：28-29.
23. 魏蔚，彭玲. 组织氧供与氧耗原理及其监测//杨成民，刘进，赵桐茂. 中华输血学[M]. 北京：人民卫生出版社，2017：166-175.
24. 廖刃，刘进. 华西围术期输血指征评分——以临床需求为目标的输血评分[J]. 中国胸心血管外科临床杂志，2014，21(2)：145-146.
25. 金夏，廖刃，刘进. 应用围术期输血指征评分的非心脏择期手术患者围术期输注红细胞的安全性[J]. 中国输血杂志，2018，31(3)：251-254.
26. MANSOURI TB，STRASSER E. Therapeutic hemapheresis[J]. Transfus Med Hemother，2012，39(4)：232-233.
27. CATALAND SR，KOURLAS PJ，YANG S，et al. Cyclosporine or steroids as an adjunct to plasma exchange in the treatment of immune-mediated thrombotic thrombocytopenic purpura[J]. Blood Adv，2017(23)：2075-2082.
28. TOPALIAN SL，WOLCHOK JD，CHAN TA，et al. Immunotherapy：The path to win the war on cancer?[J]. Cell，2015，161(2)：185-186.
29. 中华人民共和国国家卫生健康委员会. 输血医学术语：WS/T 203—2020[S/OL].［2020-11-04］. http：//hbba. sacinfo. org. cn/stdDetail/65447c42b17dac1ae85b17c16aa6949dea561c6160103f2d051755852659ba9a.
30. 崔徐江. 中医与输血//杨成民，刘进，赵桐茂. 中华输血学[M]. 北京：人民卫生出版社，2017，825-835.
31. 兰炯采，刘志伟，丁志山，等. 创建中西医结合中国特色输血医学体系[J]. 中国输血杂志，2017，30(8)：855-858.
32. WANG Y，HAN W，PAN L，et al. Impact of COVID-19 on blood centres in Zhejiang province China[J]. Vox Sang，2020，115(6)：502-506.
33. 王正国. 创伤性休克的病因与发病机理[J]. 人民军医，1986(10)：5-6.
34. LI T，YANG G，ZHU Y，et al. Beneficial effects of novel cross-linked hemoglobin YQ23 on hemorrhagic shock in rats and pigs[J]. Journal of Surgical Research，2017，(210)：213-222.

第三章

输血原理

现代广义输血(transfusion)的概念:应用血液及其制剂、血液制品和代用品、干细胞、血液细胞因子及其重组生物工程产品,以及去除和置换等技术,恢复和调控患者血液及其成分的数量、质量和功能的临床医疗措施。面对各种输血措施的广泛应用、血源供不应求矛盾的凸显以及输血风险的存在,就必须做好科学合理的输血,而做好科学合理输血的前提则是透彻了解和正确掌握输血原理。输血的主要目的:①补充因创伤或疾病而减少的血液成分并恢复其生理功能;②消除病变的血液成分和造血系统的病理作用并恢复其生理功能;③调节失衡的血液生理功能。所以,了解血液的基本生理功能是理解输血原理的基础。本章首先介绍血液的主要生理功能[1],继之介绍临床输血的主要原理,最后提出临床输血应掌握的基本原则。

第一节　血液的主要生理功能

血液(blood)是生物进化中形成的一种含有复杂成分的体液。血液在心血管系统内不停地循环流动,通过其复杂的成分及相应的功能,起着连接和支持体内各种组织器官的重要作用。所以,认识输血原理的基础首先是认识血液的各种成分及其含量水平,以及各司其职又互不替代的生理功能。血液分为血细胞和血浆两部分。血细胞分为红细胞、白细胞和血小板三类,其中红细胞的数量和总容积最多,因为其运输气体的功能是血液最重要的功能。血浆中水分约占90%,另有10%为溶质。血浆中的溶质以血浆蛋白为主,用盐析法可分为白蛋白、球蛋白和纤维蛋白原三类。血浆中还有电解质、各种营养物质和代谢产物、酶(包括多种凝血因子)、激素、胆固醇和其他重要成分。血液依赖上述成分的正常含量和质量来实现其四大生理功能:运输、凝血与纤溶、维持内环境稳态和免疫防御。

一、运输功能

(一)运输营养物质

运输 O_2 是血液最重要的功能。红细胞内的血红蛋白(hemoglobin,Hb)是血液将 O_2 由肺经心脏向组织输送的主要载体。Hb 与 O_2 在肺泡结合,通过心脏泵血将98.5%的 O_2 带往全身组织,另约有1.5%的 O_2 以物理溶解于血浆的形式被运输。红细胞虽然是运输氧气的主要工具,但其并不消耗氧气,糖酵解是其获得能量的唯一途径。由于红细胞是 O_2 运输的主要载体,而 O_2 供应又是保障全身细胞中线粒体连续的能量代谢,并维持其基本功能的基础,故红细胞输注在各种输血中最常用和最多用。

除 O_2 外,血液还将被消化道吸收的营养物质运送到全身的细胞供新陈代谢所用。血浆中不稳定的小分子物质多与血浆中的蛋白质结合而被运输,例如难溶于水的胆固醇及脂类等,而溶于水的电解质等则主要被血清运输。

(二)运输代谢产物

CO_2 是必须被及时排出体外的细胞代谢产物。经化学结合途径运输的 CO_2 占其总量的95%左右,另有5%以物理溶解的形式被运输。组织代谢产生的 CO_2 扩散入血后大部分在红细胞内的高浓度碳酸酐酶的作用下生成 H_2CO_3,H_2CO_3 又解离成 HCO_3^- 和 H^+。HCO_3^- 在红细胞内与 K^+ 结合,红细胞以 $KHCO_3$ 的形式运输 CO_2。血液中的红细胞将 HCO_3^- 运输到肺后,由于肺泡气中的 CO_2 分压低于静脉血,以 HCO_3^- 形式运输的 CO_2 从血中逸出,扩散到肺泡被呼出体外。除 CO_2 外,血液还将细胞产生的各种代谢产物运送至肾脏和汗腺等排泄器官排出体外,将多种代谢产物、药物和毒物运输到肝脏分解。

(三)运输免疫细胞和免疫分子

体内多种免疫细胞和免疫分子经过血液运输,在血液和全身发挥其免疫功能。

(四)运输激素

激素由内分泌器官和组织释放后直接进入毛细血管,经过血液循环运送到远距离的靶器官发挥作用。部分神经细胞合成的激素沿轴浆流动被运送到神经末梢后被释放入毛细血管,再由血液运送至靶细胞发挥其生理功能。

此外，经肌内注射吸收入血，或经消化道和皮肤吸收入血，或直接注射入血的药物和毒物，也多是通过血液运输到达靶器官发挥治疗作用、产生副作用或致毒作用。

二、凝血与纤溶功能

（一）凝血功能

血液中主要是血小板和凝血因子参与凝血功能。血管内皮损伤可导致内皮下胶原纤维暴露，激活血小板与其黏附。激活的血小板还可相互黏着而聚集。黏附和聚集的血小板将其储存的内容物释放，促进小血管收缩和更多的血小板相互黏着，发生不可逆的聚集而形成血小板止血栓。血小板收缩使得血凝块更为坚实，堵塞伤口而止血。黏附和聚集的血小板表面还可吸附血浆中多种凝血因子，提高这些凝血因子的局部浓度，促进血液凝固和生理止血。目前已知人体有 14 种凝血因子，除因子Ⅲ（组织因子）存在于组织之外，其余均存在于血浆中。血液通过内源性凝血途径（参加凝血的因子全部来自血液）或外源性凝血途径（由来自血液外的组织因子暴露于血液而启动），以凝血瀑布学说所描述的一系列凝血因子活化的级联放大的酶促反应，生成凝血酶。凝血酶使可溶性的纤维蛋白原转变成不溶性的纤维蛋白，进而形成血凝块，实现其凝血功能。

体内还有血管内皮、纤维蛋白吸附、单核吞噬细胞吞噬、抗凝血酶、肝素等生理性抗凝因素参与的血液凝固负性调控机制，在时间和空间上严格控制体内的生理性凝血过程，保证未受伤部位的血流通畅。

（二）纤溶功能

纤维蛋白溶解系统主要包括纤溶酶原、纤溶酶、纤溶酶原激活物和纤溶抑制物。纤溶过程也是一系列蛋白酶催化的连锁反应。其作用是将纤溶酶原转变成纤溶酶，纤溶酶再降解血管内因凝血系统被激活而沉积的纤维蛋白，使止血栓在完成止血使命后逐渐溶解，进而保持血管畅通。

三、维持内环境稳态功能

体内各种组织细胞直接接触并赖以生存的环境为内环境，也就是细胞外液。细胞外液约为体重的 20%，占体液 1/3，包括血浆，组织液，淋巴液和脑脊液。内环境稳态（hemeostasis）是指内环境的理化性质，如温度、酸碱度、渗透压、静水压以及各种细胞外液成分的相对稳定状态。由于机体所处的外环境在不断变化，所以内环境的稳态是维持各种组织细胞正常生命活动，进而保障整个机体能自由和独立生存的首要条件。血液中的血浆是内环境的重要组成部分。血浆通过循环和毛细血管与全身各处的细胞外液以及其浸浴的细胞建立理化性质和生物学的联系。正常细胞再通过细胞膜进行细胞内液和细胞外液之间的物质交换，以维持内环境的稳态和细胞生命活动的正常进行。由于血浆中的水和大部分溶质都很容易透过毛细血管壁与组织液进行交换，所以，循环血浆也能大致反映组织液中多数物质的理化性质，如温度、酸碱度、渗透压、静水压以及各种电解质的浓度和气体的分压等等。因此，在临床检验中我们把血浆视为机体内环境的“窗口”。

（一）调节电解质及酸碱平衡

血液依靠其中多种缓冲对来调节细胞外液的电解质及酸碱平衡。血液中的缓冲对包括碳酸氢盐体系、血浆蛋白体系和磷酸盐体系等，其中碳酸氢盐体系发挥着最重要的作用。当酸性或碱性物质进入血液循环后，血中缓冲物质可有效减轻酸性或碱性物质对 pH 的影响。

（二）维持渗透压和体液平衡

血浆中不能自由透过毛细血管的蛋白质所产生的渗透压为胶体渗透压。血浆白蛋白分子量虽小但分子数很多，其产生的渗透压约占血浆总胶体渗透压的 80%。正常的血浆胶体渗透压约为 3.3kPa，其主要功能是保持血液中的水分不透过毛细血管壁进入血管外组织，进而维持正常的循环血容量。血液的晶体渗透压主要由血浆中能自由进出毛细血管的电解质等小分子维持，与所有细胞外液的晶体渗透压相等，是调节细胞内外水平衡的最重要因素。

（三）转运热量和维持体温的恒定

水是血液的主要成分，有很高的比热。所以，血液及其循环能够高效地在机体各部位（包括产热和散热）之间传输热量，是机体将体温维持在相对恒定范围的重要环节。

四、免疫功能

人体免疫系统由免疫器官、免疫细胞、免疫分子组成，其基本功能是“清除异己，保护自身”。血液循环系统是人体免疫系统的重要组成部分，参与机体的体液免疫和细胞免疫，拥有固有免疫和获得性免疫的功能。进入血液的病原体和同种异体的成分都被视为外来抗原，外来抗原进入机体后被免疫系统识别并产生免疫应答。血液中存在多种免疫细胞，包括吞噬细胞（含中性粒细胞和单核细胞）、树突状细胞、自然杀伤（nature killers，NK）细胞、嗜酸性粒细胞、嗜碱性粒细胞、T淋巴细胞和B淋巴细胞等。此外，红细胞也参与机体的免疫活动。血液中还有很多免疫分子，包括黏附分子、免疫球蛋白、补体、各种细胞因子等。在体液免疫中，B淋巴细胞表面特异性受体与入侵抗原结合后被致敏，然后分化和增殖，产生相应抗体并释放到血液和其他体液中。抗体具有各自的特异性，能够特异性地结合对应的抗原。细胞免疫主要涉及NK细胞和T淋巴细胞。T淋巴细胞在外来抗原的刺激下发生增殖反应，转化为效应T细胞。效应T细胞不仅可以直接杀死被感染的细胞，而且还释放一类能在细胞间传递信息、具有免疫调节功能的具有杀伤作用的细胞因子，如白细胞介素、干扰素、肿瘤坏死因子(tumor necrosis factor，TNF)等。

血液的免疫功能在临床输血中意义十分重要。红细胞的血型抗原，尤其是ABO血型的发现，以及此后建立的临床鉴定ABO血型方法，为选择ABO血型配合的血液输注奠定了现代输血医学的基础。

血液的各主要生理功能还可详见本书中的第十~十四章和第十六章。

第二节 临床输血原理

血液含有极其复杂的成分，这些成分又都依赖其正常含量和质量而各司其职，完成自己的功能，这些功能的有机整合形成全血的主要生理功能。输血的主要目的正是要恢复因各种原因而受到损伤或失衡的血液功能。因此，输血的基本原理主要与血液成分的含量以及其相应的功能有关，也与血液各成分的生成(造血)、运输、转化等代谢动力学过程有关。基于上述分析，我们将输血治疗的机制归纳分为5种：输血的外源性替补机制、输血的内生性替补机制、自体输血机制、输血的去除机制和输血的免疫调节机制。对于一些尚未阐明或显然不属于上述机制的输血方法，则暂时将其归列为“其他”。

一、输血的外源性替补机制

自古以来，外伤失血和分娩大失血导致死亡的现象使人们意识到血液为“生命之河”，也很自然地产生了给那些因大失血而濒于死亡的人补充血液，以挽救他们生命的想法，这就孕育了人类最初对输血替补机制的认识。在这种认识的驱动下，经历了许多曲折的尝试，终于在1818年由英国的妇产科医师James Blundell完成了将一个人的血输给另一个人的创举[2]。此后，替补性输血在临床治疗大失血的患者中得到日益广泛的应用，并挽救了无数患者的生命。但是，在相当长的时期内，丢失全血就应该输注全血成为一种传统观念，也正是这种传统观念阻碍了成分血输注的开展。后来发现，在许多血源缺乏的条件下抢救失血性休克时，只要能补充足够的晶体液或胶体液，维持正常的循环血容量就可以挽救患者的生命。即使有些患者失血进一步增多，在补充血容量的基础上只输注已几乎没有凝血功能的库存全血，提高血红蛋白浓度并恢复血液的携氧能力，也可以挽救患者生命。经过反复的临床实践，人们逐渐认识到，尽管血液有复杂的成分及各司其职的生理功能，尽管丢失全血时血液运输、凝血与纤溶、维持内环境稳态和免疫防御等四大功能均受到不同程度的受损，但机体对这些成分的丢失及其受损功能的耐受能力各异。例如，平素健康者在急性失血时，对血容量丢失而导致的血液的组织灌注和运输功能受损的耐受力最为脆弱；对红细胞丢失而导致的血液携氧功能受损的耐受力也比较脆弱；然后是对凝血因子和血小板丢失而导致的凝血功能的受损；而对血液稳定内环境功能的受损和免疫防御功能的受损的耐受能力依次更强。所以，在对急性失血患者实施科学合理的替补性输血治疗时，应该在不同的阶段补充不同的血液成分。基于上述认识以及对库存全血的缺点和输血不良反应的了解、对血液各成分分离技术的掌握、对血液各主要成分有效保存条件的研究和应用[3]，最终使成分血输注成为当今输血治疗的常规方法，替补性输血的基本原则也发展为“按功能需求，缺什么补什么；按最低需求，缺多少补多少。”

(一) 血细胞的替补性输注

1. 红细胞输注 在相当长的时间里，输注红细胞被用于维持有效循环血容量和提高血液的携氧能力。但在理解血容量的维持主要是依赖于血液中胶体渗透压，使用血浆代用品就可以有效补充血容量，以及输注红细胞的风险远大于血浆代用品后，输注红细胞的适应证就被确定为提高血液的携氧能力[4]。当血液的供氧能力主要因血红蛋白浓度太低，导致单位容积血液的携氧能力降低而不能满足机体耗氧时，应输注红细胞以提高血液循环的供氧能力来满足全身和重要器官的供氧耗氧平衡。

同种异体红细胞也可在体外经过特殊处理后再输注给特殊的受血者，如：①去除白细胞血液，主要是指去除了白细胞的红细胞(也可以是血小板)。人类白细胞病毒、爱泼斯坦-巴尔病毒、人类T细胞淋巴病毒等均可存在于感染个体的白细胞内。因此，去白细胞血液输注有助于减少这些病毒通过输血向低免疫状态或免疫缺陷人群传播，降低受血者相关病毒性疾

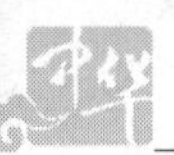

病的发生率和死亡率。因白细胞表面携带超过2.5万个HLA抗原,输注血液后,受血者的白细胞抗体可激活输入血液内的白细胞释放多种细胞因子而导致非溶血性输血不良反应。因此,输注去白细胞的血液也可降低非溶血性输血不良反应的发生率和严重程度。②洗涤红细胞。由于去除血浆、白细胞和其他非红细胞成分,输注洗涤红细胞能有效地减少输血过敏反应发生率。洗涤红细胞适用于对血浆成分过敏的患者;新生儿输血、宫内输血及换血等;非同型造血干细胞移植的患者;高钾血症及肝肾功能障碍的患者;IgA缺乏的患者。IgA缺乏症的患者接触异体血浆中的IgA后会产生抗IgA抗体,若再输血可引起过敏反应。③辐照血液制品。目前认为辐照血液是预防输血相关移植物抗宿主病(TA-GVHD)的唯一可靠方法。血液制品中具有免疫活性的大量淋巴细胞在受血者体内被激活和增殖后,将受体的组织器官识别为非己而作为靶目标进行免疫攻击,导致输血相关的移植物抗宿主反应。使用25Gy γ射线照射红细胞和血小板可以有效地灭活具有免疫活性的淋巴细胞,为TA-GVHD高风险的患者在器官和骨髓移植中提供更好的保护。

红细胞输注还可以通过外源性替补机制来治疗先天性核苷酸代谢酶缺乏所致的免疫缺陷性疾病。这类患者由于先天性缺乏核苷酸代谢酶,造成有毒性的核苷酸代谢中间产物在淋巴细胞内大量积累,抑制淋巴细胞增殖、发育和分化,从而使其免疫功能受损,甚至因反复感染而死亡。令人惊奇的是,这类患者可以通过定期输注浓缩红细胞而得以生存。究其原因,是正常人的红细胞和淋巴细胞均含有丰富的核苷酸代谢酶。输注正常人的红细胞实际上是基于外源性替补机制,为患有先天性核苷酸代谢酶缺乏的患者淋巴细胞替补了缺少的核苷酸代谢酶,使其能恢复正常的代谢功能和免疫功能,达到治疗之目的。

外源性成分替补也可通过生理性负反馈抑制内生性补充机制而治疗某些疾病。如给镰状细胞贫血病患者输注异体红细胞就同时具有双重作用。异体正常红细胞的输注不仅能直接提高患者血液中血红蛋白水平而减轻贫血,还通过血红蛋白水平的提高抑制患者红细胞生成素的释放,减少患者自身新的镰刀状红细胞的产生,进而降低镰刀状红细胞的比例。这样既可改善血液的供氧功能,又可预防微血管阻塞导致的急性疼痛发作。

2. 白细胞输注 各种原因使粒细胞减少到一定阈值,血液在外来病原体入侵后不能有效地发挥其趋化运动、吞噬和杀菌功能,致使感染难以控制时,可考虑输注浓缩白细胞。输注的浓缩白细胞中有治疗作用的主要是粒细胞。近来由于各种高效抗生素及基因重组造血生长因子的广泛应用、对输注浓缩白细胞引起严重不良反应的认识加深以及不用动员剂就难以获得足量粒细胞供临床输注等原因,目前浓缩白细胞的输注已日益减少[5]。

3. 血小板输注 因血小板数量和/或功能下降,已出现或极可能出现致命性的大出血,或重要脏器和部位(如颅内)出血时,应考虑输注血小板。

输注一种外源性血细胞对其他血细胞的生长或功能也可以有一定的调控作用。例如,红细胞有促进T细胞免疫反应性等功能;而T细胞产生的白细胞介素3,对红系、髓系、巨核系的祖细胞也都有刺激其增殖和分化的作用;单核-巨噬细胞则通过直接或分泌多种调控因子(也可能与T细胞协同),对红系造血有重要的调控作用;血小板富含的转化生长因子-β就是一种重要的造血负调控因子。这些发现均提示,各种血细胞的成分输注不仅仅限于简单的自身替补作用,对其他血液成分的生长和功能也有调节作用,其作用可能具有多样性。

4. 新鲜全血输注 新鲜全血可替补血液的所有成分和所有生理功能,加之其运输、储存方便,输注新鲜全血是院前抢救大失血患者最有效的措施。当血液所有成分及其功能都快速损失到机体耐受的极限之下(血液功能衰竭)时,输注新鲜全血或重构血也可以被认为是一种特殊的替补性成分血输注。

(二)血浆及冷沉淀输注

现在临床使用的血浆主要是新鲜冰冻血浆(fresh frozen plasma,FFP),系单采血浆或全血采集后6~8小时内经4℃离心制备的血浆迅速在-30℃以下冰冻成块而制成,含有除因子Ⅲ以外的全部凝血因子及血浆蛋白。补充FFP能向循环血液中补充各种凝血因子,纠正因凝血因子浓度下降而引发的凝血功能异常,恢复血液的正常凝血功能。例如,大失血时可因大量的凝血因子丢失,出现病理性凝血功能障碍而加重失血,甚至引发弥散性血管内凝血(disseminated intravascular coagulation,DIC)。此时,应及时给患者输注FFP。

冷沉淀中含有丰富的因子Ⅷ、纤维蛋白原及血管性血友病因子等。因此,冷沉淀输注是甲型血友病患者、各种先天性或获得性纤维蛋白原缺乏症(如严重创伤大失血患者及DIC患者)、血管性血友病等的重要替补治疗方法。

(三)人血白蛋白输注

血浆中有多种白蛋白且各有其独特的生物学功能。将健康献血者的血浆进行多人份混合,经过分离纯化和严格的病毒灭活/去除处理后,可制备成临床预防和治疗多种疾病的血浆蛋白制品。按照功能的不同,血浆蛋白制品主要分为白蛋白、免疫球蛋白类制品、凝血因子类制品、补体系统蛋白类制品、蛋白酶抑制剂等。其中,使用最多的是基于替补性机制输注人血白蛋白,以治疗低白蛋白血症导致的血液功能不全,如:①维持血液的胶体渗透压和有效循环血容量,恢复血液的运输功能;②恢复血液中白蛋白结合和转运生理性介质和药物的功能;③补充血浆缓冲物质,恢复血液的酸碱平衡功能。

临床上常常结合疾病的病因、发病机制、血液成分的代谢动力学过程来制订血液成分的替补治疗方案,利用人血白蛋白的替补性机制治疗某些疾病就充分地体现了这一临床思维和决策的逻辑性[6]。例如:①肝脏合成白蛋白减少。输注人血白蛋白可治疗因消化系统疾病导致的营养不良时的低白蛋白血症、急性肝功能衰竭后的低白蛋白血症、肺间质水肿和脑水肿;②白蛋白的分解和丢失的速度超过肝脏的合成速度。急性肾炎时大量白蛋白经肾脏丢失,严重感染、创伤和烧伤时白蛋白的分解速度异常增加,都可使用人血白蛋白来治疗低白蛋白血症;③医源性血浆低胶体渗透压。心脏手术使用的体外循环时管道使血管容量增加约50%。如果体外循环前仅预充晶体液则可导致血液的胶体渗透压下降,全身组织水肿。合用晶体液和白蛋白预充则可避免这一问题。

(四) 免疫球蛋白

IgG是血液中的主要免疫球蛋白,是再次免疫应答产生的主要抗体。它的生物学功能是特异性地结合入侵的外来病原体、中和毒素和病毒、介导抗体依赖的细胞毒作用、激活补体经典途径。正常个体的血浆中就有能识别大量不同抗原的具有抗体活性的IgG存在,即具有正常的个体抗体谱。从上万份健康供血者血浆中分离并得到的浓缩免疫球蛋白制品,含有正常人的10^7种特异性IgG,具有针对非自身抗原和自身抗原的正常人群抗体谱。IVIG作为血液中具备免疫功能的成分的外源性替代品,是临床用量较大的血液制品之一,注射后能在短时间内使血液循环中的IgG水平升高到健康人水平的3~6倍。IVIG可用于IgG降低的原发性和继发性免疫缺陷病的替代治疗,如原发性低免疫球蛋白血症和获得性免疫缺陷综合征等。

(五) 凝血因子制剂

凝血因子制剂主要包括人纤维蛋白原、凝血因子Ⅷ、人凝血酶原复合物。它们已被广泛应用于多种凝血因子缺乏的外源性替补治疗,如人纤维蛋白原用于低纤维蛋白原血症、纤维蛋白原消耗增多(如胎盘早期剥离)等;凝血因子Ⅷ用于甲型血友病;含有凝血因子Ⅱ、Ⅶ、Ⅸ、Ⅹ的人凝血酶原复合物用于乙型血友病。临床需求的增加和输血风险的存在推动了基因重组技术在血液制品的应用。一批重组血浆蛋白制剂获批上市,包括重组人凝血因子Ⅸ、重组人凝血因子Ⅶ以及重组人抗凝血酶Ⅲ等,为基于外源性替补机制的临床输血,提供了更加安全和充足的能发挥血液部分功能的特殊药品。

由于资源有限和输血风险的缺点,传统的外源性替补机制一般用于疾病的治疗。近年来,重组因子产品的出现克服了上述缺点。如越来越多的血友病中心已经把预防性替补机制作为常规措施,以预防重型血友病患者的自发性出血。

(六) 血液代用品输注

血液代用品应包括血浆代用品、三种血细胞代用品(现研究开发的红细胞代用品主要是血红蛋白代用品)和全血代用品。长期的临床输血实践和相关的科学研究使人们认识到,依据外源性替补机制进行的同种异体输血,始终面临血源短缺和异体输血风险这两大问题。其实,成分血输注的主要目的是恢复血液中该成分的基本生理功能。如果能够工业化批量生产出质量可控,输注安全,具有某种(些)血液成分功能的药品,就应该能完全替代该成分在临床上的应用。这在基于外源性替补机制输血的认识上又是一次质的飞跃。基于这种认识上的深化和积极实践,几十年来人们一直在积极研究开发和应用血液代用品。现在批准上市的主要有血浆代用品和血红蛋白代用品两类。未来,人造红细胞、人造血小板以及通用红细胞等的研究成功,应该可以彻底解决异体输血的血源短缺和输血风险这两个主要问题。

1. 血浆代用品　血浆代用品(plasma substitute)是指能在一定程度上代替血浆并维持其血容量功能的一类制剂,现已在临床中广泛使用。血浆代用品应具备:①在血管内补充血容量的功能;②与血浆相似的渗透压、电解质和pH等,有维持内环境稳定的功能;③不影响止血或凝血功能和免疫功能(如不影响交叉配血,无过敏和类过敏反应)等。

血浆代用品分为两大类:只能维持晶体渗透压的晶体液(crytalloids)和能维持胶体渗透压的胶体液(colloids)。因为细胞外液的25%分布于血管内,75%分布于血管外的组织间隙,加之等渗晶体液能在血管内外自由分布,故使用等渗晶体液补充血容量时,输入量应是失血量的4倍。等渗的胶体液在一定时期内全部保留在血管内,故能1∶1的维持血容量。

2. 血红蛋白类携氧剂(Hemoglobin-based oxygen carriers,HBOCs)　主要通过外源性替补机制来替代红细胞中血红蛋白的携氧功能。20 世纪中叶，美国和日本科学家开始对具有溶解氧气和二氧化碳的含碳氟化合物液体进行研究，曾也将其用于人体肾脏移植手术。现代研究的 HBOCs 是一类经过修饰的人源性、动物源性或基因重组的血红蛋白类的制剂，主要有五类：①血红蛋白类红细胞代用品；②化学修饰型血红蛋白类红细胞代用品；③交联型血红蛋白类红细胞代用品；④细胞（包囊）型红细胞代用品；⑤重组型血红蛋白类载氧体。1990 年起，美国、加拿大就把一些 HBOCs 品种推进到Ⅱ期和Ⅲ期临床试验。虽然这些 HBOCs 品种能有效运输氧气，但因其副作用较多，美国 FDA 迄今仍未批准血液替代品上市。目前只有南非和俄罗斯先后批准 HBOC-201 用于急性或恶性贫血治疗，但仍未获得广泛使用。同时，美国、中国、英国和日本也在开展人造红细胞[7]，通用型红细胞和人造血小板的研创工作。

根据广义输血的概念，基于外源性替补机制的输血用品有 3 个来源：①同种异体来源的血液和血液制品；②异种来源（动物源性）的部分血红蛋白类携氧剂；③人工生产的血浆代用品和重组生物工程产品等。随着科学技术的进步，经过众多科技工作者的创新和努力，未来必将会有安全、有效、质量可控和能批量人工生产的各种血液代用品能进入临床研究，并最终能获批上市。这些人工产品将基于外源性替补机制，在很大程度上替代同种异体的血液和血液制品的输注。

应该指出，外源性替补机制主要是满足机体在短期内对血液发挥基本正常功能的需求，机体长期对血液完成其功能的需求还得等待内生性生理补充才能获得满足。

二、输血的内生性替补机制

内生性替补输血是利用再生与移植的机制，通过给患者使用造血生长因子或造血干细胞，修复或再建造血功能低下或病变的造血系统，将血液中的血细胞恢复到正常浓度，进而恢复血液的正常功能。

（一）血细胞生长因子

生物学的再生（regeneration）是指生物体对失去的结构重新自我修复和替代的过程。造血生长因子（haematopoietic growth factors）是机体对造血干细胞的自我再生、增殖、分化、成熟及凋亡进行调控的一类关键物质。早年，输血的主要成分主要是来源于同种异体献血者的全血或其成分。随着红细胞生成素、人粒细胞集落刺激因子和血小板生成素的先后发现，以及对它们主要生理功能的确定，人们意识到使用这些造血生长因子可以通过再生的机制来自我修复患者的造血功能，达到内生性血液替代治疗之目的（详见第四十四章　血细胞生长因子的应用）。自 20 世纪 70 年代以来，生物工程学的分支，基因重组蛋白工程技术的飞速发展使得造血生长因子的生物工程取得了革命性的突破，可以规模化生产纯化的重组人促红素、重组人粒细胞集落刺激因子、重组人血小板生成素等，这些产品进入临床应用后产生的内生性血液替代疗法取得了令人鼓舞的治疗效果[8]。

1. 重组人红细胞生成素　红细胞生成素（erythropoietin，EPO）主要在肾脏合成，可以促进红系细胞的生长和分化，刺激红系池的扩大并促进红细胞的成熟。重组人促红素的应用填补了在临床输血史上利用再生机制治疗重度贫血的空白。重组人促红素的主要适应证为慢性肾功能衰竭引起的重症贫血和恶性肿瘤化疗中继发性贫血。对准备接受大失血手术的患者在实施贮存式自体输血时，术前应用重组人促红素可发挥其对红细胞的动员作用，使患者自体红细胞生成和成熟的速度加快，进而实现：①提高手术期间患者血液中红细胞浓度而增强对失血的耐受力；②手术后可通过内生性替补机制使患者的贫血状态尽快得到纠正。重组人促红素还可能依靠 PI3K-AKT 等信号通路保护中枢神经和心脏两个高耗氧器官。已有临床研究证明 EPO 可以改善中度缺血缺氧性脑病早产儿的远期疗效。

2. 重组人粒细胞集落刺激因子　正常人体中粒细胞刺激因子由活化的单核细胞、成纤维细胞、内皮细胞等分泌，其主要的生理功能是特异性刺激和调节粒系祖细胞的增殖、分化、成熟和功能活化。重组人粒细胞集落刺激因子能增加血液里中性粒细胞的浓度，其适应证为肿瘤化疗引起的中性粒细胞减少症，各种骨髓移植后的骨髓功能重建，骨髓发育不良综合征，再生障碍性贫血和骨髓增生异常综合征等各种特发性和先天性中性粒细胞减少症。

3. 人促血小板生成素　促血小板生成素（thrombopoietin，TPO）主要在肝脏生成，其主要的生理作用是特异性刺激巨核系祖细胞增殖、分化，促进巨核细胞成熟和血小板生成。TPO 多用于各种肿瘤放疗和化疗导致的血小板减少症，慢性非特异性血小板减少性紫癜等。

（二）造血干细胞移植

造血干细胞（hemopoietic stem cell，HSCs）是一切血细胞的源头细胞，骨髓是其主要来源。HSCs 可被动员并进一步分化为各血细胞系，如红细胞系、粒细胞系、单核-巨噬细胞系、巨核细胞系以及淋巴细胞系。

因此,骨髓 HSCs 可作为种子细胞被移植到活体来重建造血系统。如果 HSCs 来自患者自身或同卵双胎的孪生兄弟或姐妹,这称为同基因 HSCs 移植,理论上可视为前述的再生机制。如对一些霍奇金淋巴瘤(Hodgkin lymphoma,HL)患者,化疗后进展或早期复发但未累及骨髓,可行自体造血干细胞移植。但现在临床上更多应用的是异基因 HSCs 移植,按照供者与患者有无血缘关系分为:血缘关系供者 HSCs 移植和无血缘关系供者 HSCs 移植。按照采用的 HSCs 来源又可分为 3 种:①经动员采集的外周血造血干细胞;②骨髓造血干细胞;③脐带血造血干细胞。与造血生长因子通过再生机制来修复造血系统的最本质区别在于,异基因 HSCs 移植是在清髓或减毒预处理的基础上,重建一个基因与受体完全不同的造血系统,最终通过新的造血系统生成与原有血细胞的基因不同,但生理功能相同的血细胞,来治疗与原造血系统相关的疾病。由于异基因 HSCs 移植时的 HSCs 来源于正常供者,无肿瘤细胞污染,且移植物有免疫抗肿瘤效应,故复发率低,长期无病生存率高。其适应证包括:①HSCs 异常引起的造血系统恶性肿瘤,如急性白血病、慢性粒细胞白血病、淋巴瘤、多发性骨髓瘤、骨髓增生异常综合征等,异基因 HSCs 移植常常是治愈这些疾病的唯一手段;②某些非恶性肿瘤的造血系统疾病,如重型再生障碍性贫血、珠蛋白生成障碍性贫血等;③肿瘤放化疗后造血功能恢复等。

异体 HSC 移植需要 HLA 配型相合的供体细胞,否则效果较差,易引起感染和 GVHD 等。针对一些遗传研究相对清楚的血液学疾病,利用患者自体 HSC 细胞在体外进行基因编辑(基因敲除、基因修复、基因插入)后再回输给患者,适应证不仅可以避免免疫排斥的问题,而且可以实现长期的治疗效果。因此,HSC 也是基因治疗较为理想的靶细胞。

三、自体输血机制

自体输血虽然也是一种替补机制,但在原理上却不同于前述的外源性替补机制和内生性替补机制。自体输血主要是将患者的血液或其成分先采集到体外,避开手术等特殊阶段中血液及其成分的丢失或功能的损伤,然后再输入体内的一种自身替补输血。自体输血可以减少输血相关并发症和传染病的传播,节省血液资源,解决一些特殊血型或疑难交叉配血供血困难以及信仰某些宗教患者的大失血问题。自体输血主要有五种方式:术前自体储血、术中急性等容血液稀释、失血自体回输、自体血小板分离术、自体血体外特殊处理后回输。

(一) 术前自体储血

术前自体储血(preoperative autologous donation,PAD)是将患者自体的血液在术前采集并储存起来,在手术需要时再将血液回输给患者的一种自体输血方法。通常于术前 3~5 周开始进行,同时补充铁剂。适用于稀有血型患者,以及择期手术预计术中出血量大且术前无贫血、凝血功能正常的患者。由于该方法费用较贵,且有一定风险,现不建议常规使用。

(二) 急性等容血液稀释

急性等容血液稀释(acute normovolemic hemodilution,ANH)主要用于预计术中失血较多的患者。在麻醉诱导后,手术主要出血步骤前采集部分全血,同时补充等容量的血浆代用品以维持循环血容量。采集的血液通常在室温下震荡保存,6 小时内回输,这样可以保留大部分凝血因子和血小板的含量和功能。实施 ANH 可以使患者在失血时血细胞比容处于较低水平,等容量失血时红细胞和凝血因子的丢失量更少,进而达到保护血液的目的。发绀性先天性心脏病因红细胞显著增多,可在体外循环即刻行急性等容性血液稀释,减轻低温体外循环中的血液高黏滞状态,体外循环后再酌量回输采集的自身全血。

(三) 失血自体回输

将患者因器官损伤流至胸腔和腹腔的出血、手术中出血或术后创口引流的血液,经过血液回收装置回收、抗凝、过滤、洗涤等处理后,将得到的红细胞再输回患者本人。现代的失血自体回输理念是从手术切皮至缝皮(from skin to skin)的全程使用血液回收机收集全部术中失血,甚至包括血纱布所含的失血。体外循环结束后管道和氧合器中残留的余血也可以通过无菌方式回收,再回输给患者。部分肿瘤手术、剖宫产手术甚至正常分娩经产道的失血,均可用本技术回输患者,但被病原体污染的血液禁止回输。

(四) 自体血小板分离术

是用于体外循环手术的一种自体输血技术[9]。体外循环可通过下列机制导致血小板数量减少和功能损伤:①血小板表面受体与体外循环管道表面接触,血小板被激活和集聚,引起循环血小板数量下降,形态改变和功能抑制。②体外循环过程对血液的剪切力,左右心吸引对血液的直接破坏,动脉和其他滤器的直接破坏均可以直接损伤血小板。③体外循环预充液稀释血液,导致稀释性血小板减少症。④体外循环激活纤溶系统,纤溶酶通过改变血小板膜受体,导致血小板的激活和功能抑制。纤维蛋白降解产物也可与血小板表面受体结合,抑制血小板聚集。⑤低温通过减少血栓素 A3 的释放而抑制血小板聚集,并引起血小板膜糖蛋白功能异常。一般认为,体外循环可以使血液中的血小板数量减少50%,且剩余血小板的功能下降50%。心脏大血管手术期间可在体外循环前用自体血回收机采出患者的全血,通过离心分离出血小板浓度为正常3~5倍的富血小板血浆(platelet rich plasma,PRP)。体外循环中将富血小板血浆在手术间内室温震荡下保存,这样可避开体外循环中因上述原因导致的血小板丢失及功能损伤。体外循环结束、中和肝素后,再将PRP中大量的具有正常功能的血小板回输给患者,以期迅速恢复血液的凝血功能。

(五)自体血体外特殊处理后回输

1. 自体造血干细胞移植　在化疗后进展或早期复发的难治复发性霍奇金淋巴瘤的治疗中,如患者无霍奇金淋巴瘤累及骨髓,可行自体造血干细胞移植,这在机制上也可归属于自体输血的范畴。

2. 紫外照射充氧自血回输疗法　紫外照射充氧自血回输疗法(ultraviolet blood irradiation and oxygenation,UBIO)是将患者血液在体外充氧条件下,经紫外线照射激活血液中的各种成分再回输到患者自己体内,以期达到治疗疾病的目的。一般认为,UBIO通过紫外线诱发的光化学反应和三氧的强氧化性对血液产生下列生物效应:①杀灭和抑制细菌与病毒;②增强各种白细胞的免疫功能;③消除淋巴细胞的增殖和刺激能力,降低淋巴细胞的存活率,调节免疫功能;④增强红细胞变形能力和携氧能力,改善微循环和组织供氧;⑤纠正脂质代谢紊乱。UBIO治疗的临床应用范围已从治疗败血症和感染性休克等严重感染性疾病(包括SARS和COVID-19),发展至心脑血管疾病、缺血缺氧性疾病、免疫系统疾病、神经系统疾病、高脂血症等代谢性疾病。也有临床报道对各型白血病和恶性淋巴瘤等可提高抗癌药物的疗效,减轻化疗和放疗后的各种不良反应。在此需要指出的是,相较于临床治疗的广泛应用和经验积累,UBIO的基础研究相对薄弱和严谨的临床研究相对缺乏,上述的治疗作用目前均无强有力的循证医学证据。

3. 三氧自体血疗法　三氧又名三原子氧、臭氧或超氧。研究表明,三氧与血液充分接触后通过对血细胞、内皮细胞、抗氧化系统及脂质代谢的影响,可能达到改善微循环、调节机体免疫功能、提高机体抗氧化能力及降低血脂水平等目的。三氧自体血疗法尚无A级证据支持的适应证。有专家提出其B级证据的适应证有慢性肝炎、下肢动脉缺血、突发性耳聋和年龄相关性黄斑变性(萎缩性);C级证据的适应证有哮喘、多发性硬化、头痛、痛风、脑梗死、骶髂关节炎、带状疱疹后神经痛、癌症辅助治疗等。虽然三氧自体血疗法已用于多种疾病治疗,但很多学者和医师依然对此持保留甚至不赞同态度。

四、输血的去除(置换)机制

从认识和实践的发展规律上看,把替补人体所缺少的正常血液或血液成分的治疗原则,延伸到去除人体血液中多余或病变的血液成分是顺理成章的事情。从治疗机制上说,前者为替补,后者为去除。成分输血中使用的血液成分单采技术的发展催生了基于去除机制的输血治疗,既治疗性血液成分去除或置换术(therapeutic blood components apheresis, TBCA)[10]。TBCA主要通过血细胞分离机将患者血液引入体外,经重力离心或膜分离等方法集中分离并去除病理性的血细胞或其他血液成分,再将正常的血液成分回输给患者。这样可以减少和去除血液中多余或病变的成分,解除或减弱其致病的作用,达到治疗疾病之目的。根据疾病类型、治疗目的以及血细胞分离机应用程序,可将TBCA分为治疗性血细胞去除术和治疗性血浆成分置换术,也可以联合使用这两种技术,以同时去除病理性血细胞和血浆中某些与疾病相关的细胞因子,提高TBCA的综合疗效。这些技术已用于几十种疾病的治疗,涉及血液学、肿瘤学、产科学、心脏病学、临床免疫学、内分泌学、神经学等学科(详见本书第七十一章和第七十二章)。

(一)治疗性血细胞去除术

1. 治疗性红细胞去除术　这项技术可去除造血系统恶性增生所产生的过量红细胞,如真性红细胞增多症;治疗由于遗传等因素所致的红细胞功能异常性疾病,如遗传性血色病和镰状细胞贫血;去除有病原体寄生的红细胞,控制某些严重的寄生虫疾病,如脑型疟疾和巴贝虫病等;用正常红细胞置换可治疗对亚甲蓝不敏感的高铁血红蛋白血症或一些铁代谢紊乱疾病,如遗传性血色病、输血相关性铁负荷过量、迟发性皮肤卟啉病等。

2. 治疗性白细胞去除术　本技术可去除各类造血系统恶性增生性疾病产生的过量病理性白细胞,以减轻过量粒细胞或淋巴细胞对机体的致病作用。如慢性粒细胞白血病、慢性淋巴细胞白血病、高白细胞性白血病和毛细胞白血病等。

3. 治疗性血小板去除术　通过血小板单采程序去除患者体内异常增多的血小板,可使血小板计数在短期内迅速下降,减少功能异常的血小板,预防出血和血栓的发生。治疗性血小板去除术最多用于原发性血小板增多症,也可用于一些反应性血小板增多症。

（二）治疗性血浆置换术

治疗性血浆置换术（therapeutic plasma exchange，TPE）也称之为血液净化，是先将患者血液采集到体外，通过离心、膜滤或吸附等方法分离并去除患者血浆中关键病理性成分或多余的水分，再将正常血液和适度容积的血浆代用品回输给患者，达到治疗疾病和纠正机体失衡内环境的目的。当血液通过半透膜与透析液接触时，膜两侧溶质在浓度梯度的作用下作双向运动，使膜两侧的各溶质浓度趋向平衡。如肾透析液的低浓度钾离子和高浓度钙离子，能通过透析能同时纠正高钾血症和低钙血症。由于物质的走向是双向的，所以将这项技术命名为置换更为贴切。TPE包括血液透析、血液滤过、血液灌流、血浆置换和吸附等。根据吸附剂和被吸附物之间的吸附作用又有物理吸附、化学吸附、生物亲和吸附和物理化学吸附四种方式。使用TPE时选用不同吸附柱安装在分离机上，就可以有针对性的治疗不同疾病。例如葡萄球菌蛋白A制成的免疫吸附柱可特异性去除免疫球蛋白和免疫复合物，从而使一些自身免疫性疾病的病情得以缓解。有人把这种治疗方法称为选择性或特异性血浆置换法，符合当今个体化和精准治疗的理念。血液净化还可以将透析（弥散）、滤过（对流）与吸附原理结合使用，也可以将针对心、肺、肾功能衰竭的CRRT与体外循环氧合疗法（ECMO）联合应用。现在，TPE已被列为吉兰-巴雷综合征、重症冷球蛋白血症、重症肌无力胸腺切除手术前、噻氯匹定导致的药物相关血栓性微血管病等20种疾病的一线治疗方案。临床上TPE最常用于以下方面。

1. 去除抗体　①去除自身抗体和免疫复合物。免疫吸附能快速、显著降低抗肾小球基底膜肾炎患者血液循环中的自身抗体，缓解疾病进展。应用免疫吸附柱的TPE也可迅速选择性降低对规范治疗无效的重症肌无力患者体内乙酰胆碱受体的抗体（一种自身抗体）效价，恢复神经肌肉接头功能和呼吸肌及吞咽肌的正常收缩，缓解致命的呼吸困难和吞咽困难。免疫吸附还能有效的清除患者体内的自身抗体和循环免疫复合物，治疗系统性红斑狼疮和狼疮性肾炎。TPE治疗自身免疫性贫血和免疫性血小板减少性紫癜亦是通过去除相关自身免疫抗体而有效。②去除抗移植器官的抗体。通过血浆置换和免疫吸附可以消除血型抗体对移植器官的作用，提高ABO血型不相容的实体器官移植的成功率。1985年Alexandre采用血浆置换加脾切除的预处理方式，成功开展ABO血型不相容肾移植，成为血型不相容器官移植发展史上的一个里程碑。骨髓移植时，受者与供者的ABO血型不合可使受者产生抗A或抗B抗体而引起溶血反应。对此类患者在移植时采用大剂量血浆置换来去除上述抗体，则可防止此类溶血的发生。③去除同种抗体。部分甲型血友病患者在接受Ⅷ因子后产生同种抗体而对输注Ⅷ因子无效，血浆置换可快速清除抗Ⅷ因子抑制物，达到治疗目的。

2. 去除血浆中过多的低密度脂蛋白　家族性高胆固醇血症由于肝脏中特异性低密度脂蛋白的受体减少或缺乏，导致肝脏对血液循环中低密度脂蛋白胆固醇的清除能力下降。血浆置换疗法可有效降低家族性高胆固醇血症患者血中过高的低密度脂蛋白胆固醇水平，减轻其对皮肤和血管的损伤，达到缓解病情、改善症状及延长生存期的目的。

3. 去除过多的激素　血液有运输激素的功能，因此也可以将血液设置为一个调节靶器官激素水平的关卡。如应用TPE就可以清除甲状腺功能亢进危象患者循环血液中过多的甲状腺素，迅速降低甲状腺素在血液中的水平，缓解甲亢危象，提高抢救成功率。

4. 去除外源性毒物或过量药物　同理，利用血液的运输功能和TPE技术，也可将血液设置为一个降低靶器官中药物和毒物水平的关卡。对急性重症有机农药中毒、毒菌中毒、药物（如镇静催眠药、麻醉药、洋地黄毒苷等）中毒以及中毒物不详的重症患者，在常规方法无效的情况下可应用TPE来迅速降低过量药物和毒物在血中和靶器官中的浓度，挽救患者生命。

5. 去除炎性介质　治疗严重感染、脓毒血症和全身炎症反应综合征（SIRS），包括急性重症胰腺炎和新型冠状病毒肺炎等。

6. 去除肌红蛋白和钾离子　挤压综合征、恶行高热和热射病等可导致横纹肌细胞破坏，向血液释放大量的钾离子和肌红蛋白，进而导致严重心律不齐及心搏骤停，DIC和肾功能衰竭。连续性血液净化可快速并高效地降低血液中钾离子和肌红蛋白浓度而挽救患者生命。

（三）全血置换

全血置换是将患者血液的所有成分全部采出，并输入正常的同种异体血液。最常应用于出现胆红素脑病的新生儿溶血病和急性重症溶血性输血不良反应的抢救治疗。

五、输血的免疫调节机制

血液作为一种免疫原性和反应原性组织，同种异体输血后将不可避免地引起受血者的免疫反应和免疫耐受等免疫功能的变化，这称为输血相关的免疫调节。1973年Opelz等发现接受输血的肾移植患者，其

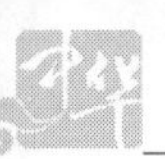

移植肾脏存活率明显高于未输血的患者，这引起了人们对输血相关免疫调节的研究兴趣。随后越来越多的临床观察和基础研究证明，利用输血的免疫调节机制可以抑制过强的免疫反应，也可以增强过低的免疫功能，使受血者体内的免疫功能达到新的平衡而防治与免疫功能相关的某些疾病。同时，人们也注意到输血相关的免疫抑制作用也可能导致癌症复发和增加术后感染等。

（一）抑制免疫功能的机制

1. 同种异体输血　早期，确认输血具有免疫抑制作用与1973年Opelz等首先发现输血能改善肾移植的存活率有关。后来的研究表明，同种异体输血既可抑制非特异性免疫，也可抑制抗原特异性免疫。基于上述临床发现和对机制的理解，以前许多移植中心都在肾移植前给患者输血。近年来，由于高效免疫抑制剂的问世，术前未输血患者的移植肾存活率已大为改善，“输血有益效应”逐步减弱。目前大多数移植中心并未特意为延长移植肾的存活期进行输血，而是根据病情需要决定是否输血[11-12]。另有研究发现给孕妇输注同种异体富含白细胞的浓缩红细胞，可通过免疫调节作用显著降低无封闭抗体患者习惯性流产的发生率。

2. 静脉注射免疫球蛋白（intravenous immunoglobulin，IVIG）　IVIG能够抑制孕妇的某种原发性免疫反应，因此常用来治疗原因不明的习惯性流产。正常情况下，孕妇在妊娠过程中被来自异体（丈夫和胎儿）的人类白细胞抗原（human leukocyte antigen，HLA）致敏，其B淋巴细胞产生针对丈夫淋巴细胞的HLA抗体，形成保护性免疫应答来保护胎儿不受排斥。原因不明习惯性流产的妇女，常常缺乏HLA抗体和这种保护性免疫应答。由于IVIG制品中也包括HLA抗体（见第四十三章），因此能有效地治疗原因不明的习惯性流产。IVIG也用于治疗自身免疫性中性粒细胞减少症和原发免疫性血小板减少症（immunologic thrombocytopenic purpura，ITP）。以ITP为例，患者的血小板先被自身免疫性血小板相关抗体特异性结合并覆盖，然后巨噬细胞通过其表面的Fc受体和覆盖在血小板上的IgG结合，将血小板迅速从循环血液中吞噬清除，导致血小板减少并出现自发性出血。输注大剂量IVIG后，有数量比血小板更多的红细胞被IgG覆盖，致使大量巨噬细胞的Fc受体被饱和，相对减少了巨噬细胞与覆盖IgG的血小板结合的机会，从而减慢了血小板被廓清的速度，使血小板迅速升高，自发性出血减少。

3. 单克隆抗体　重组人源型补体蛋白C5单克隆抗体可通过抑制补体C5转化为C5a和C5b，进而阻止补体介导的红细胞破坏，降低溶血导致的组织器官损害的风险、输血的依赖性和血栓发生率。靶向B淋巴细胞CD20的利妥昔单抗能非常有效地抑制过强的免疫反应，可用于治疗多种自身免疫性疾病以及血液系统的疾病，比如特发性血小板减少性紫癜、自身免疫性溶血性贫血、冷球蛋白血症、系统性红斑狼疮等。

（二）增强免疫功能的机制

1. 免疫细胞治疗　用免疫细胞来调节免疫系统功能的治疗方法，称为免疫细胞治疗。这种疗法主要是将患者自体的免疫细胞分离采集，通过在体外扩增、筛选、药物处理或用其他方法改变其生物学活性后再回输到患者体内，以增强这些免疫细胞杀伤肿瘤细胞和一些病毒的功能。免疫细胞治疗具有血液及血液制品输注的属性，是一类特殊的血液疗法，故应遵循输血的基本原则。免疫细胞治疗中可使用NK细胞、树突状细胞和T淋巴细胞等。

（1）T淋巴细胞：T淋巴细胞是机体适应性免疫应答的主要效应细胞，具有高度异质性。理论上，通过基因工程，T淋巴细胞可以对人类肿瘤细胞或病毒表达的任何表面蛋白具有特异的靶向性。人们利用T细胞这一特点，开展了较多的T细胞治疗。

1）嵌合抗原受体T细胞（chimeric antigen receptor T-cell，CAR-T）：CAR-T的基本原理是对肿瘤患者自身的T细胞在体外经过嵌合抗原受体的改造，赋予这些T细胞以HLA非依赖方式的识别肿瘤抗原的能力后，将CAR-T细胞体外扩增至足够数量，再回输给患者，进而实现对相应肿瘤的特异性治疗。2017年美国FDA批准美国诺华公司把患者的免疫细胞进行基因改造生成Kymriah，用于治疗血液和骨髓癌。当前CAR-T已被认为是最有广阔前景的肿瘤治疗方式之一，在B细胞淋巴瘤、急性白血病和非霍奇金淋巴瘤的治疗上有着显著的疗效，也有治疗多发性骨髓瘤、肺癌、卵巢癌和前列腺癌等肿瘤的报道。

2）TCR-T细胞：将抗原特异性T细胞受体（TCR）导入T细胞后生产的抗原特异性T细胞称为TCR-T细胞。TCR-T细胞治疗已在转移性黑色素瘤、结直肠癌、滑膜肉瘤和多发性骨髓瘤的患者中显示出临床疗效。

3）病毒特异T细胞：在体外通过负载的APCs将病毒抗原提呈给T细胞后，可成功地生成病毒特异性T细胞（VSTs）。重复进行抗原的刺激进一步扩增，达到可回输VSTs的数量和纯度，应用于巨细胞病毒、EB病毒和腺病毒等病毒的抗感染治疗。

（2）树突状细胞：树突状细胞（dendritic cell，DC）应用肿瘤相关抗原或抗原多肽在体外冲击致敏DC，再回输于载瘤宿主,可诱发特异性的抗肿瘤免疫反应。2017 年,日本开展胰腺癌患者的树状细胞疫苗临床试验是免疫细胞治疗肿瘤的里程碑事件。DC 疫苗可在前列腺癌、肾癌和非小细胞肺癌患者诱导肿瘤特异性 T 细胞免疫应答,也有报道可治疗乙型肝炎。

(3) NK 细胞:NK 细胞具有非特异性的细胞毒杀作用。活化的 NK 细胞可合成和分泌多种能杀伤靶细胞的细胞因子,包括:①能溶解多种肿瘤细胞的穿孔素;②可选择性杀伤和裂解靶细胞的 NK 细胞毒因子;③能改变靶细胞溶酶体的稳定性,导致多种水解酶外漏的 TNF 等。现一般通过 NK 细胞系、外周血或脐带血获得 NK 细胞,在体外通过 IL-2 等细胞因子激活扩增,或使用饲养层细胞获得 NK 细胞的大规模扩增,然后采用直接输注 NK 细胞杀伤突变的白血病和骨髓瘤等肿瘤细胞。与 CAR-T 类似,也可生产和扩增嵌合抗原受体修饰的 NK 细胞(CAR-NK),用于血液肿瘤和实体瘤。输注 NK 细胞还可选择性地杀伤被病毒感染的靶细胞,而对正常细胞有保护作用,用于抗病毒感染。

2. 免疫调节性单克隆抗体治疗　应用单克隆抗体蛋白或单克隆抗体融合蛋白,调节免疫细胞与肿瘤细胞交互反应的信号系统。若阻断"负性"信号传递,可解除免疫抑制;若增加"正性"信号传递,则增强对免疫效应细胞的活性。免疫调节性单克隆抗体治疗能提升免疫系统对恶性淋巴瘤等多种实体肿瘤杀灭程度,提高疗效和延长患者生存时间。

3. 静脉注射免疫球蛋白(IVIG)治疗　如前所述,IVIG 含有正常人的 10^7 种特异性 IgG,具有针对非自身抗原和自身抗原的正常人群抗体谱,注射后能在短时间内使血液循环中的 IgG 水平升高到健康人水平的 3~6 倍。除用于前述的因 IgG 降低的原发性和继发性免疫缺陷病的替代治疗外,IVIG 也可用于易感人群对一些传染病的被动免疫预防和一些已被感染的患者的抗感染治疗,如获得性免疫缺陷综合征和细菌、病毒(包括 COVID-19)、真菌等导致各种重症的感染性疾病,以及防治干细胞移植和器官移植后感染。IgG 也是唯一能通过胎盘的抗体,能改善获得性免疫缺陷综合征产妇所分娩的新生儿生存率。

人免疫球蛋白制品的另一种类型是超免疫或特异性免疫球蛋白。它是预先用相应的抗原免疫或超免疫健康人后,从其血浆中获得的对某一特定抗原具有高效价的特异性抗体。因此,对某些疾病的预防和治疗,如乙型肝炎、狂犬病、破伤风和巨细胞病毒感染等,要优于普通的免疫球蛋白。

4. 具有免疫功能的细胞因子治疗　现临床上最常用的是干扰素和 IL-2。

(1) 干扰素:干扰素是特异性信号糖蛋白,能激发免疫系统连锁性的保护性免疫,清除病原和肿瘤。Ⅰ型干扰素可诱导其他细胞产生一些生物活性分子,抑制病毒 DNA 和 RNA 的生成及复制,进一步干扰病毒的复制,避免病毒继续感染细胞。Ⅰ型干扰素常用于治疗乙型和丙型肝炎。Ⅱ型干扰素具有调节免疫系统的功能,激活巨噬细胞和 NK 细胞清除肿瘤的作用。Ⅱ型干扰素可与其他规范治疗方法合用于多种肿瘤,如慢性粒细胞白血病、多发性骨髓瘤和皮肤 T 细胞淋巴瘤等。

(2) 白细胞介素 2:IL-2 是细胞因子家族中白细胞介素 36 个亚家族的一个成员。IL-2 主要由活化的 T 细胞产生,能与 T 细胞、B 细胞、NK 细胞、树突状细胞和巨噬细胞上相应的受体结合,刺激这些细胞增殖和成熟而发挥各自的功能。IL-2 对血液肿瘤,特别是白血病治疗有一定作用。

5. 康复期血浆　康复期血浆(convalescent plasma,CP)疗法已有百余年历史。CP 是从刚刚康复的患者身上采集富含特异性抗体的血清或血浆(早年是全血),经过处理后,输注给其他同类传染病患者,使其获得来自康复期患者血浆中的特异性抗体而建立被动免疫。CP 疗法是人类防治传染病的重要方法,特别是针对无特效药的传染病重症患者,能够降低重症传染病的死亡率。1916 年 CP 疗法首次应用于 26 名急性脊髓灰质炎患者,取得了良好的效果。随后,CP 疗法被用于治疗多种急性重症传染病,如西班牙大流行流感、麻疹、猩红热、黄热病、SARS、MERS、埃博拉出血热、甲型 H1N1 流感、拉沙热和正在全球大流行的 COVID-19。CP 疗法的缺点是注入的抗体大约在 30 天内就会被分解,相应的免疫力减弱或消失,患者有可能被再次感染。

六、其　他

1. 人血白蛋白治疗胆红素脑病　新生儿溶血病时血中胆红素,主要是未结合胆红素增高。后者可透过血脑屏障进入中枢神经系统,在大脑基底节、视丘下核、苍白球等部位引起病变。白蛋白的分子中带有 19 个负电荷,能结合血中的药物和内源性物质,如胆红素、脂肪酸及激素等。给新生儿溶血病患者输注白蛋白可以结合血液中游离的未结合胆红素,减少其进入中枢神经系统而降低胆红素脑病的发生。

2. 中医学　中医学虽然在传统上没有西方医学的输血,但中医学以"调和"为医治目标,仍然有很多治疗方法同样能达到现代西医输血治疗的一些目的。

如中医的“补血载气和补气活血”就是一种有效的内生性造血替代疗法;“清热凉血”可以减少血小板的破坏;“疏肝健脾”能促进凝血因子的生成;“养肝固肾”可减少肾脏白蛋白的丢失。

3. 富血小板血浆及其制备的血小板胶的异位应用 向采集到体外的富血小板血浆(PRP)中加入凝血酶和钙剂,制备成血小板凝胶(platelet gel,PG),外敷或注射到各种创面。生物学基础是PG内的血小板和白细胞能释放大量的多种生长因子,包括血小板源性生长因子、血管内皮生长因子、神经营养因子、血小板激活因子、转录生长因子-β1、表皮生长因子和血小板因子4以及细胞因子和抗菌肽等,从而加速止血,封闭创面,并促进软组织、肌腱、韧带、肌肉和骨骼等组织的修复。PG的异位应用对促进手术切口、口腔外科创面、损伤的骨骼肌、静脉曲张、硬皮病和糖尿病等引起的溃疡,烧伤和植皮创面等多种急性创面和慢性难愈合创面的愈合和加快组织重建均可有显著效果。PG中含有的新鲜白细胞及其释放的细胞因子具有抗感染的作用,异位应用可以缓解炎性肿胀和疼痛,并预防感染。

富血小板血浆(PRP)的异位应用也有下面的报道:在整形美容手术后有减少和减轻疤痕生成,缓解面部皮肤老化等作用;将PRP联合促性腺激素直接注入卵巢间质,治疗原发性卵巢功能不全;在组织工程中用于体外干细胞、成纤维细胞和血管内皮细胞培养。

4. 纤维蛋白胶的异位应用 纤维蛋白胶为天然的人源性产品,有两个主要组分:①纤维蛋白原;②人凝血酶和氯化钙。这两种组分预先被分别吸入各自的注射器内。使用时将两者溶液混合,凝血酶使纤维蛋白原转变为纤维蛋白单体,进一步变为具有较高强度和黏合力的凝胶。在手术创面局部使用除了黏合和止血的作用外,还能促进创伤愈合。

依据本章对输血治疗机制的分类可以看出,有些输血技术防治疾病的原理可被归类为不同的机制。如使用治疗性血浆置换术去除某些抗体来治疗甲型血友病、骨髓移植后的溶血或重症肌无力,按照使用的基本技术可归类于输血的去除机制,而按治疗目的又都可以归类于输血的免疫调节机制。又如,IVIG输注既可通过外源性替补机制和增强免疫功能的机制,又可通过抑制免疫功能的机制发挥临床治疗作用。

第三节 临床输血的基本原则

为了保证输血的“安全、高效、节源、减负”,除理解血液的功能,掌握输血的科学机制外,还应遵循临床输血基本原则。

一、以患者为中心,实施全过程的“患者血液管理”

2010年5月世界卫生组织(WHO)向全体成员国建议:所有手术患者从术前开始实施患者血液管理(PBM)。PBM运用多种方法使可能需要输血的患者得到最优化管理,涵盖输血决策制订过程中患者评估和临床管理的各个方面。PBM主要包括下列措施:住院患者、门诊患者、特别是手术患者术前贫血及其原因的评估和纠正;知情同意和患者宣教;血液管理安全;输血指南和输血同行评审;减少原发疾病和共存病的失血;优化手术和麻醉技术,最大程度地减少医源性失血;围手术期自体血液回输和管理;促进心肺功能,使用限制性输血阈值来提高对贫血的耐受性;大量输血方案;输血效果的评估和改进等等。对围输血期的全过程动态管理十分重要。如失血性休克患者在接受大量血浆代用品和红细胞输注后,可出现稀释性血小板减少和消耗性凝血因子减少,导致创伤性凝血病(TIC)。若没有做好动态血液管理(特别是凝血功能监测),及时调整输血方案(如及时启动红细胞∶FFP∶血小板为1∶1∶1的重构血输注,保温、升温),最终将出现“死亡三联征”,即低体温、凝血障碍和酸中毒。

二、输血的最终目的是治疗“血液功能不全”

输血主要是通过恢复和调控导致血液功能不全(或障碍)的相应血液成分的数量和功能,来恢复血液系统的基本正常功能。因此,我们必须在全面了解患者血液及造血系统的病理变化和异常功能的基础上制定输血方案。

三、成分血输注

血液具有运输、凝血和纤溶、维持内环境稳态和免疫四大主要功能。其中每个主要功能及其细分的功能都分别由血液中不同的成分来完成,而机体对这些成分的丢失及其受损功能的耐受能力各异。加之各成分制备和保存条件的差异,以及输血风险的存在和输血资源的紧张,所以在绝大多数的情况下,只有坚持成分血输注的原则,才能满足“安全、高效、节源、减负”四大要求。成分血有4大类:红细胞类、白细胞类、血小板类和血浆类。在利用替补机制进行成分输血时,临床医师应根据病因和病情变化选择输注一种血液成分或代用品,或选择前后序贯使用不同的血液成分,或选择同期联合使用多种血液成分。例如一位平素健康但在手术中急性失血的患者,早期失血时(丢失<50%的循环血容量)只需单一使用血浆代用品以维持循环的总血容量和综合运输功能即可;若失血达到中度程度时(丢失>50%的循环血容量),常常需要同期联合输注血浆代用品以维持有效循环血容量和输注红细胞以维持血液携氧能力;若失血进一步增加到影响凝血功能时,需在以前成分输血的基础上,序贯联合使用FFP、纤维蛋白原和冷沉淀甚至血小板以维持凝血功能的基本正常。如果还在持续快速失血,则需要按照采自全血量1∶1∶1的单位比例将红细胞、FFP和血小板组合为重构血同期打包输注,避免稀释和消耗性凝血病与血小板减少症。

四、权衡利弊,谨慎决策

血液及血液制品也可被认为是一类特殊药物。它们和所有药物一样,既有治疗作用也可产生不良反应[3,13]。药物不良反应的定义为凡与用药目的无关,并为患者带来不适或痛苦的反应。输血也导致不良反应,如单位红细胞输注的发热反应风险为1∶60,输血相关循环负荷风险为1∶100,过敏反应风险为1∶250,输血相关急性肺损伤风险为1∶12 000[14-16]。血液及血液制品是一类特殊药物体现在:①能传染血液传播性疾病。这是不可避免的实验室检测"窗口期"和"漏检率"所造成的。如传播乙型肝炎病毒(1∶58 000)、丙型肝炎病毒(1∶8 000 000)和人类免疫缺陷病毒(1∶2 400 000)[17]。此外,还需要担心新出现或重新出现的经血传播的感染风险,如COVID-19、SARS-CoV、MERS-CoV、阮病毒、登革热病毒、西尼罗病毒传播等。②能引发免疫应答。从免疫学的角度而言,每一次同种异体输血都是一次同种异体的器官或组织移植,对患者都是一次免疫暴露,并引发人体的细胞免疫应答和体液免疫应答,这可导致移植物抗宿主病、溶血性输血不良反应、受血者免疫功能抑制而致肿瘤复发和感染增加等。输血工作者始终要意识到输血是一把非常锋利的"双刃剑",切忌滥用。在使用血液及其制剂前,一定要权衡利弊,趋利避害,做到"按功能需求,缺什么补什么;按最低需求,缺多少补多少"。

五、及时诊断和积极治疗原发病与共存病

输血往往是对症治疗,而不是对因治疗,故及时诊断和积极治疗原发病和共存病十分重要。例如,输血最多的贫血常常就不是独立的疾病。老年患者贫血常与多个衰老组织器官功能下降和慢性疾病导致的营养不良有关。对于达到贫血诊断标准的患者,只要血流动力学和全身供氧/耗氧平衡基本处于稳定状态,首选治疗措施并不是通过输注红细胞纠正贫血,而是积极寻找引起贫血的原因并治疗原发疾病。缺铁性贫血是老年患者最为常见的营养不良性贫血,常伴有胃肠道失血,萎缩性胃炎所导致维生素B_{12}缺乏和铁吸收不良,应及时进行全面胃肠检查和相应的原发病和共存病的治疗,同时补充铁剂和其他造血原料(如叶酸、维生素B_{12})等。衰老还使多能造血干细胞的反应减弱和肾脏EPO产生减少,必要时也可考虑给予EPO辅助治疗。在这些治疗的基础之上,若仍进展到严重贫血且伴有心血管功能不全、或严重缺血缺氧症状时才考虑红细胞输注治疗。

六、联合应用输血与非输血的方法或多靶点(机制)的输血方法

如前所述,输血的最终目的是治疗"血液功能不全",而血液常依赖于很多其他条件才能发挥正常的功能。所以,输血与非输血方法的联合应用十分重要。如抢救大失血患者时,为纠正贫血并改善全身供氧/耗氧平衡而输注红细胞时,同时应努力维持心输出量和动脉血氧饱和度并避免全身耗氧量增加,因为后三者也是维持全身供氧/耗氧平衡的关键因素。救治大失血患者时,虽然常常需要输注FFP和血小板以恢复血液的凝血功能,但还应注意患者的保温复温。因为,大失血极易导致体温下降,而凝血是一系列酶促反应,所有凝血因子在正常体温才能发挥其正常功能。

如同其他事物一样,基于任何机制的输血治疗都有其优点和局限性。临床医师应根据疾病的发病机制、病程进展和是否合并其他疾病等特点,利用不同机制的输血方法,互补其优缺点,采取同期联合使用不同机制的输血治疗方法,或前后序贯使用不同机制的输血治疗方法,来获得对疾病的最佳治疗效果。如采用血浆置换术治疗血栓性血小板减少性紫癜(TTP)时,选用正常人FFP为置换液会有更好的疗效。因为这样既可通过血浆置换术(利用去除机制)减少患者血浆中聚集血小板的成分,又可通过使用正常人的FFP(利用外源性替补机制)增加患者血浆中所缺少的、可抑制血小板聚集的活性成分,最终使患者的血液组成趋于正常,取得良好的治疗效果。又如,对于很多恶性肿瘤,单一方法的治疗方案难以达到满意的效果,人们正在探讨如何在规范的化疗、放疗和手术治疗的基础上,科学地结合输血领域的免疫细胞治

疗、单克隆抗体治疗和细胞因子治疗，制定更加优化的组合治疗方案，以获得更佳的治疗效果。

七、基于循证医学的理念，实现精准的个体化输血

循证医学的证据多是基于人群的研究，考察诊断手段、治疗措施或危险因素等对研究群体的影响，可为临床输血提供基本方案。但是，个体差异在生物群体中普遍存在。因此，对研究人群在统计学上有意义的诊治方案并非对所有个体患者都是最佳方案。这就催生了当代临床医学及其各分支学科，当然也包括输血医学学科的精准医学诞生与发展。早期“精准输血”用于表面抗原众多的红细胞输注，通过基因分型的方法选择与受者红细胞系统抗原抗体完全相合的供者红细胞输注，进而减少溶血等不良反应。其实，白细胞和血小板的表面抗原，以及血浆的成分也十分复杂。现代的“精准输血”不仅应包括所有成分血输注的抗原抗体精准相合，还包括用血审核及疗效评估的精准、输注时机和剂量的精准、输血相关治疗的精准等多个方面。只有基于循证医学的理念，推动精准的个体化输血，才能最大限度地实现输血“安全、高效、节源、减负”之目标。

与现代医学的其他分支相比，输血医学毕竟是一门年轻的学科。虽然在临床应用方面已有了长足的进步，但输血医学的基础研究还是比较薄弱，有关输血治疗机制的研究更少，我们目前也只能提出本章所述的初步归类方法。随着临床实践经验和基础科学研究成果的积累，对输血机制的认识必将更加全面和深入，其分类也会更加科学。这将为科学、安全、高效输血奠定更好的基础，为输血医学的发展开拓更为广阔的空间，为患者带来更多的福音。

（刘进　黄宇光　钱宝华）

参考文献

1. 王庭槐. 生理学[M]. 9版. 北京：人民卫生出版社，2018.
2. BASKETT TF, BLUNDELL J. the first transfusion of human blood[J]. Resuscitation, 2002, 52(1): 229-233.
3. KOCH CG, LI L, SESSIER DI, et al. Duration of red-cell storage and complications after cardiac surgery[J]. N Engl J Med, 2008, 358(12): 1229-1239.
4. CARSON JL, GROSSMAN BJ, KLEINMAN S, et al. Red blood cell transfusion: a clinical practice guidline from the AABB[J]. Ann Intern Med, 2012, 157(1): 49-58.
5. 付涌水，钱开诚. 血液成分的临床应用//付涌水. 临床输血[M]. 3版. 北京：人民卫生出版社，2013: 35.
6. ALDERSON P, BUNN F, LI W, et al. Human albumin solution for resuscitation and volume expansion in critical ill patients[J]. Cochrane Database Syst Rev, 2012, 6: 567-571.
7. DJORDJEVICH L, MILLER IF. Synthetic erythrocytes from lipid encapsulated hemoglobin[J]. Exp Hemotol, 1980, 8(5): 584-592.
8. MIKHAIL A. AND FAROUK M. Epoetin biosimilars approved in Europe: Five year on[J]. Adv Ther, 2013, 30(1): 28-40.
9. 李庶，刘进. 急性血细胞分离技术在心血管外科中的应用[J]. 心血管病学进展，1999，20(5): 309-312.
10. SCHWARTZ J, WINTERS JL, PADMANABHAN A, et al. Guidelines on the use of therapeutic apheresis in clinical practice-evdence-based approach from the Writing Committee of the American Society for Aoheresis: The Sixth Special Issue[J]. J Clin Aphre, 2013, 28(3): 145-284.
11. RAMSEY G, MINTZ PD. Transfusion Therapy: Clinical Principles and Practice[M]. 3rd ed. Bethesda: AABB Press, 2011: 339.
12. 田路. 实体器官移植患者的输血治疗//田兆嵩. 临床输血进展[M]. 成都：四川出版集团. 四川科学技术出版社，2010: 125.
13. World Health Organization. Clinical transfusion practice: guidelines for medical interns[EB/OL]. [2020-01-03]. https://www.who.int/bloodsafety/transfusion_services/ClinicalTransfusionPracticeGuidelinesforMedicalInternsBangladesh.pdf.
14. ZOU S, DORSEY KA, NOTARI EP, et al. Prevalence, incidence, and residual risk of human immunodeficiency virus and hepatitis C virus infections among United States blood donors since the introduction of nucleic acid testing[J]. Transfusion, 2010, 50(7): 1495-1504.
15. CLIFFORD L, JIA Q, YADAV H, et al. Characterizing the epidemiology of perioperative transfusion-associated circulatory overload[J]. Anesthesiology, 2015, 122(1): 21-28.
16. CARSON JL, GUYATT G, HEDDLE NM, et al. Clinical Practice Guidelines From the AABB: Red Blood Cell Transfusion Thresholds and Storage[J]. JAMA, 2016, 316(19): 2025-2035.
17. VILLANUEVA C, COLOMO A, BOSCH A, et al. Transfusion strategies for acute upper gastrointestinal bleeding[J]. N Engl J Med, 2013, 368(1): 11-21.

第四章

输血医学伦理

迄今，采血、输血、血液管理、无偿献血宣传、招募、血站能力建设等输血学领域仍然存在一些伦理问题，在输血学实践中蕴含着厚重的伦理道德思想。重视输血医学伦理的意义和价值，已成为广大输血医务人员的共识，而且国内已成立输血医学伦理专委会和伦理审查委员会。由此可见，输血医学（采血、输血、血液管理等）同医学伦理学关系密切、相伴共生、互补前行，医学伦理学（观念、理论、原则、规范）可为输血医学提供优秀思想理念、更好的制度文化、更具操作性的实践制度，为输血医学做出强有力地伦理辩护与支撑和优秀实践行为的伦理抉择，并且为制订相关法规、制度和规章奠定了伦理基础。下述医学伦理学的观念、理论、原则通用于医学领域，输血医学领域概莫例外。

第一节　医学伦理学概要

输血（献血）医学伦理是医学伦理的重要组成分支。医学伦理学是研究医学道德产生、性质、规律，并如何制定原则、规范和运用良心去调整医者行为与医疗人际关系的医学人文骨干学科；输血应用医学伦理学是研究输血学道德产生、性质、规律并如何制定原则、规范和运用良心去调整输血医者行为、人际关系的应用医学伦理学分支学科，它将医学伦理学理论、原则、规范转译并用于输血医学领域。医学伦理学及输血医学伦理的观念和理论不是先天地存在于人的头脑，而是来自人们对其实践的反思。医学伦理学的基本理论是指导医务行为（输血医务行为）的准则，是医务人员进行医务行为选择的主要伦理依据。

一、医学伦理学基本理论

（一）道义论与后果论

1. 道义论（deontology）　又称“义务论”，源自于希腊语 Deon 和 logos，意思是关于“善恶”或“应当”的学说。在输血医学伦理中，该理论以观念形态的义务和应当为出发点，要求输血医者应当按照某种主观上既定的原则，或主观上认定属于其中现象本身固有的正当性去行动，从而将其义务和责任主观化，上升为义务理念和规范，这是道义论现代输血医学伦理的重要特征。

（1）道义论的基本观点：义务论的“应当”问题，从理论到实践，显然都是医学伦理学始终关注的现实问题。医学伦理学所讲的“应当”，是医疗（包括献、采血与输血）、卫生保健服务实践的客观需要，是为使医疗、保健更好地服务于人民健康事业的道德要求。

（2）输血医学“准则论”：道义论在当今输血医学伦理中又可称为输血医学“准则论”。输血医学道德义务是输血医者在内心信念和道德责任感的驱使下，自觉履行对患者与社会应尽的职责。输血医学行为的目的不是为了获得某种权利或报偿，而是自觉地履行道德义务，在自觉、自愿的基础上形成医者内心信念和道德责任感，表现在输血医者应当做什么，不应当做什么，应当如何做才符合道德准则。

2. 后果论　又称“效果论”（consequentially），指判定人行为善恶与正误的标准是无须考察动机，只依据该行为后果的一种伦理理论。主要观点：行为功利论将效用原则直接应用于特定行为，把行为的价值是否带来有效用的后果，作为判定人的行为在伦理上正误的标准[1]。新义：当今许多人将效用归结为快乐或痛苦，这不完善，效用也应该包括友谊、爱情、献身、健康等，这种观点被称为“多元价值论”或“多元功利主义”或综合价值论。主张：一般而言，多元或综合价值应尽力追求与实现，尽量不偏废；尽量辩证、综合的全面应用后果论来评价人们的行为。如全因子成本/效益分析、风险评估等发展和应用都体现了这一点。

在实际工作中，我们广泛应用后果论来评价我们的行为，涉及输血的外科及麻醉科、血库与输血科的成本/效益分析、风险评估等发展和应用都体现了这一点。例如，我们说现行献血与输血政策能给大多数伤病员带来福利，那么对少数人（如无偿献血者的用

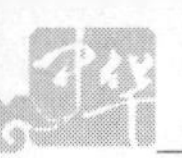

血和因地缘、供血缘而应输血但未能输血的伤病员）实施这个政策而受的损失应当如何处置；在这种情况下，我们必须考虑公正原则，对这些少数人给予必要的补偿（如需要时，给无偿献血者优先、无偿用血）。这说明，虽然后果论是广泛应用的理论，但也要看到和避免其不足之处。

（二）医学公益与公正论

医学公益论（the medicine theory of public interest）是一种强调以社会公众利益为原则，将社会公益与个人健康利益相统一的医学伦理学理论。医学公正论（the medicine theory of justice）是一种强调医疗卫生领域内应体现公平对待、均衡效益等的伦理理论。

1. 医学公益论的主要内容　①兼容观：公益论主张社会公益、集体公益与个人利益三者兼容，不排斥和轻视任何一方。②兼顾观：任何医疗行为都应当兼顾到社会、集体、个人的利益；当三者发生冲突时，如果不是以“非此即彼”的形式导致排斥性利益冲突，那么社会、集体无权做出否定个人正当利益的抉择，应尽量满足和实现个人利益；当冲突是以排斥方式产生时，应当从整体利益出发，贯彻社会优先的原则，个人无权损害社会、集体利益。③社会效益与公益观：医疗卫生服务效果好坏、大小，是通过医疗服务的经济效益和社会效益（公益）体现出来的。公益论强调经济效益与社会效益是辩证统一的关系，在医疗服务中，坚持经济效益与社会效益并重、社会效益优先的原则。

2. 医学公正论的主要内容　①坚持按照道义论的基本精神，从最高意义上肯定人人享有健康的基本权利，主张人人平等。②在具体分配（资源和利益的分配）时，按照需要来处理分配，相同需要可作相同的处理和对待，不同需要则可采用不同处理和对待，即坚持合理差等享权的原则。“人人平等”不等于“人人平均”。对血液资源使用、配置亦然。③福利性与商品性相结合，公正分配资源不等于无偿分配资源[1]。

3. 医学公益与公正论　新义：当今医学公益论强调在医疗服务中，把医学伦理关系扩展到整个社会，并提示人们不仅注意人类现在，而且前瞻于人类未来（代际伦理）；更远见地既注重卫生资源的合理分配与有效运用，又注意到保护和优化人类赖以生存的自然环境，为人类将来的繁荣昌盛创造条件。对此，输血学及其业界也概莫论外。

（三）生命质量与价值论

1. 生命质量与价值论概要　生命质量论与生命价值论（the view of life quality）主张以人的体能和智能等自然素质的高低、优劣为依据，来衡量生命对自身、他人和社会存在的价值，是一种强调人生命存在质量状态及其价值的观点及理论，又称“生命价值观”。生命价值论主张以个人对他人和社会的作用及意义的大小为标准，有效地控制人口数量及质量，以保证人类和谐生存与发展的生命观及理念。

2. 生命质量评价标准　个体/生物学、医学标准；个体/心理学、精神医学标准；授权/社会承认标准；QALY，DALY 卫生评价指标、理论。

质量调整生命年（quality adjusted life years，QALY）是考虑了由健康干预措施给患者带来的生存质量和生存时间，既可比较同一状态下不同医疗护理效果又可适用于任何人群健康、疾病干预间的比较，从而衡量、反映人们从治疗、护理、保健中获得的健康收益，并确定、引导社会卫生资源的需求、分配的最优化卫生评价理论与指标体系。QALY 是当今用在政策分析、卫生决策和疾病防治项目评价的主要评价手段之一。伤残调整生命年（disability adjusted life years，DALY）是对挽救生命后的生活能力及生命质量进行评定，采用每一个效用单位所消耗的成本进行分析，用于比较两个以上不同项目经济效果的卫生评价理论和指标体系。DALY 常用于对疾病负担和伤残的研究项目评价，世界卫生组织已经推荐在广义的成本-效益分析中应用 DALY，主要用于评价大范围内慢性病和致残疾病的可干预方案。

3. 生命价值与质量论的新义　生命质量与价值论较生命神圣论、道义论，有了较新的观点和内容，从理论与实践上弥补了后者的不足，其内容和特征表现在：①理念上更强调生命的相对价值和辩证下的综合价值；②在医疗价值观上更强调个体生命质量、价值的把控；③注重经济学视角下可操作的医疗价值及其实现；④相对重视社会学视角下可融合的医务价值及其实现。

二、医学伦理通行原则

医学伦理学的原则可分为基本原则与应用原则（关于相应的应用原则，将在本章相应部分介绍）。国内外通行的医学伦理学基本原则。

（一）尊重与自主原则

1. 尊重原则　尊重原则要求医患双方交往时应该真诚地尊重对方的人格，并强调医务人员尊重患者及其家属独立而平等的人格与尊严（狭义）。除了尊重患者人格外，还包括尊重患者利益、自主、隐私等（广义）。患者享有人格权，是尊重原则之所以具有道德合理性并能够成立的前提和基础。

2. 自主原则　自主原则指医师尊重患者的自主

性，保证患者自己做主、理性地选择诊治决策的伦理原则。自主原则实质是对患者自主（自主知情、自主同意、自主选择等）权利的尊重和维护。

（二）有利原则和不伤害原则

1. 有利原则　有利原则是把有利于患者健康放在第一位并切实为患者谋利益的伦理原则。有利，就是医务人员为患者做善事。这一原则在西方被称为“行善原则”。到了现代，有利于患者已成为医学伦理学首位、最高的原则。

2. 不伤害原则　不伤害原则指临床诊治过程中医者不使患者受到不应有的伤害。新义：由于医疗是双刃剑，医疗伤害带有一定的必然性；医疗的不伤害原则的真正涵义不在于消除任何科技不达所致伤害，而在于强调培养医者为患者高度负责、保护患者健康和生命的医学伦理理念和作风，正确对待医疗伤害现象，在实践中努力使患者免受不应有的医疗伤害和不加害患方。

（三）公平与公正原则

公平与公正原则指在医学服务中公平、正直对待患者的伦理原则。体现在人际交往公平和资源分配公正，即“平等对待患者”和资源分配时以公平优先、兼顾效率为基本原则，优化配置和利用医疗卫生资源。医疗卫生资源分配包括宏观分配和微观分配。微观分配主要指住院床位、贵重稀缺医疗资源（如骨髓、血液、干细胞、检测或治疗的高端仪器设备等）的分配[2]。

三、医学科技的进步与伦理的成长

（一）现代医学科技进展

1. 现代医学科技进展“组学”技术发展　基因组、转录组、蛋白质组、代谢组、表观遗传组、结构基因组等各类组学技术促进了“组学”技术在疾病防控和临床诊治的应用。①系统生物学技术（生物医学技术+智慧医学技术）发展：医学信息学、生物信息学和计算生物学技术以及相关智慧医学，高通量生物医学数据分析与文本挖掘技术等正在建立和发展。②纳米医学技术研究：纳米医学材料、药物靶向传递的纳米载体、纳米生物器件、纳米诊断试剂等核心关键技术及产品正在研发。③干细胞与再生医学技术研究：胚胎干细胞、成体干细胞、诱导多能干细胞等干细胞的分化发育技术如分离、鉴定、扩增、识别，干细胞治疗技术如植入人体及再生医学关键技术均在进行。④医学工程技术发展：新型电磁功能检测分析技术、高分辨率医学成像技术、分子生物医学诊断技术、医用植入/介入体技术，基于多模态融合影像介导的个体化手术规划、导航、定位技术等，以及将现代科学与传统医学理论相结合的中医生物医学工程技术等都在研发中。

2. 智慧医学及其医学伦理新特征　近年来我国正在加力互联网+医疗健康，即智慧医疗建设与实践。要摆脱“看病难、看病贵”“医者累、医业苦”的困境，一要靠契合IT、数字化的新时代医疗、保健科技发展，二要靠契合IT、数字化的新时代的医疗、保健的伦理进步（智慧+良心）。卫生信息化（healthcare information technology，HIT）或医疗信息化建设中包含了诸多智慧医疗的内容，HIT可分为：公共卫生信息化、医院信息化、社区卫生信息化等。智慧医疗服务内涵主要有：互联网医学继续教育；服务预约与双向转诊；远程疑难病例会诊；远程联合门诊；远程医学影像诊断；远程联合查房。这些更能体现医疗服务的伦理性公益价值。

智慧医疗的发展和应用更加深了医学伦理学的现代内涵，并通过重构医疗程序和助力医疗服务新业态发展，在带给患方伦理利益的同时，也产生了新的医学伦理学问题。智慧与数字化医疗赋予医疗行业新变革和新特征：数字化医疗是把现代计算机技术、信息技术应用于整个医疗过程的一种新型现代化医疗方式，是公共医疗的新发展方向和管理目标。数字医疗设备从一维信息的可视化，如心电图（ECG）和脑电图（EEG）等重要的电生理信息；到二维信息，如CT、MRI、彩超、数字X线机（DR）等医学影像信息；进而三维可视化，甚至可以获得四维信息，如实时动态显示的三维心脏。数字医疗的科技和医学伦理的特征：医疗设备的数字化；医疗设备的网络化；医院管理的信息化；医疗服务的个性化和一种新式的人性化（伦理性）。数字医疗的优势：数字化医疗的实施不仅可以较大提高医院的诊疗质量、提高服务效益，而且对提高医院未来竞争力会产生重大影响，同时可使医院管理透明度增强，赢得患者信任，维护医院的良好社会形象。

（二）医学科技进步与医学伦理的成长

当今和未来，在医学观念、模式、科技、人文、制度等转变的同时，我们更需要相应医学伦理的成长。

1. 建立更好的医患关系与医学伦理的成长　期望更好的医患关系是要依托更好的医疗卫生制度和医学人文表现（符合医学伦理的医学行为）才能实现。未来，医疗卫生事业将从以防病治病为主，逐步转向以维护和增强健康、提高人的生命质量为主。医学对象将从以患者个体为主的模式，逐步转变成为面向整体人群及其健康的模式。

2. 强化信息科技与医学伦理的同步成长　当今，作为医学咨询或医疗、预防等辅助手段的电子医疗和网上医院将会进入医疗领域。但必须强调，无论科学如何发达，诊断或治疗手段多么先进，电子医疗、远程会诊等都不能完全代替最基本的医师与患者面对面直接诊疗。医学科技与医学伦理应当同步成长。

3. 医学疆界的突破与医学伦理问题　应对未来，医学疆界将从“出生到死亡”扩展为“生前到死后”，如胎儿学科、器官利用、死后生殖等，这也会涉及医学伦理问题的应对。

4. 人口老龄化及其医学伦理问题凸起　老龄人群除了心脑血管疾患、癌症、糖尿病、帕金森病以外，还有近10%不同程度的老年性痴呆，而老年妇女几乎都有不同程度的骨质疏松。面对人口老龄化带来的卫生资源配置、使用不足等医学伦理问题凸起，如果不尽早采取有效措施，未来结果令人堪忧。

5. 高新医学技术及其应用的医学伦理风险　医学新理论、新技术将持续推动医学向前发展（如基因诊断与治疗、细胞免疫治疗），但也带来一些严峻的医学伦理问题，如胎儿基因改造事件。人类基因组学和神经科学的进步，精神疾患的发生机制及其防治方法的研究新突破，干细胞的保存、增殖及应用技术，在相当大的程度上将会引发医学领域的重大变革，也必将产生新的医学伦理、医学经济、医学社会问题，这些问题的解决都需要医学伦理的进步。

第二节　输血医学伦理概要

临床常规输血治疗具有特殊性，即治疗用血源于他人捐献。为了向临床提供最安全、最适当的血液和血液成分，采、供血机构所承担的献血服务和输血医学研究实践中的伦理问题不可避免，应积极化解。

一、输血医学伦理概述

（一）国外输血医学伦理问题

输血不仅是一种特殊的医学治疗手段，同时也会有极低概率的不良反应等风险发生。1985 年 4 月美国累计 226 例获得性免疫缺陷综合征患者中，因血友病输血和使用凝血因子的患者 199 人，占 88.05%。通过输血感染获得性免疫缺陷综合征不仅在美国，而且在世界各地发现。1985 年 9 月西欧 21 国报告获得性免疫缺陷综合征 1 573 例，因血友病输血或使用凝血因子而感染的患者 88 人，占 5.59%。发展中国家因输血而感染获得性免疫缺陷综合征的比率甚至更高，1992 年非洲因输血所致获得性免疫缺陷综合征患者约占全部病例的 10%。这些事例表明，在过往的输血中也存在违背最优化、有利与不伤害等医学伦理原则的现象，其原因在于相关科学的不足和伦理的缺失。不过，近年来这种现象已发生根本性转变，目前发达国家通过输血感染获得性免疫缺陷综合征的比率只有百万分之一。

（二）国内输血医学伦理问题

当今，国内的主要输血医学伦理问题是极少数不合理地输血。在我国前些年的民事案件中，医疗纠纷案件的例数过去呈现逐年上升趋势，其中因采血、输血等造成的医疗纠纷和医疗差错占一定比例。有一组来自南京市医学会的数据显示，在过去的 5 年中，仅该市血液中心每年就接到患者投诉超过 10 多起。过去，通过输血而感染人类免疫缺陷病毒是最早的获得性免疫缺陷综合征病例之一。虽然这方面状况如今有根本性转变，但医务人员在输血工作中也必须继续遵循输血学应用伦理原则，如最优化、有利与不伤害、知情同意等应用原则。

二、输血医学伦理概要

（一）临床医学伦理

如果将医学伦理分为理论伦理与应用伦理两个部分，临床医学伦理和输血医学伦理应归属应用伦理部分。输血医学伦理属于临床医学伦理的一个重要部分，临床医学伦理主要包括知情同意、医疗最优化、医疗保密和生命价值观等内容。现行临床医学伦理原则无疑适用于输血医学伦理问题的应对。实践中，输血医务工作者既应遵从下述应用性输血医学伦理原则，也应履行由它们衍生出的输血医学道德与法律规范。

（二）输血医学伦理原则

1. 知情同意原则　知情同意（informed consent），亦称“知情后同意”（last informed consent），是自主权的具体表现形式，是临床诊疗工作中处理医患关系的基本伦理准则之一。知情同意指在医疗卫生服务过程中，医务人员行医时必须向患者提供（告知）诊断结论、治疗方案（输血方案）、病情预后以及治疗费用等方面真实、充分的信息，尤其是诊治方案的性质、作用、依据、损害、风险以及不可预见的意外等情况，使患者和/或家属经过思考并理解后，自主做出选择，并以相应的方式表达其接受或拒绝此种治疗方案的意愿或承诺。

2. 医疗最优化原则　医疗最优化原则（principle of best medicine）指在临床实践中，诊疗方案的选择和实施应追求以最小的代价获取最大效果的决策，也叫

"最佳方案原则",是行善原则、不伤害原则在临床工作中的具体应用。如药物配伍中首选最优药物、外科手术方案的最优化、辅助检查手段的最优化、告知患者病情方式的最优化、晚期肿瘤患者治疗的最优化等。在输血学,也可认为是最佳采、输血原则。医疗最优化原则的主要内容:疗效最佳、损伤最小、痛苦最轻、耗费最少。

3. 医疗保密原则　医疗保密(medical confidentiality)通常是指医务人员在医疗卫生服务过程中不向他人泄露能造成医疗不良后果的有关患者疾病的隐私。一是保护"患者疾病的隐私";二是"不向他人泄露";三是"医疗不良后果",是指泄露患者此类隐私会直接或间接损害其身心健康及人格、尊严和声誉等。医疗保密的伦理条件:医疗保密的实施必须以不伤害患者自身健康与生命利益为前提;医疗保密原则的实施不伤害无辜者利益;恪守医疗保密原则必须满足不损害社会利益的伦理条件;遵循医疗保密原则不能与现行法律相冲突。医疗保密的内容:①为患者保密。医方保守患者不愿透露的个人生活方式、行为习惯、生理、心理等方面的隐私和诊疗中的有关患者疾病性质、预后情况、生理缺陷等方面的医疗相关秘密。②对患者保密。医疗保密也是临床上常见的一项保护性医疗措施,对患者保密的目的,就是对一些暂时不宜公开、未定或过程中的信息暂不告知患方。值得指出的是医学界对这种做法也存在着争议。

4. 协作原则　协作原则(principle of each help)即医学服务中(包括采、输血服务)医-医、医患互相合作、互相帮助的伦理原则。在医-医、医患关系中,它要求医务人员共同维护患者利益和社会公益;彼此平等,互相尊重;彼此独立,互相支持和帮助;彼此信任,互相协作和监督;互相沟通交流,共同提高和发挥优势。

三、输血医学的伦理问题及其规范

近些年来,随着细胞分离机的问世和成分输血的普及,输血医学的发展有了很大提高。在人血救人命的历史上,输血科技的每一次进步,都给患者带来福音,但不可预知的副作用,尤其是输血传播的疾病仍给极少数患者造成了不应有的伤害。而这种纯技术上的探索,在历史上也带来某些不良后果,如 1991 年 10 月,法国《世界报》报道输血带来了获得性免疫缺陷综合征,该报道不仅掀起了法国当年的政治危机,而且也引起了全世界关注输血所带来的法律和伦理问题。

在过去的输血历史中,也有对医学伦理原则的违背。其原因既有不科学、伦理缺失等背后的利益使然,也有制度伦理、组织伦理、管理伦理等问题,还有救命要紧、血液资源紧缺等因素的影响。多年来中国政府不惜投入大量资金,对献血者血样的核酸检测覆盖全国,输血风险已降至最低。今天临床所用的血液比历史上任何时候都安全。

(一) 输血伦理问题

1. 输血选择的主要伦理问题　很早之前,人类对血制品的需求只停留在食用的层面。实际上,在人类与疾病的斗争史上,很早之前就有放血和补血疗法,日本人钟情于温热的熊血,认为这是上好的补品,中国人则视鹿血为珍贵补品。而人类将输血作为治疗疾病的一种方法,萌芽于 17 世纪。

任何输血都有一定风险,为保证输血安全,输血前必须做三项检查,即血型鉴定、抗体筛选和交叉配血试验。在美国,几乎所有法律规定三种输血来源:同源输血、自体输血和指定输血。1989 年,加利福尼亚州颁布第一个 *Mandatory Notification of Transfusion Alternatives*(MANTRA)法案,即《输血替代品的强制性的通知》立法。1991 年新泽西州通过了类似立法。另外 8 个州提出了法案,但未通过。尽管血液供给的安全性提高,美国许多州的法案要求制定新的知情同意文件和使公共卫生部门参与实施新的管制输血规划。这些法案要求医师在术前向患者提出有关他们输血选择及其正反面的建议,规定医师(尤其是外科医师)有责任在输血成为必需时,告诉患者除同源输血外的其他选择。

华盛顿的美国医师协会 1993 年建议所有人同他的医师讨论自体输血选择,在钱包中带一张卡片:"保证在急诊时使用自己的血"。美国红十字会和美国血库协会则反对 MANTRA,他们认为就输血选择教育患者是医师的责任,通过医学教育比通过国家立法更有效,并且反对立法规定对同源输血和自体输血收取同样费用,因为自体输血时,在住院期间或出院后几星期内必须追踪患者。内科医师和外科医师一般反对额外的义务性知情同意,认为这是对医患关系的侵犯。一个患者感染获得性免疫缺陷综合征的危险只有千分之一,其他治疗选择危险更大,因此并不需要特别的知情同意。虽然中国的情况与美国有所不同,但扩大输血来源的选择,对预防人类免疫缺陷病毒的传播是有利的。输血挽救了无数危重患者的生命,但少数宗教信仰者在自己或其家属急需输血时却拒绝输血治疗。我国 2012 年 8 月 1 日起施行的《医疗机构临床用血管理办法》(卫生部令　第 85 号)第 21 条已对因抢救生命垂危患者需要紧急输血,且不能取得患者或者其近亲属意见做出明确规定。

2. 输血过程的主要伦理问题 大量输血的主要不良反应：大量快速输入冷藏血液可引起严重的低体温；大量快速输血时，不同的病情可产生不同的电解质、酸碱平衡紊乱，如在理论上大量快速输血可引起高钾血症；当患者在低体温、肝功能障碍和休克时，机体对柠檬酸的代谢减慢，在输入大量含柠檬酸钠抗凝剂的血液或血浆时可发生柠檬酸中毒，其毒性主要是钙离子被过分结合所致；大量输入库血时可引起稀释性血小板减少症，如同时伴有低温和酸中毒则更加重患者的凝血功能障碍[3]。输血带来的危险：1993 年美国血库协会通过问卷调查发现，50%的人担心通过接受输血而感染获得性免疫缺陷综合征。知情同意问题：1986 年美国血库协会（代表 2 370 家独立的血液收集中心）建议在任何手术或输血前征得知情同意，并记录在案。因为许多因输血感染获得性免疫缺陷综合征的诉讼案都涉及未能获得知情同意。

3. 输血结果引发的主要伦理问题 输血结果引发的主要伦理问题表现在患者通过输血而感染疾病，如历史上曾出现的与输血可能相关的人类免疫缺陷病毒、肝炎病毒感染。

（二）输血伦理规范及其应用

无疑，输血是医疗救助工作的主要手段之一，其临床价值具有不可替代性。然而，由于各国相关伦理、法律规范的滞后和政府重视程度的不一，由输血引发了一些伦理问题。回溯我国这方面的法律条文就不难发现，从 1993 年起，卫生部第 29 号令就颁布了《采供血机构和血液管理办法》，同时附带《血站基本标准》和《供血者健康检查标准》。1998 年《中华人民共和国献血法》颁布以来，我国医疗机构输血工作也逐渐规范，近年来陆续出台了《医疗机构临床用血管理办法》和《临床输血技术规范》。但是，有了法律条文的完善，并不意味着临床输血工作步入了坦途。事实上，有了更多伦理的辩护和从业医者良心的支撑及做出良善行为，好的法律也就会被很好地真正践行。

1. 国际输血的主要伦理规范及内容 《献血和输血的伦理规范》（*A Code of Ethics for Blood Donation and Transfusion*）是国际输血协会（International Society of Blood Transfusion，ISBT）的道德委员会（Standing Committee on Ethics）起草的，旨在限定输血医学领域必须遵循的伦理规范和原则。2000 年 7 月国际输血协会通过了《献血和输血的伦理规范》，2006 年 9 月做了修订。十几年来，该文件对指导各国在采供血工作中遵循伦理规范起到了重要的作用。2017 年年初 ISBT 执行委员会决定对该规范做重大的修订，由 ISBT 伦理委员会常委会（Standing Committee on Ethics）起草新版规范，并改名为《输血医学伦理规范》。ISBT 在其官网征集了会员对新版规范的意见，并做了必要的修订或说明。2017 年 6 月 20 日在哥本哈根举行 ISBT 地区会议期间，ISBT 会员大会讨论通过了新版规范。2017 年 9 月 12 日 ISBT 正式公布了英文、中文等六种语言版本的《输血医学伦理规范》[4]。与旧版规范相比，新版规范的主要变化：首先，新规范增加了“介绍”章节，提出愿景，构建了伦理规范的特定原则；其次，新规范的管理职责部分明确了卫生行政部门和政策制定者的职责，因为他们是血液供应全局性规划的制定者，管理职责的概念是基于纳菲尔德生物伦理委员会关于《人体：为医学和研究捐赠》的报告；再次，关于条款细则的陈述与伦理原则相一致，同时阐明了为什么伦理原则是重要的；另外，新规范提供了一系列脚注，以提供正文中内容的信息来源；新规范对“必须”还是“应当”的使用作了审慎的思考和解释，“必须”指的是强制性，“应当”指的是视情况而定，部分条款必须明确某些内容是强制性的；最后，新规范将部分原则重新归类，比如，血液和血液制品是公共资源，血液的获取应以临床需求为原则，该部分内容现归为管理职责部分。新版规范的内容以自主、善行、公平、不伤害和尊严为伦理规范的核心，强调了输血的决定应当以真正的临床需求为基础。新版规范将指导和规范全国采供血行业的伦理工作，促进采供血事业可持续并健康发展。

国际《输血医学伦理规范》（以下简称《规范》）的主要内容：定义了一些伦理及专业原则，认为这些原则能加强血站的建立和提升活动能力。本《规范》还为采供血领域的从业人员确定了伦理及专业标准。如：提供安全、有效和充足的血液和血液制品（以下简称“血液”）及其对患者的最佳使用，是现代医学实践的基础；血液是来源于人体的医疗资源，其可获得性有赖于献血者的奉献；献血者出于利他目的献血，而不牟取个人的物质利益。因此，尊重献血者的奉献以及他们献出的血液极其重要。必须采取所有合理的步骤来保护献血者的健康和安全，必须采用适当的安全措施确保这些血液制备的制品被恰当和公平地用于患者。ISBT 支持《人权和人类尊严保护公约》中有关“生物学和医学应用：人权和生物医学公约（奥维耶多公约 1997）”[5]的原则，支持世界卫生大会“关于人类血液和血液制品使用和供应的决议”中的意见。基于此，我们强调在自愿无偿献血原则的基础上建立和发展血液服务的重要性。血站为患者提供血液，向临床医师提供信息和咨询，以支持血液的合理使用。献血者和患者的权利和责任同等重要。献血者的健康、安全和福祉不能因为满足患者的需要而受到损害。《规范》概述了输血医学领域专业人员对献血者和患者的责任。这些责任与公认的四项生物医学伦理学原则一致:自主、不伤害、善行、公平。还有另一项特别的原则:尊严。尊严覆盖了所有四项原则,特别适用于献血者。《规范》还包括了一系列为卫生行政部门所用的与血液供应管理有关的叙述。ISBT期望本领域专业人员在他们可控范围内遵循《规范》的原则。"血液"是指采集的人类血液,包括全血和单采的血液成分以及造血干细胞,用于直接输注给患者或用于制备为人类所使用的血液制品。"献血者"指任何自愿捐献血液或血液成分的人。"血站"指任何负责献血者招募、血液采集和检测(无论预期用途),以及血液加工、储存和向临床发放过程中任何方面工作的机构或团体。"专业人员"是指从事血站或临床用血相关工作的专业人员。与患者有关的伦理原则:①自主。患者除了获得公平的治疗外,其自主权也需要得到尊重。决定输血应当是为了患者的利益,避免对患者造成不必要或不合理的伤害。②知情同意。在可行的情况下,输血前应获得患者的专门同意。同意必须是在知情基础上的,因此要向患者提供输血的已知风险和益处,以及任何可能的替代疗法等信息,以便患者决定接受或拒绝输血治疗。上述信息必须以能被潜在受血者理解的方式提供。在不能得到患者知情同意的特殊情况下,决定输血治疗的基础必须符合患者的最佳利益。尊重任何提前表达的有效意愿。③善行和不伤害。患者有权得到有尊严的治疗,因此需要输血的决定应基于真正的临床需求。输血治疗必须在有能力的注册医务人员的全面负责下进行。如果在输血后有信息表明患者有可能,或已经受到输血的伤害,应当告知患者。④保密。患者及其接受治疗的信息应当予以保密管理。⑤公平。在相同的医疗条件下,患者应当得到公平的治疗。这意味着与输血相关的医疗决策应当基于现有的最好的证据和治疗方案(基于当地的卫生保健状况)。在当地卫生系统的条件下,患者应当获得最适合的血液制品。只要有可能,患者应当尽可能只接受临床上最适合且最安全的特定血液制品(全血、血细胞、血浆和血浆制品)。开具输血处方不应当受经济利益驱动。

2. 中国的输血主要伦理规范及应用　卫生部于1999年颁布了《医疗机构临床用血管理办法(试行)》,2012年进行了改版。旧版无章,22条(部发文);新版六章,41条(部长令)。旧版不足之处:法律责任不明确,无罚责。新版特点:一是健全组织管理;二是明确管理要求;三是强化管理制度;四是推进自体血回输等血液保护技术;五是加大监督管理处罚力度。新版和旧版最为显著的区别是,新版提升了法律地位,强化了法律责任。

自2012年8月1日起施行《医疗机构临床用血管理办法》(卫生部令 第85号)主要内容:①二级以上医院和妇幼保健院应当设立临床用血管理委员会并履行以下职责。认真贯彻临床用血管理的相关法律、法规、规章、技术规范和标准,制订本机构临床用血管理的规章制度并监督实施;评估确定临床用血的重点科室、关键环节和流程;定期监测、分析和评估临床用血情况,开展临床用血质量评价工作,提高临床合理用血水平;分析临床用血不良事件,提出处理和改进措施;指导并推动开展自体输血等血液保护及输血新技术;承担医疗机构交办的有关临床用血的其他任务。②输血科及血库的主要职责。建立临床用血质量管理体系,推动临床合理用血;负责制订临床用血储备计划,根据血站供血的预警信息和医院的血液库存情况协调临床用血;负责血液预订、入库、储存、发放工作;负责输血相关免疫血液学检测;参与推动自体输血等血液保护及输血新技术;参与特殊输血治疗病例的会诊,为临床合理用血提供咨询;参与临床用血不良事件的调查;根据临床治疗需要,参与开展血液治疗相关技术;承担医疗机构交办的有关临床用血的其他任务。③临床用血管理。医疗机构应当使用卫生行政部门指定血站提供的血液;医疗机构科研用血由所在地省级卫生行政部门负责核准;医疗机构应当配合血站建立血液库存动态预警机制,保障临床用血需求和正常医疗秩序;医疗机构应当科学制订临床用血计划,建立临床合理用血的评价制度,提高临床合理用血水平;医疗机构应当对血液预订、接收、入库、储存、出库及库存预警等进行管理,保证血液储存、运送符合国家有关标准和要求;医疗机构接收血站发送的血液后,应当对血袋标签进行核对。符合国家有关标准和要求的血液入库,做好登记;并按不同品种、血型和采血日期(或有效期),分别有序存放于专用储藏设施内。医务人员应当认真执行临床输血技术规范,严格掌握临床输血适应证,根据患者病情和实验室检测指标,对输血指征进行综合评估,制订输血治疗方案。建立临床用血的申请管理制度:同一患者一天申请备血量少于800ml,由具有中级以上专业技术职务任职资格的医师提出申请,上级医师核准签发后,方可备血;同一患者一天申请备血量在800~1 600ml,由具有中级以上专业技术职务任职资格的医师提出申请,经上级医师审核,科室主任核准签发后,方可备血；同一患者一天申请备血量达到或超过 1 600ml，由具有中级以上专业技术职务任职资格的医师提出申请，科室主任核准签发后，报医务部门批准，方可备血。以上用血申请的相关规定，不适用于急救用血。④主要伦理要求。在输血治疗前，医师应当向患者或者其近亲属说明输血目的、方式和风险，并签署临床输血治疗知情同意书。因抢救生命垂危的患者需要紧急输血，且不能取得患者或者其近亲属意见的，经医疗机构负责人或者授权的负责人批准后，可以立即实施输血治疗。

《关于印发〈临床输血技术规范〉的通知》（卫医发〔2000〕184 号）的主要内容：①总则。血液资源必须加以保护、合理应用，避免浪费，杜绝不必要的输血；临床医师和输血医技人员应严格掌握输血适应证，正确应用成熟的临床输血技术和血液保护技术，包括成分输血和自体输血等；二级以上医院应设置独立的输血科（血库），负责临床用血的技术指导和技术实施，确保贮血、配血和其他科学、合理用血的执行。②输血申请。申请输血应由经治医师逐项填写《临床输血申请单》，由主治医师核准签字，连同受血者血样于预定输血日期前送交输血科备血；决定输血治疗前，经治医师应向患者或其家属说明输同种异体血的不良反应和经血传播疾病的可能性，征得患者或家属的同意，并在《输血治疗同意书》上签字。《输血治疗同意书》入病历。无家属签字的无自主意识患者的紧急输血，应报医院职能部门或主管领导同意、备案，并记入病历；术前自身贮血由输血科（血库）负责采血和贮血，经治医师负责输血过程的医疗监护。手术室内的自身输血包括急性等容性血液稀释、术野自身血回输及术中控制性低血压等医疗技术由麻醉科医师负责实施；亲友相互献血由经治医师对患者家属进行动员，在输血科（血库）填写登记表，到血站或卫生行政部门批准的采血点（室）无偿献血，由血站进行血液的初、复检，并负责调配合格血液；患者治疗性血液成分去除、血浆置换等，由经治医师申请，输血科（血库）或有关科室参加制订治疗方案并负责实施，由输血科和经治医师负责患者治疗过程和监护；对于 Rh（D）阴性和其他稀有血型患者，应采用自身输血、同型输血或配合型输血；新生儿溶血病如需要换血疗法的，由经治医师申请，经主治医师核准，并经患儿家属或监护人签字同意，由血站和医院输血科（血库）人员共同实施。③其他。如受血者血样采集与送检，交叉配血，血液入库、核对、贮存，发血，输血等方面的规定和要求，详见“血液相关法律法规”。

第三节　献血相关伦理概要

捐血（浆）者不从献血而得到物质利益。因此，采血方应当遵循不伤害原则，让献血者可能受到的伤害越小越好，并无论何时都必须尊重献血者及潜在献血者的自主权和尊严。

一、献血的伦理原则及其应用

根据 WHO《2016 年全球血液安全和可获得性现状报告》，目前：一是中国的自愿无偿献血比例已达到 96.3%；二是血液安全水平显著提高；三是临床合理用血的状况明显改善。但是，这并不意味着输血工作从此高枕无忧，因为自从输血作为一项独立的医疗技术以来，从最初的萌芽到今天的日渐成熟，其发展道路都是坎坷不平的，在献血中如何遵循和落实献血的应用性伦理原则依然是献血的重大课题。

（一）尊重原则

对应于献血的尊重原则，指献血过程中强调医务人员尊重献血者独立而平等的人格与尊严和权利、自主、保护隐私等。尊重原则的实现取决于自主的落实，输血医务人员实现自主原则，必须处理好献血者自主与医方做主之间关系，尤其要正确运用医疗干涉权。

（二）知情同意原则

对应于献血的知情同意是指献血者有权知晓献血的相关信息，并对是否献血有决定取舍的自主权（无偿、自愿、自主）。知情同意应该建立在“知情”的基础上。“知情”应该满足如下伦理条件：提供信息的动机和目的完全是为了当事人和社会的利益；提供让当事人做出决定的足够信息；向患者作充分必要的说明和解释。遵循原则：无偿与自愿、自主；因人而异；保护性；少而精。医务人员对于献血的性质、作用、依据、损伤、风险以及不可预测的意外等情况，有义务向当事人作充分的、简明的说明和解释。根据《中华人民共和国献血法》有关精神，当事人在知情的基础上做出某种许诺或承诺即“同意”，“同意”应具备如下伦理条件：当事人有自由选择的权利，即当事人在献血过程中的选择、决定不受他人或其他因素的干扰；当事人拥有同意的合法权利并符合伦理条件（当事人作自主决定的年龄必须达到法定要求并具有完全的民事行为能力）；当事人有充分的理解能力，这是指当事人自身的心智条件。

（三）保密原则

1. 献血保密的内容　献血保密指保守当事人隐

私和秘密,即为当事人保密。

2. 献血保密的伦理意义　①献血保密体现了对当事人隐私权,对其人格和尊严的尊重。②献血保密是良好双方关系维系的重要保证,是取得当事人信任和主动合作的重要条件。③献血保密是行善原则在献血中的具体应用,其保密发挥的保护性就是趋善、向善、至善的具体体现。

(四) 有利和不伤害原则

1. 有利原则　应该具体体现在树立全面的利益观,真诚关心献血者以生命和健康为核心的客观利益(止痛、康复、节省等)和主观利益(正当心理学需求和社会学需求的满足等);提供最优化服务,努力使献血者受益,即解除由献血引起的疼痛和不适,努力预防或减少难以避免的伤害;对利害得失全面权衡,选择伤害最小的献血;坚持公益原则,将有利于献血者同有利于社会成员的健康公益有机统一起来。

2. 不伤害原则　对医方的具体要求强化以献血者为中心的动机和意识,坚决杜绝有意伤害;恪尽职守,千方百计防范无意但却可知的伤害以及意外伤害的出现,不给献血者造成本可避免的身体上、精神上的伤害;正确处理审慎与胆识的关系,经过伤害/受益的比较评价,选择最佳献血方案,并在实施中尽最大努力,把不可避免但可控伤害控制在最低限度之内。

(五) 公平与公正原则

在献血实践(即献血过程)中,应用公平原则时,应注意以下几个问题:公民临床用血时只交付用于血液的采集、储存、分离、检验等费用;具体收费标准由国务院卫生行政部门会同国务院价格主管部门制定。无偿献血者临床需要用血时,免交前款规定的费用;无偿献血者的配偶和直系亲属临床需要用血时,可以按照省、自治区、直辖市人民政府的规定免交或者减交前款规定的费用。

二、采血的伦理问题

(一) 血源的伦理问题

从宏观角度看,我国无偿献血比例较过去有较大提高,我国血液的采集工作已从原来的有偿献血平稳地过渡到无偿献血,这意味着在临床用血的源头,基本实现了血源的合法化以及采血的科学性。

"血液紧缺"现象。尽管情况有极大好转,但"血液紧缺"总体仍然存在,特别是稀有血源紧缺仍较严重。关于用血紧张问题,我国用血量每年平均以10%的速度递增,血站所能采到的血液有时难以满足临床需求,用血紧张时有所闻。缓解用血紧张,除"开源"和"节流"并举外,临床用血应受到更好的监督与管控。其对策是大力提倡成分输血;限制不必要的输血;大力提倡自体输血;用药物替代输血;开创无血外科手术;购置床旁快速检测设备,使术中输血不再凭经验;关键是临床医师应有用血"节流"意识。

(二) 采血的伦理问题

采血的主要伦理问题关键在于:做好无偿献血的动员组织工作;管控血站违反有关操作规程和制度采集血液;保障献血者和用血者的身体健康;规范血站性质、设立程序、设施条件及服务水准;规范采供血行为;规范医疗机构临床用血;在献血、采血、储血、验血等采、供血各环节中,如果法律主体有违法行为,要界定如何担责;保证献血者血液检测标准,如血型、血比重筛选;做好丙谷转氨酶、乙型肝炎表面抗原、丙型肝炎病毒抗体、人类免疫缺陷病毒抗体检测及梅毒试验等;控制采血量。

(三) 血液供应的伦理问题

在临床治疗中,血液有着不可替代的作用,而且需求越来越大。血液供需失衡和原料紧缺引起的市场伦理问题:20世纪90年代,单采血浆曾引发疾病传染事件,促使地方政府敲响警钟、严格管控,单采血浆站建设逐步遇冷。因国内单采血浆量较大的一些单采血浆站的突然关闭,影响了资源供给,加剧了血液供应的紧张。单采血浆站数量减少和审批难,成为国内血液生产所面临矛盾的一个缩影。在血液短缺的背景下,主管部门对设置单采血浆站的呼吁,与地方政府出于监管、安全等因素对单采血浆站设置的限制,成为单采血浆站建设中的一个僵局。近几年来,随着单采血浆技术的进步和采、供血浆体系的完善,由血浆采集或血液制品引发的疾病传播已十分罕见。随着经济社会发展和临床适用证的增加,国内血液的供需缺口不断扩大,目前血液的供应仍十分紧张。有业内人士表示,越来越多的重大疾病正急需血液,如人血白蛋白适用于癌症化疗或放疗患者、低蛋白血症、烧伤、失血创伤引起的休克、肝病、糖尿病等;人免疫球蛋白适用于预防麻疹和传染性肝炎;组胺人免疫球蛋白,可用于预防和治疗支气管哮喘、过敏性皮肤病、荨麻疹等过敏性疾病。

关于经济优先还是伦理优先的问题。1978年日本厚生省批准从美国进口血液制剂后,各大制药公司一哄而上,日本血液制剂的进口量直线上升。据统计,仅1979—1983年日本进口血液量就增长了4倍。日本绿十字制药公司占进口总量的60%,1982年该公司设在美国的26个采血站中有2个因发现人类免疫缺陷病毒而被迫关闭,结果日本约4 000多名血友病患者中1 800人因输入血液而染上人类免疫缺陷病毒，其中近400人因患获得性免疫缺陷综合征而丧生。此案例的相关公司违背了尊重与自主、最优化、有利与不伤害等医学伦理原则。

印度孟买血液中心在1992—1994年提供的血液污染了人类免疫缺陷病毒，供给至少10家市医院，中心职员还在黑市出售污染血液，该中心30%的血液来自专业供血员，这些人中许多感染了人类免疫缺陷病毒，印度红十字会现已关闭该中心。1986年美国报告有1 200名接受输血者和500名血友病患者因输血或凝血制剂而感染获得性免疫缺陷综合征，占全部获得性免疫缺陷综合征患者的3.5%。1985年抗体检测才被应用，但1983年3月美国卫生部就开始要求血液中心对供血者的高危生活方式进行预筛。供血前的筛查基于获得性免疫缺陷综合征的流行病学知识，要求供血者阅读教育材料，对特殊的生活方式问题做出回答。这些措施成功地减少了高危供血。

三、献血的伦理规范及其应用

（一）国际伦理规范概要

《输血医学伦理规范》（国际输血协会2017年6月20日通过）中与献血者有关的伦理原则：任何时候都必须尊重献血者及潜在献血者的自主权和尊严。献血者不从捐献中得到物质利益，因此，应当遵循不伤害原则，让献血者可能受到的伤害越小越好。①自主和知情同意、保密。献血者必须明确表示同意捐献血液，献血者应在知情的基础上同意。知情的信息包括与献血有关的所有已知风险、血液后续的合法使用，以及献血者和献血相关信息的保密管理。知情同意应当包括的相关信息，如捐献的血液制备产品可能会用于商业目的，血液可能被用于研究、质量控制或其他目的。献血者提供的信息和由献血产生的信息（如相关检测结果）必须进行保密管理。在公布此类信息之前，应当事先告知献血者。②尊严和不伤害。必须施行献血者筛选标准以保护受血者和献血者健康。献血者必须明白他们有责任不伤害受血者；如果献血者受到或者可能受到伤害，或任何有关其献血的检测结果或信息提示其健康受到影响时，必须告知献血者。如为了增加血液中特定成分的浓度或其他原因而对献血者施用任何物质或药品，必须考虑到这些决定对献血者本身的利益。因此，只有在有充分的证据表明对受血者有特别益处，或在进行得到伦理委员会认可的研究时，并且献血者已经被告知所有已知的风险，而这些风险都被尽可能降低时，才能做出这类决定。应当确保献血者与受血者之间的匿名性，除非双方均自愿明确表示同意公开。管理职责：卫生行政部门有责任确保通过建立和稳步发展血站，并在伦理框架下保护患者和献血者权益的方式，来满足患者的需求；强调在自愿无偿献血原则的基础上建立和发展血液服务的重要性并应遵循尊严和善行原则、自愿和无偿原则、公平和不伤害原则、非营利性原则。为确保献血者和献血行为的尊严，捐赠的血液应当视为“社区美德”，而不可视为满足他人目的的商品。因此，血站的建立和运行应当遵循非营利性的原则，献血行为应当是自愿和无偿的。自愿无偿献血是指个人自愿捐献其血液，而不因此接受任何报酬，不论是金钱还是可以折算成金钱的其他替代形式，如超过献血和来往交通所需的合理时间之外的休假，给予献血者小纪念品、点心和补偿献血往来直接交通费用，符合自愿无偿献血原则。献血是一种利他行为，有助于增强社会凝聚力。献血不是一种权利。献血者的选择应当依据现行、可接受和定期更新的科学数据。献血的能力不应受到不必要的限制，献血的标准不应在性别、种族、国籍、宗教、性取向或社会阶层等方面有歧视。无论献血者还是潜在的受血者都无权要求采取任何此类歧视行为。不能强迫献血者献血。公平，血液及血液制品应当视为公共资源，应当在考虑当地卫生系统的能力的情况下根据临床需求使用，应当避免由于患者背景等因素导致的歧视。应当避免血液浪费，以保护所有潜在受血者和献血者的利益。不伤害，所有有关献血及血液临床使用的事宜都应当遵循被恰当定义和被国际公认的标准[6]。

（二）国内伦理、法律规范概要

法律不过是对伦理的强化，法律规范装载着最基本最重要的伦理（道德）要求。《中华人民共和国献血法》规定：国家实行无偿献血制度。国家提倡十八周岁至五十五周岁的健康公民自愿献血。地方各级人民政府领导本行政区域内的献血工作，统一规划并负责组织、协调有关部门共同做好献血工作。血站对献血者必须免费进行必要的健康检查；身体状况不符合献血条件的，血站应当向其说明情况，不得采集血液。献血者的身体健康条件由国务院卫生行政部门规定。血站对献血者每次采集血液量一般为200ml，最多不得超过400ml，两次采集间隔期不少于六个月。严格禁止血站违反前款规定对献血者超量、频繁采集血液。血站采集血液必须严格遵守有关操作规程和制度，采血必须由具有采血资格的医务人员进行，一次性采血器材用后必须销毁，确保献血者的身体健康。血站应当根据国务院卫生行政部门制定的标准，保证血液质量。血站对采集的血液必须进行检测；未经检测或者检测不合格的血液，不得向医疗机构提供。无偿献血的血液必须用于临床，不得买卖。血站、医疗机构不得将无偿献血的血液出售给单采血浆站或者血液制品生产单位。

《中华人民共和国传染病防治法》规定：采供血机构、生物制品生产单位必须严格执行国家有关规定，保证血液、血液制品的质量。疾病预防控制机构、医疗机构使用血液、血液制品，必须遵守国家有关规定，防止因输入血液、使用血液制品引起血液传播疾病的发生。疾病预防控制机构、医疗机构和采供血机构及其执行职务的人员发现，本法规定的传染病疫情或者发现其他传染病暴发、流行以及突发原因不明的传染病时，应当遵循疫情报告属地管理原则，按照国务院规定的或者国务院卫生行政部门规定的内容、程序、方式和时限报告。采供血机构应对献血者进行登记，发现HIV抗体检测两次初筛阳性结果的，应按传染病报告卡登记的内容，在24小时内向属地疾病预防控制机构报告。

《中华人民共和国刑法》规定：非法组织他人出卖血液的，处五年以下有期徒刑，并处罚金；以暴力、威胁方法强迫他人出卖血液的，处五年以上十年以下有期徒刑，并处罚金。非法采集、供应血液或者制作、供应血液制品，不符合国家规定的标准，足以危害人体健康的，处五年以下有期徒刑或者拘役，并处罚金；对人体健康造成严重危害的，处五年以上十年以下有期徒刑，并处罚金；造成特别严重后果的。处十年以上有期徒刑或者无期徒刑，并处罚金或者没收财产（非法采集、供应血液、制作、供应血液制品罪）。

《单采血浆站管理办法》规定：单采血浆站，指根据地区血源资源，按照有关标准和要求并经严格审批设立，采集供应血液制品生产用原料血浆的单位。单采血浆站由血液制品生产单位设置，具有独立的法人资格。其他任何单位和个人不得从事单采血浆活动。

第四节　临床输血伦理和医患关系的协调

一、当今临床常见的输血伦理问题

当今常见输血医学伦理问题包括血液资源短缺，输血费用增加，输血传播疾病的风险，输血相关并发症和死亡率，输血疗效还存在争议。以下是易发生医患伦理问题与纠纷的具体方面。

（一）输血的潜在感染性病原体

献血者常规检测的输血传播病原体：HBV、HIV、HCV、梅毒等；献血者未常规检测的输血传播病原体：人类细小病毒B19、登革热病毒、巴贝虫、疟原虫、恶性疟原虫、利斯曼虫、布鲁氏菌、未知病原体。

（二）输血不良反应

急性溶血反应、过敏反应、发热反应、迟发性输血不良反应、输血相关循环超负荷、输血相关移植物抗宿主病（transfusion associated graft versus host disease，TA-GVHD），输血相关急性肺损伤，铁超负荷等。

二、医患关系

（一）概述

医患关系是一种社会关系，也是医疗活动中最基本、最重要的人际关系，一般是指个体（患者）与另一个体或群体（治疗者或医疗卫生机构），在诊疗和预防保健、康复活动中所建立的各种关系。医患关系有狭义和广义之分。狭义的医患关系特指医师与患者在医疗过程中的相互关系。广义医患关系的“医”不仅指医师，还包括护理、医技人员，管理和后勤人员及医疗群体等；“患”不仅指患者，还包括与患者有关联的亲属、监护人、单位组织等群体。

我国社会主义市场经济的建立和不断完善，医患关系的新特点：医患间平等关系正在凸显；患者的择医取向不断自由化；尚存在商品意识引发不良医疗现象。

（二）建设输血“医患一体化”

建设输血“医患一体化”是排除医患沟通障碍、建立和谐关系的好路径。

1. 沟通与“医患一体化”　医患沟通使医患双方发现其目标一致。实践良好的医患沟通，就要实现医患双方真正的理解，为了达到这样和谐的境界就要求医务人员要建立“医患一体化”（integration of doctors and patients）的思想认识。所谓医患一体化，即人人都可能是患者，人人都可能是医者，就医患双方而言，他们的目标是一致的，实践是一体的。

当今，医疗活动是一种较为复杂且需要很多相关资源支持的民事行为与社会行为，其中凝聚了许多人的劳动价值。医患双方因疾病和健康问题走到一起，他们有着共同的目标，理应为此而结成一体化的和谐医患关系，共同面对与处理医疗风险和分享医疗利益，这是医方、患方相互合作的基础。

2. 医患沟通　医患沟通指在医疗卫生和保健工作中，医患双方围绕伤病、诊疗、健康及相关因素等主题，以医方为主导，通过各种有特征的全方位信息的多途径交流，科学地指引患者的诊疗，使医患双方形成共识并建立信任合作关系，达到维护患者健康、促进医学发展和社会进步的目的之过程。医患沟通应是多种手段综合运用的沟通。

要建立和谐的医患关系，就应当让医患双方真正明白：和谐的医患关系是以良好的医患沟通为重要条件的。良好的医患沟通可以一方面发挥医方对患者的医者良心、情感和将各种医疗信息传递给患方并增强患者战胜疾病的信心、以及让患方完好知情同意的功能；另一方面，良好的医患沟通可以发挥患方对医方给予的医疗信息及时反馈相关意见、建议的功能。在医患沟通中，通过共情、同心、明理下的双向互动，医患双方真正沟通了，才能切实"医患一体化"。这种良性医患沟通的大量进行，势必会减少医患沟通障碍的发生和医患关系恶化的情况出现。

（三）改善与输血相关的医患关系的技巧

在输血医疗中，医方与患者或家属沟通时应体现尊重对方，耐心倾听对方的倾诉，同情患者的病情，有愿为患者奉献爱心的姿态，并本着诚信原则，坚持做到：一个技巧——多听患者或家属说几句话，尽量让患者和家属宣泄和倾诉，对患者病情尽可能做出准确解释；两个掌握——掌握病情、检查结果和治疗情况，掌握患者医疗费用情况及患者、家属的社会心理状况；三个留意——留意沟通对象（患者）的教育程度、情绪状态及对沟通的感受，留意沟通对象对病情的认知程度和对交流的期望值，留意自身的情绪反应，学会自我控制；四个避免——避免使用刺激对方情绪的语气、语调、语句，避免压抑对方情绪、刻意改变对方的观点，避免过多使用对方不易听懂的专业词汇，避免强求对方立即接受医师的意见和医疗事实。

三、医患关系的协调和采、输血差错的归因与治理

（一）以患者为中心的临床用血管理

患者血液管理（patient blood management，PBM）与医患关系协调之路仍很漫长。

1. 概述　以患者为中心的临床用血管理是以证据为导向、贯穿多学科的迈向最佳医疗的治疗；旨在更好的保证患者的安全和减少血制品的使用以避免不必要输血和改善患者预后。PBM 是以循证医学为基础，在多学科参与下，运用多种方法使可能需要输血的患者得到最优管理，涵盖输血决策制定过程中患者评估和临床管理的各个方面，包括合理的输血申请、尽可能减少血液浪费和合理输注红细胞等，最终目的是减少异体输血，改善患者预后。与以往的血液保护等概念不同，PBM 是医院层面的综合措施，要求具有一个多学科参与的血液管理团队，包括外科医师、麻醉医师、心内科医师、护士、血液科医师、肿瘤科医师、风险管理人员、医疗保健促进人员、临床输血委员会、血液应用委员会和患者安全管理（伦理委员会）人员等。

2. PBM　优化红细胞生成，包括术前纠正贫血、使用促红素和补铁；减少诊断、治疗及术中失血和出血，包括优化手术方法，减少术中出血；依赖患者对贫血的自身耐受，包括严格控制输血指针。

3. 以患者为中心的临床用血管理与医患关系协调　拒绝输血的宗教组织"耶和华见证人"（Jehovah's Witnesses）的创始人生于美国，由于他们的坚持，"无血医疗"方案诞生，因此美国与 PBM 关系密切。目前全球共有 106 个医疗中心开展无血医疗项目，而在美国就有 99 家，宾夕法尼亚医疗是无血医疗项目的成功例子。目前世界上首个专注于 PBM 项目的团体"血液管理促进会"（Society for the Advancement of Blood Management）就设在美国。通过使用不同的补血药、止血药，不连续地抗凝治疗，自体血回输技术，以及建立以证据为导向的输血指南等，PBM 在美国取得了较好的效果。中国最近几年才引进 PBM 的概念，但国内已有专家已开始关注并有意实施 PBM，并于 2011 年对 PBM 的概念进行了简洁的说明，也对 2011 版美国胸外科医师学会（STS）和心血管麻醉医师学会（SCA）《心脏手术血液保护指南》进行了解答，强调了 PBM 的重要性。国内部分发达地区的血液中心也开始关注这一理念，如 2012 年 11 月上海市血液中心在其官网上贴出了关于 PBM 的简要介绍。在具体的经验方面，之前资料和研究相对比较零散，未能形成如今患者血液管理这样一个系统的高度，大多侧重某个技术的角度，如术中血液回收、急性高容量血液稀释等。从发达国家实施 PBM 的良好效果来看，有必要在我国进行推广和实施 PBM，从而改善输血患者预后，节约医疗成本。

以患者为中心的临床用血管理按照医学伦理学不伤害、关爱、尊重、平等与公正的四原则，以患者利益至上，突出了下列伦理价值：合理使用了宝贵、有限的人血资源；节约了费用和资源；尊重患者及利益；做到了有利与不伤害，使利益最大化、伤害最小化；切实保障了患者疗效最佳，降低了患者的输血风险、增强了输血安全。因而，应倡导在我国开展"以患者为中心"的临床用血管理，这需要：一是提高认识，在中国可以开展患者血液管理，特别是从大型医院开始；二是它有科学与伦理的厚实基础，即近年来中国大型医院的输血大多是科学、符合伦理的；三是开展好患者血液（采、输血）管理工作，领导重视是关键。

（二）采、输血差错的归因与治理

采、输血工作者是人，是人就会有犯错、出错，采、输血工作越是少出和出小差错，其法律与伦理责任越少小，采、输血差错的归因与治理与相应的法律和组织伦理直接相关。现代社会是一个高度组织化的社会，由于不同的组织（如医院、血站等）有不同的具体组织目标、结构和文化，这使组织具有了不同于一般个体的功能，同时也使其具备了成为道德主体的可能[7]。组织伦理是指蕴藏于管理的组织过程和组织的结构之中的伦理道德价值。作为动态的伦理形态，它存在于组织的管理过程中，表现为一种伦理行为；作为一种静态的伦理形态，它又蕴含在组织结构中，表现为组织的伦理文化[8]。

对采、输血及相关研究的安全和相应差错及其归因与治理，也即落实其法律与伦理责任，是医疗机构保障患者安全并持续改进医疗服务质量的重要方面。不过，由于对采、输血及相关研究的安全和相应差错发生根源的系统性认知不足，在我国当前的医务差错治理中往往将其归因于医务人员的责任心等主观方面，进而按照“谁出错、谁负责”的原则对相关的医务人员进行惩戒。这种以个人负责为特征的归因模式源于当前以个体理性为基础的临床伦理学，它将焦点集中在医务人员个人的道德修养上，忽视了组织结构和社会环境等因素的伦理性，是对医务差错的“误诊”，已不能完全适应当前高度组织化、社会化的医疗服务模式。要真正治理医务差错、保障患者安全，应当适时更新伦理观念，通过引入组织伦理的视角，更好的解释医务差错发生的系统性根源，进而提出更具针对性的差错之责任担当和治理路径[9]。

在组织伦理视野下，虽然医务人员的谨慎是必要的，但更重要的还是对诱发医疗差错的系统原因的搜索和治理。而要真正实现采、输血差错的减少，不仅要将关注的对象转向系统层面，同时在方法上也应当坚持一种系统的视角，通过构建一个综合性、多元化的解决方案，最终创造一个注重采、输血及相关研究等方面安全的组织文化。在这样一种文化氛围中，采、输血及相关研究的安全作为重要价值观被整合到所有水平的相应决策制定过程中，并被认为与相关临床数据、财务成本和法律风险等一样重要的因素；同时，通过提供一种保护性的机制，让采、输血医务人员能够轻松的报告相关差错并针对差错展开讨论，从而将相关差错能够在发生前或者发生后很快被识别，并得到系统的分析和反思，使之成为治理采、输血及相关研究之差错的主要路径。

（三）输血医学管理伦理与人员伦理素质同步成长

输血医患关系的伦理协调、相关差错的归因与治理及其法律与伦理责任的落实，与输血医学管理伦理与人员伦理素质同步成长有关。输血医学管理伦理是指在输血医学诸环节中，如何运用相关伦理行为规范与准则去实施输血医学管理，使输血医学更好向善发展。输血医学伦理管理是指在使用这些伦理行为规范与准则去实施医院输血医学管理的同时，体现和落实伦理（人文性、人性化）的、仁爱的、公平的、高效率的医院管理。输血医学管理伦理和伦理管理旨在实施制度化、人性化的输血医学管理，采取科学、合理的激励机制，充分调动广大采、输血医务人员的工作积极性、创造性和能动性，提高输血医学工作质量和效率，为患者提供最佳的输血医学服务。

要使输血医学更好发展，就必须实现输血医学管理伦理与人员伦理素质同步成长。输血医学管理伦理与伦理管理水平的提升，要依靠输血医学管理人员伦理素质的提高，表现在要求输血医学管理人员：热爱管理，提高水平；开拓进取，善于领导；胸怀全局，搞好协调；依法管理，维护权益；一视同仁，任人唯贤；尊重人才，更新观念；关心人才，爱护人才；发挥优势，形成互补。

结语

科学是工具，伦理是目标。科学与伦理互依互存，科学是对伦理最好的落实，伦理为科学做最好的导航；最好的科学往往是最好的伦理的最佳表达，最佳的伦理常常为科学做出正确的引领与保驾护航。我们共同的愿望是：在更好的输血医学伦理的辩护与助力下，输血医学事业能更健康地一直前行。

（兰礼吉　李琰）

参考文献

1. 兰礼吉. 医学伦理学基本原理［M］//孙福川，王明旭. 医学伦理学. 北京：人民卫生出版社，2013：33-64.
2. 兰礼吉. 医学伦理学基本原则、规范及应用［M］//伍天章. 医学伦理学. 北京：高等教育出版社，2015：47-56.
3. 刘晓玲，王晓云. 大量输血的不良反应分析及护理［J］. 中国社区医师（医学专业），2012，14（18）：332.
4. 国际输血协会通过的新版“伦理规范”.［EB/OL］.［2020-09-26］. http://mp. weixin. qq. com/s/DPSBOIbtO6Y0lEPZSXI_og.
5. Council of Europe. Convention for Protection of Human Rights and Dignity of the Human Being with Regard to the Application of Biology and Biomedicine: Convention of Human Rights and Biomedicine［J］. Kennedy Institute of Ethics journal, 1997, 7（3）: 277-290.

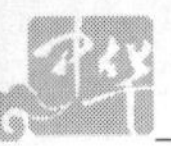

6. World Health Organization. Availability, safety and quality of blood products: WHA63. 12. [2020-10-12]. https://extranet.who.int/iris/restricted/handle/10665/3086.
7. EMANUEL L L. Ethics and the structures of health-care [J]. Cambridge Quarterly of Health-care Ethics, 2000, 9(2): 151-168.
8. 余卫东，龚天平. 组织伦理略论[J]. 伦理学研究，2005(3): 17-21.
9. 张洪松，兰礼吉. 医疗差错的归因与治理：一个组织伦理的视角[J]. 道德与文明，2014(4): 91-95.

第五章

循证医学在输血医学中的应用

输血医学是临床医学的重要分支，临床输血以患者为对象，运用医学和技术手段研究血液及其成分如何安全有效地输给患者，使患者受益。循证医学从临床问题出发，强调将临床技能与当前可得最佳证据结合，同时考虑患者价值观、意愿及临床环境后做出最佳决策。随着医学实践模式从“以疾病为中心”的传统生物医学模式向“以患者为中心”的现代生理-心理-社会医学模式转变，输血模式也逐渐从“以输血为中心”向“以患者为中心”转变。该转变要求在实践过程中使用重要、高质量的研究证据，同时充分尊重患者的价值观和意愿，在客观条件具备的范围内尽可能选用最佳证据。将循证医学应用于指导临床输血，对提高输注安全、疗效及指导科学决策尤为重要。

第一节　循证医学概述

一、循证医学的基本概念

1981 年，David Sackett 等发表系列指导临床医师怎样阅读临床杂志的文章，提出严格评价（critical appraisal）的方法学。1990 年，*JAMA* 开辟“临床决策——从理论到实践”专栏，邀请 David Eddy 撰写临床决策系列文章展开讨论。David Eddy 在 *Practice policies：where do they come from？* 一文中首次提出“evidence-based”一词，并指出医疗决策要以证据为基础，且要对相关证据进行甄别、描述和分析。

同年，Gordon Guyatt 在 David Sackett 指导下，将经严格评价后的文献知识用于帮助住院医师做出临床决策，产生了有别于传统临床决策模式的新模式，需要一个贴切的术语来描述其特点。他首先选用“scientific medicine”，因易被误解为过去的医学不科学，而换用“evidence-based medicine”一词。该词首先于 1990 年出现在 McMaster 大学非正式的住院医师培训教材中，1991 年正式发表于 ACP Journal Club（美国内科医生学会杂志俱乐部），并沿用至今，且很快拓展到临床各领域。1992 年 McMaster 大学的 Gordon Guyatt、Brian Haynes、David Sackett 等联合美国的一些医师成立了循证医学工作组，并在 *JAMA* 杂志上发表了标志循证医学正式诞生的宣言文章《循证医学：医学实践教学新模式》。1996 年，David Sackett 在 *BMJ* 发表文章，定义循证医学是“慎重、准确、明智地应用所能获得的最好研究证据来确定个体患者的治疗措施”。2000 年，David Sackett 更新定义为“慎重、准确和明智地应用当前可得最佳研究证据，同时结合临床医师个人的专业技能和长期临床经验，考虑患者的价值观和意愿，完美地将三者结合在一起，制定出具体的治疗方案”。2014 年，Gordon Guyatt 在第 22 届 Cochrane 年会上，进一步完善循证医学定义为临床实践需结合临床医师个人经验、患者意愿和来自系统化评价和合成的研究证据[1]。

二、循证医学的特点

循证医学（evidence-based medicine，EBM）从临床问题出发，将临床技能与当前可得最佳证据结合，同时考虑患者价值观、意愿及临床环境后做出最佳决策。强调循证临床决策的基础是临床技能，关键是最佳证据，实践必须考虑患者意愿和决策环境[2]。即：循证实践的三要素、四原则、五步法（图 5-1）。

（一）决策的三要素

1. “证据”及其质量是实践循证医学的决策依据　高质量的证据应该具有以下共同特征：

（1）科学和真实：科学和真实即证据的产生必须针对特定问题，经过科学设计、偏倚控制、严格实施和客观分析，并能溯源，接受时间和实践检验。

（2）系统和量化：统指在严格科学的顶层设计下，全面、科学、分步骤的证据生产和使用。定量证据是决策的理想证据，但实际工作中证据并非总能量化，在教育、管理和社会科学领域尤其如此，因而只要是科学、真实的证据仍有用。

（3）动态和更新：基于一定时期、一定人群、一定

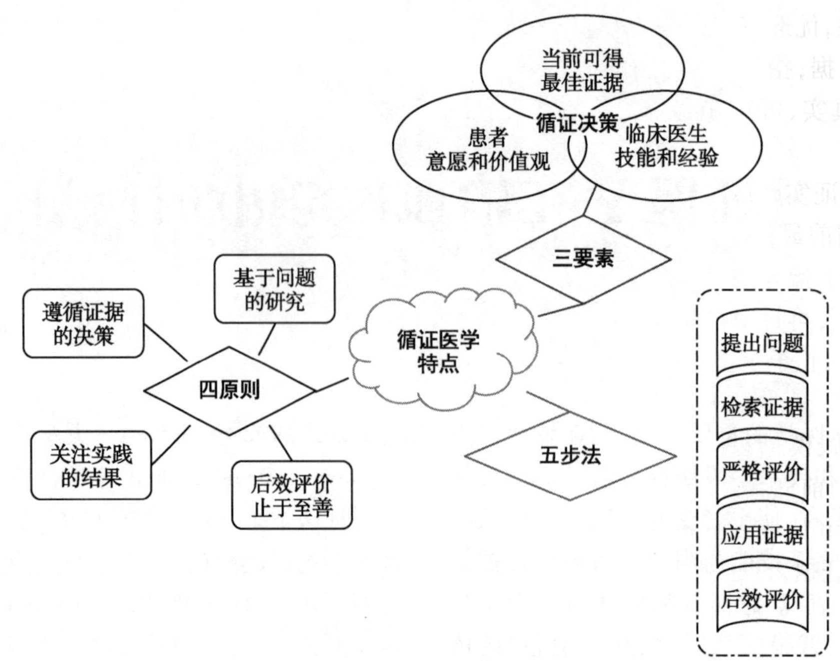

图 5-1　循证医学的特点

条件下生产出来的证据，随着条件改变、人群更迭、实践模式和方法改变及新证据出现不断更新，才能科学地指导实践。

（4）共享与实用：证据作为解决问题的知识产品，消耗人类的各种资源生产出来，应该为人类所共享，接受公众监督，保证需要者能获取，并帮助他们利用证据解决实际问题。

（5）分类和分级：将证据按研究者和使用者关注的问题先进行分类，再在同类信息中按事先确定的标准经科学评价后严格分级，是快速筛选海量信息的重要手段和方法。

（6）肯定、否定和不确定：肯定、否定和不确定都可能是研究的合理结果，但都需要证据支持。

2. 专业技能和经验是实践循证医学的基础　循证医学提倡将医学实践经验（内部证据）与当前可得最佳证据（外部证据）结合，再综合考虑用户的意愿和价值观及当时当地的条件，做出最佳决策。若忽视经验即使得到了最好的证据也可能用错，因为最好的证据在用于每一个具体个体时，必须因人而异，根据其临床、病理特点、人种、人口特点、社会经济特点和试验措施应用的可行性灵活运用，切忌生搬硬套。

3. 充分考虑用户期望或选择是实践循证医学的独特优势　循证医学提倡医师在重视疾病诊断、治疗的同时，力求从患者角度出发去了解患者患病的过程及感受。在卫生决策领域中，也需要充分考虑利益相关者的偏好。

（二）遵循四个原则

1. 基于问题的研究　从实际问题出发，采用 PICO 原则将问题具体化为可以回答的科学问题。PICO 原则是构建循证医学问题的 4 个要素，分别是指：P（patients/population）即何种患者、何种疾病，I（intervention or exposure）指采取了什么样的干预措施、诊断试验或暴露因素，C（comparison）作为干预措施或暴露因素的对照措施，O（outcomes）干预后的相关临床结局。研究问题经 PICO 要素结构化后变得清晰易答，其应用贯穿于设计研究方案、制定检索策略、分析结果、研究报告等循证医学研究各环节。

2. 遵循证据的决策　循证临床决策一定是基于此前所有、当前可得的最佳证据，并关注最佳证据的科学性、适用性和可转化性。科学证据永远是科学决策的重要依据和手段，但证据本身并不等于决策。决策是一个复杂的过程，往往受证据本身、决策环境、资源、决策者和用户偏好等多因素影响。

3. 关注实践的结果　关注用当前最佳证据指导实践的结果，将已解决和解决好的问题成功经验上升为证据，指导后续类似实践；对未解决的问题继续探索。

4. 后效评价、止于至善　对于实践的结果应进行后效评价，去伪存真，去粗取精，追求成本效果最佳。

（三）实践循证医学的 5 个步骤

1. 提出明确的问题　包括临床问题、卫生政策问题等。

2. 系统检索相关文献全面收集证据　寻找可以回答上述问题的最好研究证据。

3. 严格评价，找出当前可得最佳证据　参考证据分级标准，严格评价证据的真实性、可靠性、临床重要性、相关性及适用性,优选出最佳证据。

4. 应用最佳证据,指导实践 经过严格评价文献,将从中获得的真实、可靠并有应用价值的最佳证据用于指导决策。

5. 后效评价循证实践的结果 通过上述四个步骤,后效评价应用当前最佳证据指导解决问题的效果如何。若成功可用于指导进一步实践;反之,应具体分析原因,找出问题,再针对问题进行新的循证研究和实践,以持续改进,止于至善。

(四) 实践模式

循证医学的实践模式强调"有证查证用证,无证创证用证"。针对当前尚无最佳证据的问题,除查证外还应创证,借鉴 PICO 原则拆分问题,设计、生产和传播高质量的研究证据,再通过循证实践进行后效评价,见图 5-2。

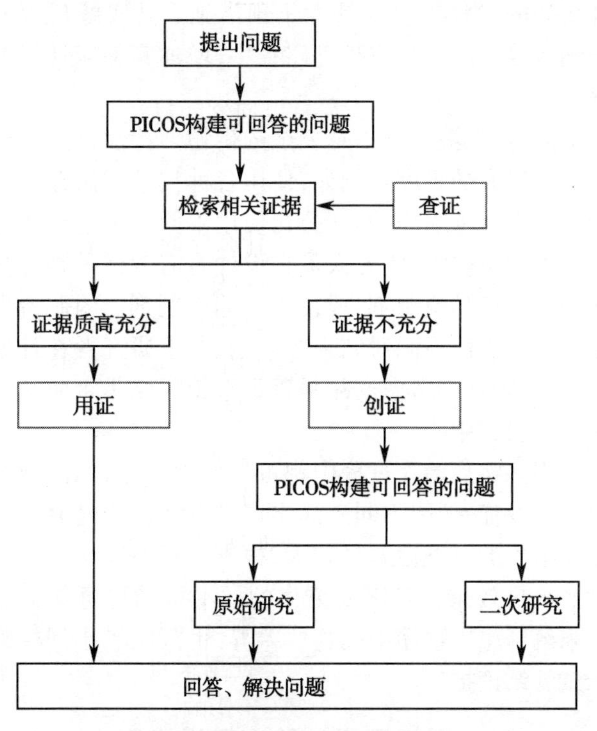

图 5-2 循证医学实践模式

三、循证医学与输血医学结合的意义

(一) 输血范式的变化对输血工作者行为模式的影响

随着输血医学证据日益增加,输血范式也逐渐从"以输血为中心"向"以患者为中心"转变,该转变要求在实践过程中使用重要、高质量的研究证据,同时充分尊重患者的价值观和意愿,在客观条件具备的范围内尽可能选用最佳证据实践,对输血工作者的技术、能力、知识、决策过程等提出新的要求。具体行为模式的内容见图 5-3。

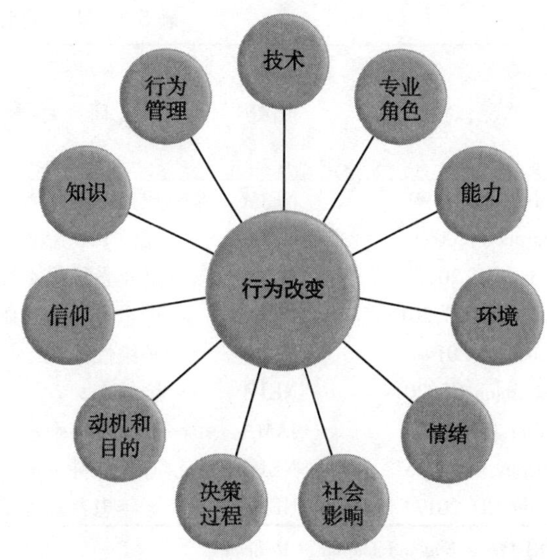

图 5-3 临床实践中的行为改变

(二) 科学指导临床输血实践,降低风险

随着科学技术的发展,临床实践的要求和标准也在不停变化,课本上陈旧的知识无法及时提供最新信息,而经验有时也并不可靠。以红细胞临床输注的血红蛋白阈值为例,WHO 定义健康的血红蛋白水平是男性血液 130g/L 以上,女性为 120g/L。20 世纪 80 年代前,红细胞临床输注主要由临床医师根据经验决定;20 世纪 80 年代中期,美国国家心脏、肺和血液研究所(National Heart,Lung,and Blood Institute;NHLBI)基于专家共识发布首个指南,提出血红蛋白的输血建议阈值是 100g/L。1999 年,加拿大蒙特利尔大学研究小组在《新英格兰医学杂志》发表首个针对红细胞输注阈值的随机对照试验(trial of transfusion requirements in critical care,TRICC),结果表明针对 ICU 的患者非限制性输血(100g/L)相比于限制性输血(70g/L)并无益处,接受较少血液输注的人群,死亡率会有降低的趋势[3]。

此后至少有 8 个与输血标准相关的随机临床研究发表,研究对象从感染性休克、脑外伤到胃肠出血、成年心脏外科手术和老年关节手术等(表 5-1)[4-10]。结果均显示限制性输血与非限制性输血结果差异无统计学意义,有的研究还提示非限制性输血结局更差。

(三) 促进合理分配与应用医疗资源

2012 年,美国医学会(The American Medical Association)和美国联合委员会(The Joint Commission)展开关于医疗浪费的联合调查,结果显示选择性经皮冠状动脉介入治疗、过度输血、鼓膜造孔术、普通感冒使用抗生素及早期剖宫产是目前造成医疗领域资源浪费的主要五个问题[11]。

表 5-1 研究输血标准的高质量随机对照试验

作者,时间	出处	研究对象	限制性 vs. 非限制性		
			标本量	输注阈值/(g·L^{-1})	结论
Hebert PC,1999	NEJM	成人 ICU 患者	418 vs. 420	70 vs. 90	无差异/更差
Lacroix J,2007	NEJM	儿童 ICU 患者	320 vs. 317	70 vs. 95	无差异
Carson JL,2011	NEJM	老年骨科手术患者	1 009 vs. 1 007	80 vs. 100	无差异
Villanueva C,2013	NEJM	严重胃肠道出血	225 vs. 61	70 vs. 90	更差
Holst LB,2014	NEJM	感染性休克	503 vs. 497	70 vs. 90	无差异
Robertson CS,2014	NEJM	脑外伤	99 vs. 101	70 vs. 100	无差异/更差
Hajjar LA,2010	JAMA	心脏外科手术	255 vs. 257	80 vs. 100	无差异
Murphy GJ,2015	NEJM	心脏外科手术	1 000 vs. 1 003	75vs. 90	无差异
Mazer CD,2017	NEJM	老年患者心脏手术	2 430 vs. 2 430	75vs. 95	无差异/更差

NEJM:*New England Journal of Medicine*
JAMA:*The Journal of the American Medical Association*

2009 年斯坦福医院就输血费用过高开展研究,发现许多医师不遵守输血指南,存在过度随意给患者输血的问题。2010 年 7 月,为减少医疗开支,该医院规定任何医师使用医院计算机系统提出输血申请时,必须提供患者近期所有检验数据,如果患者检验数据显示该患者缺乏输血适应证,血液中心将给医师提出委婉警示,提醒关注应用指南和进一步确认输血的必要性。据 2013 年发表的 2 篇论文显示,2009—2013 年期间该医院红细胞输血同比下降了 24%,每年节约医疗费用达到 160 万美元。同时,患者死亡率、平均住院天数也显著提高。

(四)规范输血医学教育活动

传统教学模式以课堂和实习为主,以教材为蓝本进行灌输,缺少学科最新进展,同时难以调动学生学习主动性,不利于培养学生发现问题、分析问题和解决问题的能力。将循证医学进入输血医学教学的优点在于教师不仅注重课堂知识讲解,还必须考虑培养学生系统归纳问题、文献检索和评判性评价的能力。帮助医学生通过提出问题、整合最佳可获得的证据、临床专业知识和患者的价值观来实现知情的医疗决策。

以使用血小板输血这一常见临床问题的教学为例,教师提前提出临床具体问题,要求学生根据所学基础知识得出初步结论,再通过资料查找、评价来支持和否定结论。同时强调以患者为中心的要求,针对不同患者情况设计合理的个体化输血方案。

第二节 循证医学在输血医学中的应用

一、输血医学实践的特殊性

与传统临床学科(如心脏病学、肿瘤学等)不同,输血医学作为一门学科,很大程度上是基于对各种急性疾病的治疗提供支持性干预措施。其实践过程常被纳入复杂的治疗或护理路径中,增加其临床评估的复杂性。

同时,血液成分本身复杂的生物学特性也增加开展临床研究的难度。例如,使用各种技术和储存介质制备红细胞浓缩物,不同公司使用不同的工艺生产静脉免疫球蛋白等,研究人员在设计时需考虑是否应只使用一种产品或制剂,或使用不同的制剂。因制备血液成分的方法不同对结果的影响,要求研究者在计划研究时,须仔细考虑产品是否足够相似或是否应纳入在同一研究中。

很多疾病治疗过程中都可能发生输血,如出现贫血或并发症,但因不同疾病出现输血及由于输血导致结局事件的可能性差异较大,很难针对不同病种评估输血干预效果。且需要更大的样本量和更可靠的结果来解释患者群体中的这些差异,也限制了小规模临床试验结论推广。

二、循证医学在输血医学应用中存在的问题

(一)个体化诊治与循证医学的矛盾

循证医学的证据多是基于人群的研究,考察治疗措施、诊断手段或危险因素等对研究群体的影响。但个体差异在生物群体中普遍存在,如:不同个体患同一种疾病有不同的临床表现;不同个体对相同治疗方案也可能出现不同的治疗反应。但对研究人群有效的治疗或诊断手段并非必然对每个个体有用,真实世界的患者很难符合相关研究的所有临床特征。因此,将群体研究结果用于个体患者必然带有一定的主观性,仍然很大程度上需要借助于医师的临床经验。

（二）输血工作者缺乏时间和精力进行循证临床实践

循证医学作为一门方法学，涉及许多临床医师并不熟悉的概念、术语和理论。正确掌握并熟练应用这些概念和理论对开展真正的循证临床实践尤为重要。但临床医师缺乏系统学习循证医学的资源和途径，且学习过程需花费大量时间和精力，客观上制约了循证临床实践的广泛开展。

研究表明，即使训练有素的循证医学专家，采用传统方式完成临床问题的转化、检索、评价和应用过程，也需花费很长时间（解决一个临床问题的平均至少耗时10~20分钟）。若采用循证临床实践的方式，繁忙的临床医师不可能有时间和精力真正将循证医学证据用于临床实践。为缩小研究与实践之间的鸿沟，让循证证据真正为临床医师所接纳，切实影响甚至改变临床决策，越来越多的“循证证据整合库”和“循证实践指南”应运而生。临床医师只有熟练掌握这些数据库或指南的检索和使用方法，才可能在有限时间中获取最佳循证证据，解决临床面临的棘手问题。

（三）客观环境限制循证证据的应用

循证临床实践还常常受到客观环境的限制或影响。如：上级医师或领导对循证医学缺乏认识，很容易妨碍循证临床实践的实施；尽管按循证医学方法查获诊治某种疾病的高质量证据，但因医保政策或其他客观原因导致无法实施该诊治措施。如内科医师最常见的情况是：循证检索到某种药物有高质量循证证据支持，很可能使患者获益；但当地医院无该药，或因医保政策所限，患者无法承担该药物的治疗费用。

对此，输血工作者应认识到循证证据只是为临床决策提供某种选择，最佳证据能否真正用于个体患者，必然受医师（或患者）主观因素及上述客观因素的影响，且不清楚这些影响是否必然改变患者预后。因此，面临这些客观限制时临床医师最好的方法是保持良好的心态，充分尊重患者的价值观和意愿，在客观条件具备的范围内尽可能指定最优化的诊治方案。

三、输血医学循证实践的具体步骤

2001年6月，美国血库协会（American Association of Blood Banks，AABB）出版《输血医学的循证实践》，系统介绍了如何在输血医学领域引入循证医学原则和方法，并为输血医学开展循证实践提供了研究方法和实践工具[12]。与其他学科临床实践类似，输血医学的循证临床实践仍遵循循证医学实践的5个步骤。

（一）提出输血医学的相关问题

提出临床问题是循证实践的第一步，输血工作者需结合自己的专业知识、技能及临床经验，经过整理、分析及深入思考后将临床问题通过PICO原则有效地转化为可以回答的循证问题。在一般临床实践中，临床医师通常会从疾病的病因、诊断、治疗及预后等环节提出需要解决的临床问题。

例如，对于血小板计数偏低的患者来说，手术风险远大于计数正常的患者。因此，针对血小板计数偏低的患者通常会在术前进行血小板预输注以降低出血风险。但是不是所有手术前都应进行血小板预输注呢？如果需要进行预输注，如何确定相应阈值呢？有没有血小板预输注的替代治疗方案呢？我们以第一个问题为例，采用PICO原则将其转化为研究问题：①P（patients/population）：所有接受包括侵入性在内手术且血小板计数低的患者；②I（intervention or exposure）：手术前接受血小板预输注；③C（comparison）：手术前未接受血小板预输注；④O（outcomes）：手术后七天内出现与手术相关大出血的人数。

（二）证据检索

证据检索时应基于研究问题类型，选择恰当的数据库，优先考虑经专家筛选、根据证据的科学性和临床重要性建立的循证医学网上信息资源。Brain Haynes等分别于2001、2007、2009和2016年提出了证据资源的“4S”“6S”和“5S”金字塔模型，每个“S”代表一种资源类型，从Systems开始，自上而下依次检索相应的数据库资源，最后考虑Studies（图5-4）[1]。

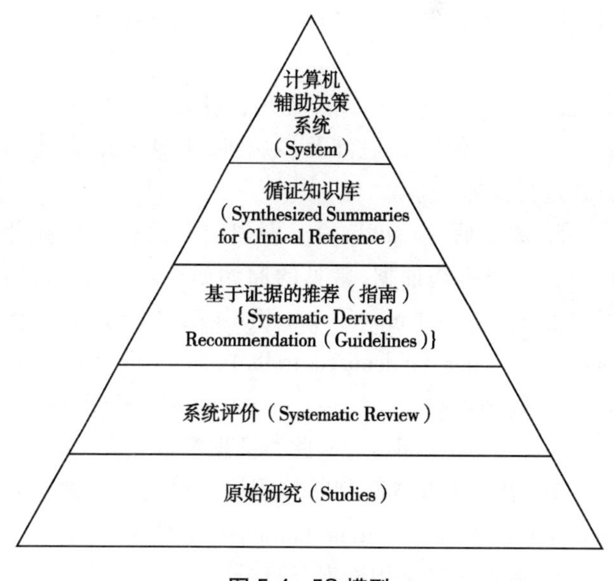

图5-4　5S模型

1. 计算机辅助决策系统（system）　将医院信息系统与循证知识库整合，主动向医师提供循证的诊断、治疗、护理、药物及其他与患者安全相关的重要信息。其优点在信息高度整合,并主动推送信息,不足在于尚处于探索阶段,还未能广泛使用。目前应用的计算机辅助决策系统有 EBMeDS、Provation MD、Zynx-Care。

2. 循证知识库(summaries) 是基于不同临床主题的证据总结,通常会按照 PICO 原则分解临床问题,由检索专家完成相关文献的检索,方法学专家完成文献质量的评价,然后由临床专家撰写并给出分级推荐意见。故这类数据库检获的证据通常可直接用于临床。此类资源快捷易用,随时更新;但覆盖面小/主题面窄(需逐渐完善),费用高,存在潜在利益冲突。目前常见的证据整合库有 Best Practice、Clinical Key、Essential Evidence Plus、Up To Date。

3. 基于证据的推荐(指南)(synthesis/synopses) 对系统评价和原始研究证据的简要总结,及专家对证据质量和证据结论的简要点评和推荐意见,通常表现形式是期刊、临床实践指南等。但相比整合数据库证据内容较零散,通常未给出分级推荐意见,需专业循证医学知识才能正确解读检索结果。常见检索途径有 ACP Journal Club、EBM 系列期刊、国际指南协作网 G-I-N、美国国家指南数据库 NGC(已暂停)、NICE Guideline 等。

4. 系统评价(systematic reviews) 基于原始研究的系统评价(包括定量系统评价和定性系统评价),该类证据数量较多、报告冗长、质量参差不齐,需使用者自己判断其质量。常见的检索途径有 Cochrane Library-CDSR、Cochrane Library-DARE 及各种医学期刊上的系统评价。一般来说,Cochrane 针对不同疾病设有相应系统评价工作组和图书馆,研究者可直接根据关注疾病类型检索,但因输血涉及多病种,很难采用病种的方式进行快速检索。

5. 原始研究(studies) 即研究者直接收集和分析一手数据所获证据,常见的原始研究类型包括:随机对照试验(randomized controlled trial,RCT)、非随机对照试验(non-randomized trials)、队列研究(cohort study)、病例对照研究(case-control study)、横断面研究(cross-sectional study)等。此类证据数量庞大,质量参差不齐,需使用者自己判断其质量。常见检索途径有 PubMed、Embase、Cochrane Library-CENTRAL 等。

6. 输血医学常用检索资源

(1) 英国国立卫生服务系统输血与移植研究所(NHS Blood and Transplant,NHSBT):2009 年,NHSBT 建立了系统评价倡议机构(Systematic Review Initiative,SRI),旨在为输血医学的实践生产高质量证据。2009 年,成立输血证据图书馆(Transfusion Evidence Library,http://www.transfusionevidencelibrary.com/),收录与输血医学相关的系统评价、随机对照试验和经济学评价研究,是 Cochrane 协作网认证目前唯一基于证据的输血医学资源。

(2) 英国输血和组织移植服务专业咨询委员会(Joint United Kingdom Blood Transfusion and Tissue Transplantation Services Professional Advisory Committee,JPAC):旨在为英国输血服务机构制定并提供详细的服务指南,2002 年推出网站服务,提供发布各种 JPAC 出版物。(https://www.transfusionguidelines.org/)

(3) 美国血库协会(American Association of Blood Banks,AABB):该协会成立于 1947 年,以提升血液及细胞制品质量和临床医疗规范为主要内容,以推动输血医学及细胞治疗发展为目标,涵盖采集、处理、储存及发放的全方位高标准认证。(http://www.aabb.org/Pages/default.aspx)

(三) 证据评价

1. 评价证据的基本原则 循证医学中的证据评价通常包括评价临床证据内部真实性、临床重要性(结果是否具有临床的实际应用价值)和外部真实性。研究问题不同,证据质量评价的内容也有所差异,见表 5-2[2]。

(1) 文献的内在真实性:内在真实性是评价研究证据的核心,是指研究结果能否或在多大程度上反映真实情况。文献的内在真实性(internal validity)指该文章的研究方法是否合理、统计分析是否正确、结论是否可靠、研究结果是否支持作者的结论等。如果一篇文献内在真实性有缺陷,则无须谈论其他方面的价值。

(2) 文献的临床重要性:临床重要性是指研究结果是否具有临床应用价值。评价研究结果的临床价值主要采用一些客观指标,不同研究类型其指标不同。以评价治疗性研究证据为例,常用的评价指标有:①相对危险度(relative risk,RR),即治疗组相对对照组的危险度;②相对危险度减少(relative risk reduction,RRR),即与对照组相比,治疗组疗效或不良事件减少的相对数;③绝对危险度的减少(absolute risk reduction,ARR),即治疗组和对照组疗效或不良结果事件的绝对差别;④需要治疗的人数(number needed to treat,NNT),即为了预防 1 例不良结果事件需要治疗的患者数。此外,还应给出置信区间(confidence interval,CI)来表示估计值的精确度。

表 5-2 医学文献的评价标准

	病因学研究	诊断性试验	治疗性研究	预后研究	系统评价
真实性	• 除暴露的危险因素/干预措施外，其他重要特征在组间是否可比？ • 结果测量是否客观或采用盲法？ • 是否随访了所有纳入的研究对象，随访时间是否足够长？ • 研究结果是否符合病因的条件？	• 诊断试验是否与金标准进行独立、盲法比较？ • 研究对象是否包括了各型病例？ • 新诊断试验的结果是否影响金标准的使用？	• 研究对象是否随机分配？ • 分配方案是否隐藏？ • 基线是否可比？ • 随访时间是否够长？ • 纳入的所有研究对象是否均进行了随访并纳入结果分析？ • 是否采用盲法？ • 患者接受的其他治疗方法是否相同？	• 研究对象的代表性如何？ • 是否为疾病的同一时期？ • 随访时间是否足够长？ • 是否采用客观标准判断结果？ • 是否校正了重要的预后因素？	• 是否纳入 RCT 的系统评价 • 是否采用系统全面的检索策略检索相关文献 • 是否评估纳入单个研究的真实性 • 是否有单个病例数据
临床重要性	• 暴露因素与结果的关联强度如何？ • 关联强度的精确度如何？	• 是否报告了诊断试验的似然比或提供了相关数据资料？	• 治疗措施的效应大小如何？ • 治疗措施效应值的精确性如何？	• 研究结果是否随时间改变？ • 对预后估计的精确性如何？	• 不同研究的结果是否一致 • 治疗效果的大小如何
适用性	• 研究结果是否可应用于你的患者？ • 患者发生疾病/不良反应的危险性如何？ • 患者对治疗措施的期望、选择和价值观如何？ • 是否有备选的治疗措施？	• 诊断试验的重复性如何？ • 能否满意用于你的患者？ • 诊断试验结果能否改变治疗决策？ • 诊断试验能否改变患者结局？	• 研究结果是否可用于你的患者？ • 治疗措施在你医院能否实施？ • 患者从治疗中获得的利弊如何？ • 患者对治疗结果和治疗方案的价值观和期望是什么？	• 研究证据中的研究对象是否与你的患者相似？ • 研究结果是否能改变对患者的治疗决策和能否向家属解释？	• 患者特征差异性 • 干预措施可行性 • 治疗的利弊 • 患者价值观

诊断性研究中一般采用敏感度(sensitivity,SEN)、特异度(specificity,SPE)、准确度(accuracy,ACC)、阳性和阴性预测值(positive/negative predictive value)、似然比(likelihood ratio,LR)及受试者工作特征曲线(receiver operator characteristic curve,ROC 曲线)等指标来判断其是否具有临床价值。预后研究中常采用治愈率(cure rate)、病死率(case-fatality rate)、缓解率(remission rate)、复发率(recurrence rate)、致残率(disability rate)、生存率(survival rate)、潜在减寿年数(potential years of life lost,PYLL)和伤残调整寿命年(disability adjusted life year,DALY)等指标。

(3) 文献的适用性：也称为外部真实性(external validity)，指结果外推到其他人群的能力。在治疗性研究中适用性评价包括实际治疗患者情况与研究证据中患者情况是否相似？治疗措施可否可行？所选治疗措施的利弊和成本如何？

20 世纪五六十年代社会学家首先提出对研究的真实性分类，被医学研究人员借鉴后提出控制系统误差以提高研究的真实性(validity)，减小随机误差以提高研究的精确性(precision)。随机误差由个体差异和事件发生的概率造成，任何研究皆有，无法完全消除，可用统计学方法判别；系统误差理论上不应该出现，但因对研究控制不严发生，可减小和消除。故研究人员把主要精力放在控制系统误差，即偏倚。

2. 证据评价的具体方法

(1) 明确临床研究的类型：不同临床问题最适用研究设计方案不同，评价前应首先明确研究问题和所采用的设计方案。例如：病因性研究应首先考虑队列研究和病例对照研究，其次是横断面研究；诊断准确性研究应考虑随机对照试验和横断面研究；治疗或预防性研究应首先考虑随机对照研究，其次是非随机对照试验和队列研究；预后研究应首先考虑队列研究，其次是病例对照研究。常见研究设计的定义和特点见表 5-3。

表 5-3　常见研究设计的定义和特点

名称	定义	特点
随机对照试验（randomized controlled trial，RCT）	将研究对象随机分配到两个（或两个以上）组，分别接受不同干预措施，随访一段时间后比较不同组患者的结果差异	①可充分平衡两组患者特征，消除已知和未知混杂因素对结果的影响，是公认的疗效评价"金标准"；②但需耗费大量资源和人力，样本量有限且很难做到长期随访；故 RCT 适合大概率事件，如有效性研究
非随机试验（non-randomized trials）	医师根据适应证或患者根据本人意愿选择接受试验组或对照组干预措施，因这种试验方式中患者未按随机原则分组，故称为非随机试验	①在某些特殊情况下，设计 RCT 可能会有违伦理，此时非随机试验设计可解决该问题；②因未随机分组，无法充分消除混杂因素对结果的影响，故结果更接近观察性研究，但非随机试验仍是一种研究者主动施加干预的试验，而非观察性研究
队列研究（cohort study）	将具备某个因素（如干预措施或疾病）的患者作为队列，随访一段时间后观察结果（如疗效或不良反应），可设或不设对照组	①大型队列研究可纳入足够患者并能随访足够长时间，在充分匹配或调整混杂因素的基础上，可为长期预后、不良反应、危害事件等提供较高质量证据；②无法匹配或调整未知的混杂因素，数据缺失通常较多
病例对照研究（case-control study）	将一组具有某种结果（疾病或药物不良反应等）的患者作为病例组，匹配不具该结果的患者作为对照组，回顾分析可能与结果有关的原因，尤其适用于探索罕见疾病的病因	①对罕见病，RCT 或队列研究的随访中难以获得足够病例；病例对照研究可直接纳入足够数量患者，按一定比例匹配未患病对照组，快速分析疾病的可能病因；②研究中所得信息容易受到回忆偏倚的影响；逻辑顺序是由果及因，容易得出虚假因果关系
横断面研究（cross-sectional study）	在一个特定时间断面上描述性统计一个人群的数据，属于观察性研究	①优点是花费较少，数据收集周期短；根据横断面研究结果获得的因果假设，通常是其他类型研究（如 RCT 和队列研究）的起点；②因无随访，只能提供因果假设，无法确定因果关系
系统评价（systematic review，SR）/Meta 分析	针对某主题，按确定纳入/排除标准尽可能检索出与研究主题相关的所有文献（原始研究），并严格评价纳入研究质量，必要时定量合并各研究数据，得出综合结论，并不断更新	①全面检索和纳入已发表文献，避免发表偏倚；严格纳入研究质量，得出客观结论；小样本合成大样本，提高检验效能，解决原始研究间的矛盾；②但系统评价属于二次研究，其质量受限于原始研究质量
临床实践指南（clinical practice guideline，CPG）	针对特定临床问题，经系统研究后制定发布，用于帮助临床医师和患者做出恰当决策的指导性文件	制定临床实践指南需由主题相关的多学科专家组成专家组，在综合当前可得最佳证据的基础上，充分考虑患者价值观制定，将证据按公认标准（如 GRADE）分类分级，平衡不同干预措施的利弊，最终形成推荐意见；故临床实践指南具有很大的权威性和很高的参考价值

（2）选择合适的评价工具：因临床研究的问题、试验设计不同，其标准评价内容和侧重点也不同，需根据循证医学的原则和方法针对性评价相关证据。评价内容主要包括方法学质量评价和报告质量评价，不同研究类型常见的质量评价工具见表 5-4。

（四）证据运用

在评价证据的真实性、重要性和适用性，找出当前可得最佳证据后，整合患者具体临床情况和临床技能经验，尊重患者及其亲属对干预措施的选择和意愿，再做出临床决策，指导输血实践。

传统输血医学实践中临床工作者将输血的利害关系告知患者，签署输血知情同意书，由医师为患者选择输血方案。但输血措施的选择直接与患者预后相关，且输血后果和风险难以预料，医务人员必须和患者进行沟通，向患者提供有关输血的最佳方案和可能发生的问题，让患者及其亲属共同参与决策。此外，医师在将最佳临床证据用于每位具体的患者时，必须因人而异，根据患者的疾病特点、人口学和社会经济学特征和应用该干预措施的可行性灵活决策，切忌生搬硬套外部证据。

表 5-4　不同研究类型常见评价工具

研究类型	方法学质量评价工具	报告质量评价工具
随机对照试验	• Cochrane 风险偏倚评估工具 • Cochrane 风险偏倚评估工具(2.0)	• CONSORT(Consolidated Standards of Reporting Trials,CONSORT)及其扩展版
非随机试验研究	• ROBINS-I (risk of bias in non-randomized studies)工具 • MINORS 条目(methodological index for non-randomized studies):特别适用于外科非随机对照干预性研究	—
诊断性试验	• QUADAS-1 工具 • QUADAS-2 工具 • Cochrane DTA 工作组标准	• STARD(The standards for reporting of diagnostic accuracy)声明
观察性研究	• ROBINS-I 工具 • NOS 量表(纽卡斯尔-渥太华量表),可用于队列研究和病例对照研究 • AHRQ 横断面研究评价标准(Agency for Healthcare Research and Quality)	• STROBE(strengthening the reporting of observational studies in epidemiology)及其扩展版 • RECORD(the report of studies conducted using observational routinely collected data)清单
动物实验	• SYRCLE's risk of bias tool for animal studies	• ARRIVE(Animals in Research: Reporting in Vivo Experiments)
系统评价/Meta 分析	• AMSTAR (the Assessment of Multiple Systematic Reviews)工具 • ROBIS(Risk of Bias In Systematic Review)工具 • AMSTAR-2 工具	• PRISMA 声明(Preferred reporting items for systematic reviews and meta-analyses) • MOOSE(Meta-analysis of observational studies in epidemiology)
临床指南	• AGREE(the Appraisal of Guidelines for Research & Evaluation Instrument)工具	• RIGHT(Reporting Items for Practice Guidelines in healthcare)

(五) 后效评价

经过上述 4 个步骤,评价结果为最好证据则可结合临床经验与患者意愿进行应用,做出临床治疗决策,并对应用效果进行监测和评价。若应用效果好,则可用于指导进一步的临床输血实践;如评价结果不理想,应具体分析原因,找出问题,再针对问题进行新的循证研究和实践,不断去伪存真,改进输血实践。

四、循证医学在输血医学实践与研究案例

本节根据循证医学的实践模式,以“查证用证、创证用证”分别为例,列举循证医学在输血医学的具体实践及研究。

(一) 查证用证

实例 1:术前贫血的处理　贫血在术前患者中较常见,目前临床上对此类患者主要以输血纠正贫血或不干预直接手术为主。那么对接受择期手术的术前患者(人群),主动采取补铁或服用促红细胞生成药物的方法是否能有效降低术中及术后风险呢?

案例来源[12]:

1. 确定研究问题　根据 PICO 原则将上述问题转化为临床问题 P(patients/population):择期手术有术前贫血的患者,择期手术类型包括所有可能导致失血恶性肿瘤(胃肠道或泌尿生殖系统肿瘤)、非恶性肿瘤、术中出血风险高的手术。①I(intervention or exposure):I1(干预 1),补铁(口服/静脉);I2(干预 2),促红细胞生成药物;I3(干预 3),补铁(口服/静脉)+促红细胞生成药物。②C(comparison):无治疗、安慰剂或标准护理。③O(outcome):O1(结局 1),主要结局指标:全因死亡率、贫血相关缺血时间(如:急性心肌梗死、急性缺血性脑卒中、急性肾损伤、急性肠系膜缺血、急性周围血管缺血等);O2(结局 2),次要结局指标:住院时间、感染(包括伤口感染、尿道感染、呼吸道感染、肺部感染等)、红细胞利用情况、血栓发生率。

2. 收集和检索最佳证据　系统检索 MEDLINE (PubMed interface)、EMBASE、Cochrane Library、the Transfusion Evidence Library 及国际指南网站。采用主

题词和自由词相结合的检索策略，检索主题词包括：Preoperative Period，Preoperative care，Anemia，Iron，Iron Compounds，Erythropoietin，Meta-Analysis，Systematic review，Guideline 等。

3. 证据质量评价　首选纳入临床实践指南，采用 AGREE Ⅱ（appraisal of guidelines for research & evaluation，AGREE）工具评价资料；其次纳入系统评价，采用 AMSTAR（assessment of multiple systematic reviews）工具评价质量。若缺乏上述高级别证据，则逐级纳入较低等级证据（如随机对照试验、观察性研究等）。

4. 临床证据　共检获系统评价及指南 97 个，其中符合该研究问题的临床指南 2 个，经质量评价后高质量指南 1 个，本部分将基于高质量指南回答上述研究问题。①与无干预措施、安慰剂或常规治疗比较接受择期手术的患者补铁有效性及安全性如何？1 项非随机前瞻性研究显示，全髋关节置换手术患者在术后采用胃肠外补铁安全有效，红细胞输注减少。3 项将拟行结直肠或腹部大型手术的结直肠癌伴缺铁性贫血患者随机分配到口服或静脉补铁、安慰剂或常规治疗组的对照试验显示，补铁安全有效，红细胞输注减少。1 项非随机研究比较了接受结直肠癌手术患者口服柠檬酸亚铁钠与未服用柠檬酸亚铁钠的疗效。总体而言，与对照组比较，补铁组的输血患者减少了 19.6%。建议对拟行择期手术的缺铁性贫血成人患者实施术前补铁。②与无干预措施、安慰剂或常规治疗比较接受择期手术的患者服用促红细胞生成药物有效性及安全性如何？美国 1 项接受全髋/膝关节置换患者的队列研究和意大利 1 项接受心脏手术患者的随机对照试验显示，使用红细胞生成素组与未使用组比较，术后红细胞输注需求减少。2 项随机对照试验的 Meta 分析显示，使用红细胞生成素对于 45 天病死率［*RR* 0.93，95%*CI*（0.43，2.01）］、AMI［*RR* 0.92，95%*CI*（0.39，2.14）］、肠缺血［*RR* 0.50，95% *CI*（0.09，2.71）］、急性肾损伤［*RR* 2.00，95%*CI*（0.18，21.94）］或血栓栓塞事件［*RR* 0.39，95%*CI*（0.09，1.66）］均无作用。故不建议术前常规使用促红细胞生成药物。③与无干预措施、安慰剂或常规治疗比较接受择期手术的患者采用补铁+促红细胞生成药物有效性及安全性如何？基于 17 个相关随机对照试验的系统评价结果显示，围手术期联合使用铁剂和促红细胞生成药物减少了需要输注红细胞患者的比例，但并非所有使用促红细胞生成药物的试验都能取得该效应。对于其他临床重要或关键的结局，如全因死亡率、贫血相关缺血事件和血栓栓塞事件，由于事件数量太少和结果的变异性太大，未见有统计学意义和临床相关性的差异。故指南建议仅对拟行择期大型骨科手术、Hb < 130g/L 的成人患者，考虑联合使用铁剂和促红细胞生成药物。

（二）创证用证

实例 2：心脏疾病患者在非心脏外科手术中应该采用限制性输血，还是非限制性输血策略？

英国目前约有 700 万心血管疾病患者，是住院患者的主要来源之一。观察性研究结果显示急慢性心血管疾病患者手术预后较差可能与贫血相关（但关联性尚不确定）。针对贫血住院患者，目前指南推荐采用限制性输血策略（血红蛋白的输血建议阈值为 70g/L）。但因心血管疾病患者因其心脏更易受冠状动脉有限供氧的影响，对此类患者应该选用何种方式的输血策略呢？由于目前尚无针对此类患者的系统评价，故决定基于已发表的随机对照试验，开展新的系统评价。

案例来源[13]：

1. 确定研究问题 P（patients/population）　年龄在 18 岁以上患有心血管疾病且接受非心脏外科手术的患者。

（1）I（intervention or exposure）：基于血红蛋白浓度（包括血细胞比容）的输血阈值指导异基因输血措施。

（2）C（comparison）：较高的血红蛋白浓度或血细胞比容的输血措施。

（3）O（outcome）：30 天病死率，心血管事件。

（4）S（study design）：随机对照试验。

2. 文献数据库检索　文献数据库检索 CENTRAL（Cochrane Library）、Medline、EMbase、CINAHL、LILACS、Transfusion Evidence Library 及 Web of Science。此外还检索了 5 个临床试验注册平台，包括 ClinicalTrials.gov、WHO 临床试验注册平台、ISRCTN、欧盟及香港注册平台。

共检获 9 462 篇文献（含 283 篇正在进行中的随机对照试验），根据纳入排除标准筛选后最终纳入 11 个随机对照试验，总样本量为 3 033 人。表 5-5 总结了纳入研究的基本特征。

3. 纳入研究质量评价　该研究采用 Cochrane 系统评价手册中的偏倚评价工具对纳入随机对照试验进行偏倚风险评价，评价内容包括：①是否采用合适的方法生成随机序列；②是否对随机序列进行分配隐藏；③是否对患者及医务人员采用盲法；④随访数据是否完整；⑤是否存在选择性报告；⑥其他偏倚；⑦是否描述如何评价心血管事件；⑧对新发心血管事件是否有明确定义。

表 5-5　纳入 11 个 RCT 基本特征

试验	国家(中心)	疾病情况	限制性输血组			非限制性输血组		
			阈值/(g·L⁻¹)	患者数	心血管患者数(比例/%)	阈值/(g·L⁻¹)	患者数	CVD 患者数(比例/%)
Almeida 2013	巴西(单中心)	肿瘤	79	101	22(21.8)	90	97	12(12.4)
Bush 1997	美国(单中心)	择期血管手术	90	50	50(100)	100	49	49(100)
Carson 2011	美国/加拿大(多中心)	髋部骨折/其他风险的 CVD 患者	80	1 009	1 009(100)	100	1 007	100(100)
Carson 2013	美国(多中心)	冠状动脉疾病	80	55	55(100)	100	55	55(100)
Cooper 2011	美国(多中心)	急性心肌梗死	<24%*	24	24(100)	<30%*	21	21(100)
Gregersen 2015	丹麦(单中心)	老年髋部骨折	97	116	34(29.3)	113	111	25(22.5)
Hebert 1998	加拿大(多中心)	重症患者	70	418	160(38.2)	90	420	197(46.9)
Holst 2014	斯堪的那维亚多中心	重症患者	70	502	75(14.9)	90	496	66(13.3)
Jairath 2015	英国(多中心)	上消化道出血	80	403	61(15%)	100	533	76(14)
Parker 2013	英国(单中心)	骨折患者	—#	100	50(50)	10	100	37(37)
Walsh 2013	英国(多中心)	重症患者	70	51	17(33.3)	90	49	15(30.6)

*红细胞容积计

#根据贫血状况调整

不同结局事件的质量采用 GRADE(grading of recommendations, assessment, development and evaluations)证据质量评价标准,对可能降低随机对照试验证据质量的因素进行逐一分析,包括:偏倚风险、不一致性、间接性、不精确性和发表偏倚。

4. 统计分析　由于存在临床异质性,采用随机效应模型进行 Meta 分析,合并结果用相对危险度(*RR*)及其 95%的置信区间表示。非参数分布数据用中位数和四分位间距表示。

临床异质性包括考虑参与者特征(如急性冠脉综合征与慢性心血管疾病)和临床环境(重症、骨伤与急性冠脉综合征)。对慢性心血管疾病患者进行了亚组分析,排除包括急性冠脉综合征患者在内的试验。

5. 研究结果

(1) 30 天病死率:纳入 11 个研究均报道了 30 天病死率,Meta 分析结果显示:非限制性输血组和限制性输血组的病死率无统计学差异[*OR* = 1.15, 95% *CI*(0.88, 1.50)]。对按心血管疾病分层的研究开展亚组分析,结果仍无差异,Meta 分析结果见图 5-5A。

(2) 心血管事件发生率:9 个研究报告了新发心血管事件,但研究间对心血管事件的定义不同。Meta 分析结果显示:与非限制性输血组相比,限制性输血组新发心血管事件的风险增加,为对照组的 1.78 倍[*OR* = 1.78, 95% *CI*(1.18, 2.70)]。Meta 分析结果见图 5-5B。

(3) 急性肺水肿:4 个研究报告了急性肺水肿事件,Meta 分析结果显示:非限制性输血组和限制性输血组急性肺水肿发生率无统计学差异[*OR* = 0.63, 95% *CI*(0.22, 1.81)]。

具体质量评价结果和结果概要见表 5-6。

6. 结论　多数已经开展与输血阈值相关的研究结果提示与非限制性输血相比,限制性输血不会增加结局事件风险,但提示该结论在高风险人群中应用时需谨慎。对已患心脏疾病的患者来说,限制输血策略可能不如开放输血策略更安全,可能会增加急性冠脉综合征的风险,研究建议对急慢性心血管疾病患者使用更宽松的输血阈值(>80g/L),直到在该患者人群中出现更多不同结论的高质量随机试验。

(三) 证据转化

2010 年第 63 届世界卫生大会(World Health Assembly, WHA)63.12 号决议《血液制品的可得性、安全性与质量》对推行全面患者血液管理(patient blood management, PBM)提出了明确要求。2011 年 WHO 血液安全全球峰会(WHO Global Forum)定义 PBM 为"以患者为中心,采用 EBM 证据和系统方法,使患者管理最优化、输血质量最优化、医疗效果最优化。其目的是通过安全合理使用血液及血液制品,最大程度降低不必要的血液制品暴露,最终改善患者预后与转归。"

Study All studies	Restrictive transfusion (No of events/total No of patients)	Liberal transfusion (No of events/total No of patients)	Weight (%)	Risk ratio MH random effect (95% CI)
Almeida 2015	7/22	0/12	0.9	8.48 (0.53 to 136.76)
Bush 1997	4/49	4/50	3.8	1.02 (0.27 to 3.85)
Carson 2011	43/1 008	52/995	27.7	0.82 (0.55 to 1.21)
Carson 2013	7/55	1/55	1.6	7.00 (0.89 to 55.01)
Cooper 2011	2/24	1/21	1.3	1.75 (0.17 to 17.95)
Gregersen 2015	6/34	3/25	4.0	1.47 (0.41 to 5.32)
Hebert 1999	29/111	31/146	23.9	1.23 (0.79 to 1.91)
Holst 2014	33/75	24/66	26.5	1.21 (0.80 to 1.82)
Jairath 2015*	6/49	2/67	2.8	4.10 (0.86 to 19.47)
Parker 2013	4/70	4/67	3.7	0.96 (0.25 to 3.67)
Walsh 2013	3/17	4/15	3.8	0.66 (0.18 to 1.50)
Total	144/1 514	126/1 519	100.0	1.15 (0.88 to 1.50)
Test for heterogeneity: τ^2=0.03, χ^2=11.58, df=10, P=0.31, I^2=14%				
Test for overall effect: z=1.04, P=0.30				
Studies randomised by CVD				
Bush 1997	4/49	4/50	3.8	1.02 (0.27 to 3.85)
Carson 2011	43/1 008	52/995	27.7	0.82 (0.55 to 1.21)
Carson 2013	7/55	1/55	1.6	7.00 (0.89 to 55.01)
Cooper 2011	2/24	1/21	1.3	1.75 (0.17 to 17.95)
Walsh 2013	3/17	4/15	3.8	0.66 (0.18 to 1.50)
Total	59/1 153	62/1 136	100.0	0.96 (0.58 to 1.59)
Test for heterogeneity: τ^2=0.06, χ^2=4.67, df=4, P=0.32, I^2=14%				
Test for overall effect: z=0.17, P=0.87				

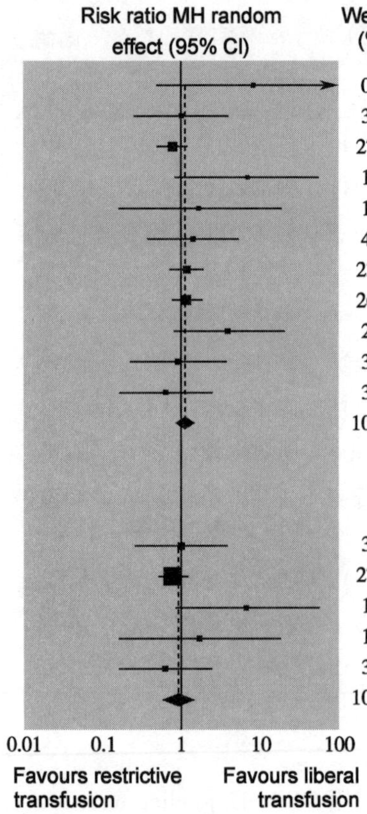

Risk ratio MH random effect (95% CI): 0.01 0.1 1 10 100

Favours restrictive transfusion — Favours liberal transfusion

图 5-5A 30 天病死率 Meta 分析森林图

Study	Restrictive transfusion (No of events/total No of patients)	Liberal transfusion (No of events/total No of patients)	Weight (%)	Risk ratio MH random effect (95% CI)
Myocardial infarction, acute coronary syndrome, cardiac arrest				
Almeida 2015	0/22	0/12		Not estimable
Bush 1997	2/49	1/59	3.4	2.04 (0.19 to 21.79)
Carson 2011	38/1 008	23/1 005	72.5	1.65 (0.99 to 2.74)
Carson 2013	11/54	6/54	22.3	1.83 (0.73 to 4.60)
Cooper 2011	1/24	0/21	1.9	2.64 (0.11 to 61.54)
Holst 2014	6/75	2/66	0.0	2.64 (0.55 to 12.64)
Parker 2013	0/70	0/67		Not estimable
Walsh 2013	1/17	0/15	0.0	2.67 (0.12 to 60.93)
Total	59/1 319	32/1 290	100.0	1.78 (1.18 to 2.70)
Test for heterogeneity: τ^2=0.00, χ^2=0.47, df=5, P=0.99, I^2=0%				
Test for overall effect: z=2.43, P=0.01				
Acute pulmonary oedema				
Carson 2013	7/55	2/55	23.0	3.50 (0.76 to 16.11)
Cooper 2011	2/24	8/21	24.3	0.22 (0.05 to 0.92)
Hebert 1999	14/160	35/197	39.1	0.49 (0.27 to 0.88)
Parker 2013	1/70	2/67	13.6	0.48 (0.04 to 5.16)
Total	24/309	47/340	100.0	0.63 (0.22 to 1.81)
Test for heterogeneity: τ^2=0.65, χ^2=7.42, df=3, P=0.06, I^2=60%				
Test for overall effect: z=0.86, P=0.39				

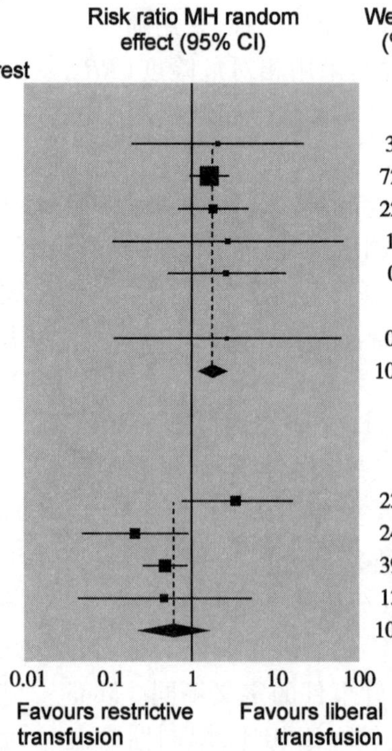

Risk ratio MH random effect (95% CI): 0.01 0.1 1 10 100

Favours restrictive transfusion — Favours liberal transfusion

图 5-5B 新发心血管事件 Meta 分析森林图

表 5-6　纳入研究结局事件质量评价和结果概要表(GRADE)

结局事件总研究数	质量评价					效应量		质量
	偏倚风险	不一致性	间接性	不精确性	其他	相对效应量	绝对效应量	
30 天病死率								
11	严重	不严重	不严重	不严重	无	1.15(0.93,1.43)	12 more per 1 000(from 6 fewer to 36 more)	中等
新发心血管事件								
9	非常严重	不严重	不严重	不严重	无	1.78(1.18,2.70)	19 more per 1 000(from 4 more to 42 more)	低
急性肺水肿								
4	非常严重	严重	不严重	严重	无	0.58(0.36,0.92)	58 fewer per 1 000(from 11 fewer to 88 fewer)	极低

2019 年,*JAMA* 出版了由国际输血行业的多个学术组织合作制定基于证据的患者血液管理国际共识[14],成为目前参与组织最多、纳入证据最完整的患者血液管理实践指南。该共识借鉴国际指南标准制定流程,建立了由 23 名成员组成的科学委员会。科学委员会按照循证输血决策过程的要求,首先采用 PICO 原则构建了 17 个研究问题,再通过系统检索、证据质量评价、数据合成等过程完成基于研究问题的证据总结表和推荐意见。188 名专家在此基础上最终提出针对患者血液管理的 10 条临床推荐和 12 条研究推荐。输血工作者可根据临床具体患者、问题,借鉴指南意见。具体问题及推荐见表 5-7。

表 5-7　PBM 的研究问题、临床和研究推荐

研究问题	临床推荐			研究推荐
	推荐意见	证据水平	推荐强度	
1. 术前贫血的检查和管理				
PICO1 不良事件 对接受择期手术的患者(人群),与没有术前贫血比较,术前贫血(干预/危险因素)是否为临床不良或成本过高结局(结果)的风险因素?	CR1 对于拟行择期大型手术的患者,宜在术前及早发现和管理贫血	低	强	
PICO2 贫血定义 对接受择期手术的患者(人群),关于“与其他 Hb 临界值(比较试验)比较,特定 Hb 临界值(指标试验)是否应该用做术前贫血的诊断(结果)”这一问题,因证据缺乏,尚无答案				RR1 已发表的研究显示,有关术前贫血定义所采用的 Hb 阈值存在较大差异,因此推荐开展确定不同类别患者的最佳 Hb 阈值以及适宜临界值的研究
PICO3 贫血管理 对接受择期手术的患者(人群),与没有干预措施、安慰剂或常规治疗比较,输注红细胞、补充铁剂和/或促红细胞生成药物(干预)是否能有效改善临床和成本结局(结果)?	CR2 对拟行择期手术的缺铁性贫血成人患者,建议术前补铁,以减少红细胞输注	中	弱	RR2 推荐开展对拟行大型手术的缺铁非贫血患者补铁治疗效果的研究
	CR3 对拟行择期手术的贫血成人患者,不建议术前常规使用促红细胞生成药物	低	弱	RR3 推荐开展对择期手术患者术前应用短期红细胞生成素+铁剂情况的研究,重点是长期理想/非理想效果、最佳剂量、手术类型(特别是在癌症手术中),同时存在缺铁的情况以及成本效益

续表

研究问题	临床推荐			研究推荐
	推荐意见	证据水平	推荐强度	
	CR4 对拟行择期大型骨科手术、Hb<130g/L的成人患者，除了术前补铁外，还可考虑使用短效红细胞生成素，以减少红细胞输注	低	弱	
2. 红细胞输注阈值				
PICO4 成人重症监护患者 对病情危重但临床状态稳定的成人重症监护患者(人群)，与非限制性输血阈值比较，采用限制性输血阈值(干预)是否能有效降低死亡率和改善其他临床结局(结果)	CR5 对病情危重但临床状态稳定的重症监护患者，宜采用 Hb<70g/L 作为限制性红细胞输注阈值	中	强	
PICO5 骨科和非心脏外科手术 对接受骨科或非心脏手术的老年高危(患心血管疾病)患者(人群)，与非限制性输血阈值比较，采用限制性输血阈值(干预)是否能有效降低死亡率和改善其他临床结局(结果)?	CR7 对髋骨骨折伴心血管疾病或其他危险因素的患者，宜采用 Hb<80g/L 作为限制性红细胞输注阈值	中	弱	RR5~RR9 推荐进一步研究血液病、肿瘤、冠心病、非心脏、非手术或脑损伤患者的红细胞输注支持疗法
PICO6 急性胃肠道出血 对急性胃肠道出血的患者(人群)，与非限制性输血阈值比较，采用限制性输血阈值(干预)是否能有效降低死亡率和改善其他临床结局(结果)?	CR8 对血流动力学稳定的急性胃肠道出血患者，宜采用 Hb<70~80g/L 作为限制性红细胞输注阈值	低	弱	
PICO7 冠心病 对有症状的冠心病患者(人群)，与非限制性输血阈值比较，采用限制性输血阈值(干预)是否能有效降低死亡率和改善其他临床结局(结果)?				
PICO8 脓毒症休克 对脓毒症休克患者(人群)，与非限制性输血阈值比较，采用限制性输血阈值(干预)是否能有效降低死亡率和改善其他临床结局(结果)?				
PICO9 心脏手术 对接受心脏手术的患者(人群)，与非限制性输血阈值比较，采用限制性输血阈值(干预)是否能有效降低死亡率和改善其他临床结局(结果)?	CR6 对心脏手术患者，宜采用 Hb<75g/L 作为限制性红细胞输注阈值	中	强	
PICO10 成人血液病患者 对成人血液病患者(人群)，与采用非限制性输血阈值，采用限制性输血阈值(干预)是否能有效降低死亡率和改善其他临床结局(结果)?				
PICO11 成人实体瘤患者 对成人实体瘤患者(人群)，与非限制性输血阈值比较，采用限制性输血阈值(干预)是否能有效降低死亡率和改善其他临床结局(结果)?				
PICO12 急性中枢神经系统损伤 对急性中枢神经系统损伤患者(人群)，与非限制性输血阈值比较，采用限制性输血阈值(干预)是否能有效降低死亡率和改善其他临床结局(结果)?				

续表

研究问题	临床推荐			研究推荐
	推荐意见	证据水平	推荐强度	
PICO13 脑灌注障碍 对脑灌注障碍患者(人群),与非限制性输血阈值比较,采用限制性输血阈值(干预)是否能有效降低死亡率和改善其他临床结局(结果)?				
PICO14 急性出血 对急性出血患者(人群),与非限制性输血阈值比较,采用限制性输血阈值(干预)是否能有效降低死亡率和改善其他临床结局(结果)?				
3. 实施 PBM 计划				
PICO15 计划的有效性 与未实施 PBM 计划比较,实施 PBM 计划(干预)是否能有效改善临床和成本结局(结果)?				RR10~RR12 进一步研究 PBM 计划的实施效果:①不良事件和患者重要疾病结局;②依从性、持久性和可接受性;③成本效益。应事先确定可重复的定义和结局参数,以评估 PBM 计划的可持续性
PICO16 行为干预 与未采取行为干预措施或采取其他行为干预措施比较(比较),采取特定的行为干预措施 推行 PBM 计划(干预)是否更有效改善临床和成本结局(结果)?	CR9 实施 PBM 方案能提高红细胞合理使用率	低	弱	
PICO17 输血决策支持系统 与未采取干预措施或采取其他决策支持系统或行为干预措施比较(比较),采用特定输血决策支持系统推行 PBM 计划(干预)是否更有效改善临床和成本结局(结果)?	CR10 使用计算机或电子输血决策支持系统能提高红细胞合理使用率	低	弱	

注:CR:临床推荐;RR:研究推荐

第三节 真实世界研究在输血领域的应用

一、真实世界研究的基本概念

(一)真实世界数据的定义和特点

1. 定义 所谓真实世界数据(real world data, RWD)是指研究数据来自真实医疗环境,反映实际诊疗过程和真实条件下的患者健康状况。不同组织或机构基于不同角度,对真实世界数据的定义描述存在差异,但本质相同。

2. 特点 真实世界数据的来源非常广泛,既可是研究数据,如基于特定研究目的患者调查、患者注册登记(patient registry)、实效性随机对照试验的数据;也可是非研究性质的数据,如多种机构(如医院、医保部门、民政部门、公共卫生部门)日常监测、记录、储存的各类与健康相关数据,如医院电子病历、医保理赔数据库、公共卫生调查与公共健康监测(如药品不良事件监测)、出生/死亡登记项目等。真实世界数据强调真实环境下采集的数据,数据的产生和收集过程需要与实际临床医疗实践保持较好统一[15]。

(二)真实世界研究的定义和特点

1. 定义 真实世界研究(real world studies/real world research, RWS/RWR)是指基于真实世界数据,综合运用临床/药物流行病学、生物统计学、循证医学、药物经济学等多学科方法技术,整合多种数据资源开展的前瞻性或回顾性研究。

2. 特点 真实世界研究的主要特点:①研究的实施地点以及干预条件为真实的临床实践环境;②受试

者的选择一般不加特别的限制条件；③干预措施和临床实际一样，并可由患者和医师进行交流而改变干预方法；④研究需要良好设计，并记录患者（相对）长期随访结果。由于真实世界研究更多地考虑实际医疗环境，其研究结果外推性更佳。

3. 真实世界研究的基本设计　真实世界研究的基本设计通常包括干预性和观察性研究。在真实世界条件下开展干预性研究的常见方式是对临床已使用的不同干预措施进行随机分组，在尽量贴近临床实际情况下对患者进行干预和随访，针对患者、临床医师或医疗卫生决策者有重要价值的结局进行评价。这种方式常被称为实效性或实用性随机对照试验（pragmatic randomized controlled trials，pRCT）。尽管在pRCT的设计中使用随机手段，但研究中患者所处的环境、干预实施和随访过程、数据和结局的收集方式尽可能贴近真实条件，满足真实世界研究的核心实质。故仍属于真实世界研究的范畴。真实世界条件下的干预性研究除pRCT外，还包括非随机的实效性试验、随机整群随机对照试验、自适应设计等其他设计。

观察性研究设计是在真实条件下收集相关数据（如患者登记、医院电子病历数据、医保数据和流行病学调查等），建立数据库，并针对具体研究问题，运用观察性设计，开展数据分析，是观察性真实世界研究的自然过程。真实世界研究中的观察性设计包括：横断面研究、队列研究（前瞻性、回顾性或双向设计）、病例对照研究及其衍生设计（如巢式病例对照、病例队列研究）等常用的设计类型。此外，一些更新的设计（如续断性时间序列）也被用于观察性真实世界研究。

（三）真实世界研究可解决的问题

真实世界研究最早提出是因新药和医疗器械Ⅲ期临床试验存在无法回答的临床诊疗和医疗管理决策问题。随着对真实世界研究的广泛运用和认识加深，其运用也进一步扩展和延伸，包括评估患者健康状况、疾病及诊疗过程、评估防治结局、评估患者预后与预测及支持医疗政策研究。目前国内真实世界研究主要应用于药械评价监管和中医药领域。

二、真实世界研究与输血医学

输血医学是以技术为基础的学科，除输血操作外通常与其他治疗或护理措施共同完成，血液制品的保存、管理也会影响其干预后效果。因此，在某些情况下不便采用传统临床试验开展评价。

真实世界研究环境无盲法限定，纳入患者标准宽泛，一定程度上可以解决复杂干预的实际问题。另外还具有覆盖人群广泛、研究周期长、对资源及成本要求相对较低等优势，可为作为传统临床试验的重要补充。传统临床研究与真实世界研究的比较见表5-8。

表5-8　输血医学中传统临床试验与真实世界研究的比较

	传统临床试验	真实世界研究
目的	理想环境下的结局（efficacy/效能）	真实环境下是否有效（effectiveness/效果）
研究设计	随机对照试验	实效性随机对照试验或观察性研究
研究对象	相对单一，纳入/排除标准多而严格	多样性，纳入/排除标准相对宽松
干预措施	严格限定方案	可根据情况调整方案
依从性	高	低到高
随访	严格的随访设定	根据临床实际决定
结局指标	多为中间指标	多为远期指标
数据来源	专为研究收集，数据收集过程常为前瞻性收集，严格规范	数据来源多样，可前瞻或回顾性收集，可基于现有数据库或专为研究收集

遗憾的是，目前真实世界研究在输血医学领域的应用还较有限，其原因可能是输血工作者对真实世界研究的概念、技术要求、评价标准缺乏理解和认识，缺少有成功开展真实世界研究经验的人员。在输血领域广泛开展真实世界研究还有很长的一段路要走。

三、真实世界研究案例

以术前输血的数据库研究为例，介绍如何从研究设计、暴露因素的定义和限制、结局变量的定义和限制、偏倚和混杂的处理等方面利用真实世界数据开展输血医学研究[16]。

（一）研究背景

近期研究表明，术前输注≥4个单位的红细胞会使围手术期脑卒中或心肌梗死的风险增加2.5倍。但小容量输血（如1~3个单位）是否会增加这些事件的发生风险尚无研究证据。2015年，Whitlock等利用已有数据库开展不同容量红细胞输注的安全性研究。

（二）研究设计与方法

1. 数据来源　本研究使用Premier（Charlotte，NC）数据库，其建立目的是开展医疗服务质量和使用的调查。该数据库涵盖了美国20%的出院记录，前瞻性收集包括出院档案数据和所有账单项目，如药物、实验室和其他诊断测试，及入院期间提供的具体服务。

2. 研究队列　该研究纳入从2009年1月1日到2012年3月31日期间，年龄≥18岁并接受至少一次治疗或护理的所有住院患者。排除标准：①急诊或转诊患者；②主要诊断为颅内损伤或接受产科、心脏、颅内（包括腹膜静脉分流修改术）或主要血管手术的患者；③接受非手术操作（如插管、胸腔穿刺术、腰椎穿刺）的患者；④术后第2~7天接受输血的患者。

3. 输血量的测量　从数据库中获取输血量的相关信息，对那些没有明确记录输注单位的患者（数据库记录为部分输注），四舍五入输注红细胞量至最接近的整数。同时记录自体、定向供体及全血输注量，并将其估算为红细胞输注量。

4. 主要结局变量　本研究的主要结果是缺血性脑卒中心肌梗死、室性心动过速或房颤的复合结局指标，室性心动过速/室颤被作为心肌梗死的替代指标。出院诊断为脑卒中（ICD-9 433.x1，434.x1，977.02）、心肌梗死（ICD-9 410.x1）或室性心动过速/室颤（ICD-9 427.427.4x），或因上述原因30天再入院的患者，均被认为出现主要结局。入院时已经发生的缺血性脑卒中、心肌梗死、室性心动过速或心房颤动不计入结局事件中。

5. 混杂因素　本研究的混杂因素包括：种族、心血管疾病风险程度、并发症、手术类型、医保类型（通过美国政府的医疗保险或医疗补助计划获取）、医院规模等。

6. 统计分析　本研究采用层次logistics回归、亚组分析、倾向性评分及计算人群归因危险度的方法来分析红细胞输注量对结局事件的影响。

（三）研究结果

该队列最初纳入346家医院的1 583 819名患者，其中在手术当天接受输血的患者41 421名，最终发生脑卒中或心肌梗死的患者8 044名（患者基本特征和其他影响因素结果不在此处赘述，仅展示不同红细胞输注量对事件发生的影响结果）。

层次logistics回归模型在调整了并发症、患者疾病特征后发现，与不输注红细胞的患者相比，输注1个单位红细胞，脑卒中或心肌梗死的发生率增加1.33倍［*OR*=2.33，95%*CI*（1.90，2.86）］；输注2个单位红细胞，脑卒中或心肌梗死的发生率增加1.37倍［*OR*=2.37，95%*CI*（2.00，2.81）］；输注3个单位红细胞，脑卒中或心肌梗死的发生率增加2.13倍［*OR*=3.13，95%*CI*（2.28，4.31）］；输注≥4个单位红细胞，脑卒中或心肌梗死的发生率增加3.87倍［*OR*=4.87，95%*CI*（3.86，6.14）］（表5-9）。5种常见手术类型亚组分析的结果显示，不同手术类型的结果不一致且置信区间过宽（表5-10）。倾向评分匹配分析结果与层次logistics回归模型结果基本一致，与未输血患者相比，接受红细胞输注患者的脑卒中/心肌梗死风险更高（表5-9）。人群归因危险度分析结果显示红细胞输注造成脑卒中或心肌梗死发生的比例为2.4%（1.8%，3.0%），脑血管疾病造成脑卒中或心肌梗死发生的比例为9.4%（8.6%，10.7%），冠状动脉病史造成脑卒中或心肌梗死发生的比例为20.2%（18.5%，22.0%）。

表5-9　不同红细胞输注量发生脑卒中/心肌梗死的风险

	全人群队列	倾向性评分后队列		*P*值
		未输血	输血	
患者数	1 583 819	41 421	41 421	
脑卒中/心肌梗死发生数（%）	8 044	336（0.81）	496（1.1）	<0.001
红细胞输注量（以0单位为参照，调整后*OR*）				
1	2.33（1.90，2.86）	1.71（1.31，2.24）		<0.001
2	2.37（2.00，2.81）	1.73（1.36，2.20）		
3	3.13（2.28，4.31）	2.24（1.56，3.22）		
≥4	4.87（3.86，6.14）	3.16（2.36，4.23）		

表 5-10　不同红细胞输注量发生脑卒中/心肌梗死风险亚组分析

	结肠切除术	小肠切除术	髋/膝关节置换	脊柱融合和椎板切除术	子宫切除术
患者数	37 989	16 179	432 419	196 802	112 960
输血人数(%)	1 748(4.6)	647(4.0)	15 516(3.6)	3 903(2.0)	1 747(1.6)
脑卒中/心肌梗死发生数(%)	689(1.8)	309(1.9)	1 447(0.33)	670(0.34)	115(0.10)
红细胞输注量(以 0 单位为参照,调整后 *OR*)					
1	2.36(1.33,4,19)	2.05(0.66,6.30)	1.26(0.78,2.03)	1.43(0.65,3.14)	5.21(1.15,23.7)
2	2.21(1.38,3.54)	2.84(1.32,6.11)	1.77(1.22,2.56)	1.73(0.90,3.33)	7.57(3.33,17.2)
3	2.56(1.06,6.17)	1.80(0.23,13.9)	3.29(1.61,6.74)	3.87(1.46,10.3)	4.79(1.45,15.8)
≥4	1.96(0.84,4.54)	4.37(1.45,13.1)	3.05(1.29,7.21)	4.27(1.73,10.5)	9.46(2.29,39.0)

（四）研究结论

这项近 160 万患者的观察性研究发现,围手术期红细胞输注量与围手术期缺血性脑卒中、心肌梗死或室性心动过速/室颤(作为冠状动脉缺血的替代)明显相关。但需要注意的是,由于输血导致脑卒中或心肌梗死发生的比例远小于其他共患疾病造成的风险。但对于严重贫血的患者来说,输血仍然是主要治疗方案。

（喻佳洁　李幼平）

参考文献

1. STRAUS S,GLASZIOU P,RICHARDSON WS,et al. Evidence-Based Medicine:How to Practice and Teach EBM[M]. 5th ed. Amsterdam:Elsevier,2018.
2. 李幼平. 实用循证医学[M]. 北京:人民卫生出版社,2018.
3. HEBERT PC, WELLS G, BLAJCHMAN MA, et al. A multicenter, randomized, controlled clinical trial of transfusion requirements in critical care. Transfusion Requirements in Critical Care Investigators,Canadian Critical Care Trials Group [J]. N Engl J Med. 1999,340(6):409-417.
4. LACROIX J,HEBERT PC,HUTCHISON JS,et al. Transfusion strategies for patients in pediatric intensive care units [J]. N Engl J Med. 2007,356(16):1609-1619.
5. HAJJAR LA,VINCENT JL,GALAS FR,et al. Transfusion requirements after cardiac surgery: the TRACS randomized controlled trial [J]. JAMA. 2010,304(14):1559-1567.
6. CARSON JL,TERRIN ML,NOVECK H,et al. Liberal or restrictive transfusion in high-risk patients after hip surgery [J]. N Engl J Med. 2011,365(26):2453-2462.
7. VILLANUEVA C, COLOMO A, BOSCH A, et al. Transfusion strategies for acute upper gastrointestinal bleeding [J]. N Engl J Med. 2013,368(1):11-21.
8. HOLST LB,HAASE N,WETTERSLEV J,et al. Lower versus higher hemoglobin threshold for transfusion in septic shock [J]. N Engl J Med. 2014,371(15):1381-1391.
9. ROBERTSON CS,HANNAY HJ,YAMAL JM,et al. Effect of erythropoietin and transfusion threshold on neurological recovery after traumatic brain injury:a randomized clinical trial [J]. JAMA. 2014,312(1):36-47.
10. MURPHY GJ,PIKE K,ROGERS CA,et al. Liberal or restrictive transfusion after cardiac surgery [J]. N Engl J Med. 2015,372(11):997-1008.
11. ANTHES E. Evidence-based medicine:Save blood,save lives [J]. Nature. 2015,520(7545):24-26.
12. MURPHY MF,ROBERTS DJ,YAZER MH. Practical Transfusion Medicine [M]. 5th ed. Oxford:Wiley-Blackwell,2017.
13. DOCHERTY AB,O'DONNELL R,BRUNSKILL S,et al. Effect of restrictive versus liberal transfusion strategies on outcomes in patients with cardiovascular disease in a non-cardiac surgery setting:systematic review and meta-analysis [J]. BMJ. 2016,352:i1351.
14. MUELLER MM,VAN REMOORTEL H,MEYBOHM P,et al. Patient Blood Management:Recommendations From the 2018 Frankfurt Consensus Conference [J]. JAMA. 2019,321(10):983-997.
15. 孙鑫,谭婧,唐立,等. 重新认识真实世界研究. 中国循证医学杂志[J]. 2017,17(2):126-130.
16. WHITLOCK EL,KIM H,AUERBACH AD. Harms associated with single unit perioperative transfusion:retrospective population based analysis [J]. BMJ. 2015,350:h3037.

第六章

输血医学教育

《中华人民共和国献血法》和《医疗机构临床用血管理办法》(卫生部令　第85号)等法律(规)的颁布,从法规层面保障了我国无偿献血和临床合理用血的健康发展。在输血行业快速发展的新时代背景下,对输血医学教育提出了更高要求。本章阐述输血医学教育兴起与形成过程,输血医学在高等院校的学历教育现状与发展规划,输血医学岗位设置与要求,输血医学新理论和新技术培训,输血医学专科医师的培养与职业资格考试等5个方面,并对输血医师规范化培训(规培)提出建议案。当前,我国输血行业面临诸多挑战,国际医学新技术革命浪潮将为我国输血医学的加速发展带来新机遇。本章介绍与输血医学有关的基因组学、生物信息学、再生医学、精准医学、循证医学和互联网等,这些彻底改变传统生物学与医学面貌的新学科和新技术应用,无疑会促使输血医学步入崭新、高速发展的轨道。输血医学教育必须与时俱进,积极促进输血行业发展,努力满足社会需求。

第一节　概　　述

一、输血医学教育兴起

临床合理用血是保证充足血液供给与避免浪费的关键措施。美国一些血液中心通过向医院提供输血服务成功地为患者护理提供了输血医学专业知识。在英国,血液中心与医院建立了网络系统进行供应链管理。临床上,医师使用诸如血栓弹力图、凝血系统和组织氧合状态的即时检测,使成分输血更加准确。无论输血医学专科医师来自血液中心、病理科、还是麻醉科或血液科等其他学科领域,在患者护理过程中实现合理输血都起着至关重要的作用。如今,患者的输血管理已成为确保合理输血的新标准,即基于最合理的输血适应证,显著降低血液使用量,而限制性输血策略在大多数病例中并不会影响治疗结果。同时,在创伤患者护理的早期,通过输注与红细胞成比例的血浆和血小板,治疗大量出血的创伤患者,能获得与全血一样的疗效。由此可见,输血治疗与复杂的临床适应证相互交织,以及新理论、新方法、新技能的更新与推广,已然形成输血医学专业教育的独特需求。例如,输血医学专家越来越多地与外科、肿瘤和血液病专家等展开合作或专业培训,为各种复杂性疾病有待输血的患者提供治疗。同时,输血医学的发展推动了一些新领域的进步,如干细胞生物学、再生医学和脐带血库等[1]。

我国输血医学发展在过去10年里有了长足进步,特别是2016年国家标准化委员会批准了GB/T 13745—2009《学科分类与代码》国家标准第2号修订单,其中输血医学(32032)作为独立的二级学科首次纳入临床医学(320)一级学科下。输血医学下设基础输血学(3203210)、献血服务学(3203215)、输血技术学(3203220)、临床输血学(3203225)、输血管理学(3203230)和输血医学其他学科(3203299)6个三级学科,基本覆盖了我国输血医学行业的专业领域,为输血医学相关岗位的设置提供了依据和指引,对推动我国输血医学行业发展起到了划时代性的重大作用。遗憾的是,我国输血医学高等教育尚未与时俱进,输血医学尚未纳入教育部颁布的二级学科目录,独立的输血医学本科教育仍受制于法规限制,仅自主设置(教育部批准)的输血医学研究生教育在个别高等医科院校开展。因此,建立和完善相应的输血医学教育体系,包括输血医学专业高等教育、住院医师规范化培训、专科医师培训及继续教育等是保障输血医学行业人才供给和持续发展的基础。

二、输血医学教育现状

自20世纪70年代成分输血崛起伊始,我国输血医学逐渐发展成为一门兼具献血者招募、成分血制备、实验诊断和临床治疗等多学科交叉、多功能一体的综合性学科[2]。1998年10月1日实施《中华人民共和国献血法》以来,无偿献血和临床用血有了法律保障，输血医学教育和培训也随之进入了新时代。以往，我国从事输血工作的专业人员多源于医学检验专业，少有临床医学专业，甚至有一部分人员是中途改行而来，输血相关知识和技能主要从实践工作中学习获得，缺少系统、正规的输血医学专业教育。当前，我国输血医学的院校教育主要依托于医学检验专业（表6-1），难免使人们错以为安全输血的责任主体就是血库、检验和护理等血液及成分制品输注的直接操作人员，而血液或成分制品治疗性输注的决策者——"输血医师"，在安全输血中的关键作用明显被低估或缺失，也导致我国临床医院输血科长期未设置输血医师岗位[3]。2019年对《医疗机构临床用血管理办法》（卫生部令 第85号）再次修订，将输血科的职责进一步扩展并予以明确，例如，输血科参与特殊输血治疗患者的会诊，指导并推动开展自体输血等血液保护及输血新技术，参与临床用血不良事件的调查，开展血液治疗相关技术等，对输血医学专业人才提出了更高的要求，输血科适配输血医师岗位的重要性更加明确，也需要制定相应的输血医师培养规划。目前我国尚无"输血医师"职称，致使大部分愿意从事临床输血指导或治疗工作的临床医师或检验医师望而却步，制约了临床输血的发展。随着输血行业快速进步与发展，除血液安全工作对专业人员素质要求越来越高外，如何科学、合理、安全、有效地利用血液资源是临床输血治疗未来的主要发展方向。因此，与此相适应甚至超越当前需求的引领性输血医学专业教育亟需建立。

表6-1　我国高校开办输血医学学历教育的情况

培养单位	隶属学科（学制）		毕业生/在读生（名）			备注
	临床医学	医学检验	本科	硕士	博士	
南方医科大学	5/3	×	274/0	10/8	8/3	2008年首招5年制临床医学输血医学方向本科，2015年停止招生；2013年首招研究生
中国医学科学院输血研究所	3	×	×	9/12	7/9	2015年首招研究生
蚌埠医学院	×	5/4	600/180	×	×	2007年首招5年制医学检验输血方向，2013年改招4年制（理学），2017年停招并改为输血模块
成都医学院	×	5/4	476/139	×	×	2005年首招5年制医学检验输血方向，2013年改招4年制（理学）
大连医科大学	×	5/0	369/0	×	×	2003年5年制医学检验临床血液检验；2013年停止招生
海军军医大学	3	×	×	3/0	1/1	2013年首招研究生
陆军军医大学	3	×	×	0	0/1	2015年首招研究生
合计			1 719/319	22/20	16/14	

注：硕士、博士研究生数据仅限于获自主设置二级学科输血医学专业毕业证书者，其他二级学科输血医学研究方向的研究生不在统计范畴，数据统计时间截至2020年6月。

（一）我国输血医学从业人员专业技术与学历水平

从2009年11月起，输血技术专业资格考试正式纳入全国卫生专业技术资格考试范畴，并在2010年5月进行了第1次考试。通过对输血技术专业资格考试人员分析发现，学历以大专和本科为主，占82.51%，其中本科以下学历考生占54.79%；硕士和博士高层次人员占比仅为3.19%。考生考试通过获得专业资格比率为26.48%（448/1 692），与同年执业医师资格考试的通过率差距甚大。当前，输血技术专业资格考试包含初级和中级两个级别。然而，据2013—2015年南方医科大学3届毕业生的统计数据，5年制临床医学（输血医学）毕业生的执业医师考试通过率为91.8%（90/98），本校同期5年制临床医学毕业生的通过率为91%，全国平均执业医师考试通过率则为73.6%[4,5]。由此看出，经正规输血医学教育的毕业生与临床医学其他专业（方向）的毕业生具有相同的临床医疗从业能力。近年来，我国输血医学从业人员的学历层次有所提升，特别是血站或血液中心系统业务科室新录用工作人员本科及以上教育背景的比例明显提高，医院输血科硕士学历人员也在不断增加，但拥有博士学历的人数仍较少，与其他临床医学二或三级学科相比存在巨大反差。究其原因，除客观上输血医学研究生数量少以外，输血行业对高学历人才岗位设置与业务需求缺少竞争力是根本原因。同时，高等医科院校应根据输血行业人才需求统筹规划，即使在教育部尚未设立输血医学专业代码的状况下，也应积极建立和完善系统、规范的输血医学教育体系，合理制订依托于医学检验专业的输血技师类和依托于临床医学的输血医师类的人才培养规划和方案。

（二）国际发达国家输血医学高等教育与培训

发达国家已建立相对完善、各具特色的输血医学教育体系。例如，美国高度重视输血医学教育，输血医学专科医师培训体系成熟，运行程序规范，目标是培养“具有指导临床合理用血能力的输血医师”。培养过程首先经过 4 年大学本科教育，之后 4 年医学院教育（通过医师资格一/二级考试），再加 3～4 年住院医训练，最后 1 年输血医学专科训练以及从业后的继续教育。住院医师训练与专科培训期间逐渐发展为输血医学专科医师，包括通过医师资格三级考试和专科资格考试（如综合病理包括解剖病理和临床病理、其他临床专业），最后是 1 年输血医学专科训练，通过输血医学专科资格考试。培养 1 名合格的输血医师通常需要 12～13 年才能完成整个教育过程，各项配套的软件和硬件都要保证教学实践的顺利开展，切实保障学生在见习、实习、专科培训中学到知识、掌握技能，达到独立从业的能力要求[6]。

加拿大、英国和澳大利亚的输血医学教育与美国有所不同，针对输血医师和输血技师两个类别，在医学教育过程中较早开始输血医学专业技能培训。各国输血医师培训均归临床医学或临床血液学之列。加拿大住院医教育属于研究生训练（2～5 年，含输血医学），经考试获得证书。拥有加拿大内外科皇家学院颁发的资质证书者，经 1～2 年输血医学专科教育和科研训练成为输血医师，可以从事临床输血治疗。输血专科培训的目标是临床合理用血治疗，课程包括内科学、血液学、儿科血液学、血液病理学、麻醉学和普通病理学等。英国和澳大利亚的输血医师教育相似，主要以临床血液学课程为主干，在医学院和临床医院完成医学课程和临床实践教学，输血医学专科则属于研究生教育，开展相应的科学研究训练。非临床类的输血技术学以培养输血技师为目标，加拿大是基于医学检验技术教育（2～3 年），英国和澳大利亚则基于实验血液学教育（5 年），最终以输血技术岗位从业资质为目标，经考试合格后获得行业准入资格。

荷兰输血医学教育具有鲜明的自身特色。医学院与临床医院教学以内科学和血液学为骨干，专业培训（2 年）采取大学与 Sanquin 研究所相结合方式，培训板块包括临床、实验室、献血者和血液制品。学习课程包括血液学、干细胞、免疫血液学、血液病、献血者招募、血液采集与分离、输血、血液预警、细胞治疗、单采血小板等；实验技能包括血清学、HLA 分型和微生物学等。此外，专题培训也是输血医学教育的重要组成部分，包括输血相关疾病及并发症[如贫血、血小板减少症、中性粒细胞减少症、输血不良反应如输血相关急性肺损伤（transfusion related acute lung injury，TRALI）及输血相关循环超负荷（transfusion-associated circulatory overload，TACO）、大失血、血红蛋白病等]，GMP 培训和科学研究等。

（三）我国输血医学尚未纳入住院医师规范化培训体系

我国的 5 年制临床医学本科教育主要是在医学院内完成，临床见习在理论教学过程中完成，最后进行 1 年的临床实习。医学生毕业后接受 3 年住院医师规范化培训（简称规培），最终完成临床执业医师资格考试与规培结业考核考试，取得医师资格证书和规培合格证书，从而具备独立行医能力[7-9]。目前，输血医学尚未纳入规培体系。另外，我国输血技术从业人员的基础教育背景，主要源于 4 年制医学检验、医学技术、生物技术等本科专业，归为理学类。因此，我国完全照搬美国或欧洲的输血医学教育模式难以实现，但可以采纳或借鉴适合我国医学本科及输血医学专科教育的部分，规划与建立符合我国国情和具有自身特色的输血医学教育模式。

三、输血医学专业技术岗位设置

当前，我国输血医学相关行业主要业务有采供血服务和临床输血 2 大分支。前者包括血站（中心血站或血液中心）和单采浆站，还包括脐带血或干细胞库、组织或器官库；后者主要为临床医院输血科及部分独立开展血浆置换、细胞治疗的临床输血相关科室。血站体系的业务贯穿血液采集、检测、制备和发放等环节；其中献血者招募与服务需要具有心理学、法律法规、健康护理等专业人才，血液筛查需要病原微生物检测、血清学测定及血型鉴定等相关人才，血液制备需要蛋白及活性因子分离纯化等专业人才。输血科业务除常规交叉配血需要的医学检验技术人才外，输血医师是必不可少的，主要指导临床合理用血、开展或参与输血治疗以及处置输血不良反应。质量控制、信息化管理、科学研究、岗位培训等是血站和输血科输血管理的重要内容，也是支撑输血相关业务持续与健康发展的重要保障。据粗略估算，目前我国输血医学行业从业人员约 6 万多人（采供血机构近 4 万人、医院输血科近 3 万人），其主要专业技术岗位及其要求归纳如下：

（一）医师类岗位

从事献血者健康管理或患者输血治疗相关业务。岗位要求从业者具有完整的输血医学或临床医学本科及以上教育背景和执业医师资格证。

（二）技师类岗位

从事献血者或患者血液样品处理和检测相关业务。岗位要求从业者具有完整的输血技术、医学技术、基础医学或生物技术本科或以上的教育背景和执业技师资格证。

（三）护理类岗位

从事献血者或患者血液采集、输注及护理相关业务。岗位要求从业者具有正规的医学护理学专科或以上的教育背景和执业资格证。

（四）科学研究与培训岗位

从事输血医学理论与技术研究和推广工作。岗位要求热爱科研或教学工作，能力突出，具有相关专业背景本科或以上的专业技能。

（五）输血管理岗位

从事血站或输血科质量、信息、血液、实验室、伦理、法规、培训与科研等管理业务。岗位要求从业者具有正规本科或以上的专业背景。

（黎诚耀　王文敬）

第二节　输血医学本科教育

一、临床医学（输血医学）课程教学

我国5年制本科、7年制本硕和8年制本硕博临床医学专业的输血医学课程教学，主要设置在外科学输血、内科学血液病以及临床血液学检验等相关章节。虽然输血医学涵盖输血技术、临床输血、输血管理、血液制品等重要内容，但在临床医学专业教育中仍未能开设一门独立的课程讲授，也无专门教材，所占教学时数少。在新编第9版《外科学》中，第四章输血包括了5节内容，即第一节　输血的适应证和注意事项、第二节　输血不良反应及其防治、第三节　自体输血、第四节　血液成分制品和第五节　血浆代用品。第四章授课时数仅为3个学时，因教学时数的客观限制，教学内容只能简明扼要地一带而过，输血知识要点被碎片化，严重缺乏系统性，甚至教材都未及时更新现代输血医学的科学理念和技能。可以设想，医学生在未来的行医执业生涯中也无法重视输血，甚至会高估自身对输血的认知水平。王峰等[10]调查显示，临床医学专业学生对于输血医学知识掌握严重不足，掌握最好的知识点是血液及其成分的保存和运输，平均正确率为57.6%；最差的是自体输血，平均正确率仅7.2%，而自体输血又是临床输血服务中常规的项目。另有王丽[11]调查发现，不规范的临床输血行为包括：不符合输血适应证的输血，领取血液时未严格执行查对制度，或未按要求放置血液、输血观察等输血护理记录不完整，以及输血后血袋的处理不规范等。这些都与缺乏专业知识，未严格执行输血质量管理规定有关。在临床实践中，如何科学、合理、安全、有效地利用血液资源开展输血治疗？只有通过输血医学专业知识与技能教育方能从根本上予以保障。

血液是稀缺资源，临床合理用血是有效救治患者和避免浪费的关键环节。除对执业临床医师和输血科医师开展输血相关专题继续教育外，加强医学院临床医学专业输血医学基础课程教学也十分重要，使医学生掌握临床输血基本理论和技能，不断强化输血安全与合理用血的责任意识，使他们在将来能够认识到科学合理用血的重要性。当前，越来越多医学院校的临床医学专业实施了以器官-系统为主线的基础与临床课程整合教学改革。例如，设立相对完整的医学基础引论、感染与防御、循环系统、消化系统、泌尿系统、血液系统与肿瘤、运动系统和皮肤、生殖与发育、临床技能等多个课程整合模块。这种模块化课程体系也为输血医学理论和实践技能融合提供了机会，利用教学过程让未来的临床医师秉承科学的输血医学基本理念，掌握重要输血知识和技能。例如，以临床输血实际病例为先导采用PBL教学法，将循证医学理念引入临床输血实践，引导学生早期树立“输血治疗-证据支持”思维模式，进而减少不合理输血。此外，有条件的医学院校应争取在临床医学专业教育中，开设独立的必修或选修输血医学课程，这是解决目前医学课程设置中缺乏输血医学专业知识和技能相关内容的理想措施。

二、临床医学（输血医学）专业教育

（一）开设临床医学（输血医学）方向本科教育的背景

我国血液安全水平显著提高，然而，临床合理用血的问题日渐突出。经过系统输血医学高等教育的医师，他们的职业素养和专业技能对于保障临床输血治疗的科学性、合理性和有效性至关重要，尤其吸纳输血相关新理念、新技术和新业务的能力是促进我国输血行业长期、健康发展的重要基础。南方医科大学（以下简称南方医大）是全国重点医科院校，也是国内唯一设立临床医学（输血医学）方向本科教育的高等院校。南方医大瞄准输血医学发展前沿，于2008年4

月设立输血医学系作为规划与组织输血医学高等教育和科学研究的建制单位，同年9月开始招收第一届临床医学（输血医学）本科生，以临床为主的复合型输血医学专业本科生作为培养目标，开启了我国输血医学高等教育正规化、系统化、科学化发展的航程。

（二）临床输血本科教育现状

南方医大利用协同创新育人机制，建立了符合我国行业需求，放眼未来的“输血医学专业高等教育模式”（包括培养方案、优质课程、人才培养模式等），初步建成“以临床为主、技术为辅”的输血医学人才培养示范基地，为输血医学行业输送了七届可获取执业医师资质兼具输血技能的专业人才，对未来指导临床输血服务和开展新业务，以及开展输血医学学历教育奠定了良好基础。以下简要介绍南方医大临床输血本科教育的几个主要特点。

1. 结构决定功能　南方医大探索并实践了“4+1”复合型输血医学人才培养体系（4年临床与输血专业课程学习+1年临床与生产实践），以模块化课程为基础，分3个阶段完成了兼具3种核心技能的输血医学专业人才的培养方案。即在5年制临床医学教育基础上，适当减去非必需的几门课程，增加或调整输血技术学、临床输血学、血液制品学、输血管理学、临床血液检验、细胞与组织工程（含生物技术综合实验）等6门课程，体现鲜明的临床输血专业特色，涵盖现代生物技术，使学生具备输血医学专业技能，同时兼顾了科研创新思维的拓展。为期1年的临床实习，除临床科室轮转，还设置了血液中心和医院输血科各4周的实习计划，目标使毕业生具备合理用血的临床医学背景，掌握临床输血的基本理论和技能，能够接受新知识，最终成为能开展多层次临床输血服务的专业人才。

2. 赢在起跑线　在输血医学二级学科尚未建立之前，南方医大率先开办了临床医学-输血医学方向，填补了国内临床输血医学本科教育空白。经过11年实践检验，临床输血专业特色鲜明的培养方案、教育教学改革成果、与行业对接的培养模式都获得了充分肯定，作为“广东省应用型本科人才培养改革成果”收录案例集[9]。毕业生质量好，国家执业医师考试通过率高达92%。应届毕业生在输血行业受到了高度欢迎和关注，主要去向为医院输血科或血站、临床其他科室、继续攻读硕士研究生，各去向人数约占总体的三分之一。

3. 利用国际化合作平台将起跑线前移　在国际输血医学不断快速发展的背景下，按国际水平设置输血医学专业培养目标，创办了输血医学国际远程教学课程。聘请了英国剑桥大学输血医学部的教授担任南方医大名誉教授、输血医学系名誉主任；聘请耶鲁大学、牛津大学、华盛顿大学等著名输血医学专家为客座教授，每年开设20个专题讲座，介绍国际输血医学领域临床输血及输血技术最新发展态势，开阔了输血医学专业师生的国际视野[12]。

4. 依托行业联盟　从物理学上讲，聚集所产生的能量倍增；从管理学上讲，聚集就是整合，而有效的整合对智慧、资源、优势和效益的产生同样是倍增的。南方医大成立“广东省输血医学高等教育联盟”，有效弥补了专业师资力量的不足，还将“招生-培养-就业”实现一体化，让培养的人才与就业单位自然对接，产生了积极的示范效应。建设临床医院与血液中心配对的高质量实践教学基地，进一步通过理论教学和实践指导环节拉近学生与行业的关系，形成良好的长期合作机制。通过多途径举办输血医学高等教育研讨会和学术会议，围绕如何更好地培养输血医学专业人才、完善培养方案、学科建设等多个方面进行讨论。积极邀请国内企业参与人才培养，如设立“奖/助学金”“教材基金”和“学科发展基金”等。这些举措扩大了输血医学教育在国内外的影响力，同时也赢得了输血行业和社会的大力支持。

（三）重启临床类输血医学本科教育的必要性与迫切性

南方医大曾作为临床医学（输血医学）本科教育的探路者，遗憾的是，随着教育部临床专业认证的开展，临床医学（输血医学）方向本科教育受政策限制被迫于2015年停止独立招生。由此，最后一届输血医学专业本科毕业生教育于2019年告一段落。然而，我国临床输血行业快速发展的步伐并未停歇，随着输血医学二级学科设立，输血医师培训的缺失再次映射输血医学高等教育与行业快速发展不同步。高等教育必须具有前瞻性，只有教育先行，才能做好国家人才储备。近年来，许多医疗岗位都存在人才严重缺失的情况，国家对个别临床医学二级学科加大了教育投入，如儿科学等方向，可效果却是杯水车薪。追根溯源，正是由于医学教育本身相比其他学科更具显著的延时效应。一名合格的医师，无论将来在哪一个科室工作，都需要经过很长时间专业理论学习和临床实践，尤其实战性经验对于临床医学从业人员更是不可或缺的宝贵财富。我国输血医学发展本身起步晚，系统的输血医学高等本科教育更是从无到有，我们不能再抱着“亡羊补牢”式的教育理念，应加快输血医学纳入教育部学科目录的推进工作。在已有的前期基础上，建立更加完善的输血医学本科高等教育体系，制定符合我国国情的输血医师专业岗位人才培养方案，让更多“既懂临床，又懂输血”的输血医学人才充实到医院输血科一线工作。因此，在临床医学之下重启输血医学本科教育势在必行。

三、医学检验（输血医学）专业教育

长期以来，很多医院未设立独立的输血科，如临床输血前供受者相容性检测等输血服务，依然由检验科承担。因此，医学检验专业学生需掌握《临床检验基础》中输血医学相关知识，主要包括血型鉴定、交叉配血及新生儿溶血病实验室检查等，但内容比较简单、蜻蜓点水式的学习也使学生始终停留在对输血医学最基础的认知水平。1999 年卫生部颁布了《医疗机构临床用血管理办法（试行）》，明确要求我国二级以上的医疗机构应当设立输血科（血库），从检验科中独立出来，以满足临床输血安全的需要。高等医学院校为了适应此要求，相继将输血检验内容从医学检验专业的临床检验基础课程中分离出来，专门开设了临床输血学检验课程，配套教材也相继出版。输血技术有关内容也更加系统化，例如增加了白细胞及血小板抗原系统、临床输血治疗技术、血液及血液成分的制备和保存、临床输血与自身输血、输血不良反应与疾病传播等临床输血内容；同时，增加了临床输血实验室质量控制、输血管理及造血干细胞移植相关知识，但限于专业性质和课时限制，多以学生自学方式完成，实际的教学效果依然无法满足输血检验人才培养的需要，更跟不上输血医学的快速发展步伐。因此，一些医学院校在 21 世纪初开始与国内实力强的血液中心、输血研究机构合作，依托本院校医学检验专业，设置了医学检验专业输血方向，例如佳木斯大学医学院、山西医科大学汾阳学院、蚌埠医学院和成都医学院等院校（表 6-1）。医学检验（输血方向）学制 4 年，授理学学位，通过对医学检验专业课程的微调实现对输血技术专业人才的培养目标。主要措施包括：①增加输血医学专业课时及学分，开设输血技术学、临床输血学、血液制品学、输血管理学等课程；②见习，除课程教学期间在医院参观、见习外，还安排学生到输血研究机构、血液中心、脐带血造血干细胞库等地见习，以拓宽学生视野，加深其对输血方向专业知识的吸收和掌握；③实习（1 年），减少在医院检验科实习时间，增加在医院输血科、血液中心/血站的实习时间。

经过 10 余年发展，各高校依托医学检验专业累计为输血医学行业培养了千余名输血技师岗位后备人才。医学检验-输血技术本科专业教育方案已逐步建立，未来发展重点是提升自身专业水平和人才培养质量。一方面，进一步优化培养方案和课程体系。紧紧围绕培养目标和学科定位，以现代输血技术学为核心，不断优化课程结构，拓宽学生的知识和技能结构，增强毕业生岗位竞争力和胜任力。另一方面，加强输血医学专业师资队伍建设，积极开展国内外学术交流，采取“送出去、请进来”的办法，多渠道提升专业教师的任教水平。

（王文敬　彭克军　李玉云）

第三节　输血医学研究生教育

经教育部批准，我国个别高等医科院校，如南方医科大学、北京协和医学院 中国医学科学院输血研究所、海军军医大学和陆军军医大学等，在临床医学目录下自主设置了输血医学二级博士学位学科（代码：1002Z1），按国家统一考试标准招收、培养学术型硕士和博士学位研究生（表 6-1）。现以南方医大输血医学研究生培养方案为代表，简要介绍如下。

一、输血医学专业学术学位博士研究生培养方案

（一）培养目标

坚持德、智、体、美全面发展，培养适应我国社会主义建设的输血医学高级专业人才。

1. 理论知识及综合能力　掌握输血医学坚实的基础理论知识和系统深入的专业技能，具有独立从事输血医学某一分支学科或领域的基础和应用研究以及教学工作的能力；在输血医学学科领域做出创造性成果。

2. 学习沟通能力　掌握一门外语，能熟练地阅读本专业及相关专业的英文文献，具有用英文撰写综述和论文以及语言交流能力。

（二）学制和学习年限

实行弹性学制，基准学制为 3 年，最长学习年限为 8 年（含休学时间）；硕博连读生学习年限按照正式办理博士阶段注册时间算起，最长学习年限为 8 年（含休学时间）。

（三）研究方向

1. 血液安全　输血传播病原体的分子生物学与流行学，血液源性病毒与宿主相互作用及分子免疫机制，分子检测与预防，血液病原体灭活技术。

2. 血液免疫　血型及其基因功能与遗传学特征，HLA 及其与疾病相关性，血小板抗原及其抗体的功能，移植免疫反应分子基础。

3. 临床输血　输血适应证与输血治疗技术，输血不良反应与控制，干细胞及其移植治疗，细胞治疗方案与关键技术。

4. 血液制品与代用品　血液成分或因子的研制与应用。

（四）课程设置和学分要求

博士课程总学分不少于22学分。在课程设置中，必修课（学位课）包括英语（5学分）、中国马克思主义与当代（2学分）、中国马克思主义经典著作选读（1学分），专业基础课（任选两门）包括分子生物学、免疫学、医学微生物学、细胞与组织工程学和血液学（各3学分），专业课为输血医学（5学分），选修课包括SPSS软件应用、蛋白质组学技术、生物统计学（各2学分）和学术讲座（3学分）。为了培养博士生的实践能力，组织其参加部分教学、血液中心采供血及临床输血实践，时间不少于半年。

（五）培养方式

采取导师负责制和输血医学系（教研室、血液中心或输血科）指导小组相结合的方式，既要重视导师和指导小组的指导作用，更要充分发挥博士生的主观能动性和独创精神，还要发挥教研室其他专家的积极作用。导师负责对博士生政治思想、职业道德、科研设计与实施、专业外语等的全面指导，导师小组的职责是协助导师加强对博士生相关知识及技术指导。

（六）培养环节和要求

博士研究生的学制为3~8年，基准学制3年。按照基准学制安排，课程学习一般不少于3个月，教学、生产、临床实践不少于半年，用于科学研究和撰写学位论文时间原则上不少于2年。博士研究生实行中期考核制度，时间定为第2学年第4学期初。考核达不到要求或不宜继续攻读学位者，作退学处理，发结业证书。第2~8学年为完成实验研究、撰写学位论文和学位论文答辩。

（七）学位论文

学位论文格式和要求按照《南方医科大学研究生学位论文格式规定》和《南方医科大学学位评定与授予实施细则》相关规定执行。

（八）毕业答辩和学位授予

论文答辩和学位授予的要求按照《南方医科大学学位评定与授予实施细则》相关规定执行。

（九）参考书目

以《输血医学原理》（TOBY L, et al. ROSSI'S Principles of Transfusion Medicine. 5th ed. New Jersey: WILEY Blackwell）为专业基本教材，推荐日常阅读20种专业相关英文期刊，如*Nature*、*Science*和*Transfusion*等。

二、输血医学专业学术学位硕士研究生培养方案

同一学位授予位的学术型硕士研究生与博士研究生培养方案相近，但在专业能力要求低于博士，应具备能够独立开展本专业科学研究的能力。硕士研究生学制为3~5年（含休学），课程总学分不少于33学分，英语水平要求具备熟练阅读专业期刊和撰写论文摘要能力，授予学位要求按照《南方医科大学学位评定与授予实施细则》相关规定执行。

目前，我国输血医学专业的硕士研究生只能授予学术学位，待输血医学被纳入住院医师规范化培训后，有可能申请输血医学专业学位。在缺失临床医学（输血医学）本科教育的背景下，鉴于输血医学是临床医学二级学科，其研究生教育是当前唯一能够有效补充临床输血专业高层次人才的方式。然而，由于各高校输血医学研究生导师稀缺，招生名额和毕业生数量还远不能满足输血医学行业需求，迫切需要各研究生培养单位给予重视和政策性支持。

（黎诚耀　王文敬）

第四节　输血科住院医师规范化培训及输血医学专科医师培训方案

输血医师是指具备国家临床执业医师资格，经过住院医师规范化培训和输血医学专业培训，具备从事临床输血诊疗从业资格的医师。然而，迄今我国还未开展输血科住院医师规范化培训和专科医师培训工作[13]。发达国家专科医师的培养模式通常为医学生，首先经过医学院教育，获得临床医学学士或博士学位，然后经过3~4年住院医师规范化培训（规培），最后进行为期1年专科医师培训。本节结合我国规培内容和标准（总则及相关专科细则）以及国外输血医学专科医师的培养模式（表6-2），经多位基础医学、临床医学、输血医学专家论证，拟定了我国输血科住院医师规培细则和输血医学专科医师培训方案草案，为临床输血实践、医疗卫生管理及输血医学教育提供参考。

一、输血科住院医师规范化培训细则

输血医学是医学多学科的分支，基于患者裨益接受分子生物学和/或生物技术制备的血液制品或相应材料的现代医学、科学和技术知识。临床输血涉及多个临床专科诊疗，如内科、外科、妇产科、儿科、肿瘤科、麻醉科、重症医学科等，是临床医学的重要组成部分。因此，输血科医师既要掌握输血医学理论和技能，又要了解相关疾病知识，为临床输血治疗提供专业性指导意见。

表 6-2　输血医学专科医师培训模式

训练种类	年限	资格考试	证书
临床医学专业教育(含输血医学方向)	5年	大学本科	临床医学本科毕业证书、临床医学学士学位证书
输血科住院医师规培(含临床专业型硕士研究生)	3年	住院医师规培考核 临床执业医师资格考试	住院医师规培合格证书 执业医师资格证书
输血医学专科训练	1年	输血医学专科资格考核	输血医学执业医师资质

（一）培养目标

掌握正确临床工作方法,熟悉轮转科室诊疗常规及技术,能在上级医师指导下开展临床诊疗工作;能够参与输血相关治疗工作;能准确掌握临床有关专科用血适应证,指导或协助临床科学合理用血;制定输血治疗方案,对输血不良反应高风险患者早期识别、诊断和处理,参与多学科会诊;指导输血不良反应监测、上报并参与治疗和抢救工作;能够负责输血质量控制工作,审核临床科室用血申请分级管理等制度执行情况。培训结束时,住院医师应具有良好的职业道德和独立从事输血科临床输血工作的能力,为成为输血科专科医师奠定扎实专业基础。

（二）培训方法

采取临床科室轮转培训和输血科医疗实践相结合模式。首先,跟随指导医师管理住院患者、参加门诊工作,认真填写《住院医师规范化培训登记手册》,完成规定的病种和基本技能操作要求,学习专业理论知识,通过执业医师资格考试。在指导医师指导下完成在输血相关临床科室的轮转培训,学习内科、外科、妇产科、儿科和急诊科等输血支持和/或治疗流程、特点及原则;在麻醉手术中心、重症医学科,学习输血适应证、出凝血功能监测、特殊患者用血评价等输血相关诊疗知识和技能。

所有科室轮转期间,每周应安排不少于4学时学习相关学科知识,学习形式包括教学查房、小讲课、病例点评、案例讨论、专题讲座、相关学术会议、自学读书笔记等。少见病种、地方病、传染病及季节性较强的病种,可采用病例分析、讲座等形式进行学习。培训最后1年安排3个月选修时间,住院医师规培生根据其轮转期间的学习情况与工作的实际需求,选择规培基地的相关轮转科室补充训练。输血科住院医师临床科室轮转安排建议见表6-3。

（三）培训内容和要求

内容包括理论培训、临床技能培训和医疗卫生法规学习。理论培训内容以临床实际需要为重点,主要包括:①医德医风、思想政治、医学人文;②医学伦理与医患沟通;③有关法律、法规(具体见相关医疗卫生法律法规推荐目录);④临床科研设计与方法;⑤临床及输血医学专业相关理论及相关医学英语知识;⑥输血医学服务。时间安排可集中或分散在3年培训过程中完成,可采用集中面授、远程教学、临床医学系列讲座、专题讲座、临床病例讨论、读书报告会等多种形式进行。临床技能培训内容见各科室轮转具体要求。

表 6-3　输血科住院医师规范化培训临床科室轮转安排

培训内容	轮转科室	时间分配/月	培训地点
临床二、三级学科轮转	呼吸科	1	病房,手术中心,门诊
	消化科	2	
	心血管内科	1	
	神经内科	1	
	风湿免疫科	1	
	肾脏内科	1	
	血液科	3	
	普通外科/肝胆外科	2	
	骨科	2	
	神经外科	1	
	心血管外科	1	
	妇产科	2	
	新生儿科/儿科	2	
	肿瘤科	1	
	急诊科	2	
	麻醉/手术中心	3	
	重症医学科	1	
输血医学	输血科	6	输血科,门诊,病房
机动或选修	其他临床科室	3	病房,门诊
合计		36	

注:规培基地可根据本标准调整临床科室轮转顺序;机动或选修科室由培训基地根据输血科住院医师培训实际需求自行确定。

1. 内科　内科规培轮转10个月。

(1) 轮转科室及目的:

1) 呼吸内科:1个月。①掌握:呼吸系统疾病输血适应证及输血不良反应诊断、鉴别诊断及处理；药物诱发的免疫性溶血性贫血(drug-induced immune hemolytic anemia,DIIHA)的治疗。②熟悉：常见呼吸系统疾病的病因、发病机制、诊断方法、鉴别诊断和治疗。③了解：支气管镜检查、支气管肺泡灌洗、支气管黏膜及肺活检、经皮肺活检等。

2）消化科：2个月。①掌握：消化系统疾病的输血适应证、疗效判定及输血不良反应诊断、鉴别诊断及处理；出血与贫血相关的药物治疗；消化道大出血患者输血常规路径；肝衰竭的凝血功能纠正及血浆置换替代治疗。②熟悉：常见消化系统疾病的病因、发病机制、诊断方法、鉴别诊断和治疗。③了解：消化道内窥镜检查。

3）心血管内科：1个月。①掌握：循环系统疾病的输血适应证、输注剂量与方法、疗效判定和输血不良反应的诊断、鉴别诊断及处理。②熟悉：常见心血管疾病的发病机制、临床表现、诊断与鉴别诊断及治疗；高黏滞综合征的血浆置换治疗；常见心脏病超声诊断；常见典型心电图诊断；电复律技术。③了解：心脏电生理的基本知识、心包穿刺术、心脏起搏术、动态心电图、动态血压、超声心动图等。

4）神经内科：1个月。①掌握：神经系统疾病的输血适应证和输血不良反应的诊断、鉴别诊断及处理；血浆置换技术在吉兰-巴雷综合征、慢性炎症性脱髓鞘性多发性神经病(CIDP)、重症肌无力等疾病治疗中的应用。②熟悉：常见神经系统疾病的发病机制、临床表现、诊断与鉴别诊断及治疗。③了解：头颅CT/MRI读片。

5）风湿免疫科：1个月。①掌握：风湿免疫系统疾病的输血适应证和输血不良反应的诊断、鉴别诊断及处理；血浆置换技术在系统性红斑狼疮、类风湿关节炎、多发性肌炎、皮肌炎等疾病治疗中的应用。②熟悉：常见风湿免疫系统疾病的发病机制、临床表现、诊断与鉴别诊断及治疗。③了解：风湿免疫系统疾病的实验室及关节影像学检查。

6）肾脏内科：1个月。①掌握：肾小球疾病、慢性肾脏病及终末期肾衰竭等疾病造成肾性贫血的输血适应证及输血不良反应的诊断、鉴别诊断及处理；肾透析治疗时输血原则、出血处理及注意事项；治疗肾性贫血药物及使用原则。②熟悉：肾小球疾病病理分型，各类肾小球疾病及肾盂肾炎、肾衰竭的病因、发病机制、临床表现、诊断与鉴别诊断及治疗；血液、腹膜透析疗法的适应证；血液净化技术(膜滤过式)与治疗性血浆置换(TPE,离心式)的区别及各自优缺点。③了解：肾脏移植的抗排异治疗。

7）血液科：3个月。①掌握：再生障碍性贫血的输血适应证；溶血性贫血的病因、分类、实验室检查及输血注意事项；急性或慢性白血病、淋巴瘤、多发性骨髓瘤、特发性血小板减少性紫癜、血栓性血小板减少性紫癜、血友病、血管性血友病、弥散性血管内凝血等输血适应证及输血不良反应的诊断、鉴别诊断及处理；造血干细胞移植输血适应证；正常的止凝血机制；各种溶血、出凝血实验室检查的原理、检查方法及临床意义。②熟悉：各类贫血、溶血、出血性疾病的病因、临床表现、诊断与鉴别诊断、治疗方法；急性或慢性白血病的临床表现、实验室检查、诊断、常用治疗药物及治疗方案；弥散性血管内凝血的实验室检查及抢救措施；血栓性微血管病(TMA)、噬血细胞综合征的单采治疗。③了解：淋巴瘤分类、分期、诊断及治疗；多发性骨髓瘤诊断及治疗；骨髓穿刺及活检术的适应证、禁忌证；骨髓细胞形态学检查；骨髓增生异常综合征分类及治疗原则。

（2）基本要求：内科轮转期间学习病种要求及技能要求见表6-4、表6-5。

2. 外科 外科规培轮转6个月。

（1）轮转目的：

1）普通外科/肝胆外科：2个月。①掌握：乳腺癌、胃肠肿瘤、腹部损伤、急性化脓性腹膜炎、肠梗阻、胆道疾病等常见病、多发病的输血适应证及输血不良反应诊断、鉴别诊断及处理；肝移植术前备血以及围手术期输血适应证及输血不良反应的诊断、鉴别诊断及处理；凝血功能监测，血小板、凝血因子输注及其凝血效果评定；肝硬化并发门静脉高压、食管-胃底静脉曲张出血的输血原则。②熟悉：普通外科各种常见病、多发病的发病机制、临床特点、诊断与鉴别诊断要点、治疗原则以及随访规范；肝胆外科常见疾病的临床表现、诊断及治疗原则。③了解：普通外科少见病和罕见病临床特点、诊断与鉴别诊断及治疗原则；器官移植进展状况；腹腔镜手术基本理论；普通外科危重患者的抢救原则；肝移植手术流程。

2）骨科：2个月。①掌握：常见部位骨折、脱位、骨肿瘤、骨与关节感染等骨科疾病输血适应证及输血不良反应的诊断、鉴别诊断及处理；骨科特殊创面的出血、止血特点，骨科手术术后血红蛋白的变化规律。②熟悉：骨科常见病、多发病的发病机制、临床特点、诊断与鉴别诊断及处理原则。③了解：骨科基本理论和基本知识；常见的骨折与脱位、腰椎间盘突出症、颈椎病、关节炎、骨肿瘤的骨科检查法；封闭治疗的意义、操作方法、并发症的预防及处理。

表 6-4　内科轮转期间学习病种和例数要求

病种	最低例数
呼吸系统疾病	
上呼吸道感染	2
慢性支气管炎和慢性阻塞性肺疾病	2
支气管扩张	1
肺脓肿	1
支气管肺癌	1
肺结核	1
消化系统疾病	
急、慢性胃炎	2
消化性溃疡	2
肝炎后肝硬化	2
原发性肝癌	2
上消化道出血常见疾病	2
心血管系统疾病	
冠心病	2
高血压	2
心力衰竭	2
常见心律失常	2
神经系统疾病	
短暂性脑缺血发作	1
脑梗死	2
脑出血	2
蛛网膜下腔出血	2
吉兰-巴雷综合征	2
重症肌无力	1
免疫系统疾病	
类风湿关节炎	2
系统性红斑狼疮	2
泌尿系统疾病	
泌尿系统感染	2
肾小球疾病	2
慢性肾功能不全	2
血液系统疾病	
各类贫血	5
出血性疾病	3
急性白血病	2
慢性白血病	2
淋巴瘤	2
多发性骨髓瘤	1
特发性血小板减少性紫癜	2

表 6-5　内科基本技能要求

操作技术名称	要求
肺功能测定方法	参与
胸部 X 线/CT 读片、头颅 CT/MRI 读片	参与
胸腔、腹腔及骨髓穿刺技术	参与
支气管镜	参与
胃液、十二指肠液分析	了解
胃镜、结肠镜、消化道 X 线检查与结果判读	参与
灌肠术的适应证、操作方法及注意事项	参与
心电图机操作	了解
动态心电图、动态血压测定、超声心动图、颈动脉超声结果判读	参与
导尿术适应证、操作方法及注意事项	参与
骨髓穿刺、腰椎穿刺操作方法	参与
输液操作方法、步骤及注意事项	了解
标本(粪便、尿、痰、血液标本)采集方法、步骤	了解
出凝血检测技术与指标判定	掌握

3）神经外科:1 个月。①掌握:颅脑、椎管脊髓损伤以及肿瘤等神经外科疾病输血适应证及输血不良反应的处理。②熟悉:神经外科常见疾病的发病机制、临床特点、诊断与鉴别诊断及治疗原则。③了解:颅内和椎管内血管性疾病或肿瘤的临床特点、诊断与鉴别诊断及治疗原则。

4）心血管外科:1 个月。①掌握:胸心大血管外科手术的术前、术中和术后输血准备,血液成分的输注及输血不良反应的诊断、鉴别诊断及处理;无血手术。②熟悉:心外科常见疾病的临床表现、诊断及治疗原则。③了解:体外循环的原理和病理生理特点。

（2）基本要求:外科轮转期间学习病种要求及技能要求见表 6-6、表 6-7。

表 6-6　外科学习病种和例数要求

病种	最低例数	病种	最低例数
乳腺癌	2	肝癌	3
胃肠肿瘤	2	常见先天性心脏病	2
肠梗阻	2	冠心病	2
腹部损伤	2	其他心血管外科病	1
常见部位骨折	2	瓣膜疾病	2
骨科创伤	2	失血性休克	2
颅脑损伤	2	神经肿瘤	2
骨与关节感染	2	肝移植	1
骨肿瘤	2	肾移植	1

表 6-7　外科基本技能要求

操作技术名称	要求
甲状腺次全切除术	参与
乳腺癌改良根治或根治术	参与
胃大部切除术	参与
结肠切除术	参与
开放性骨折清创、切开、复位内固定	参与
腰椎或颈椎手术	参与
人工关节置换术	参与
常见骨及软组织肿瘤手术	参与
正中开胸	参与
体外循环	参与
冠状动脉旁路移植术	参与
瓣膜手术	参与
腰椎穿刺	参与
开颅手术	参与
输血适应证实验室检测技术与指标判定	掌握

3. 妇产科　妇产科规培轮转 2 个月。

（1）轮转目的：

1）掌握：孕期（病理妊娠及其并发症、妊娠合并症）、分娩期（凝血及纤溶系统变化）、产后（子宫收缩乏力、产道损伤、胎盘因素、凝血功能障碍）出血的原因及输血适应证；血液制品选择与输注；产妇大出血处理；弥散性血管内凝血（DIC）病因、发病机制、临床表现、实验室检查及输血治疗；输血不良反应的诊断、鉴别诊断及处理；妇科常见手术治疗的输血原则。

2）熟悉：妇产科常见病、多发病的发病机制、临床特点、诊断与鉴别诊断要点、治疗原则；围生期保健的主要内容和相应的处理原则；妇科缺铁性贫血的纠正。

3）了解：减少异体血输注的策略。

（2）基本要求：妇产科轮转期间学习病种要求及技能要求见表 6-8、表 6-9。

4. 新生儿科/儿科　妇产科规培轮转 2 个月。

（1）轮转目的：

1）掌握：小儿胚胎造血、生后造血及不同年龄血象的特点；胎儿宫内输血适应证及输血适应证；胎儿宫内输血途径，血液制品的选择，血液输注量，输血间隔，宫内输血步骤；宫内输血并发症处理；胎儿和新生儿溶血病发生机制、临床表现、实验室诊断及产前或产后输血治疗；新生儿溶血病换血治疗适应证，献血者血源选择，换血治疗，输注后处理；新生儿凝血功能特点、出血性疾病分类、实验室检查，止血及凝血处理；常见新生儿出血性疾病病因、临床表现、血小板输注适应证，血小板制品选择、输注与疗效评价；凝血因子缺乏症的输血治疗；小儿心导管造影前后的处理和输血适应证；小儿常见血液疾病的病因、发病机制、分类、防治及输血适应证；儿科输血不良反应的诊断、鉴别诊断及处理。

表 6-8　妇产科学习病种及病例数要求

病种	最低例数
产后大出血	3
阴道异常出血	2
子宫肌瘤	2
卵巢囊肿	2
常见宫颈和阴道炎症	3
异位妊娠	2
急性盆腔炎	2
卵巢囊肿蒂扭转	2
子宫破裂	2
胎盘植入	2

表 6-9　妇产科基本技能要求

操作技术名称	要求
子宫次全切除术及子宫全切术	参与
子宫肌瘤剔除术	参与
出凝血监测与指标判定	掌握

2）熟悉：白血病及淋巴瘤的诊断及治疗。

（2）基本要求：儿科轮转期间学习病种要求及技能要求见表 6-10、表 6-11。

表 6-10　儿科学习病种和例数要求

病种	最低例数
新生儿窒息	2
新生儿肺炎	2
新生儿黄疸	2
小儿贫血	4
佝偻病及婴儿手足抽搐症	2
呼吸道疾病	2
先天性心脏病	2
病毒性心肌炎	2
急性肾炎及肾病综合征	2
小儿糖尿病	2
小儿急性白血病	2
小儿常见急性传染病	3
特发性血小板减少性紫癜	2

表 6-11　儿科基本技能要求

操作技术名称	要求
小儿股静脉穿刺、头皮静脉穿刺、肌内注射、皮下、皮内注射、儿童心肺复苏	参与
输血适应证、血型转换、出凝血及输血不良反应检测与指标判定	掌握

5. 肿瘤科　肿瘤科规培轮转 1 个月。

(1) 轮转目的:

1) 掌握:肿瘤患者血液成分选择、输注、输血不良反应的诊断、鉴别诊断及处理。

2) 熟悉:输血相关免疫调节(TRIM)机制;肿瘤靶向药物(抗体)对于输血相容性检测的影响。

3) 了解:肿瘤相关输血治疗新进展。

(2) 基本要求:常见肿瘤治疗及其输血检测技术与指标判定。

6. 急诊科　急诊科规培轮转 2 个月。

(1) 轮转目的:

1) 掌握:多种创伤导致的大出血、消化道大出血、阴道大出血、休克等危急情况下的输血相关应急处理;心肺复苏术。

2) 熟悉:常见急症的病因鉴别、临床表现及处理规范;常见急症辅助检查的选择适应证、结果判断及临床意义;常用急救药物的临床适应证、作用、不良反应及具体应用方法。

3) 了解:多器官功能障碍综合征(multiple organ dysfunction syndrome, MODS)的发病机制、病因、诊断标准及处理原则;再灌注损伤的机制及临床意义;各种危象(如高血压危象、甲状腺危象等)、水电解质及酸碱平衡严重紊乱的处理原则。

(2) 基本要求:儿科轮转期间学习病种要求及技能要求,见表 6-12、表 6-13。

表 6-12　急诊医学科学习病种和例数要求

病种	最低例数
心搏骤停	2
急性冠脉综合征	3
心绞痛、急性心肌梗死	3
自发性气胸	2
急性呼吸衰竭	3
急性气道梗阻	2
消化道大出血	3
肾衰竭	2
阴道大出血	2
急腹症	3
各种休克	2
各种创伤	3

表 6-13　急诊医学科基本技能要求

操作技术名称	要求
心肺复苏术	掌握
洗胃术	参与
胸腹腔穿刺	参与
创伤止血包扎	参与
外科清创缝合术	参与
急诊静脉溶栓	参与
气管插管	参与
气管切开术	参与
环甲膜穿刺术	参与
呼吸机应用	参与
输血适应证及不良反应监测与判定指标	掌握

7. 麻醉/手术中心　麻醉/手术中心规培轮转 3 个月。

(1) 轮转目的:

1) 掌握:相关临床专科围手术期输血适应证;血液制品的选择、输注原则与方法;紧急输血、大量输血;输血不良反应的诊断、鉴别诊断及处理;患者血液管理(PBM)的概念及具体内容;临床合理用血管理和血液保护技术。

2) 熟悉:手术常用麻醉方法的实施、管理及常见麻醉后并发症的处理原则。

3) 了解:常用麻醉药物作用原理、使用方法与禁忌。

(2) 基本要求:麻醉/手术中心轮转期间技能要求见表 6-14。

表 6-14　麻醉手术中心基本技能要求

手术或操作技术名称	最低例数
深静脉穿刺	2
术前访视患者并施行麻醉	5
正确书写麻醉记录和小结	
椎管内麻醉	3
气管内插管全身麻醉	3
面罩给氧、机械通气	3
心肺复苏术	2
血液制品选择原则与输注方法	3
紧急输血	3
大量输血	3
输血不良反应判断及处理	2
术中出凝血状态监测	3
自体输血	3
血液保护	2

8. 重症监护病房(ICU)　ICU 规培轮转 1 个月。

(1) 轮转目的:

1) 掌握:危重症患者贫血原因、类型、临床检测指标及输血适应证；特殊危重患者输血适应证，如创伤大出血、大手术围手术期、大面积烧伤、休克、重症感染等；危重患者血浆、血小板、血浆蛋白制品或粒细胞输注适应证；危重患者输血疗效及输血不良反应的诊断、鉴别诊断及处理。

2）熟悉：重病监护病房的一般工作程序，危重症患者的诊断和紧急处理；动脉血气分析。

3）了解：急性呼吸窘迫综合征（ARDS），全身炎症反应综合征（SIRS）和多器官功能障碍综合征（MODS）的理论和进展。

（2）基本要求：ICU 轮转期间学习病种要求及技能要求见表 6-15、表 6-16。

表 6-15　ICU 学习病种和例数要求

病种	最低例数
昏迷	2
急性呼吸衰竭、ARDS	2
急性心功能衰竭	2
弥散性血管内凝血（DIC）	1
休克	2
急性肾功能衰竭	2
上消化道大出血	2
SIRS、MODS	2

表 6-16　ICU 基本技能要求

操作技术名称	要求
心电监护仪使用	参与
呼吸机使用	参与
气管插管术	参与
动脉血气分析	参与
血液净化技术	掌握
心肺复苏术	掌握

9. 输血科　输血科规培轮转 6 个月。

（1）轮转目的：

1）掌握：需要输血支持和/或治疗的有关疾病诊断与鉴别诊断、输血适应证、处理原则、生活方式指导，包括贫血患者的输血原则及疗效标准，成分血输注原则；出凝血检测指标评价；出血性疾病血小板输注原则及效果评价，血小板输注无效的处理；需长期输血支持治疗相关疾病的输血科医疗管理技能，包括危险因素评价、检测方法、防治原则与健康管理；输血并发症或不良反应患者治疗；输血治疗，包括治疗性单采、血浆置换、红细胞置换、自体血采集、富含血小板血浆采集、外周血干细胞采集以及细胞治疗等。专业型硕士研究生还需完成科学研究训练计划。

2）熟悉：输血科医师角色与素质要求，输血科医疗与其他专科医疗的区别和联系；输血相关疑难病例的临床诊断思维模式，与相关临床专科开展双向转诊与会诊的内容与方式。

3）了解：输血相关各临床科室分工协作方式，多病共存患者的输血原则。

（2）基本要求：输血科轮转期间学习病种要求及技能要求见表 6-17、表 6-18。

表 6-17　输血科学习内容和病例数要求

病种	最低例数
消化道大出血	4
急性肾小球肾炎	4
慢性肾功能不全	4
白血病	4
血友病	4
血小板减少性紫癜	2
干细胞移植	4
骨关节创伤大出血	3
肝移植	2
肝功能衰竭（血液净化）	3
宫内输血	1
新生儿溶血病	3
产科大出血	3
儿科输血	4
肿瘤患者输血	3
自体输血	4
吉兰-巴雷综合征	2
出凝血评价（血栓弹力图）	4

表 6-18　输血科基本技能要求

基本技能名称	要求
输血科接诊流程训练	掌握
ABO、Rh 以及疑难血型鉴定	掌握
意外抗体筛查与鉴定	掌握
ABO 血型抗体效价测定	掌握
血小板抗体检测	掌握
微柱凝胶、凝聚胺法交叉配血	掌握
新生儿溶血病的血清学检测	掌握
三项试验（直抗试验、游离试验和释放试验）	掌握
凝血四项检查（PT、APTT、TT、FIB）	掌握
血栓弹力图检查（TEG）	掌握
血浆置换术	掌握
治疗性单采技术	掌握
富血小板血浆技术	掌握
外周血干细胞单采术	掌握

10. 机动或选修科室　机动或选修科室规培轮转3个月。

根据参加规范化培训的输血科住院医师培训生实际需求和当地疾病谱发病情况，选修临床基地相关临床科室、医学影像科、检验科、药剂科、质控科等科室培训。总时长3个月，具体内容可由各培训基地安排。

11. 教学、科研能力培训　3年内应参加一定的临床教学、科研工作；撰写具有一定水平文献综述或读书报告1篇。

二、输血医学专科医师培训

输血医学专科医师具有多种角色、职责和职能，包括评估输血相关检测报告、协调临床相关专科诊疗、直接或间接从事患者输血护理、教育和管理等工作，执业地点主要为医院输血科或血液中心（血站）临床输血服务部。

（一）培养目标

培养具备临床执业医师资格，掌握输血医学专业知识和技能，熟悉需要输血支持和/或治疗有关疾病各临床专科会诊与处置，能够将输血专业知识与临床诊疗相结合，制定科学输血方案，指导临床合理及有效输血；能够独立开展临床输血管理、法规和质量监督等医疗工作；能够胜任输血医学相关临床带教、科学研究、新业务发展的工作。

（二）培养方法

经医学院教育、输血科住院医师规培和/或与输血密切相关临床二级专科规培合格者，可以申请为期1年的输血医学专科医师培训。采用以输血科为基地，有机结合输血相关临床科室，以临床输血专题学习和实践相结合的方式进行培训。目前我国还未开展输血医师专科培训，也没有可借鉴的培训方法。在当前输血医学专科医师培训的探索阶段，建议采取导师制，对新入职的青年医师或专业型博士研究生进行培养。适时开展输血相关知识与技能训练，学习形式包括集中面授或“一带一”、临床观察、临床实践、临床值班、每日“查房”报告、临床用血审查、临床病例报告等。培训结束后，考核合格可获输血医学专科医师资质。

（三）培训内容和要求

1. 培训内容　主要包括以下方面：①根据患者疾病状态和临床检查指标，评估患者输血适应证，选择合适的血液制品或代用品，判定血液制品的适应证和禁忌证，指导实施临床输血操作；②与临床专科医师一起对患者进行输血相关疾病的诊断、治疗与管理，评估专科医师的输血方案、输血效果、输血不良反应或并发症；③参加临床专科医师对疑难或特殊输血病例会诊，制定输血治疗方案，给予合理的输血建议；④实时评价出凝血监测指标，指导临床合理有效使用血浆、冷沉淀、血小板等血液制品；⑤从事输血质量控制工作，审核临床科室用血申请分级管理等制度的执行情况；⑥开展自体输血、血液成分单采治疗、过继性免疫或细胞治疗等新业务及临床输血科学研究工作。

2. 基本要求　输血医学专科医师培训要求，见表6-19。

表6-19　输血医学专科医师培训专题与技能要求

专题内容	要求
患者血液管理	掌握
贫血与红细胞输注	掌握
珠蛋白生成障碍性贫血和先天性溶血性贫血	掌握
血小板减少症与血小板输注	掌握
产科输血实践	掌握
胎儿和新生儿溶血病	掌握
新生儿和婴儿的红细胞输注	掌握
婴幼儿血小板与血浆输注	掌握
围手术期输血需求	掌握
创伤和烧伤患者的输血治疗	掌握
肿瘤患者的输血支持	掌握
弥散性血管内凝血患者的输血治疗	掌握
溶血性输血不良反应	掌握
发热、过敏及非免疫性输血不良反应	掌握
输血相关急性肺损伤	掌握
输血相关移植物抗宿主病	掌握
输血性铁超负荷	掌握
异体输血的免疫调节和促炎效应	熟悉
治疗性单采	掌握
治疗性放血和特殊血液成分单采	掌握
细胞治疗	熟悉
过继性免疫治疗	熟悉
输注用血浆和冷沉淀	掌握
血栓弹力图检测	掌握

（张玲　李晓娟　黎诚耀）

第五节　输血医学在职培训与继续教育

一、输血医学继续教育

目前，医疗机构普遍存在输血医学学科建设滞后、临床输血管理不到位、输血技术人员学历偏低、高级职称偏少、医护人员输血知识匮乏、输血医师严重不足等特点。由于我国临床输血高等教育缺失，在职人员无法获取系统的输血医学理论知识，各级各类输血协会、学术机构、学术团体、临床输血相关科室通过着力打造各种继续教育项目，如输血医学培训班、学术会议等，加强输血医学从业人员理论知识学习，改善知识结构，促进交流并提升业务能力[14]。

（一）输血医学专业知识的系统培训

输血行业在岗人员开展系统输血医学理论知识培训活动，主要由各省或直辖市输血协会和医院管理协会等机构承办，每年举办不同层次的非学历教育培训班，部分为期1~3个月。通过系统讲授输血医学的基础理论知识，如人类血型及其免疫作用机制、实验室检查内容、血液成分的特征和临床应用、临床输血安全管理和临床输血不良反应等，有效梳理知识点，同时开展生动的临床案例教学，并融入人文素养与职业道德教育内容，强化输血相关的互爱互助、安全管理和法律法规，促使输血相关人员提升自身的业务技能和管理水平。

（二）输血医学实验技能培训

近年，现代科学技术发展迅速，基础医学研究不断深入，各种先进的医学检验和诊疗技术不断向输血领域渗透，推动了输血医学发生日新月异的变化。无论是在校输血技术专业学生，还是在岗输血技术人员，他们对这些不断更新与进步的技术学习都有着迫切的需求。开展临床输血实验技术培训班、输血技能大比武等继续教育项目，能够促进学习与交流，提升技术水平。培训内容包括血型鉴定、交叉配血试验、意外抗体筛选与鉴定、唾液血型物质检测、吸收放散试验等临床检测技术，自体输血、细胞单采分离去除、血浆置换（TPE）、细胞治疗等临床治疗技术，以及血液的临床安全管理与正确输注方式、方法。要求掌握实验原理、技术操作的关键环节、正确的仪器操作、质量控制标准、生物安全防护、假阳/阴性结果的分析。

（三）加强学术交流，推动输血学科建设

中华医学会临床输血分会、中国医师协会输血科医师分会、中国输血协会和地方输血协会每年举办输血医学学术交流会议，为期3~5天。输血医学领域的资深专家们分享研究成果，介绍新发现血液成分（细胞）功能和作用，输血医学研究的前沿进展，新理论和新技术应用，如人类血型基因分型技术、DNA重组技术与造血因子、细胞治疗技术的临床开发和应用等。输血界同仁相互交流，互通有无，在推动输血医学学科建设方面发挥十分重要的作用。

随着互联网、人工智能等现代技术飞速进展，教育信息化也在不断地推进。微信公众号（如输血人、临床输血、输血大讲堂、输血医学等）、QQ直播、微课、MOOC等网络共享平台应运而生，甚至风靡全球，为不同层次的输血专业人士和普通民众提供展示、交流学习的机会。在抗击新型冠状病毒肺炎疫情期间，业界专家就通过直播方式开展专业讲座，使学术交流形式更加多样化。

越来越多的高端精密仪器用于实验室快速、精准检查，仪器设备公司也针对输血检查的相关设备提供多种应用推广培训。例如，血液分离系统已在血站普及使用，公司举办培训讲座，讲解一些常规使用的说明，如单采血小板、粒细胞、外周血干细胞等血液成分的采集，也会对一些特殊功能进行介绍，如血浆置换术去除血液中异常增多的病理成分，去除血液中毒素、药物、自身抗体等。

（四）加强输血相关法律、法规的培训

学习输血相关法律、法规和条例，熟悉全血和成分血质量要求、献血者健康检查要求、血液储存和运输要求等国家标准，真正做到依法、科学、合理和安全输血。输血医学相关医务工作者，除了学好专业知识和输血相关法律条文外，还应增加人文素养、职业道德、思政素质，强化医德教育和社会责任感，培养爱岗敬业、无私奉献、救死扶伤等思想观念和全心全意为患者服务的意识及社会主义核心价值观。

（五）血液安全管理知识的培训

1. 实验室生物安全防护　血站和输血科负责检验和处理血液标本，必须加强学习实验室生物安全防护知识，增强自我防护意识，注重个人生物安全防护，保证自身安全。实验室一旦发生生物危害事故，具备危机处理的能力。

2. 血液安全管理知识　严格按照国家规定，保证血液质量和安全供给。例如，新型冠状病毒感染者康复后两周以上才能捐献治疗用血浆或治愈患者半年后捐献的血液，均需通过严格的实验室检测与病毒灭活处理，符合血液安全标准后方可使用。运用现代输血和循证医学理念加强临床输血规范化管理，提高医疗用血质量和输血质量，合理使用血液资源，实施精

准个体化输血治疗,保证临床输血安全有效。

3. 临床输血管理人员的培训　管理层的管理理念、输血安全意识、知识结构等对提高输血安全水平起着决定性的作用。强化管理层输血管理的安全意识,是全面实施输血行业培训的基础。成立输血管理委员会,加强供血和用血单位管理层互动交流,如国家或地方输血学会举办各级各类科主任培训班,血液中心、中心血站管理层和临床分管输血工作的副院长、医务科长、临床输血科主任都必须参与研讨,掌握血液安全管理知识,加强临床用血和供血机构的输血安全管理意识。同时,提高医院管理层对输血医学学科建设和输血科硬件、软件、项目建设的重视程度,加大对输血技术人员培训投入,规范输血相关制度、流程和岗位职责,建立输血管理新理念,提高输血科主任管理水平,有效降低或避免了临床输血差错或事故的发生。

二、临床输血案例

在临床输血治疗实践中,经常遇到一些输血疑难血型或疑难输血案例,需要运用免疫学、分子生物学、血液学、生物工程学、管理学等多学科理论知识进行综合分析,得以做出正确的结论或决定。临床输血典型案例能够帮助输血医师或临床输血技术人员快速地解决临床实际工作中遇到的相似疑难病例。通过学术会议、培训班、专题讲座、网络共享等多种方式,对临床输血典型案例进行分享尤为必要。下面简要介绍部分临床输血案例的类型和要点。

(一) 疑难血型案例

实际工作中,经常会遇到 ABO 血型正反定型不符、Rh 血型无法正确定型的情况。针对血清学试验无法研判的疑难血型,可以通过分子生物学试验予以确认。

(二) 疑难配血案例

输血、妊娠等免疫刺激可以诱发机体的免疫学反应,产生特异性抗体;自身免疫疾病患者体内存在的自身抗体,可与供者的红细胞结合,产生溶血性输血不良反应。故输血前供者、患者需要进行交叉配血试验,避免受血者抗体破坏供者的红细胞,确保输血安全有效。例如,IgM 类冷抗体、IgG 类温抗体及自身抗体导致的疑难配血等。

(三) 新生儿溶血病案例

临床上发生的新生儿溶血病(HDN),ABO-HDN 最为多见,Rh-HDN 次之,其他血型系统的 HDN 相对较少见。HDN 需要通过直接抗人球蛋白试验、游离抗体试验、抗体放散试验予以证实。

(四) 临床输血治疗案例

根据患者的病情(适应证、禁忌证),按需选择合适的血液成分,包括悬浮红细胞、少白红细胞、洗涤红细胞、机采血小板、粒细胞、血浆、血浆蛋白、凝血因子等血液成分,按照输血指南科学规范地列举输血治疗案例。

(五) 输血不良反应案例

列举溶血性输血不良反应、非溶血性发热反应(NHFTR)、输血相关的急性肺损伤(TRALI)、输血后紫癜、血小板输注无效、输血相关移植物抗宿主病(TA-GVHD)、过敏反应、荨麻疹、电解质紊乱、循环超负荷、柠檬酸中毒、肺微血管栓塞等各种输血不良反应案例[15]。

(六) 输血相关的传播性疾病

受血者输入病原体感染的血液或者血液制品,可以引起传染性疾病,如乙型病毒性肝炎、丙型病毒性肝炎、获得性免疫缺陷综合征(AIDS)、梅毒等案例。

(七) 输血医疗事故

临床输血安全管理不规范,技术人员责任心不强、工作疏忽大意,未严格按照临床操作规程开展实验室检查,输血治疗不当等,均可导致输血医疗事故的发生。例如,不同血型的个体之间相互输血,输入被污染的血液,可导致红细胞溶血反应、败血症和传染性疾病等案例[16]。

三、输血医学新理论与新技术

现代生物技术和人工智能等新学科、新技术的应用,让生物医学走向更高端、更智能化操作的新世纪,输血医学势必也会受到影响。在各种新理论与新技术不断涌现的快速发展时期,让处于追赶国际输血行业的局面迎来更大的挑战,但也将面对更多新的发展机遇。简要介绍一下近年输血医学新理论和技术的一些热点,尽早了解前沿发展趋势,以便开展专题形式的学习和交流。

(一) 去或少白细胞红细胞输注

现代输血主张尽量减少白细胞(尤其是淋巴细胞)输入患者体内的新观点。含有白细胞的全血或成分输血可引起 NHFTR、人白细胞抗原同源免疫、急性呼吸窘迫综合征(ARDS)、TA-GVHD、无效血小板输注、巨细胞病毒传播、HTLV 和输血相关免疫抑制等。很多临床研究资料表明,NHFTR 发生率的高低,直接与输注白细胞含量有关。目前普遍认为,白细胞含量小于 5×10^6 时,即可有效防止 NHFTR 发生[16]。

(二) 治疗性单采

Apheresis,“单采”这一术语用来描述应用超过

100 年的医学治疗程序家族中的一员。治疗性单采包括 TPE、红细胞置换、治疗性细胞去除、光分离置换法、特异性选择吸附等。单采术被越来越广泛地应用于各种疾病，如神经系统疾病、皮肤病与性病等，在《临床实践中治疗性单采术应用指南》（第七版）中包括了共 87 种疾病治疗的资料单，含 179 种适应证，指导着治疗性单采在人类疾病的应用[17]。

（三）放血疗法

放血疗法或静脉切开放血的应用贯穿于输血医学史。目前，对于真性红细胞增多症和血色病，放血疗法是一种证据确切的临床治疗手段，红细胞单采术也可以更快速地清除大量红细胞，且仅有少量的血浆损失，但在大多数情况下，放血疗法由于操作的简便性，仍然是治疗的主要手段。

（四）造血干细胞移植

造血干细胞移植（Hematopoietic Stem Cell Transplantation，HSCT）是广泛用于血液、免疫、代谢及恶性疾病的一种明确的治疗方式。临床上已开展的 HSCT 有 3 种主要类型：①自体移植；②同系移植；③同种异体移植。联合分子靶向治疗和最新进展的细胞免疫疗法，包括嵌合抗原受体 T 细胞（CAR-T）和 NK 细胞，是新兴并充满前景的减少恶性肿瘤复发风险的治疗方案。在降低 GVHD 风险的同时，利用移植物抗白血病（GVL）效应的免疫治疗新策略，将使同种异体移植成为一种更广泛应用的治疗方法。

（五）基因治疗

基因治疗是将遗传物质导入患者细胞的一种治疗方式，具体方式因治疗的疾病、插入遗传物质的数量、靶细胞和导入途径的不同而差异显著。当基因治疗需要给患者输注基因修饰的细胞，或直接导入含有治疗性遗传物质的载体时，即归属到输血医学范围。输血医学势必受到基因治疗的影响，特别是针对一些目前仍依赖输血或因子注射来治疗的疾病，例如镰状红细胞贫血、血友病 A 和血友病 B 等疾病，基因治疗在早期的小规模临床试验中获得了成功。基因治疗策略的设计方案主要考虑 3 个要素：插入基因的选择、载体的选择以及如何导入载体。由于造血干细胞可以被动员、修饰和再回输给患者，因此，基因治疗特别适用于许多血液系统疾病的治疗。

（六）过继性免疫治疗

免疫治疗可以是细胞治疗、抗体治疗、细胞因子治疗的形式，也可以是诱导、增强、抑制或消除免疫抑制的其他形式。过继性免疫治疗通常是指输注细胞产品。对于这些细胞治疗来说，供者可以是自体，也可以是同种异体，细胞治疗的产品可以经过最低限度改造（如供者淋巴细胞输注），也可以经过复杂的分离和扩增培养得到（如调节性 T 细胞）。过继性免疫治疗的四种主要免疫治疗方法包括 T 细胞、树突状细胞（DC）、自然杀伤（NK）细胞、间充质干细胞或间充质基质细胞（MSC）及其临床应用。几种过继性免疫治疗在临床领域中都显示出相当好的前景，特别是近年来 CAR-T 免疫疗法的应用范围得到显著扩大，将会更好、更广泛地应用于输血医学领域。

（七）组织工程与再生医学

组织工程学和再生医学已发展为一个统一的学科，是利用工程学和生命科学的原理与方法开发用以修复、维护或改善组织功能的生物替代物品。组织工程的核心是干细胞来源的种子细胞和生物活性材料构成的三维空间复合体（支架）。目前，组织工程的应用已取得一些进展，包括组织工程化的皮肤、血管、骨骼、软骨、心肌、泌尿系统、组角膜等。组织工程未来可能使医疗卫生服务发生革命性的变化，利用干细胞非凡的再生能力，培养出各种特定的细胞组织，衍生出不可估量的医学价值。

四、输血医学从业资格（医师/技师）考试

医院输血科由过去单纯地交叉配血、发血，转化为现今指导临床治疗用血、推广成分输血以及合理用血的新工作模式，目前面临的最大问题是严重缺乏输血医师，而且基层医院培养输血医师/技师的意识十分淡薄。输血医师应遵守《中华人民共和国执业医师法》的有关规定，具备临床医学专业技术资格，包括初级（医士、医师）、中级（主治医师）、高级（副主任医师、主任医师），并取得执业医师资格和住院医师规范化培训合格证书。

为了控制获得性免疫缺陷综合征在我国的蔓延，国务院颁布的《中国遏制与防治艾滋病行动计划（2001—2005 年）》中明确规定：2002 年底前，要在全国实行采供血机构的全员考核，并实行采供血人员执业资格制度。此后，采供血机构各类从业人员必须经过全国统一考核，取得合格证书才能上岗，未取得考核合格证书者则不能继续在相应岗位工作。培训教材和考核内容为我国血液相关法律法规、规章、规范、标准，世界卫生组织《安全血液和血液制品》远程教育 5 册教材和补充教材《成分输血》等。

2006 年卫生部在《血站质量管理规范》对组织人员做了新的规定：卫生技术人员应占职工总数的 75% 以上；血液中心、中心血站法定代表人或主要负责人应具有高等学校本科以上学历，中心血库负责人应具

有高等学校专科以上学历，均须接受过血站质量管理培训，并经过考核合格；新增加人员必须符合《血站关键岗位工作人员资质要求》，技术和管理人员本科以上学历应不低于60%；除了新参加工作的人员外，技术人员均应具有相关专业初级以上技术职务任职资格，并应经过专业技术培训，掌握血站质量管理基本原理，具有基础理论知识和实际操作技能，能够胜任所分配的职责。自2002—2013年年末，共实施16次全国采供血机构从业人员岗位培训考核，其中66 760人(78.51%)通过考核，全国采供血队伍的专业素质迅速得到改善，我国血液安全水平也随之不断提高。2009年输血技术(师、中级)纳入卫生专业技术资格考试，我国输血技术从业人员整体素质进一步得到提升。同时，通过考试结果能及时了解专业队伍现状及存在的问题[18]。自2010年组织第一次考试以来，考试内容主要涉及输血技术学、临床输血学、血液制品学、输血管理学等，简述如下。

1. 输血技术学侧重技术　考试范围包括献血及血液采集，血液成分的制备与特点，血液及血液成分的保存、运输和领发，输血相关疾病的检测，血液及血液成分的病原体去除/灭活技术，免疫血液学基础，血型遗传学，红细胞血型及其基因检测技术，人类白细胞抗原及其检测技术，血小板免疫生物学，血型血清学技术，输血前检查与输血不良反应调查，胎儿新生儿溶血病检测，脐带血库技术，输血信息技术，输血器材和质量控制等。

2. 临床输血学侧重医疗机构输血服务　考试范围包括临床输血的基本程序(输血前准备、过程监护、输血后评估)，血液成分的临床应用(全血、红细胞、粒细胞、血小板、血浆和冷沉淀的输注)及紧急情况下的非同型血液输注策略，血浆蛋白制品和血浆代用品、造血干细胞、造血生长因子的临床应用，治疗性血液成分单采和置换术，专科输血(内外科、产科、儿科、移植)，自体输血，血液保护(围手术期、控制性低血压、心脏手术、骨科手术)，输血不良反应和输血传播疾病等。建议针对输血医师、输血专业技术人员、输血辅助人员等不同层次的需求调整考试内容。

3. 血液制品学　包括血液制品的发展，血浆组成及其生理功能，单采血浆技术及单采血浆站的管理，血液制品的制备(制备技术及原理、主要血浆蛋白制品和重组血浆蛋白制品的制备)，血液制品安全性及病毒灭活/去除，血液制品的全面质量管理，血液制品的临床应用(人血白蛋白、人免疫球蛋白制品、凝血因子制品、其他血浆蛋白制品、重组血浆蛋白制品)等。

4. 输血管理学　侧重采供血机构和输血科的管理问题。考试范围包括献血服务管理(献血者招募、献血者选择、血液采集、献血者保留、献血记录)，血液加工过程管理(血液成分制备、血液检测过程、血液的隔离与放行、血液的储存发放和运输)，血液库存管理，血液检测实验室管理，血液预警，人力资源管理，培训管理，设备管理，计量管理，物料管理，输血信息管理，清洁消毒管理，职业安全与卫生管理，医疗废物管理，疫情报告管理，记录和档案管理，建筑和设施管理，应急管理，输血服务风险管理，科研管理，经济与财务管理，输血管理法规和标准体系，公共关系管理，献血与输血的伦理学和管理，脐带血造血干细胞库管理等。

(张晨光　李婷婷　王文敬)

参考文献

1. SIMON TL, MCCULLOUGH J, SNYDER EL, et al. Rossi's Principles of Transfusion Medicine [J]. 5th ed. America: WILEY Blackwell, 2016.
2. 杨成民，刘进，赵桐茂. 中华输血学[M]. 北京：人民卫生出版社，2017.
3. 王文敬，覃月秋，劳海苗，等. 关于我国输血医学高等教育的思考[J]. 中国输血杂志，2009，22(2)：83-85.
4. 李婷婷，王文敬，张玲，等. 我国首届输血医学本科毕业生培养情况分析[J]. 中国输血杂志，2014，27(10)：1072-1074.
5. LI T, WANG W, ZHANG L, et al. Designing and Implementing a 5-Year Transfusion Medicine Diploma program in China[J]. Transfusion Medicine Reviews, 2017, 31(2): 126-131.
6. 王文敬，李婷婷，张玲，等. 输血医学专业高等教育模式的探索[J]. 中国输血杂志，2012，25(10)：1100-1104.
7. 张玲，吴燕云，王文敬，等. 输血医学实践技能教学初步探讨[J]. 中国输血杂志，2011，24(6)：524-527.
8. 王文敬，黎诚耀. 输血医学本科高等教育课程建设[J]. 中国输血杂志，2010，23(S1)：191.
9. 黎诚耀，王文敬，李婷婷，等. 复合应用型输血医学专业人才培养模式与实践. 广东省应用型本科人才培养改革成果案例集[M]. 北京：高等教育出版社，2016：82-87.
10. 王峰，丁增桥，曾华安，等. 医学院校输血医学教育的现状与对策[J]. 卫生职业教育，2013，31(18)：121-122.
11. 王丽. 浅谈临床输血常见不规范行为及对策[J]. 继续医学教育，2018，32(6)：131-132.
12. 王文敬，张玲，李婷婷，等. 输血医学专业课程的远程教学模式初探索[J]. 中国高等医学教育，2013，5：60-61.
13. 许亚莉，王宝燕，岳彦伟，等. 输血医师规范化培训课程的设计与探讨[J]. 中国医学教育技术，2019，33(5)：617-619.
14. SAVINKINA AA, HAASS KA, SAPIANO MRP, et al. Transfusion-associated adverse events and implementation of blood safety measures-findings from the 2017 National Blood Collection and Utilization Survey[J]. Transfusion, 2020, 60 Suppl 2:

S10-S16.

15. YAO Y,LI J,WANG M,et al. Improvements in blood transfusion management:cross-sectional data analysis from nine hospitals in Zhejiang, China[J]. BMC Health Serv Res,2018,18(1):856.
16. MARIAN P, GARY S, LAURA C, et al. Practical guide to transfusion medicine[M]. Bethesda:AABB Press,2007.
17. JOSEPH S,ANAND P,NICOLE A,et al. Guidelines on the Use of Therapeutic Apheresis in Clinical Practice-Evidence-Based Approach from the Writing Committee of the American Society for Apheresis:The Seventh Special Issue[J]. Journal of Clinical Apheresis,2016,31:149-338.
18. 张蕾,戴敏,严力行,等. 我国输血技术人员队伍建设现状:2010年全国输血技术专业资格考试考生情况分析[J]. 中国输血杂志,2011,24(5):429-431.

第七章

血液管理法规体系

我国血液管理法规体系以党和国家的血液管理方针政策为指导，以《中华人民共和国献血法》为核心，以血液管理行政法规、规章为框架，以国家标准、卫生健康标准和行政规范性文件为支持。我国的血液管理法规体系是在长期的血液管理实践中逐步形成和发展的，涵盖血液管理的各个方面，为我国血液管理工作的规范化、制度化奠定了坚实的法规基础。尤其是在社会主义法制国家的建设进程中，我国血液管理法制建设有了长足的进展，血液管理法规体系基本形成，血液管理工作有法可依，政府主管部门依法行政水平和血液工作相关方的守法意识有了很大提高。然而，我国的血液管理法规体系也存在修订不及时，不能完全适应我国血液管理工作的发展要求等问题，需要进一步健全和完善。

第一节　我国血液管理法规体系的概念和范围

一、血液管理法规体系的概念

法规体系是指一国现行法律规范按照不同的法律部门分类组合而成的有机联系的统一整体。我国血液管理法规体系是为了保障献血者安全和血液安全与供应，对采供血和临床输血实践活动中所产生的与血液有关的各种社会关系进行调整的法律规范总称，是国家卫生健康管理法规体系的重要组成部分。同血液有关的各种社会关系主要有参与采供血和临床输血实践活动的各个主体之间的关系，各个主体同血液从业人员的关系，各个主体、从业人员和相关政府主管部门之间的关系等。

二、我国血液管理法规体系的范围

除了通常意义上的法律、法规、部门规章和规范性文件以外，有关血液管理的技术标准/规范也属于血液管理法规体系范畴。《中华人民共和国标准化法》第十条规定："对保障人身健康和生命财产安全、国家安全、生态环境安全以及满足经济社会管理基本需要的技术要求，应当制定强制性国家标准。"《中华人民共和国献血法》第十条规定："血站应当根据国务院卫生行政部门制定的标准保证血液质量。"第十二条规定："临床用血的包装、储存、运输必须符合国家规定的卫生标准和要求。"上述法律规定赋予了血液技术标准/规范的法律效力。因此，我国血液管理法规体系也包括血液技术标准/规范。所以，我国血液管理法规体系的范围应涵盖：全国人民代表大会及其常委会制定的有关血液管理的法律，国务院制定的有关血液管理的行政法规，国务院有关部门制定的有关血液管理的部门规章，各省、自治区、直辖市人大及其常委会制定的有关血液管理的地方性法规，各省、自治区、直辖市人民政府制定的有关地方政府规章，国务院或地方人民政府有关部门依法制定的有关血液管理的国家标准、行业标准和地方标准，以及血液相关社会组织制定的团体标准。

三、我国血液管理法规体系的特征

第一，血液管理法规体系具有一般法规体系的规范性、强制性特征[1]。第二，它所调整的关系是血液供应链的运行过程中有关采供血和临床输血的各种关系。第三，它是由一系列不同位阶的法律、法规、标准和规范性文件等所构成的有机整体，这些文件可能分属不同的部门，但是都围绕着血液管理来设定有关主体的权利义务。第四，从这些文件的外在形式上来看，既有通常意义上的法律、行政法规、部门规章等，也有被赋予法律效力的技术标准/规范。第五，保护的对象是献血者、输血患者和血液从业人员的生命安全和身心健康，以及血液相关生产资料和国家血液资源。第六，调整的内容涉及自然科学和社会科学两个领域；因此，既具有政策性特点，又具有科学技术性特点。

四、我国血液管理法规体系的作用

保障血液安全，最终实现保障人民生命安全，促进健康中国战略实现，是国家的重要职能。代表国家意志的法律规范，其立法目的在于此，法的作用也在于此。我国血液管理法规体系在实现上述国家意志方面的作用主要体现在以下几个方面[2]。

一是为保护血液供应链中的人（献血者、输血患者和血液从业者）的安全与健康提供法律保障。我国的血液管理法规是以维护和保障人员的生命安全和身心健康为目的的，它既强制性地规定了从业者的安全作业行为规范，同时也从献血者和患者的基本权利、献血条件、血液技术规范、输血适应证等方面规定了保障血液安全的精神和物质条件。

二是为血液供应链各方责任主体的相关行为提供法律规范。采供血和临床输血实践，涉及多个责任主体，如献血宣传/组织单位、献血团体、血站、医院、血液监管部门、献血者、临床医师、输血患者等，任何一个责任主体的实践行为不规范或出现问题，都会直接影响血液安全，造成事故隐患，甚至最终酿成重大血液安全事故。通过立法，科学、合理地规范各方责任主体的血液安全权利和义务，使得各方责任主体切实履行血液安全责任，这是实现血液安全的基本途径。

三是为政府主管部门依法加强血液安全监管提供法律依据。各级政府是血站和医院的举办和监管主体，肩负着血液安全监管的职责。血液管理法规体系为各级主管部门加强血液安全监管提供了法律依据，从范围、职责、权利、义务等各个方面明示了行为规范，成为政府主管部门加大对血液安全违法违规行为惩戒处罚力度的重要依据。

四是为社会有关方面重视血液安全提供法律氛围。《中华人民共和国献血法》公布实施以及血液管理法规体系的发展和完善，为社会各个方面，如新闻媒体、社会公众、国家机关、大专院校、科研院所、学会协会等关注无偿献血和血液安全营造了浓厚的法律氛围，使得他们能够从舆论监督、献血组织动员、输血医学研究、输血技术支持、输血实践培训等各方面不断拓展工作内容。这无疑对推进和保持我国血液安全形势大有裨益。

五是为全面建成小康社会、和谐社会提供法律护航。血液安全本来就是小康社会和社会主义和谐社会的主题中应有之意。通过血液立法，使献血者和输血患者的安全与健康得以保障，血液从业人员的工作环境满足其要求，必然会激发其积极性和创造性，从而促使采供血工作潜力进一步释放；血液安全技术法规和标准的遵守和执行，必然提高整个血液供应链的安全性，使其效率得到保障；有法规的强制性要求，血站和医院也必然会以改善工作环境条件、加强安全献血和安全输血为出发点，加速技术创新的步伐，推动行业和社会的发展，为实现全面建成小康社会贡献力量。

第二节　我国血液管理法规体系的发展历程

我国的血站的建立，始于新中国成立后的20世纪50年代。血液管理法规体系建设起步就要更晚些，且经历了一个比较漫长的发展过程[3]。中华人民共和国成立初期，受国内外形势的影响和国内临床医学水平的限制，我国政府一直将血液作为战备资源进行管理，将血站纳入战备单位，对血站管理也多沿用战时对军队的管理方式。随后，上海、北京等发达地区“民用”血站相继建立，开始探索改变“战时”管理模式，国内血站业内也开始研究国外血站的管理法规和运行模式。但直到改革开放前的1978年，国内仍然没有针对血站采供血活动的任何法规、规章或标准，此阶段被血站业内惯称为“无标生产的30年”。

一、血液规范化管理开始起步

1978年11月，国务院批转的卫生部《关于加强输血工作的请示报告》和1979年印发的《全国血站工作条例（试行草案）》，首次提出了建立、健全全国各级输血机构，广泛开展宣传教育，积极创造条件实行公民义务献血制度的工作思路；确立了统一制定献血计划，统一管理血源，统一组织采血的血液管理“三统一”要求。标志着我国血液管理工作规范化的起步。

二、血液法规体系框架初步形成

1992年全国输血工作会议指出，各地输血工作发展不平衡，公民义务献血和无偿献血工作进展缓慢，受经济利益驱动，各地争相举办采供血机构，职业供血者以单纯追求经济收入为目的短期重复、交叉多点卖血问题严重。为此，1993年卫生部颁布《采供血机构和血液管理办法》，明确提出采供血机构分为血站、单采血浆站和血库，并进一步提出了“血液管理以省、自治区、直辖市为区域，实行统一规划采供血机构、统一管理血源、统一采供血和合理用血的原则”，与之相配套的《血站基本标准》和《单采血浆站基本标准》分别于1993年2月和1994年8月印发，对血站和单采血浆站的执业活动提出了具体的管理要求。值得一提的是，当时国内对血站的管理基本参照美国血站实施血液 GMP 管理的主体思路，1993 版《血站基本标准》和 1994 版《单采血浆站基本标准》对人员、设备、原辅材料、制备方法、工艺环境、规章制度、操作规程和产品质量等均提出了较为详细的要求，基本涵盖了血液 GMP 的主要要素，具备了血站 GMP 雏形。

三、血液管理法规技术支撑基本建立

1997 年 8 月，卫生部印发《中国输血技术操作规程（血站部分）》，对献血者体检、采血、成分制备、化验（现称为“血液检测”）等各项采供血业务活动提出了更为具体的技术实现路径和规定，为规范各地采供血活动提供了技术依据和支持。《中国输血技术操作规程（血站部分）》的实施标志着我国采供血活动进入了规范化、标准化的阶段。1997 年 12 月，《中华人民共和国献血法》公布。1998 年 9 月，卫生部发布了《血站管理办法（暂行）》，替代了原有的《采供血机构和血液管理办法》，2000 年，卫生部又对《血站基本标准》进行了修订，同时，还依据《血液制品管理条例》对《单采血浆站基本标准》做了修订。2001 年，两项国家标准《献血者健康检查要求》（GB 18467—2001）和《全血及成分血质量要求》（GB 18469—2001）发布实施。这一系列技术规范和标准的发布和施行，为国内血站行业开展采供血业务活动提供了有力的技术支持，使此前发布和修订的一系列管理法规要求通过技术途径得以实现。至此，我国血站行业管理的法规体系初步形成。

四、血液管理法规体系进一步完善

2005 年 11 月卫生部发布了新修订的《血站管理办法》，2006 年 4 月、5 月又先后印发《血站质量管理规范》和《血站实验室质量管理规范》，两个规范突出了世界卫生组织（WHO）倡导的血站质量管理思想，在采供血各业务环节、过程的管理要求中，引入了过程方法和持续改进等新的质量管理理念和原则，具有鲜明的血站行业特点。我国血站管理开始进入全面质量管理、体系化管理的新阶段。2011 年 12 月《血站技术操作规程（2012 版）》印发，包括献血者健康检查、全血采集、血液成分制备、血液检测、血液隔离与放行和质量控制 6 个部分，对所涉及的关键技术要点做出相应规定。随后，新修订的《献血者健康检查要求》（GB 18467—2011）和《全血及成分血质量要求》（GB 18469—2012）也相继发布。从 2005 年至今，我国血站管理相关的主要规范性文件和标准得到了较为全面的更新和完善，血站管理法规体系中相关文件间达到了更好地协调和统一，更趋完整。

五、血站、单采血浆站实行不同的管理体制

1993 年，是我国采供血机构管理模式的分水岭，当时卫生部发布《采供血机构和血液管理办法》规定：采供血机构是指采集、储存血液，并向临床或血液制品生产单位供血的医疗卫生机构，分为血站、单采血浆站和血库；血站分为血液中心、中心血站和基层血站；血库是医院储存血液和参与临床有关疾病诊断治疗的业务科室，分为中心血库和医院输血科（血库）；单采血浆站是采集血液制品生产用原料血浆的采供血机构，负责向血液制品生产单位提供生产用原料血浆。血站和单采血浆站是由卫生行政部门设置的卫生事业单位。其时，已经在“采供血机构”这个大概念下，明确区分了承载不同供血功能的两类机构：血站及血库为一类，向临床供应血液；单采血浆站为一类，向血液制品生产企业提供原料血浆。由此确立的两类采供血机构分类管理模式目前仍在沿用。从那时起，血站被界定为非营利性的医疗卫生事业单位，不得在采供血工作中营利，单采血浆站是为血浆制品生产单位提供原料血浆的卫生事业单位，具有一定的企业性，并从中营利。二者性质和管理形式截然不同。管理模式的分离为 2006 年针对单采血浆站管理的转制奠定了基础。

2006 年，为进一步落实《中国遏制与防治艾滋病行动计划（2006—2010）》，控制经血传播艾滋病和其他疾病，强化地方卫生行政部门监管责任，完善单采血浆站监督管理体制，卫生部按照“管办分离、政事分开”的原则，卫生部门与单采血浆站脱钩，县级卫生行政部门不再设置单采血浆站，原由县级卫生行政部门设置的单采血浆站转制为由血液制品生产企业设置。通过转制，单采血浆站转由血液制品生产企业设置和管理。单采血浆站与血液制品生产企业建立“一对一”供浆关系。

第三节　我国血液管理法规体系的框架和制度

我国现行血液管理法规体系中包括：《刑法》有关血液的规定，全国人民代表大会制定的血液管理法律，国务院及各部委制定的血液管理行政法规和部门规章，以及其他部门法中制定的血液管理的规定和要求。

一、我国血液管理法规体系基本框架

我国血液管理法规体系由血液管理法律、血液管

理行政法规、血液管理部门规章、血液管理部门规范性文件，以及血液管理标准（含国家标准、行业标准和地方标准）等五个层次组成。

（一）血液管理法律

指由全国人民代表大会及其常委会制定的属于国务院血液行政主管部门主管业务范围的各项法律，是建设法规体系的核心和基础。如《中华人民共和国献血法》《中华人民共和国传染病防治法》。

（二）血液管理行政法规

指由国务院制定的属于血液行政主管部门主管业务范围的各项法规，其效力低于血液管理法律，在全国范围内有效。行政法规的名称常以"条例""办法""规定"等名称出现。如《血液制品管理条例》《护士条例》等。

（三）血液管理部门规章

指由国务院卫生健康行政部门或其与国务院其他相关部门联合制定的规章。如《血站管理办法》《医疗机构临床用血管理办法》等。

（四）血液管理规范性文件

指由卫生健康行政部门制定的管理性和技术性文件。如《血站技术操作规程》《临床输血技术规范》等。

（五）血液管理标准

指由国家标准化管理委员会发布或委托行业标准委员会发布的，纳入国家标准化体系中加以管控的血液相关技术标准、指南、方法和规程。如《献血者健康检查要求》（GB 18467—2011）、《血液储存要求》（WS 399—2012）等。

另外，还有地方性法规。一是由省、自治区、直辖市人民代表大会及其常委会结合本地区实际情况制定颁行，或经其批准由设区市制定的，只能在本区域有效的血液方面的法规。二是由省、自治区、直辖市人民政府制定颁行的或经其批准颁行的由其所在城市人民政府制定的适用于本地区的血液方面的规章。地方血液法规和规章促进了本地区血液行业的发展，同时也为国家血液立法提供成功的经验。

概括来说，我国血液管理法规体系是以宪法为立法根据，以《中华人民共和国献血法》为核心，以《血液制品管理条例》《血站管理办法》和《医疗机构临床用血管理办法》等行政法规和规章为主导，以《血站技术操作规程》和《临床输血技术规范》等规范性文件为配套，以行业标准为技术支持，以其他相关法律、法规和规章的相关规定为补充，包括血液管理地方性法规、规章、标准在内的一个多层级、多类型的文件体系。这些文件之间的关系不是简单的叠加，而是按照一定的原则和要求组成的一个有机结合的整体。

二、我国血液管理的基本法律制度

我国的血液管理法规体系充分体现了 WHO 倡导的全球血液安全战略，确立了一系列符合我国血液管理工作实际的法律制度[4]。归结起来，主要有以下七大基本制度。

（一）无偿献血制度

《中华人民共和国献血法》第二条规定：国家实行无偿献血制度。国家通过立法确立无偿献血制度，推行无偿献血制度，有利于从根本上保证血液安全，有利于实现公众对血液的公平可及。

（二）输血服务制度

输血是现代卫生健康事业的一个重要组成部分；向需要输血的患者提供充足的血液并保证临床应用的血液和血制品的质量是国家血液工作的责任。我国的血液管理法规体系充分体现了 WHO 的全球血液安全战略原则，也体现了国家对输血服务体制的顶层设计和整体布局。

（三）血液监管制度

由于血液的特殊属性，它必然成为国家重要的、稀缺的战略资源，因此针对血液实施监管成为当今世界各国的基本国策。国家通过制定法律、政策和规划等，为血液的监管提供必要的准则、规范、培训材料和技术支持，加强对血液的行政管控。

（四）血液检测制度

血液作为特殊的人体治疗用品，纳入或参照药品生产管理模式，施行对血液供应链全程的 GMP 管控，是各国公认的保证输血安全的最为关键的措施。其中借鉴药品放行机制建立的血液隔离-放行机制是形成血液检测制度的核心。未经检测或经检测不合格的血液不得用于临床输注，通过血液检测保证临床用血的安全。

（五）质量管理制度

处在质量和信息高度发展的时代，为持续保证血液安全，所有输血服务机构应当建立有效的质量体系，围绕质量实施体系化管理。质量管理体系应反映出输血服务机构的组织结构、需求和能力，以及它所服务的医院和患者的需求。

（六）血液利用制度

血液来源于公众在利他主义精神指引下的无偿捐献，理应得到最有效、最充分的利用，杜绝无谓的浪费。另一方面，由于技术的限制，输血也不可能达到"零风险"。因此，优化用血的"4R 原则"，即针对恰当的患者，选择正确的血液品种，在适宜的时机，以适合的剂量进行输血，必须体现在血液法规体系中。

（七）责任追究制度

行业法规要充分体现责权利的协调统一，血液供应链运行中的违法责任主体主要包括：血站、单采血浆站、医院、各级血液行政主管部门，甚至献血者和患者也可能涉嫌血液违法行为。血液相关违法行为应当承担的法律责任有行政责任、民事责任、刑事责任等，其中以行政责任居多。

三、我国血液管理的基本法律原则

（一）救死扶伤、保障临床需要的原则

输注血液和血液制品是医疗抢救和一些疾病治疗中不可缺少的手段，血液和血液制品是其他药物所不能替代其功能和作用的特殊治疗用品。因此，有关血液和血液制品的管理应把救死扶伤保障临床用血放在首位。

（二）保障献血者和患者身体健康的原则

采供血和临床输血治疗涉及献血者和输血患者两个方面。对于献血者而言，献血是一项高尚且值得鼓励的行为，关系到临床用血的来源和保障；但如果因为献血损害身体健康，生命健康权受到侵犯，势必影响到国家无偿献血事业，从而直接影响到临床用血。因此，在国家管理血液和血液制品的法律制度中，特别强调保障献血者的健康权；对于需要输血救治的患者而言，在其生命权得到保障的前提下，应当考虑其健康权，患者生命权、健康权均得以保障的临床抢救，是当代医学的最佳选择。

（三）集中管理、统筹分配的原则

血液是珍稀的医疗资源，为了最大限度地合理使用现有的血液资源，国家实行血液资源集中管理、统筹分配使用的政策[5]。《血站设置规划指导原则》（卫计生发〔2013〕23号）规定，每个省级行政区域只设一个血液中心，在设区的市级人民政府所在城市，可规划设置一所相应规模的中心血站，在血液中心或中心血站难以覆盖的县（市），可以根据实际需要设置一所中心血库。通过构建横向到边、纵向到底、覆盖城乡的血站服务体系，血液管理实行统一采集供应、合理分配的采供血机制。

四、我国血液管理法规体系的特点

（一）整体性

输血服务过程涉及献血招募、血液采集、血液制备、血液检测、血液供应和临床输血等环节，是一个完整而系统的过程，业内习惯将整个过程称为血液供应链，具有一定的广度与深度。为实现对整个过程的监督与管理，法规、规范或标准要覆盖到每个环节，满足行业整个生命周期各环节的管理与技术要求。目前，血液行业在上述各方面都具有相应的法规、规范或标准与之对应。

（二）专业性

输血服务具有很强的专业性与技术性，在整个血液供应链中涵盖了血液采集技术、血液制备技术、血液检测技术、血液储存和运输技术，以及临床输血技术等。到目前为止，在血液管理法规体系中，已经建立了12项强制性和推荐性的技术标准，对这些技术的应用做出明确的规定，有效地实现对管理要求和管理规定的支持，相对统一了管理目标的技术实现路径。特别是近年来随着信息化普及和新材料的引入，这些技术领域都有新发展，需要不断丰富和更新血液行业标准化的对象和内容。

（三）综合性

血液行业本身还具有很强的综合性，在发展中进一步融合了生物安全、传染病防控、疫情报告、职业防护、实验室管理、应急响应，以及信息化建设等多方面的相关内容，血液管理法规体系中也涵盖了这些内容。例如：《血站管理办法》第三十二条规定[6]：“血站产生的医疗废物应当按《医疗废物管理条例》规定处理，做好记录与签字，避免交叉感染。”第三十三条规定：“血站及其执行职务的人员发现法定传染病疫情时，应当按照《传染病防治法》和国家卫生健康委的规定向有关部门报告。”

第四节　我国血液管理法规文件的主要内容

（一）法律

1.《中华人民共和国献血法》　《中华人民共和国献血法》（中华人民共和国主席令　第九十三号）是血液工作的根本大法，确立了国家实行无偿献血制度，明确规定政府、行政部门、社会组织、血站和医疗机构的基本职责[7]。该法规定医疗用血由依法设立的血站负责保障供应，血站必须严格执行国家有关规定，保证血液质量。禁止非法采集血液或者组织他人出卖血液，无偿献血的血液必须用于临床，医疗机构临床用血应遵循合理、科学的原则。

2.《中华人民共和国传染病防治法》　《中华人民共和国传染病防治法》（中华人民共和国主席令　第十七号）是调整预防、控制和消除传染病的发生与流行，保障人体健康活动中产生的各种社会关系的法律规范。该法确定了传染病的预防、疫情报告与公布、控制和监督四项法律制度。该法规定医疗机构使用血液，必须遵守国家有关规定，防止因输入血液引起经血液传播疾病的发生。医疗机构和血站及其执行职务的人员发现该法规定的传染病疫情或者发现其他传染病暴发、流行以及突发原因不明的传染病时，应当遵循疫情报告属地管理原则，按照国务院规定的或者国务院卫生行政部门规定的内容、程序、方式和时限报告。

3.《中华人民共和国侵权责任法》　《中华人民共和国侵权责任法》（中华人民共和国主席令　第二十一号）是为保护民事主体的合法权益，明确侵权责任，预防并制裁侵权行为，促进社会和谐稳定，而制定的法律规范[8]。该法第七章医疗损害责任中规定了输血的侵权责任。

4.《中华人民共和国刑法》　《中华人民共和国刑法》（全国人民代表大会常务委员会委员长令　第五号）是规定犯罪、刑事责任和刑罚的法律规范。在该法第六章妨害社会管理秩序罪第五节危害公共卫生罪中规定了血液管理领域的犯罪及刑罚。

（二）法规

1.《艾滋病防治条例》　《艾滋病防治条例》（中华人民共和国国务院令　第457号）是根据传染病防治法制定的，规定相关部门、单位及个人防控艾滋病的责任、权利和义务的一部综合防控艾滋病的行政法规[9]。该条例规定，血站、单采血浆站应当对采集的人体血液、血浆进行艾滋病检测，医疗机构应当对因应急用血而临时采集的血液进行艾滋病检测。

2.《病原微生物实验室生物安全管理条例》　《病原微生物实验室生物安全管理条例》（中华人民共和国国务院令　第424号）是规范我国病原微生物实验室及其从事实验活动的生物安全实践的法规，该条例规定，我国对病原微生物实行分类管理，对实验室实行分级管理，并实行统一的实验室生物安全标准[10]。血站和单采血浆的血液检测实验室应划归生物安全二级实验室。

3.《医疗废物管理条例》　《医疗废物管理条例》（中华人民共和国国务院令　第380号）是规定医疗机构对医疗废物的收集、运送、储存、集中处置以及监督管理的法规。该条例规定，国家推行医疗废物集中无害化处置，应当采取有效措施，防止医疗废物流失、泄漏、扩散。采供血和开展临床输血医疗的机构在业务工作中产生的与血液有关的废弃物属于感染性废物，应当严格按照医疗废物管理条例的规定处理。

4.《医疗纠纷预防和处理条例》　《医疗纠纷预防和处理条例》（中华人民共和国国务院令　第701号）是规定医疗纠纷预防与处理的法规。常见临床输血医疗纠纷包括：输血感染病原体、输注血型错误的血液引起溶血反应、侵犯知情同意权、输入过期血液等。发生输血医疗纠纷应当依据该条例的规定依法处理。

5.《医疗事故处理条例》　《医疗事故处理条例》（中华人民共和国国务院令　第351号）是规定医疗事故预防与处置、技术鉴定、行政处理与监督和损害赔偿的法规。该条例提出了针对输血发生不良后果的处置要求，明确规定：无过错输血感染造成不良后果的不属于医疗事故，医疗机构不承担赔偿责任。因输血过错造成患者生命健康损害后果，鉴定构成医疗事故，医院应当按照该条例的规定承担民事责任。

（三）部门规章

1.《血站管理办法》　《血站管理办法》（中华人民共和国卫生部令　第44号）是规定血站设置、职责、执业及其法律责任的规章。该办法规定，血站是指不以营利为目的，采集、提供临床用血的公益性卫生机构，由地方人民政府设立。血站开展采供血活动，应当向所在省、自治区、直辖市人民政府卫生行政部门申请办理执业登记，取得《血站执业许可证》。该办法强化和细化了对血站的规范化执业管理要求[11]。

2.《医疗机构临床用血管理办法》　《医疗机构临床用血管理办法》（中华人民共和国卫生部令　第85号）是规定各级各类医疗机构的临床用血管理工作的规章。该办法进一步强调了对医疗机构临床用血的管理，明确了临床科学合理用血的原则，要求医疗机构建立安全有效用血的保障体系，健全临床用血质量监控和改进机制[12]。

3.《消毒管理办法》　《消毒管理办法》（中华人民共和国卫生部令　第27号）是规范医疗卫生机构、消毒服务机构清洁消毒实践，以及相关单位从事消毒产品生产、经营活动的部门规章。该办法将医院和血站明确纳入其管控范围，清洁和消毒是医院和血站在医疗服务和采供血实践的重要组成部分，必须严格执行该办法所规定的要求。

4.《医疗卫生机构医疗废物管理办法》　《医疗卫生机构医疗废物管理办法》（中华人民共和国卫生部令　第36号）是《医疗废物管理条例》的配套文件之一，是规范医疗卫生机构对医疗废物实施从产生时的分类收集、运送、暂时贮存，到交由医疗废物处置单位的全过程管理的法规，该办法监管的对象是依照《医疗机构管理条例》的规定取得《医疗机构执业许可证》的医疗机构，以及疾病预防控制机构和采供血机构。

(四) 规范性文件

1.《血站质量管理规范》 《血站质量管理规范》(卫医发〔2006〕167号)是指导一般血站实现以血液质量和采供血服务质量为基础的体系化管理的规范性文件,是血站建立质量管理体系,实施质量管理的基本准则。是对《血站管理办法》相关管理要求的进一步细化。该规范要求血站建立和实施覆盖采供血全过程的质量管理体系,并负责组织实施和严格监控[13]。

2.《血站实验室质量管理规范》 《血站实验室质量管理规范》(卫医发〔2006〕183号)为一般血站的血液检测实验室提供了一个基于质量管理体系的管理框架,是血站血液检测实验室获得专业血液检测的技术能力,实现有效质量管理目标的一个标准模式,该规范要求血站的血液检测实验室按照质量管理体系的思路,改进其工作流程,加强实验室的标准化、规范化、科学化建设,保证血液检测的准确性。

3.《血站技术操作规程》 《血站技术操作规程》(国卫医函〔2019〕98号)是指导血站开展常规采供血实践的规范性文件。自1997年《中国输血技术操作规程(血站部分)》印发实施以来,随着我国血液事业的发展和行业技术进步,该《规程》几经修订,现行有效的是《血站技术操作规程(2019版)》。该规程围绕献血者健康检查、血液采集、血液成分制备、血液检测、血液隔离与放行和质量控制等6个环节,为血站遵从《血站管理办法》《血站质量管理规范》和《血站实验室质量管理规范》进一步提供了技术路径[14]。

4.《临床输血技术规范》 《临床输血技术规范》(卫医发〔2000〕184号)是指导医疗机构开展常规临床输血实践的规范性文件,是对同时期发布的《医疗机构临床用血管理办法(试行)》的技术支持。该规范从输血申请,血样的采集和送检,交叉配血,血液的核对、入库和储存,以及发血和输血等6个环节,对临床输血实践全过程的技术实现提出了明确要求。

必须要说明的是,该规范于2000年印发至今,已实施20年。这期间不仅制定该规范时所依据的《医疗机构临床用血管理办法(试行)》已于2012年废止,被《医疗机构临床用血管理办法》所替代,而且由于法规更新,行业发展和技术进步,该技术规范存在多处与其他现行相关文件的不协调、不一致,已经不适应目前我国血液管理的要求,也与现时临床输血实践的发展不相适应,亟待修订和更新。

5.《血站设置规划指导原则》 《血站设置规划指导原则》(卫计生发〔2013〕23号)是指导各地做好属地血站设置规划的规范性文件。该原则对我国血站设置规划的总体目标,设置规划原则,血站服务体系设置标准,设置规划的内容、实施和保障进行了详细说明[15]。

6.《全国无偿献血表彰奖励办法》 《全国无偿献血表彰奖励办法》(国卫医发〔2014〕30号)是规范全国针对无偿献血者和无偿献血相关活动开展的表彰活动的规范性文件。该办法设定了表彰奖项及获奖标准,规定了表彰权限和程序,强调了对表彰的监督要求,充分体现了对无偿献血者的尊重与关爱。

7.《全国艾滋病检测工作管理办法》 《全国艾滋病检测工作管理办法》(卫疾控发〔2006〕218号)是规范我国艾滋病检测工作的规范性文件,是我国卫生健康行政部门和医疗卫生人员从事HIV检测工作必须遵守的准则[16]。该办法明确,国家对艾滋病检测实验室实行分类管理,各级疾病预防控制机构、医疗机构、采供血机构、计划生育技术服务机构等承担职责范围内的艾滋病检测工作,医疗机构和采供血机构的实验室作为艾滋病检测筛查实验室,要经过技术和条件验收。

8.《传染病信息报告管理规范(2015年版)》 《传染病信息报告管理规范(2015年版)》(国卫办疾控发〔2015〕53号)是支持全国传染病与突发公共卫生事件监测信息报告系统,完善我国传染病信息报告工作的规范性文件。该规范明确规定了采供血机构等在传染病信息报告管理工作中的职责,要求采供血机构要对献血人员进行登记,并按《艾滋病和艾滋病病毒感染诊断标准》对最终检测结果为阳性病例进行网络报告。

(五) 标准

1.《献血者健康检查要求》 《献血者健康检查要求》(GB 18467—2011)是针对《献血法》《血站管理办法》和《血站质量管理规范》中提出的保障献血者安全要求的技术性支持文件,也是开展无偿献血服务的最基本和首要的技术要求。该标准详细规定了一般血站献血者健康检查的项目和要求。

2.《全血及成分血质量要求》 《全血及成分血质量要求》(GB 18469—2012)规定了一般血站提供临床输注用的全血及血液成分的安全性检测项目及质量监控指标,适用于一般血站针对不同的全血和血液成分而实施的血液产品放行、质量监控和过程评价活动。该标准给出了19种全血及成分血的质量标准,基本上涵盖了目前国内血站所提供的血液成分。

3.《血液储存要求》 《血液储存要求》(WS 399—2012)是具体规定血液储存条件的卫生健康行业标准,该标准对各类血液成分的储存温度和保存期建立了明确指标,共给出了6类共计26种全血及成分血的储存温度和保存期,适用于一般血站和医疗机构的血液储存实践[17]。

4.《血液运输要求》《血液运输要求》(WS/T 400—2012)是规范血液运输过程的卫生健康行业标准,对血液的运输方式、运输设备、运输温度及质量监控要求进行了规定[18]。

5.《全血及成分血质量监测指南》《全血及成分血质量监测指南》(WS/T 550—2017)是规范血站开展全血及成分血质量监控活动的标准。该标准规定了全血及成分血质量的监测方法、检查结果分析与利用原则,适用于对血站全血及成分血的采集、制备、储存过程的质量监测。

6.《献血场所配置要求》《献血场所配置要求》(WS/T 401—2012)是规定献血场所基本配置要求的行业标准,提出了献血场所的数量、面积、选址、布局、人员、设施、设备和物料等配置要求。

7.《全血和成分血使用》《全血和成分血使用》(WS/T 623—2018)是规范医疗机构开展临床输血治疗的行业标准,分8个类别,从功能、适应证、输注指征、输注原则、输注剂量等方面,针对每一种血液成分的临床使用提出具体的建议[19]。

8.《献血不良反应分类指南》《献血不良反应分类指南》(WS/T 551—2017)是指导血站正确认识献血不良反应,并对其施行分类管理的行业标准,该标准对献血不良反应分类、严重程度评估和相关性评估做出了规定[20]。

9. 其他血液管理标准　除了以上介绍的血液管理标准外,还有由国家标准管理委员会、国家卫生健康标准委员会,血液专业标准委员会,以及其他行业标准委员会和社会团体制定的其他血液标准。表7-1汇总了这些标准。

表7-1　我国的血液相关标准概览

国家标准		
标准编号	标准名称	子类
GB 14232.1—2020/ISO 3826—1:2013	人体血液及血液成分袋式塑料容器第1部分:传统型血袋	
GB 14232.3—2011/ISO 3826—3:2006	人体血液及血液成分袋式塑料容器第3部分:含特殊组件的血袋系统	
GB/T 21278—2007	血液冷藏箱	
GB/T 4091—2001	常规控制图标准	
行业标准		
标准编号	标准名称	行业类别
WS/T 595—2018	献血相关血管迷走神经反应预防和处置指南	卫生
WS/T 624—2018	输血不良反应分类	卫生
WS/T 622—2018	内科输血	卫生
WS/T 203—2020	输血医学术语	卫生
YY/T 0168—2007	血液冷藏箱	医药
QC/T 808—2009	采血车技术条件	汽车
YY 0584—2005	一次性使用离心杯式血液成分分离器	医药
YY 0328—2002	一次性使用机用采血器	医药
YY 0613—2007	一次性使用离心袋式血液成分分离器	医药
YY 0329—2009	一次性使用去白细胞滤器	医药
WS/T 433—2013	静脉治疗护理技术操作规范	卫生
WS/T 223—2002	乙型肝炎表面抗原酶免检验方法	卫生
WS/T 453—2014	丙型病毒性肝炎筛查及管理	卫生
WS/T 491—2016	梅毒非特异性抗体检测操作指南	卫生
WS 293—2019	艾滋病和艾滋病病毒感染诊断	卫生

续表

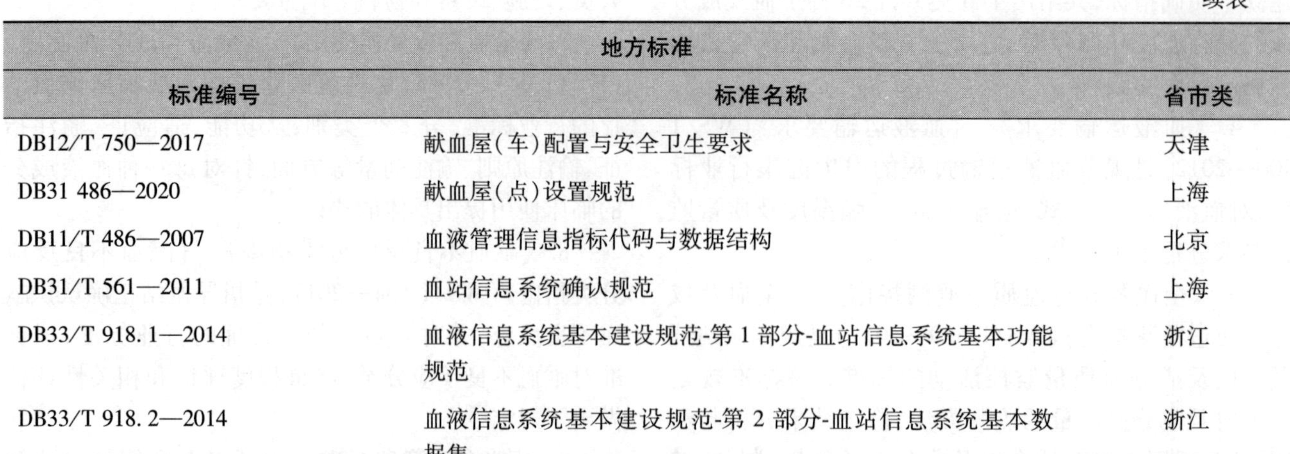

地方标准		
标准编号	标准名称	省市类
DB12/T 750—2017	献血屋(车)配置与安全卫生要求	天津
DB31 486—2020	献血屋(点)设置规范	上海
DB11/T 486—2007	血液管理信息指标代码与数据结构	北京
DB31/T 561—2011	血站信息系统确认规范	上海
DB33/T 918.1—2014	血液信息系统基本建设规范-第1部分-血站信息系统基本功能规范	浙江
DB33/T 918.2—2014	血液信息系统基本建设规范-第2部分-血站信息系统基本数据集	浙江
团体标准		
标准编号	标准名称	社会团体类
T/CSBT 001—2019	血液安全监测指南	中国输血协会
T/CSBT 002—2019	血液筛查反应性献血者归队指南	中国输血协会
T/CSBT 003—2019	血站信息系统确认指南	中国输血协会
T/CSBT 004—2019	血站血液检测实验室质量监测指标	中国输血协会
T/CSBT 005—2019	血站业务场所建设指南第1部分单采	中国输血协会
T/CSBT 006—2019	血站业务场所建设指南第2部分成分制备	中国输血协会
T/CSBT 007—2019	血站血液检测实验室室间质量评价要求	中国输血协会
T/CSBT 008—2019	可经输血传播感染病原体核酸筛查技术要求	中国输血协会
T/CHAS 10-2-13-2018	中国医院质量安全管理第2-13部分:患者服务 临床用血	中国医院协会
T/CAME 11—2020	去白细胞混合浓缩血小板的制备和质量控制	中国医学装备协会

(六)其他领域与血液管理相关的现行法律法规

血液管理不是一个孤立的系统,在采供血和临床输血业务活动中,必然涉及相关领域的法律、法规要求。例如:针对血站计量器具和测量设备的计量管理,针对实验室的生物安全管理,针对信息化建设的网络安全管理,针对血液成分辐照加工的核与辐射安全管理,以及针对业务档案的管理,等等。这些领域的法律法规与血液管理法律法规构成了一个相互关联、相辅相成的有机整体。血站和输血机构执业的合规是基本要求,不仅仅体现在满足血液管理法规体系的要求,而且围绕采供血和临床输血的所有活动都要符合相关法规体系的要求。表7-2~表7-14汇总了其他领域与血液管理相关的法规和标准的部分文件。

表7-2 我国的核与辐射安全管理相关法律法规

类别	名 称
法律/法规	中华人民共和国放射性污染防治法(中华人民共和国主席令 第六号)
	放射性同位素与射线装置安全和防护条例(中华人民共和国国务院令 第449号)
部门规章/规范性文件	放射性同位素与射线装置安全许可管理办法(中华人民共和国环境保护部令 第3号)
	放射性同位素与射线装置安全和防护管理办法(中华人民共和国环境保护部令 第18号)
	放射诊疗管理规定(中华人民共和国卫生部令 第46号)
	放射源分类办法(国家环境保护总局公告 2005年第62号)
	放射性同位素与射线装置辐射事故分级处理和报告制度(国家环境保护总局文件 环发〔2006〕145号)

续表

类别	名　称
部门规章/规范性文件	放射工作人员职业健康管理办法(中华人民共和国卫生部令 第55号)
	关于启用个人剂量监测信息管理系统的通知(卫监督放便函〔2009〕第452号)
	关于加强放射工作人员个人剂量监测管理工作的通知(卫办监督发〔2009〕43号)
标准	电离辐射防护与辐射源安全基本标准(GB 18871—2002)
	放射性废物管理规定(GB 14500—2002)
	医疗照射放射防护基本要求(GBZ 179—2006)
	临床核医学放射卫生防护标准(GBZ 120—2006)

表7-3　我国的医疗废物管理相关法律法规

类别	名　称
法律/法规	中华人民共和国固体废物污染环境防治法(中华人民共和国主席令 第三十一号)
	医疗废物管理条例(中华人民共和国国务院令 第380号)
部门规章/规范性文件	医疗卫生机构医疗废物管理办法(中华人民共和国卫生部令 第36号)
	医疗废物分类目录(卫医发〔2003〕287号)
	关于明确医疗废物分类有关问题的通知(卫办医发〔2005〕292号)
标准	医疗废物专用包装袋容器和警示标志标准(HJ 421—2008)
	临床实验室废物处理原则(WS/T 249—2005)
	医疗机构水污染物排放标准(GB 18466—2005)

表7-4　我国的清洁与消毒管理相关法律法规

类别	名　称
法律/法规	中华人民共和国传染病防治法(中华人民共和国主席令 第十七号)
部门规章/规范性文件	消毒管理办法(中华人民共和国卫生部令 第27号)
	医院感染管理办法(中华人民共和国卫生部令 第48号)
	消毒技术规范(2002版)(卫法监发〔2002〕282号)
	消毒产品卫生安全评价规定(国卫监督发〔2014〕36号)
	消毒产品生产企业卫生许可规定(卫监督发〔2009〕110号)
标准	医院消毒卫生标准(GB 15982—2012)
	医疗机构消毒技术规范(WS/T 367—2012)
	医疗机构环境表面清洁与消毒管理规范(WS/T 512—2016)
	医院医用织物洗涤消毒技术规范(WS/T 508—2016)
	经空气传播疾病医院感染预防与控制规范(WS/T 511—2016)
	紫外线空气消毒器安全与卫生标准(GB 28235—2011)
	医务人员手卫生规范(WS/T 313—2019)
	消毒产品卫生安全评价技术要求(WS 628—2018)
	乙醇消毒剂卫生标准(GB 26373—2010)
	医疗器械消毒剂卫生要求(GB/T 27949—2011)
	手消毒剂卫生要求(GB 27950—2011)

续表

类别	名　　称
标准	皮肤消毒剂卫生要求(GB 27951—2011)
	黏膜消毒剂通用要求(GB 27954—2011)
	空气消毒剂卫生要求(GB 27948—2011)
	普通物体表面消毒剂卫生要求(GB 27952—2011)
	戊二醛消毒剂卫生标准(GB 26372—2010)
	季铵盐类消毒剂卫生标准(GB 26369—2010)
	含溴消毒剂卫生标准(GB 26370—2010)
	含碘消毒剂卫生标准(GB 26368—2010)
	过氧化物类消毒剂卫生标准(GB 26371—2010)
	胍类消毒剂卫生标准(GB 26367—2010)
	酚类消毒剂卫生要求(GB 27947—2011)
	二氧化氯消毒剂卫生标准(GB 26366—2010)
	医院感染管理专业人员培训指南(WS/T 525—2016)

表 7-5　我国的危险化学品管理相关法律法规

类别	名　　称
法律/法规	危险化学品安全管理条例(中华人民共和国国务院令 第591号)
部门规章/规范性文件	危险化学品登记管理办法(国家安全生产监督管理总局令 第53号)
	危险化学品目录(2015版)(国家安全生产监督管理总局等10部门公告2015年 第5号)
标准	常用化学危险品贮存通则(GB 15603—1995)
	剧毒化学品放射源存放场所治安防范要求(GA 1002—2012)
	化学品分类和危险性公示通则(GB 13690—2009)

表 7-6　我国的药品和医疗器械管理相关法律法规

类别	名　　称
法律/法规	中华人民共和国药品管理法(中华人民共和国主席令 第四十五号)
	中华人民共和国药品管理法实施条例(中华人民共和国国务院令 第360号)
	医疗器械监督管理条例(中华人民共和国国务院令 第680号)
部门规章/规范性文件	药品生产监督管理办法(国家食品药品监督管理局令 第14号)
	药品流通监督管理办法(国家食品药品监督管理局令 第26号)
	药品注册管理办法(国家食品药品监督管理局令 第28号)
	医疗器械生产监督管理办法(国家食品药品监督管理局令 第7号)
	医疗器械经营监督管理办法(国家食品药品监督管理局令 第8号)
	体外诊断试剂注册管理办法(国家食品药品监督管理局令 第5号)
	医疗器械注册管理办法(国家食品药品监督管理局令 第4号)
	医疗器械说明书和标签管理规定(国家食品药品监督管理局令 第6号)
	医疗器械分类目录(国家食品药品监督管理局公告2017年第143号)
	医疗器械使用质量监督管理办法(国家食品药品监督管理局令 第18号)

续表

类别	名　称
部门规章/规范性文件	关于实施体外诊断试剂注册管理办法有关问题的通知(国食药监办〔2007〕230号)
	关于体外冲击波心血管治疗系统等产品分类界定的通知(国食药监械〔2007〕71号)
	关于可降解泪道栓子等53个产品分类界定的通知(食药监办〔2013〕11号)
标准	医疗器械安全管理(WS/T 654—2019)
	离心机安全要求(GB 19815—2005)
	医用离心机(YY/T 0657—2008)
	全自动生化分析仪(YY/T 0654—2017)
	医用冷藏箱(YY/T 0086—2020)

表7-7　我国的生物安全管理相关法律法规

类别	名　称
法律/法规	中华人民共和国生物安全法(中华人民共和国主席令 第五十六号)
	病原微生物实验室生物安全管理条例(中华人民共和国国务院令 第424号)
部门规章/规范性文件	病原微生物实验室生物安全环境管理办法(中华人民共和国环境保护总局令 第32号)
	可感染人类的高致病性病原微生物菌(毒)种或样本运输管理规定(中华人民共和国卫生部令 第45号)
	人间传染的病原微生物菌(毒)种保藏机构管理办法(中华人民共和国卫生部令 第68号)
	人间传染的高致病性病原微生物实验室和实验活动生物安全审批管理办法(中华人民共和国卫生部令 第50号)
	人间传染的病原微生物名录(卫科教发〔2006〕15号)
标准	人间传染的病原微生物菌(毒)种保藏机构设置技术规范(WS 315—2010)
	微生物和生物医学实验室生物安全通用准则(WS 233—2002)
	医学实验室-安全要求(GB 19781—2005)
	实验室-生物安全通用要求(GB 19489—2008)
	临床实验室生物安全指南(WS/T 442—2014)
	生物安全实验室建筑技术规范(GB 50346—2004)
	临床实验室安全准则(WS/T 251—2005)
	检测实验室安全(GB/T 27476—2014)

表7-8　我国的职业健康管理相关法律法规

类别	名　称
法律/法规	中华人民共和国职业病防治法(中华人民共和国主席令 第五十二号)
部门规章/规范性文件	职业健康检查管理办法(国家卫生和计划生育委员会令 第5号)
	职业病诊断与鉴定管理办法(中华人民共和国卫生部令 第91号)
	女职工劳动保护特别规定(中华人民共和国国务院令 第619号)
	健康体检管理暂行规定(卫医政发〔2009〕77号)
	作业场所职业健康监督管理暂行规定(国家安全生产监督管理总局令 第23号)
	用人单位职业健康监护监督管理办法(国家安全生产监督管理总局令 第49号)
	职业暴露感染艾滋病病毒处理程序规定(国卫办疾控发〔2015〕38号)
	医务人员艾滋病病毒职业暴露防护工作指导原则(试行)(卫医发〔2004〕108号)

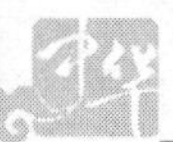

续表

类别	名　称
标准	职业性外照射个人监测规范(GBZ 128—2019)
	放射工作人员健康要求及监护规范(GBZ 98—2020)
	血源性病原体职业接触防护导则(GBZ/T 213—2008)
	用人单位职业病防治指南(GBZ/T 225—2010)
	职业健康监护技术规范(GBZ 188—2014)
	核和辐射事故医学响应程序(WS/T 467—2014)
	医学放射工作人员放射防护培训规范(GBZ/T 149—2015)

表 7-9　我国的计量管理相关法律法规

类别	名　称
法律/法规	中华人民共和国计量法(中华人民共和国主席令 第 28 号)
部门规章/规范性文件	中华人民共和国计量法实施细则(国家计量局 1987 年发布)
	中华人民共和国强制检定的工作计量器具检定管理办法(国发〔1987〕31 号)
	中华人民共和国进口计量器具监督管理办法(国家技术监督局令 第 3 号)
	中华人民共和国进口计量器具监督管理办法实施细则(国家技术监督局令 第 44 号)
	计量器具新产品管理办法(国家质量监督检验检疫总局令 第 74 号)
	实施强制管理的计量器具目录(国家市场监督管理总局公告 2019 年第 48 号)
	中华人民共和国依法管理的计量器具目录(量法字〔1987〕第 231 号)
	关于取消进口计量器具销售前检定等事项的公告(国家质量监督检验检疫总局公告 2015 年第 58 号)
	关于医用三源(辐射源、激光源、超声波源)计量监督管理的通知(国质检量〔2002〕230 号)
标准	通用计量术语及定义(JJF 1001—1998)
	计量检测体系确认规范(JJF 1112—2003)
	酶标分析仪(JJG 861—2007)

表 7-10　我国的建设项目管理相关法律法规

类别	名　称
法律/法规	中华人民共和国环境影响评价法(中华人民共和国主席令 第七十七号)
	建设项目环境保护管理条例(中华人民共和国国务院令 第 253 号)
部门规章/规范性文件	建设项目竣工环境保护验收管理办法(中华人民共和国环境保护总局令 第 13 号)
	建设项目环境影响评价分类管理名录(中华人民共和国环境保护部令 第 33 号)
	全民健康保障工程建设规划(发改社会〔2016〕2439 号)
标准	公共场所设计卫生规范(GB 37489—2019)
	公共场所卫生管理规范(GB 37487—2019)
	公共场所卫生指标及限值要求(GB 37488—2019)
	室内空气质量标准(GB/T 18883—2002)
	室内环境空气质量监测技术规范(HJ/T 167—2004)

表 7-11 我国的血液检测和实验室管理相关法律法规

类别	名 称
法律/法规	—
部门规章/规范性文件	医疗机构临床实验室管理办法(卫医发〔2006〕73 号)
	医疗机构临床基因扩增检验实验室管理办法(卫办医政发〔2010〕194 号)
	医疗卫生机构检验实验室建筑技术导则(试行)(国卫办规划函〔2020〕751 号)
	实验室能力验证实施办法(国家认证认可监督管理委员会 2006 年第 9 号)
	中国药品检验标准操作规范(2010 年版)(中国医药科技出版社)
	丙型肝炎病毒实验室检测技术规范(中疾控办发〔2011〕468 号)
标准	医学实验室质量和能力的专用要求(GB/T 22576—2008)
	临床实验室质量保证的要求(WS/T 250—2005)
	临床实验室设计总则(GB/T 20469—2006)
	定量临床检验方法的初步评价(WS/T 228—2002)
	临床常用生化检验项目参考区间 第 1 部分 血清转氨酶(WS/T 404. 1—2012)
	临床化学检验血液标本的收集与处理(WS/T 225—2002)
	室间质量评价结果应用指南(WS/T 414—2013)
	医疗机构内定量检验结果的可比性验证指南(WS/T 407—2012)
	真空采血管及其添加剂(WS/T 224—2002)
	临床实验室操作规程编写要求(WS/T 227—2002)
	静脉血液标本采集指南(WS/T 661—2020)
	临床实验室定量检验结果的自动审核(WS/T 616—2018)
	感染性疾病免疫测定程序及结果报告(WS/T 573—2018)
	定性测定性能评价指南(WS 505—2017)
	临床实验室室间质量评价要求(GB/T 20470—2006)
	临床检验室间质量评价(WS/T 644—2018)
	无室间质量评价时实验室检测评估方法(WS/T 415—2013)
	医学生物安全二级实验室建筑技术标准(T/CECS 662—2020)

表 7-12 我国的网络/信息安全管理相关法律法规

类别	名 称
法律/法规	中华人民共和国网络安全法(中华人民共和国主席令 第五十三号)
	中华人民共和国电子签名法(中华人民共和国主席令 第二十九号)
	中华人民共和国计算机信息系统安全保护条例(中华人民共和国国务院令 第 147 号)
部门规章/规范性文件	信息安全等级保护管理办法(公通字〔2007〕43 号)
	网络安全审查办法(国家互联网信息办公室令 第 6 号)
	移动互联网应用程序信息服务管理规定(中华人民共和国国家互联网信息办公室)
	电子认证服务管理办法(中华人民共和国工业和信息化部令 第 1 号)
	卫生系统电子认证服务管理办法(试行)(卫办发〔2009〕125 号)
	电子病历应用管理规范(试行)(国卫办医发〔2017〕8 号)

续表

类别	名 称
部门规章/规范性文件	卫生行业信息安全等级保护工作的指导意见(卫办发〔2011〕85号)
	电子文件管理暂行办法(中办国办厅字〔2009〕39号)
标准	计算机信息系统安全保护等级划分准则(GB 17859—1999)
	信息安全技术网络安全等级保护基本要求(GB/T 22239—2019)
	信息安全技术网络安全等级保护安全设计技术要求(GB/T 25070—2019)
	信息安全技术 信息系统安全等级保护实施指南(GB/T 25058—2010)
	信息安全技术信息系统安全等级保护定级指南(GB/T 22240—2008)
	信息安全技术信息系统安全管理要求(GB/T 20269—2006)
	信息安全技术信息系统灾难恢复规范(GB/T 20988—2007)
	信息技术安全技术信息安全管理实用规则(GB/T 22081—2008)
	电子文件存储与交换格式(GB/T 33190—2016)
	版式电子文件长期保存格式需求(DA/T 47—2009)

表 7-13 我国的安全运行相关法律法规

类别	名 称
法律/法规	中华人民共和国安全生产法(中华人民共和国主席令 第七十号)
	中华人民共和国消防法(中华人民共和国主席令 第六号)
	生产安全事故报告和调查处理条例(中华人民共和国国务院令 第493号)
部门规章/规范性文件	医疗机构基础设施消防安全规范(卫办发〔2006〕16号)
	医疗机构消防安全管理九项规定(2020年版)(国卫办发〔2020〕1号)
标准	用电安全导则(GB/T 13869—92)
	医学实验室 安全要求(GB 19781—2005/ISO 15190—2003)
	医疗机构消防安全管理(WS 308—2019)
	临床实验室安全准则(WS/T 251—2005)
	大型活动安全要求(GB/T 33170—2016)

表 7-14 我国的应急响应相关法律法规

类别	名 称
法律/法规	中华人民共和国突发事件应对法(中华人民共和国主席令 第六十九号)
	突发公共卫生事件应急条例(中华人民共和国国务院令 第376号)
部门规章/规范性文件	突发事件应急预案管理办法(国办发〔2013〕101号)
	突发事件卫生应急预案管理办法(国卫应急发〔2017〕36号)
	灾害事故医疗救援工作管理办法(中华人民共和国卫生部令 第39号)
	医疗卫生机构灾害事故防范和应急处置指导意见(卫办发〔2006〕16号)
	全国医疗机构卫生应急工作规范(国卫办应急发〔2015〕54号)
	全国卫生部门卫生应急管理工作规范(试行)(卫应急发〔2007〕262号)
标准	—

（七）血液相关特殊业务的法律法规

我国的《血站管理办法》规定：特殊血站包括脐带血造血干细胞库和国家卫生健康委根据医学发展需要批准、设置的其他类型血库。一般血站和单采血浆站，甚至输血科/血库，在开展常规工作以外的其他业务活动时，例如科研项目实施中的临床试验等，应当遵从相关法规和规范的规定。表7-15汇总了特殊血液活动可能涉及的法规和规范部分文件。

表7-15　我国的特殊血液活动可能涉及法律法规

类别	名　称
法律/法规	中华人民共和国执业医师法（中华人民共和国主席令 第十八号）
	最高人民法院最高人民检察院关于办理非法采供血液等刑事案件具体应用法律若干问题的解释（法释〔2008〕12号）
	护士条例（中华人民共和国国务院令 第517号）
	医疗机构管理条例（中华人民共和国国务院令 第149号）
	中华人民共和国人类遗传资源管理条例（中华人民共和国国务院令 第717号）
部门规章/规范性文件	非血缘造血干细胞移植技术管理规范（卫医发〔2006〕253号）
	非血缘造血干细胞采集技术管理规范（卫医发〔2006〕253号）
	脐带血造血干细胞库管理办法（试行）（卫科教发〔1999〕第247号）
	脐带血造血干细胞库设置管理规范（试行）（卫医发〔2001〕10号）
	脐带血造血干细胞库技术规范（试行）（卫医办〔2002〕80号）
	脐带血造血干细胞治疗技术管理规范（试行）（卫办医政发〔2009〕189号）
	药品生产质量管理规范（2010修订）（中华人民共和国卫生部令 第79号）
	药品非临床研究质量管理规范（国家食品药品监督管理局令 第2号）
	医学检验实验室基本标准（试行）（国卫医发〔2016〕37号）
	医学检验实验室管理规范（试行）（国卫医发〔2016〕37号）
	医疗机构临床基因扩增检验实验室管理办法（卫办医政发〔2010〕194号）
	中华人民共和国药典（2020版）（国家药品监督管理局 国家卫生健康委公告 2020年 第78号）
	全国临床检验操作规程（第4版）（人民卫生出版社）
	全国艾滋病检测技术规范（2015修订版）（中国疾病预防控制中心）
	血站基本标准（卫医发〔2000〕448号）
	单采血浆站基本标准（卫医发〔2000〕424号）
	血液安全技术核查指南（国卫办医发〔2017〕34号）
	临床用血质量控制指标（国卫办医函〔2019〕620号）
	临床实验室质量管理与控制指标（卫办医政函〔2009〕723号）
	医疗技术临床应用管理办法（卫医政发〔2009〕18号）
	人类遗传资源管理暂行办法（国办发〔1998〕36号）
	全国卫生统计工作管理办法（中华人民共和国卫生部令 第3号）
	医疗机构投诉管理办法（中华人民共和国国家卫生健康委员会令 第3号）
	新消毒产品和新涉水产品卫生行政许可管理规定（国卫办监督发〔2014〕14号）
标准	—

第五节　我国现行血液制品管理法规概述

在我国，血液制品是特指各种人血浆蛋白制品，如人血白蛋白、人凝血因子、人免疫球蛋白等。血液制品具有人源性和稀缺性的特点，是一种国家战略性资源，但同时还具有潜在传染性，因此，生物制品产业具有特殊性和高风险性，除了需要高技术和高投入以外，还需要加强监管，我国的血液制品管理，经历了一个逐步完善的发展过程，从20世纪90年代初开始，我国相继出台一系列针对血液制品监管的法律法规，涵盖从原料血浆采集到血液制品生产和供应的全过程。目前，我国已建立了比较完整的血液制品管理法规体系[21]。

一、法　　律

（一）《中华人民共和国药品管理法》

《中华人民共和国药品管理法》（中华人民共和国主席令　第四十五号）是规定药品研制和注册、药品上市许可持有人、药品生产、药品经营、医疗机构药事管理、药品上市后管理、药品价格和广告、药品储备和供应的法律规范。血液制品属于药品中的生物制品，研制、注册、生产、经营和临床应用应当严格遵守药品管理法的规定。

（二）《中华人民共和国刑法》

《中华人民共和国刑法》（全国人民代表大会常务委员会委员长令　第五号）基本知识见本章第四节。在刑法第六章妨害社会管理秩序罪第五节危害公共卫生罪中规定了血液制品管理领域的犯罪及刑罚。

二、法　　规

《血液制品管理条例》（中华人民共和国国务院令第208号）是规定原料血浆的管理、血液制品生产经营单位管理和监督管理的法规。该条例对于单采血浆站的规划和设置，以及单采血浆站的执业和管理做出了规定。

三、部 门 规 章

《单采血浆站管理办法》（中华人民共和国卫生部令　第58号）是规定单采血浆站的设置、职责、执业及其法律责任的规章，该办法规定，血液制品生产单位设置单采血浆站应当符合当地单采血浆站设置规划，并经省级卫生健康行政部门批准，省级卫生健康行政部门根据实际情况，划定单采血浆站的采浆区域。严禁超量采集血浆，严禁频繁采集血浆。

四、规范性文件

（一）《单采血浆站质量管理规范》

《单采血浆站质量管理规范》（卫医发〔2006〕377号）是指导单采血浆站实施GMP质量保证体系，规范开展单采血浆活动的规范性文件，是单采血浆站血浆采集管理的基本准则，该规范要求单采血浆站建立基于GMP的质量保证体系，定期实施原料血浆抽检、生产过程监督、质量监督和质量审核。

（二）《单采血浆站技术操作规程》

《单采血浆站技术操作规程（2011版）》（卫办医政发〔2011〕42号）是指导单采血浆站开展常规血浆采集实践的规范性文件，该规程围绕血源管理、实验室技术、原料血浆单采技术、原料血浆的冻结、包装、储存与运输、仪器设备管理、物料管理、生物安全控制、原料血浆统计，以及单采血浆站质量控制等9个环节，为单采血浆站遵从《单采血浆站管理办法》和《单采血浆站质量管理规范》提供了技术实现路径，也为单采血浆站建立标准操作规程提供了模板。

（三）《关于促进单采血浆站健康发展的意见》

《关于促进单采血浆站健康发展的意见》（国卫医发〔2016〕66号）是指导单采血浆站加强依法执业意识，强化内部管理水平，提升单采血浆站采供浆能力的规范性文件。该意见围绕保障原料血浆质量和供应的关键环节，进一步要求血液制品生产企业必须落实对单采血浆站管理的主体责任，推动单采血浆站健康发展，满足国内临床医疗对血液制品需求，提升我国血液制品企业核心竞争力，助力健康中国建设。

第六节　我国血液管理的法规责任

法律责任，有广、狭两义。广义指任何组织和个人均所负有的遵守法律，自觉地维护法律的尊严的义务。狭义指违法者对违法行为所应承担的具有强制性的法律上的责任，是由特定法律事实所引起的对损害予以补偿、强制履行或接受惩罚的特殊义务。法律责任同违法行为紧密相连，只有实施某种违法行为的人（包括法人），才承担相应的法律责任。对于法律责任在法律上有明确具体的规定；由国家强制力保证其执行，由国家授权的机关依法追究法律责任，实施法律制裁，其他组织和个人无权行使此项权力。与血液管理相关的法律责任主要分为：行政法律责任、民事法律责任和刑事法律责任。

一、行 政 责 任

行政责任是指行政法律关系主体由于违反行政法律规范或不履行行政法律义务而依法应承担的行政法律后果。行政责任是指犯有一般违法行为的单位或个人,依照法律法规的规定应承担的法律责任。行政责任主要有行政处罚和行政处分两种方式。

（一）非法设立血液、血液制品生产单位及非法采集血液、原料血浆的行政责任

行政责任:①《中华人民共和国献血法》规定,非法采集血液、非法组织他人出卖血液,由县级以上地方人民政府卫生行政部门予以取缔,没收违法所得,可以并处十万元以下的罚款;②《血液制品管理条例》规定,未取得省、自治区、直辖市人民政府卫生行政部门核发的《单采血浆许可证》,非法从事组织、采集、供应、倒卖原料血浆活动的,由县级以上地方人民政府卫生行政部门予以取缔,没收违法所得和从事违法活动的器材、设备,并处违法所得5倍以上10倍以下的罚款,没有违法所得的,并处5万元以上10万元以下的罚款。

（二）违反血液、血液制品标准操作规程的行政责任

行政责任:①血站违反有关操作规程和制度采集血液,由县级以上地方人民政府卫生行政部门责令改正;给献血者健康造成损害的,对直接负责的主管人员和其他直接责任人员,依法给予行政处分;②临床用血的包装、储存、运输,不符合国家规定的卫生标准和要求的,由县级以上地方人民政府卫生行政部门责令改正,给予警告,可以并处1万元以下的罚款;③血站违反献血法的规定,向医疗机构提供不符合国家规定标准的血液的,由县级以上人民政府卫生行政部门责令改正;情节严重,造成经血液途径传播的疾病传播或者有传播严重危险的,限期整顿,对直接负责的主管人员和其他直接责任人员,依法给予行政处分;④单采血浆站违反国务院卫生行政部门制定的血浆采集技术操作标准和程序,有《血液制品管理条例》第三十五条规定行为之一的,由县级以上地方人民政府卫生行政部门责令限期改正,处5万元以上10万元以下的罚款;情节严重的,由省、自治区、直辖市人民政府卫生行政部门吊销《单采血浆许可证》;⑤血液制品生产单位有《血液制品管理条例》第三十八条规定行为之一的,由省级以上人民政府卫生行政部门依照药品管理法及其实施办法等有关规定,按照生产假药、劣药予以处罚;⑥血液制品生产经营单位生产、包装、储存、运输、经营血液制品不符合国家规定的卫生标准和要求的,由省、自治区、直辖市人民政府卫生行政部门责令改正,可以处1万元以下的罚款。

（三）违反规定违法使用血液、血液制品的行政责任

行政责任:①医疗机构的医务人员违反献血法规定,将不符合国家规定标准的血液用于患者的,由县级以上地方人民政府卫生行政部门责令改正;对直接负责的主管人员和其他直接责任人员,依法给予行政处分;②医疗机构有《医疗机构临床用血管理办法》第三十五条规定情形之一的,由县级以上人民政府卫生行政部门责令限期改正;逾期不改的,进行通报批评,并予以警告;情节严重或者造成严重后果的,可处3万元以下的罚款,对负有责任的主管人员和其他直接责任人员依法给予处分。

（四）卫生行政部门监管不力的行政责任

行政责任:①《中华人民共和国献血法》规定,卫生行政部门及其工作人员在献血、用血的监督管理工作中,玩忽职守,造成严重后果,尚不构成犯罪的,依法给予行政处分。②《血液制品管理条例》规定,卫生行政部门工作人员滥用职权、玩忽职守、徇私舞弊、索贿受贿,尚不构成犯罪的,依法给予行政处分。③《医疗机构临床用血管理办法》规定,县级以上地方卫生行政部门未按照本办法规定履行监管职责,造成严重后果的,对直接负责的主管人员和其他直接责任人员依法给予记大过、降级、撤职、开除等行政处分。

二、民 事 责 任

民事责任,是指民事主体在民事活动中,因实施了民事违法行为,根据民事法律规范所承担的对其不利的民事法律后果或者基于法律特别规定而应承担的民事法律责任。民事责任是保障民事权利和民事义务实现的重要措施,是民事主体因违反民事义务所应承担的民事法律后果,它主要是一种民事救济手段,旨在使受害人,被侵犯的权益得以恢复。

（一）损害患者身体健康的民事责任

医疗机构给患者实施输血治疗,有违反《医疗机构临床用血管理办法》《临床输血技术规范》等输血医疗规范的行为,导致患者生命健康损害,违规操作与损害后果之间存在因果关系,医疗机构应当依法承担民事赔偿责任。

（二）损害献血者、供血浆者身体健康的民事责任

采供血机构,有违反《血站管理办法》《单采血浆站管理办法》《血站技术操作规程》和《单采血浆站技术操作规程》等采供血规范的行为,导致献血者或供

血浆者生命健康损害，违规操作与损害后果之间存在因果关系，采供血机构应当依法承担民事赔偿责任。

三、刑事责任

刑事责任是指犯罪人因实施犯罪行为应当承担的法律责任，按刑事法律的规定追究其法律责任，包括主刑和附加刑两种刑事责任。主刑，是对犯罪分子适用的主要刑罚，它只能独立使用。主刑分为管制、拘役、有期徒刑、无期徒刑和死刑。附加刑分为罚金、剥夺政治权利、没收财产。

（一）非法组织卖血罪

该罪是指违反我国无偿献血的法律规定，组织他人出卖血液的行为。《刑法》第三百三十三条规定了对该罪定罪量刑的内容。

（二）强迫卖血罪

该罪是指违反我国自愿无偿献血的法律规定，以暴力、威胁方法强迫他人出卖血液的行为。《刑法》第三百三十三条规定了对该罪定罪量刑的内容。

（三）非法采集、供应血液，制作、供应血液制品罪

该罪是指未经国家主管部门批准或者超过批准的业务范围，采集、供应血液或者制作、供应血液制品，不符合国家规定的标准，危害人体健康的行为。《刑法》第三百三十四条第一款规定了对该罪定罪量刑的内容。

（四）采集、供应血液，制作、供应血液制品事故罪

该罪是指经国家主管部门批准采集、供应血液或者制作、供应血液制品的部门，不依照规定进行检测或者违背其他操作规定，造成危害他人身体健康后果的行为。《刑法》第三百三十四条第二款规定了对该罪定罪量刑的内容。

（五）医疗事故罪

该罪是指医务人员在给患者输血治疗时，由于严重不负责任，违规操作，造成就诊人死亡或者严重损害就诊人身体健康的行为。《刑法》第三百三十五条规定了对该罪定罪量刑的内容。

第七节　其他国家和地区血液管理法规体系简介

历经百年的发展，全球输血服务行业不仅形成了独立的学科，建立了丰富的知识理论体系，同时，随着技术的进步，各国也逐步健全了相应的法规体系[22,23]，为行业管理走向法制化和规范化奠定了基础。纵观世界各国输血管理的法规体系建设，基本均呈三层架构，三个层次的内容相互协调、相互映照、相互支持，共同为输血服务行业的发展和进步提供指引。

一、美国血液管理法律体系

《公共卫生服务法案》（The Public Health Service Act）和《食品、药品与化妆品法案》（Federal Food, Drug, and Cosmetic Act）是联邦政府行使血液管理权力的法律基础。这两部法案被编纂在《美国法典》（United State Code Service，简称 USCS）中。其中，《食品、药品与化妆品法案》位于第 21 篇"食品与药品"里面，《公共卫生服务法案》则位于第 42 篇"公共健康与社会福利"里面。

《美国法典》是由国会制定并通过的法律组成。联邦政府行政管理部门为执行联邦法律，制定一系列行政规范，被编纂成《美国联邦法规》（the Code of Federal Regulations，CFR），是《美国法典》的下位法。《美国联邦法规》是联邦政府的行政管理部门依据国会的授权，制定的行政规章，补充解释国会的立法，具有广泛的适用性和永久的法律效力，《美国联邦法规》通过美国联邦公报（Federal Register，简称 FR）的形式汇总编纂并发布，每年更新一次。

美国卫生与公众服务部（Department of Health and Human Services）是美国联邦政府公共卫生事务的行政主管部门，该部门通过与联邦和州政府的各行政机构以及私营组织、非盈利组织密切合作，开展美国公共卫生的各项管理及科研工作。卫生与公众服务部下设食品与药品监督管理局（FDA）。在美国，具体负责血液管理的政府行政管理机构是 FDA，其负责执行联邦法律的规定，制定有关血液管理的行政规章。FDA 及其下设生物制品评估与研究中心（CBER），负责监管美国血液采集、供应与使用。医疗器械和辐射健康中心（CDRH）负责大多数医疗器械的监管。FDA 法规事务办公室（ORA）负责现场检查和调查的所有具体操作。

根据《临床实验室改进修正法案（CLIA）》（Clinical Laboratory Improvement Amendments）和《公共卫生服务法案》第 353 节，由医疗保险和医疗补助服务中心（CMS）负责对美国所有医学实验室的监管，所有实验室应当向 CMS 注册，接受 CMS 或其指定机构的检查，且每 2 年应当通过再次认证。FDA 认可经 CMS 批准的实验室检查和批准。

在献血者标准、筛查试验项目、血液质量标准等方面，FDA 会随着医疗技术的进步和革新及时将新技术和新标准制定成行业指南。但这些指南一般声明不具有法律效力，并不强制实施，只是建议相关血液机构应用。部分指南里引用了特定的法律、法规，明确表明必须应用，该类指南的技术标准和要求则具有强制力。但这些指南还是具有相当强的导向性，因为血液机构如果实施了指南的推荐，在接受检查时一般就被认为符合相关法规的要求。

美国血库协会（AABB）是一个非营利的国际性行业协会组织，于1947年成立，其成员分布在80多个国家和50多个国家的认证机构。该协会致力于通过发展和提供行业标准、认证和教育项目来改善健康，这些项目着重于优化患者和献血者的护理和安全。AABB和FDA紧密合作，对其制定相关血液政策和法规提供技术支持。该协会每3年发布一版《血站和输血机构标准》和《输血技术手册》，对采血、输血相关技术进行更新。美国80%医院和社区血站都加入该协会成为其会员。经AABB认证的血站符合《临床实验室修正法案》关于血站的法定要求。表7-16汇总了美国血液管理法规体系的部分文件。

表7-16　美国血液管理法规体系部分文件

类别	名　称
法案	公共卫生服务法案
	食品、药品和化妆品法案
	临床实验室改进修正法案
联邦法规（CFR）	21CFRPart 58-对非临床实验室研究的良好实验室规范
	21CFRPart 606-现行血液和血液成分的良好作业规范
	21CFRPart 607-人体血液和血液制品相关机构的注册登记和血液制品清单
	21CFRPart 630-血液、血液成分和血液衍生物的一般性要求
	21CFRPart 640-人体血液和血液产品的附加标准
	21CFRPart820-医疗器械质量体系要求
	42CFR Part493-实验室要求
指南/标准	FDA采供血机构质量保证指南
	FDA献血者及血液和血液成分的梅毒筛查检测和管理建议
	FDA与血液采集和输血有关的死亡报告指南
	FDA对全血和成分血献血者的混合或单一样本开展NAT的指南
	FDA血液和血液成分统一应用ISBT128码贴签标准
	FDA血液和血液成分统一标签标准的认识和应用指南
	FDA血液和血液成分献血者筛选中全长问卷的应用指南
	FDA血站和血浆站产品偏差报告指南
	FDA采供血机构计算机系统用户确认指南
	FDA单采血小板方法指南
	FDA应用单采方法采集红细胞的建议
	FDA全血和成分血献血者筛查试验中HBsAg的充分性和适宜性指南
	FDA参加单采浆和免疫的原料血浆献血者知情同意建议
	FDA自动化血液成分分离机操作指南
	FDA开展NAT检测减少人类B19病毒通过血浆衍生物传播风险
	FDA开展NAT检测减少西尼罗河病毒通过献血者捐献的血液传播
	FDA针对HIV和HCV的NAT检测过程血液处置献血者延期和归队指南
	FDA计算机交叉配血指南
	FDA乙肝表抗筛查阳性献血者再确认归队方法指南

续表

类别	名　称
指南/标准	FDA 在规律献血者中应用简化问卷和附加资料指南
	FDA 采用 NAT 检测乙肝病毒减少其输血传播指南
	FDA 减少疟疾传播风险相关的献血者问询延期归队和产品管理指南
	FDA 全血和血液成分输注前滤除白细胞指南
	FDA 原料血浆献血者病史问卷和附加材料应用指南
	FDA 通过献血者筛查延期献血和血液产品管理减少寨卡病毒传播风险的建议
	FDA 自体献血者献血资格判定指南
	FDA 实施血清学检测降低血液中克氏锥虫传播风险指南
	FDA 减少血液和血液成分传播库雅病毒风险的建议
	FDA 采用血清学检测减少 HTLV 输血传播风险指南
	FDA 血站和输血服务机构针对血小板输注安全的细菌风险控制策略
	FDA 新冠病毒突发公共卫生疫情期间血液和血液成分的替代程序指南
	FDA 新冠病毒肺炎康复期血浆调查指南
	CMS 医学实验室和实验室服务的调查程序和指南
	AABB 输血技术手册
	AABB 血站和输血服务标准
	AABB 免疫血液学参比实验室标准
	AABB 细胞治疗服务标准
	AABB 针对红细胞、血小板和中性粒细胞抗原的分子检测标准
	AABB 患者血液管理标准
	AABB 围手术期自体血采集和管理标准
	AABB 医院外输血管理标准
	AABB 围手术期血液管理医师手册
	AABB 输血治疗医师手册
	AABB 儿科输血医师手册
	AABB 新生儿输血指南

二、欧洲血液管理法律体系

欧洲大陆拥有二战后世界上极具特色和代表性的，也是发展最为成功的 1 个一体化国际组织。1993 年，通过《马斯特里赫特条约》的生效，欧盟（EU）正式诞生。EU 是由欧洲共同体发展而来的，创始成员国有 6 个，拥有 27 个成员国（截至 2012 年）。其在宗旨、原则、法律地位、组织机构、职能及法律体系等方面都具有自身的独特性，从立法机关、立法程序到规范性文件的执行和实施，欧盟已建立了一个庞大的法规体系，欧盟成员国逐步趋向于法律一体化。EU 的法规文件，主要包括条例（regulations）、指令（directives）、决定（decisions）、建议（recommendations）和意见（opinions）。1999 年的《阿姆斯特丹条约》第 152 条授予 EU 在血液和血液成分领域的立法权限[24]。

欧盟委员会（EC）是欧盟下属的常务执行机构，是 EU 唯一可以发起立法的下属机构，卫生健康相关问题属于共同决定程序，这意味着欧盟议会（EP）和 EC 为杜绝血液安全隐患，保证持续安全的血液供应，可以对血液管理进行立法，发布欧盟指令（directives）。指令在欧盟官方期刊（OJ）上发表之日起生效，但允许成员国规定转换和执行的时间。

欧洲药品管理局（EMEA）也是 EU 的一个分支机构，它的主要职责是通过评价和监督人类和兽医使用的药物，保护和促进公共卫生。EMEA 协调整个 EU 的药品评估和监督工作。人类药用产品委员会（CHMP）是 EMEA 的一个部门，主要参与对工业生产血浆衍生物制品的评价。欧洲委员会（CoE）和 EU 在这一领域协同工作。工业生产的、分馏的血浆制品属于医药产品，被强制性地纳入《欧盟药品 GMP 指南》。

欧洲委员会（CoE）和欧盟（EU）是两个完全不同的组织，但很容易而且经常被混淆。EU 的所有成员国都是 CoE 的成员国。在卫生领域，CoE 一以贯之地致力于解决伦理问题，其中最重要的是保证人源性物质（包括血液、组织和器官）的非商业化。20 世纪 50 年代，成员国开始在输血活动方面进行合作。通过其工作委员会和各国专家组成的委员会，CoE 提出了多项建议（recommendations），确保血液成分和组织的质量，并以建议的附件形式发布了《血液和血液成分的制备、使用和质量保证指南》《器官、组织和细胞移植的安全和质量保证指南》[25]。

欧洲药典委员会（Ph Eur）由 CoE 提议创建，并得到了 EU 和 30 个参与成员国的响应，Ph Eur 制定的欧洲药典专论-《欧盟药事法规（Eudralex）》，其第 4 卷为《欧洲药品 GMP 指南》，其第三部分系欧洲药品 GMP 的全部附录，附录 14 为《人血液或血浆制品生产》。Ph Eur 秘书处的《人用药物生物标准化方案》的成功，直接导致了 EC 和 CoE 之间的进一步合作，Ph Eur 秘书处也因此更名为《欧洲药品和医疗质量理事会》（EDQM）。EDQM 的输血相关管理活动由生物标准化司、官方药物管制实验室网络（OMCL）和保健司负责。

在欧盟，血液成分不属于药品，归属于 EU 的血液安全和质量相关指令监管。规定血液及其成分的质量和安全标准的法律框架载于指令 2002/98/EC，亦称为欧洲血液指令。它涵盖了输血服务过程中的所有步骤，从献血、采集、检测、加工、储存到分发。为了帮助实施这一主要法案，EC 与 EU 各成员国的国家当局密切合作，提出并通过了以下附加实施法案：①委员会指令 2004/33/EC 关于血液和血液成分的技术要求；②委员会指令 2005/61/EC 关于严重不良反应和事件的追溯要求和通告责任；③委员会指令 2005/62/EC 关于建立血站质量体系的统一标准和规范；④另外还有委员会指令 2009/135/EC、2011/38/EU、2014/110/EU、2016/1214 解决相关专业技术要求。

必须指出，EU 成员国始终可以选择对血液和血液制品的质量和安全实施比上述规定更为严格的规定。2019 年 EC 对 EU 的血液、组织和细胞立法进行了第一次正式评估[26]。表 7-17 汇总了欧洲血液管理法律体系的部分文件。

表 7-17 欧洲血液管理法规体系部分文件

类别	名 称
条例/指令	2002/98/EC 血液和血液成分管理
	2004/33/EC 血液和血液成分的技术要求
	2005/61/EC 严重不良反应和事件的追溯要求和通告责任
	2005/62/EC 建立血站质量体系的统一标准和规范
	2009/135/EC 在甲型（H1N1）流感大流行造成血液短缺风险的情况下，允许暂时免除 2004/33/EC 指令附件 3 规定的全血和血液成分献血者的某些资格标准
	2011/38/EU 对 2004/33/EC 指令附件 5 浓缩血小板保存终末期最大 pH 值的修订
	2014/110/EU 对 2004/33/EC 指令中异体血献血者临时延期献血标准的修订
	2016/1214EU 对血液机构质量体系标准和规范的指令 2005/62/EC 的修订
	2004/23/EC 人类组织和细胞管理
	2006/17/EC 人类组织和细胞的捐献、获得和检测技术要求
	2006/86/EC 人类组织和细胞的加工、保存和发放技术要求
	98/79/EC 体外诊断试剂
	93/42/EEC 医疗器械
建议/意见	Rec（81）14 血液、血液成分及其衍生物国际间运输过程中预防传染病的传播
	Rec（83）8 预防献血者向受血者传播艾滋病（AIDS）
	Rec（84）6 预防输血传播疟疾
	Rec（85）12 对献血者实施 AIDS 标志物的筛查

续表

类别	名　　称
建议/意见	Rec(86)6 新鲜冰冻血浆(FFP)制备过程的质量控制和临床使用指南
	Rec(88)4 输血服务领域卫生当局的责任
	Rec(90)9 血浆产品和欧洲的自给自足
	Rec(93)4 人类血液和血浆成分及其衍生物的临床试验
	Rec(95)14 保护输血服务领域中献血者和受血者的健康
	Rec(95)15 血液成分的制备使用和质量保证
	Rec(96)11 保证血液和血液产品可追溯性的记录和记录保持活动
	Rec(98)2 造血干细胞的供应
	Rec(2001)4 预防 vCJD 经输血传播
	Rec(2002)11 医院和临床医师在优化使用血液及血液成分中的作用
	Rec(2003)11 引入血液成分的病原灭活程序
	Rec(2004)8 自体脐带血库
	Rec(2004)18 护士输血医学培训
	Doc. SANCO/SCMPMD/2000/0005 关于血液的质量和安全的意见
	C7/SANCO/SCMPMD/2003/00025 关于节肢动物传播疾病(包括西尼罗河病毒)对欧洲共同体用于输注的血液和用于移植的器官的安全影响的意见
指南/标准	血液成分制备、使用和质量保证指南
	血液机构遵从 2005/62/EC(质量管理体系要素)良好实践指南
	建立国家患者血液管理规划指南
	患者血液管理医院实践指南
	采供血机构检查标准
	采供血机构审核/检查培训指南
	血站 SOP 编写指南
	献血者管理手册
	最佳血液使用指南
	组织和细胞质量和安全指南
	器官移植质量和安全指南
	器官组织和细胞的采集储存和移植相关的安全质量和伦理指南

三、日本血液管理法律体系

同为亚洲国家的邻国日本，在血液管理方面同样也有很多值得参考的宝贵经验。但是由于语言障碍，国内血液行业与日本的沟通不畅，对日本血液管理体制及其执行机构的了解缺乏系统和深度。日本在血液事业发展过程中，逐渐形成了由国家、地方政府、红十字会三位一体的血液事业构架。

日本血液工作的最高行政管理机构是厚生劳动省(MHLW)的药品和食品安全局(PFSB)，其下设有血液和血液制品科，主要职责包括促进国家的无偿献血，管理血液采集服务，保证血液的稳定供应和临床合理用血，以及促进、改善和协调生物制品的生产和销售。MHLW 属下与血液相关的监管部门还有药事和食品卫生理事会(PAFSC)，它是 MHLW 属下的咨询机构，负责审查和研究与药品和食品卫生有关的重要事项，其下设 17 个专业委员会，与血液管理相关的主要包括日本药典委员会、血液制品委员会、药品安全委员会和药品不良反应及感染委员会，其中的血液制品委员会又由血液产品安全分委会、血液产品合理应用分委会及献血促进分委员会构成；日本药典委员会负责《日本药典(JP)》的编纂和出版，血液制品委员会专门负责对血液产品的审查。

日本的血液管理相关标准主要是针对《药事管理法》第 42 条的规定，对于需要在公共健康和卫生方面采取特别预防措施的药品，在生产方法、性能、质量、储存方法等方面制定了若干必要的标准。在厚生劳动省2003年发布的210号通知中，发布了生物材料的相关标准，该通知是针对原材料和包装材料质量和安全保证的，生物材料指在基于药事法第42条规定的药物、化妆品和医疗器械的生产过程中使用的材料。这些标准包括《血液制品一般规则》《人类衍生生物制品一般规则》《动物衍生生物制品一般规则》《生物材料标准规范》和《生物制品最低要求》等，与我国不同的是，日本药品和生物制品的相关标准，都是由药品和医疗器械管理局制定发布的，并未纳入日本国家标准体系中管理。

在日本对药品(含血液)监管是依据不同的法律，适用于血液、药品和医疗器械的研发、制造、进口、销售及正确使用，以及针对这些活动的执行和监管的法规体系，是以国家法律(laws)、内阁条例(orders)、政府部长级规章(ordinances)和公告(notices)的形式落实的，如执法条例及实施药品和医疗器械法律的规定，也可以包括由政府部长级机构(如MHLW)下属的司局或部门的主管签批发布通知(notifications)。2002年，日本国会公布《血液安全与稳定供应保障法》(简称血液法)，血液法体现了日本改善血液产品的安全性和确保血液稳定供应的基本国策，其体现出来的基本原则包括：改善血液产品安全性，通过推行无偿献血保证血液产品的稳定供应，促进血液产品的合理使用，以及保证血液管理的公平和透明[27]。2010年MHLW针对血液法的实施发布了《关于血液法执行规则》《采血业务的管理和硬件设备的标准》等公告。

日本红十字会(JRC)直接负责采供血机构日常行政工作和献血工作的组织推进，其下管辖的地方血液中心负责全国47个都道府县的血液采集、制备和供应，在东京和京都共设2个血液病毒核酸集中检测中心，并在10个地方血液中心设置血液集中检测中心(承担NAT以外的检测项目)，同时，在20个地方血液中心设置血液制备中心，其余的地方血液中心仅承担血液采集工作，其运营模式与美国的中央化输血服务管理模式非常相似。骨髓库的业务由红十字会下管辖的中央输血研究所和中央血液管理中心负责。根据日本《药事管理法》规定，采供血机构可以为血液制品生产单位采集原料血浆，没有为血液制品生产而单独建立单采血浆站。血浆的分离制备由红十字会下管辖的北海道血浆蛋白分离制造中心承担。

日本输血和细胞治疗学会从20世纪90年代开始接受PFSB的委托，先后建立了医师认证制度、护士认证制度和医疗技术鉴定制度，2010年又建立了输血护士认证体系和单采护士认证制度，负责日本输血护士和单采护士的培训、考核和资格认证。同时，也针对采供血、临床输血和细胞治疗，制定并发布相关技术指南。表7-18汇总了日本的血液管理法规体系部分文件。

表7-18　日本的血液管理法规体系部分文件

类别	名　称
法律/条例	药品和医疗器械法(原药事管理法)
	血液安全与稳定供应保障法
	再生医学安全法
规章/公告/通知	Notice No. 210 关于生物材料标准
	Notice No. 211 关于生物制品最低要求
	Ordinance No. 21 关于GLP和GCP
	Ordinance No. 10 关于销售后监督
	Notification No. 0731011 关于生物制品分类
	Notification No. 0520001 关于特定生物制品
	Notification No. 0515005 关于贴签、包装和产品说明书
	Notification No. 0515017 关于生产控制和质量控制
	Notification No. 0208003 关于自体细胞和组织
	Notification No. 0912006 关于异体细胞和组织
	Notification No. 0830 关于药品生产GMP
	Notification No. 0325001 关于药品不良反应和输血传染病报告
	Notification No. 0304 关于风险管理
	Notification No. 1121 关于产品召回
指南/标准	血液制品及其他回顾性研究指南
	血液制品使用指南
	输血治疗实施指南
	献血者健康损害赔偿指南
	血液制品一般规则
	人类衍生生物制品一般规则
	生物制品最低要求
	关于血液法执行规则
	采血业务的管理和硬件设备的标准
	红细胞类血液成分循证应用指南
	浓缩血小板循证应用指南
	新鲜冰冻血浆循证应用指南
	辐照血液及血液成分预防TA-GVHD指南

(王鸿捷　罗惠如)

参考文献

1. 姚桐. 中美血液管理法律制度比较研究[D]. 北京:北京大学,2012.
2. 赵燕. 我国血液管理体制改革与政策分析[D]. 山东:山东大学,2010.
3. 郭永建. 王鸿捷. 更新理念真抓实干坚持不懈实现血站质量管理新跨越[J]. 中国输血杂志,2007,20(6):445-460.
4. 唐超. 血液捐献法律制度研究[D]. 山东:山东大学,2012.
5. 焦安秀. 我国血液质量管理研究[D]. 山东:山东大学,2008.
6. 田耘博,冯凌,赵生银,等. 献血法与相关法律法规的对比研究[J]. 临床输血与检验,2019,21(1):92-95.
7. 马彦. 刘长秋. 浅议献血法的立法模式[J]. 医学与法学,2016,8(2):21-24.
8. 汪铁桥. 论《侵权责任法》中的医疗损害责任[J]. 法制博览,2020(24):171-172.
9. 尚红. 关于《艾滋病防治条例》的解读[J]. 中华检验医学杂志,2006,29(7):581-583.
10. 李慧. 病原微生物实验室生物安全管理分析[J]. 医疗装备,2019(23):203-204.
11. 马勇.《血站管理办法》颁布新办法呈现 5 大亮点[J]. 中国医药指南,2006(1):20.
12. 郭永建.《医疗机构临床用血管理办法》之研读[J]. 中国输血杂志,2012,25(6):613-616.
13. 衣梅. 实施两个规范 创建血站质量文化[J]. 中国卫生质量管理,2007(5):2-4.
14. 尹湧华. 孔玉洁. 王美玉.《血站技术操作规程(2015 版)》研读[J]. 中国输血杂志,2016,29(11):1303-1305.
15. 徐蓓. 浅谈《血站设置规划指导原则》[C]. 中国输血协会第七届输血大会论文专辑(摘要篇),2014:1.
16. 康来仪. 颁布《全国艾滋病检测工作管理办法》的目的和意义[J]. 中华检验医学杂志,2008(10):1091-1094.
17. 孟忠华. 回眸《血液储存要求》的研制[J]. 中国输血杂志,2013,26(12):1278-1280.
18. 林俊杰. 钱开诚. 规范血液运输 保障血液冷链—《血液运输要求》标准解读[J]. 中国卫生标准管理,2013(1):36-39.
19. 刘忠. 全血和成分血使用标准释义[M]. 北京:人民卫生出版社,2019.
20. 陈辉. 徐健. 郭瑾. 国家卫生行业标准《献血不良反应分类指南》导读[J]. 中国输血杂志,2017,30(9):1080-1084.
21. 王燕波. 孙钟毓. 李杰. 我国血液制品生产监管法律法规历史沿革及发展建议[J]. 食品与药品,2017,19(6):1-6.
22. RACHEL W. An International comparative analysis of blood collection regulations with evidence-based scientific findings [J]. Brandeis University Waltham, Massachusetts, 2015.
23. Gupta S, Popli H. Regulation of Blood and Blood products in India, USA and EU[J]. International Journal of Drug Regulatory Affairs, 2018, 6(2):72-84.
24. CARLO P. Evaluation of EU legislation on blood: a bioethical point of view[J]. Journal of Blood Medicine, 2017, 8:193-198.
25. JOINT UNITED KINGDOM (UK) BLOOD TRANSFUSION AND TISSUE TRANSPLANTATION SERVICES PROFESSIONAL ADVISORY COMMITTEE. Guidelines for the blood transfusion services in the United Kingdom [M]. 8th ed. London: TSO, 2013.
26. EUROPEAN COMMISSION. Evaluation of the Union legislation on blood, tissues and cells [J]. SWD (2019) 376 final. Brussels, 2019.
27. TADOKORO K. The New Japanese Blood Law: Its Impact on blood safety and usage [J]. Advances in Transfusion Safety-Volume Ⅵ. Karger, 2007, 127:161-168.

第八章

输血信息化管理与预警系统

临床输血是常见的医疗实践活动之一，是一项不可替代的医疗救治措施。输血是从“血管到血管”的全过程，它涉及多个环节，任何一个细节的差错和失误，都可能对患者造成严重的危害，甚至危及生命。建立健全的输血信息化管理系统是保障血液和患者安全，提高输血疗效的重要举措。输血信息化管理系统不仅可以长期保存临床资料，简化各种记录的查询，实现信息共享和流程控制，为临床输血治疗决策提供科学、循证依据，实现个体化精准输血治疗，提高输血疗效，保障患者获益。而血液预警则是覆盖整个输血链的一套监督体系，它涵盖从血液、血液成分的采集到受血者随访的整个过程，包括收集和评估使用血液制剂后发生的意外或不良结果的信息，以预防此类事件发生或复发。建立切实有效的输血信息化管理系统与血液预警系统，对保障临床用血安全意义重大。

第一节 信息化管理与输血

输血信息化管理是指对输血相关信息活动的各种相关因素（主要是人、信息、技术和机构）进行科学的计划、组织、控制和协调，以实现信息资源的合理开发与有效利用的过程。而要实现有效的输血信息管理，必须要建立一个完整的具备输血信息收集、传递、储存、处理及开发功能的以计算机和网络技术为基础的输血管理信息系统。输血信息化管理系统的建立，可以大大提高临床工作效率和准确性，保证输血记录的准确性和完整性，实现医疗信息的共享，追踪血液制剂的去向，及时追踪不良反应的发生，确保临床输血更加安全和科学合理。通过信息化系统统计分析用血数据，实现临床循证输血，并实现全流程的血液预警。在本节中，将介绍国内外输血信息化管理现状、信息化前沿技术、输血信息化的前景与方向等内容。

一、信息化管理概述

当前深化医改对医院精细化管理和医疗质量和安全提出了更高的要求。特别是随着人口老龄化，慢性疾病发病率不断增加，患者对医疗质量期望提升，以及支付方式改革，对精细化医疗管理和精细化医疗提出了进一步要求。过去很多医院基于规模扩张的发展模式，正面临新的挑战。然而现实中，很多医院距离精细化管理仍有很大差距。

二、输血信息化管理

（一）我国输血信息化管理现状

输血信息化管理在我国起步较晚。过去，全国所需要的采、供和用血的相关信息和数据均为手工统计，速度慢、耗时长、耗人力，且易发生误差。采供血机构和医疗用血单位之间的信息无法共享，容易出现信息滞后，不利于血液资源的统一管理和调配，也不利于临床科学合理用血的管理。此外，目前临床输血管理过程中忽视了输血申请、输血过程中的采样、标本识别、输血前核对、输血过程监控和不良反应汇报等关键环节。

根据既往临床经验和西方发达国家的经验，受血者血样采集、开具输血处方和输血前患者床边核对等关键过程中容易发生人为差错，并引起输血相关的医疗事故，也是最有可能导致患者死亡的输血医疗事故的原因。信息技术的应用是避免此类人为差错的有效办法，也是提高输血安全的重要措施。如基于条形码的患者身份识别腕带、智能泵和无线射频智能标签等，可以减少患者血样采集、标本试管贴签和输血前床边核对等过程的人为差错。另外，信息化系统辅助输血治疗决策会更好地帮助医师进行临床输血决策，输血不良反应报告系统能为医师提供及时和有效的输血治疗反馈。因此加快临床输血信息化系统的建立成为当务之急。

自 1998 年《中华人民共和国献血法》实施以来，血液安全问题得到了政府和社会各界的高度重视。2006 年卫生部颁发实施《血站管理办法》《血站质量管理规范》和《血站实验室质量管理规范》等一系列输血

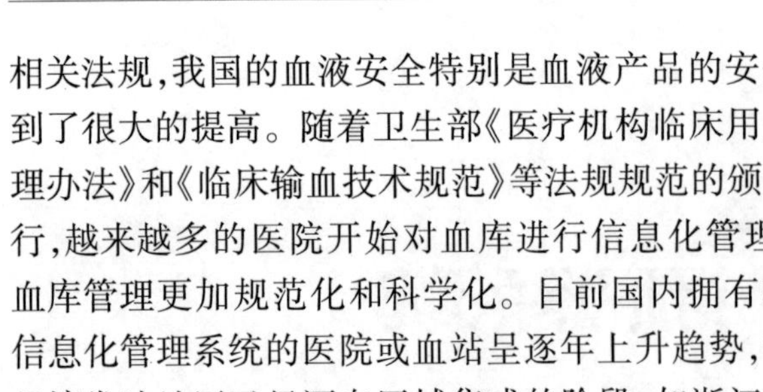

相关法规,我国的血液安全特别是血液产品的安全得到了很大的提高。随着卫生部《医疗机构临床用血管理办法》和《临床输血技术规范》等法规规范的颁布施行,越来越多的医院开始对血库进行信息化管理,使血库管理更加规范化和科学化。目前国内拥有输血信息化管理系统的医院或血站呈逐年上升趋势,部分经济发达地区已经迈向区域集成的阶段,如浙江省已实现省内各血站之间联网;辽宁省血液中心与部分用血医院实现联网,并进行血液制剂的网上预订。

1. 全国血液信息共享

(1) 全国血液管理信息系统:2018 年,国家卫生健康委员会印发《全国血液管理信息系统数据采集实施方案及表单——血站部分(2018 版)》(国卫办医发〔2018〕32 号),开始组织建设全国血液管理信息系统,通过网络互联互通和统一数据接口标准,实现全国 452 家血站的血液采集、库存、调配、检测以及献血者信息等数据自动上报,经过接口改造、试点运行,系统已于 2019 年 11 月正式运行。该系统汇聚了血站基本信息、采供血服务总体信息、人员基本信息、输血传播疾病感染情况等管理信息,以及献血前一般检查、献血前血液筛查、血液采集记录、血液检测记录、检测试剂信息、血液制备记录、血液供应记录、血液调剂记录、血液报废记录、血液库存记录、献血者档案信息、特殊稀有血型献血者信息、无偿献血偿还记录、无偿献血表彰记录等业务信息。

(2) 全国无偿电子献血证系统:全国血液管理信息系统汇聚了全国献血者信息和献血信息,为国家推出电子无偿献血证奠定了坚实的基础。2020 年 3 月,为推进"互联网+政务服务"工作要求,提升无偿献血者服务水平,国家卫生健康委员会委托浙江省血液中心建立全国电子无偿献血证管理服务平台。2020 年 6 月 14 日,全国电子无偿献血证系统正式启用,目前该系统已经在中国政府网站、国家政务服务平台、国家卫生健康委网站、支付宝/微信/百度小程序等 6 大载体运行。全国各地无偿献血者都可以通过国家卫生健康委官网、中国政府网、国家政务服务平台和支付宝、微信、百度小程序一键查看本人的电子无偿献血证和全国无偿献血量,极大地方便了全国献血者[1]。

2. 区域血液信息共享

(1) 华东地区 HIV 确认阳性献血者信息共享:2017 年,根据华东地区采供血机构协作组年会精神,为扩大区域间的合作,巩固江浙沪地区 HIV 确认阳性献血者联合屏蔽工作成果,浙江省血液中心牵头启动了华东地区采供血机构 HIV 确认阳性献血者联合屏蔽项目[2]。为了这项工作的顺利开展,建立了一套华东地区 HIV 确认阳性献血者信息共享信息系统,实现相关信息的网络直报,自动交换。

(2) 长三角地区采供血机构献血者间隔期信息共享:2020 年 7 月底,由浙江省血液中心牵头组织的长三角地区采供血机构献血者间隔期信息共享系统正式运行,在全国范围内率先实现自动阻断间隔期内的献血者跨省频繁献血行为,有力提升血液安全。

(3) 临床用血信息共享:为了提升杭州地区血站与医院的用血预约、血液供应等业务的服务质量,解决传统的手工处理和 U 盘拷贝模式带来的效率低下、安全风险较高等诸多问题,实现血液动态库存预警及血液信息的全程追溯。2016 年,以 G20 杭州峰会的血液保障工作为契机,浙江省血液中心启动了与在杭医疗机构的信息联网工作[3],通过制定统一的数据交换标准,依托浙江省、杭州市卫生信息专网实现了杭州地区血站与医院血液库存、临床用血等相关信息共享,建成了区域血站与医院联网信息系统。

尽管在输血信息化管理发面,我们已经有了很大的进步,但是与国内的标准以及发达国家临床输血信息化建设水平还有差距[4]。血液安全涉及从献血者到受血者相互关联的整个过程。在整个血液安全应用过程中,临床输血安全问题没有得到充分重视,不合理用血和血液制剂滥用并不少见,输血过程发生的差错事故在国内仍有报道。

我国输血信息化管理方面仍存在一些问题亟需解决。主要问题包括:①我国大部分医院的输血信息化管理不完善,信息化管理程度不高或尚未进行信息化管理。由于我国各地经济水平发展不一,并缺乏全国统一的临床输血信息化管理模式,各个医院信息化管理水平和程度也参差不齐;②目前多数医院的输血信息化管理是医院信息系统(hospital information system,HIS)的一部分,但是各个血站和各医院的 HIS 系统之间无法访问,各自运行、执行各自的标准,使得血液信息系统成为一个个信息孤岛,无法实现血液信息的共享。其主要的原因包括各医院的信息化起步不一、HIS 系统接口和硬件网络架构不一致以及 HIS 系统数据安全性受到威胁等等。血站和血液管理部门难以实时了解医院的血液库存和临床用血需求,不能进行血液预警和横向调拨;③部分地区和医院因为缺乏资金无法建立或维护信息化管理系统,同时缺乏专业技术人员和相应的部门进行技术支持和维护;④缺乏全国性血液预警体系,无法了解全国性血液应用现状,采供血机构未能对所提供的血液制剂进行全程追踪,对血液的安全保障措施未能覆盖整个输血链,缺乏专门的管理机构,不良事件缺乏健全的报告制度和报告途径。

（二）国外输血信息化管理建设

西方发达国家在信息化发展方面，起步早、发展快，医院具备完善的信息化管理系统，医院已实现电子化办公和“无纸”医疗，不同地区的医院可以互相联网和互相访问。输血信息化管理方面，国家有相应的法规保证临床合理用血和安全用血。输血信息化系统在医院原有的信息化系统基础上进行拓展和升级，大大提高了临床用血的安全性，并可以及时了解临床用血信息。

此外，血液预警体系（见本章第二节）作为输血信息化管理的重要体现，在国外也取得了很大的进步，并已发展为完善的全国血液预警系统。随着输血相关 HIV 感染的发生，1994 年法国建立了全国性输血监控系统，并通过立法规定输血的不良反应必须向国家血液预警中心报告。1998 年，欧洲的比利时、法国、葡萄牙、卢森堡和荷兰 5 个国家开始建立欧洲血液预警系统网络（European hemovigilance network，EHN）。其网络系统的目的包括：促进成员国之间的信息共享、实现血液快速预警、促进各国之间的学术交流并进行血液预警方面的教育工作。2009 年 EHN 更名为国际血液预警系统网络（international hemovigilance networks，IHN），其成员国由最初的 5 个增加至 20 个。该网络通过多国对采供血和临床输血的各个环节进行监控，保证临床用血的安全。每个国家根据各国的国情，建立了各国相应的血液预警系统，如法国的血液预警网络、英国的输血严重危害（serious hazards of transfusion，SHOT）系统、美国的血液预警系统和加拿大的输血传播伤害监控系统（transfusion transmitted injuries surveillance system，TTISS）。每个国家的血液预警系统各有特色，具体将在第二节中作详细介绍。

除了发达国家，发展中国家如印度、巴西等国也相继建立血液预警系统。2012 年印度建立全国性血液预警系统，建立初期有 60 家医院参与，至 2013 年 3 月，已扩增至 90 家医院。印度拟通过血液预警系统监控全国的输血不良反应、提高医务人员警惕性、为临床提供循证医学证据、指导政府部门决策并进行国际化交流[5]。2000 年 Burkina Faso 在撒哈拉以南 Bobo Dioulasso 地区开展了区域性血液预警示范项目，旨在培训医务工作人员、填写并上报输血信息表并建立血液预警机构。项目为期 5 年，输血信息上报率从 71.6%上升至 91.6%，输血不良事件上报率从 1.1/1 000U 上升至 16.1/1 000U。这一示范项目证明在撒哈拉以南地区建立血液预警系统的可能性[6]。

三、大数据与人工智能

（一）大数据与临床输血

大数据也被称之为巨量数据，主要是采用多元化方式，收集和整合各个数据组，保证各项数据的真实性和时效性。大数据作为基于互联网技术下形成的产物，可以促进诸多数据的采集和应用，并且在医疗过程中加以应用，可以在诸多数量、类型繁杂的数据中获取所需数据。从技术角度来说，大数据和云计算之间关系就好似硬币正反面，密不可分。大数据不能借助单台计算机来实现数据应用，需要应用分布式计算框架，其具备的特性在于能够对诸多数据进行挖掘，但是在此过程中需要借助云计算分布式处理、分布式数据库等功能。通常情况下，大数据具备的特性在于容量性、高速性、多样性及价值性。其具备以下特征：①大容量，大数据时代，制定医疗决策的依据不再是抽样样本的统计与分析，而是收集所有的病例资料进行数据分析，数据容量朝着 EB（exabyte）的层级发展；②类型多，在之前，应用效率最高的数据为结构性数据，这种类型数据则是把文本当作主体，便于保存。当前，随着非结构性数据数量的提升，例如检验报告、影像学资料、病历文字等，数据类型的增多，给数据处理提出了严格的标准；③价值密度低，诸多医疗数据中蕴藏较多的内在价值，但是大部分价值密度相对偏低，常常能够采用海量数据探究的形式获取数据应用价值；④速度快，大数据在处理效率上有着严格的标准，和传统数据挖掘进行比较，存在明显差异，信息处理效率一般在决策中起到了重要的作用。

1. 无偿献血大数据　无偿献血是一项事关人民群众身体健康和生命安全的社会公益事业。2018 年，全国献血量达到 2 500 余万单位，全国无偿献血人次达 1 500 万，千人口献血率 11.2。目前我国各采供血机构的无偿献血数据主要以电子文件的形式存储于信息系统中，存在不同采供血机构数据标准和存储形式不一致，不同数据库数据无法共享，依靠单一的信息系统无法在合理时间内达到撷取、存储、处理大量数据并整理成为可供使用和分析的资讯等问题。

建立覆盖全国采供血机构无偿献血数据信息化，充分开发利用采供血大数据，实现精准招募、合理采血、全过程质量管理和高危人群规避，确保临床供应及时性与安全性，实现全省乃至全国范围的临床用血的盈缺互补，将最大限度减少因缺血导致不幸事件的发生：①无偿献血大数据的引入和运用使采供血从以献血者为中心延伸为以献血者、受血者和公众为中心的管理理念[7]，即从服务的主体献血者和受血者的利益出发，注重献血者和受血者及相关利益者的维护，实现血液供应的充足性、安全性和可持续性。②大数据使输血链的方方面面信息不再隐于无形，在信息系统的支持下，通过挖掘大量信息，借助 QI 便于对输血质量信息的溯源、统计、归纳和综合分析，实施各个环节和关键控制点的质量管理，保障了血液安全。③大数据能帮助准确监测质量安全风险，开展风险预警，如通过 HV 平台，增强质量监管的前瞻性和可预防性；还可以利用大数据预测采供血各项活动所需的资源配置，包括原材料采购、仪器设备更新、人员培训等，从而为工作决策和计划提供依据；④大数据将颠覆传统的质量管理方式。传统的质量管理方式依赖于内部的层层级级组织流程和信息的层层汇集制定决策，再通过在组织中传递与分解决策，确保决策得到贯彻落实。而在大数据时代，通过实施远程数据传输、监控、分析与挖掘，我们可重构质量体系。业务流程中，随着新数据实时录入，可以对过程实行动态实时数据比对、远程在线协调；业务管理可依赖既定的规程来自主决策，不必依靠庞大的组织和复杂的流程，层层报批，浪费资源。

2. 临床输血大数据　随着输血医学的发展，越来越多的地区开始采取有效措施来促进血液的规范化、科学化、合理化使用，大数据的应用促进患者血液管理、输血不良反应识别、输血治疗决策制定等流程的规范化，加速了输血医学循证化、科学化、智能化发展[8]。

人类血型系统表现出复杂性和多态性。截至 2019 年 9 月，ISBT 公布了人类红细胞 39 个血型系统，共 367 个血型抗原。输血相容性检测大数据应用可指导医疗机构输血科针对性地开展相关检测。例如，Miltenberger 血型系统在西方国家分布极少，属极低频率抗原，临床意义极低[9]，而亚洲人群（包括我国在内）却有着相当高的分布频率。我国报道最多的是 Mur 抗原，存在着地域、种族人群差异。Mur 血型抗原阳性血液制剂输入 Mur 血型抗原阴性受者体内存在着发生同种免疫反应而产生抗 Mur 的可能，抗 Mur 可以导致急性和迟发性溶血性输血不良反应及严重的新生儿溶血病（hemolytic disease of the newborn，HDN）[10]。收集并建立全国范围内 Miltenberger 血型多态性及其分布频率大数据，有助于提高临床 Miltenberger 血型意外抗体的检出率，避免因意外抗体漏检而造成的血液输注无效及溶血性输血不良反应发生，保障患者输血安全，提高患者输血疗效。

另外，大数据应用为云计算、人工智能技术的应用提供了数据支撑。患者诊疗、血液供应与血液预警、输血不良反应等大数据应用促进了血液供需平衡，实现了精准化循证输血，保障了患者用血安全。

（二）人工智能平台及其应用

人工智能（artificial intelligence，AI）是计算机学科的一个分支，20 世纪 70 年代以来被称为世界三大尖端技术（空间技术、能源技术、人工智能）之一，也被认为是 21 世纪三大尖端技术（基因工程、纳米科学、人工智能）之一。人工智能是研究、开发用于模拟、延伸和扩展人的智能的理论、方法、技术及应用系统的一门新的技术科学。该领域的研究包括机器人、语言识别、图像识别、自然语言处理和专家系统等。人工智能是包括十分广泛的科学，它由不同的领域组成，除了计算机科学以外，人工智能还涉及信息论、控制论、自动化、仿生学、生物学、心理学、数理逻辑、语言学、医学和哲学等多门学科。人工智能研究的一个主要目标是使机器（信息系统）能够胜任一些通常需要人类智能才能完成的复杂工作。人工智能学科研究的主要内容包括：知识表示、自动推理和搜索方法、机器学习和知识获取、知识处理系统、自然语言理解、计算机视觉、智能机器人、自动程序设计等方面。

利用大数据和人工智能技术建立基于多中心大数据的单病种循证和精准输血人工智能平台，快速、高效地从单病种临床输血大数据中探索出最佳循证证据，提升单病种循证和精准输血治疗决策证据效能，为临床医师提供个体化循证和精准输血治疗路径指导，是实现临床安全、循证、精准、健康输血，改善临床预后，保护血液资源，全面提升科学安全有效用血水平的有效路径。Hodgman 等[11]通过应用机器学习，不断积累临床用血数据，校正并提高大量用血预测模型的临床用血预测能力。国内乐爱平教授团队探索开发了“基于多中心大数据的单病种循证和精准输血人工智能平台”，通过对医疗大数据进行数据清洗、深度分析与挖掘后用于构建循证体系，从而实现大数据的结构化、语义化与智能化。在已建立的严重创伤、大面积烧伤和重型肝炎 3 个单中心队列研究成果的基础上，建立 3 个多中心回顾性队列研究以获取临床单病种输血大数据。再利用数据挖掘、机器学习与深度学习等大数据和人工智能技术进行深度分析、挖掘与模型构建，建立基于多中心大数据的单病种输血循证体系及其精准治疗路径和模型。再结合临床用血全程闭环智能路径管理与评价信息系统，优化设计研发单病种循证和精准输血人工智能平台，并通过人工智能平台多中心前瞻性临床性能评价予以优化升级，实现临床安全、循证、精准、健康输血，全面提升临床科学安全有效用血水平。图 8-1 展示了基于多中心大数

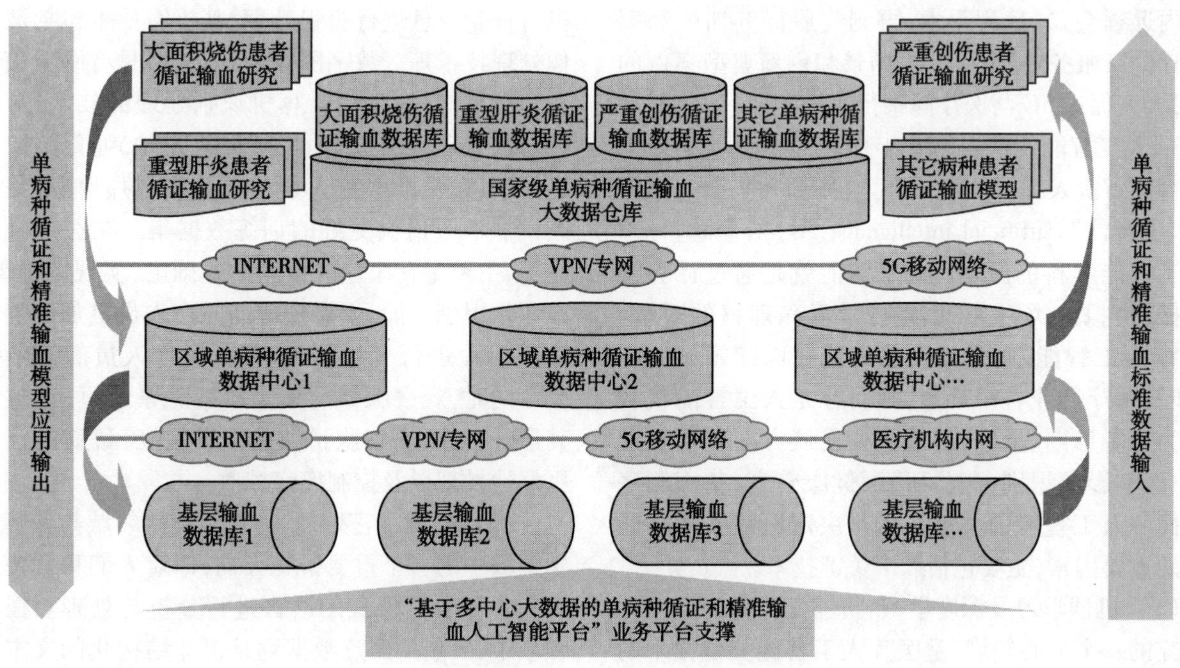

图 8-1 基于多中心大数据的单病种循证和精准输血人工智能平台

据的单病种循证和精准输血人工智能平台业务平台支撑。

四、智慧医疗

(一) 智慧医疗技术

1. 云计算技术 云计算技术是一种分布式的计算,这一技术起始于 20 世纪 60 年代,从 20 世纪末期开始进入人们的日常生活之中。近几年来,我国研究与应用云计算技术的行业越来越多,云计算技术也凸显出其独特的优点。云计算技术的实质是一个提供资源的网络,通过这一网络,使用者可以在"云"中获取相应的资源,而这一资源则是由用户自行进行定义,按照自身的需求进行设定。云计算技术将计算任务分布在大量的分布式计算机上,在远程的数据中心,几万甚至几千万台电脑和服务器连接成一片将处理器计算能力和数据资源整合在一起协同工作。云计算技术应用到医疗信息化建设过程中,具有如下显著意义。

(1) 确保数据的可靠性和精准度:所谓一种大数据时代下新兴起的信息处理技术,云计算技术在实践应用过程中,其主要就是通过借助云端多台计算机,将数据进行集中化处理,与传统数据处理作业模式相比,它不仅能提升数据处理速度和处理效率,与此同时也从根本上降低了人工处理的错误率,保障了处理数据信息的安全性和可靠性,最终为实现医院可持续发展目标奠定了良好基础。

(2) 降低医院的数据处理成本:通常而言在以往数据处理过程汇总,各个环节都需要安排专业人员对数据进行管理和确定,导致人力资源过度浪费的同时,也增加了医院的运行成本。而在数据信息化建设过程中,医疗卫生产业机构只需根据自身需求,在特定节点采用云计算技术,不仅从根本上保障了数据信息处理的安全性,还从根本上降低了人力资源的过度消耗,给医院可持续发展奠定了良好基础。除此之外,通过在云平台上制定个性化服务,可实现对已定制业务的有效化管理,避免了其他设备的购置,减少了不必要的资金损耗。

2. 5G 通信技术 5G 通信技术以 4G 通信技术为基础,提高数据传输速度并且可以更加广泛覆盖移动通信网络,保障用户体验感受。移动通信网络系统主要是利用无线传输方式传输移动通信业务和数据,在移动通信网络上建立 5G 通信系统,高效传输移动通信网络数据,大幅度提升数据质量,满足数据发展需求。

5G 通信技术的最大优点为低时延。由于物理原因的限制,WiFi 和 4G 在长距离传输中提供低时延服务仍是发展难点,尽管光纤可以提供低时延连接,但无法满足移动设备灵活性的需要。5G 通信技术可以交互协作移动通信业务和数据传输,对比以往的移动通信网络系统,5G 通信技术进一步提升了移动通信网络系统的技术水平,满足用户协作通信要求,实现多用户协作的移动通信网络组织形式,可以优化提升网络系统的整体性能。5G 通信技术和医疗的融合已经逐渐贯穿整个医疗健康行业体系,从院前应急救援,到院内远程会诊、远程手术，再到院后保健训练和家庭医疗健康服务等，众多应用场景和创新典型案例的打造，大大促进5G与医疗健康行业的融合。

3. 人工智能技术 1956年夏，在美国达特茅斯大学举行的首次人工智能研讨会上，McCarthy第一次提出“人工智能”（artificial intelligence，AI）的概念，标志着人工智能学科的诞生。人工智能就是通过计算机等机械，模拟人类行为，并进行学习和理解的过程。而医疗人工智能，则是指人工智能在医疗领域的应用，涉及医疗行业各个环节，其目标是人工智能代替人来为患者诊断、治疗，目前主要发展方向包括辅助诊断、医学影像识别、药品研发、健康管理、基因测序等方面。人工智能的关键技术是决定医疗人工智能发展的重要因素，主要包括以下关键技术。

（1）机器学习及深度学习：机器学习作为人工智能研究的一个核心领域，是医疗人工智能关键技术的基础。机器学习是一个始于大量数据的统计学过程，试图通过数据分析导出规则或流程，用于解释数据或者预测未来数据。根据IDC Digital的预测，截至2020年，医疗数据量将达到40万亿GB，这些大量的临床治疗、医学影像、药物研发等数据，结构较为固定，便于作为机器学习的素材，具有深度挖掘与研究的价值。随着机器学习研究的不断深入，逐渐产生深度学习这一新兴方向。深度学习是在机器学习的基础上，模拟人脑分析和学习的神经网络，通过解释数据获得内在规律和理论，进而改进并提升自身能力。在医学领域数据量和计算量的驱动下，卷积神经网络和深度神经网络等深度学习算法已经在图像识别上发生了质的飞跃，远远超过了传统的图像识别算法。尤其是机器学习以及深度学习与计算机视觉、自然语言处理相结合，在医学影像的自动分析和辅助诊断方面已经取得良好效果。如利用机器学习和计算机视觉进行医学影像的图像分割、特征提取、定量分析等病灶识别与标注，可大幅提升影像科医师诊断的准确率。在新药研制过程中，机器学习可通过大量数据虚拟筛选合适化合物，预测化合物可能的活性，对比较有可能成为药物的化合物进行有针对性的实体筛选，同时在临床试验阶段，可进行受试者精准挖掘，对疾病数据进行深度研究，大量减少研发时间并降低研发成本。在健康管理方面，机器学习及深度学习技术可对数据进行高效计算和精准决策分析，实现个性化精准健康管理。在疾病预测方面，机器学习以及深度学习技术可精准迅速地进行庞大的基因数据分析，为癌症诊断和治疗提供必要信息。

（2）计算机视觉：计算机视觉技术是指利用计算机对视觉信息进行全程处理，其核心技术包括数字图像处理技术等。数字图像处理技术，是将图像信号转变为数字信号，再用计算机识别处理的技术，对图像进行预处理，在提高图片质量的同时，强化图像中的高频信息，帮助医疗人员精准读取图片信息，并为后续机器学习提供更好的训练数据集。在医疗领域的应用，主要是在医疗大数据的基础上，实现图像识别。在图像识别方面，主要是帮助医疗人员更加准确地对病理切片进行分析研究，降低医疗人员的诊断错误率。同时，观察腺体的计算机视觉系统，可通过观察其形态，判断癌细胞扩散的严重程度，帮助医疗人员更好地发现以及控制癌症扩散。

（3）自然语言处理：是人工智能领域与计算机科学领域中的一个重要研究方向，即对人们日常使用的具有各种表示形式的语言进行分析与处理。在医疗领域中，大量的医疗数据都是以非结构化的文本形式存储的，是通过计算机进行处理和分析的。如症状描述部分的数据就是以医师或患者的口头语言进行描述的非结构化数据。因此需要对其进行处理，集合整合基于词典、规则、机器学习、自然语言处理多种方法的关键字、语义关系提取算法，使得医师或患者对症状描述更为标准和统一。

4. 物联网技术 “物联网”（internet of things）是指将各种信息传感设备，如射频识别（RFID）装置、红外感应器、全球定位系统、激光扫描器等种种装置与互联网结合起来而形成的一个巨大网络。其目的是让所有的物品都与网络连接在一起，系统可以自动、实时对物体进行识别、定位、追踪、监控并触发相应事件。实现物联网技术与医疗健康的融合发展，需要物联网关键技术的支撑。

（1）射频识别技术：射频识别（radio frequency identification，RFID）是一种非接触式的自动识别技术，它通过射频信号自动识别目标对象并获取相关数据，识别过程无须人工干预，可工作于各种恶劣环境。RFID技术可识别高速运动物体并可同时识别多个标签，操作快捷方便。RFID技术与互联网、通讯等技术相结合，可实现全球范围内物品跟踪与信息共享。

（2）传感器网络技术：传感器是物体感知物质世界的“感觉器官”，可以从声、光、电、热、力、位移、湿度等信号来感知，为物联网的工作采集、分析、反馈最原始的信息。传感器网络节点的基本组成包括如下几个基本单元：传感单元（由传感器和模数转换功能模块组成）、处理单元（包括CPU、存储器、嵌入式操作系统等）、通信单元（由无线通信模块组成）以及电源。在传感器网络中，节点可以通过飞机布撒或者人工放置的方法使其散布在所感知对象的附近。传感器节点通过“多跳”网络把数据发送给接受发送器,也可以用同样的方式将信息发送给各节点。接受发送器直接与 Internet 或通信卫星相连,通过 Internet 或通信卫星实现任务管理节点与传感器之间的通信。在节点损坏失效等问题出现的情况下,系统能够自动调整,从而确保整个系统的通信正常。

(3) 纳米技术:研究结构尺寸在 0.1~100nm 范围内材料的性质和应用。纳米技术的发展使物联网中体积越来越小的物体能连入物联网中进行交互和连接。同时纳米技术也促进了传感器与嵌入式芯片所需的电子元器件越来越小,使得整个系统更小、更快、功耗更少、反应速度越快。

(4) 智能技术:物联网所需的智能技术是海量信息的智能分析与控制。海量信息智能分析与控制是指依托先进的软件工程技术,对物联网的各种信息进行海量存储与快速处理,并将处理结果实时反馈给物联网的各种“控制”部件。智能技术是为了有效地达到某种预期的目的,利用知识分析后所采用的各种方法和手段。通过在物体中植入智能系统,可以使得物体具备一定的智能性,能够主动或被动的实现与用户的沟通。

5. 区块链技术 2008 年,Nakamoto 在比特币白皮书中首次提出“区块链”的概念。区块链是一种利用块链式数据结构存储数据、利用节点共识算法生成和更新数据、利用密码学原理保证数据传输和访问的安全、利用智能合约编程和操作数据的基础架构与计算范式。区块链的高冗余存储(每个节点存储一份数据)、去中心化、高安全性和隐私保护等特点使其特别适合存储和保护重要隐私数据,以避免因中心化机构遭受攻击或权限管理不当而造成的大规模数据丢失或泄露,因此利用区块链存储个人健康数据(如电子病历、基因数据等)是极具前景的应用领域。分布式存储、共识机制、不可篡改、数据加密和激励机制构成了区块链的 5 个基本属性。

基于区块链的智慧医疗支撑平台,可以利用区块链技术基于机器信任的多方共识、可追溯不可篡改的共享业务记录、基于加密技术的数据访问控制以及智能合约等应用特点,构建区块链智慧医疗平台。

(二) 智慧医疗技术在临床输血中的应用

目前血液安全管理存在着许多的挑战,包括不断增长的无偿献血群体,对血源质量控制提出了更高要求。全社会对于血液“采-供-用-废”全生命周期的追溯信息更为关注。在抵御自然灾害和环境灾难过程中跨地域的血液应急调用机制仍需完善等。2015 年,哈尔滨市血液中心孙光等[12]提出了智慧血液理念,设想利用物联网射频识别、传感器网络、自动控制、物联网及智能信息处理等技术,综合卫生行政管理部门、采供血机构和医疗机构对血液安全的需求,建立覆盖采血、送血、收血、血液发放和临床用血环节的标准化、规范化、自动化、智能化的智慧血液管理系统。

随着精准医疗理念的提出,精准输血治疗不断发展,输血治疗方式已经由原来的经验性输血初步发展为循证输血,从而实现精准输血治疗。智慧医疗技术的应用,加速了精准输血治疗的发展。国内外学者探索基于人工智能技术,通过用血大数据,分析可能影响红细胞输注量的多项参数,构建单病种围手术期红细胞需求量评估的数学模型。Gurm 等[13]应用随机森林(random forest,RF)技术建立了经皮冠状动脉介入术中输血风险模型,结果显示,术前应用预测模型预测红细胞输入量与术中实际红细胞使用量更接近,提示利用基于大数据的智慧医疗技术建立预测性输血模型,可以对来自不同医院的数据对模型中不同特征的重要性进行基准测试,实现个体化精准输血。

血液管理是指运用循证医学的理念,以患者为中心,科学应用安全有效的多学科技术,减少或避免输注异体血,并最终改善患者临床转归。血液管理的原则是尽量减少同种异体输血,选择适合的血液制品,在适当的时机、以适合的剂量输给适当的患者。制定和实施合理的围手术期血液管理方案,可通过降低感染风险、减少输血不良反应、缩短住院时间、减少管理差错等几个方面促进和保障患者安全。有效的围手术期血液管理还能够减少同种异体输血,最大程度节约并保护血源。围手术期血液管理为尽量避免同种异体输血,应采取一系列现代血液保护干预措施,包括设备、药物及各种医疗技术的应用,限制异体血液制品的输注。国内孙波等[14]探索智慧输血管理系统对患者围手术期实施血液管理,实现了对患者临床用血的全过程动态管理。围手术期患者同种异体血输注率明显降低,自体输血率大幅提升,不合理输血率明显降低,杜绝了输血安全事故的发生,确保手术患者用血安全,促进并保障手术患者围手术期安全。

五、智能信息化与质量管理实时控制

(一) 采供血全程闭环信息化管理

采供血全程闭环信息化管理通常是以血液信息为核心,将采供血业务过程作为主线,随着血液从采集、制备、检验、储存到发往临床医院,产生并处理与血液有关的各种信息,并将这些信息进行整理、处理、汇总、统计、分析等工作,达到有效开发和利用采供血活动信息资源，保障采供血活动安全的目的。下面将从采供血信息管理系统的各个主要功能模块详述其作用及意义。

1. 献血服务功能模块　信息系统通过该功能模块对献血服务全过程进行信息管理，覆盖范围包括血液采集过程含献血核查、献血登记、征询、体检、初筛、采血、交接等过程，还包括其他一些献血服务过程，如献血招募、献血者保留、血费报销、保密性弃血、献血归队、献血者档案管理、献血屏蔽及献血证管理等。信息系统在该模块的信息管理作用，不仅体现在对献血服务全过程信息全面、及时地收集，还体现在对一些关键点的严格控制，全程智能核查避免差错，设置规则维持规范的献血服务过程，保障献血服务的顺利开展，保护献血者和血液的安全。

（1）献血者核查：通过信息系统完成献血者的身份核查以及是否合格。

1）筛查不宜或宜暂缓献血情况：通过信息系统中的献血核查，可以根据信息系统数据库中已收录的不合格信息和已设定的条件，筛查出不宜献血、宜暂缓献血的情况，包括献血间隔期不足、年龄不足或超龄、淘汰献血者、自身用血献血者、暂时屏蔽献血者及献血反应献血者，有效保护了献血者，减少血站的资源浪费。

2）验证身份：信息系统具备身份自动识别功能，不但可以输入献血者身份证号按照编码规则进行自动校验，而且可以自动识别二代及以上身份证，避免了献血者身份证号录入错误、冒名顶替者献血及恶意献血的情况，切实推进献血实名制的进展，提高工作效率，保证献血档案的完整性。此外，信息系统自动核对既往档案，识别同身份证号及15位升级18位身份证。

3）异地核查：省市内甚至国内成功联网，可以实现异地核查，筛查省市内或国内献血间隔期不足、已淘汰、采血浆间隔不足的情况，进一步保护献血者和血液的安全。

（2）血液采集：通过信息系统中的血液采集控制，对血液采集过程的各个关键点包括征询、体检、初筛、采血、留样、交接进行控制，可以规范血液采集流程，避免差错发生，实现物料和设备关联，保证某些血液成分时效质量。

1）征询：实时录入献血者征询过程中得到的暂时不能献血的信息，可以实现对献血者的暂时屏蔽，保护献血者。针对不同的情况可以设置相应的屏蔽时间，提醒献血者期限后再次光临，保留献血积极性，有效提升服务质量。实时录入献血者征询过程中得到的不宜献血信息，可以实现对献血者的永久屏蔽，保护献血者和血液安全。例如征询过程得知献血者患有心脏病，录入后永久屏蔽，保护献血者自身安全；征询过程得知献血者静脉吸毒，录入后永久屏蔽，保护血液安全。

2）体检：信息系统内体检项目正常数值范围均按照最新国家标准设定，实时录入各项目数值结果时，信息系统自动判定是否符合合格标准，减少了工作人员因判断失误导致的体检不合格者准入。

3）初筛：进行初筛血型实时录入时，信息系统可以自动与档案血型核对，不一致情况自动提示，避免错误的发生或提示异常情况追查。进行ALT、血比重结果的实时录入，进一步提高献血者信息的完整性。结果不合格时，可设置屏蔽时间，并告知献血者，保护献血者的同时提升献血服务质量。进行单采献血者的血细胞分析结果的实时录入，进一步提高献血者信息的完整性。尤其是血红蛋白、血细胞比容结果不合格时，设置并告知献血者屏蔽时间显得更加重要，做到保护献血者，保留献血者，提升献血服务质量。

4）采血（全血采集）：全血采集过程使用实时采血核对系统（使用PDA的采血系统）实时录入采血者信息、采血时间信息、血袋信息、采血过程状态信息等，核对体检表、血袋、标本试管及血辫献血条码的一致性，并将以上这些信息实时传递至信息系统中，达到的作用包括：①加强体检表、血袋、试管、血辫的实时核查，确保血液及标本的同源性；②实时同步信息系统，避免采血日期不准确情况；③实时录入，避免采血起止时间不准情况；④系统自动控制血液时效，提示新鲜冰冻血浆、浓缩血小板等有时效要求血液成分限制时效；⑤录入每个血袋相关物料信息，实现物料关联及实数消耗；⑥录入采血者信息，明确采血过程负责者，并为技术考评、绩效考核等提供有效依据；⑦录入血型血量，同步信息系统后自动核查血型避免错误，自动按血型血量统计总血量，利于交接数量核对；⑧实时录入采血过程状态信息，准确描述过程信息及献血者状态信息，提高采血信息的完整性；⑨采血全过程实时录入，避免后录入信息不准确情况。此外，部分血站将采血称关联于信息系统，进一步提高了采血过程的信息采集和控制。

5）采血（成分血采集）：成分血采集过程不仅可以选择使用PDA采血系统实时录入采血者信息、采血时间信息、耗材信息、献血者状态信息等，更重要的是可以选择将单采成分分离机智能联入信息系统，实时传递单采成分机分离过程的关键指标信息，包括采集时间、品种、体外循环的血量、抗凝剂的使用量、交换溶液的量、血液成分的质量以及献血者的状态等,进一步提高献血信息的完整性。

6）留样:留样后立即使用 PDA 录入并核对标本试管、血辫的献血条码,实时核查标本与血液的同源性。同时,留样时间准确录入,实时同步信息系统后,系统自动控制并提示标本时效,保证有时效要求的核酸标本的可靠性。

7）交接:通过信息系统的自动核查、统计,血液和标本的交接更加高效、准确,按照血型和血量自动统计批次血液情况,有效避免差错的发生。

8）献血不良反应信息管理:通过信息系统,可以对献血者发生献血不良反应相关信息包括反应环节、类型、持续时间、程度、症状、处理方法、处理人、处理结果、回访时间、回访人、回访结果等完整收集,还可以进行献血不良反应的查询,方便分析指导工作。

(3) 献血招募:信息系统中的献血招募,通常通过系统进行条件筛选到目标献血者,采取人工预约、短信群发等手段,对特定献血者进行招募。通过信息系统进行献血招募,能实现目标献血者的准确定位,提高了工作效率。

1）筛选:信息系统可以根据血站需求设定筛选条件,如特定血型、特定抗体及特定地区等,在信息系统中对已到献血间隔期、合格的老献血者中进行自动筛选,提高工作效率。

2）招募:按照筛选出的献血者名单,可以通过人工电话预约,也可以通过信息系统对目标献血者进行短信群发招募。相比人工电话预约,系统短信群发招募受众广,节省人力,但是无法确定招募即时效果。

3）记录:如果得到预约成功的回应,可以使用信息系统进行记录,并设置预约期提前短信提醒,以免人工遗忘。

(4) 献血者保留:通过信息系统,血站可以开展多项献血者保留工作,包括献血者表彰、献血关爱、献血提醒、满意度调查、血源团体管理、志愿者管理等。利用信息系统的数据查询、统计和分析功能,实现信息的快速筛选、汇总与输出。而使用信息系统进行录入登记,便于日后的查询、回溯,还可以有效减少人工错误,提高工作效率。

(5) 短信平台建立:通过信息系统,可以建立一个给献血者或者其他人员发送短信的献血招募和献血服务短信平台管理系统。利用该平台,可以进行数据采集管理、发送计划管理、短信互动管理、内部信息沟通、血液资源调度、冰箱温控监测等工作,既可提升内部管理效能,又可提高献血者、医院等社会群体服务水平。

(6) 血费报销:信息系统根据各地的政策设置相应的血费报销规则,使献血者或亲属的可报销血费自动予以计算。利用信息系统可以方便献血者快捷安全地进行血费报销包括登记、审核及报销等过程。此外,通过直报系统和信息系统对接实现医院直报,进一步方便了献血者的血费报销。

(7) 保密性弃血:信息系统可以完成保密性弃血全过程信息管理,包括保密性弃血的申请、审批。如果审批后确定弃血,该血液及其成分将被系统自动标识,无法发往临床。如果审批后不同意弃血,该血液及其成分仍可正常流转。此外,通过系统可以设置相应献血者的状态,使其延缓或停止献血。

(8) 献血归队:目前国内有部分血站开展了献血归队工作,信息系统可以按照各血站设置的归队规则设置相应系统规则。通过信息系统,根据归队规则过滤献血者,识别可归队者。归队开始检测后,符合检测次数且每次检测结果均合格者进入审批,通过者可变更档案状态为可正常献血,未通过审批者档案状态仍为不可献血。检测结果不合格者自动判定归队失败,档案状态仍为不可献血。除了对献血归队过程信息的收集,系统还可提供归队情况的查询、统计及打印等功能。

(9) 献血证管理:信息系统对献血证的管理主要包括献血证的发放和补发。通过查询献血记录,打印献血证,完成发放和补发,为献血者和血站提供较大的便利。

(10) 献血者档案管理:使用信息系统可以高效进行献血者档案的信息管理,包括档案信息查询、审核、合并、拆分等。此外,还可以建立稀有血型、屏蔽及淘汰献血者档案明细,为献血者招募提供参考。

2. 血液检测功能模块　信息系统通过该功能模块对血液检测前、中、后全过程进行信息管理,覆盖范围包括标本管理、实验室检测过程管理、检测报告管理等。通过标本管理,使血液检测标本在血液检测流程各环节得到有效管理,确保血液检测标本的真实、有效、可追溯。通过实验室检测过程管理,明确检测过程控制的基本要素和关键控制点,使其能够正确实施,确保检测结果真实、准确、及时、有效和可追溯。通过检测报告管理,设置规则规范检测报告的生成、签发、审核、收回、更改及保存,使检测报告能真实、准确、完整、清晰地记录整个血液检测过程并永久保存,确保其追溯性。该功能模块能对血液检测全过程信息进行全面收集,而且通过安全规则的设置确保血液检测流程规范化,为血液检测提供重要保障。

(1) 标本管理:通过信息系统,实现对血液检测

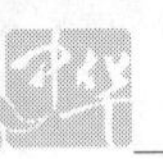

标本的接收、处理、检测、储存、销毁及送检等全过程信息管理，使血液检测标本在血液检测流程的各个环节得到有效管理，确保标本真实、有效、可追溯。标本管理重点是实施以下几种控制。

1）标本交接控制：通过信息系统标本交接进行控制，首先要对所有检验标本进行扫描录入，系统自动核对送检、接收标本的献血条码、数量等信息的一致性，自动记录标本交接时间，减少人工错误，提高工作效率。

2）异常标本控制：对于在交接过程中发现的异常标本，工作人员可以通过信息系统对它们进行信息处置，处理方式有结束实验、重新送检、标本退回及让步使用等，有效控制异常标本，防止其误用，确保检测标本的质量，避免对检测结果的不良影响。

3）核酸标本筛选：信息系统按照实验要求确定核酸标本筛选规则，通常设定为酶免合格的标本才进行核酸检测，对所有的标本自动进行筛选。这样，可以节约血站检测资源和人力资源，避免人工错误的发生。

（2）实验室检测过程管理：通过信息系统，实现试验前标本描述登记、试验人员登记、试验监控、试验结果接收、室内质控、失控分析、疫情报告及室间质评等实验室检测全过程信息管理，明确检测过程控制的基本要素和关键控制点，使其能够正确实施，确保检测结果真实、准确、及时、有效和可追溯。实验室检测过程管理重点是实施以下几种控制：

1）试验设备关联：目前国内血站的血液检测基本为自动化检测，所以试验设备与信息系统的关联十分重要。通过设备关联，可以实现试验过程及试验结果信息的无缝对接，使信息系统完整收集实验室检测过程信息。

2）严格的检验规则设定：信息系统可设置严格检验审核签发、检验结果判定、检验结果签发规则，使实验室检测过程规范进行，确保检测结果真实、准确、及时和有效。

（3）检测报告管理：通过信息系统，实现分组审核、综合判定、报告审核、报告签发、审核签发、报告接收及报告归档等检测报告信息管理，使检测报告能真实、准确、完整、清晰地记录整个血液检测过程并永久保存，确保其追溯性。

3. 血液制备功能模块　信息系统通过该功能模块对血液制备全过程进行信息管理，覆盖范围包括血液交接、血液分离、血液分装、血液汇集、血液转化、血量调整、制备条码打印、标签核查、血液贴签、血液放行等。通过该功能模块，不但能全面完整收集血液制备全过程信息，实现血液制备全过程可追溯，还能控制血液成分时效，保证血液质量。信息系统对血液制备过程的管理主要优势体现在以下几个方面：

（1）PDA 管理：目前国内很多血站开始在成分制备过程中使用 PDA 进行制备相关信息录入，很大程度上完善了血液制备的过程信息，实现血液制备的过程控制和血液成分产品的制备全程可追溯。PDA 在血液制备过程的作用如下：

1）不同制备过程实时登记：包括滤白、热合、离心、分离、融化、无菌连接、灭活、洗涤、冰冻、解冻、分袋等各个制备过程，均可做到实时登记血液条码、血量、所用物料、所用设备等信息，保证信息的准确性。

2）自动生成过程记录：通过 PDA 信息录入并传递至信息系统后，信息系统自动生成包括制备时间、制备方案、产品种类、产品血量等完整的过程信息，相当于自动对制备全过程予以记录，保证制备信息的完整性和可追溯性。

3）准确记录操作人员：通过 PDA 控制使用人员权限，如实记录成分制备操作人员，可以明确责任人员，并为人员考评及绩效考核提供依据。

（2）设备联网：目前国内的信息系统具备数据接口，在一定的技术条件下，可以与血站部分设备联网，进一步准确记录血液加工过程信息。而且因信息可直接提取自设备，所以信息更加准确真实。在血液制备过程中，可联网设备几乎全面涵盖了各种成分制备设备，包括成分自动分离机、大容量低温离心机、无菌接口机、成分病毒灭活柜联网、滤白监测仪、水浴箱、速冻机、血液洗涤分离机及血液自动贴签等。

（3）血液产品时效控制：信息系统按照国家标准对有时效要求的血液产品（如新鲜冰冻血浆、浓缩血小板）制备设置时限要求，根据实时录入的原料血采集时间，控制其血液产品的制备时限。通过信息系统对血液产品时效的控制，避免了不符合时效要求原料血用于制备有时效要求的血液产品，节约血站资源，保证血液质量。

（4）血液放行控制：通过信息系统，可以对血液放行实现有效控制，具体表现在以下 2 个方面。

1）建立放行规则：严格按照血站制定的放行规则建立信息系统的放行规则，安全转移批次血液中不合格血液、隔离血液后，由经授权人员放行该批血液。通过建立放行规则，使血液按放行规则安全转移，不合格和隔离血液被清点隔离放置，合格血液放行至成品库，有效保证了血液安全。

2）控制人员放行权限：信息系统通过给予人员相应操作权限来控制放行权限，只有在信息系统中分配了放行操作权限的工作人员，方可进行血液放行操作，有效保证了血液安全。

(5) 血液报废：采供血过程中由于各种原因产生不合格血液，这些血液不能用于临床，需要妥善处理避免其生物危害。信息系统对血液报废全过程实行严格控制，控制不合格血液的隔离、标识、审核、报废、放行和销毁全过程，避免不合格血液被误用，使不合格血液安全处置，不对社会造成危害。此外，在信息系统中不合格血液报废原因得以记录，为报废原因、报废量、报废趋势等汇总分析提供了基础，为血站各科室也为血站的管理决策提供重要依据。

(6) 转运血袋标签核对：血液制备过程中存在一些需血袋转运的情况，如进行病毒灭活、冰冻、解冻、洗涤及分袋等操作。信息系统设置了对转运血袋的标签核对，避免标签贴错。与人工肉眼核对相比，信息系统核对更加快速、准确，且能保留核对记录，进一步促进了相关信息的准确性和完整性。

(7) 血液冻结、解冻：发现异常情况血液，在物理隔离血液的同时，还需使用信息系统实现其信息隔离，即实行血液冻结。确定该血液如何处置后，经审核后在信息系统中将其解冻。通过信息系统对血液冻结、解冻的控制，可以有效避免异常情况血液的被误用，有效保证了血液安全。

1) 血液冻结：①可设置强弱程度不同的血液冻结，使强冻结的血液不能做任何业务操作，弱冻结的血液不能发往成品库，但可以进行其他业务操作，如血液制备等；②可设置同源血液的冻结方式，使冻结母袋的同时将子袋一起冻结，或者使子袋单独冻结；③可设置对站内血液或已发出的血液执行冻结。

2) 血液解冻：①可设置血液解冻前的审核，经审核后方可解冻；②可设置解冻处理结果，结果为“合格”的血液可以进行任何操作，结果为“不合格”的血液须报废。

4. 血液储存、发放管理功能模块　信息系统通过该功能模块对血液储存、发放全过程进行信息管理。血液库存包括采血库存、待检库库存、成分库存、质控库存及成品库库存等，而血液储存管理主要是指对成品库库存血液的管理，包括血液接收、血液发出过程管理，以及库存数据的管理。血液发放主要指成品血的发放，发放处有医院输血科、质检部门、科研部门、其他血站等。血液发放管理主要对血液供应过程的信息包括发出、交付、登记等，以及血液供应数据的管理。此外，该功能模块还可实现临床医疗服务信息化，如接收与查看医院上传的输血不良反应信息，针对上传结果对相关血液进行控制，迅速响应输血不良事件。通过该模块信息管理，血液储存、发放全过程信息得以完整收集，全过程可追溯。另外，血液库存及血液供应的数据综合查询、分析和汇总，为血站管理决策提供了有效依据。血液退回、输血不良事件的响应为临床提供了良好的服务。

(1) 血液定位存储：目前国内部分血站通过信息系统实现了血液定位存储。血液分血型、品种、状态、规格等方式分类后，按照设备分层、分框存储管理。如需查找，工作人员可以快速定位每 1 袋血液具体库存位置。相比传统意义上的血库，血液定位存储便于血液查找、库存血液盘点，还可以根据各存储容器设置的存储数量进行方便的库存统计，进一步提高工作效率，节省人力资源，实现血液库存智能化管理。

(2) 血液收回及退回控制：

1) 血液收回：通过血液收回，血站可以主动将已发出的血液收回。信息系统能依据条件筛选进行血液收回，能自动提取用血单位，方便血站分配血液资源、快速召回异常血液。

2) 血液退回：通过血液退回，医院可以将已发往临床或调血出库的血液退回血站。进行血液退回操作时，先提出退血申请，经血站审批同意后行退血操作。血站对退回血液进行严格监管，对不允许再次发放的血液严格控制，有效保证血液安全。

5. 资源管理功能模块　信息系统可以通过该功能模块实现对人力、物料及设备进行不同程度的管理。在人力资源管理上，信息系统体现的作用主要是将工作人员的岗位职责以权限控制的方式落实于各业务操作。在设备资源管理上，信息系统可以覆盖设备建档、确认、维修、调拨、使用、维护、监测、报废、计量及数据分析等管理，实现设备管理信息化。在物料资源上，信息系统可以覆盖物料的供方档案建立、需求计划提请、请购、支领、入库、抽检申请、出库、消耗、报废、盘点及数据分析等管理，实现物料管理信息化。通过信息管理，血站能更进一步地强化人力、设备及物料资源管理，为采供血活动提供有力的人力和后勤保障。

(1) 人员权限细分控制：信息系统通过人员权限细分的控制，按照岗位、角色设置人员权限，权限可具体设置到增、删、改、查按钮级别，明确人员岗位职责和权限，防止内部人员越权和非授权人员操作，对人力资源的使用充分化具体化、采供血信息安全性有着重要的推动作用。

(2) 关键物料管理：

1) 关键物料质量检查：信息系统设置关键物料质量检查流程，根据关键物料的具体信息建立物料档案，新进关键物料需质控抽检发布报告后才能发放，防止未质控抽检物料误用。

2）物料关联：通过信息系统，可使关键物料与采供血操作环节紧密关联。未进入科室使用的物料信息不会出现在科室业务操作模块，进入科室使用的物料信息才可以选择录入，如血液采集可选择相应血袋，血液制备可选择相应消耗血袋，血液检测可选择相应试剂，进一步提高了采供血物料信息的完整性和追溯性。

3）二级库房管理：通过各科室业务操作时的物料信息录入，信息系统依据消耗规则自动消耗科室库存，增强了科室库房的可控性。

（3）设备管理：

1）设备关联：通过信息系统，可使关键设备与采供血操作环节紧密关联，尤其体现在一些关键操作如血液检测、单采成分分离机采集成分、血液全自动仪器分离、血液离心、病毒灭活、血液储存等，设备运行过程的所有信息都可以设置与信息系统关联，进一步提高了采供血过程信息的完整性和追溯性。

2）设备计量：通过信息系统，可以为计量设备设置计量周期、计量计划等。设置系统每日自动查询本年度即将到计划计量日期的设备信息并给出提醒，保障设备计量的及时性。

6. 质量管理功能模块　信息系统通过该功能模块对质量管理过程进行信息管理，覆盖范围包括质量检测、工作审批、差错处理、质量鉴定、质量事件处理及质量统计分析等。使用该功能模块，采供血工作质量能得到更加规范、有效的监控和持续改进，从而保障血液质量和采供血活动的安全。

（1）物料抽检：信息系统能完整收集物料抽检全过程信息并通过该功能进行物料控制。物料抽检过程信息包括送检申请审核、送检物料具体信息、物料检测方法、送检人、检测人、审核人、物料检测结果等。物料需质检发布合格报告后才能发放使用，以此进行物料控制。

（2）质量检测：通过信息系统可对抽取的血液产品、设备、工艺卫生等相关质量检测结果进行信息管理，收集通过信息系统，工作人员可以录入质检物品具体信息、所用方法、所用耗材、质检结果、质检人、审核人，完整收集其质量检测结果。

（3）工作审批：通过信息系统，血站可以对一些需要特定部门特定人员审查后批准执行的工作进行审批，如献血者特殊放行、献血者归队、血液报废、退血、批放行、检验结果收回、医院退血、血液的冻结和解冻、献血者屏蔽、保密性弃血等，确保工作经核实核查后执行。

（4）质量事件处理：通过信息系统，可以开展一些质量事件处理，如单项结论手工确认、退血入库手工确认、血液 RhD 血型调整、血液费用重算、血量修正、献血服务质量问题处理、检验物料批号效期修正、外调血入库修正、血液报废审批修正、物料纠错等。

7. 输血研究功能模块　信息系统通过该功能模块对输血研究室开展的工作提供信息管理支持，主要是对输血研究室开展的相关鉴定项目进行申请、收费、标本接收、结果登记、报告签发等过程信息登记和统计查询。

8. 预警平台　目前国内血站信息系统均建立了基于业务系统、短信的预警平台，其预警设置基于血站日常管理要求，由血站决定预警内容。预警的作用主要有辅助管理、风险预知及业务提醒。提醒按照内容来分包括工作定时提醒、告知提醒及业务催办提醒，按照方式来分包括系统提醒和短信平台提醒。

预警的内容可以覆盖献血服务、血液、检测及物料等相关内容。献血服务相关预警可以设置采血计划、献血屏蔽申请及生成、特殊放行及工作流程未完成等通知。血液相关预警可设置各种血液及成分期限内未制备、待发出和待接收、未隔离、未报废、未放行、临近失效期、过期、库存过低和超限、收到订血退血申请等预警通知。检测相关预警可设置标本处理周期、标本处理超期、鉴定申请、疫情上报、报告签发、RhD 阴性血报告签发、异常标本登记生成、标本采集后超期未接未检未签发报告、标本接收后超期未检未签发报告等预警通知。物料相关预警可设置临近过期、过期、质检报告签发及超期未签发、库存量过低或超限等预警通知。预警平台的建立和使用，有效帮助血站减少内部管理漏洞，提高工作效率，规避各种采供血活动中的风险。

（二）临床用血全程闭环信息化管理

临床用血全程闭环信息管理涵盖临床用血全过程，包括临床输血评估评价、异体输血、自体输血与用血数据库、血液标本、血液制剂、质量分析与持续改进等环节，不同环节路径间闭环无缝对接，用血全程信息智能共享。临床用血全程闭环信息管理涵盖 HIS、LIS、手术麻醉、电子病历、医师、护士工作站。

1. 临床输血评估评价　①临床医师在为患者进行输血治疗评估时，信息系统医师工作站自动读取患者 LIS 系统实验室检测指标，包括 HBsAg、Anti-HCV、Anti-HIV、梅毒、血常规、凝血功能、肝肾功能，医师对患者生命体征及实验室检测指标进行输血前评估，并自动生成《输血治疗知情同意书》，缺少的检验项目信息系统应具备自动提示功能。②临床医师根据患者病情开具输（备）申请单，由上级医师审批后提交输血科审核，用血量超过 1 600ml 提交医务部门审核。③输血科输血医师与临床医师共同制定输血治疗方案，医师工作站与输血信息管理系统实现信息共享。④根据患者所输注血液品种，智能生成输血疗效评价实验检测指标医嘱，包括血常规、凝血功能等。

2. 输血相容性检测标本

（1）患者血液标本：血液标本全程的操作、运行状态与轨迹应采取 PDA 或条形码扫描方式进行实时控制与信息反馈。①标本采集：根据患者既往输血史、妊娠史，对输血申请进行评估后，智能生成备用血输血相容性检测医嘱，如血型复检、交叉配血标本、抗体筛查。护士可通过 PDA 或条码扫描患者腕带核对患者信息，执行输血相关医嘱采血，信息系统生成患者血液标本路径；②标本运送与接收：临床输（备）血液标本连同输（备）血申请单一并送输血科，可通过标本物流传输系统或医护人员运送，输血科通过 PDA 或条形码扫描完成接收；③标本检测：根据不同标本的检测时限，在规定时间内完成检测，检测全过程通过 PDA 或条码扫描，实时反馈检测状态；④标本保存与报废：根据不同标本的保存时间要求，在信息系统定位保存，保存效期内交叉配血标本能反映患者当前免疫学状态，交叉配血标本失效后信息系统自动识别，并生成标本列表，设置标本为无效标本进行保存。检测或交叉配血保存的标本超过保存期信息系统进行自动报废处理。

（2）供者血液标本：血液制剂接收后，采集血液制剂交叉配血和血型复核标本，供血者血型复核无误，生成供者血液标本路径。标本与血袋信息一致，粘贴献血者标签进行扫描定位、检测与保存。

（3）交叉配血试验：采用电子预配和急救绿色通道方式对供者和患者交叉配血标本基本信息、定位、效期、输血相容性检测状态与结果等信息进行智能检索与信息提示。

3. 血液

（1）血液接收入库：①异体血液接收入库：根据临床用血计划及输血科血液库存，向供血机构预约血液。输血科与供血机构信息共享，采用 U 盘等电子数据方式将血液信息导入医疗机构输血管理信息系统。信息系统对不同品种、不同血型、不同剂量血液按照效期先后顺序依次分层摆放，并在信息系统中优先将近效期血液提供血液交叉配血与发放；②贮存式自体血液接收入库：患者完成自体血液采集后，信息系统根据患者信息生成血袋标签，标签内容应涵盖患者姓名、年龄、科室、床号及病案号、血液品种、血型、采集时间及有效期等，入库方式同异体血液。

（2）血液库存管理：医院输血科信息管理系统应具备库存动态预警，按照医院用血量设置应急库存、红色预警、黄色预警、绿色预警及正常库存，并与临床用血科室信息共享。红色预警及应急库存状态血液制剂发血，信息系统进行提示并进行授权管理。

（3）血液储存质量监测：包括血液制剂质量监测及生物学监测，温度监测应有不间断温度监测系统。

（4）血液预配与发血：①常规用血申请预配与发血。临床用血科室常规用血申请经审核、接收后进行预配，信息系统根据临床申请进行预配，除特殊情况外，按照血液近效期优先预配原则选择血液，交叉配血完成后，信息系统应能自动识别并比对患者及供血者 ABO、RhD 血型，核对一致后进行发血操作。进行配合型输注时，信息系统应该有提示并履行审核审批后方可进行发血。②紧急用血申请的预配与发血。输血管理信息系统应建立急诊用血绿色通道，临床紧急用血时，输血科进行紧急发血并履行审核审批，发血后完善相关输血相容性检测，信息系统补录血型、交叉配血等信息，并与患者信息、病程记录、护理记录进行同步。③血液出库。临床用血科室可通过信息系统查看输血申请的发血状态，输血科完成发血后，临床科室可打印相应的领取凭证，并指派医护人员持领取凭证或通过物流传输系统进行领血核对。领取凭证实行条形码或二维码进行唯一性标识，领血人员使用工号进行领血确认。血液出库后实时显示血液出库状态及操作轨迹，并更新库存预警级别。

（5）血液输注：信息系统记录血液制剂到达临床用血科室时间、输血前核查核对、输注过程的运行轨迹与操作轨迹，实时显示血液输注状态。自体血回输确认后血液信息自动传输至患者输血护理记录中。

（6）血袋回收保存与报废：临床科室完成血液输注后进行血袋回收，打印唯一识别的血袋回收清单，连同血袋一并送至输血科，输血科通过血袋回收清单核对血袋信息，信息系统进行回收确认，并按规定时间保存 24 小时后进行血袋报废，同时打印血袋报废清单。

（7）血液报废：因不可抗拒因素进行血液报废，临床科室进行报废登记，打印唯一识别的血袋报废清单，连同血液一并送至输血科，输血科通过血袋报废清单核对血袋信息，信息系统进行确认，并按规定时间保存 24 小时后进行报废。

4. 输血不良反应　各临床用血科室医护人员严密监测患者输血过程临床症状与生命体征的变化，发现输血不良反应立即处理并上报，输血科医师在信息系统中查看临床输血不良反应上报表，参与输血不良反应调查与处理，并在医疗安全不良事件报告管理平台进行上报。

5. 临床用血质量和安全实时控制　临床用血全程闭环信息管理涵盖血液制剂、血液标本、质量分析与持续改进环节，各环节间无缝对接与信息共享[15]。

(1) 输血前检查：临床医师在决定为患者进行输血治疗前，应进行血常规、ABO血型、RhD血型、输血前感染四项、肝肾功能、出凝血功能。

(2) 输血前评估：临床输血前评估时，信息系统自动读取LIS检测系统患者最近检测结果，其他输血检查可在输血前开具并执行医嘱的情况下暂缓读取。

(3) 输血治疗知情同意书：输血治疗知情同意书应实行条形码或二维码唯一性识别码管理，信息系统自动检查输血治疗知情同意书的完整性、规范性，并予以缺陷信息提示，包括以下内容：①患者基本信息、输血前评估的输血方式、血型和输血前检查结果；②紧急用血情况下输血前检查至少自动读取到医嘱确认执行时间；③输血目的、输血风险、输血次数等内容，包括自体输血和配合型异体输血；④当出现不同的输血方式时系统自动提示要求重新签署输血治疗知情同意书。

(4) 输血申请：①输血申请单应自动条码或二维码管理，医师完善签名；②信息系统根据数据库中医师信息，严格执行用血资质及用血权限管理；③根据患者既往输血史及备、用血情况，给予输血相容性检测医嘱信息提示。

(5) 库存动态预警：①血液动态预警级别实时更新，并与临床用血科室信息共享；②信息系统严格执行血液制剂发放库存预警授权管理。

(6) 备用血申领：①患者备用血信息共享，临床科室根据患者用血需求选择所需要的血液制剂，打印领血凭证进行取血，紧急用血时领血凭证可与输血申请单一同打印；②为满足血液输注时限要求，信息系统应具备一次申请多次申领的功能；③信息系统实时显示血液操作与输注状态。

(7) 临床输血过程监测：信息系统实时记录血液输注过程的运行轨迹和操作轨迹，输注前血液质量及患者信息、血液信息、输血记录单信息核对。

(8) 输血病程记录：包括输血适应证、出血情况，输血目的，输血前检查与知情告知情况，输血方式，输血品种、血型、剂量、起止时间，输注过程观察、有无输血不良反应及输血疗效等。输血后疗效与合理性评价应在规定时间内完成。

六、我国输血信息化管理发展前景

输血信息化管理系统是用于控制采供血环节、管理血液及相关信息的计算机网络系统，现已经成为实现安全用血的重要环节。输血信息化管理系统在一定程度上改变了原有用血模式，提高了临床效率。输血管理信息化，使得流程简化，避免了单纯手工操作和人为错误，提高了临床的安全性，促使临床血液管理向低耗节能、准确高效转型，提高疗效，缓解供需紧张矛盾，实现血液信息管理从“血管到血管”的完整性。

输血信息化管理系统的建立，可以找出影响输血安全性和有效性的各种因素，加强对临床输血的科学管理和科学研究，对于提高临床输血安全性和有效性、保障人民群众的身体健康和生命安全有着十分重要的意义。

我国医疗资源分布不均，不同医疗机构硬件条件差距较大，如何根据发达国家的经验，建立我国输血信息化管理系统的标准显得尤为重要。此外，应尽早建立全国性输血安全管理机构，健全相应的制度、标准和技术规范，保障资金和人员的配备，改变传统的“惩罚”模式，鼓励医院和医务人员的参与和配合，实施保密、免责和非惩罚的原则，试点实施，逐步推广至全国，构建出行之有效的输血信息化管理系统。

第二节　血液预警

血液预警是输血过程中的监督体系，旨在预防输血相关不良事件的发生或复发。自1994年法国首先建立国家血液预警体系以来，该体系已为很多国家提示需要关注的问题，并帮助他们改善血液制品安全和输血流程。澳大利亚血液预警系统提示虽然经输血传播HIV和HBV的风险有所下降，但是仍然存在其他一些重要的输血风险，比如在发达国家细菌感染引起的脓毒血症是最常见的感染风险。在本节中，将从血液预警的概念及运作方式，血液预警系统的建立，以及国内外血液预警的工作现状等几方面进行介绍。

一、血液预警概述

早在17世纪人们就有了关于输血的尝试，但在随后的300年间均处于探索阶段——虽然输血挽救了许多生命，但也造成很多死亡。直到1901年发现人类ABO血型及凝集规律，现代输血才由此奠定了病理生理学基础。但时至今日，虽然人们对于输血的本质、血液成分的研究已经到达了一个崭新的高度，但输血相关的不良事件仍时有发生。因此，规范、严格的输血相关管理流程必不可少，以预防血液制剂应用后的意外或不良后果。在此背景下，第一个国家血液预警体系于1994年在法国建立。

血液预警(即血液安全预警)是指对输血相关不良事件与反应进行持续收集和分析，从而调查其原因和结果，并防止其发生或再发生。而血液安全预警体系则是血液系统中质量管理的组成部分，目的是持续促进血液制品和输血过程的质量与安全，应覆盖输血链的所有环节。通过血液安全预警体系的建立，引入对输血策略的必要修正，改进输血标准，帮助制定输血指南从而增进整个输血过程的安全与质量。同时，该体系的建立还要求所有的卫生行政部门、采供血机构、医院临床科室与输血实验室、医院用血委员会、公共卫生机构和管理部门等各个相关机构与专业人员之间的密切合作，并与质量管理紧密相连，在需要时触发校正和预防行动。

血液预警及其质量体系中涉及的重要概念：事件，发生于输血链中的非期望事件，包括不良事件(adverse event)和不良反应(adverse reaction)。不良事件(adverse event)是对血液质量和献血者或受血者的安全造成或可能造成危害的偏差事件，其包括差错事件和几近错误事件。①差错事件(incident)是指患者被输注了并不适合其输注的血液制剂，或输注了本应给其他患者输注的血液制剂。差错事件导致输血错误，违背了医院的标准化操作流程，并可能导致不良反应。②几近错误(near miss)是指在输血之前发现的违背原则或政策的情况，否则可导致错误输血或对血液制剂成分的不良反应。不良反应(adverse reaction)是指发生于献血者或受血者，与献血或输血相关的非期望病理生理反应，它可能是由差错事件导致的。图8-2[16]显示了这些名词中的互相关系。

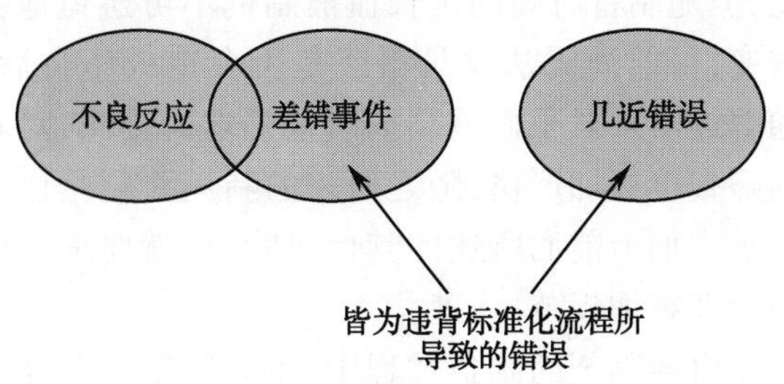

图8-2　不良反应、差错事件、几近错误之间的关系

所以，血液预警系统旨在监测、记录、报告、分析输血链中的差错，并用以避免这些问题再次发生。血液预警系统包括三个层面，即医院层面(输血链)、地区及国家层面和国际层面。而对大多数患者和医务工作者而言，输血只是医疗服务的很小一部分，输血相关风险也只占患者所暴露的各种医疗相关风险中的一小部分。此外，与药物相比，输血是非常安全的。基于以上原因，针对输血的质量控制管理系统应是医院总体质控体系以及患者医疗安全体系的一部分。

二、输血链与血液安全监测

(一) 输血链预警的建立

1. 献血者预警系统　在输血链中，献血者的安全至关重要。由于目前没有证据表明健康人群可以从献血中获益，因此血液的采集与制备过程有责任尽可能减少献血者的风险。对于献血者的风险-收益不平衡，同时对医务工作者提出了伦理上的要求，应做到科学合理用血，避免浪费。

献血者预警系统是包含在血液的初始采集过程中的，包括了从献血者招募、健康筛查、全血捐献和成分献血，到献血后护理和咨询。献血者预警系统主要包含以下4个方面：①献血相关并发症(献血者不良反应)；②献血者的护理差错(差错事件)；③献血后信息，重点为献血者的安全；④对非预期事件的咨询。

献血者不良反应是指献血者出现的任何与血液或其成分采集相关的非预期反应。严重不良反应是指献血者出现的任何与血液或其成分采集相关的致命性或致残性事件，导致其需要住院接受治疗或致病。主要的献血者不良反应分类(表8-1)。

献血不良反应约占所有献血例数的1%[17]，但各国家和地区报告的总发生率差异较大，范亚欣等[18]报道2016年我国347 584名献血者中7 789人次发生献血不良反应，发生率为2.24%。研究显示[19]，年轻人群、初次献血者发生不良反应的比例较高，而血管迷走反应则多为迟发性的，多见于女性。事实上，献血者不良反应的上报率远低于其发生率，根据Newman[20]在献血后3周对献血者的调查报告结果，36%的献血者出现了至少1项不良反应，其中最常见的全身不良反应包括疲倦(7.8%)、血管迷走反应(5.3%)以及恶心呕吐(1.1%)；最常见的局部不良反应包括淤青(22.7%)、手臂酸胀(10%)以及血肿(1.7%)。此外，有些并发症是与成分献血相关的，如枸橼酸反应、溶血、空气栓塞、环氧乙烷引起的全身过敏反应。

对于献血者不良反应，应采取表8-2的策略来进行医疗护理和随访。

对于献血者不良反应(即使是轻微不良反应)的可靠记录是献血者预警系统的主干。完整的记录可以详细记载献血者发生的真实情况，以有针对性地预防此类事件再次发生，并可用于数据回顾，进行质控分析。

表 8-1　献血者不良反应分类

症状	原因	临床表现
局部症状	穿刺部位出血	血肿
		刺入动脉
		迟发性出血
	损伤神经	神经刺激
		神经损伤
		肌腱损伤
		手臂疼痛
	局部炎症	血栓性静脉炎
		局部皮肤过敏
		局部感染
全身症状	血管迷走神经反应	晕厥
		损伤
		献血场所内发生
		离开献血场所后发生
单采血液成分相关的不良反应	与成分献血相关的不良反应	枸橼酸反应
		溶血反应
		全身性过敏反应
		空气栓塞
献血相关其他不良反应	除上述症状以外的献血不良反应	

表 8-2　献血者不良反应的医疗护理流程

护理流程	护理内容
识别	所有采血者必须熟知所有的不良反应并保持警惕
立即治疗	所有治疗需要有明确的标准化流程
咨询	讨论不良反应是否由献血导致，提出如何避免再次发生的建议
记录	恰当的分门别类，献血者在未来再次献血时应能够追溯到前次不良反应
随访	随访至完全康复。考虑未来改变献血方式，或不再献血。考虑是否给予适当的经济补偿

同时，任何献血过程中的差错事件也应向采血管理系统报告，包括对献血者或所献血液的识别错误，所献血液的筛查错误，血液采集过程中的错误，以及采血设备故障等。应指出的是，推荐采用非惩罚性的上报系统，以鼓励所有工作人员积极对差错事件进行上报，所有上报的事件都应经过质量管理系统的讨论，可导致严重后果的差错事件应在质控圈中进行全面分析，提出修正方案，并反馈至献血者、采血机构以及相关工作人员。献血者预警系统有赖于献血者在采血完成后上报其不良反应相关信息并由工作人员做好记录，以决定献血者是否需要进一步医疗干预，以及是否适合在未来再次献血。

在未来对于献血者预警体系的建立中，有一些方面值得进一步研究。例如，多次献全血是否会导致铁缺乏等并发症；多次成分献血是否有可能导致骨量减少及血清白蛋白水平降低等。在发表献血者并发症的数据时应格外谨慎，过度渲染可能会破坏已经建立的良好献血链。但是在保证数据的真实性同时做到信息的公开、透明，有助于对献血者实施更好的医疗关怀，也有利于建立更加完备的献血者预警系统。

2. 血液制剂的制备　在过去几十年中，特别是HIV/AIDS发现以来，对于输血安全性的要求越来越高。于是，对所献血液的实验室检测方法越来越敏感，对于献血者的入选标准也越来越严格，也诞生了很多新的灭活病原体的手段。尽管如此，人们同时越来越清楚地认识到若没有有效的输血过程质量管理体系，上述要求无法完成。在输血链中，血液制剂制备是核心环节，其中的步骤对于最终产品的质量和安全至关重要。

血液制剂从人血中分离、加工，用于预防或治疗疾病，这就决定了它与工业量产的药品有本质的不同：一方面是来源有限，另一方面则有其特有的风险，包括：①每一次输血都是一次小型移植。②可以通过血液传播的传染性疾病多种多样，由于目前检测手段有限以及“窗口期”的存在，并不能完全阻止传染性疾病通过输血传播。③每个所捐献单位的血液制剂的组分都是不同的，所以几乎无法做到治疗剂量的标准化。④尽管已经对血液制剂的贮存、转运流程进行了优化，但随制备时间的延长血液制剂不可避免地会发生改变，目前尚无法预计最终是否会造成不良后果。而随着近年来对于血液制剂质量要求的提高，对献血者的筛查也更加严格，随之而来的新风险则是血液供应不足。加上前面所述的其他风险，这就要求临床用血的管理更加规范、合理。

在血液制剂的制备过程中，需要制定一系列相关规定，并严格执行，包括制备处所、设备、材料等。制备处所应有合理的设计，防止交叉和差错，使制备过程中的各个步骤有相对独立的区域，并对员工严格管理，各司其职。制备血液制剂的相关设备应具有相应的资质，定期校准和维护，并留有书面记录；在设备使用时，应严格遵照生产说明书。用于制备血液制剂的材料应从经过认证的供应商处采购,并应对采购的单据进行合理监控;而可能影响最终血液制剂质量的关键材料需要严格定义,并由质控部门直接负责。

人力资源管理及其准入制度也是血液制剂制备中的关键组成部分。只有接受了必要的教育并经过资质认证的人员才能够参与到血液制剂的制备与生产过程中。所有工作人员应熟知优质生产操作规程(good manufacturing practice,GMP),同时应具备相关微生物学和卫生学知识,并接受对应的标准操作流程(standard operating procedure,SOP)培训。所有对工作人员的教学和认证都应有文字记录。同时,质控部门负责人和生产部门负责人必须完全独立。

血液制剂的生产加工过程包括了制备计划、全血成分分离及再加工、病原体灭活、为血液制剂贴标签等多个方面。在这个过程中,需要非常严格的质量控制。在此过程中,需要建立一套有效的识别、记录、标记、贮存、报告不合格血液制剂的流程,所有不合格的血液制剂妥善处理,而引入信息系统可以更好地对此过程进行监管。同时,每一家血液制剂制备机构必须建立起不良事件和差错的上报系统,尽管在血液制剂的制备过程中,差错事件相对罕见。

所以,在血液制剂的制备中,应从对各环节的监管和评估、对产品的质控、对生产过程的改进、对员工的教育和评估等各个方面加以全面管理,方能保证血液制剂的安全。

3. 血液制剂检测、贮藏、分配、运输和发放的预警 血液制剂的检测、贮藏、分配、运输和发放是输血链的关键部分。在此过程中,需要有切实有效的血液预警系统来确保正确的患者接受了正确的血液制剂输注,并且预防了疾病的传播。而实现这一血液预警的前提之一则是在临床机构、医院输血科、采血机构以及国家监管机构之间建立切实有效的联系。

输血前检测应包括对所采集血液的血型检测及病原学检测,以及必要的成分分离等,针对此环节的预警旨在确保每一份血液标本都接受了正确的检测、得到正确的结果;同时防止错误的血液制剂输注给错误的患者。血液制剂的贮存应有严格的要求,必须在理想的环境和温度下保存方能确保其安全。在分配和运输过程中,不同的血液制剂同样应满足其各自的贮藏温度要求。而在其发放过程中,则应做到准确识别,避免错误发放。

4. 输血全过程监测 科学合理用血是血液预警的核心内容。不恰当地输血不仅仅会造成血液资源浪费,同时更重要的是会使受血者不必要地暴露于血液制剂,造成潜在不良影响。在不同的国家和地区,红细胞使用的指南和标准是不同的,这与各地的人口统计学差异、医疗标准差异以及医疗程序的复杂程度有关。所以必须依据各自医疗体制的特点制定适合的输血相关指南及标准化流程,以实现血液制剂的科学合理应用。对于临床中的每一次输血均应有详细记录,包括输血开始及结束时间以及输血人员的签字;同时应按月或按季度进行节段性汇总,包括所用血液制剂的种类及总量。当为患者进行输血治疗时,应取得知情同意,确认患者的生命体征,核对所输血液制剂的成分及量,检查并选择合适的静脉通路及输注速率,并明确是否需要使用滤器。而在输血治疗结束后,应对患者进行随访,观察有无输血相关不良反应。

总之,输血链预警系统的建立和正常运转是确保输血安全的关键,以医院为基础建立的血液预警系统的优势是能够对所有临床用血相关人员进行培训教育,帮助确保相关政策的执行,降低相关花费,并做好血液保护工作。输血链预警系统应能识别并避免在输血链中的能够避免的差错,并对已发生的差错及不良反应进行分析及反馈,进一步对该系统进行改进。

(二)输血链预警的运作

如前一部分所述,完整的输血链预警体系包括了对献血者的预警、血液制剂制备、检测、贮藏、分配、运输和发放及临床决策,本部分将就各个部分如何在输血链预警中运作进行阐述。

1. 献血者 献血者预警的目的在于尽可能减少献血者相关不良反应,提高血液采集的效率,并提高群众对于献血的积极性。完整的献血者预警系统包括对采血者、采血过程以及不良反应的监测、记录和分析反馈。通过献血者预警系统,能够获得不良事件发生率的基线数值,分析影响不良事件的因素,并提供可能的改良方案。理想的献血者预警应能够发现系统中的问题,设计相应的干预措施,分析评价干预措施的有效性,以促进系统的持续改进。

在献血者预警系统的建立过程中,首先应建立献血者信息库,包括献血者的基本身份信息及献血相关信息。其中,身份信息应包括姓名、性别、年龄、民族、籍贯、身份证号码等;献血相关信息应包括其血型、累计献血量及献血次数、最近一次献血日期及献血量、有无采血不良反应(若有,还应记录发生不良反应的采血日期、不良反应性质、处置情况、恢复情况、原因分析等)。同时,在对献血者进行感染性疾病的筛查后,也应监测其流行病学资料,对不合格献血者进行淘汰因素分析和献血者追踪,并对重复献血人群的新感染率进行监测,提高采血质量。

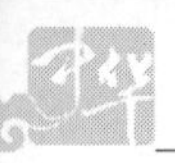

尽管献血者及采血过程中的不良事件非常罕见，但一旦发生则会导致献血者出现各种并发症并严重干扰其正常生活，故应特别予以重视。同时，由于献血者相关不良事件的原因多种多样，故需要更加广泛及严格的数据分析。

2. 血液制备、检测、贮藏、分配、运输和发放　让有适应证的患者及时得到恰当、安全的输血治疗是现代临床医学支持治疗的重要组成部分，因而避免血液制剂的制备、检测、贮藏、分配、运输和发放中的差错是临床用血安全得以保障的基础。

在血液制剂的制备至发放的过程中，应有完整的质量控制、药品注册、药品安全的管理系统，并制定相应的标准化流程。自采血伊始，全血或成分血须有清晰的标记，包括贮藏信息、献血者信息、献血者追踪以及采集制备过程的记录，这些记录都应是可追踪的。所有血液的贮藏及加工过程都应有相应的标准化流程并严格执行，并定期对其中的差错时间进行分析反馈。同时，血液的制备及发放过程复杂，牵涉多个环节，工作强度大，对精确度、卫生条件、细节管理的要求非常高，因此要加强对相关员工的职业教育，明确职责，增进其责任心。而为进一步确保血液的质量，则应对所采集血液是否携带传染性疾病病原体进行检测，并在制备、贮藏过程中对细菌感染加以控制。在血液的分配、运输和发放过程中，应确保每一种血液的运输符合其标准操作流程，并且其全过程都有详细记录并可追踪。

3. 输血的临床决策及受血者的预警　血液预警系统不仅关注血液制剂本身的安全及献血者的安全，其更主要的目的是确保具有适应证的患者得到恰当的输血治疗，这就需要对输血的临床决策进行监督指导，并做好受血者的预警工作。

首先应对用血相关的工作人员，尤其是医院的医护人员开展输血知识的培训，及时更新临床输血指南，宣传科学合理用血理念，规范输血适应证。在做出输血决定后，应签署输血知情同意书，核对患者血型，规范填写输血申请单并开具输血医嘱。输血科应严格核对血型并进行交叉配血，并核对患者身份信息、输血申请单及输血医嘱、血袋标签后，方能发血。执行输血医嘱时，应再次核对受血者的身份信息、血型、医嘱及血袋标签，依病情确定输注血液的速率，先慢后快，密切观察受血者的反应情况。如有输血不良反应发生，则应详细记录输血的日期与时间、不良反应的具体分类及严重程度、当时所输注的成分及单位、血袋编号等，并封存血袋做进一步检查。而所有的输血不良反应、输血差错事故都必须严格执行报告制度，同时做好受血者登记、调查、随访；相关机构则应调查其原因并记录，给予评估报告并根据调查结果提出改进措施和反馈。

同时，在医院层面收集输血不良反应并分析改进后，还应根据各地的要求将数据整理上报上级部门。而其他输血服务机构，如血站等，则有责任保证血液制剂的质量，在临床输血中出现不良反应或差错时，应积极配合医院相关部门对受血者及相关献血者的调查，对相关血液标本进行再次检测，并对结果进行分析，以便于进一步的纠正和改进。

事实上，在患者接受的所有可能的临床治疗中输血是非常安全的，其相关死亡率和并发症发生率均很低，而血液预警系统则是推进输血安全中非常重要的部分，它为确保患者安全而收集数据并不断分析改进，这一体系的运作方式也值得其他医学领域借鉴。

三、国外血液预警的经验介绍

（一）法国的血液预警系统

法国是第一个建立国家级血液预警体系的国家，是该领域的先驱者。它于 1993 年提出，1994 年开始执行。法国的国家血液预警系统是法律认可的全国性组织，有输血监测的专门立法，收集和评估使用血液制品后发生意外或不良结果的信息，报告输血不良反应是法定的义务，专业机构负责监督预警系统的运行、输血不良反应的研究并监控改进措施的实行。它由国家主导，并采取强制性报告模式，涵盖范围包括血液安全和流行病学监控，目前已成为国家卫生安全体系的重要组成部分。血液预警系统由事件发生地、地区和国家三级安全监控系统组成。其运行模式为：医院血液预警人员使用标准化报告表格，通过网站上报至地区血液预警协调员，地区血液预警协调员负责质量控制，并报告至国家血液预警管理者。血库血液预警人员负责从血液捐献至血液制剂发放的血液安全，同时向国家血液预警管理者上报不良事件，每年上报的输血相关不良反应超过 700 例。

（二）美国的血液预警系统

虽然美国对血液及输血安全的监控已经有很长的历史，自 1972 年以来联邦政府和各州卫生部门就开始依赖一些行业自律性组织（如 FDA、AABB）等来对输血行为进行监控，但直到 2010 年才建立了国家健康卫生安全网络（national healthcare safety network，NHSN）所管辖的血液预警体系（hemovigilance module），采取自愿上报模式。NHSN 由美国疾病控制中心主管，用于全面检测输血相关不良事件。不良事件上报后，由相关部门分析不良事件的发生原因，寻找改进或干预措施,分析改进或干预措施的效果,并将不同机构的数据进行比较[21]。

(三) 英国的血液预警系统

英国的SHOT系统于1996年建立,是其国家血液预警系统。基于自愿和保密的原则对输血相关的严重并发症和死亡病例进行上报,报告和收集输血相关的重大事件,并由此改进输血实践,促进临床安全用血。由临床和实验室专家对上报事件进行确认,并对事件进行回顾和分析,为促进患者安全提供循证建议,起到指导临床、继续教育、改进输血实验和决定血液安全政策等作用。平均每年收集输血相关事件200余例,同时提供国内及国际数据。经过近20年的发展,参与SHOT系统的医院比例从第1年的22%上升至2013年的99.5%[22]。

(四) 加拿大的血液预警系统

加拿大血液预警系统是由加拿大公共卫生署主管的输血传播伤害监督系统(transfusion transmitted injury surveillance system,TTISS),采取自愿上报的原则,对全国的输血不良事件进行监控,各医院的反馈率达到80%。1995年加拿大魁北克省开始建立输血不良事件监控体系,随即推广至9个省和2个边疆地区。加拿大血液预警缺乏统一的模式,各省血液预警报告模式不一,各医院向所在省的血液协调中心报告或直接汇报至加拿大公共卫生署。加拿大公共卫生署最终对全国的资料进行分析和确认,定期发布报告[23]。

(五) 其他国家的血液预警系统

由于血液预警系统在安全用血、合理用血中的重要作用,目前已有越来越多的国家和地区建立了自己的国家级血液预警体系,包括欧盟、日本、俄罗斯、澳大利亚、新西兰等,有些国家还通过了ISO9000认证,实施了全面的质量管理[24]。

四、我国血液预警现状

输血的潜在风险可导致输血不良反应发生和输血相关感染传播,引起各国对血液安全的重视,纷纷建立血液预警系统。目前我国内地尚未建立全国性血液预警系统,对临床输血相关疾病的发病率和病因无详细可靠的统计学资料。1998年中国香港地区建立血液预警系统,有一完善的系统来完成输血不良反应上报和调查。中国香港红十字会输血服务中心是唯一提供采血服务的部门,不良事件的上报采取自愿原则。由医院自愿上报输血不良事件,医院输血科负责不良事件的调查和追踪,而香港红十字会输血服务中心负责对输血传染病相关的献血者再次复检和筛除。在这一系统建立后,中国香港输血相关不良反应的发生率呈现下降趋势。中国台湾则只有输血不良反应的监视系统,尚缺乏相应的分析反馈机制。

近年来,随着人们对血液预警的认识逐渐加深,部分医院已经开展了院内的输血不良反应报告,但是每个医院的标准不统一,各省市医院输血不良反应的报告、调查、分析缺乏系统性和完整性,采供血机构尚未能对血液制剂进行全程跟踪,对血液的安全保障措施不能够完全覆盖整个输血链,缺乏健全的不良事件上报制度和上报途径,因此无法对输血不良反应进行有效的预警。目前国内部分地区也已开始在血液预警方面进行了探索。2006年,江苏省血液中心在江苏省社会发展计划的支持下,参照国际相关标准,结合国内的实际,制定了输血事件的分类、等级划分标准以及输血事件的报告和管理程序,开发了血液预警系统软件,探索了血液预警系统的运行模式,建立了国内第1个血液预警平台。目前血液预警在国内已经得到越来越多的重视和认同,其他各省市也纷纷建立地区性血液预警系统。如珠海市建立了以珠海市中心血站为中心的血液安全监控机构,建立和运行输血过失和事故报告制度,将血站和二级以上医院血库的内部网通过计算机及其相关技术联为一体,实现对全市采供血和临床输血工作中出现的过失、事故进行预警和处置。河北省利用互联网技术[25],依托省级血液信息管理网,从各血站和医院服务站点、VPN专用业务网络、基础功能、业务监管功能、服务功能等5方面,搭建了采供血/临床用血一体化开放性血液安全监测平台,实现了血液安全事件信息资源的集中存储、共享、互通,达到了采供血、用血业务高效协同的目的。

同时国家也致力于建立全国性血液预警体系。我国卫生行政部门也已经颁布了以《中华人民共和国献血法》为基准的一系列血液方面的法律法规,旨在加强对血液质量的管理,规范采供血行业,在一定意义上加快了我国血液事业的发展。卫生部医政司于2012年召开了血液预警会议,分析了血液预警的现状和挑战,为建立一个符合我国国情、标准化的血液预警系统指明了方向。2013年初,上海市血液中心编写了《血液预警专业指南》初稿,为推行血液预警工作迈出了成功的一步。2019年,由上海市血液中心牵头发布了中国输血协会团体标准《血液安全监测指南》,推进了我国血液安全监测网络的建立。《献血不良反应分类指南》(WS/T 551—2017)和《献血相关血管迷走神经反应预防和处置指南》(WS/T 595—2018)的发布,对献血不良反应监测起到了积极的推动作用。与此同时,也加强了输血相关的信息化建设,各级血液中心和血站都建立了计算机网络,对血液的采集、制备、检测、贮存、运输和分配实行了网络管理。但是，目前仍未建立规范完整的血液预警系统，临床输血中不良反应的报告、调查、分析也缺乏统一标准。在很多西方发达国家已经通过血液预警系统在提高临床用血的安全性上取得成效的同时，我国也应尽快发展自己的血液预警体系，力求进一步实现血液资源合理应用，并确保临床用血的安全性。

五、血液预警展望

血液预警体系建立至今已超过20年，通过在世界各地不同地区这一体系建立，已经发现并上报了各类输血相关的风险及潜在问题，包括不良反应、不良事件、差错事件等，覆盖了血液采集、加工、分配、运输、输注的全过程。血液预警体系在全球范围内所取得的最大成就在于促进了上述事件规范化记录和原因分析。而最显著的成效则是对于受血者而言，通过血液预警体系建立及后续建设，现今输血治疗的安全性比过去得到了显著改善。此外，在血液预警系统建立后，越来越多的输血相关事件被发现，如感染性疾病传播、献血者相关不良事件等，也有以前未被重视的疾病得到了重视，如输血相关性急性肺损伤（TRALI）、输血相关循环过负荷（TACO）、输血相关性移植物抗宿主病（TA-GVHD）等。同时，随着血液预警体系不断完善，各种输血相关风险也得到了越来越多重视，因此血液预警系统也相应地成为了重要的质控环节。此外，通过这20余年发展，血液预警体系也取得了其在政治、法律、媒体等领域的影响力，为合理用血、安全用血理念宣传与推广做出了巨大的贡献。

在未来，随着国家人口与健康科学数据共享平台建立，互联网、大数据、人工智能、智慧医疗等信息技术广泛应用，各类事件数据统计分析的不断完善和智能化，应能够更加深刻地认识各类血液制剂的成分及其可能对人体产生的影响。另外，随着大数据时代来临，血液预警系统能实现从献血者到输血者的追溯，持续改进血液产品质量，提升血液安全，并及时发布预警信息，降低血液不良事件发生率。同时，也期待血液预警系统发展能够改善患者的预后，提升患者生命质量，促进输血医学学科发展。

（乐爱平　耿鸿武　吴承高）

参考文献

1. 国家卫生健康委办公厅关于启用全国统一电子无偿献血证的通知. 国卫办医函〔2020〕447号[A/OL]. [2019-04-03]. http://www.cac.gov.cn/2020/06/14/c_1593685449843195.htm.
2. 孔长虹，高瑜，徐烨彪，等. 华东地区HIV确认阳性献血者信息共享系统的建立[J]. 中国公共卫生，2020，36(9)：1365-1367.
3. 王翠娥，陈江天，孔长虹，等. 区域血站与医院联网信息系统的建立与应用[J]. 中国输血杂志，2019，32(9)：968-970.
4. 周晔，刘银，殷海波，等. 输血科信息管理系统的完善及应用[J]. 中国输血杂志，2013，26(9)：928-930.
5. BISHT A，SINGH S，MARWAHA N. Hemovigilance program-India[J]. Asian J Transfus Sci，2013，7：73-74.
6. DAHOUROU H，TAPKO JB，NÉBIÉ Y，et al. Implementation of hemovigilance in Sub-Saharan Africa[J]. Transfus Clin Biol，2012，19：39-45.
7. 李永花，王丽娟，贺虹，等. 我国无偿献血舆情大数据分析[J]. 中国输血杂志，2018，31(3)：290-291.
8. PENDRY，K. The use of big data in transfusion medicine[J]. Transfus Med，2015，25(3)：129-137.
9. HEATHCOTE DJ，CARROLL TE，FLOWER RL. Sixty years of antibodies to MNS system hybrid glycophorins：what have we learned? [J]. Transfus Med Rev，2011，25(2)：111-124.
10. ALCALAY D，TANZER J. Hemolytic disease of the newborn due to anti-Miltenberger antibodies[J]. Rev Fr Transfus Immunohematol，1977，20(4)：623-625.
11. HODGMAN E，CRIPPS M，MINA M，et al. External validation of a smartphone app model to predict the need for massive transfusion using five different definitions[J]. Journal of Trauma & Acute Care Surgery，2018，84(2)：397-402.
12. 孙光，赵国庆，吴威，等. 智慧血液[J]. 生物技术世界，2015(12)：265-266.
13. HAYN D，KREINER K，EBNER H，et al. Development of Multivariable Models to Predict and Benchmark Transfusion in Elective Surgery Supporting Patient Blood Management[J]. Applied Clinical Informatics，2017，8(2)：617-631.
14. 孙波，葛东梅，刘姣，等. 智慧输血信息管理系统在围术期血液管理中的应用探讨[J]. 中国输血杂志，2017，30(5)：548-550.
15. 肖昆，曹磊，李建林，等. 临床输血全程闭环智能路径质量和安全实时控制[J]. 中国输血杂志，2017，30(2)：109-112.
16. DE VRIES R，FABER JC. Hemovigilance：an effect tool for improving transfusion safety[J]. 1st ed. Oxford：Wiley-Blackwell，2012.
17. Jorgenson J，Sorensen BS. Donor vigilance[J]. ISBT Science Series，2008，3(1)：48-52.
18. 范亚欣，吴洁玲，孟庆丽，等. 全国献血不良反应的调查与分析[J]. 中国输血杂志，2016，29(9)：956-959.
19. EDER AH，HILLYER CD，BY BA，et al. Adverse reactions to allogeneic whole blood donation by 16-and 17-year olds[J]. JAMA，2008，299(19)：2279-2286.
20. NEWMAN BH，PICHETTE S，PICHETTE D，et al. Adverse effects in blood donors after whole-blood donation：a study of

1000 blood donors interviewed 3 weeks after whole-blood donation[J]. Transfusion,2003,43(5):598-603.

21. HARVEY AR,BASAVARAJU SV,CHUNG KW,et al. Transfusion-related adverse reactions reported to the National Health care Safety Network Hemovigilance Module, United States, 2010 to 2012[J]. Transfusion,2015,55:709-718.

22. ROBERTS DJ. HAEMOVIGILANCE IN 2013 [J]. Transfus Med,2013,23:215-216.

23. DITOMASSO J,LIU Y,HEDDLE NM. The Canadian transfusion surveillance system:What is it and how can the data be used? [J]. Transfus Apher Sci,2012,46:329-335.

24. FABER JC. World overview of existing Haemovigilance systems [J]. Transfus Apher Sci,2004,31(2):99-110.

25. 陈莉,贾桂丛,戚海,等. 某省血液安全监测平台构建研究[J]. 中国卫生质量管理,2018,25(6):1-4,8.

第九章

中医与输血

传统中医有放血疗法、补血、活血、凉血等治法，但尚未考证到有关输血治疗的史料记载。输血技术起源于西方，发展至今仍有些难题有待进一步解决，如血源不足、血液保存、输血安全、合理/科学输血、输注无效、同种免疫、输血并发症等。现代中医引入输血技术后，在临证实践中从另一个视角对如何减少输血、更加合理/科学用血、降低输血风险、应对输血并发症、促进造血等方面有了一些新的认知和经验，为创建中西医结合的中国特色输血医学体系和中华输血学奠定了一定基础。本章从中医理念、减少骨髓衰竭性疾病输血、减少恶性肿瘤输血和减少出血性疾病输血等方面分四节进行初步探讨[1]。

第一节　中医理念与输血

中医对“血”的认知，与现代医学对“血液”的认识，大体相近，表述有别。中医认为：血是循行于脉中富有营养的红色液态物质，是构成人体和维持生命活动的基本物质之一。脉是血运行之管道，又称为“血府”。血逸脉外，则为出血，称为“离经之血”。血能行于脉中而不逸于脉外，依赖气的推动与固摄。气与血，是人体内的两大基本物质，互根互用。气属阳，血属阴。气为血之帅，血为气之母。气生血、行血、摄血；血养气、载气。

一、中医与红细胞输血

贫血，指红细胞数量或血红蛋白浓度低于正常参考值的下限。传统中医无此一说，现代中医将其归属“血虚”“虚劳”等范畴。《张氏医通・诸血门》提出：“气不得血，则散而无统”。急性大出血时，气因无血载而散，故出现虚脱、失血性休克，患者有生命危险；气随血脱、阴阳离决，中医称之为“血脱证”。此时，快速输注同种异体红细胞，就能迅速提升红细胞计数和血氧饱和度，改善组织器官缺血缺氧状态，纠正因失血导致的休克，让患者气有血载、血随气行、气血冲和、脱离危险。大量临床输血成功救治急性大出血的案例用客观事实和数据印证了中医有关“血为气之母，血载气、固气、防脱，输布全身”等相关学说[2,3]。

评估贫血患者是否需要输注红细胞，检测红细胞计数及血红蛋白含量的数值仅仅是参考指标之一，关键要看组织器官缺血、缺氧的程度。影响组织器官供血供氧的因素主要有：①循环血液中红细胞的数量；②红细胞中氧合血红蛋白的含量；③血红蛋白与氧的结合效率；④组织微循环的运行状态；⑤氧合血红蛋白释放氧的效率。输注红细胞，主要对环节①起作用，对环节②③④⑤的作用甚微。然而，中医药对增强肺顺应性、提高肺活量、改善肺微循环、减轻肺水肿、促进气体交换、增强心肌活力、推动体循环、扩充血容量、消除炎症水肿、改善组织微环境、调节电解质酸碱平衡等方面，都有其独特的优势。如果，采用中医药干预就能保障组织器官的血氧供给，那么当然就可以不输或少输红细胞。临床如何评估贫血患者组织器官缺氧程度，至今仍是难题。如何界定合理输血，至今仍争议较大，核心是缺乏客观评价指标与判定标准。有关气血方面的《中医症候量表》相对客观，或可作为评价的参考指标之一[4]。

中医认为：气为血之帅，血无气不行。推动血运行之力就是气。若气推动乏力、血运迟缓，则四肢发凉、面色无华。《温病条辩》中说：“故善治血者，不求之有形之血，而求之无形之气。”血虚，是指体内血液不足以滋养脏腑的病理状态；形成原因有：①血损过多，各种急慢性失血；②生化不及，造血原料不足，或气虚难化生成血。《脾胃论》中说：“血不自生，须得生阳气之药，血自旺矣。”在相关理论指导下，在慢性贫血是否输注红细胞问题上，中医相对更谨慎。因为，如果采用补气活血、回阳救逆、益气养阴等治法就能改善组织器官缺血缺氧状态。那么，临床治疗时当然就可以避免输血，或尽可能地减少输血量、输血频次[2-4]。

二、中医与血小板输血

治疗性血小板输注的主要适应证是血小板减少

性出血。通过输注同种异体血小板，以求在受损血管内皮处形成局部血栓，实现及时止血和日后修复受损血管的目标。用中医诠释，可称为具有“补血宁络”之功效——输血小板属“补血”范畴，在受损血管内皮处形成血栓、修复血管属“宁络”范畴。临床大量血小板输血的实践情况显示：多数血小板减少性出血患者，输注血小板后能起到止血作用，特别在紧急抢救需快速止血时的重要作用尤为凸显；当然，也有部分患者输注后未能收效。自身血小板数量不足，是出血发生的主要因素之一，但不是决定性因素。出血发生与血管内皮损伤、凝血因子缺乏、血小板数量少或质量差三个主要因素都有关。如果没有血管内皮损伤，即使血小板数量很少，或凝血因子含量很低，出血也不会发生。事实也是如此：很多免疫性血小板减少性紫癜（ITP）和血友病的患者，尽管血小板数量很少或凝血因子含量很低，发生出血的风险可能很高；但是，在没有血管损伤的情况下，通常都无出血发生。由此可见，血管内皮损伤是出血发生的决定性因素。当外伤或内源性毒素损伤血管，血液中又没有足够的血小板和凝血因子来形成局部血栓，阻止血液溢出血管外，则出血发生。既然这样，若通过中医药干预就能阻止出血发生，当然就可以避免或减少血小板输注[5]。

中医认为，出血与“热、气、瘀”紧密相关。热迫血妄行、灼伤脉络，气不摄血、血不循经、溢于脉外，瘀血阻络、热毒内生，灼脉滞气。以弥散性血管内凝血（DIC）为例解读：DIC 发生时，循环血液中的病原体、内毒素、肿瘤细胞、组织因子、药物或毒物等，先弥漫损伤血管内皮后，再诱发血管内弥散凝血（微血栓形成），此后又引发广泛的纤维蛋白溶解（纤溶亢进），再进一步损伤血管内皮等，不断恶性循环；进行性血小板计数减少是 DIC 病理进程的表象，盲目输注血小板，只会加速 DIC 病情恶化；只有及时消除诱因，方能终止 DIC 病理进程的恶性循环。血栓性血小板减少性紫癜（TTP）和免疫性血小板减少性紫癜（ITP），也可见类似情况，若盲目输注血小板，也会加重病情。然而，从中医角度观察，“血热”是它们共同的病理特征，“清热凉血”则能减轻出血或止血。

预防性血小板输注的主要适用于有血小板减少、尚未发生出血、但预估出血风险高的患者。遗憾的是，目前评估出血风险的唯一指标就是血小板计数值。血管内皮损伤，才是出血发生的决定性因素。细菌、病毒、内毒素、肿瘤坏死因子、免疫复合物等，是损伤血管内皮、破坏自身血小板的常见病因。消除病因，才是降低出血风险的治本之道。现代中医将上述病因归属“热毒”的范畴。中医认为：外邪入里，热毒内蕴，灼脉伤络，迫血妄行，气虚血淤，瘀血化热，气不统血，血不归经，溢于脉外，则可见出血、紫斑。对策与治则是热则寒之、虚则补之、瘀则散之；清热凉血、活血散瘀、补气摄血、统血归经。气血冲和，血行脉中，何来出血？因此认为，进行中医药干预，有望避免预防性血小板输注[6,7]。

三、中医与血浆输注

血浆中富含凝血因子，因此，临床输注同种异体血浆制剂新鲜冰冻血浆、冰冻血浆、冷沉淀等，主要目的就是补充凝血因子、进行替代治疗，以期对凝血因子缺乏患者能起到止血或预防出血的作用。出血发生的决定性因素是血管内皮损伤，各种凝血因子是参与机体修复受损血管内皮的重要因素之一。如果凝血因子缺乏或不足，则受损血管部位难以形成血栓止血。因此，输注血浆与输注血小板一样，用中医诠释，也有“补血宁络”之功效。血浆置换和人工肝治疗有效，但是，用输注血浆补充凝血因子却难以解释其疗效，同种异体血浆中的非凝血因子成分，可能才是取得满意疗效的关键因素。除凝血因子外，血浆中还富含镁离子、糖类、磷脂、氨基酸、激素、维生素、酶、铜蓝蛋白、结合珠蛋白、血红素结合蛋白、运铁蛋白、脂蛋白、清蛋白、球蛋白、补体等多种无机物、有机物及蛋白质成分。对病情危重、病理机制错综复杂、须进行血浆置换或人工肝治疗的患者，上述某些物质的替代治疗作用，可能比凝血因子的作用更大。可能由于其作用机制太复杂，至今尚未查阅到有关的现代医学研究报道。白蛋白、多种凝血因子及其他血浆蛋白，均在肝脏生成。肝功能受损时，白蛋白及相关凝血因子等生成相应减少。输注血浆是替代治疗，治标不治本。改善、恢复肝功能，才是治本。若借助中医理论指导，从肝论治，从滋阴潜阳、护肝养血等方向进行探索，或有助于厘清研究思路，有助于更科学合理地输注血浆，减少血浆盲目输注[8-12]。

中医认为，肝藏血、养血、调血，脾生血、统血、摄血。《内经·灵枢·决气》曰：“中焦受气取汁，变化而赤，是谓血。”肝脾位于中焦。肝藏血，指肝具有贮藏血液、调节血量和防止出血的功能；其生理机制主要体现在以下 5 个方面：①肝贮藏足量血液，化生和涵养肝气，使之冲和畅达，疏泄有度；②可根据自身生理需求调节分配各部位血量；③濡养肝脏及其形体官窍，并使其发挥正常生理功能；④保障育龄期女子月经来潮；⑤肝阴主凝，肝气主摄，从而发挥凝血和防止出血之功能。肝主疏泄，肝气疏通、畅达全身气机，促进精血津液运行输布、脾胃之气升降、胆汁分泌排泄、情志舒畅。脾为后天之本，主运化、统血。脾化生，补充生命所需的精气血津液。由此可见，若从调和肝脾角度切入，或能发现更多中西医结合输血研究的切入点。

先天性凝血因子缺乏，如：甲型血友病，因遗传基因缺陷导致先天性Ⅷ因子缺乏，至今为止，现代医学的治疗手段仍只有替代疗法，必要时输注Ⅷ因子制剂，或新鲜冰冻血浆、冷沉淀制剂。中医将此类遗传性病证，归属"先天禀赋不足"范畴，对策是"先天不足后天补"，通过后天体质调养纠偏，以弥补先天禀赋之不足。出血发生的决定性因素是血管内皮损伤，并非Ⅷ因子缺乏。若无血管内皮损伤，即使血液中Ⅷ因子的含量很低，患者也不会发生自发性出血。事实也是如此，绝大多数血友病患者日常并无出血表现。由此可见，若医院输血科拓展临床服务，引入中医体质调养项目，帮助血友病患者避免或减少血管内皮受损，就能避免或减少Ⅷ因子制剂、新鲜冰冻血浆和冷沉淀的输注[11,12]。

四、中医与粒细胞输血

尽管兴起于20世纪90年代的粒细胞输血目前临床已罕用，却为探讨中西医结合输血带来启示。粒细胞缺乏，患者被细菌、病毒、真菌及其他病原体复合感染的风险极高。复合感染一旦发生，临床应对非常困难。粒细胞缺乏，仅仅是患者自身抵抗力极度低下的表象之一。只追求粒细胞计数升高，输注粒细胞或注射粒细胞集落刺激因子，并不能解决抵抗力低下的问题。中医倡导的"瘥后防复"尤其适用于各种恶性肿瘤放化疗后体质虚弱、抵抗力低下、粒细胞缺乏等情况[13]。

粒细胞游离于血管内外，具有吞噬、消化、清除体内病原的作用。用中医诠释，此作用属"正气"范畴。正气，是一身之气相对邪气而言的称谓，指人体自身的抗病、驱邪、调节、修复功能。扶正祛邪，扶助提升正气，则能增强机体抗病能力，防御病邪入侵，祛除体内邪气，或还能同时提升粒细胞计数，是值得作为探寻中西医结合输血的切入点之一。明清时期，一批中医学者从中医治疗八法（汗吐和下温清消补）中萃取温法和补法之精髓，创立了"培元固本"治法，开启了探寻与现代免疫学、内分泌学、血液学、营养学接轨之路。固本培元，义有所分，"本"分先天之本和后天之本，"元"分先天之元和后天之元。先天之元，通常指肾气。后天之元，多指脾胃之气。现代医学研究表明：肺气虚患者血液中CD3、CD4、CD8均较低，且CD4/CD8比值紊乱，以偏高为主。补益肺气后，患者自觉症状改善，CD3、CD4、CD8均显著升高，CD4/CD8比值得以双向纠正。复方苦参汤对急性髓系白血病患者具有免疫调节作用。血复生浸膏，下调miRNA-155-5p、miRNA-1260b表达，改善淋巴细胞亚群失衡，调节细胞因子紊乱，进而减轻异常亢进的细胞免疫，解除造血抑制。临床应用中还发现，单味中药升麻可提升外周血粒细胞计数，生血汤对急性髓系白血病化疗后白细胞减少症有效[14-17]。

五、中医与白蛋白输注

低蛋白血症，血浆白蛋白含量低，胶体渗透压下降。因此出现颜面肿胀、下肢水肿、腹水、胸腔积液、心包积液、心悸等表现。传统中医对白蛋白没有认知，现代中医将低蛋白血症相关水泛病证归属"水肿""鼓胀""心悸"等范畴。输注白蛋白，提升血浆胶体渗透压，则能将漏出液回收入血，再通过尿液、汗液、粪便等排出体外，消除水肿；用中医可诠释，此乃"调通水道"之功效。如果，输注白蛋白后，从各水肿部位回收入血的漏出液，其多余的水分不能及时通过尿液、汗液、粪便等途径排出体外，那么，水肿仍无法被消除[18,19]。

中医治水肿、鼓胀、心悸等水泛病证，重视调通水道的每个节点，统筹兼顾地调和气血津液及脏腑间的矛盾。《素问·水热穴论》中说："肾者，谓之关也。关门不利，故聚水而从其类也。上下溢于皮肤，故为肘肿……肾者牝藏也，地气上者属于肾，而生水液也。故日至阴。勇而劳甚，则肾汗出，肾汗出逢于风，内不得入于藏腑，外不得越于皮肤，客于玄府，行于皮里，传为胕肿。"《素问·经脉别论》中说："饮人于胃，游溢精气，上输于脾，脾气散精，上归于肺，通调水道，下输膀胱。"对伴有心力衰竭的水肿患者，要益气温阳，化瘀利水；阳复气化得行，水道才能通利。现代医学实验研究表明：肝纤维化大鼠肝细胞生成白蛋白功能降低，细胞外胶原生成率显著增加，而后者的改变主要与细胞内外的胶原降解活性降低有关。含扶正化瘀中药成分的血清，能促进肝纤维化大鼠肝细胞向正常肝细胞生理功能转化。扶正化瘀方，有抗肝纤维化的作用，可抑制肝星状细胞增殖及胶原生成，促进肝细胞合成白蛋白。由此可见，中西结合、优势互补，酌情输注白蛋白，配以养肝固肾、温阳利水等治法，促进白蛋白合成，减少白蛋白丢失；既可提高白蛋白输注的疗效，又能减少白蛋白输注的量或频次[18-22]。

六、中医与输血并发症

输血并发症是输血不良反应与输血传播疾病的总称，指因输血导致受血者出现用原发病无法解释的新症状、新体征及其他临床表现，如溶血、发热、过敏、病毒感染等。传统中医视人体为一个相对封闭、独立运行的体系，通常认为将异体血液直接注入血管的输血行为，会将异物中携带的外邪直引入内。因此，从“外邪入里”角度探寻中医与输血并发症的问题，可能是条捷径。清代医家叶天士在《内经》卫气营血生理概念的基础上，结合外感温热病机，创建了按卫分、气分、营分、血分 4 个层次进行卫气营血辨证的诊疗方法。异体血所携外邪，直接输入脉管，则越过了卫分、气分，直入到营分、血分。中医所讲的营分证，指温邪内陷、劫伤营阴、心神被扰。若温邪入营，灼伤营阴，热窜血络，则由营入血。中医所讲的血分证，指温热病邪、深入血分，热盛动血、耗阴、动风，是温热病恶化的最后阶段[23-27]。

（一）凉血清热对溶血性输血不良反应的作用

现代中医将免疫性溶血性贫血归属“急黄”“虚黄”之范畴，参照其归属原则，可将急性溶血性输血不良反应归属“急黄”范畴、慢性溶血性输血不良反应归属“虚黄”范畴加以研究。急则治标，缓者治本。急性溶血性输血不良反应，来势凶猛，病情危急，临床救治处理时须重视在以下环节快速控制病情：①稳定红细胞膜，避免或减少新的溶血发生；②阻断病理性抗原、抗体、补体结合，终止免疫性溶血反应；③清除非免疫性有害物质，避免其继续破坏红细胞；④清除血管内溶血释放的游离血红蛋白等有害物质，避免或减少对重要组织器官的损害；⑤预防和处理溶血引发的其他并发症，如：DIC、急性肾功能衰竭、高钾血症、酸中毒等。针对上述情况，溶血发生在血管内，其热、毒肯定聚集于营、血，则以“清营泻热、凉血解毒”对之。急性溶血性输血不良反应突发时，传统汤药不仅煎煮费时，还要等喝药吸收入血后再起效，显然不宜，因此主张首选直接静脉注射的能稳定红细胞膜、抑制免疫反应、中和清除毒素的中药针剂。慢性溶血性输血不良反应，因病情进展相对缓慢，对中药剂型的选择，则可酌情选择汤药、成药或针剂[23-26]。

（二）滋阴清热对非溶血性发热性输血不良反应的作用

非溶血性发热性输血不良反应（NHFTR）是个相对较笼统的概念，除溶血性输血不良反应所致的发热外，涵盖了其他所有输血不良反应所致的发热。正因为此，尽管做了些分类处理，但对其病因、发病机制的阐述仍较笼统，从而对临床处理的指导性仍差。简单或盲目使用糖皮质激素进行对症处理“退热”的情况在临床常见。中医将“发热”病证主要分为“外感发热”和“内伤发热”两大类。NHFTR 发热病因，外感与内伤可能兼有，个体差异大，临证时应针对不同个体辨证施治，应高度重视以下问题：①外感何邪？输注的血液制剂中，相关免疫蛋白成分、白细胞凝集素、变性蛋白、细菌性致热原、病毒等，均可能是外感热邪，须细心排查；②邪在何处？直接输入血管内，外邪当然已直入营分、血分，而不在卫分、气分；③内伤何处？邪入营分，热灼营阴、心神被扰；邪入血分，热盛动血、耗阴动风，伤及心肝肾三脏。以滋阴清热为治则，酌情调整滋阴/清热比重，或可作为中医药干预 NHFTR 参考之策[23-26]。

（三）清热解毒对输血相关过敏反应的作用

过敏反应因接触过敏原而起。过敏原可分为吸入式过敏原、食入式过敏原、触碰式过敏原、注射式过敏原和自身的组织抗原五类。应对过敏反应的措施主要有：①避免接触过敏原；②清除已接触的过敏原；③阻断过敏反应发生；④抑制过敏反应发展；⑤减轻过敏反应对机体的损害；⑥脱敏治疗。由此可见，因输血引发过敏反应的过敏原，属注射式过敏原，直接经静脉注射入患者血液中，且多为血液制剂中的蛋白成分，难以被清除和排出体外。现代中医认为，此类过敏原仍属“热毒”范畴，宜清热解毒：清热以谋求阻抑过敏反应，解毒，以谋求减轻过敏反应对机体的损害。因热毒位于营血，施治重点则在清营毒、凉血热、兼顾滋阴养营、理气活血[23-26]。

（四）养阴清热对血小板输注无效的作用

导致血小板输注无效（PTR）的主要原因可分为免疫性和非免疫性两大类。对免疫性 PTR 的实验与临床研究报道较多，而对非免疫性的则甚少，对两者的处理，临床应区别对待。多次输注同种异体血小板，可介导患者形成免疫，产生 HLA-Ⅰ相关抗血小板抗体。据报道，HLA-Ⅰ类抗体是导致 PTR 最常见的免疫性因素。选择 HLA 配型相合的血小板输注，似乎是唯一有效的应对措施，但临床可操作性差。免疫性 PTR 的发病机制，与免疫性血小板减少性紫癜（ITP）相似。益气养阴、凉血清热法，有双向调控免疫作用，对多数 ITP 患者治疗有效，可作为探索中医药干预 PTR 的参考[23-26]。

（五）疏肝泄热对输血传播肝炎的作用

尽管国内采供血机构对乙型和丙型肝炎病毒已普遍采用核酸检测技术，这方面的血液安全性已显著提高，但输血传播病毒性肝炎仍时有发生，更何况并未对其他可引发肝炎的病毒进行检查。就输血传播乙型肝炎、丙型肝炎而言，一旦发生，至今仍缺乏治愈手段，仍主要依靠患者自身抗病毒能力带毒生存，仍需要长期护肝，防范向肝硬化、肝癌转变；针对后者，中医药干预的优势明显。病毒性肝炎，因外感湿热疫毒所致，湿热郁蒸，壅塞肝胆，内蕴中焦，疏泄失常。输血传播病毒性肝炎，与非输血传播的病毒性肝炎的病理、发病机制一样，没有本质区别，只是感染病毒的途径不同而已。至今为止，对病毒性肝炎治疗，无论是急性期或是慢性期，中医药均有明显效果。疏肝泄热法，是代表之一[23-27]。

七、中医促进造血

输血替代治疗对临床治疗的巨大贡献不容置疑，但输血医学发展不应满足于此，只治标、不治本。从被动替代输血，拓展到主动促进造血，应作为未来输血研究的方向之一。造血干细胞移植，其实就是传统输血技术延伸发展的标志性成果之一。通过中西医结合或融合发展，未来输血能否找到更多更好的发展方向[1]。

中医认为，血是构成人体和维持人体生命活动的基本物质之一。《素问·调经论》中说："人之所有者，血与气耳。"水谷精微和肾精，是血液化生的基础物质，在脾胃、心、肺、肾等脏腑协同作用下，经一系列气化过程，化生为血液。《诸病源候论·虚劳精血出候》中说："肾藏精，精者，血之所以成。"肾精充足，则可化为肝血，以充实血液。《张氏医通·诸血门》中说："精不泄，归精于肝而化清血。"肾主骨生髓，肾藏精，精生髓，髓居于骨中称骨髓；肾精充足，骨髓生化有源。《素问·阴阳应象大论》中说："肾生骨髓。"肾精充足，则髓化生血液有源。肾气充沛，则促脾胃运化。现代医学研究成果，为传统中医相关理论/学说提供了越来越多的循证依据。造血所需原料铁、叶酸、维生素B_{12}等均依赖日常饮食经胃肠消化吸收补充，造血所需红细胞生成素（EPO）由肾脏产生。胃肠、肾功能障碍则可引发缺铁性贫血、营养性贫血、恶性贫血、肾性贫血、慢性病性贫血等贫血性疾病。通过健脾补肾，则能促进机体造血。凝血因子和白蛋白主要在肝脏内合成。肝功能受损则可出现凝血因子缺乏、低蛋白血症。中医认为肝主藏血，脾主统血；肝主疏泄，脾主运化。若用现代医学知识解读，中医所讲的肝（系统）正是凝血因子、白蛋白合成及储藏的场所，脾（系统）则是为确保肝合成凝血因子、白蛋白的原料供应链。有实验研究证实，益髓生血颗粒可显著升高辐射损伤小鼠外周血白细胞数、红细胞、血小板数及血红蛋白水平；促进骨髓细胞由G0/G期进入S期从而促进细胞增殖，骨髓造血微环境中的造血生长因子GM-CSF、IL-3、SCF含量也显著增加。结果表明：益髓生血颗粒能有效改善辐射损伤引发的急性骨髓抑制，具有促进骨髓造血的作用。参阅中医理论，还有助于扩大对人体造血机制的研究视野，不仅局限于骨髓。大量临床病例可见，当患者骨髓造血功能低下时，其自体会代偿性地在髓外进行造血；更何况，血液中的淋巴细胞、白蛋白、球蛋白、凝血因子等许多成分，原本就不在髓内生成。因此，对促进机体造血（细胞成分和非细胞成分）或研发"人造血"，要敢于打破固有思维模式，拓宽认知视野和研究思路，中西医结合的输血研究应该是值得中国输血人努力的方向[28-30]。

第二节　中医药减少骨髓衰竭性疾病输血

骨髓衰竭性疾病（BMFS）是一组以外周血1系、2系血细胞或全血细胞减少为表现的疾病综合征[31-33]。随着人们健康意识的增强及检验技术的不断提高，BMFS发病率呈现出了逐年上升的趋势，目前欧美人群的年发病率为2/10万左右，而亚洲的年发病率约（4～7）/10万。BMFS包括获得性BMFS和遗传性BMFS两大类[34]。其中获得性骨髓衰竭症（ABMFs）占BMFS的80%，又可分为原发性及继发性两类；继发性BMFS主要指造血系统肿瘤、髓外肿瘤骨髓浸润、放疗及化疗等因素引起骨髓抑制，原发性BMFS主要包括再生障碍性贫血（AA）、免疫相关性血细胞减少症（IRH）、阵发性睡眠性血红蛋白尿（PNH）、骨髓增生异常综合征（MDS）和意义未明的血细胞减少症（ICUS）等。

至今BMFS治疗仍十分困难，临床治疗方法、治疗药物虽多，但效果欠佳。其中，有研究表明唯一能治愈该病的方法为骨髓造血干细胞移植（hematopoietic stem cell transplantation，HSCT）[35-37]。但存在供体难找、费用高及患者年龄限制等问题，难以在临床上普遍应用。在急性期及疾病后期，输血治疗成为治疗BMFS的重要手段。但输血也存在着很多不良反应，很多患者在长期大量输注红细胞后会出现血液的无效输注，这样不仅会耽误患者病情，增加患者经济负担，还会导致严重的血液浪费。而且血液输注会增加患者住院时长，增加感染机会，增加住院费用。

骨髓衰竭性疾病应属于中医中的"虚劳""髓劳""髓毒痨"等范畴，中医虽没有现代骨髓的解剖及生理病理的认识，但早在战国时期《素问·平人气象论》中就指出："脏真下于肾，肾藏骨髓之气也。"说明了骨髓藏于骨腔。《素问·生气通天论》中提到："是以圣人陈阴阳，筋脉和同，骨髓坚固，气血皆从"，也提出骨髓乃血液化生的场所，与现代医学的认识基本相同。中医基础理论秉承调理阴阳平衡，讲究激发机体自身造血改善病情，减少输血和不良反应，通过辨证论治，从“精血同源”“气血同源”“肾主骨生髓”等中医理论基础出发，对 BMFS 治疗具有良好效果，现代临床研究证实中药可通过调节免疫、控制原发病进展、改善骨髓微环境、促进骨髓造血、减轻铁过载等多方面机制改善骨髓造血，从而减少成分血的输注。

一、中医药减少骨髓衰竭性疾病输血的机制

（一）骨髓衰竭性疾病影响造血的西医机制

1. 免疫异常导致骨髓造血受抑制　免疫紊乱是获得性骨髓衰竭性疾病发生的主要机制，再生障碍性贫血（AA）、骨髓增生异常综合征（MDS）、免疫相关性全血细胞减少等疾病均与其相关。

2. 骨髓微环境受损导致骨髓造血低下　骨髓造血微环境（hematopoietic microenvironment）是由骨髓微血管、神经体液因子、细胞因子、基质细胞及非细胞纤维成分、细胞外基质和黏附因子等组成，能够提供适当的造血生长信号给造血干细胞，支持其扩增和分化。

3. 铁过载导致骨髓造血受抑制　铁过载常见于骨髓增生异常综合征（MDS）、再生障碍性贫血（AA）和骨髓纤维化（MF）等血液系统疾病。铁过载发生时间可能早于输血依赖。铁过载不仅引起组织器官损害和功能障碍，并可通过影响骨髓造血细胞的数量、功能、端粒长度及表观遗传学等途径损伤骨髓造血[38]。

（二）中医药减少骨髓衰竭性疾病输血的相关机制

中医认为，气与血具有互根互用的关系，气为血之帅，血为气之母。气能生血、行血、摄血，血能养气、载气。输血能及时为患者补充成分血，使虚脱的机体得以快速恢复，符合中医“补血载气”之功效。而气血又与五脏紧密联系，其中尤以脾肾为关键。水谷精微和肾精是血液化生的基础；水谷精微有赖于脾胃受纳运化饮食水谷，吸取其中的精微物质，进入脉中，化生成红色的血液；肾精充足，则可化肝血以充实血液。通过深入研究中医药治疗骨髓衰竭性疾病的相关机制，在大量研究资料中，中医药被证实可通过免疫调节、改善骨髓微环境、促进骨髓造血、减轻铁过载等多方面机制综合改善骨髓造血，从而减少输血。

1. 中医药通过调节免疫减少输血　中医认为“积之成者，正气不足，而邪气踞之”（《医宗必读》），正虚感邪，痰、瘀、湿、热等病理因素蓄积，邪气盘踞而成积聚。人体是一个统一的整体，只有阴平阳秘，达到一个平衡状态才能百病不生，而中医药治疗就是通过调节人体的阴阳气血而达到这种平衡状态。这与现代医学对肿瘤免疫的认识不谋而合。现代研究证明所有的疾病均与机体的免疫相关，其中肿瘤免疫抑制微环境与正气亏虚、炎性因子与热毒、高凝血状态与血瘀、肿瘤微环境中大量黏附因子与痰湿等病理因素都有诸多相似之处[39]。有研究表明，单味中药、中药单体、中药复方均可通过激活 T 细胞、B 细胞和巨噬细胞，调节 T 细胞介导的免疫应答，诱导 B 细胞增殖转化，增强细胞因子介导的免疫调节作用，增强抗原提呈作用[40]，从而最终起到调节免疫作用。例如吴敏[41]应用补髓生血颗粒联合正源养荣方连续治疗 70 例骨髓增生异常综合征患者 3 个月，最终得出补髓生血颗粒联合正源养荣方可通过调节免疫（$CD4^+$、$CD25^+$、Treg 水平）有效提升红细胞及血小板计数。

2. 中医药通过促进骨髓造血减少输血　血液的产生与五脏密切相关，五脏安和、协调有序方可保证血液的生成及运行。肾为先天之本，《素问・金匮真言论》云：“夫精者，身之本也”。造血干细胞通过增殖和分化形成多种血细胞，体现了肾精化生气血的功能。肾精与肾气相互化生，互为体用。肾气是推动造血干细胞生成与释放的动力源泉，造血干细胞被视为肾精的一部分，其生成与释放依赖肾气的激发、推动和调控作用。脾胃为后天之本，气血生化之源，造血干细胞需要脾胃的滋养方能化生有源。《灵枢・决气》曰：“中焦受气取汁，变化而赤，是谓血”。脾胃在促进造血干细胞生成与释放以及造血重建方面亦发挥重要作用。

中医药可补益脾肾，促进造血干细胞生长、改善骨髓造血微环境而促进造血，减少输血[42,43]。现代药理学研究证实补肾益精的中药具有促进造血干细胞恢复，改善骨髓造血功能[44]。十全大补汤、补肾益髓生血方、蚕砂提取物、雪莲多糖、雄黄、人参、红景天制剂、海星提取液、绞股兰及益髓补肾药物等均可通过刺激造血干细胞增殖分化而促进造血[45-49]。研究表明以十全大补汤化裁的中药动员方在 auto-HSCT 中可增强动员外周血干细胞的效果。六味地黄丸、金匮肾气丸、健骨二仙丸以及中药巴戟天、黄芪、何首乌、黄精等均可通过改善骨髓造血微环境促进造血[50]。动物实验表明，肾血康、补肾生血解毒方、补肾填精方、葛根素、灵芝三萜、六味地黄丸等可通过调节红细胞生成素（EPO）分泌促进造血[51-56]。

3. 中医药通过减轻铁过载来减少输血　近年来，随着铁代谢研究在骨髓衰竭性疾病中的不断深入，已经明确去铁治疗在促进骨髓造血、改善脏器功能方面

的作用。研究表明,铁过载与血瘀证的形成和加重有一定关联。中医认为,血瘀证系离经之血不能及时消散或排出,停留于体内,或血行不畅,壅遏于经脉之内,或瘀积于脏腑而形成的瘀血内阻,与现代医学有关瘀血物质性的认识相同[57]。陈瑶[58]等研究认为,输注红细胞所带来的外源铁可视作为"瘀血",铁过载所致各种功能异常,可看作为"瘀血"沉积于各组织器官,气血运行不利,脏腑组织失荣失用的表现。基于"瘀血不去,新血不生""祛瘀可以生新"的中医理论,活血化瘀类中药可达活血生血的目的,并使血归经,与祛铁可以促进造血、改善输血依赖观点一致。有研究表明,活血药物有效成分姜黄素具有较好的铁螯合作用。王青青[59]等研究表明,适当加用活血化瘀类中药(如姜黄、丹参、莪术等)以祛瘀生血,或与铁螯合剂联合使用以增加疗效,有望减低铁过载的发生率,进一步减轻铁过载的程度,延长输血间隔时间,提高患者生活质量。

二、中医药减少骨髓衰竭性疾病输血的临床应用

(一) 中医药减少骨髓衰竭性疾病输血的辨证论治

骨髓衰竭性疾病的病机以"肾虚髓枯为本,脾虚气血不足为标",病位在骨髓。肾为先天之本,寓元阴元阳,主藏精生髓,如《素问·痿论》论述:"肾主身之骨髓";肾中内寓之元阴元阳是人身五脏生机之源泉。肾中之阴为造血的物质基础,肾中之阳是血液生化的动力。脾为后天之本,气血生化之源。脾主运化、升清、统摄血液,其运化的水谷精微是气血化生和充养肾精的重要来源。"脾阳根于肾阳",肾中精气的生成有赖于脾生成之水谷精微的充盈,而脾之健运,化生精微,则需要肾阳的温煦。而肝喜条达,主疏泄,肝木得疏则脾能升清运化。肾藏精,肝藏血,精血互生,肾阴亏则肝火失制,精血耗损。所以,骨髓衰竭性疾病发病以肾虚为根本,同时涉及多个脏腑,表现出多脏腑虚损之候。

1. 气血两虚证

(1) 临床表现:面色萎黄,唇甲色淡,头晕目眩,耳鸣眼花,少气懒言,神疲乏力,胸闷心悸。舌淡红,苔薄白,脉虚无力。

(2) 证候分析:骨髓衰竭性疾病的患者往往肾虚髓枯,肾精亏虚,则脾肾不得滋养,从而导致肾气、脾气亏虚,气虚则见少气懒言、神疲乏力;血虚各脏器失于濡养功能,故见头晕目眩、耳鸣眼花、胸闷心悸等症。

(3) 治疗原则:益气养血。

(4) 方药选择及分析:八珍汤加减。白术、人参、茯苓、甘草、熟地黄、当归、川芎、白芍、肉苁蓉、鹿角胶。方中人参与熟地黄相配,益气养血;白术、茯苓健脾渗湿,助人参益气补脾;当归、白芍养血和营,助熟地滋养心肝;川芎活血行气,使地黄、当归、白芍补而不滞;肉苁蓉、鹿角胶温补肾阳补养精血;甘草益气和中。

(5) 加减应用:腹胀纳呆者可加焦三仙、陈皮等理气健脾消食;失眠多梦者可加枣仁、夜交藤等养心安神。

(6) 中成药:可选用再造生血片、再造生血胶囊等。

(7) 临床应用研究:研究表明益气养血常用药黄芪、党参具有促进细胞增殖和抑制细胞凋亡的作用,且可提高机体免疫功能,具有抗肿瘤作用,另外黄芪、地黄对骨髓粒系祖细胞有促增殖作用;而且八珍汤方中的茯苓、白术可促进红系祖细胞增殖和造血细胞分化,维持细胞增殖与分化之间的平衡[60]。

2. 脾肾阳虚证

(1) 临床表现:腰膝酸软,头晕耳鸣,面色苍白,唇甲色淡,食欲不振,纳少便溏,夜尿频多,甚者形寒肢冷,舌淡胖有齿痕,苔白,脉沉细。

(2) 证候分析:肾精不足,髓海空虚无以化血,血虚失荣故见面白苍白、唇甲色淡之象;腰为肾之府,耳为肾之窍,肾精不足,失于濡养则见腰膝酸软,头晕耳鸣;肾阳亦虚,命门火衰,失于温煦,影响脾之运化功能则见食欲不振,纳少便溏;膀胱气化不利,故夜尿频多;阳虚生内寒,故见形寒肢冷。舌淡胖有齿痕,苔白,脉沉细均为脾肾阳虚之象。

(3) 治疗原则:健脾补肾。

(4) 方药选择及分析:右归丸合四君子汤加减。熟地黄、山药、山茱萸、枸杞、鹿角胶、菟丝子、杜仲、当归、肉桂、制附子、人参、白术、茯苓。方中附子、肉桂、鹿角胶温肾助阳祛里寒;熟地黄、山萸肉、枸杞子、山药滋阴益肾;菟丝子、杜仲补肝肾强腰膝;当归养血和血;人参、白术、茯苓健脾益气;甘草调和诸药。

(5) 加减应用:阳虚症状不重者附子、肉桂量宜小或不用。便溏、夜尿频者,多加补骨脂、益智仁;食欲不振者,加陈皮、莱菔子、焦三仙。

(6) 中成药:健脾益肾颗粒、生血丸、右归丸等。

(7) 临床应用研究:赵琳[61]应用复方补肾冲剂治疗肾阳虚型骨髓增生异常综合征发现治疗组症状明显减轻,血象改善,总有效率为86.7%,结果优于对照组的46.7%($P<0.05$,差异有统计学意义)。证实了补肾阳的方法可以促进骨髓造血,改善血指标,减少

输血。

补肾药中常用的鹿茸早在《本草纲目》中就强调鹿茸可治诸多虚损证候。现代药理作用研究亦表明鹿茸具有性激素样作用，可以刺激造血[62]。李召[63]的研究也发现鹿茸可通过上调体外培养的再生障碍性贫血骨髓单个核细胞 *bcl-2* 的表达，促进骨髓细胞增殖，抑制其凋亡，对造血有促进作用。

另外对于补肾常选用的巴戟天，现代药理研究发现巴戟天能促进造血干细胞增殖和分化，升高红细胞和白细胞计数调整造血细胞因子的异常分泌水平，减轻免疫反应，恢复骨髓造血功能[64]。

3. 肝肾阴虚

（1）临床表现：面色苍白，头晕目眩，腰腿酸软，胁部隐痛，心烦失眠，耳鸣健忘，咽干口燥，潮热盗汗。舌尖红，苔薄，脉弦细数。

（2）证候分析：肝肾阴虚，肝络失滋，肝经经气不利，则胁部隐痛；肝肾阴亏，水不涵木，肝阳上扰，则头晕目眩；肝肾阴亏，不能上养清窍，濡养腰膝，则耳鸣，健忘，腰膝酸软；虚火上扰，心神不宁，故失眠多梦；肝肾阴亏，相火妄动，扰动精室，精关不固，则男子遗精；肝肾阴亏，冲任失充，则女子月经量少；阴虚失润，虚热内炽，则口燥咽干，五心烦热，盗汗颧红；舌红少苔，脉细数，为阴虚内热之征。

（3）治疗原则：滋养肝肾。

（4）方药选择及分析：六味地黄丸合一贯煎加减。北沙参、麦冬、当归、生地黄、枸杞子、熟地黄、山茱萸、山药、泽泻、丹皮、茯苓。方中熟地黄甘补微温，善滋补肾阴、填精益髓；山萸肉酸甘微温，善补益肝肾、收敛固涩；山药甘补涩敛性平，既养阴益气、补脾肺肾，又固精缩尿；泽泻善泄相火、渗利湿浊；茯苓善健脾、渗利水湿；牡丹皮辛散苦泄微寒，善清泻肝火、退虚热。生地黄滋阴养血，补益肝肾；北沙参、麦冬、当归、枸杞子益阴养血柔肝，并配合少量川楝子，疏肝泄热，理气止痛。

（5）加减应用：烦热口渴，舌红而干者，加入知母、石膏；午后虚热、多汗者，加入地骨皮等。

（6）中成药：可选六味地黄丸、知柏地黄丸、生血宝合剂等。

（7）临床应用：许京淑[65]等滋阴补肾中药治疗再生障碍性贫血 72 例，发现治疗组和对照组总有效率分别为 88.8%和 66.67%，治疗组临床症状、血常规指标（WBC、PLT、Hb）改善，差异有统计学意义。

（二）中医药减少骨髓衰竭性疾病输血常用中药

在辨证论治基础上可酌情选用具有免疫调节、促进造血等中药，包括：①刺激红细胞增生的药物，鹿茸、鸡血藤、紫河车、阿胶，黄芪、党参等；②刺激网织红细胞增生的药物，鹿茸、鸡血藤、白花舌草等；③刺激血小板增生的药物，当归、白芍、生地、紫河车、枸杞、五味子等；④刺激白细胞增生的药物，人参、西洋参、黄芪、党参、当归、阿胶、石斛等；⑤刺激骨髓造血的药物，仙灵脾、菟丝子、巴戟天、当归、丹参、黄芪、阿胶、枸杞、雄黄、虫草等；⑥改善骨髓造血微环境的药物，巴戟天、黄芪、何首乌、黄精、熟地黄、山药、山萸肉、泽泻、茯苓、牡丹皮、附子、菟丝子、枸杞子、鸡血藤、女贞子、旱莲草等；⑦调节端粒酶活性的药物，鹿角胶、淫羊藿、巴戟天、菟丝子、人参、何首乌、杏仁、青皮、厚朴、乳香等。

（三）中医减少骨髓衰竭性疾病输血的特色疗法

穴位贴敷疗法，是以中医经络学说为理论依据，把药物研成细末，用水、醋、酒、蛋清、蜂蜜、植物油、清凉油、药液调成糊状，或用呈凝固状的油脂（如凡士林等）、黄醋、米饭、枣泥制成软膏、丸剂或饼剂，或将中药汤剂熬成膏，或将药末散于膏药上，再直接贴敷穴位、患处（阿是穴），用来治疗疾病的一种无创痛穴位疗法。骨髓衰竭性疾病，病在脾肾，可通过相关穴位贴敷治疗达到治疗效果。

穴位贴敷取双侧肾俞与命门穴；贴敷药方：阿胶、三七、白芨、鹿角胶，将其研粉后，加入蜂房水调成糊状，贴于穴位上，再应用 TDP 磁灯照射 20 分钟，药物保留 2 小时，每天 1 次。

脾虚明显者，可使用黄芪和当归按 3∶1比例研磨，用黄酒调拌，使用敷贴贴于足三里，每天 1 次。达到健脾益气、辅助运化的功效。

第三节　中医药减少恶性肿瘤输血

根据肿瘤在人体组织器官的发病部位、肿瘤发病方式和存在形式的差异，可以将其分为实体性肿瘤和非实体性肿瘤。实体性肿瘤常规西医的治疗手段通常是外科手术、放疗与化疗、免疫治疗、靶向治疗等为主的综合治疗；非实体性肿瘤以淋巴和造血系统肿瘤为主，其西医治疗是以化疗为主的策略，通常联合手术或者放疗。在肿瘤发病、进展、治疗过程中，无论实体肿瘤与血液肿瘤都可以发生各种不同程度的与肿瘤及治疗相关的贫血。肿瘤相关性贫血是既与疾病相关、也可能与治疗相关的并发症，是治疗肿瘤性疾病过程中不可回避的重要而难解决的临床问题。

输血对于肿瘤的治疗，属于对症支持治疗以及综合治疗的一部分，并不能解决肿瘤本病的问题，结合输血相关的不良反应，可见输血也有“双刃剑”的效

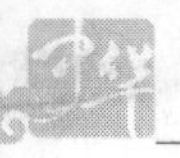

应,长期反复输血的弊端不能忽视。由于肿瘤性贫血的原因复杂,积极探索肿瘤治疗的新思路和治疗策略越来越受到重视。如何在肿瘤综合治疗的基础上,与传统的中医药治疗相配合,是当今肿瘤相关性贫血治疗的新思路和热点之一。

通过中医的辨证施治方法,结合中医药的临床应用理论,可以从改善肿瘤本病、减少药物治疗相关的毒副作用、增加刺激造血功能来改善肿瘤相关性贫血的程度和治疗作用,通过减少输血量、降低输血频率,输血相关风险下降、输血相关并发症减少,体现了中医药对于肿瘤相关性疾病引起的贫血的治疗优势。在现代医学的肿瘤综合治疗中,中国医学与现代医学相结合、相配合,发挥了重要作用。

一、中医药减少恶性肿瘤输血机制

(一)恶性肿瘤影响造血的机制

1. 治疗相关副作用 化疗药物中细胞毒性药物的广泛使用,一方面会促进红系细胞凋亡,另一方面可对肾小管细胞造成损害而引起内源性红细胞生成素(EPO)减少,从而引起 CRA。

2. 血液肿瘤影响造血机制 恶性血液肿瘤,如急、慢性白血病、骨髓增生异常综合征、淋巴瘤、多发性骨髓瘤、骨髓纤维化等,因其基因突变、染色体核型突变等因素致造血细胞异常增殖分化,丧失正常造血功能,出现异常造血;异常增殖的恶性肿瘤细胞侵占破坏骨髓,影响正常造血细胞生长;免疫异常造成正常的造血干细胞损伤,凋亡过多,并破坏造血微环境,最终影响正常造血。

3. 实体肿瘤影响造血机制 实体肿瘤往往通过肿瘤细胞浸润骨髓、分泌相关细胞因子、破坏患者正常免疫及新陈代谢而引起贫血。在近几年 CRA 研究中,对肿瘤自身导致的相关性炎症因素的关注度逐渐提高。此类炎症释放的肿瘤坏死因子(TNF)、白细胞介素 1(IL-1)、γ-干扰素(IFN-γ)等炎性细胞因子,导致骨髓红系对红细胞生成素(EPO)的反应性降低[66],对造血过程中储存铁的释放和红系祖细胞的增殖产生抑制作用,特别是铁调素水平受到炎性因子的影响而升高,导致造血系统对贫血敏感度降低[67]。

(二)中医药减少恶性肿瘤输血的相关机制

1. 中医药通过治疗原发恶性肿瘤来减少输血 阴阳失调,正气亏虚,邪气内盛导致癌毒痰瘀互结是恶性肿瘤发病的基本病机。有形之邪留滞体内,久而不去,搏结交阻积聚化毒,形成肿块恶肉,阻滞经脉、损耗气血,影响新血生成。中医在肿瘤初期以攻邪为主,常以清热解毒、以毒攻毒、活血化瘀、化痰散结为法,中晚期则在扶正基础上,加用祛邪攻毒之法可有效控制肿瘤。

现代药理学研究证实临床中很多中药具有良好的抗肿瘤作用。中药的活性成分如党参多糖、人参皂苷、墨旱莲中的木犀草素、紫草素、川芎嗪、三七皂苷、金银花多糖、川楝素、芹菜素等的抗肿瘤作用已得到广泛证实[68-78]。多种中药复方制剂如消串丹、毒结清口服液、参芪仙补汤、复方参鹿颗粒、复方君子汤、复方黄黛片、青黄散均可发挥抗肿瘤作用[79-87]。这些中医单体或复方可通过调节机体免疫机能、抑制肿瘤微血管生成、直接杀伤肿瘤细胞、诱导肿瘤细胞凋亡、逆转癌细胞的多重耐药、调节细胞信号传导、抑制端粒酶活性等多种方式起到抗肿瘤作用,通过治疗原发疾病,从而减少输血。

活血化瘀中药有改善骨髓微环境基质细胞或直接影响造血干/祖细胞的潜在生物学特性,可恢复骨髓造血功能的作用。癌毒是恶性肿瘤之根,因毒致虚,因虚致瘀,癌毒不断加重血瘀恶性循环,病情呈进行性发展趋势,毒瘀互结,开始侵犯骨髓,抑制或替代骨髓造血功能。"瘀血不去,新血不生",从中医学角度来讲,活血化瘀药祛瘀生新的作用可改善造血干细胞的功能,提高外周血细胞的比例。丹参素、川芎嗪、当归多糖对小鼠外周血造血干细胞有一定的动员作用。血府逐瘀汤通过增加较早期造血干细胞的数量和功能,提高造血能力[88-91]。

2. 中医药通过减轻骨髓抑制来减少输血 放化疗药物的使用导致骨髓正常造血受到抑制。中医认为,化疗药物属大寒大热之有毒之品,化疗杀伤骨髓造血干细胞属"药毒"致病范畴,毒邪直入机体,与正气交争,扰乱中焦气血,久则累及脾肾,损伤精髓,暗耗阴血;药毒伤害机体正气,正气虚则又可导致血瘀,因毒致虚,因虚致瘀,瘀不去而血不生,加重血瘀恶性循环。中医可通过补益正气,清热解毒减少放化疗药物毒副作用,减少骨髓抑制的产生。

现代研究表明,黄芪、花生衣均有减轻骨髓抑制、生血之功效。四君子汤、当归补血汤、龟鹿二仙胶等中药复方也可通过多种途径改善化疗后的骨髓抑制情况。地榆升白片、芪胶升白胶囊、复方阿胶浆、生白合剂等[92-96],在临床治疗骨髓抑制方面也有不同程度的效果,其作用效果主要体现在改善白细胞、血红蛋白减少的程度以及减少骨髓抑制总体发生率等方面。

3. 中医药改善体质及组织血氧供给减少输血 心肺同居上焦,心主血而肺主气,心主行血而肺主呼吸。心与肺相互协同,互相调节而影响血液运行及呼吸吐纳之间的关系。贫血患者在临床上表现出来的各种不适,如倦怠乏力、少气懒言、心慌心悸、呼吸急促以及尿频及尿少等症状,归根结底是患者组织器官出现严重的缺血、缺氧。而通过中医中药来补益心肺气血则有益于解决此类问题。中医药干预,在增强肺顺应性、提高肺活量、改善肺微循环、减轻肺水肿、促进气体交换、增强心肌活力、促进体循环、扩充血容量、消除炎症水肿、改善组织微环境等方面都有其独特优势。

根据"有形之血不能速生,无形之气所当急固"的中医理论,从"无形之气"切入,施以"补气固脱,回阳救逆",可改善贫血患者病情。在中国古代,由于缺乏输血技术,无法为急性大出血输注红细胞,采用独参汤、参附汤、生脉汤、八珍汤等救急。据文献记载,这些方法确能起到一定救治作用。

二、中医药减少恶性肿瘤输血临床应用

(一)中医药减少恶性肿瘤输血辨证论治

肿瘤的成因虽多,但基本病理变化为正气内虚,气滞、血瘀、痰结、湿聚、热毒等相互纠结,日久积滞而成有形之肿块。病理属性总属本虚标实。多是因虚而得病,因虚而致实,是一种全身属虚,局部属实的疾病。根据其临床特点,概括为以下几种主要证型。

1. 热毒壅盛证

(1)临床表现:高热、感染、出血症状为主。可见齿衄,鼻衄,皮肤瘀点,瘀斑,舌质红绛少津,舌苔黄,脉弦数。

(2)证候分析:肿瘤患者外感六淫、毒邪侵袭、由表及里,或恣食辛辣厚味、嗜好烟酒、情志内伤等,均可导致日久化热,热毒蕴积,精髓内伏热毒,热毒侵入营血,血热炽盛,则见高热。内热熏蒸,伤及脉络,迫血妄行,则见齿衄,鼻衄,皮肤黏膜瘀点、瘀斑。舌质红,舌苔黄,脉弦数为火热炽盛的表现。

(3)治疗原则:清热解毒,凉血止血。

(4)方药选择及分析:犀角地黄汤加减。方中以水牛角替代犀角清心火而解毒,心火得清,则诸经之火自平,为主药;生地黄凉血而滋阴液,协助犀角以解血分热毒,并增强止血作用,为辅药;芍药和营泄热,丹皮凉血散瘀,协助犀角、生地黄加强解毒化斑作用,为佐使药。四药合用,具有清热解毒、凉血散瘀的作用。

(5)加减应用:出血重者加茜草,白茅根,仙鹤草,紫草,三七等。热甚者,可用清瘟败毒饮加减,药用金银花、连翘、板蓝根、栀子、生石膏、淡竹叶、知母、水牛角、生地黄、丹皮。咽喉肿痛,加山豆根,射干;皮肤痒肿,加蒲公英、野菊花、紫花地丁;咳嗽,黄痰,加鱼腥草、瓜蒌。兼有阴虚者,宜加入养阴生津药如沙参、麦门冬、石斛、天花粉。在此基础上可加用抗肿瘤中草药如苦参、山豆根、藤犁根、半枝莲、白花蛇舌草、龙葵、山慈姑等。热盛神昏者可另服安宫牛黄丸、紫雪丹。淋巴结肿大,加川贝母、连翘、牡蛎、夏枯草、小金丹;肝肿大,加郁金、龙胆草、芦荟、连翘;脾肿大,加鸡内金、王不留行、三棱、莪术、青黛等。

(6)中成药:紫雪丹、安宫牛黄丸、清开灵口服液、裸花紫珠片、复方青黛胶囊、牛黄天龙胶囊。

(7)临床应用研究:针对热毒壅盛证,时峰[97]应用复方青黛胶囊联合维甲酸治疗急性早幼粒细胞白血病10例,1个月后完全缓解100%。张永欢[98]应用平白汤加减配合化疗治疗急性白血病35例,完全缓解60%,有效率88.57%。崔立献[99]用五鲜饮配合小剂量化疗治疗急性白血病30例,对外周血细胞数量低、不宜大剂量化疗的患者有显著疗效。

孙一民教授创四鲜汤清热凉血治疗急性白血病,取得了显著的临床疗效。四鲜汤治疗的6 000多例白血病及其他血液疾病患者,85%以上取得了良好效果。孙一民[100]教授应用四鲜汤作为基本方:鲜蒲公英、鲜小蓟各500g,鲜茅根、鲜生地各250g,并辨证论治、随证加减治疗难治性白血病76例,完全缓解37例(48.7%),部分缓解14例(18.4%),未缓解25例(32.9%),总缓解率为67.1%。

2. 痰凝血瘀证

(1)临床表现:瘀斑瘀点,肝脾、淋巴结的肿大,肿瘤包块为主。还可见面色晦暗,或肌肤甲错,胸痛或腰腹疼痛,口唇紫暗,舌质暗或有瘀点、瘀斑,苔紫暗或薄白,脉涩或细弦或细涩。

(2)证型分析:正气虚弱,邪毒内蕴,阴阳失和,气血失调,致使痰瘀互结,损伤脏腑,骨髓生血异常,日久成癥积肿块。热毒内伏骨髓,耗灼精血,或因瘀不去则新血不生,终致贫血虚劳。痰瘀壅阻,气虚则血行不畅,日久则气滞血瘀或脉络瘀阻,结于肋下则见肝脾肿大,瘀阻于颈旁、腋下为痰核,瘰疬。气虚血瘀则面色不华。舌质紫暗或薄白,脉涩或细弦均为痰瘀之象。

(3)治疗原则:活血化瘀,软坚散结。

(4)方药选择及分析:膈下逐瘀汤合消瘰丸加减。方中当归、川芎、赤芍养血活血,与逐瘀药同用,可使瘀血祛而不伤阴血。尤其川芎不仅养血活血,更能行血中之气,增强逐瘀之力。丹皮清热凉血、活血化瘀,桃仁、红花、五灵脂破血逐瘀,以消积块。川楝子、三棱、莪术善理肝胆之郁,昆布、海藻、牡蛎,祛痰软坚散。佐以郁金、香附、血竭、乳香、没药,以疏肝理

气、通气活血,使气血毫无滞碍,瘰疬自易消散也。黄精、熟地,滋补肾阴;白花蛇舌草、夏枯草,牡丹皮、清热解毒。甘草调和诸药。方以逐瘀活血和行气药物居多,使气帅血行,更好发挥其活血逐瘀,破徵消结之力。

(5) 加减应用:头晕,目眩,口苦,加龙胆草、芦荟、柴胡;呕吐者,加橘皮、竹茹、半夏;气虚者,加黄芪、党参、太子参;血虚者,宜加入当归、熟地黄、阿胶、何首乌等。

(6) 中成药:复方斑蝥胶囊、红景天制剂。

(7) 临床应用研究:邓有安[101]应用当归、川芎、鸡血藤、赤芍、红花、党参、三七等治疗急性白血病20例,客观缓解率90%。李海燕等[102,103]使用祛毒化瘀法联合羟基脲治疗慢性粒细胞白血病9例。发现加服祛毒化瘀中药复方可改善患者的临床症状,改善骨髓象和血象,缩小肿大的肝脏和脾脏,降低粒细胞系统的过度增殖。任愉嫱[104]通过文献研究发现大黄䗪虫丸应用于子宫肌瘤、肝癌、慢性粒细胞白血病、胃癌、肺癌等14种肿瘤类的疾病,在用药上单独运用或中西医联合运用,为治疗肿瘤的有效方剂。

3. 阴阳两虚证

(1) 临床表现:面色㿠白,心悸气短,神疲乏力,畏寒肢冷,食少纳呆,头晕耳鸣,腰膝酸软,失眠多梦,口咽干燥、手足心热,自汗盗汗,瘰疬,瘀斑瘀点,舌质淡白或舌红少津有裂纹,苔薄白或无苔,脉沉细。

(2) 证候分析:疾病日久,精亏血少,气血衰败,脏腑虚损终至阴阳两虚。阴虚火旺而自觉口咽干燥,面色潮红、手足心热;阴虚生内热,迫血妄行,导致血溢脉外,出现鼻衄、瘀斑、瘀点;热扰心神,阳不入阴则失眠;阳气虚无力摄血则见瘀斑瘀点,失于温煦,故恶寒肢冷,面色㿠白,肾为元阳,元阳不足故见腰酸膝软;脾阳亏虚,不能运化水谷,助长体力,故见神疲乏力,少气懒言,脾失健运,故见食少便溏,面色㿠白,舌质淡白或舌红少津有裂纹,苔薄白或无苔,脉沉细均为阴阳两虚的表现。

(3) 治疗原则:调和阴阳,益气养血。

(4) 方药选择及分析:生脉散合右归丸加减。方中人参甘温,益元气,补肺气,生津液,是为君药。麦门冬甘寒,养阴清热,润肺生津,用以为臣。人参、麦冬合用,则益气养阴之功益彰。熟地黄、山药、山萸肉、当归、菟丝子、枸杞子以补益精血;附子、肉桂、鹿角胶、杜仲温壮命门,借"阴中求阳"则补阳之功甚捷。

(5) 加减运用:肝脾淋巴结肿大者可加桃仁、红花、赤芍、五灵脂、牡丹皮、延胡索等活血化瘀;三棱、莪术、昆布、海藻、牡蛎等祛痰软坚散结;血虚重者可加阿胶、当归、熟地等补血生血;出血重者可加小蓟、生地、丹皮、白茅根等凉血止血;高热、感染重这可加用青黛、半枝莲、金银花、水牛角等清热解毒,抗肿瘤;汗多者,加浮小麦;阴虚火旺,加龟板、鳖甲、青蒿;肝肾阴虚甚者,加枸杞子、女贞子、旱莲草;皮肤瘀点、瘀斑,可加紫草,茜草;鼻衄,加白茅根、侧柏叶;遗精或多尿者,加牡蛎、金樱子、莲须等。中成药:益肾活血胶囊、补肾活髓通络颗粒、肾血康胶囊、生脉饮、西洋参胶囊(口服液)、益气养阴口服液、玉泉丸。

(6) 临床应用研究:王珺等[105]研究证实益气养阴生血颗粒长期用药不但能够稳定血象,且对血小板计数具有提升效应。研究者发现六味地黄丸、金匮肾气丸和健骨二仙丸可不同程度抑制骨髓间充质干细胞来源的脂肪细胞成脂分化相关基因表达,增强机体造血功能[106]。

(二) 中医药减少恶性肿瘤输血常用中药

在辩证论治基础上可酌情选用具有减少恶性肿瘤输血的中药,按照西医药理理论和疾病分类方法,具有可抗肿瘤、促进造血的药物或药物成分,包括:①介导细胞凋亡的药物,雄黄、青黛、砒霜、柴胡、雷公藤等;②抑制细胞凋亡的药物,人参、西洋参、丹参、苦参、黄芪、当归、川芎、麦冬、白芍、莪术等;③增强免疫应答的药物,鱼腥草、大蒜、桂皮、淫羊藿、白芍、肉苁蓉、人参等;④抑制免疫应答的药物,雷公藤、半枝莲、垂盆草、夏枯草、五味子、益母草等;⑤抗肿瘤作用的药物,黄芪、当归、茯苓、白术、金银花、白花蛇舌草、半枝莲、三七、丹参、鸡血藤、党参、川楝子、全蝎、麝香、鹿茸、蟾蜍、斑蝥、水蛭、雄黄、阳起石等。

(三) 中医药减少恶性肿瘤输血中医特色疗法

《灵枢·官能》云:"针所不为,灸之所宜",针与灸在临床治疗中互为补充。经络具有运行气血、联接脏腑内外、沟通上下等功能,通过针刺或灸法刺激相关经脉、穴位可达到防病治病的作用。临床减少恶性肿瘤输血可根据疾病病机配穴使用:

1. 针刺 足三里、关元、气海、内关、大椎、肾俞、脾俞、血海、膈俞、三阴交等。

2. 温针灸 足三里(双)、关元、气海、膈俞(双)等。

3. 艾灸 涌泉、夹脊穴、足三里、关元、气海、大椎、肾俞、脾俞、膈俞、三阴交等。

4. 隔姜灸 膈俞、膏肓俞、大椎、脾俞、肾俞穴等。穴位注射:足三里。

5. 临床应用研究 崔瑾等[107]选取普通级Wister大鼠,分别针刺、艾灸大鼠"膈俞"接连续波,留针连续刺激。同期内针刺组和艾灸组的治疗一定程度上起到稳定白细胞、提升白细胞数的作用。并显著改善了骨髓造血功能。吴国良等[108]临床根据分型不同选择艾灸涌泉华佗夹脊等治疗肿瘤患者，结果发现艾灸能明显降低骨髓抑制发生率。说明针灸的临床应用降低了化疗中骨髓抑制的发生率，改善了患者后期的生存质量和生命意义。

第四节　中医药减少出血性疾病输血

出血性疾病是因遗传性及获得性因素导致血管、血小板、凝血因子及纤维蛋白溶解等止血机制缺陷或异常而引起的以自发性或轻度损伤后过度出血为特征的疾病，临床表现主要为不同部位的出血，如皮肤黏膜瘀斑、鼻腔、口腔、消化道出血等。出血性疾病一般起病急，病情重，患者生活质量严重下降，出血量较大时直接危及患者生命。

出血性疾病种类繁多，发病机制各异，临床上应根据不同病因及发病机制给予相应治疗措施。如可使用重组人白介素-11(rhIL-11)、重组人促血小板生成素(rhTPO)促进血小板生成，使用抑酸药物促进胃肠溃疡愈合等。但在急性出血期，治疗的首要目的是止血治疗。因血小板及凝血因子是影响出血的最重要因素，所以临床往往以输注血小板、血浆及冷沉淀等成分血以支持治疗。虽然短时间内可缓解病情，但血源性传播疾病及发热、肌肉酸痛等输血不良反应无法避免，还可能会出现血小板输注无效，面临血液供应紧缺常态化的局面。且有价格贵、疗效短、易复发等缺点[109]。

中医药在治疗出血性疾病方面有着丰富的经验，《血证论》《金匮要略》《十药神书》等典籍都记载了很多行之有效的止血方剂，与现代药物相配合可起到迅速止血、升高血小板、改善凝血、预防再次出血、减少血制品输注量的作用。

一、中医药减少出血性疾病输血的机制

(一) 出血性疾病的机制

依据其病因及发病机制主要概括为以下几类：血管因素、血小板数量及质量异常、凝血因子异常。

1. 血管因素　由于血管受到缺氧、炎症等因素损伤，致血管脆性和通透性增加，血管正常收缩受限，导致血流速度无法减慢，无法正常止血。

2. 血小板数量及质量　异常血小板数量改变和黏附、聚集、释放反应等功能障碍均可引起出血。

3. 凝血因子异常　包括先天性凝血因子和后天获得性凝血因子异常两方面。当机体组织和器官损伤时，由凝血因子按一定顺序相继激活而生成的凝血酶最终使纤维蛋白原(fibrinogen)变成纤维蛋白而起到止血作用。

(二) 中医药减少出血性疾病输血的机制

凡血液不循常道、或上溢于口鼻诸窍、或下泄于前后二阴、或渗出于肌肤所形成的一类出血性疾病，统称为血证。中医学认为血证的病因主要是由于禀赋不足、脏腑功能紊乱、七情所伤、劳倦过度、瘀血阻络等内在因素，与外感六淫邪气、胃肠毒邪侵袭、药毒损伤气血、金刃所伤、毒虫咬伤等外在因素相互作用发病。血证形成的病因病机有：气不摄血，血溢脉外；阴虚火热内生，迫血妄行；脾肾阳虚，统摄无权；邪热旺盛，热迫血行；瘀血内阻，血行不畅，血溢脉外等。中医药治疗血证经验丰富，经过现代科学研究证实，可以从多个途径减少出血。

1. 中医药通过改善血管通透性减少输血　《济生方》提出："夫血之妄行也，未有不因热之所发"，中医认为感受热邪或素体热盛，日久郁热极易导致化火动血，灼伤脉络，血溢脉外。血热则血流过速致血管损伤引发出血，凉血止血药，如大黄、茜草等可清热泻火，减少血管损伤。药理研究表明大黄可降低毛细血管通透性，改善血管脆性，对于消化道出血患者，可减少溃疡面渗出；大黄所含鞣质具有局部收敛、止血作用，并能促进肠道平滑肌收缩而产生泻下作用，并有利于血管平滑肌收缩而止血[110]。茜草能减少毛细血管的通透性及脆性，缩短出血时间，增强毛细血管的抵抗力[111]。收涩止血药能促进组织收缩，促血管愈合，提升血管壁抗力、抑制血液流出以止血。血液瘀结致血流拥塞损伤血管，增加血管破裂概率，化瘀止血药可以去瘀血而止血，同时减少血管破裂出血的风险[112]。

2. 中医药通过促进血小板再生减少输血　中医学认为，肾为先天之本，造血干细胞被视为肾精的一部分，其生成与释放依赖肾气的激发、推动和调控作用。脾胃为后天之本，气血生化之源，造血干细胞需要脾胃滋养方能化生有源。脾肾与血液生成息息相关。现代研究表明，补肾健脾中药可促进造血干细胞增殖发育。如人参、阿胶、淫羊藿、鹿角胶、大黄、山茱肉、鸡血藤等也可增强骨髓造血功能，促进巨核细胞功能恢复，有效提升血小板计数。生血灵、健脾益气摄血颗粒[113,114]可通过调节细胞因子释放，减少抗血小板抗体生成，减少血小板破坏，提高血小板计数。

"瘀血不去，新血不生"，从中医学角度来讲，活血化瘀药祛瘀生新的作用也可改善造血干细胞的功能，

从而促进巨核细胞增殖，提高外周血小板的计数。有研究表明，化瘀消斑汤能显著升高血小板计数[111]。

此外，清热解毒中药有减轻骨髓抑制、生血之功效。化疗药物属大寒大热之有毒之品，杀伤骨髓造血干细胞，此属"药毒"致病范畴。药毒伤及人体正气，气虚生瘀均可导致血溢脉外，中医可通过补益正气，清热解毒减少放化疗药物毒副作用，减少骨髓抑制的产生，从而减少血小板破坏。

因此，运用补益脾肾、活血化瘀、清热凉血药等中药，刺激机体造血，增加外周血血小板计数，可减少血小板输注。

3. 中医药通过改善凝血功能减少输血　《十药神书》(元・葛可久)曰："大抵血热则行，血冷则凝，见黑则止"，针对血热妄行的出血证，使用清热凉血的药物可达到止血目的。研究证实郁金根茎水提取物(AQE)，通过影响内凝系统的凝血因子而促凝血达到止血作用[115]。大黄的蒽醌类衍生物可促进血小板凝聚，显著增加凝血因子Ⅰ，缩短凝血时间。白芨能增强血小板第三因子活性，缩短凝血时间及凝血酶原生成时间，抑制纤维蛋白溶解酶。凉血止血中药槐花、槐角、白茅根、侧柏叶、大蓟、小蓟、茜草、地榆等均可通过缩短出血和凝血时间达到止血目的。

"血见黑止，红见黑止"是传统炭药止血理论。现普遍认为制炭过程中理化成炭能够生成一定数量的炭素(活性炭)，具有吸附、收敛作用，能够促进止血过程；鞣质的增加而增强收敛止血作用；抗凝血成分减少而止血作用增强。研究显示，荆芥炭及其提取物可使小鼠出凝血时间明显缩短，其止血机制与激活外源性凝血途径和共同凝血途径。侧柏炭可通过降低全血和血浆低切黏度、促进血小板聚集功能及改善内源性凝血功能来发挥其止血作用[116]。

脾气虚弱不能统摄血液导致血不循经而外溢，或因脾肾阳虚导致统摄无权，从而使血溢脉外，出现出血的症状，使用健脾补肾、益气扶正之法不仅能促进造血，增加血小板数量以止血，还可促进激活凝血系统及多种凝血因子和凝血酶达到止血目的。研究表明补肾健脾方具有激活内源性和外源性凝血途径的多种凝血因子、促进凝血酶原和凝血活酶生成、加速纤维蛋白合成的作用，能显著缩短出血时间、凝血时间。

二、中医药减少出血性疾病输血的临床应用

(一) 中医药减少出血性疾病输血辨证论治

血证的治疗与火、气有关。血证的治疗可归纳为治火、治气、治血三个原则。首当分清虚实，如治火，对实火当清热泻火，对虚火当滋阴降火；治气，实证清气降气，虚证当补气益气；治血采用止血、消瘀、宁血、补虚之四步法则。在血证治疗过程中，根据出血性疾病的病因病机及临床特点，将其分为血热妄行、阴虚火旺、气不摄血、瘀血内阻等证型。

1. 血热妄行证

(1) 临床表现：皮肤出现紫色瘀点或瘀斑，或伴有鼻衄、齿衄、咯血、呕血、便血、尿血，多起病急骤，或见发热，烦渴，烦躁不宁，溺赤便秘，舌红苔黄，脉滑或弦数。

(2) 证候分析：热壅脉络，迫血妄行，血出而瘀积于肌肤腠理，故现瘀点，瘀斑或皮下青紫；若热毒极甚，灼伤鼻、齿、肺、胃、肠、肾等处的脉络，则导致鼻血、齿血、咯血、呕血、便血、尿血；内热郁蒸，故发热；热盛伤津，故口渴，便秘；热流下焦故溺赤；热扰心神故见烦躁不宁；舌红苔黄、脉滑或弦数，为实热的征象。

(3) 治疗原则：清热解毒，凉血止血。

(4) 方药选择及分析：十灰散加减。大蓟、小蓟、荷叶、侧柏叶、白茅根、茜根、山栀子、大黄、牡丹皮、棕榈皮。方中以大蓟、小蓟、侧柏叶、茜草根、白茅根清热凉血止血，棕榈皮收敛止血，丹皮、栀子清热凉血，大黄通腑泻热。且大蓟、小蓟、茜草根、大黄、丹皮等药均兼有活血化瘀的作用，故全方具有止血而不留瘀的优点。

(5) 加减应用：实火之证根据涉及的脏腑不同。肺热者，衄而鼻燥咽干，咳嗽痰少，药用茅根、黄芩、栀子等清泄肺热；胃热者，衄血量多色鲜红，伴口渴口臭，多以石膏、生地、知母清胃凉血，并以瓜蒌、大黄等通腑泻火；肝火上逆，可致气火犯肺，血随气升，表现为咳嗽阵作，咳引胁痛，痰中带血，治宜清肝疏肝，药用青黛、桑皮、郁金、丹皮等；肝火横逆犯胃，常致吐血，伴嘈杂胁胀，方用金匮泻心汤加减。根据其不同原发病症状及出血部位予以施治，如过敏性紫癜腹痛便血者加白芍药、甘草缓急止痛，结合茜草根、生槐花、炒蒲黄活血止血；关节肿痛、初起紫斑、皮肤瘙痒者应配合荆芥、防风、防己、黄芩祛风利湿、清热除斑。

(6) 中成药：断血流胶囊、槐角丸、栀子金花丸、犀角地黄丸、升血小板胶囊、裸花紫珠胶囊、宫血宁胶囊。

(7) 临床应用研究：崔箭[117]通过制备不同的十灰散制剂，观察其对小鼠、大鼠及家兔的出血时间、凝血时间、血浆复钙时间、血小板聚集的影响。结果发现十灰散生品、炭药均有促进血凝系统的止血、凝血作用，可缩短凝血酶原、凝血酶时间和血浆复钙时间，

从而对内源性和外源性凝血系统发挥其促进作用,激活多种凝血因子,使凝血时间缩短。促进血小板功能,使扩大型血小板数量增多,利于血小板形成血栓,加强其凝血作用。但炭药效果优于未制炭药材品种。韦乃球等[118]研究发现,白茅根水提物能显著缩短其凝血酶原时间、凝血酶时间和活化部分凝血活酶时间,其止血作用与内源性、外源性凝血酶和内外源共同途径有关。

2. 阴虚火旺证

(1) 临床表现:肌肤斑色鲜红或紫暗,或见鼻衄、齿衄、咯血、月经过多等;五心烦热,口干,颧红,潮热盗汗,起病缓慢,时发时愈,头晕目眩,便秘,舌红绛,少苔或无苔,脉细数。

(2) 证候分析:阴虚则火旺,火旺更易伤阴,阴虚与火旺相互影响,互为因果。火热伤及脉络,故见紫斑、鼻衄、齿衄、咯血、月经过多等;水亏不能济火,心火扰动,故心烦;火热逼津液外泄,则盗汗,津液不足,则口渴;阴虚生内热,故见颧红、潮热;舌质红绛苔少、脉细数,为火旺而阴液不足的征象。

(3) 治疗原则:滋阴降火,宁络止血。

(4) 方药选择及分析:茜根散加减。方中大蓟、小蓟、荷叶、白茅根清热凉血止血,共为君药。出血不止,棕榈、侧柏叶收敛固涩止血;止血留瘀,故用茜草根、丹皮凉血止血化瘀,共为臣药。热盛于内,以大黄泻热止血,使热从大便而去;栀子泻热,使热从小便而去,共为佐药。诸药配伍,以奏清热凉血、化瘀止血效。诸药烧炭存性,止血效彰。

(5) 加减应用:痰中带血直加百合、沙参、玄参等润肺止血。虚火日久加龟板,骨碎补。

(6) 中成药:知柏地黄丸、大补阴丸、血康口服液、益气养阴口服液、维血宁颗粒、血美安胶囊。

(7) 临床应用研究:吴会[119]对17例阴虚火旺型特发性血小板减少性紫癜患者(idiopathic thrombocytopenic purpura,ITP)采用对照组治疗基础上加用茜根散合大补阴丸治疗,疗效显著高于对照组。李娴等[120]通过对Wistar大鼠观察丹皮炭及其止血活性部位对大鼠血浆复钙时间、凝血酶时间、凝血酶原时间、活化部分凝血活酶时间的影响,研究发现丹皮炭及其止血活性部位均有缩短大鼠凝血酶原时间的作用,说明两者可通过影响外凝性凝血系统以及激活凝血因子Ⅰ、Ⅱ、Ⅴ、Ⅶ、Ⅹ的活性发挥止血、促进凝血的作用。

3. 气不摄血证

(1) 临床表现:皮肤反复出现瘀斑,肌肤斑色淡,可见鼻衄,齿衄、便血、崩漏等,伴见神疲乏力,气短,头晕目眩,面色苍白或萎黄,头晕,食少,便溏,舌质淡,苔薄少,脉细弱。

(2) 证候分析:本证以出血和气虚证共见为辨证要点。气虚不能摄血,脾虚不能统血,故反复出血,久病不愈;气血亏耗,筋脉百骸失于濡养,故神疲乏力、气短、头晕目眩、面色苍白或萎黄;脾虚不能运化水谷,水湿内停,故食欲不振,便溏;舌质淡,苔薄少、脉细弱,为脾气虚弱的征象。

(3) 治疗原则:补气摄血。

(4) 方药选择及分析:归脾汤加减。人参、炙黄芪、炒白术、当归、白茯苓、远志、龙眼肉、炒酸枣仁、木香、炙甘草。方中以人参、黄芪、白术、甘草甘温之品补脾益气以生血,使气旺而血生;当归、龙眼肉甘温补血养心;茯神、酸枣仁、远志宁心安神;木香辛香而散,理气醒脾,与大量益气健脾药配伍,复中焦运化之功,又能防大量益气补血药滋腻碍胃,使补而不滞,滋而不腻;用法中姜、枣调和脾胃,以资化源。全方共奏益气健脾摄血之功。

(5) 加减应用:伴有气血虚者,宜选加阿胶、仙鹤草补血止血;伴有气滞、湿热者,加用苏梗、陈皮、木香、沉香或黄芩、黄连;若见大便溏泄,脾胃虚冷者,加用炮姜,便血加赤石脂,月经过多加陈棕炭、炮姜炭、龙骨等。

(6) 中成药:人参健脾丸、乌鸡白凤丸、参芪扶正口服液、参芪十一味颗粒。

(7) 临床应用研究:田维毅[121]大剂量加减归脾汤对脾不统血型小鼠模型有明显治疗作用,其疗效机制与该药对实验动物红细胞等免疫功能的调节作用有关。张玲等[122]发现健脾益气摄血方能够有效改善"脾不统血证"ITP患者的出血症状,提升患者外周血小板计数,可有效改善ITP患者中医证候与单项症状。其疗效机制可能与调节脑-肠轴的肽类神经递质有关。张卫华等[123]认为ITP多与脾虚有关,在凉血止血的同时,注意补脾。用归脾丸配阿胶口服液治疗原发性血小板减少性紫癜阴道出血30例,总有效率93.33%。

4. 瘀血内阻证

(1) 临床表现:肌肤斑色紫黑,或见鼻衄,齿衄、便血、崩漏;面色晦暗或唇指青紫,心悸失眠,胸或腰腹固定刺痛,入夜尤甚,舌质紫暗或有紫斑,脉涩。

(2) 证候分析:瘀血内阻于脉道,阻碍血行,血行不畅,溢于脉外出现皮肤瘀斑瘀点,溢出周身孔窍出现鼻衄,齿衄、便血、崩漏等;瘀血内停,故面色晦暗或唇指青紫,胸或腰腹固定刺痛,入夜尤甚;心脉失养,故心悸失眠;舌质紫暗或有紫斑,脉涩为瘀血内阻之征象。

(3) 治疗原则:活血止血。

(4) 方药选择及分析：桃红四物汤加减。方中熟地黄甘温味厚滋腻，主入肝肾经，长于滋养阴血，补肾填精，为补血要药。当归甘辛温，归肝心脾经，为补血调经之良药，兼具活血作用，既助熟地增强养血之功，又防熟地滋腻碍脾滞气。配以白芍酸微寒，养血敛阴，与熟地、当归相伍，滋阴养血之功显著，并柔肝缓急止痛；川芎辛温，入血分，理血中之气，调畅气血，与当归配伍则行气活血之力益彰。再加桃仁、红花加强活血化瘀之力；诸药同用，共奏活血化瘀，补血止血之功。

(5) 加减应用：若使用活血化瘀法不使出血加重者，应配蒲黄、三七、丹参、鸡血藤以生新止血，并根据血液原发病审因施治。湿热重者，应加用茵陈、山栀、黄芩、羊蹄根。肝脾肿大、腹胀明显者，选加郁金，莪术、石见穿、鳖甲；若为鼻衄，加山栀、茅根；咳血加黄芩、生侧柏；便血加生大黄、生地榆等。

(6) 中成药：三七止血胶囊、云南白药胶囊、宫血宁胶囊。

(7) 临床应用研究：冯建庄[124]对70例ITP患者进行辨证论治，血热妄行型，治宜清热解毒，凉血止血，方选清营汤合犀角地黄汤加减，其中阴虚火旺加茜根散；气虚血阻型，治宜益气健脾，止血摄血，方选归脾汤加减，兼有瘀血内阻时配合活血化瘀药物。结果：总有效率92.9%。蓝肇熙等[125]通过动物实验表明桃红四物汤不仅可降低损伤血瘀证模型大鼠血清中明显升高的TNF-α、IL-1β含量，而且可在正常范围内下调血清IL-8水平，还可通过调节TNF-α、IL-1β的水平，减轻炎症程度、抗凝、止痛、提高免疫力。

(二) 中医药减少出血性疾病常用的中药

在辨证论治的基础上可酌情选用具有减少出血性疾病输血的中药，按照西医药理作用可分为：①增加血小板数量的中药。当归、白芍、生地、紫河车、枸杞、五味子、七叶一枝花等。②促进骨髓造血。人参、阿胶、金薯叶、淫羊藿、鹿角胶、大黄、山萸肉、鸡血藤、仙鹤草等。③促进凝血的中药。三七、白芨、郁金、地黄炭、荆芥炭、侧柏炭、代赭石、白矾、赤石脂等。④修复收缩血管壁的中药。三七、蒲黄、仙鹤草、小蓟、大黄、枳壳、茜草、白矾、槐花等。

根据中药作用部位可分为：①鼻出血。桔梗、芦根、黄芩、栀子、玄参、麦冬、生地黄、石膏、知母。②牙齿出血。升麻、黄连、地黄、水牛角代、连翘、甘草、石膏。③尿血。小蓟、大蓟、白茅根、侧柏叶、仙鹤草、白棘、车前子、槐花、茜草、三七、青风藤、蒲黄。④便血。槐花炭、地榆炭、槐角炭、侧柏叶、香椿、黄芩、黄柏、马齿苋。⑤呕血。大黄、黄连、黄芩，大蓟、小蓟、荷叶、侧柏叶、茅根、茜根、仙鹤草、山栀、三七。⑥咳血。桑叶、栀子、淡豆豉、沙参、梨皮、贝母、杏仁、白茅根、茜草、藕节。

(三) 中医药减少出血性疾病输血中医特色疗法

1. 中药熏洗　是在中医理论指导下，选配中草药煎汤在患部皮肤熏蒸、淋洗、浸浴以达到内病外治的一种疗法。中药熏洗不仅可使药物通过蒸气由皮肤渗入，经过扩张的毛细血管，直接作用于病变的部位，降低毛细血管的通透性；同时药物熏洗局部，还可以直接作用于体表皮肤、腧穴，发挥局部作用；通过经络、气血调整内在脏腑功能，促进经络疏通，气血调和，从而发挥整体治疗作用。

中医药熏洗方：茜草、紫草、薏苡仁、桃仁、鸡血藤、芍药、红花、白鲜皮等各30g，水煎取汁500ml，以温水稀释至5L，浸泡膝以下小腿足部，共治疗2周。三草汤（紫草皮、仙鹤草、伸筋草、苦参、荆芥、防风）熏洗治疗。

2. 耳穴压豆法　耳穴压豆可刺激机体应激反应，调理脏腑功能，防治疾病。

方法：将王不留行籽贴附在0.6cm×0.6cm大小胶布中央，用镊子夹住，贴敷在选用的耳穴上，并将耳穴压豆的方法及次数告诉患者，以患者能忍受为度，耳穴局部红肿时，立即取下压豆。

主穴：脾、肝、胃、肾。配穴：肺、口、三焦、肾上腺、内分泌等穴位。

（崔徐江　刘松山　赵冰洁　朱培元　车虹）

参考文献

1. 兰炯采，刘志伟，丁志山，等. 创建中西医结合中国特色输血医学体系[J]. 中国输血杂志，2017，30(8)：855-858.
2. 闫润红，任晋斌. 来复汤“救脱”作用的现代药理研究[J]. 中药药理与临床，1997，13(5)：392-394.
3. 刘国营. 探讨急性消化道出血中西医结合治疗的临床疗效[J]. 医药前沿，2016，6(14)：67-68.
4. 崔徐江. 中医对减少红细胞输血作用初探[J]. 中国输血杂志，2010，23(2)：156-159.
5. 崔徐江. 试论中医对减少血小板输血的作用[J]. 中国输血杂志，2010，23(1)：72-74.
6. 武曲星，王攀，王冬芝，等. 免疫性血小板减少症气不摄血证小鼠模型血管内皮活性物质变化动态研究[J]. 中国中医药信息杂志，2019，26(12)：56-61.
7. 吴维海，刘清池，武大勇，等. 凉血解毒法治疗难治性慢性血小板减少性紫癜38例[J]. 中医杂志，2005，46(7)：515.
8. 侯瑞琴，田文沁，张捷，等. 血栓性血小板减少性紫癜血浆置换的治疗进展[J]. 北京医学，2019，41(4)：315-317.
9. 黄辉权. PE+PBA、PE+DPMAS治疗急性重症肝衰竭伴MODS的临床疗效及安全性[J]. 中国急救复苏与灾害医学杂志,2020,15(2):187-191.

10. 田冰,李范,邓宝成.人工肝支持系统治疗药物性肝衰竭临床效果的 Meta 分析[J].临床肝胆病杂志,2020,36(4):823-828.

11. 杨秀珍,王蔚,张丽丽,等.中药联合人工肝血浆置换治疗肝衰竭的 Meta 分析[J].中西医结合肝病杂志,2019,29(5):443-445,451.

12. 许小莉,裴建红,易婷,等.血浆置换联合凉血化瘀方治疗慢性重型肝炎的临床观察[J].南京中医药大学学报,2019,35(1):21-24.

13. 虞积仁.粒细胞输注的再评价[J].中华内科杂志,1996,35(9):581.

14. 李君,王茂生,范华,等.白细胞减少症中医诊疗经验辑要[J].天津中医药,2013,30(12):732-734.

15. 李自军,刘文刚.复方苦参汤对急性髓系白血病患者的免疫调节机制[J].中医学报,2019,34(3):590-594.

16. 李峻,陈劼,孙雪梅,等.血复生浸膏结合辨证治疗对重型再障患者外周血 microRNA、淋巴细胞亚群及细胞因子的影响[J].中医药信息,2017,34(6):77-83.

17. 赵小强,陈艳丽.生血汤治疗急性髓系白血病化疗后白细胞减少症临床研究[J].中医学报,2017,32(5):704-707.

18. 孙世光,余明莲,王建民,等.人血白蛋白的临床应用误区及其对策[J].解放军药学学报,2009(4):366-368.

19. 张艳枫,张伟宏,霍东增.从《内经》论肾性水肿的辨证论治[J].河北中医,2009,31(8):1171-1171.

20. 伊永庚.中医温阳利水法治疗慢性心力衰竭的意义分析与评定[J].内蒙古中医药,2017,36(10):35-36.

21. 黄象安,孙利红,宋崇顺,等.扶正健肝方对白蛋白所致免疫性肝纤维化大鼠的影响[J].中国中药杂志,2006,31(22):1890-1893.

22. 张秋云,丁相海,刘绍能,等.调肝颗粒剂对大鼠人血白蛋白肝纤维化模型的治疗作用[J].中西医结合肝病杂志,2008,18(6):347-349.

23. 何青峰."输血并发症"的中医病因病机及防治探讨[J].四川中医,2009,27(2):28-29.

24. 崔徐江,杨柳青,李达.对输血不良反应认知及预防的调查研究[J].中国输血杂志,2006,19(3):239-242.

25. 张建良,卢芳国.清热解毒中药免疫调节作用的研究进展[J].中医药导报,2012,18(12):87-89.

26. 黎安琪,黎辰.生脉注射液合丹参注射液辅佐抢救重型蚕豆病 21 例[J].中国中医药科技,2016,23(6):746-747.

27. 陈文军,檀金川,邢晓静,等.乙型肝炎病毒相关性肾炎中医研究进展[J].中国中西医结合肾病杂志,2016,17(1):93-94.

28. 周倍伊.骨髓造血微环境对造血干细胞的影响及中医药对造血调控的认识[J].广西中医药大学学报,2019,22(1):67-71.

29. 王金环,李鹤然,郝晶,等.补髓生血颗粒对慢性再生障碍性贫血患者骨髓 VLA-4 和 VLA-5 mRNA 表达的影响[J].广州中医药大学学报,2019,36(12):1871-1875.

30. 岳竹君,王文娟,贾富霞,等.益髓生血颗粒对辐射损伤小鼠骨髓细胞 C/EBPα、GM-CSF、GM-CSFRα、MAFB mRNA 表达的影响[J].中国医药导报,2017,14(25):17-22.

31. CAPPELLINI MD,COHEN A,ELEFTHERIOU A,et al. Guidelines for the Clinical Management of Thalassaemia[EB/OL]. Nicosia (CY):Thalassaemia International Federation;2008.

32. PRATIM PP,KUMAR ST,SHILPI S,et al. Aplastic anemia:A common hematological abnormality among peripheral pancytopenia[J]. North American Journal of Medical Sciences,2012,4(9):384.

33. AMELIA G,BOLD A. Acquired aplastic anemia:Correlation between etiology,pathophysiology,bone marrow histology and prognosis factors. Romanian journal of morphology and embryology[J]. Revue roumainedemorphologie et embryologie,2009,50(4):669.

34. KHINCHA PP,SAVAGE SA. Neonatal manifestations of inherited bone marrow failure syndromes[J]. Seminars in Fetal & Neonatal Medicine,2016,21(1):57-65.

35. KARIMI M,COHAN N,DE SANCTIS V,et al. Guidelines for diagnosis and management of Beta-thalassemia intermedia[J]. Pediatr Hematol Oncol,2014,31(7):583-596.

36. FINOTTIA,BREDA L,LEDERER CW,et al. Recent trends in the gene therapy of β-thalassemia[J]. Journal of Blood Medicine,2015,6:69-85.

37. 封歌,魏红,张卓,等.再生障碍性贫血的发病机制研究[J].医学研究杂志 2019,48(7):161-163,167.

38. 黄蕾,付蓉.铁过载影响骨髓造血特点及机制研究进展[J].中华血液学杂志,2019,40(8):709-712.

39. 程海波,沈卫星,吴勉华,等.基于肿瘤微环境的癌毒病机理论研究[J].南京中医药大学学报,2014,30(2):105-107.

40. 孔怡琳,张海波,张玉佩,等.从免疫平衡探讨肿瘤的防治[J].山东中医药杂志,2011,30(3):155-157.

41. 吴敏,李威威,张海萍.补髓生血颗粒联合正源养荣方治疗骨髓增生异常综合征疗效及对 CD4+CD25+调节性 T 细胞水平的影响[J].现代中西医结合杂志,2019,28(3):277-280.

42. 冯燕燕,全中文.益髓汤对恶性血液病化疗后骨髓造血功能恢复的影响[J].四川中医,2014,32(12):66-68.

43. 涂长玲.芪胶升白胶囊治疗放化疗后肿瘤患者贫血的临床观察[J].河北医药,2014,36(9):1380-1381.

44. 宋至诚.再障复元汤联合西药治疗慢性再障的临床研究[D].济南:山东中医药大学,2012.

45. 田晨,张新雪,张丰丰,等.补肾益髓生血法再障大鼠含药血清对大鼠造血祖细胞增值分化及其机制的影响[J].世界科学技术,2014,16(5):1076-1082.

46. 袁绍鹏,陈日道,史记,等.天山雪莲培养物多糖对免疫介导的再生障碍性贫血模型小鼠的治疗作用研究[J].医学研究杂志,2014,43(1):14-17.

47. ROBOZ GJ, DIAS S, LAM G, et al. Arsenic trioxide induces dose and time-dependent apoptosis of endothelium and may exert an antileukemic effect via inhibition of angio genesis[J]. Blood, 2000, 96(4): 1525-1530.
48. 王月,方苏,邓中阳,等. 复方青黄散治疗骨髓增生异常综合症疗效分析[J]. 国际中医中药杂志,2015,37(12):1091-1093.
49. 董静,罗桂林. 抗运动性贫血重要的现代药理研究[J]. 辽宁中医药大学学报,2009,6(11):39-41.
50. 程志安,韩凌,危建安,等. 六味地黄丸、金匮肾气丸及健骨二仙丸含药血清对 BMSCs 成脂、成骨细胞分化相关基因的影响[J]. 中国中西医结合杂志,2013,3(2):261-265.
51. 汪军,郑佳新,张春戬. 肾血康对肾性贫血大鼠外周血象与红细胞脆性及 EPO 含量的影响[J]. 中国中西医结合肾病杂志,2004,5(4):195-196.
52. 董玢,刘涓,娄利霞,等. 补肾生血解毒方对再生障碍性贫血小鼠红细胞生成相关细胞因子表达的影响[J]. 北京中医药大学学报,2014,37(6):397-400,409.
53. 秦兰,陈信义,单丽娟,等. 补肾填精方对再生障碍性贫血大鼠模型 IL-11 及 EPO 影响的研究[J]. 中国实验方剂学杂志,2012,18(8):225-227.
54. 罗玉敏,高利,吉训明,等. 葛根素对大鼠缺血脑组织 EPO 表达的影响[J]. 中国老年学杂志,2008,28(6):1057-1059.
55. 李仲娟,杨朝令,杨细凤,等. 灵芝三萜对小鼠体内红细胞系统成熟的影响[J]. 时珍国医国药,2014,25(8):1861-1862.
56. 杨晓亮,兰炯采,胡雪,等. 中医药促进红细胞与血小板再生在输血医学中的应用与研究进展[J]. 临床输血与检验,2019,21(3):252-256.
57. 何敬,史哲新. 用中医"治未病"思想看待慢性输血依赖性血液病患者的除铁治疗[J]. 天津中医药,2010,27(3):226-227.
58. 陈瑶,崔徐江,王青青,等. 输血相关铁过载与血瘀证候的临床研究[C]. 中华中医药学会第二届岐黄论坛——血液病中医药防治分论坛,2014:1-6.
59. 王青青,陈瑶,李达. 72 例输血相关性铁过载患者瘀血特点及其相关因素回顾性分析[C]. 2012 年中华中医药学会中医血液学学术会议,2012:119-120.
60. 郭立忠. 中药黄芪化学成份与药理活性研究分析[J]. 中国卫生标准管理,2015,6(31):119-121.
61. 赵琳,邱仲川,江秀花,等. 复方补肾冲剂治疗肾阳虚型骨髓增生异常综合征的研究[J]. 上海医学,2006(3):147-149.
62. 李春旺,蒋志刚,曾岩,等. 麋鹿茸与梅花鹿茸、鹿茸雌二醇含量比较[J]. 动物学报,2003(1):124-127.
63. 李召,宋振岚,徐晓艳,等. 不同加工工艺鹿茸组分对慢性再生障碍性贫血患者骨髓造血细胞体外增殖影响的比较[J]. 沈阳药科大学学报,2014,31(9):715-720.
64. 郑素玉,陈健. 巴戟天有效成分及其药理作用实验研究进展[J]. 世界中西医结合杂志,2012,7(9):823-825,828.
65. 许京淑,向航,谭军,等. 滋阴补肾中药治疗再生障碍性贫血 72 例疗效观察[J]. 四川中医,2017,35(1):151-153.
66. 刘东芳,张成侠,冯志刚,等. 铁调素、IFN-γ、TNF-α 等负调控因子对肿瘤性贫血患者红系增生的影响[J]. 医学临床研究,2015,32(10):1940-1942.
67. 中国临床肿瘤学会肿瘤相关性贫血专家委员会. 肿瘤相关性贫血临床实践指南(2015—2016 版)[J]. 中国实用内科杂志,2015,35(11):921-930.
68. 刘小霞,陈益,熊伟,等. 人参皂苷 Rh2 通过自噬途径对 KG1α 细胞增殖和凋亡的影响[J]. 中草药,2017,48(2):305-311.
69. WARD PS, PATEL J, WISE DR, et al. The common feature of leukemia-associated IDH1 and IDH2 mutations is a neomorphic enzyme activity converting α-ketoglutarate to 2-hydroxyglutarate[J]. Cancer cell, 2010, 17(3): 225-234.
70. 刘静,笪祖科,李振,等. 紫草素对脑胶质瘤干细胞干性维持的相关研究[J]. 中国药理学通报,2016,32(1):49-54.
71. 张百霞,周凤琴,郭庆梅. 金银花中黄酮类化合物的研究进展[J]. 中国实验方剂学杂志,2012,18(23):349-352.
72. 刘玉国,刘玉红,蒋海强. 金银花多糖对小鼠 S180 肉瘤的抑制作用与机制研究[J]. 肿瘤学杂志,2012,18(8):584-587.
73. ANG XK, YANG YD, TANG SQ, et al. Anti-tumor Effect of Polysaccharides From Scutellaria Barbata D. Don on the 95-D Xenograft Model via Inhibition of the C-Met Pathway[J]. Journal of Pharmacological Sciences, 2014, (125): 255-263.
74. 谢东玲,李韵黛,孙一予. 常见中药抗肿瘤作用的研究进展[J]. 世界最新医学信息文摘,2017,17(83):89.
75. WU DG, YU P, LI JW, et al. Apigenin potentiates the growth inhibitory effects by IKK-β-mediated NF-κB activation in pancreatic cancer cells[J]. Toxicology Letters, 2014, 224(1): 157-164.
76. CHUN HL, DONG LL, XIU QF, et al. Apigenin up-regulates transgelin and inhibits invasion and migration of colorectal cancer through decreased phosphorylation of AKT[J]. Journal of Nutritional Biochemistry, 2013, 24(10): 1766-1775.
77. HOSSAIN MM, BANIK NL, RAY SK. N-Myc knockdown and apigenin treatment controlled growth of malignant neuroblastoma cells having N-Mycamplification[J]. Gene, 2013, 529(1): 27-36.
78. WAY TD, KAO MC, LIN JK. Apigenin Induces Apoptosis through Proteasomal Degradation of HER2/neu in HER2/neu-overexpressing Breast Cancer Cells via the Phosphatidylinositol 3-Kinase/Akt-dependent Pathway[J]. Journal of Biological Chemistry, 2004, 279(6): 4479-4489.
79. 张维骏,刘润兰,崔长虹.《辨证奇闻》消串丹加减治疗淋巴瘤的临证经验[J]. 世界中西医结合杂志,2019,14(02):153-156.
80. 赖春凤. 毒结清口服液联合 VAD 方案治疗多发性骨髓瘤临床研究[D]. 南宁:广西中医药大学,2017.

81. 刘希赞,王茂生,杨淑莲. 参芪仙补汤联合西药治疗骨髓增生异常综合征难治性贫血 30 例临床观察[J]. 河北中医,2013,35(11):1623-1625.

82. 复方黄黛片Ⅱ期临床试验协作组. 复方黄黛片治疗初诊急性早幼粒细胞白血病的Ⅱ期临床试验[J]. 中华血液学杂志,2006,27(12):801-804.

83. 向阳,王晓波,孙淑君,等. 复方黄黛片诱导治疗急性早幼粒细胞白血病 193 例疗效分析[J]. 中华血液学杂志,2009,30(7):440-442.

84. 高飞,许勇钢,杨晓红,等. 青黄散联合健脾补肾中药对骨髓增生异常综合征患者骨髓单个核细胞内缺氧诱导因子-1α 的影响[J]. 中国中西医结合杂志,2014,34(2):174-178.

85. 孟咸中,缪文雄. 青黄散联合化疗治疗急性髓性白血病临床研究[J]. 西南国防医药,2016,26(12):1454-1456.

86. 周庆兵,王洪志,杨晓红,等. 青黄散为主方案治疗骨髓增生异常综合征伴多系发育异常 308 例临床观察[J]. 白血病·淋巴瘤,2015,24(1):54-57.

87. 王月,方苏,宋敏敏,等. 复方青黄散治疗骨髓增生异常综合征安全性分析[J]. 国际中医中药杂志,2014,36(12):1074-1077.

88. 张琦,李邦华. 丹参素、J11 芎嗪对小鼠外周血造血干细胞动员作用的研究[J]. 实用临床医学,2008,9(5):7-10.

89. 胡晶,吴宏. 当归多糖对小鼠外周血造血干细胞动员作用的研究[J]. 中草药,2006,37(12):1835-1838.

90. 高冬,林久茂,郑良朴,等. 血府逐瘀汤影响小鼠骨髓造血干细胞的实验研究[J]. 中国中西医结合杂志,2007,27(6):527-530.

91. 李邦华,张琦. 活血化瘀类中药对造血干细胞动员作用的影响[J]. 实用中西医结合临床,2008,8(2):92-94.

92. 曲婷丽,王二兵,秦雪梅,等. 黄芪注射液乙酸乙酯萃取物对小鼠白细胞减少症作用的代谢组学[J]. 中成药,2017,39(3):455-461.

93. 周红芬. 加味花生衣汁在防治化疗药物吉西他滨所致血小板减少症中的疗效观察[J]. 内蒙古中医药,2015,34(9):12.

94. 宫金艳. 阿胶花生衣汤联合吉西他滨治疗老年晚期中央型非小细胞肺癌的临床观察[J]. 湖北中医杂志,2012,34(11):8-10.

95. 李昊,杨慧萍,鲁小青,等. 升白合剂治疗白细胞减少症的临床研究[J]. 中华中医药杂志,2017,32(02):864-867.

96. 孙庆兰,孟庆坤,雷咏震. 化疗后骨髓抑制的中医治疗研究进展[J]. 中医临床研究,2020,12(1):145-148.

97. 时峰,周德军,张俊,等. 维甲酸联合复方青黛胶囊治疗急性早幼粒细胞白血病疗效观察[J]. 吉林医学,2009,9(30):1896-1897.

98. 张永欢. 中西医结合治疗急性白血病临床研究[J]. 现代肿瘤医学,2006,5(14):603-604.

99. 崔立献,张庆祯,李翠英. 五鲜饮加化疗对急性白血病的实验与临床研究[J]. 浙江中西医结合杂志,2000,12(10):708-710.

100. 王泽民,杜艳林,王婧,等. 应用中药鲜药治疗急症白血病经验[J]. 北京中医药,2008,27(1):51-52.

101. 邓有安,杨才明,谢波. 活血化瘀中药联合化疗治疗急性白血病 20 例临床观察[J]. 中国中医药科技,2000,7(2):110-111.

102. 李海燕,王倩. 祛毒化瘀法治疗慢性粒细胞白血病疗效观察[J]. 辽宁中医杂志,2007,34(2):169-170.

103. 李海燕,古学奎,王倩等. 祛毒化瘀中药复方治疗慢性粒细胞白血病的实验研究[J]. 实用癌症杂志,2007,22(3):237-239.

104. 任愉嫱,蒋燕. 大黄蛰虫丸治疗肿瘤病证的文献研究[J]. 吉林中医药,2019,39(02):191-195.

105. 王珺,宋延平,王冲,等. 益气养阴生血颗粒对 SD 大鼠外周血象影响的研究[J]. 北京中医药,2016,35(12):1139-1141.

106. 程志安,韩凌,危建安,等. 六味地黄丸、金匮肾气丸及健骨二仙丸含药血清对 BMSCs 成脂、成骨细胞分化相关基因的影响[J]. 中国中西医结合杂志,2013,3(2):261-265.

107. 崔瑾,申定珠,熊芳丽. 针刺、艾灸膈俞穴对低白细胞模型大鼠白细胞及骨髓造血功能的调节作用[J]. 上海针灸杂志,2005(6):41-43.

108. 吴国良,陈昌南,李春林等. 针灸治疗在防治化疗后出现骨髓抑制的运用研究[J]. 哈尔滨医药,2018,38(1):81-83.

109. 王鸿利. 出血、凝血与止血(1)——正常止血、凝血和纤溶机制[J]. 外科理论与实践,2000(1):69-71+75.

110. 温艳东. 化瘀止血散治疗上消化道出血的临床疗效评价[J]. 中国中医科学院,2012:1-75.

111. 刘建宏,郭春兰,董剑宏. 中西医结合治疗原发性血小板减少性紫癜 90 例[J]. 肿瘤研究与临床,2006,18(6):422-423.

112. 王星. 止血中药及复方的实验研究与作用机制探讨[J]. 内蒙古中医药,2014,33(29):101.

113. 陈菲. 生血灵治疗特发性血小板减少性紫癜的临床与实验研究[J]. 上海中医药大学,1996:45.

114. 吴玉霞,袁忠,黄志惠,等. 健脾益气摄血颗粒对脾气虚型慢性免疫性血小板减少症血小板抗体及血清 IL-2,IL-10 与 FOXP3 表达的影响[J]. 福建医科大学学报,2016,50(4):264-266.

115. 黄勇其,莫艳珠,耿晓照,等. 黔产毛郁金的镇痛、止血作用实验研究[J]. 现代中药研究与实践,2004,18(4):46-48.

116. 刘晨,柳佳,郑传柱,等. 侧柏炭止血作用活性部位筛选[J]. 中国中药杂志,2014,39(16):3152-3156.

117. 崔箭. 十灰散止血、凝血作用机制研究[J]. 山东中医药大学学报,2014,28(6):463-466.

118. 韦乃球,邓家刚,郝二伟,等. 白茅根艾叶止血与药性寒热相关性的实验研究[J]. 时珍国医国药,2015,26(3):759-

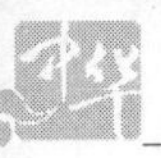

761.

119. 吴会. 茜根散合大补阴丸对治疗阴虚火旺型紫癜的疗效观察[J]. 中医临床研究,2015,7(35):97-98.

120. 李娴,张丽,丁安伟. 丹皮炭止血作用机理的实验研究[C]. 中华中医药学会中药炮制分会2008年学术研讨会论文集,2008:4.

121. 田维毅. 加减归脾汤对脾不统血型ITP小鼠红细胞免疫功能的影响[J]. 贵阳中医学院学报,2002,4:52-53.

122. 张玲. 健脾益气摄血方治疗免疫性血小板减少症临床疗效及其机制研究[J]. 北京中医药大学学报,2020,43(4):343-352.

123. 张卫华,刘俊保,张振英. 归脾丸配阿胶口服液治疗特发性血小板减少性紫癜阴道出血30例[J]. 中医研究,2004(6):25.

124. 冯建庄. 原发性血小板减少性紫癜70例疗效观察[J]. 四川中医,2009,27(9):63-65.

125. 蓝肇熙,李红果,张进陶,等. 桃红四物汤对大鼠损伤血淤证的影响[J]. 华西药学杂志,2008(3):286-287.

第二篇

输血医学基础

第十章

血型与免疫血液学

第一节 血型概论

免疫血液学(immunohematology)是免疫学的一个分支,主要研究血液成分的抗原、抗体以及抗原和抗体的相互作用。血型是人类的一种遗传性状,它最初的定义是指红细胞表面抗原,而后发现血液中的白细胞、血小板、粒细胞和血浆蛋白都有各自的抗原,因此血型的广义概念扩展为血液成分的遗传多态性。虽然血型属于免疫血液学研究范畴,但是许多读者认为"血型"一词更为通俗易懂,故在本章标题加上"血型"两字。此外,日常工作中所说的血型通常是指红细胞血型,本章下文中的血型也均指红细胞血型。本节只限于介绍红细胞血型的相关知识,有关白细胞抗原、血小板抗原以及粒细胞抗原在其他小节中介绍。

一、免疫血液学进展

免疫血液学的诞生可以追溯到1901年ABO血型的发现,经过将近120年发展,今日的免疫血液学涉及临床输血、血型抗原和抗体、免疫细胞治疗、血浆治疗、组织器官和造血干细胞移植以及再生医学等许多方面。血型研究大致经历4个阶段:①20世纪初到20世纪70年代,在抗原和抗体水平上检测血液成分的抗原及其遗传多态性;②20世纪80年代到20世纪末,阐明血型抗原和基因的分子基础;③21世纪初致力于血型基因组学研究,建立了高通量血型基因分型技术;④21世纪10年代进入精准输血医学时代,开始采用血型基因型匹配输血。

(一)血型血清学对血型研究的贡献

在免疫血液学的历史中,20世纪基本上使用血型血清学和生物化学技术,以及经典遗传学方法,研究血液组分的抗原、抗体以及他们的相互作用,在表型水平上阐述血型抗原及其遗传多态性。以抗原抗体反应为基础的血液细胞凝集试验,是血型血清学的经典技术,正如血型研究权威、英国知名学者Race和Sanger在他们的经典著作《人类血型》一书中所说:"有关血型的巨大知识源于简单的凝集反应试验"[1]。血液细胞凝集反应不仅是鉴定红细胞血型的金标准,而且检测出几乎所有其他血液成分的抗原。比如1956年检测出血清免疫球蛋白同种异型Gm因子,1958年检测出人类白细胞抗原HLA,1959年检测出人类血小板抗原HPA以及1960年检测出人类中性粒细胞抗原HNA[2]。

(二)分子免疫血液学

虽然在20世纪60年代血型血清学研究达到鼎盛时期,发现了大量血型系统,但是它还不能回答某些最基础的问题。比如关于Rh血型的遗传究竟受控几个遗传位点,经历将近半个多世纪争论仍然无解。在此期间分子生物学技术突飞猛进,建立了DNA重组、基因克隆、PCR扩增等一系列基因分析技术。1990年ABO血型基因被克隆,象征免疫血液学从红细胞凝集反应走进基因研究领域[3]。而后各个血型系统的基因相继被克隆,基因结构被阐明,在此背景下产生了新学科"分子免疫血液学"(molecular immunohematology)。它作为免疫血液学的一个分支,使用分子生物学技术,在基因水平上研究血型抗原多态性的分子基础,解释免疫血液学中观察到的一些现象,实际上它是一门交叉学科(图10-1)。

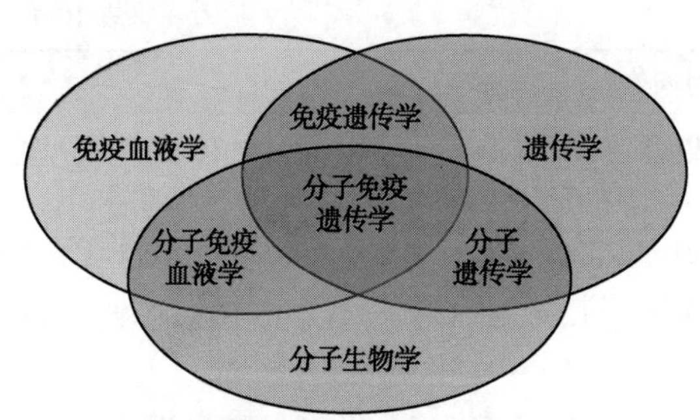

图10-1 分子免疫血液学是一门交叉学科

(三)血型基因组学

21世纪初人类基因组计划完成后,生物医学研究进入了后基因组时代，一门新的血型基因组学（blood group genomics）应运而生，血型鉴定从血清学方法进化到更精准的基因分型。如今不仅有可能从分子水平上解释人类血型的生物学功能，而且建立了一套以DNA为基础的血型基因分型技术，某些血型表型分型已被基因分型所取代（图10-2）。

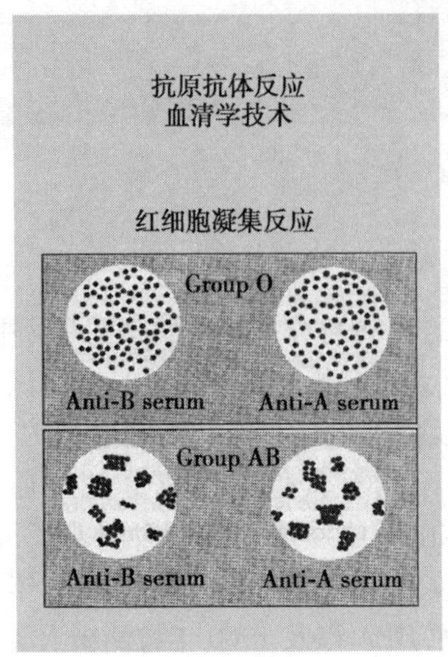

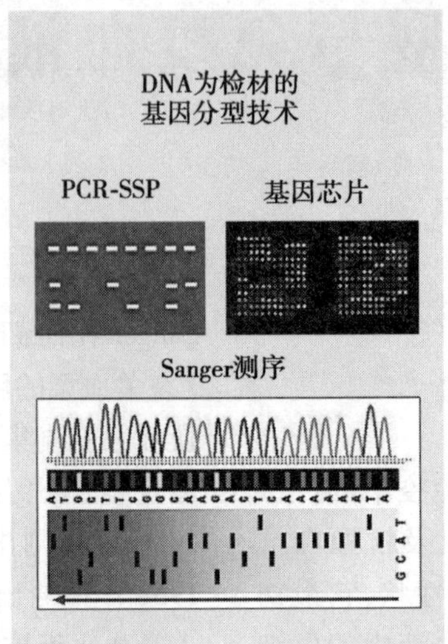

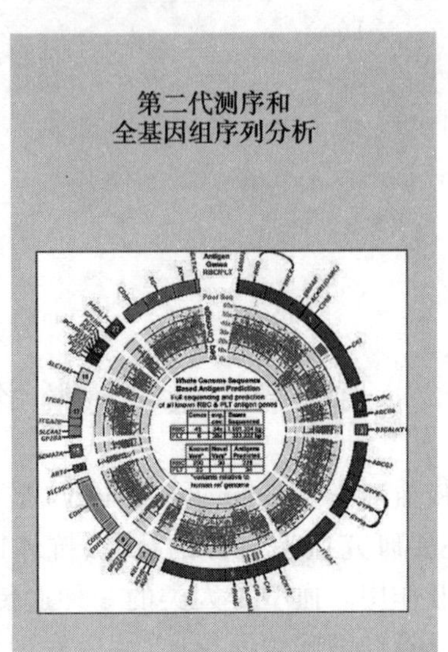

图10-2　血型检测技术的进化

目前分子免疫血液学检测在全球变得越来越普遍，基本上都认识到虽然血清学仍然是在紧急情况下的唯一实用方法，但是基因检测是解决复杂问题、鉴定疑难血型的金标准。近年发展出来的下一代测序（next-generation sequencing，NGS）、全外显子测序（whole-exome sequencing，WES）以及全基因组测序（whole genome sequencing，WGS）等基因分型技术，已经用于高通量血型基因分型[4-5]，并成功地将编码Vel、KANNO和Sid等高频率抗原的基因定位，使之升级为血型系统[6-8]。此外，基因编辑（gene editing）技术被用于改变血型表型，在体外试验中成功地敲除ABO、Duffy、Kell和Rh等血型基因，制备成缺失血型抗原的细胞株，这对于提高红细胞输注相容性具有潜在意义[9]。

（四）精准输血医学新纪元

精准医学又被称为个体化医学，是考虑到个体差异、基因、家族、行为和环境等因素的一种预防和治疗措施。精确医学的概念并不新鲜，比如血型被用来指导输血已经超过一个世纪，它可以看作为精准医学个体化治疗的首例。如今血型鉴定进化到更精准的基因分型，选择基因型匹配的血液输注已成为目前精准输血医学发展方向之一。比如由于Rh表型匹配的输血不能完全预防Rh同种免疫作用，Rh基因型匹配输血将成为必由之路，许多国家已经相应地建立了已知血型基因型的血液供者库。

（五）血型研究大事记

表10-1列举了与人类血型研究相关的一些重大事件，资料来源于多篇参考文献，这里只列出其中主要的几篇文献[1,2,10-12]。

表10-1　人类血型研究大事记

时间	事件描述
1901年	奥地利医生Karl Landsteiner发现人类第1个ABO血型，提出Landsteiner法则，开创免疫血液学，1930年获诺贝尔生理学或医学奖
1907年	R. Ottenberg倡导并采用输血前血型鉴定和交叉配型
1908年	C. Moreschi描述了抗球蛋白反应原理，在抗原和抗体反应后洗涤去除未结合的抗体，然后添加抗球蛋白试剂与抗体分子结合形成肉眼可见复合物
1910年	波兰免疫学家L. Hirszfeld和德国医生E. von Dungern证明ABO血型是第1个被确认的人类孟德尔遗传性状
1912年	R. Lee发现任何血型患者都可以安全接受O型血液，据此提出O型个体是“万能供血者”的概念
1922年	德国医生F. Schiff首次将ABO血型用于法医亲子鉴定
1924年	德国数学家F. Bernstein根据ABO血型群体分布资料以及哈代-温伯格定律提出ABO遗传受控3个等位基因的学说

续表

时间	事件描述
1927 年	K. Lansteiner 和 P. Levine 使用人类红细胞免疫动物产生的抗体检测出人类 MN 和 P 血型系统
1940 年	K. Lansteiner, A. Wiener, P. Levine 和 R. Stetson 发现 Rh 血型系统,它是在临床输血中仅次于 ABO 的最重要血型系统
1944 年	美国学者 A. Wiener 提出 Rh 抗原是 1 个蛋白携带 D、Cc 和 Ee 等多个表位的假说;英国学者 R. Fisher 和 R. Race 认为 Rh 抗原是受控于 3 个紧密连锁位点的 3 种不同蛋白
1945 年	R. Coombs, A. Mourant, 和 R. Race 使用抗球蛋白试验(亦称 Coombs test)成功检测出不完全抗体,为发现新的血型系统铺平道路
1951 年	R. Sanger 和 R. Race 出版专著 *Blood Groups in Man*,被认为是血型研究领域的经典著作,1975 年出版最终版第 6 版
1951 年	Jan Mohr 证明 Lutheran 血型位点和分泌型位点在常染色体上连锁,是被确认的第 1 个人类常染色体连锁位点
1952 年	Y. Bhende 等发现罕见的孟买型血型(Bombay blood group)Oh
1956 年	J. Dausset 使用 3 名多次输血患者血清中的抗体检测出第 1 个人类白细胞抗原 MAC,即现在的 HLA-A2 抗原,1980 年获诺贝尔生理学或医学奖
1956 年	R. Grubb 使用类风湿关节炎患者血清中的抗体检测出第 1 个免疫球蛋白同种异型 Gm(a)因子
1959 年	J. J. van Loghem 等使用一名多次输血患者血清中的抗体检测出第 1 个人类血小板抗原 Zw^a
1960 年	P. Lalezari 等使用一名同种免疫新生儿中性粒细胞减少症患者血清中的抗体检测出第 1 个人类中性粒细胞抗原 NA1
1961 年	G. Vos 等发现第 1 例 Rh 无效表型 Rh_{null}
1967 年	Rh 免疫球蛋白用于预防 Rh 阴性妇女产生婴儿或新生儿溶血病
1967 年	R. Donahue 等证明 Duffy 血型位点在第 1 号染色体上,是被基因定位的第 1 个血型系统
1977 年	发现 M 和 N 血型抗原糖蛋白 A 分子上有 2 个氨基酸不同,是被阐明多态性分子基础的第 1 个血型
1977 年	英国生物化学家 F. Sanger 发明测定 DNA 序列的双脱氧终止法,1958 年和 1980 年两度获得诺贝尔化学奖
1978 年	V. Marchesi 等测定了 M 和 N 抗原糖蛋白 A 的氨基酸序列,是被完整序列的第 1 个血型抗原
1983 年	美国分子生物学家 K. Mullis 发明体外扩增 DNA 片段的聚合酶链反应(PCR)技术,1993 年获诺贝尔化学奖
1990 年	F. Yamamoto 等克隆 ABO 血型基因
1990 年代	绝大多数血型基因被克隆;出现分子免疫血液学新学科;在基因和蛋白质水平上研究血型多态性分子基础、解释免疫血液学观察到的一些现象
2003 年	人类基因组计划完成,生命科学研究进入后基因组时代,血型基因组学(blood group genomics)应运而生
2005 年	血型基因芯片被用于高通量血型基因分型
2010 年代	血型基因分型逐渐普及,建立了多种以 PCR 为基础的血型基因分型技术;全基因组测序(WGS)和全外显子测序(WES)技术用于预测红细胞抗原和血小板抗原
2013 年	1953 年发现的高频率抗原 Vel 通过全外显子测序技术定位在染色体 1p36.32,升级为血型系统
2016 年	使用 CRISPR 基因编辑技术,体外将多能干细胞血小板抗原 HPA-1aa 表型转化为 HPA-1bb
2019 年	1991 年发现的 KANNO 抗原通过全基因组关联研究(GWAS) 定位在染色体 20p13,升级为血型系统
2019 年	1976 年发现的 Sid 抗原通过 SNP 关联分析定位在染色体 17q21.32,升级为血型系统

二、红细胞血型命名和分类

国际输血协会(international society of blood transfusion, ISBT)对红细胞血型的定义是指使用人类同种抗体检测的红细胞表面抗原,它们是由基因所决定的一种遗传性状[13]。到 2020 年 10 月为止,被 ISBT 正式认可的血型系统有 38 个(编号 001~038),包含 328 个血型抗原;编号 039、040 和 041 血型系统尚处于待认可阶段。每个血型系统所包含的抗原和等位基因的更新资料,可在 ISBT 网站上查阅[13]。

(一) 血型抗原的分类

血型抗原被分为 4 大类:①血型系统(system)。

由1个或多个抗原组成，这些抗原受控于1个单独遗传位点，或者受控于2个或2个紧密连锁的同源位点，它们之间很少或根本没有观察到基因重组。②血型集合(collection，又被称为200系列)。由若干个在血清学、生物化学或遗传学上有关的血型抗原组成，尚未达到可以定义为血型系统的标准。③700系列(700 series)低频率血型抗原。它们的抗原频率小于1%，不被血型系统或血型集合所包含；④901系列(901 series)高频率血型抗原。它们的抗原频率大于90%，不被血型系统或血型集合所包含。

(二) 血型抗原的数字命名

最初血型抗原一般由发现者自行命名，被称为传统命名。而后，在1982年ISBT制定了统一的数字命名法，其基本原则是赋予每个血型系统和抗原独一无二的数字编号；一旦某数字给予特定对象，该数字随后不能再用于其他任何对象，即便该数字被注销。数字命名规则如下：

1. 抗原　属于血型系统的抗原以6位数字表示，前3位数字为血型系统的编号，后3位数字为抗原特异性编号。比如MNS血型系统编号为002，S抗原特异性编号为003，因此S抗原的数字命名为002003。

2. 表型　在系统符号后依次加冒号，并用逗号分隔抗原编号，表型中没有的抗原前面加减号表示。比如MNS血型表型M+N-S-s+记为MNS:1，-2，-3，4。

3. 等位基因　系统符号后依次加星号和抗原编号，全部用斜体表示。比如MNS血型系统的*M*基因记为*MNS*01*。

4. 基因型　系统符号后依次加星号和等位基因，单体型之间由斜线分隔，全部用斜体表示。比如MNS血型的基因型*M/N*记为*MNS*01/MNS*02*。

数字命名主要用于数字化存储血型抗原信息，并为基因分类提供框架，不适合日常交流使用。在出版物和日常工作等大多数情况下，一般使用最初发布的名称或符号，即传统命名。表10-2为2种命名法的比较。

表10-2　血型抗原、表型、基因型命名示例

抗原		表型		基因型	
传统	数字	传统	数字	传统	数字
M	002001	M+N-S-s+	MNS:1，-2，-3，4	*M/N*	*MNS*01/MNS*02*
S	002003	D+C-E-c+e+	RH:1，-2，-3，4，5	*dcE/dCe*	*RH*-1，-2，3，4，-5/RH*-1，2，-3，-4，5*
D	004001	K+k-K11-	KEL:1，-2，-11	*DCe/DcE*	*RH*1，2，-3，-4，5/RH*1，-2，3，4，-5*
Fy^a	008001	Fy(a+b+)	FY:1，2	Fy^a/Fy^b	*FY*01/FY*02*
Jk^b	009002	Jk(a+b-)	JK:1，-2	Jk^a/Jk^a	*JK*01/JK*01*

(三) 血型系统

截至2020年10月，被ISBT正式认可的血型系统及其包含的抗原列在表10-3。成为新血型系统的抗原，必须满足以下条件：①抗原必须使用人同种抗体所鉴定；②抗原必须是一个遗传性状；③编码该抗原的基因必须被识别并有核酸序列资料；④相应遗传位点已经在染色体上定位；⑤该基因必须是不同于所有已知的血型基因，也不是与之紧密连锁的同源基因。

表10-3　红细胞血型系统及抗原一览表

编号	名称	符号	发现时间(年份)	抗原	数量
001	ABO	ABO	1901	A，A1，B，A，B	4
002	MNS	MNS	1926	M，N，S，s，U，He，Mi^a，M^c，Vw，Mur，M^g，Vr，M^e，Mt^a，St^a，Ri^a，Cl^a，Ny^a，Hut，Hil，M^v，Far，s^D，Mit，Dantu，Hop，Nob，En^a，ENKT，'N'，Or，DANE，TSEN，MINY，MUT，SAT，ERIK，Os^a，ENEP，ENEH，HAG，ENAV，MARS，ENDA，ENEV，MNTD，SARA，KIPP，JENU	49
003	P1PK	P1PK	1926	P1，P^k，NOR	3
004	Rh	RH	1939	D，C，E，c，e，f，Ce，C^w，C^x，V，E^w，G，Hr_0，Hr，hr^s，VS，C^G，CE，D^w，c-like，cE，hr^H，Rh29，Go^a，hr^B，Rh32，Rh33，Hr^B，Rh35，Be^a，Evans，Rh39，Tar，Rh41，Rh42，Crawford，Nou，Riv，Sec，Dav，JAL，STEM，FPTT，MAR，BARC，JAHK，DAK，LOCR，CENR，CEST，CELO，CEAG，PARG，CEVF，CEWA	55

续表

编号	名称	符号	发现时间（年份）	抗原	数量
005	Lutheran	LU	1945	Lu^a, Lu^b, Lu3, Lu4, Lu5, Lu6, Lu7, Lu8, Lu9, Lu11, Lu12, Lu13, Lu14, Lu16, Lu17, Au^a, Au^b, Lu20, Lu21, LURC, LUIT, LUGA, LU-AC, LUBI, LUYA, LUNU, LURA	27
006	Kell	KEL	1946	K, k, Kp^a, Kp^b, Ku, Js^a, Js^b, Ul^a, K11, K12, K13, K14, K16, K17, K18, K19, Km, Kp^c, K22, K23, K24, VLAN, TOU, RAZ, VONG, KALT, KTIM, KYO, KUCI, KANT, KASH, KELP, KETI, KHUL, KYOR, KEAL	36
007	Lewis	LE	1946	Le^a, Le^b, Le^{ab}, Le^{bH}, ALe^b, BLe^b	6
008	Duffy	FY	1950	Fy^a, Fy^b, Fy3, Fy5, Fy6	5
009	Kidd	JK	1951	Jk^a, Jk^b, Jk3	3
010	Diego	DI	1955	Di^a, Di^b, Wr^a, Wr^b, Wd^a, Rb^a, WARR, ELO, Wu, Bp^a, Mo^a, Hg^a, Vg^a, Sw^a, BOW, NFLD, Jn^a, KREP, Tr^a, Fr^a, SW1, DISK	22
011	Yt	YT	1956	Yt^a, Yt^b, YTEG, YTLI, YTOT	5
012	Xg	XG	1962	Xg^a, CD99	2
013	Scianna	SC	1962	Sc1, Sc2, Sc3, Rd, STAR, SCER, SCAN	7
014	Dombrock	DO	1965	Do^a, Do^b, Gy^a, Hy, Jo^a, DOYA, DOMR, DOLG, DOLC, DODE	10
015	Colton	CO	1967	Co^a, Co^b, Co3, Co4	4
016	Landsteiner-Wiener	LW	1940	LW^a, LW^{ab}, LW^b	3
017	Chido/Rodgers	CH/RG	1967	Ch1, Ch2, Ch3, Ch4, Ch5, Ch6, WH, Rg1, Rg2	9
018	H	H	1952	H	1
019	Kx	XK	1975	Kx	1
020	Gerbich	GE	1960	Ge2, Ge3, Ge4, Wb, Ls^a, An^a, Dh^a, GEIS, GEPL, GEAT, GETI	11
021	Cromer	CROM	1965	Cr^a, Tc^a, Tc^b, Tc^c, Dr^a, Es^a, IFC, WES^a, WES^b, UMC, GUTI, SERF, ZENA, CROV, CRAM, CROZ, CRUE, CRAG, CROK, CORS	20
022	Knops	KN	1970	Kn^a, Kn^b, McC^a, SI1, Yk^a, McC^b, SI2, SI3, KCAM, KDAS	10
023	Indian	IN	1974	In^a, In^b, INFI, INJA, INRA, INSL	6
024	Ok	OK	1979	Ok^a, OKGV, OKVM	3
025	Raph	RAPH	1987	MER2	1
026	John Milton Hagen	JMH	1981	JMH, JMHK, JMHL, JMHG, JMHM, JMHQ, JMHN	7
027	I	I	1956	I	1
028	Globoside	GLOB	1955	P, PX2	2
029	Gill	GIL	1981	GIL	1
030	Rh-associated glycoprotein	RHAG	1978	Duclos, Ol^a, DSLK	3
031	FORS	FORS	1987	FORS1	1
032	JR	JR	1970	Jr^a	1
033	LAN	LAN	1961	Lan	1

续表

编号	名称	符号	发现时间（年份）	抗原	数量
034	Vel	VEL	1952	Vel	1
035	CD59	CD59	2014	CD59. 1	1
036	Augustine	AUG	1967	AUG1, At^a, ATML, ATAM	4
037	KANNO	KANNO	1991	KANNO1	1
038	Sid	SID	1967	Sd^a	1
039	CTL2	CTL2	2007	CTL2. 1, Rif	2
040	PEL	PEL	1996	PEL:1	1
041	MAM	MAM	1993	MAM:1	1

注：ABO 血型系统中的符号 A,B 是一个单独抗原；编号 039、040、041 血型系统目前处于待 ISBT 正式认可阶段[13,58-59]。

（四）血型集合

这个类别中的抗原不属于血型系统，是一个临时分类。因为它们的遗传学分子基础尚未被阐明，一旦遗传位点在染色体定位后即可升级到血型系统。建立一个血型集合，必须包含 2 个或 2 个以上的抗原，而且这些抗原在血清学、生物化学或遗传等方面相互关联。血型集合以数字 200 开始编号，又被称为 200 系列。目前包含的抗原如表 10-4 所示。

表 10-4　血型集合包含的抗原

集合			抗原		
编号	名称	符号	编号	符号	频率/%
205	Cost	COST	205001	Cs^a	95
			205002	Cs^b	34
207	Ii	I	207002		可能为低频率
208	Er	ER	208001	Er^a	>99
			208002	Er^b	<1
			208003	Er3	>99
210			210001	Le^c	1
			210002	Le^d	6
213		MN CHO	213001	Hu	
			213002	M1	
			213003	Tm	
			213004	Can	
			213005	Sext	
			213006	Sj	

（五）700 系列抗原

700 系列抗原属于低频率抗原，在大多数群体中的抗原频率小于 1%。列入该系列的抗原必须满足以下条件：①不同于已知的血型系统抗原、血型集合抗原以及 700 系列抗原；②被证明是 1 个遗传至少 2 代的遗传性状。低频率抗原通常是被一些抗体的意外反应所识别，这些抗体可能来自新生儿溶血病患儿母亲、导致交叉配型不合的额外抗体或是被包含在多重抗体血清中。目前发现的 700 系列抗原列在表 10-5。

（六）901 系列抗原

在大多数群体中 901 系列抗原的抗原频率大于 90%。列入该系列的抗原要求满足以下条件：①不同于所有其他已知的高频率血型抗原；②在 1 个家庭中，至少有 2 个同胞被证明缺少该抗原，即证明该抗原阴性表型是一种遗传性状。表 10-6 为截至 2020 年 10 月，保留在 901 系列中的高频率抗原。应注意其中 901012 抗原 Sd^a 在 ISBT 较新版本中被升级为第 038 血型系统；901014 抗原 PEL 于 2020 年被升级为第 040

表 10-5　700 系列抗原

编号	名称	符号
700002	Batty	By
700003	Christiansen	Ch^a
700005	Biles	Bi
700006	Box	Bx^a
700017	Torkildsen	To^a
700018	Peters	Pt^a
700019	Reid	Re^a
700021	Jensen	Je^a
700028	Livesay	Li^a
700039	Milne	
700040	Rasmussen	RASM
700044		JFV
700045	Katagiri	Kg
700047	Jones	JONES
700049		HJK
700050		HOFM
700054		REIT

表 10-6　901 系列抗原

编号	名称	符号
901008		Emm
901009	Anton	AnWj
901012	Sid	Sd^a
901014		PEL
901015		ABTI
901016		MAM
901017		LKE

号血型系统；901016 抗原 MAM 于 2020 年被升级为第 041 号血型系统。

三、血型抗原结构和功能

（一）血型抗原结构

红细胞血型基因产物有糖基转移酶和糖蛋白等 2 种。除了 Lewis 和 Ch/Rg 抗原是红细胞从血浆等体液中吸附获得之外，其他血型系统抗原是红细胞表面的蛋白分子或聚糖结构。血型抗原决定簇的化学成分可以分为 2 大类，ABO 等血型抗原特异性取决于多糖链的结构；其余血型系统的抗原特异性与抗原蛋白质的结构有关，即取决于蛋白质的氨基酸序列（表 10-7）。

表 10-7　血型基因产物或血型抗原蛋白分子结构

编号	系统	CD 编号	基因产物或血型抗原蛋白	抗原	抗原数/每个红细胞
001	ABO		α-1,3-N-乙酰半乳糖基转移酶（A 糖基转移酶） α-1,3-半乳糖基转移酶（B 糖基转移酶）	多糖	0~100 万
002	MNS	CD235a CD235b	血型糖蛋白 A 血型糖蛋白 B	Ⅰ类 Ⅰ类	糖蛋白 A 100 万 糖蛋白 B 25 万
003	P1PK	CD77	α-1,4-半乳糖基转移酶	多糖	
004	RH	CD240CE CD240D	RhCE 蛋白 RhD 蛋白	M12 M12	1~20 万三聚体
005	LU	CD239	层粘连蛋白受体	Ⅰ类	1 500~4 000
006	KEL	CD238	内皮素 3 转换酶	Ⅱ类	3 500~18 000
007	LE	CD174	α-3,4-岩藻糖转移酶-3（FUT3） α-1,3-岩藻糖转移酶-6（FUT6） α-1,3-岩藻糖转移酶-7（FUT7）	多糖	血浆吸附
008	FY	CD234	趋化因子受体（DARC）	M7	6 000~13 000
009	JK		溶质载体家族 14 成员 1（SLC14A1）尿素运转体	M10	14 000
010	DI	CD233	溶质载体家族 4 阴离子交换器（SLC4A1）带 3/AE1/阴离子交换	M14	100 万二聚体，四聚体
011	YT		乙酰胆碱酯酶	GPI	7 000~10 000

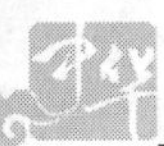

续表

编号	系统	CD 编号	基因产物或血型抗原蛋白	抗原	抗原数/每个红细胞
012	XG		Xg 血型糖蛋白	Ⅰ类	200~2 000
		CD99	CD99 抗原		
013	SC		红细胞膜结合蛋白(ERMAP)	Ⅰ类	
014	DO	CD297	ADP-核糖基转移酶-4(ART4)	GPI	
015	CO		水通道蛋白 1(AQP1) 水运转体,带 3 代谢区室	M6	12 万~16 万四聚体
016	LW	CD242	细胞间黏附分子 4(ICAM4)	Ⅰ类	2 800~4 400
017	CH/RG		补体组分 4A 补体组分 4B	S S	血浆吸附
018	H	CD173	α1-2 岩藻糖基转移酶 半乳糖苷 2-α-L-岩藻糖转移 2	多糖	
019	XK		膜整合蛋白 XK	M10	1 000
020	GE	CD236	血型糖蛋白 C(GPC) 连接复合体蛋白	Ⅰ类	13.5 万
021	CROM	CD55	衰变加速因子(DAF)	GPI	2 万
022	KN	CD35	补体受体 1(CR1)	Ⅰ类	20~1 500
023	IN	CD44	In 相关血型糖蛋白	Ⅰ类	2 000~5 000
024	OK	CD147	细胞外基质金属蛋白酶	Ⅰ类	3 000
025	RAPH	CD151	四次跨膜蛋白	M4	
026	JMH	CD108	整联蛋白受体	GPI	
027	I		β-1,6-N-乙酰葡糖基转移酶	多糖	
028	GLOB		β-1,3-N-乙酰半乳糖基转移酶	多糖	
029	GIL		水通道蛋白 3(AQP3),水甘油通道蛋白,过氧化物运转体	M6	2.5 万
030	RHAG	CD241	Rh 相关血型糖蛋白	M12	10 万~20 万三聚体
031	FORS		红细胞糖苷脂 α-1,3-N-乙酰半乳糖基转移酶 1	多糖	罕见表达
032	JR	CD338	ATP 结合盒亚家族 G 成员 2(ABCG2)	M6	
033	LAN		ATP 结合盒亚家族 B 成员 6(ABCB6)	M11	
034	VEL		小整合膜蛋白 1	Ⅱ类	
035	CD59	CD59	调节补体介导细胞溶解的糖蛋白	GPI	
036	AUG		溶质载体家族 29 成员 1(SLC29A1)	M11	
037	KANNO	CD230	朊蛋白(PRNP)	GPI	
038	SID		β-1,4-N-乙酰-氨基半乳糖基转移酶 2	多糖	
039	CTL2		溶质载体家族 44 成员 2(SLC44A2)	M10	
040	PEL		ATP 结合盒(ABC)运输器	M14	
041	MAM		上皮膜蛋白 3(EMP3)	M4	

注:M 后面数字代表多次穿跨细胞膜蛋白分子的穿跨次数;GPI,糖基磷脂酰肌醇;其余符号解释见正文。

1. 聚糖结构抗原　ABO、P1PK、LE、H、I、GLOB、FORS和SID等血型系统抗原分子是聚糖结构，它们与糖蛋白或糖脂结合，广泛分布在人体细胞表面、细胞外基质以及分泌液中。比如胃肠道、呼吸道、泌尿和生殖道的上皮细胞都携带ABH和Lewis抗原，而男性个体红细胞表面上的ABH抗原数量可以达到(20~60)×10^{18}个。这些以聚糖结构为基础的抗原又被称为组织血型抗原(histo-blood group antigens)，它们不仅与肠道微生物群的组成、疾病易感风险以及疾病治疗效果相关，而且在基因调控网络(gene regulatory network)和肿瘤发育中占有独特地位。

2. 蛋白质抗原　蛋白类抗原结构大致可以分为5种类型(图10-3)：①Ⅰ类分子的蛋白多肽N末端在细胞膜外。Y代表连接在多肽链上的1个或数个O型链或N型链多糖；②Ⅱ类分子的蛋白多肽N末端在细胞膜内；③Ⅲ类是多次穿跨细胞膜的蛋白分子，在表10-7中用M表示。M后面数字代表穿跨次数。除了Duffy抗原蛋白分子的N末端在细胞膜外，其他Ⅲ类分子的N末端都在细胞膜内；④第4类蛋白分子多肽链不穿跨细胞膜，而是通过糖基磷脂酰肌醇(glycosylphosphatidylinositol，GPI)固定在细胞膜上。蛋白分子的C末端通过葡糖胺-多糖-乙醇胺桥，和磷酸化和酰化的丙三醇分子连接在细胞膜上；⑤Ch和Rg抗原是血浆中的可溶性抗原(符号S表示)，被吸附到红细胞膜表面。

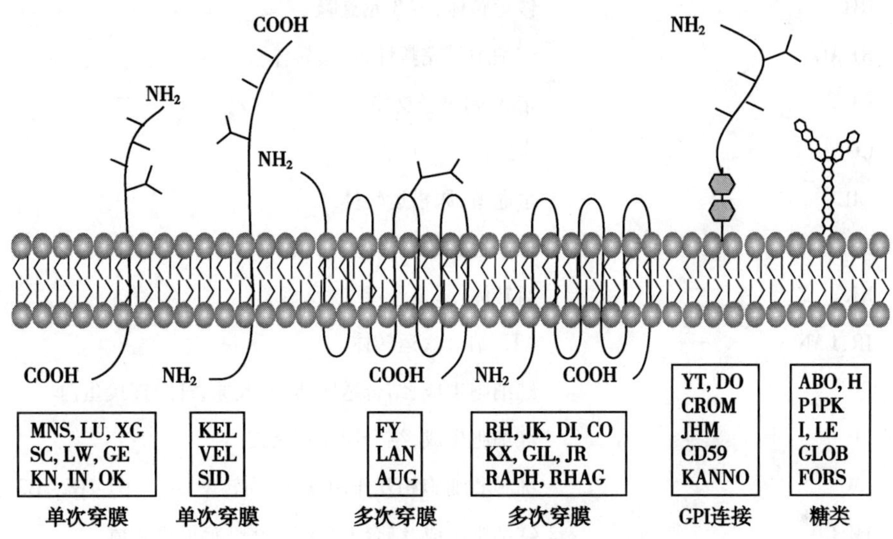

图10-3　红细胞膜血型抗原分子结构示意图

(二) 血型抗原生物学功能

红细胞血型抗原呈现多种生物学功能(表10-8)，主要包括：①它们可以作为跨膜转运体、离子通道和黏附分子等，在促进细胞内摄取、信号转导或通过膜微区组织黏附作用中扮演一个角色。②许多血型抗原存在于对维持红细胞结构和功能至关重要的蛋白质上。比如Diego、MNSs、Duffy、Colton和LW抗原分子聚集在红细胞带3锚蛋白代谢区室，将膜锚定到底层细胞骨架。③由于多数血型抗原也存在于人体其他组织细胞表面，因此它可以作为细菌、寄生虫和病毒的受体或共同受体，在宿主感染中直接发挥作用，可以协助入侵、促进殖民化或是逃避宿主的清除机制。这些病原体包括疟原虫、幽门螺杆菌、霍乱弧菌和痢疾志贺菌等细菌；诸如病毒和小脱氧核糖核酸病毒。④血型抗原表达的差异，可以增加或降低宿主的易感性，甚至改变对感染的先天性免疫应答。比如在疟疾流行地区的人群中，某些表型的血型与增强宿主对疟疾的抵抗性相关，从而产生进化压力。此外，血型表达与胃肠道微生物群的成熟之间存在一个共生关系。⑤微生物也可以刺激产生抗血型抗原的抗体，包括产生抗ABO抗原和抗T抗原的抗体[18-19]。

四、血型遗传学

(一) 血型基因染色体定位

人类血型是一种遗传性状，遵循孟德尔遗传定律从父代传给子代。子代的血型基因分别来自父母，总是一半和父亲相同，另一半和母亲相同。如果某个体携带2个相同的基因，被称为纯合子；如果不同，被称为杂合子。目前编码血型系统的基因在染色体上的位置均已经被确定(表10-9)。除了XG和XK血型的基因位于X性染色体之外，其余的血型基因都位于常染色体上。

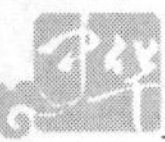

表 10-8　红细胞血型抗原生物学功能

分子类型	血型系统	功能
转移酶	ABO,H,LE,I,P1PK,FORS	预防感染,细胞识别
	GLOB	人类细小病毒 B19 受体
酶	KEL	内皮素 3 转换酶,细胞信号
	YT	酯酶
	DO	ADP-核糖核酸转移酶,红细胞生成,调节蛋白质功能
补体调节	CH/RG	补体组分
	CROM	补体调节,大肠杆菌受体
	KN	补体调节,恶性疟原虫受体
结构	MNS	伴侣蛋白,红细胞 zeta 电位,带 3 铁蛋白复合体,连接复合体
	GE	细胞骨架附着在膜上,恶性疟原虫受体
运转体通道	RH	铵运转体,带 3 元克隆
	RHAG	红细胞膜完整性,铵运转体
	DI	带 3,阴离子交换
	CO	水通道
	GIL	水通道,尿素运转体
	JK	尿素运转体
	XK	运转体
	JR,LAN	ATP 结合盒运转体
黏附	IN	红细胞生成,结合透明质酸,胶原,纤维连接蛋白
	LU	红细胞生成,结合层粘连蛋白
	LW	细胞和细胞相互作用,RBC 周转率,结合 β1-、β2-、β3-、β5-层粘连蛋白
	JMH	红细胞生成,结合 RGD 肽,恶性疟原虫受体
	XG	细胞凋亡
	OK	红细胞生成,结合 LFA 整联蛋白
受体	FY	趋化因子清除;间日疟原虫受体
	SC	信号转导,免疫球蛋白超家族
	RAPH	信号转导,结合整联蛋白

表 10-9　红细胞血型基因在染色体上的位置

编号	血型系统	基因	染色体位置	基因克隆年份
001	ABO	*ABO*	9q34.2	1990
002	MNS	*GYPA*	4q31.21	1986
		GYPB	4q31.21	1987
		GYPE	4q31.21	
003	P1PK	*A4GALT*	22q13.2	2000
004	RH	*RHCE*	1p36.11	1990
		RHD	1p36.11	1990
005	LU	*LU*,*BCAM*	19q13.32	1995

续表

编号	血型系统	基因	染色体位置	基因克隆年份
006	KEL	*KEL*	7q34	1991
007	LE	*FUT3*	19p13. 3	1990
		FUT6	19p13. 3	
		FUT7	9q34. 3	
008	FY	*FY*,*DARC*	1q23. 2	1993
009	JK	*JK*,*SLC14A1*	18q12. 3	1994
010	DI	*DI*,*SLC4A1*	17q21. 31	1988
011	YT	*YT*,*ACHE*	7q22. 1	1991
012	XG	*XG*	Xp22. 33	1994
		CD99	Xp22. 32	
013	SC	*SC*,*ERMAP*	1p34. 2	2001
014	DO	*DO*,*ART4*	12p12. 3	1997
015	CO	*CO*,*AQP1*	7p14. 3	1991
016	LW	*LW*,*ICAM4*	19p13. 2	1994
017	CH/RG	*RG*,*C4A*	6p21. 3	1991
		CH,*C4B*	6p21. 3	
018	H	*FUT1*	19q13. 33	1990
		FUT2	19q13. 33	1995
019	XK	*XK*	Xp21. 1	1994
020	GE	*GE*,*GYPC*	2q14. 3	1986
021	CROM	*CROM*,*CD55*	1q32. 2	1987
022	KN	*KN*,*CR1*	1q32. 2	1989
023	IN	*IN*,*CD44*	11p13	1990
024	OK	*OK*,*BSG*	19p13. 3	1998
025	RAPH	*RAPH*,*CD151*	11p15. 5	1996
026	JMH	*JMH*,*SEMA7A*	15q24. 1	1999
027	I	*GCNT2*	6p24. 2	1993
028	GLOB	*B3GALNT1*	3q26. 1	1998
029	GIL	*GIL*,*AQP3*	9p13. 3	1995
030	RHAG	*RHAG*	6p12. 3	1992
031	FORS	*GBGT1*	9q34. 2	1996
032	JR	*JR*,*ABCG2*	4q22. 1	1998
033	LAN	*LAN*,*ABCB6*	2q36	2000
034	VEL	*SMIM1*	1p36. 32	2013
035	CD59	*CD59*	11p13	1989
036	AUG	*SLC29A1*	6p21. 1	1997
037	KANNO	*PRNP*	20p13	1985
038	SID	*B4GALNT2*	17q21. 32	1994
039	CTL2	*SLC44A2*	19p13. 2	2000
040	PEL	*ABCC4*	13q32. 1	1997
041	MAM	*EMP3*	19q13. 33	1996

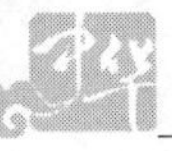

（二）显性和隐性等位基因

基因的产物是蛋白质。如果一个基因能够正常表达产生蛋白质，在遗传学上表现为显性基因；如果由于基因突变或基因调控等原因，造成一个基因不能够产生完整的蛋白质产物，被称为无效基因，在遗传学上表现为隐性基因。带有显性基因的个体，无论是纯合子还是杂合子，都会表现出相应的性状；而隐性基因只有在纯合子时才表现出无效表型。比如 ABO 血型系统中的 *A* 和 *B* 基因是显性基因，而 *O* 基因是隐性基因。大部分血型系统由共显性等位基因组成，即每个等位基因都产生各自的基因产物。

（三）基因型和表型

在同一个遗传位点（又被称为遗传座位）上，由于基因突变产生的变异体被称为等位基因。等位基因数量可以从 2 个至数百个，甚至更多，由此而产生遗传多态性。每个个体都带有 2 个分别来自父母的等位基因，它们可以是显性基因、隐性基因，或 1 个显性和 1 个隐性基因。1 个个体所带有的基因总和被称为基因型，或称为遗传型，而实际表现出来的性状被称为表型。

（四）哈代-温伯格平衡

哈代-温伯格平衡（Hardy-Weinberg equilibrium，简称 HW 定律）是群体遗传学中最基本的一个统计学定律，又被称为遗传平衡定律。其主要内容是指在 1 个随机婚配的足够大的群体中，在无基因突变、无新基因加入以及无自然选择作用的情况下，各等位基因的基因型频率世代稳定不变，即保持着基因平衡。该定律可以用数学公式表示，假设有 *A* 和 *a* 2 个等位基因，它们的基因频率分别是 p 和 q，在遗传平衡的条件下，*A* 和 *a* 基因频率应该满足以下数学公式：$p^2+2pq+q^2=1$。

五、血型基因分型及其应用

（一）基因和基因变异体

1. 基因结构　人类基因一般分为 4 个区域：①转录区。该区域包含外显子与内含子，其两侧被称为侧翼序列，分别用 5' UTR 和 3' UTR 表示。②前导区。位于基因编码区上游，相当于 RNA 的 5' 末端非编码区（非翻译区）。③尾部区。位于 RNA 的 3' 编码区下游，相当于末端非编码区。④调控区位于基因编码区域两侧，含有启动子和增强子等基因调控序列（图 10-4）。启动子包括某些保守序列，能促进转录过程。真核基因转录起始点的上游或下游一般都有增强子，它不能启动基因转录，但有增强转录的功能。不同基因的大小差异甚大，比如 LW 血型基因跨度仅 2 600 个碱基（bp），而编码 S 抗原的 *GYPB* 基因全长 58 000bp，该基因含有较长的内含子序列，实际编码序列仅为 276bp，只占全部序列的 0.5%。

2. 外显子和内含子基因中的编码片段又被称为外显子，它们的 DNA 序列决定产生的多肽氨基酸序列。外显子被非编码的内含子序列所隔离开。我们通常所说的基因序列是指信使 RNA（mRNA）序列。不同基因的外显子和内含子数目不同。比如 ABO 血型基因有 7 个外显子，Duffy 血型基因有 2 个外显子，而 Knops 血型基因含 47 个外显子。编码 S 血型抗原的血型糖蛋白基因 *B*（*GYPB*），含有 5 个具有编码功能的外显子和 1 个无功能的假外显子。每个外显子编码不同的肽链区域。外显子和内含子接头区都有一段高度保守序列，内含子 5' 端大多数是 GT 开始，3' 端大多是 AG 结束，称为 GT-AG 法则，是普遍存在于真核基因中 RNA 剪接的识别信号。

3. 基因突变　由于 DNA 分子中发生碱基对的改

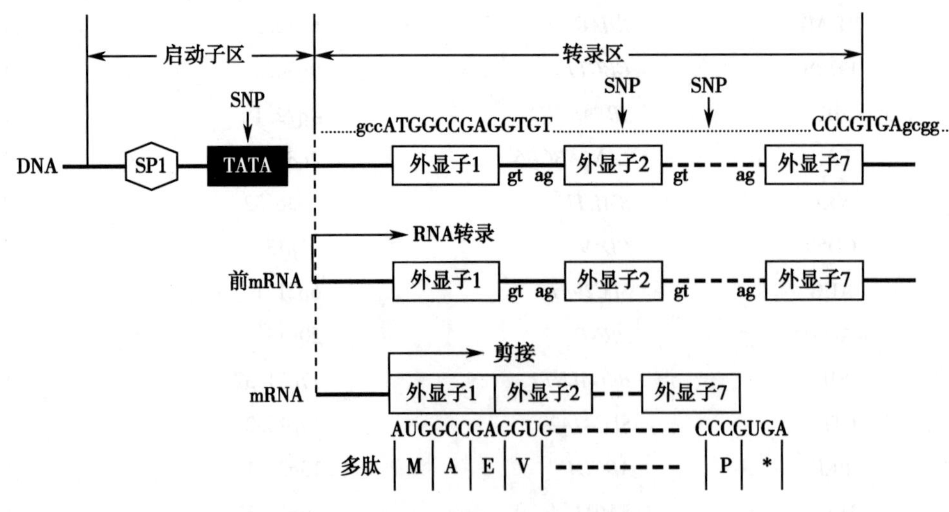

图 10-4　基因结构和基因转录示意图

变、增添或缺失而引起基因结构的改变,被称为基因突变。基因突变通常发生在 DNA 复制时期,即细胞分裂间期,包括有丝分裂间期和减数分裂间期。在进化中,一些基因序列由于突变而不能产生相应的蛋白质,这些无功能的基因被称为假基因。单核苷酸取代产生的多态性简称 SNP(single nucleotide polymorphism,SNP)是最为常见的基因突变,也是产生血型遗传多态性的主要机制。

4. 基因转录　从基因到蛋白质遗传信息传递的第 1 步是 DNA 被转录为 mRNA。基因转录在细胞核内进行的,其中转移 RNA(tRNA)的合成发生在核仁,mRNA 的合成在核质中进行。转录过程首先是以 DNA 的 1 条链为模板,按照碱基互补配对原则转录成前 mRNA。然后通过剪接加工,内含子片段被去除,外显子片段连接在一起产生信使 mRNA。mRNA 只含有外显子顺序,保留了编码序列的连续性(图 10-4)。启动子区域是非编码区,含有 TATA 框、SP1 框等与转录相关的序列。转录区由外显子和内含子序列组成。大写英文字母代表外显子序列,小写英文字母代表内含子序列。内含子 5'和 3'端总是 GT 和 AG 碱基。在剪接过程中内含子被去除,成为只含有外显子的 mRNA,它含有可阅读框。转录起始密码子总是 AUG,编码甲硫氨酸(M),是合成蛋白质的起始信号,因此合成蛋白质的第 1 个氨基酸是甲硫氨酸,但是某些成熟蛋白质的甲硫氨酸被去除。UAG、UGA、UAA 是合成蛋白质的终止信号,被称为终止密码子,不编码任何氨基酸,一般用 * 号表示。SNP 位点可以发生在启动子、外显子、内含子等区域,可以有 1 个或多个。

5. 基因表达调控　基因表达受到转录起始点上游的启动子 DNA 序列的调控。启动子可以延伸至上游 1 千多个碱基,其他影响转录的调节因子序列可以在更远的位置上。位于启动子区域的 TATA 盒存在于大多数基因中,它的功能是将 RNA 聚合酶定位于适当位置以起始转录。启动子区域中的突变有可能导致失去起始转录能力,结果无转录产物。比如 Duffy 血型基因启动子 TATA 盒内序列突变,导致不能产生 Duffy 血型抗原蛋白。

(二) 血型基因注册信息

基因数据库(GenBank)是一个对公众开放的核酸和蛋白质序列数据库,由美国国家卫生研究院(NIH)的国家生物技术信息中心(NCBI)负责运行。有关血型系统的基因组学信息可以通过 GenBank 获得,包括血型基因位点的基因组 DNA 序列、mRNA 序列、蛋白质序列以及基因变异体序列等资料。表 10-10 列出每个血型系统在 GenBank 的注册信息。进入网站 https://www.ncbi.nlm.nih.gov 即可查阅相关资料。

表 10-10　血型基因及其产物 GenBank 注册信息

血型系统	基因符号	基因编号	外显子数	参考基因序列	mRNA 编号	氨基酸数	蛋白质序列
ABO	*ABO*	28	7	NG_006669.1	NM_020469.2	354	NP_065202.2
MNS	*GYPA*	2993	7	NG_007470.3	NM_002099.7	131	NP_002090.4
	GYPB	2994	8	NG_007483.1	NM_002100.5	72	NP_002091.3
	GYPE	2996	6	NG_009173.1	NM_002102.3	78	NP_002093.2
P1PK	*A4GALT*	53947	1	NG_007495.1	NM_017436.4	353	NP_059132.1
RH	*RHCE*	6006	10	NG_009208.3	NM_020485.4	417	NP_065231.3
	RHD	6007	10	NG_007494.1	NM_016124.4	417	NP_057208.2
LU	*LU,BCAM*	4059	15	NG_007480.1	NM_005581.4	597	NP_005572.2
KEL	*KEL*	3792	19	NG_007492.1	NM_000420.2	732	NP_000411.1
LE	*FUT3*	2525	1	NG_007482.1	NM_000149.3	361	NP_000140.1
	FUT6	2528	1	NG_007505.1	NM_000150.2	359	NP_000141.1
	FUT7	2529	2	NG_007527.1	NM_004479.3	342	NP_004470.1
FY	*FY,DARC*	2532	2	NG_011626.1	NM_002036.3	336	NP_002027.2
JK	*JK,SLC14A1*	6563	11	NG_011775.3	NM_015865.4	389	NP_056949.4
DI	*DI,SLC4A1*	6521	20	NG_007498.1	NM_000342.3	911	NP_000333.1
YT	*YT,ACHE*	43	3	NG_007474.1	NM_000665.4	557	NP_000656.1

续表

血型系统	基因符号	基因编号	外显子数	参考基因序列	mRNA 编号	氨基酸数	蛋白质序列
XG	*XG*	7499	10	NG_011627. 1	NM_175569. 2	180	NP_780778. 1
	CD99	4267	11	NG_009174. 1	NM_002414. 3	185	NP_002405. 1
SC	*SC,ERMAP*	114625	9	NG_008749. 1	NM_018538. 3	475	NP_061008. 2
DO	*DO,ART4*	420	3	NG_007477. 2	NM_021071. 2	314	NP_066549. 2
CO	*CO,AQP1*	358	4	NG_007475. 2	NM_198098. 2	269	NP_932766. 1
LW	*LW,ICAM4*	3386	3	NG_007728. 1	NM_001544. 4	241	NP_001535. 1
CH/RG	*RG,C4A*	720	41	NG_011638. 1	NM_007293. 2	1 741	NP_009224. 2
	CH,C4B	721	41	NG_011639. 1	NM_001002029. 3	1 744	NP_001002029. 3
H	*FUT1*	2523	1	NG_007510. 1	NM_000148. 3	365	NP_000139. 1
	FUT2	2524	1	NG_007511. 1	NM_000511. 5	343	NP_000502. 4
XK	*XK*	7504	3	NG_007473. 1	NM_021083. 2	444	NP_066569. 1
GE	*GE,GYPC*	2995	6	NG_007479. 1	NM_002101. 4	128	NP_002092. 1
CROM	*CROM,CD55*	1604	11	NG_007465. 1	NM_000574. 4	347	NP_000565. 1
KN	*KN,CR1*	1378	47	NG_007481. 1	NM_000573. 3	1 998	NP_000564. 2
IN	*IN,CD44*	960	20	NG_008937. 1	NM_000610. 3	341	NP_000601. 3
OK	*OK,BSG*	682	8	NG_007468. 1	NM_001728. 3	248	NP_001719. 2
RAPH	*RAPH,CD151*	977	7	NG_007478. 1	NM_004357. 4	253	NP_004348. 2
JMH	*JMH,SEMA7A*	8482	13	NG_011733. 1	NM_003612. 3	666	NP_003603. 1
I	*GCNT2*	2651	3	NG_007469. 3	NM_145649. 4	400	NP_663624. 1
GLOB	*B3GALNT1*	8706	1	NG_007854. 1	NM_003781. 3	331	NP_003772. 1
GIL	*GIL,AQP3*	360	6	NG_007476. 1	NM_004925. 4	292	NP_004916. 1
RHAG	*RHAG*	6005	10	NG_011704. 1	NM_000324. 2	409	NP_000315. 2
FORS	*GBGT1*	26301	7	NG_033868. 1	NM_021996. 5	294	NP_068836. 2
JR	*JR,ABCG2*	9429	16	NG_032067. 2	NM_004827. 2	611	NP_004818. 2
LAN	*LAN,ABCB6*	10058	19	NG_032110. 1	NM_005689. 2	842	NP_005680. 1
VEL	*SMIM1*	44204	2	NG_033869. 1	NM_001163724. 2	78	NP_001157196. 1
CD59	*CD59*	966	3	NG_008057. 1	NM_000611. 5	128	NP_000602. 1
AUG	*SLC29A1*	2030	17	NG_042893. 1	NM_001078175. 3	456	NP_001071643. 1
KANNO	*PRNP*	5621	2	NG_009087. 1	NM_000311. 5	253	NP_000302. 1
SID	*B4GALNT2*	124872	13	NC_000017. 11	NM_001159387. 2	506	NP_001152859. 1
CTL2	*SLC44A2*	57153	24	NC_000019. 10	NM_020428. 4	706	NP_065161. 3
PEL	*ABCC4*	10257	36	NG_050651. 1	NM_005845. 5	1 325	NP_005836
MAM	*PEM3*	2014	6	NC_000019. 10	NM_001425. 2	163	NP_001416

（三）血型遗传多态性分子基础

1. 多态性产生机制　血型系统遗传多态性的产生机制大致可以归纳为 10 种类型，在表 10-11 中用数字 1～10 表示。数字 1 代表最常见的单核苷酸多态性 SNP，它可以发生在单个外显子、多个外显子、内含子以及基因调节区域；外显子中发生的 SNP，可以产生同义突变、错义突变和无义突变等 3 种结果；比如编码红细胞 Lu^a 和 Lu^b、Au^a 和 Au^b、K1 和 K2、Jk^a 和 Jk^b、Di^a

和 Di^b 以及 Do^a 和 Do^b 等所谓对偶抗原的等位基因，都是由于单核苷酸取代而产生。数字 2 代表缺失，最典型的例子是白种人中 RhD 阴性个体缺失整个 *RHD* 基因。数字 3 表示存在插入 1 个或多个核苷酸碱基；比如在黑人中，*RHD* 基因内含子 3 和外显子 4 之间有 1 段 37bp 的插入片段，导致产生 RhD 阴性表型。数字 4 代表基因重复作用，比如 *C4A* 和 *C4B* 基因之间的不等交换使 1 条单体型带有重复的 *C4A* 基因片段。数字 5 代表基因重排，比如 Gerbich 血型基因含有的 4 个外显子，通过重排产生新的基因型和新的表型。数字 6 表示内含子区域 SNP 造成信息 RNA 的 GT 和 AG 剪接位点突变，不能产生正常的多肽分子。在 MMS 和 Rh 血型系统中常见的基因重组和杂交基因用数字 7 表示。数字 8 表示基因转换作用。数字 9 代表不等重组作用。由于转录产物不同产生的多态性用数字 10 表示。

表 10-11 红细胞血型遗传多态性分子机制

系统	机制	系统	机制	系统	机制	系统	机制
ABO	1,2,3,5	YT	1,2	KN	1,2,4,10	JR	1
MNS	1,7,8,9	SC	1	IN	1	LAN	1,2,3
P1PK	1,2,3	DO	1,2	OK	1	VEL	2
RH	1,2,3,7,8	CO	1,2,3	RAPH	1	CD59	1
LU	1	LW	1,2	JMH	1	AUG	1
KEL	1,2,3	CH/RG	1,4,5	I	1,2	KANNO	1
LE	1,3	H	1,2,3,9	GLOB	1,2,3	SID	1
FY	1,2	XK	1,2,3	GIL	6	CTL2	1
JK	1	GE	1,5	RHAG	1	PEL	2
DI	1,2,3	CROM	1	FORS	1	MAM	2

2\. 无效型表型的分子基础 无效型个体的红细胞表面不表达相应抗原，如果接受输血通常会产生抗体。无效型个体在群体中的频率一般非常低，为了满足这类群体的输血，需要预先筛查并储存无效型供者信息以备急用。由于检测血型的抗体来源有限，所以多采用血型基因分型的方法进行筛查。产生无效型的机制包括：①转录突变。比如在表型 Fy(a-b-)的黑人中，由于红细胞转录因子 GATA 中-46 位置上 T>C 突变，改变增强子 GATA 结合位点，结果不能产生 Duffy 糖蛋白。②表型 S-s-、Gy(a-)、Dr(a-)等缺失型的产生，是由于转录过程中剪接位点核苷酸突变，使部分或全部外显子被跳过。③由于碱基缺失、插入或取代作用，导致阅读框架移位而产生终止密码子，不能产生完整的蛋白质；比如 ABO 血型中的 *O* 基因，由于外显子 6 中 261 位置上单核苷酸缺失，导致产生终止密码子，不能产生完整的 ABO 转移酶。④表型 K_o、McLeod 是由于核苷酸错意突变而改变了氨基酸序列。⑤表型 Co(a-b-)是由于错意突变而降低蛋白质的表达。⑥Rh 缺失型表型 Rh_{null} 和 Rh_{mod} 红细胞表面不表达 Rh 抗原，是由于 *RHCE* 位点不激活突变和缺失 *RHD* 基因所致，或是由于 *RHAG* 基因不激活突变而产生。⑦Kell 和 Ge 抗原弱表达涉及蛋白相互作用，它们分别缺少 Kx 和 4.1 蛋白。⑧由于修饰基因的作用，产生 Lu(a-b-)、Jk(a-b-)等无效型。

（四）血型基因分型

1\. 血型基因分型技术 由于绝大多数血型多态性都表现为 SNP，因此检测 SNP 的分子生物学技术基本上都适用于血型基因分型。目前已报告的方法基本上都是以 PCR 为基础，所不同的只是在于 PCR 引物序列以及检测 PCR 产物方法而异。常用方法包括：①PCR-序列特异性引物(PCR-SSP)分型。目前大部分红细胞血型基因分型，以及血小板 HPA 基因分型、粒细胞 HNA 基因分型、白细胞 HLA 基因分型均可采用此技术。②荧光标记 PCR-SSP 分型。使用实时 PCR 扩增仪，结合使用荧光标记的 SSP 引物，可自动记录分析结果。此方法主要被用于胎儿血型的产前鉴定。③PCR-序列特异性寡核苷酸探针(PCR-SSOP)分型。此方法通过与序列特异性寡核苷酸探针(SSOP)的杂交来鉴定相应基因。④Luminex 流式荧光技术。在此方法中 SSOP 探针和微球耦联，1 次 PCR 反应最多可同时检测 100 多种指标。⑤PCR-测序分型(PCR-SBT)。测序分型可以提供精确的 DNA 碱基序列信息，并有可能发现新的等位基因，使用最普遍的是 Sanger 双脱氧终止法。由于 PCR-SBT 技术同时检测2条单体型的核酸序列，因此可能产生模棱两可分型结果。⑥第2代测序技术。第2代测序技术可以检测单独1条单体型核酸序列，因此用于HLA基因分型可以解决分型结果模棱两可的问题。⑦基因克隆分型。使用PCR扩增和分子克隆技术，将待测基因克隆到载体后再测序，每个克隆只含有1条单体型的基因片段，可用于确认新发现的等位基因。

2. 血型基因分型的应用

（1）疑难血型鉴定：对红细胞直接抗球蛋白试验阳性或具有多凝集作用的血液样品鉴定血型，通常都会遇到麻烦。对于新近输血患者或多次输血患者做血型鉴定，由于外周血液中含有供者的血液，使用常规凝集试验不能正确鉴定患者血型，在这些情况下可以通过基因检测鉴定血型。

（2）无效型鉴定：使用血清学方法检测无效型个体，一般都是在患者已经产生抗体后才能被发现。现在可以根据患者所在群体的无效型分子基础，预先通过血型基因筛查发现无效型供者，可以避免由于输血而产生抗体。

（3）筛选罕见血型供者：筛选罕见血型供者需要大量标准抗血清，在缺少相应抗血清的情况下，可以使用DNA样品鉴定血型。比如在中国人中已经成功地使用PCR-SSP技术筛查Do(b-)和Di(b-)等罕见表型供者。

（4）Rh基因分型：为了选择Rh基因型匹配的血液供者，通过Rh基因分型建立已知Rh基因型的血液供者库。

（5）胎儿血型鉴定：使用高敏感度的实时PCR扩增技术，可以鉴定胎儿*RhD*、*c*、*E*基因，以及K、Fy^a、Jk^a等基因，用于预测胎儿新生儿溶血病。

另外，为了解决造血干细胞移植中的供者细胞来源问题，自20世纪80年代末起在世界范围内建立了无关供者骨髓库和脐血库。早期的供者HLA分型采用血清学方法，现已完全被DNA基因分型方法所取代。

3. 基因分型预测血型的局限性　虽然基于DNA的基因分型对预测血型有很大的价值，但是也有其局限性。这主要涉及检测技术和受检样品等两方面因素：①血型基因分型的前提是已知各种等位基因的DNA序列，已知血型基因型和血型表型之间的相互关系。由于不同种族血型变异体遗传背景不尽相同，对于未知群体的基因分型应谨慎行事。②DNA分析一般检测特定位置的SNP，但是如果其他位置的SNP可以导致编码抗原不表达，在该SNP纯合子时将产生无效型表型，这时的基因分型结果可能被错误鉴定为抗原阳性。对于供者来说，假阳性结果意味着将错失有价值的抗原阴性血液，但不会危及受血者。但是对于患者，将无效型表型误定为抗原阳性，接受阳性血液输注可能产生抗体。无效表型的确认需要借助血清学方法，使用相应抗体做血细胞凝集试验和/或使用交叉配型方法检测抗体/抗原的不相容性。③在1个位点上有多个等位基因的情况下，虽然红细胞表达相应抗原，但是DNA分析可能无法检测出探针/引物结合点或限制酶切割点发生改变的等位基因。④在ABO、Rh等血型系统中，大量的等位基因编码同一种表型，不可能检测出所有的等位基因。对于某些杂交等位基因，特别是MNS和Rh系统的基因，可能会产生假阳性或假阴性结果。⑤在杂合子个体中，某一个等位基因可能被优先扩增，因而漏检另外一个等位基因。⑥由于输血或干细胞移植产生血型嵌合体的情况，和天然产生的嵌合体难以区别。

六、血型抗体

同种异体输血，又被称为同种异基因输血（allogeneic blood transfusion），实际上是一种同种免疫作用。无论输注全血还是血液成分，受者和供者的免疫活性细胞都会将对方识别为外来物而被激活，从而引发人体的细胞免疫应答和体液免疫应答。在体液免疫应答中，B淋巴细胞表面特异性受体与入侵抗原结合后被致敏，然后分化成浆细胞并大量增殖，产生相应抗体（免疫球蛋白）并释放到血液和体液中。B细胞可以分为B1（CD5阳性）和B2（CD5阴性）等两个亚群，B1细胞增殖并分化为浆细胞，产生免疫球蛋白IgM类型的抗体，不形成记忆细胞，故无再次应答反应；B2细胞产生免疫球蛋白IgG类型抗体，在免疫应答过程中形成记忆细胞，能发生再次应答反应。

（一）免疫球蛋白结构和功能

1. 免疫球蛋白结构　抗体分子是免疫球蛋白（简称Ig），占人体血清球蛋白总量的15%~20%。目前已经鉴定出4种IgG、2种IgA、1种IgM、1种IgE和1种IgD等总共9种类型的Ig。Ig分子由2条重链和2条轻链通过二硫键连接组成Y型分子。轻链含有214氨基酸，重链含有446个或更多个氨基酸。轻链N末端的134个氨基酸和重链N末端144个氨基酸为抗原结合点，被称为可变区。2条链的其余部分被称为恒定区。为了形成重链需要编码可变区段、多样性区段和连接区段的基因组合，这使得编码单独的重链的DNA有24 000种可能的组合。根据Ig分子重链氨基酸序列，Ig被分为IgG（γ链）、IgA（α链）、IgM（μ链）、IgD（δ链）、IgE（ε链）等5类。根据二硫键位置，

轻链分为 κ 和 λ 等 2 种型。

免疫球蛋白分子结构如图 10-5 所示，图中左图为 IgG1 分子，重链 H 和轻链 L 的恒定区 C 和可变区 V 通过二硫键连接，V_H 和 V_L 末端形成抗原结合位点。IgG 分子被木瓜蛋白酶水解成 Fab 和 Fc 等 2 个片段，被胃蛋白酶水解成 $(Fab')_2$ 和 Fc 片段。图 10-5 中的右图为 IgM 分子，由 5 个单体分子通过二硫键和 J 链连接成为 1 个大分子，允许 2 个或更多个抗原与 IgM 分子结合。

血清中的 Ig 主要是 IgG、IgM 和 IgA。IgG 单体分子量较小，由 2 条重链(γ_2)和 2 条轻链(κ_2 或 λ_2)组成。根据 IgG 重链氨基酸序列以及二硫键的数目和位置，IgG 又被分为 IgG1、IgG2、IgG3 和 IgG4 4 个亚类。IgM 分子量较大，是由 5 个 IgM 单体分子连接组成的五聚体。血清 Ig 的一些主要特性如表 10-12 所示。

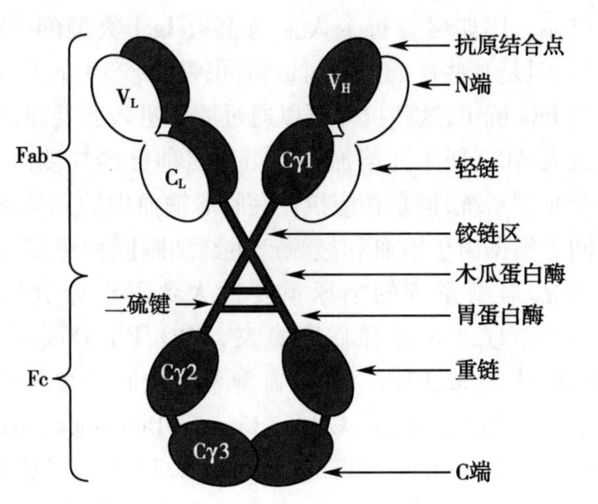

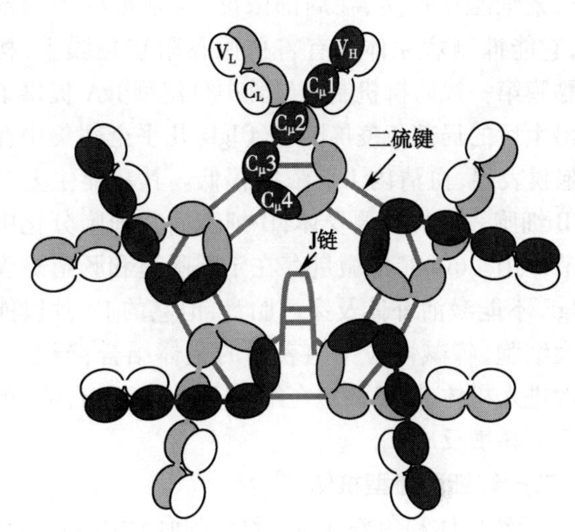

图 10-5 免疫球蛋白分子结构示意图

表 10-12 血清免疫球蛋白的一些主要特性

特性	IgG	IgM	IgA
重链/轻链	γ/κ 和 λ	μ/κ 和 λ	α/κ 和 λ
分子组成	$\gamma_2\kappa_2$，$\gamma_2\lambda_2$	$(\mu_2\kappa_2)_5J$，$(\mu_2\lambda_2)_5J$	$(\alpha_2\kappa_2)_1$ 或 $(\alpha_2\kappa_2)_2$
基本单位	单体	单体，五聚体	单体，二聚体
分子量	150 000	970 000	160 000
血清平均含量/($mg \cdot ml^{-1}$)	12.4	1.2	2.5
半衰期/d	30	5.1	5.8
通过胎盘能力	能	不能	不能
血型抗体血清学特性	不完全抗体，暖抗体 IgG1，IgG2，IgG3 结合补体，IgG4 不结合补体	完全抗体，冷凝集素，天然抗体，盐水抗体，结合补体	冷凝集素
56℃灭活 3h	无影响	活力下降	无影响
二硫键还原剂的影响	不影响凝集活性	失去凝集活性	失去部分活性

2. 免疫球蛋白功能 各种 Ig 的主要生物学功能如下：①IgG 是血液中的主要免疫球蛋白，也是再次免疫应答产生的主要抗体。IgG 合成速度快、分解慢、半衰期长，多以单体形式存在。它能够特异性地结合入侵的外来病原体，中和毒素和病毒，介导抗体依赖的细胞毒作用以及激活补体经典途径。也是唯一能通过胎盘的抗体，胎盘内 IgG 含量远高于血清中的浓度，对新生儿抵抗感染起重要作用。②IgM 是初次免疫应答早期阶段产生的主要 Ig，其分子量最大。主要分布在血液中，不能通过胎盘。在人体发育过程中，无论是 B 细胞膜表面 Ig，还是经抗原刺激后合成分泌到血清中的 Ig，IgM 都是出现最早的 Ig。在抗原的反复刺

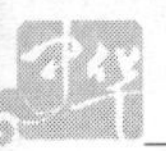

激下，可通过 Ig 基因的类转换而转向 IgG 合成。血型天然抗体属于 IgM，输入血型不合的血液可以导致严重的血管内溶血反应。③IgA 有血清型和分泌型等 2 种，都不能通过胎盘。血清型 IgA 主要在血液中，由肠系膜淋巴组织中的浆细胞产生，有 IgA1 和 IgA2 两个亚类。血清型 IgA 可以结合抗原，但不能激活补体的经典途径，因此不能像 IgG 那样发挥多种生物学效应；分泌型 IgA 是由呼吸道、消化道、泌尿生殖道等处黏膜固有层浆细胞所产生，在局部浓度大，常被称为局部抗体，它能抑制病原体和有害抗原黏附在黏膜上，构成了黏膜第一线防御机制。母乳中分泌型 IgA 提供了婴儿出生后的局部免疫屏障。④IgD 几乎全部集中在 B 细胞膜表层，血清内 IgD 浓度很低。其功能主要是作为 B 细胞表面的抗原受体，B 细胞向浆细胞分化中起调节作用。⑤IgE 以微量存在于呼吸道和肠道黏膜上。IgE 不能激活补体及穿过胎盘，但它的 Fc 片段能与肥大细胞、嗜碱性粒细胞表面的受体结合，当变应原再次进入机体，与已固定在细胞上的 IgE 结合时，可引起 I 型超敏反应。

（二）红细胞血型抗体

1. 天然抗体和免疫抗体　红细胞血型抗原是通过与相应抗体的凝集反应被鉴定。根据血型抗体产生机制，它被分为天然抗体和免疫抗体等 2 大类。天然抗体指在没有已知免疫原刺激情况下天然存在人体中的抗体，比如最常见的 ABO 血型中的抗-A 和抗-B；天然抗体大多数为 IgM，偶见 IgG；在 H、I、Lewis、MNS 和 P1PK 等血型系统发现的天然抗体比较多，血液中的 IgM 冷凝集素也属于天然抗体，其最佳反应温度是室温或更低，在 37℃活化补体时具有溶血能力。免疫抗体是由于输血、妊娠等同种免疫作用而产生的抗体，大多数红细胞免疫抗体为 IgG 类型，最适反应温度为 37℃；在 Rh、Kell、Duffy 以及 Kidd 等血型系统中发现的抗体多为免疫抗体。在血清中可以同时存在特异性相同的 IgM 和 IgG 抗体。比如尽管每个人血清都有 IgM 类型的 ABO 抗体，但是某些产妇血清可以有同种免疫产生的 IgG 抗-A 和 IgG 抗-B，这些抗体可以通过胎盘进入胎儿血液循环造成 ABO 新生儿溶血病。虽然目前已经检测出 40 余个血型系统，但是相应抗体在临床输血中的意义不尽相同。根据由于输血和妊娠产生红细胞同种免疫抗体的情况，血型系统的临床重要性大致可以分为以下四类[10]：①通常具有临床意义，ABO、Rh、Diego、Duffy、Kell、H、Kidd、P1PK 和 Ss 血型系统抗原。②在某些情况下具有临床意义，Colton、Cromer、Dombrock、Gerbich、Indian、Landsteiner-Wiener、Scianna 和 Yt 血型系统。③如果相应抗体在 37℃不反应则无临床意义，如 Lutheran、MN、P1 抗原等。④通常无临床意义，Chido/Rodgers、JMH、Knops、Xg 等血型系统。属于同一个血型系统中的不同抗体的临床意义不尽相同（表 10-13）。

表 10-13　红细胞同种抗体及其在临床输血中的意义

同种免疫产生抗体				天然产生抗体	
有意义	有时有意义	37℃以外无意义	无意义	系统	抗原
A，B	An，Wj	A1	Chido/Rodgers	ABO	A，B，H，A1
Diego	At^a	H	Cost	LE	Le^a，Le^b
Duffy	Colton	Le^a	JMH	P1PK	P^k，PP_1P^K，P_1
O_h 个体	Cromer	Lutheran	HLA/Bg	I	I
H					
Kell	Dombrock	M，N	Knops	MNS	M，N，S，V^w，M^g
Kidd	Gerbich	P1	Le^b	RH	E，C，C^w，C^x·D（cold）
P1PK	Indian	Sd^a	Xg^a	DI	Wr^a
$PP1P^k$	Jr^a			LU	Lu^a
Rh	Kx			SID	Sd^a
S，s，U	Lan				
Vel	LW				
	Scianna				
	Yt^a				

2. 完全抗体和不完全抗体　IgM 类型的血型抗体,可以在 0.9%氯化钠溶液(生理盐水)介质中凝集相应红细胞,故又被称为“盐水抗体”。IgG 类型血型抗体分子较小,在生理盐水介质中一般只能致敏相应红细胞,即能够和红细胞表面的血型抗原结合,但是不能产生红细胞凝集反应,故又被称为“不完全抗体”。IgG 抗体需要借助抗人球蛋白试剂,或使用蛋白酶处理红细胞后才能出现红细胞凝集反应。表 10-14 列出一些主要血型抗体的特性。有机化合物二硫苏糖醇(DTT)和巯基乙醇(2-ME)是很强的二硫键还原剂,它们能够打开 IgM 分子 J 链的二硫键分子,使 IgM 抗体失去活性,因此可以用来区分 IgG 和 IgM 血型抗体。比如在含有 IgG 和 IgM 抗-A 的混合物中,使用 DTT 或 2-ME 处理后可以去除 IgM 抗-A 活性,只保留 IgG 抗-A 活性。

表 10-14　主要血型同种抗体的特性

抗体特异性	分子类型		临床输血不良反应	新生儿溶血病
	IgM	IgG		
ABO	大多数	某些	急性,轻度至严重	常见,轻度至中度
Rh	某些	大多数	急性/迟发,轻度至严重	常见,轻度至严重
Kell	某些	大多数	急性/迟发,轻度至严重	偶见,轻度至严重
Kidd	少数	大多数	急性/迟发,轻度至严重	罕见,轻度
Duffy	罕见	大多数	急性/迟发,轻度至严重	罕见,轻度
M	某些	多数	迟发,罕见	罕见,轻度
N	大多数	罕见	无	无
S	某些	大多数	迟发,轻度	罕见,轻度至严重
s	罕见	大多数	迟发,轻度	罕见,轻度至严重
U	罕见	大多数	急性/迟发,轻度至严重	罕见,严重
PI	大多数	罕见	无	无
Lutheran	某些	大多数	迟发	罕见,轻度
Le^a	大多数	少数	急性	无
Le^b	大多数	少数	无	无
Diego	某些	大多数	迟发,无至严重	轻度至严重
Colton	罕见	大多数	迟发,轻度	罕见,轻度至严重
Dombrock	罕见	大多数	急性/迟发,轻度至严重	罕见,轻度
LW	罕见	大多数	迟发,无至轻度	罕见,轻度
Yt^a	罕见	大多数	迟发(罕见),轻度	无
I	罕见	大多数	无	无
Ch/Rg	罕见	大多数	过敏	无
JMH	罕见	大多数	迟发(罕见)	无
Knops	罕见	多数	无	无
Xg^a	罕见	大多数	无	无

3. 同种抗体和自身抗体　抗体可以是同种反应性或自身反应性。同种抗体是指受到同种异体免疫刺激后产生的抗体,比如接受其他个体血液输注或是由于妊娠使母亲产生的抗体,这些抗体对应非自身抗原。自身抗体是针对自身抗原而产生的抗体,携带这类抗体的个体常患有自身免疫性疾病。至少有针对以下一些抗原特异性的自身抗体被报告:A、B、Di^b、En^a、I、JK^3、JK^a、Js^b、Kp^b、Lan、LW、P、P^k、Pr、S、SC1、U、Vel 和 Wr^b[12]。由于自身抗体可以在不同温度下反应,在血型检测中要特别注意自身抗体可能的干扰。

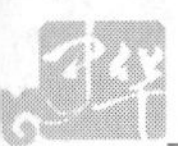

4. 模拟自身抗体(mimicking autoantibody)　这些抗体具有特异性,但是又能和自身红细胞结合。比如在K阴性患者的血清和红细胞洗脱液中检测出模拟自身抗K抗体,该抗体具有抗-K特异性,但是可以被K阴性细胞吸收和放散。再比如在一位表型为Co(a-b-)Co:3的淋巴瘤患者血清中检测出模拟自身抗Co3抗体,该抗体可以直接凝集大多数红细胞,但是在木瓜蛋白酶处理抗人球蛋白试验中与患者自身以及表型Co(a-b-)Co:-3的红细胞反应[12]。尽管模拟自身抗体发生率相对较低,但无论该抗体是自身抗体还是同种抗体,都可能干扰血型鉴定。

5. 补体介导的红细胞溶血

(1) 红细胞裂解:某些血型抗体和红细胞表面相应抗原结合,可以引起补体级联反应,形成膜攻击复合物导致红细胞裂解。在以凝集试验为基础的血型检测中,这个现象容易被误解为阴性结果,特别是ABO反定性试验。IgM抗体分子Fab片段有10个位点可以和抗原结合,可以有效地激活补体,而IgG抗体只有2个抗原结合点,需要至少2个在红细胞表面相近的抗原分子,才能激活补体,而且通常只能激活到C3阶段。有可能造成体内溶血的抗体有抗-A、抗-B、抗-H(表型O_h个体)、抗-A,B、抗-I、抗-Le^a、抗-Le^b、抗-$PP1P^k$、抗-P、抗-Jk^a、抗-Jk^b、抗-Jk^3、抗-Ge3和抗-Vel。罕见抗体包括抗-Sc1、抗-Lan、抗-Jr^a、抗-Co^3、抗-Emm和抗-Milne。在交叉配型试验中,使用EDTA抗凝血样,或是使用EDTA盐水配制的红细胞悬液可以避免发生溶血情况,因为EDTA是钙离子螯合剂,可以抑制补体激活C1q阶段需要Ca^{2+}。

(2) 抗补体活性:补体激活经典途径活化C1需要Ca^{2+},替代途径形成C3需要Mg^{2+}参与,因此Ca^{2+}和Mg^{2+}的螯合剂EDTA能够阻断补体的激活。肝素具有抑制补体C4激活作用,因此也是抗补体试剂。血清置56℃ 30min,可以使C1和C2完全失活,但是对C4损害程度较小。补体激活替代途径中的备介素因子B,置50℃ 20min可以失活。

6. 结合补体的血型IgG抗体的检测　①抗-Jk^a等抗体在与红细胞结合的同时还结合补体组分C3d,被称为结合补体抗体。在使用抗球蛋白试验检测这类不完全抗体时,相应试剂必须含有抗C3d抗体。抗球蛋白试剂国际标准含有抗补体Cd3,可以避免漏检结合补体的IgG抗体。目前美国FDA和中国CFDA注册的抗球蛋白试剂一般都含有抗补体成分。②用于检测结合补体IgG抗体的受检样品,要求使用新鲜采集的不抗凝血,分离出血清后使用。这是因为补体活化需要钙离子,EDTA等离子螯合剂可以结合钙离子而抑制补体的活化。ACD、CPD等抗凝剂也具有抑制补体活化的作用。如果冰冻保存新鲜制备的血清,可以保存数周不影响补体活性。对于陈旧血清,必须加入新鲜的人血清补体,通常是新鲜AB型血清,一般采用1体积新鲜人血清补体加3体积受检血清。较长时间保存在室温的血清、56℃灭活30min的血清、未冰冻保存的陈旧血清都可以造成补体丧失活性。

七、血型与疾病相关

血型不仅与临床输血密切相关,而且表现出与某些疾病相关,提示血型在感染疾病和癌症的发展中起到一定作用。自从发现ABO血型以来,血型与疾病相关研究经久不息,在MEDLINE、PubMed数据库检索"血型与疾病",从1900年至2020年10月发表的文章有275 203篇[14]。

(一) 疾病相关研究方法

血型与疾病相关研究多采用流行病调查方法,即比较患者组和正常人群对照组中血型抗原频率或基因频率的统计学差异。近年来出现全基因组关联分析方法,根据患者组和对照组SNP分布频率的差异,寻找与疾病相关的SNP。下面以ABO血型与病毒感染相关研究为例说明疾病相关研究常用方法。感染严重急性呼吸系统综合征冠状病毒2(severe acute respiratory syndrome coronavirus 2,SARS-CoV-2),可以导致发生冠状病毒疾病2019(COVID-19),2020年以来有多篇关于ABO血型与COVID-19相关的报告,下面摘要介绍其中部分研究结果。

Li等[15]调查ABO血型与COVID-19之间的关联。在2 153名患者和3 694名正常对照人群中,A型和O型在患者组中的比例分别为38.0%和25.7%,而在对照组中分别为32.2%和33.8%。结果显示A型个体感染COVID-19的风险升高($P<0.001$),而O型个体感染风险降低($P<0.001$),差异均具有统计学意义。B型和AB型个体的比例,在患者组和对照组中差异无统计学意义。

有研究报告提示人体循环中的抗A抗体可能干扰甚至抑制病毒与细胞的黏附作用,为此Gérard等[16]分析了抗A抗体与SARS-CoV-2感染之间的关系。他们将含有抗A抗体的O型和B型个体归为一组,将不含有抗-A的A型和AB型个体归为另一组,然后比较这2组个体在正常人和COVID-19患者之间ABO血型分布差异。结果在1 775名患者组中,含有抗-A和不含有抗-A的比例分别为52.5%和47.8%;在3 694例正常对照组中,含有抗-A和不含有抗-A的比例分别为58.7%和41.3%。结果可认为不含有抗-A的A型和 AB 型个体被 SARS-CoV-2 感染的风险高于 B 型和 O 型个体($P<0.001$,优势比 $OR=1.30$),提示抗 A 抗体对 SARS-CoV-2 感染有保护作用。

Ellinghaus 等[17]对 1 980 名 COVID-19 阳性、呼吸衰竭的意大利和西班牙患者,以及 2 205 名对照人群进行全基因组关联研究,检测了 8 582 968 个 SNP 位点。结果发现在染色体 3p21.31 位置上的 SNP 位点 *SLC6A20*、*LZTFL1*、*CCR9*、*FYCO1*、*CXCR6*、*XCR1* 以及染色体 9q34.2 位置上的 *ABO* 血型位点相关。结果可认为 A 型个体被感染的风险高于其他血型($OR=1.45$,$P=1.48\times10^{-4}$);O 型个体具有保护作用,感染风险降低($OR=0.65$,$P=1.06\times10^{-5}$)[17]。

(二) 与血型相关的疾病

与血型相关的疾病大致分为 2 类:①病毒和细菌感染疾病。对于这类疾病主要研究病原体与人类宿主细胞上的 ABH、Lewis 等聚糖分子相互作用,以及人类宿主对感染的免疫应答等。②血栓栓塞疾病、心血管疾病、代谢性疾病。对这类疾病主要研究疾病易感性和疾病状态之间的相关性。表 10-15 选择一些具有代表性的与血型相关的疾病[18-22]。

表 10-15　血型与某些疾病之间的相关

表型	与疾病易感性相关的疾病
A 型	胃癌,曼氏血吸虫感染和疾病严重程度,天花,铜绿假单胞菌感染,急性髓系白血病,胃癌
B 型	沙门菌感染,大肠杆菌感染,淋病、肺结核、肺炎,霍奇金淋巴瘤,原发性和继发性非霍奇金中枢神经系统淋巴瘤
O 型	幽门螺杆菌感染,大肠杆菌 O157 感染和死亡,消化系统溃疡,鼠疫、霍乱、肺结核、腮腺炎,多发性内分泌肿瘤 1 型,急性淋巴细胞白血病,原发性和继发性非霍奇金中枢神经系统淋巴瘤
AB 型	天花,大肠杆菌感染,沙门菌感染
非 O 型	恶性疟疾,胰腺外分泌肿瘤,心血管疾病
A 型>AB 型>B 型	血管疾病,静脉和动脉血栓栓塞,冠心病,缺血性脑卒中,心肌梗死
B 型>AB 型>A 型	胰腺癌
B 型>A 型>AB 型	高血压
AB 型>B 型>A 型	2 型糖尿病
ABH 抗原丢失	组织特异性癌症,白血病,淋巴瘤
Lewis(a_b_)表型	尿路感染,浸润性导管乳腺癌,儿童哮喘
非分泌型	肺炎链球菌感染,流行性感冒病毒感染,泌尿道感染,早产儿革兰阴性杆菌败血症,早产儿坏死性小肠结肠炎,胃肠疾患,消化性溃疡,克罗恩病,原发性硬化性胆管炎,慢性胰腺炎,1 型糖尿病,乳腺腋窝淋巴结转移,细菌性脑膜炎,白色念珠菌感染,肺炎,大肠杆菌尿路感染,化脓链球菌感染,霍乱
分泌型	诺如病毒感染,轮状病毒感,流感病毒 A 和 B 感染,鼻病毒感染,呼吸道合胞病毒感染,艾柯病毒感染,人类免疫缺陷病毒感染和疾病进展,结肠癌,直肠癌
Knops 血型抗原	恶性疟原虫入侵,恶性疟原虫花环形成
Fy(a-b-)表型	抵抗间日疟原虫入侵

(三) 血型与疾病相关机制

血型与疾病相关研究可以追溯到 20 世纪 50 年代,那时已经发现 O 型个体患胃炎和十二指肠溃疡的风险增加,非 O 型个体比 O 型个体更容易发生血栓栓塞疾病,但是血型与疾病的相关机制尚不清楚。近年来逐渐发现许多血型抗原是毒素、寄生虫、病毒和细菌的受体。红细胞或组织携带的血型抗原可以和细菌、病毒、寄生虫以及真菌等微生物相互作用,从而促进微生物入侵、增强细菌殖民化作用以及逃避宿主免疫清除等。比如间日疟原虫可以结合红细胞膜上的 Duffy 血型抗原(趋化因子受体),人类细小病毒 B19 可以结合人肾近曲小管内皮细胞上的 P 抗原。血型抗原也可以作为一个假受体,防止微生物与目标组织的结合。此外,细菌也可以刺激产生抗血型抗原的抗体,其中 ABO 血型抗体可视为先天性免疫系统的一部分,用以抵抗一些携带 ABO 抗原结构的细菌病原体和包膜病毒[18-19,21-22]。

(四) 血型与疾病相关在进化中的意义

如果血型抗原或其变异体在抵抗病原体入侵中对宿主有利,这时血型可能成为一种具有选择特性的抗原，使得在病原体流行群体中携带该血型抗原的个体得以存活并繁衍，从而获得进化上的选择优势。比如已经发现10多个血型系统对疟原虫感染具有抵抗性，人们普遍认为在亚马孙地区高频率的O型、非洲地区高频率Fy(a-b-)表型以及在巴布亚新几内亚高频率Ge(-)表型，是由疟原虫的选择压力所造成。

八、血型与人类学研究

有关人类起源和迁移以及种族和群体的差异等，可以从考古、历史记载、风俗习惯、语言、姓氏、指纹、体质特征以及遗传基因等多方面进行研究。遗传基因是具有一定碱基序列的DNA片段，能够稳定地世代相传。虽然在自然界中，DNA以一定的频率发生变异，但是产生的变异体大部分是中性的，只有小部分受环境因子选择影响。20世纪早期，曾经根据ABO血型基因频率比较种族之间的差异，发现美洲印第安人缺少*A*和*B*基因；亚洲的东方人携带较高频率的*B*基因；欧洲白人中*O*基因比例较高。但是单独使用ABO基因频率，远不能全面反映出种族之间的遗传学差异所在。后来陆续发现黑人中Rh血型的Dce单体型频率较高，欧洲白人中dce频率较高；Diego血型中的Di^a抗原几乎只存在于东方人中；Duffy血型中的无效等位基因*Fy*主要为非洲黑人所有。虽然这些血型标记的分布在群体之间存在差异，但是它们不是人种或特定种族群体的特异性遗传标记。后来在免疫球蛋白同种异型标记Gm因子以及人类白细胞抗原HLA系统中，检测出一些与种族相关的特异性遗传标记，它们为人类学研究提供了重要工具。

（一）中华民族种族基础

中国是一个由56个民族组成的多民族国家。汉族遍布全国，主要聚居于黄河流域、长江流域、珠江流域及东北的松辽平原。少数民族人数虽少，但分布面积占全国50%~60%，主要居住在西北、西南和东北的边疆地区。由于历史上各民族流动频繁、移民戍边、朝代更换等原因，形成各民族既杂居又聚居的状况。每个民族都有各自的生物学基础，即种族基础。民族在历史过程中有分有合，种族底子也随着交杂。尽管如此，每个民族到现代为止还是有其主要的体质特征，即种族的底子。中华民族是由许多民族融合的统一整体，从人种上讲都属于蒙古人种。文化人类学和体质人类学研究发现，蒙古人种又可以分为南亚和北亚两大类，他们属不同的语系；从体形上看，北亚类型身高头长，南亚类型身矮头圆，这些发现也提示中华民族可能有不同的来源。

（二）中华民族遗传学异质性

1. 血型分布的差异　根据免疫球蛋白同种异型Gm因子在我国及亚洲人群中的分布，赵桐茂等[23-24]于1987年提出中华民族有南北两个发源地的假说，它们分别在长江流域和黄河流域，南北界线在北纬30°附近。北方类型包括北方汉族、藏族、蒙古族、朝鲜族、鄂伦春族、回族、维吾尔族、哈萨克族和锡伯族等；南方类型包括南方汉族、彝族、苗族、自族、景颇族、侗族、壮族、佤族、高山族、瑶族和傣族等。每个类型内各民族（包括少数民族和当地汉族）之间的血缘关系，一般比两个类型民族之间的血缘关系更为接近。居住在我国丝绸之路附近的维吾尔族、哈萨克族等少数民族，交杂有高加索人种的血统，但其种族底子仍属蒙古人种，是组成中华民族的一员；日本人和朝鲜人更接近于中国北方人类型[2]。人类白细胞抗原HLA在我国人群中的分布也显示出南北差异[25]，表10-16列出南北人群中频率最高的10种HLA-A、C、B、DRB1、DOB1单体型，可见HLA单体型频率差异非常显著[26]。

表10-16　中国南北人群中10种HLA单体型频率的比较

A	C	B	DRB1	DQB1	南方人	北方人
02:07	01:02	46:01	09:01	03:03	0.038 729	0.013 734
33:03	03:02	58:01	03:01	02:01	0.035 394	0.012 928
30:01	06:02	13:02	07:01	02:02	0.027 788	0.052 705
11:01	08:01	15:02	12:02	03:01	0.018 441	0.006 367
33:03	03:02	58:01	13:02	06:09	0.013 927	0.008 631
02:07	01:02	46:01	08:03	06:01	0.013 158	0.007 318
11:01	03:04	13:01	15:01	06:01	0.011 704	0.002 746
33:03	14:03	44:03	13:02	06:04	0.005 562	0.010 344
01:01	06:02	37:01	10:01	05:01	0.005 077	0.008 696
02:01	03:04	13:01	12:02	03:01	0.003 809	0.010 081

2. DNA 标记分布的差异　2009 年 Xu 等[27]根据中国 27 个汉族群体约 16 万个单核苷酸多态性 SNP 分析,认为中国汉族大致可以分为北方汉族和南方汉族 2 大类,居住在上海、江苏、安徽地区汉族介于南北群体之间。同年 Chen 等[28]分析 6 000 多份中国汉族基因组 DNA 样品约 35 万个 SNP 分布,发现汉族遗传结构可以分为南北 2 个亚群,从基因组水平证明中国南北人群之间的遗传学差异。

(三) 中国人血型基因频率

有关中国人血型基因频率报告甚多,表 10-17 所列资料主要是汉族人群资料。由于汉族在遗传学上的杂合性,相应基因频率列出大致的范围[2,29]。在第二节中对某些血型基因频率也有描述,由于资料来源杂合性,与表 10-17 中的数值可能不尽相同。

表 10-17　中国汉族人群某些血型基因频率

系统	基因	基因频率
ABO	*A*	0.198 6~0.208 0
	B	0.181 9~0.233 1
	O	0.568 3~0.610 1
MNS	*MS*	0.018 6~0.032 5
	Ms	0.468 8~0.634 7
	NS	0.008 3~0.015 6
	Ns	0.338 4~0.483 1
P1PK	*P1*	0.171 4~0.226 5
LU	Lu^a	0.003 5
	Lu^b	0.996 5
	Au^a	0.869 5
	Au^b	0.130 4
FY	Fy^a	0.899 6~0.940 0
	Fy^b	0.060 0~0.086 3
	Fy	0~0.014 1
KEL	*K*	0
	k	1.000 0
JK	Jk^a	0.386 5~0.490 0
	Jk^b	0.510 0~0.613 5
DI	Di^a	0.029 5~0.037 5
	Di^b	0.962 5~0.970 5
YT	Yt^a	0.940 0~0.992 8
	Yt^b	0.007 2~0.060 0
XG	Xg^a	0.384 1
SC	*Sc1*	1.000 0
DO	Do^a	0.102 7~0.115 9
	Do^b	0.884 1~0.897 3
CO	Co^a	1.000 0
LW	LW^a	1.000 0
OK	*Ok*	0

注:表中所列血型基因频率资料使用血清学分型或基因分型所取得。

第二节　人类红细胞血型

一、ABO、H、Lewis 血型系统

(一) ABH 和 Lewis 抗原生物合成途径

ABO、H、Lewis 抗原表达以及 ABH 物质的分泌,受 ABO、FUT1、FUT2 和 FUT3 等 4 个位于不同染色体上的遗传位点所控制。每个位点上的常见等位基因分别是 *H/h*、*Se/se*、*Le/le* 和 *A/B/O*,其中大写字母为显性基因,小写字母和 *O* 为隐性基因,它们分别编码 H 抗原、分泌 ABH 物质、Lewis 抗原以及 ABO 抗原。这些基因的产物是糖基转移酶,生物合成这些抗原的途径是通过糖基转移酶的作用,依次将特定的糖基连接到前身物多糖 R,产生抗原特异性的多糖结构(图 10-6)。前身物多糖链末端结构有 2 种类型,D-半乳糖以 β1→3 键和 N-乙酰-D-葡糖胺连接,被称为 1 型前身物;而以 β1→4 键和 N-乙酰-D-葡糖胺连接被称为 2 型前身物。以 1 型前身物为基础衍生的多糖结构抗原主要存在血浆中,而以 2 型前身物产生的抗原主要存在于红细胞表面。在 Lewis 系统中的 *Le* 基因作用下,可以直接从前身物多糖合成 Le^a 抗原,从 H 物质合成 Le^b 抗原。FUT1 位点上的无效基因 *h*,产生孟买型(Bombay phenotype, O_h)或类孟买型(Bombay-like phenotype)。FUT2 分泌型位点上的无效基因 *se*,产生非分泌型。ABO 位点上的无效基因 *O*,不能产生具有活力的转移酶,故 O 型个体只带有 H 抗原,而无 A、B 抗原。红细胞表面上 Lewis 抗原是从血浆中吸附获得,其表型由 FUT2 和 FUT3 两个位点上的基因所决定。*Le* 基因缺失型(le)不产生 Lewis 物质。

(二) ABO 血型系统

1900 年 Landsteiner 观察到一些个体的红细胞可以被其他人的血清所凝集,一年后他报告红细胞可以分为 A 型、B 型和 O 血型。1902 年他的学生发现了第 4 种 AB 型,这是被发现的人类第 1 个血型系统。此后其他一些学者也先后独立地发现了 ABO 血型,但使用不同的命名。为避免混淆,在 1940 年代中期被国际统一命名为 ABO 血型系统。ABH 抗原不仅分布在红细胞表面,而且还存在于上皮细胞、内皮细胞、淋巴细胞、血小板上,以及血清、唾液、胃液、精液、腹水、卵巢囊肿等体液中。分泌型个体的唾液和体液含有 ABH 抗原物质,它在多种癌症患者中的表达会发生改变,

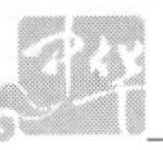

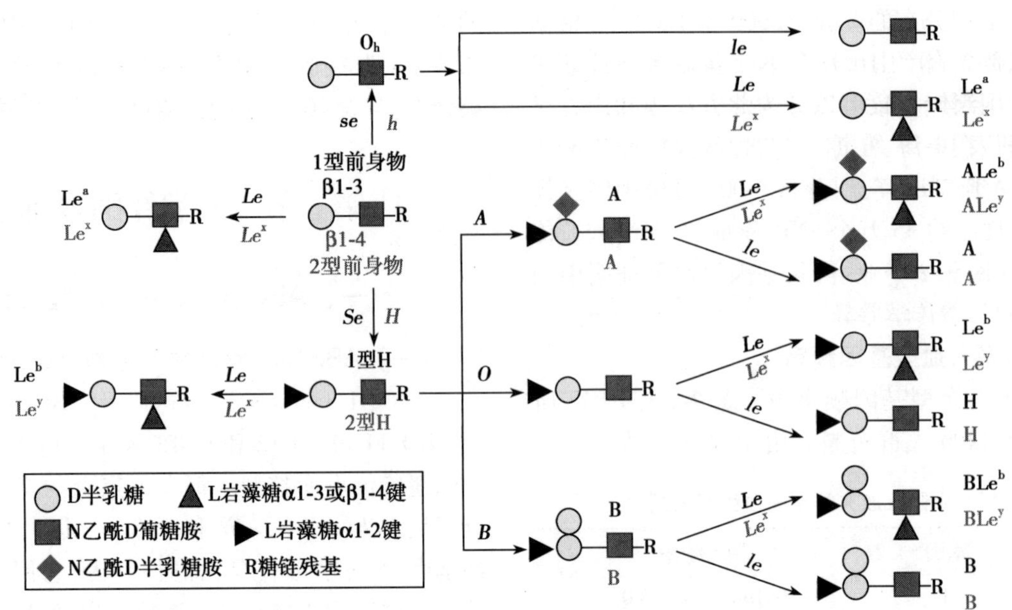

图 10-6　ABH 和 Lewis 物质生物合成途径

而且在抵抗细菌或病毒感染方面发挥一定作用。

1. ABO 常见表型　ABO 血型是临床输血中最重要的血型系统，常见 A 型、B 型、AB 型和 O 型等 4 种表型。鉴定 ABO 血型有正定型和反定型等 2 种方法。在正定型中，使用抗-A 和抗-B 标准抗血清和受检者红细胞做凝集反应，根据红细胞凝集情况判断血型；在反定型中使用受检者血清或血浆，与 A 型和 B 型标准红细胞进行凝集反应，检测样品中的 ABO 抗体。详细的操作规程及注意事项见本书第三十八章。

2. ABO 亚型　根据红细胞与抗血清或血凝集素的凝集反应强度、血清中抗体以及唾液等分泌液中的血型物质，ABO 表型又可以分为若干亚型，每种亚型给予特定符号（表 10-18、表 10-19）。ABO 亚型的共同特点是红细胞表面 A 和 B 抗原数量减少，与抗体或血

表 10-18　弱 A 亚型血清学特点

名称	与红细胞的反应		血清中的抗体		分泌型唾液中抗原	血清中 A 转移酶
	抗-A	抗-AB	抗-A	抗-A1		
A_3	mf	Mf	无	某些	A、H	某些
A_{end}	mf	Mf	无	某些	H	无
A_x	−*/w	+	−/+	常见	(A_x)H	罕见
A_m	−*/w	−/+	无	无	A、H	有
A_y	−*	−	无	无	A、H	微量
A_{el}	−*	−	某些	有	H	无

注：表中所列 A 亚型与抗-A1 均无反应，与抗 H 阳性反应；mf，混合凝集视野；w，非常弱凝集反应；*，某些 A 亚型与抗-A 不显示凝集反应，但是可以结合和放散抗-A。

表 10-19　弱 B 亚型血清学特点

名称	与红细胞的反应			血清中抗-B	分泌型唾液中抗原	B 转移酶	
	抗-B	抗-A,B	抗-H			血清	红细胞
B_3	mf	mf	+	无	B、H	有	无
B_x	w	w	+	有	(B_x)H	无	无
B_m	−*/w	−/w	+	无	B、H	有	微量
B_{el}	−*	−	+	某些	H	无	无

注：mf，混合凝集视野；w，非常弱凝集反应；*，某些 B 亚型与抗-B 不显示凝集反应，但是可以结合和放散抗-A。

凝集素的凝集反应强度减弱，故有时被统称为 AB 弱抗原。ABO 亚型的产生可以归因于基因突变产生了糖基转移酶变异体，不能合成正常的 A 或 B 抗原。除了表 10-18 和表 10-19 列出的 A 亚型和 B 亚型之外，已经报告的 A 亚型还有 A_{finn}，A_w；B 亚型还有 B_w。

3. ABO 抗体　正常 A 型个体血清含有天然抗 B 抗体；B 型个体血清含有天然抗 A 抗体；O 型个体血清含有天然抗-AB；AB 型个体血清不含抗-A 和抗-B。抗-A 和抗-B 可以有 IgA、IgM 和 IgG 等类型，它们的血清学特性不尽相同（表 10-20）。

表 10-20　不同免疫球蛋白类型的抗 A 和抗 B 抗体比较

特征	IgM	IgG	IgA
未接受同种免疫个体	普遍存在	偶见	罕见
曾接受同种免疫个体	普遍存在	常见	常见
凝集红细胞能力	是	是	是
在血清介质中凝集增强	否	是	
溶血能力	是	是	否
结合补体	是	是	否
在抗人球蛋白试验中凝集增强	否	是	是
被分泌型唾液或纯化 ABH 糖蛋白中和	容易中和	很少	可以中和
最适凝集温度	4℃	4～37℃	
2-ME 或 DTT 破坏活性	是	否	部分
56℃加热破坏活性	是	否	否

注：DTT，二硫苏糖醇；2-ME，2-巯基乙醇。

4. *ABO* 基因结构　*ABO* 基因位于第 9 号染色体 9q34.1～34.2，由 19 514 个核苷酸组成，cDNA 长度为 1 062bp，编码 354 个氨基酸。*A* 基因编码 N-乙酰半乳糖基转移酶（A 酶），*B* 基因编码半乳糖基转移酶（B 酶）。这些酶依次作用于前身物 H 物质，产生决定血型抗原特异性的聚糖结构。*ABO* 基因含有 7 个外显子，前 5 个外显子总共编码 79 个氨基酸；外显子 6 和外显子 7 分别编码 45 个和 230 个氨基酸，是决定 *ABO* 基因产物糖基转移酶功能的主要部分，也是产生 *ABO* 亚型基因突变的主要区域。*A1* 和 *B* 基因编码的糖蛋白有 4 个氨基酸不同，其中 235、266 和 268 位置的 3 个氨基酸对生物学功能至关重要。*O1* 等位基因外显子 6 的 261 位置缺失碱基 G，导致阅读框架位移产生终止密码子；*O2* 等位基因在氨基酸 268 位置产生单核苷酸取代。图 10-7 中的红色箭头指示 *ABO* 基因分型中常用的 SNP 位点。目前已检测出来的 *ABO* 基因突

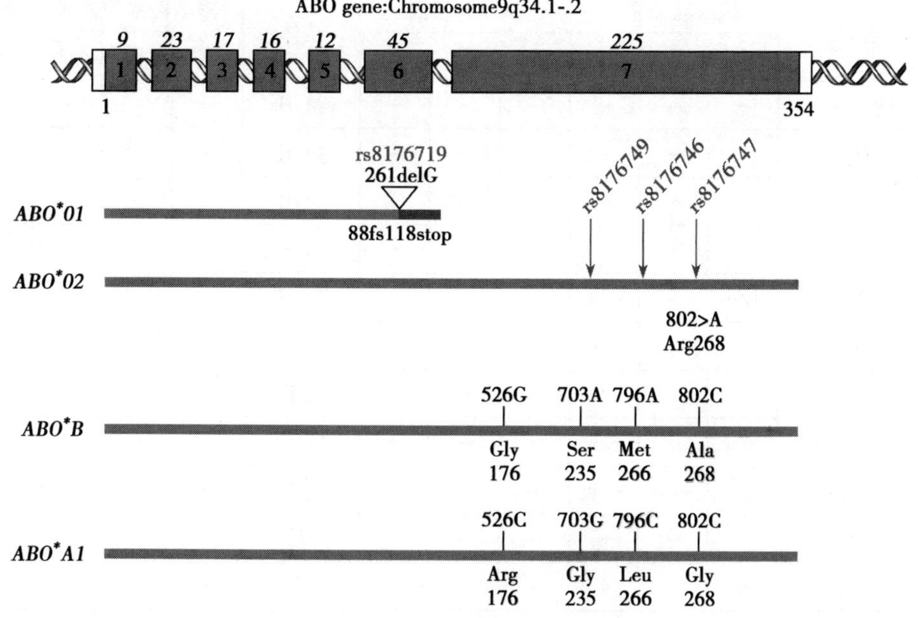

图 10-7　ABO 基因结构示意图

变多为单核苷酸多态性，其他突变机制包括核苷酸片段插入、缺失、基因重组和交换等。已被命名的 *ABO* 等位基因数将近 360 个，绝大多数是根据外显子 6 和外显子 7 的序列而命名。

5. *ABO* 基因变异体　使用血清学方法鉴定的 ABO 抗原变异体，都有各自的分子基础。*ABO* 基因产物是糖基转移酶，为数众多的 *ABO* 等位基因编码的酶，具有不同的酶作用特异性和酶活力，因此它们合成的 A 和 B 抗原的结构、数量、抗原强度以及抗原特异性也有所不同。*ABO* 基因序列差异产生的变异体大致上可以分为 3 类：①正常 *A* 基因编码的 A 糖基转移酶（A 酶），产生常见的 A1 表型抗原，而变异的 *A* 等位基因编码产生一系列抗原性减弱的 A 亚型抗原；②正常 *B* 基因编码的 B 糖基转移酶（B 酶），产生常见的 B 表型抗原，变异的 *B* 等位基因编码产生一系列抗原性减弱的 B 亚型抗原；③ *A* 和 *B* 基因杂交产生的等位基因，它们编码的转移酶同时具有 A 酶和 B 酶两种特异性，因此在红细胞表面上产生强度不一的 A 和 B 抗原，表现出 B（A）、A（B）和 cis-AB 等表型。这类罕见等位基因通常是在和 *O* 基因组成的杂合子个体中被发现，因为在和 *A* 或 *B* 基因组成的杂合子个体中，这些等位基因的表达将被掩盖。

6. 基因分型预测 ABO 亚型的局限性　目前使用的 *ABO* 基因分型技术可以分为检测 SNP 和 DNA 测序等 2 大类。以检测 SNP 为基础的 *ABO* 基因分型，只能检测出已知的 SNP，因此将漏检未知的基因突变，这是该技术的先天性缺陷。此外，除非鉴定全部数以百计的已知 SNP，否则可能得到错误的基因分型结果。DNA 测序技术可以提供精确的核酸序列信息，可以检测出已知和未知的基因突变。迄今为止已登记的 *ABO* 等位基因数大于 400 个，而血清学鉴定的 ABO 亚型不到 20 种，因此血清学定义的同一种 ABO 亚型可以对应多种基因型。比如目前观察到至少 8 个等位基因对应 A 亚型 A_{el}，这个事实提示除非对 *ABO* 基因做核酸全序列分析，否则难以准确预测 ABO 亚型。

（三）H 血型系统

1. *FUT1* 基因　H 血型系统只含有 1 个 H 抗原，受控于 *FUT1* 基因。*FUT1* 基因编码 α1，2-L-岩藻糖基转移酶（H 转移酶），该酶在 ABH 前身物末端添加岩藻糖，生成红细胞上和分泌液中的 H 抗原。H 抗原是人体合成 AB 抗原的前身物，在 A 酶或 B 酶作用下生成 A 或 B 抗原。罕见的孟买型个体为 *H* 无效基因的纯合子 *hh*，不能产生具有生物活性的 H 转移酶，所以不能合成 H 抗原，也不能进一步生成 A 或 B 抗原。孟买型患者血清通常含有抗 H 抗体，如果接受正常 O 型血液可能出现严重的输血不良反应。有一些个体带有突变的 *H* 基因，导致 H 转移酶活力减弱，表现为类孟买型。*H* 基因无效型个体的分泌状态可以是分泌型或非分泌型。*H* 基因突变机制包括碱基取代和缺失。表 10-21 描述 *H* 基因无效型的一些血清学特征[12]。ABH 抗原的变化与疾病状态相关，在 20%～30%的急性白血病患者中，ABH 抗原的表达降低；在急性骨髓性白血病的患者中，血清 H 转移酶水平降低；在慢性粒细胞白血病患者中，血清 H 转移酶的水平反而增加。

表 10-21　H 无效表型血清学特征

类型	名称	抗原红细胞*			抗原分泌液			抗体	糖基转移酶血清			糖基转移酶红细胞		
		A	B	H	A	B	H		A	B	H	A	B	H
H 无效 非分泌型 孟买型	O_h　O_h^O	－	－	－	－	－	－	抗-H	－	－	－	－	－	－
	O_h^A	－	－	－	－	－	－	抗-H	+	－	－	+	－	－
	O_h^B	－	－	－	－	－	－	抗-H	－	+	－	－	+	－
H 部分无效 非分泌型	O_h**	－	－	－/w	－	－	－	抗-H	－	－	－/+	－	－	－
	A_h	+/w	－	－/w	－	－	－	抗-H	+	－	－/+	+	－	－
	B_h	－	+/w	－/w	－	－	－	抗-H	－	+	－/+	－	+	－
H 无效 分泌型 类孟买型	O_h^O 分泌型	－	－	－/w	－	－	+	抗-HI	－	－	－/+	－	－	－
	O_h^A 分泌型	+/w	－	－/w	+	－	+	抗-HI	+	－	－/+	+	－	－
	O_h^B 分泌型	－	+/w	－/w	－	+	+	抗-HI	－	+	－/+	－	+	－
H_m （显性）	OH_m	－	－	w	－	－	+	无	－	－	+	－	－	+
	AH_m	w	－	w	+	－	+	无	+	－	+	+	－	+

注：*，红细胞凝集试验；**，仅在家系研究中与非典型 O_h-非分泌型区别；w，弱表达抗原。

2. *FUT2* 基因　ABH 血型物质的分泌受控于 *FUT2* 基因，目前已检测出 60 余个等位基因。其主要等位基因有 *Se* 和 *se* 等 2 个，其余等位基因编码非分泌型表型 se 和部分分泌型表型 Se^{w}。最早在白人中鉴定的非分泌型基因是由于 SNP c.428 G>A 突变导致产生终止密码子，不能生成完整的 H 转移酶分子，因此在分泌液中无 H 物质。而后，在其他群体中发现大量非分泌型等位基因，其形成机制包括 SNP、碱基或外显子缺失以及杂交基因等。所有这些突变都导致 H 转移酶活力减弱或失活。*FUT2* 和 *FUT1* 基因只含 1 个外显子，很容易通过 DNA 测序检测基因突变。

（四）Lewis 血型系统

1. Lewis 抗体　1946 年发现第 1 例抗-Le^{a}，检测出相应的 Le^{a} 抗原，2 年后发现其对偶抗原 Le^{b}。抗-Le^{a} 通常为 IgM 类型的天然产生抗体；抗-Le^{b} 抗体有 2 种存在形式，一种只与 A2 或 O 型的 Le(b+) 细胞反应，被称为抗-Le^{bH}，另一种与所有 Le(b+) 细胞发生反应，被称为抗-Le^{bL}。

2. Lewis 抗原　目前被 ISBT 命名的 6 个 Lewis 抗原为 Le^{a}、Le^{b}、Le^{ab}、Le^{bH}、ALe^{b} 和 BLe^{b}。Lewis 抗原决定簇是与蛋白或脂质结合的聚糖结构，其生物合成受控于 *FUT3* 和 *FUT2* 基因。*FUT3* 基因编码 α-岩藻糖基转移酶，负责生物合成 Lewis 抗原。最初生成的 Lewis 抗原是以水溶性抗原形式存在于人体血清和唾液等分泌液中，然后被吸附到红细胞表面。新生儿红细胞 Lewis 表型总是 Le(a-b-)，因为红细胞尚未有足够时间从血浆中吸附 Lewis 抗原。由于 Lewis 抗原和 ABH 抗原的生物合成使用同一个前身物，因此 Lewis 抗原的表达受到分泌型基因 *FUT2* 的影响，这 2 个基因相互作用如表 10-22 所示。

表 10-22　分泌型基因和 Lewis 基因相互作用

红细胞表型	分泌型基因 *FUT2*		Lewis 基因 *FUT3*	分泌物血型物质		
	基因型	表型	基因型	ABH	Le^{a}	Le^{b}
Le(a-b+)	*Se/Se*，*Se/se*	分泌型	*Le/Le* 或 *Le/le*	+	+	+
Le(a+b+)	Se^{w}/Se^{w}，Se^{w}/se	分泌型	*Le/Le* 或 *Le/le*	+	+	+
Le(a+b-)	*se/se*	非分泌型	*Le/Le* 或 *Le/le*	-	+	-
Le(a-b-)	*Se/Se*，*Se/se*	分泌型	*le/le*	+	-	-
Le(a-b-)	*se/se*	非分泌型	*le/le*	-	-	-

在白种人和黑人中一般有 Le(a+b-)、Le(a-b+) 和 Le(a-b-)等 3 种表型。Le(a+b+)表型常见于东方人群，在白种人和黑人中极为罕见。在所有人种中 *Le* 基因频率在 0.5~0.7 之间。红细胞表型 Le(a-b-)的遗传学基础，多涉及编码 Lewis 转移酶催化功能域的基因突变。在目前已检测出的 40 余个 *le* 等位基因中，最常见的突变是蛋白质第 20 位亮氨酸变成精氨酸。在亚洲和中国人中常见突变还有第 170 位甘氨酸变成丝氨酸和第 356 位异亮氨酸变成赖氨酸。有报告认为 Le^{b} 抗原决定簇上的岩藻糖可以作为幽门螺杆菌感染宿主的受体，因此可能与消化性溃疡、胃癌等疾病相关。

二、MNS 血型系统

（一）MNS 血型抗原

1927 年 Landsteiner 和 Levine 使用人红细胞免疫兔子，在获得的 41 份血清中有 4 份具有特异性凝血素，他们检测出 MN 血型抗原；而后又发现与其相关的 S 抗原，构成 MNS 血型系统。迄今为止该系统包含 49 个抗原（表 10-23）。

MNS 抗原分子位于血型糖蛋白 A（glycophorin A，GYPA）和血型糖蛋白 B（glycophorin B，GYPB）。许多低频率抗原与血型糖蛋白 A 和 B 的杂交结构相关，它们一般只能通过生化分析和 DNA 分型被指定。MNS 血型系统也存在无效表型，比如缺乏 GYPA、但有正常 GYPB 的个体表型为 En(a-)；有正常 GYPA、但缺乏 GYPB 个体表型为 S-s-U-。MNS 抗原主要存在于红细胞上，但是在肾内皮和上皮细胞上也被发现。

中国人的 M 和 N 抗原频率因民族而异，基本上在 50%左右；S 抗原罕见，93%~100%个体携带 s 抗原；Mi^{a} 抗原频率为 1.2%左右。我国广东和海南岛黎族人群中 Mur 抗原频率在 6%~9.5%，St^{a} 抗原频率为 2%左右[30]。

抗 M 抗体比较常见，一般在多次输血和经产妇中被发现，基本上与红细胞溶血无关。抗 N 抗体极其罕见，因为 GYPB 分子具有和类似 N 抗原的分子结构。抗-S、抗-s，以及大多数 MNS 的高频率和低频率抗体，与溶血性输血不良反应以及新生儿溶血病相关。

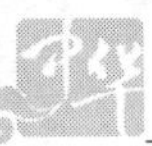

表 10-23　MNS 血型系统抗原

编号	抗原	编号	抗原	编号	抗原	编号	抗原	编号	抗原
001	M	011	M^g	021	M^v	031	Or	041	HAG
002	N	012	Vr	022	Far	032	DANE	042	ENAV
003	S	013	M^e	023	s^D	033	TSEN	043	MARS
004	s	014	Mt^a	024	Mit	034	MINY	044	ENDA
005	U	015	St^a	025	Dantu	035	MUT	045	ENEV
006	He	016	Ri^a	026	Hop	036	SAT	046	MNTD
007	Mi^a	017	Cl^a	027	Nob	037	ERIK	047	SARA
008	M^c	018	Ny^a	028	En^a	038	Os^a	048	KIPP
009	Vw	019	Hut	029	ENKT	039	ENEP	049	JENU
010	Mur	020	Hil	030	'N'	040	ENEH		

（二）MNS 血型糖蛋白

MNS 血型糖蛋白分子受控于 3 个连锁基因，在染色体上按 5'-*GYPA-GYPB-GYPE*-3' 顺序排列（图 10-8）。它们之间的重组导致产生杂交血型糖蛋白（GP. Dantu，GP. He，GP. Mur）和无效表型。GYPA 蛋白分子含有 15 个 O 连接聚糖（O-linked glycans）位点，携带 20 多个高频率和低频率抗原，它与 AE1/带 3 在物理位置上相关，而且与 AE1 上的 Wr^b 抗原表达相关。GYPB 携带 S/s 抗原，U 抗原位于膜附近的一个短肽段上。

恶性疟原虫在红内期裂体增殖时合成 EBA-175 蛋白，它作为一个配体与红细胞表面 GYPA 特异性结合，抗 GYPA 抗体可以阻断恶性疟原虫入侵，并与 EBA-175 蛋白产生共沉淀作用。恶性疟原虫裂殖子配体 PfEBL-1 和 PfEBA-140，分别与人红细胞表面受体 GYPB、GYPC 结合。目前还没有证据表明 MNS 抗原变异体与感染疟疾相关[18]。

（三）MNS 基因结构

GYPA 和 *GYPB* 由位于染色体 4q28-q31 上的 2 个高度同源且紧密连锁的基因编码（图 10-8）。*GYPA* 含有 7 个外显子；*GYPB* 含有 6 个外显子，其中一个是假基因（B3ψ）；*GYPE* 含有 6 个外显子，其中 2 个假基因（E3ψ，E4ψ）。由于 *GYPA* 和 *GYPB* 基因序列约 95%相同，因此容易产生杂交基因，这是造成 MNS 系统存在大量变异抗原的主要原因。一些常见抗原的分子基础为：①MN 抗原特异性由血型糖蛋白 GYPA 分子 1～

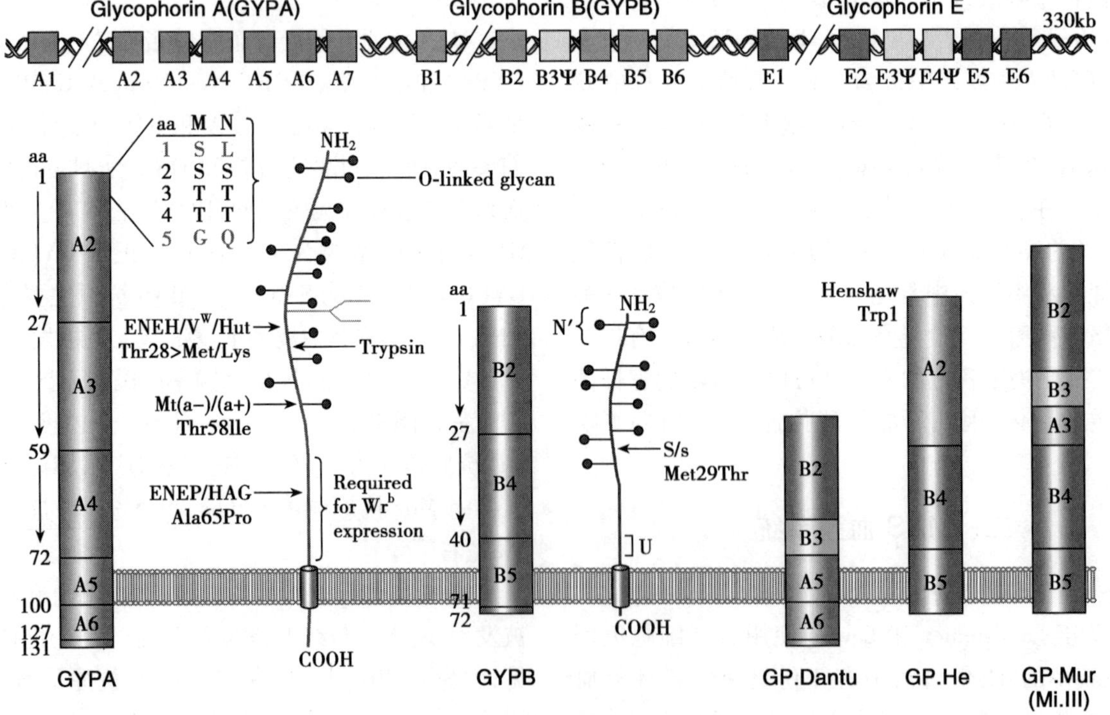

图 10-8　MNS 血型抗原和基因结构示意图

5 位置上的氨基酸序列所决定。M 抗原分子序列为 Ser-Ser-Thr-Thr-Gly，N 抗原分子为 Leu-Ser-Thr-Thr-Glu。由于 *GYPA* 和 *GYPB* 基因连锁，它们可以产生 MS、Ms、NS 和 Ns 等四种单体型。②Ss 抗原特异性由血型糖蛋白 GYPB 分子所决定。值得注意的是，除了缺失型外，所有 GYPB 分子 1~5 位置上氨基酸序列都是 Leu-Ser-Thr-Thr-Glu，和 N 抗原特异性一样。为了区别起见，将 GYPB 分子上的 N 抗原指定为'N'抗原。作为分型用的抗 N 血清，要求只与 GYPA 分子上的 N 抗原决定簇反应。③MNS 系统包含大量低频率抗原，其中少数是由于 GYPA 和 GYPB 分子上的氨基酸取代，大部分是 GYPA 和 GYPB 形成的杂交分子，它们受控 *GYPA-GYPB* 杂交基因。④罕见的 En(a-)表型是由于缺失 *GYPA* 外显子 2~7 以及 *GYPB* 基因的外显子 1，形成 *GYP*(*A-B*)杂交基因。⑤表型 M^k 缺失 *GYPA* 外显子 2~7、整个 *GYPA* 编码区以及 *GYPE* 基因外显子 1，形成 *GYP*(*A-E*)杂交基因。⑥S-s-U-表型个体携带正常 *GYPA*、但缺乏 *GYPB*。⑦ Dantu、He 和 Mur 抗原由 *GYPA* 和 *GYPB* 杂交基因所编码。

三、P1PK、Globoside、FORS 血型系统

(一) P 和相关抗原的生物合成

1927 年 Landsteiner 和 Levine 使用人红细胞免疫家兔获得的异种抗体，检测出 P 血型系统。1951 年 Levine 等检测出新抗原 Tj^a，在研究 Tj(a-)表型时发现 Tj^a 抗原与 P 血型密切相关，据此将 P 抗原重新命名为 P1 抗原，将 Tj(a-)表型改为 p 表型。1959 年发现缺少 P 抗原的 P^k 表型，被列入 P 血型系统，并将抗 Tj^a 改称为抗 $PP1P^k$；以后又加入了高频率抗原 Luke。2010 年发现 P^K 抗原和 P1 抗原都是由 *A4GALT* 编码的 α1,4-半乳糖基转移酶($P1P^k$ 合成酶)所合成，据此将 P 血型系统重新命名为 P1PK 血型系统，不久又纳入低频率抗原 NOR。GLOB 血型系统包含 P 抗原和 PX2 抗原，它和 P1PK 系统以及 FORS 系统所含有的抗原如表 10-24 所示。

P 和相关抗原的生物合成途径，是通过糖基转移酶依次作用一个共同的前身物乳糖神经酰胺，合成聚糖结构的抗原决定簇(图 10-9)。其中涉及3个糖基

表 10-24 P1PK、GLOB、FORS 血型系统及相关抗原

系统	ISBT 编号	基因	抗原	ISBT 抗原	过去的分类系统或系列
P1PK 血型	003	*A4GALT*	P1	003001	P 血型系统
			P^k	003003	P 血型系统，GLOB 集合
			NOR	003004	—
GLOB 血型	028	*B3GALNT1*	P	028001	P 血型系统，GLOB 集合
			PX2	028004	GLOB 集合
FORS 血型	031	*GBGT1*	FORS1	031001	GLOB 集合
901 系列		未知	LKE	901017	P 血型系统，GLOB 集合

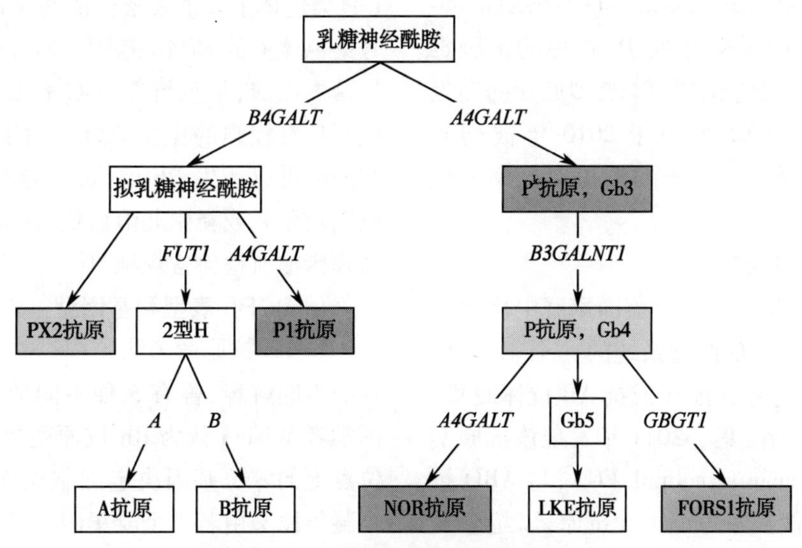

图 10-9 P 和相关抗原生物合成示意图

转移酶：*A4GALT* 基因编码的 α-1,4-半乳糖转移酶、*B3GALNT1* 基因编码的 3-β-*N*-乙酰氨基半乳糖转移酶和 *GBGT1* 基因编码的 3-α-*N*-乙酰氨基半乳糖转移酶。

（二）P1PK 血型系统

P1PK 系统含有 P1、P^k 和 NOR 等 3 个抗原，它们的抗原表位是直链碳水化合物，由 1 个共同前体通过糖基转移酶的顺序作用而合成。该血型系统的表型根据红细胞携带抗原情况来定义（表 10-25）。如果红细胞表达 P1 抗原，表型为 P1；如果不表达 P1 抗原，表型为 P2；最初名称为 Tj（a-）的 p 表型红细胞不携带 P^k 和 P1 抗原 。罕见的 P^k 表型个体，缺少 P 抗原，有 $P1^k$ 和 $P2^k$ 等 2 种表型。

表 10-25　P1PK 血型系统表型和相关抗原

表型	表型频率/%	红细胞携带抗原	血浆中可能的抗体
P_1(P1+)	20~90	P1,P^k,P,PX2	
P_2(P1-)	10~80	P^k,P,PX2	抗-P_1
P_1^k	罕见	P1,P^k,	抗-P,抗-PX2
P_2^k	罕见	P^k	抗-PP1,抗-PX2
p[Tj(a-)]	罕见	PX2	抗-PP_1P^k(Tj^a)
LKE+	98~99	P,P1(+/-),LKE	
LKE-	1~2	P,P1(+/-),P^k	抗-LKE(罕见)
NOR	罕见	P1,P^k,P,PX2,NOR	

目前已经检出的 P1PK 血型系统抗体，除了抗-P1 以外，还有抗-P、抗-P^k、抗-Tj^a 和抗-Luke（LKE）等抗体。这些抗体大多为冷反应抗体，在临床输血中的意义不大。

（三）Globoside 血型系统

Globoside 的中译名是红细胞糖苷脂，它携带 P 抗原。除了 p 和 P^k 表型之外的几乎所有个体的红细胞都携带 P 抗原。P 抗原曾用名 Globoside 抗原，2002 年升级成为 Globoside 血型系统，目前 GLOB 系统含有 P 和 PX2 抗原。P 抗原是人类细小病毒 19（human parvovirus B19）和某些大肠杆菌的受体。抗 P 抗体与阵发性冷性血红蛋白尿症（paroxysmal cold hemoglobinuria，PCE）相关。抗-P 抗原和/或抗-P^k 抗原的细胞毒 IgM 和 IgG3 抗体，与罕见的 p、P_1^k、P_2^k 表型妇女的高发生率自然流产相关。PX2 抗原于 2010 年被列入 GLOB 系统，相应抗体来自 P^k 型个体，可以凝集 p 表型（$PP1P^k$-）红细胞。

（四）FORS 血型系统

1911 年 Forssman 报告在 3 个英国家庭中检出抗原 A_{pae}，最初被认为是 ABO 血型系统的一个亚型，后来发现该表型红细胞与部分抗 A 或抗 AB 抗体凝集，但是不被单克隆抗 A 所凝集。2011 年发现该抗原实际上是 FG 糖脂（forssman glycolipid，FG），与 ABO 抗原并无关联，故重新命名为 Forssman 抗原，以纪念发现者 John Forssman。此后被 ISBT 指定为 031 血型系统 FORS。目前该系统只有 1 个低频率抗原 FORS1，受控于位于染色体 9q34.2 的 *GBGT1* 基因，该基因编码红细胞糖苷脂 α-1,3-N-乙酰半乳糖基转移酶 1。某些个体存在天然抗 FORS 抗体，因此在筛查意外抗体时不要忽略与罕见的 FORS1+红细胞的反应。

四、Rh 血型系统

Rh 是一个仅次于 ABO 的临床输血上重要的血型系统。Rh 血型抗原活性由红细胞表面上 Rh 蛋白和 Rh 相关糖蛋白组成的复合物所决定，它们分别受控于 1 号染色体上 2 个紧密连锁基因 *RHD* 和 *RHCE*，以及 6 号染色体上的 *RHAG* 基因。Rh 抗原由 30 多个抗原表位镶嵌而成，常见抗原有 C、c、E、e、D 5 个，其中 RhD 抗原具有较强的免疫原性。由于 D 抗原不合的输血和妊娠可以产生 Rh 抗体，并导致溶血性输血不良反应以及胎儿或新生儿溶血病，因此鉴定 RhD 表型被列为临床输血检验常规项目。

（一）Rh 表型和基因型

1. Rh 抗原命名法　根据对 Rh 抗原及其遗传位点的不同解释，曾有 3 种不同的 Rh 抗原命名法。美国学者 Wiener 认为 Rh 抗原受控于 1 个遗传位点，该位点上的等位基因决定细胞表面的 Rh 凝集原，而每个凝集原又由若干个凝集因子所组成；英国学者 Fisher 和 Race 认为 Rh 抗原表型由 3 个紧密连锁的遗传位点所决定，每个位点上有 2 个等位基因，这 2 个学派分别使用 Rh-Hr 命名法和 CDE 命名法。1962 年 Rosenfild 根据 Rh 抗原血清学反应格局引进数字命名法，表 10-26 为 Rh 抗原的 3 种命名比较。由于 CDE 命名法比较简单，故被广泛使用[2]。1986 年 Tippett 曾提出 Rh 血型受控 RhD 和 RhCE 等 2 个紧密连锁位点的假说，在 1990 年 Rh 血型基因被克隆后得到证实。

2. ISBT 确认的 Rh 抗原　目前被 ISBT 确认属于 Rh 血型系统的 55 个抗原如表 10-27 所示。

表 10-26　Rh 抗原的 3 种命名法比较

数字命名	CDE 命名	Rh-Hr 命名	数字命名	CDE 命名	Rh-Hr 命名
1	D	Rh_0	9	C^X	rh^x
2	C	rh’	10	V, ce^s	hr^v
3	E	rh”	11	E^W	rh^{w2}
4	C	hr’	12	G	rh^G
5	E	hr”	17	—	Hr_0
6	f, ce	hr	18	—	Hr
7	Ce	rh_i	19	—	hr^s
8	C^W	rh^{w1}	20	VS, e^s	—

表 10-27　Rh 血型系统抗原

编号	抗原	编号	抗原	编号	抗原	编号	抗原	编号	抗原
001	D	012	G	029	Rh29	041	Rh41	052	BARC
002	C	017	Hr_0	030	Go^a	042	Rh42	053	JAHK
003	E	018	Hr	031	hr^B	043	Crawford	054	DAK
004	c	019	hr^s	032	Rh32	044	Nou	055	LOCR
005	e	020	VS	033	Rh33	045	Riv	056	CENR
006	f	021	C^G	034	Hr^B	046	Sec	057	CEST
007	Ce	022	CE	035	Rh35	047	Dav	058	CELO
008	C^w	023	D^w	036	Be^a	048	JAL	059	CEAG
009	C^x	026	c-like	037	Evans	049	STEM	060	PARG
010	V	027	cE	039	Rh39	050	FPTT	061	CEVF
011	E^w	028	hr^H	040	Tar	051	MAR	062	CEWA

（1）*RHD* 基因编码：常见的 D 抗原和一系列弱 D 抗原。红细胞表面携带 RhD 抗原的个体被称为 Rh 阳性；不带有 RhD 抗原的个体被称为 Rh 阴性。Rh 阴性个体的比例因种族群体而异，在白人中约占 15%，在黑人中占 8%，在中国汉族人群中占 0.4%左右，维吾尔族人群中占 6%[2,12]。

（2）*RHCE* 基因编码：常见抗原包括 C、E、c、e、f、Ce、C^w、C^x、V、VS、cE 和 CE 抗原；不常见的抗原包括 hr^s、Hr^B、E^w、Hr_0、Hr、C^G、Rh26（c-like）、Hr^H、Rh32、Rh33、Rh35、Be^a、Rh39、Rh41、Rh42、Crawford、Nou、Riv、Sec、Dav、JAL、STEM、MAR、JAHK、LOCR、CENR、CEST、CELO、CEAG、PARG 和 CEVF 抗原。由 *RHD* 或 *RHCE* 基因变异体编码的抗原有 G、FPTT、BARC、DAK、Rh29、Hr^B 和 CEWA 抗原。

3. Rh 表型和基因型　通常使用抗-C、抗-c、抗-E、抗-e 和抗-D 等 5 种抗血清检测 Rh 抗原，有 18 种可能的表型（表 10-28），对应 36 种可能的基因型。*RHD* 和 *RHCE* 遗传位点紧密连锁，常见单体型有 8 种。不同种族群体 Rh 单体型频率差异甚大（表 10-29），中国南方人和北方人之间也有明显差异[2]。

表 10-28　使用 5 种 Rh 抗体检测 Rh 血型表型和基因型

抗原					表型	包含的基因型
D	C	c	E	e		
+	+	−	−	+	DCe/DCe	*DCe/DCe,DCe/dCe*
+	−	+	+	−	DcE/DcE	*DcE/DcE,DcE/dcE*
+	−	+	−	+	Dce/dce	*Dce/dce,Dce/Dce*
+	+	−	+	−	DCE/DCE	*DCE/DCE,DCE/dCE*
+	+	+	−	+	DCe/dce	*DCe/dce,DCe/Dce,Dce/dCe*
+	−	+	+	+	DcE/dce	*DcE/dce,DcE/Dce,Dce/dcE*
+	+	−	+	+	DCe/DCE	*DCe/DCE,DCE/dCe,DCe/dCE*
+	+	+	+	−	DcE/DCE	*DcE/DCE,DCE/dcE,DcE/dCE*
+	+	+	+	+	DCe/DcE	*DCe/DcE,DCe/dcE,DcE/dCe,DCE/dce,Dce/DCE,Dce/dCE*
−	+	−	−	+	dCe/dCe	*dCe/dCe*
−	−	+	+	−	dcE/dcE	*dcE/dcE*
−	−	+	−	+	dce/dce	*dce/dce*
−	+	−	+	−	dCE/dCE	*dCE/dCE*
−	+	+	−	+	dCe/dce	*dCe/dce*
−	−	+	+	+	dcE/dce	*dcE/dce*
−	+	−	+	+	dCe/dCE	*dCe/dCE*
−	+	+	+	−	dcE/dCE	*dcE/dCE*
−	+	+	+	+	dcE/dCe	*dcE/dCe, dCE/dce*

表 10-29　常见 Rh 血型系统 8 种单体型及其频率

命名方法			中国人		白种人[12]	黑人[12]
CDE	Rh-Hr	数字	南方人	北方人		
dce	*r*	*RH-1,-2,-3,4,5*	0.006 7	0.038 0	0.388 6	0.202 8
dCe	*r'*	*RH-1,2,-3,-4,5*	0.021 6	0.012 5	0.009 8	0.031 1
dcE	*r"*	*RH-1,-2,3,5,-5*	0.004 6	0.020 9	0.011 9	0.000 0
dCE	r^y	*RH-1,2,3,-4,-5*	0.000 0	0.000 3	0	0.000 0
Dce	R^0	*RH1,-2,-3,4,5*	0.072 5	0.067 2	0.025 7	0.059 8
DCe	R^1	*RH 1,2,-3,-4,5*	0.724 8	0.590 1	0.420 5	0.060 2
DcE	R^2	*RH1,-2,3,4,-5*	0.141 6	0.241 7	0.141 1	0.115 1
DCE	R^Z	*RH1,2,3,-4,-5*	0.024 6	0.029 3	0.002 4	0.0000

（二）Rh 血型基因

Rh 血型受控于 *RHD* 和 *RHCE* 等 2 个基因，它们分别编码 RhD 和 RhC、c、E、e 抗原。每个基因都含有 10 个外显子，在染色体上 3'端以相对方向排列，中间被一个大约 30kb 的 *SMP*1（小膜蛋白 1）基因隔开（图 10-10）。*RHD* 基因和 *RHCE* 基因的长度分别为 57 960bp 和 58 624bp，98.3%的碱基序列相同。*RHCE* 基因比 *RHD* 基因长 664bp，两者序列差异最大的区域在内含子 4。

1. *RHD* 基因结构　*RHD* 基因的上游和下游各有 1 个 9kb 长的 Rh 盒（Rh box），它们 98.6%的序列类同。D 抗原阴性个体的基因结构与种族相关：①几乎

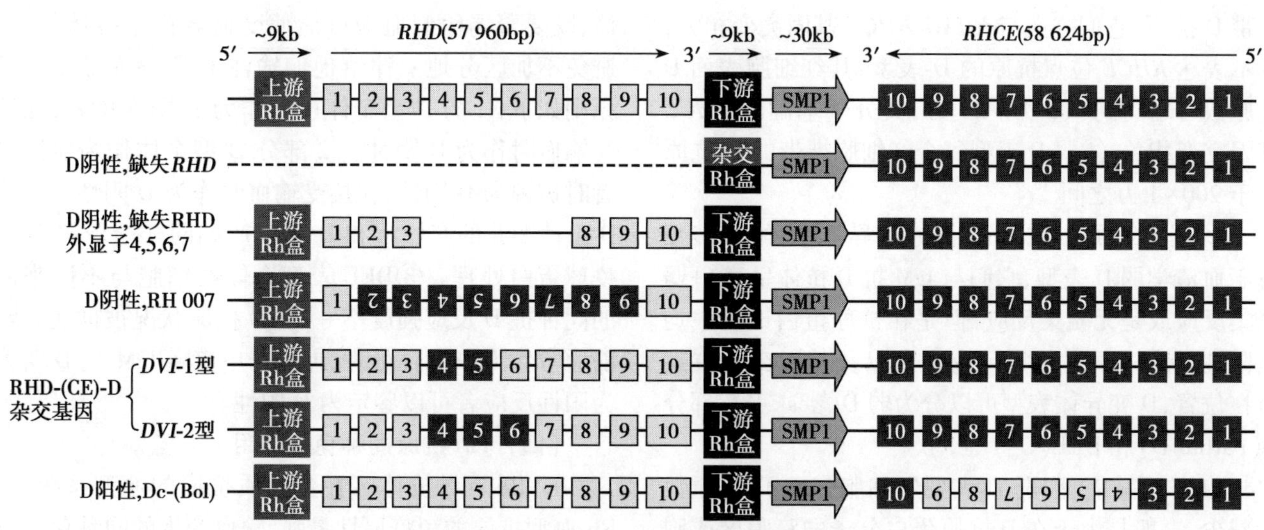

图 10-10　Rh 血型及其变异体基因结构示意图

所有白人的 D 阴性个体都缺失整个 *RHD* 基因。缺失片段是在两个 Rh 盒的 1 463bp 位置之间，结果产生由部分上游和部分下游 Rh 盒片段组成的杂交 Rh 盒。②中国人 RhD 阴性个体约 60%缺失 *RHD* 基因，25%携带不完全 *RHD* 外显子，其余携带 *RHD* 和 *RHCE* 杂交基因。③70%左右的黑人 RhD 阴性个体带有 *RHD* 假基因，该基因的内含子 3 和外显子交界处存在 1 个 37bp 的插入片段，使阅读框架位移产生终止密码子，结果无转录产物，导致产生 RhD 阴性表型。其余 15%左右缺失全部 *RHD* 基因；另外 15%左右是 *RHD-CE-D* 杂交基因。

2. *RHCE* 基因结构　对不同种族的 *RHCE* 基因序列分析发现，决定 *RHC/c* 基因特异性的碱基取代分别在外显子 1 和外显子 2 区域；*RHE/e* 基因特异性碱基取代在外显子 5 区域。*RHC* 基因内含子 2 含有 1 个 109bp 的插入片段，在 RH 基因分型中可利用此特点来区分 *RHC* 和 *RHc* 基因。*RHCE* 基因内含子 4 区域含有 648bp 插入片段，可以与 *RHD* 基因区别。*RHC* 和 *RHc* 基因的碱基序列首先在白种人中得到阐明，突变碱基位置涉及外显子 1 的第 48 位和外显子 2 的第 178、203、307 位。在血清学表型为 Rhc 的群体中，第 48 位上的碱基因种族而异，100%的白种人是 G；中国人 66%为 G，34%为 C；74%的黑人是碱基 C，26%是碱基 G。结果显示同一种血清学表型在不同种族群体中可能有不同的基因结构。

3. *RHD* 和 *RHCE* 基因重组　*RHD* 和 *RHCE* 基因在染色体上紧密连锁，而且碱基序列非常类似，因此在基因复制过程中很容易发生基因转换。比如 1 个基因的若干个碱基、单个或多个外显子区域与另一基因交换而产生杂交基因，结果生成带有部分 RhD 和部分 RhCE 抗原的杂交蛋白分子。图 10-10 中 *RH-D-CE-D* 杂交基因编码的抗原 RH07(Ce)，是由于 *RHD* 基因外显子 2 到外显子 9 被 *RHCE* 基因外显子所取代，产生 RhD 阴性表型。抗原 Dc-(Bol)的编码基因缺失 *RHCE* 基因外显子 4 到外显子 9，红细胞不表达 e 抗原。

4. *RH* 位点的等位基因　在 *RHD* 和 *RHCE* 位点上检测出大量的等位基因，它们编码大量 Rh 抗原变异体。截至 2020 年 10 月，已发现的 *RHD* 位点等位基因有 560 多个，*RHCE* 位点等位基因近 160 个。虽然 2 个位点上的等位基因数超过 700 个，但是目前使用特异性抗体检测出来的 Rh 抗原只有 55 个，提示使用血清学方法不能检测出所有的 Rh 抗原变异体。有关 Rh 血型等位基因资料，可以在 ISBT 网站上查阅[13]。其中关于 *RHD* 位点等位基因信息，可以在 RhesusBase 网站上查阅[31]；关于 *RHCE* 位点等位基因信息，可以在美国国家血型基因组学中心（national center for blood group genomics，NCBGG）网站上查阅[32]。

5. Rh 盒变异体　白种人 RhD 阴性和 RhD 阳性单体型结构相互比较，RhD 阴性单体型不仅缺失整个 *RHD* 基因，而且缺失上游 Rh 盒和下游 Rh 盒的部分片段，这两个缺失的 Rh 盒连接产生杂交 Rh 盒。杂交 Rh 盒和 RhD 阳性单体型上的 Rh 盒碱基序列差异可以通过基因分型技术加以辨别，这为鉴定 RhD 阳性个体的基因型提供了有力工具，也成为 RhD 胎儿和新生儿溶血病产前诊断基础。最近发现杂交 Rh 盒也存在变异体，其结构因种族和不同的等位基因而异，因此在做 *RHD* 杂合性鉴定时需要考虑种族背景而区别对待。

（三）RhD 抗原变异体

1. D 抗原位点数　红细胞表面 RhD 抗原数量因不同表型而异：①常见表型每个红细胞带有 1 万～3.3 万个抗原；②罕见的 Rh 缺失型（Rh_{null}，Rh_{mod}）红细胞不带D抗原，它们一般与*RHAG*、*RHCE*基因突变相关；③不表达*RHCE*位点抗原的D-表型，其红细胞表面D抗原数可增高到7.5万～20万，其分子基础与*RHCE*基因突变相关；④弱D表型每个红细胞携带的D抗原介于200～1万之间[10]。

2. 弱D抗原　在RhD抗原变异体中，绝大多数属于血清学弱D表型，它们与IgM抗D抗体呈≤++弱凝集反应或是无凝集反应，但是在抗球蛋白试验中均呈阳性反应。根据凝集反应强度以及基因突变位点所在位置，D变异体表型可以分为弱D(weak D)、部分D(partial D)和DEL(D_{el})等3类。

(1) 弱D表型：弱D表型红细胞表面D抗原数量减少，一般是由于在D抗原蛋白分子的跨膜区或胞内区发生氨基酸错义取代所致。弱D型红细胞与IgM抗D抗体无凝集反应，采用抗球蛋白试验才能检测出D抗原。

(2) 部分D表型：RhD抗原是由30余种不同的表位镶嵌而成，部分D表型缺少某些表位而影响到抗原结构，因此不被某些抗D抗体所识别。*RHD*基因内单核苷酸和多核苷酸碱基取代，以及*RHD*和*RHCE*交换重组产生的*RHD-CE-D*杂交基因，都可以导致位于细胞膜外部分的RhD蛋白分子氨基酸改变。与弱D表型不同的是，部分D表型中所改变的氨基酸一般位于Rh抗原分子细胞膜外的部分，因此表现出强抗原性。这些个体接受正常RhD阳性血液，可以产生针对所缺少表位的抗体，实际上某些部分D表型是在抗体产生后才被识别。

(3) DEL表型：DEL表型红细胞表面D抗原数量比弱D型还要少，而且抗原结构也有所变化，只能使用吸收放散方法检测出。*RHD*基因内单核苷酸碱基突变、核苷酸片段插入和缺失以及*RHD*基因剪接位点突变等都可以产生DEL表型。中国人弱D变异体以DEL表型居多，某些DEL型个体可以产生抗D抗体。

3. 中国人*RHD*基因结构　有关中国献血者RhD抗原基因结构，有3篇大标本报告，标本数分别为30 799例[33]、42 306例[34]和890 403例[35]。主要结果汇总如下：①RhD抗原阴性个体占0.28%～0.5%。②在RhD阴性个体中，68%～77%缺少*RHD*基因，21%～25%为DEL表型，其余为*RHD*和*RHCE*的杂交基因以及*RHD*基因外显子SNP。③大约90%的DEL表型携带*RHD**1227*G>A*碱基替换。④杂交基因包括*RHD-CE*(2-9)-*RHD*，*RHD-CE*(4-7)-*D*，和*RHD-CE*(2-5)-*D*等。⑤弱D和部分D表型约占Rh阳性的4%左右，最常见的弱D为型15。

4. D变异体个体的输血策略　对于D变异体个体，既要警惕他们血液可能使受血者产生抗体，又要避免不加区分地一律给他们输注D阴性血液。一般原则如下：①弱D型个体可以作为D阳性供者，在接受输血时作为D阴性。②部分D型个体作为血液供者时被视为D阳性，在接受输血时作为D阴性。分娩D阳性婴儿的产妇将和D阴性产妇同样给予抗D免疫球蛋白处理。③DEL表型个体红细胞与不同来源的同种抗D反应强度不一，在D抗原状况被彻底查明前通常作为D阴性处理，但是与单克隆IgM抗D明确为阳性反应者可以鉴定为D阳性。

(四) Rh抗原同种免疫作用

1. Rh同种抗体　在蛋白质抗原的血型系统中，Rh血型抗原的免疫原性最强，输血产生的同种免疫抗体也以Rh抗体最为多见。不同种族群体的Rh抗体发生率因Rh抗原分布状况而异，中国输血患者也是以产生Rh抗体居首位。对近610万名中国输血患者的抗体筛查发现[36]：①在总共检测出的14 095例ABO以外抗体中，Rh抗体为9 589例，占总数的68%。②在9 589例Rh抗体中，抗-E和抗-D分别占41%和30%。③在718例抗体特异性明确的溶血性输血不良反应中，85%是由于Rh抗体所造成。④在1 663名新生儿溶血病患者中，1 566例(94%)是由于Rh抗体所致，其中抗D和抗E抗体分别占61%和23%。目前我国实施的《临床输血技术规范》规定输血前必须检测RhD抗原，但并未要求检测*RHCE*位点抗原，据此推测在我国人群中由于*RHCE*位点抗原错配而产生抗体的风险较高。在上述报告的全部Rh抗体中[36]，抗E抗体占41%，而抗-D只占30%，提示对中国患者有必要选择*RHCE*位点抗原匹配的血液输注。

2. Rh同型输血产生Rh抗体　自从发现Rh血型将近80年以来，临床输血一直采用Rh同型相输的原则，以避免产生同种免疫抗体，但是近年来循证医学证据表明Rh同型输血仍然不能避免产生同种抗体。比如Chou等[37]系统地评估了在接受多次输血的镰状细胞患者中，RhD、C和E抗原表型匹配与产生Rh抗体的关系：①在123名患者中有71名(58%)产生同种抗体。②Rh基因分型表明87%的患者携带Rh突变等位基因。③在117名D抗原阳性患者中有26名(22%)产生抗-D。④在36名C抗原阳性患者中有8名(22%)产生抗-C。⑤所有123名患者均携带e抗原，其中15名(12%)产生抗-e。⑥在19名E抗原阳性患者中有2名(11%)产生抗-E。从此报告中可见，Rh抗原表型匹配不等于Rh基因型匹配，而不同的基因型反映出Rh抗原表位(镶嵌因子)结构的差异。

由于输注 Rh 表型相同的血液不能保证它们的抗原结构完全相同,因此同型相输产生免疫抗体并不意外。在图 10-11 示例中,假设随机献血者大部分携带正常 e 抗原,也有个别人携带 ev1、ev2 等 e 抗原变异体。所有这些人的红细胞与抗 e 抗体均呈阳性反应,故血清学分型均判定为 e 抗原阳性。如果患者红细胞携带 e 抗原变异体 ev1,在输注携带正常 e 抗原,或是携带抗原变异体 ev2 的献血者红细胞后,有产生抗 e 或抗 ev2 抗体的风险(图 10-11A)。而采用基因型匹配方法,可以选择携带和患者同样的 ev1 抗原的献血者,这样就可以避免发生同种免疫作用的风险[38](图 10-11B)。

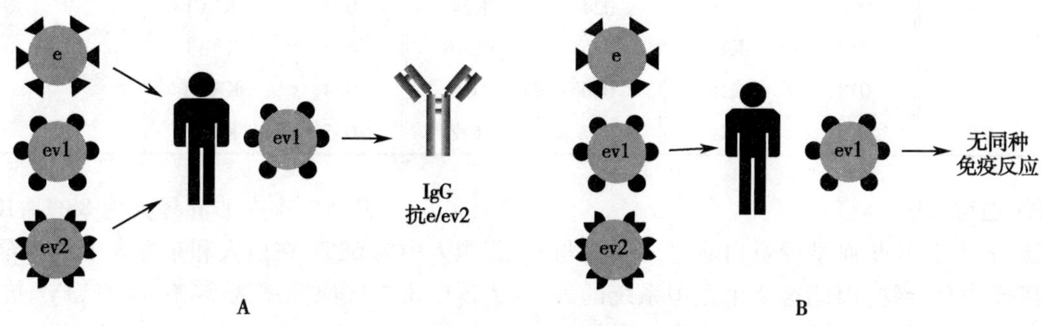

图 10-11 Rh 表型匹配和基因型匹配的比较

3. *RH* 基因型匹配输血 从精准输血角度考虑,对某些特定 Rh 基因型患者的输血需要选择 Rh 基因型匹配的供者,为此需要建立已知 Rh 基因型的血液供者库。Chou 等曾比较 857 名非裔美国人镰状细胞疾病患者和 587 名非裔美国人血液供者的 Rh 等位基因频率,发现两者非常相近;患者组中 29%的 *RHD* 基因和 53%的 *RHCE* 基因发生改变;要获得 Rh 基因型匹配供者的数量是血清学匹配供者数量的 2 倍左右[39],结果表明对镰状细胞疾病患者做预防性 Rh 基因型配型是可行的。

Shao 等曾对 481 名 β-珠蛋白生成障碍性贫血患者和 400 名对照组人群做 *RHCE* 位点基因分型,其中 203 名患者在至少 3 个月内连续输注 Rh 基因型相同的红细胞。结果发现 2 组个体均以 CcEe 和 CCee 表型为主,在患者组中的表型频率分别为 55.3%和 24.9%,在对照组中为 49.3%和 31.3%,提示大约 80%的中国患者可以找到 *RHCE* 基因型匹配的供者[40]。

(五) *RH* 基因分型

大多数 *RH* 变异体都表现为单核苷酸多态性 SNP,检测 SNP 的分子生物学技术都可以用于检测 Rh 抗原变异体。目前报告的方法多以 PCR 为基础,不同的只是检测 PCR 扩增产物方法。使用序列特异性引物(SSP)做 PCR 扩增,然后电泳分析扩增产品的 PCR-SSP 基因分型技术最为常见。将 PCR 扩增产物和携带序列特异性寡核苷酸探针(SSOP)的基因芯片杂交,适合高通量 *RH* 基因分型。但是以上这些技术局限于只能检测已知突变位点的变异体,不能检测尚未被发现的基因突变。近年来发展出来的下一代测序(NGS)[4]、全外显子测序(WES)技术以及全基因组测序(WGS)基因分型技术[5],可以成功地检测出所有 *RH* 位点变异体。血清学 Rh 分型试剂还不能检测全部 Rh 变异体,因此 Rh 基因分型已成为一项辅助工具,它已经被用于弱 D 抗原鉴定、Rh 疑难血型检测、镰状细胞等疾病患者的 Rh 基因型鉴定以及建立已知 Rh 基因型血液供者库。

五、Kell 和 Kx 血型系统

(一) Kell 血型系统

1946 年在新生儿溶血病患儿母亲 Kelleher 血清中发现 Kell 血型系统的第 1 个抗 K 抗体。目前已检测出的 Kell 血型抗原有 36 个(表 10-30),抗原变异体主要是由于单核苷酸取代所产生。与临床输血和新生儿溶血病相关的抗原包括 K、k、Kp^a、Kp^b、Js^a、Js^b 等。Kell 血型抗原分布表现出明显的种族差异,比如 K 抗原在北欧最为常见,Js^a 抗原主要存在于非洲人后裔,Kp^c 抗原在日本人中较常见,而中国人基本上都是 k 表型。Kell 无效型 K_o 的红细胞表型为 K-k-、Kp(a-b-),其形成机制包括单核苷酸取代产生终止密码子,以及内含子 5'剪接点突变导致不能正常转录等。无效型 K_o 个体不表达 Kell 抗原,Kx 抗原表达增加,可以产生抗-Ku。如果 K_o 型个体接受 Kell 抗原阳性血液,将发生中度到重度的输血不良反应,因此只能接受同型血液。

几乎 100%的中国人为 k 表型,偶尔发现 K 抗原阳性个体,其频率小于 0.02%。Kp^a 抗原频率为 0~0.28%;Kp^b 和 Js^b 抗原频率基本上接近 100%。Yang 等[41]曾筛查 87 665 名中国人,发现 2 名 K_0($Kell_{null}$)表型,分别在外显子 3 和外显子 7 中发生单核苷酸取代导致产生终止密码子,不表达 Kell 抗原。

表 10-30　KELL 血型系统抗原

编号	抗原	编号	抗原	编号	抗原	编号	抗原	编号	抗原
001	K	011	K11	020	Km	028	VONG	036	KETI
002	k	012	K12	021	Kp^c	029	KALT	037	KHUL
003	Kp^a	013	K13	022	K22	030	KTIM	038	KYOR
004	Kp^b	014	K14	023	K23	031	KYO	039	KEAL
005	Ku	016	K16	024	K24	032	KUCI		
006	Js^a	017	K17	025	VLAN	033	KANT		
007	Js^b	018	K18	026	TOU	034	KASH		
010	Ul^a	019	K19	027	RAZ	035	KELP		

（二）Kx 血型系统

在红细胞表面上 Kell 血型糖蛋白通过二硫键与 XK 蛋白连接成为复合物，因此这 2 个血型系统的表达密切相关，如果缺少 Kx 抗原将极大减弱 Kell 抗原的表达。1990 年 Kx 抗原被升级为血型系统。Kx 血型受控于 X 染色体上的基因 *XK*，其基因产物是整合蛋白 XK 。目前 Kx 血型系统只检测出 1 个抗原 Kx，Kx 抗原阴性表型又被称为 McLeod 表型（McLeod phenotype）。在 McLeod 表型首次被发现时，就注意到 Kell 血型与 Kx 血型相关，McLeod 表型血液学定义是指 Kell 抗原弱表达，并缺失 XK 蛋白。该表型与 McLeod 综合征（MLS）相关，该疾病患者表现出血清肌酸激酶增高、棘状红细胞、代偿性溶血以及各种肌肉和神经症状。MLS 是由于 *XK* 基因突变所产生，突变机制主要是外显子或整个基因缺失，或内含子剪接点碱基取代。

六、Duffy 血型系统

（一）Duffy 血型抗原

1950 年在一名多次输血的血友病患者血清中发现第 1 例抗-Fy^a 抗体，以患者的姓命名为 Duffy 血型。1951 年在一名曾妊娠 3 次的妇女血清中发现了抗-Fy^b，检测出对偶抗原 Fy^b。目前被 ISBT 命名的 Duffy 血型系统抗原有 5 个，Fy^a 和 Fy^b 是常见对偶抗原，Fy3、Fy5 和 Fy6 是高频率抗原。使用抗-Fy^a 和抗-Fy^b 抗体，可以检测出 Fy（a+b+）、Fy（a+b-）和 Fy（a-b+）等 3 种常见表型，以及罕见的 Duffy 无效型 Fy（a-b-）。Fy（a-b-）表型频率在非洲黑人为 88%～100%，在美国黑人中为 68%，在白人和东方人中极为罕见。中国人群中 Fy^a 抗原频率为 94%～96%，Fy^b 抗原频率在 4%～6%[42,43]。

（二）*FY* 基因

Duffy 抗原是趋化因子 Duffy 抗原受体，简称 DARC（Duffy antigen receptor for chemokines，DARC），又被称为非典型趋化因子受体 1（atypical chemokine receptor 1，ACKR1）。*FY* 基因亦称 *DARC* 基因，它位于染色体 1q23.2，目前已经检测出多个等位基因。该位点上最常见的 2 个等位基因是 FY^*A 和 FY^*B。FY^*A 编码 Fy^a 抗原，FY^*B 编码 Fy^b 抗原。Fy^a 和 Fy^b 抗原差异是由于 SNP c.125A>G 取代，导致第 42 位的甘氨酸（Fy^a 抗原）改变成天冬氨酸（Fy^b 抗原）（图 10-12）。

FY^*X 等位基因编码所有组织上的弱表达 Fy^b 抗原（为正常表达的 5%～10%），由于错义突变导致第 89 位精氨酸变成半胱氨酸。FY^*X 红细胞在血清学分型可以是 Fy（b-）表型或 Fy（b^w）表型。FY^*B^{ES} 是 FY^*B 的一个沉默等位基因，ES 是红细胞沉默缩写（erythroid silent，ES）。FY^*B^{ES} 和 FY^*B 编码区的序列完全相同，但是 FY^*B^{ES} 在启动子 GATA 中有 1 个碱基取代（rs2814778），破坏了 GATA 的一个关键基序（motif），导致不能正常转录产生 DARC 蛋白（图 10-12），成为无效型 Fy（a-b-）。系统发生研究表明 FY^*B 是祖先等位基因，而 FY^*B^{ES} 和 FY^*A 等位基因可能是由于间日疟原虫的选择性压力在人类进化近期才出现。

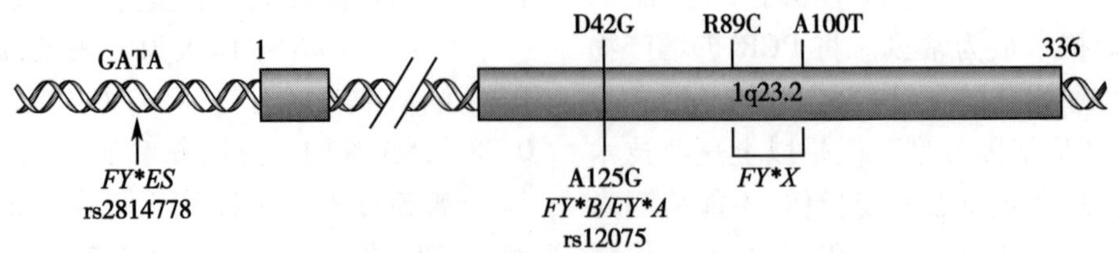

图 10-12　*Duffy* 基因结构示意图

（三）Duffy 血型与感染间日疟原虫易感性

DARC 糖蛋白含有 1 个大的细胞外域和 7 个跨膜域，氨基终端细胞外域包含疟原虫结合点 PvDBP（氨基酸 8 到 42），其中带负电的 Fy6 表位（氨基酸 19 到 26）至关重要（图 10-13）。Fy^a 和 Fy^b 抗原的第 42 位氨基酸不同，在细胞因子结合口袋（cytokine binding pocket）的上游。

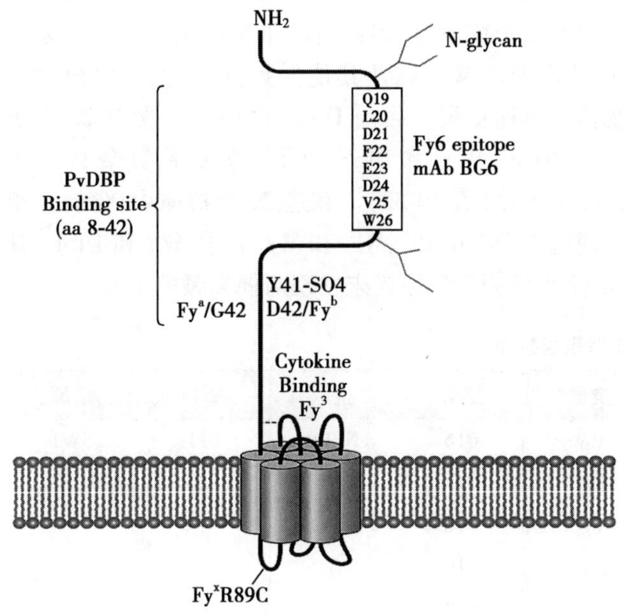

图 10-13 Duffy 抗原分子结构示意图

疟原虫裂殖子入侵红细胞时是以 DARC 作为受体，由于 Fy（a-b-）表型个体红细胞表面缺少 DARC 蛋白分子，导致它们具有抵抗疟原虫和恶性疟原虫入侵的能力。非洲人具有高频率的 Fy（a-b-）表型，获得对间日疟原虫感染的抵抗作用。体外试验也表明疟原虫裂殖子不能入侵 Fy（a-b-）红细胞，因此 Duffy 血型表现出与间日疟原虫感染相关，不同基因型红细胞对间日疟原虫易感性不完全相同（表 10-31）。

表 10-31 Duffy 基因型和表型对间日疟原虫的易感性

FY 基因型	红细胞表型	DARC 糖蛋白相对剂量	感染相对风险
FY^*A/FY^*B^{ES}	Fy（a+b-）	+	0.204
FY^*A/FY^*A	Fy（a+b-）	++	0.715
FY^*A/FY^*X	Fy（a+b^w）^{e}	+	未测
FY^*A/FY^*B	Fy（a+b+）	++	1.00
FY^*B/FY^*B	Fy（a-b+）	++	2.70
FY^*B/FY^*X	Fy（a-b+）	+	未测
FY^*B/FY^*B^{ES}	Fy（a-b+）	+	2.17
FY^*X/FY^*B^{ES}	Fy（a-b^w）^{e}	w	未测
FY^*B^{ES}/FY^*B^{ES}	Fy null	0	抵抗血液感染

注：DARC 糖蛋白相对剂量 +，1 份；++，2 份；w，弱表达；0，不表达。间日疟原虫感染相对风险根据巴西亚马孙人群临床资料[44]。

七、Kidd 血型系统

（一）Kidd 血型抗原

1951 年使用抗球蛋白试验在一名姓 Kidd 的患者血清中检测出抗-Jk^a，该抗体造成她的第 6 个孩子 John Kidd 发生新生儿溶血病，相应抗原被命名为 Kidd 血型系统；1953 年发现 Jk^a 抗原的对偶抗原 Jk^b。1959 年发现首例 Jk（a-b-）表型，该个体系一名迟发性输血不良反应患者，她的血清含有抗-Jk^aJk^b，能够与 Jk（a+）以及 Jk（b+）红细胞反应，但不能分割成抗-Jk^a 和抗-Jk^b 两份抗体，而后被 ISBT 命名为抗-Jk3。目前被 ISBT 命名的抗原有 Jk^a、Jk^b 和 Jk3 等 3 个，其中 Jk3 为高频率抗原。Jk^a抗原的免疫原性强度被列为 K、C^w 和 Lu^a 抗原之后的第 4 位。中国人 Jk^a 抗原频率 49%～57%；Jk^b 抗原频率 43%～51%。

（二）Kidd 抗体

抗-Jk^a、抗-Jk^b 和抗-Jk3，通常由于输血和妊娠等同种免疫刺激产生，天然发生少见。抗-Jk^a 和抗-Jk^b，特别是抗-Jk^b 通常以混合抗体的形式产生，它们主要是 IgG 或 IgG 和 IgM 的混合物。曾假设 IgG 类型 JK 抗体是结合补体而导致红细胞溶血，但是后来发现红细胞溶血需要 IgM 组分的作用。在输血前检测 JK 抗体有一定困难，因为它们往往显示出弱反应或剂量效应，即只与携带双剂量抗原的 Jk（a+b-）或 Jk（a-b+）表型红细胞反应。JK 抗体可以导致速发型溶血性输血不良反应和迟发性输血不良反应，母亲体内的 JK 抗体可以造成胎儿或新生儿溶血病。此外，JK 抗原作为次要组织相容性抗原，在供受者 JK 抗原不匹配的肾脏移植中，JK 抗体影响移植物的存活期。

（三）*JK* 基因

编码 Kidd 抗原的 *JK* 基因（*SLC14A1*）和编码人尿素通道蛋白 UT-B1 的 *HUT-11A* 基因同在染色体 18q12.3 位置，说明两者是同一个基因，也揭示了 JK 蛋白具有尿素通道蛋白的功能。常见的 Jk^a 和 Jk^b 抗原分别受控于 Jk^a 和 Jk^b 等位基因，这 2 个基因多态性是由于外显子 9 中 SNP c.838G>A 碱基取代，导致第 280 位天冬氨酸变为天冬酰胺。

（四）Kidd 无效型

Kidd 无效型表型 Jk（a-b-）可以由剪接点突变、SNP 以及部分基因删除等机制产生。首例报告的 Jk（a-b-）表型个体是一名带有中国和西班牙血统的菲律宾妇女，之后在另一个菲律宾华裔家族成员中检测出 3 例 Jk（a-b-）。Jk（a-b-）多存在于亚洲或大洋洲的波利尼西亚人(Polynesian)中,在一份7 425名波利尼西亚人的调查中,Jk(a-b-)表型频率为0.9%。白人中几乎不存在Jk(a-b-)表型。在浓度为2M的尿素溶液中,带有常见Kidd抗原的红细胞在1分钟内会溶血,而表型Jk(a-b-)红细胞至少需要30分钟才发生溶血,据此可以采用2M尿素筛选Jk(a-b-)红细胞。Guo等[45]使用尿素溶血试验检测20 1194名中国人,筛查到16例Jk(a-b-)表型。其中,7名携带波利尼西亚人的Kidd无效型等位基因*JK*B*(IVS5-1g>a),2例为在中国台湾人中发现的*JK*B*(896G>A)和*JK*B*(222C>A),另外7例包括无意突变*JK*B*(512G>A)、错义突变*JK*B*(536C>G)和*JK*B*(437T>C)以及1例导致第8外显子跳读的剪接突变*JK*A*(IVS8+5g>a)。

八、Diego血型系统

(一) Diego抗原

1955年在一名委内瑞拉新生儿溶血病患者母亲Diego的血清中发现鉴定Di^{a}抗原的第1例抗体。1967年使用2名墨西哥妇女输血产生的抗体检测出对偶抗原Di^b。到20世纪90年代Diego血型系统仍然含有2个抗原,直到在阴离子交换蛋白带3上发现Di^a、Di^b、Wr^a、Wr^{b}以及其他低频抗原之后,该血型系统得到迅速扩展。目前Diego血型系统含有22个抗原,其中Di^b、Wr^{b}和DISK为高频率抗原,其余19个为低频率抗原(表10-32)。在这22个抗原中,含有3组对偶抗原Di^{a}和Di^b、Wr^{a}和Wr^{b}以及Wu和DISK,其他17个低频率抗原尚未发现对偶高频率抗原。

表10-32　Diego血型系统抗原

编号	抗原	编号	抗原	编号	抗原	编号	抗原	编号	抗原
001	Di^a	006	Rb^a	011	Mo^a	016	NFLD	021	SW1
002	Di^b	007	WARR	012	Hg^a	017	Jn^a	022	DISK
003	Wr^a	008	ELO	013	Vg^a	018	KREP		
004	Wr^b	009	Wu	014	Sw^a	019	Tr^a		
005	Wd^a	010	Bp^a	015	BOW	020	Fr^a		

1. Di^{a}和Di^{b}抗原　Di^{a}抗原是低频率抗原,它具有蒙古人种特征,被人类学家用作为蒙古人后裔迁移的标记。Di^{a}抗原频率在南美印第安部落可以高达40%,在北美印第安人中2%~12%,在欧洲白人和爱斯基摩人中从未发现。中国人Di^{a}抗原频率2%~3%,Di^{b}抗原频率97%~98%[46]。Di^{b}抗原与Di^{a}抗原结构差异是由于编码Diego抗原(带3蛋白)的基因*SLC4A1*外显子9 SNP c.2561C>T,导致第854位脯氨酸变成亮氨酸。

2. Wr^{a}和Wr^{b}抗原　Wr^{a}和Wr^{b}抗原分别于1953年和1971年被首次报告,1995年列入Diego血型系统。Wr^{a}与Wr^{b}抗原的不同是由于*SLC4A1*外显子16SNA c.1972G>A,导致第658位的谷氨酸变成赖氨酸。Wr^{b}为低频率抗原,Wr(b+)表型罕见。

3. Wu和DISK抗原　在1972—1976年之间,Wu抗原被3位学者各自独立发现,并使用不同的命名,而后Wu被选为正式名称,并于1998年列入Diego血型系统。在欧洲人和部分黑人中Wu抗原频率小于0.01%,其对偶抗原DISK是高频率抗原。Wu与DISK抗原的不同是由于*SLC4A1*外显子14SNP c.1694G>C,导致第565位的甘氨酸变成丙氨酸。

4. Diego血型抗原结构　红细胞带3蛋白(erythroid band 3 protein)是阴离子交换器1(anion exchanger 1,AE1),它携带Diego血型抗原。AE1由911个氨基酸组成,氨基端和羧基端都在细胞内(图10-14)。AE1作为二聚体或四聚体而存在,和带3锚蛋白(band 3-ankyrin)结合成复合体,锚蛋白将整合膜蛋白连结到细胞骨架蛋白网络。蛋白质氨基终端区域通过它与细胞骨架的相互作用,对保持红细胞形状的完整性至关重要。几个高或低频率抗原位于细胞外环(extracellular loops)。高频率Wr^{b}抗原的表达需要与糖蛋白A(GYPA)相互作用。在氨基终端和跨膜域交界处的*SLC4A1*基因27-bp缺失(SLC4A1Δ27)(红色),导致东南亚卵形红细胞症(S. E. Asia ovalocytosis)。AE1含有单个N-聚糖结构,它表达ABO抗原特异性,并负责表达红细胞上大约50%的ABH抗原。

(二) Diego抗体

Diego系统中抗Di^a、抗Wr^a、抗ELO、抗BOW、抗Sw^a、抗Fr^{a}以及抗SW1抗体,与胎儿或新生儿溶血病相关,其余抗体的临床意义不大。抗-Di^{a}通常作为单一的特异性抗体被发现,偶尔存在于含有抗低频率抗原的多种抗体血浆中。抗-Di^{b}显示出血清学反应的剂量效应,可以造成轻症新生儿溶血病、中度或迟缓性输血不良反应。抗-Wr^{a}是相对常见抗体,在自身免疫

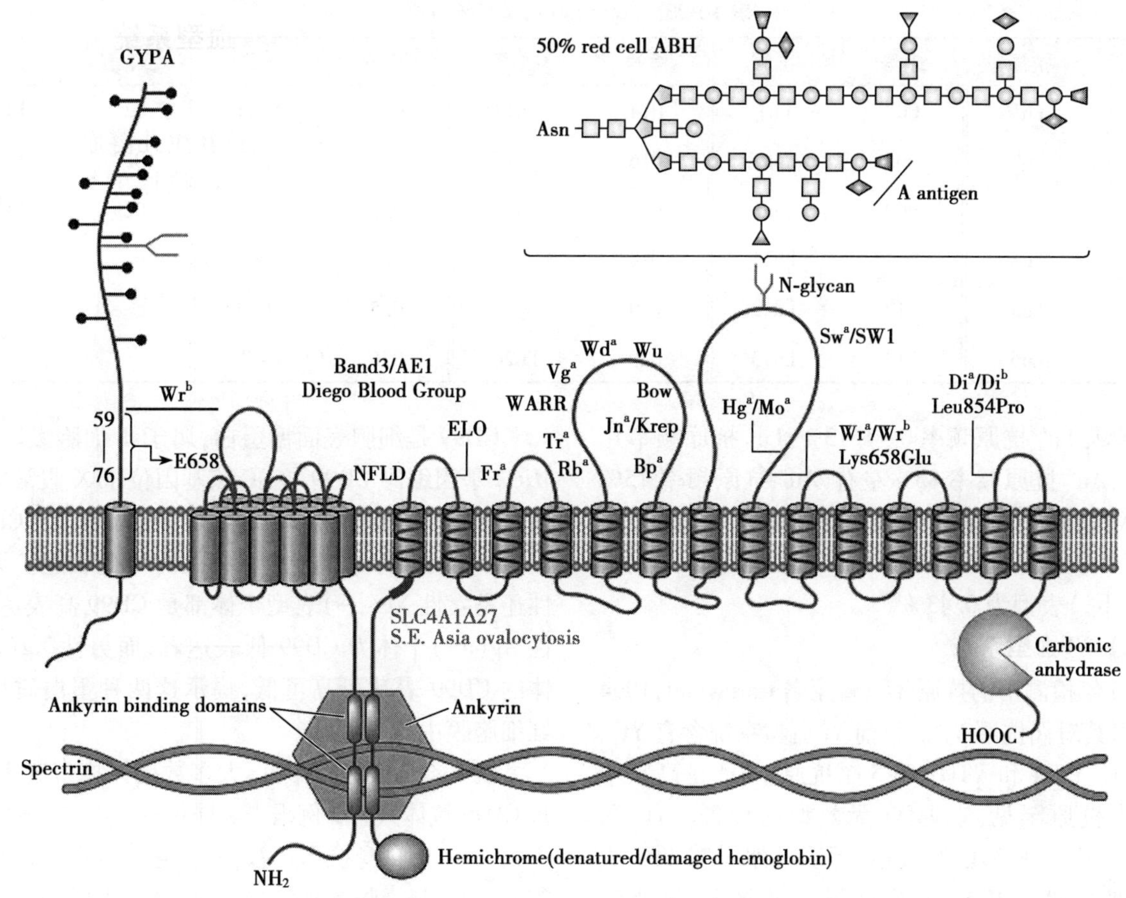

图 10-14　Diego 血型抗原结构示意图

性溶血性贫血或直接抗球蛋白检测阳性的个体中，经常发现抗-Wr[a]。它可以是在低于 37℃反应的 IgM 血凝集素，也可以是仅在抗人球蛋白试验中被检测的 IgG 类型抗体。抗-Wr[a] 与溶血性输血不良反应相关。DISK 抗原与天然产生抗体有强凝集反应，在间接抗球蛋白试验中 18℃和 37℃都反应。抗-Diego 系统低频率抗原的抗体，一般没有明显的免疫刺激而产生，而且这些抗体几乎总是在多重抗血清中被发现。

（三）Diego 抗原生物学功能

红细胞带 3 蛋白亦有 SLC4A1、CD233 等名称，受控于溶质载体系列 4 阴离子交换器成员 1 基因 *SLC4A1*（solute carrier family 4，anion exchanger，member 1；SLC4A1）。该基因位于染色体 17q21.31，由 20 个外显子组成，其基因长度超过 18kbp。红细胞带 3 蛋白是由 3 个阴离子交换器（AE1、AE2 和 E3）组成的家族成员之一，在各种组织中均有表达。AE1 是红细胞整体膜糖蛋白（integral membrane protein），大跨膜域阴离子转运体（anion transporter）是氯化物/碳酸氢盐交换器，参与从组织到肺部的二氧化碳运输。AE1 在红细胞和肾脏表达，不在非红细胞系血细胞表达。没有红细胞缺乏带 3 个体的报告，提示缺失带 3 蛋白可能致命。

SLC4A1 基因突变可能导致各种疾病，比如东南亚卵形红细胞增多症（ovalocytosis，SAO）、遗传性球形红细胞增多症（hereditary spherocytosis）、先天性棘红细胞增多症（congenital acanthocytosis）和远端型肾小管酸中毒（distal tubular acidosis）等。美拉尼西亚卵形红细胞增多症（Melanesian ovalocytosis）由编码蛋白中的 1 个碱基缺失所致，在恶性疟原虫疟疾流行地区很常见。其他一些 Diego 血型抗原变异体与产生疾病无关。

九、其他血型系统

（一）Lutheran 血型系统

1945 年在一名输血患者血清中发现第 1 例抗-Lu[a] 抗体，检测出低频率抗原 Lu[a]。该血型被命名为 Lutheran 血型，实际上是对患者姓名 Luteran 的误拼。1956 年检测出 Lu[a] 的对偶抗原 Lu[b]，它是高频率抗原。目前 Lutheran 血型系统由 27 个抗原组成（表 10-33），基本上都是由于单核苷酸取代产生的变异体。其中 4 对抗原表现为对偶关系：Lu[a] 和 Lu[b]、Lu6 和 Lu9、Lu8 和 Lu14 以及 Au[a] 和 Au[b]。罕见的 Lu(a-b-) 表型，又称为无效型 Lu_{null}，其遗传背景之一是 SNP c.733C>A 突变纯合子，该突变导致产生终止密码子而不能生成完整的 Lu 抗原分子。

表 10-33　Lutheran 血型系统抗原

编号	抗原	编号	抗原	编号	抗原	编号	抗原	编号	抗原
001	Lu^a	007	Lu7	014	Lu14	021	Lu21	027	LUYA
002	Lu^b	008	Lu8	016	Lu16	022	LURC	028	LUNU
003	Lu3	009	Lu9	017	Lu17	023	LUIT	029	LURA
004	Lu4	011	Lu11	018	Au^a	024	LUGA		
005	Lu5	012	Lu12	019	Au^b	025	LUAC		
006	Lu6	013	Lu13	020	Lu20	026	LUBI		

中国人 Lu^a 抗原频率 0~1.13%，Lu^b 抗原频率几乎 100%，Au^a 抗原频率 85%左右，Au^b 抗原频率 15%左右。Wang 等[47]筛查 44 331 名中国献血者，发现 10 例 Lu(a-b-)表型，占群体 0.02%。在北京地区人群中 Lu(a-b-)表型为 0.43%[48]。

（二）Yt 血型系统

1956 年检测出的抗原 Yt^a，曾用名 Cartwright，1964 年检测出其对偶抗原 Yt^b。目前 Yt 血型系统含有 Yt^a、Yt^b、YTEG、YTLI 和 YTOT 等 5 个抗原。Yt^a 是高频率抗原，Yt^b 抗原罕见，未见 Yt 无效型的报告。Yt^a 和 Yt^b 抗原在出生时都已经表达，但表达水平略低于成人。红细胞膜 GPI 连接的糖蛋白乙酰胆碱酯酶(AchE)携带 Yt 抗原，该酶受控于 *ACHE* 基因。Yt^a 和 Yt^b 抗原结构差异在于 *ACHE* 编码的蛋白 353 位置氨基酸分别为组氨酸和谷氨酰胺。YTEG、YTLI 和 YTOT 抗原是由于 *ACHE* 基因外显子 2 的 SNP 所造成。阵发性睡眠性血红蛋白尿症(PNH)Ⅲ患者红细胞缺乏乙酰胆碱酯酶，Yt 抗原呈现弱表达。Yt 抗体可以造成迟缓性输血不良反应，但未见导致新生儿溶血病的报告。抗 Yt^b 抗体罕见，通常与其他抗体混合出现，第 2 名抗-Yt^b 来自 PNH 患者。中国人 93%~100%个体携带 Yt^a 抗原，Yt^b 抗原频率小于 6%[49]。

（三）Xg 血型系统

Xg 血型系统由 Xg^a 和 CD99 等 2 个抗原组成，这 2 个抗原不是对偶关系，而是表现出独特的表型相关。1962 年 Mann 在一名多次输血男性患者血清中发现 1 例抗体，该抗体检测的抗原在男性(XY)和女性(XX)中的频率不同，提示该抗原可能受 X 染色体控制，故被命名为 Xg^a 抗原。Xg^a 抗原在出生时发育良好，但是脐带血红细胞的反应比成人红细胞为弱。Xg^a 抗原被证明是一个 X 连锁遗传性状，编码基因 *XG* 被定位在 X 染色体 Xp22.33。*XG* 基因外显子 1 至外显子 3 存在于 X 和 Y 染色体的假常染色体区域(pseudoautosomal region)，外显子 4 至外显子 10 位于 X 染色体上。

CD99 是细胞表面糖蛋白，属于 T 细胞黏附蛋白，*MIC2* 基因编码 CD99 抗原，该基因位于 X 假常染色体区域 Xp22.2 和 Y 假常染色体区域 Yp11.2。CD99 是高频率抗原，表现出与性别相关的可变表达。无论男性还是女性 Xg(a+)表型个体都是 CD99 高表达者；女性 Xg(a-)个体为 CD99 低表达者，而男性 Xg(a-)个体的 CD99 表达可高可低，提示这两种蛋白质可能在红细胞膜中相互关联。

抗 Xg^a 抗体比较罕见，大多数抗体携带者为男性。抗 CD99 抗体只有 2 例报告。同种抗 Xg^a 抗体临床意义不大，有 1 例自身抗-Xg^a 被报道，它导致严重的溶血性贫血。*XG* 与一些 X 连锁遗传性疾病之间存在相关。

（四）Scianna 血型系统

1962 年发现的高频率抗原 Sm 和 1963 年发现的低频率抗原 Bu^a，在 1974 年被证明它们是对偶抗原之后，分别被命名为 Sc1 和 Sc2 抗原，同属 Scianna 血型系统。1973 年发现缺失 Sc1 和 Sc2 抗原的罕见无效型表型 Sc:-1,-2，使用该表型个体产生的抗体，检测出 1 个高频率抗原，于 1980 年被命名为 Sc3 抗原。

目前 Scianna 血型系统含有 Sc1、Sc2、Sc3、Rd、STAR、SCER 和 SCAN 等抗原。除了 Sc2 和 Rd 是低频率抗原之外，其余均为抗原频率大于 99%的高频率抗原。Sc3 抗原存在于无效表型 Sc:-1,-2,-3 以外的所有人群中。大多数无效表型 Sc:-1,-2,-3 个体来自马绍尔群岛、太平洋岛屿和巴布亚新几内亚人群。中国人群 100%为 Sc1，迄今尚未发现携带 Sc2 抗原的个体[50]。

位于 1 号染色体上基因 *ERMAP* 编码携带 Scianna 抗原的糖蛋白。该单通跨膜糖蛋白可能参与细胞黏附，并被免疫细胞所识别。*ERMAP* 基因属于嗜乳脂蛋白家族，是免疫球蛋白 Ig 超级家族 1 型膜蛋白，参与免疫调节作用。Sc1 和 Sc2 抗原糖蛋白第 57 位氨基酸不同，分别是甘氨酸和精氨酸。Rd、STAR、SCER、SCAN 和 Sc1 抗原差异是由于外显子 4 中 SNP 所造成的氨基酸替换。Sc:-1,-2,-3 无效表型是由于外显子4中缺失2个碱基,或是外显子12中SNP所造成。

(五) Dombrock血型系统

1965年发现第1例抗体检测出Do^a抗原,1972年发现其对偶抗原Do^b后Dombrock血型系统被确认。大约64%的白人携带Do^a抗原,被认为是白人中排名第5重要的血型系统。目前Dombrock血型系统由10个抗原组成:Do^a、Do^b、Gy^a、Hy、Jo^a、DOYA、DOMR、DOLG、DOLC和DODE。Do^a和Do^b是1对对偶抗原。Gy^a抗原属于高频率抗原,相应抗体来自DO无效型Gy(a-)个体。几乎所有人都携带Hy、Jo^a、DOYA、DOMR、DOLG、DOLC以及DODE抗原。中国人Do^a抗原频率11%~13%,Do^b抗原频率87%~89%[49]。

DO抗原位于Dombrock糖蛋白分子上,编码该糖蛋白的基因(*ART4*,*DO*)座落在染色体12p12.3,其基因产物是ADP核糖基转移酶4(ART4),它通过糖基磷脂酰肌醇(GPI)锚定在红细胞膜上。Do^a和Do^b抗原的差异在于蛋白质第265位氨基酸分别为天冬酰胺和天冬氨酸,其余抗原都是由于外显子2区域中的SNP所产生。目前至少检测出9个等位基因和3个Gy(a-)无效型。Do^a和Do^b抗原的免疫原性比较弱,鲜少发现单特异性抗体,而且在体内抗体很容易消失。抗Do^a和抗Do^b抗体与弱至中度的输血不良反应有关,但尚未见造成新生儿溶血病的报告。

(六) Colton血型系统

1967年发现3份特异性类似的抗体,它们检测出1个抗高频率抗原,并以抗体供者Calton的姓名命名为Co^a抗原。1970年发现其对偶抗原Co^b,从而建立了Colton血型系统。1974年发现了预期存在的Colton无效表型Co(a-b-),该个体携带单一特异性抗体,与Co(a-b-)表型以外的所有红细胞反应,提示存在第3个抗原Co3。目前Colton血型系统由Co^a、Co^b、Co3和Co4等4个抗原组成。

Colton抗原在水通道蛋白1(AQP1)分子上,该蛋白又被称为通道形成整合蛋白(channel-forming integral protein,CHIP)、红细胞和肾近端小管的水通道蛋白。美国学者Peter Agre因发现红细胞水通道蛋白而获得2003年诺贝尔化学奖。水通道蛋白1由位于染色体7p14.3位置上的*AQP1*(*CO*,*CHIP*,*AQP-CHIP*)基因所编码,它是由269个氨基酸组成的膜糖蛋白,其功能可作为水分子通道。

Co^a和Co^b抗原结构之间的差异在于外显子1中的SNP c.134C>T,导致第45位丙氨酸变成缬氨酸。Co4抗原表型是由于外显子1中的SNP c.140 A>G所决定。Co4+表型个体第140位碱基是A,对应第47位是谷氨酰胺;表型CO:-1,-2,3,-4个体的140位碱基是G,对应第47位是精氨酸。至少已经发现6个在外显子1和外显子3中的SNP与Colton无效型相关。在大多数群体中Co^a的抗原频率为99.5%左右,Co^b抗原频率在北欧人中为8%~10%,在其他人群中的频率要低得多。Co3和Co4抗原频率分别为99.9%和100%。100%的中国人携带Co^a抗原,只有在新疆维吾尔族中Co^b抗原频率为0.6%[51,52]。

Colton血型抗体可以引起轻度到中度的溶血性输血不良反应以及轻度新生儿溶血病,抗Co3抗体可以造成严重的新生儿溶血病。Colton无效型个体带有尿液浓缩功能缺陷、肺血管渗透性降低等症状。

(七) Landsteiner-Wiener血型系统

LW血型系统以研究者姓名命名,而不是传统上的以抗体产生者姓名命名。1940年Landsteiner和Wiener使用恒河猴(rhesus monkeys)红细胞免疫家兔和豚鼠产生了一种抗体,该抗体凝集85%的白人红细胞,相应抗原被命名为Rhesus抗原。由于这些抗体与Levine在几例怀有死胎孕妇血清中发现的抗体有类似的特异性,故被命名为抗Rh。到了1942年人们才发现来自豚鼠和来自人体的抗体所检测的抗原并非相同,因此将使用豚鼠抗体鉴定的抗原称为"类D因子",以区别人类的RhD抗原。1963年证明豚鼠抗体检测出来的抗原和Rh血型系统相互独立,1967年Levine将类D因子改称为LW抗原,以纪念Landsteiner和Wiener的最初发现。

LW是ISBT认可的第16个血型系统,目前包含LW^a和LW^b两个对偶抗原,以及1个高频率抗原LW^{ab}。LW^a和LW^b抗原多态性是由于编码基因SNP c.299A>G,导致第100位谷氨酰胺被精氨酸所替代。LW(a-b-)型个体罕见,是*LW*基因外显子1中缺失10个碱基的突变基因的纯合子个体。100%的中国人携带LW^a抗原[53]。

LW抗原存在于被称为LW或细胞间黏附分子4(intercellular adhesion molecule 4,ICAM4)的红细胞膜糖蛋白上。ICAM4糖蛋白在红细胞、红细胞前体细胞以及包括T细胞和B细胞的其他血液细胞上表达,它属于由ICAM1到ICAM5等5名成员组成的免疫球蛋白超级家庭(IgSF)。ICAM4蛋白是由Rh多肽(RhD和RhCE)和Rh相关糖蛋白(RhAG)所组成的Rh大分子复合物的一部分。该复合物通过非共价键与CD47、糖蛋白B(GPB)结合形成锚蛋白复合物固定在红细胞膜上。RhD抗原阳性红细胞比D抗原阴性红细胞表达更强的LW抗原。在Rh无效型Rh_{null}表型红细胞上不表达LW抗原。

抗-LW^a和抗-LW^b同种抗体与轻度溶血性输血不

良反应有关。抗-LW^{a}、抗-LW^{b} 和抗-LW^{ab} 同种抗体与中度新生儿或胎儿溶血病相关。除了以上 3 个同种抗体之外，在温抗体型自身免疫性溶血性贫血（AIHA）患者中常见抗-LW 抗原自身抗体。

（八）Chido/Rodgers 血型系统

1962 年发现第 1 例抗 Chido 抗体，而后陆续发现其他 6 例相同抗体。在 1967 年以一名患者 Chido 的名字命名为该血型抗原。1976 年发现与抗-Chido 类似的抗 Rodgers 抗体，两者都可以被人类血浆所抑制。最初人们曾认为它们可能是人类白细胞抗原 HLA 抗体，直到 1978 年证明 Chido（Ch）和 Rodgers（Rg）抗原是补体第 4 组分的 2 种异构体 C4A（酸性）和 C4B（碱性）。它们参与补体激活经典途径，在补体激活时蛋白质被切割成几个片段，其中片段 C4d 包含 Ch/Rg 表位。C4A 和 C4B 氨基酸序列变化导致在功能上有一些差异。

Ch 和 Rg 抗原不是红细胞表面的结构组分，是血浆中的补体组分 C4B 和 C4A 被吸附到红细胞表面上所致。1985 年使用血浆抑制试验检测出 6 个 Chido 抗原，被分别命名为 Ch1、Ch2、Ch3、Ch4、Ch5 和 Ch6。目前该血型系统中的其他 3 个抗原是 WH、Rg1 和 Rg2，约 15%的白人携带 WH 抗原，其余均为高频率抗原。

CH/RG 血型受控于 2 个高度同源性的紧密连锁基因 *C4A* 和 *C4B*，位于第 6 号染色体上的主要组织相容性复合物Ⅲ类区域。CH/RG 血型抗原遗传多态性是由多位点 SNP 所造成。不同单体型携带不同数量的基因，某些个体可能缺乏 *C4A* 或 *C4B* 基因。通常使用血凝抑制试验检测这个系统的抗原和抗体。CH/RG 血型系统抗体对临床输血和新生儿溶血病无意义。

（九）Gerbich 血型系统

1960 年同时在 3 例母亲血清中检测出 1 个与高频率抗原反应的抗体，该抗原被命为名 Gerbich（Ge），1990 年升级为 Gerbich 血型系统。目前该血型系统包含 Ge2、Ge3、Ge4、GEPL、GEAT、GETI 等 6 个高频抗原，以及 Wb、Ls^{a}、An^{a}、Dh^{a}、GEIS 等 5 个低频率抗原。1984 年发现极其罕见的 Leach 表型，即无效表型 Gerbich$_{null}$（Ge：-2，-3，-4）。该个体的红细胞为椭圆细胞，而且还缺乏血型糖蛋白 C（GYPC）和血型糖蛋白 D（GYPD），验证了 Gerbich 抗原位于 GYPC 和 GYPD 糖蛋白分子上的假设。而后研究表明 Leach 表型缺失外显子 3 和 4；罕见表型 Yus 型（Ge：-2，3，4）的基因缺失外显子 2；Gerbich 型（Ge：-2，-3，4）缺失外显子 3。在中国人群中尚未发现 Gerbich 抗原阴性个体[54,55]。

GE 血型受控于 *GYPC* 基因，该基因含有 6 个外显子，编码血型糖蛋白 C，它是一种整体膜糖蛋白（图 10-15）。*GYPC* 基因使用不同的转录起点，产生 128 个氨

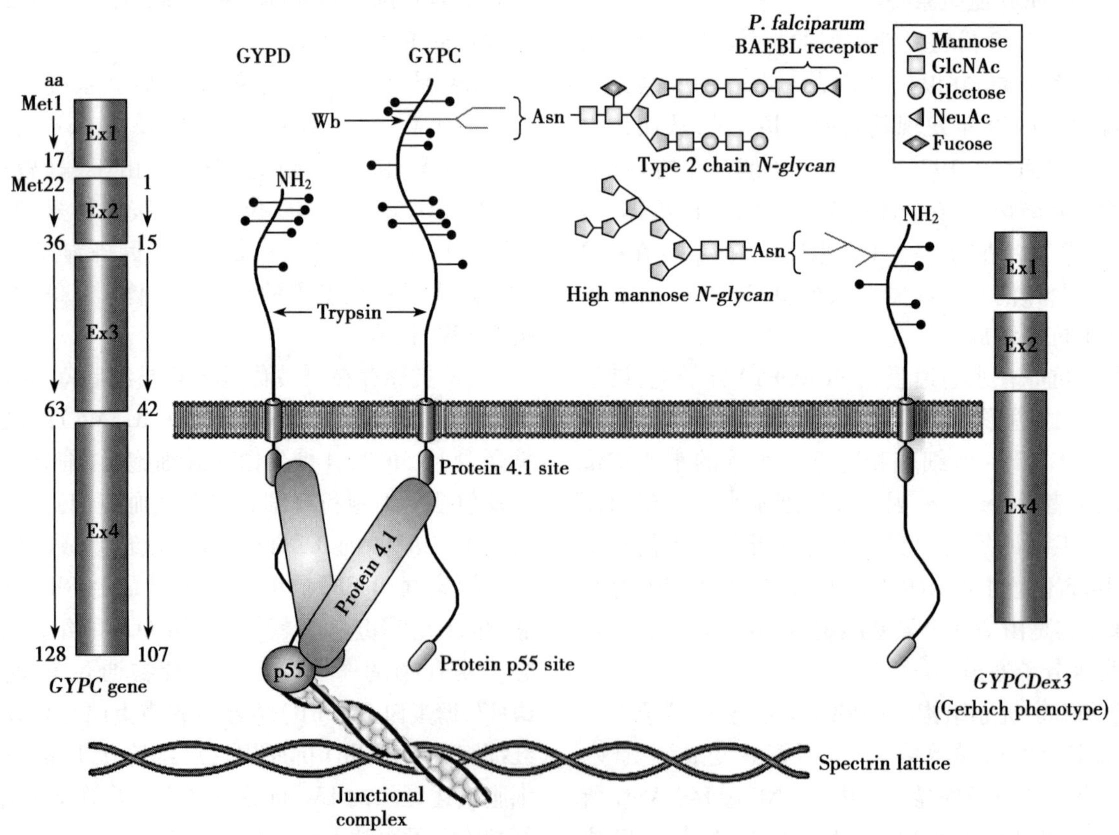

图 10-15　Gerbich 血型抗原和基因结构示意图

基酸的 GYPC,和 107 个氨基酸的 GYPD 等 2 种产物,两者在氨基酸端有 21 种氨基酸不同,其余序列完全相同。GYPC 和 GYPD 糖蛋白、带 4.1 蛋白以及 p55 蛋白构成了三元复合体,对保持红细胞形状和维持细胞膜机械稳定性至关重要。GYPC 表达 Ge4、Wb、Dh^a 和 GEAT 抗原;Ge2 和 An^a 抗原只在 GYPD 上表达;而其他 Ge3、Ls^a、GEIS、GEPL 和 GETI 抗原在 GYPC 和 GYPD 上表达。*GYPCΔ*ex3 基因编码 Gerbich 表型,缺失外显子 3。

GYPC 含有 1 个单一 N 聚糖,结合恶性疟原虫裂殖子配体 EBA140,因此 GYPC 是恶性疟原红细胞表面受体。由 *GYPC* 基因突变引起的遗传多态性在宿主抵抗恶性疟原虫入侵中发挥重要作用。有证据表明缺失 Gerbich 抗原的无效表型,可以降低红细胞对恶性疟原虫入侵的易感性,它对疟疾流行区的某些个体感染疟疾提供部分保护作用。巴布亚新几内亚和美拉尼西亚人具有高频率的 Gerbich 阴性表型,可能与巴布亚新几内亚北部疟疾的高流行率有关。

抗-Gerbich 抗原的抗体有天然产生和同种免疫产生等 2 类。Gerbich 抗体可以造成轻度溶血性输血不良反应和轻度新生儿溶血病。抗-Ge2 或抗-Ge3 特异性的自身抗体,可导致自身免疫性溶血性贫血(autoimmune hemolytic anemia,AIHA)。

(十) Cromer 血型系统

1965 年在 1 名非裔美国人产妇血清中发现 1 例抗体,命名为抗 Go^b,曾被认为属于 Rh 血型系统。1975 年被证明是独立的血型系统,首例抗体被改名为抗 Cromer,检测 Cr^a 抗原。迄今为止大多数 Cromer 抗体在黑人中发现,而且经常是由于妊娠免疫刺激而产生。目前 Cromer 血型系统含有 20 个抗原(表 10-34)。Tc^a、Te^b 和 Tc^c 3 个抗原为对偶关系,几乎所有人都有 Tc^a 抗原,Te^b 和 Tc^c 为低频率抗原。WES^a 和 WES^b 抗原也是对偶关系,WES^a 为低频率抗原,WES^b 为高频率抗原。其余 Cromer 血型抗原均为高频率抗原。抗 Cromer 抗体可以导致轻度输血不良反应,但是未见造成新生儿溶血病的报告。

表 10-34　CROM 血型系统抗原

编号	抗原	编号	抗原	编号	抗原	编号	抗原	编号	抗原
001	Cr^a	005	Dr^a	009	WES^b	013	ZENA	017	CRUE
002	Tc^a	006	Es^a	010	UMC	014	CROV	018	CRAG
003	Tc^b	007	IFC	011	GUTI	015	CRAM	019	CROK
004	Tc^c	008	WES^a	012	SERF	016	CROZ	020	CORS

Cromer 血型抗原位于衰减加速因子(简称 DAF,又名 CD55)分子上。如图 10-16 所示,DAF 是一种 GPI 链接的筏蛋白,定位在富含鞘磷脂的细胞膜微区脂筏(GEM)。它由 4 个补体调节蛋白(complement control protein,CCP)、高度糖基化茎(heavily glycosylated stalk)以及 GPI 尾部组成。C3 转换酶结合部位位于 CCP2~CCP3 沿线。CCP 域结合埃可病毒(echoviruses,EV)、肠道病毒(enteroviruses,ENV)、细菌和单克隆抗体;而幽门螺杆菌和许多肠道病毒则需要与整个分子结合。图 10-16 的右侧列出 Cromer 抗原位置。除了 IFC 抗原之外,每个 Cromer 抗原都是 *DAF* 基因中单核苷酸取代的产物。1986 年发现罕见的 IFC 抗原阴性个体,又被称为 Inab 表型,实际上是 Cromer 无效表型,携带抗-IFC 抗体。该个体红细胞不表达 DAF,与阵发性睡眠性血红蛋白尿症(PNH)贫血相关。

(十一) Knops 血型系统

1970 年在 1 名多次输血患者血清中发现 1 个未知抗体,检测出 Kn^a 抗原,而后相继发现 McC^a 抗原和 Yk^a 抗原。1992 年发现这些抗原位于补体受体 1 (complement receptor type one,CR1)蛋白分子上,被正式命名为 Knops 血型系统。目前该血型系统含有 Kn^a、Kn^b、McC^a、McC^b、Yk^a、SI1、SI2、SI3、KCAM 和 KDAS 等 10 个抗原。其中 Kn^a 和 Kn^b、McC^a 和 McC^b、SI1 和 SI2 为对偶抗原关系。Knops 抗原的分布显示出种族差异,抗原 SI1、SI2、McC^b 和 KCAM 只存在于黑人;在非黑人群体中,Kn^b、McC^b、SI2 和 SI3 为低频率抗原,SI1、KCAM、KDAS 为高频率抗原;在所有人群中 Kn^a、McC^a 和 Yk^a 均为高频率抗原。基因序列研究揭示大部分 Knops 抗原都是由于氨基酸取代所造成,比如 SI 抗原表型 SI:1,-2,3、表型 SI:-1,2,-3 和表型 SI:1,-2,-3 之间抗原差异在于第 1 601 和第 1 610 位置的氨基酸不同。这个血型系统对临床输血和新生儿溶血病无意义。中国汉族 Kn^a 抗原频率为 100%,新疆维吾尔族为 89%;Kn^b 抗原频率 0~11%。中国人 McC^a 抗原频率 60%~80%,McC^b 抗原频率 18%~40%[56]。

携带 Knops 抗原的补体受体 1 蛋白分子,含有 30 个补体调节蛋白(complement control protein,CCP)(图 10-17),每 7 个 CCP 组成 1 个长同源重复(long homol-

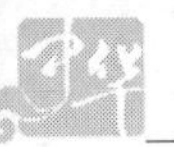

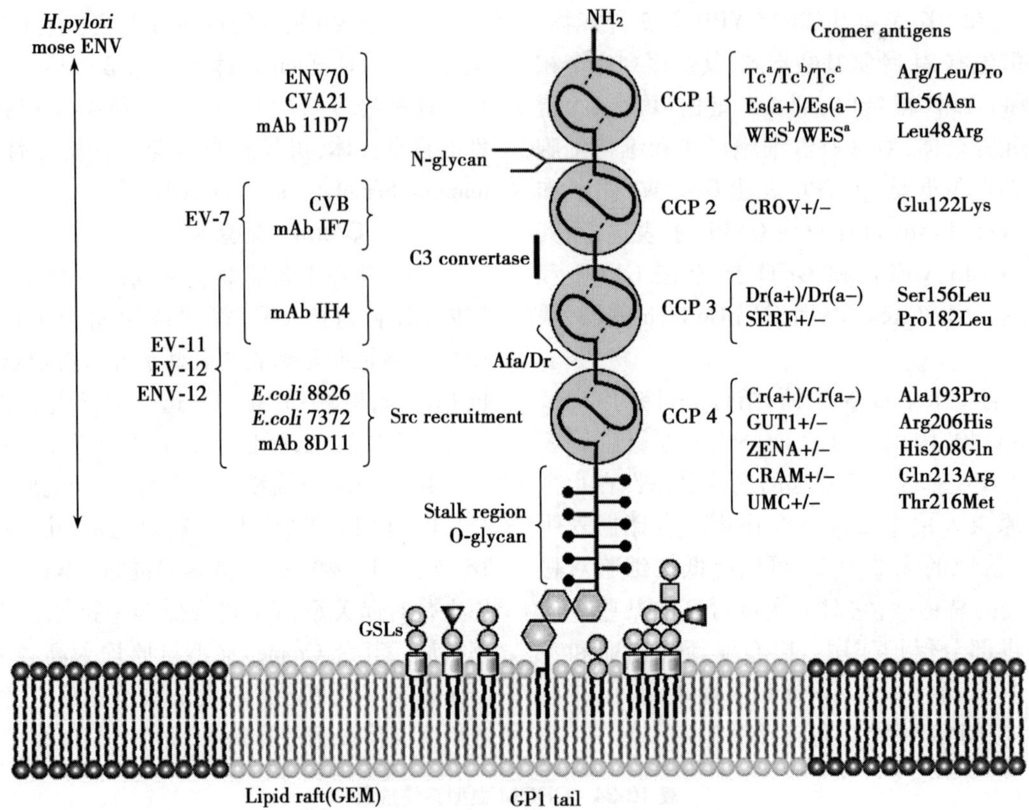

图 10-16　Cromer 血型抗原结构示意图

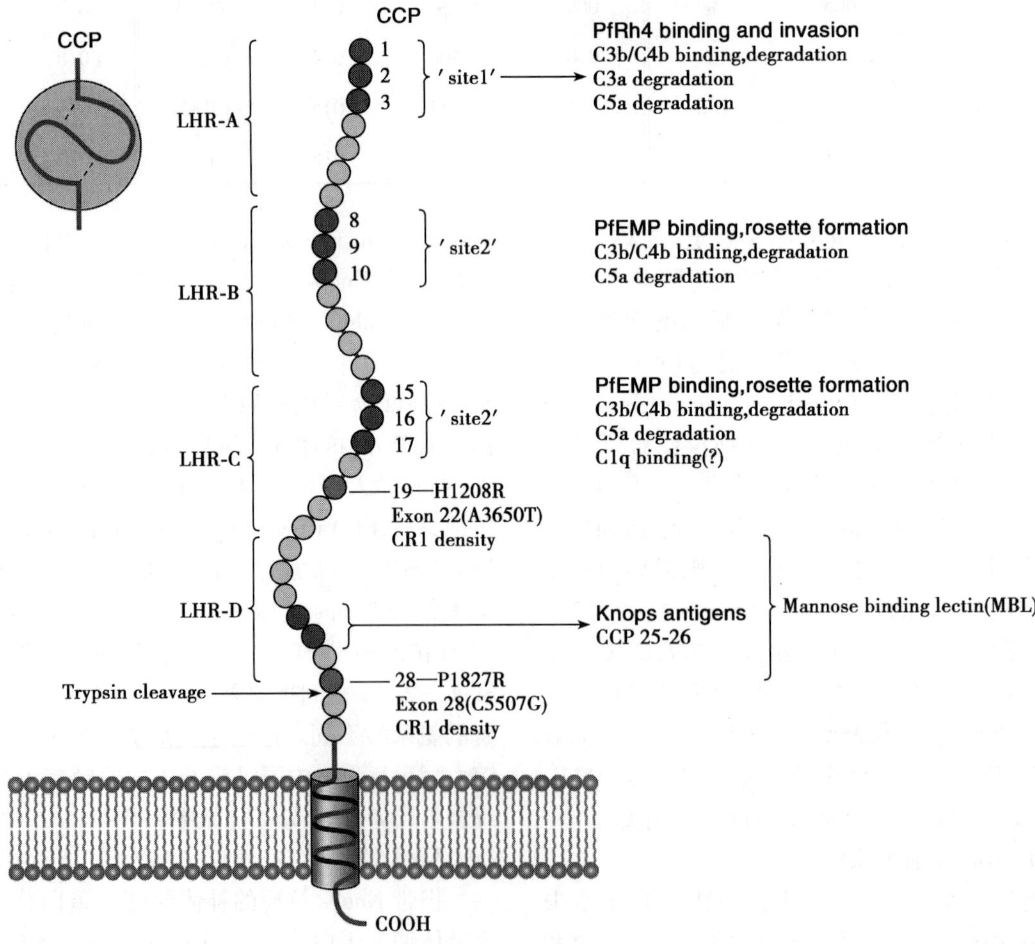

图 10-17　Knops 血型抗原结构示意图

ogous repeats，LHR），总共有 4 个 LHR（LHR-A、-B、-C、-D）。LHR-D 含有与甘露糖结合凝集素相互作用位点，以及 Knops 抗原（位于 CCP25 和 CCP26 的蓝色圆圈）。与 CR1/Knops 弱表达相关的 2 个突变位点以绿色圆圈显示。CCP 涉及的 3 个补体结合位点用蓝色圆圈表示，它们还可以作为恶性疟原虫入侵红细胞的 PfRh4 和 PfEMP 配体结合位点。1997 年发现 CR1 涉及红细胞被恶性疟原虫感染，而后证明 CR1 分子实际上是恶性疟原虫裂殖子配体的红细胞表面受体。SI：-1，2，-3 表型频率在非洲裔美国人中为 35%～40%，而在疟疾流行区的西非人群中高达 70%，提示 SI1 抗原阴性个体可能对感染疟疾具有抵抗力。

（十二）Indian 血型系统

1973 年在印度孟买发现 1 例与大约 3%印度人红细胞反应的新抗体，相应抗原命名为 In^a。1975 年证明了使用 1 份 1963 年来自巴基斯坦人血清所鉴定的高频率抗原，实际上是 In^a 抗原的对偶抗原，于是命名为 In^b。名称中的 In 系 Indian 的缩写，表示在印度人中发现的抗原。目前 Indian 血型系统含有 In^a、In^b、INFI、INJA、INRA 和 INSL 等 6 个抗原。在所有群体中 In^b 表现为高频率抗原，而 In^a 抗原仅在中东和印度群体中有相对高的频率。在阿拉伯人中 In^a 抗原频率为 11.8%，伊朗人为 10.6%，南亚印第安人为 4%；在高加索人、亚洲人和黑人中 In^a 抗原的频率只有 0.1% 左右。

Indian 系统抗原在 CD44 蛋白分子上，受控于染色体 11p13 位置上的 *CD44* 基因。

In^a 和 In^b 抗原多态性是由于 *CD44* 基因 SNP c.252G>C，第 46 位的精氨酸变为脯氨酸。Indian 系统的其他抗原也是由于 SNP 所造成。高频抗原 AnWj（901009）尚未被列入 Indian 血型系统，但是该抗原表达与 CD4 密切相关。抗 In^b 抗体可以造成输血不良反应，未见与新生儿溶血病相关的报告。

CD44 是一种细胞表面单通膜糖蛋白（图 10-18），

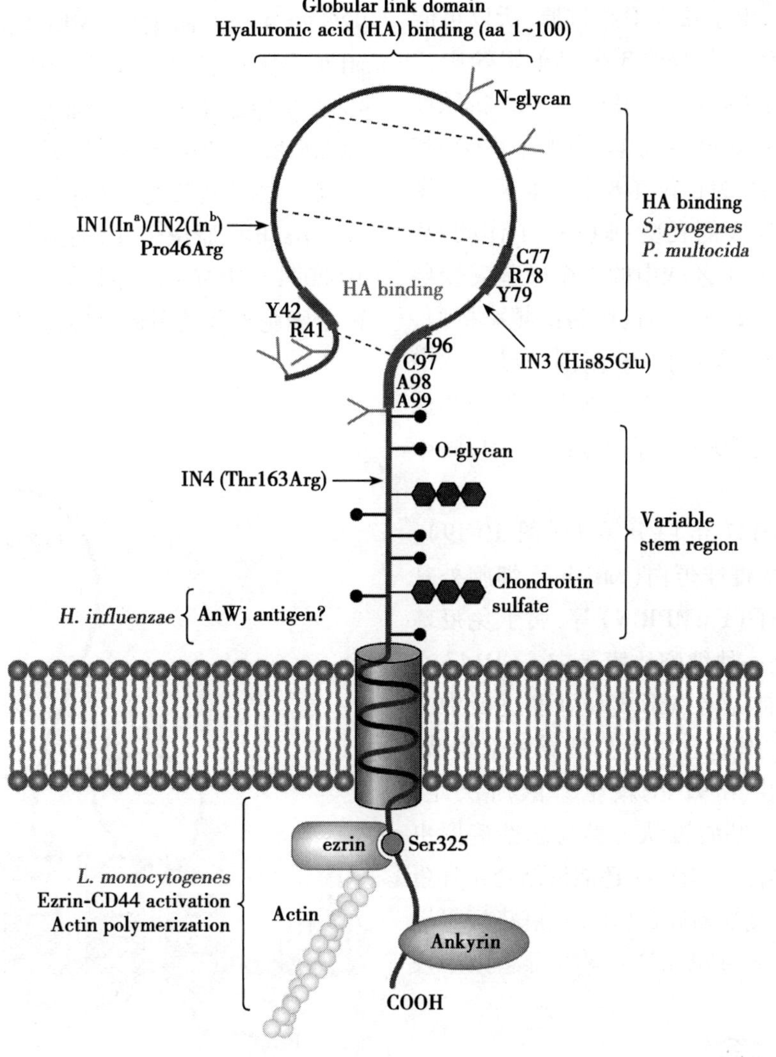

图 10-18　CD44 分子结构示意图

其生物学功能涉及细胞与细胞的相互作用、细胞黏附和迁移；参与多种细胞功能，包括淋巴细胞活化、再循环和归巢以及造血和肿瘤转移等。CD44 含有 341 个氨基酸，球状连接域含有 3 个二硫键（图 10-18 中虚线）和 5 到 6N 聚糖（浅绿色叉状）。球状连接域能够结合透明质酸（HA），包括酿脓链球菌（S. pyogenes）上的透明质酸。对与 HA 结合至关重要的肽区域以红色显示。糖基化茎区域包括 O 联结聚糖（紫色）和硫酸软骨素（蓝色六边形）。AnWj 抗原是流感嗜血杆菌（H. influenzae）受体，被假设位于糖基化茎区。CD44 分子还包含 1 个长的细胞质域，它与锚蛋白以及 ERM 蛋白相互作用以调节细胞骨架，与单核球增多性李斯特菌（L. monocytogenes）的结合，将激活细胞绒毛蛋白（又称埃兹蛋白，ezrin）的结合，以及肌动蛋白聚合的磷酸化。

（十三）Ok 血型系统

1979 年在 1 名胃肠道严重出血的日本妇女血清中发现具有临床意义的抗体，被命名为抗 Ok^a。该患者有输血史，无妊娠史，由于缺少 Ok^a 抗原，所以可能是输血产生抗-Ok^a 抗体。在她的 3 名兄弟姐妹中，2 名为 Ok(a-)，另一名是 Ok(a+)。1998 年 Ok^a 抗原被命名为 Ok 血型系统，目前该系统包含 Ok^a、OKGV 和 OKVM 等 3 个抗原。迄今为止仅在 8 个日本家庭中发现 Ok(a-)无效表型，对 3 例表型 Ok(a-)个体的 *OK* 基因分析显示，在外显子 4 区域中的 1 个碱基突变导致产生无效型。OKGV 和 OKVM 抗原为高频率抗原，都仅发现 1 例阴性个体，是由于 *OK* 基因外显子 2 中 SNP 导致产生 Ok 抗原变异体。在日本人以外的其他群体，Ok^a 抗原频率接近 100%。在中国人群中，尚未发现 Ok(a-)表型[49]。

Ok^a 抗原位于 CD147 蛋白分子上（图 10-19）。CD147 又被称为基础免疫球蛋白（basigin）、细胞外基质金属蛋白酶诱导因子（EMMPRIN）等，属于免疫球蛋白超级家族成员，是一种细胞质膜蛋白。CD147 在精子生成、胚胎植入、神经网络形成和肿瘤进展中非常重要。最常见的异构体包含单个 C 型域和 V 型域。Ok(a+/a-) 多态性由第 92 位赖氨基酸所决定。CD147 分子上的某些氨基酸被认为参与恶性疟原虫裂殖子配体 PfRh5 的结合。CD147 还能够结合亲环蛋白 A 和 B，并在人类免疫缺陷病毒（HIV）、麻疹病毒以及 SARS 冠状病毒（SARS-CoV）等许多病毒感染中发挥作用。

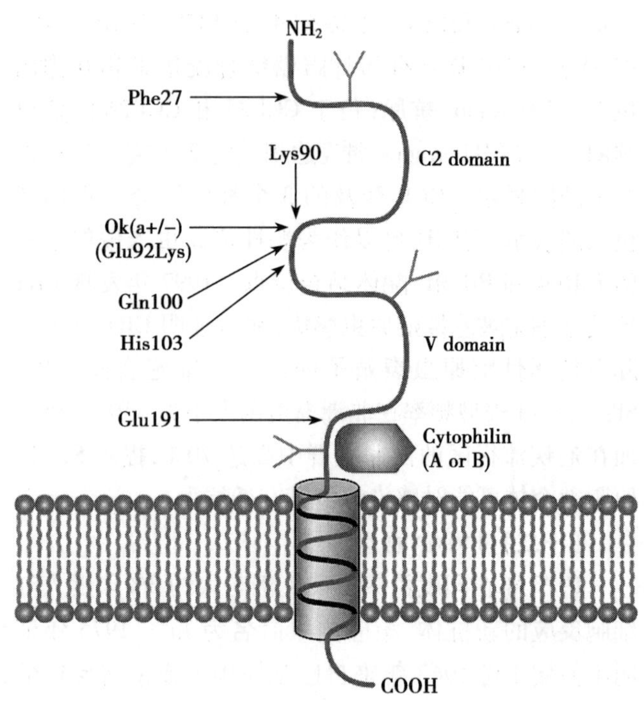

图 10-19　OK 血型抗原结构示意图

（十四）Raph 血型系统

Raph 抗原最初被单克隆抗体 MER2 所识别，约 92%的白人红细胞携带 MER2 抗原，而后在 4 例 MER2 阴性个体血清中发现抗 MER2 同种抗体。1998 年 Raph 抗原被正式命名为血型系统，至今只含有 1 个抗原 MER2。MER2 最初被归类为 901 系列高频率抗原，2004 年被重新归类为 Raph 血型系统。

Raph 抗原位于 4 次穿膜蛋白 CD151 分子上（图 10-20），与所有 4 次穿膜蛋白一样，CD151 是一种具有两个细胞外环的多通蛋白。EC2 域对蛋白质功能至关

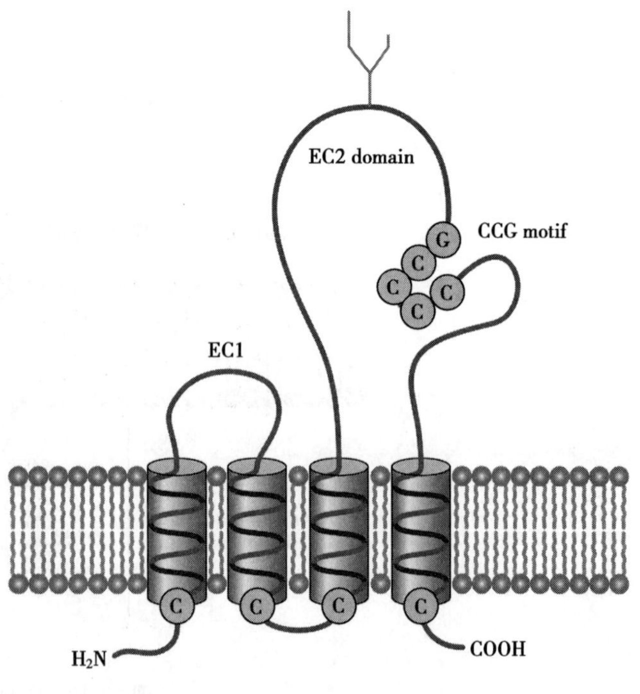

图 10-20　Raph 血型抗原结构示意图

重要，可以充当病毒的受体。CD151 蛋白受控于 *CD151* 基因。在产生 MER2 同种抗体的 6 例报告中，3 例是由于 *CD151* 基因中存在终止密码子，不能生成正常的 CD151 蛋白，这 3 例个体都患有肾病和耳聋，也有皮肤病变和轻微 β-珠蛋白生成障碍性贫血；第 4 例由于错义突变 SNP c.533G>A（第 178 位精氨酸被组氨酸替换）；第 5 和第 6 例共享错义突变 SNP c.511C>T（第 171 位精氨酸被半胱氨酸替换）以及同义 SNP c.579A>G。CD151 蛋白对于细胞与细胞相互作用、细胞信号传递以及癌症进展有密切关系，但是迄今为止只有 1 例溶血性输血不良反应的报告。有 3 名 Raph(-) 患者，接受 Raph(+) 血液未发生输血不良反应。

（十五）John Milton Hagen 血型系统

鉴定 JMH 抗原的同种抗体来自患者 John Milton Hagen，故血型以其姓名命名。2000 年 JMH 抗原被证明在 CD108 糖蛋白分子上，自此升级为一个血型系统。CD108 又被称为脑信号蛋白 7A，是脑信号蛋白家族的一员，受控于 *SEMA7A*(*JMH*) 基因，在调节免疫应答和某些神经元功能中起主要作用。

目前该血型系统含有 JMH、JMHK、JMHL、JMHG、JMHM、JMHQ 和 JMHN 等 7 个抗原。JMH 抗原首先被红细胞直接抗球蛋白阳性的自身抗体所鉴定，迄今为止只在 1 个家族中发现 JMH 阴性表型遗传了 3 代。几乎所有种族群体都携带 JMH 抗原，其他 JMH 血型系统抗原是由于编码基因 SNP 所造成的变异体。JMHK 和 JMHL 为对偶抗原关系，前者为高频率抗原，后者非常罕见。JMHG、JMHM、JMHQ 和 JMHN 为高频率抗原。阵发性睡眠性血红蛋白尿症（PNH）Ⅲ型患者红细胞缺失 JMH 血型系统抗原。

（十六）I 血型系统

1956 年 Wiener 等报告了 1 例由于抗-I 自身抗体所引起的冷凝集素综合征。患者血清在 37℃ 与供者红细胞相容，但仍然会引发急性溶血性输血不良反应，在 2 万多名供者中仅发现 5 名相容者。1961 年 Marsh 等报告了抗 i 抗体，阐明了 I 和 i 抗原表型之间的血清学关系，并且证明婴儿红细胞 i 抗原随着年龄增长而逐渐减少，显示 I 和 i 抗原在发育上相互关联。胎儿和新生儿红细胞携带大量 i 抗原，而后逐年下降。所有成人红细胞完全表达 I 抗原，仅携带少量 i 抗原。在唾液、乳汁、血浆、胃液、卵巢囊液和羊水中含有可溶性 I 和 i 糖蛋白。

在血型抗原分类中，I 和 i 抗原最初被列入血型集合 200 系列中。2002 年在将 i 抗原转换成 I 抗原的糖基转移酶基因被确认后，I 抗原升级为血型系统。目前 I 血型系统仅包含 1 个 I 抗原。在中国成人中尚未发现 i 阳性个体[54,55]。

i 和 I 抗原是含有多聚 N-乙酰基-D-乳糖胺重复结构的碳水化合物，分别以线性重复和分枝重复形式为各自的特征，这些聚糖驻留在红细胞膜蛋白的细胞外结构域，以及膜鞘糖脂上。类似 ABH 抗原生物合成，i 抗原（I 抗原的前体）是通过 β-1,3-乙酰氨基葡萄糖基转移酶和 β-1,4 半乳糖基转移酶的依次作用而合成。线性 i 抗原通过乙酰氨基葡萄糖基转移酶的作用，合成分支形式的 I 抗原。基因 *GCNT2*(*IGnT*) 编码 β-1,6-N-乙酰氨基葡萄糖基转移酶，负责在胚胎发育过程中将胎儿 i 抗原转化为成人红细胞表面 I 抗原，该基因中的 SNP 导致弱 I 抗原表型。

抗 I 抗体与冷凝集素疾病相关。在白血病、珠蛋白生成障碍性贫血、镰状细胞贫血等血液疾病患者中，I 抗原表达降低，而 i 抗原表达增高。亚洲人先天性白内障与红细胞 I 抗原的表达降低相关，而且缺乏 β-1,6-N-乙酰氨基葡萄糖基转移酶活力。

（十七）Gill 血型系统

1981 年报告在一名姓 Gill 的美国初产妇血清学中，检测出抗高频率抗原的未知抗体，通过国际血清和细胞交换，发现 Gill 的血液样品与曾妊娠 10 次的一名法国妇女血液匹配，由于缺少该抗原的遗传学证据，未被 ISBT 认可为血型系统。直到 2002 年该抗原被定位在水甘油通道糖蛋白 3（aquaglyceroporin 3，AQP3）之后，被正式命名为 Gill 血型系统，目前该系统只有 1 个高频率抗原 GIL。GIL 抗原阴性个体非常罕见，他们的红细胞缺少 AQP3。

AQP3 蛋白受控位于染色体 9p13.1 的 *AQP3* 基因，其结构类似于携带 Colton 血型抗原的水通道蛋白 1。在 2 名缺少水通道蛋白 3、不表达 GIL 抗原的患者血清中发现抗 GIL 抗体，该抗体可以造成溶血性输血不良反应。几乎所有人都带有 GIL 抗原。虽然 Gill 血型抗原与疾病没有直接相关，但是发现缺乏 AQP3 蛋白与膀胱癌患者的低存活率相关，提示也许可以使用 GIL 作为 AQP3 的标记用于靶向癌症治疗。

（十八）Rh-associated glycoprotein 血型系统

在沉淀分离细胞膜 Rh 抗原时，CD241 蛋白总是和 Rh 抗原一起沉淀，故又被称为 Rh 关联糖蛋白（RhAG 蛋白，又名 Rh50 糖蛋白）。由于 Rh 血型抗原活性的表达必须存在 RhAG 抗原，故 RhAG 抗原曾被列入 Rh 血型系统。直到 2008 年在证明了 Duclos、Ol^a 和 DSLK 抗原是由于 *RHAG* 基因 SNP 所造成之后，

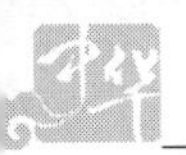

RhAG 抗原升级为单独的 RHAG 血型系统。在红细胞膜上 RhAG 抗原和 Rh 抗原分子形成复合物，以表达完整的 Rh 抗原活性，任何一个位点的突变都可能可导致产生 Rh 缺失型。该复合物与 GPB、LW、CD47、带3、GPA 等蛋白分子结合，通过锚蛋白和蛋白 4.2 连接到红细胞膜骨架。

1986 年发现的 Ol^a 抗原在所有群体中的抗原频率小于 0.01%，是由于外显子 5 的一个 SNP 所致。Duclos 是高频率抗原，1978 年被检测后仅发现 1 例阴性个体。DSLK 是高频率抗原，由于外显子 5 中的 SNP 所造成，1996 年被检测后也仅有 1 例阴性个体的报告。尚无足够资料评估 RhAG 抗体的临床意义。

RhAG 抗原受控于染色体 6p12.3 上 *RHAG*（又名 *RH50*）基因，该基因编码红细胞特异性的 12 次跨膜整合膜蛋白，被认为是传输铵和二氧化碳的红细胞膜通道的一部分。*RHAG* 基因与 *RHD* 和 *RHCE* 基因的 36%的序列一致，都含有 10 个外显子，但是位于不同的染色体上，目前检测出 30 多个等位基因。*RHAG* 无效型基因纯合子个体，是造成 Rh_{null} 无效型的主要原因。携带该突变基因个体的红细胞呈圆形，伴有慢性溶血性贫血，是造成 Rh-无效型溶血性贫血（Rh-null hemolytic anemia，RHN）或 Rh-缺乏综合征的原因。因此对 Rh 无效型的基因分析，应该包括对 *RHAG* 基因序列分析。

（十九）JR 血型系统

1970 年报告的 1 个未知抗原以先证者之一 Rose Jacobs 的名字命名为 Jr^a，那时已经发现有 5 例个体携带相同抗体。至 1974 年已检测出 18 例抗 Jr^a 抗体，其中 7 例来自日本人。1990 年 ISBT 将 Jr^a 抗原列入高频率抗原 901 系列，2012 年在证明 *ABCG2* 基因的无效型基因决定 Jr(a-) 表型之后，Jr^a 抗原被升级为血型系统，至今只含有 1 个抗原。罕见的 Jr(a-) 表型主要存在于日本人和亚洲人群，在北欧人、阿拉伯人以及墨西哥人中仅有个例报告。输血和妊娠的同种免疫作用可以产生抗 Jr^a 抗体，该抗体可以造成严重的溶血性输血不良反应，以及严重甚至致命的胎儿或新生儿溶血病。

Jr^a 抗原位于 ABCG2 运输器上，ABCG2 是 ATP 结合盒家族 G 成员 2 的缩写，也被称为 ATP 结合盒转运蛋白 G 或乳腺癌耐性蛋白，由染色体 4q22.1 上的 *ABCG2* 基因编码。移码和无义突变可以产生 *ABCG2* 无效等位基因，并导致 Jr(a-) 表型。

（二十）LAN 血型系统

1962 年在一名荷兰患者 Langereis 的血清中检测出导致急性溶血性输血反的未知抗体，相应抗原被命名为 Lan。患者和他的兄弟为 Lan(-) 表型，在 4 000 例荷兰人群中仅发现 1 例不与该抗体反应的随机供者。后来有许多 Lan(-) 表型个体携带抗 Lan 抗体的报告。1969 年和 1970 年被报告的 2 个高频率抗原 Gn^a 和 So，后来被证明实际上是 Lan 抗原。Lan 最初被 ISBT 分类为 901 系列的高频率抗原，2012 年在发现 *ABCB6* 无效型等位基因纯合子个体为 Lan(-) 表型之后，Lan 抗原升级为 LAN 血型系统，至今仅含有 1 个抗原 Lan。

ATP 结合盒蛋白亚家庭 B 成员 6（ATP-binding cassette protein，subfamily B member 6）（简称 ABCB6 蛋白）是 Lan 血型抗原的载体，受控于染色体 2q36 上的 *ABCB6* 基因。目前已经检测出多种基因突变导致红细胞膜上不表达 Lan 抗原。产生 Lan 无效表型的分子机制包括移码、删除或插入导致的无义突变和错义突变，以及内含子突变导致 RNA 剪接缺陷等。缺失 Lan 抗原的个体并未表现出对任何疾病或生理障碍的易感性。抗 Lan 抗体可以产生轻度到严重程度的溶血性输血不良反应，或轻度的胎儿或新生儿溶血病。含有抗 Lan 抗体的患者，特别是那些高滴度抗体患者，应该接受 Lan(-) 血液。

（二十一）Vel 血型系统

1952 年在一名姓名为 Vel 的输血不良反应患者血清中检测出 1 个未知抗体，它凝集 99.9%以上的欧洲人红细胞，相应抗原被命名为 Vel。经典遗传学研究显示 Vel 抗原表现为常染色体遗传性状。2013 年 Cvejie 等在 35 万例随机个体中筛查到 76 例 Vel 抗原阴性个体。对其中 5 例阴性个体的外显子测序分析表明，他们在整合跨膜蛋白 SMIM1 的外显子 3 中缺失 17 个核苷酸片段（cDNA 位置 64 到 80，缺失 AGCCTAGGGGCTGTGTC 片段），该突变基因纯合子造成 Vel 抗原阴性（SNP rs1175550）[6]。*SMIM1* 基因位于染色体 1p36.32 上，在 *RHD*、*RHCE* 基因附近。

Vel 阴性表型频率约为 0.04%，但在瑞典北部略高。2016 年 ISBT 将 Vel 抗原升级为第 034 号血型系统，至 2020 年仅含有 1 个抗原。目前尚无中国人 Vel 抗原阴性的报告。抗 Vel 抗体在临床上很重要，可以引起从轻度到重度的溶血性输血不良反应。一名含有抗 Vel 抗体的患者在输入 2 单位 Vel(+) 血液后发生严重的输血不良反应，并在 8 小时后死亡。抗 Vel

抗体也可以引起胎儿或新生儿溶血病。

（二十二）CD59 血型系统

CD59 是一种分子量大约 20kDa 的糖蛋白，通过糖基磷脂酰肌醇（GPI）锚定红细胞和大多数组织细胞膜，这些细胞结合补体成分 C8 和 C9，从而保护细胞免受补体攻击。尽管 CD59 被单克隆抗体定义为红细胞血型抗原，但是由于缺少相应同种抗体而未被 ISBT 正式认可。1990 年日本首先报告一例 CD59 缺乏症儿童病例，患者表现出阵发性睡眠性血红蛋白尿症（PNH）相关的一些症状。2014 年在一名接受输血的 CD59 缺乏症儿童患者中检测出抗-CD59 同种抗体，此后 CD59 被升级为第 035 号血型系统，目前只含有 1 个抗原 CD59.1。由于 CD59.1 是高频率抗原，因此只有 CD59 缺乏症患者才有可能产生抗 CD59 抗体。

CD59 受控于染色体 11p13 的 *CD59* 基因。迄今为止被正式命名的 3 个 CD59 等位基因均属于无效基因，其纯合子个体的所有细胞都缺乏 CD59。CD59 缺乏症的主要症状是慢性炎性脱髓鞘神经病变，导致轻瘫和肌肉无力、中枢神经系统缺血性或出血性病变以及溶血等。至 2019 年，有 14 例 CD59 缺乏症儿童患者的报告，在接受输血的患者中有 1 例产生抗 CD59 抗体。

（二十三）Augustine 血型系统

1967 年首例抗 At^a 抗体被报告，到 1973 年已经累积报告 6 例，先证者均为 At（a-）的黑人。At（a-）表型罕见，在 16 450 例非裔美国人中仅发现 1 例。At^a 抗原的载体是受控于 *SLC29A1* 基因的红细胞膜蛋白平衡核苷转运体 1（ENT1）。*SLC29A1* 基因位于染色体 6p21.1，编码细胞膜和线粒体膜上的跨膜糖蛋白，主要功能是介导细胞从周围介质摄取核苷，是平衡核苷运输器家族的一员。At^a 抗原阴性表型 At（a-）是由于无效等位基因纯合子所造成。由无效表型 At（a-）产生的抗体所定义的抗原，被命名为 AUG1；由氨基序列变异所定义的抗原被命名为 At^a。目前 Augustine 血型系统含有 AUG1、At^a、ATML 和 ATAM 等 4 个抗原。

2018 年报告的低频率抗原 ATML 来自一名新生儿溶血病患儿，该患儿的 *SLC29A1* 基因外显子 12 中的 SNP c.1159A>C 导致产生 ATML 抗原。患儿的弟弟、父亲、姑姑和祖母为该突变基因的杂合子。1995 年在一名有妊娠史和输血史的白人妇女中发现抗高频率抗原 ATAM 的抗体，2018 年通过全外显子测序揭示了 *SLC29A1* 基因外显子 3 中的 SNP c.242A>G 导致错义突变，该突变基因纯合子个体不表达 ATAM 抗原。在外显子集成联盟（exome aggregation consortium，ExAC）数据库中 SNP c.242A>G 的频率为 0.1%，但是均为杂合子。

Augustine 血型系统抗体具有重要的临床意义，比如抗 At^a 抗体可以引起急性溶血性输血不良反应，抗-ATML 可以引起严重的新生儿溶血病。

（二十四）KANNO 血型系统

1991 年在一名日本患者中发现一未知抗体，根据患者姓名被命名为抗 KANNO。使用蛋白酶和化学处理、补体致敏红细胞、血清中和试验证明该抗体不同于针对 JMH、Ch/Rg 和 Jr（a）等血型抗原的抗体。该抗体鉴定的高频率抗原被命名为 KANNO 抗原，至 2019 年在日本人群中发现 28 例 KANNO 抗原阴性个体。对 4 例抗原阴性个体和 415 例正常日本人做全基因组关联分析，发现 KANNO 阴性表型与染色体 20p13 位置上的 *PRNP* 基因相关。*PRNP* 基因编码朊蛋白，是一种糖基磷脂酰肌醇锚定的糖蛋白。对另外 14 例 KANNO 阴性个体的全外显子序列分析，也证明了朊蛋白携带 KANNO 抗原[7]。*PRNP* 基因编码区 SNP c.655G >A（rs1800014）导致朊蛋白 219 位置的谷氨酸变成赖氨酸，所有 18 例 KANNO 阴性均为 c.655A 纯合子。

在 28 例携带抗 KANNO 抗体的个体中，有 26 人为女性，其中 25 人有妊娠史，推测抗 KANNO 很可能是由于妊娠引起的同种免疫抗体。目前还没有该抗体引起胎儿或新生儿溶血病以及溶血性输血不良反应的报告。2019 年 KANNO 抗原被 ISBT 命名为第 037 号血型系统，目前检出 1 个抗原 KANNO1。

（二十五）Sid 血型系统

1967 年发现的 Sd^a（Sid）抗原，最初被 ISBT 分类为 901 系列高频率抗原，是碳水化合物为基础的组织血型抗原。2003 年位于染色体 17q21.32 的候选基因 *B4GALNT2* 被克隆，该基因编码合成 Sd^a 抗原的 β-1,4-N-乙酰半乳糖胺基转移酶，但是并未能阐明 Sd（a-）表型的遗传学基础。直到 2019 年对 9 例 Sd（a-）表型个体 *B4GALNT2* 基因序列分析，发现了 4 个相关的 SNP，其中 6 例为 SNP c.1396T>C（rs7224888）的纯合子个体；另外 3 个 SNP 导致剪接位点突变和编码区非同义突变[8]。据此推测可能是由于氨基酸序列的改变而影响到转移酶的活性，不能合成完整的 Sd^a 抗原。2019 年 Sd^a 抗原被升级为第 038 号血型系统，目前只含有 1 个抗原 Sd^a。大约 96%的白人分泌物 Sd^a 抗原物质,4%完全缺乏这种聚糖表位。Sd(a-)表型个体可以产生抗 Sd[a] 抗体,该抗体不被看作输血的危险因子。

(二十六) CTL2 血型系统

鉴定该血型系统的第 1 个抗体先证者是摩洛哥出生的一名女性患者,2007 年在她首次妊娠时检测出抗高频率抗原的抗体,而后筛选到 6 例与该患者血清学匹配的个体(5 例来自摩洛哥,1 例为欧洲血统)。对这些个体做全外显子序列分析,发现基因 *SLC44A2* 外显子 14 中 SNP c. 1192C>A 导致 398 位置脯氨酸变成苏氨酸[57]。

第 2 例抗体先证者是一名有意大利血统的法国妇女,她的血清含有抗高频率抗原抗体,可能是以前接受输血所致。她患有脑动脉瘤,同时也诊断为听力损伤,需要助听器设备。基因测序显示她的 *SLC44A2* 基因缺失一段长度为 37kbp 的大片段,表现出无效表型。她的血清可以凝集第 1 例抗体先证者的红细胞,因此使用这 2 份先证者抗体血清可以检测出属于同一个血型系统的 2 个抗原[57]。CTL2 血型将被 ISBT 命名为第 039 号血型系统,它含有的 2 个抗原分别命名为 CTL2. 1 和 Rif。

SLC44A2 基因位于染色体 19p13. 2,其产物为溶质载体家族 44 成员 2(SLC44A2),也被称为 CTL2,在中性粒细胞上高度表达,并携带人类中性粒细胞抗原-3(HNA-3)。流式细胞测量数据证实 2 名先证者产生的抗体对中性粒细胞具有反应性。SLC44A2 被认为是在内耳支撑细胞表达的一种抗原,它是抗体诱导听力损失的靶抗原,抗体的结合将导致听觉细胞死亡和听力损失。第 2 例抗体先证者为 *SLC44A2* 无效型,可能与她的听力损伤相关。

(二十七) PEL 血型系统

1980 年 Daniels 报告一个新的高频率抗原,以先证者名字命名为 PEL。16 年后在一些法裔加拿大人中发现一个高频率抗体,除了自己以及 PEL 阴性亲属外,与所有人的红细胞反应,没有抗 PEL 引起胎儿和新生儿溶血病的报告。家系调查表明 PEL 阴性表型是一种常染色体隐性遗传性状,但是相应的基因一直未能被定位。2020 年 Azouzi 等对 4 例 PEL 阴性个体做全外显子测序分析[58],发现他们的 ATP 结合盒亚家族 C 成员 4 基因 *ABCC4*(ATP binding cassette subfamily C member 4,ABCC4)缺失长度为 67 528pb 的一个片段,该片段包含 *ABCC4* 基因外显子 21 至外显子 31,这 4 例个体均表现为该缺失的纯合子。*ABCC4* 基因位于染色体 13q32. 1,含有 36 个外显子,编码 ATP 结合盒运转体(ATP-binding cassette transporters),该蛋白分子携带 PEL 抗原。在 PEL 血型基因被定位之后,PEL 血型升级为第 040 号血型系统。

(二十八) MAM 血型系统

1993 年孕妇(M. A. M)在产前常规检查中发现血清中含有一个抗高频率抗原的抗体,这是首次发现的 MAM 抗原阴性个体,而后观察到抗 MAM 抗体可以引起严重甚至致命的胎儿和新生儿溶血病。2020 年 Thornton 等对 10 例已知 MAM 阴性个体做全外显子测序,发现上皮膜蛋白 3(epithelial membrane protein 3,EMP3)携带 MAM 抗原,并证明 *EMP3* 基因的失活突变是造成 MAM 抗原阴性的原因。*EMP3* 基因编码上皮膜蛋白 3,位于染色体 19q13. 33,含有 6 个外显子。在将 MAM 血型基因定位在 *EMP3* 后升级为第 041 号血型系统[59]。已经检测到的 *EMP3* 失活突变包括整个基因删除、单个外显子删除和无义突变产生终止密码子,其中 SNP c. 123C>G 是迄今为止最常见的突变。

十、稀有血型供者

抗原频率小于 0. 001 的血型被认为是稀有血型。血型抗原频率因种族群体而异,因此稀有血型的界定也不尽相同,但是一般都包含高频率抗原的阴性个体。为了使稀有血型患者及时得到匹配血液,在全球范围建立稀有血型供者数据库,以及冷冻保存稀有血型血液。1965 年根据国际卫生组织 WHO 的倡议,建立了国际稀有供者小组(international rare donor panel,IRDP),1985 年 ISBT 设立稀有供者工作组(working party on rare donors),旨在促进国际之间快速交换稀有血液。至 2016 年 IRDP 成员包括 27 个国家或地区,保存 8 000 余例稀有血型供者详细信息[60]。IRDP 由座落在英国 Bristol 市的国际血型参比实验室(international blood group reference laboratory,IBGRL)负责管理和维系日常运作,可以通过 IRDP 网站查阅相关信息[61]。2007 年中华人民共和国卫生部启动建立国家稀有血库计划,目前有 14 个地区血液中心进行献血者筛查并向上海市血液中心提供稀有血液。至 2016 年有 150 万名献血者接受筛查,其中 1 300 多例稀有献血者的信息已经在稀有血液数据库中登记保存[62]。由于稀有抗血清资源有限,随着血型基因分型技术的推广普及,一些地方血液中心也开展稀有血型基因检测,表 10-35 列举 IRDP 和中国的稀有血型筛查的大致结果,其中的数字会逐年有所增加。中国人资料取自已发表的部分资料[30,35,48,54-55,63-64]。

表 10-35　稀有血库保存的供者数量

表型	IRDP	中国	表型	IRDP	中国	表型	IRDP	中国
Oh	87		Lu(a-b-)	300	86	Co(a-)		3
类孟买型		6	Kp(a+b-)	254		Vel-	321	2
CDE/CDE	16	2	Js(a+b-)	214		Ge-	44	
CdE/CdE	0	1	K_o	92	3	Lan-	40	1
C^WD-/C^WD-	1	1	K:-11	4		$Lan+^{var}$	34	
-D-/-D-	113	3	Fy(a-b-)	1709		Gy(a-)	15	
Rh_{null}	12	3	Fy(a-)		220	Hy-	10	
RH:-51	23	1	Jk(a-b-)	127	32	Jo(a-)	1	
RH:-46	3		E-c-Jk(a-)		36	At(a-)	6	
LW(a-b+)	33		E-c-Jk(b-)		32	Jr(a-)	1055	
LW(a-b-)	1		Di(b-)	1025		In(b-)	6	
S-s-U-	363		Wr(b-)		1	Tc(a-)	0	
$S-s-U+^{var}$	65		I-	118		Cr(a-)	4	
s-		7	Ii(adult)		28	Er(a-)	3	
pp	86		Yt(a-)	323	1	Ok(a-)	7	
P^k	12	2	SC:-1	8		JMH-	7	
$PP1P^k-$		7	Co(a-b+)	351		En(a-)	3	
Lu(a+b-)	801		Co(a-b-)	3		McLeod	5	

第三节　人类白细胞抗原 HLA

一、人类主要组织相容性复合物

人类白细胞抗原(HLA)是人类的主要组织相容性复合物(MHC),它与免疫反应密切相关。HLA 抗原从功能上可分为 3 类:HLA-Ⅰ类抗原是指 HLA-A、B、C 位点上的抗原,又被称为移植抗原,与移植排斥反应密切相关,能引起宿主对移植物或移植物对宿主的免疫排斥反应;HLA-Ⅱ类抗原包括 HLA-DR、DQ 和 DP 位点上的抗原,它们与免疫反应密切相关,故又被称为免疫反应基因;HLA-Ⅲ类抗原包括补体组分 C2、补体组分 C4、备解素因子 Bf 和一些细胞因子,它们的生物学功能也涉及免疫反应。

(一) HLA 抗原

白细胞表面携带至少 3 类抗原:①红细胞血型抗原,如 ABH、Le^a、Le^b、Jk^a、Jk^b 等;②白细胞自身特有的抗原,如中性粒细胞 HNA 系统抗原;③与其他组织共有的,也是免疫原性最强的 HLA 抗原。

1. 检测 HLA 抗原的方法　HLA 抗原是白细胞表面上的一种蛋白质,它可以刺激宿主免疫系统产生相应的抗体,以及特异性细胞免疫应答。根据这些特点,检测 HLA 抗原有 2 种方法[25]:

(1) HLA 血清学分型:使用特异性抗体和淋巴细胞反应,鉴定细胞表面的 HLA 抗原。HLA 血清学分型需要高度特异性的 HLA 分型抗血清以及有活力的 T 和 B 淋巴细胞。1958 年检出人类第 1 个 HLA 抗原使用的是“白细胞凝集试验”,而后很快被重复性好、使用抗血清量少的“补体依赖的微量淋巴细胞毒试验”所取代。鉴定 HLA-A、B、C 位点抗原使用分离纯化的淋巴细胞。由于 DR、DQ 和 DP 位点抗原主要存在于 B 淋巴细胞表面,鉴定这类抗原需要使用纯化的 B 淋巴细胞。

(2) HLA 细胞培养方法分型:1964 年发现 2 个无关个体的淋巴细胞在体外混合培养,会发生增殖反应,淋巴细胞转化成淋巴母细胞。这个现象被称为混合淋巴细胞反应(mixed lymphocyte reaction,MLR),它可以作为评估 2 个个体组织相容性匹配程度的量度,故又被形容为“试管中的组织器官移植”。在 MLR 基础上发展出一些检测 HLA 抗原的方法,比如“混合淋巴细胞培养分型”(MLC)、“预处理淋巴细胞分型”(PLT)、“细胞介导的淋巴细胞毒分型”(CML)等技术。使用纯合子分型细胞(HTC)和MLC技术检测出HLA-D位点抗原,后来发现HLA-D遗传区实际包含DR、DQ和DP等3个遗传位点。

2. HLA抗原特异性　使用血清学检测HLA抗原时,如果最初指定某特异性抗原的抗血清实际上含有多种抗体,即能够识别一个以上的抗原表位,那么而后在发现特异性更为专一的抗血清后,最初被指定HLA宽特异性将被分解为若干窄特异性,又被称为HLA特异性分解物。比如最初指定的HLA-B22宽特异性抗原,后来被分解为B54、B55和B56等3种窄特异性抗原。HLA-DR5抗原,被分解为HLA-DR11和HLA-DR12等2个分解物抗原。根据国际免疫遗传学免疫多态性数据库IPD-IMGT/HLA资料[65],至2020年10月,被命名的HLA抗原如表10-36所示[66]。

表10-36　HLA抗原一览表

A	B		C	D	DR	DQ	DP
A1	B7	B53	Cw1	Dw1	DR1	DQ2	DPw1
A2	B703	B54(22)	Cw2	Dw2	DR103	DQ4	DPw2
A203	B8	B55(22)	Cw4	Dw3	DR4	DQ5(1)	DPw3
A210	B13	B56(22)	Cw5	Dw4	DR7	DQ6(1)	DPw4
A3	B18	B57(17)	Cw6	Dw5	DR8	DQ7(3)	DPw5
A11	B27	B58(17)	Cw7	Dw8	DR9	DQ8(3)	DPw6
A23(9)	B2708	B59	Cw8	Dw9	DR10	DQ9(3)	
A24(9)	B35	B60(40)	Cw9(w3)	Dw10	DR11(5)		
A2403	B37	B61(40)	Cw10(w3)	Dw11(w7)	DR12(5)		
A25(10)	B38(16)	B62(15)		Dw12	DR13(6)		
A26(10)	B39(16)	B63(15)		Dw13	DR14(6)		
A29(19)	B3901	B64(14)		Dw14	DR1403		
A30(19)	B3902	B65(14)		Dw15	DR1404		
A31(19)	B4005	B67		Dw16	DR15(2)		
A32(19)	B41	B70		Dw17(w7)	DR16(2)		
A33(19)	B42	B71(70)		Dw18(w6)	DR17(3)		
A34(10)	B44(12)	B72(70)		Dw19(w6)	DR18(3)		
A36	B45(12)	B73		Dw20			
A43	B46	B75(15)		Dw21	DR51		
A66(10)	B47	B76(15)		Dw22	DR52		
A68(28)	B48	B77(15)		Dw23	DR53		
A69(28)	B49(21)	B78		Dw24			
A74(19)	B50(21)	B81		Dw25			
A80	B51(5)	B82		Dw26			
	B5102	Bw4					
	B5103	Bw6					
	B52(5)						

注:括号中数字为原始的宽特异性抗原名称。

3. HLA抗原的交叉反应性　HLA抗原之间存在交叉反应现象,比如一个受到HLA-A11抗原免疫刺激产生的HLA抗体,不仅能和A11抗原反应,而且还能和A1、A3等抗原反应,这是由于A1、A3、A11抗原共享某些抗原表位的缘故。若干个交叉反应抗原组成交叉反应组(cross-reactive group,CREG),宽特异性和相应的窄特异性总是属于同一交叉反应组。目前检出的 HLA 抗原被分成 1C、2C、5C、7C、8C、10C、12C、Bw4、Bw6 等交叉反应组(表 10-37)。比如 2C 交叉反应组包含 HLA-A2、A23、A24、A68、A69、B57 和 B58 等抗原。在同一个 CREG 家族中的抗原共享一些抗原决定簇,又被称为公共表位,它们由相同序列的碱基片段所编码。由于交叉反应抗原之间的免疫原性较接近,故在选择肾移植供者时,若不能找到 HLA 全匹配的供者,共享交叉反应抗原的供者将被优先考虑。在血小板输注中,为了避免同种免疫作用导致血小板输注无效,可以选择交叉反应抗原匹配的血小板供者。

表 10-37　HLA-A 和 HLA-B 抗原交叉反应组

交叉反应组	交叉反应组包含的抗原
1C	A1,A3,A23(9),A24(9),A11,A29(19),A30(19),A31(19),A36,A80
10C	A25(10),A26(10),A34(10),A66(10),A11,A68(28),A69(28),A32(19),A33(19),A43,A74(19)
2C	A2,A23(9),A24(9),A68(28),A69(28),B57(17),B58(17)
5C	B51(5),B52(5),B62(15),B63(15),B75(15),B76(15),B77(15),B57(17),B58(17),B18,B49(21),B50(21),B35,B46,B53,B71(70),B72(70),B73,B78
7C	B7,B8,B13,B54(22),B55(22),B56(22),B27,B60(40),B61(40),B41,B42,B47,B48,B59,B67,B81,B82
8C	B8,B64(14),B65(14),B38(16),B39(16),B18,B59,B67
12C	B44(12),B45(12),B13,B49(21),B50(21),B37,B60(40),B61(40),B41,B47
Bw4	B5,B5102,B5103,B13,B17,B27,B37,B38(16),B44(12),B47,B49(21),B51(5),B52(5),B53,B57(17),B58(17),B59,B63(15),B77(15) A9,A23(9),A24(9),A2403,A25(10),A32(19)
Bw6	B7,B703,B8,B14,B18,B22,B2708,B35,B39(16),B3901,B3902,B40,B4005,B41,B42,B45(12),B46,B48,B50(21),B54(22),B55(22),B56(22),B60(40),B61(40),B62(15),B64(14),B65(14),B67,B70,B71(70),B72(70),B73,B75(15),B76(15),B78,B81,B82

注:括号中数字为宽特异性名称。

4. Bw4 和 Bw6 抗原　1962 年 van Rood 使用来自多次输血患者和经产妇的 HLA 抗血清,检测出呈对偶关系的 2 个抗原,每个人都携带这 2 个抗原中的 1 个或 2 个。他将这 2 个抗原命名为 4a 和 4b,而后被正式命名为 Bw4 和 Bw6。现在知道 Bw4 和 Bw6 抗原包括所有 HLA-B 抗原和部分 HLA-A 抗原,这些抗原分子共享某些抗原决定簇,因此 Bw4 和 Bw6 又被称为宽特异性。

(二) HLA 抗原结构和功能

1. HLA 抗原结构　HLA-Ⅰ类分子(HLA-A、B、C)由 1 个细胞膜糖蛋白重链(分子量 44kDa)和 1 个 β2 微球蛋白轻链通过共价键连接组成。HLA-Ⅱ类分子(HLA-DR、DQ、DP)也是膜糖蛋白,由 1 条 α 多肽链(分子量 34kDa)和 1 条 β 多肽链(分子量 28kDa)通过共价键连接组成。结晶 HLA 分子看上去像驼鹿的角,在角枝之间有 1 个凹槽状结构,被称为结合槽;它的功能是和外来病原体的多肽结合。HLA-Ⅰ类分子结合槽氨基酸由外显子 2、3 编码;HLA-Ⅱ类分子结合槽氨基酸由外显子 2 编码(图 10-21 中的方框)。很显然,如果结合槽区域氨基酸变异性程度越大,结合各种病原体的能力也越大。

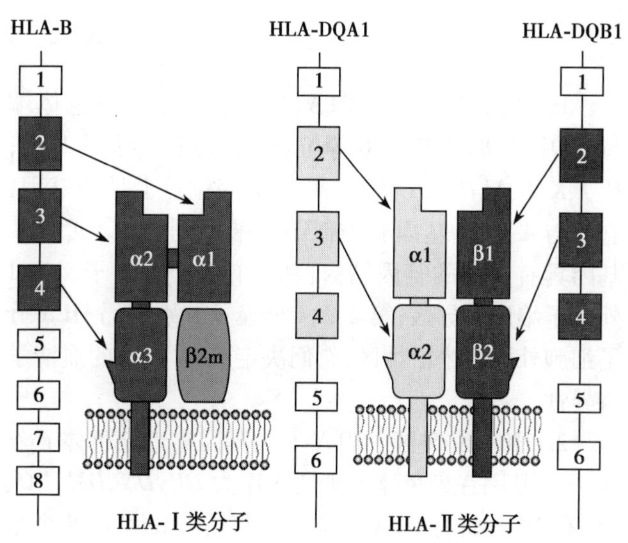

图 10-21　HLA 抗原分子结构示意图

2. HLA 抗原的生物学功能

(1) 识别自我的标记:免疫系统的核心功能是区别"自我"和"非我"。人体每个细胞表面都携带一套可以识别"自我"的蛋白分子标记,它们就是 HLA 抗原。在正常情况下,人体免疫系统不会攻击自己的组织,因为它们都携带相同的 HLA 抗原标记,这个现象

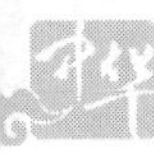

又被称为“自身耐受作用”。在造血干细胞移植中，如果供者和受者的 HLA 不同，受者免疫系统会识别供者的造血干细胞为“非我”而加以攻击，这就造成宿主抗移植物反应。

（2）HLA 限制作用：HLA 限制作用又被称为 HLA 识别限制作用，是指一个给定的 T 细胞只识别结合在宿主自身 HLA 分子上的多肽抗原。正常情况下，T 细胞仅在自身 HLA 分子存在情况下被激活，抗原被识别也仅是结合到自身 HLA 分子上的多肽。Doherty 和 Zinkernagel 因发现 T 细胞特异性和 MHC 限制作用而获得 1996 年诺贝尔生理学或医学奖。

（3）抗原提呈作用：HLA 分子是一种多肽受体，其主要生物学功能是结合细胞内需要被“处理”的多肽，然后将这些多肽运送到细胞表面。在细胞表面上，HLA 分子和多肽复合物与 T 细胞受体（TCR）结合后引起免疫反应。生物体对外来抗原的加工处理主要有两条途径：①HLA-Ⅰ类抗原分子负责和细胞内源性多肽以及病毒等外来蛋白质多肽结合，然后由 CD8 阳性细胞毒 T 细胞识别并杀死被感染的细胞，以避免病毒的繁殖。②HLA-Ⅱ类抗原分子负责和外来病原体多肽结合。病原体侵入人体后，抗原提呈细胞吞噬这些病原体并将它们切割成约 9 个氨基酸长的多肽，它们与Ⅱ类分子结合后被 CD4 阳性 T 辅助细胞识别，进而协助 B 淋巴细胞产生免疫球蛋白抗体。

二、HLA 基因

（一）HLA 遗传区

HLA 遗传区位于在第 6 号染色体短臂 6p21. 31~21. 33 区域，跨越 360 万个碱基对，占人体基因组 DNA 的 0. 1%左右。在该区域中被定位的遗传基因有 270 多个，被分为Ⅰ类、Ⅱ类和Ⅲ类，它们的功能大部分与免疫应答相关（图 10-22）。

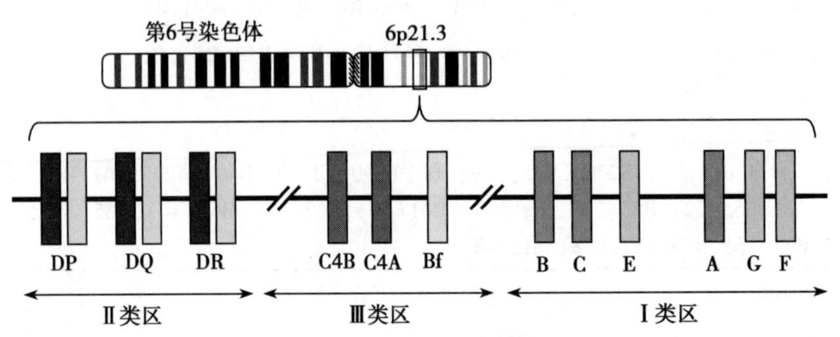

图 10-22　HLA 遗传区示意图

1. HLA-Ⅰ类区　HLA-Ⅰ类基因靠近染色体端粒，其中 *A*、*B*、*C*、*E*、*F*、*G* 等位点上的基因为表达基因；*H*、*J*、*K*、*L*、*N*、*P*、*S*、*T*、*U*、*V*、*W* 和 *Y* 等位点上是假基因，它们与 *A*、*B*、*C* 基因有类似的核酸序列。*HLA-A*、*B*、*C* 基因具有类似的基因结构，都含有 8 个外显子。第 1 外显子编码前导区；第 2、3、4 外显子分别编码 HLA 分子细胞外的 3 个活性区，它们决定 HLA 抗原的血清学特异性。

2. HLA-Ⅱ类区　HLA-Ⅱ类基因靠近染色体着丝点，6 个基因在染色体上排列次序为 *DP*、*DN*、*DM*、*DO*、*DQ* 和 *DR*。所有 HLA-Ⅱ类分子都是由 α 和 β 两个基因编码多肽组成的复合物，α 和 β 链多肽通常不单独存在。HLA-Ⅱ类基因结构具有高度类似性，所有的 *α* 基因和 *β* 基因都含有 6 个外显子。HLA-DR、DQ、DP 抗原特异性由 *β* 基因所决定。不同个体的染色体所带有的 *DR* 基因数目不等，但都只带有 1 个 *DQA1*、1 个 *DQB1*、1 个 *DPA1* 和 1 个 *DPB1* 基因。*DQA1* 和 *DOB1* 基因编码的蛋白分子决定 DQ 抗原特异性；*DPA1* 和 *DPB1* 基因编码的蛋白分子决定 DP 抗原特异性。

3. HLA-Ⅲ类区　HLA-Ⅲ类基因编码 C2、C4、Bf 等补体组分，肿瘤坏死因子 TNF，以及热休克蛋白 HSP-70 等与免疫应答相关的蛋白。

（二）HLA 等位基因

到 2020 年 10 月为止，被 WHO HLA 命名委员会正式命名的 HLA 遗传位点有 40 个，HLA-Ⅰ类等位基因 20 597 个，HLA-Ⅱ类等位基因 7 723 个。每个位点上检测出来的等位基因数量如表 10-38 所示。在 IMGT/HLA 网站可以查阅到每个等位基因的详细资料[66]。

（三）HLA 基因命名

自 1987 年起，WHO HLA 命名委员会开始对 HLA 等位基因命名，基本采用数字和字母结合的命名方法。HLA 等位基因的名称，依次由座位名字、星号以及代表等位基因的 4 到 9 个数字和符号表示。命名的基本原则如图 10-23 所示，其主要内容描述如下：①HLA 座位用大写字母右上角加星号表示。②星号后第 1、2 位数字通常对应血清学特异性。比如 *HLA-B**07* 基因对应血清学特异性 HLA-B7；*HLA-B**15* 对应血

表 10-38　HLA 位点及检测出的等位基因数量

HLA-Ⅰ类基因	*A*	*B*	*C*	*E*	*F*	*G*			
等位基因	6 291	7 562	6 223	256	45	82			
蛋白质	3 896	4 803	3 618	110	6	22			
无效型	325	253	272	7	0	4			
HLA-Ⅰ类假基因	*H*	*J*	*K*	*L*	*N*	*P*			
等位基因	61	19	6	5	5	5			
HLA-Ⅰ类假基因	*S*	*T*	*U*	*V*	*W*	*Y*			
等位基因	7	8	5	3	11	3			
HLA-Ⅱ类基因	*DRA*	*DRB*	*DQA1*	*DQA2*	*DQB1*	*DPA1*	*DPA2*		
等位基因	29	3 536	264	38	1 930	216	5		
蛋白质	2	2 476	114	11	1 273	80	0		
无效型	0	149	6	0	84	5	0		
HLA-Ⅱ类基因	*DPB1*	*DPB2*	*DMA*	*DMB*	*DOA*	*DOB*			
等位基因	1 654	6	7	13	12	13			
蛋白质	1 064	0	4	7	3	5			
无效型	84	0	0	0	1	0			
HLA-DRB 位点基因	*DRB1*	*DRB2*	*DRB3*	*DRB4*	*DRB5*	*DRB6*	*DRB7*	*DRB8*	*DRB9*
等位基因	2 838	1	363	180	142	3	2	1	6
蛋白质	1 973	0	272	121	110	0	0	0	0
无效型	93	0	17	21	18	0	0	0	0

清学宽特异性 HLA-B15。③第 3、4 位数字代表等位基因，它们编码的氨基酸序列不同，一般按被发现的先后次序编号。比如 *HLA-B* 15* 等位基因目前已经从 *B* 15:01* 开始编号到 *B* 15:574*。④第 5、6 位表示外显子中的同义取代，即碱基突变不改变所编码的氨基酸序列，因此对应的 HLA 抗原分子结构也未改变。比如 HLA-B 座位等位基因 *B* 15:01:01*、*B* 15:01:02*、*B* 15:01:03* 一直到编号 *B* 15:01:64* 等 64 个等位基因，虽然它们核酸序列不同，但都编码相同的 B15 抗原分子；⑤第 7、8 位代表内含子区域中的碱基取代。比如 *B* 15:17:01:01* 和 *B* 15:17:01:02* 之间的差异，仅在内含子 2 区域 528 位置 C→G 碱基取代。内含子碱基取代不改变外显子编码的氨基酸序列，所以不影响 HLA 抗原特异性。⑥对某些等位基因的特别表达情况，用第 9 位后的后缀字母表示。字母 L 表示在细胞表面低表达；S 表示编码的抗原不在细胞膜上，而是以可溶性分子形式存在；C 表示其产物存在细胞内的细胞质，而不在细胞表面表达；A 表示相应蛋白是否异常表达尚存疑问；Q 代表该突变影响正常表达，但尚未确认；N 代表无效等位基因，该基因不产生完整的 HLA 抗原分子。

在图 10-23 的示例中，1 区代表属于 *HLA-B* 15* 的等位基因，目前已检测出 800 多个；2 区代表每个等位基因的编号；3 区表示 HLA 编码区碱基同义取代；4 区

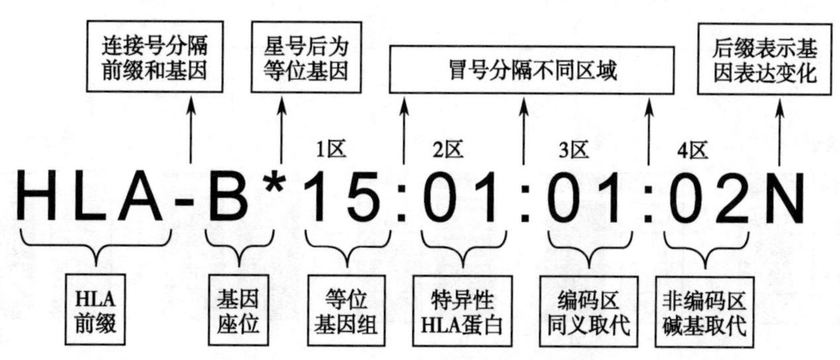

图 10-23　HLA 基因命名原则示意图

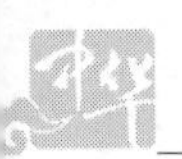

为非编码区碱基取代。后缀符号 N 代表无效型,细胞表面不表达相应抗原。在本例中,由于内含子 1 中缺失 10 个碱基,导致外显子 2 中产生终止密码子。

(四) HLA 等位基因分型

在 1996 年第 12 届国际组织相容性讨论会后,HLA 基因分型基本取代了经典的 HLA 血清学分型。如果 HLA 基因分型的结果相当于 HLA 抗原分型结果,被称为低分辨分型;如果分型结果达到等位基因水平,被称为高分辨分型。HLA 基因分型先后采用过如下一些技术:①早期曾使用限制性片段长度多态性(RFLP)检测 HLA 基因片段多态性,但很快被以 PCR 为基础的 HLA 快速分型方法所取代。②PCR-序列特异性寡核苷酸探针(PCR-SSOP)分型。③PCR-序列特异性引物(PCR-SSP)分型。④PCR 测序分型(PCR-SBT),该方法是 HLA 基因分型的金标准,原始技术为 Sanger 发明的双脱氧终止法,此方法的瑕疵是同时显示 2 条 HLA 单体型的 DNA 序列,因此可能产生模棱两可的 HLA 分型结果。⑤第二代测序技术。该技术可以检测单独 1 条 HLA 单体型的 DNA 序列,从而解决 HLA 分型模棱两可结果的问题。⑥基因克隆测序分型,使用 PCR 扩增和分子克隆技术,可以将 1 个人的 2 条 HLA 单体型分别克隆后测序,这样可以得到单独 1 条 HLA 单体型 DNA 序列资料;此法精准,但是比较费时费力,一般用于验证新发现的等位基因。

(五) HLA 基因频率和单体型频率

在全球范围对不同种族群体的 HLA 基因分布做过大规模调查,累积了各个位点上的等位基因频率和单体型频率大量资料,在 Allele Frequency Net Database (AFND)网站上可以查阅[67]。由于中华民族遗传学上的异质性,所以有关中国人 HLA 分布调查一般要求至少分成南方人和北方人等 2 大群体,这样获得的资料比较可靠。参考文献 26 载有 157 443 名中国北方人和 184 719 名南方人的 *HLA-A*、*B*、*C*、*DRB1*、*DQB1* 基因频率和单体型频率资料[26],从中可见某些 HLA 基因频率或单体型频率在南北群体中有显著性差异。

三、HLA 的遗传

(一) HLA 遗传方式

HLA 表现出共显性等位基因的遗传方式,即在 1 个细胞中 2 个拷贝编码的蛋白质都得到表达。HLA 遗传区域紧密连锁的遗传位点"串联"成单体型(单倍型),从上一代传给下一代。每个人从父母各得到 1 条带有 HLA 基因复合物的第 6 号染色体,因此父母和孩子之间总是共有 1 条 HLA 单体型,属于 HLA 半相同。在同胞之间,有 1/4 机会得到 2 条相同的单体型,被称为 HLA 全相同同胞;有 1/4 的机会得到 2 条不相同的单体型,成为 HLA 不相同同胞;还有 1/2 机会得到 1 条相同和 1 条不同的 HLA 单体型,而成为 HLA 半相同同胞。在遗传过程中,带有 HLA 基因的第 6 号染色体之间可能交换一些片段,造成 HLA 位点之间的重组,其子女有可能遗传到这个新的重组体。在图 10-24 的例子中,孩子 5 得到 a、b 重组的单体型,B 和 DRB1 位点之间交换产生新的单体型 A1-Cw6-B57-DR3-DQ2。

(二) HLA 位点之间的连锁不平衡

HLA 系统的一个遗传学特点是不同位点上的等位基因之间存在连锁不平衡,即实际上观察到的某 2 个等位基因出现在同一条单体型上的频率与预期频率有显著性差异,提示这些等位基因倾向组合成特定的单体型传递。比如中国南方人中,*HLA-A2* 基因频率

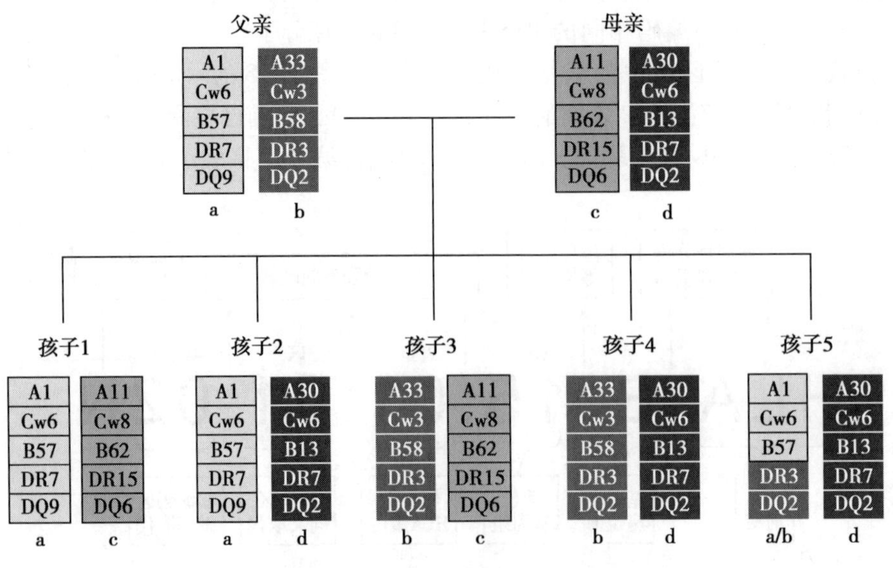

图 10-24　HLA 在家庭中的遗传

为 0.159 0，*HLA-B46* 基因频率为 0.137 9。如果这 2 个位点上的等位基因之间相互独立，组合成 HLA-A2-B46 单体型的预期频率应该等于 0.159 0× 0.137 9＝0.021 9，而实际观察到的 HLA-A2-B46 单体型频率为 0.088 6。由此求得连锁不平衡参数 Δ＝0.088 6－0.021 9＝0.066 7，说明 *A2* 和 *B46* 等位基因之间存在连锁不平衡。不同种族群体中的连锁不平衡单体型不尽相同，DR 和 DQ 位点之间存在很强的连锁不平衡，因此有时可以根据 DR 分型结果来推测 DQ 型。图 10-25 显示 HLA-DR 和 DQ 位点之间的连锁关系。

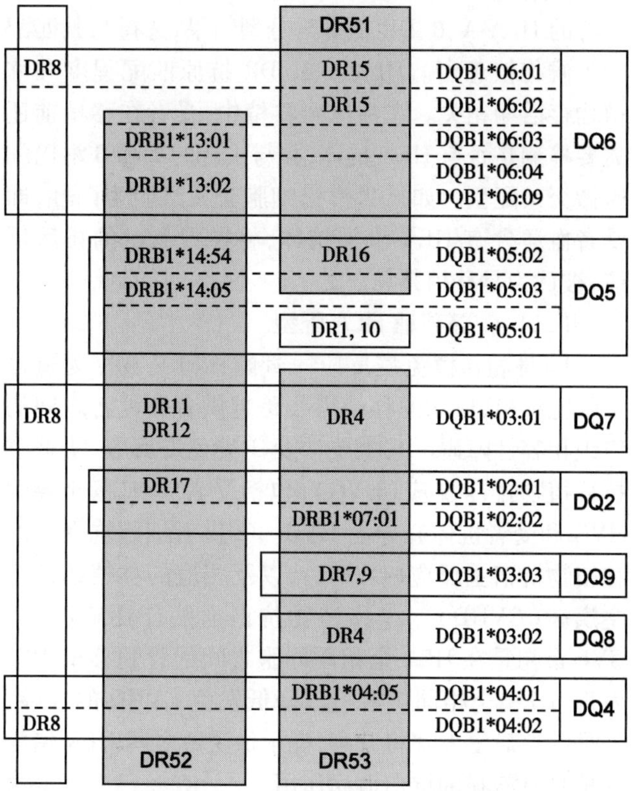

图 10-25　HLA-DR 和 DQ 位点的连锁关系

（三）HLA 遗传多态性

1. 多态性的数量估计　HLA 是迄今所知最复杂的一个人类遗传多态性系统，不仅 HLA 遗传区包含的遗传位点众多，而且每个位点上的等位基因也多。至少可以从 2 方面评估其多态性：①如果只考虑 A、B、C 和 DR 位点，目前每个位点上检测出的抗原数分别为 24、51、9 和 17 个。如果不考虑连锁不平衡，它们组合成的单体型预期数约为 18 万种，由此可以产生大约 15 亿种表型和 150 亿种遗传型。②目前被正式命名的 *HLA* 等位基因数已经超过 28 000 个，而且还在继续增长之中。根据 10 000 多人的 *HLA-A*、*B*、*C* 等位基因序列资料估计，HLA-Ⅰ类等位基因预期数量可以达到 5^{546}（4.3×10^{381}）个，已经远远超过目前人类总数 75.8 亿[68]。虽然 HLA 等位基因数量巨大，但是绝大多数是仅存在于个别种族群体中的罕见等位基因，常见的等位基因也只有 50 到 100 个。

2. 多态性产生机制　*HLA* 等位基因多态性来自基因突变，主要机制包括：①编码区碱基取代、碱基缺失或插入；②编码区中发生沉默取代；③无效等位基因；④非编码区中的碱基取代、缺失或插入 DNA 片段等。如果将 *HLA* 等位基因的定义扩展到整个 HLA 遗传区基因组序列，可以预期几乎没有 2 个人的 *HLA* 基因型完全相同。

3. 多态性生物学意义　人类基因组中储存大量 *HLA* 等位基因，有助于增强机体免疫防御能力，最大限度地为预防自然界中形形色色病原体感染提供了一个免疫保障，可以应对潜在的病原体感染和流行。

四、HLA 抗体

用于 HLA 血清学分型的抗体主要有 3 个来源：①同种免疫抗体；②纯化 HLA 抗原免疫动物获得的异种抗体；③使用杂交瘤技术制备的单克隆抗体。在 HLA 分型早期，使用最普遍的是同种免疫抗体，也是与临床关系最密切的 HLA 抗体。

（一）HLA 同种抗体的产生

1. 输血　临床输血只要求 ABO 和 Rh 等红细胞血型抗原匹配，不考虑 HLA 抗原匹配与否。由于红细胞血型相合的血液，HLA 抗原不一定匹配，因此有可能产生 HLA 抗体。特别是多次输血患者，产生 HLA 抗体机会较高，而且往往产生“多价抗体”，即含有多种特异性的抗体。

2. 器官和造血干细胞移植　如果移植受者和供者 HLA 抗原不匹配，受者有可能产生针对供者 HLA 抗原的抗体。

3. 胎母免疫作用　在妊娠期间胎儿和母亲血液通过胎盘相互交换，如果母子之间 HLA 抗原不匹配就有可能产生 IgG 类型的 HLA 抗体。在 5%～20% 的孕妇和非孕经产妇血清中可以检测出 HLA-Ⅰ类抗体，大约 1/3 的抗体同时含有 HLA-DR 抗体。孕妇血清 HLA 抗体阳性比例高于非孕经产妇，分娩后 HLA 抗体效价逐渐下降，但是大约 4% 的经产妇可以长期稳定保留 HLA 抗体，有的可达 20 余年之久。在脐血中也可以检测出来自母亲过去妊娠产生的 HLA 抗体。

（二）HLA 抗体的检测

1. 微量淋巴细胞毒试验　HLA 抗体具有补体依赖的细胞毒性，部分 HLA 抗体同时具有凝集白细胞作用。检测 HLA 抗原和 HLA 抗体反应的经典方法是“补体依赖微量淋巴细胞毒”（CDC）试验。在此试验中,抗体和淋巴细胞悬液在室温培育后加入兔补体,继续培育后依次加入细胞染料和甲醛固定反应结果,然后在显微镜下估计死亡细胞的比例并给予记分。如果 HLA 抗体和细胞上的 HLA 抗原发生反应,染料将通过被破坏的细胞膜将细胞染色。鉴定 HLA 抗原需要受检者淋巴细胞和 HLA 分型标准抗体;筛查和鉴定 HLA 抗体特异性,需要一组 HLA 型已知的标准淋巴细胞;移植前的交叉配型以及检测供者特异性抗体,需要待移植受者的血清和供者的淋巴细胞。

2. 使用纯化 HLA 抗原检测抗体技术　在微量淋巴细胞毒试验中,必须使用具有活性的淋巴细胞,这对于 HLA 抗体筛查和特异性鉴定带来不便。为此发展出以纯化 HLA 抗原为基础的一些技术:①酶联免疫吸附测定法(ELISA);②荧光标记微珠(IF-Bead)技术,可以在流式细胞仪或 Luminex 平台上进行;③流式细胞计数仪交叉配型(FCXM);④固相免疫分析技术(SPI)。

(三) HLA 抗体对移植受者的影响

1. 实体器官移植　在肾移植、胰肾联合移植或胰腺移植时,一般要求供者和受者 HLA-A、B、DR 抗原匹配或至少 HLA-A、B 抗原匹配。如果受者含有针对供者淋巴细胞的 HLA 抗体,可诱导发生超急性排斥反应,因此被视为移植禁忌。HLA 抗体对肾脏和心脏移植物更容易发生排斥反应。

2. 造血干细胞移植　在造血干细胞移植中,接受无关供者造血干细胞移植的受者,可能由于妊娠、输血、器官或骨髓移植等原因携带 HLA 抗体,其中供者特异性抗体(DSA)可以导致发生抗体介导的排斥反应。比如受者含有针对 HLA-A1、A23、A24、DR1、DR15、DR16、DQ5 和 DQ6 等抗原的抗体;供者 HLA 型为 A*01,03;B*07,08;DRB1*12,15;DQB1*02,06。据此推测出受者携带的 DSA 为抗 A1、DR15 和 DQ6 抗体。在无关供者造血干细胞移植中,供者特异性抗体 DSA 与植入失败相关。

五、HLA 的临床应用

(一) 器官移植 HLA 配型

1. 器官移植免疫反应　在同种异基因器官移植中可能发生宿主对移植物的排斥反应(HVG),以及移植物抗宿主反应疾病(GVHD)。发生 HVG 和 GVHD 的危险程度,与供受者之间 HLA 抗原的匹配程度密切相关。选择 HLA 匹配的供者可以减少受者发生急性排斥的危险,提高移植物存活期,避免受者被致敏,减少对免疫抑制药物的依赖。

(1) 宿主对移植物排斥反应:由于器官供者的 HLA 抗原是移植抗原,能够被受者(宿主)免疫系统识别为外来异物而产生排斥反应。一般在发生急性排斥反应之后,移植物被逐渐破坏而失去功能,该排斥反应涉及体液免疫和细胞免疫等两条途径。

(2) 移植物抗宿主反应:最初在肾移植中观察到移植物抗宿主反应疾病。发生 GVHD 的必要条件包括:①移植物必须带有免疫活性细胞;②移植物供者缺少宿主带有的同种抗原;③宿主自身没有足够的时间,或没有足够的能力产生有效的免疫反应对抗移植物。

2. 器官供者的选择　在尸体肾移植中,一般根据供者的 HLA-A、B、DR 低分辨分型结果,选择与其匹配的等候移植患者。HLA-A、B、DR 抗原匹配程度和移植物存活期相关。在活体肾移植中,受者在移植前还需要检测是否有 HLA 抗体,并与供者的 T 和 B 淋巴细胞做交叉配型。如果 T 淋巴细胞交叉试验为阳性,即受者血清含有 HLA-Ⅰ类抗体,将导致严重的排斥反应,被认为是移植禁忌。

(二) 骨髓移植 HLA 配型

1. 骨髓移植免疫反应　骨髓移植又被称为造血干细胞移植,成功的移植需要跨越供者和受者之间的组织相容性障碍。它主要涉及 3 类免疫反应:①宿主抗移植物排斥反应(HVG),包括受者 T 细胞介导的 HVG 和受者抗体介导的 HVG。②供者细胞抗受者的移植物抗宿主反应(GVHR),以及相应的移植物抗宿主疾病(GVHD)。③移植物抗白血病作用(GVL)。GVL 最初是在 HLA 全相同同胞之间的骨髓移植中被发现,HLA 全相同供者可以降低发生 GVHD 的风险,但是移植后复发率将升高,提示供受者之间 HLA 错配移植具有潜在的抗白血病作用。

在自然界中骨髓移植不会自行发生,它是人为地先行抑制甚至摧毁受者的免疫系统,而后输入移植物重建新的免疫系统。早期骨髓移植注重使用供者造血干细胞置换受者血液癌细胞,植入并持续扩增发挥造血功能;而现今的骨髓移植不仅要考虑植入供者造血干细胞、重建同种异基因免疫系统,而且要通过细胞介导的抗白血病作用杀死受者血液癌细胞。因此供者和受者之间的细胞免疫和体液免疫重要性毋庸置疑,如何在“摧毁”和“重建”之间维持动态平衡是临床和基础研究的关注点之一[26]。

2. 骨髓供者的选择　造血干细胞来源有骨髓、外周血干细胞和脐带血(以下简称脐血)制品等 3 种,无论使用哪类细胞都涉及 HLA 配型的问题。选择 HLA 匹配供者的标准因干细胞来源而异。

(1) HLA 匹配的无关供者:可接受供者最低匹配

的早期标准，是要求供受者 HLA-A、B、DR 位点的 6 个抗原中至少有 5 个抗原相同，即要求至少 5/6 匹配。现今世界上几乎所有的骨髓库包括中华骨髓库，都要求对供受者至少对 HLA-A、B、C 和 DRB1 等 4 个位点做高分辨基因分型，最佳匹配无关供者首选 4 个位点、共 8 个等位基因完全匹配的供者。但是如果没有 8/8 完全匹配供者，并不意味是移植禁忌，在错配不可避免的情况下，可以选择 7/8 等位基因匹配的供者。对大量移植受者观察发现，一部分采用 HLA 部分匹配或错配供者的受者得以存活，提示可能存在“可容许错配抗原”或“可容许错配基因”。

(2) HLA 半相同亲属供者：在找不到 HLA 匹配供者情况下，可以考虑选择 HLA 半相同亲属供者。直系亲属包括受者的生物学父母、兄弟姊妹、子女；旁系亲属包括伯、叔、姑、舅、姨、堂兄弟姊妹、表兄弟姊妹等。选择半相同供者的考虑因素包括 HLA 单体型匹配情况、供者年龄、杀伤细胞免疫球蛋白样受体 KIR (killer cell immunoglobulin-like receptor, KIR) 匹配情况以及子女对母亲的非遗传性母亲抗原(NIMA)耐受作用等[26]。

(3) HLA 匹配的无关脐血：在骨髓库中寻找不到合适的供者时，可以考虑使用无关脐血。使用脐血的优点是 HLA 匹配程度要求较低，一旦找到合适脐血可以马上移植；缺点是造血干细胞的剂量受到限制。在目前的脐血移植中，小部分采用 HLA 完全匹配脐血，大部分采用 1 到 2 个抗原错配的脐血。在成人使用脐血的移植中，单独使用 1 份脐血与移植相关死亡率升高相关，主要是由于移植物的植活期较长而容易发生感染。采用 2 份 HLA-A、B、DRB1 部分匹配的脐血移植结果表甚佳，有助于提高植活率。

(三) 建立无关供者骨髓库

骨髓和造血干细胞移植已有近 50 年历史。它被用于治疗白血病、成神经细胞瘤、再生障碍性贫血、范科尼贫血、X 连锁淋巴组织增生病以及 β-珠蛋白生成障碍性贫血等 20 余种血液病或遗传性疾病。骨髓移植也越来越广泛地被用于乳腺癌、肺癌等癌症患者。在患者接受化疗或放射线照射后骨髓移植，可帮助患者重建免疫系统功能。目前全球每年的骨髓移植病例超过 1 万例，但骨髓和造血干细胞的供者来源远远不能满足等候移植患者的需要。为此自 20 世纪 80 年代末起，在世界范围内建立了各种骨髓供者库，目前在世界骨髓库(world marrow donor association, WMDA)登记的供者和脐血数量已超过 3 800 万。早期对骨髓库供者做 HLA 抗原检测，现在基本上做 *HLA* 基因分型。

(四) 建立无关供者脐血库

长久以来脐血被认为是生物废物而抛弃，直到 1988 年一名范科尼贫血患儿接受脐血造血干细胞移植后恢复健康，人们开始重新认识脐血的医用价值。目前脐血已经成为骨髓和外周血干细胞的一个有效的替代来源，特别是脐血含有微嵌合母亲细胞，具有潜在的抗癌细胞作用。它已经被用于治疗急性和慢性白血病、淋巴瘤、骨髓增生异常综合征、珠蛋白生成障碍性贫血、范科尼贫血、骨髓衰竭综合征，免疫缺陷等疾病，在未来再生医学产业化生产中脐血扮演关键角色。随着对脐血需求日益增加，全球建立了多种类型的脐血库。目前储存在公共脐血库中的脐血一般都做 *HLA* 基因分型[69]。

(五) 临床血小板输注

1. 选择 HLA 匹配血小板供者　血小板表面携带大量 HLA-Ⅰ类抗原，血小板输注患者可以产生 HLA 抗体，并可能导致血小板输注无效。选择 HLA 匹配血小板输注，可以避免产生血小板同种免疫作用。由于 HLA 抗原多态性，难以找到 HLA 抗原完全匹配的血小板供者，实际操作中有 2 种替代方法：①选择 HLA 交叉反应组(CREG)匹配的供者，因为属于同一个 CREG 组的抗原共享某些公共抗原表位，可以降低发生同种免疫作用的风险。在肾移植中，CREG 匹配可以减少移植排斥反应。②借助 HLAMatchmaker 软件，寻找 HLA 表位匹配(HLA epitope matching)的血小板供者。该软件根据可接受 HLA 错配原理，为已经致敏的患者提供相容的血小板。可以通过网站取得相应软件[70]。

2. 建立已知 HLA 型的血小板供者库　为了避免输注血小板患者被致敏，应该选择 HLA 和人类血小板抗原 HPA 都匹配的血小板供者。为此国内外已经建立已知 HLA 型的血小板供者库，对供者做 HLA-A 和 B 位点低分辨基因分型。在选择 HLA 匹配供者时，只要求 HLA-A、B 位点抗原匹配。由于 HLA 抗原具有交叉反应性，属于同一个交叉反应组的 HLA 抗原被认为相合。目前国内有的单位利用中华骨髓库供者的 HLA 分型资料，招募血小板供者，可以免去做 HLA 分型的费用。目前在中华骨髓库(China marrow donor program, CMDP)登记的供者数量超过 280 万，若充分利用则有助于建立血小板供者库。根据南宁中心血站对含有 1 072 例已知 HLA 和 HPA 型的血小板供者库的分析，在库容量为 819 人时，约 80%的患者可以找到至少 1 例 HLA-A、B 抗原交叉反应组 CREG 匹配的供者；在库容量为 1 072 例时，约 83%患者可以找到至少 1 例 HLA-A、B 抗原 CREG 匹配的供者[71]。

（六）HLA 与输血不良反应

如果全血、新鲜冰冻血浆、浓缩血小板悬液等血液制品中含有 HLA 抗体，输注给患者可能产生输血不良反应，除了非溶血性输血发热反应之外，比较严重的不良反应有如下 2 种：

1. 输血相关急性肺损伤（TRALI）　属于免疫机制的 TRALI 是由供者的 HLA 抗体所介导，HLA 抗体激活患者肺中性粒细胞，活化的粒细胞破坏自身肺内皮细胞产生急性损伤。属于非免疫机制的 TRALI，是由血液储存期间产生的溶血磷脂酰胆碱、非极性脂质、CD40 配体等生物活性物质所诱导产生。大多数严重和致命的 TRALI 是抗体介导的，其中将近 80%是由于 HLA 抗体造成的。由于胎母免疫作用使相当比例的经产妇携带 HLA 抗体，避免 TRALI 的策略之一是停止使用从经产妇或有妊娠史妇女制备的血浆。荷兰实施使用男性血浆后，TRALI 发病率减少 33%。

2. 输血相关移植物抗宿主反应疾病（TA-GVHD）　如果在全血或血液制品含有与受者 HLA 匹配的免疫活性淋巴细胞，有可能发生致命的移植物抗宿主反应。正常情况下，受者将通过宿主抗移植物反应（HVG），清除供者血液中的淋巴细胞。但是当受者为某 HLA 单体型杂合子，而供体为同样单体型的纯合子时，受者无法识别供者细胞是外来异物，因而不产生 HVG；而此时供者 T 淋巴细胞将宿主识别为外来物，进行克隆扩增并发生移植物抗宿主反应（图 10-26）。由于亲属之间 HLA 相同的机会比较高，使用一级亲属的血液 TA-GVHD 风险增加 11～18 倍。避免发生 TA-GVHD 的一般准则是使用辐照处理的血液制品，适用对象包括宫内和新生儿输血，对先天性细胞免疫缺陷、霍奇金淋巴瘤、再生障碍性贫血、急性和慢性白血病、使用氟达拉滨药物患者的输血，以及对同种异基因和自体造血干细胞移植患者的输血。

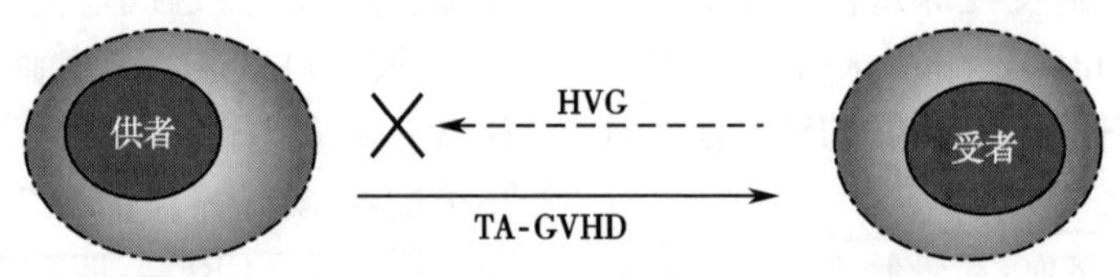

供者HLA型

A	B	C	DRB1	DQB1
11:01	54:01	07:02	04:05	04:01
11:01	54:01	07:02	04:05	04:01

受者HLA型

A	B	C	DRB1	DQB1
11:01	54:01	07:02	04:05	04:01
02:07	46:01	01:02	14:54	05:02

图 10-26　输血相关移植物抗宿主反应病

六、HLA 与疾病相关

自从 1973 年报告 HLA-B27 抗原与强直性脊柱炎相关以来，研究 HLA 与疾病相关是经久不息，至今已经发现数百种疾病的易感性或抵抗性与 HLA 相关。早期研究方法主要是采用流行病学调查方法，即比较疾病患者组和正常对照组中 HLA 抗原分布的差异，如果患者组中某抗原频率在统计学上显著高于或是低于对照组中的频率，提示该疾病与 HLA 相关。比如在中国汉族人群中，90%的强直性脊柱炎患者都带有 HLA-B27 抗原，而正常人群中 HLA-B27 抗原频率仅为 7%左右。与 HLA 相关疾病其他比较典型的例子如嗜睡症，白人患者中 90%～100%携带 *HLA-DQB1** 06∶02 等位基因，对照组只有 26%左右；90%以上的 1 型糖尿病患者携带 HLA-DRB1* 03/DQB1* 02∶01 或 HLA-DRB1*04/DQB1*03∶02 单体型，而对照组仅为 40%。

随着基因分析技术的进展，人们开始研究 HLA 基因与疾病的相关，并且扩展到整个 MHC 遗传区域。从 2010 年开始，第二代测序技术被用于 MHC 基因与疾病相关研究。通过候选基因分析、基因表达、蛋白质组学分析、全基因组关联研究（GWAS）、免疫芯片和全表型关联研究（phenome-wide association studies，Phe-WAS）等研究方法，至今已确认 160 多种疾病与 MHC 相关[72]。在基因水平上研究 HLA 与疾病相关，一般认为单核苷酸多态性 SNP 检测更有价值。表 10-39 选择一些自身免疫性和传染性疾病为例，说明疾病与 *HLA* 基因 SNP 之间的相关[73]。

目前检测出来的与 HLA 相关的疾病众多，其中自身免疫性疾病包括风湿性关节炎、乳糜泻、银屑病、强直性脊柱炎、系统性红斑狼疮、1 型糖尿病、多发性硬化症、毒性弥漫性甲状腺肿（格雷夫斯病）、克罗恩病、溃疡性结肠炎、皮肌炎等；传染病以及与感染有关的疾病包括人类免疫缺陷病毒感染、登革休克综合征、乙肝炎病毒感染、丙肝炎病毒感染、人乳头状瘤病毒感染、麻风病、结核病、利什曼病等疾病。自身免疫性疾病和传染性疾病涉及某些共同的 MHC 变异体，包括 *HLA* 等位基因和 SNP 位点。在图 10-27 的示例中，黄色区表示 HLA-Ⅰ类基因，蓝色区表示 HLA-Ⅱ类基

表 10-39　与 HLA 位点 SNP 相关的自身免疫性和传染性疾病

疾病	基因	SNP	*P*	*OR*
强直性脊柱炎	*HLA-B*	rs4349859	1.00E-200	
乳糜泻	*HLA-DQB1*,*HLA-DQA1*	rs2187668	1.00E-50	6.23
皮肤型红斑狼疮	*HLA-DQA1*	rs2187668	4.00E-10	2.93
系统性红斑狼疮	*HLA-DQA2*	rs2301271	2.00E-12	1.47
系统性红斑狼疮	*HLA-DRB1*	rs9270984	5.00E-24	1.73
银屑病	*HLA-C*	rs10484554	4.00E-214	4.66
类风湿关节炎	*HLA-DQA2*,*MHC*,*HLA-DQB1*	rs12525220	7.00E-14	3.015
类风湿关节炎	*HLA-DRB1*	rs13192471	2.00E-58	1.97
1 型糖尿病	*HLA-DRB1*	rs2647044	1.00E-16	8.3
多发性硬化症	*HLA-DQB1*,*HLA-DRB*	rs2040406	1.00E-20	2.05
多发性硬化症	*HLA-DRB1*	rs3129889	1.00E-206	2.97
多发性硬化症	*DQA1*	rs9271366	4.00E-17	2.62

注：*OR*(odds ration)，优势比。

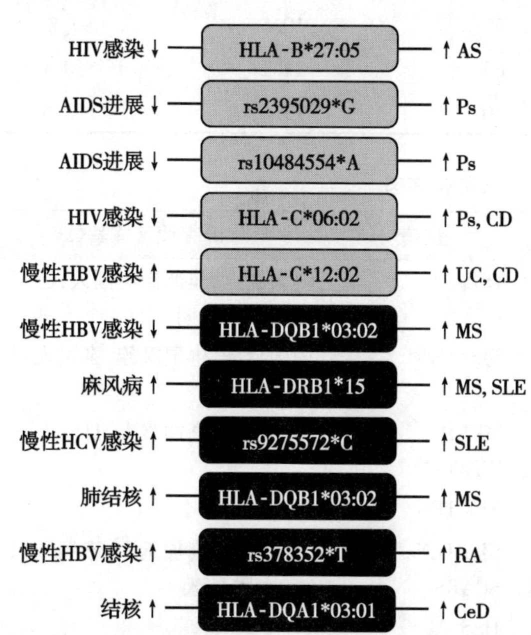

图 10-27　自身免疫性疾病和传染病共享 MHC 等位基因和 SNP

因；黑色箭头表示对疾病有保护作用或减缓疾病进展，红色箭头表示对疾病的易感性增加。英文缩写对应的疾病名称如下：AIDS，获得性免疫缺陷综合征；AS，强直性脊柱炎；CD，克罗恩病；CeD，乳糜泻；DM，皮肌炎；HBV，乙型肝炎病毒；HCV，丙型肝炎病毒；HIV，人类免疫缺陷病毒；MS，多发性硬化症；Ps，银屑病；RA，类风湿关节炎；SLE，系统性红斑狼疮；TB，结核病；UC，溃疡性结肠炎；HPV，人类乳突病毒。

大多数 HLA 与疾病的相关反映了 *HLA* 等位基因在宿主防御中的功能，MHC 区域作为一个整体可能涉及许多疾病的病因[74]。HLA 和疾病相关机制尚不清楚，大致有 2 类假设：①存在与 *HLA* 等位基因连锁的疾病易感基因。②涉及对自身抗原的免疫反应。MHC 区域内某些基因紧密连锁组成单体型区块(haplotype blocks)，它们编码的蛋白质参与多种生物学功能，比如用于细胞内和细胞外的抗原提呈给循环 T 细胞、炎症和免疫应答、热冲击、补体系统、细胞因子信号传递以及调节细胞发育、分化和凋亡的各个方面。此外，在 HLA 遗传区域还有数以百计的小 RNA、长非编码 RNA 和反义 RNA 非蛋白编码位点，它们可能在不同类型的细胞中表达，并在免疫反应调控和疾病病因学中发挥作用。

七、HLA 与药物不良反应

自 2001 年以来已发现 20 多种 *HLA* 等位基因与特定的药物过敏反应相关。由 T 细胞介导的药物不良反应(adverse drug reactions，ADR)临床症状，可从轻度迟发性皮疹到威胁生命的皮肤和全身器官疾病。比较常见的疾病有伴嗜酸性粒细胞增多和全身症状的药物反应(drug reaction with eosinophilia and systemic symptoms，DRESS)、严重皮肤药物不良反应(severe cutaneous adverse drug reactions，SCAR)、斯蒂芬·约翰逊综合征(Stevens-Johnson syndrome，SJS)、中毒性表皮坏死松解(toxic epidermal necrolysis，TEN)以及药物诱导肝损伤等。

与 HLA 相关的药物过敏反应，常见药物有抗癫痫药物卡马西平、苯妥英、磷苯妥英钠；主治高尿酸血症和痛风的别嘌醇片(allopurinol)；治疗获得性免疫缺陷综合征的阿巴卡韦；抗感染药物氟氯西；其他药物还有奈韦拉平（nevirapine）、拉帕替尼（lapatinib）、阿莫西林-克拉维酸（amoxicillin-clavulanate），氨苯砜（dapsone）等。

研究HLA与药物不良反应相关的常用方法，是比较药物过敏组和药物耐受组中患者*HLA*基因频率的差异。如果过敏组中某基因频率高于耐受组且差异有统计学意义，说明该药物过敏与HLA相关。比如别嘌醇是抑制尿酸合成的药物，主要用于高尿酸血症、痛风患者、痛风石、尿酸性肾结石、尿酸性肾病等疾病，该药副作用为SJS和TEN等重症药疹。全球范围研究证实别嘌醇引起的药物过敏反应与患者携带*HLA-B*58:01*基因紧密相关[75]。亚洲人*B*58:01*基因频率较高，别嘌醇引起的重症药疹发病率也较高（表10-40）。中国南方人携带HLA-*B*58:01*等位基因的比例（14.5%）高于北方人（7.8%），因此南方人中由于别嘌醇引起的药疹反应患者也比较多。

有关与HLA相关的药物过敏研究报告与日俱增，2016年建立的《HLA与药物不良反应相关网站》（HLA-ADR Database），系统地收集并不断更新相关资料，可以通过该网站查阅[76]。表10-41列举一些常见与药物过敏相关的*HLA*等位基因。

表10-40　别嘌醇药物过敏与*HLA-B58:01相关**

国家/地区	重症药物过敏组		药物耐受组		*OR*
	患者数/人	*B* 58:01*/%	患者数/人	*B* 58:01*/%	
中国台湾	51	100	135	15.0	580.3
泰国	27	100	54	12.9	348.5
韩国	25	92	57	10.5	97.8
中国上海	38	100	63	11.1	580.1
中国香港	19	100	30	13.0	123.5

表10-41　与药物过敏关联的HLA等位基因

药物	*HLA*	*OR*	疾病	调查地区或群体
阿巴卡韦（Abacavir）	*B*57:01*	960	HSS	澳大利亚，非洲裔美国人，巴西，英国，印度，伊朗
卡马西平（Carbamazepine）	*B*15:02*	1 000	SJS/TEN	中国台湾，中国汉族，泰国人，马来西亚
	*A*31:01*	9.5	MPEHSS SJS/TEN	中国汉族，高加索人，日本人
	*B*15:11*		SJS/TEN	日本人
别嘌呤醇（Allopurino）	*B*58:01*	800	SJS/TEN SCARS	中国汉族，高加索人，泰国人，日本人，中国台湾
氨苯砜（Dapsone）	*B*13:01*	20	HSS	
苯妥英（Phenytoin）	*B*15:02*	17.6	SJS/TEN	中国汉族，泰国人
拉莫三嗪（Lamotrigine）	*A*31:01*	2.5	HSS	英国人
	*B*15:02*	17.6	SJS/TEN	中国
醋甲唑胺（Methazolamide）	*B*59:01*	250	SJS/TEN	韩国，日本人
	*CW*01:02*	22		
阿莫西林-克拉维酸（Amoxicillin-Clavulanate）	*DRB1*15:01-DQB1*06:02*	3.8	DILI	高加索人
氟氯西林（Flucloxacillin）	*B*57:01*	81	DILI	高加索人
罗美昔布（Lumiracoxib）	*DRB1*15:01*	5.0	DILI	
噻氯匹定（Ticlopidine）	*A*33:03*	36.5	DILI	日本人
抗甲状腺药（Antithyroid drugs）	*B*38:02*	12.3	粒细胞缺乏症	中国台湾
	*DRB1*08:03*	4.4		

注：SCARS，严重皮肤药物不良反应；SJS，STEVENS-JOHNSON综合征；TEN，中毒性表皮坏死松解；*OR*，优势比。

对患者做药物过敏相关 *HLA* 基因筛查，有助于避免发生药物不良反应。比如 *HLA-B**57:01* 等位基因与抗-HIV 药物阿巴卡韦引起的超敏反应相关，因此临床上已经开展对 HIV 感染患者做 HLA 分型预筛选，凡是携带 *HLA-B**57:01* 基因的患者避免使用该药物，从而起到预防作用。亚洲人携带药物过敏基因个体较多，发生药物过敏反应也多，通过药物过敏相关 *HLA* 基因筛查可以达到精准用药、个体化治疗的目的。

第四节　人类血小板抗原 HPA

血小板抗原是指用同种抗体检测出的血小板表面抗原。根据抗原的分布情况，血小板抗原可以分为两大类型：一类是与其他细胞或组织共有的抗原，包括 ABH、Ii、Lewis 和 P 抗原等红细胞抗原，HLA-Ⅰ类抗原，以及血小板糖蛋白 4（GPⅣ）分子携带的 Nak[a] 抗原；另一类是血小板特异性抗原，即人类血小板抗原（human platelet antigen，HPA），自 1959 年第 1 个 HPA 抗原被鉴定以来，至今使用血清学方法已检出 36 个 HPA 抗原。

一、HPA 抗原

（一）HPA 抗原国际命名

2003 年由 ISBT 和国际血栓和止血协会（international society on thrombosis and haemostasis，ISTH）联合成立"血小板抗原命名委员会"，建立了 HPA 命名原则和认可新抗原的标准[77]。在目前已检测出的 36 个血小板抗原中，除了 Mou[a] 抗原尚未达到国际命名标准之外，其余 35 个抗原已被正式命名，相应的基因结构也被阐明。在此 35 个 HPA 抗原中，12 个抗原被列入 6 个遗传系统，其余 23 个抗原尚未达到系统标准。

HPA 抗原命名原则是以 HPA 为字头，然后连接数字表示。在由 2 个对偶抗原组成的 HPA 遗传系统中，对偶基因分别用英文小写字母 *a* 和 *b* 表示。字母 *a* 代表其中基因频率大于 50%的等位基因，字母 *b* 代表基因频率小于 50%的另一等位基因。只有在 2 个对偶抗原全被检测出来后，才能被称为系统。在对偶抗原尚未被发现时，给予暂时命名，在等位基因数字后加后缀 w 表示，如 *HPA-6bw*，*HPA-7bw* 等。目前使用血清学方法鉴定的 HPA 抗原，相应抗体来自接受输血患者、新生儿同种免疫血小板减少症患儿母亲或血小板输注无效患者。被 ISBT 正式命名的 HPA 抗原如表 10-42 所示[77]。

表 10-42　血小板抗原一览表

系统	抗原	曾用名称	糖蛋白	CD 名称	抗体来源
HPA-1	HPA-1a	Zw[a]，Pl[A1]	GPⅢa	CD61	PTP
	HPA-1b	Zw[b]，Pl[A2]	GPⅢa	CD61	PTP
HPA-2	HPA-2a	Ko[b]	GPⅠbα	CD42b	NAIT
	HPA-2b	Ko[a]，Sib[a]	GPⅠbα	CD42b	NAIT
HPA-3	HPA-3a	Bak[a]，Lek[a]	GPⅡb	CD41	NAIT
	HPA-3b	Bak[b]	GPⅡb	CD41	PTP
HPA-4	HPA-4a	Yuk[b]，Pen[a]	GPⅢa	CD61	NAIT
	HPA-4b	Yuk[a]，Pen[b]	GPⅢa	CD61	NAIT
HPA-5	HPA-5a	Br[b]，Zav[b]	GPⅠa	CD49b	NAIT
	HPA-5b	Br[a]，Zav[a]，Hc[a]	GPⅠa	CD49b	NAIT
	HPA-6bw	Ca[a]，Tu[a]	GPⅢa	CD61	NAIT
	HPA-7bw	Mo[a]	GPⅢa	CD61	NAIT
	HPA-8bw	Sr[a]	GPⅢa	CD61	NAIT
	HPA-9bw	Max[a]	GPⅡb	CD41	NAIT
	HPA-10bw	La[a]	GPⅢa	CD61	NAIT
	HPA-11bw	Gro[a]	GPⅢa	CD61	NAIT

续表

系统	抗原	曾用名称	糖蛋白	CD 名称	抗体来源
HPA-5	HPA-12bw	Iy[a]	GPⅠbβ	CD42c	NAIT
	HPA-13bw	Sit[a]	GPⅢa	CD49b	NAIT
	HPA-14bw	Oe[a]	GPⅢa	CD61	NAIT
HPA-15	HPA-15a	Gov[b]	CD109	CD109	PTP
	HPA-15b	Gov[a]	CD109	CD109	PTP
	HPA-16bw	Duv[a]	GPⅢa	CD61	NAIT
	HPA-17bw	Va[a]	GPⅢa	CD61	NAIT
	HPA-18bw	Cab[a]	GPⅠa	CD49b	NAIT
	HPA-19bw	Sta	GPⅢa	CD61	NAIT
	HPA-20bw	Kno	GPⅡb	CD41	NAIT
	HPA-21bw	Nos	GPⅢa	CD61	NAIT
	HPA-22bw	Sey	GPⅡb	CD41	NAIT
	HPA-23bw	Hug	GPⅢa	CD61	NAIT
	HPA-24bw	Cab2[a+]	GPⅡb	CD41	NAIT
	HPA-25bw	Swi[a]	GPⅠa	CD49b	NAIT
	HPA-26bw	Seca	GPⅢa	CD61	NAIT
	HPA-27bw	Cab[3a+]	GPⅡb	CD41	NAIT
	HPA-28bw	War	GPⅡb	CD41	NAIT
	HPA-29bw	Kha[b]	GPⅢa	CD61	NAIT
	HPA-30bw	Lab[a]	GPⅡb	CD41	NAIT
	HPA-31bw	Cab4[b+]	GPⅨ	CD42a	NAIT
	HPA-32bw	Dom[b]	GPⅢa	CD61	NAIT
	HPA-33bw	Bl[a]	GPⅢa	CD61	NAIT
	HPA-34bw	Bzh[a]	GPⅢa	CD61	NAIT
	HPA-35bw	Efs[a]	GPⅢa	CD61	NAIT
		Mou[a]			NAIT,PTR

注:抗体来源;PTP,输血后紫癜;NAIT,新生儿同种免疫血小板减少症;PTR;血小板输注无效。

(二) HPA 新抗原的定义

血小板抗原命名委员会定义的 HPA 新抗原标准包括:①必须阐明该同种抗原的遗传学基础,提供相应基因的基因组 DNA 序列资料,或至少是 cDNA 序列资料;②必须使用特异性蛋白免疫分析方法,阐明基因突变和相应蛋白之间的关联;③至少有 2 个参比实验室证实血清学和分子生物学的鉴定结果;④必须提供该抗原的群体遗传学资料,如果提供家系资料将更有价值;⑤应尽可能建立细胞株。

(三) 携带 HPA 抗原的蛋白分子

HPA 抗原主要位于 3 种类型的血小板膜糖蛋白分子上:①HPA-2 和 HPA-12bw 抗原位于富含亮氨酸的血小板糖蛋白上。②HPA-13bw 抗原位于糖蛋白Ⅸ。③HPA-15 系统的抗原位于血小板表面 CD109 蛋白上,CD109 是 α2 巨球蛋白/补体基因家族的成员。HPA-15 系统的 2 个抗原频率相近,抗原的免疫原性比较低,抗 HPA-15a 和抗 HPA-15b 抗体罕见。④其他血小板抗原均位于整联蛋白(又被称为整合素）上，整联蛋白是一个细胞膜糖蛋白家族，属于受体蛋白；它们涉及细胞和细胞外间质，以及细胞和细胞之间的黏附作用。⑤血小板糖蛋白4携带CD36抗原（表10-43）。

表 10-43 携带血小板抗原的蛋白分子

符号	蛋白名称	基因	编码的 HPA 抗原
GPⅢa	整合素 β-3(Integrin beta-3)	*ITGB3*	1a,1b,4a,4b,6bw,7bw,8bw,10bw,11bw,13bw,14bw,16bw,17bw,19bw,21bw,23bw,26bw,29bw,32bw,33bw,34bw,35bw
GPⅠb_{α}	血小板糖蛋白Ⅰbα链	*GP1BA*	2a,2b
GPⅡb	整合素 αⅡb (Integrin alpha-Ⅱb)	*ITGA2B*	3a,3b,9bw,20bw,22bw,24bw,27bw,28bw,30bw
GPⅠa	整合素 α-2(Integrin alpha-2)	*ITGA2*	5a,5b,18bw,25bw
GPⅠb_{β}	血小板糖蛋白Ⅰbβ链	*GP1BB*	12bw
CD109	CD109 抗原	*CD109*	15a,15b
CD42a	糖蛋白Ⅸ(glycoprotein Ⅸ)	*GP9*	31bw
GPⅣ	血小板糖蛋白 4	*CD36*	

（四）HPA 抗原的群体分布

除了HPA-15系统之外，HPA系统包含的2个对偶抗原一般分别为高频率抗原和低频率抗原。HPA命名后缀带有w的抗原，都属于罕见抗原，在中国人群中的抗原频率绝大多数为零。目前已发表的HPA在全球范围的分布资料甚多[78]，初步结果显示中国人和白人之间HPA-1抗原和HPA-5抗原分布差异较大，其他抗原的分布无显著性差异（表10-44）[79,80]。

表 10-44 中国人 HPA 基因频率

抗原	基因频率	抗原	基因频率	抗原	基因频率
HPA-1a	0.994 0	HPA-11bw	0	HPA-24bw	0
HPA-1b	0.006 0	HPA-12bw	0	HPA-25bw	0
HPA-2a	0.951 5	HPA-13bw	0	HPA-26bw	0
HPA-2b	0.048 5	HPA-14bw	0	HPA-27bw	0
HPA-3a	0.594 5	HPA-15a	0.532 0	HPA-28bw	0
HPA-3b	0.405 5	HPA-15b	0.468 0	HPA-29bw	~0
HPA-4a	0.995 5	HPA-16bw	0	HPA-30bw	~0
HPA-4b	0.004 5	HPA-17bw	0	HPA-31bw	~0
HPA-5a	0.986 0	HPA-18bw	0	HPA-32bw	~0
HPA-5b	0.014 0	HPA-19bw	0	HPA-33bw	~0
HPA-7bw	0	HPA-20bw	0	HPA-34bw	~0
HPA-8bw	0	HPA-21bw	0	HPA-35bw	~0
HPA-9bw	0	HPA-22bw	0		
HPA-10bw	0.000 5	HPA-23bw	0		

注：基因频率~0，表示该基因在中国人群中的预期频率接近0。

二、HPA 基因

（一）HPA 等位基因

目前被检测出来的HPA基因，分别受控于第5、6、17和22染色体上的6个遗传位点。同一个遗传位点可以有不同的名称，比如*ITGB3*位点，又被称为*GP3A*或*CD61*。HPA等位基因用斜体字母右上角加星号、后缀加数字表示，比如*ITGB3*001*表示*ITGB3*位点上的第1号等位基因。1个HPA等位基因，可以编码1个或数个HPA抗原表位，比如*ITGB3*001*基因编码 HPA-1a 和 4a 抗原表位；*ITGB3** *003* 基因编码 HPA-1a，4a 和 10bw 抗原表位；*ITGA2B** *001* 编码 HPA-3a 表位；*ITGA2B** *002* 编码 HPA-3b 表位。在正式命名的 HPA 抗原中，除了 HPA-14bw 抗原是由于在核苷酸第 1 901 到 1 911 位置上缺失 AAG 碱基外，其余均由于 SNP 而产生。HPA 抗原的 SNP、相应氨基酸的改变、参考基因编号等信息如表 10-45 所示，可以在 GenBank 网站上查阅[81]。

表 10-45　HPA 基因信息

抗原	基因	基因编号	染色体	基因突变	氨基酸改变	参考基因编号
HPA-1	*ITGB3*	3690	17q21. 32	176T>C	L59P	NM_000212. 3
HPA-2	*GP1BA*	2811	17p13. 2	482C>T	T161M	NM_000173. 7
HPA-3	*ITGA2B*	3674	17q21. 31	2621T>G	I874S	NM_000419. 5
HPA-4	*ITGB3*	3690	17q21. 32	506G>A	R169Q	NM_000212. 3
HPA-5	*ITGA2*	3673	5q11. 2	1600G>A	E534K	NM_002203. 4
HPA-6bw	*ITGB3*	3690	17q21. 32	1544G>A	R515Q	NM_000212. 3
HPA-7bw	*ITGB3*	3690	17q21. 32	1297C>G	P433A	NM_000212. 3
HPA-8bw	*ITGB3*	3690	17q21. 32	1984C>T	R662C	NM_000212. 3
HPA-9bw	*ITGA2B*	3674	17q21. 31	2602G>A	V868M	NM_000419. 5
HPA-10bw	*ITGB3*	3690	17q21. 32	263G>A	R88Q	NM_000212. 3
HPA-11bw	*ITGB3*	3690	17q21. 32	1976G>A	R659H	NM_000212. 3
HPA-12bw	*GP1BB*	2812	22q11. 2	119G>A	G40E	NM_000407. 5
HPA-13bw	*ITGA2*	3673	5q11. 2	2483C>T	T828M	NM_002203. 4
HPA-14bw	*ITGB3*	3690	17q21. 32	1909-1911 缺失 AAG	K637 缺失	NM_000212. 3
HPA-15	*CD109*	135228	6q13	2108C>A	S703Y	NM_133493. 5
HPA-16bw	*ITGB3*	3690	17q21. 32	497C>T	T166I	NM_000212. 3
HPA-17bw	*ITGB3*	3690	17q21. 32	662C>T	T221M	NM_000212. 3
HPA-18bw	*ITGA2*	3673	5q11. 2	2235G>T	Q745H	NM_002203. 4
HPA-19bw	*ITGB3*	3690	17q21. 32	487A>C	K163Q	NM_000212. 3
HPA-20bw	*ITGA2B*	3674	17q21. 31	1949C>T	T650M	NM_000419. 5
HPA-21bw	*ITGB3*	3690	17q21. 32	1960G>A	E654K	NM_000212. 3
HPA-22bw	*ITGA2B*	3674	17q21. 31	584A>C	K195T	NM_000419. 5
HPA-23bw	*ITGB3*	3690	17q21. 32	1942C>T	R648W	NM_000212. 3
HPA-24bw	*ITGA2B*	3674	17q21. 31	1508G>A	S503N	NM_000419. 5
HPA-25bw	*ITGA2*	3673	5q11. 2	3347C>T	T1116M	NM_002203. 4
HPA-26bw	*ITGB3*	3690	17q21. 32	1818G>T	K606N	NM_000212. 3
HPA-27bw	*ITGA2B*	3674	17q21. 31	2614C>A	L872M	NM_000419. 5
HPA-28bw	*ITGA2B*	3674	17q21. 31	2311G>T	V771L	NM_000419. 5
HPA-29bw	*ITGB3*	3690	17q21. 32	98C>T	T33M	NM_000212. 3
HPA-30bw	*ITGA2B*	3674	17q21. 31	2511G>C	Q806H	NM_000419. 5
HPA-31bw	*GP9*	2815	3q21. 3	368C>T	P123L	NM_000174. 5
HPA-32bw	*ITGB3*	3690	17q21. 32	521A>G	N174S	NM_000212. 3
HPA-33bw	*ITGB3*	3690	17q21. 32	1373A>G	D458G	NM_000212. 3
HPA-34bw	*ITGB3*	3690	17q21. 32	349 C>T	R91W	NM_000212. 3
HPA-35bw	*ITGB3*	3690	17q21. 32	1514A>G	R479H	NM_000212. 3

（二）HPA 基因分型

由于检测 HPA 抗原的抗体来源非常有限，HPA 血清学分型基本上已被以 DNA 为检材的基因分型所取代。目前报告的方法多以 PCR 为基础，只是 PCR 引物以及检测 PCR 产物的方法有所不同。已报告的方法包括 PCR-SSP、PCR-SSOP、使用荧光标记 SSP 引物的 TaqMan 方法以及 DNA 测序分型方法[82]。最近发展出全基因组测序方法也可以准确地鉴定血小板基因型[83]。

三、HPA 抗体

（一）血小板同种抗体

血小板抗原是用相应的血小板同种抗体来鉴定，该抗体一般由输血、妊娠或骨髓移植等同种免疫刺激而产生。在白人中约 2.5%的孕妇和 1.7%输血患者带有血小板抗体，而在多次输血患者中约 8%产生血小板抗体，最常见的是抗 HPA-1b 和-5b 抗体。在我国人群中，未接受输血、接受 3 次、接受 3 到 5 次、接受大于 5 次输血的患者中检测出血小板抗体的比例分别为 6%、19%、35%和 63%[84]。在有输血史和妊娠史的中国患者中 26%携带血小板抗体[85]。一般而言，随着输血次数或妊娠次数的增加，产生血小板抗体的机会也增加。

（二）同种免疫血小板减少症

血小板抗体是造成同种免疫血小板减少症的直接原因。新生儿同种免疫血小板减少症（neonatal alloimmune thrombocytopenia，NAIT）是由于母体的血小板抗体进入新生儿循环系统，导致新生儿血小板减少，或发生新生儿血小板减少紫癜（neonatal thrombocytopenic purpura，NATP）。如果患者带有血小板抗体，在输入 HPA 不配合的血小板，可能产生输血后紫癜（post-transfusion purpura，PTP）。如果患者接受含有血小板抗体的血液制品，可能造成被动性血小板减少症（passive alloimmune thrombocytopenia，PAIT），以及骨髓移植相关的血小板减少症（transplant-related thrombocytopenia，TAIT）。Zhou 等[86-87]先后报告 2 例 HPA 抗体引起的新生儿同种免疫血小板减少性紫癜（NITP）。第 1 例患儿 HPA 基因型为 *HPA-3ab*，其父母分别为 *HPA-3aa* 和 *HPA-3bb*，患儿和他的母亲血清中含有抗-HPA-3a，可以确认患儿 NITP 是由抗-HPA-3a 所致[86]。第 2 名患儿 HPA 基因型为 *HPA-5ab*，其父母分别为 *HPA-5ab* 和 *HPA-5aa*，母亲血清中含有抗-HPA-5b，该患儿由抗-HPA-5b 引起 NITP 当无疑问[87]。

（三）血小板抗体的检测技术

检测血小板自身抗体和血小板同种抗体，都比检测其他血液成分抗体困难得多。虽然现存的检测技术甚多，但是在检测特异性和敏感性两方面都嫌不足。检测血小板抗体的早期方法是以检测血小板是否活化为指标，由于敏感性和特异性偏低而被淘汰，而后发展出来的技术大致可以分为以下两大类。

1. 血小板关联 IgG 技术（platelet associated IgG，PAIgG）　血小板抗体一般都属于免疫球蛋白 IgG，在和血小板结合时通常会涉及结合补体。PAIgG 技术原理是检测结合在血小板表面膜上的 IgG 或补体成分，根据不同的操作程序又可分为 3 种方法：①直接结合法。使用标记的抗 Ig 抗体，直接和血小板悬液培育，然后测定和血小板结合的 Ig 抗体数量。②两步法，又被称为消耗试验。在此方法中加入定量抗 Ig 抗体和血小板悬液培育后去除血小板，然后测定上清悬液中剩余的 Ig 抗体的数量。③血小板相关 IgG 总量分析法。使用清洁剂将血小板溶解，然后使用免疫扩散技术测定血小板总的 IgG 含量。此方法的缺点是对血小板 IgG 总量和表面结合 IgG 之间相关的生物学基础尚未肯定。

2. 检测特异性结合血小板抗原的抗体　此方法的特异性和敏感性相对较好，主要有 3 种技术：①免疫印迹技术。此方法将血小板溶解后电泳分离，转移到纤维素等膜上后与受检血清杂交，然后加入标记的抗 IgG 抗体，检测是否存在相应的血小板抗体。②放射免疫沉淀。在此方法中使用放射性同位素标记的血小板膜蛋白，与受检血清结合，电泳分离后采用自身显影原理检测是否存在血小板抗体。③单克隆抗体免疫固定血小板抗原方法（monoclonal antibody immobilization of platelet antigens，MAIPA）。这是目前使用最为广泛的方法，可以定量测定特定的血小板抗体。根据第 11 届国际输血协会血小板基因分型和血清学专题讨论会的报告，25 个实验室使用 MAIPA 方法检测 HPA-1 和 HPA-5 抗体的一致性达到 90%。

四、血小板糖蛋白 4

血小板糖蛋白 4（GPIV）是血小板表面主要糖蛋白之一，它是血小板应答蛋白（thrombospondin）的受体，亦被称为 CD36，它携带血小板同种抗原 Nak^a。CD36 分布在血小板、红细胞、单核细胞、分化的脂肪细胞、乳腺表皮细胞、脾脏细胞和某些皮肤内皮细胞。CD36 在脂肪酸和糖代谢和心脏疾病中起重要作用。携带不正常 *CD36* 基因个体与血小板减少症、高胆固醇血、外周动脉粥样硬化、动脉高血压、心肌病、糖尿

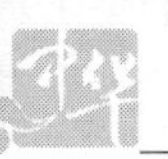

病、早老性痴呆等疾病相关。微血管内皮细胞上的CD36分子，是人类疟原虫感染红细胞的受体，因此CD36变异体与感染疟疾相关。

*CD36*基因位于染色体7q21.11，已检测出数十个突变基因，其中一些突变导致*CD36*缺失型。有2种类型的*CD36*缺失：①1型*CD36*缺失个体的血小板和单核细胞表面都不带CD36抗原。②2型*CD36*缺失个体只是血小板不带CD36抗原；CD36缺失型健康个体无症状，但是可以产生抗CD36抗体。中国人群*CD36*缺失型频率高于白人。在1份对5 313例中国人的调查中，*CD36*缺失型频率为1.60%，其中1型缺失为0.38%，2型缺失为1.22%。在汉族、壮族和布依族中的*CD36*缺失型频率分别为1.3%，3.69%和3.05%[88]。

CD36抗体可以由输血、妊娠以及造血干细胞移植等同种免疫作用而产生，也可以以天然抗体形式存在。Zhou等[89]报告1例造血干细胞移植患者抗CD36介导的血小板输注无效病例，该移植中的干细胞供者为CD36阳性，而患者为CD36缺失型。移植后在患者血清中检测出抗CD36抗体，但是不存在HLA和HPA抗体。对患者*CD36*基因做测序分析显示患者为外显子c.61G>C突变纯合子。患者表现出血小板输注无效，而后选择与患者相同的CD36缺失型血小板输注，显著改善输注疗效。供者血浆中的CD36抗体，可以使受血者产生输血相关急性肺损伤。此外CD36抗体还可以造成胎儿水肿和流产。

五、血小板供者的选择

（一）血小板输注无效

血小板减少症患者接受血小板悬液输注，有助于减少出血的危险，但是有被血小板抗原致敏的风险。血小板输注主要产生HLA-Ⅰ类抗体和HPA抗体，使用去除白细胞的血小板悬液，可以降低患者产生抗体的机会，但是仍有部分患者产生血小板输注无效的情况。血小板输注无效主要涉及如下两方面因素。

1. 非免疫学因素　包括：①血小板制品储存不良、输注剂量低；②患者脾肿大、肝肿大；③患者发烧、感染、败血症、患有恶性肿瘤；④CMV感染；⑤使用两性霉素B、万古霉素、环丙沙星等抗生素药物。

2. 免疫学因素　包括：①患者携带HLA-Ⅰ类抗体和/或HPA抗体。桂霞等[90]报告在82例血小板输注无效患者中，63例（76.8%）携带血小板抗体；而在222例血小板输注有效的患者中，只有41例（18.5%）带有血小板抗体。输注HLA匹配的亲属或无关供者血小板，仍然有将近20%的患者产生血小板输注无效，这与血小板特异性HPA抗体相关。在已经产生HLA抗体的受者中，大约25%同时产生HPA抗体。白人中常见抗-HPA-1、2，中国人以抗-HPA-3、5、15系统抗体为常见。②携带高滴度抗A或抗B抗体的患者，接受ABO不相容血小板输注将降低血小板存活率。③患者携带抗血小板糖蛋白4抗体，即抗-CD36抗体。

（二）选择HLA和HPA匹配的血小板供者

临床观察资料表明，血小板输注无效患者携带HLA抗体多于HPA抗体，因此为了避免血小板输注产生同种免疫作用，应该选择HLA抗原和HPA抗原都匹配的血小板供者，为此我国多个地方建立了已知HLA和HPA型的血小板供者库。选择血小板匹配供者的标准是：①由于输注ABO不相容的血小板影响血小板计数恢复，因此血小板输注要求ABO血型相合。②HLA-A、B抗原交叉反应组（CREG）相合。③HPA-1、2、3、4、5、6、15的基因型全相同。根据南宁中心血站对含有1 072例已知HLA和HPA型的血小板供者库的分析，在库容量为283人时，约95%的患者可以找到至少1例HPA基因型全相同供者；在库容量为1 072例时，约98%的患者可以找到至少1例HPA全相同的供者[80]。

第五节　人类中性粒细胞抗原HNA

中性粒细胞是粒细胞家族的一部分，在循环白细胞中所占比例最大，在先天性免疫中起着重要作用。粒细胞表面同种抗原可以分为2大类，一类是粒细胞和其他细胞共有的抗原，如人类白细胞抗原HLA、红细胞ABH抗原等；另一类是中性粒细胞、嗜酸性粒细胞和嗜碱性粒细胞所特有的抗原。1960年首例人类中性粒细胞抗原（human neutrophil antigen，HNA）被发现后，至今已检测出5个HNA抗原系统[91]。

一、HNA抗原

（一）HNA抗原命名

HNA特异性是由相应的抗体而定义。早期表示中性粒细胞抗原系统的符号有NA、NB、NC、ND1和NE1等，1998年由ISBT对HNA做系统命名，其基本原则包括：①采用符号HNA表示人类中性粒细胞抗原。②不同抗原系统用数字表示。③如果同一个蛋白分子携带多个粒细胞抗原表位，根据检测出来的先后次序用字母表示，比如HNA-1a、HNA-1b、HNA-1c和HNA-d等。表位用于描述一个免疫原分子上的抗原决定簇或抗体结合区，因此HNA命名法实际上是基于抗原表位而不是基于抗原。④对于新检测出的粒细胞抗原,应先给予字母缩写命名,待 ISBT"粒细胞抗原工作小组"认可后再给予 HNA 命名。⑤编码区等位基因的命名,采用人类基因图谱国际专题讨论会命名。

(二) HNA 抗原

目前检测出 HNA-1、HNA-2、HNA-3、HNA-4 和 HNA-5 等 5 个 HNA 抗原系统(表 10-46)。其中 HNA-1 系统含有 4 个抗原表位;HNA-2 系统含有 1 个同种抗原 HNA-2,不携带任何表位变异体;HNA-3 和 HNA-4 系统各含有 2 个对偶抗原;HNA-5 系统只检测出 1 个抗原 HNA-5a。表 10-46 中的缩写符号全称如下:FcγRⅢb,IgG Fc 受体Ⅲ-B;CTL2,胆碱运转类蛋白 2;CR3,补体组分受体 3;LFA-1,白细胞功能相关分子 1;CD11a,整联蛋白,淋巴细胞功能相关抗原-1,α L 亚基;CD11b,整联蛋白,补体组分 3 受体 3 亚单位,α M 亚基;CD16b,免疫球蛋白 IgG Fc 结构域低亲和性受体ⅢB;CD177,CD177 分子。检测 HNA 抗原的抗体来源,以及与抗体相关的疾病。

表 10-46 人类中性粒细胞抗原以及相应抗体

ISBT 命名		曾用名		等位基因	携带抗原糖蛋白	抗体相关疾病
系统	表位	系统	抗原			
HNA-1	HNA-1a	NA	NA1	*FCGR3B*01,04*	CD16b (FcγRⅢb)	1,2,3
	HNA-1b	NA	NA2	*FCGR3B*02,03,05*	CD16b (FcγRⅢb)	1
	HNA-1c	SH	SH	*FCGR3B*03*	CD16b (FcγRⅢb)	1
	HNA-1d			*FCGR3B*02*	CD16b (FcγRⅢb)	1
	HNA-1null			*FCGR3B* 基因缺失	无糖蛋白	
HNA-2	HNA-2	NB	NB1,HNA-2a	*CD177*	CD177	1,2,3,4,5
	HNA-2null			*CD177* 基因缺失	无糖蛋白	
HNA-3	HNA-3a	3	5b	*SLC44A2*01,03*	CTL2	3
	HNA-3b			*SLC44A2*02*	CTL2	
HNA-4	HNA-4a	MART	Mart[a]	*ITGAM*01*	CD11b (CR3)	1,2
	HNA-4b			*ITGAM*02*	CD11b (CR3)	1,2
HNA-5	HNA-5a	OND	Ond[a]	*ITGAL*01*	CD11a (LFA-1)	6
	HNA-5a 阴性			*ITGAL*02*	CD11a (LFA-1)	

注:1,新生儿同种免疫中性粒细胞减少症;2,自身免疫性中性粒细胞减少症;3,输血相关急性肺损伤;4,药物诱发中性粒细胞减少症;5,骨髓移植后移植物被排斥;6,血小板输注无效。

1. HNA-1 抗原 首例 HNA-1a 抗原于 1960 年被检测出来,相应抗体来自新生儿粒细胞减少症患儿的母亲,该抗体造成新生儿粒细胞减少症。HNA-1b 抗原于 1972 年被检测出,HNA-1c 抗原又被称为 SH 抗原,于 1997 年被鉴定,在白人中占 5%~10%,在黑人中占 20%~30%,东方人中罕见。HNA-1d 抗原和 HNA-1b 抗原受相同等位基因编码。

2. HNA-2 抗原 HNA-2 抗原由 *CD177* 基因编码,基因产物为 CD177 糖蛋白。有一小部分个体不表达 CD177,被称为 CD177 缺失型,该表型个体容易产生抗 HNA-2 同种抗体。该抗体可以导致产生输血相关急性肺损伤、新生儿同种免疫中性粒细胞减少、自体骨髓移植后的中性粒细胞减少和移植失败等。HNA-2 抗原阳性中性粒细胞的百分比,在个体之间差异很大。HNA-2 抗原表达水平在骨髓增生异常综合征、慢性髓系白血病以及胃癌等疾病中产生变异,比如 HNA-2 表达水平被认为是胃癌预后的一个生物标志物。

3. HNA-3 抗原 HNA-3 系统最初在 1964 年被鉴定,含有 5a 和 5b 抗原,而后分别被命名为 HNA-3b 和 HNA-3a 抗原。HNA-3 系统抗原存在于粒细胞、血小板、淋巴细胞、内皮细胞、肾脏、脾脏和胰脏细胞上。HNA-3a 抗体是白细胞凝集素,在输血相关急性肺损伤病例中常被检测出。不同人群中 HNA-3a 抗原的表型频率在 0.90~0.99 之间。

4. HNA-4 抗原 1986 年报告的 Mart[a] 抗原是在筛选粒细胞分型血清时所发现,而后被命名为 HNA-4a 抗原。粒细胞、单核细胞、巨噬细胞和淋巴细胞带都有 HNA-4a 抗原,血小板和红细胞不表达该抗原。不同人群中 HNA-4a 抗原频率一般高于 90%。

5. HNA-5 抗原 1979 年报告的 Ond[a] 抗原被命名为 HNA-5a。检测该抗原的抗体来自一名长期接受血小板输注治疗的男性患者，该抗体只能在间接免疫荧光试验中被检测。HNA-5a 抗原频率在不同人群中为 0.8~0.9。

（三）HNA 抗原多态性分子基础

HNA-1、3、4、5 系统抗原多态性是由于单个或多个单核苷酸取代所致，HNA-2 抗原阴性个体是由于基因内转换导致不表达相应抗原。HNA 抗原表位的分子基础如表 10-47 所示。其中若干内容解释如下：①*FCGR3B*01*，SNP c.316G >A 命名为 *FCGR3B*04*；*FCGR3B*02*，SNP c.244A >G 命名为 *FCGR3B*05*；*SLC44A2*01*，SNP c.451C >T 命名为 *SLC44A2*02*。②核苷酸位置根据 *FCGR3B* 基因转录变异体 2（NM_000570.4）的编号，它对应于成熟糖蛋白的氨基酸位置。③HNA-1d 和 HNA-1c 是对偶表位，由 78 位置上的丙氨酸和 82 位置上的天冬酰胺所决定。④*SLC44A2*01* 和 *SLC44A2*02* 编码的 HNA-3a 抗原可以用人体来源的抗血清区别。⑤HNA-2 是由 CD177 缺失型个体的抗体所鉴定的同种抗原，没有等位基因变异体，故新命名为 HNA-2，不再使用以前 HNA-2a 的名称。⑥编码 HNA-3a 抗原的基因 *CTL2* 的核苷酸位置，是根据在中性粒细胞表达的 *CTL2* 转录变异体 2（NM_001145056.1）的核苷酸位置，最初描述的 *CTL2* 转录变异体 1（NM_020428.3）在中性粒细胞不表达。⑦最初 *ITGAL* 基因 SNP 位置被定在核酸序列 2 466，但根据 *ITGAL* 转录变异体 1，正确位置是 2 372；⑧ISBT 命名 HNA 系统是以抗原表位为基础，表位是代表抗体结合区域或是抗原决定簇。一个等位基因可以编码多个表位，例如 *FCGR3B*03* 编码 HNA-1b 和 HNA-1c，*FCGR3B*02* 编码 HNA-1b 和 HNA-1d。⑨一个抗原可以由一个以上的等位基因编码，例如 HNA-1a 可以由 *FCGR3B*01* 和 *FCGR3B*04* 编码。

表 10-47 HNA 抗原表位分子基础

抗原或表位	等位基因	SNP	糖蛋白氨基酸
HNA-1a	*FCGR3B*01*	108G 114C 194A 233C 244G 316G	36Arg 38Leu 65Asn 78Ala 82Asp 106Val
HNA-1b HNA-1d	*FCGR3B*02*	108C 114T 194G 233C 244A 316A	36Ser 38Leu 65Ser 78Ala 82Asn 106Ile
HNA-1b HMA-1c	*FCGR3B*03*	108C 114T 194G 233A 244A 316A	36Ser 38Leu 65Ser 78Asp 82Asn 106Ile
HNA-1a	*FCGR3B*04*	108G 114C 194A 233C 244G 316A	36Arg 38Leu 65Asn 78Ala 82Asp 106Ile
HNA-1b	*FCGR3B*05*	108C 114T 194G 233C 244G 316A	36Ser 38Leu 65Ser 78Ala 82Asp 106Ile
HNA-1null	*FCGR3B*null*		无糖蛋白
HNA-2	*CD177*	787A	242Lys
HNA-2null	*CD177* 缺失	787T	242stop
HNA-3a	*SLC44A2*01*	451C 455G	151Leu 152Arg
HNA-3b	*SLC44A2*02*	451C 455A	151Leu 152Gln
HNA-3a	*SLC44A2*03*	451T 455G	151Phe 152Arg
HNA-4a	*ITGAM*01*	230G	61Arg
HNA-4b	*ITGAM*02*	230A	61His
HNA-5a	*ITGAL*01*	2372G	766Arg
HNA-5a 阴性	*ITGAL*02*	2372C	766Thr

二、HNA 基因

（一）HNA 遗传位点

目前检测出来的 5 个 HNA 抗原系统，受控于 5 个不同的遗传位点，其一般信息列在表 10-48。

1. *HNA-1* 基因 *FCGR3* 位点包含 *FCGR3A* 和 *FCGR3B* 等 2 个基因，分别编码免疫球蛋白 IgG 的 Fc 结构域低亲和性受体ⅢA（FcγRⅢa，CD16a）和ⅢB

表 10-48　HNA 基因及其产物 GenBank 注册信息

系统	基因	基因号	外显子	染色体	对照基因	mRNA	氨基酸	蛋白质序列
HNA-1	*FCGR3B*	2215	7	1q23. 3	NG_032926. 2	NM_000570. 4	233	NP_000561. 3
HNA-2	*CD177*	57126	11	19q13. 31	NC_000019. 10	NM_02406. 2	437	NP_065139. 2
HNA-3	*SLC44A2*	57153	24	19p13. 2	NC_000019. 10	NM_020428. 4	706	NP_065161. 3
HNA-4	*ITGAM*	3684	31	16p11. 2	NG_011719. 1	NM_000632. 4	1152	NP_000623. 2
HNA-5	*ITGAL*	3683	31	16p11. 2	NG_000016. 10	NM_002209. 3	1170	NP_0022000. 2

(FcγRⅢb, CD16b),其中 CD16b 分子携带 HNA-1 系统的抗原。*CD16b* 基因由 5 个外显子组成,含有 699 个碱基,编码 233 个氨基酸,包括 17 个氨基酸的信号多肽。单核苷酸多态性碱基取代发生在第 3 外显子区,HNA-1a 和 HNA-1b 抗原分子之间有 4 个氨基酸取代。HNA-1c 和 HNA-1b 之间表现为 SNP,携带 HNA-1c 抗原的个体可以产生抗 HNA-1d 抗体,提示两者受等位基因控制。缺失 *FcγR Ⅲ b* 基因的纯合子个体,表现为无效型,他们的粒细胞不带 HNA-1 抗原,可以产生抗 CD16 抗体,并导致发生新生儿粒细胞减少症。在细胞减数分裂中,如果 *FCGR3* 位点发生不等交换,可以导致产生基因重复和基因缺失。已发现同时带有 HNA-1a、1b 和 1c 等 3 个抗原的个体,此外还发现 *FCGR3A* 和 *FCGR3B* 位点之间重组产生新的变异体。

2. *HNA-2* 基因　HNA-2 抗原位于中性粒细胞表面 CD177 蛋白分子上,由 *CD177* 基因编码。*CD177* 基因 cDNA 由 1 311 个碱基组成,编码 437 个氨基酸,其中包括 21 个氨基酸的信号多肽。2015 年发现 *CD177* 基因编码区域外显子 7 的单核苷酸多态性 SNP c. 787A>T 导致产生 1 个终止密码子,不能生成完整的 CD177 蛋白分子。此外发现 SNP c. 787A>T 基因型与 HNA-2 阳性中性粒细胞率显著相关,而体外基因转染试验证实携带 *SNP 787T* 等位基因的细胞不表达 HNA-2 抗原蛋白。所有的 787TT 纯合个体都是 HNA-2 抗原缺失型或 CD177 缺失型。过去曾认为 *CD177* 基因 SNP c. 42C>G 与 HNA-2 抗原表达相关,但是最近资料表明 *CD177* 基因 SNPc. 42 的基因型与 HNA-2 表达变异并无关联。*CD177* 基因 SNP c. 787A>T 是 HNA-2 抗原缺乏和表达变异的遗传决定因素。

3. *HNA-3* 基因　虽然 HNA-3 抗原早在 1964 年就被检测出来,但是直到 2009 年才由 2 组研究人员发现胆碱输送类蛋白 2(CTL2)分子携带 HNA-3 抗原。该蛋白分子由 *SLC44A2* 基因编码。*HNA-3* 基因 cDNA 含有 2 118 个碱基,编码 706 个氨基酸。外显子 7 中的 1 个 SNP 产生 HNA-3 系统的多态性。

4. *HNA-4* 基因　整合蛋白补体组分受体 3(CR3)的 αM 链(CD11B)携带 HNA-4a 抗原,受控于 *ITGAM* 基因。该基因 cDNA 含有 3 456 个碱基,编码 1 152 个氨基酸。外显子 3 中的 1 个 SNP 产生 HNA-4 系统的多态性。

5. *HNA-5* 基因　淋巴细胞功能相关抗原(LFA-1)分子 αL 亚基(CD11A)携带 HNA-5a 抗原,受控于 *ITGAL* 基因。该基因 cDNA 含有 3 510 个碱基,编码 1 170 个氨基酸。外显子 21 中的 1 个 SNP 产生 HNA-4 系统的多态性。

(二) HNA 等位基因群体分布

由于鉴定 HNA 抗原的抗体来源有限,以及 HNA 多态性分子基础都已经阐明,目前基本上都采用基因分型方法检测 HNA 抗原。检测基因突变的分子生物学技术,一般都适用于 HNA 基因分型。近年来有大量的关于 HNA-1、3、4、5 系统基因群体分布报告。有关 HNA-2 抗原群体分布资料相对较少,一是因为 HNA-2 的分子遗传学基础直到 2015 年才被阐明;二是因为 CD177 缺失型个体的单体型嵌合 *CD177P1* 假基因片段,对高度同源的 *CD177* 基因分型造成干扰。2020 年 Gong 等报告检测 CD177 缺失型的多重 PCR-SSP 分型技术,成功解决此问题[92]。HNA 抗原的群体分布,和人类其他血型遗传多态性标记一样,不同的种族群体中显示出各自的特点。表 10-49 综合多篇报告,只列出主要参考文献[93-98]。

表 10-49　HNA 等位基因的分布

系统	等位基因	频率				
		中国大陆	中国香港	泰国	日本	欧美白人
HNA-1	*FCGR3B*01*	0. 613~0. 706	0. 678	0. 548	0. 622	0. 318~0. 365
	*FCGR3B*02*	0. 294~0. 387	0. 315	0. 452	0. 378	0. 635~0. 668
	*FCGR3B*03*	0. 000	0. 000	0. 004	0. 000	0. 014~0. 030

续表

系统	等位基因	频率				
		中国大陆	中国香港	泰国	日本	欧美白人
HNA-2	*CD177*787A*	0.996~0.999	0.980	0.995	0.987	0.845~0.967
	*CD177*787T*	0.001~0.004	0.020	0.005	0.013	0.033~0.155
HNA-3	*SLC44A2*01*	0.654~0.702	0.710	0.718	0.654	0.768~0.814
	*SLC44A2*02*	0.298~0.346	0.290	0.282	0.346	0.186~0.232
HNA-4	*ITGAM*01*	0.988~1.000	0.995	0.975	1.000	0.881~0.882
	*ITGAM*02*	0.004~0.011	0.005	0.025	0.000	0.118~0.119
HNA-5	*ITGAL*01*	0.809~0.896	0.852	0.771	0.840	0.724~0.736
	*ITGAL*02*	0.104~0.190	0.148	0.229	0.160	0.264~0.276

三、HNA抗体

（一）检测HNA抗体的方法

检测粒细胞抗体方法甚多，但都不尽完善。一般是使用新鲜制备的配组粒细胞和受检血清试验。常用方法有：①粒细胞凝集试验。粒细胞和受检血清在30℃孵育后观察粒细胞是否凝集。该方法可靠，可以检测所有HNA系统抗原，但敏感性较低。HNA-3系统抗原只能被该方法鉴定。②粒细胞免疫荧光试验。粒细胞表面上的粒细胞抗体，可以被荧光标记的抗人IgG第2抗体所检测。在荧光显微镜下，观察粒细胞荧光状况来判断是否结合抗体。③流式细胞计数。使用流式细胞计数仪替代荧光显微镜，来评估粒细胞是否结合抗体。④混合反相凝集作用。从粒细胞抽提制备HNA抗原，然后包被在Terasaki微量试验板U形孔中，受检血清与孔中粒细胞抽提物孵育。使用抗人IgG致敏的山羊红细胞检测结合的粒细胞抗体。可以检测HNA-1a、1b、2a和3a抗体。⑤单克隆抗体免疫固定试验。受检血清先和粒细胞结合，然后与特异性的小鼠抗人中性粒细胞糖蛋白单克隆抗体反应，洗涤去除未结合的抗体后溶解细胞，获取可溶性糖蛋白和单克隆抗体复合物。该复合物可以被与固定在反应板孔底的小鼠抗IgG抗体"捕捉"，然后使用碱性磷酸酶标记的抗人IgG抗体以及相应底物，通过显色反应鉴定是否存在抗体，以及粒细胞糖蛋白的类型。可以检测HNA-1、2、4和5系统的抗体。由于该技术使用的是抗人中性粒细胞糖蛋白单克隆抗体，所以即便受检血清中含有HLA抗体，也不会干扰鉴定结果。

（二）HNA抗体特异性鉴定

鉴定HNA抗体的特异性，需要一组HNA抗原特异性已知的标准粒细胞配组，根据与受检血清反应格局来指定抗体特异性。这个方法需要新鲜制备的粒细胞悬液，而且受检血清样品中的HLA抗体可能干扰鉴定结果。为了克服这些局限性，可以采用稳定表达HNA抗原的细胞株来代替"标准粒细胞"。其制备原理是采用基因克隆技术，将HNA基因克隆到反转录病毒载体，然后转染到不表达HNA抗原和HLA抗原的细胞株中，制备成稳定表达HNA抗原的细胞株。目前已成功制备出表达HNA以及CD36抗原的细胞株，使用流式细胞计数仪检测抗体。

（三）HNA抗体的临床意义

HNA抗体与某些疾病以及输血不良反应相关，大致包括如下几个方面：①母亲体内同种免疫产生的中性粒细胞抗体，可以破坏胎儿血液循环系统中的粒细胞，导致新生儿粒细胞减少症。已报告的病例涉及HNA-1a、HNA-1b、HNA-1c、HNA-2a、HNA-3a和HNA-4a等抗体。②粒细胞抗体还可以造成自身免疫中性粒细胞少症、药物诱发中性粒细胞减少症以及骨髓移植后移植物被排斥。③在临床输血中，粒细胞抗体除了可以引起发热性非溶血性输血不良反应外，还可以造成输血相关急性肺损伤。

四、粒细胞输注不良反应

（一）输血相关移植物抗宿主病

粒细胞浓缩物不可避免地含有大量免疫活性T淋巴细胞，对于接受粒细胞输注的受者，特别是准备做同种异体移植手术的受者，容易发生输血相关移植物抗宿主疾病（TA-GVHD）。为了避免TA-GVHD，粒细胞浓缩物使用前通常需要接受25-Gy的γ射线辐照，以抑制淋巴细胞的增殖能力。虽然HLA抗体不是总引起临床问题，但是对于已经被HLA致敏的受者，不宜输注随机的粒细胞供者。在这种情况下，应该使用受者的血清和供者白细胞或粒细胞做交叉配型试验，选择匹配的供者。粒细胞浓缩物也会污染红细胞，通过沉降处理可以降低红细胞污染。对被红细胞致敏的儿童患者输注含有红细胞的粒细胞制剂，未发现溶血现象。

（二）输血相关急性肺损伤

大多数免疫性 TRALI 是由 HLA 抗体和 HNA 抗体介导。已报道涉及 TRALI 的 HNA 抗体有 HNA-1a、HNA-1b、HNA-2a 和 HNA-3a 等抗体，其中以 HNA-3a 抗体最为常见。根据美国 FDA 统计资料，在 2003 年 TRALI 是输血相关死亡的主要原因，涉及的最常见血液制品是新鲜冰冻血浆。为了预防抗体介导的 TRALI，ISBT"粒细胞免疫生物学工作小组"建议筛选供血者的 HNA 抗体以及 HLA-Ⅰ类和 HLA-Ⅱ类抗体，并推荐联合使用粒细胞免疫荧光试验和粒细胞凝集试验来检测粒细胞抗体，停止使用从经产妇或有妊娠史妇女制备的血浆。

（赵桐茂）

参考文献

1. RACE RR AND SANGER R. Blood Groups in man[M]. 6th ed. Oxford: Blackwell Scientific Publications, 1975.
2. 赵桐茂. 人类血型遗传学[M]. 北京：科学出版社，1987.
3. YAMAMOTO F, MARKEN J, TSUJI T, et al. Cloning and characterization of DNA complementary to human UDP-GalNAc: Fuc alpha 1→2Gal alpha 1→3GalNAc transferase (histo-blood group A transferase) mRNA[J]. J Biol Chem, 1990, 265(2): 1146-1151.
4. TOUNSI WA, MADGETT TE, AVENT ND. Complete *RHD* next-generation sequencing: establishment of reference *RHD* alleles [J]. Blood Adv, 2018, 2(20): 2713-2723.
5. LANE WJ, WESTHOFF CM, GLEADALL NS, et al. Automated typing of red blood cell and platelet antigens: a whole-genome sequencing study[J]. Lancet Haematol, 2018, 5(6): e241-e251.
6. CVEJIC A, HAER-WIGMAN L, STEPHENS JC, et al. SMIM1 underlies the Vel blood group and influences red blood cell traits [J]. Nat Genet, 2013, 45(5): 542-545.
7. OMAE Y, ITO S, TAKEUCHI M, et al. Integrative genome analysis identified the KANNO blood group antigen as prion protein [J]. Transfusion, 2019; 59(7): 2429-2435.
8. STENFELT L, HELLBERG Å, MÖLLER M, et al. Missense mutations in the C-terminal portion of the *B4GALNT2*-encoded glycosyltransferase underlying the Sd(a−) phenotype[J]. Biochem Biophys Rep, 2019, 19: 100659.
9. HAWKSWORTH J, SATCHWELL TJ, MEINDERS M, et al. Enhancement of red blood cell transfusion compatibility using CRISPR-mediated erythroblast gene editing[J]. EMBO Mol Med, 2018, 10(6): e8454.
10. REID ME, LOMAS-FRANCIS C, OLSSON ML. The blood group antigen facts book[M]. 3rd ed. London: Academic Press, 2012.
11. REID ME, SHINE I. The discovery and significance of the blood groups[M]. Cambridge, Massachusetts: SBB Books, 2012.
12. DANIELS G. Human blood group[M]. 3rd ed. Oxford: Blackwell Science Ltd, 2013.
13. http://www.isbtweb.org/working-parties/red-cell-immunogenetics-and-blood-group-terminology.[2020-07-28]
14. https://pubmed.ncbi.nlm.nih.gov/? term=blood+group+and+disease.[2020-11-12]
15. LI J, WANG X, CHEN J, et al. Association between ABO blood groups and risk of SARS-CoV-2 pneumonia[J]. Br J Haematol, 2020, 190(1): 24-27.
16. GÉRARD C, MAGGIPINTO G, MINON JM. COVID-19 and ABO blood group: another viewpoint[J]. Br J Haematol, 2020, 190(2): e93-e94.
17. ELLINGHAUS D, DEGENHARDT F, BUJANDA L, et al. Genomewide association study of severe Covid-19 with respiratory failure[J]. N Engl J Med. 2020, NEJMoa2020283.
18. COOLING L. Blood groups in infection and host susceptibility [J]. Clin Microbiol Rev, 2015, 28(3): 801-870.
19. EWALD DR, SUMNER SC. Blood type biochemistry and human disease[J]. Wiley Interdiscip Rev Syst Biol Med, 2016, 8(6): 517-535.
20. DOTZ V, WUHRER M. Histo-blood group glycans in the context of personalized medicine[J]. Biochim Biophys Acta, 2016, 1860(8): 1596-1607.
21. STOWELL CP, STOWELL SR. Biologic roles of the ABH and Lewis histo-blood group antigens Part Ⅰ: infection and immunity[J]. Vox Sang, 2019, 114(5): 426-442.
22. STOWELL SR, STOWELL CP. Biologic roles of the ABH and Lewis histo-blood group antigens part Ⅱ: thrombosis, cardiovascular disease and metabolism[J]. Vox Sang, 2019, 114(6): 535-552.
23. 赵桐茂，张工梁，朱永明，等. 免疫球蛋白同种异型 Gm 因子在四十个中国人群中的分布[J]. 人类学学报，1987，6(1)：1-9.
24. 赵桐茂，张工梁，朱永明，等. 中国人免疫球蛋白同种异型的研究：中华民族起源的一个假说[J]. 遗传学报，1991，18(2)：97-108.
25. 赵桐茂. HLA 分型原理和应用[M]. 上海：上海科学技术出版社，1984.
26. 赵桐茂. 骨髓移植 HLA 配型[M]. 上海：上海科学技术出版社，2015.
27. XU S, YIN X, LI S, et al. Genomic dissection of population substructure of Han Chinese and its implication in association studies[J]. Am. J. Hum. Genet, 2009, 85(6): 762-774.
28. CHEN J, ZHENG H, BEI JX, et al. Genetic structure of the

Han Chinese population revealed by genome-wide SNP variation[J]. Am. J. Hum. Genet,2009,85(6):775-785.

29. YAN L,ZHU F,FU Q,et al. ABO,Rh,MNS,Duffy,Kidd,Yt,Scianna,and Colton blood group systems in indigenous Chinese[J]. Immunohematology,2005,21(1):10-14.
30. WEI L,SHAN Z G,FLOWER R L,et al. The distribution of MNS hybrid glycophorins with Mur antigen expression in Chinese donors including identification of a novel GYP. Bun allele[J]. Vox Sang,2016,111(3):308-314.
31. The Human RhesusBase. http://rhesusbase. info. [2020-11-12].
32. https://www. bloodgroupgenomics. org/rhce. [2020-11-12].
33. CHEN Q,LI M,LI M,et al. Molecular basis of weak D and DEL in Han population in Anhui Province,China[J]. Chin Med J(Engl)2012,125(18):3251-3255.
34. GU J,WANG X D,SHAO C P,et al. Molecular basis of DEL phenotype in the Chinese population[J]. BMC Med Genet,2014,15:54.
35. YE S H,WU D Z,WANG M N,et al. A comprehensive investigation of RHD polymorphisms in the Chinese Han population in Xi'an[J]. Blood Transfus,2014,12(3):396-404.
36. CHEN C,TAN J,WANG L,et al. Unexpected red blood cell antibody distributions in Chinese people by a systematic literature review[J]. Transfusion,2016,56(4):975-979.
37. CHOU ST,JACKSON T,VEGE S,et al. High prevalence of red blood cell alloimmunization in sickle cell disease despite transfusion from Rh-matched minority donors[J]. Blood,2013,122(6):1062-1071.
38. 赵桐茂. Rh 基因型匹配输血研究进展[J]. 精准医学杂志,2019,34(4):283-286.
39. CHOU ST,EVANS P,VEGE S,et al. *RH* genotype matching for transfusion support in sickle cell disease[J]. Blood,2018,132(11):1198-1207.
40. SHAO C P,ZHAO C J,WU C L,et al. Rh-Matched Transfusion through Molecular Typing for β-Thalassemia Patients Is Required and Feasible in Chinese[J]. Transfus Med Hemother,2018,45(4):252-257.
41. YANG Y,WANG L,WANG C,et al. Two novel null alleles of the KEL gene detected in two Chinese women with the K(null) phenotype[J]. Transfus Med,2009,19(5):235-244.
42. YE L,ZHANG J,WANG C,et al. Performance of a microarray-based genotyping system for red cell and platelet antigens in China[J]. Blood Transfus,2015,13(4):690-693.
43. HE Y L,GAO H H,YE LY,et al. Multiplex polymerase chain reaction with DNA pooling:a cost-effective strategy of genotyping rare blood types[J]. Transfus Med,2013,23(1):42-47.
44. KING CL,ADAMS JH,XIANLI J,et al. Fy(a)/Fy(b) antigen polymorphism in human erythrocyte Duffy antigen affects susceptibility to Plasmodium vivax malaria[J]. Proc Natl Acad Sci U S A,2011,108(50):20113-20118.
45. GUO Z,WANG C,YAN K,et al. The mutation spectrum of the JK-null phenotype in the Chinese population[J]. Transfusion,2013,53(3):545-553.
46. WU G G,SU Y Q,YU Q,et al. Development of a DNA-based genotyping method for the Diego blood group system[J]. Transfusion,2002,42(12):1553-1556.
47. WANG C,LI Q,GUO Z,et al. Screening of rare blood group Lu(a-b-) phenotype and study of its molecular basis in ethnic Han Chinese from Shanghai region[J]. Zhonghua Yi Xue Yi Chuan Xue Za Zhi,2014,31(2):238-241.
48. YU Y,MA C,SUN X,et al. Frequencies of red blood cell major blood group antigens and phenotypes in the Chinese Han population from Mainland China[J]. Int J Immunogenet,2016,43(4):226-235.
49. LIU M,JIANG D,LIU S,et al. Frequencies of the major alleles of the Diego,Dombrock,Yt,and Ok blood group systems in the Chinese Han,Hui,and Tibetan nationalities[J]. Immunohematology,2003,19(1):22-25.
50. LIU Z,ZENG R,CHEN Q,et al. Genotyping for Kidd,Kell,Duffy,Scianna,and RHCE blood group antigens polymorphisms in Jiangsu Chinese Han[J]. Chin Med J (Engl),2012,125(6)1076-1081.
51. YAN L,ZHU F,FU Q,et al. ABO,Rh,MNS,Duffy,Kidd,Yt,Scianna,and Colton blood group systems in indigenous Chinese[J]. Immunohematology,2005,21(1):10-14.
52. CHEN Y,MA L,LIU Y C. A survey for Colton and other 3 rare blood group systems in Chinese Nanjing Han population[J]. Zhongguo Shi Yan Xue Ye Xue Za Zhi,2015,23(5):1474-1477.
53. SU YQ,YU Q,LIU X,et al. Polymorphism of LW blood group gene in Chinese population[J]. Zhongguo Shi Yan Xue Ye Xue Za Zhi,2008,16(3):691-693.
54. ZHU H,LIU Y,HONG X Z,et al. Rare blood group screening by serological and molecular methods in Zhejiang Han population[J]. Zhongguo Shi Yan Xue Ye Xue Za Zhi,2012,20(3):749-752.
55. MA L,LIU Y C,XUE M,et al. A large-scale survey for rare blood group screening among blood donors in Chinese over Nanjing area[J]. Zhongguo Shi Yan Xue Ye Xue Za Zhi,2011,19(1):231-234.
56. LI Q,HAN S S,GUO Z H,et al. The polymorphism of the Knops blood group system among five Chinese ethnic groups[J]. Transfus Med,2010,20(6):369-375.
57. VRIGNAUD C,MIKDAR M,KOEHL B,et al. Alloantibodies directed to the SLC44A2/CTL2 transporter define two new red cell antigens and a novel human blood group system[J]. Transfusion,2019,59(Supplement S3):OA1-SN2-152.
58. AZOUZI S,MIKDAR M,HERMAND P,et al. Lack of the mul-

tidrug transporter MRP4/ABCC4 defines the PEL-negative blood group and impairs platelet aggregation[J]. Blood, 2020, 135(6):441-448.

59. THORNTON N, KARAMATIC CREW V, TILLEY L, et al. Disruption of the tumour-associated EMP3 enhances erythroid proliferation and causes the MAM-negative phenotype[J]. Nat Commun, 2020, 11(1):3569.

60. NANCE S, SCHARBERG EA, THORNTON N, et al. International rare donor panels: a review[J]. Vox Sang, 2016, 110(3):209-218.

61. https://safe.nhsbt.nhs.uk/RareDonor/Login/Default.aspx. [2020-11-12]

62. ZHU Z, WANG C, YE L, et al. Rare blood program in China[J]. Immunohematology, 2016, 32(1):17-19.

63. LIN GY, DU XL, SHAN JJ, et al. MNS, Duffy, and Kell blood groups among the Uygur population of Xinjiang, China[J]. Genet Mol Res, 2017, 16(1). doi:10.4238/gmr16019176.

64. MA K, LAN X, XU X, et al. Molecular basis for an individual with rare p phenotype in P1Pk blood group system[J]. Zhonghua Yi Xue Yi Chuan Xue Za Zhi, 2015, 32(2):250-253.

65. ROBINSON J, BARKER DJ, GEORGIOU X, et al. IPD-IMGT/HLA Database[J]. Nucleic Acids Res. 2020, 48(D1):D948-D955.

66. http://www.ebi.ac.uk/ipd/imgt/hla. [2020-11-12]

67. http://www.allelefrequencies.net/hla-adr. [2020-11-12]

68. LOKKI ML, PAAKKANEN R. The complexity and diversity of major histocompatibility complex challenge disease association studies[J]. HLA, 2019, 93(1):3-15.

69. 赵桐茂. 建立公共脐血库的策略[J]. 中国输血杂志, 2016, 29(12):1311-1317.

70. http://www.epitopes.net/index.html. [2020-07-28]

71. 余梅, 李丽兰, 李恒聪, 等. 南宁地区 HLA、HPA 已知基因型血小板供者资料库的设计及建立[J]. 中国输血杂志, 2018, 31(11):1265-1268.

72. LIU J, YE Z, MAYER JG, et al. Phenome-wide association study maps new diseases to the human major histocompatibility complex region[J]. J Med Genet, 2016, 53(10):681-689.

73. MATZARAKI V, KUMAR V, WIJMENGA C, et al. The MHC locus and genetic susceptibility to autoimmune and infectious diseases[J]. Genome Biol, 2017, 18(1):76.

74. DAWKINS R L, LLOYD S S. MHC genomics and disease: looking back to go forward[J]. Cells, 2019, 8(9):944.

75. HUNG S I, CHUNG W H, LIOU L B, et al. HLA-B*5801 allele as a genetic marker for severe cutaneous adverse reactions caused by allopurinol[J]. Proc Natl Acad Sci U S A, 2005, 102(11):4134-4139.

76. GHATTAORAYA GS, DUNDAR Y, GONZÁLEZ-GALARZA FF, et al. A web resource for mining HLA associations with adverse drug reactions: HLA-ADR[J]. Database(Oxford), 2016: baw069.

77. https://www.isbtweb.org/working-parties/platelet-immunobiology. [2020-07-18].

78. The IDP-HPA database. http://www.ebi.ac.uk/ipd/hpa. [2020-07-18].

79. FENG M L, LIU D Z, SHEN W, et al. Establishment of an HPA-1-to-16-typed platelet donor registry in China[J]. Transfus Med, 2006, 16(5):369-374.

80. 李丽兰, 卢芳, 申卫东, 等. HPA-1-28w 基因分型检测技术体系的建立和广西瑶族、汉族人群 HPA-1-28w 基因多态性研究[J]. 中国输血杂志. 2017, 30(3):289-296.

81. https://www.ncbi.nlm.nih.gov/gene. [2020-11-12].

82. WU GG, TANG QM, SHEN WD, et al. DNA sequencing-based typing of HPA-1 to HPA-17w systems[J]. Int J Hematol, 2008, 88(3):268-271.

83. LANE WJ, WESTHOFF CM, GLEADALL NS, et al. Automated typing of red blood cell and platelet antigens: a whole-genome sequencing study[J]. Lancet Haematol, 2018, 5(6):e241-e251.

84. 杨乾坤, 陈李影慧. 多次输血患者血小板抗体检测与血小板输注疗效相关性研究[J]. 中国输血杂志, 2017, 30(12):1363-1365.

85. 郑元, 蒋敏, 李勇, 等. 血小板交叉配型在免疫性输注无效患者中的临床应用[J]. 中国输血杂志, 2016, 29(7):711-712.

86. ZHOU Y, ZHONG Z L, LI L L, et al. A case of neonatal alloimmune thrombocytopenia purpura caused by anti HPA-3a antibody and literature review[J]. Zhonghua Xue Ye Xue Za Zhi, 2013, 34(1):45-48.

87. ZHOU Y, ZHONG Z L, LI L L, et al. Detection, diagnosis and analysis of the first case of neonatal alloimmune thrombocytopenia purpura associated with anti-HPA-5b in China[J]. Zhongguo Shi Yan Xue Ye Xue Za Zhi2014, 22(2):399-402.

88. LIU J, SHAO Y, DING H, et al. Distribution of CD36 deficiency in different Chinese ethnic groups[J]. Hum Immunol, 2020, 81(7):366-371.

89. ZHOU Y, LI L L, ZHONG Z L, et al. Anti-CD36 mediated platelet transfusion refractoriness and related cases after stem cell transplantation[J]. Zhongguo Shi Yan Xue Ye Xue Za Zhi, 2018, 26(2):541-546.

90. 桂霞, 梁静, 郭琪, 等. 某院肿瘤患者血小板抗体检测与输注疗效分析[J]. 中国输血杂志, 2017, 30(12):1366-1369.

91. https://www.isbtweb.org/working-parties/granulocyte-immunobiology[EB/OL]. [2020-11-12]

92. GONG J, RAO M, JIA Z, et al. Screening for the human neutrophil antigen-2 deficiency by a multiplex one-tube polymerase chain reaction assay[J]. ISBT Science Series, 2020, 15(2):286-291.

93. XIA W, BAYAT B, SACHS U, et al. The frequencies of human

neutrophil alloantigens in the Chinese Han population of Guangzhou[J]. Transfusion, 2011, 51(6): 1271-1277.

94. MATSUHASHI M, TSUNO NH, KAWABATA M, et al. The frequencies of human neutrophil alloantigens among the Japanese population[J]. Tissue Antigens, 2012, 80(4): 336-340.

95. NIELSEN KR, KOELBAEK MD, VARMING K, et al. Frequencies of HNA-1, HNA-3, HNA-4, and HNA-5 in the Danish and Zambian populations determined using a novel TaqMan real time polymerase chain reaction method[J]. Tissue Antigens, 2012, 80(3): 249-253.

96. CARDOSO SP, CHONG W, LUCAS G, et al. Determination of human neutrophil antigen-1, -3, -4 and-5 allele frequencies in English Caucasoid blood donors using a multiplex fluorescent DNA based assay[J]. Vox Sang, 2013, 105(1): 65-72.

97. TAM K, TANG I, HO J, et al. A study of human neutrophil antigen genotype frequencies in Hong Kong[J]. Transfus Med, 2018, 28(4): 310-318.

98. INTHARANUT K, SASIKARN W, MITUNDEE S, et al. HNA-1, -3, -4, and-5 genotyping using multiplex PCR among southern Thais: developing continual HNA-1 null detection[J]. J Clin Lab Anal, 2019, 33(1): e22651.

第十一章

血细胞生物学

本章重点讲解血液中的有形成分，包括红细胞、白细胞及血小板，这些细胞在机体代谢、防卫及止血等方面起着重要作用。本章将详细讲述血细胞发生、发育、分化到成熟血细胞的结构及功能等内容。

第一节　血细胞发生

血液系统由不同的造血器官/位点组成。造血(hematopoiesis)是指各种血细胞在造血器官/位点发育、成熟的过程，是一个多阶段、受多通路调控、涉及多个造血解剖位置的复杂而又有序的动态过程，随着个体发育的进展，造血中心由胚胎期卵黄囊转移到肝、脾，并逐渐过渡到骨髓，出生后骨髓成为主要的造血组织。成人的造血器官主要包括骨髓、胸腺和脾脏。骨髓是成体造血干细胞(hematopoietic stem cell，HSC)定居及分化的主要场所，人类成体骨髓每天有 10^{12} 个血细胞生成。HSC 具有自我更新和多系分化潜能，可以产生所有谱系的成熟血细胞。血细胞的生成经历了一个较长的细胞增生、分化、成熟及释放的过程[1]。

一、造血细胞的发育

血细胞的发育是连续的。从 HSC 向成熟血细胞分化的过程中，先后经历了多能(multipotent)和定向(committed)造血祖细胞(hematopoietic progenitor cell，HPC)阶段，最终分化生成所有系列的成熟血细胞，包括红细胞、巨核细胞(血小板)、巨噬细胞、嗜酸性粒细胞、嗜碱性粒细胞、中性粒细胞、T 细胞、B 细胞和自然杀伤细胞等。在这一发育过程中，细胞要经过一系列增殖、分化和成熟，最终转变为具有特定功能的终末细胞，释放到外周血中成为循环血细胞。

“增生”是细胞通过一次或两三次有丝分裂进行复制及 DNA 合成增加各系祖细胞的数量，造血细胞在发育成终末细胞前均有增殖能力。“分化”是细胞发育过程中失去某些潜力同时又获得新的功能，细胞内部结构有相应的变化(如细胞膜表面标记的改变)，细胞获得定向发育的潜力，在适宜条件下，可继续发育为有特定功能的终末细胞；细胞分化过程伴随着分化潜力的受限，定向干细胞失去了多向分化能力，只能定向发育。“成熟”包含在整个细胞发育过程中，造血细胞的每一次有丝分裂及分化都伴有细胞的成熟；从形态上能辨认的阶段开始到最终成为终末细胞，在其成熟过程中表现出一些规律性变化，如细胞核逐渐变小、胞质增多、出现具有特殊功能的细胞器或蛋白等，成熟使血细胞的功能更完善。“释放”是终末细胞通过骨髓屏障进入血液循环的过程。骨髓是血管外造血，静脉窦被一种特殊的内皮细胞所覆盖，可使未成熟的幼稚细胞不能进入血液循环。血细胞的发育受多种调节因素调控，如血管内皮生长因子(vascular endothelial growth factor，VEGF)、GATA1 等[2]。

二、造血干细胞潜能

(一) 造血干细胞的概念

从 20 世纪 50 年代初，造血干细胞这个名词就已提出，直到 1961 年，加拿大生物学家 Till 和 McCulloch 利用经典的脾集落形成单位(colony formation units of spleen，CFU-S)实验揭示了 HSC 的自我更新和多向分化潜能。HSC 的定义是一个功能学的概念，主要包括多向分化(multi-lineage differentiation)和自我更新(self-renewal)潜能两个方面，前者主要是指 HSC 位于造血级联的最上游，能够逐渐向下分化为造血祖细胞(hematopoietic progenitor cell，HPC)并最终分化成熟为不同谱系的多种功能血细胞；后者是指 HSC 在维持向下游分化从而源源不断地产生成熟细胞的同时，还可以维持自身状态和功能的稳定，以备应对多种应激状态下的造血调控。

(二) 干细胞的自我更新和谱系分化

理论模式上，HSC 自我更新功能的维持依赖于细胞本身的调控(内源性调控)及其所处的造血微环境中多种成分的调控(外源性调控)。单细胞水平上，HSC 自我更新具有对称和不对称分裂两种模式。HSC 的内源性调控机制主要涉及一系列转录因子及相关信号通路分子的调节，并与 HSC 静息状态的维持密切相关；而外源性调控的造血微环境的功能单元为龛，各种龛成分通过细胞间接触和信号分子相互作用维持和调节 HSC 的功能[3]。

在成体 HSC 自我更新的内源性调控中，除了经典的 Notch 信号通路和 Wnt 信号通路外，一系列转录因子也参与其中，Scl、Gfi-1、Egr1、Egr3 等转录因子多是通过不同的机制抑制 HSC 的增殖并维持 HSC 处于 G0 期，从而维持 HSC 的自我更新潜能。而作为 PI3K/AKT 通路的效应分子，FoxO 家族成员尤其是 FoxO3a 则主要是通过提高 HSC 对氧化应激的耐受并启动保护性的自噬从而维持 HSC 静息状态和自我更新能力。最新研究发现，Hox 家族中的 HoxB4 和 HoxB5 亦被认为是 HSC 自我更新的正向调控因子[4]。HSC 自我更新的维持与其细胞周期状态密切相关，研究表明 p18（CDKN2c）作为 INK4 家族的细胞周期抑制蛋白，具有抑制小鼠 HSC 自我更新的作用。与此同时，表观调控分子通过对 DNA 或组蛋白的表观遗传学修饰对 HSC 自我更新发挥调控作用。

造血微环境是由一系列细胞、细胞因子及细胞外基质等多种组分构成的复杂结构。经典的成骨细胞龛和血管内皮细胞龛对 HSC 静息状态与自我更新的维持起重要作用。微环境中的细胞因子对 HSC 的增殖、存活及自我更新发挥关键调控作用。同时，骨髓微环境中的活性氧物质（ROS）一方面对移植供体 HSC 起直接调控作用；另一方面，ROS 对移植受体微环境的影响间接对供体 HSC 的造血重建和自我更新能力发挥调控作用。

HSC 的分化谱系研究伴随着 HSC 的表型研究而逐渐形成。经典的 HSC 分化模型认为，长周期 HSC（LT-HSC）处于造血级联的顶端，能够维持长期的（大于 6 个月）多谱系造血重建和自我更新能力，其下游的短周期（ST-HSC）则在造血谱系重建和自我更新能力的维持方面有所限制，再向下游的多能祖细胞（MPP）则不具有长期的自我更新能力。MPP 下游主要分化为淋系和髓系 2 支，即共同淋系祖细胞（CLP）和共同髓系祖细胞（CMP），前者主要向 B 系祖细胞、T 系祖细胞、部分 NK 祖细胞和树突状细胞分化并最终形成各系成熟的终末分化细胞，而后者现分化为粒系-单核系祖细胞（GMP）和巨核系-红系祖细胞（MEP），并进一步向下游的单核祖细胞、巨噬前体细胞、巨核祖细胞和红系祖细胞分化，进而成熟为各系功能细胞。这一庞大分化模式接受多种转录因子和细胞因子形成的复杂网络的调控，并随着机体的功能状态而处于不断的动态变化之中。这一经典分化模型的建立使我们对 HSC 及造血系统调控有了初步认识。

随着研究发展，一些新的以谱系偏向为主导的 HSC 分化模型也逐渐被发现和认可，即部分 HSC 偏向于髓系分化，另一部分 HSC 偏向于淋系分化等。亦有研究结果提示偏向血小板分化的 HSC 可能处于造血级联的最顶端。

三、造血干细胞的调节

在造血过程中，HSC 被精确的调控，选择性地向自我更新、增殖、分化、迁移或衰老之中的某一特定方向发展，使造血系统处于稳定状态。对造血干细胞的

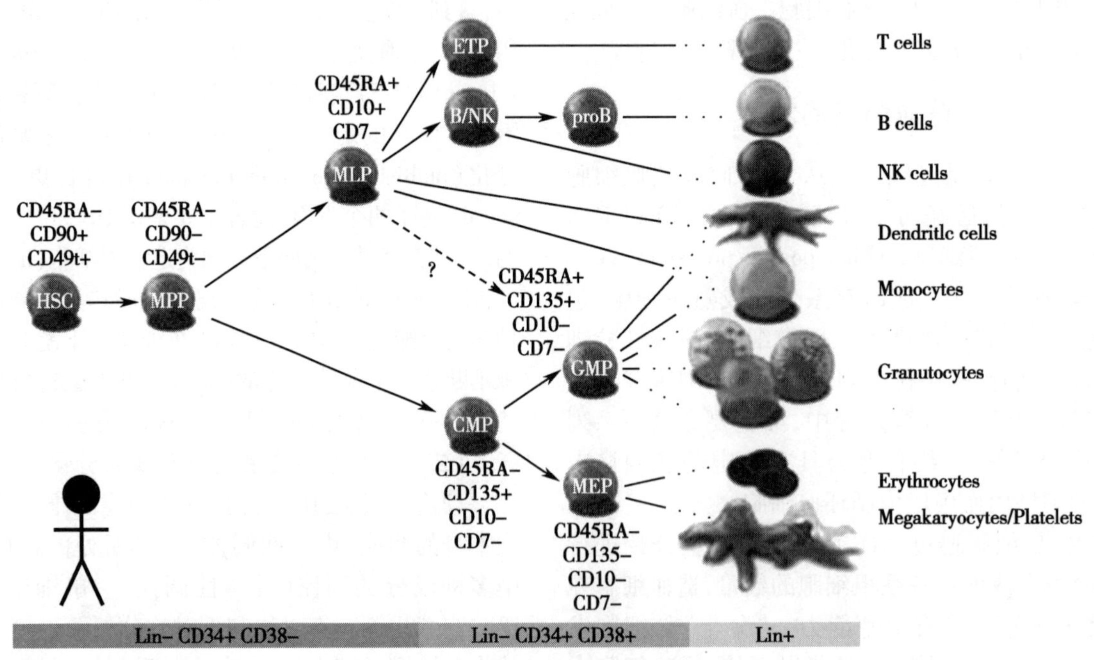

图 11-1　造血干细胞的分化

注：造血干细胞的分化（HSC：造血干细胞，MPP：多能祖细胞，MLP：淋巴祖细胞，CMP：髓系红系共同祖细胞，GMP：粒单系祖细胞，MEP：巨核系红系祖细胞）。

调节过程复杂，通过应用异种移植、体外分析等研究发现人类造血干、祖细胞调节过程中所涉及的一些分子及某些可调控造血干细胞的基因或信号通路（图11-1，图11-2）[4]。近年来研究证实，一些内在因素对HSC具有强大的调控能力，如Wnt信号通路、Notch信号通路、Hox转录因子家族、造血生长因子信号通路如Scf-c-kit、Thpo-Mpl等均可以调控HSC的自我更新能力[5]。同时，细胞周期调节因子和转录因子也是造血干细胞维持自我更新的重要决定因素，如细胞周期蛋白依赖性激酶（CDK）、细胞周期蛋白、细胞周期蛋白依赖性激酶抑制因子（CKI）等。表观遗传因子在维持造血干细胞稳态和调控分化过程也发挥了作用。

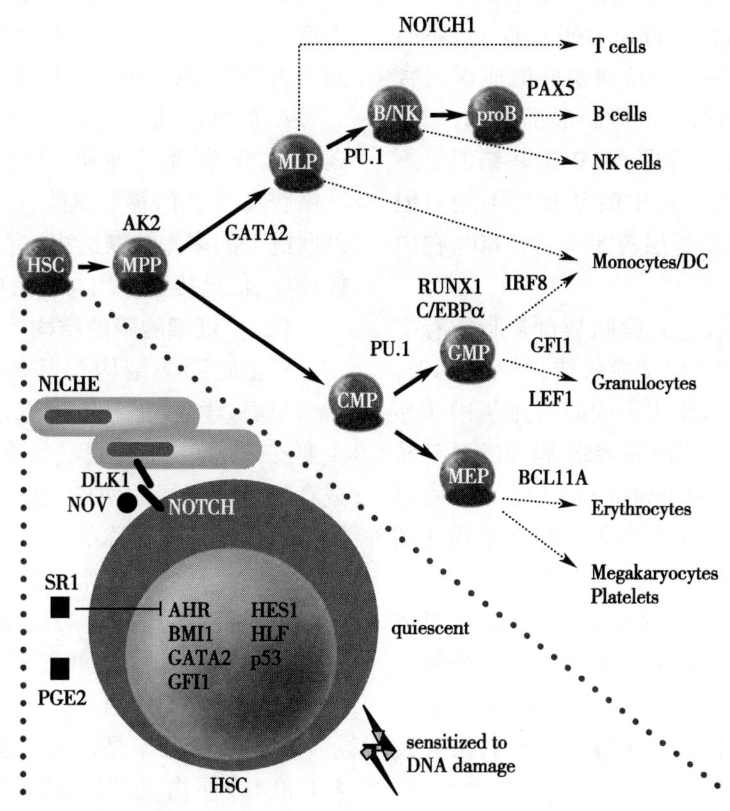

图11-2 造血干细胞的调节

注：造血干细胞的调节（HSC：造血干细胞，MPP：多能祖细胞，MLP：淋巴祖细胞，CMP：髓系红系共同祖细胞，GMP：粒单系祖细胞，MEP：巨核系红系祖细胞）。

第二节 红细胞系统

红系分化是造血分化的一个分支，是指多潜能HSC在造血微环境中分化为成熟红细胞的全过程，整个分化过程伴随着一系列独特变化，包括细胞体积减小、血红蛋白类型转换与合成增加、染色质固缩、脱核等。通过这些生理变化形成的成熟红细胞，具有携氧功能。红细胞是血液中最主要的功能细胞，红系发育过程经历了原始红细胞、早幼红细胞、中幼红细胞、晚幼红细胞、网织红细胞和成熟红细胞阶段。成熟红细胞除质膜和胞质外，无其他细胞器，缺乏合成蛋白质、脂质的能力。其活动所需的能量依靠葡萄糖酵解来解决，主要依赖无氧酵解和磷酸戊糖旁路功能[6]。红细胞在120天寿命周期内，穿梭循环于全身的组织器官行使其重要生理功能，即输送氧气。红细胞具有独特的细胞膜和膜骨架结构，不但能够维持红细胞独特的双面凹陷圆盘状，使其最大限度地从周围环境中摄取氧气，且赋予红细胞膜强大的柔韧性和变形能力；同时，红细胞内含有丰富的血红蛋白，这种红细胞特有的蛋白能够在肺部与氧结合形成氧合血红蛋白，是实现红细胞携氧功能的物质基础。本节将对红细胞的结构和功能进行介绍。

一、红细胞膜结构与功能

（一）红细胞膜的组成

红细胞膜是指红细胞的最外层，红细胞在低渗溶液中破溶，血红蛋白等内容物溢出，可得到较纯的红细胞膜，称为血影（ghost）。人红细胞膜由蛋白质、脂质、糖类及无机离子等组成，其中蛋白质占49.2%、脂质占43.6%、糖类约占8%。

1. 膜脂质　膜脂质的组成如下：

（1）磷脂与胆固醇：膜脂质主要由磷脂和胆固醇组成。其中，磷脂占60%，胆固醇和中性脂肪占33%，其余为糖脂类化合物。主要磷脂有4种即磷脂酰胆碱(phosphatidylcholine，PC；又称卵磷脂)、磷脂酰乙醇胺(phosphatidylethanolamine，PE)、磷脂酰丝氨酸(phosphatidylserine，PS)、鞘磷脂(sphingomyelin，SM)。磷脂均含有2个脂肪酸，但鞘磷脂及溶血磷脂酰胆碱只含有1个脂肪酸。各种磷脂所含的脂肪酸都不同，一般在甘油的α-碳联结的是饱和脂肪酸，β-碳联结的是不饱和脂肪酸。磷脂在膜脂双层中的分布是不均匀但是有规律的，SM和PC膜脂外层占80%，PE 80%在内层，全部PS在内部。

红细胞无合成脂类的能力，膜脂与血浆脂类有交换和平衡关系。磷脂中以PC交换最快，每小时1%，SM最慢。红细胞膜上的非酯化胆固醇与血浆中非酯化胆固醇交换很快，由于血浆内卵磷脂-胆固醇酰基转移酶(lecithin-cholesterol acetyltransferase)可将胆固醇酯转化成胆固醇，所以膜与血浆中胆固醇可很快达到平衡。胆固醇含量是红细胞病理性变形的主要原因。

（2）糖脂(glycolipid)：也是膜脂的一部分，组成红细胞膜的糖脂主要是鞘糖脂。鞘糖脂是以鞘氨醇为骨架，通过酰胺键与1个脂肪酸相连，其极性头部是单糖或多糖。红细胞膜中的鞘糖脂由于糖的组分及结构的不同，也有多种。

2. 膜蛋白　每个红细胞有超过50种跨膜蛋白通过疏水相互作用与脂质双层膜紧密连接在一起，其中包括大约29中血型抗原。红细胞膜蛋白分为膜周边蛋白(peripheral protein)和膜内在蛋白(integral protein)；前者借磷脂酰肌醇结合于外膜层，后者嵌入膜脂。采用十二烷基磺酸钠聚丙烯酰胺电泳(SDS-PAGE)，用考马斯蓝(Coomassie blue)染色，可将红细胞膜的蛋白质分成7(或8)条主带，按Fairbanks命名为1~8。主带之下还有一些细条带，将其所处位置称为2.1~2.9、4.1、4.2、4.5等。用过碘酸希夫反应(periodic acid Schiff reaction，PAS reaction)试剂染色可见4条主带，即4种糖蛋白：PAS-1、PAS-2、PAS-3、PAS-4。当红细胞膜用Triton x-100处理约1小时，去除大部分膜磷脂及胆固醇，余下的膜在相差显微镜下观察仍为双凹圆盘形，这时的膜组成有区带1、2、2.1、4.1、4.9及5，这些蛋白被称为“膜骨架蛋白”(cytoskeleton protein)，它们在维持红细胞形态及功能上起着重要的作用。

3. 膜酶　红细胞膜酶可分为两大类：一类位于膜上，胞质内不存在，如糖代谢酶类、核苷酸代谢酶类(腺苷酸环化酶等)、ATP酶(Na^+，K^+-ATP酶、Ca^{2+}，Mg^{2+}-ATP酶)、蛋白激酶及乙酰胆碱酯酶等；另一类则在膜与胞质中均存在，如葡萄糖代谢酶类(3-磷酸甘油醛脱氢酶、乳酸脱氢酶等)、某些磷酸酶类(酸性磷酸酶、2,3-二磷酸甘油酸磷酸酶等)、谷胱甘肽代谢酶类(谷胱甘肽过氧化物酶、谷胱甘肽还原酶)。这两类酶不能完全区分，由于处理红细胞的方法不同，可能使酶失去本性，发生聚集或解聚，会得到不同的结果。

4. 膜糖　红细胞膜上的糖类很多，有半乳糖、甘露糖、岩藻糖、葡萄糖和唾液酸，含量较多的有乙酰半乳糖胺和N-乙酰神经氨酸，这些糖多存在于伸展在膜外肽链上的多侧链糖链中，有多种功能，如抗原性、受体反应、信息传递等均与糖蛋白的糖链有关。

（二）红细胞膜的结构

红细胞膜的结构与其他细胞膜结构相似，根据“流动镶嵌学说”的基本论点，红细胞膜以脂质双层为主要支架，蛋白质镶嵌或贯穿脂双层(膜内在蛋白)，或者处于脂双层的两侧(膜周边蛋白)。内外两层脂类分子分布是不对称的。红细胞膜有很强的变形性、柔韧性及可塑性。正常成熟红细胞寿命120天，其间不仅通过脾窦，还经过心脏瓣膜受涡流冲击，红细胞膜的变形性、柔韧性及可塑性主要是红细胞膜的骨架蛋白起着重要的作用。

红细胞膜骨架是由血影蛋白、锚蛋白、肌动蛋白、4.1和4.9蛋白，加肌球蛋白和原肌球蛋白等膜骨架蛋白在膜胞质侧表面相互连接构成一层具有5边或6边形网格的网络状结构。它参与维持细胞质膜形状，赋予红细胞强大的柔韧性和变形能力以完成其生理功能。红细胞膜骨架结构主要是通过跨膜蛋白和骨架蛋白的相互作用将膜骨架网络锚定到脂质双层膜上而形成的，2个大分子复合体血影蛋白-锚蛋白-带3蛋白复合体和血影蛋白-肌动蛋白-4.1R蛋白复合体在其中发挥着关键作用。

（1）骨架蛋白的磷酸化：骨架蛋白网在不同生理情况下，有时松散、有时紧密，主要依赖于磷酸化和脱磷酸化的调节。比如，将完整的红细胞与32P以一定温度混合，检测骨架蛋白磷酸化水平，发现除肌动蛋白以外，其他骨架蛋白均可磷酸化；磷酸化时，骨架趋于松散，脱磷酸化时，骨架蛋白网较为紧密。

（2）肌醇磷脂对骨架蛋白的调节作用：肌醇磷脂有多种，即磷脂酰肌醇；4.1-磷酸磷脂酰肌醇(PIP)；4,5,2-磷酸磷脂酰肌醇。它们在红细胞膜上含量很少，占总磷脂2%~5%，但在信息传递中起着非常重要的作用。膜内的肌醇磷脂分布在脂质双层的内侧，红细胞内存在各种肌醇磷脂的激酶，可使肌醇磷脂磷酸化，同时，有磷酸酶可以使他们脱磷酸化，形成1个循环，依不同生理情况进行反应。

（三）红细胞膜的功能

红细胞膜在红细胞生活过程中除了维持红细胞的正常形态以外，红细胞与外界环境发生的一切联系和反应，如氧的传送、物质运输、免疫反应、信息传递和药物的作用等，这些作用都必须通过红细胞膜。

1. 物质运输　细胞内外物质交换必须通过膜，红细胞内外气体、无机离子、糖、氨基酸等物质的浓度差别很大，许多物质转运都有各自的转运机制。

膜脂是疏水的，一般水分子很难通过，因此，它与离子一样需要有水的通道。研究发现，有7种水孔蛋白（aquaporin，AQP），红细胞上的为AQP1。红细胞依赖水孔蛋白，维持细胞内外水平衡，保持红细胞不被破溶。

葡萄糖在红细胞的转运依靠葡萄糖运转体（glucose transporter，GLUT），这个运转体家族共有5种，即GLUT 1～5。GLUT的结构特点是它的C端及N端均伸向胞质面，跨膜部分穿膜12次。红细胞存在的是GLUT1，通过变构将葡萄糖从胞外运到胞内。

带3蛋白是阴离子通道，其对阴离子的转运不需要能量，但与细胞代谢有关。带3蛋白主要介导HCO_3^-与Cl^-穿过红细胞膜呈1∶1交换，在组织CO_2运输和肺CO_2排出过程中起重要作用，以维持体内酸碱平衡。

红细胞膜内外阳离子浓度差别很大，如胞外钙离子浓度是胞内的1 000倍，它们主要依赖于ATP酶的主动运输；红细胞内K^+含量相当于血浆中K^+含量的30倍，这是由于Na^+/K^+-ATP酶起作用的结果，Na^+/K^+-ATP酶是膜内在蛋白，由4个亚基组成，大亚基为120KD，小亚基55KD，依赖它们的变构将阳离子运转；Ca^{2+}/Mg^{2+}-ATP酶是需ATP转运Ca^{2+}的酶，其作用是将胞内Ca^{2+}泵出胞外，亦称为Ca泵，使细胞内Ca^{2+}浓度维持恒定。红细胞依赖这些ATP酶的作用以维持细胞内、外渗透压的平衡，使红细胞不被破溶。

2. 信息传递功能　细胞外的信息物质都要通过与细胞膜上（或胞质中）相应的受体结合后才能使细胞产生一系列反应，这个过程称为信息传递。目前所知，红细胞膜表面上至少有4类受体：第1类为激素受体（如胰岛素受体）；第2类为递质受体（如去甲肾上腺素受体）；第3类为丙种球蛋白受体，如血型抗原可与相应的抗体结合；第4类为病毒（或细菌、寄生虫等）受体。除此以外，红细胞膜上还有2个特异受体，即红细胞生成素（erythropoietin，EPO）受体和转铁蛋白受体。

EPO受体是由两条肽链组成，1个100KD，1个85KD，为跨膜蛋白，C端伸向胞内，N端在胞外。EPO受体数目随细胞不同发育阶段而异，在BFU-E阶段，受体开始形成，CFU-E阶段达到最高峰，到早幼至成熟红细胞阶段逐渐减少至消失。

转铁蛋白受体是跨膜糖蛋白，有2个同型亚基，以二硫键相连，分子量180KD。每个亚基结合1个转铁蛋白，1个转铁蛋白结合2个铁，因此，每个转铁蛋白受体可带4个铁。转铁蛋白与受体的亲和力很强，正常人血浆含量为50μmol/L。当转铁蛋白与其受体结合后，通过吞饮方式转入细胞内，以供血红蛋白的合成。

3. 免疫功能　早在1953年，Nelson报道了红细胞可以黏附抗原-抗体-补体免疫复合物（immune complex，IC），促进巨噬细胞吞噬。1981年，Siegel提出“红细胞免疫系统”概念，认为红细胞对防止IC在组织沉积，并清除过程中起重要作用。从此，大量研究证明红细胞不仅参与机体免疫反应，还参与免疫调控，红细胞的一些免疫功能是其他免疫细胞所不能替代的。因此，红细胞的输注亦可以增强机体的免疫功能。

（1）清除IC的作用：红细胞表面有C3b受体（Ⅰ型补体受体，CR1）。CR1和补体的作用是红细胞具有免疫功能的重要因素。由于红细胞数量众多，血液循环中95%的CR1位于红细胞膜上，因此，红细胞清除IC的机会比白细胞大500～1 000倍。红细胞与IC的结合，减少IC对组织细胞的损伤，对稳定机体免疫功能起到重要调节作用。如果IC过多的黏附在巨噬细胞等免疫细胞上，则会削弱它们的免疫功能。红细胞竞争性黏附IC，有助于消除IC对巨噬细胞、淋巴细胞等免疫细胞的抑制作用，间接提高了它们的免疫功能。

（2）对淋巴细胞的调控作用：红细胞能将IC结合的补体降解为C3dg，后者可与红细胞膜上的CR2（Ⅱ型补体受体）结合，可诱导B淋巴细胞由静止期转向有丝分裂期，促使其增殖、分化并产生抗体。红细胞膜上的淋巴细胞功能抗原3（LEA-3）与T淋巴细胞CD2作用，激活T淋巴细胞免疫功能。红细胞还可协同增强NK细胞抗肿瘤作用。

（3）对吞噬细胞的作用：因红细胞膜上的CR1、CR3可与吞噬细胞上的CR1、FCR、CR3和CR4等共同作用，红细胞可明显促进吞噬细胞的功能。同时，吞噬细胞在吞噬过程中释放大量氧自由基，可对吞噬细胞造成损伤；红细胞上的超氧化物歧化酶（SOD）能够及时清除氧自由基，从而对吞噬细胞有保护作用。

（4）对补体活性的调节：当抗原抗体反应后，免疫瀑布激活，最终形成补体的复合物，使细胞破溶。红细胞膜表面存在3种抑制补体的分子：C3转化酶衰变加速因子（DAF，CD55），可以下调C3转化酶的活性，使C3不能转化为C3b，使补体反应不能进行；反应性溶血的膜抑制剂（MIRL，CD59），可抑制C9与C5b-8复合物形成，或抑制C9多聚化，抑制其对膜的攻击；补体8结合蛋白，可以阻止C9的聚合及膜复合体的攻击。

4. 红细胞膜抗原的功能　红细胞膜的抗原物质由遗传基因所决定。化学组成为糖蛋白或者糖脂。目前，已发现400多种抗原物质，分属于20多个血型系统。近年来，研究发现许多红细胞膜上的蛋白与血型抗原相关。

5. 变形能力　红细胞具有变形性有利于其自身通过微循环。衰老或有病变的红细胞变形能力下降，在通过微血管时受挤压而破溶，或受阻于脾窦裂隙，被脾窦巨噬细胞吞噬清除。

影响红细胞变形性主要有以下几个因素：①膜骨架蛋白组分和功能状态。骨架僵硬则不易变形，松散则易于脆裂。②膜脂流动性。流动性变化取决于膜脂质组分的改变，流动性大有利于变形。③细胞表面积与细胞体积的比值。正常红细胞为双凹盘状，比值较大，变形性良好，如果比值减小，细胞趋于口形或球形，变形性降低。④血红蛋白（hemoglobin，Hb）的质和量。血红蛋白浓度增高，或有变性血红蛋白附着于膜上，均可使变形性降低。⑤膜离子通透性。红细胞通透性改变，无论细胞给水或脱水，均可导致红细胞变形性降低。

（四）红细胞的衰老

1946年，Shemin等通过14C-甘氨酸标记法测定红细胞的寿命，发现红细胞成熟后细胞核脱落，在血液循环中存活期为120天。血液循环中的红细胞基本是成熟红细胞，少数网织红细胞。成熟红细胞自身无修复能力，衰老红细胞消亡途径有以下2种：衰老红细胞本身破溶，被吞噬细胞吞噬。

1. 衰老红细胞膜的变化　红细胞衰老是指胆固醇含量增高，磷脂含量相对降低，致红细胞膜脂流动性降低。同时，衰老的红细胞膜脂不对称性减弱，PS在脂双层外层增多。正常红细胞膜骨架，在电镜观察下呈6角或8角不等的网架，而衰老红细胞网架则有不均匀的大空孔出现。红细胞膜骨架变化主要与骨架蛋白磷酸化有关，衰老红细胞膜蛋白磷酸化加强，磷酸化的2.1、4.1蛋白与收缩蛋白的亲和力减弱，骨架蛋白网架松散，造成衰老红细胞变形能力差，最终导致红细胞破溶。衰老红细胞膜糖成分亦有变化，如唾液酸含量的降低，导致暴露的半乳糖基与IgG结合，最终被吞噬细胞吞噬。

2. 红细胞衰老的机制　ATP消耗和钙聚集：红细胞能量来源主要依靠糖代谢产生ATP，老化红细胞内糖代谢的酶活性降低，因此，ATP来源减少，一些需能反应的酶，如红细胞膜上的钠钾泵、钙泵等难以行使其正常功能，导致红细胞内Ca^{2+}增多，K^+减少。Ca^{2+}在细胞内聚集，致使膜蛋白交联，细胞变形性降低，细胞易破溶。

氧化损伤机制：红细胞有1个有效的抗氧化防御体系，因此能在自由基的侵袭中生存。这个体系主要由抗氧化酶类，如超氧化物歧化酶、过氧化氢酶、谷胱甘肽过氧化物酶等组成。正常情况下，红细胞的氧化与抗氧化作用处于相对平衡的状态，如自由基产生过多或抗氧化体系有缺陷，均会导致红细胞氧化损伤。衰老红细胞的抗氧化酶类活性均明显减低，表明自由基的氧化作用是衰老红细胞膜损伤的重要因素。同时，红细胞内自由基，如不及时清除，长期积累则能诱导膜脂及膜蛋白发生过氧化作用。

衰老的红细胞膜脂质结构紊乱，骨架蛋白被破坏，血红蛋白变性，膜蛋白-骨架蛋白-血红蛋白互相交联，致红细胞膜变形性及稳定性下降，红细胞最终破溶或被吞噬细胞吞噬。

二、血红蛋白结构与功能

（一）血红素的结构

血红素亦称亚铁血红素，化学名为亚铁原卟啉Ⅸ，为血红蛋白的辅基，分子量614KD，化学结构见图11-3。血红素中的亚铁原子位于卟啉环的中心，有6个配位键，其中4个是与原卟啉分子中心的4个氮原子耦联，与卟啉环处于同一平面。另2个即第5和第6配位键，分别位于血红素平面的两侧。当血红蛋白分子中亚铁血红素与珠蛋白肽链F螺旋段F8的组氨酸的咪唑氮原子结合，不论与氧结合与否，这个占据第5配位位置的组氨酸称为近位组氨酸。但位于亚铁血红素平面一侧的第6配位位置情况而不同，此位置为氧结合部位，并与E螺旋段第7位（E7）中的组氨酸残基发生间接作用，E7位置的组氨酸称为远位组氨酸。当血红蛋白没有与O_2结合时，第6位配位位置空置，发生氧合时，此位置被O_2占有，从而体现了血红蛋白的生理功能。但如果血红素中的亚铁Fe^{2+}被氧化为高价铁Fe^{3+}，血红蛋白转变为高铁血红蛋白，此时铁原子的第6位配位位置被水分子占有，O_2被排斥在外。这样，血红蛋白就不能与O_2结合，从而失去运O_2的功能。

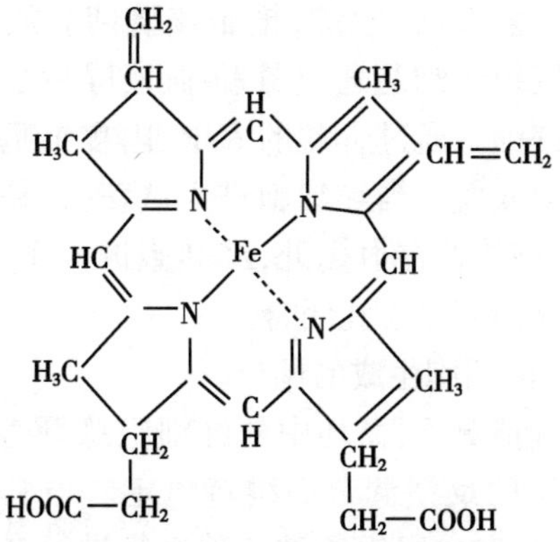

图 11-3　血红素的结构

（二）血红蛋白的结构与功能

血红蛋白（hemoglobin，Hb）是存在于红细胞内的一种主要结合蛋白质，约占红细胞中总蛋白量的90%。血红蛋白由珠蛋白肽链与血红素组成，其主要功能是向机体各组织器官运输氧。血红蛋白是不均一的，在人体不同发育阶段，合成多肽链种类是不同的，因此这些多肽链组成不同种类的血红蛋白。

1. 血红蛋白结构　血红蛋白的分子结构可划分为一、二、三级或四级。人的血红蛋白是由 4 个亚单位组成的，每个亚单位含有 1 个亚铁血红素和 1 条多肽链。组成血红蛋白的多肽链分为 2 大类：①α 类链。ζ、α 和 θ 链；②非 α 类链。ε、γ、β 和 δ 链。α 链由 141 个氨基酸组成，N-末端为缬氨酸（Val），C-端为精氨酸（Arg）；ε、γ、β 和 δ 链由 146 个氨基酸组成，除了 γ 链的 N-末端为甘氨酸（Gly）外，β 和 δ 链的 N-末端为 Val，β、γ 和 δ 链 C-末端均有组氨酸（His）。

血红蛋白的一级结构（即化学结构）是指氨基酸残基在珠蛋白肽链上的线性排列顺序，2 个相邻氨基酸之间以肽键相连接。血红蛋白的一级结构对血红蛋白的立体结构起决定性作用。

血红蛋白的二级结构是指多肽链主链骨架中若干肽段在同一方向上按一定规律盘绕成 α 螺旋结构。α 螺旋结构是链内肽链间氢键使肽链中有些段落以 3、6 个氨基酸残基为 1 周，盘成 1 个右手螺旋。珠蛋白肽链 70%以上的氨基酸处于螺旋形位置，组成 7 或 8 个阶段，称为螺旋段。α 链有 7 个螺旋段，分别用 A、B、C、E、F、G、H 表示；β 链有 8 个螺旋段，分别用 A、B、C、D、E、F、G、H 表示。非螺旋段位于其间，用 CD、EF 等表示。

血红蛋白的三级结构是指在血红蛋白二级结构的基础上，珠蛋白肽链借助次级键（主要为疏水键），或按一定方式再折叠盘曲，使本来较长的肽链，在空间上形成较紧密的球状三维构象，内部多为疏水性氨基酸，为血红素提供必要的疏水环境，外部多为极性氨基酸，使血红蛋白高度可溶并具有稳定的立体结构。

血红蛋白的四级结构，组成血红蛋白的四个亚基在三级结构的基础上，借助亚基间的次级键，按一定空间关系组成 1 个完整的、椭圆形的四聚体，即有功能的血红蛋白分子。每个血红蛋白分子均有 2 种不同的四级结构，1 个是易于氧合、高亲和力的 R 型（松弛态），另 1 个是易于放氧、低亲和力的 T 型（紧张态）

2. 血红蛋白功能　血红蛋白是 1 种双向呼吸载体，既能将 O_2 由肺运送到组织，又能将 CO_2 由组织运送至肺。血液中绝大部分 O_2（约 96.4%）是和红细胞中的血红蛋白结合而运输的，同时人体代谢过程中产生的 CO_2 约 30%由血红蛋白运输到肺排出体外。

血红蛋白与 O_2 结合后形成氧合血红蛋白（HbO_2），两者既能迅速结合，也能迅速解离，主要取决于氧分压（PO_2）的高低。在肺内，血液中 PO_2 增高，血液中大部分 Hb 与 O_2 结合生成 HbO_2；组织内，O_2 从血液弥散进入组织细胞，血液 PO_2 降低，一部分 HbO_2 解离成 Hb 和 O_2，释放出的 O2 供组织和细胞利用。O_2 与 Hb 结合与解离变化不成直线关系，而是“S”形曲线，称为 HbO_2 解离曲线（图 11-4）。氧解离曲线可分为上、中、下三段。

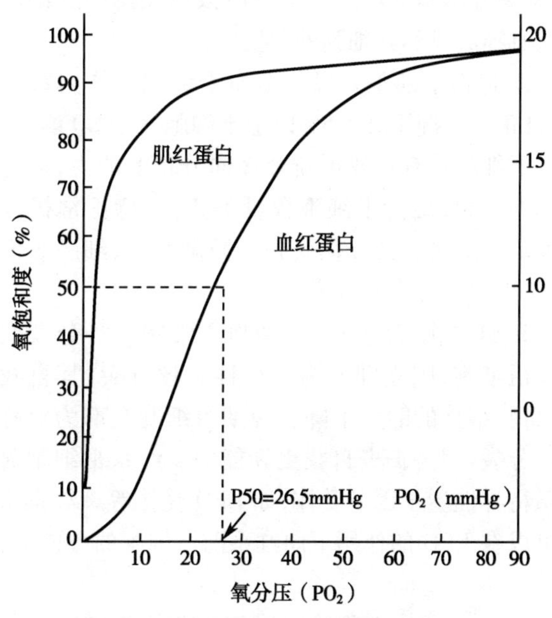

图 11-4　氧合血红蛋白的氧解离曲线

（1）氧解离曲线的上段：曲线较平坦，相当于 PO_2 由 13.3kPa（100mmHg），变化到 8.0kPa（60mmHg）时，说明在这段期间 PO_2 的变化对 Hb 氧饱和度影响不大，只要 PO_2 不低于 8.0kPa（60mmHg），血红蛋白氧饱和度仍能保持在 90%以上，血液仍有较高的载氧能力，不致发生明显的低氧血症。

（2）氧解离曲线的中段：该段曲线较陡，是 HbO_2

释放 O_2 的部分。表示 PO_2 在 8.0～5.3kPa（60～40mmHg）范围内稍有下降，血红蛋白氧饱和度下降较大，进而释放大量的氧，满足机体对 O_2 的需要。

（3）氧离曲线的下段：相当于 PO_2 5.3～2.0kPa（40～15mmHg），曲线最陡，表示 PO_2 稍有下降，血红蛋白氧饱和度就可以大大下降，使 O_2 大量释放出来，以满足组织活动增强时的需要。因此，该曲线代表了 O_2 贮备。表明 O_2 分压较高（曲线上段）时，血液能携带足够的 O_2。PO_2 较低（曲线中、下段）时，随着 PO_2 降低，血液能释出足够的 O_2 供组织利用。

血红蛋白的氧亲和力随着血液中 H^+ 浓度增加和二氧化碳分压（PCO_2）的增高而减弱，血红蛋白分子由 R 型转化为 T 型，促使 HbO_2 解离释放出 O_2；反之，当 PCO_2 增高时，O_2 和 Hb 结合时 Hb 分子由 T 型转化为 R 型，促使血红蛋白释放 H^+ 和 CO_2。此现象称为波尔效应（Bohr effect）。波尔效应具有重要的生理作用。

三、红细胞生成与破坏

（一）红细胞的生成

正常人红细胞的生成包括以下阶段，即造血干细胞阶段、红系祖细胞阶段、红系前体细胞增殖分化阶段、网织红细胞的增殖及成熟阶段以及网织红细胞向外周血释放成熟红细胞的阶段[7]。

1. 造血干细胞阶段　造血干细胞在体内数量极少，且正常情况下，99.5%以上干细胞处于 G0 静止期。造血干细胞具有自我更新及多向分化的能力，通过不对称性分裂，维持干细胞数量不变，维持正常机体长期恒定的造血。其分化受到骨髓微环境、细胞表面受体、基因突变等多种因素调节。

2. 红系祖细胞阶段　造血干细胞一旦分裂变为早期祖细胞，则立即变为对称性有丝分裂，其自我更新、自我维持的能力下降。晚期祖细胞全部为对称性有丝分裂，完全丧失自我更新能力。红系祖细胞表面有系特异性生长因子受体，如 EPO 受体等。红系祖细胞可以在 EPO 的作用下向红系前体细胞的方向分化、增殖。

3. 红系前体细胞阶段　红系前体细胞阶段可以用形态学标注来区分，包括原始红细胞、早幼红细胞、中幼红细胞、晚幼红细胞及网织红细胞。细胞逐渐成熟的过程为血红蛋白增加和细胞核活性衰减的过程。随着细胞的成熟，红系细胞的直径逐渐缩短，细胞体积逐渐缩小。因为细胞内一些用于合成血红蛋白、基质蛋白及各种酶的细胞器（如线粒体、高尔基器、核糖体等）逐渐减少，细胞器亦逐渐退化消失。

4. 红细胞脱核与释放　晚幼红细胞通过自身波状运动，再经过几次收缩，把胞核挤到胞质的一极之后脱出。网织红细胞通过骨髓-血液屏障是一个复杂的过程。红细胞通过骨髓的窦壁、内皮细胞联合处的胞质而释放入血。当红细胞进入血窦时，易变形的胞质先入，把胞核留在血窦处，红细胞进入血窦后，内皮细胞即收缩而使血窦孔闭合。

（二）红细胞生成的调节

在生理情况下，循环中的红细胞总量通过对红细胞生成速率的反馈调节而维持恒定。当机体红细胞数量改变时，造血组织通过各种途径进行自身调节维持动态平衡。研究认为，当外周血红细胞数量减少和血红蛋白浓度减低时，红细胞携氧能力下降，血液和组织内氧张力减低，刺激肾脏产生并释放 EPO，促进骨髓内红系的生成[5]。

1. 红细胞生成素　EPO 是由肾皮质肾小管周围间质细胞和肝脏分泌的一种激素样物质，能够促进红细胞生成。人体缺氧时，此种激素生成增加，并导致红细胞增生。EPO 是一种糖蛋白激素，基因定位于 7 号染色体。体内产生 EPO 的主要部位是在肾的肾小管周围细胞。正常人有 5%～10%的 EPO 是由肾外组织，主要是肝细胞或肝内的 Kupffer 细胞产生。EPO 在人体内的半衰期约为 1～2 天。EPO 主要作用于红系祖细胞阶段，与幼红细胞表面红细胞生成素受体（EPOR）结合后，形成二聚体；再通过 JAK/STAT 和 Ras/MAP 激酶等信号传导途径调节红系的增生和分化，促进其增殖与成熟。在红细胞生成的过程中 EPO 主要与其他生长因子，如肝细胞生长因子（SCF）、胰岛素生长因子（CIGF-1）共同协同作用于未成熟的红系祖细胞的增殖期与分化期，过程：①刺激有丝分裂，促进红系祖细胞的增殖；②激活红系的特异基因，并诱导分化，使红细胞大量增殖与分化；③显著减缓 CFU-E DNA 的降解速率，阻抑红细胞集落形成单位 CFU-E 到早幼红细胞阶段的凋亡，并加速网织红细胞的释放，提高红细胞膜的抗氧化功能，促使红系祖细胞的生长与繁殖。

同时，EPO 接受 2 种反馈调节。机体缺氧时，肾脏反应性地分泌红细胞生成酶，促进 EPO 生成。EPO 增多，一方面刺激骨髓造血组织，使周围血液中红细胞增加；另一方面又反馈性地抑制肝脏中的红细胞生成素原合成，使血浆中的 EPO 水平不致过高。

2. 其他红细胞生成的调节物质　红系分化因子、红系分化去核因子等细胞因子可以促进红系生长，并减少凋亡。某些核激素的受体（NHRs），如雌激素受体、肾上腺糖皮质激素受体和胸腺激素受体等，表现出开关红系分化的功能，未予配体结合的 NHRs 维持细胞处于未成熟的祖细胞期，抑制分化；一旦同配体结合，却表现出刺激红系祖细胞产生、促进红系分化的调控作用。从红系多能造血细胞到红系前体细胞，红系造血祖细胞的分化、增殖和分裂的调控由某些在造血早期有重要作用的因子承担，如 SCL 和 LMO2。它们在多能造血祖细胞中表达极低，随着红系造血祖细胞的产生，其表达上调，并持续高水平至红系前体细胞。同时，某些转录因子可通过与红系特异转录因子相互作用，形成多聚体来发挥调控作用，如 CBFβ、E2A 和 MAFs 等。

（三）红细胞的破坏

红细胞在体内破坏的场所主要在单核巨噬细胞系统。首要器官是脾和肝，其次为骨髓。脾具有清除老龄红细胞并消除已受损伤红细胞的功能。

1. 红细胞老龄化改变　红细胞在成熟后，核糖体消失，细胞不能再合成蛋白。随着红细胞老化，红细胞的体积、密度、胞质及细胞膜成分均有所改变，其内所含的许多酶系统的生物活性亦逐渐降低。因此随着红细胞老龄化，其生理和生化功能均有改变。

首先是糖酵解改变，老龄红细胞内葡萄糖酵解途径中的 3 个限速酶，包括已糖激酶、磷酸果糖激酶和丙酮酸激酶的活性均降低，参加磷酸戊糖旁路的葡萄糖 6-磷酸脱氢酶（G-6-PD）等酶的活性亦减低，最终导致糖酵解速率减低，红细胞变形性下降，易被破坏。

其次，老龄红细胞膜脂质含量降低，膜表面积减少，膜糖蛋白含量减低。且由于 ATP 不足，钠泵失调，致细胞内 K^+减低，Na^+增多，细胞肿胀，变形性减低。

也有人认为老龄红细胞中血红蛋白成分也有所改变。正常人血红蛋白中 HbA（$\alpha_2\beta_2$）占绝大多数，HbA_2（$\alpha_2\delta_2$）仅占 2%～3%，而在老龄红细胞中 HbA_2 比例明显增多。

由于红细胞上述改变，老龄红细胞的体积缩小，细胞密度增高，变形性降低，渗透脆性明显增高，易于破坏，是导致衰亡的重要因素。

2. 老龄红细胞衰亡　红细胞衰老后，易导致血管堵塞，老龄红细胞可能通过红细胞碎裂、渗透性溶解、噬红细胞作用、补体诱导的红细胞溶解等方面的作用导致老龄红细胞的清除。老化的红细胞，主要在脾脏及肝脏的网状内皮系统中破坏分解，血色素（heme）变为胆红素、血球蛋白和铁。血浆的颜色就是由胆色素所构成的，因此血色素变为胆红素的这一过程使血浆变为淡黄色，被释出的铁离子大部分都会被保留起来，可利用于血色素再合成，胆红素与白蛋白结合，运往肝脏，经处理后，以胆汁的形式排出。同时血球蛋白可成为氨基酸，利用于蛋白质的再合成。人体每天有 4 万～5 万个红细胞在脾脏及肝脏被破坏。一方面，红细胞衰老过程中细胞内酶活性减低、细胞膜生理功能所需能量减少、细胞膜脂质成分发生变化，使红细胞膜变形性减低、脆性增加，使红细胞容易被脾脏“阻滞”而吞噬、破坏；另一方面，衰老红细胞膜表面所带负电荷减少、红细胞间排斥效应减低、易于聚集、体积增大，使红细胞容易被脾脏“阻滞”而吞噬、破坏。当衰老的血红素于脾脏和肝脏中分解后，它们的铁离子会被释放到血浆中并与铁传递蛋白（transferrin）结合，大部分的铁便是由此蛋白质被送回骨髓，以作为合成新红细胞的原料。

第三节　白细胞系统

一、中性粒细胞的结构、生化与功能

（一）中性粒细胞的细胞结构

中性粒细胞由造血干细胞的粒细胞系发育而来，是一种分化完全的终末细胞。中性粒细胞是生理状态下机体循环细胞中数量最多、分布最广、寿命最短的一类白细胞，并处于机体抵御病原微生物，特别是化脓性细菌入侵的第一线，在机体固有免疫系统中发挥着极其重要的作用[8]。

1. 一般形态　成熟中性粒细胞直径 12～15μm，呈椭圆形或圆形，细胞核浓缩并凹陷形成多个核叶，不含有核仁，核叶一般 2～5 个，核叶间有染色质细丝相连。中性粒细胞的颗粒主要有 2 种，依发育顺序先后分为原发颗粒（或称嗜天青颗粒）及继发颗粒（或称特异颗粒）。由于在骨髓细胞阶段不再生成原发颗粒只生成继发颗粒，到成熟中性粒细胞时继发颗粒在数量上约为原发颗粒的 2～3 倍。

2. 细胞核　成熟中性粒细胞的细胞核高度浓缩。染色质内陷成为块状，成为分叶核（multilobed nucleus），各核叶之间由 15～30nm 宽的细丝相连。核叶数量反映了中性粒细胞的成熟度，有 3～4 个核叶的中性粒细胞比只有 2 个核叶的细胞更加成熟。

3. 糖原　成熟中性粒细胞富含糖原颗粒。应用偶氮胭脂红和 PAS 染色均呈阳性，电镜下糖原呈颗粒状，大多均是直径为 2nm 左右的颗粒，称为 β-糖原颗粒。糖原从中幼粒细胞阶段开始出现，随着细胞成熟逐渐增多，因中性粒细胞线粒体退化，糖原通过糖酵解提供其能量来源。

4. 微管和微丝　微管和微丝是中性粒细胞胞质中的重要结构。微管是一种中空的管状结构，内径为（18±2）nm，外径为（24±2）nm。微管由管蛋白构成，

管蛋白是由α亚基和β亚基形成的异二聚体，占微管总蛋白的80%~95%。管蛋白与微管相关蛋白聚合成原纤维，而后由13条原纤维以右手螺旋方式围绕成中空的微管结构。平均每个管蛋白可结合两个GTP，在管蛋白的聚合中起重要作用。微管形成的细胞骨架可以维持细胞形体、控制细胞器运动、参与中性粒细胞游走、吞噬体形成和黏附作用。微丝(microfilament)是球形肌动蛋白的双股螺旋的聚集体，直径4~6nm，存在于中性粒细胞的胞质中。微丝参与中性粒细胞受刺激引起的各种运动性反应和黏附作用及胞质在伪足中的流动及物理状态的变化。

5. 细胞膜 中性粒细胞的细胞膜是典型的流动镶嵌模式结构，厚度7.5~10.0nm，磷脂分子以亲水性头部外向、疏水性尾部对接方式排列形成脂质双层，膜蛋白以各种方式镶嵌其间。膜脂主要由磷脂、甘油三酯、糖脂和胆固醇组成。由于膜脂中饱和脂肪酸比例较高，因而刚性较好，对水溶性物质的渗透性较差。中性粒细胞的细胞膜含有丰富的膜蛋白，如各种受体蛋白、离子通道蛋白、各种膜功能酶等。

6. 中性粒细胞颗粒 根据标志酶等特征，中性粒细胞颗粒分为4个亚系，即嗜天青颗粒、特异颗粒、白明胶酶颗粒和分泌性囊泡(表11-1)。

表11-1 中性粒细胞亚系的组分

颗粒	嗜天青颗粒	特异颗粒	白明胶酶颗粒	分泌泡
标志酶	髓过氧化物酶	乳铁蛋白	白明胶酶	碱性磷酸酶
膜	CD63	CD15 CD66 CD67	CD11b/CD18	CD10
	CD68	CD11b/CD18		CD13
	Granulophysin	Gp91 phox/p22phox		CD45
				CD35(CR1)
氧化酶受体		细胞色素b	细胞色素b	细胞色素b
		Rap1A	Rap1A	Rap1A
其他受体		FMLP R	FMLP R	FMLP R
		C3bi R	C3bi R	C3bi R
		层粘连蛋白 R		CR4 R
		玻连蛋白 R		C1q R
				FcγⅢ R
				纤维蛋白原激活物 R
信号传递	血小板反应蛋白 R			
	Gi2蛋白亚基			
其他	NB抗原19kD和155KD蛋白	二酰基甘油	蜕变加速因子	
		脱乙酰酶		
基质				
杀菌物	髓过氧化物酶	乳铁蛋白	溶菌酶	
	一氧化氮合酶(NOS)	溶菌酶		
	溶菌酶			
	BPI蛋白			
	防御素			
	Serprocidins			
	弹性蛋白酶			
	组织蛋白酶G			
	蛋白酶3			
	Azurocidin(CAP37)			

（二）中性粒细胞的细胞膜功能蛋白的生化性质

中性粒细胞的细胞膜含有丰富的受体蛋白分子，这与其复杂行为、功能多样及精细调节相适应。随着研究不断进展深入，会有更多的受体分子被发现，现重点阐述以下3种。

1. 趋化性受体 人中性粒细胞的细胞膜上已发现存在多种趋化性受体。中性粒细胞可依靠特异性受体调节或通过特异性受体在细胞表面的表达而感受趋化信息。报道较多的是FMLP、C5a、LTB4、IL-8受体。每个中性粒细胞上有50 000个FMLP受体，Kd为20nm，FMLP受体储存在特异颗粒和分泌泡中。用放射标记C5a证明每个中性粒细胞上有50 000～100 000个C5a受体，Kd为2nm，C5a受体目前已被克隆。研究证实，C5a受体与G蛋白的耦联密切相关。

趋化因子（chemokin）是组织衍生的趋化物中对中性粒细胞具有强趋化活性的物质，是一种70～80个氨基酸组成的低分子量蛋白，具有4个半胱氨酸并形成2个二硫键：1个在较短的α-末端区，1个在较长的羧基末端区。趋化因子结构序列中前2个半胱氨酸的位置决定其功能：2个半胱氨酸被另1个氨基酸隔开的称CXC趋化因子，其基因簇位于4号染色体；CC趋化因子的2个半胱氨酸是邻位，对中性粒细胞无激活作用，但对于单核细胞、嗜碱性粒细胞、嗜酸性粒细胞及T淋巴细胞均有激活作用。属于CXC趋化因子的有IL-8、NAP-2和GRO-α。目前所发现的趋化因子已超过50余种，所有趋化因子均需要通过7次跨膜受体才能起作用。迄今，已发现6种CXC受体和10种CC受体。G-CSF能加速粒细胞从骨髓成熟释放入血，主要涉及中性粒细胞膜分子CXC受体4（CXCR4）。CXCR4是趋化因子CXCL12（SDF-1）的受体，在粒细胞发育早期表达水平很高，随着粒细胞成熟，其表达水平逐渐降低，中性粒细胞上的CXCR4与骨髓微环境中的CXCL12相互作用使中性粒细胞滞留在骨髓。中性粒细胞成熟后，低表达CXCR4，锚定作用减弱，从而骨髓释放到外周循环系统。

2. 调理素受体 包括免疫球蛋白（IgG，IgA）受体和补体C3受体。这类受体与IgG（IgA）和C3补体分子中的Fc段结合，从而使中性粒细胞识别经它们调理后的病原体颗粒或免疫复合体。免疫球蛋白受体亦称Fc受体，分以下几型：属IgG的FcγRⅡ，FcγRⅢ；属IgA的有FcαR；补体C3受体有CR1（CD35）和CR3（CD11b/CD18，Mac-1）。调理素受体具有介导吞噬作用的能力，CR1主要促使对病原体等的黏附作用，促进由CR3介导的C3b/C3b调理颗粒的吞噬。Fc受体亦能增进细胞对病原体颗粒的吞噬和消化。

3. 中性粒细胞P2受体 核苷酸可以通过与特定细胞表面受体作用，对调节细胞信号传递和转录有重要影响。胞外核苷酸通过对ROS生成的调节，在调节炎症、介质生成、介导细胞杀伤及凋亡等方面起到重要作用；且可以增强NO及其他自由基的范式增强细菌的LPS功效，激活巨噬细胞和单核细胞。其必须通过核苷酸受体起作用。胞外的核苷酸受体均属于P2受体，且分为2个亚族，即P2Y和P2X亚族。现已鉴定出P2Y亚族中的8个成员，分别是P2Y1、P2Y2、P2Y4、P2Y6、P2Y11、P2Y12、P2Y13和P2Y14。P2Y受体含有7个跨膜微区，且与异三聚体G蛋白活化有关。P2X受体是1个含有7种不同的同工型亚基家族，包括P2X1～7，大多是同种三聚体配体，为门控、阳离子选择性通道，含有两个跨膜微区。

（三）中性粒细胞的功能

中性粒细胞是体内抵御外界感染的最重要的免疫细胞，是机体抵抗病原体入侵的第1道防线。主要功能是吞噬和杀伤细菌，包括黏附、趋化、吞噬和杀菌作用4个方面。以下将做详细阐述。

1. 趋化因子及中性粒细胞的黏附作用 中性粒细胞具有很强的趋化作用，可以朝某一化学物质刺激的方向移动。细菌或组织坏死会产生大量代谢物，有些代谢物具有引诱中性粒细胞的性质，有些则与血浆中蛋白质作用形成复合物后亦具有上述性质，这些物质扩散后形成浓度梯度诱导中性粒细胞运动至感染源。上述可以刺激中性粒细胞诱导其游走的物质称为中性粒细胞趋化因子（chemotactic factor）。中性粒细胞膜上有趋化因子受体。受体与趋化因子结合，激活细胞膜上的钙泵，细胞向前方伸出伪足，使细胞移向产生趋化因子的部位。宿主体内感染的微生物和补体系统释放的趋化性多肽以及脂质介质，如白三烯B4和血小板活化因子等，均为中性粒细胞趋化因子。白细胞介素-8（IL-8）属于趋化因子超家族的一员，是强大的化学诱导物和中性粒细胞激活剂。

中性粒细胞的趋化运动方式和变形虫的运动方式相似，表现为：①中性粒细胞对趋化因子浓度梯度敏感，当密度差别只有1%时也有反应。②趋化行为与反应的时间和空间、反应速度均有关。③与中性粒细胞有"同质"（homogenous）的细胞，都有此类反应。④在向趋化剂的运动过程中，这些细胞处于极性形态。在前面是细胞的伪足，含有细胞核和颗粒的细胞质组分居于后。和移动方向相反的一侧是1个圆形的尾巴。当中性粒细胞需移动时，前伪足会波动或卷皱起来，细胞膜脂也在运动过程中泳动，细胞膜内Ca^{2+}浓度提高。伪足很薄，是应对细胞趋化因子的浓度梯度形成的。当细胞移动时,前伪足后面的细胞质泳动向前,伪足消失。当一些颗粒出现在细胞膜周并释放颗粒内容物时,中性粒细胞形成对趋化剂浓度梯度的反应,伪足再次伸出并重复这一过程。

黏附作用是中性粒细胞的重要功能之一。黏附作用能使中性粒细胞接受信息并作出相应反应来调节细胞行为。中性粒细胞的黏附作用包括细胞-细胞、细胞-细胞外基质(extracellar matrix,ECM)的黏附作用。研究发现至少有3种黏附分子家族的成员参与了中性粒细胞-内皮细胞的黏附作用,分别是免疫球蛋白家族、选择素家族和整合蛋白家族。免疫球蛋白家族的主要成员有:细胞间黏附分子1和2(intercellular adhesion molecule,ICAM-1 and ICAM-2)和血管细胞黏附分子(vascular cell adhesion molecule,VCAM)。选择素家族成员包括选择素-E、选择素-P和选择素-L。参与中性粒细胞黏附反应的整合蛋白家族成员主要是β亚族中的β2亚族。中性粒细胞通过黏附分子与内皮细胞发生黏附作用的机制有待进一步研究。

2. 中性粒细胞的吞噬作用及消化作用　吞噬作用是中性粒细胞破坏入侵病原体的初始步骤。病原体首先受调理素作用,才能被中性粒细胞吞噬。与特异性抗原结合的免疫球蛋白及与保守的微生物基序非特异性结合的补体因子均是调理素,中性粒细胞表面为各种调理素提供相应的配体。当中性粒细胞接触颗粒时,伪足围绕颗粒,然后扩展融合,从而把颗粒内吞到“吞噬体”中。

中性粒细胞的杀菌消化作用:吞噬体形成后即脱离细胞膜与细胞质中的颗粒发生膜融合,形成吞噬-溶酶体或称消化泡。颗粒中的各种抗菌物质随即释放,此过程称为脱颗粒作用(degranulation),标志着非氧杀菌作用的启动,亦为依氧杀菌做准备。①非氧杀菌机制。脱颗粒作用在机体防御方面有以下作用,首先,释放含髓过氧化物酶(MPO)、阳离子蛋白和酸性水解酶的原发颗粒,加强对吞噬体的消化和杀菌性能;其次,含有溶菌酶、胶原酶、乳铁蛋白等的继发颗粒(特异颗粒)和富含白明胶酶的白明胶酶颗粒同时释放,一方面加强杀菌作用,同时特异颗粒膜上含有的细胞色素b_{558}迅速转移到细胞膜上,从而触发依氧型杀菌过程;同时,特异颗粒、白明胶酶颗粒和区室含有诸如FMLP受体、纤维连接蛋白受体、层粘连蛋白受体、CD11b/CD18、Mac-1、CR1等多种受体,脱颗粒作用产生的膜易位可增强中性粒细胞的黏附作用、趋化作用、吞噬作用及呼吸暴发作用,提高中性粒细胞的活化水平,有助于杀菌和消化细菌。非氧杀菌是依氧杀菌的补充,中性粒细胞的防御作用主要是通过氧化型杀菌途径实现。②依氧杀菌机制:依氧杀菌作用主要是通过NADPH氧化酶激活、利用O_2大量生成超氧阴离子(O_2^-),并可形成一系列有强氧化作用的衍生物,如H_2O_2、OCl^-、OH^-及氯胺等实现杀菌作用,这些物质统称为活性氧物质(reactive oxygen species,ROS)。ROS破坏细菌的蛋白质分子、核酸及酶等重要生物分子从而杀死细菌。依氧性杀菌过程由多个环节组成,包括磷酸己糖通路激活和NADPH氧化酶激活,氰化物不敏感性氧消耗激增及ROS大量生成。

(四) 中性粒细胞激活

中性粒细胞激活是一个非常复杂的生理、生化进程,中性粒细胞表达监测病原体的受体家族主要包括Toll样受体(Toll like receptor,TLR)、C型凝集素受体(C-type lectin receptor,CLR)、髓样细胞触发性受体(triggering receptor expressed on myeloid cell,TREM)。

TLR是在固有免疫系统中发挥关键作用的蛋白质,目前已发现人类中有10种,小鼠中有12种。它们结构保守且与细菌相关基因有同源性,一旦这些细菌进入体内,被TLR识别,从而活化免疫细胞反应。除TLR3外,中性粒细胞表达所有的TLR。大多数TLR家族成员共享一个信号结构—TIR(Toll IL-1 receptor)结构域,该结构域负责活化并转移核转录因子NF-κB,这是分泌IL-1β和TNF-α必需的信号途径,从而引发炎症反应。所有TLR信号通过MyD88(myeloid differentiation factor 88)和MAL(MyD88-adaptor-like)与各种IL-1受体耦联激酶(IL-1 receptor associated kinase,IRAK)相互作用。

CLR可分为可溶性型和膜结合型,多数CLR包含一个或多个碳水化合物识别域(carbohydrate recognition domain,CRD)或C型凝集素样识别域(C-type lectin like domain,CTLD)。作为1种模式识别受体(pattern recognition receptor,PRR),CLR主要识别糖类抗原,参与抗原识别过程并可调控下游免疫,表现出与TLR类似的生物学功能。

TREM蛋白是细胞表面受体家族,广泛表达于髓系细胞。这些受体通过协调不同的刺激,可以正向和负向调控髓系细胞活化和分化。最早鉴定的TREM-1表达于中性粒细胞和单核细胞,对炎症反应信号放大起到关键作用。功能研究发现,TREM-1既可以通过交联单独诱导适度的细胞活化和前炎症细胞因子分泌,也可以与其他病原相关分子模式(pathogen-associated molecular pattern,PAMP)的受体协同作用,包括TLR和Nod样受体。TREM-1和PAMP介导的协同作用较TREM-1单独作用可以诱导更多的细胞因子分泌。以上信息表明,在微生物感染的情况下,TREM-1

可以作为炎症反应的放大器，有效降低监测病原体的阈值。

（五）刺激-反应耦合

1. 受体-配体相互作用

（1）甲酰肽受体（FMet-Leu-Phe 受体）：中性粒细胞可以被多种颗粒和可溶性物质刺激，诱发反应。炎症反应中产生的调理颗粒、免疫复合物和趋化因子会通过与细胞表面受体结合而激活中性粒细胞。N-甲酰肽受体是最典型的中性粒细胞趋化受体。N-甲酰肽是细菌的合成产物，可诱发多种中性粒细胞反应。甲酰肽受体位于中性粒细胞表面，是趋化肽的特异受体，甲酰肽及其受体结合并诱发细胞趋化运动和脱颗粒的能力。该受体具有转移性，并具有多重亲和状态，分子量 50~70kDa。甲酰肽受体已被克隆和测序，是含 7 个跨膜结构域的典型 G 蛋白耦联受体。

（2）C5a 受体：补体系统激活产生的 C5a 是 C5 衍生物，也是最强的趋化蛋白。C5a 受体已被分离和克隆，它是细胞膜上的单链多肽，具有 7 个跨膜结构域，分子量为 40~48kDa，它与 G 蛋白之间具有较强的相互作用。C5a 与中性粒细胞表面特异性受体的结合可引发后续反应，如，诱导中性粒细胞趋化、脱颗粒和超氧化物生成，这也提示 C5a 抑制剂可能调节炎症过程。

（3）C3 受体：中性粒细胞也表达趋化因子 C3b 和 C3bi 的受体。C3b 和 C3bi 受体在静息状态的中性粒细胞中较少，但激活后数量会快速增长。和甲酰肽受体相似，刺激会诱导 C3b 和 C3bi 表面受体表达增加，但这些受体的亚细胞定位是不同的。

（4）整合素 CD11b/CD18（Mac-1）：整合素也在细胞信号转导中发挥重要作用，细胞表面或与其他细胞的黏附能力可以直接激活中性粒细胞或“诱发”对其他刺激的强化反应。整合素可参与信号输出和导入传递，会诱导构象变化来调节与配体结合的亲和力。

（5）Fc 受体：中性粒细胞具有 3 种不同免疫球蛋白的受体，未受刺激的中性粒细胞表达 FcgRⅡ和 FcgRⅢ，又称为 CD32 和 CD16，受到细胞因子刺激后会表达另一种受体 FcgRⅠ，即 CD64。在功能上，最重要的是 FcgRⅢ，它由血小板膜糖蛋白Ⅰ（GPⅠ）连接并富集到细胞膜上。这种联系相对不稳定，膜上聚集的 FcgRⅢ数量反映了细胞内储存和动员之间的平衡。FcgRⅡ是经典的跨膜蛋白，可以启动 FcgRⅢ的信号转导通路，也可以和甲酰肽受体、C3b 相关信号通路有交互作用。FcgRⅡ和 FcgRⅢ会产生 Ca^{2+} 瞬变。Fc 受体的信号可以通过多种激酶，包括酪氨酸激酶、磷脂酰肌醇激酶和 MAP 激酶传导。

2. G 蛋白　最新的数据表明，趋化剂 FMET-LEU-PHE、LTB_4、PAF 受体和 C5a 通过与细胞膜上的 G 蛋白耦联受体（G protein-coupled receptor，GPCR）结合实现信号转导。中性粒细胞膜上这些 GPCR 被刺激活化后，具有 GTP 高亲和力。

3. 磷脂代谢　在信号转导中，GPCR 被刺激活化后会导致信号下游的膜相关的磷脂酰肌醇特异性磷脂酶活性被激活，磷脂酶 C 水解磷脂酰肌醇-4，5-二磷酸（PIP2）和磷脂酰肌醇-4-单磷酸（PIP1）产生第二信使—三磷酸肌醇（IP_3）和 1，2-二酰甘油（DAG）。在中性粒细胞中，已证明 IP_3 与特定的细胞内受体相互作用并刺激 Ca^{2+} 释放。受体刺激诱发生成 1，3，4-三磷酸肌醇和 1，3，4，5-四磷酸肌醇，但这些化合物与 Ca^{2+} 释放未见明确关联性。

4. 钙　Ca^{2+} 作为细胞功能的效应因子，其重要性近年来受到广泛关注。和其他类型的细胞相似，中性粒细胞在静息状态下 Ca^{2+} 浓度保持在微摩尔的低水平。有大量证据表明，细胞内 Ca^{2+} 水平升高会激活中性粒细胞，可能会直接或间接导致细胞反应。细胞内 Ca^{2+} 水平升高有两种不同的诱导机制：一种是 IP_3 介导的细胞内 Ca^{2+} 库动员和释放，另一种是细胞外 Ca^{2+} 涌入。钙荧光探针结果显示，细胞刺激后 Ca^{2+} 立即从静息水平的 0.1μmol/L 上升到 1μmol/L，细胞内局部 Ca^{2+} 可以达到更高的水平。

5. 蛋白激酶　佛波酯（PMA）是广泛用于激活中性粒细胞内信号转导通路的因子。PMA 刺激后，细胞内各种蛋白质的磷酸化状态会发生变化。这些变化与诱导中性粒细胞的功能反应平行发生，表明在激活信号通路中有蛋白激酶参与。PMA 诱导的中性粒细胞反应，可以激活 Ca^{2+} 敏感的蛋白激酶 C（protein kinase C，PKC）。中性粒细胞中可检测到高水平 PKC，以及与酶结合的磷脂酰丝氨酸。在中性粒细胞中，PKC 位于静息细胞的细胞质，细胞活化后重新分布于细胞膜。

二、中性粒细胞生成、分布及死亡

（一）中性粒细胞生成及其调节

中性粒细胞在骨髓中从祖细胞始，经过增殖、分化逐渐发育成熟。其发育顺序即原始粒细胞→早幼粒细胞→中性中幼粒细胞→中性晚幼粒细胞→中性杆状核粒细胞→分叶核粒细胞。正常人的中性粒细胞生成速率，即每天每公斤体重细胞数，为（0.85~1.6）$\times 10^9$/（kg·d），成熟的中性粒细胞在血液中大约循环 6 小时，随后进入组织发挥作用。

参与粒细胞生成的体液性调节因子早已通过体

外培养系统予以确定，通常以能刺激骨髓祖细胞生成集落的能力来判别，这种红细胞生成素称为集落刺激因子（CSF）。人中性粒细胞生成至少与 3 种 CSFs 有关，即 GM-CSF、G-CSF 和 IL-3。GM-CSF 是相对分子量 22KD 的糖蛋白，能够刺激中性粒细胞、单核细胞和嗜酸性粒细胞生成；G-CSF 是 1 种分子量为 20KD 的糖蛋白，仅能刺激中性粒细胞生成；IL-3 又称多能性 CSF，分子量为 20KD，是 1 种对造血早期起作用的造血生长因子，对多能干细胞起作用。G-CSF 和 GM-CSF 可直接对中性粒细胞起作用，并增强该细胞的功能。因成熟的中性粒细胞缺乏 IL-3 受体，因而 IL-3 对其无影响。这些血细胞生成素在调节中性粒细胞的生成和功能活动等方面起到重要作用。

在宿主防御期间（如细菌入侵），巨噬细胞和 T 淋巴细胞被激活，它们释放 CSFs、细胞因子和淋巴因子，引起内皮细胞和间质细胞产生 CSFs，刺激骨髓细胞生成中性粒细胞。当微生物病原体被吞噬消化后，由于清除了诱导 CSF 基因表达的刺激，中性粒细胞生成就恢复到基础水平。

（二）中性粒细胞分布

中性粒细胞分布或称为中性粒细胞的生命时相，可从骨髓、血液循环和组织 3 个方面进行叙述。

1. 骨髓中的中性粒细胞　骨髓中的中性粒细胞可分为增殖和成熟储存 2 个区群。原始粒细胞、中性早幼粒细胞、中性中幼粒细胞具有复制能力，组成增殖区群。中性晚幼粒细胞和成熟中性粒细胞失去复制能力，组成成熟储存区群。通过不同标记检测数据统计，估算从中幼粒细胞阶段到血液中转化时间为 5~7 天，而在感染期，中幼粒细胞到进入血液的转换时间则可短至 48 小时。随着成熟完成，中性粒细胞被储存在骨髓中。

2. 血液中的中性粒细胞　中性粒细胞离开骨髓储存区，随即进入血液，且不再重新返回骨髓。血液中性粒细胞有一部分不参加循环，而是黏附在血管内皮细胞上。因此，在血液中存在 2 个中性粒细胞池：循环池和边缘池。通过锻炼、注射肾上腺素等方法可以使中性粒细胞从边缘池移动至循环池，并最终进入组织。中性粒细胞一旦进入组织，就不能再返回至血液，细胞流动则呈现出单向性特征。

3. 组织中的中性粒细胞　在感染部位或损伤组织，中性粒细胞黏附在血管内皮细胞上，通过趋化作用数秒内可游移到组织。黏附作用和趋化作用是 2 个相独立的过程，分别由自身相应的配体-受体所介导。白细胞黏附到内皮细胞主要有 3 个黏附分子介导，包括 Mac-1、LAF-1 和 P150/45。中性粒细胞在组织中发挥其吞噬、消化等作用。

三、淋巴细胞形态、发育与功能

（一）淋巴细胞的形态

淋巴细胞是具有特异免疫识别功能的细胞系。血液中的淋巴细胞以小淋巴细胞为主，具有典型的均一形态特征：直径 6~9μm、圆形，胞质少，略嗜碱，胞核圆形或有凹陷，染色质呈粗团状分布。同其他血细胞一样，淋巴细胞也来源于骨髓干细胞。按其个体发生、表面分子和功能的不同，可将淋巴细胞系分为 T 细胞、B 细胞和 NK 细胞。它们执行着不同的功能。T 细胞的前身细胞在胸腺内进行加工后，成熟为有功能活性的 T 淋巴细胞，主要负责细胞免疫。B 细胞参与体液免疫，原发于骨髓。NK 细胞形态上属大颗粒淋巴细胞，平均直径 13.5μm，胞质丰富，着色较浅，细胞核呈肾型。NK 细胞具有多种免疫功能，如抗肿瘤、抗感染及免疫调节等。

（二）淋巴细胞发育、分化与功能

1. T 淋巴细胞

（1）T 淋巴细胞发育与分化：T 淋巴细胞简称 T 细胞，是起源于骨髓中的造血干细胞，在经历共同淋巴样前体细胞阶段后，其祖细胞通过血液向胸腺迁移，在胸腺中完成成熟与分化过程。胸腺中发育中的 T 细胞也被称为胸腺细胞（thymocyte），在这一过程中包含了 T 细胞受体基因重排、β-选择、阳性选择、阴性选择等重要事件，这些事件对于成熟 T 细胞功能发挥具有至关重要的作用。按照这些事件发生的时间顺序和细胞表面分子标志物变化情况，可以将 T 细胞在胸腺中的发育过程分为 $CD4^-CD8^-$ 双阴性（double negative，DN）、$CD4^+CD8^+$ 双阳性（double positive，DP）、$CD4^-CD8^+$ 或 $CD4^+CD8^-$ 单阳性（single positive，SP）三个阶段；其中，双阴性阶段又可根据 CD25、CD44 差异表达分为 DN1、DN2、DN3、DN4 4 个阶段。

DN1（$CD44^+CD25^-$）阶段的胸腺细胞被认为具有高度异质性，其中干细胞相关基因 *c-KIT* 高表达的细胞被认为是早期胸腺祖细胞（early thymic progenitor cell，ETP）。ETP 具有多向分化潜能，可在体外特定培养条件下分化为 B 细胞、NK 细胞等其他淋巴细胞乃至髓系细胞。ETP 在定居胸腺后随即大量扩增，并向 DN2（$CD44^+CD25^+$）阶段进行定向分化。DN2 细胞开始表达 T 细胞相关标志物 CD25 和 CD127。在此阶段，胸腺细胞开始进行 T 细胞受体（T cell receptor，TCR）β 基因重排，细胞也开始表达 T 细胞受体复合物的信号转导蛋白 CD3ε 和 ZAP70。在 DN2 阶段，细胞开始丢失多项分化潜能，并在 DN3（$CD44^-CD25^+$）阶段完全限定与 T 细胞系。DN3 阶段，*TCRβ* 基因重排完成，并与未成熟的 TCRα 亚基 PTα 组装成 pre-TCR。只有成功进行 *TCRβ* 基因重排并表达 pre-TCR 的细胞才能够存活并继续 T 细胞分化进程，这一筛选过程称为 β-选择。在 DN4 阶段（$CD44^-CD25^-$），胸腺细胞大量扩增，随后进入 T 细胞发育的 DP 阶段。

DN4 阶段后，胸腺细胞开始同时表达 TCR 受体的辅助受体 CD4 和 CD8 分子，进入双阳性阶段。胸腺中的绝大多数胸腺细胞均为双阳性细胞，T 细胞发育中的 TCRα 链基因重排和阳性选择均在此阶段发生。在阳性选择中，识别 MHC Ⅰ类复合体的胸腺细胞将失去 CD4 表达，发育为 CD8 单阳性 T 细胞；而识别 MHC Ⅱ类复合体的胸腺细胞将失去 CD8 表达，发育为 CD4 单阳性 T 细胞。在双阳性或单阳性阶段，能够与自身抗原肽-MHC 复合体发生高亲和性结合的胸腺细胞将凋亡，以避免产生自身免疫性 T 细胞，此为 T 细胞发育过程中的阴性选择。在经历双重选择后，约 2% 的双阳性胸腺细胞存活下来并发育成为成熟的单阳性 T 细胞，随后逐渐退出胸腺环境并向外周迁移[9]。

（2）T 淋巴细胞的分类与功能：T 细胞介导的免疫应答称为细胞免疫应答，主要发挥抗感染、抗肿瘤的免疫功能。按 T 细胞抗原受体类型分类，可分为 TCRαβ 的 T 细胞（$\alpha\beta^+$T 细胞）和 TCRγδ 的 T 细胞（$\gamma\delta^+$T 细胞）。$\alpha\beta^+$T 细胞是指 TCR 由 α、β 2 条多肽链组成。这类 T 细胞占免疫系统中 T 细胞总数的 95%以上。一般所说的各类 T 细胞如未特指，均认为是 $\alpha\beta^+$T 细胞。$\gamma\delta^+$T 细胞是指 TCR 由 γ、δ 2 条多肽链组成。$\gamma\delta^+$T 细胞数量约占全身 T 细胞的 5%，主要分布于上皮组织如皮肤和黏膜组织。大多数 $\gamma\delta^+$T 细胞表型为 $CD4^-CD8^-$，少数可表达 CD8。活化的 $\gamma\delta^+$T 细胞通过分泌多种细胞因子（如 IL-2、IL-3、IL-4、IL-5、IL-6、GM-CSF、TNF-α、IFN-γ）介导免疫反应，可杀伤细胞内病毒或细菌感染的靶细胞及某些肿瘤细胞。$\gamma\delta^+$T 细胞同时具有较多的固有免疫细胞特性，因此被认为是机体固有免疫与适应性免疫的桥梁。

根据 T 细胞表面所表达的 CD4 或 CD8 跨膜分子，可分为 $CD4^+$T 细胞和 $CD8^+$T 细胞。机体 60%～65% 的 T 细胞为 $CD4^+$T 细胞。$CD4^+$T 细胞识别抗原肽受自身 MHC Ⅱ类分子限制，所识别抗原肽一般为 13～17 个氨基酸残基组成的多肽链。活化后分化为 Th 细胞。Th 细胞在未受抗原刺激的初始 $CD4^+$T 细胞为 Th0 细胞。Th0 细胞在抗原和细胞因子等因素诱导下，向不同谱系分化而进一步形成不同亚群，比较清楚的有 Th0、Th1、Th2、Th3、Th17、滤泡辅助性 T 细胞（Tfh）和调节性 T 细胞（Treg）等[10]。这几个亚群主要是以各自分泌的不同细胞因子谱而区分。CD8 表达于 30%～35%的 T 细胞。$CD8^+$T 细胞识别的抗原肽较短，识别过程受自身 MHC Ⅰ类分子的限制。活化后分化为细胞毒性 T 细胞（cytotoxic T cell，CTL），可特异性杀伤靶细胞，具有细胞毒作用。初始 $CD8^+$T 细胞的激活或分化为效应 CTL 需要双信号刺激，这个过程依赖于某特定的树突状细胞或 $CD4^+$T 细胞辅助。分化完成后的 CTL 胞质充满大量颗粒物，CTL 特异性识别靶细胞上内源性抗原肽 MHC Ⅰ类分子复合物，通过分泌穿孔素负责在靶细胞膜上打孔，而颗粒酶及颗粒溶素等经孔道进入靶细胞，启动 capcase 凋亡途径直接杀伤靶细胞。同时激活 CTL 膜上表达 FasL，可通过 Fas/FasL 途径诱导靶细胞凋亡。CTL 在杀伤靶细胞过程中自身不受伤害，可连续杀伤多个靶细胞。

NKT 细胞表型是既表达 NK 细胞的表面标志物 CD56，又表达 T 细胞的特异性标志物 TCRαβ-CD3 复合物。NKT 细胞是一类介于适应性免疫细胞和固有免疫细胞之间，被称为固有样淋巴细胞（innate-like lymphocyte，ILL）的细胞。其作用机制既类似于 CTL，通过分泌穿孔素、颗粒酶或 Fas/FasL 途径杀伤病原体感染的靶细胞或肿瘤细胞；也类似于 Th 细胞，可通过分泌细胞因子 IL-4 或 IFN-γ，诱导初始 T 细胞向 Th1 或 Th2 细胞分化，参与体液免疫应答或细胞免疫应答。但关于 NKT 细胞在免疫应答中的精确作用尚不清楚。

2. B 淋巴细胞

（1）B 淋巴细胞分化发育：B 淋巴细胞简称 B 细胞，是免疫系统中的抗体产生细胞，在哺乳动物中由骨髓产生。B 细胞在骨髓中经历祖 B 细胞、前 B 细胞、幼稚 B 细胞等阶段，最终发育为成熟 B 细胞。成熟 B 细胞通过血液循环进入淋巴结与脾脏，主要定居于淋巴结皮质浅层的淋巴小结及脾脏红髓和白髓的淋巴小结内。在抗原刺激和辅助性 T 细胞（Th）协助下，B 细胞被激活，增殖形成生发中心，进一步分化为分泌抗体的浆细胞或长寿的记忆 B 细胞。B 细胞产生特异免疫球蛋白（Ig），能特异性地与抗原结合，主要执行机体的体液免疫功能。此外，B 细胞不仅能通过产生抗体发挥特异性体液免疫功能，同时也是重要的抗原提呈细胞，参与免疫调节过程。

B 细胞的增殖分化需要骨髓基质细胞（bone marrow stromal cell，BMSC）提供的骨髓造血微环境。骨髓造血微环境由骨髓基质细胞及其分泌的细胞因子和细胞外基质 3 部分组成。骨髓基质细胞主要包括树突状细胞、巨噬细胞、成纤维细胞、脂肪细胞及网状细胞等。基质细胞通过与 B 细胞直接作用，或通过其分泌的细胞因子调节 B 细胞定向增殖、分化、成熟和迁移

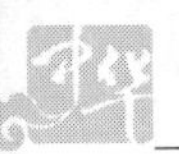

等。基质细胞分泌的细胞因子包括血管细胞黏附分子-1(VCAM-1)和B细胞活化因子(BAF)。VCAM-1与祖B细胞表面VLA-4相互作用,然后祖B细胞表达受体c-KIT与BMSC表面分子SCF相互作用,激活c-KIT,是祖B细胞表达IL-7受体(IL-7R),IL-7R与BMSC分泌的IL-7相互作用,使祖B细胞分化为前B细胞。BAFF是肿瘤坏死因子(TNF)家族成员,BAFF与其受体BAFF-R对于B细胞的产生及成熟起重要作用。

B细胞受体(B cell receptor,BCR)是存在于B细胞膜上的免疫球蛋白,B细胞通过BCR识别抗原,启动体液免疫。B细胞免疫球蛋白基因位点的功能性重排是淋巴细胞发育为B细胞的基本条件。重排过程包括重链基因位点上*VDJ*基因片段重排和轻链基因位点的*VJ*基因片段重排。

B细胞膜表面有众多分子,主要为B细胞抗原受体复合物、共刺激分子和辅助受体等,它们在B细胞活化、增殖、抗原识别及抗体产生等过程中发挥重要作用。B细胞受体复合物是B细胞表面最重要的表面分子,BCR主要由2部分组成:一部分是镶嵌在B细胞膜表面的免疫球蛋白(mIg),另一部分是Igα/Igβ异二聚体,负责向下传递信号。B细胞共受体(coreceptor)由CD19、CD21、CD81 3种蛋白以非共价键连接形成,能够促进BCR对抗原的识别和B细胞的活化。抗原与B细胞表面的BCR结合,产生激活B细胞活化的第一信号,B细胞活化除有第一信号外,还需要Th细胞与B细胞表面共刺激分子之间的相互作用,即第二信号。B细胞膜表面的共刺激分子主要有:CD40与CD40L、CD80和CD86、BAFF与BAFFR、ICAM-1/LFA-1等[11]。同时,活化的B细胞还表达多种抑制型受体,可以防止B细胞过度活化,确保免疫应答在适度范围内进行。典型的抑制型受体有CD22、CD32和CD72等。

B细胞分化过程可分为2个阶段,抗原非依赖期和抗原依赖期。在抗原非依赖期,B细胞分化与抗原刺激无关,主要在中枢免疫器官内进行。B细胞在该阶段的发育过程主要分为以下几个阶段:祖B细胞、前B细胞、未成熟B细胞和成熟B细胞。抗原依赖期指成熟B细胞受抗原刺激后,可继续分化成合成和分泌抗体的浆细胞阶段,主要在周围免疫器官内进行。成熟B细胞在周围淋巴器官接受抗原刺激,在Th及抗原呈递细胞协助及其产生的细胞因子作用下,可使B细胞活化、增生及分化为合成及分泌抗体的浆细胞。这个阶段的B细胞可逐渐丢失一些膜分子如CD19和CD22等,并发生Ig的类别转换,从而产生IgG、IgA或IgE等的B细胞。当成熟B淋巴细胞分化为浆细胞后,B细胞表面的大部分标志均可丧失,并出现一些新的浆细胞的标志。

(2) B细胞的分类及功能:根据表型、组织定位和功能的不同,可将B细胞分为B1细胞和B2细胞两个亚群。B1细胞属于固有免疫细胞,产生以IgM为主的低亲和力抗体;B2细胞即通常所指的B细胞,参与适应性体液免疫应答,是由骨髓中多能造血干细胞分化而来的比较成熟的B细胞。调节性B细胞(Breg)通过产生IL-10和TGF-β等抑制性细胞因子介导免疫耐受,在自身免疫性疾病、感染、肿瘤等疾病发生发展过程中起重要调节作用。

B细胞的主要功能是产生抗体介导体液免疫应答。抗体是免疫系统在抗原刺激下,由B细胞或记忆B细胞增殖分化的浆细胞所产生,可与相应抗原发生特异性结合形成免疫球蛋白。具有抗原识别能力的免疫球蛋白分子和其在细胞表面受体之间的相互作用,很大程度上决定这抗体生理功能发挥,是将发生在体液中的免疫识别和免疫细胞的生理功能连接起来的最重要纽带。主要通过对抗原的中和作用、调理作用、补体依赖的细胞毒作用、抗体依赖的细胞毒作用、介导Ⅰ型超敏反应及分泌型IgA的局部抗感染作用等参与免疫应答反应。同时,B细胞作为一种专制性抗原提呈细胞,可通过BCR结合抗原并内化抗原或经胞饮作用将可溶性蛋白抗原吞入细胞内。B细胞亦产生多种细胞因子,通过分泌细胞因子参与免疫调节。B细胞产生多种细胞因子调节巨噬细胞、树突状细胞、NK细胞和T细胞的功能。近年来,B细胞尤其是Breg细胞,分泌细胞因子IL-10可以促进T细胞由Th0向Th1和Th2转化,抑制T细胞增殖和活化,抑制NK细胞分泌IFN-γ。Breg细胞抑制作用主要通过分泌TGF-β,并诱导TGF-β受体在细胞膜上表达,从而抑制肿瘤抗原相关$CD8^+$T细胞增殖。

3. NK细胞　自然杀伤细胞(natural killer cells,NK cells)从造血干细胞($CD34^+$ HSC)发育分化而来,其过程可分为3个阶段,已出现NK前体细胞(NKP)、未成熟NK细胞(iNK)和形成有功能的成熟NK细胞(mNK)为标志。整个过程依赖于骨髓基质微环境,因为后者可以提供NK细胞发育分化必需的多种细胞因子。首先,在早期造血生长因子,如FLT-3配基和c-kit配基等作用下,$CD34^+$HSC上调IL-2/IL-15Rß(CD122)表达,逐渐分化为$CD34^+CD122^+CD56^-$NKP,这些前体细胞通过CD122分子获得对IL-15的应答能力。而在骨髓微环境中IL-15主要由骨髓基质细胞产生,对NK细胞发育成熟起关键作用,最终可促进CD56表达,形

成 $CD3^-CD56^+$NK 细胞。近年来的研究证实，肝脏、淋巴结、脾脏亦存在 NKPs，提示这些组织器官可能是 NK 细胞发育分化的场所。NK 细胞是一群不同于 T、B 淋巴细胞的大颗粒淋巴细胞，分布于外周各淋巴器官及血液循环系统中，无须抗原预先刺激与活化即可发挥细胞毒效应，分泌多种细胞因子及趋化因子。NK 细胞表达一系列活化性受体及抑制性受体，两者间平衡是控制 NK 细胞是否被激活的重要机制。在人类，NK 细胞具有其特有的表面标志 CD56 及 CD16 分子，根据此表面标志表达水平的不同将 NK 细胞分为不同的亚群，即 $CD56^{bright}$NK 和 $CD56^{dim}$NK 细胞。另外，依据 NK 细胞在免疫应答过程中功能不同又可将 NK 细胞分为辅助性（Helper）NK 细胞、调节性（Regulatory）NK 细胞、杀伤性（Cytotoxic）NK 细胞以及抗原提呈（Antigen-presenting）NK 细胞等[12]。NK 细胞不仅与抗病毒感染、抗肿瘤和免疫调节有关，而且在某些情况下参与抗原提呈与组织修复。

第四节　血小板生物学特性

一、血小板的结构、生成及其调节

（一）血小板结构

正常状态下，血小板呈两面微凸的圆盘状，平均直径 2~3μm，平均体积为 8μm³。血小板为无核细胞，在光镜下无特殊结构，通过电镜等途径可以观察到其超微结构。

1. 血小板的表面结构　血小板的表面结构主要由细胞外衣和细胞膜组成。血小板细胞外衣由各种糖蛋白（glycoprotein，GP），如 GP Ⅰa、Ⅰb、Ⅱa、Ⅱb、Ⅲa、Ⅳ、Ⅴ和Ⅸ，以及这些 GP 的糖链部分组成。

电镜下，血小板膜呈典型的 3 层结构，厚度为 7.5nm。冰冻蚀刻研究表明，血小板膜内颗粒数比红细胞少，分布也不同，颗粒代表了膜类脂双分子层中的蛋白质，其中包括多种酶及各种受体，如凝血酶受体、肾上腺素受体等，在激活血小板过程中起着重要作用。血小板细胞膜中有 Ca^{2+} 通道，钠泵（Na^+/K^+-ATP 酶）和阴离子泵，维持细胞内外的离子浓度梯度。血小板因子Ⅲ亦位于细胞膜中，在血液凝固反应中起催化作用。

2. 血小板的溶胶-凝胶区　血小板膜内侧有 3 种细丝状结构：微管、微丝和膜下细丝。上述物质构成了血小板的骨架和收缩系统，在血小板变形、颗粒成分释放、伸展和血块收缩中起重要作用。

微管是 1 种非膜性管道结构，呈环形排列于血小板周围，有 8~24 层，每层直径在 25nm 左右。构成微管的主要成分是微管蛋白，由 2 种结构基本相同的单体聚合而形成的二聚体。

微丝是 1 种实心的细丝状结构，血小板静止状态下一般看不到微丝。当血小板被激活，细胞基质中出现大量微丝。微丝主要含有肌动蛋白细丝，直径 5nm，另有少量短的肌球蛋白粗丝，两者比例 100∶1。

3. 血小板的细胞器和内含物　在电镜下可见血小板内含有多种细胞器，其中最重要的是各种颗粒成分，如 α 颗粒、致密颗粒（δ 颗粒）与溶酶体等（表 11-2）。

表 11-2　血小板颗粒组分

致密颗粒	α 颗粒	溶酶体
ADP	血小板因子Ⅳ（PF4）	酸性水解酶
ATP	β 血小板球蛋白（β-TG）	组织蛋白酶
5-羟色胺	血小板衍生生长因子（PDEF）	
钙离子	通透性因子	
抗纤维蛋白溶解酶	趋化性因子	
焦磷酸盐	凝血酶敏感蛋白（TSP）	
	纤维连接蛋白（FN）	
	纤维蛋白原（Fg）	
	因子Ⅴ	
	因子Ⅷ，vWF	
	白蛋白	

4. 血小板膜糖蛋白　血小板膜含有多种蛋白质，其往往连接大量的糖链形成糖蛋白。依照蛋白质结构、功能和配体的性质，将其归入一些大的基因家族，支持止血及血栓形成的血小板膜受体包括整合素基因家族、富含亮氨酸糖蛋白基因家族、选择素基因家族和免疫球蛋白基因家族[8]。

（1）富含亮氨酸糖蛋白基因家族：GP Ⅰb-Ⅳ-Ⅴ复合物是血小板主要糖蛋白之一，属异质多聚体。GP Ⅰb 由 GP Ⅰbα（CD42b）、GP Ⅰbβ（CD42c）以二硫键相连而成，其与 GPⅨ以 1∶1比例组成复合物，GPⅤ以 1∶2分子比例参与复合物形成。每个血小板上约有 25 000 个 GP Ⅰb-Ⅳ-Ⅴ复合物分子，主要分布在血小板表面，少数位于 OCS。它们均是富含亮氨酸的超家族成员，参与细胞信号传导、细胞黏附和细胞生长发育。目前已知 GP Ⅰb-Ⅳ-Ⅴ复合物的主要功能：①vWF 受体功能。正常人血浆 vWF 不能直接与复合物结合，只有当 vWF-A3 区与血管破损处的内皮下胶原结合时，vWF 发生构型改变，vWF-A1 区才能与

GP Ⅰbα 的氨基端 His1-Glu282 结合。②凝血酶受体功能。凝血酶高亲和力结合位点位于 GP Ⅰbα 的氨基端 His1-Glu282 上，一个在阴离子化的硫酸化 Tyr 序列，另一个在富含亮氨酸序列的羧基端侧翼片段。③维持血小板结构的完整性。GP Ⅰb-Ⅳ-Ⅴ复合物是血小板膜骨架与血小板膜间主要的附着物，静息血小板中70%以上的 GP Ⅰb-Ⅳ-Ⅴ与膜骨架相连。GP Ⅰ与 vWF 结合需要完整的骨架蛋白存在，无骨架蛋白网的血小板，缺乏与 vWF 的结合能力。

（2）整合素家族受体：整合素促进内皮细胞对内皮下基质的黏附，参与血管发生过程中内皮细胞迁移；炎症发生过程中白细胞在内皮细胞中的黏附、迁移；介导血管损伤过程中血小板对暴露的内皮下组织的黏附、聚集及血栓的形成。

GPⅡb/Ⅲa 属于整合素受体家族（αⅡbβ3），是血小板上含量最丰富的膜糖蛋白，是 Ca^{2+} 依赖性二聚体复合物。EDTA 等 Ca^{2+} 螯合剂可使之解离，解离后受体功能丧失。GP Ⅱb/Ⅲa 复合物的三级结构对受体的功能有很大影响，其构型改变是调节 GP Ⅱb/Ⅲa 功能状态的主要机制。

GPⅡb 与 GPⅢa 在复合物状态下能表达血小板多种受体功能，联结的配体包括纤维蛋白原、纤维连接蛋白（Fn）、玻璃连接蛋白、vWF 等黏附蛋白分子。GPⅢa 是结合这些配体的主要受体。

（3）选择素基因家族受体：血小板 P-选择素是一个富含半胱氨酸、高度糖化的蛋白质，分子骨架由 1 条多肽链构成，分子量 140kDa。P-选择素在蛋白质水平上有 2 种存在形式，1 种是具有跨膜区域的整合型，主要存在于静止血小板的 α 颗粒上和活化血小板的细胞膜上；另 1 种则是缺乏跨膜区域的分子，为可溶性 P-选择素（sP-selectin），血小板活化时 sP-selectin 释放入血浆中。因此，P-选择素是反应血小板活化的分子标志。

（4）腺苷二磷酸受体：腺苷二磷酸（ADP）是人体内重要的血小板诱导剂。ADP 受体属于嘌呤类受体（P_2 受体），分为 2 类，即 G 蛋白耦联受体 P_2Y 和配体门控离子通道受体 P_2X_1。人类 P_2Y_1 受体具有典型的 G 蛋白耦联受体的结构特征，P_2Y_{12} 受体为 Gi 蛋白耦联的 ADP 受体。P_2X_1 受体参与 ADP 诱导的血小板 Ca^{2+}快速内流，为 ATP 门控通道，介导快速和选择性的阳离子通道。P_2Y_1 和 P_2Y_{12} 分别激活 Gq 和 Gi 途径，抑制任一受体均可阻断血小板聚集。P_2Y_1 受体在早期血小板活化中起作用，参与血小板形态改变；P_2Y_{12} 受体对于血小板聚集具有协同放大的作用，参与 ADP 对于血小板的刺激过程。

（5）胶原受体：GPⅥ为Ⅰ型单链跨膜糖蛋白，分子量为 62kDa，属免疫球蛋白超家族成员，与 Fcγ 链形成复合物，参与胶原结合。血小板被活化后，GP Ⅰa-Ⅱa 构象改变，与胶原亲和力增加，但 GP Ⅰa-Ⅱa 和 GPⅥ的作用不足以使血小板黏附至胶原，还必须要有 GP Ⅰb 和 vWF 参与。

（二）血小板生成及调节

巨核细胞由骨髓干细胞分化而来、经历混合巨核细胞祖细胞、早期巨核细胞祖细胞、巨核细胞祖细胞、最终转变为成熟巨核细胞。血小板来源于巨核细胞，每个巨核细胞可产生 2 000~5 000 个血小板，其大小、密度及对一些激动剂的反应略有不同，具有明显的异质性。

在巨核系造血的早期阶段，主要由 TPO、IL-1、IL-3、EPO 和 PDGF 调控；而在分化的后期主要由 TPO、IL-6 和 IL-11 参与，同时，多个转录因子也参与了巨核细胞的分化过程。GATA1、FOG1 和 Fli-1 主要作为早期至中期巨核细胞生成的调节因子；NF-E2 则主要参与晚期巨核细胞分化和血小板的调控。目前，对于血小板释放的机制还缺乏深入了解，其可能通过引起巨核细胞凋亡来促进血小板释放。

血小板生成还受自身反馈机制及组织因子控制。抑制血小板生成的因子主要来源于血小板本身，如血小板第 4 因子、α-血小板球蛋白等，其通过抑制巨核细胞生长或抑制巨核细胞系的祖细胞从而抑制血小板生成。由巨噬细胞和 T 细胞产生的 α 和 γ 干扰素亦有抑制巨核细胞生成的作用。

（三）血小板寿命及转归

1. 血小板寿命　一般应用核素法或非核素法测定血小板的寿命。用 ^{51}Cr 标记法测定人的血小板寿命平均为 9~12 天。正常状态下，血小板生成和破坏处于动态平衡状态，每日更新率为 $(35±43)×10^9/L$。

2. 血小板归宿　脾脏是血小板的主要归宿，其次是肝脏和骨髓及淋巴结。正常人体中，血小板在维持血管完整性方面存在恒定地丢失，速率为 $(7~10)×10^9/L$。在病理状态下，如血小板受 ADP、5-HT、凝血酶、抗原抗体复合物及细菌或病毒的作用，可以诱发血小板聚集，纤维蛋白原参与稳固血小板聚集体的作用。

二、血小板功能及活化

（一）血小板功能

血小板的主要生理功能是凝血和止血。血管损伤后，血小板可以黏附到受损血管内皮下暴露的胶原纤维蛋白上，局部产生的凝血酶、血小板来源的血栓素A2(TXA2)及从血小板致密颗粒分泌或受损细胞释放的ADP使血小板活化,并募集其他血小板,形成血小板凝块,促进凝血酶产生,并通过凝血酶将纤维蛋白原转化成纤维蛋白,使血小板凝块与其他血细胞缠结成血栓,发挥止血作用。同时,血小板在病理性血栓形成、稳定和消退中发挥作用,参与心脑血管疾病的发病过程。血小板活化的启动及活化的程度,取决于机体循环系统内血小板活化发生的部位和需求。在静脉系统中,血液的低流速和淤积使损伤部位能够积聚活化的凝血因子和局部产生的凝血酶,从而促进血栓形成;因此静脉血栓主要是由红细胞构成,只有少量的血小板存在。而在高速流动的动脉系统中,凝血因子会受到血流快速冲刷而使得可溶性纤维蛋白原不易转变为纤维蛋白,取而代之,动脉血栓中富含大量的血小板和纤维蛋白原。

1. 血小板黏附功能　血小板与非血小板表面发生地黏着称为血小板黏附作用,是血管受损后参与正常止血的最初反应。除外血液流变学因素,主要是以下3种成分起作用,即血小板膜糖蛋白、vWF和内皮下组织。血管内皮下组织由各种大分子结缔组织成分组成,如微纤维、胶原、弹性蛋白、纤维连接蛋白等,其中胶原和微纤维是促进血栓形成的主要成分。vWF在血浆中不仅作为因子Ⅷ的载体,且与血小板存在黏附功能,因此可以在内皮下胶原与血小板GPⅠb之间起桥联作用。GPⅠb是参与血小板黏附的主要蛋白。GPⅠb与vWF结合后,血小板流速减慢并在血管受损表面滚动,而后其表面胶原受体糖蛋白GPⅥ结合至胶原,介导血小板内信号转导发生血小板活化,该活化信号激活整合素α2β1(GPⅠa-Ⅱa)使血小板黏附在血管壁,从而引发血小板聚集,最终导致止血栓形成。

2. 血小板聚集功能　血小板之间相互黏着的现象称为聚集。当血小板黏附与血管破损处或者受到活化剂作用后,在Ca^{2+}参与下,活化血小板膜GPⅡb-Ⅲa,暴露出纤维蛋白原受体。1个纤维蛋白原分子可同时与至少2个GPⅡb-Ⅲa结合,因此,血小板可以通过各自表面的GPⅡb-Ⅲa和纤维蛋白原结合而聚集成团。血小板聚集由2类不同机制诱发,1类是各种化学诱导剂;另1类是流动状态下的剪切力作用所致。血小板聚集功能在生理性止血和病理性血栓形成中起着重要的作用。

3. 血小板释放反应　血小板受到刺激后,贮存在致密颗粒、α颗粒或溶酶体内的许多物质排出细胞,称为释放反应。释放反应是通过微管环状带和骨架蛋白的收缩作用引起的;收缩作用即将细胞内颗粒压缩在细胞中央,通过颗粒膜与开放管道膜的融合作用,将颗粒内容物挤压至细胞外。

4. 血块回缩　血块回缩起始于血小板黏附在纤维蛋白索。血小板体部黏着在纤维蛋白索的交叉点上或通过伪足黏着在纤维蛋白索上,从而构成1个三维结构联结。因此,当伪足收缩时,被黏着的纤维蛋白索之间角度缩小,并导致整个血块收缩。血小板中存在收缩蛋白系统,包括肌动蛋白、肌凝蛋白、微管及各种相关蛋白。

5. 血小板在凝血反应中的作用　血小板可参与多种凝血反应,加速内源性凝血过程,促进血液凝固。首先,促进凝血酶原酶形成:凝血酶原转化为凝血酶的过程发生在血小板表面。由血小板表面的凝血酶原酶介导的凝血酶生成大致经历4个过程:①因子Ⅴa与血小板受体作用,形成血小板-因子Ⅴa结合;②因子Ⅹa与血小板表面的因子Ⅴa结合,形成血小板-因子Ⅴa-因子Ⅹa复合物;③凝血酶原与复合物作用;④凝血酶原酶活性形成,产生凝血酶。

其次,当血小板受到胶原、凝血酶等刺激时,血小板膜外侧的鞘磷脂、磷脂酰胆碱与内侧的磷脂酰乙醇胺、磷脂酰丝氨酸发生翻转,使膜表面的磷脂酰乙醇胺、磷脂酰丝氨酸含量增高。磷脂酰丝氨酸是因子Ⅹ和凝血酶原活化的基本成分,参与内源性凝血过程。

最后,吸附和浓缩凝血因子。静息的血小板不与因子Ⅷ:C结合,而在血小板活化时,由α颗粒释放的vWF与膜结合,而vWF有结合因子Ⅷ:C的能力,从而提高血小板表面因子Ⅷ:C的浓度。

受胶原和ADP刺激后的血小板,对因子Ⅺ和Ⅻ有活化作用。胶原刺激的血小板,可以在无因子Ⅻa、激肽释放酶和高分子激肽原参与下,直接活化因子Ⅺ。

血小板除了上述功能外,还有炎症及免疫反应、Fc受体作用、内皮支持功能、胞饮作用、运输作用等。

(二) 血小板活化的信号通路

血小板活化的信号始于血小板激动剂导致的血小板膜受体活化。除胶原蛋白外,其他激动剂(如凝血酶、ADP、TXA2和肾上腺素)均能通过一个或多个G蛋白耦联受体超家族(GPCR)的成员发挥作用[13]。

1. 胶原活化血小板　在血管损伤的情况下,内皮膜下胶原与血流接触,增强血小板黏附和活化,因此可正常止血。在静态条件下,胶原蛋白不需要辅助因子帮助也能激活血小板,但动脉循环血流条件下,vWF在支持血小板黏附和活化中起重要作用。血小板活化所需的胶原结构元件包括一个基本的四级结构。血小板可以黏附单体胶原,但要达到最佳血小板活化,需要在纤维状胶原中发现更复杂的结构。人和小鼠血小板表面的胶原受体已鉴定出四种,两种直接绑定胶原蛋白(整合素 α2β1 和 GPⅣ);另两种通过 vWF(整合素 αⅡbβ3 和 GPⅠbα)结合胶原蛋白。其中 GPⅣ属于免疫球蛋白超家族,且是血小板的主要胶原蛋白受体。血小板表面的 GPⅣ与 FcRγ 链结合形成复合体,FcRγ 是一个二聚体,一个 FcRγ 链可结合两个 GPⅣ分子并与之形成一个高亲和性复合体。

2. ADP 活化血小板　ADP 储存在血小板致密颗粒并在血小板活化时释放,它也从血管损伤部位的受损细胞中释放,作为自分泌和旁分泌刺激,招募其他血小板和稳定血栓。ADP 是一种特别重要的生理性激活剂,不只是因为其能独立地激活血小板聚集,而且是因为分泌的 ADP 能够有助于其他刺激剂对血小板的全面激活。

3. 凝血酶活化血小板　凝血酶在浓度为 0.1nmol/L 时即可活化血小板,因此被认为是最强的血小板激动剂。此外,凝血酶可有效地结合磷脂酶 C,而其对磷酸肌醇的水解能力远胜与其他血小板刺激剂。仅仅几秒内,凝血酶就能使血小板内钙离子上升达 10 倍,触发下游钙依赖信号通路,包括磷脂酶 A2 激活。此外,凝血酶可通过直接(G_i 家族介导)或间接(释放的 ADP 介导)途径抑制人血小板内腺苷酸环化酶。目前已知,血小板对凝血酶刺激的反应主要由隶属于 G 蛋白耦联受体的蛋白酶激活受体家族介导。

4. 肾上腺素活化血小板　与凝血酶不同,肾上腺素单独作用时,仅仅是一种较弱的血小板刺激。在血小板上,肾上腺素主要通过 α2A-肾上腺素受体发挥作用,在小鼠和人类都发现肾上腺素能增强其他激动剂的作用,引起更强的血小板聚集。这种促进作用通常是由于肾上腺素抑制 cAMP 形成所致。但尽管肾上腺素能通过刺激 TXA_2,间接触发磷脂酰肌醇水解,但目前尚未检测到其对于 PLC 有任何直接效应,且肾上腺素并不能导致血小板形变。

5. TXA_2 活化血小板　TXA_2 作为一种花生四烯酸代谢产物,由血小板内阿司匹林敏感的环氧酶-1(COX-1)途径产生。TXA_2 形成后,可弥散透过血小板细胞膜,并继续激活其他血小板。如分泌出的 ADP 一样,TXA_2 能够放大血小板活化的最初刺激,并募集循环中的血小板。这一过程在局部具有高效性,同时又受限于溶解状态 TXA_2 极短的半衰期(约 30 秒),因而能将激活血小板的作用限制在受损的局限区域。

(邵宗鸿　张薇)

参考文献

1. 张之南,郝玉书,赵永强,等. 血液病学[M]. 2 版. 北京:人民卫生出版社,2011.
2. OLSSON A, VENKATASUBRAMANIAN M, CHAUDHRI VK, et al. Single-cell analysis of mixed-lineage states leading to a binary cell fate choice[J]. Nature, 2016, 537(7622): 698-702.
3. MORRISON S J, SCADDEN D T. The bone marrow niche for haematopoietic stem cells[J]. Nature, 2014, 505(7483): 327-334.
4. DOULATOV S, NOTTA F, LAURENTI E, et al. Hematopoiesis: a human perspective[J]. Cell Stem Cell, 2012, 10(2): 120-136.
5. YU KR, NATANSON H, DUNBAR CE. Gene editing of human hematopoietic stem and progenitor cells: promise and potential hurdles[J]. Hum Gene Ther, 2016, 27(10): 729-740.
6. 邓家栋. 临床血液学[M]. 上海:上海科学技术出版社,2002:67-102.
7. BARMINKO J, REINHOLT B, BARON MH. Development and differentiation of the erythroid lineage in mammals[J]. Dev Comp Immunol, 2016, 58: 18-29.
8. KAUSHANSKY K, LICHTMAN M, PRCHAL J, et al. Williams Hematology[M]. 9th ed. New York: McGraw Hill, 2015.
9. KLEIN L, KYEWSKI B, ALLEN PM, et al. Positive and negative selection of the T cell repertoire: what thymocytes see (and don't see)[J]. Nat Rev Immunol, 2014, 14(6): 377-391.
10. SCHMITT N, UENO H. Regulation of human helper T cell subset differention by cytokines[J]. Curr Opin Immunol, 2015, 34: 130-136.
11. ROTHLEIN R, DUSTIN ML, MARLIN SD, et al. A human intercellular adhesion molecule(ICAM-1) distinct from LFA-1. J[J]. Immunol, 1986, 137: 1270-1274.
12. 魏海明,田志刚. NK 细胞的发育分化与功能极化[J]. 中国免疫学杂志,2014(1):14-17.
13. 程涛. 基础血液学[M]. 北京:科学出版社,2019:201-221.

第十二章

血浆和血浆蛋白生物学

血浆是血液的重要组成部分,主要由水、无机盐、糖类、核酸、蛋白质、机体代谢产物以及其他可溶性物质(氧气、二氧化碳、一氧化氮)构成。血浆的主要功能是运输功能,可以将氧气和营养物质送到组织细胞,同时带走组织细胞的代谢废物。血浆蛋白是血浆成分中除水之外含量最多的物质,多达 1 000 种以上,目前有所了解的约有 500 种。蛋白质是人体生命活动中最重要的物质,而血浆总蛋白含量已成为衡量机体营养状态的指标。血浆蛋白主要可分为白蛋白和球蛋白;采用不同的电泳可获得不同的血浆蛋白分类,如聚丙烯酰胺凝胶电泳可分出 30 多种血浆蛋白成分,其中白蛋白含量最高。按功能分,血浆蛋白中有参与止血的凝血和抗凝系统蛋白,参与纤溶系统的蛋白,以及与免疫相关的免疫球蛋白和补体等。本章将就血浆的组成以及主要血浆蛋白的生化与生理功能进行介绍。

第一节　血浆的组成及理化性质

一、血浆的主要组成

(一) 血浆的定义

血浆指细胞的细胞外液,是内环境中最活跃的部分,也是机体内外环境物质交换的场所,其主要作用是运载血细胞,运输维持人体生命活动所需的物质和体内产生的废物等。

血液是由血浆和血细胞组成,血浆占全血容积的 55%~60%,血细胞占全血容积的 40%~45%。将血液采入装有抗凝成分的容器中,用离心、沉淀等方法将其分为沉淀及上清,上清淡黄色液体即为血浆。

(二) 血浆的主要组成及功能

血浆由大量的水分、蛋白质、多肽及无机盐等多种化合物组成。每种成分根据其特性发挥不同的功能。具体包括以下几种:

1. 水　血浆主要成分为水,约占血浆容积的 90%左右,血浆中的营养物质、代谢产物均是溶解于水中而被运输;水还能运输热量,参与体温调节。

2. 盐离子　血浆中的无机盐约占血浆总量的 0.9%,主要以离子状态存在。正离子以 Na^+ 为主(浓度大约 140mmol/L),还有 K^+、Ca^{2+}、Mg^{2+}、Cu^{2+}、Fe^{2+} 等;负离子主要是 Cl^-(浓度大约 104mmol/L),还有 HCO_3^-、HPO_4^{2-}、SO_4^{2-} 等[1]。它们在维持血浆晶体渗透压、保持酸碱平衡和神经肌肉兴奋性等方面都有重要作用。

3. 低分子量物质　血浆中含有许多低分子量物质:糖类(例如葡萄糖、果糖,正常人血浆中的葡萄糖浓度为 3.9~5.8mmol/L)、氨基酸、核酸(例如三磷酸腺苷和环磷酸腺苷)、维生素、激素、脂肪酸、脂质和甘油三酯、胆汁酸、尿素等。

4. 高分子量物质　血浆中含有许多高分子量物质:肽、蛋白质、低聚糖、多聚糖、核苷酸(如 DNA 和 RNA)。

血浆蛋白是血浆中多种蛋白质的总称,在血浆中约占 7%,总量为 65~85g/L,主要包括白蛋白、球蛋白和纤维蛋白原。目前已知的血浆蛋白成分有 200 多种(包括血浆中脂蛋白和糖蛋白),已分离纯化的有 100 余种,研究较多的有 70 余种。

5. 可溶性气体　血液中含有许多可溶性气体,包括氧气、二氧化碳以及一氧化氮等。

6. 代谢产物　血浆作为媒介不仅用于上述成分运输,同时也可运输血液代谢产物,如尿素、肌酐、尿酸等。

二、血浆的理化性质

(一) 血浆比重

血浆比重(specific gravity)为 1.025~1.030,主要取决于血浆蛋白含量。

(二) 血浆黏度

以水黏度为 1 作为标准,血浆黏度(viscosity)为 1.6~2.4,主要取决于血浆蛋白含量。

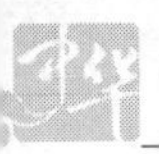

（三）血浆酸碱度

血浆酸碱值（pH）为 7.35～7.45，其相对恒定有赖于血液内的缓冲物质及肺和肾的正常功能。pH 增高或降低都会影响酶活性。当 pH<7.35 时，形成酸中毒；pH>7.45 时，为碱中毒。血浆内主要缓冲对有：①碳酸氢盐缓冲 $NaHCO_3/H_2CO_3$；②蛋白质缓冲对 蛋白质/蛋白质钠盐；③磷酸氢盐缓冲对 Na_2HPO_4/NaH_2PO_4。此外，肺和肾能排出体内过多的酸或碱，从而使血浆 pH 波动范围很小[2]。

（四）血浆渗透压

渗透压（osmotic pressure）是指溶液所具有的吸引水分子透过半透膜的能力，一般可分为晶体渗透压和胶体渗透压。渗透压大小与溶质颗粒数目多少成正相关，而与溶质的种类和颗粒的大小无关。

1. 血浆晶体渗透压　血浆晶体渗透压（crystal osmotic pressure）是由血浆中晶体物质如无机离子、尿素、GS 等所形成的渗透压，一般为 300mmol/L。其生理作用主要是维持细胞内外水的平衡和细胞正常体积、形态和功能。

2. 血浆胶体渗透压　血浆胶体渗透压（colloid osmotic pressure）是血浆蛋白等高分子量物质所形成的渗透压，约为 1.3mOsm/kg・H_2O。其中白蛋白因为分子量小、数量多，故胶体渗透压主要来自于白蛋白。因此，胶体渗透压主要生理作用是维持血管内外水的平衡和血浆容量（图 12-1）。

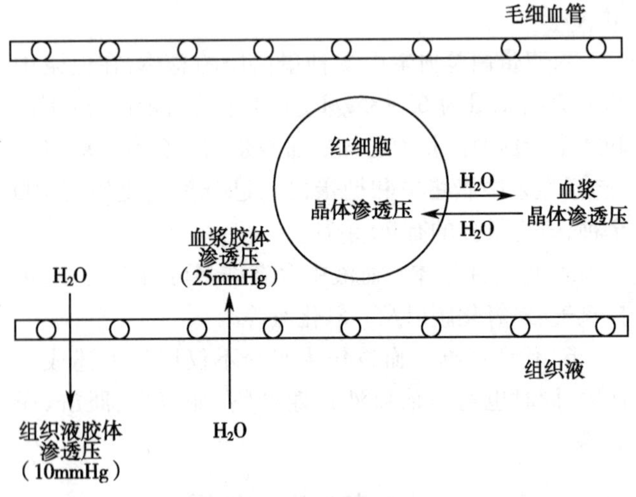

图 12-1　血浆渗透压作用

由于人体组织液中蛋白质很少，所以血浆的胶体渗透压高于组织液。而在血浆蛋白中，白蛋白的分子量远小于球蛋白，故血浆胶体渗透压主要来自白蛋白。若白蛋白明显减少，即使球蛋白增加而保持血浆蛋白总含量基本不变，血浆胶体渗透压也将明显降低。

3. 等渗、低渗和高渗溶液　与血浆渗透压相比，若溶液渗透压与血浆渗透压相近或相等为等渗溶液，如 5%葡萄糖溶液、0.9% NaCl 溶液；溶液渗透压高于血浆渗透压为高渗溶液，如 10%葡萄糖溶液；溶液渗透压低于血浆渗透压则为低渗溶液，如 0.45% NaCl 溶液。

第二节　血浆蛋白生物学

血浆蛋白是多种蛋白质的总称，根据不同的分类方法可分为不同类型。

一、血浆蛋白质的分类

（一）按盐析法分类

盐析法是根据血浆蛋白质在不同浓度的盐溶液中溶解度的差异而加以分离的方法。按盐析法进行分类，血浆蛋白可分为白蛋白、球蛋白和纤维蛋白原 3 类。其中，白蛋白与球蛋白的比值（A/G）为（1.5～2.5）∶1。

1. 白蛋白　白蛋白（albumin）是血浆中含量最多的蛋白质，由肝实质细胞合成，合成速率主要由血浆胶体渗透压和蛋白摄入量调节。白蛋白主要生理功能为保持血浆胶体渗透压，是血浆中重要的营养蛋白和主要的载体蛋白，具有缓冲人体血液酸碱度的能力。

2. 球蛋白　球蛋白（globulin）是一种存在于人体中的血清蛋白。球蛋白是一种常见的蛋白，基本存在于所有的动植物体中。球蛋白具有免疫作用，因此，也有人称球蛋白为免疫球蛋白。

3. 纤维蛋白原　纤维蛋白原（fibrinogen）一种由肝脏合成的具有凝血功能的蛋白质。

（二）按电泳迁移率分类

电泳法是利用各类蛋白质分子大小不同，表面电荷不同，在电场中移动速度不同而加以分离的方法。

以醋酸纤维薄膜为支撑物进行电泳，可将血浆蛋白质分为白蛋白（57%～68%）、α1-球蛋白（1.0%～5.7%）、α2-球蛋白（4.9%～11.2%）、β-球蛋白（7%～13%）和 γ-球蛋白（临床最常用，9.8%～18.2%）等 5 个组分。

1. α1-球蛋白　主要包括 α1-抗胰蛋白酶、α1-酸性糖蛋白、高密度脂蛋白、甲胎蛋白。

2. α2-球蛋白　主要包括触珠蛋白、α2-巨球蛋白及铜蓝蛋白。

3. β-球蛋白　主要包括 β1-球蛋白（转铁蛋白、补体 C4、补体 C3、低密度脂蛋白）和 β2-球蛋白（β2-微球蛋白、纤维蛋白原）。

4. γ-球蛋白　主要包括 C 反应蛋白、IgG、IgM、

IgA、IgE、IgD 等。

（三）按功能分类

血浆蛋白质多种多样，各种血浆蛋白有其独特的功能，除按分离方法分类外，亦可采用功能分类法。可分为以下 8 类：①凝血系统蛋白质，包括 12 种凝血因子（除 Ca^{2+}外）。②纤溶系统蛋白质，包括纤维蛋白溶解酶原、纤维蛋白溶解酶、激活剂及抑制剂等。③补体系统蛋白质。④免疫球蛋白。⑤脂蛋白。⑥血浆蛋白酶抑制剂，包括酶原激活抑制剂、血液凝固抑制剂、纤溶酶抑制剂、激肽释放抑制剂、内源性蛋白酶及其他蛋白酶抑制剂。⑦作为与各种配体（ligands）结合的载体，主要起运输功能。⑧未知功能的血浆蛋白质。

二、主要血浆蛋白及其生理功能

（一）白蛋白

1. 含量　白蛋白，又称清蛋白，在血浆中含量最高，约占血浆总蛋白的 40%～60%，每 100ml 血浆中含量 3 500～5 500mg[3]。

2. 理化性质　白蛋白相对分子质量约为 66kDa，由 584 个氨基酸残基构成，富含门冬氨酸和谷氨酸，色氨酸含量很少。白蛋白强有力的内部结构，使它比血浆内绝大多数其他蛋白质稳定。亲水氨基酸在分子内部决定了白蛋白的高度可溶性，可产生的渗透压大而黏度低，是有效的血容量扩张剂。20℃时白蛋白单体的沉降系数为 4.6×10^3 Svedberg 单位，它的负电性强，在离子强度 0.15 时，等电点为 4.7；电泳中向阳极泳动快，在 pH 8.6，离子强度 0.15 条件下，电泳迁移率为 5.9 Tiselius 单位[2,3]。

3. 合成部位　白蛋白在肝脏中产生，主要在肝实质细胞中合成，占肝脏合成分泌蛋白质总量的 50%。人的白蛋白基因位于 4 号染色体上，其初级翻译产物为前白蛋白原（preproalbumin），在分泌过程中切除信号肽生成白蛋白原（proalbumin），继而在高尔基复合体由组织蛋白酶 B 切除 N 末端的 6 肽片段（精-甘-缬-苯丙-精-精），成为成熟白蛋白。据报道每个肝脏细胞每秒钟能合成约 7 000 个白蛋白分子，但需要约 20 分钟才能穿过内质网逸出。以此计算，每千克体重每天合成白蛋白 3g（静止状态）至 9g（活动状态）；但在正常生理状态下，只有 1/3～1/2 的肝脏细胞合成白蛋白，在失血的状态下可以提高 2～3 倍。因此，在肝脏功能正常、营养充足的情况下，白蛋白损失补充很快，一般损失 400ml 血浆，1～2 天即可恢复[3]。白蛋白合成后通过两条途径进入循环：一条直接通过细胞膜进入肝窦；另一条进入细胞间隙和窦壁，通过肝淋巴循环系统进入胸导管，最后入血液循环。在血浆中约 40%的白蛋白分布在血管内，60%在血管外；每小时约 5%由血液循环进入组织液，再经淋巴系统，主要通过胸导管重新返回血液循环，即全部血管内白蛋白每天与血管外交换 1 次[2]。

白蛋白在血浆中的半衰期为 15～20 天，其合成率除受到食物中蛋白质含量的影响，也受到其在血浆中水平的调节，在肝细胞中几乎没有储存，在所有细胞外液中都含有微量的白蛋白。

4. 结构　人血白蛋白是一种一级结构简单的单链蛋白，无碳水化合物侧链，仅含少量脂肪酸。白蛋白分子呈椭圆形，构形较对称，长径与横径轴比约 4∶1（分子大小 3.8nm×15nm），是由单条肽链盘曲形成的球状分子，由 610 个氨基酸组成（Behrens 报道由 584 个氨基酸组成）。白蛋白的结构中包含 3 个功能区和 9 个亚功能区，且链内半胱氨酸残基间有 17 个二硫键交叉连接，维持天然的四级结构，稳定性好[3]。

5. 功能

（1）维持血浆胶体渗透压与体液平衡：胶体渗透压与溶液内的大分子数目成正比，白蛋白约占血浆总蛋白的 58%，白蛋白相对分子质量较高，与盐类和水分相比，透过膜内速度较慢，使白蛋白的胶体渗透压与毛细血管的静压力相平衡，以此来维持正常的血浆容量。白蛋白的胶体渗透压占血浆总胶体渗透压的 80%，主要调节血管与组织之间水分的动态平衡。20%～25%的白蛋白溶液是高渗溶液，能调节由于胶体渗透压紊乱而引起的机体障碍，如水肿、腹水等[4]。

（2）参与血液中金属离子的结合和运输：白蛋白是一个单链，三级结构富有弹性，易于与许多物质可逆性结合，是血浆蛋白中重要的载体蛋白。白蛋白携带 19 个高纯负电荷，对于无机或有机化合物均有很强的亲和力，能转运各种离子、脂肪酸和激素、胆红素等[2]。许多药物在体内是与白蛋白结合在一起进行转运，利用这一特点能够更好地控制和了解药物在体内分布、分解、代谢以及活性物质的积累和逐渐释放。在各种血浆蛋白中，白蛋白作为“最适合”的药物携带者，起着极其重要的作用[4]。

（3）解毒作用：白蛋白可以与毒性物质结合，从而将其运送至解毒器官并排出体外。如白蛋白可与汞离子结合治疗汞中毒等。

（4）营养供给：组织蛋白和血浆蛋白可以相互转化，白蛋白在体内分解可产生各种氨基酸，参与氨基酸代谢，合成组织蛋白。还可氧化分解供给能量或转变为其他含氮物质，在氮代谢出现障碍时，白蛋白可作为氮源为组织提供营养。此外，白蛋白还可促进肝

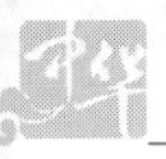

细胞修复和再生等[4]。

（5）抗休克作用：白蛋白能增加血液的有效循环量，对创伤、手术、烧伤或血浆蛋白迅速流失所引起的休克具有明显的疗效[3]。

（二）免疫球蛋白

1890 年，德国生理学家 Emil von Behring 和其同事日本学者 Shibasaburo Kitasato 在接受灭活的白喉杆菌或破伤风杆菌免疫的动物血液中发现了可以中和这些毒素的物质。利用含这种物质的动物血清可以治疗未经免疫过但患有这些疾病的动物。Behring 也因开创了血清疗法而在 1901 年获得首届诺贝尔生理学或医学奖。现在我们已经知道，这种具有抗毒素作用的物质属于免疫球蛋白（immunoglobulin，Ig），又被称为抗体。1939 年，瑞典生化学家 Arne Tiselius 和 Elvin A. Kabat 采用电泳技术分离被卵白蛋白免疫过的兔子血清，证实了抗体主要存在于 γ 球蛋白组分中。随后的研究表明还有部分抗体属于 α 和 β 球蛋白。1964 年，世界卫生组织召开会议，将具有抗体活性的球蛋白或者化学结构上与抗体相似的球蛋白统一命名为免疫球蛋白[5]。免疫球蛋白具有分泌型和跨膜型两种形式，存在血浆中的为分泌型，所以下面主要介绍分泌型免疫球蛋白的结构和生理功能。

1. 免疫球蛋白的结构　抗体属于免疫球蛋白超家族（immunoglobulin superfamily，IgSF），它们的单体形式很相似，是由两条相同的轻链（light chain，L chain）和两条相同的重链（heavy chain，H chain）组成的一个四肽链结构。轻链有 κ 链和 λ 链两种，分子量约为 25kDa。在人群中，κ 链和 λ 链的比例为 2∶1。根据重链的结构 Ig 可分为 α、γ、δ、ε 和 μ 五种，分子量范围约在 53～75kDa。相对应的免疫球蛋白分别为 IgA（α）、IgG（γ）、IgD（δ）、IgE（ε）和 IgM（μ）。轻链和重链间以二硫键以及非共价键（如盐桥、氢键和疏水键）形成异二聚体（H-L）。两个 H-L 异二聚体再通过重链间的非共价键和二硫键形成“Y”形的四肽链结构[6]（图 12-2）。

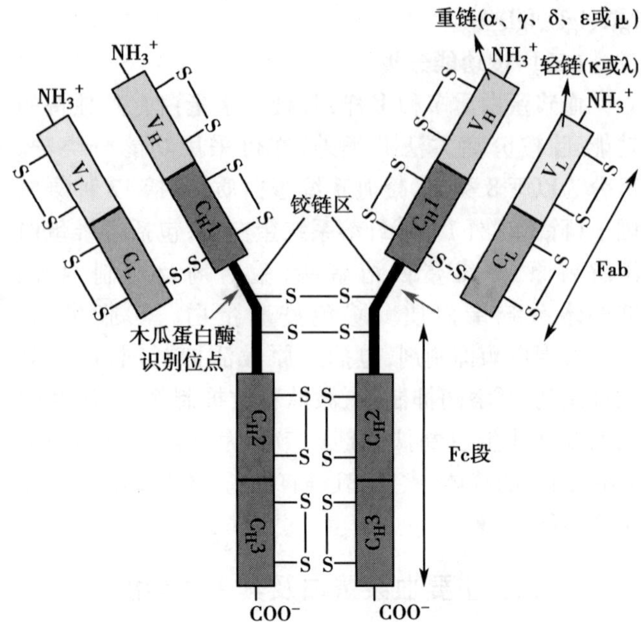

图 12-2　免疫球蛋白的结构示意图

轻链和重链都含有两个或多个免疫球蛋白结构域，每个结构域由 110～130 个氨基酸组成。这些结构域含有两个大致平行、由二硫键连接的 β 片层结构。氨基端（N 端）结构域的氨基酸序列可随抗体特异性而变化，所以被称为可变区（variable region，V 区）。轻链的可变区简写为 V_L，而重链的可变区为 V_H。事实上，同类型的免疫球蛋白绝大部分差异都体现在 V_L 和 V_H 上，这二者含有免疫球蛋白的互补决定区（complementarity-determining regions，CDRs），这也是抗体与抗原特异结合的结构基础。可变区以外结构域的氨基酸序列较为稳定，因此被称为恒定区（constant region，C 区）。κ 和 λ 两类轻链都只含有一个恒定区，简写为 C_L，而 α、γ 和 δ 三种重链含有三个恒定区，自 V_H 向羧基端（C 端）依次为 C_H1，C_H2 和 C_H3，ε 和 μ 链含有四个恒定区，与另外三种重链相比多出一个 C_H4。

在 α、γ 和 δ 链的 C_H1 和 C_H2 结构域之间存在一个富含脯氨酸的结构域，该结构域具有柔性，被称为铰链区（hinge region）。IgA、IgG 和 IgD 借助铰链区可以使它们的两臂伸展和回缩，进而调整两臂的角度促进其更易与抗原结合，但也使得该区域容易被蛋白酶水解。木瓜蛋白酶可水解铰链区二硫键的氨基侧，得到三个分子量基本相当的片段，其中两个片段结构相同，具有抗原结合活性，被称为 Fab 片段（fragment antigen binding）。Fab 片段由轻链和重链的 V_H 和 C_H1 组成。另一个片段不具有抗原结合活性，但是在冷藏后容易形成晶体，被称为 Fc 段（fragment crystallizable）（图 12-2）。胃蛋白酶水解铰链区的羧基侧后，免疫球蛋白的两个 Fab 片段仍然通过二硫键相连，故称 F（ab′）2 片段，而 Fc 片段则被酶切成多个小片段。英国学者 Rodney R. Porter 因采用木瓜蛋白酶水解兔 IgG 研究抗体的结构因而获得了 1972 年诺贝尔生理学或医学奖。ε 和 μ 链没有铰链区，但是它们的 C_H2 结构域具有铰链样特征。

五种免疫球蛋白中，IgG、IgE 和 IgD 只存在单体形式，而 IgM 和 IgA 可以形成多聚体[7]。在血浆中，IgM 主要以五聚体的形式存在，也存在少量六聚体。IgM 和 IgA 多聚体都是由相同的单体组成的。在 ε 和 α 链恒定区的羧基端存在额外的18个氨基酸片段，该片段含有一个半胱氨酸，可在单体间形成二硫键。此外，生成IgM或者IgA的B细胞，还会分泌一个约15kDa的J链（J chain），其中J链的半胱氨酸残基除可形成链内二硫键，还可以与IgM或者IgA尾部的半胱氨酸以二硫键相连，进而形成多聚体。IgM C_H3结构域的半胱氨酸残基之间也可以形成二硫键，有利于多聚体的形成。带有J链的IgA二聚体在合成后与黏膜上皮细胞表面的poly-Ig受体（pIgR）结合；随后，pIgR-IgA复合物被上皮细胞内吞，借助囊泡运输到黏膜表面，之后pIgR会被水解，但其胞外部分仍然结合在IgA二聚体的Fc段上，pIgR未被降解的胞外部分被称为分泌片（secretory component）。分泌片可以掩盖IgA上面的一些酶切位点，从而保护IgA免遭酶解。

2. 免疫球蛋白的特性及生理功能

（1）免疫球蛋白的功能：免疫球蛋白作为免疫系统，特别是体液免疫应答的重要成分，其功能可以归纳为中和作用、激活补体和调理作用，其中最主要的功能是借助Fab片段识别并结合外来抗原，阻止病原体与宿主细胞的结合，然后通过激活补体或招募其他效应细胞或分子来清除带有这些抗原的病原微生物。

1）中和作用：病毒和胞内感染菌为了进入宿主细胞，需要同靶细胞表面的一些特异的受体分子相互作用。机体在抗感染过程中产生的抗体能特异性识别病原微生物上能与宿主细胞结合的位点并与之结合，阻止病原微生物同宿主细胞结合，避免它们进入细胞内。此外，产生的抗体还能结合细菌毒素，防止毒素进入细胞。这种能够封闭病原微生物的结合位点使其不再具有感染能力的效应称为中和作用（neutralization）。具有中和作用的抗体被称为中和抗体（neutralizing antibody），中和抗体能够有效地防止病原微生物感染。黏膜表面和分泌液中含有大量抗体，主要类型是IgA，这些抗体对防止病原微生物通过黏膜进入机体起着非常重要的作用。但在获得性免疫过程中，抗体产生滞后于初次感染，因此为了获得针对特异病原微生物的抵抗能力，人们通过注射疫苗这种主动免疫方式来提前获得中和抗体。另外，妊娠期胎儿可以通过胎盘获得母体IgG，这是一种天然的被动免疫机制。在一些特殊情况下，人们还可以利用被动免疫的方式抵御或者预防疾病。例如，为防止乙型肝炎垂直传播，给予出生24小时内的新生儿注射乙型肝炎人免疫球蛋白（HBIG）等。

2）激活补体：补体系统由一系列蛋白组成，它们激活后行使调理吞噬、破坏或者清除免疫复合物（包括与抗体结合的细胞）功能。补体有多种激活途径，其中经典途径就是抗原和抗体结合后形成的免疫复合物引发的。抗原和抗体结合后，抗体分子Fc段发生构象变化，暴露出能与补体C1q结合的位点。但是，只有IgG1、IgG2、IgG3和IgM与抗原结合形成的免疫复合物才能有效激活补体，而IgG4、IgA和IgE则不能激活补体。IgM是感染后最早生成的抗体，它激活补体的效率最高，因此IgM有助于在早期控制感染。IgM可激活补体，而IgG至少需要两个分子，这也意味着与抗体结合的抗原是多价的，这样抗原才能结合两个或者多个IgG分子。C1q与IgM结合的位点在C_H3结构域，而IgG上的C1q结合位点在C_H2，所以不含Fc段的Fab即使与抗原结合也不能激活补体。

3）调理作用：抗原与抗体的结合本身并不能清除病原微生物，要去除病原体尚需借助其他效应机制，比如补体的调理吞噬作用。抗体和补体都可借助相应的配体与吞噬细胞表面受体结合进一步增强细胞的吞噬功能，这一过程被称为抗体或补体的调理作用（opsonization）。

抗体的调理作用主要依靠抗体Fc段与吞噬细胞表面的Fc受体（Fc receptors，FcR）结合。FcR大部分属于免疫球蛋白超家族，能够识别抗体的Fc段，多表达于单核细胞、巨噬细胞、中性粒细胞、嗜酸性粒细胞、嗜碱性粒细胞、NK细胞和肥大细胞等。五类抗体均有相应的FcR，FcαR结合IgA，FcγR结合IgG，FcδR结合IgD，FcεR结合IgE，FcμR结合IgM。当FcR与结合了抗原的抗体的Fc结合后，激活效应细胞，从而借助抗体调理作用、抗体依赖的细胞毒作用、超氧离子、细胞因子和溶菌酶等释放来清除病原体。

（2）各类免疫球蛋白的特性和生理功能：不同种类的免疫球蛋白因结构不同从而具有不同的特性及生理功能（见表12-1）。

1）IgA：人每天合成的IgA约为66mg/kg体重，但因IgA的半衰期较短，仅为6天，故其在血液中的含量低于IgG。血液中IgA占免疫球蛋白的含量百分比为10%～15%，而在黏膜表面和分泌液，如唾液、乳汁中，IgA是主要的免疫球蛋白。在血液中，IgA主要以单体形式存在，分子量为160kDa。依据IgA重链α链的差异，α链可以分为α1和α2两个亚类，因而IgA又进一步被分为IgA1和IgA2。它们在血液中的浓度分别为3g/L和0.5g/L。其中IgA1的铰链区比IgA2的铰链区要多13个氨基酸，尽管该区域富含O糖基化位点，但其仍易被细菌水解酶降解，这也解释了在黏膜表面，不含此片段的IgA2含量比IgA1多的原因。黏膜表面和分泌液中的IgA以含有J链和分泌片的IgA二聚体为主。

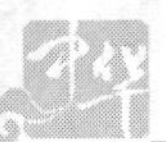

表 12-1　各种人免疫球蛋白的理化和生物学性质

性质	类型								
	IgA1	IgA2	IgG1	IgG2	IgG3	IgG4	IgD	IgE	IgM
分子量(kDa)	160(单体)	160(单体)	146	146	165	146	184	188	970
重链	α1	α2	γ1	γ2	γ3	γ4	δ	ε	μ
C 区结构域数	4	4	3	3	3	3	3	3	4
主要存在形式	单体和二聚体	单体和二聚体	单体	单体	单体	单体	单体	单体	五聚体
正常人血清含量/($mg \cdot ml^{-1}$)	3	0.5	9	3	1	0.5	0.03	5×10^{-5}	1.5
半衰期/d	6	6	21	21	7	21	2.8	2.5	10
胎盘转运	−	−	+	+/−	+	+	−	−	−
跨黏膜上皮转运	+++ 二聚体	+++ 二聚体	−	−	−	−	−	−	+
结合嗜碱性粒细胞和肥大细胞	−	−	−	−	−	−	−	+++	−
结合巨噬细胞和其他吞噬细胞	+	+	+	−	+	−	−	+	−
中和作用	++	++	++	++	++	++	−	−	+
激活补体经典途径	−	−	++	+	+++	−	−	−	+++
调理作用	+	+	+++	++	++	+	−	−	−

IgA 可以通过直接的中和作用保护黏膜表面免遭毒素、病毒和细菌侵袭。结合了病原体的 IgA 可与中性粒细胞和单核细胞上的 FcαR 结合，借助抗体依赖的细胞毒作用清除病原微生物。

2）IgG：IgG 是人血液中含量最高的免疫球蛋白，人每天合成的 IgG 大约为 33mg/kg 体重，占血液免疫球蛋白总量的 80%左右。IgG 可分为四个亚类，按它们在血液中的含量，由高到低分别命名为 IgG1、IgG2、IgG3 和 IgG4；与之相对应的重链 γ1、γ2、γ3 和 γ4 由不同的 C_H 基因编码，同源性为 95%左右，IgG 亚类间存在铰链区长度、二硫键位置和数目差异。人 IgG1、IgG2 和 IgG4 的分子量为 146kDa，IgG3 因铰链区较长，分子量为 165kDa。IgG1 的含量为 9mg/ml，远大于其他三种，IgG2 为 3mg/ml，IgG3 为 1mg/ml，IgG4 最低，仅为 0.5mg/ml。IgG1、IgG2 和 IgG4 的半衰期为 21 天，IgG3 的半衰期较短，只有 7 天，这可能是由于 IgG3 的长铰链区更易被蛋白酶水解所致。

IgG 是机体再次免疫应答的主要效应分子，对抗原有着很高的亲和力，但不同的抗原诱导产生不同的 IgG 亚类。例如，蛋白类抗原主要诱导 IgG1 和 IgG3 产生，而多糖类抗原主要诱导 IgG2 和 IgG4 产生。IgG 可以中和一些毒素和病毒，但是不同亚类的中和效果不一。比如，在艾滋病患者中，IgG3 比 IgG1 能更有效地中和 HIV。IgG 与抗原结合后可与 C1q 结合激活补体，进而清除病原体。3 种 IgG 亚类激活补体的能力不同(IgG3>IgG1>IgG2)。不同亚类对三种 FcγR(Ⅰ、Ⅱ和Ⅲ)的亲和力也不尽相同。IgG1 和 IgG3 可以结合 3 种 FcγR，IgG4 只能结合和 FcγRⅢ，但亲和力要弱于 IgG1 与受体的结合，IgG2 只能结合 FcγRⅡ。

3）IgD：IgD 的分子量为 184kDa，只存在单体形式，在血液中的浓度非常低，约为 0.03mg/ml。它的铰链区很容易被水解，故其半衰期很短，约为 2.8 天。血液中 IgD 的功能目前尚不清楚。它不能通过胎盘，也不能激活补体。它可以与特殊的细菌蛋白相互作用，比如卡他莫拉菌(Moraxella Catarrhalis)的 IgD 结合蛋白。但是这个相互作用却不依赖于 IgD 的可变区，而是细菌蛋白与恒定区结合。同时，膜 IgD 是 B 细胞成熟的主要标志。

4）IgE：IgE 的分子量为 190kDa，也只存在单体形式，它的糖基化水平很高，糖基占分子量的 13%，半衰期最短，仅有 2.5 天。血液中 IgE 的含量是五种免疫球蛋白中最低的，约为 50ng/ml。IgE 对 FcεRⅠ有着极高的亲和力，它可介导速发型超敏反应以及抗寄生虫感染应答。血液中的 IgE 可以上调肥大细胞、嗜碱性粒细胞、朗格汉斯细胞和嗜酸性粒细胞上的 FcεRⅠ表达。IgE 和 FcεRⅡ的结合以及 FcεRⅠ的上调大大提高了上述细胞的脱颗粒和释放炎性介质的能力。IgE 还能结合 FcεRⅡ，不过亲和力要低得多。

5）IgM：IgM 是 B 细胞发育过程中第一个表达的免疫球蛋白，单体 IgM 是膜结合型（mIgM），存在于未成熟 B 细胞表面，分子量为 180kDa。血液中的 IgM 多为成熟浆细胞分泌的 IgM 五聚体，分子量约为 970kDa，占总免疫球蛋白的 5%～10%，浓度约为 1.5mg/ml，每天新合成的量约为 7mg/kg 体重，半衰期为 10 天。

尽管单体 IgM 对抗原的亲和力（affinity）很低，但是它的多聚体却与抗原有很高的亲合力（avidity），特别是抗原含有多个重复表位的情况下。IgM 抗体又被称为自然抗体，IgM 可通过调理作用摧毁抗原，也可以激活补体，特别是多聚体 IgM。机体对抗原初次入侵即可产生 IgM，也是新生儿体内最早出现的抗体类型，因此它的含量也经常被用于一些感染的早期诊断。因为 IgM 在 B 细胞发育早期表达，此时 V_H 和 V_L 并未经过太多的体细胞突变，这也导致 IgM 较其他抗体对抗原具有多反应性；同时，也是携带 IgM 的 B 细胞能对各种各样的抗原进行快速应答的原因。

（三）补体系统

补体（complement，C）是存在于人和脊椎动物血清及组织液中的一组不耐热、活化后具有酶活性的糖蛋白，包含 30 多种可溶性蛋白和膜结合蛋白；发挥效应上以连续反应的程序进行，故称为补体系统（complement system）[8]。

早在 19 世纪末，德国细菌学家 Hans Ernst August Buchner 发现血清中存在一种"物质"可以杀灭细菌。1896 年，比利时免疫和微生物学家 Jules Bordet 发现血清中的这种"物质"包括两个组分：其中一个组分经过热处理后仍保持其生物活性，另一个组分经过热处理后，其生物功能丧失。1890 年，德国科学家 Paul Ehrlich 将"不耐热"的成分命名为补体，意为："免疫系统细胞和抗体功能的补充"。1930 年，爱尔兰科学家 Jackie Stanley 在发现了补体片段 C3b 的调理作用后，全面扩展了 Ehrlich 的研究，其团队验证了补体在固有免疫和细胞免疫中的作用。

1. 补体系统的组成　补体系统由固有成分、调控蛋白和受体等 30 多 7 969 种蛋白质组成。补体系统固有成分的命名是大写的英文 C，后加阿拉伯数字构成，如 C1（q、r、s），C2，C3……C9；其他成分以英文大写字母表示，如 B 因子、D 因子、P 因子、H 因子。补体活化的裂解片段命名为该补体成分符号，后加小写英文字母，如：C3a，C3b 等，一般裂解的小片段用 a 表示，大片段用 b 表示（C2 例外，大片段为 C2a，小片段为 C2b）；具有酶活性的成分或者复合物，可在其符号上加一横线（也可不加），如：$\overline{C4b2a}$，$\overline{C3bBb}$；灭活的补体片段，在其符号前加小写的英文字母 i，如：iC3b。

2. 补体系统的特性　正常血清中补体蛋白总量相对稳定，占总蛋白的 5%～6%，但各组分间含量差异较大，比如 C3 含量最高，可达 1～2mg/ml，D 因子含量最低，仅 1～2μg/ml。各补体组分分子量相差较大，D 因子分子量最低，为 25kDa，C1q 分子量最大，为 400kDa。此外，虽然补体系统各组分均为糖蛋白，但肽链结构各异，多数属 β 球蛋白，少数属 α 球蛋白（C1r，C9）及 γ 球蛋白（C1q，C8）。

补体的性质不稳定，易受各种理化因素的影响，加热、紫外线照射、机械震荡、酸碱和酒精等均可破坏补体。加热 56℃、30min 可灭活补体，0～10℃条件下补体活性可保持 3～4 天，冷冻干燥可长时间维持补体的活性。因此，临床上如需检测补体的活性，标本应置于-20℃以下。

3. 补体的生成及代谢　血浆中的补体成分代谢主要在血液和肝脏进行，代谢速度快，每天约有 50% 的血浆补体蛋白被替换。人体内的不同组织细胞均能合成补体蛋白，以肝脏、脾脏、小肠等组织和巨噬细胞、上皮细胞、血小板等合成为主，血浆中的补体大部分由肝细胞合成分泌，而炎症局部的补体主要来自巨噬细胞。

4. 补体系统的调控

（1）补体的活化：正常情况下，补体蛋白都以无活性的酶原形式存在于体液中。在特定的激活物或特定的反应表面，补体各组分可遵循不同的途径依次被激活，表现出生物活性，进而发生一系列级联放大反应，最终形成膜攻击复合物，溶解靶细胞。因此，补体活化的过程是一连串的级联酶促放大反应。

补体活化依据不同的起始激活物及参与活化的不同补体成分，可以将补体的活化分为经典途径（classical pathway，CP）、甘露聚糖结合凝集素途径（mannan-binding lectin pathway，MBL）、旁路途径（alternative pathway，AP）和末端通路途径（terminal pathway）[9]。MBL 途径和 AP 途径不依赖与抗体的结合，因此该两条途径在机体抗感染的早期阶段发挥着重要的作用，同时在免疫系统尚未完全建立的儿童或免疫缺陷个体的固有免疫中也起着非常重要的作用。CP 途径主要参与机体的适应免疫，是体液免疫的主要效应之一。

（2）补体系统的调控：补体系统具有强大的损伤和致炎能力，其内含的自我放大机制对机体是一个潜在威胁，因此必须存在非常精细、严密、有效的补体调控机制。机体调控补体的机制可归为两点：首先，被活化的补体成分自身，如果没有和病原微生物等其他固相表面结合，就会被迅速灭活；其次，体液和细胞表面存在多种可与补体成分相结合的补体调控蛋白（complement control complex，CCP），从而保证在宿主细胞免受活化补体的损伤。参与补体调控的主要成分（表 12-2）。

表 12-2　补体调控蛋白及其功能

调控蛋白	功能
液相调控蛋白	
C1NIH	抑制 C1r、C1s 和 MASP 活性，阻断 C$\overline{4b2a}$ 形成
C4bP	抑制 C$\overline{4b2a}$ 和 C$\overline{4b2a3b}$ 形成及活性
fI	抑制 C$\overline{4b2a}$、C$\overline{4b2a3b}$、C$\overline{3bBb}$、C$\overline{3bBb3b}$ 形成及活性
fH	抑制 C$\overline{3bBb}$ 和 C$\overline{3bBb3b}$ 形成及活性
fP	稳定 C$\overline{3bBb}$
SP	抑制 MAC 形成
SP40/40	抑制 MAC 形成
跨膜调控蛋白	
CR1	抑制 C$\overline{4b2a}$、C$\overline{4b2a3b}$、C$\overline{3bBb}$、C$\overline{3bBb3b}$ 形成及活性
DAF	C$\overline{4b2a}$、C$\overline{4b2a3b}$、C$\overline{3bBb}$、C$\overline{3bBb3b}$ 形成及活性
MCP	C$\overline{4b2a}$、C$\overline{4b2a3b}$、C$\overline{3bBb}$、C$\overline{3bBb3b}$ 形成及活性
MIRL	抑制 MAC 形成
HRF	抑制 MAC 形成

补体的调控除了自身的调控外，借助 CCP 的调控主要表现为 4 个层次的负向调节和 1 个正向调节：①围绕补体活化起始步骤的负向调节。②围绕 C3 转化酶的负向调节。③围绕 C5 转化酶的负向调节。④围绕膜攻击复合物负向调节。⑤替代途径的备解素（properdin，P 因子）的正向调节。

5. 补体的生物学作用

（1）溶菌、溶解病毒和细胞的细胞毒作用：补体活化后，通过在靶细胞表面形成 MAC，导致靶细胞溶解，即为补体依赖的细胞毒作用（complement dependent cytotoxicity，CDC）。补体的这一功能在机体的免疫系统中起重要的防御和免疫监视作用，可以抵抗病原微生物感染，消灭病变衰老的细胞。由于大量的 MAC 插入脂质双层可导致脂质双层膜全面崩解，因此补体也是机体抵抗包膜病毒的机制之一。补体的溶细胞效应具有重要生理意义：抗菌（主要是革兰阴性菌）、抗病毒（包膜病毒）、抗寄生虫和抗肿瘤。因而，当某些患者出现先天性或后天性的补体缺陷时，最重要表现是容易遭受病原微生物侵袭而出现反复性感染。在某些病理条件下，补体活化会导致自身细胞溶解，造成组织损伤和疾病。

（2）调理作用：补体活化过程产生的片段，如：C3b、C4b、iC3b 等黏附沉积在颗粒性抗原或细菌表面，吞噬细胞借助细胞表面的 CR1、CR3 或 CR4 来识别被补体成分"包裹"的病原微生物进而吞噬，使机体的抗感染能力增强。因该过程类似抗体的调理作用，因此把 C3b、C4b、iC3b 等能够增强吞噬细胞吞噬能力的成分称为调理素（opsonin）。

（3）免疫黏附作用：血液循环中中等分子量的 IC 有时会沉积在血管壁，进而激活补体引发炎症反应，而补体的免疫黏附作用可清除 IC，当细菌或 IC 激活补体，形成 C3b 或 C4b 后，若与表面具有相应补体受体 1（CR1）的红细胞和血小板结合，则可形成较大的聚合物，通过血液循环到达肝脏和脾脏，被巨噬细胞吞噬。其中，C3b/C4b 与细胞表面相应的 CR 结合的过程称为免疫黏附。此外，补体与抗体结合后，干扰抗体 Fc 段之间的相互作用，从而抑制新 IC 形成或使以形成的 IC 易解离。

（4）炎症介质作用：补体活化过程中产生的 C3a、C4a 和 C5a，具有过敏毒素作用，可使表面具有相应受体（C3aR 和 C5aR）的肥大细胞和嗜碱性粒细胞等脱颗粒，释放组胺等血管活性物质，从而引起血管扩张、通透性增强、平滑肌收缩和支气管痉挛等局部炎症反应。C3a 和 C5a 对中性粒细胞具有趋化作用，吸引具有相应受体的中性粒细胞和单核吞噬细胞向补体激活的炎症区域游走和聚集，增强炎症反应。C2a 具有激肽样作用：使小血管扩张、通透性增强、引起炎症性充血和水肿作用[10]。

（5）补体是固有免疫和适应性免疫间的桥梁：病原微生物侵入机体后，在特异性抗体产生前数天内，机体有赖于固有免疫机制发挥抗感染效应。补体旁路途径和 MBL 途径通过识别微生物表面或其糖链组分进而触发级联反应，所产生的裂解片段和复合物通过调理吞噬、炎症反应和溶解细菌而发挥抗感染作用。在特异性抗体产生之后，可触发经典途径活化，参与机体的抗感染防御。

（6）补体参与免疫应答的诱导：补体片段 C3b、C4b 等可沉积在病原微生物表面，从而网罗、固定抗原,使抗原易被抗原提呈细胞(APC)识别、处理与提呈。补体参与B细胞、T细胞活化与增殖、免疫应答效应调节及免疫记忆形成。

(7) 补体系统与其他酶系统存在相互作用:机体除了补体的酶联放大反应,还有其他类似的酶反应系统,如凝血系统、激肽系统及纤维溶解系统。补体系统的激活物如IC、脂多糖可激活凝血因子Ⅻ,进而活化凝血、纤溶、激肽系统;同样,补体调节蛋白C1INH可以抑制凝血因子Ⅻ、激肽释放酶、纤维蛋白溶解酶等的活性;纤维蛋白溶解酶、缓激肽等成分也可激活补体系统。四个酶反应系统之间的相互作用往往是介导炎症、超敏反应、休克、DIC等病理过程发生、发展的机制之一。

(8) 补体与疾病和临床诊治:正常情况下,补体系统在精密的调控下发挥着生物学效应。但某些情况下,补体系统会发生异常,并伴随一些疾病发生,例如阵发性睡眠性血红蛋白尿(paroxysmal nocturnal hemoglobinuria,PNH)即是由于缺乏1种或多种GPI锚链蛋白(DAF或CD59)所引起。在临床上偶尔还可以见到一些补体先天性缺陷的患者,其两大临床表现是反复感染和自身免疫病。临床上对补体缺乏的治疗原则为:抗感染,输注纯化的补体成分或新鲜血浆,补充缺乏的补体成分,对补体引起的自身免疫病,采用免疫抑制疗法。

另外,病原微生物可借助补体受体入侵细胞,如病原微生物与C3b、iC3b、C4b等补体片段结合后,通过CR1、CR2进入细胞,使感染播散;或借助补体调节蛋白作为其受体而感染细胞(如EB病毒通过CR2感染B细胞,麻疹病毒通过MCP感染机体细胞,柯萨奇病毒、埃可病毒和肠道病毒可通过DAF感染细胞等)。在临床上,可考虑应用补体受体的阻断剂治疗。近年来发现,多种肿瘤细胞也可在瘤细胞表面高表达一种或多种CCP,从而躲避补体攻击和抵抗补体治疗。补体成分,如C5a、C3a、C4a在促进炎症反应中起重要作用,可引起自身免疫病、心血管疾病、感染过程中的炎症性组织损伤、超急性移植排斥等。上述情况下,通过抑制补体有可能取得治疗疾病的效果。

(四) 细胞因子

细胞因子是一组由免疫细胞、造血细胞等多种细胞在免疫原、丝裂原或其他刺激剂诱导下产生并分泌的具有广泛生活学活性的低分子量可溶性蛋白质。它们通过自分泌、旁分泌或内分泌的形式作用于靶细胞,通过结合细胞表面的特定受体介导细胞通讯,并可参与调节细胞增殖、分化和活化等过程。根据结构结合功能的经典分类可将细胞因子分为白细胞介素、干扰素、集落刺激因子、肿瘤坏死因子、转化生长因子β家族、生长因子、趋化因子家族。

1. 白细胞介素　白细胞介素(interleukin,IL)是一类由多种细胞产生并作用于多种细胞的细胞因子。因其最初发现于白细胞并在白细胞间通讯发挥着作用而得名。根据发现顺序,已发现的白细胞介素被命名为IL-1~IL-38。它们的氨基酸序列相似性较低,通常只有15%~25%,根据结构特征,白细胞介素可主要分成四类[11]。它们在造血调控、免疫细胞活化、分化、增殖、成熟、迁移和黏附等过程中具有重要作用。

2. 干扰素　干扰素(interferon,IFN)因其具有干扰病毒复制进而保护细胞免受病毒感染的功能而得名。它是机体在应对病毒、细菌和寄生虫等病原体或肿瘤细胞的过程中产生和释放的一类信号蛋白。根据来源和理化性质的差异,干扰素可分为三种类型:Ⅰ型(IFN-α, IFN-β, IFN-ε, IFN-ω, IFN-κ 和 IFN-τ)[12],Ⅱ型(IFN-γ)和Ⅲ型(IFN-λ)。它们除可阻断病毒复制和感染蔓延,激活自然杀伤细胞和巨噬细胞等免疫细胞,增加主要组织相容性复合物分子表达和抗原递呈进而增强宿主抵御病原体的能力,引起发热、肌肉疼痛和“流感症状”等特定感染症状,还能调控正常造血和抵御恶性肿瘤进展[13]。

3. 集落刺激因子　集落刺激因子(colony-stimulating factor,CSF)是指能刺激多能造血干细胞和不同发育分化阶段的造血祖细胞增殖与分化形成相应集落的细胞因子。Pluznick等在1965年第一次报道了在琼脂培养基上进行小鼠骨髓祖细胞培养时,发现在底层放入肾细胞和胎儿细胞,有粒细胞集落和巨噬细胞集落形成,因此推测饲养层细胞可能分泌特殊的活性物质可刺激粒细胞和巨噬细胞的集落的形成[14],故将其命名为集落刺激因子。根据不同分化阶段和作用的造血祖细胞类型,集落刺激因子分为粒细胞-集落刺激因子(G-CSF)、巨噬细胞集落刺激因子(M-CSF)、粒细胞-巨噬细胞集落刺激因子(GM-CSF)、红细胞生成素(EPO)、血小板生成素(TPO)和干细胞因子(SCF)。此外,因IL-3可作用于多种早期造血祖细胞,故称为多集落刺激因子。

4. 肿瘤坏死因子　肿瘤坏死因子(tumor necrosis factor,TNF)是Carswell等在1975年报道的一种能使肿瘤发生出血性坏死的细胞因子[15]。因其表达水平的差异和在微环境中的位置不同,它的生物作用具有多样性。在正常生理条件下,低水平的TNF参与抗感染、抗肿瘤和组织修复等生理功能。但当体内产生和释放大量的TNF却会破坏免疫系统平衡,参与许多疾病的进展过程,导致多种病理损伤。根据来源和结构不同，TNF 分为 TNF-α 和 TNF-β。TNF-α 主要由巨噬细胞产生，而 TNF-β 主要由 T 淋巴细胞产生。其他一些细胞也能产生低水平的 TNF-α 和 TNF-β。

5. 转化生长因子 β 家族　转化生长因子 β 家族（transforming growth factor β）是由一类结构和功能相关的多肽生长因子组成，包括 TGF-β、活化素、骨形成蛋白（BMP）、Nodal、抑制素和生长分化因子（GDF）等。该家族成员具有多种生物学功能，在调节细胞稳态、分化、迁移、凋亡、增殖、胚胎发育、血管生成、免疫应答和伤口愈合等方面发挥着重要作用。

6. 生长因子　生长因子（growth factor，GF）是一类能刺激细胞生长、增殖和分化的天然分子，通常是蛋白质或类固醇激素。生长因子通过结合靶细胞特异的高亲和表面受体将生长信号传递传入胞内并改变基因表达，实现对细胞增殖、分化和癌变等生理病理过程的调控。常见的生长因子有表皮生长因子（EGF）、血管内皮生长因子（VEGF）、血小板衍生生长因子（PDGF）、成纤维细胞生长因子（FGF）、肝细胞生长因子（HGF）、转化生长因子（TGF）、神经生长因子（NGF）、胰岛素样生长因子（IGF）和白血病抑制因子（LIF）等。

7. 趋化因子　趋化因子（chemokine）是一组分子量为 8~12kDa，可使免疫细胞定向迁移、活化和发育的多肽。目前已发现有 50 多种人类趋化因子，它们的氨基酸序列同源性在 20%~70%。根据一级结构中半胱氨酸残基的数量和位置特征，趋化因子可分为 4 个亚家族：

（1）CC 亚家族：有 28 个亚家族成员（CC1~CC28），其近氨端有 2 个相邻的半胱氨酸，主要对单核细胞、巨噬细胞、淋巴细胞、嗜碱性粒细胞和嗜酸性粒细胞等细胞产生趋化和活化作用。

（2）CXC 亚家族：有 16 个亚家族成员（CXC1~CXC16），其氨基端有一个 CXC 基序（两个半胱氨酸中间隔任意 1 个其他氨基酸），其趋化作用主要针对中性粒细胞和淋巴细胞。

（3）C 亚家族：其近氨基端只有 1 个半胱氨酸，主要作用于成熟的 T 细胞，尤其是 $CD8^+$T 细胞。

（4）CX3C 亚家族：仅有 CX3CL1，其近氨基端两个半胱氨酸中间有 3 个任意氨基酸，对单核细胞、NK 细胞和 T 淋巴细胞有趋化作用。

（五）凝血、纤溶与抗凝系统蛋白质

详见本书相关“第十三章　凝血、纤溶与抗凝”部分章节内容。

（六）其他蛋白

触珠蛋白（haptoglobin，Hp），又叫结合珠蛋白，于 1938 年由法国研究人员 Michel Polonovski 和 Max Fernand Jayle 首次报道。触珠蛋白是血清 α2 蛋白组分中的一种酸性糖蛋白，主要由肝脏合成，广泛存在于人类和多种哺乳动物的血清及其他体液中。在机体发生炎症、感染、创伤和恶性肿瘤等情况下，血液中触珠蛋白水平会增高 4~6 倍，可作为急性期反应蛋白。

触珠蛋白在人血浆中含量较高，正常血浆水平可达 0.3~2g/L，游离结合血红蛋白的半衰期约为 5 天，当其与血红蛋白结合后可被快速清除。1955 年，Smithies 等利用淀粉凝胶电泳方法揭示了人触珠蛋白的 3 种主要表型：Hp1-1，Hp2-1 和 Hp2-2。触珠蛋白由两条 α 链（α1 或 α2）和两条 β 链组成四聚体，彼此以二硫键共价相连，α1 链分子量约为 9kDa，α2 链约为 17kDa，β 链约为 40kDa[16]。

触珠蛋白最主要的功能是与游离的血红蛋白（hemoglobin，Hb）进行不可逆结合形成 Hp-Hb 复合物并促进其从循环系统中清除。在慢性贫血、溶血反应或烧伤等情况下，触珠蛋白结合红细胞溶解释放出的游离血红蛋白形成复合物，随后单核细胞和组织型巨噬细胞表面的清道夫受体 CD163 介导对该复合物的胞吞，并最终在肝脏和脾中被降解，从而避免对肾脏的损害。因此作为天然的游离血红蛋白拮抗剂，触珠蛋白在镰刀细胞贫血、脓毒症、红细胞输注和蛛网膜下腔出血等情况下具有潜在治疗价值[17]。此外，蛛网膜下腔出血还具有抗氧化、抑制前列腺素合成、保护一氧化氮和免疫调节等功能。

第三节　血浆蛋白质组学研究

蛋白质组学指应用各种技术手段来研究蛋白质组的一门新兴科学，其目的是从整体的角度分析细胞内动态变化的蛋白质组成成分、表达水平与修饰状态，了解蛋白质之间的相互作用与联系，揭示蛋白质功能与细胞生命活动规律。蛋白质组学在当今许多科学领域发挥着至关重要的作用，使人们能够发现疾病生物学和机制、新的药物靶点等。随着人们对蛋白质组学应用的兴趣不断增加，可用于蛋白质组学分析的工具也得到不断改进和扩展[18]。

一、血浆蛋白质组研究的探索史

由血浆蛋白质研究到血浆蛋白质组的研究大致可分为 6 个阶段：①了解蛋白质性质之前的早期研究；②分离时代（化学方法）；③酶时代（生化方法）；④单克隆抗体时代（分子生物学）；⑤蛋白质组学时代（分离技术）；⑥基因组学时代（预测蛋白质组学）。这些方法是按照松散的历史顺序进行排列的，在时间上是重叠的[19]。

（一）早期研究和化学方法

希波克拉底首先强调血液的诊断作用，提出了人类疾病是一个物理原因，而不是一个神圣的原因。19世纪30年代，利比希和穆德分析了一种叫做“白蛋白”的物质；1862年，施密特将不溶于纯水的蛋白质命名为“球蛋白”；1894年，格伯结晶了马血清白蛋白。在过去100年里，Cohn和Edsall研究了血浆制备和分离，贝林研究所使用利凡诺沉淀技术发现并制备了大量的人血浆蛋白及抗它们的抗体，这两个研究彻底改变了血浆蛋白化学。贝林研究所的工作及免疫学分析方法发展促使发现特定蛋白质数量与疾病之间的新关联变得更为容易。

（二）酶时代研究

早在1950年以前的几十年中，科学家就已发现碱性磷酸酶和酸性磷酸酶的活性分别与骨疾病和前列腺癌有关，1955年在急性心肌梗死患者死后的血清中检测到谷草转氨酶。20世纪50年代，由伦纳德·斯凯格斯开发并由Technion商业化的自动分析仪发展至今成为非常复杂的集成仪器/试剂系统，代表了临床医学自动化成果，使电动测试成为可能。

酶分析与其他分析方法相比的优势在于它测量功能水平而不是分子量，但不幸的是，血浆中测量的许多酶活性可能并不具有生理功能，而是代表组织中蛋白质渗漏。此外，酶分析法的另一个缺点是难以获得蛋白质质量的估计值，难以将某些活性与单个蛋白质以及特定来源联系起来，缺乏等型信息。

（三）抗体和单克隆抗体时代

分离纯化的蛋白质可用作抗原制备特异性抗体，进而可利用这些抗体进行蛋白质的简单免疫化学试验（如放射免疫扩散、火箭电泳或者最近的自动化浊度测定法）以及更复杂和敏感的夹心分析法（酶或放射化学检测），这些技术为在大量样本中单独测量一种或多种蛋白质提供了普遍的解决方案。

（四）蛋白质组学阶段

使用分离分析来观察血浆蛋白质组与分离技术本身发展相似：在Svedberg使用超离心机发现蛋白质具有独特的分子量后不久，Tiselius发现血清可以根据电泳迁移率分成多个组分。电泳的介质由液体发展到纸、乙酸纤维素、淀粉、琼脂糖和聚丙烯酰胺等，而后通过一系列一维和二维系统发展，最后与色谱和质谱分析法联合，发展到n维。在过去几十年中，这种发展导致了分离蛋白种类指数增长。以下为较为普遍使用的蛋白质组学研究技术。

1. 双向电泳　1975年Klose、O′Farrell等引入高分辨率二维电泳（two-dimensional electrophoresis，2-DE）后不久，Anderson L. and Anderson N. G. 将该技术应用于血浆蛋白。2-DE在高丰度血浆蛋白质组研究中具有重要的实用价值；在揭示遗传变异、蛋白水解裂解和唾液酸变异方面非常有效。虽因血浆中少数蛋白质（白蛋白、转铁蛋白、免疫球蛋白等）的高丰度以及血浆糖蛋白和免疫球蛋白的极端异质性使2-DE具有一定局限性，但是，通过将其与额外的分离步骤（如通过免疫抑制去除高丰度蛋白、使用经典的色谱分离）相结合，可以克服这一限制。

2. 质谱法　质谱技术（mass spectrometry，MS）解决了用二维凝胶等方法鉴定蛋白质的难题，为复杂蛋白质混合物分析提供了通用的解决方案。该技术可分为两类一般方法：第一类是通过在样品中检测或鉴定蛋白质和肽而实现“无偏”发现；第二类是蛋白质或肽的定量测量。质谱技术在复杂样品中发现蛋白质的能力通常依赖于从DNA测序工作中获得大型蛋白质序列数据库。由于这些数据库变得越来越全面，这种方法在理论上提供了蛋白质发现的一般解决方案。MS已经研究了蛋白质组问题的3个基本窗口：全蛋白、通过体外消化蛋白质获得的肽片段（例如用胰蛋白酶）和天然肽（低分子量蛋白质组或肽组）。

3. 抗体阵列　Ekins在20世纪80年代中期开发了抗体微阵列，用于测量血浆中的蛋白质。Schweitzer等及世卫组织均证明该种检测灵敏度非常高，这表明该系统可用于测定所有已知的血浆蛋白质组成分。需要注意的是，即使大型临床诊断机构有丰富的资源，高灵敏度免疫分析抗体产生和使用仍比在实验室研究中获得可用的抗体要困难得多。因此，抗体阵列迄今尚未在血浆中蛋白质发现中发挥重要作用。随着合适抗体的种类不断扩大，微阵列提供了最有可能实现低成本、常规检测大量血浆标记物的途径。

（五）基因组学阶段

与使用无偏发现方法鉴定血浆中低丰度蛋白相比，搜索和测量预测的低丰度蛋白可能更容易，我们期望能通过对人类基因组序列的生物信息分析而在血浆中寻找到大量先前未知的候选蛋白。

二、血浆蛋白质组研究的主要技术

由于血浆蛋白组成复杂，蛋白质组学研究技术各有利弊，靠单一技术平台往往不能达到最佳分离效果。联合使用不同技术平台（主要包括去除高丰度蛋白、样本预分离系统、分离系统、质谱鉴定系统），并加以适当改进是目前通常的做法。目前主流的蛋白质组学分析方法主要包括蛋白质组定性分析、蛋白质相对定量分析、蛋白质绝对定量分析以及蛋白质翻译后修饰分析等。

（一）蛋白质组定性分析

蛋白质定性分析通常是指利用质谱法进行蛋白质鉴定和序列分析，主要包括蛋白质全谱（shotgun）分析、蛋白质胶点/胶条分析及互作蛋白鉴定等。其中shotgun分析主要应用于某一生理状态下组织、细胞或者细胞器中所有表达蛋白质的鉴定；蛋白质胶点/胶条分析适用于标本浓度极低的双向电泳2D胶点鉴定及用IP、co-IP以及pull-down方法制备的SDS-PAGE胶条鉴定；互作蛋白鉴定既适用于蛋白混合物的SDS-PAGE分离后经胶内酶解（in-gel digestion）的质谱分析，也适用蛋白混合物溶液内直接酶解（in-solution digestion）的质谱分析。

（二）蛋白质相对定量分析

相对定量分析的目的是测定目的蛋白在两个或多个标本中的表达量的相对比例，而不需要知道它们在每个标本中的表达量。目前蛋白质相对定量分析方法主要包括双向荧光差异凝胶电泳（two-dimensional fluorescence difference in gel electrophoresis，2D-DIGE）、非标（label-free）定量蛋白质组学分析、细胞培养条件下稳定同位素标记技术（stable isotope labeling with amino acids in cell culture，SILAC）定量蛋白质组学分析、tandem mass tags/isobaric tag for relative absolute quantitation（TMT/iTRAQ）定量蛋白质组表达谱分析、数据非依赖型采集模式（data-independent acquisition，DIA）定量蛋白质组学分析及4D LFQ定量蛋白质组学分析。

（三）蛋白质绝对定量分析

目前基于质谱的绝对定量蛋白质组学研究主要指靶向蛋白质组学分析。靶向蛋白质组学分析是指对目标蛋白质（或修饰肽段）进行定性和/或定量分析，或者用于验证大规模蛋白质组学的结果。由于没有物种限制并具备多目标同时分析能力等优势，基于质谱的靶向蛋白质组学分析方法在相关研究领域已受到越来越多关注。其技术方法经历了从传统的选择性/多反应监视（selected/multiple reaction monitoring，SRM/MRM）到平行反应监视（parallel reaction monitoring，PRM）的发展历程。

（四）蛋白质翻译后修饰分析

翻译后修饰（post-translational modification，PTM）是指对翻译后的蛋白质进行共价加工的过程，通过在一个或多个氨基酸残基加上修饰基团，可以改变蛋白质的理化性质，进而影响蛋白质的空间构象和活性状态、亚细胞定位、折叠及其稳定性以及蛋白质-蛋白质相互作用。许多至关重要的生命进程不仅由蛋白质的相对丰度控制，更重要的是受到时空特异性和翻译后修饰的调控，揭示翻译后修饰的发生规律是解析蛋白质复杂多样的生物功能的一个重要前提。常见的翻译后修饰包括磷酸化、糖基化、乙酰化、泛素化等。

质谱是鉴定蛋白质翻译后修饰的重要方法，其原理是利用蛋白质发生修饰后的质量偏移来实现翻译后修饰位点的鉴定；同时，由于翻译后修饰的蛋白质在样本中含量低且动态范围广，检测前需要对发生修饰的蛋白质或肽段进行富集，然后再进行质谱鉴定。

（李长清　刘文芳　张容　蒋鹏）

参考文献

1. 宋德懋，刘云霞. 血液[M]//管又飞，朱进霞，罗自强. 医学生理学. 北京：北京大学医学出版社，2018：47-62.
2. 倪道明，刘青宁. 血浆的组成及其生理功能[M]//倪道明，朱威. 血液制品. 北京：人民卫生出版社，2013：19-41.
3. 姚一芸，胡钧培. 血浆和血浆蛋白制品的临床应用[M]//王鸿利，高峰. 血浆和血浆蛋白制品的临床应用. 上海：上海科学技术文献出版社，2002：44-126.
4. 林园，王嵘. 血液制品及血液代用品的临床应用[M]//刘景汉，汪德清，兰炯采. 临床输血学. 北京：人民卫生出版社，2011：41-96.
5. COHEN S. Nomenclature of human immunoglobulins[J]. Immunology，1965，8：1-5.
6. 熊思东. 免疫球蛋白[M]//曹雪涛，何维. 医学免疫学. 北京：人民卫生出版社. ，2015，62-89.
7. SCHROEDER H W，JR. ，CAVACINI L. Structure and function of immunoglobulins[J]. J Allergy Clin Immunol，2010，125（2 Suppl 2）：S41-52.
8. 张利宁. 补体[M]//曹雪涛，何维. 医学免疫学. 北京：人民卫生出版社，2015：90-106.
9. MERLE N S，CHURCH S E，FREMEAUX-BACCHI V，et al. Complement system part i-molecular mechanisms of activation and regulation[J]. Front Immunol，2015，6：262.
10. MERLE N S，NOE R，HALBWACHS-MECARELLI L，et al. Complement system part ii：Role in immunity[J]. Front Immunol，2015，6：257.
11. BROCKER C，THOMPSON D，MATSUMOTO A，et al. Evolutionary divergence and functions of the human interleukin（il）gene family[J]. Hum Genomics，2010，5（1）：30-55.
12. LEE A J，ASHKAR A A. The dual nature of type i and type ii interferons[J]. Frontiers in Immunology，2018，9：2061.
13. BORDEN E C. Interferons α and β in cancer：Therapeutic opportunities from new insights[J]. Nat Rev Drug Discovery，2019，18（3）：219-234.
14. PLUZNIK D H，SACHS L. The cloning of normal "mast" cells

in tissue culture[J]. J Cell Comp Physiol, 1965, 66(3): 319-324.

15. CARSWELL E A, OLD L J, KASSEL R L, et al. An endotoxin-induced serum factor that causes necrosis of tumors[J]. Proc Natl Acad Sci U S A, 1975, 72(9): 3666-3670.
16. WOBETO V P, ZACCARIOTTO T R, SONATI M. Polymorphism of human haptoglobin and its clinical importance[J]. Genet Mol Biol, 2008, 31: 602-620.
17. BUEHLER P W, HUMAR R, SCHAER D J. Haptoglobin therapeutics and compartmentalization of cell-free hemoglobin toxicity[J]. Trends Mol Med, 2020, 26(7): 683-697.
18. ELRICK M M, WALGREN J L, MITCHELL M D, et al. Proteomics: Recent applications and new technologies[J]. Basic Clin Pharmacol Toxicol, 2006, 98(5): 432-441.
19. ANDERSON N L, ANDERSON N G. The human plasma proteome: History, character, and diagnostic prospects[J]. Mol Cell Proteomics, 2002, 1(11): 845-867.

第十三章

凝血、纤溶与抗凝

正常情况下，血液在血管内流动，不会溢出血管外引起出血，也不会在血管内凝固引起血栓，这与人体具有完善的止血和凝血功能有关。完善的血栓与止血功能，将有助于减少失血，对异体血液的依赖减少；病理条件下，合理地使用凝血因子制剂，是成分输血的范畴，为改善止血功能起到积极作用[1]。

第一节　凝血系统

凝血即血液凝固，是指血液由液体状态转为凝胶状态的过程，它是哺乳类动物止血功能的重要组成部分，由血管壁、血小板及系列凝血因子参与的复杂生理过程。

一、血　管　壁

完整的血管壁对防止出血有着重要作用，当血管壁的结构发生缺陷或受到损伤时便会引起出血。

（一）血管壁的结构和调控

参与止血作用的血管主要是小动脉、小静脉、毛细血管和微循环血管，其基本结构可分为内膜层、中膜层和外膜层[2]。

1. 内膜层　由内皮细胞组成，含血管性血友病因子（von Willebrand Factor，vWF）、组织纤溶酶原激活物（tissue plasminogen activator，t-PA）、纤维连接蛋白（fibronectin，Fn）、层粘连蛋白（laminin，Ln）、纤溶酶原激活物抑制剂-1（plasmonogen activator inhibitor-1，PAI-1）和血栓调节蛋白（thrombomodulin，TM）等。内皮细胞表面有糖萼（glycocalyx），它是多种受体所在的部位。内皮细胞之间由粘合性物质连接，这是内皮细胞信息传递和维持血管通透性的物质基础。

2. 中膜层　介于内皮细胞和外膜层之间的血管壁结构，包括基底膜、微纤维、胶原、平滑肌和弹力纤维等。基底膜是一种胶原蛋白，作用为支撑内皮细胞及诱导血小板黏附和聚集，并可启动内、外源性凝血途径；平滑肌和弹力纤维参与血管的收缩功能。此外，内皮细胞和中膜层还含有组织因子（tissue factor，TF）、前列环素（prostacyclin，PGI_2）合成酶和二磷酸腺苷酶（adenosine diphosphate，ADP）等。

3. 外膜层　由结缔组织构成，是血管壁与组织之间的分界层。

（二）血管的调控

血管的收缩、舒张反应受神经和体液调控。

1. 神经调控　血管壁中的平滑肌受神经支配。当神经张力增强时，血管收缩；张力减弱时，血管舒张。这些都是通过神经轴突反射来实现。

2. 体液调控　内皮细胞产生的内皮素-1（endothelin-1，ET-1）、血管紧张素等活性物质可致血管收缩；内皮细胞产生的 PGI_2、内皮细胞衍生的松弛因子（endothelial cell-derived relaxing factor，EDRF）有舒张血管的作用。此外，还有其他调控血管舒缩反应的体液活性物质。

（三）血管壁的止血功能

小血管受损后的止血主要通过下列功能实现[2,3]。

1. 增强收缩反应　当小血管受损时，通过神经轴突反射和收缩血管的活性物质如儿茶酚胺、血管紧张素、血栓烷 A2（thromboxane A2，TXA2）、5-羟色胺（5-hydroxytryptamine，5-HT）和 ET 等的作用使受损的血管收缩，损伤的血管壁相互贴近，伤口缩小，血流减慢，凝血物质积累，局部血液黏滞度增高而有利于止血。

2. 激活血小板　小血管损伤后，血管内皮下组分暴露，致使血小板发生黏附、聚集和释放反应，结果在损伤的局部形成血小板血栓，堵塞伤口，也有利于止血。

3. 激活凝血系统　小血管损伤后，血管内皮下组分暴露，激活凝血因子Ⅻ，启动内源性凝血系统；释放组织因子，启动外源性凝血系统。最后在损伤局部形成纤维蛋白凝血块，堵塞伤口，有利于止血。

4. 增高局部血液黏滞度　血管壁损伤后，通过激活凝血因子Ⅻ和激肽释放酶原（prekallikerin，PK），生成激肽（kinin，K），激活的血小板释放出血管通透性因子。激肽和血管通透性因子使局部血管通透性增加，血浆外渗，血液浓缩，血液黏滞度增高，血流减慢，有利于止血。

二、血 小 板

（一）结构和生化组成

电子显微镜（电镜）下，血小板分为表面结构、骨架、细胞器和特殊膜系统等四部分，现结合它们的生化组成作一概述[1-3]。

1. 表面结构和生化组成 正常血小板表面光滑，有些小的凹陷是开放管道系统（open canalicular system，OCS）的开口。表面结构主要由细胞外衣（exterior coat）和细胞膜组成。细胞外衣（糖萼）覆盖于血小板的外表面，主要由糖蛋白（glycoprotein，GP）的糖链部分组成，是许多血小板膜受体的（如 ADP、肾上腺素、胶原、凝血酶等）所在部位。细胞膜主要由蛋白质（包括糖蛋白）和脂质（包括糖脂）组成。

（1）膜脂质：磷脂占总脂质量的 75%～80%，胆固醇占 20%～25%，糖脂占 2%～5%。磷脂主要由鞘磷脂（sphingomyelin，SPH）和甘油磷脂组成，后者包括磷脂酰胆碱（phosphatidylcholine，PC）、磷脂酰乙醇胺（phosphatidylethanolamine，PE）、磷脂酰丝氨酸（phosphatidylserine，PS）、磷脂酰肌醇（phosphatidylinositol，PI）以及少量溶血磷脂酰胆碱等。各种磷脂在血小板膜两侧呈不对称分布。在血小板未活化时，SPH、PC 和 PE 主要分布在细胞膜的外侧面，而 PS 主要分布在内侧面；血小板被激活时，PS 转向外侧面，成为血小板第 3 因子（platelet factor 3，PF3）。

（2）膜蛋白：血小板膜含有多种蛋白质，主要是糖蛋白。

1）GPⅠb-Ⅸ复合物：它由 GPⅠb 和 GPⅨ两个亚单位组成，其基因位于第 17 号染色体短臂上。GPⅠb-Ⅸ对血小板黏附功能有着重要作用。

2）GPⅡb-Ⅲa 复合物：它由 GPⅡb 和 GPⅢa 所组成。其基因位于第 17 号染色体长臂上。GPⅡb 由 α 链和 β 链以二硫链相连接而成，GPⅢa 为单一肽链，它们与血小板聚集功能有关。

3）其他 GP：如 GPⅠa-Ⅱa 复合物，由 GPⅠa 和 GPⅡa 组成，是胶原的受体。GPⅠc-Ⅱa 复合物，由 GPⅠc 和Ⅱa 结合而成，可能是 Fn 的受体。GPⅣ是单一肽链，是凝血酶敏感蛋白（TSP）的受体。GPⅤ，与 GPⅠb-Ⅸ相似，参与血小板黏附功能发挥。

（3）其他：血小板细胞膜上还有 Na^+-K^--ATP 酶（钠泵）、Ca^{2+}-Mg^{2+}-ATP 酶（钙泵）和其他阴离子泵，它们对维持血小板膜内外的离子梯度和平衡起着重要作用。

2. 骨架系统和收缩蛋白 电镜下，血小板的胞质中可见微管、微丝及膜下细丝等。它们构成血小板的骨架系统，在维持血小板的形态、释放反应和收缩活动中起重要作用。

（1）微管（microtubes）：呈束状排列于血小板的包膜下。它由微管蛋白（tubulin）排列成细丝状微丝，再由后者围成微管，对维持血小板的形状有着重要作用。

（2）微丝（microfilaments）：微丝主要由肌动蛋白细丝及肌球蛋白粗丝组成。肌动蛋白和肌球蛋白构成血小板收缩蛋白，其作用是参与血小板收缩活动、伪足形成和释放反应。

3. 细胞器和内容物 电镜下血小板内有许多细胞器，其中最为重要的是 α 颗粒、致密颗粒（δ 颗粒）和溶酶体颗粒（λ 颗粒）三种。

（1）致密颗粒（δ 颗粒）含有：

1）ATP 和 ADP：血小板被激活时，ADP 由致密颗粒中释放至血浆，是促进血小板聚集和释放的重要物质；ATP 是维持血小板形态、功能和代谢活动所需能量的来源。

2）5-HT：5-HT 贮存于致密颗粒中，当血小板受到凝血酶刺激时，5-HT 释放到血浆，促进血小板聚集和血管收缩。

（2）α 颗粒内含有：

1）β-血小板球蛋白（β-thomboglobulin，β-TG）：血小板特异的蛋白质。它抑制血管内皮细胞产生 PGI_2，间接促进血小板聚集和血栓形成。当血小板被激活，β-TG 从 α 颗粒中释出，使血浆 β-TG 含量升高。

2）血小板第 4 因子（platelet factor 4，PF4）：血小板又一特异的蛋白质。PF4 的作用是中和肝素的抗凝活性，促进血栓形成。

3）凝血酶敏感蛋白（thrombospondine，TSP）：一种糖蛋白，主要存在于血小板 α 颗粒、血管内皮细胞、巨噬细胞、平滑肌细胞及纤维细胞内，故 TSP 不是血小板特异性蛋白质，它有促进血小板聚集的作用。

4）血小板衍生生长因子（platelet derived growth factor，PDGF）：一种碱性糖蛋白，来自巨核细胞，存在于血小板 α 颗粒中。PDGF 的作用是刺激 DNA 合成和细胞增殖，促进细胞生长；促进细胞内胆固醇脂化，增强细胞对低密度脂蛋白的反应性，最终可导致动脉粥样硬化斑块的形成。

（3）溶酶体颗粒（λ 颗粒）：含有多种酸性水解酶及组织蛋白酶，是血小板的消化结构。

4. 特殊膜系统和生化组成 血小板的特殊膜系统主要包含开放管道系统及致密管道系统。

（1）开放管道系统（open canalicular system，OCS）：血小板膜凹于血小板内部形成的管道系统。它

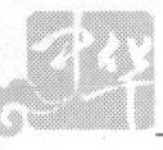

是血小板内与血浆中物质交换的通道，在释放反应中血小板贮存颗粒内容物经 OCS 排至细胞外。

（2）致密管道系统（dense tubular system，DTS）：散在分布于血小板胞质中，不与外界相通。它参与花生四烯酸代谢、前列腺素合成、血小板收缩活动和血小板释放反应等。

（二）止血功能

1. 黏附功能　血小板黏附（plateletadhension）是指血小板附着于血管内皮下组分或其他异物表面的功能。受损血管内皮下成分暴露时，血液中 vWF、内皮下成分和血小板 GP Ⅰb-Ⅸ复合物结合，导致血小板黏附反应。

2. 聚集功能　血小板聚集（platelet aggregation）是指血小板与血小板之间相互黏附形成血小板团的功能。在 Ca^{2+}存在的条件下，激活的血小板以其 GP Ⅱb/Ⅲa 与纤维蛋白原（Fg）结合，血小板发生聚集。血小板聚集有两种类型：①第一相聚集（初级聚集）指由外源性致聚剂诱导的聚集反应；②第二相聚集（次级聚集）指由血小板释放的 ADP 诱导的聚集。

3. 释放反应　在诱导剂作用下，血小板贮存颗粒中的内容物通过 OCS 释放到血小板外的过程称为释放（分泌）反应（platelet release reaction）。常用诱导剂有 ADP、肾上腺素、5-HT、花生四烯酸、凝血酶、胶原等。诱导剂作用于血小板膜上的相应受体，释出 Ca^{2+} 促进肌球蛋白聚合形成微丝。肌动蛋白细丝和肌球蛋白粗丝相互作用，收缩蛋白使储存颗粒移向中央，储存颗粒膜与 OCS 膜融合，颗粒内容物经 OCS 向外释放。

4. 促凝功能　指血小板参与血液凝固的过程[4]。

（1）PF3 的促凝：血小板激活时，PF3 参与凝血因子Ⅸa-Ⅷa-Ca^{2+}复合物和凝血因子Ⅹa-Ⅴa-Ca^{2+}复合物的形成，这两种复合物分别参与凝血因子Ⅹ的活化及凝血酶原酶的生成。

（2）接触产物生成活性（contact product-forming activity，CPFA）：血小板受 ADP 或胶原刺激时，CPFA 从血小板膜磷脂成分释出，激活因子Ⅻ，参与始动凝血反应。

（3）胶原诱导的凝血活性（collegen induced coagulant activity，CICA）：血小板受 ADP 或胶原刺激时，CICA 从血小板膜磷脂成分中释出，激活因子Ⅺ，参与内源性凝血途径。

5. α 颗粒中凝血因子的释放　血小板激活时，α 颗粒中所含的 FⅤ、Fg 和 FⅪ等均可释放至血浆，参与凝血过程。

6. 血块收缩功能　血小板具有使血凝块收缩的作用，其机制是激活的血小板由于肌动蛋白细丝和肌球蛋白粗丝的相互作用，使血小板伸出伪足，当伪足向心性收缩，纤维蛋白束弯曲，存留在纤维蛋白网间隙内的血清被挤出，血凝块缩小并得以加固。血凝块收缩，有利于伤口缩小和愈合。

7. 维护血管内皮的完整性　血小板能充填受损血管内皮细胞脱落所造成的空隙，参与血管内皮细胞再生和修复过程，故能增加血管壁的抗力，减低血管壁的通透性和脆性。

综上所述，血小板的止血功能见图 13-1。

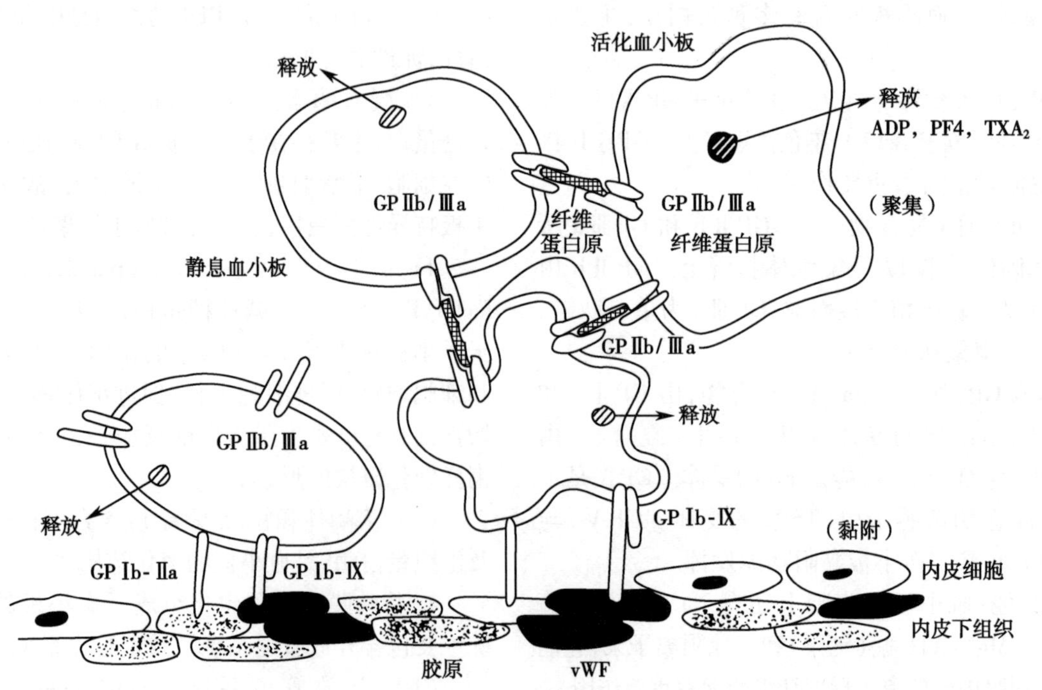

图 13-1　血小板止血功能

三、凝血因子

（一）凝血因子特性

凝血因子(coagulable factor, F)迄今已知至少有14种，包括经典凝血因子12个和激肽系统的2个。国际凝血因子命名委员会规定经典凝血因子以罗马数字命名。除FⅣ是无机钙离子(Ca^{2+})外，其余均是蛋白质，而且多数是蛋白酶(原)；除FⅢ存在于组织外，其余均存在于血浆中。FⅥ是FⅤ的活化形式，不再视为独立的凝血因子，故已被废除。这些凝血因子的活化形式以在它们名字右下加英文字母a表示，如因子Ⅶa，因子Ⅷa等[5]。凝血因子的理化特性列于表13-1。

（二）凝血机制

20世纪60年代初期Davis与Ratnoff等提出了凝血瀑布学说，认为血液凝固是一系列凝血因子活化的酶促反应过程，每个凝血因子都被其上游因子所激活，最后导致纤维蛋白生成。凝血过程一般被分为内源凝血系统和外源凝血系统(其中包括凝血的共同途径)，两个凝血系统的主要区别在于启动方式及参加的凝血因子不同，结果形成两条不同的因子X激活通路。两个凝血系统并不是各自完全独立，而是相互密切联系，在机体的整个凝血过程中发挥着不同的作用[1-2,5]。

1. 内源凝血系统　内源凝血系统(intrinsic pathway)是指参加凝血的因子全部来自于血液(内源性)，由FⅫ被激活到FⅨa-Ⅷa-Ca^{2+}-PF_3复合物形成的过程，通常是因血液与带负电荷的表面接触而启动(接触激活)[6-7]。

(1) 因子Ⅻ的激活：①固相激活。FⅫ与带负电荷的物质(如体内的胶原、微纤维、基底膜、长链脂肪酸等，或体外的玻璃、白陶土、硅藻土等)接触后，分子构型发生改变，活性部位暴露，成为活化因子Ⅻ(FⅫa)。②液相(酶类)激活。在激肽释放酶的作用下，FⅫ被激活为FⅫa。因子FⅫa的主要作用是激活FⅪ和FⅦ，并激活激肽释放酶原(prekallikrein, PK)和纤维蛋白溶解酶原(plasminogen, PLG)。

(2) 因子Ⅺ的激活：在FⅫa的作用下，FⅪ被激活为FⅪa。FⅪa的作用是激活因子Ⅸ。

(3) 激肽释放酶原(prekallikrein, PK)的激活：在FⅫa的作用下，PK被激活成激肽释放酶(kallikrein, KK)。KK的作用是激活FⅫ、FⅪ和FⅦ，使高分子量激肽原(high molecular weight kininogen, HMWK)转变成激肽，使纤维蛋白溶解酶原转变成纤维蛋白溶解酶。

(4) 高分子量激肽原(HMWK)的作用：HMWK为接触反应的辅因子，参与FⅫ、Ⅺ的激活，生成的缓激肽(bradykinin)有扩张血管、增加血管通透性及降低血压的作用。

(5) 因子Ⅸ的激活：FⅪa激活FⅨ为FⅨa。相比其他凝血因子的激活，FⅨ的激活有以下特点：一是激活速度相对较慢；二是激活反应主要在液相中进行；三是FⅨ的激活无需辅因子参与。这些特点(尤其激活速度相对较慢)可能具有重要的生理功能，能为凝血过程的进行提供一重要的调速步骤。此外，FⅨ也能被外源性凝血途径中的TF-Ⅶa-Ca^{2+}复合物激活。

(6) 因子Ⅷ的作用：FⅧ被凝血酶激活成FⅧa，后者与FⅨa、Ca^{2+}和磷脂(PF_3)结合，形成FⅨa-Ⅷa-Ca^{2+}-PF3复合物，此复合物有激活FX的作用，因此又称为因子X酶复合物。

在经典的凝血途径中，FⅪ被FⅫa活化。但近年的研究发现FⅫ重度缺乏并不会引起严重的出血表现，提示FⅫ、PK和HMWK并非体内凝血所必需。但对FⅪ严重缺乏的患者而言，其在术后或外伤时会有严重的出血表现。因此，在体内，除了FⅫa，FⅪ一定能被其他的蛋白酶活化。曾有学者提出，凝血酶可通过反馈作用上调自身表达从而激活FⅪ，进而使凝血酶持续生成，并通过激活凝血酶可活化的纤溶抑制物(thrombin activable fibrinolytic inhibitor, TAPF)降低纤溶发生。这一理论的问题在于，FⅪ通过凝血酶或FⅪa活化(即FⅪ的自身活化)的速率非常缓慢，除非存在非生理性的聚阴离子，如硫酸葡聚糖、肝素或高浓度的硫脂。这使得FⅪ在体内是否可通过凝血酶或FⅪa而活化成为谜题。近期的研究发现，无机多聚磷酸盐(PolyP)与凝血酶和FⅪ具有很高的亲和力，活化血小板所分泌的polyP可加快凝血酶或FⅪa活化FⅪ的效率。因此，polyP是凝血酶或FⅪa活化FⅪ的天然辅因子，解开了体内FⅪ如何在FⅫ缺乏的情况下被激活，启动正常凝血途径的谜题[8]。

2. 外源凝血系统　外源凝血系统(extrinsicpathway)是指参加凝血的因子并非全部存在于血液中，所需凝血因子有来自于血液以外的(外源性)，即组织因子(凝血因子Ⅲ)。这一凝血系统是因组织因子暴露于血液而启动，因此又可称为凝血的组织因子途径，通常指从TF释放到TF-Ⅶa-Ca^{2+}复合物形成的过程[9]。

(1) 因子Ⅲ(TF)：一种跨膜糖蛋白，N端位于胞膜外侧，是FⅦ的受体，可与FⅦ或FⅦa结合，C端插入胞质中，提供凝血反应的催化表面。

(2) 因子Ⅶ的激活：①构型改变激活。当组织损伤时，TF被释放到血液中，FⅦ与其结合，分子构型发生改变，活性部位被暴露，成为活化因子Ⅶ(FⅦa)。②酶激活。FⅦ还可被FXa、Ⅸa、Ⅻa、凝血酶等激活成FⅦa。

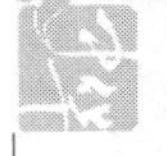

表 13-1　凝血因子的理化特性

因子	Ⅰ	Ⅱ	Ⅲ	Ⅴ	Ⅶ	Ⅷ	Ⅸ	Ⅹ	Ⅺ	Ⅻ	PK	HMWK	ⅩⅢ
MW/$\times 10^4$	34	6. 8	4. 6	33	6. 0	25~30	6. 0	5. 5	21	8. 0	8. 8	12	32
氨基酸残基数	2 964	579	263	2 196	406	2 332	416	448	1 214	596	619	626	2 744
基因所在染色体	4q31. 3/4q32. 1	11p11. 2	1q21. 3	1q24. 2	13q34	Xq28	Xq27. 1	13q34	4q35. 3	5q35. 3	4q35. 2	3q27. 3	6p25. 1/1q31. 3
基因长度/kb	50	34	12. 4			186	35	25		11. 9		2. 7	
外显子	6/8/10	14	6	25	10	27	8	8	15	15	17	10	15/12
内含子	15/7/8	13	5	24	9	26	7	7	14	14	16	9	14/11
酶原结构含 CHO/%	[α(A)β(B)γ_2]	单链 7~10	单链	单链	单链 50	单链	单链 17	单链 10	双链 5. 0	单链 13. 5	单链 12. 9	单链	($\alpha_2\beta_2$) 4. 9
激活后结构		A 链 B 链			重链 轻链		重链 轻链	重链 轻链	二重链，二轻链	重链 轻链			α_2
酶活性		丝氨酸蛋白酶	辅因子	辅因子	丝氨酸蛋白酶	辅因子	丝氨酸蛋白酶	丝氨酸蛋白酶	丝氨酸蛋白酶	丝氨酸蛋白酶	丝氨酸蛋白酶	辅因子	转谷氨酰胺酶
电泳球蛋白部位	γ	α	β α		β	α_2 β	α β	α	β α	β α	γ	α	$\alpha_2\beta$
半存期/h	46~144	48~60		12~15	4~6	8~12	24~48	48~72	48~84	48~60		144	48~122
合成部位	肝	肝	组织内皮细胞、单核细胞	肝	肝	不明	肝	肝	肝	肝	肝	肝	肝、血小板
依赖维生素 K		是			是		是	是					
血浆浓度/(mg·L^{-1})	2 000~4 000	200		5~10	2	<10	3~4	6~8	4	2. 9	1. 5~5. 0	7	2. 5
$BaSO_4$ 吸浆中	有	无		有	无	有	无	无	有	有	有	有	有
血清中	无	有 10%~15%		无	有	无	有	有	有	有	有	有	无
储存稳定性	稳定	稳定		不稳定	稳定	不稳定	较稳定	稳定	稳定	稳定	稳定	稳定	稳定
参与凝血途径	共同	共同	外源	共同	外源	内源	内源	共同	内源	内源	内源	内源	共同

（3）TF-Ⅶa-Ca^{2+}复合物：形成 TF 与 FⅦa 和 Ca^{2+} 结合形成 TF-Ⅶa-Ca^{2+}复合物，后者可激活 FⅩ和 FⅨ，使内源及外源凝血途径相沟通，具有重要的生理和病理意义。

3. 共同凝血途径　共同凝血途径（commonpathway）是指从 FⅩ的激活到纤维蛋白形成的过程，它是内、外源性凝血途径后的共同凝血阶段。

（1）凝血酶原酶的形成：①因子Ⅹ的激活。在 FⅨa-Ⅷa-Ca^{2+}-PF3 和/或 TF-Ⅶa-Ca^{2+} 复合物的作用下，FⅩ被激活为 FⅩa。②因子Ⅴ的激活。在凝血酶的作用下，FⅤ转变成活化的 FⅤa。FⅤa 为 FⅩa 的辅因子。在 Ca^{2+} 的参与下，FⅩa、Ⅴa、PF3（磷脂）结合形成 FⅩa-Ⅴa-Ca^{2+}-PF3 复合物即凝血酶原酶。

（2）凝血酶的生成：凝血酶原酶使凝血酶原裂解下片断 1+2（F_{1+2}），而片断 1+2 被凝血酶自身水解，裂解为片段 1（F_1）和片段 2（F_2），此时生成凝血酶。凝血酶生成后，主要作用是催化纤维蛋白原向纤维蛋白单体转变。除此之外，它还可通过多条途径加速和巩固凝血过程，主要包括：①激活 FⅤ和 FⅧ，使其分别转为 FⅤa 和 FⅧa；②激活 FⅦ使其变为 FⅦa；③激活因子ⅩⅢ，促进纤维蛋白交联；④激活 FⅪ；⑤引起血小板活化，为因子Ⅹ酶和凝血酶原酶复合物形成提供有效的膜表面等。但在另一方面，当大量凝血酶生成后，它又可通过直接裂解或间接激活蛋白 C 的途径灭活 FⅤa 和 FⅧa，从而阻碍凝血过程继续进行。

（3）纤维蛋白的形成：①纤维蛋白的形成。纤维蛋白的形成至少需三个步骤：其一，纤维蛋白单体（FM）的形成；在凝血酶作用下，Fg 的 α（A）链上精（16）-甘（17）键和 β（B）链上精（14）-甘（15）键先后被裂解，分别释出纤维蛋白肽 A（fibrinopeptide A，FPA）和纤维蛋白肽 B（fibrinopeptide B，FPB）。此时 Fg 分别转变成纤维蛋白Ⅰ（Fb-Ⅰ）和纤维蛋白Ⅱ（Fb-Ⅱ），二者形成 FM。其二，FM 的聚合；FM 形成后就开始聚合，但这种聚合物以氢键相连，很不稳定，可溶于 5mol/L（30%）尿素或 1%单氯（碘）醋酸溶液中，故称为可溶性 FM 聚合物（SFM）。其三，交联纤维蛋白形成；SFM 在 FⅩⅢa 和 Ca^{2+} 作用下，形成不溶性 FM 聚合物，此即纤维蛋白（fibrin，Fb）。②因子ⅩⅢ的激活。FⅩⅢ在凝血酶和 Ca^{2+} 的作用下，生成有转谷氨酰胺酶（transamidase）活性的 FⅩⅢa，后者可使可溶性纤维蛋白单体（SFM）发生交联变成不溶性的纤维蛋白。

外源凝血系统即外源凝血途径加共同凝血途径；内源凝血系统即内源凝血途径加共同凝血途径。尽管凝血过程分为内源和外源两条途径，但两条凝血途径并不完全独立，而是相互联系。同时，无论哪条凝血途径生成的凝血酶和 FⅩa 都可通过正反馈作用同时加速内源和外源凝血途径进行。两条凝血途径在整个凝血过程中所起的作用有所不同。一般认为外源凝血途径在体内生理性凝血反应启动中起关键作用，组织因子被认为是生理性凝血反应的启动物，而内源凝血途径对凝血反应开始后的维持、巩固和放大阶段非常重要[5]。血液凝固机制如图 13-2 所示。

最新研究表明，相对于止血功能，凝血途径中的某些成分在血栓形成方面起着更为重要的作用，如 FⅫ、组织因子微颗粒（tissue factor-positive microparticles，TF^+PS^+MP）和中性粒细胞胞外诱捕网（neutrophil extracellular traps，NETs）[10]。在细胞受损或感染时会释放细胞外 RNA、DNA 和无机多聚磷酸盐（inorganic polyphosphate，PolyP），这些带负电的物质可激活 FⅫ，导致血栓发生[8,11]。微颗粒（microparticles，MPs）是由活化或凋亡的细胞分泌的小的膜囊泡，其来源包括血小板、单个核细胞、内皮细胞以及肿瘤细胞。所有的 MPs 都具有促凝活性，因为它们能为凝血途径反应提供膜表面。当 MPs 存在磷脂酰丝氨酸（PS）以及组织因子（TF）时，其促凝活性增加。健康人群体内存在大量的血小板来源的 PS^+ MPs，但 TF^+PS^+ MP 的含量极低。而胰腺癌患者血浆中的 TF^+PS^+ MP 水平有所上升，同时小鼠模型中，组织因子微颗粒增强血栓发生。因此 TF^+PS^+MPs 可作为肿瘤患者静脉血栓风险评估的重要生物指标[12]。NETs 是由中性粒细胞释放到胞外的网状结构，由 DNA、组蛋白、髓过氧化物酶、中性粒细胞弹性蛋白酶和组织蛋白酶 G 等组成。NETs 中的活性氧和基质金属蛋白酶 9 可通过诱导内皮细胞损伤促进血栓形成[13-14]。NETs 也可作为血小板黏附聚集的支架，其组蛋白 H3、H4 在 NETs 促进血小板黏附和聚集中发挥着重要[15-16]。NETs 中的 DNA 参与调节内源性凝血途径，通过与 FⅫ结合促进凝血酶的生成和纤维蛋白形成[16]。细胞外组蛋白 H3、H4 也可通过降低血栓调节蛋白依赖蛋白 C 的激活作用增加血浆凝血酶生成[17]。此外，NETs 中的弹性蛋白酶可使组织因子途径抑制剂水解失活，增强 FⅩa 活性，促进外源性凝血途径。已有研究表明，在小鼠和狒狒深静脉血栓模型中，深静脉血栓部位存在大量 NETs，提示 NETs 在静脉血栓形成中发挥着重要的作用[18-19]。其在人血栓中的存在也已得到证实。

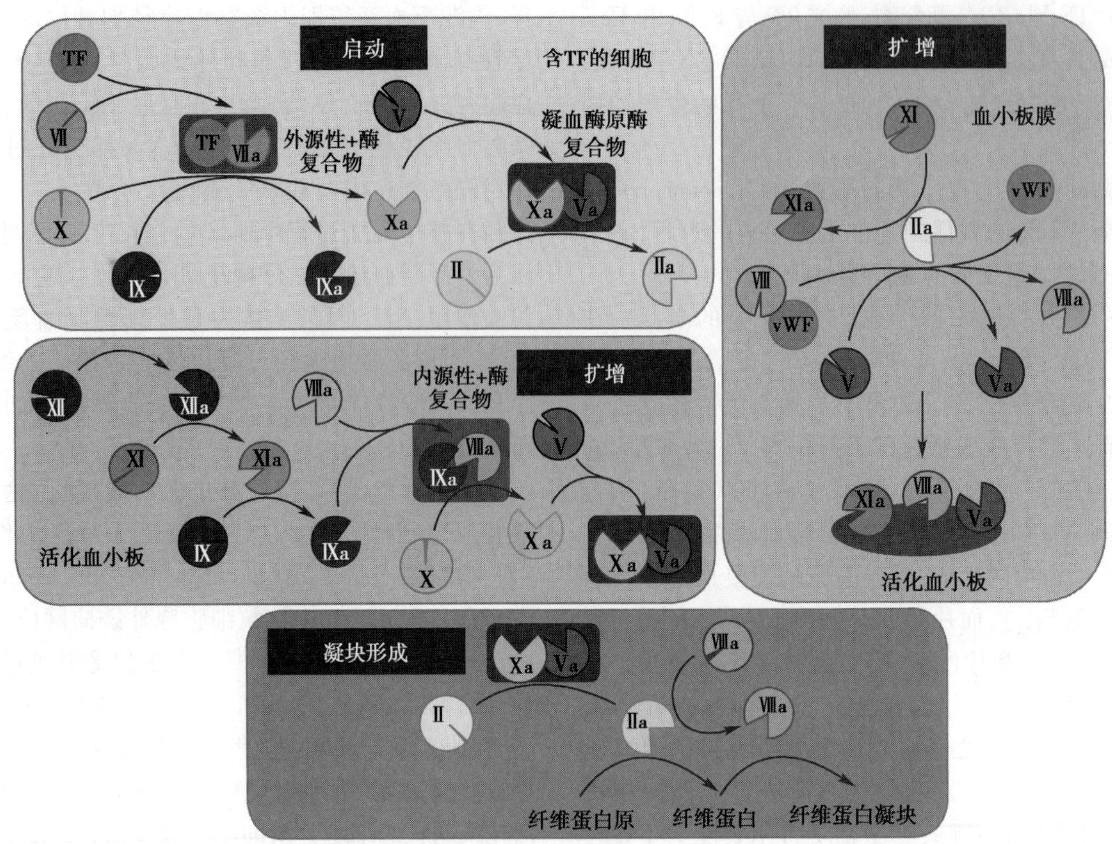

图 13-2 血液凝固机制示意图

第二节 纤维蛋白溶解(纤溶)系统

纤维蛋白溶解系统(fibrinolysis system)简称纤溶系统,是指纤维蛋白溶解酶原(plasminogen,PLG)转变成纤维蛋白溶解酶(plasmin,PL),以及纤溶酶降解纤维蛋白(原)[fibrin(ogen)]和其他蛋白质的过程。其主要功能是溶解血管内因凝血系统被激活而沉积的纤维蛋白,这对防止血管内血栓形成、保持血管畅通具有重要意义[1,3,5-6,20]。

(一)纤溶系统的组成及其特性

1. 组织型纤溶酶原激活物(tissue plasminogen activator,t-PA) t-PA 是一种丝氨酸蛋白酶,正常人血浆中 t-PA 浓度为 2~5μg/L。t-PA 由血管内皮细胞合成,其基因位于第 8 号染色体。t-PA 有单链和双链 2 种类型。在纤维蛋白溶解酶(PL)的作用下,单链 t-PA(sct-PA)转变成以二硫键联结的双链 t-PA(tct-PA)。t-PA 的主要功能是激活 PLG,其催化活性受纤维蛋白的调节,纤维蛋白存在可大大增加这一激活过程。而 t-PA 的纤维蛋白结合特征使 PLG 激活局限于纤维蛋白沉积部位,从而使纤溶活性限制在血栓表面。除纤维蛋白外,t-PA 的活性还可受其他大分子调节,如纤维连接蛋白等细胞外基质,这对纤维蛋白溶解酶介导的细胞外机制蛋白溶解有重要的意义。此外,t-PA 也能与纤溶酶原激活物抑制剂(PAI-1)结合,形成比例 1∶1的复合物,从而使 t-PA 失活。

2. 尿激酶型纤溶酶原激活物(urokinase type plasminogen activator,u-PA) u-PA 是一种单链糖蛋白,由肾小管上皮细胞和血管内皮细胞等产生。其基因位于第 10 号染色体。u-PA 可分为两种类型,单链 u-PA(single chain urokinase type plasminogen activator,scu-PA)和双链 u-PA(two chain urokinase type plasminogen activator,tcu-PA)。纤维蛋白溶解酶或激肽释放酶可使 scu-PA 转为 tcu-PA。一般认为 scu-PA 的活性很低,仅为 tcu-PA 的 0.1%,只有当 scu-PA 转变为 tcu-PA 才能有效地激活 PLG 发挥纤溶作用。u-PA 可直接激活 PLG,且不需要纤维蛋白作为辅因子。scu-PA 不能与纤维蛋白结合,但对纤维蛋白却有特异性溶解作用,此作用机制尚不清楚。

3. 纤维蛋白溶解酶原(plasminogen,PLG) PLG 是一种单链糖蛋白,主要由肝细胞合成,但也存在于其他细胞和大多数细胞外组织,嗜酸性粒细胞及肾脏也能合成 PLG。PLG 是纤溶系统的核心成分,人血浆中 PLG 的浓度为 1.5~2.0μmol/L,其基因位于第 6 号染色体(6q26~27)。天然 PLG 的 N 端氨基酸为谷氨酸,故称为谷氨酸 PLG(Glu1-PLG);谷氨酸 PLG 的 N

端赖氨酸77-赖氨酸78键易被有限的蛋白酶裂解，生成N端为赖氨酸78的PLG，称为赖氨酸PLG（Lys78-PLG）。当血液凝固时，PLG在t-PA或u-PA的作用下，激活成纤维蛋白溶解酶（PL），后者促使纤维蛋白溶解。

4. 纤维蛋白溶解酶（plasmin，PL）　在t-PA或u-PA的作用下，单链PLG的精氨酸（560）-缬氨酸（561）肽键断裂，形成由重链和轻链联结的双链PL。PL是一种活性较强的丝氨酸蛋白酶，其作用为：①降解Fg和Fb；②水解多种凝血因子（Ⅴ、Ⅷ、Ⅹ、Ⅶ、Ⅺ、Ⅱ）；③水解补体等。

5. 纤溶抑制物

（1）纤溶酶原激活物抑制物（plasminogen activator inhibitor，PAI）：能特异地抑制t-PA。主要有两种：①纤溶酶原激活物抑制剂-1（PAI-1）。一种单链糖蛋白，由血管内皮细胞和血小板合成，其基因位于第7号染色体。它的主要作用是与t-PA和/或u-PA形成1∶1复合物，使它们失去活性。正常情况下，血浆中的PAI-1水平很低，平均为20ng/ml，PAI-1水平升高与血栓性疾病（心肌梗死、深静脉血栓形成等）有明显相关性。②纤溶酶原激活物抑制剂-2（PAI-2）。是一单链糖蛋白，来源于胎盘和单核-巨噬细胞。正常人血浆中无PAI-2，但在妊娠早期开始出现，随着妊娠期延长而增高，产后迅速减少或消失，这可能与妊娠高凝状态有关。PAI-2是u-PA和双链t-PA的有效抑制物，但它对u-PA的抑制作用较PAI-1低约20倍，对双链t-PA的抑制作用较PAI-1低约两个数量级。

（2）纤溶酶抑制物：①α2-纤溶酶抑制物（α2-plasmin inhibitor，α2-PI），亦称α2-抗纤溶酶（α2-antiplasmin，α2-AP），是由肝脏合成的单链糖蛋白，其作用是抑制纤溶酶和FⅩa、FⅪa和FⅫa；FⅫa使α_2-AP以共价键与纤维蛋白结合，减弱了纤维蛋白对纤维蛋白溶解酶作用的敏感性。②AT、α2-巨球蛋白（α2-MG）和α1-抗胰蛋白酶（α1-antitrypsin，α1-AT）等也有抗纤维蛋白溶解酶的作用。③凝血酶可活化的纤溶抑制剂（thrombin activatable fibrinolysis inhibitor，TAFI）是由肝脏合成的重要纤溶调节物，一方面通过去除部分降解的纤维蛋白C末端赖氨酸残基，进而限制纤溶酶原与之结合并活化的速度；另一方面可促进α2-纤溶酶抑制物灭活纤溶酶，从而发挥抑制纤溶的作用。

（二）纤维蛋白溶解的机制

纤溶过程也是一系列蛋白酶催化的连锁反应，纤维蛋白溶解酶原在激活物作用下转变为纤维蛋白溶解酶水解纤维蛋白（原）和其他蛋白质（凝血因子Ⅴ、Ⅷ和ⅩⅢ等）[2,4-5]。

1. 纤维蛋白溶解酶原激活的途径　主要分为内激活途径、外激活途径和外源（药物）激活途径（图13-3）。

（1）内激活途径：由内源性凝血途径启动PLG激活，形成PL的途径。FⅫa使PK转变为KK，KK使scu-PA转变成tcu-PA从而使PLG激活为PL。此是继发性纤维蛋白溶解的理论基础。在病理情况下，FⅫ缺乏可引起血栓，可能与此途径激活发生障碍

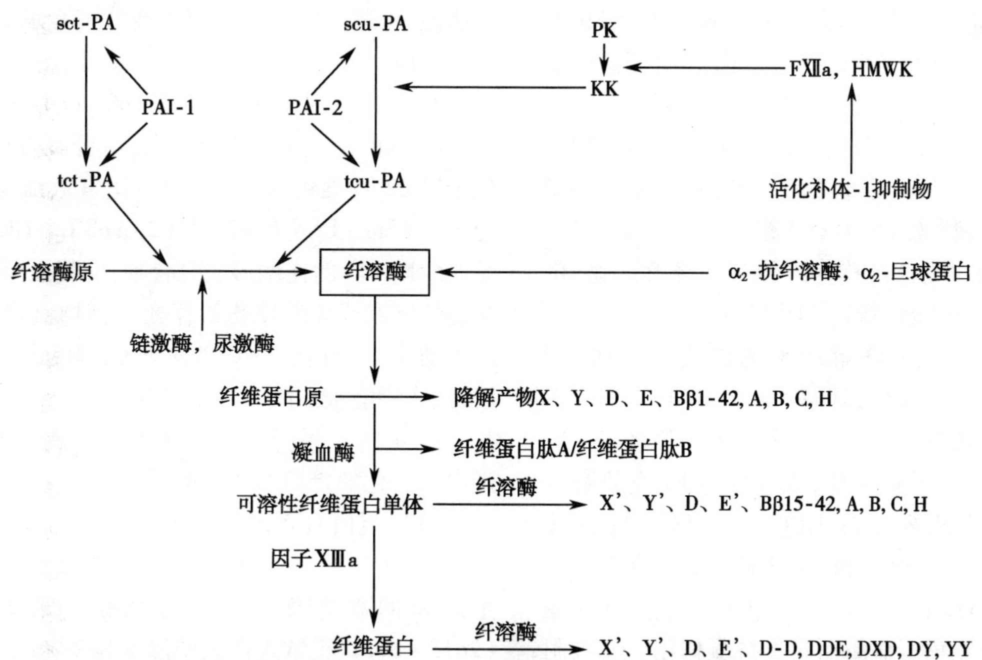

scu-PA：单链尿激酶型纤溶酶原激活剂；tcu-PA：双链尿激酶型纤溶酶原激活剂；PAI-1：纤溶酶原激活抑制剂-1；PAI-2：纤溶酶原激活抑制剂-2；PK：激肽释放酶原；KK：激肽释放酶；HMWK：高分子量激肽原

图13-3　纤维蛋白溶解酶原激活的途径

有关。

（2）外激活途径：主要是指体内生理性纤溶酶原激活物 t-PA 和 u-PA 裂解 PLG 形成 PL 的途径，是原发性纤溶的理论基础。t-PA 和 u-PA 又受纤溶酶原激活物抑制物（PAI-1、PAI-2 等）抑制，它们之间作用、激活和抑制，调节着纤维蛋白溶解活性，具有重要的生理和病理意义。

（3）外源激活途径：由外界进入体内的溶栓药物如链激酶（SK）、尿激酶（UK）和重组 t-PA 等，使 PLG 激活成 PL 的途径。这是溶栓治疗的理论基础。

2. 纤维蛋白（原）降解机制

（1）纤维蛋白原的降解：PL 首先作用于 Fg 的 β（B）链，降解出肽 Bβ 1～42；随后，又作用于 Aα 链，降解出极附属物（碎片 A、B、C、H），剩余的 Fg 片段即为 X 碎片（fragment X，相对分子质量 250 000）；X 碎片继续被 PL 作用，降解出 Y 碎片（fragment Y，相对分子质量 150 000）和 D 碎片（fragment D，相对分子质量 80 000）；Y 碎片在 PL 的作用下降解成碎片 D 和碎片 E（fragment E，相对分子质量 50 000）。

（2）非交联纤维蛋白的降解：①纤维蛋白Ⅰ（Fb-Ⅰ）的降解。在 PL 作用下，Fb-Ⅰ中的 β（B）链上继续裂解出肽 Bβ 1～42；然后又从 Aα 链裂解出 A、B、C、H 极附属物，最终先后裂解出碎片 X'，Y'，D 和 E'。②纤维蛋白Ⅱ（Fb-Ⅱ）的降解。在 PL 的作用下，Fb-Ⅱ中 β（B）链上继续裂解出肽 Bβ 15～42；然后又从 Aα 链上裂解出 A、B、C、H 极附属物，最终也先后裂解出碎片 X'，Y'，D 和 E'。③纤维蛋白的降解。Fb-Ⅰ和 Fb-Ⅱ自行聚合成非交联的纤维蛋白，经 FⅫa 作用后，形成交联的纤维蛋白。后者在 PL 作用下，除降解出碎片 X'、Y'、D 和 E'外，还生成 D-二聚体（D-Dimer，DD）、γ-γ 二聚体、复合物 1（DD/E）、复合物 2（DY/YD）和复合物 3（YY/DXD）等。

上述碎片及多聚体统称为纤维蛋白降解产物（fibrin degradation product，FDP）（图 13-3）。

3. 纤维蛋白（原）降解产物的作用　FgDP 和 FbDP 统称为纤维蛋白（原）降解产物（FDP），它们具有抗血小板聚集和抗血液凝固的作用。①碎片 X（X'）。由于与 Fg 及 FM 的结构相似，故可以与 Fg 竞争凝血酶，并可与 FM 形成复合物，阻止 FM 交联。②碎片 Y（Y'）。可抑制 FM 聚合和/或抑制 FM 形成不溶性纤维蛋白。③碎片 D 和 E（E'）。碎片 D 抑制 FM 聚合，碎片 E（E'）竞争凝血酶而具有抗凝作用。④极附属物 A、B、C、H。可延长活化部分凝血活酶时间（activated partial thromboplastin time，APTT）和凝血时间（clotting time，CT）[3-4,7]。

第三节　抗血液凝固系统

凝血系统由凝血和抗凝两方面组成，两者间动态平衡是机体保持正常止血功能的关键。正常的抗凝血机制是由细胞和体液两方面来完成的[21-23]。

（一）细胞抗凝作用

1. 单核巨噬细胞系统　进入血液循环中的组织因子、免疫复合物、内毒素、红细胞溶解产物、凝血酶原酶、纤维蛋白（原）的降解产物等促凝物质可被单核巨噬细胞系统所吞噬和清除。

2. 肝细胞　被激活的凝血因子，如 FⅨa 和Ⅶa 等可被肝脏摄取和灭活。

（二）体液抗凝作用

1. 抗凝血酶（antithrombin，AT）

（1）特性：抗凝血酶由肝脏、血管内皮细胞和巨核细胞合成，属于 α2-球蛋白。其基因位于第 1 号染色体（1p23），正常血浆浓度为 0.18～0.3g/L 或 2.6μmol/L，是体内主要的抗凝物质。

（2）作用：AT 是依赖肝素的丝氨酸蛋白酶抑制物。肝素与 AT 的赖氨酸残基结合，导致 AT 的构型发生改变，暴露活性中心精氨酸，后者与凝血酶或 FⅩa、FⅫa、Ⅺa、Ⅸa、纤维蛋白溶解酶等丝氨酸蛋白酶以 1∶1的比例形成复合物，从而使这些酶失去活性。此时肝素可从复合物中重新释放，再与其他游离的 AT 结合，继续发挥肝素增强 AT 的抗凝作用。此外，AT 具有抗炎活性，可通过凝血因子依赖或非依赖两种方式调节炎症反应[24]。

2. 肝素辅因子Ⅱ（heparin cofactor Ⅱ，HC-Ⅱ）　肝素辅因子Ⅱ是一种单链糖蛋白，由肝脏合成。其基因位于第 22 号染色体（22q11）。正常人血浆中的浓度为 31～67mg/L 或 0.47～1.02μmol/L。HC-Ⅱ主要与凝血酶以 1∶1的比例形成复合物，使凝血酶失去活性。在适量肝素或硫酸皮肤素存在下，对凝血酶的抑制作用可加快 1 000 倍。HC-Ⅱ对 FⅩa 也有缓慢的抑制作用，该作用能被硫酸软骨素 B 加速。

3. 蛋白 C 系统　主要由蛋白 C、蛋白 S、血栓调节蛋白及活化的蛋白 C 抑制物组成。

（1）蛋白 C 系统的组成与特性

1）蛋白 C（protein C，PC）：由肝脏合成的依赖维生素 K 的双链糖蛋白，其基因位于第 2 号染色体（2q13～14）。正常人血浆中浓度为 2～6mg/L。

2）蛋白 S（protein S，PS）：由肝脏和血管内皮细胞合成的依赖维生素 K 的单链糖蛋白，其基因位于第 3 号染色体（3p21）。PS 在人血液中以两种形式存在：

60%～70% PS 以非共价键与 C_{4b} 结合蛋白(C4b binding protein，C_4bP)结合成复合物，几乎没有活性；30%～40% PS 以游离蛋白 S(free protein S，FPS)形式存在，具有活性。正常人血浆中 PS 总量(包括结合和游离两部分)约 346nmol/L。PS 为活化蛋白 C(activated protein C，APC)的辅因子。

3）凝血酶调节蛋白(thrombomodulin，TM)：TM 是内源性抗凝物质，由血管内皮细胞合成，位于内皮细胞表面。它与凝血酶结合后可加速 PC 活化，并能抑制凝血酶介导的凝块形成。

4）活化蛋白 C 抑制物(activated protein C inhibitor，APCI)：由肝脏合成单链蛋白质，可抑制 APC 的活性。在正常人血浆中的浓度为(5.3±2.7)mg/L。

(2) 蛋白 C 系统的作用

1）蛋白 C 的作用：凝血酶与 TM 以 1∶1的比例结合形成复合物，后者使 PC 转变为 APC。APC 的主要作用是灭活 FⅤa 和Ⅷa，进而抑制 FⅩa 激活凝血酶原；APC 还能灭活细胞膜上 FⅧa 的生物活性，从而调节 FⅨa 介导的 FⅩa 生成。上述的过程均需要 PS、磷脂和 Ca^{2+} 参与。PC 也能激活纤溶系统，通过灭活纤溶酶原激活物抑制剂(PAI-1)而激活纤溶系统。此外，APC 具有细胞保护特性，表现为抗细胞凋亡及抗炎等功能，并能在血管受损时稳定内皮细胞层，抑制 NETs 形成。同时，APC 也具有再生特性，刺激机体神经重生、血管再生以及伤口愈合等[25-27]。(见图 13-4)

2）蛋白 S 的作用：具有直接和间接的抗凝活性[28]。作为 APC 的辅因子，PS 具有间接抗凝作用，其与 APC 形成 PS-APC-磷脂复合物，从而加速灭活 FⅤa 和 FⅧa；PS 也可以直接与 FⅤa 和 FⅩa 可逆性结合，从而直接抑制凝血酶原酶复合物的活性；PS 还可以与 FⅧa 结合，从而抑制 FⅩ的激活，或作为组织因子途径抑制物的辅因子抑制 FⅩa。PS 与 C_4bP 结合成复合物，阻断补体系统的激活；当底物为 FⅤa 时，PS 的 APC 辅因子活性就因与 C_4bP 结合而被中和；当底物为 FⅧa 或凝血酶原酶复合物时，与 C_4bP 结合则不影响其 APC 辅因子活性。除此之外，PS 还可与 TAM 家族酪氨酸激酶受体相互作用，进而促进凋亡细胞吞噬[29]。

3）血栓调节蛋白的作用：TM 与凝血酶形成 1∶1 复合物，加速 PC 转变为 APC；此外凝血酶-TM 复合物减弱了凝血酶激活 FⅤ和血小板以及凝集纤维蛋白的能力，因此 TM 不仅能加速依赖凝血酶的 PC 活化，还能部分抑制凝血酶的促凝活性。除抗凝作用之外，TM 也具有抗炎特性，能干扰补体活化、灭活高迁移率族蛋白 B1 等[30-31]。

4）APC 抑制物(APCI)的作用：APCI 与 APC 形

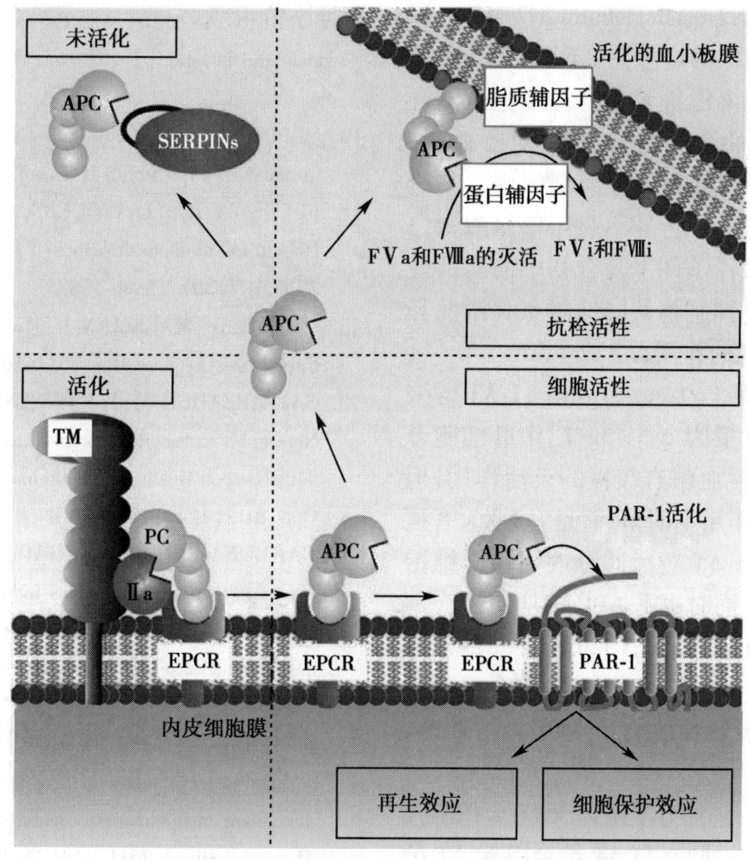

图 13-4　蛋白 C 的活化及 APC 的各种活性功能

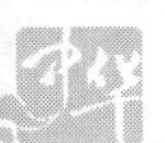

成复合物,使 APC 失去灭活 FⅤa 和Ⅷa 的活性。

4. 组织因子途径抑制物(tissue factor pathway inhibitor,TFPI)　TFPI 是一种与脂蛋白结合的生理性丝氨酸蛋白酶抑制物,由血管内皮细胞、血小板、单核细胞和肝细胞合成,是抑制 TF 活性的主要生理性抑制物。正常成人血浆中 TFPI 的含量为 1.35~3.6nmol/L。TFPI 有 3 个呈串联排列的抑制区(K1、K2 和 K3),其通过 K1 区抑制 TF-Ⅶa 复合物活性,通过 K2 区抑制 FⅩa 活性,K3 区可能与 TFPI 和肝素结合有关。TFPI 主要由 2 种异构型组成,TFPIα 和 TFPIβ;两种异构型在各细胞中的表达各不相同,与辅因子蛋白 S 的相关性也有差异,因此提示着两种异构型有不同的生理功能。所有血小板中的 TFPI 均为相对保守 TFPIα。血小板 TFPI 可在血管受损时使血栓形成受限。研究表明,蛋白 S/TFPI 复合物可有效地抑制低浓度 TF 所诱导的凝血过程,但当 TF 的浓度高于 14pM 时,即使 TFPI 浓度是 TF 的 10 倍以上,蛋白 S/TFPI 复合物抑制 TF 促凝活性的能力也明显减弱。这可能是由于 TFPI 与 FⅩa 相互作用启动较慢所致。因此蛋白 S/TFPI 在高浓度 TF 的条件下抑制 FⅩa 可能是蛋白 S/TFPI 与活化蛋白 C/蛋白 S 抗凝系统的协同作用结果。

5. 其他凝血抑制物

(1) α2-巨球蛋白(α2-macroglobulin,α2-MG):一种大分子量糖蛋白,血浆中的含量为 2 500mg/L,主要由肝脏合成,其他细胞如淋巴细胞和内皮细胞也能合成。α_2-MG 是一种广谱的蛋白酶抑制物,对凝血酶、激肽释放酶和纤维蛋白溶解酶等有抑制作用。其机制也是形成复合物,但这种结合并不封闭丝氨酸蛋白酶的活性中心,因此在某种条件下复合物中的酶活性可能恢复。α_2-MG 和 C1 抑制物共同抑制 90%激肽释放酶的活力,其中 α_2-MG 的作用占 35%~50%。

(2) α1-抗胰蛋白酶(α1-antitrypsin,α1-AT):一种单链糖蛋白,血浆中含量为 2.5~3g/L,由肝细胞合成。体外实验表明它对凝血酶有缓慢的灭活作用,但在体内对凝血酶的灭活作用不明显,而是对 FⅩa 有强大的灭活作用。此外,α1-AT 对激肽释放酶和纤维蛋白溶解酶也有抑制作用,同时也是 APC 的抑制物。

(3) C1 抑制物(C1 inhibitor,C1-INH):一种单链糖蛋白,血浆中的含量为 180mg/L,由肝细胞合成。其作用是抑制 FⅫa、Ⅺa、激肽释放酶、纤维蛋白溶解酶、补体 1(C1)等。

(4) 肝素(heparin):一种分子量为 357kDa 的酸性黏多糖,由肥大细胞合成。肝素与 AT 结合引起 AT 的构象发生改变,进而活化 AT。活化的 AT 可灭活多种以丝氨酸为活性中心的蛋白酶,包括凝血酶和 FⅩa。肝素也能与血小板结合,抑制血小板聚集,起到抗凝的作用。

(王学锋　周景艺)

参考文献

1. 王学锋,王鸿利. 血栓与止血的检测及应用[M]. 上海:世界图书出版公司,2002.
2. 王振义,李家增,阮长耿,等. 血栓与止血基础理论与临床[M]. 3 版. 上海:上海科学技术出版社,2004.
3. 李家增,王鸿利,贺石林. 现代出血病学[M]. 上海:上海科学技术文献出版社,2004.
4. 彭黎明,邓承祺. 现代血栓与止血的实验室检测及其应用[M]. 北京:人民卫生出版社,2004.
5. 王鸿利. 实验诊断学[M]. 北京:人民卫生出版社,2005.
6. TERESA G. Hippel. Routine testing in Hematology[M]//BERNADETTE F. RODARK, GEORGE A. FRITSMA, ELAINE M. KEOHANE, et al. Hematology Clinical Principles and Applications. 3 rd ed. Amsterdam: SAUNDERS ELSEVIER, 2007.
7. NIGEL KEY, MICHAEL MAKRIS, DENISE O'SHAUGHNESSY, et al. Practical Hemostasis and Thrombosis[M]. 2nd ed. New Jersy: WILEY-BLACKELL, 2009.
8. MORRISSEY JH. Polyphosphate: a link between platelets, coagulation and inflammation[J]. Int J Hematol, 2012, 95(4): 346-352.
9. WOLBERG AS MAST AE. Tissue factor and factor VIIa-hemostasis and beyond. [J] Thromb Res, 2012, 129(Suppl 2): S1-S4.
10. GEDDINGS JE, MACKMAN N. New players in haemostasis and thrombosis[J]. Thromb Haemost, 2014, 111(4): 570-574.
11. FUCHS TA, BRILL A, DUERSCHMIED D, et al. Extracellular DNA traps promote thrombosis[J]. Proc Natl Acad Sci U S A, 2010, 107(36): 15880-15885.
12. OWENS AP, MACKMAN N. Microparticles in hemostasis and thrombosis[J]. Circ Res, 2011, 108(10): 1284-1297.
13. SAFFARZADEH M, JUENEMANN C, QUEISSER MA, et al. Neutrophil extracellular traps directly induce epithelial and endothelial cell death: a predominant role of histones[J]. PLoS One, 2012, 7(2): e32366.
14. CARMONA-RIVERA C, ZHAO W, YALAVARTHI S, et al. Neutrophil extracellular traps induce endothelial dysfunction in systemic lupus erythematosus through the activation of matrix metalloproteinase-2[J]. Ann Rheum Dis, 2015, 74(7): 1417-1424.
15. SEMERARO F, AMMOLLO CT, MORRISSEY JH, et al. Extracellular histones promote thrombin generation through platelet-dependent mechanisms: involvement of platelet TLR2 and TLR4[J]. Blood, 2011, 118(7): 1952-1961.
16. GOULD TJ, VU TT, SWYSTUN LL, et al. Neutrophil extracel-

lular traps promote thrombin generation through platelet-dependent and platelet-independent mechanisms[J]. Arterioscler Thromb Vasc Biol,2014,34(9):1977-1984.

17. AMMOLLO CT,SEMERARO F,XU J,et al. Extracellular histones increase plasma thrombin generation by impairing thrombomodulin-dependent protein C activation[J]. J Thromb Haemost,2011,9(9):1795-1803.

18. BRILL A,FUCHS TA,SAVCHENKO AS,et al. Neutrophil extracellular traps promote deep vein thrombosis in mice[J]. J Thromb Haemost,2012,10(1):136-144.

19. VON BRUHL ML, STARK K, STEINHART A, et al. Monocytes,neutrophils,and platelets cooperate to initiate and propagate venous thrombosis in mice in vivo[J]. J Exp Med,2012, 209(4):819-835.

20. CHAPIN JC AND HAJJAR KA. Fibrinolysis and the control of blood coagulation[J]. Blood Rev,2015,29(1):17-24.

21. OTT I. Inhibitors of the initiation of coagulation[J]. Br J Clin Pharmacol,2011,72(4):547-552.

22. ALLEN KS,SAWHENY E,KINASEWITZ GT,et al. Anticoagulant modulation of inflammation in severe sepsis[J]. World J Crit Care Med,2015,4(2):105-115.

23. SPRONK HM, DE JONG AM, CRIJNS HJ, et al. Pleiotropic effects of factor Xa and thrombin:what to expect from novel anticoagulants[J]. Cardiovasc Res,2014,101(3):344-351.

24. LEVY JH,SNIECINSKI RM,WELSBY IJ,et al. Antithrombin: anti-inflammatory properties and clinical applications[J]. Thromb Haemost,2016,115(4):712-728.

25. GRIFFIN JH,ZLOKOVIC BV,MOSNIER LO. Activated protein C, protease activated receptor 1, and neuroprotection[J]. Blood,2018,132(2):159-169.

26. GRIFFIN JH,ZLOKOVIC BV,MOSNIER LO. Activated protein C:biased for translation[J]. Blood,015,125(19):2898-2907.

27. HEALY LD,PUY C,FERNANDEZ JA,et al. Activated protein C inhibits neutrophil extracellular trap formation in vitro and activation in vivo[J]. J Biol Chem, 2017, 292(21): 8616-8629.

28. DAHLBACK B. Vitamin K-Dependent Protein S: Beyond the Protein C Pathway[J]. Semin Thromb Hemost,2018,44(2): 176-184.

29. VAN DER MEER JH,VAN DER POLL T,VAN'T VEER C,et al. TAM receptors, Gas6, and protein S: roles in inflammation and hemostasis[J]. Blood,2014,123(16):2460-2469.

30. LOGHMANI H,CONWAY EM. Exploring traditional and nontraditional roles for thrombomodulin[J]. Blood,2018,132(2): 148-158.

31. MARTIN FA, MURPHY RP, CUMMINS PM, et al. Thrombomodulin and the vascular endothelium:insights into functional, regulatory,and therapeutic aspects[J]. Am J Physiol Heart Circ Physiol. 2013,304(12):H1585-1597.

第十四章

血液循环生理

19 世纪的法国生理学家克劳德·伯纳德(Claude Bernard,1813—1878 年)首先认识到,所有高级生物都保持体内的生命必需条件不被外部环境破坏,这些受到严格控制的生命条件包括体内环境的温度、氧浓度、pH、电解质组成、渗透压以及其他重要变量。维持机体内环境稳定的过程被称为稳态(homeostasis)。

血液是外部环境与人体细胞内部环境之间的连接纽带。为了维持整个机体的稳态,血液必须以适合细胞实际需求的速度连续流动,这就是血液循环(blood circulation)。血液循环的解剖生理基础是循环系统(circulation system),也称为心血管系统,是一个完整的血管回路,将血液通过动脉系统分配到不同组织的毛细血管,在该组织中主要发生物质和热能交换,然后汇集至静脉系统。

循环系统分为肺循环(pulmonary circulation)和体循环(systemic circulation)。肺循环主要服务于肺部的气体交换,并部分供应肺组织;体循环供应机体除肺以外的所有其他器官组织。血液循环的动力来自于心脏的泵送活动——周期性收缩和舒张。

血液循环的主要功能是将各种营养分子如氨基酸,脂肪酸,葡萄糖,维生素,矿物质,氧气等运输到组织,运走废物,携带化学信息分子如激素和维生素等,并在体内分配热能,从而维持组织内稳态,保证生理功能和细胞存活。

完整的血液循环理论首先由威廉·哈维(William Harvey,1578—1657 年)在他的著名著作 *ExercitatioAnatomica de Motu Cordis et Sanguinis*(《关于心脏和血液的运动》)中得到描述。他被认为是血液循环的发现者[1-2]。

本章介绍血液循环系统的基本结构与功能,作为输血医学的基础知识之一,以助于学科知识的完整性。

第一节　循环系统的结构与功能

一、心　　脏

(一) 左心泵与右心泵

人的心脏构成驱动血液循环的两个泵:左心泵(left heart pump)和右心泵(right heart pump)。尽管右心泵的总体解剖结构与左心泵的总体解剖结构有些不同,但泵送原理是相同的。每个泵都由一个心室组成,心室是一个被肌肉壁包围的封闭腔室。左心泵从肺静脉接受富含氧的血液,并通过主动脉及其分支将其循环泵送到全身器官。另一个是右心泵,它通过上、下腔静脉从周围器官接受乏氧的静脉血液,并通过肺循环向左心泵送。每个心泵由心房和心室组成,房室瓣膜将心房和心室彼此分开。心房的主要功能是在舒张期加速心室充血,心室收缩提供能量以维持合适的血液循环的初始压力。在休息状态下,体循环初始压力约 13.3kPa(100mmHg),肺循环初始压力约为 2.7kPa(20mmHg)。心室每分钟泵出的血液量称为心输出量,静止状态下的正常值为 5~5.5L/min。心脏有特殊的信号生成和传导系统,该系统可在整个心肌中传布动作电位,同时保持其自身节律。

(二) 心动周期

从一次心跳开始到下一次心跳是一个心动周期(cardiac cycle),它可以分为收缩期和舒张期两个主要部分,包括血压、容积、血流、电生理和心音的一系列变化。

当心室肌细胞收缩时,它们会在心室壁中产生周向张力,从而导致心室腔内压力增加。在心室内压力超过肺动脉(右泵)或主动脉(左泵)的压力,血液就会通过出口瓣膜从心室中排出。心动周期的这一阶段称为收缩期。因为在收缩期心室中的压力高于心房中的压力,所以房室瓣是关闭的。当心室肌细胞松弛时,心室压力下降到低于心房压力,房室瓣打开,心室中再次充盈血液。心动周期的这一阶段称为舒张期。在舒张期,由于动脉压大于心室内压,因此出口瓣膜关闭。在舒张期充盈期之后,开始新的心动周期的收缩期。

(三) 心输出量

每分钟心室泵出的血液量即心输出量(cardiac output,CO),由每次搏动喷射的血液量即每搏输出量或搏出量(stroke volume,SV)和每分钟心跳数即心率(heart rate,HR)的乘积,即:CO=SV×HR。

SV 等于舒张末期心室内的血液量即舒张末期量(end-diastolic volume,EDV)减去收缩末期心室容积(end-systolic volume,ESV),即:SV= EDV-ESV。

心输出量随身体活动水平的不同而有很大差异。以下因素尤其会直接影响心输出量:①身体新陈代谢的基本水平;②该人是否在运动;③该人的年龄;④身体容积的大小。

对于年轻健康的男性,静息心输出量平均约为5.6L/min。对于女性而言,该值约为4.9L/min。当同时考虑年龄因素时(由于年龄增加,身体活动减少),通常以整数5L/min 表示静息成年人的平均心输出量。

(四) 心脏指数

实验表明,心输出量大约与身体表面积成比例增加。因此,经常以心脏指数(cardiac index)来表示心输出量,即每平方米身体表面积的心输出量。体重70kg的正常人的身体表面积约为1.7m^2,这意味着成年人的正常平均心脏指数约为3L/(min·m^2)。

心血管系统具有很强的血液动力学性能。一个成人静息状态下心输出量约为5~5.5L/min,但在剧烈运动时中可以达到25~35L/min。在平均60年的成年人寿命中,心脏将大约200 000m^3 的血液泵入循环系统,通过毛细血管壁滤过5 000~6 000m^3 的液体,并为机体细胞代谢提供了8 000 000L 的氧气。体内的毛细血管密度平均约为600 根血管/mm^3 组织,总长度与地球赤道(40 000km)的长度相近。用于物质交换的毛细血管壁的总面积约为1 000 平方米。循环中约有(2~3)×10^{13} 个红细胞[1,3]。

二、血　管

左心室喷射到主动脉的血液在回到右心房之前先通过许多不同类型的血管。主要血管分为动脉、小动脉、毛细血管、小静脉和静脉。这些连续血管节段的区别在于物理尺寸、形态特征和功能上的差异。所有这些血管内壁都有一层连续的内皮细胞,实际上,对于包括心脏腔室以及瓣膜的整个循环系统都是如此。

(一) 动脉

动脉(arteries)是厚壁的血管,除某些平滑肌外,还包含很大一部分的弹性蛋白和胶原纤维。在压力增加时,弹性纤维的长度可以伸展到原来的两倍,由此动脉可以有效扩张,以接受并暂时储存上心脏在收缩期排出的血液,然后在舒张期时通过弹性回缩将这些血液供给器官。主动脉是最大的动脉,其管腔内径约为25mm。动脉直径随着连续延伸并分支而不断减小,最小的动脉内径约为0.1mm。随着连续的动脉分支,动脉数量呈指数增长,因此,尽管从主动脉到周围动脉,动脉系统的管腔直径逐渐变小,但可用于血液流动的总横截面积却增加到主动脉的数倍。动脉对血流的阻力相对较低且变化较小,因此也被称为管道血管(conduit vessels)。

(二) 小动脉

小动脉(arterioles)的管腔直径比动脉小,结构也不同。从相对于管腔的比例而言,小动脉的血管壁更厚,构成组织包含更多平滑肌,弹性纤维则较少。由于小动脉肌肉构成比高,可以主动改变管腔大小,以调节通过周围器官的血流。小动脉的数量可以多达5×10^7,在任一水平上小动脉的总体横截面积比动脉都大得多。小动脉由于其血流阻力较大,且经常变化以调节器官血流,因此也被称为阻力血管(resistance vessels)。

(三) 毛细血管

毛细血管(capillaries)是最小的血管,直径为7μm的红细胞必须变形才能通过。毛细血管壁由单层内皮细胞组成,该层内皮细胞将血液与组织液分开,其厚度仅约1μm。毛细血管不包含平滑肌,缺乏主动改变管腔大小的能力。全身器官中所有毛细血管的总横截面积是主动脉根部的1 000 倍以上,可用于血液和组织液之间物质交换的总面积可超过100m^2。毛细血管是循环系统的交换血管(exchange vessels)。除了跨毛细血管壁的溶质扩散之外,还有液体净流入和/或流出,如组织肿胀(水肿)就是液体从血浆到组织间隙净转移。

(四) 小静脉和静脉

离开毛细血管后,血液被收集在小静脉和静脉(venules and veins)中返回心脏。静脉血管壁较薄,厚度与其管腔直径成比例。因静脉壁含有平滑肌,所以其直径可以主动改变;而由于壁薄,静脉血管很容易扩张。因此,静脉可因跨血管壁的内外压力差的微小变化而改变管腔直径。静脉血管,特别是较大的血管内存在单向瓣膜,可防止其中的血液逆向流动,这些瓣膜在站立和运动中对循环系统的正常作用至关重要。周围小静脉和静脉中的血液通常占总血容量的50%以上,因此,它们通常被认为是容量血管(capacitance vessels)。更重要的是,静脉容积的变化会极大地影响心脏充盈,进而影响心脏泵血。因此,外周静脉实际上在控制心输出量中起着极其重要的作用。

根据主要的血液动力学功能,体循环血管可分为以下功能结构:弹性储器或阻力血管、毛细血管前阻

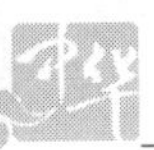

力血管、毛细血管前括约肌、交换血管、毛细血管后阻力血管、分流血管和容量血管。肺循环的系列血管构成与体循环相似，但主要例外是其总血流阻力仅约为体循环的五分之一[2-3]。

第二节　血液循环的动力

血液循环是被动的，其动力来自心脏的泵送作用。乏氧的静脉血通过上、下腔静脉从全身器官返回到右心房，通过三尖瓣进入右心室，然后穿过肺动脉瓣，经肺动脉泵入肺循环。在肺的毛细血管内，血液通过暴露于空气中而被“重新充氧”。富氧的肺静脉血经肺静脉流向左心房，并通过二尖瓣进入左心室。从那里通过主动脉瓣泵入主动脉以分配至全身器官。

尽管右心泵与左心泵的总体解剖结构有些不同，但泵送原理是相同的。泵送功能主要由心室完成，心脏瓣膜在结构上仅允许血流向一个方向流动，并根据跨瓣膜压差的方向被动地打开和关闭。

一、心脏的节律性收缩

心脏的有效泵血需要数百万个心肌细胞精确协调。当电兴奋脉冲(动作电位)扫过细胞膜时，心肌细胞启动收缩。通过细胞间的间隙连接，动作电位从一个心肌细胞传导到相邻的心肌细胞，从而将心脏所有细胞联结起来，形成一个多细胞功能单元，实现心肌细胞收缩精确协调。与此同时，某些特定区域的心肌细胞特别适合于控制心脏兴奋的频率、传导途径以及通过心脏各区域的传播速率，从而构成了专门的兴奋和传导系统，主要包括窦房结、房室结、房室束以及由浦肯野纤维组成的左右束支。

窦房结包含特定细胞，在正常情况下充当心脏的起搏器，并启动动作电位。房室结包含慢传导细胞，可使心室收缩和心室收缩之间有轻微延迟。浦肯野纤维专门用于快速传导，确保所有心室细胞几乎在同一瞬间收缩。心脏收缩由窦房结细胞的电生理活动控制，传导系统确保其他所有心脏细胞以适当的步调协调收缩，以进行有效的血液泵送。

二、心肌细胞的活动

(一) 心肌细胞的电活动

心肌细胞负责提供驱动血液通过循环系统的动力。它们活动的协调取决于定期以适当的速率启动并可靠地传导至整个心脏的电刺激。机械泵送动作取决于肌肉细胞的有力收缩，从而导致张力增加，收缩和松弛的重复循环。

所有横纹肌细胞收缩由细胞膜上的动作电位所触发。与骨骼肌细胞的动作电位相比，心肌细胞的动作电位在三个方面有明显不同，由此促进心脏同步节律性兴奋：①可以自我激发；②直接在细胞间传导；③持续时间长，避免连续收缩形成心肌抽搐。

(二) 心肌细胞的机械活动

心肌细胞的收缩由膜动作电位作用于细胞内细胞器，从而引起细胞张力的产生和/或缩短。心肌细胞的基本组织学特征与骨骼肌细胞的组织学特征十分相似，主要包括：①广泛的肌原纤维结构。由平行的相互交叉的粗细肌丝组成，这些肌丝按照“串联”的单元排列成“肌节”(sarcomeres)，负责缩短和产生张力的机械过程。②通过心肌细胞内的膜系统肌质网(sarcoplasmic reticulum)形成复杂的内部区室。在心肌静息期，这个区室在肌质网/内质网上的Ca^{2+}-ATP酶和钙结合储存蛋白帮助下主动聚集钙离子。③肌纤维膜上广泛分布着间隔规律的内陷，称为T小管。这些结构将动作电位信号传递到细胞内部，并与肌质网相连。

心肌细胞有一些特有的形态特征，其中最明显的是细胞质中的大量线粒体，确保ATP随时供应以满足心肌非常高的代谢需求所需的氧化磷酸化途径[4]。

三、心肌细胞活动的调节

(一) 心率的调节

心脏的正常节律性收缩是由于窦房结细胞的自发起搏活动引起的。心率取决于这些起搏器细胞的膜在舒张间期自发去极化所需的时间。窦房结细胞在没有任何外部影响的情况下以自发或固有速率(约100次/min)兴奋。

窦房结细胞自主兴奋性的主要外部影响因素来自自主神经系统(autonomic nervous system)。交感神经(sympathetic nerves)和副交感神经(parasympathetic nerves)都终止于窦房结细胞，这些纤维可以改变固有心率。交感神经兴奋增加心率，心脏副交感神经兴奋则会减慢心率。副交感神经和交感神经都通过改变窦房结起搏器细胞中静息电位的自发性舒张性去极化过程来影响心率。

除了交感神经和副交感神经外，还有许多因素可以改变心率。这些包括许多离子，循环中的激素和各种药物，以及体温和心房壁伸展等物理影响。所有这些都通过改变静止膜去极化至阈值电位所需的时间来起作用。例如，细胞外液中异常高浓度的Ca^{2+}会通过移动阈值电位来降低心率。增加心率的因素被称为具有正向变时作用(positive chronotropic effect)，降低心率的因素则被称为具有负向变时作用(negative chronotropic effect)。

除了对心率的影响外,自主神经系统还影响动作电位通过心脏的传导速度。交感神经兴奋会增加传导速度,也称为正性传导作用(positive dromotropic effect),而副交感神经兴奋会降低传导速度,也称为负性传导作用(negative dromotropic effect)。这些传导影响作用主要是对动作电位的去极化初始速率和/或影响心脏细胞间隙连接的传导特性的结果。

(二) 心肌收缩力的调节

除肌纤维初始长度外,许多因素会影响心肌张力产生。心肌在固定长度上能够产生的最大心肌收缩力称为最大等长张力(peak isometric tension),任何增加最大等长张力的因素都可以增加心肌收缩力,这种作用称为正性肌力作用(positive inotropic effect)。

心肌收缩力最重要的生理性调节物质是去甲肾上腺素(norepinephrine)。当去甲肾上腺素被交感神经释放至心肌细胞时,它具有对于心率的变时性作用,还具有明显的正性肌力作用,使心肌细胞更强烈,更迅速地收缩。

增强的副交感神经活动对心脏有轻微负性肌力作用,负性肌力作用是由于动作电位的缩短和动作电位期间进入细胞的 Ca^{2+} 数量减少造成的,在心房中这种效应最为显著。

与自主神经输入无关的心率变化也会影响心脏收缩力。在每个动作电位的静息期,少量的细胞外 Ca^{2+} 进入细胞。随着心率增加,每分钟会有更多的 Ca^{2+} 进入细胞。细胞内 Ca^{2+} 积累并大量释放到肌质中。因此,当心率突然增加时,心肌收缩力也逐渐增至更高的水平,这种现象称为阶梯现象(staircase phenomenon)。

(三) 心肌细胞活动与心室功能的关系

心室的几何形状影响心室壁肌纤维的长度-张力关系如何决定心室腔的容积-压力关系。心室形状介于圆柱体和球体两者之间,心肌细胞在心室壁上沿圆周向排列,心肌细胞机械活动与心室功能的关系有如下 3 个特点:①心室容量增加导致心室周向长度增加,从而导致单个心肌细胞长度的增加。因此,心室舒张期充盈的程度是心脏“前负荷”(preload)的主要决定因素。②在任何给定的心室容积下,室壁中单个心肌细胞活动张力的增加都会引起心室内压的增加。为了从心室排出血液而必须达到的压力在很大程度上取决于动脉血压,是心脏“后负荷”(afterload)的主要决定因素。③随着心室体积减小,心室半径减小,心室壁的心肌细胞只需较小的总的主动性张力来达到任何给定的心室内压[1,3]。

第三节　循环系统

一、循环系统概述

一个普通成年人体内水分约占体重的 60%,分布在细胞内(intracellular)、组织间隙(interstitial)和血浆(plasma)中。体内水分约三分之二在细胞内,通过细胞细胞膜与组织间隙相交通。细胞外液中只有少量以血浆的形式在心血管系统内循环。除血浆外,血液中还包含悬浮的血细胞,这些血细胞约占血容量的 40%。循环系统中的血浆可跨越毛细血管壁直接与组织间液相互作用。

组织间液构成单个细胞所处的直接环境,也即“内环境”。细胞必须从组织间液中吸收营养并将其产物释放到组织间液中。单个细胞的状况在很大程度上取决于调节组织间液成分的体内平衡机制。这一平衡通过组织间液与循环血浆交互流通来完成。

当血液流过毛细血管时,溶质通过自由扩散在血浆和组织间液之间交换。经毛细血管扩散的最终结果总是倾向于组织间液的成分吸收进入血液。例如,如果特定骨骼肌组织间液中的 K^+ 浓度高于肌肉毛细血管血浆中的 K^+ 浓度,则 K^+ 会穿过肌肉毛细血管壁扩散到血液中,也即从组织间液中去除 K^+,导致 K^+ 浓度降低。当组织间液中的 K^+ 浓度与肌肉毛细血管血浆中的 K^+ 浓度相等时,K^+ 进入毛细血管净移动不再发生,也就是达到了平衡状态。

二、循环系统的生理特点

(一) 血液容量与血流

一般而言,全身血容量的 84%左右在体循环中,16%在心脏和肺中。在体循环的 84%中,其中 64%在静脉中,13%在动脉中,7%在全身小动脉和毛细血管中。心脏包含 7%的血液。肺部血管包含 9%的血液。

如果将不同血管的总体横截面积加以比较,静脉的横截面积远大于动脉,平均约为相应水平动脉的 4 倍,因此静脉系统相比动脉系统有大量的血液储存。

每分钟流经每一段循环系统的血液体积相同,所以血流速度与血管的横截面积成反比。在静息条件下,主动脉的流速平均约为 33cm/s,而毛细血管的流速仅为主动脉流速的 1/1 000,即 0.3mm/s。然而,由于毛细血管的长度只有 0.3~1mm,血液在毛细血管中停留的时间只有 1~3s。所有通过毛细血管壁的营养物质和电解质的扩散都必须在短时间内完成。

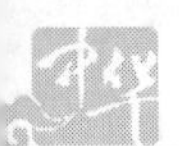

（二）循环中各部分的压力

因为心脏不断地将血液泵入主动脉，主动脉的平均压力很高，平均大约是100mmHg。此外，由于心脏的泵送作用，动脉压在收缩压120mmHg和舒张压80mmHg之间交替。

当血液流经体循环时，其平均压力逐渐下降；当到达腔静脉的末端进入右心房时，压力约为0。

血流的压力在小动脉端可高达35mmHg，在静脉端则低至10mmHg，平均压力在大多数血管床为17mmHg。这个压力足够低，虽然营养物质可以很容易地通过毛细血管壁的孔隙扩散到外围的组织细胞，但血浆也只有很少的一部分会从孔隙中渗出。

肺动脉的压力和主动脉一样是搏动的，但压力要低得多。肺动脉收缩压平均约为25mmHg，舒张压为8mmHg，平均压力为16mmHg。肺循环系统的低压力与肺的生理需要是一致的，因为所需要的只是将肺毛细血管中的血液暴露于肺泡中的氧气和其他气体。

（三）循环功能的基本特点

1. 血流速度　人体各组织的血流速度几乎总是根据组织的需要而精确地加以控制。当组织处于活动状态时，它们需要增加营养物质供应，因此需要比休息时更多的血流量，有时会达到休息时的20～30倍。然而，心脏的心输出量在正常情况下不会超过静息状态的4~7倍。

因此，当某个组织需要增加血液流量时，并非简单地增加全身的血液流量，而是通过微血管对于组织活动及代谢的反应，扩张或收缩局部血管，以控制局部血流量与组织活动水平精确匹配。此外，中枢神经系统对循环的调节也有助于控制组织血流。

2. 心输出量　主要由局部组织血流总量控制。血液流经组织并通过静脉回到心脏，心脏对增加的血液流入做出自动反应，立即将血液泵入动脉。因此，心脏对组织的需求自动做出反应，但经常需要特殊神经信号帮助，以使它泵出机体需要量的血液。

3. 动脉压　一般来说，动脉压控制独立于局部血流控制或心输出量控制。循环系统具有广泛的控制动脉血压的系统。例如，如果在任何时候压力明显低于正常水平即100mmHg，数秒钟内，一连串的神经反应引发一系列循环变化，使压力恢复到正常水平。尤其是神经信号：①增加心泵力量；②导致大静脉储器血管收缩，为心脏提供更多血液；③导致大部分全身小动脉广泛收缩，使得更多的血液积累在大动脉以增加动脉压力。然后，在数小时或数天内，肾脏通过分泌控制压力的激素和调节血容量，在控制压力方面额外发挥着主要作用[1,4]。

三、动脉系统与静脉系统的功能

（一）动脉和静脉舒张性的差异

从解剖学上讲，动脉壁的硬度远大于静脉壁。因此，动脉平均比静脉的扩张性小8倍。也就是说，给定的血压升高引起的静脉内的血流增加量是同等大小动脉内血流增加量的8倍。

在肺循环中，肺静脉扩张与体循环相似。但是，肺动脉正常情况下的压力大约是全身性动脉系统的1/6，它们的扩张能力相应地更大，大约是全身性动脉的6倍。

（二）动脉压力与脉压

心脏搏动将血液泵入动脉。如果不是由于动脉系统的扩张性，所有这些血液将在心脏收缩期间瞬时流经周围的血管，而在舒张期不会发生流动。然而，正常情况下，由于动脉系统的顺应性，血压搏动不断降低，当血液到达毛细血管时，几乎没有搏动。因此，组织血流是持续的，很少搏动。

在健康的年轻人中，每一次心搏周期的压力最高值称为收缩压，约为120mmHg. 最低值约为80mmHg，称为舒张压。这两种压力的差值约为40mmHg，称为脉压。

影响脉压的主要因素有：①心脏的每搏输出量；②动脉系统的顺应性（总膨胀性）。

（三）静脉压——右心房压力（中心静脉压）

血液从全身静脉流入心脏的右心房；因此，右心房压力称为中心静脉压。右心房压力由以下两种平衡调节：①心脏将血液从右心房和心室泵入肺部的能力和②血液从外周静脉流入右心房的趋势。如果右心剧烈跳动，右心房压力就会降低。相反，心脏搏动虚弱会使右心房压力升高。此外，任何导致血液从外周静脉快速流入右心房的影响都会提高右心房压力的因素都可以增加这个静脉返回血量，从而增加右心房压力[2,5]。

四、微　循　环

（一）微循环的功能结构

微循环的主要功能是为组织提供营养物质和带走细胞代谢产物。微小动脉控制着流向组织的血流，而组织的生理变化又控制着小动脉的管径，这样每种组织可以根据需要控制自身的血流。毛细血管壁非常薄，由渗透性非常好的单层内皮细胞构成，水、营养物质和代谢产物都可以在组织和循环血液之间快速交换。

全身的循环系统大约有100亿条毛细血管，提供物质交换的表面积可达 500~700m^2。丰富的毛细血管网保证人体的任何单个功能细胞距离毛细血管的距离一般均不超过 20~30μm。

器官的微循环结构与其功能需求相适应。通常，进入器官的动脉会有 6~8 次分支，成为内径 10~15μm 的小动脉。小动脉再经过 2~5 次分支，成为内径 5~9μm 的终末小动脉，连接毛细血管。小动脉有发达的肌层，其直径可以改变多倍。终末小动脉没有连续的肌层，但在与毛细血管衔接点有平滑肌纤维环绕，称为毛细血管前括约肌。毛细血管前括约肌控制毛细血管的打开和关闭。小静脉的管径比小动脉粗，肌层则薄弱得多。小静脉内的压力远小于小动脉，但小静脉仍可以明显收缩。小动脉和毛细血管前括约肌与它们的供血组织紧密相连，因此，组织的局部条件，包括营养物质的浓度、新陈代谢的最终产物和 H^+ 等会直接影响这些血管，从而控制每个微小组织区域的局部血流。

（二）微循环的血流通路

毛细血管壁由单层内皮细胞组成，外面包围着极薄的基底膜，总厚度仅为约 0.5μm。毛细血管内径为 4~9μm，只允许红细胞和其他血细胞挤压通过。

毛细血管膜上有非常细小的"孔隙"，将毛细血管内部与外部连接起来。其中有些是细胞间隙，它们位于相邻的内皮细胞之间。蛋白质分子构成的"嵴"规律性跨越细胞间隙，将内皮细胞固定在一起，但是在这些"嵴"之间，液体仍可以自由渗透穿过细胞间隙。细胞间隙通常具有均匀的宽度，为 6~7nm，略小于白蛋白分子的直径。水分子以及大多数水溶性离子和小分子溶质很容易通过细胞间隙在毛细血管内外之间迅速扩散。

内皮细胞中还存在许多微小的细胞膜囊泡，由称为小窝蛋白的蛋白质低聚物构成，与胆固醇和鞘脂的分子有关。囊泡在内皮细胞从细胞外部吞噬物质的胞吞作用（endocytosis）和大分子穿过内皮细胞内部的转胞吞作用（transcytosis）中起作用。有些囊泡可能会聚在一起，形成贯穿内皮细胞的囊泡通道。

有些器官毛细血管的"孔隙"具有特别结构，可以满足器官的特殊需求。其中一些特征如下：

1. 大脑　毛细血管内皮细胞之间的连接主要是"紧密"连接，仅允许极小的分子（例如水，氧气和二氧化碳）进入或流出大脑组织。

2. 肝脏　情况与在大脑中恰恰相反。毛细血管内皮细胞之间的缝隙是开放的，因此血浆中几乎所有溶解的物质（包括血浆蛋白）都可以从血液进入肝脏组织。

3. 胃肠道　毛细血管的孔隙的尺寸介于肌肉和肝脏之间。

4. 肾脏的肾小球毛细血管　内皮细胞被无数个称为"窗孔"（fenestrae）的椭圆形孔隙贯穿，因此可以过滤大量的小分子物质和离子（但血浆蛋白的大分子则不能）通过肾小球，不必通过细胞间隙。

（三）微循环的血流与物质交换

毛细血管中的血液通常呈间歇性流动，每隔几秒钟或几分钟启动和暂停一次。这种间歇性流动的原因是血管舒缩，即分支小动脉和毛细血管前括约肌的间歇性收缩。

影响分支小动脉和毛细血管前括约肌的舒缩（打开和关闭）周期的最重要因素是局部组织中的氧浓度。当组织的氧利用率高，组织氧浓度降至正常水平以下时，毛细血管会更频繁地舒缩，血流开放持续时间更长，从而使组织供氧（以及其他营养物质）增加。

血浆和细胞间液之间的主要物质交换方式是自由扩散。当血液在毛细血管内流动时，大量的水分子和溶质颗粒通过毛细血管壁自由扩散，相当于组织液和血浆之间持续的混合。

自由扩散是由水分子和流体中所溶解物质的热运动引起的，不同的分子和离子首先在每个方向上随机移动。

脂溶性物质可以直接通过毛细血管内皮细胞的细胞膜扩散。这些物质包括氧和二氧化碳分子。由于脂溶性物质可以经毛细血管内皮细胞膜的所有区域渗透，因此通过毛细血管的传输速率比非脂溶性物质（例如钠离子和葡萄糖）的传输速率快许多倍。水溶性（非脂溶性）物质不能穿过毛细血管内皮细胞的脂质膜。这些物质包括水分子本身，钠离子、氯离子和葡萄糖。尽管在毛细血管管腔内表面积中，细胞间隙所占不到 1/1 000，但细胞间隙中分子热运动的速度很快，水分子穿过毛细血管膜扩散的速度大约是血浆沿毛细血管线性流动速度的 80 倍，足以保证水和水溶性物质通过细胞间隙的迅速扩散。

毛细血管间隙的宽度为 6~7nm，约为水分子直径的 20 倍。一般情况下，在通过毛细血管"孔隙"的分子中，水分子最小；血浆蛋白分子最大，其直径略大于孔隙的宽度。其他物质如钠离子、氯离子、葡萄糖和尿素，分子直径大小介于两者之间。毛细血管孔隙对于不同物质的渗透性依据其分子直径而不同。以骨骼肌毛细血管为例，葡萄糖分子的渗透性是水分子的 60%，而白蛋白分子的渗透性仅为水分子的 1/1 000。

必须注意，各种组织中的毛细血管通透性差异极大。如肝毛细血管窦具有很高的渗透性，血浆蛋白质

几乎像水和其他物质一样容易地穿过血管窦壁。而肾小球毛细血管对水和电解质的渗透性约为肌肉毛细血管渗透性的500倍，但不容许血浆蛋白质渗过。肝脏需要更大的毛细血管渗透性，以保证营养物质在血液和肝细胞之间的大量转移，而肾脏则需要过滤大量的液体以形成尿液。

浓度差异影响通过毛细管膜的净扩散速率。物质通过膜扩散的"净"速率与膜两侧物质的浓度差成正比。在毛细血管膜的两侧上任何给定物质的浓度之间的差异越大，该物质在通过膜的一个方向上的净移动就越大。例如，毛细血管血液中的氧浓度通常大于细胞间液中的氧浓度。因此，大量的氧从血液流向组织。相反，二氧化碳在组织中的浓度大于血液中的浓度，这导致大量的二氧化碳移入血液并从组织中带走。

最重要的营养物质通过毛细血管膜的扩散速率非常高，以至于只有很小的浓度差异就足以引起血浆和细胞间液之间的充分转运。例如，紧邻毛细血管外部的细胞间液中的氧浓度比血浆中的氧浓度仅仅低百分之几，但是这种微小的差异足够使氧从血液中移动到细胞间隙中，提供所有组织代谢所需的氧——在身体处于高度活动的状态下，每分钟可多达数升氧。

（四）组织间隙与组织间液

人体总体积的大约1/6由细胞之间的空间组成，这些空间统称为组织间隙（interstitium）。组织间隙中的液体称为组织间液（interstitial fluid）。

组织间隙中的固态结构主要包含胶原纤维和蛋白聚糖纤维。胶原纤维在间质中延伸距离很长且非常坚固，足以提供大多数组织的拉伸强度。蛋白聚糖纤维是非常细的卷曲或扭曲分子，由约98%的透明质酸和2%的蛋白质组成。这些分子非常纤细，以至于在光学显微镜下看不到它们，即使在电子显微镜下也难以证明。它们形成了非常精细的网状纤维垫状结构。

组织间液中的"凝胶"。组织间液通过毛细血管过滤和扩散产生。它包含与血浆几乎相同的成分，但蛋白质的浓度要低得多，因为蛋白质不容易通过毛细血管的孔隙。细胞间液主要滞留在蛋白聚糖纤维之间的微小空间中。蛋白聚糖纤维和滞留在其中的液体的组合具有凝胶的特性，因此被称为组织凝胶。由于大量的蛋白聚糖纤维，液体难以在组织凝胶中流动，而主要通过扩散穿过凝胶，也就是每个分子以热运动的方式移动，而不是大量分子一起移动。通过凝胶的扩散速度约为通过自由流体的扩散速度的95%～99%。由于毛细血管和组织细胞之间距离很短，水分子、电解质、小分子量营养物质、细胞代谢产物、氧和二氧化碳等通过组织间隙快速运输。

尽管几乎组织间隙中的所有液体一般都滞留在组织凝胶内，但偶尔也会出现微细的"自由"液流和液体囊泡，这意味着未与蛋白聚糖分子混合的液体可以自由流动，这样的流动通常沿着胶原纤维或细胞表面。正常组织中存在的"游离"液体很少，通常少于1%。相反，当组织发展为水肿时，这些囊泡和自由液体流会极度膨胀，游离于蛋白聚糖纤维之外的自由液流可增加至50%以上。

跨毛细血管的渗滤是通过静水和胶体渗透压以及毛细血管渗滤系数来确定的。毛细血管中的静水压驱使液体及其溶质通过毛细血管孔隙进入组织间隙。与之相反，血浆蛋白引起的胶体渗透压驱使液体从组织间隙进入血液。这种胶体渗透压通常可以防止血液中大量液体丢失到组织间隙中。淋巴系统将从血液泄漏到组织间隙中的少量蛋白质和液体重吸收入血液循环[1,6]。

（钱开诚　谢东甫）

参考文献

1. JOHN EH，MICHAEL EH. Guyton and hall textbook of medical physiology［M］. 14th ed. Philadelphia：Elsevier，2020.

2. DAVID EM，LOUIS JH. Cardiovascularphysiology［M］. 9th ed. New York：McGraw-Hill Education，2018.

3. KIM B，SUSAN B，JASON Y. Ganong's review of medical physiology［M］. 26th ed. New York：McGraw-Hill Education，2019.

4. RODNEY AR，DAVID RB. Medical physiology：Principles for clinical medicine［M］. 5th ed. Baltimore：LWW，2017.

5. ACHILLES JP，WITHROW GW. Cardiovascular physiology：Mosby physiology monograph series［M］. 11th ed. Philadelphia：Elsevier，2018.

6. LINDA SC. BRS Physiology（Board Review Series）［M］. 7th ed. Baltimore：LWW，2018.

第十五章

输血血液流变学与血液携氧-释氧动力学

本章第一节论述了血液流变学的基本概念与理论。重点介绍应用血液流变学理论，分析临床输血中血液及红细胞的流变学性质及相关研究方法；解析血液流变学的基础原理，探讨了血液流变学在临床输血中的应用。

本章第二节提出了血液和血红蛋白携氧动力学的理念，红细胞血红蛋白携氧-释氧功能的评价体系，揭示人体红细胞内血红蛋白携氧-释氧动力学特征，阐述动力学参数 T50 的实际生理意义，为在不同生理病理情况下临床输血及临床治疗提供了新的视角和思路。

第一节　血液流变学

一、血液流变学的基本概念与理论

血液是临床输血的基础与药物本身，临床输注红细胞主要作用是保持患者在大量失血后或手术中保持正常的代谢与氧气供给。血液本身的健康情况对于输血治疗尤为重要，对于库存血液的质量控制包括生化指标、流行病学与流变学检测等手段，他们共同确保了临床输血的安全与疗效。血液在血管中流动，一方面发生着与血管壁的剪切拉伸作用，另一方面血液中细胞在不同的流动环境下也体现出不同的变形并与血管相互作用；血液不断地向细胞、组织传递物质、能量和信息，保证机体的正常运转，保障生命的延续和进化。

血液流变学（hemorheology）的定义为：“血液流变学是在宏观、微观、亚微观水平上，研究血液中的细胞成分和血浆成分的变形和流动性以及与血液直接接触的血管结构的流变学特征。”血液流变学是从生物流变学（biomorheology）衍生并发展开来的一门交叉学科；流变学是研究物质变形与流动的科学，利用流变学的研究方法可以探索变形、流动等物质的力学行为与其物质结构之间的关系；生物流变学是流变学与生物学和医学交叉的边缘学科，是以生命体（动物、植物、微生物）及其结构体（躯体、器官、细胞和亚细胞器）为研究对象，应生物学、医学的实际需要而发展起来的流变学的一个分支。在生物流变学中，研究最广泛且深入的是关于血液和血管的流变学，通常称这一领域为血液流变学；血液流变学的理论和研究方法已渗入到基础医学研究和临床医学实践等方面[1-3]。

最早于公元前 5 世纪，中医理论中就提出了一系列关于血液流动受阻于发生病变的现象关系，以及后来提出的有关“活血化瘀”中医的基本思想，“活血化瘀”更是中医一大重要的治疗手段，这理论与观点均与现代血液流变学的基本理论观点不谋而合。而国外的研究者从解剖学入手，到血液循环学说的建立开始，也逐渐认识到血液流动情况对于身体健康的重要作用。作为中西医都认可的结论，血液流变学一方面是预防及检测医学的重要一环，一方面是治疗多种疾病的辅助途径[4,5]。

（一）流变学基本理论定理

要更好地应用血液流变学方法来分析血液的流变学性质，我们需要掌握基础的流变学原理。从泛用的牛顿黏滞力学到泊肃叶定律斯托克斯公式再到casson 方程在血液流变学领域的应用，流变学为血液流变学分析仪器的研制与数据的分析打下了坚实的基础。

1. 牛顿黏滞定律　作为这一学科的起源，牛顿黏滞定律起到了提出并定义并计算黏度的重要意义，通过图 15-1（a）所示可以用来观察流体的这一属性。当开启阀门 K，且流体开始流动时可以看到，流动的过程中液体呈现凹液面，也就是说中间的流速明显高于管壁处的流速，如图 15-1（b）所示。与此同时离管中心轴等距离的圆周上（如 A、B 等点）流速相同，如图 15-1（c）所示。由此可见，圆管纵截面上各处流速均不相同，紧贴管壁处流速明显低于中心处，中心轴处流速最大，每一同心圆周上流速相同。根据这一流速分布，圆管内流体具有层状流动的性质，即可将流体细

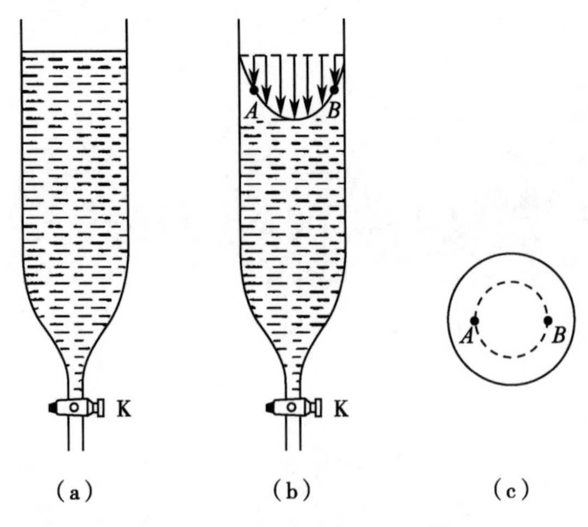

图 15-1　层流的流速分布[6]

分成许多圆柱面薄层，同一薄层流体流速相同，不同薄层流速不同，流体的这种流动状态称为层流。

实际流体都具有黏性也可理解为内摩擦力，当其流动时都需要克服内摩擦力做功而消耗其动能。如桶中的水停止搅动后，其运动速度会逐渐慢下来，最终完全静止，这就是运动的水不断克服内摩擦力做功而消耗其动能的缘故，说明水具有黏性。若桶内装的是甘油，受到同样的搅动，甘油静止下来要比水快，说明甘油的黏度比水大。所有流体都具有黏性，液体的黏性比气体大。各种流体的黏性一般不同，黏性大小用黏度来度量。流体的黏度与温度有关，因为分子密度的不同，液体的黏度随温度升高而减小，而气体的黏度随温度升高而增大。

对于一定的液体在一定的环境下作层流，那么其内部某一处所受内摩擦力与其到管壁的距离有关，参考 Couette 流动有如图 15-2 所示的实验。下板固定不动，当对上板施一切向力时，板间流体发生连续形变，流体和板一起开始运动。若将板间流体细分成许多薄层（液层均与板平行），可发现各薄层流体流速大小均不相同。可以看出贴着上板的流层流速最快而底层流速最慢，从上到下流速依次递减。而内摩擦力在每个流层相互之间大小相等方向相反，流体出现流层之间速度差是因为每个流层上表面和下表面的内摩擦力不同，说明其与到管壁的距离有关。由于内摩擦力作用，整体流体的流速趋向均匀，不随时间变化，各薄层流体间存在流速差，即速度梯度，流体的这种流动称为 Couette 流动。

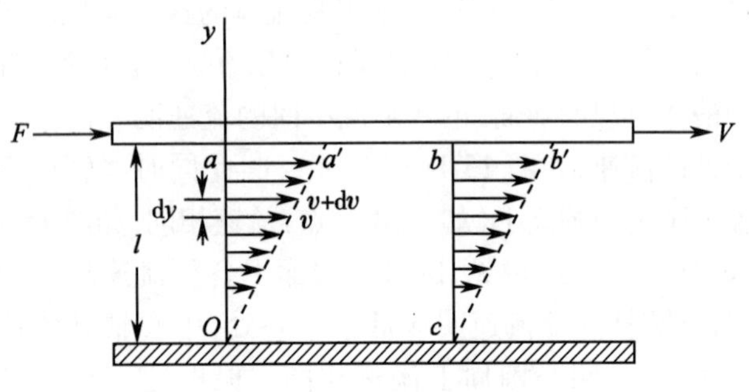

图 15-2　Couette 流动[6]

实验表明，作用于流体的内摩擦力 F 与相邻薄层的面积 S 成正比，与流体沿 y 方向的速度变化的快慢程度即速度梯度成正比，其数学微分表达式为

$$dF=\eta\frac{dv}{dy}dS \qquad （公式 15\text{-}1）$$

公式 15-1 称为牛顿黏滞定律。式中：η 称为流体的内摩擦因数，或黏滞系数，或牛顿黏度；$\frac{dv}{dy}$表示流速沿流体薄层法线方向的变化率。黏度是度量流体黏性大小的物理量，在数值上等于流体速度梯度为 1 个单位时单位面积上的内摩擦力或黏滞力。即黏性越大，内摩擦力也越大。

我们考察流体 $abcO$ 在切向力作用下，流体发生变形，经时间 t 后形变为 $a'b'cO$，这种形变称为切变（或切应变），其切变程度用 γ 表示，则

$$\gamma=\tan\theta=\frac{aa'}{l}=\frac{vt}{l} \qquad （公式 15\text{-}2）$$

若在流体中取一厚度为 dy 的薄流层，流层上下的速度差为 dv，则将公式 15-2 写成微分形式更具有普遍性，即

$$\gamma=\frac{dv}{dy} \qquad （公式 15\text{-}3）$$

即切变率的大小等于速度梯度。

由牛顿黏滞定律，得

$$\frac{dF}{dS}=\eta\frac{dv}{dy}$$

$\frac{dF}{dS}$为流层单位面积上的内摩擦力，即相邻流体薄层界面之间单位面积上的相互作用力，称为切应力，用 τ 表示，则

$$\tau=\eta\frac{dv}{dy} \qquad （公式 15\text{-}4）$$

当 η 不变时，τ 越大，各流层相对位移就越大，则 γ 也越大；当 τ 不变时，η 越大，各流层相对位移就越小，γ 也越少。对公式 15-1 也可作类似讨论。

2. 牛顿流体与非牛顿流体　η 是常数的流体称为牛顿流体，它反映了切应力与切变率是线性关系；η 不是常数的流体称为非牛顿流体。一般低分子的简

单液体，如水、乙醇、汽油、血浆等属牛顿流体；染料水溶液、石膏水溶液、油脂混浊液、胶体溶液及高聚物溶液、血液等属非牛顿流体。

牛顿流体与非牛顿流体可用流动曲线(图 15-3)来描述切应力与切变率间的关系。流体的流动性质不同，即 η 不同，流动曲线形状就不相同。

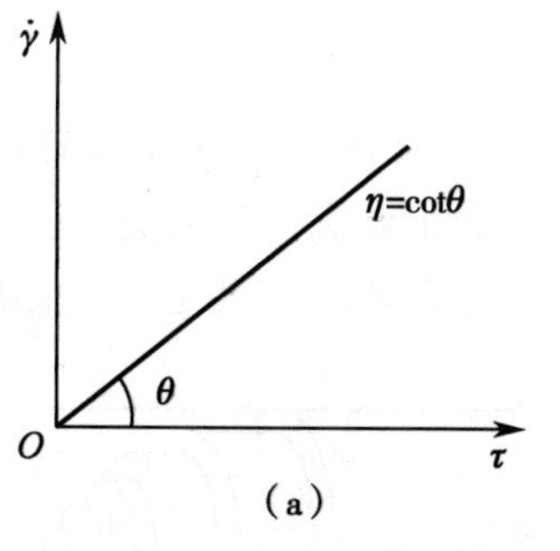

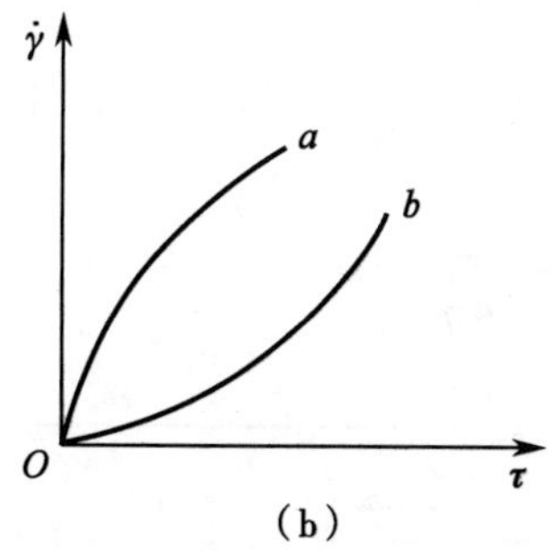

图 15-3　牛顿与非牛顿流体流动曲线[6]

对于牛顿流体，切应力与切变率间成正比关系。在应力与应变率坐标系中，流动曲线是过坐标原点的一条直线，如图 15-3(a)所示，其黏度为一常数，称为牛顿型黏度。对于非牛顿型流体，切应力与切变率间不再是正比关系，一般表现为函数。

形式即 $\gamma = f(\tau)$，其黏度不是一个常数，而是 γ 随或 τ 的变化而变化。在应力与应变率坐标系中，流动曲线是过原点的一条曲线，如图 15-3(b)所示。曲线形状随流体种类物性不同而异，不可能用一个公式来表示其全部流变特性。对此，人们提出了一系列经验公式。对于图 15-3(b)的流动曲线，γ 与 τ 之间符合幂次律关系，可表示为

$$\gamma = K\tau^{n} \qquad \text{(公式 15-5)}$$

式中 K、n 均大于零，为物性常数。

注：①当 $0<n<1$ 时，曲线 a 为其对应的流动曲线。②当 $n>1$ 时，曲线 b 为其对应的流动曲线。③当 $n=1$ 时，则为牛顿流体。

3. 圆管内的定常流动

(1) 流速分布：流体在一水平均匀直圆管中流动时，当速度不太大或管径足够小，圆管中流体呈层流状态。

取一段长为 l、半径为 R 的直圆管，其中的流体在压强差 $\Delta p = p_1 - p_2$ 的作用下从左向右流动。设想在流体中取一半径为 r、厚度为 dr 的圆柱面状薄层(图 15-4)，

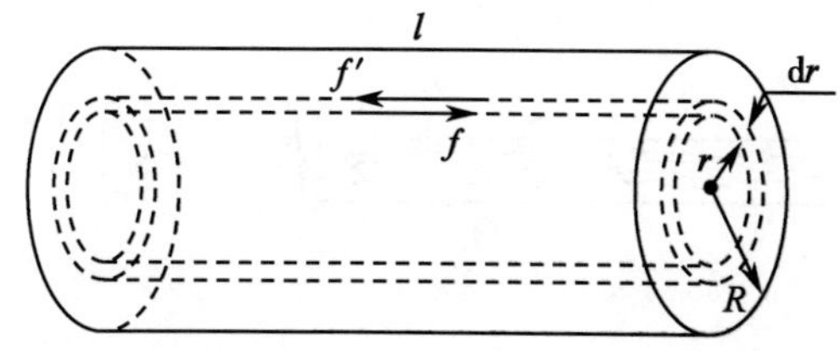

图 15-4　流体水平均匀直圆管中流体呈层流状态

由牛顿黏滞定律，薄层内的流体作用在薄层内壁上的内摩擦力。

$$f = \eta \frac{dv}{dr} S \qquad \text{(公式 15-6)}$$

f 的方向向右，牵引流层运动；$S = 2\pi rl$，是薄层的侧面积，于是得

$$f = \eta \cdot \frac{dv}{dr} \cdot 2\pi rl = 2\pi rl\eta \frac{dv}{dr} \qquad \text{(公式 15-7)}$$

薄层外的流体作用在薄层外壁上的内摩擦力 $f' = f + df$，f' 的方向向左，阻滞流层运动，故作用在薄层流体上的内摩擦力的合力为

$$f - f' = f - (f + df) = -df$$

显然，$f > f'$，故 $-$df 为正值。对公式 15-7 求微分，得

$$-df = -2\pi l\eta d\left(r\frac{dv}{dr}\right)$$

因速度 v 沿 r 方向是逐渐减小的，在 $r=0$(中心)处 v 最大，所以 $\frac{dv}{dr}$ 为负值，故有 $-df$ 为正值，与上面的分析是一致的。

流体作定常流动时，力 $-df$ 应该等于由于压强差 Δp 而作用在这一薄层上的力，此力应等于 Δp 乘以薄层横截面的面积($S = 2\pi rdr$)，故

$$-2\pi l\eta \cdot d\left(r\frac{dv}{dr}\right) = 2\pi rdr \cdot \Delta p$$

$$d\left(r\frac{dv}{dr}\right) = -\frac{\Delta p}{\eta l} rdr \qquad \text{(公式 15-8)}$$

积分公式 15-8，得

$$r\frac{dv}{dr} = -\frac{\Delta p}{2\pi l} r^2 + c \qquad \text{(公式 15-9)}$$

因在圆管中心（$r=0$）处，速度 v 有最大值。故公式 15-9 当 $r=0$ 时，$\frac{dv}{dr}=0$，由此得 $c=0$，于是公式 15-9 变为

$$\frac{dv}{dr}=-\frac{\Delta p}{2\eta l}r \text{ 或 } dv=\frac{\Delta p}{2\eta l}rdr \quad \text{（公式 15-10）}$$

积分公式 15-10，得 $v=-\frac{\Delta p}{4\eta l}r^2+c'$

令 $r=R$（管壁处），$v=0$，得 $c'=\frac{\Delta p}{4\eta l}R^2$

于是得到

$$v=\frac{\Delta p}{4\eta l}(R^2-r^2) \quad \text{（公式 15-11）}$$

公式 15-11 给出了圆管横截面上任一点的流速与到管轴的距离之间的关系（图 15-4）。这就是圆管内流速的分布规律，显然是一个抛物线规律，如图 15-5 所示。

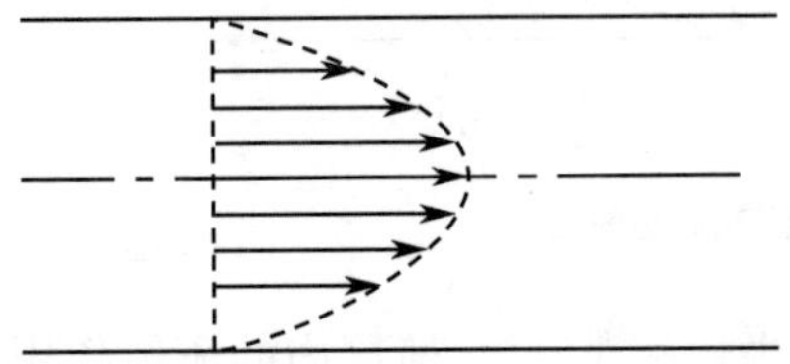
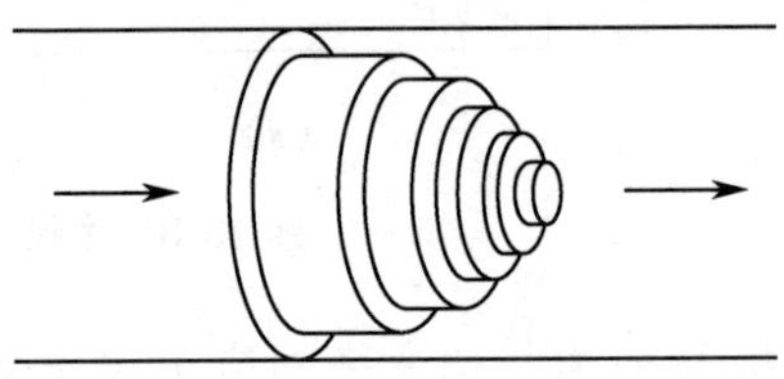

图 15-5　圆管内的层流[6]

（2）泊肃叶定律：流体作层流时，单位时间内流经圆管截面的流体体积称为流量（flowrate）。参考图 15-5，在单位时间内，通过半径为 r、宽度为 dr 的圆环形面积上的流量。

$$dQ=v\cdot 2\pi rdr$$

将公式 15-11 代入上式，得

$$dQ=\frac{\pi\Delta p}{2\eta l}(R^2r-r^3)dr$$

将上式从 0~R 积分，得

$$Q=\frac{\pi\Delta p}{2\eta l}\int_o^R(R^2r-r^3)dr=\frac{\pi\Delta p}{2\eta l}\left(\frac{R^4}{2}-\frac{R^4}{4}\right)=\frac{\pi R^4}{8\eta}\frac{\Delta p}{l} \quad \text{（公式 15-12）}$$

公式 15-12 称为泊肃叶（Poiseuille）定律。$\frac{\Delta p}{l}$称为压力梯度，亦即流量与压力梯度成正比。测量液体黏度的黏度计就是根据公式 15-12 设计的。只要测得 Q、$\frac{\Delta p}{l}$及 R 的值即可求得黏度 η。

若计算非水平放置的圆管的流量，还要考虑圆管两端的高度差（或高度梯度），需对公式 15-12 进行修正，即

$$Q=\frac{\pi R^4}{8\eta l}(\Delta p+\rho g\Delta h) \quad \text{（公式 15-13）}$$

式中：Δh、ρ、g 分别为圆管两端的高度差、管中流体的密度和重力加速度。当圆管水平放置时，$\Delta h=0$ 则公式 15-13 即可转换为公式 15-12。

4. 层流与湍流　在仪器的研制和实际测量中，流动状态的稳定是非常重要的，但黏滞液体在流动中能量的损耗转移必定存在，这也导致了液体在流动过程中状态改变。所以在仪器的研制和实际测量中，需要保证这种损耗最小。而实验证明能量损耗与流体的流动状态是可以相互体现的，这就是下面要讨论的层流与湍流。

为了观察和研究层流和湍流，以及它们间相互转化，观察图 15-6 所示的实验。容器中装满水，漏斗中

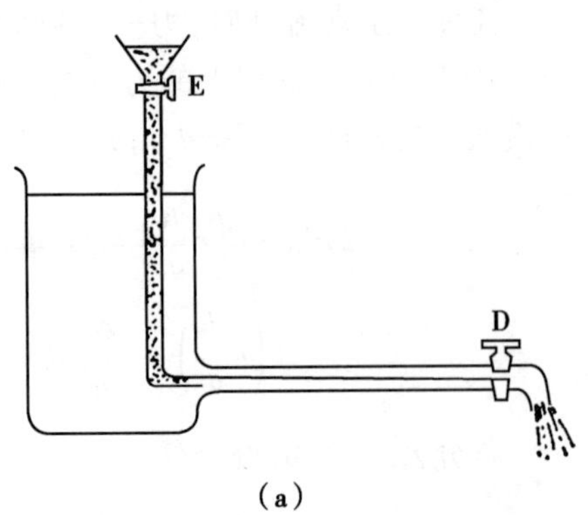

（a）

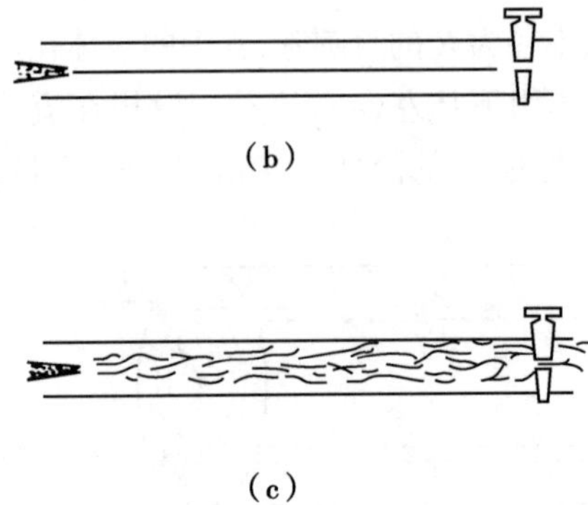

（b）

（c）

图 15-6　层流与湍流[6]

装红墨水，调节水阀 E 和 D，使管中的水缓慢流动，则可看到平稳的、不离散的红色细流线与水一道沿管流动，水中各流层不相混合，这就是层流情景[图 15-6(b)]。逐渐开大水阀 E、D，则流水速度随之增大。当流速增至某个值时，可以看到红墨水规则、平稳的流动状态突然被破坏，而出现图 15-6(c)所示的流动情况，即红墨水的细流线离散并扩散到其他流层中，这就是湍流。如果调节水阀门渐渐减小流速，则在某个时刻，湍流又重新转变为层流。

通过这个实验可以看出影响层流或者湍流的主要因素为流速与液体本身性质，它们的共同影响可以用一雷诺数 R_e 表示，其表达式为

$$R_e=\frac{r\rho v}{\eta} \qquad \text{（公式 15-14）}$$

R_e 是一无量纲的数。对于某种给定的液体(确定的 ρ 和 η)，当它以一定的速度 v 沿半径为 r 的管道流动时，可根据公式 15-14 计算出此时的雷诺数 R_e。R_e 可作为决定层流和湍流相互转化的条件。实验指出，当 $R_e<1\,000$ 时，流体的运动为层流；当 $R_e>2\,300$ 时，流体的运动为湍流；当 $1\,000<R_e<2\,300$ 时，流体可能作层流流动，也可能作湍流流动。由于水的黏滞系数很小(在0℃时，$\mu=1.8\times10^{-2}$Pa，温度升高，μ 将更小)，当水在半径为 1cm 的管中，流速超过 40cm/s 时，根据公式 15-14 计算，R_e 已大于 2 300，则此时的流动为湍流。由此可知，在一般的管和渠中水的流动多是湍流而不是层流。还可看出，在同样条件下，流体的 μ 越大，R_e 就越小，就越不容易出现湍流。

(二) 血液流变学性质

1. 血液的非牛顿性　血液是一种非牛顿型流体，而血液是由血浆和红细胞等内容物组成，其非牛顿性来源何处，以下分析了血浆和血液的 Q · Δp 曲线。

(1) Q · Δp 曲线：用毛细管式黏度计测量血浆在不同压力下流经毛细玻璃管的体积流量，发现血浆在整个压力范围内都服从泊肃叶定律，即流体流量 Q 与压力变化 Δp 成正比，这两个变量的关系在 Q-Δp 坐标系中表现为通过坐标原点的直线，如图 15-7 所示。这根直线的恒定斜率证实了血浆的黏度与切变应力、压力无关，说明血浆和水一样属于牛顿型流体，其黏度属于牛顿型黏度。

如采用全血来作同样的实验，发现血液在较高的压力变化范围(在 Q-Δp 坐标系中)仍可建立起一个直线关系，即流量和压力仍成正比关系。这说明在较高的压力变化范围，血液和血浆一样具有牛顿型流体的流动性。但血液在较低的压力范围内，就呈现图 15-8 所示的曲线关系，即流量与压力已不再成正比关系。可见在低压力变化范围内，血液显示出非牛顿型流体的流动性。

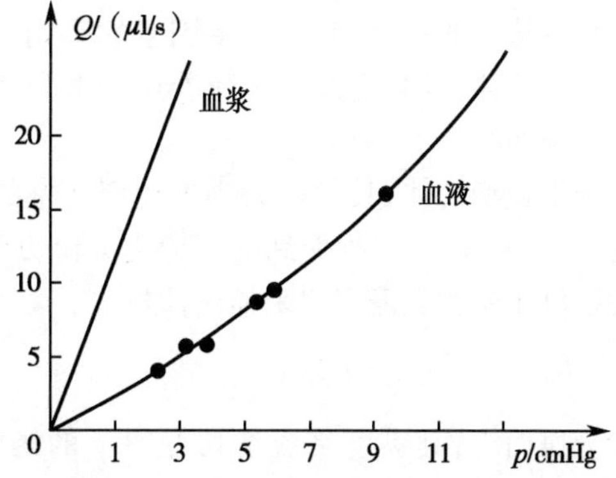

图 15-7　血浆和血液的压力-流量曲线图

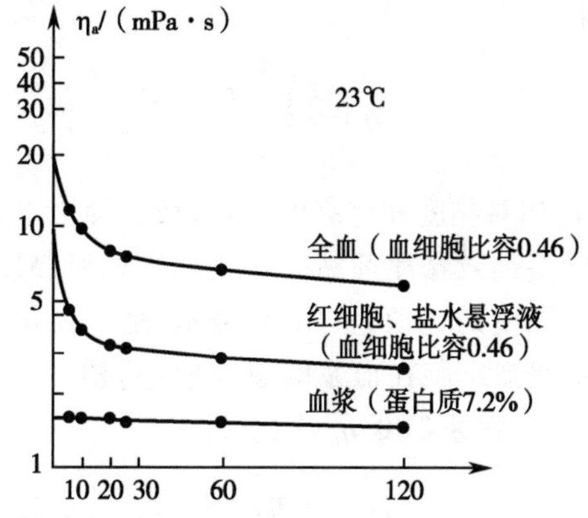

图 15-8　血浆和全血的切变率与黏度的关系曲线[6]

(2) η_a-γ 曲线：血液在高压力变化范围其黏度属于牛顿型黏度，而在低压力变化范围其黏度属于非牛顿型黏度。血液黏度这一特点可以用旋转式黏度计直接测定血液黏度与切变率的关系曲线予以说明。图 15-8 描述了用旋转式黏度计所测得的全血、含有红细胞的生理盐水悬浮液、血浆的切变率与黏度的变化曲线。可以看出，在整个切变率的变化范围内，不含血细胞的血浆的黏度与切变率的变化无关，是一个不变量，表明血浆属于牛顿型流体，其黏度为牛顿型黏度。而全血和含有红细胞的生理盐水悬浮液，在高切变率的变化范围，其黏度为一恒量，即不随切变率的变化而改变，和血浆一样属于牛顿型黏度(两者黏度值不相同，前者大于后者)；而在低切变率的变化范围，两者的黏度值不再是恒量，即随切变率的降低而增高，说明它们的黏度属于非牛顿型黏度。

通过这两个曲线图的分析，同样也可以看出赋予血液非牛顿性的正是红细胞。

2. 血液的黏度　黏度是量度流体黏性大小的物理量，流体黏性愈大，流动性愈小。血液的黏度是血

液流变学研究的主要内容之一，是血液流变学的重要指标。为了准确地反映血液的黏滞性，这里介绍几种常用的黏度。

（1）全血黏度和表现黏度：全血黏度是反映血液流变学基本特性的指标，其受许多因素的影响。全血属于非牛顿流体，其黏度大小是随着切变率和切变力变化的一条曲线。

对于牛顿型流体，其黏度大小不随切变率的变化而改变，流体的黏度与所受到的切应力 f 和切变率 y 间的关系可用牛顿黏滞定律来描述，即

$$\tau=\eta\gamma$$

对全血而言，其黏度是流场切变率 γ 的函数，在 τ-γ 坐标系中呈曲线关系，曲线上每一点 τ 与对应的 γ 之比，称为液体在该切变率 γ 时的表现黏度，常用 η_a 表示，即

$$\eta_a(\dot{\gamma})=\frac{\tau}{\dot{\gamma}} \qquad \text{（公式 15-15）}$$

（2）相对黏度和比黏度：溶液或悬浮液的黏度与其相应的溶剂或悬浮剂黏度之比称为相对黏度，亦即两种流体黏度的比值，常用 η_r 表示，是一无量纲的纯数。血液是血细胞在血浆的悬浮液，其相对黏度是全血黏度 η_b 与血浆黏度 η_p 之比，即

$$\eta_r=\frac{\eta_b}{\eta_p} \qquad \text{（公式 15-16）}$$

某一液体的黏度与标准参照液的黏度之比称为比黏度。一般以水作为标准参照液。血液的比黏度等于全血黏度与水黏度之比。比黏度也是一种相对黏度，为一无量纲的纯数。

（3）还原黏度：红细胞容积对全血容积的百分比称为血细胞比容。全血黏度随血细胞比容而变化，血细胞比容越高，全血黏度就越大。为了比较血细胞比容对不同血样黏度的影响，引入全血还原黏度的概念，将血细胞比容对血液黏度的贡献转化为单位血细胞比容对血液黏度的贡献。全血还原黏度 η_{re} 定义为

$$\eta_{re}=\frac{\eta}{H} \qquad \text{（公式 15-17）}$$

式中：η 为全血黏度；H 为血细胞比容。

还可用全血的相对黏度定义还原黏度，即

$$\eta_{re}^*=\frac{\eta_b-\eta_p}{\eta_p}\cdot\frac{1}{H} \qquad \text{（公式 15-18）}$$

各种血样的还原黏度都建立在单位血细胞比容的基础上，其大小差异主要来自红细胞的流变性质。还原黏度也是一个无量纲（或单位）的纯数。

由于目前测量全血黏度一般均使用锥板式或圆筒式旋转黏度计，所以评价全血黏度一般都使用表观黏度的概念，以同一切变率下的表观黏度作为不同血样之间相互比较的指标。血液是一多相的悬浮液。它是由水、无机化合物、溶解气体、各种大小的有机分子以及蛋白质、脂质和糖等高分子组成的复杂溶液，在其中悬浮的细胞以红细胞为主，所以血液是属于在液相（血浆）中分布有固相粒子（血细胞）的悬浮液。血液与一般的悬浮液相比具有如下特点：①血液是一个高浓度的悬浮液，其中血细胞的体积占血液总体积的 40%～45%；②血液中所含的溶质——血细胞不是一个悬浮的刚性球体，而是一个悬浮的黏弹性圆盘体；③血液的溶剂为血浆，它不是均质的，其中含有近 9%的蛋白质，并且对红细胞的集结和黏弹性有重大影响。因此，血液是一种非牛顿型流体，具有复杂的流变特性。决定血浆流变性质的主要是其中的血浆蛋白大分子，而影响全血流变性质的主要是其中的红细胞。在血液流变学中，根据研究对象的不同，可分为宏观血液流变学和微观血液流变学。宏观血液流变学以血液黏度的变化规律为研究对象，而微观血液流变学研究血液的有形成分的物理、化学结构特性及其对血液黏度的影响等。本节主要讨论宏观血液流变学，即研究血液的流动性和黏度、屈服应力、触变性和黏弹性等。

3. Casson 方程与屈服应力

（1）Casson 方程：血液的流变学行为可以用表示切应力与切应变关系的流动曲线来描述。研究者在此基础上力图用数学模型描述这些曲线，并找出一个经验公式。

表示血液的应力、应变、应变率和时间等物理量之间关系的方程，称为血液的本构方程，也称血液流变学状态方程。

1959 年，Casson 用锥板黏度计测定了各种含有离散颜料颗粒清漆的切变率和切应力，并提出一经验公式

$$\sqrt{\tau}=k_0+k\sqrt{\dot{\gamma}} \qquad \text{（公式 15-19）}$$

式中：k_0、k 为正常数。式（15-19）称为 Casson 公式。

Copley 等发现人和牛的血液的流变学性质与 Casson 公式很吻合。令 $\tau_c=k_0^2$，$\eta_c=k^2$，代入式（15-19），Casson 公式即变成如下形式

$$\sqrt{\tau}=\sqrt{\eta_c\dot{\gamma}}+\sqrt{\tau_c} \qquad \text{（公式 15-20）}$$

式中：η_c 具有黏度的量纲，称为 Casson 黏度；τ_c 具有应力的量纲，称为 Casson 屈服应力。根据 Casson 方程可绘制出$\sqrt{\dot{\gamma}}$ 随$\sqrt{\tau}$变化的图形，称为 Casson 图。

Coketet 等人曾用 Couette（旋转圆筒）黏度计分别测定不同血细胞比容的人血在切变率由 0~100s^{-1} 变化范围内的切应力 τ 与切变率 $\dot{\gamma}$ 的一系列对应值，并绘出的 Casson 图，则$\sqrt{\tau}$与$\sqrt{\dot{\gamma}}$ 呈直线关系（图 15-9）。当血液的血细胞比容 H 大于某一数值 H_c 时，血液的流变特性能满足 Casson 方程，则 Casson 方程就是血液的本构方程或状态方程。Casson 黏度 η_c 为对应比积 H 下的常数值，即 H 不同，η_c 亦不同。

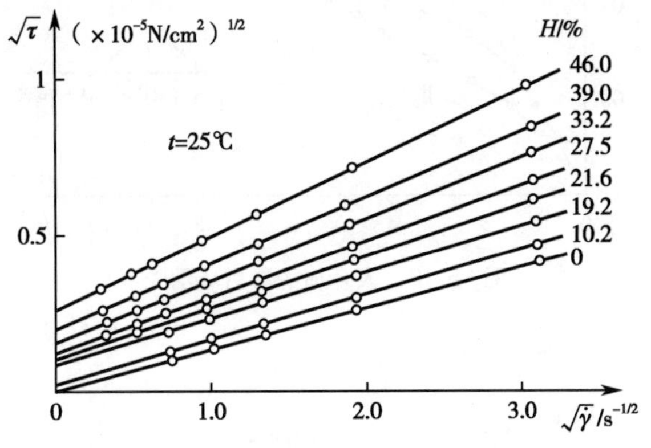

图 15-9　人血在低剪变率下的 Casson 图[6]

（2）屈服应力：由 Casson 方程，τ_c 称为屈服应力。当 $\dot{\gamma}\to 0$ 时，$\tau=\tau_c$，表明在 Casson 图上血液的流动曲线是不过坐标原点的直线，它与 τ 或$\sqrt{\tau}$坐标轴的交点就是能使流体发生流动时所需要的最小切应力值，也称屈服应力值。当超过屈服应力值时流体才发生流动，低于屈服应力值则不发生流动。具有屈服应力的流体为塑性流体。从此测量结果上看血液具有屈服应力，属于塑性流体，它不仅具有黏性，同时还具有塑性。

当 $\dot{\gamma}\to\infty$时，$\tau=\eta_c\dot{\gamma}$，即在高切变率或高切应力下，血液呈现牛顿流体。血液的流动曲线为一过坐标原点的直线，与血浆一样同属于牛顿型流体，且无屈服应力值，任何微小的切应力变化相应地会引起微小的切变率改变致使血液流动，血液的黏度趋于一稳定极限值。但在低切变率范围内，血液具有屈服应力 τ_c，只有施于血液的切应力 τf 大于 τ_c 时，血液才会流动。这时血液表现为非牛顿型流体。

血液的屈服应力除受切应力大小的影响外，还与血细胞比容 H 有关。实验指出，在一给定的切应力范围内，只有当比容达到某一最低值时，屈服应力才能明显表现出来。能使屈服应力显现出来的最小比容值称为比容临界值。Merrill 等的研究表明，正常人血液屈服应力的比容临界值为 6.5%，低于这一临界值，则不表现屈服应力。当比容超过临界值时，屈服应力大小随比容的增加而增大。

屈服应力的大小还与血浆中所含血浆蛋白，尤其与纤维蛋白原的含量有关。血浆蛋白能使红细胞聚集，并随蛋白浓度的增加而增强。血液的屈服应力 τ_c 与血细胞比容 H 和纤维蛋白原浓度 B 的关系为

$$\sqrt{\tau_c}=0.36B\left(\frac{1}{1-H}-1\right)$$

在低切变率下红细胞聚集并非十分牢固和不可逆的，随着切变率的增加，红细胞聚集体可发生可逆性离解，从而使血液黏度降低。

4. Fahraeus-Lindqvist 效应　在等截面直圆管内，牛顿型流体作定常层流时服从泊肃叶定律，即流量 Q 与压差 Δp 满足：

$$Q=\frac{\pi R^4}{8\eta}\frac{\Delta p}{l} \qquad \text{（公式 15-21）}$$

式中：l 为管长；R 为管内径。

假设圆管定常层流的均质非牛顿型流体遵循公式 15-21，通过测定 Δp、Q 所确定的表观黏度 η_a 与管径 R 无关。

但血液的流动性质却与此不同。Fahraeus 和 Lindqvist 测量了血液在不同管径的玻璃圆管内的表观黏度，发现管径大于 1mm 时，血液的黏度不随管径的变化而改变；当管径小于 1mm 时，血液的表观黏度随管径的减小而降低，这种现象称作 Fahraeus-Lindqvist 效应（简称 F-L 效应）。产生这一现象的原因之一是血浆层的存在及其厚度随细管径的减小而降低，直接原因是当血液从一直径较大的血管流经细小的分支血管时，流入的血浆比例增加，分支血管中的血细胞比容较大血管中的要小，故血液的表观黏度因血细胞比容减小而降低。

但 F-L 效应是有一定限度的。当血管管径减小到与红细胞直径相当或更小时，血液的表观黏度不再随管径减小而降低，相反随管径减小而急剧增高，这种现象称作 Fahraeus-Lindqvist 逆转效应。开始发生逆转效应的管径称为临界管径。管径大于临界管径时，存在 F-L 效应，而小于临界管径时出现逆转效应。

同一机体的各个不同部位有不同大小的临界管径，最小为 2μm，最大为 50μm，正常情况下临界管径为 2~3μm。

影响临界管径的因素有多种，如 pH、血小板聚集、血细胞比容、红细胞变形性与聚集性等。例如，红细胞变形性降低时不易通过毛细血管，这时临界管径增

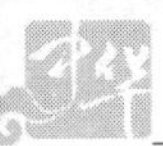

大。细胞团块和微血栓的形成都能显著增加外周阻力。当白细胞异常增多或血小板聚集，由于其细胞膜的刚性大，会显著增加微循环血流障碍。红细胞出现皱缩或镰状异常时，也将增大临界管径。另外，红细胞通过毛细血管的能力还与其侧面形成滑润的血浆层有关。在临界管径时，滑润的血浆层消失，阻力增加，红细胞不易通过毛细血管。上述各种因素都对逆转现象产生不同程度的影响。临界管径增大将导致血液灌流不足，进而导致红细胞变形能力降低，形成恶性循环。F-L 效应及其逆转效应对微循环血流动力学、物质交换等研究具有十分重要的意义。

5. 血液的触变性和黏弹性

（1）触变性：亦称摇变，是凝胶体在振荡、压迫等机械力的作用下发生的可逆的溶胶现象，此种现象称为触变性（thixotropy）。触变性亦可定义为溶胶—凝胶的等温可逆变换。多数纯胶体并不显示触变性，但加入适当浓度的电解质或非电解有机物质，则大部分胶体会呈现出触变性。

触变流体有以下特性：①当某一机械扰动施于（或作用）流体，能引起流体等温结构变化；②机械扰动撤除，经一定时间后流体恢复其原有的结构状态；③流体的流动曲线具有滞后环。通俗地说，对某一流体系统，用振荡、搅拌可以使之液化，而在静止状态下放置一段时间它又重新凝胶，这种等温、可逆的凝胶—溶胶转换性质称该系统具有触变性。

非牛顿流体的表观黏度及其所受的切应力或切变率随时间而变化，这种具有时间效应的非牛顿流体将呈现出触变性，具有触变性的流体亦具有屈服应力。

血液是一种复杂的非牛顿流体。血液的表观黏度除了与切变率大小有关，随切变率的变化而变化外，还与切应力的作用时间有关。即在某一给定的切变应力下，血液的黏度会随着切变应力作用时间的延长而减小。血液的这种在给定的切应力下其黏度随作用时间而变化的流变特性，称为血液的触变性。

人体血液的流变性很大程度上决定于其所受到的切变率。当作用的切变率大于 $200s^{-1}$ 时，血液表现为牛顿流体；当切变率小于 $0.1s^{-1}$ 时，血液表现为黏弹流体；当切变率在 $0.1 \sim 10s^{-1}$ 范围内，血液具有触变特性。

具有触变性的物质，当切变率由零增加到最大值然后又返回到零时，其切应力—切变率曲线或流动曲线呈现有滞后环，如图 15-10 所示。

当 $\dot{\gamma}$ 增加时，τ 沿曲线Ⅰ增加；当 $\dot{\gamma}$ 减小时，τ 沿曲线Ⅱ降低，即上升曲线与下降曲线不重合，构成血液触变滞后环。图 15-10 中的附图表示，随时间变化的情况，前 10s 内 r 匀速增大，后 10s 内 τ 匀速减小。当 $\dot{\gamma}=0$ 时下降曲线与纵轴相交，即 τ 不为零，表明血液存在屈服应力。

当切变率保持一定时（$\dot{\gamma}=0.97s^{-1}$），如图 15-11 所示，其切应力随时间的变化曲线称为扭矩衰减曲线。

流体的非牛顿性及触变性同流体的结构变化有密切关系。血液之所以具有触变性，是因为血液中的网络结构会随切应力作用时间的延长而破坏。红细胞聚集体也会随切应力作用时间的延长而解体。

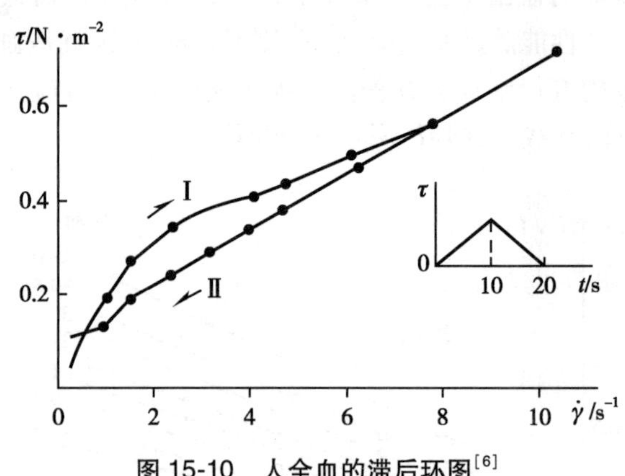

图 15-10　人全血的滞后环图[6]

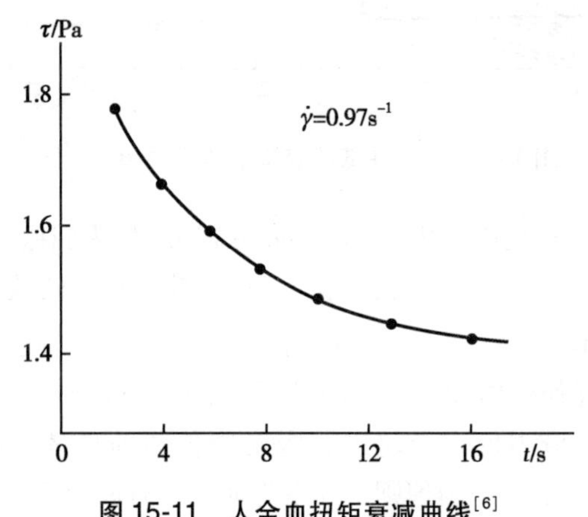

图 15-11　人全血扭矩衰减曲线[6]

（2）黏弹性：物体同时具有黏性和弹性，即说明该物体具有黏弹性。许多流体只有黏性而无弹性，但一些大分子液体和多数生物流体不仅具有黏性而且具有弹性。如蛋清是黏弹性流体，它具有黏性，搅拌或捏取时呈现“收缩”现象，又具有弹性。

血液是非牛顿流体，其非牛顿性的一个重要表现是它不仅具有黏性而且具有弹性，即血液是黏弹性流体。血液作定常流动时，其弹性并不影响血液流动的宏观行为；血液作非定常流动时，其弹性效应将显示出来。在人体血流循环系统内，血液流动是非定常的。

一般而言，流体的黏弹性具有以下 3 个特点：①流体突然发生应变时，若应变保持一定，则相应的应力将随时间的增加而减小，这种现象称为应力松弛。②应变发生时，若应力保持一定，流体的应变将随时间的增加而增大，这种现象称为蠕变。③对流体作周期性加载和卸载，则加载时的应力—应变曲线与卸载时的应力—应变曲线不重合，这种现象称为弹性滞后，形成的闭合曲线称为滞后环。

血液的黏弹性是血液的重要流变性，同其他流变性一样是血液各组元的物理、化学性质及其相互作用的一种宏观表现。实验表明，血液的黏弹性指标与许多疾病的发生、发展有密切关系。结缔组织病、血液病、糖尿病、肿瘤、感染等患者的血液都呈现出较高的黏弹性。血液的凝固对血液的黏弹性影响显著。

6. 体内的血液流动　人体内血液循环的机制使得血液的流动具有多种流态与调节变化的流速，整个血液循环系统可以看作是心脏-动脉-微循环端-静脉。心脏是一个封闭系统，血液在动脉中的流动具有一定的脉动性和与湍流相似的流动形式，从心脏到微血管是血管变窄的过程，血液流动也从湍流向层流转变，一方面是对心脏泵血方式的妥协，一方面更是人体保证输送营养到器官的均衡。血液从心脏泵出，从主动脉、大动脉、动脉、小动脉、微动脉到达毛细血管，随着血管半径的不断减小使得其流速逐渐减小并无法满足脉动和湍流所需的流量，心脏一次泵输的血液或者说施加进动脉压力需要更长的时间通过毛细血管。因此心脏的泵输能力一定，血液流变性质的变化会影响血液循环流动的情况。

与此同时对应不同的流动状态红细胞也发挥着自己维持血液正常流动的作用，在动脉静脉中红细胞依靠自身的双凹碟盘结构和变形性保持在血流中的径向迁移作用，血管管壁的血浆层也是因此出现，保证了红细胞不会从血管上的微孔溢出，并不易使红细胞附着。

7. casson 方程存在的争论与应用　casson 方程在血液流变学领域的争论主要来源于两个方面：

（1）极低剪切率下的黏度检测：casson 方程所体现的 casson 屈服应力表示的是在液体没有流动的情况下所能承受的剪切力，而局限于仪器的检测方式与制造水平，现阶段低于 $1s^{-1}$ 的切变率是很难准确测得的，所以人们不禁质疑血液是否真的具有这样的屈服应力，这是由于红细胞在血液中为悬浮状态并具备可沉降性，甚至基于 casson 方程来推导血液黏度会产生相当大的误差。

（2）casson 方程的分析是否有意义：着眼在 casson 屈服应力，很多学者包括冯元桢教授都表示，血液存在的微小的屈服应力并没有现实意义。因为体内的血液都是不停流动的，剪切力都大大的高于血液的 casson 屈服应力，这意味着这个数据对于分析人体的血流状态没有现实的意义。

尽管如此，casson 方程对于血液还是有分析的价值的，首先在一定的剪切率下血液黏度是符合 casson 方程，且这个范围足够宽，如果只是通过测量得来的数据去拟合 casson 曲线是没有问题。基于此，我们认为 casson 方程在分析乃至标定方面具有重要作用。casson 曲线作为一个线性曲线，对于一确定流体有确定的 casson 屈服应力和 casson 黏度参数，对于一个非牛顿流体更具有描述性。casson 曲线分析更是对三点式黏度诊断有着很好的辅助意义[7]。

二、红细胞的流变性质

血细胞的流变学特性与血液流变学关系密切，直接影响全血的流变特性。血细胞流变学描述红细胞、白细胞、血小板的流变行为。红细胞是血液中最主要的有形成分，占血液中有形成分的 95%，红细胞的流变特性对全血的流变特性、血液循环特别是微循环影响很大。本节主要讨论微观血液流变学，研究有形成分红细胞的形态结构、力学行为、变形性和聚集性等[1,5]。

健康人血红细胞呈双凹圆盘形（图 15-12），平均

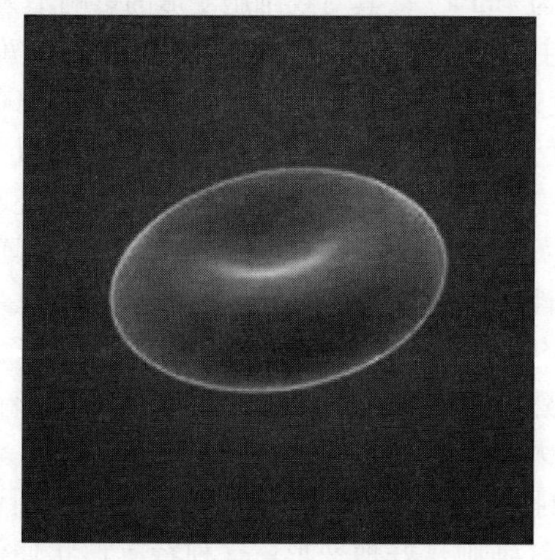

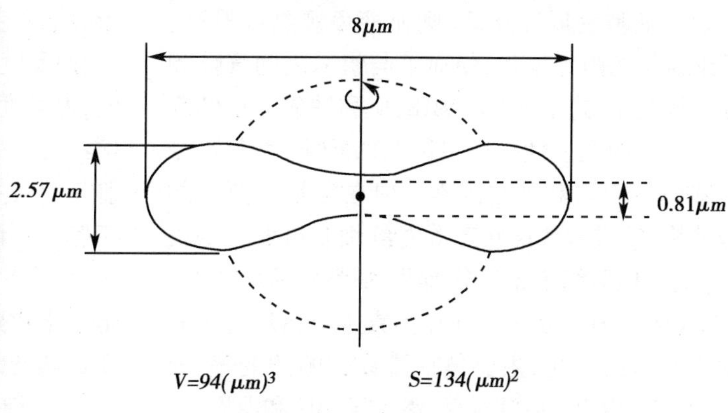

图 15-12　红细胞几何形体

直径约 8μm，凹处最小厚度约 0.81μm，周边最大厚度约 2.57μm。红细胞体积约 $94\mu m^3$，体表面积约 $134\mu m^2$，其表面积与体积之比值较大（比球形大），可供气体交换的面积也大。红细胞的这种特有形状有利于红细胞可塑性变形，能通过比自身圆盘直径小得多的毛细血管（脾脏最小微血管直径约为 3~4μm），其表面积与体积的比值愈大，变形能力愈强。

成熟的红细胞无细胞核，结构比较简单，红细胞由细胞膜及其内胞质组成，细胞质为血红蛋白液。平均血红蛋白液浓度（MCHC）约 330g/L，其黏度 6~7mPa・s；红细胞膜由磷脂双层和膜骨架构成，两者共同决定了膜的力学性质。膜的厚度 7~10nm，很容易弯曲和变形。细胞膜和细胞内液的组成和结构特点为红细胞在流场中容易变形提供了物质条件。

红细胞保持其特有的双凹圆盘形态的机制目前有以下几种说法：①双凹面是由于红细胞内纤维物质——收缩蛋白的骨架支撑作用；②在一定的红细胞体积和表面积条件下，双凹圆盘形使红细胞膜的弯曲总能量最小，符合能量最低的原理；③红细胞的表面积 S 与体积 V 之比（S/V）大于圆球的 S/V。球形红细胞变形能力最小，而正常红细胞却有很好的变形性。

静止时，红细胞为直径 8μm 的双凹圆盘形，但受外力作用易变形，除去外力又恢复原状。这种在外力作用下的变形能力称作红细胞的变形性。红细胞的变形能力在血液循环中，特别是在微循环中起着重要的作用。由于红细胞显著的可变形性，使红细胞可以通过比其双凹圆盘直径还要小的毛细血管。所以，红细胞可以根据流场情况和血管粗细不断改变自己的形状。

血液循环的主要功能是向组织和器官输送氧气和营养物质，进行代谢活动。红细胞是氧的携带者，通过微循环将 O_2 送到人体各组织和器官并带走 CO_2。如果没有红细胞的变形性，组织和器官的代谢就无法实现。如红细胞变形性降低，则血液表观黏度升高，通过毛细血管的阻力增加，使血液与组织之间气体和物质的交换受阻，进而引起组织缺血和缺氧。红细胞在外力作用下的变形性受很多因素的影响，大致可分为红细胞内在因素和外在因素。内在因素主要指细胞自身结构、组成和代谢状态等对红细胞可变性的决定作用，主要包括细胞膜的黏弹性、细胞质黏度（内黏度）和细胞的几何形状等。外在因素主要指环境因素对红细胞变形的影响，主要包括流场中的切变率、介质黏度、血细胞浓度、血管直径、渗透压、pH 和温度。

（一）影响红细胞变形的内在因素

1. 细胞膜的黏弹性　红细胞膜内部由蛋白骨架支撑限制再由脂质双分子层包被。脂质膜中的脂类主要包括磷脂、胆固醇和糖脂。脂质双分子层具有流动性，脂质分子中脂肪链的长短、不饱和的程度都影响其流动性。脂肪链愈长则饱和程度愈高，而脂双层的流动性愈小。此外，膜的流动性还受脂质的影响，若膜中胆固醇和磷脂之比增高，则膜的流动性减小。红细胞膜的流动性直接影响红细胞的变形性。

膜上磷脂能以凝胶相和溶胶相两种状态存在。凝胶相是磷脂的脂肪酸链排列整齐而致密，脂双层流动性小，膜硬度大，变形性低；溶胶相是脂肪酸链排列疏松，脂双层流动性大，膜易变形。正常情况下红细胞膜的磷脂大多处于溶胶状态，允许蛋白质跨膜自由运动，所以红细胞膜具有一定的流动性。

红细胞膜的骨架主要是由膜血影蛋白、肌动蛋白、锚蛋白为主体构成的纤维网状结构，通过膜蛋白与脂双层联系在一起。这种结构增强了膜的机械强度，使膜具有抵抗剪切的能力，即膜具有弹性。红细胞膜不仅具有弹性而且具有黏性，红细胞膜的黏性特点主要是由蛋白组成成分或蛋白-脂质相互作用所致。红细胞变形性与膜骨架密切相关。一些研究结果表明膜的剪切弹性模量、弯曲模量、表面黏性系数等力学参量均与膜骨架直接相关。红细胞膜的弹性模量愈小，黏性系数愈小，红细胞愈易变形。

所以，红细胞的变形性受膜的流动性和黏弹性影响。红细胞膜正常组分和结构的任何变化都可导致膜性质的变化，使红细胞膜的流动性和黏弹性异常，影响红细胞的变形性和流变性。

2. 细胞的内黏度　红细胞的细胞质（胞浆）黏度称为红细胞的内黏度。血红蛋白是红细胞内最主要的蛋白，其理化性质（浓度、溶解度和稳定性）对红细胞内黏度影响很大。红细胞内黏度随血红蛋白浓度（MCHC）非线性增加。正常红细胞的 MCHC 为 330g/L，内黏度约为 7mPa・s，其对红细胞变形的影响不大，变形时能量主要消耗在细胞膜上。当 MCHC 增至 370g/L 时，内黏度升至 15mPa・s；当 MCHC 为 400、450、500g/L 时，内黏度为 45、170、650mPa・s。内黏度升高成为影响红细胞变形的决定因素。红细胞的 MCHC 还与细胞年龄有关，随细胞的老化，MCHC 升高，内黏度增加，细胞变形性降低。如果血红蛋白的溶解度降低、不稳定、发生聚合和沉淀，可引起内黏度增加，变形性降低。未成熟的含有细胞核的人血红细胞的变形性低于成熟的无核红细胞。

3. 细胞的几何形状　红细胞特有的双凹圆盘形状能确保红细胞良好地变形。这种特有形状使红细胞的表面积与体积的比值较大，为红细胞实施各种变形时的面积变化提供保证。如果表面积与体积的比值减小，则变形能力降低。球形细胞的表面积与体积的比值最小，其变形受到限制；扁平椭圆形和口形红细胞变形性都很低。

红细胞表面积与体积之间的关系可用球形指数 S_i 来表示：

$$S_i = 4.84\frac{V^{2/3}}{S}$$

式中，系数取 4.84 是为了使球形时 $S_i = 1$。正常红细胞的 $S_i = 0.7$。S_i 越大，红细胞变形性越小。

（二）影响红细胞变形的外在因素

1. 流场中的切变率　研究表明，红细胞在流场中形变大小（线度）是切应力的函数。实验测得红细胞在均一流场中沿切应力方向的延伸长度与切应力间的关系曲线如图 15-13 所示。该应力等于流场的介质黏度与细胞表面切变率的乘积。由图可见，在一定切应力范围内（0.002N/cm^2 以下），正常红细胞延伸量随切应力的增加而增大；当切应力超过该值，则细胞延伸量减小。这一现象说明红细胞在外力作用下的延伸变形有一定的限度，应力过大会使细胞膜骨架结构缺损，膜稳定性降低，最终失去变形能力而破碎。

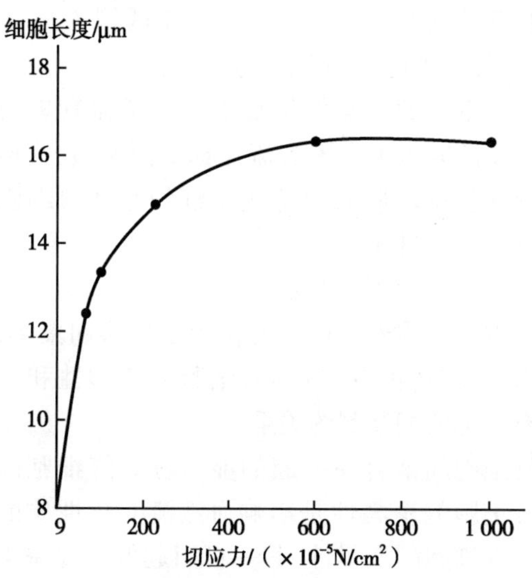

图 15-13　红细胞的变形与切应力之间的关系

2. 介质黏度　研究表明，在相同切变率下，红细胞的变形性随细胞所处的介质黏度的变化而变化。图 15-14 表示红细胞在不同黏度的介质中细胞形变长度随切应力（或切变率）变化的曲线。由图可见，在相同切应力下，介质黏度愈高，红细胞变形将愈大。

3. 血细胞浓度　研究表明，血细胞（主要是红细胞）浓度增加导致细胞之间局部切应变增大，红细胞随流场的取向和变形程度增加。血细胞浓度（或比

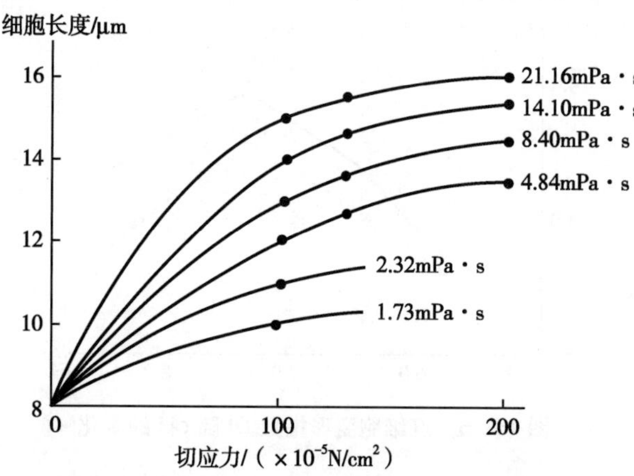

图 15-14　介质黏度对红细胞变形的影响

容）影响到血液的黏度和血细胞的变形。

4. 血管直径　大部分毛细血管直径均小于红细胞平均直径，红细胞受环境因素作用变形才能通过这些毛细血管。在不同粗细的血管中，血液黏度、切变率均不相同，都影响细胞变形。红细胞在不同粗细的血管中运动时，存在 Fahraeus-Lindqvist 效应或 Fahraeus-Lindqvist 逆转效应。

5. 渗透压　红细胞所处介质的渗透压可影响红细胞的变形。红细胞处于低渗介质中，水分由介质进入细胞使红细胞体积膨胀而球形化，细胞体积增大，表面积不变，球形指数增大。与此同时，水分进入细胞可使血红蛋白浓度降低，从而使细胞内黏度降低，改善红细胞的变形性。当球形指数增大、红细胞变形性降低成为影响变形的主要因素时，则红细胞变形性显著降低。红细胞处于高渗介质中，细胞内水分外流，细胞萎缩体积减小，球形指数减小，细胞变形性增大。与此同时，水分外流，胞内血红蛋白浓度增大，导致细胞内黏度增大，细胞变形性降低。当内黏度增大成为影响变形的主要因素时，则红细胞变形性降低。

6. pH　红细胞所处环境介质的 pH 可以改变细胞膜的性质，进而影响红细胞的变形性。pH 增高，红细胞变得扁平，变形性减小；pH 降低，细胞直径变球形化，膜弹性降低，变形性也减小。如用细胞长轴与短轴之比表示红细胞变形指数（DI），则红细胞变形指数随介质 pH 的变化关系如图 15-15 所示。由图可见，在 pH 7.4 时红细胞的变形指数最大，变形能力最佳。pH 升高或降低，均使红细胞变形性降低。

7. 温度　红细胞膜磷脂双层具有流动性，其流动性受温度影响。膜磷脂能以凝胶相或溶胶相两种相态存在，这种相态的转变与相变温度有关。在相变温度以上，脂双层处于溶胶状态，膜易变形；在相变温度以下，脂双层处于凝胶状态，膜硬度增加，变形性降低。

红细胞的细胞质中富含血红蛋白，细胞质黏度随

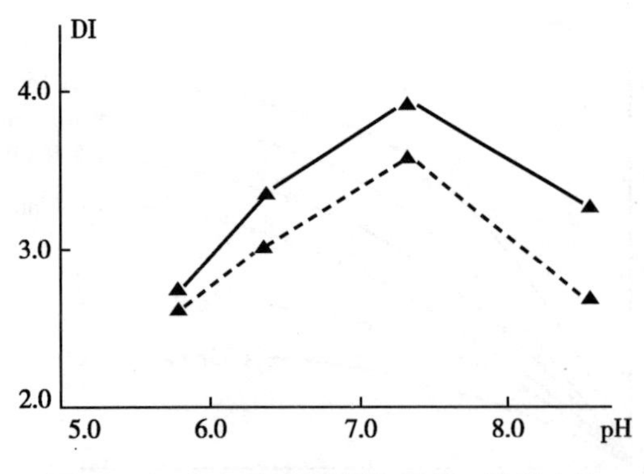

图 15-15　红细胞变形指数 DI 随 pH 的变化

温度降低而升高，进而使细胞变形降低。因此温度对红细胞膜的流动性和变形性的影响不可忽视。研究表明，红细胞在 37℃时变形最大，温度低于或高于 37℃变形性降低。

（三）红细胞在微血管的力学行为

通过内外双向的作用，红细胞在微血管与毛细血管中发生着各种各样的力学行为，这也是红细胞得以行使其功能的重要保障。红细胞在血管中随血流以一定的速度运动的同时，会围绕细胞内容物连续旋转，旋转的速度与所受到的切变率大小呈线性关系。切变率越大，旋转频率越高。所以，在血管中运动的红细胞，受旋转时的惯性离心力的作用，使红细胞发生变形，或呈现双凹圆盘形态。

正常红细胞在自然状态下呈双凹圆盘形，细胞内外压力相等，如不计膜的弯曲刚度，其膜应力为零。所以红细胞的自然形状完全取决于膜自身的性质。如果计及膜的弯曲刚度，则红细胞内、外压力略有差别，膜应力不为零而且很大，由于膜的弯曲刚度远小于拉伸刚度，绝大部分载荷必须由膜应力平衡，故红细胞就会发生明显的变形，不能维持自然状态。

血液在血管中作泊肃叶 Poiseuille 流动时，截面上的流速按式（15-11）：

$$v=\frac{\Delta p}{4\eta l}(R^2-r^2)$$

当红细胞处在偏离管轴处时，如图 15-16（a）所示，红细胞受到两种作用：一是伯努利力（横向力），即在血流速度梯度场中产生的由管壁指向管轴的力。伯努利力对红细胞作用的结果，引起红细胞横向动量变化，因不同部位的动量变化率不同，对红细胞的压力大小也不同。伯努利力对红细胞作用不对称，使之产生横向移动。二是轴向力，即沿管轴血流对红细胞作用而引起轴向动量变化，沿血流方向产生对红细胞的压力。血流对红细胞的压力产生三个效应：①使红细胞沿管轴方向向前运动；②由于 $v_C>v_A$，故 A、C 两点的动量矩不同，使红细胞产生旋转；③使红细胞变形。由图 15-16（a）知，由于红细胞 A、B、C 三处的速度 $v_C>v_B>v_A$，因此作用于这三点的血流压力 C 处最大，B 处次之，A 处最小。另外，作用在红细胞上的血流压力通过细胞传递给细胞内液，使细胞内液由压力大的一侧压向压力小的一侧，细胞产生变形，靠近管壁一侧膨胀，靠近管轴一侧紧缩，使红细胞形成“液滴形”，简称“滴形”。

当红细胞处于管轴处时，此时作用在细胞上的伯努利力是对称的，不会引起细胞的横向运动，而作用在细胞上血流压力也是对称的，如图 15-16（b）所示。轴上血流压力产生两个效应：一是使细胞克服内摩擦力保持原方向向前运动；二是使红细胞变形。由于红细胞在管轴处 B 点受到的压力大于两侧 A、C 点的压力，结果使红细胞卷曲形成“帽形”。

这一系列的变化使得红细胞在微血管里与血液一同流动的同时不会因为流速梯度而贴边，这避免了红细胞在管壁的附着也避免了红细胞从白细胞可通过的缝隙进入身体组织。

（四）红细胞聚集性

红细胞在胞外环境力的作用下变形和聚集，同时还受内、外环境的共同影响，细胞的变形性和聚集性也具有一定的相互制约关系。

红细胞间结合在一起的能力称为红细胞的聚集性。红细胞的聚集性是影响血液流变学性质的重要因素。红细胞的聚集性，其一可引起低切变率下血液黏度升高，血液流动阻力增加；其二可引起毛细血管

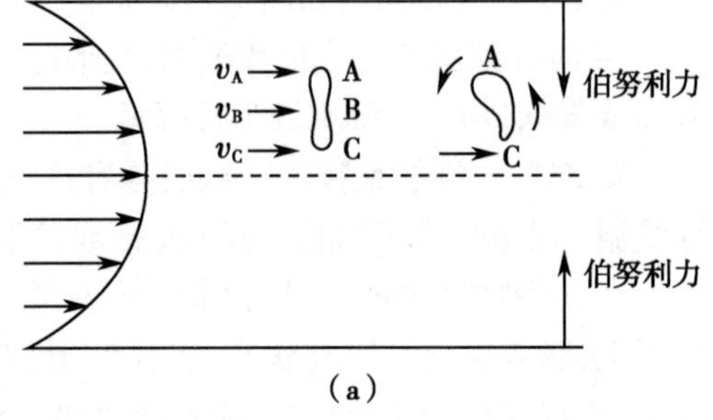

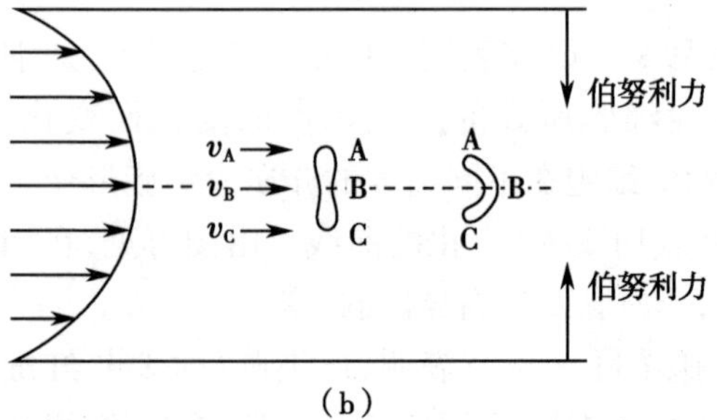

图 15-16　流场中红细胞形变

临界半径增大，微循环郁滞，血液流动速度降低。两者共同作用，易导致红细胞再聚集，血液流动阻力进一步增强，红细胞进一步聚集化，从而构成恶性循环。

影响红细胞聚集性的因素之一是细胞之间的可逆性黏附，是由大分子在细胞之间桥联作用而引起的。血浆中的高分子物质，如纤维蛋白原、凝血酶原、球蛋白等可吸附于红细胞表面，通过分子桥联作用促进红细胞聚集。血浆蛋白分子愈大，几何形状愈长，愈不对称，其桥联作用愈强；蛋白分子浓度愈高，其桥联作用亦愈强。

红细胞聚集与细胞表面电荷有关。红细胞、白细胞、血小板均带负电荷，健康人的红细胞所带负电荷为2.45×10^{-6}C。由于静电排斥作用，红细胞的聚集性受到抑制。如细胞负电性增加，不易发生聚集，反之则易聚集。

红细胞聚集受血液流场切应力作用。在不同切变率下，红细胞聚集发生变化，黏度亦随之改变。当切变率小于$1s^{-1}$时，红细胞可形成稳定聚集态；当切变率为$1\sim50s^{-1}$时，红细胞聚集性与切变率成反比关系；当切变率为$100\sim200s^{-1}$时，红细胞呈离散状态。红细胞的聚集通常是可逆的，切应力对红细胞聚集起抑制作用。当作用在红细胞上的切应力足够大时，可克服血浆蛋白的桥联作用而解聚，使血液黏度降低，流动性增强。

研究表明：纤维蛋白原和球蛋白的桥联作用促进红细胞聚集，静电排斥力抑制聚集，切应力作用可抑制聚集或使聚集解聚。红细胞聚集过程是红细胞表面能量平衡的结果，其平衡方程表示如下：

$$W_a=W_b-W_e-W_m-W_s \quad (\text{公式 15-22})$$

式中：W_a表示红细胞的净聚集能；W_b表示相邻红细胞膜上高分子桥的桥联能；W_e表示红细胞表面的静电排斥能；W_m表示红细胞膜的应变能；W_s表示引起红细胞解聚的切应力所做的功。

只有当$W_b>(W_e+W_m+W_s)$时，红细胞才能形成聚集。

红细胞聚集是方程（1-30）综合作用的结果。与此同时，红细胞聚集还受血浆渗透压、pH和温度等因素的影响。红细胞的聚集（聚集速度和强度）也受细胞年龄、硬度和膜黏弹性影响。高密度年老的红细胞较低密度年轻的红细胞易形成较强的聚集，要使老龄细胞解聚需要更大的切应力。

在一定黏度范围内，血液黏度大，则流场对细胞的切应力大，细胞变形性大，聚集性小。即在较大切应力作用下，细胞变形和体积改变，进而影响细胞聚集。细胞体积缩小，聚集速度降低。

当大分子与红细胞桥联结合增加或细胞体积减小时，能促进红细胞聚集，进而使细胞变形性降低。红细胞变形性降低，细胞黏弹性发生变化，进而影响红细胞聚集速度，使聚集性降低。

pH对红细胞聚集速度有一定影响。当悬浮介质的pH增高时，红细胞聚集速度增加，所形成的聚集叠连体增大。在高切变率环境中，高pH情况下形成的聚集体比低pH情况下形成的聚集体更稳定；但随着pH增高，红细胞的直径增大、厚度变薄、体积缩小，表面积与体积的比值增大，致使红细胞变形能力降低。当pH低于6.0，红细胞变形性降低，细胞剪切弹性模量增加，聚集速度减小。红细胞聚集对pH的依赖性还与大分子的相互作用有关。pH在6.5~8.0范围内，纤维蛋白原分子与红细胞桥联结合作用变化不大，而在pH低于6.5时这种结合明显增强。而环境温度升高可使膜的黏弹性发生变化，细胞变形性增强，而聚集性降低。

综上所述，红细胞聚集能显著改变血液的黏度。血液的流变性与红细胞聚集性相关。聚集性是血液的流变特性之一。

三、临床输血中的血液流变学应用

（一）血液黏度分析

在临床输血实践中，必须进行复杂的血液检测，确保从库存中拿出的血液没有传播严重疾病的风险；即使如此，库存血直接用于患者也存在着引起血流微循环障碍、诱发缺血缺氧性损伤，并最终导致器官衰竭的风险。而输血前血液黏度检测可以有效地降低或减少临床输血中的这类风险，是可行的能宏观体现血液可用程度的途径。血液表观黏度的影响因素有血细胞比容，红细胞变形性与血浆黏度，为了更好地分析血液表观黏度，应分为黏度随切变率变化曲线的分析与对casson曲线的分析。

1. $\eta_a-\dot{\gamma}$曲线的分析　对于$\eta_a-\dot{\gamma}$曲线分析我们主要分别观察低剪切率$1s^{-1}$、中切变率$50s^{-1}$、高切变率$200s^{-1}$三个特定剪切率的表观黏度，通过对比正常值区间来判断。对于低剪切率主要体现的为红细胞的聚集性，中切变率主要体现的是血液正常流动时的黏度，高切变率主要体现的是红细胞的变形性对于微循环流动有重要意义。

2. Casson曲线的分析　casson曲线具有比$\eta_a-\dot{\gamma}$曲线更强的特征性，主要观察的数据为曲线的截距Casson屈服应力）与斜率（Casson黏度）。通过实验证明血浆黏度主要影响的是曲线的斜率，随着黏度的升高而增大。而给予血液截距的则是红细胞,与此同时红细胞同样影响着曲线的斜率。红细胞对于截距的影响是随着血细胞比容的升高而增大(聚集性对截距也有影响),但是对于斜率的影响则比较复杂。红细胞变形性本身的存在使得曲线的斜率降低(程度体现了红细胞的变形性),而随着血细胞比容的升高曲线的斜率还是会随着缓慢上升。

一般临床检测主要以第一种为主,其能比较直观的体现血样的流变学特征是否正常,而如果要更好地挖掘流变学特征所表达的含义还是需要第二种分析的深化。如临床中出现过这样的案例:患者的高中低切的血液黏度与 Casson 屈服应力带皮在正常范围但是 Casson 黏度偏小并不在正常范围。为什么会出现这样的情况? 这个案例说明了第一种检测方法的一个局限性,那就是正常值范围的设定。通过第一种方法无法体现出问题,通过第二个分析我们可以讨论:Casson 黏度偏小斜率的偏低显示患者的低切黏度偏高而高切黏度偏低,患者的低切黏度偏高有 2 个可能分别是聚集性偏强与血细胞比容偏高,而高切黏度偏低则可能是红细胞变形性偏强或血细胞比容偏低,由此我们可以得知患者的红细胞已经发生了病变,导致聚集性和变形性异常。

(二) 临床血液黏度检测与面临的标准化问题

现阶段下血液黏度的检测面临的标准化问题,阻碍血液黏度这一指标的广泛应用与发展。血液黏度检测发展至今已经出现了多种多样的仪器,主要包括毛细管黏度仪与旋转式黏度仪,它们主要都是通过力学传感器与控制剪切率或剪切力的方式收集数据并计算黏度,有的为牛顿流体的计算方式、有的为非牛顿流体的计算方式,而对于单点的流体黏度都可以做到准确测量。而问题的主要来源来自对仪器的标准化,与质控物的使用。目前对于黏度的标准化,普遍使用的是标准油(通过对不同黏度的牛顿流体-标准油的标定来完善仪器对非牛顿流体的检测),其优点是可控性强而且易于普及。而通过牛顿流体标定的仪器来测量非牛顿流体会存在少许的误差,这在仪器统一的情况下是可以接受的,但在目前的大环境下其已经不能满足血液黏度检测的发展需要了。目前迫切需要一种模拟血液黏度的非牛顿标准品来完成对仪器的标定,因为只有这种标准品才易于普及各种不同的仪器。

(三) 关于临床输注的建议

1. 如何应用血液黏度检测　复杂的检测往往对于医院是个不小的负担,这恰恰就是血液黏度检测存在的价值,通过不到半个小时的测量可以检测数十个血样的检测。从血液流变学的角度,不建议把聚集性增高与变形性变差的红细胞输入患者体内。

2. 建立血液黏度检测的长效机制　为了达到应用血液黏度检测来避免输注不适当的血液给患者,建议定期对将用于患者的库存血液进行黏度检测,通过这个低成本的自检程序可以改善治疗效果,对于医院和患者是一个双赢的途径。

第二节　血液携氧-释氧动力学

血液在心脏的推动下,循着心血管系统内按一定方向周而复始地在全身循环流动,将机体各组织器官紧密联系成一个有机的整体。在人体循环过程中,血液具有众多功能,例如:运输、参与体液调节、免疫防御、传递信息讯号、保持内环境稳定等。其中运输营养物质和代谢废物是血液最基本的生理功能,吸入体外的氧气以及被消化道吸收的由体外摄取的营养物质,都依靠血液运输才能运送到人体全身各组织;同样,组织生命活动代谢产生的代谢废物(二氧化碳、尿素等)也需经血液运输来进行物质的更新交换,进一步保证身体正常代谢的进行。值得注意的是血液为生物学上复杂的两相流体,在调节微循环功能(例如气体交换和流量调节)中起着至关重要的作用[8]。红细胞是人血液中数量最多的一种血细胞,主要功能是为机体各组织器官运输 O_2 和 CO_2。目前通常研究血液的携氧功能主要是通过氧解离化学平衡热力学曲线分析。

一、血液携氧-释氧曲线及其热力学意义

人们通过对氧解离曲线的研究,对血红蛋白与氧的亲和力有了比较深入了解,可以通过 P_{50} 了解血红蛋白(Hb)与氧的亲和力。在临床医学中已根据对氧解离曲线的研究,开发出血气分析装置,在呼吸系统疾病诊疗中发挥了巨大的作用。

在血液的众多生理功能中,有关其携氧功能的研究在生理学中占重要的地位。血液中数量最多的细胞为红细胞(red blood cells,RBC),处于血液循环过程中的红细胞呈双凹碟盘型,与其他细胞相比,其具有相对稳定的比表面积[9,10]、高度的可变形性以及可以穿过小于自身直径的毛细血管等形态、功能特征。因此,红细胞对人体正常生理活动及组织代谢都具有重要的作用。然而,红细胞运输氧的功能离不开血红蛋白的参与,血红蛋白是红细胞运输氧气的关键枢纽,其含量接近于红细胞干重[11],占总重的 35%,平均每克血红蛋白可以结合的氧含量为 1. 34ml,这使得血红蛋白可以携带更多的氧气[12]。红细胞本身形态学特性和良好力学性质,以及血红蛋白分子特有的结构使其能成

为机体耗氧组织运输 O_2 理想载体的基本条件。

1904 年，在 Christian Bohr 的研究中，首次提出呈典型"S"形的氧解离曲线（oxyhemoglobin dissociation curve）[13]（如图 15-17 所示）。该曲线主要描述血液中血红蛋白与氧气结合，并达到氧饱和状态时所对应氧分压的关系，通过对这两者关系的描述，反映出血红蛋白与氧结合能力的强弱。该曲线所描述的关系属于热力学理论范畴，而热力学研究的就是平衡态的宏观系统，这些性质与时间无关[14-15]，因此氧解离曲线体现的是血液与氧交换达到充分平衡后血液的携氧能力。通常血红蛋白与 O_2 结合的亲和程度用热力学平衡参数 P_{50} 的变化来表示，即血红蛋白与氧气结合达到 50%时所对应的氧分压的值。作为血液的热力学常数，P_{50} 能对不同生理或病理条件下血液携氧功能的差异进行比较，且其还是决定红细胞中血红蛋白向组织传输及释放氧能力的重要研究指标，而且在基础研究和临床医学上广泛使用。我们以往的研究中发现：不同海拔环境、不同缺血缺氧性损伤程度下，机体血液的 P_{50} 也会呈现出较大的差异[16]。在血液携氧代用品研究中，也以比较各自的 P_{50} 作为各种血液代用品功能的标志性指标。

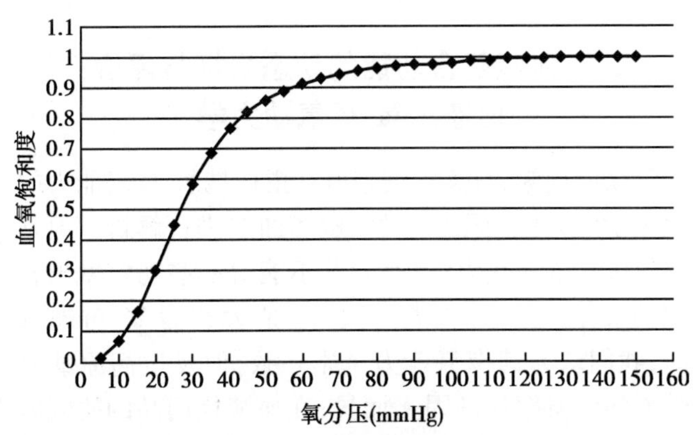

图 15-17　红细胞的氧解离曲线

（一）血液携氧功能与释氧功能

目前认为大气中的氧进入肺泡及其毛细血管的过程为：①大气与肺泡间的压力差使大气中的氧通过呼吸道流入肺泡；②肺泡与肺毛细血管之间的氧分压差又使氧穿过肺泡呼吸表面而弥散进入肺毛细血管，再进入血液。血液中 O_2 和 CO_2 只有极少量以物理溶解形式存在，大部分的 O_2 与血红蛋白（Hb）结合成氧合血红蛋白（HbO_2）的形式存在，并进行运送。

血红蛋白（Hb）的特殊分子结构以及红细胞本身的特性使其成为为组织输送氧气的理想载体。血红蛋白（Hb）与氧气（O_2）结合具有以下的重要特征：反应速度快，可逆，不需要酶催化等。而循环中的红细胞具有高度的可变形性，能穿过小于自身直径的毛细血管。在 O_2 传输的整个过程中，均有赖于血红蛋白载体对 O_2 的亲和力：当氧分压（PO_2）升高时，促进 O_2 与血红蛋白结合，PO_2 降低时 O_2 与血红蛋白解离。肺部 PO_2 高（100mmHg），Hb 与 O_2 结合；相反，组织中 PO_2 低（37～40mmHg），O_2 从 HbO_2 中解离释放到组织细胞供利用。

当动脉血到达外周毛细血管时，CO_2 被碳酸酐酶快速的水合成 H_2CO_3，H_2CO_3 及时游离出 H^+ 和 HCO_3^-。带 3 蛋白用血浆里的 Cl^- 交换细胞里的 HCO_3^-，这个酸化过程激发了血红蛋白解离释放出氧气到组织中。红细胞形成的质子被数组参与"Bohr"效应的脱氧血红蛋白接受。由于 Cl^-/HCO_3^- 的交换活动所激发的瞬间酸化活动，产生较多 CO_2 的组织可由血红蛋白提供 O_2 来补充。

（二）血液携氧功能临床指标

1. 血液氧容量与血红蛋白含量　在医学上，氧容量的定义为氧分压为 150mmHg（19.95kPa），二氧化碳分压为 40mmHg（5.32kPa），温度 37℃，在体外 100ml 血液内红细胞所结合的氧量（不包括血浆中的物理溶解氧）。氧容量取决于单位体积血液内血红蛋白的量。正常血红蛋白在上述条件下，每克能结合氧 1.34～1.36ml。若按每 100ml 血液含血红蛋白 15g 计算，动脉血和静脉血氧容量约 20ml。

2. 血液氧饱和度　在人机体内，红细胞实际运输到各组织的氧气量与动脉血氧分压（或者氧饱和度）及组织的部位有关。不同组织部位的氧分压不同，红细胞在该部位实际释放的氧气量也有所不同。正常生理条件下，动脉血氧饱和度约 95%～97%，混合静脉血氧饱和度 70%～75%，所以红细胞实际运输的平均氧气量为其氧结合量的 1/5～1/4，约每克血红蛋白 0.27～0.34ml。

3. 血液氧分压　氧分压为物理溶解于溶液中的氧所产生的张力。正常人的动脉血氧分压（简称 PaO_2）约为 100mmHg，主要取决于吸入气体的氧分压和外呼吸功能；静脉血氧分压（简称 PvO_2）为 40mmHg，主要取决于组织摄氧和用氧的能力。

在人机体内红细胞实际运输到各组织的氧气量与动脉血氧分压（或者氧饱和度）及组织的部位有关。不同组织部位的氧分压不同，红细胞在该部位实际释放的氧气量也有所不同。如正常人动脉血氧饱和度 95%～97%，混合静脉血氧饱和度 70%～75%，所以红细胞实际运输的平均氧气量为其氧结合量的 1/5～1/4，即人红细胞在正常生理条件下的有效携氧量为 4～5ml。

（三）氧解离曲线与氧亲和力

1. 氧解离曲线的平衡稳态特征 血液与不同氧分压的气体接触，待平衡时，其中与 O_2 结合成为氧合血红蛋白（HbO_2）的量也不同，PO_2 越高，变成 HbO_2 量就越多，反之亦然。血液中 HbO_2 量与血红蛋白总量（包括 Hb 和 HbO_2）之比称为血氧饱和度。

$$血氧饱和度=HbO_2/(Hb+HbO_2)$$

血氧饱和度的大小取决于血液中氧分压（PO_2）的高低。若以 PO_2 值为横坐标，血氧饱和度为纵坐标作图，求得血液中 HbO_2 的 O_2 解离曲线，称为氧解离曲线。

2. 氧解离曲线与氧亲和力氧解离曲线 反映血氧饱和度与血氧分压之间的关系。氧解离曲线既表示不同 PO_2 下，HbO_2 解离情况，同样也反映不同 PO_2 下，O_2 与血红蛋白结合情况。P_{50} 的值反映了红细胞氧亲和力的大小。P_{50} 值越小则氧亲和力越大，红细胞结合氧的能力也越强，但不利于氧的释放；反之，氧亲和力越小，红细胞结合氧的能力越弱，但会更容易释放氧（图 15-17）。（关于 P_{50} 详见第十六章）

（四）影响血液携氧功能的因素

1. pH 当血液 pH 由正常的 7.40 降至 7.20 时，血红蛋白与 O_2 的亲和力降低，氧解离曲线右移，释放 O_2 增加。pH 上升至 7.6 时，血红蛋白对 O_2 亲和力增加，曲线左移，这种因 pH 改变而影响血红蛋白携带 O_2 能力的现象称为“Bohr 效应”。

2. 二氧化碳分压 二氧化碳分压（PCO_2）对 O_2 运输的影响与 pH 作用相同，一方面是 CO_2 可直接与血红蛋白分子的某些基团结合并解离出 H^+：也可以是 CO_2 与 H_2O 结合形成 H_2CO_3 并解离出 H^+：上述两方面因素都增加了 H^+ 浓度，产生 Bohr 效应，影响血红蛋白对 O_2 的亲和力，并通过影响 HbO_2 的生成与解离，来影响 O_2 的运输。

3. 温度 当温度升高时，血红蛋白与 O_2 亲和力变低，氧解离曲线右移，释放出 O_2；当温度降低时，血红蛋白与 O_2 结合更牢固，氧解离曲线左移。

4. 2,3-二磷酸甘油酸 20 世纪 70 年代，人们发现红细胞无氧酵解的重要中间产物——2,3-二磷酸甘油酸（2,3-DPG）是血红蛋白的变构剂[17]，可以特异性的与血红蛋白（Hb）结合降低血红蛋白的氧亲和力，从而调节血红蛋白氧的释放。后来进一步明确了红细胞 2,3-DPG 水平和携氧量的关系为 $Y=0.34X+3.5$，其中 Y 是携氧量，X 是 2,3-DPG 水平。因此，高携氧量的红细胞可以通过调节 2,3-DPG 水平获得。

既然 2,3-DPG 是血红蛋白的变构剂，那么其浓度高低就可直接导致血红蛋白构象变化，从而影响血红蛋白对 O_2 亲和性。因为脱氧血红蛋白中各亚基间存在 8 个盐键，使血红蛋白分子呈紧密型（taut 或 tense form，T form）即 T 型，当氧合时（HbO_2），这些盐键可相继断裂，使 HbO_2 呈松弛型（relaxed form，R form）即 R 型，这种转变使 O_2 与 Hb 的结合表现为协同作用（co-ordination）。Hb 与 O_2 的结合过程称为正协同作用（positive cooperation），当第一个 O_2 与脱氧 Hb 结合后，可促进第二个 O_2 与第二个亚基相结合，依次类推直到形成 $Hb(O_2)_4$ 为止。除此，第四个 O_2 与血红蛋白的结合速度比第一个 O_2 的结合速度快百倍之多。同样，O_2 与血红蛋白的解离也现出负协同作用。

（五）血液携氧-释氧功能的生理意义

血液在心脏的推动下，循着心血管系统内按一定方向周而复始地在全身循环流动，将机体各组织器官紧密联系成一个有机的整体。血液在人体生命活动中主要具有运输、参与体液调节、防御、保持内环境稳定四方面功能。运输是血液的基本功能，自肺吸入的氧气以及由消化道吸收的营养物质，都依靠血液运输才能到达全身各组织。同时组织代谢产生的二氧化碳与其他废物也依赖血液运输到肺、肾等处排泄，从而保证身体正常代谢的进行。

二、血液氧合功能的动态表征与评价：血液携氧-释氧动力学

众所周知，有关红细胞血红蛋白携氧-释氧能力的生理学研究，主要是通过氧解离曲线进行解析。但是仅仅依靠这一热力学指标，并不能对一些现象做出合理的解释。比如，人类血液 P_{50} 值大约为 26.6mmHg 时，我们认为其携氧能力基本一致，但发生高原缺氧性疾病的概率却是因人而异；在血液代用品的研究实践中也发现，P_{50} 并不能作为评判其携放氧功能优劣的唯一指标；Anthony T. W Cheung 等[18]发现血红蛋白溶液（hemoglobin-based oxygen-carrying solution，HBOC）在正常人体温下的 P_{50} 值为 32~34mmHg，与 Hespan 对发生休克时急救的效用几乎是一致的。典型的热力学曲线很难就这一现象作出解释，因此，具有携氧能力的氧红蛋白并没有表现出任何优于 Hespan 的优势[19]。

由此，提示在考虑血液携氧热力学特性的同时，还需要关注血红蛋白结合或释放氧气的时效性，血红蛋白结合、向组织中释放氧气的时间效率，或者氧气在组织细胞间传输的时间效应，即血红蛋白携氧-释氧的化学动力学。

与热力学研究不同的是，化学动力学是把一个反应发生的“可能性”变为“现实性”，其主要关注的是非

平衡态的动态体系，在该体系中，时间是一个重要的变量[20]。从氧气进入红细胞的方式来讲，其需要跨越红细胞膜才可与血红蛋白结合；从血红蛋白结构分析，进入红细胞内的氧气与血红蛋白结合，血红蛋白的构象会随之发生转变，使得后来的氧分子更易于结合，这种协同效应也出现在血红蛋白与氧气的解离过程；从氧气的传送速率，耗氧量大的组织器官会较快得到供应等等。以上各方面都存在着与时间相关的化学动力学调控机制。除此，血红蛋白与氧气结合属于化学反应，要想全面的认识一个化学反应，是不能缺少对化学动力学的研究。例如，氢气与氧气结合可以生成水，尽管 H_2、O_2 和 H_2O 的所有热力学性质都已熟悉，但也只能预判 H_2 和 O_2 生成 H_2O 的可能性，而不能给出 H_2 和 O_2 在给定的条件下能以什么样的反应速率生成 H_2O，也不能提供 H_2 分子和 O_2 分子是通过哪些步骤结合为 H_2O 分子的信息，分析血红蛋白与氧气结合或释放的反应也是如此。所以，全面认识一个化学反应过程并运用于研究，不能缺少对化学动力学的探讨。

目前，虽然关于红细胞携氧-释氧动力学还未见有比较系统的研究，但已有一些文献已明确地关注到携氧释氧速率的问题。例如，Yoo-Kuen Chan 等[21]认为临床救治存活率关键之一在于肌体的组织、细胞能否及时地通过血红蛋白的释放获得 O_2。Philip G. D. Matthews 等[22]以昆虫仰泳蝽为模型，分析了不同氧分压下 O_2 与血红蛋白结合的动态结合力，初步提出氧饱和度是时间的函数。还有的学者提出在对血红蛋白进行研究时，必须考虑血红蛋白的动力学特性[23]。

WANG X 等根据已有的研究成果，分析了红细胞携氧-释氧过程的动态关系，建立红细胞携氧动力学研究方法，首先探讨了红细胞携氧动力学与动物生存环境间的关系[19,24]；研究了在血液保存和失血休克等特殊生理病理情况下，红细胞携氧-释氧的动力学性质[16,25]；在此基础上，还研究了由于失血或力竭运动引起的氧化损伤[26]。建立了氧解离动力学曲线(图15-18)，其可以对氧在红细胞与溶液之间的传递及红细胞中血红蛋白氧解离速率进行分析，是一种新的表征红细胞携氧功能的方法。同时与红细胞氧解离曲线参数 P_{50} 相对应，提出了氧解离动力学参数 T_{50}。T_{50} 定义为在一定条件(标准大气压、37℃、固定通气速率)下血红蛋白氧饱和度从100%下降到50%所需要的时间。与传统氧解离曲线相比，红细胞氧解离动力学曲线能更直观和具体地描述红细胞在氧饱和度高段血红蛋白与氧结合/释放的过程与特点。

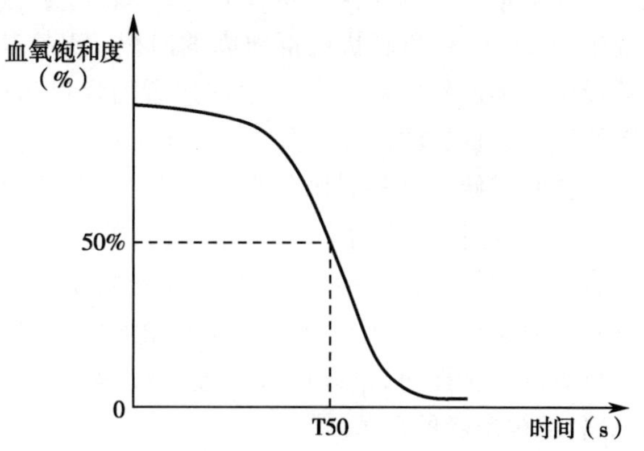

图 15-18　氧解离动力学参数 T_{50} 示意图(标准大气压)

对血红蛋白携氧释氧的化学动力学过程加以研究分析(图 15-18、图 15-19)，即要研究分析氧分压

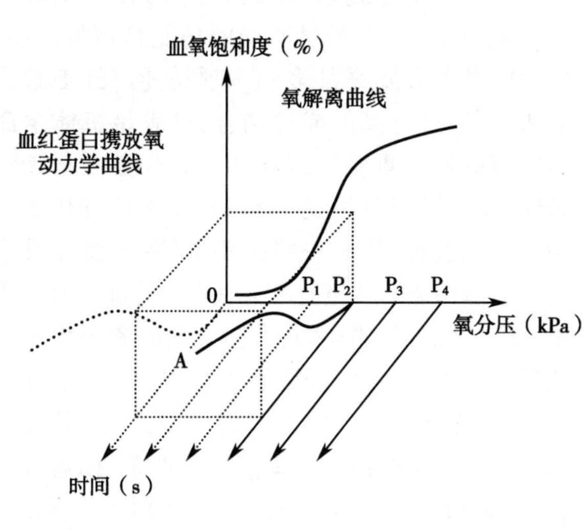

a

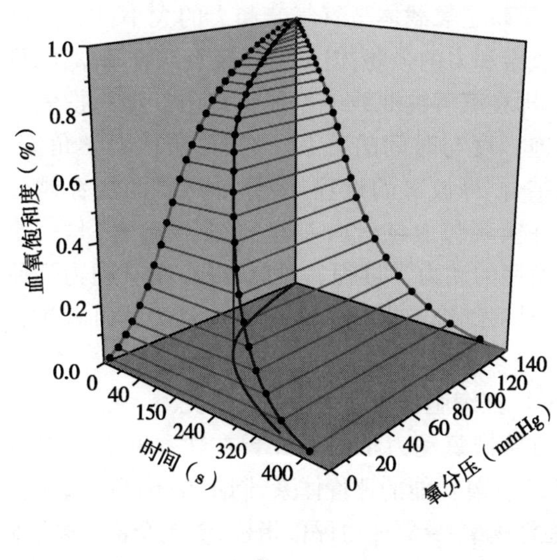

b

图 15-19　氧解离曲线与携氧-释氧动力学曲线关系示意图

注：a. 血氧饱和度、氧分压、时间在三维坐标系的曲线图；b. 血氧饱和度、氧分压、时间的关系曲线在空间结构的对应关系。

PO_2 与时间 T，氧饱和度 Sat 与时间 T 以及氧分压与氧饱和度的三维曲线图（如图 15-19）。还要进一步研究在相同条件（如相同大气压、室温、酸碱度）相同氧分压 PO_2 下，不同生理、病理条件下的红细胞血红蛋白达到氧饱和的时间有何特点和差异；以及在平原地区与高原地区，即不同氧分压条件下，同一生理状态下，红细胞血红蛋白与氧气结合并达到氧饱和的时间是否相同（比如：在高原低氧，低细胞分压，缺血休克等环境条件）。这些问题都需要血红蛋白携氧-释氧速率动力学曲线来研究。

现如今关于红细胞在缺氧及体外保存条件下，红细胞的携氧情况已有所报道，但针对红细胞携带并释放氧气的动力学过程的相关研究文章还较少。然而，不需多疑的是对血红蛋白携氧时间与氧分压、氧饱和度与时间的动力学曲线等进行深入的研究，这具有很重要生理学意义。例如：在 2003 年严重急性呼吸综合征发生、2020 年新型冠状病毒肆虐的时候，患者多发生呼吸困难和低氧血症[27]。在这些患者治疗过程中，有效的氧疗是首选的治疗手段[28]，对于重症低氧血症患者必要时需使用体外膜肺氧合[29-30]和/或血管活性药物，必要时进行血流动力学监测。其目的是使患者体内有足够的氧气供生命活动消耗，改善微循环。若能够对携氧动力学即血红蛋白携氧的化学动力学指标进行更深一步探讨，也许可以在患者救治上给予新的思路，减少患者的痛苦。

综上所述，提出反应红细胞携氧释氧动力学的指标（T）的基础上，进一步深入的对红细胞携氧-释氧动力学的研究方法和实验意义进行探究。氧解离曲线描述了在热力学平衡的条件下血氧饱和度与氧分压的关系，反映了氧载体与氧气亲和力的大小，P_{50} 反映红细胞氧亲和力的强弱，但无法体现氧结合-解离的具体过程，即在氧解离曲线中不能体现出红细胞携氧过程中氧饱和度与时间的关系。然而，从动力学角度，红细胞结合/释放氧的过程，氧分子需要两次穿越红细胞膜并实现与血红蛋白亚基的结合/解离，是一个复杂而有序的动力学过程。对此，提出携氧动力学研究方法，针对红细胞携氧-释氧的具体动力学过程进行研究。

（一）红细胞携氧动力学研究意义

红细胞携氧动力学的研究旨在建立并完善对红细胞携氧-释氧功能的评价体系，制定在不同实验条件下，对血液携氧-释氧能力评价指标，能更全面、客观地描述红细胞携氧-释氧功能；对在不同的生理病理条件下，红细胞与氧结合并向组织中释放的能力变化及血液在此过程中可能存在的调控机制，进行更深入理解。将为评估在不同状态下红细胞携氧-释氧能力的改变提供依据和指导意义；加深对血红蛋白携氧-释氧动力学过程有更系统地认识，并揭示人体红细胞内血红蛋白携氧-释氧动力学特征，为在不同生理病理情况下，采取措施提供一定参考，以及给以后的临床治疗提供了新的视角和思路。

不同于许多对红细胞携氧-释氧能力的研究。在对其动力学的研究实验中侧重于研究血红蛋白与氧气结合或释放过程中在不同时间点下（$T_1...T_n$ 或 $T'_1...T'_n$）的携氧-释氧功能（图 15-20），即侧重于红细胞携氧-释氧的速率。对不同时间点下红细胞携氧-释氧能力分析，更能反映机体所处不同生理病理环境下，体内血液循环调控的变化。

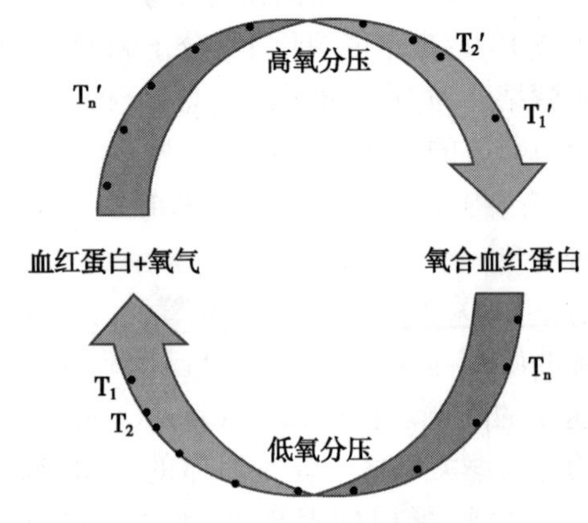

图 15-20　实验原理示意图

注：T 代表反应过程中不同的时间点。

（二）国内外红细胞携氧动力学的研究现状

人体中 97%的氧气是以与血红蛋白结合的方式，从肺运输到其他组织器官，而只有 3%的氧气是溶解在血浆中[31]；血红蛋白是最早由 X 射线晶体学研究的一类蛋白质[32]，其最早明确的功能是携氧功能，是研究时间最久和知之甚多的一项功能。红细胞内的血红蛋白，通过与氧的成功结合，以满足机体生命活动所需氧的这一重要生理功能。血红蛋白与氧气的结合时，反应迅速且可逆，全程无需酶的催化等。这一生理功能实现，依赖一些必要条件：①血红素通过化合键与蛋白质多肽链连接，并且有垂直于血红素平面的咪唑或吡啶基团；②具有防止血红素发生不可逆氧化的机制[33]。血红素铁原子可以与 O_2 进行可逆结合，这是血红蛋白氧转运能力的关键[34]，其结合受亚基球蛋白多肽链四级结构的变构调节，即血红蛋白由低 O_2 亲和力状态［紧张态（tense，T）］——在这一状态下血红蛋白处于紧张“抓氧”状态，随着氧饱和度越来越高，逐渐转变为高 O_2 亲和力状态［松弛态（relaxed，R）］。血红蛋白结构状态变化会导致其结构构象发生改变,一个亚基构象改变,随之会引起另外三个亚基相继发生变化,血红蛋白分子构象不断转变,其目的是使所有的亚基构象都变得更适合、更迅捷地与氧结合。这种不间歇的构象间转变,就是前面提到的血红蛋白携氧-释氧曲线,呈特殊"S"形的原因所在。

对于红细胞血红蛋白变构效应理论的研究开始于1925年,G. S. Adair发现血红蛋白包含有4个O_2结合位点[35]。19世纪60年代陆续有人提出红细胞血红蛋白变构效应理论。Monod-Wyman-Changux(MWC)模型认为,协同作用是由于O_2饱和度改变时,血红蛋白构象从T态转换成R态而产生的,而在四级结构下不存在协同作用[36]。另一种理论,即Koshland-Nemethy-Filmer(KNF)模型,认为一个红细胞血红蛋白亚基与O_2结合后,会导致其三级结构发生改变,然后发生了改变的亚基通过亚基间相互作用改变了相邻亚基的结构,从而使第二个亚基对O_2的亲和力增加[37],而不存在所谓的平衡状态[38]。在1982年,PerutzMF对多种血红蛋白的结构进行了X射线晶体衍射分析,证实了MWC理论,揭示了结合配体后红细胞血红蛋白在三级、四级结构变化[39],提出了著名的血红蛋白变构效应立体化学机制。在三级结构水平,血红素Fe原子在脱氧状态下位于卟啉环平面外,结合O_2后Fe移动进入卟啉环平面,Fe的移动使与血红素连接的F螺旋移向多肽链C末端的H螺旋;在四级结构层面,脱氧状态下红细胞血红蛋白的4个亚基被α、β亚基间的氢键、各亚基多肽链C末端间形成的盐桥限制在T态,在氧合状态下,血红蛋白亚基间这些相互作用都消失。在Perutz提出的理论中,还推测了红细胞血红蛋白变构调节的能源和波尔效应(Bohr effect)的基础是来源于盐桥断裂[39]。所以,血红蛋白在向组织内释放氧的过程既是血红蛋白构象转变的结果,也是一种协同效应现象,且此过程是机体转运的基础。

对血红蛋白与氧气结合的机制清晰后,Eaton、Henry等又提出了"TTS"模型[40-43],成功预测了血红蛋白与配体结合存在动力学和热力学的调控,对动力学方面的研究主要是建立了氧解离曲线和亲和力指标P_{50}。在动力学研究方面,最开始主要是对血红蛋白与一氧化碳(CO)的结合的快慢与"T""R"构象转变时间的大小进行研究[41,44-45]。在之后的许多研究成果表明,体内血红蛋白与氧的结合、释氧,这一周而复始的循环调控着一系列依赖于时间的重要细胞活动[36]。所以这就提醒我们需要注意的是,红细胞携氧与释氧的时间动力学和分子学机制是同时存在,时间是一个不可忽略的关键参数。之前的研究中,血红蛋白携氧动力学曲线同样呈"S"形,且不同种属之间血红蛋白携氧、释氧动力学差异较大[19]。

(三)血液携氧-释氧动力学过程

在氧解离的过程中,随溶液中氧分压的下降,血红蛋白逐渐释放出氧气,血氧饱和度不断降低。实验数据显示,红细胞氧解离过程血氧饱和度随时间变化呈较明显的"S"形曲线特征。血氧饱和度在开始阶段下降缓慢,随后进入急剧变化阶段,最后下降速率趋向平缓。红细胞在氧解离过程中,血氧饱和度随时间变化的动力学曲线的"S"形特征与血红蛋白结合O_2的协同效应相关。由于血红蛋白的4个亚基中的一个亚基的血红素与O_2结合后,能促进四聚体分子的其余亚基的血红素与O_2结合。与之相反,氧合血红蛋白的一个亚基释放O_2,能促进其余亚基释放出O_2。

从动力学曲线进行分析,在通入氮气后,溶液中的物理溶解氧首先释放,红细胞中血红蛋白单个亚基先释放出少量氧,这一阶段(0~6.7min)血红蛋白的氧饱和度缓慢下降;随后的一段时间(6.7~18.25min),由于协同效应,其余亚基也开始大量释放氧,红细胞内血红蛋白氧饱和度迅速下降,曲线以较大斜率下降;当血红蛋白氧饱和度下降到一定程度后,血红蛋白氧饱和度下降变化趋慢,曲线斜率变小。

(四)携氧-释氧动力学曲线与动力学参数T_{50}

1. 携氧-释氧动力学曲线　红细胞氧解离动力学曲线(图15-18),即血氧饱和度(oxygen saturation of blood)随时间变化曲线,描述了在氧解离过程中血氧饱和度与时间的关系,可以对氧在红细胞与溶液之间的传递及红细胞中血红蛋白氧解离速率进行分析,是一种新的表征红细胞携氧功能的方法。同时与红细胞氧解离曲线参数P_{50}相对应,建立了氧解离动力学参数T_{50}。T_{50}定义为在一定条件(标准大气压、37℃、固定通气速率)下血红蛋白氧饱和度从100%下降到50%所需要的时间。与经典的氧解离曲线相比,动力学曲线能更直观和具体的描述红细胞在氧饱和度高段血红蛋白与氧结合/释放氧的过程与特点。氧解离动力学参数T_{50}描述红细胞有效传输氧的时间。较高的T_{50}表明其可以运送更多的氧气到所需部位,即更大的有效携氧量,显然这对于临床急救具有重要意义。

2. 影响动力学曲线的因素　T_{50}的大小与溶液中红细胞总量,红细胞本身性质以及实验时的通气速率等因素相关。然而,在测定时将样品溶液中红细胞含量,通气速率等条件都固定后,T_{50}的大小就由红细胞本身性质决定。在特定实验条件下T_{50}具有稳定值。如,在标准大气压、37℃和氮气通入速率13ml/min的实验条件下,测得正常的人红细胞T_{50}值为12.95min。

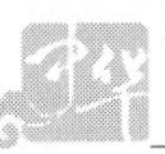

虽然 T_{50} 的生理意义还需要进一步的研究，但此参数决定氧解离动力学曲线的位置，在一定程度反映了红细胞结合/释放氧的细节，是表征红细胞携氧效能的重要动力学参数。

3. 携氧-释氧动力学参数 T_{50} 的测定　用血氧分析仪（HEMOX-ANALYZER）测定红细胞在释放氧的过程中血氧饱和度（SaO_2）及氧分压（PO_2）随时间的变化。

根据血红蛋白在高氧分压下与氧结合，低氧分压下氧解离氧的特性，在标准大气压、室温、pH 7.4 条件下，通过人为改变血样的环境氧分压，实时监测样品的血氧饱和度与氧分压变化。血氧饱和度用双波长分光光度法测定。血红蛋白与氧和血红蛋白的吸收光谱不同（图 15-21），在氧解离过程中，等吸收点（568nm）处的吸收值保存不变，而 558nm 处吸收值变化剧烈。利用这一特性，通过双通道同时测定两个波长处的光吸收可计算出血氧饱和度。氧分压通过 Clark 电极直接测定。

4. 操作步骤

（1）样品准备：在样品管内加入 5ml PBS 缓冲液（pH 7.4）、20μl 小牛血清、10μl 消泡剂，再加入 50μl 离心分离的浓缩红细胞，并轻轻摇匀。空白对照组不加红细胞，其余与实验组相同。

（2）初始状态标定：将样品导入血氧分析仪中，设定实验温度为 37℃，匀速（约 13ml/min）通入压缩空气，监测样品温度及氧分压。待样品温度稳定在 37℃，血样氧分压与通入混合空气氧分压（150.2mmHg）相同且稳定后，视为血红蛋白全部与氧结合，氧饱和度为 100%。

（3）氧解离阶段：以恒定速率（约 13ml/min）向样品中通入氮气（PO_2<3mmHg），记录样品的氧分压（PO_2）和氧饱和度（SaO_2）随时间的变化。重复此过程以完成全部血样测试。空白对照组只记录氧分压变化。

（五）血液携氧-释氧功能动力学评价

通常研究氧载体（尤其是基于血红蛋白的氧载体）的携氧性能都是采用分析氧解离曲线这一经典方法。氧解离曲线描述了在热力学平衡条件下溶液氧饱和度与氧分压的依赖关系。氧解离曲线反映了氧载体与氧气亲和力的大小，但无法体现氧解离的具体过程，即携氧效率上的差异。对此，有研究提出了携氧功能的动力学研究方法，对氧载体携氧/释氧的具体动力学过程进行研究。

氧分压衰减曲线直观描述了发生氧解离时氧载体释放氧的具体过程。氧载体作为载氧溶液中氧气的“储备池”，当溶液处于低氧环境（实验中为连续通入氮气）时能够不断解离结合氧以补充溶液中物理溶解氧释放，使溶液氧分压衰减的更加缓慢。氧载体能够储备氧的总量及其解离释放氧的方式决定了在同等条件下溶液氧分压的衰减时间和氧分压衰减曲线的下降趋势。氧载体可结合的氧气越多，溶液氧分压衰减到零所用时间越长。如前文所述，含 1%体积红细胞的溶液氧分压衰减总时间是空白缓冲液的 2.3 倍。血红蛋白与氧结合的协同效应使得含红细胞的实验组溶液氧分压衰减曲线在高氧阶段（PO_2>130mmHg）和低氧阶段（PO_2<30mmHg）比空白对照组溶液变化更为平缓。

红细胞氧解离动力学曲线，即血氧饱和度随时间变化曲线，描述了在氧解离过程中血氧饱和度与时间的关系，可以对氧在红细胞与溶液之间的传递及红细胞中血红蛋白氧解离速率进行分析，是一种新的表征红细胞携氧功能的研究方法。经典的氧解离曲线反映了红细胞在不同氧分压环境下与氧结合的程度，而氧解离动力学曲线则能反映红细胞结合/释放氧的

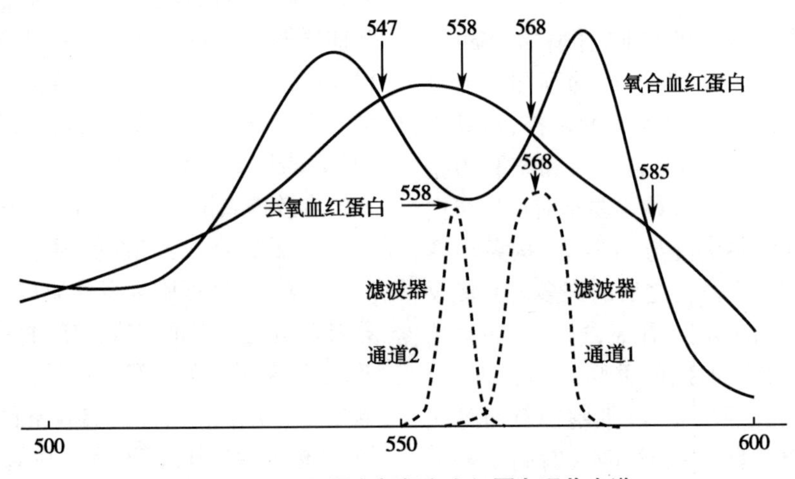

图 15-21　血红蛋白与氧和血红蛋白吸收光谱

细节。

从人体生理角度分析，正常人体动脉血的血氧饱和度为98%静脉血为75%，这表明在人体内红细胞传输氧的过程气实际上工作在高氧饱和度段。与传统氧解离曲线相比，红细胞氧解离动力学曲线能更直观和具体的描述红细胞在氧饱和度高段血红蛋白与氧结合/释放的过程与特点。与氧解离曲线参数 P_{50} 相对应而建立了氧解离动力学参数 T_{50}。传统的 P_{50} 是血红蛋白到达 50%氧饱和度时溶液的氧分压，而 T_{50} 是在标准条件下红细胞氧饱和度从 100%下降到 50%所需要的时间。两者具有不同生理意义：P_{50} 体现红细胞与氧的亲和力，而 T_{50} 体现红细胞有效传输氧的时间。T_{50} 可以作为表征红细胞携氧效能的重要动力学参数。

目前在人工血液制品的研制过程中，对携氧能力考查常通过动物实验来进行，而携氧血液代用品的体外评价体系还不健全。国外有人发现，在休克模型实验中，血红蛋白载氧溶液（biopure hemoglobin glutamer-200/bovine；a hemoglobin-based oxygen-carrier），是一类通过化学交联和/或包装增加有效半径后的血红蛋白溶液，具有一定携氧/释氧功能（37℃、P_{50} 为 32～34mmHg），与 Hespan 对休克急救的效用几乎是相同的，在实验中 HBOC 的携氧能力几乎未对休克动物复苏发挥应有的效果。对于这种现象，利用传统氧解离曲线难以合理的解释。但从动力学角度，其原因可能正是由于 HBOC 携氧和释氧动力学周期过短所造成。由于动力学周期短，HBOC 携氧后迅速释氧，在还没有到达微循环以前就可能已经将所携带的氧部分释放，使得机体缺氧组织不能获得足够的氧，使得 HBOC 的携氧能力在实验中毫无体现。

然而，携氧动力学曲线能有效地对红细胞携氧与释氧过程进行分析。由此，可根据天然红细胞建立标准血红蛋白携氧/释氧动力学曲线，然后对人工血液携氧制品进行携氧动力学测试，将两者数据进行比较，从而在体外获得人工血液携氧制品携氧效能的数据。此方法可暂不考虑人工血液携氧制品的组成特点，重点关注其携氧过程与天然血液间的差异。由此可获得一种有效的人工血液代用品体外分析手段，对人工血液携氧制品研制提供帮助。

（王翔　杨琴琴）

参考文献

1. 翁维良，廖福龙，吴云鹏. 血液流变学研究方法及其应用[M]. 北京：科学出版社，1989.
2. 王鸿儒. 血液流变学[M]. 北京：北京医科大学、中国协和医科大学联合出版社，1997.
3. 赵春亭，赵子文. 临床血液流变学[M]. 北京：人民卫生出版社，1997.
4. 秦任甲. 血液流变学及其医学应用[M]. 桂林：广西师范大学出版社，1999.
5. 胡金麟. 细胞流变学[M]. 北京：科学出版社，2000.
6. 袁观宇. 生物物理学[M]. 北京 科学出版社，2006.
7. 施永德. 血液黏度存在的问题及其如何应用卡松方程解决[J]. 中国血液流变学杂志，1998，8(4).
8. GLEESON R，ROBERT A. Morphological and genetic analysis of three new species of Ceratomyxa Thélohan，1892(Myxozoa：Myxosporea) from carcharhinid sharks off Australia[J]. Systematic Parasitology，2011，80(2)：117-124.
9. SAŠA S. Red blood cell shape and deformability in the context of the functional evolution of its membrane structure[J]. Cellular and Molecular Biology Letters，2012，17(2)：171-181.
10. WAUGH RE, NARLA M, JACKSON CW, et al. Rheologic properties of senescent erythrocytes：loss of surface area and volume with red blood cell age[J]. Blood，1992，79(5)：1351-1358.
11. ANGELO DA，KRIEBARDIS AG，SARA R，et al. An update on red blood cell storage lesions，as gleaned through biochemistry and omics technologies[J]. Transfusion，2015，55(1)：205-219.
12. 官立彬，杨诚忠，李晓栩. 人带 3 蛋白对红细胞携氧过程调控的研究进展[J]. 西南国防医药，2015，(04)：107-109.
13. HASSELBALCH KA，KROGH A，BOHR C. Ueber einen in biologischer Ueziehung wichtigen Ein-fluss，den die Kohlensaurespannung des Blutes auf dessen Sauerstoffbindung iibt[J]. Skand Arch Physiol，1904，16(2)：402-412.
14. VAN-NESS HC, ABBOTT MM, SMITH JM. Introduction to chemical engineering thermodynamics[M]. New York (NY)：McGraw-Hill，1959：698.
15. HAYNIE DT. Biological Thermodynamics[M]. New York：Cambridge University Press，2001.
16. 兰珂，王翔. 失血性休克过程中红细胞携氧-释氧动力学研究[J]. 生物医学工程学杂志，2012，29(04)：701-704.
17. POMPONI M，BERTONATI C，FUGLEI E，et al. 2，3-DPG-Hb complex：a hypothesis for an asymmetric binding[J]. Biophys Chem，2000，84(3)：253-260.
18. CHEUNG AT，DRIESSEN B，JAHR JS，et al. Blood substitute resuscitation as a treatment modality for moderate hypovolemia[J]. Artif Cells Blood Substit Immobil Biotechnol，2004，32(2)：189-207.
19. JIANG C，WANG X，GAO W，et al. Kinetics of hemoglobin carrying and releasing oxygen[J]. Sheng Li Xue Bao，2008，60(1)：83-89.
20. LIFSHITZ EM. PHYSICAL KINETICS[M]. Oxford，UK：Butterworth-Heinemann，1981：625.

21. YOO KC, KHAN ZH. Hemodynamic monitoring and outcome—A physiological appraisal[J]. Acta Anaesthesiologica Taiwanica, 2011, 49(4): 154-158.

22. PHILIP G, MATTHEWS D, SEYMOUR RS. Oxygen binding properties of backswimmer (Notonectidae, Anisops) haemoglobin, determined in vivo[J]. Journal of Insect Physiology 2011, 57(12): 1698-1706.

23. ZHAO B, ZHANG S, MENG Z, et al. Kinetic studies on oxygen releasing of HBOC and red blood cells as fluids and factors affecting the process[J]. Artif Cells Nanomed Biotechnol, 2018, 46(sup3): S1076-S1082.

24. PENG WY, WANG X, GAO W, et al. In vitro kinetics of oxygen transport in erythrocyte suspension or unmodified hemoglobin solution from human and other animals[J]. Canadian Journal of Physiology and Pharmacology, 2011, 89(9): 631-637.

25. 李遥金. 红细胞携氧动力学研究及血液保存对红细胞携氧功能的影响[D]. 重庆: 重庆大学, 2009.

26. 赵勇, 兰珂, 王翔, 等. 血氧饱和度降低可促进红细胞氧化损伤[J]. 生物医学工程学杂志, 2012, 29(2): 323-327.

27. ZHAN WQ, LI MD, XU M, et al. Successful treatment of COVID-19 using extracorporeal membrane oxygenation, a case report[J]. European review for medical and pharmacological sciences, 2020, 24(6): 3385.

28. 倪忠, 罗凤鸣, 王吉梅, 等. 针对新型冠状病毒肺炎患者的雾化吸入治疗的建议[J]. 中国呼吸与危重监护杂志, 2020, 19(2): 120-124.

29. SUNDARAM M, NAMITAR, ARUNB, et al. Novel Coronavirus 2019 (2019-nCoV) Infection: Part II-Respiratory Support in the Pediatric Intensive Care Unit in Resource-limited Settings[J]. Indian pediatrics, 2020, 57(4): 335-342.

30. 吴东波, 陈恩强, 王丽春, 等. 四川大学华西医院隔离病房新型冠状病毒肺炎患者的诊治[J]. 华西医学, 2020, 35(5): 513-518.

31. ERDINCLER DS, KRPINAR MA. The effect of pulsed ultrasound exposure on the oxygen dissociation curve of human erythrocytes in in vitro conditions[J]. Ultrasound in Medicine and Biology, 2002, 28(11): 1565-1569.

32. AHMED MH, GHATGE MS, SAFO MK. Hemoglobin: Structure, Function and Allostery[J]. Sub-cellular biochemistry, 2020, 94345.

33. COLLMAN JP, ROMAN B, SUNDERLAND CJ, et al. Functional analogues of cytochromec oxidase, myoglobin, and hemoglobin[J]. Chemical Reviews, 2004, 104(2): 561-588.

34. JIAY, LI D, LI J B. Hemoglobin-based nanoarchitectonic assemblies as oxygen carriers[J]. Advanced Materials, 2016, 28(6): 1312-1318.

35. ADAIR GS. A critical study of the direct method of measuring the osmotic pressure of haemoglobin[J]. Proceedings of the Royal Society of London. Series A, Containing Papers ofa Mathematical and Physical Character, 1925, 108(748): 627-637.

36. MONOD J, WYMAN J, CHANGEUX J P. On the nature of allosteric transitions: a plausibe model[J]. J Mol Biol, 1965, 12(1): 88-118.

37. 臧家涛. 血红蛋白在不同类型血管中的表达与功能研究[D]. 重庆: 中国人民解放军陆军军医大学, 2019.

38. KOSHLAND DE, NÉMETHY G, FILMER D. Comparison of experimental binding data and theoretical models in proteins containing subunits[J]. Biochemistry (Easton), 1966, 5(1): 365-385.

39. PERUTZ MF, BRUNORI M. Stereochemistry of cooperative effects in fish an amphibian haemoglobins[J]. Nature, 1982, 299(5882): 421-426.

40. EATON WA, HENRY ER, HOFRICHTER J, et al. Evolution of allosteric models for hemoglobin[J]. IUBMB Life, 2007, 59(8): 586-599.

41. HENRY ER, BETTATI S, HOFRICHTER J, et al. A tertiary two-state allosteric model for hemoglobin[J]. Biophys Chem, 2002, 98(1-2): 149-164.

42. HENRY ER, JONES CM, HOFRICHTER J, et al. Can a Two-State MWC allosteric model explain hemoglobin kinetics? [J]. Biochemistry (Easton), 1997, 36(21): 6511-6528.

43. HENRY ER, HOFRICHTER J, EATON WA. Is cooperative oxygen binding by hemoglobin really understood[J]. Nature Structural and Molecular Biology, 1999, 6(4): 351-358.

44. VIAPPIANI C, ABBRUZZETTI S, RONDA L, et al. Experimental basis for a new allosteric model for multisubunit proteins[J]. Proceedings of the National Academy of Sciences, 2014, 111(35): 12758-12763.

45. BETTATI S, BRUNO S, VIAPPIANI C. New insights into allosteric mechanisms from trapping unstable protein conformations in silica gels[J]. Proceedings of the National Academy of Sciences of the United States of America, 2004, 101(40): 14414-14419.

第十六章

组织氧供与氧耗原理及其检测

氧是维持生命所必需的物质，但人体内氧的储备极少。健康成人体内氧的储存量 1.0~1.5L，仅够机体 3~4min 的消耗。氧的供给由呼吸、循环和血液系统共同协作完成。正常情况下，氧气经上呼吸道进入肺部，在此与血红蛋白（hemoglobin，Hb）结合后被带至全身各细胞，在线粒体内合成三磷酸腺苷（adenosine-triphosphate，ATP）。ATP 是体内组织一切生命活动所需能量的直接来源，ATP 不能在机体内被储存，其合成后短时间内即被消耗。人体中 ATP 的总量只有大约 0.1mol，因此机体合成和消耗 ATP 是不间断进行的。以葡萄糖代谢为例，1 分子葡萄糖通过无氧酵解只产生 2 分子 ATP，而通过有氧氧化则产生 32 分子 ATP。因此，任何供氧环节异常即可引起 ATP 生成障碍，导致机体代谢异常和组织器官功能障碍。当前围手术期重要脏器缺氧性损伤发生率高达 5%~8%[1]，说明在目前的诊疗条件下机体氧代谢异常时有发生。深入理解组织氧供与氧耗理论有助于在临床实践中指导制订合理补液、输血、强心等循环管理策略，保证组织器官的氧供需平衡。并可据此理论设计临床随机对照试验（randomized controlled trial，RCT）的研究，建立新的以防范组织器官缺氧性损伤风险为目标导向治疗的临床指南。2001 年 Rivers 等发表一项著名的以氧供需平衡指标混合静脉血氧饱和度（mixed venous oxygen saturation，$S\bar{v}O_2$）≥70%为目标导向的临床研究，成功降低了重症监护室（intensive care unite，ICU）脓毒症患者 28 天和 60 天死亡率[2]，也为之后的一系列目标导向研究提供了范本。回顾分析提示高危患者围手术期氧供水平与术后合并脏器损伤率和死亡率有明显关系[3]，术前氧供在 600ml/（min · m^2）以上几乎没有任何并发症，低于 400ml/（min · m^2）则存在很大的风险。一项 112 例心脏手术患者的研究中发现当氧供低于 300ml/（min · m^2）时，术后急性肾损伤发生率（acute kidney injury，AKI）高达 20.5%[4]。460ml/（min · m^2）的氧供意味着当血红蛋白为 100g/L 时，100%氧合状态下心指数需维持在 3.4L/（min · m^2）以上，由于高危患者常合并较严重的呼吸循环功能障碍，加上麻醉对心功能抑制和手术导致的出血等影响，术中氧供低于 460ml/（min · m^2）的情况很常见，故围手术期发生氧债的风险极高。如未及时发现氧供不足并予以纠正，就有可能导致脏器的缺氧性损伤。但通过输血和强心治疗把手术患者的氧供均调控在 600ml/（min · m^2）以上是不现实的、也没必要，还可能带来新的问题，如英国一项通过补充液体和使用正性肌力药物达到术前氧供目标的多中心随机对照临床研究，并未达到改善预后的预期，反而增加了目标导向组的交感活性，究其原因是作为调控目标的氧供并未得到有效监控[5]。

近红外光谱（near infrared spectroscopy，NIRS）测量将光谱测量技术与计量学有机结合后发展迅速，具有快速、无损的测量优势，理论上可对氧运输链进行监测，结合荧光染料甚至可实现线粒体氧分压测量，在此领域的基础研究与临床结合将催生新的生命体征监测模式帮助预防和改善围手术期组织器官缺氧性损伤风险。为了更好地了解组织供氧与耗氧的原理及检测，本章分别就氧的运输、氧供需平衡生理、全身氧供需失衡时机体代偿机制以及氧供需平衡的检测四个部分进行阐述。

第一节 氧的运输

一、氧瀑布生理过程

空气中的氧进入到机体细胞线粒体供其利用的运送过程，呈瀑布式逐级递减，有学者把空气中氧分压 159mmHg 至细胞线粒体内氧分压 3~5mmHg 的巨大落差形象地称为氧瀑布生理过程（图 16-1）。氧气运送至组织细胞依靠的是顺分压差被动转移过程（表 16-1）。氧瀑布中氧分压主要经历以下几个场所的阶梯变化：①大气；②肺泡气；③动脉血；④线粒体。

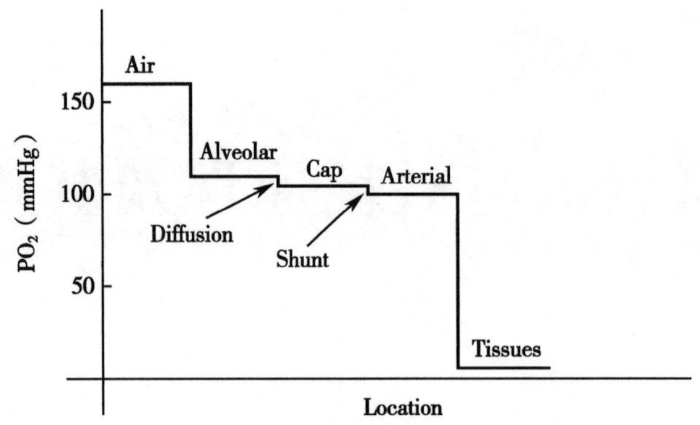

图 16-1　氧瀑布示意图

表 16-1　人体内气体分压(kPa/mmHg)

气体	O_2	CO_2	N_2	H_2O	合计
大气	21.15/159	0.04/0.3	79.93/601	0	101/760
肺泡气	13.30/100	5.32/40	76.21/573	6.25/47	101/760
动脉血	12.64/95	5.32/40	76.21/573	6.25/47	100/755
静脉血	5.32/40	6.12/46	76.21/573	6.25/47	93.90/706
组织	(3.99~6.65)/(30~50)	6.12/46	76.21/573	6.25/47	93.90/706

1. 大气　大气中氧分压(PO_2)由大气压(P_B，760mmHg)和氧浓度(FiO_2，0.21)决定，

$$PO_2=P_B \times FiO_2 \qquad (公式 16-1)$$

因此，大气中氧分压为 159.6mmHg。

2. 肺泡　气肺泡气中氧分压由以下公式计算所得

$$P_AO_2=P_IO_2-\frac{PaCO_2}{R}+F \qquad (公式 16-2)$$

其中，P_AO_2 为肺泡气中氧分压，P_IO_2 吸入气中氧分压，P_aCO_2 为动脉血中二氧化碳分压，R 为呼吸商(纯脂肪 $R\approx0.7$，纯蛋白质 $R\approx0.9$，纯碳水化合物 $R\approx1$)；F 为校正系数，由公式 $F=P_ACO_2\times FiO_2\times\frac{1-R}{R}$ 所得，通常约为 2mmHg。现假设 R 为 0.8，则 P_AO_2 为 $149-(40/0.8)=100$mmHg。

3. 动脉血　肺泡气和动脉血中的氧分压差称为肺泡气-动脉血氧分压差(A-a gradient)。

$$\text{A-a gradient}=P_AO_2-PaO_2=P_IO_2-\frac{PaCO_2}{R}-PaO_2$$

(公式 16-3)

正常的肺泡气-动脉血氧分压差为：年龄/4+4。通常认为动脉血氧分压为 100mmHg。肺泡气-动脉血氧分压差的发生与以下两个因素有关：①肺内分流；②弥散障碍。

4. 线粒体　线粒体中的氧分压与代谢的活动程度有关，通常为 5mmHg。

二、氧离曲线

氧离曲线反映血红蛋白与氧分子的结合或分解能力，显示血红蛋白的氧饱和度(SaO_2)与动脉血氧分压(PaO_2)之间的关系(图 16-2)。氧离曲线呈 S 形，这与血红蛋白的变构效应有关。当前认为血红蛋白有两种构型：去氧血红蛋白为紧密型(tense form，T 型)，氧合血红蛋白为疏松型(relaxed form，R 型)。当氧与血红蛋白的 Fe^{2+} 结合后，盐键逐步断裂，血红蛋白逐步由 T 型变为 R 型，对氧的亲和力逐步增加，R 型血红蛋白与氧的亲和力为 T 型的数百倍，也即血红蛋白的 4 个亚单位无论在结合 O_2 或释放 O_2 时，彼此间有协同效应，当一个血红蛋白的亚单位与氧结合后，由于变构效应，其他亚单位更易与氧结合；反之，当氧合血红蛋白的一个亚单位释放出氧后，其他亚单位更易释放氧。氧离曲线也可表示动脉血氧含量(CaO_2)与 PaO_2 之间的关系，每 100ml 血浆中物理溶解的氧量为 0.003ml，每克血红蛋白结合的氧量为 1.39ml 乘以 SaO_2，表示为：

$$CaO_2=1.39\times Hb\times SaO_2+0.003\times PaO_2(ml)$$

(公式 16-4)

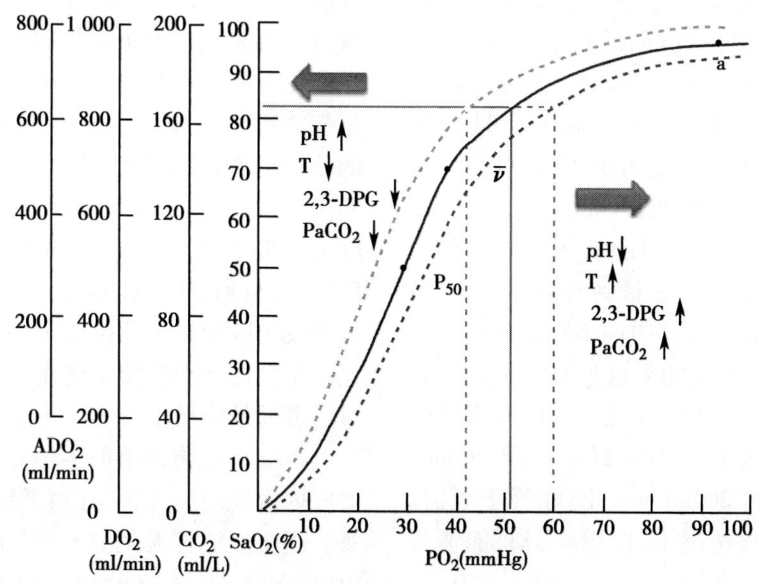

图 16-2　氧离曲线及其意义

注：从左至右纵坐标分别表示可利用氧（available oxygen delivery，ADO_2 ml/min），氧供（oxygen delivery，DO_2 ml/min），氧含量（CO_2 ml/L）和氧饱和度（SaO_2%），横坐标为氧分压（PO_2 mmHg）；曲线上的三个点分别是：a. 正常动脉血；$\bar{v}$. 正常混合静脉血；P_{50} 血红蛋白氧饱和度为 50%时，PO_2 为 3. 59kPa（27mmHg）。

CaO_2 为动脉血氧含量，Hb 为血红蛋白浓度，SaO_2 为动脉血氧饱和度，PaO_2 为动脉血氧分压。氧离曲线也可以反映氧运输量或氧供（DO_2）和 PaO_2 之间的关系，即：

$$DO_2 = CO \times CaO_2 \times 10 (ml/min)$$

（公式 16-5）

DO_2（ml/min）为氧运输量或氧供，CO（L/min）为心输出量，CaO_2（ml/100ml）为动脉血氧含量，10 表示从 100ml 到 L 的转换系数。

（一）氧离曲线的生理意义

1. 氧离曲线的上段　S 形氧离曲线的上段稍平坦，相当于 PO_2 为 8～13. 33kPa（60～100mmHg），即 PO_2 较高的水平，可以认为是血红蛋白与 O_2 结合的部分，PO_2 的变化对血红蛋白氧饱和度影响不大。例如 PO_2 为 13. 33kPa（100mmHg）时，血红蛋白氧饱和度为 97. 4%，血氧含量约为 194ml/L；如将吸入气氧分压提高到 20kPa（150mmHg），血红蛋白氧饱和度为 100%，只增加了 2. 6%；反之，如使吸入气氧分压下降到 9. 31kPa（70mmHg），血红蛋白氧饱和度为 94%，也只降低了 3. 4%。因此，即使吸入气或肺泡气氧分压有所下降，如在高原、高空或患某些呼吸系统疾病时，只要 $PO_2 \geq 8$kPa（60mmHg），血氧饱和度仍保持在 90% 以上，血液仍可携带足够的氧，不致发生明显的低氧血症。同理，增加吸氧浓度对血氧饱和度改善也不明显。

2. 氧离曲线的中段　该段曲线陡峭，相当于 PO_2 为 5. 32～8kPa（40～60mmHg），是 HbO_2 释放 O_2 的部分，即 PO_2 轻度下降，就能促使大量 O_2 与 Hb 解离，血氧饱和度下降显著。PO_2 为 5. 32kPa（40mmHg），相当于混合静脉血的 PO_2，此时动脉血氧饱和度为 98%，混合静脉血氧饱和度（$S\bar{v}O_2$）为 75%，例如当 Hb = 15g/100ml，PaO_2 = 13. 33kPa（100mmHg），$P\bar{v}O_2$ = 5. 3kPa（40mmHg），血浆溶解氧为 0. 003ml/100ml 代入公式（16-4）得：动脉血氧含量 CaO_2 = 1. 39×15×0. 98+0. 003×100 = 20. 4+0. 3 = 20. 7ml/100ml（207ml/L）。混合静脉血氧含量 $C\bar{v}O_2$ = 1. 39×15×0. 75+0. 003×40 = 15. 6+0. 1 = 15. 7ml/100ml（157ml/L）。

动静脉的氧含量差 a-vDO_2 约为 5%（50ml/L），也可以说每升血液流过组织时释放 50ml 的氧。a-vDO_2 常常作为组织灌注好坏的指标，a-vDO_2 变化的趋势比其绝对值更重要。血液流经组织时释放出的氧容积所占动脉血氧含量的百分数称为氧气的利用系数，安静时为 25% 左右。以心输出量（cardiac output，CO）5L/min 计算，安静状态下人体每分钟耗氧量（oxygen consumption，VO_2）约为 250ml。

3. 氧离曲线的下段　氧离曲线的下段相当于 PO_2 为 2～5. 32kPa（15～40mmHg），这也是 HbO_2 解离

O_2 的部分，位于 S 曲线坡度最陡的一段，即 PO_2 稍降就可引起 HbO_2 显著下降，该段曲线代表氧的储备。当 PO_2 下降至 2kPa（15mmHg）时，HbO_2 进一步解离，血氧饱和度降至更低的水平，该段血氧含量仅约 4.4%，这样每 100ml 血液能供给组织 15ml O_2，O_2 的利用系数提高到 75%，是安静状态下的 3 倍。氧离曲线也可反映实际供给组织可利用的氧量与 PO_2 的关系。如果输送 1 000ml/min 的氧量到外周，由于 PO_2 过低［<2.66kPa（20mmHg）］，其中的 200ml/min 不能被组织摄取，组织实际可利用的氧量为 800ml/min，大约为静息状态下机体 VO_2 的 3~4 倍。当 CO 为 5L/min，SaO_2<40% 时，输送至外周的氧量降至 400ml/min，而可利用的氧量约 200ml/min，刚好等于氧需。因此，在低动脉氧饱和度情况下，组织氧需只能通过增加 CO 和血红蛋白含量来调节。

（二）P_{50} 及其意义

P_{50} 是指血液 pH 为 7.40、$PaCO_2$ 为 40mmHg、温度为 37℃条件下，SaO_2 为 50%时的 PO_2，正常人约为 27mmHg。P_{50} 的意义在于反映血红蛋白与氧的亲和力。P_{50} 升高表明氧离曲线右移，血红蛋白与氧的亲和力降低，不易达到饱和，但容易释放氧，较低的组织灌注也可释放出正常的氧量。氧离曲线右移的原因有：酸中毒［代谢性或呼吸性，波尔效应（Bohr effect）］，温度升高，异常血红蛋白、红细胞 2,3-二磷酸甘油酸（2,3-DPG）含量增加和使用吸入麻醉药。激素对血红蛋白与氧的亲和力也有影响，如甲状腺素可增加 2,3-DPG 合成，降低血红蛋白与氧的亲和力，皮质醇和醛固酮都降低血红蛋白与氧的亲和力。

P_{50} 下降则表明氧离曲线左移，血红蛋白与氧的亲和力增加，使 50%血红蛋白与氧结合所需的 PO_2 降低，同时也意味着在任何 PO_2 下血红蛋白与氧有较高的亲和力，因此正常情况下更易达到饱和。但 P_{50} 较低时可能需要较正常更高的组织灌注来保证有足够的氧被解离出来。引起氧离曲线左移的原因有：碱中毒（代谢性或呼吸性，Bohr 效应），低温，血红蛋白异常，高铁血红蛋白和 2,3-DPG 含量降低等。红细胞年龄也对血红蛋白与氧的亲和力有影响，新生红细胞血红蛋白与氧的亲和力小，随着红细胞老化，可能因糖酵解活性下降而使 2,3-DPG 下降，血红蛋白与氧的亲和力增加。

（三）影响氧离曲线的因素

1. pH 与 PCO_2 的影响　当 pH 降低或 PCO_2 升高时，可使血红蛋白与氧的亲和力降低，从而引起 P_{50} 升高，氧离曲线右移；反之，pH 升高或 PCO_2 降低时，血红蛋白与氧的亲和力增加，P_{50} 下降，氧离曲线左移。酸度对血红蛋白与氧的亲和力的这种影响称为 Bohr 效应。Bohr 效应的机制与 pH 改变时血红蛋白构型发生变化有关。酸度增加时，H^+ 与血红蛋白多肽链某些氨基酸残基的基团结合，促进盐键形成，使血红蛋白的分子构型变为 T 型，从而降低了对氧的亲和力，氧离曲线右移；酸度降低时，则促使盐键断裂放出 H^+，血红蛋白变为 R 型，对氧的亲和力增加，曲线左移。PCO_2 对氧离曲线的影响，一方面是 PCO_2 改变时，pH 也会发生改变产生间接效应；另一方面也通过 CO_2 与血红蛋白结合而直接影响血红蛋白与氧的亲和力，不过后者的效应极小。

Bohr 效应有重要的生理意义，它即可促进肺毛细血管内血液的氧合，又有利于组织毛细血管血液释放氧。当血液流经肺时，CO_2 从血液向肺泡扩散，血液 PCO_2 下降，H^+ 含量也降低，均使血红蛋白与氧的亲和力增加，曲线左移，在任何 PO_2 下血氧饱和度均增加，血液运送氧量增加。当血液流经组织时，CO_2 从组织扩散进入血液，血液 PCO_2 和 H^+ 升高，血红蛋白对氧的亲和力降低，曲线右移，促使 HbO_2 解离向组织释放更多的氧。

2. 温度的影响　温度升高时，氧离曲线右移，促使氧释放；温度降低时，曲线左移，不利于氧的释放。温度对氧离曲线的影响，可能与温度影响了 H^+ 活性有关，温度升高，H^+ 活性增加，降低了血红蛋白对氧的亲和力。当组织代谢活跃时，可使局部组织温度升高，加之 CO_2 和酸性代谢产物增加，均有利于 HbO_2 解离，从而使代谢活跃的组织获得更多的氧以适应其代谢的需要。

3. 2,3-DPG 的影响　红细胞中含有很多有机磷化合物，特别是 2,3-DPG，在调节血红蛋白与氧的亲和力中起重要作用。2,3-DPG 浓度升高，可使血红蛋白与氧的亲和力降低，氧离曲线右移；2,3-DPG 浓度降低，可使血红蛋白与氧的亲和力增加，氧离曲线左移。其机制可能是 2,3-DPG 与血红蛋白 β 链形成盐键，促使血红蛋白变成 T 构型的缘故。此外，2,3-DPG 可以提高 H^+ 含量，由 Bohr 效应来影响血红蛋白对氧的亲和力。2,3-DPG 是红细胞无氧糖酵解的产物，高山缺氧时，糖酵解可加强，使红细胞 2,3-DPG 增加，氧离曲线右移，有利于氧的释放，曾认为这可能是低氧适应的重要机制之一。但是，因为缺氧时肺泡 PO_2 也随之降低，此时红细胞内过多的 2,3-DPG 反而妨碍了血红蛋白与氧的结合。因此缺氧时，2,3-DPG 使氧离曲线右移是否有利，还存在争议。

4. 血红蛋白自身性质的影响　除上述因素外，血红蛋白与氧的结合还受其自身性质的影响。例如，当

血红蛋白的 Fe^{2+} 氧化成 Fe^{3+} 时，血红蛋白便失去运输氧的能力。由于胎儿血红蛋白和氧的亲和力大，有助于胎儿血液流经胎盘时从母体摄取氧。异常血红蛋白也降低其运输氧的能力。

如果一氧化碳与血红蛋白结合，就会占据其与氧的结合位点，使 HbO_2 含量下降。由于一氧化碳与血红蛋白的亲和力是氧的 250 倍，这就意味着极低浓度的一氧化碳就可以从 HbO_2 中取代氧，阻断其结合位点。此外，一氧化碳还有一极为有害的效应，即当一氧化碳与血红蛋白分子中某个血红素结合后，将增加其余 3 个血红素对氧的亲和力，使氧离曲线左移，妨碍氧的解离。所以一氧化碳中毒既妨碍血红蛋白与氧的结合，又妨碍氧的解离，危害极大。

5. 改变血红蛋白与氧的亲和力　①酸碱平衡失调可导致 2,3-DPG 代谢改变，这样在 24~48 小时内可以代偿性地使氧离曲线保持正常位置，其机制是当急性酸碱平衡失调时，血红蛋白与氧的亲和力发生改变导致氧离曲线的位置移动，随着酸碱失衡的时间延长，2,3-DPG 水平改变使氧离曲线移动，因此氧的亲和力趋于正常。②心力衰竭时通过 2,3-DPG 的中介作用使氧离曲线右移，其幅度与心力衰竭程度呈正比。③低氧血症时也通过 2,3-DPG 作用使血红蛋白与氧的亲和力下降，肺部疾患伴有低氧血症者 2,3-DPG 和 P_{50} 均增高。④贫血时由于 2,3-DPG 的影响使氧离曲线右移，其程度与贫血的严重程度呈正比。⑤甲状腺功能亢进时氧离曲线右移，甲状腺功能不足则氧离曲线左移，垂体功能不足时 2,3-DPG 含量下降。⑥肝硬化时 P_{50} 增加。

6. 库存血的使用　库存血在冷藏过程中红细胞内 2,3-DPG 含量逐渐下降，2,3-DPG 的半量恢复期约为 4 小时，输入大量库血以后数日才能恢复到正常水平，故输入大量库血会影响氧的释放，用柠檬酸盐-磷酸盐-葡萄糖溶液（CPD）代替酸性柠檬酸盐-葡萄糖溶液（ACD）作为库血保存液可减轻 2,3-DPG 下降的程度。甲泼尼龙可降低库血中血红蛋白与氧的亲和力，有利于氧的释放[1]。吸入麻醉药有使氧离曲线右移的作用，1 个最低肺泡有效浓度（minimum alveolar concentration，MAC）的异氟烷可使 P_{50} 增加（0.34kPa±0.009kPa，2.6mmHg±0.07mmHg），而 1~2MAC 的七氟烷、大剂量的芬太尼、吗啡和哌替啶并不会使氧离曲线位置改变[2,3]。

第二节　氧供需平衡生理

根据 Fick 原理，任何物质由器官摄取或释放的总量是到达该器官的血流量与动、静脉血中此物质的浓度差的乘积。基于 Fick 原理氧耗计算方法即为离开肺血中的氧量（$CO \times CaO_2$）减去回到肺血中的氧量（$CO \times C\bar{v}O_2$）（图 16-3）

$$VO_2 = CO \times CaO_2 - CO \times C\bar{v}O_2 = CO(CaO_2 - C\bar{v}O_2)$$

（公式 16-6）

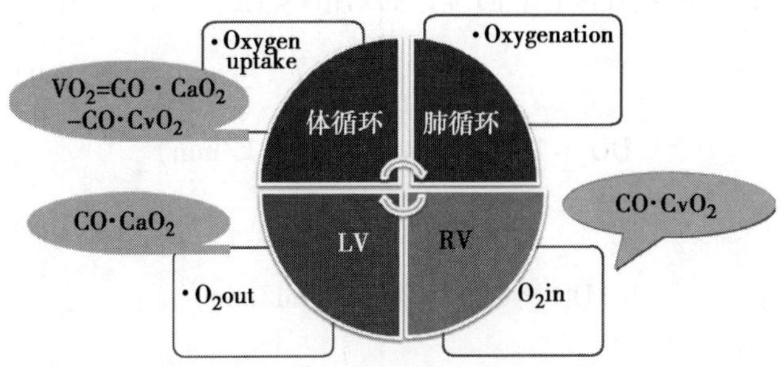

图 16-3　Fick 原理的氧耗计算

注：VO_2 为氧耗量，CO 为心输出量，CaO_2 为动脉血氧含量，$C\bar{v}O_2$ 为混合静脉血氧含量，LV 左心室，RV 右心室。

机体的氧耗也等于每分钟由吸入气带入肺内的氧量减去由呼出气排出的氧量，即

$$VO_2 = VI \times FiO_2 - VE \times FeO_2$$（公式 16-7）

其中 VI 为每分钟吸入气体量，FiO_2 为吸入氧浓度，VE 为每分钟呼出气体量，FeO_2 为呼出气氧浓度。因为 VI 和 VE 间的差值主要取决于氧耗（270ml/min）和排出 CO_2（200ml/min）的量，由于两者数值相近，故可用 VI 代替 VE。公式可简化为：

$$VO_2 = VI \times (FiO_2 - FeO_2)$$（公式 16-8）

此外，根据 Fick 原理理解心输出量变化对于 PaO_2 和 $P\bar{v}O_2$ 的影响十分有用。如果氧耗是一保持不变的常数 K，而心排血量降低，动静脉氧含量的差值[$C(a-\bar{v})O_2$]则肯定要增大。因此，动静脉氧含量的差值增大常常提示心输出量下降，也可见于血红蛋白浓度下降。

基于心输出量降低所致的 $C(a-\bar{v})O_2$ 增大主要由于 $C\bar{v}O_2$ 减低，而 CaO_2 降低较少，则心输出量改变使 $C\bar{v}O_2$ 的变化较 CaO_2（或 PaO_2）更大。因此，$C\bar{v}O_2$ 是反映心输出量变化的一个敏感指标。

一、基本概念

（一）氧供

氧供（DO_2）是指单位时间内循环系统向全身组织输送的氧量，由心输出量及动脉血氧含量所决定（公式 16-9）。如果忽略物理溶解的氧（$0.0031 \times PaO_2$），

上式可简化成公式 16-10 或公式 16-11。故氧供受 Hb、SaO_2、CO 和 PaO_2 四个因素的影响。由于提高 SaO_2 是有限的（最大为 100%），血红蛋白过高会增加血液黏滞度，从而减少组织灌注，故在通常情况下最有效地增加氧供的方法是增加 CO。在某些特殊情况下可通过增加 PaO_2 来增加物理溶解的氧量，如使用高压氧舱。

$$DO_2=(0.0031\times PaO_2+1.39\times Hb\times SaO_2)\times CO(L/min)$$

（公式 16-9）

$$DO_2=1.39\times Hb\times SaO_2\times CO(L/min)$$

（公式 16-10）

$$DO_2=CO\times CaO_2\times 10(ml/min)$$

（公式 16-11）

其中 DO_2（ml/min）为氧供，CO（L/min）为心输出量，CaO_2（ml/100ml）为动脉血氧含量，10 表示从 100ml 到 1L 的转换系数。

（二）氧耗

氧耗（VO_2）是指单位时间内机体从毛细血管扩散至细胞线粒体的氧量。根据 Fick 原理计算的氧耗[式（16-6）]，正常人静息状态下 VO_2 约 250ml/min（180~280ml/min），或 110~130ml/（min·m^2）。如果一个人的氧供是 1 000ml/min，则正常安静状态下组织氧耗大约为氧供的 25%。但在应激和运动情况下，氧耗可增加 3 倍，即消耗氧供的 75%。组织氧耗变化受血流变化地调节，不同器官的氧耗、血流量及其占全身血流量的比例（表 16-2）[6]。

表 16-2　不同器官的氧耗、血流量及其占全身血流量的比例

器官	血流量/ml·min^{-1}	氧耗量/ml·min^{-1}	占心排血量/%
心脏	210	26	10
脑	750~800	56~60	15
肾脏	1 200~1 300	15~20	20
肌肉	750~800	50	15
肝脏	500	65~75	10

（三）氧需

氧需（oxygen demand）是指单位时间内机体实际所需要的氧量，目前在临床中无法测量。正常情况下，氧耗等于氧需，而在危重患者氧耗小于氧需，因此存在无氧代谢，血浆中的乳酸水平将增加。

（四）氧摄取率

氧耗与氧供之比即为氧摄取率（oxygen extraction ration，O_2ER）（式 16-12），在一定程度上反映组织微循环灌注状态和细胞线粒体呼吸功能，将公式 16-11 代入公式 16-12，则氧摄取率可表示为公式 16-13，将公式 16-10 和公式 16-11 代入公式 16-13，则氧摄取率可表示为公式 16-14。氧摄取率正常值为 0.22~0.30，小于 0.22 表明存在氧摄取障碍，大于 0.30 表明氧需增加。氧耗或氧供发生变化都可影响氧摄取率，生理状态下，氧供在一定范围内发生变化时，机体可通过氧摄取率改变来代偿氧供的改变，从而维持机体氧耗恒定，即氧供增加，氧摄取率降低；氧供降低，氧摄取率增高，从而维持氧耗不变。氧摄取率与静脉血氧饱和度呈反相关系。氧供是以扩散的方式进行的，当血液氧分压接近 20mmHg 时，也即静脉血氧饱和度接近于 30%时，血液与组织间的氧分压差消失，组织不能从血液中摄取氧。

$$O_2ER=(VO_2/DO_2)\times 100\%$$ （公式 16-12）

$$O_2ER=[(CaO_2-C\bar{v}O_2)/CaO_2]\times 100\%$$

（公式 16-13）

$$O_2ER=[(SaO_2-S\bar{v}O_2)/SaO_2]\times 100\%$$

（公式 16-14）

二、氧供与氧耗的关系

氧供和氧耗的关系可以用氧供依赖来表示，氧供依赖即机体的氧耗随着氧供变化而变化，可分为生理性氧供依赖和病理性氧供依赖这两种情况。

（一）生理性氧供依赖

生理性氧供依赖（physiological supply dependence）是指在正常静息状态下，氧需和氧耗保持恒定，此时所测得的氧耗为实际氧需，在一定范围内，氧供增加，氧摄取率下降；氧供下降，氧摄取率增加。机体通过氧摄取率改变来代偿氧供的变化，以维持机体氧耗的稳定。当氧供下降至某一临界值时，机体的摄氧率增至最大，此后随着氧供下降，氧耗也随之下降，即形成生理性氧供依赖。正常情况下氧供和氧耗的比例为 4∶1，增加或降低氧供对氧耗无影响，二者为一平台关系（图 16-4）。

（二）病理性氧供依赖

危重患者的氧供处于正常或高于正常时，便可出现氧供依赖性氧耗，即氧供上升或下降时，氧摄取率均保持不变，氧耗和氧供呈线性关系。这种在病理状态下形成的氧供依赖称为病理性氧供依赖（pathologi-

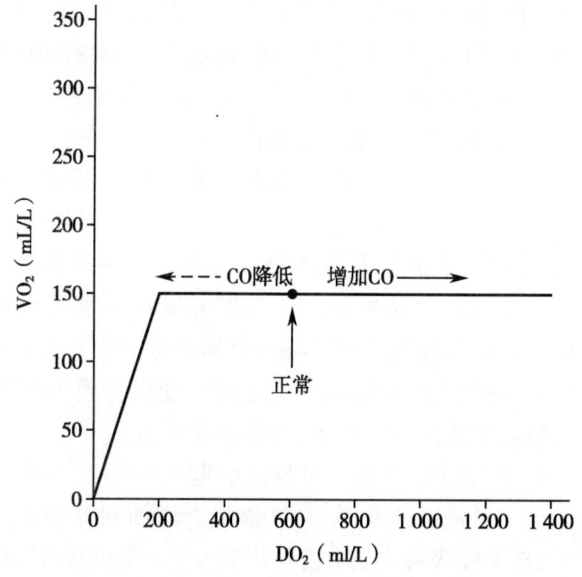

图 16-4 正常情况下氧供（DO_2）和氧耗（VO_2）的关系

cal supply dependence），与生理性氧供依赖的区别在于其氧供临界阈值较高，在病理性氧供依赖关系中，随着氧供增加，氧耗增加（图 16-5）。病理性氧供依赖常见于急性呼吸窘迫综合征（ARDS）、脓毒症休克、呼吸衰竭、肺高压以及慢性心力衰竭等危重患者。浅低温可能会导致组织摄氧障碍，其原因可能是氧供降低和氧释放困难。吸入麻醉药可增加不同氧供状态下的摄氧率，有利于机体在低氧供状态下对氧的利用。病理性氧供依赖可能的病理基础有：①血管功能紊乱，主要与微血管自身调节功能障碍和血管栓塞有关；②氧摄取功能紊乱，细胞利用氧的能力降低，氧摄取率降低且不变；③弥散障碍，弥散距离增加或氧释放时间不足。浅低温可能会导致氧摄取障碍，其原因可能是氧供降低和氧释放困难。吸入麻醉药可增加不同氧供状态下的摄取率，有利于机体在低氧供状态下对氧的利用。

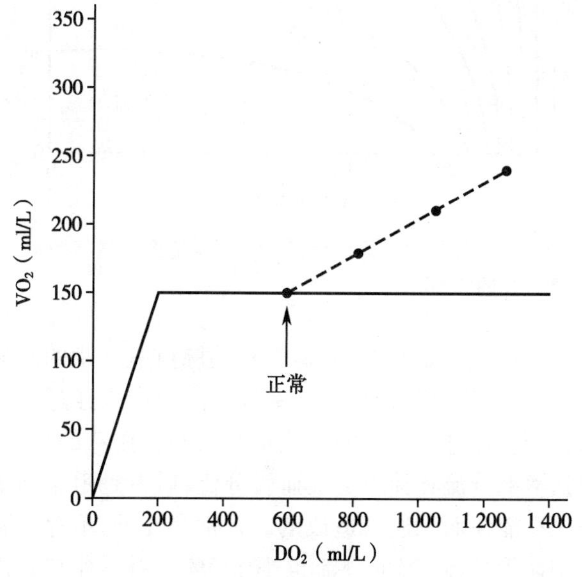

图 16-5 病理性氧供依赖关系

（三）影响氧供需平衡的因素

氧供与氧需之间不匹配即会导致氧供需失衡。氧供由 Hb、SaO_2、CO 以及 PaO_2 决定，故任何影响 Hb、SaO_2、CO 和 PaO_2 的因素都会影响氧供。影响氧耗的因素包括使氧耗增加和氧耗降低的因素，氧耗增加的因素有：体温升高，体温每升高 1℃，氧耗增加 10%～15%；危重患者氧耗增加 25%～100%；感染或全身炎症反应综合征氧耗增加 60%；寒颤时氧耗增加 100%；烧伤、创伤或手术；交感神经兴奋、疼痛、癫痫发作；β_2 受体激动剂、苯丙胺和三环类抗抑郁药；高代谢状态或摄入高糖饮食等。氧耗降低的因素有：应用镇静药、镇痛药或肌松药可降低细胞代谢率；低体温，体温每降低 1℃，代谢率约降低 7%；存在组织摄氧障碍等。

第三节 全身氧供需失衡的代偿机制

一、氧的储备

人体内的氧储备量很少，一旦供应停止，能维持机体供氧的时间仅几分钟，且氧储备中还有一部分无法被组织细胞所利用。例如一个体重 70kg 的成年男性，如功能残气量为 3L，血红蛋白 150g/L，体内氧储备：吸空气时肺泡内氧储量约为 370ml，血液内共储氧 880ml，二者共计 1 250ml。组织液含氧仅有 56ml，无实际意义；肌肉内氧与肌红蛋白结合储量 240ml，除非血氧分压降至 2. 66kPa（20mmHg）以下，否则不会供应给机体。吸空气时，氧的储备主要在血液内，如果吸入 100%的纯氧，肺内氧储备上升至约 2 300ml，血内氧储备量上升至 900ml，故此时肺为主要的氧储备场所。以下列举不同情况下呼吸暂停的时限。

（一）正常人呼吸停止时限

正常人呼吸空气时，体内维持生命所需的氧储备只能够供应呼吸停止 3. 5 分钟，如果吸入 40%的氧，体内氧储备量上升至 1 600ml，可耐受呼吸停止 5 分钟；如果吸入 100% 氧，肺内及血液内的氧含量可达 3 300ml，呼吸停止时限延长至 11 分钟。但并非体内所有的氧都能被利用，当 PaO_2 降至 2. 66kPa（20mmHg）以下时，心脏停搏，此时体内氧储量仍有 700ml 左右。

（二）低氧血症患者呼吸停止时限

在慢性肺部疾患患者，用 100%的氧过度通气 3 分钟，虽然 PaO_2 的峰值只能达到36.57kPa(275mmHg)，但呼吸停止3分钟 PaO_2 仍保持在20kPa(150mmHg)。若用空气行过度通气，PaO_2 只能达到8.91kPa(67mmHg)，停止呼吸1分钟 PaO_2 便下降至6.52kPa(49mmHg)。

（三）婴儿呼吸停止时限

新生儿代谢率高于成年人，故要求2倍于成年人的氧供量，婴儿静息状态下需氧7ml/(kg·min)，每1分钟需氧约25ml。婴儿体内氧储备总共有60ml，其中10ml在肺内，血液储氧50ml(动脉血含氧17ml，静脉血含氧33ml)，可供呼吸停止2.5分钟之需。呼吸空气的新生儿呼吸停止10～15秒 PaO_2 即下降，而成人呼吸则要停止1分钟 PaO_2 才下降。

（四）贫血患者氧储备量

当每升血液中血红蛋白为150g、100g及50g时，吸入40% O_2 时体内氧储备量分别为1 700ml、1 500ml及1 200ml，而血液内氧含量将由762ml降至95ml，几乎下降了90%。已知体内大约有700ml的氧不能被机体利用，氧供与氧耗200～250ml的比例分别为4∶1、3∶1和2∶1。因此，严重贫血时，如血红蛋白低至5g/L，几乎没有血液氧储备，患者很难耐受呼吸停止。

二、围手术期低氧血症的原因

低氧血症(hypoxemia)是指吸入空气时，动脉血中氧分压低于60mmHg。围手术期发生低氧血症的原因主要是由患者本身的疾病情况和麻醉中呼吸管理不当造成的。

（一）术前低氧血症的原因

氧输送是由呼吸和循环系统共同完成的。如果术前患者存在上述系统中任一系统的疾病或功能不全，就可能存在低氧状态或容易在麻醉状态下发生低氧。

呼吸功能不全主要涉及引起通气功能障碍和弥散功能障碍的肺部疾患，常见慢性支气管炎、支气管哮喘、肺气肿、各种肺尘埃沉着病、ARDS等。引起肺通气功能障碍的常见肺外因素有：呼吸中枢受损、吉兰-巴雷综合征、重症肌无力、胸廓畸形或顺应性下降，以及上呼吸道阻塞，如小儿扁桃体和增殖体肥大、喉部新生物、Pierre-Robin综合征等。

循环系统障碍包括：

1. CO降低　可引起全身或局部低血流灌注导致淤滞性低氧的各种疾病和病因，如心力衰竭、休克。

2. 局部循环障碍　可见于血管痉挛、动脉血栓或硬化。

3. 右向左分流　即静脉血掺杂而致动脉血低氧状态，如右向左分流的各种先天性心脏病；肺内分流，如肺不张、肺栓塞、支气管扩张、血运丰富的肺部肿瘤等。此外，血液系统疾病也可造成术前低氧血症。

（二）术中低氧血症的原因

1. 吸入氧浓度过低　麻醉机供氧系统机械故障如氧压不足或无氧、误接其他供气管、供气系统管道与接头脱落，氧流量不足，吸入氧浓度报警失灵等。

2. 气管导管位置变动　气管导管插入食管可导致通气停止发现不及时可导致严重缺氧；而气管导管本身的一些机械问题，如导管打折、分泌物阻塞和气囊破裂等可造成通气不足；气管导管脱出。

3. 全麻过程中通气量异常引起低氧血症　全麻引起通气量降低的原因有：气道阻力增加和肺顺应性降低，自主呼吸减弱，呼吸频率减少，一侧肺萎陷，腹部手术时填塞物或牵拉影响膈肌运动及麻醉机回路漏气等。图16-6显示：在不同吸入氧浓度(FiO_2)情况下，肺泡通气量与肺泡氧分压的关系，当吸入氧浓度增加时，如果降低肺泡通气量，低氧血症产生的可能性将大大增加。通气量过高也可能导致低氧血症，可能是由于过度通气可引起低碳酸血症，进而引起下列改变，包括CO减少，氧耗增加，氧离曲线左移，低氧性血管性收缩反应减弱；气道阻力增加，肺顺应性下降等，从而导致 PaO_2 降低。

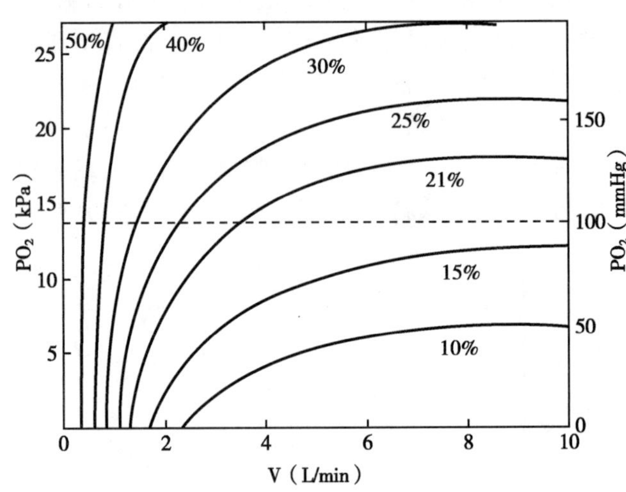

图16-6　不同吸入氧浓度(FiO_2)下肺泡通气量与肺泡氧分压的关系

4. 肺内分流($\dot{Q}_S/\dot{Q}_T$)　对动脉血氧含量的影响　$\dot{Q}_S/\dot{Q}_T$ 是指每分钟从右心室排出的血中未经过肺内氧合而直接进入左心的血流量和右心排血量的比值，包括解剖分流和肺内毛细血管分流，后者是由于肺组织仅有灌注而无通气造成的。正常情况下，不存在肺毛细血管分流，解剖分流也小于5%。当不存在肺内分流的情况下，PaO_2 与 FiO_2 呈线性关系，随着肺内分流增加,二者的线性关系逐渐消失,当 $\dot{Q}_S/\dot{Q}_T$ 为 50% 时,FiO_2 的增加对 PaO_2 几乎没有影响。因此减轻因分流所致的低氧血症的方法不是提高 FiO_2,而是尽量降低分流(如纤维支气管镜检查、呼气末正压通气、患者体位、抗生素、吸引和利尿剂等)。

当肺内分流增加、右心排血量降低而 VO_2 稳定或右心排血量稳定而 VO_2 增加时,都会使动脉血氧含量降低。如伴有恒定的右向左分流,组织从单位血容量中摄取的氧增多,因此当氧含量较低静脉血液分流到肺部必定与氧合的肺毛细血管内血液混合,引起动脉血氧含量继发性下降。肺内分流越大,动脉血氧含量降低幅度越大,这是因为更多的氧含量低的静脉血与肺毛细血管末梢内氧合的动脉血混合的结果。

5. 功能性血红蛋白减少　丙胺卡因、普鲁卡因均可抑制高铁血红蛋白还原酶而引起高铁血红蛋白血症,使血红蛋白无法发挥其正常的携氧功能。高铁血红蛋白含量大于 1.5%时可引起发绀;血红蛋白含量过低可导致氧供不足。

6. 心血管功能抑制　麻醉与手术可引起心血管功能严重抑制,包括麻醉过深所致心脏功能抑制或血管过度扩张、严重酸中毒和心律失常、低血压和休克等。

7. 低氧性肺血管收缩(hypoxic pulmonary vasoconstriction,HPV)　抑制肺血管阻力增加抑制 HPV 反应,使因肺不张而导致低氧的静脉血混杂增加,动脉血氧含量降低。引起肺血管阻力增高的因素有:二尖瓣狭窄、容量负荷过重、低体温等。血管扩张药如硝酸甘油和吸入麻醉药等也可直接抑制 HPV 反应。

8. 组织细胞水平氧释放障碍　包括局部血流障碍、过度通气导致碱血症或大量输入库血使红细胞内 2,3-DPG 含量下降造成氧离曲线左移,硝普钠过量引起氰化物中毒,使细胞色素氧化酶失去电子传递能力,致使组织无法利用氧。

(三) 术后低氧血症的原因

1. DO_2 不足　术前存在易发生低氧的因素,如肥胖、高龄和心肺疾病等;红细胞补充不足;N_2O 麻醉后弥散性低氧;呼吸循环功能尚未稳定时,未吸氧或频繁吸痰,体内酸碱失衡未及时纠正;有效通气量下降,如呼吸道阻塞或浅快呼吸,残余肌松作用致使呼吸肌无力,麻醉药或麻醉性镇痛药对呼吸抑制,术后疼痛或包扎过紧限制呼吸运动等;肺损伤,术中输液或输血过多可增加肺的水分,炎性因子所致的白细胞黏附和库血中的碎片都会产生肺损伤,如合并感染、肺不张或吸入性肺炎等疾病致其低氧血症更严重。

2. VO_2 增加　术后患者发热、寒战、烦躁、用力呼吸等都会使 VO_2 明显增加。

三、全身氧供需失衡时机体代偿机制

(一) 增加 CO

根据公式 16-10,可以通过增加 Hb、SaO_2、CO 来提高氧供。当机体氧供需失衡时,机体首先是增加心排血量,心排血量为每搏量与心率之积,每搏量又决定于前负荷、后负荷及心肌收缩力。因此机体可以通过调节心率、前后负荷以及心肌收缩力来提高心排血量以增加氧供。

(二) 血流再分布

正常静息情况下,任何部位的动脉血氧饱和度是一致的,不同部位静脉血氧饱和度有较大的差异。如冠状静脉血液氧饱和度最低,仅为 35%;其次是颈静脉球部血氧饱和度约为 50%;上腔静脉血氧饱和度 55%左右;下腔静脉血氧饱和度高达 85%。说明不同器官的氧耗量差别极大,器官氧耗及 α 受体分布的密度由大到小依次为心、脑、肝、肾、胃肠、肌肉(非运动)、皮肤黏膜。因此,当机体因心输出量降低或低血容量而发生缺血缺氧时,血液将发生重分布,皮肤、肌肉、胃肠等组织器官的血流灌注将减少以首先满足心脑等氧代谢需求量大的脏器。微血管的自身调节和交感神经血管张力变化共同作用使血流发生再分布,以维持心、脑氧供和氧耗之间的平衡,但有可能导致肝肾等器官的氧债,长时间有可能导致缺氧损伤。

(三) 细胞摄氧率

提高氧摄取率是机体维持有氧代谢的代偿机制之一。氧供在一定范围内发生变化时,机体可通过氧摄取率改变进行代偿,从而维持机体氧耗恒定。即当氧供降低时,氧摄取率增高;氧供增加时,氧摄取率降低。但氧摄取率不能无限制地增加,当氧供低于某一临界值时,氧摄取率增加到最大仍不能满足机体代谢需要,则氧耗量下降,出现病理性氧供依赖。

第四节　氧供需平衡检测与调控

一、机体氧供需平衡检测

(一) 混合静脉血氧饱和度检测

混合静脉血中血红蛋白的氧饱和度即为混合静脉血氧饱和度($S\bar{v}O_2$)。正常情况下,循环中 25%的氧被组织细胞所利用,则 $S\bar{v}O_2$ 维持在 75%(60%~80%)左右,当氧供在一定范围内降低时,氧摄取率相应升高以减少无氧代谢,表现为 $S\bar{v}O_2$ 降低,表 16-3 为常见 $S\bar{v}O_2$ 变化的原因。$S\bar{v}O_2$ 是反映组织氧利用能力和组织氧供需动态平衡的指标,$S\bar{v}O_2$ 下降是组织氧合障碍

的早期指标，对于早期诊断和治疗有重要意义。根据公式 $VO_2 = CO \times (CaO_2 - C\bar{v}O_2) = CO \times 1.36 \times Hb \times (SaO_2 - S\bar{v}O_2)$，因此 $S\bar{v}O_2 = SaO_2 - VO_2/1.36 \times CO \times Hb$。测定 $S\bar{v}O_2$ 可通过肺动脉漂浮导管，将漂浮导管插入肺小动脉，抽取混合静脉血作血气分析，还可通过光导纤维肺动脉导管送入肺小动脉直接测定 $S\bar{v}O_2$。$S\bar{v}O_2$ 受 CO、Hb、SaO_2 以及氧耗等因素的影响，任何导致以上因素发生变化的生理状态都会使 $S\bar{v}O_2$ 改变。此外临床上有以下因素可影响 $S\bar{v}O_2$ 的准确性：①导管的位置不当，如导管尖端贴壁；②导管受损或尖端被蛋白沉积或血块形成；③异常血红蛋白增多；④血液过度稀释；⑤$S\bar{v}O_2$ 过低；⑥血气分析 $S\bar{v}O_2$ 由 $P\bar{v}O_2$ 推算，故受 pH、$P\bar{v}O_2$ 等因素的影响等。因此评估 $S\bar{v}O_2$ 时，需结合临床实际情况。

表 16-3　$S\bar{v}O_2$ 变化的常见原因

$S\bar{v}O_2$/%		生理改变	临床常见原因
增高	80~90	氧耗降低； 氧供增加； 其他	麻醉、低温、休克、一氧化碳中毒、ARDS； 高氧血症； 左向右分流等
正常	60~80	氧供=氧耗	组织灌注良好； 氧摄取降低； 感染性休克、ARDS
降低	<60	氧耗增加； 氧供降低	高热、寒战、感染、疼痛、吸痰、癫痫发作、焦虑； 低心排、低灌注、贫血、低氧血症

（二）血乳酸浓度的检测

乳酸是糖无氧代谢的产物之一，血乳酸的正常值为小于 1mmol/L，升高至 2~5mmol/L 可诊断为高乳酸血症，大于 5mmol/L 则为乳酸酸中毒。血乳酸浓度监测是反映组织氧供需平衡重要指标之一。

（三）胃黏膜 pH(pHi)和胃黏膜(PCO_2)检测

当机体血流动力学发生明显改变时，如休克、多器官功能障碍综合征(MODS)等，可导致全身各组织脏器灌注不足，而胃肠道是灌注不足发生最早最明显的脏器，此时测定胃黏膜 pH(pHi)明显下降和胃黏膜 PCO_2 升高，甚至 pHi 的下降可早于血压、尿量、心排血量和血 pH 等指标的改变。因此，pHi 和胃黏膜 PCO_2 是反映机体氧供需平衡的敏感指标，可准确地反映胃肠道以及内脏系统的组织缺血缺氧，并可作为监测休克和 MODS 发展的指标。pHi 和胃黏膜 PCO_2 测定方法是将特制的、尖端带有能透过二氧化碳的球囊的胃管送入胃内，测定球囊内的 PCO_2，同时测定动脉血中 HCO_3^-，则 $pHi = C(HCO_3^-/PCO_2)$，C 为常数 6.1。pHi 的正常值一般为 7.32，小于 7.32 属异常，表明胃肠道的氧供不能满足氧耗。近年采用光导纤维传感探头，能直接测出胃肠黏膜的 PO_2 和 PCO_2。

（四）氧瀑布末端——线粒体氧分压的监测

近来发现，给予卟啉前体(5-aminolevulinic acid，ALA)来诱导线粒体内 PpIX 生成，可产生与氧量呈反相关的荧光。检测荧光可测得线粒体内的氧气含量，通过测量氧的消失率还可以测量线粒体的氧耗，从而实现细胞水平的氧供需监测，具有划时代的重大意义。但目前线粒体氧的监测局限性较大，首先测量前 ALA 预处理时间需大于 4 小时，同时受温度和周围光线等影响[7]。

二、重要脏器氧供需平衡检测及进展

（一）脑的氧供需平衡检测

脑是对缺氧极为敏感的器官，脑氧供需平衡监测有助于降低脑缺氧性损伤，目前可供临床使用的脑氧供需状态监测如下：

1. 颈内静脉血氧饱和度(SjO_2)监测　SjO_2 为监测颈内静脉球部的血氧饱和度，根据公式 $CMRO_2 = CBF \times (CaO_2 - CjO_2)$，其中 $CMRO_2$ 为脑氧代谢率，CBF 脑血流量，CjO_2 为颈内静脉血氧含量，则 $CjO_2 = CaO_2 - CMRO_2/CBF$，$SjO_2$ 可反映全脑的氧供需状态。当 $SjO_2 > 75\%$ 时，脑血流携氧量能满足脑代谢的需求；而当 $SjO_2 < 50\%$ 时，则存在脑组织氧供需失衡。目前经颈内静脉逆行放置光纤导管至颈静脉球部连续监测 SjO_2 已用于临床。

2. 脑氧饱和度(rSO_2)监测和脑血管自主调节功能监测　脑氧饱和度(rSO_2)监测原理与脉搏氧饱和度监测相似，但脉搏氧饱和度监测的是外周搏动小动脉内的信号，而脑氧饱和度监测采用了 600~900nm 近红外波段 LED 光源实现对监测部位下 1~2cm 脑额叶皮层组织内氧合血红蛋白和非氧合血红蛋白的检测，得到该部位脑组织中动脉血和静脉血氧饱和度的混合值。影响脑氧饱和度的因素有动脉血氧饱和度、颈内静脉血氧饱和度、脑血流量及脑动静脉容量的变化等，一般 $rSO_2 < 55\%$ 时，认为存在脑组织的缺氧，动态观察脑氧饱和度较单次观察更有意义。研究证实脑氧饱和度(rSO_2)降低与重症患者认知功能障碍有关[7]。

近年，将 rSO_2 与平均动脉压做直线相关分析得到一种新的评估脑血管自主调节功能的参数——脑氧指数(cerebral oximetry index，COx)[8]。COx 介于-1~1 之间，越接近于 0，表明脑血管自主调节功能较完好；越接近于 1，表明脑血管自主调节功能受损。此外，由于声光效应物理学理论的建立，利用超声触发的近红外光谱技术也开始用于脑组织微循环功能的监测[9]。

3. 经结膜氧分压($PejO_2$)监测　经结膜氧分压监测是将传感器 Clark 电极直接放置在睑结膜表面测得氧分压，睑结膜的血供来至眼动脉，而眼动脉的分支来自同侧颅内动脉，因此监测经结膜氧分压可一定程度反应脑组织的氧供[10]。

(二) 内脏器官的血氧饱和度检测

机体氧供需失衡时，为保证心、脑的血氧供，内脏器官血流分配代偿性下降，持续一定时间后可引起脏器缺氧性损伤。近年近红外光谱技术和微型血氧饱和度传感器实现了内脏器官如食管[11]、胃肠[12]、肝脏[13]、肾脏[14]等的血氧饱和度监测，可以连续监测目标器官组织的血氧饱和度，有助于及时发现和纠正器官氧供需失衡。

(三) 肌氧饱和度监测和微循环功能检测

将近红外光传感器置于手掌鱼际、咬肌、三角肌等区域，可监测肌肉氧饱和度，并同时评估组织的微循环灌注和氧合情况。在低血容量休克、感染性休克等危重患者中，血液重分布导致外周微循环缺血缺氧，肌氧饱和监测或结合血管阻断实验(vascular occlusion test，VOT)，能够早期敏感地发现微循环功能障碍及器官脏器氧供需失衡地发生(图 16-7)[15]。

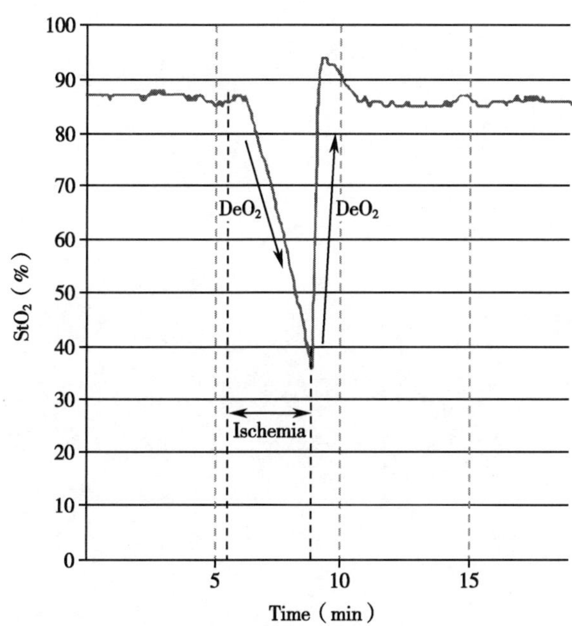

图 16-7　检测部位血管阻断及再通后肌肉组织氧饱和度的变化

三、常用的氧供需平衡调控方法

(一) 增加氧供

由于 DO_2 主要由 Hb、SaO_2 和度和 CO 决定，增加血红蛋白浓度可提高动脉血氧含量和氧供水平，但血红蛋白含量过高将增加血液黏滞度，使组织血灌流减少；血红蛋白浓度与血流速度呈反比关系，在血液稀释时，虽然血红蛋白浓度下降，但血液黏滞度也下降，血液阻力(后负荷)下降。因此，CO 不变时，通过组织的血流量会增加，以保持组织氧供，这也是体外循环血液稀释及放血等容稀释的理论依据。一般认为血红蛋白浓度应保持在 100g/L 或血细胞比容 0.30 以上即可。改善通气，维持动脉血氧饱和度在 95%以上，因为通过增加血氧饱和度以提高氧供是有限的。提高氧供最有效的途径是增加 CO，可通过调控心率、前负荷、后负荷以及心肌收缩力这几大参数来增加 CO。

(二) 降低氧耗

降低 VO_2 可预防组织缺氧性损害，可通过镇静、镇痛、控制体温、机械通气以及降低代谢等措施来适当降低氧耗。

(魏蔚　彭玲)

参考文献

1. NOORDZIJ P G, POLDERMANS D, SCHOUTEN O, et al. Postoperative mortality in The Netherlands: a population-based analysis of surgery-specific risk in adults[J]. Anesthesiology, 2010, 112: 1105-1115.
2. RIVERS E, NGUYEN B, HAVSTAD S, et al. The early goal-directed therapy collaborative group, Early goal-directed therapy in the treatment of severe sepsis and septic shock[J]. Engl J Med, 2001, 345(19): 1368-1377.
3. WOLFF CB, GREEN DW. Clarification of the circulatory pathophysiology of anesthesia-Implications for high-risk surgical patients[J]. Int J Surg, 2014, 12(12): 1348-1356.
4. MUKAIDA H, MATSUSHITA S, KUWAKI K, et al. Time-dose response of oxygen delivery during cardiopulmonary bypass predicts acute kidney injury[J]. J ThoracCardiovasc Surg, 2019, 158(2): 492-499.
5. ACKLAND GL, IQBAL S, PAREDES LG, et al. Individualised oxygen delivery targeted haemodynamic therapy in high-risk surgical patients: a multicentre, randomised, double-blind, controlled, mechanistic trial[J]. Lancet Respir Med, 2015, 3(1): 33-41.
6. 王伟鹏，胡小琴. 围术期体外循环监测//佘守章、岳云. 临床监测学[M]. 北京：人民卫生出版社，2005：627-660.
7. UBBINK R, BETTINK MAW, JANSE R, et al. A monitor for cellular Oxygen METabolism(COMET): monitoring tissue oxygenation at the mitochondrial level[J]. J ClinMonit Comput, 2017, 31(6): 1143-1150.
8. BRADY KM, JOSHI B, ZWEIFEL C, et al. Real-time continuous monitoring of cerebral blood flow autoregulation using near-infrared spectroscopy in patients undergoing cardiopulmonary bypass[J]. Stroke, 2010, 41(9): 1951-1956.

9. HORI D, HOGUE CW JR, SHAH A, et al. Cerebral autoregulationmonitoring with utrasound-tagged near-infrared spectroscopy in cardiac surgery patients[J]. Anesth Analg, 2015, 12(5): 1187-1193.

10. ISENBERG SJ, NEUMANN D, FINK S, et al. Continousoxygen monitoring of the conjunctiva in neonates[J]. J Perinatol, 2002, 22: 46-49.

11. MARGREITER J, KELLER C, BRIMACOMBE J. The feasibility of transesophageal echocardiograph-guided right and left ventricular oximetry in hemodynamically stable patients undergoing coronary artery bypass grafting[J]. AnesthAnalg, 2002, 94: 794-798.

12. MONTALDO P, DE LEONIBUS C, GIORDANO L, et al. Cerebral, renal and mesenteric regional oxygen saturation of term infants during transition[J]. J Pediatr Surg, 2015: 1273-1277.

13. NAULAERS G, MEYNS B, MISEREZ M, et al. Measurement of the liver tissue oxygenation by near-infrared spectroscopy[J]. Intensive Care Med, 2005, 31: 138-141.

14. VIDAL E, AMIGONI A, BRUGNOLARO V, et al. Near-infrared spectroscopy as continuous real-time monitoring for kidney graft perfusion[J]. PediatrNephrol, 2014, 29: 909-914.

15. MESQUIDA J, GRUARTMONER G, ESPINAL C. Skeletal muscle oxygen saturation(StO_2) measured by near-infrated spectroscopy in the critically ill patients[J]. Biomed Res Int, 2013.

第十七章

缺血再灌注损伤发生机制与防治

缺血再灌注损伤(ischemia reperfusion injury,IRI)是指缺血的组织重新恢复血液灌注时,组织器官功能不仅没有恢复,反而进一步加重的现象。缺血再灌注损伤是临床中常见的病理生理过程,常见于休克、大失血、溶栓治疗、经皮冠脉介入治疗、冠脉搭桥、体外循环、心肺脑复苏以及器官移植等情况中。缺血再灌注损伤的发病机制复杂,涉及多水平、多通路、多靶点。目前如何减轻缺血再灌注损伤,改善患者预后,减轻家庭及社会负担,仍是临床治疗亟待解决的重要问题。因此,本章对缺血再灌注损伤的发病机制及防治方法进行归纳总结,以便于为临床防治工作提供理论指导。

第一节　缺血再灌注损伤诱发因素及影响因素

一、诱 发 因 素

凡是在组织器官缺血基础上恢复血液灌注都可能造成缺血再灌注损伤的发生。常见的诱发因素有:①全身循环障碍后恢复血液供应,如心搏骤停后心、肺、脑复苏,休克纠正后微循环的疏通;②组织器官缺血后恢复血液供应,如断肢再植、器官移植等;③血管再通,如溶栓疗法、脑血管介入取栓术、冠状动脉搭桥术、经皮腔内冠脉血管成形术等。

二、影 响 因 素

并不是所有缺血的器官在血流恢复后都会发生缺血再灌注损伤,许多因素可以影响其发生及其严重程度,常见的有:①缺血时间,不同组织器官耐缺血时间不同,再灌注损伤程度与缺血时间关系密切。缺血时间短,恢复血液灌注后可无明显的再灌注损伤。缺血时间长,则容易出现再灌注损伤。若缺血时间过长,导致组织器官出现不可逆性损伤,甚至坏死,恢复血供后反而不会出现再灌注损伤。②侧支循环,缺血后侧支循环容易形成者不易发生再灌注损伤。

(一)组织器官对氧的需求程度

对氧需求越高的组织器官越易出现再灌注损伤,如心、脑等。

(二)再灌注条件

再灌注压力、温度、pH、电解质含量等均可影响再灌注损伤严重程度。

第二节　缺血再灌注损伤机制

缺血再灌注损伤的发病机制尚未阐明,目前认为自由基的作用、细胞内钙超载和白细胞激活是缺血再灌注损伤的重要发病学环节[1]。

一、自由基生成增多

(一)自由基的概念

自由基(free radical,FR)泛指外层电子轨道内含有一个或者多个不配对电子的分子、原子或原子团的总称。自由基的种类很多,主要包括非脂性自由基和脂性自由基。氧自由基(oxygen free radical,OFR)是主要的非脂性自由基。

1. 氧自由基　由氧诱发的自由基称为氧自由基,包括超氧阴离子和羟自由基。活性氧是一系列化学性质活泼、氧化能力强的含氧物质的总称。它是由氧直接或间接转变的氧自由基及其衍生物,包括氧的单电子反应产物 $O_2^-\cdot$、$HO_2^-\cdot$、H_2O_2、$\cdot OH$ 及其衍生物、膜质过氧化中间产物 LO·、LOO·、LOOH 等比分子氧活泼的物质。

2. 脂性自由基　指氧自由基与多价不饱和脂肪酸作用后生成的中间代谢产物,如烷自由基(R·)、烷氧自由基(RO·)、烷过氧自由基(ROO·)等。

3. 其他　如氯自由基(Cl·)、甲基自由基($CH_3\cdot$)和一氧化氮(NO)等。

(二)缺血再灌注时自由基产生增多的机制

1. 线粒体途径　线粒体内氧绝大部分在细胞色

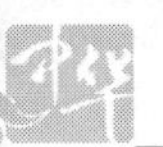

素氧化酶作用下还原生成 H_2O，仅 1%～3%可在复合体Ⅲ和Ⅰ处中途接受一个单电子，即经单电子还原生成超氧阴离子。因缺血、缺氧使 ATP 减少，钙进入线粒体增多，使线粒体功能受损，细胞色素氧化酶系统功能失调，进入细胞的氧经 4 电子还原成水减少，而经单电子还原生成氧自由基增多，如图 17-1。再灌注时随着再灌血液带来大量的氧，而线粒体呼吸链中的酶活性却不能随之迅速增强，导致氧不能还原生成 H_2O，而通过单电子还原成活性氧增多。同时，钙超载导致过氧化氢酶、线粒体内超氧化物歧化酶等清除自由基的能力下降，也会使活性氧产生增多。

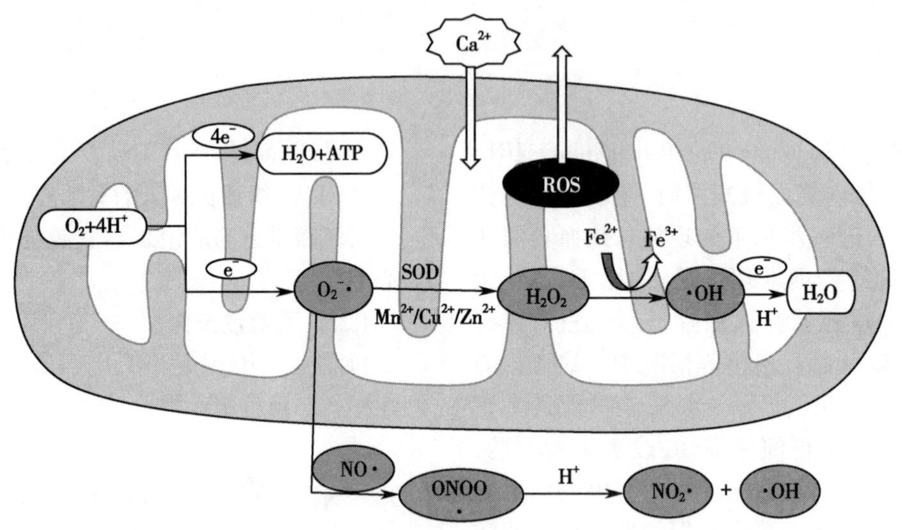

图 17-1　线粒体功能障碍导致自由基生成增多机制

2. 黄嘌呤氧化酶途径　黄嘌呤氧化酶（xanthine oxidase，XO）是生物体内核酸代谢过程中的重要酶类。黄嘌呤氧化酶及其前身黄嘌呤脱氢酶（xanthine dehydrogenase，XD）主要存在于血管内皮细胞。正常情况下，XD 占 90%，XO 仅占 10%。当组织发生缺血缺氧时，一方面由于 ATP 降低，钙泵转运功能障碍，使细胞外钙离子进入细胞内，激活了细胞内钙离子依赖性蛋白酶，使 XD 转变成 XO；另一方面，由于 ATP 分解可导致 ADP 和 AMP 含量剧烈升高，并逐步分解为次黄嘌呤，最终导致次黄嘌呤在细胞内大量堆积。大量分子氧在恢复血流灌注后随血液进入缺血组织，XO 在催化次黄嘌呤生成黄嘌呤以及催化黄嘌呤生成尿酸的两个过程中释放出大量的电子，为分子氧所接受，产生 $O_2^-\cdot$ 和 H_2O_2，如图 17-2。

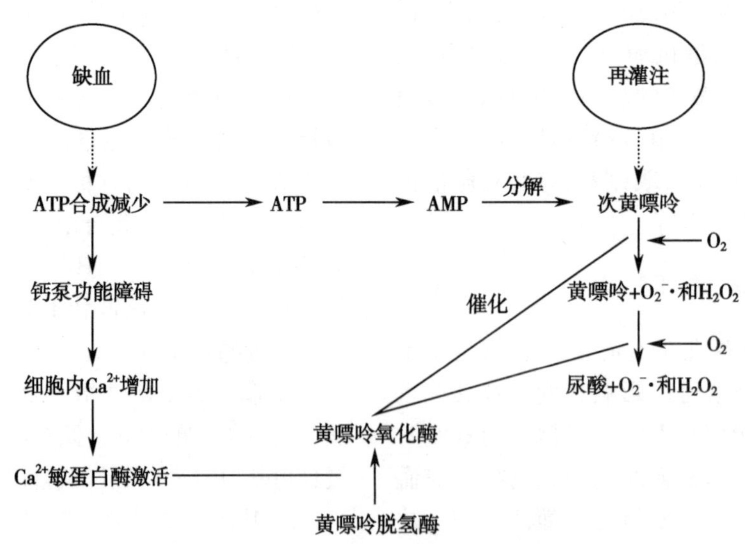

图 17-2　黄嘌呤氧化酶源性氧自由基生成机制

3. 吞噬细胞呼吸爆发途径 吞噬细胞(中性粒细胞、嗜酸性粒细胞、巨噬细胞、单核细胞)被激活时,耗氧显著增加,产生大量氧自由基,称为呼吸爆发(又称氧爆发)。在缺血及再灌注时,炎症介质大量释放,补体系统激活,中性粒细胞等吞噬细胞大量激活。再灌注期间组织重新获得氧供应,激活的中性粒细胞在吞噬活动时耗氧量增加,并通过 NADPH 氧化酶或 NADH 氧化酶系统产生大量活性氧,可造成组织细胞损伤。

4. 儿茶酚胺自身氧化途径 缺血缺氧可兴奋交感-肾上腺髓质系统,从而会释放和分泌大量儿茶酚胺,对机体有重要的代偿作用,但过多的儿茶酚胺可在单胺氧化酶的作用下,自氧化生成大量 O_2^-·,对机体造成损害。

(三)自由基的损伤作用

氧自由基的性质活泼,可不断通过中间代谢产物生成新的氧自由基,形成连锁反应。活性氧可以通过和膜磷脂、核酸、蛋白质等不同细胞成分发生相互反应,破坏膜磷脂、线粒体和 DNA,从而破坏细胞的功能和结构,造成细胞损伤。

1. 膜脂质过氧化作用增强 细胞膜、线粒体膜主要由富含不饱和脂肪酸的脂质双分子层及镶嵌于其中的蛋白质组成,是活性氧攻击的主要部位。膜磷脂富含多价不饱和脂肪酸,氧自由基易与其发生反应,产生一系列脂性自由基,发生脂质过氧化反应。从而导致膜的正常结构破坏,流动性降低,通透性增高;膜脂质之间形成交联和聚合,膜蛋白功能受抑制,同时活性氧等可直接造成膜蛋白的变性,导致膜蛋白功能下降,影响多种离子通道蛋白,如 Ca^{2+}泵、Na^+泵等,造成细胞内 Na^+、Ca^{2+}浓度增高,细胞水肿,细胞内信号传递障碍;线粒体膜脂质过氧化可造成线粒体功能抑制,氧化磷酸化过程受阻,ATP 生成减少,使细胞的能量代谢障碍加重。

2. 蛋白质变性和酶活性降低 活性氧可攻击蛋白质,引起蛋白质肽链断裂;修饰酶活性中心的氨基酸,破坏氧化酶活性中心的巯基,损害酶活性所必须的脂质微环境;同时在酶蛋白之间发生交联形成多聚物,造成蛋白变性,功能丧失。

3. DNA 断裂和染色体畸变 氧自由基尤其是·OH 可以与脱氧核糖核酸及碱基发生加成反应,从而引起基因突变、DNA 断裂、染色体畸变。

4. 诱导炎性因子产生及细胞功能改变 活性氧可导致钙超载及膜脂质过氧化,并通过激活膜磷脂酶、环加氧酶和脂加氧酶等,通过催化花生四烯酸代谢,生成具有生物活性的前列腺素,血栓素等。同时还可激活核转录因子和各种黏附分子表达,参与炎症反应发生。

二、钙 超 载

(一)钙超载的概念

钙超载(calcium overload)是指不同原因造成的细胞内钙浓度明显增高并造成细胞结构损害和功能代谢障碍的现象。

(二)缺血再灌注时引起钙超载的机制

1. 生物膜损伤

(1)细胞膜损伤对 Ca^{2+}通透性增高:再灌注时伴随氧自由基的大量产生,通过引发细胞膜的脂质过氧化反应,损伤细胞膜,进而细胞膜通透性明显增高。同时胞内钙增加可导致磷脂酶激活,通过降解膜磷脂,增高细胞膜通透性,从而在血流恢复时细胞外钙顺着浓度梯度大量内流。

(2)线粒体及肌质网膜损伤:线粒体膜损伤,抑制氧化磷酸化,ATP 生成减少。自由基损伤和膜磷脂分解造成肌质网膜损伤,钙泵功能抑制,肌质网摄 Ca^{2+}减少,胞质 Ca^{2+}浓度升高,促进钙超载。

2. Na^+/Ca^{2+}交换异常 生理条件下,Na^+/Ca^{2+}交换蛋白以正向转运的方式使细胞外 Na^+进入细胞,胞质 Ca^{2+}运出细胞(3 个 Na^+∶1个 Ca^{2+})。缺血再灌注损伤时,Na^+/Ca^{2+}交换蛋白反向转运增强,成为 Ca^{2+}进入细胞的主要途径。细胞缺血缺氧后造成了细胞酸中毒,表现为细胞内 pH 降低,在再灌注恢复血流后,细胞外环境 pH 恢复正常,从而造成细胞内外形成 pH 梯度差,通过 Na^+-H^+交换,H^+向细胞外转移,而导致细胞内钠增加,后又因 Na^+-Ca^{2+}交换机制,Ca^{2+}进入细胞内,使钙大量内流造成细胞内钙超载。

3. 线粒体受损与 ATP 生成受阻 缺血时线粒体损伤发生较早。受损时,线粒体膜流动性降低,并且氧化磷酸化功能明显降低。ATP 生成受阻,能量不足,钠泵活性明显降低,造成细胞内钠无法正常排出,在细胞内大量积聚,从而导致 Na^+-Ca^{2+}交换蛋白激活,造成细胞内 Ca^{2+}含量明显升高。同时由于 ATP 生成障碍,使细胞不能通过 ATP 依赖性钙泵排出细胞质中积存过多的钙,致使细胞中游离钙的浓度增加造成细胞内钙超载。细胞质中过多的钙最终可通过形成磷酸盐沉积于线粒体,严重损害线粒体结构和功能。

4. 儿茶酚胺激活受体依赖 Ca^{2+}通道 缺血再灌注损伤发生时,交感神经系统激活,内源性儿茶酚胺大量释放,α1 受体激活 PLC 介导的细胞信号转导通路,促进 PIP_2 分解生成三磷酸肌醇(IP_3)和甘油二酯(DG)。IP_3 促进细胞内 Ca^{2+}释放;DG 激活 PKC 促进

Na^+/H^+交换，进而增加Na^+/Ca^{2+}交换，使胞质内Ca^{2+}浓度升高。β受体激活则可以激活受体门控型钙通道及L型电压门控型钙通道，促使钙内流加剧细胞内钙超载。

（三）钙超载造成再灌注损伤的机制

1. 线粒体功能障碍　钙超载一方面造成线粒体消耗大量ATP；另一方面，由于Ca^{2+}可以与含磷酸根的化合物生成磷酸钙，沉积在线粒体内，可干扰氧化磷酸化过程，导致ATP生成障碍。钙超载可使线粒体膜通透性转换孔（mitochondrial permeability transition pore，mPTP）开放，导致呼吸链解偶联、产生促凋亡因子、线粒体电位紊乱，最终导致细胞死亡。

2. 生物膜损伤　细胞内Ca^{2+}超载，可激活多种磷脂酶，降解膜磷脂，破坏生物膜；同时其降解产物花生四烯酸、前列腺素、血栓烷、溶血磷脂、血小板激活因子等增多，增加了膜的通透性，降低其流动性，促进白细胞聚集，进一步加重膜的功能紊乱。

3. 促进自由基生成　细胞内增多的钙可使钙依赖性蛋白水解酶活性增高，促进黄嘌呤脱氢酶转变为黄嘌呤氧化酶，使ROS经黄嘌呤氧化酶系统生成增多，进而损害组织细胞。

三、炎症反应

（一）白细胞增加的机制

缺血再灌注损伤中，血小板活化因子及大量炎症介质如血栓烷、激活的补体A、白三烯、白细胞介素等大量释放，吸引大量的白细胞进入组织或吸附于血管内皮，并引起内皮细胞及白细胞表面黏附分子表达增强，介导中性粒细胞与内皮细胞发生黏附，并进一步释放活性氧、溶酶体酶、细胞因子等，可以损伤内皮、血管平滑肌细胞和心肌细胞。

（二）白细胞对组织损伤作用的机制

1. 对血液流变学的影响　缺血和再灌注早期白细胞即黏附于内皮细胞上，大量聚集的中性粒细胞在毛细血管表面形成了微球，从而降低毛细血管内血流，造成微循环障碍。

2. 产生自由基　白细胞能产生多种自由基，如活性氧、卤氧化合物等，激发细胞膜的脂质过氧化，并损伤细胞内的重要成分。

3. 颗粒成分（granule constitutes）释出　在缺血损伤区，白细胞释放酶性颗粒成分进一步加重细胞损伤。激活的中性粒细胞可释放包括弹性蛋白酶、胶原酶、明胶酶在内的20多种蛋白溶酶，降解细胞外液基质成分，造成细胞的损伤。

4. 合成与分泌细胞因子　缺血再灌注损伤中炎性细胞分泌大量细胞因子，包括IL-1β、IL-6、IL-8、IL-10、IL-12、转化生长因子-β（transforming growth factor-β，TGF-β）、髓过氧化物酶、肿瘤坏死因子-α（tumor-necrosis factor-α，TNF-α）、趋化因子、高迁移率族蛋白-1（high mobility group box-1 protein，HMGB-1）等。细胞因子可通过诱导黏附因子表达，介导内皮损伤，并促使中性粒细胞呼吸爆发，产生超氧化物和溶酶体酶等发挥损伤作用。

5. 其他作用　白细胞也可激活磷脂酶A2，游离出花生四烯酸，导致瀑布效应，产生许多血管活性物质，如白三烯、血小板激活因子等，使血管收缩，通透性增加，促进白细胞对血管壁的黏附等。

四、微循环障碍

（一）缺血再灌注损伤微循环障碍表现

当血管再通后，缺血组织不能得到充分灌注，微循环血流不能完全恢复正常的现象被称为无复流现象（no-reflow phenomenon）。无复流现象是缺血再灌注损伤时微循环障碍的主要表现。

（二）缺血再灌时引起无复流现象的机制

1. 中性粒细胞栓塞　缺血再灌注导致内皮细胞激活，细胞间黏附分子-1（intercellular cell adhesion molecule-1，ICAM-1）表达升高，促进中性粒细胞的黏附、浸润，导致微血管阻塞。

2. 血小板活化　研究证实，血小板活化及其释放的颗粒在促进血栓生成、激活补体以及诱导器官移植再灌注的炎症反应中起着重要作用。机体经历缺血再灌注后，活化的血小板能释放致密颗粒、α颗粒、溶酶体等，使血管内皮发生改变，主要诱导中性粒细胞趋化、渗出，并形成血小板中性粒细胞复合物，促进微血栓形成，加重组织炎症反应，影响微循环。

3. 微血管舒缩功能失调　缺血再灌注损伤中，激活的中性粒细胞与内皮细胞相互作用，释放大量缩血管物质如内皮素、血管紧张素Ⅱ、血栓烷A2等，而扩血管物质如一氧化氮、前列环素释放减少，也是导致微循环障碍，造成无复流现象的重要原因。

4. 微血管结构损伤　激活的中性粒细胞及血管内皮细胞可释放大量致炎物质，如活性氧、蛋白酶、溶酶体酶等，引发自身膜结构、骨架蛋白降解，甚至细胞死亡，导致微血管结构损伤。直接引起：①微血管管径狭窄。IRI早期，细胞内Na^+、H^+、Ca^{2+}增加引起细胞内渗透压升高与细胞膜结构损伤、膜离子泵、离子通道蛋白功能障碍，共同造成血管内皮细胞肿胀、微血管管径变窄。②微血管通透性增高。微血管结构损伤，内皮细胞完整性被破坏，血管通透性增加，引发组织水肿、血液浓缩、组织无复流、微循环障碍。

五、内质网应激

（一）内质网的结构和功能

内质网（endoplasmic reticulum，ER）是一个具有重要功能的动态细胞器，是由一层单位膜所形成的囊状、泡状和管状结构彼此连接形成的连续的网膜系统，广泛分布于除成熟红细胞以外所有真核细胞胞质中。内质网的作用主要包括：合成、折叠、修饰、转运蛋白；磷脂和类固醇的合成和分布；管腔内钙离子储存和调节。内质网可分两类：一类膜上附着核糖体颗粒称作粗糙型ER，其功能是合成蛋白质，并把合成的蛋白质运送到发挥功能的部位。另一类膜上是光滑的、无核糖体附着称作光滑型ER，其功能是参与糖类和脂类的合成，并且参与细胞内蛋白质的运输和各种生化反应。

内质网应激（endoplasmic reticulum stress）是指在某些情况下（如钙稳态失衡），错误蛋白质或未折叠蛋白质过度堆积、固醇和脂质等水平失调而启动的应激机制，从而影响特定基因表达。主要可以分为未折叠蛋白应答反应（unfolded protein response，UPR）、内质网超负荷反应（endoplasmic reticulum overload response，EOR）、固醇调节级联反应3种。内质网应激既能诱导内质网分子伴侣表达而产生保护效应，亦能独立地诱导内源性细胞凋亡，最终影响应激细胞的转归，如适应、损伤或凋亡。

（二）未折叠蛋白反应

当新合成的未折叠蛋白质异常积累或发生错误折叠超过ER处理能力时，细胞内质网会通过未折叠蛋白质反应作为一组适应性信号传导途径降低蛋白质的合成，促进其折叠、运输和降解以恢复细胞内环境的稳定。UPR通过内质网上的三个跨膜蛋白启动相关路径，分别是肌醇需求酶1（inositol-requiring enzyme 1，IRE1）、蛋白激酶R样内质网激酶（protein kinase R-like ER kinase，PERK）、活性化转录因子6（activating transcription factor6，ATF6），它们在URP途径中共同协作完成反应过程。

（三）内质网应激与缺血再灌注损伤

研究显示，缺血再灌注损伤与ER功能状态密切相关。ERS在缺血再灌注损伤中发挥重要的作用。组织缺血缺氧、酸中毒、葡萄糖/营养物质缺乏及Ca^{2+}稳态破坏等均可触发ERS；过度ERS又进一步破坏Ca^{2+}稳态，加剧缺血再灌注损伤。

缺血再灌注诱发引起ERS，在反应开始时有利于细胞进行自我保护，后期则启动细胞凋亡途径，造成组织损伤，适当的人工干预内质网应激过程可能成为缺血再灌注损伤的潜在治疗靶点。

六、自　噬

（一）自噬的形成和调控

自噬是在自噬相关基因（autophagy related gene，ATG）的调控下，由溶酶体介导的细胞内蛋白质、细胞器等成分被降解，生成ATP、氨基酸、脂肪酸等再被细胞重新利用的过程。目前自噬分为3类：巨自噬、微自噬以及分子伴侣介导的自噬。

（二）自噬在缺血再灌注损伤中的双重作用

1. 自噬减轻缺血再灌注损伤　在组织器官缺血的初期，细胞缺血缺氧，自噬可通过降解细胞内变性蛋白及衰老、损伤的细胞器，释放游离脂肪酸和氨基酸，产生ATP从而缓解细胞的能量危机；另一方面，缺血缺氧导致细胞器功能破坏甚至通透性改变，诱导炎症反应和ROS过度生成，自噬可对通过损伤的细胞器进行包裹和隔离，最终清除受损细胞器，促进细胞存活。研究显示，在缺血初期抑制心肌自噬，可加重能量心肌细胞死亡。

2. 自噬加重缺血再灌注损伤　如果缺血持续存在，自噬过度激活导致必需蛋白质或细胞器删除，造成细胞功能障碍，则会诱发自噬性细胞死亡；同时自噬和细胞凋亡之间有密切的关系，过度激活可诱导细胞凋亡，加重缺血再灌注损伤。

七、其　他

研究显示，表观遗传学改变参与了缺血再灌注损伤，如DNA甲基化、组蛋白修饰，非编码RNA改变在缺血再灌注损伤中发挥重要作用。近年，关于miRNA在缺血再灌注损伤中的作用做了大量研究，miRNAs可通过影响氧化应激水平、炎症过程、内皮细胞功能障碍和血小板功能紊乱等过程参与缺血再灌注损伤的发生发展。此外，有报道显示，肠道菌群也在缺血再灌注损伤中发挥重要作用，在缺血再灌注前给予抗生素处理，可降低心肌梗死、脑卒中、肺损伤等的严重程度。

第三节　缺血再灌注损伤的防治原则

一、缺血再灌注损伤防治原则与措施

（一）缩短缺血时间并控制再灌注条件

不同器官耐受缺血的时间不同，为避免和减轻再灌注损伤，我们应尽早恢复血流，缩短组织器官缺血时间，同时可控制再灌注条件，如进行低压、低流、低温、低 pH、低钠、低钙灌注。采用低压低流，可避免再灌注时氧供应突然增多而引起大量氧自由基形成。低温可使基础代谢率降低，代谢产物积聚减少。低 pH、低钠和低钙灌注，可分别避免发生“pH 反常”“钠反常”和“钙反常”所致的细胞内钙超载对机体的损伤。

（二）抗氧化和清除自由基

氧化应激和自由基增多是缺血再灌注损伤的主要机制。因此，抗氧化和清除自由基是防治缺血再灌注损伤的重要手段。机体对抗自由基的防护系统主要有：低分子自由基清除剂（维生素 C、维生素 E、维生素 A、谷胱甘肽等）、酶性自由基清除剂（过氧化氢酶、过氧化物酶、超氧化物歧化酶等）、其他清除剂（甘露醇、二甲基亚砜、N-乙酰胱氨酸、硫醇、别嘌醇等）。

（三）改善能量供应

缺血组织酵解过程增强，补充糖酵解底物有保护缺血组织的作用，有利于生物膜功能的恢复。缺血时线粒体氧化磷酸化受阻，可给予外源性 ATP、磷酸肌酸、细胞色素 C 等。其他如细胞代谢调节剂：曲美他嗪、极化液（葡萄糖-胰岛素-氯化钾）等，可以将心肌主要能量代谢方式从脂肪酸代谢转换到葡萄糖代谢，既减少 H^+ 释放，又可以增加 ATP 释放，快速恢复正常的能量代谢。

（四）减轻钙超载

选用钙通道阻断剂、H^+-Na^+ 交换阻断剂、Na^+-Ca^{2+} 交换阻断剂等，阻断细胞外钙内流，减轻细胞内钙超载。

（五）抑制炎症反应

全身炎症反应失控是缺血再灌注损伤引起细胞损伤，尤其多器官功能障碍综合征的重要机制，因此，抑制白细胞激活和炎症介质的释放，可明显减轻缺血再灌注损伤。如给予糖皮质激素，稳定溶酶体膜，抗补体疗法、内皮受体拮抗剂等。

（六）其他

采用内外源性细胞保护剂，如牛磺酸、金属硫蛋白等，可增强细胞对内环境紊乱的耐受力而起到细胞保护的作用。

二、预处理及后处理

（一）缺血预处理及后处理

1. 基本概念

（1）缺血预处理（ischemic preconditioning，IPC）：1986 年，Murry 等人在犬心肌梗死模型中发现在持续 40 分钟冠脉缺血前给予 4 次 5 分钟缺血，间断 5 分钟再灌注处理后，心肌梗死面积可以减少到对照组的 25%。反复短暂缺血/再灌注可使心肌组织对随后的缺血产生耐受性，减轻缺血再灌注损伤，这个现象被称作缺血预处理。

（2）缺血后处理（ischemic postconditioning，IPostC）：美籍华人赵志清教授 2003 年率先提出了缺血后处理概念。在组织器官发生缺血后，在再灌注之前对其进行多次短暂的再灌注-缺血处理，可减少组织器官缺血再灌注损伤，被称作缺血后处理。

（3）远距缺血预处理或后处理（remote ischemic conditioning，RIPC/RIPostC）：研究显示在缺血前或再灌注前对远离心脏的某个组织或器官进行非损伤性的缺血/再灌注处理，能产生相似的心肌保护效果，这种现象被称为远距缺血预处理或后处理。

2. 作用机制

（1）上游靶点：低氧和缺血能激活心肌细胞表面受体。有研究发现缺血预处理可通过依赖和非依赖 G 蛋白耦联受体的机制发挥保护作用。研究较多的包括腺苷受体、缓激肽受体、阿片受体、大麻素受体等。

（2）信号传导通路靶点：

1）RISK：促生存激酶磷脂酰肌醇-3 激酶（phosphatidylinositol-3-OH kinase，PI3K）和细胞外信号调节蛋白激酶 1/2（extra-cellular signal-regulated protein kinase 1/2，ERK1/2）均为丝氨酸/苏氨酸激酶。Hausenloy 等首次将 PI3K 和 ERK1/2 两者合称为再灌注损伤挽救激酶（reperfusion injury salvage kinase，RISK）信号通路，缺血预处理及后处理可通过激活 ERK1/2 或者 PI3K 来引起心肌保护作用。研究发现，使用 RISK 信号传导通路抑制剂能阻断缺血预处理及后处理引起的保护作用。

2）SAFE：肿瘤坏死因子（tumor necrosis factor alpha，TNF-α）所介导的生存活化因子增强（survivor activating factor enhancement，SAFE）途径在各种缺血预处理及后处理中发挥重要作用。SAFE 通路由 TNF-α、IL-6 以及生长因子等配体与细胞膜上相应的受体结合以后，激活 Janus 激酶（janus kinase，JAK）与信号转导子和转录激活子 3（signal transducer and activator of transcription 3，STAT3）调控靶基因的转录。

3）蛋白激酶 C（protein kinase C，PKC）：PKC 家族拥有多种同工酶，不同同工酶参与组织缺血损伤及预处理和后处理保护机制并发挥重要作用。研究显示，PKC-ε 可通过易位到线粒体，激活线粒体 K_{ATP} 通道，抑制 mPTP 开放，减轻缺血再灌注损伤。

4）糖原合成激酶 3β（glycogen synthase kinase，

GSK-3β):最近研究证明,GSK-3β 是众多激酶的底物,包括 PKC-ε 和 RISK 激酶(一系列生存激酶能保护心脏,减轻再灌注损伤),GSK-3β 可通过调控 mPTP 发挥抗缺血再灌注损伤的保护作用。

5) 活性氧簇:活性氧不仅仅是造成缺血再灌注氧化应激损伤的重要因素,也是缺血预处理/后处理心肌保护作用中的重要信号转导分子。在缺血预处理/后处理过程中线粒体产生适量的 ROS 作为信号分子,可激活 PKC 或 mK_{ATP} 等信号通路调控 mPTP 的开放状态,参与缺血预处理/后处理诱发的心脏保护作用。

6) 其他通路:如 c-Jun 氨基端激酶(c-Jun-NH2 terminal kinase, JNK)、p38 丝裂素活化蛋白激酶(p38MAPK)、一氧化氮合酶(nitric oxide synthase, NOS)。

(3) 最终靶点:线粒体渗透性转换孔主要由电压依赖性阴离子通道(voltage-dependent anion Channel, VDAC)、腺苷酸转位蛋白(adenine nucleotide translocator, ANT)和亲环蛋白 D(cyclophilin D, Cyp-D)组成。在缺血期间,mPTP 处于关闭状态,再灌注初期,钙超载、氧化应激等多种因素会促使 mPTP 开放,导致线粒体肿胀和线粒体外膜破裂,线粒体内细胞色素 C 和其他促凋亡物质进入细胞质中,从而引起细胞凋亡或坏死。mPTP 被认为是多种心肌保护信号传导通路的最终靶点[2]。

3. 临床应用

(1) 缺血预处理:近年来,缺血预处理在各个器官中的保护作用被广泛研究,包括心脏、肝脏、肾、肺脏等。研究显示,在冠状动脉旁路移植术(CABG)中,通过间断钳夹主动脉实施 4 分钟缺血及 6 分钟再灌注的预处理能明显降低心肌肌钙蛋白 T 的释放。对肝脏切除患者,肝血流阻断前进行 10 分钟缺血和 10 分钟再灌注处理可降低患者血谷丙转氨酶和谷草转氨酶水平,并减少肝窦状内皮细胞凋亡,但缺血预处理并没有降低术后并发症发生率和死亡率。在动物实验中,IPC 保护作用较为明确,但临床研究中,IPC 的保护效果并没有得到一致的认可。

(2) 缺血后处理:对急性心肌梗死需要接受冠状动脉成形术的患者进行缺血后处理,即在支架植入后,进行 4 个周期的球囊低压充气 1 分钟,放气 1 分钟的过程,可降低 72 小时内总肌酸激酶释放量,改善患者心肌灌注。但有研究显示,在病变血管给予机械后处理时,反复数次的球囊扩张可能会增加冠状动脉微栓塞的风险。因此在临床中,该方法并没有得到广泛的应用。

(3) 远距缺血预处理和后处理:对冠状动脉旁路移植术(coronary artery bypass graft, CABG)的患者实施 RIPC,即通过进行 3 个循环的上肢血压袖带充气到 200mmHg 持续 5 分钟后放气 5 分钟,可降低术中及术后肌钙蛋白激酶同工酶水平,但是进一步研究显示 RIPC 并不能改善 CABG 患者术后结局,包括术后低心排状态及住院期间及术后一年死亡率。在对肺缺血再灌注损伤的研究中发现 RIPC 可降低肺脏炎症反应,缩短 ICU 停留时间及机械通气时间。

4. 影响因素 各种缺血预处理及后处理的临床保护效果至今仍具有较大争议,造成动物实验和人体临床试验之间差异的原因是多方面的。动物实验模型一般比较稳定且单一,而临床试验中,患者多并存多种并发症,包括糖尿病、高血压、肥胖、高血脂等,同时患者年龄较大,这些因素都不同程度限制了缺血预处理和后处理的保护作用。同时环境因素及患者不同药物的应用,包括降糖药、钙通道阻滞剂、β-受体阻滞剂等,都会干扰缺血预处理及后处理的保护效果。

(二) 药物预处理及后处理

1. 基本概念 通过使用药物减轻缺血再灌注损伤发生:

(1) 药物预处理:是指利用药物模拟缺血预处理激发机体内源性物质,增强组织或细胞对缺血再灌注损伤的耐受性,从而减轻损伤。

(2) 药物后处理:是指经过长时间缺血后,于再灌注前或再灌注开始的几分钟内用药,通过药物干预来减轻脏器再灌注损伤。

2. 药物种类 常用的预处理及后处理药物包括:

(1) 挥发性麻醉药:自从 1997 年异氟烷预处理的心肌保护作用被证实,后续大量的动物实验研究支持吸入麻醉药预处理与后处理的抗心肌缺血再灌注损伤作用,认为其可有效减少心肌梗死面积。其中可能的作用机制主要包括抗氧化应激,改善凋亡和自噬,减轻炎症反应等。目前,研究显示挥发性麻醉药在肝脏、脑缺血再灌注损伤中均具有保护作用。

(2) 他汀类药物:研究表明,该他汀类药物除降脂作用外,具有多种保护效应,包括抗炎、抗氧化及保护内皮细胞等多种作用。研究显示他汀类药物预处理可减少急性心肌梗死面积、减轻缺血再灌注损伤;临床研究表明 PCI 术前应用阿托伐他汀可以明显减少 PCI 术后心肌损伤的标志物释放,降低终点事件的发生。

(3) 腺苷:一种内源性嘌呤核苷,在机体内参与调节多种生理和病理生理过程,对心血管系统的作用尤为明显。研究提示,腺苷具有明显的心脏保护作

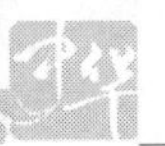

用，不论是在动物还是在人类心脏，不论是在缺血前应用还是在再灌注期，均有明确的保护效应。

（4）阿片类药物：自1995年，Schultz等人在大鼠模型中证明阿片受体拮抗剂可以消除IPC诱导的心肌保护作用后。吗啡、芬太尼、瑞芬太尼及舒芬太尼先后被证明具有心肌保护作用，可减轻缺血再灌注后心肌梗死面积。

（5）环孢素A：环孢素A(cyclosporin A，CsA)是一种免疫抑制剂，由11个氨基酸组成的环状多肽，最初是从真菌代谢产物中提取的。作为一种强效的免疫抑制剂，CsA已经广泛地用于治疗自身免疫性疾病、器官移植术后排斥反应等。缺血再灌注时会导致mPTP开放，环孢素A可通过特异的作用于mPTP上的亲环蛋白D成分，抑制再灌注期间mPTP的开放，减轻再灌注诱发的线粒体通透性增高，发挥保护作用。

除上述药物外，还有许多药物，如去甲肾上腺素、钙离子拮抗剂、NMDA受体拮抗剂、蛋白合成抑制剂、TNF-α抑制剂、IL-1抑制剂、血红蛋白氧化酶拮抗剂等可用于预处理或后处理[3]。

3. 药物预处理及后处理机制　药物预处理及后处理机制类似于缺血预处理及后处理，主要通过清除自由基，减轻钙超载，抑制炎性反应，改善微循环，调节自噬，抑制凋亡，抑制线粒体通透性转化孔开放减轻缺血再灌注损伤。

三、中医药防治缺血再灌注损伤

（一）中药治疗缺血再灌注损伤

1. 病因病机　中医药由于具有多靶点、多环节、多途径、整体调理、毒副作用小、经济实用等优势，在缺血再灌注损伤治疗过程中发挥重要作用。中医认为，不同器官缺血再灌注损伤具有不同的病因病机，但总体来讲，缺血再灌注损伤多为本虚标实，气虚血瘀，虚乃致病之本，瘀、痰、热、毒是致病之标，治疗宜补气扶正，益气温阳，活血化瘀。

2. 常用的中药及提取物　丹参，味苦、微辛，性微寒，属心、脾、肝、肾血分之药，具有活血祛瘀、通经止痛、清心除烦、凉血消肿的功效，主治瘀血头、胸、胁、腹疼痛，积聚，月经不调，痛经经闭，疮疡肿痛。丹参的有效成分主要包括脂溶性的丹参酮类化合物和水溶性的酚酸类化合物。研究发现，丹参可加强心肌收缩力，改善心脏功能，减少心肌耗氧量；并能扩张冠状动脉，增加心肌血流量；还能改善微循环，抗血小板聚集，改善血液流变学特性。同时丹参提取物还具有抗氧化特性，可抑制脂质过氧化反应等。

川芎，为伞形科蒿木属植物，味辛，性温，归肝、胆、心包经，具有活血行气止痛的作用。其中川芎嗪为其主要活性物质，临床上被广泛用于治疗肾脏、肝脏、心脑血管、呼吸系统等疾病。现代药理学研究显示，川芎嗪具有抗血栓、保护心脑血管系统、护肝及护肾等药理作用。在肝、肾、心肌缺血再灌注损伤中发挥重要作用。

姜黄素是一种自然产生的化合物，从姜黄(姜科)的根部提取。姜黄素具有多种药理活性，主要包括抗氧化、抗凝、抗癌、调脂和抗炎等功能。在多种器官的缺血再灌注损伤中具有保护作用。

黄芩苷是从黄芩根中提取分离出来的一种黄酮类单体化合物，具有显著的多种生物活性，如抗氧化、抗凋亡、抑菌、利尿、抗炎、抗过敏作用。研究显示，黄芩苷可在多种心血管疾病中发挥良好的治疗作用，可通过抗炎、抗氧化作用减轻缺血再灌注损伤。

三七总皂苷是从中药三七中提取的有效成分，现代药理研究证实，三七总皂苷能活血祛瘀，通脉活络，具有抑制血小板聚集、改善微循环、调节血脂等作用，在多种缺血再灌注损伤中发挥保护作用。

其他，如白藜芦醇(苷)、贯叶连翘、厚朴酚、芦丁、蛇床子素、尖叶假龙胆、葛根素、银杏总黄酮、藏红花、青蒿素、丹酚酸A、柚皮苷、薯蓣皂苷、槲皮素等均报道在不同器官缺血再灌注损伤中发挥保护作用。

3. 中医方药　研究显示，一些复方中药在缺血再灌注损伤中具有重要的保护作用，如桂枝甘草汤、苓桂术甘汤、芪桂益脉灵可减轻心肌缺血再灌注损伤；肾华片(由黄芪、女贞子、白术、莪术、金银花等组成)、复方仙草颗粒可减轻肾缺血再灌注损伤；而大承气汤、柴芍承气汤、参附注射液在肠缺血再灌注损伤中具有一定保护作用。

4. 中药减轻缺血再灌注损伤的机制　近年来国内外学者对中药防治缺血再灌注损伤进行了大量实验研究，较多研究虽已证实中医药对缺血再灌注损伤具有保护作用，但具体机制大多不明确，目前研究中药抗缺血再灌注损伤机制中，多集中于清除自由基、抗炎、改善再灌注后能量代谢障碍、抑制细胞凋亡等。诸多研究试图通过某一种机制和环节解释中医药的防治效果，缺乏中医的整体治疗观念。另外中医药治疗缺乏证型、方药、疗效的统一标准，缺乏现代科学理论支撑及多中心临床试验大数据研究，因此尚需更为广泛和深入的基础与临床研究[4]。

（二）电针预处理

1. 基本概念　应用针灸的方法在机体无病或疾病发生之前，预先应用针灸方法，激发经络之气，增强机体的抗病与应变能力，从而防止疾病的发生、减轻随后疾病的损害程度或促进健康保健延年的传统方法，是中医重要的预防医学思想。随着中医理论和现代实验研究不断地发展，有人提出了“电针预处理”的方法，并进行了一系列的研究。电针预处理是指在针刺预处理的基础上联合电针疗法，进一步提高治疗的效果。电针预处理能够有效激发机体内源性的自我保护机制，减少将来可能产生的疾病损伤。目前电针预处理在临床上应用的越来越广泛，在防治脑缺血、心肌缺血、脊髓缺血方面发挥了重要的作用。

2. 作用机制　缺血预处理的机制目前并未完全阐明，但根据大量的实验结果进行总结，认为：“预处理”可产生一些触发因子，如腺苷、阿片类物质、内源性大麻素、胞内钙离子、氧自由基、兴奋性氨基酸以及一氧化氮（NO）等，这些触发因子可以通过一些中介物质，如G蛋白、蛋白激酶C、丝裂素激活蛋白激酶等的介导，通过作用于效应器如线粒体通透性转化孔，从而产生保护作用。目前，认为电针预处理涉及的是多靶点、多水平、多通道。

3. 临床应用　王强等临床研究显实，经皮冠状动脉支架术（percutaneous coronary intervention，PCI）前给予电针预处理可通过抑制炎症反应可显著降低患者cTnI水平，减少心电图ST段变化，减少心律失常、脑卒中等心血管不良事件的发生，促进心脏血流动力学恢复，降低心肌缺血再灌注对心肌损伤的程度[5]。对于32例颅脑肿瘤切除术患者，术前电针刺激风府和风池穴（疏密波2/15Hz，强度为1～4mA，30min/d，连续5天），结果显示术前电针刺激可降低颅脑肿瘤手术期间脑损伤标记物S100和神经元特异性烯醇化酶升高的程度，显示出潜在的脑保护作用[6]。

但是目前，由于电针预处理其电流选择强度、频率、干预时间没有规范化，针刺腧穴及对照选择尚未统一，这也导致针刺疗效缺乏客观统一评价标准；同时在针灸预处理改善缺血再灌注损伤的机制研究中，研究靶点相对单一，缺乏较为系统的群组表达研究，未能体现针灸整体调节的特点；同时电针预处理的临床应用较少，如何将针灸预处理更合理化应用于临床还有很长的路要走。未来医学的重点将是“防患于未然”，而针刺预处理将以其独特防治疾病的特色在预防保健医学领域发挥更为重要的作用。

第四节　主要器官的缺血再灌注损伤及防治

一、心肌缺血再灌注损伤

心肌缺血再灌注损伤（myocardial ischemic reperfusion injury，MIRI）是指心肌血供急性中断后，一定时间内再次开放血管，恢复血供后，原缺血心肌细胞发生较缺血时更为严重的损伤，主要表现为患者心功能损伤急剧加重，临床症状不但没有缓解，反而会短暂加重的过程。随着经皮冠脉支架植入术、冠状动脉搭桥术、心脏外科体外循环、复杂先天性心脏病矫治术、瓣膜置换术、大血管外科手术发展，MIRI已成为影响心脏血管外科手术术后效果的一大难题。

（一）病理生理变化

1. 心功能变化　心肌缺血再灌注后，引起细胞内氧自由基大量产生、钙超载、细胞能量代谢障碍、线粒体功能紊乱等导致心肌舒缩功能下降，表现为心排血量降低；静止张力增高，表现为心室舒张末期张力随缺血时间延长逐渐升高；心肌收缩力减低，表现为心室收缩峰压和心室内压最大变化速率降低。

2. 心肌能量代谢变化　心肌缺血再灌注后，心肌细胞氧化磷酸化功能障碍，线粒体耗氧量、磷氧比值、呼吸控制率及质子ATP酶合成活性下降，ATP含量减少，能量代谢下降。

3. 心肌超微结构变化　心肌发生缺血再灌注后，心肌细胞基底膜部分缺失，细胞膜破坏。损伤迅即扩展到整个细胞，进而出现线粒体损伤、肌原纤维结构破坏、肌原纤维断裂、阶段性溶解，最终出现心肌细胞水肿、凋亡及坏死。

（二）临床表现

心肌缺血再灌注损伤主要临床表现为致死性再灌注、心肌顿抑、再灌注性心律失常和无复流现象。

1. 致死性再灌注　一种发生在冠脉缺血后再灌注的反常MIRI，由于缺血后存活的心肌细胞在血供恢复后直接死亡引起，主要表现为再灌注引起的梗死面积增大，这种情况主要见于急性心肌梗死（acute myocardial infarction，AMI），其作用机制与氧化应激密切相关。

2. 心肌顿抑　缺血再灌注后，心肌细胞出现可逆性收缩舒张功能降低的现象，主要临床表现为心室壁运动减弱、心排血量减少、心脏运动同步失调、心室内压最大变化速率降低、心室收缩峰压降低以及左心室舒张末期压力升高等，常常于数小时、数天或数周后逐渐恢复正常。

3. 再灌注心律失常　AMI临床上的主要合并症，以室性心律失常多见，表现为室性心动过速和心室颤动，是短期冠脉缺血后猝死的主要原因；此外，房颤也较为常见。缺血时间越长，缺血心肌数量越多，缺血程度越严重，再灌注恢复越快，其发生率越高。

4. 无复流现象　被阻断的冠脉再灌注后，缺血区并没有得到充分血流灌注的反常现象，此时冠状动脉造影显示病变动脉血流正常，但超声心动图检测显示存在微血管阻塞征象，与血小板微血栓、中性粒细胞堵塞、毛细血管损伤等有关。微血管阻塞与左心室射血分数下降、心肌梗死面积增加、左心室重构密切相关。

（三）发病机制

目前MIRI损伤的机制尚未完全研究清楚，主要与细胞内钙超载、氧化应激反应、线粒体损伤、细胞凋亡及内皮细胞功能障碍等有关。

1. 细胞内钙超载 ①缺血后心肌细胞膜结构损伤导致细胞膜通透性增加，细胞外钙离子顺浓度梯度进入细胞内，细胞内钙离子浓度增加；②心肌缺血时，ATP生成减少或缺乏，使细胞膜钙泵失活，不能泵出细胞内的钙离子；③再灌注后能量和pH恢复，开始Na^+-Ca^{2+}交换，细胞外Ca^{2+}进入细胞内，细胞内Ca^{2+}浓度升高。钙超载后可引起线粒体膜通透性转换孔开放，促进凋亡因子释放，激活钙蛋白酶引起心肌细胞死亡，加重缺血再灌注损伤。

2. 氧化应激反应 心肌缺血后，氧自由基清除能力下降，而再灌注恢复供氧、供血后，短时间氧自由基大量生成，氧自由基可引起脂质过氧化，损伤膜磷脂，破坏心肌细胞膜，还会阻碍线粒体氧化磷酸化，影响能量合成，灭活NO，且氧自由基加快中性粒细胞趋化物生成，吸引中性粒细胞，黏附于内皮细胞上，形成微血栓，加重心肌缺血再灌注损伤。

3. 线粒体损伤 心肌缺血再灌注后，线粒体膜通透性转换孔打开，以应对氧化应激、快速恢复pH、线粒体内钙超载，通道打开后会引起线粒体膜氧化磷酸化，导致线粒体损伤。

4. 细胞凋亡 凋亡是缺血再灌注损伤的主要致病机制之一，包括外部（或死亡受体）和内在（线粒体）途径。

5. 内皮细胞功能障碍 缺血再灌注时，血管内皮细胞功能障碍、分泌功能受损、调节功能失常致内环境失调[7]。

近年来，自噬，内质网应激，miRNA和lncRNA在MIRI损伤中的作用日益成为研究热点。①自噬：在心肌缺血阶段，可以激活AMPK通路及HIF-1α等诱导自噬，改善能量代谢，维持细胞稳态，再灌注阶段则主要通过Beclin-1诱导自噬发生，此时自噬溶酶体清除率显著下降，炎性颗粒释放加重了再灌注期间的损伤，因此自噬在MIRI中是把双刃剑，其具体机制有待进一步研究。②内质网应激：研究显示抑制PERK进一步抑制内质网应激，明显减少大鼠MIRI模型心肌细胞凋亡，改善大鼠心功能并缩小心肌梗死面积；用内质网应激激动剂预处理则能上调ATF6、ATF6、活化的蛋白激酶C受体1（receptor for activated C kinase 1，RACK1）、PERK、葡萄糖调节蛋白78（glucose regulated protein78kD，GRP78）和过氧化物酶体增殖物激活受体γ辅助激活因子1α（peroxisome proliferator-activated receptor γ coactivator 1α，PGC-1α）表达，减少心肌氧化应激损伤及心肌细胞凋亡，减轻病理性心肌损伤，减轻MIRI。③microRNA（miRNA）：一种长度为20～22nt的内源性、单链、非编码的小调控RNA，可以与靶mRNA特异结合，从而抑制转录后基因表达，参与调控基因表达、细胞周期、生物体发育时序等多种细胞功能。He等研究显示在SD大鼠再灌注1小时、3小时后，多达16种miRNA在缺血再灌注后心肌细胞表达异常，其中10种上调，6种下调。目前研究认为miRNA-122、miRNA-126、miRNA-133、miRNA-144、miRNA-145、miRNA-199、miRNA-210、miRNA-214、miRNA-494、miRNA-451以及miRNA-499等可以通过抑制细胞内钙超载，抑制氧自由基，增强血管生成和抑制细胞凋亡等对再灌注心肌起到保护作用，而miRNA-1、miRNA-15、miRNA-92a和miRNA-320等通过抑制抗凋亡基因而促进细胞凋亡起到相反作用，miRNA-21、miRNA-24和miRNA-29则是把双刃剑，不仅能抑制MIRI损伤引起的心肌细胞死亡，减少心肌重构，同时也可能影响成纤维细胞，抑制MIRI后治疗。到目前为止，各种特异性miRNA在MIRI中的作用机制尚不清楚，更深入地了解miRNA的作用机制可以为MIRI治疗提供潜在治疗靶点。④长链非编码RNA（long non-coding RNA，lncRNA）：一组长度大于200nt、不编码蛋白的RNA，能够直接调控靶基因的转录与蛋白的降解，参与细胞内多种功能调控，目前研究发现lncRNA在MIRI损伤中起到重要作用。lncRNA-线粒体RNA处理核糖核酸内切酶RNA组分（RNA component of mitochondrial RNA processing endoribonuclease，RMRP）可以通过下调miR-206及激活PI3K-AKT-mTOR信号通路在MIRI中起到保护作用。lncRNA-尿路上皮癌相关1（urothelial carcinoma-associated 1，UCA1）基因，可减弱缺氧/复氧（hypoxia/reoxygenation，H/R）处理的H9c2细胞凋亡、内质网应激和线粒体功能障碍，提示LncRNA-UCA1可能是H/R损伤的重要靶点。自噬、内质网应激、miRNA及lncRNA在MIRI的机制和作用目前尚不完全明确，深入了解其在MIRI中的作用有利于改善再灌注损伤。

（四）防治措施

1. 目前临床上没有特效治疗 MIRI 的策略

（1）IPC：对抗心肌缺血的有效操作，但 IPC 需直接在心脏上进行操作，需反复钳夹冠状动脉，可能会造成冠脉血管损伤，并且动脉粥样硬化的患者进行 IPC 有发生血栓栓塞的风险，且因无法提前预知心肌缺血是否发生，故 IPC 的临床应用受到了限制。

（2）IPostC：在心脏搭桥手术中，IPostC 实施需要通过阻断和开放桥管的血流，对于动脉粥样硬化的患者，IPostC 操作仍有发生血栓栓塞的风险，但在 PCI 手术中，仅需对球囊进行充气和放气即可实施 IPostC，因此 IPostC 在 PCI 手术中应用更为安全，具有广阔的应用前景。

（3）RIPostC：指在闭塞的冠状动脉开通后，对远端器官或组织进行几个短暂周期的缺血，因其操作简单、创伤少而备受关注。已有大量研究表明 RIPostC 能降低心肌再灌注损伤，但一般都采用间断阻断下肢动脉的方法，尚不清楚最佳作用的远隔血管，需进一步对比研究。

（4）药物 IPostC：临床上对于药物能否降低 MIRI 损伤存在争议，且临床研究也相对较少，但也有研究认为有部分药物，如乳酸林格液、二甲双胍、尼可地尔、β 受体阻滞剂等可改善再灌注损伤。

2. 其他的药物治疗策略

（1）应用自由基清除剂及抗氧化剂：研究显示，在再灌注前给予高剂量的维生素 C 和 N-乙酰半胱氨酸，可以明显改善对心肌再灌注相关的氧化损伤，ROS 清除剂依达拉奉（edaravone）在再灌注前立即应用于 AMI 患者，可显著减少梗死面积和再灌注心律失常。

（2）应用钙通道阻滞剂：研究显示钙通道阻滞剂（如维拉帕米、氨氯地平及卡维地洛等）可以减少超氧化物的生成，起到缺血再灌注的保护作用，但应当重视其可能引起的心率、血压下降等不良反应。

（3）抑制炎症及免疫的药物：给予糖皮质激素可以稳定溶酶体膜，进而抑制炎症介质的释放和白细胞激活，可明显减轻缺血再灌注损伤。

（4）抑制线粒体膜通透性转换孔开放：应用 mPTP 抑制剂（如环孢素 A）可以减少心肌梗死面积从而起到保护心肌的作用。Piot 等试验中发现在 PCI 术前静脉弹丸式注射环孢素 A 能够减少约 40% 的心肌梗死面积[8]。

二、脑缺血再灌注损伤

脑缺血再灌注损伤（cerebral ischemia-reperfusion injury，CIRI）是脑组织在缺血一定时间后，重新恢复血液灌注后，脑功能不但不能恢复，反而出现了更为严重的组织结构损伤和功能障碍。成人脑质量占全身质量的 2%，但耗氧量占全身耗氧量的 20%，脑内神经元活动高代谢主要靠葡萄糖有氧氧化供给能量，对氧气和葡萄糖剥夺极为敏感，脑血流终止 15 秒后氧储备耗竭，发生昏迷，4～6 分钟后脑组织将发生不可逆损伤，因此脑组织是对缺血缺氧最敏感且耐受能力最差的器官，也是最容易发生缺血再灌注损伤的器官。

（一）病理生理变化

缺血是脑组织损伤的始动环节，持续的无灌注必然导致死亡，恢复缺血区的血流灌注是脑组织损伤修复的必需条件。

脑组织缺血后能量代谢障碍是主要的病理过程。脑组织缺血后氧分压降低，组织缺氧，葡萄糖代谢途径由有氧代谢转为无氧代谢，完全缺血 60 秒，即可引起 ATP 耗竭，ADP/ATP 比值增高，导致能量和蛋白质合成障碍，引起线粒体及其他组织进一步损伤。ATP 产生减少，Na^+-K^+-ATP 泵及 Ca^{2+} 泵酶活性减低，细胞内 Na^+ 及 Ca^{2+} 增多，进一步引起神经细胞水肿及凋亡。此外无氧代谢中丙酮酸转化为乳酸，细胞内 H^+ 增高，加重脑细胞水肿及坏死。

脑组织缺血出现血流再灌注后将经历几个不同阶段，因为缺血时间、缺血程度、再灌注时间以及患者基础状态等因素的影响，各个阶段之间并没有明显界限，且持续时间有所不同。再灌注初始阶段虽然颅内大血管再次获得血供，但因脑灌注压尚且不足，小动脉痉挛，毛细血管内皮肿胀等，微循环无复流，发生较为短暂的多灶性无灌注期。再灌注后 10～15 分钟，因血管麻痹等影响，出现持续约 15～30 分钟的一过性，不均匀的全脑充血期。脑缺血 2～12 小时后，虽然体循环血供恢复，但全脑血流量仍较正常降低 50%，出现迟发性全脑低灌注期。而 12～20 小时后，脑血流有可能会恢复，也有可能仍然处于持续低灌注或继发性脑充血状态，最终发生脑死亡。

脑缺血时脑细胞生物电发生改变，出现病理性脑电慢波，缺血一定时间后再灌注，慢波将会持续并加重。

缺血时脑的最明显的组织学变化为脑水肿及脑细胞坏死，再灌注后脑水肿持续加重，一般在 10～15 小时到达高峰。脑水肿的产生是膜脂质过氧化使膜的结构破坏和钠泵功能障碍的结果。

（二）临床表现

脑水肿引起的颅内压增高症状：头痛、恶心、意识障碍甚至昏迷，以及相应区域神经元功能障碍，如抽搐、肌阵挛、偏瘫、认知障碍等，甚至出现植物状态、脑死亡。

（三）发病机制

脑缺血再灌注损伤是一个复杂的过程，涉及多种发病机制，主要与氧化应激、细胞内钙超载、兴奋性氨基酸毒性、炎症反应、NO合成增多以及细胞凋亡等有关。

脑缺血再灌注过程中大量的活性氧自由基在体内蓄积，引起组织细胞氧化损伤。ROS可以直接引起酶失活，从而引起细胞呼吸链代谢障碍，细胞能量生成障碍，还可以诱发细胞脂质膜过氧化，产生细胞毒性物质，导致神经细胞坏死。ROS可以直接攻击线粒体，造成线粒体结构及功能障碍，使线粒体通透性转换孔mPTP异常开放，导致大量离子内流，启动细胞内级联凋亡途径的活化物而促进细胞凋亡。此外，ROS可通过激活内质网应激，激活内质网相关性死亡途径，如激活caspase12、c-Jun氨基末端激酶和诱导C/EBP同源蛋白表达等最终诱导细胞凋亡。

细胞内钙超载是脑缺血再灌注过程中造成神经元损伤的共同途径。细胞内钙超载可激活磷脂酶A2和C，一氧化氮合酶及钙依赖蛋白酶，造成氧自由基及NO大量蓄积，线粒体功能障碍，脑血管痉挛，加重脑组织无灌注时间，并且可以使血脑屏障通透性增大，加重脑组织水肿。

脑缺血后5～7分钟，细胞能量耗竭，K^+通道受阻，膜电位降低，神经末梢爆发性释放谷氨酸，通过兴奋谷氨酸受体（包括NMDA、AMPA和KA受体）引起神经细胞急性渗透性肿胀，造成细胞毒性脑水肿，导致细胞坏死和凋亡。

脑缺血再灌注后，白细胞、小胶质细胞和星形胶质细胞等重要的炎性细胞激活，炎细胞浸润后可产生细胞因子、趋化因子和黏附分子（选择凝集素家族、免疫球蛋白家族、整合素家族）等大量的炎性介质，阻塞微小血管，造成继发性低灌注，释放氧自由基、缩血管物质和蛋白水解酶，增加血管通透性，使血脑屏障破坏，加重了缺血再灌注区损伤，导致脑组织缺血性坏死，脑水肿和神经元损伤增加。

脑缺血再灌注后，NO大量合成，一方面可以通过扩张脑组织微血管、改善缺血脑组织血供、抑制血小板聚集、减轻脑缺血/再灌注损伤，具有一定的神经保护作用；另一方面，参与脑缺血急性脑损伤与迟发神经元死亡过程。

脑缺血再灌注损伤后，一方面缺血缺氧本身激活了促凋亡相关基因表达；另一方面氧自由基蓄积，细胞内钙超载，NO合成增多以及兴奋性氨基酸均可通过不同的机制诱导神经元细胞发生凋亡。

（四）防治措施

1. 预处理　预处理可以增强脑缺血中的内源性保护机制，为后续严重脑缺血提供神经保护适应，激活大脑的保护状态。研究显示七氟烷及右美托咪定等麻醉药预处理，可以显著降低大鼠CIRI所致的神经功能缺损评分、脑水肿和脑梗死面积。低氧预处理可增强缺血缺氧性损伤的耐受性，通过特定的机制提供神经保护，减少细胞损伤凋亡。RIPC可以通过介导神经元和体液两种途径提供内皮细胞保护。电针在百会穴预处理可通过腺苷A1受体的作用，对短暂性脑缺血有保护作用。

2. 后处理　研究证实，异氟烷后处理在脑内起着神经保护作用，异氟烷后处理对急性缺氧缺血性脑损伤（如急性颅脑损伤和缺血性脑卒中）的保护作用优于预处理。

3. 药物防治　发生脑缺血再灌注损伤后，药物治疗是目前临床最常用的治疗方法，主要有脱水降颅内压改善脑细胞水肿，抗凝及抗血小板聚集改善脑组织微循环，控制血糖维持机体水电解质酸碱平衡，营养神经，降低脑代谢，抗氧化，钙通道阻滞剂等。此外近年来的研究提示部分中药成分（如三七皂苷、丹参川穹嗪及姜黄素等）在脑缺血再灌注损伤中取得了良好疗效。

4. 亚低温治疗　亚低温治疗是目前国内外公认的最有效的神经保护方法，目前推荐自主循环恢复后尽早开始实施亚低温治疗，常用物理降温，肌松冬眠合剂联合呼吸机辅助通气进行降温，维持核心温度为32～34℃，持续12～24小时。

5. 高压氧治疗　在呼吸循环稳定状态下进行高压氧治疗，高压氧可以提高血氧含量，减少微血栓形成，改善细胞内钙超载，促进机体清除自由基，增强细胞功能与活力，促进侧支循环建立，改善缺血部位血供。

三、肝缺血再灌注损伤

（一）病理生理变化

肝脏缺血再灌注损伤（hepatic ischemia-reperfusion injury，HIRI）是指肝脏组织缺血一段时间后，血流重新恢复时肝脏功能却较缺血时进一步恶化的现象。HI-

RI 可分为冷缺血（4～7℃）和热缺血（37℃），热缺血常见于创伤、缺血性休克、肝脏手术等，而冷缺血发生与移植器官的储存有关。

HIRI 过程可分为两期：早期发生在再灌注 6 小时以内，此期主要是由 Kupffer 细胞释放氧自由基、TNF-α、IL-1β 等造成肝脏实质细胞凋亡和坏死；晚期发生在再灌注 6 小时以后，此期主要是由于中性粒细胞聚集引起蛋白酶抑制和氧化应激，从而造成肝脏损伤。

（二）临床表现

肝脏缺血再灌注后可使肝脏代谢功能降低，从而使肝脏相关实验室检查异常，如谷丙转氨酶、谷草转氨酶、乳酸脱氢酶等异常升高，凝血功能障碍，严重者可能出现肝功能衰竭、全身炎症反应综合征、多器官功能衰竭。此外 HIRI 可引起肠黏膜屏障功能障碍，导致内毒素血症及肠道细菌移位，进一步加重肝脏损伤。

（三）发病机制研究进展

缺血缺氧时肝内产生大量的活性氧，引起体内发生过氧化反应，改变细胞膜的流动性和通透性，作用于 DNA 促使其断裂。缺血再灌注早期，ROS 主要由 Kupffer 细胞产生，而后期 ROS 主要来源于中性粒细胞。Kupffer 细胞释放大量的 ROS，引起血管内皮多糖复合物降解，暴露血管内皮细胞表面的黏附分子，致使中性粒细胞、血小板黏附于内皮细胞，造成内皮细胞损伤和微循环障碍。中性粒细胞表面的 CD11b/CD18 与肝细胞表面的黏附分子结合，通过阻碍 NADPH 氧化酶系统增加 ROS 释放。另外中性粒细胞可以直接进入肝细胞，进一步加重肝细胞的毒性损伤。

Kupffer 细胞是肝内重要的免疫细胞，有学者认为 Kupffer 细胞在 HIRI 的发生中发挥着中心调节作用。肝脏缺血再灌注后 Kupffer 细胞被激活，激活的 Kupffer 细胞释放炎症因子和趋化因子，同时募集血中的中性粒细胞，共同参与缺血再灌注损伤。Toll 样受体在 Kupffer 细胞介导的炎症级联反应中起着关键作用，再灌注早期 Kupffer 细胞通过 Toll 样受体 4 的参与产生大量促炎因子如 TNF-α、IL-1β。TNF-α 通过附着于肝脏细胞表面的受体，诱导中性粒细胞趋化因子的产生，造成肝细胞的直接损伤，此外 TNF-α 还可上调黏附分子的表达，黏附分子可以激活中性粒细胞进入肝脏，造成肝细胞损伤。此外干扰素 γ、IL-1β、IL-6、IL-12、IL-23、IL-10、IL-13、血管内皮生长因子、肝细胞生长因子等也参与了 HIRI。

此外，肝脏微循环功能障碍、无氧酵解引起的酸中毒和 ATP 生成减少、钙超载、血浆 NO 水平下降、内皮素水平增高均可加重肝脏缺血缺氧，引起肝窦内皮细胞肿胀，激活 Kupffer 细胞、中性粒细胞产生大量炎性介质，使肝细胞发生不可逆损伤或死亡。除细胞坏死外，细胞凋亡和自噬也在 HIRI 发生中发挥着重要的作用，再灌注时 50%～70% 的肝窦内皮细胞、40%～60% 的肝细胞出现凋亡。

近年来发现某些 miRNA 在 HIRI 中发挥着重要的作用，有研究发现在大鼠的巨噬细胞中 miRNA-146a 能通过直接抑制 IL-1 相关激酶减少 TNF-α 的释放，从而抑制肝细胞凋亡。长链非编码 RNA 是长度大于 200bp 的非编码 RNA。Chen 等检测到 lncRNA AK139328 在 HIRI 发生时表达下调，引起磷酸化蛋白激酶 B、糖原合酶激酶等信号蛋白增加，此外 lncRNA AK139328 可降低血清转氨酶水平，减少巨噬细胞释放，抑制 NF-κB 活性和炎性细胞因子表达，减轻肝细胞坏死[9]。

（四）防治措施

IPC 是指用一个或多个短暂缺血再灌注诱导器官的内源性保护机制，从而提高器官对术中长时间缺血的耐受性，即在肝脏缺血再灌注前，先夹闭门静脉 5～15 分钟，随后再开放 10～20 分钟，可以降低术后肝脏相关酶学改变、减轻肝细胞损伤，是降低肝移植失败率的重要措施。

IPostC 是另一种常用的减轻缺血再灌注损伤的措施，目前在肝脏外科领域常用的方法是间断肝门阻断，即术中每间隔缺血 15～30 分钟后进行 5 分钟的血流再通。研究证实在大于 75 分钟的肝脏手术中间断肝门阻断法对肝脏的保护作用要强于 IPC，尤其对于有肝硬化等病变的患者效果更为明显。

某些具有抗氧化、改善能量代谢的药物可以增强组织对缺血再灌注的耐受性，从而减轻脏器损伤，目前临床上常用的药物主要有：①钙通道阻滞剂，如维拉帕米；②氧自由基清除剂，如谷胱甘肽；③蛋白酶抑制剂，如乌司他丁；④减轻炎性反应的药物，如糖皮质激素；⑤中草药制剂，如丹参、银杏叶提取物；⑥改善细胞能量代谢的药物，如曲美他嗪。有研究发现在大鼠缺血再灌注之前给予亚硝酸盐能减轻肝细胞的无氧代谢。

随着对 HIRI 的进一步研究，基因治疗逐渐受到重视，目前基因治疗 HIRI 的方法为直接或者间接地抑制肝细胞凋亡、抑制肝组织 ROS 生成。*Bcl-2* 基因是一种抗凋亡基因，其编码的蛋白可抑制多种细胞因子产生的细胞凋亡，从而使细胞寿命延长。Oshiro 等发现

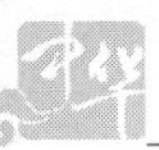

对 HIRI 的大鼠通过转入 *Bcl-2* 基因能保护肝窦内皮细胞，明显改善肝脏功能。趋化因子受体 CXCR3（CXC subfamily chemokine receptor 3，CXCR3）的特异性阻断剂 C6 可以降低组织中辅助性 T 淋巴细胞、增加调节性 T 淋巴细胞，减轻肝脏缺血再灌注损伤，因此 CXCR3 可能是保护 HIRI 的治疗靶点。

四、肠缺血再灌注损伤

（一）病理生理变化

肠缺血再灌注损伤（intestinal ischemia reperfusion injury，IIRI）是指胃肠道缺血一段时间后，当血流重新恢复时肠道功能进一步恶化的现象。根据原发于肠道的原因不同，将其分为急性肠系膜血管缺血、慢性肠系膜血管缺血、肠系膜静脉血栓形成这三类，如肠绞窄、坏死性结肠炎、肠系膜静脉血栓形成等；其他多见于各种原因引起的低灌注状态，如失血、感染、重大创伤、造成下腔静脉临时性阻断的手术等。

（二）临床表现

肠缺血再灌注对肠道局部带来的损伤相对轻微，如肠道菌群失调、胃肠胀气、再喂养综合征；但随着炎症反应的加重可对全身状态产生显著影响，引起多器官功能损伤、全身炎症反应综合征、脓毒症休克等。IIRI 是小肠移植的最大障碍，小肠移植是器官移植研究中开展时间较早，但到目前为止是临床器官移植中数量少、成活时间短的移植。

（三）发病机制研究进展

肠道供血约占心排血量的 20%，在全身有效循环血量不足的状态下，为保证心脑等重要脏器的血流供应，肠道血管收缩，因而成为早期缺血的器官。肠道具有屏障功能，是人体内最大的细菌库。当缺血缺氧发生时，肠壁黏膜水肿肠道通透性增强，加之肠黏膜分泌减少，肠道屏障功能遭到破坏，引起肠道内菌群移位、毒素入血。此外围手术期禁饮食、抗生素的预防性使用均可加重肠道内菌群紊乱，使肠道屏障作用减弱。内毒素入血后可激活网状内皮系统，促使大量炎症细胞及毒素释放，引起炎症级联反应。有研究发现对 IIRI 模型动物预防性给予 TNF-α 单克隆抗体，可有效减轻全身性损害。

此外，微循环障碍、代谢性酸中毒、氧自由基增多、钙超载、补体系统激活、白细胞黏附、促炎因子释放，均参与了肠道缺血再灌注损伤的发生。

（四）防治措施研究进展

传统治疗原则是在发生肠坏死之前恢复正常血供、限制坏死范围扩大，及时切除坏死组织。有研究发现给肠系膜动脉灌注罂粟碱对缺血性肠病具有肯定疗效，可降低患者的病死率。

考虑到细菌内毒素可通过肠道淋巴途径转移至全身，有学者发现结扎胸导管可降低血清中 IL-1 和 IL-10 的含量，从而减轻 IIRI 及与其相关的肺损伤。结扎肠系膜淋巴管，可提高 IIRI 引起的肠系膜动脉闭塞性休克大鼠的存活率。这些研究表明肠淋巴途径可以作为 IIRI 及远隔器官损伤的治疗靶点。

抗氧化剂如甘露醇、谷胱甘肽、依达拉奉等可以有效清除氧自由基，保护肠道组织。别嘌醇是黄嘌呤氧化酶的特异性抑制剂，能竞争性地抑制黄嘌呤氧化酶，从而减少再灌注期氧自由基的产生。某些中药如银杏叶提取物、四逆汤、大黄素等也被证实对 IIRI 有一定的保护作用。此外，肠道黏膜支持药物如谷氨酰胺、L-精氨酸等药物，对 IIRI 的治疗有一定支持作用[10]。

五、肺缺血再灌注损伤

（一）病理生理变化

肺缺血再灌注损伤（lung ischemia-reperfusion injury，LIRI），是指肺组织缺血一段时间后，当血流重新恢复时肺功能下降、肺组织结构破坏的现象。通常发生在肺移植术、肺动脉成形术、各种体外循环主动脉手术、心内直视手术、肺栓塞的血管再生治疗以及严重出血性休克和心肺复苏。作为一种无菌炎症，严重的 LIRI 导致原发性移植物功能障碍，这是肺移植后早期发病率和死亡率高的主要原因。缺血和再灌注被认为是两个独立的事件，每一种都会导致特定的肺部病变。主要病理为肺毛细血管扩张和肺泡上皮细胞连接断裂，微血管通透性增加、肺泡毛细血管间质水肿、肺血管阻力增加和中性粒细胞、巨噬细胞以及粒细胞的浸润、肺泡结构明显变形、上皮细胞变性，坏死和脱落。

（二）临床表现

肺缺血再灌注损伤的主要临床表现为肺血管阻力增加、肺动脉高压、气道压峰值增加、气体交换异常、严重的通气-血流比例失调、低氧血症、肺水肿、肺出血、急性呼吸窘迫综合征和急性呼吸功能衰竭。

（三）发病机制研究进展

肺缺血再灌注损伤是一个复杂的发病情况，涉及多种分子和细胞机制，在肺脏发生缺血时，肺内巨噬细胞、内皮细胞和其他免疫细胞的线粒体产生大量

ROS（活性氧簇，主要与线粒体、NADPH 氧化酶和 NOS 等相关），引起氧化应激，从而刺激炎性细胞因子 TNF-α、IL-Iβ、IL-6、IL-8、IL-18 和 NF-κB 释放，炎症因子增强内皮细胞的促炎机制，上调细胞表面黏附分子。这些变化致微血管系统发生生理变化，微血管通透性增加，肺血管阻力增加，导致肺损伤；在缺血期间线粒体损伤是不可避免的，主要包括线粒体活性氧（mitochondrial reactive oxygen species，mtROS）积累，Ca^{2+} 稳态、ATP 消耗等一系列事件，线粒体损害在再灌注后变得不可逆转；同时，肺缺血再灌注可通过 SIRT1/HMGB/NF-κB 通路引起急性肺损伤。此外，细胞凋亡在 LIRI 发生发展中起重要作用，肺泡Ⅱ型上皮细胞是产生肺泡表面活性物质的场所，其功能丧失直接导致肺表面活性物质的组成、功能和代谢发生变化，从而引起肺顺应性降低。

近年来高质量的 miRNA 表达谱筛选出 12 个可能与 LIRI 病理生理过程相关 miRNA，发现 miRNA 可与细胞自噬相互作用促进 LIRI 发生。miR-223 过表达抑制 HIF2α 和 β-catenin，从而促进自噬，增强了肺缺血再灌注损伤发生。同时 miRNA 可能通过改变炎症和/或凋亡反应中关键信号元素来诱导 IRI[11]。尽管 lncRNA 广泛参与了全身重要器官缺血再灌注过程中的各种调控通路，但在肺缺血再灌注损伤中的具体发病机制仍不清楚，亟待更多的研究去探索发现。

（四）防治措施

已有研究发现很多种能够减轻 LIRI 发生的治疗方法，主要包括缺血预处理和缺血后处理。

1. 线粒体保护　亚硝酸盐可能会影响 mtDNA 的释放，从而影响炎症反应，抑制线粒体氧化磷酸化，减少 mtROS。恢复肺功能、减轻血管渗透性和 IRI 诱导的肺水肿和炎症。

2. 抑制炎症反应　包括糖皮质激素、非甾体类抗炎药物、蛋白酶体抑制剂和抗炎细胞因子，抗炎因子主要以促炎转录因子抑制剂以及 HMGB1 拮抗剂为代表的炎症介质抑制剂；吡非尼酮在缺血前给药通过抑制 TNF-α 和 NF-κB 等促炎细胞因子的产生和细胞凋亡减轻大鼠模型 LIRI；山萘酚通过抑制炎症因子的释放、减少氧化应激反应，起到对大鼠 LIRI 的保护作用。

3. 减少中性粒细胞和肺泡巨噬细胞　可预防 LIRI 的一种有效的策略，环孢素 A 预处理通过降低肺泡巨噬细胞对缺氧和再灌注的反应减少肺再灌注损伤。

4. 麻醉药预处理/后处理　可减轻 IRI 引起的细胞因子介导的肺损伤，动物实验表明在大鼠肺移植模型中七氟烷预处理和后处理后，通过抗炎和抗凋亡作用对 IRI 表现出显著的保护作用；利多卡因给药可减少 IRI 所致的 miRNA 表达失调，通过减轻炎症和/或凋亡反应中关键信号元素来减轻 IRI 的发生。

5. miR-233 抑制剂　miR-233 抑制剂可抑制血管周围和间质性肺水肿，肺泡小管的“透明质”改变，中性粒细胞浸润、巨噬细胞、肺间质、肺泡腔中的多形核细胞以及肺 I/R 损伤后的肺泡内出血。

6. NO 管理　在肺 IRI 使用 NO，可降低肺动脉压，提高 PaO_2，改善通气-血流比值，组织学上减少水肿和多形核透明中性粒细胞浸润。

7. RNA 干扰技术　RNA 干扰能干预 NF-κB/TNF-α 的信号传导通路，从而预防肺缺血再灌注损伤。

六、肾缺血再灌注损伤

（一）病理生理变化

肾脏缺血再灌注损伤（renal ischemia-reperfusion injury，RIRI）是指肾组织缺血时和其后恢复血流灌注时器官功能不能恢复正常，甚至发生严重的组织损伤或器官功能衰竭。RIRI 是肾脏移植过程中常见的现象，是临床上导致急性肾损伤（acute kidney injury，AKI）的主要原因之一。AKI 发病率及死亡率极高，全世界每年有大量患者遭受此损伤。肾脏是对缺血再灌注损伤较敏感的器官之一。临床上常见于肾移植、肾切除、休克、脓毒血症、心搏骤停等。肾脏缺血再灌注损伤过程中，肾小管上皮细胞是损伤最严重的细胞类型。病理表现主要为肾小管上皮细胞水肿、变性、坏死、脱落，基底膜裸露，线粒体高度肿胀和变形、排列紊乱，以急性肾小管坏死最为严重，可导致肾移植失败或急性肾衰竭。

（二）临床表现

RIRI 主要表现为血清肌酐和尿素氮含量增加、电解质和酸碱平衡紊乱，双下肢水肿、乏力、贫血、口唇苍白、头晕心慌、尿量减少，严重者可发生肾衰竭。

（三）发病机制研究进展

在肾移植手术时，供体获取时器官发生缺血缺氧，当血管重建再通后，缺血缺氧所产生的中间代谢产物与氧自由基发生反应，造成生物膜系统损伤以及胞内氧化磷酸化障碍；氧自由基激活了炎症反应通路，大量炎症因子（白介素 IL-1β、IL-8、TNF-α 等）释放入血液，细胞功能和结构紊乱导致再灌注器官或组织微循环障碍，甚至诱发无复流现象，持续存在的炎症反应和肾脏损伤修复反复存在，形成了一种恶性循环，均会导致肾小管萎缩、进行性纤维化、肾脏功能下降，最终加重肾组织损伤，导致器官衰竭。与此同时，氧自由基大量堆积诱发肾血管的持续收缩，引起血流量减少、肾小球滤过率降低，肾小管上皮细胞凋亡与坏死，肾细胞数量明显减少，并随后发展为纤维化而没有新细胞再生。参与缺血再灌注损伤的细胞既有来自肾脏实体细胞，又有活跃的免疫细胞。随着天然免疫系统和适应性免疫系统的激活，发生排斥反应的风险将明显增加，主要包括B淋巴细胞和T淋巴细胞介导的免疫排斥。

近年Yu等发现低氧诱导因子-1α（hypoxia induced factor 1α，HIF-1α）可以通过调控lncRNA水平，从而影响趋化性细胞因子表达，对急性肾损伤保护起到调控作用。Liu等首次使用高通量测序方法检测大鼠缺血再灌注诱导的急性肾损伤模型中下胸段脊髓lncRNA的表达谱，共检测到了3 894个lncRNA，IRI引起35个lncRNA上调、17个下调，虽然其中大多数lncRNA的功能尚不清楚，但是对lncRNA参与调控肾缺血再灌注损伤提出了新的见解。miRNA是肾脏维持正常功能和发育的关键调节因子，有研究发现在小鼠缺血模型中，9个miRNA表达有明显差异，在肾脏缺血再灌注过程中阻断miRNA-687的同时保留张力蛋白同系物表达可以减弱肾细胞凋亡，对小鼠肾脏损伤有保护作用，表明miRNA可能参与肾的缺血再灌注。此外，线粒体自噬与肾脏IRI发生、发展密切相关，并受多种因素调控，尽管目前对线粒体自噬在肾缺血再灌注损伤中的作用研究不断深入，但线粒体自噬在RIRI中的关键作用还需要进一步探讨。

（四）防治措施

随着肾移植手术的大量开展，寻找能够减轻肾脏缺血再灌注损伤的方法显得尤为重要，近年研究发现的治疗措施主要包括：

1. 控制炎症因子释放　是防治IRI的重要举措，包括糖皮质激素、姜黄素、褪黑素等。

2. 减少细胞凋亡　蛋白酪氨酸磷酸酶作为肾小管上皮细胞中抗凋亡分子，通过抑制凋亡信号减轻细胞凋亡，最终发挥保护肾缺血再灌注损伤的作用。

3. 抗氧化治疗　包括氧自由基清除剂，依达拉奉等。

4. 雌激素　可能通过下调大鼠模型肾间质中TGF-β1的表达，改善肾小管间质纤维化的程度，从而发挥对肾缺血再灌注损伤后的保护作用。

5. 免疫调节　P物质可减轻肾内CD4、CD8和CD20细胞募集及新生血管异常，可显著保留肾脏大小以及正常的肾小管结构，减轻坏死小管、炎症、细胞凋亡和肾小管间质纤维化。同时，药物或骨髓来源的间充质基质细胞进行免疫调节也是肾脏缺血再灌注损伤的治疗方法。

6. 超声治疗　作为一种新型的治疗方法，研究证实超声波疗法能防止小鼠肾脏缺血再灌注损伤[12]。

（王强　白娟）

参考文献

1. KALOGERIS T，BAINES CP，KRENZ M，et al. Ischemia/Reperfusion[J]. ComprPhysiol，2016，7(1)：113-170.

2. HAUSENLOY DJ，BARRABES JA，BØTKER HE，et al. Ischaemic conditioning and targeting reperfusion injury：a 30 year voyage of discovery[J]. Basic Res Cardiol，2016，111(6)：70.

3. SOARES ROS，LOSADA DM，JORDANI MC，et al. Ischemia/reperfusion injury revisited：an overview of the latest pharmacological strategies[J]. Int J Mol Sci，2019，20(20)：5034.

4. HAN JY，LI Q，MA ZZ，et al. Effects and mechanisms of compound Chinese medicine and major ingredients on microcirculatory dysfunction and organ injury induced by ischemia/reperfusion[J]. PharmacolTher，2017，177(2017)：146-173.

5. WANG Q，LIANG D，WANG F，et al. Efficacy of electroacupuncture pretreatment for myocardial injury in patients undergoing percutaneous coronary intervention：A randomized clinical trial with a 2-year follow-up[J]. Int J Cardiol，2015，194(2015)：28-35.

6. LU ZH，BAI XG，XIONG LZ，et al. Effect of electroacupuncture preconditioning on serum S100beta and NSE in patients undergoing craniocerebral tumor resection[J]. Chin J Integr Med，2010，16(3)：229-233.

7. WANG J，TOAN S，ZHOU H. New insights into the role of mitochondria in cardiac microvascular ischemia/reperfusion injury[J]. Angiogenesis，2020，23(3)：299-314.

8. DAVIDSON SM，FERDINANDY P，ANDREADOU I，et al. Multitarget Strategies to reduce myocardial ischemia/reperfusion injury：JACC review topic of the week[J]. J Am Coll Cardiol，2019，73(1)：89-99.

9. PAPADOPOULOS D，SIEMPIS T，THEODORAKOU E，et al. Hepatic ischemia and reperfusion injury and trauma：current concepts[J]. Arch Trauma Res，2013，2(2)：63-70.

10. GONZALEZ LM，MOESER AJ，BLIKSLAGER AT. Animal models of ischemia-reperfusion-induced intestinal injury：progress and promise for translational research[J]. Am J Physiol-

Gastrointest Liver Physiol, 2015, 308(2): G63-75.

11. YE C, QI W, DAI S, ET AL. microRNA-223 promotes autophagy to aggravate lung ischemia-reperfusion injury by inhibiting the expression of transcription factor HIF2α[J]. Am J Physiol Lung Cell Mol Physiol, 2020, 319(1): L1-10.

12. GIGLIOTTI JC, HUANG L, BAJWA A, et al. Ultrasound Modulates the Splenic Neuroimmune Axis in Attenuating AKI[J]. J Am Soc Nephrol, 2015, 26(10): 2470-2481.

第十八章

血 液 保 存

血液组成极为复杂，主要由红细胞、血小板、白(粒)细胞等有形成分与血浆及其百余种蛋白质、多肽类物质、凝血因子和无机盐等无形成分组成。这些成分都有其固定的结构、形态、物理化学性质和含量水平，并各司其职，在体内正常血液循环中保持相对稳定。但离开人体后，在现有保存液、容器与保存温度等条件下，它们都会发生各种各样可逆与不可逆的复杂变化，从而引起其生理功能的降低以至产生有害作用，患者输用后达不到“安全”“有效”等预定的治疗或者抢救目的。因此，“血液保存”成为输血医学，特别是临床输血学中最重要的基础课题之一，也是从事输血医学研究工作者的重大历史责任和面临的挑战。我国范启修教授对此曾做出过突出贡献，被誉为中国血液保存研究的开拓者，他在《临床输血学》一书中[1]曾撰写了一章“血液保存”专述，为中国输血界所赞誉。本章在此基础上结合近20年来相关的研究进展和实践经验，以及相关学者的不同理念，期望能对读者有所裨益。

第一节 全 血 保 存

一、全血的组成

(一) 细胞成分

血液中的细胞成分(有形成分)约占血液总体积的40%~45%，数量最多的是红细胞，约为(3.5~5.5)$\times10^{12}$/L，血小板约为(100~300)$\times10^{9}$/L，白细胞约为(4.0~10.0)$\times10^{9}$/L。

(二) 非细胞成分

血液中的非细胞成分(无形成分，即血浆)约占血液总体积的55%~60%，由蛋白质(主要是白蛋白、球蛋白和纤维蛋白原)、凝血因子、非蛋白氮化合物(尿素、尿酸、肌酸、肌酐等)、不含氮的有机化合物(葡萄糖、激素、维生素等)、无机盐类(主要是氯化钠，钙、钾、磷、镁等离子)和水组成。

(三) 缓冲体系

血浆中有较强大的如 H_2CO_3-HCO_3^- 缓冲体系等，维持血液的 pH 在 7.35~7.45，血液中各种细胞的代谢需在适宜稳定的酸碱度条件下通过一系列的酶促反应才能进行，保证了各种细胞的正常代谢。

二、全血离体保存后各成分的主要寿命与功能

将献血者的静脉血液采入含有抗凝保养液的血袋中，在2~6℃贮存，不作任何加工处理，即为全血。人体的血液构成复杂，由于不同血液成分的寿命不同且需要不同的体外保存条件，在贮存过程中全血中的不同成分会发生一系列可逆和/或不可逆的变化。

(一) 各类细胞的寿命及保存寿命

血液中红细胞在血液循环中的正常寿命约120天，于2~6℃保存时，在不同保养液中，有效保存期为21~42天；血小板的体内寿命约12天，于2~6℃保存时，血小板迅速被活化并长出伪足，24小时内至少有50%可丧失体内回收率，72小时完全失去体内回收率，并被体内清除；白细胞的体内寿命最长约12天，在2~6℃保存时，只能保存5~8天，其中粒细胞保存1天后即丧失功能，白细胞的吞噬能力在7天后完全丧失。

(二) 凝血因子

凝血因子分为稳定的因子如凝血因子Ⅶ、Ⅸ、Ⅻa等于2~6℃保存42天时功能保持较好，不稳定凝血因子如凝血因子Ⅷ于2~6℃保存24小时后活性下降50%，凝血因子Ⅴ保存3~5天也损失50%。

(三) 血浆蛋白

血浆中的白蛋白、球蛋白、纤维蛋白等在2~6℃保存42天内较稳定。

三、全血保养液

目前，针对全血保存所设计的保养液是针对血液中重要的红细胞成分的保存，主要是防止血液凝固、维持适宜的 pH 范围、延缓红细胞代谢、保持红细胞的

正常生理功能等。全血保存的主要功能是给缺氧的组织器官供氧。

（一）红细胞的能量代谢

血液循环中的成熟红细胞无细胞核和线粒体等细胞器，不能合成蛋白质、不能分裂，在体内循环时平均存活120天。红细胞为维持其形态、结构和组成的稳定，行使其物质运输、免疫反应、信息传递及药物作用等功能，必然要消耗能量。葡萄糖是红细胞代谢的主要能量来源。正常情况下，红细胞代谢所需能量的90%是通过葡萄糖的无氧酵解主途径生成三磷酸腺苷（ATP），约10%可通过磷酸戊糖旁路（hexose monophophate pathway，HMP）途径生成ATP。另外，红细胞还保留着核苷酸的降解以及核苷酸的补救途径以提供红细胞的能量并维持其代谢和寿命。作为代谢产物之一的乳酸蓄积将导致pH降低，对红细胞造成贮存损伤。

（二）有效保存期的确定

血液中最主要的成分为红细胞，因此针对全血的保存期限设定以全血中的红细胞保存期为准，容许红细胞的最长保存时间，称为有效保存期。红细胞的有效保存期是按红细胞输注人体后24小时，在受血者循环血中预期至少能够保留输注的红细胞其存活率不小于70%而确定的，主要采用输注经放射物标记的红细胞在受血者体内24小时回收率进行评价，同时，在体外因红细胞破坏造成的溶血率小于0.8%作为标准。我国范启修曾发明“华伯仪体外酵解法”用于评估红细胞体外保存的有效期，可达到放射物标记评价的同等水平并曾列入《中国药典》（1977年版），但由于技术进步以及操作繁琐等原因没有继续使用此方法。

（三）主要的抗凝剂种类

血液离体后产生血液凝固的主要原因是：①血液中钙离子是启动并参与凝血瀑布（coagulation cascade）生成的主要因素；②凝血酶原激活而生成凝血酶。

血液抗凝剂是防止血液凝固的化学物质，目前常用的血液抗凝剂主要有柠檬酸/柠檬酸钠、乙二胺四乙酸二钠（EDTA·2Na）、肝素等。

1. 柠檬酸/柠檬酸钠　目前最常用的血液抗凝剂。其原理是柠檬酸/柠檬酸钠与血液中钙离子结合生成可溶性的柠檬酸钠钙螯合物抑制凝血瀑布中几个依赖钙离子的步骤，从而防止血液凝固。柠檬酸钠的最低抗凝浓度为0.2%，在血液保养液里的浓度一般为1.32%~2.63%，在全血保存时的最终浓度为0.4%~0.6%。由于缺乏葡萄糖等能量物质，单纯柠檬酸钠抗凝的血液不宜长期贮存。目前0.4%柠檬酸钠溶液仅作为血浆单采的抗凝剂使用，但长期大量摄入柠檬酸钠溶液可造成献浆者的“脱钙”血症等不良反应。

2. EDTA·2Na　一种强力抗凝剂，它与钙的结合能力比柠檬酸钠大10倍。含1.5g EDTA·2Na的5%葡萄糖溶液于4℃保存500ml血液的有效期可达28天，输入人体后血浆钙离子浓度不变。但EDTA·2Na可诱导血小板聚集，对血小板功能有损伤，在体内很快会被脾脏扣留、破坏，不宜作为制备血小板的抗凝剂。EDTA·2Na主要用于实验室血样分析及特殊血液保存液的配制。

3. 肝素　是一种酸性黏多糖，其作用是阻止凝血酶的生成而达到血液抗凝的目的。10mg（1 000单位）肝素可使100ml血液数天不凝固，但由于肝素化血液中没有葡萄糖等能量物质，用肝素抗凝的血液必须在48小时内输注。另外，肝素能激活脂蛋白脂酶（lipoproteinlipase），增加循环中的游离脂肪酸并在蛋白结合位点上同胆红素竞争，虽然可避免柠檬酸盐引起的低钙血症，但存在着减少胆红素的风险。目前，肝素主要用于实验室血样分析以及在血液体外循环时使用。

（四）全血保养液的种类与发展简史

尽管1916年Rous F和Turner JR采用柠檬酸盐和葡萄糖制成血液保养液，在2℃条件下保存血液2周，并在1918年成功的用于临床输血，但由于当时没有意识到葡萄糖对维持红细胞能量代谢的重要性，直到20世纪30年代，血液保存仍然没有太多的进步。第二次世界大战期间，由于对血液和血浆蛋白的需求急剧增加，推动了血液保存研究的进展。

1. ACD　1943年，Loutit JF和Mollison PL发明了柠檬酸-柠檬酸钠-葡萄糖保养液（ACD保存液），于2~6℃条件下可以保存全血21天。虽然ACD保养液的pH较低（pH 5.03），对红细胞有一定的酸损伤作用，但酸化溶液可防止保养液成分中的葡萄糖在高温高压灭菌时被氧化生成有害的糠醛。

2. CPD　1957年，Gibson在ACD保养液的基础上加入磷酸盐，发明了柠檬酸-柠檬酸钠-磷酸二氢钠-葡萄糖保存液（CPD保养液）。CPD保存液不仅提高了保存液的pH（pH 5.63），减少酸性环境对红细胞功能的影响，同时，磷酸盐也可被红细胞利用为能量代谢物质，于2~6℃条件下可以保存全血21天，保存后的红细胞输入体内后的存活率较ACD保养液高；另外，全血在冷藏过程中红细胞内2,3-DPG含量逐渐下降，2,3-DPG的半量恢复期约为4小时，输入大量储存的全血以后数日才能恢复到正常水平，影响氧的释放。用 CPD 代替 ACD 作为全血保养液可减轻 2,3-DPG 下降的程度。目前,CPD 逐渐取代了 ACD 作为全血保存的标准保养液。

3. CPD-A 1962 年,Simon ER 发现,在 ACD 血液保存液中加入少量腺嘌呤,可以提高血液在 4℃贮存期间 ATP 的水平和活性。1975 年,瑞士伯尔尼输血中心在 CPD 保养液中加入腺嘌呤,发明了柠檬酸-柠檬酸钠-磷酸二氢钠-葡萄糖-腺嘌呤保养液(CPDA-1 保养液)。腺嘌呤是 ATP 的前体,红细胞可以将腺嘌呤转变成磷酸腺苷(AMP),并进一步磷酸化生成 ATP,ATP 是红细胞新陈代谢活动提供高能化合物的物质来源,可使血液于 2~6℃条件下保存全血 35 天。1980 年以后,许多国家开始采用 CPDA-1 取代 CPD 作为全血的保养液。

目前部分常用的全血保养液的种类与配方见表 18-1。

表 18-1 部分全血保养液配方

	无水葡萄糖/($g \cdot L^{-1}$)	柠檬酸钠/($g \cdot L^{-1}$)	柠檬酸/($g \cdot L^{-1}$)	磷酸二氢钠/($g \cdot L^{-1}$)	腺嘌呤/($mg \cdot L^{-1}$)	溶液 pH	全血*/($ml \cdot L^{-1}$)	保存天数
ACD-A	24.5	22.0	8.00			5.03	150	21
ACD-B	14.7	13.2	4.40			5.03	250	21
CPD	25.5	26.3	3.27	2.22		5.63	140	21
CPDA-1	25.5	26.3	3.27	2.22	173.0	5.63	140	35

注:* 指 1L 全血所需要的保存液用量。

(五)保存条件

1. 保存温度 红细胞的代谢随着温度的降低受到明显抑制,可降低乳酸生成速度和蓄积,减少酸性环境,维持 pH 在适宜的范围。全血应在不使红细胞冻结的 2~6℃静止保存。

2. 保存容器 曾经玻璃瓶被广泛使用于采集和保存血液。自 1950 年后,美国率先使用塑料血袋进行血液采集、分离和保存。血液在代谢过程中会产生乳酸,乳酸与血浆中的碳酸盐反应生成碳酸进而分解为 CO_2 和水,而塑料血袋薄膜具有一定的氧气和 CO_2 的通透能力,可使 CO_2 排出,减少了乳酸蓄积导致的 pH 下降,有利于血液的保存;另外,塑料血袋的柔软性便于血液成分的分离。塑料血袋的发明是输血医学史上一次重要的革命和里程碑。鉴于塑料血袋与玻璃瓶相比具有非常显著的优势,世界各国现已普遍采用塑料血袋来采集和保存全血与血液成分。我国于 1967 年由杨成民等研究成功塑料血袋并推广应用,至 1970 年已逐渐覆盖全国。近年来,针对全血及不同血液成分保存条件的不同,塑料血袋的材料选择与配方也不同(详见第四十八章)。

四、全血保存的不足

(一)全血"不全"

全血表面上似乎含有各种血液成分,但由于不同血液成分的寿命不同且需要不同的体外保存条件,输注于 2~6℃保存 5 天后的全血实际上只相当于输注红细胞、血浆蛋白和稳定的凝血因子。实际上血液采集离体后长期保存的全血不再是真正意义上的"全血",希望通过输注保存的全血而发挥血液的全部功能是不可能的。

(二)易产生微聚体

全血中含有红细胞、血小板、白细胞等细胞成分及各种血浆蛋白、凝血因子,血液采集离体后 24 小时就开始形成由全血保存过程中凋亡的白细胞、血小板及其释放物质和纤维蛋白形成直径约为 10~170μm 的微聚体,血液中最小的微聚体都大于外周血细胞(4~10μm),输入体内后不能解聚,大剂量输入患者后易造成肺损伤和栓塞。

五、重构全血

针对大失血的患者,由于有效循环血量的大幅降低而导致严重的循环衰竭,以及红细胞和血红蛋白的大量丢失而产生严重的缺氧和凝血功能障碍,除了积极控制出血、使用晶体液等复苏外,连续输注红细胞、血小板和血浆等成分血是紧急救治生命的不可代替的手段。患者伤情稳定的越早,后续并发症越少。将红细胞、血小板和血浆 3 种成分血按照 1:1:1比例(即 10U 红细胞悬液+1 000ml 新鲜冰冻血浆+1U 血小板,其具体数值国内外相关报道也不尽相同)输注患者,即为"重构全血"(俗称"输血包"),其中红细胞、血小板及血浆均能发挥其作用,相当于全血的功能。

六、新采集全血在战伤救治中的作用

新采集全血具有许多库存血不具备的优势:温

热，容量接近500ml的新鲜全血血细胞比容为38%～50%，含(1.5～4.0)×10^5个血小板、100%凝血活性以及1 500mg的纤维蛋白原，没有库存血中存在的血细胞"贮存损伤"变化。但新鲜全血需要配型，有传播疾病的潜在风险和战场献血者少等限制。在一项对美军战斗中出现失血性休克的伤病员回顾性研究中，比较了接受新采集全血输血治疗的伤员（必要时增加了红细胞和血浆）与只接受成分输血治疗的伤病员（红细胞、血浆和血小板）之间的生存结果表明：采用新鲜全血的复苏策略可以显著提高30天存活率。严重战伤伤员有30%～40%死于难以控制的出血，及时输注红细胞改善携氧功能，新鲜冰冻血浆、冷沉淀和血小板等血液制品纠正凝血功能，是降低战伤后死亡率的关键（详见第六十六章　战伤输血）。

不同的血液成分有不同的输血治疗目的。针对不同的患者所缺乏的血液成分及病情需要，根据"缺什么，补什么"的原则，成分输血具有减少血液输注量"过载"、输血疗效好、副反应少、可减低输血风险、节约血液资源等优点，将血液进行成分分离和保存是输血医学史上又一重要的历史性变革。全血保存显示出了一定局限性。目前，不同血液成分的保存是血液保存研究与应用的主要方向。

第二节　红细胞保存

红细胞输注是临床输血最主要的内容之一，因此，红细胞的保存研究是血液保存最重要的研究课题。红细胞制品主要有浓缩红细胞、悬浮红细胞（添加剂红细胞）、洗涤红细胞、冰冻红细胞、冻干红细胞等品种用于临床或研究。红细胞保存的研究方向主要是利用各种技术和添加液，设法延长红细胞的有效保存时间，包括不同添加液的红细胞液态保存和红细胞冰冻及冻干保存等。

一、红细胞的生理功能及代谢

红细胞由细胞膜及胞质组成。红细胞膜的主要成分是蛋白质、脂质、糖类及无机盐，胞质中的主要成分为血红蛋白、水、无机盐、维生素、糖类物质和少量与核苷酸代谢有关的物质。成熟的红细胞呈双面或单面凹陷的盘状，表面积与体积的比值较大，有利于细胞变形、气体携带和交换。

（一）生理功能

红细胞具有多种重要的生理功能：①物质运输。红细胞内外的气体、无机离子、糖、氨基酸等物质交换必须通过红细胞膜的调控。②信息传递（受体）。细胞外的信息物质通过细胞膜上（或胞质中）的相应受体结合后引发一系列的反应。③免疫功能。红细胞不仅可清除免疫复合物（immunecomplex，IC），防止IC在组织沉积，还可参与免疫调控，而且，红细胞的某些免疫功能是其他免疫细胞所不能替代的。④变形能力。红细胞在外力的作用下具有很强的变形能力。红细胞的直径约为8μm，当其通过直径只有2～3μm的脾窦毛细血管时，必然受到挤压，从盘形变为细条状，因此可以顺利通过而不影响其正常功能，不然就难以生存。红细胞的变形能力是红细胞特殊的重要功能。红细胞的携释氧能力是由血红蛋白的氧亲和力决定的。1904年，Christian Bohr首次提出红细胞的携释氧能力呈典型"S"形的氧解离曲线（oxyhemoglobin dissociation curve）（详见第十五章、第十六章）。影响氧亲和力的主要因素有O_2分压、CO_2分压、pH和2,3-DPG含量及其生成的相关酶系统。当pH降低（Bohr效应）或2,3-DPG含量减少时，氧解离曲线向左移，血红蛋白与氧亲和力增加，释放氧的能力减弱，会导致对组织供氧给不足。红细胞除运输O_2和CO_2外，还对维持体内正常的功能稳态（homeostasis）起着重要的作用。

（二）能量代谢

维持红细胞代谢所需能量的大部分是通过葡萄糖的无氧酵解主途径获得，生成ATP。在某些情况下也可通过HMP途径生成ATP，提供红细胞的能量以维持其代谢和寿命。另外，红细胞还保留着核苷酸的降解以及核苷酸的补救途径。

二、红细胞的保存

红细胞的保存期主要围绕保存的红细胞成分血输入体内后仍具有可接受的红细胞功能来确定。红细胞的有效保存期是按红细胞输注到人体后24小时，在受血者循环血中预期至少能够保留输注的红细胞其回收率不小于70%而确定。体内评价方法主要采用输注经放射物^{51}Cr标记红细胞的体内回收率。近年来，开展红细胞保存研究的体外评价指标主要有：pH、ATP、2,3-DPG、溶血率及游离血红蛋白、P_{50}、血浆Na^+、K^+离子含量、红细胞的变形能力、红细胞形态、红细胞膜变化、NO消耗、带3蛋白聚簇化、电导率、渗透压、CD47等。

目前国内外使用的红细胞成分血及保存条件如下：

（一）浓缩红细胞

采用特定的方法将采集到多联塑料血袋内的全血中大部分血浆分离出后剩余部分所制成的红细胞

成分血。

1. 保存液种类及有效保存期

（1）ACD 或 CPD 保养液：采集的全血分离血浆后的浓缩红细胞，血细胞比容<0.70，可在 2～6℃保存 21 天。

（2）ACDA 保养液：采集的全血分离血浆后的浓缩红细胞，血细胞比容<0.75，可在 2～6℃保存 21 天。

（3）CPDA-1 或 CPDA-2 保养液（比 CPDA-1 多 1 倍腺嘌呤和 0.4 倍葡萄糖）：采集的全血分离血浆后的浓缩红细胞，血细胞比容为 0.80 左右，在 2～6℃可以保存 35～42 天。CPDA-2 是较理想的浓缩红细胞保存液。

（4）浓缩红细胞复状液：将含有丙酮酸盐、肌苷、葡萄糖、磷酸盐、腺嘌呤及 NaCl 的浓缩红细胞复状液加入到保存末期的浓缩红细胞中，在 37℃保温 1 小时，复苏后的红细胞可使 ATP 和 2,3-DPG 恢复到正常水平，有正常携氧和释氧能力，并改善输血后红细胞的存活率。复苏后的红细胞用前要去除复状液，在 24 小时内输用或甘油化冰冻保存。

2. 浓缩红细胞的优缺点

（1）优点：因去除了全血中的大部分血浆，仅有少量的血浆残留在浓缩红细胞中，可以预防血浆引起的大多数不良反应。

（2）缺点：除去大部分血浆后，维持红细胞能量代谢的物质如腺嘌呤和葡萄糖等大部分随血浆被移出，剩下的浓缩红细胞变得非常黏稠，给患者输注时，流速变慢，输注不容易，贮存中也易发生溶血，因此很少使用。目前基本上被悬浮红细胞所取代。

（二）悬浮红细胞

悬浮红细胞是采用特定的方法将采集到多联塑料血袋内全血中的大部分血浆分离出后，向剩余物加入红细胞添加液制成的红细胞成分血，又称为添加剂红细胞，即相当于在浓缩红细胞中加入红细胞保存液，使浓缩红细胞适当稀释，便于输注，同时因保养液中含有红细胞能量来源成分和红细胞膜稳定剂成分，以利于红细胞的有效保存。

1. 悬浮红细胞的种类及有效保存期

（1）晶体盐悬浮红细胞：浓缩红细胞加入生理盐水，只能保存 24 小时。

（2）SAG 保存液悬浮红细胞：浓缩红细胞中加入含 NaCl、腺嘌呤、葡萄糖的 SAG 溶液制成悬浮红细胞，在 2～6℃可保存 35 天。

（3）SAGM 保存液悬浮红细胞：在 SAG 保存液中加入细胞膜稳定剂甘露醇，形成了氯化钠-腺嘌呤-葡萄糖-甘露醇的红细胞保存液（SAGM），可减少红细胞悬液的溶血率，在 2～6℃可保存 35 天。

（4）MAP 保存液悬浮红细胞：由于浓缩红细胞去掉了大部分的血浆，其抗凝成分也随之减少，长期保存可能有纤维蛋白生成。在 SAGM 保存液的基础上按一定比例加入少量的柠檬酸-柠檬酸钠和磷酸盐形成 MAP 保存液，可减少纤维蛋白的生成、增加 ATP 的含量，于 2～6℃可保存 35 天。MAP 保存液是我国目前制备悬浮红细胞最广泛采用的保存液。

（5）去白细胞悬浮红细胞：去除白细胞成分血的临床意义主要有：①降低非溶血性发热反应（NHFTR）；②阻止或延缓 HLA 同种异体的免疫作用；③防止白细胞相关的病毒传播，有研究报告认为除去 2～3 个数量级的白细胞能防止 CMV 输血传播；④防止寄生虫感染、改善输血相关的 GVHD、改善输血相关的免疫抑制，如提高肾移植存活率、减少肿瘤的复发率和手术后感染率等。然而肯定这些益处还需更多的研究工作来证实。

去白细胞悬浮红细胞可分为 2 种：①使用去白细胞滤器清除悬浮红细胞中几乎所有的白细胞，并使残留在悬浮红细胞中的白细胞数量低于一定数值的红细胞成分血。其保存和使用条件与悬浮红细胞相同。②使用带有白细胞滤器的多联塑料血袋采集全血，并通过白细胞过滤器清除全血中几乎所有的白细胞，将该去白细胞全血中的大部分血浆分离出后，向剩余物内加入红细胞添加液制成红细胞成分血。通过体外的各种评价指标及过滤后储存 35 天同位素标记输注后的回收率等大量研究，储存前滤除白细胞对红细胞储存质量没有不良影响，可于 2～6℃保存到与不同添加液的悬浮红细胞相同的时间。但不同厂家的滤器其滤除白细胞后对血液的储存质量的影响有差异，使用前应做好产品的质量评估。

（6）辐照悬浮红细胞：辐照悬浮红细胞是指经过一定剂量的放射线（γ 射线、x 射线）照射处理灭活 T 淋巴细胞后的悬浮红细胞。血液辐照是目前预防受血者发生输血相关移植物抗宿主病（TA-GVHD）唯一肯定有效的方法。

有研究表明，γ 射线辐射血的目的是灭活淋巴细胞，保持其他细胞的功能和活力。对不同保存期红细胞进行辐照，在继续保存至血液离体后的 36 天过程中，与对照组相比，均未引起红细胞 ATP、2,3-DPG 含量的明显降低和血浆游离 Hb 的明显升高，表明不论是新鲜血或是库存血，25Gy 剂量的辐照对红细胞活性、功能均无明显影响。但值得注意的是血液在辐照后的一周内 K^+ 升高迅速，因此对于不能耐受较高 K^+ 的新生儿、早产儿、肾功能不全患者以及大量输血的患者等,血液辐照后应立即使用。

FDA 推荐辐照红细胞保存期不能超过 28 天,输后恢复率应>75%。我国血站技术操作规程中规定红细胞在采集后 14 天内可辐照,辐照后可再储存 14 天。

2. 悬浮红细胞的优点　悬浮红细胞具有其独特的优点:①在浓缩红细胞中加入了各种晶体液溶液,红细胞流动性好、输注方便。②因去除了全血中的大部分血浆,仅有少量的血浆残留在红细胞悬液中,可以预防血浆引起的大多数不良反应。③含有葡萄糖、腺嘌呤等营养物质,同时具有红细胞膜稳定剂的保存液可为红细胞提供足够的能量物质,减少溶血,可延长红细胞有效保存期。因此,悬浮红细胞是目前应用最多的一种红细胞制剂。

目前国际上临床主要使用的红细胞保养液的种类与配方见表 18-2。

表 18-2　红细胞保存液的种类与配方[2,3]

	SAGM	MAP	AS-1(Adsol)	AS-3(Nutricel)	AS-5(Optisol)
柠檬酸钠/(mg·ml^{-1})	—	1.50	—	5.88	—
柠檬酸/(mg·ml^{-1})	—	0.20	—	0.42	—
葡萄糖/(mg·ml^{-1})	9.00	7.21	22.00	11.00	8.18
磷酸二氢钠/(mg·ml^{-1})	—	0.94	—	2.76	—
氯化钠/(mg·ml^{-1})	8.77	4.94	9.00	4.10	8.77
腺嘌呤/(mg·ml^{-1})	0.17	0.14	0.27	0.30	0.30
甘露醇/(mg·ml^{-1})	5.25	14.57	7.50	—	5.35
保存天数/d	35	35	42	42	42

3. 悬浮红细胞保存液的研究进展　目前国内外还在继续研发新的红细胞保存液,其主要目的是进一步降低红细胞体外贮存损伤,延长红细胞体外保存时间,改善红细胞输注时的流动性。输血领域相关杂志一直很关注相关领域的研究进展,目前正在研发中的新型红细胞保存液包括:PAGGSM、EAS-64、EAS-81、RAS2 等[4,5]。与 SAGM 相比,PAGGSM 保养液中增加了鸟嘌呤核苷,是等渗液而非高渗液,具有减缓由 CPD 引起的红细胞肿胀并降低溶血率和渗透脆性,可以保存红细胞 49 天[6]。

(三)洗涤红细胞

1. 洗涤红细胞的制备及有效保存期　保存期内的悬浮红细胞、浓缩红细胞、少白细胞红细胞或全血,经离心后在无菌条件下分出上清液或血浆,加入适量无菌生理盐水混匀,再离心去除上清和白膜,如此反复洗涤 3 次,最终去除 98%以上的血浆蛋白,90%以上的白细胞、血小板,同时也去除了红细胞在保存过程中产生的钾、钠、氨、柠檬酸盐、乳酸、IgA 等物质,保留 70%以上红细胞,最后加入适量的生理盐水或红细胞添加液悬浮,于 2~6℃保存,并于 24 小时内输注。

2. 洗涤红细胞的优缺点

(1)优点:洗涤红细胞除去了绝大部分的血浆和白细胞组分,可降低非溶血性发热反应,预防血浆蛋白所致的过敏反应,以及减少因多次输血而产生的白细胞抗体所致的输血无效;同时对于器官移植后患者,可以减少排斥反应。洗涤红细胞适用于血浆过敏、自身免疫性溶血性疾病、阵发性睡眠性血红蛋白尿(PNH)和器官移植患者。

(2)缺点:由于缺乏葡萄糖等能量物质,洗涤红细胞不能保存,应于 24 小时内输注。

(四)冰冻红细胞

1. 冰冻红细胞概念　采用特定的方法,将自采集日期 6 天内的全血或悬浮红细胞中的红细胞分离出,并将一定浓度和容量的甘油与其混合,使用速冻设备进行速冻或直接置于-65℃以下的条件下保存的红细胞成分血。

2. 发展历程　血液的长期保存一直是一个重要的问题。虽然冰冻可以降低红细胞的代谢速度,但直接冰冻红细胞会导致红细胞膜的渗透性损伤,在红细胞胞内形成冰晶,对细胞产生机械损伤,造成红细胞破损、溶血。1949 年,Polge 和 Smith 等人发现甘油对牛精子的冰冻保存有保护作用,在 Smith 应用甘油作保护剂冰冻红细胞获得成功后,血液冰冻保存的研究迅速发展。红细胞的冰冻保护剂可分为胞内保护剂和胞外保护剂。胞内保护剂也称渗透性保护剂,是一些小分子物质,进入细胞内增加胞质浓度,减少水分含量,包括甘油、二甲亚砜(DMSO)、乳酸钠、葡萄糖、乙二醇、丙三醇、甲醇、乙醇、乙酰胺、甲酰胺等;胞外保护剂也称非渗透性保护剂，主要是一些大分子聚合物类、蛋白质类、脂类等，可以固形并防止膜损伤等，包括乳糖、麦芽糖、木糖、聚乙烯比咯烷酮（PVP）、右旋糖酐、白蛋白、羟乙基淀粉、聚乙二醇、甘露醇等。但是由于当时没能解决去除冰冻保护剂的问题，临床未能得到广泛应用。1956 年，Tullis 应用 Cohn 氏分离器去除保存红细胞中的冰冻保护剂甘油，从而使冰冻红细胞成功地应用于临床。但因该方法操作复杂，未得到广泛推广。1963 年，Huggins 发现红细胞在糖溶液中有可逆性的聚集反应，可用糖液洗涤法去除冰冻保护剂甘油，冰冻红细胞逐渐在临床上得到广泛应用。之后，Meryman 等人又对去除冰冻保护剂的方法进一步改进，利用不同浓度梯度的氯化钠洗涤红细胞去除冰冻保护剂，并在工艺方法上不断完善，开创了冰冻保存血液的另一重要途径。

目前，冷冻红细胞作为一种特殊的血液制剂已经常规供应临床使用。冰冻红细胞保存研究和临床应用的成功是血液保存研究的重大突破。

3. 冰冻红细胞的制备（略）

4. 冰冻红细胞的优缺点

（1）优点：①冰冻红细胞是目前已被广泛认可且逐渐推广的一种保存方案，保存期可长达 10 年。为解决血液长期贮存、调节血液供求不平衡、特别是为稀有血型的血液贮备以及开展自体输血创造了条件。②与洗涤红细胞一样，可预防和减少输血不良反应。

（2）缺点：①由于制备、复温和洗涤去除低温保护剂的操作过程复杂费时，不利于及时应用；②需要超低温冰箱（-80℃）或液氮罐进行储存，消耗大量的液氮或电能，成本高；③洗涤过程对红细胞膜有一定程度的损伤，易导致溶血，红细胞的回收率降低；④由于需要深低温储存，长途运输困难，仅适合就近使用等。

（五）冻干红细胞

1. 冻干红细胞的优势　冷冻干燥法是实现血液长期保存的理想方法。冻干保存血液具有明显的优点，如：①冻干制品在室温下即可保存，保存成本低；②使用前不需要复温；③重量和体积大大减轻，易于运输；④可以实现更长时间的保存等。该方法有可能成为最有效、经济的血液长期保存方法，也是目前血液保存研究的热点和重点。

2. 冻干红细胞的损伤机制　要实现冻干红细胞的制备和保存，首要解决的问题是维持红细胞膜的完整性及其功能。低温和干燥是对细胞膜产生损伤的主要因素。冷冻干燥保存对红细胞的损伤主要表现在 4 个方面：①渗透性损伤。细胞的冰点为 0.6℃左右，温度不低于-10℃时，细胞受膜保护处于过冷状态而不结冰，细胞外液先结冰，渗透压增高，细胞处于高渗环境中，产生渗透休克。②低温损伤。降温过快，细胞内水分来不及移出，当温度降到-10℃以下，胞内开始形成冰晶，对细胞产生损伤。③干燥损伤。水分蒸发时，分子间和分子内部之间的联系发生剧烈的变化，膜的完整性受损。④复水损伤。复水时样品吸水，细胞环境溶液渗透压变化，细胞体积变化剧烈，若超出细胞所承受的范围，可导致细胞破裂。

3. 冻干保护剂的作用机制　通过添加冻干保护剂，优化降温速率、冻干程序及复水方法等，可以缓解冻干过程对红细胞膜的损伤。冻干保护剂的作用是保持细胞膜结构和减少渗透性损伤，其构成主要为碳水化合物（糖类）、聚合物、蛋白类和其他一些成分，主要作用原理有以下几个方面：①保护剂的渗透压比较大，加入保护剂预处理，使细胞平衡并适当脱水，以抵抗渗透性损伤；②在降温时保护剂与水分子作用，能降低冰晶形成速度，减小胞内冰晶损伤的程度；③保护剂通过氢键代替水分子与胞膜上的蛋白或脂类结合，避免干燥时胞膜发生融合，维持细胞膜结构的完整性。

4. 冻干保护剂的种类　目前，研究中常用的红细胞冻干保护剂可分为胞内保护剂和胞外保护剂。①胞内保护剂：也称渗透性保护剂，是一些小分子物质，进入细胞内增加胞质浓度，减少水分含量，包括甘油、DMSO、葡萄糖、乙二醇、丙三醇、甲醇、乙醇、乙酰胺、甲酰胺等；②胞外保护剂：也称非渗透性保护剂，有大分子聚合物类、蛋白质类、脂类等，可以固形防止膜损伤等。包括乳糖、麦芽糖、木糖、聚乙烯比咯烷酮（PVP）、右旋糖酐、白蛋白、羟乙基淀粉、聚乙二醇、甘露醇等。另外还有一些其他类型保护剂如海藻糖、依克多因（ectoine）、三氯化钌水合物、苯基亚甲基双三环己基磷二氯化钌等正在进行研究。

目前还没有制备和保存技术成熟的冻干红细胞制品进入临床应用。

三、红细胞贮存损伤的研究进展

（一）红细胞贮存损伤的机制

红细胞在体外保存期间，会发生一系列的生物化学与形态学变化，即“保存损伤”。大量研究发现保存损伤包含以下几个方面：pH、ATP、2,3-DPG、S-NO-Hb、葡萄糖、红细胞内酶活力、变形性降低；而乳酸、丙二醛含量、蛋白质羰基化、K^+、ROS 等指标随保存时间延长而逐步增加，以及炎症因子聚集、流变学性质变化、红细胞形态变化(棘形红细胞增加、红细胞破裂等)。贮存损伤与红细胞输注后的副作用密切相关,因而受到输血领域研究者的密切关注。红细胞保存损伤的主要指标变化见表 18-3。

表 18-3 红细胞保存损伤的主要指标变化

红细胞变化			悬浮物变化
代谢变化	氧化应激	外形和膜变化	
2,3-DPG 减少,可能对氧输送有损伤	蛋白氧化(包括细胞骨架)	早期可逆棘形红细胞到不可逆棘球状红细胞转移	pH 下降
磷酸盐和腺嘌呤(AMP,ADP,ATP)含量减少	磷脂过氧化,溶血磷脂生成易于导致 TRALI,生成前列腺素和异前列腺素	产生囊泡和促凝血特性	K^+浓度增加(Na-K-ATP 酶活性减少),增加高钾血症发生
谷胱甘肽减少		红细胞脆性增加,附于血管内皮	前炎性细胞激素(IL-1β,IL-6,IL-8,TNF-α)和补体
结合珠蛋白(Haptoglobin)减少	结合游离血红蛋白,保留半价铁离子的同时使其降解,抑制其氧化活性的能力下降,加重 Hb 介导的氧化损伤	消耗 NO,影响红细胞的变形性和血管舒张	游离血红蛋白(FHb)浓度增加
乳酸增加			游离血红蛋白(和血红蛋白微粒)易于结合 NO
			血红素和铁离子具有潜在氧化损伤,细胞毒性和引发炎症反应

注:ADP. 二磷酸腺苷;AMP. 单磷酸腺苷;ATP. 三磷酸腺苷;DPG. 二磷酸甘油酸的异构酯;Hb. 血红蛋白;IL. 白介素;TNF-α. 肿瘤坏死因子-α;TRALI. 输血相关急性肺损伤;NO. 一氧化氮。

(二) 红细胞贮存损伤新的研究方法进展

过去研究者做了大量的评价指标来建立体外红细胞贮存损伤的评价系统,目前该领域最新的进展是将质谱技术纳入到红细胞贮存损伤的研究中,从组学的角度来评价红细胞在体外保存中发生的变化,从而改进现有干预措施,优化现有红细胞体外保存条件。目前研究较多的方法是从代谢组学和蛋白质组学的角度进行研究:代谢组学从糖酵解途径和氧化-还原平衡入手,分析红细胞在体外保存过程中细胞内的动态变化,让研究者得以深入全面地理解体外保存条件下红细胞的生理变化,为改进体外干预措施和调整保养液组分提供了详实的参考文献[5,7];同时研究发现红细胞内过氧化物酶 2(peroxinredoxin-2)循环因为低温和底物维生素 C 的消耗而受到抑制[8],使得体外保存的红细胞更容易受到氧化损伤,如何在改进保养液成分或改善红细胞体外保存条件来减轻红细胞的氧化损伤,为输血研究者提出了新的课题。而蛋白质组学和蛋白质修饰组学则从红细胞体外保存的蛋白变化,发掘红细胞膜蛋白的磷酸化变化情况和羰基化修饰位点。研究发现在体外保存过程中氨基酸残基磷酸化变化最大的膜蛋白分别是血影蛋白 α(α-spectrin),血影蛋白 β(β-spectrin)和带 3 蛋白[9],提示体外保存对以上蛋白的功能具有负面影响,红细胞保存液的组分需要针对以上膜蛋白的磷酸化和氧化损伤情况进行优化。

四、库存血和新鲜血在临床输血中的争论

(一) 争论的起因

随着无偿献血的全民普及、血液筛查的严格执行,输血传播疾病的概率越来越小,但输血相关非感染性严重危害(noninfectious serious hazards of transfusion,NISHOTs)却成为输血的主要并发症,超过输血传播疾病的 1 000 倍。红细胞保存损伤引起的并发症是 NISHOTs 的重要因素,因此引发库存血和新鲜血在临床输血中的利弊之争。一般将贮存 2 周之内的血液称之为新鲜血,2 周之后称为库存血。

红细胞在体外保存过程中,2,3-DPG、ATP 含量降低,氧亲和力(P_{50})升高,血浆中钾离子浓度升高,最终红细胞破裂释放游离血红蛋白。除了上述变化外,研究者对关于红细胞在体外保存过程中的变化做了大量的研究,发现在体外保存过程中,红细胞中的亚硝基硫醇血红蛋白含量会随保存时间延长而显著降低[10],而作为一氧化氮(NO)前体的亚硝基硫醇血红蛋白含量降低,会显著影响红细胞的变形性等生理功

能。除此之外，还有上面章节提到的家族过氧化物酶2（peroxinredoxin-2）活性降低及血影蛋白 α（α-spectrin），血影蛋白 β（β-spectrin）和带 3 蛋白的磷酸化等蛋白质修饰组学和代谢组学的变化。既然红细胞在体外保存过程中发生了如此多的变化[11]，对于输血患者的临床预后又会带来什么影响呢？近几年，许多研究者做了大量的临床研究工作，形成了两种不同的观点和看法。

（二）两种观点

1. 弊大于利的观点　一项 1998—2006 年的大规模临床试验表明，输注新鲜血（平均保存时间 11 天）与输注库存血（平均保存时间 20 天）会对接受冠状动脉旁路移植术和心瓣膜手术的心脏外科患者（2 872 位患者总计输注了 8 802 单位的新鲜血，3 130 位患者总计输注了 10 782 单位的库存血）的临床预后产生显著影响：输注新鲜血的患者住院死亡率低于输注库存血的患者（1.7% vs 2.8%，$P=0.004$），肾衰发生率也低于输注库存血组（1.6% vs 2.7%，$P=0.003$），败血症发生率也较低（2.8% vs 4.0%，$P=0.01$），其他并发症也显著低于输注库存血组（22.4% vs 25.9%，$P=0.001$）。术后一年，输注新鲜血的患者的死亡率也同样低于输注库存血组（7.4% vs 11.0%，$P<0.001$）[12]。从文献中可以看出，输注库存血对心脏外科患者的预后带来了显著的负面影响，这可能和库存血中较高的钾离子浓度、游离血红蛋白含量和受损的红细胞功能有关。

2. 利弊相当的观点　也有更多的临床试验数据显示输注新鲜血与输注库存血对预后没有显著性差异。一项在加拿大和欧洲开展的多中心随机对照试验，显示输注新鲜血［平均保存（6.1±4.9）天］，与输注库存血［平均保存（22.0±8.4）天］的 90 天死亡率差异没有统计学意义（$P=0.38$）[13]。另一项于 2010—2014 年间开展的大规模临床试验（$n=1\ 098$）显示，心脏外科患者术中及术后输注新鲜血（保存时间小于 10 天）与输注库存血（保存时间大于 21 天）对患者的多器官功能障碍评分结果（multiple organ dysfunction score，MODS）影响的差异没有统计学意义（两组评分分别下降 8.5 和 8.7，95%置信区间，t 值为 -0.6 和 0.3，$P=0.4$）。7 天病死率分别为 2.8%和 2.0%（$P=0.43$），28 天病死率分别为 4.4%和 5.3%（$P=0.57$）。唯一差别仅在于输注库存血的患者血胆红素指标较高。该项临床试验也显示输注库存血没有对心脏外科患者产生不良预后[14]。

新英格兰医学杂志的编辑 Aaron AR. Tobian 和国际输血协会主席 Paul M. Ness 对输注库存血相关的 13 例临床试验进行了梳理，同样认为输注库存血与输注新鲜血对临床预后并没有显著影响，并以此为基础，对美国输血协会（AABB）的输血指导原则进行了标注：对于输血患者，只要是在保质期内的红细胞成分血都是可用的，没有必要采用保存期较短的血液[15]，并给予“强烈建议”和“稳健的质量证据”评级。上述数据都认为库存血对输血患者的预后影响没有统计学意义。

但红细胞在体外保存中的变化也是确实存在的。虽然很多红细胞功能评价指标如 2，3-DPG、S-NO-Hb 含量和 ATP 浓度等当红细胞输注到患者体内后是可逆和可恢复的，但红细胞膜蛋白的磷酸化、羰基化修饰和磷脂氧化损伤、棘形红细胞产生又是不可逆的。如何科学评判红细胞体外损伤（库存血）和临床预后（不仅是上述文献中作为主要评价指标的死亡率，还包括上述文献未提到的副作用发生率及对患者愈后的影响）的关系，仍将是输血领域研究工作者未来的工作重点。

第三节　血小板保存

血小板是血液中比重最轻的一种血细胞。利用较大的比重差，采用离心法可以从全血中分离提取浓缩的血小板制品。目前有两种浓缩血小板（platelet concentrate，PC）制品供应临床使用。一是机采血小板，采用血细胞分离机，从单一献血者体内选择性的单纯采集可达 1～2 个治疗剂量的浓缩血小板，并将其他的血液成分回输献血者；二是随机供者血小板（random donor platelet，RDP）或称手工血小板，需在 4～6 小时内离心分离新鲜采集的抗凝全血，采用富含血小板血浆法（platelet-rich plasma，PRP）或白膜法（buffy coat，BC）两种制备方式。普通成年患者一次输注手工血小板一般需要 10～12U 全血制备的浓缩血小板（我国 1U 全血为 200ml）作为一个治疗剂量。

一、血小板的生理功能及代谢

（一）血小板的生理功能

血小板来源于巨核细胞，无细胞核，但具有溶酶体、线粒体等多种细胞器。血小板细胞质可分为两部分：①靠近细胞膜周边的细胞质部分称透明区（hyalomere），有十几层与细胞膜平行的环状排列的微管。靠近细胞膜处还有微丝（肌动蛋白）和肌球蛋白，它们负责保持和改变血小板的外形。②细胞质的中央部分称颗粒区（chromomere），含有血小板颗粒、小管系、线粒体、核糖体、过氧化物酶体和溶酶体等。血小板颗粒又可分为两种，一种是特殊颗粒（α 颗粒），体积较大，含有凝血因子Ⅲ等；另一种是致密颗粒，含有5-羟色胺、ADP、ATP、钙离子、肾上腺素等。小管系也可分为两种，一种是开口于细胞膜的开放小管，可与血浆进行物质交换；另一种是分布于细胞质周边的致密小管，不与细胞膜相通，能收集钙离子和合成前列腺素。正常状态下，静息血小板呈两面微凸的圆盘状，平均直径 3.1μm±0.3μm，用^{51}Cr或^{111}In标记法测得的人体内血小板寿命为 9~12 天。血小板对 pH 非常敏感，适宜的 pH 在 6.8~7.4 之间，当 pH 小于 6.2 或大于 7.4 时，血小板被活化、发生从圆盘状到球形的变化，其体内回收率低，恢复性差。血小板对温度敏感，当温度低于 18℃时就会被激活，产生伪足。

1882 年，J. B. Bizzozero 发现血小板具有止血和修补血管壁的功能，1923 年进一步发现血小板具有聚集和黏附功能。血小板的主要生理功能是参与止血，防止损伤后的血液丢失。血小板的主要生理功能主要通过如下几种方式完成：①黏附功能。血小板具有黏附在异物表面的功能，正常情况下，血小板不与血管表面的内皮细胞发生反应，只有在血管受损后，内皮细胞的完整性被破坏时，血小板才开始黏附在破损的血管壁上，形成白色血栓。②聚集功能。血小板相互间黏着在一起的现象。当血小板黏附在血管破损处或受到激活剂作用后即被活化，在钙离子参与下，激活的膜糖蛋白Ⅱb/Ⅲa 暴露出纤维蛋白原受体，血小板通过各自表面的膜糖蛋白Ⅱb/Ⅲa 和不同血小板的纤维蛋白原结合聚集成团。③释放功能。血小板在活化过程中将其贮存在致密体、α 颗粒或溶酶体内的内容物释放到细胞外，通过释放反应形成的物质所产生的生物效应实现血小板的止血功能。④凝血功能。活化的血小板通过吸附和聚集凝血因子，刺激凝血因子Ⅷ：C、Ⅹ、Ⅺ、Ⅻ和凝血酶原活化，参与凝血过程。⑤血块回缩功能。血小板通过伪足黏附在纤维蛋白原上，形成三维结构，当伪足收缩时，形成整个血块的收缩。此外，血小板还具有参与炎症、免疫及支持内皮完整性的功能。

（二）血小板的能量代谢

血小板在整个贮存期间都具有活跃的新陈代谢。血小板胞内具有完整的糖酵解系统和线粒体，但血小板内线粒体的数量远不及肌细胞，不含磷酸肌酸和肌酸激酶，因此主要依靠糖酵解和有氧代谢获取能量，脂肪酸和氨基酸代谢在血小板的能量代谢中也可能起到一定的作用。正常状态下血小板的糖分解代谢速度是红细胞的 1.3 倍，骨骼肌的 4.7 倍，在血浆中静置的血小板氧化产生的 ATP 占总量的 80%，但当血小板经过离心处理后氧化与糖酵解产生 ATP 量的比值明显降低。通过氧化磷酸化途径不会导致乳酸产生，是产生 ATP 更有效的途径。当血小板内氧化磷酸化完全受到抑制时，糖酵解可完全代偿 ATP 的产生，此时血小板的糖酵解速率较红细胞和骨骼肌分别增高 13 倍和 6 倍，葡萄糖是其主要的能量来源，其代谢产物乳酸可由碳酸氢盐和其他添加剂中的磷酸盐等物质缓冲；另外，血小板还具有嘌呤核苷酸代谢、磷酸次黄嘌呤核苷酸代谢、花生四烯代谢和磷脂酰肌醇代谢等途径。

二、血小板的保存

（一）血小板保存的评价方法

血小板性质敏感、脆弱，易活化，离体后易发生变形、破裂和损伤，体外液态长期保存困难。自 20 世纪 60 年代起，许多学者对如何评价保存血小板的功能，延长其体外保存时间进行了大量的研究。

1. 体内评价方法　血小板保存后输入体内评价的最有效和客观的方法是体内标记法。用^{51}Cr或^{111}In标记新鲜或保存的血小板，输入人体后检测血小板在体内的存活数量，判断血小板的回收率及存活时间。但这种方法操作复杂、困难，主要用于基础研究，不适合常规的应用和评价。目前，国内外广泛采用的评价保存血小板输注体内是否有效的临床验证方法是血小板校正计数值（corrected count increment，CCI）法。

CCI＝［输注后血小板计数值－输注前血小板计数值（10^9/L）］×体表面积（m^2）/输入血小板总数（10^{11}），其中体表面积＝0.006 1×身高（cm）＋0.012 8×体重（kg）－0.152 9。

评价标准一般以英国血液学标准委员会编写的血小板输注指南上的标准来判断：输注血小板后 1 小时 CCI>7.5×10^9/L，20~24 小时 CCI>4.5×10^9/L 为有效。对于 1 小时 CCI 和 24 小时 CCI 哪个能更好地反映血小板输注的有效性，大多数研究者更趋向于 1 小时 CCI 值，认为“1 小时 CCI 可以了解输入血小板的量是否足够，判断是否输注无效；而 24 小时 CCI 可以了解血小板的寿命，决定血小板输注的频率。”。

2. 体外评价方法　除体内验证保存血小板的质量外，研究者也研究制订了许多体外检查评价血小板质量的指标和方法。主要有 pH，血小板计数和形态观察，涡旋、血小板黏附、血小板聚集与释放、模板出血时间、血小板功能分析、P 选择素、血小板微粒、低渗休克（HSR）、乳酸含量、酶活性、葡萄糖的消耗、血小板活化标记物 CD62p、CD41、血小板微结构观察、血栓弹力图等。近年来，也有学者将组学分析技术，如荧光差异凝胶电泳（differential gel electrophoresis，DIGE），同位素标记亲和标签（isotope-coded affinity tagging，ICAT），同位素标记相对和绝对定量（isotope tagging for relative and absolute quantitation，iTRAQ）等应用到血小板的贮存损伤的研究，以评价血小板在体外保存中发生的变化。

（二）血小板的保存方法

目前临床使用血小板的保存主要有液态保存和冰冻保存两种方法。前者可常温保存浓缩血小板 3~7 天，或低温保存约 14 天；后者则可长期保存血小板。血小板的液态保存温度、保存方式、保存时间、保存液以及保存袋等是影响血小板功能的重要因素。

1. 血小板的液态 22℃振荡保存法　1969 年，Murphy 和 Gardner 曾对比研究了人体输注 22℃振荡保存血小板及 4℃冷藏保存血小板在体内的有效存活时间，结果发现 22℃振摇保存的血小板输入人体后可于外周血液循环中存活 7~9 天，而 4℃保存血小板可于外周循环中存活 2~4 天。4℃冷藏保存环境下，血小板会发生一系列分子生物学改变，如血小板发生不可逆转的微管周围带环消逝，导致形状从盘形到球形的变化，容易产生聚集和破裂，血小板活化后的 α-颗粒释放和表面糖残基的暴露，输入体内后 2~4 天将被肝脏巨噬细胞吞噬而清除。至此，目前国内外标准的血小板体外保存方法是(22±2)℃振荡保存法。一般认为在该条件下保存血小板 24 小时，仍具有与新鲜血小板相同的效果，保存 120 小时仍具有止血功能。由于血小板具有黏附、聚集的特性，振荡的目的是使大量、浓缩的血小板处于分散状态，不在体外聚集，以保持其输入体内后的黏附与聚集功能，同时，振荡也有助于保证血小板和悬浮介质之间有良好氧气、二氧化碳和乳酸等物质交换，支持血小板代谢。长时间静态保存会破坏血小板的氧化代谢，增强糖酵解，导致乳酸增加，pH 下降。振荡频率一般以 60 次/min，振幅(50±5)mm 为宜。振荡方式对血小板质量也有影响，滚动式比水平式摇动更易产生异常形态的血小板，所以水平振荡方式较好。由于血小板代谢的能量物质葡萄糖等主要来源于血浆，血小板的保存对血浆容量有一定要求。(22±2)℃长期保存时，2U 的血小板需悬浮血浆容量 50~70ml。

2. 去白细胞血小板的液态 22℃振荡保存法　对富血小板血浆作贮存前过滤，研究结果显示过滤对血小板贮存后体内功能没有不良影响，相反改善了血小板的质量，尤其是降低了细胞因子的浓度。浓缩血小板（PC）在贮存时，血浆中肿瘤坏死因子（TNF-α）、白介素（IL-1α、β、IL-6）等细胞因子浓度不断增加，储存 5 天后 IL-6 达 17 000ng/L，比储存前增加 3 个数量级，IL-1α、IL-1β、TNF-α 浓度则增加 2 个数量级。贮存前去除白细胞的 PC，储存 5 天后未见这些细胞因子增加。静脉注入 IL-110~100ng/kg，出现发热、肌肉痛、关节痛、头痛；静脉注入重组的 IL-1β 1~10ng/kg，出现发热寒颤、心跳加快；TNF-α 则引起全身毒性，包括发热和发冷。这些细胞因子有协同作用，血浆中高浓度的 IL-6 与发热相关。因此血小板制品储存前去除白细胞更有显著改善质量的意义。

需要特别注意的是，因为浓缩血小板悬浮在血浆中，血浆是细菌的良好生长繁殖基质，22℃±2℃时细菌容易生长繁殖，因此在浓缩血小板的制备和保存过程中要特别注意无菌操作，防止细菌污染。对监管机构来说，根据输血相关败血症风险的评估结果也是确定血小板保存期限的重要指标。

3. 辐照血小板的保存　由于输血后 GVHD 是由免疫活性的淋巴细胞引起的，所以凡是含有活的淋巴细胞的所有血液制剂，如全血、各种红细胞制剂及浓缩血小板、单采血小板，以及新鲜血浆，都需要进行辐照处理，以灭活淋巴细胞。粒细胞制品危险性最高，因其中含有大量新鲜淋巴细胞，推荐粒细胞制品在制备后立即辐照并输注，不得保存；HLA 相合的单采血小板发生 TA-GVHD 的概率也较高，对非高危人群输注也应辐照。

国外试验研究表明，将保存了 1 天和 5 天的浓缩血小板分别用 25Gy 的 γ 射线进行辐照，然后再保存至第 8 天时进行各项指标的检测，结果发现，γ 射线辐照不会对保存 7 天的浓缩血小板的质量产生任何影响。

FDA 推荐血小板保存期间 5 天内任何时间辐照，并可以保存到 5 天。

4. 血小板的保养液及添加液

（1）血浆作为血小板的保养液：血小板保存在全血分离出血小板的血浆中。以 ACD、CPD 或 CPDA-1、CPDA-2 等全血保养液采集全血后分离制备的浓缩血小板其血浆仍然是保存浓缩血小板的较好保养液。它们对血小板的活力和功能均无明显损害。虽然在 ACD 或 CPD 保养液采集全血后分离制备的浓缩血小板易聚集，但是解聚后的血小板仍能保持其功能。

EDTA 抗凝的血小板在体内很快被脾脏扣留、破坏，且对血小板功能有损伤；肝素能激活脂蛋白脂酶（lipoproteinlipase），增加循环中的游离脂肪酸并在蛋白结合位点上同胆红素竞争，存在着减少胆红素的风险，EDTA 和肝素均不宜作为制备血小板的血液抗凝剂。

（2）非血浆作为血小板的添加液：由于输注保存在血浆中的浓缩血小板时可能引起部分患者对血浆的过敏和发热性输血不良反应等副作用，尤其是欧洲使用较多的由多人份白膜法制备的混合浓缩血小板，混合的多人份血浆更有可能导致副作用出现，同时也为了改善血小板在体外的保存质量和增加血液利用率，欧美国家研制了多种血小板添加液（platelets additive solution，PAS）。目前在欧美等国家临床使用较多的血小板添加液有 PAS-Ⅱ，PAS-Ⅲ，PAS-ⅢM，Composol 等配方[16-18]（表 18-4）。

表 18-4　血小板添加液配方/（mmol/L）

组分	PlasmaLyte A	PAS-Ⅱ	PAS-Ⅲ	PAS-ⅢM	Composol
氯化钠	90.0	115.5	77.0	69.0	90.0
氯化钾	5.0	—	—	5.0	5.0
氯化镁	3.0	—	—	1.5	1.5
柠檬酸钠	—	10.0	11.0	10.0	11.0
磷酸钠	—	—	28.0	26.0	—
醋酸钠	27.0	30.0	33.0	30.0	27.0
葡萄糖酸钠	23.0	—	—	—	23.0

血小板添加液组分中的镁离子、钾离子能够让血小板维持更好的功能状态；柠檬酸盐可防止血小板在介质中的聚集；醋酸盐作为代谢原料，对 pH 控制有积极作用，它消耗氧，并通过氧化磷酸化进行代谢，能够参与细胞的三羧酸循环产生 ATP，同时可降低糖酵解速度；磷酸盐除了维持体系的 pH 稳定外，在糖酵解反应中还具有使 3-磷酸甘油醛转变为磷酸甘油酯的作用；组分中的葡萄糖等能量物质能够比血浆更好地维持血小板的生理代谢。因而，血小板添加液能够有效降低血小板在保存过程中活化和凋亡，应用 PAS 添加液还可降低病原灭活技术引发血小板保存损伤，并可促进病原微生物检出。具有广泛的临床应用价值，在推广手工浓缩血小板的临床应用中扮演着重要的角色。

5. 血小板的保存容器　血小板具有亲水性，与湿润或粗糙的玻璃接触便易于黏附于其表面，产生伪足、活化并失去功能。用塑料袋代替玻璃瓶进行采血、血小板制备和血小板保存可以使保存效果明显提高。至今用于保存浓缩血小板的塑料袋已经过多次改进（参见第四十八章）。血小板在贮存过程中利用进入血袋内的氧支持氧化磷酸化进行有氧代谢，如果通过袋壁的气体交换不能满足血小板对氧消耗的需求，血小板代谢就从有氧代谢转换为无氧代谢，无氧代谢使糖酵解增加而产生过多的乳酸，使 pH 下降；此外，CO_2 生成而不能逸出袋外也会导致 pH 下降。第一代的血小板保存袋产品是由增塑剂邻苯二甲酸二（2-乙基）已酯（DEHP）增塑的聚氯乙烯（PVC）制成 Fenwal-146 血袋，由于通透气体能力较低，析出的 DEHP 对血小板的功能有一定损伤等，仅在 22℃ 可保存血小板 1~3 天，3 天以后 pH 常下降到 6.0 以下。第二代血小板保存袋产品是透气性能更好的聚烯烃（Polyolefin）膜材制成的 Fenwal PL-732 血袋，聚烯烃膜透氧性比 PVC/DEHP 膜高 3 倍，CO_2 逸出袋外的能力比 PVC/DEHP 膜高 2.3 倍，无增塑剂析出，可贮存浓缩血小板 5~7 天。随着技术的发展，为了改善血小板贮存袋的透气性和减少血袋中析出的增塑剂对血小板功能的影响，国内外的血袋生产厂商开发了新的增塑剂如偏苯三酸三辛酯（TOTM）、丁酰化柠檬酸三己酯（BTHC）以及环己烷-1，2-二羧酸二异壬酯（DINCH）等增塑的 PVC 血袋，上述产品的透气性都优于 DEHP 增塑的 PVC 血袋，是目前国际市场上的主流产品[19-22]，可在 22℃ 保存血小板 5~7 天。

6. 血小板的液态 4℃ 保存法　血小板的液态 22℃ 振荡保存法已被广泛使用了 50 年，但是在最近几年来随着急性大出血以及低血容量性休克抢救，肿瘤、烧伤等患者对血小板需求的急剧增加，以及对血小板体外保存研究不断深入，4℃ 低温保存血小板因为由于不易细菌生长以及具有更强的聚集和止血功能等优点再次受到医疗和学术界关注。血小板细菌污染是引发输血患者死亡的重要因素。4℃ 低温保存条件下细菌增殖速率受到显著抑制，Currie 等[23]发现与 22℃ 振荡保存相比，4℃ 低温保存条件下血小板被细菌污染的概率大大降低，可延长体外保存时间，同时输注的安全性相应提高。通常认为尽量降低血小板在体外保存过程中的变化更有利于血小板发挥生理功能，但对于需要血小板回输后迅速发挥止血功能的活动性出血和低血容量性休克抢救的特殊情况，4℃低温保存的血小板反而更有优势。Montgomery[24]等研究发现4℃低温保存的血小板具有更强的聚集功能，可以使活动性出血得到有效控制，在应对急性出血以及低血容量性休克抢救时，由于在4℃低温保存过程中血小板活化率更高，因而更易形成血栓来帮助机体凝血、止血。另外，输注4℃保存的血小板后形成的血栓比22℃保存的血小板所形成的血栓更强、更稳定，这可能是因为凝血酶在4℃保存条件下更为稳定。

2013年，梅奥诊所的Stubbs[25]等人向美国AABB和FDA提出申请，建议将血小板储存在1~6℃，便于严重活动性出血患者的应用，并于2015年申请得到批准，血小板可储存在1~6℃、不需振荡，贮存时间最长为3天，可用于活动性出血患者。但由于FDA批准的低温保存血小板贮存期短，贮存液中血浆含量高易导致凝块形成，导致80%以上的血小板最终被废弃。采用病原体灭活技术和使用血小板添加液（PAS）有可能会延长血小板4℃低温贮存的保存期。

目前对于4℃低温保存的血小板制剂的适宜保存期还有一定争论。FDA批准的低温保存血小板保存期批准为3天；国内杨江存[26,27]小组在实验中发现4℃低温保存10~14天全血中的血小板仍具有较好的聚集、止血功能和较高的活性，其保存时间有延长的可行性。推动我国开展4℃低温保存的血小板制剂用于活动性出血和低血容量性休克抢救等特殊适应证的研究与应用有重要的意义。

22℃振荡保存的血小板不仅可用于治疗活动性出血，对血小板减少症及预防性出血方面仍发挥着重要作用。虽然4℃冷藏的血小板比22℃振荡保存的血小板更适合活动性出血和大量失血患者的及时止血，但也要防止在血管内造成的血栓危害。4℃低温保存血小板的研究与应用是一个重要的方向。

7. 血小板的冷冻保存法　血小板的冰冻保存已有20多年历史，目前已在国内部分采供血机构投入临床应用。因为血小板冷冻保存后损失较大，体内存活率较低，一般冷冻血小板融化、洗涤后，止血效果只有新鲜血小板的55%左右。因此，主要应用于外科、妇产科的应急使用和自体血小板保存。目前常用的冷冻保护剂有二甲亚砜（DMSO）和甘油。血小板冷冻保存方法有以下两种：

（1）用DMSO作保护剂冷冻保存：将12%的DMSO 36ml，在30分钟内慢慢加入到30ml的浓缩血小板袋中。将血小板袋冷冻，控制降温速度为（2~3）℃/min，然后放置在-80℃低温冰箱中保存。需要使用时，将冷冻保存的血小板放入37℃水浴中1~2分钟进行快速解冻，解冻后在室温放置30分钟。用含有16ml ACD的2%DMSO血浆100ml洗涤血小板浓缩液，以3 423×g的离心力离心5分钟除去上清液，将沉淀血小板用血浆30ml悬浮，室温放置4小时后，即可输用。

本法保存的血小板体内回收率是46%±11%，为新鲜血小板体内回收率的70%，体内寿命是8.5天。新鲜浓缩血小板90%±4%呈卵圆形，8%±2%呈球形；而冷冻血小板50%~60%呈卵圆形，20%~30%呈球形。

去除保护剂常使用的洗涤液有：DMSO血浆洗涤液、含有蛋白质的NaCl、葡萄糖、磷酸盐洗涤液。DMSO存在一定毒性作用，其易与蛋白质疏水基团发生作用而导致蛋白质变性，具有一定的血管毒性和肝肾毒性。最为常见的不良反应为恶心、呕吐、皮疹及在皮肤和呼出的气体中发出类似大蒜的气味。

（2）用甘油作保护剂冷冻保存：用含5%甘油和4%葡萄糖的生理盐水溶液，以每分钟降温30℃速度冷冻血小板，于-150℃保存。输注前不必进行洗涤，或用少量血浆稀释后输注，体外回收率达90%，在血液循环中相似于新鲜血小板。

日本福冈医院用含有0.65% NaCl和3%甘露醇的14%的甘油作为血小板保护剂，以每分钟降温2℃的速度进行冷冻，然后保存在-80℃冰箱中。融化后，用13%柠檬酸钠溶液250ml洗涤两次，并悬浮于0.9% NaCl或原来的血浆内，临床使用效果满意。

通过对冰冻保存血小板复苏后的形态、代谢和功能检测发现，冰冻保存后部分血小板形态会发生改变，其中球形血小板比例上升；低渗休克等功能指标有所下降；血小板活化率上升。研究发现与新鲜血小板相比，冰冻保存血小板产生了与冰冻前显著不同的新亚群，冰冻后CD62p阳性和阴性的血小板结合Ⅴ因子的能力都显著提高，特别是占低温保存血小板总数50%的GPⅠb减少亚群结合Ⅴ因子的能力比新鲜血小板高5倍以上，促凝血活酶明显增强，低温保存血小板的止血效果比液态保存3~4天的血小板好。同时凝血酶激活的CD62p阴性亚群血小板在输入受血者体内后可在外周血中正常存活，提高受血者外周血中的血小板数量。血小板经过低温保存后被激活，细胞膜表面分子或受体发生改变或丢失，可能是冰冻血小板止血功能明显增强的机制。所以临床输注冰冻保存血小板后具有较好的止血效果，特别是对已产生同种免疫的白血病患者，缓解期采集血小板冰冻保存后在化疗期回输自体血小板已取得非常好的临床效果。但另一方面，相对于输注常温保存的血小板，输注冰冻血小板会给患者带来更高的血栓风险，但在特定的情况下，如创伤外科、大量输血时的快速止血等场景，上述特点能够带来正面收益。

8. 血小板的冻干保存法研究进展　血小板的冷冻干燥研究始于1959年，相比于冰冻血小板，冻干血小板具有更多优势：①常温下保存，不需要任何冷却设备；②质量轻，运输和携带方便；③便于病原体灭活；④迅速复水化，紧急情况下方便使用；⑤开拓一个潜在的血液制品市场，为血小板抗体检测、快速止血修复材料等出现提供可能。但历经近半个世纪，由于冷冻对生物细胞产生的破坏作用主要来自胞内冰晶形成和溶质损伤，干燥失水可导致蛋白质变性失活，膜脂肪的性质、结构和功能发生改变，导致膜的功能失调甚至细胞破裂，冻干血小板的制备和保存效果一直不尽如人意。直到2001年，Wolkers等发现使用海藻糖对血小板做冻干前预处理，血小板冻干保存技术才取得了一些突破性进展。

目前研究表明影响血小板冻干保存的因素主要包括以下四个方面：

(1) 保护剂的预处理：海藻糖是由2个葡萄糖分子以α,α,1,1-糖苷键构成的非还原性糖，性质非常稳定，能够在高温、高寒、干燥失水等恶劣的条件下在细胞表面形成特殊的保护膜，有效地保护生物大分子结构不被破坏，从而能有效维持生命体的生命过程和生物特征，是目前研究中最广泛使用的血小板冷冻干燥保护剂。Wolkers等首次使用海藻糖做血小板冻干前预处理，发现在37℃条件下，将海藻糖利用液相内吞法载入血小板中再冷冻干燥，血小板回收率高达85%。国内学者卢发强等进一步优化血小板冻干前的最佳负载海藻糖的条件，认为胞外海藻糖浓度应<50mmol/L。单桂秋研究组在此基础上，采用了海藻糖和前列腺素E1等制备冻干预处理液，改进了配方，取得了比较好的冻干效果。近来研究又发现微脂粒通过脂质或者固醇类转移因子来修饰细胞膜，从而在冷冻和干燥过程中稳定血细胞，有望用于冻干前处理血小板[28]。

(2) 血小板浓度：冻干液中血小板浓度也是影响血小板回收率的重要因素。Wolkers等发现血小板回收率与冻干缓冲液中血小板浓度有关，当其浓度>0.3 $\times 10^9$/ml时，血小板回收率急剧下降[29]。Zhou等研究发现当冻干液中血小板浓度在(0.2～0.4)$\times 10^9$/ml时，冻干后血小板回收率达81.4%，对1U/ml凝血酶最大聚集率为新鲜血小板的83.9%[30]。单桂秋等制备冻干血小板时使用的浓度为1×10^9/ml，冻干后血小板回收率>90%[28]。

(3) 冻干工艺：冻干过主要包括预冻、升华干燥和解析干燥3个环节。冻干血小板每个环节的温度和持续时间都需要摸索。

(4) 血小板复状化配方及方法：复状化配方从2001年Wolkers等使用的贫血小板血浆(PPP)/水(体积比1∶1)，发展到2005年曹伟等使用PPP复状化冻干血小板。2010年范菊莉和单桂秋则分别使用含75%血浆的复状溶液。对于复状化配方中血浆的使用比例，不同研究组的观点略有差异。关于复状化的方法，不同课题组采用的方法也大同小异：Wolkers采用的是冻干血小板先在37℃湿度饱和密闭环境中预水化2小时后，再行复状化，其血小板体积与新鲜血小板相似[29]；范菊莉等采用的是在37℃的饱和水蒸气中预复水15分钟[31]；单桂秋等则用实验室内部研制的复水化液(含75%血浆)进行等体积复水化[28]。

尽管冷冻干燥保存血小板相比较常温和深低温保存有较大的优势，目前冻干血小板的研究成果也显示出未来应用血小板冻干保存的可能性，但目前国内外对血小板冻干预处理液及冻干保护液的配方、共晶点的测定及冻干曲线的研究仍处于探索阶段，要实现冻干血小板能早日应用于临床治疗，还需要多学科交叉与配合。

三、血小板保存技术的研究展望

血小板作为重要的成分血制剂，在临床的使用量越来越大。不同于红细胞可以低温保存，为了维持血小板正常的生理功能，降低血小板活化，目前采供血机构主要是将血小板置于22℃条件下震荡保存，国家标准规定血小板可在上述条件下保存5天。较高的保存温度(22℃)使得血小板容易遭受细菌污染，较短的时限也限制了血小板采集制备，大量贮存容易导致过期报废。为了解决上述问题，一方面输血研究工作者将目标投入到新的血小板保养液开发中；另一方面，研究者也在开发新的血小板贮存手段，如4℃保存、冰冻保存和冻干保存等。

1. 超低温保存(低温冷冻保存与冷冻干燥保存)需继续研究不同的深低温保护剂(如PVP，PEG，海藻糖等)的作用[32,33]。

2. 4℃低温保存　4℃可导致vWF因子受体复合物在血小板表面聚集，血小板膜发生脂相转移，膜通透性增加，导致蛋白变性，血小板异常激活。现在有研究小组尝试在4℃液态保存中加入抑制细胞骨架肌动蛋白、第二信使抑制剂、海藻糖和抗冻蛋白等，防止血小板激活[34]。

第四节　粒细胞保存

一、粒细胞的生理功能及代谢

当机体受到外来病原体、抗原等入侵，会受到白细胞的保护与防御。由于中性粒细胞迁移快、数量大，首先到达感染部位，释放活性氧物质（reactive oxygen species，ROS）和各种蛋白水解酶，杀伤外来入侵的细菌等病原体，在机体防御中起关键的作用。循环中的中性粒细胞是一种分化完全的终末细胞，占血液中白细胞总数的50%~60%，在循环系统中循环4~10小时后再进入组织存活1~2天，发挥吞噬功能。衰老的中性粒细胞发生凋亡，由于其膜变化，引起巨噬细胞的识别，对其进行吞噬、清除。中性粒细胞具有趋化、黏附和杀菌作用，但同时，中性粒细胞也是组织损伤的直接参与者，它分泌的ROS和蛋白质水解酶是造成组织损伤、导致大多数炎症疾病的主要因素。红细胞、血小板、血管内皮细胞均可因ROS过量而受到破坏。因而中性粒细胞具有明显的利弊二重性。因而单采粒细胞的输注仅应用于严重感染以及升粒细胞治疗措施无效时。

二、粒细胞的保存

粒细胞在采集后应尽快使用，不适于贮存。如确有需要可在22℃±2℃的条件下运输、保存24小时，最好是在辐照后使用。粒细胞的体外保存研究较少，因为普遍认为粒细胞在采集后只能在数小时内维持吞噬活力。为了延长粒细胞的保存，输血研究者尝试将重组人粒细胞集落刺激因子和地塞米松结合用于动员献血者的粒细胞，结合袋式分离法，可提高粒细胞吞噬功能和活力，并使粒细胞体外保存时间延长到72小时[35]。

三、存在的问题及展望

由于之前单采粒细胞产品的粒细胞采集数量不足以及输注异体粒细胞导致的HLA抗原和粒细胞特异性抗原容易引发较强的同种免疫，临床应用一直处于较低水平。同时，由于抗生素和其他抗感染及升粒细胞治疗措施（如重组人粒细胞集落刺激因子的上市）的不断完善以及对输注粒细胞可能产生不良反应和传播疾病的认识，粒细胞的输注量逐年下降[36]。但临床上白血病和恶性肿瘤患者经化疗和放疗，骨髓受损严重时，导致中性粒细胞数下降，继而并发感染，需要输注粒细胞以增加抗感染能力，因此粒细胞输注仍作为中性粒细胞计数低而并发感染患者的一项可选择的治疗措施。另一方面，随着异体白细胞应用于肿瘤患者治疗研究领域的发展，因此单采粒细胞制品可能会引起更多研究者的重视[37]。

第五节　血 浆 保 存

血液中的非细胞成分是血浆，约占血液总体积的55%~60%，由蛋白质（主要是白蛋白、球蛋白和纤维蛋白原）、凝血因子、非蛋白氮化合物（尿素、尿酸、肌酸、肌酐等）、不含氮的有机化合物（葡萄糖、激素、维生素等）、无机盐类（主要是氯化钠，钙、钾、磷、镁等离子）和水组成，含有氧、二氧化碳、氮等气体。

一、血浆的生理功能

（一）调节血浆胶体渗透压和pH

血浆胶体渗透压约75%由血浆蛋白质产生，取决于蛋白质的浓度和分子大小。血浆蛋白质以弱酸或弱酸盐的形式组成缓冲对参与维持血液的pH相对稳定在7.35~7.45。

（二）小分子物质

血浆中一些难溶于水或易从尿液中排出、易被酶破坏及易被细胞摄取的小分子物质，可通过与血浆中的特定蛋白结合进行运输。

（三）免疫功能

血浆中含有抗体活性的免疫球蛋白（immunoglobulin，Ig）和补体（complement），可对入侵机体的病原体微生物进行防御。

（四）凝血和抗凝血功能

血浆中含有大量的凝血因子和凝血酶原，被激活后发挥其生理功能。

二、血浆的保存

根据血浆来源和制备方法的不同分为：新鲜冰冻血浆、冰冻血浆、新鲜液体血浆、普通液体血浆、经隔离延迟复检的新鲜冰冻血浆（FFP-donor retested，FFP-DR）、有机溶剂/去污剂处理的血浆和灭活病毒血浆等。

（一）质量的评价

血浆质量的评价指标主要有PTT（非活化）、PT、TT、Fbg、FDP凝血酶生成、特异性凝血因子评价、FPA、D-二聚体、F1+2、TAT等。

（二）液态保存

1. 新鲜液体血浆的保存　采血后6~8小时内由全血中分离出的血浆，含有全部的凝血因子，包括凝血因子Ⅴ和Ⅷ因子，相当于体内生理状况下的血浆成分。采集、制备后尽快输注或在4℃冷藏箱保存，保存期不超过24小时。

2. 普通液体血浆的保存　全血采集后，于4℃冷藏箱的保存期中或期末，经自然沉淀或离心分离出的血浆，除了凝血因子Ⅴ和Ⅷ因子外，含有其他的凝血因子，在4℃条件下可保存3~4周。

3. 血浆液态保存的不足　液态保存的血浆许多有效成分会降低或丧失活性，因此，液态保存不是血浆的常规保存方法，仅用于特定情况下使用。

（三）冰冻保存

冰冻可以有效保存血浆的各种活性成分，是血浆的常规保存方法。根据分离血浆时的状态，可分为两种。

1. 新鲜冰冻血浆　采血后6~8小时内迅速由全血中分离血浆，并在-50℃以下的速冻机快速冻结（速冻），然后置在-20℃以下冰箱中保存，有效保存时间为1年。保存1年内，多数凝血因子保持与新鲜时近似，凝血因子Ⅶ、Ⅸ、Ⅻ相当于新鲜时的80%，最不稳定的凝血因子Ⅷ约下降65%，但在输血时此制剂仍有良好的止血效果。保存期满后若仍未使用，可改为冰冻血浆，可继续保存4年。

2. 冰冻血浆　全血采集后，若超过6~8小时后才分离血浆，则将血浆在-50℃以下的速冻机快速冻结（速冻），置于-20℃以下冰箱中保存。有效期5年。

（四）血浆的病毒灭活技术

为进一步提高输注血浆相关制品的安全性，在不断改进对病原物检测技术的同时，国内外开展了各种血浆灭活技术的研究。目前使用较多的是亚甲蓝联合可见光照射法。亚甲蓝（methylene blue）属于吩噻嗪类染料。由于亚甲蓝既可与细胞膜上的脂质和蛋白质结合，又可与核酸结合，经过一定波长的光照后，可产生活跃的氧自由基，能破坏病毒脂包膜并阻止病毒复制[38]。除此之外，以补骨脂素和维生素B_2介导的核酸打靶技术（nucleic acid targeted technology），通过和核酸形成特异性的加合物来介导病毒灭活也取得了显著的进展[39-40]（详见第三十七章　血液和血液制品的病原体灭活）。

第六节　冷沉淀保存

一、冷沉淀的生理功能

正常人血浆中凝血因子Ⅷ含量较低，用血浆补充凝血因子Ⅷ治疗甲型血友病患者，需要血浆容量大且效果差。新鲜冰冻血浆经0~4℃融化后离心沉淀下来的白色不融物质称为冷沉淀，含有大量浓缩的凝血因子Ⅷ、纤维蛋白原和纤维粘连蛋白等。冷沉淀的制备方法于1965年由Pool建立，冷沉淀的出现是血友病治疗的最重要进展。除甲型血友病患者外，冷沉淀也可治疗Von Willebrand病、ⅩⅢ因子缺乏症及纤维蛋白原缺乏症等。

二、冷沉淀的保存

冷沉淀保存对温度要求很严格，温度越低对保持其活性越有利，冷冻保存优于零上温度保存。凝血因子Ⅷ在血浆中比在全血中稳定，在无血小板的血浆中比在富含血小板的血浆中稳定，在冷沉淀中又比在血浆中稳定。在新鲜液体血浆中，4℃冷藏保存3天后凝血因子Ⅷ几乎下降一半，可见Ⅷ因子在冷藏箱中活性丧失很快，所以不主张冷沉淀液体贮存，而是在制备后立即输用或冰冻-20℃保存。

冷沉淀在-20℃以下可以保存一年，融化后尽快使用或室温保存6小时内输注，不可再次冰冻或冷藏。冷沉淀也可冰冻干燥后在冷藏箱保存，保存期为2年。

三、冷沉淀的使用方法

冷沉淀系冰冻保存，使用前要融化成液态。融化温度不宜超过37℃，以免引起凝血因子Ⅷ的失活。如冷沉淀在37℃温度下仍不能融化，提示纤维蛋白原已经转化成纤维蛋白则不能使用。此外，冷沉淀在室温下放置过久，Ⅷ因子活性降低，甚至丧失。因此，融化后的冷沉淀应尽快输注，即使没有输注，也不能反复冻存。

冷沉淀黏度较大，如经静脉注射，最好在注射器中加入少量柠檬酸钠溶液，以免推注时针头堵塞。

（刘嘉馨　王全立　贺曾　张学俊）

参考文献

1. 杨天楹，杨成民，田兆嵩. 临床输血学[M]. 北京：北京医科大学，中国协和医科大学联合出版社，1993.

2. PRACTICE GUIDELINES FOR BLOOD TRANSFUSION[M]. 2nd ed. American Red Cross，2007.

3. 孔令宜，赵桂珍，刘凤玲，等. 红细胞MAP[J]. 中国输血杂志，1996，9(2)：105-107.

4. HESS JR. An update on solutions for red cell storage[J]. Vox Sanguinis，2006，91：13-19.

5. JAMES CZ. Established and theoretical factors to consider in assessing the red cell storage lesion[J]. blood，2015，125(4)：2185-2190.

6. ZENHDER L，SCHULZKI T，GOEDE JS，et al. Erythrocyte stor-

age in hypertonic (SAGM) or isotonic (PAGGSM) conservation medium: influence on cell properties[J]. Vox Sanguinis, 2008, 95:280-287.

7. ROBACK JD, CASSANDRA DJ, et al. Metabolomics of ADSOL (AS-1) red blood cell storage[J]. Transfusion Medicine Reviews, 2014, 28(2):41-55.

8. HARPER VM, OH JY, STAPLEY R. Peroxiredoxin-2 recycling is inhibited during erythrocyte storage[J]. Antioxidants & Redox Signaling, 2015, 22(4):294-307.

9. D'ALESSANDRO A, NEMKOV T, HANSEN K C. Rapid detection of DEHP in packed red blood cells stored under European and US standard conditions[J]. Blood Transfusion, 2016, 14(2):140.

10. JAMES DR, GREGORY S. S-nitrosohemoglobin deficiency: A mechanism for loss of physiological activity in banked blood[J]. Proceedings of the national academy of science of the United States of America, 2007, 104(43):17058-17062.

11. RINALDUCCI S, LONGO V, CECI L R, et al. Targeted quantitative phosphoproteomic analysis of erythrocyte membranes during blood bank storage[J]. Journal of Mass Spectrometry, 2015, 50(2):326-335.

12. KOCH CG, LI L, DANIEL L, et al. Duration of red-cell storage and complications after cardiac surgery[J]. New England Journal of Medicine, 2008, 358(12):1229-1239.

13. LACROIX J, HÉBERT P C, FERGUSSON D A, et al. Age of transfused blood in critically ill adults[J]. New England Journal of Medicine, 2015, 372(15):1410-1418.

14. STEINER M E, NESS P M, ASSMANN S F, et al. Effects of red-cell storage duration on patients undergoing cardiac surgery[J]. New England Journal of Medicine, 2015, 372(15):1419-1429.

15. AARON A, TOBIAN R, PAUL M. Red cells-aging gracefully in the blood bank[J]. New England Journal of Medicine, 2016, 375(20):1995-1997.

16. RINGWALD J, WALZ S, ZIMMERMANN R, et al. Hyperconcentrated platelets stored in additive solutions: aspects on productivity and in vitro quality[J]. Vox Sang, 2005, 89(1):11-18.

17. GULLIKSSON H, AUBUCHON JP, CARDIGAN R, et al. Storage of platelets in additive solutions: a multicentre study of the in vitro effects of potassium and magnesium[J]. Vox Sang, 2003, 85(3):199-205.

18. 孙晓红,常缨,李雅静,等. 血小板保养液洗涤血小板的低渗休克反应试验[J]. 河北医药,2008,9:1424-1425.

19. SHLMIZU T, KOUKETSU K, MORISHIMA Y. A new polyvinylchloride blood bag plasticized with less-leachable phthalate ester analogue, di-n-decyl phthalate, for storage of platelets[J]. Transfusion, 1989, 29(4):292-297.

20. BHASKARAN NCS, VIDYA R, ASHALATHA PM. Hexamoll DINCH plasticised PVC containers for the storage of platelets[J]. Asian Journal of Transfusion Science, 2011, 5(1):18-22.

21. GULLIKSSON H, SHANWELL A, WIKMANA, et al. Storage of Platelets in a New Plastic Container: Polyvinyl Chloride Plasticized with Butyryl-n-Trihexyl Citrate[J]. Vox Sanguinis, 1991, 61(3):165-170.

22. CARDIGAN R, SUTHERLAND J, GARWOOD M, et al. In vitro function of buffy coat-derived platelet concentrates stored for 9 days in CompoSol, PASII or 100% plasma in three different storage bags[J]. Vox Sanguinis, 2008, 94(2):103-111.

23. CURRIE LM. Inhibition of cytokine accumulation and bacterial growth during storage of platelet concentrates at 4 degrees C with retention of in vitro functional activity[J]. Transfusion, 1997, 37(1):18-24.

24. MONTGOMERY RK, REDDOCH KM, EVANI SJ, et al. Enhanced shear-induced platelet aggregation due to low-temperature storage[J]. Transfusion, 2013, 53(7):1520-1530.

25. STUBBS JR, TRANSA, EMERY RL, et al. Cold platelets for trauma-associated bleeding: regulatory approval, accreditation approval, and practice implementation—just the "tip of the iceberg"[J]. Transfusion, 2017, 57(12):2836-2844.

26. 杨江存,高英,孙杨,等. 4℃冷藏保存血小板功能变化[J]. 中国输血杂志,2017,30(6):553-557.

27. 杨江存,高英,孙杨,等. 4℃冷藏保存血小板的代谢变化[J]. 中国输血杂志,2017,30(6):558-562.

28. 单桂秋,马静,耿文艳,等. 血小板冻干保存的稳定性研究[J]. 中国输血杂志,2015,28(1):4-7.

29. WOLKERS WF, WALKER NJ, TABLIN F, et al. Human platelets loaded with trehalose survive freeze-drying[J]. Cryobiology, 2001, 42(2):79-87.

30. ZHOU XL, ZHU H, ZHANG SZ, et al. Freeze-drying of human platelets: influence of saccharide, freezing rate and cell concentration[J]. Cryo letters, 2007, 28(3):187-196.

31. 范菊莉,许先国,张绍志,等. 冻干人血小板复水过程的优化研究[J]. 科学通报,2010,55(17):1738-1743.

32. CHOI JW, PAI SH. Influence of Storage Temperature on the responsiveness of human platelets to agonists[J]. Annals of Clinical & Laboratory Science, 2003, 33(1):79-85.

33. 车辑,刘景汉. 血小板低温保存保护剂的研究进展[J]. 临床输血与检验,2007,9(2):180-182.

34. 赵凤绵,张爱红,常缨,等. 血小板保养液悬浮汇集血小板在4℃和22℃的贮存效果[J]. 河北医药,2009,31(3):356-358.

35. MOCHIZUKI K, KIKUTA A, OHTO H, et al. Extended storage of granulocyte concentrates mobilized by G-CSF with/without dexamethasone and collected by bag separation method[J]. Transfusion medicine, 2007, 17(4):296-303.

36. 田兆嵩. 临床输血[M]. 北京:人民卫生出版社,1998:25-29.

37. 苏晓三，张蕾，伍尚敏. 灭活同种异基因白细胞输注抗肿瘤转移的研究[J]. 中华肿瘤防治杂志，2010，17(13)：991-994.
38. STEPHEN JW. Virus inactivation in blood components by photoactive phenothiazine dyes[J]. Transfusion medicine review，2002，16(1)：61-66.
39. KEIL SD，BENGRINE A，BOWEN R，et al. Inactivation of viruses in platelet and plasma products using a riboflavin-and-UV-based photochemical treatment[J]. Transfusion，2015，55(7)：1736-1744.
40. 聂咏梅，吴伟康. 血浆病毒灭活研究进展[J]. 国际病毒学杂志，2003，10(5)：146-150.

第十九章

输血相关免疫调节

输血后，因免疫功能发生变化导致的各种有利或不利的实验参数改变和临床事件统称为输血相关免疫调节（transfusion-related immunoregulation，TRIM）。血液作为一种免疫原性和反应原性物质，在临床替代性治疗过程中伴随产生一系列涉及免疫调节的反应，称之为输血相关免疫调节的临床效应。TRIM 已经被研究者探讨了 40 余年，有大量基础研究和临床试验的报道，但是 TRIM 的发生机制和临床意义仍存在争议，文献报道的 TRIM 与受血者的临床改变，有些研究获得了确切的结果，有些研究没有得出明确的结论；一些研究可以用 TRIM 解释输血后大部分免疫变化，而又有一些研究报道输血后病理生理学改变与 TRIM 无关[1]。输血后受血者体液和细胞免疫会发生改变，这一改变可在输血后持续数月甚至更长时间。目前学者普遍认为输血相关免疫调节作用可能参与影响异体输血后肾移植存活率、恶性肿瘤复发率、术后感染率、死亡率等临床治疗效果[2]。

第一节　输血相关免疫调节的历史与定义

一、输血相关免疫调节的发现

20 世纪初，人们就发现异体输血会影响受血者的免疫系统，只有输注 ABO 血型相合的红细胞才能避免发生溶血的潜在风险。70 年代起，越来越多的临床和基础研究的实验数据显示输血会通过非 ABO 血型系统或红细胞抗原相关的途径影响受血者的免疫系统并产生显著的临床效应。受血者的免疫系统，尤其是细胞免疫功能会出现类似免疫抑制性因子介导的变化，称为输血相关免疫抑制。以前认为只有异体输血，受血者的免疫系统才发生输血相关的改变，最近的文献发现自体输血也会造成受血者发生 TRIM[1]。

1973 年，Opelz 等[3]回顾性分析了肾移植患者的临床数据，发现移植前输血量 10 个单位以上患者的肾脏存活率达 66%，显著高于未输血患者 29%的移植存活率，后续研究进一步表明患者的存活率与治疗期间输血次数和暴露的献血者数量有关，输血次数越多、不同人份的血液越多，患者的存活率越高。这是人们第一次认识到输血免疫调节作用在临床上的重要意义，在免疫抑制剂发展以前，全球范围内曾将异体输血作为肾移植的标准治疗方案之一。

80 年代，Mowbray 等[4]研究发现输血可降低自发性流产反复发生的风险，Burrows 等[5]发现输血可减少克罗恩病的复发，同时输血的不良反应如导致癌症复发，增加术后感染和炎症等也逐步被发现[6]。90 年代起，通过系统的动物实验研究和随机对照的临床观察，对输血相关免疫调节有了更深刻认识[7]，但是迄今为止输血相关免疫调节的发生机制和临床意义依然不明确，是输血医学需要进一步探索研究的课题。

二、输血相关免疫调节的定义

输血相关免疫调节（TRIM）是指输血后受血者出现的免疫学实验室改变及其可能的临床影响，根据现代免疫学的理论，TRIM 可能与天然免疫、获得性免疫以及营养性免疫有关[1]。同种异体输血会引入大量外源的抗原（包括半抗原）、抗体和细胞，在受血者体内既可引起免疫应答又可诱导免疫耐受。通常将输血后，因免疫调节所致各种有利或不利的实验和临床事件统称为输血相关免疫调节，广义的 TRIM 包括输血后发生的一系列免疫抑制和促炎作用。但是，值得注意的是，有些异体输血造成的受血者免疫系统变化常规并不被认为是 TRIM，包括：①输血相关的传染病，比如 HBV、HCV、HIV、人类 T 淋巴细胞病毒 1/2（human T-cell lymphotropic virus 1/2，HTLV1/2）、巨细胞病毒、梅毒、疟疾等，虽然会影响受血者的免疫功能，常规并不列为 TRIM。②血浆相关的不良影响，血浆会诱发多种免疫反应包括过敏反应、输血相关的急性肺损伤、输血相关的急性肠损伤等，常规也不被列为 TRIM。③白细胞相关的不良影响，由于残留白细胞导致的输血后免疫相关的不良反应，包括非溶血性发热反应、HLA 同种免疫、输血相关的移植物抗宿主病等，常规不列入 TRIM。④红细胞相关的不良反应，由于红细胞血型抗原引起的急性溶血性输血不良反应、迟发性溶血性输血不良反应以及由于血型自身抗体引起的自身免疫性溶血性贫血等，虽然是抗原特异性的免疫抑制，常规均不列入 TRIM。红细胞自身可通过与巨噬细胞、树突状细胞和粒细胞的特异性作用，影响天然免疫功能，而天然免疫变化会诱发获得性免疫改变，同时因为血红蛋白转运铁可影响营养性免疫，比如输血相关铁负荷过载等对免疫功能的影响，但是这类作用也均不列入 TRIM。

由于涉及的范围和机制过于广泛和复杂，最近的文献[1]将 TRIM 仅局限于输注红细胞制剂发生的免疫反应，而不包括血小板、粒细胞和血浆制剂输注后的免疫相关作用。TRIM 的狭义定义是单纯输注红细胞制剂后，红细胞和红细胞保存过程中保存损伤相关的副产物对受血者免疫功能的影响。即使仅探讨红细胞制剂相关的 TRIM，因为红细胞制剂品种繁多，包括全血、浓缩红细胞、去白细胞浓缩红细胞、洗涤红细胞、冻融复温红细胞、病毒灭活红细胞、辐照红细胞等，以及不同的制备方法（全血和单采）、保养液成分（ACD、CPDA-1，AS-3，SAGM 等）、去白细胞方法和病毒灭活方法等，探讨 TRIM 的确切分子机制依然困难重重。本章主要介绍输注红细胞相关的 TRIM。

第二节　成分血与输血相关免疫调节

尽管有大量实验室和临床研究资料，输血相关免疫调节的可靠临床意义和确切生物学发生机制尚不明确，原因之一在于输血相关免疫调节并不是“单一”因素的作用，可以和患者原有疾病等其他因素交织在一起，干扰研究结果分析[8]。TRIM 的不同临床效应可能也涉及不同的生物学机制。Dzik 等[9]报道输血相关免疫抑制分为两个类型，一类是 HLA 依赖的特异性免疫效应，主要发生在实体器官移植；另一类是非特异性天然免疫效应，主要发生在一般输血患者；正是这些特异和非特异效应的共同作用，影响输血受者的免疫系统，引发一系列的临床症状。通过大量临床和动物实验，研究者们推测以下一些可能导致 TRIM 发生的生物学机制。

一、白细胞与输血相关免疫调节

尽管 TRIM 的发生机制尚不明确，异体血浆、异体白细胞及血液存储期间累积的可溶性物质都被认为参与 TRIM 的发生，但是绝大多数动物实验和临床资料均提示输注异体白细胞在介导 TRIM 的发生中发挥极大的作用[10-11]。文献[12]总结 16 项随机对照试验，通过比较输注去白细胞异体红细胞悬液或全血和未去白细胞的异体红细胞悬液或者全血的临床资料，分析报道主要由异体白细胞介导 TRIM 的临床作用；TRIM 的非特异性效应产生可能是血制品中的白细胞（WBC）引起的，WBC 在血制品储存过程中发生凋亡[13]，小鼠模型发现血液存储 72 小时，30% 的 WBC 发生凋亡[14]。凋亡的 WBC 表达磷脂酰丝氨酸，巨噬细胞表面的磷脂酰丝氨酸受体已于 2000 年鉴定并克隆[15]。受血者的巨噬细胞通过磷脂酰丝氨酸受体与凋亡 WBC 结合，不仅释放 TGF-β，还释放 IL-1 和 TGF-α 等其他促炎因子，导致受血者免疫调节功能抑制[16]。

巨噬细胞在红细胞生理性和病理性清除和铁代谢循环中起关键的作用。在小鼠模型中发现[17]，小鼠大量输注库存时间长的红细胞后，巨噬细胞由于大量吞噬红细胞，红髓巨噬细胞发生细胞铁死亡—— 一种铁依赖的细胞死亡，伴随体内活性氧增加和脂质过氧化；同时动员 Ly6Chi 单核细胞从骨髓迁移到脾脏，继而分化为红髓巨噬细胞。巨噬细胞大量死亡，引起受血者体内细胞吞噬功能下降，天然免疫功能被抑制，造成输血相关免疫抑制，损害输血患者的免疫功能。巨噬细胞对 TRIM 还有亚急性作用[1]，已知巨噬细胞应对不同的刺激可表现出多种可塑性和多样性，极化状态也不一样，有 M1、M2 等。研究发现，当巨噬细胞受到亚铁血红素和血红蛋白刺激后，产生的 Mhem 极化状态的巨噬细胞与 TRIM 密切相关，而且会在输注红细胞后持续一段时间，影响对肿瘤细胞的免疫监视。最新研究[18]发现单核细胞和巨噬细胞在天然免疫中也表现出“记忆”能力，单核细胞和巨噬细胞在吞噬红细胞后发生的表观遗传学和代谢学改变，可能会长期影响其对炎症刺激、病原体入侵、手术、创伤和监视肿瘤细胞的能力；除了吞噬红细胞本身，损伤红细胞表面受体识别也会激活信号通路影响单核和巨噬细胞的功能。

异体输血后，来自献血者的白细胞可在患者体内存活多年，导致受者体内存在微嵌合体（microchimerism）[19]。微嵌合体会介导 IL-4、IL-10 和 TGF-β 释放并抑制 Th-1 细胞功能，导致 Th-1 细胞释放的白细胞介素如 IL-2、IL-12 和 INF-γ 减少，最终导致抗原递呈，巨噬细胞活化，$CD8^+$T 细胞、中性粒细胞和单核细胞等细胞免疫功能下降。Th-1 细胞功能受抑制被认为是降低克罗恩病术后复发率的可能机制。微嵌合体还导致 Th-2 细胞分化增加，体液免疫功能增强。受血者体内的微嵌合体甚至会导致输血相关的移植物抗宿主病（transfusion-associated graft-versus-host disease，TA-GVHD）。Clark 等[20]在小鼠异体输血模型中发现 TRIM 的发生与外周血中表达 CD200 分子的树突状细胞密切相关。

近年来，虽然有研究报道[21]患者输注去白或非去白浓缩红细胞后术后感染等 TRIM 不良反应发生并不一定增加，原因可能与去除白细胞的时机有关：存储前去除白细胞，还是存储后输注前去除白细胞。研究者[22]认为只要微环境合适，极少量的造血干祖细胞就可导致受血者体内存在白细胞微嵌合，而血站只能大部分而不能完全去除白细胞。多中心实验研究报道存储前去白细胞的浓缩红细胞（prestorage-leukoreducedp RBC）不增加重症患儿感染的发生[22]。Alkayed 等[23]也报道急性淋巴细胞白血病（ALL）患儿输注去白和辐照血液制剂不会引起 TRIM 或影响患儿预后。

二、红细胞与输血相关免疫调节

红细胞本身可能也参与 TRIM 的发生。红细胞在保存期间会发生损伤，表达磷脂酰丝氨酸，发生凋亡。已知在体外存储红细胞会抑制 T 细胞增殖，可能与存储红细胞抑制 T 细胞产生细胞因子有关。2009 年 Baumgartner 等[24]进行体外实验研究浓缩红细胞诱导的调节性 T 细胞（Treg 细胞），将浓缩红细胞（PRBC）随机分为两组，一组在采集 1 天后常规去除白细胞，另一组则在保存 42 天后去除白细胞，分别采集 PRBC 和上清并与正常人外周血单个核细胞（PBMNC）共培养，发现两组浓缩红细胞及上清均可刺激 Treg 细胞，去除白细胞和延长保存时间对 Treg 细胞活化无作用，认为浓缩红细胞可诱导 Treg 细胞，该 Treg 细胞具有抑制作用，可抑制效应性 T 细胞的增殖，导致 TRIM。2013 年 Long 等[25]将激活后 T 细胞和 B 细胞分别与血库或新鲜红细胞体外共培养，发现库存后红细胞显著抑制 $CD4^+$ 和 $CD8^+$ T 细胞和 B 细胞增殖，而新鲜红细胞无抑制作用，认为库存红细胞的某些特性改变可能导致非特异性抑制细胞增殖，参与 TRIM 作用。2014 年 Long 等[26]将新鲜或储存后红细胞与纯化的 T 细胞共培养 5 天，发现保存前后红细胞均显著抑制 T 细胞增殖，并抑制 IL-10、IL-17α、NF、TNF-α 和 GM-CSF 等细胞因子的分泌，认为与创伤患者输注红细胞后免疫抑制有关，提示红细胞参与 TRIM 的发生。研究者[27]在大鼠模型中，通过严密的体内实验，比较输注新鲜或库存红细胞、去除白细胞或未去除白细胞、同种异体和同基因红细胞对受血者免疫功能的作用，观察指标包括肿瘤的血源性转移和局部肿瘤生长，发现只有输注库存后红细胞发生 TRIM，而新鲜红细胞无；而输注同种异体红细胞还是同基因（自体）红细胞也无明显差异，提示 TRIM 发生与红细胞本身相关。

小鼠动物模型[28]发现库存红细胞凋亡释放大量的铁离子，可激活单核/巨噬系统接，介导 TRIM 相关的炎症反应。输注库存红细胞无论洗涤与否，均会导致受血者体内血浆中非转铁蛋白结合铁（nontransferrin bound iron，NTBI）增加，引起组织急性铁沉积并启动炎症反应；NTBI 增加会造成内皮细胞损伤，提高毛细血管通透性和内皮细胞黏附分子表达，通过影响营养性免疫延长循环肿瘤细胞在肺毛细管内停留；输注新鲜红细胞，或者存储后红细胞的上清液则无此作用。红细胞内含有大量泛素，红细胞在保存过程中细胞外泛素累积，细胞外泛素会增加 LPS 诱导的 IL-8 产生而降低 LPS-诱导的 TNF-α 生产，并影响 T 细胞功能，造成受血者发生 TRIM，引起促炎症或免疫抑制作用[8]。

三、血小板与输血相关免疫调节

血小板本身可参与天然和获得性免疫调节，具有促炎症和促凝血功能。血小板不仅可与血小板、内皮细胞相互作用，还可参与淋巴细胞、树突状细胞及成纤维细胞等结构细胞的作用。TRIM 发生与血液制剂内残留血小板相关[8]。未经过白细胞过滤的血液制剂在储存过程中，会形成血小板-白细胞聚集物，影响受血者免疫系统功能。血小板来源的微粒子（platelet-derived microparticles，PDMPs）参与止血、血栓、炎症以及 TRIM，具有诱导免疫抑制和激活双重效应。血小板可分泌共刺激分子 CD40 配体（CD40L，又称 CD54），人体血液循环内的可溶性 CD40L（sCD40L）几乎完全由血小板分泌。库存浓缩血小板上清包含大量 sCD40L，通过激活 $CD40^+$ 细胞诱导释放细胞因子、趋化因子和脂质介质，介导 TRIM，导致受血者出现发热、TRALI 等临床症状[29]。Aslam 等[30]通过小鼠血小板输注模型探讨血小板介导 TRIM 作用，发现输注去除白细胞的新鲜血小板可显著降低免疫排斥反应，存储后血小板介导 TRIM 下降可能与保存期间血小板相关 MHC Ⅰ类分子丢失，输注可溶性 MHC 分子不能诱导 TRIM，提示新鲜血小板由于 MHC 抗原表达可不依赖白细胞介导 TRIM，而老化血小板由于 MHC 丢失也丧失了介导 TRIM 的能力。去除新鲜血小板 MHC 或者保存期间去除 MHC 可降低 TRIM 相关的不良临床作用。

四、血浆中细胞外微囊、游离蛋白及分子与输血相关免疫调节

研究发现[31]细胞外微囊(extracellular vesicle, EV)在TRIM的发生中可能起重要的作用。EV包含微泡(micro-vesicles, MVs)200~1 200nm、外泌体(exosomes)30~150nm和凋亡小体50~500nm。血液成分在制备和保存过程中,会产生并积聚EV,包括血小板来源的EV、白细胞来源的EV和红细胞来源的EV等。体内外实验结果均表明EV参与TRIM的发生[8]。

尽管TRIM的发病机制尚不明确,但是越来越多的证据显示大量可溶性、细胞相关抗原输注后进入受血者体内是TRIM的原因之一,其中可溶性人类白细胞抗原I(sHLA-I)被认为与TRIM相关,但是患者输注大量sHLA-I并不一定出现TRIM。可溶性CD8(sCD8)分子可分别与膜和可溶性HLA-I结合。Ghio等[32]给患者输注储存前或后(分别包含低或高水平sHLA-I)去白红细胞,发现接受储存后去白红细胞输注患者的血浆内sCD8含量显著升高,认为sCD8可能参与sHLA-I介导的TRIM。

许多生物分子涉及参与TRIM的发生,其中免疫细胞向Th2细胞分化起重要作用。白细胞释放的生物活性因子除了Th-1细胞释放的IL-2和IFN-γ具有抗肿瘤的免疫作用;其他因子都表现为促肿瘤免疫作用,包括Th-2细胞释放的细胞因子IL-4、IL-5和IL-10,生长因子如TGF-β(transforming growth factor β)、VEGF(vascular endothelial growth factor)、PDGF-D(platelet-derived growth factor)和FGF(fibroblast growth factor)等。有学者[33]报道全血保存期间血浆内泛素累积增加,检测发现细胞外泛素可促进Th2细胞因子IL-4产生和Th2诱导转录因子STAT6表达,抑制Th1细胞因子IFN-γ和Th1诱导转录因子T-bet,同时抑制促炎因子TNF-α,认为细胞外泛素通过促进辅助性T分化参与TRIM。研究报道[14]转化生长因子(TGF-β)可介导受血者免疫功能抑制,同时肿瘤细胞生长又会刺激TGF-β分泌,增加宿主免疫抑制作用。也有研究[34]报道库存红细胞在体外实验中抑制单核细胞功能,与上清液内可溶性物质有关,而与红细胞来源的MVs无关,认为是细胞外与蛋白结合的RNA,比如小RNA(microRNA)参与了TRIM。

如果血液保存期间细胞凋亡后释放的免疫和炎症因子是介导TRIM的可能机制之一,那么自体血液经过存储也可能导致类似不良反应发生。2008年Frietsch等[35]在一项多中心双盲随机对照试验中,将1 089例符合术前自体血液预存的全髋关节置换患者随机分为输注未处理自体血液组或去白细胞自体血液组,结果发现两组术后感染率和住院天数均无差异,临床数据分析认为自体血液去除白细胞与否不影响患者手术预后,血液保存期间释放的生物反应物质(biologic response modifiers, BRMs)并不是介导TRIM的原因。

总之,输血相关免疫调节的机制仍不明确,可能与输注的白细胞、凋亡的红细胞、血小板及保存期间积累的细胞碎片、活性因子、微粒体等相关,需要更多的临床和动物模型试验研究。

第三节　输血相关免疫调节的临床作用、意义与干预办法

随着免疫耐受理论知识的不断完善和实验室检测技术的不断提高,越来越多异体输血相关的免疫学改变及相关临床作用被检测发现。TRIM相关的临床效应包括:提高肾脏移植物的存活率;增加恶性肿瘤切除后复发和术后细菌感染的风险;增加输血后短期(输血后3个月内)死亡率;与未输血患者相比,激活内源性CMV和HIV感染等[12]。了解输血相关免疫调节反应,对于安全有效地进行输血治疗非常重要。异体输血前临床医师必须对患者进行全面的风险和效果评估,但是当前临床医师对输血相关的免疫调节并未给予足够重视,没有认识到输注红细胞实际上对患者是一次免疫暴露,不良反应可能远远超过预期的好处[36]。

一、输血相关免疫调节的临床作用

(一)有利临床作用

1. 提高肾移植后存活率　提高肾脏移植存活率是目前唯一明确的TRIM临床作用[12]。1973年,Opelz等[3]观察肾移植术后1年生存率发现,未输血患者的存活率为29%,移植前输血量1~10U的患者的存活率是43%,而移植前输血量超过10U的患者的存活率达到66%。虽然接下来有关输血的时间(手术当天还是术前)、类型(全血还是浓缩红细胞)和量(5~10U之间还是10U以上)与肾移植存活率关系的研究结果尚存争议,但是20世纪80年代初,普遍认为移植前输血是有益的,截至1983年,96%等待肾移植的患者在移植前进行输血治疗[37]。1985年,绝大多数肾脏移植中心,会在手术前给患者进行3~5U的输血治疗。1987年,Opelz等[38]报道一项多中心超过15 000名首次肾脏移植患者的观察结果,发现无论是用环孢素还是传统免疫抑制治疗方法,移植后肾脏存活率均无明

显改善，但是这次研究未输血组仅 1 033 名患者，而输血组人数超过 14 000 名，而且研究者对数据解读过于保守，认为未输血患者可能基础免疫抑制水平更高且对早期排斥处理更激进。Opelz 明确表示异体输血可改善肾移植的存活率，建议保留移植前输血治疗。1990 年 Iwaki 等[39]报道输血患者的移植后 1 年生存率显著高于未输血患者，尤其对于 HLA 配型不完全相合的患者。除了回顾性研究外，前瞻性随机对照研究[40-41]的结果也支持输血相关的有利作用。1997 年 Opelz 等[42]通过前瞻性临床研究发现异体输血同样可提高应用免疫抑制剂治疗患者的肾移植后存活率。当前随着免疫抑制剂发展和输血相关疾病的传播，移植前输血已经不再提倡，文献报道对于等待肾移植的患者仍应尽量避免输血[43]。

2. 减少习惯性流产的发生率　习惯性流产与免疫功能紊乱相关，导致正常妊娠期间不会出现的胎儿被排斥，而 HLA 抗原相似的夫妇流产的发生率更高。1985 年 Mowbray 等[4]在一项配对双盲临床试验中，发现将丈夫血液内淋巴细胞注射给孕妇可显著降低习惯性流产的发生，接收自体血细胞注射孕妇的成功率是 10/27，显著低于接收异体血细胞注射孕妇的成功率是 17/22。后续的研究[44]也报道给孕妇接种第三方供者的富含白细胞的浓缩红细胞可显著降低无封闭抗体患者习惯性流产的发生率。动物实验也证明异体输血可预防小鼠流产[29]。

3. 减少克罗恩病的复发率　克罗恩病是一种病因不明的肠道炎症性疾病，可能与感染、遗传、体液免疫和细胞免疫有关，病程迁延，反复发作，尚无根治方法，易发生并发症，需手术治疗，而术后复发率高。1989 年 Peters 等[45]回顾性分析了 79 例施行肠切除术的克罗恩病患者围手术期输血治疗结果，发现 45 例围手术期输血患者 3 年复发率是 22%，平均复发时间是 35 个月；34 例未输血患者的复发率是 44%，平均复发时间是 20 个月，差异有统计学意义。尤其是回结肠病变患者，大量输血患者 36 个月的复发率仅 10%，而未输血患者的复发率高达 45%，认为大量输血相关的免疫调节作用可在临床有效抑制克罗恩病的复发。Williams 等[46]的临床试验结果也证实围手术期输血可显著降低克罗恩病肠道手术后的复发率。但是也有研究报道[47]围手术期输血与克罗恩病术后复发率无关，输血相关的免疫调节是否确实降低克罗恩病术后复发尚存在争议。

（二）不良临床作用

1. 增加恶性肿瘤术后复发率　1982 年 Burrows 等[5]首先报道了异体输血可能会对结直肠肿瘤患者产生不良的临床作用。到 20 世纪 90 年代初大约有 30 多个回顾性研究分析了多个临床试验的结果，其中 1/3 的文章报道输血会对预后及生存率造成明显不良的影响；1/3 文章报道虽然输血后会出现不良影响的趋势，但是差异无统计学意义；另 1/3 文章报道输血对预后无影响[48-49]。其他类型肿瘤的临床试验结果更加不明确，但是也有部分研究报道了在乳腺、肾脏、前列腺、胃肠、子宫、头颈部肿瘤及软组织肉瘤中，异体输血的有害临床作用[50]。输血导致恶性肿瘤患者预后不良，一方面可能是由于异体输血相关的免疫抑制作用，另一方面也与需要输血的患者的疾病及基本生理条件更严重有关[29]。铁是肿瘤细胞生长的营养因子，输注库存红细胞导致的铁释放可直接为肿瘤细胞生长提供营养，而不需要通过其他通路调节免疫作用[28]。由于当前对肿瘤细胞的异质性、细胞表面抗原、免疫原性等尚未研究透彻，异体输血相关的免疫调节作用是否增加恶性肿瘤的复发率也需要进一步研究[51]。

2. 增加术后感染的风险率　尽管小标品量和短期的临床观察性实验认为输血与术后感染相关[2]，但是要确定输血增加术后感染的风险，必须排除患者创伤指数（软组织、骨骼和内脏损伤程度）、手术时间、出血量、年龄、肿瘤类型与大小、基础疾病等其他风险因素的影响。一些回顾性研究[52]，通过上述多因素回归分析统计发现结直肠肿瘤、腹部贯穿伤、克罗恩病、四肢开放性骨折及多发伤患者围手术期输血会增加术后感染性并发症并导致死亡。异体输血同样增加急性胃肠道出血，无组织损伤或污染的患者术后感染风险[53]。Friedman 等[54]回顾性分析 12 000 例行髋关节或全膝关节置装术患者的临床资料，并根据输血情况分为 3 组（异体输血、自体输血和未输血组），统计发现异体输血组的术后感染率（上下呼吸道、肺部、伤口炎症等任意类型感染）高于自体输血或未输血组，差异有统计学意义。同年 Newman 等[55]统计 3 352 例行全髋或全膝关节置换术患者 3 个月内由于感染而二次手术的情况，发现输血尽管增加感染风险，但是经过输血量和 ASA 得分的调整，异体输血并不是导致术后感染二次手术的危险因素。这两项临床试验结果不一致与患者纳入标准及术后感染指标不同有关。目前普遍认为异体输血增加术后感染[12,52]。2014 年 Fragkou 等[56]报道一项前瞻性临床群组实验，发现行胃肠道大手术患者围手术期输注去白细胞浓缩红细胞也导致术后感染显著增加。异体输血引起感染增加，一方面是由于 CMV、HIV、HCV 等血液传播性疾病，另一方面是由于输血相关免疫调节导致的免疫抑制。随着医学和生物学检测技术不断进步与完善，第一类因素已经得到较好的控制，而输血相关免疫调节由于发生机制仍不明确，对术后感染的影响还需要继续探索和研究。最新的文献报道[57]，通过基因检测技术，异体输血会导致患者创伤相关的特定炎症基因表达，引起严重的免疫抑制和感染。

3. 增加术后短期死亡率　异体输血会增加输血后短期(3个月)死亡率，多继发于多器官衰竭，认为主要是由异体输血免疫调节导致的促炎机制介导[12]。至2005年全球共报道200项临床回顾性研究和22项随机对照试验探讨TRIM相关临床不良作用[12]。大多数回顾性研究比较输血与未输血患者的临床资料，分析肿瘤复发、术后感染及短期死亡率[9]。但是由于输注血液成分类型(全血、白膜法制备的悬浮红细胞、白膜法去白细胞红细胞、存储前/后过滤去白细胞红细胞等)的不同，无论是回顾性还是随机对照临床试验的报道结果都不一致；但更重要的原因是输血指征，也就是符合输血指征的受血者本身短期死亡率就比不符合输血指征患者可能要明显高，同时如符合输血指征的患者若不能获得输血治疗或及时获得输血治疗，可能死亡率会更高。已知术前贫血作为独立的危险因素导致术后死亡率增加2倍，但是具体原因是贫血本身还是异体输血治疗贫血仍不明确。有研究报道[31]围手术期输注去白细胞的血液成分并不增加患者的不良临床反应。目前围手术期异体血液输注及输血相关免疫调节的不良临床作用仍需要进一步实验研究。

二、输血相关免疫调节的临床意义

随着血液成分制备和保存技术不断改进，输血相关传染病的发生率和死亡率逐年降低，而异体输血相关的免疫调节作用却越来越被关注。虽然TRIM的发生机制尚不清楚，但是TRIM可能导致的不良反应如肿瘤患者术后复发、增加术后及院内感染等正被越来越多的临床学者报道并证实[58]。来源于献血者的白细胞成分被认为是导致TRIM的主要因素之一，虽然去除白细胞是否确实降低异体输血相关的短期死亡率和感染率仍存在争议。当前，采用更严格的临床输血指针和更保守的输血治疗方案，是减少TRIM的最重要措施。

三、预防输血相关免疫调节不良作用的方法

(一) 血液制剂去除白细胞

通过白细胞滤器可去除血液中99.9%的白细胞，储存前去除白细胞的红细胞悬液内残留白细胞数量低于2.5×10^6/单位。去除白细胞不仅降低白细胞相关病毒如CMV和EB等传播，降低HLA同种免疫，还减少细菌和寄生虫感染，降低输血引起的非溶血性发热反应[36]。目前加拿大和大多数欧洲国家的血液制剂均必须在储存前去除白细胞，美国FDA也推荐进行储存前去除白细胞。虽然国外研究报道[59]白细胞过滤器并不能显著降低单采血小板储存期间白细胞来源微粒和红细胞来源微粒的累积，而且血小板来源微粒的含量仍不断升高。输注红细胞和血小板在保存期间累积的可溶性因子也是导致输血后不良反应的原因之一。目前去除白细胞和去除血浆仍是显著减少输血相关免疫调节及相关临床效应的重要方法之一[60]。

去除白细胞常规有2种方法：离心法和过滤法。离心法由于去除白细胞不彻底，而且损失红细胞或血小板的较多，应用范围受限。当前普遍推荐白细胞滤器去除白细胞，要求白细胞去除率达99.9%。由于血液在保存过程中，白细胞一方面发生新陈代谢增加氧耗和能量代谢，另一方面不断凋亡释放细胞碎片、酶类和活性因子等，均影响红细胞或血小板的保存和治疗，增加输血不良反应，因此推荐血液保存前去除白细胞。

(二) 血液辐射处理

化疗后或骨髓移植后免疫功能抑制的肿瘤患者，通常均需要异体输血支持治疗，常规推荐输注辐射后血液制剂。研究报道[61]经γ辐射线照射后的白细胞虽然丧失增殖能力，但是仍可释放IFN-γ和TNF-α等细胞因子，免疫调节功能仍和辐射前的白细胞相关，虽然可预防输血后GVHD，但是不能改善TRIM的不良作用。但是Alkayed等[23]的临床试验报道急性淋巴细胞白血病(ALL)患儿输注去白和辐照(LD/IRR)血液制剂并均不会引起TRIM或影响患儿预后，认为辐射后白细胞丧失增殖能力，减少受血者体内输血相关微嵌体的生成。血液制剂辐射处理是否降低TRIM相关不良发应尚存争议，目前推荐保存前去除白细胞以降低TRIM的不良临床作用。

(三) 其他控制失血、减少输血的措施

1. 自体输血　自体输血或自体输血是利用患者自身的血液和/或血液成分为患者自己进行输血治疗，包括回收式(术中、术后)、稀释式和贮存式三种类型，涵盖自身全血、红细胞、血小板和血浆等血液成分。自体输血不需要交叉配型，可避免输血传播疾病并且无免疫反应，操作简单，安全经济，可降低同种异体输血相关的免疫调节作用，对于无禁忌证患者实施

自体输血,可显著降低异体血液的需求,减少输血不良反应。

2. 控制失血 通过外科手术技能提高和微创手术推广,减少术中出血,从而降低异体输血率和输血量;还可通过应用药物减少输血,包括抗纤维蛋白溶解和促凝血的药物,如氨甲环酸、生物黏合剂、重组活化人凝血因子Ⅶ(rFⅦa)、1-脱氨基-8-D-精氨酸血管加压素(DDAVP)等。

3. 人造血 随着生物技术发展,生物医学工程尤其是基因重组克隆技术应用,目前科学家已经研发出具有部分血液功能的替代品,包括重组人红细胞生成素、促血小板及粒细胞刺激生长因子等造血细胞因子。红细胞代用品包括以血红蛋白为基础的血红蛋白类氧载体和以氟碳化合物为基础的全氟碳化合物两种类型。目前部分产品已经用于临床。随着干细胞研究深入,科学家正在体外利用多能干细胞或者造血干细胞培养分化生产出成熟的血液细胞,比如利用脐血造血干细胞体外分化扩增培养红细胞,目前已经处于临床试验阶段;利用人多能诱导干细胞(human induced pluripotent stem cells,hiPSCs)体外生产红细胞、利用多能干细胞诱导分化血小板等也取得了明显进展,正处于科研到临床的转化阶段。未来,此类人造红细胞,人造血小板及通用红细胞等研究的成功将可彻底解决异体输血相关不良反应。

(钱宝华 顾海慧 黄韦华)

参考文献

1. YOUSSEF LA,SPITALNIK SL. Transfusion-related immunomodulation:A reappraisal[J]. Curr Opin Hematol,2017,24(6):551-557.
2. VAMVAKAS EC,BLAJCHMAN MA. Transfusion-related immunomodulation(trim):An update[J]. Blood Rev,2007,21(6):327-348.
3. OPELZ G,SENGAR DP,MICKEY MR,et al. Effect of blood transfusions on subsequent kidney transplants[J]. Transplant Proc,1973,5(1):253-259.
4. MOWBRAY JF,GIBBINGS C,LIDDELL H,et al. Controlled trial of treatment of recurrent spontaneous abortion by immunisation with paternal cells[J]. Lancet,1985,1(8435):941-943.
5. BURROWS L,TARTTER P. Effect of blood transfusions on colonic malignancy recurrent rate[J]. Lancet,1982,2(8299):662.
6. TARTTER PI,DRIEFUSS RM,MALON AM,et al. Relationship of postoperative septic complications and blood transfusions in patients with crohn's disease[J]. Am J Surg,1988,155(1):43-48.
7. MACLEOD AM. The blood transfusion effect:Clinical aspects[J]. Immunol Lett,1991,29(1-2):123-126.
8. REMY KE,HALL MW,CHOLETTE J,et al. Mechanisms of red blood cell transfusion-related immunomodulation[J]. Transfusion,2018,58(3):804-815.
9. DZIK WH,MINCHEFF M,PUPPO F. An alternative mechanism for the immunosuppressive effect of transfusion[J]. Vox Sang,2002,83 Suppl 1:417-419.
10. GOUBRAN H,SHERIDAN D,RADOSEVIC J,et al. Transfusion-related immunomodulation and cancer[J]. Transfus Apher Sci,2017,56(3):336-340.
11. BILGIN YM,BRAND A. Transfusion-related immunomodulation:A second hit in an inflammatory cascade?[J]. Vox Sang,2008,95(4):261-271.
12. MURPHY MF,PAMPHILON DH,HEDDLE NM. Practical transfusion medicine[M]. UK:Wiley-Blackwell,2013.
13. SNYDER EL,KUTER DJ. Apoptosis in transfusion medicine:Of death and dying—is that all there is?[J]. Transfusion,2000,40(2):135-138.
14. VALLION R,BONNEFOY F,DAOUI A,et al. Transforming growth factor-beta released by apoptotic white blood cells during red blood cell storage promotes transfusion-induced alloimmunomodulation[J]. Transfusion,2015,55(7):1721-1735.
15. FADOK VA,BRATTON DL,ROSE DM,et al. A receptor for phosphatidylserine-specific clearance of apoptotic cells[J]. Nature,2000,405(6782):85-90.
16. FADOK VA,BRATTON DL,KONOWAL A,et al. Macrophages that have ingested apoptotic cells in vitro inhibit proinflammatory cytokine production through autocrine/paracrine mechanisms involving tgf-beta,pge2,and paf[J]. J Clin Invest,1998,101(4):890-898.
17. YOUSSEF LA,REBBAA A,PAMPOU S,et al. Increased erythrophagocytosis induces ferroptosis in red pulp macrophages in a mouse model of transfusion[J]. Blood,2018,131(23):2581-2593.
18. PETERS AL,VAN HEZEL ME,KLANDERMAN RB,et al. Transfusion of 35-day-stored red blood cells does not alter lipopolysaccharide tolerance during human endotoxemia[J]. Transfusion,2017,57(6):1359-1368.
19. LEE TH,PAGLIERONI T,OHTO H,et al. Survival of donor leukocyte subpopulations in immunocompetent transfusion recipients:Frequent long-term microchimerism in severe trauma patients[J]. Blood,1999,93(9):3127-3139.
20. CLARK DA,GORCZYNSKI RM,BLAJCHMAN MA. Transfusion-related immunomodulation due to peripheral blood dendritic cells expressing the cd200 tolerance signaling molecule and alloantigen[J]. Transfusion,2008,48(5):814-821.
21. PARKER RI. Transfusion-related immunomodulation:How much of it is due to white cells?[J]. Pediatr Crit Care Med,2011,12(5):593-594.

22. SPARROW RL. Red blood cell storage and transfusion-related immunomodulation[J]. Blood Transfus,2010,8 Suppl 3:s26-30.

23. ALKAYED K,AL HMOOD A,MADANAT F. Prognostic effect of blood transfusion in children with acute lymphoblastic leukemia[J]. Blood Res,2013,48(2):133-138.

24. BAUMGARTNER JM, SILLIMAN CC, MOORE EE, et al. Stored red blood cell transfusion induces regulatory T cells [J]. J Am Coll Surg, 2009,208(1):110-119.

25. LONG K,MEIER C,WARD M,et al. Immunologic profiles of red blood cells using in vitro models of transfusion[J]. J Surg Res,2013,184(1):567-571.

26. LONG K,WOODWARD J,PROCTER L,et al. In vitro transfusion of red blood cells results in decreased cytokine production by human T cells[J]. J Trauma Acute Care Surg, 2014, 77 (2):198-201.

27. ATZIL S,ARAD M,GLASNER A,et al. Blood transfusion promotes cancer progression: A critical role for aged erythrocytes [J]. Anesthesiology,2008,109(6):989-997.

28. HOD EA, ZHANG N, SOKOL SA, et al. Transfusion of red blood cells after prolonged storage produces harmful effects that are mediated by iron and inflammation[J]. Blood, 2010, 115 (21):4284-4292.

29. BLUMBERG N,SPINELLI SL,FRANCIS CW,et al. The platelet as an immune cell-cd40 ligand and transfusion immunomodulation[J]. Immunol Res,2009,45(2/3):251-260.

30. ASLAM R,SPECK ER,KIM M,et al. Transfusion-related immunomodulation by platelets is dependent on their expression of mhc class i molecules and is independent of white cells[J]. Transfusion,2008,48(9):1778-1786.

31. ALMIZRAQ RJ,SEGHATCHIAN J,ACKER JP. Extracellular vesicles in transfusion-related immunomodulation and the role of blood component manufacturing[J]. Transfus Apher Sci, 2016,55(3):281-291.

32. GHIO M, CONTINI P, UBEZIO G, et al. Blood transfusions with high levels of contaminating soluble hla-i correlate with levels of soluble cd8 in recipients'plasma;a new control factor in soluble hla-i-mediated transfusion-modulated immunomodulation? [J]. Blood Transfus,2014,12 Suppl 1:s105-108.

33. ZHU X,YU B,YOU P,et al. Ubiquitin released in the plasma of whole blood during storage promotes mrna expression of th2 cytokines and th2-inducing transcription factors[J]. Transfus Apher Sci,2012,47(3):305-311.

34. MUSZYNSKI JA,BALE J,NATERI J,et al. Supernatants from stored red blood cell(rbc)units,but not rbc-derived microvesicles, suppress monocyte function in vitro[J]. Transfusion, 2015,55(8):1937-1945.

35. FRIETSCH T,KARGER R,SCHOLER M,et al. Leukodepletion of autologous whole blood has no impact on perioperative infection rate and length of hospital stay[J]. Transfusion, 2008,48(10):2133-2142.

36. HART S,CSERTI-GAZDEWICH CM,MCCLUSKEY SA. Red cell transfusion and the immune system[J]. Anaesthesia, 2015,70 Suppl 1:38-45,e13-36.

37. STILLER CR,LOCKWOOD BL,SINCLAIR NR,et al. Beneficial effect of operation-day blood-transfusions on human renal-allograft survival[J]. Lancet,1978,1(8057):169-170.

38. OPELZ G. Improved kidney graft survival in nontransfused recipients[J]. Transplant Proc,1987,19(1 Pt 1):149-152.

39. IWAKI Y,CECKA JM,TERASAKI PI. The transfusion effect in cadaver kidney transplants—yes or no[J]. Transplantation, 1990,49(1):56-59.

40. BUCIN D,LINDHOLM T,LOW B,et al. Blood transfusion and kidney transplantation: A prospective and randomized study [J]. Scand J Urol Nephrol Suppl,1981,64:89-92.

41. JOVICIC-PAVLOVIC S,LEZAIC V,et al. Effect of donor-specific blood transfusion on the outcome of kidney transplantation [J]. Srp Arh Celok Lek, 2003,131(11-12):449-453.

42. OPELZ G,VANRENTERGHEM Y,KIRSTE G,et al. Prospective evaluation of pretransplant blood transfusions in cadaver kidney recipients[J]. Transplantation, 1997,63(7):964-967.

43. SCORNIK JC,BROMBERG JS,NORMAN DJ,et al. An update on the impact of pre-transplant transfusions and allosensitization on time to renal transplant and on allograft survival[J]. BMC Nephrol,2013,10(14):217-229.

44. UNANDER AM,LINDHOLM A. Transfusions of leukocyte-rich erythrocyte concentrates:A successful treatment in selected cases of habitual abortion[J]. Am J Obstet Gynecol,1986,154 (3):516-520.

45. PETERS WR,FRY RD,FLESHMAN JW,et al. Multiple blood transfusions reduce the recurrence rate of crohn's disease[J]. Dis Colon Rectum,1989,32(9):749-753.

46. WILLIAMS JG, HUGHES LE. Effect of perioperative blood transfusion on recurrence of crohn's disease[J]. Lancet,1989, 2(8655):1524.

47. HOLLAAR GL, GOOSZEN HG, POST S, et al. Perioperative blood transfusion does not prevent recurrence in crohn's disease. A pooled analysis[J]. J Clin Gastroenterol,1995,21(2): 134-138.

48. BLUMBERG N, HEAL JM. Transfusion and host defenses against cancer recurrence and infection[J]. Transfusion,1989, 29(3):236-245.

49. BLUMBERG N,TRIULZI DJ,HEAL JM. Transfusion-induced immunomodulation and its clinical consequences[J]. Transfus Med Rev,1990,4(4):24-35.

50. SALO M. Immunosuppressive effects of blood transfusion in anaesthesia and surgery[J]. Acta Anaesthesiol Scand Suppl, 1988,89:26-34.

51. GOUBRAN H, SHERIDAN D, RADOSEVIC J, et al. Transfusion-related immunomodulation and cancer[J]. Transfus Apher Sci, 2017, 56(3): 336-340.
52. TARTTER PI. Blood transfusion and postoperative infections [J]. Transfusion, 1989, 29(5): 456-459.
53. CHRISTOU NV, MEAKINS JL, GOTTO D, et al. Influence of gastrointestinal bleeding on host defense and susceptibility to infection[J]. Surg Forum, 1979, 30: 46-47.
54. FRIEDMAN R, HOMERING M, HOLBERG G, et al. Allogeneic blood transfusions and postoperative infections after total hip or knee arthroplasty[J]. J Bone Joint Surg Am, 2014, 96(4): 272-278.
55. NEWMAN ET, WATTERS TS, LEWIS JS, et al. Impact of perioperative allogeneic and autologous blood transfusion on acute wound infection following total knee and total hip arthroplasty [J]. J Bone Joint Surg Am, 2014, 96(4): 279-284.
56. FRAGKOU PC, TORRANCE HD, PEARSE RM, et al. Perioperative blood transfusion is associated with a gene transcription profile characteristic of immunosuppression: A prospective cohort study[J]. Crit Care, 2014, 18(5): 541.
57. TORRANCE HD, VIVIAN ME, BROHI K, et al. Changes in gene expression following trauma are related to the age of transfused packed red blood cells[J]. J Trauma Acute Care Surg, 2015, 78(3): 535-542.
58. ALTER HJ, KLEIN HG. The hazards of blood transfusion in historical perspective[J]. Blood, 2008, 112(7): 2617-2626.
59. NOLLET KE, SAITO S, ONO T, et al. Microparticle formation in apheresis platelets is not affected by three leukoreduction filters[J]. Transfusion, 2013, 53(10): 2293-2298.
60. REFAAI MA, BLUMBERG N. Transfusion immunomodulation from a clinical perspective: An update[J]. Expert Rev Hematol, 2013, 6(6): 653-663.
61. NELSON KA, ALDEA GS, WARNER P, et al. Transfusion-related immunomodulation: gamma irradiation alters the effects of leukoreduction on alloimmunization[J]. Transfusion, 2019, 59(11): 3396-3404.

第三篇

献血服务和血液采供体系

第二十章

采供血机构与职能

采供血机构是指提供包括采集、制备、检测、贮存血液，并将血液及成分血交付临床使用的专业公共卫生机构，通常又被称为血站。1918 年，美国的 Oswald Hope Robertson 提出了血库的概念，并建立了世界上第一个战备血库。1921 年在红十字会支持下，第一个为社会服务的血库在英国伦敦建立。1937 年美国在芝加哥建立了第一个医院血库，同时初步建立了标准化采血、配型、保存、运输等操作流程。从此，各国纷纷建立血库以满足临床输血的需求，并在此基础上逐渐发展为今天的采供血机构。本章就国内外采供血机构的概况、国内采供血机构的现状和我国采供血机构面临的挑战和发展趋势进行阐述。

第一节 概　　况

由于世界各国的历史文化背景、社会政治制度、经济发展水平和发展模式有很大差异，因此，各国采供血机构管理和运行模式也呈多元化。本节挑选了部分发达国家和发展中国家有代表意义的采供血机构作一介绍，同时对我国采供血机构总体情况作一概述。

一、国外采供血机构概况

（一）发达国家采供血机构类型

1. 美国　1918 年，美国人 Oswald Hope Robertson 在第一次世界大战的西线建立了第一个血库，因此被誉为“血库之父”。1927 年，美国开始出现有偿供血的组织，至 1928 年美国逐步出现无偿供血团体。1937 年美国的 Bernard Fantus 在芝加哥库克乡村医院组织了第一个医院血库，后改名为“血液银行”（blood bank）。同时，他建立了标准化采血、配型、保存血等操作流程，并不断扩大组织血源和向临床供血，血库的操作经验由此建立。随后，美国各大医院相继建立了血库，1947 年美国红十字会开始建立区域血液中心，至 1963 年，共建立了 56 个。1967 年美国共建立了 4 400 个医院血库与 123 个社会和地区医学会血库。从 1948 年起，这些组织联合成立了美国血库协会（AABB）。

目前，美国采供血机构分为 3 类，分别是红十字会血液中心、独立的血液中心和军队的采供血机构[1]。第二次世界大战结束后美国红十字会（ARC）成立了血液中心，目前红十字会在全美经营有 36 个地区性的血液中心和 5 个检测中心。36 个血液中心中有 11 家兼具成分血制备功能，其余 25 个血液中心只负责血液的采集和发放。而在密苏里州的圣路易斯有 1 个血液库存管理中心，负责设定各地区的库存目标和血液调剂，大约 40%的血液由美国红十字会提供[2]。最初为了抵制红十字会，美国独立的血液中心组成了美国血库协会（AABB）。1962 年，这些独立的血液中心成立了美国血液中心（ABC），它是以社区为基础的独立血液采集供应网络，目前拥有 600 余家血液采集机构，它提供了全美国近 60%的血液和加拿大 25%的血液供应[3]。军队采供血机构则是由美国国家防御部门设立的，有着完全独立的血液采集供应网络。由于美国有海外部队，因此美国国家防御部门有更长的血液供应链，共拥有 22 家采集中心和 2 个分配中心。以上所有血液采集中心均由美国食品药品监督管理局（FDA）颁发许可证[2]。不同于其他国家的一个最大特点是，在美国同一地区往往同时设有隶属于美国红十字会和隶属于美国血液中心的采供血机构。美国的采供血机构均为非盈利性质，虽然其采供血范围不同，但联合会内的采供血机构都执行同一个标准，使用同一个来源的操作规程，即 AABB 标准（standards for blood banks and transfusion services）。

2. 法国　法国无偿献血工作始于 1952 年。但由于公立和私营采供血机构长期并存、机构设置不合理、管理不善等原因，最终引发 20 世纪 80 年代近 4 000 人因输血感染获得性免疫缺陷综合征的公共安全事故。自此法国开始进一步加强血液管理。1993 年 1 月，法国成立了国家血液局，并按区域设置对原来

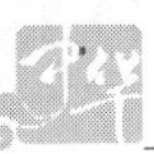

的141个采供血机构进行重组，只保留了41个采供血机构，由国家血液局统一管理。随后，指定由国家卫生安全局、国家疾病控制中心、国家食品卫生监督局及国家卫生安全和健康产品管理局归口管理血液工作[4]。2000年1月，成立国家血液中心作为全国唯一的输血服务机构。国家血液中心是由国家统一管理的公益性机构，其职责是满足全国对血液（红细胞、血浆、血小板等）的需求，负责血液采集、制备、质控、供应和血液免疫学工作，同时承担国家血液安全监控、输血技术进步、科学研究和国际合作等职能。

目前，法国采供血机构由1个国家血液中心和17个地区分中心组成。17个地区分中心下设153个固定采血点、4万余个移动采血点、19个成分血制备中心、7个检测中心。设立在17家地区分中心的血液供应点有156个，设立在医疗机构的血液供应点有169个，服务的医疗机构有1 500多家。法国采供血机构实行集中化管理模式，国家血液中心主要负责监管和协调，地区分中心负责具体的血液采供工作；全国实现了血液的统一调配、集中化检测和制备，形成了管理规范、技术先进和高效运行的输血服务体系[5]。

3. 澳大利亚　澳大利亚是世界上第一个（1929年）通过建立委员会来管理输血服务的国家。20世纪40年代，澳大利亚开始有了移动式血库，20世纪60年代成立了第一个组织配型的实验室。1996年，各州的采供血机构联合形成了澳大利亚红十字会血液服务机构（ARCBS）。2004年，澳大利亚红十字会血液服务处作为澳大利亚红十字会的一个基本独立的运营部门而成立。澳大利亚红十字会血液服务处是由澳大利亚政府资助，唯一一家从自愿捐助者那里采集血液，为医院和其他卫生机构提供优质血液产品，以造福社区的机构。2019年11月15日，澳大利亚红十字会血液服务处更名为澳大利亚红十字会生命线（Australian Red Cross Lifeblood，ARCBS）[6]。

目前，ARCBS划分为5个战略运作区。每个战略运作区均有若干个血液采集、加工、贮存、发放点，全国共计129个点，但能够进行血液血清学、NAT检测的只有5个。ARCBS总部设在堪培拉，由董事会负责战略研究，并直接对红十字会负责，执行总裁负责管理全国采供血机构（ARCBS）的运作，并向董事会负责[7]。

4. 日本　从1919年日本实施本国的第一次输血开始，日本的血液事业进入了近百年的现代化发展历程。20世纪50年代，日本商业性质的血库和公立的血液中心同时开始运营。由于当时提倡“病愈后偿还血”“血液存款”等民间商业血库，血液管理混乱，输血后肝炎的发生率曾高达50%。1964年，日本政府内阁会议通过了《关于推动无偿献血的决定》，决定大力推进无偿献血，并确立了红十字会在采供血机构中的核心地位。1983年，日本红十字会血浆分离中心在北海道建立，全国所有的公共血库包括地方政府开办的血液中心都交由红十字会统一管理，日本红十字会成为接受献血的唯一组织，2004年，成立了日本红十字会血液业务部。

日本现有7个区域血液中心、47个地区血液中心、1个血浆分离中心和13个核酸检测中心；全国设立有136个血液采集站（包括109个献血屋），配备有流动采血车318台，专用体检车109台，并配备有多种机采装备2 248台；全国现有从业人员超过7 700人，主要为事务职员、护士、药剂师和检验技师等，医师比例不超过6%[8]。

（二）发展中国家采供血机构类型

1. 印度　1942年，印度红十字会（IRCS）和全印度卫生与公共卫生研究所在印度加尔各答（西孟加拉邦）创立第一个血库。印度的血液安全计划始于1987年。1992年，印度药品管制总局获得了中央许可证审批机构的权力，负责审批药品、血液和血液制品等的制造许可证。1996年创建了州输血委员会（SBTC）来制定政策和计划，以改善印度的输血服务。

历年来，印度出现了不同类型的、多种形式的采供血机构，有政府设立的血库、竞争性独立血库、医院自行设立的血库，还有由慈善信托、独立的商业化私人组织以及特定的非政府卫生组织（例如印度红十字会）运营的血库。印度采供血机构的职能包括招募和保留捐献者，捐献者血液的采集、检测、制备和储存，以及血液和成分血的临床使用和培训。

在印度，只有20%的全血被分离成各种成分血。慈善信托基金管理的血库，其成分血分离率最高，为46%，印度红十字会运营的血库为24%[9]。

2. 蒙古国　1938年，俄罗斯的Glushnikov BT博士完成在蒙古国的第一次输血。1956年，根据蒙古人民共和国部长理事会第16号决议，建立了第一家有1名医师和2名护士的血库。1963年，根据蒙古人民共和国部长会议第505条设立了中央血站。2007年，中央血站改组为国家输血医学中心（NCTM）。

蒙古国卫生和体育部负责血液服务，其鼓励血液服务部门批准和执行与血液安全有关的准则和指南，用专业的方法确保蒙古国政府的相关政策得到正确实施。国家输血医学中心是一个专门的专业服务机构，负责为蒙古国各省地方和私立医院提供安全和充足的血液供应，并不断接纳所有医院的血库，持续为其提供管理和指导。国家输血医学中心在21个省设有26个血站,负责对其进行指导和管理。各个血站为农村医院提供必要的血液和血液制品,并对区级医院进行专业化的管理和指导。

二、国内采供血机构概况

(一) 一般血站

1. 分类　根据《血站管理办法》规定,血站分为一般血站和特殊血站。一般血站包括血液中心、中心血站和中心血库。特殊血站包括脐带血造血干细胞库和国家卫生健康委根据医学发展需要批准、设置的其他类型血库。省(自治区、直辖市)人民政府卫生健康行政部门应结合本行政区域人口、医疗资源、临床用血需求等实际情况和当地区域卫生发展规划,制定本行政区域血站设置规划,报同级人民政府批准,并报国家卫生健康委备案。血液中心、中心血站和中心血库由地方人民政府设立。血站开展采供血活动,应当向所在省(自治区、直辖市)人民政府卫生健康行政部门申请办理执业登记,取得《血站执业许可证》。

2. 各地概况　截至2018年底,全国共设置血液中心32个,中心血站321个,中心血库99个,固定采血点1 458个。全国血站占地和建筑面积分别约为216和209万平方米。血站基础设施持续改善,从业人员结构不断优化,学历层次不断提高,信息化水平进一步提高,血站已基本实现了本机构与各献血点之间的联网[10]。

3. 职能　采供血机构的建设和发展纳入当地国民经济和社会发展计划。根据相关规定,1个城市只设1家采供血机构,同一个城市不能重复设置血液中心和中心血站,血站与单采血浆站不得在同一县级行政区域内设置。国家卫生健康行政部门主管全国采供血机构的监督管理工作。县级以上地方人民政府卫生健康行政部门负责本行政区域内采供血机构的监督管理工作。

(1) 血液中心:血液中心应当设置在省会市、自治区首府市、直辖市,主要承担以下职责:①按照省级人民政府卫生健康行政部门的要求,在规定范围内开展无偿献血者的招募,血液的采集与制备、临床用血供应以及医疗用血的业务指导等工作;②承担所在省(自治区、直辖市)血站的质量控制与评价;③承担所在省(自治区、直辖市)血站的业务培训与技术指导;④承担所在省(自治区、直辖市)血液的集中化检测任务;⑤开展血液相关的科研工作;⑥承担卫生健康行政部门交办的任务。

(2) 中心血站:中心血站应当设置在设区的市,主要承担以下职责:①按照省级人民政府卫生健康行政部门的要求,在规定范围内开展无偿献血者的招募、血液的采集和制备、临床用血供应及医疗用血的业务指导工作;②承担供血区域范围内血液储存的质量控制;③对所在行政区域内的中心血库进行质量控制;④承担卫生健康行政部门交办的其他任务。

(3) 中心血库:中心血库应当设在中心血站服务覆盖不到的县级综合医院内,是采供血机构最基层单位,主要为了解决距离中心血站较远的县属医疗单位临床用血而设立,属于非独立法人,隶属于县人民医院和县卫生健康行政部门领导和管理。它的任务是按照省级人民政府卫生健康行政部门的要求,在规定范围内开展无偿献血者招募、血液的采集和制备、临床用血供应及医疗用血业务指导等工作。

(二) 单采血浆站

1. 设置　根据《单采血浆站管理办法》,省(自治区、直辖市)人民政府卫生健康行政部门根据国家卫生健康委《采供血机构设置规划指导原则》,结合本行政区域疾病流行、供血浆能力等实际情况和当地区域卫生发展规划,制定本地区的单采血浆站设置规划,并组织实施。单采血浆站设置规划应当报国家卫生健康委备案。

单采血浆站应当设置在县(旗)及县级市,不得与一般血站设置在同一县级行政区域内。申请设置单采血浆站的血液制品生产单位,应当向单采血浆站设置地的县级人民政府卫生健康行政部门提交《设置单采血浆站申请书》,由省级人民政府卫生健康行政部门核发《单采血浆许可证》,并在设置审批后10日内报国家卫生健康委备案。

2. 各地概况　2018年,我国有25个省(自治区、直辖市)设置了单采血浆站。2018年,我国有单采血浆站236家,采集原料血浆8 343吨,较2017年分别增长5.4%和8.1%。原料血浆年采集量超过100吨的单采血浆站有5家[10]。

第二节　国内采供血机构现状

2017年,世界卫生组织(WHO)发布的《全球血液安全与供应报告》指出,中国在无偿献血总量、自愿无偿献血比例、血液质量安全水平、临床合理用血等方面水平位居全球前列。

2018年是《中华人民共和国献血法》(以下简称《献血法》)颁布实施20周年。这20年来,我国逐步形成国家颁布《献血法》、省级实施《献血法条例》、地市落实《献血法办法》的三级法制化体系建设。随着无偿献血法制化建设不断完善，采供血服务体系不断健全，血液供应基本保证，血液安全得到有力保障。

2018 年我国无偿献血总人次达到 1 479 万人次，全国献血总量达到 2 506 万单位，献血率达到 11.1/千人口。我国已基本形成了体系完善、管理科学、保障有力、使用合理的无偿献血工作格局，各项工作实现跨越式发展[10]。

一、采供血服务

（一）血液采集

血液采集是采供血工作的源头，也是保障血液质量安全的重要环节。

1. 血液采集技术

（1）全血采集：我国采供血事业发展初期，采集的血液使用玻璃瓶盛装，（图 20-1）。20 世纪 70 年代中期，一次性塑料采血袋被逐步推广应用于血液采集，避免了玻璃瓶因反复使用导致热原去除不完全造成的输血不良反应，以及清洗不彻底造成血液微小凝块等问题，有效提高了血液质量安全。随着技术的进步和成分输血的发展，一次性塑料采血袋单袋逐步发展为多联采血袋（图 20-2、图 20-3）。多联采血袋的应用，使得血液从采集到制备，再到临床输注的全过程都处于密闭的环境中，最大限度地避免了因与外界环境接触而造成的病原微生物污染，进一步提高了血液安全和质量[11]。

血液采集过程中，需要将血液与抗凝剂不断混匀，避免凝块的产生。20 世纪 50—80 年代，我国使用架盘天平和机械秤对血液的采集量进行控制（图 20-4）。采集时，工作人员需定时摇动采血玻璃瓶或一次性塑料采血袋，来确保血液的抗凝效果，血液采集的容量也依靠工作人员肉眼判断，出错的概率大。

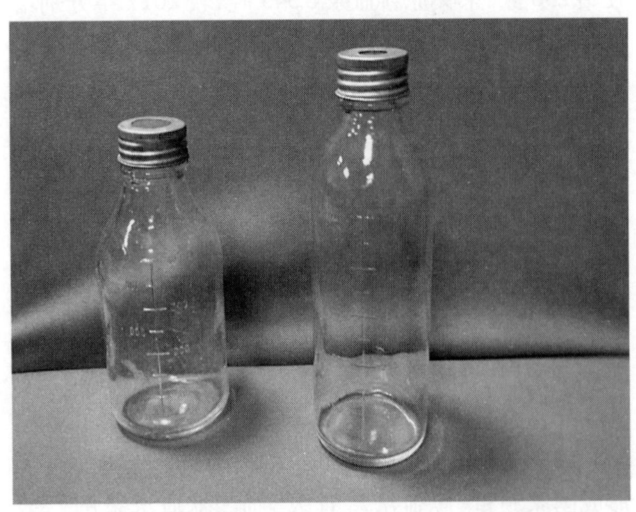

图 20-1　采血用玻璃瓶

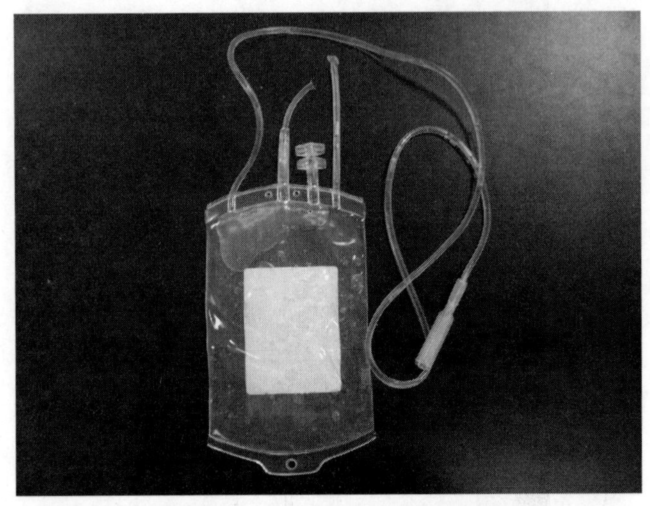

图 20-2　一次性塑料采血袋单袋

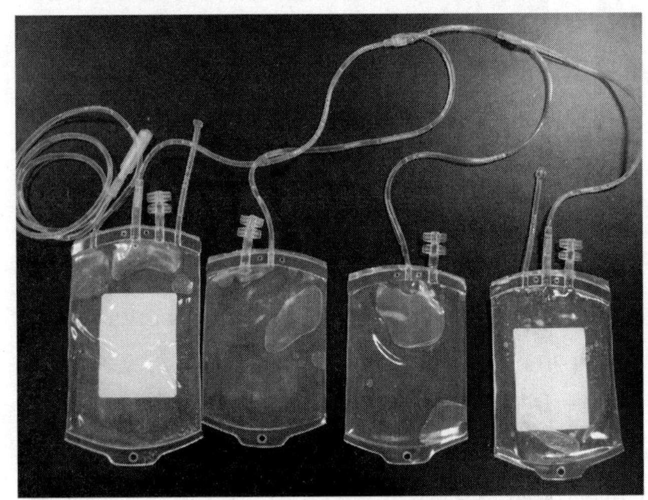

图 20-3　一次性塑料采血袋四联袋

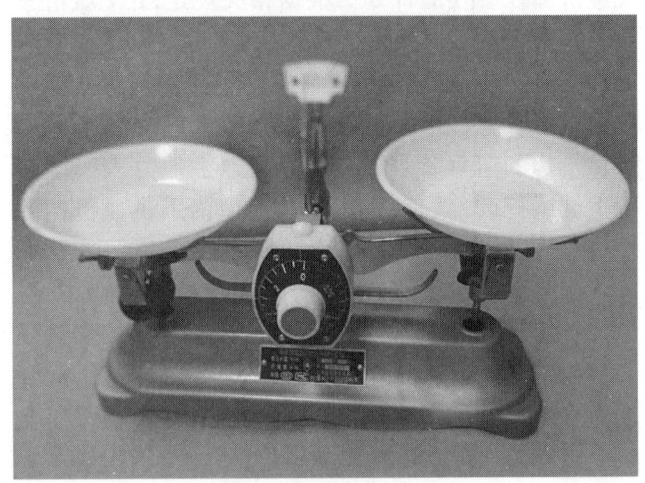

图 20-4　架盘天平

20 世纪 90 年代，电子采血秤问世（图 20-5，图 20-6）。电子采血秤与机械秤相比，不管在精度、灵敏度还是稳定性方面都要更胜机械秤一筹。电子采血秤能满足血液采集过程中称量和混匀要求。能将血液采集的容量、采集时间、献血序列号等信息传输至血液信息管理系统，达到信息化、标准化血站管理的目的。

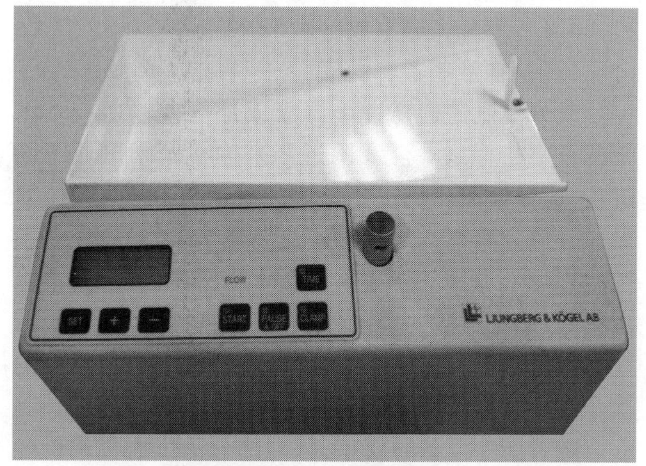

图 20-5　电子采血秤

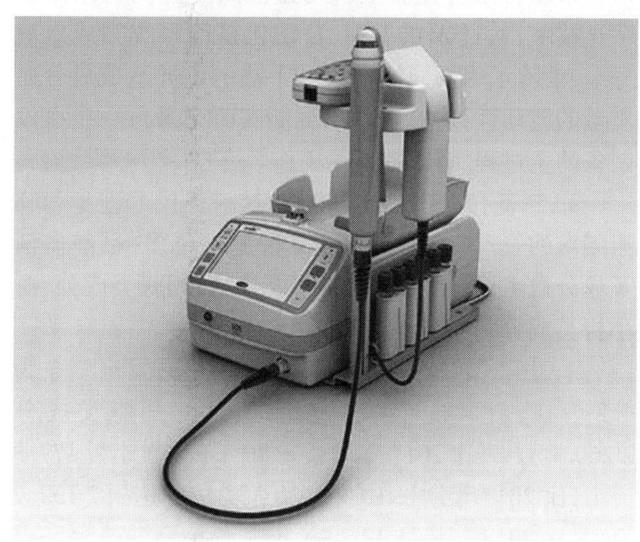

图 20-6　全自动电子采血秤

（2）成分血采集：20 世纪 80 年代末至 90 年代初，成分血单采技术在国内血站开始逐步应用。成分血单采是指从献血者体内采集一种或几种成分血，并将其余成分回输给献血者的过程，通常由血细胞分离机自动完成（图 20-7）。成分血单采因其具有效成分浓度和纯度高，临床输注效果好；降低输血不良反应和经血传播疾病发生概率的优点，受到广泛欢迎。

2. 血液采集量　《献血法》中规定血站对献血者每次采集血液量一般为 200ml（最多不得超过 400ml）。献血工作开展初期，全血 1 次献血量为 200ml 或 400ml。从 2008 年起，各地血站陆续提供了 1 次献血 300ml 的服务，更加尊重献血者的献血意愿。随着无偿献血宣传的不断深入、民众对无偿献血的认知逐步增强，献血量为 200ml 的占比逐年下降，300ml 和 400ml 的占比不断增加[10]（图 20-8）。

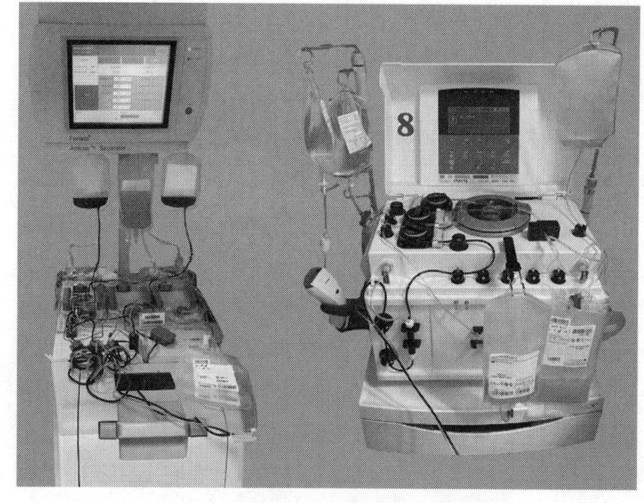

图 20-7　部分厂家血细胞分离机

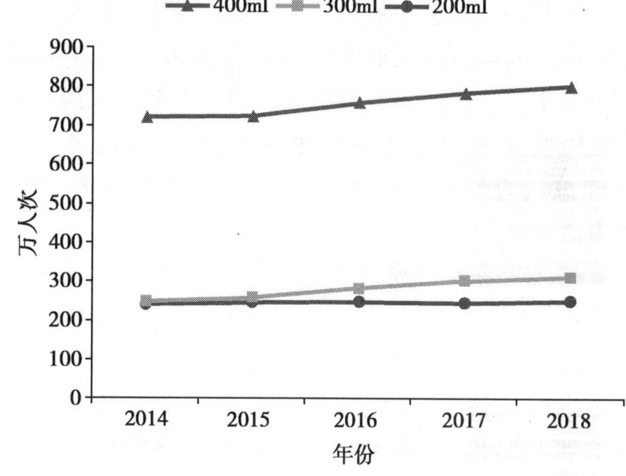

图 20-8　2014—2018 年献全血 200ml/300ml/400ml 人次

（二）血液检测

1. 血液检测项目　《献血法》规定，血站必须对采集的血液进行检测，未经检测或检测不合格的血液，不得向医疗机构提供。根据《血站技术操作规程》（2019 版）要求，血液采集时应同时留取供血液检测的标本，进行谷丙转氨酶（GPT）检测、血型检测、输血相关传染病标志物血清学和核酸检测以及国家和省级卫生健康行政部门规定的地方性、输血相关传染病标志物检测。包括乙型肝炎病毒（HBV）感染标志物、丙型肝炎病毒（HCV）感染标志物、人类免疫缺陷病毒（HIV）感染标志物、梅毒螺旋体感染标志物等的检测。

2. 集中化检测的开展　血站血液集中化检测是指血液标本分散采集、集中检测的中心化管理模式，作为高质量、高效率、低成本的一种运行和管理模式，已被世界各国所公认，并在发达国家中广泛开展。国内率先实现由省级血液中心建立集中化检测实验室并承担全省区域内采供血机构血液检测的有上海、海南和宁夏。

3. 核酸检测的全覆盖　2010 年,卫生部临检中心陆续举办了 5 期血站核酸检测实验室技术人员上岗培训班,共培训人员 679 人[12],为建立安全有效的血液筛查模式奠定了良好基础。

2013 年,国家卫生和计划生育委员发布了《全面推进血站核酸检测工作实施方案(2013—2015 年)》(卫计生发〔2013〕22 号),要求全国血站逐步推进核酸检测工作的开展。2014 年,中央财政投入 10 亿元支持核酸检测建设,以后每年投入约 5 亿元用于核酸检测试剂,确保了 2015 年底血站核酸检测全覆盖这一目标的实现[13]。2015 年,国家卫生和计划生育委员印发《关于做好血站核酸检测工作的通知》(国卫办医发〔2015〕11 号)进一步指导地方加速推进血站核酸检测工作。西藏自治区血液中心于 2016 年 12 月完成核酸检测实验室改造和设施配备,2018 年 1 月取得核酸检测资质,4 月开展血液核酸检测,至此全国各个省(自治区、直辖市)均具备了独立开展核酸检测的能力。

4. 实验室室间质量评价　室间质量评价,又称外部质量控制(EQA)或能力验证(PT)。EQA 通常是质量监督管理机构、国内或国际的参比实验室和其他第三方机构采取一定的方法,连续、客观地评价各实验室的实验结果,并发现室内质控不易发现的不准确性,了解各实验室结果的差异,并帮助其纠正。我国从 1989 年开始在血站实验室开展室间质量评价工作。随着血液检测技术的发展和检测项目的增加,我国采供血机构形成了较为完善的室间质量评价体系[14]。目前国内覆盖面较广的室间质评项目有两个。

(1) 国家卫生健康委临床检验中心室间质量评价项目:国家卫生健康委临床检验中心(以下简称国家临检中心)针对采供血机构实验室共开展感染性疾病血清标志物检测、血型检测、病毒核酸检测、HTLV 抗体检测 4 个质评计划的 11 个项目的室间质量评价,基本覆盖了采供血机构常规检测工作。截至 2018 年,有 300 余家血站实验室参加上述室间质评项目[10]。

(2) 中国国际输血感染预防和控制(CITIC)室间质评项目:为提高国内血液筛查结果的可靠性和可比性,上海市血液中心作为世界卫生组织输血合作中心,与澳大利亚国立血清学参比实验室(NRL)合作建立了“中国国际输血感染预防和控制(CITIC)室间质评”项目,为国内血液筛查实验室提供感染性疾病血清标志物检测、病毒核酸检测 3 个质评计划、11 个项目的室间质量评价。截至 2018 年,全国已有 149 家血液筛查或质量控制实验室参加了 CITIC 室间质评。2016 年,专门设计的细菌检测室间质评项目正式运行,2018 年参加实验室数已达 52 家。

(三) 血液制备和供应

成分输血是衡量一个国家或地区或输血技术水平的重要指标之一。我国近年来输血医学事业不断进步,成分输血比例逐年递增。截至 2018 年,我国血站成分血分离率达到 99.82%[10]。

1. 制备技术　随着输血技术水平不断提高,去除白细胞、病毒灭活、血液辐照等技术得到广泛应用,减少了患者输血不良反应发生率,有效提高血液输注的安全性。

随着新型设备的面市,国内部分采供血机构已经开始使用全自动血液成分分离机逐步代替传统的分浆夹来制备成分血。全自动血液成分分离机采用数字化技术,通过光感识别、自动化挤压系统完成血液分离,消除了因不同操作人员手法的差异造成成分血质量的波动性;通过软件系统能实时记录每一袋血液制备的全过程,有效提高了工作效率。

2. 制备和供应的品种　随着制备技术进步和临床需求的发展,新的成分血品种越来越多,目前血液及成分血主要分为:红细胞类成分、粒细胞类成分、血小板类成分和血浆类成分。

3. 血液供应总量　2018 年全国血站发出全血为 4.2 万 U,比 2017 年增长 36.1%;红细胞类成分 2 260.7 万 U,比 2017 年增长 2.8%;单采血小板 177.9 万 U,比 2017 年增长 10.2%;血浆类成分达到 2 132.2 万 U,比 2017 年增加 12.4%[10]。

4. 血液报废　血液报废分为检测报废、物理报废和其他报废。血液检测报废指血液实验室检测不合格的血液报废。血液物理报废指因外观原因(乳糜血、血袋破损等)导致的血液报废和超过保质期的血液报废。血液物理报废是衡量血站管理水平的指标之一。2018 年全国血液物理报废量 151.2 万 U,比 2017 年下降了 1.2%;血液物理报废率 3.1%,比 2017 年下降了 0.3%[10]。

(四) 采供血应急预案

突发公共事件是指突然发生的,造成或者可能造成重大人员伤亡、财产损失、生态环境破坏和严重社会危害,危及公共安全的紧急事件。突发公共事件可分为:自然灾害、事故灾难、社会安全事件、公共卫生事件等。制订发生突发公共事件时采供血应急预案目的是保障突发公共事件时能及时采集、供应足够的、安全的血液,保障临床救治的用血需求,尽可能减少或避免人员伤亡。

目前,我国已建立了横向到边、纵向到底、覆盖城乡的采供血服务体系,为日常和应急血液保障提供了良好的基础。同时已建立了一个从中央到地方政府,再到各级采供血机构和医疗机构组成的自上而下、分级管理的血液应急保障体系,实现了辖区内血液供应保障、跨地区血液调剂及临床血液质量控制。该体系在近年来国内发生重大灾害的医疗救治、重大活动的血液保障、稀有血型患者救治中发挥了积极作用,例青海玉树地震救灾、温州"7·23列车追尾事故"、二十国集团领导人杭州峰会、稀有血型跨省调血等,有效保障了应急事件临床急救用血的需求。

二、采供血机构质量管理

(一) 法律法规、规章制度和标准

1. 法律法规　1998年颁布实施的《献血法》,使我国血液管理工作步入法制化轨道。为贯彻实施《献血法》,各省市地方立法相继开展。

(1) 省级立法情况:截至2018年,全国31个省(自治区、直辖市)颁布了《献血法实施条例》。

(2) 地市立法情况:在省级立法的推动下,各地市落实《献血法》或相应条例等工作也相继展开。截至2018年,全国省会城市中有13个颁布了市级落实《献血法》的办法。全国22个独立立法权城市中有14个颁布该地区的献血条例或办法。

2. 规章制度　2005年和2006年卫生部分别颁布并实施了《血站管理办法》《血站质量管理规范》和《血站实验室质量管理规范》(以下简称"一法两规")。"一法两规"明确要求各血站必须建立覆盖采供血全过程并具有持续改进机制的质量管理体系,对促进血站开展全面质量管理,保障血液安全和质量起到了重要作用。

《中国输血技术操作规程(血站部分)》自1997年颁布以来,对促进血站规范化管理起到关键的作用。随着输血科学技术的进步和血液管理工作要求的提高,原有内容已经不适应当前血站的需求,为此原卫生部组织专家对《中国输血技术操作规程(血站部分)》进行了修订并发布了《血站技术操作规程(2012版)》(以下简称《规程》)。

2015年国家卫生计生委和2019年国家卫生健康委分别修订并颁布了《血站技术操作规程(2015版)》《血站技术操作规程(2019版)》,明确了修订周期(每3年修订1次),至此,《规程》建立了定期修订完善的机制。同时还明确指出"如有关血液标准、规范与《规程》存在不一致的地方,以《规程》规定为准",进一步明确了《规程》的地位。

3. 标准　自1996年国家卫生标准委员会血液标准专业委员会成立以来,我国血液标准化体系建设不断发展,逐步形成了"政府主导、行业参与、符合国情、对标国际"的标准制定模式和"观点有依据、数据有出处"的标准编制要求[15]。截至2018年底,已发布有2项国家标准,10项行业标准。

根据《国务院关于印发深化标准化工作改革方案的通知》(国发〔2015〕13号),中国输血协会制定了《中国输血协会团体标准管理办法》(CSBT ZD/W 2017—002)。截至2019年,共发布8个团体标准。

(二) 工作人员质量体系培训

1. 全员岗位培训和考核　2002年,卫生部办公厅发出《关于对采供血机构人员进行岗位培训和考核的通知》(卫办医发〔2002〕41号),要求对所有采供血机构人员进行培训和全国统一上岗资格考试。将血液管理、传染病和艾滋病控制相关卫生法律、法规以及卫生部规章、世界卫生组织(WHO)《安全血液和血液制品》作为培训教材,对全国采供血机构卫生技术人员进行考核,以提高全体采供血人员的整体素质和业务技能。2016年该全国统一考试被取消,改为由各省(自治区、直辖市)自行组织考试。

2. 师资培训　为保障血液安全和质量,更好的理解和执行"一法两规",原卫生部医政司血液处组织在全国血站及医院输血科开展督导员培训,共计对来自全国血站及医院输血科的700余名领导、骨干进行培训,为后续的全国血液安全督导提供合格的技术专家。

2017年,国家卫生和计划生育委员会医政医管局根据"一法两规"要求,组织专家组展开血站部分、单采血浆站部分及医疗机构部分《血液安全技术核查指南(2017版)》(以下简称《核查指南》)的编写工作。2017年9月,医政医管局举办了连续3期的血液安全技术核查师资培训班。通过《核查指南》的编写及核查人员的培训,血液安全核查工作实现了4个统一,即统一检查标准、统一检查内容、统一结果判定和统一师资培训。

3. 站长研修班　血站站长研修班(以下简称"站长班")是由上海市血液中心、美国血库协会(AABB)、中国输血协会、约翰霍普金斯大学医学院和国际输血协会(ISBT)五家单位联合建立的,目的是提高血站领导的管理和专业能力。聘请来自国内外知名专家200余人次担任教员。站长班课程长度通常为18天,课程分为医疗、科学和技术,采供血机构的管理和质量,政策与法规,血站管理实务四个方面。截至2018年,共计举办了12期,结业学员551名,遍及全国29家省级

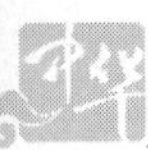

血液中心和189家地市级中心血站的领导管理层。为国内采供血机构培训了一大批管理人才[16]。

（三）质量管理体系

1. 根据“一法两规”建立的采供血质量体系　根据“一法两规”要求，各采供血机构相继建立了覆盖采供血全过程的质量管理体系文件，将法规要求融入血液质量管理的每个环节。各级省级行政部门亦以此为依据对各地采供血机构进行评审和执业验收。

2. ISO9000系列标准　ISO9000是由国际标准化组织（International Organization for Standardization）颁布的关于质量管理和质量保证的系列标准。在“一法两规”颁布前，许多血站为了提高自身管理水平，进一步提升血液安全和质量，已按照ISO9001标准建立并实施血站质量管理体系[17]。

3. 医学实验室认可　血液检测技术直接关系到血液的安全性，是血站质量工作的重要组成部分。2003年前，实验室（包括医学实验室）认可遵守的是ISO/IEC 17025准则。但由于医学实验室的特殊性，需要有不同的检验要求，因此ISO于2003年发布第一版ISO 15189。2012年国家合格评定委员会（简称CNAS）将血站实验室认可准则由ISO/IEC 17025变更为ISO 15189[18]。截至2020年1月，国内通过ISO 15189实验室质量体系认可的血站检测实验室共12家。

（四）采供血机构监管机制

1. 国家卫生健康委组织的技术核查　为进一步规范采供血及输血行为，保障血液安全和临床血液供应。卫生部、国家卫生和计划生育委员会在2007—2019年期间，定期开展全国范围内的血液安全督导检查工作（即血液安全技术核查）并及时向全国采供血机构通报检查情况，督促各地加强血液质量安全管理。

2. 地方卫生健康行政管理部门的执业校验和监督检查　各省（自治区、直辖市）以提高血液安全和供应保障能力为重点，在年度校验中对血站和单采血浆站工作情况、换证期间执业情况进行校验和评审，确保业务工作及运营情况符合相关法律法规要求。通过督导检查工作，进一步提高了血液管理工作质量，保证临床用血安全[10]。

3. 网络舆情监测与预警机制　国家卫生健康行政部门从2013年起委托中国医学科学院输血研究所开展网络舆情监测，研究分析舆情的暴发源头、形成规律和发展演变，为引导舆情健康发展，监测、预警和及时干预血液安全突发事件，指导各血站做好无偿献血服务工作提供依据。截至2018年，形成《全国血液安全舆情周报》共104期，及《2015年疑似违法医疗广告网站报告》《关于“停止鼓吹无偿献血”舆情信息的报告》等专题报道[13]。

三、输血科研与教育

（一）输血科研

1. 科研项目　通过对全国24家省级血液中心、166家中心血站、3家医疗机构及两家科研机构的调查统计，2012—2018年，我国血液相关行业获批国家级科研项目（含国家自然科学基金）共计68项，研究方向主要为血细胞和输血传播疾病等；获批省部级科研项目共计114项，研究内容主要集中在血细胞、输血传播性疾病、临床输血和信息管理等领域[10]。

2. 科技成果　2012—2018年，输血行业机构共获得省部级科技奖励共计44项，主要为经血传播病原体防控新技术及筛查策略的研究、输血不良反应发生发展的机制研究等。获批授权国家发明专利67项，实用新型专利31项，主要集中在血液运输装置、检测试剂及方法等领域。

（二）输血医学教育

1. 学历教育　据不完全统计，截至2018年，全国输血行业机构共有博士生导师24名，硕士生导师45名；博士学位授权点6个，硕士学位授权点10个；有4个省级以上重点学科，为我国输血医学事业培养了大批高级专业人才。

2. 继续教育　各地采供血机构均针对员工的教育培训制定了年度计划和相关制度，大多数机构员工的职称（职务）晋升与每年所获得的继续医学教育学分所挂钩。2014—2018年，举办各类省级、国家级继续教育培训班共计528期，学员数量累计81 400余人次[10]，为基层输血从业人员提供了大量学习培训机会，极大地提升了行业整体业务水平。

四、国内外合作与交流机构

（一）中国输血协会

中国输血协会（CSBT）是由从事输血医学的事业、企业单位和相关的专业技术与管理工作者自愿结成的全国性、行业性、非营利性社会组织。中国输血协会成立于1988年10月，现有单位会员近530个；下设1个秘书处，3个协会内设机构；24个分支机构，其中17个专业委员会、7个工作委员会。CSBT每2年举办1届输血大会，提供业内同行进行专业交流的平台。

中国输血协会委托协会下设的血液质量专业委员会牵头开展团体标准的申请、立项、研制、发布、复审的管理工作。截至2019年，共发布8个团体标准。

2006年4月，中国输血协会、AABB和上海市血液中心等签署合作协议，共同创立针对国内血站人员的教育培训项目。该项目于2008年正式启动，被定名为血站站长研修班(ECLBS)。

（二）世界卫生组织

世界卫生组织(World Health Organization，WHO)是联合国下属的一个专门机构，总部设置在瑞士日内瓦，只有主权国家才能参加，WHO是联合国系统内卫生问题的指导和协调机构。1988年，上海市血液中心被世界卫生组织任命为"世界卫生组织输血服务发展和研究合作中心"，目前是全球范围内17个合作中心之一。1996年起，上海市血液中心在WHO的授权和支持下，陆续翻译了《安全血液和血液制品》《血液冷链》等输血相关的重要著作，其中《安全血液和血液制品》作为全国采供血机构上岗资格考试教材，免费向全国采供血机构和临床医院提供，有力推动了WHO理念在国内的传播，为行业内的信息交流提供了平台。

（三）国外输血行业协(学)会

1. 国际输血协会　国际输血协会(The International Society of Blood Transfusion，ISBT)是于1935年成立的国际学术组织，由来自全球100多个国家从事输血医学的专业人士组成的国际性科学组织，总部设在荷兰阿姆斯特丹。ISBT的主要活动是组织召开年会、研讨会和出版刊物等，促进与血液、细胞和移植相关的科学和教育。ISBT的目标是促进和保持高水平的输血医学伦理、医学和科学标准，促进输血医学专业人士间的交流联系，分享知识，提高全球输血安全性的研究。

2017年11月，由国际输血协会主办，中国输血协会、广州血液中心共同承办的第28届ISBT地区性(非欧洲)国际输血大会在广州召开。本次会议有来自50多个国家两千余名输血医学领域的专家参会，本届大会特地增设了"中国日"活动。

从2018年开始，CSBT向ISBT推荐国内专业人员，已有6位专家被ISBT的各分支机构接受为委员，分别为ISBT输血传播疾病委员会、ISBT质量管理委员、ISBT临床输血委员会、ISBT血液安全检查委员会、ISBT血液供应委员会、ISBT献血者和献血委员会。

2019年6月，CSBT与ISBT在瑞士巴塞尔签署合作协议。在今后5年内，双方将在共同办好输血大会、人才培训、教育材料和专业交流等方面加强合作。

2. 美国血库协会　美国血库协会(American Association of Blood Banks，AABB)现已成为一个致力于在全球推进输血和细胞治疗的国际性输血组织。AABB是目前与输血有关的所有国际性组织中会员数最多、全职员工最多的组织，也是出版物最多的组织。AABB出版的《血站和输血机构标准》(*Standards for Blood Banks and Transfusion Services*)、《技术手册》(*Technical Manual*)等，是我国输血界最基本的参考材料之一，我国现已正式翻译出版《血站标准》第28版、《技术手册》第18版~第19版等。

第三节　面临的挑战和发展趋势

习近平总书记在十九大报告中深刻指出："人民健康是民族昌盛和国家富强的重要标志"，作出了"实施健康中国战略"的一系列重要决策部署。保障血液供应和血液质量安全是医疗服务的重要基础，关系到广大人民群众获得基本医疗卫生服务的公平性和可及性，是人人享有基本医疗卫生服务的重要衡量指标，是推进健康中国战略的客观要求。国家对全民健康的高度重视和整体规划，对保障血液供应和安全的采供血机构而言，无疑是极其难得的机遇。同时，在良好机遇的新形势下，采供血机构也面临着多重挑战。

一、优化顶层设计建立长效机制

无偿献血是一项社会性工作，其宣传、组织、发动单靠一个人或是一个部门无法完成，必须依靠政府支持、各部门配合、全社会积极参与。优化顶层设计建立无偿献血长效机制，有利于保障血液供应和安全，从而推动采供血机构可持续性发展和无偿献血工作的长期稳定运行。

（一）采供血机构服务体系机制创新

通过持续推进采供血机构服务体系机制创新、深化基层运行机制改革，进一步提升临床血液供应和安全水平，维护人民群众生命健康权益，逐步建立保障与激励相结合的运行新机制。加强无偿献血宣传、教育、组织、动员等工作，将无偿献血工作与精神文明建设、卫生城市创建等结合，建立政府领导、部门协作、社会广泛参与的无偿献血工作格局。建立完善"质量上收、服务下沉"的采供血机构服务体系，将献血屋建设纳入城市规划，加大对采供血机构新建扩建等基础建设的支持力度，确保采供血机构服务体系与当地医

疗卫生发展趋势相适应。探索将无偿献血纳入社会征信系统，建立个人、单位、社会有效衔接的无偿献血激励机制，定期开展无偿献血表彰活动。

（二）加强地方政府重视和支持力度

无偿献血工作具有社会广泛性，单靠卫生健康行政部门无法完成，必须依靠政府主导，多部门从多层面加以协助配合完成。目前这种多部门参与，定期讨论、研究重大事项的会商机制尚有欠缺。各级政府对采供血工作的主导作用主要体现在政府的组织协调作用。在团体献血动员、献血车停放、献血屋建设、献血科普教育、献血公益广告等，涉及行政机关、社团组织、教育机构、媒体乃至城建、交通、公安、城管等众多职能部门，仅凭采供血机构一己之力难以应对和协调。强化政府在无偿献血工作中的主导地位，明确政府及有关部门的具体职责，全面落实各相关部门在无偿献血工作中的责任，从而形成政府统一领导、各部门密切协作、社会广泛动员、各界积极参与、卫生健康行政部门具体落实的发展格局。

（三）形成无偿献血的良好氛围

一直以来，全社会人民群众对无偿献血的知晓度不够高，同时对无偿献血的热情仍然有待提高。因此，如何全力推进无偿献血工作，从而得到公众的认可是一个重要的突破口。采供血机构应该积极探索公众心理，宣传策划力求有温度、近角度、低姿态，充分利用各种宣传平台，通过丰富的内容和形式全方位宣传无偿献血知识，使公众充分了解无偿献血的意义和重要性。

无偿献血是公众无私奉献的表现，属于社会精神文明建设的重要内容。可以探索将无偿献血工作业绩与单位和先进个人等先进评比挂钩，充分发挥各企事业单位在无偿献血工作中的组织动员作用，形成尊重和关爱无偿献血者的社会氛围，鼓励公众通过无偿献血的形式奉献爱心。对于长期坚持无偿献血、不求回报的献血者，在落实国家精神奖励政策的同时，应当遵从经济社会发展规律，从人文关怀的角度，在社会生活各方面给予必要的优惠待遇体现，使其能够感受到公众认同感和自身成就感。

二、保障血液供应和安全

（一）血液供应能力的新挑战

随着医疗水平的不断提高、全民医保制度的不断完善、卫生健康事业的不断发展，采供血事业发展能否跟上整个医疗卫生事业发展是一个需要引起高度重视的问题。这就意味着，临床用血的刚性需求与采供血不足的矛盾将会长期存在并可能日益尖锐，这对血液供应提出了新的更高要求。

1. 人口老龄化　随着生活水平和社会进步，人均预期寿命不断延长，中国人口已全面向低出生、低死亡、低增长的社会形态转型。全国老龄工作委员会办公室、中国老龄协会编印《奋进中的中国老龄事业》，预计到2035年前后，中国65岁老年人口占总人口的比例将超过1/4，2050年前后将超过1/3。随着我国人口老龄化进程加快以及二孩政策的放开，我国血液安全与供应迎来新挑战。人口结构变化，使得临床用血需求进一步增加。目前我国献血人群的主要年龄段集中在18~45岁，社会人口老龄化将导致可献血人群比例不断下降，而需用血人群却逐步上升，无偿献血招募工作面临新的压力。

2. 医疗服务需求快速增长　随着社会经济发展、医疗水平提高、各种基本医疗保险覆盖面扩大，广大人民群众的医疗需求得到了进一步满足。而随着现代医学科学和医疗技术进步，用血量较高的高难度复杂手术（肿瘤、移植、体外循环等）以及血液病、孕产妇抢救等需大量用血的疾病诊疗数量快速增长，导致临床用血量快速递增，采供血机构供血服务能力不足与医院用血需求的矛盾日渐突出。

3. 血液供需区域不平衡　近年来，随着临床用血的需求大幅增加，血液还出现季节性、区域性及偏型性的供应紧张。同时，血液供需不平衡，区域性差异明显。自东往西，血液采集量和千人口献血率整体呈递减趋势；同时，由于医疗资源及医疗水平等因素，血液需求也表现出区域不平衡，对血液需求的区域分布不均衡与医疗资源布局不平衡是息息相关的，大量的患者流向医疗资源相对集中的超大城市和特大城市，导致这些城市用血量缺口明显。因此，进一步增强血液供应能力，实现血液供应与需求平衡，是采供血机构未来需重点关注的方向之一。增强血液供应能力的着力点，就是关注献血者、重视献血者招募与服务新理念、新方法为基础，充分利用好我国庞大的人口资源，开发好宝贵的血液资源，切实有效的增强我国血液的供给能力[19]。

（二）血液安全风险防控

提供安全充足的血液应当是每个国家医疗保健政策和基础设施建设的一个重要方面。全国各采供血机构应当遵循国家血液政策和立法框架，以便在血液和血液制品的质量和安全性方面促进统一实施标准并达到一致性。目前，我国已建立覆盖采供血全过程的血液质量管理体系，实现并巩固采供血机构核酸检测全覆盖。

1.“窗口期”仍是国际难题　血液是生命与健康之源，血液安全和充足供应关系到人民健康、社会稳定和国家安全。血液检测的“窗口期”只能通过技术手段不断缩短，却无法避免，“窗口期”问题仍然是困扰全球的血液安全难题。输血传播病毒，近 90%的风险来自窗口期血液，缩短“窗口期”是降低输血传播病毒残余风险的有效途径。因此，“窗口期”急性感染者能否被及时甄别，是危及血液安全的重大问题之一。

2. 新发传染病　血液安全的风险还来自新发传染病，人们对这些疾病经输血传播的风险还缺乏认识，且尚未被列入常规筛查项目。已被证实经输血传播的病原体有人类嗜 T 淋巴细胞病毒（HTLV）、西尼罗病毒、锥体虫、疟原虫、巴贝西虫、人类细小病毒 B19、登革热病毒等。虽然这些病原体中部分对一般人群无较大临床危害，但对特殊受血人群仍具有较大风险，采供血机构应对新发感染病应该引起足够的重视和警觉。为降低新发传染病对输血安全的风险，《规程》（2019 版）明确规定，血液检测项目包括国家和省市、自治区卫生健康行政部门规定的地方性、时限性输血相关传染病标志物检测。此外，国家卫生健康委员会依托临床检验中心建立参比实验室，开展新发传染病监测。

3. 献血者归队　将高灵敏度的 ELISA 检测试剂应用于健康献血者人群的筛查，假反应性检测结果难免发生。采供血机构本着保护受血者安全，将经血传播疾病病原体标志物 HBsAg，抗-HCV 和抗-HIV 或 HIV 抗原抗体、抗-TP 筛查反应性的血液作报废处理，对相应献血者采取永久屏蔽的策略。该策略导致潜在合格的献血者被错误淘汰，造成了部分献血者不必要的流失。为了回归这类假反应性献血者作为健康公民再次献血的选择权，由中国输血协会制定了团体标准《反应性献血者屏蔽与归队指南》，但制度层面的规章、细则和更加完善的归队标准等仍未出台。目前国内采供血机构对献血者归队也处在研究和摸索阶段。

三、人才队伍建设

人才队伍建设是保障无偿献血工作持续有效推进的基本条件。长期以来，采供血机构面临着高级人才引不进、骨干人才留不住、基础人才找不到的窘境。如何采取有效措施加强采供血人才队伍建设，引进和培养高素质专业人才，不仅关系到无偿献血事业的持续发展，更是血液质量和安全保障的重要基础。

（一）人员的技能水平

随着输血医学的快速发展，如何加快培养输血医学人才，提升输血从业人员的技能水平，是输血医学事业发展的当务之急。目前从事采供血工作的很多人员是从其他医学、生物学领域中途改行而来，缺乏输血医学的专业性和系统性培训。一线的采血护士也较少接受过专业沟通能力、语言表达能力、营销策划能力的培训，街头宣传招募力度相对不足。相关部门应积极推进输血医学的教育和培训，全面提高采供血机构人员的综合能力和业务素质。采供血机构应加强国内外交流，继续做好继续教育工作，定期组织专题培训，提升血液质量安全意识。

（二）人员的职业发展

个人的职业发展规划是专业技术人员尤其是高层次人才择业的重要考虑因素，采供血机构在提供个人发展空间和事业发展机会方面也不占优势。采供血机构一线业务人员由于行业特殊性、缺乏临床应用系统性知识，个人职业职称晋升发展往往容易受限，从而导致采供血机构人才培养和队伍建设相对滞后，高层次人才相对匮乏。上级行政部门应结合公共卫生行业工作特点，优化采供血机构人才评价机制，在卫生技术人才职称晋升评审标准中，强化采供血机构相关岗位类别的实际业绩贡献，畅通采供血机构人员职业发展渠道。

（三）人员的综合激励

采供血机构属于公益卫生事业单位，薪酬福利水平较医疗机构有较大差距，采供血机构专技人员主要为检验和护理人员，与医疗机构之间的可流动性强，在吸引人才方面处于劣势。相关部门应进一步健全分级分类岗位管理制度，优化人员结构和配置标准，科学合理设置岗位等级，规范人员使用管理，完善采供血机构薪酬体系，建立以公益为导向、以实绩为核心的人才评聘管理和分级分类岗位绩效评价机制，确保薪酬内部分配向一线、关键的业务骨干倾斜。

四、采供血机构基础建设

（一）仪器设备的配置和更新

采供血机构仪器设备的配置地区差异明显，这与地区经济发展状况及当地政府的财政投入有关。血液中心所在城市的经济发展高于周边中心血站所在城市，仪器设备配置整体情况优于中心血站。在经济欠发达地区的采供血机构，较普遍存在设备老化的问题。采供血机构的仪器设备需满足采供血业务实际需求，血液分离、储存、检验检测等设备应按《医疗器械监督管理条例》等法规管理和定期更新，并预留20%以上应急备用余量。各级政府应重视采供血机构的发展，在给予人员经费、公用经费等一般财政支持的同时，还应将采供血机构的基础建设纳入城市规划发展计划，将采供血机构的硬件设备配置纳入地方财政专项逐年予以改善。

（二）血液管理系统建设

1. 加快推进全国信息系统的互联互通工作　近年来，血液管理信息系统在全国各采供血机构中普遍得到应用，各采供血机构在相互交流的同时使业务水平得到了极大的提高，也使得各级卫生健康行政部门能够及时、准确地获取相关数据并进行科学地分析、决策。通过全国信息系统的互联互通，能够有效实现高危人群识别，杜绝跨省频采等不规范献血现象，血液安全得到提升，也能够使献血者异地用血、异地报销等成为现实；同时便于各采供血机构开展省际血液调配。2019 年，国家卫生健康委办公厅发文，要求全面实现省内血站与用血医疗机构无偿献血者信息互联互通，实现无偿献血者及其亲属省内就医时用血费用出院直接减免。

2. 建立应急保障机制　为了尽快建立公共卫生应急管理体系，我国不断加大采供血机构的建设力度，血液应急保障机制也在不断完善中。但是，我国的血液应急保障体系还存在一定的不足之处。为进一步提高血液应急能力，尚需从以下几方面着手完善保障体系：一是完善血液应急保障体系层级建立不同层级的、覆盖各个方面的应急采供血保障体系组织网络，明确组织机构和权责关系。二是完善采供血应急保障体系和血液联动机制坚持平时和战时结合、预防和应急结合的原则，制定切实可行的采供血保障预案，明确组织体系、应急响应等级、具体执行方案等。三是加强血液应急信息化建设，发挥大数据、人工智能、云计算、区块链等技术在血液应急管理中的支撑作用，形成区域化乃至国家的血液保障信息网络。

3. 加强信息公开　采供血机构信息公开是落实《中华人民共和国政府信息公开条例》和《医疗卫生服务单位信息公开管理办法（试行）》的具体措施，有利于人民群众了解采供血工作，增进社会信任；有利于采供血机构进一步优化服务，提升社会满意度。各级卫生健康行政部门指导采供血机构做好信息公开工作，逐步建立健全信息公开的评估评价体系。以加强信息公开工作为契机，将信息公开、无偿献血宣传与服务工作紧密结合，及时回应社会关切，加强对公众无偿献血知识的宣传，增强服务意识，优化采供血服务流程，不断提高对献血者和医院的服务质量，努力推动无偿献血工作健康、可持续发展。

（陆韬宏　林俊杰　邱颖婕）

参 考 文 献

1. AABB Homepage. 2005. American Association of Blood Banks. http://www.aabb.org.[2015-11-01].
2. American Red Cross 2020 history. https://www.redcross.org.[2020-03-12].
3. ABC Homepage. 2020. America's Blood Centers. http://www.Americasblood.org.[2020-03-12].
4. 梁文飚.法国血液工作经验及启示[J].中国卫生质量管理，2010，17(1)：84-86.
5. 郭东辉，陈妍，王静，等.借鉴法国血液管理经验建立我国无偿献血长效机制之刍议[J].江苏卫生事业管理，2016，27(149)：154-155.
6. Australian Red Cross Lifeblood. 2020. about. https://www.donateblood.com.au.[2020-03-12].
7. 高东英.澳大利亚采供血服务特点及启示[J].中国输血杂志，2005，18(2)：183-184.
8. JAPANESE RED CROSS SOCIETY. 2020. donation. http://www.jrc.or.jp.[2020-03-12].
9. SOOD R, RAYKAR N, TILL B, et al. Walking blood banks: an immediate solution to rural India's blood drought. http://ijme.in/articles/walking-blood-banks-an-immediate-solution-to-rural-indias-blood-drought.[2020-03-16].
10. 国家卫生健康委员会. 2018 年国家血液安全报告[M].北京：人民卫生出版社，2020.
11. 国家卫生和计划生育委员会. 2016 年国家血液安全报告[M].北京：人民卫生出版社，2017.
12. 李金明.我国血站核酸检测及质量管理的现状与展望[J].中国输血杂志，2012，10(25)：933-934.
13. 国家卫生健康委员会. 2017 年国家血液安全报告[M].北京：人民卫生出版社，2019.
14. 常乐，王露楠.血液筛查技术的发展与实验室质量控制.//孙俊，吕杭军，付涌水.中国输血行业发展报告(2018)[M].北京：社会科学文献出版社，2018：16-28.
15. 郭永建.综合标准化方法在血液专业标准体系规划研究的应用.//朱永明，刘嘉馨，王乃红.中国输血行业发展报告(2016 年)[M].北京：社会科学文献出版社，2016：179-193.

16. 朱自严,张瑜玲,李勤,等. 我国采供血机构领导继续教育培训项目进展与展望. ∥孙俊,吕杭军,付涌水. 中国输血行业发展报告(2018)[M]. 北京:社会科学文献出版社,2018:402-414.
17. 邱颖婕,钱开诚. 血站质量体系的建立和运行. ∥血站技术手册[M]. 北京:人民卫生出版社,2015:342-369.
18. 邹峥嵘,徐蓓. 我国血站系统质量管理的现状及建议. ∥孙俊,吕杭军,付涌水. 中国输血行业发展报告(2018)[M]. 北京:社会科学文献出版社,2018:29-49.
19. 梁晓华,孟庆丽,安万新. 采供血机构无偿献血现状调研分析. ∥朱永明,刘嘉馨,王乃红. 中国输血行业发展报告(2016)[M]. 北京:社会科学文献出版社,2018:31-48.

第二十一章

献血者招募与管理

输血作为挽救患者生命的重要治疗手段之一，目前尚没有替代方法，只能通过健康献血者捐献，提供充足和安全的血液。因此，献血者的招募与管理对于保障血液的安全和满足临床供应至关重要。我国的献血者招募经历了个体有偿供血、义务献血和无偿献血三个发展阶段。据最新数据显示，我国无偿献血事业发展迅速，全国无偿献血人次由 1998 年《中华人民共和国献血法》（以下简称《献血法》）颁布实施的 32.8 万提高到 2019 年的 1 563 万，千人口献血率由 1998 年的 4.8‰提升至 2019 年的 11.2‰，但是也面临着较大的困难和挑战。本章阐述了献血者的动员、招募、保留、献血者遴选等方面的内容。

第一节　献血模式与献血招募方式

一、献血者的招募方式

我国献血模式经历了不同的历史阶段，招募方式也有所不同，由此对血液安全和献血者健康产生的影响也不同。下文对献血模式的历史发展做个概述，大致可分为以下几种类型：个体有偿供血、义务献血、无偿献血、互助献血。

（一）个体有偿供血

和世界各国起步阶段一样，我国早期的临床用血主要依靠个体有偿供血[1]，公民提供自身血液并获得一定的报酬。

1921 年，北京协和医院（时称北平协和医院）采用直接输血法开展了临床输血治疗。1928 年，该院对献血者实行登记编号并开展体格检查，以提高输血安全。新中国成立初期，我国的血液供应是由各医院自采自供完成，很多医院都成立了“助血队”。各医院采集个体有偿供血者（助血员）的血液，直接用于临床。

1955—1965 年，为满足日益增长的临床用血需求，各地纷纷筹建血站，采供血工作由医院自采自供模式逐步转向由血站统一供应模式，献血者招募依然以个体有偿供血的方式为主。

个体有偿供血模式的弊端是催生了职业供血者，部分供血者受经济利益驱使，可能隐瞒自身疾病、危险接触史、疫区旅行史和不良生活行为等，严重威胁血液安全，对受血者和献血者的身体健康均有潜在危害。

（二）义务献血

1978 年 11 月，国务院批转《卫生部关于加强输血工作的请示报告》的通知，我国献血者招募开启义务献血模式，即政府指令性计划的献血模式。政府向本区域机关厂矿、企事业单位、学校、驻军及街道与乡镇下达公民义务献血指标，由各单位组织职工或者居民参加献血，并给予一定的福利。

义务献血者招募具有一定的强制性，其本意在于避免血液交易和临床用血短缺，然而一些地方出现了献血人数下降、福利补贴上升，甚至远高于个体有偿供血。义务献血的弊端日益凸显。

（三）无偿献血

1975 年世界卫生组织（World Health Organization，WHO）将推行自愿无偿献血作为全球血液安全战略的首要环节。我国 1998 年 10 月 1 日起正式实施《献血法》，以法律形式确立了无偿献血制度，标志着我国的献血者招募进入了无偿献血时代。

自愿无偿献血（voluntary non-remunerated blood donor）是指无任何利益驱动，自愿捐献血液或血液成分挽救他人生命。由于自愿无偿献血是利他行为，无获得报酬的动机，也无来自家庭互助的压力。因此，能够积极配合血站医护人员对其病史、危险接触史和不良行为等的征询，并且更加容易成为定期献血的固定献血者。所以，自愿无偿献血是血液安全和充足的基石和保证。

无偿献血者的招募分两类，即个人无偿献血的招募和团体无偿献血的招募。

1. 个人无偿献血的招募　个人无偿献血的招募

主要是针对在街头流动献血车、献血屋参加献血的人群进行招募。自1998年国家推行无偿献血制度后，各地投入专项资金用于街头流动献血车购置和献血屋建设，增加献血点位设置，以方便个人自愿无偿献血者。

个人无偿献血的招募需要献血者主动到献血点参加献血，献血点的人流、交通等因素都直接影响血液的募集量，所以应科学评估、选择点位，配备一定数量的人员（包括志愿者）做好现场点对点的宣传和招募工作。另外，研究显示不良的天气条件和疫情也会对血液采集产生负面影响，温度降至10℃以下，个人献血者人数下降10%，如果同时出现流行性感冒疫情，个人献血者人数进一步下降5%[2]。文献报道美国华盛顿州2020年在新型冠状病毒肺炎疫情发生第一周，献血人数明显减少，血液供应与临床应用需要不断适应新变化[3]。因此，个人无偿献血的招募是一种相对"被动式"的服务。

2. 团体无偿献血的招募　团体无偿献血的招募是指借助于机关、企事业单位、社区、高校、军队等组织平台，通过无偿献血宣传和招募，让国家公务员、企事业单位职工、社区居民、高校师生、军人等在完全自愿、没有任何经济利益驱动和胁迫的情况下捐献自己的血液。通过团体无偿献血的招募可以弥补街头献血淡季的不足，增强血液供应的抗风险能力。另外，这种招募方式以团体为动员和组织的平台，因此在应对突发公共事件而出现用血量剧增时，可以在较短时间内采集一定数量的血液，满足应急和常规用血的需求，具有较强的可控性。我国《献血法》第6条也明确："国家机关、军队、社会团体、企事业单位、居民委员会、村民委员会，应当动员和组织本单位或者本居住区的适龄公民参加献血。"国家卫生和计划生育委员会于2015年6月印发的《关于进一步加强血液管理工作的意见》（国卫医发〔2015〕68号）中要求："各地应当稳步拓展无偿献血模式，推动团体无偿献血和街头流动无偿献血协调发展，提升无偿献血抗风险能力。在做好街头流动献血工作的同时，强化团体无偿献血工作，把无偿献血动员由街头向政府、企事业单位、社区和农村延伸，逐步建立一支相对稳定的固定献血者队伍。"

（四）互助献血

互助献血是动员家庭成员、亲友等为患者捐献血液。这种献血者的招募方式一直存在。互助献血主要有两种形式：一是家庭成员捐献的血液由血站统一采集、发放，患者所输注的血液并非家庭成员所捐献的血液；二是家庭成员所捐献的血液指定用于患者输注，又称"定向互助献血"。由于亲属间，特别是直系亲属间定向输血有发生输血相关移植物抗宿主病的风险。在非洲约60%～90%的血液来自互助献血，献血者只为认识的人献血，其中也存在有偿的替代献血者[4]。

尽管互助献血对于补充血液短缺以及促使受血者家庭成员履行社会责任起到了一定作用，在我国很长的一段时间也作为一种献血形式而存在（自2018年4月起全面取消了互助献血）。但是，受家庭或自身的压力被迫献血，可能会隐瞒不适宜献血的情况，从而影响血液的安全；家庭成员若无适合的献血者，可能会寻找有偿献血者顶替献血。因此，互助献血某种程度上会影响血液安全，不应成为献血者招募的一种方式。世界卫生组织也不倡导开展互助献血的招募方式。

二、献血招募的六何分析法

六何分析法，又名"5W1H分析法"，"5W"是在1932年由美国政治学家拉斯维尔最早提出的一套传播模式，后经过人们的不断运用和总结，逐步形成了一套成熟的"5W+1H"模式。无偿献血招募中运用的5W1H理论主要包括：Why（献血理由）、Who（招募对象）、What（招募目标）、Where（招募场所或渠道）、When（招募时机）以及How（招募方式）。

（一）献血的理由

为什么要献血？这是在献血招募时首先要回答公众的问题。我们应该从无偿献血对于保障血液安全的重要性、血液可以拯救患者生命、血液无可替代、血液的生理知识、献血无损健康、献血的安全性等方面进行宣传。献血的理由或者动机有很多，可分为内因和外因两种：

1. 内部动因

（1）利他主义：认可献血拯救生命的理念，为了践行社会责任等。

（2）归属感和自豪感：可以参加献血者俱乐部等志愿者组织，获得荣誉表彰等。

（3）自我保障：可以享受免费用血政策等。

（4）外部压力：出于同组压力、组织压力而献血，常见于计划献血模式。

（5）血液检测：以血液检测为目的参加献血，以诊断自己是否感染了某种传染病。

（6）金钱驱动：通过献出自己的血液来换取金钱。

其中，（4）～（6）所列的献血动机有可能对于血液的安全造成威胁。

2. 外部动因

（1）献血安全：对是否使用合格的一次性采血耗材存在顾虑等。

（2）献血环境：包括安全性、便捷性、整洁性、舒适性等。

（3）献血流程：包括规范、顺畅、高效以及献血等候时间长短等。

（4）献血服务：包括医护人员、志愿者等人员的专业性和服务的人性化等。

3. 没有或者不再参加献血的主要原因 ①本人不符合献血标准。②献血没有任何报酬。③不清楚在哪里献血、如何献血。④不了解献血知识，害怕献血损害健康或感染传染病，害怕穿刺时的疼痛。⑤怀疑献血的公益性，对血站收取成本费用的错误理解。⑥对于招募方式不认同或反感。⑦受别人不愉快献血经历的影响。⑧采供血机构不能确保个人隐私的保护。⑨没有时间、献血点位不方便、献血与我无关等。

（二）招募的人群

1. 招募低危、健康献血者 所谓低危和健康的评判项目主要包括年龄、体重、生活方式、危险因素接触史、健康史及健康状况、药物、疫苗及血液使用情况和疫区旅行史等，上述内容主要是通过医护人员对献血者的健康征询以及既往献血记录核查而获得的。

2. 目标人群的细分 主要针对初次献血者、固定献血者、流失献血者和延期献血者开展不同方式的招募。

（1）初次献血者：通过宣传、招募和动员首次参加献血的献血者，这是血液募集增量的基础。由于以往没有献血的经历，因此，在献血过程中，工作人员应给予更多的关爱，准确、通俗地解答他们关心的问题，包括献血的安全性、献血的流程、所献血液的用途、献血者健康征询和一般检查的目的等，消除首次献血的紧张感。献血者首次献血的体验对于其今后是否还会参加献血至关重要。

（2）固定献血者：是指既往至少献过 3 次、近 1 年至少献血 1 次的献血者。固定献血者是最安全的血液来源，也是血液募集的重要来源，更是应急献血队伍的重要组成人群。由于已经有过多次献血经历，对于献血流程和血液安全等相关的知识已有所了解，其捐献的血液也经过多次检测并留有核查记录。因此，固定献血者对于献血招募的接受程度也明显高于初次献血者，其捐献的血液因不合格而报废的比率也相对较低，血液的安全程度相对较高。

（3）流失的献血者：是指已有过献血经历，但由于各种原因而不再献血或者不在原血站献血。献血者的流失原因多种多样，主要表现为：①血液检测不合格，永久淘汰。②有不愉快的献血经历或者献血不良反应，不愿再次献血。③已离开原来献血的城市。④由于某些事件引发公益信任危机而不再愿意献血等。

在招募实践中，对于献血者流失的原因应做具体分析，并采取相应的应对措施。对于因工作人员的服务态度、能力而影响其献血意愿的情况，血站应尽快沟通和改进，及时处理献血者的投诉和抱怨。对于公益信任危机引起的，影响面较大，会对于血液的募集和供应产生威胁，更应高度重视，积极开展危机应对，明确、直接、如实地解答公众的质疑，及时恢复信任，挽回流失的献血者。

（4）延期献血者：是指因健康征询、一般检查或血液检测不符合要求等原因，暂时不宜献血的，不包括永久淘汰的献血者。暂时延期的原因主要包括：

1）献血征询中有不宜献血的情况：如献血间隔期、局部炎症感染、小手术、疫苗预防接种等。

2）血液检测不合格的情况：如 ALT 检测、血红蛋白含量检测不符合要求等。

对于延期的献血者可在延期过后主动与其联系，提醒其可以再来参加献血。

（三）招募的目标

1. 制订年度献血目标 根据本地区近几年来临床用血情况的统计，结合医疗发展水平的估计数，包括医疗机构数、床位数、手术量、出院患者数的增减，制订年度的献血招募目标数，并且应细分为团体无偿献血和个人无偿献血的招募数。

2. 制订月度献血目标 根据年度的献血目标，结合近几年来每个月用血量的统计分析，细分月度献血目标数。

3. 应急状态下献血招募 建立一支应对突发公共事件的应急献血者队伍，在突发事件发生后需紧急、大量用血时，动员应急献血者献血，做到“藏血于库、藏血于民”相结合。

4. 主题活动的招募目标 在策划主题招募活动时，应确定血液募集的量化指标，事后加以评估。

（四）招募的渠道

1. 活动招募 结合每年的重大节庆日，如春节、“2·14”情人节、“5·8”国际红十字日、“6·14”世界献血者日、国庆节、“12·5”国际志愿者日、圣诞节等开展献血主题招募活动。

2. 个人和团体招募 除了对个人招募外，还可以通过与政府机关、企事业单位、大学、社区等合作开展团体献血招募。

建立献血志愿者平台，如 Rh 阴性献血者俱乐部、无偿献血志愿者服务队、献血促进会等。南非倡导的“25 岁俱乐部”(Club 25)就属于此类型的团体招募，针对 17~25 周岁的青年人群开展献血招募，倡导俱乐部成员以健康的生活方式来保障血液安全，鼓励成员每年献血 2 次。

3. 同伴招募　即以献血者作为招募志愿者进行宣传动员，鼓励献血者与同伴一起参加献血，并将献血信息分享到社交网络上。此方式的优点在于献血者以自身的献血经历来宣传无偿献血，让人更有信服感，迎合了部分献血者的亲社会动机，向同伴展示个人优点[5]。

(五) 招募的时机

1. 常态的招募　制定年度的宣传和招募计划，献血点与社会面相结合，常态化地开展招募工作。

2. 应急状态的招募　包括献血淡季，如春节前后、高温和寒冷季节等时期供血能力大幅减弱以及突发公共事件大量用血时，应启动紧急情况下的献血招募工作，包括动员应急队伍献血。

(六) 招募的策划

1. 招募方案的制订　对于提升招募的效果会起到重要作用，招募方案内容包括现状分析、目标设定、目标人群划分、工作人员确定、实施计划的制订、资源的保障以及效果分析和评价等。

2. 媒体的宣传　媒体可分为两大类，一是传统媒体，如电视广播、报纸杂志等；二是网络媒体，如微博、微信、微视频等。随着互联网的发展，自媒体已成为社会公众，特别是年轻人群的主要社交平台，与传统媒体比较，具有传播速度快、信息量大、受众广、成本低、互动性强、素材丰富等优势。因此，建立官方微博、微信和抖音等已成为血站开展献血者招募与服务的重要平台。

三、招募效果的评价

(一) 定量指标

指以准确数量定义、精确衡量并能设定绩效目标的考核指标。献血招募效果评价的指标主要包括：

1. 献血总人次　反映了人群中参与献血的情况，现在常用的指标如千人口献血率等。

2. 新的献血者比例　既可评估献血增量，也可评估献血者保留的效果。如果在总量不变的情况下，占比高则间接反映了献血者保留的效果不佳。

3. 流失的献血者比例　间接评估招募和服务效果不佳的指标。

4. 固定的献血者比例　评估献血者保留的指标。

5. 暂时延迟献血后再次献血的比例　评估再招募效果的指标。

6. 延迟献血者的比例　评估招募适宜献血者效果的指标。

7. 献血者传染性指标阳性率　评估低危献血者招募效果的指标。

8. 每一活动血液采集的单位数　评估每一次活动效果的指标。

(二) 知信行评价指标

知信行理论(knowledge, attitude, practice; KAP)是由美国哈佛大学梅奥教授等于 19 世纪 60 年代提出，后由高曲曼在其 1988 年主编的《健康行为》中得以发展，并成功地运用于健康行为改变的评价。KAP 理论被越来越多的学者运用于无偿献血的研究中，高东英等在《献血相关的知信行研究进展》，张清等在《武汉市学生群体献血市场细分研究》中都有详细的阐述。

1. 献血认知度(knowledge)的变化　通过对血液生理知识、献血无损健康以及无偿献血对于血液安全重要性的宣传，评估公众对于无偿献血知晓率的变化。

2. 献血认可度(attitude)　宣传血液对于患者救治的重要性，了解血液的用途，营造献血光荣、感谢献血者的良好社会氛围。此指标主要评价公众对于无偿献血行为的接受情况。

3. 献血行为(practice)的转化率　进一步宣传血液的不可替代性，需要符合献血条件者捐献血液才能挽救更多患者的生命，促进公众从知晓、认可到参与献血的行为转化。

四、献血者保留

有效的献血者保留措施对于稳定并扩大固定无偿献血者队伍起到积极的作用。一项“欧洲献血者管理”(DOMAINE)的研究显示，79%的国家不活跃的献血者占大多数，只有 21%的国家固定献血者占多数，而 29%的国家初次献血者比例高于固定献血者的比例[6]。因此，献血者的保留在世界范围都是重要课题。

(一) 献血者保留的意义

1. 保障血液安全　世界卫生组织在血液安全战略中指出，安全的血源应采集自低危的自愿无偿献血者，其中最安全的是来自固定的自愿无偿献血者。因为固定无偿献血者已接受过多次的血液安全教育，对于自身的健康会造成受血者安全潜在威胁的了解较为深刻。因此，献血者的保留是保障血液安全的重要环节。

2. 应对血液短缺　保留的献血者已有多次献血经历，也充分理解了献血对于挽救患者的重要性，血站也有其信息和联络方式。因此，在血液短缺的时候，固定献血者比没有献血经历的人士更容易且更迅速地被招募，对于缓解特定时期血液供应紧张起到了重要作用。

3. 提高招募效果　评价招募效果的一项重要指标为献血者保留（或者固定献血者）的数量和比例，数量或比例越高说明血站工作人员的招募能力和服务水平越高。

（二）献血者保留的影响因素

1. 血站的服务质量　通常情况下，健康检查和征询人员、采血人员、护理人员是献血者接触最多的血站工作人员，其承担的不仅仅是服务职责，同时扮演了保留献血者的重要角色，其所提供的服务品质是保留献血者的关键。具体表现在以下方面：①采供血机构的代表，关系到单位的形象；②代表受血者和采供血机构向献血者致谢；③献血者通过其了解更多的血液生理和血液安全等知识；④提供优质服务使其成为固定献血者。

2. 献血者的献血经历　献血流程和环境、工作人员的服务能力和态度等都是影响献血者保留的因素。因此，愉快的献血经历可赢得献血者信赖，提高献血者的自我认可度，继而成为固定献血者；反之，不愉快的献血经历、不良反应或被推迟献血将会导致献血者的流失，而且可能还会影响到其亲属、朋友的献血意愿[7-8]。献血开始前、献血过程中和献血后，工作人员有技巧地倾听和反馈献血者的恐惧和焦虑情绪，最成功的干预措施包括使用诸如倾听和明确表达提及的恐惧和焦虑可将献血者保留率从约 60% 提高到 96.64%[8]。

3. 血站的公益形象　无偿献血是一项公益事业，是通过献血者无偿捐献的血液来挽救患者生命，是一种利他行为。因此，献血者对于血站本身的公益性尤为关注。尽管网络上流传的"无偿献血，有偿用血"的观点存在偏颇，但是确实造成了公众对献血公益性的曲解。因此，维护血站的公益形象，除了自己带头献血外，还需要加大正面宣传力度，及时澄清不实或者误导性报道，消除公众的误解和顾虑。

4. 保留档案资料　每位献血者都存有完整的信息档案，随着血站信息管理系统的广泛使用，为献血者保留和再招募提供了信息平台。献血者的档案应包括：

（1）纸质档案：主要是指《无偿献血登记表》。

（2）电子档案：个人信息、献血记录，与捐献血液相关的信息链，如血液检测记录、血液制备、发放（报废）记录等。

（三）献血者的关爱

1. 献血者的需求　1943 年，美国心理学家亚布拉罕·马斯洛在《人类激励理论》一书中提出了需要层次理论，他将人的需求从低到高分成五个层次，包括心理需求、安全需求、情感和归属需求、尊重需求和自我实现需求[9]。运用马斯洛需求层次理论对献血者的行为动机和对献血服务的需求进行分析，从而提出对献血者的关爱和激励措施，巩固献血者队伍。

（1）生理需求：通常作为动机理论最基本的需要是所谓的生理驱动力，包括食物、空气、睡眠等人类所必须的需求，只有当这些需求得到满足后，其他需求才会称为新的激励因素。满足生理需求是最低级的需求，为了满足生理需求，往往会隐瞒病史和危险行为，忽视对他人健康的影响。因此，出于满足生理需求的献血动机（有偿供血），对血液安全会造成很大的威胁。

（2）安全需求：是指人们对于人身安全、生活稳定性、医疗保障与疾病医治、人身安全等方面的需求。为了今后能够免费用血、优先用血或家庭成员目前需要用血而献血，某种程度上是出于本人或家庭成员用血保障的动机。另外，社会公众对于献血过程、环境、采血耗材、个人信息等安全性的疑虑，是安全需求的内容，血站应予以关注。

（3）情感和归属需求：人人都希望得到相互的关心和照顾。感情上的需要比生理上的需要来的细致，属于高层次的需求，包括友情、爱情和隶属关系的需求。献血者对于公益事业和血站服务的认同并且愿意定期来献血，这属于对归属感的需求。献血者对于志愿服务组织、团队或献血者俱乐部、联谊会的认同并愿意参加这一团体，也是一种归属感。

（4）尊重需求：属于较高层次的需求，如成就、名声、地位和晋升机会等。尊重需求既包括对成就或自我价值的个人感觉，也包括他人对自己的认可与尊重。献血者希望自己的献血行为被社会认可，并受到尊重和褒奖，属于对被尊重的需求。

（5）自我实现需求：这是最高层次的需求，包括对真善美至高人生境界获得的需求，如利他主义、志愿精神、发挥潜能等，因人而异。为了挽救患者生命而经常地无偿献血，从而也获得人生快乐，这也属于自我实现的一种方式，而这种自我实现的需求，所有符合献血条件的人都可以满足。

2. 献血者的关爱　通过马斯洛的需要层次理论对献血行为的动机进行简要分析，从而有针对性地制定对献血者的关爱方案。

（1）提供优质献血服务：献血服务是献血者再次招募成功与否的关键，是献血者最基本的需求。血站在营造献血环境、设计献血流程等方面要充分体现人性化的要求，给予献血者良好的献血体验。通过宣传让公众知晓献血流程、献血环境和采血器材是安全的，服务人员是专业的，让公众消除献血会感染疾病的疑虑，满足其对安全的需求。血站还应建立严格的规程，对献血者的个人信息、检测报告、献血相关档案等资料应严格保密，保护献血者的个人隐私。

（2）致谢献血者：大力宣传无偿献血这一高尚行为，弘扬献血光荣的正能量。血站工作人员应该代表患者对于献血者的每次献血行为表示感谢；各级政府、红十字会定期对优秀献血者进行表彰，如 1998 年以来，我国每两年开展一次全国无偿献血表彰活动，以此树立全国无偿献血典范，弘扬献血救人的无私奉献和人道主义精神，鼓励社会公民关心支持参与无偿献血工作。世界卫生大会通过的每年 6 月 14 日为“世界献血者日”，向全球的无偿献血者表示感谢。1998 年以来全国各类无偿献血表彰情况如表 21-1。

表 21-1　1998 年以来全国无偿献血表彰情况

年份	个人 / 人			无偿捐献造血干细胞奖 / 人	无偿献血志愿服务奖 / 人	促进奖		先进省市 / 个	
	金奖	银奖	铜奖			单位 / 个	个人 / 人	省	市
1998—1999	–	–	386	–	–	18	9	46	
1999—2000	288	233	642	–	–	25	31	49	
2001—2003	1 053	841	3 070	–	–	277	–	79	
2004—2005	3 833	3 188	10 167	–	–	109	19	1	100
2006—2007	14 203	9 592	29 026	–	–	60	9	6	185
2008—2009	34 333	19 580	58 434	616	–	80	13	9	240
2010—2011	23 549	24 692	87 076	1 151	5 826	69	10	8	236
2012—2013	33 686	40 464	132 692	1 435	6 486	359	186	10	249
2014—2015	48 329	59 208	180 971	1 527	7 927	374	162	11	265
2016—2017	71 123	84 991	235 855	1 649	9 390	439	202	13	283

（3）完善对献血者的激励机制：为提高公民的献血积极性，营造良好的无偿献血社会氛围，各省在修订地方献血法规时，均注重对献血者的关爱机制的不断创新。例如部分省市规定在本省获得国家无偿献血奉献奖的献血者可凭相关证件，享受“三免”政策，即免公共交通费、免公园门票费、免非营利性医疗机构门诊诊查费；有的省市设立“无偿献血爱心助学基金”，资助热爱公益事业的贫困大学生完成学业等。

（4）加强保障献血者权益：我国《献血法》规定无偿献血者及其亲属需要用血时，可以按规定减免用血费用。各地方性法规中明确无偿献血者享有优先用血权利、献血者及配偶、直系亲属可按照献血量减免部分甚至全部的临床用血费用。为了更好地解决报销血费难的问题，多地出台政策，简化报销流程，解决献血者及其家属血费报销问题，维护了无偿献血者的权益。同时也使那些享受到无偿献血优惠政策的献血者及其家属，愿意再次参加无偿献血。

（5）献血者联谊平台：组建一个可以让广大献血者参与其中，共同探讨无偿献血有关话题，为了“无偿献血拯救生命”这一共同的目标聚集在一起的团体、组织或平台，如献血者之家、Rh 阴性献血者俱乐部、板友会（单采血小板献血者组织）、南非的 25 岁献血俱乐部等。通过这些组织，平时素不相识的献血者能够相识、相聚，在分享献血经历的同时，也扩大了个人的社交圈，增强献血者的归属感和忠诚度。

第二节　血液安全与献血者的遴选

一、血液安全战略

（一）血液检测的局限性

我国的法律、法规规定，血站对所采集的血液必须经过检测，未经检测或检测不合格的血液不得供应临床。血液实验室检测的项目主要包括 ABO 和 RhD 血型，乙型肝炎病毒（HBV）、丙型肝炎病毒（HCV）和人类免疫缺陷病毒（HIV）、梅毒螺旋体感染标志物、谷丙转氨酶。随着检测技术的进步和检测灵敏度的提

高,血液安全得到了进一步保障。但是,血液检测依然存在局限性,主要表现在以下方面:

1. 血液检测存在窗口期　所谓"窗口期"是指人体感染病原体后到外周血能够检测出病原体感染标志物的一段时间,即无法检测出已感染的病原体标志物的时间。任何一种检测方法都存在着窗口期,存在一定比例的残留风险。第1~3代HIV抗体酶免检测试剂的窗口期分别约为35天、30天和22天;第4代试剂(增加检测HIV p24抗原)的窗口期缩短至17天;使用HIV核酸检测方法的窗口期最短可至7天[10]。美国学者Susan L. Stramer在《新千年的血液安全》(*Blood Safety in the New Millennium*)中,对HCV和HIV运用核酸检测前后的残留风险度进行了比较。使用核酸检测前,每1 000万单位的血液中HCV和HIV感染的残留风险度分别为91~111和25;使用核酸检测后,风险度下降至16~32和13~14。因此,检测能力的提高对缩短窗口期起到了重要作用,但依然无法关闭窗口期,病毒感染的残留风险始终存在。

2. 检测项目的局限　由于规模化检测能力、时间、成本的限制或者所在国的人群感染率偏低,无法对所有可经输血途径感染或者潜在可感染的病原体进行常规检测。以中国大陆为例,对人类细小病毒B19、疟疾、西尼罗病毒、人类嗜T淋巴细胞白血病毒、细菌、巴贝西虫、朊病毒、巨细胞病毒等不做常规检测,但是已经证实这些病原体可以通过输血而引起感染。除了上述已知的但尚未进行检测的病原体外,可能还存在我们人类尚未发现的感染源。

不容置疑,血液检测是保障血液安全极其重要的手段,并且随着技术进步和人类对于新病原体的认识而不断提高。但是,我们目前还无法通过血液检测这一屏障来完全杜绝因输血而感染疾病。保障血液安全的根本措施之一是实现100%的自愿无偿献血,不以经济或其他利益驱动,能够进行自我淘汰的献血行为,从源头来保障血液安全。

(二)世界卫生组织的血液安全战略

1975年,在日内瓦召开的第28届世界卫生大会上,首次通过了关于血液安全的决议,将推行自愿无偿献血作为全球血液安全战略之首要环节。血液安全战略包括基于自愿无偿的献血制度,促进发展中国家的血液服务,制定有效的法律监管血液工作,采取必要的保障措施,确保献血者和受血者的健康和安全。之后,世界卫生大会(World Health Assembly,WHA)及其执委会还相继通过了一系列进一步加强血液安全的决议(表21-2)。

表21-2　世界卫生大会加强血液安全的决议[11]

序号	时间	决议名称或代码
1	1975年	《血液及血液制品的使用和供给》(WHA28.72决议)
2	1987年	《AIDS防控的全球策略》(WHA40.26决议)
3	1995年	巴黎艾滋病高级会议上通过的WHA48.27决议
4	2000年	《防治HIV/AIDS的流行和蔓延》(WHA53.14决议)
5	2003年	《全球卫生部门针对HIV/AIDS的策略》(WHA56.30决议)
6	2005年	《设立世界献血者日》(WHA58.13决议)
7	2010年	《血液制品的可用性、安全性和质量》(WHA63.12决议)
8	2010年	《2011—2015年世界卫生组织HIV/AIDS战略》(WHA63.19决议)

为推动全球血液安全和保障临床用血需求,世界卫生组织制订了血液安全策略,主要包括:①在国家层面制定血液政策和规划;②全血和血液成分全部采集自愿无偿献血者;③确保所有血液都经过传染病筛查和血型检测;④根据医疗机构的需求,向临床提供成分血;⑤建立血液预警体系,提高血液安全;⑥制订并实施国家临床用血指南;⑦75%以上的医疗机构内设立临床输血委员会[12]。

在保障血液安全的各项措施中,世界卫生组织始终将推行自愿无偿献血放在血液安全战略的首位。2009年11月6日,WHO通过了关于推进自愿无偿献血发展的《墨尔本宣言》,宣言号召世界各国政府在2020年之前全面实现100%自愿无偿献血,并提出倡议:①继续推进100%自愿无偿献血,保证所有输血患者可以获得安全的血液和血液成分;②根据国际输血协会(International Society of Blood Transfusion,ISBT)的《伦理准则》,保障献血者的权利;③建立国家层面的血液服务体系,保障自愿无偿献血规划的实施;④加强国际间的合作与交流,共同促进自愿无偿献血工作[13]。

(三)我国的血液供应和安全

1. 血液供应　根据世界卫生组织的估算,年度千人口献血率达到10~30方能满足临床用血的需求。2015年的报告显示,千人口献血率在高、中、低收入的国家间差别比较明显,高收入国家千人口献血率达到39.2,中收入国家为12.6,低收入国家为4.0。全球共有74个国家千人口献血率低于10,其中38个为非洲地区国家,10个为西太平洋地区的国家,7个为东地中海地区的国家,7 个为东南亚地区的国家,6 个为美洲地区的国家,6 个为欧洲地区的国家。占全球人口 16% 的高收入国家,献血人次占全球总献血人次的 49%;占全球人口 72% 的中收入国家,献血人次占了 48%;占全球人口 12%的低收入国家,献血人次占 3%。从上述数据能看出,全球血液募集和供应极不均衡。根据国家卫生健康委员会发布的数据显示,我国千人口献血率还相对较低(2019 年为 11.2‰),春节、高温期间等季节性血液供应紧张以及血型偏型的情况仍有发生,血液供应能力还需进一步提高。

2. 血液安全　1998 年 10 月 1 日《献血法》实施以来,我国血液安全得到了有效的保障,主要体现在:

(1) 无偿献血的推进:从低危的无偿献血者中采集血液,从源头保障血液的安全。

(2) 法制化、标准化建设:国家卫生行政部门相继颁布了《血站管理办法》《血站质量管理规范》《血站实验室质量管理规范》《医疗机构临床用血管理办法》等一系列的法规、规章和标准等,国家通过法制化、规范化的顶层设计,引入质量管理理念,加强了血站标准化建设,提高临床科学、合理用血的能力,构建了完善的血液管理制度体系和采供血服务体系,对于保障血液安全起到重要作用。

(3) 血液检测的能力建设:血站的血液检测能力有了长足的提高。为了进一步提高血液检测能力,最大限度地缩短"窗口期",2015 年底完成核酸检测全国覆盖的工作目标,进一步保障了血液的安全。

二、献血者遴选

(一) 献血者安全教育

1. 安全教育的目的　建立献血前自我排除机制,使献血者了解自身的高危行为和病史等不宜献血的状况对于血液安全的重要性,让献血者或潜在献血者了解通过血液检测尚不能确保血液安全,消除通过献血进行血液检测的错误动机,确保血液来源的安全。

2. 安全教育的内容　包括献血的意义、血液生理知识、血液安全知识、献血安全性和献血常识等。

3. 安全教育的方式　包括现场宣传、组织讲座、媒体宣传等多种方式。

(二) 献血者的知情同意

1. 知情同意的意义　知情同意不仅是保障献血者的知情权,同时也是确保血液安全的重要环节。我国《献血者健康检查要求》(GB 18467—2011)规定血站工作人员应在献血前对献血者履行书面告知义务,并取得献血者签字的知情同意书。

2. 告知的内容　根据《献血者健康检查要求》(GB 18467—2011)的规定,告知的内容应包括:①出于利他主义的动机,自愿无偿捐献血液,帮助需要输血的患者,没有任何利益驱动。②血站所做检测只是针对部分可经输血传播的病原体标志物,无法涵盖所有的检测,并且血站不对检测作出任何临床诊断。因此,不要为了检测而献血,如为了疾病的诊断,可赴医院就诊或咨询疾病预防控制中心。③不安全的血液将会危害受血者的生命与健康,具有高危行为的献血者不应献血。④献血者在献血前应出示真实有效的身份证明,血站应进行核对并登记。冒用他人身份献血,应按照相关法律规定承担责任。有效的身份证明包括:居民身份证、居民社会保障卡、驾驶证、军(警)官证、士兵证、港澳通行证、台胞证以及外国公民护照等。血站对献血者的个人信息承担保密责任。⑤献血者在献血后如果认为已捐献的血液可能存在安全隐患,应尽快回告血站,即保密性弃血。⑥献血总体是安全的,但有时因个体差异,偶尔可能会发生头晕、出冷汗、穿刺部位青紫、血肿、疼痛等不适,极个别可能出现较为严重的献血反应,如晕厥等。血站医护人员会进行及时处置,献血者也应遵从血站告知的献血前、后注意事项,以降低献血不良反应的发生率。⑦血站将依据《献血法》的规定,对献血者进行献血前健康征询和一般检查,献血者应如实填写健康状况征询表。血站对捐献的血液进行经血液传播疾病的检测,检测合格的血液将用于临床,不合格的血液将按照国家规定进行处置。检测结果不合格仅表明捐献的血液不符合国家血液标准的要求,不作为感染疾病的诊断。⑧根据《中华人民共和国传染病防治法》的规定,血站须向当地疾病预防控制中心报告人类免疫缺陷病毒感染等检测阳性的结果及其个人资料。

(三) 献血者健康征询

1. 健康征询的目的　献血者在献血前须经过健康征询,了解是否存在对献血者健康和血液安全的危险因素。

2. 健康征询的内容　主要包括高危行为、病史、免疫接种史、疫区旅行史等内容。

(1) 高危行为:

1) 高危性行为:如男男同性恋、曾与易感经血液传播疾病的高风险者发生性行为、卖淫嫖娼等。

2) 危险因素接触:如施行纹身术、被血液污染的器材致伤等。

(2) 疾病史:包括永久和暂时不宜献血 2 种情况。

1) 永久不宜献血:因健康原因永久不适宜献血的,如患有各系统严重疾病、传染性疾病、各种恶性肿瘤及影响健康的良性肿瘤患者、使用某些药物并提示存在严重健康问题的患者、异体组织、器官移植接受者等情况。

2）暂时不宜献血：指短期内存在健康问题，但治愈后或影响因素解除后仍可以献血的，包括急性上呼吸道、泌尿道、胃肠道等的急性感染、施行小手术和较大手术、患有一般良性肿瘤、服用可能影响血液成分功能的药物（如服用阿司匹林类药物而影响血小板功能）等情况，不同情况献血间隔期亦不同。

（3）免疫接种史：献血间隔期视接种疫苗种类不同以及是否存在传染源暴露而不同。

1）无暴露史的免疫接种：主要是通过疫苗接种使机体产生获得性免疫力的一种预防病原体感染的措施，主要用于预防，属于主动免疫，也称自动免疫。由于不存在传染源的暴露史，因此，献血延迟期一般较短。如果接种灭活、重组 DNA 疫苗、类毒素的，接种后观察 24 小时无不良反应者即可献血，如伤寒、甲肝灭活疫苗、重组乙肝疫苗接种等；如果接种减毒活疫苗的，不同疫苗的间隔期有所不同，如麻疹活疫苗最后一次接种 2 周后方可献血，人用狂犬病疫苗最后接种 4 周后方可献血。

2）有传染源暴露史：是指通过免疫接种使机体被动接受抗体、致敏淋巴细胞或其产物所获得的特异性免疫能力，一般用于治疗或者特殊情况下紧急预防，属于被动免疫。由于存在传染源的暴露史，具有感染病原体的风险，因此，献血延迟期比无暴露史的长，如被犬类咬伤后接受狂犬病疫苗注射，最后一次免疫接种 1 年后才可以献血。

（4）疫区旅行史：曾经在疫区旅行或居住过，存在传染疾病的风险，一定时期内不能献血。例如我国 2003 年"严重急性呼吸综合征"的暴发，在献血者健康征询中会增加疫区的旅行和居住史的问询，如有此情况，需暂缓 2 周（医学观察期）后方可献血；又如 2016 年 WHO 发布的《在寨卡病毒疫情期间保持安全和充足的血液供应暂行指南》中也提出，最近去过寨卡病毒传播地区的献血者在离开该地区 28 天后方可献血；再如 2020 年新型冠状病毒肺炎疫情期间，有相关居住、旅行和密切接触史的献血者医学观察期为 28 天。根据美国血库学会技术操作规程的要求，献血前需经过疟疾疫区旅行史问询，根据 2006 年相关数据的统计，美国红十字会系统血站全年共永久淘汰或暂缓献血的共 771 191 人次，不合格原因中女性血红蛋白含量检测不合格为 611 270 人次（占 7.85%），排列第一位，其次是因疟疾疫区居住和旅行史而延期为 19 105 人次（占 0.63%），在英国和欧洲长期居住存在感染变异性朊病毒的可能而永久不宜献血为 10 589 人次（占 0.14%）[14]。

（四）献血者的一般检查及血液检测

献血者经过健康征询符合献血要求后，还需经过一般检查和血液检测，合格后方可献血。

1. 献血者的一般检查

（1）年龄：18～55 周岁。既往无献血反应、符合健康检查要求的多次献血者，年龄可以延长至 60 岁。关于"多次献血"的具体次数国家没有明确规定，有些血站参照固定献血者的标准进行规定，即曾经献血 3 次以上（含 3 次），且其中 1 次献血应在近 1 年内。

献血者不良事件的研究表明年轻献血者血管迷走神经反应发生率增加；16～17 岁的捐赠者发生血管迷走神经反应的风险为 10.7%，而 18～19 岁的捐赠者发生血管迷走神经反应的风险为 8.3%，≥20 岁的捐赠者发生血管迷走神经反应的风险为 2.8%。因此，16 岁应该是献血年龄的绝对下限，以确保捐献者的健康和安全。已有大量关于中老年人献血安全性的文献报道，符合献血标准的老年献血者很少发生血管迷走神经和其他不良反应。在健康预期寿命较高的国家正常献血者的年龄上限已取消或确定在 65 岁[15]。

（2）体重：男性≥50kg，女性≥45kg。人们普遍认为，献血量不应超过总血容量的 13%，例如捐献者捐赠 350ml 血液时体重至少应为 45kg，捐赠 450ml 血液时体重至少应为 50kg[16]。

（3）血压：12.0kPa（90mmHg）≤收缩压<18.7kPa（140mmHg）；8.0kPa（60mmHg）≤舒张压<12.0kPa（90mmHg）；脉搏压≥4.0kPa（30mmHg）。

（4）脉搏：60～100 次/min，高度耐力的运动员≥50 次/min，节律整齐。

（5）体温：正常。

（6）一般健康状况：①皮肤、巩膜无黄染：皮肤无创面感染，无大面积皮肤病。②四肢无重度及以上残疾，无严重功能障碍及关节无红肿。③双臂静脉穿刺部位无皮肤损伤，无静脉注射药物痕迹。

2. 献血前的血液检测

（1）血型检测：ABO 血型（正定型）。

（2）血红蛋白（Hb）测定：男≥120g/L；女≥115g/L。如采用硫酸铜法，男≥1.052 0，女≥1.051 0。

（3）单采血小板献血者：除满足（1）、（2）项目外，还应同时满足：①血细胞比容（Hct）≥0.36。②采前血小板计数（PLT）≥150×10^9/L 且<450×10^9/L。③预测采后血小板数（PLT）≥100×10^9/L。

（五）献血者屏蔽

1. 暂缓献血　通过献血前的健康征询、一般检查、血液检测,存在暂时不能献血的情况,经过一段暂缓期后仍可以献血。

2. 屏蔽献血　通过献血前的健康征询、一般检查、血液检测,存在永久不宜献血的情况,在献血电子记录中对该献血者进行屏蔽。

3. 保密性弃血　献血者在献血后如认为自己的血液存在一定的安全风险,可与血站联系,告知将血液报废,可不必说明原因。血站在接到告知后,应不做任何检测或评估,直接将血液做报废处理。如献血者告知原因,应对献血者做暂缓献血或永久屏蔽的记录;如不告知为何种原因的,从血液安全出发,也应做永久屏蔽记录。

(邹峥嵘　梁晓华　叶萍)

参考文献

1. 国家卫生和计划生育委员会. 2016 年国家血液安全报告[M]. 北京:人民卫生出版社,2017:4-5.
2. LEUNG K, LEE CK, LAU EH. Assessing the impact of respiratory infections and weather conditions on donor attendance and blood inventory in Hong Kong[J]. Vox Sang, 2019, 114(2): 137-144.
3. PAGANO MB, HESS JR, TSANG HC. Prpare to adapt: blood supply and transfusion support during the first 2 weeks of the 2019 novel coronavirus (COVID-19) pandemic affecting Washington State[J]. Transfusion, 2020, 60(5): 908-911.
4. ASAMOAH-AKUOKO L, HASSALL OW, BATES I, et al. Blood donors' perceptions, motivators and deterrents in Sub-Saharan Africa-a scoping review of evidence[J]. Br J Haematol, 2017, 177(6): 864-877.
5. BRUHIN A, GOETTE L, HAENNI S, et al. Spillovers of prosocial motivation: Evidence from an intervention study on blood donors[J]. Journal of Health Economics, 2020(70): 102244.
6. VELDHUIZEN I, FOLLEA G, DEKORT W, et al. Donor cycle and donor segmentation: new tools for improving blood donor management[J]. Vox Sanguinis, 2013, (105): 28-37.
7. BEDNALL TC, BOVE LL, CHEETHAM A, et al. A systematic review and meta-analysis of antecedents of blood donation behavior and intentions[J]. Social Science & Medicine, 2013, 96(1): 86-94.
8. BAGOT KL, MURRAY AL, MASSER BM. How can we improve retention of the first-time donor? A systematic review of the current evidence[J]. Transfusion Medicine Reviews, 2016, 30(1): 81-91.
9. MASLOW AH. A Theory of Human Motivation[J]. Psychological Review, 1943: 370-396.
10. WIANS FH, MOORE HA, BRISCOE D, et al. Evaluation of four qualitative third-generation HIV antibody assays and the fourth-generation abbott HIV Ag/Ab Combo test[J]. Labmedicine, 2011, 42(9): 523-535.
11. 上海市血液中心. WHO 安全输血相关决议[M]. 北京:人民卫生出版社,2013:5-6.
12. BLOOD TRANSFUSION SAFETY UNIT. Universal access to safe blood transfusion[M]. Geneva: World Health Organization, 2008: 23.
13. WHO. The Melbourne Declaration on 100% voluntary non-remunerated donation of blood and blood components[R/OL]. (2009-08-19) [2015-07-27]. http://www. who. int/world blood donor day/Melbourne_ Declaration_ VNRBD_ 2009. pdf? ua=1.
14. TOBACK JD, COMBS MR, GROSSMAN BJ, et al. Technical Manual[M]. 16th ed. Bethesda: AABB, 2008: 143-144.
15. WHO. Blood donor selection: guidelines on assessing donor suitability for blood donation[J]. 2012: 39-40.
16. TOBACK JD, COMBS MR, GROSSMAN BJ, et al. Technical Manual[M]. 16th ed. Bethesda: AABB, 2008: 195.

第二十二章

无偿献血团队稳定策略

加强固定无偿献血团队建设,是稳定血液供应、保障用血安全的重要措施和有效手段。本章从无偿献血团队建设、稳定策略、影响因素和社会学问题等方面进行撰写。从无偿献血团队特点、建设现状等方面阐述了无偿献血团队对于保障临床用血的重要性;运用无偿献血团队顾客细分概念,分析和制订提高献血者满意度和忠诚度的方法;从地方立法、营销理念运用、献血服务技巧等方面介绍无偿献血团队招募和管理的措施;从无偿献血团队行为干预、志愿者作用、团队流失和回归等方面阐述无偿献血团队稳定的策略,以及使用绩效测量方法分析评价献血服务效果;本章还阐述了献血不良反应分类、处理对策等,这也是在无偿献血团队建设中需要关注的重要环节。

第一节　无偿献血团队建设

一、无偿献血团队建设与血液保障

(一) 无偿献血团队简述

1. 定义　无偿献血团队是由各种组织结构不同,社会属性不同,对无偿献血具有共同价值理念的献血者组成的共同体,其参加无偿献血是借助于政府机关、高校、军队、社区、企事业单位、社会团体等组织平台,以团体的形式进行,该献血形式称为团队无偿献血,也属于自愿无偿献血的范畴[1]。团队无偿献血主要有以下特点[2]:

(1) 机动性:团队无偿献血工作具有较强的计划性,采供血机构能够对每个无偿献血团队进行献血人次、采血量及献血周期的统计,在日常血液采集或应急状态下可主动选择、联络适当的团队献血,是街头自愿献血的有效补充。

(2) 组织性:团队无偿献血的献血者属于同一个组织,工作性质和内部管理具有一致性,可以充分利用内部管理实现集中献血,有利于实现预定采血量,献血效率较高。

(3) 持续性:团队无偿献血通过内部组织进行献血宣传,并招募对无偿献血具有共同价值理念的人员以扩大团体,组织内部人员调整对献血影响不大,组织参与献血的人数、次数和献血量相对持续稳定。采供血机构较易与其建立长期稳定合作关系[2]。

2. 无偿献血团队建设现状

(1) 国外现状:国外团队无偿献血主要依托于非政府组织(NGO)、非营利组织(NPO)、人道主义或慈善机构,如福利学会、狮子会、扶轮社、青年会、妇女会等组织。在这些组织中一般都有固定的人员管理献血工作,定期开展献血活动,为采供血机构提供稳定的血液保障。如法国血液中心与无偿献血志愿者协会、患者协会和行业协会(如邮政、电信、铁路、教育等)结成战略伙伴关系,并在社区培养了大量活跃的无偿献血志愿者,共同完成献血者的招募和组织。在柬埔寨,扶轮社与一贯道总会定期举办爱心献血活动,组织献血团队帮助需要血液的人。一些国家还成立了一些针对特定人群的献血团队,如针对预防 HIV 感染的 25 岁誓言俱乐部/25 岁俱乐部计划,针对特殊血型的少数民族献血团队和针对部分疾病患者的献血团队等[3-5]。

(2) 国内现状:2011 年卫生部提出建立无偿献血应急队伍的要求。2014 年 5 月,国家卫生和计划生育委员会发布《全国无偿献血表彰奖励办法(2014 年修订)》,本次修订鼓励更多单位和个人参与无偿献血活动,并将单位奖的评奖标准,由捐款、捐物调整为组织员工参加无偿献血。这一改变,被业界认为是鼓励发展团队自愿无偿献血的信号。全国各地采供血机构广泛与企事业单位、高校、社区、社会团体等组织合作,建设固定无偿献血团队。开展“公务员”“医务人员”“青年文明号”“志愿者”等品牌献血月活动,建立特定人群无偿献血团队。开展“3 · 5”学雷锋日、“5 · 4”青年节、“5 · 8”红十字日、“6 · 14”世界献血者日、七一建党节及八一建军节等主题日团队献血活动,强化无偿献血工作，健全血液保障制度。根据国家卫生健康委员会的数据显示，2014—2018 年，我国总献血量和总献血人次持续增高，团队自愿无偿献血所占比例从 20.7%增长到 27.2%，个人和团队自愿无偿献血占比情况详见表 22-1。2018 年我国的团队自愿无偿献血呈现地域性差别，其中，上海和浙江省的团队自愿无偿献血比例超过 45%，天津市、内蒙古自治区、湖北省和新疆生产建设兵团低于 15%。

表 22-1 2014—2018 年个人和团队自愿无偿献血所占比例情况

年份	个人占比/%	团队占比/%
2014	74.89	20.70
2015	72.80	22.60
2016	72.40	24.10
2017	71.90	25.70
2018	72.20	27.20

3. 无偿献血团队建设重要性 世界卫生组织推荐成人人均用血应达到 8ml。据国家卫生健康委《2018 年国家血液安全报告》，2018 年我国人均用血仅 3.3ml，千人口献血率为 11.1，离发达国家水平有较大差距。随着我国经济社会的发展，人民生活水平的提高，人民群众对健康服务的需求日益增加。加快推进健康中国建设，需要促进医疗机构发展，提升医疗技术水平。可以预见未来相当长一段时期我国对血液的需求量将持续上升。但街头自愿无偿献血形式存在着一定的局限性，一方面会受到自然因素的制约；另一方面是应急性差，天气变化导致血液采集量下滑或医院用血量大幅度增加时，很难通过街头无偿献血来快速地进行调节和改变，无法及时满足临床用血需求。加强无偿献血者团队建设，充分发挥其开展团队无偿献血的优势[1]，是稳定血液供应、保障用血安全的重要措施和有效手段。团队无偿献血具有以下优势：

（1）预先安排：采供血机构可根据血液库存、效期、临床需求提前有序安排，受天气影响较小，献血车主动上门服务可节省献血者的时间，有利于发展固定献血者和优化血液资源配置。

（2）优化结构：团队无偿献血一方面能够弥补街头血液募集的季节性短缺，另一方面可以有效缓解血液供需中的血型偏型问题。

（3）应急动员：便于及时组织有一定规模的应急献血队伍，维系自然灾害、事故灾难、公共卫生事件等突发情况下采供血机构的高位库存，形成街头自愿无偿献血为基础保障，团队自愿献血为有效补充的无偿献血新格局[1]。

（二）无偿献血团队顾客细分策略

1. 顾客细分的概念和重要性[6]

（1）顾客细分的概念：顾客是服务机构最宝贵的资源，没有顾客，服务机构就丧失了生存和发展的土壤。顾客细分既是顾客关系管理的重要理论，又是重要工具，是分门别类研究顾客、合理分配服务资源、成功实施顾客策略的原则之一，为服务机构充分获取顾客价值提供理论和方法指导。

（2）顾客细分的重要性：献血者献血的动机可以是千变万化的，促使其献血的方式和激励方式也不应是一成不变的。对无偿献血团队进行顾客细分，可有效制定不同的献血服务战略和稳定策略，将有限的资源针对目标献血者集中使用，以提升采供血机构的服务水平和能力，提高献血者满意度和忠诚度。

2. 顾客细分的方法 顾客细分关键要获取并区分出不同顾客的需求和偏好，划分顾客群，找出重点顾客，针对性开展精准服务。一般来说对无偿献血团队进行顾客细分，可以根据 3 个方面的考虑来进行。

（1）组织归属性（外在属性）：在我国，无偿献血团队具有鲜明的组织归属性，不同组织具有不同的组织文化，对开展无偿献血活动的要求、关注点和目的各有不同，对献血宣传方式的接受情况存在差异。根据顾客的组织归属性可以把无偿献血团队顾客分为：政府（行政机关）、医疗卫生机构、高校、其他企事业单位、街道（社区）、部队、社会团体、其他自发组织的无偿献血团队等。

（2）人口学特征以及动机等行为变量（内在属性）：调查表明，人们参与无偿献血的动机呈多元化，包括利他主义和人道主义、用血保证、血液预警、好奇心理、利益驱动、媒体宣传、寻求社会认可以及对献血常识的了解程度等。不同年龄、职业、文化背景、价值观对于无偿献血的参与度和献血动机有明显区别。根据内在属性进行顾客细分，了解不同顾客的需求信息，将顾客诉求转化为服务标准，有利于持续提升服务质量，把一过性的顾客转变为稳定、忠诚的顾客，建立牢靠的顾客关系。

（3）对无偿献血的贡献和价值（消费行为）：采供血机构的人力和物力资源是有限的，通过分析不同顾客群在无偿献血中的占比（贡献），分析招募动员难易程度（价值），可以把无偿献血团队分为重要顾客、主要目标顾客、潜在目标顾客等。找出“供大于求”的重点顾客，针对性开展重点顾客管理，有效提高重点顾客的满意度和忠诚度[6]。

3. 无偿献血团队顾客分类　顾客信息的收集是一个动态管理的过程，与无偿献血团队的每次沟通都应详实记录，作为细分团队类别的依据，与无偿献血团队建立良好的伙伴关系能使双方受益。例如：为激励和稳定高校团队献血者，昆明在分析高校无偿献血团队需求等基础上，设立"无偿献血爱心助学基金"，资助热爱公益事业的贫困大学生完成学业，进一步提升高校学生献血团队对无偿献血公益事业的顾客忠诚度。表22-2介绍了昆明地区采供血机构无偿献血团队顾客细分方法。

表22-2　昆明地区采供血机构无偿献血团队需求、偏好和市场价值分析

	主要需求	期望	偏好	贡献度/%	市场价值
政府/行政机关	发挥政府主导作用，营造"献血光荣"的社会氛围	起好模范作用、正向引导公民参与无偿献血	献血环境清洁、舒适	6	是团队献血的主导人群，有利于营造良好献血氛围
医疗卫生机构	发挥医务人员"倡导者先行"的示范作用	献血流程规范、安全	献血过程快捷、高效，不耽误医务人员工作时间	10	是团队献血的示范人群，有利于营造良好献血氛围
高校	确保采血过程符合国家相关要求，保证献血学生的安全和健康	献血流程规范、安全	树立良好的价值观，能在学生中倡导新时尚	35	是团队献血的主要目标人群，有利于建立团队献血长效机制
其他企事业单位	树立良好的公众形象，宣传单位文化	通过组织无偿献血活动，取得较好的宣传效果	能够展示单位公益形象	3	是团队献血的潜在目标人群，可作为固定献血者队伍有益补充
街道/社区	有效落实献血后的相关权益	单位和献血者个人权益能够得到保障	献血宣传品精美实用，献血后的权益实惠	45	是团队献血的主要目标人群，有利于建立团队献血长效机制
部队	救助患者，把捐献的血液全部用在患者的医疗救助上	患者健康能够得到保证	献血服务态度热情、亲切，操作技术熟练	1	是团队献血的应急保障人群，有利于建立团队献血应急队伍建设

二、无偿献血团队招募

（一）保障性措施

1. 政府层面　无偿献血工作作为政府主导的公益事业，在无偿献血团队招募方面制定了许多保障性措施。在1998年10月1日实施的《中华人民共和国献血法》第六条规定："国家机关、军队、社会团体、企事业组织、居民委员会、村民委员会，应当动员和组织本单位或者居住区的适龄公民参加献血。"国家机关和企事业工作人员组织团队献血能起到良好的示范带头作用，有利于消除关于献血有害健康等不利谣言。2015年，国家卫生和计划生育委员会等四部委印发《关于进一步加强血液管理工作的意见》（国卫医发〔2015〕68号）提出："要建立健全政府主导、多部门合作、全社会参与的无偿献血长效工作机制，要稳步拓展无偿献血模式，推动团体无偿献血和街头流动无偿献血协调发展，提升无偿献血抗风险能力。在做好街头流动献血工作的同时，强化团体无偿献血工作，把无偿献血动员由街头向政府、企事业单位、社区和农村延伸，逐步建立一支相对稳定的固定献血者队伍。"2019年，国家卫生健康委等11部委联合印发《关于进一步促进无偿献血工作健康发展的通知》（国卫办医发〔2019〕21号）提出："各党政机关单位应当按照《献血法》规定，积极动员和组织本单位干部职工参加无偿献血，为全社会作出表率。各级卫生健康行政部门、军队有关卫生部门应当指导血站拓展无偿献血招募模式，推动团体无偿献血和街头流动献血协调发展，提升无偿献血抗风险能力，保障'淡季'血液供应。"马杰等报道[7]，1998—2018年，21个省143个城市政府出台鼓励无偿献血的政策（措施、文件）共计802项，另外66个城市在文件中明确指出政府公务人员、事业单位工作人员应树立社会榜样，带头参加无偿献血。143个城市成立献血领导机构，推动无偿献血团队招募工作与街头自愿无偿献血工作协调发展。

在各地相继出台的地方献血相关条例中，也提出了无偿献血团队招募的保障性措施。比如在《昆明市献血条例》第十条规定："每年1月为医务人员无偿献血月，2月为公务员无偿献血月"，由昆明市政府联合向政府机关发出倡议书，在充分发挥国家工作人员示范带头作用的同时也有效保障了"淡季"和重大突发事件发生时的应急用血；第十二条规定："国家机关、企事业单位、村(居)民委员会应当每年动员和组织本单位或者本居住区的适龄健康公民参加献血。大中专院校制定鼓励措施，每年组织在校学生率先献血。工会、共青团、妇联和红十字会等人民团体应当宣传、推动无偿献血工作，每年组织献血活动不少于两次。鼓励公民参加献血志愿服务；鼓励国家机关、企事业单位、社会团体和大中专院校组建献血志愿服务组织。"广泛营造了无偿献血的良好氛围，在政府机关、医院、高校、乡镇逐步建立起了相对稳定的固定献血者队伍。

2. 社会层面　无偿献血是一项社会性极强的工作，需要全社会广泛动员和参与。作为精神文明建设的有效载体，公民参与无偿献血是体现社会文明程度的具体表现。在《关于进一步促进无偿献血工作健康发展的通知》(国卫办医发〔2019〕21号)中要求：把推动无偿献血工作与培育弘扬社会主义核心价值观、提高公民道德素养相结合，将无偿献血工作纳入精神文明建设总体规划；要通过进校园、进社区、播放公益广告等多种宣传渠道广泛传播和普及无偿献血科普知识，宣传无偿献血先进人物和典型事迹，让社会各界了解、支持和参与无偿献血，为无偿献血团队招募营造全社会参与的良好氛围。无偿献血中国经验[4]"政府主导、部门协作、全社会参与"充分体现了社会主义制度的优越性，也充分彰显了社会主义精神文明，为保障血液安全供应，促进血液事业发展做出了重要贡献。

(二) 营销管理理念在献血团队招募中的运用

1. 献血者营销的理念　与"传统"的市场营销不同，采供血机构处于非营利的环境中，献血者或者团队营销不是销售或提供产品，而是使献血者拥有良好的献血服务体验和感受。营销的目的是动员和保留献血团队，使献血团队与采供血机构建立长期合作关系。献血团队营销是一个促进献血的过程，通过宣传血液知识，告知公众血液需求，改变公众对献血的态度等措施，动员更多团队组织参与献血，献血者团队营销是鼓励和保留献血者重复献血的强有力措施[8]。

2. 献血者营销循环　加拿大魁北克省(Héma-Québec)采供血机构和献血者忠诚研究小组推出"4阶循环"，即定位营销、运作营销、关系营销和认可的献血者营销模式，《欧洲献血者管理手册》中献血者动员和保留采用了这一模式。

(1) 定位营销：其目标是提高公众对于献血需求及其社会成员受益的意识，为公众树立正面的献血形象，增强公众成为献血者的归属感和社会意义。其在献血者动员和保留中起重要作用，促发新献血者的献血动机，使重复献血者保持献血积极性。

(2) 运作营销：其目标是采取有效措施增加到场献血者人数。该营销的形式和内容可多种多样，需定期运作。成功的运作营销在制订呼吁献血的策划方案时，应根据不同的献血者，如新登记、初次和定期献血者，采取适用的沟通方式和信息。

(3) 关系营销：其目标是提高献血者满意度和忠诚度，增加重复献血者人数。意指为在采供血机构和献血者之间建立个别、直接、互动、持久的关系而采取可确定的业务沟通与联系；其认可献血者保留的长远价值，将献血者保留营销作为一个过程来管理。其关注两方面的内容，即在献血过程中所实施的献血者保留措施和目标献血者忠诚计划的实施情况。

(4) 认可营销：其目标是使献血者能够保持重复献血的动机。通过一系列方法承认和表彰献血者的不平凡善举，使采供血机构与献血者建立密切关系，激发献血者的自豪感，提升献血者价值与成就感，鼓励献血者多次献血，同时也提高了献血在公众心目中的意义[8]。

3. 公共关系管理　采供血机构公共关系管理包括对公众传播沟通活动进行决策、计划、组织、指挥、控制、协调和监督等。无偿献血公共关系的主体是采供血机构，其自身的价值观、公共意识、精神面貌、服务质量以及工作作风和组织素质等因素，构成采供血机构的内在形象。其名称、特征、品牌以及环境和行为方式等因素，构成外在形象。无偿献血公共关系的客体是社会公众，广大社会公众不仅是采供血机构公共关系的服务对象，更是采供血机构之所以能够存在的关键和基础。采供血机构的各项活动都要与广大社会公众的现实需求相适应，并且要在社会公众中树立良好的形象，才能赢得广大社会公众的理解与信任。

三、团队献血管理

(一) 统筹安排

团队献血的顺利开展离不开规范有序地组织，应在细分无偿献血团队类别的基础上，结合辖区人口数、团队人员数、前期参与献血的贡献度等情况，量化工作目标，结合工作实际，细化工作安排。充分考虑采血资源配置、血液库存均衡，对计划安排进行事先确认。与献血团队有效衔接，对团队无偿献血的时

间、地点、数量等方面予以控制和管理。即时协调现场服务事宜,收集、统计、分析献血各类数据,宜建立团队献血信息管理系统。

(二)献血组织者管理

团队献血,其组织者起着思想引导、措施制定、计划落实、安排统筹的作用。在团队献血活动的推进过程中,应与献血组织者建立良好的信任关系和联络机制,加强沟通,让其充分了解采供血机构工作性质及血液相关知识,与其共同制定献血活动指南,合理安排,提高效率。此外,要有正向激励措施,对优秀献血组织者进行表彰,保持和提高其工作积极性。

(三)加强献血前后的沟通

不同的献血团队对其开展无偿献血活动的要求千差万别,团队献血活动全流程应由专人负责。献血前,通过邀请参观、知识宣讲、文化推广等方式和献血团队建立良好关系,充分了解其组织文化和真正需求,采取个性化的献血服务模式。活动结束后及时跟进回访,收集对献血活动的意见和建议,及时发现不足,持续改进工作。

通过短信问候、联谊活动、表彰激励等方式维护好与无偿献血团队的关系,还可向无偿献血团队所在的社区/单位发送简报、为献血团队颁赠牌匾和感谢信,在赋予献血团队社会荣誉的同时增进了解和友谊。为再次组织无偿献血活动奠定良好的基础。

(四)献血服务管理

1. 献血场所管理　献血场所是为献血者提供献血服务和采集血液的工作场所,关乎献血服务质量,血液安全与充足,血液事业的可持续发展。规范的献血场所是顺利开展团队献血的前提,献血前应加强与献血团队管理者的沟通,落实预献血人数,合理选择献血场所,献血场所可选择献血车、固定献血场所,或在献血团队住所内设立临时献血场所,献血场所配置参照国家卫生行业标准《献血场所配置要求》(WS/T 401—2012)执行。

2. 献血现场管理　团队献血现场由于献血者较为集中,献血者等候时间较长,易产生焦躁心理,进而影响生理因素。加之团队献血时初次献血者居多,易产生紧张心理,故团队献血者献血不良反应发生率较个体献血者高[9]。同时,团队献血时,工作人员负荷加重,易产生身份核查不严、沟通不到位及工作不细致等情况,给采集血液质量带来安全隐患[10]。高效有序的献血现场管理是顺利开展团队献血的关键,应从3方面加以关注:

(1)流程合理:认真梳理易造成献血者拥堵的工作节点,有效控制拥堵环节的预献血者,由专业人员引导献血者进入献血场所;或采用智能呼叫系统,分时段,分批次引导献血者进入献血场所,保证采血区及献血后休息区环境符合要求。

(2)沟通有效:保持与团队管理者及时有效沟通,做好献血者心理疏导,及时识别和积极处理献血不良反应。排查献血场所安全隐患,避免出现副损伤。

(3)服务到位:增加专业人员管控献血现场,提升服务意识,有效核对身份信息,征询时,需认真核对身份证件与献血者本人的一致性,最好采用人脸识别系统,避免人为操作失误。

第二节　无偿献血团队稳定维护

一、团队的行为干预

社会心理学家库尔特·勒温指出个人行为的方向和强度,决定于个体现存需要的紧张度和环境情景力场的相互作用关系。正是由于群体行为的结果存在着“1+1>2”的可能,人们以通过建立团队的方式,促使个人为了实现共同的目标而加强彼此的协作,从而获得超出平常的生产率。团队要想得到“1+1>2”的效果,需要满足两个前提条件,第一是团队的目标必须反映出团队成员的需要,第二是团队必须提供一个有利成员协作的环境。

(一)提高团队的无偿献血意识

1. 媒体宣传　抓好宣传工作是做好团队无偿献血的关键。要充分利用网站、微信/微博等手机APP,创新形式、创新手段、创新内容,吸引广泛关注。通过现场报道,借助影音、数字、平面等全媒体刊载团队献血新闻及图片,增强无偿献血团队的荣誉感。加强团队献血先进典型的塑造及宣传,积极正面引导团队成员提高无偿献血意识,树立无偿献血共同的目标和价值观,有效带动团队群体对无偿献血的热情,影响激励潜在的献血者。

2. 教育培训　团队献血招募策略中无偿献血的教育培训可以分为2个部分:一是对团队献血活动组织者的培训,二是对献血团队成员的培训。对组织者的培训,主要目的是增强其无偿献血招募、动员及组织献血的工作能力。对团队成员的培训,除了无偿献血知识的宣讲和献血活动的注意事项内容外,还应注重团队价值观的导向引领,发挥团队文化塑造价值和传递价值的双重作用,使无偿献血的价值观能够深入团队成员内心,加强团队协作和相互激励,建立采供血机构与献血团队间的尊重与信任。

（二）关爱和激励措施

无偿献血工作中，对献血者的关爱与激励是保障献血者队伍稳定性、延续性的一项重要举措。《全国无偿献血表彰奖励办法（2014 年修订）》中针对单位的表彰：第七条 无偿献血促进奖，用以奖励为无偿献血事业作出贡献的单位和个人。其奖项和获奖基本标准为：单位奖，两年内参加自愿无偿献血累计达到 200 人次以上，且该累计献血人次数不小于本单位在职员工总数 50% 的单位；或者两年内参加自愿无偿献血累计达到 1 000 人次以上的单位。特别奖：长年为普及无偿献血知识，弘扬无偿献血人道主义精神，营造无偿献血良好社会氛围，推动我国无偿献血事业作出突出贡献的单位和个人；或者捐赠人民币、采供血设备、设施及其他物品达到 50 万元以上的单位和个人。无偿献血促进奖由各省（自治区、直辖市）择优推荐；军队和武警部队无偿献血促进奖以师（旅）级单位为推荐单位，由军队各大单位卫生部门择优推荐。

各地通过地方献血条例等形式让无偿献血者在就医、社保、征信、金融以及文化活动中，能够享受到优惠。此外，各采供血机构积极探索献血者关爱措施和活动模式，通过开展形式多样的志愿者联谊、市民开放日、献血者慰问、主题献血沙龙、献血者联谊、户外拓展等活动，多举措关爱献血者，增强献血者的社会认同感、光荣感和献血者团队的凝聚力。

（三）共赢关系的建立

合作共赢是指交易双方、共事双方或多方在完成一项交易活动或共担一项任务的过程中互惠互利、相得益彰，能够实现双方或多方的共同收益。在诸多跨部门/行业合作中，非营利组织为了克服自身在资源获取和行为激励方面的劣势地位，正努力与周围的组织和利益群体展开多方面交流与合作。同时组织内部管理的高效性和对社会公益责任的更高追求，为公益与团队的合作提供了契机。

无偿献血是一项政策性强、涉及面广的群众性工作，做好无偿献血团队的教育、宣传、组织和协调工作，在立法支持、政府推进的基础上，还需要充分调动新闻媒体和各级红十字会、政府机关、高校、军队、社区、企事业单位、社会团体等社会各界的力量。因此科学定位采供血机构与无偿献血团队的关系，使双方充分发挥“1+1>2”效应，形成整体推进无偿献血工作的强大合力，是公共管理中政府整合各种资源，充分发挥其作用的具体体现。

无偿献血团队稳定策略的核心就是构建采供血机构和献血团队的互惠共赢平台，加强对合作团队的公益宣传，推动各级“无偿献血表彰”工作，为献血团队树立传递爱心、播种文明、热心公益的良好公众形象，实现各献血团队及其成员的社会价值，为救助临床患者提供安全充足的血液。同时发挥采供血机构和献血团队各自的优势，加强双方在科研、教育、公益项目、专业技术、管理技术及文化等方面的双向交流，共建共赢。

二、志愿者在团队献血中的作用

采供血机构的工作人员在无偿献血工作中，承担着宣传、招募、采集、检测、分离、储存、供应血液等专业职责。青岛等地在无偿献血志愿者队伍的管理工作中，经过长期的探索形成了以“宣传、服务、献血、招募”为主的工作职责。无偿献血志愿者与采供血机构工作人员一起联动，共同推动了无偿献血事业的快速健康发展。

（一）志愿者在团队无偿献血宣传中的作用

无偿献血需要大众参与，只有群众了解、知晓无偿献血，群众才会自觉地参加献血。提高群众的知晓率，“宣传”是必不可少的手段之一。向社会、向更多人群及团体单位推广无偿献血，是志愿服务队成立的宗旨之一，是每一位献血志愿者必须理解和可以履行的基础职责。近年来，志愿者的“宣传”形式已由传统的街头发宣传单、举牌宣传等单一模式向特色、品牌、立体化宣传形式转变，如组队进行单车骑行、汽车宣传、徒步宣传、热血跑团等，志愿者通过不同形式的活动形成一定的影响力来得到献血团队的关注。献血者本身来自各个组织不同阶层，通过自身的感染力影响到周围群体直至整个组织，在宣传开发团队献血中起到了潜移默化的作用。

（二）志愿者在献血过程中服务的作用

作为志愿者最常见的工作职责就是提供现场的志愿服务。在献血活动中，采供血机构工作人员向献血者提供专业的采血、检测等服务，与此同时，志愿者充分发挥密切联系群众的优势，为献血者提供咨询服务、指导填表服务、微笑服务、首问服务、陪伴服务、发放纪念品服务、应急服务、弹性服务等温馨、贴心服务。并可在服务结束后询问献血者对献血服务有何建议或意见，做好记录，及时上报志愿服务队负责人或采供血机构领导，促进献血服务质量不断提升。特别在团队献血宣传活动中，志愿者的现场服务也不可或缺，活动的策划、宣传、现场秩序的维持、气氛的营造等都离不开志愿者提供的现场服务。

（三）志愿者在应急献血中的作用

大部分献血志愿者都是从参与献血、了解献血、认可志愿服务，继而发展成为献血志愿者的。献血志愿者作为社会公众中除了医务人员外，是最为理解献血意义的群体。一直以来，每当遇到血库血液储备紧张、血液偏型等危、难、险、急的非常状况时，志愿者们总是在关键时刻发挥着救急扶危的英雄本色，第一时间献出热血，为血库的血液迅速补充起到很大的作用。特别是在应急血小板捐献方面，他们更是“随叫随到”，为保障各地临床应急用血作出了重要贡献。

（四）志愿者在献血者及团队招募工作中的作用

献血招募是志愿者职责中的延伸职责。随着临床用血在逐年递增，血液供需矛盾十分突出，因此无偿献血的招募工作就显得格外重要，而能否有针对性地换位思考提供人性化服务，直接影响着献血者做出的选择和积极性。献血志愿者所扮演的角色，恰好能利用自身多次献血的优势现身说法，帮助公众消除献血的顾虑，感动、引领更多的人加入到无偿献血的队伍中来。献血是自愿行为，“人情关系”仍是献血招募中绕不开的话题。志愿者来自各行各业，志愿者可充分发挥自身社会资源广泛等优势，通过自身说法，以固定献血者的身份，开展献血招募工作，特别是团队献血招募，引导更多单位、行业、群体参与献血。志愿者“现身说法”式的献血招募，可有效避免采供血机构人员招募带来的尴尬。

采供血机构工作人员和献血志愿者各有各自的工作职责，有分工，更多的是协作。志愿服务队伍、志愿者要清晰自身的职责和定位，充分理解、认识和积极履行“宣传、服务、献血、招募”的八字职责，争取获得志愿服务的最大效能。采供血机构和志愿者服务队应结合自身实际情况，建立并完善协调的联动机制，使工作人员与志愿者通过结构化的联系双向互动起来，形成沟通顺畅、优势互补的长效格局，实现互动共进、联动共赢，促进无偿献血事业的快速健康发展。

三、团队流失和回归，献血服务效果评价

（一）无偿献血团队流失和回归

1. 团队流失　卡特森伯奇和史密斯认为组织阻碍团队价值的发挥有 3 方面的原因：首先是对团队工作缺乏信心，其次是个人所面临的威胁与焦虑，再次是组织本身。无偿献血团队的流失一般有以下几方面的问题[11]：

（1）献血动机：献血动机不是出于拯救生命、积德行善、奉献爱心等发自内心的自觉行为，而是被动选择献血会影响再次献血。如献血原因为单位组织、担任领导需被动带头示范，出于为自己为家人免费用血等被动行为等。

（2）献血体验：献血过程中献血环境安全舒适度及医务人员的综合素质直接影响再次参与献血的意愿。如服务态度及操作技能差，献血过程中出现不良反应，献血过程中医护人员未能与献血者进行有效沟通等。

（3）环境因素：社会环境因素及献血者个人环境因素（工作和家庭环境因素变更）均会导致献血者流失。如政府对献血工作的重视程度、良好的社会人文环境、献血点的布局以及献血车服务时间便利与否等。

（4）献血关爱：献血后采供血机构未及时进行跟踪回访，或未通过短信、座谈会、联谊会、表彰会等形式与献血者保持关爱联系等会影响再次献血行为。

（5）其他：年龄、疾病等影响。

2. 团队回归　无偿献血行为具有冲动性、多样性、易变性以及可调节性的特点。因此针对团队无偿献血者实施一定的干预措施，影响其再次献血行为，对保留团队无偿献血者及保障血源具有重大意义[12]。

（1）推进流失献血者召回制度化发展：目前，国内采供血机构工作相关文献报道显示，及时召回流失的献血者比招募新献血者更重要。故应加强献血者召回工作，建立相应的召回管理制度，为巩固和发展固定献血者队伍提供制度保证。

（2）加大宣传力度：采供血机构应结合本地区发展特点和工作条件，积极探索宣传无偿献血工作的方法。应积极抓住开展大型献血活动等机会，并通过新媒体开展大量宣传活动，强化招募新献血者力度。

（3）强化固定献血者服务：献血环境、采血过程、献血后跟踪回访等因素会影响固定献血者再次献血。故应强化和提高献血服务质量，以保留固定献血者。首先，应为献血者提供安全、便利、温馨的献血环境，工作人员以热情的态度提供服务，使献血者可以放松、舒适地完成献血，增强其愉悦感；其次，要为献血者提供献血便利，可在人流密集的地带建立固定献血屋（固定献血房车），团队有献血需求时，可以上门服务，便于献血者献血；再次，建立献血者服务平台，要求做到 100% 回访率，积极征求献血者的意见，制定改进措施，让献血者感受到被关怀关爱。

（4）提高工作人员业务技能水平：为保证服务质量，应对采供血机构工作人员进行统一培训，学习先进的业务技能，并培训人性化服务相关知识，为调动工作人员积极性，可开展技能比武等活动，使工作人员业务水平快速提升。同时在服务质量相关培训后，可统一考核管理，考核合格者可上岗工作，使工作人员具备良好的服务意识和能力。

（5）切实考虑献血者的需求：调查团队流失原因，进一步提出招募的相关对策。如针对目前较多文

献报道显示，献血者用血后血费报销难问题凸显，这在一定程度上影响了献血者再次献血积极性。为此，应积极协调解决献血者（亲属）用血后血费报销问题，尤其要尽快推进落实献血费用报销直免平台信息化建设，做到让信息多跑路，人少跑路，尽量做到血费出院即报。

（二）献血服务效果评价

1. 绩效测量

（1）献血基础数据的测量：包括千人口献血率、自愿无偿献血（全血及成分血）比例、稀有血型献血和献血者满意度等几个方面[13]。

（2）献血服务过程实现的测量：包括献血服务各子过程的质量/绩效指标达成情况、分析及改进措施。具体分为献血宣传、团队动员、献血者选择（献血前筛查和献血者屏蔽）、全血采集、单采血小板采集、献血不良反应预防及处置和献血后服务（反馈血液检测结果/接受咨询、献血后回告和免费用血受理）等。

（3）献血服务提供的支持过程的测量：主要是献血现场管理，具体分为建筑、设施与环境、文件管理、设备管理、物料管理、安全卫生、信息管理与记录。

（4）人员管理概况的测量：包含人员数量变化、人员结构、人均完成工作量等[13]。

2. 绩效分析和评价

（1）分析：包括过程信息、过程主要质量/绩效目标完成情况，存在问题及改进，适宜性、充分性和有效性的自我评估。质量/绩效指标主要是采供血机构层面对献血服务部门做质量/绩效评价的年度指标[13]。

（2）改进：包括本年度改进措施落实情况（改进机会源自差错管理、献血者抱怨、部门自检、采供血机构内审、管理评审及外部评审等发现的偏差及其改进措施）。

（3）评价：从适宜性、充分性和有效性 3 个方面对于献血服务过程总体运行态势做出评估，包括主要存在问题及改进建议和所需资源[13]。

第三节　团队招募的影响因素和社会学问题

一、团队招募影响因素

（一）结构邻近性和结构易得性

1. 团队自愿性和无偿性的保证　献血团队的建立主要依托政府机关、高校、军队、社区、企事业单位、社会团体等组织平台。如何处理好组织性和自愿性之间的关系是团队招募重点关注的一个问题。斯诺等人通过统计分析发现不同的人和群体具有不同的结构邻近性和结构易得性，献血团队或是献血志愿服务团队的建立同样需要有一定的“结构邻近性”（structural proximity）和“结构易得性”（structural availability），这种结构易得性包括团队的组织者与目标人群的平级关系，组织者只是负责宣传，告知相关信息，目标人群无畏于行政命令，只依靠对献血意义框架的认同，自愿参与。故团队的招募虽然依托一定组织平台，但并不仅仅依靠体制内资源和组织平台与个人的隶属关系，而是从组织平台内部培养群众性献血组织，由群众性组织来宣传发动献血团队，保证了团队献血或服务的自愿性和无偿性。国内学者余成普研究结果显示，高校里群众性社团众多，同时大学生的社会关系相对简单，在献血团队中具有最大的结构邻近性和结构易得性，是目前团队献血的主体[14]。

2. 团队内部成员的结构影响团队招募的规模　群体的社会网络对集体行动发生可能性的影响很早就引起学者的关注，斯诺等人指出组织和网络是社会运动动员的关键[15]。社会网络通过对情感培育、意义建构和理性计算等集体行动制约因素的影响，进而影响集体行动发生的可能性。没有网络，孤立的个体意识就难以形成集体认知或集体层面的意义建构，成员处在的关系网络中，能够连接到一个或更多献血者及献血知识的，其参与献血的可能性就越大，形成优势积累，团队献血的规模就会越大。因此采供血机构需要广泛地依托社会资源，进行无偿献血的宣传、动员和组织，创造或引导献血关系网络的构建。随着互联网和信息技术的发展，微信群、QQ 群、微博等网络社交平台以及手机 APP 等成为了一种新型的献血网络组织和动员方式。通过建立不同血型微信群，在微信群内发布血小板的需求信息和献血者关爱信息，昆明单采血小板献血者的团队招募和管理借助微信社交平台信息传播快，组织人员与团队成员实时双向交流，团队成员易受到积极献血成员的影响等因素，彻底扭转单采血小板献血者招募，尤其是固定献血者队伍建设难的局面。

（二）集体行动的理论

集体行动自人类社会产生以来就存在，维系着人类社会，随着社会发展，越来越多的领域出现集体行动。

勒庞从人的心理研究集体行动，认为人在参加群体活动时，会通过无意识、传染以及暗示等方式使个体心理趋于统一，形成集体心理。斯诺、麦卡锡等更强调情感、意识形态以及文化在社会运动话语中的关键作用。资源动员论特别注重支持者或领袖在动员进程中的重要作用。奥尔森等理性选择理论家则认为集体行动的目标在于维护或获取公共物品，但公共物品的非排他性将使理性自利的个体采取搭便车的机会主义行为，搭便车行为的泛滥最终导致集体行动不能达成，必须采取选择性激励手段，这种激励可以是物质激励/惩罚，也可以是精神激励/惩罚，以达到尽可能减少搭便车行为而产生集体行动的效果[16]。国家、地方无偿献血表彰以及无偿献血立法中给予献血者很多优惠政策（如昆明市“三优四免一补”待遇、浙江省“三免政策”），乃至将无偿献血纳入社会征信体系，正是政府和社会层面对无偿献血的一种弘扬和激励。

集体行动的种类是多种多样的，献血团队的集体行动与目前国内学界主要研究的以直接经济利益诉求为目的集体行动（如乙肝病毒携带者的反歧视运动等）有很大的不同。余成普研究认为献血团队的集体行动是制度内的集体行为，即国家所倡导的集体行为，容易获得制度性支持，而后者要么是制度外的，要么就是踩在制度的边缘上，往往具有对抗性；在团队献血的集体行动中，其成员虽然获得了自我满足、价值、意义等心理的和社会的回报，但其取向主要是利他主义为主，或者用M·韦伯的话说，是“价值理性行为”，而后者参与的动机主要是为了在实现自我利益的同时，实现集体利益，其间充满了理性的计算，是“目的理性行为”；从个体的参与上说，团队成员具有自愿选择是否参与的自由[14]。献血团队需要争取更多的支持者和实践者，这与集体行动在招募成员上具有一定的共通性，可以借鉴集体行动和社会运动中的一些成熟理论和观点来提升献血团队的招募。目前国内运用情感社会学、社会心理学集体行动理论对献血团队招募进行的深入分析和研究还较少。

二、团队招募的社会学问题

社会认同理论指出个体对群体的认同是群体行为的基础，个体认同群体的基本动机是为了实现自我提升与提高自尊。浙江血液中心胡伟等人以“党员献血团队”为例，研究发现成员通过自我归入“较为先进的群体”，从认知、情感和行为上认同所属的群体，进而表现出骄傲、忠诚等行为[17]。

血液的生物性和社会性错综交织，同时还承载着文化、伦理等诸多意义。不能将自愿献血与奉献精神简单地等同，或是用献血人数的多少来判断奉献精神的强弱，自愿无偿献血的利他主义行为是“制度化的利他主义”，即默顿指出的，通过结构性的机制，特别是奖赏与处罚的调节，以激励那种有助于他人的行为。然而仅有政策和制度还够，公民的利他动机有效转化为实际的献血行动，采供血机构还需开展广泛的社会动员、献血人群文化改造，应用大数据时代信息化交流方式和社交平台构建无偿献血的群体网络，采供血机构的组织和动员，生产和维持着公众的利他主义。

随着经济体制的改革，国家的社会控制手段渐趋多样化，国家自身的权力结构也在进行相应调整，地方、部门、企业乃至个人占有与处置社会资源和参与社会活动的自主权不断扩大。虽然国家的权力在一定程度上放松了对社会经济生活的管制，但作为一种根本性的权力，政府的行政权力在整个献血运作中都发挥着重要的作用。一是政府的象征性激励、率先示范作用；在献血淡季通过政府的倡导，开展“医务人员献血月活动”“公务员献血月活动”等大型团队献血活动，以及各级政府开展无偿献血表彰，弘扬社会正能量。二是政府对采供血设施、设备的投入；三是政府指导性督促作用，各地献血领导小组成员部门的责任目标考核工作。正如蒂特马斯《礼物关系：从人血到社会政策》所述，政府的社会政策在限制和扩展人们自愿无偿献血，这种特殊礼物馈赠的自由上起到重要作用。在当前中国的国家与社会关系下，政府的资源依然非常重要。恰到好处地动员政府资源，将资源动员理论和献血团队动员结合起来，既确保献血的自愿无偿性，又促使献血事业的蓬勃发展。

第四节　献血不良反应与对策

一、献血不良反应分类与诱因

（一）献血不良反应分类

献血不良反应（blood donation adverse reaction，BDAR），即献血相关并发症（complications related to blood donation，CRBD）是指极少数献血者在献血过程中或者献血后出现的穿刺部位局部出血、疼痛、过敏或者全身性血管迷走神经反应[18]。按症状范围为分局部表现和全身表现；根据程度分为轻度、中度和重度；依发生的时间亦可分为献血前、中、后。

1. 局部献血不良反应

（1）血管损伤：血肿、动脉穿刺损伤、血栓性静脉炎等。

（2）血肿：采血时静脉穿刺不当或者采血后穿刺部位压迫止血不当造成血肿，具体表现为穿刺部位肿胀、颜色变青紫、从穿刺部位放射性疼痛。动脉穿刺损伤：采血过程中误穿肱动脉或其分支，表现为肘部轻度疼痛，所采集的血液颜色较鲜红，血袋异常快速充盈（400ml 全血小于 4 分钟），针尖会随着脉搏而跳动，发生出血的概率较高。血栓性静脉炎：因穿刺或固定不当，机械性直接损伤静脉壁，导致静脉血管内膜损害，形成血栓，发生炎症反应，表现为穿刺部位附近沿血管走向的局部疼痛、肿胀、发红、发热，严重者可伴有发热等全身症状。发生在浅静脉的血栓性静脉炎，可表现为皮下有红色条索状硬结，触疼明显。

（3）神经损伤：采血针进针或拔针时损伤神经，在穿刺进针或拔针时立刻发生放射性剧烈疼痛，常伴有感觉异常。

（4）肌腱受损：采血过程中采血针刺伤肌腱，在进针时立即出现局部非放射性剧痛。

（5）局部皮肤过敏反应：献血者采血部位皮肤对采血过程中使用的医用耗材产生过敏反应，采血部位皮肤出现皮疹、肿胀和瘙痒。

（6）局部皮肤感染：因消毒不规范等原因引起采血穿刺部位的感染性炎性反应，表现为局部皮肤红肿、炎性渗出。

（7）迟发型出血：献血者离开献血场所，解除穿刺部位的按压或包扎绷带之后，因按压部位不正确、按压时间不够长、献血者手臂用力或举重物致穿刺部位重新自发性出血。

（8）手臂疼痛：献血时或献血后数小时内手臂出现局部放射性疼痛，但没有其他表现，不宜将其归入神经受损或肌腱损伤。

2. 全身献血不良反应

（1）献血相关血管迷走神经反应：全身不良献血反应主要表现为献血相关血管迷走神经反应（donation related vasovagal reaction，DRVR）[19]。献血者心理、生理因素以及血容量减少是出现 DRVR 的主要原因。多数症状轻微，表现为全身不适、虚弱、面色苍白、出汗、焦虑、眩晕、恶心。少数比较严重，表现出一过性意识丧失（晕厥）、抽搐或大小便失禁。如发生晕厥摔倒，可导致意外损伤。

（2）柠檬酸盐反应：柠檬酸盐是单采血液成分常用的抗凝剂，通过螯合钙离子发挥抗凝作用。在单采过程中，大量柠檬酸盐回输到献血者体内，可引发低血钙和低镁血症。神经肌肉系统的表现主要有口唇及口周发麻、面部麻木、头晕、颤抖、胸闷、恶心、呕吐、皮肤湿冷、心悸等症状，严重者出现腕足强直性痉挛、抽搐。心血管系统的主要表现有低血压、心律不齐、心电图 QT 间期明显延长。一般情况下，由于血液成分采集过程中柠檬酸盐所用剂量低于中毒剂量，表现在局部，一般症状也较轻，呈中毒症状较为罕见。

3. 献血后罕见、严重并发症

（1）与血管损伤相关：肱动脉假性动脉瘤、动静脉瘘、筋膜间隔区综合征。

（2）与单采程序相关：柠檬酸盐中毒、全身性过敏反应、溶血、空气栓塞。

（3）意外事件：与血管迷走性晕厥有关的意外或伤害、其他意外伤害。

（二）献血不良反应诱因

按照《献血者健康检查要求》（GB18467—2011）严格筛选符合献血条件的健康人，通常都能很好地完成献血。但个别献血者由于生理、心理、采血环境及采血技术等因素的影响，可能会在献血过程中、献血后一定时间内出现头晕、目眩、恶心、呕吐、面色苍白、出冷汗、四肢无力等不适应症状。虽然这些症状持续时间不长，基本上无须治疗即可自行恢复，但会在人群中造成严重的恐惧心理，影响公众献血的积极性。因此针对献血不良反应发生的原因进行预防，避免发生献血不良反应具有十分重要的意义。引起献血不良反应的因素主要有：

1. 精神因素　这是献血不良反应的最重要因素。初次献血者容易产生思想顾虑，心理恐惧，看见他人献血或发生不良反应，就十分紧张，尚未采血或刚刚采血就会发生晕厥。如晕血症又叫“血液恐怖症”，也称为爱尔式综合征或艾倪尔式综合征。晕血其实是一种癔症，是由于接触到或看到嗅到血液而产生的一种意识及躯体的一种过激反应。由精神因素引起，多次献血者则发生率低。

2. 空腹或饥饿状态献血　因献血者在较长时间未进食，多有相对血容量不足，若此时献血会出现一过性血糖过低，出现低血糖反应，表象为软弱无力、头晕、脸色苍白、皮肤冰冷、大汗、恶心、呕吐甚至昏厥。

3. 献血前过度疲劳或睡眠不足　人体在疲劳或不适时，机体处于相对于正常情况下比较敏感且脆弱的状态，此时献血会对机体产生消极影响。

4. 献血者体位因素　由于采血点空间限制，献血者献血时采取坐位，致使下肢肌肉及静脉张力降低，血液蓄积于下肢，回心血量减少，心排血量减少，收缩压下降影响脑部供血可引起献血不良反应；献血者献血后起立过急、过猛，以及迅速转换体位，血液沉积于下肢，回心血量减少，血压下降从而造成脑供血不足也可以导致献血不良反应。

5. 献血环境因素　人员拥挤、声音嘈杂、空气污浊，气温较高，献血等候时间过长，均可使献血者心情烦躁，引起献血不良反应。

6. 医务人员服务或技术欠佳　工作人员语言生

硬，不热情，穿刺技术不够熟练，穿刺疼痛、采血时间过长（例如：全血采集时间>10 分钟）[2]等刺激使献血者产生一定的情绪反应和生理变化。

二、献血不良反应评估

（一）献血不良反应严重程度的评估

根据是否需要治疗和其结局，献血不良反应严重程度可分为重度不良反应和非重度不良反应。具备以下任一条件的可判断为重度不良反应：①防止机体功能受到终身性损害或损伤的治疗；②防止死亡治疗；③导致明显残疾或功能不全，且在献血后持续存在一年以上；④献血不良反应出现后发生死亡，死亡原因可疑，可能或肯定与献血有关。不符合上述重度不良反应判断条件的不良反应即为非重度不良反应。

（二）献血后不良反应与献血相关性的评估

根据证据的支持力度评估不良反应与献血的相关性，一般分为以下 5 级：

1. 肯定相关（1 级）　支持献血导致不良反应的证据确凿，不存在合理的质疑。

2. 可能相关（2 级）　证据明显有利于支持不良反应与献血相关。

3. 可疑相关（3 级）　证据无法确定不良反应与献血相关还是与其他因素相关。

4. 可能无关（4 级）　证据明显有利于支持不良反应与其他原因相关。

5. 肯定无关（5 级）　支持献血以外的其他原因导致不良反应发生的证据确凿，不存在合理的质疑[18]。

三、献血不良反应预防

降低献血不良反应的发生是开展血液的募集和保护献血者安全的重要环节，应以预防为主。

（一）扩大宣传，加强引导，提升公众献血相关科普知识

加强献血知识宣传，提高全民无偿献血知晓率，增强无偿献血社会氛围，使广大公民懂得献血无损健康，献血治病救人的重要性与必要性，了解献血前应避免过度疲劳，做到献血前一天睡眠充足、不饮酒、不吃过于油腻食品，献血过程中保持情绪平稳，献血后 24 小时内不从事重体力劳动、高空作业、剧烈运动、通宵活动等。

（二）咨询充分，估算准确

按照《献血者健康检查要求》（GB 18467—2011）严格筛选符合献血条件的献血者，工作人员在采血前应仔细询问献血者是否存在可能引起献血不良反应的因素，如：是否空腹、休息是否充足、是否存在献血不良反应史等。依据献血者体重指数（body mass index，BMI）准确估算献血者血容量（如图 22-1）：全血献血量不宜超过献血者血容量的 15%（如表 22-3）；如果估计在单采过程中体外血量超过献血者自身容量的 15%，宜予静脉补充生理盐水[19]。

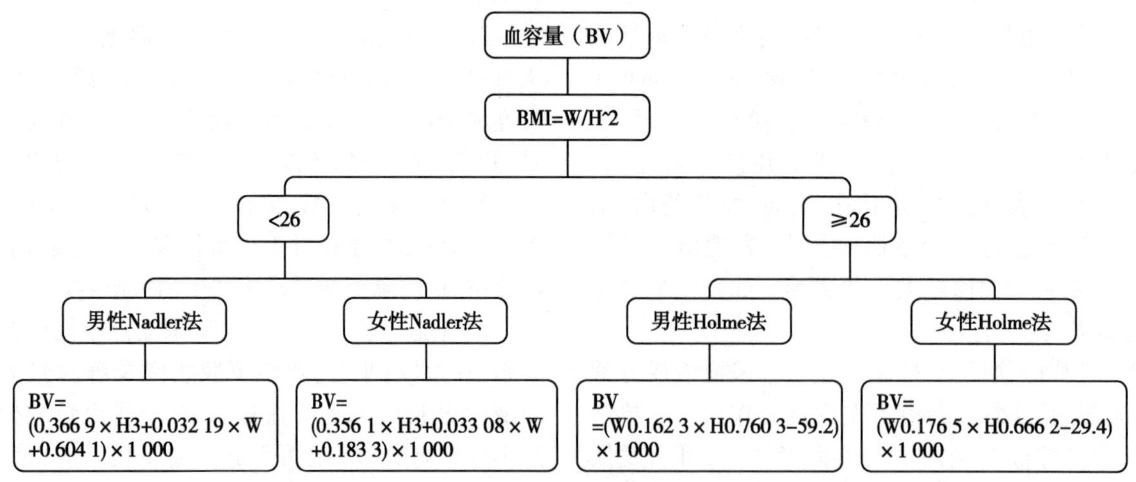

图 22-1　血容量计算流程图

注：1. BMI. 体重指数；W. 体重，单位千克（kg）；H. 身高，单位为米（m）；
2. 女性献血者血容量估算 Nadler 法（BMI<26）；BV. 血容量，单位毫升（ml）；W. 体重，单位千克（kg）；H. 身高，单位为米（m）；
3. 女性献血者血容量估算 Holme 法（BMI≥26）；BV. 血容量，单位毫升（ml）；W. 体重，单位千克（kg）；H. 身高，单位为厘米（cm）；
4. 男性献血者血容量估算 Nadler 法（BMI<26）；BV. 血容量，单位毫升（ml）；W. 体重，单位千克（kg）；H. 身高，单位为米（m）；
5. 男性献血者血容量估算 Holme 法（BMI≥26）；BV. 血容量，单位毫升（ml）；W. 体重，单位千克（kg）；H. 身高，单位为厘米（cm）

表 22-3 献血者献血量与最小容量的估算

单位:ml

血袋量	血袋导管血量	标本血量	总献血量	献血量占血容量13%时可接受的最小血容量	献血量占血容量15%时可接受的最小血容量
200	10	20	230	1 769	1 533
300	10	20	330	2 538	2 200
400	10	20	430	3 307	2 866

（三）采血前充分告知

采血前尽量缓解献血者紧张情绪。工作人员用鼓励性语言进行心理疏导,做好解析工作,给献血者以心理安慰。告知献血后一般可能出现的不良反应及其预防措施的信息,使献血者能在充分知情的基础上消除心理障碍作出献血决定。给予初次献血者特别的关注和照护。

（四）采血技术培训

献血服务工作人员应经过相关培训,掌握献血不良反应预防和处置的知识和技能,具备与献血者交流和沟通的能力,能够对献血者尤其是心理紧张甚至恐惧的献血者进行疏导,采血护士能做到一针见血,并随时观察献血者面色及血流情况,对献血者可能或将要出现献血不良反应作出准确判断。工作人员应注重语言行为艺术,怀着崇敬的心情接待献血者,态度友好,热情周到,最大限度地满足献血者的心理需求。

（五）落实采血场所医疗监护措施

保证采血场所整洁、干净、禁止人员喧哗和其他噪声,冬天做好保暖,夏天做好防暑降温措施,营造一个光线充足、安静、整洁、温暖适宜的献血环境,使献血者感到温馨、快乐、身心放松、有助于减少献血不良反应。避免献血长时间等待。选用便于改变献血者体位的献血椅。献血者休息区需要有躺椅和相对私密空间。

（六）水和盐的摄入

向献血者说明水和盐的摄入对于预防 DRVR 的重要作用。献血前嘱咐献血者增加含盐水饮料或糖水。

四、献血不良反应处理

献血过程中,如发生不良反应时应即刻停止采血,根据不同症状及时妥善处置,并由专人进行监护。发生的献血不良反应应记录在献血记录中,同时在献血者管理信息系统中备注,作为今后是否适宜献血的参考。常见的献血不良反应可按如下处理:

（一）局部不良反应处理

1. 血肿 采血过程中出现血肿应立即停止采血,拔出针头,用无菌棉球紧压穿刺点,将手臂抬高至心脏水平位以上,持续 15 分钟以上。采血后出现血肿应继续压迫采血部位 10~15 分钟以上;24 小时内冷敷,24 小时后热敷,注意控制水温,防止烫伤。

2. 感染 局部感染、疏松结缔组织炎等。早期可行热敷或根据各种不同症状采取抗感染处理。

3. 血栓性静脉炎 可用热敷等物理方式进行局部治疗,如继发感染,应用抗生素对症治疗。

4. 其他 误刺动脉、损伤神经等,这些情况较为罕见,但一旦发生应及时处理防止进一步的发展。

（二）全身不良反应处理

1. 轻度不良反应 停止采血,献血者取头低脚高平卧姿,头侧向一边,解开衣领,保持呼吸正常通气,献血者慢而深呼吸,补充糖水。保持环境安静、通风、温度适宜。必要时可口服维生素 B_6 或茶苯海明缓解呕吐。献血者好转后不宜立即起立,与献血者交流,转移注意力,进行心理疏导,缓慢站立后宜做肌肉收缩和舒张活动(applied muscle tension,AMT)。专人监控至献血者恢复后离开。

2. 中度不良反应 在轻度不良反应处置的基础上,监测血压、脉搏,必要时给予吸氧;发生晕厥时,可用手指掐人中穴和合谷穴。如持续渐进发展,应与 120 联系进行救治。

3. 重度不良反应 献血者如出现惊厥、抽搐症状,应让其身体偏向一侧,以防止舌后坠和口腔分泌物流入而堵住气管。上下齿之间可嵌填毛巾或手帕,以防咬伤舌头。头部敷冷毛巾,针刺合谷或用手指甲掐入人中穴止痉。立即联系 120 送院救治。

（三）献血后并发症处理

献血后并发症或严重并发症较为罕见,为防止意外情况的发生,采血时应安排有急救知识的医护人员在场,并且工作人员必须经过适当和定期培训,以识别不良反应的早期症状,并能够立即采取适当措施,防止并发症的出现。

在每个采血设施中，应保留特定空间用于不良反应献血者的处理。应观察献血者直至完全恢复，发生严重不良反应时，血站必须与献血者保持联系，直至并发症消失或献血者处于稳定状态。

献血不良反应影响大，关系到整个无偿献血事业的顺利发展。献血场所必须有相关标准操作程序，工作人员必须遵照献血相关不良反应标准操作规程进行处理。献血不良反应必须真实记载在献血记录中，作为后续处理的依据及以后是否适宜再献血的参考。积极有效的预防措施能减少献血不良反应的发生，有利于组织发动更多的无偿献血者，从而更好地促进无偿献血工作健康持续地发展。

（冯凌　逄淑涛　马海莉　车忠民　徐红　彭明喜）

参考文献

1. 朱跃国，王玮，曹大康. 团体无偿献血的有序管理与功能发挥[J]. 中国输血杂志，2014，27(11)：1197-1199.
2. 施建平，许海蓉，文军，等. 建立固定团体无偿献血体系应对突发事件的必要性[J]. 中国输血杂志，2011，24(02)：89-90.
3. OECD. International Migration Outlook 2017[M]. Paris：OECD Publishing，2017：107-159.
4. MICHAEL JP，AHMED SF，ANDRE MNR，et al. Factors leading to health care exclusion among African refugees in Australia：the case of blood donation[J]. Journal of Public Policy & Marketing，2017，37(2)：306-326.
5. AKELLENS E，BUCK D，EMONDS MP，et al. Worldwide policies on epilepsy and blood donation：a survey among blodservices[J]. Voxsanguinis，2018，113(2)：104-109.
6. 张清，周延风，高东. 社会营销献血者招募新方略[M]. 广州：中山大学出版，2007：76-89.
7. 马杰，范亚欣，梁晓华. 中国输血行业发展报告(2019)[M]. 北京：社会科学文献出版社，2019：83.
8. 洪缨，郭永建. 欧洲献血者管理手册主要内容及其启示(二)——营销原理在献血者动员和保留中的应用[J]. 中国输血杂志，2016，29(07)：767-772.
9. 杨秋华，欧阳金桥. 个体献血者和团体献血者献血不良反应比较[J]. 中国输血杂志，2013，26(10)：1027-1028.
10. 王霞. 团体献血安全隐患分析与防控措施[J]. 中国卫生质量管理，2015，22(6)：106-107.
11. 冯燕玲，万建华，周吉霞，等. 新疆乌鲁木齐市团体无偿献血者献血行为的干预研究[J]. 新疆医科大学学报，2013，36(8)：1190-1193+1197.
12. 曾嘉，郭永建. 献血服务管理评审报告框架的设计与应用[J]. 中国输血杂志，2016，29(12)：1416-1420.
13. 余成普. 单位团体献血运作的过程与机制-以北京市T大学为个案[J]. 社会，2010，30(2)：116-143.
14. DONATELLA DELLA PORTA/MARIO DIANI. 社会运动概论[M]. 中国台湾：巨流图书出版有限公司，2002.
15. 曼瑟而·奥尔森. 集体行动的逻辑[M]. 上海：格致出版社，2014.
16. 胡伟，金志坚，洪丽冰，等. 基于社会认同理论的团队无偿献血活动分析——以杭州市“我为七一献热血”活动为例[J]. 中国输血杂志，2019，32(7)：667-670.
17. 中华人民共和国国家卫生和计划生育委员会. 献血不良反应分类指南. WS/T 551—2017[S]. 2017-05-12.
18. 中华人民共和国国家卫生和计划生育委员会. 献血相关血管迷走神经反应预防和处置指南. WS/T 595—2018[S]. 2018-02-05.
19. 邹峥嵘. 献血者招募与管理//杨成民，刘进，赵桐茂. 中华输血学[M]. 北京：人民卫生出版社，2017：396-398.

第二十三章

血站相关实验室管理

血站相关实验室管理是输血管理学的重要组成部分，对于保证血液质量和输血安全具有重要意义。当前，血站相关实验室的工作范围已不仅局限于献血者传染病标志物检测，还包括为相关机构（医院、中华骨髓库等）和个人提供检测服务，并在服务临床、司法鉴定和输血科研中发挥越来越重要的作用。血站相关实验室的工作模式已经逐步从简单的手工操作发展到复杂多样的自动化检测，人员要求越来越高，仪器设备不断增加，检测项目持续拓展，国家对血站实验室的要求也越来越规范，在这种背景下，依靠以往经验型的管理模式已经不能满足需求，必须通过建立以质量管理为核心、以过程控制为重点的实验室管理模式，推动血站实验室管理标准化、规范化，最终达到提高实验室检测能力和检测质量的目标。

本章主要介绍血站相关实验室管理，重点介绍血站实验室（血液筛查实验室和质控实验室）质量管理和安全管理，主要包括实验人员、仪器设备、试剂和材料、检测方法、实验室环境、实验室安全等方面内容，同时也简要介绍了血站相关实验室（免疫血液学实验室、亲权鉴定实验室和组织配型实验室）的管理特点。单采血浆站实验室和脐带血造血干细胞库实验室可参考本章内容进行管理。

第一节　血站相关实验室管理概述

一、血站相关实验室的概念和类别

（一）血站相关实验室的概念

1993年，卫生部提出了“采供血机构”的概念，指采集、储存血液，并向临床或血液制品生产单位供血的医疗卫生机构，分为血站、单采血浆站和血库[1]。2005年，国家又将采供血机构分类调整为血站和单采血浆站[2]，并指明血站包括一般血站和特殊血站，一般血站分为血液中心、中心血站和中心血库，并且进一步明确了血站的“公益性卫生机构”的性质。由于一般血站和单采血浆站的单位性质和管理方式具有巨大差异，不宜用同一法规、标准规范血站和单采血浆站，因此，前述对于“采供血机构”有概念性表述的法规分别于1998年[3]和2013年[4]先后被废止或宣布失效，现行的法律法规条文中已经不再有“采供血机构”的表述。在2020年6月1日起施行的《中华人民共和国基本医疗卫生与健康促进法》第一百零七条中，以往惯用的“采供血机构”的表述已经被“血站”字样代替。目前，仍时而被提及的“采供血机构”只是对“血站”的一种习惯性表述。本章所称血站主要指一般血站，不包括特殊血站。

血站相关实验室是设置在血站内部的实验室，主要指血液中心实验室、血液集中化检测实验室和省级卫生行政部门根据血站设置规划批准设置的一般血站实验室[5]以及免疫血液学参比实验室（血型检测实验室）、质控实验室、组织配型实验室、亲权鉴定实验室（法医物证DNA鉴定实验室）、细胞实验室和科研实验室等。

（二）血站相关实验室的类别

1. 血液筛查实验室　血液筛查实验室（blood screening laboratory）是对献血者血液采集时留取的血液检测标本，进行谷丙转氨酶（glutamic-pyruvic transaminase，GPT）检测、血型检测、输血相关传染病标志物血清学和核酸检测以及国家和省级卫生健康行政部门规定的地方性、时限性输血相关传染病标志物检测，并按照既定规则进行结果判定、报告发放的实验室。其中血型包括ABO血型正反定型和RhD血型定型；输血相关传染病标志物包括人类免疫缺陷病毒（human immunodeficiency virus，HIV）、乙型肝炎病毒（hepatitisB virus，HBV）、丙型肝炎病毒（hepatitis C virus，HCV）和梅毒螺旋体（treponema pallidum，TP）等感染标志物；血清学检测技术包括酶联免疫吸附试验（enzyme-linked immunosorbent assay，ELISA）和化学发光免疫分析试验（chemiluminescent immunoassay，CLIA）；核酸扩增检测技术包括转录介导的核酸扩增检测技术(transcription mediated amplification,TMA)和实时荧光聚合酶链反应(polymerase chain reaction,PCR)[6]。

2. 免疫血液学参比实验室或血型检测实验室　免疫血液学参比实验室(immunohematology reference laboratories)或血型检测实验室(Blood Typing Laboratory)是在一定区域内提供免疫血液学相关检测、咨询、培训、质控等服务,以协助临床解决免疫血液学及稀有血型相关疑难问题的高水平专业实验室[7]。

3. 质控实验室　质控实验室(quality control laboratory)是遵从有关规定进行血液质量检查、关键物料质量检查、关键设备质量检查和环境卫生质量检查的实验室。血液质量控制包括全血及成分血质量检查;关键物料包括一次性使用塑料血袋、一次性无菌注射器、一次性使用去白细胞滤器、一次性使用亚甲蓝病毒灭活器材、一次性单采耗材、血袋标签、硫酸铜溶液、真空采血管和检验试剂;关键设备质量检查分为强制检定设备和校准设备、血站自行监测设备,前者按照国家相关强检要求进行,后者包括成分制备大容量离心机、储血设备、压力蒸汽灭菌器和采血秤等;环境卫生质量检查的检查项目、检测方法和检测结果应遵循国家或地方等有关要求[6]。

4. 组织配型实验室　组织配型实验室(histocompatibility matching laboratory)是在临床器官移植和造血干细胞移植中为供患者进行 HLA 配型,以及为预防和诊断与 HLA 抗体密切相关的临床输血疾病(反应)或 HLA 相关性疾病提供免疫学检测和分子生物学检测服务,并出具相应报告的实验室。其开展的常规工作主要集中在临床送检标本的 HLA 抗体检测、与某些疾病相关的 HLA 基因分型检测、器官或造血干细胞移植前的 HLA 分型检测、中华骨髓库志愿捐献者 HLA 基因分型检测和 HLA 科研等方面[8]。

5. 亲权鉴定实验室　亲权鉴定实验室(parentage testing laboratory)是指通过对人类遗传标记的检测,根据遗传规律分析,对个体之间的血缘关系进行判断的实验室[9]。亲权鉴定工作有时由法医物证 DNA 鉴定实验室(forensic evidence DNA testing laboratory)来完成。因此,在管理上亲权鉴定实验室与法医物证 DNA 鉴定实验室几乎相同。

血站相关实验室还包括开展免疫细胞和干细胞研究与应用的细胞实验室,以输血医学等科学技术研究活动为目的设立和运行的科研实验室[10]等。

(三) 血站相关实验室管理的主要分类

1. 实验室质量管理　实验室质量管理(laboratory quality management)是血站实验室能够获得真实、可靠、准确的检测数据和结果的重要保障。完善且保持有效运行的质量管理体系,是实验室质量管理的核心;选择适合的检测方法与规范检测全过程的质量管理,是检测结果准确可靠的前提;确保充足符合的资源配备,是顺利完成实验工作的根本保障;室内质量控制与室间质量评价关系到检测结果是否准确可靠,是实验室质量管理的重要环节。

2. 实验室安全管理　实验室安全管理(laboratory safety management)关系到实验室内外相关人员的人身安全,是实验室质量的保障。实验人员只有充分了解实验室安全的重要性和要求,才能在实验室的工作中规范操作,避免或最大限度地减少操作者本人及周围人员遭受危险,一旦突发实验室安全事件,立即采取应急措施。主要包括生物安全管理、理化安全管理、强电安全管理、消防安全管理及风险管理等。

本章主要侧重于实验室质量管理的介绍,在安全管理部分仅作以简述。

二、血站相关实验室管理发展过程

血站相关实验室是以献血者和医疗机构为主要服务对象,对血液标本进行检测检验并出具公正检测结果,从而保障血液质量和血液安全的实验室,其安全、准确、及时、有效地开展工作依赖于标准化、规范化和科学化的管理。

(一) 实验室管理的起源

自 1881 年美国宾夕法尼亚大学沃顿商学院建立起商业管理课程,1911 年美国学者弗雷德里克·温斯洛·泰勒(Frederick Winslow Taylor)的《科学管理原理》以及 1916 年法国学者亨利·法约尔(Henri Fayol)的《工业管理和一般管理》面世之后,管理学便正式作为一门现代学科宣告诞生。

随着管理学科的快速发展,实验室管理领域逐步借助了这种在工业企业中广泛应用的管理理论和管理方法,有效地提升了实验室管理水平。特别是 1986 年,"世界实验室组织"在日内瓦成立后,不断完善实验室认可国际标准,逐步建立了组织机构健全、质量标准统一、管理运行高效的实验室管理体系。

(二) 血站相关实验室管理的现状

1993 年 3 月,卫生部颁布的《采供血机构和血液管理办法》和《血站基本标准》规定了血站必须遵守的管理要求和基本标准,构建了我国血站管理的雏形。接下来,许多血站为了提高自身管理水平,开始将国际标准化组织(international organization for standardization,ISO)发布的 ISO 9000 系列标准引入血站的质量管理体系。直到 2006 年,卫生部组织专家借鉴了欧美及澳大利亚等先进国家的相关规范，制定了适合我国现况的《血站管理办法》《血站质量管理规范》和《血站实验室质量管理规范》（以下简称“一法两规”）。“一法两规”是我国当时非常全面和完善的血站质量管理规范性文件，全国血站开始据此逐步建立起各自的质量管理体系。

为了提升血站实验室检测能力，逐步实现与世界先进国家血液检测水平接轨，血站对照国际先进实验室探索匹配的管理模式。2003 年以前，只要血站实验室（包括医学实验室）严格遵守和满足《ISO/IEC 17025 检测和校准实验室能力的一般要求》（general requirements for the competence of testing and calibration laboratories，ISO/IEC 17025）中的各项条件，并通过专家评审，便能够确保规范地开展工作，并可以获得实验室认可。但是由于医学实验室的特殊检验要求，ISO 于 2003 年发布第 1 版《ISO 15189：2003 医学实验室——关于质量和能力的特殊要求》（medical laboratories——particular requirements for quality and competence，ISO 15189），是在 ISO 9001：2000 版的基础上增加了对特殊部门要求，以及 ISO/IEC 17025：1999 中检测和校准实验室的一般要求，从医学专业的角度，更细化地描述了医学实验室质量管理的要求，其文字表述更适用于医学实验室，专用性更强，更方便医学实验室使用[11]。2012 年 10 月 17 日，由国家认证认可监督管理委员会批准设立并授权，统一负责对认证机构、实验室和检验机构等相关机构认可工作的国家认可机构“中国合格评定国家认可委员会”（China National Accreditation Service for Conformity Assessment，CNAS）[12]秘书处发布通知，自 2013 年 4 月 1 日起将对血站实验室的认可准则由 ISO/IEC 17025 变更为 ISO 15189[13]，血站实验室要满足医学实验室质量和能力认可准则要求才能通过实验室认可。

我国血站相关实验室管理必须依据“一法两规”建立实验室质量管理体系。ISO 15189 质量管理体系是目前国际上公认的较科学、严谨的管理模式，血站实验室可以在“一法两规”的基础上完全参照其管理要素进行实验室质量管理体系构建；ISO 15189 认可遵从自愿原则，是血站实验室质量管理体系规范和完善的一种趋势。

（三）血站相关实验室认可

实验室认可是指认可机构（第三方权威机构）按照相关标准，对实验室能力进行评价并予以正式承认的合格评定活动。我国国家认可机构作为国际组织全权成员并加入国际互认协议（MRA），认可结果得到广泛承认。我国实验室认可一般为推荐性，但某些实验室认可具有强制性。实验室认可领域包括检测实验室认可、校准实验室认可、司法鉴定/法庭科学机构认可、医学实验室认可、生物安全实验室认可、能力验证提供者认可、标准物质生产者认可、实验室安全认可等。

我国血站实验室认可主要是依据中国合格评定国家认可委员会对医学实验室质量和能力进行认可的专用要求，包含了医学实验室为证明其按质量管理体系运行、具有相应技术能力并能提供正确的技术结果所必须满足的要求[14]，尤其是对医学实验室输血医学领域输血相容性检验认可的要求及其他检验领域应符合相关领域应用说明的要求[15]。

（四）血站相关实验室管理的发展趋势

加快标准化建设，提升质量管理水平。目前我国血站系统缺乏系统性支撑“一法两规”和《血站技术操作规程》的指南和规范。应以“一法两规”和《血站技术操作规程》为基础，系统规划配套标准、指南和共识，全方位、全过程地引领行业发展。

细化过程指标，优化监控方法。为控制血站实验室活动过程，及时识别和降低过程风险，应系统规划，在血站实验室活动各环节建立有效的质量监测指标，并对指标进行定义，明确监测目的和意义，规范分析方法和评价标准。

规范确认要点，降低执行风险。规范确认要点，需明确确认目的和确认职责，识别确认环节，根据设备、物料、软件、过程等确认特性，将确认内容分解为最小的运作单位，结合期望要求和实际需要及技术标准设定执行项目及其目标值，同时识别并对其他相关活动开展风险评估，将其他相关活动影响降至最小。

加大资源投入，培养多元化人才梯队。随着血站职能不断增加，质量管理工作的不断发展与深入，需要配备多元化、高素质的人才梯队，血站应提升中、高级卫生专业技术人员比例，适时引入管理学、统计学专业人才，提升质量管理的手段，优化质量管理的模式，不断提升团队整体素养[14]。

血站相关实验室管理体系中具有不同作用的部分可以整合成为一个多角度、多层次、全覆盖的综合管理体系。实验室可以依据若干个标准的要求，对其管理体系进行一体化审核[15]。

第二节　血站相关实验室质量管理

血站相关实验室质量管理致力于确保血液检测质量和相关检测服务质量。血站相关实验室必须建立和持续改进实验室质量体系，并负责组织实施和严格监控。质量体系应覆盖血液检测和相关服务的所有过程，要符合国家法律、法规、标准和规范的要求[5]。

一、血站相关实验室质量管理体系

（一）质量管理体系概述

1. 质量管理体系的定义和有关术语

（1）质量（quality）：客体的一组固有特性满足要求的程度。就是为了满足明示的、通常隐含的或必须履行的需求或期望，从物理、感官、行为、时间、人因工效或功能等固有的可区分的特征上进行规范，以期使可感知的或可想象到的任何事物感到满意。

（2）质量管理（quality management）：关于质量的指挥和控制组织的协调活动。可包括制定质量方针和质量目标，以及通过质量策划、质量保证、质量控制和质量改进实现这些质量目标的过程。质量管理不仅要管理产品本身的质量，还要管理质量赖以产生和形成的工作的质量。

（3）质量方针（quality policy）：由最高管理者正式发布的关于质量的组织宗旨和方向。通常质量方针与组织的总方针相一致，可以与组织的愿景和使命相一致，并为制定质量目标提供框架。质量管理原则可作为制定质量方针的基础。

（4）质量目标（quality objective）：关于质量的要实现的结果。质量目标通常依据组织的质量方针制定，在组织的相关职能、层级和过程分别制定质量目标。

（5）质量策划（quality planning）：质量管理的一部分，致力于制定质量目标并规定必要的运行过程和相关资源以实现质量目标。编制质量计划可以是质量策划的一部分，质量计划是对特定的事物，规定由谁、何时应用为进行某项活动和过程所规定的途径和相关资源的阐明要求的文件。

（6）质量保证（quality assurance）：质量管理的一部分，致力于提供质量要求会得到满足的信任。其重点是向人们提供信任，使之确信组织的产品、过程或体系达到规定的质量要求，是为达到质量要求而提供信任的活动。

（7）质量控制（quality control）：质量管理的一部分，致力于满足质量要求。质量控制是针对分析过程的质量活动使用明确的执行方法和判定标准，并通过统计学方法进行客观的评价，是所有质量理论的基础。

（8）质量改进（quality improvement）：质量管理的一部分，致力于增强满足质量要求的能力。质量要求可以是有关任何方面的，如有效性、效率或可追溯性。

（9）质量管理体系（quality management system）：组织建立方针和目标以及实现这些目标的过程的相互关联或相互作用的要素中关于质量的部分。质量管理体系包括组织确定其目标以及为获得期望的结果确定其过程和所需资源的活动，并通过对其过程和所需资源的管理向有关相关方提供价值并实现结果的方式，使最高管理者通过考虑其决策的长期和短期影响而优化资源的利用，给出在提供产品和服务方面，针对预期和非预期的结果确定所采取措施的方法。

2. 建立质量管理体系的意义　①实现实验室管理系统化和标准化；②实现实验室管理覆盖全过程；③实现实验室管理持续改进。

3. 质量管理体系的构成　质量管理体系由组织结构、过程、程序和资源 4 部分组成。

（1）组织结构（organizational structure）：是组织的全体成员为实现实验室质量方针、目标，在管理工作中进行分工协作，在职务范围、责任、权利方面所形成的相互关系，是整个管理体系的“框架”，其本质是实验室人员在职、责、权方面的一种动态结构的分工协作体系，随着实验室质量活动的调整而调整。

（2）程序（procedure）：是为进行某项活动或过程所规定的途径。程序可以形成文件，也可以不形成文件。但质量管理体系程序通常都要形成文件，凡是形成文件的程序，称之为“书面程序”或“文件化程序”。程序文件是实验室人员工作的行为规范和准则，分为管理性和技术性两种。

（3）过程（process）：是利用输入实现预期结果的相互关联或相互作用的一组活动，过程的“预期结果”又称为输出。一个过程的输入通常是其他过程的输出，而一个过程的输出又通常是其他过程的输入，输入是过程的基础，输出是过程的结果。

（4）资源（resources）：是实验室建立质量管理体系的必要条件，包括人员、资金、设备、物料、技术、方法、设施和环境等。实验室管理者应尽力争取资源，以保证实验室工作顺利进行，并满足质量要求。

构成质量管理体系的这四个方面，彼此之间既相对独立，又相互依存。

（二）质量管理体系的建立

1. 建立质量管理体系的依据　血站相关实验室须依据国家法律、法规、标准和规范的要求，根据自身的实际情况和发展需求，建立实验室质量管理体系。主要有：《血站管理办法》《血站质量管理规范》《血站实验室质量管理规范》《血站技术操作规程》《GB/T 19000 质量管理体系 基础和术语》《GB/T 19001 质量管理体系要求》《GB/T 19023 质量管理体系文件指南》《GB/T 27025 检测和校准实验室能力的通用要求》和《CNAS-CL02 医学实验室质量和能力认可准则》等以及其他国内外与血站实验室质量管理相关的标准和指南的最新版本。

2. 质量管理体系的要素 血站相关实验室质量管理体系主要是在“一法两规”的基础上融合了 ISO 15189 要素,使实验室质量管理更趋规范化、系统化、科学化。其要素主要分为管理要求和技术要求两类[16]。

3. 质量管理体系的筹备 我国血站相关实验室,在机构规模、综合能力、服务对象和行政要求等方面都存在较大差异,实验室管理者必须对实验室现状进行调查和分析,才有可能制订出切实可行的措施;实验室的所有成员都要认识到与先进质量管理体系之间的差距,要分阶段、分层次、反复地接受培训并考核;要制定出符合血站相关实验室现状的质量方针和能够实现过程改进的质量目标。

(三) 质量管理体系的文件管理

1. 文件管理的作用和意义 实验室质量体系文件应覆盖检测全过程,对文件实施有效管理,不断完善质量管理体系文件,是质量管理体系有效运行的基本保证。

2. 文件的分类 实验室质量管理体系文件的范围因实验室间的差异而有所不同,但通常包括:质量方针和质量目标、质量手册、程序文件、作业指导书、表格、质量计划、规范、外来文件、记录等。

3. 文件的编写

(1) 质量手册(quality manual):是实验室质量管理体系的规范。为了适应不同实验室的规模和复杂程度,质量手册在其详略程度和编排格式方面可以不同[17]。

(2) 程序文件(procedure document):是规定某项活动一般过程的文件。其结构和格式应当由实验室通过文字内容、流程图、表格以及上述形式的组合,或实验室所需要的任何其他适宜的方式做出规定,通常描述跨职能的活动。

(3) 标准操作程序或作业指导书(standard operation procedure,SOP):是将某一工作的标准操作步骤和要求以统一的格式描述出来,用来指导和规范某项工作的文件。其结构、格式以及详略程度应当适合于实验室人员使用的需要,并取决于实验活动的复杂程度、使用的方法、实施的培训以及人员的技能和资格。作业指导书应当描述关键的活动,其详略程度应当足以对实验活动进行控制。

(4) 其他质量管理体系文件:包括表格、质量计划、规范、外来文件和记录等。

4. 文件的管理[18]

(1) 评审和批准:文件在发布前,应当由被授权人进行评审。每份文件应当有负责文件实施的管理者授权放行的证据。此文件批准的证据应当保存。

(2) 分发:应当由被授权人通过将每份拷贝文件进行序列号标识等方法确保文件的正确版本能够分发到所有需要的人。

(3) 更改:针对文件更改的提出、实施、评审、控制和纳入的过程执行与制定原文件相同的评审和批准过程。

(4) 发布和更改控制:建立文件主清单,明确文件的修订状态,所使用的文件须有明确的批准标识,以确保为被授权人所批准。应当建立文件的更改过程,以保证所使用的适用文件是最新修订的,应记录文件更改的历史。

(5) 非受控文件:对用于非现场使用以及其他特殊发放的文件应当作为非受控文件明确标识,要对其实施有效的管理。

5. 记录控制 血站相关实验室应当建立和保持完整的血液检测相关的质量及技术记录,并对其进行识别、采集、索引、查取、存放、维护以及安全处理等工作。与血液检测(包括检测前、检测和检测后过程)相关的各种原始记录应在每一项活动产生结果的同时进行,记录至少保存十年,如果涉及组织学检验、基因检验等记录可能需要保存更长时间。应为记录提供适宜的存放环境,在记录的保存期限内,应能获取记录的修改日期和修改人员的身份识别,并且,应能在医学相关或法规要求的期限内对报告的结果进行检索[14]。

(四) 质量管理体系的运行

1. 质量管理体系的有效运行 通过体系的运行能够完成实验过程或者达到所设定的质量方针和质量目标,主要体现在实验室各项质量活动均处于受控状态,不断自我完善、自我改进,出现质量问题能够及时预警并实施纠正预防措施,客户满意度不断提高。

2. 质量管理体系运行的影响因素 血站相关实验室质量管理体系运行受多方因素的影响,主要有实验室内部各个层面对于岗位职责的执行力度和实验室质量管理体系自身的可操作性等。

3. 建立体系化的服务协议[14] 血站相关实验室的客户主要为献血者、医疗机构,以及血站内部的其他部门或外部的某些组织和个人。实验室应与客户建立包括申请、检验和报告在内并规定申请所需的信息以确保适宜的检验和结果解释的服务协议，实验室收到的每份检验申请均应视为协议，如果有委托给其他实验室或顾问的情况应予以说明。实验室服务协议建立后，应对协议本身和协议中所有涉及需要通知受影响方的修改和相关讨论都进行同样的评审。

（五）质量管理体系的监督和持续改进

1. 质量管理体系中不符合的识别和控制　血站相关实验室应识别在检测全过程中客户的投诉、内部质量控制指标、设备校准、耗材检查、实验室间比对、员工的意见、报告和证书的核查、实验室管理评审、内部和外部审核等各方面发生的不符合，并明确不符合发生时程度判断、处理者的职责和权限、应采取的应急措施以及恢复检测职责的授权，以确保需要时能收回或适当标识已发出的存在不符合或潜在不符合的检验结果，当结果不符合检验的临床意义时能通知到申请检验的临床医师或使用检验结果的授权人员，必要时终止检验并停发报告。

2. 质量管理体系中不符合的纠正和纠正措施　实验室在质量管理体系运行过程中评审时发现不符合，首先要确定其根本原因，其次是评估如何确保其不再发生并确定所需实施的纠正措施，最后是记录实施的结果并评审纠正措施的有效性。“纠正”仅仅是为减轻影响而在发现不符合的当时所采取的措施，然而只有消除导致不符合产生的根本原因的措施才被视为“纠正措施”。

3. 质量管理体系中不符合的预防措施　实验室在进行管理评审时，事先主动识别潜在不符合的原因并通过可能涉及的包括趋势和风险分析以及外部质量评价（能力验证）的数据分析，对不符合发生可能性的过程与潜在问题的影响应制定适应的措施为预防措施。实验室应制定文件用于确定评审实验室存在潜在不符合及其根本原因，评估并实施防止不符合发生的预防措施，最后记录预防措施的结果并定期评审其有效性。

4. 质量管理体系的持续改进　主要是通过将实验室在质量活动中的实际表现与其质量方针、质量目标中的规定预期相比较，或针对性评审及相关范围审核的方式，确定采取有效的措施对检测全过程的质量管理体系加以持续改进。通常采用内部审核和管理评审两种形式。

（1）内部审核：也称为第一方审核，由实验室验证质量管理体系是否持续地满足规定的要求并且有效运行的一系列审核活动。实验室应根据过程的状态和重要性、被审核的管理和技术范围以及之前的审核结果制定内部审核方案[19]。

（2）管理评审：是由实验室最高管理者实施的针对实验室质量管理体系的定期评审，目的是确保其持续的适宜性、充分性和有效性以及对检测活动的支持，应以会议的形式进行，至少每年一次[20]。

二、血站相关实验室检测方法选择和评价

血站相关实验室检测方法必须由实验室选择，按照生产商的说明书进行操作，需要考虑到完成检测必需的仪器、试剂、校准品、试验程序组合等因素，如果是手工操作，还必须要考虑到具体操作人员，从而确保检测结果符合实验室的要求[6]。如果血液检测项目所用方法的任何一个因素不一致，测定结果都可能不同，所以首先应对完成该检测项目的检测方法进行验证或评价。

（一）检测方法的选择原则

1. 明确检测方法的优先选择顺序　血站相关实验室应当使用适当的检测方法和程序（包括抽样方法）开展实验室活动[21]。每一个检测方法的规定要求都应该与该检测的预期用途相关[14]。优先推荐使用国际标准、区域标准或国家标准中发布的方法，或由知名技术组织或有关科技文献或期刊中公布的方法，或设备制造商规定的方法。实验室选择检测方法时应在安全性的基础上，优先选用风险较低的方法及风险较小的工作流程[22]。

2. 及时收集更新检测标准　实验室应确保使用的是国际、区域、国家标准或其他公认的规范文本中合适的或能做到的最新有效版本的方法。如果该方法包含了实施实验室活动充分且简明的信息，则不需要再进行补充或改写为内部程序，否则实验室操作人员在必要时应制定实施细则或对方法中的可选择步骤提供补充文件，以确保应用的一致性[21]。

（二）检测方法的验证

血站相关实验室使用的检测方法由于方法学原理的不同，方法验证的原则也不同。实验室应将验证程序文件化，并由适当的授权人员审核并记录审核过程和验证结果[14]。

1. 标准方法的验证　主要包括检测设备的要求、检测试剂的选择和检测方法的验证。在引入检测方法之前，实验室应能够对正确运用的这些标准方法进行验证。如果标准方法发生了变化，应重新进行验证。当认为检测方法不适合或已过期时，实验室应重新进行验证。

2. 使用说明所规定检测方法的验证　实验室从检测系统制造商或方法开发者获得的相关信息在常规应用前，应通过获取客观证据证实检验程序的性能

指标与其声明的检验结果预期用途相符的方式,对未加修改而使用的已确认的检验程序进行独立验证,以确定检验程序的性能特征[14]。

3. 其他参照检测方法的验证 当实验室必须选择使用标准方法中未包含的方法时,则应确认其符合相应的用途并形成文件,经过技术判断,在获得授权并应征得客户的同意后,事先在合同中进行约定。

(三) 内部方法的制定和非标准方法的确认

1. 内部方法的制定 通常不建议血站相关实验室对生产商提供的检测方法进行自行改动,如果确实需要制定内部方法时,应指定具备能力的人员予以策划,并为其配备足够的资源,在方法制定过程的任何变更都应得到批准和授权,为确定持续满足客户需求,应定期进行评审,并与生产商合作进行新检测方法性能的评价测试,以确认修改后的系统在实验室的适用性和可靠性。

2. 非标准方法的确认 实验室应对非标准方法、实验室开发的方法、超出预定范围使用的标准方法或其他修改的标准方法进行确认。如果确定对已确认过的方法进行的修改影响原有的确认时,应重新进行方法确认。实验室应将确认程序文件化,并记录确认结果。授权人员应对确认结果进行审核并记录审核过程,同时应对方法确认记录妥善保存。

(四) 数据控制和信息管理

1. 信息管理系统的确认 血站相关实验室应配置既能始终确保检测信息保密性又可以获得开展实验室活动所需数据和信息的管理系统。在信息管理系统投入使用前应进行功能确认,对系统的任何变更,在实施前都应确认被授权批准,并形成文件。常用的现成商业化软件在其设计应用范围内的使用可被视为已经过充分的确认。

2. 数据保护程序的建立 实验室信息管理系统作为实验活动过程中最重要的要素之一,必须要按照国家或国际有关数据保护的要求。在符合规定的环境下操作,要保证非计算机系统的人工记录和转录的准确性,要确保访问者经过授权,数据和信息不被篡改和丢失,在系统维护时要确保数据和信息的完整性,当系统发生故障时要采取适当的紧急和纠正措施并做好记录。

三、血站相关实验室检测全过程质量管理

血站相关实验室检测全过程是自检测开始至获得检测结果并对结果进行分析的实验室内部检测过程,包括检测申请、检测对象的准备与识别、检测标本采集和运送及实验室内传递、检测程序和结果、结果复核、检测材料保留和储存、样品(和废物)处置,以及检测结果的格式化、发布、报告和留存等[14]。

(一) 检测项目的申请

血站相关实验室的血液检测主要是针对献血者统一进行指定检测项目的血液筛查,同时也接受医疗机构或其他组织及个人的血型血清学、分子生物学和基因测序等相关个体化检测的申请,检测申请是检测活动的开始,正确的检测申请是检测全过程质量保证的第一步。

1. 采供血工作常规检测项目的申请

(1) 常规检测项目:①血型。ABO 血型正反定型、RhD 血型定型;②输血相关传染病标志物。HIV、HBV、HCV、梅毒螺旋体、ALT;③国家和省级卫生健康行政部门规定的地方性、时限性输血相关传染病标志物。

(2) 常规检测的申请要点:用于血液筛查的检测申请,实质上是血站血液采集部门与实验室之间服务协议的具体化表现,目的是使检测结果满足血液筛查的需要。由于为了保护献血者隐私,实验室接收到的电子申请和血液标本中的献血者信息均由唯一性标识暨献血码表示,所以血液采集部门务必确保标识清晰准确,相关医务人员信息录入齐全,满足全程可追溯的要求。

2. 其他检测项目的申请

(1) 其他检测项目:①血型血清学检测。疑难血型血清学鉴定;献血者红细胞抗体筛查和鉴定、RhD 阴性血型鉴定实验;输血相容性检测、新生儿溶血病免疫血清学检测、血小板配型检测、HLA 抗体检测等。②分子生物学检测。*HPA* 基因分型检测、*HLA* 基因分型检测、亲权鉴定等。

(2) 其他检测的申请要点:①明确申请目的和原则;②申请方式以书面申请为主;③申请单要素齐全;④申请流程清晰。

(3) 提供对外服务信息:血站相关实验室应向社会提供对外服务的相关信息,包括实验室的工作信息、服务能力和检测要求等[14]。

(二) 检测标本的质量管理

1. 标本采集人员的质量管理 应建立血液标本管理程序,并对血液标本采集人员进行培训。血液标本管理程序应包括血液标本的质量和可追溯性的要求、采集和送检程序、采血管的选择标准、标本的采集与标识的过程控制以及标本采集后的处理。标本采集人员的培训内容主要包括对采集对象的筛选和指导以及对所采集标本的质量保证。

2. 标本转运和交接的质量管理 标本的运输包

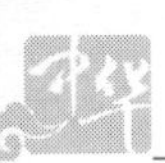

装应能固定标本以避免破损，有明确标识，能保持温度并易于消毒处理；根据标本运输的时间确定是否需要冰冻运输，并对运输过程进行详细记录。标本接收时应对其是否满足质量要求进行核查，如不符合质量要求，应拒收标本；如发现溢漏应立即进行处理、记录和上报。

3. 标本储存的质量管理　检测前标本应按照检测计划选择储存温度，如果需要冻存，则应在规定条件下复融后再次判定标本质量是否合格，标本应有避免发生变质、遗失或损坏的程序和适当的设施。检测后标本应有专人管理，定期清除，用于输血相容性检测的血液标本在血液发出后，至少在2~6℃冰箱中保存7天[23]；用于献血者血液筛查的血液标本要保留至其所有同源血液使用后2年[24]。

（三）检测结果的审核报告

检测结果的报告是实验室检测工作的最终产品，其适当性是检测后过程的重要质量指标，包括检测报告的完整性、及时性和准确性。检测报告正确和及时发出是检测后质量管理工作的核心。

1. 结果审核报告制度　检测结果审核报告制度是为了规范检测结果的审核报告程序，确保检测报告的准确发布而制定，应明确适用范围和审核人的职责、结果审核报告流程和报告审核要点。

2. 结果审核报告方式　授权的检测人员在遵从国家相关法规前提下，结合检测过程进行检测结果的分析、检测结论的判定，并出具检测报告。检测结果应清晰易懂，填写无误，应报告给授权接收和使用相关信息者。检测报告的形式有纸质检测报告单和电子检测报告单两种。

3. 结果审核　检验报告的审核者应当具有中级以上职称，是专业组负责人或高年资的检验人员，熟悉检测管理的流程，具有运用相关的检验知识对检测结果的准确性和可靠性进行判断的能力，应对检验报告的质量负责。审核者应有强烈的责任感、扎实的理论基础、过硬的检测技术及丰富的工作经验。

4. 结果的评价　检测结果评价应制定明确的检测有效性和标本检测结果评价规则，利用计算机程序进行控制，保存所有历史修改版本，确保其可追溯性[6]。

5. 报告的发布　最终结论是献血者血液放行与否的重要依据，应以电子数据传输，并为计算机血液放行控制程序直接利用，如果最终结论报告如果有误，应迅速启动报告收回和血液收回程序。当原始报告被修改后要标记为修订版，并保留原始报告的条目或保存修改记录。如果结果需要复核或进行人为干预时，应请示上级技术人员或实验室负责人[6,16]。

四、血站相关实验室资源管理

实验室资源是实验室能够提供真实、可靠和准确的检测数据和结果的根本保障，包括管理和实施实验室活动所需的人力资源、实验室建设和支持保障等。实验室资源管理就是使实验人员和实验条件在实验室中达到最佳状态，为实验室的各项工作提供基础保证，是实验室管理的核心内容和主要工作之一。

（一）实验室人力资源管理

1. 人员资质

（1）实验室负责人：应具有医学或者相关专业本科以上学历，高级专业技术职称，在血液检测实验室接受过管理培训并工作5年以上，能够有效地组织和开展血液检测工作，以及运用医学检验专业知识来判断和处理对工作中遇到的问题。实验室负责人对包括血液检测过程、检测结果、检测结论在内的实验室运行及管理承担全面责任。

（2）血液检测技术人员：应具备医学检验专业知识、技能、大学专科以上学历和初级以上职称，经过血液安全和岗位专业培训或3个月以上的进修。实验室要合理设置与血液检测工作相适应的高、中、初级专业技术职称的人员比例。

（3）新增血液检测人员：应具备医学或者相关专业大学专科以上学历，2006年卫生部颁布《血站实验室质量管理规范》后，要求新增人员中本科以上学历的应占70%以上。

（4）其他特殊岗位人员：如果在血型血清实验岗和HLA实验岗，应经过血液安全培训并具有2年以上相关的工作经历或3个月以上的血型专项进修[24]；其他岗位也应取得相应的培训合格证书及实验室资格授权。

2. 人员培训

（1）新员工培训：实验室面向新录用人员的培训，其内容包括实验室的基本情况，岗位规范和从业要求，员工设施、健康和安全要求，职业卫生保健服务，以及保证血液检测结果和结论真实可靠并为其保密的职业道德规范等培训。

（2）岗前培训：实验室员工从事新技术岗位前，应经过专业技术培训和岗位考核，并经血站法定代表人核准后方可上岗，其培训内容包括实验方法学、质量控制措施、影响实验结果各种因素及安全要求等。

（3）岗位培训：在实验室内部由实验室组织的为所有员工提供的培训，需要对在培人员进行监督指导并定期评估培训效果，是最主要的培训方式，其内容包括质量管理体系、岗位操作规程、实验室信息系统、职业健康与安全以及伦理和隐私方面的培训[25]。

(4) 在职培训：通常是指实验室员工受实验室指派的脱产学习，是一种组织行为，培训结束后，员工应当返回实验室工作，其培训形式主要包括外派进修学习、参加脱产学习培训班、保留公职参加学历教育等。

3. 能力评估　血站相关实验室人员的能力评估就是指对实验室人员完成指定岗位工作的能力进行评估，应制定相关制度和流程，包括评估的内容、方法、频次和时机、评估标准等。主要包括科室管理人员和专业技术人员的能力评估以及评估总结。实验室为保持和改进服务质量、激励工作关系，在技术能力评估外，应考虑实验室和个体的需求，确保对员工表现进行评估。能力评估应至少每年进行一次，并应包括对任务绩效的直接观察和对任务结果的评估[26]。

（二）实验室建筑与设施管理

1. 实验室总体规划和设计要求　血站相关实验室要满足血液检测、人员安全和环境保护的要求，应结合工作任务充分考虑实验室的功能、结构和面积，规划分隔式或开放式的布局。实验室应科学设计标本通道、人员通道、物资通道和安全通道，合理规划检测标本、工作人员、实验物资和医疗废物的流向，避免人流与物流、洁净物品与污染物品间的交叉污染，各种通道可以由楼体建设、硬隔断和软性限制来共同构建完成，设计时要充分考虑大型仪器设备的搬运，实验室入口和需要处可以设置门禁管理系统。

2. 实验室建筑结构和基础设施要求　实验室建筑结构方面包括开间模数、实验室进深、楼层高度、走廊规格、墙面与地面材料以及防火、防雷、防震等相关建筑设计规范等要求；基础设施方面包括信息化设施、通风设置、环境控制、给水和排水、供电、照明、应急淋浴和洗眼装置、生物安全设施、储存设施以及洗手间、饮水处、会议室、休息室等要求[16]。

3. 特殊实验室的设计和空间利用　进行血液筛查的核酸检测实验室不同于一般的血液检测实验室，规划和设计要满足国家相关标准，必须严格执行分区制度，各区域只进行指定操作，做到所有设备和物品专区专用，以防止实验室核酸扩增产物污染和交叉污染。实验室人员和物品的工作流向应为试剂耗材储存与准备区、标本处理和标本制备区(核酸纯化)、扩增检测区，不得逆向流动。同时，应对空气流向实施控制，扩增前和扩增后区域设置独立通风系统，并保证扩增后区域为负压状态，以防止扩增后产物进入扩增前区域。

（三）实验室仪器与设备管理

1. 仪器设备管理任务　购置满足血液检测业务工作，并与实验室功能相适应的仪器设备；按规定对仪器设备进行安装调试、确认、使用和维护保养，出现故障时及时修复；合理化利用仪器设备，研究和拓展使用功能；加强使用人员和维修管理人员的技术培训等。

2. 仪器设备管理制度　申购制度、审批制度、采购制度、验收制度、领用制度、档案制度、使用制度、计量设备检定制度、保养维修制度和调拨报废制度等。

3. 仪器设备的使用管理　建立仪器设备档案、重视技术人员培训、加强日常使用管理、规范仪器设备维护维修流程等。

4. 仪器设备检定、校准和期间核查　检定具有强制性。2019 年 10 月 23 日《市场监管总局关于发布实施强制管理的计量器具目录的公告》中明确规定，现共计有 40 类 63 项计量器具需经强制检定后才能使用，其中体温计、血压计、离心机、冰箱等与实验室的检测项目存在关联。对非国家强制检定设备，通过比对实现量值溯源的方式进行校准[6]，要确保校准因子及时更新并得到安全防护[13]。对检测结果有影响的检测设备，在仪器的检定或校准周期内，要核查其稳定性、分辨率、灵敏度等指标是否符合要求，如果查出由设备直接引起的不良事件和事故，可以采取调整、修理、降级使用或报废等方式处理。

（四）实验室试剂与材料管理

1. 试剂与材料的管理

(1) 建立管理程序：应建立包括试剂与材料及其生产商和供应商的评估方式，明确选择的标准及采购接收和验收确认的流程，按照商品的使用说明进行保存和使用，实施有效的监控和库存管理等制度在内的管理程序。在涉及试剂和材料的每一项质量信息都应作为记录保存。

(2) 选购的原则：试剂与材料应选择与设备匹配、符合国家标准、通过性能验证、性价比高等条件的采购，同时需要要求其生产商和供应商具有相应资质、证件齐全，并定期对其供给能力和服务质量进行评审。

(3) 确认与验收：每批影响检测质量的试剂和材料投入使用前都应由被授权人采用指定的方法进行性能验证，并且要对质量控制方法和接收标准同样进行确认。当试验过程改变或者试剂盒的批号、货运号和试剂组分发生变化，在使用前也应进行性能验证。

(4) 建立库存控制系统：建立运用信息系统分析、统计、反馈、预测等手段，准确掌握各类试剂、材料的品种规格、使用情况、存放位置和销毁回收等信息的库存控制系统,能有效的监控试剂的储存条件和库存量的变化,能将未经检查和不合格的试剂和材料与合格品分开。

2. 实验用水的管理

(1) 实验用水的等级:实验室用水的纯度分为三个级别,一级水用于有严格要求的分析实验,包括对颗粒有要求的试验;二级水用于无机痕量分析等试验;三级水用于一般化学分析实验。

(2) 实验用水的制备方法:常用方法有蒸馏法、离子交换法、电渗析、反渗透法、电去离子技术等。目前,国内外已先后推出了多种整合了离子交换、反渗透、超滤和超纯去离子等技术的纯水、超纯水设备。

(3) 实验用水的合理选用:一般化学分析实验用三级水即可;仪器分析实验、临床实验室用水等一般使用二级水;特殊实验如酶学测定以及超微量分析等,多选用一级水。

(4) 实验制水设备和水质的监测:制水设备每次使用都要严格按照规程操作,进行管道及连接部位的日常检查,并且定期要进行全面检查、校验和清洗。水质质量包括水机出口水的水质和盛水容器内的水质,监测指标包括 pH 范围、电导率、可氧化物质含量、吸光度、蒸发残渣含量及可溶性硅含量等[27]。

五、血站相关实验室质量控制与评价

实验室的质量控制与评价是检测全过程质量管理的一个重要环节,关系到检测结果是否准确可靠。质量控制与评价的理论最初是由简单的总体统计量逐步演变而来,应用统计学方法对检测过程中的各个阶段进行监测与控制,从而达到保证与改进检测质量的目的。

(一) 室内质量控制

室内质量控制(internal quality control)(以下简称室内质控)是实验室为控制检测数据的精密度所采取的管理或技术活动[27],包括对人员的要求、仪器设备、环境、试剂和技术方法的质量控制。简单来说,室内质控是按照一定策略在规定条件下对稳定标本进行测定,并对测定结果进行统计学分析,其结果反映了检测仪器或方法检测性能,并且能够对同批检测结果的可靠性进行评价。实验室可使用质控品开展室内质控,监控试验的有效性和稳定性及系统的趋势变化[6]。

1. 室内质控的类型和设计

(1) 室内质控的类型:由于实验室检测结果分为定量和定性在数据上存在明显差异的两种结果,因此以统计学为理论基础的室内质控也分为定量检测室内质控和定性检测室内质控两类。血站相关实验室主要通过 ELISA 或 CLIA 试验进行血清学抗体或抗原的检测,通过使用核酸检测技术(nucleic acid testing, NAT)试验进行 HBV/HCV/HIV DNA 或 RNA 的检测,以及通过酶学试验进行 ALT 的检测。ELISA 或 CLIA 试验通常采用试剂盒阴阳性对照、弱阳性质控品进行室内质控,实时监控试验的有效性,同时采用弱阳性质控品和 Levey-Jennings 质控图监控试验的稳定性。ALT 作为定量试验通常采用 Levey-Jennings 质控图监控试验的精密性和有效性。NAT 试验等定性试验可选择适当浓度的质控物进行定性检测,结果合格即判为在控[6]。

(2) 室内质控的设计:策划和设计适宜的室内质控,通过持续实时监控血液检测的试验性能,及时发现和纠正进行中的任何性能变化,避免试验批次的失败和弱阳性标本的漏检。主要包括:试验性能监控参数、试验系统监控参数、试验对照和质控品等[6]。

2. 室内质量控制的实施

(1) 选择适宜的质控规则:质控规则是判断质控数据是否在控的标准,常用 A_L 方式表示,"A"代表质控测定值个数,"L"是从正态统计量得到的质控界限。1_{3S} 质控规则,指一个质控结果超出了均值加减 3 倍标准差界限,用于 Levey-Jennings 质控图,提示可能存在随机误差;7_X 质控规则,指 7 个连续的质控值落在均值一侧,用于提示可能存在系统误差。

(2) 选择适用的质控品:应选用响应方式与检测系统接近、检测值处于能发现变异型或弱阳性反映的水平、无基质效应的质控品。应制定合适的检测频率对质控品进行定期检测[14]。

(3) 建立质控图:包括设定质控图均值和标准差、设定质控图控制限、绘制质控图、质控图框架重建。

3. 室内质量控制失控的处理

(1) 如出现违背试验有效性判定规则:应视为试验无效。查找原因,采取纠正措施后重新试验。

(2) 如违背实验室选择的质控规则:需分析产生误差的类型及原因。应采取纠正措施,消除产生误差的因素。如果所选择弱阳性质控品超过规定的 S/CO 值上限,应关注违背 1_{3s} 规则时的试验状况,需对该块酶免板上所有标本重新检测。应保存失控情况分析处理记录。

4. 室内质量控制的数据管理和评价

(1) 室内质控数据的管理:①应定期对所有检测项目的室内质控数据进行统计分析,对质控图进行评价和维护;②应定期整理所有检测项目的室内质控数据、质控图以及失控报告单并存档；③实验室负责人（或授权人）应对室内质控的记录定期进行审核并签字[28]。

（2）室内质控数据的评价：①采用统计学和非统计学的方法进行室内质控，统计分析失控情况，查找原因并及时纠正，避免在质控失控时发出检测结果；②质控中发现检测结果按照质控规则指标出现变异较大时，应拒绝接受，在采取纠正措施后重新检测样品，还应评估最后一次成功质控活动之后的检测数据；③通过定期评审质控数据，分析检测性能变化的趋势，以判断检测系统的运行状态。如果发现变异度不可控制时应及时采取预防措施并记录[14]。

（二）室间质量评价

室间质量评价（external quality assessment）指利用实验室间比对，按照预先制定的准则评价参加者的能力，是有计划、周期性地将一组标本发放到参加实验室进行检测，然后按程序将每个参加实验室的结果与该组中的其他实验室和/或指定的结果进行比较，并将结果报告给参加实验室，还包括数据转换练习、实验室内部比对和为单个需求提供标本等形式[29]。

1. 室间质量评价的目的和作用　室间质量评价是对实验结果进行正确度验证的方法之一。参加室间质量评价是一个帮助血站相关实验室发现差距、查找问题、提升能力的机会，通过分析问题产生的原因，制定并实施纠正预防措施，进而达到提高检测结果的准确性，使实验室质量管理得到持续改进的目的。实验室参加室间质量评价的主要作用包括：①实验室的检测结果发生不相符的情况时，提示实验室应对检测过程进行系统地评估，并依照实验室质量管理体系的要求对存在的问题进行分析、发现、识别和纠正；②一旦出现不合格室间质量评价结果，一方面查找原因，制定改进措施避免复发提高检测质量；另一方面应审核同时间内献血者标本的数据，如对献血者标本的结果有影响，应立即采取措施消除或降低影响，并依照质量管理体系要求进行追踪；③室间质量评价成绩可作为相关管理部门对实验室质量实施监督管理的重要工具，并可为实验室认证、认可、评审、注册和资质认定等提供依据。

2. 室间质量评价的标本和检测

（1）标本的基本要求：①标本类型。可以是动物来源的或人源的，可选择弱阳性标本或疑难标本，在保证有效性和公正性的前提下，应尽量接近实验室日常检测的标本；在可能的情况下应明确标本中检测物的含量、基因型和/或血清型。②标本均匀性。应选择不低于定值方法的精密度和足够灵敏度的测量方法，通过单因素方差分析或 $Ss \leq 0.30\sigma$ 准则[29]进行评价，任意一种满足，则可认为标本是均匀的。其中阴性标本检测为阴性即可。③标本稳定性。一般应包括运输稳定性、短期稳定性、长期稳定性和开瓶后稳定性等，应随机抽取具有足够代表性的标本数。④标本标识。应采用便于自动化设备上机操作、清晰便于识别的条码作为标本标识。

（2）标本的检测：①实验室对检测室间质量评价样品的方式必须与常规检测献血者标本的方式一样，禁止采用多次测定上报平均值的做法完成定量检测的项目。②室间质量评价样品必须由当日在岗的常规工作人员使用实验室的常规检测流程和方法进行检测。③实验室在回报结果前，一定不能与其他参加实验室对样品的测定结果进行交流。实验室应保证回报结果与原始结果一致，具有逐级溯源性。④实验室应独立分析室间质量评价标本，不能将其转到其他实验室进行检测分析，否则参评实验室的成绩有可能被室间质量评价提供者取消[14]。⑤实验室应妥善保存关于室间质量评价样品检测过程、结果及报告等资料，包括室间质量评价计划的说明和实验室主任与检测人员签字的各种记录表格。

3. 室间质量评价的评价方法

（1）实验室成绩的评价：是根据参评实验室对质量评价标本的测定结果与预期结果的符合程度来评价参评实验室的能力是否合格。每次单一检测项目结果达到80%符合度，或所有检测项目结果达到80%符合度，将判定此次室间质量评价成绩合格。血型检测项目得分为100%，既完全符合为合格。未参加或未按时回报结果者，判为不合格，该次得分为0。

（2）实验室表现的评价：是指评价实验室在参加室间质量评价中的表现是否达到预定标准，结果是否存在潜在不符合趋势。如表现未达到预定标准或结果显示存在潜在不符合的趋势，则应实施和记录纠正措施并监控其有效性[16]。

4. 室间质量评价的结果利用　对于室间质量评价参加者，参加室间质量评价是一个发现问题的机会，通过分析原因，制定并实施纠正预防措施，使实验室质量管理得到持续改进。

实验室的检测结果有不相符的结果时，应系统地评估检测过程的每一个环节，找出原因，并制定改进实验室质量体系的措施，持续提高献血者标本检查结果的质量，使问题再次发生的可能性降到最低。

实验室应审核来源于不合格室间质量评价结果时间内献血者标本的数据，目的是确定是否已影响到献血者标本的结果，如有影响，应立即采取措施，消除或降低影响，并有文件化记录和相应的追踪措施。

实验室负责人应在实验室范围内分享室间质量评价报告，制定或完善相应的管理制度，以此推动实验室质量管理体系的有效运行，从而起到持续改进实验室管理体系的作用[30]。

六、血站相关实验室各自的管理特点

前面主要依据《血站实验室质量管理规范》等相关标准，阐述了血液筛查实验室和质控实验室的管理，但由于其他相关实验室内外部的环境、工作任务和资源配给不全一致，在质量管理体系运行过程中所需调整和改进的方向和能力也不尽相同，从而导致各相关实验室在宏观统一的质量管理体系的框架下，展现出各自不同的管理特点。

（一）免疫血液学参比实验室的管理特点

目前免疫血液学参比实验室管理国内还没有专业标准，团体标准《免疫血液学参比实验室规范》虽已完成，但仍在征求意见中。免疫血液学参比实验室可以参照国内外相关标准[7,15]进行管理，待《免疫血液学参比实验室规范》正式发布后，可按此标准管理免疫血液学参比实验室。

在资源管理上，免疫血液学参比实验室要求员工的数量和能力可以满足以下工作：血型及血液相容性等疑难问题的检测及研究；解答输血免疫性风险相关疑难问题咨询，必要时提供培训或指导；开展血型分子生物学检测及研究；建立稀有血型资料库和实体库，为急需稀有血型血液的患者提供适宜的血液或来源信息。免疫血液学参比实验室应保持适当的抗血清、试剂红细胞和其他检测试剂的库存。对试剂红细胞稀有血型的表型，可用分子生物学方法确认。免疫血液学参比实验室应当配置免疫血液学检测所需的设备，主要包括血清学离心机、恒温水浴箱、微柱凝集卡配套离心机和孵育器、医用4℃冰箱、医用低温冰箱、光学显微镜、温湿度计、移液器及分子生物学检测设备等。

在过程管理上，免疫血液学参比实验室应有程序保证免疫血液学报告及相关服务的质量，并确保其运行受控；应有开发、应用新方法或改进方法的程序，包括在应用新的或改进的方法之前需要进行的验证以及需要满足的具体指标；实验室应实施有效的室内质控，并定期参与室间质评及能力验证项目；应建立质量控制程序，以全面保障试剂、设备和检测方法的应用，包括对结果的审核及改进措施，确保其符合预期。

免疫血液学参比实验室管理还要求其具有进行复杂的免疫血液学检测和研究的能力。

（二）亲权鉴定实验室的管理特点

亲权鉴定实验室管理一般要满足司法鉴定等相关法律法规、标准和技术规范的要求[9,31-38]。根据上述法律法规、标准和技术规范要求，实验室人员（技术主管、质量主管、授权签字人、鉴定人、鉴定人助理、辅助鉴定人、质量监督员、内部审核员等）、实验室设施和环境、实验室设备、鉴定过程等管理具有其特殊性。

在资源管理上，亲权鉴定实验室与其他实验室管理具有明显不同。对于鉴定人，要求有生物学、生命科学或医学相关专业本科及以上学历，在法医物证DNA领域工作3年（含）以上，应熟悉法医生物检测安全操作知识和消毒专门知识。每项鉴定专业至少有3名司法鉴定人，司法鉴定人应持有有效的《司法鉴定人执业证》，并在执业范围内实施相关鉴定工作。实验室不得使用同时在2个及以上鉴定机构从业的人员。对于鉴定环境，要求总体布局和各部位的安排应减少潜在对标本的污染、鉴定结果的影响和对人员的危害，原则上应设分隔开的工作区域，包括（但不限于）：办公区、鉴定委托受理区（含采样区）、试剂储存准备和试剂配制区、检材/标本的保存/暂存区、DNA提取区、PCR扩增区、DNA检测区、准备区（清洗和消毒区）。各功能区使用面积能够保证合理安放仪器设备和符合相应业务工作的需求，功能区间实现物理隔离（包括空调、换气管路间隔离）。实验室应考虑生物样品保存的要求，配备必要的温度、湿度控制设备以及安全设施。实验室各区域应有明确的标记，避免不同工作区域内专用设备、物品混用，必要时应实现样品及人员在工作区域内的单向流动。根据鉴定工作的要求，为了保证鉴定工作的正常开展，各部门应配备足够和适用的办公、通讯及其他服务性设施。加强环境保护，具备相应的设施、设备，确保鉴定产生的废液、废物等处理符合环境和健康的要求，并有相应的应急处理措施。对于实验设备，根据开展项目应满足司法部《司法鉴定机构仪器设备配置标准》（司发通〔2011〕323号）文件中司法鉴定机构仪器设备配置要求和《CNAS-AL14 司法鉴定/法庭科学机构认可仪器配置要求》。

在过程管理上，亲权鉴定实验室更注重鉴定程序符合法律法规要求，否则鉴定结果将不被采信。

《司法部国家市场监管总局关于规范和推进司法鉴定认证认可工作的通知》（司发通〔2018〕89号）文件规定，法人或者其他组织申请从事司法鉴定业务，或者已经审核登记的司法鉴定机构申请增加鉴定业务范围，所申请的鉴定业务范围包括法医物证、法医毒物、微量物证、环境损害鉴定的，其相应的检测实验室应当首先通过资质认定或者实验室认可。因此,亲权鉴定实验室必须满足强制性标准《RB/T 214—2017 检验检测机构资质认定能力评价检验检测机构通用要求》或《CNAS-CL08 司法鉴定/法庭科学机构能力认可准则》和《CNAS-CL08-A002 司法鉴定/法庭科学机构能力认可准则在法医物证 DNA 鉴定领域的应用说明》,并取得资质认定或实验室认可。

(三) 组织配型实验室的管理特点

组织配型实验室管理目前国内还没有专业的管理标准,但是由国家卫生健康委临床检验中心牵头起草的《人类白细胞抗原基因分型检测体系技术要求》作为行业标准已经完成,处于征求意见阶段。中华骨髓库专家委员会根据这个标准制定的《人类白细胞抗原基因分型检测体系技术要求核查指南》已经作为技术核查标准用于中华骨髓库合作组织配型实验室的技术核查。组织配型实验室可以参照已经发布的国内外标准[18,39]进行管理。

在资源管理上,组织配型实验室对实验室主任、技术主管、检测人员及临床咨询师的学历、工作经历及相关培训都有要求,特别强调要对人员检测能力进行定期评估。组织配型实验室布局要求实验室试剂配制、样品制备、扩增及产物检测应分别在 3~4 个实验区域内进行。每个区域分别配备专用仪器设备、实验服、手套及清洁器具等。每个实验区应建立单向工作流程以减少 DNA 污染的发生。

血站的中华骨髓库合作组织配型实验室还要接受中华骨髓库质控实验室的质量控制和技术指导及专家委员会的技术核查。

第三节　血站相关实验室安全管理

实验室安全管理与所有实验室都密切相关,是实验室管理的重要组成部分。实验室全体员工必须按国家法律法规和相关标准规范操作,才能保障本人及其他实验室人员最大限度地避免潜在的安全风险,对可能出现的安全问题进行风险管理,并对突发的安全事件及时采取应对措施。血站相关实验室安全管理主要包括生物安全、理化安全、强电安全和消防安全的管理。

一、血站相关实验室生物安全管理

实验室生物安全指保证实验室的生物安全条件和状态不低于容许水平,避免实验室人员、来访人员、社区及环境受到不可接受的损害,符合相关法规、标准等对实验室保证生物安全责任的要求[40]。血站相关实验室与输血相关实验室在生物安全上遵循统一的管理要求,其具体的要求、风险识别与评估、安全防护设施、消毒和废弃物处理、意外事故的处理等内容可详见本书第三十三章“临床输血医学实验室质量与生物安全管理”,本节仅对新冠肺炎康复者恢复期血浆采集、制备和检测工作中,血站实验室的人员防护和工作环境的消毒要求[41]进行介绍。

(一) 新型冠状病毒肺炎康复者血浆检测实验室人员防护

实验室应当严格遵守实验室生物安全相关规定,在按原流程采集送检的基础上,送检过程增加一个环节:实验室工作人员在收送标本过程中,开启、关闭转运箱盖前,向箱盖喷消毒液并严格注意手卫生。

注意转运过程保持体液标本直立不倒,避免泼洒,一旦有标本泼洒,至少采用二级生物安全防护:医用防护口罩或 N95 口罩、乳胶手套、工作服外隔离衣、医用防护帽,加手卫生。酌情(如有喷溅风险,如人工开盖时)可加护目镜。

佩戴和脱卸生物安全防护用品时,应按标准流程进行。正确进行手卫生(六步洗手法)。

(二) 新型冠状病毒肺炎康复者血浆相关工作环境消毒

1. 采血场所、血液及标本交接场所室内空间　保持通风,相关物品分区放置,洁污分离,按时更换。紫外线消毒符合行业标准《紫外线杀菌灯》(GB19258—2012),定期检测性能、完整记录、累计使用不超过规定时限。消毒时间不少于 30 分钟。

2. 工作台面与地面　工作前后,用 75%乙醇或 0.05%(0.5g/L)有效氯的消毒液(84 消毒液,100 倍稀释)湿巾擦拭消毒。消毒液须新鲜配置,不超过 24 小时。

3. 检测后标本处理　检测后标本宜加盖保存,阳性或疑似标本加化学消毒剂消毒,放置在双层黄色垃圾袋内密封,用 75%乙醇喷雾消毒垃圾袋表面后单独放置至存放期结束后高压灭菌消毒,按医疗垃圾处理。注意标本储存冰箱的消毒。

4. 消毒　一般情况下使用有效氯浓度为 0.1%(1g/L),严重污染时(标本有渗漏、溅出时)使用有效氯浓度为 0.5%(5g/L)。实验室在工作状态时可采用动态空气消毒(如有),非工作状态时开启紫外照射(应当验证紫外线辐射照度)。

二、血站相关实验室其他安全管理

(一) 理化安全管理

1. 化学品　在所有血站相关实验室中,对化学品的存放、处理、使用及处置的规定和程序均应符合良好化学实验室行为标准，对化学性危险应有足够的控制措施并定期进行监督以确保其有效[42]。

2. 电离辐射　血站相关实验室需要对血液进行辐照后检测时，有可能受到一定程度电离辐射的影响，为了避免电离辐射对身体和遗传造成损害，应尽可能减少暴露机会和时间，有条件的采用非放射测量技术。

3. 噪声　实验室进行检测时需要近距离操作很多大型的设备，而这些仪器设备在使用时都会产生显著噪声，造成实验人员的暴露。通常可以采用调整分区、设置隔音罩和屏障的方法来控制噪声，如果不能控制，就需要为实验人员制订听力保护方案，并进行听力方面的医学监测。

4. 超低温操作　实验室中对血液进行保存时，常用超低温保存的方式，如果操作不当就可能对人造成冻伤，所以在向深低温冰箱存放或拿取物品时应戴棉手套，避免皮肤直接接触冷冻物品。

（二）强电安全管理

1. 强电的风险识别和评估　根据强电风险危害程度，将风险从小到大分为五级：稍有风险、一般风险、显著风险、高度风险、极高风险。

2. 强电风险防范　强电危害包括直接危害和间接危害。直接危害是由于用电不规范或操作不当导致的用电意外，可致人伤亡或电器损毁，而间接危害是由于用电不规范导致火灾而产生的危害。

3. 培训和监督　实验室应加强员工安全意识，普及用电安全知识，设兼职用电安全监督员，定期对员工进行用电安全培训，防止人员伤亡及火灾事故发生。

（三）消防安全管理

1. 消防安全组织和制度　实验室电气设备多并可能存有化学危险品，应严格执行消防安全管理程序，避免使用和保存不当而引发火灾。制定消防安全培训计划，针对火险的识别和判断、失火时应采取的全部行动和减少火险的策略等内容对实验室人员的消防指导和培训，定期检查消防设施设备和报警系统状态，每年至少组织一次消防演习[43]。

2. 消防安全的防控措施　主要包括易燃品存放和消防设备使用。血站相关实验室一般不存放易燃品，如确实需要，应使用安全容器最少量封闭存放，远离热源，且避免静电。应配备烟雾和热量自动探测及报警系统，配置符合消防要求的灭火器材，并定期维护；需要保存和使用易燃品时应使用防爆电器。

3. 消防演习和监督　消防演习能够增强工作人员的消防意识，提高扑救初期火灾能力，以便在发生火情时能正确判定局势并迅速地逃生。实验室应严格遵守相关法律法规，开展消防安全管理工作，落实消防安全责任制，并接受公安消防机构的检查和监督，及时发现和纠正违反消防法律法规的行为消除火灾隐患。

（四）风险管理

1. 实验室风险管理的目的　实验室风险管理就是为了控制潜在的风险而采取的预防监管的措施。通过在实验室内部构建风险管理制度，成立专门负责实验室风险管理工作质量监督小组，针对具体风险的处理形成详细的记录并整理成档案系统，随时调取分析，以更好地预防不良事件发生，确保每一项质量指标都符合要求和标准。通过及时获取风险的具体信息，对潜在风险进行控制，从而建构防范监管计划，有效避免在实验过程中可能发生的安全事故。

2. 实验室风险管理的措施　可以将风险的等级分为可以忽略的风险、较小的风险、严重的风险、极重的风险以及灾难性的风险 5 个等级，从实验室的管理层入手，利用 PDCA 循环的方法，将管理流程明确下来，针对实验室存在的潜在风险加以识别并进行分析和评价，找出影响检测结果的因素，从而掌握实验的潜在风险，构建实验室风险管控计划，形成科学有效的预防措施，最后按照要求形成风险报告。

（李剑平　曲喆）

参考文献

1. 中华人民共和国卫生部. 采供血机构和血液管理办法：卫生部令第 29 号[A]. 1993.
2. 中华人民共和国卫生部. 采供血机构设置规划指导原则：卫医发〔2005〕500 号[A/OL].（2005-12-16）[2020-12-01]. http://www.nhc.gov.cn/wjw/gfxwj/201304/b68297aabe3f43e6a0edc83bc2b536c6.shtml.
3. 中华人民共和国卫生部. 血站管理办法（暂行）：卫生部令第 2 号[A/OL].（1998-09-21）[2020-12-02]. http://www.nhc.gov.cn/fzs/s3576/200804/74b8f282a17248d9b27a45e84c86ac66.shtml.
4. 中华人民共和国国家卫生和计划生育委员会. 血站设置规划指导原则：卫计生发〔2013〕23 号[A/OL].（2013-05-02）[2020-12-02]. http://www.yiyang.gov.cn/xxgkpt/625/649/831/832/content_1133747.html.
5. 中华人民共和国卫生部. 血站实验室质量管理规范：卫医发〔2006〕183 号[A/OL].（2006-05-09）[2020-12-02]. http://www.nhc.gov.cn/yzygj/s3589/200804/560c421fe8d84acf8f73f4b531555ece.shtml.
6. 中华人民共和国国家卫生健康委员会. 血站技术操作规程（2019 版）：国卫医函〔2019〕98 号[A/OL].（2019-04-28）[2020-12-03]. http://www.nhc.gov.cn/cms-search/down-

Files/9c6c4c3a40a64bf786f5b5d8ee08b220. pdf.

7. Standards for Immunohematology Reference Laboratories [S]. 11th ed. American Association of Blood Banks,2020.
8. 张志欣,朱发明,毛伟. 中国输血领域 HLA 的发展现状及展望//何涛. 输血服务蓝皮书:中国输血行业发展报告(2019)[M]. 北京:社会科学文献出版社,2019:40-55.
9. 国家市场监督管理总局,中国国家标准化管理委员会. 亲权鉴定技术鉴定规范:GB/T 37223—2018[S/OL]. (2018-12-28)[2020-12-02]. http://c. gb688. cn/bzgk/gb/showGb? type=online&hcno=276563242ECF1754FD2AAC6DD7921849.
10. 中国合格评定国家认可委员会. 科研实验室认可准则:CNAS-CL09[S/OL]. (2019-03-12)[2020-12-03]. https://www. cnas. org. cn/images/rkgf/sysrk/jbzz/2019/03/15/7BF578387DE65BD9DDD04BFEA239D00D. pdf.
11. 栾燕,刘显智,沈光,等. 血站实验室质量管理与国际实验室认可标准的融合[J]. 中国输血杂志,2010,23(8):651-654.
12. 中国合格评定国家认可委员会. 中国合格评定国家认可委员会章程:CNAS-J01:2015[S]. 2015.
13. 中国合格评定国家认可委员会关于发布将血站实验室认可制度变更为 CNAS-CL02(ISO15189)过渡政策的通知:认可委(秘)〔2012〕109 号[A]. 2012.
14. 医学实验室质量和能力认可准则(ISO 15189:2012,IDT). CNAS-CL02:2012[S]. 中国合格评定国家认可委员会,2013.
15. 医学实验室质量和能力认可准则在输血医学领域的应用说明. CNAS-CL02-A006:2018[S]. 中国合格评定国家认可委员会,2018.
16. 邹峥嵘,徐蓓. 我国血站系统质量管理的现状及建议//孙俊. 输血服务蓝皮书:中国输血行业发展报告(2018)[M]. 北京:社会科学文献出版社,2018:29-49.
17. 国家质量监督检验检疫总局,国家标准化管理委员会. 质量管理体系基础和术语:GB/T 19000-2016[S]. 北京:中国标准化出版社,2016.
18. 国家质量监督检验检疫总局. 质量管理体系文件指南:GB/T 19023-2003[S]. 北京:中国标准化出版社,2003.
19. 国家市场监督管理总局,国家标准化管理委员会. 质量管理体系 GB/T 19001—2016 应用指南:GB/T 19002-2018[S]. 北京:中国标准化出版社,2018.
20. 刘显智,李剑平,张娟. 血站质量管理评审指导[M]. 沈阳:辽宁科学技术出版社,2017:20-26.
21. 国家市场监督管理总局,国家标准化管理委员会. 检测和校准实验室能力的通用要求:GB/T 27025—2019[S]. 北京:中国标准化出版社,2019.
22. 国家质量监督检验检疫总局,国家标准化管理委员会. 检测实验室安全 第 1 部分:总则:GB/T 27476. 1—2014[S/OL]. (2014-12-05)[2020-12-05]. http://c. gb688. cn/bzgk/gb/showGb? type = online&hcno = 6C80C3CF343258529DA8841981A036D1.
23. 中华人民共和国卫生部. 临床输血技术规范:卫医发〔2000〕184 号[A/OL]. (2000-06-02)[2020-12-03]. http://www. nhc. gov. cn/yzygj/s3589/200804/adac19e63a4f49acafab8e0885bf07e1. shtml.
24. 中华人民共和国卫生部. 血站管理办法:卫生部令第 44 号[A/OL]. [2020-12-05]. http://www. nhc. gov. cn/fzs/s3576/201808/17c156cdbff24e479eec30717f986ec8. shtml.
25. 中华人民共和国卫生部. 血站质量管理规范:卫医发〔2006〕167 号[A/OL]. [2020-12-05]. http://www. nhc. gov. cn/yzygj/s3589/200804/6d133e61f45f49c5b7737a8d8e6458fb. shtml.
26. American Association of Blood Banks. Standards for Relationship Testing Laboratories[S]. 14th ed. 2020.
27. 国家质量监督检验检疫总局,国家标准化管理委员会. 分析实验室用水规格和试验方法. GB/T 6682—2008[S]. 北京:中国标准化出版社,2008.
28. 国家卫生健康委员会. 输血医学术语:WS 203—2020[S/OL]. [2020-12-10]. http://hbba. sacinfo. org. cn/attachment/downloadStdFile? pk = 65447c42b17dac1ae85b17c16aa6949dea561c6160103f2d051755852659ba9a.
29. 中国输血协会. 血站血液检测实验室室间质量评价要求:T/CSBT 007—2019[S/OL]. (2019-04-12)[2020-12-10]. https://dev. csbtweb. org. cn/uploads/soft/190412/3_1650076471. pdf.
30. 中国合格评定国家认可委员会. 能力验证样品均匀性和稳定性评价指南:CNAS-GL03:2006[S/OL]. [2020-12-02]. https://www. cnas. org. cn/sysrk/sysrkgf/rkzn/images/2012/12/18/62731C608A003A067F28EBEBB4B247D6. pdf.
31. 全国人民代表大会常务委员会. 全国人民代表大会常务委员会关于司法鉴定管理问题的决定:中华人民共和国主席令第 25 号[A/OL]. [2020-12-10]. http://www. npc. gov. cn/wxzl/gongbao/2015-07/03/content_1942870. htm.
32. 中华人民共和国司法部. 司法鉴定机构仪器设备配置标准:司发通〔2011〕323 号[S/OL]. [2020-12-10]. https://wenku. baidu. com/view/396ce45d4b7302768e9951e79b89680203d86bba. html.
33. 国家质量监督检验检疫总局. 检验检测机构资质认定管理办法:总局令第 163 号[A/OL]. [2020-12-10]. http://www. gov. cn/gongbao/content/2015/content_2878230. htm.
34. 国家认证认可监督管理委员会. 检验检测机构资质认定能力评价检验检测机构通用要求:RB/T 214—2017[S/OL]. [2020-12-10]. http://www. clnut. com/upload/file/202007/1595988411784393. pdf.
35. 国家认证认可监督管理委员会. 检验检测机构资质认定能力评价司法鉴定机构要求:RB/T 219—2017[S/OL]. [2020-12-10]. http://www. gdcaa. com/nd. jsp? id=107.
36. 中国合格评定国家认可委员会. 司法鉴定/法庭科学机构能力认可准则:CNAS-CL08:2018[S/OL]. [2020-12-10]. https://www. cnas. org. cn/images/rkgf/sysrk/jbzz/2018/03/02/3530BDC019E730E22BBC284D1CA2CA91. pdf.
37. 中国合格评定国家认可委员会. 司法鉴定/法庭科学机构

能力认可准则在法医物证 DNA 鉴定领域的应用说明：CNAS-CL08-A002：2018 [S/OL]. [2020-12-10]. https://www.cnas.org.cn/images/rkgf/sysrk/rkyyzz/2018/05/03/FD01CB812E86DCFAE4C869E35485089B.pdf.

38. 中华人民共和国司法部. 司法鉴定程序通则：司法部令第 132 号 [A/OL]. [2020-12-10]. http://www.gov.cn/gongbao/content/2016/content_5079881.htm.

39. American Society for Histcompatibility and Immunogenetics. Standards for Accredited Laboratories[S]. 2020.

40. 国家质量监督检验检疫总局，国家标准化管理委员会. 实验室生物安全通用要求：GB 19489—2008[S/OL]. [2020-12-10]. http://c.gb688.cn/bzgk/gb/showGb? type = online&hcno=EB3B94B543F6E4CD18C044DE6AB64CEC.

41. 国家卫生健康委员会. 新冠肺炎康复者恢复期血浆临床治疗方案（试行第二版）：国卫办医函〔2020〕185 号[A/OL]. [2020-12-10]. http://www.gov.cn/zhengce/zhengceku/2020-03/05/5487145/files/b1c12354cf404d629fee44738543627f.pdf.

42. 国家质量监督检验检疫总局，国家标准化管理委员会. 医学实验室安全要求：GB 19781—2005[S/OL]. [2020-12-10]. http://c.gb688.cn/bzgk/gb/showGb? type = online&hc no = 31C0424643BC20E9A62466E3C05BAA1A.

43. 中国合格评定国家认可委员会. 医学实验室安全应用指南：CNAS-GL14：2007[S/OL]. [2020-12-10]. https://www.cnas.org.cn/sysrk/sysrkgf/rkzn/images/2012/12/18/CCCEB 51B8576C8E1B79627CD0E15B089.pdf.

第四篇

临床输血服务与管理

第二十四章

输血理念、技术及血液制品的变迁与展望

ABO血型的发现，将输血带入了科学殿堂。在这个殿堂中，无数科学家和临床医学专家经过1个多世纪的辛勤耕耘，使得输血有了极大的发展。本章在输血理念变迁方面从患者血液管理、临床输血策略和输血风险防范三个角度进行了梳理；在输血相关技术层面则从输血相容性检测、血液筛查和输血治疗的变迁与发展进行了回顾；在血液制品（本章包含全血、成分血及血浆衍生制品）的发展演变方面则概要复习了全血、成分血和重构“全血”的应用与变迁，血液制品的发展应用和安全等内容。

第一节　输血理念的变迁

一、患者血液管理

尽管异体输血在医学和外科发展和实践中发挥了不可或缺的作用，但随着对输血风险的不断了解，以及越来越多的患者希望能够避免输注异体血，促使了替代输血方法的新治疗模式的出现。20世纪60年代早期，为避免患者输注异体血而出现无血手术，以及血液传播性疾病的出现促进了自体输血的应用。随着无血手术的发展，一些为减少手术出血的血液保护技术应运而生，并逐渐形成了以避免异体输血为原则，改善预后和保护患者权利为目的的血液保护理念；到21世纪，越来越多的临床研究证明了异体输血的风险以及限制性输血的好处，由此逐渐形成了以循证医学为依据、以患者为中心的患者血液管理理念。

（一）无输血手术理念的出现

ABO血型系统的发现、抗凝剂的发明以及第二次世界大战后血库的建立，使输血成为了治疗失血贫血的有效方法。而充足的血液供应促使外科医生开始开发更加复杂的外科手术，如心脏直视手术、关节矫形术和器官移植。但是，有少数人因宗教原因拒绝输血而无法进行这些手术，特别是耶和华见证会的患者，耶和华见证人的《圣经》将血视为神圣之物，吩咐人们要禁戒血，因此信仰拒绝接受输血，即使在危及生命的情况下，仍坚持信仰，宁可舍弃生命。20世纪60年代早期，美国德克萨斯州的心脏外科医生Denton Cooley和他的团队开始尝试为这些拒绝输血的患者进行不用输血的心脏手术。他们发明了一种不用血液就能启动体外循环机器的方法，这种方法后来被称为“无血启动”。1962年5月18日Denton Cooley首次为一位耶和华见证会患者进行了心脏直视无血手术，被称为是现代无血手术的创始人。一些勇敢的医生以Cooley为榜样开始开展“无血手术”，随后要求进行“无血手术”的呼声传遍了全世界，越来越多的病人要求进行无血手术。这为有组织的“无血手术项目”奠定了基础。后来为了减少失血和避免输血而发展起来的手术和麻醉技术有时被称为“无血技术”。因此，“无血手术”表达的演变指的是避免异体输血。

20世纪80年代获得性免疫缺陷综合征出现，迫使人们开始重新评估输血。外科医生和麻醉医生开始开发新技术减少手术出血和输血，同时一些新的技术和药品也逐渐被研究作为输血替代的方法。与此同时，为了满足患者不断增长的需求，医院开始联合专家和医护人员建立无血手术项目，主要的外科手术都开始采用无血手术方案，包括复杂的心脏、血管和骨科手术以及肝肺移植等。随着越来越多临床医生和大型医疗机构的参与，无血手术不再是满足患者需求的一种选择方法，而成为了一种良好的医疗实践。21世纪初，国际上多家医院开展了综合性的无血手术方案，被称为“无血医学和外科手术中心”“血液保存和替代输血中心”或者“先进输血方法和血液研究中心”。中国医学科学院阜外医院“无血手术”的理念一直处于国际领先地位，从2008年开始就制定了多项心脏手术血液保护措施，明显降低了心脏外科手术异体血液的使用量，2014年成立了“无输血心脏外科中心”，其心脏外科的输血率处于国际领先地位。

（二）血液保护理念

血液保护开始于“无血手术”。1977年，Ott和

Cooley[1]率先发表了一份关于542例无异体输血的心脏直视手术报告，患者年龄从1天到89岁不等，他们证明了“不可能”是可能的，而且是更安全的。但是“无血手术”的理念当时并没有得到广泛的认可。直到1981年获得性免疫缺陷综合征出现，迫使人们重新考虑输血这种方法，并促使患者要求进行无血手术。同时其他血液传播疾病也再次受到重视。安全血液供应减少的同时血液检测的成本也越来越高。这些因素进一步推动了寻找输血替代的方法和促进了血液保护技术发展。随着血液保护技术发展，人们的关注点逐渐转移到异体输血的有效性研究。1999年由He′rbert和他的同事[2]进行了一项838名重症监护病房患者输血需求的研究，比较了开放性输血和限制性输血对重症患者的预后影响，这是一项具有里程碑意义的前瞻性随机对照研究，这项研究揭示了限制性输血的好处。其他研究也证实了异体输血的风险。因此，虽然血液保护开始是一种倡导，但后来由于血液传播性疾病的风险和使用异体血的高成本以及血液短缺而变得广泛，而循证医学出现成为了血液保护实践的驱动力，形成了以改善患者预后为主要目的的血液保护理念。

血液保护是基于循证医学形成的医疗标准实践，以避免异体输血为原则，以降低输血的成本、风险及不良后果、改善患者预后和保护患者权利为目的。血液保护技术的4大支柱为：①降低输血阈值；②提高患者术前血细胞比容；③减少失血；④优化组织氧合。成功的血液保护针对患者进行个体化的技术组合，需要多学科协作及共同参与。

（三）患者血液管理理念的变迁

几个世纪以来，不同国家的军队对当前血液管理的发展做出了贡献，但不是出于宗教原因。相反，军方对血液管理做出了许多重要贡献，在无法进行输血之前，他们照顾了成千上万的伤员，从而实现了真正的无血手术。为了战场的有效止血，军医们发明了许多减少失血的药物和血液管理技术。战场上的外科医生William Steward Halsted，在约翰·霍普金斯大学将他战场上的外科止血技术应用于教学，同时也为血液管理项目的外科贡献奠定了基础。

受耶和华见证会患者无血手术经验的影响，新的输血模式开始出现，医生开始了对血液保护和外科技术的探索，回归对患者预后关注，血液保护项目开始蓬勃发展，并逐渐形成了以循证医学证据为基础的输血医学和患者血液管理。这些项目强调个性化、以患者为中心，多学科血液管理团队共同建设，实现了从血液保护到血液管理的过渡。血液保护是指采取所有可能的方法来减少患者接受同种异体输血（包括血液制品），这是一个整体的概念，并不完全排斥同种输血。血液管理，则通过整合现有的技术和方法，减少或避免同种输血，达到改善患者预后的目的；是一种以患者为中心，多学科、多形式，有计划的医疗模式。

患者血液管理（patient blood management，PBM）是以循证医学为依据，以患者为中心，采用多学科的技术和方法，维持患者血红蛋白水平、优化凝血功能、最大限度地减少失血，以达到减少或避免输异体血、改善患者预后、获得最佳病情转归的目的，其适用于所有患者。贫血、失血和输血是患者不良预后的独立危险因素，围绕这三个因素实现PBM的三大支柱包括促进自身造血、减少出血和失血、优化贫血耐受[3]。

PBM最早在发达国家开展，并取得了良好的效果。荷兰的医院在2002年开始实施PBM，特别是重大骨科手术，医院以及卫生部门对PBM的实施进行了有效地管控。西澳大利亚州政府于2008年在全州范围内开展了1个为期5年的可持续综合性医疗项目——PBM项目。在澳大利亚血液管理局的支持下，2011—2016年先后指定发布了包括针对大量失血/大量输血、围手术期、内科、急诊、产科和儿科/新生儿模块的患者血液管理临床实践指南。PBM在美国也取得了较好的效果，世界上首个专注于PBM项目的团体“血液管理促进会”就设在美国。2010年5月世界卫生组织（WHO）向全体成员国建议：所有手术患者从术前开始实施PBM。中国医学科学院阜外医院自1995年起开展心血管手术血液保护工作，2009年建立了系统的血液管理体系，采取多学科、综合的血液管理措施，把减少失血和临床合理输血作为心脏外科医疗质量控制的重要指标，多年来血液管理体系取得了良好的成效[4]。

2018年PBM国际共识明确了临床实践和研究目的的PBM证据基础的现状，并就术前贫血、成人红细胞输血阈值和PBM项目的实施制定了10项临床建议和12项研究建议。目前还相对缺乏强有力的证据来回答人口/干预/比较结果（population/intervention/comparison/outcome，PICO）的许多问题，未来还需要进行更多的研究，并就公认的定义和血红蛋白阈值达成国际共识[5]。

二、输血策略理念的变迁

随着临床输血经验教训不断积累，输血策略理念有很大的变化。首先从全血应用到成分血出现，以及战时和抢救中通用型血的使用。而临床输血由过去经验性的“开放性输血”过渡到有循证医学支持的“限制性输血”，而当前更向个性化的精准输血过渡。这些理念变化最终都是服务于患者，最大限度地保证临床输血做到“安全、及时、有效”和减少血液的浪费。

（一）从全血到成分血

早期的输血是全血输注，主要应用于战场和创伤后大出血。随着临床工作的开展和对血液的研究发现，实际临床应用中很多患者缺少的并不是全血，而是血液中的某一种成分，如地中海贫血的患者只需要输注红细胞，血小板减少症的患者只需要输注血小板，凝血功能障碍的患者只需要输注血浆。而且全血储存的过程中一些血液成分会发生变化，如不稳定的凝血因子会丧失活性，部分血小板会丧失功能等，所以有了“全血不全”的说法。同时全血输注也会增加一些患者的输血风险，如老年人、儿童及心力衰竭的患者会有循环超负荷的风险，全血中血浆的输注会增加患者过敏的可能等。随后又有大量的临床资料证实，约80%以上需要输血的患者实际上不需要输注全血。1959年Gibson对成分输血提出了新概念，使输血朝着更高效、更安全、更便利的方向发展。20世纪60年代起，封闭无菌采血袋和分血袋的发明与应用为成分输血提供了创新的思路和可能。到了20世纪70年代，开始出现血细胞分离机单采成分血，输血从全血时代进入了成分输血时代。20世纪80年代，发达国家成分输血成为了主流，这是临床输血史上的一次历史性变革，成分输血逐渐得到了普遍公认。不过近些年来，有越来越多的人重新提出了全血使用，冷藏血小板也不影响其止血功能，而且全血在急性失血的情况下可能比血液成分的搭配输注更快捷有效。在常规的临床输血中成分血是具有明显优势的，未来对于全血使用还需要更多的研究证据。

（二）通用型血的应用

通用型血O型红细胞和AB型血浆的应用早于现代循证医学。由于O型红细胞表面没有A和B抗原，AB型血浆中没有抗-A、抗-B及抗-AB抗体，因此在患者需要大量输血抢救时通常作为通用型血使用。

在实际情况下O型红细胞常常会供应不足，因此通用型红细胞的研究是解决紧急用血的一条有效途径，同时也是输血医学的研究发展方向。目前制备通用型红细胞的方法主要有两种：①化学修饰法。通过酶学或化学材料的方法对A、B和AB型红细胞表面的血型抗原进行修饰处理，使其转变为所谓的通用型O型红细胞[6]。②通过诱导干细胞或成体细胞分化为成熟红细胞，这种方法不仅可以制备通用型O型红细胞，还可作为新的血液来源解决血源短缺的问题[7]。Goldstein在1982年首次证明了通过α-半乳糖苷酶可以实现B型红细胞到O型红细胞的转化，并验证了该转化后的红细胞输血对人体没有副作用。1998年中国科学家章扬培团队筛选出了一种新的α-半乳糖苷酶，短时间内实现了继美国后成为第二个“B→O”血型转换的国家。2007年在细菌库筛选出了新的α-半乳糖苷酶和α-N-乙酰半乳糖胺酶，实现A型和AB型红细胞到O型红细胞的转化。2019年研究者从AB型献血者粪便提取的基因组文库中筛选出了一个更有效的双酶系统，用于通用型红细胞的转化。20世纪末研究者发现了一种酶学方法之外的化学修饰方法，该材料为携带某种端基的甲氧基聚乙二醇（mPEG），它可遮蔽红细胞表面的血型抗原，使其呈现出通用型红细胞的血清学特征，该方法为通用型红细胞的研发开辟了一条实用而有效的途径。而造血干细胞、诱导多能干细胞、胚胎干细胞和成体细胞制备通用型红细胞目前尚处于研究阶段，还有许多问题有待解决，未来其可能成为解决血液短缺的有效途径。

在患者大出血的紧急情况下，由于条件有限或暂未检测出血型时，除通用型红细胞的使用外也需要通用型AB型血浆输注。但是AB型血浆会因献血者太少而可能供应不足，因此需要寻找一种相容性输注的血浆在紧急输注时替代AB型血浆。一些研究者进行了相关的研究工作，发现A型血浆含有很低的抗-B效价，或许可以作为万能AB型血浆的替代品，而且报道其发生输血不良反应的概率更小，不过现有研究证据有限，一旦检测出血型还是建议同型输注[8]。此外，早在第二次世界大战期间联盟国就使用了按一定比例混合A、B、AB型血浆的通用型血浆来治疗战士的失血性休克，但由于当时缺乏病毒灭活手段在二战后被禁用。20世纪80年代随着病毒灭活技术的发展，通用型血浆再次登上舞台。之后上市了两种通用型血浆，1996年南非生产的Bioplasma FDP和1999年Octapharma公司生产的Uniplas，经过研究验证获得了较广泛的应用。

（三）从开放性输血到限制性输血

血液是一种稀缺的资源，同时由于输血存在疾病传播及不良反应等多种风险，因此，尽量减少异体血液的使用对患者有很大获益。传统的输血观念是使患者血红蛋白至少达到100g/L。然而，70g/L的限制性输血目标可以改善患者生存结局、减少感染及卫生保健支出，这一输血策略被多项研究证实，并正被证明在各种患者群体中有效，包括重症患者、脓毒症患者、有心脏病史的患者、胃肠道出血患者或创伤性患者等。

受耶和华见证会的患者无血手术经验的影响，医生开始重新评估患者在不能立即输血的情况下忍受贫血的能力。正是由于这些经验，血流动力学稳定的贫血患者输血的适应证受到了质疑。1999 年由 He′rbert 和他的同事[2]进行的重症监护病房患者输血需求的研究具有里程碑意义，比较了开放性输血和限制性输血对重症患者预后的影响，认为限制性和开放性输血策略在主要结局 30 天全因死亡率方面没有差异。随后针对患者输血策略的各项研究应运而生。2002 年发表的一项综述[9]纳入了 10 项试验随机对照研究，共报告了 1 780 名患者的治疗结果，研究对象包括外科、创伤和重症监护病房患者。研究结果显示限制性输血组患者的死亡率、心脏病发生率、发病率和住院时间并不受影响。但是现有研究不涉及严重的心脏病患者，并且多数是单中心研究，研究的证据等级和适用范围不够。2010 年发表的 TRACS 试验[10]是一项针对心脏术后患者输血要求的前瞻性随机对照研究，结果表明限制性围手术期输血策略（血细胞比容≥24%）的 30 天全因死亡率和严重并发症并不高于开放性围手术期输血策略（血细胞比容≥30%）。2015 年 FOCUS 试验[11]是一项关于伴有潜在心血管疾病或危险因素的髋关节术后 3 天内 Hb 低于 100g/L、年龄大于 50 岁患者的多中心随机对照试验，研究结果表明限制性输血（80g/L）与开放性输血（100g/L）的长期死亡率没有差异。2016 年一项 Cochrane 研究[12]对 31 个随机对照试验、涉及 12 587 例患者的研究进行了分析，这项研究为红细胞限制性输血提供了很好的证据，证明在大多数血红蛋白阈值高于 70g/L 至 80g/L 的患者中，可以避免输注异体红细胞。同年美国 AABB 根据这项研究对限制性红细胞输注提出了明确的建议[13]。

2015 年英国 NICE 发布了输血指南建议[14]，除大出血、急性冠脉综合征、慢性输血依赖性贫血患者外，其他需要输血的患者均可实施限制性输血策略。同时对血小板、新鲜冰冻血浆和冷沉淀的限制性输注也提出了建议。

（四）精准输血的提出

循证医学的兴起使传统的医疗模式和输血模式发生了巨大的改变，医生开始改变传统的经验性治疗而根据循证医学证据为患者个体差异制定个性化的治疗方案。2011 年美国科学院提出要走向精准医学、建立生物医学研究的知识网络和新的疾病分类学。精准医学的基本概念是针对患者个体差异所实施的预防诊断和治疗策略。目前精准治疗主要应用在疾病的基因和药物治疗方面。美国奥巴马总统在 2015 年的国情咨文中提出了“精准医学”（precision medicine）计划，推动个性化医疗的发展。随后国立卫生研究院（National Institutes of Health，NIH）现任院长 Collins 在“精准医学新举措”一文中提出，输血中的血型分型是精准医学的首例应用之一[15]。并在举办的“2015 年精准医学红细胞基因分型”研讨会上讨论了红细胞基因分型在精准输血医学中的未来发展。

精准输血来自精准医疗，由于红细胞使用广泛且表面抗原众多，精准输血可实现有效输血、减少溶血等输血不良反应发生。狭义的精准输血是指通过基因分型的方法选择与受者红细胞系统抗原抗体完全相合的供者红细胞输注。而实际白细胞系统、血小板系统均涉及表面抗原，且血浆内成分复杂，因此，从安全、有效输血的原则出发，精准输血应包括所有血液成分输注的抗原抗体相合。此外，输血医学中应用最广的红细胞保存日期多为 35 天，最长为 42 天，不同库存天数的红细胞由于红细胞损伤，一方面红细胞数量在不断减少，另一方面红细胞携氧功能和免疫功能也会发生改变。因此，现在使用的红细胞物理包装剂量无论在细胞数量上还是携氧功能上都不能准确反映红细胞的真实情况，并且目前临床上仍将储存末期红细胞和新鲜红细胞的功能视为等同。为了准确反映不同保存时间红细胞的功能状态，汪德清团队提出红细胞计量单位应使用“功能剂量”单位，即 1 个红细胞“功能剂量”单位是生理状态下 200ml 全血中所含红细胞具备的功能（携氧功能和免疫功能）[16]。

综上，精准输血不仅包括血液成分输注的检测配型精准，还包括了用血审核及疗效评估的精准、输注剂量的精准、输血相关治疗的精准等多个方面。随着人工智能大数据的发展，国内多家医院已经建立了精准输血的智能管理系统，用于患者用血的审核、评估和疗效评价管理。不过，目前的精准输血还只是提出的一个概念，利用现有手段针对患者输血制定有效的个体化方案，并进行个体化的用血评估，而未来还有很多工作需要完善，精准输血也会是输血医学的发展方向之一。

三、输血风险的把控

人类对输血风险的认识是随着输血和输血技术发展逐渐变迁的。早期的动物与人的异种输血和人与人之间的随机输血导致的致死性输血反应，使人们最早认识了急性溶血性输血反应，也一度对输血产生了恐惧。1900 年红细胞血型的发现使输血开始在战场和医疗中广泛使用。20 世纪 80 年代早期，由于人类免疫缺陷病毒和丙型肝炎病毒的传播，人们开始认识到输血感染性疾病。随着输血检测技术和输血医学的发展,人们对输血风险的认识不断更新,输血相关肺损伤、移植物抗宿主病、过敏反应等多种输血相关不良反应的报道逐渐增多,一些发达国家开始建立血液预警系统,监控各类输血不良反应的发生。目前关于输血风险的分类有多种方法,包括免疫性和非免疫性、即发型和迟发型、感染性和非感染性输血风险等。以上分类方法各分类间部分存在重复交叉,有些不易界定,而且近些年由于血液保存过程中发生的细胞成分和代谢改变以及潜在毒性介质释放等因素可能导致输血相关风险无从归类,为此有学者从输血风险认识的先后顺序将输血风险分为溶血性输血风险、感染性输血风险和第三类输血风险[17],第三类风险就是除外溶血性风险和感染性风险外的所有其他输血风险。

(一) 血型风险的把控

因血型不合的不相容输血常会引起程度不同的溶血性输血反应,尤其是血型不合的红细胞输注。最早的关于不相容溶血性输血反应的描述可追溯到17世纪中期输血疗法实验的开始。Jean-Baptiste Denis给一名贵族注射了小牛血,随后病人出现了鼻出血、胸闷疼痛、黑色尿等严重症状。由于反应的严重性使欧洲大部分地区禁止输血疗法,后来将这种体征和症状定义为急性免疫介导的溶血反应。随着1900年Landsteiner发现了ABO血型,红细胞凝集试验成为了公认的实验室血型的鉴定方法。Ottenberg将这项技术作为一种预防溶血性输血反应的方法应用于常规的输血检测。随着血清学技术的发展,目前实验室可以进行多种红细胞意外抗体的筛查,进行相对精准的交叉配血,甚至一些有条件的医院可以采用基因配型的方式为患者配型相容性的血液,尽可能减少溶血反应的发生。

1976年到1985年美国食品药物监督管理局(FDA)报道的输血相关死亡的主要原因是溶血反应。2005年至2016年的数据显示,与溶血反应相关的死亡人数总体呈下降趋势,考虑主要原因可能是信息化系统的应用使ABO血型不合的输血概率大大减少。部分因操作失误导致的血型错配或错输以及紧急情况下未进行配血的输血引起的溶血反应通过技术手段以及规范约束是可以尽可能避免的。英国2017年的数据显示,每输血10万个单位中有25个单位发生了因ABO血型不合导致的致死性溶血反应。除此之外,因意外抗体的产生引起的迟发型溶血反应也不容忽视,根据国际血液预警数据库,迟发型溶血性输血反应占所有输血反应的4.3%,严重输血反应的16%。除免疫介导的溶血反应外,还有一些非免疫原因引起的溶血反应,可能的情况包括[18]:与低渗溶液同时输血、意外加热或冷冻输血、通过小口径针头加压输血或输血同时使用白细胞滤器处理可能导致的红细胞机械性破坏、自身免疫性溶血性贫血或药物性溶血性贫血患者因输血而加重的溶血反应、输注溶血性细菌污染的血液或败血症患者的输血可能引起类似于免疫介导的溶血反应、供血者本身具有红细胞缺陷而导致的溶血。

溶血性输血反应是输血相关不良反应中重要的一种,可能是致死性的,也可能是轻微的,还可能是无症状的“亚临床溶血”。在溶血性输血反应的管控中,预防策略对于降低溶血反应相关的发病率和死亡率是有效的。严格的制度和信息化管理系统的应用一定程度上有效减少了人为失误引起的急性溶血性输血反应,人工智能背景下输血不良反应的预警系统也起到快速识别输血反应的作用。此外,对于部分迟发型溶血反应、高溶血综合征及移植患者的过客淋巴细胞综合征等溶血反应,其识别和管控难度较大,还依赖于实验室血清学技术水平的不断提高。

(二) 感染风险的变迁

感染性输血风险主要包括经血传播病毒感染、经血传播疾病感染和血液制品污染,最引人关注的是经血传播病毒感染。预防输血相关传播疾病是输血安全的关键因素。20世纪40年代开始对献血者进行梅毒检测;20世纪70年代初对乙肝表面抗原进行检测;20世纪70年代中期,最初的乙肝筛查数据显示有偿献血者的感染率更高,许多国家开始转向志愿者无偿献血;20世纪80年代初获得性免疫缺陷综合征成为全球血液安全的主要威胁,使各个国家开始转向针对人类免疫缺陷病毒及其他病毒更快速的血液安全干预措施;20世纪90年代灵敏度更高的核酸检测技术应用于主要病毒的筛查,明显降低了经血传播病毒的风险;在随后的几十年里,逐渐实现了献血者的延迟献血筛查、主要经血传播病毒的核酸检测和对潜在新发传染病的预警监测系统。此外,人们逐渐认识到除了主要的经血传播病毒外,还有一些其他病毒、细菌及寄生虫有潜在的传播风险,这些传播疾病往往呈局部地区流行或季节性流行等,如弓形虫、西尼罗病毒、变异克雅病、寨卡病毒、埃博拉病毒等,目前已知的具有潜在传播风险的病原体已有60多种。同时,血液制品污染导致的感染也是感染性输血风险的一种,这种情况多见于血小板的输注,其可以发生在采供血过程中的很多环节,如献血者本身有菌血症、无菌操作不严格、血袋破损、冷链储存不严格等。

过去的几十年里,血液病原体的发现和检测技术取得了巨大的进展，为血液安全提供了保障。随着血清学和分子检测技术以及血液安全预警系统的应用，至少在高收入国家，主要病毒的输血传播感染已很少见。在20世纪80年代人类免疫缺陷病毒和20世纪90年代丙型肝炎病毒传播的危机之后，许多国家的血液安全政策一直以预防为基础。我国目前主要通过针对主要传播病毒的核酸检测和献血者的健康征询筛查进行输血传播疾病的预防。然而，对于未经检测的病原体，特别是那些导致新发传染病的病原体，显然还没有完全得到控制。此外，受血者的免疫状况也对输血传播疾病的预后有影响。最近，几个国家的血液采集机构与国家管理当局和国际输血医学组织合作制定了“基于风险的决策”（RBDM）[19]，并开始考虑定义一个可承受的风险水平，能够同时平衡受血者的安全、血液供应、成本和商业利益，在更有效保障血液安全供应的前提下，可以减轻血液安全检测和筛查的成本。

（三）第三类输血风险的把控

第三类输血风险是指在输血过程中或输血后发生了除外溶血反应与输血传播感染，用原来疾病不能解释的新症状或体征[18]。第三类输血风险包括但不限于发热反应、过敏反应、循环超负荷、输血相关移植物抗宿主病、输血相关急性肺损伤、输血相关免疫抑制等。由于检测技术的提高和血液预警系统的应用，目前第三类输血风险是最常见输血不良反应，主要致死性的输血风险也从ABO溶血性输血反应转为输血相关急性肺损伤，以及现在的输血相关循环超负荷和细菌污染等。2016年美国FDA的输血相关死亡报告显示，1 200万份输血产品致死病例中包括输血相关循环超负荷19例、输血相关急性肺损伤8例、过敏反应5例、细菌污染5例和ABO血型不合的溶血反应4例[20]。此外，过去十年细菌污染及输血相关急性肺损伤逐渐减少，随着滤除白细胞的普遍应用，输血相关移植物抗宿主病也在减少。

除常见的输血风险外，近些年来关于输注储存血液成分导致临床不良预后的报道越来越多。例如，红细胞在保存过程中会发生贮藏损伤，可能会释放一些颗粒物质等通过激活患者补体系统的途径而增加输血患者的预后风险；另外，献血者的个体差异可能也会影响血浆某些活性物质的水平而增加受血者的风险。随着输血医学研究不断突破，可能还会发现迄今未知的输血风险和输血相关不良后果。此外，随着新血液产品的推出，如冷藏血小板和冻干血浆等，可能也会有相关的输血风险被发现。血液安全是目前输血医学研究的重点，国际上多个国家已经建立了血液安全预警机制，对于输血风险的管控起到了良好的效果。但是我国的血液预警机制还不够完善，输血不良反应上报及追踪不够及时和完整，我们应该尽快完善体系，以求最大限度地减少输血风险。

在面临输血风险的同时，也存在未及时输血导致不良事件的风险，如Rh阴性血的患者因缺乏阴性血而未能及时救治，偏远地区因血液短缺及血液运输困难等造成的延误治疗。因此，在提高技术的同时完善相应的制度，才能尽可能地减少输血相关风险。

第二节　输血技术的发展历程

一、输血相容性检测技术的发展历程

输血医学的发展至今已超过一个世纪，虽然早在17世纪就有将动物血液输给人类的记载，19世纪开始尝试人与人之间输血，但直至1900年Landsteiner发现ABO，才开启了以ABO血型发展为标志的现代输血技术，使数百年来人们尝试以输血挽救生命成为一种科学的临床治疗方法。输血医学发展到今天，已由一种治疗手段成为医学科学中的一门独立学科，输血医学发展为一门涉及免疫学、遗传学、血液学、传染病学、移植生物学、病毒学以及生物工程学多学科交叉专业。

（一）血型检测技术的发展

1900年2月奥地利免疫学家Karl Landsteiner在他发表的论文中描述了人类红细胞的凝集作用，指出健康人的血清不仅能凝集动物的红细胞，也能凝集人类不同个体的红细胞。一年后他发表了具有历史意义的论文[21]，文章初次描述了人类第1个ABO血型系统，指出人类血液中存在一些天然产生的凝集素，混合不同人的血清和红细胞可以分为A、B、C（后来成为O）3组，A组个体血清能够凝集B组人的红细胞，但不凝集同组其他人的红细胞；B组人血清凝集A组人的红细胞，但不凝集同组其他人的红细胞；C（O）组红细胞不能被任何人血清凝集，但其血清既能凝集A组红细胞也能凝集B组红细胞；Decastello和Sturli增加了第4组（AB）。1901年到1903年间，Landsteiner曾指出不同人之间输血可能产生休克、黄疸、血红蛋白尿等症状。1907年Hektoen报告输血有引起溶血反应的危险性。1908年纽约German医院的内科医生ottenberg开始研究输血前配合试验，1911年他建立了临床鉴定ABO血型方法，1913年他发表了一项研究报告指出提前进行体外血液相容性试验对防止输血事故具有重要意义[22]。以抗原抗体反应为基础的红细胞凝集方法，是血型检测的经典技术。在发现ABO

血型后近一个世纪，红细胞凝集技术在血型抗原检测中广为应用。根据反应介质不同，血型鉴定的方法主要有玻片法（瓷板法）、纸板法、试管法、微孔板法、微柱凝胶法（包括微柱玻璃珠法）、红细胞磁化技术等。其中玻片法、纸板法、试管法为典型的凝集反应，是较早应用于实验室的血型检测的方法，随着自动化检测技术的发展及扫描酶标仪问世后，20 世纪 60 年代后期微板法开始应用于临床，其改变了传统血型手工操作，肉眼判读结果的状态，具备节省试剂和耗材，节约血清，缩短检测时间，适合批量操作等优点，在采供血机构广泛应用。1990 年 Y. lapierre 发表文章介绍了一种检测红细胞抗原抗体反应的新技术——微柱凝胶免疫试验技术[23]。该技术利用凝胶颗粒形成分子筛的原理，将凝集和未凝集的红细胞分离：凝集的红细胞被捕获在凝胶管中，未凝集的红细胞通过离心力到达试管底部。该技术优点为操作简便，所需样本少，工作程序易于实现标准化、自动化，结果可直接通过离心后的凝胶卡判读，明确可靠，易于判读，由于不再需要通过摇动试管来判读结果，降低了实验室技术人员之间的误差，目前广泛应用于临床。后续又开发出微柱凝胶的另一种形式——应用玻璃珠代替凝胶（微柱玻璃珠法），该方法可缩短离心时间，从而可更快地得出血型结果。另一方面微柱凝集技术也存在一些弊端，如成本较高，红细胞的浓度过高或过低可能会导致假阴性或假阳性，血清中纤维蛋白干扰和细菌污染等情况，会导致假阳性结果等。红细胞磁化技术是将磁微粒附着在红细胞表面以磁化红细胞，磁化后的红细胞在磁场的作用下聚集在 U 型孔的底部，用磁力替代离心力可有效避免离心过程对实验结果造成的影响，提高了实验的可靠性，可避免冷凝集、纤维蛋白等导致的假阳性现象。

随着分子生物学的发展，20 世纪 80 年代中后期，主要血型基因逐渐被克隆，其基因组成和序列也相继被阐明。1990 年 ABO 血型基因被克隆，为基因鉴别 ABO 血型奠定了基础。特别是聚合酶链反应（polymerase chain reaction，PCR）技术发明以后，基因多态性检测技术不断出现。目前用于临床血型基因检测的技术主要有序列特异性引物 PCR（PCR-SSP）技术，该方法操作相对简单，特异性好，通量可小、可大，是目前常用的血型基因检测方法，国内外很多公司已开发出商品化试剂盒应用于临床和科研。序列特异性寡核苷酸探针（SSOP）杂交分析法，该方法为中低通量检测方法，特异性略低于 SSP 法，可实现半自动化检测，主要用于人类白细胞抗原基因的分型。基因芯片技术也称为 DNA 芯片、DNA 微阵列、寡核苷酸阵列技术，该方法可将数以万计的 DNA 探针固化于支持物表面，产生二维 DNA 探针序列，通过检测杂交信号来实现对生物样品快速、并行、高效的检测，目前国外已开发出基因芯片检测试剂盒应用于血型检测，如 Bloodchip 和 Beadchip 等[24]。随着 DNA 测序仪的广泛应用，使得血型基因检测有了跨越式发展，DNA 测序技术的应用使越来越多血型新变异基因的发现得到确认。虽然 ABO 血型基因分型技术还不能完全代替血型血清学方法鉴定血型，但是在基因序列水平上对 ABO 血型的鉴别，使人们对于 ABO 亚型的处理手段不再仅局限于血清学的证据推断，开辟了血型鉴别的新纪元，在未来的血型鉴定中将会越来越多地应用到实际临床工作中。

另外，随着临床血型检测的需要，一些操作更快速、更灵敏的血型检测方法应运而生。已有研究证实可将流式技术应用于 ABO 亚型的快速鉴定。酶联免疫吸附试验用于唾液中血型物质的检测，与经典的红细胞凝集抑制实验比较其敏感性可高出 1 000 倍。将免疫磁珠技术与蛋白质微阵列方法结合的蛋白质芯片技术，利用补体 C1q 作为共同示踪用于血型检测，其灵敏度、特异性均高于试管法。微流控芯片技术将血型特异性抗体固定在石英共振器的金属电极上，通过检测共振频率来监测红细胞上是否有对应的血型抗原。有文献报道表面等离子体共振技术检测血型，通过表面等离子体共振生物传感器检测溶液中分析物与固定在传感器表面的生物分子识别元件之间的相互作用来检测血型抗原。随着多学科技术交叉及分子生物学的发展，将这些先进的技术应用于血型相关检测将成为临床输血学新的研究方向。

（二）红细胞意外抗体筛查技术的发展

由于输血、妊娠或移植等免疫因素引起同种产生的、除正常的抗 A 和抗 B 以外的血型抗体通常称为红细胞同种抗体，也称为意外抗体或不规则抗体，包括 ABO 亚型产生的抗体。受血者产生意外抗体后，如果交叉配血试验未能检出，患者再次输入含有对应抗原的血液成分时可导致迟发性和/或速发性溶血性输血反应。因此意外抗体筛查可有助于早期发现红细胞同种抗体，对于提高输血安全意义重大，已成为输血前检测三大常规试验之一。

1911 年 Carlo Moreschi 建立抗人球蛋白实验，但不幸的是 Moreschi 死于第一次世界大战，资料随之失落。直到 1945 年 Coombs 重新认识抗人球蛋白试验，发明了抗人球蛋白技术[25]，可检出血液中的不完全抗体，目前已成为临床常规应用的检测技术，主要用于意外抗体筛查、抗体鉴定和交叉配血的检测。其中盐水间接抗人球蛋白试验是传统方法(也称为经典抗人球蛋白法),为提高抗体的检出水平和效率,与之对应的改良方法逐渐开始应用。白蛋白-间接抗人球蛋白试验可使孵育时间缩短至30分钟,并提高检测的灵敏度;低离子强度溶液-间接抗人球蛋白试验,其低离子强度的试验环境可以增加抗体结合红细胞抗原的速率,而不降低其灵敏度,孵育时间可缩短至10分钟;聚乙二醇(PEG)可作为红细胞抗原抗体反应的增强剂,虽然PEG-间接抗人球蛋白试验对IgM型抗体,如Lewis系统中的IgM抗体呈弱反应性,甚至无法被检出,但能提高IgG型抗体检测的灵敏度[26-27]。上述这些抗人球蛋白检测技术均为基于试管内反应,需工作人员手工操作完成,检测步骤复杂,对实验室技术人员检测水平及熟练程度要求较高。微柱凝胶抗人球蛋白技术与传统试管法抗人球蛋白技术对比,不再需要洗涤红细胞三次和摇晃试管看结果的步骤,故在保持其检出灵敏度的基础上,进一步提高了检测效率,可用于意外抗体筛查、抗体鉴定和交叉配血等实验。随着半自动、全自动仪器逐步应用于临床,很大程度降低了人为操作带来的误差,检测的标准化程度也越来越高。除了检测的灵敏度和特异度,检测时间也是临床关注的指标之一。1968年P. Lalezari发表的文章中介绍了一种新的红细胞抗体检测方法凝聚胺技术,该方法与抗人球蛋白法比较,其最大的优势是大大缩短了检测时间,可在3~5分钟内完成检测。该方法对Rh系统抗体检测的灵敏高,但对于检测Kell(K)抗原的同种抗体的灵敏度却很低[28-29]。酶技术虽然可增强Rh、Kidd和Lewis等血型系统抗体检出,但是也会破坏MNSs、Duffy血型系统等红细胞抗原,导致抗体漏检,鉴于酶法的上述优缺点,该技术已不作为意外抗体筛查常规使用的方法,但其用于意外抗体特异性鉴定作用越来越突出。另外红细胞磁化技术、固相捕获技术临床上也用于检测意外抗体检测。

为了更快速准确地检出意外抗体,人们在不断尝试将新的技术用于意外抗体检测。如基于液相芯片技术的红细胞血型抗体芯片,其检测灵敏度可高于常规微柱凝胶抗人球蛋白法约700倍左右,避免低效价抗体漏检,并可实现抗体的定量检测,经验证具有高度特异性、良好的稳定性及重复性[30]。意外抗体筛查由于受患者自身影响以及目前技术及试剂因素限制,临床检测中存在一定的假阳性和假阴性,至今没有覆盖所有有临床意义抗体对应抗原的抗筛细胞,有待更多新技术的突破。

(三)交叉配血试验技术的发展

交叉配血试验技术是输血相容性检测三大常规试验之一,其目的是检测供血者和受血者之间血液的相容性,避免发生溶血性输血反应,提高输血安全。用于交叉配血的方法与红细胞意外抗体筛选的方法大部分是相同的。在对于血型认识的初期,盐水介质法交叉配血可用于检测供者的血液和受者的血液是否具有相容性。该方法是验证ABO配合性最常用的方法,但其只能检出ABO、P、Lewis、MN等系统的IgM类型完全抗体,不能检出Rh、Kell、Kidd、Duffy等系统的IgG类不完全抗体。随着人们对于血型的认识逐渐深入和血清学技术的发展,盐水法已不能单独作为常规的配血方法使用,临床需要选择能检出不完全抗体的交叉配血法,如凝聚胺法、抗人球蛋白法等,目的是除了能检出ABO血型系统抗体引起的交叉配血不合外,也必须可检出非ABO血型系统抗体引起的交叉配血不合。除常规的血清学技术外,单核细胞单层试验(MMA)证实其可以区分是否有潜在临床意义的抗体,对于疑难配血的患者可能是一个解决手段,因此在高频抗体或存在复杂的多重抗体的患者的输血治疗中,可以通过MMA试验为其筛选合适的供者,可以一定程度提高输血的安全性[31]。

电子交叉配血也称为计算机交叉配血,也就是通过计算机系统为患者选择血型相容的血液。电子交叉配血的前提是受血者和供血者的血型必须相容且无意外抗体检出,这样才无需对供受者的血样做血清学交叉配血试验,由计算机直接分配血液。实施条件需满足:准确的供受者血型,灵敏的意外抗体筛查方法和安全可靠的输血相容性计算机软件系统。电子交叉配血的优点在于简化工作,缩短了出报告的时间,对供受者均进行意外抗体检测,一定程度上提高了患者输血的安全性。但也存在局限性,如对于意外抗体筛查谱细胞的要求较高,如果谱细胞设计存在三系均阴性的格局,则会漏检意外抗体;一些低频抗体不能有效检出,如抗-Dia和抗-Mia抗体等,也有可能带来输血风险;另外由于目前抗筛试剂来源于O型供者红细胞,故其不能检出ABO亚型抗体,此类抗体只能通过血清学的交叉配血实验来发现,电子配血尚不能有效规避其风险。目前美国、英国、瑞典、澳大利亚、中国香港等已经有医院采用了电子交叉配血系统,我国由于各地采血机构未广泛进行意外抗体筛查,因此开展条件受到一定限制,但也有部分医院开始探索电子交叉配血在国内医院应用的安全性。交叉配血的目的是保障临床输血安全、有效,避免无效输血,交叉配血技术为实现这个目标仍需不断改进、提高。

二、献血者血液筛查技术的发展历程

随着病原微生物学的发展,输血传播疾病的风险逐渐被人们认识，减少输血传播血源性疾病，提高临床输血安全性，是输血医学科学研究的重要内容之一，相应的预防措施也随之出现。如 1943 年关于输血可以传播黄疸型肝炎的研究结果发表；20 世纪 40 年代一些血站开始检测梅毒；1965 年乙型肝炎表面抗原（HBsAg）被发现之后其他肝炎病毒被陆续发现；1969 年美国开始进行献血者的 HBsAg 检测；1981 年美国报告首例获得性免疫缺陷综合征，该报道出现不久，获得性免疫缺陷综合征对输血安全的巨大挑战悄然而至，1983 年法国媒体披露的一起因血液制品污染 HIV 的公共安全事件中，至少导致 11 个国家的约 4 000 名患者被感染，1985 年世界各国相继对献血者进行 HIV 抗体筛查；1989 年丙型肝炎病毒（HCV）被发现，1990 年开始对献血者进行 HCV 检测；1980 年美国学者首次分离到人类嗜 T 淋巴细胞病毒（HTLV），1986 年日本对献血者进行 HTLV 抗体检测，其后美国、法国、荷兰等国家也相继对献血者进行 HTLV 抗体检测；1999 年美国将核酸检测技术应用于献血者病原体的检测。目前随着检测技术的进步，一些已知的输血传播病原体的检测窗口期不断缩短，但并未完全消失，新的经血传播病原体又不断被发现，因此对于献血者的血液中的病毒筛查一直是输血安全关注的重点。

（一）谷丙转氨酶检测技术的发展

谷丙转氨酶，又称丙氨酸转氨酶（ALT），属于血浆非特异性酶，存在于机体各个器官、骨骼、组织、肌肉中，其中含量最多的部位是肝细胞的细胞质，在机体器官组织出现病变时会向血液中释放 ALT，ALT 水平升高是肝细胞受损的敏感指标。20 世纪 80 年代初期，由于丙型肝炎 ELISA 试剂的灵敏度不高，ALT 能灵敏地反映肝脏损伤，世界各国便将 ALT 作为非甲非乙型肝炎的替代筛查指标。随着实验室筛查手段快速更新，ELISA 试剂的灵敏度和特异度大幅提高以及病毒核酸检测技术（NAT）引进，1999 年美国取消了献血者 ALT 的检测，而后其他国家也逐渐取消。由于中国是肝炎大国，因此血清 ALT 检测在我国仍然是无偿献血健康体检的必查项目之一，2012 年将检测不合格阈值由原来的 40U/L 变更为 50U/L。ALT 检测方法有酮体粉法、赖氏法、速率法、丙酮酸氧化酶法。

赖氏法是 ALT 检测的经典方法，其原理通过将样本显色与丙酮酸标准品配制的系列标准液比较，来求出样本中 ALT 的活性。最初该方法需手工试管法测定，工作量大，检测时间长，现在以酶标板作为实验板，自动化加样，酶标仪比色分析，不仅降低了工作量及成本，也使结果标准化。

速率法又叫动态法，国际临床化学联合会（IFCC）将速率法推荐为参考方法。该方法通过仪器连续检测生化反应过程中的吸光度变化，得到吸光度的变化速率来检测酶的活性。其原理为在酶反应确定的条件下，血清中的 ALT 和底物作用，产生丙酮酸，底物中的乳酸脱氢酶和还原辅酶 I 使丙酮酸还原为乳酸，同时还原辅酶 I 被氧化为辅酶 I。由于还原辅酶 I 在 340nm 处有最大吸光度，因此伴随还原辅酶 I 不断被氧化的同时 A340 吸光度值随之下降，下降速率和 ALT 活性成比例。微板速率法具有检测速度快、节省人力且受标本影响较低等优点。丙酮酸氧化酶法具有操作简便、快速、灵敏度和特异性高等优点，是目前血站实验室筛查献血者标本较为理想的方法，但不足之处是试剂盒效期较短，成本较高。

（二）乙型肝炎病毒检测技术的发展

HBV 是一种在全球范围流行的输血传播肝炎病毒，根据 WHO 统计，全球约有 20 亿人曾感染 HBV。我国是乙型肝炎的高流行区，HBsAg 是感染 HBV 后最早能检测到的血清学标志物，也是针对 HBV 最常用的检测标志物。经过多年的探索研究，HBsAg 检测方法也在不断更替、升级。最初用于 HBsAg 的检测方法有琼脂扩散法，检测灵敏度仅为 1 000ng/ml；第二代方法为对流免疫电泳法，检测灵敏度较前者提高 2~10 倍；第三代方法为反向被动血凝法，检测灵敏度约为 10~100ng/ml。

20 世纪 80 年代推出酶联免疫吸附法（ELISA 法），随着技术进步，其灵敏度逐步提高，极大地降低了输血引起的输入性感染风险。1971 年，HBsAg 被引入献血者的血液筛查，为第 1 代的 HBsAg 检测试剂[32]。目前我国采用的是 ELISA 法第 3 代试剂，是基于双抗体夹心法的原理对 HBsAg 进行检测。大多数国家可使检测灵敏度达到 0.1~1ng/ml 水平，将传统的 HBV 窗口期从 56d 缩短到 45~50d，使用高灵敏度的 HBsAg 检测试剂可在每百万次献血中多检测出 15~21 例感染。化学发光免疫分析法（CLIA）是将化学发光测定技术与免疫反应相结合的一种分析方法，它既有化学发光测定技术的高灵敏度，又兼具免疫反应的高特异性，因此临床上应用广泛。CLIA 线性范围宽，临床上常用作 HBsAg 的全定量检测，为监测乙肝患者抗病毒治疗疗效提供帮助。但由于检测成本偏高，广泛应用于献血者的筛查会受到血站检测经费的限制。HBsAg 的确认一般采用中和确认试验。

（三）丙型肝炎病毒检测技术的发展

HCV 可以通过输血传播，据统计全球约有 1.7 亿人感染 HCV[33]，大多数血站献血者筛查主要是检测 HCV 抗原和抗体，检测方法有 ELASA、CLIA 等。EIA-

SA技术主要检测感染者体内特异性抗-HCV，到目前为止已发展到第4代。已知HCV基因组由7个功能区组成：核心、E1、E2/NS1、NS2、NS3、NS4、NS5（包括NS5a和NS5b）区。1989年建立的第1代试剂可检测针对C100-3的抗体，检测窗口期为12～26周；1991年建立的第2代试剂检测针对核心抗原和非结构抗原NS3和NS4的抗体，窗口期缩短到10～24周；1993年建立的第3代试剂检测针对核心抗原、NS3、NS4和NS5抗原的混合抗体，窗口期缩短至9～23周，特异性>99%[34]；第4代试剂检测按两步夹心法检测原理，同时检测HCV抗原和抗体，具有较高的灵敏度和特异度，有研究显示在抗-HCV检测阴性、RNA检测阳性标本中的70.5%可被第4代试剂检出[35]。HCV抗原在HCV RNA阳性后2～8d抗原即出现，故第4代试剂可缩短HCV检测窗口期至7周，但由于HCV抗原不稳定，该检测技术要求高及成本等原因，目前并未普遍应用于筛查，目前大部分临床机构仍主要使用第3代试剂。部分血站采用胶体金的试剂条对献血者做快速筛查，可在几分钟内出结果，灵敏度在98%～100%，但当HCV合并HIV感染时，灵敏度会下降至77.5%左右。HCV确证检测为重组免疫印迹试验（RIBA），主要解决ELASA检测中的假阳性问题。

（四）人类免疫缺陷病毒检测技术的发展

HIV是一种可通过输血传播的逆转录病毒。1997年《献血法》颁布后，通过对献血者筛查输血传播病原体等多种措施，HIV传播风险逐渐降低[36]。ELASA法是常规用于HIV筛查的检测方法，自1985年应用ELISA检测方法检测HIV问世以来，共经历了4代试剂发展。第1代试剂以HIV全病毒裂解物为抗原包被，使用间接法检测抗-HIV，其检测窗口期为6～8周；第2代试剂采用人工重组或化学合成多肽HIV抗原包被，应用间接法原理检测抗-HIV，检测窗口期为4～5周；第3代试剂使用合成多肽HIV抗原（或重组抗原），应用双抗原（或双抗体）夹心法原理检测抗-HIV（或HIV抗原），标记HIV抗原可同时检测血清中HIV-1 IgG、IgM、IgA抗体，此类试剂的灵敏度和特异度均优于标记抗人IgG的间接法，第3试剂检测窗口期缩短至约3周；第4代试剂在第3代基础上，将针对P24抗原的抗体与HIV-1抗原一起包被固相载体，可同时检测HIV-1 IgG、IgM、IgA抗体和P24抗原，检测窗口期缩短至约2周。

（五）梅毒检测技术的发展

梅毒螺旋体（TP）经输血传播后可导致全身多个脏器病变。尽管我国在20世纪60年代已基本消灭了梅毒，但近年来梅毒又呈死灰复燃之势。对TP的筛查方法主要有2类：一类为非螺旋体抗体检测法，是以被感染破坏的宿主细胞产生的类脂物质、心磷脂、胆固醇等的结合物为抗原来检测抗体，目前主要的筛查方法为快速血浆反应素环状卡片试验（RPR）、甲苯胺红不加热血清试验（TRUST）等，其优点是操作简便、成本低廉，但由于针对非特异性抗体，易产生假阳性结果，同时对梅毒感染早期及潜伏期的检测灵敏度不高；另一类为梅毒螺旋体抗体检测法，是直接检测抗-TP，包括IgM和IgG，主要的筛查方法有ELASA、CLIA、血清荧光密螺旋体抗体吸收试验（FTA-ABS）、梅毒螺旋体红细胞和凝集试验（TPHA）、梅毒螺旋体明胶凝集试验（TPPA）等，其特点是特异性强，适合高通量检测，但成本相对较高，且假阳性率相对较高，在血液筛查中，需结合TPPA试验确认。为进一步缩短试剂检测窗口期，避免漏检，迫切需要新的血液筛查技术。

（六）核酸检测技术应用于献血者筛查的发展

核酸检测技术（NAT）是一系列直接检测病原体核酸的技术总称，主要应用物理、化学和生物学方法，通过靶核酸扩增技术，将极微量的核酸转变成直观的光电或可视信号，从而判断是否存在病原体。德国首先在1997年将NAT引入献血者筛查HIV-1、HBV和HCV，1999—2004年开始强制推行HIV-1和HCV的NAT检测。美国、日本、澳大利亚及欧洲等其他国家也从1999年开始逐步将NAT应用于献血者大规模筛查[37]，其中日本是最早在全国范围内开展应用NAT技术筛查HIV-1、HBV和HCV的国家。NAT在我国最初应用是2002年对用于ELASA方法检测HBsAg、抗-HIV和抗-HCV均阴性原料血浆筛查的研究。目前应用于血液筛查的NAT主要是PCR技术。PCR是一种模拟自然DNA复制过程的体外基因扩增技术，具有高敏感性、高特异性的优点，是目前所了解的对已知核酸序列检测最有效的方法，国内已有大量血液筛查机构采用PCR技术筛查HBV、HCV和HIV的病毒标志物。NAT显著缩短了病毒感染的窗口期，并能有效减少由于病毒滴度、病毒变异和隐匿性HBV感染等因素导致的漏检。NAT能将HCV的窗口期缩减41～60d，HBV的窗口期缩减6～15d，HIV的窗口期缩减10～15d。据报道采用NAT后，法国感染HCV的危险下降到原来的1/10，而美国则由原来的299/10万下降到现在的1/193.5万。我国自2015年实现了血站血液筛查核酸检测全覆盖。

除此之外，逆转录依赖的扩增方法还包括转录介导的扩增系统（transcription mediated amplification，TMA）和核酸序列依赖扩增系统（nucleic acids sequence based amplification，NASBA）。TMA 的扩增产物是 RNA，模拟的是 DNA 转录成 mRNA 的过程。TMA 的扩增原理为以待测病毒的 RNA 为模板，在逆转录酶作用下，逆转录成 RNA/cDNA 链，由逆转录酶降解该杂合链上的 RNA，再以剩下的 cDNA 为模板，半保留复制成双链 DNA。NASBA 的原理与 TMA 相似，只是在核酸提取和扩增产物检测的方法上有所不同。这两种方法特异度强、灵敏度高、反应条件简单，扩增效率高，无需专门的扩增仪器，同时整个反应在同一个试管中进行，减少了污染。与 PCR 相比，该方法是在 42℃的恒温条件下进行，无需热循环装置，简化了操作条件，对反应设备的要求降低。NAT 也存在一些弊端，如核酸含量过低、核酸不稳定被降解或感染者处于间隙模式以及药物影响等原因，可导致 NAT 检测出现假阴性。因此，在血液筛查过程中，NAT 不能完全取代 ELISA，二者联合应用可实现优势互补，提高检测的灵敏度，降低输血风险。

PCR-微流控芯片法是近年备受关注的新技术，其采用微刻技术，将测定系统、阀门、压力系统、反应仓等多种微流结构整合在某种芯片结构上，在电极作用下，液流中的液体和分子受高压驱动流经特定的路径，DNA 片段在毛细管电泳技术作用下分离，分离得到大小不一的 DNA 片段通过荧光检测识别，将 PCR 产物信息以数字化形式输出。该技术具有灵敏度高、操作简单、方便携带，能够实现多病原体的高通量混合检测等显著优势，在临床诊断技术上的应用已成为当前的研究热点[38]。

随着科学技术不断发展，输血传染病的病原体检测技术也在不断发展。血清学和核酸检测技术的进一步结合，是目前最大限度地预防输血传染病传播的有效方法之一。然而新发和再发输血传播病原体已成为当前影响输血安全的又一重大因素，且现有的筛查策略无法预防这些新发病原体传播，新方法、新技术的研究，是未来保障受血者和献血者安全的保障。随着今后技术的不断发展与进步，将会有更多更新的手段来保障输血安全。

三、输血治疗技术发展历程

单采一词衍生于希腊词汇“aphairesis”，广义上讲是“去除或移除”的意思。根据去除成分的不同，治疗性单采术可分为治疗性血细胞单采术和治疗性血浆置换术。早在 1902 年，Hedonism 就做了血浆置换术的动物实验，1909 年 Fleig 首次为尿毒症实施血浆置换术，1914 年 Able 为双肾切除的狗进行血浆置换术的试验报告首次使用 plasma apheresis 一词。1952 年，Adam 等用血浆置换术治疗多发性骨髓瘤患者的高黏滞综合征，同年第一台初级血浆成分分离机问世。1965 年美国研制出第一台连续流动离心式血液成分分离机[39]。此后血液成分分离机不断更新，治疗适应证也日益扩大。

（一）治疗性血液成分单采技术的发展

治疗性血液成分单采术，是快速去除患者血液循环中异常增多的病理性细胞或血浆，以减少其对机体的致病作用，达到缓解病情的目的。可根据需转移走的血液成分分为治疗性白细胞（粒细胞、淋巴细胞）单采术、治疗性红细胞单采术、治疗性血小板单采术、外周血干细胞单采术和治疗性血浆单采术[40]。

治疗性血液成分单采技术可分为手工法和自动化机械法。手工法是采用多联袋系统，先将患者血液采集到含有抗凝剂的袋子里，再将其放在离心机内离心分离，去除病理性血液成分后，再将正常成分回输给患者，完成一轮操作，然后再进行第二轮、第三轮……这样循环几次。手工法在行血液成分分离和去除时，需要给患者输注与去除成分等量的置换液，以维持患者血容量正常和体液平衡。在整个操作过程中必须严格按照无菌操作要求进行，以预防病原体感染。该方法的优点是设备需求简单，费用相对较低，易于在基层医疗机构开展。不足之处是操作耗时，容易污染，一次性去除病理成分的量不大，不适合病情危重需尽快去除大量病理性成分的患者。

随着血液成分分离机不断改进，技术不断发展，自动化的程度越来越高，血细胞单采技术也日趋成熟。现代血液离心分离采集技术源于 1914 年美国 Johns Hopkins 医学院的研究小组。经过两次世界大战期间的发展，血液离心分离和储存技术得到很大的发展，到 20 世纪 50 年代初，Dr Cohn 开发出第一台封闭式的血液分离机，在此基础上 IBM 的高级工程师 Mr. G. Judson 与美国国家癌症研究所合作开发出第一台连续式血细胞分离机，从此以后，血细胞分离机进入快速发展时代，为整个输血医学带来了革命性变化。国内外一些医疗器械公司纷纷推出不同型号、不同功能的血细胞分离机投入市场[41-42]。按照工作原理，血液成分分离机分为三类：离心式、滤膜式和吸附式。

离心式血细胞分离机应用广泛，其核心装置为离心系统，根据血细胞分离机分离式和血流方式不同分为两种类型：间断流动式离心机（IFC）血细胞分离机和连续流动式离心机（CFC）血细胞分离机。

IFC 血细胞分离机工作时，在泵的抽取和驱动下，血液经过抗凝后流经分离管路，进入离心杯离心分离。数根收集管路与离心杯和收集袋相连,用于收集不同的血液成分。在离心力的作用下,血浆成分首先得到分离,血小板和白细胞随后也被分离和收集。这一过程完成后,泵反向转动,将红细胞和其他血液成分一同回输给患者或者供者。当离心杯无血液时,整个程序又被启动进行第二轮分离采集,直到达到期望的效果。IFC 血细胞分离机的优点是只需一根静脉通路用于抽血离心和剩余血回输;缺点是所需体外循环血容量较大,患者呈周期性的低血容量和高血容量。这对一般成年患者影响较小,但对危重症患者,尤其是儿童患者不能承受血容量忽高忽低的变化。

CFC 血细胞分离机一般需要两条静脉通道,血液从患者一条静脉通道采出,通过离心分离出需要去除的血液成分,其余从另一条静脉通道回输给患者,如此连续不断完成一次单采术。这种方式分离速度快,分离的血液成分较为纯净,体外循环血量少,血容量变化较小[43];缺点是仪器本身和对应耗材价格较高。

(二)治疗性血浆置换技术的发展

治疗性血浆置换(TPE)是治疗性血液成分单采术的重要组成部分。TPE 通过血细胞分离机或血浆分离器,将患者血浆与血细胞成分进行分离,去除含有大分子量(非细胞类)致病物质以及纤维蛋白原、免疫球蛋白的血浆成分,同时补充血浆或其他置换液,并与血液细胞成分一起回输至患者体内。也可将分离出的血浆成分通过吸附器等装置清除血浆中的特异性致病因子,以达到治病目的。用于血浆置换的技术,除可采用离心式血液成分分离机外,还可使用滤膜式和吸附柱式血液成分分离机。

滤膜式血液成分分离机只能用于治疗性血浆置换,不能用于治疗性血细胞单采术,故又称滤膜式血浆分离机。20 世纪 70 年代,分离机应用通透性和生物相容性都比较好的高分子材料制成的膜滤器代替离心容器,当血液流入膜滤器时,在一定的膜压下,只允许血浆从膜中透过导管排出,而血细胞成分被阻挡于膜滤器内从另一导管排出,血细胞与置换液混合后回输给患者。为了选择性去除血浆中的致病物质、克服全血浆被去除的缺点,现已在膜滤式血浆分离机的基础上加以改进,研制出双重过滤膜式血浆分离机。这种分离机的原理是先让患者的血液通过一个孔径较大的膜式过滤器,使血浆和血细胞分开,然后再通过一个孔径较小的膜式过滤器,去除血浆中病理性大分子物质后,再把清除后剩余的血浆与血细胞回输给患者。

吸附柱式血液成分分离机也只能用于血浆置换术,可选择性从全血中清除血液病理性成分,或从全血分离出的血浆中将病理性成分清除。该技术以免疫亲和层析的原理为基础,选用有特殊吸附作用的物质作为吸附剂,把经过滤膜式血浆分离机分离出来的血浆再经过吸附柱,血浆流经此柱时,病理性血浆成分被吸附在柱内,正常血浆回输给患者。常用的吸附剂有活性炭、DNA 胶体、单克隆抗体、葡萄球菌蛋白 A、硫酸葡聚糖纤维素等。用这些吸附剂可以制成胆红素吸附柱、活性炭吸附柱、免疫吸附柱、低密度脂蛋白吸附柱等,将不同的吸附柱安装在分离机上可以针对性的治疗不同疾病。

治疗性血细胞单采术是一项治“标”不治“本”的体外血液净化技术,虽然不是根治性措施,但可在短时间内更为迅速地去除患者血液中致病因子,起到暂时缓解病情的作用,为临床进一步针对病因治疗提供了治疗时机。随着血液成分分离机不断改进和更新,治疗性血细胞单采术治疗技术也将日趋完善。治疗性血细胞单采术已广泛用于治疗一些难治性疾病,并取得了一定疗效,这将给更多的患者带来希望。

第三节　血液制品的变迁与展望

一、输血发展史

人类输血发展至今已有四百余年的历史,经历了漫长的认知和实践变迁。从中世纪人们认为血液是人体的“生命力”,妄图通过饮血和放血来改善健康或去除疾病开始,人类就开始尝试“输血”了。直到 17 世纪初期英国生理学家 William Harvey 首次发现血液循环,为以后的输血奠定了理论基础,医学家们才开始尝试动物对动物、动物对人以及人对人的输血试验。由于经常发生致死的输血反应,研究者们在很长一段时间里只能对输血疗法进行理论探索。进入 20 世纪后,随着红细胞血型的发现、血管吻合术的发明、无菌术的引入、实用抗凝技术的应用以及交叉配血试验的开展,输血逐渐发展成为有效的治疗手段,应用于临床救治。

(一)全血输血

全血输血在军事医学中的应用有近百年的历史,可以追溯到第一次世界大战。血容量不足是导致休克和战场死亡的主要原因,而全血是一种容易获得的血液制品,既能提高血液携氧能力,扩充血容量又能纠正凝血功能,是创伤复苏的首选。第一次世界大战期间,美军尝试将含有柠檬酸-葡萄糖溶液的 O 型全血冷藏运输到前线,大大提高了外伤失血伤员的生存率。在第二次世界大战中,战伤急救多采用在受伤点对急性创伤伤员进行O型全血复苏,同时为了减少输血相关感染,战时所需新鲜全血主要是根据需要从已进行人类免疫缺陷病毒、乙型肝炎病毒、丙型肝炎病毒和梅毒检测并接种甲肝和乙肝疫苗的战备人员中收集。朝鲜战争中,为了快速急救,美军将低滴度O型全血用于非O型血伤员的救治,这样的救治策略也用于越南战争中的止血复苏。一次次国际军事冲突中的救治经验告诉我们:战时全血的使用是改善生存率的独立因素,全血是战场院前急救中首选的主要复苏液[44]。

军事医疗推动了输血技术的应用和血库的建立,战前(时)采集和血液贮存大大拓宽了输血范围。各国将全血在战时止血复苏的应用经验推广到急诊创伤救治中,不仅仅用于严重出血休克的术前急救,也应用于急性失血、体外循环等。由于存在无法快速筛查和复检输血传播性疾病这个难题,新鲜全血无法常规用于创伤急救。虽然全血制剂含有与生理功能相似的所有血液成分,但所需保存条件各异,随着保存时间的延长,全血中的血小板及不稳定凝血因子的生物学活性会发生改变,直接影响输血的安全性和有效性。因此,从19世纪70年代开始,一些发达国家中全血的临床可用性已大大降低。尽管如此,当出现大规模伤亡时,伤亡人数超过可用的血液库存时,必须权衡输全血的风险与失血性休克可能导致死亡的风险。

(二)成分输血

血液安全和可持续性是全球性问题,人们在输血实践中逐渐意识到全血输血发生同种免疫反应和感染输血传播性疾病的风险较大,加上战争对血液需求的增加,20世纪20年代,医生和科学家们开始探索血浆[45]、红细胞、血小板等血液成分的分离方法和技术,为成分输血的发展奠定基础。1936年Elliott博士首次提出使用血浆代替全血的理论。20世纪40年代初美国生化学家Edwin Cohn发明了低温乙醇法分离血浆蛋白,开创了血浆白蛋白及其他血浆蛋白成分的新纪元。第二次世界大战中,美国大规模制备冻干血浆和人血白蛋白制剂用于战场救治,挽救了成千上万伤员的生命,但同时也出现了输血相关的黄疸和暴发性肝炎。1949年美国红十字会研发出塑料血袋代替了第二次世界大战期间使用的真空输血瓶,为全血安全分离出红细胞、白细胞和血小板等血液制品提供了有利条件。20世纪50年代开始,冰冻红细胞的方法出现,50年代末,CPD血液保存液问世。随着医学科学的发展和血液成分分离技术的应用,Gibson在1959年提出了成分输血的理论,直到20世纪60年代末成分输血才真正发展起来,20世纪70年代输血史上最大的成就是成分输血替代全血输血。世界上一些发达国家成分血占全部用血量的比例逐年增加,到20世纪80年代初,发达国家的成分输血已占用血量的80%~90%。成分输血不但使宝贵的血液资源得到充分利用,并且在最佳储存条件下,最大程度地减少溶血反应的发生,更加符合精准输血治疗的要求,是20世纪输血医学的重大进步之一。现在成分输血的应用已超过半个世纪,成分输血尤其是红细胞输血比例成为衡量一个国家或地区医疗技术水平高低的重要标志之一。

(三)重构“全血”、通用型血的发展

美国外科学院的高级创伤生命支持学会建议,急性出血性休克的主要初始复苏方案是先补充晶体液和胶体液,然后输注红细胞,不鼓励常规使用血浆、血小板和冷沉淀等血液制品。休克可直接导致有效循环血量减少,并且以晶体或胶体为基础的复苏会导致稀释性凝血功能障碍、酸中毒和氧输送的持续下降。现代创伤救治理念认为有效的止血措施和损伤控制性体液复苏治疗是创伤后大出血的主要复苏策略。尽管全血是创伤失血性休克患者的首选复苏血液制品,但是由于需要扩大实验室对血清标志物和核酸供体的检测范围和有效的储存条件,全血并不常见,在严重战伤和日常创伤的创伤救治实践中选择输注血浆、血小板与浓缩红细胞比例单位是1:1:1的重构“全血”可改善预后和降低死亡率[46]。21世纪初,美军在阿富汗、伊拉克的军事冲突中开始使用1:1:1重构“全血”。一项针对平民创伤患者的随机研究发现相对于1:1:2重构“全血”,1:1:1重构“全血”可改善早期止血,并在24小时内减少因出血引起的死亡[47]。两项关于战斗伤亡的回顾性分析中,将新鲜全血和重构“全血”疗法进行了比较,一项研究认为在严重战斗伤害的复苏过程中,使用新鲜全血可能具有潜在的生存益处,而另一项研究却认为两种输血疗法等效。以上研究均强调了在复苏早期向严重出血患者提供全血或1:1:1重构“全血”[48]。值得一提的是,由于血液成分制备和存储过程中都会造成红细胞、凝血因子以及血小板的损耗,因此在创伤急救时,应充分考虑血液成分的储存损伤可能降低输血效能[49]。

由于血液资源特别是血小板的缺乏,很难在战场或医院供应足够的1:1:1重构“全血”。在血浆及血小板有限的前提下低滴度的O型全血可作为通用型血,用于血型未知的紧急输血。低滴度O型指的是免疫球蛋白G(IgG)和免疫球蛋白M(IgM)中的抗A和抗B水平较低,由于IgM水平与溶血关系最密切,因此主要关注IgM水平。虽然目前尚无低滴度抗体标准,但许多专家建议IgM水平低于1:128的O型全血

适合作为通用供体血液使用[50]。低抗 A 和抗 B 抗体滴度的 O 型全血可以在 CPD 中保存 21 天或在 CPDA 中保存 35 天。研究证实冷储存通用型血用于非 O 型创伤患者的复苏过程中不会引起溶血[51,52]。因此，通用型血简化了输血流程，可以更迅速地复苏伤员，提高应对大规模伤亡的能力，目前在美国多个创伤中心，通用型血已被用于创伤失血患者的治疗[53]。

二、血液成分的应用

科学合理的输血能够治疗疾病、挽救生命，但输血是把双刃剑，在治疗同时也会带来输血风险。成分输血最大程度地利用了血液资源，降低了输血风险。血液成分属于单供者制品，是根据各种血液成分比重不同，用物理或化学方法从供者血液中分离出各种有效成分。血液成分有以下几种：红细胞成分、白细胞成分、血小板成分和血浆成分。

（一）红细胞成分

红细胞输血作为临床治疗中提高机体携氧能力，改善贫血患者组织缺氧状况的有效治疗措施，广泛用于临床治疗。最初的红细胞输注指征主要是“10/30”原则（维持血红蛋白在 100g/L 以上、血细胞比容在 0.30 以上），在陆续发现血液传播病原体后，临床输血策略开始发生改变。1988 年，NIH 提出，根据血红蛋白（Hb）水平的客观标准以及患者症状和氧合状态的主观标准来共同决定是否输注红细胞。《全血和成分血使用》（WS/T 623—2018）中[54]，同样建议要参考患者临床症状、血红蛋白水平、心肺功能、组织氧供与氧耗等因素，而不应将血红蛋白作为输注红细胞的唯一指征。其中，血流动力学稳定的成人患者（包括重症患者）Hb 水平低于 70g/L 以下才考虑输血；既往有心血管疾病或术后患者，限制性 RBC 输注阈值为 80g/L。当患者出现胸痛、直立性低血压，对液体复苏无明显反应的心动过速或充血性心力衰竭等症状时，可根据病情提高 Hb 阈值。从近年来输血指南的更新和进展可以看到，指南基于大多数输注红细胞随机对照研究目前支持的限制性输血策略，并推荐多数情况下多数患者适用的两个限制性输血阈值，使得输血决策更加个体化，比如红细胞输血决策不应仅仅根据患者的血红蛋白水平，而要考虑到患者个体与氧供相关的症状和体征以及输血替代方案的应用等。

红细胞成分的种类也比较多，包括悬浮红细胞、浓缩红细胞、去白细胞悬浮红细胞、洗涤红细胞、辐照红细胞、冰冻解冻去甘油红细胞。不同种类的红细胞也要根据适应证来选择。目前国内最常用的是悬浮红细胞成分，主要用于提高血液携氧能力，缓解缺氧引起临床症状。浓缩红细胞成分去除了全血中大部分血浆以及血浆中的钠、钾、乳酸和柠檬酸盐，容量小携氧能力相同，适用于存在循环超负荷高危因素的患者，如充血性心力衰竭患者及婴幼儿患者等。去白细胞悬浮红细胞不仅可以预防非溶血性发热性输血反应，还可以预防白细胞抗原同种免疫，广泛用于临床预防非溶血性发热反应，尤其适用于因多次妊娠、输血产生白细胞抗体而发生同种异体免疫反应的患者、地中海贫血以及造血干细胞移植或器官移植后需反复输血的患者。洗涤红细胞去除了大部分血浆蛋白和白细胞，可以有效减少输血过敏反应，适用于血浆蛋白过敏、阵发性睡眠性血红蛋白尿症、IgA 缺乏患者、非同型造血干细胞移植患者、新生儿输血、宫内输血及换血等。但是洗涤红细胞在洗涤制备过程中也损失了 20%～30%的红细胞，直接影响输注疗效，因此一定要避免洗涤红细胞的超适应证输注，尤其是自身免疫性溶血性贫血患者无须输注洗涤红细胞。辐照红细胞是对各种红细胞成分的免疫活性淋巴细胞进行的辐照处理，以预防输血相关的移植物抗宿主病，主要适用于造血干细胞移植或器官移植术后、免疫缺陷或免疫抑制、Ⅰ/Ⅱ级亲属间输血的患者。冰冻解冻去甘油红细胞在解冻、洗涤过程中去除了绝大多数白细胞及血浆后，保存期延长，适用于稀有血型患者及有特殊情况患者的自体红细胞的长期保存，用于应急。

（二）白细胞成分

临床中可使用的白细胞成分多为单采粒细胞制品。白细胞中起治疗作用的粒细胞是中性粒细胞，主要功能是趋化、吞噬并杀死机体的致病细菌，化疗、放射疗法和其他对骨髓造血功能损害的药物会对肿瘤患者造成骨髓抑制，白细胞计数尤其是中性粒细胞减少，增加感染发生。因此临床中可通过治疗性粒细胞输注来纠正中性粒细胞缺乏并发的严重感染。但是随着广谱抗生素和升粒细胞药物的应用以及白细胞抗原易引起同种免疫反应，临床必须严格根据适应证进行粒细胞输注，避免预防性输注。由于缺乏证据和临床试验，目前尚未制定粒细胞制品的临床指南。先天性中性粒细胞功能紊乱如慢性肉芽肿病或严重的中性粒细胞减少（绝对值$<0.5\times10^9/L$）并发感染（发热 48 小时以上，有明确细菌感染证据），在积极抗感染治

疗 72 小时无效情况下，均可考虑输注单采粒细胞制品。值得注意的是，骨髓造血功能恢复快的患者和持续骨髓功能衰竭的患者，都不建议治疗性粒细胞输注。由于粒细胞在外周血液循环中存在的时间短暂，因此粒细胞制品的输注剂量必需足够（$\geq 1.0\times10^{10}$）。但是在临床实践中，较高剂量除了可能提供治疗益处，也可能带来诸如肺损伤等不良反应的风险。粒细胞输注的不良反应包括发热反应、严重的肺部并发症、缺氧、高血压、白细胞抗原同种免疫以及输血传播疾病风险，尤其需要注意的是免疫抑制人群中巨细胞病毒的传播。值得注意的是，细胞计数不能直接反应输注疗效，还要结合感染症状控制和骨髓功能的恢复情况来看。

（三）血小板成分

血小板输注对于预防或治疗因血小板减少或功能障碍引起的出血是必不可少的。血小板成分主要有浓缩血小板和单采血小板两种。传统手工法制备浓缩血小板是从 200ml 全血中分离出的约 2.0×10^{10} 个血小板/单位，因此每次需输注全血制备浓缩血小板 10~12 单位方可达到一位成年患者的输注治疗剂量。单采血小板是采用血细胞分离单采技术，从单个供血者血液循环液中采集的至少包含 2.5×10^{11} 个血小板/单位。20 世纪八九十年代制定的早期血小板输注指南建议以 20×10^9/L 作为输注血小板的临界值，研究发现，当血小板计数$<5\times10^9$/L 时出血风险显著增加，而在（10~100）$\times10^9$/L 时出血风险没有变化。2015 年 AABB 建议血小板计数$\leq10\times10^9$/L 预防性输注一个单位血小板，以减少自发性出血的风险。在中心静脉置管术时血小板计数不低于 20×10^9/L；在腰椎穿刺术和非脑部手术时，要求血小板计数不低于 50×10^9/L[55]。美国临床肿瘤学会（ASCO）发布的癌症患者血小板输注策略基本与 AABB 一致，侵入性较小的手术如骨髓活检的血小板计数不低于 20×10^9/L，同时建议提供滤除白细胞血小板以防止同种免疫。《全血和成分血使用》（WS/T 623—2018）中[54]，提出血小板计数$\leq10\times10^9$/L 的病情稳定的非出血患者和伴有发热或感染的血小板计数$\leq20\times10^9$/L 的非出血患者需要预防性输注血小板。此外，血小板计数$\leq50\times10^9$/L 的急性失血患者或进行择期诊断性腰椎穿刺和非神经轴索手术等有创操作时建议输注血小板。在血小板剂量研究中证实，与接受标准剂量或高剂量血小板输注相比，血小板计数$\leq10\times10^9$/L 的患者接受低剂量（1/2 单位）血小板输注，具有相同的出血风险；常规或血小板库存不足时，低剂量血小板输注是安全的，而高剂量血小板输注也并未显示出其他益处。血小板输注疗效的判定是根据血小板计数是否增加以及临床出血表现是否停止或减轻共同判定，但是临床影响血小板输注效果的因素很多，免疫反应、严重感染、发热、DIC、脾大等因素都会造成血小板破坏或消耗增加，影响输注效果。

（四）血浆成分

血浆占血液的一半以上，包含多种凝血因子、免疫球蛋白、白蛋白和其他蛋白质。临床应用广泛的是新鲜冰冻血浆和冰冻血浆。新鲜冰冻血浆含有凝血系统中的所有凝血因子，包括不稳定凝血因子Ⅴ和Ⅷ因子，血浆蛋白 60~80g/L，凝血因子Ⅰ含量为 2~4g/L。冰冻血浆中含有稳定的凝血因子（如Ⅱ、Ⅶ、Ⅸ、Ⅹ因子）及白蛋白、球蛋白。在过去的几十年里，不合理使用血浆的情况经常存在，包括扩大循环容量、低蛋白血症、纠正无出血的先天性或获得性凝血缺陷。合理、安全、有效地使用血浆，必须要严格根据适应证输注血浆。《全血和成分血使用》（WS/T 623—2018）中[54]，推荐 PT 大于正常范围均值的 1.5 倍和/或 APTT 大于正常范围上限的 1.5 倍，或 INR 大于 1.7 时可考虑输注血浆，若实验室结果获取不及时，要同时结合患者出血情况来决定是否输注血浆。目前，缺乏指导血浆输血实践的随机对照临床试验证据，多是基于专家意见发表的指南，推荐下列临床适应证输注血浆：活动性出血造成的多种凝血因子缺乏（大量输血，弥散性血管内凝血）；单纯凝血因子缺乏；肝病患者凝血功能障碍；逆转口服华法林引起的出血；血浆置换治疗血栓性血小板减少性紫癜；大量输血患者。血浆输注遵循同型输注，如果血型未知的急救，则首选 AB 型冰冻血浆。血浆输注与非溶血性发热性输血反应、输血相关急性肺损伤、输血相关性循环超负荷以及输血传播疾病的感染有关。最近的证据表明，术中较高的血浆输注量与不良预后有关[56]。而在临床缺乏出血症状的情况下预防性输注血浆，以减少凝血指标异常患者出血的风险[57]。

三、血液制品的应用

《中华人民共和国药典》中血液制品的定义是："由健康人的血浆或特异免疫人血浆分离、提纯或由重组 DNA 技术制成的血浆蛋白组分或血细胞组分制品，如人血白蛋白、人免疫球蛋白、人凝血因子（天然或重组）、红细胞浓缩物等，用于诊断、治疗或被动免疫预防。”在生物药品行业内血液制品也被称为血液制剂。从人血浆白蛋白制剂产生至今，血液制品的开发利用最大程度地利用了血液资源，输注血液制品是现代成分输血的延伸。第二次世界大战推动了血浆蛋白分离技术的发展，凝血因子Ⅰ、球蛋白、白蛋白等血浆蛋白成分被分离出来。目前已应用于临床的血液制品主要有白蛋白类、免疫球蛋白类和凝血因子类。

人血白蛋白是最早进行大规模生产和应用的血液制品，从多人份血浆中分离、纯化制备而成，用于补充血管内外白蛋白缺乏。创伤、失血、烧伤引起的休克，肝硬化或肾病引起的腹水、水肿，颅压升高，体外循环和治疗性血浆置换都是补充人血白蛋白的适应证。临床使用的人血白蛋白制品是经过60℃ 10小时加热处理，灭活了肝炎病毒和其他病毒。输注人血白蛋白可能发生荨麻疹、发冷、发热或血压下降等不良反应发生率比输注血浆低得多，报道过敏反应发生率为0.011%。人免疫球蛋白制品（IgG）的临床应用包括易感人群抗感染的被动免疫预防，亦包括健康人群乙型肝炎、狂犬病、破伤风、Rh溶血病和水痘病毒感染的预防和治疗，主要有肌内注射用人免疫球蛋白、静脉注射用人免疫球蛋白和特异性人免疫球蛋白。肌内注射用人免疫球蛋白也叫丙种球蛋白，含有抗病毒、抗细菌和抗毒素的抗体，主要用于预防甲肝、麻疹、风疹等病毒和细菌感染，代替异种血清制品用于破伤风、水痘-带状疱疹、狂犬病和CMV感染，抗体免疫缺乏患者。静脉注射用人免疫球蛋白克服了肌内注射用人免疫球蛋白的缺点，允许大剂量输注且不需要频繁输注，主要用于免疫缺陷患者、自身免疫性疾病患者的免疫调节和炎性疾病的治疗。特异性人免疫球蛋白主要包括乙型肝炎人免疫球蛋白、狂犬病人免疫球蛋白、破伤风人免疫球蛋白、Rh（D）人免疫球蛋白和水痘-带状疱疹人免疫球蛋白。这些特异性人免疫球蛋白都是从含有高滴度/浓度特异性疾病抗体的混合人血浆中分离纯化，经多步病毒灭活技术处理制成，可提供被动免疫抗体，预防和治疗特异性疾病。

已广泛应用于治疗凝血因子缺乏的凝血因子制剂包括人凝血因子Ⅰ、凝血因子Ⅷ、人凝血酶原复合物。临床使用的人凝血因子Ⅰ每瓶含量为0.5~2g，相当于125~500ml血浆中凝血因子Ⅰ（又称纤维蛋白原）含量，主要适于纤维蛋白原缺乏血症、纤维蛋白原消耗增多（如胎盘早期剥离）等病理情况。凝血因子Ⅷ制品有基因重组来源和血浆来源两种，主要用于甲型血友病的替代治疗，维持甲型血友病患者有效止血的凝血因子Ⅷ水平是30%~40%。乙型血友病主要是用含有凝血因子Ⅱ、Ⅶ、Ⅸ、Ⅹ的人凝血酶原复合物治疗，但要防止血栓和弥散性血管内凝血的发生。

随着临床需求不断增加以及经血液制品病原体传播风险的存在，推动了基因重组技术在血液制品领域的发展。重组血浆蛋白制品获批上市，包括重组人凝血因子Ⅸ、重组人凝血因子Ⅶ以及重组人抗凝血酶Ⅲ等。

四、血液制品的安全性

任何血液制品都有风险。对输血风险的管控要通过加速发展献血者筛查手段、不断提高病毒检测能力、完善输血前检测、受者识别以及改善血液质量（例如滤除白细胞、辐照、病原体灭活/去除）这些实验室技术，进一步提高血液制品的安全性，降低输血风险。

（一）血液制品的潜在危险因素

同种异体输血可以传播许多传染性疾病。从第一个对血液安全产生重大影响的人类免疫缺陷病毒（HIV）出现开始，人类逐渐意识到需要警惕可能影响血液安全的感染。输血传播感染取决于病原体在血液或血液成分中的存活时间和其通过静脉途径引起感染的致病力以及受血者的免疫状况。无论感染期是长（如HBV、HIV等）还是短（登革热病毒、西尼罗河病毒等）的无症状感染都可能通过输血传播。随着献血者的严格筛选和日益敏感的筛查手段，输血传播感染的总体风险已非常低。此外，与其他输血传播感染相比，血液成分的细菌污染仍然是输血中最常见的感染风险，但发生率也在不断下降。法国2000年至2008年国家数据显示，每百万单位输血的血液成分中，通过输血传播细菌感染的发生率分别为：红细胞2.45，血小板浓缩物24.7，血浆浓缩物0.39[58]。血小板成分较容易发生细菌污染主要是与血小板保存条件在22±2℃有关。据统计，输血传播人类免疫缺陷病毒和肝炎病毒的风险较低，获得性免疫缺陷综合征发生率为1/260万，丙型肝炎发生率为1/650万，乙型肝炎发生率为1/170万。

同种异体输血的非传染性风险（溶血性输血反应、输血相关循环超负荷、与输血相关的急性肺损伤、输血相关的免疫调节以及血液储存损害）高于当前的传染性风险。患者通过输注红细胞，不仅得到具有携氧能力的血红蛋白，还包括来自供者的各种细胞、抗原、细胞碎片以及数百种代谢产物。此外，同种异体血液具有免疫活性，输血后可发生各种类型的免疫和超敏反应，这些反应的共同点是涉及免疫系统结构域的激活。而且，同种异体血液也可以起到抑制免疫系统的作用，包括肿瘤复发和感染风险的增加。越来越多的报告表明，输血患者的死亡率（短期和长期），各种疾病（例如脑卒中、多器官功能障碍、呼吸窘迫/衰竭、呼吸机依赖时间延长、肾损伤、心脏并发症，血栓栓塞事件、败血症和感染）发病率以及不同患者群体的住院时间增加。

（二）血液制品的安全保障

在过去的几十年里，输血医学工作者在血液制品的病原体安全性检测和预防方面做了很多研究。在减少输血传播感染风险的干预措施中，一般是以预防为主，必须对每人份的血液都进行检测，确保血液无HIV抗体、HCV抗体和HBs抗原的阳性表达，进一步病毒核酸检测直到确认不含病原体。尽管实验室检测的"窗口期"和"漏检率"是不可避免的，筛查献血者捐献血液中的传染源仍然是降低风险的一种关键而有效的方法，但是总是存在我们目前无法认知的新的病原体。从理论上讲，任何存在于献血者血液中而不引起明显症状并在制备和储存过程中存活的病原体，都被视为对血液安全的潜在威胁。鉴于血液供应中不断出现的新的传染性病原体，血液制品又是从多人份血浆的混合物中分离提取的，世界卫生组织规定所有品种的血液制品，在生产过程中都必须经过两次病毒去除/灭活处理，而选用的两种处理方法处理病毒的原理必须各不相同。目前经国家药品监督管理部门批准的血液制品去除/灭活病毒技术方法主要分为化学方法［有机溶剂/去污剂（S/D）处理法、低pH孵化法、辛酸处理］、加热处理（巴氏消毒法、干热法）和膜过滤法。有机溶剂/表面活性剂（S/D）处理法是目前最常用病毒灭活的方法之一，对脂包膜病毒（HIV、HCV、HBV、EBV等）非常有效，但对非脂包膜病毒（甲型肝炎病毒和人类细小病毒B19）无效。巴氏消毒法的应用受限于血浆蛋白的不稳定性，使用稳定剂可以防止不稳定血浆蛋白过度变性。人血白蛋白是第一个采用巴氏消毒灭活病毒的血液制品，目前仍采用巴氏消毒法处理。凝血因子制品（Ⅷ、Ⅶ、凝血酶原复合物）和抗凝血制剂（蛋白C）主要采用S/D处理和巴氏消毒法，可采用一种或多种方法联合去除/灭活病毒。经过核心病毒灭活后的血液制品，可通过纳米膜过滤或干热处理进行次要病毒处理。

对血液制品的处理包括白细胞减少、辐照和洗涤，主要降低输血相关非传染性疾病发生的风险。白细胞减少包括通过滤器或在血液单采过程中从血液成分中去除白细胞。减少白细胞的目的是降低输血成分中白细胞引起的不良影响，包括降低非溶血性发热性输血反应，预防白细胞抗原同种免疫，减少巨细胞病毒的传播。辐照可引起细胞核DNA不可逆损伤，使具有免疫活性的T淋巴细胞丧失活性并停止增殖。血液辐照多采用25Gy照射剂量的γ射线对血液成分进行照射，主要是预防输血相关性移植物抗宿主病（TA-GVHD）的发生。有发生TA-GVHD风险的人群包括免疫抑制的患者（造血干细胞移植或不同药物治疗）、新生儿换血或宫内输血患者、接受Ⅰ/Ⅱ级亲属血液成分的患者等。血液细胞成分的洗涤会去除大部分的血浆蛋白、电解质和抗体，这些血浆蛋白可能与输血反应有关，特别是变态反应。

五、小　　结

输血在挽救患者生命的过程中具有无可替代的地位和重要意义，但从全世界范围来看，血液长期供不应求，属于稀缺资源。面对这种情况，临床输血实践中最需要把握好输血指征，决定最佳的治疗剂量，为患者抢救治疗提供保存期内相对安全且有效的血液成分。过去的十年来，有限的血液资源保障了日益增加的手术和治疗用血，临床合理用血率大幅提高，表明在临床输血实践中使用限制性输血策略管理血液成分输注，已见成效。

在减少使用血液成分的同时，着眼于患者安全，遵循指南，加快研究新产品诸如血液代用品等，以提高血液安全性和有效性。血液代用品是输血医学的一个创新概念，是利用专门设计的化合物来执行体内运输氧气的功能，以期取代同种异体输血。它的优点在于无需要进行输血相容性检测，没有经血液传播感染的风险，具有较长保存期限并且不需要冷藏。在过去的几十年中，从全氟化碳（perfluorocarbon，PFC）血液代用品到经化学修饰血红蛋白氧气载体（hemoglobinbased oxygen carriers，HBOCs）再到利用造血干细胞成功培育出红系祖细胞，人类在寻求理想血液代用品的过程中不断进步，预计血液代用品对缓解血源紧张以及在安全、有效输血方面都会产生重大影响。血型极大地限制了输血治疗的应用，利用基因工程构建一种突变酶，对A型血或/和B型血的红细胞表面的抗原物质（糖类、糖蛋白或者糖脂）进行有效切割，从而使血型转换成为可能[59,60]。此外，随着细胞培养技术，特别是基因编辑技术的提高，利用诱导多功能干细胞(induced pluripotent stem cells,iPS)制造血小板的技术有望在确认安全性之后,早日用于血小板的大量生产。通用型病毒灭活血浆很好地解决了经血传播疾病的问题,量化了单位血浆中的活性成分,如果得到应用推广,相信血浆的适应证将进一步增多。基因工程也为增强生物医学开辟了新的可能性,近年来针对各种生物医学的应用,已经探索了许多不同的基于红细胞的药物递送系统,包括基因工程红细胞、非基因工程红细胞和红细胞膜包裹的纳米颗粒。目前,致力于生产携带药物的红细胞新技术也正在从临床前研究向临床领域过渡。二十一世纪的输血医学已进入到高速向前发展的阶段,所有新技术新方法将最终建立在"以患者为中心"的患者血液管理基础之上。

(汪德清 张雷英 马春娅 刘晓敏)

参考文献

1. OTT D A, COOLEY D A. Cardiovascular surgery in Jehovah's Witnesses: report of 542 operations without blood transfusion [J]. JAMA, 1977, 238(12): 1256-1258.
2. HE'RBERT P C, WELLS G, BLAJCHMAN M A, et al. A multicenter, randomized, controlled clinical trial of transfusion requirements in critical care: transfusion requirements in critical care investigators, Canadian Critical Care Trials Group [J]. N Engl J Med, 1999, 340(6): 409-417.
3. FRANCHINI M, MARANO G, VEROPALUMBO E, et al. Patient Blood Management: a revolutionary approach to transfusion medicine[J]. Blood Transfus, 2019, 17(3): 191-195.
4. 邓硕曾,纪宏文.从血液保护到血液管理——解读2011版STS和SCA《心脏手术血液保护指南》[J].中国输血杂志,2011,024(011):921-923.
5. MUELLER M M, VAN REMOORTELH, MEYBOHM P, et al. Patient blood management: recommendations from the 2018 Frankfurt Consensus Conference [J]. JAMA, 2019, 321(10): 983-997.
6. RAHFELD P, WITHERS S G. Toward universal donor blood: Enzymatic conversion of A and B to O type[J]. J Biol Chem, 2020, 295(2): 325-334.
7. TAN YX, JI SP, GONG F. Research advance on universal red blood cell engineering[J]. J Experimental Hematology, 2011, 19 (3): 814-819.
8. BALVERS K, SALEH S, ZEERLEDER S S, et al. Are there any alternatives for transfusion of AB plasma as universal donor in an emergency release setting? [J]. Transfusion, 2016, 56(6): 1469-1474.
9. CARSON JL, HILL S, CARLESS P, et al. Transfusion triggers: A systematic review of the literature[J]. Transfus Med Rev, 2002, 16(3): 187-199.
10. HAJJAR LA, VINCENT JL, GALAS FR, et al. Transfusion requirements after cardiac surgery: The TRACS randomized controlled trial[J]. JAMA, 2010, 304(14): 1559-1567.
11. CARSON JL, SIEBER F, COOK DR, et al. Liberal versus restrictive blood transfusion strategy: 3-year survival and cause of death results from the FOCUS randomised controlled trial[J]. Lancet, 2015, 385(9974): 1183-1189.
12. CARSON J L, STANWORTH S J, ROUBINIAN N, et al. Transfusion thresholds and other strategies for guiding allogeneic red blood cell transfusion[J]. Cochrane database of systematic reviews(Online), 2016, 10(10): CD002042.
13. JEFFREY L C, GORDON G, NANCY M H, et al. Clinical practice guidelines from the AABB: red blood cell transfusion thresholds and storage[J]. JAMA, 2016, 316(19): 2025-2035.
14. National Clinical Guideline Centre (UK). Blood transfusion [M]. London: National Institute for Health and Care Excellence(UK), 2015. PMID: 26632625.
15. COLLINS F, VARMUS H. A new initiative on precision medicine[J]. N Engl J Med, 2015, 372(9): 793-795.
16. VAN GEMERTAWMMK. Transfusion medicine and scientific developments [M]. Croatia: IN TECH d. o. o., 2017: 71-89.
17. 樊凤艳,汪德清.输血风险认识过程变迁——谈第三类输血风险[J].临床输血与检验,2016(1):1-4.
18. SANDHYA R P, CELINA M G, HARVEY G K. Hemolytic transfusion reactions[J]. N Engl J Med, 2019, 381(2): 150-162.
19. BUSCH M P, BLOCH E M, KLEINMAN S. Prevention of transfusion-transmitted infections[J]. Blood, 2019, 133(17): 1854-1864.
20. GOEL R, TOBIAN AAR, SHAZ B H. Noninfectious transfusion-associated adverse events and their mitigation strategies[J]. Blood, 2019, 133(17): 1831-1839.
21. LANDSTEINER K. Agglutination phenomena in normal human blood[J]. Wien Klin Wochenschr, 1901, 14: 1132-1134.
22. OTTENBERG R, KALISKI D J, FRIEDMAN S S. Experimental agglutinative and hemolytic Transfusions[J]. J Med Res, 1913, 28(1): 141-163.
23. LAPIERRE Y, RIGAL D, ADAM J, et al. The gel test: a new way to detect red cell antigen antibody reactions [J]. Transfusion, 1990, 30(2): 109-113.
24. MALOMGRÉ W, NEUMEISTER B. Recent and future trends in blood group typing[J]. Anal Bioanal Chem, 2009, 393(5): 1443-1451.
25. COOMBS RR, MOURANT AE, RACE RR. A new test for the detection of weak and incomplete Rh agglutinins[J]. Br J Exp Pathol, 1945, 26: 255-266.
26. CATE JC 4th, REILLY N. Evaluation and implement at ion of

the gel test for indirect antiglobulin testing in a community hospital laboratory[J]. Arch Pathol Lab Med, 1999, 123(8): 693-697.

27. WEISBACH V, KOHNHÄUSER T, ZIMMERMANN R, et al. Comparison of the performance of microtube column systems and solid-phase systems and the tube low-ionic-strength solution additive indirect antiglobulin test in the detection of red cell alloantibodies[J]. Transfus Med, 2006, 16(4): 276-284.

28. LALEZARI P. A new method for detection of red cell antibodies[J]. Transfusion, 1968, 8(6): 372-380.

29. LALEZARI P, JIANG A F. The manual polybrene test: a simple and rapid procedure for detection of red cell antibodies[J]. Transfusion, 1980, 20(2): 206-211.

30. YANG L, YU Y, MA C, et al. Development of RBC membrane antigen arrays for validating blood grouping reagents[J]. J. Proteome Res, 2018, 17(9): 3237-3245.

31. TONG TN, CEN S, BRANCH D R. The monocyte monolayer assay: past, present and future[J]. Transfus Med Rev, 2019, 33(1): 24-28.

32. KUHNS M C, BUSCH M P. New strategies for blood donor screening for hepatitis B virus: nucleic acid testing versus immunoassay methods[J]. Mol Diagn Ther, 2006, 10(2): 77-91.

33. MARWAHA N, SACHDEV S. Current testing strategies for hepatitis C virus infection in blood donors and the way forward[J]. World J Gastroenterol, 2014, 20(11): 2948-2954.

34. BUSCH MP, KORELITZ JJ, KLEINMAN SH, et al. Declining value of alanine aminotransferase in screening of blood donors to prevent post transfusion hepatitis B and C virus infection. The retrovirus epidemiology donor study[J]. Transfusion, 1995, 35(11): 903-910.

35. LAPERCHE S, ELGHOUZZI MH, MOREL P, et al. Is an assay for simultaneous detection of hepatitis C virus core antigen and antibody a valuable alternative to nucleic acid testing?[J]. Transfusion, 2005, 45(12): 1965-1972.

36. WANG J, LIU J, YAO F, et al. Prevalence, incidence, and residual risks for transfusion transmitted human immunodeficiency virus Types 1 and 2 infection among Chinese blood donors[J]. Transfusion, 2013, 53(6): 1240-1249.

37. ROTH W K, BUSCH M P, SCHULLER A, et al. International survey on NAT testing of blood donations: expanding implementation and yield from 1999 to 2009[J]. Vox Sang, 2012, 102(1): 8290.

38. YAGER P, EDWARDS T, FU E, et al. Microfluidic diagnostic technologies for global public health[J]. Nature, 2006, 442(7101): 412-418.

39. FREIREICH EJ, JUDSON G, LEVIN RH. Separation and collection of leukocytes[J]. Cancer research, 1965, 25(9): 1516-1520.

40. WINTERS J L. Therapeutic apheresis: Aphysician's handbook[J]. AABB, 2008: 456-462.

41. BURGSTALER EA, PINEDA AA. Therapeutic plasma exchange: a paired comparison of Fresenius AS104 vs. COBE spectra[J]. J Clin Apher, 2001, 16(2): 61-66.

42. TORMEY CA, PEDDINGHAUS ME, ERICKSON M, et al. Improved plasma removal efficiency for therapeutic plasma exchange using a new apheresis platform[J]. Transfusion, 2010, 50(2): 471-477.

43. KRISHNAN RG, COULTHARD MG. Mini mising changes in plasma calcium and magnesium concentrations during plasmapheresis[J]. Pediatr Nephrol, 2007: 22(10): 1763-1766.

44. BUTLER FK JR, HOLCOMB JB, SHACKELFORD S, et al. Advanced resuscitative care in tactical combat casualty care: TCCC guidelines change 18-01: 14 October 2018[J]. J Spec Oper Med, 2018, 18(4): 37-55.

45. SCHMIDT PJ. The plasma wars: a history[J]. Transfusion, 2012, 52(suppl): 2-4.

46. MURDOCK AD, BERSEUS O, HERVIG T, et al. Whole blood: the future of traumatic hemorrhagic shock resuscitation. Shock. 2014, 41(suppl) 1: 62-69.

47. HOLCOMB JB, TILLEY BC, BARANIUK S, et al. Transfusion of plasma, platelets, and red blood cells in a 1:1:1 vs a 1:1:2 ratio and mortality in patients with severe trauma: the PROPPR randomized clinical trial[J]. JAMA, 2015, 313(5): 471-482.

48. HARRIS T, DAVENPORT R, MAK M, et al. The evolving science of trauma resuscitation[J]. Emerg Med Clin North Am, 2018, 36(1): 85-106.

49. MAYS JA, HESS JR. Modelling the effects of blood component storage lesions on the quality of haemostatic resuscitation in massive transfusion for trauma[J]. Blood Transfus, 2017, 15(2): 153-157.

50. FISHER A D, MILES E A, CAP A P, et al. Tactical damage control resuscitation[J]. Mil Med, 2015, 180(8): 869-875.

51. SEHEULT J N, TRIULZI D J, ALARCON L H, et al. Measurement of haemolysis markers following transfusion of uncrossmatched, low-titre, group O+whole blood in civilian trauma patients: initial experience at a level 1 trauma centre[J]. Transfus Med, 2017, 27(1): 30-35.

52. YAZER M H, JACKSON B, SPERRY JL, et al. Initial safety and feasibility of cold-stored uncrossmatched whole blood transfusion in civilian trauma patients[J]. J Trauma Acute Care Surg, 2016, 81(1): 21-26.

53. HALEY N R, HESS J R. Whole blood: back to the future[J]. Transfusion, 2019, 59(11): 3293-3294.

54. 中华人民共和国国家卫生健康委员会. 全血和成分血使用: WS/T 623—2018[S]. 2018.

55. KAUFMAN RM, DJULBEGOVIC B, GERNSHEIMER T, et al.

Platelet transfusion: a clinical practice guideline from the AABB[J]. Ann Intern Med,2015,162(3):205-213.

56. WARNER MA,FRANK RD,WEISTER TJ,et al. Higher intraoperative plasma transfusion volumes are associated with inferior perioperative outcomes[J]. Transfusion,2019,59(1):112-124.

57. WARNERMA,HANSONAC,WEISTERTJ,et al. Changes in international normalized ratios after plasma transfusion of varying doses in unique clinical environments[J]. Anesth Analg, 2018,127(2):349-357.

58. LAFEUILLADE B,EB F,OUNNOUGHENE N,et al. Residual risk and retrospective analysis of transfusion-transmitted bacterial infection reported by the French National Hemovigilance Network from 2000 to 2008[J]. Transfusion,2015,55(3):636-646.

59. KWAN DH,CONSTANTINESCU I,CHAPANIAN R,et al. Toward Efficient Enzymes for the Generation of Universal Blood through Structure-Guided Directed Evolution[J]. J Am Chem Soc. 2015,137(17):5695-5705.

60. RAHFELD P,SIM L,MOOM H,et al. An enzymatic pathway in the human gut microbiome that converts A to universal O type blood[J]. Nat Microbiol. 2019,4(9):1475-1485.

第二十五章

突发公共事件血液应急保障

突发公共事件[1]是指发生突然,造成或可能造成重大人员伤亡、财产损失、生态环境破坏和严重社会危害,危及公共安全的紧急事件。突发公共事件可划分为自然灾害、事故灾难、公共卫生事件、社会安全事件等4类;按性质、严重程度、可控性和影响范围等因素分成4级,包括Ⅰ级(特别重大)、Ⅱ级(重大)、Ⅲ级(较大)和Ⅳ级(一般)。在应对各类各级突发公共事件时,及时、安全、有效的血液保障必不可少。本章重点讨论自然灾害中的地震灾害类事件、公共卫生事件中的重大疫情类事件、事故灾难和社会安全事件中的爆炸类事件的血液应急保障问题。

第一节　地震灾害类事件的血液应急保障

一、事件对输血的影响

我国的地震活动十分广泛,除浙江、贵州两省外,其他各省(自治区、直辖市)都发生过6级以上强震,其中18个省(自治区、直辖市)均发生过7级以上大震[2]。自1949年10月1日新中国成立以来,全国共发生8级以上地震3次;我国大陆共发生7级以上地震35次,平均每年发生约0.7次;6级以上地震194次,平均每年发生近4次。地震灾害类事件通常能够在数十秒至数分钟内造成建筑物倒塌,被埋压者搜救困难,导致大量人员伤亡。以"5·12"汶川地震为例[3],地震共造成69 227人死亡,374 643人受伤,17 923人失踪,是新中国成立以来破坏力最大的地震,也是唐山大地震后伤亡最严重的一次地震。在陆续获救的受伤人员中,部分需要住院救治和临床输血。地震灾害类事件对输血工作的影响主要体现在以下三个方面。

(一) 灾区采供血机构血液保障能力受损

地震灾害类事件可能直接损毁灾区采供血机构的建筑、导致采供血专业人员伤亡,还可能造成大面积断路、停电、停水,破坏采供血机构正常运转的基础条件。2010年4月14日7时49分,青海省玉树藏族自治州玉树县突发里氏7.1级地震,玉树州中心血站业务综合楼顷刻间成为危楼[4]。面对遍布裂缝、摇摇欲坠的办公楼,血站员工冒着余震的危险,多次冲进办公楼抢出67袋库存血液,暂存于震后仅存的采血车储血冰箱。当日下午,为接收省内外救灾援助血液,又抢出储血冰箱、冰柜、发电机等应急设备,并在仅有的帐篷内恢复运转。

如果事先采取了预防措施,地震对采供血机构建筑的破坏性影响可在一定程度上被消除。2008年"5·12"汶川地震发生后,在与灾区的通信恢复之前,卫生部[5]就判断震区采供血机构的建筑应该处于可以工作的状态,因为在2001年实施采供血机构建设项目投入时,四川灾区采供血机构均按照"处于地震带,实施抗9级地震防13级烈度建筑设计、施工、验收"。

地震灾害类事件血液应急保障能力评估应从供需两个维度展开。若地震灾区采供血体系没有遭到破坏,采供血能力基本没有受损,则主要看临床用血需求的强度,而临床用血需求由医疗机构的救治能力决定。通常情况下,区域采供血能力与其临床救治能力相匹配,且采供血机构均有5~7天的临床日常用血库存,基本能够满足应急血液保障需求。如果地震灾区采供血能力明显受损、临床用血需求不能得到满足,则需要从灾区以外调拨血液,或将伤员转运出灾区救治。

有研究者[6]总结"5·12"汶川地震应急血液保障经验,认为应急采供血能力评估应当考虑应急指挥协调机制、血液保障应急预案、信息报告与交流、临床用血需求评估以及采供血机构的应急人员、应急设备、应急物资储备、工作量预警机制、应急献血动员措施和血液调剂等10个指标。在进行地震灾害类事件血液应急保障能力的细致评估时,可以参考该评估框架。

(二) 灾区短期和总体血液需求大幅增加

救治地震灾害类事件所致批量伤员时,特别是在黄金72小时救治时间内，临床用血需求量在短时期内急剧增加。在地震灾害类事件的整个应急救援期内，用血需求总量相比平时也有较大幅度增长。

靠近地震灾区的前方医院通常是短期内收治伤员的主力，临床用血具有用血人数多、用血急、用血量大但血液供应相对不足等特征，例如红细胞和血浆用量在短期内快速增加。之后，随着伤员被陆续转移至灾区以外的医院，灾区医院的用血量也随之下降。在救援初期，灾区外医院由于离地震灾区较远以及受运输能力等制约，收治伤员数较少，用血量不太大；随着伤员陆续转移至后方治疗，灾区外医院的用血量也随之增加。

（三）采供血机构的工作强度和难度增加

为了满足临床用血需求进行紧急社会动员而导致短时间内献血人数剧增，对灾区采供血工作人员、设备和耗材数量进行组织和协调都将产生巨大的工作压力。地震灾害发生后，灾区采供血机构将会面临一系列复杂决策问题，既需要向临床提供充足的血液供应、又要保持适当的血液库存、还要协调人力与物力各类资源等，应急血液保障难度较平时明显增加。

二、血液应急保障需求

（一）血液数量需求

在地震灾害类事件发生后的第一时间，由于灾情尚不明朗，灾区采供血机构通常只能依据有限信息估算血液需求总量。美国血库协会[7]（American Association of Blood Banks，AABB）建议，根据灾后入院或预计入院的伤员人数，按每人3单位红细胞进行备血。我国灾害救援需动员的血液单位数也可借鉴战争血液需求预计的方法按总伤员数的2倍估算[8]。

在地震类灾害中，四肢伤伤员数量虽多，但平均输血量却不大；骨盆伤、胸外伤、腹外伤接受输血治疗例数不多，平均用血量也较少。在救治“5·12”汶川地震伤员时[9]，颅脑伤员往往需要反复输血，故输血量较大，平均输血16.1单位；多发伤伤员易发生挤压综合征、失血性休克、全身多发伤及多处严重骨折，平均输血量为22.6单位，最大输血量为184.0单位。

（二）血液品种需求

在血液品种需求方面[10]，救治地震伤员早期需要大量红细胞类血液成分，用以抢救急性失血性贫血的创伤患者。进入择期手术阶段后，为了纠正危重患者凝血功能紊乱，需要大量新鲜冰冻血浆和适量的血小板及冷沉淀血液成分。在治疗的中后期，根据伤员的具体情况，可能需要分别输注红细胞、新鲜冰冻血浆和血小板等。

不同伤型对血液品种也有其相应需求[7]。救治骨折和软组织挫伤伤员，最需要的是红细胞，以纠正大量失血造成的贫血或缺氧性休克；救治挤压综合征伤员，除了悬浮红细胞用量较大外，血浆用量也较大。美国血库协会建议：灾害发生最初24小时主要需要O型红细胞；1～10天需要所有类型的红细胞和血小板；11～30天主要需要红细胞、血小板以及干细胞。

三、血液应急保障要点

（一）献血动员要点

应急血液募集的前提是做好应急献血队伍的招募。采供血机构应尽可能实时掌握地震类灾害伤员救治的血液需求，并采用明确和统一的信息发布策略，及时、清晰、一致地将血液需求信息告知应急管理部门、献血者和公众。

地震类灾害发生后，公众献血热情高涨，可能引发献血者聚集或血液过度采集，采供血机构应及时了解和预测临床需求，估算血液采集量，避免因聚集或过度采集造成血液供过于求、献血服务和工作质量下降、透支日后的采血能力等[11]。同时，首次献血者比例增加，为消除血液安全隐患，应当采用信息化、网络化管理手段，尽量招募固定无偿献血者，提高应急条件下血液募集的质量和效率。

（二）血液采供要点

多数采供血机构的血库容量有限，且限于血液保存期的规定，大量集中献血存在血液过期报废的风险，同时献血者连续两次献血之间要有一定的间隔期（我国规定两次全血捐献间隔期不少于6个月），大规模的集中采血可能造成当地发生继发性的血液短缺，引发后续的血液供需失衡。因此，应制定科学合理的应急血液采集策略，以便在满足应急血液需求的前提下尽可能减少血液的过期报废[12]。

地震类灾害通常会对交通造成较大影响，从区域血液中心向灾区医疗机构运送血液可能受到影响。需要转运大批量血液时，直升机是最可靠的运载工具。转运小批量血液时，特别是需要翻山越岭、跨河越险时，无人机是最便捷的运载工具。

（三）血液调剂要点

地震类灾害事件发生后，短时期内急需大量用血，从灾区以外调剂血液是缓解灾区血液供需矛盾最直接、最有效的途径。2008年5月12日，在汶川地震发生后，卫生部[5]从血液库存量大的血液中心调集，减少不必要的手续，从各个环节考虑灾区血液接收和入库的方便。所有血液的出库运输严格执行标准，血液抵达成都、绵阳等灾区采供血机构时血液运送箱开箱温度在可控温度范围内。

组织实施血液调剂时，需要把握的关键点是灾区的伤员流向哪里、血液调剂的重心就应调整到哪里。灾后初期，大量地震伤员就近救治，血液调剂的重心是灾区。灾后中后期，随着批量地震伤员被转送至灾区外的医疗机构救治，血液调剂的重心也应相应转移。通过科学合理的血液调剂，既能够保证临床应急用血供给的及时、充足，又能够尽量减少血液的过期报废。

血液调剂[6]涉及血液从不同机构调出和接收，但不同机构的工作程序、软件等有差异，对于血液出库、血液冷链运输技术和管理、血液接收程序的要求等也不尽相同。因此，需要对相应的规范和规程进行调整，特别是在法律责任的归属方面予以确认。同时，应当实时掌握各地血液储备的动态变化，统筹协调血液调剂，实现血液实时精确的供应保障。

（四）血液质控要点

地震类灾害事件发生后，民众献血热情高涨，初次献血者比例明显增高，有可能导致血液不合格率和病原携带率等较平时增加。血液质量控制方面须严格遵循现行血液质量控制标准规范，不能因情况紧急而在标准规范方面有所降低。此外，跨区开展调剂转运血液时须确保血液储运冷链连续。

（五）临床输血要点

地震灾害类事件中，挤压伤患者比例高。挤压伤是指四肢、躯干等肌肉丰富的部位遭受重物长时间挤压后造成的肌肉损伤。严重者在解除挤压后可导致以肌红蛋白尿、高血钾、酸中毒和急性肾功能不全为特点的威胁生命的并发症，即挤压综合征。挤压伤是挤压对肌肉造成单纯、直接伤害，挤压综合征是在压力解除后肌细胞损伤导致的一系列全身反应。挤压综合征的主要病理生理改变包括肌肉组织的直接损伤和缺血再灌注损伤两方面，最终会导致低血容量休克、以高血钾为代表的电解质紊乱、代谢性酸中毒和恶性心律失常等急性后果，以及急性肾功能不全、凝血功能障碍、多器官功能衰竭、肺功能衰竭和脓毒症等远期并发症。资料显示，地震伤员中有2%~5%会发生挤压综合征，严重挤压时挤压综合征的发生率可达10.5%，需要血液透析的患者为0~75%，若不积极抢救，病死率高达40%~100%[13]。

院前早期诊断和急救是降低患者死亡率及器官功能障碍发生率的关键，若等到器官已发生严重损害再进行干预则为时已晚。因此，挤压综合征的救治重点在于预防，而重中之重在于院前急救。挤压综合征的早期治疗是降低死亡率和致残率的关键，但仍以补液、筋膜切开加负压封闭引流技术、血液滤过等对症处理为主，且目前国内外尚无一个公认合理的方案。挤压综合征院内救治的核心是血液净化。如伤员出现严重高钾血症、急性肾功能不全和液体超负荷，血液透析治疗是挽救生命的主要措施[13]。

挤压综合征是仅次于建筑物坍塌的第二大地震灾害死亡原因，其用血量约占地震创伤患者总用血量的一半。挤压综合征手术救治过程中，补液、输血是维持基本血压稳定的必要治疗手段，但输血亦可导致一些并发症，严重挤压综合征患者的输血量与其预后呈负相关[14]。地震挤压伤后，因受压组织坏死，毒素进入血液循环，伤员处于高钾、高酸状态，应避免因术中输入库龄较长的血液或者不适宜的血液成分加重伤员伤情。此外，还应避免输注低温库存血而引起伤员低体温（体温<35℃），输血时要注意血液的加温[15]。

第二节　重大疫情类事件的血液应急保障

一、事件对输血的影响

重大疫情类事件复杂多样，难以准确分类。以对输血工作的影响为划分标准，重大疫情类事件可以分为三类。一是以血液需求增加为主要特征的重大疫情，二是以血液供给减少为主要特征的重大疫情，三是以威胁血液安全为主要特征的重大疫情。

（一）血液需求增加

此类疫情通常由能导致人体发生出血症状的病毒引发，如埃博拉出血热、登革热等。登革热[16]在我国曾有暴发，其临床表现为突然起病，畏寒、发热、疲乏、恶心、呕吐，伴有明显的头痛、眼眶痛及关节、肌肉和骨骼痛，面部、颈部、胸部潮红、结膜充血，表浅淋巴结肿大，有出血倾向，如牙龈出血、鼻出血、消化道出血、皮下出血、咯血、血尿、阴道出血或胸腹腔出血，末梢血检查为白细胞总数减少、血小板减少。对于重症登革热患者，及时输注血小板可以减少出血等情况，对提高患者治疗效果发挥重要作用。

（二）血液供给减少

在此类疫情中，为防控疫情所采取的封控措施，使得疫区血液采集工作受到严重影响，疫区血液采集能力逐渐枯竭。以新型冠状病毒肺炎（COVID-19）疫情为例，在2019年底的疫情初期，武汉市血液库存基本能够满足临床使用。然而，随着疫情的进展，血液中心在疫情高风险地区已经招募不到献血者。

以新型冠状病毒肺炎疫情中的某血液中心为例，在实施居家隔离管控后，血液库存量日趋降低，并存在血型偏型，如AB型血液仅占比6.7%，且库存期较短。此外，择期手术暂停后临床非急救用血减少，使得储备血液也面临过期报废的问题[17]。

（三）威胁血液安全

在所有重大疫情防控工作中，防止疫病经血传播都是重要的环节。出于对无症状感染者血液安全的担忧，封城期间武汉市的血液供应几乎完全依靠其他低风险省市地区的支援。原因在于来自SARS-CoV-2（severe acute respiratory syndrome coronavirus 2）感染者血浆中可以检出病毒核酸，虽然这并不一定等同于具有传染性，因为至今尚未发现因输血感染SARS-CoV-2的案例，但在理论上通过输血传播病毒的风险依然存在，SARS-CoV-2依然是血液安全的重大威胁。

二、血液应急保障需求

（一）血液数量需求

救治疫病重症患者时，输血通常是必要的措施。一项对COVID-19患者住院期间输血情况的调查研究显示，重症COVID-19患者的用血量会有所增加。对于病情稳定且无活动性出血的COVID-19患者，在使用体外膜氧合（extracorporeal membrane oxygenation，ECMO）阶段仍然可以耐受较低的输血阈值（比如血红蛋白70g/L），而当患者出现休克或运氧功能受损时则可能需要通过输血将血红蛋白提高到80~100g/L。

在以血液供给减少为主要特征的重大疫情中，虽然疫情可能造成择期手术的延期、急诊手术的减少、常规手术的取消，进而减少了外科用血量，但临床输血需求并不一定同步等比例缩减。对于血液病、消化道大出血、产科急救和创伤烧伤等，或带有基础疾病，或罹患急（重）症的患者而言，临床救治用血一刻不能中断[18]。

（二）血液品种需求

救治以出血为主要表现的疫病患者时，新鲜冰冻血浆、血小板等血液成分品种必不可少。在其他疫情中，需要根据实际情况判断血液成分需求。在COVID-19疫情中，因为大多数患者血红蛋白水平基本正常或轻度减低，血小板水平可能轻度减低，所以一般COVID-19患者的红细胞、血浆、血小板平均用量较非COVID-19患者反而减少，冷沉淀用量两者相当。

三、血液应急保障要点

（一）献血动员要点

重大疫情对血液工作最主要的影响是献血者招募困难。即使是在重大疫情期间，采供血机构还是应当继续鼓励和宣传无偿献血，招募潜在的健康献血者，周密安排并落实好疫情防控措施。在COVID-19疫情中，我国各省市采供血机构[19-21]结合自身特点，积极探索有效的应对策略。

一是积极开展预约献血。团体单位采血可按“大团体、小队伍”方式多次分散献血，避免人群聚集，对团体献血、预约献血者要进行分段分时分流的统筹安排，合理控制安排某时间段献血人数，避免人员过于集中。预约个人献血时，优先联系固定献血者，进行点对点招募。此外，还应适当增加区县采集频次，特别是区县流动采集频次。二是动员医务人员参加献血，既缓解临床用血燃眉之急，又弘扬救死扶伤精神。三是暂时减少社会志愿人员参与采供血服务工作。如需要社会志愿人员参与时，应掌握该人员健康状况，并进行疫情防控知识培训和做好个人防护。

（二）血液采供要点

为有效应对重大疫情，采供血机构应及时调整临床供血策略[22]，及时主动与各用血医疗机构沟通，实时掌握临床用血需求，预测各种成分血的采集、需求，合理制定采血计划，优先保障急诊科、产科、儿科和重症监护室患者的抢救用血，延迟或暂停择期手术供血，避免出现血液短缺和过期浪费的情况。

实施血液采集时，要选择好献血场所，管理好环境设施。献血场所须远离医院的发热门诊、感染科，出现聚集性发热、乏力和干咳等症状患者的区域。进行团队采血时，须选择通风良好的场地，安排好各工序的工作区域，避免献血人群集中于狭小空间，确保空气流通。每天通风至少2次，每次时间不少于30分钟。避免或少使用中央空调，确要使用要定期通新风运行。献血场所可采用循环风空气消毒机进行空气消毒，每日工作开始前和结束后对工作场所的座椅、电梯扶手、台面、地面、设备等使用消毒剂或75%乙醇进行擦拭消毒。采血车出发前及返回后必须消毒[23]。

应对重大疫情，采供血机构还应重视实验室环境的安全。主要措施包括：增加实验室空气流通和消毒频次，在实验室工作区和员工休息区放置空气消毒机；每日交接班前用紫外灯照射实验区域30分钟；每日用1g/L的含氯消毒液擦拭工作台面、地面和物表至少3次，完成检验后即刻喷洒75%乙醇消毒工作台面。根据输血实验室各岗位职责、是否直接或间接接触患者及其血液标本的风险，进行风险等级划分，并根据风险等级配备相应的防护措施。例如标本接收岗、交叉配血岗和血型鉴定岗属于高风险等级，对应二级以上防控等级要求做好安全防护。此外，规范检验人员操作流程，尽可能减少直接接触血液标本的机会，必须开盖和手工检验的项目则在二级生物安全柜内完成。

（三）血液调剂要点

重大疫情期间，由国家卫生健康行政主管部门统一协调省域间血液调剂。当疫情高风险地区血液供应不足时，可从周边低风险省市县区进行血液调配。COVID-19疫情中，武汉血液中心[24]在这方面的生动实践经验值得借鉴。

自2020年1月23日以来，由于交通管制小区封闭化管理等多因素影响，武汉市无偿献血人数急剧、大幅减少，血液库存急速骤降。相比2019年，武汉市全血和血小板采集量同比分别下降87.44%、62.73%，而供应量同比分别下降56.82%、54.12%，说明受疫情影响，仅仅依靠武汉血液中心，红细胞和血小板供应均难以保障。疫情初期，全血采集受影响非常大，1月底至2月中旬甚至连续多天出现采集量为零的情况。进入3月中旬，随着疫情防控形势的逐步好转，采血量才逐步回升，而在红细胞发放方面，虽然总体发放量不大，相比全血采集量，仍然存在较大缺口。血小板的采集与发放整体相对平稳，采集量略低于发放量。

为了应对血液紧缺的局面，除了加大血液采集力度外，跨地域采供血联动是最直接有效的方式。为确保临床用血安全，武汉血液中心除了自2020年1月25日起对献血者实施SARS-CoV-2核酸检测全覆盖以及依据SARS-CoV-2潜伏期对自采血液隔离14天后再发放等措施之外，对拟调配血液所在地疫情进行评估，制定了“三级”跨地域采供血联动措施。一是在保障血液安全的前提下，库存不足时，优先从湖北省内其他地区调配血液，主要针对疫情发生前采集的血浆、冷沉淀。二是评估血液安全无法保障时，优先从湖北省外疫情较轻的省市调配血液，主要针对红细胞和血小板。三是对血小板实施就近调配原则，如从车程仅2小时的湖南省岳阳市调配。

单纯依靠体温不能有效区别SARS-CoV-2感染者与非感染者，因此跨地域血液调配面临更大困难。武汉血液中心从三个方面入手解决该难题。一是组建血液调配小组。从血液需求的分析、血液调配单位对接联系、血液调配交接、血液运输全方位制定血液调配计划，确保血液调配计划顺利实施。二是明确血液调配形式。尽可能减少人员流动，所有血液调配均不采用物流运输，而采取救护车运输的模式。三是严格血液调配过程防护。每次出车前，对车辆严格消毒；外出人员必须经过体温检测在37.3℃以内且身体状态良好，穿着工作服，佩戴一次性外科口罩、防护帽、橡胶手套；人员和车辆不进入血液调配所在地城市，选择就近的高速公路路口附近空旷地带进行交接，血液调出方先将血液放置于约定地点之后离开，血液调入方再将所调配的血液清点完毕后进行搬运。

（四）血液质控要点

采供血机构必须对献血者进行流行病学调查并加强献血后的健康回访，可将采集制备后的成分血单独放置，在确保献血者未被感染后再使用[25]。这种做法有助于及时召回有风险的成分血，降低疫情期间的输血感染风险。

临床用血医疗机构应注意将疫病患者申请的血液成分与其他患者的血液成分分开转运，转运血箱应在明显的位置做好标识，并安排固定的经过专业培训的医务人员运送成分血。进入隔离病房后的血液成分不得暂存，应及时输用，血液转运箱使用后其内外表面均要进行全面消毒，防止交叉污染[26]。

在跨地域调配血液的质量控制方面，武汉血液中心在充分借鉴既往经验的基础上，结合COVID-19疫情防控的实际情况，采取了五项主要措施[24]。一是血液调配前严格评估需求，避免血液报废；二是血液调出方出库前严格质量检查，有条件的采取冷藏车进行运输；三是减少中途停留时间，尽可能快地将血液入库；四是血液入库时，血液调入方逐箱检查；五是严格按照血液采集时间的先后顺序进行发放。

（五）临床输血要点

借鉴抗击SARS和COVID-19疫情的经验，在治疗新发重大传染性疾病时，可以考虑采集康复者的血浆对重症患者进行被动免疫治疗，但必须坚持审慎的原则，在确保患者安全性的前提下，提高被动免疫治疗的有效性。

临床观察来看，输注COVID-19康复者血浆进行被动免疫有一定效果[25]。国内一项对COVID-19康复者血浆输注疗效的研究发现，所有重症COVID-19患者在输注COVID-19康复者血浆后的1~3天症状消失或明显改善[26]。美国、意大利、荷兰等国也开展了收集康复者血浆并应用于临床治疗的工作。

为了保证COVID-19康复者血浆的使用安全和达到预期疗效，规范COVID-19康复者血浆的捐献、制备、储存和应用，2020年3月4日国家卫生健康委发布了《新冠肺炎康复者恢复期血浆临床治疗方案（试行第二版）》（简称《方案》），对血浆捐赠者提出以下五点要求（须同时满足）：距首发症状时间不少于3周，且符合最新版新冠肺炎诊疗方案中解除隔离和出院标准；年龄满18岁，原则上不超过55岁；男性体重不低于50kg，女性不低于45kg；无经血传播疾病史；经

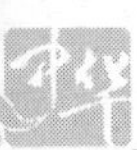

临床医师综合患者治疗等有关情况评估可以捐赠血浆者。

欧洲疾病预防控制中心(ECDC)则[27]建议COVID-19患者康复至少28天后才可捐献血浆。研究者们认为决定康复者血浆治疗效果的一个关键因素是中和抗体的效价[28]。《方案》[16]中规定应检测新型冠状病毒抗体,新冠病毒血清/血浆IgG抗体定性检测呈反应性且160倍稀释后按照试剂说明书要求检测仍为阳性反应;或新冠病毒血清/血浆总抗体定性检测呈反应性且320倍稀释后按照试剂说明书要求检测仍为阳性反应。有条件的实验室可以开展病毒中和试验确定抗体效价。因此,在保证血液安全的前提下筛选出具有高水平中和抗体的康复者血浆,具有重要的临床意义。

考虑到COVID-19患者的发生血栓的风险较高,特别是使用ECMO的重症患者,大量输注血浆有可能引起"细胞因子风暴"相关的极端性炎症,所以康复者血浆的使用也有其适应证和禁忌证。《方案》中规定康复者血浆主要用于病情进展较快的重症、危重症新冠肺炎患者,在急性进展期尽早使用。康复者血浆通常按每袋200~300ml制备,按8~10ml/kg每天给予200~600ml(最多不超过600ml),最多连续使用3天,可间隔几天后重复该治疗方案[29-30]。但是,对于病程超过3周的患者,治疗效果不佳。

应用康复者血浆中的高效价中和抗体治疗COVID-19具有更高的特异性[31],但受技术、原料等因素的影响,目前仍处于临床研究阶段。另一方面,研究者发现SARS-CoV-2中和抗体与严重的急性肺损伤相关[32]。因此,中和抗体治疗不是简单的被动免疫治疗,可能影响患者的体液免疫、细胞免疫,需要进一步研究其调控机制。

第三节　爆炸类事件的血液应急保障

一、事件对输血的影响

在全球已发生的各类恐怖事件中,爆炸恐怖活动占比较高。爆炸恐怖类事件可能在密集人群中发生,也可能在重要建筑物里发生,还可能在飞机、火车和轮船等大型交通运输平台发生。此外,在非恐怖事件中,爆炸类事件所占比例也比较高。

(一)伤类伤型复杂多样

在爆炸类事件中,爆炸冲击波、各类破片及建筑物倒塌压砸常同时致伤,甚至发生烧伤、窒息和有害气体致伤,多发伤和多部位伤多见,伤类复杂,伤情严重,死亡率高,急需快抢、快救、快治,如果未能及时救援,死亡率明显增加[33]。

在造成建筑坍塌的爆炸事件中,软组织穿透性伤、骨折和肢体损伤的发生率最高,特别需要大量的伤口处理和骨科处置,而气胸和肺冲击伤的发生率相对较低,对于胸腔引流、气管插管、呼吸机的需要量相对较少。

在封闭空间发生的爆炸,大部分伤员都需要到医院进一步救治,胸腔引流插管、气管插管、气管切开和骨科处置的需求量较大,特别是大量较重的原发性肺冲击伤需要呼吸机支持,但同时伤口处理的需求量相对较少。

发生在开阔地区的爆炸事件中,伤口处理的需求量最大,同时伴有少量各类重伤员。

(二)总体血液需求不高

以色列是遭受爆炸恐怖袭击最频繁的国家。据以色列的经验,爆炸类事件虽然会造成大量人员伤亡,但大部分获救伤员伤情较轻,只有少部分需要住院治疗。统计显示,在被送至急诊室的爆炸伤员当中,有90%属于"稳定型"伤,其中一半左右属于急性心理应激反应,10%~15%的伤员属于严重创伤,还有一些为轻度外伤、轻度穿透伤和轻度烧伤。

2000—2005年,在以色列发生的1 645次爆炸恐怖袭击中[34],共伤亡7 497人,其中现场死亡967人(13%)、重伤615人(8%)、中度伤897人(12%)、轻伤5 018人(67%)。大多数伤情是炸弹在开放或狭窄的空间爆炸时产生的冲击波损伤。在自杀性人体炸弹袭击中,所造成的伤类主要有烧伤、钝伤和贯通伤,伤口内可能有钉子、螺丝钉、灰尘、衣服甚至是袭击者骨头碎片。

按照火器伤的治疗经验,并非所有受伤失血的伤员都需要输血,需要输血的伤员比例与重伤伤员比例相近。救治重伤伤员时需要有血液保障,而救治中轻度伤员基本不需要输血,由于爆炸类事件所致重伤员比例不高,因而爆炸类事件的总体血液需求不会太高。

(三)短期血液需求骤增

爆炸类事件能够在瞬间造成数十、数百、甚至数千人伤亡,虽然伤员总量低于地震灾害类事件,但由于伤员易发现、易送医,短时间内就会有大量伤员被送到医疗机构。随着医疗救援行动的有效展开,伤员的死亡率可被控制在较低水平。在此过程中,血液需求会在短期内急剧增加,对采供血机构构成一定的脉冲式冲击。

2015年8月12日23:30,位于天津港的天津滨海新区瑞海公司危险品仓库发生特大爆炸，从爆炸现场抢救出并送往医院救治的伤员多达 700 余人。爆炸发生后，天津市血液中心立即核查了现有血液库存，了解到当时有库存血液 7 800 单位，综合考量后认为这一血液库存量可以满足事发当晚救治伤员的用血需要。此次事故的伤者多为震爆伤和烧伤，治疗需要大量血浆。8 月 13 日至 17 日，天津市血液中心累计向全市各医院供应悬浮红细胞 3 012 单位、血浆 186 340ml，血小板 769 个治疗量[35-36]。

二、血液应急保障需求

（一）血液数量需求

以色列的经验表明，爆炸类事件如果造成建筑物坍塌，可导致瞬间发生数百或数千名伤员，其中数十至数百人需要住院救治，一般不超过 500 人。发生在封闭空间的爆炸，所致伤员的数量一般在 30～100 人，其中超过 1/3 的伤员需要住院救治，一般不超过 50 人。发生在开阔地区的爆炸，所致伤员数量一般在 50～150 人左右，需要住院救治的伤员一般也不超过 50 人。

以色列的统计数据表明[34]，受伤者人均输血 1.3 单位全血或悬浮红细胞及 0.9 单位其他血液成分，若只计算中重度伤员受血者，则人均输血 6.7 单位全血或悬浮红细胞及 4.5 单位其他血液成分。这个估算值与俄克拉荷马城市爆炸、萨拉热窝和其他地区的战争伤员的分析相吻合。此外，血液的需求量也会受到疏散时间的长短或距离医院远近等因素的影响。

（二）血液品种需求

救治爆炸类事件伤员时，其血液品种需求与火器伤伤员需求相近。需要注意的是，救治烧伤伤员时血浆的使用量会较大，治疗大出血伤员继发性凝血障碍时可能会轻微增加相应血液成分的使用量。

2014 年 8 月 2 日 7 时许，江苏昆山中荣金属制品公司发生特大爆炸事故，造成 97 人死亡、163 人受伤，直接经济损失 3.51 亿元。事故当天，被送入院的受伤人员多数是深度烧伤危重患者，且大多数伤员烧伤面积达 90%以上。事故发生后，江苏省血液中心在极短时间内从全省及周边省市陆续调入 132 万 ml 血浆，保证了伤员抢救黄金时间的用血需求[37]。

三、血液应急保障要点

（一）献血动员要点

全面的信息掌握，特别是与临床实时沟通是关键。在整个血液保障过程中，建立起畅通的用血信息报告机制，及时了解血液库存信息和用血信息，才能作出合理的血液需求判断。应及时制订明确的献血者招募策略，向公众发布较为准确的血液募集目标，以保证血液库存的动态平衡。

（二）血液采供要点

采供血机构要与院前急救体系保持紧密的工作关系。爆炸类事件发生后，现场救援指挥部要尽快通知采供血机构做好供血准备，信息内容包括伤员数量、所送医院、伤情、年龄、性别等。采供血机构还要与医院之间保持沟通顺畅，以做出迅速、合理、有效的反应。这种超前响应的血液供应模式，既确保了紧急情况下充足的血液供给，又能将血液过期和浪费现象降至最低。

（三）血液调剂要点

由于采供血机构具有一定的库存血，基本能够保障伤员救治需求，应对爆炸类事件时基本不需要进行跨区域的血液调剂。以色列国家灾难救援计划要求所有的医院有能力紧急接收和治疗占医院床位容量 20%的伤员，血液中心的储存量要相当于较大医疗中心 3 天的用血量，或较小及偏远医院 5 天用血量。根据以色列的经验，成功控制和管理国家血液库存，可以确保爆炸伤员救治用血需求。

（四）血液质控要点

与平时基本相同。需要注意的是要避免忙中出错，解决的办法是严格执行血液质量控制的操作规程。

（五）临床输血要点

与平时创伤急救的临床输血基本相同。需要注意的是，对于建筑物倒塌所致伤员应考虑挤压综合征的输血策略，对于烧伤伤员应选择好各血液成分的适宜输注时机，对于爆炸冲击复合伤则应当加大备血品种和数量。

（雷二庆　马祖军　胡丽华）

参考文献

1. 国务院. 国家突发公共事件总体应急预案[A/OL].（2006-01-08）[2020-11-15]. http://www.gov.cn/yjgl/2006-01/08/content_21048.htm.
2. 我国的强震活动有什么特点[EB/OL].（2017-06-21）[2020-11-15]. https://www.cea.gov.cn/cea/dzpd/dzcs/1264547/index.html.
3. 百度百科“5·12 汶川地震”[EB/OL].[2020-11-15]. https://baike.baidu.com/item/5%C2%B712%E6%B1%B6%E5%B7%9D%E5%9C%B0%E9%9C%87.
4. 雷登平. 玉树地震后血液应急保障措施回顾[J]. 中国输血杂志，2012，25(8)：805-806.
5. 衣梅. 地震后血液保障工作的实践与体会[J]. 中国卫生质量管理，2009，16(1)：2-3.

6. 王乃红,陈颜,杨群身,等. 灾害应急血液保障管理[J]. 中国输血杂志,2010,23(10):819-822.

7. American Association of Blood Banks(AABB). Disaster operations handbook-Coordinating the nation's blood supply during disasters and biological events:V2.0 [R/OL]. [2020-11-11]. www.aabb.org/programs/disasterresponse/Documents/disastophndbkv2.pdf.

8. 雷二庆. 美国 9.11 恐怖袭击事件后的血液救援[J]. 中国输血杂志,2002,15(1):73-74.

9. 宋建,朱国标,张利. 地震伤员不同受伤部位用血量分析[J]. 人民军医,2009,13(6):409-410.

10. 林嘉,何屹,刘祥琴,等. 2065 例地震创伤患者用血特点分析[J]. 检验医学与临床,2010,7(1):7-8.

11. 中国输血协会关于加强血液保障应对突发事件的工作建议[J]. 中国输血杂志,2020,33(8):820+858.

12. 王乃红,陈颜,杨群身,等. 灾害应急血液保障管理[J]. 中国输血杂志,2010,23(10):819-822.

13. 刘涛,白祥军. 挤压伤和挤压综合征[J]. 创伤外科杂志,2016,18(7):447-449.

14. 李翠莹,顾建文,杨涛,等. 特大地震致严重挤压综合征 8 例的输血疗效分析[J]. 中国输血杂志,2008(8):591-593.

15. 姜兰,安虹,叶占勇,等. 地震挤压综合征伤员术中输血的护理[J]. 临床误诊误治,2009,22(3):85-86.

16. 吴稷,苏品璨,董静,等. 登革热疫情血液应急保障方案及效果[J]. 临床输血与检验,2015,17(2):187-188.

17. 郑茵红,李阿中,韩文娟. COVID-19 疫情对血液供应链管理的影响和对策[J]. 中国输血杂志,2020,33(8):807-809.

18. 陈国安,杨茹,马梦迪,等. COVID-19 对武汉地区采供血的影响及预防措施[J]. 中国输血杂志,2020,33(8):784-786.

19. 付涌水,汪传喜. 广东省新冠肺炎疫情防控期间采供血工作指引[J]. 现代医院,2020,20(3):469-471.

20. 杨建强,李文策,张燕. 重大突发公共卫生事件初期河北省血液中心全血采集数据分析[J]. 中国输血杂志,2020,33(9):933-937.

21. 王世春,阮潜瑛,刁荣华,等. COVID-19 流行期间采供血工作特点及对策[J]. 临床输血与检验,2020,22(5):454-457.

22. 李殷芳,俞丽,王拥军,等. 新冠肺炎疫情对浙江省采供血的影响及其应对[J]. 中国输血杂志,2020,33(8):791-793.

23. 付涌水,汪传喜. 广东省新冠肺炎疫情防控期间采供血工作指引[J]. 现代医院,2020,20(3):469-471.

24. 任明,仇丰武,杨茹,等. 跨地域采供血联动在新型冠状病毒肺炎疫情期间血液保障的实践与探讨[J]. 中国输血杂志,2020,33(8):794-796.

25. CAI X,REN M,CHEN F,et al. Blood transfusion during the COVID-19 outbreak[J]. Blood Transfus,2020,18:79-82.

26. GEHRIE E,TORMEY CA,SANFORD KW. Transfusion service response to the COVID-19 Pandemic[J]. Am J Clin Pathol,2020,154(3):280-285.

27. DUAN K,LIU B,LI C,et al. Effectiveness of convalescent plasma therapy in severe COVID-19 patients[J]. Proc Natl Acad Sci USA,2020,117(17):9490-9496.

28. CONTROL ECFDPA. Outbreak of acute respiratory syndrome associated with a novel coronavirus,Wuhan,China[EB/OL]. [2020-08-10] https: www.ecdc.europa.eu/sites/default/files/documents/Risk-assessment-pneumonia-Wuhan-China-22-Jan-2020.pdf.

29. SHEN C,WANG Z,ZHAO F,et al. Treatment of 5 critically ill patients with COVID-19 with convalescent plasma[J]. JAMA,2020,323:1582-1589.

30. CHEN L,XIONG J,BAO L,et al. Convalescent plasma as a potential therapy for COVID-19[J]. Lancet Infect Dis,2020,20:398-400.

31. SHANMUGARAJ B,SIRIWATTANANON K,WANGKANONT K,et al. Perspectives on monoclonal antibody therapy as potential therapeutic intervention for Coronavirus disease-19(COVID-19)[J]. Asian Pac J Allergy Immunol,2020,38(1):10-18.

32. ZHOU G,ZHAO Q. Perspectives on therapeutic neutralizing antibodies against the novel Coronavirus SARS-CoV-2[J]. Int J Biol Sci,2020,16(10):1718-1723.

33. 周红,刘吉平,成筱鹏,等. 爆炸恐怖袭击与应急医学救援[J]. 解放军医学杂志,2005(1):19-21.

34. 雷二庆,李芳,栾建凤,等. 非战争军事行动血液保障几个问题探讨[J]. 解放军卫勤杂志,2010,12(2):74-76.

35. 曹萌,杨文玲. 天津港"8·12"特大爆炸事故应急采供血工作实践与思考[J]. 中国输血杂志,2015,28(12):1431-1433.

36. 刘晗,王琳,杨文玲. 天津港"8·12"爆炸事故血液应急保障和后期分析追踪[J]. 中国输血杂志,2015,28(12):1436-1438.

37. 孙俊,梁文飚. 昆山"8-2"爆炸事故血液应急保障的实践与思考[J]. 中国卫生质量管理,2015,22(5):87-89.

第二十六章

输血科的建制与职能

近年来，随着临床医学快速发展，输血医学也突飞猛进。2012年卫生部颁布的《医疗机构临床用血管理办法》(卫生部令85号)，第8、10、11条赋予了输血科工作职责。2016年由中国国家标准化管理委员会发布的《中华人民共和国国家标准公告(2016年第11号)》文件，关于批准发布GB/T 13745—2009《学科分类与代码》国家标准第2号修改单，在“320临床医学”下增设二级学科32032“输血医学”，在32032“输血医学”下设三级学科(基础输血学、献血服务学、输血技术学、临床输血学、输血管理学和输血医学其他学科)，为输血医学学科发展奠定了基础。为输血医学教育、人才队伍建设、科技水平和服务能力的提高指明了方向。面临新的机遇和挑战，各省/直辖市卫生健康委纷纷出台本省输血科建设标准，各医疗机构输血科也在思考输血科未来发展的方向，如何按照“输血医学”学科的标准，完善医疗机构输血科的学科建设，充分发挥国家卫生健康委赋予输血科新的职能，是医疗机构输血工作者正在思考的问题。本章节就医疗机构输血科的建制、职能定位，进行阐述和探讨，供医疗机构输血科的建设和发展参考。

第一节　输血科建制

一、输血科现状

(一) 输血科建设现状

西方医学对输血的研究起源较早，从17世纪中期到19世纪，西方生理学家和医师逐步开创了动物-动物输血、动物-人输血、人-人输血的先河。20世纪初奥地利病理医师Landsteiner发现红细胞血型后，美国芝加哥组建了第1家医院血库。欧洲国家采供血机构和输血科的发展模式与我国不同，大部分以血液中心形式存在，欧美国家医院血库、输血科结构体系及开展技术相对成熟，输血技师和输血医师各司其职，输血医师深入临床病房，与临床医师共同实施输血医疗决策。此外，欧美国家有相对独立和完善的输血医学教育体系，在一定程度上推动了输血人才培育和学科发展，而我国尚在起步阶段。

近代中国输血是西方医学进入中国后逐步发展起来的，独立建制的输血科在我国发展相对较晚，早期大多在检验科以专业组的形式存在，随后成立独立建制的血库，仅满足血型鉴定及配、发血工作。医疗机构设置独立建制的输血科是在20世纪80年代初期，随着输血医学的快速发展，输血治疗在临床救治中的重要作用日益凸显，输血安全及风险防范愈发受到关注，输血科良性发展的需求越来越迫切，规范性地建设输血科显得尤为重要。2000年卫生部颁发了《临床输血技术规范》，要求二级以上医院应设置独立的输血科(血库)，负责临床用血的技术指导和实施。2012年再次颁发的《医疗机构临床用血管理办法》(本章后文简称《办法》)明确制定了输血科职责，除储血、发血、输血相关免疫血型血清学检测等传统工作外，还包括推动血液保护及输血新技术、参与特殊输血治疗病例会诊及开展血液治疗等。

近年来，在对医疗机构的督导检查中，临床用血管理和输血科建设越来越受到关注。医院管理等级评审条款中，有关输血前核对、血液存储、临床输血全过程质量监控及控制输血严重危害的内容被列为核心条款。2016年国家卫生和计划生育委员会办公厅发布《县医院医疗服务能力基本标准》中要求县级医院基本科室设置包括独立的输血科。“临床用血审核制度”亦列入2018年新发布的18项医疗质量安全核心制度中。在一系列法律法规的要求与规范下，我国输血科建设和管理日趋完善。

近几年，输血科开展的业务不断地拓展，输血相关免疫血液学检测由传统的ABO血型鉴定、RhD检测、意外抗体筛查、交叉配血试验，逐步向疑难血型鉴定、疑难配血和基因检测等方向延伸。不少医疗机构输血科还开展了“输血前4项”病毒感染指标检测和输血治疗项目，如血浆置换、血细胞单采、血液病理成分去除及富血小板血浆采集制备等工作。随着“患者血液管理”理念推广和深入，医疗机构输血科强化对患者的血液管理，包括设置输血门诊、组建多学科联合治疗团队(multi-disciplinary treatment，MDT)，对患者进行个体化输血、精准输血等医疗工作。

(二) 从业人员现状

目前，从全国多个省市调研数据反馈情况来看，输血科(血库)从业人员由医、技、护组成。在专业结构中，医技系列以医学检验专业人员为主，“输血技术”专业自2009年才纳入全国卫生专业技术资格考试范畴。医师系列人员占比较少，输血医师匮乏，从而限制了学科发展的方向。在学历结构中本科以下学历考生占半数以上，硕士和博士仅约3%左右[1]。输血科人员学历与其他学科、专业比较，相对偏低，这是各医疗机构输血科普遍存在的问题，而人员学历的高低又决定了学科技术能力的拓展和科研水平的提高。直至近5年，通过对全国多个省市输血科建设调研的数据整理分析，仍体现出部分输血科人员配置欠合理，人员数量未达到当地医疗机构输血科(血库)设置标准的要求，三级医院输血科本科及以下学历的医技人员约占70%~80%；普遍缺少输血医师，技术职称以初、中级为主[2-5]。

二、输血科建制

(一) 输血科定位

医疗机构应当根据有关规定和临床用血需求设置输血科或血库，并根据自身功能、任务和规模，配备与输血工作相适应的专业技术人员、设施及设备。不具备条件设置输血科的医疗机构，应当安排专(兼)职人员负责临床用血工作。

按照2012年《办法》要求，二级以上医疗机构应设置独立建制的输血科，具备为临床提供24小时服务的能力。2016年7月，国家标准化管理委员会增设“输血医学”为“临床医学”下的二级学科。围绕《办法》赋予输血科的工作职责，输血科的定位应作为连接血液中心/中心血站和医院之间的纽带，以公共平台方式为特色，面向临床用血科室和患者，提供集储血、发血、血型血清学检查、输血相关免疫血液学检测、输血治疗、自体血液采集、临床用血管理、教学和科研为一体的综合性输血医疗服务学科。

(二) 输血科质量管理

输血科的基本任务是为临床提供合格的血液，满足临床需求。为保障临床用血安全，确保从输血前相关血液检测结果，到血液发放至临床的全过程零差错、零事故，医疗机构的输血科(血库)或目前仍隶属于检验科暂未独立的输血组，均应建立规范的质量管理体系，对输血科内部及临床用血各环节进行质量控制。国内致力于建设医学实验室质量管理体系主要集中在近十几年，随着输血科整体发展，既往用于医学检验实验室质量评价的国际标准化组织(International Organization for Standardization，ISO)、美国病理学家协会(College of American Pathologists，CAP)等国际质量标准也逐步应用于输血医学实验室(输血医学实验室的质量管理详见本书第三十三章)。ISO15189是中国合格评定国家认可委员会(China National Accreditation Service for Conformity Assessment，CNAS)对医学实验室质量和能力的认可标准。目前国内多数医学实验室采用ISO15189《医学实验室质量和能力的专用要求》对实验室质量进行管理。该标准系统地阐述了医学实验室质量管理体系，主要从管理和技术两大方面提出25个管理要求。我国医院管理等级评审对实验室的评审细则大多源于ISO15189标准的条款。2008年，ISO15189转化为国家行业推荐标准(GB/T 22576)，于2010年2月1日开始实施。质量管理体系建立和全过程管理均遵循一定原则，要求写我所做、做我所写、检查整改、持续改进，达到整体质量和能力提高。

1. 质量控制管理人员　科主任为科室的质量负责人。科室应根据自身特点，建立质量管理组织，由质量主管、技术负责人、专业组长和科室秘书等为成员建立质量管理小组，进行工作流程全覆盖的质量管理。质量管理小组可根据具体工作内容进行分工并设置专项管理员，如网络信息、试剂、设备、生物安全和消防等。各成员做到分工明确，责任到人。由于输血科人员编制普遍不足，完成质量管理等各项工作应结合科室具体情况。质量管理体系中，各岗位均应有明确的岗位职责，有质量负责人授予的权限和任务，岗位人员具有相应的任职资格和条件[6]。

2. 管理职责　建立管理体系，明确管理职责：

(1) 科室负责人：科室质量负责人全面负责质量管理，从人员授权、设备配置、试剂选择、试验方法确认和环境设施条件到体系文件建立，质量方针确定，质量管理体系运行以及定期进行内审、监督和评价等，确保质量管理方案实施。

(2) 质量文件：科室应制定并完善与质量管理体系相配套的管理文件，包括质量手册、程序文件、标准操作规程(standard operating procedure，SOP)以及各项记录文件。由质量负责人组织编写、完善质量管理体系文件，各专业组和各专项负责人确定SOP，员工负责完成日常工作的各项记录。为了确保质量体系运行，科室要对质控人员和全体员工进行持续培训、考核和评价。

（3）质量控制小组：质量控制小组应建立适当、客观的质量计划及目标，并根据目标进行考核与评价，对存在问题进行整改和持续改进。质量目标应包括输血科和临床用血全过程的相关质量内容。如输血科质量目标包括：血液出入库记录完整率、血型复核率、冰箱温度记录完整率、血液在有效期内使用率、室内质控完成率、室间质评合格率等指标；临床用血相关目标包括：输血申请单审核率、大量用血审核率、输血治疗知情同意书签署率、输血前检测完整率等指标。质量目标是监督和评价质量是否合格的标准之一，由科主任负责总体策划、制订，由质量主管及各组长负责检查和统计，定期组织分析并提出整改意见。

3. 质量管理内容　实验室质量管理及质量控制应包括检验前、检验和检验后过程。针对科室工作中的每一个环节，包括人员能力、试验项目、仪器设备、检测方法、试验环境（生产安全条件、生物安全防护条件）以及信息管理。试验项目应有 SOP，开展室内质控并参加国家级或省级室间质评。应在规定时间内保留原始记录，发生失控时应有失控分析，纠正措施以及对其有效性评价的记录。

质量管理与质量控制的内涵是持续改进。建立质量管理体系是一个复杂而严谨的整体工程，输血科发展今后必然会走上精准化、规范化发展之路。在质量管理上应做到各环节严格控制，有条件的单位可参照 ISO15189 认可标准进行质量管理。截至 2020 年 11 月，中国合格评定国家认可委员会公布了全国共 427 家医学实验室通过 ISO15189 医学实验室认可，包括血站输血实验室 10 家，医疗机构输血实验室 42 家，其中 3 家医院输血科单独通过认可：中国人民解放军总医院输血科、南京鼓楼医院输血科、柳州市工人医院输血科。

（三）输血科体系构建

1. 房屋设施与卫生学要求　输血科（血库）属一级业务科室，有独立的业务用房，包括但不限于：输血相容性检测实验室、输血前免疫检测实验室、血液处置室、储血室、发血室、值班室、资料档案室、办公室；承担培训任务的应配备示教室；开展输血治疗的应设输血治疗室等。

房屋设施要求采光明亮、空气流通、布局应符合卫生学要求，有必要的消毒设施。远离污染源并尽可能靠近手术室和重症监护室，方便手术和急危重患者用血。

房屋面积应能满足任务、功能的需要，生活区和工作区应相对独立，应配备适宜的卫生、休息、更衣等场所和生活设施。

输血科的实验室建筑与设施符合《实验室生物安全通用要求》（GB 19489—2008）。工作区域按工作流程分为清洁区、半清洁区和污染区，各房间、区域标识明显。储血室、发血室、输血治疗室设在清洁区，更衣室设在半清洁区，标本处置、血型血清学检测、输血相关免疫血液学检测等设在污染区。开展血型基因检测需按照《医学生物安全二级实验室建筑技术标准》（T/CECS 662—2020）要求的分子诊断实验室进行规范建筑。

2. 仪器设备

（1）仪器设备配置应满足输血业务工作需要：①输血科应具有与其开展业务相适应的仪器设备；②建立仪器设备的维护、保养、校准和持续监控管理等制度并进一步实施，所有设备必须满足其预期使用的要求；③关键设备应具有唯一性标识，明确维护和校准周期及记录，专人负责管理；④计量器具应符合要求，有明显的定期检测合格标识；⑤制订输血科关键设备发生故障时的应急预案，明确应急措施实施的人员及职责。

（2）基本设备：专用储血冰箱（2～6℃，有温度显示和报警功能）、试剂冰箱（2～6℃，普通医用冰箱）、低温医用冰箱（－80～－20℃，有温度显示和报警功能）、恒温水浴箱（37℃，56℃）、血浆融化机、热合机、离心机（包括标本离心机和血型血清学专用离心机）、移液器、血小板恒温震荡保存箱、超净工作台、通风橱、普通光学显微镜、录音电话、电脑及打印机等电子信息设备，必要时可配置生物安全柜。如需开展分子生物学检测项目需配备基因检测相应设备。

（3）功能设备：根据医疗机构输血科开展工作项目选择性配置，包括（但不限于）半自动或全自动血型/配血系统、血液细胞分离机、血液辐照仪、血栓弹力图仪、自体血液回收机、酶标仪、洗板机、酶免系统、24 小时冷链监控系统、输血信息管理系统、UPS 不间断电源、采血秤、体重秤、血压计、听诊器、吸氧装置等其他与开展项目和功能相适应的仪器设备。

（4）辅助设施：输血科应有通风调温和防潮设施，通讯、消防、给排水等设施符合相关规定。为保证血液储存条件，输血科应具备双路供电或应急发电设施。

3. 人力资源配置及要求　输血科专业技术人员数量应能满足医疗机构功能、床位数量、科室开展业务及用血量的需求，输血科从业人员应毕业于输血、检验、医疗、护理等专业。

合理的人员配置是输血科有效开展工作的基础。

国家卫生健康委员会发布的《临床用血质量控制指标(2019 年版)》中将每千单位用血输血专业技术人员数作为反映临床用血服务能力的指标，按照发血量计算，每千单位(包括全血、红细胞和血浆)用血输血专业技术人员数=输血科(血库)专职专业技术人员数/(医疗机构年度用血总单位数/1 000)，标准大于或等于 1。为规范临床用血管理，加强输血科建设，各省/直辖市分别发布了地方医疗机构输血科(血库)基本标准，对输血科设备设施、人力资源配置等作出了具体要求。

《三级综合医院评审标准实施细则(2011 年版)》中，要求输血科配置输血医师，并有输血医师培养计划，参与疑难输血病例的诊断、会诊与治疗，充分发挥输血医师指导作用，解决临床输血问题。输血科要实现多元化职能，应调整既往以技师为单一主体的人员结构，积极构建输血医师、输血技师、护师及科研人员均衡发展的学科团队。

输血医师毕业于临床医学或输血医学专业，有临床执业医师资格，经过系统的住院医师规范化培训，具备临床诊疗中必需的专业知识技能和丰富的输血医学知识，主要负责临床输血治疗、参与输血方案制订、开具输血检查项目、审核拟输血液品种、输血后评价、用血咨询、输血门诊等工作。输血医师的配置为发展“临床输血学”亚专业和“患者血液管理”的推广在人员配置和资质上提供了必要条件。

输血科技师应具备基础输血学、输血技术学等亚专业知识，能够解决临床疑难输血问题及实验室技术问题，同时具备医学检验知识，擅长免疫血型血清学、感染免疫学、血液细胞学和凝血知识。不同于检验科人员，输血科技师需结合患者病史对疑难血型或疑难配血患者原因进行分析，提出输血建议，保障发出的血液能安全用于患者。

此外，输血科在具备条件时应配备护理人员。临床护理专业人员必须具有国家认可的护士执业证书，且必须接受省级卫生行政部门组织的输血相关理论和实践技能的培训和考核，考核合格后方可上岗执业；负责输血治疗过程中操作及护理，如血浆置换、血细胞单采、全血采集、血液回输等。护理团队的加入会使输血治疗和学科建设更进一步专业化[7]。

第二节　输血科职能

一、输血科医疗工作

(一) 血液检测

输血相关血液学检验是输血科职能中不可替代的部分，主要包括输血相容性检测部分和经血传播疾病相关检测部分。输血相容性检测在医疗机构内几乎均由输血科开展，包括 ABO 正反定型及 Rh 血型鉴定、交叉配血、红细胞意外抗体筛查等。随着检测技术进步、信息化发展和临床诊治需求提高，输血科开展的项目应不断扩展和深入，输血技术人员须利用自身专业水准，将遗传学、血液生理生化、分子生物学等技术应用于输血检测，从血清学检测向基因检测发展，并横向开展更多适应临床需求的项目，如血栓弹力图实验指导临床成分血输注、疑难血型鉴定、新生儿溶血病辅助诊断、血型不合非同型输注临床用血咨询等问题，实现精准输血。

经血传播疾病相关检测项目(简称“输血前 4 项”)在不同医疗机构的所属检测部门不尽相同，部分医疗机构归于检验科。从流行病学调研及临床诊疗意义出发，由输血科承担该检测项目似乎更为合理。患者输血前血液感染性疾病筛查可为其可能发生的血源性疾病的病因与感染源提供判断依据。经血传播疾病作为严重输血不良事件之一，其流行病学、病原体、防治措施等在输血领域被不断深入研究，由输血科承担输血感染性项目检测，在协助临床诊治的同时，有利于临床、输血科和医疗机构对输血全过程和不良事件的统筹管理，亦有利于经血传播疾病流行病学调查及更深入的研究。

(二) 储血发血

血液储存与发放是输血科任务之一。目前国内绝大多数输血科已做到根据临床用血情况制定储备计划，通过 24 小时冷链智能化监测系统保障血液储存质量。输血科血液储存的数量可能因季节和节日因素出现暂时短缺，需要输血科在大数据信息平台的协调下，进一步加强与血站的沟通，根据血站库存预警和输血科血液库存情况对临床用血进行协调，优先保证急危重症患者抢救用血。输血科应进一步加强发血前对临床用血的沟通、监管和指导，如发血前根据患者最新检验指标和病情变化对申请用血的指征进行再次评估，若输血指征已发生变化或申请剂量不合理，则与申请医师进行沟通，避免不必要的输血或无效输注，同时有助于增强临床医师合理用血意识。以上两方面内容，需输血科工作人员进一步建立临床思维，积极发挥输血医师主观能动性，加强输血科整体工作人员临床基本知识培训和识别输血传播相关疾病的能力、临床沟通能力。

(三) 患者血液管理

2010 年第 63 届世界卫生大会审议通过“患者血液管理”方案，这是以患者为中心，基于循证医学证据，科学合理地应用各种技术和方法改善贫血、最大限度减少患者失血，对患者实施多学科、多模式、有计划的血液保护措施[8]。除临床科室通过使用药物、改进术式、减少出血等方式减少异体输血外，输血科在实施过程中亦起到核心作用，包括围手术期患者贫血/输血评估，术前自体备血等。其中，开展输血门诊是近年来输血科推行和落实患者血液管理的1个重要举措，以提供公共平台方式将择期手术患者术前评估、备血、输血过程前移，以达到缩短住院日，改善患者转归的目的。

目前国内已有数家大型医院开设了输血科门诊，中国人民解放军总医院输血科门诊开展新生儿溶血病围产期咨询、择期手术用血评估、单采治疗等项目[9]；上海市第六人民医院输血科开设 RhD 阴性孕产妇输血相关咨询门诊[10]。重庆医科大学附属第一医院输血门诊开展输血传播疾病诊断与治疗、围手术期用血评估和单采治疗等服务，同时，针对长期单纯反复输血的患者(地中海贫血、再生障碍性贫血等)开设门诊输血，优化医院对门诊输血患者统筹管理，解决患者就诊难题。

此外，输血科积极与临床科室合作，针对不同类别疾病的诊治，建立多学科协作模式，如针对血液输注无效、外伤大出血、新生儿溶血病、急性溶血性贫血、急性中毒、大量输血、ECMO 治疗等疑难、危重患者，组建 MDT 团队，联合多学科共同分析病情，制定精准治疗方案。多学科合作模式的建立，有利于学科之间专业互通，促进本学科发展；同时集中多学科技术资源，有利于患者治疗[11]。

(四) 输血治疗

现代临床输血已由过去的替补性输血扩展到治疗性输血，输血治疗是临床输血发展的重要方向，输血科参与输血会诊、输血治疗、自体输血等，有了更多直面临床患者的机会，这样的发展机会也使输血医师引进、输血科团队重建并向临床转型成为可能。不少疾病能通过输血治疗得到改善或达到治愈，如血浆置换已作为急性中毒、某些自身免疫性疾病的首选治疗方案；对于高脂血症，能去除血液中的血脂成分达到降脂的目的。《办法》中对输血科开展自体输血等新技术、输血会诊、提供输血治疗等职责已有明确规定，今后输血科开展的项目应向血细胞单采、血浆置换、血液病理成分去除、自体输血、干细胞与免疫细胞治疗等方向发展。

我国输血科开展输血治疗仍处于起步阶段，部分大型三甲医院率先开展输血治疗技术。中国人民解放军总医院第四医学中心等单位开展术前单采自体储血技术，优化了术前备血程序，减少了异体血液输注[12]。中南大学湘雅医院输血科开展去淋巴血浆置换，显著提高了自身免疫性疾病的疗效[13]。近年来多家医院开展了白血病细胞去除，也取得良好的治疗效果。备受关注的细胞治疗，在部分发达国家医疗机构中，亦将其纳入输血领域。2018 年 6 月，国家药品监督管理局新受理了干细胞疗法的临床注册申请，意味着我国重启了干细胞治疗在临床上的应用。输血科应与时俱进，参与临床细胞治疗，开展干细胞采集、保存与发放等工作；同时创造条件开展免疫细胞治疗，更好地服务于临床，适应临床输血不断发展的新需要，不负输血医学赋予输血科的新使命。

此外，中西医结合输血亦是输血医学发展的热点和趋势之一，近年来国家加大了对中医发展和中药研发的扶持，输血科应紧抓时机，建立中西医结合输血治疗的新模式。目前我国大多中医院都设置有输血科，在人员配置上为中西医输血队伍建设奠定了基础。国内多名输血专家牵头提出，可将中医中药对抗细胞凋亡、调节免疫应答等研究应用于临床输血领域，探索中国特色的输血医学体系[14]。

就医院业务发展而言，输血科以一级业务科室和公共服务平台形式面向所有临床科室开展输血治疗，不仅能推动输血科本身的发展，也有利于与临床资源结合优势互补共同提高整体医疗水平；同时，输血科能根据血液库存情况和临床患者病情轻重缓急，对医院血液资源进行合理调配，使真正紧急的患者第一时间得到及时有效治疗。

(五) 临床用血管理

1. 临床用血安全保障　临床用血管理是保证院内安全输血的基本措施，是输血科和医院相关部门共同协作的闭环管理系统，其基本目标是为患者用血全过程提供安全保障，既要求从血液标本到发出的血液正确无误，保证无差错输血，又包括血液供应满足临床需求，根据血液预警情况，合理调配血液使用，最终达到协助和支持临床诊疗的目的。

(1) 建立临床用血管理组织:《办法》规定二级以上医院和妇幼保健院应设立临床用血管理委员会(以下简称委员会)，负责本医疗机构临床用血管理工作。作为院内专门的用血管理组织，委员会通常由法人或分管院长担任主任委员，成员由医疗管理、临床、输血、麻醉、护理、检验等相关专业的专家组成。同时明确委员会的主要职责，包括:履行对本机构临床用血的规章制度审订职责并监督实施；监测、分析临床用血情况，推进临床合理用血；开展无偿献血、血液管理法律法规和合理用血的宣教培训；推动开展血液保护

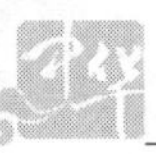

新技术和承担临床用血的其他任务；协调解决院内急救用血及特殊用血相关问题；调查分析用血不良事件或不良反应，提出改进及干预措施；定期召开血液管理工作会议，总结分析并公示用血存在问题，制订持续改进方案。委员会日常管理工作由下设办公室承担，办公室成员由输血科技术骨干和医院职能部门共同组成。由于临床用血的专业性，为更好履行委员会职责，输血科应充分发挥协助作用，推动委员会工作持续、有效开展。

（2）建立制度流程并实施：医院建立健全临床用血全过程相关制度，涉及用血管理、临床用血、护理输血和输血科实验室，主要内容如下。

1）临床用血管理委员会：明确规定血液合法来源，建立临床用血全过程管理制度及流程，紧急用血预案，不良事件和输血事故报告分析及处置，输血相关宣传及培训，临床用血考核及公示等。输血科协助委员会及职能部门共同进行培训，进行相关流程的制订并保障实施。

2）临床科室用血管理：明确科主任为用血责任人，科主任确定专人负责管理临床用血。内容包括：用血相关过程质量管理、监控及效果评价（制定合理用血方案，输血前实验室检查，申请用血权限，告知职责，患者输血评估，血液品种选择，用血病程记录，输血后评价等）；紧急、大量输血方案，血液保护技术，输血反应或输血不良事件监测、处置报告及记录，输血病历质控等。输血科应积极配合职能部门重点加强对临床用血管理人员的专项培训，特别是重点科室和重点环节的培训和管理，整体提高合理用血水平。

3）临床护理输血管理：严格执行查对制度，临床用血审核等核心制度，对输血标本采集、输血前核对、输血过程监护、输血反应处理，输血后血袋管理等全过程，进行培训考核，督导检查实施，并将落实及整改情况进行记录。

4）输血科管理：加强培训考核，明确并落实工作制度及岗位职责。规范执行实验室各项技术操作SOP，进行室内质控，参加室间质评，开展质量控制及管理。开展血液冷链管理，开展自体输血技术，落实生物安全等制度。临床用血管理流程的制订，可由输血科根据相关法律法规要求以及标本转运、血液质量等专业需求，提出方案，结合医院实际情况，与临床科室及职能部门共同制定完成。

需要注意的是，所制定的制度和流程应全面系统，逻辑严谨，条理清晰，流程图（表）应简洁明了，具有指导性和可操作性。建立制度、流程和SOP的目的是写我所做、做我所写，切忌出现抄录现象；制度和流程中的所有活动应能溯源，有日常活动的各项记录。

（3）宣教培训：反复的宣教培训对制度、职责和流程的遵守和实施十分必要。医院可根据培训及考核制度制定院级、科级等不同级别的培训考核方案。频次和时间结合实际工作开展情况确定。培训内容专业性较强，输血科工作人员应积极配合管理部门开展，内容包括但不限于：输血相关法律法规、医疗核心制度、临床用血相关应知应会内容、无偿献血知识、三基三严等内容。重点应加强对新进人员和关键环节人员的培训，以现场考试、网络考试、实际技能操作等形式对培训效果进行相应考核，考核成绩可与医院继续教育相结合或作为员工年度绩效考核成绩之一进行综合评价。

（4）督导检查：医疗机构用血管理的督导检查能够有效促进输血管理工作，可由输血科协助职能管理部门（医务部门）对全院临床科室用血质量和规章制度落实等情况进行检查，包括输血感染控制方案、紧急（特殊）用血管理方案、输血反应监测和处置方案、科室用血质控管理情况、用血病历质量监督、输血不良事件调查等。亦可采取临床用血科室、护理部或输血科进行自查、互查形式，以便能够及时发现存在问题，分析原因解决达到持续改进目的。

2. 输血不良事件监管　输血不良事件是1个广义的概念，指由人为因素、实验室差错、错误的成分血输注等各种原因所致，发生于输血前、中、后任何环节，可能导致不良后果的事件，或及时纠正尚未造成不良后果发生事件。输血严重危害（serious hazard of transfusion，SHOT）属于输血不良事件范畴，指输血反应、输血传播疾病和血液输注无效等。输血科专业性强，应配合参与临床输血不良事件的监管，包括输血科内部及临床输血各环节中的输血不良事件，SHOT调查分析、制订控制预案，持续改进，同时实行临床用血指征合理性监督反馈机制，从专业角度，杜绝不合理用血，避免血液资源浪费和更多不必要输血不良事件发生。输血不良事件种类繁多、原因复杂，需丰富的专业知识和临床经验进行综合分析和进一步解决。因此，临床用血管理单靠临床或职能部门是不全面的，输血科应在临床用血全过程协助职能部门，利用专业知识对临床输血指征合理性、输血不良反应鉴别与处理、血液输注无效原因和处理措施、输血不良事件调查反馈等进行监管和合作。

国外对输血不良事件重视度极高，我国的血液安全监测工作随着输血医学的发展也逐步得到重视。2017年，我国正式成立中国输血协会血液安全监测专业委员会，借鉴国外血液安全监测的经验，开展国内血液安全监测工作,对国内血液安全监测试点工作提供技术指导和学术交流,利用信息化平台逐步建立血液安全事件报告系统等。我国输血不良事件和血液安全监测工作仍在起步阶段,需要输血工作者进一步加强院内普及和管理(详见第八十一章　输血相关不良事件的风险与防范)。

二、输血科教学工作

2001 年 WHO 成立了输血医学国际发展研究院(Academic Institute for International Development of Transfusion Medicine,IDTM),为世界各国培养输血医学管理人才、帮助建立输血医学教育体系[15]。美国是最早开展输血医学教育的国家,目前,美国 80%以上的医学院校开展了输血医学专业教育[16],法国、德国、荷兰、瑞士、奥地利等欧洲国家医学院校中也设置了独立的输血医学专业[17]。

与国际发达国家相比较,我国输血医学教育发展缓慢,教育水平滞后,一定程度上限制了学科的发展。2016 年,"输血医学"二级学科的成立对学科人才提出了更高要求,面对我国现状,加快高校教育步伐培养输血专业人才、加强继续教育提升输血工作者专业技术水平是我国输血医学教育迫在眉睫的重任。

(一)高校教育

1. 专业招生　高校输血人才培养是重塑输血科人员结构和学科长远发展之根本。教育部迄今未设立输血医学学科代码,只能以"输血医学方向"之名寄身于检验医学或其他专业。大型医院或教学医院输血科应大力联合医学高等院校,开展输血医学本科及研究生教育(详见第六章　输血医学教育)。

2018 年 7 月,北京"输血医学教育发展暨课程教材建设研讨会"上,专家们提出设立独立的输血医学课程,并建立从输血医师、技师、科研 3 个方向进行培养的教育模式和体系,为医学院校输血医学的建立和发展奠定了基础,提供了参考方案。

2. 实习实践　本科实习是学生进入正式工作前,将理论应用于实践的知识提升过程,是本科教育的重要阶段。医疗机构输血科是本科生参加输血医学实习、提高实践操作和临床技能最主要的学习场所,尤其是教学医院输血科,承担输血实习教育和人才培养的重要责任,应不断加强自身建设,组建责任心强、专业水平高的师资团队,团队中宜包含医师和技师,对实习生的输血相关检测技能和临床输血治疗等进行全方位指导。

目前医疗机构内输血医学实习生绝大多数为医学检验专业,在输血科实习轮转时间短暂,通常为 1 个月,甚至更短,无法系统地将输血理论知识与实际应用相结合,更无法深入掌握输血相关专业技能,与培养输血医学专业人才的目标相距甚远。因此,立足于输血人才需求,输血科有必要建立专门的实习生教育体系,深化实践教学,创建有输血医学特色的实习教育模式,重新拟定针对输血医学学习实践的实习教学大纲和内容,安排充足的时间和多样化的输血相关轮转科室,如输血科、血站、检验等,深入学习输血相关检测、患者血液管理以及成分血制备等内容,培养真正合格的输血医学专业人才。

3. 临床教学　目前,全国有多家大学附属医院的输血科,作为 1 个教学小组,承担外科学、内科学、实验诊断学等与临床输血相关的教学任务,如:复旦大学附属华山医院、哈尔滨医科大学附属第一医院、中南大学湘雅医院、四川大学华西医院、重庆医科大学附属第一医院等,承担大学医学生本科、八年制、留学生授课任务。随着输血医学二级学科获批,未来输血学教研室的成立,指日可待。

(二)继续教育

目前,全国输血科发展程度不均衡,输血科工作人员必须通过毕业后继续教育对专业知识和技能不断更新和拓展。大型医院或教学医院输血科始终应将教学作为重点工作之一,借助专业学术团体牵头组建高质量师资队伍,通过举办国家级、省市级继续教育项目的形式,搭建继续教育平台和网络医学教育,组织学术活动或培训班,保持输血医学发展的持续性和先进性,促使全国输血科发展趋于均衡。同时,积极开展院内继续教育项目,提高医疗机构整体用血水平和患者血液管理理念。

除开展学术交流活动之外,针对基层医院或其他临床经验、教学科研相对薄弱的单位,大型医院输血科应持续接收进修学习人员,从输血相关检测技术、输血治疗、患者血液管理等方面,对基层输血工作者进行指导;基层医院输血科则应鼓励科室人员积极接受继续医学教育,以进修、会议交流、攻读学位等多种方式深造学习,提高科室整体学历和专业水平。

区域大型医疗机构输血科,亦可依托医院牵头组建专科联盟,牵头单位输血科整合联盟内医疗资源,对成员单位进行技术支持、帮扶指导,开展继续教育项目和学术交流活动,达到资源共享、互惠互利、共同提高的目的。

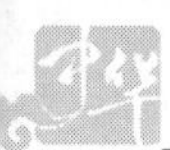

三、输血科科研工作

由于历史原因,我国多数输血科工作人员学历背景不高,既往较少涉及教学、科研以及用血管理,科研水平与其他学科存在较大差距。但学科要寻求更全面和高水平的发展,应将科研作为重点工作之一。事实上,输血领域研究空间广阔,包括基础输血学、遗传学、分子生物学、细胞生物学等基础输血研究,以及采供血、储血、临床检测、临床输血应用实践等方面的应用性研究,例如,成分血的优化分离与保存、减少血液保存损伤、血液代用品研制和精准输血等,都是目前输血从业人员亟待探讨研究的课题。

在学科建设中,应积极引进高学历科研带头人,组建以博士、硕士为主导的科研团队。同时,在临床实践工作中,对发现的问题,进行分析总结,开展临床研究,解决临床实际需求。人员配置上,有条件的单位可配置专职科研人员,配合输血医师,相互合作,实现基础与临床相互转化。在基础科研同时,对应用实践积累的可靠数据进行总结分析研究,结合基础科研,探索更科学的血液储存、运输及临床用血新技术和新理念,形成有指导性的科研成果。

目前,我国医疗机构输血科整体科研平台水平较低,资源有限,加强与输血研究机构、血站的合作,资源互补,开展输血医学科研项目,是加快科研发展和成果产出的出路。中国医学科学院北京协和医学院输血研究所是目前我国唯一一所独立的国家级输血医学研究机构,主要从事输血科学研究、输血相关技术研究。2017 年 7 月,中国输血协会输血医学科研工作委员会正式成立;2019 年 11 月,中国医师协会输血科医师分会成立了输血科研创新专业学组。输血科研正在萌发幼芽,将推动我国输血医学科研工作的发展。有条件的输血科可结合实际工作,从研究的高度做好实际工作中的研究设计,积累可靠的数据,总结上升为有指导性的应用成果。

第三节 展 望

近年来,随着输血医学的迅速发展,科技创新、面向临床开展的输血新技术层出不穷。“输血医学”二级学科的成立,使中国输血医学迎来前所未有的发展时机。在这一新形势下,如何实现赋予输血科新的职能,如何在医疗机构中发挥出输血科的价值,是所有输血从业人员共同努力的方向,随着精准医学、基因组学和互联网等新学科、新技术的应用,不断推动了输血医学的快速发展,同时也提出了更高要求。时代赋予给输血医学的不仅是机遇,也是挑战。输血科应与时俱进,适应和实现自身的角色转变,抓住机遇,不惧挑战,综合发展临床检测、供血、输血治疗、血液治疗、细胞治疗、患者血液管理以及教学、科研等,积极创建发展亚专业,引进培养高质量、高学历的输血医学专业人才。我们相信在全国输血工作者的共同努力下,未来输血科会建设成为专业化、系统化、现代化,与临床其他学科齐头并进的综合学科,为促进我国输血医学事业的快速发展,保障“健康中国”国家战略的顺利实施而不懈努力。

(余泽波 吕毅 刘凤华 阙文君)

参考文献

1. 刘嘉馨. 中国输血行业发展报告(2017)[M]. 北京:社会科学文献出版社,2017,36-41.
2. 金晶纯,郝一文. 年度辽宁省三级医院临床用血及输血科(血库)管理情况的调查及汇总分析[J]. 中国输血杂志,2017,30(4):387-390.
3. 李代红,刘伟. 天津市医疗机构输血科(血库)建设和临床输血管理现状调查[J]. 中国输血杂志,2018,31(9):1056-1059.
4. 杜文阁,王朝阳. 新疆伊犁州医疗机构输血科/血库建设的调查分析[J]. 临床输血与检验,2016,18(2):186-188.
5. 任伟,姚洁,王欣,等. 北京市属医院输血质量控制现状调查研究与改进对策[J]. 中国输血杂志,2019,32(8):792-795.
6. 孙克江,张晓曦,周向阳,等. 医学实验室质量管理体系[M]. 上海:上海科学技术出版社,2020.
7. 孙俊. 中国输血行业发展报告(2018)[M]. 北京:社会科学文献出版社,2018:373-379.
8. Society Of Thoracic Surgeons Blood Conservation Guideline Task Force,FERRARIS VA,BROWN JR,et al. 2011 update to the Society of Thoracic Surgeons and the Society of Cardiovascular Anesthesiologists blood conservation clinical practice guidelines [J]. Ann Thorac Surg,2011,91(3):944-982.
9. 汪德清,樊凤艳. 我国临床输血科发展建设的现状及展望[M]. 北京:社会科学文献出版社,2018:373-379.
10. 李志强. RhD 抗原阴性孕产妇血液安全管理专家共识[J]. 中国输血杂志,2017,30(10):1085-1091.
11. 李莺. 多学科协作诊疗(MDT)管理外伤后血小板输注无效患者的经验[J]. 中国输血杂志,2018,31(S1):166.
12. 欧阳锡林,陈冠伊. 术前自体储血技术:健康自体输血的新模式[J]. 中国输血杂志,2017,30(12):1321-1323.
13. 李碧娟,杨晓苏,陈冰,等. 淋巴血浆置换抢救重症肌无力危象的应用研究[J]. 中国输血杂志,2006(6):469-470.

14. 兰炯采，刘志伟，丁志山，等. 创建中西医结合中国特色输血医学体系[J]. 中国输血杂志，2017，30(8)：855-858.

15. SIBINGA CTS. Filling a Gap in Transfusion medicine education and research[J]. Transfus Med Rev，2009，23(4)：284-291.

16. BRIEN KL，CHAMPEAUX AL，SUNDDL ZE，et al. Transfusion medicine knowledge in postgraduate year l residents[J]. Transfusion，2010，50(8)：1649-1653.

17. MÜLLER N. Overview of transfusion medicine in Europe：training andeducation[J]. Blood Transfusion，2005，27(3)：248-252.

第二十七章

患者血液管理

近年来,全球范围内人口老龄化和血液资源供不应求的现状推动了输血医学理念的重大转变,即从 20 世纪以成分血为中心的经典输血医学转变为 21 世纪的循证输血医学,强调以患者为中心的患者血液管理(patient blood management,PBM)。

PBM 是以循证医学为依据,以患者为中心,采用多学科的技术和方法,维持患者血红蛋白水平、优化凝血功能、最大限度地减少失血,以达到减少或避免输异体血、改善患者预后、获得最佳病情转归的目的[1]。开展 PBM 的益处多多,包括减少血液制剂的不合理应用、减少并发症、降低感染及输血相关免疫调节(transfusion-related immunomodulation, TRIM)的风险、缩短住院时间、减少医疗费用、进一步提高医疗质量和改善患者预后等[2]。2010 年 5 月世界卫生组织(WHO)向全体成员国建议:所有手术患者从术前开始实施 PBM。目前 PBM 在美国、澳大利亚、荷兰、英国、瑞士、西班牙、奥地利等国广泛应用。

PBM 运用多种方法使可能需要输血的患者得到最优管理,涵盖输血决策制订过程中患者评估和临床管理的各个方面,包括临床输血申请、尽可能减少失血和科学合理输血等,是医院层面的综合管理措施,要求具有医院多学科合作参与的血液管理团队,包括外科医师、麻醉医师、输血医师、血液科医师、心内科医师、护士、医务处管理人员等[1]。另外,PBM 也是国家和国际的卫生系统工程。

PBM 通过多种策略以筛查、诊断和治疗贫血、凝血功能障碍,减少失血。对于失血和贫血,异体输血是一种传统的治疗方式,在特定情况下,它可能是最好的选择,但其他有效的、适当的治疗方式也应被联合或单独应用。因此,全面的 PBM 是预防和管理贫血、优化凝血功能的新标准,并被世界卫生组织、美国麻醉师协会、欧洲麻醉师协会和澳大利亚国家血液权威专家推荐。

第一节 患者血液管理的驱动因素

PBM 产生的驱动因素包括血液供应相对不足、输血风险、输血相关不良预后等。

一、血液供应相对不足

我国临床用血面临的形势主要是血液供应相对不足。医疗技术能力飞跃发展、医疗服务总量刚性增加,综合性大医院业务量每年以 10%以上的速度增长,而无偿献血招募人数和献血数量年增长幅度相对不足,供需增长不平衡矛盾日益突出,人口老龄化、疾病谱变化等可能进一步加剧了这种矛盾。

二、输血有风险

输血是活体组织器官移植,尽管血液经过严格程序的筛查、检测等处理,但输血仍有风险,依然存在发生感染性风险及非感染性风险的可能。

(一) 感染性风险

输血感染性风险,即输血传播疾病(transfusion-transmitted disease,TTD),是指输入携带病原体的血液而感染的疾病,又称为输血传播感染(transfusion-transmitted infection,TTI)。疾病可通过输血传播需满足:①感染者血液中存在病原体时为无症状期;②病原体可以在血液采集、制备和储存等环节存活下来;③可通过静脉途径感染;④有易感人群;⑤至少有一些受血者感染并发展成疾病[3]。

可通过输血传播的病原体包括病毒、寄生虫、螺旋体、细菌、朊病毒(prion)等,其中病毒包括 HAV、HBV、HCV、HDV、HEV、HIV、HTLV、CMV、EBV、人类细小病毒 B19、西尼罗病毒(West Nile virus,WNV)、寨卡病毒等(表 27-1)[3-4],寄生虫包括疟原虫、弓形虫、巴贝虫(babesia)等。已报道的输血传播病原体还包括登革病毒(dengue virus)、基孔肯亚病毒(Chikungunya virus)、嗜吞噬细胞无形体(*Anaplasma phagocytophilum*)、克氏锥虫(*Trypanosoma cruzi*)等[3]。

表 27-1　输血传播病原体

	英文缩写	所致的输血传播性疾病
甲型肝炎病毒	HAV	甲型肝炎
乙型肝炎病毒	HBV	乙型肝炎
丙型肝炎病毒	HCV	丙型肝炎
丁型肝炎病毒	HDV	丁型肝炎
戊型肝炎病毒	HEV	戊型肝炎
人类免疫缺陷病毒 1 型/2 型	HIV-1/2	获得性免疫缺陷综合征
人类 T 淋巴细胞病毒Ⅰ/Ⅱ型	HTLV-Ⅰ/Ⅱ	成人 T 细胞白血病/淋巴瘤热带痉挛性下肢瘫(TSP)HTLV 相关脊髓病(HAM)
西尼罗病毒	WNV	西尼罗热、脑炎、脊髓炎
巨细胞病毒	CMV	巨细胞病毒感染
Epstein-Barr 病毒	EBV	传染性单核细胞增多症、EBV 感染
人类细小病毒 B19	B19	再生障碍贫血危象、传染性红斑、胎儿肝病
寨卡病毒	Zika virus	寨卡热、新生儿小头症
疟原虫	malaria	疟疾
梅毒螺旋体	syphilis	梅毒
朊病毒	prion	变异克雅病(vCJD)

输血传播疾病往往不易发现,其原因包括:①多数因输血感染的疾病是无临床症状的;②若出现症状,通常无特异性,如发热、流行性感冒类症状等;③潜伏期可能较长,可达数月甚至数年,不易早期发现;④患者原发疾病可掩盖输血感染的证据;⑤输血与感染疾病的直接关系需要充足的证据来证明,而往往混杂因素较多,并不能得到确切结论[3]。

目前,世界各国对献血者进行严格筛查,输血传播疾病的风险已大大降低,远低于各种类型输血不良反应的发生风险。但是由于感染者窗口期献血、病毒变异后不能被当前的实验方法所检测到、免疫静默感染者献血、试剂灵敏度等原因,输血传播疾病不可能完全避免。输血传播感染的残留危险性不仅依赖于窗口期的长短,还依赖于献血者中的感染率。由于血液筛查方法的灵敏度不同以及各种经输血传播感染在不同国家感染率存在差异,因此残留危险性在不同的国家是不同的。

(二) 非感染性风险

输血的非感染性风险,即输血不良反应(adverse transfusion reactions),也称为输血不良反应,是指在输血过程中或输血后受血者出现用原来疾病不能解释的新的症状和体征。由于人类的血型系统复杂,目前红细胞上共发现 43 个血型系统,同型输血(ABO 和 RhD 同型输注)实际上输的还是异型血,其他血型系统不相同,可能作为免疫原输入受血者体内产生相应意外抗体(也称为不规则抗体),导致输血不良反应发生。根据发病时间不同,分为急性和迟发性输血不良反应;根据病因不同,可分为免疫性和非免疫性输血不良反应,这两种分类方法是相互联系的(表 27-2)。

表 27-2　输血不良反应分类

	急性(<24h)	慢性(>24h)
免疫性	发热性非溶血性输血不良反应(FNHTR)	迟发性溶血性输血不良反应(DHTR)
	过敏反应	输血相关性移植物抗宿主病(TA-GVHD)
	急性溶血性输血不良反应(AHTR)	输血后紫癜(PTP)
	输血相关性急性肺损伤(TRALI)	输血相关免疫调节(TRIM)

续表

	急性(<24h)	慢性(>24h)
		血小板输注无效(PTR)
		迟发性血清学输血不良反应(DSTR)
非免疫性	输血相关败血症(TAS)	含铁血黄素沉着症
	输血相关循环超负荷(TACO)	血栓性静脉炎
	非免疫性溶血	输血传播疾病(如各种肝炎病毒、HIV、CMV、EBV 等病毒,细菌、梅毒、多种寄生虫等)
	空气栓塞	
	枸橼酸盐中毒	
	电解质紊乱	
	低体温	
	凝血功能紊乱	
	肺微血管栓塞	

对于输血不良反应,输血相关循环超负荷(transfusion-associated cardiac overload,TACO)的发生风险约为 1/100,输血相关性急性肺损伤(transfusion-related acute lung injury, TRALI)的发生风险约为 1/10 000,显著高于输血传播 HIV 和 HCV 的发生风险 1/1 000 000,即输血的非感染性风险远远高于感染性风险。

美国血库协会(AABB)统计显示,在各种类型输血不良反应中,过敏性输血不良反应(荨麻疹)的发生率最高,为 1%~3%;其次是发热性非溶血性输血不良反应(febrile non-hemolytic transfusion reaction, FNHTR),输注滤除白细胞的血液制剂 FNHTR 发生率为 0.1%~1%;而其他类型输血不良反应的发生率相对较低[1]。美国食品药品监督管理局(FDA)报道 2005—2010 年输血相关死亡的前四位病因依次为 TRALI、溶血性输血不良反应(hemolytic transfusion reaction,HTR)、TACO、TAS[5]。

三、输血可能对患者预后产生不良影响

(一)输血相关不良预后

输血增加了术后并发症发生率、术后短期和长期病死率、术后感染发生率、ICU 入住时间和总住院时间等[6]。临床研究发现输血与临床不良预后之间存在线性剂量关系[7],其中可能的原因包括:①输血相关免疫调节(TRIM)可增加医院感染发生率,导致住院时间延长、医疗资源浪费以及住院费用增加;输血患者肿瘤复发率增加;围手术期输血的冠状动脉搭桥术患者远期病死率增加[7]。②红细胞存在保存损害[8]。随着红细胞储存时间的延长,一氧化氮(NO)、2,3-二磷酸甘油酸(2,3-DPG)浓度下降,氧离曲线左移,血红蛋白对氧的亲和力增加,释氧能力降低;同时红细胞变形能力降低、聚集能力增强,血液黏度改变,黏附于内皮细胞的红细胞增多,血管调控功能丧失,血管通透性增加;另外,细胞因子、游离血红蛋白、钾离子、细胞碎片增加以及高凝微颗粒释放;这些都可能导致微循环闭塞,进而可能引起部分器官组织缺血。

(二)过量输血有害

过量输血(overtransfusion)有害,其可能原因包括:①每次输血都有增加医院感染与并发症的风险,对冠状动脉搭桥术患者的临床研究发现围手术期红细胞输注量与术后心脏并发症、严重感染、肾功能衰竭、神经系统并发症、住院时间等呈剂量正相关[6-7];②前瞻性研究心脏手术后输血发现:对于心脏手术患者实施限制性红细胞输血是安全的,输注红细胞的量越多,临床并发症越多[9];③TACO 是红细胞输注后发生率较高的一种输血不良反应。

第二节　患者血液管理的核心内容

贫血、失血、输血都是患者不良预后的独立危险因素,三者密切相关、相互影响。因此,实现 PBM 的三大支柱包括促进自身造血、减少出血和失血、优化贫血耐受(表 27-3)[10]。

表 27-3　PBM 的三大支柱

	促进自身造血	严格控制出血和失血	促进机体对贫血的生理代偿
术前	诊断、评估和治疗潜在贫血	根据既往史和家族史诊断和评估出血风险	比较预计失血量与患者个体所能耐受的失血量
	术前预存自体血	回顾用药史(如抗血小板和抗凝治疗)	评估/优化患者的生理储备(如心肺功能)
	排除/治疗营养不良性贫血后,考虑给予红细胞生成素	尽量减少医源性失血	采用适当的血液保护策略,制订个体化的贫血管理计划
	必要时作进一步评估	充分的术前准备与评估	
术中	在造血最佳状态下安排手术(注意:未经处理的贫血是择期手术的禁忌证)	精细的外科手术、微创手术	改善心输出量
		控制性低血压等血液保护	
		急性等容性血液稀释(ANH)	改善通气和氧合
		术中回收式自体输血	
		止血药物应用	应用循证医学指导输血
		避免凝血功能障碍	
术后	治疗营养性/可纠正的贫血(如避免叶酸缺乏,治疗缺铁)	监测和管理出血	最大化氧输送
		保持正常体温	最小化氧消耗
	适当给予红细胞生成素治疗	术后回收式自体输血	避免和及时治疗感染
		减少医源性失血	
	警惕药物所致的贫血(如 ACEI)	止血/抗凝的管理	应用循证医学指导输血
		警惕药物副作用(如获得性维生素 K 缺乏)	

一、促进自身造血

(一) 诊断、评估和治疗潜在贫血

贫血是异体红细胞输注的主要危险因素之一,是严重基础疾病的有价值的警示标志之一,是一个独立的发病率和病死率的预测因子。术前贫血是延长住院时间、增加围手术期红细胞输注量及病死率的重要危险因素之一[11],最常见原因是缺铁性贫血和肿瘤相关贫血。奥地利一项研究显示择期手术患者术前贫血的发生率高达 75%[12],建议在择期手术前 3~4 周检测血红蛋白浓度,以便有充足时间进行诊断和治疗。

贫血评估的指标包括铁状态、肾功能以及营养缺乏和其他慢性疾病等。应根据潜在的贫血病因调整治疗方案,包括口服或静脉注射铁剂治疗、补充叶酸和维生素 B_{12}、应用红细胞生成刺激剂(erythropoiesis-stimulating agents,ESA),并转诊至其他科室进一步诊治。术前贫血的处理流程(图 27-1)[13]。对于贫血和造血的关注并不仅仅局限于术前阶段,对于术后危重或接受各种治疗如放、化疗的患者,贫血也是常见的。在所有这些情况下,仔细筛查和管理贫血将减少输血的风险,同时确保患者免受贫血对其临床疗效造成的不利影响。

1. 红细胞生成刺激剂　ESA 可以促进红细胞生成,对于各种手术和非手术患者在较短时间内增加血红蛋白量有效,每周产生红细胞的量与 1U 红细胞等效。然而对于有血栓形成和其他严重并发症风险的患者,应用 ESA 时要根据需要进行严密的监测和调整。

英国血液学标准委员会(BCSH)推荐[14]:当最佳选择不是输血时(例如患者拒绝输血或有同种免疫时),ESA 治疗可用来处理术前贫血(2B);当 ESA 治疗时,最好同时给予铁剂使其效果最大化(1A)。

2. 铁剂治疗　BCSH 推荐[14]:①在铁绝对缺乏和功能性铁不足时,进行针对性的补铁治疗(1B);②缺铁性贫血患者非急诊手术前,应口服铁剂(1B);③预计围手术期红细胞丢失量>30g/L(对一个 70kg 体重成年人来说相当于失血量>1 200ml)的患者,为了防止术后缺铁引起的贫血,对低铁储存量(铁蛋白<100μg/L、转铁蛋白饱和度<20%)的非贫血患者,可以补充铁剂(1C);④对口服铁剂无效的患者,建议静脉注射补铁(1B);⑤在功能性铁缺乏或预计术前贫血与手术时间间隔较短时,应采用静脉注射补铁(2B)。

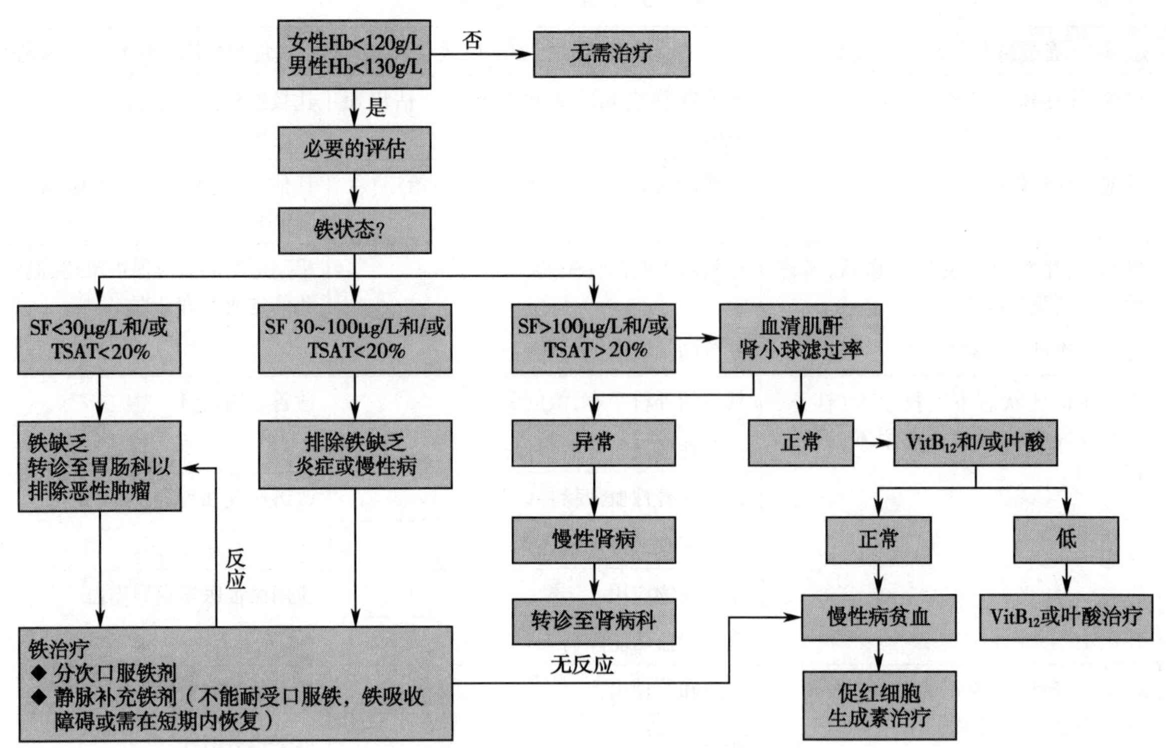

图 27-1　术前贫血的处理流程

注:SF. 血清铁蛋白;TSAT. 转铁蛋白饱和度

（二）术前预存自体血

术前预存自体血,又称预存式自体输血(preoperative autologous blood donation,PABD),也称储存式自体输血(predeposit autologous donation,PAD),就是将自己的血液预先储存起来,以备需要时应用。目前应用最为广泛的就是择期手术患者术前预存自己的血液,以备手术时使用。PAD具有操作简便、适用面广等优点,适用于大部分外科择期手术,如心外科、胸外科、血管外科、整形外科、骨科尤其是全髋关节置换术及脊柱侧弯矫形术等。

PAD作为一种替代择期手术患者异体输血的方法,在国外的应用一直呈下降趋势,主要有几方面的限制,包括增加费用、给患者带来不便、增加贫血的风险、围手术期有增加输异体血的风险、需要ESA、铁、叶酸和维生素 B_{12} 等刺激造血以补充采出的血液、有潜在的笔误风险与保存损害影响等,还有很大可能PAD的血液最终未被使用而报废。

二、减少失血

PBM的关键点之一就是患者自己的血液应被视为一种独特而有价值的资源,必须防止不必要的损失。

（一）根据既往史和家族史诊断和评估出血风险

术前评估出血风险的目的在于:①通过患者既往史和实验室检查,在术前发现围手术期出血风险较高的患者;②采取适当措施,纠正术前贫血,稳定体循环和微循环功能,以提高患者对出血的耐受程度;③采取具有针对性的促凝治疗措施,以减少出血量,降低发病率和病死率,减少医疗费用。

需要考虑可能增加出血的风险因素包括:①有无出血史,对有出血高危患者完善相关检查;②用药史,尤其是抗凝药物和抗血小板药物。详细的病史和体格检查极为重要。既往史或家族史中有出血性疾病应被重视,并进一步检查,同时还应注意可能引起贫血或干扰凝血的药物。在择期手术患者中常见口服抗凝治疗和国际标准化比值INR延长,若不妥善处理,这些患者若存在显著的凝血功能障碍将可能增加手术失血或不必要血浆输注的风险。但应注意的是,为纠正轻度实验室凝血指标异常而预防性输注新鲜冰冻血浆,缺乏循证医学证据支持。当患者情况稳定时,可通过恰当地停止或调整抗凝剂的量来治疗,同样的方法也适用于抗血小板治疗患者的择期手术。因此应慎重考虑术前应用抗凝剂的潜在风险和益处。

欧洲麻醉学会关于术前凝血功能评估的建议[15]:①在术前或侵入性操作之前,采用结构化面试或问卷(structured patient interview or questionnaire)的形式,注意发现患者既往出血史、家族出血史以及详细的用药情况(1C);②采用标准化问卷了解出血史和用药史比常规筛查凝血功能如APTT、PT和血小板计数等更能提供有用的信息，择期手术患者宜优先采用（1C）；③宜采用输血方案和预定输血指征相结合的方法来指导术中出血治疗（1B）；④宜根据床旁凝血功能监测结果、输血方案和预定输血指征的综合分析与判断来指导心血管手术中出血的治疗（1C）；⑤术前宜只对有既往出血史的患者做血小板功能检测（2C）；⑥术前血小板功能检测宜用来发现因病情或使用抗血小板药物所致血小板功能降低（2C）。

（二）减少不必要的医源性失血

手术出血、各种疾病如上消化道出血等均为明显的出血原因，但其他不明原因的失血也应被考虑。住院期间患者往往因频繁抽血诊断，这可迅速造成临床上显著的失血，可能超过 500ml。一项多中心研究发现 20%急性心肌梗死非贫血患者住院期间每抽 50ml 血发展成贫血的风险增加 18%，而医院之间平均总抽血量差异也存在统计学意义[16]。

医源性因素所致贫血是比较常见的。在一项对 ICU 的调查研究中发现，每位患者平均每天因治疗需要丢失 41.1ml 血液[17]。这意味着在 ICU 住 1~2 周，可丢失接近 1~2U 的血量。美国研究了超过 17 000 名急性心肌梗死的患者入院时并无贫血，但随着住院期间每天医院性失血近 100ml，部分患者发展到中到重度的贫血[18]。一个单中心回顾性分析显示，在 ICU 住院超过 21 天后，患者输血概率与医源性失血量独立相关[19]。因此，应当评价实验室检测的必要性，减少频繁的实验室检测所致的医源性失血。另一减少医源性失血的方法就是应用小容量采血试管，可以减少高达 70%的失血量。床旁检测可以采集更小量的血液，通常小于 0.5ml。另外，采血过程如中心静脉置管采血也可导致医源性失血量增加，留置管一旦无使用必要应尽早拔除。

（三）减少手术失血的麻醉和外科技术

手术失血量的控制是 PBM 的另一重要措施，包括正确的外科手术体位、微创手术、精细的外科手术、应用止血药物、维持凝血功能处于稳定状态、保持正常的体温、应用控制性低血压与自体输血等。

1. 正确的手术体位　患者手术的体位可影响术中的出血量，特别是当患者手术体位不正时，静脉血回流受阻可能引起充血，局部压力增高，增加手术部位出血量。因此，正确的手术体位对于减少术中出血非常重要。俯卧位患者暴露于腹腔静脉受压，同样腹部压力的轻微变化都可能影响失血量。在头颈部手术中应避免旋转颈部，因为可能干扰颈静脉回流。因此，应尽可能保持正确的手术体位，提高手术部位使其高于右心房，有利于静脉回流，减少局部的静脉压力，但同时需要特别注意的是在低血容量时这样做可能增加空气栓塞的风险。

2. 应用控制性低血压　这是另一种用来减少手术部位出血的方法，包括使用药物来控制血压使手术视野更清晰、便于医师操作，减少输血。鉴于可能对重要器官灌注量不足而带来危害，控制性低血压技术被限用于明确对手术有利且身体较为健康的患者，能够减少手术患者红细胞输血的风险，但必须密切监测血压变化，保证重要器官获得足够的血液灌注。

3. 保持正常体温　术中低体温是多种因素共同作用引起的，在低体温下凝血因子的活性显著降低、更易出血。即便是 35℃的体温也可以改变易受温度影响的血小板和凝血因子等发挥作用。已经证实，低体温与围手术期失血量增多以及引起较多输血量有关。即使体温降低并不多，例如比正常体温低 1℃也可显著增加大约 16%的失血量，而输血相对风险提高大约 22%[20]。低体温引起的凝血功能异常可通过改善体温的措施恢复。因此在任何较大的手术中，都有必要随时监测手术患者的体温，并采取积极合理的保温应对措施，避免出现低体温。

4. 微创手术　良好的外科手术技术是术中减少失血的最重要因素。一些研究显示，小创口的关节成形术中能减少出血，丢失最多不超过 60ml 血液。计算机辅助的膝关节成形术能明显减少出血，但对输血频率没有显著影响。手术新技术的发展和应用将有助于减少出血，提升医疗服务水平。

5. 高氧通气　众所周知，正常的血红蛋白浓度也不一定能维持组织足够的氧耗。正常情况下，机体失血后可补充晶体液和胶体液以维持正常的循环血容量，保证供氧输送到组织；然而，为了补偿稀释性的贫血状况，必须增加心输出量以及提高血氧经过组织时的释放量。当达到血红蛋白阈值水平时，氧耗受到供氧制约，因此就有了输血的必要。然而，与其选择输血，不如通过高氧通气的方法来尽快提高血氧浓度。但高氧可导致血管收缩，由花生酸的代谢产物介导；而血液稀释所致的类似一氧化氮等内皮因子的释放则可使局部血管扩张，从而抵消了前者所致的变化。因此高氧通气结合等容性血液稀释可作为减少术中异体输血的一种有效方法，至少有更充足的时间用来止血，降低输血的可能性[21]。

（四）自体输血

自体血被公认为是最安全的血液，广泛应用于临床。自体输血技术是另一种不使用异体血可以减少失血或减轻其影响的方法，除 PAD 外，还包括：

1. 稀释式自体输血　稀释式自体输血(hemodilutional autologous transfusion,HAT)又称急性等容血液稀释(acute normovolemic hemodilution,ANH),是有效、经济、方便的自体输血方法,可以直接采集全血,也可通过专用设备单采红细胞。采用低温麻醉、体外循环等手术患者,更适合实施 ANH。ANH 具有适应证广、血细胞成分损失少、相对安全、成本低、操作简单、耗费低等优点。

2. 回收式自体输血　回收式自体输血(salvaged-blood autologous transfusion,SAT)可分为术中回收式自体输血(intraoperative blood/cell salvage,IBS/ICS)和术后回收式自体输血(postoperative blood/cell salvage,PBS/PCS)。实施 SAT 的前提为患者丢失的自身血液中红细胞基本正常,没有被破坏、污染,回收后可重新利用。其主要适应证为预期失血量超过 400ml 的外科手术,尤其适合大失血。临床研究表明 SAT 在减少失血和输血上有较好的效果。

IBS 是目前应用最广泛的自体输血技术,在术中大出血时可回收多达数升的血液,在心脏、骨科、肝脏及创伤等手术中广泛应用。现有的证据支持大多数进行性大量失血的手术患者均可应用 IBS。IBS 的主要适应证包括:预计出血量>20%血容量的手术,或预计术中出血在 400ml 以上的手术,以及由于特殊血型、存在红细胞抗体、宗教信仰等原因不能输异体血的患者。儿童或身体弱小者可依据体重适当放宽。IBS 的禁忌证则包括恶性肿瘤、胃肠道疾病、管腔内脏穿孔、超过 4 小时的开放性创伤、伤口感染、菌血症或败血症等。IBS 可应用于妇产科异位妊娠破裂大出血、骨科脊柱侧弯矫形手术和髋关节手术、神经外科颅内动脉瘤、心脏血管外科手术等。

三种自体输血方式各具优势,临床应用时可根据具体情况,既可单独实施,也可考虑两种或三种联合实施(表 27-4)。为减少输异体血,术前 PAD、术中 ANH 和 IBS、PCS 可以联合应用。

表 27-4　三种自体输血技术的主要特征

主要特征	储存式自体输血	稀释式自体输血	回收式自体输血
采血时间	术前数周	手术当日备皮前	术中或术后
只应用于择期手术	是	否	否
采血地点	病房或门诊	手术室	手术室或术后病房
血液收集方式	采血	采血	收集术野或引流管丢失的自体血液
采集血液的替代液	无,可能需要应用 ESA 避免贫血	胶体液或晶体液	无
潜在优化造血作用	是,特别是应用 ESA 的情况	无	无
输注血液类型	储存全血	新鲜全血	洗涤或者过滤的悬浮红细胞
被污染的风险	小	小	有可能
保存损害的可能性	有	很小	很小
输注错误的可能性	有	不大可能	不大可能
血液浪费的可能性	有	有	无(收集的血液本来就是丢失的血液)
实施的便捷程度	不方便,需要患者多次来医院	最方便	需要自体血回输机
其他风险和缺点	可能使患者贫血,并且增加了其手术当天输血的风险	血液稀释过快或稀释程度过低存在潜在风险,其他的风险在于具体使用的胶体液和晶体液的类型和量	回收血液的质量,可能存在有害的细胞和物质

(五) 止血药物

止血药物主要包括抗纤溶药物、外用止血药、去氨加压素、重组活化凝血因子Ⅶa(rFⅦa)和凝血酶原复合物浓缩剂(prothrobmin complex concentrate,PCC)。

1. 抗纤溶药物　包括赖氨酸类似物,如氨甲环酸(tranexamic acid,TXA)和 ε-氨基己酸(EACA),还有抑肽酶等。抑肽酶是从牛肺中提取的一种丝氨酸蛋白酶抑制剂,可以抑制一些参与止血的酶,具有抗纤溶作用,但是基于对其安全性的考虑,现在国内外均已停止使用。而 TXA 和 EACA 抑制纤溶酶原而发挥抗纤溶活性,已被证明是相对安全和高效的。体外 TXA 的抗纤溶活性大约是 EACA 的 10 倍,因此被认为是一种更有效的抗出血剂。临床随机对照研究 CRASH-2 中提出 TXA 是一种有效、安全、成本效益比佳、降低创伤出血患者病死率的药物[22]。这提示 TXA 不仅对大出血患者有益，而且对于有大量出血风险的患者也是有益的。

因此，BCSH 推荐[23]：出血或者有出血风险的成人创伤患者，只要没有抗纤溶的禁忌证，宜在创伤发生后尽早给予 TXA，首次剂量 1g，静脉滴注 10 分钟，以后维持剂量为每 8 小时静脉滴注 1g(1A)；对非创伤性出血患者，宜考虑使用 TXA(1B)；对于预防出血风险较大的心脏和脊柱手术高危患者的出血，推荐使用 TXA，首次剂量 10mg/kg，维持剂量 1mg/(kg·h)(1B)。

2. 加压素　醋酸去氨加压素(DDAVP)是模拟血管收缩神经活动的相对缺乏来合成血管升压素，通过诱导内皮组织释放血管性血友病因子(vWF)，增加其浓度和活性；它还刺激内皮释放组织型纤溶酶原激活物(t-PA)，促进血小板活化。DDAVP 缩短出血时间，可用于血管性血友病(vWD)、血小板功能缺陷和尿毒症等患者。

3. 外用止血药　可用于手术和创伤，术中应用纤维蛋白胶可减少失血。纤维蛋白胶(fibrin sealant，FS)是从人血浆中分离制备的具有止血作用的止血黏合剂，是一种由人纤维蛋白原与凝血酶组成的止血凝胶制品。一些 FS 还有 FⅩⅢ可以稳定凝块。纤维蛋白胶因具有不透气、不透液体、生物降解功能、促进血管生长和形成、局部组织生长和修复等优点而广泛应用于外科创面止血。

4. 重组活化 FⅦ　重组活化 FⅦ(rFⅦa)是采用基因工程技术制备的具有活性的凝血因子制品，其主要作用机制是在凝血的起始阶段，rFⅦa 与组织因子在细胞表面结合，导致少量凝血酶的产生，然后凝血酶激活 FⅤ、FⅧ、FⅪ和血小板，放大凝血反应，最终导致大量凝血酶产生。rFⅦa 在欧洲获准用于有抑制物的血友病 A 或 B、遗传性 FⅦ缺乏症、有 GPⅡb/Ⅲa 抗体的血小板无力症等。欧洲麻醉学会推荐：rFⅦa 在其适应证之外的使用仅限于其他止血治疗措施无效的严重出血患者(2C)[15]。而 BCSH 强推荐：除非是作为临床试验的一部分，否则在大出血管理中不宜使用 rFⅦa(1D)[23]。

5. 凝血酶原复合物浓缩剂　是依赖维生素 K 的 FⅡ、FⅦ、FⅨ、FⅩ的混合制品，是混合人血浆制备的冻干制品。虽然在紧急逆转维生素 K 拮抗剂的作用时推荐使用 PCC，但是目前仍没有足够的证据支持在大出血管理中使用 PCC。BCSH 推荐：大出血中不宜使用 PCC，除非是作为临床试验的一部分(1D)[23]。

（六）床旁检测有助于进行目标导向的输血治疗

床旁检测(point-of-care testing，POCT)与传统实验室检测相比有以下优点：①需要时随时作检测；②检测可以在床旁进行，更快的标本周转时间(TAT)；③所需的标本量少，避免医源性失血。一些 POCT 如凝血检测、血气分析、血小板功能检测等广泛应用于外科和重症监护病房。这些 POCT 项目为临床输血决策及时提供信息，有助于进行目标导向的输血治疗。

例如血栓弹力图(thrombelastography，TEG)，自 1948 年起在临床用于全血标本的凝血功能检测，有助于预防和纠正凝血功能异常，是一种全面判断凝血和纤溶功能的检测方法。TEG 能通过一份微量全血标本，在<30 分钟提供从凝血启动到纤维蛋白形成、血小板聚集、纤维蛋白联结、血块形成至溶解的连续信息，比常规凝血检测的结果更全面，且与传统凝血检测有强相关性。快速 TEG 更是可以在几分钟内得到初步的检测结果，便于在第一时间指导制订临床输血方案。因此 TEG 已经越来越多地应用于临床，尤其是心脏手术、肝移植、急诊严重创伤、产科大出血等可能出现严重凝血功能障碍的疾病。在外科手术中应用 TEG，能够迅速判断出血原因、决定止血方式并指导成分输血、减少输血量。TEG 所具有指导成分输血的优势，使其与自体输血联合应用于大出血患者可以最大限度地降低异体血的输注量。

三、优化贫血耐受

（一）优化贫血耐受的基础和措施

贫血的耐受力基于患者的血容量状态、个人的生理储备包括心、肺、肾脏功能以及贫血的动态变化等。患者对贫血的反应因人而异，取决于其组织能否获得足够的血氧。而对贫血的反应是决定输血最重要的因素。例如由于慢性肾功能不全或慢性消化道出血所致的慢性贫血患者通常已经适应了较低水平的血红蛋白浓度；而手术或外伤时快速失血可导致患者血流动力学不稳定，出现休克以及其他需要立即恢复血容量才能缓解的症状。提高患者对低血红蛋白水平的耐受力，提高运氧能力、降低氧耗，使血流动力学和氧代谢处于最佳状态，具体措施包括静脉输液维持等容状态、使用合适的升压药、吸氧或机械通气、止痛和镇静、维持正常体温、避免和及时处理感染等。

（二）精确掌握输血时机

若未经治疗的贫血越来越严重，机体适应机制包括增加通气量、血氧饱和度和心输出量、降低全身血管阻力、主动控制局部血流量、增加组织氧摄取和细胞代谢的适应以及所有以维持氧供需平衡为目标的生理反应开始失效,氧气输送和供给不足以满足不同的组织和器官的需求,组织缺血缺氧的风险迅速增加,若不及时治疗、患者病情和临床预后将恶化,必须尽快采取措施以提高血液的携氧能力,这时必须考虑异体输血。类似地,可能需要快速提高患者的血小板计数或凝血因子水平。适当适时输血是 PBM 第三大支柱的一个重要方面。有效的 PBM 在于所有输血患者首先必须有输血指征,而决定每个患者的输血阈值除考虑实验室检查结果外,还需结合临床症状和体征进行个体化输血治疗,并且每次输血后应及时评价疗效。

大量研究支持 PBM 中的各项应用措施在减少输血和改善患者预后方面有着不同的效果,当组合各种适当的 PBM 策略,实现多学科交叉时,PBM 会更加有效。

四、2018 年法兰克福 PBM 共识建议

关于成分血输注,虽然已有来自多家机构的专家共识和实践指南,但仍然需要更全面、更广泛的 PBM 标准以减少异体输血的风险。制定这些标准的目的不是取代输血指南,而是为了改善患者预后,应用多种模式的临床方法来补充输血指南。关于 PBM 仍未达成国际共识,但于 2018 年 4 月在德国法兰克福举行的 PBM 共识协商会议上,提出了以下建议[24]:在重大择期手术前尽早进行术前筛查和管理贫血。有缺铁性贫血的成人择期手术前应补铁。专家组还建议根据术前贫血程度、术前剩余时间以及患者对口服铁的吸收和耐受能力进行个性化设计铁的配方和给药途径。红细胞刺激因子(ESAs)不应常规用于成人择期手术的术前贫血。专家组指出:使用 ESAs 预期效果不理想,还可增加血栓栓塞的潜在风险。但该研究的样本量较小,证据并不充分。除了补铁,临床医师还可考虑使用短效红细胞生成素以减少输血率,例如成人择期骨科手术前 Hb<130g/L 就可应用短效红细胞生成素。但是红细胞生成素可增加潜在的血栓风险,使用时应权衡利弊。对于危重但病情稳定的重症监护患者,强烈推荐限制性输血阈值:Hb<70g/L。对于心脏手术患者,强烈推荐限制性输血阈值:Hb<75g/L。对于伴有心血管疾病或其他危险因素的髋关节骨折患者,弱推荐限制性输血阈值:Hb<80g/L。对于血流动力学稳定的急性消化道出血患者,推荐限制性输血阈值:Hb 70~80g/L。推荐实施 PBM 以提高红细胞的利用率,推广和实施 PBM 可有效改善临床预后并降低经济成本。推荐应用计算机或电子决策支持系统以提高红细胞的利用率。

第三节　限制性输血策略

根据循证输血医学指导输血,优化血流动力学与氧供、减少氧耗、及时治疗感染,恰当实施限制性输血策略并应用于所有成分血,是 PBM 第三大支柱中的主要内容。

一、限制性红细胞输血

随着多中心大规模随机对照研究发现异体红细胞输注阈值降低后不影响患者的临床预后,限制性红细胞输血的概念被提出并得到广泛认可。限制性红细胞输血不仅可以缓解血液资源短缺的矛盾,还减少了输血不良反应的发生。

红细胞输注不应用于扩充血容量、提高胶体渗透压、促进伤口愈合或改善患者的自我感觉等,主要适用于循环红细胞总量减少至运氧能力不足或组织缺氧而有症状的患者,也适用于输注晶体液或胶体液无效的急性失血患者。非输血治疗如铁剂等能纠正的贫血不应输注红细胞。

是否输注红细胞应根据患者个体情况而定,不仅仅考虑血红蛋白浓度也要结合患者的临床表现,如贫血症状以及其对贫血的耐受程度。然而,尽管有一定的局限性,但是血红蛋白(Hb)或血细胞比容(Hct)仍然是最常用的判断是否输血的标准。允许的最低血红蛋白浓度在不同患者之间因人而异,这取决于患者的病理生理状态以及失血的倾向和速度等,具体考虑的因素包括血红蛋白下降速度、血容量状态、呼吸急促、运动耐力、头晕、心源性胸痛、低血压、心动过速和患者的选择等。因此,AABB 建议是否输血的决定应综合考虑血红蛋白水平、整体临床情况、替代治疗方案以及患者的意愿[25]。

(一)红细胞输血阈值

近年来,对于 ICU、非急诊心脏手术、有心血管疾病史的老年患者行髋关节置换术、上消化道出血、败血症休克等患者的输血指征开展了大规模临床随机对照试验(表 27-5)[26-33],这些临床研究提示:对于大多数需要输血的患者均可实施限制性输血策略,即通常将血红蛋白浓度 70~80g/L 作为红细胞的输血阈值是安全和有效的,并不增加其发病率和病死率,但输血量明显减少,且常常能达到更好的临床预后。对于大多数血红蛋白浓度大于(70~80)g/L 的患者,应避免输注异体红细胞[33]。限制性输血对于不同患者群体临床预后的影响是不同的。

表 27-5　红细胞输血阈值的临床随机对照研究

研究人群	总例数(n)	输血阈值[Hb/(g·L⁻¹)]		临床预后	参考文献
		限制性输血组	开放性输血组		
ICU 重症患者(已排除急性失血患者:血红蛋白下降 30g/L 或 12h 内输血>3U)	838	70	100	两组的生存曲线无差别,但对于其中 APACHE Ⅱ评分≤20 或者年龄<55 岁的 ICU 患者,限制性输血组的生存曲线明显优于开放性输血组	26
PICU 重症患儿	637	70	95	无差别	27
心脏手术患者	502	80	100	无差别	9
髋关节骨折术后患者(年龄≥50 岁且有心血管疾病史或危险因素、Hb<100g/L)	2016	80	100	两组的住院期间病死率、60h 随访病死率以及长期死亡率无差别	28,29
急性上消化道出血患者	921	70	90	限制性输血组的生存曲线明显优于开放性输血组;限制性输血组的再出血风险、并发症发生率都显著降低,而生存率明显升高,明显改善患者预后	30
败血症休克患者	998	70	90	两组的预后无统计学差异	31
脑外伤患者	200	70	100	无差别/更差,开放性输血组不良事件的发生率增加	32
非急诊心脏手术术后患者(Hb<90g/L,年龄≥16 岁)	2003	75	90	两组的病死率和医疗花费无显著差异,但限制性输血组的 90 天病死率高于开放性输血组	33

2015 年英国 NICE 发布的输血指南建议[34]:除大出血、急性冠脉综合征、慢性输血依赖性贫血患者外,其他需要输血的患者均可实施限制性输血策略,建议输血阈值 Hb 70g/L,输血后维持血红蛋白目标值 70~90g/L;对于急性冠脉综合征患者,建议输血阈值 Hb 80g/L,输血后维持血红蛋白目标值 80~100g/L;对于慢性输血依赖性贫血患者,建议实施个体化的输血阈值和血红蛋白目标值。

2016 年美国 AABB 根据 31 个随机对照试验、涉及 12 587 例患者的临床研究,提出建议[25]:对于血流动力学稳定的成人住院患者,包括重症患者,建议实施限制性输血策略,输血阈值 Hb 70g/L 而不是 Hb 100g/L(强烈推荐,中等质量的证据);对于已有心血管疾病的骨科手术、心脏手术患者,建议实施限制性输血策略,输血阈值 Hb 80g/L(强烈推荐,中等质量的证据);这些限制性红细胞输血建议不适用于急性冠脉综合征、有出血风险的严重血小板减少的血液病或肿瘤、慢性输血依赖性贫血患者;对于需要输注红细胞的患者包括新生儿,建议输注有效期内合格的红细胞制剂,而不是强调输注新鲜红细胞制剂(强烈推荐,中等质量的证据)。

(二)1 单位红细胞输血

由于输血是增加病死率、延长住院时间的独立危险因素,而且输血的潜在风险具有剂量依赖性,因此目前国际多个 PBM 指南均推荐:对于无活动性出血患者,每次输注 1U 红细胞(国外多以 450ml 全血制备的红细胞为 1U,而国内是以 200ml 全血制备的红细胞为 1U)。1U 红细胞提升血红蛋白浓度和血细胞比容的效果因人而异,取决于患者的血容量以及血流的变化。通常 1U 红细胞已足够提高血红蛋白浓度、缓解患者临床症状,输注 1U 红细胞的治疗效果往往是很明显的。如果结合严格的限制性输血阈值,"1U 红细胞输血策略"的作用将更为显著。美国阿拉巴马大学伯明翰分校医院实施 PBM 后,红细胞输注量下降 27%,实施 PBM 前输注 1U、2U 红细胞的患者比例分别为 22%、48%,实施 PBM 后输注 1U、2U 红细胞的患者比例分别为 51%、33%[35]。

2015 年英国 NICE 输血指南建议[34]:对于非活动性出血的成人,可用 1U 红细胞输血策略(儿童或低体重成人输注与其体重相对应的红细胞量)。每次输注 1U 红细胞后,应进行临床评估和复查血红蛋白,必要时可再次输血。

总之,每次输血都是一次新的临床决定;对于无急性出血的贫血患者,最合适的方法是先输 1U 红细胞制剂并及时评估临床疗效,再次输血前需重新进行评估。

二、限制性血小板输血

输注血小板主要用于预防和治疗血小板数量减少或功能缺失患者的出血症状,恢复和维持人体的正常止血和凝血功能，分为预防性和治疗性血小板输注。临床血小板用量有不断增多的趋势，目前临床上所用的血小板多来自血细胞分离机制备的单采血小板。

（一）血小板输血阈值

Stanworth 等开展的 TOPPS 研究预防性与非预防性血小板输注，将 600 名血液恶性肿瘤患者随机分为两组，预防性输注组的输血阈值为血小板计数$<10\times10^9/L$时输注，非预防性输注组的输血阈值为有出血症状或体征时输注，每天评价患者出血情况，结果发现：对于血液恶性肿瘤患者的血小板减少症，仍推荐预防性血小板输注；预防性输注组与非预防性输注组的出血风险分别为 43%、50%，预防性输注组可减少 7%的 WHO 2 级以上出血风险；但是即使实施了预防性血小板输注，部分患者仍有出血可能[36]。

一般情况下，无出血风险因素的血小板减少症患者血小板计数$<10\times10^9/L$时可输注血小板；而有出血风险因素如发热、败血症、凝血功能异常、贫血等的血小板减少症患者血小板计数$<20\times10^9/L$时可输注血小板；血小板减少症的患者进行侵入性操作如腰椎穿刺、胃镜检查和活检、支气管活检、肝活检、腹部手术等时，推荐输注血小板使其数量达到$50\times10^9/L$以上；血小板减少症的患者若进行中枢神经系统手术或眼部手术前，推荐输注血小板使其数量达到$100\times10^9/L$以上。

美国 AABB 建议[37]：①对于低增生性血小板减少症的成人住院患者血小板计数$\leqslant10\times10^9/L$时建议预防性输注血小板，以降低自发性出血风险，输注剂量为一人份单采血小板即一个治疗量或同等量；②拟行择期中心静脉置管的患者血小板计数$<20\times10^9/L$时，建议预防性输注血小板；③拟行择期诊断性腰椎穿刺的患者血小板计数$<50\times10^9/L$时，建议预防性输注血小板；④拟行择期非脑外手术的患者血小板计数$<50\times10^9/L$时，建议预防性输注血小板；⑤对于采用体外循环的心脏手术患者：无血小板减少时，不需常规预防性输注血小板；若有血小板减少所致的围手术期出血或血小板功能异常时，建议输注血小板。

2015 年英国 NICE 输血指南建议[34]：对于慢性骨髓衰竭、自身免疫性血小板减少症、肝素诱导性血小板减少症（HIT）、血栓性血小板减少性紫癜（TTP）患者，不应常规预防性输注血小板；对于需进行出血风险高的侵入性操作或手术的血小板减少症患者，应综合考虑侵入性操作的特点、血小板减少的原因、血小板计数是否正在下降、是否同时存在其他导致止血异常的原因等因素，建议预防性输注血小板，使血小板计数维持在较高水平；而对于需进行出血风险低的操作如骨髓穿刺和活检的患者，不应预防性输注血小板。

（二）血小板输注剂量

Slichter 等开展的 PLADO 研究预防性血小板输注剂量，分为低、中、高剂量三组，分别为$1.1\times10^{11}/m^2$、$2.2\times10^{11}/m^2$（相当于通常所用的血小板输注剂量，即 1 人份）、$4.4\times10^{11}/m^2$，结果发现：低剂量组血小板输注量减少、但输注次数增加；低剂量或高剂量对出血频率没有影响；无论输注何种剂量的血小板，出现 WHO 2 级以上出血的天数没有显著差别[36]。因此，AABB 和 NICE 均建议有血小板输血指征时常规输注 1 人份单采血小板[34,38]。

2015 年英国 NICE 输血指南建议[34]：不应常规输注 1 人份以上的血小板；仅仅对于严重的血小板减少症且关键部位出血如中枢神经系统（包括眼部）的患者，考虑给予 1 人份以上的血小板输注；每次输完血小板后，应重新评估患者临床情况并复查血小板计数，必要时再次输血。

三、限制性新鲜冰冻血浆输血

新鲜冰冻血浆（FFP）的不合理应用比率在国内外不同医疗机构差异很大，10%～83%不等。FFP 不合理应用包括扩充血容量、营养支持、免疫缺陷状态、无出血而仅为纠正实验室凝血指标异常，造成的不良后果包括不必要输血，输血相关免疫调节（TRIM）、感染等输血风险增加，影响患者预后，浪费血液资源等。

2015 年英国 NICE 输血指南建议[34]：对于凝血实验室检查结果异常如活化部分凝血活酶时间（APTT）、凝血酶原时间（PT）>正常对照 1.5 倍，且临床有出血症状的患者，输注 FFP；实验室凝血指标异常但不适于输注 FFP 的情况包括无出血（需进行出血风险高的侵入性操作或手术的患者除外）、逆转维生素 K 拮抗剂的作用；对于实验室凝血指标异常、且需进行出血风险高的侵入性操作或手术的患者，建议预防性输注 FFP；每次输完 FFP 后，应重新评估患者临床情况、并复查实验室凝血指标，必要时再次输注。

四、限制性冷沉淀输血

冷沉淀是保存期内的 FFP 在低温下（约 2～4℃）解冻后沉淀的白色絮状物，主要含有 FⅧ、FⅩⅢ、纤维蛋白原、血管性血友病因子（von Willebrand factor，vWF）、纤维结合蛋白（fibronectin，Fn）等。

2015 年英国 NICE 输血指南建议[34]：对于有出血症状且纤维蛋白原<1.5g/L、无大出血的患者，建议输注冷沉淀；而不应输注冷沉淀以纠正纤维蛋白原水平的情况则包括无出血、无需进行出血风险高的侵入性操作或手术；对于需进行出血风险高的侵入性操作或手术且纤维蛋白原<1.0g/L 的患者，建议预防性输注冷沉淀；对于成人，冷沉淀的输注剂量为 2 袋冷沉淀汇

集物即 10U(儿童为 5~10ml/kg),最高不超过 2 袋冷沉淀汇集物即 10U;每次输完冷沉淀后,应重新评估患者临床情况并复查纤维蛋白原水平,必要时可再次输注。

PBM 是 21 世纪国际上推广的输血医学新理念。在所有的情况下,改善患者预后是 PBM 的第一目标,也是最重要的目标。恰当应用限制性输血策略,是 PBM 的重要组成部分,有助于使患者病情获得最佳预后。

第四节　患者血液管理的应用

PBM 在不同国家的实施情况是不同的,目前在美国、加拿大、澳大利亚、荷兰、西班牙等国实施,但在不同医疗中心的应用差异较大[39]。美国 AABB 和澳大利亚国家血液管理局(National Blood Authority)颁布了 PBM 指南,澳大利亚的 PBM 指南则包括了大量输血、围手术期、重症监护、产科、新生儿和儿童等多个 PBM 指南。

一、患者血液管理在各国的实践

1. 欧洲　PBM 在欧洲各国的开展时间不同[10]。PBM 开展最好的国家是荷兰。荷兰的医院在 2002 年开始实施 PBM,特别是重大骨科手术;法规要求所有择期手术前 3~4 周进行全面的包括贫血在内的术前评估;麻醉医师在贫血治疗结果尚不明确时可以暂停手术;国家输血指南于 2000 年颁布,根据患者的病情、是否存在合并症决定红细胞输血阈值,例如一般患者输血阈值 Hb≤64g/L;所有医院要报告膝关节与髋关节手术患者的输血比例,并公布在荷兰卫生部门的网站;调查发现各医院越来越多地采用 PBM 以避免输异体血;膝关节和髋关节手术在 2002 年和 2007 年术前自体血采集率相似,但 2007 年术前基因重组红细胞生成素(rhEPO)的使用率却比 2002 年增加一倍,同时术后自体血回输的比例也增加了 4~5 倍;根据荷兰血库 Sanquin 年度报告显示,2000—2009 年荷兰异体输血率每年减少 12%、可节约费用约 1 亿欧元[10]。

2. 澳大利亚　基于 PBM 的概念,澳大利亚面积最大的州——西澳大利亚州(Western Australia)政府于 2008 年在全州范围内开展 1 个为期 5 年的可持续综合性医疗项目——PBM 项目。2008—2011 年西澳洲 PBM 试点医院的入院人数增加了 22%,但各种成分血的输注量如红细胞、新鲜冰冻血浆、血小板、冷沉淀分别减少了 26%、38%、16%、7%[40]。

3. 美国　目前世界上首个专注于 PBM 项目的团体"美国血液管理促进协会"(Society for the Advancement of Blood Management, SABM)就设在美国。通过使用不同的补血药、止血药、间断的抗凝治疗、自体血回输技术以及建立以循证医学证据为导向的输血指南等,PBM 在美国取得了较好的效果。

4. 中国　从发达国家实施 PBM 的良好效果来看,有必要在我国特别是在大医院进行推广和实施 PBM,从而改善输血患者预后、减少医疗费用。PBM 推广中的关键措施之一在于对合理用血认识上升到医院文化建设高度,合理用血体现了一所医院的综合医疗水平和医院文化。北京协和医院和中国医学科学院阜外医院的临床实践也证明,实行 PBM 不仅可改善患者临床转归,还可节约大量血液资源。

二、患者血液管理在临床的应用

(一) 骨科手术患者血液管理

患者血液管理在骨科围手术期的应用见表 27-6 和表 27-7。

表 27-6　部分欧洲国家骨科手术患者的术前贫血率和输血率[10]

	术前贫血率	输血率
奥地利	16%~18%	全膝关节置换术:41.3%(12%~87%,不同中心); 全髋关节置换术:42.5%(16%~85%,不同中心); <10%术前采自体血; 贫血患者输血量是非贫血患者的 2 倍
法国	约占 20%	约占 40%
西班牙	约占 18.3%(但是几乎 1/3 患者 Hb<130g/L)	输血率因中心而异:Hb≤100g/L:93.2%; Hb≤140g/L:19.75%;Hb≤130g/L:40%
瑞士	约占 16%~21%(选定的几个中心)	首次手术:19%~22%;再次手术:30%~40%(选定的几个中心)
荷兰	Hb<130g/L 的贫血患者约占 16%~21%	全膝关节置换术:<2%; 全髋关节置换术:<5%
英国	15%患者 Hb<120g/L;37%患者 Hb<130g/L	57%(术前 Hb<120g/L); 20%(术后 Hb≥120g/L)

表 27-7　部分欧洲国家骨科手术 PBM 实施情况[10]

	评估，责任人	若有术前贫血，是否进一步检查	贫血管理	择期手术是否实施 PBM 策略
奥地利	术前 4 周完成术前检查，为麻醉和实施 PBM 做准备； 检测项目：全血细胞计数、红细胞平均体积、肌酐、根据 Hb 而定的铁蛋白	是	根据流程和实验室检查； 根据检查结果，补充铁剂或维生素 B_{12} 等：若 MCV<80fl、铁蛋白<100ng/L、转铁蛋白饱和度<20%补充铁剂，若 MCV>100fl，补充维生素 B_{12}； 负责人：麻醉医师	是，但仅在一部分医院
法国	如果计划使用 ESA，术前 30 天进行评估；如果不使用 ESA，术前两天进行评估检测项目：Hb 浓度，血小板计数； 责任人：麻醉医师	通常没有	一般术中或术后输血来纠正贫血；术前输血一般仅在贫血非常严重时或者手术被延迟或者取消时（很少） ESA 主要用于髋关节手术； 责任人：麻醉医师	否
德国	通常在术前一天进行评估； 检测项目：Hb、血细胞比容、血小板计数、电解质； 责任人：外科医师	若 Hb<80g/L，通常进一步检查	如果输血，常输注浓缩红细胞； 责任人：术前和术后为外科医师、术中为麻醉医师	否
西班牙	通常术前 4~6 周进行评估（平均 30 天）； 检测项目：Hb、网织红细胞计数、平均红细胞血红蛋白量 MCH、平均红细胞体积 MCV、低色素红细胞百分比、维生素 B_{12}、叶酸、铁蛋白、转铁蛋白饱和度等。其他检查包括病史、出血倾向、输血史、身高、体重、ASA 状态等，较为详尽； 责任人：麻醉医师	通常是	评估患者状况、输血风险； 分析实验室检查结果； 考虑手术日期； 责任人：一般是麻醉医师（有时为血液科医师）	是，包括： 择期手术前通过补充铁、维生素和 ESA 纠正贫血； 在安全的前提下，择期手术前停止使用抗凝药和抗血小板药； 复杂手术前采集自体血； 通过应用更好的麻醉以及外科技术尽量减少术中出血； 应用被证实有效的止血药物策略； 优化凝血功能； 减少实验室标本血量； 术中自体血液回收

续表

	评估,责任人	若有术前贫血,是否进一步检查	贫血管理	择期手术是否实施 PBM 策略
瑞士	实验室检查(包括 Hb、平均红细胞体积 MCV、铁蛋白、转铁蛋白饱和度和 C 反应蛋白)在术前数天或数周由社区医师执行; Hb 在手术前一天再次检测; 责任人:麻醉医师和外科医师	是	根据具体情况补充铁剂或 rhEPO、维生素 B_{12}; 对于单纯缺铁性贫血,1~1.5g 静脉铁剂; 对于复合贫血,在静脉注射补充铁剂的基础上加上 40 000U rhEPO; 所有贫血患者:维生素 B_{12} 1mg(肌内注射,1 次)、叶酸 5mg(口服); 2 周后重新进行评估,若再次静脉注射铁剂和 EPO,必须检测 Hb 使其不能>150g/L; 责任人:麻醉医师和外科医师	是,但是只在有限的一些医院 包括术前四周麻醉医师和外科医师评估患者临床情况;优化凝血功能以及预防围手术期血栓等
荷兰	术前 3~4 周完成全面的评估包括病史、体格检查,用药史、实验室检查(Hb、MCV 等); 责任人:麻醉医师,麻醉护士,外科住院医师,药学助理	Hb<100g/L 和/或 MCV<80fl,进一步检查并请内科会诊; 结果出来之前手术取消	法律规定术前 3~4 周必须进行评估,国家卫生部门每年检查,估计术中可能出血量; Hb 100~130g/L 的患者补充铁剂和 ESA; 责任人:麻醉医师	是(有 10 年以上历史) 术前:ESA,COX-2-选择性 NSAIDs; 围手术期:手术技术,体温,输血指征; 术后:自体血回输,输血指征
英国	所有择期手术前 2~6 周看门诊 检测项目:Hb、电解质、心电图或手术方案等; 复杂患者必须由麻醉医师进行预先评估; 贫血的检查目前不是标准流程的一部分	通常没有,若存在没有预期到的贫血将进行进一步检查	对预期有输血需求的患者进行交叉配血试验	一些医疗中心正在对 PBM 进行先期的研究; 术前停止抗凝和抗血小板治疗的方案已建立; 在大多数非肿瘤手术中进行自体血回收; 在大出血中应用氨甲环酸(TXA)

（二）严重创伤患者血液管理

创伤救治是全球重大的公共卫生关注焦点之一。在严重创伤患者中，未控制的创伤后出血以及创伤性凝血病（trauma-induced coagulopathy，TIC）是导致死亡的首要原因。据统计，全球每年因创伤致死的人数占全部死亡人数的10%，而30%～40%的创伤死亡病例是因并发 TIC 而死亡。TIC 是在机体严重创伤出血后，多因素、多方面共同作用的结果，又称为急性创伤性凝血病（acute traumatic coagulopathy，ATC）。ATC 的主要发病机制尚未完全明确，既往认为主要是由于凝血因子的消耗或稀释、低体温和酸中毒，即"死亡三联征"，但目前发现 ATC 发生的主要机制有内皮损伤、纤溶亢进、活化蛋白 C、血小板功能障碍、炎症反应以及氧化修饰作用等，创伤后由于大量出血及组织损伤后激活凝血、纤溶、抗凝途径，在早期出现的急性凝血功能紊乱。ATC 是创伤后发生率较高且后果较为严重的并发症之一，其死亡率高，易发展为多器官功能衰竭。ATC 在严重创伤患者中的发生率较高，往往进展为合并低体温、酸中毒的"死亡三联征"，三者相互作用、相互影响，一旦形成恶性循环，预后极差。因此仍需更深入研究 ATC 发病机制，以期进一步改进复苏策略、提高严重创伤患者的生存率并改善预后。

早期诊断和积极处理 TIC/ATC，可大大改善严重创伤患者凝血功能，减少多器官功能衰竭，是急诊创伤外科治疗的重要措施，也是降低创伤死亡率的关键。目前，创伤复苏已经从"一刀切"的方法逐渐演变为根据患者生理变化制定治疗方案，实施损伤控制性手术控制出血和早期输注血液制剂为基础的损害控制性复苏（damage control resuscitation，DCR）。

严重创伤患者血液管理主要包括以下内容：

1. 应用损伤控制性手术控制出血　损伤控制性手术（damage control surgery）的主要原则：先应用简捷手术快速控制出血和污染，然后至 ICU 进行生理性复苏，最后进行二次手术，对所有损伤实施确定性修复。

2. 尽早应用血液和血液制剂复苏　即止血复苏，是 DCR 的重要基石。

（1）输血指征：尽早及时输注血液制剂是治疗 ATC、挽救严重创伤患者生命的关键。第五版欧洲创伤严重出血和凝血病管理指南[41]推荐：对于严重创伤出血患者，输注红细胞使目标 Hb 为70～90g/L；输注新鲜冰冻血浆，保持 PT 和 APTT<1.5 倍正常对照；当纤维蛋白原≤1.5g/L，输注纤维蛋白原浓缩剂或者冷沉淀；输注血小板，维持血小板计数>50×10^9/L，对于持续出血和/或脑创伤患者，则维持血小板计数>100×10^9/L。

（2）大量输血方案与最佳血液制剂比例：在严重创伤大出血情况下，仅依靠实验室检查结果以指导救治，作用是有限的。大量输血方案（massive transfusion protocol，MTP）来源于军事医学研究，融合了多学科包括手术科室、麻醉科、输血科、检验科等的优势，强调多学科团队合作，可有效提高创伤救治成功率。MTP 是指针对严重出血创伤患者实施紧急救治而提出的一个预先制定好的成分血的方案，主要包括：出血风险评估、预计进一步输血量的需求、大量输血方案的实施以及实验室数据的支持等，强调合理输注血液制剂，避免应用大量晶体液/胶体液进行复苏。一旦出血控制、血流动力学稳定，应及时通知输血科终止 MTP，下一步重点就是监测并维持血流动力学稳定。

MTP 中红细胞、血浆、血小板的输注比例在不同的文献中报道不一致。关于最佳血液制剂输入比例，针对680例严重创伤患者的多中心大规模前瞻性临床对照研究发现[42]：在严重创伤所致的大出血患者中，早期输入血液制剂，血浆、血小板和红细胞以1∶1∶1的比例与1∶1∶2相比，24 小时或30 天的死亡率两组之间差异没有统计学意义；然而在1∶1∶1组，更多患者实现了止血（86%与78%），更少患者因24 小时失血死亡（9%与15%）。因此，目前成分血输注比例1∶1∶1已被广泛推荐用于严重创伤出血患者。

3. 限制晶体液/胶体液输入量　过去认为，严重创伤所致的失血性休克应尽早进行积极的液体复苏，通常快速输入晶体液或胶体液以补充血容量维持循环稳定，升高血压控制其在正常范围内，维持各器官的有效灌注。近年来，越来越多的临床研究发现，传统的液体复苏虽可快速恢复有效循环血容量，但患者预后不良，因此提出"限制性液体复苏"的理念，且其复苏效果得到认可。院前复苏液体量应根据是否存在低血压来进行目标导向治疗。正确的液体复苏治疗是抢救创伤失血性休克成功的关键，避免过度输注晶体液/胶体液，尽量减少稀释性凝血功能障碍，限制性输入晶体液/胶体液，晶体液最大量2L，胶体液最大量1～1.5L，建议晶体液及胶体液以2∶1比例输注，进一步输注红细胞和新鲜冰冻血浆以进行容量复苏。

4. 允许性低血压　允许性低血压是 DCR 中最难实施的部分，即维持最低血压以保证重要脏器灌注，减少出血。第五版欧洲创伤严重出血和凝血病管理指南[41]推荐：无颅脑损伤的严重创伤患者，维持目标收缩压80～90mmHg 直到大出血停止；对于合并失血性休克和重度颅脑损伤（GCS≤8）的严重创伤患者，维持目标平均动脉压≥80mmHg，以保证脑组织的正常灌注。

5. 纠正纤溶亢进　早期使用 TXA，抑制纤溶亢进。第五版欧洲创伤严重出血和凝血病管理指南[41]建议：对于创伤出血患者或具有大出血危险创伤患者，宜尽早（创伤后 3 小时内）给予氨甲环酸（tranexamic acid，TXA），首次剂量 1g TXA 静脉注射>10 分钟，随后给予维持剂量 1g TXA 静脉滴注>8 小时。

6. 其他治疗　如维持电解质酸碱平衡及快速复温处理等，主要针对严重创伤出血所致的酸碱失衡、电解质紊乱及低体温。治疗策略包括：快速复温处理以及纠正酸碱失衡、维持电解质平衡。

低体温增加终末器官衰竭和凝血功能紊乱的风险，是创伤患者出血和死亡的独立危险因素。低体温严重影响凝血因子功能和纤溶活性，凝血因子活性随体温下降而降低；低温下纤溶抑制因子功能受损，导致纤溶亢进，进一步加重出血。因此，创伤患者救治过程中要做好保暖工作，可通过提高环境温度、输入加温液体、应用复温毯等方法进行复温。

钙是凝血过程中的重要因子，在大出血时其离子浓度迅速下降，输注大量库存血时与枸橼酸螯合而进一步导致低血钙。因此，应动态监测并维持血钙水平在正常范围。

（三）产后大出血患者血液管理

产后出血（postpartum haemorrhage，PPH）是一种严重的分娩期并发症，至今仍然是全球孕产妇死亡的最主要原因，是指各种原因导致的剖宫产中估计失血量>1 000ml、阴道分娩后失血量>500ml。宫缩乏力、胎盘滞留、产道损伤及凝血功能异常等均可引起 PPH，其危险因素包括孕妇年龄>30 岁、第三产程延长、先兆子痫、胎盘残留、异常胎盘、产后出血史、胎盘早剥、多胎妊娠等。PPH 可分为：①轻度 PPH。需要进行容量复苏，对药物治疗反应佳，不需要输注血液制剂。②中度 PPH。需要输血和/或血浆以纠正血红蛋白、容量复苏，一般不会发展为凝血功能障碍。③重度 PPH（即产后大出血）。通常存在或快速发展为凝血功能障碍，需要输注多种血液制剂治疗，可能还需要手术干预。产后大出血患者血液管理措施包括：

1. 成立多学科合作团队　多学科合作、早期、积极的干预对提高 PPH 抢救成功率至关重要，团队成员包括产科、麻醉科、介入科、放射科、血液科、输血科、检验科等；而且团队需要进行定期演练、学习教育及培训、记录，并持续改进。

2. 恢复循环血容量　推荐结合 PPH 患者临床症状、体征以及肉眼估计等方式综合评估失血量[43]。建立大的静脉通道，可能需要建立中心静脉通道；监测血流动力学，如血气分析；恰当输注晶体液/胶体液，血液输注前晶体液和胶体液输入总量限制在 3.5L 以内[44]，避免过度输注晶体液、胶体液所致稀释性凝血功能障碍；尽快输注红细胞。

3. 纠正凝血功能障碍　及时输注血浆，还可输注凝血因子复合制剂或单一浓缩剂；积极采取保温措施以维持正常体温；同时注意纠正酸中毒，维持患者酸碱平衡。

4. 评估治疗效果　准确的实验室检测、密切监测血液动力学变化、密切观察病情变化，可以有效调整用血及治疗方案；推荐根据实验室检查（血小板计数、PT、INR、APTT、Fib）或血栓弹力图 TEG 试验结果，指导对严重 PPH 患者实施以目标为导向的成分血输注和止血药物治疗[43]。

5. 解决导致出血的根本原因　控制出血是治疗的关键，应用药物止血，也可通过手术干预以控制出血。有效沟通、限制性液体复苏、密切监测以及控制出血需同时进行，直至患者出血被控制，凝血功能异常被纠正。

6. 应用 MTP　纤维蛋白原降低是 PPH 严重程度的早期预测指标，纤维蛋白原含量每下降 1g/L，严重 PPH 的发生率显著增加。持续性出血产妇出现异常生命体征如心率>110 次/min、血压<85/45mmHg、血氧饱和度<95%以及焦虑、呼吸急促等缺氧症状时应立即启动 MTP。Pacheco 等[45]提出严重 PPH 患者的 MTP 包括：第一轮 MTP 血液包中红细胞、FFP、血小板、冷沉淀的比例为 6∶6∶6∶10，如果持续出血，发送第二轮 MTP 血液包（成分血比例与第一轮血液包内相同），第三轮静脉注射氨甲环酸（TXA）1g，出血仍持续则发送第四轮 MTP 血液包，其中红细胞、FFP、血小板的比例为 6∶6∶6，依次重复。英国皇家妇产科医师学会（Royal College of Obstetricians and Gynaecologists，RCOG）总结 PPH 的输血治疗目标包括：维持血红蛋白浓度>80g/L，血小板计数>50×10^9/L，凝血酶原时间（prothrombin time，PT）、活化部分凝血活酶时间（activated partial thromboplastin time，APTT）<正常对照的 1.5 倍，纤维蛋白原（fibrinogen，FIB）>2g/L[44]。

总之，多学科团队合作、限制大量晶体液/胶体液输入、应用 MTP、尽早输注血液制剂进行止血复苏、早期输注纤维蛋白原等措施可改善产后大出血患者的预后。

（四）儿科患者血液管理

与成人相比，儿科 PBM 项目还没有被普遍接受。

部分原因在于缺乏关于儿科 PBM 证据充分的可靠文献和专家共识指南。管理儿童出血和血液制剂输注仍面临一系列挑战。鉴于新生儿、婴儿、儿童和青少年在年龄、体重、生理和药理学上的特殊性，SABM 新增了儿童患者部分[46]。儿科患者对失血的耐受性较成人差，此外，由于儿童患者血容量小，即使失血量不大也会对血容量造成较大影响，但这一情况容易被忽视和低估而造成处理不善。与重症或既往有心肺功能受损的患儿相比，病情较轻以及无心肺功能受损的患儿可能更能耐受严重的贫血、更低的红细胞输血阈值，特别是慢性贫血患儿。

全球儿童术前贫血的发生率约为 40%，发达国家为 15%～20%，1%的儿童存在严重贫血，主要病因是缺铁性贫血[46]。术前贫血对患者预后的影响已有报道，术前贫血与新生儿、婴儿和儿童的死亡率有很强的独立相关性，应及时进行术前贫血筛查、诊断、治疗、预防和适当的监测，以改善预后。

限制性红细胞输注的 Hb 阈值已被证明对婴儿、儿童和青少年是安全有效的。目前的专家共识指南建议考虑患儿的临床状况及最佳血红蛋白目标值。一般来说，对于血流动力学稳定的患儿，推荐输注血红蛋白目标值为 70g/L，指南还指出 90g/L 的目标值是不必要和不恰当的[46]。新生儿在生理上与婴儿、儿童及青少年差异较大，需要特定的红细胞输注阈值和输血指南。目前关于新生儿的红细胞输注血红蛋白阈值仍存在争议。青少年的 PBM 可以用与成人相似的方式来管理，与成人一样，应尊重他们在输血方面的自主权，并制定政策，以解决因宗教或其他原因而拒绝输血的患儿心理及生理上的问题[46]。

PBM 是输血医学的未来发展方向，还需要在实践中不断完善，以患者为中心，采用多学科的技术和方法，减少或避免输异体血，使患者病情获得最佳预后，这是各国、各医疗中心实施 PBM 的最终目的，还需要多学科团队共同不懈的努力。

（胡丽华　陈凤花）

参考文献

1. FUNG MK, GROSSMAN BJ, HILLYER CD, et al. Technical Manual[M]. 18th ed. Bethesda: American Association of blood banks(AABB),2014:599-630,665-695.
2. FRANKSM, OLEYAR MJ, NESS PM, et al. Reducing unnecessary preoperativebloodorders and costs by implementing an updated institution-specific maximum surgical blood order schedule and a remote electronicbloodrelease system[J]. Anesthesiol, 2014,121(3):501-509.
3. MURPHY MF, PAMPHILON DH, HEDDLE NM. Practical Transfusion Medicine[M]. 4th ed. Wiley Blackwell,2013:132-143.
4. MOTTA IJ, SPENCER BR, CORDEIRO DA SSG, et al. Evidence for transmission of Zika virusby platelet transfusion[J]. N Engl J Med,2016,375(11):1101-1103.
5. VAMVAKAS EC. Reasons for moving toward a patient-centric paradigm of clinical transfusion medicine practice[J]. Transfusion,2013,53(4):888-901.
6. SHAWRE, JOHNSON CK, FERRARI G, et al. Blood transfusionin cardiac surgery does increase the risk of 5-year mortality: results from a contemporary series of 1714 propensity-matched patients[J]. Transfusion,2014,54(4):1106-1113.
7. HORVATH KA, ACKER MA, CHANG H, et al. Blood transfusion and infection after cardiac surgery[J]. Ann Thorac Surg, 2013,95(6):2194-2201.
8. WEINBERG JA, PATEL RP. Red blood cell transfusion and its effect on microvascular dysfunction in shock states[J]. Best Pract Res Clin Anaesthesiol,2016,30(4):491-498.
9. HAJJAR LA, VINCENT JL, GALAS FR, et al. Transfusion requirements after cardiac surgery: the TRACS randomized controlled trial[J]. JAMA,2010,304(14):1559-1567.
10. SHANDER A, AKEN HV, COLOMINA M, et al. Patient blood management in Europe[J]. Br J Anaesth, 2012, 109(1):55-68.
11. MUSALLAM KM, TAMIM HM, RICHARDS T, et al. Preoperative anemia and postoperative outcomes in non-cardiac surgery: a retrospective cohort study[J]. Lancet, 2011, 378(9800): 1396-1407.
12. GOMBOTZ H, REHAKPH, SHANDER A, et al. Blood use in elective surgery: the Austrian benchmark study[J]. Transfusion,2007,47(8):1468-1480.
13. GOODNOUGH LT, MANIATIS A, EARNSHAW P. Detection, evaluation, and management of preoperative anaemia in the elective orthopaedic surgical patient: NATA guidelines[J]. Br J Anaesth,2011,106(1):13-22.
14. KOTZE A, HARRIS A, BAKER C, et al. British Committee for Standards in hematology guidelines on the identification and management of pre-operative anaemia[J]. Br J Haematol, 2015,171(3):322-331.
15. ROSSAINT R, BOUILLON B, CERNY V, et al. The European guideline on management of major bleeding and coagulopathy following trauma: fourth edition[J]. Crit Care,2016,20:100.
16. SALISBURY AC, REID KJ, ALEXANDER KP, et al. Diagnostic blood loss from phlebotomy and hospital-acquired anemia during acute myocardial infarction[J]. Arch Int Med, 2011, 171(18):1646-1653.

17. VINCENT JL, BARON JF, REINHART K, et al. Anemia and blood transfusion in critically ill patients[J]. JAMA, 2002, 288(12):1499-1507.

18. SALISBURY AC, REID KJ, ALEXANDER KP, et al. Diagnostic blood loss from phlebotomy and hospital-acquired anemia during acute myocardial infarction[J]. Arch Intern Med, 2011, 171(18):1646-1653.

19. CHANT C, WILSON G, FRIEDRICH JO. Anemia, transfusion, and phlebotomy practices in critically ill patients with prolonged ICU length of stay: A cohort study[J]. Crit Care, 2006, 10(5):R140.

20. RAJAGOPALAN S, MASCHA E, NA J, et al. The effects of mild perioperative hypothermia on blood loss and transfusion requirement[J]. Anesthesiology, 2008, 108(1):71-77.

21. BISBE E, MOLTO L. Pillar 2: minimizing bleeding and blood loss[J]. Best Pract Res Clin Anaesthesiol, 2013, 27(1):99-110.

22. CRASH-2 TRIAL COLLABORATORS, SHAKUR H, ROBERTS I, et al. Effects of tranexamic acid on death, vascular occlusive events, and blood transfusion in trauma patients with significant haemorrhage(CRASH-2): a randomized, placebo-controlled trial[J]. Lancet, 2010, 376(9734):23-32.

23. HUNT BJ, ALLARD S, KEELING D, et al. A practical guideline for the haematological management of major haemorrhage[J]. Br J Haematol, 2015, 170(6):788-803.

24. MUELLER MM, VAN REMOORTEL H, MEYBOHM P, et al. Patient blood management: recommendations from the 2018 Frankfurt consensus conference[J]. JAMA, 2019, 321(10):983-997.

25. CARSON JL, GUYATT G, HEDDLE NM, et al. Clinical practice guidelines from the AABB: red blood cell transfusion thresholds and storage[J]. JAMA, 2016, 316(19):2025-2035.

26. HEBERT PC, WELLS G, BLAJCHMAN MA, et al. A multicenter, randomized, controlled clinical trial of transfusion requirements in critical care. Transfusion Requirements in Critical Care Investigators, Canadian Critical Care Trials Group[J]. N Engl J Med, 1999, 340(6):409-417.

27. LACROIX J, HÉBERT PC, HUTCHISON JS, et al. Transfusion strategies for patients in pediatric intensive care units[J]. N Engl J Med, 2007, 356(16):1609-1619.

28. CARSON JL, TERRINML, NOVECK H, et al. Liberal or restrictive transfusion in high-risk patients after hip surgery[J]. N Engl J Med, 2011, 365(26):2453-2462.

29. CARSON JL, SIEBER F, COOK DR, et al. Liberal versus restrictive blood transfusion strategy: 3-year survival and cause of death results from the FOCUS randomised controlled trial[J]. Lancet, 2015, 385(9974):1183-1189.

30. VILLANUEVA C, COLOMO A, BOSCH A, et al. Transfusion strategies for acute upper gastrointestinal bleeding[J]. N Engl J Med, 2013, 368(1):11-21.

31. HOLST LB, HAASE N, WETTERSLEV J, et al. Lower versus higher hemoglobin threshold for transfusion in septic shock[J]. N Engl J Med, 2014, 371(15):1381-1391.

32. ROBERTSON CS, HANNAY HJ, YAMAL JM, et al. Effect of erythropoietin and transfusion threshold on neurological recovery after traumatic brain injury: a randomized clinical trial[J]. JAMA, 2014, 312(1):36-47.

33. MURPHY GJ, PIKE K, ROGERS CA, et al. Liberal or restrictive transfusion after cardiac surgery[J]. N Engl J Med, 2015, 372(11):997-1008.

34. BLOOD TRANSFUSION. National Clinical Guideline Centre (UK)[M]. London: National Institute for Health and Care Excellence(UK), 2015.

35. OLIVER JC, GRIFFIN RL, HANNON T, et al. The success of our patient blood management program depended on an institution-wide change in transfusion practices[J]. Transfusion, 2014, 54(10 Pt 2):2617-2624.

36. STANWORTH SJ, ESTCOURT LJ, POWTER G, et al. A no-prophylaxis platelet-transfusion strategy for hematologic cancers[J]. N Engl J Med, 2013, 368(19):1771-1780.

37. KAUFMAN RM, DJULBEGOVIC B, GERNSHEIMER T, et al. Platelet transfusion: a clinical practice guideline from the AABB[J]. Ann Intern Med, 2015, 162(3):205-213.

38. SLICHTER SJ1, KAUFMAN RM, ASSMANN SF, et al. Dose of prophylactic platelet transfusions and prevention of hemorrhage[J]. N Engl J Med, 2010, 362(7):600-613.

39. LINDEN PV, HARDY JF. Implementation of patient blood management remains extremely variable in Europe and Canada: the NATA benchmark project[J]. Eur J Anaesthesiol, 2016, 33(12):913-921.

40. FARMER SL, TOWLER SC, LEAHY MF, et al. Drivers for change: Western Australia patient blood management program (WA PBMP), World Health Assembly(WHA) and Advisory Committee on Blood Safety and Availability(ACBSA)[J]. Best Pract Res Clin Anaesthesiol, 2013, 27(1):43-58.

41. SPAHN DR, BOUILLON B, CERNY V, et al. The European guideline on management of major bleeding and coagulopathy following trauma: fifth edition[J]. Crit Care, 2019, 23(1):98.

42. HOLCOMB JB, TILLEY BC, BARANIUK S, et al. Transfusion of plasma, platelets, and red blood cells in a 1∶1∶1 vs a 1∶1∶2 ratio and mortality in patients with severe trauma: the PROPPR randomized clinical trial[J]. JAMA, 2015, 313(5):471-482.

43. MUÑOZ M, STENSBALLE J, DUCLOY-BOUTHORS AS, et al. Patient blood management in obstetrics: prevention and treatment of postpartum haemorrhage. A NATA consensus statement

[J]. Blood Transfus, 2019, 17(2): 112-136.

44. Prevention and management of postpartum haemorrhage: Green-top guideline No. 52[J]. BJOG, 2017, 124(5): e106-149.

45. PACHECO LD, SAADE GR, COSTANTINE MM, et al. An update on the use of massive transfusion protocols in obstetrics [J]. Am J Obstet Gynecol, 2016, 214(3): 340-344.

46. GOOBIE SM, GALLAGHER T, GROSS I, et al. Society for the advancement of blood management administrative and clinical standards for patient blood management programs. 4th edition (pediatric version)[J]. Paediatr Anaesth, 2019, 29(3): 231-236.

第二十八章

自 体 输 血

自体输血（autologous transfusion/autotransfusion）指采集某一个体的血液和/或成分血并予以保存，或当其处于出血状态收集其所出血液并作相应处理，在其需要时实施自我回输的一种输血治疗方法。自体输血可以减少异体输血相关并发症，预防疾病传播，节省血液资源，还可解决特殊血型或疑难交叉配血供血困难问题，已被广泛应用于临床。然而自体输血在当前临床工作中的开展依然面临诸多困难，有待卫生行政部门、血液管理部门以及医疗工作者的共同努力加以克服。本章就目前应用较为广泛的回收式自体输血（salvaged blood autotransfusion）、急性等容血液稀释（acute normovolemichemodilution）和储存式自体输血（preoperative autologous blood transfusion）分别进行阐述。此外，自体血在体外充氧条件下，经紫外线照射后再回输，可作为一种辅助治疗手段，用于细菌、真菌和病毒感染，免疫功能低下，中毒，血管相关疾病等的临床治疗，供读者参考。

第一节 概 述

随着我国医疗技术进步，医疗需求不断增长，但无偿献血率仍处于较低水平，血液供需矛盾凸显，加上同种异体输血本身存在风险，自体输血作为临床用血的另一种选择受到了越来越多的关注。采用自体输血的两个最主要目的是避免异体输血的并发症和节约血液资源，自体血采集是无血医疗和无血外科的重要措施之一。

一、自体输血的发展简史

随着筛查手段进步、检测技术提高以及现代化信息系统应用，虽然现今血液供应比以往任何时候都安全，但同种异体输血仍然存在一定的风险，它可以救命，但也可能会致命。自体输血可避免同种异体输血的诸多问题，如血液传播疾病的传播、免疫抑制等，但也有许多新的问题不容忽视。自体输血技术的发展历程，也是对自体输血不断认识的过程。

自体输血的历史[1]始于 1874 年，当时英国的 Highmore 提出“输血时被忽视的血液供应来源——患者自己流出的血液可能具有挽救生命的潜力”。1883 年 William Halsted 报道了 1 种“血液回输”技术，使用自体血液治疗一氧化碳中毒，从患者身上抽血，体外充氧后再回输给患者，取得了一定程度的成功。1886 年 Duncan 救治 1 名因铁路事故导致腿部受伤的患者，将患者的血液收集在装有苏打磷酸盐的碟子中再回输给患者。1914 年德国妇科医师 Thies 报道了 3 例异位妊娠破裂患者的自体输血。20 世纪 40 年代和 50 年代，随着血库的发展，异体输血变得相对简单和安全，自体输血发展相对停滞。1968 年美国梅奥诊所的 Wilson 和 Taswell 设计了第 1 台能够清洗采集的血液的原型设备——离心碗。1969 年外科医师 Klebanoff 推出了 1 种用于心脏手术的贮液器和滚轴泵的设备，由 Bentley 实验室推向市场，被命名为 Bentley 自动输血仪，但因为后续出现空气栓塞事件被弃用。1974 年美国 Haemonetics 公司推出第 1 个收集、清洗和浓缩自体红细胞用于输注的商业设备时，“cell saver”一词出现。当前术语“cell saver”通常指围手术期使用的任何血液回收设备。

急性等容血液稀释的概念是在 20 世纪 60 年代由德国医师 Konrad Messmer 提出。第 1 例稀释式自体输血于 1964 年开展。至 20 世纪 70 年代后期急性等容稀释作为 1 种减少异体输血的方法应用在外科实践中。

单采血小板和血浆技术发展相对较晚，至 20 世纪 70 年代输血从全血时代进入成分输血时代后，富含血小板血浆开始在临床上应用。1988 年 Giordano 报道首例术中单采血小板临床试验。当前富含血小板血浆在临床上应用范围不断扩大，其采集及临床应用推广有待进一步规范和深入研究。

在我国，自体输血起步较晚[2]，自体血的回收一般只在急诊出血患者中使用，并且常常采用过滤回输法，对于血液保护的概念仍然模糊。从20世纪80年代后期开始，对血液稀释、自身血应用及药物手段减少异体输血等方面都进行了广泛深入的研究。20世纪90年代，北京开发研制了ZITI-2000型自体血液回收机，随后又研制了P-3000自体血液回收机，北京还研制了BW-8100A型自体血液回收机。目前，自体血液回收机在我国也逐渐普及。1978—1979年，天津市、上海市相继有血液稀释和自体输血的临床报告。1989年中国医学科学院阜外医院输血科报告了心血管外科手术血液稀释与自体输血100例。我国自体输血在一些大城市、中心医院开展已久，取得良好效果。

近年来，特别是我国1998年10月1日起实施的《中华人民共和国献血法》中第十五条规定："对平诊患者和择期手术患者，经治医师应当动员患者自身贮血、自体输血，或者动员患者亲友献血"。自体输血在我国越来越受到重视，社会上对输血传播疾病认识的深化更使得这一趋势得到强化。近年来，我国许多医疗机构的领导、外科医师、麻醉科医师、血液病专家及输血科（血库）工作人员对自体输血的认识日益加深，对其优点已形成共识。自体输血尤其是回收式自体输血技术发展迅猛，自主研发的回收式自体输血设备也已广泛应用于临床。我国大量临床实践亦已证明，自体输血可以预防、控制血源性传播疾病、减少输血不良反应、节约用血、广开血源，是一举多得的先进输血方式，应大力推广。

二、自体输血的分类

根据自体血液采集、处理和保存方式的不同，自体输血可分为储存式、稀释式和回收式自体输血。根据采集成分的不同，自体输血又可分为自体全血、自体红细胞、自体血小板和自体血浆等。

（一）储存式自体输血

储存式自体输血（preoperative autologous blood transfusion，PAD）是指在患者使用血液之前采集患者的血液和/或成分血并进行适当保存，当患者需要施行输血时，将其预先采集并储存的血液和/或成分血进行回输，以达到输血治疗的目的。储存式自体输血不受患者年龄、体重限制，对儿童、老人甚至孕妇都适用，并可避免异体输血的相关风险，尤其是红细胞、血小板、人类白细胞抗原等的免疫反应，还可避免输血相关传染性疾病的传播。一方面，术前多次自身采血还可刺激骨髓造血功能，促进红细胞生成；另一方面，术前自体血采集可降低血细胞比容和血黏度，有利于改善患者微循环和组织灌注，血栓栓塞风险也相应降低。

（二）稀释式自体输血

稀释式自体输血一般分为急性等容性稀释式自体输血（简称急性等容血液稀释）、急性非等容性稀释式自体输血（简称急性非等容量血液稀释）和急性高容性稀释式自体输血（简称急性高容量血液稀释），当前临床上主要应用的是急性等容血液稀释。稀释式自体输血是比较容易实施的自体输血技术，其中急性等容血液稀释在美国被用作全髋置换的标准治疗方案。急性等容血液稀释主要在手术室内进行[3]，通常在患者麻醉诱导之后手术开始之前采集患者一定数量的血液储存于含有抗凝剂的血袋中，在采血同时补充晶体液或胶体液以维持同等的循环血量，使血液稀释以减少术中血细胞丢失量，之后在术野止血完全或必要时将采集的血液回输给患者。

（三）回收式自体输血

回收式自体输血是指在严格无菌操作的条件下，利用自体血回收机器将患者手术中或创伤后流失在手术野或者体腔内无污染的血液或手术后引流液进行回收，经过抗凝、过滤、洗涤及浓缩等处理后再回输给该患者的输血方法。回收式自体输血技术是目前临床应用的最简单、最广泛的自体输血方式，可显著降低异体血输血量，特别适用于出血量大的手术，是保证此类手术得以顺利实施的有效手段。

三、自体输血的利弊

（一）自体输血优点

自体输血不需要交叉配血而且免疫抑制更轻[4-6]，操作相对简单，经济实惠，且较为安全。具体优点[7]如下。

1. 避免异体输血、降低风险　①自体输血可避免输同种异体血可能发生的输血传播疾病的风险，如获得性免疫缺陷综合征、病毒性肝炎等；②自体输血可避免输入异体红细胞、血小板及蛋白抗原产生的同种免疫反应；③自体输血可避免抗体介导的溶血、白细胞相关的发热反应、过敏或输血相关性移植物抗宿主病；④自体输血在术中采血后几小时即可回输，不必冷藏，避免细胞膜缺损及酶缺乏（二磷酸甘油酸和三磷酸腺苷）；⑤自体输血可杜绝输异体血产生的差错事故，可减少甚至杜绝因输同种血并发症所引起的各种医疗纠纷；⑥癌症患者如需输血，自体输血较为安全，异体输血可引起免疫抑制导致肿瘤复发率增高；⑦降低患者院内感染风险，美国《输血治疗：临床原则与实践》（第3版）中表明，异体输血能够很大程度上增加外伤术后患者院内细菌感染的风险。

2. 节约血源、安全有效　①多次的自身采血，还可刺激患者红细胞生成素生成，进而促进血红蛋白的生成，可以加快术后贫血患者的康复；②可为稀有血型及拥有复杂红细胞抗体的患者贮存自身血液，以备急需；③可缓解血源紧张的社会矛盾，使血液供应困难地区的患者手术成功成为可能；④自体输血可省略交叉配血等检查，节约卫生资源；⑤可减少甚至避免异体输血，节约异体血源。

总之，对于稀有血型或有红细胞相关抗体患者或一些因宗教信仰而拒绝异体血输血的患者，自体输血有特别的意义。当今自体输血作为减少同种异体血输血的一个重要手段已被临床工作者广为接受。

（二）自体输血的缺点

自体输血最大的风险来自操作者的错误，如标记错误、输注错误和医源性细菌感染等。这在各类自体输血中均可出现，因此施行自体输血的医师应以严谨的态度，按标准流程来规范操作，包括严格无菌操作，采集血袋上标注患者姓名、病案号、血型、采集时间、过期时间、采集者姓名、核对者姓名等，以及输注之前双人核对、签名等。储存式自体输血、急性等容血液稀释均可能存在医源性贫血风险，或者采血总量超过常规需求量引起自体血液的浪费。回收式自体输血中若吸引力过大，特别是吸引力>100mmHg 时易导致红细胞的破坏引起溶血反应。回收式自体输血的费用较高，一定程度上阻碍了自体输血的推广；另外若适应证掌握不当也可能增加医疗成本。

四、自体输血实施过程中工作人员职责

自体输血主要用于外科手术，常涉及输血科（血库）、麻醉科和各手术科室。在临床工作中，只有各方团结协作，才能确保自体输血流程安全顺畅地执行。

（一）输血科（血库）的职责

输血科（血库）主要负责储存式自体输血实施过程中的采血、储存和发放。此外，还负责提供回收式自体输血和稀释式自体输血的咨询服务。积极参与推动自体输血等血液保护及输血新技术开展，节约用血，保护血液资源。参与临床用血不良事件的调查，尽量避免临床用血不良事件的发生。

在开展储存式自体输血过程中，输血科（血库）应承担的具体任务包括：采血前对患者的全面评估；制订合格患者的采血计划，包括每次的采血量、采血速度、采血间隔等；对采集的血液进行恰当标注；术后未予输注的自体血，如仍在有效期内且患者仍在院则予保留；如超过有效期，则应通知患者主管医师，经患者本人同意后废弃。自体血不得转让给他人使用。

（二）麻醉科的职责

麻醉科通常负责手术室内回收式自体输血、急性等容血液稀释的全部流程并履行告知义务。实施回收式自体输血的回收和回输，确保自体血的质量和安全。实施急性等容血液稀释的采血、储存和回输，确保自体血的质量和安全，并在采血时对患者进行严密监护，如有情况及时处理。另外，还应积极推广自体输血等血液保护及输血新技术、新理念，倡导临床安全用血、节约用血。认真分析临床用血不良事件的原因、提出改进措施，尽量避免临床用血不良事件的发生。

（三）手术科室的职责

手术科室作为患者的主管部门，在自体血回收过程中同样担任重要角色。严格把握自体输血适应证和禁忌证，如患者符合适应证且没有禁忌证时，应积极动员患方（患者或患者家属）接受适当的自体输血。在自体输血实施前履行告知义务，与患方进行详细地沟通，充分告知自体输血的优缺点及不良反应、并发症，征得患方同意并签署相应医疗文书。开展术前储存式自体输血，请输血科（血库）会诊后实施；开展稀释式和回收式自体输血，应请麻醉科进行会诊后实施。回输自体血时，应检查血液外观并仔细核对，在输注过程中要严密观察有无不良反应。负责实施术后回收式自体输血，确保自体血的质量和安全。

第二节　储存式自体输血

储存式自体输血（PAD）主要用于择期手术患者，在术前根据拟定的预存血量，每周或隔周采血 1 次，直到术前 3 天为止，储存采集的血液在手术时回输给患者的一种自体输血方法。术前是否需要储存自体血应综合考虑手术失血情况、患者的红细胞生成情况、择期手术的特征、患者本身的状况以及从采集到实施手术是否有充裕的时间间隔，同时还应权衡储存式自体输血本身的风险与减少异体血输血的益处。近年来，许多国家/地区 PAD 使用量稳步下降。其原因一方面是同种异体输血导致疾病传播的风险降低，以及采用更好的患者血液管理方法减少了围手术期输血的需求；另一方面与 PAD 本身操作复杂、成本高以及存在血浆浪费等情况有关[8]。当前普遍认为应谨慎采用 PAD，建议仅针对 RBC 异体抗体患者使用 PAD，因为其需要的稀有血液量可能不足；因严重心理因素拒绝必要的同种异体输血；预期手术失血严重，至少有 50%的可能需要 3 个或更多单位的 RBC，且有时间完成 PAD 的患者[9-10]。

一、适应证和禁忌证

（一）适应证

储存式自体输血可用于大部分外科择期手术患者，要求患者身体一般情况良好，血红蛋白>110g/L或血细胞比容≥0.35，凝血功能正常；儿童或年龄超过70岁的老人应慎重考虑；并且决定实施储存式自体输血到实施手术应留有充分的时间间隔。适应证包括：①预期术中出血量>1 000ml或>20%血容量的择期手术患者；②既往多次同种异体输血或曾有严重同种异体输血不良反应病史者；③稀有血型患者；④血型鉴定和交叉配血有困难者；⑤因宗教信仰或其他原因不接受同种异体输血等。美国血库协会标准规定，术前血红蛋白≥110g/L、血细胞比容≥0.33的患者均可行储存式自体输血。

（二）禁忌证

储存式自体输血的禁忌证包括：①肝功能不全；②肾功能障碍；③有严重心脏疾病（如不稳定型心绞痛、冠心病、主动脉瓣狭窄），最近6个月有心肌梗死或脑血管意外，需要行心脏手术的心血管疾病；④严重贫血患者；⑤凝血功能异常患者；⑥妊娠相关性高血压、子痫前期；⑦胰岛素依赖性糖尿病患者；⑧血细胞比容<0.33；⑨细菌感染或潜在细菌感染可能，如糖尿病患者伴有白细胞增高；⑩红细胞遗传缺陷疾病者；⑪有献血反应史及曾发生过迟发性昏厥者或者有活动性癫痫病史者；⑫一般情况下，儿童体重低于30~40kg不适合采血，孕妇应避免妊娠前3个月和第7~9个月间采血。英国血液学标准委员会建议当患者血细胞比容<0.30时可先进行红细胞生成素治疗以满足储存式自体输血的需要。

二、实 施 方 法

采血前准备

1. 患者准备

（1）患者术前评估：①病史。详细询问患者的疾病史，药物使用史，明确有无储存式自体输血的适应证。②体格检查。包括常规的脉搏、血压、心率等，若有高血压或心率过快者需仔细评估风险后再行采集。③实验室检查。血常规、肝肾功能、心电图、胸片等，特别是需检查血红蛋白水平、血型、凝血功能等。

（2）术前准备：①签署知情同意书，术前应告知患者及其家属储存式自体输血的相关风险（如血肿、感染、晕厥、恶心及手术可能延迟或被取消的风险），并由患者本人或被授权的家属签字同意；②心理准备，自体采血患者一般精神比较紧张，存在恐慌心理，医务工作者应向其详细讲解自体采血的益处，消除其紧张情绪，并取得患者的理解和配合，确保顺利完成采血；③预防贫血，采血后可给患者口服铁剂、维生素C及叶酸以促进红细胞生成，或与红细胞生成素（erythropoietin）合用在术前纠正缺铁性贫血；④其他准备包括采血前24小时不得饮用含酒精的饮料，采血前1天起不吃油腻食物；不过度疲劳，保证充足的睡眠等。

2. 采血环境与人员准备 采血环境与设备应严格定期清洁、消毒，按《医院消毒卫生标准》Ⅲ类环境标准执行，每个采血工作位应有独立的采血、留样、记录、贴标签的操作设施和标准作业流程。医护人员着装及手消毒参照外科手术前要求进行准备。

3. 采血器材与相关急救物品准备 采血所需要的器材，配备处理不良反应的急救药品（包括强心、升压、抗过敏、镇静、扩容等基本急救药品）及物品（包括开口器、简易呼吸器、输氧设备、一次性无菌静脉输液器、输液针、无菌注射器等），定期检查确保上述药品和物品在有效期内。

三、不良反应与注意事项

（一）不良反应

储存式自体输血在采血和回输过程中均可发生不良反应。

1. 采血过程中的不良反应 采血部位的血肿是最常见的局部不良反应。局部感染常见于消毒不严格或某些化学物质所致，严重者可出现疖肿、蜂窝织炎等，应予相应处理，防止局部感染处理不当导致全身性感染。血管迷走神经反应多因紧张等精神因素所致，可出现低血压、心动过缓、肌肉痉挛或抽搐、恶心呕吐、呼吸困难，严重者出现昏厥，可将患者置于头低仰卧位或用芳香氨酯类吸入治疗，也可给患者喝温糖水等，一般很快可以恢复。

2. 回输过程中的不良反应 溶血反应多见于回输已解冻的冰冻红细胞，由于解冻时脱甘油不彻底所致，回输过多过快引起的循环超负荷，以及无菌操作不严格引起的菌血症等。

（二）注意事项

1. 掌握适应证并排除禁忌证 严格掌握适应证并排除禁忌证，实施自体输血前应制订完善的采血计划，估计手术用血量和储血量，根据患者基本情况制订采血方案，决定是否需要使用促红细胞生成的药物等。

2. 与患者建立有效的沟通 详细告知患者自体输血的目的、此项操作的流程，可能出现的不良反应、以及可能出现的意外情况及处理方法，签署知情同意书。

3. 执行规范的无菌操作流程　严格按照《临床输血技术规范》《医院感染管理规范》等执行规范的无菌操作流程，以免给患者带来不良后果。

4. 执行操作规程和核对制度　严格执行操作规程和核对制度，采血前认真核对各种记录，常规检验患者血红蛋白、血细胞比容、血清铁、总铁结合力、血清铁蛋白等，不符合采血标准者应暂缓采血；同时鉴定患者的 ABO 和 RhD 血型，以及不规则抗体检查，以防患者必要时使用同种异体输血。

5. 核对自体输血者　采血前后均应双人核对自体输血者的姓名、病案号、血型、采血日期和失效日期并签名。每袋采集的血均应贴上醒目的标签并写明“仅供自体输血”。血液储存于输血科专用冰箱，自体血液不可转让给他人使用。

6. 建议口服铁剂治疗　有利于采血过程中红细胞生成，有条件者可同时应用重组人红细胞生成素。

7. 采血后嘱患者平卧半小时以上，忌起身过猛抬头过猛，可口服糖盐水 500~1 000ml；有明显不适表现者应予静脉补液，补液量一般为采血量的 2~3 倍。

8. 需要用血回输时医护人员凭用血凭证到输血科（血库）提血，需经双人认真核对患者与血袋上的信息，二者完全一致确认签字后方可实施回输。

9. 保障患者手术安全最后一次采血 3 天后方可实施手术。

第三节　稀释式自体输血

稀释式自体输血[11]是 20 世纪 60 年代发展起来的 1 项输血新技术，通过补充晶体液和/或胶体液降低单位体积血液中的血细胞浓度，在等量外科出血的情况下，减少血液有形成分的丢失，进而减少对异体血输血的需求。稀释式自体输血有 3 种方式，临床上以急性等容血液稀释更为常用。因此本节主要以急性等容血液稀释进行阐述。

一、血液稀释的理论依据

急性等容血液稀释由于采血量不同可引起不同程度的急性贫血，但即使血红蛋白降低到可能造成器官、组织损伤的水平，机体仍会产生有效的保护性代偿机制。目前研究认为，血细胞比容降至 0.30，机体随着血黏度降低和心输出量增加仍可维持组织最大氧供。机体对血液稀释的主要代偿机制之一是心输出量增加和心指数（CI）升高；导致 CI 升高的主要原因在于血液黏滞度降低使微循环阻力降低以及静脉回流增加。另一个重要的代偿机制是 Hb 氧离曲线右移，Hb 与氧的亲合力降低，组织从微循环中摄取更多的氧，组织氧摄取率增加。但在实际工作中临床医师仍须注意患者对贫血耐受的个体差异，并关注患者因血液稀释引起的相关反应。

二、血液稀释的病理生理

血液稀释后血红蛋白浓度降低、血细胞比容降低，机体发生一系列代偿反应。

（一）对组织氧供的影响

血液中的氧气主要与血红蛋白化学结合，约占 98.5%，完成携氧功能。贫血时 2,3-二磷酸甘油酸（2,3-phosphoglycerate；2,3-DPG）水平升高，血红蛋白对氧亲合力降低，氧解离曲线右移，使组织从微循环中摄取更多的氧。血液稀释，血红蛋白浓度降低，血氧含量降低，此时机体通过增加心输出量、改善微循环、降低血红蛋白对氧的亲合力、增加组织氧摄取率等机制的共同调节以代偿血氧含量降低，维持组织氧供。

（二）对血流动力学的影响

血液稀释降低了红细胞及纤维蛋白原浓度，减弱红细胞聚集倾向，使血黏度下降；血黏度的降低使外周血管阻力减少，静脉回流增加，增加心输出量；相应的所有器官的血流灌注均有所增加，但各器官血流分布率变化不一，机体通常首先保证重要脏器的血液灌注和氧供，因此心、脑等重要器官血供增加，肝、脾、肠等内脏供血相应减少。

（三）对凝血功能的影响

血液稀释使各种凝血因子稀释。轻度或中度的急性等容血液稀释不会引起凝血功能障碍，如若血液稀释过度，仍需顾虑凝血功能障碍的发生。血液稀释对凝血功能的影响主要与稀释程度及所用血浆代用品的理化性质有关。右旋糖酐和羟乙基淀粉均可吸附在血小板表面，影响其黏附和凝集功能。重度血液稀释使血小板总数急剧减少，若再给予右旋糖酐则可加剧抑制血小板功能，引起凝血功能障碍，出现稀释性凝血病。由于采集的血液通常室温储存，且采集后 8 小时内回输，血浆和血小板的大部分功能得以保留，因此自体血回输后凝血功能一般可恢复。

（四）对组织间液平衡的影响

急性血液稀释后，蛋白在体内以 3 种方式进行转移：①小分子蛋白经毛细血管直接弥散进入血管内；②较大分子的蛋白分子，经毛细血管远端及淋巴管进入血液循环；③储存于肝脏内的大分子蛋白则通过细胞吞噬作用转运到血管中。机体急性失血时，组织间

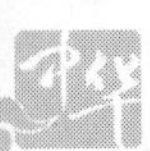

液可进入血浆补充容量,一部分蛋白亦随之进入,致使组织间液中蛋白的含量亦相应下降。血液稀释时,血浆蛋白降低,与组织间液中蛋白含量梯度在一定程度上得到代偿,因而跨毛细血管胶体渗透压梯度变化不大。重度血液稀释时,血浆蛋白浓度进一步降低,造成与组织间液渗透压的不平衡,促使过多的液体进入间质,引起组织水肿。

(五) 过敏反应

血浆代用品多为高分子物质,输入体内后作为半抗原,因而有可能发生过敏反应。右旋糖酐、明胶等合成需通过细菌对蔗糖或明胶的分解作用,易被杂质污染,其过敏反应的发生概率更高。因而在实施血液稀释时应密切关注患者病情变化。

三、血液稀释的优点和缺点

(一) 优点

1. 减少术中失血　血液稀释降低血细胞比容,在等量出血的情况下丢失的红细胞可相对减少。随着患者血液的稀释,血细胞比容不断降低,红细胞的丢失量也可相应减少。新鲜全血中的血小板有较强的止血活性,凝血功能优于浓缩血小板;1 单位新鲜血液的凝血作用相当于 10 单位异体浓缩血小板(450ml 全血分离制备)。

2. 减少异体血输血　急性等容血液稀释明显减少围手术期异体输血量,得益于所采血液良好的凝血功能。与术前数天至数周采集后低温储存的血液比较,急性等容血液稀释的新鲜血液一般在室温下储存,其血小板功能显著优于前者。心脏手术中,急性等容血液稀释可减少体外循环对血小板和凝血因子的破坏,从而减少异体输血量。

3. 成本相对低廉　与其他自体输血技术相比,急性等容血液稀释成本较低。手术时提取急性等容血液稀释所需的血液简单方便,几乎不需要任何附加设备。

4. 降低组织缺血风险　急性等容血液稀释可改善外周组织氧运输能力,增加组织氧摄取率,降低伤口感染风险。储存式自体血中三磷酸腺苷(adenosine triphosphate,ATP)和 2,3-DPG 由于低温储存而减少,氧离曲线右移,氧不易释放。此外,急性等容血液稀释使血黏度降低,改善了组织灌注和组织氧运输。

5. 成本-效益比高　急性等容血液稀释可适用于不同年龄、不同体重、不同手术类型,并不论择期亦或急诊手术均可实施。血液保存于室温下确保所含的血细胞新鲜且富有活力,无储存成本。

(二) 缺点

急性等容血液稀释过程中需输注大量液体来维持有效循环血量;这些液体输注过多、过快可引起凝血功能异常、水肿、伤口愈合不佳、肺功能恶化等并发症。另外,值得注意的是,临床上急性等容血液稀释常在麻醉诱导后开始,采集血中与当时人体中含有相似浓度的麻醉诱导药,手术结束时回输这些血液有引发苏醒延迟的风险。

四、适应证和禁忌证

(一) 适应证

评估采取稀释式自体输血的关键因素在于患者对低血细胞比容的耐受程度,一般要求:年龄<65 岁,无心、肺、肝、肾功能异常;Hb≥110g/L,Hct≥0.33,PLT≥100×10^9/L,血小板功能正常;稀有血型且备血困难,因宗教信仰而拒绝异体输血、产生不规则抗体或可能产生不规则抗体且需行手术治疗等各类疾病均是其适应证。

另外,当手术需要降低血液黏滞度,改善微循环灌注时也可考虑采用此技术;在减少输血方面,急性等容血液稀释与储存式自体输血的有效性相当,术前采血无法进行时,可考虑术中实行急性等容血液稀释。

(二) 禁忌证

禁忌证包括:①贫血,Hct<0.3、PLT≤50×10^9/L 或血小板功能异常;②与溶血相关的血红蛋白病;③医疗机构缺乏适合的储存红细胞的室温条件;④活动性缺血性心脏病如严重的主动脉瓣狭窄、不稳定型心绞痛等,这些患者经过治疗后可耐受轻度血液稀释;⑤肾衰竭患者通常不予急性等容血液稀释,但如在持续的血液透析下则可考虑进行;⑥患者存在可导致活动性出血的凝血障碍;⑦严重的慢性阻塞性肺部疾病,因其基础氧合能力被严重破坏;⑧低蛋白血症,因白蛋白过低易致全身性水肿,此时行血液稀释可使水肿加重;⑨颅内高压,如行血液稀释可增加脑水肿的风险;⑩伴有感染性发热或菌血症。

冠心病并非稀释式自体输血的绝对禁忌证,除非患者有不稳定型心绞痛或射血分数<30%,左室舒张末压>20mmHg 及左冠状动脉主干病变。注意冠心病患者合并左心功能不全时不建议行急性等容血液稀释,因这类患者需要较高的血细胞比容来避免缺血。伴有心血管疾病的患者往往存在无症状心肌缺血。总而言之,对于冠心病患者能否实施急性等容血液稀释,临床工作者应仔细评估患者的左心功能、冠心病发生的可能性和严重程度以及血液稀释的程度,权衡急性等容血液稀释的益处和潜在风险。

年龄是限制血液稀释的程度的重要因素，但并非是绝对禁忌证。重度血液稀释通常仅用于年轻患者，例如施行心脏手术的年轻患者可能耐受 0.15～0.20 的低血细胞比容。一般认为，老年患者需要维持血细胞比容>0.30，尤其在术后。年龄部分限制了血液稀释后的代偿作用，但许多老年患者依然能较好地耐受急性等容血液稀释；然而 70 岁以上的老年患者若重要脏器已有退行性改变，实施急性等容血液稀释将导致重要器官发生缺血性损害风险大大增加，故不建议使用。有研究学者认为小儿体重小、血容量少，亦不适合行急性等容血液稀释；但也有研究学者称急性等容血液稀释可适用于行较大肿瘤切除、肝脏切除和心脏手术的小儿患者。总体来说，急性等容血液稀释在小儿和高龄患者中的应用须谨慎，如考虑应用则须严密监测患者病情变化，及时调整血液采集或补液速度，必要时终止采集。

五、实施方法

（一）采血量的计算

采血量主要取决于预计失血量和患者原始血红蛋白情况，也可根据预计失血百分比和患者体重来决定。以急性等容血液稀释为例说明，目标采血量可用下列公式计算：目标采血量＝患者采血前预计血容量×（初始血细胞比容－目标血细胞比容）/平均血细胞比容，其中平均血细胞比容＝（初始血细胞比容＋目标血细胞比容）/2。成人血容量男性为 70ml/kg，女性为 65ml/kg。临床实际血液采集还应参照患者年龄、重要脏器功能以及手术类型确定。最大稀释限度为稀释后 Hct 0.2，Hb 65g/L。

（二）稀释液的选择

急性等容血液稀释采集血液过程中需要晶体液、胶体液补充血容量。大部分左心室功能良好的患者，可良好耐受容量增加，并可在 72 小时内排出。左心室肥大或左心功能障碍时，患者对容量增加的耐受性降低。

1. 晶体液　主要补充离子，维持循环血量，在循环系统中滞留的时间短，易进入组织间隙，或经肾脏、皮肤排出，但大量输注易引起组织水肿，以周围性水肿相对常见，但是肺水肿并不常见。

2. 胶体液　包括白蛋白、羟乙基淀粉、右旋糖酐等胶体液主要维持血浆胶体渗透压，维持循环系统的稳定。右旋糖酐由于影响凝血功能，可能造成某些情况下失血增加，不适宜用于心脏手术；新一代改良明胶（琥珀酰明胶）对凝血功能影响小，其用量可达 5～10L/d，在急性等容血液稀释中更常用。

（三）操作步骤

1. 消毒与采血　急性等容血液稀释常于麻醉诱导后进行。常规消毒后选择两条比较粗的静脉或 1 条静脉 1 条动脉进行穿刺，其中 1 条静脉或动脉用于采血，另 1 条静脉通路用于补充液体。采血速度应控制在能够维持血压及心电图正常范围内。成人按 20～40ml/min 的速度采血；采血不畅或速度过快可能因与抗凝剂混合不均匀导致采集血液出现血凝块。另外抗凝剂与血液比例不一致也可导致血袋中出现血凝块，因此应将血袋置于带称量功能的振荡仪上采血，严格按照血袋标注容量采血。采血量应根据手术预计失血量、患者年龄、全身状况综合考虑。急性等容血液稀释结束后应监测血细胞比容水平，以便与手术出血后血细胞比容水平进行比较。同时，需密切监测血压、脉搏、心率，必要时应监测中心静脉压。

2. 储存自体血　采集的血液如可在 6 小时内回输，可将所采血液储存在含有枸橼酸钠葡萄糖的储血袋内，并在储血袋上清楚标明患者姓名、病案号、血型、手术间号、采集时间、采血者姓名，予双人核对签字后置于室温下储存备用。若手术时间长，估计 6 小时内不能回输完毕，则需将储血袋储存在 4℃ 冰箱内冷藏备用。

3. 自体血回输　在采血的同时需在另外静脉通路快速输入晶体液或胶体液，以维持正常的血容量。待手术出血步骤完成或即将完成后，将采集的血经双人核对后再回输给患者。最先采集的血相对富含红细胞、血小板、凝血因子，故回输血的顺序应与采集时相反，即最先采集的血最后回输[12]，从而减少因术中止血尚不完全而导致的损失。

（四）血液稀释时的监测

急性等容血液稀释期间监测心肺指标对于保持组织氧供非常重要。术前监测心电图、血氧饱和度可及时发现缺血缺氧征象，术中则应按需要监测动脉血压、中心静脉压、血气、凝血功能等，必要时可通过外周连续心输出量监测、超声心动图等评价心功能。目前尚缺乏有效的无创监测技术让临床医师准确评估氧利用和氧运输。

六、不良反应和注意事项

（一）不良反应

在急性等容血液稀释过程中，若采血速度太快（如通过静脉鞘采血）而未及时补液时（即采血与输注不同步）可导致血压下降，严重时可引起冠脉供血不足而致心肌缺血、心律失常甚至心功能衰竭、低血容量性休克，因此必须控制采血速度。输液过多则可因心脏负荷过重而发生急性肺水肿。此外，急性等容血液稀释过程中需要晶体液或胶体液或两者合用来维持血容量，增加了患者出现过敏或凝血功能障碍的风险。

采血速度过快、采血量过大还会造成抗凝血袋中抗凝剂与血液不匹配而发生凝血等情况，影响自体血的回输。

（二）注意事项

1. 签署知情同意书　在急性等容血液稀释实施前需详细告知相关的风险、费用及益处，征得患者和/或家属的同意，并签署知情同意书。若采集的血液不需要全部回输而要废弃时也要征得患者和/或家属的同意。

2. 麻醉　对血液稀释的影响麻醉状态下，需考虑到外周血管扩张的情况，及时输入液体保证有效循环血容量。

3. 严格无菌操作　在急性等容血液稀释过程中，需严格按照无菌操作原则，如对采集口的肝素帽进行消毒等，以免引起败血症。

（三）采血量的计算和采血方案

患者主管医师应与输血科（血库）医师一起根据患者一般情况、术前时间长短、术中预计失血量等来共同制订采血计划。通常于术前3~5周开始采血，每次采血1~2单位（200ml全血为1单位），每次采血前血红蛋白应维持在110g/L。采血可持续到手术前3天。两次采血间隔时间不应少于3天。

1. 采血量的计算　根据预计术中出血量来预存血量。一般每次采血量不超出500ml或者患者自身循环血量的10%，通常每次200ml或400ml，若患者体重低于50kg，每次最大采血量可参考公式：采血量=400ml×体重（kg）/50（kg）。

2. 采血方案　包括如下3种采血方案[11]，其中步积式采血法简单易行，在临床上应用较多；而蛙跳式采血法和转换式采血法比较烦琐，临床上应用较少。

（1）步积式采血法：又称单纯式采血法，适用于比较简单的手术，要求术前提供较少的自体血或者某些特殊群体的血液预存。主要有4种采集方法，具体见表28-1。

表28-1　步积式采血法日程表

采血方法	采血次数	术前3周/ml	术前2周/ml	术前1周/ml	总采血量/ml
方法1	3	400	400	/	800
方法2	3	400	200	200	800
方法3	3	400	400	200	1 000
方法4	3	400	400	400	1 200

（2）蛙跳式采血法：适用于较大手术，要求术前储存较多的自体血。通常需要在给予铁剂的情况下采用“蛙跳”方式采血然后回输，反复至29天，可得到表28-2中第5、6、7、8和9袋血液，每袋采血量400ml，共计2 000ml，保存的血液较为新鲜。经典的蛙跳式采血日程表见表28-2。在采血过程中，可补充晶体液或胶体液。

表28-2　蛙跳式采血法日程表

采血日期	采血袋号	回输袋号	再采血袋号
第1天	第1袋	/	/
第8天	第2袋	第1袋	第3袋
第15天	第4袋	第2袋	第5袋
第22天	第6袋	第3袋	第7袋
第29天	第8袋	第4袋	第9袋

（3）转换式采血法：又称采血还输法，通过此法至术前采集血液可达1 600ml。转换式采血法日程表见表28-3。要求术前提供较多的新鲜自体全血，可采用此法。

表28-3　转换式采血法日程表

采血时间(次数)	术前4周（第1次）	术前3周（第2次）	术前2周（第3次）	术前1周（第4次）	术前0周
采血量/ml	400	800	1 200	1 600	/
回输量/ml	/	400	800	1 200	/
保存量/ml	400	800	1 200	1 600	1 600

3. 血液采集操作　同献血者血液采集操作。简言之，估计采血量，备好标准储血袋及血压计、静脉留置针等。患者取坐位或平卧位，后两种方法需建立两路静脉通路，一路采血，一路补充液体，边采血边用振荡器轻摇血袋，使储血袋内的保存液与血液充分混合，防止血液凝集。采血时应严格无菌操作，避免细菌污染。采血过程需密切观察患者生命体征。采血前后需双人仔细核对患者姓名、病案号、年龄、血型、采血日期和失效日期，核对无误后贴上正确而醒目的标签。并注明“仅供自体输血”。

（四）自体血的储存和回输

1. 自体血储存　可分为液态储存和固态储存，保存期限不同。

（1）液态储存：近期择期手术患者可选择液态储存方式，储存过程中需要使用保存液和添加液。目前常用的保存液通常由枸橼酸（citric acid）、磷酸盐（phosphate）、葡萄糖（dextrose）和腺嘌呤（adenine）组成,如枸橼酸-磷酸盐-葡萄糖保存液(citrate-phosphate-dextrose,CPD)或枸橼酸-磷酸盐-葡萄糖-腺嘌呤保存液(citrate-phosphate-dextrose-adenine,CPD-A)。常用的添加剂包括氯化钠-腺嘌呤-葡萄糖添加剂(saline-adenine-glucose solutions,SAG)、AS-1(Adsol)、AS-3(Nutricel)和AS-5(Optisol)等,为第1代添加剂;第2代添加剂可进一步延长保存期限。不同的保存液和添加液对应的保存期限不同。例如,CPD保存液保存血液的保存期限为21天,CPDA-1的保存期限为35天,应用SAG、AS-1、AS-3、AS-5等添加剂后则可将保存期延长至42天。

(2)冰冻储存:冰冻储存的方法适用于择期手术时间推迟,储存血有效期将过的状况。美国血库协会允许将冰冻红细胞储存10年,但费用骤增。

2. 自体血回输　自体血回输应与同种异体输血一样严格管理,输血前需严格双人核对。对于剩余的自体血(如术中出血较少)经患者及家属同意后方可丢弃。

第四节　回收式自体输血

回收式自体输血[13]是将患者术中或术后出血经过血液回收设备处理后,再回输给患者本人的1种输血方法。理论上这一技术可收集、处理和回输全部血液,因此当发生大量失血或大量失血后输血成本过高时,回收式自体输血可作为首选方案。目前在临床上应用最广泛。

按回收时间不同,回收式自体输血可分为术中回收式自体输血、术后回收式自体输血和创伤时回收式自体输血。按回收后处理方式不同,可分为非洗涤式和洗涤式。因2000年6月卫生部颁布的《临床输血技术规范》自体输血指南中未将非洗涤式回收方式纳入回收式自体输血中,即该方式在我国尚未经许可应用于临床。本节主要讨论洗涤式回收式自体输血。

一、回收血的特点

(一)成分血

回收的自体血经过滤、洗涤、离心后,其血细胞比容可达到0.50~0.60;同时大多数的杂质如组织碎片、抗凝剂、D-二聚体、激活的补体产物及微聚体等均被清除;血小板及血浆亦被清除。

(二)细胞功能

1. 红细胞　回收式自体血中,红细胞内2,3-二磷酸甘油酸含量明显高于库存血[14],携氧功能优于库存血,红细胞的渗透脆性同正常循环血液相比没有明显差异。

2. 白细胞　回收血中的白细胞经过洗涤离心后,补体系统激活,并进一步激活白细胞,使其表面黏附因子上调,导致炎症介质和氧自由基的大量释放,引起组织损伤,可进一步引发回收血综合征。这一概念由Bull在1990年首次提出,特指回收血中因血小板-白细胞微聚体沉积在离心杯中不易被冲洗去除,并产生多种凝血前质和炎症介质而导致患者出现弥散性血管内凝血(disseminated intravascular coagulation,DIC)、多器官功能衰竭肺功能衰竭等一系列严重并发症的情况。

(三)凝血功能

血液暴露在术野的浆膜表面时会消耗其中的凝血因子和血小板,因此回收血中这些成分的含量较低。洗涤式回收式自体输血在回收后的处理过程中进一步导致回收血中血小板和凝血因子等成分丢失,因此大量输注时可引起凝血功能障碍。

(四)血液污染

手术野回收的血液中可混有手术材料、破坏的细胞碎片、细菌甚至胆汁、尿液、脂肪颗粒、肿瘤细胞等,虽然大部分可离心、洗涤后清除,但仍可有少量残留,因而会增加输注后相应的风险如细菌感染。肠道手术、腹部穿透伤或者受感染部位手术中采得的血液均可能受到细菌污染,患者回输此类自体血可导致菌血症或败血症。因此,血液有可能被细菌污染时不能采用回收式自体输血。

二、适应证和禁忌证

(一)适应证

回收式自体输血的适应证包括:①预期的手术失血量达到或超过患者血容量20%的非污染伤口的择期手术;②术中意外大出血;③急诊手术,如实质性脏器损伤或破裂、颅脑损伤、异位妊娠等;④器官移植手术;⑤体外循环手术;⑥因特殊原因无法输异体血的患者,如稀有血型患者、配型困难、特殊宗教信仰患者(如耶和华见证者)。除禁忌证以外的手术疾病均可为其适应证。

(二)禁忌证

1. 溶血　被回收血中可能含有任何会引起溶血的成分包括无菌水、过氧化氢和乙醇。如果上述成分进入收集罐中可引起回收血溶血,如回输给患者可导致血细胞比容降低、血清乳酸脱氢酶增加、血清胆红素浓度升高,严重时可导致肾功能不全甚至衰竭以及DIC,可引起患者死亡。

2. 恶性肿瘤手术　传统认为,恶性肿瘤手术中回输可能受肿瘤细胞污染的自体血可能引起肿瘤的血行转移。有学者认为恶性肿瘤手术只是回收式自体输血的相对禁忌证，如确实须在这类手术中实施回收式自体输血，可考虑加用去白细胞滤器并加用辐照技术可进一步灭活残余的肿瘤细胞。有研究表明，联合射线辐照或去白细胞滤器过滤可提高回收血输注的安全性[15-16]，因此肿瘤患者应用联合去白细胞滤器的术中回收式自体输血可能可行。目前回收式自体输血中尚未普及去白细胞滤器及辐照技术，大部分医疗机构仍将恶性肿瘤作为术中回收式自体输血的绝对禁忌证。这一观念是否需要改变，还有待于临床试验进一步确认。

3. 剖宫产手术　普遍认为该类手术回收的血液可能受到细菌、羊水和胎儿血液的污染。羊水污染很有可能造成医源性羊水栓塞，胎儿血液在分娩过程中通常会进入母体血液循环，可造成同种免疫，回输可引起 DIC。剖宫产手术中使用回收式自体输血尚存争议，目前新型血液回收机可清除羊水中的组织因子，与白细胞滤器配合使用可安全应用于临床。英国是第 1 个明确将产后出血作为自体血回输适应证的国家，认为产科手术预计出血量超过血容量 20%时可考虑应用自体血回输技术[17]。继而澳大利亚的术中自体血回输指导意见中，成年患者行择期或急诊手术时，预计出血量超过血容量的 20%为自体血回收的适应证，包括产科手术[18]。2016 年美国 ASA 产科麻醉指南指出，对于难以纠正的产科出血，当库存血无法获取或者产妇拒绝输注库存血时，可考虑自体输血[19]。

4. 生物材料　回收血中可能含有外科材料如止血材料、促进组织愈合的材料等成分时，若回输则存在相应风险，如过敏反应等。

5. 其他　细菌感染及粪便或胆汁污染。

三、原理和实施

（一）原理

细胞收集设备有不同的类型，它们基于两项基本原理：①血液各成分密度不同；②离心处理时液压的平衡。离心处理时，血液通过离心杯旋转而产生的流体静力学力从储血罐中泵入离心杯中，血液进入离心杯后，离心杯就快速旋转以产生离心作用。离心作用的大小由旋转频率及旋转体与杯壁的距离决定，离心力改变主要取决于被离心物质本身的质量。因为红细胞的比重大于其他成分血，会沉淀在杯壁上，小而轻的成分血（如血浆）则会沉淀在杯中心。由于血液是泵入离心杯的，泵的液体静力学力将使杯内容物外溢，当流体静力学力大于杯的离心力时，杯内容物将从杯顶溢出。因此在红细胞灌注、离心的同时，离心力最小的成分如血浆可经过离心杯顶部最先溢出至废液袋中，离心杯里的无菌空气也一起排入。如果大量失血需要快速处理时，可以增加泵的频率以加快血泵入及洗涤。如果血液或溶液的泵注速度太快，或有更大的流体静力学力，那么红细胞的流体静力学力将大于离心力，从而使红细胞从离心杯顶溢出进入废液袋。因此在进行离心时，须监测离心杯的泵速以避免红细胞的浪费。

经过离心后，70%～90%的受污染物被排除，留下浓缩红细胞。尽管如此，仍有较多的污染物存在于浓缩红细胞中，如果这些污染物重输回体内将引起 DIC，只能通过洗涤去除。洗涤液通过离心杯的中央吸管渗入红细胞袋后将较轻的碎片和一些颗粒较大的团块物质携带至废液袋中。洗涤液的量至少为离心杯总量的 3 倍，当洗涤后流出的液体经肉眼观察清澈时表明洗涤充分。洗涤完成后，滚柱泵逆向旋转将浓缩的红细胞从离心杯泵入储血袋中，同时无菌空气从废液袋中吸入离心杯中。离心杯中的血液一旦被排空即可开始下 1 个自体血回收循环。

（二）实施

1. 设备与药物　血液回收系统包括用于收集的储血罐和用于洗涤、浓缩的离心杯。储血罐中需加入抗凝剂，并采用过滤器滤掉血凝块及组织碎片。收集的血液泵入离心杯中，以 1∶2的等渗晶体液洗涤后经过浓缩再回输给患者。

（1）吸引/抗凝集合管路：吸引管路通常为双腔，可在吸引术野出血的同时完成抗凝，从而避免管路因凝血块形成而堵塞的情况，这同时也为后续的离心、洗涤处理创造了条件。

（2）离心管路：第 1 台高速细胞处理器是由美国海军血液研究所的 Latham 医师在 19 世纪 70 年代早期发明的，其离心杯即 Latham 杯。接下来的几年里，膜式氧合器和电气相关医学被用于制造出更先进的一次性耗材。19 世纪 80 年代中期，新一代离心设备如 BRAT 杯得到了广泛应用。

（3）输血器：回收式自体输血系统的输血器具有进一步过滤除去残留的杂质所需滤网，此外还包含微栓过滤器，能有效滤除各种微栓，防止因血栓或气栓等各种微栓而造成患者微血管的栓塞。

（4）去白细胞滤器：目前去白细胞滤器在成分血采集中的应用较多，但其在回收式自体输血中的应用仍存在争议。白细胞滤器的基本结构由外壳和滤膜组成。滤膜材料是由聚酯材料经过特殊加工处理制成,布满大小不均一的孔洞,其直径分布范围较宽,具有较大的过滤容量。对于不同直径和性质的白细胞及其他有害物质,滤膜通过不同的方式和原理去除,对较大颗粒可直接拦截,而对较小的颗粒则通过惯性撞击和电荷吸附进行去除。

(5) 抗凝药物选择:

1) 抗凝剂:为了避免储血罐和处理系统中血凝块的形成,自体血从手术野吸引后需要用抗凝剂处理。收集系统中血凝块的存在将导致可回收血的丢失,当有大的血凝块堵塞血液流动时则须更换储血罐和离心杯,临床工作中应避免这种情况。抗凝剂可选用枸橼酸盐或肝素。由于肝素价格低廉、使用方便,目前的抗凝剂主要以肝素为主。每升生理盐水的肝素量是30 000单位,每吸引100ml血应给予15ml含肝素的生理盐水进行滴定。肝素的应用可遵循宁多勿少的原则,以免血凝块形成。理论上充分洗涤可去除所有的肝素,但实际上在处理后的成分血中还会残留<10单位的肝素。

枸橼酸盐也可用作抗凝剂,使用时每100ml收集血液中加入15ml枸橼酸盐液。枸橼酸盐的应用原则亦为宁多勿少。回输期间快速的肝脏代谢可以避免枸橼酸盐中毒,即使中毒,使用小剂量钙剂可立即解毒。每升枸橼酸盐中加入15 000单位的肝素,可显著避免处理杯内表面上红细胞的堆积。如果自体血回收机中有白细胞过滤器,肝素优于枸橼酸盐[20]。钙可降低白细胞的可变形性。去白细胞滤器用于去除细菌、肿瘤细胞时,如这些细胞变形性下降,滤器的过滤能力可有所提高。

2) 洗涤液:洗涤液通常为生理盐水。在洗涤过程中,应确保使用足量的洗涤液。美国血库协会(American Association of Blood Banks, AABB)的自体输血委员会于1993年颁布的《外科和创伤中血液回收与回输的指南》中明确指出,回收式自体输血的洗涤量通常设置为离心杯容量的3~4倍,一些生产厂商建议在骨科手术中洗涤量应该增加到离心杯容量的6~7倍。

2. 操作流程 回收式自体输血的大体原理虽然一致,但根据自体血回收机型号的区别,其操作流程略有不同。此处以美国某公司生产的自体血回收机为例说明其流程。①将20 000U肝素注入500ml生理盐水中,并做好适当标记,悬挂于血液回收机上备用。②安装储血罐并夹闭输出管路。③将一次性使用无菌吸引/抗凝管路分别连接储血罐和吸引器,将吸引器的负压调至150mmHg以下,用可接受的最小流速进行吸引,以避免引起溶血。完成连接后,所有管路须预先以含抗凝剂的生理盐水冲洗抗凝处理。出血迅猛时可增加负压吸引管路。④预先向储血罐内注入100~200ml抗凝剂,调节抗凝剂滴速。若抗凝剂为肝素,则将滴速调至抗凝剂与回收血之比为1∶7。若为柠檬酸盐溶液,则将滴速调至抗凝剂与回收血之比约为1∶5~1∶10。⑤待手术出血基本停止或储血罐内容量超过离心杯容量的3倍时启动血液回收机,将回收血液经过洗涤、离心并泵入储血袋内。

四、术后回收式自体输血

术后回收式自体输血指将患者术后引流的血液经过处理再回输给患者。考虑到术后回收的自体血存在部分溶血,纤维蛋白含量较低,并且可能含有高浓度的细胞因子、纤维蛋白降解产物,因此,此项技术目前只适用于心脏手术及关节成形术。总体来说,术后回收式自体血回收可以在一定程度上减少术后异体血输注,但使用范围相对局限。

五、不良反应和注意事项

(一) 不良反应

1. 凝血功能异常 经洗涤回收的自体血在清除大多数杂质的同时,血小板及血浆亦被清除。大量接受该类自体血的患者可出现稀释性凝血功能障碍,如PT延长等,建议这种情况可通过血栓弹力图严密观察患者的凝血功能。若回收血量>3 000ml时应常规补充3~4个单位的新鲜冰冻血浆和血小板,以免发生凝血障碍,造成术后大量渗血。

2. 输血后感染 若回收过程中未严格执行无菌操作,而回收血液处理系统又不能有效清除细菌,当患者回输受细菌污染的血液可引起败血症。规范操作可有效避免这一情况。

3. 电解质紊乱 洗涤液通常为生理盐水,含有较高浓度的Na^+、Cl^-,大量输入可能会对内环境造成一定的影响,引起高氯性代谢性酸中毒,甚至低钙、低镁等,因此应注意监测患者的内环境情况,关注酸碱和电解质变化。使用林格液替代生理盐水可减轻或避免上述并发症。

4. 回收血综合征 临床上极少数患者在回输自体血后出现血压下降、术中或术后可发生DIC、呼吸道阻力上升、肺顺应性和动脉氧分压下降、呼末二氧化碳分压升高和肺水肿,类似急性呼吸窘迫综合征(ARDS)的表现,虽罕见但一旦发生却是致命的。原因在于回收血中因血小板-白细胞微聚体沉积在离心杯中不易被冲洗去除,并产生多种凝血前质和炎症介质所致。为避免和减轻血小板活化,有学者提出用柠

檬酸钠替代肝素,值得临床进一步研究并推广。

(二) 注意事项

包括:①机器操作人员应经过培训考核合格后方可上岗,操作时严格遵守操作规程,严格执行无菌操作规范。遇到设备报警应及时进行故障处理。②体外循环后的机器余血应尽快回输给患者,术中处理的血液不得转让给其他患者使用。③大量输注洗涤式自体血应严密监测凝血功能,及时补充新鲜冰冻血浆,甚至血小板和凝血因子,以免发生凝血功能障碍引发术后渗血。④洗涤浓缩红细胞应尽快回输,若暂时不回输,按照美国血库协会的保存时间标准:室温下(20~24℃)保存,不超过 6 小时;如超过 6 小时,应置入储血专用冰箱(1~6℃),不得超过 24 小时。⑤原则上回收的自体血液应在手术结束后及时输完,未能及时输注的可带回病房,但应跟病房护士交班。回输时应使用标准的输血滤器。麻醉记录单上记录回输时间、回输量及不良反应等。⑥回输血袋内含有空气,严禁加压输注。另外,血液回收应用于嗜铬细胞瘤切除时,回输时可引起高血压,这是由于大量洗涤并不能完全清除肾上腺素、去甲肾上腺素。耳鼻喉手术中使用的羟甲唑啉鼻用喷雾剂也会存在于洗涤后的血液中,当回输时易引起高血压和心动过速。

第五节　自体成分血输注

随着手术量的增加,血小板的需求也在逐步扩大。与其他血液保护方法相比,自体血小板采集是一种较好的节约用血措施,它可以起到良好的止血效果,从而减少术后输注血小板的需要。在矫形手术中,当自体血小板与其他节约用血措施合用时,可以改善凝血功能,有效地减少失血和异体血输血。

输注异体血小板有可能导致同种免疫,并可能传播输血相关性疾病,而输注自体血小板可以有效地避免上述风险。临床上常用的自体血小板包括:自体冰冻血小板、自体富含血小板血浆(autologous platelet-rich plasma)、自体富含生长因子血浆(plasma rich in growth factors)和自体血小板胶(autologous platelet)。本节主要介绍自体富含血小板血浆、自体冰冻血小板及自体纤维蛋白胶[21],其他制品在其他章节将详细介绍。

一、自体富含血小板血浆

富含血小板血浆的应用最早始于 20 世纪 70 年代。自体富含血小板血浆是自体的经浓缩的血小板血浆,可由全血经专门机器离心分离而得到,其血小板浓度高,可达 1.0×10^{12}/L 以上。并混有少量的白细胞及红细胞等。

(一) 制备原理

某些型号的血液回收机上有专门的离心分离杯。将全血进行梯度离心后在离心杯内形成 3 层,底层为红色,以红细胞为主;中间层为白色,以白细胞及炎症因子为主;顶层为黄色,以血浆、血小板等为主。再将顶层液进行离心,就可得到富含血小板血浆。离心后的自体富含血小板血浆置于室温下的振荡仪上,并于必要时回输。

(二) 输注意义

1. 有利于术中良好的止血　自体富含血小板血浆可以保护手术患者的血小板数量和功能,有利于术中良好的止血,减少异体输血。

2. 促进伤口愈合　自体富含血小板血浆中富含的生长因子及细胞因子能激活大量的促进伤口愈合的蛋白,另一方面,血小板致密颗粒中存在的多种生物活性因子也能很好的促进伤口愈合。

3. 促进细胞迁移　血小板聚集形成的血凝块中含有多种细胞黏附分子,这些分子将促进细胞的迁移。

(三) 适应证和禁忌证

1. 适应证　①心脏手术在体外循环过程中,由于大量生物活性物质的释放,如血小板血栓蛋白、血栓素等,将导致血小板数量减少、功能下降。若能在体外循环前从患者自身全血中分离出富含血小板血浆并在手术快结束时回输,将保护血小板的数量和功能,并起到良好的术中止血、促进伤口愈合的作用。②大血管手术。③大型矫形手术,如脊柱侧弯矫形术、人工关节置换术等。④器官移植手术。

2. 禁忌证　①血流动力学不稳定。②血小板疾病或凝血功能异常(出血时间是正常值的 2 倍)。③感染。④急诊手术。

(四) 优点和缺点

1. 优点　自体富含血小板血浆应用安全,避免通过血液传播疾病,费用相对较低,止血效果理想并可促进伤口愈合,降低感染。

2. 缺点　自体富含血小板血浆可促进基质干细胞的迁移和增生,若其过度刺激将会限制细胞定向分化。

(五) 采集方法

制备自体富含血小板血浆第一步是分离患者全血中的部分成分。一般经过中心静脉导管采血在麻醉诱导后实施,尽量在手术切皮前完成或者术中应用抗凝剂之前完成。放血的速度宜慢,以避免产生过度负压。一路静脉采血,另一路静脉输注充足的液体补充循环血量。如果采用标准的静脉放血法，至少弃去最初3ml的血液，以清除残存组织因子。在选择抗凝剂时不能应用肝素，同时应避免使用枸橼酸盐-磷酸盐-葡萄糖-腺嘌呤，而应选用枸橼酸-枸橼酸钠-葡萄糖，因其不具有可以被钙离子逆转且不含有促凝集的磷酸盐。应用自体血小板期间应严格进行无菌的采集和处理，使感染风险尽量降低。使用时要严格按照血库处理标准核对。

（六）应用现状

自体富含血小板血浆除了应用于上述适应证所涉及的病种外，还广泛应用于其他领域，如运动医学科、口腔科、烧伤科等，在减少术后并发症、增加骨硬度和软组织修复能力方面发挥了重要作用。自体富含血小板血浆含有高浓度血小板，通过添加凝血酶，可以释放生长因子和细胞因子，从而促进软组织、肌腱、韧带、肌肉和骨骼等组织修复。此外，富含血小板血浆具有抗菌剂的特性，从而可以缓解疼痛，预防感染。

1. 骨骼肌肉损伤中的应用　Bernuzzi[22]等报道，将自体富含血小板血浆、自体凝血酶和10%氯化钙以5∶1∶1的比例混合，在超声引导下注入病灶处后可成为各种生长因子的媒介，如表皮生长因子、血管内皮生长因子、内皮细胞生长因子等，这些因子在组织愈合方面发挥了重要的作用。Kaul[23]等研究了富含血小板血浆在口腔外科中的应用，将制备的富含血小板血浆胶置入拔除的第三磨牙的牙槽内，并于此后的第1天、第2天、第7天、第3个月和第6个月观察伤口的愈合情况与牙槽骨的密度，探诊牙槽深度来评估治疗的效果，结果显示，牙槽骨的骨缺损得到了明显的修复。此外，将自体富含血小板血浆与不同骨基质联合，可以提高损伤组织基质的适应能力，减少并发症。

2. 伤口溃疡中的应用　静脉曲张、糖尿病等引起的伤口溃疡比较多见，严重降低了患者的生活质量。富含血小板血浆则有效改善了这一局面。已有报道显示，自体富含血小板血浆在治疗糖尿病足引起的溃疡方面效果显著且安全性较高。如与植皮技术综合应用，在大面积烧伤患者中可取得显著疗效。

3. 组织工程和细胞治疗　组织工程基本原理和方法是将体外培养扩增的正常组织细胞吸附于1种具有优良细胞相容性并可被机体降解吸收的生物材料上形成复合物，然后将细胞-生物材料复合物植入人体组织、器官的病损部位。一些研究显示，自体富含血小板血浆基质可用作组织工程支架，有很好的生物降解能力。在治疗大块骨缺损方面，自体富含血小板血浆的应用显著增加了间质干细胞的增殖、减少愈合时间，并且提高了安全性。

二、自体冰冻血小板

（一）冰冻保存原理

低温生物学研究表明，采用冰冻保护技术可以有效地阻止生物细胞内水分结冰，并避免细胞内外的水分转移，从而有效降低了低温造成的细胞损伤；并且，复温后的细胞其形态结构、生理功能和活性基本保持正常。冰冻效果同降温速度密切相关，降温速度过慢可导致细胞内水分外移，产生“溶液效应”损伤细胞膜；降温速度过快可引起胞内的冰快速形成，进而损伤细胞结构。

（二）常用冰冻保护剂

常用的血小板深低温保护剂有：①非渗透性低温保护剂，如聚乙烯吡咯烷酮（PVP）、聚乙二醇（PEG）等。②细胞膜通透性低温保护剂，如二甲基亚砜（DMSO）、甘油等。其中，对血小板保护效果最好的是5%～6%的DMSO。DMSO分子量小，可快速透过细胞膜，增加血液黏滞度，降低被冻细胞的变相点和延缓冷冻过程，减少冷冻过程中的蛋白质变性，延缓冰晶形成对细胞膜的损伤，减轻细胞脱水、皱缩。DMSO不仅保存血小板效果好，而且还具有一定的抑菌和抗血小板凝集作用，可防止微循环堵塞。

（三）临床应用

血小板减少的患者由于反复输注同种异体血小板，可引起血小板无效输注，降低临床治疗效果，所以自体冰冻血小板输注在一定程度上可缓解上述难题。一般在恶性肿瘤患者化疗缓解期采集自体血小板冰冻保存。待今后行放化疗时，如患者血小板严重减少再回输。

（四）局限性

自体冰冻血小板的临床应用受到一定程度限制。首先，体外试验表明，其在冰冻保存过程会发生损伤，表现为血小板形态和超微结构改变、聚集释放功能减退、体内回收率下降、低张压力反应减退及ATP水平下降；其次，冰冻过程本身费时、费力、成本较高；再次，DMSO可引起恶心、呕吐及局部血管痉挛等副作用。

三、自体纤维蛋白胶

随着手术视野中组织黏合剂的快速发展，现在有许多产品以供使用，其中纤维蛋白胶是最早广泛应用的组织黏合剂，而且是目前为止美国FDA唯一批准的在止血、封闭及黏合3个领域都能达到相应效果的产品。纤维蛋白胶是由凝血酶、纤维蛋白酶原及钙联合去形成纤维蛋白,这是1种局部止血剂。目前大量商业纤维蛋白胶产品被广泛提供。其中,牛凝血酶被广泛应用,但是存在异体反应或者抗体形成的风险。牛凝血酶产生的抗体同人类凝血因子V起交叉反应,导致V因子缺乏以及存在出血的风险。而人凝血酶,虽然已经灭活病毒,但仍有可能存在输血传播疾病的风险。近年来,在美国,由人纤维蛋白酶、人凝血酶及氯化钙构成的两种纤维蛋白胶广泛使用。

现在自动装置可以从自体血浆中提取纤维蛋白胶。另一种选择就是从血浆提取的冷沉淀中提取纤维蛋白胶,经过解冻,应用在手术野前立即与牛凝血酶混合。它不仅应用在传统领域,同样也应用在一些新领域。这些产品已经作为1种止血剂应用在心脏、肝脏以及肾脏手术中,而且可以应用在软组织切开后防止血肿形成。新的应用还包括减少吻合血管、肠吻合及瘘管关闭,应用在血友病手术患者及腹腔镜下胆囊切除术以及其他内镜手术患者,这已经在实验室及临床研究均得到证实。

自体纤维蛋白胶缺点:一是纤维蛋白原浓度低,纤维蛋白胶总量有限;二是使用复杂,价格昂贵;三是因异体纤维蛋白胶发展比较成熟,故自体纤维蛋白胶目前用得较少。

第六节　紫外线照射充氧自体血回输疗法

紫外线照射充氧自体血回输疗法(ultraviolet blood irradiation and oxygenation,UBIO)也称为光量子血液疗法或光量子血氧疗法,是将患者的部分血液在体外充氧条件下,经紫外线(ultraviolet,UV)照射激活血液中的各种成分再回输患者体内,以期达到治疗疾病目的的一种自体血液疗法[24]。

(一)发展历程

紫外线是电磁波谱中波长为100~400nm辐射的总称。依据波长不同可分为UVA(波长315~400nm,长波)、UVB(波长280~315nm,中波)、UVC(波长200~280nm,短波)和真空紫外线(波长100~200nm)四种。UVA生物学作用较弱,有明显的色素沉着作用,可引起光毒反应和光变态反应等。UVB生物学效应活跃,可促使维生素D原转化为维生素D,具有促进上皮细胞生长和黑色素产生以及抑制变态反应等作用。UVC对细菌和病毒有明显杀灭和抑制作用。紫外线的主要生物作用是光化学效应。1894年已有学者研究紫外线对机体氧化过程的影响。1920年第一台紫外照射装置问世,并成功进行了首次自体静脉血液回输。1925年Becher率先提出紫外线照射血液灭菌的理念。1928年Knott证实波长239~365nm的紫外线照射血液对金黄色葡萄球菌和溶血性链球菌等细菌具有很强的杀伤力,且对红细胞无破坏作用[25]。1933年Feves报道紫外线照射可使贫血患者血红蛋白浓度和红细胞计数水平上升。1934年,Hancock和Knott等利用紫外线照射血液(ultraviolet blood irradiation,UBI)技术成功治疗人工流产合并溶血性链球菌败血症和脑脓肿,证实少量血液经紫外线照射后回输体内,可以起到灭菌、灭活毒素以及提高机体抗感染能力的作用[26]。同年,Knott将血液回输简化为肌内注射,治疗化脓性伤口感染和腹膜炎效果良好[27]。1948年Miley采用UBI疗法治愈了多种病毒感染性疾病[28]。但在临床大量使用抗生素后,该技术一度被淡忘,但随着耐药菌株及抗生素的各种不良反应(如过敏反应、器官毒性及菌群失调等)出现,UBI重新得到临床医生重视[29]。

1954年,Wehrli和Steinbart首次提出紫外线照射充氧自血回输技术(UBIO):在血液照射的同时充入氧气,通过紫外线照射调节机体免疫功能,促进过氧化反应调节和机体代谢。20世纪80年代,第四军医大学(现空军军医大学)粟秀初、乔长义教授等从苏联引进UBIO疗法,进行神经系统疾病临床应用和研究并取得满意的效果[30]。1986年乔长义教授等采用360~240nm紫外线波段研制出了我国第一台UBIO治疗仪。1986年,采用紫外线照射充氧自血回输技术申报的"光量子疗法对脑卒中治疗实验及临床应用研究"课题曾列入我国"八五"科技计划(项目编号:85-915-09-09),经过北京医科大学、第四军医大学等五所高校合作攻关,得出了UBIO肯定有效且安全的科学结论。2005年,卫生部在《关于加强"血液疗法"管理的通知》(医政发〔2005〕第92号)的文件中明确指出:紫外线照射充氧自血回输疗法可用于细菌、真菌和病毒感染、免疫功能低下、中毒等的临床治疗。目前,紫外线照射充氧自血回输技术已在全国医疗服务价格项目规范中列入常规治疗项目(即"血液光量子照射治疗" 编号:KNC32701)。

(二)作用机制

紫外线产生的光化学反应是UBIO引起一系列生物效应的关键因素。虽然UBIO在临床治疗细菌、真菌和病毒感染、免疫功能低下、中毒等患者的效果显著,但由于其作用机制仍十分复杂。曾有许多学者对UBIO治疗由细菌、真菌及病毒感染的感染性疾病的作用机制开展过研究,初步认为可能包括如下的几个方面:①紫外线(UVC)通过诱导形成T-T二聚体[31],

阻止细菌和DNA病毒复制，通过诱导U-U二聚体的形成，阻止RNA病毒复制[32]；②紫外线照射后形成过氧化氢和羟基自由基，也可以灭菌和病毒[33]；血红蛋白经紫外线照射后，可激发365nm的荧光，其使维生素B_2等生色基团与病原体的DNA或RNA形成加合物(adducts)阻止病原体复制[34]；③紫外线(UVB及UVC)照射可促进树状突细胞(dendritic cells, DC)功能[35]，激活的DC产生维生素D，后者引发细胞内产生内源性抗菌多肽类物质cathelicidin[36]，有研究表明体外将紫外线照射后的单核细胞感染鸟分枝杆菌，可以高效抑制细菌在细胞内的增殖[37]，UBIO疗法在副结核分枝杆菌感染病例治疗中取得了良好的效果[38]；此外，多种细胞包括白细胞，特别是单核细胞经紫外线照射后，还可以分泌多种热休克蛋白而在抗感染中发挥重要作用[39]。

对UBIO治疗免疫低下患者的作用机制开展过的研究。紫外线照射后，血液中被激发的生物分子回输体内可起到增强红细胞携氧能力和变形能力、调节免疫细胞活性、改善物质代谢等作用。初步认为可能包括如下的几个方面：①提高红细胞携氧能力，并迅速有效地缓解组织缺氧状态。血液经紫外线照射并充氧一分钟，相当于在空气中氧合20～30小时，回输后3～5分钟即可提高全身血氧饱和度，且30天后血红蛋白结合氧的能力仍较UBIO治疗前水平高60%[40]。②降低血小板聚集，增加纤溶，升高血液中游离肝素浓度；增强红细胞膜Na^+-K^+-ATP酶活性，使红细胞内Na^+减少，增加红细胞负电荷，红细胞聚集减少，红细胞变形能力增强，同时由于血管扩张，血流加快，改善血液流变学和微循环障碍，防止DIC[41]。③增加组织对氧的利用。血液在有氧条件下受紫外线照射，形成超氧阴离子等多种自由基和O_3，与细胞膜的不饱和脂肪酸作用形成脂质过氧化物，催化内源性氧化酶，引发一系列氧化还原反应，通过干预细胞代谢、细胞因子的分泌、刺激抗氧化系统等作用改善微循环、并激活或诱导产生超氧化物歧化酶(SOD)，清除过多的阴离子保护组织免受损伤，还直接激活细胞呼吸酶促进能量合成，改善新陈代谢，调节机体免疫功能[42]。

（三）临床适应证与禁忌证

1. 适应证　美国血液辐照协会(FFBI)批准的适应证有30余种：并发败血症的急慢性感染、细菌性心内膜炎、慢性肾盂肾炎、产后脓毒血症、骨髓炎、病毒感染、变应性疾病、关节病、动脉粥样硬化相关疾病、雷诺病、霍奇金淋巴瘤、硅沉着病、高血压、慢性湿疹、多发性硬化、脑震荡后遗症、血栓形成后营养性溃疡、慢性动脉供血不足等。

自1980年我国引进UBIO疗法以来，在部分临床应用中已取得良好的疗效，但对UBI/UBIO疗法的适应证和禁忌证尚未取得专家共识。国内外已报道的临床应用主要涉及相关疾病如下[43-57]。

(1) 急慢性缺血缺氧性脑病：如急性感染性中毒性脑病，一氧化碳中毒性脑病，急性感染性多发性神经根炎，脑脊髓外伤及其后遗症，慢性脑功能不全，脑梗死、脑出血恢复期等。

(2) 血管病相关疾病：冠心病，动脉粥样硬化，心肌梗死，心绞痛，高血压，血栓性周围血管病，糖尿病等。

(3) 急慢性细菌或病毒感染性疾病：耐药菌株感染包括败血症，细菌性心内膜炎，产后脓毒血症，骨髓炎，结核性脑膜炎，流行性腮腺炎，疱疹，病毒性肺炎，顽固性慢性支气管炎，慢性肾盂肾炎，肝炎等。

(4) 其他：类风湿疾病，中毒，消化道或体表溃疡，血液系统疾病，皮肤科、眼科及五官科某些疾病等。

值得一提的是国内外很多学者已经报道，UBI/UBIO疗法对中毒性疾患如一氧化碳中毒(明显优于高压氧舱)[58]、药物中毒以及麻醉药(毒品)和酒精成瘾的患者戒毒有意想不到的好效果。

2. 禁忌证　UBIO作用机制非常复杂，其效应与照射剂量密切相关。UBIO的禁忌证主要与以下几种情况相关：①光敏性疾病，紫外线过敏、日光性皮炎、血卟啉病、系统性红斑狼疮；使用光敏性药物的患者也应慎重选择该治疗方法，常见的光敏性药物有喹诺酮类、磺胺类、四环素类、非甾体抗炎药、噻嗪类利尿药、抗肿瘤药、抗真菌药及部分中成药等。②DNA修复功能缺陷，着色性干皮病或范科尼贫血等。③凝血功能障碍或出血(包括月经期)。④严重过敏。⑤严重心功能不全等。

（四）操作流程

UBIO疗法由采血、紫外照射及充氧、血液回输三个步骤组成。①采血：采集患者静脉血至一次性采血袋，成年患者采血量通常为200ml/次，也可按照3～5ml/kg的标准采集。我国一次性采血袋常采用ACD-A保养液，抗凝剂为柠檬酸盐。②紫外照射及充氧：血液采集完成后按照UBIO治疗仪操作说明，将一次性血疗袋充氧，充氧流量为5L/min；同时将血袋中血液转移至一次性血疗袋，进行紫外线照射。UBIO疗法开展初期，血液进行紫外线照射及充氧时使用玻璃容器，因操作繁琐，且反复使用可能存在交叉感染风险，现已更替为一次性血疗袋。③照射充氧完成后将血液重新转移至原血袋，再回输给患者。

（五）不良反应

少数患者可出现短暂性轻微发热、口干、舌燥、心律不齐、恶心、呕吐等，主要为输液反应，经适当的心理疏导及护理后，症状通常很快消退。

紫外线可能有致畸作用或引起癌变，其诱变能力与剂量相关。国内外临床治疗经验及研究证实 UBIO 采用的紫外线照射剂量安全性较高。据报道，UBIO 疗法采用至今，患者短期内尚未见明显不良后果，但是否对患者长期预后产生影响需进一步观察、研究更多长期随访病例。

（六）UBIO 未来的发展方向

UBI/UBIO 疗法尽管已经有百年历史，在国内外的临床实践中对多种感染性疾病、免疫低下疾病、特别是慢性顽固性病症有明显的疗效，但是对 UBI/UBIO 疗法的确切机制特别是分子机制还有待阐明，因此应该大力加强对 UBIO 疗法的基础研究。例如血液在体外经 UBI/UBIO 处理的血液所引起的蛋白组学、基因组学、代谢组学等方面的动态变化等，应进一步探索该疗法的分子机制。另一方面，作为一种成熟的临床治疗方法，通常需要采用统一的模式。虽然 UBIO 已在我国基层医疗机构广泛推广使用，但尚未形成相应的治疗技术规范，其采血量、照射剂量、照射时间对不同患者或不同疾病疗效的相关性分析目前尚无充足、可靠的数据，其临床应用还需要进一步规范。特别是在 UBIO 尚不能作为独立的治疗手段，需与其他治疗方式联合使用。未来，UBIO 需要继续开展多中心的双盲对照的循证医学临床研究验证，不断完善 UBIO 技术的理论和方法，才可能使 UBIO 成为现代医学的有效治疗手段之一。

（严敏　郁丽娜　陈德芝　彭涛）

参 考 文 献

1. SIKORSKI RA, RIZKALLA NA, YANG WW, et al. Autologous blood salvage in the era of patient blood management [J]. Vox Sang, 2017, 112(6): 499-510.
2. 宋洋，黄明光，陈小伍. 自体输血//陈小伍，于新法，田兆嵩. 输血治疗学[M]. 北京：科学出版社，2012：295.
3. CARDONE D, KLEIN AA. Perioperative blood conservation [J]. Eur J Anaesthesiol, 2009, 26(9): 722-729.
4. ANMED ST, JVASHKW LB. Ihibition of IL-6 and IL-10 signaling and statactivation by inflammatory and stress pathways [J]. J Immunal, 2000, 165(9): 5227-5237.
5. JACOBI KE, WANKE C, JACOBI A, et al. Determination of eicosanoid and cytokine production in salvaged blood, stored red blood cell concentrates, and whole blood [J]. J Clin Anesth, 2000, 12(2): 94-99.
6. BLUMBERG N. Allogeneic transfusion and infection: economic and clinical implication [J]. Semin Hematol, 1997, 34(3 Suppl 2): 34-40.
7. 宋洋，陈小伍. 自体输血//陈会友，陈小伍，于新法. 简明输血治疗[M]. 北京：科学出版社，2012，151-152.
8. VASSALLO R, GOLDMAN M, GERMAIN M, et al. Preoperative autologous blood donation: waning indications in an era of improved blood safety [J]. Transfus Med Rev, 2015, 29(4): 268-275.
9. LEAL-NOVAL SR, MUÑOZ M, ASUERO M, et al, Spanish expert panel on alternatives to allogeneic blood transfusion. Spanish Consensus Statement on alternatives to allogeneic blood transfusion: the 2013 update of the "Seville Document." [J]. Blood Transfus, 2013, 11: 585-610.
10. British Committee for Standards in Haematology Transfusion Task Force, Boulton FE, James V. Guidelines for policies on alternatives to allogeneic blood transfusion. 1. Predeposit autologous blood donation and transfusion [J]. Transfus Med, 2007, 17: 354-365.
11. 张家忠，吕先萍. 临床输血检验技术//牟凤林. 自体输血技术[M]. 北京：人民卫生出版社，2016，124-134.
12. 严敏. 围手术期合理输血//章丽芳，徐勇. 围手术期自体输血[M]. 北京：人民卫生出版社，2014，174-195.
13. KIM S, ALTNEU E, MONSEF JB, et al. Nonanemic patients do not benefit from autologous blood donation before total knee replacement [J]. HSS J, 2011, 7(2): 141-144.
14. SALARIA ON, BARODKA VM, HOGUE CW, et al. Impaired red blood cell deformability after transfusion of stored allogenedic blood but not autologous salvaged blood in cardiac surgery patients [J]. AnesthAnalg, 2014, 118(6): 1179-1187.
15. FOLTYS D, ZIMMERMANN T, HEISE M, et al. Liver transplantation for hepatocellular carcinoma is there a risk of recurrence caused by intraoperative blood salvage autotransfusion? [J]. Eur Surg Res, 2011, 47(3): 182-187.
16. POLI M, CAMARGO A, VILLA L, et al. Intraoperative autologous blood recovery in prostate cancer surgery: in vivo validation using a tumour marker [J]. Vox Sang, 2008, 95(4): 308-312.
17. PADHI S1, BULLOCK I, LI L, et al. Intravenous fluid therapy for adults in hospital: summary of NICE guidance [J]. BMJ, 2013, 347: f7073.
18. National Blood Transfusion Australia. Guidance for the provision of intraoperative cell salvage: National Blood Transfusion Australia [S/OL]. [2014-03-01]. https://www.blood.gov.au/system/files/documents/ics-guidance-march-2014 1. Pdf.
19. Practice guidelines for Obstetric Anesthesia: an updated report by the American Society of Anesthesiologists Task Force on Obstetric Anesthesia and the Society for Obstetric Anesthesia and Perinatology [J]. Anesthesiology, 2016, 124(2): 270-300.

20. SPIESS B, SPENCE R, SHANDER A, et al. Perioperative Transfusion Medicine[M]. 2nd ed. Philadelphia: Lippincott Williams & Wilkins, 2005: 451-464.
21. 宋洋,黄明光,陈小伍. 自体输血//陈小伍,于新法,田兆嵩. 输血治疗学[M]. 北京:科学出版社,2012:324-327.
22. BERNUZZI G, PETRAGLIA F, PEDRINI MF, et al. Use of platelet-rich plasma in the care of sports injuries: our experience with ultrasound-guided injection[J]. Blood Transfus, 2014, 12 Suppl 1: s229-234.
23. KAUL RP, GODHI SS, SINGH A. Autologous platelet rich plasma after third molar surgery: a comparative study[J]. J Maxillofac Oral Surg, 2012, 11(2): 200-205.
24. 杨天楹,杨成民,田兆嵩. 临床输血学[M]. 北京:北京医科大学/中国协和医科大学联合出版社,1993,244-245.
25. 陈德芝,陈理,邹佳. 紫外线照射充氧自血回输研究与临床[M]. 北京:中国科学技术出版社,1997.
26. HANCOCK WK, KNOTT EK. Irradiated blood transfusion in the treatment of infection[J]. Northwest medicine, 1934, 33: 200.
27. KNOTT EK. Developement of ultraviolet blood irradiation[J]. Am J Sur, 1948, 76: 165.
28. MILEY GP, CHRISTENSEN JA. Ultraviolet blood irradiation therapy in acute viruslike infections[J]. Review of Gastroenterology, 1948, 15: 271.
29. HAMBLIN MR. Ultraviolet Irradiation of Blood: "The Cure That Time Forgot"?[J]. Advances in experimental medicine and biology, 2017, 996.
30. 粟秀初,吴保仁,乔长义. 经紫外线照射和充氧的血液输注疗法对各种脑病疗效的初步体会[J]. 中国神经精神病杂志,1988,14:68.
31. MATSUNAGA T, HIEDA K, NIKAIDO O. Wavelength dependent formation of thymine dimers and (6-4) photoproducts in DNA by monochromatic ultraviolet light ranging from 150 to 365nm[J]. Photochem Photobiol, 1991, 54: 403-410.
32. MILLER RL, PLAGEMANN PG. Effect of ultraviolet light on mengovirus: formation of uracil dimers, instability and degradation of capsid, and covalent linkage of protein to viral RNA[J]. J Virol, 1974, 13: 729-739.
33. PAN L, WANG X, YANG S, et al. Ultraviolet irradiation-dependent fluorescence enhancement of hemoglobin catalyzed by reactive oxygen species[J]. PLoS One, 2012, 7: e44142.
34. MARTINS SA, COMBS JC, NOGUERA G, et al. Antimicrobial efficacy of riboflavin/UVA combination (365nm) in vitro for bacterial and fungal isolates: a potential new treatment for infectious keratitis[J]. Invest Ophthalmol Vis Sci, 2008, 49: 3402-3408.
35. SCHWARZ T. Mechanisms of UV-induced immunosuppression[J]. Keio J Med, 2005, 54: 165-171.
36. CHUN RF, LAURIDSEN AL, SUON L, et al. Vitamin D-binding protein directs monocyte responses to 25-hydroxy-and 1,25-dihydroxyvitamin D[J]. J Clin Endocrinol Metab, 2010, 95: 3368-3376.
37. MIRANDO WS, SHIRATSUCHI H, TUBESING K, et al. Ultraviolet-irradiated monocytes efficiently inhibit the intracellular replication of Mycobacterium avium intracellulare[J]. J Clin Invest, 1992, 89: 1282-1287.
38. KUENSTNER JT, CHAMBERLIN W, NASER SA, et al. Resolution of Crohn's disease and complex regional pain syndrome following treatment of paratuberculosis[J]. World J Gastroenterol, 2015, 21(13): 4048-4062.
39. MATSUDA M, HOSHINO T, YAMASHITA Y, et al. Prevention of UVB radiation-induced epidermal damage by expression of heat shock protein 70[J]. J Biol Chem, 2010, 285: 5848-5858.
40. MILEY GP. The ultraviolet irradiation of auto-transfused human blood; studies in oxygen absorption values[J]. Am J Med Sci, 1939, 197: 873.
41. 李智文,许国英,卓孝福. 紫外线照射充氧自血回输治疗脑梗塞观察红细胞膜 Na^+-K^+-ATP 酶的变化[J]. 中国理疗杂志,1999,22(3):134.
42. OLNEY SR. Treatment of hypoxemia-a preliminary report on 21 cases[J]. 1970, 12: 45.
43. SAVAGE JE, THERON AJ, ANDERSON R. Activation of neutrophil membrane-associated oxidative metabolism by ultraviolet radiation[J]. J Invest Dermatol, 1993, 101(4): 532-536.
44. OLUWOLE SF, IGA C, LAU H, et al. Prolongation of rat heart allografts by donor-specific blood transfusion treated with ultraviolet irradiation[J]. J Heart Transplant, 1985, 4(4): 385-389.
45. PAMPHILON DH, POTTER M, CUTTS M, et al. Platelet concentrates irradiated with ultraviolet light retain satisfactory in vitro storage characteristics and in vivo survival[J]. Br J Haematol, 1990, 75(2): 240-244.
46. KAHN RA, DUFFY BF, RODEY GG. Ultraviolet irradiation of platelet concentrate abrogates lymphocyte activation without affecting platelet function in vitro[J]. Transfusion, 1985, 25(6): 547-550.
47. ANDREU G, BOCCACCIO C, KLAREN J, et al. The role of UV radiation in the prevention of human leukocyte antigen alloimmunization[J]. Transfus Med Rev, 1992, 6(3): 212-224.
48. SALMON S, HAIGLE J, BAZIN M, et al. Alteration of lipoproteins of suction blister fluid by UV radiation[J]. J Photochem Photobiol B, 1996, 33(3): 233-238.
49. DONG Y, SHOU T, ZHOU Y, et al. Ultraviolet blood irradiation and oxygenation affects free radicals and antioxidase after rabbit spinal cord injury[J]. Chin Med J, 2000, 113(11): 991-995.
50. 夏爱军,张献清,穆士杰,等. 紫外线照射充氧自血回输对家兔光气急性中毒肝脏自由基损伤保护作用的研究[J].

临床血液学杂志(输血与检验版),2012,25(1):77-79.

51. 马铁柱,郝谦谦,李迪彬,等. 自血光量子疗法治疗急性脑梗死疗效观察[J]. 武警后勤学院学报(医学版),2015,24(10):786-788+799.

52. 陈民才,丁思娇,马丽慧,等. 血浆置换联合紫外线照射充氧自体血回输疗法治疗急性痛风性关节炎[J]. 临床输血与检验,2015,17(2):126-128.

53. 付宇,赵武,石鹏,林为民,等. 血液光量子治疗对强直性脊柱炎患者免疫学指标的影响[J]. 解放军预防医学杂志,2012,30(4):254-257.

54. 舒义竹,向道康,涂丽萍,等. 紫外线照射充氧自体血灌注对体外循环心肌的保护作用[J]. 山东医药,2009,49(39):64-65.

55. 周涛,向道康,周亮贤,等. 紫外线照射充氧血对体外循环手术红细胞免疫黏附功能的保护作用[J]. 第三军医大学学报,2009,31(17):1687-1689.

56. 于虹,谷岩梅,李玉敏,等. 紫外线照射充氧自血回输疗法国内应用进展[J]. 现代中西医结合杂志,2010,19(28):3679-3680.

57. 汪建辉,杨丽,戴小平. 光量子血氧疗法在肝癌切除术后应用的研究[J]. 江西医药,2015,50(04):328-329.

58. 王锐,王丽,金朝辉. 光量子疗法治疗 CO 中毒 38 例疗效观察[J]. 中国急救医学,1998,(06):3-5.

第二十九章

输血前指征评估与输血后疗效评价

血液由不同的血细胞和血浆组成。应用科学方法分离供者血液的不同成分，制成各种血液制剂，再依据病情的需要，分别输入相应的血液制剂，称为成分输血。成分输血具有疗效好、副作用小、节约血液资源以及便于保存和运输等优点，目前已广泛应用于临床。为了提升各种血液制剂的应用效果，同时鉴于近年来日益严重的供血紧张现象，用血前需要严格掌控输血适应证，构建临床用血评估体系，保证用血合理。同时，血液输注后临床医师更要及时对治疗效果进行评价，一般来说成分输血的临床效果可从 3 个层次来评价：一是没有临床输血不良反应，二是有效补充某种血液成分，三是对疾病辅助治疗（如调节机体免疫应答等）。一旦发现输注无效，要分析原因，提出改进意见，制订科学的输血方案，有效避免血液资源浪费。

第一节　红细胞输注前指征评估及输注后疗效评价

悬浮红细胞是由全血去除大部分血浆制备而成，主要功能是由红细胞中的血红蛋白（hemoglobin，Hb）完成氧气和二氧化碳的运输，输注红细胞的主要目的是改善机体缺氧状态，适用于治疗各种急性失血、慢性贫血等。

红细胞分为浓缩红细胞、悬浮红细胞、洗涤红细胞、少白细胞红细胞、冰冻解冻去甘油红细胞、辐照红细胞等，目前临床最常用的仍为悬浮红细胞。

一、红细胞输注前指征评估

红细胞输注的指征应根据贫血的病因，发病速度和程度，再结合贫血患者的临床症状综合分析决定。

（一）内科红细胞输注指征判定

慢性贫血患者输注红细胞是可以减轻由于 Hb 降低引起的机体组织器官的缺氧状况，起到短暂缓解缺氧症状的目的，但并不能消除原发疾病。

对于贫血发生速度较慢，症状不明显并具一定程度的耐受和适应力的患者，可以通过合理膳食指导及适当药物治疗祛除病因，而不建议输注红细胞。对于不能去除病因的慢性贫血，输注时应考虑患者对血红蛋白的耐受能力，一些轻度贫血完全可以通过机体的代偿来保证组织氧供，此时血红蛋白和血细胞比容并不是决定输注与否的最佳指标，是否输注主要依据患者的临床症状和对贫血的耐受能力。

一般来说，Hb<60g/L 或血细胞比容（hematocrit，Hct）<0.18 并伴有明显贫血症状，或贫血严重，虽无明显症状但需要手术或创伤检查或待产妊娠妇女，可以考虑输注红细胞；Hb 60～100g/L 和/或 Hct 0.18～0.30，可根据患者组织缺氧与耗氧情况、心肺代偿功能等情况综合评估考虑是否需输注；Hb>100g/L 和/或 Hct>0.30，不建议输注；对于一些特殊情况如自身免疫性溶血性贫血患者血红蛋白<40g/L，可根据组织缺氧与耗氧情况、心肺代偿功能等情况综合评估考虑是否需输注[1]；而对于心肺功能障碍患者往往需要比一般患者维持更高的血红蛋白水平以维持供氧；对于遗传性血液系统疾病患儿，则宜将血红蛋白提高到不影响其正常生长发育。

（二）手术及创伤红细胞输注指征判定

1. 手术输注指征[2-3]　根据患者的年龄，术前机体状态，疾病程度，术中出血量估算及患者对失血的耐受能力来决定是否进行术中输注。一般来说手术输注指征是：①患者 Hb>100g/L，输注红细胞并不能改善氧供，不建议输注；但也有报道指出当心脏远端重要器官（如中枢神经系统等）提示缺血时，即使 Hb 浓度>100g/L，仍有很多证据支持输入红细胞是适当的选择[3]。②患者 Hb<70g/L，尤其在急性失血时，应考虑输注。③患者 Hb 70～100g/L，根据患者的贫血程度、心肺代偿功能、有无代谢率增高、年龄以及有无进行性出血等因素决定。

2. 急性失血性贫血输注指征　此类贫血以外科创伤及内科疾病伴发的大出血最为常见。对于急性创伤性出血患者，首先应考虑止血和补液扩容以恢复血容

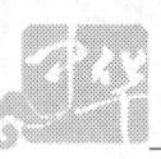

量，防止低血容量休克的发生。大体来说，若患者无心肺功能障碍或持续性失血，可在患者 Hb<70g/L，失血量>20%时考虑输注。

综上所述，对于手术或创伤患者红细胞输注，患者血红蛋白含量对决定是否输注红细胞有重要参考价值，但更重要的是患者血红蛋白下降速率；在急性失血时不能仅凭血红蛋白含量为指标，而应同时结合患者血压、脉搏、失血量等指标为主要依据判断出血程度和决定输注与否。

（三）限制性输血和个体化输血

1. 限制性输血　近年来，作为患者血液管理的重要内容之一，限制性输血受到越来越多的关注，一些大规模临床随机对照试验显示：将红细胞的输注阈值定为血红蛋白浓度 70～80g/L 时，并不增加发病率和病死率，且临床预后较好。

2015 年英国国家卫生与临床优化研究所（National Institute for Health and Care Excellence，NICE）发布的输血指南建议：除大出血、急性冠脉综合征和具输血依赖性的慢性贫血患者外，其他患者均可实施限制性输血策略，参考阈值为患者血红蛋白浓度 70g/L，输血后维持目标值为 70～90g/L；对于急性冠脉综合征患者参考阈值为患者血红蛋白浓度 80g/L，输血后维持目标值为 80～100g/L；对于具输血依赖性的慢性贫血患者建议实施个体化的输血策略；对于没有活动性出血患者，考虑输注 1 单位红细胞；每输注 1 单位红细胞之后，做临床评估和血红蛋白检测，以决定是否需继续输注。

2016 年美国血库协会红细胞输注临床实践指南[4-5]对红细胞输注阈值提出建议：包括重症患者在内的成人住院患者，如血流动力学稳定，建议血红蛋白水平降至 70g/L 时给予输注（强推荐，中等质量证据）；对于之前有心血管疾病的患者，在接受骨科手术或心脏手术时，建议血红蛋白水平降至 80g/L 时给予输注（强推荐，中等质量证据）；对于急性冠脉综合征，严重血小板缺乏和具输血依赖性的慢性贫血患者等缺乏基于有效证据的推荐。

根据文献报道，限制性输血策略在重症、髋关节手术和胃肠出血以及非心脏外科手术等多种疾病患者中均已经被证明并不比非限制性策略疗效差。但也有一项针对心血管疾病患者的试验表明，采用限制性输血策略可增加心肌梗死，心搏骤停或急性冠脉综合征（95%*CI*，1.18～2.70）的风险比 1.78[6]；但在另一项接受心脏手术且有中至高死亡风险的患者中，就全因死亡、心肌梗死、卒中或新发肾衰竭透析构成的复合结局而言，限制性输注红细胞策略也不比非限制性策略更差，且前者输注红细胞较少[7]。虽然急性冠状动脉疾病患者的适宜输血阈值目前仍然不确定，但根据现有报道，对于除心血管疾病患者外的其他疾病患者我们可以得出，限制性输血策略并不比非限制性输血策略差的结论，但还无法证实限制性输血等同或者优于非限制性输血策略。故仍应慎重根据患者和手术的情况来具体选择限制性输血/非限制性输血策略；未来仍需高质量等效或优效性随机对照研究，为采用限制性输血/非限制性输血策略提供更多的理论依据。

值得注意的是，输血阈值也应视病情而定，患者急性进行性出血或存在器官、组织缺血缺氧症状时，即便其 Hb 水平高于阈值仍建议输血，但当患者 Hb>100g/L 时，无论何种情况输血均是无益的。

2. 个体化输血　我国 2017 年围手术期血液管理专家共识指出个体化输血的参考标准：输注红细胞时，也可参考围手术期输血指征评分（peri-operative transfusion trigger score，POTTS）决定开始输注的患者血红蛋白浓度及输注后的目标血红蛋白浓度（表 29-1）。

表 29-1　围手术期输血指征评分

加分	维持基本正常心输出量所需肾上腺素输注速度	维持 SpO_2≥95%时所需吸入氧气浓度	中心体温	心绞痛
0	不需要	≤35%	<38℃	无
+10	≤0.05μg/kg·min	36%～50%	38～40℃	运动或体力劳动或激动时发生
+20	≥0.06μg/kg·min	≥51%	>40℃	日常活动或休息安静时发生

上述四项总计分再加 60 分为 POTTS 总分。最高分为 100 分，即如果总分≥100 分则算为 100 分，评分值对应启动输注红细胞且需维持的最低血红蛋白浓度。POTTS 评分<实测血红蛋白浓度，不需输注红细胞；POTTS 评分≥实测血红蛋白浓度，需输注红细胞。每一次准备输入同种异体红细胞前均需评分。

总之，红细胞每次输注之前都应进行重新评估。一般对于无急性出血的贫血患者，可先输 1 单位红细胞制剂并及时评估疗效,再次输注前需重新评估。

二、红细胞输注后疗效评价

目前,临床上有关血小板无效输注的问题日益受到普遍的重视,但红细胞无效输注的问题至今仍常被忽略。临床大多只注意有无"输血不良反应",未重视输注后的效果。若红细胞输注后血红蛋白水平不升高或升高不显著,不去寻究原因,而是盲目地再输,造成的问题:一是浪费宝贵的血液资源,二是增加患者医疗费用,三是更延误患者治疗。因此红细胞输注评价除关注有无输血不良反应,更应该重视患者血红蛋白水平是否升高,以及红细胞输注后对机体功能的相关影响,一旦发现红细胞输注无效,要分析原因,给出合理的解释,制订科学有效的输血方案[8]。

(一) 红细胞输注后疗效判定

红细胞的输注疗效目前主要从临床表现和实验室指标两方面考察。

输注疗效考察:①观察有无输血不良反应。②临床表现,主要观察患者红细胞输注后贫血症状和体征是否改善。③实验室指标,输血后血红蛋白和血细胞比容是否达到或高于预期值。④血红蛋白预期升高值测定:

血红蛋白升高预期值(g/L)= 供者 Hb(g/L)×输入量①(L)/患者体重(kg)×0.085(L/kg)②×90%③

注:①输入量以全血为标准,各种红细胞制品折算为对应原料全血量;②儿童按 0.09L/kg 计算;③90%为检验误差。

一般来说,对于60kg体重的成人输注2单位悬浮红细胞(400ml 全血制备),粗略估计可提高该患者血红蛋白约10g/L左右,血细胞比容升高0.03。

(二) 红细胞输注疗效的影响因素

目前,对于红细胞输注无效暂无准确定义,一般可参考红细胞输注后(24~48小时),排除失血、原因明确的溶血和输液稀释等情况,患者临床症状和体征无改善,或血红蛋白浓度升高不理想,甚至无变化或降低。

1. 红细胞输注无效相关检测

(1) 实验室指标检测:①抗球蛋白试验,又称(Coombs 试验)是检测抗红细胞不完全抗体的一种方法,也是免疫学中较经典的方法之一,此试验包括直接和间接法。直接试验的目的是检查红细胞表面的不完全抗体;间接试验的目的是检查血清中游离的不完全抗体。②游离血红蛋白,正常人体血浆游离血红蛋白浓度在0~50mg/L,当存在血管内溶血,红细胞被破坏时,血浆游离血红蛋白会明显升高。因此,是否发生溶血及溶血程度可以通过测定血浆游离血红蛋白加以判断[9]。③胆红素,机体通过单核吞噬细胞系统处理衰老、变形、破裂的红细胞,产生胆红素。故胆红素能间接反映红细胞输注无效的程度。胆红素分为直接胆红素、间接胆红素、总胆红素,其中发生溶血时间接胆红素最先升高。

除上述指标外相关检测指标还包括血红蛋白尿、乳酸脱氢酶、血清铁、血清结合珠蛋白、非转铁蛋白结合铁和含铁血红素尿等。

(2) 常见临床表现:临床主要表现为患者红细胞输注后贫血症状和体征无改善,有时会伴有不明原因的溶血。其临床症状如下:①急性溶血反应。临床可表现为出现发热、寒战、胸腹痛、严重者出现呼吸短促、血红蛋白、低血压、DIC 等症状。②迟发性溶血反应。溶血一般发生在输血后3~10天,以血管外溶血为主,无十分明显的症状,大多数患者在输血后出现无法解释的发热及贫血现象,或者出现轻度黄疸,个别也会有血红蛋白尿。此类溶血多由 Rh、MNS、Kidd、Duffy、Kell、Lewis、Diego 等系统抗体引起。③非免疫性溶血反应。一般指患者或献血者红细胞有缺陷或非免疫损伤所致的溶血反应,会出现血红蛋白尿,也有可能出现高钾血症和一过性的肾脏损坏。

(3) 特殊血型检测:①ABO 亚型抗体。ABO 亚型主要表现为抗原减弱或者存在 ABO 不规则抗体,在血型血清学检测中容易漏检造成血型误定,使患者发生红细胞输注无效以及严重的输血不良反应。可利用血清学方法结合分子生物学检测技术进行亚型抗体的鉴定。②非 ABO 血型抗体。抗-A、抗-B 以外的血型抗体即为不规则抗体,可分为 IgG 和 IgM 类。这些抗体会影响血型鉴定、交叉配血、红细胞输注效果,甚至会引起严重的输血不良反应。目前抗体检测方法主要有盐水法、酶介质法、抗球蛋白法、凝聚胺法以及微柱凝胶法等。每种检测方法各有利弊,如盐水法只能检测出 IgM 类抗体,凝聚胺法对 Rh 系统抗体更敏感,酶介质法则对 Rh 和 Kidd 系统敏感,因此实验过程中应结合多种检测办法以防止漏检抗体。

(4) 红细胞输注无效检测新技术[10]:该新技术为荧光探针法检测 NO 水平。当红细胞破坏过多,血浆内游离血红蛋白尿含量增加,使得机体内 NO 减少,从而降低血管内皮中的 NO 利用率,造成内皮功能障碍、血小板及凝血因子活化等现象发生。NO 表达量减少可提示发生溶血。

2. 红细胞输注无效原因分析

(1) 免疫因素:①稀有血型误定。ABO 血型或 Rh 血型系统因抗原分布不同含有多种亚型存在,其中以

ABO 为例,其血清学特点是正反不符,与抗-A 或抗-B 无凝集或凝集很弱,血清中有时含有不规则抗-A1 或抗-B,给血型鉴定造成一定困难。有研究报道在 114 例正反定型不符的标本中,ABO 亚型占 19%,抗原减弱占 4%,抗体减弱占 27%[5]。②不规则抗体和/或交叉配血漏检。大量研究表明,红细胞血型不规则抗体是输血无效及溶血性输血不良反应的主要原因;而低效价抗体漏检也是无效输血的原因之一,有妊娠史(≥3 次)、输血次数多(≥3 次)的病例发生无效输血概率增大。据文献报道 1 987 例输血病例出现红细胞输血无效情况 196 例(9.9%),其中低效价不规则抗体 30 例(15.3%),占输血总病例的 1.5%,即输血前实验室检测的漏检率为 1.5%[11]。③自身抗体。患者体内存在自身抗体,一方面会干扰 ABO、Rh 等血型的鉴定并造成交叉配血困难;另一方面输入的正常红细胞可能被患者的自身抗体致敏而溶血发生输注无效。

(2) 非免疫因素:①红细胞质量。红细胞在体外储存期间细胞形态、功能及代谢等方面发生一系列变化,且随着储存时间延长变化更加显著[12],这种变化过程称为红细胞储存损伤,包括细胞膜的流动性和通透性发生改变,红细胞变形性降低,聚集性增加,细胞弹性下降等,影响微循环有效灌注和器官供氧,进而影响输血效果。国外研究显示储存 42 天红细胞回输到志愿者体内增加其血管内溶血发生率[13]。②发热。发热时机体常处于高代谢状态,血液循环增快,输入的部分红细胞容易被快速消耗,可能会影响输注效果。③疾病。一些疾病如感染、肝脾大、弥散性血管内凝血(DIC)、移植及恶性肿瘤等疾病均会影响输注效果,其中恶性肿瘤患者因其单核吞噬细胞系统活跃,吞噬功能较强,同时一般呈现慢性消耗状态,影响输注效果,故其输注无效比例较高。④药物。某些药物可使红细胞稳定性破坏而发生溶血,成为药物性溶血性贫血(DHA),影响输注疗效。DHA 根据其中机制可分为三类:药物性免疫导致抗体介导的免疫反应;药物作用于酶缺陷的红细胞导致溶血;药物对异常血红蛋白所致的溶血反应。此种情况需停止所用药物控制溶血发生。⑤输注速度。一般输注液注速度为 5~10ml/min,但是有报道指出若人工快速输注红细胞则可导致明显的溶血[14]。⑥保存温度。红细胞保存温度为 2~6℃,输注时为避免引起体温过低会考虑加温输注。若血液加热温度过高,则易引起溶血。也有国外研究指出液体加温器加热血液最高温度可达 43℃,在此温度下是安全的[15]。⑦血浆容量改变。血浆容量的增加也可导致循环总血红蛋白浓度的变化[16]。

3. 红细胞输注无效的预防措施

(1) 提高输血前试验技术:防止低效价低亲和力抗体漏检导致无效输血,当血型鉴定遇到正反定型不符情况时首先排除人为因素,然后详细了解患者病史资料结合临床诊断对正反定型不符的原因进行分析,选取适合的血清学实验方法,必要时结合基因分型手段进行血型准确鉴定。

患者输血前应常规进行红细胞不规则抗体筛查,有报道发现无论抗球蛋白试验还是聚凝胺试验都会出现漏检抗体的病例[17],所以建议联合应用盐水、凝聚胺、抗球蛋白或酶法等多种方法进行不规则抗体筛查或交叉配血,弥补各种方法的局限性,从而寻找真正配合的血液。

对于红细胞血型不规则抗体的发生频率及分布特点已有相关报道。研究者收集患者 32 496(人)份及献血者 30 592(人)份红细胞标本,检测结果显示患者红细胞血型不规则抗体主要依次集中在 Rh、MNS 和 Lewis 血型系统中,Rh 系统中抗-E 产生频率最高,女性明显高于男性,患者性别及有无输血史、妊娠史对该抗体的产生存在明显影响;MNS 系统中抗-M 产生频率居首位,且男性高于女性患者;Lewis 系统中,抗-Lea 的产生频率仅次于 Rh 系统的抗-E,同样是男性高于女性患者。献血者存在的红细胞血型不规则特异性抗体集中在抗-M 和抗-E。因为献血者多为健康人群,一般无输血史,因此个别献血者带有不规则抗体以 MNS 系统这类天然抗体为主[18]。而在前文提到的 1 987 例临床输血患者出现的 30 例低效价不规则抗体漏检引起的红细胞输注无效中排名前 3 位的抗体分别为抗-E(6 例),抗-C(5 例)和抗-c(4 例),因此对 Rh 系统的分型检测可减少溶血性输血不良反应所引起的红细胞输注无效[5]。

(2) 严格掌握自身抗体阳性患者输注指征:自身抗体阳性患者红细胞输血效果不佳,说明输入血液仍然发生溶血,输注的目的只是为了暂时缓解患者的临床症状,帮助患者度过危机,此时积极查找原因治疗原发病更为重要。此类输血仅在患者因贫血而危及生命时,给予维持量的红细胞输注,并注意排除可能存在的同种抗体。

(3) 严格掌握输注红细胞适应证,减少临床无效输血:选择去除血浆的洗涤红细胞输注或用抗过敏药物预防输血过敏反应。输注滤除白细胞的红细胞制剂防止非溶血性发热反应。对于需要反复输血的患者,选择年轻红细胞输注并尽量减少输血次数以减少输血不良反应。

4. 红细胞储存时间与输注疗效　自有报道指出

输注储存红细胞会提高心脏手术患者的致病率和死亡率后[19]，新鲜血与贮存血的输注疗效问题成为临床关注的热点。在动物研究中显示输注储存时间较长的红细胞可导致促炎因子释放，引起一系列炎症反应以及不良预后，降低生存率；但是此项结果在对应的临床试验中却并未得到证实，健康志愿者输入储存时间较长的红细胞并没有引起促炎因子释放增加，多项随机对照试验也表明输注储存的血液并不会增加受者(包括少数大量输血的危重患者或镰状细胞病患者)的死亡率[20]。引起结果差异的原因可能与输注剂量不同有关，也可能与健康志愿者未处于炎症状态相关，因为库存红细胞产物所引起的不良反应与受者的基础免疫状态相关，二者相互作用进而影响受者的免疫调节状态，则受者本身炎症反应越重，红细胞储存时间所引起的免疫调节效应可能更加明显。此外，由于随机对照试验很难像动物实验可严格区分“新鲜”与“储存”血液，故期限界定不同也可能导致最终结果不同。但是，大量文献已证实了输注储存红细胞潜在的临床副作用，以及储存损伤与输注不良反应之间的相关性，尽管在某些方面新鲜红细胞可能优于长期储存的红细胞，但“较老的”红细胞氧亲和力增加可能为出血性休克患者的复苏提供了较好的帮助[21-22]。

因此随着红细胞贮存损伤及红细胞免疫调节等相关研究不断深入，将有助于逐步建立个体化的输血治疗和疗效评价方案，实现临床精准输血。

第二节　血小板输注前指征评估及输注后疗效评价

血小板是参与人体止血及血液凝固过程中不可缺少的细胞成分，它来自骨髓巨核细胞，后者由多能造血干细胞经巨核系祖细胞分化而来。同时血小板还具有维持血管内皮完整性的功能。临床上针对血小板数量或功能异常的患者进行血小板输注，以达到止血或预防出血的目的。是否输注血小板应根据患者血小板减少的病因、病情、血小板计数和功能等因素综合考虑。

一、血小板输注前指征评估

(一) 内科血小板输注指征判定

血小板计数和临床出血症状相结合决定是否输注血小板，血小板输注指征：①血小板计数(platelet，PLT)>50×10^9/L，一般不需输注；倘若存在血小板功能异常且伴有明显出血可输注。②PLT(10~50)×10^9/L，伴有皮肤瘀点瘀斑等，应根据临床具体情况决定是否输注。③PLT<10×10^9/L，应立即输注血小板。若存在其他止血异常或存在高风险因素时，PLT<30×10^9/L就应考虑输注。

(二) 手术及创伤血小板输注指征判定

对于血小板数量或质量异常的患者，常常通过输注血小板预防或治疗出血。①PLT>100×10^9/L，可以不输注。②PLT<50×10^9/L，应考虑输注，使其升至50×10^9/L以上才可实施手术。③PLT(50~100)×10^9/L，应根据是否有自发性出血或伤口渗血决定。④通常实施头颅及眼部手术，患者PLT>100×10^9/L；实施椎管内麻醉手术，患者PLT>80×10^9/L；中心静脉导管置入患者PLT>20×10^9/L。

若存在血小板计数正常而功能障碍时，即手术中或是疾病诊治过程中出现不可控渗血，确定是由于血小板功能障碍所致，不管其计数是否正常，均应立即实施血小板输注治疗。

国外血小板预防性输注临床实践指南，美国血库协会(American Association of Blood Banks，AABB)制订发布了关于血小板预防性输注的建议[23]，并给予不同等级推荐；同时强调这些建议是为个体化临床输血决策提供有效参考，而不是严格的规范，建议内容如下：①建议PLT≤10×10^9/L的低增生性血小板减少症的成人住院患者预防输注血小板，以降低自发性出血风险，输注量为1个治疗量浓缩血小板或同等剂量的单采血小板。②建议对PLT<20×10^9/L择期中心静脉置管的患者预防性输注血小板(推荐等级：普通推荐，低质量证据)。③建议对PLT<50×10^9/L择期诊断性腰椎穿刺的患者预防性输注血小板。④建议对PLT<50×10^9/L且择期非神经外科重要手术患者预防性输注血小板。⑤对接受体外循环(CPB)心脏手术者如无血小板减少症，不需常规预防性输注血小板。对存在血小板减少和/或有血小板功能异常证据，发生围手术期出血的CPB患者，建议输注血小板。

英国NICE输血指南建议，对于慢性骨髓衰竭、自身免疫性血小板减少症、肝素诱导性血小板减少症、血栓性血小板减少性紫癜患者，不应常规预防性输注血小板；对于需进行出血风险高的侵入性操作或手术的血小板减少症患者，应综合考虑侵入性操作的特点、血小板减少的原因、血小板计数是否在下降、是否同时存在其他导致止血异常的原因等因素，建议预防性输注血小板，使血小板计数维持在较高水平；而对于需进行出血风险低的操作，如骨髓穿刺和活检的患者，不应预防性输注血小板。

关于预防性及治疗性输注的建议各国指南中相关推荐意见与AABB基本一致，只是对于中心静脉置

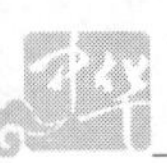

管患者的预防性输注，AABB 推荐阈值为 $20×10^9$/L，而英国、荷兰预防性输注阈值为（20～50）$×10^9$/L；腰椎穿刺的患者预防性输注 AABB 推荐阈值≥$50×10^9$，英国、荷兰预防性输注阈值为（20～50）$×10^9$/L。必须指出的是任何指南都不是输注的唯一标准，而是为临床治疗提供可参考的推荐意见。临床应基于患者的体重、脾脏功能、是否存在增加血小板消耗因素（如发热、感染、血栓形成等）、是否出血、是否使用抗凝及抗血小板药物等情况进行综合分析，制订个体化血小板输注治疗方案，并在输注后进行监测评价，及时调整输注剂量及方案。

二、血小板输注后疗效评价

（一）血小板输注后疗效的判定

判定血小板输注的效果应结合实验室的检测指标和临床疗效来综合判断。包括：①观察是否有输血不良反应。②出血明显减轻或出血停止。③PLT 在输注后的 1 小时和 20 小时增加值>$20×10^9$/L。④血小板计数增加校正指数（corrected count increment，CCI）或血小板输注后的回收率（percent platelet recovery，PPR）：

CCI＝体表面积（m^2）×血小板增加值（$×10^9$/L）/输入的血小板总数（$×10^{11}$）

PPR＝血小板增加值（$×10^9$/L）×血容量（L）/［输入的血小板总数（$×10^{11}$）×P］

血容量＝体表面积×2.5，P＝2/3（因输入的血小板约有 1/3 进入脾脏储存池）

体表面积＝0.006 1×身高（cm）+0.012 8×体重（kg）+0.015 29

以 CCI 为判断指标，血小板输注后 1 小时 CCI>7.5 或输注后 24 小时 CCI>4.5；以 PPR 为判断指标，血小板输注 1 小时后 PPR>30%，或输注后 24 小时 PPR>20%；⑤血栓弹力图（TEG）的 MA 值明显升高或恢复正常。血小板输注无效（platelet transfusion refractoriness，PTR）尚未有统一的判断标准，但临床上一般认为两次连续输注足量随机 ABO 同型血小板，或者在 2 周内 3 次输用血小板（不必是连续输用）都没有能够达到期待的结果，血小板数量不增加，临床症状无改善，则考虑发生了血小板输注无效。

（二）血小板输注疗效的影响因素

1. 免疫性因素

（1）ABO 血型抗原不合：血小板非同型输注会导致血小板寿命缩短，但仅对患者首次血小板输注效果比较时发现，ABO 相容性对输注效果并无显著影响；因此对于无须长期输注的患者，尤其是手术患者，在无法提供同型血小板时，可以不必考虑 ABO 不相容性对血小板输注效果的影响。

（2）同种异体免疫因素：血小板表面具有许多抗原，包括 HLA 抗原和 HPA 抗原，由于反复输注血小板，患者血清产生血小板的同种抗体，当再次输注血小板后，会产生血小板抗原和抗体的免疫反应，导致输注效果降低甚至陷入无效状态。抗体产生的频率与输注的次数成正比，其中由 HLA 抗原的同种免疫作用导致血小板输注无效约占免疫性血小板输注无效的 70%～80%。

（3）自身免疫因素：一般是由自身免疫原因导致的血小板输注无效，主要发生在原发免疫性血小板减少症（primary immune thrombocytopenia，ITP）患者中。ITP 患者对自身抗原的免疫耐受，体内含有自身抗血小板抗体导致输入血小板寿命严重缩短，反复输注还易产生抗血小板同种抗体，导致 PTR。

（4）循环免疫复合物：血小板输注时大量异体血浆也会随之输入，这些血浆蛋白可与受者体内相应的同种抗体形成循环免疫复合物。该复合物可以非特异性地与自身或输入的血小板上的 Fc 受体结合，并为单核-吞噬细胞系统所清除导致 PTR。

2. 非免疫因素

（1）血小板质与量：血小板采集的数量不足，以及制备和运输过程中引起损伤等均会影响其最终输注效果。血小板体外储存期间亦可发生形态和功能改变，进而引起血小板的活化和凋亡即所谓的血小板储存损伤。血小板储存损伤严重影响血小板储存质量，甚至导致血小板输注无效。

（2）操作不当导致：①血小板保存条件。血小板须震荡保存，若输注前静置于工作台面时间过长，放置过程中易引起血小板的聚集、黏附；震荡不当亦可引起乳酸堆积导致 pH 改变可导致血小板形态改变和活力也下降。②血小板保存温度。血小板正常贮存条件应为室温（22±2）℃震荡保存，不正确的保存温度会造成血小板损伤，影响输注效果。血小板在 4℃保存 24 和 72 小时，其活力与新鲜对照组相比分别下降至 18%和 9%；在 12℃、16℃和 18℃保存其输注后体内存活率显著降低。③血小板输注速度。血小板的输注速度要求应以患者能够承受的最快速度进行输注，一般 1 单位单采血小板输注时间为 20 分钟。④在血小板中加入药物。这种不规范的操作会引起血小板的损伤与破坏。

（3）临床因素导致：①发热。发热时机体常处于高代谢状态，血液循环增快，输入的部分血小板易被快速消耗；发热是引起血小板输注无效的独立因素，其引起血小板无效输注的相对危险度为7.2。②脾大（脾功能亢进）。此时输注的血小板过多滞留在脾内，脾内巨噬细胞对血小板的吞噬功能加强。研究表明脾大对血小板输注后早期CCI有显著影响，而对其存活期影响较小；但一般认为脾大不是引起血小板输注无效的一个独立原因，它常继发于感染、炎症、恶性肿瘤等疾病，伴随着发热等原发或继发病症均对血小板产生消耗性破坏。③弥散性血管内凝血（DIC）及活动性出血。DIC不是一种独立的疾病，而是许多疾病在进展过程中产生凝血功能障碍的最终共同途径，是一个临床病理综合征。DIC或消耗性血管内凝血障碍导致血小板大量消耗，从而使输注效果不理想。④药物。一些药物如万古霉素，奎宁类，替罗非班等，可致敏产生抗体而引起输注无效（表29-2），停药后症状即可改善。⑤骨髓移植。一些患者骨髓移植后体内可检出血小板相关免疫球蛋白PAIgG，体内有PAIgG对血小板回收率影响不大，但却显著缩短血小板存活期，导致输注效果不明显。⑥严重感染。特别是革兰阴性杆菌败血症患者可使血小板存活期缩短，导致输注无效。

3. 血小板输注无效解决方案

（1）非免疫性因素引起的血小板输注无效：此类情况一般涉及血小板制备、贮存和患者疾病本身或治疗等，其中某个因素单独或者联合其他因素共同导致血小板输注无效。因此对患者的具体情况进行分析，如对于血小板质和量导致的血小板输注无效，可通过输注合格的血小板制剂予以解决；对于在血小板输注过程中因操作不当引起的无效输注，应通过严格规范操作来避免；对于患者临床因素引起的血小板输注无效，临床医师应针对性采取相应措施加以解决，进而避免血小板输注无效，提高血小板输注的安全性与有效性。

（2）免疫性因素引起的血小板输注无效：

1）输注HLA/HPA配合的血小板：选择HLA/HPA配合的献血者单采血小板进行血小板的输注，可以解决HLA/HPA抗体引起的免疫性血小板输注无效，可以显著提高血小板输注效果。但由于HLA抗原系统的复杂性，及时找到足够数量的HLA配合的血小板常常较为困难。但是研究显示HLA不完全相合的血小板输注也有一定的效果，因此可根据患者需求的时限性和献血者提供的血小板选择最佳配合程度（表29-3）。在同种免疫引起的PTR患者中，CCI增加最高是配合程度为A级和B1U或B2U配合的血小板。不

表29-2　能诱导血小板输注无效的药物[24]

药物种类	具体药物名称
血管紧张素转化酶	赖诺普利
镇痛药	对乙酰氨基酚*、丙氧芬
抗生素、抗真菌药	磺胺甲噁唑、万古霉素
	头孢曲松、左氧氟沙星、新霉素、哌拉西林、利福平、甲氧苄啶
	氨苄西林、阿莫西林、头孢唑林钠、头孢羟氨苄、头孢吡肟、头孢泊肟、头孢他啶、头孢唑肟、环丙沙星、乙胺丁醇片、赖诺普利、氯碳头孢、甲硝唑、呋喃妥因
抗痉挛药物	卡马西平
	苯妥英钠
	劳拉西泮、丙戊酸
抗抑郁药、抗精神病药	安非他酮、氟哌啶醇、奥氮平、舍曲林
β-受体阻滞剂（治高血压和心脏病的药物）	阿替洛尔、普萘洛尔
强心剂	胺碘酮
	多巴酚丁胺
化疗药物	奥沙利铂
	伊立替康、盐酸妥拉唑林注射液
金鸡纳属生物碱	奎宁、奎尼丁
利尿剂	呋塞米
GPⅡb/Ⅲa抑制剂	阿昔单抗、依替巴肽、替罗非班
组胺受体拮抗剂	非索非那定、雷尼替丁
麻醉药	芬太尼
非甾体抗炎药	萘普生*
	塞来昔布、布洛芬、奥沙普秦
质子泵抑制剂	兰索拉唑、泮托拉唑
凝血酶抑制体	阿加曲班
血管舒张药	罂粟碱

*药物抗体只与药物代谢物反应。

表29-3　血小板HLA配型配合程度（AABB）

配合程度	描述（假定患者HLA-Ⅰ类表型为A1,3;B8,27）	供者表型
A	4个抗原完全一致	A1,3;B8,27
B1U	1个抗原未知或缺失	A1;B8,27
B1X	1个交叉反应性抗原	A1,3;B8,7
B2UX	1个抗原缺失并有1个交叉反应性抗原	A1;B8,7
C	有1个错配的抗原	A1,3;B8,35
D	有2个或更多的错配抗原	A1,32;B8,35
R	随机	A2,8;B7,35

同国家对血小板 HLA 配型配合程度实行的标准不同，此处引用美国血库协会（AABB）技术手册标准。根据 AABB 推荐 HLA 同型的血小板应该经过 γ 射线照射后才用于患者，以预防输血相关移植物抗宿主疾病（transfusion-associated graft-versus-host disease，TA-GVHD）。

2）血小板交叉配合试验选择配合的血小板：选择献血者血小板和受者血清中已产生的抗体不发生抗原抗体反应的献血者，即 HLA 和 HPA 交叉配型均相合的供者血小板进行输注，如能选择此类相合单一献血者的血小板，可减少同种异体免疫的概率。

3）循环免疫复合物引起的输注无效处理措施：由于循环免疫复合物是由血浆蛋白和受者体内相应的同种抗体形成，通过离心去除多余的血浆以避免由此引起的 PTR。但是此步离心操作要在保证血小板质量的前提下进行，否则会引起血小板损伤。

（3）血小板输注无效相关分析的流程[25]：①首先排除临床因素的影响。②确保患者输注正确治疗量的血小板。③至少输注过一次 ABO 同型新鲜血小板（不超过 48 小时）。④如果上述这些步骤均无法改变输注无效而又急需输注血小板，选择最快可以获得的交叉配型相合或 HLA 匹配的血小板。这样的输注至少进行 1 次，最好可多次至达到预期效果。⑤如果输注配合型或 HLA 匹配的血小板仍然无效的话，需进行 HLA 或 HPA 抗体鉴定有助于进一步改进血小板输注治疗方案。

4. 血小板输注无效的预防措施　非免疫因素引起的输注无效以治疗原发病为主，尽量输注 24 小时内采集的新鲜血小板，而免疫因素引起的血小板输注无效以预防为主。

（1）ABO 同型输注：ABO 非同型输注会导致血小板寿命缩短，但对患者首次血小板输注效果并无显著影响；但对于长期输注的患者，则需考虑输注 ABO 同型血小板。

（2）输注配合型血小板：选择供者血小板和受者血清中已有的抗体无抗原抗体反应，即 HLA 和 HPA 交叉配型均相合的单一供者的血小板进行输注，可大大减少同种异体免疫的概率，显著提高血小板输注效果。

（3）输注去除白细胞的血小板：血小板中的白细胞随贮存时间延长其释放出来的组胺、多种细胞因子等活性因子也随之增多，促使发热反应的发生率增高，降低输注疗效；另一方面 HLA 抗原主要存在白细胞上，去除白细胞则可有效防止初次同种免疫，避免 HLA 抗体的发生。

（4）输注辐照血小板：辐照可破坏血小板表面 HLA 同种抗原，抑制免疫反应发生，常用照射剂量 20~30Gy。

（5）去除血小板表面 HLA-Ⅰ类抗原：已报道氯喹或枸橼酸洗脱可除去血小板膜上的 HLA 抗原，可预防同种异型免疫反应，但由于氯喹或酸试剂处理后，血小板的质量也受到了相应的影响，目前仅限于实验室研究，未能应用于临床。

（6）大剂量静脉注射免疫球蛋白：此法可短时间内提高 60%以上自身免疫性血小板减少患者的血小板计数，但是仅可观察到患者血小板增加率的改善，且对严重同种免疫的患者效果仍有争议。

（7）自体血小板输注：在条件允许情况下，可考虑采集患者自身血小板保存以备用。

第三节　血浆输注前指征评估及输注后疗效评价

血浆是血液的非细胞成分，约占全血容积的 55%~60%，含数百种组分，其中主要是白蛋白、球蛋白、凝血因子及其他微量蛋白，电解质主要是钾、钠、氯、钙、镁、碳酸氢根离子等，它的功能是运输和维持机体渗透压、酸碱平衡和体温调节、防御凝血和抗凝血等。

传统意义上输注血浆用于补充凝血因子，纠正凝血功能，但血浆是一种含有许多生物活性蛋白的复杂溶液，其作用可能远不止凝血功能的纠正。

一、血浆输注指征的判定

新鲜冰冻血浆（fresh frozen plasma，FFP）：适用于各种原因引起的多种凝血因子或抗凝血酶Ⅲ缺乏，并伴有出血表现时输注[26]。

冰冻血浆/病毒灭活冰冻血浆：适用于各种原因引起的多种稳定的凝血因子缺乏，并伴有出血表现时输注。与 FFP 相比，缺少不稳定凝血因子（Ⅴ和Ⅷ）。如果是制备冷沉淀后的冰冻血浆，尚缺乏血管性血友病因子（vWF）、纤维蛋白原、纤维结合蛋白和 FⅫ。

血浆输注宜参考凝血功能检测结果及临床出血情况。PT 大于正常范围均值的 1.5 倍和/或 APTT 大于正常范围上限的 1.5 倍，或 INR 大于 1.7 时可考虑输注血浆。凝血试验结果不易获取时，由临床医师根据患者出血情况决定是否输注血浆[27]。最近 25 项研究的荟萃分析显示在不同手术（血管造影、肝活检、胸腔穿刺、支气管镜检查、肝腹腔镜检查）过程中，凝血指标正常和异常患者的出血风险结果并无统计学差异,即单纯的凝血指标与出血风险并没有直接相关性,必须结合临床症状综合分析[28]。在凝血因子浓缩剂缺乏并伴有出血表现时也可通过输注血浆补充相应的凝血因子。

1. 大量输血　患者大量输血(24 小时内输血量等于或大于自身血容量)时由于凝血因子稀释性减少从而引起的凝血障碍可通过输注 FFP 补充凝血因子。

2. 纠正 DIC　DIC 发生时因大量凝血因子和纤维蛋白原消耗,故要通过输注 FFP 来及时补充治疗,因其中凝血因子和抗凝成分保持着天然的比例,对纠正 DIC 复杂的凝血抗凝异常的效果极好。

3. 外科或侵入性手术的预防性输注　大量的临床调查数据并不支持血浆的预防性输注,但大多数专家主张在凝血功能异常的外科或侵入性手术患者中进行血浆预防性输注[29]。需要指出的是,如果手术前需要纠正 PT 和 APTT 的明显延长,FFP 应当在手术前立即输注,而不是在手术的前 1 天。因为有几个凝血因子的半衰期很短,若在手术前 8 小时输注 FFP,则在手术开始前,这些凝血因子大部分已经离开了循环,特别是 FⅦ的半衰期只有 3~6 小时,8 小时后只有不到一半的 FⅦ存在于循环中。

4. 紧急对抗华法林的抗凝血作用　华法林可抑制患者凝血因子Ⅱ、Ⅶ、Ⅸ、Ⅹ以及抗凝蛋白 C 和 S 的合成。当有明显出血或需紧急手术可通过新鲜血浆输注补充相应凝血因子,以逆转其抗凝血作用,但注意此时凝血酶原复合物是首选的治疗方法。

5. 血栓性血小板减少性紫癜(thrombotic thrombocytopenia purpura,TTP)的治疗　TTP 是一种罕见的微血栓-出血综合征,由于血浆中缺乏血管性血友病因子裂解酶引起的以广泛微血栓为特点的血栓性疾病,一般临床通过输注冰冻血浆或血浆置换以缓解病情。

6. 治疗性血浆置换　血浆置换可以去除患者血液中的致病因子,临床主要用于治疗严重中毒、自身免疫性疾病、结缔组织疾病、肝衰竭、神经系统疾病等。

7. 药物相关的凝血障碍　如肝素过量,香豆素类药物使用过量等。

8. 其他原因导致的凝血功能异常　2017 年欧洲麻醉协会《围术期严重出血的管理》指南指出:建议及早和有针对性地治疗血浆中凝血因子缺乏。凝血因子补充主要来源于凝血因子浓缩剂、冷沉淀和大量的血浆。凝血因子补充物的选择主要取决于临床表现、出血类型、凝血因子缺乏类型和现有所能提供的资源(强推荐,中等质量证据);建议获得性凝血因子缺乏的患者输注凝血因子浓缩剂,因为其具有高效和传染性小的优点(弱推荐,低质量证据)。

二、血浆输注后疗效评价

(一) 血浆输注后疗效的判定[30]

血浆疗效的判定主要是依靠观察临床症状和凝血功能改善情况(符合②~⑤其中一项即为有效判定):①观察是否有输血不良反应。②出血症状和体征减轻或停止。③PT、APTT、INR 值改善或恢复正常。④TEG 的 R 值缩短或恢复正常。⑤抗凝血酶Ⅲ上升至 70%以上。抗凝血酶Ⅲ是体内重要的抗凝物质,也是肝素抗凝作用的依赖物质,正常生物活性为 80%~120%,若其活性下降至 50%下则易促进血栓形成。

(二) 血浆输注疗效的影响因素

1. 保存温度　血浆存放于-20℃,使用前于 37℃恒温水浴中解冻,温度过高会影响凝血因子以及导致血浆蛋白变性,温度过低会导致血浆中的纤维蛋白原析出。融化后的血浆必须在 4~6 小时内使用[17],不能再重新冰冻保存,暂时不输注可放入 4℃冰箱暂存。

AABB 指南规定解冻 FFP 存储在 2~6℃之间,并在 24 小时内使用。如果未使用,最多可储存至第 5 天。多项研究表明凝血因子Ⅴ和Ⅷ在 FFP 解冻后 5 天虽有所减少,但仍可保持在可接受的止血水平内。另一项研究显示 FFP 在解冻后第 0 天和解冻后第 5 天(解冻血浆储存 5 天)相比,解冻储存 5 天的 FFP 凝血酶生成减少 40%。凝血因子(FⅤ、Ⅶ、Ⅷ、vWF 和游离蛋白 S)水平下降 30%。预解冻 FFP 若在超出温控(2~6℃)外的环境放置少于 30 分钟可重新被放回冰箱储存继续储存[31]。

2. 血浆过敏　一些患者输注血浆会有过敏反应(轻度发生率为 1%~3%),此类患者应避免再次输注,或在查明过敏原因的前提下,可选择性输注特定种类血浆。

3. 心肾功能　严重心肾功能不全者要慎重选择,一方面输入血浆会加重循环负荷;另一方面对于肾衰患者血浆蛋白会引起负担。

4. 输血不良反应　在一项回顾性研究中,在冻融过程中释放的生物活性介质与引起非溶血性发热性输血不良反应(FNHTR)有关。FFP 是最常见的输血相关的急性肺损伤相关的血液产物,引发此类疾病 FFP 输注风险比红细胞高 6.9 倍。

5. 凝血因子抗体　凝血因子严重缺乏的患者在反复输注 FFP 后,血液中可能出现抗体或抑制物。

6. 输注比例　多中心的临床前瞻试验显示在 24 小时内需要大于 3 单位红细胞输注的创伤患者接受血浆:红细胞>1:2与接受二者比值<1:2的患者相比,6 和 24 小时死亡率显著降低。另一项研究结果表明在

血浆∶血小板∶红细胞输注比值分别为1∶1∶1与1∶1∶2时，尽管在并发症或24小时和30天的总死亡率上没有统计学差异，但前者因出血引起的死亡率明显降低。因此血浆及早介入使得消耗的凝血因子得到及时补充可提高存活率，改善预后[32]。

第四节　冷沉淀输注前指征评估及输注后疗效评价

冷沉淀是FFP在低温(约2~4℃)解冻后沉淀的白色絮状物，是FFP的部分凝血因子浓集制品，主要含有Ⅷ因子、血管性血友病因子(vWF)、纤维蛋白原、纤维蛋白稳定因子和纤维结合蛋白。冷沉淀制备过程简单，价格相对低廉，但因制备缺乏病毒灭活的过程，患者存在使用后感染病毒的风险。

一、冷沉淀输注指征的判定

目前冷沉淀最常用于临床上心脏手术、外伤、肝移植或产科相关出血引起的获得性凝血病患者的纤维蛋白原水平的补充。许多方案建议血浆纤维蛋白原水平小于1.0g/L时给予冷沉淀输注。然而，这个阈值是经验性的，缺少充足临床证据支持。近期多数指南则更倾向于更高的阈值，例如创伤后大出血与凝血病处理的欧洲指南建议如果大出血伴有低纤维蛋白原血症，即血栓弹力图提示功能性纤维蛋白原缺乏或血浆纤维蛋白原水平≤1.5g/L，推荐使用纤维蛋白原浓缩物或冷沉淀物进行治疗(1C级)[33-35]。冷沉淀也可用于无特异性浓缩制剂使用时的Ⅷ因子缺乏症、ⅩⅢ因子缺乏症、血管性血友病及纤维蛋白异常。

二、冷沉淀输注后疗效评价

(一)冷沉淀输注后疗效的判定

包括：①观察是否有输血不良反应。②观察出血情况，及时观察患者的出血表现是否得到改善，并参考PT、APTT或血栓弹力图(K值)检查，反映凝血功能的改善情况以及时调整输注剂量。

(二)冷沉淀输注疗效的影响因素

1. 保存温度　冷沉淀存放于-20℃以下，输注前宜在37℃水温10分钟内融化，若37℃仍无法融化则提示纤维蛋白原已转变为纤维蛋白，此时已不能应用。融化后的冷沉淀必须尽快输注，不能再重新冰冻保存。目前国内外多个指南建议解冻的冷沉淀在室温下保存不超过4~6小时。虽然解冻冷沉淀中关键凝血因子活性至室温保存24小时并没有明显下降，但实验检测细菌生长情况结果显示相对于4小时，4个菌株(表皮葡萄球菌、液化沙雷氏菌，恶臭假单胞菌和铜绿假单胞菌)中有3个在保存24小时出现了高达1 000倍的增殖。

2. 输注剂量　由于受患者总血容量的限制，冷沉淀不可能大量使用，只能用于所需输注剂量小的患者。对于纤维蛋白原缺乏或血浆纤维蛋白原水平≤1.5g/L，建议初始的纤维蛋白原治疗量为3~4g，即相当于15~20个单位单个供体的冷沉淀。重复使用的剂量应在血栓弹力图和实验室测定纤维蛋白原水平的指导下给予(2C)。

3. 输注速度　由于冷沉淀中的凝血因子Ⅷ不稳定，融化后可快速失去活性，因此除融化后要尽快输注外，输注速度也宜以患者可以耐受的最大速度进行。

4. 输血不良反应　冷沉淀输注也有可能会引起输血不良反应包括过敏反应，溶血性输血不良反应，输血相关性急性肺损伤与血液传播感染等。

(夏荣　张琦　沈伟)

参考文献

1. 中华人民共和国卫生行业标准. 内科输血：WS/T 622—2018[S].
2. 中华人民共和国卫生部. 临床输血技术规范：卫医发〔2000〕184号[S].
3. RETTER A, WYNCOLL D, PEARSE R, et al. Guidelines on the management of anaemia and red cell transfusion in adult critically ill patientes[J]. British J Haematol, 2013, 160: 445-464.
4. 郭永建. 英国和美国AABB红细胞输注指南推荐意见的比较[J]. 中国输血杂志, 2017, 30(1): 104-107.
5. Tobian AA, Heddle NM, Wiegmann L, et al. Red blood cell transfusion: a clinical practice Gguideline from the AABB[J]. Ann Intern Med, 2016, 56(10): 2627-2630.
6. EMILY KS, BRIAN SC, MICHAEL RJ, et al. Review of current transfusion therapy and blood banking practices[J]. Blood Reviews, 2019, 38: 100593.
7. C. David M, Richard PW, Dean A. Fergusson, Restrictive or Liberal Red-Cell Transfusion for Cardiac Surgery[J]. N Engl J Med, 2017, 377: 2133-2144.
8. 夏荣, 兰炯采. 重视红细胞输注无效, 提高临床输血效果[J]. 中国输血杂志, 2008, 21(1): 5-6.
9. ACQUA CL, BANDYOPADHYAY L, FRANCIS RO, et al. Red blood cell transfusion is associated with increased hemolysis and an acute phase response in a subset of critically ill children[J]. American Journal of Hematology, 2015, 90(10): 915-920.
10. 袁君, 王伟, 李娜, 等. 红细胞无效输注判定检测技术研究新进展[J]. 临床输血与检验, 2020, 22(2): 113-116.
11. 张春丽, 牛梦林, 张改英. 低效价不规则抗体漏检与红细胞输血无效关系探讨[J]. 临床输血与检验, 2017, 19(3): 243-245.

12. SHAMEE S, AADITYA S, MOHANDOSS M, et al. Red cell storage lesion and the effect of buffy-coat reduction on the biochemical parameters[J]. Transfusion and Apheresis Science, 2019.
13. ELDAD AH, GARY MB, GENIA BB, et al. Transfusion of human volunteers with older, stored red blood cells produces extravascular hemolysis and circulating non-transferrin-bound iron[J]. Blood, 2011, 118(25):6675-6682.
14. VILLIERS DE WL, MURRAY AA, LEVIN AI. Expediting red blood cell transfusions by syringing causes significant hemolysis [J]. Transfusion, 2017, 57(11):2747-2751.
15. PODER TG, NONKANI WG, LEPONKOUO ÉT. Blood Warming and Hemolysis: A Systematic Review With Meta-Analysis [J]. Transfusionmedicine reviews, 2015, 29(3):172-180.
16. OTTO JM, JOM P, CLISSOLD E, et al. Hemoglobin concentration, total hemoglobin mass and plasma volume in patients: implications for anemiai[J]. Haematologica. 2017, 102(9):1477-1485.
17. 冯国强,张德梅,张欣. 不规则抗体在不同介质中漏检所致的输血风险[J]. 实用医技杂志,2013,20(1):60-62.
18. 林军,戚小艳,王源. 输血患者及献血者红细胞血型同种不规则抗体发生频率的回顾性分析[J]. 中国输血杂志,2016,29(10):1156-1158.
19. KOCH CG, LI L, SESSLER DI, et al. Duration of red-cell storage and complications after cardiac surgeryi [J]. N Engl J Med, 2008, 358(12):1229-1239.
20. 孟强,宋敏,赵树铭,等. 红细胞贮存损伤的生化和组学变化研究进展[J]. 临床输血与检验,2018(6):672-676.
21. SHAH A, MCKECHNIE S, BRUNSKILL SJ, et al. Fresh versus old red cell transfusions: what have the recent clinical trials found? [J]. Curr Opin Hematol, 2016, 23(6):550-556.
22. MIDDELBURG RA, VAN DE WATERING LM, BRIT E, et al. Storage time of red blood cells and mortality of transfusion recipients[J]. Transfus Med Rev, 2013, 27(1):36-43.
23. KAUFMAN RM, DJULBEGOVIC B, GERNSHEIMER T, et al. Platelet transfusion: a clinical practice guideline from the AABB[J]. Ann Intern Med, 2015, 162(3):205-213.
24. American Association of Blood Banks. Technical Manual[M]. 17th ed. Bethesda: Maryland, 2011.
25. JEFFREY McCULLLOUGH. Transfusion Medicine [M]. 4th ed. Chichester: John Wiley & Sons, Ltd., 2017.
26. 马春会,潘勤,田兆嵩. 新鲜冰冻血浆的临床应用[J]. 中国输血杂志,2008,21(5):390-394.
27. 中华人民共和国国家卫生健康委员会. 全血和成分血使用指南:WS/T 623—2018[S/OL]. [2020-12-10]. https://csbt.org.cn/uploads/soft/190124/3_1727288991.pdf.
28. SONIA LABARINAS, DELPHINE ARNI, OLIVER KARAM. Plasma in the PICU: why and when should we transfuse? [J]. Annals of Intensive Care, 2013, 3(16):1-7.
29. YANG L, STANWORTH S, HOPEWELL S, et al. Is fresh-frozen plasma clinically effective? An update of a systematic review of randomized controlled trials (CME) [J]. Transfusion, 2012, 52:1673-1686.
30. 田鸣,穆士杰. 输血疗效评估//刘景汉,汪德清. 临床输血学[M]. 北京:人民卫生出版社,2011.
31. LAURA G, PAULA BM, CRAIG B, et al. British Society of Haematology Guidelines on the spectrum of fresh frozen plasma and cryoprecipitate products: their handling and use in various patient groups in the absence of major bleeding[J]. British Journal of Haematology, 2020, 191(5):728-729.
32. WATSON JJJ, PATI S, SCHREIBER MA. Plasma Transfusion History, Current Realities and Novel Improvements[J]. Shock, 2016, 46(5):468-479.
33. LAURA G, PAULA BM, CRAIG B, et al. British Society of Haematology Guidelines on the spectrum of fresh frozen plasma and cryoprecipitate products: their handling and use in various patient groups in the absence of major bleeding[J]. British Journal of Haematology, 2018, 181:54-67.
34. NASCIMENTO B, GOODNOUGH LT, LEVY JH. Cryoprecipitate therapy[J] British Journal of Anaesthesia, 2014, 113(6):922-934.
35. 张斌,蒋守银,江利冰,等. 创伤后大出血与凝血病处理的欧洲指南(第5版)[J]. 中华急诊医学杂志,2019,29(4):429-430.

第三十章

红细胞输注无效及对策

临床输血要求安全、有效。临床成分输血中,红细胞用量最大。红细胞输注的安全问题一直受到人们充分重视,但是以往对红细胞输注是否有效重视不够。在很多情况下,输注红细胞以后,如果血红蛋白(hemoglobin,Hb)没有升高甚至反而降低,只要没有发生明显的溶血性输血不良反应,则不分析原因而继续盲目输血,结果不仅延误患者临床治疗,还浪费宝贵的血液资源;多次输血有加大输血传播疾病和免疫学风险,增高医疗费用等诸多弊端。我国从 2007 年开始率先研究红细胞输注无效,发表系列论文,取得初步成果。直到 2018 年才检索到国外研究红细胞输注无效的文献,但红细胞输注无效问题还没有受到广泛重视,在临床和基础领域还有许多奥秘未揭晓,有待进一步探索。

第一节　红细胞输注无效的研究历史

一、国外研究历史

临床输血一是要求安全,二是要求有效。国外研究红细胞输注反应的文献很多,但对输血后未见不良反应,而血红蛋白升高不理想的现象却少有人关注[1]。直到 2018 年 Sahin I 等[2]才首次报道骨髓增生异常综合征/骨髓增生性肿瘤(myelodysplastic syndromes/myeloproliferative tumor,MDS/MPN)合并脾大和严重贫血的患者输红细胞后未见输血不良反应而血红蛋白不升高的案例,并首次采用了术语"红细胞输注无效"(refractoriness to red blood cell transfusion)。国外输血领域才认可并开始关注红细胞输注无效。

事实上,2008 年《AABB 技术手册》(第 16 版)已有多处段落论述红细胞输注后,可以只表现血红蛋白不升高而没有临床症状[3]:①有些患者输注红细胞后临床溶血症状不明显,但是红细胞寿命缩短;②有些患者输血后没有溶血的临床体征,只表现为血红蛋白降低;③免疫导致的溶血,红细胞寿命缩短,如果骨髓造血代偿,不一定发生贫血;④有临床意义的红细胞抗体,既可能表现为溶血性输血不良反应,也可能表现为输入体内的红细胞在几分钟、几小时或几天之内被破坏,红细胞寿命缩短。以上论述已经提示临床可能发生红细胞输注无效的情况。

二、国内研究历史

临床成分输血主要制剂有红细胞、血小板、血浆、冷沉淀等品种,其中红细胞的用量最大、应用最广泛[4]。临床输血中血小板输注无效的问题已受到国内高度重视,而红细胞输注无效的问题多年来被忽略[5]。

我国 2007 年开始研究红细胞输注无效。吕运来等首先报告洛阳地区 6 所医院 2005 年 1—10 月的输血患者 2 205 名,排除继续失血、血液渗透血管外、脱水或大量补液血液稀释及红细胞体外循环丢失等原因,发现有 310 名患者输注红细胞以后血红蛋白升高不理想,输注无效频率达 14.1%。随后国内发表了许多相关文献,从临床到免疫学机制初步探讨红细胞输注无效现象。

丁琪等[6]用 Logistic 回归分析法分析影响红细胞输注效果的相关因素,发现输血次数、女性妊娠次数、伴随发热以及恶性肿瘤性疾病可能是红细胞输注效果的单独影响因素。沈健[7]、甘茂周[8]等研究表明患者的年龄、性别、输血前血红蛋白浓度等因素与红细胞输注无效不存在必然联系。也有研究显示红细胞输注无效与红细胞保存时间[9]以及红细胞制剂种类、添加剂等有关。吕运来、赵广超、沈健等报告红细胞输注反应会影响输血效果。还有研究表明自身抗体[10]、患者疾病的种类、次侧交叉配血[11]、直接抗球蛋白试验(direct antiglobulin test,DAT)[12]以及意外抗体[13]对红细胞输注无效影响较为显著。由此可见,影响红细胞输注无效的因素很多,还需要继续深入研究。

国内也有关于红细胞输注无效的免疫机制研究。

林军[14]、赵国生[15]等研究都发现异体红细胞输注后，$CD4^+$ $CD25^+$ Treg 水平下降导致 T 细胞异常活化，造成机体免疫功能改变，可能与红细胞输注无效有关。还有人研究 Th17 和 Treg 细胞及相关细胞因子在红细胞输注无效患者外周血中的变化，发现患者免疫系统处于活跃状态，Th17、Treg、IL-6、IL-23、IL-17 和 TGF-β 水平发生变化，这些原因可能参与红细胞输注无效的免疫发病过程。低效价意外抗体的漏检也会导致红细胞输注无效。还有人通过联合检测红细胞输注前后调节性 T 细胞（$CD4^+$ $CD25^+$）的变化和意外抗体存在情况，发现联合检测 $CD4^+$ $CD25^+$T 细胞变化和意外抗体表达，有利于提高红细胞输注无效的检出率，预防和减少红细胞输注无效。

目前，虽然对红细胞输注无效提出了一些预防措施，如预防低效价意外抗体漏检，选择灵敏度高的配血方法，对含有意外抗体的血液进行科学合理的处理后再输注，严格掌握红细胞输注指征、制订安全有效的个体化输血方案、及时进行输血后疗效评价等。但是还有待制订一套临床预防红细胞输注无效的有效方案。

关于红细胞输注无效，至今还有很需要研究的课题：对红细胞输注无效诊断标准需要达成专家共识，制订筛查红细胞输注无效高危人群的方案，针对红细胞输注无效制订个体化输血方案[16]。研究红细胞输注无效对于节约宝贵的血液资源，缓解血液暂时短缺，提高临床输血效果，降低医疗成本等都有意义。

第二节　红细胞输注无效概述

一、红细胞输注无效的概念

（一）红细胞输注的理论效果

1. 红细胞输注效果计算公式　红细胞输注后，24 小时内血红蛋白升高理论值计算公式：

Hb 升高理论值=［供者 Hb（g/L）×输血量（L）*×90%**］/患者血容量（L）***

注：*红细胞制剂换算为原料全血量；**检验误差；***成人按 0.085L/kg，儿童按 0.09L/kg

2. 红细胞输注效果临床判定　临床也可以粗略判定成人输 1 袋 200ml 全血分离的红细胞，血红蛋白大约升高 5g/L。

（二）红细胞输注无效的定义

凡是红细胞输注以后，24 小时内血红蛋白升高低于理论值，就定义为红细胞输注无效。红细胞输注无效有广义与狭义两种。

广义红细胞输注无效指凡是红细胞输注以后血红蛋白升高不到理论值的情况，包括原因明确者如溶血、继续失血、输液稀释等各种原因导致的无效输血，以及原因不明确者。

狭义红细胞输注无效，本章研究的红细胞输注无效是特指临床未发现明确原因或无法做出合理解释者。未发现原因不等于没有原因，而是某些原因容易被临床忽略，或奥秘至今未揭晓。

二、影响红细胞输注效果的因素

（一）供者红细胞输入受者体内的去向

供者红细胞输进患者体内有 6 种去向[5]：

1. 正常代谢　发挥生理功能，输血后受者血红蛋白升高。

2. 免疫破坏　意外抗体，自身抗体或药物抗体导致溶血。

3. 非免疫性破坏　物理、化学因素导致溶血。

4. 丢失　各种原因导致出血，包括体外出血、体内出血及隐性失血。

5. 潴留　某些部位/脏器，比如肿大的肝/脾，肿瘤。

6. 渗出　血管外组织间。

（二）影响红细胞输注临床效果的因素

供者红细胞输入受者体内以后，如果正常代谢，24 小时内血红蛋白应该达到理论预期值。输注红细胞以后，如果 24 小时内血红蛋白升高没有达到预期值甚至比输血前还低，又未发现输血不良反应，必须追踪血红蛋白没有升高的原因。

影响红细胞输注效果的因素很多，红细胞渗出血管外组织间一般量不会太多，不至于导致血红蛋白值明显不升高甚至比输血前更低。一般意外抗体、自身抗体或药物抗体导致溶血，物理化学因素导致溶血，继续失血，输液稀释，肝脾大等原因导致输血后血红蛋白升高不到预期值，临床只要细心排查，一般不会漏诊。需要注意：一是亚临床溶血，血管外轻度溶血或原发病症状掩盖，临床需要仔细排查；二是轻度溶血，可能仅表现为红细胞寿命缩短，如果造血功能代偿临床可能无明显贫血。

临床容易漏诊的有以下方面：

1. 特殊意外抗体漏检导致溶血[17]

（1）低效价意外抗体漏检：抗体筛查和交叉配血采用 5 项增强技术可以防止低效价意外抗体漏检。①降低抗筛细胞浓度，如果抗筛细胞太浓，每个细胞粘附抗体太少，可能导致意外抗体漏检；②提高血清与细胞比例（1∶10）；③采用增强剂；④增加抗球蛋白试验保温时间；⑤采用吸收/放散法浓缩抗体。

（2）抗体产生的早期漏检：抗体产生14~21天，在血清中查不到，只有在放散液中才能查到，常规抗筛方法会漏检。

（3）ABO亚型抗体漏检：因为抗筛细胞是O型。

（4）HLA抗体漏检：某些HLA抗体与红细胞上的血型抗原发生交叉反应。

（5）“不可检测型同种抗体”（undetectable alloantibody）漏检：不可检测型同种抗体是一种用现在的抗筛方法检查不出来，要用特殊试验检查诊断的意外抗体，它会导致无效输血、溶血性输血不良反应、胎儿新生儿溶血病（hemolytic disease of the fetus and newborn，HDFN）。

（6）“旁观者型抗体”（bystander）漏检：导致红细胞输注无效患者对供者红细胞的抗体与患者自己红细胞发生交叉反应，或免疫应答诱导产生了自生抗体等原因，结果不但导致体内供者红细胞破坏，也导致患者自身红细胞破坏，故致输血后血红蛋白不但没有升高，反而比输血前还低。

2. 供者红细胞潴留于某些脏器　正常人脾脏储存红细胞约占全身红细胞量的3%；当脾脏严重肿大时，储存量可以增加到50%~60%。

3. 大量输液血液稀释　临床检测的血红蛋白是患者体内血红蛋白浓度，不是总量，大量输液血液稀释可以导致血红蛋白浓度降低。

4. 成分血采集、制备和库存对红细胞的影响。

第三节　临床红细胞输注无效

一、临床输注红细胞的目的和要求

红细胞是人体血液中数量最多，也是功能最重要的一种细胞，其功能是运输氧、二氧化碳、电解质、葡萄糖以及氨基酸这些人体新陈代谢所必需物质，在肺脏和人体组织之间进行气体交换，同时还在酸碱平衡中起一定的缓冲作用。红细胞输注的目的主要是提高血液中的血红蛋白含量，恢复和维持携氧能力以及心功能，满足组织的供氧，维持机体供氧平衡。

红细胞输注适用于改善慢性贫血或急性失血导致的缺氧症状。红细胞输注应结合患者的病因、临床症状、血红蛋白浓度及其代偿能力等做出综合判断，并根据患者具体情况决定治疗方案。红细胞输注不适用于药物治疗有效的贫血，如缺铁性贫血通常口服铁剂治疗有效，仅在严重贫血伴有缺氧症状时可考虑输血；巨幼细胞性贫血疾病进程较慢，患者耐受性良好，补充维生素B_{12}和叶酸后，几周内血红蛋白即升高，极少需要输血；红细胞输注也不应作为扩充血容量、促进伤口愈合或改善人体状态的治疗手段。

然而，输注红细胞制剂后，可能出现输血不良反应或红细胞输注无效现象，因此，应严格参照红细胞输注要求进行输血，避免不良现象的发生。以下总结了红细胞输注无效的临床特征和临床表现。

二、红细胞输注无效的临床特征及影响

（一）红细胞输注无效的临床特征

1. 红细胞输注无效的实验室检测指标

（1）红细胞输注效果的检测指标：红细胞输注前后，血红蛋白升高值是判定输注效果的简单、可靠、直接、重要的指标之一。计算公式参见本章第二节。

（2）红细胞输注无效原因的检测指标：本章讨论的红细胞输注无效主要指临床未发现明确原因者。在进行临床诊断时，应排除常见原因，如患者病史、溶血反应（血型抗体、药物、化学因素、物理因素等原因所导致的溶血反应）、继续失血（内出血或隐性出血现象）及输液稀释等。因此，建议针对临床忽略、遗漏红细胞输注无效原因检测时，主要从免疫性抗原抗体反应和非免疫性抗原抗体反应入手。

1）免疫性：①ABO等稀有亚型的漏检[18]。当怀疑红细胞输注无效是由于ABO亚型漏检造成的，可以通过正反定型补充红细胞与抗-A1、抗-H、抗-A、B试剂的反应，反定型可增加血清与A2红细胞的反应进行检测。必要时可通过吸收放散试验检测红细胞上的弱A或弱B抗原，还可以通过检测唾液中的血型物质帮助推测*ABO*亚型。②取材不当。用血浆抗筛，漏检补体依赖抗体。用血清代替血浆进行抗体筛查。③特殊抗体的漏检。ABO亚型抗体的漏检。抗筛细胞抗原不全或“剂量效应”现象导致的漏检，若怀疑抗筛细胞抗原不全导致特殊抗体漏检，可以采用两种或两种以上的谱细胞进行抗体鉴定；若怀疑“剂量效应”现象导致抗体漏检，可以考虑采用纯合子排除法来确定特异性抗体。④检测方法不敏感。可以增加阴/阳性对照试验，必要时，应用抗体增强技术进行检测。⑤反应温度原因。25℃室温改为37℃条件下温浴，再进行试验。⑥Rh唯酶抗体的漏检。应用酶法进行检测。酶法分为一步法和二步法，一步法操作简便，可用于交叉配血；二步法更敏感，可用于抗体筛查和抗体鉴定。⑦“不可检测型同种抗体”的漏检，应用特殊方法进行检测。⑧HLA抗体的漏检。用群体反应性抗体（panel reactive antibody，PRA）进行检测。⑨药物

抗体的漏检。药物抗体对停药试验很敏感。⑩药物诱导的免疫性溶血性贫血。药物诱导的免疫性溶血性贫血(drug-induced immune hemolytic anemia, DIHA)是指患者在使用药物后由药物诱导机体产生抗药物抗体或者其他异常免疫应答而导致的免疫性溶血反应,可引起血管内溶血和血管外溶血。当抗球蛋白试验阳性、自身抗体阳性、抗体特异性未检出,都不能排除抗药物抗体所致红细胞输注无效,可以进行实验室诊断进行验证。根据患者用药不同可以将其分为四型,见表 30-1。

表 30-1　不同型药物的实验室诊断[19]

分型	代表药物	DAT	抗体筛查/红细胞放散液反应
半抗原型(药物吸附型)	青霉素、头孢替坦	强阳性(抗 IgG≥+++;抗 C_3d 0~++++)	血清标本检测,结果阳性,有时可能为阴性
免疫复合物型	头孢曲松、奎宁、奎尼丁、非甾体抗炎药	强阳性(抗 IgG 0~弱+;抗 C3d 弱+~++++)	血清标本检测,结果为阴性,若血清中存在未代谢完的药物,也可以表现为弱阳性
非免疫性蛋白吸附型	一代头孢、克拉维酸、舒巴坦、他唑巴坦、铂类	强阳性(抗 IgG 0~++++;抗 C3d 0~++++)	血清标本检测,结果为阴性
自身抗体产生型	甲基多巴,普鲁卡因胺、氟达拉滨	强阳性(抗 IgG≥+++;抗 C3d 0~++++)	标本为血清,结果为阳性

2）非免疫性:感染发热、肝脾大、恶性肿瘤、移植、弥散性血管内凝血(disseminated intravascular coagulation, DIC)等,均为临床常见的红细胞输注无效的非免疫性原因。实验室检查提示:血红蛋白、血细胞比容不升甚至降低,肝功能、凝血功能异常等可以很快明确红细胞输注无效原因。

3）与红细胞输注无效相关的检测指标:红细胞输注无效是一种由于免疫因素和非免疫因素导致的红细胞破坏过多,可造成机体发生溶血反应,使得溶血产物增加。因此,可通过检测溶血相关产物间接判断与溶血相关的红细胞输注无效的病例。溶血相关产物检测指标见表 30-2。

表 30-2　溶血相关产物的检测方法

	检测指标	检测方法	检测原理	提示红细胞输注无效的结果分析
红细胞代谢产物	含铁血黄素	普鲁士蓝染色法、HE 染色法	在亚铁氰化钾溶液的作用下,被稀盐酸分离出来的蛋白质与亚铁氰化钾反应,生成三价铁的亚铁氰化物普鲁士蓝。随后用红色染色剂进行复染	①前者见分散或成堆直径为 1~3μm 的蓝色闪光颗粒;②后者在镜下见棕黄色的粗大颗粒,具有折光性
	血浆结合珠蛋白	流式细胞术、ELISA	受检标本与固相载体表面的抗原或抗体起反应。用洗涤的方法使固相载体上形成的抗原抗体复合物与液体中的其他物质分开。加入酶标记的抗原或抗体,通过反应也结合在固相载体上。加入酶反应的底物后,底物被酶催化成为有色产物,产物的量与标本中受检物质的量直接相关,根据呈色的深浅进行定性或定量分析	检测含量减少值
	尿血红蛋白	尿液分析仪、胶体金法	结合免疫金标记技术和抗原抗体反应而形成的类似 ELISA 的一种技术	①血红蛋白值升高;②胶体金阳性

续表

	检测指标	检测方法	检测原理	提示红细胞输注无效的结果分析
红细胞代谢产物	胆红素	钒酸盐氧化法	胆红素在酸性环境(pH 3.0)被钒酸氧化成胆绿素，然后在450nm波长处测定钒酸加入前后的吸光度，由吸光度差值即可得出胆红素的含量	检测含量升高值
相关免疫物质	T淋巴细胞亚群及其细胞因子	ELISA、流式细胞术	ELISA原理同检测血浆结合珠蛋白	外周血 $CD3^+$ T细胞、$CD3^+CD4^+$ T细胞、$CD3^+CD8^-IL\text{-}17^+$ T细胞、IL-6、IL-17、IL-23较输血前明显增加，而 $CD4^+CD25^+$ Treg明显下降
	IgG亚类	微柱凝胶法、ELISA	ELISA原理同上	检测含量的升高值
	总补体溶血	脂质体免疫法	首先制备内部包裹有某种标记分子的免疫脂质体，使其与抗原、抗体特异性结合，通过脂质体结构的特殊改变，导致脂质体破裂，检测释放出的标记物	活性下降
	HLA抗体	补体依赖性细胞毒试验、ELISA	带有特异抗原的靶细胞与相应抗体结合后，在补体的参与下，引起靶细胞膜损伤，导致细胞膜的通透性增加、细胞死亡	①前者见死亡细胞；②HLA抗体含量增加
红细胞无效输注检测新技术	荧光探针法检测NO含量	利用NO将无荧光的荧光素-环胺-Cu^{2+}中Cu^{2+}置换出来，生成有荧光的物质，检测其荧光度		荧光度下降
	单核细胞单层试验	利用体外单核细胞吞噬抗体致敏后的红细胞		吞噬或黏附的单核细胞占总数的百分比 *PI* 值和阳性对照的 *PI* 值之比≥5%

2. 红细胞输注无效的临床表现　根据患者红细胞输注后乏力、心慌、头昏等贫血症状得不到有效改善，无明显的临床溶血症状，视为红细胞输注无效。若患者骨髓代偿，不一定有贫血表现。

（二）红细胞输注效果影响因素

1. 红细胞储存及运输时间　血液在储存过程中受储存、保养条件等多种因素的限制，pH失衡，K^+、Ca^{2+}等金属离子大量增加，其红细胞细胞膜的形态、生理功能受损严重，红细胞细胞膜的流动性和通透性发生改变，红细胞变形性降低，血液黏滞度增加，影响红细胞输注效果。其次，储存血中损失的NO会削弱患者血管扩张能力，导致缺血缺氧，影响红细胞输注效果，但是吸入低浓度NO后只对老年红细胞变形性有改善作用，对全血无影响。悬浮红细胞添加剂为MAP、SAGM、CPDA-1的保存期为35天，红细胞添加剂为生理盐水的保存期为24小时。红细胞保存温度为2~6℃、运输温度为2~10℃，最长运输时间不得超过24小时。红细胞储存时间大于14天是影响红细胞输注无效的重要原因。

2. 白细胞含量　1%的HLA同种免疫是由于红细胞悬液中仍含有少量白细胞抗体，而去白和洗涤红细胞因去除了绝大部分的白细胞抗原成分，显著降低了输血不良反应及红细胞输注无效的发生率，但洗涤红细胞在制备过程中会损失约20%~30%的红细胞，因此在评估洗涤红细胞输注疗效时应注意。

3. 妊娠次数　妊娠妇女可对胎儿红细胞表达的

异体抗原产生抗体，妊娠2次以上是红细胞输注无效的危险因素，同时是引起新生儿溶血病的原因之一。这也解释了女性患者发生红细胞输注无效频率多于男性患者[20]。

4. 发热　发热时机体常处于高代谢状态，血液循环增快，输入的部分红细胞容易被快速消耗，会影响输注效果。

5. 输血次数　输血后，红细胞输注无效频率占14.1%。输血次数>3次、既往输血量>10U，红细胞输注无效概率将显著升高。红细胞表面存在复杂的血型抗原，患者进行输血时，机体可识别整个红细胞或者其表面的一个或几个抗原表位，产生特异性抗体或C3受体、过氧化物歧化酶等免疫相关物质，当患者再次输入含有此抗原的红细胞时，可因免疫反应产生继发性抗体或回忆性抗体，产生抗原抗体反应，导致有效输注率降低。AABB技术手册（2008年版）显示，异体输血同种免疫概率为1%。

6. 疾病的影响　感染、肝脾大、DIC、移植及恶性肿瘤等一些疾病均会影响输注效果。其中，以免疫性疾病和恶性肿瘤为主，前者主要与意外抗体的影响有关，后者主要机制为患者体内单核吞噬细胞系统吞噬功能变强，红细胞被破坏，也可能患者存在长期潜在慢性出血现象，导致红细胞输注效果欠佳。

7. 药物性溶血性贫血　药物性溶血性贫血（drug hemolytic anemia，DHA）是指某些药物破坏红细胞稳定性而发生溶血，影响输注疗效。药物作为一种抗体可改变红细胞膜上的蛋白结构，激活免疫系统产生抗自身红细胞抗体，使红细胞裂解。DHA根据其中机制可分为三类：药物性免疫导致抗体介导的免疫反应；药物作用于酶缺陷的红细胞导致溶血；药物对异常血红蛋白所致的溶血反应，此种情况需停止所用药物控制溶血发生。

三、红细胞输注无效生物学机制

（一）免疫因素

1. ABO亚型等稀有血型漏检　由于ABO亚型、Rh血型中的某些抗原含量少，常规检测方法不容易检测出来，易造成抗原“少定”，或者操作不当等原因导致抗原“多定”，都可以导致红细胞输注无效。若患者血型抗原“少定”一般不会发生红细胞输注无效，反之，“多定”会发生红细胞输注无效；若为供者“少定”一般会发生红细胞输注无效，反之，“多定”不会发生红细胞输注无效。

（1）ABO及其亚型的误定：①“少定”。如将血型为A亚型的供者误定为O型血，作为O型红细胞制剂输入给O型血的患者。因O型血的患者体内含抗A抗体可与弱A抗原的A亚型反应，导致红细胞输注无效。②“多定”。如含有A1抗体的A_2型血患者误定为A型血，输入A_1型红细胞制剂时，会导致发生红细胞输注无效。

（2）Rh血型的误定：①“少定”。将D抗原弱的弱D型与Del型的供者误定为RhD阴性血，输入给RhD阴性的患者后可能产生抗D抗体，导致红细胞输注无效。②“多定”。将含有抗D抗体的RhD阴性的患者误定为RhD阳性血，输注RhD阳性红细胞制剂后产生抗原抗体反应，易发生红细胞输注无效。

2. 意外抗体和交叉配血漏检　意外抗体分为IgG和IgM两大类，是指血清中抗-A、抗-B以外的Rh、MNS、Kidd等其他血型抗体，包括ABO亚型抗体。有些抗体效价低或亲合力弱或相对应抗原弱的意外抗体，可以导致血管外溶血或轻/亚临床溶血。如果患者代偿功能良好，溶血现象被原发病掩盖，或存在特殊的临床状态等情况，患者临床溶血症状就会不明显，仅表现血红蛋白不升高或降低，实则红细胞寿命缩短导致的红细胞输注无效。

3. 特殊意外抗体漏检

（1）低效价抗体漏检：

1）试剂质量问题：效价≤2，积分≤5，抗体筛查和交叉配血容易漏检。抗筛细胞抗原覆盖不全或有些抗体具有“剂量效应”现象，都会导致抗体漏检现象。抗筛细胞覆盖不全会出现输血安全隐患和红细胞输注无效，因此，无论抗筛细胞还是抗体鉴定的谱细胞都应包含主要的血型抗原。理想的谱细胞应具有的红细胞表型应为：Rh、Kidd、MNS、Duffy、Diego、Xg、Kell、P和Lutheran等血型系统。建议在多种混合抗体情况下，需要采用2种或2种以上的谱细胞进行抗体鉴定[21]。红细胞膜上的抗原为杂合子时称该抗原为单剂量；红细胞膜上的抗原为纯合子时称该抗原为双剂量。“剂量效应”现象是指与单剂量抗原红细胞的结合能力较弱，与双剂量抗原红细胞结合能力较强的一些抗体，Rh、MNS、Kidd、Duffy血型系统的抗体常具有“剂量效应”现象，其中以抗E、抗C、抗M、抗S更易表现“剂量效应”现象[22]。有剂量效应的抗体与双剂量抗原谱细胞反应强度≤++（微柱凝胶法）时，单剂量抗原反应通常会明显减弱甚至阴性，造成意外抗体的漏检，导致红细胞输注无效。

2）免疫间隔时间长漏检：患者多年前曾经被免疫，产生的同种抗体可随时间的变化而减弱，外周血查不到相关抗体。如输血间隔时间长，输血前检测时易导致抗筛阴性或交叉配血相合现象，但进行输血治疗后1~2周，会激发再次免疫，产生回忆性抗体或继发性抗体，意外抗体迅速升高，排斥输血不合的红细胞，出现迟发性溶血反应或红细胞输注无效。

3）检测方法不敏感漏检：一些效价低、亲合力弱的意外抗体，采用常规方法可以导致其漏检，可以应用抗体增强的方法进行检测。

（2）补体依赖抗体漏检：取材不当，用血浆抗筛，会导致补体依赖抗体的漏检。常见的依赖补体的抗体有ABO、Lewis、Kidd等血型系统的抗体。临床为了追求简便，常应用EDTA抗凝的血浆抗筛。EDTA是钙离子螯合剂，会结合能激活补体系统的钙离子，导致补体系统不能被活化，不能被抗球蛋白试剂所检测。临床会发现应用含有抗凝剂的血浆得到抗筛阴性的标本，重新采集同一患者的、含有IgG抗体的血清标本进行抗球蛋白试验会出现++++的凝集反应结果，因此应该用血清代替血浆进行抗体筛查以避免补体依赖抗体的漏检。

（3）特殊抗体漏检：

1）ABO亚型抗体：因为抗筛细胞是O型，导致ABO亚型抗体全都漏检。

2）HLA抗体：HLA抗原是细胞表面的一种蛋白质，可刺激机体免疫系统产生相应抗体和特异性细胞免疫应答；红细胞上的血型抗原与HLA抗原可含有相同的抗原决定簇，可导致某些HLA抗体与红细胞上的血型抗原发生交叉反应，导致溶血性输血不良反应和红细胞输注无效；当抗筛阴性，直抗阳性可排除HLA抗体导致的红细胞输注无效。

3）Rh唯酶抗体漏检：应用微柱凝胶卡或聚凝胺试验进行抗筛检测可导致Rh唯酶抗体的漏检，应用酶法可检测到Rh唯酶抗体；但基层很少用酶法进行抗体筛查，就会导致Rh唯酶抗体的漏检。

4）早期抗体漏检：抗体产生14~21天，在血清中查不到，只有在放散液中才能查到，常规抗筛方法会漏检。

5）“不可检测型抗体”漏检：“不可检测型同种抗体”（undetectable alloantibody）不是试剂、技术等原因导致的抗体漏检，而是一种用现在的抗筛方法检查不出来的，要用特殊试验检查诊断的意外抗体。至今报告的不可检测型抗体都是针对RhC/E抗原的抗体，而非患者自身抗体；当输入RhC/E抗原阴性的红细胞时红细胞寿命正常，无不良反应，当输入RhC/E抗原阳性红细胞时，会导致抗原抗体反应，红细胞破坏，导致红细胞输注无效、溶血性输血不良反应。不可检测型同种抗体还可导致胎儿新生儿溶血病。

6）旁观者型抗体（bystander抗体）漏检：患者对供者红细胞的抗体与患者自身红细胞发生交叉反应或免疫应答诱导产生了自生抗体等原因，不但会导致体内的供者红细胞破坏，也导致患者自身红细胞破坏，于是输血后血红蛋白不但没有升高，比输血前还低，导致溶血性输血不良反应或红细胞输注无效。

7）药物抗体漏检：当患者需要输血时，恰逢其服用药物，会产生抗药物抗体与药物发生反应，引起血管内或血管外溶血导致红细胞输注无效；对确认存在药物抗体患者提醒临床停止使用该药并进行监测，确保患者安全，目前，国内已有公司开发出检测药物抗体试剂盒。

4. 自身抗体　自身抗体产生的机制十分复杂，可能是免疫识别功能异常、免疫监视、内分泌紊乱、遗传、感染等多种因素共同作用的结果。患者血浆中游离的自身抗体能致敏供者红细胞致使红细胞寿命变短，红细胞被破坏增多。而同种抗体的存在会干扰输血前抗筛结果，使患者的输血风险进一步加大。自身抗体阳性患者同种抗体的并存率高达11%~40%，它会掩盖同种抗体，导致同种抗体漏检而发生红细胞输注无效或溶血反应。因此，自身抗体阳性患者输血前检测鉴定是否存在同种抗体非常关键，可以帮助选择配合的红细胞输注，避免红细胞输注无效的发生。

（二）非免疫因素

感染发热、非溶血性输血不良反应、肝脾大、弥散性血管内凝血、骨髓移植、原位溶血、噬血细胞综合征及细菌污染等均能导致红细胞输注无效。

1. 感染发热　细菌、病毒侵袭机体引起感染发热后会激活炎症细胞，产生一些炎症因子，如趋化因子及促炎症细胞因子，这些因子会导致红细胞破坏。感染发热患者也处于高代谢状态，血液流动加速，输入的部分红细胞容易被消耗，导致红细胞输注无效。而且温度越高，红细胞寿命越低，红细胞输注无效概率越大。

2. 非溶血性输血不良反应　输入含有白细胞的成分血与患者体内已有的抗体发生抗原抗体反应或者血液储存过程中白细胞或血小板产生的细胞因子常导致患者发生非溶血性输血不良反应，导致红细胞输注无效。

3. 潴留器官　肝脾大时，输血后，血红蛋白升高值未达到预期值，提示红细胞输注无效，可以进行脾动脉栓塞治疗改善该症状。正常人，肝脾中红细胞储存量为全身的红细胞量的3%，肝脾大时，红细胞储存量可达到50%~60%，且肝脾的巨噬细胞吞噬能力增强或巨噬细胞中一些蛋白表达上调，导致红细胞破坏量较正常多30%左右，引起红细胞输注无效。

（三）其他原因

1. 红细胞制剂的储存时间　红细胞在储存过程中，可能出现细胞膜改变，血细胞比容降低，血红蛋白漏出，腺苷三磷酸减少，乳酸堆积等现象，加快红细胞的清除速度，导致红细胞输注无效。随着储存时间延长，红细胞表面积会减少导致变形能力下降，红细胞通过血管时易发生破碎，也会导致红细胞输注无效。此外，红细胞制剂储存期间，CD47表达下降或红细胞表面分子重排使得正常在红细胞膜内侧的磷脂酰丝氨酸分子暴露在细胞膜外侧，导致巨噬细胞清除红细胞能力增强，导致红细胞输注无效。但是国家规定保存期的红细胞受影响不大，应避免临床出现要“新鲜血”输血而不要保存期内血液输血的现象。

2. 交叉配血方法的敏感度　现在常用的交叉配血方法有盐水配血法、聚凝胺法及微柱凝胶法和抗球蛋白法等，各种方法都会导致血型抗体漏检，导致红细胞输注无效。微柱凝胶法易漏检Rh唯酶抗体，聚凝胺法易漏检Kell、JK和Kidd血型系统抗体，如抗JKa抗体和抗k抗体，酶介质法易漏检MNS血型系统抗体。

3. 输血不良反应

（1）非溶血性输血不良反应：白细胞抗体或HLA抗体引起。

（2）溶血性输血不良反应：临床溶血性输血不良反应有三种。

1）急性溶血：临床上不易漏诊，一般患者或家属最先发现。

2）迟发性溶血：指输血后2~21天，大部分为输血后3~7天发生，输血后不能用原发病解释的贫血症状或血红蛋白下降等临床表现者。此症状容易被原发病掩盖发生漏诊。

3）代偿性血红蛋白不升高型溶血：因为不发生溶血性输血不良反应，因此得不到临床重视，此症状基本全漏检。

第四节　红细胞输注无效实验室诊断

本章前三节已经详细阐述了红细胞输注无效的研究过程。从研究历史、定义、诊断标准、影响因素及机制、实验室检测指标逐一细述非常详尽。但是作为输血科实验室工作人员遇到红细胞输注无效，我们从哪里寻找切入点呢？

红细胞输注无效的实验室诊断标准：在输注红细胞后，患者无活动性出血的情况下临床症状、体征未见好转，实验室复查血常规血红蛋白、血细胞比容未达到预期理论值，甚至降低，网织红细胞正常或增多，提示红细胞输注无效。其他实验室检查可能发现：DAT阳性、标本溶血、血红蛋白尿、血清结合珠蛋白减少、肝功能、凝血功能异常。ELISA法和流式细胞技术检测到外周血$CD3^+$T细胞、$CD3^+$ $CD4^+$T细胞、$CD3^+CD8^-$IL-17^+T细胞、IL-6、IL-17、IL-23较输血前明显增加，而$CD4^+$ $CD25^+$Treg明显下降，也提示红细胞输注无效。

运用现有实验室条件找到红细胞输注无效原因的主要方法：做好临床输血管理，杜绝盲目输血。输血科要立足输血相容性检测，有条件的实验室结合分子生物学技术、临床资料，分析、解释异常结果，做好实验室诊断为临床医生输血提供精准信息。

一、试验前准备

（一）回顾输血前试验记录

了解试验结果判读是否准确。是否存在本章第三节提及的“漏检”情况。

（二）临床调查

性别、年龄、是否双胞胎、临床诊断、临床治疗情况（输血史、移植、用药史）。逐一排除患者感染、发热、肝脾大、继续失血（包括隐性失血）、血液稀释、血液保存运输不当等原因。

（三）标本采集

请临床重新采集1份EDTA抗凝血样4ml，1份非抗凝血样10ml待检。EDTA抗凝血样用于制备试验所需红细胞，不用其血浆是由于EDTA是钙离子螯合剂，导致补体系统不能被活化，不被抗球蛋白试剂所检测。非抗凝标本用于血清试验检测。

（四）结果检测

检查设备、试剂、耗材进行当日室内质控，确保试验结果准确。

二、红细胞输注无效的实验室诊断

（一）直接抗球蛋白试验

利用抗球蛋白试剂检测红细胞膜上是否已被IgG抗体或补体所致敏。红细胞输注无效的原因也可能是患者或献血者IgG抗体或补体依赖漏检。所以，患者和献血者均要复核。

1. 试剂　抗球蛋白（抗IgG，C_3d）、抗球蛋白抗IgG、抗球蛋白抗C_3d、2%~5%抗球蛋白（抗IgG，C_3d）试剂致敏的红细胞悬液、生理盐水。

2. 操作步骤　取一组4支清洁试管标记后分别

加入复温后的抗球蛋白(抗 IgG, C_3d)、抗球蛋白抗IgG、抗球蛋白抗 C_3d、盐水试剂各 1 滴，三洗 EDTA 抗凝的患者或献血者红细胞配制 2%~5%细胞悬液加入以上 4 支试管中各 1 滴，轻轻摇匀，转速 900~1 000g 立即离心 15 秒看结果。

3. 结果判读　盐水管阴性，其余三管只要任何一管阳性 DAT 结果判断为阳性；盐水管阴性，其余三管皆阴性，之后向各管加入 1 滴抗球蛋白(抗 IgG, C_3d)试剂致敏的红细胞悬液轻轻摇匀再次离心，盐水管阴性，其余三管皆阳性，DAT 结果判断为阴性；盐水管阳性，实验失败分析原因后重做。对于 DAT 阳性标本，要关注在后续输血相容性检测中会受其干扰，最好将待检红细胞处理为 DAT 阴性再进行后续检测。

4. 注意事项　DAT 阴性不一定证明红细胞上没有结合球蛋白分子，红细胞上吸附抗体太少 DAT 可以呈阴性。显微镜下观察试验结果。DAT 阳性反应强度<+，进行热放散，放散液做抗体鉴定。DAT 阳性反应强度≥++，选择磷酸氯喹放散、乙醚放散、冷酸放散等，放散液做抗体鉴定。

（二）ABO 亚型漏检的实验室诊断

1. 试管法　是常规检测方法，亚型表现通常是正反定型结果不一致。即正定型反应强度<++++，反定型反应强度<++都属于正反定型结果不一致。此时，大多由于反应强度没有达到要求被忽略而导致的漏检。因此，在复核血型时一定关注反应强度的判读。

在排除年龄、疾病(白血病、恶性肿瘤、低丙种球蛋白血症、自身抗体、嵌合体血型、过客淋巴综合征)、3 个月内输血史、临床治疗等诸多情况的影响，改变反应条件仍然正反定型不符，则需要加做抗-A_1、抗-H、抗-AB、A_2 细胞、O 细胞、自身细胞试验观察结果。根据 ABO 亚型反应特征，对照血型血清学反应格局初步判断。通过正反定型加强试验项目我们不仅可以初步鉴定 ABO 亚型，还可以发现 ABO 亚型抗体如抗-A_1。具体如表 30-3 所示 ABO 亚型反应特征。

表 30-3　ABO 亚型的血清学特征

表型	红细胞与抗血清反应					血清与试剂红细胞反应				唾液(分泌型)
	抗-A	抗-A_1	抗-B	抗-A,B	抗-H	A_{1c}	A_{2c}	B_c	O_c	
A_1	++++	++++	0	++++	0	0	0	++++	0	A,H
A_2	++++	0	0	++++	++	0/++	0	++++	0	A,H
A_3	++^{mf}	0	0	++^{mf}	+++	0/++	0	++++	0	A,H
A_m	0/+	0	0	+	++++	0	0	++++	0	A,H
A_x	0/±	0	0	0	++++	0/++	0	++++	0	H
A_{el}	0	0	0	0	++++	0/++	0	++++	0	H
A_{int}	++++	++	0	++++	+++	0	0	++++	0	A,H
B	0	0	++++	++++	0	++++	+++	0	0	B,H
B_3	0	0	+^{mf}	++^{mf}	++++	++++	+++	0	0	B,H
B_m	0	0	0	0/+	++++	++++	+++	0	0	B,H
B_x	0	0	0/±	0/++	++++	++++	+++	0	0	H
A_1B	++++	++++	++++	++++	0	0	0	0	0	A,B,H
A_2B	++++	0	++++	++++	+/0	+/0	+++	++++	0	A,B,H
B(A)	<++*	0	++++	++++	0	++++	0	0	0	B,H
O	0	0	0	0	++++	++++	+++	++++	0	
O_h	0	0	0	0	0	++++	+++	++++	++++	

注：^{mf} 混合凝集；* 单克隆抗体检测。

2. 吸收放散试验　主要用于检测红细胞上弱抗原。

3. 唾液型物质检测　主要用于分泌型受检者唾液中 A 或 B 型物质的检测，以确认其 ABO 血型。

4. 血型基因检测　随着分子生物学检测技术发展，试剂成本降低，血型基因检测技术在临床血型鉴定中逐渐推广，在 ABO 亚型及 Rh 血型等稀有血型鉴定中利用荧光 PCR 试验进行基因分型检测，此项检测与测序结果相符度好，辅助血型鉴定准确度高。用于低效价血型抗体漏检所致红细胞输注无效的实验室诊断具有意义[23]，有条件的实验室可以开展。

上述实验具体操作在《输血免疫血液学实验技术》一书中有详尽阐述[23]。

（三）意外抗体漏检的实验室诊断

在不同实验条件下（介质、温度、方法）常规抗体筛查试验检出抗体的能力不同，造成漏检特殊抗体导致红细胞输注无效。由于常规抗体筛查试验存在局限性，所以在复核时注意：①采用血清标本确保补体依赖抗体不漏检。②条件允许尽量准备几个厂家的抗体筛查试剂红细胞、谱细胞并仔细研究其格局。③标识出杂合子细胞，反应时由于剂量效应会漏检抗体。如 Rh、MNSs、Kidd、Duffy 抗体。④标识出 IgM 类抗体，如抗-N、抗-I、和抗-P1；IgG 类抗体如 Rh、Kell、Kidd、Duffy 和 Ss 抗体；混合抗体如 Lewis 和 M 抗体。⑤会导致体外溶血，例如抗-Le^a、抗-Le^b、抗-Jk^a、抗-Vel 等。⑥抗-Sd^a、Lutheran 抗体反应会出现混合视野。⑦酶技术容易破坏 MNSs、Duffy 抗原，对 Rh、Kidd、Diego、Kx、Colton 可增强反应。⑧分析现有试剂红细胞是否可以互补缺陷。⑨DAT 阳性者，同时用放散液进行抗体筛查。总之，必须充分考虑到日常漏检抗体的特殊性，综合分析后灵活运用众多抗体筛查或抗体鉴定技术（盐水试管法、抗球蛋白试验、酶法、聚凝胺法、微柱凝胶法）的优势选择正确的方法，结合中和抑制试验、吸收放散试验对待检血样进行检测，得到可靠的结果，才能从实验中获取有效信息。列举以下常规方法，通常选择 2 种以上同时检测有助进行分析判断。

1. 盐水介质试管法　主要检测 IgM 类意外抗体。

（1）操作步骤：按产品说明书操作。取两组 4 支清洁试管标记后分别加入Ⅰ、Ⅱ、Ⅲ抗体筛查试剂红细胞各 1 滴，第四支清洁试管标记“自身”加入三洗的患者或献血者红细胞配制 2%～5%细胞悬液 1 滴，然后 4 支试管都加入患者或献血者血清各 3 滴，轻轻摇匀，转速 1 000g 立即离心 15 秒肉眼观察有无凝集溶血，无凝集溶血管低倍镜下看结果。之后，可将这 4 支试管置于 4℃ 15 分钟，重复上述步骤。

（2）结果判读：“自身”阴性，只要有一个筛选细胞出现凝集或者溶血判定为阳性结果，说明患者或献血者血清中可能存在同种抗体，如 MNSs、P、Lewis 系统抗体和抗-I 等，有溶血考虑 Lewis 系统抗体。抗筛阳性进一步用谱细胞做抗体鉴定，按反应格局鉴定抗体特异性。“自身”阴性，所有试剂红细胞都无凝集无溶血则判为未检出意外抗体，即并不一定没有抗体。“自身”阳性，抗筛阴性说明可能存在药物抗体或自身抗体。“自身”阳性，抗筛阳性说明可能存在同种抗体和自身抗体。IgM 类意外抗体 4℃反应可加强，结果判读同前。

2. 经典抗球蛋白法　主要检测 IgG 类意外抗体。

（1）操作步骤：取两组 4 支清洁试管标记后分别加入Ⅰ、Ⅱ、Ⅲ抗体筛查试剂红细胞各 1 滴，第四支清洁试管标记“自身”加入三洗的患者或献血者红细胞配制 2%～5%细胞悬液 1 滴，然后 4 支试管都加入患者或献血者血清各 3 滴，轻轻摇匀，将这 4 支试管置于 37℃孵育 30～60 分钟，转速 1 000g 立即离心 15 秒低倍镜下看结果。IgG 类意外抗体 37℃反应可加强。之后，轻轻摇匀这 4 支试管，用盐水洗涤 3～4 次，最后一次尽量扣干上清，各加抗球蛋白试剂 1 滴摇匀，转速 1 000g 立即离心 15 秒低倍镜下看结果。

（2）结果判读：“自身”阴性，只要有一个筛选细胞出现凝集判定为阳性结果，说明患者或献血者血清中可能存在 IgG 类同种抗体，如 Rh、Kell、Kidd、Duffy 和 Ss 抗体；混合抗体，Lewis 和 M 抗体。抗筛阳性进一步用谱细胞做抗体鉴定，按反应格局鉴定抗体特异性。“自身”阴性，所有试剂红细胞都无凝集则判为未检出意外抗体，即并不一定没有抗体。“自身”阳性，抗筛阴性说明可能存在药物抗体或自身抗体。“自身”阳性，抗筛阳性说明可能存在同种抗体和自身抗体。稀释血清至“自身”阴性，此浓度的血清进一步用谱细胞做抗体鉴定，按反应格局鉴定抗体特异性。

3. 聚凝胺法　可以检测 IgM 类、IgG 类抗体。

（1）操作步骤：按产品说明书操作。取两组 4 支清洁试管标记后分别加入Ⅰ、Ⅱ、Ⅲ抗体筛查试剂红细胞各 1 滴，第四支清洁试管标记“自身”加入三洗的患者或献血者红细胞配制 2%～5%细胞悬液 1 滴，然后 4 支试管都加入患者或献血者血清各 3 滴，轻轻摇匀，各管加入 LIM 液，0. 65ml 摇匀，室温孵育 1 分钟后再加入聚凝胺各 2 滴混匀转速 1 000g 立即离心 10 秒，弃上清不沥干，观察细胞扣有无明显凝集，无凝集试验失败重新做。有凝集，各管加入重悬液 2 滴轻轻摇动试管混合并观察结果。在 60 秒内凝集散开，判读未检出意外抗体。如果凝集不散开，则为红细胞抗原抗体结合的特异性反应，抗筛结果阳性。

（2）结果判读：“自身”阴性，只要有一个筛选细胞出现凝集判定为阳性结果，说明患者或献血者血清中可能存在同种抗体。抗筛阳性进一步用谱细胞做抗体鉴定，按反应格局鉴定抗体特异性。“自身”阴性，所有试剂红细胞都无凝集则判为未检出意外抗体，即并不一定没有抗体。“自身”阳性，抗筛阴性说明可能存在药物抗体或自身抗体。“自身”阳性，抗筛阳性说明可能存在同种抗体和自身抗体。稀释血清至“自身”阴性，用此浓度的血清进一步用谱细胞做抗体鉴定，按反应格局鉴定抗体特异性。

4. 酶法　是输血相容性检测试验的一种补充方法，不作为常规方法使用。具体操作在《输血免疫血液学实验技术》一书中有详尽介绍[23]。

（四）交叉配血漏检的实验室诊断

实验室诊断方法仍然是盐水法、抗球蛋白法、聚凝胺法、酶法、微柱凝胶法。交叉配血漏检在输血前常有直抗阳性干扰造成次侧阳性，临床通常提供洗涤红细胞而忽略进一步调查抗体特异性。但是在调查红细胞输注无效时就不能如此简化流程。当然主侧阳性漏检也必须高度重视。实验室过程一定不能忽略任何可疑线索认真复核。同时，结合前面4项找出最终导致红细胞输注无效的原因，见表30-4。

表30-4　次侧、主侧配血不合的结果解释及对策

	DAT	自身对照试验	抗体筛查试验	结果解释	对策
次侧配血不合	阳性	阴性	阴性	冷凝集 血清蛋白紊乱	升高反应温度 去上清加盐水散开
	阳性	阳性	阴性	冷凝集 血清蛋白紊乱 存在自身抗体	升高反应温度 去上清加盐水散开 淘汰献血者
	阳性	阳性	阳性	冷凝集 血清蛋白紊乱 自身抗体 患者红细胞的抗体	升高反应温度 去上清加盐水散开 淘汰献血者
主侧配血不合	阳性	阴性	阴性	药物抗体？	停药后择期配血
	阳性	阳性	阴性	自身抗体	不影响配血
	阳性	阳性	阳性	自身抗体、自身抗体+同种抗体	AIHA 配血原则[23]
	阴性	阳性	阴性	试验失败	重做试验
	阴性	阳性	阳性	冷凝集 血清蛋白紊乱 试剂介质的抗体	升高反应温度 去上清加盐水散开 换试剂介质
	阴性	阴性	阳性	存在同种抗体	抗体鉴定选择抗原阴性献血者
	阳性	阴性	阳性	试验失败，重做	重做试验
	阴性	阴性	阴性	ABO 亚型抗体 低频抗体、剂量效应抗体	ABO 亚型鉴定 换献血者另配

另外，我们能得到的患者、献血者复核血样都是有限的。更需要前期规划好实验方案，找出导致红细胞输注无效原因。以上介绍仅为常用的实验室诊断方法及思路，实际情况会更加错综复杂，需要不断总结积累，才能完成正确的实验室诊断。

第五节　红细胞输注无效的对策

一、预防红细胞输注无效

（一）对血液标本的要求

交叉配血标本、抗体筛选标本应该准确反映目前患者体内的免疫状况。一些有输血或妊娠史的患者输血前抗体检测结果阴性，但是当再次输血时即可迅速发生免疫回忆反应，造成迟发性溶血反应或红细胞输注无效。因此，虽然可使用72小时之内的血液标本来进行交叉配血，但有妊娠或反复输血史的患者建议使用24小时内的标本。同时，检测结合补体类意外抗体的受检样品应使用新鲜采集的不抗凝血，分离出血清后使用，如果冰冻保存，可以保存数周；对于陈旧血清，必须加入含补体的新鲜人血清，通常是新鲜AB型血清。

（二）预防抗体筛查漏检

1. 严格遵循《临床输血技术规范》的规定　对于

短期内需要多次输血者、有输血史或妊娠史的患者，应选择合适的检测方法进行抗体筛查和抗体鉴定试验，同时可通过交叉配血结果验证特异性抗体的推断。

2. 规范操作　对输血科技术人员的培训，严格按照实验的技术操作规程进行操作，另外要加强对试剂采购的监管，避免因试剂、方法、操作造成漏检。尤其注意多次输血、多次妊娠等对意外抗体的影响，国外患者输血史档案会随身携带，国内患者要详细问病史。

3. 注意“剂量效应”　现象对意外抗体鉴定的影响，这对于有效消除其对于意外抗体鉴定及交叉配血工作的影响有着重要意义。选择不带特异抗体对应抗原的红细胞且与患者分型相同、交叉配血相合的供血者输血，尤其意外抗体 80% 是 Rh 抗体，尽量做到 ABO、RhCcDEe 同型输血。

（三）选择高灵敏性的交叉配血方法

现在常用的交叉配血方法有盐水配血法、聚凝胺法及微柱凝胶法和抗球蛋白法等，各种方法都会导致血型抗体漏检。有些结合补体的 IgG 抗体，要用患者血清交叉配血。几种交叉配血方法相对而言，抗球蛋白法虽然所需时间较长，但灵敏度更高、结果更准确，且具有血清学操作标准化、重复性好、结果稳定，使配血结果更可靠。有时出现红细胞输注无效的患者应用常规检测方法无法检测出低效价的意外抗体，必须应用抗体增强的方法进行检测：①降低抗筛细胞的浓度 2%～3% 为宜。如果太浓，每个细胞都会黏附抗体少，易造成抗体漏检。②增加待检血清和意外抗体筛查细胞的比例（5～10）∶1 为宜。③采用的增强剂（LISS，22% 牛白蛋白，PEG，酶处理）。④延长抗球蛋白试验的孵育时间，抗球蛋白试验可保温 60 分钟。⑤采用吸收/放散法浓缩抗体，注意放散液不稳定，放置时需加 6% 牛白蛋白。

（四）合理使用库存血液

库存血中红细胞流变特性直接影响红细胞质量和输注效果。血液保存时间最好在 3 周以内，3 周后红细胞的变形性和黏性会发生改变。在红细胞输注时，应依据患者的诊断、病史、年龄等实际情况给予患者不同储存时间且适宜的血液。尤其应严格控制多次输血或自身免疫系统疾病的患者所需红细胞制剂的储存时间。而且针对 NO 损失造成的红细胞输注无效，可以吸入低浓度的 NO 降低老年红细胞的被清除率，这样不仅可以降低红细胞被清除的可能性，还可以使存活下来的红细胞更好发挥功能。另外可以应用去白细胞悬浮红细胞或洗涤红细胞输注，以减少白细胞抗体的产生，避免红细胞输注无效。

（五）正确选用红细胞制剂

最常见的输血不良反应为发热反应和过敏反应。大多数发热反应与多次输入 HLA 不相合的白细胞、血小板有关，因此对于多次或有大量输血史的患者以及有妊娠、流产史者，滤除白细胞的血液能显著降低输血不良反应和红细胞输注无效的发生率。预防溶血反应可选用洗涤红细胞等。因此，应根据患者情况选择合适的红细胞类型，如使用辐照红细胞、洗涤红细胞等，以达到有效输注。

（六）尽量多个血型系统同型输注

对于有多次或有大量输血史，以及有多次妊娠、流产史患者，应常规进行抗体筛查试验，若检测结果为阳性应做抗体鉴定试验。大多数情况下 Rh 血型系统抗体产生情况多见，建议开展 RhDCcEe 血型系统分型，保证受血者和供血者双方 C、c、D、E、e 等抗原相同或使供者抗原种类比患者少才能安全精准输血，避免红细胞输注无效。尽可能做到 ABO 和 Rh 两种血型系统的匹配性输血，且针对长期输血患者，采用一次性足量输血的方法，尽可能减少输血次数。而对于 ABO 及其亚型、Rh 血型抗体不合的患者，建议医生在输血前权衡利弊，尽可能不要输血，如必须输血，对患者自身条件符合自体输血指征的患者鼓励其进行自体输血，针对抗筛阳性的患者，建立档案库。在其今后的输血治疗中，不仅能缩短检测时间，尽快安全输血，也能有效降低输注无效的发生率。针对老年人输注无效率较高的现象，应先积极治疗原发病，控制感染，尽量少输血，并尽可能给予新鲜的红细胞同时补充 ATP 制剂。

（七）加强管理

1. 输血科的管理　现在有些医生在患者输了血后，没有发现输血不良反应，只是血红蛋白未升高，就不找原因，给患者继续输血，这样不仅造成血资源浪费也会增加患者经济负担。

2. 医生的管理　临床医生应当给患者制订独立、安全、有效的个体化输血策略，如针对肝脾大导致的红细胞输注无效可以行脾动脉栓塞术治疗等。

3. 多学科合作与沟通　临床医生与输血科人员沟通，对每例患者的输血效果进行追踪或者给予疗效评价，且若非紧急情况，输血前后应检查血红蛋白值，而不是只凭“肉眼”观察病情或只凭患者主诉来判断输注效果。

二、处理红细胞输注无效

临床上一旦出现红细胞输注无效，首先需查找病因，判断病因是免疫性还是非免疫性因素，针对不同原因采取不同治疗对策，以去除病因、治疗原发病为主，而非盲目增加红细胞输注量来提高输注疗效。

目前研究较多的为免疫因素所致的红细胞输注无效，对策有：①严格掌握输血适应证；②减低红细胞储存损伤及储存时间；③选择年轻红细胞制剂。而对于免疫因素所致者更重要的是预防，如：a. 降低红细胞输注的阈值；b. 控制输血次数和剂量；c. 避免暴露供者抗原。对于长期需要红细胞输注支持疗法者，尽量选择 HLA 相合的固定供者。

而关于非免疫因素如发热、感染等，相应对策有：①输注 HLA 相合的红细胞；②重视输血前抗体的检测；③去除白细胞；④避免输血不良反应；⑤血浆置换或洗涤红细胞联合血浆置换输血，尤其针对 AIHA 患者，不仅能提高红细胞数目、血红蛋白水平，还能显著降低 AIHA 患者体内自身抗体以及免疫复合物；⑥推广自体输血。在排除了非免疫性相关因素后，受血者机体内检测出 HLA 抗体者需输入 HLA 适合的红细胞，若仍输注无效患者则应考虑输入 HPA 适合的红细胞。

三、红细胞输注无效研究存在的问题

红细胞输注是临床常用挽救患者生命的重要手段，但血液制剂宝贵，因此关注红细胞输注疗效成为临床医生的又一职责。而红细胞输注无效也是导致血液资源浪费的情况之一。随着输血在临床上的广泛应用，红细胞输注无效及输血不良反应逐一显露。目前，国内外学者对输血不良反应和血小板输注无效问题的研究较多，但对于红细胞输注无效的关注度仍较匮乏，这在临床患者的输血中得以体现。一般情况下，许多临床医生只关注是否存在输血不良反应，而很少关注输血效果，这不仅浪费了珍贵的血液制剂，同时增加了输血风险并延误了患者治疗。因此，输注时或输注后应全面监测输血的临床效果，目前虽然针对红细胞输注无效已提出了不少有效措施，如输血前抗体筛查，选择高效灵敏的配血方法，严格掌握红细胞输注指征，制订安全有效的个体化输血方法，及时进行输血效果评价等；然而临床疾病复杂多变，如何制订合理的输血策略和建立相关标准都需要进一步地深入研究，以期为临床提供处理红细胞输注无效合理的、规范的流程，并指导临床合理、科学和安全使用血液。

第六节　红细胞输注无效中有待研究的几个问题

一、输注无效评价指标的完善及分类定位

（一）输注无效评价的指标及检测

1. 检测红细胞输注后血红蛋白（Hb）的变化　以红细胞输注后患者 24 小时血红蛋白的变化来评估红细胞的输注效果，总结国内文献大致有以下两种观点：①观点 1：输血后 24 小时内复查患者血红蛋白，如果与输血前比较，血红蛋白未升高到预期值并且排除继续失血、血液被稀释等原因，且临床未见溶血性输血不良反应体征，即视为红细胞输注无效[1,24]，血红蛋白预期值计算公式见本章第二节。②观点 2：患者接受 2 单位红细胞，输血后 12~24 小时内首次检测其血红蛋白的提升值应≥10g/L。如能除外已知影响血红蛋白升高的因素，否则血红蛋白未达上述预期值者，则界定为红细胞输注无效[25]。

2. 红细胞输注后检测血红蛋白的时间　红细胞输注后检测血红蛋白浓度的时间对判定红细胞输注效果的影响。

（1）不受检测时间影响的证据：国外研究认为[26]，通过对贫血的输血患者在输血后 15、30、60、120 分钟和 24 小时的血红蛋白浓度和血细胞比容值的测定，发现上述测定时间，血红蛋白值均无差异，15 分钟和 24 小时之间的一致性非常好。急性贫血和慢性输血患者一样，只要排除了活动性出血情况，输 2U 红细胞制剂，输注后血红蛋白的浓度迅速平衡。颠覆了人们普遍认为的输血后血液中血红蛋白浓度平衡需要很长一段时间的认知，在 24 小时内检测患者输血后血红蛋白浓度不受时间限制。

（2）不受检测时间影响的意义：为输血效果评估检测和其他检验项目合并采样提供了理论依据，可以方便临床操作，有助于减少医源性失血。

3. 红细胞溶血代谢产物的检测　仅以血红蛋白浓度评价输血效果不全面，要进一步考虑检测血浆中的溶血产物。红细胞输注无效往往是由于红细胞破坏过多所致，这样输入的红细胞破坏后，血浆游离血红蛋白会明显升高，游离血红蛋白进一步被单核吞噬系统吞噬处理，分解为游离胆红素、直接胆红素、总胆红素，游离血红蛋白和胆红素可间接反映红细胞输注无效的程度，其中游离胆红素最先升高。研究发现[16]，可以通过含铁血黄素检测试验、血浆结合珠蛋

白试验、胆红素测定等试验证据证明红细胞发生了溶血，则可更加精准提示红细胞去向。

4. 机体内 NO 水平检测 NO 是一种不稳定的生物自由基，除了能够保持红细胞变形性、减少红细胞凋亡以外，在血液循环系统中发挥着重要的生理作用，包括松弛血管平滑肌、扩张微小血管，神经递质和介导细胞免疫反应三大作用。当红细胞破坏过多，血浆内游离血红蛋白含量增加，使得机体内 NO 减少，从而降低血管内皮中的 NO 利用率，造成内皮功能障碍，血小板及凝血因子活化等现象发生。NO 表达量减少可提示发生溶血。

（二）红细胞输注无效的分类定位

2020 年 4 月发布的输血医学常用术语，把对输血链中所有与血液安全有关的幸免事件、不良事件、不良反应都分类到了血液安全监测的框架下，但尚未提到红细胞输注无效这个概念，红细胞输注无效问题还没有受到广泛重视。

1. 红细胞输注无效与血液安全监测的关系

（1）血液安全监测的概念：所谓的血液安全监测是指通过对相关信息进行持续、规范地收集、调查、鉴定、分析和报告，对输血的必要性进行客观评估和输血后效果评价并持续改进。

（2）血液安全监测的意义：可以确定事件的原因、后果、残余风险和变化趋势，可以通过早期预警以阻止或预防事件发生或再发生，可以改善决策机制，通过具有针对性和有效性的教育培训指导输血链中实践改进，促进临床输血的安全、合理。

血液安全监测是血液质量管理体系的基本组成部分，但红细胞输注无效现象未被提及。

2. 红细胞输注无效与输血不良反应的关系

（1）输血不良反应的分类：从输血不良反应的原因来分类，可分为两部分，非免疫性输血不良反应和免疫性输血不良反应。①非免疫性输血不良反应是指非免疫机制引起的输血不良反应，包括输血相关性低血压、输血相关循环超负荷、输血相关呼吸困难、急性疼痛输血不良反应、大量输血相关并发症等。②免疫性输血不良反应是指因输血导致受血者体内抗原-抗体反应和/或免疫细胞激活所产生的应答，包括过敏反应、急性溶血性输血不良反应、慢性溶血性、非溶血性发热反应、输血后紫癜、输血相关移植物抗宿主病、输血相关急性肺损伤、血小板输注无效、同种异体免疫和输血相关免疫调节。

（2）输注无效与输血不良反应：无论是免疫性还是非免疫性输血不良反应，都有可能造成红细胞输注无效。输血不良反应是血液安全监测研究的一个重要方面，输注无效应作为一种特殊的输血不良反应分类定位和特别关注。

二、红细胞临床输注无效研究的局限性

（一）证明药物有效性的原则

医学上检测某种药物是不是真的有作用，要遵循药物有效性的验证原则，即“大样本、对照、随机化、双盲”四原则。

1. 大样本 测试人数足够多，获得的数据统计学上更可信，结论才有说服力。

2. 对照 设立对照组，确保除了自变量的干预这一点不同外，其他都相同，最大限度排除其他因素干扰。有了对照组，实验组和对照组差异才能被解释成自变量的作用。

3. 随机化 为消除对照组和实验组群体的个体差异，实验组和对照组的受试对象需要完全随机。各组受试者（实验组和对照组）随机分配，并互相有可比性。

4. 双盲 各组受试者和研究人员都不知道是药物还是安慰剂，这样受试者没有受到心理暗示，采集的数据更客观，分析结果时也可避免研究人员的主观偏向。

（二）红细胞临床输注无效研究的局限性

1. 血液资源短缺 血液是一种药物，同样也应遵循“大样本、随机化、对照、双盲”的原则进行临床有效性研究。但血液又是一种特殊的药物，临床践中受到更多的制约因素。比如研究新型冠状病毒肺炎患者康复期血浆治疗效果时，由于康复期血浆供应短缺，本来就不能满足每个患者都接受康复期血浆治疗，采取双盲测试困难。

2. 国内现有临床研究文献的局限性 国内对红细胞输注无效的临床观察始于 2007 年，随后发表了许多回顾性调查研究的相关文献，见本章第一节。这些文献[6-11,14-15]总结报告了红细胞输注无效的比例、影响因素、产生的原因等，对红细胞输注无效现象从临床到免疫学机制进行了探讨。虽然是选择相同病种的输血患者进行统计分析，但由于患者本身的复杂性，输血有效组和无效组间除了当前疾病外是否能做到相同的基础性疾病、相同的血红蛋白基础水平以及相同的原发病病程或分期、对原发病相同的治疗方案等？此外，有效组和无效组间使用的红细胞制剂是否具有可比性？是否均为去白细胞的血液，血液是否经过射线的辐照处理，血液的保存时间是否相同以及保养液的种类是否一致等。因为血液储存时间会影响红细胞寿命，血液储存时间超过 1 周，其中残存的白细胞所释放的多种因子损伤红细胞膜而且血液保养液

随着时间的推移其 pH 下降明显,使得红细胞在通过末梢循环时更容易被破坏,导致输注无效。

因此,如何在一致的背景下、选择均衡性的两组患者,规范地开展红细胞输注无效的临床研究仍值得继续进行。

三、HLA 同种免疫对红细胞输注无效的影响

(一) HLA 抗原与输血的关系

1. HLA 系统是异基因器官/组织移植的免疫屏障[27] 由于红细胞表面的 HLA 分子很少,这种 HLA 的低密度分布可以保护输入的红细胞免受 HLA 抗体或特异性 T 细胞的攻击,一般不会出现溶血反应。健康人红细胞上强表达 HLA 抗原是罕见的。

2. HLA 抗原密度的不同 ①红细胞上的 HLA 抗原密度存在个体差异,有些基因型的个体,其红细胞上 HLA 抗原表达明显高于其他基因型个体。②红细胞上的抗原密度也会随时间而变化,但原因尚不清楚。③在感染、自身免疫性疾病和血液病中患者中也能观察到红细胞 HLA 抗原表达增加的情况。

3. HLA 抗体可导致红细胞输注无效 高表达 HLA 抗原的红细胞一旦输给有高效价相应 HLA 抗体的患者或具有 IgM-HLA 抗体患者,抗体就会攻击和破坏红细胞。因此,HLA 抗体有溶血的可能性,但是这种情况罕见,常规方法也难以检测。早有文献报告,采用放射免疫抗球蛋白试验检测法,用 Cr^{51} 放射性同位素标记红细胞,可以观察到输入的同位素标记红细胞寿命和破坏部位。发现 HLA 的不配合导致了输入红细胞的寿命缩短,在脾脏中被大量破坏。推测可能是由于 HLA 抗体,可激活补体系统或吞噬分子,可能引起巨噬细胞吞噬异体红细胞能力增强,导致大量红细胞被误吞噬,导致临床红细胞输注无效。HLA 抗体引起的溶血反应可以通过 HLA 抗原的配合性输注解决。

(二) HLA 抗原分子的来源

血液中 HLA 可能的致敏源是血浆中的可溶性 HLA 分子,也可能是红细胞制剂中残留的白细胞,一个单位红细胞中可能残留多达 5×10^6 个白细胞,除此之外,红细胞自身表面也可能含有吸附的 HLA 抗原。

(三) HLA 抗体与红细胞抗体的关系

输血后 HLA 同种免疫也与红细胞抗原同种免疫密切相关。既往产生红细胞同种抗体者,产生 HLA 抗体的危险性也高。红细胞同种抗体的存在可作为发生 HLA 同种免疫的独立的危险因素。国外研究发现[28-29],HLA-Ⅰ类抗体的产生和反复多次输血的相关性不显著,患者输血次数与 HLA-Ⅰ类抗体的产生并不存在线性关系,HLA-Ⅰ类抗体产生仅和是否产生了红细胞同种抗体相关。接受累计少于 20 个单位红细胞的患者可能具有最高的 HLA-Ⅰ类 PRA 值,而接受累计大于 200 个单位红细胞的患者可以不产生任何 HLA 抗体,但目前尚未能解释清楚有关产生的机制,尚不清楚红细胞同种免疫与 HLA 同种免疫的因果关系。HLA 同种免疫与红细胞输注无效的关系有待进一步研究。

四、红细胞抗原基因检测对输注无效的影响

本章第二节中讲到,漏检患者体内的低效价意外抗体、产生早期的抗体,不仅可表现为溶血性输血不良反应,也可只表现为输入体内的红细胞在几分钟、几小时或几天之内破坏,红细胞寿命缩短,导致红细胞输注无效。因此需要预防红细胞低效价抗体的漏检。然而对于低效价的红细胞抗体,依靠目前的血清学方法在输血前相容性检测中很难被检测到。而且患者被免疫后,产生新额外抗体的风险提高,但随时间变化,大多数抗体的反应性低于检测水平。

随着分子生物学技术在输血医学中的深入应用,快速廉价检测更多具有临床意义的红细胞抗原,做到输血时供受者更多抗原的精准匹配,可以从根本上避免红细胞免疫性抗体的产生。目前 DNA 高通量检测技术[30]、基于 DNA 单核苷酸多态性(SNP)的芯片检测技术,已经在红细胞抗原检测中得到了应用,特别是全基因组测序(WGS)(30 倍深度)技术,可以一次对 38 种有临床意义的红细胞抗原进行基因分型[31]。患者与供者更精确地抗原检测和匹配,将为改善输血效果提供一种新的途径,有可能极大解决红细胞抗体引起的输注无效问题。

(兰炯采 刘铁梅 武杨屏 张德梅 张雪睿)

参考文献

1. 吕运来,贠中桥,兰炯采,等. 红细胞无效输注回顾性初探[J]. 中国输血杂志,2007(03):220-221.

2. SAHIN I, REAGAN JL, NIROULA R, et al. Refractoriness to red blood cell transfusion therapy due to hypersplenism[J]. Transfusion, 2018, 58(11):2513-2516.

3. American Association of Blood Banks. AABB TECHNICAL MANUAL[M]. 16th ed. Bethesda:Maryland, 2008.

4. 田兆嵩,绪论∥田兆嵩. 临床输血学[M]. 北京:人民卫生出版社,2002:10-11.

5. 夏荣,兰炯采. 重视红细胞输注无效,提高临床输血效果[J]. 中国输血杂志,2008,21(1):5.

6. 丁琪,孙先玲,兰炯采,等. 红细胞输注效果影响因素的 Lo-

gistic 回归分析[J]. 中国输血杂志,2008,21(1):10-12.
7. 沈健. 红细胞输注效果及影响因素的回顾性分析[J]. 临床血液学杂志(输血与检验版),2009,22(2):180-182.
8. 甘茂周,兰炯采,负中桥,等. 慢性再生障碍性贫血患者红细胞输注的临床疗效初探[J]. 中国输血杂志,2008,21(1):6-7.
9. 刘金菊. 红细胞输注无效的影响因素及对策[J]. 检验医学与临床,2012,9(6):698-699.
10. 于洋,孙晓琳,马春娅,等. 61 例自身免疫性溶血性贫血患者血型血清学特征及输血疗效评估[J]. 中国实验血液学杂志,2013,21(5):1275-1279.
11. 曹廷卉,王广杰. 红细胞输注的疗效观察与输注无效的探讨[J]. 中国输血杂志,2015,28(10):1241-1243.
12. 李志静. 红细胞输注无效的原因与安全输血[J]. 中国输血杂志,2017,30(4):381-383.
13. 李海云,丁彦杰,徐学新,等. 低效价意外抗体与红细胞输注无效的分析[J]. 中国输血杂志,2016,29(4):427-429.
14. 林军,沈倩云,祁琳,等. 红细胞输注无效患者外周血 T 淋巴细胞亚群和 CD4+CD25+调节性 T 细胞水平的变化[J]. 中国输血杂志,2011,24(7):594-595.
15. 赵国生,杜春红,董守智,等. 红细胞输注无效相关机制的探索[J]. 中国输血杂志,2014,27(11):1165-1166.
16. 袁君,王伟,李娜,等. 红细胞无效输注判定检测技术研究新进展[J]. 临床输血与检验. 2020,22(2):221-224.
17. KLEIN HG,ANSTE D. Mollision's Blood Transfusion in Clinical Medicine[M]. 12th ed. Philadephia: Wiley Blackwell, 2014:79-80,446-447.
18. 赵桐茂. 免疫血液血基础//杨成民,刘进,赵桐茂. 中华输血学[M]. 北京:人民卫生出版社,2017:63-64.
19. 刘不尽,邹晓萍,张涛,等. 873 例血型血清学检测药物诱导免疫溶血性贫血的结果分析[J]. 检验医学与临床,2018,15(9):1300-1303.
20. 邢志勇,王维娜. 低效价意外抗体漏检与无效输血的关系及解决对策[J]. 中国输血杂志,2019,32(10):1053-1055.
21. 张薇薇,左琴琴,徐华,等. 多次输血产生多种意外抗体的检测分析[J]. 中国输血杂志,2018,31(8):826-828.
22. 孙晓琳,于洋,关晓珍,等. "剂量效应"现象对意外抗体鉴定的影响[J]. 中国实验血液学杂志,2015,23(1):222-227.
23. 陈静娴,李宏,田力,等. 红细胞血型基因检测技术//兰炯采,负中桥,陈静娴. 输血免疫血液学实验技术[M]. 北京:人民卫生出版社,2011:85-110,70-75,140-143.
24. 田鸣,穆士杰. 输血疗效评估//刘景汉,汪德清,兰炯采. 临床输血学[M]. 北京:人民卫生出版社,2011:442-443.
25. 邓家栋. 临床血液学[M]. 上海:上海科学技术出版社,2001,394-398.
26. ELIZALDE JI,CLEMENTE J,MARIN JL,et al. Early changes in hemoglobin and hematocrit levels after packed red cell transfusion in patients with acute anemia[J]. Transfusion, 1997, 37:573-576.
27. WEINSTOCK C,SCHNAIDT M. Human Leucocyte Antigen Sensitisation and Its Impact on Transfusion Practice[J]. Transfusion medicine and hemotherapy,2019,46:356-368.
28. NICKEL RS,HENDRICKSON JE,YEE MM,et al. Red blood cell transfusions are associated with HLA class I but not H-Y alloantibodies in children with sickle cell disease[J]. British journal of haematology,2015,170(2):247-256.
29. YEE ME,PHERSON M,SHAH A,et al. Class Ⅰ and Ⅱ HLA antibodies in pediatric patients with thalassemia major[J]. Transfusion,2016,56(4):878-884.
30. PACCAPELO C,TRUGLIO F,ANTONIETTA VILLA M,et al. Bead Chip technology in immunohematology[J]. Immunohematology/American Red Cross,2015,31(2):81-90.
31. WILLIAM J,VEGE S,MAH HH,et al. Automated typing of red blood cell and platelet antigens from whole exome sequences[J]. Lancet Haematol. 2018,5(6):e241-e251.

第三十一章

失血性休克的病理生理与容量复苏

失血性休克是战创伤的最重要的并发症之一，也是战创伤早期死亡的重要原因，临床其他内科疾病如食道静脉曲张大出血、胃溃疡大出血、产科大出血也可导致失血性休克。有资料显示大失血、休克占战创伤死亡的近 50%，特别是早期死亡，因此失血性休克的早期高效救治极为重要。基于此，近年来研究者们非常重视失血性休克的早期诊断和早期救治，针对其早期诊断、早期治疗提出了许多新的技术和方法。同时针对失血性休克后器官功能损伤机制，也提出了很多新的理论。本章将阐述失血性休克早期诊断、早期治疗和病理生理机制方面的进展。

第一节 休克的研究历史

一、休克的定义与临床类别

（一）休克的定义

休克是由于各种严重致病因素如严重创伤（战伤）、失血、感染、心脏功能障碍及过敏等所致的机体有效循环血量不足，组织器官灌流减少，而出现器官功能障碍的一种常见临床综合征。

（二）休克的临床类别

根据致病原因，临床一般将休克分为失血性休克、创伤性休克、烧伤性休克、感染性休克、过敏性休克、心源性休克和神经源性休克 7 类。

1. 失血性休克（hemorrhagic shock） 常因大量失血所致，多见于战、创伤出血、消化道溃疡大出血、食管静脉曲张破裂出血和异位妊娠大出血及产后大出血等。失血性休克发生与否取决于机体血容量丢失的速度和量，一般 15 分钟内失血少于全身血量的 10% 时，机体能够通过代偿保持血压和组织血液灌流量稳定状态，一般不发生休克。但若失血超过全身总血量的 20%，且出血速度较快，即可引起失血性休克。另外，大量丢失体液如剧烈呕吐、腹泻、肠梗阻、大量出汗等，使有效循环血量锐减，也可导致低血容量性休克。

2. 创伤性休克（traumatic shock） 常因战伤或创伤大失血、骨折、疼痛等所致，创伤性休克多数为创伤失血性休克。

3. 烧伤性休克（burn shock） 主要与大面积烧伤后血浆大量渗出丢失有关。

以上三种休克通常都有血容量降低，因此统称为低血容量性休克。

4. 感染性休克（infectious shock） 由严重的全身感染引起，最常见的致病原因为革兰氏阴性细菌感染，占感染性休克的 70%～80%。细菌内毒素在此型休克中也发挥重要作用，故也称内毒素性休克（endotoxic shock）。

5. 过敏性休克（anaphylactic shock） 常因某些药物、血清制剂过敏所致。属 I 型变态反应。其发病机制与 IgE 及抗原在肥大细胞表面结合，引起组胺和缓激肽等血管活性物质释放入血，造成血管床容积扩张，毛细血管通透性增加有关。

6. 心源性休克（cardiogenic shock） 常因大面积急性心肌梗死、弥漫性心肌炎、心肌挫裂伤、心脏压塞、严重心律失常等导致心泵功能严重障碍，心输出量急剧减少所致。

7. 神经源性休克（neurogenic shock） 常因高位脊髓损伤或剧烈疼痛，影响交感神经的缩血管功能，导致血管紧张性降低、外周血管扩张、血管容量增加、有效循环血量相对不足所致，从而导致血液下降发生休克。

二、休克的研究历史

休克（shock）一词最初来源于法语“choc”，即打击、震荡之意，此术语能用于医学领域应归功于法国外科医师 Henri Francois LeDran，他在他的文章“枪伤治疗经验”中创造了休克一词（法语 choc），表示机体受到严重打击。1743 年，英国内科医师 Clarke 将其翻译为“shock”，表示严重创伤后患者状态的突然恶化。1867 年，Moses 在他论文“手术和创伤后休克的治疗”

中开始传播休克这一术语，并将休克定义为“各种严重创伤或精神创伤给机体带来的一种特殊影响”。虽然这一定义与目前休克的标准定义相比不完全准确，但这是第一次将创伤的直接损伤和创伤给机体带来的反应区分开来了。

1848 年，法国外科医学 Velpeau 在总结巴黎革命期间伤员时特别强调了休克的神经系统症状。1861 年和 1863 年美国的 Gross 医师和 Chisolm 教授在其《军事外科医生手册》中描述了休克的表现，也着重描述了休克的神经系统症状，提出了休克时神经系统紊乱的概念。1968 年，英国内科医师 Morris 进一步明确了休克-神经系统综合征的概念，同时推动了休克一词普遍应用。

关于休克的发生机制，19 世纪后期出现了两种较为盛行的理论，一是 Fischer 提出的血管动力麻痹理论，认为休克是由于血管动力麻痹导致血液淤滞于内脏所致；另一种理论是 Mapother 提出的，他认为创伤后心输出量下降是由于血液从血管进到组织中所致，而且这是由于舒血管神经衰竭所引起的血管收缩所致。1899 年 Crile 发表论文“外科休克的实验研究”，为血管麻痹理论提供了科学依据[1]。

第一次世界大战（简称一战）和第二次世界大战期间（简称二战），是休克研究和认识的发展期。一战期间 Cannon 及其他生理学家研究了战伤休克的临床反应，并于 1923 年出版了经典的《创伤性休克》专著，第一次将创伤后低血压与血容量降低和酸性物质堆积联系起来；其他研究用热稀释技术直接证明了休克的严重程度与血管容量降低的关系；这些研究成果为休克的液体复苏提供了直接理论依据。二战期间，Beecher 等进一步证实了出血和血液丢失所引起代谢性酸中毒是休克的重要原因。1943 年 Cournard 等第一次用染料技术研究血流量，证明了休克后心输出量是显著降低的。20 世纪 40 年代，著名的心血管生理学家 Wiggers，发表了系列具有里程碑意义的文章，他用标准动物模型证明了休克后的血容量下降，血管容量向组织转移，以及长时间休克对液体复苏的抵抗现象，提出了难逆性休克的概念，并将休克定义为有效循环血量下降而致的不可逆循环衰竭。朝鲜战争，加速了循环休克与急性肾小管坏死和急性肾功能不全间的关系研究。越南战争，随着通气技术的广泛应用，休克后的感染和急性呼吸障碍综合征（ARDS）成为了研究的主流。

20 世纪八九十年代，休克的研究进入了现代期，认识到休克的发生发展除与心脏、血管功能和微循环功能障碍等密切相关外，还与炎性细胞及其释放的大量细胞因子、炎性介质密切相关，认为休克实质上是一种介质病。

进入 21 世纪，随着医学科学技术进步和研究手段提高，对休克的病理生理本质过程的认识已逐渐深入到细胞、亚细胞和分子水平，包括病理性缺氧与线粒体功能障碍在器官功能损害中的作用，内质网应激与休克后组织器官功能损害的关系，以及细胞外囊泡在休克发生发展中的作用等。在治疗上也已逐步拓展到休克发生发展的全过程，包括早期救治和中晚期器官功能保护。近年来较为突出的包括损伤控制手术和损害控制复苏等。

第二节　失血性休克病理生理变化

一、失血性休克后的血流动力学变化

（一）失血性休克的心输出量变化

心输出量（cardiac output，CO）是反映心脏泵功能的综合指标，如以单位体表面积计算，称为心指数（cardiac index，CI）。心输出量是由心率和每搏输出量决定的，而每搏输出量又依赖于前负荷、后负荷以及心肌收缩力。在失血性休克过程中，CO 或 CI 都有绝对或相对降低，成人 CO 的正常值为 3.5～5.5L/min，心功能不全和衰竭时 CO 常低于 2.5L/min。前负荷代表心肌纤维在收缩前的牵张程度，依赖于循环血量、静脉张力、动脉收缩以及胸腔压力。心源性休克或某些阻塞性休克前负荷明显增加，低血容量休克则出现前负荷明显降低。后负荷主要是指在心脏收缩过程中血液从心室射出的阻力，后负荷的增加可导致心肌收缩程度和速度降低。主动脉剥离或肺栓塞时后负荷明显增加进而引起阻塞性休克。后负荷也相当于心肌壁张力，这说明后负荷可代表心肌固有的器质及功能特性。心肌收缩力是指在给定负荷条件下心肌固有的收缩能力。在正常情况下，心肌的收缩力由心肌体积和交感肾上腺系统活性状态决定的。失血性休克后组织缺血缺氧可损害心肌收缩力[2-3]。

（二）失血性休克动脉血压的变化

由于机体的代偿功能，失血性休克早期或失血量不超过 20%时，血压常常不下降或下降不明显。当失血量超过 20%或较长时间休克后，血压会下降。尽管心输出量受平均动脉血压和血管阻力变化的影响，但在许多生理状态下心输出量并不直接依赖于平均动脉血压，相反血压的变化却明显依赖于心输出量和血管阻力的变化。正常情况下，各组织器官可在一定血压范围内维持正常的血液供应，一些重要器官特别是

心脏和大脑可在较大的血压范围内自动调节血液供应。在低灌注循环性休克中，当平均动脉血压和灌注压不能维持在自动调节范围内时说明心输出量已出现严重降低。一些升压药物如 α 肾上腺素能受体激动剂通常是通过引起其敏感血管的收缩和全身血管阻力增加而使血压升高，它可导致全身组织器官的灌注明显减少。但由于机体和器官的自动调节功能，重要器官仍可维持正常血液灌注。有效的器官灌注除了需要足够的心输出量外，还需要合适的血流分布。当血压不能维持在器官可调节范围时，器官的血流将发生明显的分布不合理，在重症休克晚期主要表现为由毛细血管前括约肌扩张引起的微血管血流异常。

（三）失血性休克心力储备变化

心力贮备是指心输出量随机体代谢需要而增长的能力，亦称心泵功能贮备。心力贮备降低是各种心脏疾病心功能降低时最早出现的改变，研究发现失血性休克后心力贮备是明显降低的。

二、失血性休克心脏功能变化

（一）失血性休克后心脏功能变化特点

以往的观点认为，除了心源性休克伴有原发性心功能障碍外，其他类型的休克，在休克早期心脏的血液灌注一般无明显减少，一般不会出现心脏功能损害，心功能障碍一般发生较晚。但近年来发现，在严重创伤、失血性休克情况下，心功能常出现不同程度的损害。有研究发现失血性休克引起心肌缺血缺氧损伤可在失血性休克后 1 小时内出现，且与失血性休克后心肌收缩力减弱和心输出量减少有密切关系。由于心脏的特殊性，这种早期心功能损害引起的心脏泵血功能障碍，是造成全身循环紊乱、全身组织器官缺血缺氧性损害以及休克进一步加重的重要原因。

（二）失血性休克心脏功能障碍的诱发因素

1. 心肌组织血液灌注不足及分布异常　心肌是人体耗氧量最多的组织，一般组织从动脉血中大约摄取 20%~30% 的氧，而心肌组织摄取的氧可高达动脉氧含量的 65%~70%。在严重创伤失血性休克后冠状动脉血流量显著减少，致使心肌缺血、缺氧，造成心肌细胞代谢障碍和结构损伤，继而引起心肌细胞供能不足、心肌收缩力下降、心泵功能障碍。

2. 心率加快，心肌耗氧量增加　休克时由于交感神经-儿茶酚胺系统兴奋，通过 β 肾上腺素受体使心率加快、心肌收缩力加强。在一定范围内，心率加快可提高心输出量，具有代偿意义。但心率过快，一方面因心率过快可导致心室充盈不足、心输出量减少；另一方面心率过快可使心肌耗氧量增加，加重心肌组织缺氧。心脏每收缩一次，心肌约耗氧 5~15ml/(min·100g) 组织，舒张一次约耗氧 2ml/(min·100g) 组织，故心率由正常 75 次/min 增加到时 100 次/min 时，心肌耗氧量可增加 113%。心率愈快，心肌耗氧量愈高。

3. 心肌抑制因子和炎性因子的作用　早在 1966 年研究者们发现出血性休克猫的血浆中有一种能抑制心肌的物质叫心肌抑制因子（myocordial depressant factor，MDF），以后相继报道在脓毒性、创伤性以及心源性休克的患者也存在这种物质，研究认为 MDF 可能是两种不同大小分子量物质，一种是小分子量 MDF 对心肌可能发挥早期快速抑制作用；另一种是大分子量 MDF，对心肌发挥晚期延迟性抑制作用。另外，休克后许多炎性因子及细胞因子如肿瘤坏死因子（TNF-α）、白介素（IL-1β）等均可诱发休克后心脏功能的损害。

（三）失血性休克心脏功能障碍的发生机制

1. 受体失敏　正常心脏功能的维持有赖于中枢神经系统和内分泌系统共同调节，肾上腺素受体系统功能紊乱在失血性休克心脏功能障碍中起重要作用。

肾上腺素受体有 α（α1，α2）受体和 β（β1，β2）受体，它们参与体内很多脏器功能的调节。分布在心肌细胞膜上的受体主要有 β1，β2 和 α1 受体。β1 受体多分布于心肌窦房结以及冠状血管中，约占肾上腺素能受体总数的 70%~80%，β2 和 α1 受体主要分布于血管壁、心内膜、心外膜和传导系统，两者占肾上腺能受体总数的 20%~30%。

休克时由于交感神经和交感神经末梢去甲肾上腺素（noradrenaline，NE）以及循环血中 NE 水平升高，在休克早期 NE 可通过 β 肾上腺素受体信息传递系统加强心肌收缩。但在休克中晚期，由于 β1 受体长期暴露于高浓度 NE 的环境下，可发生下调，而 β2 和 α1 受体主要分布在非心肌组织中，受高 NE 的影响较小，故变化不大。休克时心脏 β1-肾上腺素能受体及其信息传递系统各环节均明显受抑，因而对儿茶酚胺敏感性降低，心脏功能下降[4]。

2. 钙稳态失衡　心肌细胞内 Ca^{2+} 浓度的调控是决定心肌舒缩功能的关键。它受心肌细胞膜、线粒体，尤其是肌质网膜上各种钙转运系统的调控。当心肌细胞兴奋时，首先心肌细胞膜上的电压依赖性钙通道开放，使远高于胞内钙的胞外钙通过 L-型钙通道流入胞内，并诱发肌质网释放大量的 Ca^{2+} 进入胞质；当心肌细胞内 Ca^{2+} 浓度迅速升高时，Ca^{2+} 与其调节蛋白结合，导致蛋白构型改变，使肌球蛋白横桥作用位点暴露，形成有效横桥；与此同时，Ca^{2+} 激活肌球蛋白 ATP 酶，分解 ATP 放出能量，使心肌细胞收缩。当心肌复极化时，Ca^{2+} 通过肌质网钙泵对 Ca^{2+} 的摄取以及 Na^+-

Ca^{2+}交换等使Ca^{2+}外移，胞内Ca^{2+}浓度降低，心肌舒张。在心肌兴奋-收缩和复极-舒张的耦联中，心肌细胞膜钙通道和肌质网对胞内游离钙浓度的调控起着关键作用，休克时心肌细胞膜钙通道和肌质网对钙的摄取和释放都可发生改变，出现钙稳态紊乱，使心肌收缩力下降[5]。

3. 钙失敏　保证和维持心肌正常舒缩功能，除了心脏β1-肾上腺素能受体信息传递系统和心肌细胞内Ca^{2+}的维持平衡外，尚须心肌收缩蛋白和调控蛋白的功能正常。当心肌缺血、缺氧时，由于心肌发生局部或弥漫性坏死，心肌收缩蛋白破坏，可使心肌收缩性能减弱。实验室发现，休克时，尤其是休克晚期，由于心肌缺血缺氧、各种细胞毒性物质及其代谢产物可通过多种途径，影响Ca^{2+}与钙结合蛋白的结合力（如H^+可与Ca^{2+}竞争结合钙蛋白位点），或使肌原纤维对Ca^{2+}的反应性减弱，或因ATP不足和ATP酶活性降低，使心肌化学能变为机械能障碍，或因肌肉收缩蛋白结构和功能被破坏，都可导致心肌细胞舒缩功能下降，心脏功能受损[6]。

4. 线粒体功能障碍　线粒体——细胞的能量加工厂，休克时可受到严重损害。失血性休克和脓毒症休克均会使心肌细胞线粒体功能受到严重损害，主要表现为线粒体大量碎片化，超微结构破坏，其呼吸功能及氧利用能力下降，能量产生受抑，细胞功能受损，心脏功能下降。

总之，休克时心脏功能障碍原因、机制极其复杂，不但与休克种类、发展阶段和严重程度有关，还与不同的诱发因素在器官、细胞、亚细胞和分子水平发挥不同的作用有关。

三、失血性休克微循环功能变化

（一）失血性休克微循环功能变化特点

休克时微循环功能障碍大多以微血管收缩、缺血，微血管扩张、淤血和微血管麻痹、血流停滞的顺序发展。在此过程中，微血流的改变常表现为线流、线粒流、粒线流、粒流、粒缓流、粒摆流、血流停滞等不同流态。失血性休克微循环呈典型的三期改变。

1. 休克早期-微循环收缩期　失血性休克早期微血管的自律运动增强，血管反应性亢进，微动脉收缩反应增强，收缩期延长，血管平滑肌对儿茶酚胺的敏感性升高，微动脉、微静脉和毛细血管前括约肌收缩使血液流入真毛细血管网减少。此病理生理变化会使部分组织器官（尤其是皮肤和腹腔脏器）持续性缺血缺氧。

2. 休克进展期-微循环淤血期　失血性休克进入中晚期，微动脉、后微动脉和毛细血管前括约肌不再收缩，反而松弛和扩张，毛细血管后阻力大于前阻力，大量血液涌入真毛细血管网，导致多灌少流，灌大于流，出现微循环淤血。毛细血管内压增高，缺氧和众多炎症介质、细胞因子的作用使微血管通透性增加，大量血浆超滤液从毛细血管进入组织间隙。组织的胶体渗透压升高，血液浓缩，黏滞性增高，血流更加缓慢，呈粒缓流、粒摆流、血流停滞等不同流态，并出现白细胞滚动、贴壁嵌塞、红细胞聚集、血小板聚集等改变。组织处于严重的低灌注状态，组织细胞缺氧更加严重。

3. 休克晚期-微循环衰竭期　失血性休克进入晚期，微血管发生麻痹性扩张，对血管活性药物失去反应。此时微循环中可出现微血栓形成。另外，由于微血栓形成，凝血因子耗竭，纤溶亢进，此期可出现出血症状，并发弥散性血管内凝血（disseminated intravascular coagulation，DIC）。此期由于毛细血管大量开放，微循环血流停止，组织器官可出现不灌不流，此时组织几乎得不到氧气和营养物质供应，机体可出现器官功能障碍或衰竭。

（二）失血性休克微循环障碍的发生机制

微循环作为全身血液循环的一部分，受神经内分泌系统、免疫系统、营养和代谢以及其他内环境状态的整体因素调节。但目前研究认为，休克病程中微循环功能的调节主要以局部因素为主，主要有以下方面：

1. 微循环舒缩功能障碍　正常微血管存在自动的节律性舒缩运动。失血性休克后微血管可出现舒缩功能失调，表现为动脉和静脉的过度收缩或扩张，动、静脉之间的收缩、扩张不协调，或者动-静脉吻合支出现大量开放等。严重创伤、大失血或大量体液丢失引起低血容量休克时，微循环舒缩功能障碍常最早发生病理、生理变化。

无论全身性还是局部的微循环血管舒缩功能失调，都可导致微循环障碍。在组织局部，如果微动脉、微静脉都收缩，则毛细血管网趋于关闭，所支配区域的组织细胞会缺血缺氧，这种状态持续时间过久就会引起细胞缺血缺氧性损伤；当微动脉收缩更明显时，由于毛细血管内压降低，可使静脉端的细胞间液回流增加；当微静脉收缩更明显时，由于毛细血管内压增高，可使细胞间液生成量增加，导致组织水肿和血液浓缩，还可使微循环内血液流速减慢，导致淤血或血流停止。如果从微动脉、微静脉都扩张，则毛细血管网大量开放，微循环的血流量增多；当微动脉、微静脉的扩张程度明显不同时，由于显著影响毛细血管内压，可出现血管内外体液交换失衡和血流速度改变。

全身性循环功能变化可以直接或间接地影响各器官系统的血液供应、组织细胞的代谢和功能，例如广泛的小动脉、微动脉收缩可增高心脏后负荷及血压，导致心输出量下降，各脏器血供减少；广泛的小动脉、微动脉扩张可减少心脏后负荷，不利于维持正常血压；广泛的小静脉和微静脉扩张可使回心血量和心输出量明显降低，可导致有效循环血量减少和血压降低。

2. 微血管通透性增高　微血管通透性增高是休克过程中一种重要的病理现象，是微循环障碍的又一主要促进因素，对休克发展与转归有很大影响。微血管通透性增高可使大量血浆成分如水、电解质、甚至大分子蛋白质和白细胞等进入组织间隙，导致血液浓缩，血流减慢和淤滞，还可以使血管受压，氧的弥散距离增大；细胞间液蛋白质含量增高还可进一步加重组织水肿，而且水肿液中还集聚了许多损伤性因子，包括各种酶、代谢产物和毒性物质。因此，血管通透性增高及其引起的组织水肿不但可加剧微循环障碍和组织细胞缺血缺氧，也可加重对包括微血管和微小淋巴管在内的组织细胞的损伤。

微血管通透性增高的主要部位是毛细血管和微静脉，关于休克时微血管通透性增高的原因，以往认为是由于病理状态下的细胞毒性导致细胞间缝隙形成，近十多年的研究表明休克后微循环血管通透性增高除细胞间连接破坏、细胞间隙增宽外，内皮细胞激活、穿细胞转运增强也起主要作用[7-8]。休克早期的血管渗漏主要是由于内皮细胞受到炎症介质如凝血酶、组胺、缓激肽、白三烯 B_4 等的作用，属于信号转导效应中的非基因型反应，后期持续渗出则是由于免疫反应中的细胞因子（如 IL-1、TNF 和 γ-干扰素等）的作用，属于信号转导效应中的基因型反应。

四、失血性休克血液流变学变化

血液流变学变化是休克微循环障碍的结果，也是休克微血管损伤和加重的重要因素。血液流变学改变常表现为血液流动呈现线流、线粒流、粒线流、粒流、粒缓流、粒摆流、血流停滞等不同流态。微血管中的血流由正常的“丸流”（红细胞悬浮在血浆中，单行通过微血管）变成“撇流”（红细胞与血浆分离，有血浆流过，而无红细胞进入）。这些改变可导致血管内皮损伤、白细胞聚集激活、血小板聚集、凝血系统激活、血流停滞等，可加重微循环障碍和组织细胞损伤。微循环血液流变学改变是各种血细胞和血浆性质变化的综合结果，其影响因素如下。

（一）红细胞聚集和变形能力降低

红细胞聚集是休克时红细胞流态紊乱最早的表现，严重的红细胞聚集可使其结合氧的表面积明显减少，同时聚集形成的大团块可以堵塞微血管，加重组织缺氧。红细胞聚集的原因包括：①血浆中异常蛋白如纤维蛋白原浓度增高，吸附在红细胞表面，遮盖了红细胞表面的负电荷基团，使红细胞表面负电荷减少；②血细胞比容（hematocrit，Hct）增加，导致血流减慢，甚至血流停滞，使血细胞碰撞概率增加，从而容易发生聚集；③休克时血压下降，使血流速度减慢，血液流动的切应力和切变率减低，红细胞聚集。

红细胞变形性降低是红细胞流态紊乱的另一重要表现，变形性降低的红细胞僵硬，无法顺利通过毛细血管，影响微循环的血液流动，甚至阻塞微循环，造成组织器官缺血。休克时红细胞变形性降低的原因包括：①ATP 缺乏使红细胞有变圆的趋势，即几何形状改变（细胞表面积/体积比改变），导致红细胞变形能力降低；②红细胞内酸中毒或渗透压增高，使红细胞内液黏度增高，变形性下降；③红细胞膜分子结构变化，如细菌脂多糖（lipopolysaccharide，LPS）刺激后红细胞膜骨架蛋白（血影蛋白）构型发生变化，使红细胞膜的黏弹性和流动性降低，变形性下降。

（二）白细胞扣押和嵌塞

白细胞扣押和嵌塞指白细胞变形速度减慢，通过毛细血管时间延长，甚至嵌塞毛细血管的现象。白细胞扣押和嵌塞参与了休克淤血期和衰竭期的无复流（no-reflow）现象的发生，同时扣押和嵌塞的白细胞还可通过释放自由基、溶酶体酶和白三烯等多种物质直接损伤细胞，是休克后期多器官功能障碍综合征（MODS）的重要诱发发生因素之一。其发生机制包括：①白细胞变形能力下降，表现为硬度增大，白细胞体积变大变圆，这是白细胞扣押初始阶段的重要因素，但其信号传导途径目前仍不清楚；②血压下降使驱动白细胞流动的灌流压降低，导致白细胞在毛细血管中嵌塞和扣押；③细胞缺氧，能量耗竭以及酸中毒，毛细血管内皮肿胀，毛细血管管腔狭窄，引起白细胞嵌塞；④休克后白细胞表达白细胞黏附分子（LeuCAMs），内皮细胞表达细胞间黏附分子 1（ICAM-1）和内皮细胞白细胞黏附分子（ELAM），这些黏附分子的作用使白细胞-内皮细胞间黏着力增加，导致扣押和嵌塞。

（三）血小板黏附和聚集

在休克早期，血小板的黏附性与聚集性即开始升高，血小板聚集可以启动血管内凝血过程，引起微血管微血栓形成，堵塞微静脉、毛细血管和微动脉入口，引起微循环血流淤滞；聚集的血小板还可释放 β-血小板球蛋白（β-thromboglobulin，β-TG）、血栓素 A_2 和神经肽 Y(NPY),β-血小板球蛋白可抑制血管内皮细胞生成前列腺素 I_2,血栓素 A_2 和神经肽 Y 有很强的缩血管作用,从而影响微血管舒缩功能;血小板聚集还可释放 5-羟色胺和产生血小板活化因子,从而激活中性粒细胞,促进粒细胞依赖的血小板对血管内皮细胞的黏附;另外,聚集的血小板还可释放 5-羟色胺、ADP、组胺、前列腺素 E_2 和阳离子蛋白,直接损伤血管内皮细胞。

血小板黏附和聚集的发生机制包括:①微血管内皮细胞损伤引起内皮细胞下血小板黏附部位的胶原、微纤维暴露,同时内皮细胞产生的前列腺素 I_2、NO、胞外-ADP 酶(ecto-ADP 酶)减少,释放 ADP、Ca^{2+} 增多,导致血小板聚集;②休克时产生多种体液因子,其中有属于血小板强激动剂的胶原、血小板活化因子、血栓素 A_2,以及属于弱激动剂的 ADP、肾上腺素、5-羟色胺等,它们分别作用于血小板膜上相应的受体引起血小板活化和聚集;③血流减慢后聚集的红细胞团块把血小板推向血管中切应力高的边流,加上切应力的作用,血小板膜糖蛋白Ⅱ b-Ⅲa(GPⅡ b-Ⅲa)和血小板膜糖蛋白Ⅰb(GPⅠb)发生构型改变,导致血小板聚集。切应力还可通过促使红细胞释放 ADP,使血小板聚集。

(四) 血浆黏度增大

血浆黏度主要取决于血浆蛋白质的相对分子量、浓度、蛋白质分子的形态和结构对称性等。休克时,由于血浆中纤维蛋白原、α2 巨球蛋白(α2-MG)、免疫球蛋白 M(IgM)、脂类(胆固醇及甘油三酯)与脂蛋白增多,使血浆黏度增大。

五、失血性休克凝血功能变化

当休克引起微血管和微血流障碍时,血管内皮细胞、血小板等血细胞、凝血系统、纤溶系统、激肽系统和补体系统等都可发生病理改变,并成为加重微循环功能障碍的重要因素。休克时凝血功能紊乱主要表现为血栓形成和止、凝血功能障碍两种状态。DIC 是一种典型的凝血与纤溶平衡紊乱,其主要的病理变化是微循环系统广泛的微血栓形成并导致继发性止、凝血功能障碍。本质是微循环障碍的一种表现形式,并对微循环障碍的发展具有促进作用。休克晚期,若并发 DIC,可使休克病情加重,其机制包括:①引起血容量和回心血量进一步减少,加重组织器官缺血缺氧;②使血管通透性增高,加重微循环功能障碍;③使肠道来源的内毒素和各种有害毒物不能及时被有效清除,促进炎症反应的发生发展;④引起重要器官的功能障碍甚至衰竭。

六、休克血管低反应性

血管低反应性是指在严重创伤、休克、多器官功能障碍综合征(MODS)等临床重症时血管对血管活性物质反应性降低或不反应,它严重影响着创伤、休克等治疗,一直是困扰休克等临床重症治疗的一大难题。近年来有关休克后血管低反应性的问题日益受到重视,目前对其诱发因素、发生特点、发生机制以及防治措施等进行了较为深入研究,并取得了较大进展。

(一) 休克血管低反应性特点和规律

失血性休克后血管反应性存在双相变化规律和器官差异,早期血管反应性升高,表现为多种动脉包括肠系膜上动脉、肾动脉、肺动脉对去甲肾上腺素(NE)收缩反应升高,随着休克时间延长,血管反应性逐渐降低,在休克后 1 小时、2 小时、4 小时血管反应性明显降低。失血性休克后血管反应性还存在器官差异,即休克后不同器官血管反应性变化程度不同,腹腔动脉、左股动脉血管反应性丢失程度最重,其次为肠系膜上动脉和肾动脉,各器官血管反应性的丢失程度与其一氧化氮合酶,细胞因子以及 ET-1 表达不同有关[9-11]。

(二) 休克血管低反应性的诱发因素

多种因素可诱发休克血管低反应性的发生。最初研究认为,酸中毒、能量代谢是引起休克血管低反应发生的主要原因,通过纠正酸中毒和补充能量对恢复休克血管低反应性有一定的作用但效果有限;随后研究发现一氧化氮(NO),内皮素(ET)在诱发休克血管低反应性中起重要的作用,其中 NO 在休克血管低反应性发生中研究较多,用 NO 和 ET 的抑制剂防治休克血管低反应性有一定的效果。

随着研究不断深入,近年来研究发现除了上述因素外,细胞因子、内源性阿片肽以及肾上腺髓质素等在休克血管低反应性发生中也发挥重要作用,其中细胞因子在诱发休克血管低反应性发生中受到较多关注。细胞因子引起血管反应性的变化有时间依赖关系,短时间作用主要表现为缩血管作用,但长时间作用,细胞因子刺激可引起血管反应性降低。在休克后期,细胞因子大量释放,通过引起肾上腺素能受体失敏而参与了休克血管低反应性的发生。此外,研究发现内源性阿片肽和肾上腺髓质素在休克血管低反应性发生中也发挥重要作用,内源性阿片肽可能通过抑制肾上腺素能受体,调节血管平滑肌细胞大电导钙依赖的钾通道(BK_{Ca})通道调节休克后血管反应性;肾上腺髓质素通过诱导 NO 产生而参与休克血管低反应性的发生过程[12-13]。

（三）休克血管低反应性的发生机制

国内外学者对休克血管低反应性的发生机制进行了大量研究。现有研究认为参与休克血管低反应性发生的机制有受体失敏机制、膜超极化机制和钙失敏机制。

1. 受体失敏机制　受体失敏机制是指在高浓度的细胞因子、受体激动剂和内源性阿片肽、NO 等刺激下，肾上腺素能受体数目减少，受体亲和力降低，导致受体失敏，从而引起血管低反应性的发生。

2. 膜超极化机制　膜超极化机制是指休克后由于 ATP 减少和一些炎性因子刺激，使血管平滑肌细胞大电导钙依赖性钾通道 BK_{Ca} 和 ATP 依赖性钾通道 K_{ATP} 过度开放，导致血管平滑肌细胞膜超极化，抑制电压依赖性钙通道，钙离子内流不足而致血管低反应性[12-13]。

3. 钙失敏机制　尽管受体失敏和膜超极化机制在一定程度上解释了休克血管低反应性发生的机制，但随着研究不断深入，发现它们不能完全解释休克后血管低反应发生的某些现象，它们的中心思想认为休克血管低反应性的发生是由于休克后血管平滑肌细胞内钙离子升高不足所致，但在重症休克或休克晚期，血管平滑肌细胞并非少钙，而是多钙，甚至存在钙超载，但仍然存在血管反应性降低的问题。基于此现象，提出休克血管低反应性的钙失敏机制，即休克后血管平滑肌细胞肌肉收缩蛋白存在钙失敏，钙失敏可能在休克后血管低反应性的发生中起重要作用。研究发现 Rho 激酶和蛋白激酶 C（protein kinase C，PKC）是调节休克后血管平滑肌细胞钙敏感性的主要通路，休克后其活性降低是休克后血管平滑肌细胞钙失敏的主要机制[11,14-15]。

七、休克后血管渗漏

毛细血管血管渗漏（capillary leak）是指由于各种原因导致的血管内皮细胞损伤，血管壁通透性增加而引起的大量血浆蛋白和血管内液体外渗到组织间隙的一种病理过程。严重者可出现组织间质的高度水肿，低蛋白血症、血容量减少等一系列临床表现，称为血管渗漏综合征（capillary leak syndrome）。正常生理条件下，根据血管内外渗透压的改变，水和电解质可通过毛细血管壁进入组织间隙，而血浆白蛋白等却不能通过毛细血管壁进入组织间隙。但在某些病理情况下，如严重创伤、休克、脓毒症及再灌注损伤、毒蛇咬伤、急性肺损伤或急性呼吸窘迫综合征（acute respiratory distress syndrome，ARDS）、烧伤、药物毒性作用等可使单核-巨噬细胞系统、内皮细胞和中性粒细胞过度激活，导致炎性细胞因子释放和免疫反应的参与，导致血管内皮细胞损伤，细胞间连接分离、出现裂隙，使毛细血管运输通道的孔径增大、血管通透性增高。血管通透性升高后，可以渗出相对分子质量大于 200kD 的蛋白，严重时相对分子质量为 900kD 的蛋白分子也能渗出，导致脑、心、肝、肾等重要脏器水肿，最终可引起机体组织器官功能障碍，出现多器官功能障碍综合征（multiple organ dysfunction syndrome，MODS）。

血管内皮具有多种重要的功能，包括血管内皮屏障功能，血管平滑肌细胞舒缩调节功能，参与宿主防御功能，以及血管生成和组织液体的平衡功能等。近年来已明确，血管渗漏通常经由两种途径参与：一种是细胞旁途径（paracellular pathway）指被动转运物质通过穿越细胞间连接形成的缝隙通道从而扩散到相邻细胞；另一种是跨细胞路径（transcellular pathway）指大分子物质通过内皮细胞本身透出血管，并非通过细胞间裂隙。

（一）细胞旁途径

细胞旁途径，即血管内皮细胞间连接（interendothelial junctions）路径，指血管内皮细胞之间的连接，在内源性或外源性物质刺激下发生一系列信号通路变化可引起血管内皮细胞间隙增宽，进而使血管通透性升高。血管内皮细胞之间的相互连接主要包括内皮细胞-细胞之间的紧密连接和黏附连接，以及内皮细胞-基底膜之间的黏附连接。这些连接形式在休克后可因各种有害因子刺激而受损，细胞间缝隙加大导致血管渗漏（通透性升高）。

（二）跨细胞途径

跨细胞途径指大分子物质透出血管是通过血管内皮细胞本身，并非通过细胞间裂隙。研究发现血浆蛋白和其他大分子物质可以从形态完整的和不存在细胞间裂隙的微血管透出。研究表明血管渗漏的跨细胞途径主要通过细胞膜上的水通道及细胞质内的囊泡转运体完成。

第三节　失血性休克诊断与临床监测

一、失血性休克的诊断及程度判定

（一）失血性休克诊断

失血性休克诊断并不难，凡符合下列诊断标准的第①，以及第②③④项中两项，或第⑤⑥⑦项中的一项，即可诊断为休克：①有诱发休克的病因，创伤或失血；②意识异常；③脉搏细数，超过 100 次/min 或不能触及；④四肢湿冷，胸骨部位皮肤按压指形（指压后再充盈时间>5 秒），皮肤花纹、黏膜苍白或发绀，尿量<30ml/h 或无尿；⑤收缩压<80mmHg；⑥脉搏压<20mmHg；⑦高血压患者收缩压较基础水平下降 30%以上。

（二）失血性休克的程度判定

临床上失血性休克可分为轻、中、重三度，判定标准见表 31-1。

表 31-1　失血性休克的程度判定

	轻度	中度	重度
失血量	15%~20%	20%~40%	>40%
血压	收缩压偏低 或接近正常	收缩压 60~80mmHg 脉搏压<20mmHg	收缩压<60mmHg 或测不到
心率/脉搏	快，尚有力	脉搏细数	脉搏微弱几乎摸不到
意识	神志清晰，可焦虑或激动	表情淡漠、反应迟钝	昏迷
皮肤黏膜	面色皮肤苍白，肢体湿冷	皮肤黏膜苍白	发绀
尿量	减少	少尿或无尿	无尿

二、失血性休克器官功能监测

为了及时掌握休克程度和进程，制订或修正诊疗方案，需要对休克患者进行严密的监测。监测指标包括基本生命体征、血流动力学、组织灌注和氧合、血生化等。

（一）基本生命体征监测

休克是一种以组织灌注不足为特征的病理状态。传统的循环动力学监测以血压、心率、尿量为休克监测的基本指标，结合患者的神志、呼吸和四肢末梢温度等可了解组织的灌注情况，评估出血量和出血速度，制订治疗方案。这些指标可在一定程度上反映血液循环系统的功能状态，对以血压过低、心动过速和少尿为特征的失代偿性休克是适用的，但对于组织灌流和氧供呈代偿状态的休克则有明显的局限性。

休克的血压评判标准指动脉收缩压<90mmHg（国内定为<80mmHg），脉搏压<20mmHg，高血压患者收缩压较原水平下降 30%以上者。诊断中应当正确认识血压，由于休克时通常有血压下降，因此低血压是判定休克的重要指标，但低血压不是判定休克及休克程度的唯一标准，因为低血压不一定都是休克，血压正常也不能排除组织器官的低灌流。如有些高血压患者，又伴有高张力性脱水，血压就常常偏高，但实际上处于低灌流状态。另外，血压本身也有不敏感的地方；实验证明，当心输出量大幅度下降时，血压至少 40 分钟后才见下降，而且在心输出量尚未能完全恢复时，血压却最先恢复正常。

相比之下，心率和尿量的变化比血压更敏感。心率是最简明、快捷的指标，通过心率可以判断休克病情、指导补液和血管活性药物的应用。尿量是判断肾脏等内脏系统灌流的重要指标，尿量正常值为 0.5~1ml/（kg·h），或成人 24 小时尿量不低于 700ml，每小时不低于 30ml。休克时，肾脏灌流量降低使肾小球滤过压降低，导致尿量降低；尿量多少可以反映肾脏的灌流，也可以反映休克复苏的效果。休克时尿量常先于血压的降低而降低，又后于血压的升高而升高。

（二）血流动力学监测

休克时的血流动力学监测主要包括血压、心输出量（CO）、中心静脉压（CVP）、肺动脉楔压（PCWP）、体循环阻力和肺循环阻力等[16-17]。

1. 动脉血压　动脉血压监测是休克时最重要、最基本的监测手段，外周动脉血压在急性创伤休克监测中用处很大，可为失血提供证据。最常见的是用袖袋式血压计监测外周动脉血压，然而，由于休克时外周血管收缩，手动的血压测定和无创的自动血压示波技术均不准确，即使失血量达血容量的 30%，所测的血压也可能表现为正常。而且这些技术均不能快速、连续检测不稳定患者的血流动力学改变。因此，对于严重休克和血压不稳的患者，使用直接有创血压监测更为有效和安全。动脉导管插入术被认为是一种在正常血流状态下测量收缩压和平均动脉压（MAP）的准确方法，但在低血容量性休克，由于小血管阻力升高，可导致反弹波进入放置导管的大动脉，致使所测收缩压值的假性升高，而动脉内测量平均动脉压则受小血管收缩的影响小，因此在低血流状态的失血性休克中准确性更高。

2. 心输出量　心输出量（cardiac output，CO）是指心脏每分钟射出血液的量，是反映心泵功能的重要指标，计算公式为 CO=每搏输出量×心率，正常值为 4~8L/min，心输出量受回心血量、心肌收缩力、心率、心排阻力、氧需求和氧消耗等多种因素影响。监测心输出量有助于诊断休克的类型、时期，判断疗效和预后。当心输出量<4L/min 时，提示有低血容量休克，心输出量过低是危险的信号；而在感染性休克，心输出量可较正常值高。测定心输出量常采用心阻抗血流图、多普勒、肺动脉导管热稀释法等方法，其中肺动脉导管热稀释法为有创检查，但准确率较高。

3. 中心静脉压、肺动脉楔压

（1）中心静脉压（central venous pressure，CVP）：指右心房和胸腔内大静脉的血压，反映右心前负荷及右心功能，同时也反映血容量、回心血量及右心室排血功能之间的动态变化。正常值为 6～12cmH_2O，它受血容量、静脉血管张力、右心室排血能力、胸腔或心包内压力及静脉回心血量等多种因素影响，休克时的变化一般早于动脉压变化，且动态观察中心静脉压的趋势比测定单一的数值更有意义。低血压时，若中心静脉压低于 6cmH_2O，提示血容量不足；若高于 15cmH_2O，提示心功能不全、静脉血管过度收缩或肺循环阻力增加；若高于 20cmH_2O，提示有充血性心力衰竭。中心静脉压可用于区分不同类型的休克，如低容量休克时中心静脉压降低，心脏压塞时中心静脉压增高。但中心静脉压不能准确评价危重症患者的左心室前负荷，而且在存在瓣膜病变以及胸、腹腔压力增高的情况下，其意义也受到限制。

（2）肺动脉楔压（pulmonary artery wedge pressure，PAWP）：代表左心前负荷，反映肺循环阻力和左心室充盈压，正常值为 8～12mmHg，不超过 18mmHg。若<8mmHg 提示血容量不足，准确性高于中心静脉压；若>20mmHg 提示左心功能不全，若≥30mmHg 常提示发生肺水肿。如果肺动脉楔压已经增高，即使中心静脉压不高，也应避免输液过多，以防肺水肿，并应考虑降低肺循环阻力。肺动脉楔压是临床上鉴别心源性休克和非心源性休克时的重要方法，但其测定值受瓣膜病变、心肌顺应性以及心室率等因素的影响。

中心静脉压和肺动脉楔压在心功能正常时，可反映血容量是否充足；在血容量正常时，可反映心脏和血管的功能状态。尽管这些参数可用来指导液体复苏，但若存在心功能障碍，则均不能准确预示急性失血。而且，中心静脉压和肺动脉楔压都是通过以压力代容积的方法来反映心脏的前负荷，因此受心室顺应性的影响。低血容量会造成心室顺应性降低，使中心静脉压和肺动脉楔压增高，使其测量值不可靠。而在超声下直接测定左、右心室舒张末容积被认为是准确反映心脏前负荷的最有效方法，可以在其余监测方法存在疑问时用来判定心脏前负荷。

4. 体循环血管阻力、肺循环血管阻力　根据平均动脉压（MAP）、中心静脉压（CVP）和心输出量（CO），可以算出体循环血管阻力（SVR），公式为 SVR=（MAP－CVP）×7.5×80/CO，其正常值为 700～1 500dsc^{-5}。根据肺动脉压（PAP）、肺动脉楔压（PAWP）和心输出量（CO）可以算出肺循环血管阻力（PVR），公式为 PVR=（PAP－PAWP）×7.5×80/CO，其正常值为 100～250dsc^{-5}。临床上通常以体循环阻力作为监测左心室后负荷的主要指标，肺循环阻力作为监测右心室后负荷的指标。

（三）组织灌流和氧合的监测

由于机体的代偿机制，在一定范围的失血情况下，心输出量、平均动脉压、心脏灌注压也可以维持，因此单纯的血流动力学变化不足以评估患者是否出现失血性休克，而确定具有可积累性的氧债对于正确评估患者病情和复苏效果、防止多器官功能衰竭有重要意义。氧债、器官耗氧量、组织酸中毒是评价组织灌注和氧合状况的主要指标。

1. 氧饱和度　氧饱和度是评估组织血液灌注的重要指标，包括混合静脉氧饱和度（$SmvO_2$）和中心静脉氧饱和度（$ScvO_2$）。$SmvO_2$ 指来自全身血管床的混合静脉血氧饱和度的平均值，此时组织中毛细血管静脉端血液氧分压与组织氧分压达到平衡，所以这些组织的静脉血氧分压与血氧饱和度可以反映全身氧输送（oxygen delivery，DO_2）和氧消耗（VO_2）的平衡，以及组织的氧合状态，其正常范围是 60%～80%。临床上普遍将测量 $SmvO_2$ 作为监测组织氧合的方法，并将由 Swan-Ganz 导管抽取的肺动脉血作为测试标本。休克时氧运输不足，组织细胞的氧摄取增加，从而使 $SmvO_2$ 下降，若<60%提示全身组织氧供不足或氧耗增加，若<50%提示出现无氧代谢和酸中毒，若<40%提示代偿已达极限，若<30%则提示濒临死亡，若>80%则提示氧供增加或氧耗减少，一般不会超过 90%。

2. 氧输送和氧消耗　氧输送（oxygen delivery，DO_2）指心脏每分钟向外周组织输送的氧量，由血红蛋白（Hb）水平，动脉血氧饱和度（SaO_2）和心指数（CI=CO/体表面积）共同决定，公式为 DO_2=CI×13.4×Hb×SaO_2，静息状态的正常值为 520～720ml/（min·m^2）。氧消耗（oxygen consumption，VO_2）指机体每分钟实际的耗氧量，需乘上动脉血氧饱和度（SaO_2）和混合静脉血氧饱和度（$SmvO_2$）之差，公式为 VO_2=CI×13.4×Hb×（SaO_2－$SmvO_2$），静息状态的正常值为 100～180ml/（min·m^2），氧消耗在正常情况下反映了机体的氧需求量，但并不代表组织的实际需氧量。氧摄取率（oxygen extraction rate，ERO_2）指每分钟氧的利用率，即组织从血液中摄取氧的能力，公式为 $ERO_2 = VO_2/DO_2$，氧摄取率反映了组织内呼吸，与微循环灌注及细胞内线粒体的功能有关，正常值为 20%～25%，最高极限值为 75%。

氧摄取率(ERO_2)是一个比单纯应用 DO_2 和 VO_2 评价氧供需平衡更敏感的指标，可以判断患者预后。$ERO_2>0.4$ 提示氧供不足、氧债积累；危重患者若 ERO_2 接近 0.5 则提示非常危险。在一定的心输出量和血压范围内，若 DO_2 下降，ERO_2 可以增高以维持 VO_2 不变(即 VO_2 不受 DO_2 的影响)；但若 DO_2 降至临界值以下时，ERO_2 即使增高也无法满足有氧代谢的需要，此时 VO_2 则随着 DO_2 的下降而线性下降，同时伴有高乳酸血症等机体缺氧的表现，这种状态称为氧供依赖，此时的 DO_2 值称为氧输送临界值[330ml/(min·m^2)]，即维持组织细胞有氧代谢的最低氧需求量。另外，在脓毒症高代谢状态，存在"病理性氧供依赖"现象，表现为即使 DO_2 正常或增高，VO_2 仍然依赖于 DO_2，提示 ERO_2 下降和组织氧供不足、氧债存在。但有研究认为，这样反映全身灌注和氧合的数据在大量危重患者的预后中有意义，而对于个别患者的意义还存在争议。

3. 血清乳酸盐和碱缺失　血清乳酸盐和碱缺失是最常见的休克诊断和复苏监测的血清标记物，可反映创伤患者全身灌注、氧合以及无氧代谢程度的信息。

(1) 血清乳酸盐：乳酸是组织细胞无氧代谢产生的中间产物之一。安静条件下，部分机体组织和器官在代谢过程中会有一部分葡萄糖被酵解为乳酸。正常情况下乳酸主要通过三条途径以几乎恒定的速度代谢和清除，即糖异生、三羧酸循环和肾脏排除，对人体的影响比较小，但是在休克、严重创伤、感染等危重症患者中，由于患者组织器官出现较为严重的缺血缺氧，糖酵解增多，产生大量乳酸，而这时由于组织器官对乳酸的清除能力减弱，因而导致乳酸在体内蓄积。乳酸作为糖酵解的产物，血清乳酸盐可间接反映氧债，它可在血液动力学发生改变之前反映组织低灌注和酸中毒，是评估组织低灌流和组织氧债的可靠指标，可间接反映休克的严重程度，也是评价休克患者预后的一个良好指标。动脉血清乳酸盐的正常值为 0.1～1mmol/L，危重患者允许达 2.0mmol/L，若>2mmol/L 则为高乳酸血症，若>4mmol/L 则为乳酸中毒。休克时，由于缺氧，导致动脉血清乳酸盐浓度增高，并常伴酸中毒。有资料显示，血清乳酸盐浓度<4mmol/L 尚可救治，若>4.0mmol/L 则仅有 11%生存，若>8.0mmol/L 则鲜有存活，若血清乳酸盐浓度在 12～24 小时内迅速降低到正常水平，常提示休克复苏理想，组织灌流和氧合在短时间内得到了改善。越来越多的研究表明，血清乳酸盐可以作为提示休克复苏终点的指标。

(2) 碱缺失：碱缺失是指在标准条件下，即在 38℃ PCo_2、5.33kPa、Hb 为 15g、100%氧饱和的情况下，用酸或碱将人体 1L 全血滴定至正常 pH 7.4 时所用的酸或碱的数量(单位：mmol)。如需用酸滴定，显然指示血中碱量多于正常，即称为碱过剩。反之称碱缺少，此种情况用负值表示即-BE，见于代谢性酸中毒。但在慢性呼吸性酸中毒或碱中毒时，由于肾脏的长时间代偿作用，BE 也可以分别增加或减少。正常人的 B.E. 值在 0 附近，正常范围为(0±3)mmol/L。

碱缺失可反映组织低灌注时乳酸等无氧代谢产物的水平，能快捷敏感地反映组织低灌流和酸中毒的程度以及持续时间。在代偿性休克，碱缺失比其他生理指标(如心率、平均动脉压、心输出量、混合静脉血氧饱和度)更敏感地反映容量的实际丧失。在容量不足、缺血缺氧的患者中，碱缺失水平持续降低往往与危重患者器官衰竭和死亡密切关联。Davis 等研究发现，碱缺失能准确反映休克的严重程度和复苏效果，且与多器官功能衰竭肺功能衰竭、多器官功能衰竭的发生率和死亡率密切相关，他们观察了大量伤后 1 小时内碱缺失≤-6 的创伤患者，发现存活者的碱缺失值一般在伤后 4 小时内就开始恢复，16 小时内达正常；未存活者的碱缺失值在伤后 24 小时后仍处于低水平。因此，采用碱缺失值将休克患者分为三度，2～-5 为轻度，-6～-14 为中度，-15 及以下为重度，并以此估计患者的平均动脉压和复苏所需液体量。还有研究发现，在进行复苏而碱缺失值持续下降的患者中，65%有活动性出血，因此认为碱缺失是评价微循环灌注不足严重程度和持续时间的重要指标，并用碱缺失来判断复苏终点。

4. 胃黏膜内 pH　在休克等应激状态下，机体为维持心脑肺等"生命重要器官"的灌注和氧供，会牺牲一部分相对次要组织器官的灌注，因而会发生"选择性的血管收缩"从而导致部分组织器官与全身缺血不成比例，使这些组织器官远重于其他组织器官损伤。胃肠道即是受到这种影响最主要的内脏器官之一。胃肠道在休克或严重感染发生病理性血流再分布时，缺血、缺氧发生最早而恢复最晚，因此测量胃黏膜内 pH(pHi)可帮助临床医师及早发现组织缺氧。在早期发现休克时，其敏感性远高于乳酸。因此 pHi 是反映胃黏膜缺血、缺氧的敏感指标，正常值为 7.32～7.44，pHi<7.32 提示胃黏膜有酸血症，内脏血流灌注不足；维持 pHi 在 7.35 以上，可提高存活率。pHi 与全身和

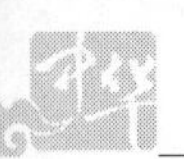

器官氧消耗、器官衰竭以及危重患者预后密切相关，纠正 pHi 可以改善存活率，并成为休克复苏的目标以及检验复苏是否有效的重要指标。研究表明 pHi 作为组织缺氧指标，非常敏感，即使在休克和灌注的其他指标（如血清乳酸盐、碱缺失、心输出量等）都未出现异常时，pHi 即已降低；而当休克复苏后，即使平均动脉压恢复正常，pHi 依然低于正常。而且，pHi 是诊断“隐型代偿性休克”（指一般传统的监测方法都无明确显示，但局部组织器官确实处于缺血和缺氧的状态）并指导复苏的唯一方法，比其他指标更能准确地预测患者的预后。甚至有人认为，pHi 是入院 24 小时预示多器官功能不全死亡率的唯一可靠指标。但是，如果 pHi 值是根据 Henderson-Hasselbach 公式 $pH=6.1+\log[HCO_3^-/(0.03\times PCO_2)]$ 计算出的，那么公式中使用的动脉血 HCO_3^- 会降低 pHi 作为胃肠道参数的特异性，所提供治疗信息可能过晚。如果 pHi 值是通过插鼻胃管的方法直接检测的，那么操作将比较麻烦，且盐溶液与胃黏膜的交换平衡需要 1 小时。

近年来研究显示，胃黏膜 PCO_2 也能准确反映胃肠道的缺血、缺氧变化，胃黏膜 PCO_2 与动脉血 PCO_2 的差值是反映胃肠黏膜氧代谢的指标。有研究发现，皮下组织 PO_2、经皮 PO_2、胃黏膜 PO_2 和 PCO_2 的相关性很好，均可准确反映失血程度。还有研究发现，在休克复苏后全身氧合正常时，胃黏膜 PO_2 仍然低下，表明胃黏膜 PO_2 比全身 PO_2 和血液动力学参数对缺血更为敏感，但胃黏膜 PO_2 与急性期阶段处理的临床关系还需进一步研究。而且，监测胃黏膜 PO_2 实施起来比较麻烦，在复苏初期进行的可能性小，与急诊科和创伤科的处理关系不大。近年来，采用光导纤维传感探头直接测出胃黏膜 PO_2 和 PCO_2，可明显缩短测定时间（60 秒内即可显示 PCO_2 变化），可望为危重患者的处理提供直接依据。

另外，还有研究者在胃肠道以外的其他位置测量 PCO_2，如食管 PCO_2、舌下黏膜 PCO_2（Psl CO_2）。Povoas 等发现舌下黏膜 PCO_2 与组织氧合状态有良好的相关性，随着休克的加重，舌下黏膜 PCO_2 升高，当休克纠正时，舌下黏膜 PCO_2 也下降至正常，而且舌下黏膜 PCO_2 与动脉血乳酸盐变化呈高度一致性。因此认为连续性监测舌下黏膜 PCO_2 对休克复苏具有指导意义。Weil 等通过比较临床患者资料，认为舌下黏膜 PCO_2 高于 70mmHg 提示临床休克存在。这些指标监测与胃黏膜 PCO_2 相比，无创且应用简单，可望成为有用的临床应用手段。

5. 脑组织灌注　大脑是对缺氧最敏感的器官，而且与其他组织相比，大脑缺血后恢复能力较差，梗死后的细胞难以再生，因此大脑灌注监测在患者处理中尤为重要。

脑组织氧分压（$PbtO_2$）：局部脑氧合主要通过直接测量脑组织氧分压获得，它能在创伤患者的早期复苏阶段发现脑组织低灌注的存在。研究证明测定 $PbtO_2$ 具有很强的临床预测价值。虽然这是最准确的脑灌注监测方法，但由于其有创、需要直接接近脑组织本身，因而限制了其临床应用。

颈静脉氧饱和度（$SjvO_2$）：是反映大脑氧耗量、脑组织灌注和氧合的首要指标。局灶性水肿、颅内压（ICP）增高、平均动脉压降低、贫血和组织缺氧所致的大脑灌注降低均可导致颈静脉氧饱和度的降低。但颈静脉氧饱和度监测对头部外伤患者治疗结果的影响尚不清楚。留置颈静脉球囊（JVB）导管可在原位用分光光度计持续测量氧饱和度，在复苏后期以及神外科和心血管外科广泛运用。

（四）失血性休克的新监测技术

1. 脉搏轮廓动脉压波形分析法　脉搏轮廓动脉压波形分析法（PiCCO）的基本原理是基于每搏输出量与主动脉压力曲线的收缩面积成正比，它结合了经肺热稀释技术和动脉脉搏波形分析技术，仅需要一条中心静脉和一条较大的动脉通路（首选股动脉）。应用 PiCCO 可连续监测的数据有连续心输出量（CCO）、连续心指数（CCI）、每搏输出量（SV）、每搏输出量变量（SVV）、外周阻力（SVR）等，可量化的数据有胸内血容量（ITBV）、血管外肺水（EVLW）等，这些变量联合起来可展示完整的血流动力学状态图。

PiCCO 与 Swan Ganz 导管温度稀释法的相关性良好，且比 Swan Ganz 导管获得的参数更全面、容易和便捷。同 Swan Ganz 导管相比，PiCCO 具有如下的优点：①利用中心静脉和动脉通道，侵害较少，可避免一系列致命的并发症，如心脏或瓣膜损伤、动脉破裂或出血、导管打结等；②特殊的动脉导管更经济，留置时间可长达 10 天；③可以连续监测高度特异的变量，如连续心输出量（CCO）、连续心指数（CCI）、每搏输出量（SV）、每搏输出量变量（SVV）、外周阻力（SVR）等，以及可量化数据，如胸内血容量（ITBV）、血管外肺水（EVLW），较 Swan Ganz 导管更能完整地反应血流动力学状态，增加危重患者处理的有效性，减少医疗费用。但是，若单独用动脉脉搏图分析法，其与肺热稀释法的相关性差，需先用肺热稀释法校准心输出量初始值，但校准中需用肺动脉导管，仍有一定损伤性。也有研究者将冷盐水注入中心静脉导管，测量股动脉导管的温度改变以计算心输出量，据此校准主动脉阻抗，这样比置入肺动脉导管创伤小，且测量结果与用肺动脉导管校准测量的结果相关性很好。最近，又发明了一种用指头获得动脉脉搏图的无创方法，但仍需用热稀释法来校准阻抗才能确保其准确性。校准这一步骤限制了动脉脉搏图分析法在创伤复苏处理中的应用，而且患者体位、呼吸方式、导管放置位置变化也会影响测量结果。

2. 部分 CO_2 重复呼吸法　部分 CO_2 重复呼吸法(NICO)是近年来发展的一种新的连续的心输出量无创监测方法，其原理是利用二氧化碳弥散能力强的特点作为指示剂，根据间接 Fick 公式测定心输出量(CO)，公式为 $CO(L/min) = VCO_2(ml/min)/[CvCO_2 - CaCO_2(ml/L)]$，$VCO_2$ 为 CO_2 生成量，$CaCO_2$ 为动脉血 CO_2 含量，$CvCO_2$ 为静脉血 CO_2 含量。Osterlund 等在 1995 年首先将该法用于测定人的心输出量，同时与热稀释法进行比较，结果相关性显著($r=0.8$)。随后，国外有关二氧化碳重复吸入法用于心胸外科术中和术后心输出量监测的报道不断出现，测定心输出量的优越性及准确程度也被国外较多的研究报告所证实，但在国内应用还很少。

NICO 无创心输出量监测系统的优点包括无创、监测准确、可实时连续监测、费用低廉、操作简便。NICO 所测心输出量的重点在于心输出量的有效部分(即积极完成气体交换的血流量)，就此点的意义来说 NICO 优于经典的温度稀释法，而且 NICO 所测心输出量的数值改变大多发生于温度稀释法测量值变化之前，即 NICO 对血流动力学改变的反应快于经典的温度稀释法，这对于休克诊断和复苏观察很有意义。由于该技术的应用需要有闭合气路，所以特别适合于 ICU 内机械通气患者及麻醉和手术期间患者心输出量的连续监测。但 NICO 也有其局限性，例如必须在有气管导管行有创机械通气的条件下进行，在未插管患者不能使用；在呼吸频率过快、通气量较高而 PCO_2 低于 18mmHg 时，由于 PCO_2-血红蛋白(Hb)解离曲线在此水平之下为非线性，所以也不能测量。NICO 的不足之处在于，由呼气末二氧化碳分压($PetCO_2$)和 CO_2 解离曲线推测动脉血 CO_2 含量($CaCO_2$)时需要血红蛋白这一参数，NICO 法是采用估计值取代真实值。另外，计算分流量需要采集动脉、混合静脉血气值，而无创估计分流时会产生 2%的心排量偏差。而且，由于 NICO 是建立在假设每次 3 分钟的测量期间混合静脉血 CO_2 浓度、心输出量、解剖无效腔/潮气量(V_D/V_T)基本不变的基础上，所以凡是影响混合静脉血 CO_2、V_D/V_T 及肺内分流的因素均可能影响 NICO 结果的准确性，尤其是刚给完 $NaHCO_3$ 后立即测量的 NICO 结果常不可靠，因为 $NaHCO_3$ 可以影响呼气末二氧化碳分压($PetCO_2$)。

3. 光电容积脉搏波描记法　目前临床上应用光电容积脉搏波描记法(PPG)检测的两项常规指标是血流容积描记(plethysmography，Pleth)和血氧饱和度(SpO_2)。Pleth 是持续测量血液流过外周毛细血管床时容积变化的参数，结合其他指标可以指导休克治疗。Pleth 参数是由一个波形及心率数显示出来的，Pleth 波幅下降、波形平坦，提示有效灌注减少；如果同时 SpO_2 下降提示局部组织缺氧，在排除呼吸道疾病因素后常提示严重休克发生；还可结合心电图、心率、血压、每小时尿量等常用指标鉴别心源性休克。Pleth 中包含有心搏功能、血液流动等诸多心血管系统的重要信息，同时容积脉搏血流主要存在于外周血管中的微动脉、毛细血管中，所以 Pleth 中同样包含丰富的微循环信息。大量研究表明，Pleth 与桡动脉压力波、肺小动脉楔压、每搏输出量、脑血流量均有良好的相关性，在正压通气情况下，甚至比肺小动脉楔压更能准确反映左室舒张末期容量的变化。

4. 胸部电生物阻抗法　胸部电生物阻抗法(TEB)是利用胸阻抗的原理，即人体中血液、骨骼、脂肪、肌肉具有不同的导电性，血液和体液阻抗最小，骨骼和空气阻抗最大，随着心脏收缩和舒张，主动脉内的血流量发生变化，电流通过胸部的阻抗也产生相应变化。胸部电生物阻抗法可监测多个血液动力学参数，包括每搏输出量/每搏输出量指数(SV/SVI)、心输出量/心指数(CO/CI)、外周血管阻力/外周血管阻力指数(SVR/SVRI)、胸液成分(TFC)、速度指数(VI)、加速度指数(ACI)、射血前期(PEP)、左室射血时间(LVET)、收缩时间比率(STR)和左室作功/左室作功指数(LCW/LCWI)。

TEB 测定的心输出量与热稀释法测定的相关性好，可连续的动态监测参数的变化趋势，且操作简便，完全无创，患者无任何并发症，每例患者检查只需 5～10 分钟，尤其适合不宜或不能接受有创检查的患者。近年来，TEB 被广泛应用于临床，国内外已有很多关于 TEB 的临床研究，研究结果均肯定了 TEB 的准确性以及较以往传统的血液动力学监测法有无法比拟的优点。但随着患者年龄增高和动脉壁弹性降低，胸部电生物阻抗测量的准确性也会降低；而且，对于胸骨切开、活动过多、心率>250 次/min 以上以及主动脉瓣关闭不全的患者，准确性也是有限的；还不能反映高度浮肿或过度肥胖患者的血流动力学情况(可能由于电阻抗信号太弱，干扰性的生物电过高所致)。在创伤/休克患者中运用 TEB 的准确性、可行性以及对临床结果的影响仍需进一步研究。

5. 超声心动图成像　应用超声心动图成像可以对患者进行间歇性血流动力学监测，广泛应用超声心动图成像技术有望减少有创监测技术包括肺动脉导管的应用，并成为危重病处理的一个可喜进展。超声心动图成像除了可以发现解剖学损伤（如心脏压塞、心包流出、室间隔缺损、心瓣膜病、主动脉夹层）之外，还可以直接测定心输出量、每搏输出量、前负荷（心室容积）、心脏收缩力（射血分数）、舒张功能、基础水平和应激条件下局部运动异常，并可用于诊断血流动力学异常的肺栓塞。应用先进的软件分析数据，还发展出了新的高分辨的超声心动图成像技术，如食管超声心动图技术（TEE）。

食管超声心动图技术（TEE）是目前唯一能在术中对患者进行常规监测的影像诊断技术，通过测定降主动脉内血液流速的变化，计算出每搏输出量及心排量（CO），测量结果与热稀释法相关性好（r = 0. 74 ~ 0. 98），而且可清楚地观察到每次心搏时降主动脉的血流情况及心脏血管形态，对呼吸困难和引起急性左心衰的病因诊断和及时处理具有非常重要的意义。但是，TEE 技术操作费时，超声探头让清醒患者难以耐受，故仅适用于全麻状态下的患者，而且技术要求较高，还可能因探头位置不固定或获得信号不稳定而影响心输出量的测定，以及可能有心律失常、食管损伤或穿孔等并发症。

6. 近红外光谱分析　近红外光谱分析是一种测定局部组织血流、氧输送和氧利用的无创方法，可用来监测局部组织血液循环以及细胞水平的氧代谢。优点是无创、简易且数据连续。其原理是近红外区域光（700 ~ 1 000nm）在透射皮肤、骨骼和肌肉时很少发生衰减，血红蛋白、肌红蛋白、细胞色素 aa3 在不同氧合状态其吸收光谱也不同，利用氧合血红蛋白与去氧血红蛋白在吸收光谱上的差别，可以监测局部的氧输送（DO_2）和动脉氧饱和度（SaO_2）。应用此方法可在休克患者复苏处理中实时监测组织灌注是否充分，如测量大脑氧合和灌注。

第四节　容量复苏新技术

由于失血导致有效循环血量不足，微循环灌流障碍，使组织和器官发生缺血缺氧、功能紊乱，无法维持最低限度的功能和代谢，从而导致的一系列病理生理变化的综合征。容量复苏可以恢复有效循环血容量，保证组织、器官必需的灌注、氧供和氧耗，维持机体水、电解质和酸碱代谢的平衡，减轻系统性炎症反应综合征（SIRS）和减少 MODS 的发生。

一、失血性休克容量复苏新理念

（一）限制性液体复苏

全球每年因创伤死亡的人数高达 350 万 ~ 580 万，已跃居疾病死亡谱的第 3 位，2020 年全球因各种创伤死亡的人数可高达 840 万。资料显示，无论战伤还是创伤，大部分死亡均发生伤后早期。战伤死亡，80%发生在伤后即刻至 30 分钟内，灾难和道路交通伤伤员 80%的死亡发生在伤后 6 小时以内[18-19]。因此，对战创伤，特别失血性休克黄金 1 小时和白金 10 分钟早期救治非常重要，这一理念的提出，为战创伤早期救治技术和措施的研究提出了新的要求和方向。基于战创伤休克病理生理特点和容量复苏需求，近年来提出限制性液体复苏和延迟复苏的新理念，取得了显著效果，值得借鉴和推广。

对出血控制的伤员，伤情稳定的，可不予输液；对有休克表现的（桡动脉脉搏微弱或缺失），可用乳酸林格液或 6%的羟乙基淀粉维持平均动脉压在 70mmHg 左右；对未控制出血性休克者，给予小剂量补液，维持机体基本需要（限制性液体复苏或允许性低压复苏）。考虑到液体携带的问题，美国军队（简称美军）其初始复苏液体为 7. 5%氯化钠和 6%右旋糖酐（HSD）250ml（缓慢输注，至少 10 ~ 15 分钟），如伤员无反应再给 250ml，总量不超过 500ml，其后根据情况可给一定的等渗溶液，目前已改用 Hextent（6%的羟乙基淀粉乳酸林格液）。复苏的标准是桡动脉脉搏可触及（收缩压约 80 ~ 90mmHg）和恢复意识。以色列军队（简称以军）因所有的战争都发生于其国境边缘，伤员受伤地离国内最先进的医疗中心最远不过 100km，加上以军强大的军事力量和先进的空中救护直升机后送系统，所以其战伤及休克的救治与其他国家有不同之处。以军的医疗救治阶梯分级不明显，因为伤员一般可很快（平均 50 分钟左右）被送到国内的非军队医疗中心治疗，所以以军对战伤出血及休克的治疗进行了调整，即对已控制出血者，在后送途中输液；对出血未控制者不输液；如后送时间在 1 小时内，保持呼吸正常后立即后送，在途中建立静脉通道；如后送时间超过 1 小时时，在晶体液中加入胶体，在出血未控制的情况下，输液速度调整至以防止再出血为度。

（二）延长黄金救治时间窗

限制性液体复苏（允许性低压复苏）有效维持时间短，一般不超过 1. 5 小时，太长时间的低压复苏会影响复苏结果。但在复杂的战场或灾害救援环境中，由于后送条件限制，难以实现快速后送，因此需要在一线救治采用限制性或低压复苏的同时使用一些器官功能保护措施，来延长黄金救治时间窗，为后期确定性治疗赢得时间。实验室发现，短时轻度低温联合低压复苏和低压复苏联合小剂量血管活性药物如去加肾上腺素或精氨酸血管升压素可通过降低机体代谢率、维持血流动力学参数、减少活动性出血量，保护器官功能，延长黄金救治时间。

二、复苏方法

战（创）伤休克传统的复苏原则是主张积极快速复苏，及时使用正性肌力药物或血管活性药物尽快恢复血压至正常水平，即所谓的积极（正压）复苏（aggressive/normotensive resuscitation）或即刻复苏（immediate resuscitation），但近年来随着休克病理生理研究不断深入和对组织体液及氧代谢的深入研究，这些传统的休克液体复苏概念正受到挑战。提出了一些新的复苏方法，包括限制性（低压性）液体复苏（limited/hypotensive fluid resuscitation）、延迟性液体复苏（delayed fluid resuscitation）和低温复苏（hypothermic resuscitation），这些新的休克复苏方法为战创伤休克患者的早期救治带来了新的措施，正日益受到临床医师的重视，目前欧美大出血处理指南已纳入这些新的理念和措施[20]。

（一）允许性低压复苏

快速恢复血压的传统复苏概念主要源于 Wiggers 控制性出血性休克（controlled hemorrhagic shock）模型。但在临床，特别是战（创）伤休克大多为非控制性出血休克（uncontrolled hemorrhagic shock）。近年的研究表明，对于非控制出血休克患者在手术彻底止血前大量快速液体复苏可增加血液丢失，引起稀释性凝血功能障碍和代谢性酸中毒。同时大量快速液体输注可影响血管收缩反应，导致血栓易位或引起伤口再次出血。实验室研究结果表明允许性低压复苏的目标：复苏压力以收缩压控制在 90mmHg、平均动脉压控制在 50~60mmHg 较为理想，低压复苏时间不宜过长，最好不超过 90 分钟，若超过 90 分钟，可应考虑器官功能保护措施，否则会加重缺血缺氧性损伤，影响复苏效果[21-23]。虽然这一新的方法在实验室和临床复苏战创伤休克中已取得良好效果，但尚需更多的临床研究以进一步验证此方法的有效性、安全性和适用范围。

（二）延迟复苏

传统观点认为，战创伤休克低血压，应立即进行液体复苏，使用血管活性药物，尽快提升血压。但近年的研究发现严重战创伤休克，特别是非控制出血休克，在手术彻底止血前若过早使用血管活性药物或大量液体提升血压，并不能提高患者的生存率，事实上有增加死亡率和并发症的危险。基于实验室和临床研究结果，对于严重战创伤休克，特别是非控制性出血休克，近年来提出了延迟复苏的新概念，即对创伤失血性休克，特别是有活动性出血的休克患者，在彻底手术止血前不主张快速给予大量的液体进行即刻复苏，而主张在到达手术室彻底止血前，只给予少量的平衡盐液维持机体基本需要，在手术彻底处理后再进行大量复苏，这样比即刻积极复苏会有更好的复苏效果。但具体在手术前（或在后送途中）给多少液体，给什么液体合适，尚需进一步研究明确。

（三）低温复苏

低温复苏一直是一个有争议的课题，长时间深度低温会影响机体代谢、凝血功能和心血管功能[24]。但目前越来越多的研究表明，对于严重创伤失血性休克，给予短时轻度的低温复苏可增强低压复苏的效果。本实验室研究表明，在伤后到彻底手术前这段时间给予短时间（1 小时）轻度低温（34℃）可显著增强低压复苏效果，降低组织细胞代谢率，降低机体对氧的需求，延长休克的黄金抢救时间，同时防止毛细血管通透性升高[21]。但未来需要深入研究的是在临床实施低压复苏、降低体温及与限制性液体复苏配合的方法。值得指出的是，此处所说的治疗性、控制性的低温与发生在创伤患者的自发性、非控制性低温是不同的，前者对创伤患者的治疗是有益的，而后者是有害的。

三、复苏路径

静脉通道是休克复苏的首选路径。一般情况下，若伤员不多，且静脉通道建立不困难的情况下，应首选静脉建立输液通道。但如果出现批量伤员，伤员多且重，外周静脉有塌陷静脉穿刺困难，可选择骨髓腔穿刺输液。儿童患者，静脉输注困难，也可选择骨髓腔输液。

人体骨髓腔中有很多高度分化的非塌陷静脉网，任何情况下都与体循环保持直接而完整的连接，且血流量相对恒定。休克或创伤大量失血的患者外周静脉网通常会发生塌陷或关闭，这种情况下，骨髓腔内静脉网因其特殊的骨质结构仍然能够同体循环保持连接，并且通过骨髓腔内的血流量也是相对恒定的。骨髓腔内静脉的这种特殊解剖结构可以使骨髓腔内输注的液体或药物被快速转运至体循环并吸收利用。因此 2005 年美国心脏协会、欧洲复苏委员会和国际复苏联盟等均推荐，在急救过程中，建立血管通道若两次不成功，应考虑骨髓通道[25]。目前在国内在危重患者特别是在创伤失血性休克患者的抢救中也开始越来越多的应用骨内输液途径[26-27]。

通常情况下,小儿骨髓腔通道选择胫骨近端或远端、股骨远端,成人通常选胫骨、肱骨或胸骨柄,桡骨、尺骨或骨盆也可选择。骨髓腔内输液速度与静脉通道基本一致,特别是在加压条件下输注。骨髓腔并发症不常见,主要有骨髓炎、皮下脓肿、脂肪栓塞等,最常见的并发症是液体外渗,严重者可发生筋膜室综合征,这主要与穿刺技术和装置的选择等有关。最严重的并发症是长时间输液引起的骨髓炎,但发生率较低,约 0.6%[28]。

四、复 苏 液 体

复苏液体通常分为晶体液和胶体液,晶体液又分为平衡盐液和高渗盐液,胶体液有白蛋白、右旋糖酐、明胶和羟乙基淀粉。他们有各自的优势,也有自己的不足(表 31-2)。

表 31-2　各种复苏液体比较

	优点	不足
等渗盐液	易储存,价格便宜	效率低(仅为全血的25%),输注量多,易致血液稀释、水肿、凝血功能障碍
高渗盐液	少量高效,效率高(450%),有增加心肌收缩力作用,作用时间长于生理盐水	过量使用可致高氯酸中毒
白蛋白	扩容作用强,可 1∶1 替代血浆	过量使用漏入组织影响组织功能
右旋糖酐	扩容作用时间长	影响凝血功能,影响配血,有过敏反应
明胶	对凝血功能影响较小	扩容作用时间较短,过敏反应较高
羟乙基淀粉(HES)	扩容效率 150%~200%	无明显副作用,对创伤失血性休克早期急救合适;但到后期,特别有肾脏功能损害时慎用

(一) 平衡盐液

平衡盐液是指溶液中的电解质与血浆内含量相近。临床常用的等渗溶液有乳酸林格液和复方氯化钠。乳酸林格液应是首选的平衡盐液,属于低张溶液,临床上常用于扩容、抗休克。由于其渗透压、电解质、缓冲碱量及 pH 与血浆相仿,且乳酸钠在体内代谢后生成水和二氧化碳,后者解离为碳酸氢根,可较好地调节 pH。因此,乳酸林格液是一种有效地维持血液循环、提高血压、降低血黏度、改善微循环复苏液体。但如果大量单独应用可降低血浆渗透压,不能携氧,不能增加胶体渗透压,因此不能取代血液和胶体,故通常与其他含 Na^+ 的晶体液或胶体液交替或同时输注。单独纠正严重休克时,其用量需为失液量的 3~4 倍才能维持循环,容易导致血液稀释组织水肿。实验室发现它与 6%羟乙基淀粉 2∶1应用有较好的抗失血性休克效果,可在控制性失血性休克或非控制性失血性休克低压复苏阶段使用[27]。复方氯化钠溶液也是一种常用的平衡盐液,每 100ml 含氯化钠 850mg、氯化钾 30mg、氯化钙 33mg。由于复方氯化钠溶液含氯量高,过多输注易致高氯性酸中毒。

(二) 高张盐溶液

常用的高张盐溶液有 7.5%的高渗氯化钠溶液和 3.5%的高渗氯化钠溶液,以及 7.5%的高渗氯化钠/6%的羟乙基淀粉混合液。高张盐溶液具有增加心肌收缩力、升高血压、改善微循环、减轻组织水肿、利尿和纠正酸中毒及减轻血管内皮细胞水肿等作用。因此高渗盐液可用于失血性休克急救,一般用于失血性休克的早期急救,在没有足够的平衡盐液,又需要快速提升休克患者的血压情况下使用,用量一般为 250ml,慢速输注,根据患者反应调整输注速度和量。输注太快会导致血压不升反降,输注太多会引起高氯性酸中毒[29]。

(三) 胶体液

目前使用较多的胶体液有全血、新鲜冰冻血浆、人血浆白蛋白和其他人工合成的血浆代用品,如羟乙基淀粉、右旋糖酐等。血液紧张时,早期抗休克常用羟乙基淀粉和右旋糖酐 40。抗休克扩容时胶体液比晶体液用量少,扩容效率高,可使组织间液体流至血管内,可增加扩容效果,同时减轻组织水肿。但用量过大可使组织液过度丢失。同时,有的胶体液如右旋糖酐、羟乙基淀粉可诱发出血倾向。另外,右旋糖酐和明胶有过敏反应副作用,羟乙基淀粉对肾功能有一定影响。因此,对已出现肾功能不全的休克患者要慎用[30]。

(四) 复苏液体选择

1. 晶胶体选择　对于创伤失血性休克,液体复苏究竟选用什么液体,一直存在争论。晶体液价格便宜,易储存,但需要大量输注。大量输注后可致组织水肿、血液稀释等副作用。胶体液复苏效率高,需要量小,可减少组织水肿,但有凝血功能障碍和肾脏功能不良时要慎用。目前关于创伤失血休克晶胶体选用的倾向性意见是创伤失血早期/院前救治倾向选用小容量胶体加晶体,后期伴脓毒症倾向选用晶体,建议少用羟乙基淀粉。有颅脑损伤且需要大量输液者可适量使用高渗 NaCl 溶液。

2. 成分血选用 失血性休克当出现凝血功能障碍时,条件许可使用浓缩红细胞、新鲜冰冻血浆和血小板进行治疗,这三者使用比例可采用 1∶1∶1或 1∶2∶1,以解决组织供氧和凝血功能障碍的问题,同时也可使用纤维蛋白原浓缩物和凝血酶原复合物等凝血因子产品。

3. 理想复苏液体 理想的战伤复苏液体应满足以下几个要素:①能快速恢复血浆容量,改善微循环灌流和氧供;②有携氧功能;③无明显的副作用,如免疫反应等;④具备细胞保护作用;⑤易储存、运输,且价格便宜。很明显目前临床用的这些液体均不能满足这些要求。因此人们一直在努力试图解决这问题:①研究修饰血红蛋白溶液,试图利用过期人血液、动物血通过人工修饰或分子间交联的方式研制出能模拟人体的血红蛋白,同时消除其免疫原性、消除过敏反应,免除交叉配血及感染等问题。近年来美国、日本、加拿大等国一直在花大量资金研发这类产品,虽然在技术上已取得很多进展,许多产品已进入Ⅲ期临床试验,部分产品已在南非和墨西哥等国上市,但因一些毒性反应(如缩血管反应、肾脏毒性和氧化损伤毒性)未能克服,所以此类产品尚未大规模上市,还需继续深入研究,以克服这些问题。②研究具有细胞保护作用的功能液体,以防止战创伤休克引起的组织细胞缺血缺氧损害或休克后液体复苏引起的再灌注损伤,但目前尚无这类产品用于临床。③近年来研究表明,大量输注乳酸林格液(LR)后可激活中性粒细胞(PMN),导致组织损伤。研究证实,LR 中的 D-型乳酸是其激活 PMN 的主要原因。LR 中含有 L-乳酸和 D-乳酸各 14mmol/L,若用含有 28mmol/L 的 L-乳酸则激活 PMN 的作用明显降低,若将乳酸完全用酮体取代,结果相似,说明 D-乳酸与 PMN 激活作用有关。因此,美军建议改进现在的 LR,去除 D-乳酸,降低 L-乳酸的总量,加入酮体作为能源物质。目前已研制出一种酮体林格液,并证明有良好的抗休克作用。

(刘良明 李涛)

参考文献

1. DAVID C, EDMUND R. Stress, Shock, and Adaptation in the Twentieth Century[M]. NY: University of Rochester Press, 2014.
2. OTTERBEIN LE, FORESTI R, MOTTERLINI R. Heme Oxygenase-1 and Carbon Monoxide in the Heart: The Balancing Act Between Danger Signaling and Pro-Survival[J]. Circ Res, 2016, 118: 1940-1959.
3. GRANFELDT A. Organ dysfunction following regional and global ischemia/reperfusion. Intervention with postconditioning and adenocaine[J]. Dan Med J, 2012, 59: B4496.
4. MANSART A, BOLLAERT PE, SEGUIN C, et al. Hemodynamic effects of early versus late glucocorticosteroid administration in experimental septic shock[J]. Shock, 2003, 19: 38-44.
5. ZHANG C, MO M, DING W, et al. High-mobility group box 1 (HMGB1) impaired cardiac excitation-contraction coupling by enhancing the sarcoplasmic reticulum(SR) Ca(2+) leak through TLR4-ROS signaling in cardiomyocytes[J]. J Mol Cell Cardiol, 2014, 74: 260-273.
6. MING MJ, HU DY, CHEN HS, et al. Effects of MCI-154, a calcium sensitizer, on cardiac dysfunction in endotoxic shock in rabbits[J]. Shock, 2000, 13: 459-463.
7. VESTWEBER D. Relevance of endothelial junctions in leukocyte extravasation and vascular permeability[J]. Ann N Y Acad Sci, 2012, 1257: 184-192.
8. ZHANG J, YANG GM, ZHU Y, et al. Role of connexin 43 in vascular hyperpermeability and relationship to Rock1-MLC20 pathway in septic rats[J]. Am J Physiol Lung Cell Mol Physiol, 2015, 309: L1323-1332.
9. LIU LM, DUBICK MA. Hemorrhagic shock-indued vascular hyporeactivity in the rat: Relationship to gene expression of nitric oxide synthase, endothelin-1, and select cytokines in corresponding organs[J]. J Surg Res, 2005, 125: 128-136.
10. LI T, FANG YQ, YANG GM, et al. Effects of the Balance in Activity of RhoA and Rac1 on the Shock-Induced Biphasic Change of Vascular Reactivity in Rats[J]. Ann Surg, 2011, 253(1): 185-193.
11. DUAN C, YANG G, LI T, et al. Advances in Vascular Hyporeactivity After Shock: The Mechanisms and Managements[J]. Shock, 2015, 44(6): 524-534.
12. ZHOU R, LIU LM, HU D. Involvement of BKca alpha subunit tyrosine phosphorylation in vascular hyporesponsiveness of superior mesenteric artery following hemorrhagic shock in rats[J]. Cardiovasc Res, 2005, 68: 327-335.
13. ZHAO G, ZHAO Y, PAN B, et al. Hypersensitivity of BKCa to Ca2+ sparks underlies hyporeactivity of arterial smooth muscle in shock[J]. Circ Res, 2007, 101: 493-502.
14. XU J, LIU L. The role of calcium desensitization in vascular hyporeactivity and its regulation after hemorrhagic shock in the rat[J]. Shock, 2005, 23: 576-581.
15. LI T, FANG YQ, YANG GM, et al. The mechanism by which RhoA regulates vascular reactivity after hemorrhagic shock in rats[J]. Am J Physiol Heart Circ Physiol, 2010, 299: H292-299.
16. 姚咏明. 急危重症病理生理学[M]. 北京:科学出版社, 2013.

17. 姚咏明,刘良明,梁华平. 中华创伤学-基础卷[M]. 北京:人民卫生出版社,2016.
18. 刘良明. 战创伤休克早期救治研究进展[J]. 创伤外科杂志,2013,15:100-103.
19. BEEKLEY AC. Damage control resuscitation: a sensible approach to the exsanguinating surgical patient[J]. Crit Care Med,2008,36(S):267-274.
20. RIHA GM,SCHREIBER MA. Update and new developments in the management of the exsanguinating patient[J]. J Intensive Care Med,2013,28:46-57.
21. LI T,LIN XL,ZHU Y. Short term,mild hypothermia can increase the benefit of permissive hypotension on uncontrolled hemorrhagic shock in rats[J]. Anesthesiology,2012,116:1288-1298.
22. LI T,ZHU Y,FANG YQ. Determination of the optimal mean arterial pressure for postbleeding resuscitation after hemorrhagic shock in rats[J]. Anesthesiology,2012,116:103-112.
23. LI T,ZHU Y,HU Y. Ideal permissive hypotension to resuscitate uncontrolled hemorrhagic shock and the toler tolerance time in rats[J]. Anesthesiology,2011,114:111-119.
24. MOHR J,RUCHHOLTZ S,HILDEBRAND F,et al. Induced hypothermia does not impair coagulation system in a swine multiple trauma model[J]. J Trauma Acute Care Surg,2013,74(4):1014-1020.
25. 祖凌云,周博达,汪宇朋,等. 骨髓腔内输液的历史、现状和未来[J]. 中国医学前沿杂志,2015,7(1):114-119.
26. 杨颖,赵占江,葛波涌,等. 骨髓腔穿刺输液在创伤性休克院前抢救中的效果分析[J]. 河南外科学杂志,2019,25(6):37-39.
27. 陈琳玲. 骨髓腔内输液技术在急诊抢救创伤失血性休克中的应用[J]. 现代实用医学,2020,32(1):83-84.
28. 蒋慧,王芳,胡兴录,等. 骨内输液的临床应用[J]. 中国疗养医学,2015,24(1):38-40.
29. HU Y,WU Y,TIAN K,et al. Identification of ideal resuscitation pressure with concurrent traumatic brain injury in a rat model of hemorrhagic shock[J]. J Surg Res,2015,195:284-293.
30. 张玉明,孙绪德,王君,等. 创伤失血性休克液体复苏治疗研究进展[J]. 人民军医,2011,54:152-154.

第三十二章

临床输血护理

护士是输血治疗的执行者,在输血过程中的合血、取血、输注等环节中承担着重要角色,对安全、有效输血起着至关重要的作用。因此,护士必须熟练掌握有关输血的基本知识和操作技能,以便在治疗疾病、保证患者安全、挽救患者生命及保证自身安全过程中发挥积极、有效的作用。

第一节 临床输血中护理职责和操作技术要点

输血(blood transfusion)是将全血或成分血如血浆、红细胞、白细胞或血小板等通过静脉或动脉输入患者体内的方法,静脉输血是临床常见的输血方式。护士在临床输血过程中,不仅应明确输血的目的,熟悉血液的生理生化性质,还应掌握血型、输血原理、静脉输血的方法、输血风险预防、输血反应的原因、症状及处理方法等知识,能及时发现输血反应并及时准确进行处理。护士要严格遵守输血基本原则,承担对患者进行全面、安全的输血护理职责,以达到临床输血治疗的最佳效果。

一、输血护理职责

护士在输血操作中的职责包括:正确采集合血标本、正确领取血液、采用正确方式临时运输和临时贮存血液制品、输血前核对、正确输注血液、输血过程中密切观察、准确记录、及时发现输血反应并配合医师积极处理、输血结束后正确保存血袋等。

(一) 输血前对患者的探询

1. 患者一般情况评估　包括病情、生命体征、实验室查血结果、临床症状、心肺功能、输血原因、输血史及过敏史、近期是否有发热病程、以前是否有输血反应、输血前是否曾给予药物(如对乙酰氨基酚、抗组胺药、糖皮质激素类)或新给予的药物(患者可能对其产生变态反应)[1](表 32-1)。

表 32-1　输血患者一般情况评估内容

评估项目	评估内容
标准实验室检查	标准凝血功能检查 Hb(血红蛋白浓度) PLT(血小板计数) 纤维蛋白原浓度
心肺功能	脉搏 血压 呼吸 四肢温度 氧饱和度 血氧分压 血气指征 电解质情况
贫血	甲床、口唇、皮肤黏膜颜色 血红蛋白 血细胞比容
患者对血液输注耐受	年龄 肾衰竭 心肺疾病 急性感染 用药的情况
生命体征	体温、脉搏、血压、呼吸

2. 检查结果评估　受血者血型、ALT、HBsAg、抗-HCV、抗-HIV 及梅毒检测结果评估,需用血液成分、用血量、输血申请单上各项内容填写是否正确与齐全,用做交叉配血的标本采集是否正确,受血者与供血者血型,交叉配血结果。

3. 患者心理状态以及对输血相关知识的了解程度评估　医务人员是否履行告知义务、受血者或家属对输血治疗可能传播疾病和不良反应的理解、是否愿意在输血治疗同意书上签名。

4. 输血部位的评估　根据患者的病情、输血量、年龄选择血管,并避开破损、发红、硬结、皮疹等部位的血管。一般采用四肢浅静脉,急症输血时多采用肘部静脉,周围循环衰竭时,可采用颈外静脉或锁骨下静脉。

（二）输血前对患者的疏导和健康教育

输血前应向患者解释输血目的、方法、安全性及输血前的相关检查，解除患者的顾虑和紧张情绪，以取得患者配合。

向患者及家属说明配合采集配血标本的重要性。

向患者说明输血速度调节的依据，告知患者及家属输血要遵循先慢后快原则，严密观察15分钟无输血反应后，再调快滴速。严禁患者及家属调节输血滴速和对血液自行加温。

向患者介绍常见输血反应的症状和预防方法。教会患者对输血反应进行自我观察，如输血开始15分钟至2小时患者突然出现畏寒、发热、出汗、荨麻疹、心悸等不适，应立即通知护士或医师及时采取措施，确保输血治疗安全。

向患者介绍输血的适应证和禁忌证。

向患者介绍有关血型知识、血型鉴定及交叉配血试验的意义以及其他与输血相关的知识。

（三）输血中对患者的观察

不同受血者的输血速度是否合适，输血通路是否通畅，输血过程中患者有无不适，失血者血容量补充情况，是否有继续失血，贫血者症状改善情况，生命体征是否平稳，室温是否合适。室温过高及输血速度过慢对血液质量及输血效果均有影响，输血速度过快可能导致患者心肺功能恶化等情况发生。

评估受血者在输血过程中的合作程度以及是否有输血反应发生，如出现异常情况应及时处理：减慢或停止输血，用生理盐水维持静脉通路；立即通知值班医师和输血科人员，及时检查、治疗和抢救，并查找原因，做好记录；疑为溶血性或细菌污染性输血反应，应立即采取以下措施：①立刻停止输血，保存剩余血袋和导管，以便进行分析，立即通知值班医师和输血科人员。②用生理盐水维持静脉导管畅通。③根据制品标记和患者标签确认正确的制品被输入，同时用肉眼评估血液制品是否存在提示细菌污染的总体颜色变化或气泡。④评估患者有无发热、呼吸窘迫、胸痛、背痛、瘙痒、血管性水肿等症状，测定生命体征，根据症状进行体格检查；记录开始输血的时间、症状开始出现的时间、输血中止时间。⑤配合医师积极治疗抢救，合理用药，并联系医院输血科。⑥如果文书核查发现患者接受了原本应该用于其他患者的血液，则必须紧急告知医院输血科，因为其他患者也有可能存在接受不正确血液的风险。⑦输血机构可能要求返回剩余（未输入的）血液、相关的静脉输血袋和导管以及血液和尿液检测结果[1]。

（四）输血后的安全评估和记录

①评估患者的生命体征、有无不良反应发生、血容量及贫血症状是否改善情况，并做好各项记录。②评估患者血红蛋白及血细胞计数的变化情况、是否达到输血目的、输血无效的原因。③评估输血记录情况、输血反应的处理情况、血袋和输血装置的回收情况等。

二、输血护理操作技术要点

（一）输血前准备

1. 备血　确认医师已向受血者或家属履行告知义务并签订输血同意书后，抽取患者静脉血标本，将血标本和输血申请单一起送血库作血型鉴定和交叉配血试验。采集血标本时应注意以下问题。

（1）核对：需两名护士核对输血申请单上各项内容填写是否正确、齐全，携采血单及用物至患者床边，核对患者姓名、性别、年龄、床号、病案号、血型和诊断，正确无误方可采集血样。用两种及以上方法核对患者信息：①请患者自己说出自己的全名；②核对患者腕带的信息，姓名、年龄、住院号；③使用PDA等无线装置核对，确认患者信息准确无误。

（2）采血：标本应单独采集，避免与患者的其他标本同时采集，以免发生差错，血标本不能通过输液管道留取，以免影响配血结果。

（3）血量要求：成人抽血4ml于EDTA抗凝试管（紫头管，4ml）内，颠倒8次混匀；新生儿采血2ml于EDTA抗凝紫头管内，颠倒8次混匀。

（4）再次核对：采血完成后需双人再次核对，在《输血申请单》上方正确填写采血日期、时间并双人签名，签名一定要签全名，避免字迹潦草，不易辨识。

（5）及时送检：由医务人员将受血者血标本与输血申请单及时送交血库，双方进行逐项核对并签名和时间。

（6）多次或长期输血的患者输血：每次申请输血时必须重新采集标本配血，以保证本次配血结果是反映患者当前的血液状况，避免患者因前次输血后产生IgG免疫抗体而未在配血中发现，造成迟发性溶血性输血反应。

紧急情况下备血要求：①要求在15分钟内输血者，原则上应采集血标本，由工作人员将输血申请单送血库，同时取血，如果送申请单时来不及抽合血标本，输血前必须采集合血标本并送输血科。②紧急输血适应证[3]。ABO疑难血型患者紧急抢救输血，ABO同型血液储备无法满足需求时患者紧急抢救输血，RhD阴性患者紧急抢救输血，交叉配血不合和/或抗体筛查阳性患者紧急抢救输血。③紧急非同型输血　如果大出血患者必须在15分钟内输血,来不及配血者,只能输O型RhD阳性红细胞,如果必须输血浆,只能输AB型血浆(非同型输血)[2],要求必须给患者家属讲明风险,密切观察患者的反应,有反应随时停止输血。

2. 取血　配血合格后,由医护人员到血库取血。并与血库发血人员做好三查八对。三查:血液有效期、血液质量、血袋的外包装是否完好无损。八对:床号、姓名、住院号、血型、血袋号、交叉配血结果、血液种类、血液剂量。核对准确无误后双方共同签名和时间后方可取回,一般治疗用血每次每位患者取血量不超过2单位红细胞悬液,血浆不超过500ml。

取血后应注意以下问题:①血液自血库取出后,勿剧烈振荡,以免红细胞破坏引起溶血。②库存血不能加温,以免血浆蛋白凝固变性而引起不良反应,需在室温下放置15~20分钟后输入,但应在从血库取出后30分钟内输注,4小时内输完。③输血过程中使用专用的输血加温器。

(二) 输血中护理

目前临床均采用密闭式输血法,将抽出的血液按照静脉输液法输给患者的方法。该法的主要操作程序包括:

1. 核对　输血前由两名有执业资格的医护人员核对交叉配血报告单及血袋标签各项内容,血液种类、剂量、血型与医嘱是否一致。检查血袋有无破损、渗漏,血液颜色是否正常及血液的有效期,准确无误后方可输入。

2. 建立静脉通道　可选择外周或中心静脉通路:①外周静脉通路。可选择大口径外周静脉导管(如14G或16G)或采用改良Seldinger技术置入较短的7F快速输注导管[3-4]。外周静脉导管通常置于上肢。与中心静脉导管(central venous catheter,CVC)相比,外周导管的并发症通常较少。不过,一些患者可能因体型、静脉脆弱或曾使用多条外周静脉而无法建立大型号的大口径外周静脉通路。②中心静脉通路。对于出血患者,大口径单腔中心静脉导管鞘或其他大口径CVC可为输血和输液提供可靠的通路,也为血管活性药物输注提供中心通路。可使用多腔CVC或较大的单腔导管鞘(通常为8.5F)。多腔导管的长度较长、管径较小,因此液体流动受限;而导管鞘可使液体快速流过其单管腔,如有需要,随后还可用于放置肺动脉导管(pulmonary artery catheter,PAC)[5-6]。

3. 输血过滤器的选择　所有红细胞、血浆制品和血小板都必须通过170~260μm的标准过滤器(标准输血器的部件)来输注,可以去除血凝块和凝集物。用于减少白细胞的附加过滤器可用于血液供应中心未去除白细胞的红细胞。

4. 输血前加温　冷冻和预先解冻的血液制品(如红细胞和血浆制品)应通过血液加温器输注,以避免低体温及其导致的凝血功能障碍和其他不良反应[7-10]。冷沉淀需解冻至室温,并在解冻后4~6小时内输注,不需要使用血液加温器。血小板在室温下保存,通常采用未连接血液加温器的单独管道输注。低体温患者并不禁止使用血液加温器[11]。

5. 输血前的血袋连接　以手腕旋转动作将血袋内的血液轻轻摇匀,避免剧烈震荡,连接血袋,开始输血。原则上全血、成分血和其他血液制品从血库取出后应在30分钟内开始输注。

6. 输血速度的调节　建议成人输血速度为:前15分钟,1~2ml/min(15~30滴/min);若前15分钟患者无不适,再根据患者的病情、年龄及输注血液制品种类调节滴速,在耐受情况下尽快输注,对于有循环超负荷倾向的患者,需较慢输注从血库取回的血液制品,完成输注的时间不应超过4小时。

7. 输血器　用于输注全血、成分血或生物制剂的输血器宜4小时更换一次。

8. 监测　加强输血过程中的巡视,开始输注时应监测患者的生命体征,输注15分钟后再次测1次生命体征,观察有无输血反应,并询问患者有无任何不适反应。一旦出现输血反应,应立即停止输血,及时处理,并按照输血反应应急预案流程进行处理。

9. 冲洗输血器　如果需要输入两袋以上的血液时,为了避免两袋血之间发生反应,应在两袋血之间输入生理盐水冲洗输血器,再接下一袋血液输注。

10. 输血完毕后的处理　输血完毕,继续滴入生理盐水以保证输血器内的血液全部输入体内,保证输血量准确。将血袋送回血库保留24小时,以备患者在输血后发生输血反应时查找原因。

11. 记录　记录输血时间、血液种类、输血量、血型、血袋号,有无输血反应发生,发生输血反应后的处理措施及输血全过程的健康教育。输注完的血袋需记录患者信息(包括床号、姓名、登记号、年龄等)、开始及结束时间,及时按照使用后规范保存处理。

(三) 输血辅助装置介绍

1. 输血加温器　当大量低温血液输入至患者体内时可有心搏骤停的风险,因此在为患者进行输血时建议使用血液加温器进行加温。那么,合理使用加温器和加温适宜温度的相关证据汇总如下:①世界卫生组织的《临床用血手册》指出,低温输血可有心搏骤停的风险。建议当输血速度超过100滴/min时应使用血液加温器加温。该手册同时指出，保持患者身体温暖比使用血液加温器更有效，因此大量输血时对患者使用保温毯等进行保温尤其重要[12]。②血液加温器可适用于以下情况，当成人输血流速大于50ml/(kg·h)或儿童输血流速大于15ml/(kg·h)，或输血后出现明显冷凝集反应的患者。③当使用血液加温器时，应在患者观察记录中记录设备的运行温度[13]。④使用血液加温器时，必须配备专业的设备或可视温度计以监测血液温度，确保血液温度不高于41℃[14]。

2. 输血加压器　充气式加压输血袋是临床上最常用的加压输血装置，主要用于抢救失血性休克患者的紧急快速输血，通过加压，使血液、血浆快速进入人体，迅速补充血容量。加压输血袋主要由储气囊、吊环带、气管、气阀、充气球等组成。

操作要点：①将血袋装入加压袋夹层中并悬挂在加压袋的吊环内，将加压袋悬挂于输液挂柱上；②用手捏球囊充气，气体通过阀门、气管自行进入加压袋的气囊内；③根据需要的输血速度，调节气囊压力大小，随着血液的输注，压力袋的压力会逐渐降低，也应注意根据血袋内血量多少调节压力至适宜范围，以免影响输血速度；④待输血结束，打开气阀，放出气囊内空气。

操作中的注意事项：①使用输血加压袋时加强巡视及时更换及补充加压器压力，防止空气输入。②输血加压袋应具有良好密闭性，无漏气现象。③输血加压袋的吊环能承受1kg载重量。④加压输血时尽量选择最大内径的留置针或中心静脉导管，必要时可行静脉切开，以保证血液输入的速度。⑤加压输血的过程中，应严密观察患者的病情变化，密切观察留置针或中心静脉导管穿刺处有无渗血、肿胀等。⑥输血加压袋应存放在相对湿度不超过85%、无腐蚀气体和通风的环境下。

在抢救紧急大量出血患者时，应采用多条静脉通路，尽量选择最大内径的针头，利用加压器快速输血或液体。

（四）输血护理建议

1. 推荐遵循原则　配血标本的采集过程推荐遵循以下原则：①请患者说出全名或陪护人员说出患者全名，同时核对患者腕带信息，并保持一致；②不要提前将采血管贴好标签；③一次完成同一位患者的配血标本采集与贴标签；④在采血管上书写正确的患者信息、采集日期及时间，采血者在配血单及采血管标签上应签名，以确认采血后正确。

2. 标本确认　正确贴标签于采血管上，并经有资质的两位医护人员进行确认。

（1）输血患者身份的确认：①床旁2名医护人员同时对血液进行核对；②请患者自己说出本人姓名；③核对医嘱、血袋、文书、陈述患者信息（同时核对腕带）；④有资质的护士进行血液输注。

（2）信息化系统：推荐信息系统（PDA）确认患者身份和血液；

（3）确保核对过程完整：如果核对过程被打断，应从头开始重新核对；

（4）输血前信息核对：输血前，责任护士须核对输血反应表和患者病历记录的详细信息，还须同血袋标签上的鉴别资料详细核对；

（5）加强培训：建立医务人员培训和强制性制度。

3. 正确的血液输注　输血应用单独通路，不能与任何其他药物通路混用。输血前后及过程中应注意观察事项如下。

（1）血液输注中的严密观察：护士应告知患者出现下列症状时需及时告知医护人员，如气短、心慌、寒战、疼痛、红疹、皮肤瘙痒或其他任何不舒适的感觉。

（2）血液输注前后：生命体征的观察，在开始输血前15分钟，护士应对患者进行观察，监测患者体温。加强巡视，发现问题应及时抢救；抢救物质应处于备用状态。

（3）输血装置：①用于输入血液及血液制品的装置应在输注4小时更换，必须使用带有过滤装置的输血器输注，所有输血装置都为螺口连接装置。②如疑有污染或输血装置完整性受到破坏，应立即更换输血装置和附加过滤器，更换过程中应严格采用无菌技术和标准预防措施。③所有血液和血液制品应在从血库取出后4小时内输完。

（4）输血时间和速度：①血液在输注前在室温（18~25℃）下放置20~30分钟（非紧急情况）后输注；②浓缩红细胞输注时间，单位浓缩红细胞输注时间最长不超过4小时。血红蛋白低于40g/L的严重贫血者，输注红细胞时输入量控制在每小时1ml/kg；③血小板输注速度要快，以患者能耐受为准，一般每分钟80~100滴。对有ILA（人类白细胞抗原）同种免疫输血反应的患者输注白细胞时速度应缓慢；④新鲜血浆的输注速度不超过5~10ml/min，应在融化后4小时内输注;⑤凝血因子输注速度以患者能耐受的最快速度为宜;⑥凝血酶原复合物(30ml 无菌注射用水)应在3~5分钟快速静脉注射;⑦当失血量超过循环血量20%时需要快速输血[15]。

三、临床输血记录

(一) 记录内容

临床输血记录的内容应包括:①输血目的、血型、血液成分和剂量;②输血前与输血相关的用药情况;③开始输注的时间、结束的时间、有无输血反应及处理情况;④输血的疗效;⑤输血过程中的健康教育等。

(二) 输血文书

输血完毕后,护士将输血记录单(交叉配血报告单)贴在病历中,并将血袋低温保存24小时;若发生输血反应,医护人员应填写《患者输血反应报告单》,并返还血库保存,每月统计上报医务处(科)。

四、护士输血流程图

见图32-1。

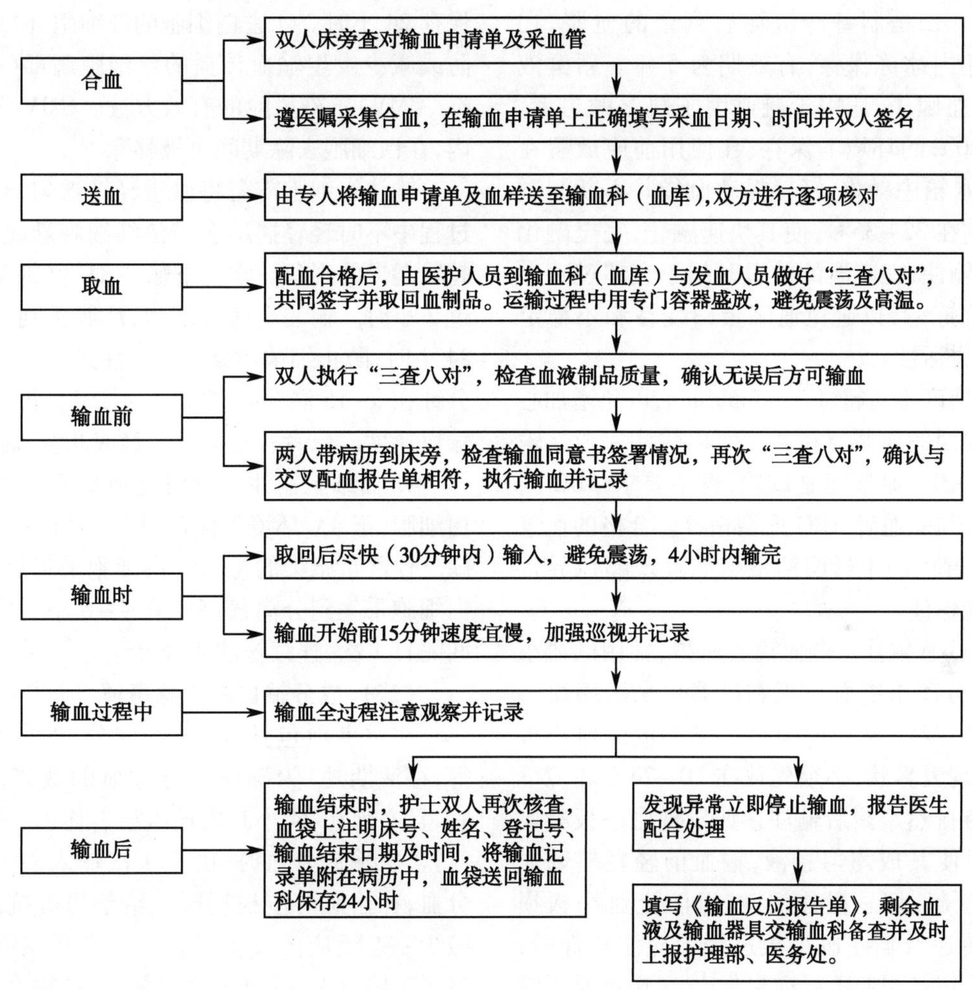

图32-1 护士输血流程图

第二节 输注不同血液种类的护理

一、成分输血患者护理

成分输血(component transfusion)是指使用血液分离技术,将新鲜血液快速分离成各种成分,然后根据患者需要,输入1种或多种成分。由于患者很少需要输入血液的所有成分,因此只输入其身体所需要的血液成分是十分有意义的。这种疗法又称"血液成分疗法",起到一血多用、减少输血反应的作用。成分输血具有疗效好、副作用小、节约血液资源以及便于保存和运输等优点[16],是输血领域的新进展,目前在临床广泛应用。护士在临床治疗中输注成分血时,除基本护理内容须遵守常规输血流程及内容外,还应该从取血、输血时间、输血速度、病情观察等方面加强护理,以降低输血风险性。

（一）不同血液成分输注患者的护理

1. 血浆　输注常用的血浆制剂有3种：①新鲜液态血浆（FLP）。新鲜液态血浆是指从未冰冻过的血浆，在4℃的条件下经离心分离制成，储存条件为1～6℃，无须冰冻保存，须立即使用。②新鲜冰冻血浆（FFP）。FFP是由单份全血或单采技术获得的血浆制备而成。于采集后8小时内在-18℃到-30℃冻存，如果储存得当，保质期为1年（采集之日起）。FFP含有单位原血中所含的全部凝血因子和其他蛋白。③冰冻血浆（FP）。来源有两个，一是新鲜冰冻血浆1年后改为冰冻血浆；二是制备冷沉淀后剩余的血浆，在-20℃以下冰箱内冰冻保存，有效期为5年。新鲜液体血浆含有凝血因子，适用于凝血因子缺乏的患者。冰冻血浆在-20℃的环境下保存，在使用前应放置在35～37℃恒温水箱中融化，轻轻摇动血袋并不断测试水温，温度控制在32～35℃，使其快速融化，完全融化的血浆应尽快输注，在室温的放置时间不宜超过4小时，且不能反复冻融，以避免血浆蛋白变性和不稳定的凝血因子丧失活性。

血浆输注速度不应超过5～10ml/min，以免增加心肺循环负荷，取回的血浆应在4小时内输注完成。输血浆前不必做ABO血型配血试验，也不要求ABO同型输注，但最好与受血者ABO血型相容。合格的血浆肉眼检查为淡黄色的半透明溶液。如发现颜色异常或有凝块，不能输注。

2. 浓缩血小板输注　全血离心所得，常用的血小板制剂有手工分离浓缩血小板和机器单采浓缩血小板，22℃环境下保存，24小时有效。刚制成的血小板轻轻摇动时呈现云雾状，必须先放在20～24℃环境下静置1小时，待自然解聚后输注。如发现血小板凝块可用手指轻捏使其成均匀悬液，输血前轻轻摇动血袋，使血小板悬起，切忌粗鲁摇动，以防止血小板损伤。在运输、传递及输注血小板过程中应注意保暖，不要剧烈震荡，以免引起不可逆聚集[17]。输血时用输血器以最快且患者可以耐受的速度输入，一般以80～100滴/min。婴幼儿、老人、体弱、心功能不全的患者，则应酌情减慢速度，但应在取回血小板的4小时内输完，密切观察患者的生命体征变化。如果不能及时输注，只能在室温下暂时存放，不能放在4℃冰箱中保存，因为低温会引起其表面的血管性血友病因子受体聚集及血小板形态变化，导致受者肝巨噬细胞对血小板的清除增强、血小板存活时间缩短[18-20]。

3. 红细胞输注　红细胞可增加血液的携氧能力，用于贫血、失血多的手术或疾病，也可用于心功能衰竭的患者补充红细胞，以避免心脏负荷过重。红细胞包括3种：①浓缩红细胞。是新鲜血液经离心或沉淀去除血浆后的剩余部分。在4～6℃冰箱内可保存21～35天，加入生理盐水只能保存24小时。②洗涤红细胞。红细胞经生理盐水洗涤数次后，再加适量生理盐水，含抗体物质少，适用于器官移植术后患者及免疫溶血性贫血患者。在4～6℃冰箱内保存24小时。③红细胞悬液。提取血浆后的红细胞加入等量红细胞保养液制成。适用于自身免疫性溶血性贫血、肾功能不全、高钾血症、严重输血变态反应史等患者[23]。在4～6℃冰箱内可保存21～35天，加入生理盐水只能保存24小时。④去白细胞的红细胞：白细胞去除是预防或减少发生输血传播的巨细胞病毒（cytomegalo virus，CMV）感染风险的有效方法。CMV潜伏在白细胞内，在白细胞去除期间可被移除[21]。

输注红细胞前需将血袋轻轻摇匀，必要时在输注过程中不时轻轻摇动血袋使红细胞悬起，以避免出现越输越慢的现象。常温下输注1U红细胞悬液不应超过2小时。输注洗涤红细胞，从制备到输注不应超过24小时，防止细菌污染。在输注过程中先慢后快，前5分钟在5～15滴/min，患者无不适后，再根据医嘱调整输血速度。患者有心血管疾病或儿童，需减慢输注。

4. 白细胞输注　新鲜全血离心后取其白膜层的白细胞，于4℃环境下保存，48小时有效。用于粒细胞缺乏伴严重感染的患者。白细胞采集后尽快输注，从白细胞采集到分离最好能在4～6小时完成。输注时间隔日1次，连续输注4～6天。

（二）成分输血的注意事项

注意事项包括：①某些成分，如白细胞、血小板等，存活期短，为确保成分输血的效果，以新鲜血为宜，且必须在24小时内输入患者体内（从采血开始计时）。②输成分血时，由于1次输入多个供血者的成分血，在输血前应根据医嘱给予患者抗过敏药物，以减少变态反应的发生。③如果患者在输成分血的同时还需输全血，则应先输成分血、后输全血，以保证成分血能发挥最好的效果。

二、自体输血患者护理

自体输血（autotransfusion）是指术前采集患者体内血液或手术中收集自体失血，经过洗涤、加工，在术后或需要时再输回给患者本人的方法，即回输自体血。自体输血能够避免异体输血及相关的并发症，可节省血源，减少费用和风险。自体输血具有节省血源、避免因输血引起疾病传播的优点。另外，自体输血无须做血型鉴定和交叉配血试验，不会产生免疫反应，避免了抗原抗体反应所致的溶血、发热和变态反应，是最安全的输血方法之一。

（一）自体输血的形式

目前临床上最常用的自体输血的方法有3种：

1. 术前预存式自体输血　对符合条件的择期手术患者，在术前抽取患者的血液，并将其保存在输血科的专用储血冰箱（2~6℃）内，待手术时再回输给患者。一般由医师开出医嘱及输血申请单，于手术前3~5周开始，每周或隔周采血1次，于手术前3天完成采集血液，以利于机体应对因采血引起的失血，使血浆蛋白恢复正常水平。

2. 稀释式自体输血　此种方式常用于手术患者，于手术开始前行静脉或动脉采集患者的血液，并同时自静脉输入等量的晶体或胶体溶液，使患者的血容量保持不变，并降低了血中的血细胞比容，使血液处于稀释状态，减少了术中红细胞的损失。所采集的血液在术中或术后输给患者。采血6小时内回输的自体血手术室室温存储即可；采血6~24小时内回输的自体血需放在4℃冰箱冷藏保存[22]。

3. 回收式自体输血　在手术中收集患者的血液，采用自体输血装置将患者的失血经滤过、离心、洗涤等程序处理后再回输给患者本人的输血方法。多用于除肿瘤患者、感染性疾病等外的脾破裂、输卵管破裂、动脉瘤破裂、肠系膜血管破裂、异位妊娠等失血较多的手术患者，血液流入腹腔或血管外6小时内无污染或无凝血者。术中回收的血液可在室温下最多储存6小时或在2~6℃最多存储24小时，以免感染和红细胞破坏，前提是血液在有洗涤设备的无菌条件下回收，并在回收后6小时内开始冷藏。这种储存血液必须恰当标识。

（二）自体输血患者的护理

1. 准备

（1）护士准备：在接收到自体输血医嘱后应及时了解患者的情况，做好自身准备。

（2）用物准备：包括血液回收用物及输血用物准备，血液回收用物包括：洗涤机、血液收集袋、管路、储血瓶、废液回收袋、吸引装置、吸引管、白细胞过滤器、储存自体血的储存罐、血液回收机、负压吸引器、肝素钠、等渗生理盐水等。

（3）患者准备：护士提前1天访视患者，告知自体输血的优点，如可以避免异体输血带来的不良后果（如输血反应和排斥反应），也避免由于异体输血可能带来的疾病等。嘱患者清淡饮食、注意休息、不私自用药。帮助患者顺利度过自体输血的过程。

（4）环境准备：术前预存式自体输血在进行采血时，应在紫外线消毒、消毒液擦拭台面和地面的治疗室中进行。

2. 操作中的注意事项

（1）术前预存式自体输血：①血管的选择。一般选择血管较粗的肘正中静脉，止血带每5~10分钟放松1次，最好使用血压计袖带，让袖带充气的压力在血压的收缩压和舒张压之间，既能保证动脉血流的通过又能阻断静脉的回流，保证采血的速度。如果选择的血管太细，止血带系的方式不合适、采血静脉与采血袋之间的距离太小或者由于静脉穿刺的原因，造成采血速度过慢时，因采血袋和针头连接的管道中无抗凝剂，采血过程中就会产生凝血。②采血。在采血时，边采集血液边摇动血袋，使血液和血袋中的抗凝剂充分混合，防止凝血。如果采血管道中有凝血块，在封闭血袋时勿让其回流到血袋中。

（2）术中回收式自体输血：给患者留置导尿管，以便手术中观察尿量及尿液颜色，来评估患者血容量的改变，调整输液输血速度。在自体血回收时及输血过程中应严格执行无菌操作，避免回收血液被污染，术中密切观察病情变化，监测血压、脉搏、呼吸、血氧饱和度和尿量，注意监测体温变化，注意有无凝血功能变化[23]。及时准确记录手术中出血量、输液量、回输血量及尿量。自体血室温可保存6小时，2~6℃保存不超过24小时[22]。

（3）健康教育：嘱患者多食含铁量较高、高蛋白的食物，加强营养，采血前可口服叶酸片及维生素C片[23]，避免贫血发生。根据医嘱在每次采血后需要给患者使用补铁的药物。

三、手术室输血护理

手术室输血是根据术中失血情况进行输注，预防低血容量性休克的发生。因手术室输血与病房中输血有一定的区别，手术室输血除应遵循常规输血的原则及规范外，还需特别注意如下几个环节：

1. 核对　在术中输血核对环节需增加取血的手术间号，术中输血往往急，容易出错，一旦出错会带来严重后果。因此，核对需要更加仔细。

2. 建立输血通路　术中输血的静脉穿刺部位和方式视手术方式、部位及患者体位而定。如腹腔、盆腔大手术不宜选择下肢静脉，而应选择肘部的正中静脉或贵要静脉，可能有大出血的手术应建立两条静脉通路或选择颈静脉、股静脉穿刺插管，同时穿刺针应选择16或14号管径较粗的动、静脉留置针，保证输血通路通畅。

3. 血液加温　术中患者失血较多时，但新鲜血液的血源有限，往往要在短时间内补充大量库存的温度过低的血液，低温血可刺激血管产生痉挛，从而减慢输血速度，大量低温血进入体循环刺激心脏，也可导致寒战、心律失常甚至心室颤动。库存血液储存的条件是在(4±2)℃，手术间温度相对恒定在22℃左右，血液温度很难在室温中快速上升。因此，术中输血应注意血液加温，使用输血加温装置。

经加温后的库存血就可快速输入患者体内，为失血患者的抢救争取时间，并且可以减少不良反应的发生。加温装置温度设定为38～43℃，过高导致血液质量的破坏；严禁将储血袋直接放置在温水中，容易造成污染，引起输血菌血症；术中输血加温方法：将储血袋直接加温(加温装置)，在设备上设定温度即可；其次，全程给输血器通路加温，温度设定同前。

4. 输血速度　成人输血速度一般60～90滴/min，200ml库血30分钟滴入，对于急性失血性休克、严重创伤、术中大出血急需短期时间内输入大量血液时，200ml库血可在5分钟内输入。快速输血的过程中应注意观察患者有无肺水肿发生。对于心肺功能不良的重症患者、老年患者、小儿等，为预防循环负荷过重，输血速度应稍慢。在需加快输血时，可采用加压输血装置或直接推注。加强观察输血通路的情况，输血留置针应粗，减少对血细胞的挤压破坏；直接推注时也需选择管径大的留置针或中心静脉置管，并密切观察。

5. 输血反应　症状和体征的观察手术患者在麻醉状态下，各种反应减弱，症状不明显，巡回护士应在给患者输血过程中应严密观察患者情况，做好各项生命体征的监测。输血反应多发生在输血开始后5～15分钟，应加强观察。

第三节　输血反应护理

临床输血是具有一定风险的治疗措施，会引起输血反应，严重者可危及患者的生命。因此，为了保证患者的安全，在输血过程中，护士必须严密观察患者，及时发现输血反应的征象，并积极采取有效的措施应对各种输血反应。

一、输血反应的判断

(一) 非溶血性发热反应

患者输血前体温正常，在输血过程中或输血后1～2小时体温升高≥1℃，并以发热、伴或不伴寒战等为主要临床表现，且能排除溶血、细菌污染等其他原因引起的发热。护士在输血前、输血后15分钟、输血结束时均应测量患者的体温、脉搏、呼吸及血压等，一旦发现体温升高，应警惕非溶血性发热反应，立即报告医师，遵医嘱减慢输血速度、使用相关药物或暂停输血。

(二) 过敏反应

患者在血液输注过程中或输注后发生轻重不等的，过敏反应，表现为皮肤瘙痒、荨麻疹、血管神经性水肿、支气管痉挛、呼吸困难、低血压或过敏性休克。输血过程中要重视患者的感受，询问患者有无不适感，密切观察患者的全身症状。

(三) 溶血性输血反应

溶血反应是最严重的输血反应，分为急性溶血反应和迟发性溶血反应。

1. 急性溶血反应　临床表现[17]：轻重不一，轻者与发热反应相似，重者在输入10～15ml血液时即可出现症状，死亡率高。通常可将溶血反应的临床表现分为三个阶段：第一阶段，受血者血清中的凝集素与输入血中红细胞表面的凝集原发生凝集反应，使红细胞凝集成团，阻塞部分小血管。患者出现头部胀痛，面部潮红，恶心、呕吐，心前区压迫感，四肢麻木，腰背部剧烈疼痛等反应。第二阶段，凝集的红细胞发生溶解，大量血红蛋白释放到血浆中，出现黄疸和血红蛋白尿(尿呈酱油色)，同时伴有寒战、高热、呼吸困难、发绀和血压下降等。第三阶段，一方面，大量血红蛋白从血浆进入肾小管，遇酸性物质后形成结晶，阻塞肾小管；另一方面，由于抗原、抗体的相互作用，又可引起肾小管内皮缺血、缺氧而坏死脱落，进一步加重了肾小管阻塞，导致急性肾衰竭，表现为少尿或无尿，管型尿和蛋白尿，高钾血症、酸中毒，严重者可致死亡。输血过程中加强对患者的巡视和观察，一旦患者出现黄疸、酱油色尿、寒战、高热、呼吸困难、发绀、血压下降等症状，应立即停止输血，用生理盐水维持静脉通道，通知医师，推抢救车于床旁，积极抢救，准确记录。

2. 迟发性溶血反应　一般为血管外溶血，多由Rh系统内的抗体(抗-D、抗-C和抗-E)引起。Rh血型不合所引起的溶血反应较少见，且发生缓慢，可在输血后几小时至几天后才发生，症状较轻，有轻度的发热伴乏力、血胆红素升高等。对此类患者应查明原因，确诊后，尽量避免再次输血。患者输血完毕，应每班巡视患者，定时测量生命体征，警惕迟发性输血反应发生。

(四) 大量快速输血的不良反应

输血中或输血后1小时内，患者突然呼吸困难，被迫坐起，频繁咳嗽，咳大量泡沫样或血性泡沫样痰。

头痛、头胀、血压升高，表情恐惧、烦躁不安，口唇发绀，四肢湿冷、两肺布满湿啰音，颈静脉怒张，少数出现心律不齐，休克乃至短期内死亡。输血时注意输血速度，对于需要紧急大量输血的患者，应专人看护，密切观察，备抢救物品于床旁，合理使用血液加温器，防止大量输入低温血液至患者体内发生的严重不良反应。

（五）枸橼酸钠中毒和低钙血症

大量输注库存全血时，因库存全血中含有枸橼酸盐抗凝剂，输入体内后会中和血中的钙离子而引起低钙血症。患者表现：血压下降，手足抽搐，不自主的肌肉震颤，心律不齐，甚至出现心室颤动。

（六）输血相关传染病

通过输血传播的疾病与感染已知有十余种，其中最严重的是获得性免疫缺陷综合征、乙型病毒肝炎和丙型病毒肝炎、梅毒等。在输血相关传染病的预防和控制中，采供血机构和医疗机构的标准化工作和规范化管理起着至关重要的作用。护士在采集血标本及输血过程中，应严格执行无菌操作，遵循“一人一针一管一用”的原则，避免交叉感染。

二、输血反应发生的预防及处理

（一）确保血液的安全

在临床用血方面要严格遵守相关制度，做到科学、合理用血。严格把好血液来源的质量关，保证为患者输注的血液具有较高的安全性，对于血液出库后应做好严格的管理工作，每一个环节都应注重血液的质量。

（二）严格掌握输血适应证及禁忌证

在输血前掌握患者的输血史和过敏史，尤其是特殊群体，如过敏体质患者、老弱患者、妊娠期女性等，针对患者的实际情况可在输血前给予有效的预防性药物。

（三）做好患者的心理疏导

在输血前加强患者的心理护理，主动与患者沟通，向患者及家属讲解输血的重要性及必要性，使患者放松心情，避免神经功能紊乱，从而降低输血反应的发生率。

（四）遵循先慢后快的原则

输血过程中的前15分钟需减慢速度，严密观察患者的心率、血压、呼吸和病情变化，尤其是多次输血的患者，应在输血开始后的15分钟内加强巡视，密切观察。除监测生命体征外，还应观察体液的情况，注意询问患者的感受，警惕输血反应的发生。

三、输血相关导管并发症

输血治疗在临床是一个有效、可行、成熟的治疗方式，通过静脉或动脉置管、粗大的留置针来完成。但也容易导致一些与导管相关或感染的并发症。

（一）并发症分类

1. 导管堵塞　导管堵塞是留置导管较常见的非感染性并发症。原因可能是管腔本身的原因，也可能是输血过程中血凝块、血液中的脂肪颗粒等因素；也可能是管腔外的原因，如静脉被压迫、血管解剖位置被改变（胳膊扭曲等）、留置针或管道滑出血管移动到皮下，其表现是输注速度慢或不滴，回抽无回血。从输血通路采集血标本也容易导致堵塞。

大量输血时，每一袋血液输注完毕必须用生理盐水冲洗输血通路。并定时更换输血器，防止输血通路堵塞。

2. 静脉炎

（1）机械性、化学性、药物性等引起：因为血液成分不一致，每次输血均认真评估血管，有一部分静脉炎是可控的；一部分是患者因素，应尽量避免。预防措施：避免在下肢进行静脉置管，尽量减少导管移位，置入适当型号的导管，以及尽快拔管[24-26]。

（2）细菌性静脉炎：由细菌感染引发的，潜在引发败血症的可能性。输血过程中无菌技术对于尽量减少导管相关感染很重要，包括严格遵守洗手和无菌技术，并在CVC或PICC置管时使用无菌手套、长袖手术衣、医用外科口罩和大的无菌手术洞巾等[27-29]。

（二）血液的渗出

1. 输血渗出　指输注过程中由于多种原因致使输入的血液渗漏在正常血管通路外的周围组织，是最常见的外周静脉治疗相关性并发症。可能是导管完全脱出（导管从血管中脱出或在穿刺置管时，穿透血管壁）或部分脱出。轻者出现局部肿胀、疼痛，重者引起局部皮肤的坏死。

2. 输血通路的通畅　预防护士在开始输血前认真查看输血通路的通畅性，询问患者在输血过程中静脉导管穿刺部位的感受，查看穿刺部位皮肤颜色、温度、皮肤的紧张度是否有异常。

3. 渗漏后的处理　首先停止输血，并拔出留置针，及时更换输血部位。对局部渗漏处进行护理，留置针针眼处予无菌敷料覆盖。同时，可以使用33%硫酸镁进行湿敷，湿敷时注意：温度常温，敷料随时保持在湿润状态，以不滴液体为宜，观察湿敷的效果，并进行动态评估。汇报给主管医师进行处理，做好不良事件上报工作，做好患者和家属的沟通及安抚工作。

四、临床输血反应的应急处理

（一）输血反应应急处理流程

1. 轻微反应　多由过敏反应引起，患者可出现皮肤瘙痒、局部或全身出现皮疹、荨麻疹等表现。处理：①减慢输血速度；②遵医嘱给予抗组胺药；③如果在30分钟内临床症状未改善或症状和体征恶化，则作为进一步对症处理，如果改善，可重新开始缓慢输血。

2. 重度反应　患者先有发冷、寒战、继之出现高热、心悸，可伴有头痛、皮肤瘙痒、心动过速、轻度呼吸困难等临床表现。处理：①立即停止输血，重新建立静脉通路，生理盐水保持静脉通路通畅。②保留的血袋及输血器一并送血库，以备查明原因。遵医嘱从另一侧肢体抽取的血标本（1个凝血标本和1个抗凝血标本），将血标本和尿标本一并送检。③遵医嘱给予抗组胺药和解热镇痛药，血小板减少症患者避免使用阿司匹林。④如果有过敏性特征（如支气管痉挛、哮喘），遵医嘱给予皮质类固醇和支气管扩张剂，必要时建立人工气道。⑤如果有症状改善，换用新的血液缓慢重新开始输血，并仔细观察。⑥如果在15分钟内临床症状未改善或加重，则应积极抢救。⑦严密观察生命体征和尿量，监测24小时尿量。

3. 危及生命的反应　多由于输入异型血液、细菌感染、循环超负荷、变态反应以及输血相关性急性肺损伤引起。患者出现烦躁不安，沿输血部位出现疼痛、头痛、胸痛、呼吸困难、腰背部疼痛、心率增快、血压下降、不明原因出血及血红蛋白尿等表现。处理：①立即停止输血，重新建立静脉通路，生理盐水保持静脉通路通畅，以维持收缩压。②保持呼吸道通畅，并通过面罩给予高流量氧气吸入。③遵医嘱缓慢肌内注射肾上腺素（1∶1 000溶液）0.01mg/kg。如果有过敏性症状，给予皮质类固醇和支气管扩张剂。④根据医嘱静脉注射地塞米松5～10mg。⑤保留的血袋及输血器一并送血库，以备查明原因。从另一侧肢体抽取血标本（1个凝血标本和1个抗凝血标本），将血标本及尿标本一并送检。⑥严密观察生命体征、尿液量、颜色及性质等，记录24小时出入液量，以保证患者体液平衡。若发生急性肾衰竭，行腹膜透析或血液透析治疗。⑦若出现休克症状，应进行抗休克治疗。⑧心理护理：安慰患者，消除紧张、恐惧心理。

当临床发生输血反应，医师填写《临床输血不良反应反馈单》，护士应使用无菌塑料袋密封输血袋及输血装置，一并送回血库进行分析和保存。

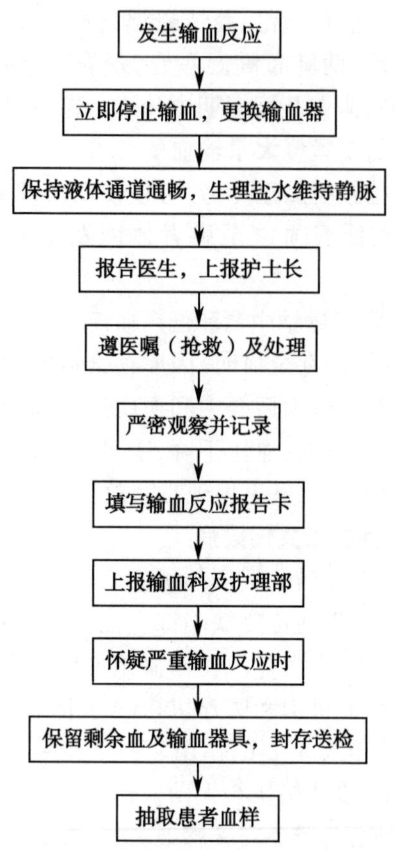

图32-2　输血反应处理流程图

（二）不同输血反应的处理

输血过程中护士应严密观察受血者有无输血反应，并根据不良反应类型给予不同的处理。

1. 发热反应　反应轻者减慢输血速度，症状可自行缓解；反应重者应立即暂停输血，密切观察生命体征，给予对症处理（发冷者注意保暖，高热者注意降温），并及时通知医师；必要时遵医嘱给予解热镇痛药和抗过敏药物，如异丙嗪或肾上腺皮质激素等；将输血装置、剩余血连同血袋一并送检。

2. 过敏反应　根据过敏反应的程度给予对症处理。①轻度过敏反应，减慢输血速度，给予抗过敏药物，如苯海拉明、异丙嗪或地塞米松，用药后症状可缓解。②中、重度过敏反应，应立即停止输血，通知医师，遵医嘱皮下注射1∶1 000肾上腺素0.5～1mg或静脉滴注氢化可的松或地塞米松等抗过敏药物。③呼吸困难者给予氧气吸入，严重喉头水肿者行气管切开。④循环衰竭者给予抗休克治疗。⑤监测生命体征变化。

3. 枸橼酸盐中毒和低钙血症　遵医嘱每输库存血1 000ml，静脉注射10%葡萄糖酸钙10ml，预防发生低血钙。

4. 溶血反应　立即停止输血，迅速补充血容量，碱化尿液、利尿，应用多巴胺、激素等对症处理，必要时可行腹膜透析或者血液透析。立即上报血库，血库须重新进行血型鉴定和交叉配血，调查原因并参与处置过程；严密观察生命体征和尿量，插入导尿管监测每小时尿量，并做好记录。

第四节　输血风险及预防

输血风险是指在输血过程中或输血后发生的一组用患者本身疾病不能解释的新症状或体征。主要包括合血过程中、输血过程中和输血后因输血操作、血液成分本身、血液质量、外来物质和微生物传播引起的不良反应或疾病。人们对输血风险的认识也随着科学技术及临床研究的发展不断更新，目前将输血风险分为溶血性输血风险、感染性输血风险和第三类输血风险。

（一）溶血性输血风险

供体和受体细胞类型之间的免疫不相容是临床上显著溶血性输血反应的最常见原因[30]。溶血性输血风险多见于红细胞输血，输注含有红细胞血型抗体的其他血制品如血浆和血小板也可发生溶血性输血风险，但比较少见。按照起病缓急，以 24 小时为界，可以将溶血性输血风险分为急性溶血反应和迟发型溶血反应。根据病理生理学机制也可将溶血反应分为血管内和血管外溶血。

1. 血管内溶血　若抗红细胞抗原抗体能够结合并激活补体，则可发生血管内溶血。多见于 ABO 血型不合输血，主要临床表现为血红蛋白血症（红血浆或黑血浆）、血红蛋白尿（红尿或黑尿）、DIC、休克和急性肾衰竭（由急性肾小管坏死引起），血管内溶血比血管外溶血更紧急、更严重，甚至危及生命。

预防：①认真做好血型鉴定与交叉配血试验。②输血前认真查对。认真遵守输血的制度。严防在书写、登记、签字和核对等环节上发生错误，杜绝差错事故的发生。③严格遵守血液保存规则，不可使用变质血液。④红细胞无法耐受 40℃（104℉）以上的温度[31]，使用血液加热器时，应检查温度以确保血液未被加热到可能导致热溶血的温度。⑤在输血过程中，较细的针头、静脉导管打折或扭曲、机械泵或有问题的输血装置均可能引起机械损伤[32]，应使用大号头皮针及留置针输注血液制品，输注过程中保持输入通畅，避免输血管道打折及扭曲，取放血液制品，应轻拿轻放，避免震荡。⑥确保液体兼容[30]，输血前后均应使用生理盐水冲洗管道，不可使用平衡液及糖盐水冲洗，输血通道应单独输注血液制品，不可与其他药物共用 1 个静脉通道同时输注。

2. 血管外溶血　多由 Rh 系统内的抗体（抗-D、抗-C 和抗-E）引起。临床常见 Rh 系统血型反应中，绝大多数是由 D 抗原与其相应的抗体相互作用产生抗原抗体免疫反应所致。当抗红细胞抗原抗体作用于红细胞时，可导致红细胞被巨噬细胞和单核吞噬细胞系统的其他吞噬细胞（主要集中在肝和脾）隔离和吞噬，从而发生血管外溶血[30]。由于血管外溶血时补体未被激活，其临床表现一般较轻微，通常特征仅为低热和高胆红素血症，也有可能出现严重溶血和/或肾衰竭。

预防：坚持每次输血做严格的输血前试验，尽可能对有输血史和妊娠史的患者作不规则抗体筛选。每次输血前试验所用血标本只能在输血前 48 小时内抽取。

（二）感染性输血风险

主要包括经血传播病毒感染、经血传播疾病感染和血液制品污染，但最常见的是经血传播病毒感染。经血传播常见的病毒主要为 HIV、HBV 和 HVC。非病毒性经血传播疾病除梅毒外还有疟疾、新变异型克雅病、弓形虫病。血液制品污染可以发生在采供血过程中的诸多环节，如无菌操作不严格、血袋破损、血液储存冷链不严格、献血者本身有菌血症等。污染血液的最常见细菌是革兰阴性杆菌，其内毒素引起的高热、休克、皮肤充血是常见的特征。

预防：①血站在采血过程中，必须严格按照采血流程进行采血，使用安全、可靠的检测手段检测病毒，以保证用血安全。②加强血液检测质量管理，避免因工作的失误导致结果的不准确。③提倡成分输血，因为成分输血能充分利用血液资源，减少输血反应的发生，提高输血的安全性。临床能根据患者病情输注相应的血液成分，降低感染性输血风险发生率。④血液和血液器具应做到病毒灭活，确保输血的安全性。通过病毒灭活方式可杀死血液和血液器具中存在的所有病毒。⑤严格掌握输血适应证，提倡自体输血和成分输血。

（三）第三类输血风险

第三类输血风险是指在输血过程中或输血后发生了除溶血反应与输血传播感染，用原来疾病不能解释的新症状或体征的输血风险。第三类输血风险包括发热反应、变态反应、输血相关性超负荷（transfusion-associated circulatory overload，TACO）、输血相关移植物抗宿主病（transfusion-associated graftversus-host disease，TA-GVHD）、TRALI、输血相关免疫抑制（blood transfusion related immunosuppression，TRIM）等。

预防：①严格管理血库保养液和输血用具，有效

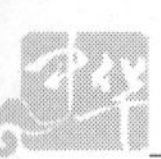

预防致热原，严格执行无菌操作。②选用无过敏史的供血者，供血者在采血前4小时内不宜进食高蛋白和高脂肪食物，宜清淡饮食或饮糖水，以免血中含有过敏物质。③对有过敏史的患者，输血前应根据医嘱给予抗过敏药物。④输血过程，密切观察患者情况，注意控制输血的速度和输血量，尤其对于老年人、儿童及心肺功能不全的患者更需慎重。⑤输血治疗前，不论是输全血或血液成分制品，都必须对患者和供者血液成分作输血前的免疫血液学检查，必须使输入的血液或制品与患者血液在免疫血液学方面相容，才能使输血的成分在患者体内有效存活，无不良反应，达到安全输血，提高疗效之目的。

第五节　输血过程中的职业防护

一、概　　述

职业防护(occupational protection)是针对可能造成机体损伤的各种职业性有害因素，采取有效措施，以避免职业性损伤的发生，或将损伤降低到最低程度。职业防护不仅可以避免职业性有害因素对护士的伤害，而且还可以控制由环境和行为不当引发的不安全因素，有效控制职业性有害因素，科学有效地规避护理职业风险。临床输血过程中常见的职业性损伤的有害因素包括：

(一) 生物性损伤

生物性危害主要指护士在从事护理工作中，意外沾染、吸入或食入的病原微生物或含有病原微生物的污染物。生物性因素是影响护理职业安全常见的职业性有害因素。由于护士在输血过程中主要完成血液标本及其成分的采集输注，与开放性血液接触机会最多，因锐器、钝器致皮肤、黏膜破损后有可能造成感染。目前已证实有20多种病原体可经破损组织造成血液传播，其中最常见、危害最大的是HBV、HCV、HIV、梅毒等病毒，给护士健康带来极大威胁。

(二) 物理性损伤

护士在输血过程中要经常接触锐利器械，如针头、剪刀、刀片等，稍有不慎穿破表皮组织情况时有发生，增加了感染机会。

(三) 化学性损伤

化学性因素是指护士在从事护理工作过程中，通过多种途径接触到的化学物质。医院工作环境较为特殊，各种对人体具有潜在危害的化学因素随处可见。常用于室内空气、物体表面消毒的甲醛、戊二醛、过氧乙酸、含氯消毒剂等，接触时对呼吸道、皮肤造成不同程度的损害。另外，血浆病毒灭活过程中使用甲基蓝、冷冻防护剂(二甲亚砜)等低毒有害物质，长期接触造成蓄积，对人体的伤害不应忽视。

(四) 心理社会损伤

临床输血多用于急救危重的患者，短时间内大量的输血，要求护士精力高度集中，做到万无一失；同时血液从备血、取血、输血要经诸多环节，操作中必须严谨细致、准确无误、及时可靠、不容有半点懈怠。长期在高风险、高责任、高强度的环境下工作，容易导致护士出现精神紧张、压抑的情绪。受血者及家属对输注血液后容易被感染传染病的担心也增加了护士的心理压力。另外，临床输血过程中常见的职业性损伤的有害因素还包括护士自我保护意识淡薄以及管理层不够重视。由于有些护士上岗前未经正规的职业防护培训，预防院内感染和自我防护意识淡漠，再加之护理工作繁忙，职业疲惫，怕麻烦，心存侥幸，铤而走险。个别管理者认识模糊或重成本、重绩效，对职业防护认识不足，重视不够，未提供相应防护用具、设备。在防护不利情况下，职业损伤随时可发生。

二、输血过程中护理职业损伤的防护

(一) 防护措施

1. 手卫生　在进行标本采集、输血、评估患者、接触患者床单位及周围物品前后均应进行手卫生。

2. 避免直接接触血液

(1) 戴手套：接触血液及其成分时，一定要戴一次性乳胶手套。由于手套有弹性，当含有血液的针刺破手套时，手套对针表面上的血液有一定的擦拭阻隔作用，并减少刺入深度及进入人体内的血量。手套破损后及时更换。当手部有创口时，局部应加以保护，尽量避免进行与血液相关操作。

(2) 戴口罩或护目镜：在输血操作过程中一定要戴口罩，如血液有可能溅出时应戴口罩和护目镜。

(3) 隔离衣：在身体可能被血液污染时，或进行特殊手术时输血应穿隔离衣。

(4) 使用具有安全装置的护理器材：采用真空采血系统采集血液标本。

(5) 安全处理锐利器具：锐器伤是可以预防的。因此，应严格按照操作流程处理针头、手术刀及安瓿等锐器，避免手直接接触锐器。选用安全性能好的个人防护用品及锐器收集器，锐器收集器应放置于方便

使用的地方。

（6）医疗废物的处理：严格执行医疗废物分类标准，锐器不应与其他医疗废物混放，封存好的锐器回收器要有清晰的标识。对使用过的血袋、输血器应放入双层防水医疗垃圾袋内，密封并贴上标记，送至血库。

3. 加强安全教育　提高自我防护意识，使用安全工具，规范操作行为，做好预防接种，完善防护措施等。在采血、术中、大型紧急抢救未查明患者的血液带菌情况时，对每一位患者及每一项操作时均将患者视为传染源，做标准预防。

4. 提高心理调节能力　努力保持积极向上的乐观情绪管理者应根据工作情况，合理调配人员，保证护士足够的休息和睡眠，建立良好的氛围，使护士保持愉快的心情，以提高工作效率，保证患者服务安全。

（二）临床输血过程中职业暴露的处理

1. 职业暴露的应急处理　若输血过程中发生职业暴露，应及时处理。应做到“一挤二冲三消毒”，如果血液或体液溅入眼结膜，应立即用大量清水或生理盐水冲洗；若有伤口，先用肥皂液和流动水冲洗污染的创面和黏膜，然后轻轻挤压，尽可能挤出损伤处的血液，再用生理盐水反复冲洗 15 分钟，禁止按压伤口，伤口清洗后，用消毒液进行局部消毒；伤口较深者按照外科新鲜伤口处理。

2. 输血过程中锐器伤的应急处理　①受伤的护士应保持镇静，按照规范迅速脱去手套。②处理伤口：立即用手从伤口的近心端向远心端挤出伤口的血液，但禁止在伤口局部挤压或按压，以免产生虹吸现象，将污染的血液吸入血管，增加感染的机会。用肥皂水清洗伤口，并在流动水下反复冲洗。采用生理盐水反复冲洗皮肤或暴露的黏膜处。用 75%乙醇或 0.5%聚维酮碘消毒伤口并包扎。③及时填写锐器伤登记表，并尽早报告部门负责人及医院感染科。④评估锐器伤：根据患者血液中含有的病原微生物（如病毒、细菌）的量和伤口的深度、范围及暴露的时间进行评估，并做相应处理。⑤血清学检测及处理：遵医嘱处理。

第六节　输血过程护理质量监控及效果评价

一、输血过程监控与持续质量改进

凡有输血的护理单元，护士长应对《输血护理管理制度》的执行情况进行监控，及时发现问题并进行持续质量改进，护理部应定期进行输血专项质控检查。

（一）输血过程质量监控

包括以下内容：①合血标本的采集是否规范，有无认真执行查对制度和患者身份识别制度。②血制品取回至病房后，血液的存放是否符合要求，是否在有效时间内进行输注。③输血执行过程中有无严格遵循患者身份识别制度、双人“三查八对”制度和职业防护制度及无菌技术操作规范等。④输血医嘱执行签字与输血相关记录是否规范。⑤输血后血袋处理是否规范。⑥对输血反应处理是否及时、正确。⑦针对输血过程发现的问题是否及时整改，整改后是否有成效。

（二）输血护理质量评价标准

评价标准：①正确执行合血操作。②血液取回后正确保存。③严格执行患者身份识别制度、输血查对制度与无菌技术操作规范、职业防护制度。④输血记录按照“输血操作规范”中的要求记录。⑤输血过程中严格观察患者用血后的反应，遇到特殊情况能及时作出相应处理。⑥用后血袋处理正确、规范。

二、输血管理考核查检表的设计

护理部或科室管理者应定期检查或不定期抽查临床护士对输血核心制度的掌握及执行情况，查检表应包括以下内容。

（一）输血相关操作

操作：①患者身份识别是否规范（用两种及两种以上的方式进行身份识别）；②是否规范使用无线电查对设备，如使用 PDA 查对；③患者/家属知晓输血全过程相关知识。

（二）输血记录单

记录单：①取血者签名是否规范，是否为两名有职业证书的护士进行查对并双签名；②病历备查的输血条码粘贴是否规范，条码编号与输血单上的编号是否一致；③输血单上的日期及时间填写是否规范；④其他问题。

（三）输血护理记录

记录数据：①输血记录是否规范正确；②输血前、中、后是否漏记；③输血记录中漏记的内容：生命体征、输入时间/结束时间、血型、血液成分、血量、有无输血反应、输血健康教育等。

（四）输血医嘱

医嘱：①输血医嘱是否规范；②医嘱中是否备注

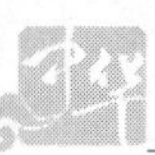

有血型、血液成分、血量等内容；③输血前后及两袋血之间是否有规范的生理盐水冲管的医嘱；④临时医嘱与输血记录单执行时间一致；⑤临时医嘱与护理记录时间一致；⑥输血记录单与护理记录时间一致。

（五）血袋处理

处理：①血袋处理是否规范；②血袋上是否有患者床号、姓名、住院号、输血结束时间等相关信息；③血袋是否按要求定点存放。

（六）护士对输血制度的知晓程度

知晓程度：①知晓；②部分知晓；③不知晓。

（龚仁蓉 李争华 谢德群）

参考文献

1. 中国医师协会输血科医师分会，中华医学会临床输血学分会. 特殊情况紧急抢救输血推荐方案[J]. 中国输血杂志，2014，27(01)：1-3.
2. JAYANTHI NV，DABKE HV. The effect of IV cannula length on the rate of infusion[J]. Injury，2006，37：41.
3. BARCELONA SL，VILICH F，COTÉ CJ. A comparison of flow rates and warming capabilities of the Level 1 and Rapid Infusion System with various-size intravenous catheters [J]. Anesth Analg，2003，97：358.
4. DUTKY PA，STEVENS SL，MAULL KI. Factors affecting rapid fluid resuscitation with large-bore introducer catheters [J]. J Trauma，1989，29：856.
5. TAYLOR RW，PALAGIRI AV. Central venous catheterization [J]. Crit Care Med，2007，35：1390.
6. WOLBERG AS，MENG ZH，MONROE DM 3RD，et al. A systematic evaluation of the effect of temperature on coagulation enzyme activity and platelet function [J]. J Trauma，2004，56：1221.
7. MENG ZH，WOLBERG AS，MONROE DM 3RD，et al. The effect of temperature and pH on the activity of factor VIIa：implications for the efficacy of high-dose factor VIIa in hypothermic and acidotic patients[J]. J Trauma，2003，55：886.
8. LIER H，KREP H，SCHROEDER S，et al. Preconditions of hemostasis in trauma：a review. The influence of acidosis，hypocalcemia，anemia，and hypothermia on functional hemostasis in trauma[J]. J Trauma，2008，65：951.
9. KERMODE JC，ZHENG Q，MILNER EP. Marked temperature dependence of the platelet calcium signal induced by human von Willebrand factor[J]. Blood，1999，94：199.
10. KONIG G，YAZER MH，WATERS JH. Stored platelet functionality is not decreased after warming with a fluid warmer[J]. Anesth Analg，2013，117：575.
11. World Health Organization Blood Transfusion Safety. The Clinical use of blood handbook[EB/OL]. [2020-12-12]. https://www.who.int/bloodsafety/clinical_use/en/Handbook_EN.pdf.
12. Australian and New Zealand Society of Blood Transfusion (ANZSBT) and RoyalCollege of Nursing Australia (RCNA). Guidelines for the administration of bloodcomponents，Australian and New Zealand Society of Blood Transfusion Inc：3rd ed [EB/OL]. [2020-12-12]. https://anzsbt.org.au/wp-content/uploads/2020/03/ANZSBT-Administration-Guidelines-Revised-3rd-edition-Publication-Version-FINAL-20191002.pdf.
13. 王建荣. 输液治疗护理实践指南与实施细则[M]. 北京：人民军医出版社，2009：2.
14. 田玉科. 围术期输血指南[J]. 中国继续医学教育，2011，03(10)：124-128.
15. 李小寒，尚少梅. 基础护理学[M]. 6版. 北京：人民卫生出版社，2017.
16. MURPHY S，GARDNER FH. Effect of storage temperature on maintenance of platelet viability--deleterious effect of refrigerated storage[J]. N Engl J Med，1969，280：1094.
17. HOFFMEISTER KM，FELBINGER TW，FALET H，et al. The clearance mechanism of chilled blood platelets[J]. Cell，2003，112：87.
18. RUMJANTSEVA V，GREWAL PK，WANDALL HH，et al. Dual roles for hepatic lectin receptors in the clearance of chilled platelets[J]. Nat Med，2009，15：1273.
19. 王立新，陈春霞，魏曾珍，等. 自身免疫性溶血性贫血患者输血治疗的回顾性分析[J]. 中国输血杂志，2017，30(1)：45-48.
20. LIPSON SM，SHEPP DH，MATCH ME，et al. Cytomegalovirus infectivity in whole blood following leukocyte reduction by filtration[J]. Am J Clin Pathol，2001，116：52.
21. 张巍. 异位妊娠手术应用自体血液回收机的护理配合[J]. 中国医疗前沿，2011，06(14)：78-79.
22. 周吉成，胡丽华，王学锋，等. 自体输血临床路径管理专家共识(2019)[J]. 临床血液学杂志(输血与检验)，2019，32(01)：81-86.
23. HADDAD FG，WAKED CH，ZEIN EF. Peripheral venous catheter-related inflammation. A randomized prospective trial[J]. J Med Liban，2006，54：139.
24. SINGH R，BHANDARY S，PUN KD. Peripheral intravenous catheter related phlebitis and its contributing factors among adult population at KU Teaching Hospital[J]. Kathmandu Univ Med J(KUMJ)，2008，6：443.
25. O'GRADY NP，GERBERDING JL，WEINSTEIN RA，et al. Patient safety and the science of prevention：the time for implementing the Guidelines for the prevention of intravascular catheter-related infections is now[J]. Crit Care Med，2003，31：291.

26. MERMEL LA. Prevention of intravascular catheter-related infections[J]. Ann Intern Med,2000,132:391.
27. RAAD II, HOHN DC, GILBREATH BJ, et al. Prevention of central venous catheter-related infections by using maximal sterile barrier precautions during insertion[J]. Infect Control Hosp Epidemiol,1994,15:231.
28. UTOH J, HARASAKI H. Damage to erythrocytes from long-term heat stress[J]. Clin Sci(Lond),1992,82:9.
29. DUBEY A,VERMA A,SONKER A,et al. Transfusion medicine illustrated. Sudden increased incidence of transfusion reactions reported from a ward: root cause analysis[J]. Transfusion, 2009,49:409.

第三十三章

临床输血医学实验室质量与生物安全管理

我国临床输血医学实验室一般设置在三级或二级医院独立建制的输血科内，对采自人体的血液标本按照国家规定的标准进行血型血清学、免疫学、病毒学和血液学等相关项目检测，为临床安全有效用血提供检验服务。实验室质量与生物安全管理是实验室提供有效服务的根本保障，对于输血科完成所承担职责起着至关重要的作用。

本书第二十三章已经比较完整地介绍了血站相关实验室的主要管理和技术要求及具体做法。但对实验室的生物安全管理分属本章撰写的内容。另外，虽然临床输血医学实验室与血站相关实验室在质量管理体系建立和运行上差别不大，但由于职能不同，在法律基础、组织架构、人员要求、体系运行、服务内容和质量标准等方面仍有自身的特点，且近年来“血液疗法”等新技术的开发与应用对临床输血医学实验室也提出了更高的要求和挑战，因此本章第一节对临床输血医学实验室的质量管理要点仍做必要的相应介绍，并在第二至七节重点对实验室生物安全管理做系统、全面的论述，供临床输血医学实验室及其他输血相关实验室参考。

第一节　临床输血医学实验室的质量控制与管理

一、临床输血医学实验室概述

输血医学实验室（以下简称“输血实验室”）的历史沿革与国家血液事业管理的发展息息相关。过去的几十年，输血医学实验室经历了从无到有，从无序到规范的管理历程。20 世纪 80 年代，医院大多数血库隶属于检验科，开展血型鉴定、交叉配血试验及储血、发血工作，有的开展异体血液采集。当时对专业技术人员的资质、培训、设备管理和操作规程没有统一严格的准入要求。

1999 年和 2000 年《医疗机构临床用血管理办法》《临床输血技术规范》的发布实施，促使血库从检验科分离出来独立建科。至 2006 年《医疗机构临床实验室管理办法》发布，输血实验室的规范化建设开始步入正轨。2011 年卫生部启动了第二周期医院管理评审，对输血实验室的规范设置、质量控制、生物安全、临床服务和信息管理等做了明确规定。评审每五年一个周期，这种持续动态的评审方式对全面促进医院的规范管理十分有效且受益良多。

（一）临床输血医学实验室的定义

对采自人体的血液标本进行血型血清学、免疫学和血液学等相关项目检测，为临床安全用血和血液治疗提供医疗服务。对服务项目提供咨询和结果解释，为患者用血安全提供实验室技术保障。

（二）临床输血医学实验室的设置

输血实验室一般设置在独立建制的输血科内，根据工作需要设置为血型血清学实验室、血液检测实验室、新生儿溶血病实验室、疑难血型实验室、感染免疫学实验室和凝血实验室等。建立分子诊断实验室需按相关标准及要求进行建筑[1]、布局及配置，符合准入标准并获得资格证书。

（三）临床输血医学实验室主要开展项目

1. 血型抗原鉴定：ABO 血型鉴定、ABO 亚型鉴定、Rh 血型鉴定、其他血型抗原鉴定、疑难血型鉴定与分析；
2. 意外抗体筛查及鉴定；
3. 输血相容性试验、疑难交叉配血试验；
4. 新生儿溶血病检查；
5. 血小板抗体筛查及鉴定、血小板交叉配合试验；
6. 感染性疾病免疫检测；
7. 溶血性贫血检验；
8. 血栓与止血检验；
9. 血型基因检测；
10. 人组织相容性抗原分型。

以上项目的开展与否，与医疗机构设置的规模、专科以及服务能力直接相关。第 1～3 条包括的项目是输血实验室必须开展的，其余项目根据本单位实际情况而确定。

二、临床输血医学实验室的质量管理

2000 年以前，由于大部分医疗机构输血科尚未独

立设置，临床输血检验项目多在检验科内完成，所以有必要先了解医学检验的质量管理要素。

（一）医学检验实验室质量管理概述

质量管理体系是医学检验实验室提供服务全过程所涉及的质量要素运行的融合。最初人们对质量的理解仅仅局限于室内质控、室间质评以及检验结果是否准确，以后逐渐认识到实验室的质量管理是一个多要素组成的管理系统，所有相关或潜在的质量要素互为依托，共同为达到质量标准提供保障。

1. 国际临床医学实验室质量管理进展　临床医学实验室广泛使用的 Westgard 多规则质量控制是在 20 世纪 80 年代由美国威斯康辛大学的 James Westgard 博士发表的实验室质量控制论文中提出。随后，Westgard 博士将六西格玛质控规则和 ISO15189 标准引入到质量管理，在世界上多个国家实验室运行，对质量管理起着重要作用。

当前国际上普遍认同的临床实验室质量管理标准文件主要来自 CLIA88 与 ISO15189 标准。美国国会于 1988 年通过了《临床实验室改进法案修正案》（Clinical Laboratory Improvement Act88，CLIA88）。ISO15189 即《医学实验室—质量和能力的要求》[2]，由国际标准化组织（International Organization for Standardization，ISO）于 2003 年 2 月 15 日正式颁布，目前使用版本为 ISO15189：2012。该标准基于 ISO9000 系列标准以及 ISO/IEC 17025：2005 而制定。这是由国际标准化组织制定的专对临床实验室管理的第一个国际标准，从组织管理、质量体系、持续改进和人员、环境、设备、检验程序等方面提出了实验室管理与技术的具体要求。ISO15189 以建立实验室内部质量管理体系为主，是保证实验室质量的较高标准。

2. 国内临床实验室质量管理　1982 年卫生部临床检验中心成立，主要负责和指导全国的临床实验室质量管理，培训实验室质量控制的方法和技能，开展实验室室间质量比对评价及性能验证，以此评判各实验室的检验技术水平和质量管理能力。在此阶段，中华医学会检验医学分会、中国医师协会、中国医院协会临床检验管理专业委员会、国家标准化管理委员会等相关组织和机构相继成立，引领检验医学行业学术和质量管理快速发展。

2006 年《医疗机构临床实验室管理办法》发布。同年 3 月，中国合格评定国家认可委员会（China National Accreditation Service for Conformity Assessment，CNAS）正式成立，其主要任务是按照国家有关法律法规和标准，制定并发布实验室认可工作相关的规则和指南等文件。CNAS 每年组织评审员对提出申请的实验室和检验机构组织开展质量与能力评价，对获得认可的实验室进行监督管理。这种持续改进的管理方式促使参加认可的机构和医学实验室将质量管理作为常规工作，为实验室的质量管理在安全轨道上运行提供了有效保障。需要了解的是，一般实验室参加 ISO15189 医学实验室质量与能力的认可完全遵循自愿的原则，除非需要具备特殊能力的实验室才有一些特定的要求。目前，我国实施的第二周期三级综合医院评审标准中对医学实验室和输血管理的评审细则，多是依据 ISO15189 质量管理体系的管理要求而制定。

（二）临床输血医学实验室质量控制特点

血型血清学检测具有专业性强、操作严谨的特点，即报告结果只能正确或必须符合血型血清学基本规律，不允许出现任何错误，否则一次失误就可能付出生命代价。

1. 标本正确　采集血液标本前应再次确认患者身份，核对患者信息与试管标签一致。同一患者血型和备血标本应分两次采集，以避免标本差错同时增加再次核对环节。血液标本转运前核对数量，检查密封状态避免溢洒；转运过程中避免剧烈震荡。血液标本接收时再次核对数量和完好状态。

2. 结果准确　对检验结果要求具备唯一性、客观性、可溯源性和可比性。定性项目检验结果[3]、定量项目检验结果[4]和室内质控遵照 CNAS—CL02《医学实验室质量和能力认可准则》相关要求中关于检验项目测定的性能评价指南[2]。

3. 使用一次性耗材　直接取用患者标本和用于治疗的耗材要求一次性使用。

4. 环境监测　对实验室环境、设施，工作人员手卫生、储血冰箱和实验室环境进行环境卫生学监测，要求符合国家卫生标准和要求。

（三）开展血液治疗质量控制特点

开展血液治疗项目需进行全过程质量控制管理，包括人员、设备、耗材、环境和治疗全过程。

1. 人员　治疗团队由临床医师、输血科医师、技师和护理人员组成。经过专业技术培训，临床医师具备治疗过程中患者突发不良反应或发生其他情况的处理能力；输血科医师具备制订、实施、选择及评估血液治疗方案的能力；护理人员具备熟练掌握深静脉穿刺技术、血管通路保护技术和监测患者生命指征能力；技术人员熟悉血细胞分离机原理，具备掌握操作程序、识别异常状态及相应处置的能力。

2. 设备　血细胞分离机等相关设备应存放于清

洁、温度湿度和环境卫生学符合要求的独立区域。专业技术人员定期进行设备维护和保养并完善运行记录。断电后使用乙醇基质洗液对仪器进行清洁，必要时盖上防尘罩。

3. 耗材　使用专用离心分离套件（离心管线、抗凝剂滴壶、无菌滤器、采集袋），有厂家出具的质量检测合格报告，生产许可证、医疗器械注册证或国食药准字号、经营许可证齐全。备有应急使用药品与抢救器材，以便治疗过程中出现意外情况及时抢救。

4. 操作程序　制订标准操作规程（standard operating procedure，SOP），制订临床医师、输血科医师、技师和护理人员岗位职责，完善治疗前后的各项记录。

5. 环境控制　血液治疗室应遵循环境卫生学要求和感染防控原则，应配置洗手池（非接触式水龙头），配备消毒洗手液、速干手消毒剂、干手物品或空气消毒设备等。每天进行环境空气、物体表面消毒，定期进行环境卫生学监测。

6. 治疗过程

（1）治疗前：经过会诊制订治疗方案，告知患者可能风险并签署《治疗性血液成分单采知情同意书》。进行实验室检查，包括：血常规、凝血功能、血浆蛋白以及血钙水平等。患者采集前日和当日忌食高蛋白及油腻食物，避免出现“脂肪血”，不宜空腹。

（2）治疗中：严格按照操作规程进行装机和血液采集。密切观察患者情况，如果发生不良反应需立即对症处置。

（3）治疗后：详细记录治疗过程，内容包括采集时间、液体出入量、患者基本生命体征等。进行实验室相关指标检查，对治疗效果进行评价。使用后的血液采集耗材按医疗废弃物处理。

三、输血医学实验室质量管理体系建立准备

《医疗机构临床用血管理办法》规定：“医疗机构应当加强临床用血管理，将其作为医疗质量管理的重要内容，完善组织建设，建立健全岗位责任制，制定并落实相关规章制度和技术操作规程”[5]。2010年国家推荐标准《医学实验室质量和能力的要求》GB/T 22576—2008要求建立实验室质量管理体系[6]。依据国家有关要求，输血实验室应建立质量管理体系。

（一）策划建立

输血实验室负责人需全面深刻了解质量管理体系的全部内容，知晓建立体系的科学性、严谨性和持续性。选派团队有能力的技术骨干参加ISO15189内审员培训，了解及掌握质量管理体系基本要素和相关知识并获得培训证书。输血实验室负责人对即将建立的质量管理体系要开展基线调查，调研自身实验室实际情况，理清现有的人员结构层次、设备状态和环境设施等基本情况，进行资源评估，结合实际情况制订适合的可行性方案。

（二）建立组织结构

输血实验室负责人确定建立质量管理组织结构，明确人员职责、权限及隶属关系。人员各尽其责、相互协作，使整体目标工作顺利进行。

输血实验室主任由医院法人或主管院长进行授权。输血实验室主任进一步对质量负责人、技术负责人和安全负责人进行授权，组成科室质量管理层。质量管理体系组织结构一旦确定，各岗位人员按照分工履行质量管理相关职责。

随着输血医学学科的发展，输血检验亚专业组开始设立，可根据开展的不同专业及检测项目建立专业组。

（三）培训学习

通过反复培训学习旨在使每一位成员都了解和认识建立质量管理体系的重要意义，提高整体质量、技术能力和服务水平的必要性和迫切性。使员工做到积极配合，为了实现共同的质量方针和质量目标建立规范的质量管理模式。

培训内容：

1. 质量管理的相关定义、概念和指导原则；
2. 如何建立质量管理体系；
3. 《医学实验室质量和能力认可准则》（CNAS—CL02/ISO15189:2012）简介；
4. 相关国家标准和行业标准。

（四）评估资源

通过了解及评估实验室质量、能力方面所处水平，环境设施状态，医学装备配置和人力资源情况等，实验室管理层针对存在不足确定改进措施，并尽快进行整改，满足实验室质量管理体系基本要求。

四、输血医学实验室质量管理体系建立

建立质量管理体系的最终目的是保证医疗质量和安全，避免输血差错、输血事故及不良事件的发生，确保临床用血安全及输血治疗的效果。输血实验室管理层通过质量策划、质量实施、质量控制、质量保证和质量改进来达到预先制订的质量方针和质量目标。（质量管理体系建立方面内容可参照本书第二十三章血站相关实验室管理）。

（一）质量管理体系文件

编制输血实验室质量管理体系文件（以下简称体系文件）是不可回避且严谨而艰巨的任务。实验室质量负责人需挑选团队内有能力和有专长的人员，通过进行专门学习，培训相关知识，熟悉基本结构，掌握基本要求后进行编纂。质量管理体系文件包括：质量手册（quality manual）、程序文件（procedure document）、标准操作规程和质量记录（表格、报告）共四层文件。

质量手册包括管理要求和技术要求。

管理要求　包括组织和管理责任，质量管理体系的说明，文件控制要求，服务协议签订内容，受委托实验室的检验合同，外部服务和供应条件，咨询服务，投诉的解决，不符合的识别和控制，质量问题纠正措施，差错事故预防措施，质量的持续改进，各种实验记录控制，对体系的评估和审核，管理评审等十五个方面的内容。

技术要求　包括人员、设施和环境条件、实验室设备、试剂和耗材、检验前过程、检验过程、检验结果质量的保证、检验后过程、结果报告、结果发布、实验室信息管理等十个方面的内容。

文件控制　即对文件的有效管理，质量负责人授权专人负责。应包含文件分类和范围、文件编写、文件标识、审核批准、文件发布、文件使用、文件保存、文件修订和文件作废等内容。文件管理要体现出“痕迹”，即对各项活动进行及时记录及存档。

（二）人员

1. 资质要求　从事疑难血型血清学试验结果审核和判断人员应至少具有 5 年本岗位工作经验，同时具备中级及以上专业技术职称。

2. 培训和能力评估　对新进员工 6 个月内至少进行 2 次能力评估；员工离岗超过 6 个月上岗时应再次培训和评估，合格后方能上岗。当相关政策、程序和技术发生变更时，应再次进行培训和评估。

（三）环境、设施

1. 环境要求　工作区应洁净并保持良好状态，应限制对可能影响标本、结果质量和/或员工健康的环境条件。

2. 布局流程　输血实验室的建筑布局应合理，工作流程方便有序，符合卫生学要求，防止交叉污染。应明确区分独立的工作区域和辅助区域。工作区域包括样本接收、样本离心处置和输血实验区域。辅助区域应有办公室、值班室、库房、资料室和洁具间等。

3. 基本设施　应保持输血实验室的基本设施及配置功能正常，包括双相电力供应和实验室信息系统。实验室信息系统能保证数据有效传输和存储，防止未授权访问。

4. 冷链管理　应每天对冰箱进行数次温度监测及记录。自动温度监控模块是通过局域网络，将温度数据传输至计算机、手机等终端设备，实现实际储存温度的自动连续监测记录和预警。冷链监测需要使用校准温度计置入试剂冰箱内，比较及核对冰箱面板显示温度。如不一致，需进行进一步比对和校正，并确定校正系数。如出现较大误差，需分析原因进一步确定调整方案。常规使用的温度计应至少每年一次与检定校准温度计进行比对，记录并使用修正值。自动温度监测系统应定期校准监测点的准确性[7]。

（四）设备、试剂耗材

1. 设备管理　应编制设备管理程序和操作 SOP，规范设备的管理、使用和维护保养，保证设备能够正常、有效运行。对设备整个使用周期进行动态管理。

按国家法规要求对强检设备进行检定。分析设备的加样系统、检测系统和温控系统应每年进行校准。血型血清学离心机每 6 个月对定时器和离心力/转速进行校准。温度计每年进行校准或与校准温度计比对后使用修正值进行记录。

设备故障修复后应进行相关的检测及验证：

（1）可校准的项目实施校准验证；

（2）再次进行质控检验；

（3）与其他仪器或方法进行比对；

（4）对以前检验过的样品再检验。

2. 试剂耗材管理　验收试剂耗材时，严格按照供货清单逐项核对货号、规格、数量、批准文号和失效期等。自配试剂记录应有：试剂名称、规格、储存要求、制备日期、有效期和配制人等。

（五）输血检验过程的质量控制

1. 检验前的质量控制　建立并实施标本采集、转运、送检、接收和核对的管理制度和程序，包括受检者身份的唯一性标识，标本类型及标本量，标本容器、采集和接收时间，申请检测项目，缓急的状态等，应有标本接收记录和不合格标本统计分析记录及持续改进措施。

输血实验室应提供对采集和转运过程的咨询和培训。标本接收人员按照程序核对标本标识、数量、质量及状态等，将不合格标本和非理想标本（部分不符合标准但需要继续检测的标本）信息反馈给临床科室。应建立急诊标本处理程序和临床沟通程序；对稀有血型标本应有明显的标识，了解及核实患者既往血型血清学和有关输用血液资料。

2. 检验的质量控制　室内质量控制（internal quality control，IQC）是实验室为控制检验数据的精密

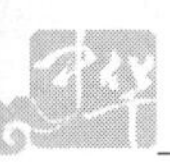

度所采取的管理或技术活动。输血实验室应当对开展的检验项目进行室内质量控制。出现失控时,应当及时分析、查找原因,采取正确的纠正措施,避免检验结果出现异常。室内质控主要包括质控品选择,质控频次、方法,质控规则,失控原因分析及处理措施等。室内质控品应至少包括一个阳性质控和一个阴性质控。每天至少进行一次室内质控,应涵盖标本检测的所有方法学和检测系统,并制订室内质控规则。

(1) 室间质量评价(external quality assessment, EQA):由多家实验室分析同一样本或参考样本盘,由外部独立机构收集和反馈实验室上报的结果,以此评价实验室的检测能力。

(2) 实验室间比对(inter-laboratory comparison):按照预先规定的条件,由两个和多个实验室对相同或类似的物品进行测量或检测的组织、实施和评价的过程。

(3) 实验室能力验证(proficiency testing, PT):由权威机构发放样本或参考样本盘,利用实验室间比对,按照预先制定的准则评价参加实验室的能力。

实验室内部比对要求每年至少进行一次,内容包括专业技术人员之间和不同方法/检测系统之间的比对[8]。

3. 检验后的质量控制 ABO血型、RhD血型和抗体筛查结果如与患者以前的结果存在差异时,应分析原因,进行复查,确保结果准确并记录相关情况。对所有血型鉴定困难、疑难配血的标本设置立即报告及记录程序。对稀有血型、意外抗体阳性及配血不相合试验等应及时记录并报告。检验后样品在2~6℃保存至少7天。

(六) 信息系统管理

广义的输血实验室信息管理系统包括检验信息系统(laboratory information system, LIS)、医院信息系统(hospital information system, HIS)、输血管理信息系统(transfusion management information system, TMIS)和护理管理系统,实现信息共享和闭环管理。

输血实验室信息系统符合《临床输血技术规范》及实际工作的要求,应对潜在风险进行评估,定期备份数据库,保证其安全性。建立信息系统瘫痪时的应急预案,保证信息系统的完整性、保密性和可靠性。

输血实验室信息系统应授权后使用,包括对TMIS系统管理员、输血实验室技术人员和临床医生进行权限分配,使用人员需通过个人电子密钥进行登录。以保证信息系统的安全性、保密性和责任性。所有系统操作均应保留完整的记录,可查询操作日志。应保证工作场地和计算机外部清洁,环境温湿度适宜。当输血实验室信息系统出现故障时,适时启动应急预案,以保证临床紧急用血。

全程闭环智能信息化是根据临床用血全面质量管理要素,将临床用血全过程各个环节、多部门参与者以及质量分析与持续改进路径进行信息连接,将HIS、LIS、TMIS、护理管理系统等多个系统互联互通,实现临床用血全程信息共享与智能路径实时控制[9]。

依赖于信息系统的临床用血各个环节都可能发生风险,各医疗机构可根据自身实际情况识别风险,对识别到的关键环节的风险予以监控、分析、制订应急预案和预防措施。达到正常工作中最少的信息中断时间和最小的数据丢失。

五、输血医学实验室质量管理的持续改进

(一) 质量管理体系审核

质量管理体系建立以后,需定期对所有运行程序进行系统的自身评审,以实现实验室质量管理体系的持续改进。

1. 内部审核 质量管理体系在运行过程中每12个月至少进行一次内部审核。应特别注意对实验室质量和服务有重要意义的关键环节和关键领域,确保质量管理体系的有效性、充分性和适宜性。内部审核的具体内容包括实验室质量管理体系的所有管理要求和技术要求。分析评价人、机、料、法、环和检验全过程的质量环节。

2. 管理评审 每12个月至少要进行一次管理评审。将评估质量方针和质量目标的贯彻落实情况,实验室组织结构的合理性,上次管理评审的改进措施,外部机构评审结果以及咨询服务投诉处理等。对评审输出项制订持续改进方案,并着手解决。

3. 日常监督检查 应选择输血检验工作中的重点、难点、疑点及易出错环节进行督导检查及质量监督。

(二) 不符合项的识别

1. 管理评审过程中对全部运行文件进行系统评审 识别任何潜在的不符合项来源,包括质量手册、程序文件和作业指导书。具体表现为未按标准要求描述或根本未描述,不能满足既定的质量管理体系要求进行输血检验活动,体系文件条款与法律、法规或行业标准规定不一致等。

2. 对质量管理体系各方面进行识别 识别实际工作中出现的实施性不符合和效果性不符合。实施性不符合是指质量手册、程序文件和作业指导书内容覆盖了标准的要求,但工作人员实际操作中未按该文

件执行，出现了不符合其制订程序或作业指导书的操作活动。效果性不符合是指文件上所描述的完全符合标准要求，工作人员在日常工作中也按照要求实施操作，但效果不能完全达到既定要求或目标。

（三）制订质量改进纠正措施

1. 确定不符合项的根本原因　当发生不符合时，实验室管理层指定专人负责解决问题，及时制订和实施有效的改进措施。

2. 制订改进及纠正措施　实施方案应优先针对高风险事项和实验室弱项进行持续的自我完善，制订改进措施方案和具体实施措施。

3. 再次分析评估改进及纠正措施的有效性　实验室管理层应监控每一项纠正措施所产生的结果，确定这些措施可以有效解决识别出的问题。如果是由于相关政策、程序或质量管理体系存在缺陷，则应按持续改进的规定对可能存在缺陷方面进行审核，评估分析质量管理体系文件，组织结构管理等方面改进的情况。

（四）制订质量改进预防措施

1. 预防措施的制订　应根据各种检查记录及收集到的质量信息，确定潜在不符合的原因，制订预防措施。

2. 预防措施的实施和验证　经审批的预防措施应在实施过程中进行检查，对其效果进行评价并形成报告。对验证效果不明显的措施重新进行修改；对有明显效果的，涉及文件修改的预防措施，应先修改体系文件，再将验证有效的预防措施纳入体系文件。

质量控制与管理的核心是持续改进。输血医学实验室通过质量管理体系的建立、运行和不断完善，实现输血检验能力和服务水平的不断提高，从而保障临床用血的质量与安全。

第二节　输血相关实验室生物安全管理基本要求

生物安全（biosafety）一般是指针对现代生物技术开发和应用造成的对生态环境和人体健康产生的潜在威胁，而采取的一系列有效预防和控制措施。这些威胁可以表述为生物危害（biohazard），是通过直接感染或间接破坏环境而导致对人类、动物或者植物的真实或者潜在的危险。实验室生物安全（laboratory biosafety）一词用来描述那些用以防止发生生物危害病原体或毒素无意中暴露及意外释放的防护原则、技术以及实践。医疗机构输血相关检测包括临床输血相容性检测、经血传播疾病的免疫学检测、疑难血型的分子生物学检测等，其检测对象为患者及献血者的血液标本，必要时需检测患者体液标本（如唾液等），不可避免地存在生物危害，因此开展输血相关检测的实验室必须遵从生物安全管理相关法律法规，重视并有效开展生物安全防护工作。

通过防护屏障和管理措施，避免或控制在操作时面临的有害生物因子危害，从而达到生物安全要求的生物实验室和动物实验室被称为生物安全实验室（biosafety laboratory），也称生物安全防护实验室（biosafety containment for laboratories）。我国参照世界卫生组织的标准[10]，将实验室生物安全防护水平分为一级、二级、三级、四级，一级防护水平最低，四级防护水平最高，分级标准见表33-1。

表33-1　生物安全实验室的分级

实验室分级	实验室操作	安全设施	处理对象的危害程度
一级	GMT	不需要专门的安全设施；开放实验台	对人体、动植物或环境危害较低，不具有对健康成人、动植物致病的致病因子
二级	GMT加防护服、生物危害标志	开放实验台，此外需BSC用于防护可能生成的气溶胶	对人体、动植物或环境具有中等危害或具有潜在危险的致病因子，对健康成人、动物和环境不会造成严重危害。有有效的预防和治疗措施
三级	在二级生物安全防护水平上增加特殊防护服、准入和进入制度、定向气流等	BSC和/或其他所有实验室工作所需要的基本设备	对人体、动植物或环境具有高度危险性，主要通过气溶胶使人传染严重的甚至是致命疾病，或对动植物和环境具有高度危害的致病因子。通常有预防治疗措施
四级	在三级生物安全防护水平上增加气锁入口、出口，淋浴、污染物品的特殊处理等	Ⅲ级BSC或Ⅱ级BSC并穿着正压服、双开门高压灭菌器（穿过墙体）、经过滤的空气	对人体、动植物或环境具有高度危险性，通过气溶胶途径传播或传播途径不明，或未知的、危险的致病因子。没有预防治疗措施

注：BSC. 生物安全柜（biological safety cabinet）；GMT. 微生物学操作技术规范（good microbiological techniques）。

根据世界卫生组织发布的《实验室生物安全手册》(第3版)，以公共卫生、临床或医院为基础的诊断和卫生保健实验室必须设计成二级或二级以上生物安全水平[10]。医疗机构输血相关实验室不直接检测病原微生物，但所操作的标本具有经血传播疾病的风险，如梅毒、人类免疫缺陷病毒、乙型肝炎病毒、丙型肝炎病毒、丁型肝炎病毒等。在标本采集、标本实验室外运输及实验室内部转运、标本离心、标本检测、标本保存及废弃标本处理等环节中均可能会造成危害，其危害程度与二级生物安全防护实验室处理对象的生物危害相符，因此输血相关实验室应按照普通型医学生物安全二级实验室(biosafety level 2 laboratory in medical facilities，BSL-2)建设[1]和管理。

由于没有一个实验室能够完全地控制其所接收的标本，故实验室的操作人员可能会接触比预期更高危险度的微生物，因此，在制定生物安全计划和政策时要注意到这种可能性[10]。比如遭遇严重疫情，实验材料实际存在或可能具有潜在的严重风险时，输血相关实验操作应在加强型医学BSL-2实验室进行，并采取加强型或更高级别的人员防护措施。加强型医学BSL-2实验室指在医学BSL-2实验室中，设置缓冲间、机械通风系统、排风高效过滤等措施，且有明确负压或压力梯度要求的实验室。加强型人员防护措施参考本章“工作人员自我防护标准操作程序”。有条件的输血医学科进行前瞻性实验室设计应考虑加强型医学BSL-2实验室方案。

BSL-2实验室及加强型BSL-2实验室的建设可参考《医学生物安全二级实验室建筑技术标准》(T/CECS 662-2020)的有关要求[1]。

一、实验室生物安全管理相关法律法规

输血相关实验室生物安全管理应符合相关法律法规的规定，遵从或参考下列技术标准和技术规范，并及时获取其最新版本(包括所有的修改单)：《病原微生物实验室生物安全管理条例》[11]《临床实验室设计总则》[12]《实验室生物安全通用要求》[13]《微生物和生物医学实验室生物安全通用准则》[14]《医疗卫生机构医疗废物管理办法》[15]《医疗机构消毒技术规范》[16]等。

此外，以下文件(更新至最新版本)可供参考：《实验室生物安全手册》[8]《实验室生物安全认可准则》[17]《实验室生物安全认可准则对关键防护设备评价的应用说明》[18]。

二、实验室生物安全管理基本要求

因经血传播疾病的免疫学检测和疑难血型的分子生物学检测大多在检验科开展，检验科已建立较为成熟的生物安全管理机制，若输血医学科设置经血传播疾病的免疫学检测和疑难血型的分子生物学检测实验室，可按照检验科生物安全管理相关要求开展生物安全管理工作。临床输血相容性检测是输血医学科的基本职能，也是独有的职能，因此本章重点探讨输血相容性检测实验室的生物安全管理要求。

(一)生物安全的组织与管理

输血医学科生物安全管理应在分管院领导和医院感染管理部门的领导下开展工作。为确保实验室生物安全管理工作持续有效，输血医学科应建立生物安全管理小组，履行生物安全管理职责，包括识别、分析实验室风险项，评估实验室生物风险；制定生物安全管理制度与工作程序、发布生物安全管理手册；组织生物安全知识培训与考核、组织相关应急预案的演练、督导检查生物安全管理工作的落实情况、持续改进生物安全管理工作中存在的问题等。实验室负责人应担任生物安全管理小组组长，是实验室生物安全第一责任人。

1. 组长职责　全面负责实验室生物安全管理，负责组织开展实验室生物风险评估，组织制定生物安全标准操作程序、规章制度、工作计划、突发事故应急预案等文件，对本科工作人员和来访者的安全负责。

2. 副组长职责　协助组长负责实验室生物安全事宜；负责员工生物安全的培训工作及相关预案定期演练；定期开展全科生物安全管理及防护工作检查，总结检查情况，提出整改措施，持续改进生物安全管理工作。

3. 组员职责　负责落实、安排本实验室生物安全工作；监督生物安全工作的实施(仪器设备及工作台面地面消毒、废弃物处理，工作人员防护等)，发现并及时纠正不规范操作(可设置生物安全监督员)；协助实验室事故的处理，负责上报及记录。

输血医学科全体工作人员在生物安全管理小组指导下，开展相关工作，具有以下责任与权力：①参加生物安全培训，考核合格；②有权要求消除实验室环境实施、设备存在的不安全隐患，装备必需的个人安全防护设备；③遵守实验室生物安全规章制度，严格按标准操作程序操作并填写相关工作记录，接受生物安全监督；④发生实验室事故或意外暴露时主动报告，按流程要求处置；⑤对不遵守实验室规章制度、不按标准操作规程操作或拒不接受监督导致的安全事故负直接责任。

(二)医学生物安全二级实验室备案

按照《病原微生物实验室生物安全管理条例》[11]

规定，医学生物安全二级实验室需在属地卫生行政部门备案。已经备案的实验室应在备案到期前，提出重新备案申请。备案申请须按要求填写相关表格并提供以下附件材料：①实验室布局图；②内部组织结构图；③外部组织关系图；④生物风险评估报告；⑤实验室人员名单及其生物安全岗位培训（合格）证书或上岗证书；⑥最近一次实验室工作人员生物安全培训考试成绩清单。

（三）人员培训

为使输血医学科工作人员认识实验室工作的潜在危险，掌握预防职业暴露以及暴露后的处理等知识和技能，以科学的态度对待实验室的生物安全问题，自愿从事实验室工作，应在上岗前对其进行实验室生物安全培训与考核，只有经过培训合格的人员，方可从事实验室工作。为强化实验室工作人员的生物安全防护的意识，实验室每年还应至少举行1次生物安全培训和考核，并评估工作人员安全防护的能力。

输血医学科生物安全管理小组应制订生物安全年度培训计划，培训内容包括实验室生物安全管理制度、实验室生物安全标准操作程序、生物安全设施（生物安全柜、洗眼器、高压灭菌器等）的正确使用、应急措施与现场救治、国家相关法律法规等。培训对象包括老员工、新来员工、进修人员、实习人员、运送人员、保洁人员等，根据不同人员的工作职责不同，培训及考核内容应有不同的侧重点，且培训、考核记录应记入员工技术档案。

输血医学科每年应制订生物安全演练计划并实施实验室生物安全演练。因消防风险通常会伴随着生物风险，亦可同时进行消防安全演练。通过演练，使员工学习并掌握相关设施、物资和器具的正确使用方法，锻炼工作人员应对生物安全危害的能力。

第三节　实验室分区、布局及生物安全管理程序

科学和合理的实验室分区和布局既是实验室高效开展实验工作、保证检验质量的需要，也是实验室生物安全防护的重要条件，实验室设计时的分区和布局应考虑各项应用要求和安全需求。由于输血医学科职能的需要，输血医学科必须设置专门的血液入库、储存和发放的区域，亦应满足相关文件的规定。

为保证实验室规范、有序地开展生物安全管理工作，有效保护环境安全和人员健康，实验室应建立生物安全管理程序，并纳入质量管理体系运行，持续改进生物安全工作。

一、实验室分区与布局

实验室合理的分区和布局是实现生物安全的重要保障。实验室的分区与布局应满足实验室功能与安全的需求，参考《临床实验室设计总则》[12]和《Laboratory Design》（GP18-A）[19]，并遵从《病原微生物实验室生物安全管理条例》[11]，《实验室生物安全通用要求》[13]和《微生物和生物医学实验室生物安全通用准则》[14]等规定。

（一）实验室功能需求

根据实验室功能需求，列出所需设施、设备清单、制订空间分配及功能的一览表。

1. 满足限制非授权人员进入实验室的要求。

2. 满足清洁区、缓冲区、污染区的分区需求　清洁区包括值班室、办公室、休息室、学习室，缓冲区包括通道、储存区、供给区[10]等，污染区包括工作区、标本储存区、清洗区、医疗废弃物暂存和处置区等。清洗区应注意设置清洁工具复用处理的区域，相关要求见《医疗机构环境表面清洁与消毒管理规范》[20]。

3. 满足最大数量的工作人员在同一时间工作、标本转运和人员流动的需求　设计时工作空间和走动空间应转化为在地板上占用的面积大小，同时，实验室区域的划分应最大限度避免人员无效走动。

4. 满足仪器设备安装和维护的空间需求　在制订空间分配计划前，应对仪器设备、工作人员数量、工作量、实验方法等因素作全面分析。空间设计的重要部分是列出每一实验室区域所包含的所有仪器设备，注明每一种设备的长、宽、重、功率等空间和能耗信息，编写仪器设备手册—有关各仪器设备的尺寸、体积、功率大小，所需温度、气体、泵、重量以及其他特殊要求。在仪器设备的侧面和背面应留有空间，方便工作和维修（表33-2）。

表33-2　实验室部分空间推荐标准

类别	推荐空间/m
工作台间通道宽度	1.5~1.8
工作台距墙壁空间宽度	1.2~1.5
工作台宽度	0.76

5. 满足产热量大的设备散热的需求　由于冷冻柜，冰箱和其他储存设备可产生大量的热量，在通风和空气循环方面，应考虑设备的数量和放置这些设备的空间大小，必要时根据产热量设计和装配冷却装置[12]。

6. 满足实验室用电的需求　应根据设备规划并

考虑未来一个时期发展的需要，计算出需要的电力功率，配置充足的电力满足仪器设备的需要，并匹配数量充足、位置适应的电源插座。

7. 满足实验室供给和储存的需求　供给区主要包括库房，有时也包括冷藏区和冷冻区。储存区包括工作台下、高架上、冷藏区和冷冻区。储存区和供给区的大小和位置对实验室的正常运行和安全有重要影响，储存区和供给区的设计宜尽量避免爬高取物，新建储存室应尽可能满足20年的发展需要。（注意：实验室储存区不包括血液制剂的储存）

8. 满足大型设备搬运的需求　一般的实验室大门宽度是1.2m，各工作实验室门宽一般为0.9m。为方便搬运，宜将工作台设计为单元式、模块式工作台。必要时，在预期可能搬入大件器物的房间和区域应预留常闭门。

9. 工作台面满足实验需求　应根据实验室的工作类型选择材料，并满足一定的宽度（表33-2）。选用工作台材料应考虑承受力，以及对热、酸碱、染液、有机溶剂和冲击的抵抗力。最可靠的方法是从供应商处取一块0.6m×0.9m的工作台面，用以上所列的重要因素对其进行实验，一般要浸泡12小时，同时应考虑是否容易清洗和表面的耐损伤性。不能使用容易滋生微生物的工作台面；应注意工作台面拐角处的角度，以避免对人造成伤害或对物品造成损坏[12]；不同的工作区域可选择不同颜色的工作台面。

10. 满足其他特殊需求　如设计有压差的实验室应保证墙体和天花板的密封性；使用灵活性强的工作台，以降低开支和适应未来的发展；特殊功能的区域，根据其功能和活动情况不同决定其分配空间的不同。

实验室设计应在仔细分析上述各种功能需求（但不仅限于上述需求）及影响因素，充分考虑仪器设备和家具的数量，以及人员和供给的流向，对空间需求进行评估，对实验室的每一具体区域的门窗、工作台和仪器设备作周密布局，计算区域的净面积和毛面积后进行规划。实验室的设施应保证从事不同工作的工作人员舒适、方便、安全地工作。

血液入库、储存、发放是输血医学科的重要职责之一，因此输血医学科必须设置专门的血液入库处理、血液储存区和血液发放区域（下文中简称为“血液管理区”），作为特殊的清洁区管理，应满足《血液储存要求》（WS 399—2012）[21]的规定及功能要求，如配置足够数量的专用血液储存设备以及相应的空间，满足不同血型、品种分类存放的需求；配置双路供电或应急发电设备，满足储血冰箱连续工作的需求；配置防火、防盗、防鼠等安全设施保障血液安全；具备适宜的工作空间（血液入库、存放及取拿血液等）及必需的设备（血浆解冻设备等），以便于工作人员开展各项工作。此区域应独立于实验室区域和生活区域之外，但又能方便工作人员兼顾实验室工作和血液管理工作。

（二）实验室安全需求

1. 通道设计　实验室的通道位置和大小应考虑安全性，设置疏散出口以满足紧急需求，宜标注疏散出口位置及方向，并针对各实验室具体情况配备适宜的安全设备。任何安全罩、空气置换通道、废弃物通道的设置均应尽量远离出口处，以符合有害实验/有害物远离主通道的原则。

2. 洗手池　所有的实验室均应安装洗手池，洗手池宜设置于出口处，以提醒工作人员离开实验室前应洗手。洗手池应是独立专用的，不能与标本处理和实验混用。洗手池附近应设置洗手方法的说明。

3. 应急电力和照明　要有可靠和充足的电力供应和应急照明，以保证人员安全离开实验室；所有电源插座、开关安装位置应避免被水浸。

4. 紫外灯　是最常用的消毒设备。安装在天花板上的固定紫外灯，灯管吊装高度距地面1.8～2.2m[16]，紫外灯的数量应根据实验室空间决定。应采取措施避免紫外灯开关与照明开关误用。

5. 安全装置　对于实验室公用的安全装置（如紧急淋浴、紧急洗眼处、防火设备等）应安置在方便地方（若实验室使用危险化学试剂或具有其他生物危害源，则紧急洗眼处和淋浴室应设置于距危险化学试剂或生物危害源30m以内），并有明显的标识，以便在紧急情况时，工作人员容易找到；高压灭菌器或其他清除污染的工具等配置于靠近实验室的位置。

6. 其他专门要求　输血医学科如果开展了核酸筛查实验，实验室设计时的分区和布局还应遵从核酸实验的专门要求[22]。

二、实验室生物安全管理的文件化

为指导实验室工作人员掌握生物安全技术规范和防护知识，提高应急处理能力，降低和控制实验室生物风险，避免实验室工作人员发生实验室相关性感染，保护环境安全和工作人员及公众健康，实验室应建立和实施实验室生物安全管理程序。实验室生物安全管理程序应覆盖从标本采集、检测到报告发放的全过程，并包括对检测后标本及实验室污染废弃物的处理作出规定。相关程序应参考《病原微生物生物安全管理条例》《实验室生物安全通用要求》《微生物和生物医学实验室生物安全通用准则》《全国艾滋病检测技术规范》《医疗卫生机构医疗废物管理办法》《医疗机构消毒技术规范》等规定[11,13-17]。

（一）生物安全手册

实验室应规定对实验室的设施、设备和安全管理的基本要求，以保证实验室的生物安全条件和状态不低于容许水平，避免实验室人员、来访人员、社区及环境受到不可接受的损害，并符合相关法规、标准等对实验室生物安全责任的要求。

生物安全手册是编写《生物安全操作程序》的纲领性文件，是为培训和指导实验室工作人员掌握生物安全技术规范、操作程序、防护知识、应急处理能力等安全防护技能而制定的基本原则。输血医学科生物安全手册应该涵盖（但不限于）以下主要内容：①实验室生物安全管理组织、管理结构；②管理目的、管理目标；③工作人员生物安全防护；④实验室出入管理；⑤消毒与隔离；⑥废弃标本的消毒处理；⑦血液标本的采集、运输、处理与保存；⑧报废血液制剂处理；⑨锐器使用管理；⑩实验室事故应急处理；⑪实验室废弃物流失、泄漏、扩散等意外事故的应急处理；⑫工作人员生物安全防护培训；⑬生物安全工作自查制度及检查内容。

（二）生物安全操作程序

实验室主要生物安全操作程序见表 33-3。表中部分操作程序在本节后半部分阐述，部分操作程序将在本章第四、五、六节介绍。本章仅阐述表中操作程序主要内容，读者可根据需要选择、制定适合自己实验室的文件内容和文件格式[22]，包括但不仅限于本章介绍的技术和管理内容。当相关法律法规或技术规范发生变化时，实验室应修改相应文件以满足最新要求。

表 33-3　生物安全操作程序目录

序号	内容	序号	内容
1	工作人员自我防护标准操作程序	2	生物安全柜使用标准操作程序
3	离心机使用标准操作程序	4	锐器的贮存与使用标准操作程序
5	患者血液标本采集及处理标准操作程序	6	报废血液制剂处理标准操作程序
7	实验室消毒标准操作程序	8	意外事故处理标准操作程序
9	实验室事故处理、报告标准操作程序	10	废弃物消毒处理及运送标准操作程序
11	实验室职业暴露后的预防和治疗标准操作程序	12	高压蒸汽灭菌器标准操作程序

1. 工作人员自我防护标准操作程序

（1）目的：规范实验室工作人员自身防护措施，保证工作人员安全。

（2）操作程序要点：①工作人员进入实验室必须穿着工作服，在进行可能直接或意外接触到血液以及其他具有潜在感染性的材料的操作时，必须戴上合适的乳胶手套[10]；操作高风险标本，处理传染性标本污染、泄漏，应根据具体的风险程度，在基础防护的基础上加强防护，如佩戴医用防护口罩或 N95 口罩、护目镜、双层乳胶手套、工作服外隔离衣或防护服、医用防护帽、鞋套等；在暴发病因不明的疾病（如 2003 年发生严重急性呼吸综合征（SARS）、2019—2020 年发生新型冠状病毒肺炎）时，应按照国家主管部门发布的专业指南采取防护措施。②手套用完后，应先消毒再摘除，随后必须洗手。③在处理完感染性实验材料后，以及在离开实验室工作区域前，都必须手清洁和消毒。④在实验室工作时，手、腕部严禁佩戴饰品，不得穿露脚趾的鞋。⑤高风险标本的离心、开盖、加样等操作应在生物安全柜内进行。⑥严禁穿着实验室工作服离开实验室（如去卫生间、餐厅、办公室、员工休息室和图书馆等非实验区）。⑦禁止在实验室工作区域储存食品、饮料和其他个人用品，禁止在实验室工作区域进食、饮水、吸烟、化妆和处理隐形眼镜。⑧在实验室内使用过的工作服不得和日常工作服放在同一柜子内。

2. 生物安全柜使用标准操作程序

（1）目的：规范生物安全柜的使用和操作方法，保护工作人员安全，避免环境污染。

（2）操作人员防护要点：采用基础防护（工作服、乳胶手套、手卫生），当生物安全柜在使用过程中不能安全的控制气溶胶时，实验室中的所有工作人员宜佩戴呼吸保护装置或 N95 口罩，必要时撤离实验室。

（3）操作程序要点：①生物安全柜的使用应遵循制造厂商的建议，并按预期用途制定安全措施。②标本和必要的检测器材（包括废弃物桶等）清除表面污染后预先放入安全柜的工作区，以免操作者反复移出和移动手臂干扰气流。但应避免物品阻挡格栅而妨碍后部的气流循环。③生物安全柜正常启动后，开始使用的时间应遵循生物安全柜制造商的建议。④生物安全柜使用过程中不能打开挡板，所有工作必须在工作台面的中后部进行，并能够通过观察挡板看到。⑤尽量减少操作者身后的人员流动。⑥工作完成后进行消毒处理(详见本章第四节实验室安全设施、消毒及个人防护)。⑦开启紫外消毒灯照射 30 分钟。⑧需要关闭生物安全柜时,应在关机前运行 5 分钟以净化生物安全柜的内部气体。⑨定期检查生物安全柜完整性、过滤器的泄漏、向下气流的速度、正面气流的速度、负压、换气次数等。

3. 离心机使用标准操作程序

(1) 目的:保证安全使用离心机,避免离心标本时产生生物气溶胶对工作人员造成危害。

(2) 操作人员防护要点:采用基础防护(工作服、乳胶手套、手卫生),处理空气传播感染风险大的标本、离心管破裂时加强防护,根据风险程度加戴医用防护口罩或 N95 口罩、加戴一层乳胶手套等。

(3) 操作程序要点:①离心机使用应遵循制造厂商的建议,并按预期用途制订安全措施。②离心机放置的高度应使工作人员能够看到离心机腔体内部;③离心前应检查离心桶、离心转子和离心管套是否有腐蚀或细微裂痕,正确放置十字轴和离心管套。④用于离心的试管和标本容器应始终牢固盖紧(最好使用螺旋盖),并且在使用前检查是否破损。标本液面距离心管边缘应≥2cm。当使用固定角离心转子时,不能将离心管装得过满,否则会导致漏液。⑤装载离心管后,空离心管套用蒸馏水或 75% 乙醇进行平衡。⑥紧闭离心机盖子,以防感染性气溶胶和可扩散粒子产生。⑦严格按照操作手册操作离心机,一般标本分离血清(血浆)离心速度不宜超过 3 000r/min。⑧处理空气传播感染风险大的标本时,离心管套的装载、平衡、密封和打开在生物安全柜内进行,或者在气溶胶沉降后(30 分钟)再打开容器或转子[10]。⑨工作结束后,应清除消毒离心管套、转子和离心机腔的污染物(详见本章第四节“实验室安全设施、消毒及个人防护”相关内容)。⑩对离心机的检修、清污、清洁、消毒前需切断电源。⑪使用低温高速离心机等特殊类型离心机必须遵循相应的特殊规定。

4. 锐器的贮存与使用标准操作程序

(1) 目的:规范锐器使用、处理,防止工作人员被锐器刺伤,避免生物危害。

(2) 操作人员防护要点:采用基础防护(工作服、乳胶手套、手卫生)。

(3) 操作程序要点:①尽可能使用塑料器材代替玻璃器材。②刀剪、玻璃器皿、玻片、针头等应放置在坚固的容器中。③实验室人员应清楚锐器的贮存位置和贮存方式。④使用一次性注射器、针头时禁止折弯、剪断及重新盖帽,不得将皮下注射针作为移液管使用。⑤针头、注射器用完后,直接弃入锐器盒。⑥如果发生锐器刺伤,按照发生紧急意外事故的处理方法(见本章第七节)进行处理。

5. 患者血液标本采集及处理标准操作程序

(1) 目的:规范患者血液标本采集及处理操作,预防工作人员发生职业暴露感染,防止实验室和环境污染。

(2) 操作人员防护要点:采用基础防护(工作服、乳胶手套、手卫生);采集血液标本时加戴医用防护帽、医用防护口罩;必要时加强防护:根据标本的风险程度戴护目镜、N95 口罩、加戴一层乳胶手套等。

(3) 操作程序要点:

1) 血液标本的采集:①工作人员经标本采集培训。②皮肤消毒,执行《医疗机构消毒技术规范》(WS/T 367—2012)中“12.1 皮肤消毒”的相关要求。③静脉采血,使用一次性真空采血器,使血液直接采集到带塞的试管中。④用后空针放入锐器盒里,进行无害化处理。

2) 标本的处理:①经过培训的检验专业人员才能进行标本处理工作。②使用专用的离心机,离心时使用密闭的离心机转头或密闭样品杯,停止离心 10~30 分钟后取出。③标本管开盖、血清(血浆)分离在生物安全柜内操作(自动处理设备除外,但须具备安全防护性能)。

3) 血清(血浆)的分离:①严格按照实验技术操作规范操作,避免或尽量减少喷溅和气溶胶的产生。②尽量不重复使用移液管,建议使用一次性 Tip 头分离血清。③如果必须重复使用移液管,应在使用后进行高压灭菌、清洗、干燥后使用。

6. 报废血液制剂处理操作程序

(1) 目的:规范报废血液制剂处置流程,避免报废血液制剂污染环境或流向社会产生不良影响。

(2) 操作人员防护要点:采用基础防护(工作服、乳胶手套、手卫生)。

(3) 操作程序要点:①因各种原因报损的血液制剂须经科主任及医院相关管理部门审批后方可进行报废处置。②报废血液制剂宜使用高压灭菌专锅无害化处理(由液态变为固态)。③报废血液制剂暂存,报废血液制剂应尽快处置。需要暂存时应以双层黄色垃圾袋封包,明确标记如“报废血液制剂”,暂存于实验室医疗废弃物暂存间,输血医学科应采取措施严防报废血液制剂流失。④交由本单位规定的有资格的机构按医疗废弃物统一处理。⑤报废血液制剂处置记录应包括血液制剂来源、编号、品种、血型、血量;报损原因、报损人、确认人、审批人;处置方式、处置时间、处置人、处置后去向等内容。⑥报废血液制剂用作其他用途,应按相关规定执行。

(三) 生物安全记录

为切实落实生物安全管理制度和操作程序,输血医学科应建立必要的生物安全记录并按规定保存,包括但不仅限于以下记录：

1. 人员安全管理记录　包括实验室外来人员登记、实验室工作人员职业暴露记录及处置记录等。

2. 生物安全教育培训记录　包括生物安全培训计划、定期培训记录及考核记录、新来人员培训记录及考核记录、相关应急预案演练记录等。

3. 消毒记录　包括实验室和血库的操作台面、地面、空气、仪器设备、冰箱、标本运送箱、储血设备、血液运送箱、纸质文件等消毒记录。

4. 消毒效果管控记录　包括消毒剂配制记录、含氯消毒剂浓度监测记录、储血室和储血冰箱的消毒效果监测记录等。

5. 医疗废弃物处理记录　包括医疗废弃物高压灭菌记录、转运交接记录等。

6. 意外事故应急处理记录。

7. 生物安全管理小组工作记录　包括工作计划、自查及检查记录、持续改进记录等。

8. 根据工作需要建立的其他必要记录。

（四）生物风险评估

对实验室生物安全风险进行评估是做好实验室生物安全管理的保证。生物安全风险指某些病原微生物及相关操作程序可能对实验室人员、环境、社会的潜在危害。生物风险评估是对这些病原微生物及相关操作中存在潜在危害的鉴定。由于临床实验室活动中可能涉及传染或潜在传染因子等其他因素，根据国务院《病原微生物实验室生物安全管理条例》、国家标准《实验室生物安全通用要求》和《医学实验室安全要求》、国家卫生和计划生育委员会《人间传染的病原微生物名录》等的要求，输血医学科生物安全管理小组应针对实验室环境中存在的病原微生物种类以及致病性、传播途径、实验室的性质或职能、涉及病原微生物的操作步骤和方法等诸多因素定期（至少每年 1 次）进行风险评估，同时针对工作人员易发生职业暴露的危险因素进行评估，加强对工作人员的风险教育和预防措施培训，制定相应的操作程序与管理制度，采取相应安全防护措施，减少危险性事件发生。必要时，风险评估应扩大评估范围和追加评估内容。

实验室生物风险评估应包括对实验室各部门、各区域、各项活动中可能造成不良后果的因素进行评估，并针对性地提出预防措施；根据标本所携带病原微生物的致病力、危害程度评估高风险标本，从而采取加强防护措施，有助于提高实验室安全。

以下是生物风险评估报告的主要内容提纲：①所有评估工作所遵循的评判标准及原则，包括风险后果严重性评判标准与描述、风险发生频度与程度评判标准、风险控制措施制定的原则、风险控制措施效果评判标准等。②实验室分布和设置。占地面积及实验室面积、实验室区域（提供实验室平面图）、人员结构及生物安全培训、考核情况。③实验室面临的病原微生物的等级、类型及实验室活动类别。④实验室安全相关风险项识别及分析。安全相关风险项包括生物安全相关风险项、化学品相关风险项、用电安全相关风险项等；风险分析包括风险项发生的可能性、后果的危害程度、风险程度、对应的控制措施及控制措施的效果等。

以输血相容性检测实验室为例，检验过程中生物风险可能的评估内容见表 33-4（不限制且不局限于表中内容），必要时可参考 WHO《实验室生物安全手册》（Laboratory Biosafety Manual）、《实验室生物安全认可准则》和《实验室生物安全认可准则对关键防护设备评价的应用说明》[10,17-18]。

表 33-4　输血相容性检测实验室生物风险评估内容（示例）

风险项	发生的可能性	后果危害程度	风险程度	控制措施	控制措施效果
气溶胶的产生	可能发生	中度	中度	1. 在生物安全柜内进行操作；2. 做好个人防护；3. 每日对空气进行消毒；4. 每季度对室内空气进行监控；5. 加强员工培训	很好
标本溢出	很可能发生	中度	中度	1. 做好个人防护；2. 如有泄漏现场用 2 000mg/L 含氯剂消毒处理并报告实验负责人；3. 配备冲淋及洗眼装置 4. 加强员工培训	很好
锐器损伤	很可能发生	高度	高度	1. 采集血液标本务必遵守操作程序，防止针刺伤；2. 使用后针头放在锐器盒里；3. 使用有保护套帽的一次性采血针；4. 制定锐器损伤应急程序；5. 加强员工培训	很好

续表

风险项	发生的可能性	后果危害程度	风险程度	控制措施	控制措施效果
采血患者院内感染	少发生	中度	中度	1. 采血人员做好个人防护；2. 严格遵守采血操作规程；3. 坚持“一人一针一垫一压脉带”原则；4. 做好手卫生；5. 使用后的压脉带、持针器须进行消毒	很好
离心机内离心管破裂	可能发生	低度	中度	1. 离心机完全停止 30min 后再开盖；2. 做好个人防护；3. 用镊子把碎片夹出；4. 标本有泄漏立即用 2%戊二醛消毒离心机	很好
实验室内部环境污染	可能发生	中度	中度	1. 实验室分三区；2. 按各区规定穿做好个人防护措施；3. 每日对实验室空气、地面及桌面进行消毒；4. 定期对实验室空气、物表等进行监控；5. 严格遵守废物处理制度	很好
标本失窃	不太可能发生	低度	低度	1. 实验室安装门禁系统；2. 严格执行准入制度；3. 标本储存区安装有监控系统；4. 实行标本保存及丢弃制度和记录	很好

注：本表仅为输血相容性检测实验室生物风险评估内容示例，表中风险项发生的可能性、后果危害程度、风险程度、控制措施效果等评估内容的评判标准应在风险评估报告中予以说明。

实验室生物危险度评估应形成《实验室生物安全风险评估报告》，并经相关负责人签字确认，在适用的范围内发布。

第四节　实验室安全设施、消毒及个人防护

一、安全设施

（一）实验室防护设计

实验室应具备（但不仅限于）以下安全防护设施，并在使用时维护其功能完好性。

1. 纱窗　密度应可防止蚊虫进入，不锈钢材质，或其他可防止啮齿动物啃咬的材质。

2. 自动门　实验室的门应有可视窗，并达到适当的防火等级，能自动关闭。宜使用磁卡识别、眼虹膜透视辨别或面纹识别（无需眼部和面部防护穿行时）。在实验室门上应标有国际通用的生物危害警告标志。

3. 门窗缝隙的处理　防蚊、防蝇。

4. 感应或脚踏式水龙头　水压调整适当，防止溅洒。

5. 洗手盆　各区域设置独立洗手盆（独立于实验使用的水池）。

6. 逃生指示　设置应急逃生指示灯，通道地面设逃生方向指示标识，在显眼处设置实验室布局图并标注安全逃生线路。

7. 视频监控　实验室和血液管理区域宜安装视频监控设备。

8. 实验室消毒　地面、墙体、天花板、工作台面和桌面等应对可能的消毒剂耐受并易于消毒。

（二）防护设备、设施

1. 多功能消毒机　依据实验室空间大小配置适宜的数量，若为移动式须分区使用，定期监测消毒效果。

2. 紫外灯　依据实验室空间大小配置适宜的数量，应记录累计使用时间，若为移动式须分区使用。

3. 洗眼装置　距危险化学试剂或其他生物危害源 30m 内，应定期放水 1 分钟以排除锈蚀和污垢。

4. 淋浴器　避免靠近电源，宜配备恒温水阀，预设并定期检查温度设置。

5. 锐器容器　配备并使用供丢弃锐器的专门容器，容器应具有足够强度。

6. 毛巾　靠近水源，取水不便时应准备纯净水，发生火灾时使用。

7. 感染暴露处置箱　透明，含有效的常用急救药品及器材，内部粘贴品名及数量清单。

8. 预备衣物　实验室宜预备干净并经消毒的男女衣物，备紧急情况使用。

（三）生物安全柜

应使用适当类型的生物安全柜进行危险标本的处置、离心与脱盖。遭遇严重疫情，必要时，生物安全柜应满足手工实验操作的需要。在安全柜的后方以

及每一个侧面要尽可能留有不小于 30cm 的空间，以利于对安全柜的维护。在安全柜的上方应留有 30~35cm 的空间，以便准确测量空气通过排风过滤器的速度，并便于排风过滤器的更换。生物安全柜应进行定期检测和保养，定期或按需要更换过滤器。

（四）消防安全设施

消防安全是生物安全的重要组成部分，应定期检查消防设施的数量、状态和有效期。在仪器设备区域应配备 CO_2 灭火器（干粉灭火器可能对仪器设备造成损害）。应定期演练消防安全设施的使用方法和火灾逃生、报告流程。

二、清洁与消毒

输血医学科应依据《医疗机构消毒技术规范》[16]和《医疗机构环境表面清洁与消毒管理规范》[20]规定实验室清洁与消毒管理要求和消毒方法，制定清洁与消毒标准操作程序，内容包括清洁与消毒时间与频率、使用清洁剂、消毒剂的名称与配制浓度、作用时间及更换频率、消毒操作流程等。

输血医学科物体表面细菌菌落总数应≤10CFU/cm^2，空气中细菌菌落总数应≤4CFU/（5min・直径 9cm 平皿）[18]，储血冰箱应无霉菌生长且培养皿（90mm）细菌生长菌落<8CFU/10min 或<200CFU/m^3[23]。实验室和血液管理区的清洁、消毒要点概述如下。

（一）空气消毒

每天采用多功能消毒机或紫外线消毒机等合适的消毒设备对实验室（含半污染区）及血液管理区空气进行两次消毒。一般应按照输血学科工作规律，将多功能消毒机自动进行空气消毒的时间设置于人员流动少的时段，避免在工作人员工作时和生物安全柜运行时开启多功能消毒机，消毒时间依据产品说明书设定。若需要临时对实验室中的空气消毒，可临时开启消毒机实施消毒。

实验室应每天检查多功能消毒机和/或紫外线消毒机工作状态，做好空气消毒记录。紫外消毒灯管应按照其寿命进行更换，多功能消毒机至少每年校验 1 次。

如遇突发、明显的细菌或气溶胶污染空气，可采用 15%的过氧乙酸（7ml/m^3）加热蒸发，室温熏蒸 2 小时。

注：实验室不同区域及血液管理区应分区使用移动式紫外线消毒机。

（二）台面、地面、桌椅清洁与消毒

每天开始工作前用清水擦拭实验室（含半污染区）及血液管理区台面、桌椅表面 1 次，用清水拖地 1 次；下班前用 400~700mg/L 有效氯的含氯消毒液擦拭台面、桌椅表面 1 次，用 400~700mg/L 有效氯的含氯消毒液或 0.1%~0.2%过氧乙酸溶液拖地 1 次，作用时间 30 分钟以上，进行常规消毒。

实验室台面有污染时，立即用吸湿材料去除可见的污染物，用 2 000~5 000mg/L 有效氯的含氯消毒液或 0.2%~0.5%过氧乙酸消毒液浸盖于污染区域表面 30~60 分钟消毒。被明显污染的桌椅、地面可采用同样方法进行消毒。

所有清洁器材、用具应专区专用，用后及时消毒。用于清除、消毒污染物的抹布应浸泡在 2 000~5 000mg/L 有效氯的含氯消毒液中 30 分钟或煮沸 30 分钟后方可再次使用。

（三）生物安全柜的消毒

工作完成后以及每天下班前，应使用适当的消毒剂，如 400~700mg/L 含氯消毒剂或 75%乙醇擦拭生物安全柜的工作台面、四周以及玻璃的内外侧等部位以清除表面的污染[10]。

如有污染物污染安全柜台面，立即用吸湿材料去除可见的污染物，用 2 000~5 000mg/L 有效氯的含氯消毒液浸盖于污染区域表面 30~60 分钟消毒[20]。

生物安全柜受到严重污染时，应当在专业人员的指导下按以下程序消毒[10]：①将适量的多聚甲醛（空气中的终浓度达到 0.8%）放在电热板（或盘）上的长柄平底锅中（使用时在生物安全柜外进行控制通电）。②在生物安全柜内放置第二个电热板，其上放置装有比多聚甲醛多 10%碳酸氢铵的平底锅（使用时在生物安全柜外进行控制通电）。第二个盘上覆盖 1 个能够从远处将其移走的盖子（如连接 1 个能够从生物安全柜外拉动的绳子），从而尽量减少对甲醛气体的提前中和。③如果相对湿度低于 70%，在使用强力胶带密封前部封闭板前，应在安全柜内部放置 1 个盛有热水的开口容器。如果前部没有封闭板，则可以用重型塑料布粘贴覆盖在前部开口和排气口以保证气体不会泄漏进入房间。④打开多聚甲醛平底锅电热板电源开关加热，1 小时后或多聚甲醛完全蒸发后关闭电源。让生物安全柜静置过夜（6 小时以上）。⑤移去第二个盘子的盖子，打开第二个平底锅电热板开关，使碳酸氢铵蒸发后关闭电源。⑥拔掉 2 个加热板的电源。启动生物安全柜让碳酸氢铵气体循环约 1 小时。⑦生物安全柜静置 30 分钟后移去前封闭（或塑料布），清洁生物安全柜，完成生物安全柜的消毒。

（四）仪器清洁、消毒

每天用开始工作前用清水擦抹实验室所有仪器表面 1 次。

离心机、孵育器、显微镜、冰箱、血型及配血仪等

仪器设备不能用消毒液浸泡，每天下班前采用75%乙醇消毒仪器表面及可触及的工作面1次。

仪器被污染时，立即用吸湿材料去除可见的污染物，用2 000～5 000mg/L有效氯的含氯消毒液浸盖于污染区域表面30～60分钟消毒。

（五）血液储存、处理设施清洁、消毒

1. 清水擦抹　每天用清水擦抹所有血液储存、处理设施表面1次。

2. 储血设施　血库专用冰箱、血小板保存箱等每周用75%乙醇对内、外壁消毒1次。

3. 储血冰箱内空气消毒　必要时，采取甲醛熏蒸或三氧消毒法改善冰箱内的空气环境，待冰箱内空气充分置换后方可再次使用。

4. 储存冰冻血浆的低温冰柜内、外壁消毒　每周用75%乙醇消毒外壁1次；至少每半年将冰柜中的冰冻血浆移至其他低温冰柜，停机恢复至常温，清洁后用75%乙醇消毒内壁1次；有必要时及时消毒内壁。

5. 血浆解冻仪　每周用75%乙醇对外壁消毒1次；每周将血浆解冻仪中的水排净后消毒仪器内部1次，根据不同设备的特点选择适宜的消毒剂和消毒方法。

6. 血液制剂在储存、处理过程中发生泄漏　立即用吸湿材料去除可见的污染物，用2 000～5 000mg/L有效氯的含氯消毒液浸盖于污染区域表面30～60分钟消毒。

（六）实验器材消毒

1. 金属器材　小的金属器材，可用酒精灯烧灼灭菌（避免在生物安全柜中操作）。较大金属器材，用2%碱性或中性戊二醛溶液浸泡1～2h，清洗、沥干。

2. 玻璃、陶瓷器皿　可能的情况下，尽量避免使用玻璃器皿。需重复使用的被污染的玻璃吸管、试管、玻片、滴管，盛过标本的玻璃或陶瓷容器等应浸泡于每日新配制的2 000～5 000mg/L有效氯的含氯消毒液中30分钟，或煮沸30分钟后洗刷干净，沥干或37～60℃烘干。

3. 塑料、橡胶器械重复使用的压脉带　用400～700mg/L有效氯的含氯消毒液浸泡消毒30分钟后清洗并干燥备用。受污染的吸液球：用0.5%～1%肥皂液或洗涤剂全部浸入，煮沸15～30分钟，清洗、晾干。离心机内的塑料套管：用2%戊二醛溶液浸泡1～2小时（可杀灭肝炎病毒或结核分枝杆菌）。

（七）工作人员手消毒

尽管实验室工作人员必须戴手套进行操作，工作完毕或离开实验室之前必须洗手：先消毒再摘除手套，用洗手液洗手2～3分钟（七步洗手法）再用流水冲洗，用速消剂揉搓手消毒。

如果工作中因手套破损或意外情况导致手被污染，应立即用0.2%过氧乙酸或1 000mg/L有效氯浸泡3分钟，然后涂抹肥皂清洗，再用洗手液洗手2～3分钟（七步洗手法），流动水洗净，最后用速消剂揉搓手消毒[24]。

（八）实验室纸质文件的消毒

尽可能使用电子申请、电子报告、电子记录等，或在清洁区打印报告、使用自助取报告机等（不得使用热敏打印报告），避免纸质文件被污染。

有可能污染的报告或需存档的纸质文件（申请单、记录单等），可使用便携式高强度紫外线照射消毒3～5秒（距报告单单面不超过3.0cm，缓慢移动，必须两面照射，消毒时间和消毒效果需经过验证）；或用医用微波炉中火3分钟消毒（需参考微波炉使用说明，避免火灾事故发生）；或使用文件消毒柜按操作说明书消毒。

实验室内所有废弃纸质文件均按污染物品进行处理。

（九）实验室选择、使用消毒剂时的注意事项

实验室应关注并采取措施避免消毒期间和消毒后残留消毒剂对工作人员的危害。

含氯消毒剂对金属具有腐蚀作用，因此用于金属仪器设备或器材的消毒时应加入防锈剂，并及时用清水擦拭，清除残留消毒剂。

如果使用75%的乙醇作为消毒剂，为避免长时间使用乙醇消毒造成菌体的耐抗性，减低甚至失去灭菌的效果，宜选择0.1%苯扎溴铵交替使用。

过氧乙酸不稳定，应储存于阴凉通风处，远离可燃物质。

由于戊二醛具有腐蚀性，尤其不适于手和皮肤黏膜的消毒。

消毒剂宜新鲜配制，配制后储存备用的消毒剂应标注配制人、配制日期和有效日期。

三、个人防护

（一）个人防护用品

个人防护用品包括工作服、鞋套、口罩（可能需要不同防护级别）、手套、帽子、隔离衣、防护服、护目镜、面罩（面具）等。一次性使用或消毒后重复使用的个人防护用品应注意有效期限。

（二）进出实验室人员的控制

在实验室门上应标有国际通用的生物危害警告标志（见本节“安全设施”），防止无关人员误入实验室。进入实验室的工作人员应登记，可通过考勤记录或工作日志体现。

参观、检查、视察等外来人员进入实验室应经实验室负责人批准，并登记时间、事由、人数、防护措施（可设置在登记表中勾选）等，全过程需实验室工作人员陪同，陪同人员应告知注意事项。

如未采取适当防护措施，不得触碰任何可能受到污染的物品。

（三）外来人员生物危害知情同意

进行仪器安装、维修及维护保养等的外来人员进入实验室，须签署实验室生物危害告知及确认登记表（表 33-5）。

表 33-5　外来人员实验室生物危害告知及确认登记表

工作事项	□仪器安装；□维修；□维护；□保养；□其他：
工作区域	□检测区；□标本储存区；□试剂储存区；□文档管理区；□其他区域：
告知内容	1. 您已经进入二级生物安全防护实验室，可能面临潜在微生物的危害，这种危害的风险不会因为您已经采取的措施而完全消除； 2. 您必须采取适当的生物安全防护措施才能在实验室进行各种工作及操作； 3. 您接触、操作或使用任何仪器、器材等必须征得实验室工作人员同意，不能到与您工作无关的区域活动； 4. 您不能带走任何标本，离开时带走的任何工具、物品都可能受到了污染，您已经清楚正确的处置方法； 5. 您在安装、维修、维护和保养仪器设备及其他设施时可能因操作失误造成刺伤、挫伤等外伤并因此面临生物危害； 6. 您在实验室内还可能面对以上没有列出或未知的其他风险
确认内容	我确认实验室已经完整、清楚地履行了告知义务，并提供了适当的防护措施。我会在实验室内作业期间，以及离开实验室后采取适当措施保证自己的安全 确认人签字： 接待人签字： 签字日期：　　年　　月　　日

注：格式和内容仅供参考。

第五节　标本运送及储存

输血相容性检测标本的运送包括院内运送（如临床科室运送标本至输血医学科、从分院运送至院本部、输血实验室内部转运等）、院外运送（如下级医院输血医学科运送至上级医院输血医学科、输血医学科运送至采供血机构实验室、输血医学科运送至参比实验室等），标本运送和储存过程中均存在生物危害风险，因此实验室应重视标本运送及储存的生物安全管理，包括正确包装标本、运送人员适宜的个人防护、防范和妥善处置运送及储存过程的意外事故、相关人员的培训等。

一、标本的运送

标本运送应符合生物安全要求，运送人应是本单位职工，并经过生物安全相关培训。

（一）运送标本的包装

1. 近距离运送标本　如输血医学科内部转运、同一院区内运送，第一层容器包装要求同远距离运送标本，第二层容器应使用专用的院内标本运送箱，可以是金属或塑料制品，能够耐高压灭菌或耐受化学消毒剂的作用。标本箱外贴醒目标签（标本运送箱）及生物危险标识。

2. 远距离运送标本　如不同院区之间运送、不同单位之间运送，应采用 3 层包装系统对标本进行包装，标本应附有与标本唯一性编码相对应的送检单。送检单应标明受检者唯一性标识、标本种类等信息，装入防水袋或信封内，放置于第二层和第三层容器之间[10]。

（1）第一层容器（内层）：直接装标本。标本应置于密闭的容器内，应防渗漏，容器上应有明显的标记，标明标本的唯一性编码、种类和采集时间。在内层容器的周围应垫有缓冲吸水材料，以便内层容器打破或泄漏时，能吸收溢出的所有液体。避免使用玻璃容器。

（2）第二层容器（中间层）：容纳并保护第一层容器，可以装若干个第一层容器。要求不易破碎、带盖、防渗漏，容器的材料要易于消毒处理。必要时应限制包装的体积及重量。

(3) 第三层容器(外层):容纳并保护第二层容器的运输用外层包装箱。外面要贴上醒目的标签,必要时能够识别或描述标本的特性,注明数量、发件人和收件人及联系方式,同时要注明诸如“小心轻放、防止日晒、避免水浸、防止重压”等合适的字样,并易于消毒。

(二) 标本的运送

装有标本的容器应通过试管架直立放于标本运送箱中运至实验室,实验室内部标本转运也应保持容器直立放于标本运送箱。

运送标本及处理过程必须有记录。特殊情况下经有关部门批准可以用特快专递等形式邮寄标本,但必须按 3 层包装,将标本容器包扎好,运送时严禁使用玻璃包装容器。(本节所述标本包装、运送仅限于患者标本的运输,血袋所附小辫血样按血袋相关处理程序执行。)

(三) 运送过程的污染处置

运送过程发生污染应采取措施避免污染物的扩散,评估污染对标本有效性的影响,按照以下程序处理:①如已经污染环境,对污染区域进行警示,限制无关人员靠近,立即用 2 000~5 000mg/L 有效氯溶液或 0.2%~0.5%过氧乙酸消毒;②不得立即打开标本箱,应将标本箱外加装防泄漏包装,送至标本处置间(或区域),在生物安全柜中打开标本箱;③取出标本容器,用布或纸巾覆盖并吸收溢出物(必要时);④如有可继续使用的标本应对标本容器表面进行消毒,并采取措施保证标本标识可识别;⑤用 0.5%过氧乙酸或 2 000mg/L 有效氯浸泡标本箱 4 小时后进行清洗和无害化处理。

二、标本的接收

(一) 标本接收的确认和记录

接收标本时,检查标本容器有无破损和溢漏,核对标本与送检单,填写确认记录。

接收远距离运送的标本,应由经过培训并采取防护措施的工作人员在生物安全柜中打开。

如发现溢漏应立即将尚存留的标本移出,确认仍然有效的标本,对标本容器和外层盛器进行消毒,报告实验室负责人和上一级实验室技术人员,并记录。

发现标本有缺失必须立即上报,追查原因,并采取补救措施。

(二) 接收标本的污染处置

接收标本时发生污染,其处置程序同《运送过程的污染处置》。

三、标本的储存

(一) 存储标本的防污染措施

标本必须直立、加盖储存,防止标本倾倒、泄漏。

高风险标本应置于不易破碎、带盖、防渗漏的独立包装盒内,并标明标本信息后存放于标本保存冰箱。

(二) 存储标本的控制

标本储存冰箱应放置于实验室内,防止无关人员接触标本。

实验室应明确各类标本的保存时间及保存期内的用途(如复查、留样再测、比对等),输血相容性检测的患者标本及血袋标本至少保存 7 天[23]。

保存期内的标本再使用后应归还原位;保存期满的标本按医疗废弃物处理,详见第六节“实验室废弃物处理”。

可能用于后续试验的稀有血型标本宜分装为小包装保存,建立稀有血型标本保存及使用记录。

实验室应建立标本储存记录及废弃标本交接记录,采取措施防止保存期内的标本和保存期满的废弃标本丢失。

第六节 实验室废弃物处理

输血医学科应建立医疗废弃物暂存、消毒、运送及交接程序,明确不同种类废弃物的分类暂存与标记要求、实验室初步处理方法、交接流程、记录和签字要求等,防止医疗废弃物流失、泄漏对环境和人员造成危害;医疗废弃物处理和交接记录应可实现全过程逆向追踪。实验室废弃物常规处理要点介绍如下。

(一) 废弃标本的处理

实验室应建立和实施废弃标本的销毁程序,规定可销毁的标本和销毁方式、审批程序和相应责任人,建立标本的销毁(交接)记录。

保存期满的标本及不合格标本,加盖后弃于适当的加套黄色垃圾袋的防漏容器内。

废弃标本可经 121℃,15 分钟高压灭菌后用双层黄色塑料袋盛装,扎紧袋口,贴上标识,暂存于实验室医疗废弃物暂存间。

HIV 阳性标本或初筛有反应(即“HIV 感染待确定”)的标本需独立登记、交接,送高压蒸汽灭菌。

注:高压蒸汽灭菌器须由经培训并取得资格的人员操作。每 1 次高压灭菌均应使用压力蒸汽灭菌指示

胶带监测消毒效果。应定期检查高压灭菌器。任何需要高压灭菌后重复使用的污染（有潜在感染性）材料不应事先清洗，任何必要的清洗必须在高压灭菌或消毒后进行。

（二）废弃试剂的处理

废弃试剂应立即标注，并存放于专门冰箱或专门区域，避免误用。

废弃的液体试剂（如细胞试剂、低离子溶液）倒入医疗废水下水道，必要时用400~700mg/L有效氯的含氯消毒液浸泡30分钟；玻璃包装弃入锐器盒，塑料、纸质包装处理同下面“其他废弃材料的处理”。

废弃的固体试剂（如血型卡、抗人球蛋白卡等）的处理同下面“其他废弃材料的处理”。

（三）输血后血袋的处理

输血完毕后，医护人员将血袋送回输血医学科至少保存1天[23]，为避免血袋内的血液变质以及血液流出污染环境，输血医学科应将血袋装入双层黄色塑料袋，扎紧袋口，贴上标识，2~8℃保存24小时。

保存期满后交由本单位规定的有资格的医疗废弃物处理机构进行无害化处理。

（四）废弃锐器的处理

一次性采血针、注射器针头直接弃入锐器盒。

处理破碎的玻璃器皿、利器时必须戴手套，使用镊子等工具将上述物品弃入锐器盒，处理完毕应先消毒手套，脱掉手套后洗手。

锐器盒所装的废弃锐器不得超过锐器盒的警戒线，不得重复使用锐器盒。

装入废弃锐器的锐器盒交由本单位规定的有资格的医疗废弃物处理机构进行无害化处理。

（五）其他废弃材料的处理

试剂盒包装材料、废弃实验器材（如用过的试剂卡、塑料试管、一次性移液管等）、废弃纸质文件（需撕碎等方式处理）及其他普通一次性用品（如一次性帽子、口罩、手套、棉签等）集中装于套装黄色塑料袋且加盖的垃圾桶内暂存。

（六）废弃（报废）设备的处理

废弃（报废）设备移出实验室前应进行消毒处理，防止污染环境和人员。

1. 仪器表面消毒　使用0.2%~1.0%的次氯酸钠溶液对仪器表面进行消毒处理。

2. 仪器内部消毒　使用2.0%~3.0%的次氯酸钠溶液气雾胶对仪器内部进行消毒处理。

3. 报废设备处理　经消毒处理后的报废设备，交由医院规定的部门处理。

上述经初步处理后的废弃物或暂存的废弃物（废弃设备除外），在移出实验室前用双层黄色塑料袋分类盛装，扎紧袋口，贴上标识，放入专用黄色废弃物运送箱，交由本单位规定的有资格的机构按医疗废弃物统一进行无害化处理。交接双方应填写交接记录表并签名。

医疗废弃物应经污物梯（通道）运送；如果受条件所限，无法使用专用污物梯（通道）时，废弃物需密封、消毒后，尽可能避开人员活动运送。

第七节　实验室发生生物安全意外事故的处理

实验室生物安全意外事故包括人员意外事故和环境意外事故，甚至二者兼而有之。发生意外事故后应及时、妥善地针对事故的类型和危害范围进行处理，包括现场人员救治与保护、消除污染、采取措施避免污染扩散和避免次生危害等，并应进行原因调查、按要求上报、采取改进措施。

一、意外事故紧急处理流程

发生意外事故时，应针对事故的类型和危害范围立即进行紧急处理，主要包括：

1. 发生人员意外事故　①采取适当措施（详见本节“二、个人意外事故的处置”）尽量减轻污染对人员健康的影响，并尽可能消除污染；②根据人员受到伤害或暴露的具体情况进行必要的医学处理，或向专家咨询处置方法，有条件的应通知专家到场处置；③涉及人员急救的，采取可能的现场急救措施，通知医师到场，或紧急送医。

2. 发生环境污染事故　①立即采取措施防止污染进一步扩散；②根据污染范围确立警戒区域（需大于污染范围），防止人员误触污染源，必要时疏散人员；③采取必要的人员防护措施，清除污染源，消毒污染区域（详见本节“三、环境意外事故的处置”）。

3. 衣服着火　①不可奔跑，用防火毯或实验衣包裹身体灭火；②可在较大空地上翻滚以便灭火；③用安全淋浴设备冲淋或灭火器灭火。

4. 火灾事故　①立即切断电源，使用CO_2灭火器灭火；②除救火外，其他人员按安全线路撤离；③同时报警寻求消防部门援助。

5. 标本、血液制剂、试剂、医疗废弃物等丢失、被

盗　①立即向实验室负责人、医院感染管理部门和保卫部报告事件的详细情况。②相关部门立即组织应急力量追查丢失物去向，采取应急处理措施，必要时协助组织专业救援。

若发生重大事故，如严重损伤、大面积泼溅或暴露等，应立即通知主管领导和专家到场并提供指导，采取后续处置措施。

对事故现场进行紧急处置后，实验室应调查和记录意外事故发生原因，分析、评估风险因素，向相关负责人和主管部门报告，采取改进措施；并填写意外事故应急处理记录、职业暴露记录等，记录必须保存备案。

二、个人意外事故的处置

发生个人意外事故可按以下方式处理，必要时征询医师意见或就医。

1. 皮肤针刺伤或切割伤　依靠重力作用尽可能使损伤处的血液流出（禁止局部挤压伤口），立即用流水（必要时可涂抹肥皂）冲洗 10 分钟，用 75%乙醇或 0.5%聚维酮碘（碘伏）消毒剂消毒伤口。

2. 手足污染　手和足被标本污染时，以 0.2%过氧乙酸或 1 000mg/L 有效氯浸泡 3 分钟，然后涂抹肥皂清洗，再用洗手液清洗 2~3 分钟，流动水洗净，最后用速消剂揉搓。

3. 皮肤污染　标本溅入或接触到皮肤上，立即用水和肥皂涂抹冲洗污染部位，并用 75%乙醇或 0.2%过氧乙酸浸泡消毒至少 3 分钟。

4. 黏膜污染　用大量生理盐水（或流水）冲洗污染部位至少 10 分钟，黏膜表面使用适当抗生素。

5. 眼污染　标本溅入眼中应立即用大量生理盐水（或流水）冲洗眼睛至少 10 分钟，用抗生素眼药水滴眼。

6. 工作服污染　立即更换污染工作服，必要时更换个人衣物并进行适当处置。

7. 化学品进入眼睛的处理　立即用大量生理盐水（或清水）冲洗眼睛，冲水时要将两眼张开，一面冲水一面转动眼球，尽可能达到 15 分钟，并送眼科医师处理。

8. 疑似阳性标本污染　被疑似阳性标本污染，应采取应消毒、隔离（必要时）等应急处理措施，必要时送医和立即封闭现场，并予详细登记，上报科主任、保健科和感染管理办公室，评估风险并采取进一步措施。

三、环境意外事故的处置

1. 水银温度计断裂　用毛细管吸走水银，按危险化学品处理[25]。

2. 空气污染　发生空气污染时，可采用低温蒸汽甲醛气体对空气进行消毒。鉴于甲醛有致癌风险，不宜用于生物安全柜和实验室的常规空气消毒。

3. 离心时试管破裂　①离心机完全停止 30 分钟后再开盖；②做好个人防护；③用镊子将试管碎片夹出，按医疗废弃物处理；④离心机内塑料套管及非金属材质离心桶用 2 000~5 000mg/L 有效氯消毒液浸泡 1 小时以上，洗净干燥；金属离心桶可 121℃ 15 分钟高压灭菌；用 2%戊二醛擦拭离心机，30 分钟后用清水擦净。

4. 工作台面或地面污染　①少量的标本溅泼在工作台面或地面时，用 2 000~5 000mg/L 有效氯溶液或 0.2%~0.5%过氧乙酸覆盖 30~60 分钟后进一步处理。②小范围污染物泼溅，应立即进行消毒处理和清洗，如用 2 000~5 000mg/L 有效氯溶液或 0.2%~0.5%过氧乙酸消毒 30~60 分钟后进行清洗。③发生大范围污染物泼溅事故，应首先控制现场，并立即通知实验室主管领导、专家和安全负责人到达事故现场，查清情况，确定清理和消毒的程序。

四、意外事故的登记、报告

（一）个人职业暴露意外事故的登记

对职业暴露意外事故必须进行登记，填写职业暴露个案登记表。内容包括：

1. 基本记录　填写《事故应急处理记录》，详细记录职业暴露发生的时间、地点及经过；暴露方式；损伤的具体部位、程度；暴露物种类和暴露物感染标志物的检测结果（如果有）。必要时采集暴露物标本进行检测。

2. 处理过程记录　处理方法及经过，包括专家或生物安全负责人参与现场处理的情况，是否采用暴露后预防药物，详细记录用药情况，首次用药时间（暴露后几小时或几天），药物毒副作用情况（包括肝肾功能化验结果），用药的依从性等，应保留完整适当的医疗记录。

3. 随访记录　随访和随访检测的日期、项目和结果。

（二）意外事故的报告

发生普通意外事故应报告科主任、保健科和感染管理办公室；发生重大事故时，在紧急处理的同时要立即向主管领导和专家报告。重大意外事故无论是否涉及工作人员被污染，均应全过程记录发生意外情况，并及时报告感染管理办公室、院长办公室及保卫科。

五、实验室职业暴露后的预防和治疗

（一）职业暴露后的检测

采集暴露源和暴露对象标本检测感染标志物，检测项目至少包括 HBV、HIV、HCV 和 TP 等感染标志物。如果怀疑暴露源具有其他感染风险，需同时检测其标志物（或病原体）并监测这些风险。

（二）职业暴露后的监测

1. 暴露对象监测　暴露后 4 周、8 周、12 周、6 个月定期监测暴露对象的感染标志物。必要时调整监测时间和监测周期。

2. 群体污染的流行病学分析　涉及多人被污染的重大意外事故，须对暴露对象的定期监测结果进行流行病学分析。

（三）职业暴露后的预防和治疗

若操作者或其所在实验室的工作人员出现被操作病原微生物导致疾病类似的症状，则应被视为可能发生实验室感染，按照以下程序处理：

1. 诊断、预防、治疗与隔离　怀疑发生职业暴露，应立即停止工作，到医院感染专科就诊，采取预防和/或治疗措施。必要时，在就诊过程中应采取隔离防护措施，避免疾病传播。如需要留院观察，必要时应使用单间病房。

2. 风险评估及应对措施　就诊时，实验室工作人员应当将近期所接触的病原微生物的种类和危险程度如实告知接诊的医务人员。经预检、观察，排除患者患传染病的可能性。传染病患者或疑似传染病患者转诊时应按规定应严格采取隔离防护措施。若不能排除该患者可能患有传染病，应采取相应的消毒、隔离措施，必要时及时转至定点医院治疗。

3. 传染或疑似传染后的报告和处理　发现由于实验室感染而引起的与高致病性病原微生物相关的传染患者、疑似传染患者，应根据病原微生物种类按照相关报告程序报告，必要时追踪密切接触人员。

实验室生物安全管理与生态环境和工作人员健康密切相关。实验室规范化设计、科学的布局、完善的防护设施是生物安全物质基础；制定并严格执行生物安全规章制度、有效培训、高效管理、定期监测和评估，则是实验室生物安全的根本保障。实验室生物安全管理没有一成不变的模式，对现实风险和危害处置，对未知风险预判，以及征求环境专家、感染专家和专科医师意见是非常重要的。

（吕毅　张勤　袁红　林嘉　何屹）

参考文献

1. 中国工程建设标准化协会. 医学生物安全二级实验室建筑技术标准：T/CECS662-2020[S].
2. 中国合格评定国家认可委员会. 医学实验室质量和能力认可准则：CNAS-CL02：2012[S].
3. 中华人民共和国国家卫生和计划生育委员会. 定性测定性能评价指南：WS/T 505—2017[S].
4. 中华人民共和国卫生部. 医疗机构内定量检验结果的可比性验证指南：WS/T 407—2012[S].
5. 中华人民共和国卫生部. 医疗机构临床用血管理办法：中华人民共和国卫生部令第 85 号[S].
6. 中华人民共和国国家质量监督检验检疫总局，中国国家标准化管理委员会. 医学实验室质量和能力的专用要求：GB/T 22576—2008[S].
7. 程聪，吕翠，张少强，等. 医院全流程血液冷链监管体系构建和应用探讨[J]. 中国输血杂志，2019，32(2)：200-202.
8. 中国合格评定国家认可委员会. 医学实验室质量和能力认可准则在输血医学领域的应用说明：CNAS-CL02-A006[S].
9. 杨丽云，刘威，曹磊，等. 全程闭环智能信息化临床用血全面质量管理体系的构建[J]. 中国输血杂志，2017，30(2)：124-128.
10. 世界卫生组织. 实验室生物安全手册(第 3 版)[EB/OL].
11. 中华人民共和国国务院. 病原微生物实验室生物安全管理条例：国务院令第 424 号.
12. 中华人民共和国国家质量监督检验检疫总局，中国国家标准化管理委员会. 临床实验室设计总则：GB/T 20469—2006[S].
13. 中华人民共和国国家质量监督检验检疫总局，中国国家标准化管理委员会. 实验室生物安全通用要求：GB 19489—2008[S].
14. 中华人民共和国卫生部. 微生物和生物医学实验室生物安全通用准则：WS 233—2002[S].
15. 中华人民共和国卫生部. 医疗卫生机构医疗废物管理办法：中华人民共和国卫生部令(第 36 号).
16. 中华人民共和国卫生部. 医疗机构消毒技术规范：WS/T 367—2012[S].
17. 中国合格评定国家认可委员会. 实验室生物安全认可准则：CNAS-CL05(2019 年修订版)[S].
18. 中国合格评定国家认可委员会. 实验室生物安全认可准则对关键防护设备评价的应用说明：CNAS-CL53：2016[S].
19. NCCLS. Laboratory Design, Approved Guideline (1998): GP18-A.
20. 中华人民共和国国家卫生和计划生育委员会. 医疗机构环境表面清洁与消毒管理规范：WS/T 512—2016[S].

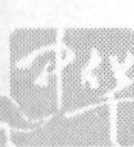

21. 中华人民共和国卫生部. 血液储存要求:WS 399—2012[S].
22. 田兆嵩,何子毅,刘仁强. 临床输血质量管理指南[M]. 北京:科学出版社,2011.
23. 中华人民共和国卫生部. 临床输血技术规范:卫医发〔2000〕184 号[S].
24. 中华人民共和国国家卫生健康委员会. 医务人员手卫生规范:WS/T 313—2019[S].
25. 中华人民共和国国务院. 危险化学品安全管理条例:国务院令第 591 号.

第五篇

输血技术

第三十四章

全血及其成分的采集和制备

全血及其成分的采集和制备工作中，包括血液采集部门、献血场所、血液采集前准备、血液采集、献血者护理以及成分血种类、制备方法、制备场所、设备等内容。本章详细介绍了血液采集部门设置，献血场所要求，血液采集过程中的注意事项，献血前、中、后以及献血不良反应的护理，还有常用成分血的分类、制备方法、制备环境要求、制备设备配置以及各种成分血的具体制备方法等内容。

第一节　血液采集部门和献血场所

一、血液采集部门的设置

血液采集是采供血机构最重要的业务工作，采集部门的职责就是对献血者进行健康评估，在保障献血者健康不受影响和血液质量安全的前提下完成血液采集。

我国采供血机构按照行政级别有血液中心、中心血站和中心血库三种设置[1]，因地区人口分布差异，3种采供血机构规模和其行政级别并不一致，通常血液中心在采血量、人员数量等方面要较中心血站和中心血库大。全国采供血机构对血液采集部门的设置不尽相同，一般包括献血者管理、全血采集和成分采集三个职能。献血者管理的核心是招募和保留献血者，全血采集和成分采集的核心是血液采集技术服务和过程服务(信息采集和跟踪等)。有的采供血机构将三个职能设置为独立部门，有的按献血方式分为全血献血者管理和血小板献血者管理，分别并入全血采集和成分采集两个部门。全血采集和成分采集的工作内容以及献血者管理基本相同，从全血献血者中招募单采献血者更有效。

全血采集和单采是作为一个还是作为两个部门进行管理，各有利弊，多数采供血机构采取各自独立运行，优点是职能划分清晰，责任明确；缺点不能充分发挥外采的招募作用，增加招募单采献血者的难度。如将全血采集和单采合并为一个部门，最大的好处就是可以充分发挥街头献血屋的招募作用，大大提高单采献血者的招募成功率，其次是工作人员的技术和服务要求一致，可以节约人力成本。但要注意做好统筹管理，不可顾此失彼，导致招募失衡。

二、献血场所要求

献血场所是指为献血者提供献血前健康征询、健康检查和血液采集等献血服务的场所[2]。我国在1998年《献血法》实施后，随着无偿献血事业的快速发展，各级采供血机构在献血场所方面的投入较大，在2006年实施的《血站管理办法》《血站质量管理规范》中对采血作业场所做出了明确的要求，2013年实施的《献血场所配置要求》更是从献血场所配置数量、选址、布局、面积、设施以及配备人员等方面提出了详细的基本要求，对献血场所的规范化、标准化、科学化建设起到了决定性作用。

献血场所分为固定献血场所、临时献血场所和献血车3种类型。固定献血场所设立在建筑物内部，包括采供血机构内部的献血室和外部的献血屋。临时献血场所包括在机关、企事业单位和社会团体等机构内临时设立的献血场所。献血车是指可以提供车上献血服务的专业车辆。

固定献血屋的选址宜选择交通便利、人流量大、方便献血者的地点，应远离各种污染源。布局宜分别设置献血者健康征询与检查区、血液采集区和休息区。应配备应急照明设施、供给排水设施、温度调节以及空气消毒设施。应根据实际需要配备相应的灭火器材、装备和个人防护器材。

临时献血场所和献血车主要为团体献血以及远离固定献血场所献血者提供献血服务。临时献血场所、献血车附近宜有水源供应，应有免洗手消毒剂。临时献血场所应事先彻底打扫、擦拭干净，有条件的话，应配备室内温度调节和空气消毒设施。

献血活动组织者必须对临时献血场所进行全面

检查，以保证有充足的光线，确保安全、卫生等方面均达到要求。应保证献血者征询在较为私密的地方进行，献血前等候区和献血后休息区有足够的空间。

第二节 血液采集前的准备

一、采血人员准备

国家卫生健康委印发实施的《血站技术操作规程（2019版）》（国卫医函〔2019〕98号）中明确提出了血液采集人员的准备包括心理调适、技术准备、着装与配饰、感染控制方面[3]。采血人员在工作之前应调整好情绪，做到情绪稳定，说话和气，态度和蔼，耐心细致，让献血者感受到温馨的服务。除此之外，应熟悉采血技术操作规程，穿刺熟练，操作符合感染控制要求。采集人员应着工作制服，不戴戒指等影响操作的饰物。

血液采集人员直接为献血者提供献血服务，服务质量直接影响献血者的献血体验。据调查，影响献血者再次献血的因素中，血液采集人员的工作态度和技术水平排在前两位。因此，采供血机构需要加强对采集人员专业技术及服务能力的培训，来提高服务质量。

二、献血者接待、沟通和评估

成功地招募献血者需要花费时间、精力和财力，如果在献血服务过程中出现工作人员疏忽或专业素质低，就可能造成献血者流失。献血者接待是招募和保留的重要环节，关系到献血者能否参加献血。为确保整个献血过程的安全、高效和愉快，所有为献血者提供服务的工作人员都必须经过良好的专业培训并能够很好地完成他们特定的工作，为献血者提供轻松愉快且专业性的接待服务，包括着装、举止、言谈、态度、保密性和血液采集操作等各方面。

在接待献血者过程中，应加强与献血者沟通。献血前应通过文字资料或口头解释告知其血液安全知识，告知内容应包括：献血动机、安全献血的重要性、具有高危行为故意献血的责任、实名制献血、献血后回告、献血反应、健康征询与检查的必要性以及疫情报告等内容，请献血者仔细阅读并理解。

在对献血者进行健康征询时，请献血者仔细阅读、理解并如实回答献血健康征询问题，要对献血者给予必要的指导和沟通。对于突发传染病或者地区性疫情出现等情况，要根据卫生行政部门发布的指导意见适时增加健康征询内容。

在评估献血者是否适合献血时，要将献血者健康征询、一般检查以及献血前的检测结果进行综合分析和评价。在沟通中询问献血者既往献血经历、近日休息等情况，以及出现献血反应的可能性。要在进行每一项涉及献血者的操作之前与献血者进行沟通并取得配合。

三、采血设备和物料的准备

为保障采血工作的顺利进行，采集血液所需的设备、物料必须准备齐全。为保证准确无误，需列出清单，采血人员按照清单准备和核查采血设备和物料的种类和数量。

血液采集需要的设备应包括：采血秤、热合机、储血冰箱或血液保存箱、血压计、听诊器、体重秤、体温计、条形码阅读器，根据工作需要可以配备生化仪、血细胞计数仪、离心机、移液器等。血小板采集应配备血小板震荡保存箱、血细胞分离机。

物料一般有：医用消毒剂、医用手套、一次性采血针或注射器、无菌棉签、绷带、止血带、医用胶布、无菌纱布、末梢采血针、创可贴、利器盒、献血条形码、血袋、血型检测试剂、血红蛋白检测试剂、标本管、医用废物专用包装袋和容器、急救用药品和耗材等。

所有设备都要提前确认检查可以正常使用，检查物料的数量能够满足当天使用，质量符合国家相关规定。

四、团体采血活动前的准备

团体献血的最大特点是献血的人多而且比较集中，往往超过了献血车的最佳接待量，甚至是最大接待量，献血者等待的时间比较长，容易出现急躁情绪，而工作人员由于比较忙碌，顾不上给予献血者更多的关爱和沟通，再加上团体献血的献血者获得满意感的阈值比较高，如果前期准备不充分，就会导致献血者投诉增多的情况。为了给团体献血提供更优质服务，需要做好准备工作，预先到组织单位，就献血前后的注意事项、献血流程、可能出现献血反应的应对等进行讲解。与团体献血组织单位进行充分的沟通，预计献血人数，据此做好采血场所、采血设备物料、采血人员以及服务志愿者数量以及纪念品等各方面的工作安排。工作人员和献血服务志愿者要关注团体献血服务的细节。

第三节 血液采集

一、血液采集前的核对

采血前核对献血者有效身份证件，唱读确认献血者姓名和献血量，确认献血适宜性评估结论，检查确认采血袋无渗漏、无破损、无霉变、管路无折叠，保存液无浑浊和异物，护针帽无脱落，并在有效期内。

二、静脉穿刺

（一）穿刺部位和穿刺静脉的选择

应选择无损伤、炎症、皮疹、皮癣、瘢痕的皮肤区域作为穿刺部位。穿刺静脉应选择清晰可见、粗大、充盈饱满、弹性好、较好固定的上肢肘部静脉。常选择肘正中静脉、头静脉等、前臂正中静脉、贵要静脉。

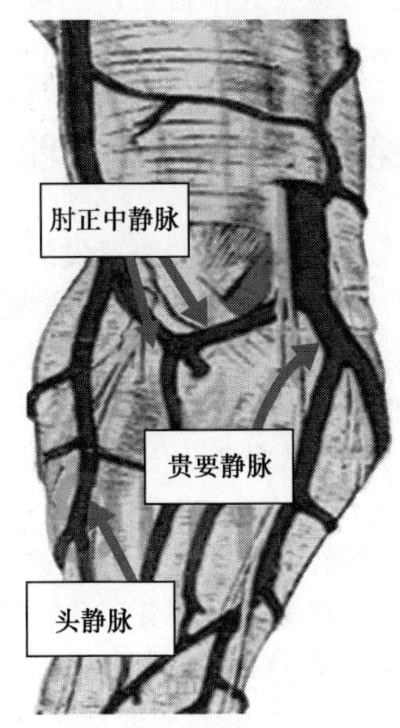

图 34-1 肘部静脉位置示意图

（二）穿刺部位的消毒

在距离消毒部位上方 6~10cm 处绑好止血带，末端向上，充分暴露消毒部位静脉，以无菌棉棒蘸取适量消毒液，以穿刺点为中心，由内向外螺旋式旋转消毒穿刺部位，切忌往返涂拭，消毒面积不小于 6cm×8cm，作用时间不少于 1 分钟，消毒不少于 2 遍。消毒后的部位若再次触碰（被污染），应重新消毒。

（三）静脉穿刺

穿刺前再次检查采血袋确保无异常，并采取措施防止空气进入血袋（如用止血钳、止血夹等）。如使用留样袋血袋，必须确认留样袋内无保养液。穿刺时，取下护针帽，检查针头无异常，在预先选定的穿刺部位进行穿刺，自皮肤穿刺点进入，皮下组织前行约 0.5~1.0cm，进入静脉腔，前行约 0.5~1.0cm 固定采血针。如果需要第二次穿刺，应当在征得献血者同意后，在另一手臂选择穿刺部位和静脉，更换新的符合质量要求的采血针进行穿刺。

（四）可视化静脉穿刺

研究表明，人体的不同组织对特定波长光的穿透和选择性吸收能力存在差异，当波长为 800~850nm 时，静脉与周围组织对光能的吸收差异最明显，近红外光的穿透能力最强，红光次之[4]。可视化浅静脉穿刺辅助设备利用人体组织的这种光学特性，采用近红外光光源照射采血部位，使静脉血管和周围组织区分开而直接显示或初步探测静脉，然后将初步探测到的血管采用摄像机原理得到清晰的图像呈现在显示器上，或将初步探测到的血管或清晰的图像通过投影技术显示在皮肤表面，即光源直接显示或与投影技术和/或摄像机原理相互组合更好地实现浅静脉穿刺可视化[5]。

由于献血者的年龄、性别、体质、胖瘦等方面因素不同，静脉的粗细、深浅、软硬以及弯直也各有特点。相对肥胖者的脂肪较厚，浅静脉位于皮下脂肪层与肌层之间，肉眼不易观察，而每个人的血管走向又有所差异，深度又受脂肪层厚度影响，常规穿刺的难度较大，且每个操作者的工作经验也有所差异，因此常规穿刺成功率较低。血管可视化技术出现，极大地降低了由于主观因素或客观因素所导致穿刺失败的概率，协助护理人员快速找到合适穿刺的血管、判断血管位置及走向、提示血管的深浅、观察有无静脉窦及出血点、定位血管动向、辅助观察有无血肿形成等，提高穿刺成功率，提高献血者满意度。

三、血液采集

（一）全血采集

穿刺成功后，立即维持静脉穿刺点与血袋的落差，并启动采血秤保证采血全过程血液和保存液充分混匀。保持针头位置稳定，血流通畅，固定针头位置，用辅料保护好穿刺点。嘱献血者间断做松手、握拳动作，以保持血流畅通。对血流不畅者，应及时调整针头位置，以防止采血中断，当不易观察血流时，应注意观察穿刺部位有无异常及血袋重量是否递增。当血量达到要求时，嘱献血者松拳，松开止血带，用止血钳（夹）夹住针柄后导管，用消毒棉球按压穿刺点上方，拔出针头，嘱献血者用手指压迫穿刺点 10 分钟并抬高手臂，避免出血或形成血肿。采血结束后，记录采血开始和结束时间及血液采集量，并告知献血者。

（二）成分血采集

成分血采集一般包括单采血小板和粒细胞。为了采集到足够剂量的粒细胞，需要预先对献血者进行动员，一般采用地塞米松和/或粒细胞集落刺激因子。采集成分血时，为预防采集过程中抗凝剂给献血者带来的不适，可在静脉穿刺前给献血者补充口服钙剂。采集粒细胞时，需要加入羟乙基淀粉作为沉淀剂。完成静脉穿刺后按照成分血采集设备(血细胞分离机)操作说明操作并设定相应的参数,采集过程中工作人员应持续观察机器的工作状态、抗凝剂的滴数,与献血者沟通,使其了解采集流程,配合做好采集工作,注意观察献血者面容和表情,并嘱咐其如感觉不适时要及时告知工作人员,及时发现和处置献血反应。做好采集记录,应包括采集时间、品种、采血量、体外循环量、生理盐水及抗凝剂的使用量等。

采集完成后,拔出针头后指导献血者按压穿刺点10~15分钟。从机器上拆下耗材,热合单采成分,轻轻摇动3~5分钟,使血小板/粒细胞解聚并混匀后再放入保存箱保存。

四、血液检测标本的留取

为保证血液检测标本和血液的同源性,标本应在采集血液时同步留取。应先留取血清学检测标本,再留取核酸检测标本,留取标本时,注意职业暴露的防护。标本采集后要按照检测项目的要求进行充分混匀,在适宜的温度下(2~8℃)保存。核酸检测标本采集后应按照采血管说明书或者经过确认的离心条件进行离心。

五、血液和标本的标识

一次只能对一袋血液和同源标本管及其献血记录贴签标识,确保血液、标本和献血者一一对应。若采集200ml血液的时间大于5分钟或者采集400ml血液时间大于10分钟,该血液应特殊标识,不能用于制备血小板。若采集200ml血液的时间大于7分钟或者采集400ml血液时间大于13分钟,该血液应特殊标识,不能用于制备新鲜冰冻血浆。

六、血液采集过程中的注意事项

(一)服务态度

献血服务工作人员的服务态度是影响献血者再次献血的首要因素,要做到从献血者进入献血场所至离开的全过程热情接待。

(二)着装要求

工作人员整洁、统一的着装可以增加献血者的安全感和信任感。

(三)操作技术

专业技术人员应经过严格的培训并经考核合格后方可上岗,过硬的操作技术可缓解献血者紧张情绪,减少献血反应的发生。尽量避免反复穿刺,一般穿刺2次不成功应停止。如抽出鲜红色血液表示误入动脉,应立即拔出,加压压迫穿刺点直至止血。

(四)献血环境

献血环境要始终保持卫生与舒适。

(五)献血者个人隐私保护

包括:①保证在征询献血者既往病史的过程中双方谈话不被第三者听到;②献血者血液初筛检验不合格的结果只能对其本人解释,并防止被别人听到;③记录献血者个人信息的记录表格应防止被非授权人员看到。

(六)爱心尊重

血液是献血者爱心的载体,要注意避免有不尊重血液的情况发生,这会让献血者产生极大的反感,会认为是对他们爱心的亵渎。

第四节　献血者护理

近年来,随着医疗机构的快速发展,临床治疗用血量持续增加,给采供血机构的血液采集工作带来的压力也越来越大。让更多的人加入无偿献血队伍,让参加无偿献血的人能够定期献血,成功的招募和保留,建立稳定的固定献血者队伍,是临床用血的保障。采供血机构业务流程中,血液采集岗位的工作人员和献血者面对面接触,承担着为献血者进行健康征询、体格检查、血液采集等献血服务工作,同时也扮演着保留献血者的重要角色,服务质量直接影响着献血者再次献血的意愿。随着献血服务理念的深入和服务意识的提高,为献血者提供覆盖献血全过程的、优质的整体护理,提高献血者满意度已经成为无偿献血服务工作的共识[6]。整体护理是以人为中心,以现代护理观为指导,以护理程序为基础框架,把护理程序系统化地运用到护理管理中[7]。整体护理的目标是根据人的生理、心理、社会、文化、精神等多方面的需要,提供最佳护理,树立以献血者为中心的工作宗旨,以献血者满意度为检验工作合格与否的标准。

一、采血前的护理

为献血者营造整洁、安静、舒适的献血环境,保持采血室内的温度(20~25℃)、湿度(55%~65%)和光照量适宜,尽量在采血区内多摆放一些暖色调的物品[8]。

热情接待进入献血场所的献血者,休息区内提供牛奶、面包、饼干等食物,备书报、杂志、WiFi等。护理人员需积极、主动地向其讲解献血的相关知识及其需要注意的相关事项,并耐心地解答其提出的疑问,以消除其恐慌、不安等不良情绪。

指导献血者正确填写登记表,向献血者准确的传达血液安全知识，问询窗口期、高危行为等私密问题时，态度友好真诚，认真倾听献血者的讲述，保证交流时间充分和私密性，获得献血者的信任，获得最真实的信息。

密切观察献血者的身体状况，若存在睡眠不足、感冒、谷丙转氨酶等项目初筛不合格时，劝导其延期献血，详细解释延期献血的原因和意义，并预约下次献血日期。采血前，观察献血者表情和肢体动作，如表现出紧张、害怕，让献血者先喝一杯热饮，与之交流缓解不良情绪，直至解除顾虑、身体放松。在等候人数过多时，护理人员要及时向献血者表达歉意，使其感受到被关心。

在采血区内配备相应的急救物品，护理人员要熟悉药品种类及适应证。

二、采集中的护理

采集过程中要注重采血护理人员穿刺静脉精准性，确保一次穿刺成功。尽可能减少采集血液标本时长，减少献血反应发生率。尽量选择弹力较好、直径较粗的血管作为穿刺点，严格执行无菌操作。穿刺前，护理人员要主动与献血者交流，转移其注意力，减轻穿刺的疼痛感。

采血期间，密切观察献血者情绪状态，可通过播放音乐、与其聊天等方式分散注意力，保证采血顺利进行。一旦献血者出现不适感，需立即停止采血，然后对其进行相应的处置。

三、采血后护理

采血完成，拔针后应伸直前臂，用另一手的示指和中指按压穿刺处及上方 5~10 分钟止血，手臂稍稍上抬。禁止屈肘止血，因屈肘会增加手背静脉网血液回流心脏的阻力，血液回流受阻，从血管的穿刺处溢出，出现皮下淤血。禁止捻动棉球以避免穿刺血管处黏合伤口又被揉开。

密切观察献血者的面色、精神状态等情况，并询问其是否有不适感。为献血者提供饮料和食物，以便让其及时补充水分。叮嘱献血者休息 10~15 分钟，同时查看其穿刺点是否有渗血、血肿等情况。

向献血者发放献血证及纪念品，并告知献血者献血后注意事项，最好有便于携带阅读的纸质或者易于获得的电子宣传材料提供给献血者。告知内容至少应包括：穿刺点的辅料应保留 4 小时以上，24 小时内采血部位禁水并避免剧烈运动、提重物、过度疲劳等；补充适量水分，当日不饮酒，保证充足的睡眠；如感觉不适或献血前有影响血液安全的高危行为尽快和工作人员取得联系。宣传材料上应有联系电话。再次对其奉献爱心表示感谢，增强献血荣誉感。

四、献血不良反应的护理

献血不良反应处理场所相对独立，专人处置献血不良反应并全程监护，防止献血者发生意外伤害。

（一）以局部表现为主的不良反应

1. 血肿（瘀斑） 穿刺不佳造成局部血肿的处置：停止采血，拔出针头，用敷料紧压穿刺点，让献血者将手臂抬高至心脏水平以上。静脉穿刺造成的血肿应持续按压直至出血停止。

2. 刺入动脉 动脉穿刺造成的血肿应持续加压按压直至出血停止。嘱献血者 24 小时内应局部冷敷，24 小时后改为局部热敷。

3. 迟发性出血 在献血者离开献血场所，解除穿刺部位的按压或包扎绷带之后，穿刺部位重新自发性出血形成血肿，嘱献血者 24 小时内应局部冷敷，24 小时后改为局部热敷。

4. 其他以疼痛为主要表现的不良反应及局部炎症 建议献血者及时就医，遵医嘱治疗，护理人员跟踪治疗结果。

（二）以全身表现为主的不良反应

遇到全身表现的献血不良反应发生时，工作人员要保持镇静，首先应立即停止采血，然后对发生反应的献血者可根据反应轻重情况给予适当处置。

当出现心跳、呼吸加快，面色苍白、轻度出汗等症状，但献血者意识清醒，应立即让献血者平卧，抬高献血者双腿，增加头部供血，保持空气流通，注意保暖，床旁放置容器以防献血者呕吐。护理人员要判断准确、及时处置，缓解不良反应。

当献血者出现一过性意识丧失（晕厥）、抽搐或大小便失禁，除采取上述措施外，监控血压、脉搏。用拇指掐人中或合谷穴，低流量给氧。若上述处置无缓解，及时上报，必要时给予急救药物或立即转送医院。

（三）单采成分血相关不良反应

枸橼酸盐反应较为常见，当献血者出现口唇及口周发麻、面部麻木、头晕、抽搐、颤抖、恶心、呕吐等低血钙症状时，应立即让献血者口服浓度为 10% 的葡萄糖酸钙 20~30ml。在症状缓解之后，生命体征正常，献血者无不适。当征求献血者意见之后，可以采取降低回输速度，完成采集工作。较为罕见的不良反应包括溶血反应、空气栓塞、全身过敏反应，应建立相应的处置流程[9]。

无偿献血过程中出现献血不良反应是必然的，工作人员要积极、妥善、正确处理，消除带来的负面影响。对所有献血不良反应均要完整、准确的记录，包括：症状、体征、处置、转归。定期对所有献血不良反应发生及时处置情况进行评估。

第五节　常用成分血种类和制备方法

20 世纪 40 年代，人们已开展用离心分离法来制备血液成分，根据血液中红细胞、白细胞、血小板和血浆等成分的比重不同，经过离心分层把全血中的血浆、红细胞等有形成分分离出来，开始了成分输血治疗。随着输血医学技术的发展，成分血的制备技术也逐步改进、创新，现在已经从过去单纯的离心分离技术发展为对血液的进一步加工、修饰，如去除白细胞、血液辐照和病原体灭活，并逐步由自动化设备代替了手工操作。

一、成分血分类

将人体内血液采集到采血袋内与抗凝保存液所形成的混合物为全血，从全血中分离或单采得到的成分血又分为 4 个大类制品：红细胞类、血小板类、白细胞类和血浆类。

（一）红细胞类成分

1. 浓缩红细胞　将采集到多联塑料血袋内的全血中的大部分血浆分离出后剩余部分所制成的红细胞成分血。

2. 悬浮红细胞　将采集到多联塑料血袋内的全血中的血浆分离出后，向剩余物加入红细胞添加液制成的红细胞成分血。

3. 洗涤红细胞　将保存期内的全血、悬浮红细胞用大量等渗溶液洗涤，去除几乎所有血浆成分和部分非红细胞成分，并将红细胞悬浮在氯化钠注射液或红细胞添加液中制成的红细胞成分血。

4. 冰冻红细胞　将自采集日期 6 天内的全血或悬浮红细胞中的红细胞分离出来与一定浓度和容量的甘油混合，速冻或直接置于-65℃以下的条件下保存的红细胞成分血。

5. 冰冻解冻去甘油红细胞　采用特定的方法将冰冻红细胞融解后，清除几乎所有的甘油，并将红细胞悬浮一定量的氯化钠注射液中的红细胞成分血。

6. 单采红细胞　使用全自动血液成分单采机在全封闭的条件下自动将符合要求的献血者血液中的红细胞分离出并悬浮于一定量的红细胞保存液内的单采成分血。

（二）白细胞类成分

单采粒细胞：使用全自动血液成分单采机在全封闭的条件下自动将符合要求的献血者血液中的粒细胞分离出并悬浮于一定量的血浆内的单采成分血。

（三）血小板类成分

1. 浓缩血小板　采集后置于室温保存和运输的全血于采集后 6 小时内，或采集后置于 20～24℃保存和运输的全血于 24 小时内，在室温条件下将血小板分离出，并悬浮于一定量血浆内的成分血。

2. 混合浓缩血小板　采用特定的方法将 2 袋或 2 袋以上的浓缩血小板合并在同一血袋内的成分血。

3. 单采血小板　使用全自动血液成分单采机在全封闭的条件下自动将符合要求的献血者血液中的血小板分离并悬浮于一定量血浆内的单采成分血。

（四）血浆类成分

1. 新鲜冰冻血浆　采集后储存于冷藏环境中的全血，最好在 6 小时（保养液为 ACD）或 8 小时（保养液为 CPD 或 CPDA-1）内，但不超过 18 小时将血浆分离出并速冻呈固态的成分血。

2. 单采新鲜冰冻血浆　使用全自动血液成分单采机在全封闭的条件下将符合要求的献血者血液中的血浆分离出并在 6 小时内速冻呈固态的单采成分血。

3. 冰冻血浆　在全血的有效期内，将血浆分离出并冰冻呈固态的成分血。

4. 去冷沉淀冰冻血浆　将保存期内的新鲜冰冻血浆在 1～6℃融化后，从新鲜冰冻血浆中分离出冷沉淀凝血因子后将剩余部分冰冻呈固态的成分血。

5. 病毒灭活血浆　采用病原体灭活技术对在全血的有效期内分离出的血浆或从新鲜冰冻血浆中分离出冷沉淀凝血因子后剩余的血浆进行病原体灭活并冰冻呈固态的成分血。

6. 冷沉淀凝血因子　将保存期内的新鲜冰冻血浆在 1～6℃融化后，分离出大部分的血浆，并将剩余的冷不溶解物质在 1 小时内速冻呈固态的成分血。

（五）去白细胞血液

使用白细胞过滤器去除血液中几乎所有的白细胞，并使残留在血液中的白细胞数量低于一定数值的成分血。全血、红细胞和血小板类制品均可进一步加工为去白细胞成分血。

（六）辐照血液

使用 γ 射线或 X 射线对血液制剂进行照射，使血液制剂中的 T 淋巴细胞失去活性所制成的成分血。冰冻解冻去甘油红细胞和血浆成分不需要辐照处理，红细胞成分应在全血采集后 14 天内完成辐照。

二、常用成分血制备方法

（一）离心分离

利用全血中红细胞、白细胞、血小板和血浆各种成分的比重差异，通过控制离心机的离心参数（包括相对离心力、加速度和减速度）、时间、温度等因素，使全血的各种成分经过离心分离后，将血液成分转移到不同血袋中获得所需要的血液成分，也可再做进一步加工。

目前从全血中得到血液成分的制备过程中至少需要经过1次离心，血细胞的体积越大、密度越大，沉降越快。全血经离心后最上层的是血浆，往下依次是血小板、白细胞、红细胞。离心参数影响着血细胞成分的回收率，除相对离心力外，离心的加速和减速的影响因素也很大，通过改变离心条件可以制备不同的成分血。

离心后的血液转移可采用分浆夹挤压、虹吸、自动化设备等方法分离出血液中的各种不同成分。现在采供血机构已逐步采用自动化的分离设备替代手工操作，通过光学传感装置检测代替传统的肉眼观察来实现血液的转移分离。最近也已经有公司开发出全血离心分离一体设备。

（二）滤除

采用专用的过滤器，通过其滤网材料和工艺设计以机械阻滞和吸附原理去除血液中的白细胞或其他物质。

比较常用的是使用白细胞过滤技术去除血液中的白细胞。我国要求用200ml全血制备的去白细胞全血或红细胞制品的白细胞残留量$<2.5\times10^{6}$/U，制品的血红蛋白含量≥18g；美国要求少白细胞红细胞的白细胞残留量$<5.0\times10^{6}$/U，红细胞回收率>85%；欧洲委员会要求少白细胞红细胞的白细胞残留量$<1.0\times10^{6}$/U，红细胞的血红蛋白含量至少40g/U。我国要求一个治疗剂量去白细胞单采血小板中白细胞$\leqslant5.0\times10^{6}$。

（三）辐照

辐照血液是采用血液辐照仪使用一定照射强度的γ射线或X射线照射血液，阻断血液中的T淋巴细胞的有丝分裂，使其失去活性。对细胞成分血进行辐照，可以预防输血相关移植物抗宿主病。对血浆类制品被认为非细胞组分，即使其中残留少量的T淋巴细胞也不会在冰冻-解冻的条件下存活，冰冻解冻去甘油红细胞在制备过程中也有冰冻-解冻的程序，故冰冻成分一般不需要辐照。辐照作用只发生于辐照瞬间，照射后的制品没有放射活性。

我国要求使用γ射线血液辐照最低剂量为25Gy，血液任何位点的辐照剂量不宜超过50Gy，红细胞在采集后14天内可辐照，辐照后可再储存14天，且不超过原保存期。美国规定了血液照射区域中心辐照剂量为25～50Gy，血袋内部中平面的辐照剂量为25Gy，成分血任何部位的最小照射剂量不得小于15Gy，处于保存期内的红细胞均可辐照，辐照后的保存期为28天或仍为原保存期，以较短者为准。欧洲委员会要求成分血任何部位的辐照剂量不小于25Gy且不大于50Gy，最多可辐照采集后28天内的红细胞成分，辐照后保存期小于等于14天，且不超过采集后28天。血小板和粒细胞成分由于本身的保存时间较短，对辐照时间和保存期不再有限制要求。

（四）冰冻

将在保存期内的全血分离制备或单采的血浆类成分，或采用特定的方法制备的冰冻红细胞，在规定时间内速冻呈固态，以长时间保存成分血的原有活性。

速冻是保存血浆中凝血因子Ⅷ的关键加工步骤，冷冻速率和血浆中心温度是2个关键参数。应当将新鲜冰冻血浆和冷沉淀凝血因子快速冻结，建议在60分钟内将中心温度降至-30℃以下。

为防止红细胞或血小板在冰冻过程中受到损伤，需要加入冰冻保护剂。冰冻红细胞通常采用甘油为冰冻保护剂，一般在血液采集后6天内将甘油保护剂加入红细胞中，冰冻红细胞在-65℃以下可以保存10年。红细胞的冰冻可采用高浓度甘油保护剂，加入红细胞中的甘油终浓度为40%（W/V），称为慢速冰冻法，对冰冻过程要求不高，可以使用-65℃冰箱保存。也可采用低浓度甘油保护剂，加入红细胞中的甘油终浓度为18%（W/V），称为快速冰冻法，甘油化的红细胞置于液氮中（-196℃）迅速冷冻，存储在-156℃的液氮蒸汽中。冰冻红细胞使用时需要解冻，并经过洗涤、去甘油。

血小板成分的冰冻保存并未广泛应用，常用6%（W/V）二甲基亚砜或5%（W/V）甘油作为冰冻保护剂，在血液采集后24小时内进行冰冻保存，使用前需进行解冻、洗涤/不洗涤。

（五）病原体灭活

应用物理/化学方法去除或灭活成分血中可能存在的病原体。详见第三十七章。

第六节　成分血制备场所和设备

一、成分血制备环境要求

成分血制备环境应当卫生整洁，有清洁消毒管理措施，定期有效消毒，进行环境温度控制，保证血液的安全性和有效性。制备需要冷藏的成分血时，应尽可能缩短室温下的制备时间。成分血制备室应设置医疗废物暂存点，并有相应标识。

血液制备应尽可能在密闭系统中进行，无菌接驳过程视作密闭系统操作。用于制备成分血的开放系统，制备室环境微生物监测的动态标准应达到《药品生产质量管理规范》C 级洁净区的要求，操作台局部应达到《药品生产质量管理规范》A 级洁净区的要求。采供血机构应定期抽查制备环境的空气培养来验证消毒设施与制备场所消毒是否达到要求。

二、常用成分血制备设备和要求

近年来成分血制备技术不断创新，自动化分离设备也越来越多。用于成分血制备的设备在使用前应进行确认，设备维修后、移动或修改系统参数后，也应再次予以确认，确保设备符合成分血制备的要求。设备应有计划地进行定期维护，确定每台设备的维护周期和操作方式，使设备处于最佳功能状态。有故障的设备应予以明确、清晰的标识，即时报修，短时间内无法正常运行设备，尽可能移出成分血制备区域。

对设备所用的计算机信息系统设置不同层级用户的权限，所有的修改、添加、删除都应保留记录，并防止未经授权的信息泄露。应定期检查设备所用的计算机信息系统的软件、硬件和备份程序，防止数据丢失。

成分血制备中常用的设备有：

（一）大容量离心机

大容量离心机通过设置离心力、加速度、减速度，离心时间和温度等离心程序，使血液在离心力的作用下，其不同密度的成分分离，如：血浆、红细胞、白膜、血小板等。使用要求：①使用前需对设备进行预温操作；②待离心的血液应配平后，放入离心机杯内；③根据需要制备的血液，选择相应的预设离心程序（程序内容包含：离心力、离心温度、离心时间、加速度、减速度等）。

（二）全自动血液成分分离机

通过光学传感装置检测血细胞界面，应用自动化机械装置控制挤压、钳夹和热合管路，完成血液成分分离操作的设备。使用全自动血液成分分离机，可从全血中制备红细胞、血浆、血小板和白膜等成分血。与传统的分浆夹手工分离方式相比，使用自动化设备分离的血液成分标准化程度更高。使用要求：①安装血袋前，需仔细检查血袋是否存在渗漏、缺损、配血管缺失、热合口不完整等异常现象，避免血液渗漏引起污染；②安装血袋时，需将导管正确卡入卡钳内；③分离程序开始后，勿触碰设备称重部件上的血袋，也不要随意牵扯血袋导管，避免影响血液称重。

（三）血浆速冻机

血浆速冻机由制冷系统、冷板、温度控制系统、报警系统、记录系统组成。当设备温度达到-50℃时将血液速冻，核心温度达到-30℃，达到急速冷冻血浆的目的。血液速冻一般在 60 分钟内完成。使用要求：①使用前需对设备进行预温操作；②血液袋宜均匀平整的搁置在下层冷冻板上，并保持高度一致；③设备使用完毕后，应对设备进行化霜操作。

（四）无菌接管机

无菌接管机可通过简单的步骤在保持一定温度下，自动把两段 PVC 管路以无菌方式自动进行连接，一般分为 3 步骤：对其夹紧装置，将管路放置到夹紧装置中将装置锁紧，开始接管操作。应定期进行设备的连接管路压力试验和牵引试验，监测无菌连接系统连接的密闭性能。使用要求：①确认相互连接的两端导管口径一致；②正确放置管路，使导管完全位于卡槽内；③工作结束后，检查接管机是否处于起始位置，关闭接管机电源前必须确认管路夹在复位状态。

（五）冷沉淀凝血因子制备仪

冷沉淀凝血因子制备仪是一种提供 1~6℃的水浴融化环境，采用两步称重原理，记录新鲜冰冻血浆的初始重量，通过实时监控分离出的血浆的重量变化，控制蠕动虹吸机构的运行，实现冷沉淀制备过程的自动化设备。使用要求：①使用前需对设备进行预温操作；②设备进水管与排水管各连接处必须连接牢固，不得渗水、漏水；③设备水浴箱内注满水后，不得移动设备，避免水溢出，损坏设备危害安全；④制备过程中，管路时应确保管卡以下足够松弛，不得拉拽血袋，管路没有扭瘪情况，避免影响血液称重。

（六）医用病毒灭活箱

医用病毒灭活箱是利用光化学法进行血浆病原体灭活的仪器，目前我国主要用于亚甲蓝灭活血浆内病原体。在医用病毒灭活箱内，可见光照射添加亚甲蓝的血浆，通过控制光的波长、照射温度、摆动等条件，使亚甲蓝穿透病毒外壳与病毒核酸结合，破坏病毒核酸和包膜，减灭血浆中病原体活性，从而保证血液的安全。使用要求：①使用前需对设备进行预温操作；②箱内温度设定为 5℃时，范围为 2~8℃，箱内每层光照强度范围为 30 000~38 000LX；③待照光血液整齐放置在照光架上。

（七）超净工作台

超净工作台是一种提供局部高洁净工作环境的

空气净化设备，工作台内的空气由高效过滤器过滤后，形成从上而下的洁净气流，并且空气能不断自循环，降低开放系统制备成分血的微生物污染。使用要求：①工作前，设备应进行清洁消毒操作（设备宜开启20分钟，实现工作区域自净）；②使用设备时，开启风机；③工作后，设备应进行清洁消毒操作；④设备需定期清洁消毒及维护保养，并视具体情况更换过滤器膜。

（八）血液辐照仪

采用放射线对血液或成分血进行辐照，可有效灭活血液中具有免疫活性的T淋巴细胞，输注经放射线辐照的血液或成分血可有效预防TA-GVHD的发生，使输血更安全。

用于血液辐照的设备，由于γ射线放射源会逐渐衰减，应定期调整确保辐照剂量达到成分血制备要求。一般铯-137放射源应每年确认1次，钴-60放射源每半年确认1次，X射线辐照仪的放射剂量根据设备生产方的推荐来测定。使用要求：①使用前开启设备，确认设备运行正常；②将血液整齐并完全放入照射杯内；③要保证设备带不间断电源。

（九）加甘油去甘油红细胞处理系统

可实现血细胞制品甘油化、冻融后的细胞制品去甘油化、洗涤血细胞等制备操作。使用要求：①使用设备前，确认设备通过自检，运行正常；②设备使用中，确认并核对预设参数。

（十）离心分离一体机

设定离心、挤压、热合等血液分离程序，完成将血袋中全血分离为成分血的自动化操作设备。

第七节　各类成分血制备

为确保成分血的输注疗效，采集后的全血需要根据所制备的成分血的要求，来选择相应的临时保存时间、温度及运输条件。制备需要冷藏的成分血时，应尽可能缩短室温下的制备时间。应尽可能以密闭系统制备成分血，密闭系统包括多联血袋和采用无菌接驳技术连接的多个血袋。

一、红细胞类成分血制备

（一）浓缩红细胞

包括：①起始血液为保存期内的全血；②离心操作，离心条件宜3 820g、4℃、20分钟；③将离心后的血液垂直放入分浆夹/全自动血液成分分离机中，把血浆转移至空袋内，剩余红细胞即是浓缩红细胞。

（二）悬浮红细胞

包括：①起始血液为保存期内的全血；②离心操作，离心条件宜3 820g、4℃、20分钟；③将离心后的血液垂直放入分浆夹/全自动血液成分分离机中，把血浆转移至空袋内；每单位红细胞中加入约50ml红细胞保存液，混匀，制成悬浮红细胞。

（三）洗涤红细胞

采用手工或全自动血细胞处理仪完成洗涤制备。手工法如下：①起始血液为保存期内的全血/悬浮红细胞、去白细胞全血/悬浮红细胞；②离心操作：离心条件宜1 250g、4℃、8分钟；③将离心后的血液垂直放入分浆夹/全自动血液成分分离机中，把上清液和白膜层转移至空袋内；④用无菌接驳机将红细胞袋导管和洗涤溶液袋进行无菌接驳连通；⑤按1单位红细胞内添加100~150ml洗涤溶液，将洗涤溶液转移至红细胞袋内混匀；⑥离心操作：离心条件宜2 810g、8分钟、4℃；⑦离心后的血液，避免震荡，垂直放入分浆夹/全自动血液成分分离机中，把上清液和白膜层转移至空袋内，夹紧导管；⑧重复5~7步骤，洗涤3次；⑨每单位红细胞中加入约50ml红细胞保存液或适量氯化钠注射液，混匀，制备成洗涤红细胞。

（四）冰冻、解冻去甘油红细胞

采用手工或加甘油去甘油红细胞处理系统完成冰冻解冻去甘油化红细胞制备。手工法如下：

1. 红细胞甘油化　①起始血液为自采集日起6天内的全血/（去白细胞）悬浮红细胞；②离心操作：离心条件宜2 500g、22℃、12分钟；③离心后的血液，避免震荡，垂直放入分浆夹/全自动血液成分分离机中，把上清液转移至空袋内，夹紧导管；④在无菌条件下，缓慢滴加复方甘油溶液至红细胞袋内，边加边振荡，使其充分混匀；⑤在室温中静置平衡30分钟；⑥离心操作：离心条件宜1 250g、22℃、10分钟；⑦离心后的血液，避免震荡，垂直放入分浆夹/全自动血液成分分离机中，把上清液转移至空袋内；⑧用无菌接驳技术，将红细胞袋与冰冻红细胞保存袋相连接，将甘油化的红细胞转移至冰冻红细胞保存袋中，放入速冻机速冻，制备成冰冻红细胞。

2. 红细胞解冻去甘油　①将冰冻红细胞保存袋置于36~42℃水浴中轻轻摇动使之快速解冻，直至冰冻红细胞全部解冻至液体状态后取出；②用无菌接驳技术，将冰冻红细胞保存袋与专用洗涤盐液袋相连接；③在无菌条件下，缓慢滴加9%氯化钠溶液（1单位红细胞滴加80ml）至冰冻红细胞保存袋内，混匀；④按照制备冰冻解冻去甘油红细胞的离心程序进行离心操作，离心后血液上清液转移至空袋中（该步骤一般由自动化设备完成）；⑤在无菌条件下，缓慢滴加0.9%氯化钠溶液至冰冻红细胞保存袋内，混匀；⑥按照制备冰冻解冻去甘油红细胞的离心程序进行离心操作，离心后血液上清液转移至空袋中（该步骤一般由自动化设备完成）；⑦重复⑤⑥步骤，洗涤 3 次；⑧离心操作：离心条件宜 2 500g、22℃、8 分钟；将离心后血液部分上清液转移至空袋，剩余红细胞与 0.9% 氯化钠注射液混匀，制备成冰冻解冻去甘油红细胞。

（五）去白细胞红细胞

包括：①起始血液为采集后 48 小时内的全血/浓缩红细胞/悬浮红细胞；②采用带有去白细胞滤器的采血袋采集全血，或用无菌接驳技术，将全血/浓缩红细胞/悬浮红细胞袋与白细胞过滤器连接；③将全血/浓缩红细胞/悬浮红细胞轻轻混匀，将血袋倒挂于 2～8℃血液过滤柜中的过滤架上过滤；④待血液全部滤完后，将终产品袋内空气排入原始血袋，待原始全血袋内血液过滤结束，制备成去白细胞红细胞制品。

二、血小板类成分血制备

（一）浓缩血小板

起始血液为当天采集在室温或 20～24℃保存 24 小时内的全血。

1. 富血小板血浆法制备浓缩血小板　①离心操作：轻离心条件宜 280g、10 分钟、22℃；②离心后的血液，避免震荡，垂直放入分浆夹/全自动血液成分分离机中，将富含血小板的血浆转移至血小板袋；③血小板袋和空袋形成二联袋结构，进行离心；④离心操作：重离心条件宜 2 100g、10 分钟、22℃；⑤离心后的血液，避免震荡，垂直放入分浆夹/全自动血液成分分离机中，将多余的血浆转移至空的转移袋，留下 50～70ml 含血小板的血浆；⑥将血小板袋在室温静置 1～2 小时，待自然解聚后，轻轻均匀血袋，制备成浓缩血小板，在 20～24℃的环境下振荡保存。

2. 白膜法制备浓缩血小板　①离心操作：重离心条件宜 2 100g、10 分钟、22℃；②离心后的血液，避免震荡，垂直放入分浆夹/全自动血液成分分离机中，将上层血浆转移至 1 个转移袋，将适量血浆及白膜层转移至第 2 个转移袋（以原料血为 200ml 全血为例，血浆约 30ml、白膜约 25ml），第 2 个转移袋即为白膜袋；③将白膜袋和空袋形成二联袋结构，进行离心；④离心操作：轻离心条件宜 280g、10 分钟、22℃；⑤离心后的血液，避免震荡，垂直放入分浆夹/全自动血液成分分离机中，将上层富含血小板的血浆转移至空袋，制备成浓缩血小板。

浓缩血小板储存于普通血袋时保存期为制备时间起 24 小时，储存于血小板专用袋时保存期为血液采集时间起 5 天。

（二）混合浓缩血小板

1. 白膜混合制备　①起始血液为制备好的白膜；②用无菌接驳技术，将 2 袋或 2 袋以上的白膜袋连接、汇集；③离心操作：轻离心条件宜 280g、10 分钟、22℃；④离心后的血液，避免震荡，垂直放入分浆夹/全自动血液成分分离机中，将上层富含血小板血浆转移至转移袋，制备成混合浓缩血小板。

2. 单袋浓缩血小板混合制备　①起始血液为保存期内的浓缩血小板；②用无菌接驳技术，将 2 袋或 2 袋以上的浓缩血小板袋连接、汇集，制备成混合浓缩血小板。

3. 保存期　开放系统汇集后保存期为 6 小时，且不超过原最短保存期；密闭系统汇集后，储存于血小板专用袋时保存期为 5 天，且不超过原最短保存期。

（三）去白细胞血小板

包括：①起始血液为保存期内的血小板制品；②用无菌接驳技术，将血小板袋与白细胞过滤器连接；③过滤并转移至合适的转移袋/血小板保存袋中，制备成去白细胞血小板制品。

三、血浆类成分血和冷沉淀制备

（一）新鲜冰冻血浆

包括：①起始血液为当天采集的全血；②在悬浮红细胞/浓缩红细胞制备过程中，转移至空袋的血浆即是新鲜冰冻血浆（制备过程详见悬浮红细胞/浓缩红细胞制备）；③如血浆中红细胞混入量较多，应第 2 次重离心，离心条件宜 2 810g、10 分钟、4℃；④将离心后上清血浆转移至另一空的转移袋中，速冻，制备成新鲜冰冻血浆。

（二）冰冻血浆

包括：①起始血液为保存期内的全血；②在悬浮红细胞/浓缩红细胞制备过程中，转移至空袋的血浆即是冰冻血浆（制备过程详见悬浮红细胞/浓缩红细胞制备）；③如血浆中红细胞混入量较多，应第 2 次重离心，离心条件宜 2 810g、10 分钟、4℃；④将离心后上清血浆转移至另一空的转移袋中，血浆按需冰冻，制备成冰冻血浆。

（三）冷沉淀凝血因子

起始血液为新鲜冰冻血浆（制备冷沉淀凝血因子的新鲜冰冻血浆，需保留两联袋结构）。

1. 离心法制备冷沉淀凝血因子　①将新鲜冰冻血浆袋放置在 2～6℃冰箱中过夜融化或者 1～6℃水浴装置中融化；②将基本融化的血浆离心，离心操作：离心条件宜 3 820g、10 分钟、4℃；③将离心后的血浆袋，垂直放入分浆夹/全自动血液成分分离机中，把上层血浆转移至空袋内，留下 40～50ml 血浆与沉淀物混合，制成冷沉淀凝血因子。

2. 虹吸法制备冷沉淀凝血因子　①将新鲜冰冻血浆袋放置在 1～6℃水浴装置中，另一空袋悬于水浴装置外，两袋之间形成一定的高度落差；②新鲜冰冻血浆开始融化后，将融化的血浆上层空气及血浆转移至空袋中，形成虹吸状态；③融化至剩下 40~50ml 血浆与沉淀物混合物，制成冷沉淀凝血因子。冷沉淀凝血因子宜在制备后 1 小时内完成速冻。

（四）去冷沉淀冰冻血浆

包括：①起始血液为制备冷沉淀凝血因子的新鲜冰冻血浆；②在制备冷沉淀凝血因子过程中，转移至空袋的血浆即是去冷沉淀冰冻血浆（制备过程详见冷沉淀凝血因子制备）；③血浆按需冰冻保存。

（五）病毒灭活冰冻血浆（亚甲蓝光化学法）

包括：①起始血液为保存期内的全血；②按无菌操作技术，在悬浮红细胞/浓缩红细胞制备过程中转移至空袋的血浆（制备过程详见悬浮红细胞/浓缩红细胞制备）中加入亚甲蓝（终浓度 1μmol/L），将血袋热合封口并检查血袋无渗漏；③放置于 2~8℃病毒灭活工作箱柜或适当容器内，用可见光源进行光照处理，血浆蛋白对紫外光有强烈的吸收作用，宜使用可见光（660nm、30 000~38 000Lux），光照时间约 30min；④光照完毕后，吸附过滤移除亚甲蓝及其副产物；⑤过滤完毕后，制备成病毒灭活冰冻血浆；⑥血浆按需冰冻保存。

四、成分血辐照

红细胞类成分血辐照起始血液为采血之日起 14 天内的全血或红悬液类，辐照后可再储存 14 天，但不超过原保存期。保存期内的血小板类成分血均可辐照，辐照后可保存至从采集算起的正常保存期限。粒细胞宜在采集后尽快辐照，辐照后宜尽快输注。冰冻解冻去甘油红细胞和血浆类成分不需辐照处理。

γ 射线辐照过程须保证该血液任一部分接受的辐照剂量不能低于 25Gray 或高于 50Gray，可使用辐照指示条用以区分已辐照和未辐照的血液及成分血。

（周源　张晰　冯国强）

参考文献

1. 杨宝成，张印则. 采供血及临床输血管理[M]. 北京：人民卫生出版社，2011：1.
2. 刘江. 输血管理[M]. 北京：人民卫生出版社，2013：3.
3. 中华人民共和国国家卫生健康委. 血站技术操作规程（2019 版）：国卫医函〔2019〕98 号[S].
4. 张兵，桂莉. 可视化浅静脉穿刺辅助设备的研究进展[J]. 医疗卫生装备，2014，35（3）：114-116.
5. 胡金敏，严嘉伟. 血管可视化技术在外周静脉穿刺中的临床应用价值[J]. 中国医学装备，2017，14（10）：137-139.
6. 李文萍，马胜利，李秀云. 以人为本的理念在无偿献血护理工作中的应用[J]. 社区医学杂志，2006，4（8）：77-78.
7. 张静，孟娟. 整体护理在无偿献血者招募和血液采集工作中的作用[J]. 临床医药文献杂志，2017，4（104）：20553-20554.
8. 赵琪. 对无偿献血者进行优质护理的效果研究[J]. 当代医药论丛，2019，24（17）：237-238.
9. 裴静，刘娟，张慧. 机采血小板献血不良反应的预防、诊断和整体护理分析[J]. 中国血栓与止血杂志，2019，4（25）：1028-1030.

第三十五章

造血干细胞采集、储存与诱导血细胞技术

造血干细胞(hemopoietic stem cell,HSC)是存在于造血组织中的一群数量稀少的始祖造血细胞,是一切功能性血细胞的源头细胞。造血干细胞的特性包括高度的自我更新能力和分化成各类成熟血细胞的潜能。人类造血干细胞始于胚龄 2~3 周的卵黄囊壁上的胚外细胞,这些细胞聚集形成血岛(blood island),成为最初的造血生发中心。这些原始造血干细胞在胚胎早期(第 2~3 个月)迁至肝、脾,然后自胚胎第 14 周开始从肝、脾迁至骨髓。出生后,骨髓逐渐成为造血干细胞的主要来源。造血干细胞在胚胎和迅速再生的骨髓中多处于增殖周期,在正常成人骨髓中,造血干细胞则多处于静止期(G_0 期)。当机体遭遇应急需求时,部分造血干细胞被动员并进而分化成熟,另一部分在分化增殖的同时自我复制更新,以维持造血干细胞的数量相对稳定。动员后的造血干细胞进一步分化发育成不同血细胞系的定向干祖细胞。这些定向干祖细胞多数处于活跃的增殖周期之中,进一步分化为各血细胞系,如红细胞系、粒细胞系、单核吞噬细胞系、巨核细胞系以及淋巴细胞系。

早在 1957 年,美国华盛顿大学 D. Thomas 首次让白血病患者接受骨髓移植,开创了人体骨髓移植治疗恶性血液系统疾病的先河。随后,他又开展了同种异基因骨髓移植,建立了一整套化疗或放疗预处理后骨髓移植技术,为此获得 1990 年诺贝尔生理学或医学奖。1961 年,Till 等首先采用脾集落形成实验在体内证实造血干细胞的存在。随后的研究证实了骨髓造血干细胞作为种子细胞可以通过移植在活体重建全部造血细胞。基于这种特征,造血干细胞已被广泛的应用于临床治疗。造血干细胞治疗已成为造血增生低下性疾病、白血病以及其他恶性肿瘤的标准而有效的治疗手段。目前,人类的造血干细胞的来源主要是骨髓、外周动员血细胞和脐带血。20 世纪八十年代末,在全球范围内相继建立骨髓库招募自愿供者。与此同时,第一例同胞 HLA 全相合的脐带血移植治疗范科尼贫血在法国巴黎取得成功。脐带血作为一种新的造血干细胞来源,受到人们的重视和关注,也让人们萌发了建立非血缘的公共脐带血库的构想。

最早开展脐带血造血干细胞实验研究的机构是美国印第安纳大学医学院的 Hal E. Broxmeyer 教授和美国纽约血液中心的 Pablo Rubinstein 教授。后者在 1989 年就提出了建立公共脐血库的构想,并于 1993 年建成世界首个人脐带血库,同年提供 2 份单位脐带血用于小儿白血病的治疗并获成功。随后,脐带血库在世界许多地方相继建立,特别是欧美和日本等发达国家。目前,全球公共脐带血库有大约 80 万份单位脐带血可供患者查询使用,分布在 45 个国家,超过 400 万份单位脐带血保存在世界大约 100 个国家的家庭库或自体库中[1]。20 世纪九十年代初,研究发现给患者或供者注射重组粒细胞集落刺激因子(G-CSF)后,可以动员骨髓中的干细胞进入外周血从而提高外周血中造血干细胞的数量,通过多次血细胞分离机采集,可便利地获得足量移植所需的外周血造血干细胞。经过二十余年的发展,至今外周血造血干细胞移植已占同种异基因移植的七成以上。

在这三种来源(骨髓、脐血、外周血动员)中,富含造血干细胞的群体可以通过表型分子的表达特征得以确认(如 CD34 阳性群)。但由于造血干细胞表达 HLA 抗原系统,在异体移植中会产生严重的排异反应。因此,充足的造血干细胞来源仍然是一个亟待解决的重大问题。近年来,随着人多能干细胞(human pluripotent stem cells,hPSCs)[包括人胚胎干细胞(human embryonic stem cells,hESCs)和人诱导性多能干细胞(human induced pluripotent stem cells,hiPSCs)]系的建立[2-3],干细胞研究得到了迅猛的发展。hPSCs 因具有无限增殖能力和多能分化潜能,有望通过定向诱导分化在体外大规模地产生造血干细胞,并结合先进的细胞和分子生物学操作手段,获得各种优化的无免疫排斥反应的造血干细胞进而广泛地应用于临床治疗。

本章介绍了最新的造血干细胞以及血细胞发生学的理论和研究进展。通过对近年来造血干细胞研

究的新进展和新的干细胞技术开发的阐述，展望衍生的新型干细胞治疗可能性。

第一节　人造血干细胞采集

一、骨髓造血干细胞的采集

骨髓采集需要在无菌层流手术室中进行，供者需要被麻醉，国外一些移植中心多采用全身麻醉，而国内的移植中心多选择硬膜外麻醉或局部麻醉。因此，首先供者必须能够耐受必要的麻醉；此外还需要考虑供者的医疗健康史[4]。自体供者与一些异体供者在前期可能需要对其骨盆进行放疗，这些处理也许会限制之后在后髂嵴部位的骨髓采集。同样，前期化疗也可能会限制骨髓腔的有核细胞的采集。对于自体供者而言，如果在骨髓腔中出现肿瘤细胞，应该禁止采集骨髓造血干细胞。

供者在体能上必须要能够承受因采集产生的大量骨髓损失，因此年纪太小的供者并不适合骨髓采集。美国国家骨髓库（NMDP）的 Be The Match 注册机构规定对骨髓供者的采集量最高为 20ml/kg。通常，采集的体积根据受者的体重不同而决定治疗所需的细胞量，但应在供者身体条件允许的采集范围，一般为 10～15ml/kg 供者体重。为了促进细胞的有效植入，有核细胞的最低剂量以受者体重计算为（2.0～3.0）$\times 10^8$/kg。在采集的中间时段，可以通过检测 TNC 数目判断所需的总体积[5]。此外，还可以检测采集中间点的 $CD34^+$或最终产品的 $CD34^+$细胞数目作为质量控制的一个指标。

不同移植中心的骨髓采集方法各不相同。一般说来，采用 11～14 号针头，全部注射器在使用前用抗凝剂冲洗，在后髂嵴进行穿刺，吸取大约 5ml 骨髓。之后，将注射器上下颠倒混匀。穿刺时避免过于用力，最大限度地防止外周血对骨髓产品的稀释。采集的骨髓被收集于含有抗凝剂及培养液的采集袋中[5]。重复以上步骤直至达到采集目标量。

骨髓采集导致的严重并发症一般比较少见。但是，也存在一些轻微的副作用，例如采集部位疼痛、乏力、失眠、恶心、眩晕及厌食症。对于大部分供者，通常在采集之后一个月内上述现象会自行消失。采集之后，骨髓供者的血红蛋白浓度常常会明显下降。一般而言，健康的骨髓供者一次能够捐献 10ml/kg（供者体重，最大量为 500ml）的骨髓而无需补充血容量，但是，当预计采集量超过上述限制时，应自采集中或采集后立即回输自体血液，以补充所损失的部分血容量[5]。因此，在采集之前，几乎所有的骨髓供者都需要保存自身的血液，并且 76%的供者会在采集期间或采集之后不久接受至少 1 个单位的血液回输。如果在采集之前或采集过程中供者需要回输异体红细胞或血小板，那么这些产品必须经过放射以去除其中白细胞对骨髓采集的干扰。

二、外周血造血干细胞的动员与采集

正常外周血中 $CD34^+$细胞仅为外周血单个核细胞的 0.01%～0.1%。为了获得足够的 $CD34^+$细胞，同时减少采集次数，需要采用药物与机采技术相结合的方法将造血干细胞从骨髓动员到外周循环后进行采集。外周血造血干细胞的采集成为造血干细胞采集最常用的方式。

采用化疗药物和/或造血生长因子，或受体拮抗剂等可以将造血干细胞动员至外周循环中。对于大部分健康的异体供者，通常仅使用造血生长因子，如 G-CSF 即可动员到数目充足的造血干细胞。G-CSF 用量约为每天一次 5～20μg/kg。经过动员的高浓度的外周血造血干细胞持续的时间会很短暂，因此，需要每天监控白细胞计数和 $CD34^+$细胞绝对计数，以便判断最佳采集时机。一般在首次使用 G-CSF 后的 3 到 4 天开始采集[6]。G-CSF 常见的副作用多数比较轻微，包括骨痛、肌痛、头痛、失眠、出汗、厌食症、发热及恶心。潜在的严重副作用非常罕见，例如脾脏破裂等。

影响动员采集效果的因素很多，除了与动员方案、采集方法和采集最佳时机等因素密切相关外，供者的年龄、医疗健康史等也是影响因素。对于部分自体供者及少数异体供者，很难动员其造血干细胞，此时可能必须使用额外的药物辅助。移植所需的理想剂量为 5×10^6 $CD34^+$/kg，但是常用的外周血造血干细胞移植的阈值为 2×10^6 $CD34^+$/kg[6]。对于自体供者，可以将化疗药物，如环磷酰胺与 G-CSF 共同使用。虽然这种方法可以提高造血干细胞数目，但是其产生的副作用，如血细胞减少及所需额外的单采次数而产生的风险可能要大于其带来的好处。然而，如果经过评估，好处大于风险，那么此种动员方法可以用于病情严重的患者。

对于动员不成功的患者，可以将普乐沙福与 G-CSF 联合使用[6]。普乐沙福阻断因子受体 CXCR4（SDF-1α），可促进造血干细胞从骨髓中释放。多个临床研究表明普乐沙福与 G-CSF 联合使用能够提高造血干细胞采集量。患有多发性骨髓瘤或淋巴瘤的患者如果动员不成功，则可以使用普乐沙福动员以便获得足够的造血干细胞。

目前大多数医院是使用机采设备采集外周血造血干细胞。常用的采集设备有美国 Baxter 公司的 CS-3000 Plus、美国 Cobe 公司的 Spectra 和德国 Fresenius 公司的 AS104。对于大部分异体供者，一到两次采集即可获得含有足够数目的造血干祖细胞。最多 20% 左右的供者会产生与采集相关的不良反应，例如枸橼酸钠中毒、恶心、乏力、高血压、低血压、过敏反应或昏厥。值得注意的是，此类不良反应对于某些需要多次采集的自体供者而言是非常有害的。因此，根据供者情况不同，可以采用大体积的单采，从而尽量减少所需的采集次数。

三、脐带血供者选择和脐带血采集

（一）脐带血供者选择

1. 脐带血供者选择原则　脐带血是指胎儿娩出，脐带扎断后残留在脐带和胎盘里的新生儿血液，它与孕妇和新生儿的血容量、血液循环无关。早在 20 世纪 30 年代，人们就已认识到脐带血可以作为一种血液来源，用于需要输血的患者。到了 20 世纪 70 年代，人们开始把它作为一种造血细胞来源，用于白血病患者化疗后的造血恢复。20 世纪 80 年代，随着人类白细胞抗原（HLA）分型技术的提高和骨髓移植技术的进步，脐带血作为一种新的造血干细胞来源，用于重建患者的造血和免疫系统。因此，理论上讲，对脐带血供者的要求原则上应和骨髓捐献者相同。

首先，捐献脐带血的供者要满足献血者健康要求。这里我们需要考虑的是孕妇和新生儿的健康情况，因为通过血液传播的某些传染病可以通过胎盘，由母亲垂直传播给新生儿。其次，脐带血作为造血干细胞进行移植，还需要考虑通过血液垂直传播的遗传性疾病筛查。特别是需要排除那些由造血干细胞及其衍生产品直接传播的异常。前者，主要针对排除通过血液传播的传染性疾病和恶性肿瘤。后者，主要关注遗传性疾病的传播危险，对任何提示可能存在的影响受者遗传基因方面的异常均应排除。对血供者的筛查，按卫生部 2001 年颁布、2011 年改版的《中华人民共和国国家标准献血者健康检查要求》（GB 18467—2011）为标准，设定必须符合的体格检查标准和血液检验等要求。而对于不同国家和地区，通过血液直接传播的遗传异常却因种族和地区的不同而差异较大。各个脐带血库可以根据自己所处的地区，对常见血液遗传病进行筛查。需要强调的是，脐带血作为造血干细胞来源，用于造血干细胞移植治疗疾病时比骨髓或动员的外周血更关注遗传性疾病的传播风险。这是因为脐带血干细胞取自于一个未确定显性遗传的个体，某些遗传病在新生儿出生时并不发病。

2. 脐带血供者选择标准　按照脐带血供者选择原则，各个脐带血库均建立各自的脐带血选择标准。这些标准通常对供者母亲的年龄、妊娠周数、母亲健康情况、家族病史及分娩史等有相关的要求，达到对将要采集的脐带血质量初筛的目的。如四川省脐带血库就制定了 11 条脐带血造血干细胞供者选择标准，具体如下：①家族中没有遗传病和先天性疾病史；②12 个月内，母亲无输血史，无性病或肝炎等传染病密切接触史，未接种活病毒疫苗；③无恶性肿瘤和慢性疾病；④无寄生虫病及各种地方病；⑤妊娠中无明显感染史；⑥非多胎妊娠；⑦34 周 < 胎龄 < 42 周；⑧新生儿健康、正常（无窒息、水肿和病理性黄疸）；⑨无其他非正常妊娠及非正常分娩（如妊娠高血压综合征、胎盘早剥、羊水浑浊及伴有胎粪等）；⑩产妇体格检查正常；⑪产妇下列实验室检查正常：HIV-1/2 抗体阴性，HBsAg 阴性，HCV 抗体阴性，梅毒血清学检测阴性，CMV-IgM 阴性。

（二）脐带血的采集

1. 脐带血采集知情同意　脐带血是产妇分娩后残留在废弃的脐带和胎盘中的血液，通常，它随胎盘一起被当作医疗废弃物处理。尽管脐带血是“废弃物”，但毕竟它出自被采集者的身体，其所有权属于被采集者。因此，进行脐带血采集前，应该遵循对当事人知情同意的原则。知情同意原则是一切医药卫生活动的基本原则。任何人以“废弃物”之名而要“变废为宝”，均应经当事人知情同意。因为脐带血被采集后，作为造血干细胞，用于白血病等患者的治疗，尽管出于至善目的，但它毕竟产生了利益关系和问题，所以理应让当事人知情同意。这是他们的基本权利，应该受到尊重和维护。

知情同意应该包括以下内容：必须向供者说明脐带血采集的目的，脐带血可能的用途；对脐带血供者的健康要求，采集可能对母亲或婴儿造成的不适或风险；相关的预防和处理措施；脐带血采集的医学和伦理学方面的问题与事项，包括母亲有权利拒绝，而不受到任何歧视条款；脐带血采集的费用和补偿；有可能将部分采集的脐带血用于科研；对不符合入库的脐带血可能废弃以及脐带血库的相关工作人员必须对母亲（父亲）及婴儿资料保密等。

通常情况下，脐带血库需要在婴儿出生前后 7 天这段时间内获得母亲的外周血样本，用于传染病检测、HLA 定型和其他确认实验。知情同意书上应有母亲的签名和长期联系方式，以便于日后对脐带血供者进行定期或不定期的医学随访，保证非血缘脐带血移植的安全和有效。捐献脐带血是供者完全自愿行为,不应受到任何外来的强制或不正当的引诱。贯彻知情同意原则,就是尊重捐献者的自主性,也是保证脐带血血液安全的基础。

2. 脐带血采集方法介绍　目前,脐带血采集方法根据采集时间的不同,可以分成两类。一类是绝大多数脐带血库采纳的在孕妇分娩的第三产程进行脐带血采集;另一类是在胎盘娩出后进行的脐带血采集。一般认为第三产程脐带血采集只能在低危险的分娩时进行,在产妇或新生儿发生异常情况时,以挽救患者为主,停止采集脐带血。在胎盘娩出前脐带血采集时,必须有安全措施确保产妇和新生儿的安全,不得因增加脐带血采集量而改变分娩过程。胎盘娩出前脐带血采集仅限于单胞胎顺产分娩或剖宫产时进行。尽管第三产程采集有诸多限制,但多数脐带血库认为在采集之前,只有少量血块损失,可以采到残留在胎盘内更多的脐带血。而在分娩过程中,胎盘会变得不平或被挤压成碎片,而损失更多的血液。胎盘娩出后采集脐带血,对产妇和新生儿没有任何危险,只是脐带血采集前可能会有更多的血块形成,使采集量降低。也有研究者尝试将两种方法相结合,以获取较标准的宫内采集法,提高了20%的造血干细胞[7]。

3. 脐带结扎最佳时间　长期以来,对于胎儿分娩以后脐带结扎的最佳时间在学术界无定论。近年来,随着研究深入,晚断脐已成为产科医师共识。在WHO发布指南中,由于对胎儿以及产妇在减少分娩过程风险及营养支撑方面的好处,推荐在生产过程中采用晚断脐(1~3分钟)的操作。而断脐时间过晚对于脐带血采集来说,必然会影响到脐带血采集的体积和造血干细胞数量。如何在晚断脐和脐带血采集量二者之间平衡,是近年来多数脐带血库关注的问题。丹麦国家脐血库的研究人员比较了早断脐(小于15秒)和晚断脐(60秒)的操作对脐带血采集的影响[8];结果显示,晚断脐组脐带血体积有小幅下降(8ml),但是有核细胞计数方面差异没有统计学意义。作者认为在60秒钟断脐,既能够满足对胎儿和母亲的健康需求,又能够保证高质量脐带血的采集。

脐带血采集必须按照标准操作规程执行。制定脐带血采集标准操作规程的目的是在保证产妇及新生儿的安全和产程顺利进行的前提下,获得高的采集量和低的污染率。因此,所有参与脐带血采集的医师、护士、助产士和脐带血库的相关工作人员都应接受采集知识和技术培训,合格后方能上岗采集脐带血。所有的标准操作规程都强调采用无菌技术来完成。不得为增加采集脐带血量而任意改变分娩过程。采集脐带血过程中,必须以确保母亲和胎儿安全为前提。

(刘利　游敏)

第二节　人造血干细胞产品的处理和评价

一、人造血干细胞产品处理

(一) 骨髓与外周血造血干细胞的处理

造血干细胞的处理分为:以离心为基础的常规方法与采用多种技术的特殊处理方法。常规方法包括减少体积(减容)、去除红细胞(去红)、白膜层处理、复苏或洗涤,以及过滤。

对于次要ABO血型不合的异体骨髓或外周血移植,为了减少不相容的血浆量以及防止未成年患者及肾病或心脏病患者出现体液平衡问题,往往采用减容的处理方法。为了节约储存空间或达到最佳细胞浓度也可采用减容。

通常情况下,需要加入沉降剂(例如羟乙基淀粉)以去除红细胞。针对主要ABO血型不合的异体骨髓造血干细胞移植及其他植入异体红细胞抗原(例如Kell、Kidd)的情况,这些沉降剂可以预防溶血性输血不良反应。冻存之前去红也可以在回输时减少裂解的红细胞碎片及血红蛋白,这一点对于肾功能不全的患者十分重要。去除红细胞同时也可以节约有限的储存空间。由于单采机可以高效采集单个核细胞,其中只含有极其少量的红细胞,因此一般情况下,外周血来源的造血干细胞不需要去除红细胞。

使用单采机或细胞清洗装置,通过离心及收集白细胞成分可以将骨髓中的白膜层进行浓缩。如果对于单采机或细胞清洗装置而言,产品体积过小,则可以采用手动离心的方式。白膜层处理常用于减少产品的冻存体积或作为红细胞去除的一种方法。

无论何种细胞来源,所有造血干细胞的复苏方法都基本相同。虽然方法相对简单,但是由于深低温冻存的冷冻袋十分脆弱,非常容易破损,因此在细胞复温时必须要小心操作。复温前,首先要确认产品的所有信息正确及冻存袋的完整[9]。之后,将产品放置于一个干净或无菌的保护袋中,将其浸入37℃水浴中。轻柔的揉捻可以加速细胞复温的过程,从而防止产品的再结晶造成细胞损伤或死亡。如果冻存袋破裂,立刻使用止血钳防止进一步的细胞损失。并且保护袋的使用可以将产品最大限度地保留下来。

洗涤造血干细胞可以去除裂解的红细胞、血红蛋白以及冻存保护剂[二甲基亚砜(DMSO)]。简单说来,产品复温之后,加入洗涤溶液(例如10%右旋糖酐及5%人血白蛋白),全部转移至转移袋中离心,去除上清液之后再将细胞重悬。很多实验室采用两次离心法,一次离心之后除去上清液,将上清液再次离心,合并两次离心之后的细胞成分。这种方法可以最大限度地保证细胞的回收率。

骨髓采集之后常常会被过滤以除去骨针、骨料及残渣。目前在回输造血干细胞时,细胞处理实验室或移植中心在经过验证之后可以自行决定是否使用标准血液过滤器(>170μm)[4]。

和常规处理方法相比,采用特殊的细胞处理方法可以获得更好的产品纯度与效力。这些方法在使用时还需要一些特殊的试剂与设备。下面简要介绍一下此类方法。

1. 淘析　逆流式离心淘析技术是通过细胞介质溶液的流力与细胞所受离心力之间相互作用而分离细胞的一种技术。这种技术基于不同细胞的大小及密度。将细胞放置于特殊的离心室中,离心室为锥形,其定点指向细胞沉降方向。细胞悬浮于以向心方向连续流动的介质溶液中,同时受到离心力的作用。当向外的离心力与向心的流力达到平衡时,细胞将根据各自的沉降速率达到其平衡位置。在造血干细胞移植时,人们曾使用这一技术分离T细胞。近些年,在制造树突状细胞疫苗时,利用此技术进行单个核细胞的富集。

2. 细胞分选系统　免疫磁性细胞分选系统采用单克隆抗体技术,把细胞用超级顺磁性的微型磁珠特异性地标记,之后,细胞通过一个放在强而稳定磁场中的分选柱。被磁性标记的细胞滞留在柱中而未被标记的细胞则被筛选出来。当分选柱移出磁场后,滞留柱内的磁性标记细胞可以被洗脱出来,由此可获得标记与未标记的两组细胞。免疫磁性细胞分选法分为正选法(磁珠结合的细胞就是所要分离获得的细胞)和负选法(磁珠结合不需要的细胞,游离于上清液的细胞为所需细胞)。此方法现在被广泛用于细胞耗竭或细胞富集。

(二)脐带血造血干细胞产品的处理

脐带血因含有丰富的造血干/祖细胞而被长期保存,用于造血干细胞移植治疗各种疾病。早期的脐带血库保存全血,结果发现所占的储存空间较大,患者使用时其冻存保护剂的主要成分DMSO的量也易引起输注副反应。因此,从产科医院采集回库的脐带血,先经过脐带血制备,去除多余的红细胞和血浆,尽可能多地保留单位脐带血中的单个核细胞,造血干/祖细胞存在于单个核细胞中。脐带血制备的一个重要原则就是要简单而有效。一般的分离方法都基于离心的操作,细胞组分分离后减少红细胞和血浆的体积,包括开放或封闭的系统,倒置或正立离心,添加各种不同的介质帮助分离。涉及的介质包括明胶、Ficoll、percoll、羟乙基淀粉(HES)和dextran。脐带血库多采用封闭系统和羟乙基淀粉(HES)、dextran作为分离介质,倒置或正相离心均有采纳。目前,传统的手工分离方法基本上都是采用1995年纽约脐血库的分离原理进行脐带血制备。红细胞去除是通过0.9%的羟乙基淀粉(HES)沉降红细胞后,低速离心加强沉降而达到目的[9]。红细胞去除后,再通过二次离心排出多余的血浆。整个分离过程在封闭的三联袋中进行。下面是在纽约脐血库的方法的基础上略微改变的方法:①按照单位脐带血的体积加入1/5HES;②90×g离心6分钟,不用刹车;③将富含白细胞的血浆层挤入第二袋中;④将获得的富含白细胞的血浆层450×g离心10分钟;⑤将少白细胞血浆层挤入第三个浆袋中,第二袋中保留大约20~23ml的富含白细胞的血浆层,即为终产品。

由于脐带血有核细胞非常宝贵,制备过程中应最大可能提高其回收率,通常以有核细胞(TNC)的回收率作为回收效果的评价指标。加拿大Alberta脐血库的研究人员尝试用两次提取白膜层的方式提高TNC回收率,获得成功[10]。由于有核细胞的损失主要在第一次离心后,部分有核细胞被混入红细胞层中,于是再次对红细胞层进行低速离心提取出混入的有核细胞,可将有核细胞回收率明显提升。另外,该脐血库还得出不同体积相适应的最佳低速离心的时间,CT=7.72L-29.74,CT为离心时间,L为脐带血体积(含抗凝剂)的自然对数。

近年来,根据脐带血制备的原理,市场上出现了半自动或者全自动的脐带血分离的仪器。早期,Baxter Healthcare推出半自动封闭式血液分离仪Optipress Ⅱ,这款仪器主要是应用在血站系统,用于外周血成分的分离,但是也通过实验证实同样适用于脐带血的制备。在3 000~3 500g离心力的作用下血液分层,然后放置在OptipressⅡ仪器上,一次完成红细胞和血浆的分离,体积减少到一致的冻存体积。随着技术的发展,全自动封闭式的脐带血分离系统被引入脐带血库,主流有Thermogenesis公司生产的AutoXPress(AXP)系统和Biosafe公司生产的Sepax系统。两款仪器均获得了美国FDA的批准,均运用光学的原理探测白膜层,利用瓣膜控制脐带血不同成分的分离,分离过程中均使用一次性耗材。Sepax系统由一个离心装置和一个电脑控制的活塞装置构成，离心过程中，装入脐带血的分离袋以纵向中轴为旋转轴旋转，红细胞沉降进入外层，血浆层进入靠近离心中轴的中央层。分层结束后，在轻离心的状态下，活塞上抬，在光学感应器和可调阀门的控制下，依次将不同组分分离、放入不同的收集袋中。有文献报道[11]，Sepax 系统制备脐带血 TNC 的平均回收率为 84.2%（80%～87%），CD34 的回收率 86%，血细胞比容在 36%～45%之间。这些结果与传统手工分离方法相当。而 AXP 系统则需要配合落地式离心机使用，使用 6 个 AXP 设备可以同时在一个离心机上处理 6 份脐带血。其工作原理同样是通过重离心使脐带血进行分层，然后轻离心的条件下，利用光学敏感器的控制瓣膜的转动，将不同组分放入不同的收集袋中。两款仪器均宣称不需要使用 HES 同样可以达到较好的分离效果。

也有学者探索离心力以外的分离方法，例如日本 N. Sato 等发明了一种无纺聚酯纤维的膜过滤系统（Effic CB）。在重力的作用下，脐带血细胞黏附在纤维层中，然后再使用生理盐水或者羟乙基淀粉进行多次的反向洗涤，使细胞进入收集袋中。Effic CB 膜过滤系统在有核细胞及干细胞回收、红细胞去除等方面均和传统 HES 法、Sepax 自动分离系统没有显著差异，为脐带血造血干细胞的分离提供了一种新的思路。

值得注意的是，印第安纳大学的学者 Mantel 等在一项研究中指出，由于采集和制备脐带血的环境与体内真实环境的差异，长期以来我们可能低估了脐带血或者骨髓中的造血干细胞含量[12]。结果显示，低氧（3%）条件下采集的鼠骨髓中造血干细胞含量是正常氧浓度情况的 5 倍，而人脐带血造血干细胞的低氧条件下处理同样可以获得正常氧浓度条件下的 3 倍造血干细胞，而且相应地显示了更好的植入效果。作者进一步阐明离体氧刺激（EPHOSS）引起线粒体通透性改变（MPTP），进而增加了活性氧自由基（ROS）的产生，细胞内产生一系列信号引起细胞分化。作者发现环孢素 A（CsA），一款用于移植后 GVHD 治疗的免疫抑制剂，通过抑制 MPTP 通路可以在正常氧浓度下抵消氧刺激的影响，获得低氧条件下相当的造血干细胞数量。造血干细胞数量有限一直是脐带血移植应用的短板，而此研究的发现对脐带血采集制备环节的操作有较好的提示，为提高脐带血中造血干细胞数量，促进其临床应用提供了指导意义。在另外一项法国的研究中，作者设计了一种脐带血采集套件，采用非透气性的采集袋以保证采集后持续低氧状态，同时袋中加入细胞保护液。结果显示此采集后脐带血在套件中，4℃保存 3 天的移植物比常规保存（透气袋，无保护液）1 天具有更好的功能。

二、人造血干细胞产品评价

（一）病原微生物检测

人造血干细胞产品无论自体使用还是异体使用，都需要评价其安全性和有效性。对于自体干细胞产品，安全性评价主要集中在无菌检测上。关注在采集、制备、冻存、复苏及运输过程中是否有细菌、真菌、支原体、内毒素和外膜病毒等的污染，确保造血干细胞产品的安全。无菌试验主要针对具有临床意义的细菌和真菌的检测，通常要求对制备后、冻存前的样本进行上述检测。检测尽可能用少量造血干细胞产品，因此某些情况下采用儿童培养瓶培养。细菌培养包括需氧和厌氧两类。理论上讲，凡是对造血干细胞产品进行了操作，都应在操作结束之后取样进行培养。一般来讲，造血干细胞产品采集结束和制备后、冻存前应取样培养；如果冻存的产品输注前进行洗涤或分选，也应取样进行培养。对于异体使用来说，除了上述无菌检测外，还需要排除通过血液传播的传染病和遗传病，特别是 AIDS、乙型肝炎、丙型肝炎和梅毒等，有的国家加上了对 HTLV1 的检查。考虑到 CMV、EB 对移植的影响，不同的移植中心还增加检测 CMV 和 EB。对于脐带血造血干细胞产品来讲，由于来自一个未确定显性遗传的个体，因此还需要对通过血液垂直传播的遗传性疾病进行筛查。不同的国家和地区筛查的疾病种类偏重不同，但血红蛋白病筛查是所有脐带血库都要求的。卫生部 2001 年颁布的《脐带血造血干细胞库技术规范（试行）》中要求传染性疾病的检测包括常规输血前 4 项检测，即 HIV-1、HIV-2 抗体、HBsAg、HCV 抗体、梅毒血清学检测。国内部分脐带血库增加了 HBcAb 和 CMV-IgM 抗体检测。由于考虑到病毒感染存在检测的窗口期，所以 FDA、AABB 和 NetCord-FACT 等机构要求增加 HIV、HCV 的核酸检测和 HIV P24 抗原检测。国家卫生和计划生育委员会 2015 年也推荐各脐血库增加 HBV、HCV 和 HIV 的核酸检测。关于血红蛋白病的筛查有多种方法，如血红蛋白电泳、血细胞分析、红细胞脆性试验、PCR 检测等。目前，国内多数脐血库采用血红蛋白电泳对供者进行初筛。卫生部在 2001 年颁布的《脐带血造血干细胞库技术规范（试行）》中特别提到“用于无血缘关系和有血缘关系移植的异基因脐带血，如果供者有血红蛋白病家族史或属于血红蛋白病高发的种族人群，还必须进行血红蛋白电泳检验”。我国也有部分脐血库在异基因脐带血移植发放前增加检测脐带血样本的地中海贫血基因携带情况。

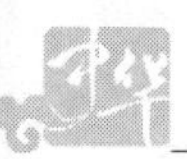

（二）CD34⁺细胞绝对计数

绝大多数的采集中心和移植中心都通过流式细胞仪检测造血干细胞供者或产品中 $CD34^+$细胞的数量来评价动员是否成功，确定采集时机和采集是否足够等。脐带血库也采用流式细胞仪检测脐带血中 $CD34^+$细胞数来评价产品。通常情况下，根据设门圈定目标细胞群的策略不同，分为 Milan 方案，ISHAGE 方案和 SIHON 方案。其中，ISHAGE 方案是 1994 年由 Sutherland 等提出，1996 年被国际血液治疗与移植工程组织（ISHAGE）干细胞计数委员会所采纳。在 1998 年，Keeney 等改进了先前的 ISHAGE 方案，改进的方案只用一台流式细胞仪测定 $CD34^+$细胞绝对计数，通过内含或加入已知数量的荧光微球作为内参而达到目的的。目前，ISHAGE 方案广泛应用于造血干细胞移植产品评价中。近年来，美国 FDA、AABB 等强调检测具有活性的 $CD34^+$细胞数，所以现在推出的 $CD34^+$细胞计数试剂盒包括 CD45-FITC/CD34-PE、已知浓度的荧光微球、溶血素和活性染料 7-ADD。该试剂盒可以区分造血干细胞产品中活的 CD34 细胞、凋亡的细胞和坏死的细胞。常用的试剂盒是 Beckman Coulter 公司的 Stem-Kit 和 Beckton Dickinson 公司的 Stem Cell Enumeration Kit（SCE）。Stem-Kit 法的原理是基于 ISHAGE 方案的 CD34/CD45 双色分析。根据血液样本中各类细胞表达 CD45 的强弱不同和细胞内所含的颗粒密度不同，采用 CD45/SSC 设门，将干/祖细胞、淋巴细胞、单核细胞、中性粒细胞、红系细胞和细胞碎片清楚地区分开；而根据 7-AAD 的染色可选取活细胞。SCE 试剂盒是对 1994 年推出的 ProCOUNT 试剂盒的改进升级。其原理和 Stem-Kit 的相同。这两种方法在试剂上的明显差别在于 Stem-kit 法是实验时加入已知浓度的液体微球（stem-count fluorosphere）作为内参，而 SCE 法是采用了预先加入有已知准确数量的标准荧光微球的 Trucount 绝对计数管做定量分析。前者可能会因加入液体微球操作的误差导致绝对计数的偏差，后者采用的是每微升样本中已知数量的参照微球，使细胞的绝对计数与流式细胞仪上获取的细胞量无关，相对而言，结果更可靠些。由于使用的流式细胞仪机型不同，采用的设门策略不同，不同的脐带血库和移植中心 $CD34^+$细胞绝对计数结果存在一定偏差，需要将检测进一步标准化。

除流式检测以外，近来又有尝试使用非流式平台对 $CD34^+$细胞进行计数。其中一个来自韩国的报道使用了一种荧光细胞计数仪（ADAMII）对活的 $CD34^+$和 $CD45^+$细胞进行计数[13]。其细胞的荧光标记原理和流式类似，也包括了荧光标记的 CD34、CD45 抗体，死活细胞鉴定染料以及裂红试剂。特点是使用了低造价与操作简单的细胞计数仪来检测荧光标记的细胞。使用动员外周血样品和白细胞采集样品，这种计数仪取得的结果和利用 FACSCanto Ⅱ或 FACSAria Ⅱ流式细胞仪（使用 SCE Kit）得到的结果有很好的相关性。另一个报道来自荷兰，使用的仪器是 Sysmex XN 系列的血液分析仪[14]。该方法使用了 XN 专用荧光染液，利用了细胞膜的通透性、细胞的大小、细胞内的复杂程度等对荧光强度的影响来识别干细胞，具有快速、简便与低成本等特点。这种方法得到的干细胞计数虽然和传统的流式方法得到的 $CD34^+$计数相关性较强，但是其结果本身并不能直接辨别干细胞的表面标记是否是 CD34。另由于这项研究使用的是外周血，其结论是否适用于脐带血等其他来源的干细胞还有待更多的验证。

（三）细胞活性检测

大多数的移植中心和脐带血库均能采用锥虫蓝染色法评价造血干细胞的细胞活性。锥虫蓝染色法的原理是：细胞损伤或死亡时，锥虫蓝可穿透变性的细胞膜，与解体的 DNA 结合，使其着色为蓝色；而活细胞能阻止锥虫蓝进入细胞内，借此可鉴别死细胞和活细胞。具体操作是：用生理盐水将检测样品稀释至 106 细胞/ml。再用移液器取 180μl 稀释后样品移入 5ml 离心管内，加 20μl 0.4%锥虫蓝液，混匀。吸取少量混匀液涂片，并在 3 分钟内于显微镜下分别计数活细胞和死细胞，算出活细胞率。锥虫蓝染色只能指示总有核细胞的死亡，不能区分细胞亚群。而且，凋亡的细胞也不能被锥虫蓝染色检测到。因此，越来越多的脐带血库和临床移植中心认为，锥虫蓝染色测得的细胞活性，对于造血干细胞产品的评价没有太大的价值。

近年来，更多的移植中心和脐带血库采用 7 氨基放线菌素 D 染色（7-aminoactinomycin D staining）以提供单位脐带血所含的准确的活细胞剂量，通常与单平台流式 $CD34^+$细胞计数相结合，获得活有核细胞数和活 $CD34^+$细胞数。像 7-AAD 染色这种更具有重现性的技术，它能鉴定死细胞和凋亡的细胞，在不同细胞亚群（$CD45^+$细胞、$CD34^+$细胞、单个核细胞、多个核白细胞）的活性测定方面，有其优势。其原理是：7-AAD 是一种核酸染料，它不能通过正常细胞膜。随着细胞凋亡/死亡过程推进，细胞膜对 7-AAD 的通透性逐渐增加，7-AAD 进入细胞核内，与 DNA 结合，在合适波长激发光的激发下发出明亮的红色荧光，将细胞分为 3 群：7-AAD 染色强阳性为死细胞，7-AAD 染色弱阳性为凋亡细胞，7-AAD 染色阴性为正常活细胞。应该重视的是如果对冻存的造血干细胞产品进行活性检定，连接在大袋上的小辫或一起冻存的小管由于降温速率存在差异，获得的小样细胞活性可能会略低。因此，从冻存小样获得的细胞活性结果只能作为大袋产品的一个基本估算。另外在7-AAD染色后，应该尽量立即检测，避免等过久放置使得凋亡/死亡的细胞组分增加。

（四）体外造血祖细胞功能测定

造血干/祖细胞体外增殖分化的潜能直接与输入患者体内重建其造血与免疫功能相关，是目前公认的造血干细胞移植植入强相关体外检测指标。造血祖细胞体外增殖分化的潜能主要通过造血祖细胞在半固体甲基纤维素培养基中集落形成单位进行评价。集落形成细胞（colony forming cell，CFC）检测属于短期体外检测（7～10天），原理是造血祖细胞可在集落刺激因子的作用下，利用半固体黏性介质（甲基纤维素或琼脂）培养形成单个细胞产生的固定集落，每个集落称为一个集落形成单位（colony forming unit，CFU）。在不同的集落刺激因子的作用下，造血细胞可形成显微镜下可辨认的各系细胞，如CFU-G、CFU-GM、CFU-GEMM和CFU-E等。根据试验的目的，可以报道单个谱系的集落数，也可以报道包括所有谱系的集落总数。另外Castillo等人对于冻存后复苏的样品，结合冻存前的CD34$^+$计数，计算出复苏后的集落数与冻存前CD34$^+$细胞数的比值，称为ECLONE值，可以作为移植能力/活力的一种参考值[15]。值得注意的是，CFC检测所识别的造血祖细胞是粒-红系的，而不是B淋巴细胞系或T淋巴细胞系的。

由于CFC检测目前没有统一的标准，影响其最后结果的因素较多，不同机构的检测结果难以统一与比较。为了提高不同脐带血库与移植中心在CFC检测数据上的可比性，使用相同的试剂与操作显然是必要的。为此目的，使用商业化的检测试剂盒或许是一种较为简单的方案。试剂盒可以使CFC的检测在培养基质、培养基、细胞因子、培养的容器等方面做到统一。使用自动化的集落计数仪器或软件，也可以减少人为因素的干扰。

尽管CFC检测在不同的脐带血库和移植中心存在较大的检测差异，但临床移植结果表明，复苏的造血干/祖细胞产品如果缺乏CFC生长或CFC生长不好均与移植结局较差相关。特别是对于长期低温保存的单位脐带血而言，CFC检测联合CD34含量测定能够给临床医师提供更多的产品功能信息。多数脐带血库发放单位脐带血之前，均需复苏单位脐带血大袋上的小辫或冻存小管进行CFC检测，如果检测结果显示没有CFU生长，则该份单位脐带血不能发放。除了上述CFC短期体外检测外，在有基质细胞层支持的长期培养中，起始细胞测定能够提供造血干细胞产品更多的功能信息，但这一实验耗时2个月。

实际上，和CD34的流式检测相比，CFC检测耗时较长的特性妨碍了将其检测结果直接用于指导造血干细胞移植的应用，近年来便有了探索其他更快速的功能检测来替代CFC检测。

ALDHBr检测是这方面探索中得出的一种方法，它利用了造血干细胞中乙醛脱氢酶（ALDH）的活性较高，使用特定ALDH的荧光标记底物，可以得到明亮的荧光标记的干细胞（ALDHBr），足以区分ALDH活性低的细胞。在2016年Shoulars等人发表了这种方法比较完整的报道，其方法整合了STEMCELL Technologies公司出品的ALDHBr检测试剂盒（Aldecount）[16]。具体操作上，对解冻的血样首先分步用右旋糖酐-白蛋白溶液稀释，然后使用Aldecount缓冲液洗涤与重悬；荧光标记的底物（BAAA）与受试细胞混合后，一部分细胞会被转移到有底物竞争性抑制剂（DEAB）的管中作为阴性对照；保温孵育后的反应体系需要置于4℃，然后未加抑制剂的细胞再和荧光标记的抗CD45、抗CD34、抗CD235a以及7-AAD共同孵育直至用流式细胞仪检测。数据分析时，首先使用SCC与FSC设门去掉细胞碎片与聚团，再利用7-AAD与CD235阳性一步去掉死细胞与红细胞（因为7-AAD和抗CD235a标记的荧光在同一个通道）；在这个选择后再由SCC与CD45选择CD45$^+$的群体，从中选择CD34$^+$的亚群，最后参考阴性对照从CD34$^+$的群体中检出ALDHBr的数量。从流式细胞仪产生的数据中可以得到多种指标，例如CD45$^+$和CD34$^+$的活率，CD34$^+$占活的CD45$^+$的百分比等。造血干细胞的活力可以用ALDHBr占活的CD45$^+$的百分比来指示。通过对接近4 000个样品的分析，Shoulars等发现ALDHBr占活的CD45$^+$的百分比和集落形成试验的结果（CFU的总数）有较大的相关性，明显大于CD34$^+$占活的CD45$^+$的百分比与CFU总数的相关性。这个结果提示ALDHBr检测得到的干细胞活力比CD34$^+$能更好地反映造血干细胞的功能。值得注意的是研究中使用集落形成试验得到的CFU数目是指从一定数量的CD45$^+$细胞得到的集落总数。

另一个探索的方向是在2019年由Simard等报道了使用IL-3刺激样品后检测产生了磷酸化的STAT5来计数造血干细胞[17]。该检测是基于在集落形成试验中，IL-3刺激对干细胞的生长是不可少的，并且IL-3引发的在JAK/STAT通路上的信号传递会引起STAT5

磷酸化。这种磷酸化在造血干细胞的生长与移植中也是必须的。因此在IL-3刺激后，造血干细胞会发生STAT5的磷酸化，这间接反映了干细胞的增殖功能，可以指示干细胞的活力。在其操作中，复苏的血样需要先加IMDM培养基在96孔板中培养45分钟，然后使用终浓度为100ng/ml的IL-3进行刺激，每个样品还需要一个不进行刺激的对照。孵育后的细胞悬液会被转移到流式管中进行固定与破膜，接着和抗CD45-FITC、抗CD34-PE以及抗pY694-STAT5-Alexa Fluor 647共同孵育。孵育在4℃进行，需要过夜。这样制备的样品可以使用流式细胞仪进行分析。流式数据分析时门的设立在分出$CD34^+$/CD45 low的细胞亚群这一部分和ISHAGE指导原则一致。在这群细胞中，利用未被IL-3刺激的对照，可以确定被IL-3刺激的对应样品中有多少发生了STAT5磷酸化，表示为能被IL-3刺激的$CD34^+$/CD45 low细胞的百分比。按照此百分比估计的CFU数目和对应的实际集落形成试验得到的CFU数目的线性相关性较高（$r=0.91$）。在这里，集落形成试验的CFU数是基于一定数量的$CD34^+$细胞。根据10个脐带血样品衍生出的30个数据，Simard等把55%定为判断样品活力是否达标的标准值（cutoff值），并判定这种方法的特异度和灵敏度都达到了100%。目前看来，这个方法的实际效果还需要更多数据支持。

由于方法中涉及细胞在不同容器间的转移，且有多步离心去上清液体的操作，细胞的损失不可避免，因此对样品中的$CD45^+$和$CD34^+$的绝对计数不可靠。由于细胞在检测制备中经历了固定/破膜，如果要鉴定起始样品中细胞的死活或活性则一般需要在固定/破膜前使用不同于7-AAD的特殊染料。最后操作中的孵育过夜使得该方法比起ALDHBr检测增加了检测的时间。

（陈强　赖真阳）

第三节　人造血干细胞产品的储存与运输

一、人造血干细胞产品储存

（一）骨髓或外周血造血干细胞产品的储存

在骨髓移植或外周血自体或异体移植之前，造血干细胞产品往往需要被储存数周甚至数年，因此细胞冻存成为必不可少的环节。大多数细胞处理实验室使用终浓度为10%的二甲基亚砜（DMSO）作为冻存保护剂的主要成分。二甲基亚砜是一种重要的渗透型细胞保护剂，它能够快速穿透细胞膜进入细胞中，降低冰点、延缓冻存过程，同时提高细胞内离子浓度，减少细胞内冰晶的形成，从而减少细胞损伤。一些实验室加入羟乙基淀粉（HES）以降低DMSO的浓度（例如，5% DMSO与6% HES）。羟乙基淀粉是一种大分子非通透性细胞保护剂。这种高分子量聚合物可以防止细胞外部形成结晶，延缓冰晶的形成。

造血干细胞的冻存可以采用程控降温冻存法，也可以采用-80℃低温冻存法。前者腔体温度和样本温度差距小，降温控制更精准，现今临床机构多采用程控降温法冻存细胞。一般来说，将造血干细胞产品放置于箱体内，初始降温速度为1℃/min的速度降至-45℃，然后以5℃/min的速度降至-110℃，转入液氮中保存。程控降温采用电脑设定的程序精确控制冷冻的速率与合理的温度梯度，保证了细胞在冻存过程中不会因为降温速度波动而引起细胞不稳定，降低了降温对细胞的损伤。不同机构间程序设定会略有不同。

不论是程控降温冻存还是非程控降温冻存，造血干细胞产品都需要被转移至液氮中长期保存[4]。目前，越来越多的实验室将造血干细胞产品保存在气相液氮中（<-150℃）。

（二）脐带血造血干细胞产品的储存

单位脐带血冻存与骨髓或动员的外周血冻存相似，均是希望对造血干/祖细胞有最好的保护。因此，10%的DMSO溶液是针对有核细胞，特别是不成熟的干/祖细胞最好的保护剂。目前，大多数的脐带血库均采用含有55%（w/v）DMSO和5% Dextran40的冻存保护剂按1∶4的比例加入制备好的单位脐带血悬液中，终浓度为10%的DMSO和1%的Dextran40。因为DMSO在稀释过程中会释放大量的热能，所以冻存保护液加入脐带血中需要采取一些措施吸收DMSO释放的能量，避免对细胞的损伤。通常是在冻存袋外面加一“冷包”（0~4℃），并在加入过程中保持匀速摇动。冻存保护剂加好之后，就是程序降温的过程。细胞在冷冻过程中，会因为过快或过慢的降温速率导致损伤。利用程序降温仪，可以较好地控制细胞的降温速率。大量的实践表明单位脐带血最佳的降温速率是每分钟降1~2℃，当温度达到-25℃时，降温速率可以提高至每分钟降5℃，降至-80℃以下，细胞活性受到的损伤较小，就可直接转入液氮中长期保存。

近30年脐带血库的发展，广泛采纳的冻存技术有2种。一种是利用程序降温仪批量冻存单位脐带血，然后转入液氮储存罐中长期保存，这也是目前国内多数脐带血库采用的技术。因为一次程序降温涉及多份脐带血样本，所以如果每一份脐带血样本的体积不同，细胞组成存在差异，理论上讲统一的降温速率可能对某些单位脐带血更合适，而另一些次之，最终冻存效果存在差异。因此，多数脐带血库都控制单位脐带血最终冻存的体积一致，如 25ml。并对每毫升所含的有核细胞数做出限制，如纽约脐血库要求有核细胞浓度安全值小于 2×10^{8}/ml。有研究者通过温度记录仪同步跟踪样本温度发现，当温度降到-6℃附近时，样品温度会突然出现 1～4℃的回升，随后温度下降缓慢，直至(-12±2)℃时，温度下降才恢复正常[18]。这一阶段可能是细胞内结冰形成释放潜热的时间，也是造血细胞产品由液态转变成固态的相变时间，需要调节程控降温速率，以吸收产品相变释放的热量，使实际降温速率仍然保持在每分钟降 1～2℃。

另一种是全自动化的生物档案保存系统，集程序降温、长期储存和资料备份等功能于一体，由计算机控制，机械手操作，每一份脐带血单独程序降温，直接存放到长期保存的位置上。例如美国 Thermogenesis 公司出品的 BioArchive 系统就是这类自动化仪器，一个 BioArchive 系统罐可以储存 3 626 份单位脐带血；该系统的主要优点包括：①采用条形码自动识别，保证了每份脐带血存取时的唯一性；②计算机的自动储存和备份功能，保证了脐带血资料的安全和完整；③每一份脐带血单独进行程序降温，能够最大程度地优化样品降温速率；④程序降温结束后，机械手直接将脐带血放置在长期保存的位置，避免了单位脐带血转罐及随提架移动可能瞬时暴露在常温下的机会，这种瞬时暴露可能导致 200℃的温度变化。2004 年纽约脐带血库的一项回顾性研究表明，使用 BioArchive 生物档案系统与传统冻存方法相比，能获得更好的活 TNC 回收率(88.0%±1.0%比 81.8%±0.7%)。

二、人造血干细胞产品运输

(一) 骨髓或外周血造血干细胞产品的运输

为了使造血干细胞产品安全的运达，必须考虑三个重要的问题：产品的完整性、运输人员的安全以及相关法律法规。同时还需要根据产品的种类(新鲜产品或冻存产品)和路程的远近决定运输的条件。

在运输过程中，造血干细胞产品必须被放置于防止泄漏的储运容器中。之前必须验证在特定运输时间长度内，针对特定的细胞治疗产品，此储运容器可保持的温度范围[4]。验证之后，实验室可以设定温度范围(例如，对于冻存的脐带血，温度为<-150℃)。对于新鲜的产品，多项研究表明运输温度在 2～8℃可以更有效的保证 $CD34^{+}$ 细胞的活性，尤其在运输时间介于 24～72 小时的情况下，保持这个温度范围就更加重要[19]。

冻存产品需要采用液氮气相运输罐进行运输。当正确灌充液氮后，气相液氮在罐内形成并可以维持罐内温度<-150℃大约两周时间。其间，必须对罐内温度进行不间断地连续监控。并且在运输过程中，要对罐体及外部容器进行正确标记。此外，不同的运输方式(例如空运或陆路运输)要符合当地的法律法规。如果进行国际运输，则必须符合相关的国际标准与规定。产品严禁经过 X 光检查。产品相关的所有记录与文件必须伴随在整个运输过程中[4]。

(二) 脐带血造血干细胞产品的运输

液态脐带血的运输主要指脐带血从产科医院采集后，运送到各个脐血库的过程。在这个过程中，需要保证单位脐带血的完整性、细胞功能和捐献者个人信息的安全。因此，对运送脐带血的容器就有一定的要求，如温度、材料和标识等。运送容器应该能耐受极端的外部温度变化，容器外部要能防渗漏，不易破裂，并且能够耐受压力变化。容器内部塑料密封袋等的周围，要有足够的可吸收材料，以防脐带血渗漏或破袋后可把外漏的脐带血吸收。运送容器上要有清晰的标识，如生物危险标识、不能暴露在射线下等。美国对液态脐带血的运输要求是运送容器不仅要保证单位脐带血的质量，而且还要符合 FDA、国际航空运输协会(International air transport association，IATA)、AABB 和 FACT 的相关法规、标准对包装和标识的要求。运送过程中脐带血的温度要求可以是室温，也可以是 4℃左右，但多数脐血库采用冰袋隔离保存方式运送液态脐带血。另外一重要参数是运输时间的限制。我国 2002 年颁布的《脐带血造血干细胞库技术规范(试行)》中规定，公共库脐带血必须在采集后 24 小时内进行制备和冷冻，国际细胞疗法认证委员会 NetCord-FACT 标准规定公共库脐带血应该在 48 小时内冻存入库。2011 年该组织又将自体库脐带血冻存入库时间从 48 小时延长至 72 小时。2019 年该组织发布的最新第七版标准仍沿用此规定。目前我国卫生健康委批准的 7 家脐带血库采用公共库脐带血 24 小时以内冻存入库，国际上多数脐带血库均按照 NetCord-FACT 标准，公共库 48 小时和自体库 72 小时内进行冻存入库。

冻存脐带血的运输主要指从脐血库运送单位脐带血至移植病房。运送之前，需要脐带血库、移植中心、安检和运输部门等多方协调，制订好运输计划。根据临床对脐带血需求的紧急程度不同，脐带血从脐带血库运送到移植病房所需的时间不同，可以从 12 小时到2周不等。单位脐带血在发放前24小时就应转运在运输液氮罐里，当然，运输液氮罐最好是汽相液氮罐。汽相液氮罐可以保证一个类似液氮的气态环境，温度在-135℃以下。每一次运输脐带血库的技术人员均应设立此次运输可接受的最长时间，并保证到达后48小时仍维持期望温度。运输过程中，最好有一连续的温度监测装置，它能记录下运输过程中液氮罐内的温度变化数据。如果没有连续的监测装置，至少应有一个液氮内的温度指示器，能指示液氮罐内的温度在运输过程中没有超出相关规定的范围。

运往移植中心的脐带血应有适当的标签，主要包括以下内容：①发放机构和接受机构名称；②脐带血处理记录和检测结果汇总；③运输罐温度控制及其罐内液氮处理等注意事项；④生物危险材料提示。

脐带血运输至移植中心可能涉及在一个国家内运输，也可能涉及在国家之间运输。作为货物运输，我们就要选择良好的货物运输公司，更重要的是该公司有能力在运输过程中追踪运输罐的行踪并保证安全送达移植中心。

（陈强　赖真阳）

第四节　人造血干细胞产品临床回输与不良反应管理

一、骨髓或外周血造血干细胞产品的回输与不良反应管理

一旦骨髓或外周血造血干细胞产品复温，立即用无滤网的输液器从中心静脉导管输入。一些移植中心在回输时使用标准血液滤器。回输接近完成时，使用无菌生理盐水冲洗血袋及管路，可以最大限度地回输所有细胞。如果输注速度过慢，也可以将无菌生理盐水直接加入血袋中。

为了尽量减少DMSO对细胞的毒性损伤，在患者可以耐受的范围内，移植中心会将造血干细胞产品尽快输完，尤其对于复温后未经洗涤或稀释的细胞产品。有些学者认为临床相关浓度（例如，5%或10%）的DMSO，在4℃或37℃下1小时内都不会对造血干细胞产生毒性影响，但是同时他们也发现在培养皿中加入1%的DMSO会抑制细胞的集落形成[21]。以上研究多数基于新鲜细胞，DMSO对于冻存过的造血干细胞的影响的研究还比较少。但是在回输复温未经洗涤的骨髓或外周血造血干细胞产品时，DMSO可能造成的细胞损伤成为必须考虑的因素。

回输之前、回输之后及回输后1小时，必须分别立即检查患者的各项生命体征。如有不良反应发生，应加强监控。造血干细胞回输产生的不良反应与输血不良反应十分类似。例如过敏、溶血、发热反应以及微生物污染导致的反应。但是有些反应的产生和细胞制备方法相关，例如红细胞去除、血浆去除、复温后洗涤或稀释。在小剂量回输或回输洗涤/稀释产品时，由DMSO导致的不良反应（例如恶心、呕吐、咳嗽及头痛）相对少发生[20]。虽然多数情况下，造血干细胞的回输比较安全，但是也有可能出现严重的副作用。因此，在回输前后可能需要使用利尿剂、止吐药、退烧药或抗组胺药。如发生任何中度到重度不良反应，必须立即通知移植主治医师以及细胞治疗实验室的医学总监[4]。针对患者出现的症状，需要开展全面调查，包括进行各类检测，例如直接抗人球蛋白试验、抗体滴度测定、格兰仕染色或微生物培养等。移植中心应定期对临床植入及不良反应的数据进行讨论与分析，包括造血干细胞产品的各项质量指标（例如，剂量、活性及集落形成单位）。

二、脐带血造血干细胞产品的回输与不良反应管理

脐带血临床输注前，移植小组都会对供受者情况进行讨论，涉及移植选择、细胞处理、运输、复苏、输注、副作用/不良反应、预处理方案以及总的预期等。为了让患者充分了解治疗步骤，在移植前一天或者前几天，主管医师应该向患者详细解释治疗过程。

脐带血输注过程中，可能发生与输血类似的反应，如过敏、溶血、发热以及细菌污染导致的反应。通常被认为与脐带血中含有的红细胞输注有关。目前脐带血处理以及复苏的标准方法中包括了去除红细胞和多余血浆、复苏后的洗涤过程，所以红细胞和血浆蛋白（如细胞因子、抗体等）引起的上述典型输血不良反应在脐带血输注中并不常见。而脐带血复苏后洗涤的目的是减轻因输注少量细胞碎片（如红细胞、粒细胞）、游离血红蛋白以及冻存过程中细胞溶解产物引起的肾脏损害和其他反应。由DMSO引起的反应，从恶心、呕吐、咳嗽、头痛到心律不齐、呼吸心搏骤停都不常见，是因为单位脐带血中DMSO的量较低或洗涤的作用，含量通常低于1mg/kg。

细菌污染在脐带血库仍然存在，污染率接近2%~5%。大多数的脐带血库废弃污染脐带血，但其中少数脐带血库保存了污染脐带血，并将这些微生物的特性和药敏反应告知移植中心，由移植医师最终做出选择。一旦输注了在采集、制备、或复苏过程中被污染的脐带血，其副作用较大，需要临床做相应的药物治

疗。明尼苏达州医疗中心 McKenna D 等的研究提示：严重的副反应或并发症与脐带血输注无关，但有部分患者出现了一个或多个反应，如一过性血压升高、恶心、呕吐、味觉/嗅觉失调，轻度心率过缓、轻度短暂的咳嗽、无症状的氧饱和度降低、背痛、腹痛。没有患者出现发热/寒颤、荨麻疹、低血压、呼吸困难、支气管痉挛以及胸痛。尽管脐带血输注发生的严重反应很少，但仍有可能发生。因此，静脉输注前 2~6 小时和输注后 6 小时给予利尿剂是有必要的。预防性使用抗吐药、退热药以及抗过敏药也是临床医师的一种选择。

一旦脐带血被复苏、洗涤，就要第一时间送达移植单位。护理人员应做好接收脐带血的记录，并通知医师。医师确认后，批准输注，脐带血则会通过静脉输液器直接输注，不需要针、泵以及滤器。由于脐带血复苏/洗涤需要 2~3 小时，延长了 DMSO 的细胞毒性作用，所以在患者耐受情况下，脐带血应尽快完成输注。尽管脐带血中存在的 DMSO 量很少（洗涤后细胞内仍有残留），但为了最大程度地保证细胞活性，在理想情况下应该在 15~30 分钟内输注完毕。因为冻存复苏的脐带血体积多在 25~35ml，复苏洗涤后脐带血总体积多在 60~100ml，所以在这个时限内完成输注是可行的。

尽管有些机构在输注骨髓和外周血造血干细胞时使用了标准的血细胞滤器（170μm）用于去除聚集的细胞，但在脐带血输注中并非所有移植中心都有使用。如果输注时流速异常缓慢，可以直接将无菌盐水加入血袋中以增加流速。在脐带血输注完毕后，护理人员应用无菌盐水冲洗血袋和输液器，以将细胞损失降至最低，从而提高细胞输注剂量。

在输注前、输注完成时和输注完成后 1 小时都应观察患者生命体征。这种观察对于发现输注相关的副反应十分必要。一旦出现异常的症状体征或是严重副反应都应该立即通知主管医师和细胞制备实验室负责人。随即开展对于这些副反应事件的调查和适当的实验室检测（例如抗人球蛋白实验、抗体滴度测试、革兰氏染色、细胞培养等等）。填写脐带血输注的表格，包括受者的名字和唯一标识，输注的单位脐带血编号及唯一标识，以及接收脐带血的医务人员名字。并记录细胞剂量、脐带血体积、适当的识别程序、日期、开始时间和输注时间，输注前后患者的状况以及相关的并发症。

（陈强 赖真阳）

第五节 人造血干细胞产品质量控制

临床细胞治疗实验室进行质量控制（quality control，QC）检测有两个重要的目的：确认细胞产品的合格性与安全性。QC 检测包括细胞产品的安全性、潜能、唯一性与稳定性。安全性相关检测至少包括传染病检测、细菌和真菌微生物培养检测和血红蛋白病筛查。潜能测定包括总的有核细胞计数与活性，总的 $CD34^+$ 细胞计数与活性，以及体外集落形成试验等。唯一性检测包括 HLA、ABO 和 Rh 测定。为了评估产品保存在适宜温度下以及时效内的潜能、完整性及无菌性，应该设立一整套稳定性检测指标。在这些检测中，复苏后的有核细胞计数，细胞的回收率，$CD34^+$ 活细胞的数量和回收率，复苏后 CFU 检测都是非常重要的。通过这些检测指标来决定冻存条件是否合适以及保存的有效期限。进行 QC 检测的项目多少取决于细胞产品生产的复杂性以及细胞产品在临床上的应用情况，主要要看该细胞产品是已经成为某些疾病的标准治疗手段还是处于临床试验阶段。

造血干细胞的常规 QC 检测包括细胞计数和分类、细胞活性、$CD34^+$ 细胞计数、无菌检测与集落形成检测。用血球计数仪进行细胞计数与分类。细胞活性可以由多种方法检测，例如锥虫蓝、吖啶橙和 7-AAD。对于快速评估所有有核细胞的活性，可以采用染料或荧光染色镜检法。流式细胞术多用于检测特定细胞群的活性。大多数 $CD34^+$ 细胞计数的方法基于国际细胞治疗协会（ISCT）的指导标准。对于无菌检测，绝大多数实验室采用全自动微生物检测系统。

集落形成检测是临床实验室中对于造血干细胞而言唯一的真正功能性检测。集落形成检测的结果与骨髓、外周血或脐带血来源的造血干细胞的移植速度有直接关系。这种检测比较难以标准化，但是对于检测长期储存的脐带血造血干细胞来讲，其稳定性还是非常有意义的。

FDA、AABB 和 NetCord-FACT 已公布脐带血库及其脐带血移植质量管理规范，并强调脐带血库的质量保证体系应该遵循 cGMP 和 cGTP。质量体系应该包括质量管理计划、文件和过程控制、偏差和不良反应、设施管理、仪器校正、培训、供者筛查、环境监控、供应管理与验证、过程控制、产品标识、储存、发放、质量控制检测、质量审核和投诉等，以确保脐带血库提供的脐带血造血干细胞产品之间的质量差异最小，产品安全和有效。

（陈强 赖真阳）

第六节 造血干细胞体外扩增

造血干细胞（hematopoietic stem cells，HSC）主要

是指一群具有高度自我更新并具有多向分化潜能，且能长期重建各系造血和免疫功能的细胞。目前，成体中 HSC 的主要来源是骨髓（约为 0.01%~0.05%），少量来源于外周血（约为 0.001%）[21]。HSC 的另一个来源是新生儿脐带血。虽然脐带血中 HSC 的含量较高，但是单份脐带血中含有的 HSC 数量仍然较少。临床上，HSC 的移植可有效治疗白血病，再生障碍性贫血、自身免疫性疾病和某些实体瘤（淋巴瘤、乳腺癌等）。然而，HSC 数量的缺乏限制了其在临床上的广泛应用。为了满足 HSC 的移植需求，需通过体外扩增获得足够数量的 HSC。随着分子生物学、遗传学、细胞生物学等学科的高速发展，科研工作者对 HSC 生物学和造血调节有了更深入了解，使得 HSC 体外扩增效率得到了极大提高。

一、体外扩增的原理

HSC 是成体干细胞的一种，具有高度自我更新能力和多向分化潜能，可经过不对称性有丝分裂，持续不断地产生大量 HSC，而 HSC 进一步增殖和分化，可补充和维持人体造血系统各个功能成熟的血细胞[22]。人体中 HSC 的含量较少，因此正确体外扩增这部分细胞是保证 HSC 移植成功的前提和关键。HSC 的体外扩增既可加快短期造血恢复，又同时保留了 HSC 与扩增早期造血祖细胞，保证长期造血重建。迄今为止，对 HSC 自我更新过程中调节机制的了解仍很模糊，但是早期实验证明该过程确实受外在因素的调节。正常成年小鼠中，骨髓中 HSC 的数量相对恒定，然而很多研究者发现，将 HSC 移植到辐照后的小鼠体内，HSC 的数量与起始接种量相比，可扩增 10~20 倍[23-25]。进一步研究发现，将处于稳定状态下的重组小鼠的 HSC 继续移植到辐照后的小鼠体内，HSC 数量可再次扩增 10 倍，若连续将产生的 HSC 移植到辐照后的小鼠中，HSC 的扩增倍数与起始相比可增加 8 400 倍以上[23]。综上所述，HSC 所处的微环境可调节其自我更新的能力，此外，正常的 HSC 可在数量上进行广泛的增加。

HSC 可通过多种方式与外部环境进行沟通，包括细胞与细胞的直接接触，细胞外基质细胞的作用，以及可溶性细胞因子的作用等。HSC 体外扩增时，微环境的调节，可增加 HSC 的自我更新能力，显著增加细胞数量。此外，研究发现，有些基因与 HSC 的自我更新具有密切的关系，通过修饰这些基因，也可提高 HSC 的体外扩增能力。另外，也有报道通过三维培养系统来模拟活体的造血微环境进而提高 HSC 的体外扩增能力。

二、体外扩增的方法

造血不仅是一个复杂的生理过程，而且在维持人体血液循环稳态中发挥着举足轻重的作用。该过程的维持依赖于 HSC 的自我更新和定向分化能力。在对 HSC 体外扩增的研究中发现，如何避免 HSC 扩增过程中细胞死亡及发生分化，是实现 HSC 体外扩增的关键。目前，随着科学工作者对 HSC 的深入研究，越来越多的培养方法被应用到 HSC 体外扩增中。

（一）添加造血刺激细胞因子体外扩增

早期科学工作者对 HSC 体外培养的研究发现，通过添加不同种类的细胞因子，可显著提高其扩增效率。然而，目前对于 HSC 体外扩增最佳因子的组合尚未确定，但主要的一些造血必备因子已基本确定。根据细胞因子对细胞不同阶段的作用，我们将其分为如下三类：

1. 作用于 G_0 期的细胞因子　即早期作用的细胞因子，以影响 G_0 期原始造血细胞动力学的细胞因子为主，可维持早期 HSC 的存活或促进其分化扩增，主要包含 IL-1、IL-6、IL-11、IL-12、G-CSF、LIF 和 SCF 等。其中 SCF 由基质细胞产生，主要在 HSC 游走增殖和分化的微环境中发挥着重要的作用。

2. 作用于中期的细胞因子　即非系特异性因子，此类细胞因子主要是诱导祖细胞的增殖，例如 IL-3、IL-4 及 GM-CSF。其中，GM-CSF 主要作用于髓样细胞前体及多种髓样谱系细胞，主要是由活化的 T 细胞、B 细胞、单核巨噬细胞、成纤维细胞和血管内皮细胞分泌产生。IL-3 可作用于多能造血干细胞以及多种定向的祖细胞，其生物学作用相当广泛，能促进几乎所有类型造血细胞的分化及发育，也可促进基质细胞克隆的形成。IL-3 也能作用于相对成熟的前体细胞，在维持 HSC 体外长期造血过程中发挥着重要的作用。

3. 作用于晚期的细胞因子　也称为系特异性细胞因子，目前对于该类细胞因子的生物学功能研究较为清晰。其主要功能是支持特异性造血祖细胞的发育和成熟。例如：G-CSF 主要促进中性粒细胞的生成及其吞噬功能和抗体依赖的细胞介导的细胞毒作用的活性；M-CSF 主要促进单核巨噬细胞的分化和活化；EPO 促进红细胞的生成，而 TPO 和 IL-11 促进巨核细胞分化和血小板生成；IL-7 在 T 细胞和 B 细胞发育过程的早期发挥着促进作用；此外，IL-15 可促进 NK 细胞的分化。

综上所述，目前对于各种类型细胞因子的生物学功能具有广泛研究和深入了解，因此，将不同的细胞因子进行有效的组合后，可高效地实现 HSC 的体外扩增,并可实现特定种系血细胞的诱导分化。造血相关细胞因子对 HSC 增殖、分化的调控,是当前各国科研工作者研究的热点之一,尤其是最近几年,随着重组造血生长因子在临床上广泛应用,必将为细胞因子在 HSC 体外扩增中的基础研究和临床应用提供新的途径。

(二) 化学分子对干细胞体外扩增的影响

随着研究的深入,许多研究发现,一些化学分子加入也可显著增加 HSC 的体外扩增能力。临床研究中发现,铜离子(Cu^{2+})在 HSC 的发育过程中具有重要的调节作用,该离子能使细胞内产生氧化应激,从而影响细胞的增殖、分化和凋亡。数据显示,体外培养脐血干细胞时,Cu^{2+} 可通过增加活性氧的浓度,促进 HSC 的分化;另外,在含有细胞因子(SCF、TPO、FL 和 IL-6)的培养体系中加入 Cu^{2+} 螯合剂四乙烯戊胺(tetra ethylene pent amine,TEPA),$CD34^+$ 细胞可扩增 159 倍,为对照组的 3.5 倍[26]。此外,一种嘌呤衍生物(stem regenin 1,SR1)作为 HSC 扩增剂,在含有细胞因子(SCF、FL、IL-6)的无血清培养体系中,可有效将人脐血 $CD34^+$ 细胞扩增 50 倍,将 SRCs 扩增 17 倍[27]。还有一种小分子物质,SB203580,能够特异性的抑制 p38(一种细胞分裂素活化蛋白激酶家族的信号转导激酶,在氧化应激条件下,活化后的 p38 可诱导 HSC 的衰老)的活性,在正常的含氧条件下,将 SB203580 小分子物质添加到 HSC 的培养体系中,可将 HSC 的扩增效率增加 2 倍[28]。最近的研究发现,聚乙烯醇(PVA),一种普通胶水的基本材料,可支持造血干细胞生长和干性维持[29]。虽然在这种优化的 HSC 培养方法提供了进一步用 CRISPR 等基因编辑技术修正遗传缺陷的可能,并有望实现 HSC 个体化精准基因治疗,但目前的发现仍是基于小鼠 HSC 模型,PVA 对人 HSC 培养尚未发现同样的效果。

(三) 基质细胞共培养对体外扩增的影响

在 HSC 体外培养体系中,通过添加外源性的细胞因子和化学分子虽可显著增加细胞的数量,但会导致细胞的选择性扩增和终末分化,该培养系统虽可促进 $CD34^+$ 细胞系的特异性分化,但也会丧失分化为特定细胞系的能力。此外,外源因子刺激获得的 HSC,在临床移植中发现其在骨髓内归巢的能力被降低,从而抑制了受体内造血系统的重建。在体内,实际的骨髓造血微环境是由基质细胞及其分泌的细胞外基质成分以及多种造血相关的细胞因子组成的。因此,基质细胞在 HSC 体外扩增中也发挥着至关重要的作用。骨髓造血微环境中的基质细胞包括成纤维细胞、巨噬细胞、内皮细胞、网状细胞、脂肪细胞和间充质细胞。所有基质细胞都是通过以下 3 种机制影响造血过程:①直接的细胞-细胞接触;②分泌蛋白质形成细胞外基质;③产生多种细胞因子。不同的基质细胞在体外对 HSC 的扩增能力是不同的。最近有研究结果显示,在体外将造血祖细胞和骨髓基质细胞共同培养时,细胞间的直接接触会抑制祖细胞的增殖[30]。除此之外,不同来源的基质细胞系,与人 HSC 共培养构成了一个异基因系统,异体的基质细胞可造成排斥和传播疾病的风险,不适合临床上的应用。另外,共培养体系中成分复杂,具有多种影响因素,不利于大规模扩增培养和标准化,会影响今后临床的实际应用。

(四) 基因修饰对体外扩增的作用

随着对细胞信号转导途径及其机制的研究和认识的深入进展,基因修饰技术也可实现对 HSC 体外扩增的影响。研究证明 TPO 和 FL 可明显促进 HSC 的扩增,将 TPO/FL-转导的人骨髓的基质细胞作为滋养层加入外源性细胞因子,可有效地扩增脐血来源的造血祖细胞[31]。另外,SALL4 是一种新发现的含锌指结构的转录因子,该基因过表达的 $CD34^+$ 细胞在体外扩增培养 2 个月后,HSC 的扩增倍率可提高 10 000~15 000 倍,其植入能力和长期重建造血能力均得到了显著增强[32]。*HOXB4* 是同源盒(HOX)基因家族的成员之一,研究显示该基因在早期造血细胞中高表达,将转入 *HOXB4* 基因的骨髓 MSC 联合细胞因子可以更加有效地体外扩增脐血 $CD34^+$ 细胞[33]。此外,Msellem 等将转入 *HOXB4* 基因的 MS-5 细胞株作为饲养层细胞,与人脐血 $CD34^+$ 细胞共培养,MS-5 分泌的 HOXB4 蛋白通过信号肽序列介导进入造血细胞发挥作用[34]。Krosl 等直接用重组 TAT-HOXB4 蛋白来扩增 HSC,也获得了相同的研究结果[35]。

(五) 三维培养环境对扩增效率的影响

以上所述对 HSC 体外扩增的方法都为二维培养系统,具有明显的局限性,细胞仅能在水平面上形成单层,难以模拟体内的三维环境,另外二维环境中细胞在细胞与细胞的接触,细胞与底物的相互作用均与生理条件下的三维空间体系不同。因此,越来越多的研究开始探索三维培养系统对 HSC 体外扩增的影响。例如 Li 等科学工作者以聚乙烯(PET)作为骨架,进行 HSC 的空间培养,在不添加外源细胞因子的情况下,对 $CD34^+$ 细胞进行培养获得的总细胞数和造血祖细胞数都较二维培养系统多 30%~100%。若是在该培养系统中添加 TPO 和 flt3/flk2 配体时,三维培养系统中产生的总细胞数和 CD34+ 细胞数与二维培养系统相比，分别增加了 2.5 倍和 2.4 倍[36]。而 Rosenzwerg 等研究者通过一种新型的钽包被的三维多孔生物材料（TCPB）体外扩增 HSC，发现在无细胞因子作用下，该系统产生的 CD34+ 细胞比率和表型未成熟的 CD34+ CD38- 造血干细胞的比率明显比共培养联合细胞因子的二维培养系统多[37]。目前几篇对于三维培养系统的报道中因没有基质细胞的参与，与实际的造血微环境具有显著差异。进一步研究瞄向将基质细胞黏附在多孔的载体上形成的三维结构，应该对造血干细胞的高效体外扩增产生更高的效应[38-39]。

三、体外扩增的应用研究

造血干细胞广泛存在于人体中，包括骨髓、外周血、脐带血、肌肉，以及其他有造血组织器官存在的部位，但含量却极低。最近几十年，HSC 被广泛应用到血液相关疾病治疗的临床实践中，可治疗和治愈多种疾病，包括恶性血液病、重型再生障碍性贫血（SAA）、某些实体瘤、某些异常免疫病、某些遗传病、代谢病和极重度骨髓型急性放射病。造血干细胞的体外扩增，不仅为临床移植治疗提供充足的 HSC，也为血液系统相关疾病、肿瘤的基础研究提供了充足的材料和新的技术方法[40]。

1989 年，首例用同胞脐血干细胞移植治疗一位范科尼贫血儿童患者获得成功后，世界各国相继出现几十例脐血细胞移植来达到临床治疗的效果，并取得了显著的成功[41]，打开了造血干细胞临床移植治疗的新篇章。临床上，根据移植的 HSC 来源的不同，将 HSC 移植分为骨髓移植、外周血干细胞移植、脐带血移植和胎肝细胞移植。根据 HSC 供体的不同，又将 HSC 移植分为自体造血干细胞移植和异体造血干细胞移植。然而，成人体内 HSC 的含量极低，根本无法满足临床治疗的需求。因此，高效的 HSC 体外扩增技术的完善将为其临床推广和应用奠定基础。此外，体外扩增的 HSC，可通过特定培养微环境的诱导分化产生各种类型的血细胞，如成熟而脱核的功能红细胞可作为输血替代治疗；产生的 T、NK 等免疫细胞可用于肿瘤治疗；产生的血小板也可直接输注到患者体内达到治疗出血性疾病的效果；产生的中性粒细胞可用于治疗抗生素耐药的严重细菌感染；产生的肥大细胞、嗜酸/嗜碱性粒细胞可用来筛选抗过敏药物等。HSC 也可作为基因治疗的靶细胞转入外源基因，通过输注给患者在体内表达相关从而达到治疗目的。

（马峰　周涯　张勇刚）

第七节　人类多能干细胞向各种造血细胞诱导分化的研究

一、人类多能干细胞

人类多能干细胞（human pluripotent stem cell，hPSC）是指具有自我更新和多分化潜能（三胚层分化能）的一类干细胞，包括人类胚胎干细胞（human embryonic stem cells，hESCs）[2] 和人类诱导性多能干细胞（human induced pluripotent stem cells，hiPSCs）[3]。在体外合适的培养条件下 hPSC 能够被诱导分化为造血干/祖细胞以及成熟的血细胞，如红细胞、粒细胞、淋巴细胞、自然杀伤细胞、树突状细胞、肥大细胞、巨噬细胞、血小板等。hPSC 的建立，为进一步探讨早期胚胎造血发生及其分化调控机制提供了很好的体外模型；hPSC 诱导分化而来的造血干细胞（hematopoietic stem cells，HSC），克服了脐带血、骨髓和外周血来源的造血干细胞数量有限、免疫排斥等缺点，使得其成为临床移植治疗恶性血液学疾病（如地中海贫血、白血病）最具潜力的细胞。造血干细胞进一步诱导分化产生的血细胞在临床输血、药物筛选、疾病模型等研究领域也有广泛的应用前景。

人胚胎干细胞是从人囊胚期内细胞团（inner cells mass，ICM）或早期胚胎的原始生殖细胞（primordial germ cell，PGC）中分离得到的。1998 年，美国 Thomoso 实验室首次利用临床上捐献的体外受精胚胎培养至囊胚，从 14 个囊胚内细胞团成功分离出了 5 株人 ES 细胞系（H1，H13，H14，H7，H9）[2]。这些细胞系核型正常，端粒酶活性高，表面抗原表达和未分化状态的非人灵长类动物 ES 细胞相似，都表达早期阶段特异性胚胎抗原 SSEA-3、SSEA-4 和肿瘤排斥抗原 TRA-1-60、TRA-1-81，并具有碱性磷酸酶活性，保持了形成 3 个胚层和不同组织的能力，注射到免疫缺陷小鼠体内，可以形成含有内胚层（endoderm）、中胚层（mesoderm）、外胚层（ectoderm）三个胚层的畸胎瘤。人胚胎干细胞的无限增殖和多分化潜能特性，对研究发病机制、筛选有效安全的药物以及治疗临床疾病有着重要的意义。但是，一方面要建立用于临床治疗的特异性疾病 ESC 存在许多困难，另一方面破坏胚胎而获取 ESC 面临很大的伦理、道德和宗教争议，这都阻碍了人胚胎细胞的应用。2007 年日本科学家 Yamanaka 等将 4 种转录因子 Oct3/4、Sox2、c-Myc 和 Klf4 组合通过逆转录病毒感染方式导入人成纤维细胞（human dermal fibroblasts，HDF），转染 6 天后用胰酶消化收集 HDF，然后接种到丝裂霉素(MMC)处理过的 SNL 饲养层细胞上,第二天换成添加有 bFGF(4ng/ml)的 ES 培养基,30 天后产生人胚胎干细胞样细胞,即人类诱导性多能干细胞[3]。经鉴定,hiPSC 细胞在形态学、增殖力、表面抗原、基因表达模式、表观遗传状态和端粒酶活性方面与 hESC 细胞类似,在体外也能够形成三胚层和畸胎瘤。除了 HDF 细胞,他们还发现其他体细胞用同样的方法也能够诱导生成 iPS 细胞。hiPSC 细胞的诞生,解决了 ESC 存在的伦理争议,为人类再生医学和特异性疾病的细胞治疗带来了更美好的希望,可谓干细胞界的一场创新性革命。

二、人类多能干细胞向造血干/祖细胞的诱导分化

造血干细胞(hematopoietic stem cells,HSC)是具有自我更新能力和多向分化潜能的造血前体细胞。造血祖细胞(hematopoietic progenitor cell,HPC)已经失去了自我更新能力,只保持了有限的分化为特定细胞类型的能力。hPSC 在 MMC 处理或辐照后的小鼠成纤维细胞(mouse embronic fibroblasts,MEFs)上、或有分化抑制因子存在的条件下,能够保持未分化特性。撤掉饲养层或分化抑制因子,在特定的培养条件下,hPSC 可以被诱导分化为 HSC/HPC,或心肌细胞、神经细胞、胰岛细胞等多种不同类型的细胞。通过进一步的定向诱导分化,可产生各种功能性体细胞。

(一)人类多能干细胞向造血干/祖细胞定向分化的诱导方法

目前人类多能干细胞在体外定向诱导分化为造血干/祖细胞的方法大体有 3 种:

1. 类胚体(embryoid body,EB)　EB 法是一种模拟体内胚胎发育过程的方法,已被广泛应用于小鼠和人 ES 细胞的体外分化研究。hPSC 从饲养层上消化下来,在不加去分化因子的悬浮培养条件下就会自发形成具有三维结构的细胞团即 EB。EB 结构为胚胎发育过程中细胞之间的相互作用提供了微环境,进一步诱导分化就会产生 HSC/HPC。hESC 形成的 EB 分化 3~4 天后生成爆发式集落(B-CFC),表达 *FLK1*、*BRACHYURY* 和 *SCL* 造血基因[42];hiPSC 形成的 EB 诱导分化 21 天,出现造血谱系标记 $CD34^{+}CD45^{+}$ 的同时,依次表达造血相关基因 *BRACHYURY*、*GATA-2* 和 *SCL*。将一定数目的 hPSC 单细胞离心聚团(spin-EB)至低黏 96 孔板形成 EB,提高了产生造血细胞的效率,一个 ES 细胞可以产生 500 个造血祖细胞,hiPSC 形成的 EB 培养 13~17 天,可以产生高达 60%左右的 $CD34^{+}CD45^{+}$ 和 $CD34^{+}CD43^{+}$[43]。

为了满足不同的研究目的,研究者又设计了多种 EB 培养方法,最基本的方法有 3 个,分别是 bacterial-grade dishes 液体悬浮培养、甲基纤维素半固体培养法和悬滴法,另外还有旋转生物反应器法。传统方法产生的 EB 数目有限仅能用于科学研究,而旋转生物反应器法则能够用于产生大量的 EB 有望满足临床需求。

2. 与基质细胞共培养法　hPSC 与基质细胞共培养,在合适的培养条件下,可产生大量的造血干/祖细胞,并可进一步诱导分化为各种成熟血细胞。该方法的优点是通过模拟体内造血发生的过程进行诱导分化。常用的基质细胞有小鼠骨髓来源的基质细胞 OP9[44]、S17[45]、小鼠胎肝基质细胞(mouse fetal liver stromal cell,mFLSC)[46]、来源于小鼠胚胎 AGM 区(主动脉-性腺-中肾)的 AGM-S3 等[47]。OP9 细胞可用于支持早期造血细胞的产生以及支持骨髓来源 HSC 向 B 淋巴细胞分化及增殖。人 ES 细胞和 mFLSC 或 AGM-S3 共培养,在共培养 12~14 天后会产生大量鹅卵石样(cobble stone like)早期造血干祖细胞,将整个共培养细胞用胰酶消化过滤后悬浮培养可产生各种髓系成熟的血细胞。然而由于基质细胞的来源不同,产生的造血干/祖细胞及其衍生血细胞的成熟度和分化潜能也具有异质性。

3. 胞外基质包被培养皿法　hPSC 在表面包被有胞外基质蛋白(人纤维连接蛋白、Ⅳ型胶原蛋白或商品化的 matrigel)的培养皿上进行无饲养层细胞无血清培养可生成造血干祖细胞($CD34^{+}CD43^{+}$),然后进一步诱导分化生成各种谱系的血细胞,包括红细胞、巨核细胞、中性粒细胞、巨噬细胞和树突状细胞。此外还报道在其他一些基质成分和生长因子联合作用下,hPSC 能够分化形成中胚层细胞,然后在添加有特定造血因子的培养基中培养可以定向生成各种血细胞。

(二)人类多能干细胞来源的造血干/祖细胞

小鼠造血干祖细胞表面标记为 $Lin^{-}Sca\text{-}1^{+}c\text{-}Kit^{+}CD34^{low}Tie\text{-}2^{+}$,而人的造血干细胞还没有找到很好的特异性标志,目前认为造血干细胞主要的标志物是 CD34[48]。

2001 年 Thomson 实验室 Dan Kaufman 等首次发现将 hESC 分别与辐照过的小鼠骨髓基质细胞系 S17 或源自卵黄囊内皮的细胞系 C166 共培养 17 天,培养体系中仅添加胎牛血清,而不添加任何外源细胞因子,可以产生造血干祖细胞,流式细胞术检测细胞表面有 CD34 表达,RT-PCR 测得该群细胞表达 TAL-1、LOM2、GATA-2 等造血前体细胞转录因子。用胶原酶和胰酶消化共培养的细胞,分选其中的 $CD34^{+}$ 细胞进一步在

半固体培养基中培养,可以得到髓系、红系和巨核细胞的集落。hESC来源的造血集落与骨髓和脐血来源的$CD34^+$细胞得到的集落相似,并且也表达正常的细胞抗原。Tian等证明,向无血清培养基中添加SCF(干细胞因子)、TPO(促血小板生成素)和Flt3L(FMS样的酪氨酸激酶3配体)可使人ES细胞分化为造血细胞,但这三种细胞因子不能诱导无血清培养体系中的EB向造血细胞分化,只有在添加BMP4(骨形态发生蛋白)和VEGF(血管内皮生长因子)的情况下才能促进其向造血细胞分化。之后有关hPSCs分化为造血干祖细胞方法的报道越来越多,科学家们发现BMP4、VEGF、TPO等细胞因子对人ES细胞向造血细胞分化具有促进作用,诱导形成的HPC可产生红系和髓系细胞。还有研究将小鼠OP9、S17、MS5三种基质细胞对人ES细胞的造血诱导作用进行了比较,结果发现OP9的诱导效率远远高于其他两种饲养层,在共培养8~9天后,$CD34^+$细胞的比例可达20%,分离所得的$CD34^+$细胞富含造血集落形成细胞,这些细胞表达*GATA-1*、*GATA-2*、*SCL/TAL1*和*Flk1*等造血相关基因。

hPSC体外诱导分化可能成为临床输血和移植治疗所需造血干祖细胞的新来源,然而hPSC来源的造血干细胞,体内长期造血重建能力还存在着很大争议。Kaufman等报道人ES细胞经过共培养可以产生具有移植能力的造血干细胞,但移植效率不到1%[45];Wang等人发现人ES细胞来源的$CD45^-$ $PECAM\text{-}1^+$ $Flk1^+$ $VE\text{-}cadherin^+$细胞具有向造血细胞和内皮细胞分化的双向潜能,移植到NOD/SCID小鼠8周后,能够重建小鼠的骨髓造血功能[49];Bowles证明人ES细胞来源的造血细胞具有很低的移植能力,但并不能促进终生造血干细胞的产生[50]。hPSCs来源的HSC移植效率受限的原因可能与细胞分化的微环境、HSC成熟度等有关,有报道指出hESC来源的造血细胞暴露于小鼠血清时会出现聚集现象,阻碍移植的成功。2017年,哈佛大学GQ Daley教授的团队首次通过体外转基因的方法,获得了可移植的hPSC来源的造血干细胞[51],但由于转基因的程序较为繁琐,加之并未在体外培养过程中确认造血干细胞的生成,这种通过转基因进而体内诱导产生造血干细胞的方法在今后的临床应用上仍存在很大的争议。

(三)人类多能干细胞来源的造血干/祖细胞应用前景

hPSC定向诱导分化为HSC/HPC的研究不仅为研究造血发育及分化调控机制提供了很好的模型,而且为未来临床输血和造血干细胞移植带来了巨大的希望,已成功用于治疗恶性血液疾病、遗传性疾病和重症免疫缺陷等多种疾病。人ES细胞系的建立,为解决临床造血干细胞移植及输血不足提供了新思路,但因伦理学问题又严重制约了人ES细胞系在临床中的应用研究。科学家利用重编程技术将体细胞成功诱导成为和ES功能相似的iPS细胞,回避了长期以来人们对胚胎使用问题的伦理问题,为干细胞的研究提供了新的方法和理论依据,也为人类疾病的治疗带来了新的契机。

近几年来,hPSC向HSC/HPC分化的研究已经取得了很大进展,且其研究和利用前景非常广阔,但仍然存在着一些问题限制了其在临床的应用,比如研究成本太高,诱导分化效率有限,分化来的造血干/祖细胞能否在体内发挥重建造血功能,诱导分化体系中的鼠源饲养层污染。近来已有人尝试建立高效可靠的人源化培养体系并取得了一定进展。

(马峰　周涯　张勇刚)

第八节　人多能干细胞产生的血细胞在输血医学的应用

hPSC向造血细胞诱导分化技术的不断进步,极大地推动了干细胞在输血医学研究领域的进程,其诱导产生的各种功能成熟的血细胞有望在新的细胞替代治疗中广泛应用于临床。其中hPSC产生的成熟红细胞作为未来输血治疗的替代物受到广泛的关注。

目前诸多的人类多能干细胞向成熟血细胞的体外诱导分化体系大致可分为两个阶段。首先是通过特定诱导方法使人类多能干细胞向中胚层和造血发生的方向分化,产生造血-内皮祖细胞(hemato-endothelial precursors),包括成血血管干细胞(hemangioblasts)和生血内皮细胞(hemogenic-endothelial cells)。这些原始的成血/成内皮祖细胞进一步通过一系列特定的内皮-造血转化过程(endothelialhematopoietic transition, EHT)产生多能造血干/祖细胞(multipotential hematopoietic stem/progenitor cell, HSPC)进而分化成熟。方法学上,体外由人类多能干细胞产生HSPC的方法主要有形成类胚体(embryoid body, EB)或与初期造血发生组织的基质细胞共培养。在特定的诱导因子作用下,将HSPCs进一步定向诱导分化为某特定谱系的成熟血液细胞。与形成类胚体结构相比,将人类多能干细胞与取自胎儿/新生儿造血微环境(又称造血龛位，niche）的基质细胞共培养产生造血细胞是一种更精确而有效的方法。通过这些诱导分化方法，目前几乎所有的成熟血细胞都可以从人多能干细胞获得，但产量和功能上仍和活体造血来源的血细胞有着较大的差别。

一、人类多能干细胞向红细胞诱导分化的研究

将人类多能干细胞诱导分化为红细胞是干细胞研究领域的热点之一。虽然输血已是今天临床治疗中不可或缺的手段，血液供应的充足性和安全性仍是全球性重大问题。据WHO统计每年全世界输血达8 500万次以上，但目前血液主要来源于志愿者外周血捐献。在很多国家和地区，特别是在发展中国家，需求患者和支援捐助者之间严重的不平衡。另外，由志愿者捐献的血液存在着一些不安全因素，其中通过血液途径传播的病原微生物及其代谢产物的污染，需要花费大量的人力物力用于检测和质量控制。

科学家们尝试着利用脐带血、外周血、骨髓等来源的成体造血干细胞通过体外诱导分化产生各种功能性血细胞，包括红细胞。法国的Douay教授是该领域的先驱之一。他的研究团队通过体外诱导分化的方法，成功地将人脐带血$CD34^+$造血干祖细胞定向分化进而产生大量的成熟红细胞。这些人成体造血干细胞来源的红细胞可以在活体内存留并具有携氧释氧功能[53]。然而由于供者差异以及成体造血干细胞体外增殖能力的限制，这种方法诱导产生的红细胞在扩增量上仍不能完全满足临床输血用量的需求。

人类多能干细胞具有无限增殖的特性，理论上可作为血细胞无限的潜在细胞来源[54]。世界上已有多个先进实验室建立了将人类多能干细胞诱导分化为红细胞的方法。2008年Lu等报道首先使hESC形成EB 3.5天，然后添加10余种细胞因子来大量扩增成血血管干祖细胞，再向红系细胞定向分化并扩增，最后与基质细胞OP-9共培养促进红细胞进一步成熟脱核[54]。分化培养21天，hESC得到的红细胞可以扩增$(2.2\sim4.2)\times10^3$倍；与OP-9共培养7天后大约有30%~65%细胞脱核。但该方法获得的红细胞成熟度较低，表达血红蛋白β的细胞比例仅约16%。2010年，Lapillonne和Douay等报道了将hiPSCs细胞培养形成EBs，再定向分化为红细胞的方法[55]。另外有报道通过建立永生化红系祖细胞株的方法进而诱导分化为成熟红细胞。这些研究结果使利用人类多能干细胞诱导分化为红细胞应用于输血治疗成为可能。但目前无论在产量和成熟度上都远未达到实用水平。在应用于临床前，还有诸多科学和应用问题亟待解决，包括红细胞分化的机制不明，体外培养过程中脱核困难，培养方法分化成本高，扩增效率低，异源培养体系，以及活体移植模型缺乏等。

二、人类多能干细胞产生红细胞的成熟和功能

血红蛋白的组成是判断红细胞成熟程度的一个经典标准。成体型红细胞表达成体型δ-珠蛋白和β-珠蛋白。不同实验室之间，因为诱导方法的偏差，从人多能干细胞诱导产生红细胞的成熟程度不同。类胚体方法产生类似于胚胎早期发育微环境的囊样结构，更接近于卵黄囊的原始造血，生成的红细胞具有很强的胚胎造血特性，表达很低的β-珠蛋白。

F Ma报道了将hESC与妊娠中期小鼠胎肝基质细胞（mouse fetal liver stromal cell，mFLSC）共培养分化血液细胞的高效方法。将共培养15天的血液祖细胞，集落培养12天以后，进一步在克隆水平追踪随机挑出的BFU-E集落再悬浮培养6天，发现表达成体型血红蛋白β-珠蛋白的细胞比例达到$(99.8\pm0.6)\%$[56]。这些诱导分化产生的红细胞具有与成人外周血和脐血红细胞相似的氧解离曲线。这个研究结果第一次证明了hESC在体外向成熟红细胞分化是一个逐渐成熟的过程，只要提供合适的培养条件（比如和成体造血发生区域的基质细胞共培养），hESC就可以与成体造血一样得到功能成熟的成体型红细胞。

三、人类多能干细胞产生的红细胞的应用前景

成熟红细胞因为无核，携带着最小量的遗传物质。一方面，人类多能干细胞体外诱导分化产生的成熟红细胞因为不存在病原微生物等任何危险因素，因而具有极好的应用前景，可能作为最早的干细胞治疗产品之一应用于临床输血替代治疗。另一方面，通过基因操作手段，我们可以对人类多能干细胞进行基因修饰，产生特定表型（例如万能血型或稀有血型）的红细胞，这将拓展体外分化来源红细胞的临床应用。通过建立红细胞相关疾病的hiPSC模型，这些体外诱导分化模式也可用于解明各种遗传性红细胞异常疾病（如先天性纯红细胞再生障碍性贫血，范科尼贫血以及血红蛋白异常疾病等）的发病机制，并开发个体化

精准治疗。目前，已经建立多株地中海贫血和镰刀型红细胞贫血疾病的 hiPSC 株并应用于治疗研究。在不远的将来，人类多能干细胞产生的成熟红细胞必将替代目前的输血治疗模式而广泛地造福于人类。

四、人类多能干细胞产生血小板的研究和应用前景

血液凝集、血块形成和止血这些重要的生理过程都依赖于人体血液中足量的血小板。血小板输注是提高患者血小板数量最有效的方式。然而血小板的供应存在着保存期有限（仅 5 天），室温条件保存增加病原污染的风险等问题。另外，对于需要血小板复合输注的患者，时常会因为 HLA 的同种异体反应，需要进一步输注 HLA 相合供者的血小板。因此体外用干细胞诱导产生大量功能成熟的血小板成为研究的焦点。

最近的研究表明，人多能干细胞可通过规模化产生巨核细胞，进一步诱导成熟，产生可供输注的治疗剂量血小板[57]。这种从 hPSC 体外规模化产生血小板的方法，需经过湍流的外力作用，在生物反应器中予以实现。今后的临床应用，取决于血小板的功能和大量生产的成本。与红细胞类似，血小板因为无核，含有极少量的基因物质，不易形成肿瘤，也有望作为最早的干细胞治疗产品之一而应用于输血替代治疗。

五、人类多能干细胞产生的其他成熟血细胞及其应用前景

人类多能干细胞还可以通过体外诱导分化产生其他的各类成熟血细胞，包括自然杀伤细胞、T 和 B 淋巴细胞、巨噬细胞、粒细胞和树突状细胞。这些免疫细胞在体内都发挥着重要的免疫功能。将这些细胞经由血管注射输入，来替代或治疗受损的组织或疾病，是一种新型的输血细胞治疗，为肿瘤、获得性免疫缺陷综合征、慢性肝病等难治愈的免疫疾病提供了新的治疗手段。

人类多能干细胞诱导分化产生的自然杀伤细胞表达 Ig 样受体，天然细胞毒性作用受体和 CD16，它们通过直接的细胞介导的毒性作用和依赖抗体的细胞毒性作用将人的肿瘤细胞裂解。除了对白血病细胞，还对包括前列腺肿瘤、淋巴瘤、胶质瘤、生殖细胞肿瘤以及乳腺癌肿瘤细胞具有杀伤作用。人类多能干细胞诱导分化产生淋巴细胞，为过继性细胞治疗提供了新的可能性。过继性细胞治疗是将供体的淋巴细胞转移给受体，增强其细胞免疫功能，可分为特异性和非特异性两类。前者是用已知抗原致敏的淋巴细胞注入受体后，使其获得对该抗原的细胞免疫能力；后者是用未经特殊抗原致敏的正常人淋巴细胞注入受体后，使其获得对多种抗原的细胞免疫能力。目前最有希望的过继性细胞治疗研究方向就是使人类多能干细胞表达嵌合抗原受体（chimeric antigen receptors，CARs），产生可直接作用于肿瘤位点的毒性淋巴细胞。近年来利用基因改造表达肿瘤特异性 CARs 技术发展迅猛，在体外和临床试验中显示出良好的靶向性、杀伤活性和持久性，为过继性细胞治疗提供了新的有效解决方案。最近报道显示人多能干细胞体外诱导产生的自然杀伤细胞具有很强的肿瘤杀伤作用[58]。导入特定的 CARs 可以增强肿瘤的特定杀伤作用。这种方法有望在近年内突破临床研究，进而步入规模化药物生产。

巨噬细胞广泛分布于全身的组织，参与组织修复和平衡，以及作为免疫系统的重要组成部分。它们是多种巨噬细胞-热带病原菌的寄主，包括 HIV-1 病毒、登革热病毒、原虫和结核分枝杆菌。通过对人类多能干细胞进行基因改造，转导抗-HIV 基因，例如 siRNA，可以使产生的巨噬细胞具有 *HIV* 基因抗性。利用人类多能干细胞分化产生大量巨噬细胞并研究其发育过程，将为巨噬细胞相关疾病提供新的细胞模型并为相关疾病的治疗提供药物筛选的靶点。

粒细胞包括中性粒细胞、嗜酸性粒细胞和嗜碱性粒细胞。粒细胞参与许多炎症反应过程的发生发展、生物应答、过敏性疾病、寄生虫感染、细菌和病毒感染、组织损伤、肿瘤免疫、肠胃紊乱、黏膜疾病、白血病以及调节固有免疫和适应性免疫。通过人类多能干细胞诱导分化产生大量纯化的成熟粒细胞，可作为分子药物筛选的模型而应用于新药的开发。

树突状细胞（dendritic cell，DC）是抗原提呈细胞，引发并支持免疫反应。已有人类肿瘤免疫治疗的 DC 疫苗。不成熟的 DC 祖细胞从外周血分离出来，或是由外周单个核细胞或 $CD34^+$ 造血干/祖细胞诱导产生 DC。但是生产每一批 DC 疫苗，都需要制备新的 DC，所以很难标准化生产。而人类多能干细胞诱导分化而来的树突状细胞可以作为一种更安全、稳定、有效的细胞来源而广泛应用。

另外值得注意的是，hESC 来源的免疫细胞治疗中可能会引发同种异体的免疫排斥反应。而通过自体的 hiPSCs 诱导产生的免疫细胞治疗可避免这种排斥反应，是一种未来的理想细胞治疗模式。

（马峰　张勇刚　赖默温　潘旭）

参考文献

1. MAYANI H, WAGNER JE, BROXMEYER HE. Cord blood search, banking, and transplantation: achievements, challenges, and perspectives[J]. Bone Marrow Transplant, 2020, 55(1): 48-61.
2. THOMSON JA, ITSKOVITZ-ELDOR J, SHAPIRO SS, et al. Embryonic stem cell lines derived from human blastocysts[J]. Science, 1998, 282(5391): 1145.
3. TAKAHASHI K, TANABE K, OHNUKI M, et al. Induction of pluripotent stem cells from adult human fibroblasts by defined factors[J]. Cell, 2007, 131: 861-872.
4. STANDARDS FOR CELLULAR THERAPY SERVICES[M]. 9th Ed. Bethesda, MD: AABB, 2019.
5. MILLER JP, PERRY EH, PRICE TH, et al. Recovery and safety profile of marrow and PBSC donors: Experience of the National Marrow Donor Program[J]. Bio Blood Marrow Transplant, 2008, 14: 29-36.
6. GERTZ M. Review: Current status of stem cell mobilization[J]. Br J Haematol, 2010, 150: 647-662.
7. BORNSTEIN R, FLORES AI, MONTALBÁN MA, et al. A modified cord blood collection method achieves sufficient cell levels for transplantation in most adult patients[J]. Stem Cells, 2005, 23(3): 324-334.
8. SOFIA F. High quality cord blood banking is feasible with delayed clamping practices. The eight-year experience and current status of the national Swedish Cord Blood Bank[J]. Cell Tissue Bank, 2016.
9. RUBINSTEIN P, DOBRILA L, ROSENFIELD RE, et al. Processing and cryopreservation of placental/umbilical cord blood for unrelated bone marrow reconstitution[J]. Proc Natl Acad Sci U S A, 1995, 92(22): 10119-10122.
10. YANG H, LOUTFY MR, MAYERHOFER S, et al. Factors affecting banking quality of umbilical cord blood for transplantation[J]. Transfusion, 2011, 51(2): 284-292.
11. SUE A. Cord Blood Processing: Volume Reduction[J]. Cell Preservation Technology, 2006, 4(1): 9-16.
12. MANTEL CR, O'LEARY HA, CHITTETI BR, et al. Enhancing Hematopoietic Stem Cell Transplantation Efficacy by Mitigating Oxygen Shock[J]. Cell, 2015, 161(7): 1553-1565.
13. YU H, YOO J, HWANG JS, et al. Enumeration of CD34-positive Stem Cells Using the ADAMII Image-based Fluorescence Cell Counter[J]. Ann Lab Med, 2019, 39(4): 388-395.
14. GROMMÉ M, RUSSCHER H, BRAAKMAN E, et al. Multicenter study to evaluate a new enumeration method for hematopoietic stem cell collection management[J]. Transfusion, 2017, 57(8): 1949-1955.
15. CASTILLO N, GARCÍA-CADENAS I, BARBA P, et al. Post-Thaw Viable CD45+Cells and Clonogenic Efficiency are Associated with Better Engraftment and Outcomes after Single Cord Blood Transplantation in Adult Patients with Malignant Diseases[J]. Biol Blood Marrow Transplant, 2015, 21(12): 2167-2172.
16. SHOULARS K, NOLDNER P, TROY JD, et al. Development and validation of a rapid, aldehyde dehydrogenase bright-based cord blood potency assay[J]. Blood, 2016, 127(19): 2346-2354.
17. SIMARD C, BONNAURE G, FOURNIER D, et al. An objective flow cytometry method to rapidly determine cord blood potency in cryopreserved units[J]. Transfusion, 2019, 59(6): 2074-2083.
18. YANG H, PIDGORNA A, LOUTFY MR, et al. Effects of interruptions of controlled-rate freezing on the viability of umbilical cord blood stem cells[J]. Transfusion, 2015, 55(1): 70-78.
19. REGAN D. Transportation and shipping of cellular therapy products. In: Areman EM, Loper K, eds. Cellular therapy: Principles, methods and regulations [M]. Bethesda, MD: AABB, 2009: 362-374.
20. STRONCEK DF, FAUTSCH SK, LASKY LC, et al. Adverse reactions in patients transfused with cryopreserved marrow[J]. Transfusion, 1991, 31: 521-526.
21. EMA H, TAKANO H, SUDO K, et al. In vitro self-renewal division of hematopoietic stem cells[J]. J Exp Med, 2000, 192: 1281-1288.
22. FAUZI L, PANOSKALTSIS N, MANTALARIS A. In Vitro Differentiation of embryonic stem cells into hematopoietic lineage: towards erythroid progenitor progenitor's production[J]. Methods Mol Biol, 2016, 1341: 217-234.
23. ISCOVE NN, NAWA K. Hematopoietic stem cells expand during serial transplantation in vivo without apparent exhaustion [J]. Curr Biol, 1997, 7(10): 805-808.
24. PAWLIUK R1, EAVES C, HUMPHRIES RK. Evidence of both ontogeny and transplant dose-regulated expansion of hematopoietic stem cells in vivo[J]. Blood, 1996, 88(8): 2852-2858.
25. SAUVAGEAU G, THORSTEINSDOTTIR U, EAVES CJ, et al. Overexpression of HOXB4 in hematopoietic cells causes the selective expansion of more primitive populations in vitro and in vivo[J]. Genes Dev, 1995, 9(14): 1753-1765.
26. PELED T, LANDAU E, MANDEL J, et al. Linear polyamine copper chelator tetraethylenepentamine augments long term ex vivo expansion of cord blood-derived CD34$^+$ cells and increases their engraftment potential in NOD/SCID mice[J]. Exp Hematol, 2004, 32(6): 547-555.
27. BIOTANO AE, WANG J, ROMEO R, et al. Aryl hydrocarbon receptor antagonists promote the expansion of human hemato-

poietic stem cells[J]. Science,2010,329(5997):1345-1348.

28. WANG Y,KELLNER J,LIU L,et al. Inhibition of p38 mitogen-activated protein kinase promotes ex vivo hematopoietic stem cell expansion[J]. Stem Cells Dev,2011,20(7):1143-1152.
29. WILKINSON AC,ISHIDA R,KIKUCHI M,et al. Long-term ex vivo haematopoietic-stem-cell expansion allows nonconditioned transplantation[J]. Nature,2019,571:117-121.
30. JIANG YH,PROSPER F,VERFAILLIE CM. Opposing effects of engagement o integrins and stimulation of cytokine receptors on cell cycle progression of normal human hematopoietic progenitors[J]. Blood,2000,95:846-854.
31. XIE CG,WANG JF,XIANG Y,et al. Cocultivation of umbilical cord blood CD34+cells with retro-transduced hMSCs leads to effective amplification of long-term culture-initiating cells[J]. World J Gastroenterol ,2006,12(3):393-402.
32. AGUILA JR,LIAO W,YANG J,et al. SALL4 is a robust stimulator for the expansion of hematopoietic stem cells[J]. Blood,2011,118(3):576-585.
33. 费小明,周小玉,王丽霞,等. 转 HOXB4 基因人骨髓 MSC 促进脐血 $CD34^+$细胞体外扩增[J]. 江苏医药,2010,36(4):428-432.
34. MSELLEM S,PFLUMIO F,BARDINET D,et al. Ex vivo expansion of human hematopoietic stem cells by direct delivery of the HOXB4 homeoprotein[J]. Nat Med,2003,11(9):1423-1427.
35. KROSL J,AUSTIN P,BESLU N,et al. In vitro expansion of hematopoietic stem cells by recombinant TAT-HOXB4 protein [J]. Nat Med,2003,11(9):1428-1432.
36. LI Y,MA T,KNISS DA,et al. Human cord cell hematopoiesis in three-dimensional nonwoven fibrous matrices:In vitro simulation of the marrow microenviroment[J]. J Hematoth Stem Cell Res,2001,10:355-358.
37. ROSENZWERG M,PYKETT M,MARKS DF,et al. Enhanced maintenance and retroviral transduction of primitive hematopoietic progenitor cells using a novel three-dimensional culture system[J]. Gene Therapy,1997,4:928-936.
38. TOMIMORI Y,TAKAGI M,YOSHIDA T. The construction of an in vitro three-dimensional hematopoietic microenviroment for mouse bone marrow cells emploing porous carriers[J]. Cytotechnology,2000,34:121-130.
39. SASAKI T,TAKAGI M,SOMA T,et al. Three-dimensional culture system of murine hematopoietic cells with spatial development of stromal cells in nonwoven fabrics[J]. Cytotherapy,2002,4:285-291.
40. DULAK J,SZADE K,SZADE A,et al. Adult stem cells:hopes and hypes of regenerative medicine[J]. Acta Biochim Pol,2015,62(3):329-337.
41. GLUCKMAN E,BROXMEYER HE,AUERBACH AD,et al. Hematopoitic reconstitution in a patient with Fanconi's anemia by means of umbilical-cord blood from an HLA-identical sibling[J]. New Engl J Med,1989,321:1174.
42. LENGERKE C,GRAUER M,NIEBUHR NI,et al. Hematopoietic development from human induced pluripotent stem cells [J]. Annals of the New York Academy of Sciences,2009,1176(22):219;227.
43. KUROSAWA H. Methods for inducing embryoid body formation:in vitro differentiation system of embryonic stem cells[J]. J Bioscience & Bioengineering,2007,103(5):389-398.
44. JI J,VIJAYARAGAVAN K,BOSSE M,et al. OP9 stroma augments survival of hematopoietic precursors and progenitors during hematopoietic differentiation from human embryonic stem cells[J]. Stem Cells,2008,26(10):2485-2495.
45. KAUFMAN DS,HANSON ET,LEWIS RL,et al. Hematopoietic colony-forming cells derived from human embryonic stem cells [J]. Proc Natl Acad Sci U S A,2001,98(19):10716-10721.
46. MA F,WANG D,HANADA S,et al. Novel method for efficient production of multipotential hematopoietic progenitors from human embryonic stem cells[J]. International J Hematol,2007,85(5):371-379.
47. MATSUOKA S,TSUJI K,HISAKAWA H,et al. Generation of definitive hematopoietic stem cells from murine early yolk sac and paraaortic splanchnopleures by aorta-gonad-mesonephros region-derived stromal cells[J]. Blood,2001,98(1):6-12.
48. VODYANIK MA,BORK JA,THOMSON JA,et al. Human embryonic stem cell-derived CD34+cells:efficient production in the coculture with OP9 stromal cells and analysis of lymphohematopoietic potential[J]. Blood,2005,105(2):617-626.
49. WANG L,MENEHDEZ P,SHOJAEI F,et al. Generation of hematopoietic repopulating cells from human embryonic stem cells independent of ectopic HOXB4 expression[J]. J Experimental Med,2005,201(10):1603-1614.
50. BOWLES KM,VALLIER L,SMITH JR,et al. Hoxb4 overexpression promotes hematopoietic development by human embryonic stem cells[J]. Stem Cells,2006,24(5):1359-1369.
51. SUGIMURA R,JHA DK,HAN A,et al. Haematopoietic stem and progenitor cells from human pluripotent stem cells[J]. Nature,2017,545(7655):432-438.
52. NEILDEZ-NGUYEN TMA,WAJCMAN H,MARDEN MC,et al. Human erythroid cells produced ex vivo at large scale differentiate into red blood cells in vivo[J]. Nature Biotechnology,2002,20(5):467-472.
53. KAUFMAN DS. Toward clinical therapies using hematopoietic cells derived from human pluripotent stem cells[J]. Blood,2009,114(17):3513-3523.
54. LU SJ,FENG Q,PARK JS,et al. Biologic properties and enucleation of red blood cells from human embryonic stem cells

[J]. Blood, 2008, 112(12): 4475-4484.

55. LAPILLONNE H, KOBARI L, MAZURIER C, et al. Red blood cell generation from human induced pluripotent stem cells: perspectives for transfusion medicine[J]. Haematologica. 2010, 95(10): 1651-1659.
56. MA F, EBIHARA Y, UMEDA K, et al. Generation of functional erythrocytes from human embryonic stem cell-derived definitive hematopoiesis[J]. Proc Natl Acad Sci USA, 2008, 105(35): 13087-13092.
57. ITO Y, NAKAMURA S, SUGIMOTO N, et al. Turbulence activates platelet biogenesis to enable clinical scale ex vivo production[J]. Cell, 2018, 174: 636-648.
58. LI Y, HERMANSON DL, MORIARITY BS, et al. Human iPSC-derived Natural Killer Cells Engineered with Chimeric Antigen Receptors Enhance Anti-Tumor Activity[J]. Cell Stem Cell, 2018, 23(2): 181-192.

第三十六章

血浆蛋白制品分离与纯化

血浆蛋白制品属于生物制品范畴而且是一种特殊的药品，主要以健康人血浆为原料，采用分离、纯化技术或生物工程技术以及多步血源性病毒灭活方法制备的有生物活性的制品。这些血浆蛋白制品基本属性是人源性，有生物活性。因此，在医疗急救、抢救生命以及某些特定遗传疾病的预防和治疗上，目前血浆蛋白制品仍有着其他药品不可替代的作用[1]。在全球血浆蛋白制品工业同各个国家供应血液一样都要符合国家和地区需要，都是对世界范围数十亿人贡献健康和关怀。

输注血浆蛋白制品是现代成分输血的重要内容之一。在输血技术发达的国家，对血浆和多种血浆蛋白制品需要量很大，如以白蛋白为例，有的国家已达每百万人每年需要300kg的数量。对凝血因子Ⅷ的需要量，按全国患者人数需要量来生产和供应，每1位患者1年需要量竟高达25 000IU。新的血浆蛋白制品在不断出现。近十年来，国外在血浆蛋白制品治疗和防御疾病方面的发展已经达到较高水平，不仅表现在血浆分离技术的发展上，也表现在新的血浆蛋白种类的增加以满足各种治疗的需要上，而且在质量上，特别是在防止血源性病毒的传播上能保证安全有效。

上述制品一部分用于一些罕见病（如血液中丢失或缺陷的成分）的替代治疗和严重威胁生命时的救治，如免疫缺陷和出血性疾病。其中多个血浆蛋白制品品种已列入WHO基本药物目录[2]。血浆蛋白制品始于20世纪40年代的第二次世界大战，为抢救战伤和休克，美国哈佛大学的Cohn发明了低温乙醇法分离人血白蛋白。此后逐步形成常规的批量生产制品的方法，开创了血浆蛋白制品临床治疗的新时代，迄今已有70多年的历史。对于中国，于1966年上半年在天津通过了卫生部组织的“低温乙醇法分离血浆蛋白及临床应用技术鉴定”。至此，低温乙醇法分离血浆蛋白制品正式引入中国。

当今，血浆蛋白制品已广泛用于临床医学的各个领域，包括应用后能增加血容量和抗休克、刺激免疫系统、减轻感染、降低炎症，以及治疗某些罕见病或慢性病如血友病、一些移植和重症监护的患者。

第一节 国内外血浆蛋白制品的现状

一、血浆蛋白制品适应证

（一）血浆蛋白制品

目前，国内外临床上已用于预防和治疗疾病的血浆蛋白制品的种类有20多种[3]，较普遍使用的包括人静脉注射免疫球蛋白（intravenous immunoglobulin，IVIG）、人血白蛋白、人因子Ⅷ浓缩物（FⅧ）、因子Ⅸ浓缩物（FⅨ）或基因工程人凝血因子Ⅷ、基因工程Ⅶa因子、抗凝血酶-Ⅲ浓缩物等，其中静脉注射免疫球蛋白的供应和使用量更是突出，需求量逐年增加（表36-1、表36-2）。

（二）血浆蛋白制品的目标患者

血浆蛋白制品的目标患者首先是有基因缺陷和免疫缺陷的患者，包括用于治疗危及生命的重症及处理严重的医学情况；这些有缺陷的群体，在体内无法产生维持生命和良好生活质量所必需的蛋白质。甲型血友病是一种遗传性人凝血因子Ⅷ缺乏症，目前全球尚无法治愈，必须定期输注人凝血因子Ⅷ方能使患者获得近似正常人生活的可能性。Ⅱ型或Ⅲ型血管性血友病（vWD）患者，通常要求用含有适量血管性血友病因子（vWF）的血浆来源的人凝血因子Ⅷ浓缩物治疗。这要求中国市场上销售的人凝血因子Ⅷ产品应该富含vWF，若缺乏该因子应改进人凝血因子Ⅷ浓缩物的生产工艺。

表 36-1　血浆蛋白制品和临床适应证

产品	主要适应证	产品	主要适应证
人血白蛋白	补充血容量	蛋白 C	蛋白 C 缺乏
因子Ⅷ浓缩物	甲型血友病	纤维蛋白胶	外科止血黏合剂
凝血酶原复合物	肝病	肌内注射免疫球蛋白	预防甲型肝炎
Ⅸ因子浓缩物	乙型血友病	乙型肝炎人免疫球蛋白	预防乙型肝炎
Ⅶ因子浓缩物	Ⅶ因子缺乏	破伤风免疫球蛋白	治疗或预防破伤风感染
vWF 因子浓缩物	vWF 因子缺乏	Rho(D)免疫球蛋白	预防新生儿 Rh 溶血病
Ⅺ因子浓缩物	Ⅺ因子缺乏症	狂犬病免疫球蛋白	预防狂犬病毒感染
纤维蛋白原	纤维蛋白原缺乏	水痘/带状疱疹免疫球蛋白	预防水痘感染
ⅩⅢ因子浓缩物	ⅩⅢ因子缺乏	静脉注射免疫球蛋白	免疫缺乏替代治疗及免疫功能失调
活化型凝血酶原复合物	用于有凝血因子Ⅷ抑制物血友病	静脉注射抗巨细胞免疫球蛋白	预防骨髓移植后的巨细胞病毒感染
抗凝血酶Ⅲ	抗凝血酶Ⅲ缺乏	静脉注射乙型肝炎人免疫球蛋白	预防移植后乙型肝炎再感染
α1 胰蛋白酶抑制剂	临床上有肺气肿 α1 抗胰蛋白酶缺乏者	静脉注射 Rho(D)免疫球蛋白	预防新生儿 Rh 溶血病、免疫性血小板减少
C1-酯酶抑制剂	神经性水肿		

表 36-2　国内外已销售血浆蛋白制品品种

功能与品种	国内	国外	功能与品种	国内	国外
血容扩充类			抗凝血酶类		
25%人血白蛋白	−	+	抗凝血酶Ⅲ	+(临床)	+
20%人血白蛋白	+	+	纤维蛋白溶解类		
10%人血白蛋白	+	−	纤维蛋白溶解酶	−	+
5%人血白蛋白	−	+	免疫球蛋白类		
凝血因子(止血)类			肌内注射免疫球蛋白	+	+
因子Ⅷ浓缩物	+	+	静脉注射免疫球蛋白		
基因重组人凝血因子Ⅷ	−	+	5%静脉注射免疫球蛋白	+	+
凝血酶原复合物	+	+	10%静脉注射免疫球蛋白	+(临床)	+
因子Ⅸ浓缩物	+	+	特异免疫球蛋白		
基因重组凝血因子Ⅸ	−	+	乙型肝炎人免疫球蛋白	+	+
因子Ⅶ浓缩物	−	+	静脉注射乙型肝炎人免疫球蛋白	+	+
纤维蛋白原	+	+	破伤风免疫球蛋白	+	+
凝血酶	+	+	狂犬病免疫球蛋白	+	+
蛋白酶抑制剂			抗-D 免疫球蛋白	+(临床)	+
α1-抗胰蛋白酶	−	+	水痘-带状疱疹免疫球蛋白	−	+
C1-酯酶抑制剂	+(临床)	+	巨细胞病毒免疫球蛋白	+(临床)	+
创伤愈合类			风疹免疫球蛋白	−	+
纤维蛋白胶	+	+	抗人淋巴细胞免疫球蛋白	+	+
因子ⅩⅢ浓缩物	−	+			

（三）血浆蛋白制品治疗罕见疾病

表 36-3 列出了血浆蛋白制品可治疗的罕见疾病及估计的发病者数[4]，世界上已有全球性或地区性的联盟和组织为这些患者搭建了诊断和治疗平台，如世界血友病联盟（WFH）、国际先天性免疫缺陷患者组织等。我国首家血友病综合治疗示范中心已在天津成立。另一方面还应重视对出凝血疾病及高凝患者的检测诊断。

表 36-3　血浆蛋白制品可治疗的罕见病

罕见疾病	发病率或估计人数
血友病（甲型、乙型）	1/10 000，WFH 已确认 142 597 人
vWD	1/100（包括Ⅰ、Ⅱ、Ⅲ型），WFH 确认 52 545 人
其他凝血因子缺乏	18 762 人
先天性免疫缺乏	1/10 000，WHO 评估 1/500
α1 胰蛋白酶抑制剂缺乏	评估欧洲 100 000 人
吉兰-巴雷综合征	评估欧洲 5 700 人
遗传性神经性水肿	1/5 000
特发性血小板减少性紫癜（ITP）	评估欧洲 30 000 人

二、主要血浆蛋白制品市场与需求

（一）血浆蛋白制品分离工业

血浆蛋白分离工业是生物医药工业的一个部分，是血液的血浆成分提取的治疗产品，这个工业是相对成熟的。从人血浆中分离和纯化的各种治疗的血浆蛋白制品是独特的生物技术工业。它的核心蛋白分离纯化技术，Cohn 低温乙醇法 70 多年无改变。市场上的一些主要产品已有 60 年的历史。

这个工业已经维持了健康发展。在过去 20 多年，市场每年复合增长率为 15%。它是由全球老年人口增长，对免疫球蛋白的需求，诊断率提高以及许多的先天性凝血因子缺乏而驱动的。

在欧洲和北美于 1990—2007 年开始血浆蛋白分离厂家从 69 个厂家减少到 31 个。在大约同时期，许多新的工厂出现，尤其是中国和中东地区。在世界范围之内总的血浆蛋白分离工厂数量在 60~70 个。

近来，世界血浆蛋白分离工业的血浆量评估在 2020 年大约需要 5 000 万升。这些分离的人血浆 80% 来自单采血浆术而称为原料血浆，其余的大约 20% 来自献血者的回收血浆。

（二）血浆蛋白制品市场

许多不同的患者从血浆蛋白制品获得利益。这些血浆蛋白制品有着许多治疗功能，所以使用血浆蛋白制品在抢救生命以及降低发病率和死亡率方面有重要意义。

血浆蛋白制品的治疗可以分为 4 类：①替代治疗；②免疫介导治疗；③拮抗功能治疗；④抗炎症治疗。WHO 已强调这些血浆蛋白制品对全球临床治疗的重要性，并把许多血浆蛋白制品列为基本药物，这包括 IVIG、各类凝血因子［FⅧ、FⅨ、凝血酶原复合物（PCC）、纤维蛋白原、FⅧ/vWF］和抗凝血酶Ⅲ等。

根据世界流行病学资料，许多患者仍然缺少基本的血浆蛋白制品。世界血友病联盟指出仅有 30% 血友病 A（又称“甲型血友病”）和血友病 B（又称“乙型血友病”）患者得到诊断，只有 25% 的患者得到治疗。另外的一些组织也有相似资料，如<16% 的先天性免疫缺陷患者得到诊断，仅有 6% 患者接受 IVIG 的治疗。

全球血浆蛋白制品市场的规模，2012 年为 152 亿美元。当时预测 2014—2019 年复合增长率为 8.9%，主要销售市场是欧洲、美国、亚太地区。在过去 10 年成为关键市场的是中国，增加了白蛋白的需求。免疫球蛋白的需求是血浆分离需求量的驱动力。血浆蛋白制品治疗显著地延长了期望的寿命和改善患者的生命质量。

（三）关键的市场驱动力

近来，血浆蛋白分离工业集中在欧洲和北美。然而，亚洲经济快速增长，导致这些国家在重症监护病房（ICU）和罕见病增加使用血浆蛋白制品。亚洲会成为下个血浆蛋白制品市场的驱动力。

在过去 10 年，全球血浆蛋白制品的市场连续增长，2016 年销售已达 210 亿美元。近来下面的 5 个倾向已显著地影响到血浆蛋白制品的销售，包括：①免疫球蛋白已增加到市场销售额的首位，是血浆蛋白制品的驱动力；②中国血浆蛋白分离工业上升；③一些特殊血浆蛋白制品的出现和增长，包括 C1-酯酶抑制剂、PCC 和 α1 胰蛋白酶抑制剂；④由于偏爱重组凝血因子，血浆来源的凝血因子相对下降；⑤美国作为全球血浆蛋白制品分离技术的诞生地和欧美原料血浆的主要供应地，推动了世界血浆蛋白制品行业的发展。由此可以看出，原料血浆的供应决定了血浆蛋白制品的临床供应，在诸多罕见病的治疗中是一个关键。

（四）血浆蛋白制品的病毒安全性

病毒感染仍然是使用血浆蛋白制品治疗时的相关危险因素。病毒降低的措施除了单采血浆术要求献浆员筛选，用血清学和核酸试验筛选血源性病毒和

90 天检疫期外，在一体化的血浆蛋白分离和纯化过程中，要有两个不同机制的专门病毒去除/灭活步骤，其经典的病毒灭活方法是 S/D 处理、辛酸处理，60℃ 10 小时巴氏灭活，纳米膜过滤、冻干制品的 100℃水浴 30 分钟加热和低 pH 孵育等，保证了输注的血浆蛋白制品的安全性。最近，近几年发展的使用辛酸处理免疫球蛋白以及使用纳米膜过滤；为了保证血浆蛋白制品的安全，联合 2 个或 3 个病毒降低步骤是现代的标准。纳米膜过滤在产品的安全上可能是焦点。

（五）血浆蛋白制品

血浆蛋白制品工业支持所有志愿形式的献血浆、捐献原料血浆和无偿献血活动，这是对抢救生命的极为重要的活动。

原料血浆和全血的回收血浆都可用于制备血浆蛋白制品。这些制品能治疗某些罕见病、慢性病和一些先天性免疫缺乏性疾病、血友病、自身免疫性疾病、创伤、烧伤和重症监护患者等。

现在整个世界均已确认血浆蛋白制品在抢救生命的治疗上具有不可替代的作用，献血浆被视为“生命的礼物”，它将用于制备多种的血浆蛋白制品而不是直接输注于患者。

在 21 世纪前十年，在免疫球蛋白市场增长的同时，一些新的特殊的血浆蛋白制品的用量也显著增加，包括 α1 胰蛋白酶抑制剂、皮下注射免疫球蛋白、C1 酯酶抑制剂、纤维蛋白原浓缩物、PCC 和抗凝血酶Ⅲ浓缩物。这些新的血浆蛋白制品是治疗罕见病的药物，已治疗了更多患者，市场销售也是稳定的。

（六）血浆来源与重组技术的凝血因子浓缩物

虽然，近年来重组 DNA 技术、基因治疗和新的非血浆来源替代物的发展，已经用于血友病的治疗。但是血浆来源的 FⅧ因子浓缩物仍在继续连续使用，在可预见的未来里很可能仍然是重要的治疗手段。输注血浆来源制品有相关的病原传播的危险；然而，现代制造技术已经极大地降低了这种风险。此外，FⅧ因子抑制物剂的形成是目前 FⅧ因子替代治疗的主要并发症，且已超过病毒传播的风险；而用血浆来源的 FⅧ因子浓缩物相对于选择重组 FⅧ因子替代治疗可能形成抑制物剂的频率要低，但这种说法目前仍存在争议。

血浆来源的 FⅧ因子浓缩物是未来临床治疗与市场供应的决定因素，包括制造者连续提供安全和负担得起的产品。给预先未治疗的一些甲型血友病患者，输注这些血浆来源的 FⅧ因子浓缩物，会降低形成抑制物剂的风危险。

第二节　血浆蛋白制品的分离与纯化技术

一、经典的低温乙醇法及其改良法

（一）低温乙醇法的 5 个可变参数

通过控制调节乙醇沉淀过程中的各参数，可以很容易地从复杂的血浆中制备较纯的蛋白质。这些参数主要包括乙醇浓度、pH、离子强度、温度和蛋白浓度。

1. 乙醇的影响　在低温乙醇法中蛋白质沉淀主要受乙醇的影响，因为乙醇的介电常数非常低。蛋白质的溶解度取决于水-乙醇混合物的介电常数，向血浆中加入介电常数低的溶剂以改变血浆中蛋白质的溶解度。目前认为，介电常数越低，蛋白质的溶解度也越低。

2. pH 的影响　当蛋白质分子含相等的正负电荷（即等电点）时，其溶解度最小，此时总的自由电荷等于零。在等电点时蛋白质的最小溶解度已为分离沉淀所应用，因为每种血浆蛋白质都具有一定的等电点，如人血白蛋白 pH 4.7~4.8、α1 胰蛋白酶抑制剂 pH 4.0、α2 巨球蛋白 pH 5.4、转铁蛋白 pH 5.9、免疫球蛋白 G pH 5.8~7.3 等。

3. 离子强度的影响　低温乙醇法的离子强度具有重要的意义，盐浓度的小幅度变动即可以引起蛋白溶解度很大的变化。通常乙醇法是在 pH 4~8 之间进行分离。盐浓度的影响按以下公式计算来确定离子强度：$T/2=1/2(m_1z_1{}^2+m_2z_2{}^2+\cdots\cdots)$

注：T/2 为离子强度；m 为溶液离子质量的摩尔浓度（阴离子、阳离子）；z 为离子价（阴离子、阳离子）。

溶液的离子强度通过计算得出，计算蛋白分离过程中溶液的离子强度需要知道体积和加入的盐溶液，以及缓冲液的浓度或盐的总量和乙醇的总体积。通常在第二次沉淀时确定离子强度，应考虑到被乙醇稀释的情况。正常人血浆的离子强度接近 0.15。

4. 温度的影响　由于温度升高可能导致蛋白质变性，所以在水-乙醇分离系统中温度是一个重要的参数条件。整个分离过程均在 0℃以下进行。由于温度降低易使蛋白质的溶解度减少，因此该特性为分离各种蛋白组分所利用。例如，在沉淀组分Ⅱ时，当蛋白溶液的温度提高 1.3℃，产量会降低 37%；当温度提高 3.6℃，可导致最终产品完全损失；沉淀纤维蛋白原（组分Ⅰ）时温度提高 1℃，纤维蛋白原收率降低 8%。

5. 蛋白浓度的影响　在分离过程中有时候稀释是必要的，以减少蛋白之间的相互作用，减少共沉淀。

但过分稀释会导致浓度太低,使蛋白质容易变性,并导致分离过程操作容量增大。

要实现分离某一种目的蛋白可以通过2种不同的方式来完成:①使目的蛋白质留在溶液中而其他蛋白质沉淀。也就是在选取的条件中,目的蛋白质有最大的溶解度,而其他蛋白质的溶解度最小。②选择性使目的蛋白沉淀。

在第一种情况下,选取的目的蛋白溶解度应超过10g/L。通过改变上述分离蛋白质的溶解度参数可以进行不同的分离。只有溶解度差别足够大才能保证更好的收率。否则,乙醇可能影响蛋白质之间的作用。

强调对低温乙醇法5个可变参数重要性的认识,有利于控制它们以及在分离中真正达到每步组合分离条件的实现。

(二)低温乙醇法分离人血白蛋白

1. 低温乙醇法 1944年Cohn公布了低温乙醇法(Cohn 6法),使用乙醇选择性沉淀其他蛋白质而纯化人血白蛋白(图36-1)。

在Cohn 6法,经过8个步骤,通过增加乙醇浓度,改变pH、蛋白浓度、温度和离子强度,最终得到人血白蛋白。此后,许多人都试图缩短分离时间,发展新方法和新技术,其目的是通过简单而经济的技术,获得稳定的人血白蛋白(无致热原和病毒),增加人血白蛋白的产率,并同时分离其他蛋白质。

主要是从以下几个方面优化Cohn 6法:①一步法分离组分Ⅰ和组分Ⅱ+Ⅲ;②组分Ⅳ-1和组分Ⅳ-4同一步去除(组分Ⅳ);③组分Ⅴ在冻干去除乙醇前,通过过滤直接纯化;④组分Ⅳ上清直接通过超透浓缩人血白蛋白。

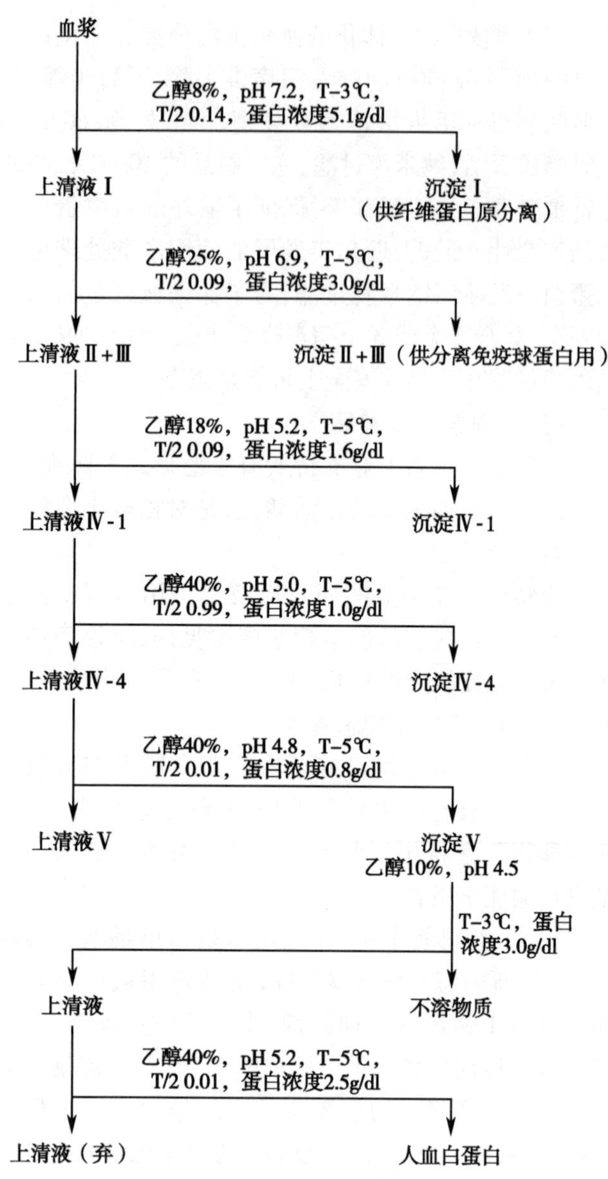

图36-1 低温乙醇法第6法流程图

2. 低温乙醇法分离人血白蛋白工艺的变化 低温乙醇工艺分离血浆蛋白,自20世纪40年代建立开始,至今已有70多年的历史。Cohn及其团队所创立的Cohn 6法成为分离人血白蛋白的经典方法,是世界血浆人血白蛋白分离工艺的基础。随后所使用的各种分离人血白蛋白的方法依然以Cohn 6法中的pH、温度、乙醇浓度、离子强度和蛋白浓度等参数为基础,进行不同的参数组合,同时进行其他多种蛋白制品的分离。

Cohn 6法有重要的历史地位,然而该法存在分离步骤多、操作体积大、分离周期长、蛋白回收率低等问题,后来众多学者为解决以上问题开展了大量研究,对该法进行优化改良。

其中最为重要的是1962年,Kistler和Nitschmann发表N-K法,该法更加适合大规模工业化生产。与Cohn 6法相比有以下几点区别:①直接使用95%乙醇缓慢添加血浆蛋白溶液内;②血浆分离开始不再对离子强度进行调整;③在沉淀A时(相当于Cohn组分Ⅱ+Ⅲ),降低pH和乙醇浓度;④省略了Cohn 6法中组分Ⅳ-1的分离步骤;⑤减少固液相分离次数。生产周期较Cohn 6法缩短了1/3,乙醇消耗少了40%,操作体积缩小22%,回收率提高10%,纯度保持不变。其中省略组分Ⅳ-1分离操作和减少固液相分离次数直接有助于提高人血白蛋白回收率。Cohn 6法中组分Ⅳ-1的参数调整时,由于pH较低,在沉淀α、β球蛋白的同时,也会因共沉淀一定量的人血白蛋白,从而会降低人血白蛋白回收率。N-K法整个制备过程中,由于血浆蛋白分离过程中加入95%的乙醇,反应液操作体积减小,在沉淀Ⅳ的离子强度参数相对Cohn 6法组分Ⅳ-4高,这是因为较高的离子强度有助于减少人血白蛋白的损失,提高人血白蛋白的回收率[5]。

上述方法改进了过去 Cohn 6 法步骤多、周期长、过程损失大的问题，与经典方法比较主要的区别：①组分Ⅰ和组分Ⅱ+Ⅲ一次性制备分离；②省略组分Ⅳ-1 制备，组分Ⅳ一次性制备分离；③超滤替代了人血白蛋白的二次沉淀。美国的生产厂家多以此类改良的 Cohn 6 法进行生产，欧洲的生产厂家则以 N-K 法为基础组织生产[6]。

（三）低温乙醇法分离免疫球蛋白

继 Cohn 6 法分离人血白蛋白后，Oncley 于 1949 年公开了 Cohn 9 法。它是经典的分离免疫球蛋白方法，又称 Oncley 法。它以 Cohn 6 法的组分Ⅱ+Ⅲ为起始原料，组分Ⅱ+Ⅲ溶解后，通过乙醇浓度、pH、蛋白浓度、离子强度和温度（五变参数）的多步改变，得到纯的组分Ⅱ即为免疫球蛋白。

1. Oncley 法（Cohn 9 法）　见图 36-2。

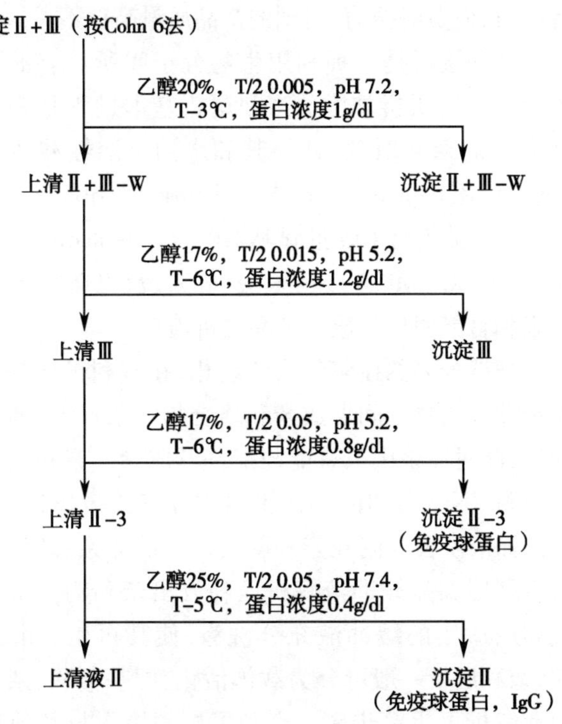

图 36-2　Oncley 法流程图

2. Deutsch 法　见图 36-3。

Oncley 和 Deutsch 方法都起始于 Cohn 6 法组分Ⅱ+Ⅲ。应注意多年来在分离组分Ⅱ+Ⅲ时，已发生一些改变，即 20%乙醇浓度代替 25%乙醇浓度，同时使用 95%的乙醇而非原始 Cohn 6 方法中的 53.3%乙醇，故被称 Cohn 6G 法。Deutsch 引进了组分Ⅱ+Ⅲ悬浮步骤，用简单的方法分离免疫球蛋白，与原始的 Cohn 9 法比较免疫球蛋白产量更高。美国大多数厂家使用 Deutsch 方法，它是对 Oncley 法（Cohn 9 法）的改良，适合规模化生产。

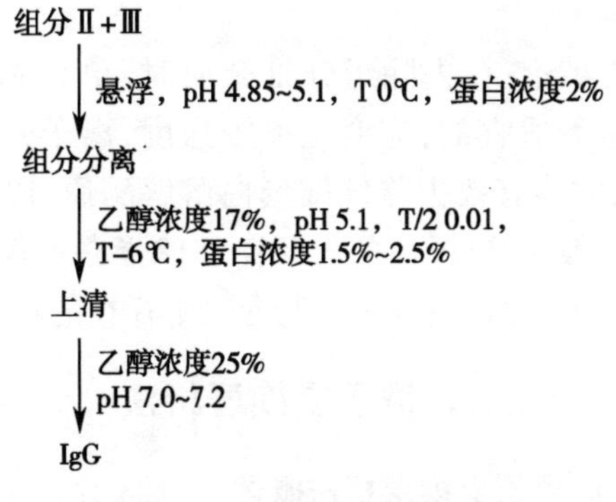

图 36-3　Deutsch 法流程图

3. Kister 法　第一步与 Cohn 6 法一样沉淀纤维蛋白原，第二步沉淀 A 相当于组分Ⅱ+Ⅲ，它的 pH 较低（pH 5.85）而非 pH 6.9，去除组分Ⅲ时，乙醇为 12%而不是 17%去除 α、β 球蛋白。

4. Krijnen 法　这是 Deutsch 另一种改良法，在去除组分Ⅲ时，仅仅使用最低浓度为 8%的乙醇而不是 17%的乙醇去除杂蛋白。

5. Bjorling 法　分离条件与 Deutsch 法一样，不同的是获得组分Ⅱ后进一步采用 DEAE-Sephadex A50 批式吸附去除杂质。组分Ⅱ糊状物重溶在 2 体积的冰水中，溶液 pH 调到 6.5，离子强度用 NaAC-HAC 缓冲液调整至 0.02，进一步采用同样 pH 和离子强度的 DEAE-Sephadex A50 批式吸附去除杂质。

从上述几种方法可以看出，相似多于差异，从原始血浆开始，通常是第一步去除纤维蛋白原，随后沉淀组分Ⅱ+Ⅲ，再进一步从Ⅱ+Ⅲ组分中去除组分Ⅲ后，5 个参数中保持 4 个一致，差异仅仅是使用不同乙醇浓度（8%~17%）来沉淀组分Ⅲ。

关于离子强度、pH 和乙醇浓度对 IgG 纯度影响，有如下规律：在离子强度 0.01~0.05 范围内，高离子强度时 IgG 纯度好，但产量低；在 pH 5.0~5.2 范围内，高 pH 时 IgG 纯度好，但产量低；在 17%乙醇浓度时，pH 差 0.2，便可能导致 IgG 纯度差异 20%（74%~95%）。在 13%~17%乙醇浓度时，乙醇浓度越高，IgG 纯度越好，但产量越低。这清楚地说明严格控制这些可变参数的重要性。基于上述结果，最适合的分离免疫球蛋白的条件是 17%的乙醇浓度、pH 5.1、离子强度 0.01。

应注意的是组分Ⅱ+Ⅲ中的免疫球蛋白的溶解性不仅取决于离子的浓度，更取决于混合物中的离子类型。Oncley 发现，在相同的离子强度时，醋酸钠比氯化钠更容易溶解免疫球蛋白。同时也发现，单独的醋酸钠不能有效地去除所有的 IgM、IgA 和 α2 巨球蛋白，而单独的氯化钠也不可能定量去除 PKA；即使醋酸钠和氯化钠两种盐联合使用，在最终免疫球蛋白内仍残留微量的 IgA。

最终结论：在去除组分Ⅲ杂质时，单独先改变乙醇浓度是不适宜的，应变化离子强度，离子强度需高于 0.01，才能有效去除纤维蛋白溶解酶原、PKA 及其他杂质。因此，选择性的溶解免疫球蛋白不仅取决于离子的浓度，而且更取决于混合物中存在的离子类型。

二、离子交换层析法

（一）离子交换层析法概述

在低温乙醇法发展历程中，最值得注意的变化之一就是引入了离子交换层析用于生产实践中，并作为主要的纯化手段或者用于改善成品的纯度（稳定性）[7]。

瑞典 Pharmacia 公司、日本 Tosoh 公司、美国 Bio-Rad 公司发展了一系列离子交换树脂，用于蛋白质分离，如交联葡聚糖凝胶（Sephadex）、交联琼脂糖凝胶（Sepharose，Sepharose CL 及 Sepharose FF，Toyopearl 及 Trisacryl、Sephacryl 等）。这些填料未连接离子交换基团时可用于凝胶过滤（分子筛），连接了 DEAE、QAE、CM、SP 等离子交换基团后成为离子交换材料。

吸附剂特异性高、操作简单、周期短、易自动化，两步层析即能替代乙醇法多步沉淀，同时产品纯度好、产率高、蛋白不易变性，污染概率也小。

Curling 已应用离子交换剂制备人血白蛋白，随后分离一些凝血因子、IgG 和其他有治疗或预防作用的血浆成分。这里主要介绍从全血浆分离的人血白蛋白。

（二）离子交换层析法分离人血白蛋白

人血白蛋白能用标准层析法纯化，离子交换层析的起始原料血浆需经过预处理（如去冷沉淀等），使经过预处理的血浆肉眼看起来是澄清的。随后，预处理后的血浆通过自动化凝胶柱（内含物为 Sephadex G25），进行凝胶过滤除盐。除盐后的血浆用 2mol/L 的乙酸调至 pH 5.2，随后优球蛋白于 4℃过夜而沉淀，离心去除沉淀得到适宜离子交换的澄清血浆。

第一步层析是 DEAE Sepharose CL-6B 阴离子交换层析，其凝胶经乙酸缓冲液（pH 5.2）平衡后，人血白蛋白结合在此凝胶柱上，血浆中的 IgG 则从凝胶中流出。接着用 pH 4.5、离子浓度 0.025 的缓冲液洗脱人血白蛋白。

第二步层析是 CM Sepharose CL-6B 阳离子交换层析。先将上一步洗脱的人血白蛋白组分的 pH 和离子强度分别调至 pH 4.8、离子强度 0.07，然后上样至该柱，结合到该柱的人血白蛋白用 pH 5.5、离子强度 0.11 的缓冲液洗脱。

最后一步层析是利用凝胶 Sephacryl S200 柱，去除高分子量和低分子量的杂质，再进一步用超滤系统浓缩人血白蛋白的浓度至 20%。层析法纯化人血白蛋白的特点：①人血白蛋白成品的纯度达 99%；②人血白蛋白仅含低水平的变性蛋白和二聚体，而单体人血白蛋白平均为 97%；③完全按照 Sephadex G25→DEAE Sepharose CL6B→CM Sepharose CL-6B→Sephacryl S200 的顺序制备的人血白蛋白，在 0.04mol/L 辛酸钠条件下是稳定的；④人血白蛋白的收率 90%～95%。

三、亲和层析法

（一）亲和层析概述

从上述部分可以看出，有许多方法可分离人血浆蛋白质，但费时费力，得到的产品质量高低不一。

亲和层析是一种利用生物分子间所具有的亲和力而设计的层析技术。亲和层析基本过程是先选择欲分离的亲和对象，并让其和水的不溶性载体结合（通常使用 Sepharose 4B 或 Sepharose CL-6B）成为固相化，装进层析柱（或批试吸附）[8]。Sepharose 4B 或 Sepharose CL-6B 连接精氨酸、肝素、汽巴蓝或者明胶等亲和官能团后就成为亲和层析填料。

把欲分离的血浆作为流动相，在有利于配基固定相和欲分离物之间形成亲和络合物的条件下，通过亲和柱，此时血浆中只有能与配基形成专一亲和的成分被吸附，不能亲和的其他蛋白成分直接流出，然后利用洗涤液洗去黏附在亲和凝胶表面的非亲和吸附物，最后利用高盐缓冲液解析而释放出亲和物。亲和凝胶利用适当的缓冲液充分洗涤，使其再生。由此可知，亲和层析一般可分为载体活化、配基耦联、亲和吸附和解析再生等步骤。亲和层析的操作与其他层析技术相似，所不同的是需要准确的选择亲和物的配基和配基固相化载体以及合理地选择层析条件。

为研究血浆蛋白功能和提供临床使用有价值的微量蛋白成分的浓缩物，已使用许多亲和配基，如肝素亲和抗凝血酶Ⅲ、赖氨酸亲和纤维蛋白溶解酶原、刀豆素 A 亲和 α1 胰蛋白酶抑制剂、明胶亲和纤维结合蛋白、抗 FⅧ:C 单抗亲和吸附 FⅦ:C 等。

为了消除或减少人凝血因子Ⅷ浓缩物中外来蛋白的反复刺激而引起免疫功能紊乱的不良后果，20 世纪 80 年代已采用单克隆抗体免疫亲和层析法纯化极高纯度的人凝血因子Ⅷ浓缩物。Armour 产品

Monoclate 即使用抗 vWF 的单克隆抗体亲和层析；Baxter 产品 Hemophil-M 使用抗 FⅧ:C 单克隆抗体亲和层析。

（二）低温乙醇法与层析法结合的新工艺

人们已经发展了许多新方法来分离血浆中的一些特殊蛋白成分，特别是不稳定成分或微量成分，并且与主干低温乙醇法能很好结合，如凝胶过滤层析法、离子交换、亲和层析法等。总之，新技术或新方法与低温乙醇法有机结合形成了一个连续从血浆中分离若干新蛋白成分的方法，提高了人血浆宝贵资源利用率（图 36-4）。这是未来众多血浆蛋白制品分离与纯化的新趋势。

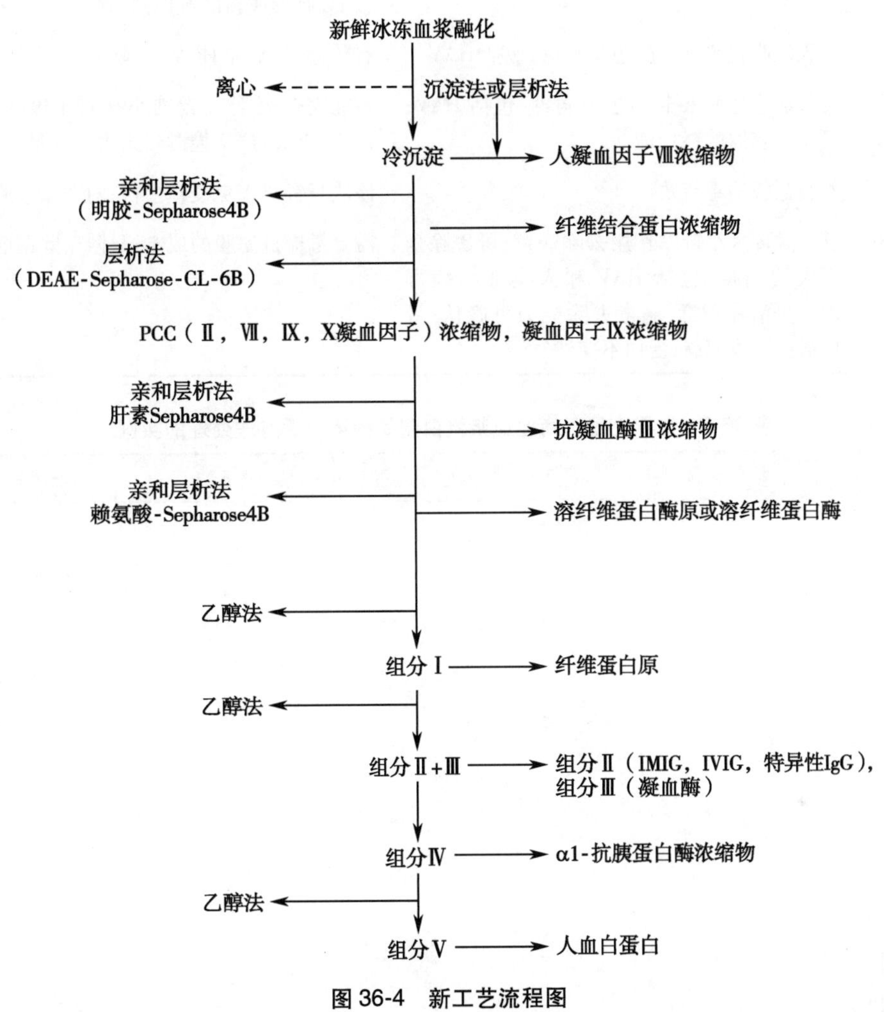

图 36-4　新工艺流程图

四、血浆蛋白制品的病毒去除或灭活

20 世纪 80 年代人们认识到很多病原微生物是可以通过血液传播的。从 20 世纪 80 年代开始，在血浆蛋白制品分离与纯化领域内产生了一个新的、重要的课题即是对血浆蛋白制品中病毒的去除或灭活[9]。经过 20 多年的努力，血浆蛋白制品的安全性得到了极大提高。目前对 HIV、HCV、HBV、HAV 等常见病毒采取了有效的灭活方法，但对于一些在血液中比较少见的病毒，如人类细小病毒 B19、朊病毒等尚无有效的方法和技术加以灭活，各国科学家正在努力研究之中。

提高最终血浆蛋白制品安全性的基础是病毒的灭活和物理、化学去除。一些物理和化学方法可以灭活病毒，灭活以后尽管病毒颗粒仍在蛋白溶液中，但不会导致感染。物理去除可以发生在分离的任何步骤（如乙醇沉淀、层析）。理想的目标是病毒存在于丢弃的组分中，而目的蛋白组分中无病毒。但病毒在蛋白组分中的分布常常不均一，目前发现部分病毒与血浆蛋白制品品种有很大的相关性。

中国厂家常规生产中使用的病毒灭活方法如下：①巴氏灭活法（液态下 60℃、10 小时）；②S/D 灭活法（0.3%的 TNBP 和 1%的 Twen 80、24～26℃、6 小时）；③低 pH 孵育法（pH 4.0±0.3，23～24℃，21 天）；④终品干热法（80℃、72 小时，或者 100℃沸水、30 分钟）。各种血浆制品病毒灭活/去除方法的特点和应用实例见表 36-4 和表 36-5。

表 36-4　选择血浆蛋白制品病毒灭活/去除方法处理的优点与注意点

处理	优点	注意点
S/D 灭活法	对脂包膜病毒有效；设备简单；无蛋白变性问题；蛋白回收率高	要求下一步工艺必须去除 S/D 溶剂；对非脂包膜病毒无效，如人类细小病毒 B19、HAV 等
巴氏法	可灭活脂包膜和非脂包膜病毒，包括 HAV	加入的蛋白稳定剂有可能会保护一些病毒免受灭活；不能灭活人类细小病毒 B19；不稳定的凝血因子回收率比较低；有形成新的抗原的风险
蒸汽	可灭活脂包膜和非脂包膜病毒，包括 HAV	有传播 HCV 和 HGV 的风险
终品干热法	可灭活脂包膜和非脂包膜病毒，包括 HAV；可用于容器的终处理	不能完全灭活人类细小病毒 B19；凝血因子活性损失 10%~20%；严格控制残余水分含量
低 pH 孵育法	对脂包膜病毒有效	该法只针对于免疫球蛋白；对非脂包膜病毒能力有限
15nm 膜过滤法	基于病毒大小排除作用去除病毒；可去除全部大的病毒，包括 HAV 和人类细小病毒 B19；可清除病毒；病毒去除能力可确认；蛋白活性回收率高；蛋白不变性	需要考虑过滤膜的成本；只限于除菌前使用

表 36-5　世界上用于商业血浆蛋白制品病毒灭活方法处理的实例

	S/D	巴氏法	蒸汽	干热	pH 4	纳米膜过滤
人血白蛋白		+++				
IMIG 和 IVIG	++	++			+++	++
凝血因子Ⅷ	+++	+	+	+++		+
Ⅸ因子	+++	+	+	+		++
vWF	+	+				
凝血酶原复合物	+		+	++		+
Ⅶ因子	+		+			
Ⅸ因子	+		+			+
纤维蛋白原（静脉注射）	+	+		++		
纤维蛋白原（纤维蛋白胶）	++	+	+	+		+
凝血酶（纤维蛋白胶）	++	+		+		+
抗凝血酶Ⅲ	+	++		+		+
α1 胰蛋白酶抑制剂		++				+
C1-酯酶抑制剂	+	+				+
蛋白 C	+					+

注：+，++，+++为使用频率指标。

五、静脉注射免疫球蛋白制备方法的发展历程

IVIG 是从大量混合的人血浆中分离纯化的、含有广泛特异的免疫球蛋白的抗体（即多克隆抗体），大约有 10^7 种抗体，利用重组技术难以制备。20 世纪 40 年代，Cohn-Oncley 工业化分离免疫球蛋白的低温乙醇工艺问世。最初分离的免疫球蛋白，因产生严重的不良反应而不能静脉注射，到 20 世纪 70 年代才弄清楚上述不良反应的发生主要是制品中存在着与 IgG 聚合体相关的抗补体活性。20 世纪 80 年代至今，先后形成了 IVIG 几代产品[10]。1982 年，世界卫生组织（WHO）发布 IVIG 治疗指导原则：①IVIG 应含有 90% 的单体 IgG 分子，多聚体含量不超过 3%；②抗体活性应包括中和病毒、中和细菌和中和毒素及调理作用和诱发吞噬作用；③IgG 的 4 种亚型分布正常，与健康人血浆中

比例类似；④输入人体内的免疫球蛋白应有足够长的半衰期。

（一）第一代产品（酶解法）

首先用胃蛋白酶消化 IgG，如德国 Behringweke 产品 Gammavenin，IgG 分子失去 Fc 片段，仅有 F(ab)片段，能与相应的抗原结合。此种 IgG 进入体内后能在 48 小时内迅速排出体外，虽无抗补体活性，但基本全部丧失 IgG 的生物学功能。之后，也有采用纤维蛋白溶解酶（fibrinolysin）研制 IVIG，如法国 Merieux 的 Vcinoglobuline，美国 Hyland-Travenol 的 Immunoglobulin IV 以及日本 Green Gross 的 Venoglobulin 等产品。这些产品形成 3 份等量的片段，即 2 份 Fab 及 1 份 Fc 片段（约 33%～66%的 IgG 被酶解成为片段），产品无抗补体活性，部分完整的 IgG 保留了生物学功能，Fab 片段也会很快自体内排出。

（二）第二代产品（化学修饰法）

1. β-丙酸内酯（β-propiolactone）法　首次被采用的化学修饰法，如德国 Biotest 生产的 Intraglobin，该法既能使 IVIG 无抗补体活性，又能保持 IgG 分子的完整性，其在体内的生物半衰期与正常 IgG 接近，但该法修饰了 Fab 及 Fc 段，且对后者影响较大。

2. 还原烷化（reduction-alkylation）法　美国 Cutter Lab 所生产的 Caminnune，其修饰的 IgG 分子完整，无抗补体活性，生物半衰期与正常 IgG 相比略有缩短，IgG 的正常生物学功能受到了影响。

3. 磺化（sulfonation）法　德国 Behring-Werke 的 Venimmun，仍维持 IgG 分子的完整性，无抗补体活性，生物半衰期略短于正常 IgG，IgG 的正常生物学功能受到了影响。

（三）第三代产品（天然完整的 IVIG）

1. 聚乙二醇法（PEG）　采用一定浓度的 PEG（5%～6%）在合适的 pH（5.5±0.3）下，沉淀去除 IgG 聚合体，再通过浓度 12%的 PEG 在适合的 pH（8.0±0.3）下将 IgG 单体分离，代表产品有日本 Ggreen Cross 生产的 Venoglobulin。

2. 离子交换法（ion-exchange chromatography）　利用离子交换层析去除 IgG 聚合体，分离出 IgG 单体，再加入人血白蛋白及糖类阻止再发生聚合，代表产品有瑞典 Kabivitrum 的 Gammanativ 及美国 Hyland-Travenl 的 Gammagard。

3. pH 4+微量胃蛋白酶及 pH 4.25 法　代表产品有瑞士 SRC Sandoz 公司的 Sandoglobulin 及美国 Cutter Lab 的 Gamimmune-N（Polyglobin-N）。

由此看出，国际 IVIG 产品已由第一代、第二代向第三代 IVIG，甚至第四代转化的趋势。

（四）新一代 IVIG 的发展趋势

近年来，全球输注 IVIG 的市场（包括医院、诊所和家庭用药），每年增长率大于 8%，并预测到 2024 年全球 IVIG 的市场份额能达到 290.3 吨。其原因是多方面的：①IVIG 制品的安全性上升，消费者信心增强；②出血性疾病增加；③全球老龄化加重；④世界范围内每年超过 1 000 万人遭受疾病困扰，IVIG 适应证的不断拓展；⑤IVIG 制品采用甘氨酸或其他疏水氨基酸取代糖类作为稳定剂，增加了高浓度 10%的液体 IVIG 剂型，能够室温储存，运输方便等。

IVIG 要占领市场，需重视其安全性、有效性、耐受性、方便性。新一代 IVIG 便于输注，且治疗过程中输注时间要短于以往 5%液体的 IVIG 制品。对于中国血浆蛋白制品厂家而言，应尽快拥有第四代 IVIG 产品，它们将比原工艺多产出 300～500 瓶（2.5g/瓶）/吨血浆，效益非常可观。因此，为制备新一代 IVIG，应从以下几个方面考虑[11]：

1. 生产工艺　低温乙醇法与其他方法结合，组分Ⅱ+Ⅲ溶解液通过辛酸或 PEG 沉淀去除一些非 IgG 成分。这个独特的沉淀步骤是去除了原低温乙醇法中的原有的二个低温乙醇分离步骤，即组分Ⅲ去除和组分Ⅱ再沉淀。这时 IgG 仍然处在组分Ⅱ+Ⅲ溶解后直到最终灌装到容器内，每一个步骤都在溶液状态。这去除了多步的沉淀/溶解步骤。因为原来的步骤，特别是避免乙醇法导致 IgG 随组分Ⅲ沉淀损失以及乙醇可能冲击 IgG 分子的完整。随后，再进一步结合离子交换层析法去除 IgA 等，经深层过滤，纳米膜过滤及甘氨酸透析与浓缩，提高了 IVIG 的稳定性，有助于长期保存。

2. 终品蛋白浓度　国外大多数品牌的 IVIG 均为 10%。

3. 剂型与包装　有 1g/10ml、2.5g/25ml、5g/50ml、10g/100ml、20g/200ml、30g/300ml 和 40g/400ml 等多规格。

4. 稳定剂或赋形剂　甘氨酸或脯氨酸或其他疏水性氨基酸，调整溶液的等渗压接近生理范围 280～296mOsmol/kg。

5. 病毒安全性　采用 2 种或 2 种以上不同机制的病毒去除或灭活方法，包括能够去除/灭活了脂包膜病毒、人类细小病毒 B19 等。

6. pH　终品低 pH，10%的 IVIG 液体的稳定性取决于 pH，它的 pH 不是酸性（pH 4±0.3）。国外几大品牌的 10% IVIG 产品均为低 pH，如 Privigen pH 4.8，Fleboganma pH 5～6，Gammagar pH 4.6～5.1。

7. 致血栓性　新一代 IVIG 在生产过程的一些步

骤和终品中，增加凝血酶生成试验（TGA）监测IVIG中FⅪa含量，保障产品无促凝活性成分，降低血栓性。

8. 剂量耐受性　1～2g/kg体重，10% IVIG与5% IVIG治疗效果相当，主要的差别在方便性要求，较小的输注体积，意味着输注时间缩短。

9. 副作用　工艺中使用高结合非IgG蛋白能力的阴离子和结合IgG阳离子的层析柱，达到抗补体活性低，抗-A与抗-B凝集素滴度低和IgA含量低，输注时副作用极少，特别是IgA缺乏者。

10. 储存　2～8℃或温室，pH和储存温度是IVIG中IgG溶液长期稳定的2个决定因素。5℃以上可观察到二聚体增加，维持适当比例的二聚体。如Privigen在室温<25℃保存36个月，Gammagard温室保存24个月。

第三节　中国血浆蛋白制品的发展与展望

一、中国血浆蛋白制品发展历程

（一）血浆蛋白制品产业的起步

1966年上半年，卫生部在天津组织通过“低温乙醇法分离血浆蛋白及临床应用”技术鉴定。中国医学科学院输血及血液学研究所采用“Kister”低温乙醇法、上海生物制品研究所采用Cohn低温乙醇法开始了中国血浆蛋白制品生产，低温乙醇法生产血浆蛋白制品正式引入中国，开创中国血浆蛋白制品治疗各种临床领域患者的新时代。但当时的生产品种仅限于人血白蛋白，人肌内注射丙种球蛋白和注射用人纤维蛋白原，其中人血白蛋白的浓度为20%。

（二）血浆蛋白制品产业发展

中国的血浆蛋白制品规模生产起步较晚，直到20世纪90年代各厂家才真正形成批量生产。经过20多年发展，初步估计，2013年新版GMP认证后，中国血浆蛋白制品厂家的分离和纯化车间，大都建成智能化、自动化和封闭化的连续生产线。年分离血浆设计能力达到15 000吨以上。几十年来，经过几代血浆蛋白制品研究、开发、生产以及质量控制人员的努力，血浆蛋白制品正逐步形成一个战略性新兴生物医药产业。1996年国务院颁布《血液制品管理条例》，至此中国血浆蛋白制品生产销售从此纳入法制化管理。至2019年底，中国血浆蛋白制品有28余家血浆蛋白制品生产企业。

（三）血浆蛋白制品的技术发展

50多年来中国血浆蛋白分离技术已有了很大改进和提高，首先是一些新技术，如层析法、深层过滤、压滤法取代原离心法去除沉淀，多步病毒灭活与去除技术，也已很好地同乙醇法结合并形成一体化生产工艺。这些都有利于降低成本和提升生产能力，从血浆中综合利用的品种已达12个，并保证血浆蛋白制品临床使用的安全性（图36-4）。中国厂家每批分离血浆量多为5 000～10 000L，已广泛使用超透技术去除乙醇和铝离子，缩短了分离周期，改善了分离组分的质量和回收率，保证了人血白蛋白产品中多聚体和铝含量低，终品可在室温下保存。

（四）原料血浆中病原菌的检疫期

为有效避免病原菌的“窗口期”，进一步保证血浆蛋白制品的安全性，国家药品监督管理局于2008年7月1日起对原料血浆实行检疫期管理。中国强制实施原料血浆检疫期管理对于保证血浆蛋白制品安全具有划时代的意义。

（五）血浆蛋白制品的国家标准

血浆蛋白制品生产与检定原执行《中国生物制品规程》，自2005年起血浆蛋白制品收载入《中华人民共和国药典》（简称《中国药典》），进一步规范了血浆蛋白制品的国家标准。《中国药典》（2020年版）共收载血浆蛋白制品品种12个，并对血浆蛋白制品的标准进行修订提升。

（六）血浆蛋白制品批签发管理

从2001年起，中国对所有厂家生产的药典收载的全部品种血浆蛋白制品逐步实施批签发管理，到《中国药典》（2008年版）收载的所有品种均实施了批签发，进一步保证了临床使用的安全性、有效性。

（七）血浆综合利用率低

2019年全国单采血浆年采集约9 200吨，而中国血站富余的分离血浆未用于血浆蛋白分离，上市的血浆蛋白品种只有12种，与国际26个品种（包括血容扩充剂、凝血因子类、免疫球蛋白类、抗凝类、蛋白酶抑制剂类、创伤愈合类）差距还明显，仅能以低限度水平满足我国国民健康的治疗需求。

（八）主要血浆蛋白制品生产能力

根据国家血浆蛋白制品年批签发统计，2019年中国主要血浆蛋白制品年生产能力：人血白蛋白（10g/瓶）约3 110万瓶，人静脉注射免疫球蛋白（2.5g/瓶）约1 200万瓶，人凝血因子Ⅷ（200IU/瓶）约100万瓶，人纤维蛋白原（0.5g/瓶）约90万瓶。

二、加快中国血浆蛋制品行业发展

（一）原料血浆供应不足

近年来，尽管在血浆蛋白制品倍增计划促进下我国原料血浆采集量有所好转，但仅能达到生产设计能的50%以上，导致因原料血浆供应不足，血浆蛋白制品严重紧缺的局面，特别是超过50%的人血白蛋白需从欧美进口。

（二）关注血浆蛋白制品治疗罕见病

血浆蛋白制品产业是我国医药卫生事业的重要组成部分，献浆和献血一样，其终极目标都是为基因缺陷和免疫缺陷的少数患者提供必需的血浆蛋白制品，为保障人民群众生命健康服务。关注罕见病患者，实现WHO倡导的目标，保障中国血液和血浆蛋白制品自给自足，并维持一定的战略物资储备，必须在原料血浆的采集上有所突破和提高，需要全社会，包括各级政府、广大民众与血浆蛋白制品企业等一道共同努力。

（三）血浆蛋白制品企业为国民健康的努力方向

1. 新产品的研发及老制品新适应证的拓展　中国血浆蛋白制品企业要紧跟世界血浆蛋白制品行业发展趋势和动态，研究开发更多新型血浆蛋白制品（如抗凝血酶Ⅲ、蛋白C、CI-酯酶抑制剂等）填补我国空白，不断拓展老制品的新适应证，为广大患者提供充足、安全、有效的治疗选择[12]。

2. 提高产能　通过建立符合GMP标准的新生产线，增加生产能力，提供足量质高的挽救生命的产品。

3. 提高产品的质量　通过新的工艺技术创新增加产量，引入离子交换层析和亲和层析工艺，也提高了产品的内在质量与安全性。

4. IVIG制品的发展　现代医学已证明IVIG能有效治疗血液科、神经科、肿瘤科、感染疾病科、器官移植、骨髓移植、产科、风湿免疫科中的一些患者。这极大增加了IVIG的临床使用。由于IVIG作为临床疾病治疗广泛使用的血浆蛋白制品，早已不仅仅局限于先天性免疫缺陷疾病。实际上，目前约70%输注IVIG的患者针对自身免疫疾病的介导作用治疗，这种超适应证（off-label）已高达100种之多，欧美对IVIG的需求已超过生产供应能力。未来很长一段时间，世界血浆蛋白制品行业的驱动力依然是IVIG，IVIG将成为未来最重要的血浆蛋白制品。中国血浆蛋白制品行业应抓住机遇，努力追赶，大力开发研制新一代IVIG。

三、血浆蛋白制品行业展望

在人血浆中，有众多的血浆蛋白成分。至今，仅有少数的一些蛋白质已分离和纯化为医药产品，用于抢救和改善一些人的生命质量。目前，全球市场上大约有26种血浆蛋白制品，这个市场增长贡献量最大的份额是用于不同治疗领域增加使用的IVIG。在未来的一段时间IVIG仍占主要地位。

随着基因工程技术的发展，可能存在基因工程产品对人血浆蛋白制品的一种或几种的某些药用功能的替代，如重组FⅧ因子和重组FⅦa。但为保障众多患者获得更广泛的血浆蛋白产品治疗，仍需要人血浆蛋白分离制品。若预测DNA重组IVIG的可能性，似乎在可预见的未来，但它不可能挑战血浆来源的IVIG，因为IVIG内含10^7种类的各种抗体，血浆来源的IVIG的一些功能，至今还没有重组的产品可替代，也不会出现大规模的基因工程产品对血浆蛋白制品的全面挑战。

（刘文芳　李长清）

参考文献

1. BURNOUF T. Plasma proteins：unique biopharmaceuticals-unique economics［J］. Pharmaceuticals Policy and Law，2005，7：209-218.
2. GRAZZINI G，MANNUCCI PM，OLEARI F. Plasma-derived medicinal products：demand and clinical use［J］. Blood Transfus，2013，11（S4）：s2-s5.
3. 蒋德席，刘文芳. 世界血浆蛋白制品的市场与前景［J］. 中国输血杂志，2008，21（11）：903-905.
4. O'MAHONY B. Rare diseases treated by plasma proteins［J］. Pharmaceuticals Policy and Law，2009，11（4）：245-257.
5. KISTLER P，NITSCHMANN HS. Large scale production of human plasma fractions［J］. Vox Sang，1962，7（4）：414-424.
6. 刘力，刘文芳. 人血白蛋白分离工艺的历史沿革及发展［J］. 中国输血杂志，2008，21（4）：323-326.
7. BURNOUF T. Chromatographyin plasma fractionation：benefits and future trends［J］. J Chromatogr B，1995，664（1）：3-15.
8. BURNOUF T，GOUBRAN H，RADOSEVICH M. Application of bioaffinity technology in therapeutic extracorporeal plasmapheresis and large scale fractionation of human plasma［J］. J Chromatogr B Biomed Sci Appl，1998，715（1）：65-80.
9. WORLD HEALTH ORGANIZATION. Guidelines on viral inactivation and removal procedures intended to assure the viral safety of human blood plasma products［J］. WHO Technical Report，2004，924：150-224.
10. 焦丽华，刘文芳. 人静脉注射免疫球蛋白IgG制备的发展历程［J］. 中国输血杂志，2008，21（3）：236-239.
11. ANA F，BARAHONA A，CRISTINA MPJ. The production processes and biological of effects intravenous immunoglobulin［J］. Biomolecules，2016，6（1）：15.
12. HOTCHKO M，ROBER P. Recent market status and trends of fractionation plasma products［J］. Annals of Blood，2018，3（2）：19.

第三十七章

血液和血液制品的病原体灭活

血液和血液制品的病原体灭活是输血和血浆蛋白制品学科中起步和发展较晚的领域，其研究和开发的原动力是对血液安全重要性的高度重视及其高度社会敏感性。当研究证实血液是 HIV 传播的主要途径之一时，全社会的共识是必须采取强有力和紧急措施阻断 HIV 和其他经血传播的病原体经输血和血浆蛋白制品传播。在进一步强化各项现有措施减少经血传播相关传染病的风险并显著提高输血安全性后，仍存在“残留”血液和血液制品被相关病原体污染并传播的风险。虽然概率已大幅度降低，但其社会负面影响不容忽视。为此，科学家开始研究和开发处理血液和血液制品的病原体灭活技术，去除和灭活其中可能存在的相关病原体以进一步提高输血的安全性。

第一节　病原体灭活的意义

要了解血液和血液制品病原体灭活的意义和必要性，首先需要了解相关病原体经输血传播的危险及其对输血安全性的威胁。

一、经输血传播病原体的危险性

主要有 3 个因素和输血病原体传播危险性的大小有关。首先，是人群中相应病原体的阳性率。献血者来自人群，人群病原体阳性率高，则献血者中出现相应病原体感染者的概率就大。与之相关，第二个重要因素是普通人群和献血者群体相关病原体阳性率的差异，这主要取决于献血制度。无偿献血制度去除了献血中的经济性功利因素，因此可以通过教育、面谈等形式防止大多数病原体感染者和潜在的感染者成为献血者，增大普通人群和献血者群体中相关病原体阳性率的差异。为此，即使普通人群中病原体感染率高，通过无偿献血制度可以使献血者中病原体阳性率降低。当然，如果普通人群中病原体阳性率低，那献血者中阳性率将进一步降低，从而进一步减少输血传播相关传染病的危险性。最后，重要的因素是筛选检测的漏检率。包括“窗口期”，试剂灵敏度限制和测定中的人为差错引起漏检。漏检率低，则危险性小。我国目前还未见输血病毒危险性评估的系统研究报导。这里引用美国的研究结果以供参考[1]（表 37-1）。

由于美国人群相关病原体阳性率、献血制度和检测试剂均和我国有不同之处，因此，美国的输血相关病原体传播危险性必然和我国不同，但这些资料可能对评估我国的输血传播相关传染病的风险有一定帮助。

表 37-1　美国血液安全措施及实施后残留危险概率的评估

病原体	血液安全措施（实施时间）	传播危险概率
HIV	HIV-Ab（1985） MP-HIV-NAT（1999）	1∶200 万
HCV	HCV-Ab（1990） MP-HCV-NAT（1999）	1∶200 万
HBV	HBsAg（1971） HBcAb（1986） MP-HBV-NAT（2009）	1∶200 万
HTLV-Ⅰ/Ⅱ	HTLV-Ⅰ/Ⅱ-Ab（1988）	1∶300 万
CMV	为特定患者选 CMV-Ab 阴性血（20 世纪 80 年代）	<1∶300 万
西尼罗病毒（WNV）	除白细胞过滤（~2000）	<1∶300 万
寨卡病毒（Zika virus）	MP-NAT/季节性 ID-NAT（2003）	无输血传播病例报告

续表

病原体	血液安全措施(实施时间)	传播危险概率
梅毒螺旋体	ID-NAT(2016) MP-NAT(2018) 梅毒抗体(1948)	无,但室温保存的血小板有理论上的危险
细菌	手臂消毒,丢弃最初少量血(2 000s 早期) 细菌培养(20 世纪中期)病原体灭活(2016)	细菌污染率 1∶2 000 败血症 1∶10 万
疟原虫	排除有危险因素的献血者(20 世纪 70 年代)	<1∶300 万
巴贝虫	高流行区检测(2014)	未知
克鲁兹锥虫	T cuizi-Ab(2007)	<1∶300 万
vCJD	排除危险因素献血者(2000)	存在理论上的危险

二、病原体灭活的必要性

虽经严格挑选献血者,对献血者血标本及采集的全血进行严格的筛选检测,但仍然存在因检测漏检导致经输血传播相关传染性疾病的危险(表 37-2)。

(一) 病原体经输血传播原因

1. 窗口期　指病原体感染人体后直到人血液中出现可检出相关病原体或其标志物前的时期。处于窗口期的感染者已存在病原体血症,但病原体检测阴性。目前 HIV、HTLV、HCV 主要测抗体,因此常规筛选检测不能检出处于窗口期而相关病原体抗体呈阴性的病毒携带者。病原体抗原检测也是如此,如 HBsAg,此时窗口期是指病毒感染后出现病毒血症到能在血中检出 HBsAg 前的时期,此阶段的后期乙型肝炎病毒核酸检测已阳性,但 HBsAg 阴性。实施核酸(NAT)检测后可以进一步缩短窗口期,但因窗口期导致的漏检仍然存在,只是降低了漏检风险。

2. 试剂灵敏度的限制　试剂不可能检出全部病原体阳性的标本,各国当局,包括我国卫生行政部门都对用于血液筛检的试剂提出严格的灵敏度标准。但即使世界公认的优质试剂,其灵敏度也不可能达到 100%。因此尽管很少,仍存在由于试剂灵敏度限制造成的漏检。

表 37-2　美国检测漏检原因分析

病毒	窗口期/例(%)	病毒变异/例(%)	不典型血清转阳/例(%)	检测错误/例(%)	总计/例
HIV	15(93.7%)	<0.6(<3.7%)	<0.1(<0.6%)	0.4(2.5%)	16
HCV	80(72.1%~87.9%)	<1(<1.1%~0.9%)	0~20(0~21.9%)	11.2(0~21.9%)	91~111
HBV	63~150(41.2%~98.0%)	<0(0%)	1(0.6%~1.5%)	1~3(0.6%~4.5%)	66~153
HTLV	15(93.7%)	<1(<6.2%)	1(6.2%)	0.8(5%)	16

3. 人为差错　血站化验室每天检测大量标本,特别是采集样品,标本编号及登记工作中部分仍需要人工操作,难免出现人为差错。美国已有专门研究报告,显示目前由于试剂质量不断改进,因窗口期和试剂灵敏度造成的漏检率越来越低,相对而言,因人为差错引起的漏检比重加大,成为影响血液安全的不可忽视的因素。加强检测质量管理以及引进和使用自动采样和分析仪将减少人为差错引起的漏检。

4. 已知的可经输血传播的病原体　但尚未进行常规筛选检测,由于技术或管理原因,还有一些病原体已证实可经输血传播,但尚未进行常规筛选检测,如 HTLV、人类细小病毒 B19、巨细胞病毒以及近年发现的恰卡病(T-CRUZI)、巴贝虫等,如果采集的血液带有这些病原体,就可能感染受血者。

5. 未知的可经输血传播的病原体　尽管病毒学的发展越来越深入,但流行病学研究结果证明,仍有些受血者感染的病毒经病毒学研究不属于我们已知的病毒,如大部分输血后肝炎属于乙型肝炎、丙型肝炎,但仍有少数患者输血后患肝炎的病原体不是任何已知的肝炎病毒,已有人称之为非甲-戊肝炎病毒。另外,已证实输血为新克-雅氏病的传播途径之一,其病原体为一种前病毒 Prion。在患者淋巴组织中已检出 Prion,在动物实验中已出现经血传播的结果,并已报告高度可疑的经血传播的病例。因此,需进一步研究此危险及可能采取的预防措施。

6. “新出现”“再出现”病原体对血液安全的威胁[2]　近年来发生一些新或再出现病原体的暴发流行,对人类社会安全造成严重冲击,如 SARS 冠状病毒、禽流感病毒以及最近的埃博拉病毒、新型冠状病毒(MERS-CoV)、寨卡病毒(ZIKV)。这些病原体的特点之一是存在病原体血症,并且在潜伏期即具有传染性。目前全球暴发的新冠病毒疫情,其对血液安全的影响和威胁尚需要进一步研究。由于很难预见这些病原体的暴发流行，我们面临的一大挑战是如何应对此类问题，包括其对血液安全的威胁。

（二）病原体灭活必要性

由于上述原因，目前尽管输血传播相关传染性疾病的危险性已大幅度降低，但仍存在受血者感染的危险。而且，从目前的科学发展情况分析，在可预见的将来不可能达到"零危险"，即绝对杜绝经输血传播相关传染性疾病，特别是如何应对新/再出现的病原体对血液安全的挑战。对此，目前的策略主要是及早发现新/再出现的病原体，开发针对性检测技术和试剂，开展检测排除感染的献血者。如美国针对西尼罗病毒对血液安全的威胁，迅速开发试剂并实施检测，避免了 WNV 对血液安全的威胁。但是，当我们面此类威胁时，存在危险程度的不确定性，而开发针对性检测技术和试剂意味着巨大的经济投入和投资风险，2016 年主要发生在巴西的寨卡病毒（ZIKV）疫情就是一个负面例子。由于感染后临床表现严重并威胁血液安全，当时采取了迅速和严厉的措施，美国迅速开发检测试剂并实施检测，但最终证明其对血液安全的威胁微乎其微，美国没有发现经血传播的 ZIKV 病例，全球报告的 4 例可能经血传播的病例均在巴西，但最终存疑。显然，以前这种面对新/再出现威胁血液安全的病原体的被动应对性策略存在短板，这些负面经验和教训导致美国 NIH 和 FDA 召开专题会议，提出在宏观上需要寻求在血液安全、保证血液供应和降低血液成本三者间保持科学的平衡，为此提出前瞻性、主动（proactive response）和合理的系统策略[3-4]，而其中重要的策略就是研究和使用病原体灭活技术处理将用于临床输注的血液和血液制品，去除和杀灭其中可能存在的病原体，包括新/再出现的，以及还不知道的威胁血液安全的病原体，进一步提高输血的安全性。

第二节　病原体灭活的基本要求

一、病原体去除和灭活

从保证输血安全的基本点出发，应用的病原体灭活技术和方法去除和杀灭病原体能力应达到下列要求：在病原体种类方面，应能杀灭各种可能经输血传播的病原体；在数量上应能杀灭所有可能存在于血液和血液制品中的病原体。

（一）病原体种类

主要可经输血传播的病毒包括 HIV、HBV 和 HCV，均为脂质胞膜病毒，对理化因素（如热、光照、化学试剂）的抵抗力和耐受力较差，较容易杀灭，因此目前应用的方法大多能有效地灭活这些病毒。

其他可经输血传播的病毒中，HTLV、CMV 是脂质胞膜病毒，较容易杀灭。但人类细小病毒 B19 为非脂质胞膜病毒，对外界理化因素抵抗力强，较难杀死，尽管其在人群中和献血者中的阳性率较低，但感染后常可损伤造血系统，后果严重，目前是病原体灭活研究中的难点。另外甲型肝炎病毒（HAV）亦是非脂质胞膜病毒，尽管对其对输血安全的影响尚有不同观点，但在病原体灭活研究中也应考虑。

在血小板输血方面，由于血小板在室温保存，细菌污染制品并在输注后导致受者感染，存在败血症甚至患者死亡的风险是血液安全领域的重要问题。目前采取的一系列措施可减低风险约 70%，用于血小板制品的病原体灭活技术应具备灭活相关细菌的能力。

（二）病原体灭活和去除能力

在数量上对病原体灭活方法的基本要求是能杀灭/去除可能存在于血液和血液制品中的全部病原体。但是，由于各国各种病原体的流行病学基本情况不同，血液制品的生产流程和工艺也不尽相同，因此可能存在于血液制品中的病原体数量也有差异，从而很难规定统一的对病原体灭活技术杀灭和去除病原体的数量要求。尽管如此，为了便于对病原体灭活工艺技术和病原体灭活血制品的安全性进行正确的评估，应该有一个基本的要求。得到广泛认同和接受的基本要求是经处理后使血液和血液制品中病原体滴度降低 10^6 以上。但近年来，WHO 和一些发达国家认为这一要求还不足以保证输血安全，提出必须对同一制品，特别是血浆蛋白制品应用两种灭活和去除病原体机制不同的方法进行处理，从而使两种方法的灭活作用能够叠加。例如，同时应用化学性的有机溶剂/清洁剂方法和膜过滤法处理血液制品，前者通过破坏溶解病毒脂质胞膜杀灭病毒，后者通过过滤让血液有效成分通过膜，滞留直径大于膜孔径的病原体从而去除病原体，两者的作用机制完全不同，因而可以将两者的效果相加为总的灭活效果。总之，对病原体灭活能力的要求需考虑多方面的因素，不能简单地直接沿用别国的要求，而应根据实际情况制定符合本国相关病原体流行病学情况和输血实践的要求，以达到保证输血安全的目的。卫生部 1994 年曾转发药政局组织专家研讨提出的病毒灭活验证工作指导意见，并在实践中不断修改完善，对推动和提高我国该领域的工作起到重要的指导作用。

二、有效成分的活性/功能

如果血液和血液制品经过灭活处理后，虽然杀灭或去除了其中可能存在的病原体，但却对其有效成分的活性和/或存活力造成严重损伤，那就失去了病原体灭活的意义，因为我们进行灭活处理的目的是在保持血液和血液制品有效性和治疗作用的同时提高安全性。如果制品失去了有效性和治疗作用，即使再安全，也毫无意义。因此，血液制品病原体灭活的要求必须包括基本维持血液制品有效成分的活性/功能和存活力。对于不同的血液制品，其活性/功能和存活力的含义也不同。对于细胞成分来讲，必须保持细胞的功能和存活力，如红细胞必须保持带氧功能和输入体内后的半寿期基本正常。对于血浆和血浆蛋白制品，必须保持有效蛋白组分的活性，如抗血友病球蛋白制品中的Ⅷ因子活性应该未受到严重损伤。

实际上，任何病原体灭活技术和工艺都不可能对血液和血液制品中的有效成分不产生任何损伤，就是说，会造成对有效成分功能和活性程度不等的损伤。因此，在评估病原体灭活方法和处理的血液制品时，必须要考虑对某种特定的有效成分多少程度的损伤是可以接受的。这方面还没有广泛公认和接受的统一明确的标准。对于细胞成分来讲，应该将相应细胞成分保存效果的评估标准作适当必要的修正后用于评估灭活方法。如红细胞，灭活处理后的存活力应达到处理前存活力的80%以上。对于血浆蛋白组分来讲，还没有明确的标准。目前在美国FDA已批准有机溶剂/清洁法处理血浆用于临床，血浆经处理后大部分凝血因子的活性保持在处理前的80%以上。当然，这不是绝对的标准，需综合平衡评估病原体灭活处理杀灭或去除病原体带来的提高安全性的益处和处理造成的对活性成分的损伤。在特定情况下，即使某种灭活方法对某种有效成分损伤较大，但为了保证必要的安全性，而又无其他更好的可使用的灭活处理方法，也是可以考虑接受和使用的。当然，目前研究和使用的用于处理血浆蛋白制品的一些病原体灭活/去除工艺已经显著减少了对活性成分的损伤，如膜过滤技术过滤血浆蛋白制品去除病毒，有机溶剂/清洁剂法处理凝血因子和静脉注射用丙种球蛋白制品，这些处理方法对大部分活性成分的损伤均已低于10%。

第三节　病原体灭活的验证

目前，已经或正在开发研究各种各样的病原体灭活/去除工艺技术以提高血液和血液制品的安全性。由于经处理的血液和血液制品要直接用于伤病员的抢救和治疗，因此，必须对使用的灭活/去除工艺技术进行验证，以确证其病原体灭活/去除效果达到预期的要求。这点对于多单位混合制品，如有机溶剂/清洁剂方法处理的混合血浆，以及几千单位血浆混合在一起作为原料生产的血浆蛋白制品的病原体灭活/去除方法来说特别重要，因为混合血浆中只要有少数单位血浆检测结果为假阴性，即实际上为病原体阳性血浆，混合后可以使所有血浆均被病原体污染，如果灭活/去除方法不可靠，或不足以杀灭/去除全部病原体，则可能使所有经处理的血浆或血浆蛋白制品均被病原体污染。因此，必须要通过灭活/去除的验证来确保经该方法处理后所有可能存在于血液和血液制品中的病原体均被杀灭或去除，从而确保处理后制品的安全性。

由于对一些可经输血传播的病毒，如HBV和HCV，目前还没有简单易行的实验室增殖和检测滴定方法，只能用高等哺乳动物黑猩猩建立动物感染模型来检测，因此现在还没有成熟的病原体灭活验证规范和方法。WHO和欧美已颁布了一些验证病原体灭活效果判断的指导性文件提出进行验证时应遵循的原则。现对这些原则作一简单介绍[5-6]。

一、一般原则

（一）方法

验证的目的是证实病原体灭活/去除技术能有效地灭活/去除所有可能污染血液和血液制品的病原体。通常的方法是在灭活/去除处理前加入病原体，然后对处理前后的样品进行病原体检测以确定灭活/去除处理能使病原体载量降低多少。

（二）正确评估验证结果

由于病原体灭活/去除处理涉及许多可变的因素，如pH、温度、蛋白含量等，而病原体检测属生物试验，也涉及许多可变因素，重复性相对较差。因此，不可能严格控制所有可变因素而使验证过程完美无缺，应该将验证结果视作为对灭活/去除效果的基本评估，充分考虑到其结果和被验证的病原体灭活/去除方法实际的灭活/去除效果可能存在一定的差异。

二、验证用病原体的选择

目前验证的关键病原体为主要的输血相关病毒，因此此处主要讨论这些病毒灭活的验证。如果能直接用可经输血传播的主要病毒进行病毒灭活验证，验证结果将更直接和可靠。但是，对于大多数实验室来讲不具备使用黑猩猩等高等哺乳动物作为病毒感染模型的条件，不能直接应用HBV、HCV进行病毒灭活验证，但可经输血传播的主要病毒HIV已建立起可靠和成熟的实验室细胞病变滴定方法，并已广泛应用于病毒灭活验证工作中。因此成功地进行病毒灭活验证的关键之一是选择恰当的模型病毒,其验证结果可以间接表明病毒灭活方法和工艺杀灭/去除 HBV、HCV 等病毒的能力。

关于模型病毒的选择,需考虑以下因素:①模型病毒的特性应尽可能接近实际可经血液传播的主要病毒 HCV 和 HBV,这样验证结果就会接近于病毒灭活方法灭活/去除这些可经血传播的致病病毒的实际能力。②模型病毒应能在实验室内传代,生长达到高病毒滴度。如上所述,一般要求病毒灭活方法能降低病毒滴度 10^6,因此,在病毒灭活处理前即刻,样品内病毒滴度起码应高于 10^6。如果病毒灭活处理后样品需稀释以终止病毒灭活作用(如有机溶剂/清洁剂法),则处理前病毒滴度需要更高些。如果病毒灭活前病毒加到血制品中混合稀释后病毒滴度已低于 10^6,那样即使处理后已测不出病毒,也不能证明病毒灭活能力已达到或超过 10^6。③建立起滴定模型病毒敏感、可靠的检测方法。病毒检测滴定为生物学方法,可变因素多,因此应建立重复性好的检测方法。即使这样,对每个样品一般需做 3~4 个重复样品,最终计算平均值以保证结果的可靠性。测试方法的敏感性也很重要。经病毒灭活处理后,一般在制品中没有或残留很少病毒。如果测定方法不敏感,就会导致不正确的验证结果。

用于验证的病毒应包括 4 种:

1. HIV-1 为可经血液传播的主要病毒　目前已经可以在实验室内进行检测滴定,因此验证时应包括 HIV-1 病毒。由于 HIV-2 型病毒和 HIV-1 型病毒的特性有许多相似之处,常用的病毒灭活方法对两者灭活效果类似,因此可以用 HIV-1 型代表 HIV-2 型,没有必要同时进行两种病毒的验证试验。

2. 代表 HCV 的模型病毒　目前用得较多的是 Sindbis 病毒和牛病毒性腹泻病毒(bovine viral diarrhea virus,BVDV),其特性和 HCV 较接近。

3. 脂质胞膜 DNA 病毒　如假狂犬病毒、鸭乙型肝炎病毒,用以代表脂质胞膜 DNA 病毒 HBV。

4. 非脂质胞膜病毒　尽管人类细小病毒 B19 小病毒经血传播的危险不如 HCV、HBV 和 HIV 那样大,对 HAV 能否经血传播的问题有不同意见,但如果能选择一种特性和他们接近的非脂质胞膜病毒作为模型病毒,对于提高验证的可靠性有益。常用的病毒有 SV40、猪小病毒、EMCV(encephalomyocarditis virus)等。

表 37-3 列出已用于病毒灭活验证的主要病毒。

表 37-3　已用于病毒灭活验证的主要病毒

	大小/nm	对理化处理的抵抗力	病毒种类	基因组	脂质胞膜
VSV	70~175	弱	弹状病毒	RNA	有
副流感病毒	100~200	弱	副黏病毒	RNA	有
HIV	80~100	弱	逆转录病毒	RNA	有
MuLV	80~110	弱	逆转录病毒	RNA	有
Sindbis	60~70	弱	Toga 病毒	RNA	有
BVDV	50~70	弱	Toga 病毒	RNA	有
假狂犬病毒	120~200	中等	疱疹病毒	DNA	无
脊髓灰质炎病毒-1	25~30	中等	小 RNA 病毒	RNA	无
EMC	25~300	中等	小 RNA 病毒	RNA	无
呼肠病毒	60~80	中等	呼肠孤病毒	RNA	无
SV40	45~50	很强	孔多空病毒	DNA	无
猫、狗小病毒	18~24	很强	小病毒	DNA	无

此表不可能包括所有已在病毒验证实验中用过的病毒,仅供选择验证用病毒时参考。在设计病毒灭活验证选择病毒时,必须要根据实际情况综合考虑,特别是验证的病毒灭活方法要处理的制品及其制造工艺,有时可能需要选择表中未列入的病毒。

加入实验样品中的病毒滴度应尽可能高,使病毒灭活处理前样品中的滴度等于或高于待验证方法能杀灭或去除的病毒(如 10^6/ml 以上)。同时加入病毒滴度高可以使加入病毒液的体积减少,这样可以避免因加入病毒液而使实验样品体积明显增加。一般来讲,加入的病毒液的成分和实验样品有显著差异,如果加入病毒液的体积大,必然导致病毒和实验样品的混合液的组成和重要参数如 pH、离子强度等,明显不同于原实验样品,这必然会影响验证结果的可靠性。根据实践经验,一般加入病毒液的量应等于或少于实验样品体积的10%。

我国根据WHO和发达国家发布的相关指南并根据我国具体情况发布了《血液制品去除/灭活病毒技术方法及验证指导原则》(国药监注〔2002〕160号),基本要求和上述国际指南一致。但如上述,由于技术条件的限制和影响因素复杂,这并不是"规范",而是"指导原则"。实际工作中要根据验证数据和结果综合判断病毒去除/灭活的效果和制品的安全性。

第四节　病原体灭活/去除方法的种类

用于血液和血液制品病原体灭活/去除的方法多种多样,最早研究应用的是加热法,现在在研究和应用的方法可分为物理学方法、化学方法和物理-化学联合方法。表37-4列出主要的用于病原体灭活/去除的方法及应用处理的血液制品[7]。

表37-4　病毒灭活/去除方法和应用处理的血液制品

	病毒灭活/去除方法	应用处理的血液制品
物理方法	加热 照射 离子照射(X射线、γ射线) 紫外线 物理分离 过滤 离心、洗涤	血浆、白蛋白、静脉注射丙种球蛋白、凝血因子制品,血细胞制品
化学方法		血浆、血浆蛋白制品
针对核酸	烷化剂	
针对膜脂质	有机溶剂/清洁剂 氧化剂	
物理-化学联合方法	光敏剂+紫外线或可见光 有机溶剂/清洁剂+免疫层析	红细胞血小板、血浆、全血

第五节　血浆蛋白制品的病原体灭活/去除方法

一、加　热

当20世纪80年代初经流行病学研究确定AIDS可经输血和血制品传播及发现其病原体HIV病毒后,卫生当局和研究人员即投入大量人力物力研究可用于血液制品处理的病原体灭活技术以提高输血和血液制品的安全性,首先研究和使用的方法是加热法。自1948年开始,巴氏消毒法(60℃,液态加热10小时)已成功地应用于白蛋白制品的生产,并证明作为病毒灭活方法是安全有效的。加热法相对比较简单,并且可以在制品灌装到成品容器中封口后再加热,杜绝加热灭活处理后制品再次污染病原体。因此,在病原体灭活研究和应用早期,加热法被广泛地应用于各种血液制品的病原体灭活研究中,早期获得药政当局批准文号的病原体灭活制品也均为热处理制品。表37-5列出在美国获得FDA批准文号的用加热处理作为病原体灭活方法的凝血因子制品。从中可以看出,加热处理血液制品进行病原体灭活的方法中有几个重要因素。

表37-5　获得美国FDA批准文号的热处理凝血因子制品

病原体灭活法(℃,h)	凝血因子制品
干热法	
(60,114)	ProplexT(Ⅸ因子复合物)
(80,72)	Konyne80(Ⅸ因子复合物)
(60,20)	Profilnate
n-heptane中加热	heat-treated(Ⅸ因子复合物)KoateHS
液态加蔗糖和甘氨酸(60,10)	Humate-P(Ⅷ因子)
免疫纯化及干热(60,30)	Monoclate-P(Ⅷ因子)

(一)温度和加热时间

由于加热是通过热量传递使病原体蛋白质变性破坏,从而杀死病原体,因此,温度越高,加热时间越长,则病原体灭活作用越强。目前采用的都是高温(60℃、80℃等)和长时间加热。但是,不是温度越高,时间越长就越好,因为我们在杀灭病原体的同时,必须使制品中凝血因子活性和其他血浆有效成分的损失限制在可以接受的限度内。一般讲,加热灭活处理后凝血因子活性回收率应在60%~80%以上。

(二)制品状态

一般讲,当制品处于溶液状态,加热时传热快,均匀,病毒灭活效果较好,但同时对血浆蛋白,特别是不稳定的凝血因子的损伤也大。另外对抗热病毒,如人类细小病毒B19杀灭效果还不理想。因此,各生产公司也试用对非溶液状态的制品作加热处理。早期研究最多的干热,即将制品先冻干,然后再加热处理。但是,由于冻干制品传热不均匀,冻干制品内含水分,而且水分分布及各组成的分布不均匀,干热处理灭活作用不如溶液状态时那样有效,灭活效果不理想。如在芬兰进行的四年临床随访研究中,使用68℃、72小时干热处理凝血因子的59个患者中,有2个HBV血清学转阳性。另一研究中6个患者中有1个感染HCV。为了提高干热处理的病原体灭活效果，曾使用一些方法，如干热处理时制品容器内注入一定压力的水蒸气，或将冻干的制品再悬溶于n-庚烷中以提高灭活病原体效果。研究证明这些措施可以提高病原体灭活效果，但仍不足以确保完全杀灭所有可能存在的各种病原体。

（三）保护剂

为了减少加热时（特别是液态制品）高温对血浆蛋白分子，特别是不稳定的凝血因子的损害，常选用各种化合物作为保护剂，在处理前加入制品后再进行加热处理。最早，成功地用于白蛋白制品巴氏消毒法工艺的保护剂是辛酸钠和色氨酸盐，对其他制品常用的保护剂有低分子量糖（如蔗糖、葡萄糖、麦芽糖等），氨基酸（如甘氨酸）和柠檬酸盐。由于各种制品特性不同及生产工艺不同，不可能确定一种适用于所有制品的保护剂。因此，对不同的制品，或同一制品但生产工艺不同，需要选用不同的保护剂。另外，保护剂的浓度也会因制品与生产工艺的差别而不同。此外，在选用保护剂时还必须考虑一个重要因素。由于加热灭活病原体的重要机制是破坏其组成成分之一的蛋白质，而希望保护的血浆有效成分也是蛋白质，因此保护剂在保护血浆有效成分的同时，也可能保护病毒，从而减低加热的灭活作用。为此必须选择合适的保护剂并选定适当的浓度。一般讲低浓度的保护剂能保护血浆蛋白，而对病毒灭活效果影响较小。

（四）其他因素

对于同一种制品及同一种加热方法，不同的生产工艺，不同的制品冻干方法，不同的升温、降温程序等因素均可能影响加热处理的病原体灭活效果。

总之，加热处理血浆蛋白制品以杀灭病原体是个非常复杂的过程，有许多因素会影响病毒灭活效果，特别是干热。表37-6列出一些加热处理的病毒灭活凝血因子制品的安全性研究结果。大部分液态加热和干热处理的制品都不能达到令人满意的病毒安全性，有的制品使用后患者感染肝炎。目前比较好的干热病毒灭活工艺是80℃、72小时，制品安全性高，而Ⅷ因子、Ⅸ因子回收率达85%～90%。当然，长期临床安全应用的记录证明巴氏消毒法（60℃、10小时、液态）处理的白蛋白制品是非常安全的制品。

表37-6　加热病毒灭活制品的临床研究

病毒灭活方法（℃,h）	临床试用量/百万单位	感染患者数/试用患者总数		
		HBV	HCV	HIV
液体加热（60,10）	18.8	2/?	2/95	0/237
干热（60,30）	不详	0/2	2/2	2/90
（60,72）	不详	0/12	15/51	0/24
（68,72）	不详	无数据	1/6	0/6
干热+蒸汽（60,10）	1.1	4/46	0/70	0/110
冻干制品+庚烷（60,20）	不详	0/18	8/37	0/37
干热（80,72）	0.1	0/16	0/32	0/32

二、有机溶剂/清洁剂法

有机溶剂/清洁剂法[8]是最先成功地应用于血浆蛋白制品，特别是高危凝血因子制品的病原体灭活技术。起初应用于Ⅷ因子制品，以后扩大应用于其他凝血因子制品（Ⅸ因子，纤维蛋白原，纤维胶等）、静脉注射免疫球蛋白和血浆（见本章第六节　血浆的病原体灭活/去除方法）。该技术注册为专利，专利已被许多国家多达100多个单位，包括我国等公司应用。

（一）机制

有机溶剂在疫苗研究中被用以处理脂质包膜病毒，破坏病毒包膜脂质，使病毒丧失传染性，从而制成疫苗。基于这一原理和经血传播的主要病毒HIV、HBV、HCV均为脂质包膜病毒，纽约血液中心的B. Horowitz等将有机溶剂磷酸三丁酯（TNBP）加入血制品中杀灭病毒获得成功。有机溶剂能破坏病毒包膜脂质使病毒失去传染性和繁殖复制能力，而清洁剂可以进一步提高有机溶剂破坏病毒脂质包膜的能力，从而提高病毒灭活效力。

（二）方法

最初应用的有机溶剂为乙醚、三氯甲烷等，经研究最后确定应用磷酸三丁酯（TNBP）。清洁剂应用的有Tween 80、胆酸钠、TritonX-100。常用的搭配有0.3% TNBP+0.2%胆酸钠，0.3TNBP+1% Tween 80，0.3% TNBP+1% Triton-100。试剂加入后搅拌并孵育一定时间，孵育温度为24℃或30℃，孵育时间4～6小时。静脉注射免疫球蛋白可选用4℃、6小时以减少温度对血浆蛋白分子的不良影响。处理后用植物油提取加入的试剂，主要是 TNBP 和少部分清洁剂。而清洁剂的清除因清洁剂不同而不同。对小分子可用超滤法去除，对容易聚集成大分子的 TritonX-100 一般应用 C18 柱层析法去除。去除处理后残留有机溶剂和清洁剂的允许值目前没有统一的标准，一般 TNBP ≤ 10mg/L，Twenn 80≤100mg/L，Triton X-100≤10mg/L。

（三）病毒灭活效果和对血浆蛋白成分的影响

1. 病毒灭活的实验室研究　包括用模型病毒进行的实验室研究，用经血传播病毒进行的实验室研究（HIV）和黑猩猩动物实验研究（HBV/HCV）证明有机溶剂/清洁剂法能快速和有效地杀灭各种脂质包膜病毒（见表 37-7）。

表 37-7　有机溶剂/清洁剂法病毒灭活效果

	病毒滴度单位	病毒灭活结果（Log10）
VSV	TCID50*	≥9.2
Sindbis 病毒	TCID50	≥8.8
仙台病毒	TCID50	≥6.9
HBV	CID50*	≥6.0
HCV	CID50	≥5.0
HIV-1	TCID50	≥10.0
HIV-2	TCID50	≥6.0
CMV	TCID50	≥6.0
HSV-1	TCID50	≥5.8

* TCID50 组织培养传染剂量，CID50 黑猩猩传染剂量

2. 病毒灭活效果的临床研究　有机溶剂/清洁剂法处理的制品广泛应用于世界各国，包括美国、加拿大、英国、西班牙、葡萄牙、法国、荷兰、比利时、德国、意大利、丹麦、芬兰、挪威、瑞典、瑞士、波兰、捷克斯洛伐克、奥地利、日本、韩国、沙特阿拉伯、以色列、澳大利亚、南非、阿根廷和委内瑞拉。至今未发生任何因使用有机溶剂/清洁剂进行病毒灭活的制品后感染 HIV、HBV、HCV 的病例。现将文献中有关有机溶剂/清洁剂处理的血液制品病毒安全性的研究报告归纳如下（表 37-8、表 37-9）。

表 37-8　有机溶剂/清洁剂法处理的血液制品的临床应用

	应用量	应用剂量/万
FⅦ	510 万单位	0.51
FⅦa	260 万单位	0.26
FVⅧ	60.85 亿单位	608.00
FⅨ	3.53 亿单位	35.30
凝血酶原复合物	1 亿单位	12.00
纤维蛋白胶	32.60 万 ml	6.50
纤维蛋白原	9.33 万 g	2.33
丙种球蛋白（肌内注射/静脉注射）	126.60 万 g	25.30
抗-DIgG		8.37

表 37-9　有机溶剂/清洁剂法处理凝血因子制品的病毒安全性

研究者	制品	制品应用单位数	感染者/总使用者		
			HBV	NANBH	HIV
纽约血液中心和 FDA	AHF	145 000	无数据	0/17	0/18
Biotrauyusion	AHF	不详	无数据	0/27	0/27
	FⅨ	不详	无数据	0/5	0/5
	AHF、FⅨ	不详	0/4		
Octapharma	AHF	不详	无数据	0/165	0/49
Centro de Hematologra	PCC	1 104 600	0/16	0/21	0/21
Santa Catarina	AHF	5 476 000	0/16	0/22	0/124
Aima	AHF	1 371 600	无数据	0/23	0/40
	AHF	1 632 000	无数据	无数据	0/24
Hyland	AHF	不详	无数据	0/109	0/60
瑞士红十字会	AHF	541 000	无数据	无数据	0/18
	PCC	265 000	无数据	无数据	0/8
	AHF	158 600	无数据	无数据	0/6
Leuven 大学和 LrbredeBruxelles 大学	AHF	不详	0/3	0/7	0/19
总计		10 693 800	0/39	0/396	0/419

3. 有机溶剂/清洁剂法病毒灭活处理对血浆蛋白的影响　该方法的优点是杀灭脂质包膜病毒的同时对有治疗作用的血浆蛋白分子损伤较少(表 37-10)。资料说明用有机溶剂/清洁剂法处理制品,有效成分的蛋白质损失少,回收率高。文献还报道该技术已用于处理单克隆抗体制品,也收到了很好的效果。

表 37-10　有机溶剂/清洁剂处理对血浆蛋白制品有效成分的影响

血浆蛋白	蛋白来源	回收率/%
FⅧ	低温沉淀物	91
FⅨFX	凝血酶原复合物	119
FⅫ	凝血酶原复合物	91
纤维蛋白原	endogenoustofibrin	100
纤维结合蛋白	甘氨酸沉淀	90
抗-HBsAg 球蛋白	血浆	100
抗-甲型肝炎球蛋白	免疫球蛋白	102
肿瘤坏死因子	免疫球蛋白	100
α-干扰素	LUKII 细胞株	100
	外周血白细胞	99
血红蛋白	红细胞	100

注:由于凝血因子活性测定的重复性较差,因此出现回收率>100%。

由于有机溶剂/清洁剂法只能灭活脂质包膜病毒,对非脂质包膜病毒无效。因此,经此法处理的制品仍有传播非脂质包膜病毒的危险。这里涉及的主要是人类细小病毒 B19(HPV-B19)和 HAV。感染 HPV-B19 人群的阳性率较低,因此经血制品传播的危险性也较小。而血浆蛋白生产原料为几千人份的单采血浆混合投料,人群中有一定比例 HPV-B19 抗体阳性者,因此在混合血浆中存在一定量的 HPV-B19 中和抗体对病毒起灭活作用。再加上 HPV-B19 对其他理化处理抵抗力强,目前杀灭 HPV-B19 等非脂质胞膜病毒的方法还不很成熟。因此,尽管有机溶剂/清洁剂法不能杀灭 HPV-B19,此法仍广泛应用于各种血浆蛋白制品的病毒灭活,另采用对原料血浆控制 HPV-B19 相关指标的措施保证安全。HAV 从理论上讲也能经血传播,但人体感染 HAV 后病毒血症时间很短,因此血液带病毒概率很低。这就是至今关于输血引起 HAV 传播的报导很少的原因。对于血浆蛋白制品能否传播 HAV,欧洲和美国有不同的观点,欧洲已报告在意大利、比利时、爱尔兰等地发生使用经有机溶剂/清洁剂处理的凝血因子制品后感染甲型肝炎的病例,但美国认为这一问题在美国不存在,还有人认为欧洲报导的病例不能排除制品在生产流程中存在其他原因,如 HAV 污染水源的可能。尽管对此问题目前还有不同的看法,但应指出的一点是人群中有部分人因既往感染甲型肝炎具有抗甲型肝炎抗体,因此血浆蛋白生产原料混合血浆中必定存在一定滴度的抗甲型肝炎抗体,在混合原料血浆中此抗体可以中和灭活 HAV,这可能是在美国至今未出现使用有机溶剂/清洁剂处理血浆蛋白制品后感染甲型肝炎病例的原因。

三、病毒过滤法

日本旭化成公司已开发并获准销售过滤除病毒用的滤膜。美国的 Amicon、Millipore 等公司也在大力开发这类产品。这种滤膜的孔径均匀,小于需去除的病毒,而大于血液制品中有效成分的蛋白分子。因此,当血液制品通过滤膜时,有效血浆蛋白组分通过滤膜,而病毒被阻挡而除去。

过滤法优点显而易见,只要滤膜通畅不阻塞,血浆蛋白制品中的有效成分回收率高,操作简易,可以很方便地加入血液制品的制造流程中以除去制品中的病毒。

目前常用滤膜的孔径为 35nm,主要的经血传播的病毒,如 HIV、HBV、HCV 均不能通过滤膜而被除去。当然也可以根据制品特点而选用不同孔径的滤膜。

过滤法也存在限制应用的一些问题。首先,必须在滤膜生产制造中有严格的质量控制,制造工艺成熟,以保证滤膜孔径的均一性。如果孔径不均一,有大有小,就会造成病毒漏过而威胁血液制品的安全性。另外,常用的 35nm 孔径滤膜不能过滤除去比它小的病毒,如 HPV-B19 和 HAV。而使用 15nm 孔径滤膜时,一些分子比它大的有效血浆蛋白分子,如Ⅷ因子,因不能滤过而受损失。在实际使用中,特别是过滤一段时间后部分孔径堵塞,使过滤流速减慢,如操作不当也会影响病毒过滤清除效果。由于上述问题,目前病毒过滤法主要是应用于静脉注射免疫球蛋白制品(其蛋白分子较小),而且往往和其他方法,如有机溶剂/清洁剂法、加热法合用以进一步提高制品的安全性,一般不单独应用处理血液制品。

四、低 pH 法

低 pH 法主要应用于静脉注射免疫球蛋白的病毒灭活。原先是用于处理免疫球蛋白制品降低其自然抗补体活性,提高静脉注射耐受性,是制备静脉注射免疫球蛋白制品的主要方法之一,我国生产厂也主要采用此方法。低 pH 法杀灭病毒的机制不详。

该方法简单易行,将免疫球蛋白溶液的 pH 降低至 4.0（或 4.25），有的还加入微量的胃蛋白酶（如 1∶10 000），在常温条件下孵育一定时间可以杀灭其中可能存在的病毒。孵育时间最初为 20 小时，后来证明需要延长至 50 小时或更长，最长者为 Cutter 公司，孵育 21 天。

关于 IVIG 制品的病毒安全性研究出现一些不同的结果，同样的制品如低 pH-IVIG，在有的研究中结论是安全的，但有的研究显示仍有病毒感染发生。其原因之一可能是同样的方法在不同的生产厂由于一些条件的不同而使灭活效果出现差别。另外，生产中严格执行 GMP 很重要，不严格执行 GMP 就会使原本是安全的生产流程出现问题，威胁制品安全。

第六节　血浆的病原体灭活/去除方法

血浆输注在临床输血中占有重要的地位，主要用于治疗各种凝血因子缺乏引起的凝血功能障碍，补充凝血因子，特别是用于同时补充多种凝血因子。在发达国家，一般从全血分出血浆的 10%～20% 直接用于临床输注，其余大部分作为原料用于制备血浆蛋白制品。应该强调避免在临床输血中血浆滥用，即不应将血浆用作血容量扩充剂使用，因为在各血液成分中血浆是传播病毒危险较大的血液成分之一。当患者需要提高胶体渗透压维持和扩充血容量时应选用安全的白蛋白制品，而不应该选用血浆。在我国，还较广泛地存在临床血浆过度输注的情况，大部分从全血分离出的血浆直接在临床输注。主要原因是医师对血浆输注适应证和血浆输注的病毒危险认识还不充分；另外，血浆价格较白蛋白低，某些地方白蛋白供应不足也是原因之一。由于我国血浆输注量较大，而血浆传播病毒的危险也较大，因此，应用适合于血浆的病原体灭活方法处理用于临床输注的血浆，对于提高输血安全性有重要意义。当然，这类方法也可用于血浆蛋白生产中对原料血浆进行病原体灭活，以提高所生产的血浆蛋白制品的安全性。

血浆的病原体灭活研究已取得了长足的进展，现在已应用的或正在研究中的方法主要有有机溶剂/清洁剂法、亚甲蓝/荧光照射法、巴氏液态加热法和紫外线照射法。

一、亚甲蓝/荧光照射法

亚甲蓝，为暗绿色并带铜样光泽的结晶性粉末。临床应用于多种疾病的治疗，半致死量达 40～125mg/kg。

早在 20 世纪 30 年代人们就发现亚甲蓝加上光照可以灭活病原体。近年来对亚甲蓝/光照病毒灭活方法做了广泛的深入研究，证明在 1μmol/L 的浓度，加上荧光灯照射，可以杀灭大多数脂质包膜病毒，包括 HIV、HCV 和 HBV，但是对非脂质包膜病毒，如 HAV、HPV-B19 杀灭效果不理想。近来发现用低压钠灯代替荧光灯进行照射能提高病毒灭活效果，而对血浆蛋白质影响较小。

关于亚甲蓝/光照法杀灭病毒的机制，目前有许多报告。有的认为是因为亚甲蓝和病毒核酸中 G-C 碱基对有较大的亲和性，在光照时，亚甲蓝被激发产生单态分子氧破坏核酸而杀灭病毒。但是有的研究结果表明亚甲蓝/光照除对核酸有作用外，亚甲蓝主要是结合在病毒包膜上，当光照激活并产生活性氧时破坏病毒包膜而杀灭病毒。

亚甲蓝/光照法对血浆中凝血因子有一定的损伤，纤维蛋白原受损最明显，处理后约损失 20%，其他凝血因子回收率较高。

由于病原体在灭活处理时的浓度仅为 1μmol/L，远低于临床用量，和半致死量的差距更大，因此处理后的制品是安全的，不会因为含亚甲蓝产生毒性。在早期临床应用中，处理后的制品不去除加入的亚甲蓝而直接应用。近年来考虑到亚甲蓝使血浆呈蓝色，容易使患者产生疑虑，同时有报导称亚甲蓝可能使细胞出现低分化，因此最好在病毒灭活后去除亚甲蓝。目前已开发出过滤吸附用于去除亚甲蓝的滤器，亚甲蓝/光照处理的血浆经过滤后残存的亚甲蓝量已低于一般测定方法的可检出量，血浆恢复原来的外观和色泽。

亚甲蓝/光照血浆已在欧洲用于临床，在美国也正在进行临床研究。我国已在临床应用，为提高我国输血安全性水平做出了贡献。

二、有机溶剂/清洁剂法

有机溶剂/清洁剂法（简称 S/D）已成功地应用于血浆蛋白制品的病毒灭活。在此基础上，此技术已延伸并成功地应用于血浆的病毒灭活。血浆融化混合后加入有机溶剂 TNBP（最佳浓度 1%）和清洁剂 TritonX-100（最佳浓度 1%），搅拌混匀于 30℃ 孵育 4 小时。除去加入的有机溶剂和清洁剂后除菌过滤并分装到塑料袋中再次冰冻、保存备用[9]。

有机溶剂/清洁剂处理血浆时应用上述 TNBP/TritonX-100 方法病毒灭活效果较应用于凝血因子病毒灭活的 S/D 组合病毒杀灭效果更好，主要表现在杀灭模型病毒[水疱性口炎病毒（VSV）和辛德比斯病毒（Sindbis virus）]更迅速。

用有机溶剂/清洁剂法处理血浆的优点之一是对血浆中蛋白质，特别是凝血因子的损伤小，处理后凝血因子回收率高(表 37-11)。另外,由于处理的是大批量混合血浆,较容易对处理过程进行质量监控,保证病毒灭活处理的规范化和有效性,而且分装的血浆质量均一。但是,混合血浆处理和单袋血浆病毒灭活(如亚甲蓝/光照法处理血浆)比较也有不利的一面。尽管经过献血者选择和严格的筛选检测,但还存在一定的漏检危险,另外还有些未知病毒或尚未进行常规检测的病毒。当混合许多单位血浆一起作处理时,其中只要有一袋或几袋血袋为病毒污染的阳性血浆时,即会导致整个混合血浆被病毒污染,只是病毒滴度由于稀释而有所降低,如果由于某种原因或偶然的操作失误而导致病毒灭活不彻底,就会使所有处理后的血浆均成为病毒污染血浆,严重威胁患者安全。因此必须严格进行规范化操作和质量管理,做到万无一失。

表 37-11　新鲜冰冻血浆有机溶剂/清洁剂处理前后凝血因子活性变化

	处理前	处理后	下降(或上升)百分率/%
凝血酶原时间/s	12. 50	12. 8	+2. 4
部分凝血酶原时间/s	30. 50	32. 5	+6. 5
凝血酶时间/s	17. 00	16. 0	-5. 8
纤维蛋白元/($g \cdot L^{-1}$)	2. 07	2. 07	0. 0
Ⅱ因子/($IU \cdot ml^{-1}$)	0. 90	0. 88	-2. 2
Ⅴ因子/($IU \cdot ml^{-1}$)	0. 90	0. 85	-5. 5
Ⅶ因子/($IU \cdot ml^{-1}$)	0. 88	0. 92	+4. 5
Ⅷ因子/($IU \cdot ml^{-1}$)	0. 87	0. 85	-2. 2
Ⅸ因子/($IU \cdot ml^{-1}$)	0. 77	0. 75	-2. 5
Ⅹ因子/($IU \cdot ml^{-1}$)	1. 02	1. 00	-1. 9
Ⅺ因子/($IU \cdot ml^{-1}$)	0. 97	0. 80	-17. 5
Ⅻ因子/($IU \cdot ml^{-1}$)	0. 83	0. 80	-3. 6
ⅩⅢ因子/($IU \cdot ml^{-1}$)	1. 10	0. 95	-13. 6
VWF 因子/($IU \cdot ml^{-1}$)	0. 96	0. 90	-6. 2

注:有些因子处理后活性反而略有升高,可能和凝血因子检测的精确性较差有关。

三、巴氏消毒法(液态加热法)

法国已研究开发出用 60℃、10 小时加热处理液态血浆进行病毒灭活的方法。原理是将新鲜冰冻血浆融化混合后,加入保护剂,一般选用低分子量糖(如葡萄糖、蔗糖、麦芽糖等)、氨基酸(如甘氨酸等),目的是在加热处理时减少对血浆蛋白,特别是凝血因子的破坏,同时对病毒无保护作用。加入保护剂后边搅拌边加热,60℃、10 小时,加热后用超滤等方法除去加入的保护剂,使血浆基本恢复原体积,然后除菌分装热压封口后冰冻低温保存备用。上海市血液中心也进行了巴氏消毒法处理血浆的研究。病毒灭活验证证明湿热处理血浆能杀灭模型病毒 VSV 和 sindbis 病毒,经过对各种保护剂的选择比较,甘氨酸+蔗糖为较佳组合,处理后各种凝血因子的回收率见表 37-12。

表 37-12　巴氏消毒法加热处理血浆后凝血因子回收率

凝血因子	回收率/%
Ⅷ:C	84. 46±6. 67
纤维蛋白原	77. 65±5. 98
Ⅸ:C	70. 29±7. 64

为了确保处理的规范化和结果可靠,法国已设计了自动化处理流程并开发使用了相应电脑软件。当然,由于是处理混合血浆,如有机溶剂/清洁剂法血浆一样,必须确保病毒灭活效果达到要求。

四、紫外线/光敏物病原体灭活血浆

近期研究发展起来的单袋血浆病原体灭活方法是紫外线(UVA)照射,在照射前血浆中加入补骨脂类化合物,或维生素 B_2(又称核黄素,riboflavin)。这种方法起初应用于血小板的病原体灭活,现转用于血浆,其作用原理和灭活病原体机制亦相似(详见血小板病原体灭活)。已证明应用这种方法处理能取得满意的灭活效果,并且对血浆蛋白特别是凝血因子的损伤在可以接受的范围内,最近在美国进行了经处理的血浆和未处理血浆(对照)临床试用的比较研究。结果证明紫外线/补骨脂或维生素 B_2 处理血浆在凝血因子的治疗作用方面和未处理血浆类似,结果差异无统计学意义。

第七节　血细胞制品的病原体灭活/去除方法

目前用于输注的血细胞制品主要是红细胞和血小板,血细胞制品病原体灭活研究也主要是针对这 2 种血细胞制品。对血细胞制品病原体灭活的要求基本上同一般的血制品病原体灭活。但是,对于细胞制品来讲,要强调除能灭活游离在细胞上清液中的病原体外,必须亦能灭活黏附在细胞膜上和细胞内的病原体。如 HIV,它可以以游离形式存在于上清血浆中,也可以黏附在白细胞膜上,还可以以前病毒(pro viral form)状态嵌合在细胞内的核酸中。最近还有报道证实 HIV

还可以存在于巨核细胞内。

当然，在灭活病原体的同时，必须保持血细胞的完整、存活力和功能。由于细胞比血浆蛋白耐受理化处理的能力更差，因此开发血细胞病原体灭活方法要求更高、更难。这就是目前血细胞病原体灭活技术研究落后于血浆蛋白制品病原体灭活研究的主要原因。至今血小板的病原体灭活技术已取得长足进展，并已进入临床常规应用[10]。

血细胞病原体灭活应用最多的方法是光敏剂在光照激活时杀灭病毒，表 37-13 列出应用的主要光敏剂[11]。

一、血小板病原体灭活

目前应用于处理血小板的病原体灭活技术主要有补骨脂/紫外线、维生素 B_2/紫外线和紫外线 UVC 照射，其基本情况和作用机制见表 37-14[12]。

表 37-13　血细胞制品病原体灭活应用的主要光敏剂

光敏剂	光照	作用大分子目标
补骨脂		
8-甲氧基补骨脂	UVA	核酸
4′-氨甲基-4, 5′ 8-三甲基补骨脂	UVA(320~400nm)	核酸
S-59	UVA(320~400nm)	核酸
S-303	UVA(320~400nm)	核酸
Riboflavin	UVA(280~360nm)	核酸
苯噻嗪染料		
亚甲基蓝	620~670nm	脂质、蛋白质
甲苯胺蓝	620~670nm	脂质、蛋白质

表 37-14　血小板病原体灭活技术及其作用机制

技术名称	制造商	UV/nm	光敏剂	作用机制
Intercept	Cerus	320~400	补骨脂 S-59	核酸不可逆的交联
Mirosal	Terumo BCT	280~360	维生素 B_2	对核酸不可逆的光-氧化物破坏复合物的光分解作用引起鸟嘌呤氧化，单链断裂和共价键的形成
Theraflex	MacoPharma	254	无	环丁基的形成损伤核酸

（一）长波紫外线（UVA）/补骨脂

长波紫外线（UVA）照射，事先加入补骨脂类化合物的血小板制品进行病原体灭活处理这一技术已进行了广泛的研究并已成功地应用于血小板的病原体灭活（表 37-15）。

表 37-15　用于血小板病原体灭活的补骨脂类化合物

补骨脂类化合物	病毒灭活研究用病原体
8-甲氧基补骨脂（8-MOP）	HIV，鼠 CMV，鸭 HBV，噬菌体 fd，R17，φ6 VSV，HIV，Sindbis 病毒，假狂犬病病毒
氨甲基，三甲基补骨脂（AMT）	λphage，φ6 噬菌体
溴化补骨脂	HIV，鸭 HBV，HCV
S-59，S-70	

补骨脂在长波紫外线的照射下激活，主要作用于核酸。早期研究主要应用 8-MOP，为一种呋喃香豆素。通过比较研究，S-59 病原体灭活效果较好。血小板制品中加入 S-59 后，用 UVA（320～400nm）照射（$3J/cm^2$）[12]。灭活病原体的种类多、面广、灭活效力高，而对血小板的损伤小，灭活处理后的血小板仍能在 7 天内保持功能，输入体内后回收率和体内寿命均基本正常。研究证明 S-59 和核酸的胞嘧啶作用形成胞嘧啶环状加合物（单加合物和双加合物），从而使核酸不能复制、转录，达到病原体灭活的效果。由于这种处理主要针对核酸起作用，而血小板为无核细胞，细胞内并不含核酸，并且作用时不需要氧气的存在，不会产生活性氧损伤血小板和蛋白质，因此在杀灭病原体的同时对血小板无明显损伤，基本维持血小板的活力和功能[2]。

由于血小板在室温保存，较适于细菌生长繁殖，细菌污染是血小板输注中的重要安全问题。细菌有

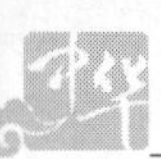

核酸,因此 S-59/UVA 处理的另一优势是能灭活其中污染的细菌,这在输血临床安全方面有重要意义[2]。

在血小板制品中都含有一定量的白细胞,特别是淋巴细胞。由于白细胞有细胞核,含有核酸,因此长波紫外线/补骨脂法处理会对白细胞核酸起作用,这导致白细胞的破坏,从而产生 2 个作用。一是有可能杀灭白细胞的同时杀灭白细胞内的病原体,这些病原体可能占血小板制品中细胞内病毒的大部分。二是可以减少或避免因白细胞引起的非溶血性发热性输血不良反应,输血小板后诱发同种免疫导致血小板输注无效,以及输血相关的移植物抗宿主反应[13]。

此技术处理对血小板的质量有一定影响。实验室研究显示血小板有激活现象,如低渗休克反应降低,线粒体膜去极化加速,糖代谢加速。但临床研究显示血小板存活率仅轻微降低,对临床止血效果并无明显影响。

S-59/UVA 处理血小板以灭活可能污染的病原体技术由 Cerus 公司研发,注册为 INTERCEPT。此技术和相关装置已通过按国际标准进行的毒性研究,临床输注时输入的 S-59 量仅为安全阈值的 1/(650～1 300),结果证实处理后制品是安全的。临床方面已完成临床Ⅲ期研究,于 2002 年 5 月通过欧洲 CE Mark (CE Class Ⅲ),在一些国家已投入常规使用,并于 2014 年向美国有关当局上送了市场准入申请报告。

由于Ⅲ期临床研究投资大,研究的病例数有限,存在不能发现发生概率极低安全问题的可能性。为此,在药政当局的指导下,进行了上市后常规应用的大规模临床追踪观察。据统计,该技术处理的血液成分制品(血小板和血浆)已有约 70 万单位在临床输注。Corash 等报告[14],13 644 位患者输注了 76 346 单位的该技术处理的血小板,其中大部分没有经 γ 射线照射和细菌培养检测,和以前常规血小板输注数据比较,输血副反应无增加,血小板使用量未增加。无输血相关 GVHD 发生,输注后细菌感染显著减少,急性输血不良反应显著减少。这些批准上市后大规模临床输注的资料进一步证实了该技术处理的血小板的安全性和有效性。

（二）维生素 B_2/UVA 照射

维生素 B_2 作为光敏剂加入血小板,终浓度为 50μmol/L,紫外线(280～360nm)照射剂量为 6.2J/cm^2。光敏剂维生素 B_2 能转送电子,引起鸟嘌呤氧化,单键断裂和共价键的形成导致核酸的损伤,核酸受损的概率为 1/350bp。另产生反应性氧中间体损伤核酸。损伤是不可逆的,核酸的复制和修复被强烈抑制,从而达到灭活病原体的作用。实验证实此技术能灭活各种主要的输血传播病原体,包括非脂质包膜病毒人类细小病毒 B19 和目前还未进行常规检测的病毒,如 EBV,以及各种含核酸的细菌[15]。

此技术处理对血小板的影响和补骨脂法类似,对临床输注效果的影响可以接受。

维生素 B_2 不绑定核酸和蛋白质,其(包括其光照产物)在自然界,包括食品和人血液中天然存在,这一特点提高了其安全性。毒理学研究结果显示无致突变作用。

维生素 B_2/UV 技术由 Terumo BCT 公司研发,注册为 Mirasol。

（三）THERAFIEX

此技术不使用光敏剂,完全依靠 UVC(254nm)照射灭活病原体,照射剂量为 0.2J/cm^2,时间<1min。照射后核酸形成环丁基损伤核酸,从而抑制病原体的复制和修复,达到灭活病原体的作用。照射时由于不添加光敏剂,因此不需要进行药物动力学研究和毒性评估。

为确保照射效果,血小板在照射前需转移到大的照射袋中,使血小板悬液层变薄,在振荡条件下照射,紫外线能均匀穿透血小板悬液层,达到预期的照射效果。

上述血小板病原体灭活技术的欧洲市场准入审查(CE Mark)和临床评估情况见表 37-16。

表 37-16　血小板病原体灭活技术 CEMark 审核和临床评估情况

病原体灭活技术	研发公司	完成情况
CEMark 批准		
Intercept	Cerus	CE Class Ⅲ May2002
Mirosal	Terumo BCT	CE Class Ⅱb October2007
Theraflex	Macopharma	CE Class Ⅱb Nov. 2008
临床评估		
Intercept	Cerus	Ⅲ期已完成已投入临床常规使用
Mirosal	Terumo BCT	Ⅲ期进行中已投入临床常规使用
Theraflex	Macopharma	Ⅰ期已完成

二、红细胞病原体灭活

用于血小板的病原体灭活技术不能直接转用于红细胞制品,因为要灭活这些光通透性差的制品中的病原体,必须大幅度加大照射剂量,从而造成对红细胞等有效血液成分的严重损伤。为此,在原有血小板病原体灭活的基础上，各研发公司采取技术措施克服上述困难。

（一）INTERCEPT

Cerus 公司应用新的补骨脂制品 S-303 代替原来的 S-59 用于红细胞，终浓度为 0.2mmol/L，并加入谷胱甘肽 20mmol/L 作为保护剂。S-303 通过双烷化基交叉交联核酸，从而抑制病原体核酸的复制和修复，达到病原体灭活的预期效果[16]。反应后，产生非活性的 S-303 裂解产物并迅速降解。灭活处理液和裂解产物通过离心去除。

第一代 S-303 曾引起红细胞表面产生抗体，在临床研究中发生溶血性反应。经研究改进，并增加保护剂的浓度，避免了抗体产生，克服了上述问题，已开始新的临床研究，没有再发生临床溶血反应。红细胞的存活率，功能和其他质量指标都取得了较好的结果。

（二）Mirasol

Terumo BCT 公司的研发目标是将已成功应用于血小板和血浆的 Mirasol（维生素 B_2/UV 技术）病原体灭活技术转用于红细胞，这样就可以用同样的病原体灭活技术处理血液中 3 种主要成分：红细胞，血小板和血浆。研发的重点是调整加大 UV 照射剂量以克服红细胞光的低通透性，同时对红细胞的损伤控制在可以接受的范围内。目前已取得初步成功。UV 剂量加大到 22、33、44J/mL，输注后 24 小时回收率 75%，保存 42 天时的溶血率为 1.0%～1.5%，渗透压脆性从 0.8%升至 4.1%。已经通过欧洲 CE Mark 审核。下一步将优化处理条件，以在保证灭活病原体的前提下进一步降低对红细胞的损伤[17]。

三、全血的病原体灭活

2 种试用于红细胞的病原体灭活技术均试用于全血，并取得了较好的结果。Mirosal 的实验室研究显示能有效杀灭相关病毒、细菌和寄生虫，处理后的全血可用于制备红细胞、血小板和血浆。在体内研究中用恶性疟原虫作为模型证实灭活效果和实验室研究结果高度相关。目前其处理过程需要 50 分钟。需要用其他病原体进行研究以进一步证实其病原体灭活效果，同时改进流程以缩短处理时间，增加一次处理的全血单位数量，从而增强其可行性和降低成本[17]。

第八节　病原体灭活效力的综合评估

上述各种方法大部分是作为病原体灭活技术插入常规的血液和血液制品采集、制备过程以提高其安全性。实际上，常规制备方法中有的步骤本身也兼有病原体灭活/去除作用，因此，在总体评价制品的病原体相关安全性时，应将这些因素考虑进去。在这方面特别突出的例子是血浆蛋白 Cohn 低温乙醇法。在低温条件和一定的 pH 下，乙醇本身也具有杀病毒作用。表 37-17 列出文献报导的对这种综合病毒灭活作用的评估。

表 37-17　低温乙醇血浆分离中各种因素的病毒灭活/去除作用

病毒灭活去除机制	免疫球蛋白			白蛋白		
	HBV	HCV	HIV	HBV	HCV	HIV
中和免疫	5	未知	未知	5	未知	未知
提纯	5	未知	4.1	1.3～2.6	未知	≥4
其他作用	未知	未知	11	未知	未知	3
病毒灭活	0	0	0	4	≥4	≥6
总计	10	未知	15.1	10.3～11.6	≥4	≥12

注：表达为病毒传染剂量的 $\log_{10}$ 降低数

第九节　血液病原体灭活技术的成本效益分析

血液和血液制品病原体灭活技术的应用必将进一步提高输血的安全性，不仅进一步减少了经输血传播的主要病原体，如 HIV、HBV、HCV 的风险，同时，可以减少输血传播一些可以经血传播，但目前还没有进行常规筛检的病毒，如人类细小病毒 B19、EBV 的风险。有些技术通过对核酸的直接作用，能灭活细菌，这对提高血小板输血的安全性，减少输血后细菌感染并发症有重要意义。通过对血液制品中污染的白细胞的灭活作用，能减少输血相关 GVHD，非溶血性发热输血不良反应等和白细胞相关的输血副反应。

毋庸置疑，血液病原体灭活技术的应用将增加新的成本。但上述应用后的效益或潜在效益将进一步提高输血的安全性，这将带来可观的社会效益。同时，由于输血安全性的提高，对整个卫生保健社会支出也会产生积极的正面影响。就输血本身而言,通过病原体灭活技术的应用可以进一步优化输血的工作流程,从而降低输血本身的成本。因此,科学地评估血液病原体灭活技术的意义和效益,包括社会和经济效益,同时核算其应用而增加的成本,做科学的成本-效益分析,可以为决策者从卫生经济学的角度提供重要的科学决策依据[18]。

发达国家已经就此问题做了一些研究。如 Custer 等[19]对加拿大应用 Mirosal 技术的成本和效益做了系统研究,初步结果显示,对全血处理而言,成本效益结果为 $1 276 000/QALY(quality-adjusted life-year),血小板-血浆处理的成本效益为$1 423 000/QALY。一般的临床医学提高安全性和治疗效果的措施和新技术的可接受的成本-效益为(50 000~100 000)/QALY,现有血液安全的最新技术和措施,如 NAT-HIV/HBV/HCV/WNV-NAT 的成本-效益为约 1 300 000/QALY,为前者的约 10 倍。由于血液安全的特殊性,为了维持公众对血液安全的信任,一般认为这么高的成本-效益是必需和可以接受的。对于血液病原体灭活技术而言,需要进一步改进技术和流程以降低其成本-效益比,提高其可行性和可持续性。

第十节 发展趋势和面临的挑战

血液制品的病原体灭活技术尽管取得了长足进展,总体上为提高血液安全起到了重要的作用,但仍然面临着严重的挑战。

首先,需要进一步提高灭活/去除病原体的可靠性和效能。对于主要的经血传播的病原体,如 HIV、HCV 和 HBV,大部分技术已能有效地灭活/去除,但有的技术,如 UVC 照射灭活技术,还需要进一步改进和提高对 HIV 的灭活效能。有的技术对小病毒等非脂质包膜病毒,部分细菌孢子的灭活效能需进一步提高。对可能经血传播的朊病毒,如 vCJD 病毒,由于无核酸,目前的技术不能灭活,需要开发有效的灭活技术。除提高灭活效能外,需要提高和改进病原体灭活/去除效能的评估技术和方法,在此基础上使评估标准和指南规范化。

病原体灭活/去除技术在灭活/去除病原体的同时,必须尽可能减少对血液有效成分的损伤,保持其输注的临床有效性。目前较成熟的技术对血浆有效成分和血小板的损伤基本上控制在可接受的范围内,但是还有进一步提高的空间。对于红细胞和全血,这是目前面临的主要挑战。目前在研究的技术,都对红细胞有一定的损伤,导致出现溶血和输注后体内寿命的降低。必须在提高病原体灭活效能和减少对红细胞损伤两者间达到合理的平衡,从而通过目前正在进行的临床研究评估,进入临床常规应用。由于红细胞是主要的血液制品,经过灭活处理的红细胞进入临床常规应用在提高输血安全性方面意义重大。

随着常规检测技术的提高和改进,目前残留经血传播病原体的危险已大幅度降低,意味着应用血液制品病原体灭活技术进一步降低风险的空间已显著减少。目前灭活技术的意义更体现在应对新/再出现的经血传播病原体对血液安全的威胁。当出现或潜在存在这类威胁时,我们并不了解其性质和程度,如果采取目前的应对措施,主要是开发和应用检测技术和试剂,意味着巨大的投入,并有投入最终无效益或无必要的风险,如 2016 年的寨卡病毒。但如果我们能实施高效的病原体灭活技术,这种新或潜在的威胁即使出现,血液安全性仍然可以保证。这就是所谓的前瞻性,积极主动的危险应对(proactive response)。为此,必须进一步改进和提高技术,大力推进全血的病原体灭活技术的研究和应用,探讨用以取代或部分取代现有的耗时耗力的血液常规病原体检测的可能性,以在保证安全的前提下进一步提高输血服务的效率,降低输血服务的成本,提高其可行性和可持续性,使之能得到更广泛应用,特别是有利于在发展中国家和欠发达国家推广和应用[17]。

血液和血液制品的病原体相关安全性是目前输血工作中的热点和难点。通过献血者挑选,血液筛选检测和临床合理用血,输血安全性已有很大程度提高,但距离"零危险"还有很大距离。因此应该研究和应用病原体灭活技术以进一步提高血液和血液制品的安全性,并使我们在输血安全面临新的挑战时能从以前那样被动的应对向主动和前瞻性的应对转变。我们在此领域已取得了显著的进展和成就,但还存在不少难题和挑战。随着整个生物医学的进一步发展,血液制品病原体灭活技术也将继续发展并为提高血液和血液制品的安全性做出更大贡献。

(高 峰)

参考文献

1. BUSCH MP, BLOCH EM, STEVEN K. Prevention of transfusion-transmitted infections[J]. Blood, 2019, 133(17): 1854-1864.
2. DAVINE DV, SCHUBERT P. Pathogen inactivation technologies. The advent of pathogen-reduced blood components to reduce blood safety risk[J]. Hematol Oncol Clin N Am, 2016, 30: 609-617.
3. CHINTAMANI A, HIRA N, PAUL M, et al. FDA workshop on emerging of infectious diseases: evaluating emerging infectious

diseases(EIDs) for transfusion safety[J]. Transfusion, 2011, 51(8):1855-1871.

4. STRAMER SL, RODD RY, SUBGROUP AT-TDEID. Transfusion-transmitted emerging infectious diseases: 30 years of challenges and progress[J]. Transfusion, 2013, 53(10 pt 2):2375-2383.
5. COMMITTEE FOR PROPRIETARY MEDICINAL PRODUCTS. Note for guidance. Validation of virus removal and inactivation procedures[J]. Biologicals, 1991, 19(3):219-247.
6. COMMITTEE FOR PROPRIETARY MEDICINAL PRODUCTS (CPMP). Note for guidance on virus validation studies: the design, contribution and interpretation of studies validating the inactivation and removal of viruses[J]. The European Agency for the Evaluation of Medicinal Products, Human Medicines Evaluation Unit, 1996:1-13.
7. BEN-HUR E, HOROWITZ B. Virus inactivation in blood[J]. AIDS, 1996, 10(11):1183-1190.
8. HOROWITZ B, WIEBE ME, LIPPIN A, et al. Inactivation of viruses in labile blood derivatives. Disruption of lipid-enveloped viruses by tri-(n-butyl) phosphate detergent combinations[J]. Transfusion, 1985, 25(6):516-522.
9. THIERRY B, MIRYANA R, MAGDY EI, et al. Pathogen reduction technique for fresh-frozen plasms, cryoprecipitate, and plasma fraction minipools prepared in disposable processing bag system[J]. Transfusion, 2011, 51(2):446-447.
10. SCHLENKE P. Pathogen inactivation technologies for cellular blood components: an update[J]. Transfusion Med Hemather, 2014, 41(4):309-325.
11. SELTSAM A, MULLER TH. Update on the use of pathogen-reduced human plasma and platelet concentrates[J]. Br J Hematol, 2013, 162(4):442-454.
12. CORASH L. Virus inactivation in cellular components[J]. Vox Sang, 1996, 70(suppl 3):9.
13. KNUTSON F, OSSELAER J, PIERELLI L, et al. A prospective active haemovigilance study with combined cohort analysis of 19175 transfusions of platelets prepared with amotosalen-UVA photochemical treatment[J]. Vox Sang, 2015, 109(4):343-352.
14. CORASH L, BENJAMIN RJ. The role of haemovigilance and postmarketing studies when introducing innovation into transfusion medicine practice: The amotosalen-ultraviolet a pathogen reduction treatment model[J]. Transfusion, 2016, 56(supple 1):S29-38.
15. HÅKON R, SUSANNE M, OVELAND AT, et al. The mirasol pathogen reduction technology system and quality of platelets stored in platelet additive solution[J]. Blood Transfus, 2010, 8(3):186-192.
16. MUNDT JM, ROUSE L, BOSSCHE JV, et al. Chemical and biological mechanisms of pathogen reduction technologies[J]. Photochemistry and Photobiology, 2014, 90(5):957-964.
17. SUSAN Y, SUZANN D, SHAWN K, et al. Improving the safety of whole blood-derived transfusion products with a riboflavin-based pathogen reduction technology[J]. Blood Transfus, 2017, 15(4):357-364.
18. CROWDER LA, SCHONBERGER LB, DODD RY, et al. Creutzfeldt-Jakob disease look back study: 21 years of surveillance for transfusion transmission risk[J]. Transfusion, 2017, 57(8):1875-1878.
19. CUSTER B, AGAPOVA M, MARTINEZ RH, et al. The cost-effectiveness of pathogen reduction technology as assessed using a multiple risk reduction model[J]. Transfusion, 2010, 50(11):2461-2473.

第三十八章

血型检测技术

临床上输血医学最重要的方面是确保将相容的血液制品输给患者,并获得预期的疗效。因此,尽管第十章介绍了免疫血液学的概念,但进一步了解血型同种免疫的基础机制以及熟悉常见血型抗原和抗体检测方法也很重要。本章首先讨论血凝实验的基本原理与输血实验室 ABO/Rh 血型抗原的鉴定方法(直接血凝试验),实验室血型抗体筛选与鉴定技术(间接血凝实验),以及血库中较为常用的特殊实验技术,如吸收放散、中和抑制与效价测定等。随后,介绍输血前血液相容性试验与胎儿/新生儿溶血的原理与检测方法。最后,介绍红细胞血型基因及其诊断技术,这代表了血型抗原鉴定和分析潜在同种免疫能力的新途径。在复杂的临床情况下,血型基因诊断可能有助于预防不相容的红细胞输血。

第一节　红细胞血型抗原鉴定

一、概　　述

红细胞血型抗原鉴定又称血型定型,是所有血型血清学试验中最基本也是最重要的实验。血型鉴定结果是否正确将直接影响到输血的安全。由于 ABO 抗原和 RhD 抗原是输血中免疫原性最强的抗原,因此在献血者血液的检测项目和临床输血前检测项目中 ABO 和 RhD 血型鉴定也成为最重要的血型鉴定项目。

(一) 凝集试验

凝集实验是最常见的血型抗原鉴定方法,可分为直接血凝实验和间接血凝实验。直接血凝实验是悬浮红细胞与抗体混合,通过沉淀或离心,肉眼检测红细胞凝集与否判定红细胞血型。间接血凝实验中需要抗球蛋白(antiglobulin)的参与,当血清或血浆中的 IgG 抗体致敏到红细胞上,或红细胞膜上已经致敏有抗体,通过加入抗球蛋白起到"桥连"作用,使红细胞表面的 IgG 抗体与抗球蛋白抗体发生特异性反应,形成肉眼可见的红细胞凝集[1]。

凝集试验是血型检测的经典方法,目前最常用的鉴定技术有玻片法、试管法、微量板法和柱凝集法,这些技术操作简便,实验耗时短,结果也较为准确可靠。其中试管法是目前公认的特异性最好的血型鉴定方法。

当然,凝集试验也会受到许多因素的影响,如抗原与抗体的比例、抗原的结构与抗体的糖基化水平、亲和力、反应温度、反应介质的离子强度等。针对部分频率极低的稀有血型抗原,缺乏与之相对应的抗体试剂,也无法通过凝集试验进行血型检测。

(二) 凝集试验操作技术

根据反应介质的不同,及是否使用增强剂,凝集试验有多种不同的操作技术。

1. 盐水凝集试验　红细胞悬液与相应抗体在盐水介质中反应,抗原决定簇与抗体分子结合,形成肉眼可见的凝集块。盐水凝集试验,根据反应容器的不同,可分为试管法、玻片法、微孔板法等。

(1) 试管法:盐水凝集反应在试管中进行,该方法反应快,需时短,特别是紧急输血时,可立即离心观察结果;通过离心增强凝集,可发现亚型和较弱的抗原抗体反应,结果准确可靠,是 ABO 定型的常规方法[2]。

1) 标本:可采用抗凝或者不抗凝血液标本,红细胞经盐水洗涤后制成红细胞悬液。通常情况下,试管法正反定型细胞悬液浓度应为 2%~5%。

2) 试剂:血型检测抗体试剂,血型检测试剂谱红细胞。

3) 操作:①将一滴血型检测抗体试剂(或待测血浆/血清)加到标有相应标记的洁净试管中;②向每一试管加一滴 2%~5%的待检红细胞悬液(或血型检测试剂谱红细胞);③轻轻混匀,900~1 000g 离心 15 秒;④轻轻重悬细胞扣,观察、解释、记录试验结果。

4) 结果判定:①细胞试验中的凝集以及血清或血浆试验中的溶血或凝集均为阳性结果。②细胞扣重悬后表现为均匀的细胞悬液是阴性结果。③凝集强度判断标准参见表 38-1。

表 38-1　凝集反应解释[2]

肉眼观察所见	凝集强度	评分
一个结实的凝集块	++++	12
数个大的凝集块	+++	10
中等大小的凝块，背景清晰	++	8
小的凝集块，背景浑浊（颗粒状，但确定成块）	+	5
非常细小的凝集，背景浑浊（细小颗粒状）	$+^w$	4
几乎看不见的凝集，背景浑浊	w+或+/-	2
没有凝集	0	0
凝集和不凝集的细胞同时存在，混合视野	mf	
完全溶血	H	
部分溶血，还有一些红细胞	PH	

5）应用：ABO 正反定型试验、ABO 亚型分析、RhD 血型初筛试验。

（2）玻片法：凝集在玻璃片或白瓷板中进行，该方法操作简单，不需离心设备，适合大规模血型普查。该法反应需时较长，不适于急诊定型；此外由于该法凝集反应慢、凝集强度弱，不易发现弱凝集而导致定型有误，故不适合抗原表达较弱的 ABO 亚型检测。玻片法一般只能做正定型[3]。

1）标本：同试管法，ABO 定型需 10%～15%待检红细胞悬液。进行 Rh 定型时，待检红细胞悬液的浓度是 40%～50%。

2）试剂：血型检测抗体试剂。

3）操作：①将一滴血型检测抗体试剂加到标记好的洁净的玻璃片或白瓷板凹孔中；②向以上玻片上或白瓷板凹孔中的每一种试剂中分别加一滴充分混匀的待检红细胞悬液；③充分混合抗体试剂和细胞，用搅拌棒将混合物均匀分散；④不断地从一边到另一边轻轻倾斜转动玻片或白瓷板，持续大概 2 分钟。在此期间不要将玻片或瓷板放在热的表面上；⑤读取，解释并记录所有玻片或白瓷板凹孔中的结果。

4）结果判定：①阳性结果，红细胞凝集；②阴性结果，在反应 2 分钟末红细胞仍呈现均匀悬液；③弱阳性或可疑结果应使用试管法进一步确认。

5）应用：ABO 正定型试验、RhD 血型初筛试验。

6）注意事项：①玻片法可能存在感染性标本暴露的风险，需注意防范；②玻片法不适合反定型试验；③玻片法不适合检测变异型血型。

（3）微孔板法：一块微孔板相当于 96 根“短”试管，故其检测原理与试管法相同。

微孔板材质可以是硬的，也可以是软的，其底部为“U”型或“V”型。“U”型底微孔板使用更为广泛，因为其不仅可以像试管法一样在离心后重悬红细胞观察结果，还可通过将微孔板倾斜一定角度，在红细胞流动模式下观察结果。两种判读方法都可以估计凝集强度。另外，微孔板法还可借助微孔板判读仪，通过分析“U”型底孔中的吸光度判定结果，适合血型定型的批量检测[2]。

1）标本：同试管法。

2）试剂：同试管法。

3）仪器：①分配仪（可选）。将等量液体分配到微孔板中的自动仪器。②微孔板结果判读仪（可选）。自动光度仪，通过分析“U”型底孔中的吸光度，判定阳性和阴性结果。仪器的微处理器会显示血型检测的结果。必须根据生产厂商的说明，准备血清、血浆或者细胞标本。③离心机。用于常规台式离心机的特种平板载体。要建立合适的离心条件。根据生产厂商的说明，推荐使用下列离心时间和离心力。a. 对于柔软的“U”型微孔板：红细胞检测、血浆和血清检测均为 700×g，5 秒。b. 对于硬“U”型微孔板：红细胞检测、血浆和血清检测均为 400×g，30 秒。

4）操作：①在干净微孔板孔中分别加入 1 滴抗体（或待测血浆或血清）。②在孔中，分别加入 1 滴 2%～5%红细胞悬液（或待测血浆或血清）。③温和地轻拍微孔板壁，混匀红细胞和试剂。④用合适的条件离心微孔板。⑤轻拍微孔板，或者使用机械摇板器，或者将板放置一定角度，使液体流动，以重悬红细胞。⑥判读，解释，记录结果。

5）结果判定：①阳性结果，红细胞溶血或凝集；②阴性结果，细胞扣重悬后表现为均匀的细胞悬液。

6）注意事项：微孔板可通过室温孵育 5～10 分钟来加强弱反应，然后重复离心、判读、记录的过程。

7）应用：ABO 正反定型试验、RhD 血型初筛试验。

2. 抗球蛋白试验（antiglobulin test，AGT）　抗球蛋白参与的一种间接血凝试验，1945 年由英国免疫学家库姆斯（Coombs）建立，故又称 Coombs 试验。它是检查红细胞上［直接抗球蛋白试验（direct antiglobulin test，DAT）］或血清中［间接抗球蛋白试验（indirect antiglobulin test，IAT）］是否存在不完全抗体的一种经典方法。当血清或血浆中的 IgG 抗体致敏到红细胞上，或红细胞膜上本身就致敏有抗体，通过加入抗球蛋白

(antihuman globulin,AHG)起到“桥连”作用,使红细胞表面的 IgG 抗体与抗球蛋白抗体发生特异性反应,形成肉眼可见的红细胞凝集。抗球蛋白除可以测定红细胞上 IgG 抗体外,也可以测定补体组分(C3、C4)。

抗球蛋白试剂可分为单特异性试剂和多特异性试剂。所谓多特异性 AHG,即包含抗 IgG 和抗 C3d 抗体,其他抗补体抗体(例如抗-C3b、抗-C4b 和抗-C4d)也可能存在。而单特异性试剂即只含有唯一抗体特异性,抗 IgG 或者抗补体抗体(例如抗-C3b 或抗-C3d)[3]。

(1) 直接抗球蛋白试验(DAT):利用抗球蛋白检查红细胞膜上是否已被 IgG 抗体或者补体所致敏[3]。

1) 标本:同盐水凝集试管法。

2) 试剂:①抗球蛋白(AHG)试剂;②对照试剂,盐水或 6%白蛋白;③IgG 致敏的试剂红细胞。

3) 操作:①向测定管和对照管中分别加入 1 滴 2%~5%红细胞悬液;②立即向测定管中加入抗球蛋白试剂 1 滴,向对照管中加入 1 滴盐水或 6%白蛋白,混匀;③900~1 000g 离心 15 秒;④观察并记录结果;⑤若测定管中未观察到凝集,向含有抗球蛋白试剂的试管中加入 IgG 致敏红细胞,900~1 000g 离心 15 秒,观察并记录结果,确认阴性结果的有效性。

4) 结果判定:①DAT 阳性判定标准,立即离心后测定管凝集,而盐水或 6% 白蛋白对照管不凝集;②DAT 阴性判定标准,立即离心后测定管不凝集,盐水或 6%白蛋白对照管不凝集。在测试管仲加入一滴 IgG 致敏红细胞,离心后发生凝集;③试验结果无效判定,如果盐水或 6%白蛋白对照管在离心后出现凝集,则结果判为无效。对于不凝集的结果,如加入 IgG 致敏细胞离心后仍不凝集,则阴性结果无效,需重复实验。

5) 注意事项:①DAT 可采用单特异性抗 IgG 和抗 C3d 确认致敏在被检红细胞上的是 IgG 或是补体;②DAT 阴性不一定证明红细胞上没有结合球蛋白分子,多特异性和单特异性抗 IgG 试剂的检测灵敏度可达 150~500 个 IgG 分子/红细胞,但患者体内红细胞上 IgG 包被数即使低于此水平,仍会发生自身免疫性溶血性贫血;③盐水或 6%白蛋白对照管出现凝集,提示可能存在冷自身凝集素或温反应性 IgM/IgG 抗体导致的自发凝集。37℃孵育红细胞或用温(37℃)盐水洗涤,可消除冷自身抗体的反应。自身凝集需要用二硫苏糖醇(DTT)或 2-氨乙基异硫脲溴化物(AET)处理红细胞;④脐血标本中含有华通氏胶,可能需增加洗涤次数;⑤在利用柱凝集技术(抗-IgG 卡)进行 DAT 试验检测时,需注意标本中尽量不含凝块、纤维蛋白,以避免假凝集。

6) 应用:用于新生儿溶血病(胎儿红细胞被母亲血型抗体致敏)、溶血性输血不良反应(输入的不相合红细胞被受血者不完全抗体致敏)、自身免疫性溶血性贫血(患者红细胞被自身抗体致敏)以及药物诱导产生的自身抗体(由甲基多巴、青霉素等所致)的检测。

(2) 间接抗球蛋白试验(IAT):用于检测血清中是否存在血型不完全抗体或补体,即用已知抗原表型的红细胞测定受检血清中是否含有相应的不完全抗体(IgG 抗体);或用已知特异性的抗血清测定受检红细胞上是否含有相应抗原[3]。

1) 标本:同盐水凝集试管法。

2) 试剂:①抗球蛋白(AHG)试剂,可根据需要选择使用多特异性或单特异性抗 IgG。②O 型抗筛细胞。混合 O 型抗筛细胞只能用于献血者检测。患者标本必须使用非混合细胞。③IgG 致敏的试剂红细胞。④血型检测抗体。

3) 操作:①向标记好的试管中加入 2 滴血清或血浆或血型检测抗体;②每管中,加 1 滴 2%~5%试剂 O 型红细胞悬液或献血者红细胞悬液,混匀;③900~1 000g 离心 15 秒,观察溶血和凝集情况,评分并记录结果;④37℃孵育 30~60 分钟;⑤900~1 000g 离心 15 秒,观察溶血和凝集情况,评分并记录结果;⑥生理盐水洗涤红细胞 3 或 4 次,最后 1 次洗涤尽量扣干上清;⑦向细胞扣里加入 1 滴 AHG,充分混匀;⑧900~1 000g 离心 15 秒,观察凝集,评分并记录结果;⑨加入 IgG 致敏的试剂红细胞确认阴性结果的有效性。

4) 结果判定:①阳性结果:37℃孵育后,出现凝集/溶血为阳性结果;加 AHG 后,出现凝集为阳性结果;②阴性结果:离心后未观察到凝集,加 IgG 致敏试剂红细胞后,离心出现凝集;③无效结果:如果加入的 IgG 致敏试剂红细胞离心后未凝集,阴性结果无效,实验需重做。

5) 注意事项:①在间接抗球蛋白试验中,可使用 LISS、白蛋白、PEG 来加快并增强抗原抗体反应。加 LISS 后,孵育时间为 10~15 分钟;加 22%牛白蛋白后,37℃孵育时间为 15~30 分钟;加 4 滴 20% PEG 后,孵育时间为 15 分钟。加 PEG 的实验,37℃孵育后省略直接离心看结果这一步,因为红细胞无法重悬。②使用 PEG 时,由于血清球蛋白浓度提高,会出现血清蛋白沉淀现象。当 IgG 致敏红细胞不反应或反应很弱时,这一问题会很明显。在 AHG 介质中,至少 4 洗红细胞,并充分摇匀、重悬红细胞通常可防止问题发生,或者用不加 PEG 的方法重复一次实验。③可使用单特异性抗 IgG 试剂替代多特异性 AHG，以避免结合 C3 的自身抗体造成不必要的阳性反应。④操作⑥~⑨需连续完成，不可中断。

6）应用：于血型鉴定、抗体的筛查和鉴定、输血前交叉配血试验以及其他特殊研究。

3. 微柱凝胶卡试验　凝集在柱凝集血型卡中反应，技术具有易于操作、标准化、自动化、判读客观可靠、结果可长期保存、有利于大量标本操作等优点。但在检测过程中，如果红细胞悬液中有颗粒物质，或血标本的血浆中存在冷抗体，蛋白异常，就会干扰检测结果的判读。采用柱凝集法鉴定血型有可能难于鉴别或漏检某些 ABO 亚型抗原。

根据工作原理，微柱凝胶卡有 3 种类型，特定预填血型抗体凝胶卡、预填抗球蛋白卡和中性卡。抗球蛋白凝集型凝胶卡，柱内的凝胶介质中含有抗球蛋白试剂，同时凝胶颗粒又具有排阻的作用。通过离心，不凝集的红细胞穿过试管，到达试管底部，凝集细胞依旧悬浮在凝胶上部，故采用柱凝集法进行抗体筛选，细胞无需洗涤亦无需加入 AHG，省时省力。

（1）标本：待测红细胞悬液，浓度应符合柱凝集血型卡说明书要求。用于柱凝集试验的红细胞悬液浓度通常比试管法低，如 1%或 0.8%。

（2）试剂：①柱凝集血型卡；②试剂红细胞。

（3）仪器：①凝胶孵育箱；②凝胶卡离心机。

（4）操作：①盐水凝集型柱凝胶卡，根据柱凝集血型卡说明书要求，配制相应浓度的待测标本红细胞悬液和试剂红细胞悬液。通常用于柱凝集试验的红细胞悬液浓度比试管法低，比如可选用 1%或 0.8%的红细胞盐水悬液 50μl，个别新生儿卡中选用 5%的红细胞盐水悬液 10μl；根据要求，将一定量的待测红细胞悬液，或待测血浆/血清加入柱凝反应室中；在专用柱凝集离心机中离心；判读并记录凝集反应结果。②柱凝集法进行直接抗球蛋白试验，挑选抗 IgG 凝胶卡，确保卡完整并且未干涸。在卡上做好标记，每个样品使用卡上的一根微量管；待测红细胞不用洗涤，直接配成 0.8%红细胞悬液；撕去微量管上的铝制封口膜，将 50μl 混匀的待检红细胞悬液加入标记好的微量管反应室中；用凝胶实验专用离心机离心，观察结果。细胞完全在微量管底部为阴性结果，所有细胞均留在微量管顶部为强阳性结果，说明待测红细胞上存在抗体。③柱凝集法进行间接抗球蛋白试验，挑选抗 IgG 凝胶卡，确保卡完整并且未干涸。在卡上做好标记，每个样品使用卡上的一根微量管；撕去微量管上的铝制封口膜；将 50μl 混匀的试剂红细胞悬液加入标记好的凝胶柱的反应室中；加入 25μl 血清或血浆至反应室中，轻轻敲打混匀；将凝胶卡放置在凝胶孵育箱中，37℃孵育 15 分钟；离心，判定结果。

（5）结果判定：根据红细胞在凝胶柱内的反应情况解释凝集强度。出现凝集和/或溶血结果为阳性，不凝集为阴性。柱凝集法凝集强度判读详见图 38-1 和表 38-2。

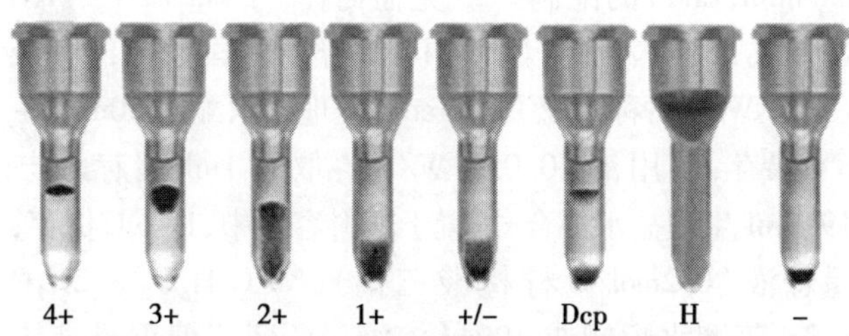

图 38-1　柱凝集法凝集强度结果判读

表 38-2　柱凝集法反应强度解释

反应强度	红细胞在凝胶内的反应情况
++++	红细胞全部位于凝胶表面
+++	大部分红细胞位于胶表面，少部分位于胶中上部
++	大部分红细胞位于凝胶中部，少部分位于胶中下部
+	红细胞位于凝胶中下近底部
+/−	绝大部分红细胞沉积在管尖底部，极少部分位于胶中近底部
Dcp	同时存在两群细胞，分别位于凝胶表面和管尖底部，即混合视野凝集
H	红细胞复合物部分或完全消失，柱内液体为均匀透明红色，即发生溶血
−	红细胞全部沉积在管尖底部

（6）应用：ABO 正反定型试验、ABO 亚型分析、RhD 血型初筛试验、RhD 阴性确认试验、抗体筛选试验、抗体鉴定实验。

（7）注意事项：①在柱凝集法进行直接抗球蛋白试验中，最好使用抗凝血；②在柱凝集法进行间接抗球蛋白试验中，血清和血浆均可使用；③如果待测的血浆和血清是冰冻保存的，上样前需要离心，确保样品中没有颗粒物质。

4. 聚凝胺试验　该技术由 Lalezari 和 Jiang 在 1980 年首先引入采供血机构常规检测。聚凝胺是一种多价阳离子聚合物，在中型溶液带有 4 个正电荷，能中和红细胞表面的负电荷，并借助离心力在正负电荷相互作用下，引起红细胞的非特异性凝集。此种凝集为可逆凝集，当加入柠檬酸钠重悬液时，柠檬酸根的负电荷与聚凝胺上的正电荷中和，重悬后凝聚现象消失。但是，当红细胞与血清在低离子介质中孵育，IgG抗体和相应的红细胞抗原一旦结合，则红细胞的凝集由IgG维持，加入重悬液后，凝集不消失[3]。

聚凝胺技术有经典Polybrene方法和改良的Polybrene方法两种。

（1）经典Polybrene方法：①低离子介质（low ion medium，LIM）的配制。25克葡萄糖，1g Na_2EDTA-H_2O配制成500ml溶液。②Polybrene溶液的配置。储存液（10% W/V）：称5克Polybrene，生理盐水配成50ml，1～6℃保存；应用液（0.05% W/V）：取0.1ml储存液与19.9ml生理盐水混合，放置于塑料容器中，1～6℃保存；重悬液（0.2mol/L柠檬酸三钠）：$Na_3C_6H_5O_7 \cdot 2H_2O$ 5.8g，蒸馏水配制成100ml溶液；5%葡萄糖重悬液应用液：60ml 0.2mol/L柠檬酸三钠溶液与40ml 5%葡萄糖溶液混合。③在试管中加入待测血清2～3滴，2%～5%试剂红细胞1滴。④加入1ml LIM溶液，混合，室温孵育1分钟。⑤加0.1ml 0.05% Polybrene应用液，混匀。⑥1 000g离心10秒，不要悬浮细胞扣。⑦加0.1ml重悬应用液，轻摇观察结果，存在凝集为阳性反应，说明血清中存在抗体，如果反应很弱，用显微镜观察并与阴性对照比较，不用离心。⑧如果需要可以按以下方法做抗球蛋白试验：加0.05ml重悬液应用液，用0.01mol/L柠檬酸三钠洗涤细胞3次，加2滴抗IgG抗体，1 000g离心15秒，观察结果。在阴性试管中加入IgG致敏红细胞，离心后出现阳性结果，则试验有效，否则结果无效。

（2）改良的Polybrene方法：①取1支试管，加入待检血清或血浆1滴。②加入用LIM配制的2%左右红细胞悬液2～3滴，混匀。③室温放置至少1分钟（时间越长效果越好）。④加Polybrene应用液1滴。混匀后1 000g离心15～60秒。⑤轻摇观察由Polybrene引起的红细胞非特异性凝集，若未见红细胞凝集，则需重做。⑥加1滴重悬应用液轻摇看结果。由Polybrene引起的红细胞非特异性凝集在1分钟内散开，由免疫抗体引起的凝集反应则不会完全散开。

（3）注意事项：①在改良Polybrene方法中，用抗凝全血或不抗凝血样中的浓缩红细胞需用LIM配制红细胞悬液。若红细胞中含有较多血清或血浆则需要先用LIM洗涤细胞1次。该悬液可以代替盐水红细胞悬液使用；②在改良Polybrene方法中，步骤①中只能加1滴血清，多加血清会提高致敏过程中的离子强度，降低致敏效果；③在改良Polybrene方法中，只需滴加1滴Polybrene应用液，多加Polybrene可能导致加入重悬液后，无法充分解离非特异性凝集，出现假凝集。如果待测血浆是肝素抗凝的，要多加1滴Polybrene试剂，中和肝素；④判定结果时，阴性结果为红细胞迅速散开，并在1分钟内散开。可以用显微镜观察结果。阳性结果红细胞不完全散开，弱凝集可能在30分钟内明显减弱或消失，因此，以立刻判读结果为准；⑤Polybrene方法对Kell系统抗体的检出不理想，阴性结果需要进行抗球蛋白试验，以免漏检。在中国人群中，具有K抗原的个体极少，因此，Polybrene方法适合在中国人群中进行抗体筛查。

（4）应用：RhD阴性确认试验、抗体筛选试验、抗体鉴定实验、交叉配血实验。

5. 酶试验　当血清中可能有多个抗体存在时，可用酶处理谱细胞以帮助区分抗体特异性，方便抗体鉴定。酶可以通过除去唾液酸残基、变性或去除糖蛋白来修饰红细胞表面，从而破坏某些抗原和加强其他抗原的表达。无花果蛋白酶、木瓜蛋白酶、菠萝蛋白酶、胰蛋白酶等都是常用的处理红细胞的酶[3]。

酶法又分为一步法和二步法，一步法操作简便，用于交叉配血时比较方便；二步法更敏感，一般用于抗体筛查和抗体鉴定。在一步酶法中，酶可以被用于代替增强介质，如LISS或PEG。二步法是先用酶处理谱细胞，然后使用处理过的细胞进行抗体鉴定试验。由于酶可破坏某些抗原，所以单独使用酶处理谱细胞不能排除所有的特异性。如果可能，应比对酶处理前后同一谱细胞的反应性。观察在未经处理时反应阳性，但处理后反应消失（或呈弱反应）的细胞，将有助于识别抗体特异性。同样，观察在酶处理后反应增强的细胞也可帮助鉴定。

（1）选择酶：根据说明，用磷酸盐缓冲液配制成工作液。

（2）确定每个批次酶工作液的最佳稀释度和孵育时间：①标记3个试管，5分钟、10分钟、15分钟；②在每一个试管中加入等量的洗涤红细胞和酶工作液，混匀；③37℃孵育，先制备时间长的管，确保3支试管同时完成孵育；④用大量盐水立刻洗涤红细胞3次；⑤用生理盐水将酶处理红细胞配制为2%～5%红细胞悬液；⑥标记4支试管，未处理、5分钟、10分钟、15分钟；⑦在所有试管中加入含有已知抗体的血清；⑧在未处理管中加入1滴未处理红细胞悬液，在另3支标记管中依次加入1滴酶处理红细胞，混匀，37℃孵育15分钟；⑨离心，轻轻重悬细胞扣检查凝集；⑩用盐水洗涤3～4次，进行间接抗球蛋白试验；根据凝集格局，选择酶的最佳稀释度和孵育时间。

（3）评价酶处理红细胞：①选择一种不完全抗体，与未处理红细胞只发生抗球蛋白试验，而与酶处理红细胞反应，则不需抗人球介质在孵育后即可出现凝集。②标记2支试管，阳性、阴性，分别加入2滴含抗体和不含抗体的血清。③各加1滴2%酶处理红细胞悬液，混匀。④37℃孵育15分钟。⑤离心，轻轻悬浮细胞，在显微镜下检查凝集。⑥在阳性管内应有凝集，阴性管内不应该有凝集。如果阴性管出现凝集，说明酶处理过度；如果阳性管没有出现凝集，说明酶处理不当。

(4) 一步法：①在试管中加入待测血清2滴；②加入2滴2%~5%试剂红细胞悬液；③加入2滴酶溶液，混匀；④37℃孵育30分钟；⑤离心，轻轻重悬细胞，观察凝集结果；⑥如有需要，进一步进行抗球蛋白试验。

(5) 二步法：①在1份洗涤过的压积红细胞内加入1份酶溶液；②37℃孵育15~30分钟［具体时间需要对该酶进行测试，参见(2)］；③用大量盐水将处理的红细胞至少洗涤3次，用生理盐水配制成2%~5%红细胞悬液；④在试管内加入2滴待测血清，1滴酶处理红细胞悬液，混匀；⑤37℃孵育30分钟；⑥离心，轻轻重悬细胞，观察凝集结果；⑦如有需要，进一步进行抗球蛋白试验。

(6) 注意事项：①酶的种类很多，不同的酶其酶切位点不同，必须有针对性地进行选择；②酶有可能除去抗原的一部分结构。不过，对于具有糖链结构的抗原(ABO、P1、Lewis、H、I、Sta等)，以及位于特异性蛋白质上的抗原(Rh、Kidd、Diego、Kx、Colton)，在经过酶处理后，凝集作用不变甚至增强；③酶法对不少抗原，是破坏其结构、降低抗原活性的，这时，宁可选用抗球蛋白技术检测抗体。

6. 增强试验技术　红细胞膜上带负电荷，形成的排斥力(Zeta电位)使单个红细胞之间保持一定距离。某些抗体，只能使红细胞致敏，不出现凝集。通过增强技术处理，可增加抗原抗体之间的引力(或降低Zeta电位)，使原来在盐水介质中不能凝集红细胞的抗体能够发生凝集，如用于间接抗球蛋白试验，可加快反应速度，缩短孵育时间。常用的增强技术有低离子强度盐水(low ion strength sodium，LISS)间接抗球蛋白试验和聚乙二醇(polyethylene glycol，PEG)间接抗球蛋白试验[3]。

(1) LISS间接抗球蛋白试验：①在标记好的试管中加入待检血清2~3滴；②用LISS配制的2%~5%抗体筛选试剂红细胞，对应加入试管中，每管1滴，混匀；③1 000g离心15秒，检查溶血或凝集；④混匀，37℃孵育10~15分钟；⑤后续步骤参见间接抗球蛋白试验操作部分⑤~⑧。

(2) PEG间接抗球蛋白试验：①在试管中加入2滴待测血清，4滴20% PEG(按PEG供应商提供的说明使用)，1滴试剂红细胞悬液。②37℃孵育15~30分钟。③用盐水洗涤4次。④加抗球蛋白试剂，混匀。⑤1 000g离心15秒，离心观察结果。

(三) 凝集试验的质量控制

与所有的临床检验试验一样，血型鉴定试验也需要完善的室内和室间质量监测体系以确保所进行的试验是精确的和可比较的。尽管大多数血型血清学试验是定性的，并且存在反应终点不稳定的缺点，但人们还是通过各种技术上的改进、可溯源的标准品引入以及实验室操作规范的建立，正在极大限度地降低血型定型的差错率。

二、ABO血型鉴定

ABO血型系统是第一个被发现的，因为抗-A和抗-B主要是IgM免疫球蛋白，并且在实验室中混合血清与红细胞试验中，会引起携带有A或B抗原红细胞的可见凝集。ABO抗原的抗体是天然存在的，并且在每个生命的3个月后都可以找到。

(一) ABO正反定型试验

利用红细胞凝集试验，通过正反定型可准确鉴定ABO血型。正定型，也称为红细胞定型试验，用抗A和抗B试剂来检测红细胞膜表面的A抗原和/或B抗原；反定型，又称为血清定型试验，是用A型和B型试剂红细胞来检测血清/血浆中有无抗A和/或抗B抗体。血清中的抗A和抗B抗体是天然存在的，其免疫原可能是肠道及环境中含有ABO类似结构的细菌等。常用的ABO正反定型的方法主要有试管法、玻片法、柱凝集法及微孔板法4种。

1. 试管法　试管法定型反应快，需时短，特别是紧急输血时，可立即离心观察结果；通过离心增强凝集，可发现亚型和较弱的抗原抗体反应，结果准确可靠，是ABO定型的常规方法。

(1) 标本：ABO鉴定试验可采用抗凝或者不抗凝的标本，红细胞经盐水洗涤后制成红细胞悬液。通常情况下，试管法正反定型细胞悬液浓度应为2%~5%。

(2) 试剂：①抗-A；②抗-B；③2%~5%的A_1型、B型试剂红细胞；④如果需要，可增加抗-A，B试剂和A_2型试剂红细胞。

(3) 操作：

1) 正定型：①分别加1滴抗-A、抗-B到标有相应标记的洁净试管中；如果需要，可加做抗-A，B；②向每一试管滴加1滴2%~5%的待检红细胞悬液；③轻轻混匀，900~1 000g离心15秒；④轻轻重悬细胞扣，观察、解释、记录试验结果。

2）反定型：①取 2 支洁净试管，分别标记 A_1 和 B，分别向其中滴加 2 滴待检血清或血浆。②在相应试管中分别滴加 1 滴 A_1 和 B 型试剂红细胞。如果需要，加做 A_2 试剂红细胞。③轻轻混匀，900～1 000g 离心 15 秒；④检查是否有溶血现象。然后轻轻重悬细胞扣，观察、解释、记录试验结果。

（4）结果判定：①细胞试验中的凝集以及血清或血浆试验中的溶血或凝集均为阳性结果。②细胞扣重悬后表现为均匀的细胞悬液是阴性结果。③凝集强度判断标准参见表 38-1。④ABO 定型的血清或血浆试验以及红细胞试验的解释（表 38-3）。⑤如果红细胞定型试验与血清定型试验结果不一致，应通过进一步试验解决，然后才给出 ABO 血型结果。⑥混合视野凝集的情况，应进一步找出原因；例如是否混合血样标本，近期有无输血史，是否白血病急性期或者 ABO 亚型等。

表 38-3　ABO 血型常规定型

抗体试剂+待检红细胞反应（红细胞定型）			待检血清+试剂红细胞反应（血清定型）		解释
抗-A	抗-B	抗-A，B（可选）	A 细胞	B 细胞	ABO 血型
+	−	+	−	+	A
−	+	+	+	−	B
−	−	−	+	+	O
+	+	+	−	−	AB

（5）注意事项：观察结果时既要看有无凝集，更要注意凝集强度，如反应较弱，在室温孵育 5～15 分钟后再离心观测结果，以增强弱凝集反应，有助于弱凝集的发现。

2. 玻片法　玻片法操作简单，不需离心设备，适合大规模血型普查。此外由于该法凝集反应强度较弱，不易发现弱凝集而导致定型有误，故不适合抗原表达较弱的 ABO 亚型检测。玻片法一般只能做正定型。

（1）标本：可采用抗凝或者不抗凝的标本，红细胞经盐水洗涤后制成浓度为 10%～15%的待检红细胞悬液。

（2）试剂：①抗-A；②抗-B。

（3）操作：①分别加 1 滴抗-A 和抗-B 到标记好的洁净的玻璃片或白瓷板凹孔中；②向以上玻片上或白瓷板凹孔中的每一种试剂中分别加 1 滴充分混匀的待检红细胞悬液。③充分混合抗体试剂和细胞，用搅拌棒将混合物均匀分散。④不断地从一边到另一边轻轻倾斜转动玻片或白瓷板，持续大概 2 分钟。在此期间不要将玻片或瓷板放在热的表面上。⑤读取，解释并记录所有玻片或白瓷板凹孔中的结果。

（4）结果判定：

1）阳性结果：红细胞凝集。

2）阴性结果：在反应 2 分钟末红细胞仍呈现均匀悬液。

3）弱阳性或可疑结果：应使用试管法进一步确认。

（5）注意事项：①玻片法可能存在感染性标本暴露的风险，需注意防范。②玻片法不适合反定型试验。③玻片法不适合检测 ABO 亚型。④玻片法可以作为 ABO 血型初筛或复检。

3. 柱凝集法　微柱凝集试验技术具有易于操作、标准化、自动化、判读客观可靠、结果可长期保存、有利于大量标本操作等优点。但在检测过程中，如果红细胞悬液中有颗粒物质，或血标本的血浆中存在冷抗体，蛋白异常，就会干扰检测结果的判读。采用柱凝集法鉴定血型有可能难于鉴别或漏检某些 ABO 亚型抗原。

（1）标本：待测红细胞悬液，浓度应符合柱凝集血型卡说明书要求。用于柱凝集试验的红细胞悬液浓度通常比试管法低，如 1%或 0.8%。

（2）试剂：①ABO 试剂红细胞；②柱凝集血型卡。

（3）操作：①根据柱凝集血型卡说明书要求，配制相应浓度的待测标本红细胞悬液和试剂红细胞悬液。通常用于柱凝集试验的红细胞悬液浓度比试管法低，比如可选用 1%或 0.8%的红细胞盐水悬液 50μl，个别新生儿卡中选用 5%的红细胞盐水悬液 10μl。②根据要求，分别将一定量的待测红细胞悬液加入柱凝集正定型的反应室中。③在柱凝集反定型反应室中，先加入反定型红细胞悬液再加入检测标本的血清或血浆。④在专用柱凝集离心机中离心。⑤判读并记录凝集反应结果。

（4）结果判定：根据红细胞在凝胶柱内的反应情况解释凝集强度。出现凝集和/或溶血结果为阳性，不凝集为阴性。柱凝集法凝集强度判读详见图 38-1 和表 38-2。

4. 微孔板法　微孔板技术可用于ABO正定型亦可用于反定型。一块微孔板相当于96根"短"试管，故其检测原理与试管法相同。

微孔板材质可以是硬的，也可以是软的，其底部为"U"型或"V"型。"U"型底微孔板使用更为广泛，因为其不仅可以像试管法一样在离心后重悬红细胞观察结果，还可通过将微孔板倾斜一定角度，在红细胞流动模式下观察结果。两种判读方法都可以估计凝集强度。另外，微孔板法还可借助微孔板判读仪，通过分析"U"型底孔中的吸光度判定结果，适合血型定型的批量检测。

（1）标本：同试管法。

（2）仪器：

1）分配仪（可选）：将等量液体分配到微孔板中的自动仪器。

2）微孔板结果判读仪（可选）：自动光度仪，通过分析"U"型底孔中的吸光度，判定阳性和阴性结果。仪器的微处理器会显示血型检测的结果。必须根据生产厂商的说明，准备血清、血浆或者细胞标本。

3）离心机：用于常规台式离心机的特种平板载体。要建立合适的离心条件。根据生产厂商的说明，推荐使用下列离心时间和离心力。①对于柔软的"U"型微孔板：红细胞检测、血浆和血清检测均为700×g，5s。②对于硬"U"型微孔板：红细胞检测、血浆和血清检测均为400×g，30s。

（3）试剂：①抗-A。②抗-B。③2%～5%的A_1型、B型红细胞盐水悬液。④如果需要，可增加抗A，B试剂和A_2血型红细胞。

（4）操作：

1）正定型：①在干净"U"型微孔板的两孔中分别加入1滴抗-A和1滴抗-B。如果需要，在第3孔中加入抗-A，B。②在含有血型检测试剂的孔中，分别加入1滴2%～5%红细胞悬液。③温和地轻拍微孔板壁，混匀红细胞和试剂。④用合适的条件离心微孔板。⑤轻拍微孔板，或者使用机械摇板器，或者将板放置一定角度，使液体流动，以重悬红细胞。⑥判读，解释，记录结果。

2）反定型：①在每孔中加入1滴待测血浆或血清。②在含有血浆或血清的孔中分别加入1滴2%～5% A_1和B型试剂红细胞悬液。如果选择检测A_2，将A_2红细胞加到第3孔内。③温和地轻拍微孔板壁，混匀各组分。④用合适的条件离心微孔板。⑤轻拍微孔板，或者使用机械摇板器，或者将板放置一定角度，使液体流动，以重悬红细胞。⑥判读，解释，记录结果。比较正反定型结果。

（5）解释：

1）阳性结果：红细胞溶血或凝集

2）阴性结果：细胞扣重悬后表现为均匀的细胞悬液。

3）对ABO检测的结果：见表38-3。

4）正反定型结果不一致：在判定患者或献血者的ABO血型前，必须解决。

（6）注意：微孔板可通过室温孵育5～10分钟来加强弱反应，然后重复离心、判读、记录的过程。

5. ABO正反定型不符

（1）正反定型不符的原因：ABO血型鉴定必须正反定型都做，相互印证。如果ABO正反定型结果不符，需要找到造成不一致的原因，疾病、亚型、意外抗体、冷抗体以及自身抗体干扰是ABO正反定型不一致的主要原因。既可能是技术性问题也可能是红细胞和血清本身的问题，常见有以下几种原因：

1）试剂抗血清效价、亲和力不达标：如抗A血清效价低于标准要求的最低反应能力，可将A亚型误定为O型，AB型误定为B型。

2）红细胞悬液浓度：浓度过高或过低致使抗原抗体比例不适当，从而导致反应不明显，误判为阴性反应。

3）受检者红细胞上抗原位点：红细胞上抗原位点过少（如ABO亚型）或抗原性减弱（见于白血病或恶性肿瘤）以及类B等。

4）受检者血清：血清中蛋白浓度紊乱（如高球蛋白血症），或实验时温度过高，常引起红细胞呈缗钱状排列；或受检者血清中缺乏应有的抗A和/或抗B抗体，如丙种球蛋白缺乏症；或血清中有ABO血型以外的抗体，如自身抗I或其他意外抗体，常引起干扰；或老年人血清中ABO抗体水平有所下降。

5）红细胞溶解：各种原因引起的红细胞溶解，误判为不凝集。

6）ABO亚型：ABO亚型在常规的ABO定型试验中常常表现为正反定型结果不一致。

7）其他：由细菌污染或遗传因素引起多凝集或全凝集；新生儿ABO抗原尚未发育完全。

（2）正反定型结果不一致的解决办法：

1）重复试验并分析可能原因：正反定型结果不符时，应重复试验并分析可能原因。首先应当排除技术性原因造成的正反定型不符。当怀疑正反定型不符是由于ABO亚型所致，可增加必要的试验内容，例如正定型补充红细胞与抗A_1，抗H，抗A，B试剂的反应，反定型增加血清与A_2红细胞的反应。必要时可通过吸收放散试验检测红细胞上的弱A和弱B抗原，还可以通过检测唾液中的血型物质帮助推测 ABO 亚型(见本章第四节)。

2) 排除技术性原因造成的正反定型不符:严格执行操作规程,使用质量合格的试剂,细心观察和解释试验结果,重新复做试验 1 次。对一些疑难问题必须及时请示上级主管,并进一步检查。

初步的检查步骤包括:①重新从受检者采取 1 份新鲜血液标本,这样可以纠正因污染或搞错标本造成的不符合。②将红细胞洗涤 1~3 次,配成 5%的盐水红细胞悬液,用抗-A、抗-B、抗-A_1、抗-A,B 及抗-H 检测以得到其他有用的信息。③对待检红细胞做直接抗球蛋白试验,如结果呈阳性,表示红细胞已被抗体致敏。④用 A_1、A_2、B、O 红细胞及自身红细胞检查待检血清。如果怀疑是抗 I,用 O 型(或 ABO 相合的)脐血红细胞检查。⑤如果试验结果未见凝集,应将细胞及血清试验至少在室温和 4℃放置 30 分钟,用显微镜检查核实。⑥如疑为 A 抗原或 B 抗原减弱,则可将受检红细胞与抗-A 或抗-B 血清作吸收及放散试验,以及受检者唾液作 A、B、H 血型物质测定。人群中大约 80%的个体属于 ABH 分泌型,可以通过其唾液检测血型物质的种类。⑦如试验结果红细胞呈缗钱状凝集,加 1 滴生理盐水混匀,往往可消除缗钱现象。应注意不应先加盐水于受检者血清中,再加试剂红细胞做试验,以免使血清中抗体被稀释。⑧如受检者为 A 型血而疑为有类 B 抗原时,可用下列方法进行鉴别:①观察细胞与抗-A 及抗-B 的凝集强度,与抗-A 的反应要比与抗-B 的反应强。这种区别用玻片法做试验更为明显。②用受检者红细胞与自身血清做试验,血清中的抗-B 不凝集自身红细胞上的类 B 抗原。③检查唾液中是否有 A、B 物质,如果是分泌型,可检出 A 物质和/或 B 物质。④核对患者的诊断。类 B 抗原的形成与结肠癌、直肠癌、革兰阴性杆菌感染有关。⑤如发现多凝集现象,应考虑由遗传产生的 Cad 抗原活性、被细菌酶激活的 T 或 TK 受体、或产生机制不太明了的 Tn 受体所引起。多凝集红细胞具有以下特点:①能被人和许多家兔的血清凝集。②能与大多数成年人的血清凝集,不管有无相应的同种抗体。③不被脐带血清凝集。④通常不与自身的血清凝集。⑤如有条件可用外源凝集素加以鉴别。

(二) ABO 亚型分析

ABO 血型系统中除了 A 型、B 型、AB 型和 O 型四种主要的表现型以外,人群中还有一部分 A 和 B 血型的变异型,我们一般把除正常 ABO 血型外,根据红细胞膜上及分泌液中可遗传的 A 或 B 抗原表现的差异,可进一步区分出的 ABO 表型称为 ABO 亚型。最常见的 A 亚型有 A_1 和 A_2,其他还有 A_3、Ax、Am、Ael 等,而 B 亚型有 B_3、Bx、Bm 和 Bel 等。B 亚型的命名和血清学特点常常与 A 亚型相对应,但 B 亚型在人群中的数量和种类比 A 亚型少。A_2 是相对常见并且比较重要的一种 A 亚型,但是目前为止尚未发现与 A_2 亚型血清学上相对应的 B_2 亚型。分子检测技术已证明 ABO 亚型是由于 *ABO* 等位基因突变造成的,这些突变在人群中的频率很低,通常在几万分之一到几千分之一。

1. ABO 正反定型试验　ABO 亚型通常表现为红细胞膜上的 A 和/或 B 抗原数量减少,故在常规的 ABO 定型试验时,正定型相比正常 A 或 B 型红细胞而言,其与抗-A、抗-B 试剂的反应一般会显著减弱,有些甚至不凝集,而红细胞膜表面的 H 抗原表达常常增强。反定型时,某些 ABO 亚型血清中除了 ABO 天然抗体之外,还会产生抗-A_1 或抗-B。所以,ABO 亚型一般会出现正反定型不一致的结果。由于 ABO 亚型种类很多,不同 ABO 亚型常常呈现独特的正反定型结果。

(1) ABO 亚型呈现独特的正反定型结果:每一种亚型红细胞上的抗原与血清中的抗体在 ABO 正反定型试验中表现各不相同,尚无特定的抗血清可以将他们简单地加以区分,比如 A_2 红细胞与抗-A 试剂凝集较强,但不与抗-A_1 试剂反应;A_3 或 B_3 红细胞与抗-A 或抗-B 试剂反应时表现为混合视野凝集反应;与抗-A 相比,抗-AB 常常与 Ax 红细胞呈增强的凝集反应等。表 38-4 所显示的是不同 ABO 亚型正反定型特点。

表 38-4 ABO 亚型正反定型血型血清特征

表型	红细胞与抗血清反应					血清与试剂红细胞反应				唾液血型物质
	抗-A	抗-B	抗-AB	抗-A_1	抗-H	A1c	A2c	Bc	Oc	
A_1	++++	−	++++	++++	−	−	−	++++	−	A 和 H
A_{int}	++++	−	++++	++	+++	−	−	++++	−	A 和 H
A_2	++++	−	++++	−	++	有时*	−	++++	−	A 和 H
A_3	++mf	−	++mf	−	+++	偶尔§	−	++++	−	A 和 H
A_m	−/±	−	−/±	−	++++	−	−	++++	−	A 和 H

续表

表型	红细胞与抗血清反应					血清与试剂红细胞反应				唾液血型物质
	抗-A	抗-B	抗-AB	抗-A_1	抗-H	A1c	A2c	Bc	Oc	
A_x	-/±	-	-	-	++++	++/-	-/1+	++++	-	H
A_{el}	-	-	-	-	++++	++/-	-	++++	-	H
B	-	++++	++++	-	-	++++	++++	-	-	B 和 H
B_3	-	+mf	++mf	-	++++	++++	++++	-	-	B 和 H
B_m	-	-	±	-	++++	++++	++++	-	-	B 和 H
B_x	-	-/±	±	-	++++	++++	++++	-	-	H

注：* A_2 亚型的个体，其血清中常含有抗 A_1；§ A_3 亚型的个体血清中偶尔也会产生抗-A_1。

（2）正反定型结果不一致的原因：正定型属于细胞抗原定型，反定型属于血清抗体定型。ABO 血型鉴定必须正反定型都做，相互印证。如果 ABO 正反定型结果不符，需要找到造成不一致的原因，疾病、亚型、意外抗体、冷抗体以及自身抗体干扰是 ABO 正反定型不一致的主要原因。既可能是技术性问题也可能是红细胞和血清本身的问题，常见有以下几种原因：

1）试剂抗血清：效价太低、亲和力不强。如抗 A 血清效价不高，可将 A 亚型误定为 O 型，AB 型误定为 B 型。

2）红细胞悬液：过浓或过淡，抗原抗体比例不适当，使反应不明显，误判为阴性反应。

3）受检者红细胞上抗原位点：红细胞上抗原位点过少（如 ABO 亚型）或抗原性减弱（见于白血病或恶性肿瘤）以及类 B 等。

4）受检者血清：血清中蛋白浓度紊乱（如高球蛋白血症），或实验时温度过高，常引起红细胞呈缗钱状排列；或受检者血清中缺乏应有的抗-A 和/或抗-B 抗体，如丙种球蛋白缺乏症；或血清中有 ABO 血型以外的抗体，如自身抗 I 或其他意外抗体，常引起干扰；或老年人血清中 ABO 抗体水平有所下降。

5）红细胞溶解：各种原因引起的红细胞溶解，误判为不凝集。

6）其他：由细菌污染或遗传因素引起多凝集或全凝集，新生儿 ABO 抗原尚未发育完全。

7）ABO 亚型：ABO 亚型在常规的 ABO 定型试验中常常表现为正反定型结果不一致。

（3）正反定型结果不一致的解决办法：参见本章“第一节　红细胞血型抗原鉴定”。

（4）A、B 反定型红细胞悬液的制备：①分别采取已知 A、B 血型的红细胞，经盐水洗涤 3 次，以压积红细胞配成不同浓度的红细胞悬液（表 38-5）。②为了防止红细胞悬液敏感性不一致，可随机采取 3 个或 3 个以上同型的健康成人血液，按 A、B 型分别混合后，按上法制备。③如条件许可，可分别制备 A_1、A_2 及其他亚型的红细胞悬液，以供 ABO 亚型鉴定时参考。④如欲将红细胞保存，应严格注意无菌技术采集血液，以 ACD 保存液按 4∶1抗凝，置 4℃冰箱可保存 3 周。临用时取出一部分经盐水洗涤后配制成所需的浓度。如以红细胞保存液保存，在 4℃下可保存 4~5 周。红细胞保存液的配法：5.4%葡萄糖液 640ml 及 109mmol/L 柠檬酸钠 264ml 混和后，加新配的 1%硫柳汞液 1.8ml，经高压灭菌的（110℃，15 分钟）溶液最后 pH 为 7.4，使用时压积红细胞与保存液的容积比为 6∶1。

表 38-5　红细胞悬液的配制

悬液浓度/%	压积红细胞/滴	盐水/ml（滴）
2	1	2（40）
5	1	0.8（16）
10	1	0.4（8）
20	1	0.2（4）

2. 吸收和放散试验确认弱 A 或弱 B 亚型　一些 ABO 亚型的抗原非常弱，以至于直接凝集试验检测不到，甚至在降低孵育温度和增强抗体强度后仍检测不到这些弱抗原。可先用抗-A 或抗-B 吸附于红细胞上的 A 抗原和/或 B 抗原，然后将结合的抗体放散下来，放散液通过与试剂 A_1 和 B 红细胞的反应，来评价放散液中是否有抗-A 或抗-B 抗体。对于正定型单克隆抗-A、抗-B 及人源抗-A，抗-B 均无法检出抗原，且反定型检出相应抗体的标本，需要进行吸收放散试验。

（1）标本：待检红细胞。

（2）试剂：人源性抗-A 和/或抗-B 试剂。由于某些单克隆ABO定型试剂对pH和渗透压的改变较为敏感,这些试剂可能不适合用于吸收和放散试验。①放散试剂(参见本章第三节)。②3份不同个体的O型红细胞。③3份不同个体的A_1或B型红细胞。

(3)操作:①用生理盐水洗涤1ml待测红细胞至少3遍,最后一遍吸弃所有上清。②加1ml抗-A试剂(如果怀疑A亚型)或1ml抗-B试剂(如果怀疑B亚型)到洗涤好的压积红细胞。③混匀红细胞和抗体,置4℃孵育1小时,这期间可偶尔混匀。④离心混合物,移除所有上清试剂。⑤将细胞转移到一个洁净的新试管中。⑥用大量(至少10ml)冷盐水(4℃)至少洗涤8次。保留末次洗涤上清分装到新的试管中,与放散液做平行试验。⑦选用一种适合的放散方法(如热放散)重获ABO抗体。⑧检测放散液和(第6步中获得)末次洗涤液,分别与3个O细胞以及3个A_1或B红细胞反应(根据吸收所用抗体选择合适的A_1或B细胞)。向两组试管中分别加2滴放散液和洗涤液,然后向试管中加上述红细胞悬液1滴,立即离心检查凝集。⑨如果离心后没有观察到凝集,室温继续孵育15~30分钟。⑩如果室温孵育后仍没有凝集,37℃孵育15~30分钟,进行间接抗球蛋白试验。

(4)结果判定:①放散液中出现抗A或抗B,说明待测红细胞上有A或B抗原。只有符合以下情况,试验结果才是有效的:a. 任何阶段,放散液与所有3个抗原阳性的红细胞反应。b. 放散液与所有3个O型细胞不反应。c. 末次洗涤液与所有6个细胞均不发生反应。②放散液与抗原阳性的红细胞不反应表明待测红细胞上不表达A或B抗原。不反应也可能是没有正确做好吸收放散试验。③放散液与某些或全部抗原阳性细胞以及O细胞反应,说明试验过程中保留了一些额外的抗体。④如果末次洗涤液与抗原阳性细胞反应,试验是无效的。放散实验前,未结合的试剂抗体没有洗涤干净。⑤A_1、B或O细胞或所有3种细胞可以平行进行吸收放散试验,作为该实验的阳性或阴性对照。

三、RhD血型鉴定

(一)RhD血型定型

Rh血型系统是输血医学中仅次于ABO系统的第二大血型系统。Rh血型系统常见抗原有D和C、c、E、e五种,分别由*RHD*基因和*RHCE*基因编码,表达的RhD和RhCE蛋白均是多次穿膜蛋白。临床上,D抗原是Rh抗原中免疫原性最强的抗原,也是最具有临床意义的抗原,故常规检测只作D抗原鉴定。一般将带有D抗原者称为Rh阳性,不带D抗原者称为Rh阴性。采用常规血清学技术,中国汉族人群中Rh阳性比例约为99.7%,欧洲和北美白人Rh阳性率在82%~88%,而大约95%的非洲黑人是Rh阳性。最常用的Rh血型鉴定方法有试管法、玻片法和微量板法,另外,也可采用柱凝集法、酶法和聚凝胺法对Rh血型进行鉴定。

1. 试管法

(1)标本:抗凝或不抗凝的血液标本都可以用于Rh定型。

(2)试剂:①IgM抗D试剂;②6%小牛血清白蛋白,或Rh对照试剂。

(3)操作:①在做好标记的洁净试管中分别加1滴抗-D及1滴6%小牛血清白蛋白,或试剂厂商提供的Rh对照试剂。②在每支试管中分别加1滴2%~5%红细胞悬液。③轻轻混合,通常900~1 000g离心15秒。④轻轻重悬细胞扣,检查凝集。⑤评价反应强度,记录试验管和对照管的试验结果。

(4)结果判定:

1)RhD阳性:抗-D管凝集,对照管不凝集。

2)RhD阴性:对照和抗-D管均不凝集。此时如果检测的是患者标本则可以认为是RhD阴性。但根据多数国际行业协会的标准,要求对献血者血样和孕妇血样需做进一步确认实验,以排除弱RhD抗原的存在。

3)对照管出现凝集:则试验无效,可能需要移除红细胞上的IgM或IgG抗体。

(5)注意事项:①适合的试剂包括低蛋白单克隆抗-D试剂和高蛋白多克隆抗-D试剂。②本试验只是RhD血型鉴定的初检,如需要,可通过RhD阴性确认试验进一步进行弱D鉴定。③玻片法、微量板法和柱凝集卡等方法也可用于RhD血型的初筛试验。但由于玻片法的灵敏度较低,一般临床RhD鉴定试验中很少使用该方法。

2. 玻片法

(1)标本:用玻片法进行Rh定型时,待检红细胞悬液的浓度是40%~50%。

(2)试剂:适合用于玻片法的低蛋白抗-D试剂。

(3)操作:①试验前,将洁净玻片预热到40~50℃。②加1滴抗-D到一洁净的玻璃片或白瓷板凹孔中,并做好标记。③加1滴合适的对照试剂到另一洁净的玻璃片或白瓷板凹孔中,并做好标记。④向以上玻片上或白瓷板凹孔中的每一种试剂中分别加1滴充分混匀的40%~50%待检红细胞悬液。⑤充分混合抗体试剂和细胞,用搅拌棒将混合物均匀分散。⑥不断地从一边到另一边轻轻倾斜转动玻片或白瓷板,持续大概 2 分钟。⑦读取,解释并记录所有玻片或白瓷板凹孔中的结果。

（4）结果判定:①RhD 阳性及阴性判定参见试管法。②如果对照反应阳性,在没有进一步试验之前,不能解释为 RhD 阳性。

（5）注意事项:①玻片法可能存在感染性标本暴露的风险,需注意防范。②玻片法不适合进行弱 D 表型检测。

3. 微孔板法

（1）标本:根据生产厂商的说明。自动化技术需要抗凝标本。

（2）试剂:只使用获得许可,能用于微孔板检测的抗-D 试剂。参照生产厂商的说明,使用特定的试剂、仪器及正确的操作。

（3）操作:①在干净的微孔板孔中加入 1 滴抗-D 试剂。如果该试剂需要使用 Rh 对照,在第 2 孔中加入 1 滴 Rh 对照。②在每孔中加入 1 滴 2%~5%生理盐水红细胞悬液。③轻轻拍打平板的边沿,混匀各组分。④根据生产厂商的说明,使用合适的条件离心平板。⑤轻拍微孔板,或者使用机械摇板器,或者将板放置一定角度,使液体流动,以重悬红细胞。⑥检测凝集,判读、解释、记录实验结果。⑦为加强弱反应,将阴性结果的标本在 37℃,孵育 15~30 分钟,重复操作④~⑥。

（4）结果判定:①抗-D 孔中出现凝集,同时,对照组中是均匀的悬液,说明该红细胞是 D 阳性。②抗-D 孔和对照孔中均未出现凝集。来自患者的标本可以被定为 D 阴性。③对于献血者的标本以及来自母亲产生 Rh 免疫球蛋白的婴儿标本,需进一步检测是否具有弱 D 抗原。

4. 柱凝集法

（1）标本:同玻片法和试管法。

（2）试剂:已加抗-D 试剂的柱凝集血型卡。

（3）操作:①配制好检测标本的红细胞悬液和试剂红细胞悬液。通常用于柱凝集试验的红细胞悬液浓度比试管法低,比如可选用 1%或 0.8%的红细胞盐水悬液 50μl,个别新生儿卡中选用 5%的红细胞盐水悬液 10μl。②在柱凝集卡的 RhD 检测管中分别加入标本的红细胞悬液。③在专用柱凝集离心机中离心。④判读并记录凝集反应结果。

（4）结果判定:根据红细胞在凝胶柱内的反应情况解释凝集强度。出现凝集和/或溶血结果为阳性,不凝集为阴性。柱凝集法凝集强度判读参见图 38-1。

（二）RhD 阴性确认试验和 D 变异型分析

目前已报道的 *RHD* 等位基因编码的 RhD 蛋白有 100 多种氨基酸置换,这就导致了多种 D 抗原变异型,包括弱 D、部分 D 和 Del 表现型。它们虽然有 RhD 抗原,但与常规使用的抗-D 定型试剂不凝集或弱凝集。因此,当在盐水介质中发现红细胞与 IgM 抗-D 不凝集时,不应立即鉴定为 RhD 阴性,需进一步进行 Rh 阴性确认试验,以排除 D 变异型的可能,但是如果检测的是患者标本,则可不必再确认。

弱 D(weak D)仍被归类为 D 阳性。弱 D 型红细胞与某些抗-D 试剂在盐水介质中通常并不发生凝集,一般需要通过间接抗球蛋白试验才能得到可靠识别。弱 D 的产生主要是由于 *RHD* 基因的单核苷酸替换导致氨基酸替代,多数发生的位置在 RhD 蛋白的细胞内区段或跨膜区,而不是在红细胞膜外。

“部分 D(Partial D)”又称不完全 D 红细胞,是由于缺失 D 抗原的一部分抗原表位而得名。目前人们将部分 D 分类为 D^{I}~D^{VII},每个表位中又有若干个亚类。部分 D 可分为两类。大部分的部分 D 是由于 *RHD* 和 *RHCE* 形成杂交基因,导致 *RHD* 基因的部分片段被 *RHCE* 基因替代所造成的。此杂交基因编码的蛋白质不仅使得 D 抗原的部分表位丢失,有时还会产生新的抗原。另外,还有一些新发现的部分 D,其产生机制与弱 D 类似,是由于 *RHD* 基因编码的蛋白质发生氨基酸置换所致,与弱 D 不同的是部分 D 的氨基酸替代常发生在 RhD 蛋白的膜外区。部分 D 表型的个体输入正常 RhD 阳性红细胞,有可能会产生抗-D。

Del 型红细胞表达非常少的 D 抗原,利用常规的血清学定型试验无法检出,需通过更加敏感的吸收放散技术才能检测到。常规血清学诊断的 Rh 阴性个体中,实际上就包含有一部分 Del 表现型。亚洲人中 Del 占到 Rh 阴性的 10%~30%;白种人 Del 的频率要少得多,仅有大约 0.027%。

确定这些红细胞上是否有 D 抗原存在需进一步采用含 IgG 抗-D 抗体的试剂进行抗球蛋白试验以提高试验灵敏度,达到检测弱 D 的目的,以及采用针对不同 D 表位的抗 D 抗体进行检测,达到检测不完全 D 表型的目的。当确定红细胞上无 RhD 抗原表达时,才能最终判定被检标本为 RhD 阴性。

1. 标本　通常使用洗涤后的红细胞悬液,试管法悬液浓度皆为 2%~5%,柱凝集法为 0.8%或 1%。

2. 试剂　通常采用室温反应的单克隆 IgM 抗-D,结合一种用于抗球蛋白试验的单克隆或多克隆 IgG 抗-D,进一步检测弱 D 表现型。

试剂包括:①抗-D 试剂。②6%小牛血清白蛋白,或 Rh 对照试剂。③抗球蛋白试剂,多特异性或抗

IgG。④IgG 抗体致敏的红细胞。

3. 操作　①向标记好的洁净试管中分别滴加 1 滴抗-D 和 1 滴 6%小牛血清白蛋白,或试剂厂商提供的 Rh 对照试剂。②向每支试管加 1 滴 2%~5%的红细胞生理盐水悬液。③混匀并孵育测试管和对照管,通常在 37℃孵育 15~30 分钟。④孵育后可以离心并轻轻重悬细胞扣,检查凝集。⑤用生理盐水至少洗涤细胞 3 遍,每次洗涤,通常 900~1 000g,离心 1 分钟,弃上清。⑥倒扣吸干剩余上清液后,加 1 滴或 2 滴抗人球蛋试剂,或根据试剂制造商的要求加抗球蛋白试剂。⑦轻轻混匀,并以校准的速度和时间离心,通常 900~1 000g 离心 15 秒。⑧轻轻重悬,检查凝集强度并记录结果。⑨加入 IgG 致敏的质控红细胞以确认阴性抗球蛋白试验的有效性。

4. 结果判定　①阳性结果:抗-D 管凝集,对照管没有凝集。将结果报告成 D 阳性,或者 D 变异型。②阴性结果:抗-D 管和对照管均没有凝集,则提示被检红细胞上无 D 抗原表达,判为 D 阴性。③可使用待检红细胞的直接抗球蛋白试验作为对照,但是在间接抗球蛋白试验过程中,最好使用一种 Rh 或白蛋白对照试剂,可以排除所有试剂成分造成的假阳性。④对照管在任何阶段出现凝集,则试验无效。先从红细胞上移除 IgG 抗体可能会对试验有帮助。

5. 注意事项　①在临床输血中弱 D 型个体输注 RhD 阳性红细胞后可产生抗-D 抗体。所以受血者(患者)为弱 D 型,应视作 Rh 阴性,给予输注 Rh 阴性血液;供血者(献血者)为弱 D 型者,应视作 Rh 阳性,不应当输血给 Rh 阴性的受血者。②在选用 IgM 和 IgG 抗-D 试剂时,所选用的抗-D 应能尽可能多的识别不同 D 表位。其中 $D^{Ⅳ}$、$D^{Ⅴ}$、$D^{Ⅵ}$表位被认为是必须可识别的。③中国人 RhD 阴性群体中约有 10%~30%的个体是 Del 表型。这类表型的个体在受到 D 抗原免疫刺激时,几乎不产生应答。Del 表型的鉴定请参见本章第二节特殊血清学试验及其用途。④对于“部分 D”表型个体,由于缺失 D 抗原的一部分抗原表位,表现为与某些单克隆抗-D 不凝集而与另外的单克隆抗-D 试剂发生凝集。进一步鉴定其带有或缺失的 RhD 表位,需使用一组分别针对不同 D 表位的特殊抗-D。例如:DIAGAST 公司的 D-Screen 试剂盒,是一组针对 RhD 蛋白不同表位的单克隆抗 D 试剂。有些部分 D 表型的个体,如 $D^{Ⅵ}$Ⅲ表型,可产生缺乏其表位的抗-D,$D^{Ⅵ}$Ⅲ型妇女与 Rh 阳性丈夫生育的婴儿可能发生新生儿溶血病。

四、红细胞自动定型

(一)分类与应用范围

全自动血型仪根据不同载体分类:主要可分为卡式和板式两类,其中板式又可分为 96 孔板式、120 孔梯度板式。每种类型的全自动血型分析仪根据标准配置的不同又可分成不同型号。

全自动血型分析仪作为血型分析专用设备,适用于各类大中小医院、血站、疾病预防控制中心等单位的 ABO 血型正反定型自动化检测、RhD 血型检测和意外抗体筛选、交叉配血等领域。

(二)国内外主流仪器简述

1. 国内全自动血型分析仪

(1)凝胶卡式全自动血型分析仪:深圳市爱康生物科技有限公司,生产的 Aigel 100、Aigel 200、Aigel 300、Aigel 400、Aigel 500、Aigel 600、Aigel 700、Aigel 800;苏州长光华医生物医学工程有限公司,生产的全自动血型分析仪 SA-120 型、SA-80 型、SA-60 型;长春博迅生物技术责任有限公司,全自动血型仪 MicroLab Star、MicroLab Let 和 MicroLab Star mini 都属于凝胶卡式全自动血型分析仪。这些仪器可用于用于 ABO/RhD 血型抗原检测、ABO/RhD 血型定型检测、Rh 血型分型检测、抗球蛋白交叉配血检测、抗球蛋白意外抗体检测、抗球蛋白试剂分类(IgG/C3d 致敏)检测项目的检测。

(2)玻璃珠卡式全自动血型分析仪:奥森多医疗器械有限公司,生产的全自动血型及配血分析系统 AutoVue Innova,属于一种卡式全自动血型分析仪,采用 BioVueTM 柱凝集检测技术,微柱中含有玻璃珠介质和试剂。加入红细胞并将试剂卡离心后,发生凝集的红细胞会被阻挡在玻璃珠的上面,而未凝集的游离红细胞则会在离心力的作用下通过玻璃珠之间的间隙到达微柱的底部。同样可用于人 ABO/RhD 血型抗原检测、ABO/RhD 血型定型检测、Rh 血型分型检测、抗球蛋白交叉配血检测、抗球蛋白意外抗体检测、抗球蛋白试剂分类(IgG/C3d 致敏)检测项目的检测。

(3)板式全自动血型分析仪:深圳市爱康生物科技有限公司,生产的全自动血型分析仪 Metis 150-4、Metis 150-8、Metis 200-4、Metis 200-8 型号,属于板式全自动血型分析仪,产品是基于凝集法试验技术,结合 96 孔 UV 型微板做为实验载体,用于 ABO/RhD 血型抗原检测、ABO/RhD 血型定型检测、Rh 血型分型检测、抗球蛋白交叉配血检测、抗球蛋白意外抗体检测、抗球蛋白试剂分类(IgG/C3d 致敏)检测项目的检测。

2. 国外全自动血型分析仪

(1) 卡式全自动血型分析仪：瑞士 Hamilton Bonaduz AG 公司，生产的 Microlab STAR 系列全自动血型分析仪；西班牙 Diagnostic Grifols S. A. 公司，生产的 Wadiana Compact 和 Erytra 都是全自动配血及血型分析仪。这类仪器可完成一系列输血前相关检测项目，包括 ABO 血型正反定型、Rh 血型定型、意外抗体筛查、意外抗体鉴定、酶试验，直接抗球蛋白试验，特殊血型抗原鉴定，新生儿溶血病产前滴度检测、免疫性溶血性贫血筛查和各种滴度效价试验。

(2) 板式全自动血型分析仪：日本奥林巴斯公司，生产的 PK7300 全自动血型分析系统，属于一种板式全自动血型分析仪，集加样和判读为一体、可连续出报告、适合批量检测。系统应用梯度微孔板技术，利用构成的凝集成像来进行血型分析。产品适用于 ABO/RhD 血型抗原检测、ABO/RhD 血型定型检测、Rh 血型分型检测、抗球蛋白交叉配血检测、抗球蛋白意外抗体检测、抗球蛋白试剂分类(IgG/C3d 致敏)检测项目的检测。

第二节　特殊血清学试验及其用途

一、中和试验

体内和自然界的有些物质具有与红细胞抗原类似的抗原结构。这些物质可用于中和血清中的抗体，以区分抗体并确定特定抗体的存在。含有意外抗体的血清首先与中和物质孵育，使该物质中的可溶性抗原充分结合抗体。然后用处理过的血清与谱细胞反应。试验必须设定对照(盐水和血清)，以证明反应的消失是由于中和作用而不是由于所加入的物质造成了抗体强度的稀释。下列抗体的鉴定可采用中和试验：抗-A、抗-B(可溶性的血型物质，来自分泌型人的唾液、囊肿液等)，抗-P1(来自包囊肿液的血型物质)，抗-Lea、抗-Leb(血型物质来自分泌型人的唾液)，抗-Cha、抗-Rga(血型物质来自人血清)，抗-Sda(血型物质来自人尿)，以及抗-I(血型物质来自人乳)[3]。

二、吸收放散试验

(一) 吸收试验

与中和试验类似，血清中的抗体可通过加入靶抗原与抗体结合的方法被去除。在吸收试验中，抗原-抗体复合物形成固体沉淀，可通过离心从检测体系中去除。被吸收过的血清与谱细胞反应，以检测未被吸收的同种抗体。吸附剂通常是红细胞，但也可选择其他抗原承载物质。

自身吸收指自身抗体通常是通过吸收试验去除。最简单的方法可能就是用患者自身的红细胞进行吸收。自身红细胞充分洗涤以除去未结合的抗体，必要时可处理去除表面结合的自身抗体后，再与患者的血清孵育，以吸收自身抗体。

同种异体吸收指当患者出现贫血，导致没有足量自身红细胞可用于自身吸收，或当患者有近期输血史(血样中的供者红细胞可吸收同种抗体)时，可采用同种异体吸收代替自身吸收。同种异体吸收时，患者定型后，需选择表型匹配的红细胞代替自身细胞进行吸收试验。如果做不到表型完全匹配，可选择某些抗原缺乏的细胞，而这些抗原可能刺激患者产生同种抗体。例如，如果患者的类型为 R1R1、K-、Fya+、Fyb+、Jka-、Jkb+、S+、s-，那么他(或她)可形成抗-E、抗-c、抗-K、抗-JKa 和抗-s。用于吸附的同源供体细胞必须是 E、C、K、JKa 和 s 抗原阴性，以便使那些可能存在的抗体留在血清中[3]。

血清中存在多个同种抗体时，也可采用吸收试验。此时，吸收可选用某一高度怀疑的抗原阳性而其他抗原阴性的细胞。使用吸收后的血清进行检测，可辨别是否有额外的同种抗体反应格局出现。

1. 试剂与器材　①待吸收的血清或血浆；②(自体或异源)红细胞，应有待吸收抗体所对应的抗原。

2. 操作　①盐水洗涤红细胞至少 3 次；②红细胞末次洗涤后，800~100g 离心至少 5 分钟，尽量除尽上清液。残余盐水可用滤纸条吸尽；③混匀适量体积的压积红细胞和血清，在适宜的温度下孵育 30~60 分钟；④孵育过程中，定时混匀血清和细胞；⑤红细胞 800~1 000g 离心 5 分钟。如有条件，在孵育温度下离心，防止抗体从红细胞膜上解离；⑥将上清液(被吸收的血清)转移至干净的试管。如要放散液，保留红细胞；⑦取部分吸收后的血清反应，和保留的未用过的吸收红细胞反应，以检查是否所有抗体都被吸收。

3. 结果计算　如果吸收后血清仍有活性，证明抗体未被完全吸收。血清不反应，证明抗体被完全吸收。

4. 注意事项　①压积红细胞和血清可按等体积加入，也可根据实际情况，加大红细胞或血清的量。IgG 抗体的最适吸收温度为 37℃，IgM 抗体的最适吸收温度为 4℃。②增大红细胞和血清的接触面积，会提高吸收效率。推荐使用大口径试管(13mm 以上)。③要完全除尽抗体，可能需多次吸收。但每增加一次吸收，血清被稀释的可能性会增加，未被吸收的抗体会减弱。④重复吸收时，要用未吸收过的红细胞。⑤对于耐酶处理的抗原，可用酶处理红细胞，以增强对相应抗体的吸收。

（二）放散试验

红细胞上的抗原与血清中抗体在适合条件下发生结合，但这种结合是可逆的。改变某些物理条件，例如环境热力学、抗原和抗体之间的吸引力、或红细胞表面结构，抗体又可从结合的细胞上放散下来，此时可采用相应的红细胞来鉴定放散液内抗体，或用以判定原来红细胞上抗原的表型。放散试验的方法有很多种。抗体鉴定一般采用完全放散的方法，即抗体放散的同时红细胞抗原也被破坏，如乙醚放散。在红细胞定型或自身抗体吸收之前一般采用部分放散的方法，即抗体放散的同时红细胞抗原保持完整，比如热放散、磷酸氯喹、EGA 和 ZZAP 放散等[3]。

1. 热放散法　①取 1 份洗涤过的压积红细胞，加 1 份盐水（或 AB 血清或 6%白蛋白）。②混匀并在 56℃水浴中放置约 10 分钟，要频频加以摇动。③高速离心，如果可能，则使用预加热过的离心杯。④分离上清液。

放散时应严格注意温度和时间，温度过高细胞易溶解，温度过低抗体放散不完全。

2. 乙醚放散　①1 份洗涤过的压积红细胞加 1 份生理盐水和 2 份乙醚。②将塞子塞紧并用力震动 1 分钟，取下塞子数次，以便排出挥发性醚。③高速离心 10 分钟，离心后即分成 3 层，最上层是乙醚，中层是红细胞基质，下层是有抗体的放散液，将醚层取出并丢弃，留下水溶性上消液，其色深红。④打开塞子，在 56℃加热以便将乙醚彻底去除。⑤高速离心 5 分钟，将含有血红蛋白的水溶液（底层）吸出并贮存。

乙醚放散液最好用于抗球蛋白技术，否则检查凝集反应会因红细胞的凝集与暗红色的放散液颜色相似而使盐水介质反应的结果判读发生困难。剩余的乙醚会使检验用的细胞发生溶解，如果少量的乙醚留在放散液中，则在加红细胞之前，可以把含 2 滴放散浓的试管放在 37℃孵育 5 分钟。乙醚放散法，主要用于红细胞上的各种 IgG 抗体的放散。

3. 磷酸氯喹放散　当红细胞包被 IgG 抗体，直接抗球蛋白试验阳性时，不能直接用酶法或抗球蛋白试验作血型鉴定，应向将细胞表面包被的抗体放散下来。使用二磷酸氯喹可以分离红细胞上的 IgG，又能保持红细胞膜的完整性和抗原的活性。

（1）试剂：磷酸氯喹溶液的配制，20g 二磷酸氯喹溶于 100ml 生理盐水中，用 1mol/L NaOH 调至 pH 5.1，2~6℃保存。IgG 致敏的直抗阳性的试剂红细胞。用含有已知抗原的对照红细胞，以证实在处理过程中未丢失抗原。

（2）方法：取 0.2ml 洗涤压积红细胞加入 0.8ml 二磷酸氯喹溶液，同样方法处理对照细胞。混匀，置室温孵育 30 分钟。取 1 滴红细胞悬液用盐水洗涤 4 次。用抗 IgG 检测洗涤红细胞。若与抗 IgG 不反应，可洗涤全部处理的红细胞做试验用。若仍与抗 IgG 有反应，要重复孵育和检测，但总的孵育时间不要超过 2 小时。

（3）注意事项：此方法不能将蛋白质从细胞膜上完全分离，如果细胞被 IgG 和补体包被，氯喹处理后只能用于测定抗 IgG。孵育应不要超过 2 小时，延长室温孵育时间或在 37℃孵育可能引起溶血或红细胞抗原的丢失。可能发生 Rh 抗原变性作用，磷酸氯喹处理的红细胞试验应使用高蛋白质试剂和设置对照。当磷酸氯喹处理的红细胞用于抗原定型，但不是 Rh 系统时，应该有平行对照试验，例如 6%牛白蛋白。此方法不能完全从致敏红细胞上去除抗体，DAT 阳性的结果（特别是最初试验 DAT 阳性），放散后试验结果可能仅仅是强度减弱而已。可用于除去自身抗体，此方法可以从红细胞去除 Bg（HLA）相关抗原。

4. 冷酸放散

（1）试剂：甘氨酸-HCL（0.1mol/L pH 3.0）：取 3.75g 甘氨酸和 2.922g 氧化钠，用蒸馏水稀释至 500ml，用 12mol/L HCL 调至 pH 3.0，4℃保存。磷酸缓冲液（0.8mol/L，pH8.2）：109.6g Na_2HPO_4 和 3.8g KH_2PO_4 加至 600ml 蒸馏水，用 1mol/L NaOH 和 lmol/L HCL 校正 pH，最终稀释至 1 000ml，4℃保存。生理盐水，4℃保存。已用盐水洗涤 6 次的 DAT 阳性压积红细胞。最终洗涤上溶液。

（2）方法：将洗涤的压积红细胞冰浴 5 分钟。在为 1ml 冷的生理盐水和 2ml 冷的甘氨酸-HCL 中，加入到 1ml 洗涤红细胞中。混匀，试管冰浴 1 分钟。900~1 000g 离心 2~3 分钟。将上述放散液移入一个干净试管中，每 1ml 放散液加 0.1ml pH 8.2 的磷酸缓冲液。混匀：900~1 000g 离心 2~3 分钟将放散液移入干净试管，与最终洗涤上清液一起进行平行试验。

（三）吸收放散试验的应用

当患者体内的同种抗体有两种或两种以上时，可采用吸收放散试验。

为了保证抗体鉴定的正确性，要求每个抗原有足够的阳性和阴性细胞，从而使血清学检查的结果表现出客观的规律而不是偶然的结果。一般用 Fisher 的正确估计概率的方法来计算各种阴性和阳性结合的可能性，检验水准取 $\alpha=0.05$。

作抗体鉴定时，必须灵活应用盐水试验法、白蛋白介质法、酶技术、抗球蛋白试验、低离子强度介质法、聚凝胶法及凝胶法等各种技术，再结合吸收、放散等血清学手段，分析抗体的特异性。

要对谱细胞的反应结果有正确的解释，必须首先对一些特异性抗体的血清学特性进行了解，再分析反应结果。确定抗体特异性时可以综合运用以下资料。

观察受检血清与每个试剂谱细胞的反应结果。观察受检血清与其自身细胞的反应结果。观察受检血清与酶处理细胞的反应结果。观察反应的格局，检查各个反应相的结果，包括不同的温度、悬浮介质或酶作用的情况，一些抗体的特异性与反应介质直接相关。

是否有溶血现象，在阳性反应的细胞中，反应强度是否不同，是否出现剂量效应。对自身红细胞上的抗原进行详细检查，从所缺少的抗原情况，提示是否存在相应的抗体。

三、血型物质测定

存在于体液中的可溶性红细胞血型抗原称为血型物质，血型物质与红细胞表面抗原既有联系也有区别。有的血型物质是红细胞合成的，有的血型物质非红细胞合成。例如 ABH（同下 ABO）血型物质是由红细胞合成的，而 Lewis 抗原是血浆中的血性物质吸附到红细胞表面，从而表达该抗原。

唾液中的 ABH 血型物质是半抗原，为糖蛋白，能特异性地与相应抗体结合，抑制抗体与相应红细胞发生凝集。利用抑制凝集实验，测定唾液中 ABH 血型物质，有助于 ABO 亚型分型的分类及其特殊情况下的血型鉴定[4]。

（一）试剂和材料

包括：①被检者漱口后，收集唾液 2～5ml 盛入干燥清洁的容器内，患者或婴儿用棉签在舌下放置数分钟，取得唾液。将棉签放入含有适量清洁生理盐水的试管中，用干净镊子挤压。在水浴中煮沸 10 分钟（以灭活能使血型物质不活化的唾液淀粉酶，同时也破坏常见存在于唾液中的抗-A 及抗-B）。以 3000r/min 离心 10 分钟，留取上清液备用，弃去不透明的半固态物质。②2%～5% A、B、O 悬浮红细胞，抗-H 血清。③已知分泌型和非分泌型唾液作为对照。

（二）操作

包括：①最适稀释度抗血清制备。实验前选择最适稀释度抗血清，中和唾液血型物质，如抗体过剩，不被血型物质中和，出现假阴性结果，反之，则凝集块太小，不易判定结果。取小试管 15 支，分 3 排，每排 5 支，每管加生理盐水 0. 1ml。第 1～3 排的第 1 管分别加抗-A、抗-B、抗-H 血清 0. 1ml，从第 2 管开始倍比稀释。第 1 排各管加 2%～5%的 A 型红细胞盐水悬液 0. 1ml；第 2 排各管加 2%～5%的 B 型红细胞盐水悬液 0. 1ml；第 3 排各管加 2%～5%的 O 型红细胞盐水悬液 0. 1ml；振摇试管架使之混匀，置室温 1 小时后（或 120×g/min 立即离心 1 分钟）观察结果。每排以出现“++++”凝集的最高稀释度为最适稀释度。②唾液中血型物质检测，取试管 3 支，分别标记抗-A、抗-B、抗-H，按表 38-6 加试剂进行试验。③阳性及阴性对照管分别取试管 2 支，各加分泌型及非分泌型唾液 1 滴，再加抗-H 最适稀释度液 1 滴，以 2%～5%O 型红细胞作为指示剂，进行实验。阳性对照应不凝集，阴性对照应凝集。④效价测定，取小试管 10 支，依次编号，加入生理盐水 0. 1ml。第 1 管加入待检者唾液 0. 1ml，从第 2 管开始倍比稀释。每管加最适稀释度试剂血清 0. 1ml，混匀后，置室温（20℃）30 分钟，进行中和。随后每管加入相应 2%～5%悬浮红细胞一滴，混合后放置室温（20℃）1 小时，或 120×g/min 立即离心 1 分钟，观察结果。受检唾液能抑制抗体凝集相应红细胞的最高稀释倍数的倒数，即为唾液所含血型物质的效价。

表 38-6　血型物质测定步骤

	抗-*A* 管	抗-*B* 管	抗-*H* 管
受检者唾液/滴	1	1	1
最适稀释度	1		
最适稀释度		1	
最适稀释度			1
混匀，室温中和 10 分钟			
A 型红细胞悬液/滴	2		
B 型红细胞悬液/滴		2	
O 型红细胞悬液/滴			2
置室温 1 小时后或 120×g/min 立即离心 1 分钟，观察结果			
非分泌型	++++	++++	++++
A 型分泌型	−	++++	+～++++
B 型分泌型	++++	−	+～++++
O 型分泌型	++++	++++	−
AB 型分泌型	−	−	+～+++

（三）注意事项

包括：①如果唾液在加热前不先离心并除去沉淀，则可能从任何可能存在的细胞释放 H 物质，导致假阳性。②要从唾液中得到清晰的不含黏液的液体，可将唾液冰冻保存数天，融化后离心，除去细胞碎屑，冰冻唾液的活性可保留几年。③为了防止弱分泌型的漏检，可同时做盐水对照试验，比较二者凝集强度。

第三节　抗体筛选与抗体鉴定

一、概　　述

人体中的抗体可分为5种类型:IgG、IgM、IgA、IgD和IgE,其中IgG和IgM是最主要的2种红细胞血型抗体[5]。IgM型红细胞血型抗体属于完全抗体,这些抗体能够在盐水介质中凝集相应的红细胞所以又称为盐水抗体;分子量较小的IgG型红细胞血型抗体属于不完全抗体,它虽然能够结合红细胞上的抗原,但在盐水介质中不能使红细胞凝集。

相对于ABO血型系统的“规则”抗体而言,抗体筛选和鉴定主要是针对“不规则”或“意外”抗体[6]。最为重要的意外抗体是同种免疫抗体,它是通过输血、器官移植或怀孕受到外来红细胞(RBC)刺激而产生的。其他意外抗体也可以是“自然产生的”,即在没有红细胞刺激下生成。这些天然抗体的产生可能是由于接触的环境资源刺激,如花粉、真菌和细菌,其具有一些类似于红细胞抗原结构。另外,单独个体产生抗体,也可通过含血浆的血液成分或衍生物如静脉注射免疫球蛋白(IVIG),传输给另一个体,称为被动获得性抗体,是意外抗体的第三类。天然抗体和获得性抗体会干扰对具有显著临床意义抗体的筛选和鉴定。

有临床意义的血型抗体会导致溶血性输血不良反应[7],破坏输入的不配合的红细胞或缩短其寿命,产生溶血性输血不良反应,轻则影响治疗效果,重则危及患者生命;此外,对孕妇而言,抗体会引起新生儿溶血病,影响新生儿脏器的发育,并使其智力发育受到伤害,严重者则会危及新生儿的生命安全[8]。红细胞血型抗体筛选和鉴定适用于下列情况:ABO血型鉴定发现受检者血清中有意外抗体时;供血者血清抗体筛选;输血前受血者血清抗体筛查;输血后溶血性输血不良反应疑为由同种抗体引发时;孕妇血清的抗体检查;新生儿溶血病婴儿血液中抗体检查;直接抗球蛋白试验阳性红细胞放散液中抗体的检查。

二、抗体筛选

抗体筛选试验(antibody screening test)的原则是让受检者的血清与已知血型的试剂红细胞即筛选红细胞反应,以发现有反应的抗体。试验中使用的方法有盐水法、抗球蛋白试验、白蛋白介质法、低离子强度介质法(LISS)、聚凝胺法(Polybrene)、凝胶法等[9]。

(一) 试管法

1. 盐水介质凝集实验(agglutination test)　盐水介质凝集实验主要检测IgM类抗体。将试剂红细胞与待检血清混合,如果待检血清中存在与试剂红细胞抗原决定簇相对应的抗体分子,则抗体会结合到对应的红细胞上,形成肉眼可见的凝集块。

操作方法:①将待检血清分别加入标记好的洁净室管中,每管2滴(约100μl)。②在对应标记的试管中加入2%~5%筛选试剂红细胞1滴,在干净试管中混匀。③1 000g离心15秒。④判断结果:一个或多个筛选细胞出现凝集或者溶血,判定为阳性结果,说明待检血清中可能存在相应抗体。如所有筛选细胞都不凝集,则判为阴性结果。

2. 抗球蛋白试验(antiglobulin test,AGT)　抗球蛋白试验分为直接抗球蛋白试验(direct antiglobulin test,DAT)和间接抗球蛋白(indirect antiglobulin test,IAT)实验两类。检测血清中的不完全意外抗体主要应用IAT,即将待测血清标本加入具有特异抗原的红细胞悬液中,使抗原抗体相结合,再加入抗球蛋白抗体,最终出现红细胞凝集。

操作方法:

(1) 盐水间接抗球蛋白试验:①在标记好的试管中加入待检血清2~3滴,根据标记对应加入2%~5%抗体筛选试剂红细胞1滴,混匀。②1 000g离心15秒,检查溶血或凝集。③混匀,37℃孵育30~60分钟。④1 000g离心15秒,检查溶血或凝集。⑤用盐水洗涤3~4次,最后1次尽量扣干上清。⑥加抗球蛋白试剂,混匀。⑦1 000g离心15秒,离心观察结果。

(2) 低离子强度盐水(low ion strength sodium,LISS)间接抗球蛋白试验:①在标记好的试管中加入待检血清2~3滴。②用LISS配制的2%~5%抗体筛选试剂红细胞,对应加入试管中,每管1滴,混匀。③1 000g离心15秒,检查溶血或凝集。④混匀,37℃孵育10~15分钟。⑤以下步骤参见同盐水IAT。

(3) 聚乙二醇(polyethylene glycol,PEG)间接抗球蛋白试验:①在试管中加入2滴待测血清,4滴20% PEG(按PEG供应商提供的说明使用),1滴试剂红细胞悬液。②37℃孵育15~30分钟。③用盐水洗涤4次。④加抗球蛋白试剂,混匀。⑤1 000g离心15秒,离心观察结果。

3. 聚凝胺(Polybrene)法　该技术由Lalezari和Jiang在1980年首先引入采供血机构常规检测。聚凝胺是一种多价阳离子聚合物,在中型溶液带有4个正电荷,能中和红细胞表面的负电荷,并借助离心力在正负电荷相互作用下,引起红细胞的非特异性凝集。此种凝集为可逆凝集,当加入柠檬酸钠重悬液时,柠檬酸根的负电荷与聚凝胺上的正电荷中和,重悬后凝聚现象消失。但是，当红细胞与血清在低离子介质中孵育，IgG 抗体和相应的红细胞抗原一旦结合，则红细胞的凝集由 IgG 维持，加入重悬液后，凝集不消失。

（1）操作方法：

1）经典 Polybrene 方法：①低离子介质（low ion medium，LIM）的配制：25g 葡萄糖，1 克 $Na_2EDTA \cdot H_2O$ 配制成 500ml 溶液。②Polybrene 溶液的配置：储存液（10%W/V）：称 5gPolybrene，生理盐水配成 50ml，1~6℃保存。应用液（0.05%W/V）：取 0.1ml 储存液与 19.9ml 生理盐水混合，放置于塑料容器中，1~6℃保存。重悬液（0.2mol/L 柠檬酸三钠）：$Na_3C_6H_5O_7 \cdot 2H_2O$ 5.8g，蒸馏水配制成 100ml 溶液。5%葡萄糖重悬液应用液：60ml 0.2mol/L 柠檬酸三钠溶液与 40ml 5%葡萄糖溶液混合。③在试管中加入待测血清 2~3 滴，2%~5%试剂红细胞 1 滴。④加入 1ml LIM 溶液，混合，室温孵育 1 分钟。⑤加 0.1ml 0.05% Polybrene 应用液，混匀。⑥1 000g 离心 10 秒，不要悬浮细胞扣。⑦加 0.1ml 重悬应用液，轻摇观察结果，存在凝集为阳性反应，说明血清中存在抗体，如果反应很弱，用显微镜观察并与阴性对照比较，不用离心。⑧如果需要可以按以下方法做抗球蛋白试验：加 0.05ml 重悬液应用液。用 0.01mol/L 柠檬酸三钠洗涤细胞 3 次。加 2 滴抗 IgG 抗体。1 000g 离心 15 秒，观察结果。在阴性试管中加入 IgG 致敏红细胞，离心后出现阳性结果，则试验有效，否则结果无效。

2）改良的 Polybrene 方法：①取 1 支试管，加入待检血清或血浆 1 滴。②加入用 LIM 配制的 2%左右红细胞悬液 2~3 滴，混匀。③室温放置至少 1 分钟（时间越长效果越好）。④加 Polybrene 应用液 1 滴。混匀后 1 000g 离心 15~60 秒。⑤轻摇观察由 Polybrene 引起的红细胞非特异性凝集，若未见红细胞凝集，则需重做。⑥加 1 滴重悬应用液轻摇看结果。由 Polybrene 引起的红细胞非特异性凝集在 1 分钟内散开，由免疫抗体引起的凝集反应则不会完全散开。

（2）注意事项：①在改良 Polybrene 方法中，用抗凝全血或不抗凝血样中的浓缩红细胞需用 LIM 配制红细胞悬液。若红细胞中含有较多血清或血浆则需要先用 LIM 洗涤细胞 1 次。该悬液可以代替盐水红细胞悬液使用。②在改良 Polybrene 方法中，步骤①中只能加 1 滴血清，多加血清会提高致敏过程中的离子强度，降低致敏效果。③在改良 Polybrene 方法中，只需滴加 1 滴 Polybrene 应用液，多加 Polybrene 可能导致加入重悬液后，无法充分解离非特异性凝集，出现假凝集。如果待测血浆是肝素抗凝的，要多加 1 滴 Polybrene 试剂，中和肝素。④判定结果时，阴性结果为红细胞迅速散开，并在 1 分钟内散开。可以用显微镜观察结果。阳性结果红细胞不完全散开，弱凝集可能在 30 分钟内明显减弱或消失，因此，以立刻判读结果为准。⑤Polybrene 方法对 kell 系统抗体的检出不理想，阴性结果需要进行抗球蛋白试验，以免漏检。在中国人群中，具有 K 抗原的个体极少，因此，Polybrene 方法适合在中国人群中进行抗体筛查。

（二）柱凝集法

用特制的凝胶管代替普通试管进行实验。该方法的原理同抗球蛋白试验。柱内的凝胶介质中含有抗球蛋白试剂，同时凝胶颗粒又具有分子筛的作用。通过离心，不凝集的红细胞穿过试管，到达试管底部，凝集细胞依旧悬浮在凝胶上部，故采用柱凝集法进行抗体筛选，细胞无须洗涤亦无须加入 AHG，省时省力。且凝胶卡标记更为方便，可以提高实验的准确性和工作效率。

1. 操作方法

（1）柱凝集法进行直接抗球蛋白试验：①挑选抗 IgG 凝胶卡，确保卡完整并且未干涸。在卡上做好标记，每个样品使用卡上的一根微量管。②待测红细胞不用洗涤，直接配成 0.8%红细胞悬液。③撕去微量管上的铝制封口膜，将 50μl 混匀的待检红细胞悬液加入标记好的微量管反应室中。④用凝胶实验专用离心机离心，观察结果。细胞完全在微量管底部为阴性结果，所有细胞均留在微量管顶部为强阳性结果，说明待测红细胞上存在抗体。

（2）柱凝集法进行间接抗球蛋白试验：①挑选抗 IgG 凝胶卡，确保卡完整并且未干涸。在卡上做好标记，每个样品使用卡上的一根微量管。②撕去微量管上的铝制封口膜。③将 50μl 混匀的试剂红细胞悬液加入标记好的凝胶柱的反应室中。④加入 25μl 血清或血浆至反应室中，轻轻敲打混匀。⑤将凝胶卡放置在凝胶孵育箱中，37℃孵育 15 分钟。⑥离心，判定结果。

2. 注意事项　①在柱凝集法进行直接抗球蛋白试验中，最好使用抗凝血。②在柱凝集法进行间接抗球蛋白试验中，血清和血浆均可使用。但如果使用 EDTA 抗凝的血浆时，所检测的标本存在漏检补体依赖性抗体的风险（如 Kidd 血型系抗体）。③如果待测的血浆和血清是冰冻保存的，上样前需要离心，确保样品中没有颗粒物质。

（三）固相法

固相的测试系统使用微量板，将已知表型的试剂红细胞或细胞膜包被在微孔板的基质上，用于捕获待检者血浆（或血清）中的血型特异性抗体。像凝胶技术一样，固相技术比 LISS 试管法更可能检测到弱反应性抗体。固相法检测具有①灵敏度高；②兼容自动化；③主观解释结果较少；④结果稳定，方便第二人核查；⑤结果容易图像类计量仪器捕获；⑥对样品和试剂要求的体积小等优点。然而，随着灵敏度的增高，也会检测到更多非特异性的反应。因此，需要引入额外费用分析阳性筛选结果(图 38-2)。

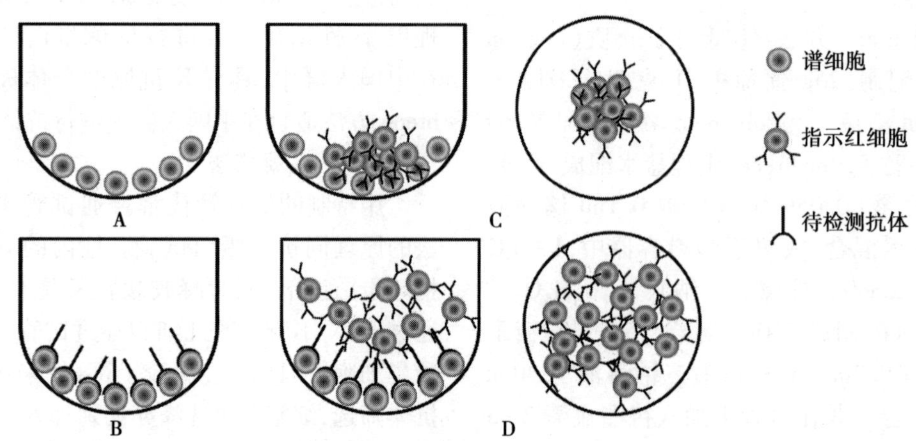

图 38-2　固相抗体筛查示意图

注：A，包被有红细胞抗原的微孔；B，患者抗体结合在微孔中的红细胞抗原上；C 和 D，加入指示细胞离心显示的结果；C 为阳性，D 为阴性(C、D 左侧两幅为侧视图，右侧两幅为俯视图)。

1. 操作方法　①微孔板可由制造商包被标准试剂谱细胞，条件允许情况下也可室内自行包被。②将待检者血浆(或血清)和 LISS 加入到包被有红细胞微孔中，孵育 15~30 分钟(或参照商品说明书)。如血浆(或血清)中有抗体存在，就会结合到包被红细胞表面的目标抗原上。③洗板以去除未结合的抗体。④加入连接有抗 IgG 的指示红细胞，离心阅读结果。

2. 结果判读

(1) 阳性：指标红细胞在微孔底部均匀分布。

(2) 阴性：指标红细胞集中于微孔底部中心一点。

(四) 抗体筛选结果判定

任何抗体筛选试验中出现的凝集或溶血现象都被判定为阳性结果，表明需进行抗体鉴定。然而，抗体筛选结果的评价可以为识别和分辨抗体提供线索并给予方向。抗体筛选结果判定应该考虑以下几个问题：

1. 发生反应介质　IgM 类抗体发生反应的最适温度为室温或更低，可引起红细胞盐水(立即离心)凝集，而 IgG 类抗体在抗人球试验阶段反应最佳。在常遇到的抗体中，抗-N、抗-I 和抗-P1 通常是 IgM，而那些针对 Rh、Kell、Kidd、Duffy 和 Ss 抗原的抗体一般是 IgG 抗体。Lewis 和 M 抗体可以是 IgG 抗体、IgM 抗体或两者的混合物。

2. 自身对照　自身对照是采用相同的抗体筛选检测方式，用患者红细胞检测患者的血清或血浆。抗筛阳性并且自身对照阴性，则表明检测到同种抗体。自身对照阳性可能表明存在自身抗体或抗药物抗体。如果患者有近期输血史(即在近 3 个月内)，自身对照阳性可能是由同种抗体结合供者红细胞而引起的。评价自身对照阳性或 DAT 阳性的结果往往较复杂，可能需要大量的时间和经验。也有些实验室会选择在抗体筛选时省略自身对照，仅将其纳入抗体鉴定的检测中。

3. 发生阳性反应的筛选细胞数量及强度　有一个以上的筛选细胞反应呈阳性，可能是患者具有多种抗体，或是一个以上的筛选细胞都具有单个抗体的靶抗原，也可能患者的血清中含有自身抗体。如果所有的筛选细胞在同一介质反应都呈阳性，且强度相同，则应怀疑单一特异性抗体；如果筛选细胞在不同介质反应呈阳性，或强度不同，则应怀疑多种特异性抗体；如果自身对照阳性，则应怀疑自身抗体。

4. 溶血　某些抗体，如抗-Le^a、抗-Le^b、抗-PP^1P^k 和抗-Vel，会导致体外溶血。

5. 混合视野凝集　混合视野凝集通常与抗-Sd^a 和 Lutheran 抗体有关。

6. 区别真凝集和缗钱状凝集　对于白蛋白/球蛋白比率改变的患者(例如多发性骨髓瘤患者)，或那些接受了高分子量血浆增容血清(例如葡聚糖)的患者，其血清可能会导致红细胞的非特异性凝集，被称为缗钱状凝集。缗钱状凝集在抗体筛选时不易察觉，很容易与抗体介导的凝集混淆，故要注意区分真凝集和缗钱状凝集。

(五) 抗体筛选试验的局限性

抗体筛选阴性的试验结果不一定意味着受检血

清中没有抗体，而只是在使用这些技术时，缺乏与筛查细胞起反应的抗体。如果临床资料等提供了另外的线索，就应扩大常规筛查方法。如遇到受检者血清同试剂红细胞反应呈阳性，而同供血者红细胞反应呈阴性或者相反，可能由下列抗体所引起。

1. A_1 和 A_1B 型血清中偶尔有抗-H　O 型红细胞上有大量的 H 抗原，A_1 和 A_1B 细胞上的 H 抗原非常少，所以，含抗-H 的血清能凝集全部 O 型试剂红细胞，但不凝集 A_1 和 A_1B 供血者的红细胞。同样，因为 A_2 细胞有相当大量的 H 抗原，所以如果 A_1 血清中含有抗-H 时，与 A_2 细胞交叉配血可能是不相合的。

2. 抗-Le^{bH}　这种抗体与 O 型 Le(b+)红细胞起反应，但不与 A_1 或 A_1B 型 Le(b+)红细胞凝集。因此，在抗体检查中检出有抗-Le^{bH}，而这种抗体与 A_1 或 A_1B 型 Le(b+)红细胞作交叉配血可以是相合的。

3. A_2 受血者血清中有抗-A_1　这种情况受检者血清与 O 型筛选细胞呈阴性，而与 A_1 供血者细胞呈阳性反应。

4. 受检者血清中存在与低频率抗原反应的抗体　如抗-Wr^a，这种情况可能受检者血清与筛选细胞不反应，而与红细胞表面存在相应抗原的供者红细胞凝集。

5. 受检者血清中存在仅与相应抗原的纯合子细胞起反应的抗体　这种情况可能与筛检细胞或供血者细胞发生凝集。

三、抗体鉴定

（一）患者病史

关于患者的年龄、性别、种族、诊断、输血和妊娠史信息、药物治疗和静脉内溶液可为抗体鉴定提供有价值的线索，特别是在复杂的情况下[10]。

1. 种族　一些抗体与特定种族相关联。例如，抗-U 通常与非洲裔人相关，因为大多数 U 阴性个体都是在这个人群中发现的。

2. 输血和妊娠史　已经通过输血或妊娠接触过“非己”红细胞的患者更有可能产生免疫抗体。对于无输血或妊娠史患者应怀疑天然抗体（例如抗-M、抗-Le^b）。有些药物如静脉注射用免疫球蛋白 IVIG、RhIg 和抗淋巴细胞球蛋白，可能会被动转移抗体，如抗-A 或抗-B、抗-D 和异种抗体。这将导致意外抗体的出现，从而可能混淆抗体鉴定。

3. 病史　当自身对照或 DAT 为阳性时，患者的病史更是尤为重要。某些传染病和自身免疫疾病与生产红细胞自身抗体相关联，并且一些药物也已知会造成 DAT 阳性。此外，对于近 3 个月内有输血史的患者，DAT 阳性可能指示又有迟发性溶血性输血不良反应的发生。

4. 输血史　患者红细胞定型时，近期输血史也很重要。当患者近期接受过输血时，判定抗原定型结果务必谨慎，因为阳性反应可能是由于通过驻留在患者体内的供者红细胞而造成的。供者红细胞引起阳性反应通常表现出混合视野凝集，但这取决于输血期长短和输血量。

（二）试剂

红细胞血型抗体鉴定需使用试剂红细胞组（panel cells）[11]，俗称谱细胞。谱细胞一般由 8~16 人份已知血型抗原组成的单个供者的 O 型红细胞组成。可选择市售试剂，也可根据情况自行制备。谱细胞中的红细胞表型应包括 Rh、Kidd、MNSs、Duffy、Diego、Xg、Kell、Lewis、P 及 Lutheran 等血型系统的主要抗原，为了提供 Rh 系统中复合抗体（如抗-Ce）与混合抗体（如抗-C+-抗-e）的鉴定依据，谱细胞中 Rh 的基因型也应加以标明（如 R_1R_1，R_1R_2）。如有条件对其他特殊抗原可以另列一栏加以说明，如对低频率及高频率抗原是阴性还是阳性。通常一套谱细胞应尽可能包括多种抗原决定簇，以及一些缺乏某种抗原决定簇的红细胞。谱细胞中应包含针对有剂量效应抗体的相应纯合子抗原细胞。谱细胞的组合原则是，可有效鉴定常见的临床重要性抗体，如抗-D、抗-E、抗-K、抗-Fy^a 等，且不覆盖其他抗体，对大多数单一抗体（single antibody）和多种混合抗体（multiple antibody）鉴定方便。为了保证抗体鉴定的正确性，要求每个抗原有足够的阳性和阴性细胞，从而使血清学检查的结果表现出客观的规律而不是偶然的结果。应注意结果判定时使用正确对应的谱细胞反应格局。通常，谱细胞保存于特殊保养液中，试管法试验中谱细胞浓度一般为 2%~5%，应在有效期内使用。

（三）试验结果的评估

分析抗体鉴定结果之前，须先对一些特异性抗体的血清学特性进行了解。这样才会对反应结果有正确的解释。评估方法参照图 38-3、图 38-4[10]。

综合分析以下的实验结果中的信息可帮助确定抗体特异性：①受检血清/血浆与每个试剂谱细胞的反应结果。②受检血清/血浆与其自身细胞的反应结果。③观察反应的格局，检查每个反应相的结果，包括不同的温度、介质作用的情况，一些抗体的特异性与反应介质直接相关。④是否有溶血。阳性结果是否存在剂量效应。⑤详细鉴定自身红细胞上的血型抗原，从所缺少的抗原入手，提示是否存在相应的抗体。

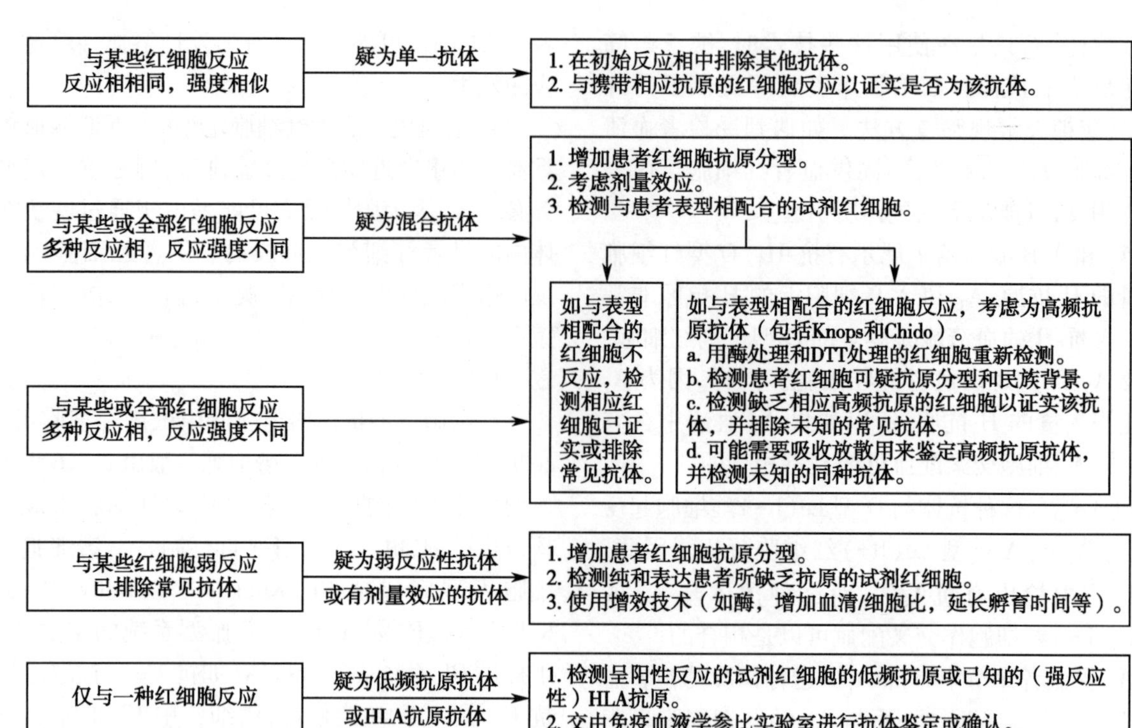

图 38-3　自身对照阴性时的抗体鉴定

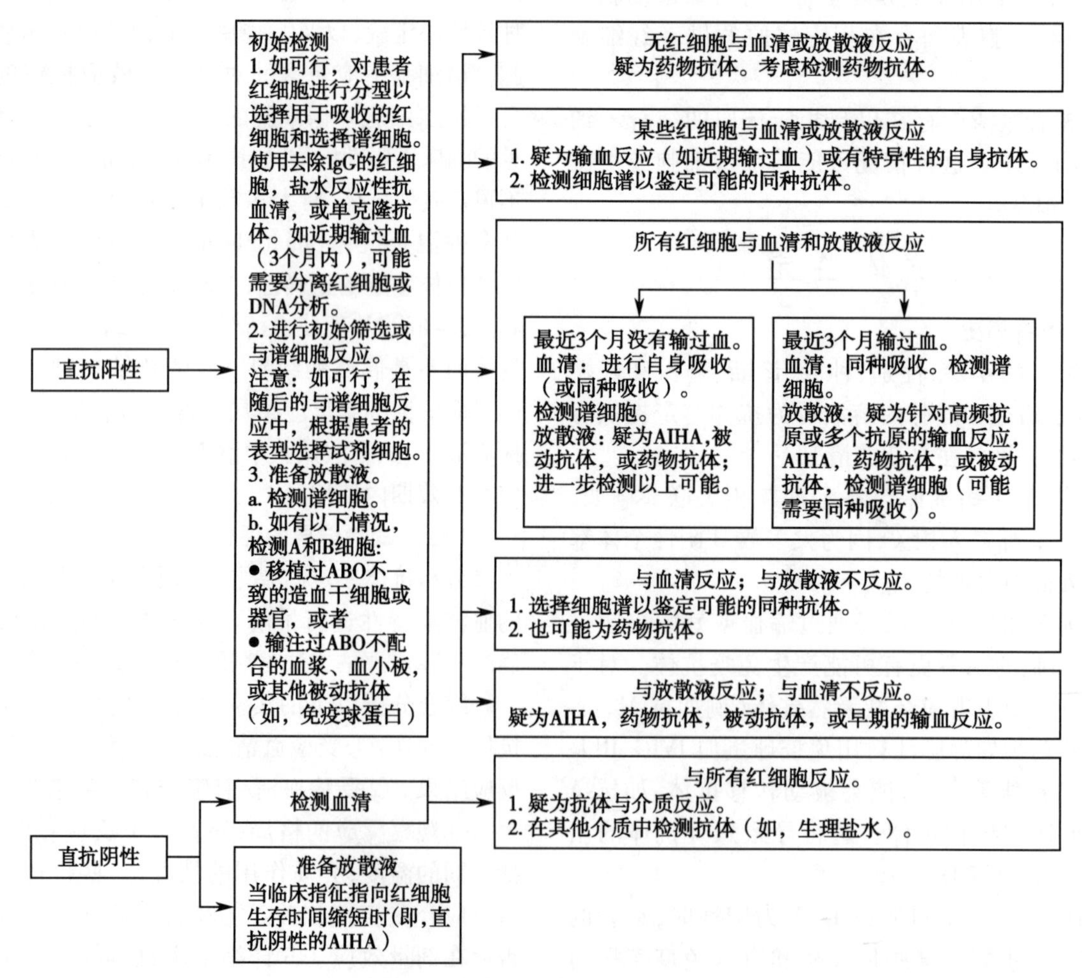

图 38-4　自身对照阳性时的抗体鉴定

四、其他抗体鉴定的方法

（一）酶法

当血清中可能有多个抗体存在时，可用酶处理谱细胞以帮助区分抗体特异性，方便抗体鉴定。酶可以通过除去唾液酸残基、变性或去除糖蛋白来修饰红细胞表面，从而破坏某些抗原和加强其他抗原的表达。无花果蛋白酶、木瓜蛋白酶、菠萝蛋白酶、胰蛋白酶等都是常用的处理红细胞的酶。

酶法又分为一步法和二步法，一步法操作简便，用于交叉配血时比较方便；二步法更敏感，一般用于抗体筛查和抗体鉴定。在一步酶法中，酶可以被用于代替增强介质，如 LISS 或 PEG。二步法是先用酶处理谱细胞，然后使用处理过的细胞进行抗体鉴定试验。由于酶可破坏某些抗原，所以单独使用酶处理谱细胞不能排除所有的特异性。如果可能，应比对酶处理前后同一谱细胞的反应性。观察那些在未经处理时反应阳性，但处理后反应消失（或呈弱反应）的细胞，将有助于识别抗体特异性。同样，观察那些在酶处理后反应增强的细胞也可帮助鉴定[10]。

1. 操作方法

（1）选择酶：根据说明，用磷酸盐缓冲液配制成工作液。

（2）确定每个批次酶工作液的最佳稀释度和孵育时间：①标记 3 个试管：5 分钟、10 分钟、15 分钟；②在每一个试管中加入等量的洗涤红细胞和酶工作液，混匀；③37℃孵育，先制备时间长的管，确保 3 支试管同时完成孵育；④用大量盐水立刻洗涤红细胞 3 次；⑤用生理盐水将酶处理红细胞配制为 2%～5%红细胞悬液；⑥标记四支试管：未处理、5 分钟、10 分钟、15 分钟；⑦在所有试管中加入含有已知抗体的血清；⑧在未处理管中加入 1 滴未处理红细胞悬液，在另 3 支标记管中依次加入 1 滴酶处理红细胞，混匀，37℃孵育 15 分钟；⑨离心，轻轻重悬细胞扣检查凝集；⑩用盐水洗涤 3～4 次，进行间接抗球蛋白试验；⑪根据凝集格局，选择酶的最佳稀释度和孵育时间。

（3）评价酶处理红细胞：①选择一种不完全抗体，与未处理红细胞只发生抗球蛋白试验，而与酶处理红细胞反应，则不需抗球蛋白介质，在孵育后即可出现凝集。②标记 2 支试管：阳性、阴性，分别加入 2 滴含抗体和不含抗体的血清。③各加 1 滴 2%酶处理悬浮红细胞，混匀；④37℃孵育 15 分钟。⑤离心，轻轻悬浮细胞，在显微镜下检查凝集。⑥在阳性管内应有凝集，阴性管内不应该有凝集。如果阴性管出现凝集，说明酶处理过度；如果阳性管没有出现凝集，说明酶处理不当。

（4）一步法：①在试管中加入待测血清 2 滴；②加入 2 滴 2%～5%试剂红细胞悬液；③加入 2 滴酶溶液，混匀；④37℃孵育 30 分钟；⑤离心，轻轻重悬细胞，观察凝集结果；⑥如有需要，进一步进行抗球蛋白试验。

（5）二步法：①在 1 份洗涤过的压积红细胞内加入 1 份酶溶液；②37℃孵育 15～30 分钟［具体时间需要对该酶进行测试，参见（2）］；③用大量盐水将处理的红细胞至少洗涤 3 次，用生理盐水配制成 2%～5%红细胞悬液；④在试管内加入 2 滴待测血清，1 滴酶处理红细胞悬液，混匀；⑤37℃孵育 30 分钟；⑥离心，轻轻重悬细胞，观察凝集结果；⑦如有需要，进一步进行抗球蛋白试验。

2. 注意事项　①酶的种类很多，不同的酶其酶切位点不同，必须有针对性地进行选择。②酶有可能除去抗原的一部分结构。不过，对于具有糖链结构的抗原（ABO、P1、Lewis、H、I、Sta 等），以及位于特异性蛋白质上的抗原（Rh、Kidd、Diego、Kx、Colton），在经过酶处理后，凝集作用不变甚至增强。③酶法对不少抗原，是破坏其结构，降低抗原活性的，这时，宁可选用抗球蛋白技术检测抗体。

（二）重组血型蛋白

用红细胞鉴定抗体的主要缺点是血清与测试细胞之间的阳性反应无法识别给定红细胞抗体的特异性。当存在抗体混合物或稀有的红细胞抗体时，这种间接方法会达到其极限。最近，多种重组血型蛋白（rBGP）已获得欧盟的认证。与红细胞相比，rBGP 的优势在于可以在抗体鉴定分析中使用带有单个抗原的蛋白质，因此阳性测试直接表明目标抗体的存在和特异性。研究表明，在难以识别的抗体中，除了经典的利用红细胞之外，还使用可溶性 rBGP，以提高抗体检测和鉴定的灵敏度和特异度。rBGP 已成功用于各种固相检测（ELISA，微球，微阵列）。尽管尚未确定所有相关的抗原特异性，但 rBGP 具有诊断潜力，可用于结合红细胞衍生抗原和重组表达抗原的抗体检测。这种结合的测定将受益于 rBGP 在单步直接抗体检测和鉴定的能力，并可以极大地促进和加速常见和稀有 RBC 抗体的鉴定。rBGP 在输血前抗体筛查中的临床应用将带来今后抗体筛查模式的转变，这可能有助于降低溶血性输血反应的风险。

五、抗体效价测定

效价测定（又称效价滴定）是一种半定量方法，用来确定血清中抗体的浓度或比较红细胞表面抗原表达强度差异。血型抗体效价滴定常用于以下情况：发生胎母同种免疫时，检测孕妇体内抗体的活性；判断自身抗体特异性；鉴别高效价低亲合力抗体，Knops、Chido/Rodgers、Cs[a]、JMH 抗体常表现此特性；观察巯基还原剂对抗体活性的影响，以判断免疫球蛋白的种类（IgG 或 IgM）[10]。

（一）试剂与器材

包括：①待滴定血清或血浆。②2%～5%表达相应抗原的红细胞生理盐水悬液。③生理盐水（也可用白蛋白作稀释液）。

（二）操作

包括：①根据血清稀释度标记 10 支试管（比如 1:1，1:2等）。1:1代表 1 体积未稀释血清；1:2代表 1 体积血清被稀释至 2 体积或 50%的血清稀释液。②除第 1 管（未稀释，1:1）外，每支试管中加 1 体积盐水。③前两管（未稀释和 1:2）中，各加 1 体积血清。④用干净的吸管，混匀 1:2中的液体数次，转移 1 体积至下一支试管（1:4）。⑤重复相同的步骤，直至完成所有稀释，每次使用干净的吸管混匀并转移液体。从最后一管中吸出 1 体积稀释过的血清并留存，以备后续稀释使用。⑥按稀释度标记 10 支试管。⑦从每个稀释过的血清中转移 2 滴至对应标记的试管，每个稀释度使用一支独立的吸管。每管加 2 滴 2%红细胞悬液。⑧充分混匀，根据抗体性质，用合适的血清学技术检测。⑨肉眼观察结果，打分并记录。前带效应可能会造成稀释度低的血清反应比稀释度高的血清弱。如果要避免结果误读，最好先观察稀释度最高的试管，依次判读，直至未稀释标本管。

（三）结果计算

包括：①观察肉眼凝集+的最高稀释度。效价用稀释度的倒数表示（如 32，而不是 1/32 或 1 : 32）。②如果稀释度最高的血清仍有凝集，说明还未到达反应终点，应继续稀释并检测。

（四）注意事项

包括：①在比较研究中，效价相差 3 个或 3 个以上稀释度，为显著差异。技术差异和生物固有的可变性会导致重复试验的结果升高或降低 1 个稀释度。比如，血清中抗体的真实效价为 32，在重复试验中，终点可能出现 1:32、1:64 或 1:16 的试管中。②如果不评估凝集强度，效价值就会引起误解。可选择给观察凝集强度打分的方式，效价测定中所有试管的分数总和为最终分数，这是另一种测量抗体活性的半定量方法。不同的样品相差 10 分或以上，可以粗略地判定两者的分数有显著差异。③高效价低亲合力抗体的效价通常大于 64，而且大部分试管表现出一致的弱反应。④大体积比小体积测量准确。同一组试验中，大量稀释得到的结果比每个实验分别稀释的结果更可靠。要计算所有试验需要的体积，每个稀释度都要准备足够的量。⑤移液很关键。推荐使用可更换吸头的移液器。⑥检测用红细胞的年龄、表型和浓度会对效价结果有影响。⑦孵育的最适时间和温度、离心的时间和转速都要保持一致。⑧如果要比较多个含抗体血清的效价，所用红细胞（最好新鲜采集）应来自同一献血者。如果没条件，应用来自相同表型献血者的混合试剂红细胞完成试验。标本只有同时检测，比较才有效。⑨如果一份血清要和不同的红细胞标本反应，所有红细胞都应采用相同的采集和保存方法，并稀释到相同的浓度。所有试验都应来自同一份母液。标本只有同时做检测，比较才有效。

第四节　输血前检查与相容性实验

一、概　　述

交叉配血试验又称血液相容性试验，是确保患者安全输血必不可少的试验。完整的操作规程应包括：①查阅受血者血型检测记录，如发现任何差异，可及时分析查找原因；②对受血者血样进行 ABO 和 RhD 定型，必要时可增加其他血型抗原的检查；③选择已进行血型检测且合格的供血者血液进行交叉配血试验。

交叉配血主要是检测受血者与供血者血液之间是否存在对应的抗原抗体，预判输血后体内会不会发生反应。交叉配血包括主侧与次侧配血：受血者血清加供血者红细胞的反应称为“主侧”；供血者血清加受血者红细胞的反应称为“次侧”。除非在紧急用血的情况下，任何一次输注红细胞之前都要进行交叉配血试验。

不管是本次试验还是历史记录，如果表明患者血清中含有临床意义抗体，那么即便是看上去没有明显的抗原抗体反应，也要选择缺少相应抗原的血液进行输注。交叉配血除盐水介质外，还要进行可检出 IgG 类血型同种抗体的交叉配血试验，如抗球蛋白介质检测。抗球蛋白介质交叉配血采用的方法不一定要与抗筛及抗体鉴定一致。

二、输血前检查

（一）血型定型

1. ABO 定型　受血者 ABO 定型必须经过正反定型，具体方法参见本章第一节。如出现 ABO 定型问题，多见于正、反定型不符，应解决问题后再输血。紧急情况下应输注O型洗涤红细胞。ABO定型试验中常见问题及原因如下[11]。

(1) 技术和管理错误:这是ABO定型中产生异常结果的主要原因(表38-7)。

表38-7 ABO定型问题可能出现的技术和管理错误及结果

可能原因	可能造成的结果	
	假阳性	假阴性
标本或试剂搞错	√	√
器材不洁	√	√
试剂污染或失效	√	√
离心过度或不足	√	√
阳性反应未能识别溶血现象		√
漏加试剂		√
结果记录或判断错误	√	√
细胞与血清间比例不适当	√	√

(2) 血清异常:Wharton胶或血清蛋白引起缗钱状形成,影响反定型结果。

(3) 红细胞致敏:被免疫球蛋白致敏的红细胞,在高蛋白质介质的定型试剂中,也可发生凝集,干扰定型结果。

(4) ABO亚型:某些弱抗原难以检出。

(5) 近期输血史:试验前3个月内曾输过ABO血型不一致的血液,使血液标本成为混合血型的红细胞悬液,定型时可表现“混合外观凝集”现象。

(6) 嵌合体血型(chimerism):这种血型的患者体内存在两类血型红细胞群体,定型时可以出现“混合外观凝集”现象。

(7) 疾病因素导致抗原减弱:某些白血病患者和难治性贫血患者中,ABO血型系统的抗原性可受到抑制,致使检出困难。

(8) 红细胞多凝集现象:红细胞因遗传或获得性的表面异常,发生多凝集现象。

(9) 获得性B:由于革兰氏阴性菌的作用,红细胞可获得“类B”的抗原性。

(10) 血型特异性物质过高:一些卵巢囊肿患者,血清中血型物质浓度很高,可中和抗-A和抗-B定型试剂,要得到正确的正定型结果,必须多次洗涤红细胞。

(11) 近期内进行大量的血浆置换治疗:由于使用大量的非同型的血浆作置换治疗,标本血清中含有所输供体提供的抗-A或抗-B,造成反定型错误。

(12) 异常的血浆蛋白质:受检者血浆中异常的白蛋白、球蛋白比例和高浓度的纤维蛋白原等导致缗钱状形成,造成假凝集现象。

(13) 存在意外抗体:受检者血浆中,含有意外抗体,与试剂红细胞上其他血型系统的抗原起反应干扰反定型。

(14) 低丙种球蛋白血症:低丙种球蛋白血症(丙种球蛋白量减低)患者,可能会因免疫球蛋白水平下降而使血清定型时表现不凝集或弱凝集反应。

(15) 药物等因素:药物、右旋糖酐及静脉注射某些造影剂可引起红细胞凝集或类似凝集。

(16) 年龄因素:免疫系统尚未健全的婴儿由母亲被动获得抗体,或抗体水平下降的老人,试验时可出现异常的结果。

(17) 防腐剂因素:患者体内可能存在针对防腐剂中某些成分或针对混悬介质的抗体,从而导致ABO定型差错。

2. Rh定型　患者Rh定型需用抗-D检测红细胞表面D抗原,常规检测无须鉴定其他Rh抗原(如C、c、E、e)。Rh定型的试剂选择及方法详见本章第一节。针对受血者的Rh定型不必进行D变异型检测,因为某些部分D患者在输入D阳性血液后可能会产生抗-D,故应将D变异型患者视作D阴性,输注D阴性红细胞,以避免D抗原同种免疫风险。Rh定型需做好相应质控,以避免发生假阳性。Rh定型试验中常见问题及原因如下[12]。

(1) 导致Rh血型鉴定可能出现假阳性的原因:①受检细胞已被免疫球蛋白致敏,或标本血清中含有引起红细胞凝集的因子;②受检细胞与抗血清孵育时间过长,高蛋白质的定型试剂会造成缗钱状凝集;③标本抗凝不当,受检过程中出现凝血或小的纤维蛋白凝块,被误判为阳性;④定型血清中含有事先未被检测的其他特异性抗体,造成假阳性定型结果;⑤多凝集细胞造成定型假阳性;⑥鉴定用器材或抗血清被污染。

(2) 可能出现假阴性的原因:①受检红细胞悬液浓度太高,与抗血清比例失调;②漏加或错加定型血清;③定型血清的使用方法没有按说明书进行;④离心后重悬细胞扣时,摇动用力过度,摇散微弱的凝集;⑤抗血清保存不当,导致失效。

(二) 抗体筛查

对受血者的血清和/或血浆,应作常规的抗体筛选试验,以发现有临床意义的意外抗体。有条件的血液中心,亦应开展献血者的抗体筛选工作,以减少意外抗体进入受血者的可能性。一旦抗体被检出,应进行抗体鉴定试验,以确定特异性,选择抗原阴性的血液输注。抗体筛选和鉴定试验具体操作可参见本章

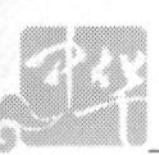

第三节。

（三）血液相容性试验/交叉配血试验

1. 主次侧交叉配血试验概述　交叉配血试验，目的即要确保受血者与供血者血液间没有相对应的抗原、抗体存在（例如，患者体内具有抗-D 抗体，则应选择 D 抗原阴性的供血者红细胞进行输注）。

（1）试验方法：交叉配血除盐水介质法外，至少还要有聚凝胺法，有条件的还可增加酶法、抗球蛋白试验、白蛋白介质、低离子强度（low ionic strength solution，LISS）介质、凝胶法等方法。在交叉配血的任何步骤中均不产生溶血或凝集的结果，供者的血液成分才可以输给患者。交叉配血试验通常包括：①受血者血清对供者红细胞，一般称“主侧”配血，目的是检测对供血者红细胞起反应的抗体；②受血者红细胞对供血者血清，一般称“次侧”配血，目的是检测对受血者红细胞起反应的抗体；③受血者红细胞对受血者血清，即自身对照，目的是显示自身抗体、直接抗球蛋白试验阳性及红细胞缗钱状假阳性的存在。

（2）交叉配血可能会出现以下问题：①缗钱状凝集，血清在室温和 37℃中，使红细胞出现了假凝集，造成配血错误。常见于多发性骨髓瘤、巨球蛋白血症、霍奇金淋巴瘤，以及其他表现为血沉加速的病例中；②在室温反应或抗球蛋白试验中显示有自身抗体；③存在抗体筛选试验阴性而交叉配血结果阳性的现象，提示可能有未检出的抗体存在；④交叉配血试验中，离心力不当，造成假阴性和假阳性；⑤水浴箱温度不正确，造成错误结果；⑥蒸馏水中某些离子可造成不正确的结果；⑦红细胞不正确的洗涤和悬浮，使抗球蛋白试验出现假阴性；⑧未识别溶血，血清中如含有溶血性抗体，则相应红细胞被溶解而不是凝集，交叉配血结果应为阳性。如果血清中存在补体而溶血，血清应灭活后再作试验。

2. 检测方法　主要的检测方法如下。

（1）立即离心法：红细胞上携带的 ABO 抗原，当和相应的抗体结合（如 A 型红细胞遇到含有抗-A 的 B 型血清）之后，就会产生肉眼可见的凝集。所以当受血者和供血者细胞经混合并离心后，如 ABO 不配合，就会很快显示出来，所以常称为“立即离心”（immediate spin，IS）配血试验，用来检测供者红细胞与受血者血清之间的 ABO 相容性[13]。

1）试剂：立即离心法的试验介质为生理盐水。

2）立即离心法依次按照以下步骤操作：①用生理盐水将洗涤过的受血者红细胞制备成 2%～5%盐水红细胞悬液；②从供血者血液保存袋上的辫子中获取少量血样，分离血清，生理盐水 3 洗红细胞，并用生理盐水将供血者红细胞制备成 2%～5%盐水红细胞悬液；③取洁净小试管 2 支，1 支标明“主侧”，另 1 支标明“次侧”；④标记“主侧”管加受血者血清 2 滴、供血者红细胞悬液 1 滴。标记“次侧”管加供血者血清 2 滴、受血者红细胞悬液 1 滴。混匀，以 3 400r/min（或 1 000×g）离心 15 秒，轻轻晃动试管，肉眼观察结果。

3）结果判读：肉眼观察，如果试管中出现任何红细胞凝集或溶血，则判读为阳性，无凝集为阴性。对于不能明显判定为阴性而并未达到阳性凝集的反应，可通过显微镜进一步判读。镜下有红细胞凝集的反应为阳性，无凝集的为阴性。如果试验在室温进行，若有凝集产生，可置 37℃放置 2 分钟后观察凝块是否散开，以排除冷凝集素造成的凝集影响测定结果。

4）注意事项：如盐水介质配血结果为阴性，可用原标本继续进行抗球蛋白法配血。若输注洗涤红细胞，可以只做“主侧”配血而不做“次侧”配血。

（2）抗球蛋白法：当供血者或受血者血液中存在相应的 IgG 类意外抗体时，输血后可能会引发迟发型溶血反应。然而这些 IgG 类不完全抗体，结合到红细胞上之后，必须通过抗球蛋白试剂的“搭桥”，才能形成肉眼可见的凝集。所以，抗球蛋白交叉配血试验常用来检测 IgG 类抗体引起的不相容性。抗球蛋白介质交叉配血可以使用试管法、固相化方法等多种方法进行。

1）试剂：抗球蛋白法采用的试剂包括抗球蛋白试剂和对照试剂（IgG 致敏红细胞悬液，O 型红细胞悬液，AB 型血清）。

2）抗球蛋白法依次按照以下步骤操作：①取试管 2 支，分别标明“主侧”和“次侧”。“主侧”管加受血者血清 2 滴和供血者 2%～5%红细胞盐水悬液 1 滴，“次侧”管加供血者血清 2 滴和受血者 2%～5%红细胞悬液 1 滴；②混匀，置 37℃水浴 30 分钟，取出后用生理盐水洗涤红细胞 3 次，在吸水纸上扣干残余液体；③加抗球蛋白试剂 1 滴，混匀，3 400r/min（或 1 000×g）离心 15 秒，观察结果。

3）对照试验：阳性对照，2%～5% IgG 致敏红细胞悬液 1 滴，加抗球蛋白试剂 1 滴。阴性对照，2%～5% O 型红细胞悬液 1 滴，加抗球蛋白试剂 1 滴。盐水对照，1 管供血者 2%～5%红细胞盐水悬液 1 滴，加生理盐水 1 滴；另 1 管受血者 2%～5%红细胞盐水悬液 1 滴加生理盐水 1 滴。

4）结果判读：如阳性对照管凝集，阴性对照管、盐水对照管、“主侧”和“次侧”配血管都不凝集，表示受血者与献血者相匹配，可以进行输注。

（3）柱凝集法：柱凝集法交叉配血是通过抗原抗

体在凝胶卡的反应室中反应后，离心通过预先装填有抗-IgG 的凝胶柱。有抗体包被的红细胞将会被截留在凝胶柱的顶部或柱体中，而不凝集的红细胞则将在凝胶柱的底部。

1）材料：柱凝集法的试验材料为柱凝集配血卡。

2）柱凝集法依次按照以下步骤操作：①取凝胶抗球蛋白微柱卡，标记“主侧”“次侧”；②加反应物：主侧通常情况下使用供应商提供的稀释液将供血者红细胞配成1%的悬液（根据厂商的操作说明书而定），取 50μl 轻轻滴入 1 号微管反应池中，再加入 25μl 受血者血清；次侧通常情况下使用供应商提供的稀释液将受血者红细胞配成 1%的悬液（根据厂商的操作说明书而定），取 50μl 轻轻滴入 2 号微管反应池中，再加入 25μl 献血者血清；阴性对照通常情况下使用供应商提供的稀释液将受血者红细胞配成 1%的悬液，取 50μl 轻轻滴入微管反应池中，再加入 25μl AB 型血清；③将已加好反应物的凝胶卡放入 37℃孵育 15 分钟；④取出凝胶卡，立即用专用离心机离心，通常离心的速度被设定在 1 000r/min 或（80～100）g，离心 10 分钟后，观察结果。

3）结果判读：若阴性对照管细胞沉淀在管底，检测管凝集块在胶上或胶中判读为阳性。结果判断参照图示（见图 38-1）。若阴性对照管和检测管的细胞沉淀均在管底判读为阴性。若阴性对照管细胞在胶上或胶中说明试验失败，应重新试验。

4）注意事项：柱凝集卡操作时，应先向反应室内加红细胞悬液，后加血清或抗体。不同的厂商所提供的柱凝集试验要求的细胞与血清的比例不同。一般 50μl 1%红细胞悬浮加 25μl 血清，50μl 0.8%红细胞悬浮加 40μl 血清。

（4）聚凝胺法：试验操作参见本章第三节聚凝胺（polybrene）试验。主侧配血：向试管中加入患者血清 2 滴和献血者 2%～5%红细胞悬液 1 滴；次侧配血：向试管中加入献血者血清 2 滴和患者 2%～5%红细胞悬液 1 滴。立即以 1 000×g 离心 15 秒，观察结果。如果阴性则继续试验；如果阳性，需分析原因排除干扰后继续后续试验。加 0.6ml LIM 试剂，室温放置 1 分钟。加入 2 滴 polybrene 试剂，立即以 1 000×g 离心 1 分钟，弃去试管中液体，轻摇试管，肉眼判断红细胞凝集情况。如果有凝集出现则继续操作。如果没有凝集出现则该试验无效。加入 1 滴重悬液，轻摇试管，肉眼观察结果。

（5）电子交叉配血：电子交叉配血（又称计算机配血）是指没有直接血清学交叉匹配的血液问题，即患者血浆与供体红细胞的混合。通过输血实验室中的计算机控制来确保安全。Butch 等人于 1992 年在密歇根大学医学中心首次引入了电子交叉匹配技术，并在 1994 年报道了一种用于计算机交叉匹配的标准操作程序（SOP），以取代供体红细胞和受体血清之间 ABO 不相容的立即离心交叉匹配。其目的是更快地响应血液需求，并通过减少系统中分配和储备的血液量来减少浪费，同时减少实验室工作量。

电子交叉配血需要有有效的 ABO/Rh 血型定型和交叉匹配的血液样本，而且供受者都需无临床意义的抗体。美国 FDA 和英国输血和组织移植服务专业咨询委员会都在 2011 年发布了计算机配血的行业指南。由于电子交叉配血依赖于强大的计算机系统和高灵敏度的抗体筛查，因此在美国，未经 FDA 认可的电子配血软件系统和不具备全自动封闭的检测体系，都将不允许进行电子配血。我国也有一些学者和临床医院开始对电子配血进行尝试。

在实验室中具有有效定型和抗体筛选或交叉配血样本而且没有临床上重要抗体的患者一般都能适用于电子配血。而对于在实验室中没有当前血液样本的患者，或具有重要临床抗体的患者，或 ABO 血型有疑问或两次定型结果不一致，以及骨髓和干细胞移植患者，则不适用进行电子交叉配血。

3. 各检测方法总结　盐水介质交叉配血简单、方便、快速，但不能检出 IgG 类抗体引起的交叉配血不配合。且盐水法对于操作人员的操作技能与专业判断能力有一定的要求，有一定概率会导致试验结果出现假阴性。

试管法抗球蛋白介质交叉配血是一种安全可靠的交叉配血方法。在盐水法的基础上，抗球蛋白介质增加了对 IgG 类抗体引起的不相容性的检测。但抗球蛋白介质交叉配血试验操作复杂、时间长，很难应用于紧急配血试验，且同样对于操作人员的操作技能与专业判断能力有一定的要求。

柱凝集法试验的灵敏度高，能检出微弱的抗原和抗体反应。且具有自动化、标准化、重复性好、结果稳定、观察直观易保存等优点。但整个操作用时较长，不适用于特别紧急的配血。

除上述两种配血方法外，常用的检测 IgG 类抗体引起的不相容性的配血方法还有快速聚凝胺介质配血、LISS 介质配血以及增强反应的酶法配血等。这些方法具有一些局限性，通常用于特殊情况下配血，操作中的注意事项可参见本章第三节。

第五节　胎儿/新生儿溶血病产前检查和产后诊断

一、概　　述

胎儿/新生儿溶血病一般特指由母婴血型不合引起的胎儿或新生儿的免疫性溶血性疾病（hemolytic disease of the fetus and newborn，HDFN）。如简称为新生儿溶血病则不很确切，因为此病始于胎儿时期，并能造成胎儿死亡。同时，造成胎儿/新生儿溶血的原因并不限于红细胞血型不合造成的免疫性溶血。本节讨论的均为由红细胞血型免疫系统引起的胎儿/新生儿溶血病。

二、胎儿/新生儿溶血病病理学

胎儿的红细胞可早在2到3周胎龄时便可形成，到第9周，在骨髓与肝脏中已完成产生红细胞。除ABO、I、P1、Lewis、Cartwright和其他一小部分血型抗原，大部分血型抗原在10到12周便已发育完全。当胎儿遗传了父亲的基因而形成抗原，而此抗原又是母体所缺乏的，便有了发生新生儿溶血病的危险性。

三、胎儿/新生儿溶血病的症状

新生儿溶血病的主要症状和体征有水肿、黄疸、贫血和肝脾肿大，黄疸深者可能并发胆红素脑病。症状轻重一般取决于母亲抗体的强度、抗体与红细胞结合程度、胎儿代偿性造血的能力以及免疫功能等诸因素。ABO系HDFN与Rh系HDFN相比，黄疸程度低、贫血轻、肝脾小和胆红素脑病发生率比较低。

四、胎儿/新生儿溶血病的诊断

胎儿/新生儿溶血病检测可以分为产前检查和产后诊断两部分，前者用以预测溶血病发病的可能性以及严重程度，后者直接确认新生儿患病与否，并对制订治疗方案提供依据。目前两种检测都以血清学试验为主，其他检测手段如分子生物学、细胞功能试验、B超检查等作为辅助手段在判断胎儿血型和经胎盘出血量，提高新生儿溶血病预测准确性，判定胎儿受害情况等方面可以提供有价值的数据，但这些实验费用较高，操作难度较大。

（一）产前检查

由于婴儿的血型遗传自父母双方，因此，通过夫妻血型的检测，可以预测母婴之间是否可能存在血型不合，进而检测母亲体内是否存在相应的IgG类抗体。一旦发现了可能导致胎儿溶血的抗体，通过定期检测可预测胎儿可能受到的影响[14]。

对于ABO系HDFN来说，首先通过判断夫妇ABO血型是否相合来预测胎儿是否可能患有HDFN（表38-8）。

表38-8　夫妇ABO血型配合预测表

妻子血型	丈夫配合血型	丈夫不配合血型
O	O	A　B　AB
A	O　A	B　AB
B	O　B	A　AB
AB	O　A　B　AB	/

如果夫妇血型不配合，则进一步检测妻子相应的IgG抗-A和/或抗-B效价。当IgG抗-A和/或抗-B效价≥64时可认为有意义，当效价≥256或者检测到抗体效价持续升高达4倍以上时，可认为胎儿受害的可能性较大。

对于Rh系HDFN来说，一般认为，只有当妻子为Rh阴性，丈夫为Rh阳性时才是不配合的。从严格意义上讲，C、c、E、e抗原也能造成Rh新生儿溶血病，但这些抗原即使不配合也很少能使孩子患病。所以，除了妻子体内已经存在针对这些抗原的抗体以外，我们在产前检查中并不考虑这些抗原在夫妇之间的不配合性。一旦在孕妇体内检出IgG类Rh抗体，原则上胎儿就有可能受害，因此，检出IgG类Rh抗体后，如果夫妇该Rh血型不配合，则无论抗体效价高低，都需要定期进行抗体效价测定。如果效价持续升高，则表明胎儿受害的可能性增大。必要时，可以用分子生物学试验、羊水检测等方法鉴定胎儿的血型，如果母婴ABO血型不配合，则Rh系HDFN的病情会较轻。当然，如果母婴Rh血型相同，则胎儿不会受害。在中国汉族人群中，Rh阴性个体约占0.4%，以此计算，Rh阴性的母亲有大约1/18的可能性怀有Rh阴性的胎儿，如果已知丈夫为Rh阳性，则Rh阴性母亲怀有Rh阴性胎儿的可能性降为约1/36。

（二）产后诊断

HDFN患儿的血清学检测主要是“三项试验”，即直抗试验、游离试验和释放试验。患儿血清中的游离胆红素（Bi）和血红蛋白（Hb）也常常作为有价值的数据加以测定。

直抗试验是用直接抗球蛋白试验的方法，检测新生儿红细胞上是否存在免疫抗体。一旦发现新生儿红细胞直抗阳性,即成为诊断新生儿溶血病的有力证据。

游离试验是检测新生儿血清中的血型抗体,如果检出抗体并能够和新生儿红细胞反应,游离试验则为阳性。例如在A型的新生儿血清中检测到了IgG抗-A,则该新生儿游离试验阳性。

释放试验和直抗试验相同,也是检测新生儿红细胞上致敏的血型抗体,只是方法有所不同。释放试验首先利用特殊的方法将在新生儿红细胞上致敏的抗体放散下来,然后再检测放散液中的抗体。如果在放散液中检测到了血型抗体,理论上都可以证明新生儿患有溶血病。但习惯上,只有当放散液中检出抗体,同时新生儿红细胞上又存在相应抗原时才认为释放试验是阳性。例如当我们检测到放散液中存在抗-A,那么只有当新生儿是A型或AB型时,才能证明新生儿患有溶血病,否则可能是试验误差所致。

第六节　血型基因分型

一、概　　述

血清学技术有一百多年的发展历史,是目前我国临床上血型诊断常规采用的检测方法,已经形成了较为完整的检测体系。然而,血清学技术自身存在着一定程度的缺陷和不足。在精准医学理念日益深入,对免疫血液学检查结果的准确性和灵敏度要求不断提高的背景下,血清学方法在解决某些临床问题时的劣势逐渐凸显。例如:具有重要临床意义的ABO和Rh血型系统存在一些亚型或变异型,利用血清学检测方法可能发生漏检或者误判;长期输血患者在多次输血过程中,可能因供受者的部分血型抗原不配合,在后续的血型鉴定中呈现混合视野外观,影响结果判读;目前由国际输血协会正式命名的红细胞抗原数量已经超过了350种,然而,大多数血型抗原缺乏商业化的检测试剂,其中不乏具有重要临床意义的抗原,对这些抗原的鉴定以及供者的筛选均较为困难;某些血型抗原仅有IgG型的商业化检测试剂,无法正确鉴定直抗阳性患者的表型;在产前诊断中,胎儿的血型抗原预判有助于针对性的新生儿溶血病预防,然而血清学检测方法难以正确地鉴定胎儿表型等。因此,基因分型作为血清学技术的有益补充和替代,可弥补血清学检测方法的不足之处。

血型抗原是由基因决定的。到目前为止,除少数血型集合、低频抗原和高频抗原之外,绝大多数的血型抗原编码基因已经被克隆。此外,研究人员已经对各种血型在不同地区和人群中的抗原频率和等位基因组成有了较为充分的认识,奠定了基因分型在临床应用中的理论基础。尽管血型基因分型技术的大规模常规临床应用在我国尚未实现,一些发达国家和地区的血液中心、大型医院等,已经将基因分型作为常规技术手段,在临床工作中发挥了重要的作用。

除红细胞外,基因分型在其他血细胞抗原的鉴定中也有着不同程度的应用。HLA分型,即人类白细胞抗原的分型就较早地采用了基因分型技术。20世纪90年代,HLA分型由血清学方法逐步进入到基因分型时代。随着分子生物学技术的飞速发展,HLA基因分型已经取代了传统的血清学和细胞学分型,并已形成了相应的“金标准”。HLA基因分型也在骨髓库建设、器官移植供受者选择、亲子鉴定、法医学检测等方面发挥了重要的作用。类似地,由于特异性的抗体难以获得,血小板抗原(HPA)分型目前也以基因分型技术为主,并已广泛应用于血小板供者库的筛选和鉴定、特殊血小板配型等工作中。另一种在临床中具有重要意义的血细胞抗原是人中性粒细胞抗原(HNA),由一组在人中性粒细胞上表达的糖蛋白组成。HNA抗体与输血相关性急性肺损伤(TRALI)、新生儿同种免疫性粒细胞减少症、自身免疫性中性粒细胞减少症等疾病有关。因此,对HNA抗原的正确分型有助于相关抗体的鉴定,基因分型技术也有力地推动了相应的临床工作。

由于本章探讨的是免疫血液学领域中红细胞抗原的相关实验技术和原理,因此,下文将以红细胞抗原的基因分型技术为主,介绍基因分型在血型工作中的应用和前景。

在开展基因分型工作之前,需要对血型抗原的编码基因和多态性的遗传背景有一定程度了解,以便采取合适的技术手段。与其他血细胞抗原相比,红细胞抗原的编码基因组成有其自身的特点,体现在以下几个方面:①编码基因数量多。虽然仍有少数抗原的编码基因还未确定,目前已知的红细胞抗原编码基因数量已经超过了40个,而HPA和HNA的编码基因数量均在个位数。②基因座位分散于不同的染色体。与HLA基因复合体位于人第6号染色体有较大区别的是,红细胞抗原的编码基因较为分散,分布于人一半以上的染色体。③等位基因数量多,并且这一数字仍在不断增长之中。仅以Rh血型系统为例,目前已知的等位基因数量已经超过了500种,而新的等位基因还在不断地被发现(表38-9)。

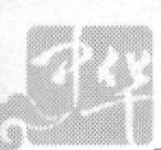

表 38-9　血型系统[15]

序号	系统名	系统符号	基因名*	抗原数量	染色体定位	CD 编号
001	ABO	ABO	*ABO*	4	9q34. 2	
002	MNS	MNS	*GYPA*, *GYPB*, (*GYPE*)	49	4q31. 21	CD235a CD235b
003	P1PK	P1PK	*A4GALT*	3	22q13. 2	CD77
004	Rh	RH	*RHD*, *RHCE*	55	1p36. 11	CD240
005	Lutheran	LU	*BCAM*	25	19q13. 2	CD239
006	Kell	KEL	*KEL*	36	7q33	CD238
007	Lewis	LE	*FUT3*	6	19p13. 3	
008	Duffy	FY	*ACKR1*	5	1q21-q22	CD234
009	Kidd	JK	*SLC14A1*	3	18q11-q12	
010	Diego	DI	*SLC4A1*	22	17q21. 31	CD233
011	Yt	YT	*ACHE*	5	7q22	
012	Xg	XG	*XG*, *MIC2*	2	Xp22. 32	CD99†
013	Scianna	SC	*ERMAP*	7	1p34. 2	
014	Dombrock	DO	*ART4*	10	12p13-p12	CD297
015	Colton	CO	*AQP1*	4	7p14	
016	Landsteiner-Wiener	LW	*ICAM4*	3	19p13. 2	CD242
017	Chido/Rodgers	CH/RG	*C4A*, *C4B*	9	6p21. 3	
018	H	H	*FUT1*	1	19q13. 33	CD173
019	Kx	XK	*XK*	1	Xp21. 1	
020	Gerbich	GE	*GYPC*	11	2q14-q21	CD236
021	Cromer	CROM	*CD55*	20	1q32	CD55
022	Knops	KN	*CR1*	9	1q32. 2	CD35
023	Indian	IN	*CD44*	6	11p13	CD44
024	Ok	OK	*BSG*	3	19p13. 3	CD147
025	Raph	RAPH	*CD151*	1	11p15. 5	CD151
026	John Milton Hagen	JMH	*SEMA7A*	6	15q22. 3-q23	CD108
027	I	I	*GCNT2*	1	6p24. 2	
028	Globoside	GLOB	*B3GALNT1*	2	3q25	
029	Gill	GIL	*AQP3*	1	9p13	
030	Rh-associated glycoprotein	RHAG	*RHAG*	3	6p12. 3	CD241
031	FORS	FORS	*GBGT1*	1	9q34. 13-q34. 3	
032	JR	JR	*ABCG2*	1	4q22. 1	CD338
033	LAN	LAN	*ABCB6*	1	2q36	
034	Vel	VEL	*SMIM1*	1	1p36. 32	
035	CD59	CD59	*CD59*	1	11p13	CD59
036	Augustine	AUG	*SLC29A1*	4	6p21. 1	
037	KANNO	KANNO	*PRNP*	1	20p13	CD230
038	Sid	SID	*B4GALNT2*	1	17q21. 32	
039	CTL2	CTL2	*SLC44A2*	2	19p13. 2	

注：*根据 HUGO 基因命名委员会 http://www.genenames.org/的定义；†*MIC2* 产物；(GYPE)正常 RBC 上没有该基因产物。

红细胞血型抗原不仅基因的数量众多，产生抗原多态性的分子机制也非常丰富，目前已知的机制包括：单核苷酸多态性（SNP）、小片段插入或缺失引起的移码突变、基因缺失或杂交基因、顺式作用元件突变（如启动子、增强子等）、表观遗传修饰异常（如DNA甲基化等）、转录以及转录后调控的改变等。其中，SNP是最主要的血型抗原多态性的发生机制。以ABO血型系统为例，分别编码A和B糖基转移酶最主要的等位基因，之间的差异仅有7个SNP，导致了4个氨基酸的改变。而最常见的*O*等位基因，是由于在*A*等位基因中发生了一个碱基的缺失（c.261delG），引起移码突变，从而引起糖基转移酶的失活。基因缺失或杂交也是一种比较常见的红细胞血型抗原多态性机制，在Rh和MNS系统中均有一定的概率发生。例如，Rh阴性表型中最主要的分子机制即为*RHD*基因的缺失。而由*RHD*和*RHCE*基因杂交形成的融合基因，是某些部分D表型或CE缺失表型的产生原因。MNS系统也存在类似的现象，例如，某些低频抗原就是由于该系统的两个编码基因*GYPA*和*GYPB*之间形成杂交基因导致的。而基因编码序列之外，由基因表达调控异常引起的血型抗原减弱、缺失或者变异则比较罕见。例如，由启动子区域突变导致的抗原表达沉默，比较著名的例子是Fy（a-b-）表型。某些个体（主要是黑人）的Duffy抗原基因编码区序列虽然是正常的，但是在启动子区域存在一个T>C的突变（c.-67T>C），破坏了与红系GATA1转录因子的结合，从而导致相关抗原在红细胞上的表达缺失，但在其他细胞上的表达是正常的。有趣的是，携带这一表型的个体能抵抗间日疟原虫的感染。而在ABO血型系统中，近年来，也有一些由包括*ABO*基因增强子突变、启动子区甲基化异常等引起的抗原减弱的案例报道。此外，在转录水平或转录后调控的改变，也会产生一些稀有的表型。例如，In（Lu）表型就是一种由转录调控异常导致的红细胞Lutheran血型抗原表达水平显著下调的表型，同时，该表型中IN、P1PK、LW、KN等多种红细胞抗原的表达也受到抑制。而In（Lu）表型主要是由于红系发育过程中最主要的转录因子之一，KLF1，又称为EFLK突变引起的。另一种罕见的表型，Rh缺失表型，包括Rh_{null}和Rh_{mod}，虽然表现为Rh血型系统的抗原缺失，但是主要是由于另一种血型系统抗原RHAG的突变，导致Rh抗原表达的转录后调控异常引起的。

因此，红细胞血型抗原在编码基因和多态性机制方面的这些特点，给全面的基因检测和分型的准确性等带来了一定的难度和挑战。针对不同的血型抗原多态性机制，需要灵活采用针对性的检测方法。

二、血型基因分型方法

（一）PCR技术

现有的血型基因分型方法，几乎都是建立在PCR技术的基础之上或衍生建立起来的。聚合酶链式反应（polymerase chain reaction，PCR），通过变性、退火、延伸三个基本步骤的不断多次重复，将微量的DNA片段扩增至上百万倍，使得结果直观可见。PCR技术发明于20世纪80年代，是一项里程碑式的创造，也奠定了现代分子生物学的基础。近年来，以PCR技术为核心，发展出了多种基因分型技术；例如，限制性片段长度多态性聚合酶链反应（PCR-restriction fragment length polymorphism，PCR-RFLP）、序列特异引物聚合酶链式反应（PCR-sequence specific primer，PCR-SSP）、基于测序分型的聚合酶链反应（PCR-sequencing based typing，PCR-SBT）、实时定量PCR（real-time PCR）等。还有一些技术也是在PCR技术的基础之上衍生发展形成的；例如，Sanger测序和二代测序（next generation sequencing，NGS）等测序技术、基因芯片（gene chip或DNA microarray）技术、悬浮阵列技术、高分辨率熔解曲线（high-resolution melting，HRM）技术、多重连接探针扩增技术（multiplex ligation-dependent probe amplification，MLPA）、SNaPshot技术（又称为小测序技术）、质谱（matrix-assisted laser desorption/ionization time-of-flight mass spectrometry，MALDI-TOF MS）技术等。下文将分别对血型基因分型中常用的一些技术进行介绍。

（二）基于PCR方法的低通量检测技术

由于SNP是最主要的血型抗原多态性的发生机制，因此，多种以SNP为检测对象的分子生物学技术在早期就陆续应用到了血型的基因分型工作中。其中比较有代表性的检测技术包括PCR-RFLP、PCR-SSP等等。

1. PCR-RFLP方法的基本原理　首先，通过PCR扩增包含不同等位基因特异性SNP的基因片段；然后，利用限制性内切酶对这些位点的识别不同，将各个标本的扩增产物酶切消化为大小不一的片段；最后，通过凝胶电泳和染色，区分不同标本的酶切特性，最终确定相应的等位基因种类。由于该方法的步骤较为繁琐，操作时间较长，单次检测的标本数量有限，目前在血型基因分型的应用中已经不太常见。然而，在中高通量的检测技术出现之前，PCR-RFLP方法在ABO、Rh等血型系统的基因分型中都曾发挥了重要的作用，比如*ABO*基因的主要等位基因区分等。

目前仍有一定范围应用的一种基于PCR-RFLP的

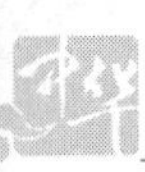

血型基因分型方法是Rh血型系统中D抗原的基因型判定。Rh血型系统包含了2个编码基因，分别是*RHD*和*RHCE*，D抗原是由*RHD*基因编码的。在*RHD*基因的上游和下游，还分别存在着两个具有高达98.6%同源性的区域，称之为Rh盒子(*Rhesus* boxes)。D阴性最主要的产生机制就是由于上游和下游Rh盒子发生融合形成了新的杂交盒子，从而造成*RHD*基因的完全缺失。2000年，Wagner等巧妙地利用了Rh盒子的特性，通过PCR-RFLP方法，检测*RHD*基因上下游的Rh盒子以及杂交盒子。根据是否存在不同的Rh盒子，间接判断*RHD*基因是否发生了缺失，以及属于纯合还是杂合的基因型[16]。

在利用PCR-RFLP方法进行基因分型时，首先需要了解待检测的基因序列以及表型信息，设计扩增引物和合适的酶切位点。该方法的基本流程是：标本DNA提取→PCR扩增→酶切反应→电泳检测→结果分析。

2. PCR-SSP　相对于PCR-RFLP，近年来应用更广泛的低通量检测技术是PCR-SSP。该方法的原理是：根据等位基因的SNP不同，设计特异性的引物，使得引物3’端的第一个碱基与决定等位基因的特定SNP互补时才能扩增出相应的片段。通过PCR扩增产物的有无，判断是否存在相应的等位基因。

PCR-SSP技术在多种血型抗原的基因检测中都有着不同程度的应用，例如，在ABO和Rh血型系统编码基因被克隆后不久，PCR-SSP方法就应用到了*ABO*基因型鉴定、*RHD*或*RHCE*变异型区分等等之中。该技术也经常用于有临床意义的其他血型系统的抗原鉴定，特别是难以获得试剂抗体的抗原，比如Di^a/Di^b抗原、Yt^a/Yt^b抗原、Co^a/Co^b抗原等高频或低频的抗原。随着各种血型抗原的等位基因报道不断增加，研究人员可以根据待检测的等位基因特异性SNP，比较容易地设计出针对性的PCR-SSP扩增引物和检测方法。已经有较多的文献发表了检测不同血型抗原特异性的PCR-SSP方法，也有很多实验室采用自建的PCR-SSP方法进行血型的基因分型。

由于仅在待检测的标本携带引物对应的SNP位点时，才能通过电泳检出特异性的扩增产物，因此PCR-SSP方法非常适用于由SNP引起的血型抗原多态性检测，例如某些ABO亚型的鉴定。设计特异性的引物，使得标本仅在携带相对应的SNP时才能被扩增，同时需设计内参引物加入反应孔中以避免假阴性的结果。通过简单的PCR扩增和扩增后产物的凝胶电泳检测，就可以容易地辨别出各类亚型。Olsson等人在2001发表的*ABO*基因分型方法即为较有代表性的报道，具体的实验步骤详见参考文献[17]。

Olsson等人发表的*ABO*基因分型PCR-SSP方法在一个扩增管中同时引入了检测*350G>C*和*203G>C*两个SNP位点的特异性引物，因此该方法也属于多重PCR技术[17]。多重PCR-SSP方法，即在一个扩增管中同时引入多对特异性引物，单次反应可检出多个SNP位点。多重PCR-SSP因为在一个反应中采用了多对引物，所以可以同时扩增多个目标序列，节省了检测时间和试剂，相对提高了检测的通量。比如，国内外均有一定数量的文献报道了采用多重PCR-SSP技术筛选稀有血型的方法。当然，随着引物对的数量增多，多重PCR-SSP方法在设计时具有一定的挑战性，需要对引物序列和反应条件进行反复优化，避免出现假阳性或假阴性的结果。例如，经典的*RHD*基因分型就采用了多重PCR-SSP方法，该方法是由Maaskant-Van Wijk等人在1998年发表[18]。

虽然PCR-SSP属于低通量的检测技术，由于操作相对简便，目前，国内外仍有一定数量的商业化血型基因分型试剂盒是基于这一技术开发的。然而，即使采用多重PCR-SSP技术，单个标本在检测中获得的信息量仍然十分有限，限制了PCR-SSP方法在血型基因分型工作的常规大规模应用。

利用PCR-SSP方法进行血型基因分型，最重要的是确保引物的特异性和扩增效率，避免产生假阳性或假阴性的结果。实验时，需要在每个扩增管中引入内参引物避免假阴性的结果，并在同一批检测标本中设置阳性和阴性对照标本，以及空白对照标本。一般地，PCR-SSP方法的流程是：标本DNA提取→PCR扩增→电泳检测→结果分析。

（三）中高通量检测技术

通常认为，Sanger测序和实时定量PCR技术属于中通量的检测技术，二代测序属于高通量的检测技术，而基因芯片、悬浮阵列和质谱技术等的检测通量则介于两者之间，没有明确划分。

1. Sanger测序　又称为一代测序技术，是由Frederick Sanger在20世纪70年代末发明的。Frederick Sanger提出一种快速测定DNA序列的技术—双脱氧终止法，也被称作Sanger法。近年来，虽然新的基因测序技术不断涌现并逐步商业化，比如NGS、单分子测序等，Sanger测序技术由于极高的准确率，仍然是基因检测的“金标准”并被广泛地使用。

以*ABO*基因的测序分型为例，已有多个文献报道了不同的基于Sanger测序技术的*ABO*基因测序方法，例如Olsson等人发表的*ABO*基因测序方法[17]。不同测序方法主要的区别在于扩增和测序引物的序列不同,但是检测的目的是一致的,即获得 *ABO* 基因编码区以及和表达相关的调控区域的序列组成,通过与已知等位基因序列比较,判断对应的血清学表型,或鉴定新的等位基因类型。

Sanger 测序的结果显示为一段长度约几百个碱基对的碱基序列,不同的碱基在测序结果中以特定的颜色区分。例如,对先证者和家系成员 *PRNP* 基因的测序结果揭示了第 37 号血型系统 KANNO,这也是最近新获得命名的血型系统之一[19]。在这一文献报道中,先证者在高频抗原 KANNO 的编码基因 *PRNP* 中的突变导致了抗原阴性的表型,而家系成员是携带该突变的杂合子[19]。

总的来说,在血型基因分型中应用 Sanger 测序技术需要了解待检测区域的参考序列,设计出包含感兴趣的序列片段的扩增引物和测序引物,通过 PCR 扩增和测序反应,就可获得未知序列标本在对应位置的碱基组成。主要的流程是:标本 DNA 提取→PCR 扩增→电泳检测→扩增产物纯化→测序反应→结果分析。

2. 实时定量 PCR　PCR-RFLP、PCR-SSP 等检测方法需要在 PCR 反应结束后才能借助电泳等技术手段观察到扩增结果,与之不同的是,实时定量 PCR 是一种在反应过程当中实时监测扩增 DNA 的 PCR 方法。简单地说,通过在 PCR 反应体系中加入荧光基团,就可以利用荧光信号的积累实时监测 PCR 的进程,并可通过 Ct 值和标准曲线对核酸样品的起始浓度进行定量。荧光包括两种:荧光探针和荧光染料。采用荧光探针检测时,除了 PCR 扩增的上下游引物之外,需要在反应体系中加入具有序列特异性并有荧光标记的探针,探针的 5'和 3'端各标记一个荧光基团,分别是报告基团和淬灭基团。如果待检测的标本不含有靶序列就不能结合探针,由于报告基团与淬灭基团的空间位置很近,因此报告基团不发射特定波长的荧光信号。如果待检测标本含有靶序列,探针就会结合在靶序列上,当扩增聚合酶到达探针处时,酶的外切活性将荧光基团切下,使报告基团脱离淬灭基团,因此可以检测到报告基团特定的荧光信号,而荧光信号的强度取决于起始模板的浓度。另一种荧光染料方法与常规 PCR 相似,区别仅在于在反应体系中加入了 SYBR Green 等 DNA 染料,可以特异地与双链 DNA 结合并激发荧光。和探针法相比,采用荧光染料检测的成本较低。但是,由于染料与双链 DNA 的结合不具有序列特异性,除了与扩增产物结合外,还能与引物二聚体、非特异性扩增产物结合,从而造成结果的准确性下降。因此采用荧光染料检测时,需要优化引物序列和反应条件,确保 PCR 扩增的特异性。另外,与探针法不同的是,染料法不便应用于多重 PCR 反应,检测的通量不高。

实时定量 PCR 不仅可以对核酸模板进行精确定量,还具有灵敏度和自动化程度高、无污染、可实时监测和结果准确等特点,目前在临床检验中有较多的应用。另外,实时定量 PCR 还可以和 PCR 产物的熔解曲线分析结合使用,即 HRM 技术。HRM 分析技术利用了特定染料可插入 DNA 双链的特性,通过监测升温过程中染料与双链扩增产物的结合情况,记录高分辨率熔解曲线,检测样品的突变类型。该方法的检测成本较低,简便快速,在近年来也有一定程度的应用。

典型的实时定量 PCR 结果中特异性扩增的荧光最初低于可检测水平,根据起始模板浓度的差异,在一定的循环次数之后,荧光可检出并稳定增长直至平台期[20]。PCR 扩增产物的熔融曲线则取决于标本特异性的碱基组成[20]。有特异性的扩增和无特异性扩增具有截然不同的扩增和熔融曲线[20]。

采用实时定量 PCR 方法进行血型基因分型的主要流程是:标本 DNA 提取→实时定量 PCR 扩增→结果分析,或标本 RNA 提取→逆转录为 cDNA→实时定量 PCR 扩增→结果分析。

3. 基因芯片和悬浮阵列　基因芯片又称为 DNA 芯片或 DNA 微阵列(DNA microarray),是指通过核酸杂交的原理,将一组已知序列的核酸探针固定在载体的表面(例如玻片、硅片、尼龙膜等),然后和已经标记的待测样品杂交。如果样品中含有的荧光标记序列与基因芯片上的核酸探针互补,则可通过对杂交信号强度的分析,判断样品中靶分子的数量。类似的,标记也可以发生在样品中的片段与探针杂交之后进行。即,首先将没有标记的样品与基因芯片上的探针进行杂交,如果样品中含有和探针互补的靶分子,则在杂交后继续用 DNA 聚合酶合成带有荧光标记的碱基(ddNTPs)。通过检测 ddNTP 可以判断是否存在靶序列。由于可以同时获得单个标本在不同待检区域的多个碱基序列信息,基因芯片技术较大地提高了检测通量和速度,广泛应用于基因表达检测、突变检测、多态性分析等方面。在血型基因分型方面,有一些已开发并得到商业化应用的基因芯片产品。

虽然我国在常规血清学检查中仅检测 ABO 血型系统和 Rh 血型系统的 D 抗原,但是临床上可能引起同种免疫反应和产生抗体的血型抗原种类众多且复杂。对于有自身抗体的患者、直抗阳性患者以及产生了多个特异性抗体的患者等来说,正确鉴定同种抗体种类和相应抗原的表达都有一定的难度。以 BioArray™ HEA BeadChip™ 基因芯片产品为例,该基因芯片可以同时检测一个标本的38个血型抗原,不仅有益于患者的正确分型,也可用于寻找合适的供者[21]。该芯片可以在一天之内完成多达96个标本的检测,检测的总位点数超过3 000,相对于PCR-SSP等低通量的方法,较好地提高了检测的通量、缩短了检测时间[21]。

简单地说,首先,该方法需要提取待检测标本的基因组DNA,然后通过多重PCR方法扩增出含有待检测位点的序列片段。随后,利用特定的处理手段去除残留的引物等寡核苷酸,并将扩增产物消化为单链DNA。如扩增产物含有和探针完全匹配的靶序列,杂交后继续延伸反应,结合上荧光标记的碱基,反之,则该延伸反应不能进行。通过检测荧光信号,软件分析,给出最终的基因型和表型。该方法的荧光标记在杂交后进行,也有在杂交之前对样品扩增产物进行标记的基因芯片产品。

悬浮阵列技术,又称为液相芯片技术,是美国Luminex公司的专利技术产品。该技术曾在HLA的基因分型中有一定程度的应用。悬浮阵列技术的原理与基因芯片不同的是:探针结合于特定荧光编码的微球上,和待检测样品杂交以及特异性结合后,微球通过检测管道,进行荧光信号的读取和结果分析。在血型基因分型中,目前也有一些商业化的试剂盒是基于这一技术开发的。

总体来说,血型的基因芯片和悬浮阵列分型产品都遵循了以下流程:样品DNA提取→多重PCR扩增→探针杂交→信号检测→结果判断。

4. 质谱　应用于血型基因分型的质谱技术全称为基质辅助激光解吸电离飞行时间质谱(matrix-assisted laser desorption/ionization-time of flight mass spectrometry,MALDI-TOF MS)。其原理是,通过脉冲电场对离子化的样品进行加速,使得不同分子量的离子在真空飞行管内以不同的恒定速度飞向离子检测器。根据离子到达检测器的飞行时间不同,区分不同分子量的样品。

在进行血型基因分型时,质谱技术的检测对象是核酸,特别地,对SNP和小的插入/缺失移码突变等有很好的检出能力。质谱检测的主要步骤如下:首先,提取标本的基因组DNA,通过多重PCR扩增出多个含待检测位点的目标片段;随后,在PCR扩增产物中加入虾碱性磷酸酶去除反应液中的dNTP;加入SNP延伸引物等组分进行单碱基延伸反应,根据PCR产物在SNP的碱基不同得到差别为一个碱基的延伸产物;最后,将经过树脂处理的延伸产物点样至基质,质谱检测得到峰图,通过分析软件给出样品的基因型和预测血清学表型[22]。

质谱技术作为开放的平台,可供研究人员根据实验目的,选择性地检测红细胞血型抗原的各种多态性。由于采用了多重PCR技术,每个标本可以同时检测多达几十种抗原,也是一种相对高通量的检测方法。

采用质谱方法进行血型基因分型的常规流程如下:样品DNA提取→多重PCR扩增→虾碱性磷酸酶处理→延伸反应→点样前处理→质谱检测→结果判断。

5. 二代测序　作为基因检测的金标准,Sanger测序技术虽然提供了其他方法难以比拟的高准确度,但是并不适用于大规模高通量的检测。随着近年来测序技术的发展,二代测序(NGS)等高通量的测序技术应运而生。NGS是一种大规模平行测序技术,能够同时对上百万甚至更多的DNA分子进行测序,是真正意义上的高通量检测方法。本质上,NGS和Sanger测序都是检测DNA聚合酶催化荧光标记的dNTP结合到DNA模板时产生的荧光信号,但是NGS由于同时检测数以万计的信号,因此极大地提高了检测效率[23]。

从应用的角度,NGS可以分为全基因组测序(whole genome sequencing,WGS)、全外显子组测序(whole exome sequencing,WES)、对特定基因或区域的靶向测序等。近十年来,已经发表了多个利用NGS技术进行血型抗原基因分型的研究成果。根据采用的平台和检测对象范围不同,各种具体的应用方法在检测流程上略有差异,比较常见的流程是:样品DNA提取→PCR扩增→文库制备→上机检测→数据处理→结果分析。商业化的NGS应用还需在各关键环节开展质控检测,确保实验的顺利进行。

三、血型基因分型在临床输血中的应用

基因分型对输血医学最大的益处是可以使献血者和受血者在多个血型系统之间更广泛匹配。大多数国家目前仅选择ABO和RhD匹配的红细胞进行输血,但是对于需要长期输血的患者(地中海贫血或镰状细胞病患者)、育龄期女性等来说,临床上经常需要预防性扩展匹配供受者之间的多个抗原,例如:Rh血型系统的其他主要抗原(CcEe)、Kell(K)、Duffy(Fy^a/Fy^b)、Kidd(Jk^a/Jk^b)和S/s抗原等,以预防同种免疫和严重的溶血输血不良反应。如果出现ABO和Rh之外的不配合,特别是同时存在两种或两种以上同种抗体时,通过血清学方法筛选合适的抗原阴性血液制品是十分耗时耗力的。所以,高通量的血型基因分型平台很可能在血液中心率先实施,用以开展个性化的输血治疗。

（一）献血者分型

1. 献血者血型鉴定　血液中心需要鉴别出献血者红细胞的抗原表达减弱或不完整的情况，例如 ABO 亚型以及 D 变异型。即使是健康的献血者，也可能因为亚型等其他因素导致 ABO 抗原的表达减弱或天然 ABO 抗体的效价下降，引起正反定型不一致，无法给出该献血者正确的 ABO 表型。基因分型则可以辅助判断这些情况是否由 ABO 亚型等遗传机制引起，以及精确分型。还有一定比例的个体，红细胞 D 抗原的表达是减弱或变异的，有时用抗体试剂检测可能会得出假阴性或者假阳性的结果。*RHD* 基因分型则可较好地识别这些情况，并帮助区分 D 抗原属于减弱还是变异以及具体的类型。因此，基因分型可以作为献血者常规血清学定型的辅助，识别异常的 ABO 和 D 抗原表达。

2. 献血者分型扩展　血型抗原是多态的。对于长期输血患者和尚未产生同种抗体的患者等来说，供受者之间血型抗原尽可能匹配是限制和避免输血同种免疫的关键。但是，由于缺乏足够数量的合适试剂，以及同时对多个抗原的血清学检测和手动的数据录入费时费力等，利用血清学方法对供体表型进行完整的定型十分昂贵。解决这一问题的首选方法采用高通量和相对低廉成本的基因分型平台用于供者的全面分型。这不仅可以将和临床关系最为密切的一些血型抗原纳入供者的血型鉴定，也更容易发现罕见的血型。

已经产生同种免疫的患者需要输入抗原阴性的红细胞制品。在没有对献血者开展大规模全面的血型基因分型之前，通常情况下，血液中心采用血清学方法筛选献血者以获得配合的血液。然而，某些抗原阴性的表型不易通过血清学方法筛选得到，这主要是由于商业化抗体试剂的短缺或者价格昂贵。基因分型技术则可有效解决这一问题。现有的高通量血型基因分型平台（例如质谱或 NGS 平台）可以很方便地添加感兴趣的等位基因，筛选已知分子背景的抗原阴性表型。通过将血液中心和临床输血实验室的库存数据库实时共享，大规模的献血者基因分型还可以进一步提高抗原阴性血液制品的供应效率。

3. 稀有血型献血者筛选　在临床中，如果患者产生了针对高频抗原的抗体，通常需要输入相应抗原阴性的血液，即稀有血型血制品。由于稀有血型不属于常规检测对象，一旦患者有用血需求，很难在短时间内寻找到合适的稀有血型供者，给输血的安全性和有效性带来了一定隐患。稀有血型库是解决这一问题的有效办法。然而，大多数的稀有血型缺乏商业化抗体检测试剂，或者抗体十分昂贵，无法通过血清学方法开展大规模人群筛选。血型基因分型技术则为稀有血型库的建立和运行提供了有效的解决方案。目前，稀有血型供者筛选主要采用了高通量的基因分型方法，例如基因芯片、质谱或 NGS 技术等等。

（二）受者分型

1. 近期或慢性输血患者　近期输血以及接受慢性输血治疗的患者都可以从血型基因分型中获益，建立扩展的血型抗原分型。特别对有复杂抗体的患者来说，血型基因诊断尤为有用，例如产生了自身抗体、多种同种抗体、高频抗原抗体，或难以通过血清学分型的抗原抗体（如 Do^a/Do^b，Kp^a/Kp^b，V/VS）等的患者。通过血型的基因分型，可以辅助判断抗体的特异性，以及排除同种抗体、识别自身抗体等。

2. 镰状细胞贫血和地中海贫血患者　在需要长期红细胞输注的镰状细胞贫血（sickle cell disease，SCD）和地中海贫血等患者中，同种免疫较为常见。美国国家心肺血液研究所建议对 SCD 患者进行预防性的 CE 和 K 抗原匹配。基于基因分型技术的红细胞抗原分型已被用作 SCD 患者扩展血型分型的主要方法。如果对患者和供者人群均提供高通量的红细胞基因分型，并建立供者数据库，可以有效促进扩展的血型抗原匹配。有少量的研究调查了 CE 和 K 抗原匹配之外的进一步扩展匹配（包括 ABO、RhD、C/c、E/e、K、Fy^a/Fy^b，Jk^a/Jk^b、S/s、Dombrock+/-和 Diego+/-）[24]。

3. 骨髓移植　尽管骨髓移植时一般不考虑红细胞抗体，但是血型同种抗体会引起并发症。如果供受者 ABO 血型不配合，不相容的 ABO 抗体可能会导致红细胞生成延迟或移植供体 RBC 的溶血，而由供者免疫系统移植成功后所产生的新 ABO 同种血型抗体也会使随后的输血变得复杂[25]。对于具有血型同种异体抗体的移植患者，可以对供体和受体进行血型扩展抗原的基因分型，并在移植前评估供体/受体的相容性。如果有几个 HLA 相同的供体可选择，血型基因分型可以指导选择最合适的一位供体。另外，在移植后，可以对受体外周血样品进行基因分型以确定新抗体的来源，即供体来源或受体来源，以告知选择供输血的单位以便于提供最佳的输血支持。

四、血型基因分型技术的进展与展望

近年来，分子生物学技术的快速发展也大大拓展了血型基因分型的应用范围。血型基因分型不仅可以使血站和临床的输血工作获益，还逐步应用到了免疫血液学的其他领域，并且极大地促进了免疫血液学学科的发展。

例如，在产前诊断和新生儿溶血病防治方面，血型基因分型技术就发挥了一定的作用。在引起新生儿溶血病的多种红细胞血型抗体之中，针对Rh血型D抗原的抗体是导致严重新生儿溶血病的主要原因。因此，在二十世纪六十年代末，欧美国家就开始利用抗-D免疫球蛋白进行新生儿溶血病的预防工作并取得了积极的效果。然而，有些Rh阴性的孕妇可能其胎儿也是Rh阴性的，对这些孕妇进行抗-D免疫球蛋白预防并无益处，同时也增加了感染经血传播传染病的风险。所以，了解胎儿的Rh血型有助于有效地使用抗-D免疫球蛋白。但是采用血清学技术进行胎儿血型分型需要进行有创操作，增加了流产和感染等风险。得益于孕期母体外周循环血中胎儿游离DNA的发现，基因分型技术实现了胎儿血型的无创产前诊断。国际上已经有一些实验室将产前胎儿*RHD*基因分型作为了常规的技术手段，相关实验标准也已出台。除D抗原之外，针对其他可能引起胎儿受累的红细胞和血小板抗原等，也陆续开发出了无创产前诊断方法，如：CE抗原、K抗原、HPA-1a抗原等。应用于胎儿产前血型基因分型的技术主要包括实时定量PCR、质谱、NGS等。特别地，NGS技术由于其所需起始模板量较低、灵敏度高、可同时检测多个血型抗原的特点，在近期引起了较多的关注。

基因分型技术更激动人心之处在于，不仅可以用于检测已知的血型，还可以探索未知的血型。红细胞血型自1900年兰德斯坦纳发现ABO血型系统以来，目前已经确立了43个血型系统。其中，近1/4血型系统是在最近十年确立的。而基因分型技术，特别是高通量测序技术，包括NGS、WES等，在新血型系统编码基因的鉴定中起到了十分关键的作用。随着对不同抗原多态性分子机制的深入了解，以及基因分型工作的开展，人们对一些用血清学方法难以判断的抗原表型也有了更清晰的认识。

可以说，随着基因分型在血型领域的应用逐步深入，已经解决了血型基因分型"能不能做"的问题，接下来的问题是"做什么"以及"怎么做"。

首先，"做什么"也就是可以利用血型基因分型检测的抗原和人群类型。理论上，已知多态性的任何血型抗原都可以通过基因检测技术进行分型。但是，目前国际上的共识是，ABO血型和Rh血型的D抗原不建议常规采用基因分型。这是由于：①ABO血型和D抗原的血清学检测技术已经十分成熟，抗体价格低廉，差错率极低，并且可以利用自动化的检测平台，相对于基因分型速度更快；②ABO血型和D抗原的准确鉴定十分重要，但对其基因背景还没有充分地认识，比如有一些由于表达调控异常导致的抗原减弱等，采用基因分型存在一定不被允许的差错可能性。常规的基因分型更适用于不具备血清学检测条件，或分子背景较为单一的血型抗原鉴定，以及献血者或患者的扩展分型等。

其次，"怎么做"也就是采用何种技术手段开展血型的基因分型工作。如前所述，相对于血清学技术，血型的基因分型方法是非常灵活且多变的。基因分型不仅可以选择的技术平台种类较多，研究人员还可以根据感兴趣的基因和抗原，自由设计分型方法。和血清学方法通常采用规范性的操作流程不同的是，基因分型时，研究人员不仅可以自行设计引物，也可以根据实验目的建立或更改具体的操作流程，比如PCR扩增程序等。采用何种技术手段取决于具体的应用场景。例如，对个别疑难标本进行特定抗原的鉴定，可以采取一些中低通量的检测方法，如PCR-SSP、测序等。而如需对大规模标本同时进行多种抗原的鉴定，更适合采用高通量的分型技术，如质谱、NGS等。总而言之，研究人员需结合实际工作需要，选择更适合的技术手段。

目前，HLA已经全面采用基因分型技术取代了血清学分型。近年来，我国也逐步开始使用分子技术来筛查血液中的经血传播传染病标志物。由于基因分型可以比血清学方法鉴别更多的血型抗原，近年来，随着分子技术检测成本的不断下降和检测通量的快速增加，血型基因分型已经在某些国家和地区被纳入了常规检测手段，并有可能进一步扩大其应用范围[25]。诚然，血型基因分型尚不完美，还存在着诸多问题，比如：①目前对血型基因背景的认识还不够充分，对不同地区和人群的等位基因组成还有待进一步了解，一些抗原多态性的机制还没有厘清；②血型基因组成的一些特点可能导致基因分型错误，例如：待检测的SNP位点附近突变可能影响扩增和后续结果的判断；一些非基因编码区的突变，如增强子、启动子等，可能影响基因分型结果；由于表观遗传导致的抗原变异不易检测等；③对血型基因分型的质量控制还十分欠缺。然而，可以预见的是，随着对血型抗原分子背景的了解进一步深入，基因分型技术自动化程度增加，高通量技术检测成本下降，以及计算机网络技术的发展比如云端技术等，血型基因分型将会在输血医学领域逐步发挥更大的作用。

（朱自严　叶璐夷　郭忠慧　张嘉敏　李勤　杨启修　王晨）

参考文献

1. 赵桐茂。血型遗传学基础//人类血型遗传学[M]. 北京:科学出版社,1987:4-12.
2. American Association of Blood Banks. General Laboratory Methods//Technical Manual AABB [M]. 17th ed. Bethesda: AABB Press,2011:865-874.
3. American Association of Blood Banks. Red Cell Typing//Technical Manual AABB [M]. 17th ed. Bethesda:AABB Press,2011:875-895.
4. 丁苏鄂. 常用血清学检查技术//刘达庄,免疫血液学[M]. 上海:上海科学技术出版社,2002:194-231.
5. 王建文,陈巧凤. 唾液中 ABH 血型物质检测的研究[J]. 南京医科大学学报(自然科学版),1995(4):847-849.
6. 刘达庄. 免疫血液学基础//刘达庄,免疫血液学[M]. 上海:上海科学技术出版社,2002:6-14.
7. HARVEY GK, DAVID JA. Red cell antibodies. In: Mollison's Blood Transfusion in Clinical Medicine [M]. 12th ed. Chichester:John Wiley & Sons,Ltd,2014:62-72.
8. DANIELS G,POOLE J,DE SILVA M,et al. The clinical significance of blood group antibodies[J]. Transfus Med, 2002, 12 (5):287-295.
9. EDER AF. Update on HDFN: new information on long-standing controversies[J]. Immunohematology,2006,22(4):188-195.
10. JOHN DR, BRENDA JG, TERESA H, et al. Antibody Detection, Identification, and Compatibility Testing[M]//Technical Manual. 17th ed. Bethesda:AABB Press,2011:897-914.
11. PHYLLIS SW. Identification of Antibodies to Red Cell Antigens [M]//Technical Manual. 17th ed. Bethesda:AABB,2011:463-493.
12. LAURA C. ABO,H and Lewis blood groups and structurally related antigens. In AABB Technical Manual [M]. 18th ed Bethesda:AABB,2014:298-300.
13. GREGORY AD,CONNIE MW. The Rh system. In AABB Technical Manual [M]. 18th ed. Bethesda:AABB,2014:332.
14. KATHARINE AD, IRA AS. Pretransfusion testing. In AABB Technical Manual [M]. 18th ed. Bethesda:AABB,2014:380.
15. 国际输血协会红细胞免疫遗传与命名委员会[EB/OL]. [2020-12-12]. http://www. isbtweb. org/working-parties/red-cell-immunogenetics-and-blood-group-terminology.
16. WAGNER FF, FLEGEL WA. RHD gene deletion occurred in the Rhesus box[J]. Blood,2000,95(12):3662-3668.
17. OLSSON ML, IRSHAID NM, HOSSEINI MB, et al. Genomic analysis of clinical samples with serologic ABO blood grouping discrepancies: identification of 15 novel A and B subgroup alleles[J]. Blood,2001,98(5):1585-1593.
18. MAASKANT-VAN WIJK PA,FAAS BH,DE RUIJTER JA,et al. Genotyping of RHD by multiplex polymerase chain reaction analysis of six RHD-specific exons[J]. Transfusion, 1998, 38 (11-12):1015-1021.
19. OMAE Y, ITO S, TAKEUCHI M, et al. Integrative genome analysis identified the KANNO blood group antigen as prion protein[J]. Transfusion,2019,59(7):2429-2435.
20. CAROL MB,CLIFFORD JS. High-Resolution Melting Analysis of Single Nucleotide Polymorphisms[M]//Peter Bugert. Molecular Typing of Blood Cell Antigens,Methods in Molecular Biology. Berlin:Springer,2015:5-27.
21. Immucor 公司产品介绍[EB/OL]. [2020-12-12]. http://www. immucor. com/en-us/Products/Documents/BioArray_HEA_SalesSheet. pdf.
22. MEYER S,TROST N,BEAT MF,et al. Parallel Donor Genotyping for 46 Selected Blood Group and 4 Human Platelet Antigens Using High-Throughput MALDI-TOF Mass Spectrometry [M]//Peter Bugert. Molecular Typing of Blood Cell Antigens, Methods in Molecular Biology. Berlin:Springer,2015:51-70.
23. SHENDURE J,BALASUBRAMANIAN S,CHURCH GM,et al. DNA sequencing at 40: past, present and future[J]. Nature, 2017,550(7676):345-353.
24. FASANO RM,CHOU ST. Red Blood Cell Antigen Genotyping for Sickle Cell Disease, Thalassemia, and Other Transfusion Complications[J]. Transfus Med Rev, 2016, 30(4): 197-201.
25. WESTHOFF CM. Blood group genotyping[J]. Blood,2019,133 (17):1814-1820.

第三十九章

相容性输血及其临床应用

自人类发现 ABO 血型,输血才从蒙昧走入科学。随着 ABO、Rh 等血型的发现,诞生了血型血清学。20 世纪血型血清学发展为涉及红细胞血型、抗原抗体反应、免疫应答等知识的免疫血液学,为安全有效输血提供了保障。输血不良反应中,溶血性输血不良反应最危险,可能危及患者生命。患者与供者血型不同是造成溶血性输血不良反应的主要原因。因此,临床输血首选同型输注。由于新的红细胞血型不断发现,很难达到患者与供者所有血型完全相同,而且有些血型免疫原性弱临床意义不大,因此临床输血中一般只要求患者与供者 ABO、RhD 血型相同。但是,在输血实践中会遇到一些特殊情况,比如紧急抢救输血时,患者 ABO 血型难以判定,或没有库存 ABO 同型血,纠缠 ABO 血型鉴定和寻找 ABO 同型血都有可能延误抢救。患者生命至上,特殊情况就要采取相容性输血挽救患者生命。因为各种血液成分都有多态性,相容性输血不但涉及红细胞输注,也涉及其他血液成分如血小板的输注。

第一节　相容性输血依据及临床意义

一、相容性输血的有关依据

(一) 国内相容性输血的相关依据

2000 年卫生部颁布《临床输血技术规范》[1]第十条:"对于 RhD 阴性和其他稀有血型患者,应采用自身输血、同型输血或配合型输血"。第十五条:"输血科(血库)要逐项核对输血申请单、受血者和供血者血样,复查受血者和供血者 ABO 血型(正、反定型),并常规检查患者 RhD 血型(急诊抢救患者紧急输血时 RhD 检查可除外)"。同时在其附件《成分输血指南》中指出:洗涤红细胞(WRC)使用前只需"做主侧配血试验"。冰冻红细胞(FTRC)使用前"加生理盐水悬浮只做主侧配血试验"。新鲜液体血浆(FLP)要求"与受血者 ABO 血型相同或相容"。新鲜冰冻血浆(FFP)要求"与受血者 ABO 血型相同或相容"。冷沉淀凝血因子(Cryo)要求"与受血者 ABO 血型相同或相容"。

《全血和成分血使用》(WS/T 623—2018)[2]规定:血浆按交叉配血次侧相容性原则输注,献血者意外抗体筛查阴性的血浆可直接进行 ABO 相容性输注;血小板按照 ABO 同型原则输注,出血危及生命且无同型血小板时,可考虑输注次侧相容性血小板;冷沉淀凝血因子按照交叉配血次侧相容性原则输注,献血者意外抗体筛查阴性的冷沉淀凝血因子可直接进行 ABO 相容性输注。

(二) 国外相容性输血的相关依据

WHO《临床输血实践》[3]指出:由母源性 ABO 抗体引起的新生儿溶血病(HDN)应使用与新生儿 ABO 同型的红细胞、与母体 ABO 抗体相容的红细胞,或者与新生儿 ABO 抗体相容的红细胞。除此之外,还可以使用 O 型 Rh 血型相容的红细胞。

WHO《临床血液使用手册》[4]规定:所有血液在输血前均需进行输血相容性试验,以便确保输入的红细胞与患者血浆相容,避免因机体受到抗原刺激产生红细胞抗体,尤其是 RhD 抗体。虽然在 30% 的 ABO 不相容输血中至少有 10% 会导致严重或致命的输血不良反应,然而提供完全相同的 ABO 血型的血液也并非总是必要,某些特殊的情况下,参照 ABO 血型相容原则输血即可。当患者急需输血,并且很难找到完全相同的红细胞时,应请血库的医师就相容性输血的风险提出建议。

美国血库协会(AABB)、美国血液中心(ABC)和美国红十字会(ARC)于 2002 联合编制的《血液和血液成分使用指南》[5]明确规定:所有含红细胞的血液制剂,其 ABO 血型必须与受血者血浆中的 ABO 抗体相容。如果红细胞制剂只含有极少量血浆,则不必 ABO 同型。除非延迟输血会危及生命,否则在输注任何含红细胞成分的血液之前,必须先进行输血相容性试验,少于 2ml 的红细胞制剂无需交叉配血试验。血浆制剂不需要进行交叉配血,但必须与受血者的红细胞相容。

英国血液学标准委员会(BCSH)2013年发布的《输血实验室输血前相容性程序指南》[6]指出:实验室工作人员应充分了解紧急相容性用血的程序。如果供者的血型与患者的血型不同,则应在相容性标签上突出显示差异,但要指出该血液可以输用。如果无法及时鉴定出患者的血型,输注O型红细胞可能是一种更安全的选择。如果血液标本标签不符合样本接收的政策,应直接发放O型血。RhD阴性患者需大量用血时(例如超过8个单位的红细胞),应向50岁以上的女性和未检测到抗-D抗体的成年男性患者发放RhD阳性红细胞,从而为有生育需求的妇女保留RhD阴性的红细胞储备。

二、相容性输血的临床意义

卫生部2000年颁布的《临床输血技术规范》要求异体输血首选ABO和RhD血型同型输血,次选相容性输血[1]。相容性输血实质就是输注配血相合或相容的异型血,所以也叫"配合型输血"。

(一) 紧急抢救输血

紧急抢救输血时,常规输血前试验一般需要30分钟以上,如果碰到疑难问题时间还要更长。如不及时输血将危及患者的生命。患者生命权第一,必须启动相容性输血挽救患者生命,参见本章第四节。

输血技术已经成为战伤救治的必备技术。军队采供血机构依据《军队血液管理规定》,在战备血库储备O型通用悬浮红细胞和通用新鲜冰冻血浆,战场抢救,可以不经交叉配血,直接输ABO抗体效价低的O型红细胞或AB型冰冻血浆[7],参见本书第六十六章。

(二) 无同型血输血

我国的汉族人群RhD阴性仅占0.34%[8]。按照《临床输血技术规范》的要求,RhD阴性患者优先选择ABO和RhD同型输血。紧急抢救输血时如果没有RhD阴性库存血,就采取相容性输血,参见本章第六节。

ABO血型系统存在多种亚型,我国采供血机构一般不常规储备ABO亚型血液。ABO亚型患者在紧急抢救时,输注交叉配血相合的ABO同型或O型红细胞,参见本章第二节、第七节。

(三) 疑难血型输血

供受者ABO异型造血干细胞移植后,可能出现血型嵌合体阶段,患者体内同时存在供者红细胞和患者自身红细胞的特定阶段。一般采取相容性输血,参见本书第五十三章。

自身免疫性溶血性贫血(AIHA)相容性输血参见本章第五节。

胎儿和新生儿溶血病(HDFN)需要换血治疗时,母婴ABO血型或Rh血型不合者,可采用洗涤红细胞+AB型血浆进行相容性换血,参见本书第五十五、五十六章。

第二节　相容性输血的免疫学基础

一、血型与临床安全有效输血

免疫血液学(immunohematology)起源于研究临床输血配型时所涉及的血型、抗原抗体反应等免疫学问题,现在已经发展成为一门多学科交叉的新兴学科,是临床安全有效输血的保障。血型是血液中各种成分能检出的遗传多态性标记,是临床输血最关注的问题之一[9]。

临床输血要求安全、有效、科学。输血是一把双刃剑,既能挽救患者生命,也有五种危险因素:①免疫反应;②传播血源性疾病;③血液质量导致的反应;④临床用血不当导致的反应;⑤技术原因或非技术原因导致的输血不良事件。免疫反应包括溶血性输血不良反应、非溶血性发热反应、过敏反应、输血对机体免疫功能的干扰等。输血发生免疫反应的原因是患者与供者血型不完全相同导致的抗原-抗体反应。抗原-抗体反应是"锁钥关系",患者体内只有某种抗原与对应的抗体同时存在才会发生免疫反应。因此避免抗原、抗体反应的有效办法就是输注与患者血型完全相同的供者血液。但是由于血型的多态性,临床输血要达到供者血型与患者完全相同的难度很大,除非同卵双胎或自身输血;而且也没有必要,因为有些血型抗原的免疫原性非常弱,有些非常稀有,有些则主要存在于一些特定的人群中,这些血型抗原在临床输血中意义不大。只要患者体内没有针对供者血液成分的抗体,而且供者血液成分不导致患者免疫应答产生抗体,就可以达到安全、有效的输血目的。

二、相容性输血总原则

相容性输血实质就是输异型血。但不是随机异型血,而是配血相合/相容的异型血。异型输血要遵循抗原与抗体二者不同时存在的原则。免疫性输血不良反应的实质是抗原-抗体反应,抗原-抗体反应必须抗原和抗体两个因素同时存在才会发生。通常患者与供者的血型即便不完全相同,供者血液成分进入患者体内如果碰不到对应的抗体,和/或供者血浆进入患者体内如果碰不到对应的抗原,都不会发生免疫性输血不良反应。换句话说,患者体内如果有几种不同抗原即几种不同血型的红细胞或血小板,只要没有对应的抗体,红细胞或血小板就不会遭到免疫性破坏。但是,患者有可能被异型血液成分免疫而产生对应的意外抗体。患者如果被异型血液成分免疫而产生了意外抗体,以后输血就必须输同型血。某些红细胞意外抗体还可能导致女性患者怀孕以后发生胎儿新生儿溶血病(hemolytic disease of the newborn, HDFN)。母体的血小板抗体进入新生儿循环系统也可能造成新生儿同种免疫血小板减少症(neonatal alloimmune thrombocytopenia)和新生儿血小板减少性紫癜(neonatal thrombocytopenic purpura)。因此,临床输血需要掌握的原则,一是尽量输同型血,避免产生免疫性抗体;二是特殊情况紧急抢救生命时,如果患者血型没有鉴定清楚或没有同型血,则应当机立断不拘泥于患者与供者血型是否相同而采用相容性输血。不能顾忌患者有可能产生意外抗体而贻误抢救生命的时机[10]。

三、红细胞相容性输注

(一) 红细胞血型的多态性

红细胞血型非常复杂,已发现有 43 个血型系统,共有 376 种红细胞血型抗原[11]。要达到患者与供者几百种血型抗原全部相同的难度很大。有些血型抗原的免疫原性非常弱,有些非常稀有,有些则主要存在于某些特定的人群中,这些血型抗原在临床输血中意义不大。因此,一般情况只要求患者与供者 ABO 和 RhD 血型抗原相同即可。

(二) 红细胞相容性输注的原则

患者与供者同型输血最安全,可以减少差错。ABO、RhD 血型与常见疾病没有明显关联,在随机抽取的患者和献血者中分布大致相同,因此同型输血不容易发生临床输血中某种血型的血液短缺。

抢救患者生命必须立即输血时,如果来不及做 ABO、RhD 血型鉴定实验或没有同型库存血液,应采用红细胞相容性输注。红细胞相容性输血的实质是患者体内没有针对供者红细胞的血型抗体,供者血浆中没有针对患者红细胞的血型抗体,以确保本次输血以后不会发生免疫性溶血[10]。

患者与供者的红细胞血型抗原相同时肯定相容,但相容却不一定必须相同。例如:①患者 A 型,供者 A 型,患者与供者的 ABO 血型相同,也相容;②患者 AB 型,供者 A/B 型或 O 型,患者与供者的 ABO 血型抗原虽然不相同,但是患者体内没有 ABH 抗体,故供者红细胞输入患者体内,不会遇到对应的血型抗体而发生溶血;③患者 RhD 阴性,如果体内没有抗-D,供者 RhD 阳性,患者与供者的 RhD 血型抗原虽然不相同,输血后也不会发生免疫性溶血,但是在这种情况下患者有可能被供者的 RhD 阳性红细胞免疫而产生抗-D。

红细胞相容性输血一般是指输注配血相合的 O 型红细胞;如果是女性患者,来不及鉴定 RhD 血型,就输 RhD 阴性红细胞[12]。O 型红细胞是“通用红细胞”(universal RBC),人们用酶处理红细胞上 A/B 抗原制备“通用血”的临床研究超过 30 年,目的就是用于紧急抢救输血。

(三) 红细胞相容性输注的实验

判定患者与供者的红细胞是否相容的实验就是患者与供者交叉配血是否有凝集。主侧配血(患者血浆/血清+供者红细胞)无凝集,表明患者与供者红细胞相容。如果输进的血液中含血浆,还要考虑供者血浆/血清中有无针对患者红细胞抗原的抗体,也就是次侧配血(患者红细胞+供者血浆/血清)是否相容。

(四) 与红细胞相容性输注有关的问题

1. ABO 亚型红细胞安全输血　供者红细胞血型抗原与受者相同,即同型输血,当然不会发生免疫性溶血性输血不良反应。但是 ABO 亚型的供者红细胞输给对应的 ABO 型受者(A 亚型红细胞输给 A 型患者,B 亚型红细胞输给 B 型患者),只要配血无凝集,也不会发生免疫性溶血性输血不良反应,因为至今为止没有发现“抗 ABO 亚型抗体”。有些采供血单位拒绝 ABO 亚型献血者献血,有些医院拒绝接受 ABO 亚型血,都是对相容性输血的误解。如果采集到 ABO 亚型血,由于临床输血中很难遇到 ABO 亚型患者,于是把 ABO 亚型血报废,就是浪费宝贵的血液资源。

2. 红细胞抗原与安全输血　除了特殊情况,患者被免疫产生血型抗体的一般规律是:有某种血型抗原,不会产生某种血型抗体;无某种血型抗原,被该抗原免疫后,可能会产生某种血型抗体。因此,如果患者有某种血型抗原,体内一般是不可能存在某种血型抗体的。但是特殊情况例外,自身免疫性溶血性贫血患者可能产生“类自身抗体”,例如患者自身抗体有抗 Rhe 特异性,患者红细胞带 e 抗原。异型输血时,患者有某种血型抗原,如果供者无某种血型抗体,输血以后,是不会发生免疫性溶血性输血不良反应的。

例如:RhD 阳性患者的红细胞带 D 抗原,一般情况不会产生抗-D。RhD 阴性供者的红细胞不带 D 抗原。把 RhD 阴性红细胞输给 RhD 阳性患者,虽然是异型输血,但是安全。反之,把 RhD 阳性红细胞输给 RhD 阴性患者,则不一定安全,是否安全取决于患者体内有无抗-D。还要指出的是,至今没有发现 RhD 的对偶抗原 RhD 及抗 RhD 抗体。

简而言之,对于任何血型系统,异型输血时遵循的规律是:供者红细胞无某种抗原,患者有某种抗原,输血安全;供者红细胞有某种抗原,患者无某种抗原,输血不一定安全,是否安全取决于患者有无针对该抗原的抗体。

3. 交叉配血试验 为了确保输血安全有效,《临床输血技术规范》规定输血前试验包括 3 个项目:ABO、RhD 血型鉴定,意外抗体筛查,交叉配血。输血前三项试验是 3 道保险,除了自身免疫性溶血性贫血患者以外,3 道保险中交叉配血试验最重要,是安全有效输血的生命线。

例如:只要主侧配血无凝集(相容),即便患者与供者 ABO 血型不相同(患者 AB 型,供者 A 型),患者抗体筛查阳性(患者血浆中含抗-E,供者红细胞不带 E 抗原),输红细胞也是安全的;反之,只要主侧配血有凝集(不相容),即便患者与供者 ABO 血型相同,输血也不安全。例如:患者与供者 ABO 定型试验结果都是正定型抗-A 凝集,抗-B 无凝集;反定型 A 细胞无凝集,B 细胞凝集,患者与供者都定为 A 型,但患者可能为 A_2 型,供者为 A_1 型;患者意外抗体筛查阴性,但是患者血浆中含 IgG 抗-A_1,反定型盐水试验不凝集 A 细胞,又因为意外抗体筛查细胞均为 O 型,ABO 亚型抗体均漏检。这种情况下,主侧配血有凝集(不相容),把供者的 A_1 型红细胞输给 A_2 型患者是不安全的。

临床输血首选输 ABO 同型血,ABO 血型鉴定是提供同型血的依据。但是在特殊情况紧急抢救输血时,如果遇到患者为 ABO 疑难血型短时间内鉴定不出来,不能为了同型输血花费时间鉴定 ABO 血型而贻误抢救患者生命的时机。换句话说,患者生命至上,ABO 血型定不出来时,病情紧急就必须采取“相容性输血”。

4. ABO 同型输血不绝对安全 ABO 同型输血是安全输血的一道保险,但只要遵循本章第二节中阐述的安全输血 3 个原则:①抗原抗体不同时存在;②ABO 亚型红细胞可以输给 ABO 型对应的患者;③患者红细胞有某种抗原,供者红细胞无某种抗原。只要符合安全输血 3 个原则,尽管患者与供者 ABO 血型不相同,输血也是安全的。但是必须强调,临床输血首选 ABO 同型输血,异型输血仅限于特殊情况,并且一要符合输异型血的指征,二要经过严格的审批程序[10]。

5. RhD 阴性红细胞的输血问题 采供血机构如果没有常规储备 RhD 阴性红细胞,遇到 RhD 阴性患者紧急抢救输血时,可能因为临时采集 RhD 阴性血液困难而贻误抢救。有时储备了 RhD 阴性红细胞,又会因为长时间无 RhD 阴性患者而快过保存期。为了不浪费宝贵的血液资源,采供血机构请求临床把 RhD 阴性红细胞输给 ABO 同型的 RhD 阳性患者,但有时却遭到拒绝。有些医师误认为把 RhD 阴性红细胞输给 RhD 阳性患者不安全。这是对相容性输血的误解,因为至今为止没有发现抗 RhD 阴性红细胞抗体。只要 RhD 阴性供者抗筛阴性,或交叉配血无凝集,把 RhD 阴性红细胞输给 RhD 阳性患者是安全的。

6. RhD 阳性红细胞的输血问题 RhD 阴性患者如果含抗-D,接受 RhD 阳性红细胞会发生溶血性输血不良反应。RhD 阴性患者如果不含抗-D,输 RhD 阳性红细胞以后有可能被免疫而产生抗 D 抗体,以后再输血就必须输 RhD 阴性红细胞,而且女性患者怀孕以后有发生 HDFN 的风险。但是,RhD 阴性患者如果不含抗 D 抗体,紧急抢救时,生命至上,应该按照《临床输血技术规范》(卫医发〔2000〕184 号)中第十六条规定处理,采取“配合型输血”,只要 RhD 阴性患者与 RhD 阳性供者主侧配血无凝集就可以输血,既符合输血有关依据又是安全的。

7. RhD 阴性患者输注血小板的问题 血小板上有 ABO 抗原,但是没有 Rh 抗原。因此,RhD 阴性患者无论有无抗-D,输 RhD 阳性供者的血小板都不会“抗原抗体同时存在”,都是安全的。但是,如果 RhD 阴性患者含抗-D,RhD 阳性供者的血小板制剂中残存一定数量的 RhD 阳性红细胞,输血小板就可能有一定风险。此时可以输单采血小板,因为单采血小板中所含红细胞极少。

四、血小板相容性输注

(一) 血小板的临床应用

在临床治疗中,血小板输注适用于血小板数量减少或血小板功能缺陷导致的出血患者。目前血小板保存方法为(22±2)°C 震荡保存,保存的时间仅为 5 天。

(二) 血小板抗原及抗体简述

血小板抗原表达和血小板抗体参见第十章。

(三) 血小板相容性输注的依据

当前国内对血小板输注要求为:ABO 血型相同[1]。但因机采血小板对设备及献血者的要求较高,加上临床需求的不确定性及血小板保存时间过短,临床紧急抢救有时候无库存 ABO 同型血小板,此时应考虑挽救患者生命优先,立即采取血小板相容性输注。

1. 血小板 ABO 相容性输注 ABO 相容性血小板输注可以分为:①主侧相容;②次侧相容;③主次侧均相容。应注意含高效价抗-A、抗-B 的 O 型单采血小板输注给含对应 ABO 抗原的患者可能会引起溶血,因此建议使用抗-A、抗-B 效价≤64 的 O 型单采血小板。虽然 AB 型单采血小板的血浆中不含抗-A、抗-B,但 AB 型血小板上有 A 抗原和 B 抗原,非同型输注比较安全但疗效略差。

因此紧急情况下,推荐成人和较大儿童(建议≥6 岁)采用主侧相容的 ABO 不同型单采血小板输注;较小儿童(建议<6 岁)和婴儿采用次侧相容的 ABO 不同型单采血小板输注。同时儿童应尽量减少血小板中的血浆量,以防止发生溶血性输血不良反应[13]。作为抢救生命的重要手段,特殊情况下输注 ABO 主侧、次侧配血均不合的血小板是必要的、可行的,但疗效低于 ABO 同型输注。关于接受 ABO 血型不同的单采血小板的输注指征及禁忌证与接受 ABO 同型血小板的输注指征及禁忌证均相同。

2. 血小板 HLA 与 HPA 相容输注 血小板输注无效(PTR)是指输注至少 2 次足够治疗剂量的 ABO 相容的血小板,并且输注的血小板保存时间<72 小时的情况下,获得的血小板增加值欠佳的病理状态。PTR 的原因包括非免疫性因素和免疫性因素。血小板抗体是免疫性 PTR 的主要原因,包括 HLA 抗体、HPA 抗体和 CD36 抗体等。HPA 是一种血小板糖蛋白上的特异性抗原,HPA 的多态性是由类型多样的糖蛋白基因决定的。HLA 是迄今所知最复杂的人类遗传多态性系统,分为 HLA-Ⅰ类抗原、HLA-Ⅱ类抗原。血小板膜上仅表达 HLA-Ⅰ类抗原,主要为 HLA-A、HLA-B 抗原,只有少量的 HLA-C 抗原。HLA 抗体是免疫性 PTR 最主要的原因,占免疫因素的 80%[14]。如果患者 HLA 抗体阳性,首选不带 HLA 抗体对应抗原的 ABO 同型血小板输注,次选不带 HLA 抗体对应抗原的 ABO 相容的血小板输注。如果患者 HPA 抗体阳性,首选不带 HPA 抗体对应抗原的 ABO 同型血小板输注,次选不带 HPA 抗体对应抗原的 ABO 相容的血小板输注。如果患者 HLA 和 HPA 抗体同时阳性,首选不带 HLA 和 HPA 抗体对应抗原的 ABO 同型血小板输注,次选不带 HLA 和 HPA 抗体对应抗原的 ABO 相容的血小板输注[15]。研究证明:建立血小板供者 HPA 和 HLA-Ⅰ类基因分型资料库,为患者提供 HLA 和 HPA、ABO 匹配的单采血小板,可以降低 PTR 的发生率,是解决免疫性 PTR 的根本手段。

3. 血小板输注与 RhD 血型 血小板表面无 Rh 血型抗原,但由于血小板制剂中存在少量红细胞,因此 RhD 阴性患者可能会被 RhD 阳性供者血小板中残留的红细胞免疫而产生抗-D。但在紧急抢救患者生命时,RhD 阴性患者可以输注 RhD 阳性供者的单采血小板。在 RhD 阴性患者接受 RhD 阳性供者血小板前要告知风险,特别是育龄期妇女可能会发生胎儿新生儿溶血病(女童患者成年后风险同上)等。RhD 阴性无抗-D 的患者,特别是育龄期妇女和女童,输注 RhD 阳性供者的血小板后,可在 72 小时内注射抗-D 人免疫球蛋白以预防产生抗 D 抗体[15]。

(四) 血小板相容性输注的风险及对策

血小板相容性输注的风险及对策详细论述参见本章第四节。

五、其他成分血相容性输注

(一) 血浆相容性输注

血浆输注要求患者与供血者 ABO 血型相同或相容[1]。在 RhD 阴性患者紧急抢救时,与患者 ABO 同型的 RhD 阴性和 RhD 阳性供者血浆均可输注,无 ABO 同型血浆时可选择 AB 型 RhD 阴性或阳性血浆输注;RhD 阴性血浆应做抗体筛查排除抗-D[10]。值得注意的是,当输注 ABO 相容但非同型血浆时,要考虑存在循环免疫复合物的风险。国外有研究指出血浆中含有可溶性 ABO 抗原,当输注 ABO 相容的不同型血浆时,供者血浆内的可溶性 A 和/或 B 抗原可能与受者体内抗-A 和/或抗-B 形成循环免疫复合物(CIC),这些循环免疫复合物可能有副作用。因此提示 ABO 相容性血浆输注仅限于特殊情况紧急抢救输血。对于创伤患者,接受 ABO 相容血浆会导致并发症(尤其是 ARDS 和败血症)增加[16]。

输血相关性急性肺损伤(transfusion-related acute lung injury,TRALI)是指输注血液制剂导致的呼吸窘迫综合征,对患者生命有威胁。国外研究发现大多数 TRALI 患者与献血者血浆含 HLA 抗体和人类中性粒细胞抗原(HNA)抗体有关。HLA 和 HNA 抗体多存在于有多次妊娠的妇女血液中,所以男性献血者的血浆比女性尤其有多次妊娠史者的血浆安全[14]。

(二) 冷沉淀相容性输注

冷沉淀输注无需交叉配合试验,仅要求与受血者 ABO 血型相同或相容[1]。

(三) 粒细胞相容性输注

粒细胞表面同种抗原可以分为两大类,一类是粒细胞与其他细胞共有的抗原,如 HLA、红细胞 ABO 抗原等;另一类是中性、嗜酸性和嗜碱性粒细胞所特有的抗原。在临床输血中,粒细胞抗体除了可以引起非溶血性输血不良反应外,还可以造成输血相关性急性肺损伤。

单采粒细胞是指使用血液单采机在全封闭的条件下将符合要求的献血者血液中的粒细胞分离并悬

浮于一定量的血浆内的单采成分血。要求中性粒细胞含量≥1.0×10^{10}个/U。可以提高机体抗感染能力[17]。适用于中性粒细胞低于0.5×10^{9}/L,并发细菌感染,抗生素治疗48小时无效者。由于单采粒细胞中会掺杂一些红细胞,因此输注时要求ABO血型相同且交叉配血相合[1],且最好是在辐照后使用。

第三节 红细胞临床相容性输注的有关问题

输血是临床救治的重要手段,为保证其安全、有效、科学、合理,通常情况下,临床输血供、受者ABO、RhD血型必须相同。但在特殊情况下,例如紧急抢救用血,患者血型短时间内难以鉴定或无库存同型血时,为了抢救患者生命,就需要采取相容性输血(compatibility transfusion)[1]。所谓"相容性输血",实质就是供血者与患者血型尽管不相同,但是交叉配血主侧相合,患者血浆中没有针对供者红细胞的抗体;交叉配血次侧相合,供者血浆中没有针对患者红细胞的抗体,故又称"红细胞配合性输血"。临床上主要用于ABO血型及RhD血型不同的相容性输血。

一、红细胞相容性输血的临床适应证

(一) ABO血型相容性输血适应证

1. 特殊情况紧急抢救输血　患者出现危及生命的急性失血,生命体征不平稳,出血速度快,可能迅速危及生命;血红蛋白<30g/L,并有进一步下降趋势。或者血红蛋白>30g/L,但合并心、肺等严重基础疾病,进一步加重贫血可能会严重危及生命[10,18],但此时又来不及做ABO血型鉴定试验,可以立即输注O型红细胞,首选O型洗涤红细胞,次选O型红细胞悬液。在美国创伤复苏中心(trauma resuscitation unit,TRU)血库冰箱中通常准备有12U未进行交叉配型的O型红细胞,其中2U为O型RhD阴性红细胞,以备育龄期妇女使用[19]。

2. ABO疑难血型　输血科在30分钟内无法确定患者ABO或RhD血型,和/或交叉配血不合时,如稀有血型、ABO红细胞亚型、多凝集、抗体干扰、红细胞抗原减弱或其他生理、病理因素引起的ABO血型鉴定困难等。

3. ABO同型库存血储备不足　输血科库存缺少ABO同型红细胞,且得不到及时补充时,为了抢救患者生命,可以输注交叉配血主侧相合的红细胞制剂。交叉配血不合及抗体筛查阳性患者紧急抢救用血,患者可能存在有意外抗体和/或自身抗体,应紧密结合患者临床情况和其他检验结果综合分析,如果能排除意外抗体,单纯自身抗体不是输血绝对禁忌证。AIHA患者间接抗球蛋白试验阳性,如果临床没有办法除去患者血中的自身抗体,即便在体外采用各种办法去除自身抗体后主侧配血相合,因为体内自身抗体依然存在,供者红细胞输进患者体内抗原抗体反应就会存在。

4. 红细胞相容性输注原则　应遵循受者尽量少接受抗原为原则,即选择的红细胞制剂不含与受者血清抗体对应的抗原,如O型红细胞表面既不含有A抗原,也不含有B抗原,可以提供给A型、B型和AB型患者输注。不同ABO血型的悬浮红细胞相容性输注原则见表39-1。

表39-1 不同ABO血型的悬浮红细胞相容性输注

供血者血型	受血者血型
O	A、B、AB
A	AB
B	AB

(二) RhD血型相容性输血的适应证

1. 紧急输血　为抢救患者生命需要紧急输血时,根据《临床输血技术规范》(卫医发〔2000〕184号)中第十、十五条,对于RhD阴性和其他稀有血型患者,应采用自身输血、同型输血或配合型输血。急诊抢救患者紧急输血时,RhD检查可除外[1],可以输注交叉配血主侧相合的ABO同型或O型RhD阳性红细胞制剂。

2. 非限定患者　当RhD阴性血液供给困难时,RhD阴性的男性和非生育需求的女性患者用血可选用RhD阳性输血。输血科库存同型血液不足的急诊用血,应该按照《临床输血技术规范》(卫医发〔2000〕184号)中第十六条规定处理,采取"配合型输血",只要RhD阴性患者与RhD阳性供者主侧配血无凝集就表明输入的红细胞碰不到对应的抗体,抗原与抗体二者不同时存在,输血就是安全的,既符合输血有关政策,又安全有效。

3. 特殊患者输血　RhD阴性血液供给困难时,有生育需求的女性患者用血,应积极寻找RhD阴性血源,首选RhD阴性同型输血,除非病情危及生命。患者输注RhD阳性红细胞以后有可能被免疫而产生抗D抗体,如果为女性患者,怀孕以后有发生HDFN的风险,但是,RhD阴性患者如果不含抗D抗体,紧急抢救时,生命至上,生命权重于生育权,临床医师应当机立断,不拘泥于患者与供者RhD血型是否相同而采用相容性输血。RhD阴性患者如果含抗D抗体,输RhD阳

性红细胞会发生溶血性输血不良反应，此时输血就必须输RhD阴性红细胞。

4. 已知有Rh同种免疫抗体存在　患者因输血、妊娠等易产生Rh血型同种免疫抗体，应选择不携带对应Rh血型抗原的红细胞制剂，例如患者体内存在有抗-E、抗-c，那么就要选择不含E、c抗原的血液输注。

二、红细胞相容性输血流程

（一）建立相容性输血流程

1. 建立流程　医疗机构应当设立临床用血管理委员会，根据医疗机构的规模、血液保障能力、实验室检测水平制定应急用血工作预案[20]，建立特殊情况下红细胞相容性输血流程。如大型三级综合医院，平时储存血液多，检测能力强，疑难血型鉴定花费时间短，但是大型手术多、突发事件多，而二级医院及专科医院储血相对少、实验室检测分析能力往往不足，遇到疑难血型或疑难配血花费时间长，容易延误输血治疗，所以每个医疗机构应当制定适合本单位的相容性输血流程，不能千篇一律。输血科（血库）根据患者输血需求的紧急程度、输血前血型血清学试验结果及输血科血液库存情况，符合红细胞相容性输血的临床适应证中任何一项，立即向临床科室负责医师说明情况。

2. 输血评估　临床医师根据患者症状、体征和实验室检查决定是否立即输血。如果患者出现危及生命的急性失血，生命体征不平稳，血红蛋白<30g/L，并有进一步下降趋势，或者血红蛋白>30g/L，但进一步加重贫血可能会严重危及生命（出血速度快，可能迅速危及生命；合并心、肺等严重基础疾病，很难耐受更严重贫血等），如果符合红细胞相容性输血适应证，同输血科沟通，立即启动相容性输血流程，并在输血申请单上注明紧急程度，输血科选择对应的方案发放血液。红细胞相容性输血流程须经医务部门审批或总值班备案后方可启动。

3. 输血前告知　临床医师负责告知患者及其家属相容性输血的必要性、治疗方案及存在风险，医患双方共同签署《特殊情况下相容性输血治疗知情同意书》。

4. 相容性输血方案实施　如果是立即需要输血，输血科来不及做血型鉴定，直接发放O型红细胞；如果是紧急输血，要求鉴定患者ABO血型，采取同型或相容性输血；一般急诊用血，输血科要在30分钟内完成血型鉴定、意外抗体筛查和交叉配血试验。

（二）相容性输血流程启动时机

1. 根据临床症状　由于各种原因导致患者失血性休克或严重贫血，不立即输血将危及其生命，本着抢救生命为第一要义的原则，立即启动红细胞相容性输血流程。此时，输血科来不及做血型鉴定和/或交叉配血试验，选择相容性输血方案。

2. 根据实验室检测　输血科在30分钟内无法确定患者ABO或RhD血型和/或交叉配血试验不合时，患者急需输血，根据血液库存情况启动相容性输血流程。ABO疑难血型判定标准包括：①提示正、反定型不一致；②与先前血型鉴定结果不一致；③弱凝集、混合凝集或其他情况难以准确判定结果；④与ABO同型血液交叉配血试验不相合；⑤不符合一般遗传规律等。RhD抗原初筛试验阴性、RhD抗原结果难以判定、试验结果与先前不一致等，均暂按RhD阴性血型处理。

3. 根据血液供给能力　临床用血紧急，输血科血液储备不足，采取各种措施仍无法满足患者紧急抢救用血的需求时，启动相容性输血流程，输血科根据不同血型的血液储备，尽量选择同一血型的血液输注，如一例AB型患者需要相容性输血，首选O型红细胞，次选A型或B型红细胞，而不是O型、A型、B型红细胞混搭输注。

（三）相容性输血医疗文书要求

1. 输血申请　输血申请单应注明启动相容性输血流程的原因。

2. 输血前告知　输血治疗知情同意书应增加相容性输血的原因、治疗方案、输血风险等内容。

3. 输血记录　应详细记录患者病史、临床表现、相容性输血指征、供血者及受血者血型、血液成分、种类、剂量、可能出现的意外情况分析及应对措施等，同时记录患者的输血疗效评估、有无输血不良反应与处理、输血后生命体征恢复情况等，见表39-2。

表39-2　相容性输血医疗文书记录

项目	项目内容
输血申请单	注明相容性输血适应证： ☑急性失血，生命体征不平稳，血红蛋白<30g/L； ☑血红蛋白>30g/L，出血速度快，可能迅速危及生命； ☑合并心、肺等严重基础疾病，很难耐受更严重贫血； ☑疑难血型，短时间内血型鉴定困难； ☑稀有血型，找不到同型血； ☑输血科同型血储存不足

续表

项目	项目内容
输血治疗同意书	注明相容性输血存在的风险： ☑发热反应； ☑过敏反应； ☑急性溶血反应； ☑迟发性溶血反应； ☑输血疗效欠佳； ☑被动免疫，产生免疫抗体
交叉配血单	注明相容性输血试验结果： ☑受血者ABO血型、Rh(D)血型试验； ☑供血者血型复查结果； ☑受血者意外抗体筛查； ☑交叉配血试验； ☑未完成血型鉴定、交叉配血
输血病程记录	详细记录患者输血相关信息： ☑相容性输血指征； ☑生命体征； ☑供血者及受血者血型； ☑血液成分； ☑剂量； ☑输血疗效评价； ☑输血不良反应与处理

三、红细胞相容性输血的实验室监测

特殊紧急情况红细胞相容性输血，除外可能发生的常见输血不良反应，由于存在不相合的ABO血型抗体输入，要特别关注溶血性输血不良反应。对怀疑发生溶血反应、免疫反应、无效输注等情况，在具备追踪随访条件时，需进行相关监测，内容至少包括：

1. 输血后2小时　实验室监测血红蛋白、网织红细胞、直接抗球蛋白试验、血浆游离血红蛋白、触珠蛋白、尿血红蛋白、肾功能等指标，以寻找急性溶血证据。

2. 输血后24小时　实验室监测血红蛋白、网织红细胞，血浆游离血红蛋白、血清间接胆红素、触珠蛋白、尿血红蛋白及肾功能等指标，监测急性溶血反应及无效输血。

3. 输血后第3、7、14天　实验室监测检测血红蛋白、血清间接胆红素，并筛查意外抗体等项目，监测迟发性溶血性输血不良反应和同种免疫反应。

四、红细胞相容性输血的风险及对策

（一）红细胞相容性输血的风险

1. 溶血性输血反应　输注次侧不相合的红细胞，带入的血型抗体可能发生溶血性输血反应。

2. 产生意外抗体　输入自身缺少的抗原，可能刺激机体免疫，产生意外抗体，可降低输血疗效、无效输注，甚至迟发性溶血反应。

3. 再次输血风险　RhD阴性患者产生同种免疫反应后，增加再次输血困难。

4. 胎儿新生儿溶血病（HDFN）　育龄期女性患者非同型输血后可能产生HDN的风险，例如RhD阴性育龄妇女输注RhD阳性红细胞免疫后，妊娠可能出现流产、死胎、新生儿溶血病（女童患者成年后风险同上）等风险。

（二）针对红细胞相容性输血风险的对策

1. 相容性检测　患者ABO血型检测未完成或者发放未经交叉配血的O型红细胞时，对于有生育需求的女性，首选RhD阴性红细胞悬液，在交叉配血单上注明发血时尚未完成相容性检测，发血后继续完成血型鉴定、交叉配血试验，如果实验结果提示发出的血液主侧不相容，尽快通知主管医师，立即停止输血。

2. 输血不良反应处理　发生相容性输血不良反应，处理如下。

（1）信息核对：如发生输血不良反应，立即重新查阅病历，追问病史，包括输血史、妊娠史、既往输血不良反应史、用药史等，核对患者信息、发血单信息、血袋信息。

（2）相容性检测：重新抽取患者标本，复查供血者和受血者ABO、RhD血型，与历史结果比对，从而判断是否存在实验中的检测错误。

（3）抗体筛查：复查意外抗体筛查试验，与历次结果比对。有文献报告，随着时间延长，患者血浆中具有临床意义的意外抗体效价逐渐降低，甚至无法检出，1年内有30%、10年后有近50%的抗体降至无法检出的水平[21]。

红细胞相容性输血的风险与相同血型的异体输血一样，能够发生所有异体输血的风险，但也存在着抗原抗体不匹配所致的急性溶血、输血效果欠佳等特有风险，这些风险只能尽量降低，但是不可避免。因此，需要临床医师认真学习临床输血技术规范，做好输血前告知，强调紧急输血的必要性，明确贻误抢救时机的后果，并详细记录输血过程。

第四节　血小板临床相容性输注的有关问题

我国《临床输血技术规范》要求血小板ABO血型同型输血，紧急情况可采用配合型输血。而美国等国家血小板常规输血无须考虑ABO血型[22]，这样能够解决血小板供需平衡，避免血小板浪费。血小板抗原与抗体免疫学等问题参见本章第二节中“血小板相容性输注”。

一、血小板相容性输血的临床适应证

（一）实验室指标

血小板计数≤20×10^9/L，有明显的眼底出血、颅内出血等倾向；血小板计数≤5×10^9/L，随时有危及生命的出血；大量输入库存血引起的凝血功能障碍，血小板计数≤50×10^9/L，出血无法控制；其他由血小板数量减少或功能障碍引起的大出血等。

（二）相容性血小板的选择

1. ABO 血型相容　血小板 ABO 相容性输注有关问题参见本章第二节中“血小板相容性输注”，不同 ABO 血型的血小板相容性输注原则见表 39-3。

表 39-3　不同 ABO 血型的血小板相容性输注原则

受血者血型	供血者血型
O	A、B、AB
A	AB
B	AB

2. RhD 血型相容　RhD 阳性患者可以常规使用 ABO 血型相容的 RhD 阴性血小板，有条件者可检测供者意外抗体，抗体阴性者更安全。RhD 阴性、无抗 D 抗体的患者，特别是育龄期妇女和女童，尽量使用 RhD 阴性血小板，如果输注 RhD 阳性供者的单采血小板后，有条件者可尽快注射抗 D 免疫球蛋白，以预防抗体产生。血小板 RhD 相容性输注的其他有关问题参见本章第二节中“血小板相容性输注”。

3. HLA 与 HPA 相容　血小板抗原是指人类白细胞抗原（HLA）和血小板特异性抗原（HPA），输血、妊娠、骨髓移植等免疫刺激可以产生 HLA 和 HPA 抗体，这种免疫反应对于多次输注血小板的患者具有重要的意义。当 HLA 配型相合而 ABO 血型不相合时，HLA 配型为首选。这是因为患者产生血小板抗体后，寻找相匹配的血小板变得异常困难，要找到与某一特定患者 HLA 完全匹配的血小板，可能需要对 1 000~3 000 名甚至更多机采血小板的献血者进行 HLA 分型[23]。血小板 RhD 相容性输注有关问题参见本章第二节中“血小板相容性输注”。

二、血小板相容性输血的流程

（一）建立血小板相容性输注流程

1. 制定流程　医疗机构临床用血管理委员会制定应急用血工作预案，应根据血液成分不同的特点、功能及时效性，分别建立相应的输血流程。医疗机构应根据自身的规模、储血量、血小板用量和血液的周转能力，储备适量的血小板。

2. 输血科　输血科员工根据临床需求、血小板的储备量、血站的配送能力及血型血清学检测的难易程度，判定是否符合血小板相容性输血的临床适应证中任何一项，立即向临床科室负责医师说明情况，输血科负责向临床用血科室提供血型血清学检测及血液库存信息。

3. 临床医师　临床医师根据患者症状、体征及实验室检查，凡是①血小板计数≤20×10^9/L，有明显的眼底出血、颅内出血等倾向；②血小板计数≤5×10^9/L，随时有危及生命的出血；③大量输入库存血引起的凝血功能障碍，血小板计数≤50×10^9/L，出血无法控制；④其他由血小板数量减少或功能障碍引起的大出血等，需要紧急输注血小板治疗的，同输血科联系，根据血小板储备供给量决定是否启动血小板相容性输血流程。

4. 流程审批　血小板相容性输注须经医务部门审批或总值班备案后方可执行。

5. 输血前告知　临床医师负责告知患者及其家属血小板相容性输注可能发生的风险并签订知情同意书。

6. 实验室检测　输血科严格按血小板相容性输注适应证进行相应实验室检测，选择最适合的相容性血小板发血。

（二）血小板相容性输注流程启动时机

由各种原因导致患者大出血、严重的血小板缺乏性出血、稀释性凝血功能障碍等，不立即输注血小板将危及其生命，且符合血小板相容性输注适应证，本着抢救生命为第一要义的原则，立即启动血小板相容性输注流程。

（三）血小板相容性输注的时机选择

1. 疑难血型　输血科在 30 分钟内无法确定患者 ABO 或 RhD 血型，患者急需输血，按疑难血型处理，可采用相容性输血。ABO 疑难血型判定标准包括：①提示正、反定型不一致；②与先前血型鉴定结果不一致；③弱凝集、混合凝集或其他情况难以准确判定结果；④与 ABO 同型血液交叉配血试验不相合；⑤不符合一般遗传规律等。RhD 抗原初筛试验阴性、RhD 抗原结果难以判定、试验结果与先前不一致等，均暂按 RhD 阴性血型处理。

2. 紧急输血　临床紧急用血，需要立即输注血小板，输血科来不及进行 ABO 血型鉴定，启动相容性输血程序，血小板发放顺序可按照 AB 型优先原则。

3. 血液供给　采供血机构血小板供给不足，输血科储备血小板缺少同型血小板，患者紧急用血，可按血小板相容性输注原则，按顺序发放血小板。

4. 医疗文书　书写参照本章第三节相关内容。

三、血小板相容性输血的实验室监测

ABO 次侧不相容的血小板输注，由于不相容抗体输入，存在溶血性输血不良反应的风险，在输血过程中、输血后应密切监测红细胞血型等方面的风险，如溶血反应、免疫反应和无效输注等。

（一）免疫性输血不良反应的实验室监测

直接抗球蛋白试验是监测免疫性输血不良反应的重要指标。网织红细胞、血浆游离血红蛋白、触珠蛋白（haptoglobin，HP）、尿血红蛋白，肾功能检测等检验指标，可以监测急性溶血性输血不良反应。

（二）血小板抗体检测

血小板表面具有许多抗原，包括 HLA-Ⅰ类抗原和 HPA 抗原，由于反复输注血小板，患者血清产生血小板的同种抗体，当再次输注血小板后，会发生血小板抗原、抗体免疫反应，导致输注效果降低甚至无效。抗体产生的频率与输注的次数成正比，其中由 HLA 抗原的同种免疫作用导致血小板输注无效约占免疫性血小板输注无效的 70%～80%[14]。

1. HLA 抗体监测　血小板表达 HLA-Ⅰ类抗原，不表达 HLA-Ⅱ类抗原。输血、妊娠、骨髓移植等多种因素都可发生 HLA 免疫，一些基础疾病、免疫抑制治疗以及输入的血液成分中包含大量白细胞也与输血后 HLA 抗体的产生密切相关，随着去白细胞血液成分的广泛应用，HLA 相关的同种免疫已大幅度减少。据报道，HLA 抗体通常出现在妊娠女性血清中，在妊娠次数≥4 次的妇女中，超过 32% 可检测到 HLA 抗体[16]，无妊娠史或输血史的女性和无输血史的男性中有 1.7%也可产生 HLA 抗体。HLA 抗体是血小板输注无效最常见的原因，可通过实验室检测患者血清中 HLA-Ⅰ类抗体的水平来明确诊断。

2. 抗 HPA 抗体监测　由于反复输血小板，患者易产生血小板同种抗体，当再次输血小板以后，患者会对供者血小板产生免疫应答，导致输注效果降低甚至无效。

（三）ABO 血型抗体效价监测

ABO 非同型输注血小板，ABO 主侧不合，次侧相合，可导致输入的血小板寿命缩短，输注比较安全但疗效略差；如果 ABO 次侧不合，主侧相合，输入血小板中的血浆 ABO 血型抗体与患者的红细胞抗原不相容，输入的 ABO 血型抗体与红细胞发生抗原抗体反应，有发生溶血性输血不良反应的风险，因此，按照“特殊情况紧急抢救输血推荐方案”，选择抗-A、抗-B 效价≤64 的供者更安全。

（四）相容性血小板输注后效果评价

判定血小板相容性输注的效果应结合实验室的检测指标和临床疗效来综合判断。通常实验室指标包括校正的血小板增加指数（corrected count increment，CCI）或血小板输注后的回收率（percent platelet re-covery，PPR）来衡量。

1. CCI　若血小板输注后 1 小时 CCI<7.5 或输注后 24 小时 CCI<4.5，则认为血小板输注无效。

$$CCI=\frac{\text{体表面积}(m^2)\times\text{血小板增加值}(10^9/L)}{\text{输入的血小板总数}(\times10^{11})}$$

2. PPR　若血小板输注 1 小时后 PPR<30%，或输注后 24 小时 PPR<20%，认为血小板输注无效。

$$PPR=\frac{\text{血小板增加值}(10^9/L)\times\text{血容量}}{\text{输入的血小板总数}(10^{11})\times P}$$

$$\text{血容量}=\text{体表面积}\times2.5,\ P=2/3$$

$$\text{体表面积}=0.0061\times\text{身高}(cm)+0.0128\times\text{体重}(kg)+0.01529$$

四、血小板相容性输血的风险及对策

很多时候，临床医师必须面对患者情况危急但无同型血小板输注的难题。针对该情况，我国相继颁布了《特殊情况紧急抢救输血推荐方案》和《紧急抢救时ABO 血型不相同血小板输注专家共识》，推荐使用 ABO 血型不同型的血小板输注。血小板输注应首选与受血者 ABO 和 RhD 血型同型血小板。由于血小板供应有限、保存期短和血小板输注的不确定性等因素，紧急情况下患者可以接受 ABO 血型不相同的血小板输注，同时建议在输注 ABO 血型不合血小板时使用单采血小板。但是血小板相容性输注存在一定的风险，临床医师应权衡利弊，从临床治疗需求出发，控制或降低血小板相容性输血风险。

（一）血小板 ABO 血型相容性输注风险及对策

1. 溶血性输血不良反应　由于血小板制剂通常用血浆作为悬浮液，如果输入含有高效价 ABO 血型抗体的血小板可引起受者红细胞溶血，部分患者临床症状较明显，甚至可能导致死亡，但临床发现，许多患者输入后无症状，只是大多数患者会出现短暂的直接抗球蛋白试验阳性等免疫学方面的紊乱。预防血小板相容性输注引起的急性溶血反应有以下几种方法：

(1) 减少血浆输入:离心去除大部分血浆,限制血浆总量的输入,减少潜在的溶血性输血不良反应发生,但此法在离心去除部分血浆的同时,也会损失一部分血小板。

(2) 去除血浆:血小板制作过程中,用电解质溶液代替血浆悬浮血小板,以减少不相容的血浆抗体输入,或应用血小板洗涤技术,去除更多的血浆抗体成分。

(3) 抗体效价监测:避免输注含高效价血型抗体的血小板,筛选抗-A、抗-B 效价≤64 的血小板制剂。

(4) 特殊情况:儿童受者应避免输注非同型血浆或减少血浆量,高胆红素血症的新生儿,输注非同型血浆后效果不佳。

(5) 相容性检测:机采血小板中红细胞含量非常低,通常不具有临床意义。浓缩血小板制备过程中混有少量红细胞,相容性输注须交叉配血主侧相合。

2. 血小板输注无效 由于血小板表面的 ABO 抗原可能与受者体内抗体发生凝集,输入的血小板破坏加速,临床表现为止血效果差或者输注无效。因此,血小板相容性输注应密切观察患者的临床表现和实验室检查,及时评价输血疗效,对于输注无效者,增加输注剂量或寻找相匹配的血小板输注。

(二) 血小板 RhD 血型相容性输注风险及对策

由于血小板表面本身不表达 Rh 血型抗原,RhD 阳性患者输阴性血小板理论上是安全的,不具有免疫学风险。但是由于血小板制备过程中的红细胞污染,当 RhD 阴性患者输注阳性血小板时,具有免疫学风险,部分患者产生抗-D 抗体,当再次输血或妊娠时,有发生迟发性溶血及新生儿溶血病的风险。

针对 RhD 相容性血小板输注风险,预防措施包括:①尽量选择 RhD 同型血小板相容性输注,RhD 免疫女性有患胎儿新生儿溶血病的风险;②抗-D 的产生增加了患者后续输血治疗的困难,再次输血时需要选择 RhD 同型血液输注;③对于育龄期女性及女童,抗-D 的形成将对其将来的妊娠产生严重的影响。如果必须输注 RhD 阳性的血小板,可通过注射 RhD 免疫球蛋白预防 RhD 的同种免疫。免疫球蛋白的半衰期为 3 周,1 次剂量可保护 2~4 周内的多次输血。

(三) 血小板同种免疫风险及对策

多次输注血小板的患者,易产生 HLA-I 类抗体和/或血小板特异性抗体。如果血小板输注后效果不佳,且不能用其他如脾肿大、脓毒血症等非免疫因素解释,可怀疑患者产生了同种免疫,如果患者已产生 HLA-I 类抗体和/或血小板特异性抗体,再次输注血小板,需要进行血小板交叉配合试验,利用体外反应筛选相合的血小板。需注意的是,由于寻找 HLA 和 HPA 相匹配的血小板非常困难,当 HLA 配型相合而 ABO 血型不相合时,HLA 配型为首选。

第五节 自身免疫性溶血性贫血相容性输血

一、自身免疫性溶血性贫血输血前试验

自身免疫性溶血性贫血(AIHA)患者的输血前三项试验(ABO、RhD 血型鉴定,意外抗体筛查和交叉配血)有时都会遇到困难,需要采取相容性输血[24-25]。

(一) ABO 定型

1. ABO 正定型 AIHA 患者的红细胞上黏附 IgG 自身抗体,直接抗球蛋白试验(简称直抗)阳性,在 ABO 定型时可能发生非特异性凝集;IgM 型冷自身抗体在采集血样注入试管时温度降低可能自发凝集。这两种情况都会干扰 ABO 正定型。供选择的解决办法:

(1) 微柱凝胶卡法:可以避免黏附 IgG 自身抗体的红细胞在 ABO 正定型时发生非特异性凝集。

(2) 洗涤法:盐水反复洗涤(可以采用递增温度法洗涤),至直抗阴性,再作正定型。但有时洗涤至直抗阴性很困难。

(3) 放散法:5%二磷酸氯喹放散法、ZZAP 法、45℃热放散法,放散至直抗(-),再作正定型。虽然一般认为上述放散方法不破坏 ABO 抗原,但是红细胞都有不同程度溶血,而且操作费时、费功。

(4) 保温法:适用于冷抗体 AIHA。血样从患者体内采出、运输及实验全过程都 37℃保温,减少冷自身抗体干扰。本法操作有一定难度。

(5) 唾液中血型物质测定法:如检测到 A 物质或 B 物质,可以作为判定 A 型或 B 型的重要依据。未检测到 A 物质或 B 物质,则没有参考意义。

(6) *ABO* 基因分型法:有条件的实验室,可以采用 *ABO* 基因分型法。

2. ABO 反定型 AIHA 患者血浆/血清中如果无游离的自身抗体,间接抗球蛋白试验(简称间抗)阴性,不干扰 ABO 反定型。AIHA 患者如果间抗阳性,血浆/血清中游离的自身抗体可以在盐水介质中非特异性凝集 ABO 红细胞,干扰反定型。用以下办法鉴定 ABO 反定型。

(1) 随机 O 型红细胞(Oc)吸收法:患者血浆/血

清中自身抗体经随机 Oc 吸收至间抗阴性，再作反定型。4℃与室温交替吸收效果较好。用随机 Oc 吸收自身抗体时，同种抗体有可能被吸收，因此吸收后的血浆/血清不能作抗体筛查和交叉配血。

（2）商品冷抗体去除试剂：有条件的实验室可以采用。

（二）抗体筛查

1. 常规法抗筛结果分析

（1）3 个抗体筛查细胞均阴性：判定无游离自身抗体，无同种抗体。

（2）3 个抗体筛查细胞中 1~2 个阳性：判定无游离自身抗体，有同种抗体，做抗体特异性鉴定。

（3）3 个抗筛细胞均阳性：有 3 种情况。①游离自身抗体；②自身抗体掩盖同种抗体；③高频抗体。需要去除患者血浆/血清自身抗体干扰以后再作抗筛。如果再次抗筛阴性，判定有游离自身抗体，无同种抗体。如果再次抗筛 3 个抗筛细胞有阴性也有阳性，判定有游离自身抗体和同种抗体。用谱细胞鉴定抗体特异性。如果再次抗筛 3 个抗筛细胞均阳性，不排除高频抗体，需送参比实验室鉴定。采用以下方法去除血浆/血清中自身抗体。

1）自身红细胞吸收法：患者血浆/血清用先经放散至直抗阴性的自身红细胞吸收，然后放散，重复操作至自身红细胞吸收后直抗阴性，表明血浆/血清中自身抗体已被完全去除。多次反复吸收-放散，自身红细胞会不断丢失，所以需要采集较多自身红细胞，不适用于贫血严重的患者。局限性：①只适用于一个月内无输血史者；②类同种特异性自身抗体漏检；③各种放散技术都会导致红细胞不同程度溶血/丢失；④反复吸收可能导致血浆/血清不同程度稀释，低效价同种抗体漏检。

2）同种红细胞吸收法：采用献血者红细胞反复吸收-放散，操作同自身红细胞吸收法。用于吸收的献血者红细胞要与患者 ABO 血型同型（或 O 型），RhD/C/c/E/e 血型相同（或比患者抗原特异性少），其他有临床意义的血型系统尽量相同（或比患者抗原特异性少）。本法适用于贫血严重的患者。局限性同自身红细胞吸收法。

3）稀释法：把患者血浆/血清倍比稀释，直到不与一套抗体鉴定谱细胞全部反应而与其中部分细胞反应，表明自身抗体已被稀释去除，残留同种抗体，根据反应格局分析同种抗体特异性。如果稀释后不出现仅与部分谱细胞反应的格局，抗体筛查就有可能漏检效价低于自身抗体的同种抗体。本法只适用于同种抗体效价高于自身抗体者。

4）保温法：操作繁琐，仅部分冷抗体病例有一定效果。

2. 自身抗体　AIHA 患者如果发生无效输血，应该排除是否与自身抗体血型特异性及类同种自身抗体特异性有关（多为 Rh 特异性）。

（三）交叉配血

1. 主侧配血

（1）间抗阴性患者配血法：患者血浆/血清中无游离的自身抗体，主侧配血按常规方法操作。

（2）间抗阳性患者配血法：患者血浆/血清中有游离的自身抗体，需要先去除自身抗体再配血。采用以下方法去除自身抗体。

1）吸收法：操作同抗筛，去除自身抗体以后做抗筛。①如果抗筛阴性，表明只有自身抗体，无同种抗体，用吸收以后的血浆/血清与患者 ABO、RhDCcEe 同型，或 Rh 抗原比患者少的供者配血。②如果抗筛阳性，鉴定同种抗体特异性，用吸收以后的血浆/血清与患者 ABO、RhDCcEe 同型，或 Rh 抗原比患者少、不带抗体特异性对应抗原的供者配血。

2）稀释法：操作同抗筛。患者血浆/血清稀释至不与一套抗体鉴定谱细胞全部反应而与其中部分细胞反应，便可用于配血。如果稀释后不出现仅与部分谱细胞反应的格局，就不排除自身抗体比同种抗体效价高，导致同种抗体比自身抗体先稀释去除，用稀释后的血浆/血清配血就可能漏检同种抗体。

3）单采血浆：用单采血浆去除自身抗体，本质上是“稀释法”和/或“体内稀释法”。单采量少，降低自身抗体的效果不明显；单采量大，对于严重贫血患者有风险。如果患者有同种抗体，单采后同种抗体恢复快，数日后可能发生“迟发性溶血”。

4）保温法：本法只对有些冷抗体型 AIHA 有一定效果，对温抗体型 AIHA 无效。

5）与自身对照比较法：患者与多个供者配血，选凝集不强于自身对照的血输注。此法的安全性有待进一步论证。

6）有临床意义的血型系统同型输血法：选择有临床意义的血型系统，与患者相同或比患者抗原少的供者配血/输血。但有临床意义的血型系统多，寻找多系统同型血困难，费用高。

2. 次侧配血　AIHA 患者的红细胞上黏附自身抗体，直抗（+），导致次侧配血（患者红细胞+供者血浆/血清）总是凝集（不相容），采用以下办法解决。

（1）洗涤法：操作同 ABO 定型的洗涤法。把患者的红细胞洗至直抗（-）以后再配血。此时配血如凝集,不是患者红细胞直抗阳性干扰,是供者血中有针对患者红细胞的抗体。但有些患者红细胞很难洗涤至直抗(-)。

(2) 放散法:操作同 ABO 定型的放散法。把患者红细胞放散至直抗(-)以后再配血。要排除放散导致患者红细胞的某些抗原变性。

(3) 替代法:供者血浆/血清抗筛+患者直抗+自身对照替代次侧配型。因为次侧配血是检测供者血浆中有无对患者红细胞的抗体,只要供者血浆/血清抗筛(-),排除供者有意外抗体;患者直抗(+),证实次配(+)不是供者有抗体而是患者红细胞黏附自身抗体所致;次配凝集不强于自身对照,再次排除供者有意外抗体。3 次证实次侧配血不合是患者红细胞直抗(+)所致,输血安全。

(4) 选用《临床输血技术规范》不要求做次侧配血的 ABO 同型成分血(洗涤红细胞)。

二、AIHA 相容性输血

(一) 严格控制输血指征

自身抗体不是输血绝对禁忌,但是 AIHA 患者的 ABO 血型鉴定、抗体筛查和交叉配血等试验中许多疑难问题还没有解决,而且部分患者输同型血可能加重溶血。间抗(+)的 AIHA 患者,临床没有办法除去患者体内的自身抗体,即便在体外采用各种办法去除自身抗体以后主侧配血成功,因为体内自身抗体依然存在,供者红细胞输进患者体内依然凝集,故输血风险大,必须严格控制输血指征。对于患者,以治疗原发病为主,只有贫血危及患者生命时才考虑输血。

(二) 影响输血效果的其他因素

有 3 个因素影响患者的临床输血效果:①AIHA 患者>1/3 有同种抗体,由于自身抗体干扰可能漏检;②自身抗体血型特异性漏检;③类同种自身抗体漏检。

(三) 临床输血方案

AIHA 临床输血遵循以下方案:

1. 常规法抗体筛阴性者　提示患者血浆/血清中无游离的自身抗体及同种抗体,采用以下输血方案。

(1) ABO 血型鉴定结果可靠者:选择 ABO、RhD 同型,主侧配血无凝集(相容)的红细胞输注。

(2) ABO 血型鉴定不可靠者:选择 O 型、RhD 同型,主侧配血无凝集(相容)的红细胞输注。

2. 常规法抗体筛查阳性者　提示患者血浆/血清中有自身抗体和/或同种抗体,分析 3 个抗筛细胞反应格局,制定输血方案。

(1) 3 个抗筛细胞阴性/阳性共存格局者:提示患者无自身抗体,只有同种抗体,选择 ABO、RhD 同型,不带同种抗体特异性对应抗原,主侧配血无凝集(相容)的红细胞输注。

(2) 3 个抗筛细胞全阳性者:提示血浆/血清中可能存在 3 种情况。①自身抗体;②自身抗体+同种抗体;③高频抗体。用稀释法或吸收法处理后,再做第二次抗筛,区别 3 种情况。a. 游离自身抗体:选择与患者 ABO、Rh CcDEe 同型,或 Rh 抗原特异性比患者少,主侧配血无凝集(相容)的红细胞输注。b. 自身抗体+同种抗体:鉴定同种抗体特异性,选择与患者 ABO、Rh CcDEe 同型,或 Rh 抗原特异性比患者少,不带同种抗体特异性对应抗原,主侧配血无凝集(相容)的红细胞输注。c. 单纯(高频)同种抗体,需要免疫血液学参比实验室处理。

3. 自身抗体具有血型特异性或类同种自身抗体特异性　选择与患者 ABO、RhD 同型,不带血型特异性或类同种特异性对应抗原,主侧配血无凝集(相容)的红细胞输注。

4. 自身抗体是冷抗体者　血液应保温输注。

第六节　RhD 阴性患者相容性输血

一、RhD 阴性患者的输血政策

(一) RhD 血型

Rh 血型系统在输血医学上重要性仅次于 ABO 血型系统。Rh 血型主要有 D、C、c、E、e 5 种抗原。*D* 基因有民族多态性,在黄种人、白人和黑人中 *D* 基因频率分别为 0.910 2~0.985 9、0.350 0~0.623 2 和 0.740 0~0.896 6。我国汉族 *D* 基因频率>0.905 0,维吾尔族 0.747 7~0.769 1。5 种 Rh 抗原中,D 抗原免疫原性最强,RhD 阴性受者接受 RhD 阳性供者红细胞,可能产生抗 D 抗体。抗 D 抗体可以导致溶血性输血不良反应和 HDFN,所以 RhD 阴性患者输血受到临床关注。

(二) RhD 阴性患者的输血政策

《临床输血技术规范》第十条规定:"对于 RhD 阴性和其他稀有血型患者,应采用自身输血,同型输血或配合型输血"。第十五条规定:"常规检查患者 RhD 血型,急诊抢救患者紧急输血时 RhD 血型可除外。"政策明确规定 RhD 阴性患者可以采用"配合型输血"即相容性输血。而且规定"急诊抢救患者紧急输血时 RhD 血型可除外",急诊抢救患者紧急输血时可以不查 RhD 血型,也就不存在 RhD 阴性患者必须输 RhD 阴性红细胞的问题。

（三）RhD 阴性患者临床相容性输血

1. 首选 RhD 阴性红细胞　因为 RhD 抗原免疫原性强，RhD 阴性患者输 RhD 阳性供者红细胞以后很可能产生抗 D 抗体。产生抗 D 抗体的后果一是下次输血就必须输 RhD 阴性红细胞，二是女性可能发生 HDFN。

2. 相容性输血　如果没有 RhD 阴性库存血，此时生命至上，生命权大于生育权，必须当机立断根据《临床输血技术规范》第十条规定，采取配合型输血，输配血相合的 RhD 阳性供者红细胞，不可贻误抢救时机。

（四）RhD 阴性患者相容性输血有关的问题

RhD 阴性患者相容性输血时要注意以下 6 个问题[26]：

1. 有抗 D 抗体的患者输血　如果 RhD 阴性患者有抗 D 抗体，紧急抢救时没有 RhD 阴性库存血，无法采取相容性输血应如何应对。至今没有相关政策法规，需要专家达成共识。

2. AB 型、RhD 阴性患者　随机人群中 AB 型约 1/10，RhD 阴性约 3‰，因此要寻找 AB 型、RhD 阴性供者很困难。因为 AB 型患者无 ABO 抗体，因此输红细胞成分血时（血浆很少，也可以洗涤去除残余血浆），只考虑 RhD 是否相容。供者只要 RhD 阴性，任何 ABO 型红细胞相容性输注都安全。

3. RhD 阴性红细胞　RhD 阴性红细胞可输给 RhD 阳性患者。如果采供血机构的库存 RhD 阴性红细胞快到期，为了不浪费宝贵的血液资源，临床输给配血相合的 RhD 阳性患者既符合相容性输血政策也安全有效。

4. RhD 阳性血浆　RhD 阳性血浆可输给 RhD 阴性患者。RhD 阴性患者需要输血浆时，不必寻求 RhD 阴性血浆。如果 RhD 阴性患者有抗 D 抗体，RhD 阳性血浆就要离心去除残存红细胞以确保安全。

5. RhD 阴性血浆　RhD 阴性血浆如果抗体筛查阴性，排除抗 D 抗体，可输给 RhD 阳性患者。

6. RhD 阴性患者输血小板　血小板上没有 Rh 抗原，输注血小板本来不须考虑供、受者 RhD 血型是否相合。但是 RhD 阳性供者的血小板制剂中或多或少含有带 RhD 阳性供者的红细胞。因此，RhD 阴性患者输血小板时，除遵循 ABO 同型的原则以外，可以考虑：

（1）患者如果有抗 D 抗体：非急诊，尽量输 RhD 阴性供者的血小板。

（2）患者如有抗 D 抗体：急诊抢救，没有 RhD 阴性供者血小板，输机采或冰冻的 RhD 阳性供者血小板，确保血小板中污染红细胞<0.3ml。

（3）患者如无抗 D 抗体：非急诊，尽量输 RhD 阴性供者的血小板。

（4）患者如无抗 D 抗体：急诊抢救，没有 RhD 阴性供者血小板，就输注 RhD 阳性供者血小板。

二、RhD 阴性患者相容性输血的流程

（一）非急诊患者

鉴定患者 ABO、RhD 血型，联系采供血机构提供配血相合的 RhD 阴性红细胞。

（二）急诊抢救患者

立即报告医院输血管理委员会，遵循《临床输血技术规范》第十五条：“急诊抢救患者紧急输血时 RhD 血型可除外”或“特殊情况及紧急抢救输血推荐方案”之规定，只鉴定患者 ABO 血型，不查 RhD 血型，采取配合型输血。

三、相容性输血的风险及对策

（一）相容性输血的风险

1. 抗 D 唯酶抗体漏检　少数抗 D 抗体属于“唯酶抗体”，只有在酶介质中反应。如果采用凝聚胺或微柱凝胶卡，抗筛、配血都会漏检。

2. 低效价抗 D 抗体漏检　患者以前曾被 D 抗原免疫，时间久了，抗体量减少，抗筛、配血都会漏检，但是输入的红细胞会被迅速破坏，导致发生无效输血或输血不良反应。RhD 抗原有剂量效应，抗体筛查细胞 D 抗原如果是杂合子，低效价抗 D 抗体也会漏检。

3. 早期抗 D 抗体漏检　有些患者被 D 抗原免疫，先表现 RhD 阳性红细胞寿命缩短，几个月后才能查到抗 D 抗体。抗体产生的早期，14～21 天内，在血清中查不到，只有在放散液中才能查到，常规方法抗筛、配血都会漏检。

4. 女性患者发生 HDFN 的风险　RhD 阴性幼女或育龄妇女患者接受 RhD 阳性红细胞，可能产生抗 D 抗体，以后妊娠有发生 HDFN 的风险。

（二）风险对策

1. 抗筛或配血采用多种技术　包括酶试验，降低抗体筛查细胞浓度，提高血清与细胞比例，采用增强剂，增加抗球蛋白试验保温时间，采用吸收/放散法浓缩抗体。

2. 其他　详细了解患者输血史和妊娠史。告知各种相容性输血的风险，签订相容性输血知情同意书。

第七节　疑难血型与相容性输血

一、ABO 疑难血型

在血型分类中没有疑难血型，迄今为止在文献中也查不到“疑难血型”的定义，因为“疑难血型”是一种血型难以鉴定或判定的现象，而不是一种血型类别。

鉴定标本是否属"疑难血型",除了标本自身的特殊性外,还与实验室设备、技术人员水平、经验等多种因素有关。例如1份ABO亚型标本,在基层医院输血科可能因为ABO正定型与反定型不一致而分析不出原因,被认为是"疑难血型",但在有经验的医疗机构输血科或血液中心血型参比实验室该问题可能就迎刃而解。在鉴定血型时,标本如果受多种因素干扰使结果难以判定,便呈现"疑难血型"现象。

在ABO血型鉴定时,一般将正、反定型试验结果不一致判定为疑难血型。

(一) ABO正、反定型不一致的试验结果分类

输血前血型鉴定试验常规要求ABO定型同时做正定型和反定型,正、反定型必须一致才能正确报告血型结果。正、反定型不一致时,常提示标本为疑难血型[27](表39-4)。

表39-4 ABO正、反定型结果不一致的分类

	原因
红细胞抗原减弱或丢失	1. ABO亚型 2. 白血病或造血系统恶性疾患 3. 输异型血 4. 造血干细胞移植 5. 可溶性血型物质过高 6. 急性大出血 7. 年龄(<6个月,老年)
红细胞额外反应	1. 自身凝集素 2. 红细胞未洗涤,标本血清含对试剂成分反应的物质 3. 红细胞上黏附大量蛋白 4. 造血干细胞移植 5. 获得性B抗原(类B) 6. B(A)或A(B)表型 7. 输异型血
混合凝集(mf)	1.(近期)输异型血 2. 造血干细胞移植 3. 双精子受精或同卵受精(嵌合体)
血清定型减弱或无反应	1. 年龄(<6个月,老年) 2. ABO亚型 3. 低丙种球蛋白血症 4. 造血干细胞移植 5. 先天性ABO抗体缺失 6. 大量输晶体盐或胶体扩容剂
血清额外反应	1. 冷自身抗体 2. 同种抗体 3. 血清含对试剂成分反应的物质 4. 血清蛋白过高、或A/G倒置、或其他异常 5. 输异型血浆 6. 造血干细胞移植 7. 输(含某种血型抗体)免疫球蛋白

(二) 血型误定或疑难血型的临床和实验室提示

遇到下列情况,提示患者或标本可能为ABO血型误定或疑难血型。

1. 临床提示 ①急性溶血性输血不良反应;②输血后2~7天,患者血红蛋白(Hb)下降,却不能用原发病解释;③输血后<24小时,患者Hb升高达不到理论值。输血后血红蛋白升高理论值计算公式参见本书第三十章 第二节红细胞输注无效概述。

2. 实验室提示 ①本次血型鉴定结果与既往结果(病历记录、被检者自述)不一致;②ABO正、反定型结果不一致;③抗-AB与抗-A或抗-B凝集强弱不一致;④正定型凝集呈弱阳性或mf;⑤与ABO同型血交叉配血不合;⑥输血前抗体筛查阴性,输血后(2天~3周)出现意外抗体。

二、ABO正、反定型不一致的三步分析法

对ABO血型正、反定型不一致的疑难血型标本鉴定,不是一定要达到正、反定型的结果一致(有时可能达到一致,如先前的操作不规范导致的正、反定型不一致;有时不可能达到一致,如临床治疗所致的正、反定型不一致),而是首先要对ABO血型正、反定型不一致的原因做出科学合理的解释,然后对ABO血型做出正确判定。

对ABO血型正、反定型不一致的标本的鉴定,特此推荐"ABO正、反定型不一致的三步分析法"。

(一) 排除人为因素或操作失误复检ABO血型

1. 核对标本 重新采集患者血样,同时采集抗凝血和不抗凝血2管,排除血样采集错误、输液处采样和不规范采样等因素。

2. 核对试剂、器材 核对试剂有效期,仔细阅读试剂说明书,特别是操作规程和注意事项;核对离心机转速、时间、离心力,以及其他器材有无污染,排除试剂、器材,特别是离心力不标准的干扰。

(二) 分析可能导致正、反定型不一致的原因

复习临床资料,分析可能导致正、反定型不一致的原因并予以归纳、分类。

1. 患者临床资料 年龄、性别、婴儿(<6个月)或老年人ABO正、反定型不一致可能为生理性因素,有妊娠生育史的妇女可能产生IgM意外抗体干扰ABO反定型。

2. 家系 了解父母、兄弟姐妹血型,是否为双胞胎(双精子受精或同卵双胎)。

3. 临床治疗 了解临床治疗是否有:①大量输液;②静脉输注高分子药物;③输异型血;④血浆置换治疗;⑤造血干细胞移植等治疗。

4. 临床诊断　①白血病或某些其他造血系统恶性疾病导致 ABO 抗原减弱或漏检；②引起血浆蛋白紊乱的疾病（肝脏疾病、代谢性疾病、多发性骨髓瘤、某些慢性消耗性疾病）导致反定型试剂红细胞非特异性凝集；③AIHA、淋巴瘤、系统性红斑狼疮等疾病的自身抗体干扰 ABO 正、反定型；④真性红细胞增多症，红细胞呈钱串状，干扰 ABO 正定型；⑤细菌感染可能导致类 B，全凝集/多凝集，病毒感染可能产生病理性冷凝集素干扰 ABO 定型；⑥急性大失血，既可能干扰 ABO 正定型，扩容治疗又可能干扰 ABO 反定型。

（三）根据第二步的分类结果，设计针对性实验验证

1. 红细胞抗原减弱或丢失

（1）ABO 亚型：反定型试剂红细胞凝集明显，正定型被检红细胞凝集弱或呈 mf、或抗-AB 与抗-A（或抗-B）的凝集强弱不一致（一般是抗-AB 凝集强于抗-A 或抗-B）。鉴定方法如下。

1）血清学试验：根据各种 ABO 亚型的特征，选择相应的试验验证（吸收/放散试验，血型物质检测，特殊的分型试剂，如抗-H、抗-A1、MHO4 单克隆抗血清等）。

2）DNA 鉴定：有些 ABO 亚型有 DNA 分型试剂盒，但一些少见或罕见的亚型 DNA 分型技术还不成熟。

（2）白血病或造血系统恶性疾患：临床诊断白血病或其他造血系统恶性疾患（如骨髓增生异常综合征），一般反定型不受干扰，表现为反定型对应的 ABO 抗原减弱（不会增强或出现额外反应）。注意偶见 RhD 抗原减弱者。鉴定方法如下。

1）证实红细胞上的弱抗原：吸收/放散试验，抗原-抗体增强技术（4℃孵育 1h 替代立即离心看结果、酶处理红细胞技术、低离子 LISS 增强剂和 22% 牛白蛋白增强剂等），血型物质测定（佐证被检者 ABO 血型，即便未检测到血型物质，也不能排除被检者为非分泌型）。

2）临床追踪：一般在病情缓解后血型抗原强度恢复。

3）DNA 鉴定。

（3）输异型血：临床 3 个月内输过异型血，正定型可能呈 mf。鉴定方法如下。

1）直接抗球蛋白试验（DAT）：阳性为有力佐证，但阴性不能排除；

2）离心法：分离患者红细胞复检血型；

3）DNA 鉴定：DNA 提取自外周血中白细胞，供者白细胞在受者外周血中存活期短，一般不干扰血型鉴定。

（4）造血干细胞移植：临床 ABO 血型不同的造血干细胞移植后，如果植入存活，受者血型在逐渐转变为供者血型的过程中，可能呈嵌合体状态，如果供者 O 型，受者非 O 型，嵌合体可能呈现“A 或 B 抗原减弱”样表现。鉴定方法如下。

1）ABO 正定型：凝集呈 mf。

2）DNA 鉴定：造血干细胞移植后，患者血型改变为供者血型，患者 ABO 血型基因也相应改变，这也是移植成功的指标之一。

（5）可溶性血型物质过高：临床少见，用未洗涤的红细胞鉴定 ABO 血型时，要想到存在可溶性血型物质过高干扰 ABO 正定型的可能性。鉴定：红细胞经充分洗涤后复检血型。

（6）急性大失血：临床有急性大失血病史。需要监测：①网织红细胞增多，外周血出现有核红细胞；②定期复查，外周血成熟红细胞增多后干扰消失。

2. 红细胞额外反应

（1）同种抗体：ABO 定型血清中含同种抗体，鉴定：①用有批准文号的规范试剂鉴定 ABO 血型；②ABO 定型血清质控（抗体筛选）。

（2）红细胞上黏附大量蛋白：用未洗涤的红细胞鉴定 ABO 血型，应想到红细胞上黏附大量蛋白可能干扰正定型。鉴定：红细胞经充分洗涤后复检血型。

（3）红细胞未洗涤（标本血清含对试剂成分反应的物质）：用未洗涤的红细胞鉴定 ABO 血型，应想到标本血清可能干扰正定型。鉴定：红细胞经充分洗涤后复检血型。

（4）造血干细胞移植：临床造血干细胞移植史，如果供者非 O 型、受者 O 型，或供者 A 型、受者 B 型，移植存活，受者在转变为供者血型的过程中，可能出现“额外反应”。鉴定：①ABO 定型凝集呈 mf；②DNA 鉴定，这也是移植成功的指标之一（参看红细胞抗原减弱或丢失）。

（5）获得性 B 抗原（类 B）：细菌感染（尤其是肠道细菌感染），以前为 A 型，现在呈“AB”样；或以前为 O 型，现在呈“B”样。鉴定：①正定型抗-A（++++）、抗-B 呈弱凝集，反定型 Ac 不凝集、Bc 凝集强，或正定型抗-A（-）、抗-B 弱凝集，反定型 Ac、Bc 均凝集；②用酸化（pH 6.0）抗-B 检测不凝集；③临床追踪，感染控制“类 B”现象消失；④吸收抗 B 弱，放散抗-B 强。

（6）B(A)表型：正定型抗-B（++++）、抗-A（±），反定型 Ac（++++）、Bc（-）鉴定：①吸收/放散试验证实红细胞携带弱 A 抗原；②用 MHO4 单克隆抗-A 检测，凝集<++，容易散开。

(7) 输异型血:见红细胞抗原减弱或丢失条目。

(8) 自身抗体:临床诊断 AIHA,自身红细胞被自身抗体致敏后,在含蛋白的 ABO 定型血清中可能发生非特异性凝集,如果血清中有游离的自身抗体,会出现抗-A(+)、抗-B(+)、抗-AB(+)和 Ac(+)、Bc(+)、Oc(+)、直抗(+)。鉴定:①37℃盐水洗涤红细胞至直抗阴性后鉴定血型;②红细胞经甘氨酸/HCl 或二磷酸氯喹放散至直抗阴性后鉴定血型;③血清/血浆经 Oc 吸收自身抗体后做反定型。

3. 混合凝集(mf)

(1) (近期)输异型血:鉴定,见红细胞抗原减弱或丢失条目。

(2) 造血干细胞移植:鉴定,见红细胞额外反应条目。

(3) 双精子受精或同卵受精(嵌合体):被检者无病史(输血史、妊娠史)可循并排除 ABO 亚型时,应注意是否为双胞胎。鉴定:①直抗阴性,排除输异型血所致;②被检者为双胞胎,无临床异常。

4. 血清定型减弱或无反应

(1) 年龄:<6 个月的幼儿、老年人。鉴定:①年龄<6 个月的幼儿不做 ABO 反定型、或反定型仅供参考;②老年人 ABO 血型抗体效价降低,可采用增强抗原-抗体反应技术(见红细胞抗原减弱或丢失条目)。

(2) ABO 亚型:见红细胞抗原减弱或丢失条目。

(3) 低丙种球蛋白血症:多无特殊病史可循。鉴定:①正定型无异常;②血清蛋白测定。

(4) 造血干细胞移植:临床造血干细胞移植史,正定型凝集呈 mf。鉴定:DNA 鉴定。

(5) 先天性 ABO 抗体缺失:国内报告多在献血者中发现,一般无特殊临床表现。鉴定:定期追踪确认。

(6) 大量输晶体盐或胶体扩容剂:有临床扩容治疗或血浆置换治疗病史,患者 ABO 血型抗体被稀释。鉴定:追踪观察,晶体盐或胶体扩容剂代谢后,干扰消失。

5. 血清额外反应

(1) 自身抗体:病毒感染或其他临床诊断(冷凝集素综合征,阵发性冷性血红蛋白尿)。鉴定:①预温法(标本采集、分离血清均在 37℃进行,被检血清加试剂红细胞 37℃放置 1 小时观察结果替代离心法);②自身红细胞 4℃吸收冷自身抗体后试验。

(2) 同种抗体:一般有输血史或妊娠史,也可见于疫苗注射或输注血液制品,如静脉注射免疫球蛋白者;也可能无病史可循。鉴定:抗体筛查,抗体鉴定。

(3) 血清含对试剂成分反应的物质:凝集为假阳性(红细胞膜完整)或呈钱串样,血清含对试剂成分反应物质的现象极少见。鉴定:试剂红细胞洗涤后,配制为生理盐水悬液实验。

(4) 血清蛋白过高或 A/G 倒置或其他异常:常见于肝脏疾病、结核病、多发性骨髓瘤等,试剂红细胞多呈假凝集(红细胞膜完整)。鉴定:加生理盐水稀释后凝集散开。

(5) 输(异型)血浆:临床输(异型)血浆史。鉴定:定期复查,异型血浆体内代谢后干扰消失。

(6) 造血干细胞移植:鉴定,见血清定型减弱或无反应条目。

(7) 输(含某种血型抗体)免疫球蛋白:临床输免疫球蛋白史。鉴定:定期复查,输入体内的免疫球蛋白代谢后干扰消失。

三、ABO 疑难血型与相容性输血

短时间内 ABO 血型难以鉴定,患者又急需输血时,根据所选择的血液成分不同,注意事项也不尽相同。

(一) 红细胞制剂

1. 红细胞成分输血　可以选择 O 型或其他血型红细胞制剂,但需要注意,交叉配血主侧必须相容,即患者血浆抗体不针对供者的红细胞抗原。红细胞进入患者体内如果碰不到对应的抗体,就不会发生免疫性溶血性输血不良反应。首选洗涤红细胞,次选悬浮红细胞。

2. 悬浮红细胞相容性输注　如果选择输注悬浮红细胞,会有少量的血浆带入。供者血液中存在针对受者的 A 和/或 B 抗原的同种凝集素,但是因添加剂或浓缩红细胞(或甚至是多位献血者红细胞)中血浆量较少,不足以引起溶血反应。

3. RhD 阴性红细胞相容性输注　RhD 阳性患者可以输注 ABO 同型,配血相合的 RhD 阴性红细胞。在抢救生命时,临床医师应该为 RhD 阴性患者果断选择输注 ABO 同型的 RhD 阳性红细胞,以免延误抢救。患者如果已经产生免疫性抗体,以后输血就必须同型输血。

4. 婴幼儿输血　对于 ABO 血型难以鉴定的婴幼儿输血,尽量输注 O 型洗涤红细胞,须交叉配血主侧相容。

(二) 血小板制剂

1. 血小板 ABO 抗原相容性输注　血小板表面含有 ABO 抗原,可与受者体内 ABO 血型抗体发生凝集,影响输注疗效,如果 ABO 血型相容血小板输注,应选择抗-A、抗-B 效价≤64 的供者,儿童应尽量减少血小板中的血浆量,以防止发生溶血性输血不良反应。对既往有输血不良反应者,可以选择 ABO 血型相容的洗涤血小板。

2. 悬浮血小板的血浆相容性输血　由于血小板悬浮于血浆之中,通常血小板相容性输血是按血浆的ABO血型相容性输注,这样可以避免发生溶血性输血不良反应风险,但血小板相容性输注疗效会受影响,甚至输注无效。

3. RhD阴性患者　血小板输注首选D阴性供者血小板,但是临床通常不能及时提供RhD血型匹配的血小板,由于机采血小板中存在少量红细胞污染,有发生同种免疫风险,但在紧急情况下,产生抗体与生命权的选择,临床医师不能拘泥于RhD血型问题,果断采取相容性输血。

(三)血浆制剂

1. 相容性输注　选择交叉配血次侧相容的血浆制剂,确保输注的血浆不含有针对患者红细胞血型抗原的抗体。

2. 红细胞抗原　由于血浆制剂中混入的红细胞极少,血浆制剂输注一般不考虑红细胞抗原影响。因此,RhD阴性患者也可以输注阳性血浆。

3. 抗体筛查　血浆输注前须进行意外抗体筛查,以保证输注的血浆不含意外抗体。

第八节　意外抗体筛查与相容性输血

抗体筛查试验(antibodies screening)用于检测标本中是否含针对红细胞血型抗原的免疫性抗体(意外抗体)。意外抗体是导致临床溶血性输血不良反应的主要原因之一。

一、红细胞抗体的分类

红细胞血型抗体通常分为天然抗体、意外抗体和自身抗体三类,可以使用血清或血浆进行直接检测,也可以通过红细胞致敏的方法,应用吸收放散等血型血清学技术进行初步鉴定。

1. 天然抗体　人类血清中存在的唯一有规律的红细胞血型抗体,这类抗体按一定规律出现。天然产生的抗-A和抗-B,也称规则抗体,即人类ABO血型中,具有A抗原者同时具有抗-B,反之,有B抗原者具有抗-A。

2. 意外抗体　一般指ABO以外的血型抗体,这类抗体不是按规律出现。意外抗体又可分为同种抗体和自身抗体两种类型。当针对自身缺少的抗原产生相应抗体时,该抗体被称为"意外抗体"。比如,Rh血型系统的RhD阴性个体可以产生抗-D,但是RhD阴性个体不是一定有抗-D。ABO亚型抗体也不按规律出现,也属于意外抗体,如A_2型人可能含抗-A_1,但A_2型人不是一定有抗-A_1。意外抗体仅与表达相对应抗原的红细胞反应,而不与抗体产生者的红细胞反应。妊娠、输血、移植、共用针具或注射免疫原性物质均有同种免疫风险。有报道称,长期输血的镰状红细胞型贫血及地中海贫血的患者,同种免疫高达14%以上[28]。

3. 自身抗体　由于自身免疫性疾病,机体产生针对自身红细胞抗原的抗体,该抗体被称为"自身抗体"。自身抗体通常能与大多数试剂红细胞及自身红细胞起反应,其特点是既能凝集供者红细胞,也可以凝集自身红细胞,常见于自身免疫性溶血性贫血。

4. 特殊类型的抗体

(1)导致"旁观者溶血性输血不良反应"的抗体(bystander alloantibody):临床发现有些患者有针对供者红细胞的抗体,输血后发生溶血性输血不良反应。输入患者体内的供者红细胞被溶解,患者血中还存在直接抗球蛋白试验阳性的红细胞,而且血红蛋白下降到较输血前还低,说明患者体内针对供者红细胞的抗体不但溶解供者红细胞,也溶解患者自己的红细胞。

(2)"不可检测型同种抗体"(undetectable alloantibody):文献报告过一例典型病例,男,55岁,RhDce,抗体筛查阴性,输ABO、RhD同型配血相合的红细胞,输血后11天发生溶血性输血不良反应。用"T"标记发现含RhC抗原的红细胞全破坏,但是检测不到抗RhC抗体。改输不含有RhC抗原的红细胞,则不发生溶血反应,血红蛋白显著升高。

(3)与红细胞发生交叉反应的HLA抗体:文献报告,有些患者发生溶血性输血不良反应,抗体筛查阴性,但是直抗阳性,说明红细胞上黏附抗体,但是红细胞放散液抗体筛查阴性,说明放散液中没有红细胞抗体,PRA试验(群体反应抗体)阳性,说明是HLA抗体。

二、抗体筛查的影响因素

(一)抗体筛查目的

1. 辅助临床诊断　某些疾病抗体筛查是某些疾病诊断的重要指标,如新生儿溶血病,意外抗体是导致新生儿溶血病的主要原因。

2. 确保临床安全有效输血　意外抗体是导致临床溶血性输血不良反应的主要原因之一,输血前抗体筛查试验如果发现患者有意外抗体,则要选择不含有与抗体特异性对应的抗原,并且配血相合的红细胞相容性输注,才能避免溶血性输血不良反应。

3. 抗体筛查阳性者应鉴定其特异性　确定是否

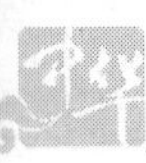

具有临床意义。

（二）抗体筛查细胞对试验结果的影响

1. 抗体筛查细胞质量对试验结果的影响　抗体筛查细胞理论上应该带有红细胞的43个血型系统300多种红细胞血型抗原，一个人的红细胞不可能具备全部血型系统的所有血型抗原，于是一般选择2~3个人的红细胞，尽量达到有临床意义的血型抗原互补。因为意外抗体的分布与血型多态性有关，血型分布有地区多态性和民族多态性，因此意外抗体的分布也有地区多态性和民族多态性。据不完全统计，我国已经筛查出59种意外抗体。选择抗体筛查细胞时一定要分析是否能够检查出本地区常见的意外抗体。

2. 抗体筛查细胞选择注意事项　①抗体筛查细胞抗原分布格局表中，抗原不互补或全阴性者，对应抗体肯定漏检；格局表中未列出的抗原，对应抗体可能漏检；②D、C、c、E、e、M、N、S、s、Fy^a、Fy^b、Jk^a、Jk^b等抗原有“剂量效应”，抗体筛查细胞的这些抗原如为杂合子，对应的意外抗体如果效价低或亲和力差就可能漏检，所以要选择D、C、c、E、e、M、N、S、s、Fy^a、Fy^b、Jk^a、Jk^b等抗原是纯合子的抗体筛查细胞。

（三）试验方法对抗体筛查结果的影响

抗体筛查阳性率的高低与试验方法的敏感性有关，方法不敏感，阳性率低于3‰；方法敏感，阳性率远高于3‰。有些常用的抗体筛查试验方法可能漏检某些特殊的意外抗体，例如聚凝胺可能漏检Kell系统的抗体，抗球蛋白试验可能漏检Rh系统的“唯酶抗体”[9]。

（四）低效价、低亲和力意外抗体筛查

为防止低效价、低亲和力意外抗体筛查漏检，需要注意以下操作：①控制抗筛细胞浓度，调节抗体筛查细胞浓度为2%~3%，如果抗体筛查细胞浓度过高，抗体效价低时，每个细胞上黏附的抗体太少，凝集不明显，容易漏检。②加大血清量，提高血清与细胞的比例至(5~10)∶1。③增加反应强度，采用增强剂如LISS、22%牛白蛋白、PEG等。④延长孵育时间，延长抗球蛋白试验的保温孵育时间至60分钟。⑤多种实验技术联合应用，采用吸收、放散技术浓缩抗体。

三、抗体筛查的假阴性和假阳性结果分析

（一）抗体筛查阳性结果分析

1. 抗体筛查阳性，直抗阴性　如果直接抗球蛋白试验（直抗）阴性，可以判定有意外抗体。

2. 抗体筛查阳性，直抗阳性　如果直抗阳性，不能排除血浆（血清）中游离的自身抗体所致。此时必须将自身红细胞放散至直抗阴性后作自身吸收，第一次自身吸收以后红细胞直抗阴性，排除血浆（血清）中自身抗体导致的抗体筛查阳性，可以判定有意外抗体。如果第一次自身吸收以后红细胞直抗阳性，则需反复放散-吸收，直至自身抗体被吸尽，自身抗体被吸尽的标志是末次吸收以后的红细胞直抗阴性。自身抗体被吸尽以后，再做第二次抗体筛查，如果第二次抗体筛查阴性，判定没有意外抗体；第二次抗体筛查阳性，则判定有意外抗体。

3. 排除抗体筛查细胞的非特异性凝集　①血浆（血清）蛋白紊乱或含高分子药物所致抗体筛查细胞的非特异性凝集。排除方法：加盐水稀释，凝集散开。②冷凝集素，排除方法：实验规范化，在25℃操作。③对试剂红细胞介质的抗体，这种情况罕见，更换试剂。

4. 抗体特异性判定　含意外抗体者必须进一步用抗体鉴定谱细胞作抗体特异性鉴定。

（二）抗体筛查阴性结果分析

抗体筛查阴性，不能完全排除意外抗体，需要注意以下问题：①抗体筛查细胞抗原覆盖面太窄或某些抗原不互补，会漏检某些意外抗体；②抗体筛查细胞的某些抗原如为杂合子，可能漏检对应的低效价意外抗体；③试验方法不敏感，可能漏检弱抗体；④实验中未使用增强技术，可能漏检弱抗体；⑤应用O型抗筛细胞，漏检ABO亚型抗体；⑥漏检“不可检测型同种抗体”及与红细胞发生交叉反应的HLA抗体；⑦如果抗体筛查试验在25℃操作，可能漏检37℃反应型抗体；⑧漏检早期产生的抗体的原因，一是抗体初次产生后14~21天只有在放散液中才能查到，血清中查不到[29]，二是因为早期50%患者的意外抗体筛查只有用两步酶法和聚凝胺法能查到，抗球蛋白法漏检；⑨因为抗体筛查一般不用酶法，漏检Rh系统的“唯酶抗体”。

四、抗体筛查阳性与相容性输血

红细胞输注的目的是改善患者的组织供氧，而达到预期治疗目标的前提是输入的红细胞能在患者体内正常存活，如果输入的红细胞血型与患者不相合，患者体内抗体与输入的红细胞发生免疫反应，发生血管内或血管外溶血。输血前意外抗体筛查是为了检出有临床意义的抗体，使输入的红细胞不与患者体内抗体相遇。通常在37℃或IAT有反应的抗体对于患者输血具有临床意义，而在室温或低于室温被检出的抗体通常不具有临床意义。

1. 抗体筛查阳性，自身对照阴性　应输注相应抗原阴性的红细胞。但是往往大多数基层医院输血科不具备抗体鉴定的能力，可以采取与多份供者红细胞通过“盲配”的方法，寻找到交叉配血相合的血液。

2. 抗体筛查阳性,自身对照阳性　常规进行抗体鉴定,确定抗体类型,筛选相应抗原阴性的红细胞再进行交叉配血,可提高输血安全性。

3. 抗体筛查阳性、交叉配血不相容、自身对照阳性、直抗阳性　可能患者存在:①被动获得的自身抗体(例如静脉注射免疫球蛋白);②冷自身抗体;③温自身抗体;④同种免疫抗体。交叉配血前要排除同种免疫抗体后,选择交叉配血主侧相容的血液,或者凝集强度较自身对照弱的红细胞输注。

4. 抗体筛查阳性、交叉配血主侧相容、自身对照阴性　推断所选择的血液中不含抗体对应的抗原,血液可以输注。

5. 受者体内存在针对高频抗原的抗体　短时间很难找到相合的血液。建议采供血机构建立稀有血型库,可为此类患者提供相合的血液。

6. 紧急情况　可采取血浆置换和注射丙种免疫球蛋白等方法来减缓免疫反应的发生,必要时还可使用免疫抑制剂,以解决患者对血液的急迫需求。

第九节　交叉配血不合与相容性输血

交叉配血试验,也被称为配合性试验,是传统的输血前免疫学检查的安全底线,在交叉配血试验相合时,才可以给受血者输注。在血型鉴定的基础上,通过交叉配血试验可以进一步证实血型鉴定是否有误,以及受血者和供血者之间是否存在血型不合的抗原抗体反应(例如:受血者体内具有抗 D 抗体,则在选择的供血者红细胞上就不能有 D 抗原存在),如此才能保证输入的血液不发生抗原抗体反应,保障受血者的输血安全。交叉配血试验通常包括:

1. "主侧配血"　受血者血清与供血者红细胞试验称为"主侧"配血,目的在于检测受血者体内是否存在针对供血者红细胞起反应的抗体。

2. "次侧配血"　受血者红细胞与供血者血清试验称为"次侧"配血,目的在于检测供血者血清是否存在对受血者红细胞起反应的抗体。

3. "自身对照"　受血者红细胞与受血者血清试验称为自身对照,其目的是分析是否存在自身抗体。

一、初检交叉配血不合的试验流程

1. 标本有效期　由于异体血输注后受血者体内可能会产生意外抗体,一定时间后,先前的标本不一定能代表当前受血者体内的状况,因此若受血者需再次输血,必须重新抽取标本配血。时间间隔不宜超过3天[1]。

2. 复检供、受血者 ABO、RhD 血型　复检标本包括原血型标本、配血标本和新抽标本,目的在于确定血型准确无误,防止标本错误或血型误定。如发生ABO 血型鉴定错误且交叉配血把关不严,就会出现严重的溶血性输血不良反应,例如将 O 型误定为 AB 型,当与 AB 型血液交叉配血漏检,就可能发生溶血性输血不良反应。

3. 复查抗体筛查试验　目的在于确认受血者体内是否存在意外抗体,如 RhE(-)受血者血液中含免疫性抗-E,意外的抗-E 与 E(+)型红细胞配血时发生凝集,就必须选用 E(-)血液,否则会发生溶血性输血不良反应。如果确认抗体为冷凝集素且配血时保温良好,一般不会影响输注效果。但如果为意外抗体,特别是能够在 37℃条件下产生反应的抗体,则会对交叉配血试验造成较大影响。

4. 复查交叉配血试验　抗体筛查试验并不能保证检出所有的有临床意义的意外抗体,而交叉配血是发现供、受血者血型的不同和意外抗体存在的有效手段之一。通过交叉配血试验可以发现其他血型抗体如抗 P1、抗 H 等天然抗体和 Rh 系统等意外抗体。

二、交叉配血试验方法选择

交叉配血试验方法本质上利用的是抗原抗体反应原理,使用的是抗原抗体反应的检测方法。在选择交叉配血试验方法时,不能只进行盐水介质交叉配血,其原因在于:盐水法仅能检出 IgM 类抗体,而不能检出 IgG 抗体,因此,应选择能同时检测出 IgM 和 IgG 抗体的灵敏度高的试验方法[1]。

交叉配血试验方法包括盐水介质法、白蛋白介质法、低离子强度介质法(LISS)、酶技术、抗球蛋白试验、聚凝胺(polybrene)技术、PEG(聚乙二醇)技术、微柱凝胶以及玻璃珠分子筛技术等,目的在于提高低效价、低亲和力抗体的检出率。在配血过程中,应灵活运用不同的试验技术,当交叉配血确认相合时,才能将供血者的血液输注给受血者。

1. 盐水介质法　红细胞与血清在盐水中直接反应,检测出不相合的 IgM 抗体。

2. 聚凝胺技术　基本原理是利用聚凝胺多价阳离子聚合物,中和红细胞表面的负电荷,降低 Zeta 电位,引起红细胞非特异性凝聚,凝聚现象是可逆的,如果血清中存在 IgM 或 IgG 抗体,则与红细胞表面的相应抗原结合,在聚凝胺的作用下发生特异性凝集是不可逆的。但聚凝胺会破坏 Kell 抗原,导致该血型系统的漏检。另外,对于个别低效价的 IgG 抗体也可能漏检。

3. 抗球蛋白法　又称 Coombs 试验,是经典的检测 IgG 抗体的方法之一。抗球蛋白法又分为直接抗球蛋白法和间接抗球蛋白法,前者用于检测红细胞表面致敏的 IgG 抗体,后者用于检测血清中游离的 IgG 抗体,检测时要做阴性和阳性对照,用盐水代替抗球蛋白试剂作阴性对照,IgG 抗-D 致敏的 O 型 RhD 阳性红细胞作阳性对照。

间接抗球蛋白试验用于交叉配血,其特点是红细胞致敏后的再次洗涤,可以去除血浆蛋白等非特异性干扰因素,这是卡式法配血所欠缺的。间接抗球蛋白法配血结果是目前最可靠的,但因其操作复杂,所需时间较长,因此不作为常规方法使用,通常用于疑难配血。

4. 微柱凝胶技术(卡式法)　是目前广泛使用的方法,当凝胶中含有抗球蛋白试剂时,相当于抗球蛋白法配血,当凝胶中不含抗球蛋白试剂时,相当于盐水法配血。卡式法的操作比较简单,结果准确、可靠,普遍实现了检测自动化,但由于抗球蛋白卡式法在红细胞致敏后不能再次洗涤,部分因血浆蛋白等因素导致的非特异性凝集不能消除,而导致假阳性或是混合外观,不适合疑难配血使用[30]。

5. 抗 IgG 和 C3 免疫球蛋白　具有抗补体 C3 的作用,除了抗原抗体复合物能结合补体外,红细胞上有补体受体 CR_1,其配体为 C3b/C4b(高亲和力)及 C3bi/C3c(低亲和力),这些补体成分可不经抗体介导直接致敏红细胞,从而加快输入红细胞在体内的清除,影响输血疗效。因此在交叉配血或者抗体筛查时,使用同时含有抗 IgG 和 C3 免疫球蛋白,能有助于提高补体致敏红细胞的检出率,进一步提高输血的效果。

三、主侧配血不合与相容性输血

交叉配血主侧不合表现为受血者血浆(或血清)与供血者红细胞配血时出现不相合的抗原抗体反应,试验结果提示为凝集或溶血反应。避免交叉配血主侧不合是输血的安全底线,在任何情况下,主侧交叉配血不合的血液都不能输注。

(一) 主侧配血不合的影响因素

1. 受血者因素　①自身免疫性疾病,受血者体内存在自身抗体(冷凝集素和温抗体);②由于妊娠或输血等同种免疫,产生意外抗体;③短时间内输过异型血浆;④造血干细胞移植;⑤血清蛋白过高、A/G 倒置或其他异常;⑥输(含有某种血清抗体的)免疫球蛋白;⑦输入白蛋白、低分子右旋糖酐等大分子物质后立即采集的标本;⑧血清中含有对试剂成分反应的物质;⑨受血者 ABO 血型鉴定错误、拿错标本。

2. 供血者因素　①红细胞直接抗球蛋白试验阳性;②供血者自身红细胞凝集;③ABO 血型鉴定不准确。

(二) 主侧配血不合的处理

处理如下:①受血者信息核对,了解病史,核对输血申请单、配血标本信息。②试验器材核对,核对试剂、试验器材洁净未被污染。③标本核对,重新抽取受血者血标本,复查供、受血者 ABO、RhD 血型,开展意外抗体筛查和直接抗球蛋白试验。④试验方法:洗涤供血者红细胞,制成 3%~5%红细胞悬液。应用盐水和抗球蛋白两种介质配血,推荐使用试管法。

(三) 主侧交叉配血结果判断与输血

1. 意外抗体筛查阴性　若主侧交叉配血相合,可以发血;若主侧交叉配血不合,供血者可能存在低频抗体对应的抗原,应更换血袋重新配血。

2. 意外抗体筛查阳性　若主侧交叉配血相合,表明供血者血液中不含有相应抗原成分,可以发血;若主侧交叉配血不合,应从以下 3 方面查找原因:①自身免疫性疾病受血者存在自身抗体[25],应排除意外抗体,选择凝集最弱或较自身对照凝集强度弱的血液发放。②存在意外抗体,进行抗体鉴定确定抗体特异性,选择不含相应抗原的血液重新交叉配血;③排除临床药物干扰(白蛋白、低分子右旋糖酐等),选择在输注药物前采集配血标本。

四、次侧配血不合与相容性输血

交叉配血次侧不合表现为受血者红细胞与供血者血浆(或血清)配血时出现不相合的抗原抗体反应,试验结果提示为凝集或溶血反应。

(一) 次侧配血不合的影响因素

1. 受血者因素　①自身免疫性疾病,自身红细胞凝集;②造血干细胞移植后;③近期输过异型红细胞;④获得性 B 抗原(类 B);⑤红细胞上黏附大量蛋白;⑥红细胞未洗涤,标本血清含有对试剂成分反应的物质;⑦双精子受精或同卵受精(嵌合体);⑧红细胞致敏,直接抗球蛋白试验阳性;⑨受血者 ABO 血型鉴定错误、拿错标本或血液;⑩红细胞多凝集现象。

2. 供血者因素　①供血者血液含冷凝集素;②供血者体内存在同种抗体;③ABO 血型鉴定不准确。

（二）次侧配血不合的处理

1. 受血者信息核对 了解病史，核对输血申请单、配血标本信息准确无误。

2. 试验器材核对 核对试剂，试验器材洁净未被污染。

3. 试验结果核对 重新抽取受血者血标本，复查供、受血者 ABO、RhD 血型、抗体筛查和直接抗球蛋白试验。

4. 试验方法 洗涤供血者红细胞，制成 3%~5% 红细胞悬液。应用盐水和抗球蛋白两种介质配血，推荐使用试管法。

（三）次侧交叉配血结果判断与输血

如果需要输注红细胞制剂，主侧配血相合，次侧配血不合，首选洗涤红细胞制剂输注，也可以输注浓缩红细胞或悬浮红细胞，应避免输注全血。如果需要输注血浆成分，须保证意外抗体筛查阴性，ABO 血型相容。

第十节 相容性输血的潜在风险与对策

任何输血治疗均存在医疗风险，截至 2016 年，国际输血协会已经确认了 463 个红细胞血型系统。临床上所谓同型输血，实际上输的还是异型血，不可能所有血型相同。目前，对于临床输血，最重要的仍是 ABO 和 Rh 血型系统。紧急特殊情况，需要 ABO、Rh 血型相容性输血，这不仅存在输血相关的临床风险，还具有潜在的政策风险、环境风险和技术风险[31]，需要临床输血工作者了解输血相关法律、法规、政策、规范，熟练掌握输血相关技术，在相适应的环境中开展相容性输血技术。

一、政策风险

输血是临床救治工作的重要手段，其临床价值具有不可替代性。世界各国都制定有相关的法律、法规、规范等文件，然而，由于各国相关法律规范的滞后和政府重视程度的不一，由输血引发的医疗纠纷问题时有发生。关于相容性输血的规范性法律文件略显欠缺，没有统一的国家标准，在紧急、特殊情况下，相容性输血难以实施，甚至延误抢救时机。

人类将输血作为治疗疾病的一种方法，萌芽于 17 世纪。1665 年 2 月，英国牛津大学年轻的生理学家劳尔成功地在狗与狗之间进行了输血实验，两年后，他尝试将少量羊血输给一个 22 岁的少年并获得成功，此举震动当时的欧洲医学界，他因此也被医学界视为输血的先行者。法国一个叫丹尼斯的医师受到劳尔的启发，开始小心翼翼地将羊血输给一个高热不退的男孩，男孩也幸运地康复了。于是，他将该方法用在不同濒临死亡的患者身上，但这样做并没有挽回重病患者的生命。虽然在给患者输血之前，都要求患者或其家属签字，但是他还是被愤怒的患者家属告上法庭。

输血挽救了无数危重患者的生命，回顾我国的输血管理历程，从 1993 年起，卫生部第 29 号令就颁布了《采供血机构和血液管理办法》，同时附带《血站基本标准》和《供血者健康检查标准》。1998 年《中华人民共和国献血法》颁布以来，我国医疗机构输血工作也逐渐规范，近年来陆续出台了《医疗机构临床用血管理办法》（卫生部令第 85 号）和《临床输血技术规范》（卫医发〔2000〕184 号）。在临床用血的常规流程上有了法律条文的完善，但是对于医疗机构的紧急用血、特殊用血、相容性输血内容却寥寥无几，这就意味着实施相容性输血，临床医师要承担潜在的政策风险。

二、管理风险

（一）血液供给紧平衡

近年来医疗服务呈现“井喷”式增长趋势，住院人数和手术人次每年均以两位数比例增长，无偿献血量却处于缓慢增长的“平台期”，采血量不能满足医疗增长对血液资源的需求，供血出现一种“紧平衡”的状态，季节性偏型时有发生，临床用血保障难度增大。

（二）医疗机构应急机制不健全

临床用血管理存在提高的空间，由于医疗机构管理组织不健全、制度落实不到位、在人力和物力等方面投入不足等原因，导致临床输血存在安全隐患，血液库存管理水平不能应对供血紧张常态化形势下的医疗保障、应急保障机制不健全，导致医疗安全隐患。

（三）输血科建设相对滞后

我国幅员辽阔，医疗机构输血科建设水平及从业人员专业水平参差不齐，大型三甲医院输血科设备先进，具有较高的科研力量及检测水平，但是大量的基层医院输血科则不然，输血行业从业人员全部为实验室或临床转行而来，从业人员无在校接受输血教育的经历，输血基础理论和解决问题的技术水平有待提高。

（四）医疗环境风险

医疗环境风险存在于整个医疗服务过程中，可能会导致损害或伤残事件的不确定性以及可能发生的一切不安全事情。由于患者及其家属对治疗期望过高，当主观愿望与现实产生差距时，发生医疗纠纷输血出现不良反应引发的风险，对临床输血工作者造成一定的心理负担。

三、技术风险

（一）ABO疑难血型

在ABO血型鉴定时，一般将正、反定型试验结果不一致而判定为疑难血型。检定标本是否属“疑难血型”，除了标本本身的因素外，还与实验室的设备、技术人员的水平、经验、是否按规程操作等多种因素有关。例如1份ABO亚型标本，在基层医院血库可能因为正定型与反定型不一致而分析不出原因被认为是“疑难血型”，但在有经验的医疗机构输血科或血液中心血型参比实验室该问题可能就迎刃而解。

（二）意外抗体筛查

影响意外抗体筛查结果的因素很多，如试验方法的敏感性、抗体筛查细胞的抗原覆盖面、抗原杂合子或纯合子、自身抗体干扰等。意外抗体筛查结果判断需要检测者具有丰富的经验和专业理论知识，意外抗体筛查试验阳性，排除假阳性，判定有意外抗体，意外抗体筛查试验阴性，则不能完全排除意外抗体。

（三）交叉配血试验

相容性输血技术往往存在主侧配血或次侧配血不合试验结果，不符合常规发血规程，试验操作者应灵活运用血型血清学各种技术，研究血型鉴定、意外抗体筛查和交叉配血试验结果，规避可能产生抗原抗体反应的因素，选择最适合的血液输注。

四、风险应对措施

（一）建立健全各项规章制度

在医学水平、诊断水平、医疗设备不断进步的过程中，临床输血风险不仅存在，而且必然会保持着一定的比例，输血有风险已是不争的事实。建立健全国家层面的相容性输血法律、法规、规范、专家共识等指导性文件，明确相容性输血的概念、选择时机、选择方法、实验流程、文书规范及潜在风险防范等内容。逐步建立医疗风险监测和预警机制，将有利于消除可预防的错误，降低医疗事故隐患的发生率。

（二）提高从业人员素质

有了法律条文的完善，临床输血工作仍然存在相应的问题。1998年《中华人民共和国献血法》颁布以来，我国医疗机构输血工作也逐渐规范，近年来陆续出台了《医疗机构临床用血管理办法》和《临床输血技术规范》（卫医发〔2000〕184号）。但是，事实上，缺少以证据为导向的输血指南和输血从业人员的专业技术支撑及做出果断、担当的善良行为，再好的法律也不会被很好地践行。

（三）和谐的医患关系

医患关系是一种社会关系，也是医疗活动中最基本、最重要的人际关系。医患双方因疾病和健康问题走到一起，他们有着共同的目标，理应为此而形成共同体。建设输血“医患共同体”，加强医患沟通，通过医学科普教育、宣传，主动还权于患者，营造共担医疗风险、共享医疗利益的人文、社会环境与条件，让患者及其家属了解相容性输血的时机、安全性和存在的风险；重视紧急、大量用血过程中存在输血相关的所有不良反应风险，相容性输血存在的特有风险，权衡输血的利弊，尊重患者生命权、选择权，切实降低医疗风险。

（四）建立患者为中心的临床用血管理

以患者为中心的临床用血管理是以证据为导向、贯穿多学科的迈向最佳医疗的治疗体系，旨在更好保证患者的安全和减少血制剂的使用，以避免不必要输血和改善患者预后。在多学科参与下，运用多种方法使可能需要输血的患者得到最优管理，推行控制性输血策略，精确输血指征，强化血液替代，降低对异体血的依赖，尽可能减少血液浪费和合理输注红细胞等，最终目的是减少异体输血，改善患者预后。

（五）建立质量体系

提高临床用血管理水平，针对医疗机构管理组织不健全，制度存在管理漏洞，在人力和物力等方面投入不足等原因，建立完善的质量体系，加强输血科质量管理，针对血液库存管理水平不能应对供血紧张常态化形势下的医疗保障，应急保障机制不健全，血液调剂不到位等医疗安全隐患严重影响医疗安全等问题，建立应急保障机制。

（兰炯采　吕先萍　张雪睿　陈荣华　李洁）

参考文献

1. 中华人民共和国卫生部. 临床输血技术规范：卫医发〔2000〕184号[S].
2. 中华人民共和国国家卫生健康委员会，中国国家标准化管理委员会. 全血和成分血使用：WS/T 623—2018[S].
3. WORLD HEALTH ORGANIZATION. Clinical transfusion practice: guidelines for medical interns[S]. 2019.
4. EMMANUEL JC. The clinical use of blood in medicine, obstetrics, paediatrics, surgery & anaesthesia, trauma & burns[J]. World Health Organization, 2001.
5. AMERICAN ASSOCIATION OF BLOOD BANKS. Circular of information for the use of human blood and blood components. 2013.

6. BRITISH COMMITTEE FOR STANDARDS IN HAEMATOLOGY,MILKINS C,BERRYMAN J,et al. Guidelines for pre-transfusion compatibility procedures in blood transfusion laboratories[J]. Transfusion Medicine,2013,23(1):3-35.
7. 高军,马印图,李振奇,等. 军队血站战备血液储备库的建立及特点[J]. 人民军医,2012,55(1):94-95.
8. 叶应妩,王毓三,申子瑜,等. 全国临床检验操作规程[M]. 3版. 南京:东南大学出版社,2006:250.
9. 王从容,兰炯采. 免疫血液学研究在临床输血中的意义[J]. 中国输血杂志,2014,27(9):897-898.
10. 中国医师协会输血科医师分会,中华医学会临床输血学分会. 特殊情况紧急抢救输血推荐方案[J]. 中国输血杂志,2014,27(1):1-3.
11. http://www. isbtweb. org/working-parties/red-cell-immun ogenetics-and-blood-group-terminology.
12. 兰炯采,贠中桥,陈静娴. 输血免疫血液学实验技术[M]. 北京:人民卫生出版社,2011:197-207.
13. 上海市医学会输血专科分会,上海市临床输血质量控制中心. 紧急抢救时ABO血型不相同血小板输注专家共识[J]. 中国输血杂志,2017,30(7):666-667.
14. DARRELL J,TRIULZI,STEVEN,KLEINMAN,RAM M,et al. The effect of previous pregnancy and transfusion on HLA alloimmunization in blood donors:implications for a transfusion-related acute lung injury risk reduction strategy[J]. Transfusion,2009,49(9):1825-1835.
15. 中国医师协会输血科医师分会,中华医学会临床输血学分会. 血小板抗体检测专家共识[J]. 临床输血与检验,2020,22(1):1-5.
16. INABA K,BRANCO BC,RHEE P,et al. Impact of ABO-identical vs ABO-compatible nonidentical plasma transfusion in trauma patients[J]. Arch Surg,2010,145(9):899-906.
17. 中华人民共和国卫生部,中国国家标准化管理委员会. 全血及成分血质量要求:GB 18469—2012[S]. 北京:中国标准出版社,2012.
18. 中国急诊医师协会. 特殊情况紧急输血专家共识[J]. 中国急救,2013,33(6):481-483.
19. DIRKS J,JORGENSEN H,JENSEN C,et al. Blood product ratio in acute traumatic coagulopathy-effect on mortality in a Scandinavian level 1 trauma centre[J]. Scand J Trauma Resusc Emerg Med,2010,7(18):65.
20. 中华人民共和国卫生部. 医疗机构临床用血管理办法:卫生部令第85号. 2012.
21. FIGUEROA PI, ZIMAN A, WHEELER C, et al. Nearly two decades using the check-type to prevent ABO incompatible transfusions: One institution's experience[J]. Am J Clin Pathol,2006,126(3):422-426.
22. SHEHATA N,TINMOUTH A,NAGLIE G,et al. ABO-identical versus nonidentical platelet transfusion: A systematic review[J]. Transfusion,2009,49(11):2442-2453.
23. BIALEK JW,BODMER W,BODMER J,et al. Distribution and quantity of leukocyte antigens in the formed elements of the blood[J]. Transfusion,1966,6:193-204.
24. MARK KF. AABB技术手册[M]. 18版. 长沙:中南大学出版社,2019:286-303.
25. 兰炯采. 自身免疫性溶血性贫血患者的配血试验[J]. 中国输血杂志,2015,28(7):753-754.
26. 兰炯采,张德梅,张印则,等. 再论Rh阴性患者的科学安全输血[J]. 中国输血杂志,2009,22(5):341-342.
27. 兰炯采,陈静娴,马红丽,等. 推荐ABO疑难血型三步分析法[J]. 中国输血杂志,2010,23(3):165-167.
28. CHOU ST,JACKSON T,VEGE S,et al. High prevalence of red blood cell alloimmunization in sickle cell disease despite transfusion from Rh matched minority donors[J]. Blood,2013,122:1062-1071.
29. KLEIN HG, ANSTE DM. Blood Transfusion in Clinical Medicine[M]. 12th ed. Philadelphia: Wiley Blackwell, 2014: 118-153,333-336.
30. 赵树铭,是春梦,李忠俊,等. 实用临床输血学[M]. 北京:人民卫生出版社,2015:58-60.
31. 刘嘉馨,孙俊,吕航军,等. 中国输血行业发展报告(2017)[M]. 北京:社会科学文献出版社,2017.

第四十章

亲权鉴定和个体识别

亲权鉴定(parentage testing)又被称为亲子关系鉴定(paternity testing,以下简称亲子鉴定),虽然它在人类历史中是个古老的话题,但是建立在科学基础上的亲子鉴定还是近 100 年的事[1-2]。亲子鉴定是通过对人类遗传标记(genetic marker)的检测和遗传学分析,鉴定个体之间的血缘关系。20 世纪初重新发现孟德尔遗传定律,以及检测出人类第 1 个孟德尔遗传性状 ABO 血型,奠定了法医遗传学基础。从 20 世纪 20 年代开始,血型成为亲子鉴定的主要遗传标记,直到 1985 年 Alec Jeffreys 首创 DNA 指纹(DNA fingerprints)技术[3],开辟了法医核酸检测的新纪元。由于 DNA 固有的生物化学和遗传学特性,它不仅被用于亲子鉴定,而且还可以用于法医个体识别(individual identification)。21 世纪初人类基因组计划完成后,人们在基因组范围内寻找和发现了大量适合法医鉴定的 DNA 遗传多态性标记,表 40-1 列举了法医遗传学发展史上的一些重大事件。虽然目前亲子鉴定和个体识别基本上属于法医鉴定领域,但是在历史上血型曾经被长期用于亲子鉴定,一些输血医学经典专著也都包括这个话题,所以在本章予以介绍。

表 40-1 法医遗传学研究大事记

时间	事件描述
1900 年	奥地利遗传学家、现代遗传学创始人 Gregor Mendel(1822—1884 年)在 1865—1866 年发表的遗传学定律被重新发现和认可
1901 年	奥地利医生、1930 年诺贝尔生理或医学奖得主 Karl Landsteiner(1868—1943 年)发现人类第 1 个 ABO 血型,奠定了免疫血液学基础
1908 年	英国数学家 Godfrey Hardy(1877—1947 年)和德国医生 Wilhelm Weinberg(1862—1937 年)各自独立发表有关等位基因频率和基因型频率之间的数学法则,被称为 Hardy-Weinberg 平衡,是群体遗传学、亲子鉴定、以及个体识别的统计学基础之一
1910 年	波兰免疫学家、法医遗传学先驱 Ludwik Hirszfeld(1884—1954 年)和德国医生 Emil von Dungern(1867—1961 年)证明 ABO 血型是 1 种孟德尔遗传性状
1922 年	德国医生 Fritz Schiff 将 ABO 血型用于法医亲子鉴定
1924 年	德国数学家 Felix Bernstein(1878—1956 年)提出 ABO 血型遗传受控于 3 个等位基因
1931—1939 年	意大利、爱尔兰、美国、英国等国家相继将 ABO 血型用于亲子鉴定
20 世纪 50 年代	MNSs、P、Rh、Kell、Duffy、Kidd 等血型被用于亲子鉴定,排除亲子关系机会(PEC)达到 70%左右
1955 年	血清蛋白遗传多态性标记 HP、GC、C3、BF、C6、PLG、TF、PI 以及免疫球蛋白同种异型标记 Gm 因子被用于亲子鉴定
1963 年	红细胞酶遗传多态性标记 PGM、AK、ADA、GPT、ESD、GLO 等被用于亲子鉴定
1977 年	英国生物化学家、1958 年和 1980 年诺贝尔化学奖得主 Frederick Sanger(1918—2013 年)发明测定 DNA 序列的双脱氧终止法
20 世纪 80 年代	人类白细胞抗原 HLA 遗传标记被用于确认亲子关系,PEC 可达到 95%以上,亲权指数 PI 可达到 99.9%以上
1983 年	美国分子生物学家、1993 年诺贝尔化学奖得主 Kary Mullis(1944—2019 年)发明体外扩增 DNA 片段的 PCR 技术
1985 年	英国遗传学家 Alec Jeffreys 首创检测 DNA 遗传多态性的基因指纹技术

续表

时间	事件描述
1993 年	建立检测 PCR 扩增片段长度多态性(AFLP)技术
20 世纪 90 年代	发现 VNTR 和 STR 标记,PEC 可以达到 99.99%以上
1996 年	建立荧光标记 STR 多位点 PCR 复合扩增技术,逐渐发展成为一项国际通用技术
1998 年	美国 FBI 建立 CODIS 系统
2000 年	线粒体 DNA 序列多态性被用于法医遗传学鉴定
21 世纪	SNP 和 Indel 多态性标记用于法医遗传学鉴定
2012 年	建立多色荧光标记多位点 PCR 复合扩增检测技术,可同时检测 30~50 个 STR、SNP、Indel 等遗传标记
21 世纪 10 年代	SNP-STR、DIP-SNP、DIP-STR 等复合标记以及 Alu 重复序列和 DNA 甲基化标记用于法医鉴定
21 世纪 10 年代	高通量二代测序技术用于检测法医遗传标记

注:表中缩写符号全称见正文。

第一节　法医遗传学基础

一、细胞与染色体

细胞是具有生命功能的基本单位,根据其结构可以分为真核细胞和原核细胞等 2 种类型。细菌等原核细胞通常是独立的,结构简单,没有细胞核和其他细胞器;真核细胞往往存在于多细胞生物体中,细胞膜分子参与细胞代谢活动,具有细胞核和细胞器。真核细胞的细胞核内含有染色体,它由 DNA 分子和组蛋白结合而成,携带遗传基因。正常人的体细胞含有 22 对常染色体和 1 对性染色体,女性为 XX,男性为 XY。

真核细胞在增殖过程中,1 个母细胞通过有丝分裂形成 2 个新生子细胞,把遗传物质传给子细胞,子细胞中的染色体数目保持不变。真核细胞在形成精子或卵子等生殖细胞过程中,通过减数分裂,染色体只复制 1 次,而细胞分裂 2 次,因此成熟的生殖细胞中的染色体数目比原始细胞减少一半。根据孟德尔遗传定律,子代携带的遗传基因来自双亲,位于同源染色体上的 2 个等位基因,分别从母亲和父亲继承而来。这 2 个等位基因可以相同,也可以不同。这些具有个体特异性、符合孟德尔遗传定律的遗传标记,是进行亲子鉴定和个体识别的遗传学基础。

二、孟德尔遗传定律

早在 1865 年,孟德尔就建立了有关生物特性遗传规律的学说,后来称之为孟德尔遗传定律。孟德尔的经典遗传学主要研究基因在亲代和子代之间的传递规律,在表型水平上研究基因和遗传变异体之间的关系。根据经典遗传学概念,可以把孟德尔学说概括如下:

(一) 显性和隐性基因

带有显性基因的个体,无论是纯合子还是杂合子,都会表现出相应的遗传学性状;而隐性基因只有在纯合子时表现出相应性状。比如在 ABO 血型中,*A* 和 *B* 基因是显性基因,而 *O* 基因是隐性基因。现代分子遗传学揭示,所谓的隐性基因,一般是由于基因突变产生的无效等位基因,它们不表达相应的基因产物。

(二) 分离定律

杂合子个体形成配子所携带的每对基因相互分开,2 种配子数目相同。因此杂合子个体之间互交的分离比为 1∶2∶1,杂合子和纯合子之间回交的分离比率为 1∶1。2 个不同等位基因纯合子个体之间的婚配,其子一代的所有个体都是相同的杂合子。

(三) 自由组合定律

不同遗传座位上的基因在形成配子时自由组合,即不同的分离性状相互独立传递。

三、DNA 和基因

(一) DNA

真核细胞染色体的化学成分含有 DNA、RNA、组蛋白、非组蛋白、金属离子等。DNA 是脱氧核糖核酸的简称,是染色体的主要组成成分,也是携带遗传基因的物质基础。DNA 是稳定的分子,将遗传信息从一代人转移到另一代人。单核苷酸是构建 DNA 分子的基本单位,存在 4 种碱基的单核苷酸,分别为腺嘌呤(A)、鸟嘌呤(G)、胞嘧啶(C)和胸腺嘧啶(T)。单核苷酸通过它们的磷酸基团连接成单股核苷酸链。单股 DNA 的一端称为 5'端,另一端称为 3'端。

在书写核苷酸序列时，总是将5'端写在纸的左面。DNA分子是由一条单链DNA的5'端对应另一条单链DNA的3'端形成DNA双螺旋结构。2条DNA链中的碱基A-T以双键形式连接，C-G以三键形式连接。双股DNA的长度用碱基对(bp)来计量，1 000bp用1kb表示。

(二) 基因结构

编码1个基因的DNA序列可以分为4个区域：①编码区包括外显子与内含子，编码区的两侧被称为侧翼序列。外显子序列编码多肽氨基酸序列，被非编码的内含子序列所隔离开。不同基因的外显子和内含子数目不同；②前导区位于编码区上游，相当于RNA的5'末端非编码区(非翻译区)；③尾部区位于RNA的3'编码区下游，相当于末端非编码区(非翻译区)；④调控区包括启动子和增强子等序列。

(三) 基因突变

DNA序列的改变被称为基因突变。基因突变通常在细胞有丝分裂或减数分裂过程中的DNA复制期发生，其机制包括单核苷酸或核苷酸片段的取代、插入或缺失，以及DNA片段交换重组等。基因突变点可以发生在DNA序列的任何部位。人类基因组DNA多态性源于进化中产生的突变基因遗传给子代，它们显示出DNA分子水平上的个体差异。

(四) 基因型和表型

在一特定遗传位点上的所有形式的基因被称为等位基因，等位基因的数量可以有2个或2个以上。每个个体的2个等位基因分别来自父母，携带2个相同等位基因的个体被称为纯合子(homozygous)，携带2个不同等位基因的个体被称为杂合子(heterozygous)。1个个体所携带的基因总和被称为基因型或遗传型，而实际表现出来的特性被称为表型。

四、哈代-温伯格平衡

(一) 哈代-温伯格平衡

1908年英国数学家Hardy和德国医生Weinberg各自提出群体遗传学中的1个基本定律，被称为哈代-温伯格平衡(Hardy-Weinberg equilibrium，以下简称HW定律)。其内容为：在1个随机婚配的大群体中，如果没有迁移、对特定基因型没有选择作用、在基因突变率保持恒定的情况下，各种基因型的比例保持世代不变。该定律可以用数学公式表示为：假设某位点A上的2个等位基因*A1*和*A2*的基因频率分别为p和q，$p+q=1$。2个等位基因可能组合成*A1A1*、*A2A2*、*A1A2*等3种基因型，它们的频率分别为p^2、q^2和2pq，3种基因型频率之和$p^2+q^2+2pq=1$。

(二) 哈代-温伯格吻合度测验

根据群体调查获得的表型观察值，可以计算出相应的等位基因频率；反过来根据哈代-温伯格定律，可以从基因频率计算表型预期值。表型的实际观察值和预期值的偏离程度，常被用来评估群体调查资料的可靠性，被称为哈代-温伯格吻合度测验。计量吻合度的方法甚多，对于等位基因数量较少的遗传系统，通常采用经典的χ^2检验。计算每种表型预期值和观察值差异的χ^2值，它们相加得到总的χ^2值，自由度等于表型数和等位基因数之差。

第二节　遗传多态性标记

用于法医遗传学鉴定的遗传标记可以大致分为2类，一类是使用抗原抗体反应检测的血液成分表面抗原，即通常所说的血型，以及使用凝胶电泳技术检测的血清蛋白型和红细胞酶型；另一类是以分子生物学技术检测的DNA核苷酸序列变异。每个人携带的遗传标记构成各自的遗传图谱(genetic profile)，它是亲子鉴定和个体识别的遗传学证据。

一、血液成分遗传多态性标记

使用ABO血型鉴定亲子关系最早可以追溯到1922年。由于ABO血型只有4种常见表型，很多个体表型出相同的ABO型，因此ABO血型通常只能用于排除亲子关系，不能用于确认亲子关系。即便是排除亲子关系，ABO血型排除亲子关系机会(paternity exclusion chance，PEC)也仅在30%左右。20世纪30年代以后，MNS、P、Rh、Kell、Duffy、Kidd等血型系统相继被发现，它们也被用于亲子鉴定，PEC可以提高到70%左右。在20世纪50年代发现了血清蛋白和红细胞酶的遗传多态性标记，联合使用这些遗传标记，可以显著提高亲子鉴定的PEC值，但是还不足以确认亲子关系。20世纪80年代发现人类白细胞抗原HLA系统的80多个抗原，HLA-A和HLA-B位点组合成的HLA表型数目达到50万种以上[4]。单独使用HLA-A和HLA-B抗原做亲子鉴定的PEC值就可以达到95%以上，如果再结合使用红细胞血型等遗传标记，亲子关系概率(probability of paternity)可以高于99.9%，基本上达到可以确认亲子关系的统计学要求(表40-2)。

表 40-2　用于亲子鉴定的血液成分遗传多态性标记

血液成分	遗传多态性标记	排除概率
红细胞	ABO、MN、P、Rh、Kell、Duffy、Kidd 等血型抗原	4%~32%
血清蛋白	触珠蛋白(HP)、免疫球蛋白同种异型 Gm 和 Km 因子、铁传递蛋白(TF)、维生素 D 结合蛋白(GC)、低密度脂蛋白(AG)、血清类黏蛋白(ORM1)、α1 抗胰蛋白酶(PI)、补体组分 3(C3)、备解素因子 B(BF)、补体组分 6(C6)、糖蛋白 A2HS、纤维蛋白溶解酶原(PLG)、凝血因子 13(F13B)等血清蛋白型	6%~32%
红细胞酶	酸性磷酸酶(ACP)、磷酸葡糖变位酶(PGM)、腺苷酸激酶(AK)、腺苷脱氨酶(ADA)、谷氨酸丙酮酸转氨酶(GPT)、酯酶 D(ESD)、乙二醛酶(GLO)、磷酸甘油酸水解酶(PGP)等红细胞酶型	4%~25%
白细胞	人类白细胞抗原 HLA-A、B 位点抗原	96%~98%

二、DNA 遗传多态性标记

除了同卵双生子之外,每个人基因组 DNA 序列都是独一无二的,因此 DNA 序列的任何差异都可以成为潜在的遗传标记。根据 DNA 序列变异的性质,用于法医遗传学鉴定的 DNA 遗传标记可以分为 2 大类:①核苷酸序列长度变异多态性。人类基因组中存在大量相继出现的串联重复 DNA(tandem repeat DNA)序列,它们表现出可变数串联重复(variable number tandem repeat,VNTR)多态性,以及短串联重复多态性(short tandem repeats,STR)。人类基因组中还存在穿插重复 DNA(interspersed repetitive DNA)序列,它们分散在整个基因组中,比如短穿插核元素(short interspersed nuclear element,SINE)中的 Alu 元素(Alu element)表现出插入多态性。此外,由于 DNA 片段的插入或缺失产生插入/缺失多态性(insertion/deletion polymorphism,Indel)以及缺失/插入多态性(deletion/insertion polymorphism,DIP),它们也导致基因组核苷酸序列长度发生变异。②单核苷酸变异多态性。主要是由于单核苷酸取代产生的单核苷酸多态性(single nucleotide polymorphism,SNP),在基因组 DNA 和线粒体 DNA 都可以产生 SNP。

以上 2 种类型遗传标记的核苷酸序列特点如图 40-1 所示。图中父亲染色体携带 Alu 插入序列,而母亲染色体则无此序列。在产生 SNP 的单碱基替换(single base substitution)中,可以分为转换(transitions)和颠换(transversions)2 种类型。转换是指嘌呤

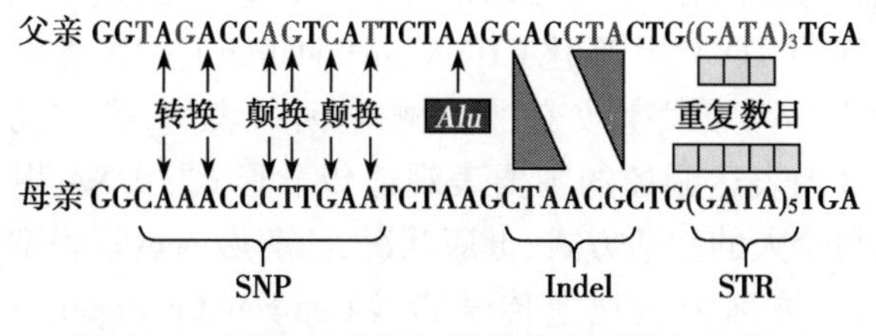

图 40-1　DNA 遗传标记核苷酸序列特点示意图

(A、G)之间,或嘧啶(C、T)之间的替换;颠换是指嘌呤和嘧啶之间的替换。

(一) DNA 片段长度多态性

人类基因组 DNA 序列中存在一些串联碱基重复单位(核心序列)。串联重复序列亦被称为卫星 DNA(satellite DNA)。在卫星 DNA 中核心序列长度可达到数千 bp,在小卫星(minisatellite)中一般为 9~100bp,在微卫星(microsatellite)中为 2~6bp。不同个体携带的重复单位数量不尽相同,由此产生了可变数串联重复 VNTR 多态性,它是最早用于法医鉴定的 DNA 遗传标记,又被称为 DNA 指纹。

1. 限制性内切酶片段长度多态性(restriction fragment length polymorphism,RFLP)　1985 年 Alec Jeffreys 创建检测 RFLP 技术,将限制性内切酶切割的基因组 DNA 片段,通过凝胶电泳分离后使用 Southern 印迹技术与荧光或放射性同位素标记的特异性探针杂交,形成 DNA 指纹图谱。该技术要求受检 DNA 样品量较大,操作复杂费时费力,限制了在法医鉴定中的应用。

2. 扩增片段长度多态性(amplified fragment length polymorphism,AFLP)　由于个体之间 VNTR 存在多态性,因此使用 PCR 特异性扩增检测 VNTR 位点区域将获得不同长度的扩增片段。AFLP 技术敏感,需要 DNA 检材数量较少,可使用陈旧腐败检材,可检测多个位点等位基因,具有快速高效等特点。但是对于 VNTR 基因片段较长的 PCR 扩增可能失败,而较短片段有被优先扩增的现象。

3. 短串联重复序列(STR)　1988 年 Saiki 等首次使用 PCR 扩增技术发现人类基因组存在一些具有高度多态性的短串联重复序列[5]。STR 基本重复序列长度为 2~6bp,约占人类基因组的 3%,均匀分布在基因的外显子、内含子和调控区域。STR 标记中的重复次数在个体之间不尽相同,这个特性使它成为个体识别的一个遗传标记。每个人分别从父母遗传得到 1 个

STR拷贝，该拷贝具有和父母同样的重复次数，除非发生基因突变。检测STR等位基因的DNA片段较短，很容易被PCR扩增，不存在差异扩增的问题，适合DNA部分降解的检材。使用多个STR标记时，应该注意选择位于不同染色体的STR，以避免位点之间的连锁不平衡问题，这样便于统计学分析。

在男性Y染色体上的STR被称为Y-STR，它们主要位于Y染色体的短臂上。Y-STR通过父系继承，可以维持数代不变，在无关男性中显示出遗传多态性。在性侵犯案件中，使用常染色体STR有时难以检测出男女混合物中的男性成分，而Y-STR可作为识别男性嫌疑人的有效标记。联合使用多个常染色体STR以及X和Y染色体STR标记，排除亲子关系概率一般可以达到99.999 9%以上。STR标记的缺点是存在着较高的突变率，在亲子鉴定和个体识别中需要加以注意。

4. 插入缺失多态性(Indel)　Indel属于双等位基因遗传标记，其2个等位基因表现为片段长度多态性，大约70%的人类Indel遗传标记有2~4bp长度差异。Indel具有较高的稳定性，自然突变率约为10^{-8}，与SNP突变率相近，但是显著低于STR的突变率10^{-5}~10^{-3}。在常染色体以及X和Y性染色体上均检测出Indel标记，人类基因组中Indel数量仅次于SNP。在1份含有26个群体、2 504例个体的基因组分析中检测出8 470万个SNP和360万个Indel[6]。此外，Indel标记分布与种族群体相关，可以作为始祖信息标记(ancestry informative marker，AIM)用于法医人类学鉴定，区分不同的种族群体和追溯祖先成分。

5. Alu元素　Alu元素是短穿插核元素家族的一员，又被称为Alu家族，有100多万份拷贝。由于Alu元素序列中有限制性内切酶*Alu* I的识别序列AGCT，故又名Alu序列，其序列长度为300bp左右，占约人类基因组的17%。Alu序列以固定位置插入基因组，其中约0.5%的Alu元素表现出插入和缺失多态性，相当于由双等位基因组成的遗传标记系统[7]。携带相同Alu插入标记的个体具有相同的祖先血缘，因此Alu插入标记可以作为个体识别和祖先血缘分析的有用工具。Mamedov等使用32个多态性Alu插入标记用于个体识别，在俄罗斯人群中的平均随机匹配概率、排除亲子关系概率分别为5.53×10^{-14}和99.78%[8]。Brown等使用多重DNA分析系统检测DNA降解样品的20个Alu插入标记，累积随机匹配概率达到1/380万，提示具有强大的区分能力[9]。

（二）单核苷酸多态性

1. 单核苷酸多态性(SNP)　SNP位点通常只有2个等位基因，属于双等位基因遗传标记，其中1个等位基因频率不小于1%。SNP是最常见的人类基因组变异，比STR更易进行PCR扩增，适用于陈旧和高度腐败降解的法医生物检材，被认为是法医鉴定的第3代遗传标记。SNP可以发生在常染色体以及X和Y性染色体上。Y-SNP具有迭代累加的特性，即如果父系祖先SNP位点上先后发生A和B突变，那么该祖先的所有男性后代SNP位点上都会保留A和B突变。Y-SNP上的突变随着人类的繁衍和迁移，遵循时间顺序逐渐扩散到世界各地区，因此Y-SNP可用来推断和追溯人类父系进化途径。

2. 线粒体DNA SNP　线粒体存在于细胞核外，通过母系传递给子代。线粒体DNA(mitochondrial DNA，mtDNA)是由16 569个碱基组成的单链环状结构，在细胞中高拷贝，其数量远高于细胞核DNA。测定mtDNA控制区域序列或全基因组序列，可以发现个体之间的SNP。由于mtDNA由母系遗传，不存在基因重组，故在母系亲属关系鉴定中具有无可替代的作用，这些特点使它更适用于法医鉴定，特别是对于高度分解的尸体遗骸、骨骼、牙齿、头发以及其他DNA含量低的陈旧生物检材[10]。使用mtDNA鉴定俄罗斯沙皇尼古拉二世(Nicholas Ⅱ)及其家庭成员身份，可谓是1个成功的经典案例[11]。尼古拉二世一家7口及随从仆人，于1918年被处决后遗体下落不明。73年后的1991年，在俄国乌拉尔地区发现9具遗骸，根据对从骨骼抽提的DNA样品的常染色体STR、Y-STR以及mtDNA遗传标记检测结果，表明存在1个由1对夫妇和3个孩子组成的家庭。成人女性和3个孩子具有完全相同的线粒体序列，提示可能是尼古拉二世的妻子和她的3个孩子。为了证明成年男子是尼古拉二世，对他健在的和去世的母系亲属做mt DNA序列分析，结果发现尼古拉二世mtDNA序列的16 169位置表现为罕见的C/T异质性，而他已去世兄弟的mtDNA序列16 169位置上也携带同样的C/T。统计学分析表明该成人遗骸是尼古拉二世的概率是其他无关个体的1.3×10^{8}倍。

（三）DNA甲基化标记

基因组CpG双核苷酸中的胞嘧啶，在DNA甲基化转移酶的作用下，可以结合1个甲基基团，这个现象被称为DNA甲基化(DNA methylation)。甲基化后DNA序列未发生改变，但影响基因的表达，是哺乳动物基因表达调控的主要表观遗传学形式。DNA甲基化与个人的生活方式、健康状况、乙醇摄入量等表型关联，又被称为表观遗传学指纹(epigenetic fingerprinting)。法医标本的DNA甲基化分析有助于确定DNA

来源的细胞或组织类型，也可用于估计年龄，预测头发、皮肤、和眼睛颜色等可见特征[12]。由于同卵双胞胎的DNA序列完全一致，采用常规的STR和SNP等检测无法区分两者，表观遗传学研究发现同卵双胞胎DNA甲基化格局存在差异，因此DNA甲基化标记可以用于同卵双生子的鉴定[13-14]。

三、用于法医鉴定的DNA遗传标记

适用于亲子鉴定和法医个体识别的DNA遗传标记需要满足以下一些条件：①遗传标记的遗传方式明确，符合孟德尔遗传定律；②遗传位点上没有或是仅携带罕见的突变或无效等位基因；③被检测的遗传标记位点之间不存在连锁和连锁不平衡，这样便于使用简单的乘法计算累积排除概率等统计学参数；④遗传标记系统具有高杂合度、高个体识别能力以及高排除能力；⑤该遗传位点上的等位基因在随机人群中分布符合HW定律；⑥有样本数足够大的群体遗传学数据，包括特定种族群体的等位基因频率、单体型频率以及突变率等；⑦在检测技术方面，要求受检靶位点DNA序列容易被PCR扩增，扩增段长度一般小于400bp，串联重复单位为4~5bp；⑧检测技术适合实验室内部和外部质量控制。

（一）常用遗传标记

根据国际通用遗传标记和我国有关法规[15-16]，常用的碱基序列长度多态性标记和SNP标记分别列在表40-3和表40-4。

表40-3　DNA片段长度变异遗传标记

遗传标记类型	遗传多态性标记
可变数串联重复（VNTR）	限制性内切酶片段长度多态性（RFLP）
	PCR扩增片段长度多态性（AFLP）
常染色STR	联合DNA指数系统（CODIS）包括CSF1PO、FGA、TH01、TPOX、vWA、D3S1358、D5S818、D7S820、D8S1179、D13S317、D16S539、D18S51、D21S11
X-STR	GATA172D05、HPRTB、DXS6789、DXS6795、DXS6803、DXS6809、DXS7132、DXS7133、DXS7423、DXS8377、DXS8378、DXS9895、DXS9898、DXS10101、DXS10134、DXS10135、DXS10074
Y-STR	DYS456、DYS389I、DYS390、DYS389II、DYS458、DYS19、DYS385a/b、DYS393、DYS391、DYS439、DYS635、DYS392、Y GATA H4、DYS437、DYS438、DYS448
插入缺失常染色体Indel	rs1611048、rs2307959、rs1611001、rs2307652、rs1610905、rs1305047、rs1610937、rs2308292、rs16438、rs17174476、rs2307570、rs2308163、rs8190570、rs2307433、rs1305056、rs2308072、rs2307581、rs28369942、rs6481、rs8178524、rs16388、rs1610935、rs17879936、rs16363、rs2067235、rs17238892、rs2307956、rs2307924、rs17878444、rs3081400
X-Indel	rs3048996、rs55877732、rs25581、rs10699224、rs5901519、rs60283667、rs2308280、rs35574346、rs3047852、rs45449991、rs3215490、rs363794、rs57608175、rs72417152、rs2308033、rs66676381、rs5903978、rs3080039
Y-Indel	rs199815934、rs771783753、rs759551978

表40-4　DNA核苷酸变异遗传标记

遗传标记类型	遗传多态性标记
常染色体SNP携带2个等位基因	rs740910、rs1490413、rs1335873、rs1979255、rs1493232、rs2040411、rs1528460、rs717302、rs251934、rs8037429、rs891700、rs901398、rs873196、rs964681、rs737681、rs1463729、rs1360288、rs1382387、rs1413212、rs2056277、rs2107612、rs1015250、rs1005533、rs729172、rs10495407、rs1357617、rs719366、rs1031825、rs733164、rs938283、rs2111980、rs1886510、rs914165、rs354439、rs763869、rs2076848、rs1024116、rs1355366、rs735155、rs1454361、rs727811、rs917118、rs2831700、rs907100、rs1029047、rs2046361、rs722098、rs876724、rs2016276、rs826472、rs2830795、rs1028528
常染色体SNP携带3个等位基因	rs1630312、rs3091244、rs2069945、rs6001030、rs140676、rs356167、rs941454、rs10045、rs3743842、rs2298556、rs3816662、rs2307223、rs10811897、rs17287498、rs385780、rs11141033、rs4540055、rs3812847、rs2032582、rs2278786
X-SNP	rs2056688、rs2128519、rs1534285、rs763056、rs1373592、rs993010、rs1557054、rs1243792、rs925178、rs1207480、rs1936313、rs1977719、rs1372687、rs1857602、rs985425、rs933315、rs2190288、rs1991961、rs1931662、rs149910、rs1573704、rs1340718、rs1930674、rs1339597、rs1981452

续表

遗传标记类型	遗传多态性标记
Y-SNP	rs11096433、M145、rs9306845、rs9786479、rs17276358、rs2075640、M134、M88、M95、rs16980426、rs17323322、M122、rs13447354、M89、rs9786707、M15、rs16980711、M9、rs17316592、rs17276345
线粒体 SNP	709、1719、1736、3010、3394、3970、4216、4883、5147、5417、5460、6392、6455、8584、8701、9090、10397、10398、11914、12705、13708、13928、14318、14783、15487、16519

目前我国亲子鉴定常用的 19 个常染色体 STR 位点为 vWA、D21S11、D18S51、D5S818、D7S820、D13S317、D16S539、FGA、D8S1179、D3S1358、CSF1PO、TH01、TPOX、Penta E、Penta D、D2S1338、D19S433、D12S391、和 D6S1043。为了提高检测系统效能，我国有关法规建议：①增加与上述 19 个 STR 位点不存在连锁和连锁不平衡的其他 STR 位点[15]；②在祖孙关系鉴定中，当被鉴定孩子为男性时，可考虑对争议祖父和孩子补充检验 Y-STR 位点（如 DYS456、DYS389I、DYS390、DYS389II、DYS458、DYS19、DYS385a/b、DYS393、DYS391、DYS439、DYS635、DYS392、YGATA H4、DYS437、DYS438、DYS448 等）[17]；③在祖孙关系鉴定中，当被鉴定孩子为女性时，可考虑对争议祖母与孩子补充检验 X-STR 位点（如 GATA172D05、HPRTB、DXS6789、DXS6795、DXS6803、DXS6809、DXS7132、DXS7133、DXS7423、DXS8377、DXS8378、DXS9895、DXS9898、DXS10101、DXS10134、DXS10135、DXS10074 等）[17]。

（二）CODIS 系统

1996 年美国联邦调查局（FBI）实验室建立联合 DNA 指数系统（combined DNA index system，CODIS）。该系统作为个体识别的国家标准，用于建立国家 DNA 数据库，通过计算机网络在全球范围追踪犯罪分子和寻找失踪人员。目前 CODIS 系统已经被全球 50 多个国家法医实验室所采用，建立各自的 DNA 数据库。CODIS 由 13 个位于不同染色体上的 4 体 STR 位点所组成，它们为 CSF1PO、FGA、TH01、TPOX、VWA、D3S1358、D5S818、D7S820、D8S1179、D13S317、D16S539、D18S51 和 D21S11。

1. 中国人 CODIS 基因频率　不同群体 STR 等位基因频率不同，因此在做亲子鉴定或个体识别时，必须选择与受检者为同 1 个群体的数据。根据群体遗传学资料，中国汉族大致分为南方人和北方人 2 大类，同 1 个等位基因在南北汉族中的频率不尽相同。为了对中国人 CODIS 基因频率的分布有 1 个定量的概念，在表 40-5 和表 40-6 分别列出了广东（n=4 325）[18]、江苏（n=9 025）[19]、和长沙（n=2 004）[20] 3 个汉族群体的 13 个 STR 位点等位基因频率，在下文的计算示例中也会用到这些数据。

表 40-5　5 个 CODIS 位点 STR 汉族人群中的基因频率

D7S820		D18S51		D18S51		D21S11		FGA		TH01	
6	0.000 1 0.000 1 0.000 0	7	0.000 1 0.000 1 0.000 0	24	0.003 5 0.004 2 0.004 7	32	0.028 9 0.037 1 0.031 7	21	0.131 9 0.103 4 0.113 8	5	0.000 1 0.000 3 0.000 0
7	0.003 7 0.000 9 0.000 5	8	0.000 1 0.000 2 0.000 2	25	0.001 0 0.002 2 0.001 0	32.2	0.159 4 0.122 0 0.130 5	21.2	0.002 8 0.002 3 0.003 5	6	0.114 1 0.105 3 0.109 0
8	0.145 5 0.141 9 0.140 2	9	0.000 0 0.000 2 0.000 2	26	0.000 2 0.000 6 0.000 5	33	0.004 5 0.006 9 0.006 2	22	0.182 1 0.170 8 0.176 6	7	0.287 3 0.259 0 0.269 5
9	0.057 8 0.058 3 0.057 6	10	0.000 3 0.001 1 0.001 2	27	0.000 1 0.000 5 0.000 0	33.2	0.047 4 0.044 3 0.043 4	22.2	0.006 1 0.005 7 0.005 7	8	0.058 2 0.055 8 0.055 4
9.1	0.005 9 0.000 1 0.000 2	11	0.003 5 0.002 9 0.002 2		D21S11	34	0.000 3 0.000 7 0.001 7	23	0.186 6 0.228 0 0.207 3	9	0.455 4 0.517 5 0.486 8
9.2	0.000 9 0.000 1 0.000 2	12	0.046 5 0.032 8 0.043 2	25	0.000 1 0.000 1 0.000 0	34.2	0.005 3 0.004 7 0.006 0	23.1	0.000 1 0.000 1 0.000 0	9.3	0.033 5 0.035 3 0.037 2

续表

D7S820		D18S51		D18S51		D21S11		FGA		TH01	
10	0. 157 2 0. 158 8 0. 157 2	13	0. 167 6 0. 189 5 0. 178 6	26	0. 000 1 0. 000 1 0. 000 0	35. 2	0. 000 6 0. 000 2 0. 000 0	23. 2	0. 008 7 0. 010 3 0. 011 0	10	0. 050 3 0. 025 6 0. 040 7
10. 1	0. 000 5 0. 000 8 0. 002 0	14	0. 200 8 0. 207 6 0. 200 8	27	0. 003 0 0. 002 7 0. 003 2	36	0. 000 0 0. 000 6 0. 000 0	24	0. 161 5 0. 193 5 0. 180 9	11	0. 000 9 0. 000 8 0. 001 2
11	0. 374 1 0. 348 4 0. 357 8	15	0. 183 9 0. 184 0 0. 190 6	28	0. 048 3 0. 045 4 0. 049 9		FGA	24. 2	0. 010 9 0. 008 5 0. 009 5	12	0. 000 2 0. 000 2 0. 000 0
11. 1	0. 001 3 0. 000 2 0. 001 0	16	0. 144 7 0. 129 8 0. 133 0	28. 2	0. 003 7 0. 007 3 0. 003 7	13	0. 002 3 0. 000 2 0. 000 0	25	0. 089 1 0. 099 1 0. 090 1		
12	0. 215 1 0. 243 6 0. 231 0	17	0. 084 7 0. 074 8 0. 072 1	29	0. 260 7 0. 260 3 0. 269 0	14	0. 000 1 0. 000 2 0. 000 0	25. 2	0. 005 2 0. 005 9 0. 003 0		
13	0. 034 0 0. 038 4 0. 042 2	18	0. 049 1 0. 043 9 0. 048 7	29. 2	0. 001 2 0. 000 8 0. 000 0	16	0. 003 5 0. 000 2 0. 001 2	26	0. 041 4 0. 042 3 0. 043 9		
14	0. 003 5 0. 005 4 0. 004 2	19	0. 037 2 0. 044 1 0. 039 9	30	0. 259 7 0. 277 2 0. 275 0	16. 2	0. 000 2 0. 000 2 0. 000 0	26. 2	0. 001 5 0. 000 7 0. 001 7		
15	0. 000 0 0. 000 3 0. 000 0	20	0. 026 1 0. 032 3 0. 030 7	30. 2	0. 008 3 0. 009 9 0. 010 0	17	0. 001 2 0. 002 3 0. 001 2	27	0. 010 3 0. 010 0 0. 009 5		
		21	0. 022 3 0. 025 0 0. 025 2	30. 3	0. 002 5 0. 004 9 0. 004 7	19	0. 069 4 0. 047 0 0. 057 1	28	0. 002 4 0. 001 8 0. 003 0		
		22	0. 018 7 0. 016 4 0. 019 2	31	0. 084 3 0. 108 5 0. 093 6	20	0. 050 3 0. 046 6 0. 056 4				
		23	0. 009 0 0. 006 4 0. 007 71	31. 2	0. 081 3 0. 071 3 0. 069 9	20. 2	0. 000 3 0. 000 3 0. 000 5				

注：每格数字从上往下依次为广东（n=4325）、江苏（n=9025）、长沙（n=2004）人群中的基因频率；每列左边数字代表 STR 等位基因名称。

表 40-6　8 个 CODIS 位点 STR 在汉族人群中的基因频率

R	D13S317	D16S539	CSF1PO	D5S818	TPOX	D8S1179	R	vWA	D3S1358
6	0. 000 3 0. 000 1 0. 000 0	0. 000 1 0. 000 7 0. 000 2					12	0. 000 1 0. 000 1 0. 000 0	0. 000 8 0. 001 4 0. 001 5
7	0. 003 1 0. 003 2 0. 000 1		0. 007 7 0. 001 4 0. 004 0	0. 035 4 0. 016 6 0. 026 4	0. 001 7 0. 000 4 0. 000 5		13	0. 000 7 0. 002 3 0. 001 5	0. 003 7 0. 001 3 0. 002 5
8	0. 308 8 0. 271 9 0. 309 6	0. 003 2 0. 009 5 0. 007 2	0. 001 0 0. 002 4 0. 002 5	0. 002 2 0. 003 5 0. 002 5	0. 545 0 0. 520 0 0. 526 7	0. 000 9 0. 001 9 0. 000 5	14	0. 282 4 0. 253 4 0. 265 7	0. 037 7 0. 044 7 0. 038 4

续表

R	D13S317	D16S539	CSF1PO	D5S818	TPOX	D8S1179	R	vWA	D3S1358
9	0. 137 3 0. 133 4 0. 139 2	0. 248 0 0. 287 2 0. 269 8	0. 039 3 0. 048 6 0. 052 1	0. 069 2 0. 068 4 0. 080 3	0. 108 4 0. 121 3 0. 118 8	0. 000 7 0. 000 3 0. 000 5	15	0. 031 1 0. 030 9 0. 028 4	0. 311 3 0. 356 4 0. 336 1
10	0. 148 1 0. 146 8 0. 143 2	0. 118 4 0. 128 6 0. 124 1	0. 225 8 0. 239 1 0. 247 8	0. 215 7 0. 194 0 0. 208 8	0. 027 6 0. 025 3 0. 020 2	0. 150 9 0. 102 3 0. 129 7	16	0. 151 6 0. 176 0 0. 168 7	0. 324 5 0. 327 4 0. 324 9
11	0. 228 6 0. 246 3 0. 234 0	0. 286 9 0. 249 5 0. 269 2	0. 250 9 0. 241 6 0. 220 6	0. 293 3 0. 332 8 0. 304 9	0. 296 6 0. 302 4 0. 307 1	0. 130 4 0. 089 7 0. 097 1	17	0. 230 3 0. 249 8 0. 240 5	0. 253 3 0. 203 7 0. 235 5
12	0. 135 1 0. 151 5 0. 133 0	0. 234 1 0. 201 8 0. 224 2	0. 381 7 0. 378 9 0. 389 0	0. 227 6 0. 234 2 0. 220 1	0. 019 9 0. 028 6 0. 025 7	0. 122 5 0. 133 2 0. 124 3	18	0. 194 0 0. 181 4 0. 187 9	0. 061 6 0. 059 7 0. 055 4
13	0. 030 4 0. 037 2 0. 032 9	0. 094 0 0. 101 9 0. 095 6	0. 079 7 0. 075 8 0. 072 4	0. 145 9 0. 136 8 0. 149 0	0. 000 6 0. 001 8 0. 000 5	0. 183 8 0. 220 9 0. 207 6	19	0. 091 4 0. 089 4 0. 089 6	0. 006 2 0. 004 9 0. 005 2
14	0. 007 3 0. 009 2 0. 007 0	0. 013 9 0. 014 0 0. 014 7	0. 011 7 0. 011 2 0. 008 5	0. 008 2 0. 010 4 0. 007 0	0. 000 1 0. 000 1 0. 000 2	0. 158 5 0. 187 0 0. 183 4	20	0. 016 6 0. 015 3 0. 016 5	0. 000 8 0. 000 4 0. 000 0
15	0. 000 7 0. 000 3 0. 000 0	0. 001 4 0. 000 8 0. 001 5	0. 002 1 0. 000 8 0. 002 7	0. 002 3 0. 001 7 0. 001 0		0. 159 4 0. 173 9 0. 172 4	21	0. 001 6 0. 001 2 0. 001 2	
16				0. 000 1 0. 000 1 0. 000 0		0. 078 0 0. 078 9 0. 075 1	22	0. 000 1 0. 000 1 0. 000 0	
17	0. 000 1 0. 000 0 0. 000 0		0. 000 0 0. 000 0 0. 000 2			0. 012 3 0. 010 9 0. 009 0			
18						0. 002 5 0. 004 0 0. 000 5			

注:每格数字从上往下依次为广东(n=4325)、江苏(n=9025)、长沙(n=2004)人群中的基因频率;R 列的数字代表 STR 等位基因名称。

2. 中国人 CODIS 位点遗传参数　CODIS 系统的随机匹配概率、个体识别能力以及排除概率等遗传参数,取决于每个 STR 位点上的等位基因频率。下面以江苏人群 13 个 STR 位点为例说明(表 40-7)。每个 STR 位点等位基因频率取自表 40-5 和表 40-6。根据相关计数公式可以得到:

(1) 累积匹配概率:$TPm = Pm_1 \times Pm_2 \times \cdots \times Pm_k = 5.48 \times 10^{-15}$;

(2) 累积个体识别能力:$TDP = 1 - Pm_1 \times Pm_2 \times \cdots \times Pm_k$ = 99. 999 999 999 989 452%;

(3) 累积排除概率:$CPE = 1-(1-PE_1)(1-PE_2)\cdots(1-PE_k)$ = 99. 999 999 999 999 5%。

表 40-7　江苏人群(n=9 025)13 个 STR 位点遗传参数

位点	杂合度(H)	随机匹配概率(Pm)	个体识别能力(DP)	排除概率(PE)	1-PE
CSF1PO	0. 733 9	0. 116 0	0. 884 0	0. 482 8	0. 517 2
FGA	0. 848 8	0. 038 6	0. 961 4	0. 692 6	0. 307 4
THO1	0. 640 5	0. 174 3	0. 825 7	0. 342 4	0. 657 6

续表

位点	杂合度(*H*)	随机匹配概率(*Pm*)	个体识别能力(*DP*)	排除概率(*PE*)	1-*PE*
TPOX	0.616 1	0.202 6	0.797 4	0.310 8	0.689 2
VWA	0.797 4	0.069 9	0.930 1	0.594 4	0.405 6
D3S1358	0.717 9	0.129 3	0.870 7	0.456 7	0.543 3
D5S818	0.768 9	0.086 1	0.913 9	0.542 9	0.457 1
D7S820	0.773 6	0.087 1	0.912 9	0.550 9	0.449 1
D8S1179	0.846 4	0.044 0	0.956 0	0.688 0	0.312 0
D13S317	0.801 5	0.069 1	0.930 9	0.601 9	0.398 1
D16S539	0.788 8	0.081 5	0.918 5	0.578 7	0.421 3
D18S51	0.853 8	0.037 1	0.962 9	0.702 3	0.297 7
D21S11	0.814 7	0.055 7	0.944 3	0.626 6	0.517 2

3. STR突变率　STR位点的突变率受性别、年龄以及DNA结构等多种因素影响。不同人群中常染色体STR位点的突变率各不相同。在出现STR突变的确认亲子关系的案例中，亲子关系指数需要根据突变率进行修正。因此调查STR突变率有其实用价值。表40-8为6个不同汉族群体的STR位点突变率[21]。

表40-8　中国汉族13个STR位点突变率

减数分裂数	群体					
	上海汉族(*n*=6 567)	北方汉族(*n*=9 049)	东方汉族(*n*=2 419)	汉族(*n*=13 380)	汉族(*n*=18 066)	汉族(*n*=6 441)
CSF1PO	0.002 44	0.001 44	0.000 83	0.001 12	0.002 21	0.000 93
D13S317	0.001 68	0.000 66	0.000 83	0.000 60	0.001 16	0.000 16
D16S539	0.000 46	0.000 66	0.000 00	0.000 60	0.001 05	0.000 31
D18S51	0.002 89	0.002 21	0.001 65	0.000 60	0.002 55	0.001 24
D21S11	0.001 98	0.000 66	0.000 41	0.002 09	0.001 83	0.001 24
D3S1358	0.001 52	0.001 22	0.000 41	0.000 45	0.001 16	0.001 09
D5S818	0.001 07	0.000 99	0.000 83	0.000 60	0.001 00	0.001 24
D7S820	0.000 30	0.001 44	未检测	0.000 75	0.001 05	0.000 93
D8S1179	0.002 89	0.001 66	0.001 24	0.000 60	0.001 38	0.000 78
FGA	0.004 57	0.002 43	0.004 55	0.002 17	0.002 16	0.002 17
TH01	0.000 15	0.000 00	0.000 00	0.000 22	0.000 33	0.000 00
TPOX	0.000 30	0.000 22	0.000 00	0.000 07	0.000 11	0.000 00
vWA	0.001 52	0.001 77	0.000 41	0.001 57	0.002 27	0.002 17

(三) 复合遗传标记

在涉及杀人和性侵犯等案件中获得的证据检材，多数是受害者和嫌犯的生物样品混合物，其中嫌犯留下的微量DNA往往被受害者大量DNA所掩盖。对这种含有2个个体、DNA浓度高度不平衡的混合物标本做基因检测，PCR扩增会产生偏差而影响检测结果。为了提高对混合物的检测能力，目前研发出更为敏感的新一代基因检测技术，包括多位点SNP微单体型(microhaplotypes)检测；DIP-STR复合标记、SNP-STR复合标记和DIP-SNP复合标记检测；快速变异Y染色体STR检测等。使用复合标记检测技术不仅可以检测出1∶1 000不平衡DNA混合样品，而且可以衍生出大量多态性表型，所以更适合做个体识别鉴定[22-23]。比如在DIP-STR复合标记技术中，将DIP位点及与其连锁的STR位点组成的单体型作为1个新的复合标记，然后使用DIP等位基因特异性引物和STR引物，通过PCR扩增复合标记单体型DNA片段。由于DIP等位基因特异性引物检测DNA的灵敏度高于检测STR，因此可以有效地检测出DNA混合物中的次要DNA。此外，由于DIP-STR在基因组中广泛存在，而且与性别无关，可以用于鉴定任何性别的个体。Wei等曾报告使用8个SNP-STR复合标记（rs11222421-D11S4463，rs12423685-D12ATA63，rs2325399-D6S1043，rs1276598-D6S474、rs16887642-D7S820、rs9531308-D13S317、rs188010-D17S974和rs258112-D5S2800）检测350例中国汉族无关个体，结果总共观察到110种单体型，远高于STR位点的71种表型；而统计学分析显示这8种SNP-STR的个体识别能力（PD）和排除概率（PE）分别为99.999 999 65%和99.96%，明显高于8个STR位点的99.999 995 4%和99.89%[24]。

四、DNA标记检测技术

虽然分子生物学基因检测技术原则上适用于法医DNA检测，但是法医检材通常具有数量少、DNA降解等特点，需要更敏感的特殊检测技术。经过几十年实践保留至今的法医DNA检测技术，基本上以荧光标记多位点PCR复合扩增技术和DNA测序技术为主导。

（一）荧光标记多位点PCR复合扩增技术

采用多种颜色荧光标记的多位点PCR复合扩增，结合毛细管电泳（capillary electrophoresis，CE），可以在1个PCR扩增反应中同时检测几十个遗传标记，是目前法医鉴定中应用最广泛的DNA分型常规技术。图40-2是使用6色荧光标记引物PCR扩增产物凝胶电泳图谱。该系统可以同时检测27个位点，包括CODIS在内的20个常染色体STR位点（CSF1PO、FGA、TH01、TPOX、vWA、D1S1656、D2S1338、D2S44、D3S1358、D5S818、D7S820、D8S1179、D10S1248、D12S391、D13S31、D16S539、D18S51、D19S433、D21S111、D22S1045），鉴定性别的Amelogenin、DYS391、DYS570、和DYS576位点，以及Penta D、Penta E、SE33位点[25]。

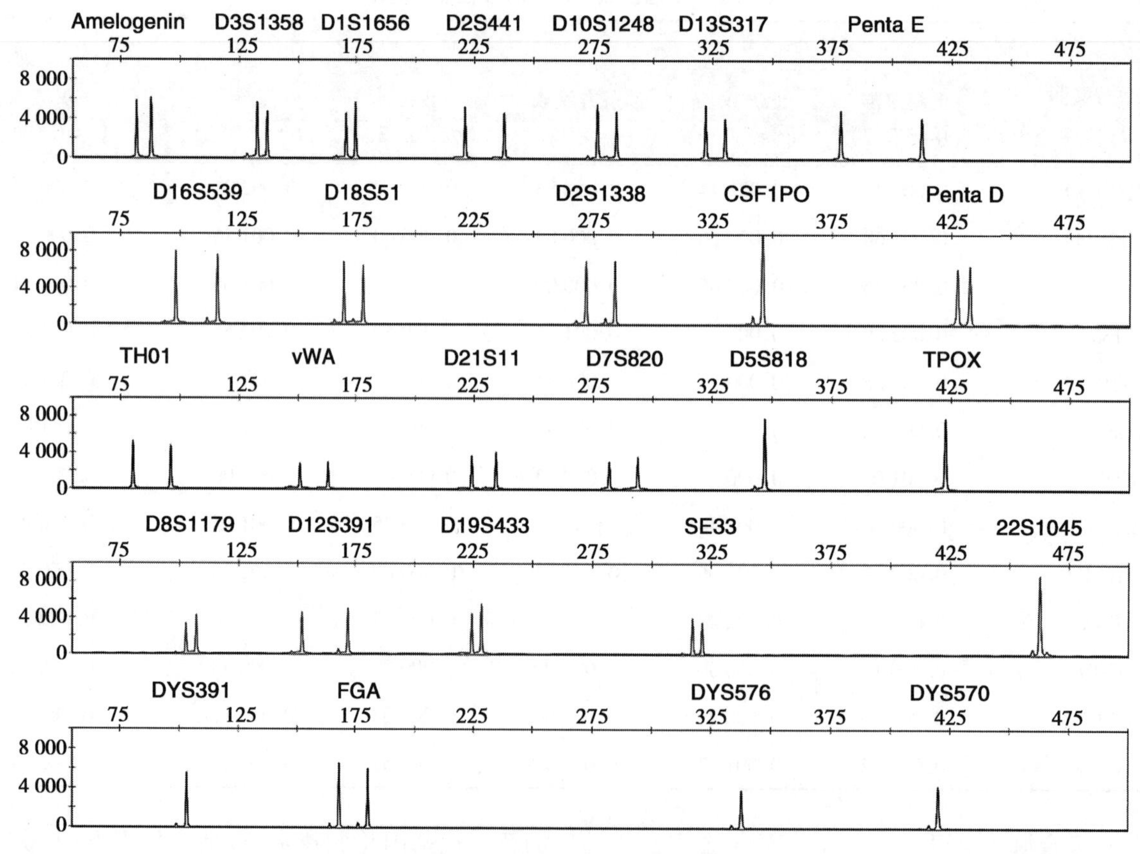

图40-2　多色荧光标记多重PCR检测系统电泳图谱

（二）Sanger测序技术

遗传标记多态性的分子基础是DNA序列变异，因此DNA测序是鉴定遗传标记的金标准。目前应用最广泛的是荧光PCR扩增结合Sanger双脱氧终止法，在全自动测序仪上检测被4种荧光染料标记的PCR扩增产物，而获得碱基排列序列。以测序为基础的检测技术主要有：①微测序法（minisequencing technique）。它是基于引物延伸原理进行单个碱基序列分析技术。

其基本原理是在已知 SNP 位点的上游设计引物，然后通过 PCR 进行测序反应；②SNapShot 技术。它是 SNP 分型的微测序技术，先在同 1 个 PCR 反应中同时扩增 3~30 个 SNP 位点，然后测定扩增产物 DNA 序列。它具有高通量和可自动分析等优点。

（三）二代测序技术

大规模平行测序（massively parallel sequencing, MPS）和下一代测序（next generation sequencing, NGS）等高通量测序技术，对于受检 DNA 样品降解程度要求不高，可以同时检测 STR、SNP、和 Indel 等多个遗传标记的序列。这些序列技术的灵敏度和准确度高于经典的第 1 代 Sanger 测序技术，适合 DNA 降解和 DNA 混合样品的法医学鉴定[26]。Li 等曾使用二代测序分析了来自 2 个家庭的 67 名成员的亲属关系，使用的 ForenSeq™DNA 试剂盒检测 27 个常染色体 STR、24 个 Y-STR、7 个 X-STR 以及 94 个 SNP 位点的序列。其中 94 个 SNP 标记鉴定亲子关系优于 27 个 STR 标记，特别是在涉及 STR 基因发生突变的位点[27]。美国 FBI 建立的 mtDNA 二代测序系统 PowerSeq™CRM，具有高度可重复性和高度敏感性，与 Sanger 测序技术相比，只需要 30% 的 DNA 样品，而且灵敏度提高了 20 倍以上。可以预期二代测序在法医鉴定中有广阔的发展前景[28]。

第三节　亲 权 鉴 定

一、亲子鉴定原理

最为常见的亲子鉴定有 2 类：①三联体亲子鉴定（parentage testing of trios），包括被检测男子、孩子生母与孩子的亲子鉴定，或者被检测女子、孩子生父与孩子的亲子鉴定；②二联体亲子鉴定（parentage testing of duos），包括被检测男子与孩子的亲子鉴定，或被检测女子与孩子的亲子鉴定。其他类型的亲权关系鉴定包括兄弟姐妹关系、同父异母和同母异父的兄弟姐妹关系、祖孙关系以及叔侄关系等。

亲子鉴定基本原理有以下 2 点：①在肯定孩子的某些遗传标记是来自生物学父亲，而假设父亲并不带有这些遗传标记的情况下，可以排除他是孩子的生父。显然，检查的遗传标记越多，非生父被排除的概率就越大；②在肯定孩子的某些遗传标记是来自生物学父亲，而假设父亲也带有这些标记的情况下，不能排除他是孩子的生父，这时我们可以通过计算亲权指数（paternity index, PI），评估他是孩子生父的可能性究竟有多大。

1. 排除原则　下面以表 40-9 的三联体亲子鉴定示例说明排除原则。该示例中检测了 17 个遗传标记，男子 1 携带孩子生父所有的遗传基因，故不能被排除；男子 2 被 12 个遗传标记排除为孩子的生物学父亲。

2. 双标记排除原则　虽然理论上只要假设父亲缺少 1 个来自生物学父亲的遗传标记，就可以将其排除，但是如果考虑到形成生殖细胞的减数分裂过程中有可能发生基因突变，这将影响到鉴定结论。因此在实际案例中，一般需要至少有 2 个遗传标记排除，才能下排除亲子关系的结论。特别是 STR 位点突变率较高，在分析亲子关系时应予考虑基因突变的可能性。比如在 1 个确认有亲缘关系的家庭中，母亲 STR 位点 D13S317 的基因型为 7、8，孩子为 7、9，而生父为 10、11，提示生父精子携带突变等位基因 9。再比如 ABO 血型，在历史上曾有若干例 ABO 血型不符合孟德尔遗传定律的报告，其中 1997 年 Suzuki 等报告的 1 个案例，母亲为 B 型，孩子是 A_1 型，而假设父亲是 O 型。根据 ABO 血型遗传规律，B 和 O 型配偶不可能有 A_1 型的孩子，据此假设父亲可以被排除为孩子生物学父亲，然而 DNA 指纹和 STR 标记均不能排除他是孩子的生父。为了寻找其原因，母亲和孩子的 *ABO* 基因被克隆，然后基因测序结果显示母亲在生成卵子时，她携带的 *B* 和 *O* 基因外显子 6 发生了交换，重组产生了 1 个新的 *B-O* 杂交基因，该杂交基因编码的糖基转移酶合成 A_1 抗原。因此孩子实际上携带 1 个来自母亲的 *B-O* 杂交基因，以及 1 个来自父亲的 *O* 基因，所以红细胞表现出 A_1 表型[29]。

表 40-9　三联体亲子鉴定排除亲子关系示例

遗传标记		母亲		孩子		生父基因	男子 1		男子 2		
血型基因	ABO	O	A	A	A	A	A	A	O	O	排除
	Kidd	a		a	b	b	a	b	a		排除
	Duffy	a	b	a		a	a		a		
常染色体 STR	CSF1PO	10	12	10	13	10	11	13	9	11	排除
	FGA	21	23	21	24	21	21	26	21	25	
X-STR	DXS8378	10	11	10	12	12	11	12	9	11	排除

续表

遗传标记		母亲		孩子		生父基因	男子 1		男子 2		
X-STR	DXS10101	30	31	31	33	33	27	33	30	33	
Y-STR	DYS439	11	12	11	13	11	10	11	12		排除
	DYS390	22	24	22	24	22 或 24	22	25	22	23	
常染色体 SNP	rs740910	G		A	G	A	A		G		排除
	rs1793232	A	C	C		C	A	C	A		排除
X-SNP	rs2056688	G		G	A	A	A		G		排除
	rs763056	A	G	A	G	A 或 G	A	G	A	G	
Y-SNP	rs11096433	C	T	C		C	C	T	T		排除
	rs16980426	G		G	T	T	G	T	G		排除
mtDNA SNP	709	G		G	A	A	A		G		排除
	4216	C	T	T		T	T		C		排除

二、亲子鉴定统计学

（一）排除概率

排除概率（power of exclusion，PE）又被称为非父排除率，是指通过检测某遗传标记可以将不是生父的假设父亲排除的机会。排除概率的大小表示该遗传标记在亲子鉴定中的鉴定能力，其数值与该遗传标记的等位基因数量以及等位基因频率相关。

1. 随机人群中的排除概率　对于共显性多等位基因遗传系统，如果在群体中第 i 等位基因的频率为 pi，第 j 等位基因的频率为 pj，我国有关法规提供的三联体亲子鉴定排除概率计算公式为[15]：

$$PE=\sum pi(1-pi)^2-1/2[\sum\sum pi^2pj^2(4-3pi-3pj)]$$

二联体亲子鉴定中的排除概率计算公式为：

$$PE=\sum_{i=1}pi^2(1-pi)^2+\sum_{j>i=1}2pipj(1-pi-pj)^2$$

2. 累计排除概率　上述公式计算的是 1 个遗传标记的排除概率。在亲子鉴定中一般需要使用多个遗传标记，因此有必要计算使用全部遗传标记时的累计排除概率（cumulative probability of exclusion，CPE）。计算累计排除概率的前提条件是假设每个遗传标记相互独立遗传，不存在连锁不平衡情况。CPE 计算公式为：

$$CPE=1-[(1-PE_1)\times(1-PE_2)\times(1-PE_3)\times\cdots\cdots\times(1-PE_n)]$$

我国有关法规规定在父母子三联体和父（或母）子二联体亲子鉴定中，使用的遗传标记的累积非父排除概率必须大于 99.99%[15]。

（二）亲权指数

1. 亲权指数（paternity index，PI）　在不能排除亲子关系时，需要定量评估假设父亲是孩子生父可能性的大小，为此引入统计学参数亲权指数，它等于假设父亲提供孩子生父基因的机会和随机无关男子提供孩子生父基因机会的比值。如果将前 1 种机会记为 X，后 1 种机会为 Y，亲权指数 $PI=X/Y$。因此 PI 也可以描述为受检男子是孩子生物学父亲的机会比随机男子是孩子生物学父亲机会的 PI 倍。下面举例说明 PI 的计算原理。

假设在 1 个三联体亲子鉴定案例中，遗传标记检测结果母亲为 AB 型，孩子为 BC 型，假设父亲为 CD 型，孩子携带的 C 基因来自生父。AB 型母亲和 CD 型假设父亲的婚配可能产生 AC、AD、BC、BD 4 种表型的子女。

X 的计算：AB 型母亲将 B 基因传递给孩子的机会为 0.5，CD 型假设父亲将 C 基因传递给孩子的机会也为 0.5，因此他们产生 BC 表型孩子的机会等于 0.5×0.5；

Y 的计算：在随机人群中，AB 型妇女将 B 基因传递给孩子的机会为 0.5，1 名随机男子将 C 基因遗传给孩子的机会等于 C 基因的基因频率 Pc，因此他们产生 BC 型孩子的概率为等于 0.5×Pc；

据此计算 $PI=X/Y=0.5\times0.5/0.5\times Pc=0.5/Pc$。

2. 累计亲权关系指数（combined paternity index，CPI）　在使用 n 个相互独立的遗传标记做亲子鉴定时，累积亲权关系指数 CPI 等于各个遗传标记 PI 的乘积：

$$CPI=PI_1\times PI_2\times\cdots\times PI_n$$

CPI 用于计量亲子关系的强度，其理论值范围可以从 0 到无穷大。*CPI* 等于 1 时表示不提供亲子关系信息；小于 1 时提示遗传学证据更像是无亲子关系；大于 1 时提示受检男子可能是孩子的父亲。我国有关法规规定，累计亲权指数小于 0.000 1 时，支持被检测男子不是孩子生物学父亲的假设；累积亲权指数大于 10 000，支持被检男子是孩子生父的假设[15]。

（三）STR 位点 PI 计算公式

1. 三联体亲权指数计算　假设位于常染色体的 STR 位点表现出共显性等位基因，在没有无效等位基因和基因突变的情况下，STR 标记的遗传符合遗传规律。在三联体亲子鉴定中，总共有 15 种可能的基因型组合（表 40-10）。假设 *A* 和 *B* 等位基因频率分别为 a 和 b。三联体亲权指数和排除概率的计算公式如表 40-10 所示。如果 STR 位点出现基因突变，在 STR 不符合遗传规律时计算 *PI*，需要考虑到相关位点的突变率，详细计算方法可见本章参考文献 15。

2. 二联体亲权指数　在 STR 符合遗传规律时，二联体亲权指数和排除概率的计算公式如表 40-11 所示。在 STR 不符合遗传规律时计算 *PI*，计算方法可见本章参考文献 15。

3. 失踪子女亲权关系指数计算　在寻找失踪子女的亲子关系鉴定中，总共有 15 种可能的基因型组合（表 40-12）。假设 *A* 和 *B* 等位基因频率分别为 a 和 b，根据不同表型有 6 个计算 *PI* 的公式，分别用 PI_1 到 PI_6 表示（表 40-12）。

表 40-10　三联体亲权鉴定常染色体 STR 位点 *PI* 和 *PE* 计算公式

母亲	孩子	假设父亲	*PI*	*PE*
AA	AA	AB	1/2a	$(1-a)^2$
AA	AB	AB	1/2a	$(1-a)^2$
AA	AB	BC	1/2a	$(1-a)^2$
AB	AA	AB	1/2a	$(1-a)^2$
AB	AA	AC	1/2a	$(1-a)^2$
BC	AB	AB	1/2a	$(1-a)^2$
BC	AB	AC	1/2a	$(1-a)^2$
BD	AB	AC	1/2a	$(1-a)^2$
AA	AA	AA	1/a	$(1-a)^2$
AB	AA	AA	1/a	$(1-a)^2$
BB	AB	AA	1/a	$(1-a)^2$
BC	AB	AA	1/a	$(1-a)^2$
AB	AB	AC	1/2(a+b)	$[1-(a+b)]^2$
AB	AB	AA	1/(a+b)	$[1-(a+b)]^2$
AB	AB	AB	1/(a+b)	$[1-(a+b)]^2$

表 40-11　二联体亲权鉴定常染色体 STR 位点 *PI* 和 *PE* 计算公式

孩子	假设父亲	*PI*	*PE*
AB	AC	1/4a	$[1-(a+b)]^2$
AB	AB	(a+b)/4ab	$[1-(a+b)]^2$
AB	AA	1/2a	$[1-(a+b)]^2$
AA	AC	1/2a	$(1-a)^2$
AA	AA	1/a	$(1-a)^2$

表 40-12　失踪子女亲缘关系指数 *PI* 计算公式

母亲	可能的孩子	父亲	计算 *PI* 公式	
A	A	A	PI_1	$1/a^2$
A	A	AB	PI_2	$1/2a^2$
AB	A	A	PI_2	$1/2a^2$
AB	A	AB	PI_3	$1/4a^2$
AB	A	AC	PI_3	$1/4a^2$
B	AB	A	PI_4	1/2ab
A	AB	AB	PI_5	1/4ab
A	AB	BC	PI_5	1/4ab
AB	AB	A	PI_5	1/4ab
AB	AB	AB	PI_5	1/4ab
BC	AB	A	PI_5	1/4ab
BC	AB	AB	PI_6	1/8ab
BC	AB	AC	PI_6	1/8ab
AB	AB	AC	PI_6	1/8ab
BD	AB	AC	PI_6	1/8ab

（四）亲子关系概率

1. 亲子关系概率（probability of paternity）　在取得累计亲权关系指数 *CPI* 值之后，可以进一步计算亲子关系概率 *W*。计算公式为 $W=CPI/(CPI+1)$。如果累积亲权关系指数为 10 000，W = 10 000/10 001 = 99.99%。

2. 考虑前概率的亲子关系概率　在亲子鉴定案件中，如果有非遗传学证据提示被怀疑为孩子生父的男子不太可能，或是更可能是孩子的生父，在计算亲子关系概率时可以把这些因素作为前概率纳入计算公式。假设前概率为 P_0，这时的亲子关系概率 $W=CPI\times P_0/[CPI\times P_0+(1-P_0)]$。前概率 P_0 的数值在 0 到 1 之间，如果没有非遗传学证据表明受检者可能是孩子父亲，前概率应该等于 0，但是在 P_0 等于 0 时无法计算 *W*，故一般取 P_0 等于 0.5，这时 $W=CPI/(CPI+1)$。

三、亲权关系鉴定示例

本节示例分析主要类型亲权关系鉴定，同样原理适用于同胞关系鉴定、祖孙亲权关系鉴定、产前亲权关系鉴定等案例。

（一）根据血型基因标记鉴定亲子关系

人类红细胞血型和人类白细胞抗原 HLA 多态性的分子基础，绝大多数是由 SNP 所产生。由于 SNP 相当稳定，突变率极低，而且等位基因数量远远超过血清学鉴定的表型数量，因此可以用做亲子鉴定的遗传标记。下面以 ABO 和 HLA 基因分型为例说明。

1. ABO 基因分型　在表 40-13 的案例 1 和案例 2 中，使用 ABO 血清学分型不能排除假设父亲是孩子的生父，而使用基因分型均可以排除他们是孩子的生父。案例 3 的排除概率，也从血清学检测的 55% 提高到基因检测的 88%。

2. HLA 基因分型　在 1 例三联体亲子鉴定案例中，3 名受检者做 HLA-A、B、C、DR、DQ 位点高分辨基因分型。通过比较母亲和孩子表型可以确认母子的 2 条单体型。假设父亲有 3 种可能的基因型（表 40-14），根据 HLA 单体型频率[30]，可以计算出每种基因型的比例。如果假设父亲为中国北方人，携带 A*11:01-C*08:01-B*15:02-DRB1*12:02-DQB1*03:01 单体型的机会为 0.989 2，该单体型传递给孩子的机会为 0.981 92×0.5 =0.494 6。在随机人群中，1 名北方人男子携带该单

表 40-13　ABO 血清学分型和基因分型对亲子鉴定结果的影响

案例	受检者	ABO 血清学分型		ABO 基因分型	
		血清学表型	排除概率/%	基因型	排除概率/%
1	母亲	A	0	A/O	61
	孩子	A		A/A	
	假设父亲	O	0	O/O	
2	母亲	AB	0	A/B	61
	孩子	A		A/A	
	假设父亲	O		O/O	
3	母亲	O	55	O/O	88
	孩子	A2		O/A_2	
	假设父亲	A		A/A	

表 40-14　三联体亲子鉴定 HLA 高分辨基因分型结果

受检者	单体型	A	C	B	DRB1	DQB1	HF/($\times10^{-6}$)	GF/($\times10^{-6}$)	比例/%
母亲	A	02:07	01:02	46:01	09:01	03:03			
	B	33:03	14:03	44:03	13:02	06:04			
孩子	A	02:07	01:02	46:01	09:01	03:03			
	C	11:01	08:01	15:02	12:02	03:01			
假设父亲 3 种可能的基因型	D	02:07	01:02	46:01	09:01	03:03	13 731	174.71	98.92
	C	11:01	08:01	15:02	12:02	03:01	6 362		
	E	02:07	01:02	46:01	12:02	03:01	1 222	0.82	0.47
	F	11:01	08:01	15:02	09:01	03:03	337		
	G	02:07	08:01	15:02	12:02	03:01	203	1.08	0.61
	H	11:01	01:02	46:01	09:01	03:03	2 678		

注：HF，单体型频率（$\times10^{-6}$）；GF，基因型频率（$\times10^{-6}$）。

体型的机会等于该单体型的频率 0.006 362。由此可以计算出假设父亲为孩子生物学父亲的亲子关系指数 PI=0.494 6/0.006 362 = 77.74；亲子关系概率 W = 77.74/78.74 = 98.72%；HLA 系统排除概率 PE = (1−0.006 362)^2 = 98.73%。如果假设父亲为南方人，随机南方人男子携带生父 HLA 单体型的机会等于该单体型的频率 0.018 441；亲子关系指数 PI=0.494 6/0.018 441 = 26.82；亲子关系概率 W=26.82/27.82=96.40%；HLA 系统排除概率 PE=(1−0.018 441)^2=96.35%。由以上计算可见，中国南北方人群 HLA 分布存在差异[30]，导致亲子关系概率因受检者祖籍而异。

（二）根据 DNA 标记鉴定亲子关系

1. 三联体亲子鉴定　表 40-15 为使用 CODIS 标记的三联体亲子鉴定示例。STR 频率取自广东人资料[18]，该系统的累积排除概率 CPE=99.999 999 98%。结果显示假设父亲不能排除是孩子的生物学父亲，累积亲子关系指数 CPI = 1 514 798 672，亲子关系概率 W=CPI/(CPI+1)=99.999 999%。

2. 二联体亲子鉴定　表 40-16 为使用 CODIS 标记的二联体亲子鉴定示例。STR 频率取自江苏人资料[19]，该系统累积排除概率 CPE=99.991%。结果显示假设父亲不能排除是孩子的生物学父亲，累积亲子关系指数 CPI=455 568，亲子关系概率 W=CPI/(CPI+1)= 99.999 78%。

3. 失踪子女鉴定　表 40-17 为失踪子女的亲子鉴定示例，STR 等位基因频率取自长沙人资料[20]。在这类案件中父母和失踪子女的基因图谱为已知，需要计算亲缘关系概率。如果受检夫妇是失踪子女亲生父母的机会，与不是失踪子女亲生父母的机会相等，即在前概率等于 0.5 的情况下，累积亲缘关系指数 CPI= 5 433 300。这个数值表明该受检夫妇为失踪子女亲生父母的机会，是其他无关夫妇为失踪子女父母机会的 540 万倍。亲缘关系概率 W=CPI/(CPI+1)= 99.999 816%。

表 40-15　三联体亲子鉴定结果分析

STR 位点	母亲		孩子		假设父亲		基因	频率	*PI*		*PE*	
			母源	父源								
CSF1PO	7	14	7	9	9	11	9	0.039 3	PI_1	12.72	PE_1	0.922 9
FGA	21	23	21	24	24	26	24	0.161 5	PI_1	3.10	PE_1	0.703 1
THO1	6		6	6	6	8	6	0.114 1	PI_1	4.38	PE_1	0.784 8
TPOX	9	12	9	11	11	8	11	0.296 6	PI_1	1.69	PE_1	0.494 8
VWA	14	19	14	20	20	18	20	0.016 6	PI_1	30.12	PE_1	0.967 1
D3S1358	16	13	16	18	18	19	18	0.061 6	PI_1	8.12	PE_1	0.880 6
D5S818	12		12		12	14	12	0.227 6	PI_1	2.20	PE_1	0.596 8
D7S820	9	11	9	11	11	11	11	0.374 1	PI_2	2.32	PE_2	0.322 7
							9	0.057 8				
D8S1179	11	13	11	15	15	17	15	0.159 4	PI_1	3.14	PE_1	0.706 6
D13S317	9	13	9	13	13	9	13	0.030 4	PI_2	5.96	PE_2	0.692 7
							9	0.137 3				
D16S539	10	12	10	14	14	14	14	0.013 9	PI_3	71.94	PE_1	0.972 4
D18S51	16	13	16	13	16	20	16	0.144 7	PI_4	1.60	PE_2	0.472 9
							13	0.167 6				
D21S11	30	28	30	30	30	32	30	0.259 7	PI_1	1.93	PE_1	0.548 0

注：*PI* 计算公式，$PI_1=1/2p$；$PI_2=1/(p+q)$；$PI_3=1/p$；$PI_4=1/2(p+q)$；*PE* 计算公式，$PE_1=(1-p)^2$；$PE_2=[1-(p+q)]^2$；$CPE=1-[(1-PE_1)\times(1-PE_2)\times\cdots\times(1-PE_n)]$。

表 40-16　二联体亲子鉴定结果分析

STR	孩子	假设父亲	基因	基因频率	*PI*		*PE*	
CSF1PO	10,11	11,13	11	0.241 6	PI_1	1.03	PE_2	0.269 7
			10	0.239 1				
FGA	19,25	19,21	19	0.047 10	PI_1	5.32	PE_2	0.729 1
			25	0.099 1				
THO1	6,9	6,10	6	0.105 3	PI_1	2.38	PE_2	0.142 2
			9	0.517 5				
TPOX	9,11	9,11	9	0.121 3	PI_2	2.89	PE_2	0.332 1
			11	0.302 4				
VWA	15,19	17,19	19	0.089 4	PI_3	5.59	PE_2	0.773 8
			15	0.030 9				
D3S1358	17,18	15,18	18	0.059 7	PI_1	4.19	PE_2	0.542 6
			17	0.203 7				
D5S818	10,11	10,13	10	0.194 0	PI_1	1.29	PE_2	0.223 9
			11	0.332 8				
D7S820	10,11	10,13	10	0.158 8	PI_1	1.58	PE_2	0.242 9
			11	0.348 4				
D8S1179	12,14	12,14	12	0.133 2	PI_2	3.21	PE_2	0.462 1
			14	0.187 0				
D13S317	12,12	12,12	12	0.151 5	PI_4	6.60	PE_1	0.720 0
D16S539	11,13	12,13	13	0.101 9	PI_1	2.45	PE_2	0.420 7
			11	0.249 5				
D18S51	15,15	15,19	15	0.184 0	PI_3	2.71	PE_1	0.665 9
D21S11	30,30	30,31	30	0.277 2	PI_3	1.80	PE_1	0.522 4

注：*PI* 计算公式，$PI_1=1/4p$；$PI_2=(p+q)/4pq$；$PI_3=1/2p$；$PI_4=1/p$；*PE* 计算公式，$PE_1=(1-p)^2$；$PE_2=[1-(p+q)]^2$；$CPE=1-[(1-PE_1)\times(1-PE_2)\times\cdots\times(1-PE_n)]$。

表 40-17　失踪子女亲权关系鉴定结果

标记	母亲		失踪子女		父亲		基因	频率	PI	
CSF1PO	12		12		12		12	0. 389 0	PI_1	6. 608 5
FGA	23		23		23	24	23	0. 207 0	PI_2	11. 668 9
THO1	9	8	9		9	8	9	0. 486 8	PI_3	1. 054 9
TPOX	8		8	11	11		8	0. 526 7	PI_4	3. 091 2
							11	0. 307 1		
VWA	14		14	17	14	17	14	0. 265 7	PI_5	3. 912 3
							17	0. 240 5		
D3S1358	16	13	16	15	16	15	16	0. 324 9	PI_6	1. 144 7
							15	0. 336 1		
D5S818	11	13	11		11		11	0. 304 9	PI_2	5. 378 4
D7S820	8	11	11		11	12	11	0. 351 8	PI_3	1. 952 8
D8S1179	13		13	14	12	14	13	0. 207 6	PI_5	6. 566 2
							14	0. 183 4		
D13S317	8	11	8	11	11		8	0. 309 6	PI_5	3. 450 8
							11	0. 234 0		
D16S539	9	11	9	11	9	11	9	0. 269 8	PI_5	3. 442 1
							11	0. 269 2		
D18S51	14	18	14	13	13	20	14	0. 200 8	PI_6	3. 485 5
							13	0. 178 6		
D21S11	29	31	29	30	30	31	29	0. 269 0	PI_6	1. 689 8
							30	0. 275 0		

注：PI 计算公式，$PI_1=1/a^2$；$PI_2=1/2a^2$；$PI_3=1/4a^2$；$PI_4=1/2ab$；$PI_5=1/4ab$；$PI_6=1/8ab$

第四节　个 体 识 别

个体识别除了用于嫌犯识别和从嫌犯亲属追踪嫌犯之外，还被用于灾难遇难者和骨骼等遗骸的身份识别、祖先血缘追溯等诸多方面。法医个体识别的原理是根据遗传标记检测结果，对证据检材是否来自某特定个体作出判断。比如对于现场采集的血痕标本，如果与嫌疑人的遗传标记不匹配，这时可以排除两者来自同一个体；如果与嫌疑人的遗传标记完全匹配，提示两者可能来源于同一个体。对于排除结论无须做任何统计学分析，而对于不能排除的嫌疑人，需要做统计学分析来评估匹配的可靠程度。

一、个体识别统计学

（一）群体遗传学参数

1. 基因频率　法医遗传学鉴定一般使用显性等位基因遗传位点，基因频率的计算可以采用简单的基因计数方法。比如某位点上有 $a,b,c\cdots$ 等多个等位基因，如果基因分型结果为 aa 纯合子，则基因计数为 2 个 a 基因；如果是 ab，ac 等杂合子，则计数为 1 个 a 基因。假设调查群体含有 N 个个体，a 的基因频率 $Pa=a$ 基因总数/2N。同 1 个位点上的所有等位基因频率之和应该等于 1。

2. 基因型频率　根据 HW 定律，纯合子基因型频率等于相应基因频率的乘积，杂合子基因型频率等于 2 个等位基因频率乘积的 2 倍。比如 SNP 位点 rs1979255 上的 2 个碱基可以为 C 或 G，在某群体中 C 和 G 的基因频率分别为 0. 324 8 和 0. 675 2。根据 HW 定律可以推算出基因型 CC 的频率为 0. 324 80. 324 8=0. 105 5；基因型 GG 的频率为 0. 675 2×0. 675 2=0. 455 9；基因型 CG 的频率为 2×0. 324 8×0. 675 2=0. 438 6。

3. 杂合度 H　杂合度一般是指由所有遗传标记检测到的 2 个亲本间的差异程度。遗传学上的杂合度用符号 H 表示，是指随机抽取标本中出现基因型不同的个体的概率。假设某遗传位点上有 n 个等位基因，基因频率分别为 $P_1,P_2,\cdots,P_n$，每个基因频率的平方代表纯合子频率，由此得到期望杂合度 H：

$$H = 1 - \sum_{i=1}^{n} P_i^{\ 2}$$

例如在表 40-5 的广东人群中，STR 位点 TH01 的 9 个等位基因频率平方之和等于 0.310 0，因此该位点杂合度 H=1-0.310 0=69.00%；D18S51 位点上 17 个等位基因频率平方之和等于 0.137 9，该位点杂合度 H=1-0.137 9=86.21%。

4. 个体识别能力　个体识别能力（power of discrimination，DP）是指随机抽取 2 个无关个体，他们的遗传标记表型不相同的概率。*DP* 一般用于评估遗传标记识别无关个体的能力，单个遗传标记的多态性程度越高，其识别无关个体的能力就越强，*DP* 值也越高。我国有关法规提供的常染色体遗传标记个体识别能力计算公式为[31]：

$$DP = 1 - Pm = 1 - \sum_{i=1}^{m} fi^2$$

公式中 m 为该遗传标记的表型数，*fi* 为第 i 个表型的表型频率。*Pm* 等于 $\sum_{i=1}^{m} fi^2$，是指随机抽取 2 个无关个体，他们某位点表型完全是由于机会而相同的概率。

5. 累计个体识别能力　*DP* 用于计算 1 个遗传标记的个体识别能力。如果联合使用 k 个相互独立的遗传标记，可以求得该组合的累积个体识别能力（total discrimination power，TDP），计算公式为：

$$TDP = 1-(1-DP_1)\times(1-DP_2)\times\cdots\times(1-DP_k)$$
$$= 1-Pm_1\times Pm_2\times\cdots\times Pm_k = 1-\prod_{j=1}^{k} Pmj$$

公式中 k 为遗传标记的数目，*Pmj* 为检测系统中第 j 个遗传标记的 *Pm* 值，$\prod_{j=1}^{k} Pmj$ 为检测系统中 k 个遗传标记的总 *Pm* 值[31]。

（二）随机匹配概率

1. 随机匹配概率（probability of matching，Pm）　*Pm* 是指在 1 个随机婚配的孟德尔群体中，2 个相互独立遗传位点上的表型由于机会而相同的概率。*Pm* 值越接近 0，说明 2 个遗传标记表型在群体中由于机会匹配的可能性越小。不同遗传标记的 *Pm* 计算公式不尽相同（表 40-18），部分遗传标记的 *Pm* 计算公式分述如下：

（1）STR 等显性多等位基因系统：*Pm*=∑（所有可能的基因型频率）^{2}。

（2）SNP 双等位基因系统：$Pm=(a^2+b^2)$，a 和 b 分别为 2 个等位基因频率。

（3）Y 染色体 SNP：只适用男性，$Pm=(a^2+b^2)$，a 和 b 分别为 2 个等位基因频率。

（4）X 染色体 SNP：有男性和女性 2 种情况：①男性 $Pm=(a^2+b^2)$；②女性 $Pm=(a^4+b^4+2a^2b^2)$。a 和 b 分别为 2 个等位基因频率。

（5）母系遗传的线粒体 SNP：$Pm=(a^2+b^2)$，a 和 b 分别为 2 个等位基因频率。

表 40-18　随机匹配概率计算公式一览表

遗传标记	等位基因	随机匹配概率 *Pm* 计算公式
常染色体 STR，女性 X-STR	多个	*Pm*=∑（所有基因型频率）^{2}
男性 X-STR，男性 X-SNP，男性 X-Indel，Y-STR，Y-SNP，Y-Indel	1 个	$Pm=a^2$
常染色体 SNP，线粒体 SNP，常染色体 Indel	2 个	$Pm=a^2+b^2$
女性 X-SNP，女性 X-Indel	2 个	$Pm=a^4+b^4+4a^2b^2$
常染色体 SNP	3 个	$Pm=a^4+b^4+c^4+4(a^2b^2+a^2c^2+b^2c^2)$

注：a、b、c 代表等位基因频率。

2. 累计匹配概率　在联合使用 1 组 k 个相互独立的遗传标记时，可以求得累积匹配概率（cumulative match probability，CMP）：

$$CPM=Pm_1\times Pm_2\times\cdots\times Pm_k$$

公式中 k 为遗传标记的数目，Pm_k 为第 k 个遗传标记的 *Pm* 值。

（三）似然率的计算

在个体识别案例中，如果受检者和现场证据检材的遗传标记吻合，则不能排除两者来自同一个体的可能性，这时一般采用似然率（likelihood ratio，LR）来定量评估证据的可靠性。*LR* 是指现场证据检材是由受检者留下的概率 *X*，和现场证据检材是由无关个体留下的概率 *Y* 的比值。在现场证据检材单一来源的情况下，*X* 等于 1；*Y* 等于所检测的遗传标记在该群体中的累积匹配概率 *CPM*。因此似然率计算公式也可以简化为 *LR*=*1*/*CPM*。在统计学上 *LR* 数值大于 1，支持证据检材来自受检者的假设；如果小于 1，则支持证据检材来自其他随机个体的假设。在法医学个体识别实践中，当 *LR* 数值超过全球人口总数时，有足够强度支持证据检材是来自受检者的假设。

二、统计学分析示例

（一）遗传参数计算

假设某群体 STR 位点 TPOX 基因检测出 8 个等位基因，它们的基因频率分别为 7=0.000 4，8=0.520 0，

9=0.1213,10=0.0253,11=0.3024,12=0.0286,13=0.0018,14=0.0002;8个等位基因频率之和等于1。根据本节公式计算TPOX的遗传参数如下:①基因型频率计算:按照表40-19列出8个等位基因所有可能的36种基因型,纯合子基因型频率等于基因频率平方;杂合子基因型频率等于2个相应基因频率乘积的2倍。②纯合子预期值等于纯合子基因型频率之和0.3779;③杂合度 $H=1-0.3779=62.21\%$;④随机匹配概率 *Pm* 等于每种表型频率的平方。因为STR位点均为显性等位基因,所以表型频率等于基因型频率。$Pm=(每种表型频率)^2=0.2041$;⑤个体识别能力 $DP=1-Pm=0.7959$。

表 40-19 TPOX 位点 36 种基因型频率计算

基因型	基因型频率	基因型	基因型频率	基因型	基因型频率	基因型	基因型频率
7/7	0.0000	8/9	0.1261	10/12	0.0014	8/12	0.0297
8/8	0.2704	9/10	0.0061	11/13	0.0011	9/13	0.0004
9/9	0.0147	10/11	0.0153	12/14	0.0000	10/14	0.0000
10/10	0.0006	11/12	0.0173	7/10	0.0000	7/12	0.0000
11/11	0.0914	12/13	0.0001	8/11	0.3145	8/13	0.0018
12/12	0.0008	13/14	0.0000	9/12	0.0069	9/14	0.0000
13/13	0.0000	7/9	0.0001	10/13	0.0000	7/13	0.0000
14/14	0.0000	8/10	0.0263	11/14	0.0000	8/14	0.0001
7/8	0.0004	9/11	0.0734	7/11	0.0002	7/14	0.0000

(二) 使用STR的个体识别结果分析

假设现场血痕DNA和1名嫌疑DNA的12个STR位点基因分型结果如表40-20所示。根据与嫌疑人相同种族群体的等位基因频率,可以计算出每个STR标记的 *Pm* 和 *DP* 值(表40-20)。进一步计算出:①累积随机匹配概率等于每个标记随机匹配概率乘积,$CPM=1.87\times10^{-9}$;②使用12个STR标记的累积个体识别能力 $TPD=1-(1-PD_1)\times(1-PD_2)\times\cdots\times(1-PD_{12})=99.9999998134637\%$;③似然率 $LR=1/CPM=5.3\times10^8$,提示在5.3亿人中有1个人的DNA图谱和嫌疑人完全匹配。

表 40-20 使用 12 个 STR 标记做个体识别示例

STR 位点		嫌疑人基因型		随机人群		似然率 *LR*	遗传参数	
				基因	频率		*Pm*	*DP*
常染色体	CSF1PO	10	12	10	0.2391	5.52	0.1160	0.8840
				12	0.3789			
	D6S1043	10	18	10	0.0320	89.39	0.0297	0.9703
				18	0.1748			
	D7S820	10		10	0.1588	39.68	0.0781	0.9129
	D16S539	10	13	10	0.1286	38.17	0.0815	0.9185
				13	0.1019			
X 染色体	DXS6803	11	12	11	0.1343	17.14	0.2109	0.7891
				12	0.2172			
	DXS7132	12	15	12	0.0888	21.69	0.4802	0.5198
				15	0.2596			
	DXS8378	11	12	11	0.2981	11.80	0.3836	0.6164
				12	0.1422			
	DXS9898	15		15	0.2606	14.73	0.2492	0.7508
Y 染色体	DYS389II	28	30	28	0.3165	6.27	0.2416	0.7584
				30	0.2156			
	DYS458	16	18	16	0.2086	11.11	0.1847	0.8153
				18	0.2158			
	DYS391	10		10	0.7194	1.93	0.5597	0.4403
	DYS439	12	13	12	0.3885	12.78	0.3518	0.6482
				13	0.1007			

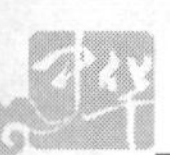

（三）使用 SNP 和 Indel 的个体识别分析

假设现场血痕DNA和1名嫌疑人血样DNA的11个SNP、4个mtDNA SNP以及9个Indel位点基因检测结果如表40-21所示。根据与嫌疑人相同种族群体的等位基因频率可以计算出每个遗传标记的 *Pm* 和 *DP* 值，进一步计算出：①累积随机匹配概率等于每个标记随机匹配概率乘积，$CPM=1.85\times10^{-7}$；②使用15个SNP和9个Indel标记的累积个体识别能力 $TPD=1-(1-PD_1)\times(1-PD_2)\times\cdots\times(1-PD_{24})=99.999\ 981\ 480\ 281\%$；③似然率 $LR=1/CPM=0.539\ 965\ 2\times10^{7}$，提示在大约540万人中有1个人的DNA图谱和嫌疑人完全匹配，证明现场血痕为嫌犯所留下的。

表 40-21　使用 SNP、Indel 标记做个体识别示例

遗传标记		嫌疑人基因型		随机人群		似然率 *LR*	遗传参数	
				碱基	频率		*Pm*	*DP*
常染色体 SNP	rs1490413	A	G	A	0.537 0	2.01	0.376 0	0.624 0
				G	0.463 0			
	rs1029047	T		T	0.633 0	2.50	0.395 0	0.605 0
	rs907100	C	G	C	0.583 0	2.06	0.382 0	0.618 0
				G	0.417 0			
	rs917118	C	T	C	0.661 0	2.29	0.405 0	0.595 0
X-SNP	rs2056688	A		A	0.667 4	2.25	0.556 0	0.444 0
	rs1243792	G		G	0.581 6	2.96	0.513 3	0.486 7
	rs1372687	T	G	T	0.631 2	2.15	0.543 3	0.465 6
				G	0.368 8			
	rs1340718	C	T	C	0.723 1	2.50	0.599 5	0.400 5
				T	0.276 9			
Y-SNP	rs11096433	C		C	0.910 4	1.20	0.836 9	0.163 1
	rs17276358	T	G	T	0.487 9	2.00	0.500 3	0.499 7
				G	0.512 1			
	rs17323322	T	C	T	0.746 3	2.64	0.621 3	0.378 7
				C	0.253 7			
mtDNA SNP	709	G		G	0.770 0	1.69	0.645 9	0.354 1
	3010	A		A	0.270 0	13.71	0.605 8	0.394 2
	3970	C		C	0.850 0	1.38	0.745 0	0.255 0
	10398	A		A	0.360 0	7.72	0.539 2	0.460 8
常染色体 Indel	rs1611048	Ins		Ins	0.420 0	5.67	0.363 2	0.636 8
	rs2307959		Del	Del	0.345 0	8.40	0.413 6	0.586 4
	rs2307652	Ins	Del	Ins	0.645 0	2.18	0.412 2	0.587 8
				Del	0.355 0			
	rs1305047	Ins	Del	Ins	0.148 0	3.96	0.585 3	0.414 7
				Del	0.853 0			
X-Indel	rs3048996		Del	Del	0.208 7	22.94	0.669 7	0.330 3
	rs10699224		Del	Del	0.341 8	8.56	0.550 1	0.449 9
	rs5901519	Ins		Ins	0.476 2	4.41	0.501 1	0.498 9
	rs2308280	Ins		Ins	0.495 8	4.07	0.500 0	0.500 0
Y-Indel	rs199815934		Del	Del	0.758 2	1.74	0.633 9	0.366 6

注：Ins，插入型，Del，缺失型。

（赵桐茂）

参考文献

1. 赵桐茂. 亲子鉴定[M]. 北京:人民卫生出版社,1988.
2. GESERICK G, WIRTH I. Genetic kinship investigation from blood groups to DNA markers[J]. Transfus Med Hemother, 2012,39(3):163-175.
3. JEFFREYS AJ,WILSON V,THEIN SL. Hypervariable 'minisatellite' region in human DNA[J]. Nature,1985,314(6006):67-73.
4. 赵桐茂. HLA 分型原理和应用[M]. 上海:上海科学技术出版社,1984.
5. SAIKIRK, GELFAND DH, STOFFEL S, et al. Primer-directed enzymatic amplification of DNA with a thermostable DNA polymerase[J]. Science,1988,239(4839):487-491.
6. AUTON A,BROOKS LD,DURBIN RM,et al. A global reference for human genetic variation[J]. Nature,2015,526(7571):68-74.
7. KRYATOVAMS,STERANKAJP,BURNSKH,et al. Insertion and deletion polymorphisms of the ancient *AluS* family in the human genome[J]. Mob DNA,2017,8:6.
8. MAMEDOV IZ,SHAGINA IA,KURNIKOVA MA,et al. A new set of markers for human identification based on 32 polymorphic Alu insertions[J]. Eur J Hum Genet,2010,18(7):808-814.
9. BROWN H, THOMPSON R, MURPHY G, et al. Development and validation of a novel multiplexed DNA analysis system, InnoTyper® 21[J]. Forensic Sci Int Genet,2017,29:80-99.
10. AMORIM A,FERNANDES T,TAVEIRAN. Mitochondrial DNA in human identification:a review[J]. Peer J,2019,7:e7314.
11. IVANOV PL,WADHAMS MJ,ROBY RK,et al. Mitochondrial DNA sequence heteroplasmy in the Grand Duke of Russia Georgij Romanov establishes the authenticity of the remains of Tsar Nicholas II[J]. Nat Genet,1996,12(4):417-420.
12. SABEEHA, HASNAIN SE. Forensic epigenetic analysis: the path ahead[J]. Med Princ Pract,2019,28(4):301-308.
13. ZHANG N,ZHAOS,ZHANGSH,et al. Intra-monozygotic twin pair discordance and longitudinal variation of whole-genome scale DNA methylation in adults[J]. PLoS One,2015,10(8):e0135022.
14. 聂燕钗,俞丽娟,管桦,等. DNA 甲基化检测方法及其法医学应用研究进展[J]. 法医学杂志,2017,33(3):293-300.
15. 中华人民共和国司法部司法鉴定管理局. 亲权鉴定技术规范:SF/Z JD0105001—2016[S/OL]. [2020-12-12]. https://max.book118.com/html/2017/1011/136775349.shtm.
16. 中华人民共和国司法部司法鉴定管理局. 法医 SNP 分型与应用规范:SF/Z JD0105003—2015[S/OL]. [2020-12-20]. https://max.book118.com/html/2017/0602/111230931.shtm.
17. 中华人民共和国司法部司法鉴定管理局. 生物学祖孙关系鉴定规范:SF/Z JD0105005—2015[S/OL]. [2020-12-12]. https://max.book118.com/html/2017/1011/136775351.shtm.
18. HE G,WANG Z,WANG M,et al. Genetic variations and forensic characteristics of Han Chinese population residing in the Pearl River Delta revealed by 23 autosomal STRs[J]. Mol Biol Rep,2018,45(5):1125-1133.
19. 潘猛,崔鹤,居晓斌,等. 江苏汉族人群 19 个常染色体 STR 基因座基因多态性及遗传距离分析[J]. 法医学杂志,2018,34(6):650-655.
20. 孙佳胜,田庆花,赵霖,等. 长沙汉族 18 个常染色体 STR 基因座的遗传多态性[J]. 法医学杂志,2018,34(5):526-531.
21. SHAO C,LIN M,ZHOU Z,et al. Mutation analysis of 19 autosomal short tandem repeats in Chinese Han population from Shanghai[J]. Int J Legal Med,2016,130(6):1439-1444.
22. CASTELLA V,GERVAIX J,HALL D. DIP-STR:highly sensitive markers for the analysis of unbalanced genomic mixtures[J]. Hum Mutat,2013,34(4):644-654.
23. OLDONI F,PODINI D. Forensic molecular biomarkers for mixture analysis[J]. Forensic Sci Int Genet,2019,41:107-119.
24. WEI T, LIAO F, WANG Y, et al. A novel multiplex assay of SNP-STR markers for forensic purpose[J]. PLoS One, 2018, 13(7):e0200700.
25. ENSENBERGER MG,LENZ KA,MATTHIES LK,et al. Developmental validation of the PowerPlex(®) Fusion 6C system[J]. Forensic Sci Int Genet,2016,21:134-144.
26. MÜLLER P,SELL C,HADRYS T,et al. Inter-laboratory study on standardized MPS libraries:evaluation of performance,concordance, and sensitivity using mixtures and degraded DNA[J]. Int J Legal Med,2020,134(1):185-198.
27. LI R,LI H,PENG D,et al. Improved pairwise kinship analysis using massively parallel sequencing[J]. Forensic Sci Int Genet,2019,38:77-85.
28. BRANDHAGEN MD,JUST RS,IRWIN JA. Validation of NGS for mitochondrial DNA casework at the FBI Laboratory[J]. Forensic Sci Int Genet,2020,44:102151.
29. SUZUKIK,IWATA M,TSUJI H,et al. A de novo recombination in the ABO blood group gene and evidence for the occurrence of recombination products[J]. Hum Genet,1997,99(4):454-461.
30. 赵桐茂. 骨髓移植 HLA 配型[M]. 上海:上海科学技术出版社,2015.
31. 中华人民共和国司法部公共法律服务管理局. 个体识别技术规范:SF/Z JD0105012—2018 [S/OL]. [2020-12-12]. http://www.doc88.com/p-7728454383575.html.

第六篇

血液制剂、制品与器材及其应用

第四十一章

血液成分及其临床应用

血液是人体中重要的液体成分，具有运输各种物质、调节酸碱平衡、参与免疫及防御等功能。通过输血能有效地维持或恢复机体的血容量、携氧能力、止血及白细胞功能。各种血液成分可以从全血中分离制备或以血液成分单采的形式获得，其后还可进行去除白细胞、γ 射线或 X 射线照射、病毒灭活等处理，从而满足临床的特殊需求。不同的血液成分有其各自的疗效和潜在的副作用。本章重点介绍各种常用血液制剂的特点及其临床应用，从而有助于临床合理用血，确保患者输血安全和疗效。

第一节 全血输注

全血(whole blood)由血浆和悬浮于其中的血细胞组成，其中，血浆体积约占 55%~60%，血细胞体积约占 40 %~45%左右。血细胞分为红细胞(erythrocyte 或 red blood cell, RBC)、血小板(platelet)和白细胞(leukocyte 或 white blood cell, WBC)。20 世纪 50 年代开始提出了成分输血的概念，即将全血中各成分分离后制备成高浓度、高纯度的成分血，按需输给患者。其优势体现在可实现一血多用，针对性更强，进而节约了血液资源，且因输入的血液成分相对单一，不良反应少，成分血逐渐取代了全血输注，在临床上得到了广泛的应用。然而近年来，随着全血在院前救治的有效性不断得到确认，全血重新受到了重视。

一、特　点

全血是将符合要求的献血者体内一定量外周静脉血采集至塑料血袋内，与一定量保养液混合而成[1]。保养液以抗凝剂、葡萄糖等为主要成分，作用是防止血液凝固和维持血液成分的生理功能。采血袋内保养液的量是根据采血袋容量进行配比，如 200ml 采血袋内含约 28ml 保养液，400ml 采血袋含约 56ml 保养液。采血量必须在采血袋容量标称限制以内，以便血液与抗凝剂以合适比例混合，防止血细胞损伤或抗凝效果不理想。

全血制剂比重约为 1.050，所含血液成分与体内循环血液成分基本一致。按照我国全血和成分血质量要求，200ml 全血中血红蛋白含量应≥20g，储存期末溶血率<红细胞总量的 0.8%[1]。

全血于 2~6℃保存。一般认为随着保存期的延长，全血中不稳定凝血因子和血小板逐渐失去生物学活性，这在一定程度上限制了全血的临床应用。近年来随着研究的深入，逐渐对全血有了一些新的看法。近期 1 项关于全血保存期内血浆蛋白变化的研究显示，2~6℃储存全血在其保存期第 14 天，大部分血浆蛋白如凝血因子Ⅴ、Ⅶ、α2-抗纤溶酶及游离蛋白 S 水平仍能维持在 50%(或 0.5IU/ml)左右，而凝血因子Ⅷ水平分别为 0.49IU/ml(保留血小板)和 0.56IU/ml(不含血小板)[2]。另一方面，4℃储存的血小板虽然有形态改变以及体内清除速率加快，但并不表示没有活性。研究发现，4℃储存全血中的血小板在 7~21 天时仍对血小板激活剂有正常反应性，结合血栓弹力图(TEG)结果，4℃储存全血在储存 14 天时其止血功能基本能保持[3]。采用创伤性休克大鼠模型的动物实验显示，新鲜和 4℃储存全血均有助于组织损伤处有效血凝块的形成[4]。

二、临 床 应 用

目前，全血主要是用于制备成分血，较少直接输注。全血的主要有效成分是红细胞、血浆蛋白和稳定凝血因子，其主要功能是同时提高携氧能力和增加血容量。我国《全血和成分血使用》(WS/T 623—2018)规定，全血适用于大量失血及血液置换的患者；不适用于符合成分血输注指征的患者，也不宜用于治疗凝血障碍、单纯性扩充血容量、促进伤口愈合或改善人体状态[5]。

全血输注剂量取决于失血量、失血速度、组织缺氧情况等。输注 200ml 全血可使体重 60kg 的成年人血红蛋白（hemoglobin，Hb）水平提高约 5g/L，或使血细胞比容（hematocrit，Hct）提高约 0.015。需要注意的是，由于同时增加了血容量，全血输注后 48～72 小时内 Hct 提升可能并不明显。例如，对于 60kg 的成年人，其血容量约占体重的 7%～8%，即 4 200～4 800ml。以 4 800ml 计算，如输注前 Hct 0.20，则红细胞容量为 960ml；输注 200ml 全血，约含红细胞 80ml，则输注后的 Hct 为(80+960)/(4 800+200)＝0.208，而当患者血容量调整至 4 800ml 时，Hct＝(80+960)/4 800＝0.216。

全血应按照 ABO 及 Rh 同型且交叉配血相合的原则进行输注，这也限制了全血作为院前急救复苏液的使用。这是因为急救场合很有可能存在受血者 ABO 血型未知，无法进行同型输注等问题；而需要为每种血型配备足够库存应付急救也带来物流方面的不便。于是，使用低抗体效价的 O 型全血进行急救复苏有可能成为可行的方案。国外多家医疗机构就院前环境使用低抗体效价的 O 型全血进行了一些尝试。美国梅奥诊所在院前急救中常规配备 14 天内冷藏全血（抗-A 和抗-B 效价<200 的 O 型全血）并证明其安全性[6]。匹兹堡大学分析比较了 2015 年 1 月—2017 年 12 月 135 名院前输注低抗体效价 O 型全血的患者和 135 名常规成分血救治患者的住院天数和死亡率，发现两者之间差异并没有统计学意义，认为低抗体效价 O 型全血输注与常规的成分血治疗相比具有相似的临床结果[7]。《AABB 血站和输血机构标准》（第 31 版）更改了“全血必须同型输注”的规定，允许将低效价 O 型全血应用于非 O 型或血型未知患者。

在大量失血患者的院前急救中，全血至少具有如下优势：①配比更均衡，抗凝剂和添加剂更少。例如，重构血（血浆、血小板、红细胞三者比例为 1∶1∶1）的血细胞比容为 0.29，血小板计数约为 90×10^9/L，并且由于存在抗凝剂和红细胞添加剂，凝血因子被稀释至约全血浓度的 62%。相比之下，全血的血细胞比容为 0.35～0.38，血小板计数为（150～200）$\times10^9$/L，凝血因子约为献血前水平的 85%，因此全血输注更利于恢复血容量、组织氧供和止血[8]；②1 袋全血较 3 袋成分血更便于运输和储存，也更便于医护操作；③可以避免受血者接受来自不同供者的血液成分从而减少供者暴露，相对来说更为安全。

目前我国还没有将全血作为一线干预措施用于重度失血患者的院前急救，但相信随着对全血研究的不断深入，将会有更多的证据推动全血回到临床，在应急输血中发挥越来越重要的作用。

第二节　红细胞输注

红细胞的主要功能是运输 O_2 和 CO_2，即将肺部吸入的 O_2 通过血液循环输送到外周组织并将外周组织的 CO_2 带回肺部呼出。红细胞运输 O_2 的功能依赖细胞内的血红蛋白实现，这是由于血液中 98.5%的 O_2 与血红蛋白结合成氧合血红蛋白的形式而存在。红细胞输血主要作用是补充循环红细胞，提高血液携氧能力，缓解缺氧引起的症状和体征。

一、悬浮红细胞

（一）特点

悬浮红细胞（red blood cells in additive solution）是将采集到多联塑料血袋内的全血在全封闭条件下分离出绝大部分血浆后，加入红细胞保养液制成的红细胞成分血。悬浮红细胞含全血中全部红细胞、一定量白细胞、血小板、少量血浆和保养液。

不同国家、地区对红细胞单位的规定不同，中国大陆以 200ml 全血分离的红细胞为 1 单位（unit，U），由于加入了红细胞保养液，容量约为 150ml 或标示量±10%，血细胞比容为 0.50～0.65，血红蛋白含量≥20g，储存期末溶血率<红细胞总量的 0.8%[1]。

（二）临床应用

悬浮红细胞是目前应用最广泛的一种红细胞成分血，适用于绝大部分慢性贫血或急性失血患者改善缺氧症状，也可用于病理性红细胞成分置换，如严重的新生儿溶血病、寄生虫感染（疟疾、巴贝虫病等）、镰状细胞贫血等。不适用于药物治疗有效的贫血；也不应作为补充营养、扩充血容量、促进伤口愈合或改善人体状态的治疗手段[5]。

基于针对红细胞输注阈值的大规模前瞻性随机对照试验结果，美国血库协会（American Association of Blood Banks，AABB）在 2016 年发布红细胞输注指南，强力推荐对于血流动力学稳定的成年住院患者，包括重症监护患者，应采取以 70g/L 为输注阈值的限制性输血措施；而对于行骨科手术、心脏手术以及存在心血管疾病的患者，其红细胞输注阈值为 80g/L。对上述建议例外的人群包括急性冠脉综合征、严重的血小板减少、依赖输血的慢性贫血患者，因为目前尚没有足够的证据支持为其提供合适的输血策略[9]。

我国 2000 年发布的《临床输血技术规范》以及 2019 年发布的《全血和成分血使用》和《内科输血》两项行业标准都对红细胞成分血的输注指征作了明确规定：①对于血流动力学稳定的患者，慢性贫血 Hb<

60g/L 时，推荐输注红细胞；对于有症状的慢性贫血患者，可考虑通过输血减轻症状，降低贫血相关风险；无症状的慢性贫血患者宜采取其他治疗方法，如药物治疗等。对于自身免疫性溶血性贫血患者的输血则更为谨慎，由于红细胞同种抗体引起输血不良反应的风险难以排除，并且患者在慢性贫血过程中机体代偿适应良好，一般尽量避免输血，但是在缺氧危及生命时也不应延迟输血。《内科输血》标准规定自身免疫性溶血性贫血患者在 Hb<40g/L，且根据组织缺氧与耗氧情况、心肺代偿功能等情况综合考虑是否输注[10]。②血红蛋白>100g/L 时，红细胞输注并不能显著提高机体的氧供水平，因此不推荐输注红细胞，特殊情况（例如心肺功能重度障碍等患者）由临床医师根据患者病情决定是否输注。③血红蛋白 60～100g/L 时，是否需要输注红细胞须根据患者临床状态决定，并充分考虑异体输血的固有风险。《全血和成分血使用》标准做了更详细的规定：Hb<70g/L 时，考虑输注红细胞，如重症监护患者等；70～80g/L 时，综合评估各项因素后可考虑输注，如术后、心血管疾病等；80～100g/L，一般不需要输注，特殊情况如术后或患有心血管疾病的患者出现临床症状时（胸痛，直立性低血压或液体复苏无效的心动过速，贫血所致的充血性心力衰竭等）、重型地中海贫血、镰状细胞贫血患者术前、急性冠脉综合征等可考虑输注；高海拔地区及婴幼儿患者可依据病情适当提高血红蛋白阈值[5]，重型地中海贫血的儿童，为保证其正常生长发育，防止骨骼畸形，宜采用高量输血方案，将患儿血红蛋白水平维持在 90～105g/L 以上。

需要注意的是，以血红蛋白水平作为输血指征虽然有助于简化判断，但不应将其作为输注红细胞成分的唯一指标。对于个体患者来说，应综合考虑临床症状、血红蛋白水平、心肺功能、组织氧供与氧耗等因素。同时，在活动性出血时，血红蛋白水平往往并没有实际参考意义；因此，活动性出血患者应由临床医师根据患者情况、出血量及出血速度、止血效果决定是否输注红细胞。

虽然体外证据表明红细胞在储存过程中伴随着“储存损伤”，如 pH、三磷酸腺苷、2,3-二磷酸甘油酸降低，溶血磷脂、血钾、游离血红蛋白水平升高，但来自包含 5 000 名患者的 13 个随机对照试验结果表明，没有证据证明新鲜红细胞（保存期<10 天）可以降低患者死亡率。《AABB 红细胞输注指南》（2016 版）提出，患者（包括新生儿）可以输注红细胞保存期内任何时间点的红细胞，无须输注新鲜红细胞[9]。

在无出血或溶血的情况下，每输注 1U 悬浮红细胞可使体重 60kg 左右的成年人血红蛋白水平提高约 5g/L（或使 Hct 提高约 0.015）。婴幼儿每次输注 10～15ml/kg，血红蛋白水平提高 20～30g/L（或使血细胞比容提高约 0.06～0.09），取决于婴幼儿的年龄和体重。患者处于活动性出血时，红细胞输注剂量取决于失血量、失血速度及组织缺氧情况。

悬浮红细胞按照 ABO 同型且交叉配血相合原则进行输注。起始 15 分钟以 1～2ml/min 慢速输注，严密监测是否发生输血不良反应，如无不良反应，15 分钟后以患者能耐受的最快速度完成输注。血液出库后应在 4 小时内输注完毕，防止室温下细菌增殖。如输注速度不能满足在 4 小时内输完，应使用小单位的血液。

二、浓缩红细胞

（一）特点

浓缩红细胞（packed red blood cells）以往也称为压积红细胞或少浆血，是将采集到多联塑料血袋内的全血中大部分血浆分离出后剩余部分所制成的红细胞成分血。200ml 全血制备 1U 浓缩红细胞，容量为（120±12）ml，含血浆 30ml 及抗凝剂 8～10ml，血红蛋白≥20g，储存期末溶血率<红细胞总量的 0.8%[1]。与悬浮红细胞的区别是血细胞比容较高，为 0.65～0.80，输注过程不如悬浮红细胞流畅。浓缩红细胞中仍含有少量的白细胞和血小板。

（二）临床应用

浓缩红细胞 Hct 高，容量最小，可减轻受血者循环负担，并减少血液添加剂对患者的影响。适用于存在循环超负荷高危因素的患者，如充血性心力衰竭患者及婴幼儿患者等[5]。浓缩红细胞按照 ABO 同型且交叉配血相容原则进行输注。输注指征和输注剂量同悬浮红细胞。随着悬浮红细胞的日益普及，浓缩红细胞在临床上已较少使用。

三、洗涤红细胞

（一）特点

洗涤红细胞（washed red blood cells）是指采用特定的方法将保存期内的全血或悬浮红细胞用无菌生理盐水洗涤 3～4 次，去除几乎所有血浆成分和部分非红细胞成分，并将红细胞悬浮在生理盐水或红细胞保存液中所制成的红细胞成分血。如果在开放环境制备或最后以 0.9%氯化钠溶液悬浮，洗涤红细胞保存期为 24 小时；如果是在闭合无菌环境中制备且最后以红细胞保存液悬浮，其保存期与洗涤前的全血或悬浮红细胞相同。

200ml 全血分离制备 1U 洗涤红细胞，每单位红细胞中加入约 50ml 红细胞保存液或生理盐水，容量为(125±12.5)ml，血红蛋白含量≥18g，上清蛋白质含量<0.5g，溶血率<红细胞总量的 0.8%[1]。洗涤红细胞的特点是去除了全血中 98%以上的血浆和 80%以上的白细胞，可减少过敏、非溶血性发热反应等输血不良反应。经过洗涤的红细胞去除了大量红细胞碎片、代谢产物、抗凝剂、乳酸盐、钾、氨和微聚物，但同时也损失了 20%左右的红细胞。

（二）临床应用

洗涤红细胞由于去除了血浆、白细胞和其他非红细胞成分，可以有效地降低输血过敏反应发生率。洗涤红细胞适用于：①对血浆成分过敏的患者；②IgA 缺乏的患者；③非同型造血干细胞移植的患者；④高钾血症及肝肾功能障碍的患者；⑤新生儿输血、宫内输血及换血等[5]。

IgA 缺乏症是一种原发性体液免疫缺陷病，血液和体液中 IgA 含量极低，而其他免疫球蛋白含量正常或升高。IgA 缺乏的患者接触血浆 IgA 或丙种球蛋白后，会产生抗 IgA 抗体，以后如再输血或接触球蛋白会引起严重过敏反应。因此，IgA 缺乏的患者，在没有 IgA 缺乏献血者血液的情况下，可输注经过充分洗涤的红细胞。

洗涤红细胞去除了红细胞外的钾离子，适用于对钾离子敏感的受血者，如高钾血症患者和需要大量输血的新生儿。红细胞随着储存时间增加，氨浓度会增加，对于血脑屏障不完整的新生儿患者，氨容易进入大脑，作为神经毒性物质损伤大脑。因此，新生儿输血、宫内输血及换血，需要限制钾、氨的负荷，应当使用洗涤红细胞。同样，肝肾功能不全的患者，也需要限制钾、氨的摄入，推荐使用洗涤红细胞。

另外，对于 ABO 非同型造血干细胞移植的患者，输入的红细胞可能和患者主侧相合、次侧不相合，献血者血浆中存在抗-A、抗-B 可能会破坏患者红细胞，引起溶血性输血不良反应。但是，对于这类患者来说，优先考虑的是使用辐照血液防止输血相关移植物抗宿主病的发生。红细胞成分血仅含极少量的血浆，相较于体内数千毫升的正常血容量，数十毫升血浆中存在的抗-A、抗-B 可能引起溶血性输血不良反应的概率极低。因此对于非同型造血干细胞移植的成年患者来说，如果辐照洗涤红细胞难以获得，应优先考虑输注辐照悬浮红细胞。

过去认为自身免疫性溶血性贫血(autoimmune hemolytic anemia，AIHA)患者应该输注洗涤红细胞，这种观点其实是错误的。AIHA 是由于机体免疫功能紊乱，体内产生针对自身红细胞的抗体，造成自身红细胞及输入的供者红细胞的破坏。而洗涤红细胞洗涤的是献血者的血液成分，并不会对患者的自身抗体产生任何影响。洗涤红细胞在制备过程中会损失部分红细胞，因此同等单位的洗涤红细胞提升血红蛋白的效果不如未经洗涤的红细胞，而且等待洗涤红细胞的过程可能会延误患者的抢救。事实上，已有较多文献报道应用血浆置换治疗严重的 AIHA，由此看来，AIHA 患者输血浆并无禁忌。因此，AIHA 不是输注洗涤红细胞的适应证。AIHA 患者最好输去除白细胞血液，以减少非溶血性发热反应。

洗涤红细胞由于去除了血浆成分，无须做次侧交叉配血。优先选择 ABO 同型输注，亦可按照交叉配血主侧相容性原则输注。由于洗涤过程中会损失部分红细胞，输注时用量可适当增加。

四、辐照红细胞

（一）辐照的原理和技术

电离辐射能够对有核细胞中 DNA 产生永久损伤，采用一定剂量 γ 射线或 X 射线照射血液，可显著降低输注血液中献血者淋巴细胞的分裂增殖能力，从而防止献血者淋巴细胞在受血者体内植活或增殖。只要辐照剂量适宜，经辐照处理后，既可以起到灭活淋巴细胞的作用，又不影响各种血液成分的疗效。

目前可用于血液辐照的有 γ 射线和 X 射线。γ 射线辐照设备通常采用放射性同位素钴 60(^{60}Co)或铯 137(^{137}Cs)作为永久放射源，其危险程度和维护成本均较高。X 射线血液辐照设备利用 X 射线管产生的 X 射线作为放射源，通过电源可以控制射线输出，从工作原理上保证了放射可控，降低了设备对周围环境的危险程度，自身维护成本也相对较低。研究表明，辐照剂量相同的前提下，γ 射线和 X 射线对淋巴细胞具有相近的灭活效果。血液经两种类型的射线辐照后，适用人群范围无明显差异。X 射线辐照是国际上公认用于血液辐照的推荐方法，但是该技术在我国的应用才刚起步。目前已有第 1 台国产 X 射线血液辐照设备获得上市批准，并且也有其他同类型国产和进口设备在国内启动了注册申报，我国 X 射线血液辐照设备的临床应用空白有望得到逐步填补[11]。

根据 2019 年 4 月国家卫生健康委员会发布的新版《血站技术操作规程》，血液辐照最低剂量为 25Gy，血液任何位点的辐照剂量不宜超过 50Gy。红细胞在采集后 14 天内可辐照，辐照后再储存 14 天，且不超过原保存期，这是由于辐照会对红细胞膜造成损伤，导致储存过程中细胞外游离血红蛋白和钾离子水平升高,限制了其储存期限。冰冻解冻去甘油红细胞和血浆类成分不需辐照处理[12]。

(二) 临床应用

辐照血液是预防输血相关移植物抗宿主病(transfusion associated graft-versus-host disease,TA-GVHD)的唯一可靠方法。输血本质上是血液细胞移植的过程。新鲜的血液含有免疫活性的异体淋巴细胞。正常情况下健康受血者的免疫系统可识别、排斥和清除献血者淋巴细胞,输入的异体淋巴细胞在宿主体内难以分裂和增殖。若受血者存在免疫功能缺陷,异体淋巴细胞可在宿主体内植活并大量增殖,并对宿主组织器官进行免疫攻击,进而引发 TA-GVHD。TA-GVHD 的发生率不高(0.01%~1%),一般发生在输血后 2~30 天,但是死亡率极高(超过 90%),是严重的输血并发症之一。

对于 TA-GVHD,尚缺乏特异性治疗手段,因此主要以预防为主。预防 TA-GVHD 的关键是阻止献血者淋巴细胞在受血者体内存活、增殖。在患者输血前,对输注的血液进行辐照处理,可以使血液中淋巴细胞失去增殖活性,避免其输入患者体内后存活和增殖。对高危人群应使用辐照血液作为 TA-GVHD 的标准预防方案。高危人群包括自身免疫能力存在缺陷、受抑制或者低下的患者,如接受宫内换血和宫内输血的患者、已知或疑似免疫缺陷的儿科患者、先天性细胞免疫缺陷症(如 SCID、先天性胸腺和甲状旁腺发育不全)和霍奇金病、接受移植手术的患者输血、正在接受抑制 T 细胞功能治疗(如嘌呤核苷类药物:氟达拉滨、苯达莫司汀、硫唑嘌呤,阿仑单抗等)的患者等[5]。另外,血缘关系亲近的亲属间因供受者组织相容性抗原相似性高,淋巴细胞容易逃逸受者的免疫监控而在受者体内植活、增殖,也有可能发生 TA-GVHD。因此,临床上并不推荐有血缘关系的亲属间输血,如果需要亲属间输血,则不论亲缘关系远近及患者免疫状态如何,均应输注辐照血液预防 TA-GVHD。同理,人类白细胞抗原(HLA)配型的血液成分输注,也应输注辐照血液。

辐照红细胞(irradiated red blood cells)输注原则、适应证和剂量与非辐照红细胞制剂相同。随着储存期的延长,其输入体内的回收率会有所下降。另外,辐照导致红细胞内钾离子外流增加,辐照红细胞钾离子水平是非辐照红细胞的 2 倍,这对于大多数成人和儿童受血者来说并无影响,但是对于新生儿和一些接受快速输血的小儿患者,高钾水平可能导致心律不齐,因此对于这类患者,应考虑输注储存期较短或经洗涤的辐照红细胞[13]。

五、去白细胞红细胞

(一) 特点

去白细胞红细胞(leukocyte reduced red blood cells)是在相应红细胞成分血基础上去除绝大部分白细胞制备而成,从而降低了由白细胞引起的免疫性输血不良反应和与白细胞携带病毒有关疾病的传播。目前多使用白细胞过滤技术去除血液中的白细胞。使用白细胞过滤器,可以去除 99.9%的白细胞。去白细胞红细胞成分血包括去白细胞浓缩红细胞、去白细胞悬浮红细胞,临床使用最多的是去白细胞悬浮红细胞。

200ml 全血分离制备 1U 去白细胞悬浮红细胞,血细胞比容为 0.45~0.60,血红蛋白含量≥18g,白细胞残留量≤2.5×10^6 个,储存期末溶血率<红细胞总量的 0.8%[1]。我国血站要求在采血后 48 小时内(或根据白细胞过滤器要求)完成白细胞过滤,室温(18~25℃)过滤时,血液离开保存温度(2~6℃)不应超过 3 小时[12]。虽然理论上在储存期内任何时刻都可以进行白细胞滤除,医院也可以使用白细胞过滤器在输血时进行床旁过滤,但效果均不如在储存前过滤。这是由于白细胞在储存过程中会释放一些细胞因子,可导致发热或过敏反应,而这些细胞因子一旦释放,则不能被白细胞过滤器所滤除。因此,床旁过滤以及储存过久的血液进行滤白,均不能有效防止白细胞引起的免疫性输血不良反应。

(二) 临床应用

去白细胞悬浮红细胞可减少非溶血性发热反应、白细胞抗原同种免疫反应及巨细胞病毒(CMV)和人类嗜 T 淋巴细胞病毒(HTLV)-Ⅰ/Ⅱ感染等,适用于以下患者改善慢性贫血或急性失血引起的缺氧症状:需多次输血、有非溶血性发热反应史、免疫功能低下易感染 CMV 等病原微生物的患者等,不适用于预防 TA-GVHD[5]。

非溶血性发热反应主要是受血者因多次输血、妊娠等免疫刺激产生了白细胞抗体,与输入的血液中异体白细胞发生免疫反应,释放内源性致热原而造成发热。因此,输注去白细胞血液可以有效避免非溶血性发热反应。其次,白细胞上有 HLA 抗原表达,异体白细胞进入受血者体内后,容易发生 HLA 同种异体免疫反应,会增加移植患者移植排斥反应的风险。因此,对于拟进行器官移植的患者,输注去白细胞红细胞可以减少 HLA 同种异体免疫反应的发生。另外,对于一些免疫功能低下的患者,输注去白细胞红细胞还可以避免感染通过白细胞进行传播的 CMV 等病原微生物。

去白细胞悬浮红细胞按照 ABO 同型且交叉配血相容性原则进行输注,剂量同悬浮红细胞。

六、冰冻红细胞

(一) 特点

冰冻红细胞(frozen red blood cells)是采用甘油作为冰冻保护剂进行深低温保存,根据需要再进行解冻、去甘油处理的红细胞成分血,也称为冰冻解冻去甘油红细胞(frozen thawed deglycerolized red blood cells)。要求使用采集 6 天内的全血或悬浮红细胞进行冷冻,从而使三磷酸腺苷(ATP)和 2,3-二磷酸甘油酸(2,3-DPG)仍能维持在冰冻前的较高水平。甘油含量可视冰冻速度和保存温度有所不同,一般来说,含 20%甘油的冰冻红细胞在-120℃以下保存,含 40%甘油的冰冻红细胞在-65℃以下保存,保存期可达 10 年。冰冻红细胞使用前需在 37~40℃恒温水浴箱中快速振动融化,并通过洗涤程序除去甘油,最后以 0.9%氯化钠溶液悬浮。解冻、洗涤过程去除了绝大多数白细胞及血浆。解冻后保存温度 2~6℃,保存期为 24 小时。

200ml 全血制备的冰冻解冻去甘油红细胞容量为(200±20)ml,血红蛋白含量≥16g,白细胞残留量≤2×10^7 个,游离血红蛋白含量≤1g/L,甘油残留量≤10g/L[1]。

(二) 临床应用

冰冻红细胞最大优点是可以长期保存,适用于稀有血型患者及有特殊情况患者的自体红细胞保存与使用等。冰冻解冻去甘油红细胞按照交叉配血主侧相容性原则输注,优先选择 ABO 同型输注。由于在加工过程中会损失部分红细胞,用量可适当增加。

第三节 血小板输注

血小板在血栓形成和止血过程中起关键作用。循环中的血小板一般处于“静止”状态,当血管损伤时,血小板可被激活而在生理止血过程中起重要作用。除了衰老清除的血小板,人体每天约消耗 7.1×10^9/L 血小板以维护内皮完整;而在出血、感染、发热等情况下,可能会消耗更多的血小板。血小板计数过低或功能障碍会导致出血,严重出血如颅内出血等将会危及生命。因此,输注血小板成为支持治疗的重要手段。目前,血小板可以从全血中分离制备或通过单采获得。

一、血小板种类和特点

(一) 浓缩血小板

浓缩血小板(platelet concentrates)是指采集后置于室温保存和运输的全血于采集后 6 小时内,或采集后置于 20~24℃保存和运输的全血于 24 小时内,在室温条件下将血小板分离出,并悬浮于一定量血浆内的成分血。血小板是血液有形成分中相对密度最小的一种血细胞,比重约为 1.040,而红细胞比重为 1.090~1.092,因此利用较大的比重差,用离心法可以从全血中提取较纯的血小板制剂。

目前制备浓缩血小板的方法包括富血小板血浆法和白膜法两种。富血小板血浆法是先将抗凝全血经过一次轻离心,分离出富含血小板血浆,再经过重离心,移去上层多余血浆,沉淀物即为血小板,室温静置 1~2 小时,待自然解聚后,轻轻混匀血袋,制成浓缩血小板。白膜法是先将抗凝全血经重离心后,分离白膜层,再将分离出的白膜层进行轻离心,分离白细胞,转移上层富血小板血浆制成浓缩血小板。与富血小板血浆法相比,白膜法制备的浓缩血小板含有更多血浆、较少的红细胞和白细胞[13]。

由 200ml 全血制备的浓缩血小板为 1U,其容量为 25~38ml,血小板含量≥2.0×10^{10} 个,红细胞混入量≤1.0×10^9 个,储存期末 pH 为 6.4~7.4[1]。要达到 1 个治疗剂量(≥2.5×10^{11}),往往需要输注多袋浓缩血小板(12U 浓缩血小板相当于 1 袋机采血小板),或是事先将多袋浓缩血小板汇集在同一血袋内,制备成混合浓缩血小板(pooled platelets concentrates),便于临床使用。混合浓缩血小板可以由制备好的单袋浓缩血小板进行汇集制备,也可以在用白膜法制备浓缩血小板时,先汇集分离出的白膜,再经轻离心分离出混合浓缩血小板[12]。

浓缩血小板储存于普通血袋时保存期为制备时间起 24 小时,储存于血小板专用袋时保存期为血液采集时间起 5 天,或按照血小板专用袋说明书执行。血小板应在 20~24℃振荡条件下保存。相关研究表明,采用 22℃振荡保存的血小板在 24 小时后,具有与新鲜血小板相同的功效,保存 120 小时后仍具有止血效果。低温会造成血小板形态改变以及加快血小板从循环中清除,研究显示保存温度<20℃会对输入体内的血小板的回收率和存活率造成不利影响。持续温和振荡有利于维持气体交换,促进氧的利用,防止血小板聚集,能更好地保持血小板形态和功能。长时间静置保存会干扰血小板氧代谢,增加糖酵解,导致乳酸产物增多和 pH 下降。pH≤6.2 时,血小板形态改

变显著,生存能力下降,严重影响输入体内后的回收率。体外试验显示静置的血小板在 24 小时内不会发生破坏,因此在没有振摇设备时,血小板的储存期限为 24 小时;同样,在运输过程中,短暂的静置保存也不会影响血小板的输注回收率。

室温保存以及富含血浆和氧气的环境有利于血小板中细菌生长繁殖,室温下延长血小板储存时间可能会导致细菌败血症的出现,使得血小板保存期限只有 5 天。血小板的细菌残留风险为 1/2 500,由血小板输注引起的败血症发生率从 1/100 000(被动监测)到 1/10 000(主动监测)不等[14]。AABB 规定对所有血小板制剂进行细菌检测,我国规定按月供量 1%或至少 4 袋进行抽检[15]。

(二) 单采血小板

单采血小板(apheresis platelets)又称为机采血小板,是指使用血细胞分离机在全封闭的条件下自动将符合要求的献血者血液中的血小板分离并悬浮于一定量血浆内的单采成分血。采集单份血小板时,整个单采过程大约需要 30~60 分钟,约 2 000~2 500ml 献血者血液经血细胞分离机处理,得到约 250~300ml 含有≥2.5×10^{11} 血小板的浓缩物,要求白细胞混入量≤5.0×10^{8} 个/袋,红细胞混入量≤8.0×10^{9} 个/袋,储存期末 pH 为 6.4~7.4[1]。

单采血小板纯度高,可以从单个供者采集足够剂量的血小板,相比之下,混合浓缩血小板需要合并多个来自不同供者全血分离的血小板组成输注剂量。因此,使用单采血小板,可减少供者暴露,具有减少输血传播感染和同种免疫发生的优点。

单采血小板在(22±2)℃振荡条件下保存 5 天。

(三) 特殊血小板

1. 去白细胞血小板 在单采血小板过程中、血小板贮存前或输注时均可使用白细胞过滤器滤除白细胞获得去白细胞血小板(leukocyte-reduced platelets),其白细胞残留量应≤5.0×10^{6} 个/治疗量。使用去白细胞血小板可预防非溶血性发热反应、HLA 同种免疫和巨细胞病毒(cytomegalovirus,CMV)感染,主要适用于需要反复输注血小板和有 HLA 抗体需输注血小板的患者。

2. 辐照血小板 辐照血小板(irradiated platelets)是指应用放射线对血小板进行辐照,灭活其中有免疫活性的淋巴细胞而不影响血小板功能,可预防 TA-GVHD,主要适用于接受造血干细胞移植的患者和严重免疫力低下的患者。血小板在保存期内均可辐照,辐照后可保存至从采集算起的正常期限。

3. 交叉配血相合血小板 对于因同种免疫导致血小板输注无效的患者,可将患者血清与献血者血小板进行交叉配合试验,选择交叉配血相合血小板(cross-match-compatible platelets)进行输注。目前常用固相红细胞吸附技术,即将献血者血小板包被在微孔内,加入患者血清,经指示红细胞观察结果,取反应阴性献血者血小板输注,可避免 HLA、HPA 等抗体引起的免疫性反应,提高血小板输注效果。但反复输血患者可能产生多种特异性抗体,使再次输血时交叉配型难度增加,可能难以找到相配合的血液。

4. HLA 配合型血小板 通过建立 HLA 已知型单采血小板供者资料库,为免疫性血小板输注无效患者提供 HLA 配合型血小板(HLA-matched platelets),即寻找 HLA-A、B 位点相配合的供受者。由于 HLA 抗原众多,献血者与患者 HLA 抗原一致的概率极低,在无 HLA-A、B 位点完全相同的情况下,可采用交叉反应组(cross reactive epitope group,CREG)相同的配型策略。对于免疫性血小板输注无效患者,相合度为 A、B1U 或 B2UX 配合的血小板输注可以获得最好的 CCI 提升,而一些在血小板上表达较少的抗原位点,如 B44、45,即使不配合也可以有效输注[16]。需要注意的是,HLA 配合型血小板应辐照后使用,防止 TA-GVHD。

5. 添加剂血小板 添加剂血小板(additive solution added platelets)是使用血小板添加剂(platelet additive solution,PAS)部分或者全部替代血浆的血小板制剂,欧洲较为常用。血小板添加剂由柠檬酸盐、磷酸盐、醋酸盐、镁、钾、葡萄糖酸盐和/或葡萄糖等组成。添加剂血小板可减少急性输血不良反应,尤其是过敏反应。目前,我国尚无添加剂血小板。

6. 病原体灭活血小板 病原体灭活血小板(pathogen inactivated platelets),即利用物理或化学方法去除或灭活其中可能存在的病毒和其他感染性病原体的血小板,可降低经输血传播疾病的风险。目前,国内批准用于血小板病原体灭活的方法有维生素 B_2 光化学法和补骨脂素(S-59)光化学法,其原理都是破坏病原体核酸,阻止其复制,从而达到灭活病原体的效果。血小板缺乏细胞核结构,理论上不受这些病原体灭活方法影响,但也有体外实验证据显示病毒灭活后血小板特性和功能有少许下降[13]。

二、临床应用

血小板输注适用于治疗或预防因血小板数量减少或功能异常而引起的出血或出血倾向,不适用于与血小板数量减少或功能异常无关的出血,也不适用于自身免疫性血小板减少症,血栓性血小板减少性紫癜(TTP),或肝素诱导的血小板减少症(HIT),除非出血危及生命[5]。

（一）预防性血小板输注

预防性血小板输注是对尚未出血的患者预防性应用血小板，目的是降低血小板计数低下患者出血的风险和程度。预防性输注血小板，应慎重选择其适应证，因反复输注血小板可发生同种免疫导致输注无效，也有感染病毒性疾病的风险。

恶性血液病、再生障碍性贫血、大剂量放化疗后、造血干细胞移植后等均可引起血小板减少，增加患者出血风险。预防性血小板输注可以减少重要脏器出血的发生率，从而成为治疗血液恶性肿瘤的1个组成部分。研究人员将接受强化化疗的急性髓系白血病（AML）患者和接受自体造血干细胞移植（HSCT）的患者随机分配到预防组（血小板计数≤10×10⁹/L时输注血小板）和非预防组（仅在出血时输注血小板），两组WHO 2级以上出血事件发生率分别为19%和42%（$P<0.0001$），而且AML患者相较于HSCT的患者而言，其WHO 3~4级出血事件发生率更高，因而更受益于血小板的预防输注[17]。Meta分析显示，对于低增生性血小板减少患者，预防性输注血小板可显著减少WHO 2级或以上的出血事件[18]。因此，预防性血小板输注仍然是血液恶性肿瘤及其细胞毒性药物治疗的影响而导致低增生性血小板减少症患者重要的支持治疗手段。

然而，严重血小板减少患者可能很难维持血小板计数，原因可能是由于输入的部分血小板被用于维持血管内皮完整，输注前血小板计数越低，输入血小板消耗的比例越大，从而影响整体血小板生存率和血小板计数。患者血小板低于10×10^9/L或20×10^9/L时输注血小板，其自发性出血事件发生率无差异，输血阈值低至5×10^9/L可能是安全的。目前公认对于病情稳定的非出血患者，预防其自发性出血的血小板输注阈值为血小板计数≤10×10^9/L。而对于病情不稳定的非出血患者，如伴有发热或感染等，由于血小板消耗增加，其输注阈值可适当提高（≤20×10^9/L）[19]。

对于有创操作和手术的预防性血小板输注阈值，目前虽然有一些指南和建议，但其证据等级通常较弱且质量较差。2019年开始使用的《全血和成分血使用》（WS/T 623—2018）提出，血小板计数和功能正常的体外循环心脏手术患者，以及使用抗血小板药物的患者血小板功能正常时，不推荐常规预防性输注血小板。血小板数量减少的患者在进行有创操作之前常常预防性应用血小板以减少其出血风险：中心静脉导管置入的患者，血小板输注阈值为血小板计数≤20×10^9/L；有创操作（如择期诊断性腰椎穿刺和非神经轴索手术等）为≤50×10^9/L；椎管内麻醉为≤80×10^9/L。神经外科、眼科手术等应该在更高的血小板计数（≥100×10^9/L）下进行，因为对于这类患者来说，即使少量出血也可能导致严重危害。需要注意的是，上述规定并没有考虑血小板功能。使用抗血小板药物的患者，有创操作前可考虑预防性输注血小板。先天性或获得性血小板功能障碍的患者关键部位出血或重大手术前，无论血小板计数水平如何均应进行血小板输注。而血小板功能障碍与血小板本身无关时（例如尿毒症、血管性血友病、高球蛋白血症等）一般不输注血小板[5]。

（二）治疗性血小板输注

治疗性血小板输注用于活动性出血患者的治疗。目前，还没有高等级的证据有助于指导活动性出血时的治疗性血小板输注。对于急性失血患者，应使其血小板计数水平维持在>50×10^9/L。血小板功能障碍的患者（如服用抗血小板药物、体外循环心脏手术）发生出血时，哪怕血小板计数水平正常，也应考虑进行血小板输注。免疫性血小板减少症患者由于免疫介导的血小板破坏，输注的血小板只能在体内存活数小时，因此主张在出血时治疗性输注血小板，而不是预防性的使用。血栓性血小板减少性紫癜和肝素诱导的血小板减少症患者的血小板输注与动脉血栓形成风险增加有关，因此上述患者的血小板输注仅适用于危及生命或重要脏器的出血。美国肿瘤协会（ASCO）近期更新了血小板输注指南，提出进行自体干细胞移植的成年患者以治疗性血小板输注替代原有的预防性输注模式，即只在出现出血时输注血小板；而对于异体干细胞移植患者和小儿自体干细胞移植患者则维持原有的预防性输注策略[20]。

（三）血小板输注的血型问题

血小板上表达ABH抗原。因此，ABO主侧不相容的血小板输注，即患者血浆中含有针对献血者红细胞或血小板ABO抗原的抗体（如献血者A型，患者O型），则患者体内存在的抗-A或抗-B会破坏输入的血小板，导致血小板计数升高不如预期，但似乎并不影响临床预防出血的效果[21]。ABO次侧不相容，即献血者血浆含有针对患者红细胞ABO抗原的抗体（如献血者O型，患者B型），被动输入的献血者血浆中的抗-A、抗-B可能导致溶血性输血反应。一般来说，1袋单采血小板的血浆量约为250~300ml，虽然在输入体内后有所稀释，但抗-A、抗-B引起的溶血性输血反应偶见报道[22-23]。我国要求按照ABO同型原则输注血小板，出血危及生命且无同型血小板时，可考虑输注次侧相容性血小板，避免次侧不相容导致的溶血性输血反应风险。

血小板上不表达 Rh 抗原，但考虑血小板中残留红细胞的影响，可能导致同种免疫刺激受者产生抗-D。单采血小板通常只含有极少量红细胞，因此其输注导致 RhD 同种免疫的风险已经很低，尤其是正在接受免疫抑制治疗的血液病患者。医院应制定紧急情况下不同型输注的策略，对于 RhD 阴性患者输注阳性血小板，应充分评估其风险，如对于育龄女性的生育影响；另外输注 RhD 阳性血小板 72 小时内注射 Rh 免疫球蛋白也可用于预防抗-D 产生。

综上，为患者进行血小板输注时，应结合患者情况及血小板可获得情况，对包括红细胞血型等方面的风险因素、风险度和预防措施作全面评估，审慎选择。

（四）血小板输注无效

血小板输注无效（platelet transfusion refractoriness）是指患者在连续两次接受足够剂量的血小板输注后，仍处于无反应状态，即临床出血表现未见改善；血小板计数未见明显增高，有时反而会下降；输入的血小板在体内存活期很短；校正血小板增加指数（corrected count increment，CCI）和血小板输注后回收率（posttransfusion platelet recovery，PPR）未能达到预期。

1. 血小板输注无效的原因

（1）免疫因素：①HLA 同种免疫作用。HLA 抗原不配合是引起免疫性血小板输注无效的主要原因，约占 70%～80%。血小板表面的 HLA-Ⅰ类抗原和混入的白细胞 HLA 抗原均可刺激受者产生 HLA 抗体，这在有妊娠史和输血史的人群中常见。抗体破坏输入的具有相应抗原的血小板，导致输注无效；②抗血小板特异性抗原（抗-HPA）抗体可能导致血小板输注无效；③其他如自身抗体、药物依赖性抗体的免疫作用。约 20%的血小板输注无效是由免疫因素引起。

（2）非免疫因素：患者有发热、严重感染、药物、DIC 和脾肿大等均可引起输入的血小板破坏而影响输注效果。此外，血小板数量不足、保存和运输不当也会导致输注效果差甚至无效。

2. 免疫性血小板输注无效的对策　处理对策：①输注 HLA 配合的血小板；②输注血小板交叉配合试验相合的血小板；③HLA 同种免疫反应的预防，如去除血小板中的白细胞、紫外线照射灭活抗原递呈细胞功能等；④其他：静脉注射大剂量免疫球蛋白、免疫抑制剂的应用、血浆置换等也可不同程度地改善血小板的输注效果。

三、血小板输注剂量和效果

患者无活动性出血时，输注剂量取决于患者输注前血小板数及预期达到的血小板数。血小板应 1 次足量输注。通常预防性输注血小板，成人每次输注 1 个治疗剂量，即 1 袋单采血小板或 10～12U 浓缩血小板，儿童每 10kg 体重输 2U 浓缩血小板。外科手术前血小板输注量取决于预期达到的血小板计数水平。患者处于活动性出血时，血小板的输注剂量取决于患者的出血情况及止血效果。

血小板输注后血小板计数的增加幅度依赖于血小板的剂量和患者的血容量。通常每输注 1 个治疗量单采血小板或 10～12U 手工分离浓缩血小板，成人约可升高血小板计数（20～30）×10^9/L，婴幼儿输注血小板 5～10ml/kg，血小板可升高（40～80）×10^9/L。

四、血小板凝胶的制备和应用

血小板凝胶（platelet gel，PG）是富含血小板血浆（PRP）加凝血酶和钙离子激活形成的凝胶状物质。它不仅具有加速止血、封闭创面的作用，而且含有丰富的生长因子，能加速创面愈合，加快骨的生长。血小板凝胶中的成分主要包括血小板、白细胞、纤维蛋白以及生长因子、细胞因子等。前三者是血小板凝胶发挥作用的基础，其含量的多少及活化程度直接影响到血小板凝胶的应用。凝胶中由血小板、白细胞所产生的生长因子和细胞因子是直接发挥作用的重要组分，生长因子可促进细胞增殖、组织再生，细胞因子则具有抗感染和免疫调节的作用。血小板凝胶的生物效能是生长因子、细胞因子、白细胞和纤维蛋白协同作用的结果。

依据凝胶产量与成分、凝胶中纤维蛋白结构两个主要因素可将血小板凝胶制备方法分为 4 大类：①纯富血小板血浆凝胶；②富白细胞-血小板血浆凝胶；③纯富血小板纤维蛋白凝胶；④富白细胞-血小板纤维蛋白凝胶。根据制备流程不同，每种制备方法还可以再分为手工制备方法和全自动制备方法。每种制备方法因其制备过程不同而直接影响到凝胶的生物效能，进而影响其在临床上的使用。总的来说，PG 的手工制备过程均包括全血的采集、离心分离富集血小板以及血小板和纤维蛋白的激活。加入大量激活剂快速激活过程中形成的是纤维蛋白四分子结构，这种结构不利于网罗血小板等成分，如富白细胞-血小板血浆凝胶。而富白细胞-血小板纤维蛋白凝胶使用的是缓慢地类似于生理性凝集的激活过程，形成的是纤维蛋白三分子结构，弹性更好，并且可以网罗大量的细胞成分以及因子，同时还能为细胞的迁徙提供结构基础。因此，富血小板纤维蛋白凝胶的研究虽然起步较晚，但近几年来发展迅速，特别是富白细胞-血小板纤

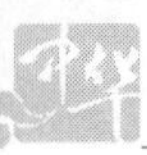

维蛋白凝胶的功能正逐步被临床所认识[24]。

PG在皮肤慢性溃疡、口腔种植、颌面外科、整形外科、耳鼻喉头颈外科以及骨科等领域都有应用，取得了一定的治疗效果，能够促进软组织修复，显著缩短组织重建时间，并且能够减少手术带来的肿胀和疼痛，进而缩短愈合时间。

第四节　中性粒细胞输注

中性粒细胞是针对细菌、真菌感染的主要防御细胞。中性粒细胞输注主要用于中性粒细胞减少或功能障碍的严重感染患者。由于抗生素及升粒细胞治疗措施的应用水平大幅提高，且人们对输注粒细胞可能产生的不良反应和传播疾病的认识加深，近年来对中性粒细胞过低的患者采用预防性粒细胞输注的方法已经废弃，而治疗性粒细胞输注也呈逐年下降的趋势。

一、制　　备

目前国内外制备粒细胞制品的主要方式是使用血液单采机进行粒细胞单采，获得单采粒细胞(apheresis granulocytes)。从全血中提取粒细胞的效率低于提取血小板。为了增加单采效率，在血细胞分离机流动系统中会加入羟乙基淀粉，从而利于粒细胞从其他血液成分中的分离。此外，糖皮质激素和粒细胞集落刺激因子(G-CSF)已被用于粒细胞捐献者，在单采前8~16小时注射，以增加粒细胞产量。糖皮质激素不推荐用于有不能控制的高血压、糖尿病、消化性溃疡病史者。单采粒细胞容量为150~500ml，每袋内含粒细胞数$\geqslant 1\times10^{10}$，血细胞比容应$\leqslant 0.15$以控制红细胞混入量[1]。

二、临 床 应 用

（一）适应证

适用于出现细菌或真菌感染、抗生素治疗48小时无效且中性粒细胞绝对值小于0.5×10^9/L的患者及先天性粒细胞功能障碍患者(如慢性肉芽肿病等)。不适用于抗生素治疗有效的感染，也不适用于骨髓移植后粒细胞的重建[5]。

（二）输注剂量和疗程

粒细胞体内寿命短，正常人每天约有10^{11}个中性粒细胞经代谢清除，因此粒细胞输注量必须足够才能起到治疗作用。推荐成人和年龄较大的儿童每次输注剂量为$(4\sim8)\times10^{10}$个粒细胞，婴幼儿每次输注$(1\sim2)\times10^9$个粒细胞/kg。粒细胞输注频率宜参考患者病情，一般每日1次，严重感染时可1日2次，输注4~6天，直到感染得到控制。

（三）注意事项

保存条件为20~24℃不超过24小时，不可振摇保存。中性粒细胞在储存过程中极易失活，因此应采集后尽快输注。由于含有少量红细胞，应按照ABO同型原则输注，按照《临床输血技术规范》，需做交叉配血试验。粒细胞不能经过滤白处理，如患者发生同种免疫反应或输注无效时，可输注HLA相合的献血者单采粒细胞。由于输注患者免疫功能低下，为预防TA-GVHD发生，应在输注前进行辐照处理。粒细胞宜在采集后尽快辐照，辐照后宜尽快输注。

第五节　血 浆 输 注

血浆是指抗凝全血经离心去除细胞有形成分后的淡黄色液体，含有水、电解质和蛋白质，主要是白蛋白、免疫球蛋白、各种凝血因子，此外尚含有激素、酶类、维生素等多种物质，共同构成了血浆运输、调节、维持酸碱平衡、免疫、凝血及抗凝等复杂的生理功能。

一、新鲜冰冻血浆

（一）特点

新鲜冰冻血浆(fresh frozen plasma，FFP)是指采集后储存于冷藏环境中的全血在6~8小时内(根据保养液不同，ACD为6小时，CPD或CDPA-1为8小时)、但不超过18小时内将血浆分离出并速冻成固态的成分血。速冻是指在1小时内将血浆核心温度降低到-30℃以下，是保存凝血因子Ⅷ的关键加工步骤。

FFP保留了血浆的各种有效成分，含有全部凝血因子(包括不稳定的第Ⅴ因子和第Ⅷ因子)、抗凝血酶和ADAMTS13(一种血管性血友病因子裂解酶)。FFP含各种凝血因子约0.7~1IU/ml，纤维蛋白原1~2mg/ml，血浆蛋白≥50g/L。

FFP在≤-18℃条件下储存1年，使用时应37℃水浴融化。水浴融化时应外套融浆保护袋，防止污染。融化后的FFP应呈黄色澄清液体，无色泽异常、蛋白析出、气泡及重度乳糜等情况。我国规定，融化后的血浆在2~6℃条件下储存期限为24小时，过期则不再使用。AABB标准中提到融化后超过24小时未使用的血浆可标注为融化血浆(thawed plasma)继续使用，其总的保存期可达5天。融化血浆中凝血因子Ⅱ、纤维蛋白原水平稳定，而其他凝血因子则随着保存时间的延长而消减，在保存期第5天的时候，凝血因子Ⅴ、Ⅷ活性水平分别仅为>60%和>40%[13]。融化血浆的使用有助于减少浪费和有利于创伤患者的急救，但目前并未获得 FDA 批准，在我国也不被允许。

为了减少输血传播疾病的风险，可对血浆成分进行病毒灭活处理，目前被批准使用的几种病毒灭活技术包括：亚甲蓝光化学法、维生素 B_2 光化学法和补骨脂素光化学法。病毒灭活后的血浆凝血因子活性有所下降，如经亚甲蓝光化学法处理的血浆，其中凝血因子Ⅷ和纤维蛋白原活性约下降 15%～20%，但仍处于可接受的范围，能够满足临床需求。

（二）临床应用

FFP 含有全部凝血因子，适用于预防或治疗多种凝血因子缺乏引起的出血或出血倾向，如肝脏疾病、弥散性血管内凝血（disseminated intravascular coagulation，DIC）、体外膜氧合（extracorporeal membrane oxygenation，ECMO）等；也可用于大量输血、大面积烧伤、创伤、血浆置换等。不适用于单纯扩充血容量和提高蛋白浓度，也不适用可通过其他方式（如维生素 K、冷沉淀凝血因子、凝血因子浓缩制剂等）治疗的凝血障碍[10]。

维生素 K 缺乏或华法林过量时，如患者肝功能正常且治疗时间窗足够的时候，应口服或注射维生素 K 予以治疗。当需要快速纠正华法林抗凝作用（如急诊手术等）、华法林使用过量或使用过程中发生颅内出血等严重出血时可给予 FFP 输注，通常输注剂量 7～10ml/kg[10]。

另外，由于轻微的凝血功能异常并不能预测出血，在进行一些较小的侵入性操作之前，无须将其纠正。大量随机对照试验和 Meta 分析显示，在进行侵入性操作前预防性输注 FFP 纠正 PT、APTT，并不能降低患者的出血风险。

单一的凝血因子缺乏目前大多已经有特异的凝血因子浓缩制剂进行治疗，如第Ⅷ因子、第Ⅸ因子浓缩制剂用于治疗血友病。FFP 虽然含有相应的凝血因子，但浓度很低，达到治疗剂量很容易造成容量超负荷，因此并不常规用于单一凝血因子缺乏的治疗。只有在无相应凝血因子浓缩制剂应用时，可以考虑输注 FFP。

血浆输注宜参考凝血功能检测结果及临床出血情况。PT 大于正常范围均值的 1.5 倍和/或 APTT 大于正常范围上限的 1.5 倍，或 INR 大于 1.7 时可考虑输注血浆。凝血试验结果不易获取时，由临床医师根据患者出血情况决定是否输注血浆[5]。

血浆输注剂量由临床状况和患者体重决定，通常成人为 10～20ml/kg，婴幼儿 10～15ml/kg。在没有持续性消耗的情况下，预期所有凝血因子活性可提高约 30%。凝血因子的单位是按照 1ml 血浆中的活性来定义的，即 100%活性＝1IU/ml。一般来说，凝血因子活性达到 30%以上就可以实现止血。另外，输注频率应根据输注血浆容量、预期的凝血因子增量及凝血因子半衰期进行计算。如一些关键的凝血因子，如因子Ⅶ、Ⅷ、Ⅸ，其半衰期均低于 24 小时，则相应的血浆输注应维持在 1 天 1～2 次，以达到止血和防止出血的目的。病毒灭活 FFP 可降低经输血传播疾病的风险，但会损失部分凝血因子，尤其是不稳定凝血因子（Ⅴ和Ⅷ），因此使用剂量应增加。

FFP 按交叉配血次侧相容性原则输注，献血者不规则抗体筛查阴性的血浆可直接进行 ABO 次侧相容性输注。优先选择 ABO 同型血浆。

二、冰冻血浆

（一）特点

冰冻血浆（frozen plasma，FP）的来源主要有：①FFP 保存 1 年后转化为 FP，缺乏Ⅴ、Ⅷ因子；②全血采集 18 小时后至全血有效期内分离的血浆，可能缺乏Ⅴ、Ⅷ因子。FP 在≤－18℃条件下储存，自原采集日起储存 4 年，使用时应 37℃水浴融化，融化后的血浆在 2～6℃条件下可储存 24 小时。

（二）临床应用

FP 与 FFP 相比，缺少不稳定凝血因子 FⅤ和 FⅧ，适用于需补充稳定凝血因子的患者，输注指征和输注剂量与 FFP 相同。病毒灭活 FP 应用与 FP 相同，使用时宜增加剂量进行输注。

三、去冷沉淀血浆

（一）特点

去冷沉淀血浆（plasma cryoprecipitate reduced），又称冷上清，是一种特殊的冰冻血浆，是 FFP 提取过冷沉淀凝血因子后的上清液，其中缺乏凝血因子Ⅷ、ⅩⅢ、血管性血友病因子（vWF）、纤维蛋白原、纤维连接蛋白，但含有正常水平的 ADAMTS13。去冷沉淀血浆在≤－18℃条件下储存，自原采集日起储存 4 年，使用时应 37℃水浴融化，融化后的血浆在 2～6℃条件下可储存 24 小时。我国目前把去冷沉淀血浆归类为冰冻血浆。

（二）临床应用

去冷沉淀血浆最佳适应证是血栓性血小板减少性紫癜（thrombotic thrombocytopenic purpura，TTP）患者的输注或血浆置换。TTP 是一种以非免疫性血小板消耗、微血管溶血和器官损害为特征的疾病，与抗血浆自身 ADAMTS13（解离素和具有凝血酶敏感蛋白结构域的金属蛋白酶)抗体有关,该抗体可使 ADAMTS13 活性下降至正常值的 10%以下。ADAMTS13 可以裂解从内皮细胞释放到循环中的高分子量 vWF 分子(vWF 大分子多聚体)。该酶缺乏导致这些高活性形式的 vWF 在血浆中持续存在,结合内皮细胞和血小板,从而在微循环形成血栓,导致血小板消耗性减少、继发出血以及微血管管腔狭窄、红细胞破坏,最终受累组织器官损伤或功能障碍。血浆置换为 TTP 的主要治疗方法,可以去除 ADAMTS13 抗体以及补充 ADAMTS13。据估计,血浆置换可以将 TTP 患者的生存率从 10%提高到超过 75%。TTP 患者的血浆置换可以使用 FFP、去冷沉淀血浆和各种病原体灭活血浆。去冷沉淀血浆减少了血浆中大部分 vWF 多聚体,同时含有正常水平的 ADAMTS13,特别适合 TTP 的治疗。早期研究报道特定患者对去冷沉淀血浆比对 FFP 有更高的治疗反应率,但近期的研究没有发现两者在治疗有效性方面的差异。

四、单采血浆

(一) 特点

单采血浆(apheresis plasma)是指用物理方法由全血分离出血浆,并将其余组分回输给献浆者本人。我国采供血机构可提供的制剂类型为单采 FFP,即通过血细胞分离机在全封闭条件下将符合要求的无偿献血者血液中血浆分离出,并在 6 小时内速冻成固态的单采成分血。单采 FFP 的质量要求同 FFP,即凝血因子Ⅷ≥0.7IU/ml,血浆蛋白含量≥50g/L。

单采血浆站也进行血浆单采,但只能作为生产制备血浆蛋白制品的原料血浆。要求供浆者年龄在 18~55 周岁,按照要求进行体检和血浆检测,合格后方可供血浆。血浆采集时,单采血浆机使用一次性耗材在全封闭系统中自动完成采血、抗凝剂注入、分离全血、血浆收集、血细胞回输全过程,一般重复 2~4 次可采集到规定量(不多于 580ml,其中含抗凝剂约 100ml)的血浆,大约需要 40 分钟。由于几乎没有红细胞的损失,采浆间隔比捐献全血的时间间隔短,但不得短于 14 天。

(二) 临床应用

单采 FFP 的适应证、输注指征、输注剂量同 FFP。

单采血浆站采集的原料血浆主要用于制备各种血浆蛋白制品。国内目前主要采用低温乙醇法,通过逐渐增加酸度、提高乙醇浓度和降低温度,使各种蛋白在不同条件下以组分的形式分步骤析出,并通过离心或过滤分离。目前上市的血浆蛋白制品主要包括白蛋白、免疫球蛋白、特殊蛋白及因子、凝血因子、纤维蛋白黏合剂等。

第六节　冷沉淀凝血因子输注

一、特　点

冷沉淀凝血因子(cryoprecipitate)是将保存期内的 FFP 在 1~6℃封闭状态融化后,分离出沉淀在血浆中的冷不溶解物质并在 1 小时内速冻成固态的成分血。

冷沉淀凝血因子含有纤维蛋白原、Ⅷ因子、ⅩⅢ因子、vWF 和纤维结合蛋白。在我国,1U 冷沉淀凝血因子由 200ml 全血分离的血浆制备,要求纤维蛋白原含量≥75mg,Ⅷ因子含量≥40IU[1]。

冷沉淀凝血因子在≤-18℃条件下储存 1 年,使用时应 37℃水浴融化,融化后应尽快输用。融化后的冷沉淀不可再复冻。

二、临床应用

主要适用于纤维蛋白原缺乏引起的出血。当纤维蛋白原水平<1.0g/L 时,可表现为 PT 和 APTT 时间延长,且单纯输注血浆无法纠正,此时可输注冷沉淀凝血因子补充纤维蛋白原。创伤、产科和心脏手术患者纤维蛋白原应维持在 1.5~2.0g/L。冷沉淀凝血因子输注也可用于大量输血、DIC 以及其他治疗方法无效的尿毒症出血。

目前,已有特异性浓缩制剂用于纤维蛋白原缺乏、Ⅷ因子缺乏症、血管性血友病、纤维蛋白异常及纤维蛋白原缺乏症,这些浓缩制剂纯度更高,加之生产过程中进行了病毒灭活处理,所以使用中的不良反应较少,安全性更高,是治疗特异性因子缺乏的首选。只有在缺乏特异性浓缩制剂时,才使用冷沉淀凝血因子作为补充。

按照我国规定,冷沉淀凝血因子按照交叉配血次侧相容性原则输注,献血者不规则抗体筛查阴性的冷沉淀凝血因子可直接进行 ABO 相容性输注[5]。

(秦莉　韩冰　谭斌)

参考文献

1. 中华人民共和国卫生部,中国国家标准委员会. 全血及成分血质量要求:GB 18469—2012[S/OL]. (2012-05-11)[2020-10-09]. http://www.nhc.gov.cn/wjw/s9493/201207/55380.shtml.

2. HUISH S, GREEN L, CURNOW E, et al. Effect of storage of plasma in the presence of red blood cells and platelets: re-evaluating the shelf life of whole blood[J]. Transfusion, 2019, 59(11):3468-3477.

3. JOBES D, WOLFE Y, O'NEILL D, et al. Toward a definition of "fresh" whole blood: an in vitro characterization of coagulation properties in refrigerated whole blood for transfusion[J]. Transfusion, 2011, 51(1): 43-51.
4. WU X, DARLINGTON DN, MONTGOMERY RK, et al. Platelets derived from fresh and cold-stored whole blood participate in clot formation in rats with acute traumatic coagulopathy[J]. Br J Haematol, 2017, 179(5): 802-810.
5. 中华人民共和国国家卫生健康委员会. 全血和成分血使用: WS/T 623—2018[S/OL]. (2018-09-14)[2020-10-09]. http://www.nhc.gov.cn/wjw/s9493/201810/9b96b65aaa824ffcac7d3e023da205ad.shtml.
6. STUBBS JR, ZIELINSKI MD, JENKINS D. The state of the science of whole blood: lessons learned at Mayo Clinic[J]. Transfusion, 2016, 56(Suppl 2): S173-181.
7. SEHEULT JN, ANTO V, ALARCON LH, et al. Clinical outcomes among low-titer group O whole blood recipients compared to recipients of conventional components in civilian trauma resuscitation[J]. Transfusion, 2018, 58(8): 1838-1845.
8. 王政军, 周玉龙, 周欠欠, 等. 全血在应急输血救治中的应用进展[J]. 中国输血杂志, 2019, 32(6): 598-602.
9. TOBIAN AA, HEDDLE NM, WIEGMANN TL, et al. Red blood cell transfusion: 2016 clinical practice guidelines from AABB[J]. Transfusion, 2016, 56(10): 2627-2630.
10. 中华人民共和国国家卫生健康委员会. 内科输血: WST/622—2018[S/OL]. (2018-09-26)[2020-10-12]. http://www.nhc.gov.cn/wjw/s9493/201901/def2474a4e194ea2877acf94f552147c.shtml.
11. 王晶. X 射线血液辐照技术及其临床应用[J]. 中国医疗器械信息, 2019, 25(21): 37-39, 85.
12. 中华人民共和国国家卫生健康委员会. 血站技术操作规程(2019 版): 国卫医函〔2019〕98 号[S/OL]. (2019-05-08)[2020-10-12]. http://www.nhc.gov.cn/cms-search/downFiles/0aca26a7f7ca45ddbb3df53e2455a9e0.pdf.
13. WAGNER SJ. Whole blood and apheresis collections for blood components intended for transfusion. //Fung MK. Technical Mannual[M]. 19th ed. Bethesda: AABB, 2017: 125-160.
14. U.S. FOOD & DRUG ADMINISTRATION. Bacterial risk control strategies for blood collection establishments and transfusion services to enhance the safety and availability of platelets for transfusion: guidance for industry[S/OL]. [2020-10-12]. https://www.fda.gov/media/123448/download.
15. 中华人民共和国国家卫生和计划生育委员会. 全血及成分血质量监测指南: WS/T 550—2017[S/OL]. (2017-05-12)[2020-10-12]. http://www.nhc.gov.cn/ewebeditor/uploadfile/2017/05/20170531161107491.pdf.
16. VASSALLO RR, CURTIS BR. Platelet and granulocyte antigens and antibodies. //Fung MK. Technical Mannual[M]. 19th ed. Bethesda: AABB, 2017: 413-434.
17. WANDT H, SCHAEFER-ECKART K, WENDELIN K, et al. Therapeutic platelet transfusion versus routine prophylactic transfusion in patients with haematological malignancies: an open-label, multicentre, randomised study[J]. Lancet, 2012, 380(9850): 1309-1316.
18. KUMAR A, MHASKAR R, GROSSMAN BJ, et al. Platelet transfusion: a systematic review of the clinical evidence[J]. Transfusion, 2015, 55(5): 1116-1127.
19. KAUFMAN RM, DJULBEGOVIC B, GERNSHEIMER T, et al. Platelet transfusion: a clinical practice guideline from the AABB[J]. Ann Intern Med, 2015, 162(3): 205-213.
20. SCHIFFER CA, BOHLKE K, DELANEY M, et al. Platelet Transfusion for Patients With Cancer: American Society of Clinical Oncology Clinical Practice Guideline Update[J]. J Clin Oncol, 2018, 36(3): 283-299.
21. TRIULZI DJ, ASSMANN SF, STRAUSS RG, et al. The impact of platelet transfusion characteristics on posttransfusion platelet increments and clinical bleeding in patients with hypoproliferative thrombocytopenia[J]. Blood, 2012, 119(23): 5553-5562.
22. MOINUDDIN IA, MILLWARD P, FLETCHER CH. Acute Intravascular Hemolysis Following an ABO Non-Identical Platelet Transfusion: A Case Report and Literature Review[J]. Am J Case Rep, 2019, 20: 1075-1079.
23. GUARENTE J, HARACH M, GOULD J, et al. Dilution is not the solution: acute hemolytic transfusion reaction after ABO-incompatible pooled platelet transfusion[J]. Immunohematology, 2019, 35(3): 91-94.
24. 温天杨, 王爱红, 许樟荣. 血小板凝胶的制备方法及其影响因素[J]. 中国组织工程研究, 2013, 17(8): 1449-1454.

第四十二章

血浆蛋白的应用

血浆是人体血液中含量最大的组分，约占血液总量的55%。血浆由水和溶质组成，其中水约占血浆总量的92%，蛋白质约占7%，其他溶质仅占1%。血浆中各种蛋白质均有其独特的生物学功能，因此由健康人血浆或经特异免疫的人血浆，经分离、提纯或由重组DNA技术制成的血浆蛋白制品，可用于治疗和被动免疫预防各种疾病。根据血浆蛋白质的生物学功能，血浆蛋白制品主要分为白蛋白、免疫球蛋白类制品(抗体类)、凝血因子类制品、补体系统蛋白类制品、蛋白酶抑制剂等，其中一些制品已被世界卫生组织(World Health Organization，WHO)确定为卫生保健计划的必需药品，这充分说明血浆蛋白制品在疾病治疗中发挥着重要作用[1]。尽管人血浆中有300多种不同的蛋白质，目前国际上有30多个血浆蛋白品种用于市场供应，而国内仅有10余种，提示我们仍需要加强国内血浆蛋白制品的研发。

随着科学技术和临床医学的发展，血浆蛋白制品市场经历了3个阶段：1980年前人血白蛋白为市场驱动力；1985年后人凝血因子类制品为市场驱动力；1990年至今，静脉注射人免疫球蛋白为市场驱动力，且使用量逐年上升，欧美国家如今以静脉注射人免疫球蛋白的需求决定原料血浆的采集量。

捐献全血和捐献血浆是两种不同的挽救生命方式。血浆蛋白制品一般是由血浆制备而成，其一直以来都以自己独特的方式传递爱与生命。我国每年有近千万人通过使用血浆蛋白制品，达到挽救生命或改善生命质量而重获健康的疗效。我们有理由相信，随着现有血浆蛋白制品新适应证不断拓展，新型血浆蛋白制品的开发，多种疑难疾病的诊断率提高，以及临床医师和患者认可度的提高，未来血浆蛋白制品的使用量将大量增长，这些都是世界血液制品行业的驱动力[2]。

第一节　白蛋白的临床应用

一、白蛋白的分子结构

白蛋白(albumin)又称清蛋白，是人体血浆中的主要蛋白质成分，约占血浆总蛋白的50%。白蛋白分子是1条由584个氨基酸组成的单一多肽链，分子量约为65~68kD，因其含有大量的亲水性残基，故具有极好的水溶性。成熟的白蛋白分子呈球形，包含3个功能区和9个亚功能区，由17个二硫键维持天然的四级结构，长径与横径轴比约4∶1(分子大小3.8nm×15nm)。此外，白蛋白含有丰富的天冬氨酸和谷氨酸，但缺乏色氨酸，是血浆蛋白中为数不多的不含糖的蛋白质之一。

二、白蛋白的生物学功能

白蛋白是唯一由肝脏合成，并直接分泌到血液循环中的蛋白质，每日合成量约12~20g，正常人体白蛋白浓度约35~51g/L。白蛋白的主要生理功能是维持机体渗透压，是胶体渗透压的最主要组成成分。

(一) 调节胶体渗透压功能

由于白蛋白的特殊的立体化学结构，穿越毛细血管膜及维持胶体渗透压。其胶体渗透压与溶液内大分子的数目成正比，白蛋白提供的胶体渗透压占血浆总胶体渗透压的80%，大约25mmHg，比其他球蛋白大5倍，起调节组织与血管之间水分的动态平衡的主要作用。这是因为白蛋白是循环蛋白中最大的部分，保持绝大部分总渗透压，因此是血容量的主要保持者。危重患者的血清胶体渗透压较低，这与其增加危重患者的发病率和病死率相关，血清胶体渗透压15mmHg，其相关的生存率为50%。

(二) 结合和转运功能

蛋白的结构中带有19个负电荷，有助于结合生理和药物学物质，白蛋白的转运和结合功能包括内源性物质如胆红素、脂肪酸及激素，血液中全部胆红素都与白蛋白结合，胆红素被白蛋白结合后失去神经毒性，故输注白蛋白可用于新生儿溶血病的治疗。转运和结合外源性物质，如一些药物，因为在游离状态影响到它们的治疗活性。白蛋白作为一个“最适合”的药物携带者而占有突出的位置。

（三）新陈代谢功能

除了转运药物和内源性物质外，白蛋白还可以使一些小组分失去活性，如双硫键被白蛋白结合而失去活性。另外，白蛋白也可以去除自由基及防止脂质过氧化。

（四）酸碱平衡功能

在白蛋白分子上有许多电荷，在生理 pH 时有 19 个净负电荷，以及血浆中白蛋白数量大，意味着它是有效的血浆缓冲液。

（五）抗氧化功能

白蛋白可以与自由基及一些有毒有害物质结合，是机体内的自由基清除剂，人血清白蛋白能够抑制多核细胞产生氧自由基，但是其作用机制尚待进一步研究。

在生理情况下，有潜在的显著清除自由基的效果，已显示白蛋白能抑制分叶核白细胞生成的自由基。

（六）维持微血管完整性功能

白蛋白分子上的 19 个净负电荷排斥膜上其他负电荷的分子。

（七）抗凝功能

白蛋白也有抗血液凝固作用。研究表明，白蛋白的分子结构与肝素类似，可能能够发挥与肝素类似的抗凝效果。此外，白蛋白的抗凝效果也有可能是通过其抑制血小板聚集的方式实现。

（八）血清白蛋白的预测价值

危重患者改变了白蛋白在血管内外空间的分布，也改变了白蛋白的合成和分解率。血清白蛋白在各种各样的情况下，显示可靠的预测指标。

近来一些研究已指出血清白蛋白可能是死亡率的一个独立预报者，低白蛋白和发病率、病死率之间是相关联的。血清白蛋白浓度也许是早期患者的亚临床的标示物。

通常白蛋白的临床价值包括纠正患者的低白蛋白血症、扩容血容量、抗休克以及烧伤辅助治疗等直接应用。

三、白蛋白的生理学

白蛋白的生理功能不但使其在重症肝功能损伤、肾损伤中具有治疗价值，同时在改善感染性疾病、心血管疾病、脑血管疾病等领域亦有临床应用潜力。

（一）体内合成

血浆白蛋白浓度通过体内合成调节，它在胞内和胞外间隙的分布则以代谢来维持。白蛋白由肝细胞合成，一般认为在同一时间内只有 1/3~1/2 的肝细胞在进行合成，边合成边释放到血液循环和淋巴系统内。肝脏中不贮存白蛋白，健康人每天合成白蛋白的量相当于血液循环中白蛋白的 10%，绝对合成率每天每千克体重 0.2g。在急性失血等病理情况下，肝脏代偿性大幅度增加白蛋白合成的能力，因此，临床医师在决定输白蛋白时应考虑正确的输注剂量。

（二）分解

白蛋白半衰期约为 20 天，在正常情况下，合成率和分解率是相互平衡的。如输注过多的白蛋白或其他胶体液将抑制白蛋白合成。相反，如果胶体渗透压增加，白蛋白的代谢率也将增加，于是在白蛋白的合成和分解之间存在一个反馈调节。癌症、急性感染、手术后、烧伤等情况可导致白蛋白分解率增加（烧伤面积达 50%时，白蛋白的分解率是正常的 2 倍）。另外，关于白蛋白聚合体的重要性还不清楚。

（三）分布

体重 70kg 的成年人在体内大约储有 300g 白蛋白，大约 40%白蛋白分布于循环血管内，其余部分主要分布在肌肉、皮肤和内脏组织相联系的血管外空间。虽然肝脏是合成白蛋白的场所，但白蛋白贮存量最少，小于蛋白总贮存量的 1%，不同的血管外储池以不同速度与血管内白蛋白保持着平衡，每小时有相当于血管内总量 5%的白蛋白进入血管外的组织间隙，通过淋巴系统重新返回血管内。也就是说，全部血管内白蛋白每天与血管外白蛋白交换一次。但这种血管内外白蛋白的交换平衡在病理情况下会有所改变。

四、人血白蛋白的临床适应证

人血白蛋白（human albumin）制品系由健康人血浆，经低温乙醇蛋白分离法或经批准的其他分离法分离纯化，并经 60℃ 10 小时加温灭活病毒后制成。

（一）失血、创伤及烧伤等引起的休克

人血白蛋白制品是无菌的蛋白胶体溶液，有 5%、20%和 25%三种规格，用于补充血管内外人血白蛋白的缺乏。

人血白蛋白维持心血管系统的液体平衡，是防治休克的有效药物。对外伤性出血等急症患者，最重要的是血容量恢复而避免循环衰竭，此时人血白蛋白是理想的血容量扩充剂。这是使用人血白蛋白的主要临床指征，对轻症患者（血容量损失<20%）仅输注晶体溶液或血浆代用品即可，对中等程度血容损失者（20%~50%）宜增加使用浓缩红细胞来维持患者血细胞比容至 0.35 以上，以利于恢复其血液携氧能力；对重症患者（血容量损失 50%~80%）则需加输 50g/L 人血白蛋白，使血浆蛋白维持在 52g/L 以上，对血容量损失>80%的患者，则需用库存 7 天内的全血和新鲜冰冻

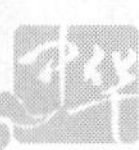

血浆(补充各种凝血因子),在输注200g/L人血白蛋白时,应同时补充适量的晶体溶液以防脱水。

烧伤患者损失了大量白蛋白,在烧伤后的24小时内可能会得益于大量人血白蛋白的应用。大面积烧伤后,人体内水分、盐类和蛋白等分布均发生一系列的变化。在休克期应给予适量的晶体溶液,并辅以一定量的人血白蛋白或血浆,目的是保持适当的血容量和稳定的血流动力学状态。

(二)体外循环

在体外循环时,用晶体溶液和白蛋白作为泵的底液要比全血更安全更能为患者所接受,特别是在有明显的血液稀释时使用,为了使血浆胶体渗透压维持在标准水平上,需补充白蛋白。通常使用的方案是将白蛋白液和晶体溶液的剂量控制在使患者手术中的血细胞比容为0.20,白蛋白250~300g/L为宜。

(三)成人呼吸窘迫综合征

输注白蛋白可能改善本病,但肺毛细血管渗透压未见大幅度增加,控制休克患者的过度水合作用可能更重要。

(四)颅内压升高

对可能的脑水肿,使用25%白蛋白维持脑渗透压。

(五)血液透析

长期进行血液透析的患者,可根据需要输注20%~25%人血白蛋白治疗血容量或渗透压的不足。通常,初始剂量不应超过20%~25%人血白蛋白溶液100ml,并应仔细地观察患者有无循环负荷过重症状。

(六)治疗性血浆置换

在单采血浆中,包括一次每千克体重交换大于20ml血浆或每周多次每千克体重交换大于20ml血浆的患者,联合白蛋白溶液作为替代液,用于大容量血浆交换。

(七)急性肝衰竭

白蛋白溶液可以满足3个目的,即稳定循环、纠正胶体渗透压不足及结合过量的血清胆红素。这种治疗方法视个人情况而定[3]。

(八)急性肾炎

急性肾衰竭患者可显示对环磷酰胺或类固醇治疗是难治的。在一些情况下,可用100ml、20%~25%白蛋白溶液与适当的利尿剂联合使用。这种治疗,在1周内每天重复1次,以后患者可能对药物有满意的疗效。

(九)新生儿高胆红素血症

由于白蛋白有比较高的纯负电荷,许多药物和化合物可与它结合。在新生儿高胆红素血症中,应用白蛋白可以结合胆红素,降低胆红素脑病的发生率。推荐剂量为250g/L的白蛋白10~15ml(每千克体重1g)在治疗中辅以交换输血,白蛋白可以增加每次交换输血去除胆红素的数量,以降低交换输血次数的需求。

(十)自发性细菌性腹膜炎

使用白蛋白可有效降低肝硬化腹水患者并发症,如自发性细菌性腹膜炎。欧洲肝病学会在*Journal of Hepathology*上也发表了《肝硬化腹水、自发性细菌性腹膜炎及肝肾综合征诊疗指南》[4](以下简称欧洲指南),新指南推荐反复的腹腔穿刺大量放水联合白蛋白输注作为难治性腹水的一线治疗。

五、白蛋白的不合理应用

使用白蛋白可以改善低蛋白血症,但如果不纠正导致低蛋白血症的各种病理因素,则它的输用只能起到应急、短暂的疗效。这些情况包括营养不良,慢性肝炎、肝硬化、肾病综合征等引起的白蛋白缺乏。白蛋白也不应用于纠正营养性的低蛋白血症,因为白蛋白分子内缺乏一些必要的氨基酸以及白蛋白在体内降解需要数周。

六、白蛋白的使用及注意事项

(一)静脉输注人白蛋白制品的选择

人血白蛋白作为各种操作步骤的添加液如心肺旁路术的泵液、红细胞浓缩物的悬浮液和一些固体器官的冷冻液。静脉输注的浓度取决于液体和患者的蛋白需求,在低血容量血症时,患者可选择5%白蛋白,而长期处于低血容量症和低蛋白血症时可选择20%或25%的白蛋白。

(二)稀释

稀释度依使用蛋白、液体的要求、钠限定以及浓度而定,可以不稀释直接输注商品白蛋白或者用适合的静脉注射液进一步稀释。输注稀释白蛋白时一定要考虑渗透压特性及组合溶液的性质,当低渗液与红细胞混合时会导致溶血,在体外,当红细胞与含有小于90mmol/L NaCl的人白蛋白溶液混合时,这种溶血现象就会发生。

由于有发生潜在的威胁生命的溶血症和急性肾衰竭的可能,应避免用无菌注射用水稀释人白蛋白;当必须限定钠含量时,可选择5%葡萄糖注射液作稀释剂;当25%白蛋白用0.9%氯化钠注射液或5%葡萄糖注射液稀释时,稀释后的5%的白蛋白液大约与柠檬酸钠血浆等渗,因此可选择这些稀释剂进行白蛋白稀释。

（三）输注速度

人血白蛋白制品不宜与氨基酸混合输注，因为这可能引起人血白蛋白沉淀，200～250g/L 人血白蛋白是高渗溶液，它也不宜与红细胞混合使用。应根据患者的临床及血压的变化，调节静脉输注的速度。应参阅人血白蛋白制品厂家规定的特殊建议输注。当患者的血容量正常或轻度减少时，50g/L 的人血白蛋白输注速度为 2～4ml/min，而 250g/L 的人血白蛋白输注速度为 1ml/min，儿童是成年人输注速度的 1/4～1/2。在输注速度上应按临床状况和治疗目的来决定，对于多数适应证只能慢输注（125ml、200g/L 的人血白蛋白，平均输注时间为 2～2.5 小时），其目的是避免血容量的突然增加。因此，在治疗休克时，输注人血白蛋白剂量和速度应以患者临床状况的紧急和血压降低程度来决定。检查患者的循环状况包括周身体征、静脉压、动脉压等以此来决定停止或者加大人血白蛋白输注剂量。

（四）剂量

输注白蛋白的剂量取决于患者的状态，依据一些参数来决定，如脉搏、血压、休克的程度、血浆蛋白含量或胶体渗透压、血红蛋白或血细胞比容及肺充血。同样需要参阅制品厂家规定的特殊建议信息。治疗的持续时间一定要基于应答，但是在无急性出血时，其白蛋白剂量不应超过存在于正常总血浆体积内的理论值。

（五）贮存

白蛋白溶液的 pH 为中性，它的钠离子含量与血浆相同或略低一些，但钾离子含量较低，不含任何防腐剂。白蛋白溶液相当稳定，在 2～8℃暗处，自血浆投产之日起有效期为 5 年。如果白蛋白贮存于室温下（不高于 30℃）可以保质 3 年。白蛋白在制备和贮存中有少量的二聚体和低聚体，这些聚体的功能和在体内的行为还不清楚。这些制品都是以玻璃瓶包装的。如果冰冻可导致瓶身产生裂纹，有可能进入细菌。因此，生产者应提醒使用者输注前检查白蛋白溶液，如果已冰冻或混浊应弃掉。一些生产者也建议白蛋白开启后 4 小时内使用完，未使用的部分应弃掉以减少污染的危险。

七、白蛋白的不良反应

临床上使用的白蛋白是相当安全的。低温乙醇法制备白蛋白成品都经过 60℃ 10 小时加热处理，灭活肝炎病毒和其他病毒，所以人白蛋白制品几乎无传播肝炎或其他传染性疾病的风险。输注白蛋白可能发生的不良反应如荨麻疹、发冷、发热或者血压下降等发生率比血浆低得多。据报道过敏发生率为 0.011%，而降压发生率为 0.47%～1.53%。尽管人白蛋白纯度很高，但偶尔仍有报道低血压反应发生。即使有反应，但绝大部分也是暂时的。

应避免过量注射白蛋白，如果人为将血浆中白蛋白浓度提高到 55g/L，将引起高渗状态，细胞外液缺乏，导致白蛋白代谢增加，从而减少肝内合成。如果存在过多的细胞外液，过多的白蛋白注射将导致细胞内液上升可能引起肺水肿。如果连续输注过多的白蛋白和晶体液可发生同样的情况。这些不良反应对心脏病患者来说，发生更频繁、结果更严重。因此，控制注射白蛋白的速度和注射量是重要的。应经常仔细地评估患者，计算出白蛋白替代治疗所需的剂量和输注速度，以减少这类不良反应的发生。

第二节　免疫球蛋白类制品的临床应用

被动免疫疗法的本质是免疫球蛋白（Ig）替代治疗，更准确地说，就是人免疫球蛋白的抗体疗法，即把免疫球蛋白制品所含的大量抗体输给受血者，使之从低或无免疫状态很快变为暂时免疫保护状态。早期的免疫预防概念，包括先天性或获得性免疫球蛋白缺陷预防使用 Ig 作为替代治疗。IgG 的临床应用包括易感人群抗感染的被动免疫预防，也包括健康个体（用于狂犬病、乙型肝炎、破伤风）和免疫缺陷的治疗和预防。最新研究表明：Ig 在治疗免疫抑制、受体封闭和自身免疫性疾病中已有应用。未来的展望包括 Ig 在药物毒性上的抢救和免疫应答的抗独特型抗体调节方面的应用。

一、血液中免疫球蛋白的种类

免疫球蛋白是一组存在于血液中的抗体蛋白，是由 B 细胞和浆细胞合成和分泌的高度特异性的糖蛋白，可存在于细胞表面或循环中。抗体的主要功能是对细菌感染有抵抗力。当然它们对病毒、寄生虫、真菌或病原体可能也有作用。

在人体内，人血浆免疫球蛋白可分为 5 个结构型或类型，每个都有特殊的结构和功能。它们分别命名为 IgG、IgM、IgA、IgD 和 IgE。这些 Ig 可能存在于血浆（IgG、IgM），或外分泌（IgA），或与细胞结合（IgE）而呈现它的功能。大部分免疫球蛋白的受体存在于 B 细胞表面。表 42-1 列出了每一类型免疫球蛋白的主要特征。

表 42-1　免疫球蛋白的主要特性

	成人平均浓度/(mg·ml⁻¹)	相对分子质量	沉降系数	半衰期/d	重链	亚型	分布
IgG(rG)	1 240	150 000	7	25	γ	4	44%在细胞外血管
IgA(rA)	280	170 000	7,10	6	α	2	外分泌
IgM(rM)	120	900 000	19	5	μ	1	80%在血管内
IgD(rD)	3	150 000	7	2.8	σ	2	73%在血管内
IgE(rE)	0.3	200 000	8	1.5	ε	1	外分泌

IgG 有 4 个亚型即 IgG1、IgG2、IgG3 和 IgG4；IgA 和 IgD 也分别有 2 个亚型，这些差异是由 Ig 分子上氨基酸序列的不同所致。在一些情况下，是由 Ig 微小的抗原差异性造成的。

二、免疫球蛋白的浓度

血浆中每种免疫球蛋白的平均浓度都依年龄而发生改变，性别和种类变化仅有微小影响。出生时，体内所有类型的免疫球蛋白都存在，并有其功能。一些文献中列举的正常浓度依不同作者、使用的抗体纯度以及试验方法的准确性和灵敏度的不同也存在轻微的差异。Ig 的浓度通常以每百毫升的毫克数表示(表 42-2)。Ig 浓度通常用单向免疫扩散法(RID)测定，免疫扩散技术仅测定总 Ig 而不能测定 Ig 的亚型。IgG 亚型可用特异的 RID 板测定。IgG2、IgG3 和 IgG4 最好能用酶联免疫试验(ELISA)或放射免疫试验(RIA)测定。新近依据抗原-抗体反应的光分散原理使用免疫浊度法测定 Ig。其方法快速和准确，已有许多使用。

表 42-2　血浆和免疫球蛋白制品中免疫球蛋白的浓度

	血浆中平均浓度		肌内注射(10%)		静脉注射(5%)	
	(mg·ml⁻¹)	占总量%	(mg·ml⁻¹)	占总量/%	(mg·ml⁻¹)	占总量/%
IgG(所有亚型)	11		160		50	
IgG1	7.2	65	104	63	32	64
IgG2	2.6	23	49	30	15	30
IgG3	0.8	8	8	5	0~2	0~4
IgG4	0.5	4	4	2	0.5~1.5	1~3
IgM	1.3		0.3~0.7		0.1~0.4	
IgA	2.7		0.3~1.9		0.0~0.7	

^{125}I 标记 IgG 研究显示，肌内注射 IgG 后，从注射部位每天清除的 IgG 占注射剂量的 37%。血浆水平 2 天达最大值，相当于立即静脉注射同样剂量的 40%。

注射部位 IgG 损失率并不恒定，开始快，至少在连续 7 天内一直减少。也使用高浓度的抗-HBs 研究了 IgG 的代谢情况，用灵敏度高的放射免疫法观察抗-HBs 消失，通过计算已知 IgG 的半存活期为 19.7 天。

三、免疫球蛋白制品的药理学

人免疫球蛋白制品(IgG)已使用 50 余年。它包括两种类型，一种是普通免疫球蛋白制品，它是从一般人群(通常已经过多种抗原自然免疫)献血者的混合血浆为原料制备的；另一种是超免疫或特异性免疫球蛋白，它是从已知对某一特定抗原免疫具有高效价抗体血浆中制备的。这些高效价血浆经过对献血者的超免疫和筛选试验后，经单采血浆术采集获得。

低温乙醇法已经成功地从人血浆中分离和纯化 IgG，但制品中仍含有微量的 IgA 和 IgM。低温乙醇法分离的普通 IgG 制品含有高于 8%的聚合体，这些 IgG 聚合体能活化补体，如果静脉注射，可导致过敏反应。肌内注射 IgG 时还有其他一些限制，包括仅能注射有限的剂量和注射后 IgG 再吸收的时间长，注射后 3 天才能达高峰值。因此，已发展了一些特殊技术来制备静脉注射免疫球蛋白(IVIG)。这些技术能使 IVIG 保留完整的生物活性，并能很好地耐受静脉注射。为了尽可能地保持纯度和稳定性,液体剂型 IVIG 常采用低 pH,这类制品在注射部位可能带来疼痛和红斑。冰冻干燥剂型 IVIG 制品使用前可以立即重溶,为了避免上述反应,pH 应为 6.6。稳定的 IVIG 制品在体内的半存活期为 22 天。

为生产临床有效的 IVIG,选择较温和的分离方法是必要的,因为已知 IgG 分子完整功能包括抗原结合的 Fab 位点和效应活性的 Fc 位点,为避免造成变性或变更分子与损害 IgG 功能的因素就显得尤为重要。

四、免疫球蛋白制品的药效学

免疫球蛋白制品的作用机制较为复杂,涉及许多细胞网络和分子靶标,目前尚未完全明确。

免疫球蛋白的主要成分是 IgG,IgG 可分为抗原结合片段(antigen-binding fragment,Fab)和可结晶片段(crystallisable fragment,Fc)。目前 1 种观点认为 IgG 通过调节自身 Fc 段与靶细胞表面受体(Fc 段受体和树突状细胞受体)的结合实现,另一种观点认为 IgG 通过调节可变区 Fab 段实现。如 IgG 作用于树突状细胞、单核/巨噬细胞、NK 细胞、中性粒细胞等免疫细胞,发挥 Fc 段和 Fab 段依赖的抗炎及免疫调节作用,其中,Fc 段依赖作用机制包括激活 Fcγ 受体(Fc-gamma receptors,FcγRs)、促进 T 细胞活化和增殖、抑制 FcRⅡb 的上调、调节性 T 细胞(regulatory T cells,Treg)增殖等;Fab 依赖作用机制包括中和作用和抑制 Th17 的分化等[3-7]。

此外,IgG 的糖基化和二聚体也与抗炎作用密切相关,特别是 IgG Fc 段唾液酸化,如在小鼠模型中,唾液酸化的 IgG Fc 段更能促进抑制性受体 FcγRⅡB 的表达,从而发挥免疫调节的作用;此外,IgG 二聚体可以优先与 FcγRs 结合,从而增强 FcγRs 对免疫性疾病的治疗作用[8]。上述研究仅有文献报道,仍需大量科学研究。

五、免疫球蛋白制品的种类

用于被动免疫的制品有肌内注射免疫球蛋白(IMIG)、静脉注射免疫球蛋白(IVIG)以及特异性免疫球蛋白(HIG)。根据给药方式,免疫球蛋白制品又可分为皮下注射免疫球蛋白(subcutaneous immunoglobulin,SCIg)、IMIG 以及 IVIG。由于注射部位疼痛明显且不良反应大,IMIG 未得到广泛应用。目前获得美国 FDA 批准上市的免疫球蛋白制品,见表 42-3。

表 42-3 目前 FDA 批准上市的免疫球蛋白制品种类

免疫球蛋白类型	产品名
肌内注射免疫球蛋白	• Gama STAN S/D, Immune Globulin(Human)
皮下注射免疫球蛋白	• Cutaquig • CUVITRU • Gammagard Liquid • Gammaked • Gamunex-C • Hizentra • HYQVIA • Xembify
静脉注射免疫球蛋白	• Asceniv • Bivigam • Carimune® NF, Nanofiltered • Flebogamma DIF 5% & 10% • Flebogamma DIF 10% • Gammagard Liquid • Gammagard S/D • Gammaked • Gammaplex 5% & 10% • Gamunex-C • OCTAGAM • PANZYGA • Privigen
特异性免疫球蛋白	• ANTHRASIL • BabyBIG • CytoGam • HepaGam B • KEDRAB • Nabi-HB • Rhophylac • Vaccinia Immune Globulin Intravenous(Human) • VARIZIG • WinRho SDF Liquid
动物源性免疫球蛋白	• Atgam • Anascorp • ANAVIP • Black Widow Spider Antivenin (Equine) • Botulism Antitoxin Bivalent (Equine) Types A and B • BAT[Botulism Antitoxin Heptavalent(A,B,C,D,E,F,G)-(Equine)] • Coral Snake Antivenom • CroFab • DigiFab • Thymoglobulin

（一）正常人免疫球蛋白

国内亦称丙种球蛋白，如标签上无特殊注明者均属此种。它是从上千人份混合血浆中提纯制得的，含有多种抗体，其抗体谱（表 42-4）。而特异性抗体的含量则因不同批号而异。国内一般应用 100g/L 免疫球蛋白。至今，这种制品主要含 IgG，具有抗病毒、抗细菌和抗毒素的抗体，而 IgA 和 IgM 的含量甚微，正常人免疫球蛋白只能供肌内注射，禁止静脉注射。

表 42-4　正常人免疫球蛋白对一些抗原的抗体谱

病毒	细菌	毒素
腺病毒，柯萨奇病毒 A9/A23/B1-5 型，巨细胞病毒，人肠道弧病毒，爱泼斯坦-巴尔病毒，甲型、乙型肝炎病毒，单纯性疱疹病毒，带状疱状/水痘病毒，流行性感冒甲、乙病毒，麻疹病毒，流行性腮腺炎病毒，脊髓灰质炎 1～3 型病毒，副流感病毒 1～3 型，轮状病毒，风疹病毒，痘病毒，蜱传播的脑炎病毒等	百日咳杆菌，醋酸钙不动细菌属，弗罗因德柠檬酸菌，大肠埃希菌，O1、O2、O4、O6、O7、O8、O16、O18、O25、O75 型流感嗜血杆菌，克雷伯菌属 K2、K8、K9、K21、K47 型，军团菌，肺炎链球菌属 1-6、6A、8、9N、12F、14、18C、19F、23F、25 型，奇形变形杆菌，铜绿假单胞菌 7 个血清型，沙门杆菌属 O 抗原，黏质沙雷菌，弗氏痢疾杆菌，溶血性链球菌所有 5 个血清型，鼠疫杆菌 O3/O9 型	白喉毒素，铜绿假单胞菌外毒素 A，葡萄球菌 a 溶血素，链球菌溶血素 O，破伤风毒素等

（二）静脉注射免疫球蛋白（IVIG）

IVIG 系由健康人血浆，经低温乙醇蛋白分离法或经批准的其他分离法分离纯化，去除抗补体活性并经病毒去除和灭活处理制成。IVIG 主要成分是 IgG（不低于蛋白质总量的 95.0%），并含有微量的 IgA 以及其他杂蛋白。

虽然所有的 IVIG 制品都含有 IgG（主要是单体 IgG，IgG 亚类分布与正常人血浆相似），但是由于原料血浆、制备工艺、病毒灭活和去除工艺以及稳定剂选择等因素的影响，可能会引起制品中抗体含量、IgG 亚类分布以及杂蛋白残留等存在差异，从而可能会影响制品的有效性、耐受性和不良反应。

由于 IVIG 制品的规格有不同的蛋白浓度（通常有 5%或 10%溶液），因此对于一些特殊的患者，应考虑 IVIG 的输注体积负荷和输注时间。此外，应注意不同剂型的制品储存温度是不同的。钠、糖、氨基酸的存在意味着这些制品的渗透压可能高于生理性渗透压。因此，要仔细考虑避免快速输注 IVIG 制品。此外，pH、IgA 和活化的凝血因子Ⅺ、同种抗体都可能会影响 IVIG 的特性[7]。

（三）特异性免疫球蛋白

它含有大量的特异性抗体，是预先用相应的抗原免疫或超免疫健康人后，从含有高效价的特异性抗体血浆制备的，故比正常的免疫球蛋白所含有特异性抗体含量高，对某些疾病的治疗要优于正常的免疫球蛋白（表 42-5）。

表 42-5　特异性免疫球蛋白

	缩写名称	主要用途
乙型肝炎免疫球蛋白	HBIG	预防乙型肝炎
狂犬病免疫球蛋白	RIG	预防狂犬病
破伤风免疫球蛋白	TIG	预防或治疗破伤风
Rho（D）免疫球蛋白	RhIG	预防 Rh 溶血病
水痘-带状疱疹免疫球蛋白	V-ZIG	预防或减轻水痘
巨细胞病毒免疫球蛋白	CMVIG	预防或治疗巨细胞病毒感染

六、免疫球蛋白的储存

免疫球蛋白从制备之日起在 2～8℃储存 3 年。冰冻可进一步使 IgG 聚合，大多数的正常免疫球蛋白以液体剂型供临床使用。IVIG 大多为液体剂型，也有冻干剂型。免疫球蛋白制品在储存中可发生变化，研究证明这是由于制品中微量溶纤维蛋白酶纤维蛋白溶解酶所致。注射后的 IgG 所含抗体的半寿期降低，导致发生裂解后的制品临床疗效较差，但是因为注射后的 IgG 所含抗体的半寿期降低。这一现象可以通过仔细地控制分离过程的 pH 来达到获得质量稳定的产品制备稳定的 IgG 制品。因为在全血浆中即使有微量的溶纤维蛋白酶纤维蛋白溶解酶也很快地被天然存在的抑制剂所灭活，所以 IgG 制品中的碎片仅仅在分离后发生。实验已证实，2～4.5 年内每年抗体浓度减少 8%左右，在相同时间内，制品中 IgG 分子没有发生任何裂解。

七、免疫球蛋白制品临床应用

输注 IgG 是一种被动免疫疗法。被动免疫的一个重要方面是它的“直接作用”，即抗体与抗原相互作用而起到直接中和毒素、杀死细菌和病毒的作用。

（一）免疫球蛋白制品应用指导原则

1. 预防某些病毒和细菌感染　如预防麻疹、甲型肝炎、风疹等，可使用 IgG。当然注射 IgG 提供的免疫性仅是暂时的，并取决于注射的抗体量。在预防甲型肝炎时，单一剂量的 IgG（750mg）可保护大约 5 个月。

2. 代替异种血清制品　可避免不良反应的发生，如抗破伤风免疫球蛋白。从筛选高效价献血者血浆中制备的超免疫球蛋白通常用于破伤风、水痘-带状疱疹、狂犬病和 CMV 感染等（表 42-6）。

表 42-6　不同种类的人免疫球蛋白制品的适应证

类别	推荐制品	保护模式
甲型肝炎	IMIG	暴露或暴露后预防
麻疹	IMIG	暴露或暴露后预防
风疹	IMIG	暴露或暴露后预防
免疫缺陷	IMIG 或 IVIG	IgG 代替治疗
ITP	IVIG	控制出血
防止 Rho（D）致敏	Rho（D）IG	控制 Rho（D）
乙型肝炎	HBIG	暴露后预防
水痘-带状疱疹	VZIG	暴露后预防
狂犬病	RIG	暴露后预防
破伤风	TIG	暴露后预防

3. 抑制原发性免疫反应　Rh_0（D）的同种免疫预防可用 Rh_0（D）IgG。

4. 替代治疗　免疫缺陷疾患（原发性低免疫球蛋白血症）和新生儿败血症可用 IMIG 和 IVIG。IVIG 能改善获得性免疫缺陷综合征产妇所生新生儿的生存率。

免疫缺乏症治疗的 IgG 常用剂量为 100mg/（kg · mon），大约相当于 0.7ml/（kg · mon）。治疗起始可以给予两倍或三倍剂量，时间通常为 3～5 天。最大剂量不应超过每周 20ml 或 30ml。

（二）静脉注射免疫球蛋白的临床应用

1. IVIG 性质

（1）抗体的广谱性和特异性：IVIG 是一种可供静脉输注的多价抗体制品，它含有献血者群体中正常存在的各种 IgG 抗体，具有抗体的广谱性和特异性。其主要包括针对地方性疾病抗原抗体、肠道和呼吸道腐生菌和普遍存在的共生体的抗体、新型流行病的病原体抗体，以及群体接受免疫接种的抗原引起的特定抗体等。

IVIG 中抗体种类较多，最高可达上千万种，这也是 IgG 用于细菌和病毒感染治疗的主要基础。IVIG 根本上不同于普通的药物，普通的药物一般只有一种或几种活性，而 1g IVIG 中约含 4×10^{18} 分子，有超过 10^7 不同种类的特异性抗体。IVIG 可以通过抗体补充和免疫调节，达到对多种疾病的特异性治疗。

（2）天然专属性：一般药物如抗生素，一旦长期使用易产生耐药性。然而 IVIG 是由健康人体血浆制备而成，具有天然性，是非常宝贵的人源性生物药物。IVIG 可通过抗体中和病毒和毒素，以及 Fc 片段介导的免疫调节作用将免疫复合物排出体外。

（3）IVIG 与 IMIG 性质的比较：

1）注射剂量：IMIG 经肌内注射，最大注射剂量约 1.6g，仅相当于受者自身 IgG 抗体总量的 2%～3%。而 IVIG 经静脉注射，其注射量最高可达 2g/kg 体重。

2）利用率：IMIG 经肌内注射后，能够进入血液循环到达作用部位的量仅占注射剂量的 10%～40%。而 IVIG 经静脉注射，几乎 100% 可随血液循环到达靶部位。

3）作用时间：IMIG 经肌内注射后，需 2～3 天后才达到血液中最高浓度，而 IVIG 经静脉注射后可即刻达到血液中最高浓度。

2. IVIG 临床适应证　IVIG 的主要适应证是对抗体缺乏的补充和自身免疫疾病的免疫调节。此外，对预防和治疗病毒以及细菌感染疾病也有较好的效果。

目前，国内 IVIG 主要用于以下疾病的治疗：①原发性免疫球蛋白缺乏症，如 X 连锁低免疫球蛋白血症、常见变异性免疫缺陷病、免疫球蛋白 G 亚型缺陷病等；②继发性免疫球蛋白缺乏症，如重症感染、新生儿败血症等；③自身免疫性疾病，如原发性血小板减少症、川崎病等。

目前经美国 FDA 批准的 IVIG 可用于以下疾病的治疗：①原发性免疫缺陷疾病；②低丙种球蛋白血症患者的细菌感染和 B 细胞慢性淋巴细胞白血病反复细菌感染；③川崎病冠状动脉瘤；④骨髓移植后感染、肺炎和急性移植物抗宿主病（GVHD）；⑤减少感染人类免疫缺陷病毒儿童的严重细菌感染；⑥预防特发性血小板减少性紫癜中血小板计数增加或控制出血；⑦慢性炎症性脱髓鞘多神经病（CIDP）等，具体详见表 42-7[9]。

表 42-7 IVIG 部分临床适应证(美国 FDA 批准)

产品英文名	临床适应证
Gammagard Liquid	原发性免疫缺陷病
	多灶性运动神经病
Gammagard S/D	原发性免疫缺陷病
	B 细胞慢性淋巴细胞白血病
	免疫性血小板减少症
	川崎病
Gammaplex	原发性免疫缺陷病
	免疫性血小板减少症
Bivigam	原发性免疫缺陷病
Carimune NF	原发性免疫缺陷病
	免疫性血小板减少症
Privigen	原发性免疫缺陷病
	免疫性血小板减少症
Gamunex-C	原发性免疫缺陷病
	免疫性血小板减少症
Gammaked (Distributed by: Kedrion Biopharma)	慢性炎症性脱髓鞘性多发性神经病
Flebogamma DIF 5% & 10%	原发性免疫缺陷病
Octagam	原发性免疫缺陷病

此外,IVIG 展示了广泛的适用性,在许多疾病中都有潜在的治疗效能,如新型冠状病毒肺炎(COVID-19)、新生儿同种免疫性血小板减少症、输血后紫癜、费尔蒂综合征、克罗恩病、重症肌无力等,但需要强调目前无可靠的数据支持并得出科学的结论,上述报道还仅限于研究[10-11]。

3. 静脉注射免疫球蛋白的作用机制 IVIG 是一组有多种活性的免疫调节剂,并不是所有的机制在每一组治疗中都起作用。根据免疫调节学说,自身免疫疾病是个体免疫调节系统受到损害所致。正常个体之所以没有自身免疫的临床表现,是由于免疫网络的协同作用使自身免疫反应保持在低水平的结果。现有的证据表明,IVIG 有以下作用机制:

(1) 单核-巨噬细胞系统暂时封闭学说:单核-巨噬细胞系统通过巨噬细胞表面的 Fc 受体和结合了抗原的 IgG 连接,随后将抗原-抗体免疫复合物颗粒吞噬、消除。

(2) 免疫调节学说:IVIG 的免疫调节作用通过多层次实现。①大量的 IVIG 分子的输入,对受者机体 IgG 生成总量有反馈抑制作用。相应地使自身抗体的生成量也减少;②IVIG 中存在着多种针对自身抗体基因型抗原特异性的抗独特型抗体。这种抗体不仅能直接中和自身抗体,而且对自身抗体的生成有特异性抑制作用。因为自身免疫性疾病患者不能生成自身调节性抗独特型抗体。

(3) 直接丢失抗体:在免疫缺陷状态可能取决以于直接替代丢失的抗体。

(4) 中和作用:在治疗一些感染疾病中能中和细菌、毒素和病毒,虽然目前对 IVIG 作用的确切机制仍未阐明,但对其可能的作用机制进行研究将有助于开辟 IVIG 临床应用的新领域。

4. 静脉注射免疫球蛋白的使用剂量与输注方法 使用剂量和输注方法冻干剂型的 IVIG 需要用适量的注射用水或生理盐水溶解,一般配成 30g/L 浓度。监测 IVIG 治疗非常有必要。在输注 IVIG 之前,要仔细了解患者肝病和肾病史及输注血液制品有无过敏反应。使用 IVIG 需要进入静脉,这对幼小的儿童来说是个问题,输注期间应严密观察。一般来说,一次 IVIG 输注需要 1~4 小时。开始速度为 0.01ml/(kg·min),20 分钟后可加倍。如果没有不良反应,速度可高达 0.08ml/(kg·min)。不良反应一般是由于伴发急性感染或未经受过治疗的患者输注时速度过快造成的,或者是因为输注间隔过久(超过 6 周)。降低输注速度可以避免或消除轻微反应。出现轻微不良反应的患者可以预先服用阿司匹林、抗组胺药或皮质醇(输注前 1 小时)。

经典先天性免疫缺陷疾病可以每 3 周或者每 4 周接受 1 次 IVIG 输注,超过一半的患者每 4 周输注 1 次,大于 1/4 的患者每 3 周输注 1 次,还有一些患者输注 IVIG 更频繁。通常的剂量是 0.4g/kg,这意味着 1 名 25kg 的儿童将输注 10g IVIG。由于儿童成长,要每年基于当年体重重新计算输注的剂量,这是治疗管理的一个重要部分。

输注 IVIG 推荐的剂量 400mg/(kg·d),连续 5 天(总剂量 2g/kg)。对一些慢性炎症或自身免疫的患者将接受更高剂量,一次输注剂量为 1g/kg,连续 2 天,对治疗免疫介导的患者需高剂量。

5. 静脉注射免疫球蛋白不良反应 已报道大约 10%先天性免疫缺陷患者对输注 IVIG 有反应,而预先接受一些药物(如抗组胺等)的个体反应要少些。如果不是免疫缺陷病就更少,大多数输注 IVIG 的反应是与输注 IVIG 的速度相关,而不是剂量,降低输注 IVIG 速度,可减轻反应。最频繁的输注反应是头痛、发冷、发热和过敏,其他一些反应是肌痛、哮喘、恶心和低血压等。

IgG来自人混合血浆，IVIG制品可能有微量的其他蛋白质的“掺杂物”，如IgG的聚合体、免疫复合物、IgA、IgM、部分凝血活化物等。一般来说，IVIG中那些正常存在于受血者血液循环中的蛋白质不大可能引起不良反应，但如受血者血液循环中缺少某一种蛋白质（输注的IVIG中含有该种受血者缺少的蛋白质）并有抗该种蛋白质抗体，那么在输注IVIG后就可能发生不良反应。

如极少数IVIG缺乏的患者（大约1∶500～1∶1 000）在输注IVIG后可能立即引起严重的过敏性反应，这与IgA缺乏的患者对输注IgA致敏相关联，可使用去除IgA的免疫球蛋白，防止这类反应发生。

某些患者输注用蔗糖做稳定剂的IVIG后可能引起相关的肾功能障碍。其他输注IVIG后较少见的反应有血栓、溶血（血型抗体）和非心脏引起的肺水肿等。

综上所述，各种潜在危险及输注IVIG相关的一些不良反应可能与患者年龄、状态，制品剂量、浓度、IgA含量、稳定剂以及输注速度等因素有关。

（三）特异性免疫球蛋白的临床应用

1. 乙型肝炎免疫球蛋白　乙型肝炎免疫球蛋白（HBIG）是从含有高效价抗乙型肝炎病毒表面抗体的混合血浆，经低温乙醇法分离纯化，并经多步病毒灭活方法处理制成的。静脉注射的HBIG是分离纯化后再经低pH孵育去除IgG多聚体。

HBIG提供立即有效的短期被动免疫。HBIG与乙型肝炎疫苗同时注射，但要在不同的部位，不干扰疫苗形成抗体。

（1）适应证：所有母亲HBsAg阳性的新生儿或在妊娠后6个月或9个月过程中接触乙型肝炎病毒的母亲的新生儿；与乙型肝炎或乙型肝炎病毒携带者密切接触人群。在外科手术或透析过程中不能排除输注（或接触）HBsAg阳性血液或血液成分的患者；预防肝移植后乙型肝炎再复发。

（2）输注方法及剂量：肌内注射HBIG有3个规格，100IU/1ml、200IU/2ml或400IU/4ml。静脉注射HBIG的规格为2 000IU/40ml。肌内注射HBIG，仅供肌内注射，不得用于静脉注射。

1）母婴阻断：HBsAg阳性母亲所生婴儿出生24小时内注射HBIG 100IU，同时注射乙型肝炎疫苗的剂量及时间见乙型肝炎疫苗说明书或按医师推荐的其他适宜方案。

2）预防乙型肝炎：1次注射量，儿童为100IU，成人为200IU；必要时，再间隔3～4周重复相同的剂量一次。

3）意外感染HBsAg：阳性血液者立即（最迟不超过48小时）按体重注射8～10IU/kg，隔月再重复注射相同剂量1次。

4）预防肝移植后乙型肝炎再复发：采用拉米夫定与大剂量HBIG联合使用。在无肝期和手术后输注HBIG快速中和血液中乙型肝炎病毒，多次大剂量静脉注射HBIG（2 000IU/40ml）直至HBsAg转阴，并维持抗HBs效价在100IU/L以上。

2. 破伤风免疫球蛋白　破伤风免疫球蛋白（TIG）是从含有高浓度破伤风抗体的混合人血浆，并经低温乙醇法分离纯化，经多步病毒灭活方法处理制成的。

在破伤风的危险很显著和基础免疫水平低下时，如果需要被动免疫，TIG是可选择的制品。早期用TIG治疗可能避免死亡。当破伤风类毒素与TIG同时注射时，应使用单独的注射器在不同部位注射。

（1）适应证：①预防。对破伤风梭菌芽孢杆菌引起伤口感染的人群、破伤风类毒素免疫反应不完全或者不知道是否免疫的人群，特别适用于对破伤风抗毒素过敏者。②治疗。临床表现破伤风症状，需要治疗者。

（2）注射方法和剂量：TIG的规格为250IU/2.5ml，仅供肌内注射，不得用于静脉注射。①预防：儿童与成人接受相同剂量TIG，同时在身体的对侧部位注射250IU TIG和0.5ml吸附的破伤风疫苗。对一些外科未能满意处理的伤口，大面积烧伤如有损伤且超过24小时，或严重的感染风险，建议的剂量是500IU TIG。②治疗：对肌内注射TIG尚无一致的剂量，第一天治疗开始的参考剂量3 000～6 000IU，随后每天3 000IU；在不同的身体部位注射，注射与治疗的间隔取决于临床情况。此外，也可用TIG从局部浸润到伤口以及肌内注射TIG来治疗临床破伤风。

3. 狂犬病免疫球蛋白　狂犬病免疫球蛋白（RIG）是从含有高浓度狂犬病抗体的混合人血浆，经低温乙醇法分离纯化，并经多步病毒灭活方法处理制成的。

（1）适应证：RIG作为被动免疫，主要用于被疯犬或者其他带病的动物咬伤或抓伤，以及黏膜接触后，特别是损伤皮肤的情况。但RIG对于已有狂犬病相关症状的患者无效。如果可能，在皮肤损伤或接触的当天，除注射常规狂犬病疫苗免疫外，在注射第一针狂犬病疫苗的同时，增加注射RIG 20IU/kg，且最迟不超过8天。

（2）输注方法与剂量：尽快对损伤部位进行完全的清创术，使用总剂量一半的RIG浸润损伤部位，另一半剂量的RIG在被咬伤的人的背部肌内注射，不得

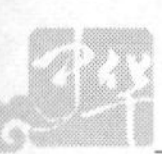

用于静脉注射。WHO 建议单一剂量 20IU/kg 体重，不得超过建议的剂量。若一次注射超过这个剂量的 RIG，治疗时可能干扰同时注射的狂犬病疫苗抗体应答。如果要求注射 RIG 剂量大于 10ml，应在 1～2 天多次注射，体重 20kg 以下的儿童注射参见说明书，20kg 以上的人群注射 5ml。

4. RhD 免疫球蛋白　Rh_0(D)是含有高效价 Rh_0(D)抗体的混合人血浆，经低温乙醇法分离纯化，并经多步病毒灭活方法处理制成的。肌内注射 Rh_0(D)有两个规格，200μg/ml(1 000IU)和 300μg/1.5ml(1 500IU)。

(1) 作用机制：Rh_0(D)人免疫球蛋白具有干扰正常免疫反应的作用，最为典型的例子是 Rh_0(D)预防新生儿溶血症。RhD 阴性的母亲第 1 次怀 RhD 阳性胎儿，如未及时输注 Rh_0(D)预防，于分娩时渗漏到母亲血液循环中的 RhD 抗原可刺激母体免疫系统产生 Rh_0(D)抗体。以后再妊娠时，该抗体进入 RhD 阳性胎儿血液循环内，破坏含 RhD 抗原的红细胞而引起胎儿严重溶血。如果在第 1 次分娩时及时注射 Rh_0(D)以中和进入的 RhD 抗原，则不会有抗体产生，防止母亲免疫系统对胎儿红细胞的作用而导致的溶血反应。150μg Rh_0(D)可中和 15ml Rh 阳性红细胞，当胎儿或母亲可能出血时，应为 RhD 阴性母亲注射 Rh_0(D)。

(2) 适应证：①预防。分娩 RhD 阳性新生儿的 RhD 阴性母亲，72 小时内完成注射；在出生前妊娠 28 周和 34 周时分别注射 1 次；羊膜穿刺后；腹部壁创伤；其他方式致敏时，如 RhD 阴性的人输注了 Rh 不相容的血液(全血或红细胞浓缩物)。②治疗。静脉注射 Rh_0(D)也用于治疗 ITP，Rh_0(D)在 20 世纪 80 年代已开始用于治疗 ITP 患者，Rh_0(D)的剂量要低于 IVIG，Rh_0(D)与 IVIG 对 ITP 患者都显示相似的疗效，Rh_0(D)在一些胃脾切除手术的 Rh 阳性患者是有效的，已有研究指出 Rh_0(D)对于 HIV 伴 ITP 患者治疗比 IVIG 更有效。

(3) 剂量：分娩后肌内注射 300μg(1 500IU)；如果在妊娠期内，<20 周或更短，引产或自然流产后可肌内注射 120μg(600IU)。

(4) 禁忌：不得用于婴儿或 RhD 抗原阳性人群注射，因为它将引起 RhD 阳性红细胞溶血。

5. 水痘-带状疱疹免疫球蛋白　水痘及带状疱疹是由水痘-带状疱疹病毒(varicella-zoster virus，VZV)感染所引起的，其自然感染仅发生于人与大猩猩。VZV 典型的潜伏期为 14～16 天，通常为 10～21 天；初次感染，可形成水疱，二次感染则会形成带状疱疹。

但是，对于早产儿或免疫力低下的儿童以及 HIV 感染、正接受肿瘤治疗、器官移植治疗等高危人群，感染 VZV 则可能引起病毒性肺炎、脑炎以及细菌重叠感染等严重的并发症，甚至会致命。免疫力低下的儿童以及由各种原因造成的免疫系统功能不健全的成年群体还可能出现皮肤或内脏的播散性疱疹，也可能导致死亡。而针对 VZV 的特异性免疫球蛋白，V-ZIG 在暴露于 VZV 后的短时间内应用，可以有效地避免或减轻水痘形成，并减轻带状疱疹引发的神经疼痛。

(1) 应用：使用 V-ZIG 的 1 个重要指标在于是否存在与水痘或带状疱疹患者的接触史，即 VZV 的暴露史。无论在任何情况下暴露，都应根据暴露时间的长短，决定是否需要立即使用 V-ZIG 进行治疗。

推荐使用 V-ZIG 的患者包括：免疫受损的患者；新生儿，其母亲分娩前后有水痘感染的体征和症状(如分娩 5 天前或分娩 2 天后)；早产儿，在 28 周孕期以上出生，但在新生儿期间暴露于水痘，而其母亲也未进行接种预防；早产儿，在 28 周孕期以内出生，或者出生时体重不足 1kg，但在新生儿期间暴露于水痘，无论其母亲是否有该病史或者接种过；妊娠妇女。

通常使用 V-ZIG 越早，其保护效果越好。使用 VZIG 的最高暴露时限为 96 小时，最好不超过 120 小时。若超过，而仍在<10 天，VZIG 仅能起到减轻水痘症状的作用。

已知对于水痘带状疱疹病毒具有免疫力，如之前已经有水痘感染的病史或接种过水痘疫苗的患者，不适于应用 V-ZIG。

(2) 输注剂量：①根据患者体重给药，通常推荐剂量为 125IU/10kg，最大给药剂量为 625IU，最小给药剂量为 125IU。②使用 V-ZIG 的不良反应较少，且强度弱。对于某些患者来说，伴随的相关不良反应一般为注射部位疼痛、头痛和出疹等。

6. 巨细胞病毒免疫球蛋白　巨细胞病毒(cytomegalo virus，CMV)属于疱疹病毒，可以引起一系列的紊乱，包括导致器官移植受者并发严重的疾病。尽管现有的抗病毒药物已经有效地降低与 CMV 相关的死亡率，但进行器官移植之后引起的并发症一般还是与 CMV 相关。也有部分研究表明，随着慢性排斥反应(如闭塞性细支气管炎)的发展，会导致 CMV 感染或肺炎。

另外，在正常健康人中 CMV 还可引起单核细胞增多症；在免疫缺陷者如器官移植受者、获得性免疫缺陷综合征患者及癌症患者中可引起严重的感染，甚至死亡。

(1) 生产：目前人血浆来源的巨细胞病毒免疫球

蛋白(CMVIG)国际上已批准生产,国内尚无同类产品问世。其临床治疗主要用于器官移植,静脉注射 CMVIG,患者血液中 CMVIG 浓度快速升高,可以减轻 CMV 感染的相关综合征,提高移植器官的存活率。

(2) 应用:CMVIG 主要用于器官移植和免疫缺陷时 CMV 感染的预防和治疗。目前,一般仅在下列情况下推荐使用 CMVIG:

1) CMV 肺炎:①在进行肺的活组织检查中,有迹象表明存在 CMV 感染(如 CMV 包涵体);②呈现 CMV 感染所引起肺病的临床体征和症状;③CMV 感染:在血液中检测到 CMV DNA,确定已经受到 CMV 感染或通过培养从血液、尿样、器官活组织中分离出 CMV。

2) 顽固性的 CMV 疾病:①骨髓移植受者,完整的器官移植受者,HIV 感染/AIDS 患者或其他免疫能力受到抑制的患者;②CMV 侵染器官所引起疾病的临床体征和症状;③CMV 感染:在血液中检测到 CMV DNA 确定已经受到 CMV 感染或者通过培养从血液、尿样、器官活组织中分离出 CMV;④具体进行治疗时,在应用 CMVIG 之前,选择一种或联合使用抗病毒药物治疗失败后。

(3) 输注方法与剂量:一般对于肺炎患者的治疗,可在第 1、2 和 7 天通过静脉注射剂量 400mg/kg 的 CMVIG,再于第 14 天静脉注射 200mg/kg 的 CMVIG;对于肺炎和/或其他器官的顽固性 CMV 感染,可每隔 1 天按 100mg/kg 的剂量静脉注射 CMVIG,持续 7 个剂量,即 14 天;对于不能耐受抗病毒药物的患者可每周(或每 2 周)采用剂量 150mg/kg 进行静脉注射,持续 4 个剂量。

而其所引起的不良反应主要为脸红、寒冷、肌肉痉挛、背痛、发热、恶心、呕吐。

7. 呼吸道合胞病毒免疫球蛋白　呼吸道合胞病毒(respiratory syncytial virus,RSV)是 1 种包膜单链 RNA 病毒,其感染具有季节性。RSV 是呼吸道感染的重要原因,尤其是在儿童中。RSV 可以引起一系列上呼吸道和下呼吸道感染,包括肺炎和细支气管炎,可能导致住院和严重的并发症。每年都有数百万儿童因为 RSV 感染而住院。

目前对 RSV 感染的治疗,吸入支气管扩张药、肾上腺素、雾化高渗盐水和皮质类固醇等治疗效果均有限。以被动型免疫的方式转移母体 RSV 中和抗体可以为严重下呼吸道疾病提供一定的保护作用。因此研发被动免疫产品便有望预防和改变 RSV 感染的严重程度。首个该类产品 RespiGam 是呼吸道合胞病毒免疫球蛋白静脉注射液(respiratory syncytial virus immune globulin intravenous,RSV-IVIG),是 1 种多克隆人 RSV 中和抗体,但该药目前已退市。1996 年,帕利珠单抗(Palivizumab)进入临床试验,1998 年 6 月获美国 FDA 批准用于预防由 RSV 引起的严重下呼吸道疾病,但尚未在国内上市。2008 年,莫维珠单抗(motavizumab)申请 FDA 批准,但考虑到其安全性和有效性未获批,其后该公司宣布停止进一步开发该药。因此,帕利珠单抗是唯一一个获批用于预防严重 RSV 疾病的产品。有证据表明,预防性使用帕利珠单抗可有效减少 RSV 感染的住院频率,可减少患有慢性肺病,先天性心脏病或早产儿发生严重下呼吸道 RSV 疾病的可能。

(1) 帕利珠单抗用法:肌内注射。

(2) 适应证:可用于预防小儿患者由 RSV 引起的严重下呼吸道疾病。①具有早产史(胎龄小于或者等于 35 周),RSV 流行季节开始时年龄为 6 个月以下的儿童使用;②患有支气管肺发育不良(BPD)的患者且过去 6 个月内接受过帕利珠单抗治疗,在 RSV 流行季节开始时年龄小于 24 个月的儿童;③患有血液动力学上显著的先天性心脏病(CHD),RSV 流行季节开始时年龄小于 24 个月的儿童。

(3) 剂量:预防高危儿童 RSV 感染,常在病毒流行季节给药,第 1 次给药多在流行开始之前(通常为 11 月初),1 次 15mg/kg,1 个月 1 次,最多可给药 5 次。此外,施行心肺分流术的患儿由于术后本品血药浓度可下降约 58%,术后应给药以维持有效血药浓度。本品溶解后应在 6 小时内使用,于 2~8℃保存。

(4) 不良反应:呼吸系统,可有鼻炎、咽炎、喘息、咳嗽等上呼吸道感染症状。肝脏,有肝功能异常的报道,如谷丙转氨酶、谷草转氨酶升高等。胃肠道,有出现腹泻、呕吐的报道。过敏反应,本品引起的过敏反应较少见。其他:肌内注射可引起注射部位反应及皮疹。有使用本品引起发热的报道。

8. 富含 IgM 的静注人免疫球蛋白的临床应用　败血症和脓毒血症都属于全身性感染。败血症是指致病菌进入血液循环,并迅速繁殖,产生大量毒素引起严重的全身中毒症状。多发生在感染性炎症的局部防御反应减弱或患者全身情况差、致病菌毒力大、数量多的情况下,是严重的情况。脓毒血症是指局部化脓性病灶的细菌栓子,间歇进入血液循环,并在身体多处的组织或器官内发生转移性病灶。败血性休克是 1 种危及生命的疾病,主要表现为严重的低血压和细胞代谢异常,尽管采取很多临床治疗以及支持治疗措施,但其死亡率仍然很高。

据文献报道,在败血症转变为败血症休克后,非幸存患者的 IgM 水平较低。血浆中低水平的内源性

IgG1、IgM、IgA 的共同存在还与严重败血症和败血症休克的患者生存率降低相关。在这种情况下，除了合理的使用抗菌剂和心血管支持外，辅助性治疗也参与治疗过程中，例如 IVIG 的使用，特别是富含 IgM 的免疫球蛋白（IgM-enriched intravenous immunoglobulin, IgM-enriched IVIG）的使用[12]。这可能是因为 IgM 激活的补体作用比 IgG 强 100～400 倍，因此 IgM 是更有效的细菌杀手。另外，IgM 对细菌的调理作用也比 IgG 强约 1 000 倍。因此，富含 IgM 的免疫球蛋白对严重急性细菌感染患者有效[13]。虽然富含 IgM 的免疫球蛋白给药的证据尚且不多，对于急性感染患者和危重症患者的最佳使用方法也尚未达成明确共识，但是已有很多国家使用富含 IgM 的免疫球蛋白进行治疗，并取得了一定疗效。也有证据表明，富含 IgG 和 IgM 的免疫球蛋白对脓毒血症的治疗具有益处[14]。也有文献研究报道，使用富含 IgM 的免疫球蛋白治疗败血症患者具有一定益处，其中，败血症病情严重程度以及感染微生物种类对治疗效果有影响[15]。

目前，市场上只有一种商品名为 Pentaglobin® 的静脉注射的富含 IgM 的免疫球蛋白制剂获批。Pentaglobin 具有抗菌作用，可以中和细菌内毒素和外毒素，并具有抗炎作用，可以显著提高严重细菌感染的患者的存活率，尤其是在早期给予的临床干预下。

（1）规格：50mg/ml 原液，即 1ml 溶液中含有 50mg 人血浆蛋白，其中免疫球蛋白≥95%：IgM 为 6mg，IgA 为 6mg，IgG 为 38mg。2～8℃避光保存。

（2）适应证：①推荐同时使用抗生素治疗细菌感染[可能对非包膜病毒有效性有限，如甲型肝炎病毒（HAV），人类细小病毒 B19]；②免疫球蛋白替代治疗，具体包括免疫功能不全和继发性免疫缺陷症患者。

（3）剂量：①新生儿、婴儿：连续 3 天，每天 5ml/(kg·d)。进一步重复剂量取决于临床过程。静脉注射时为 1.7ml/(kg·h)。②儿童、成人：对于严重细菌感染的治疗，连续 3 天，每天 5ml/(kg·d)。进一步重复剂量取决于临床过程。对于因药物或辐射免疫系统受损及严重免疫缺陷患者，Pentaglobin 作为缺失抗体（免疫球蛋白）的替代品：3～5ml/kg。如有必要，每周使用 1 次。静脉注射时为 0.4ml/(kg·h)。

（4）不良反应：常见不良反应为血压降低、恶心、呕吐、多汗症。罕见副作用为过敏反应，如过敏性皮炎以及背痛。某些副作用（头痛、发热、发冷、肌肉疼痛、喘息、心跳加快、腰痛、恶心、血压低）可能与输注速度有关。

尽管新生儿和婴儿可能也会出现以上副作用（如输注反应、过敏反应、超敏反应），但观察到的体征和症状要根据新生儿和婴儿具体而异。此外，在新生儿和婴儿中，副作用还包括心率变化（快速或缓慢的心跳），呼吸加快，氧饱和度降低，皮肤变色（包括苍白和/或发蓝的皮肤变色）和肌肉张力降低等。

综上，尽管大多数原发性免疫缺陷疾病患者可以相对自由地选择不同的免疫球蛋白药物，但是某些特殊情况下患者只能选择某种特定的免疫球蛋白药物，如患有糖尿病的老人应选择不含碳水化合物的免疫球蛋白；患有严重的基础性疾病或无法自我给药但又需要频繁持续输入免疫球蛋白的患者应在医院进行 IVIG 输注或使用 fSCIG；如果患者存在静脉通路较差且需要频繁的 SCIG 输注时，可优选使用 fSCIG；当使用 IVIG 后全身不良反应严重时应优先选择 SCIG 或 fSCIg。

总之，选择免疫球蛋白药物进行治疗时，需综合考虑给药剂量、给药途径、治疗成本、患者特异性风险因素等，以提高疗效和增加耐受性并降低药物使用风险。因此，制订个性化免疫球蛋白治疗方案是十分必要的。临床医师应当掌握不同免疫球蛋白药物的适应证，优缺点和使用方法，合理为每一名患者制订个性化治疗方案。

第三节　凝血因子制品的临床应用

凝血因子是机体血液凝固过程中不可或缺的成分。在某些病理情况下，机体凝血因子的浓度减少、缺乏或活性降低将会导致程度不一的出血倾向或出血，因此，从健康人或动物的血浆中制备的某单一凝血因子或多种凝血因子复合物浓缩剂可作为凝血因子缺陷病补充替代治疗，临床使用凝血因子制剂时应根据缺乏的凝血因子来选择特定的凝血因子浓缩剂。

凝血因子缺陷导致的出血主要分为先天性或遗传性凝血因子缺陷和获得性凝血因子缺陷。

先天性或遗传性凝血因子缺陷，临床上常见：血友病 A，又称凝血因子Ⅷ缺乏症或甲型血友病，因凝血因子Ⅷ（FⅧ）基因突变引起的 X 伴性隐性遗传的出血疾病。血友病 B，又称乙型血友病，因编码凝血因子Ⅸ（FⅨ）的基因异常而导致 FⅨ量的缺乏或活性缺陷，遗传方式与血友病 A 相同；由于编码这些凝血因子的基因在 X 染色体上，通常男性为患者，女性为致病基因的携带者。血管性血友病（vWD），常见的常染色体遗传性出血性疾病，男女均可为患者或者致病基因的携带者，由于血管性血友病因子（vWF）基因缺陷而造成 vWF 的缺乏或活性异常；目前，vWD 主要分为 3 类，约 10 种亚型。血友病 C，又称遗传性凝血因子Ⅺ缺乏症，为常染色体隐性遗传性疾病，人群中的发病率为1/(1万~10万)，犹太人后裔中的发病率较高，临床出血较轻。遗传性纤维蛋白原缺陷症，常染色体遗传性出血性疾病，由于编码Aα、Bβ和γ链的基因*FGA*、*FGB*、*FGG*基因缺陷导致纤维蛋白原的结构、功能异常和/或含量减少或缺乏，从而导致出血。发病率低的遗传性凝血因子Ⅱ缺陷症，临床少见，发病率为1/200万，为常染色体隐性遗传疾病。遗传性凝血因子Ⅴ缺陷症，又称为Owren病或副血友病，1943年首次在挪威发现，临床少见，发病率约为1/100万。遗传性凝血因子Ⅶ缺陷症，又称为外源性凝血因子缺陷症，发病率约为1/50万，常染色体隐性遗传疾病。遗传性凝血因子Ⅹ缺陷症，常染色体隐性遗传疾病，发病率约为1/(50万~100万)。遗传性凝血因子Ⅻ缺陷症，因第1位患者名为John Hageman，所以又被称为Hageman因子缺陷症，亚洲人发病率要高于其他人群。遗传性凝血因子ⅩⅢ缺陷症，常染色体隐性遗传疾病，发病率约为1/200万。

获得性凝血因子缺陷，包括：①依赖性维生素K的凝血因子缺乏症，是临床上最常见的因合成凝血因子成分不足导致的出血性疾病，也是常见的复合性凝血因子缺陷；②肝脏疾病所致的凝血因子缺乏症；③纤维蛋白原溶解引起的凝血因子缺乏症；④获得性单个凝血因子缺乏症：获得性凝血因子Ⅴ缺乏症、获得性凝血因子Ⅺ和Ⅻ缺乏症、获得性凝血因子ⅩⅢ缺乏症。

凝血因子浓缩剂存在传播病毒的风险，因此在制备过程中设计有去除病毒和至少1个病毒灭活步骤或双重病毒灭活，以保证能有效灭活脂包膜、非脂包膜病毒。至今所有血源性凝血因子浓缩剂都采取了病毒灭活、去除技术并大规模生产。现在国内临床使用的凝血因子浓缩剂均经过国家批准的病毒灭活认证和批签发，保证了凝血因子浓缩剂的安全性和有效性。

一、凝血因子缺陷病补充治疗的原则

在某些凝血因子的血浆浓度降低或缺乏时造成出血的病理情况下，应根据所缺乏的凝血因子来选择特定的凝血因子浓缩剂、新鲜冰冻血浆(成分)或冷沉淀凝血因子，作为临床替代治疗，而凝血因子的剂量通常以国际单位(IU)计算，1个IU是指1ml新鲜血浆中凝血因子的平均活性。

(一) 凝血因子的代谢半存活期

使用凝血因子浓缩剂时，应注意各种凝血因子浓缩剂都存在着弥散时相和代谢时相，治疗时应首先保证首剂量给予患者足够的凝血因子以达到完全止血的效果，其后再根据凝血因子弥散相半衰期和代谢相半衰期补偿后续的使用量。各种凝血因子浓缩剂的两个时相半衰期差异很大，如FⅦ弥散相半衰期2~3小时，代谢相半衰期为4~6小时；FⅧ弥散相半衰期为4~5小时，代谢相半衰期为6~14小时；FⅨ弥散相半衰期为0.5小时，代谢相半衰期为18~30小时；纤维蛋白原弥散相半衰期为12~24小时，代谢相半衰期为4~6天等。凝血因子浓缩物输注速度通常应较快，以便使它在体内代谢或在体外降解发生之前尽快达到最高的血浆凝血因子水平。

(二) 凝血因子的循环内回收率

输入体内的凝血因子，都有1个明显的血管内外分配比例。例如静脉注射FⅧ浓缩制剂后，注射量的50%~80%在循环内再现，其余部分则扩散到血管外间隙。以FⅧ为例，体内回收率按下列公示计算：

$$\text{体内回收}(\%)=\frac{\text{血浆体积(ml)}\times\text{测定升高的 FⅧ:C 水平(IU/ml)}}{\text{注射体积}\times\text{已标记的 FⅧ:C 水平(IU/ml)}}\times 100$$

FⅨ和纤维蛋白原在循环内的回收率则分别为25%~50%和50%。

(三) 凝血因子抑制物的存在

在一些患者血液中可能存在针对某一凝血因子的特异性抑制物，如：患者输注凝血因子制剂后出现的同种异体抗体或非患者存在的自身抗体，或血液中存在的其他非特异性抑制物，如：肝素样抗凝物质、狼疮抗凝物质，它们可抑制输注的凝血因子活性从而影响预期的止血效果。

二、凝血因子Ⅷ浓缩剂的临床应用

(一) 人凝血因子Ⅷ浓缩剂

FⅧ浓缩剂，采用多人份混合的新鲜冰冻血浆分离得到冷沉淀凝血因子，然后通过物理或化学的方法从冷沉淀凝血因子提纯浓缩FⅧ，再经冻干制成，又称抗血友病球蛋白制剂(antihemophilic globulin concentrate，AHG)。与冷沉淀凝血因子相比，FⅧ浓缩剂是高比活性、高稳定性和可溶性的制品，大剂量输注时不易导致循环系统超负荷；此外，FⅧ浓缩剂包装体积小，活性单位已标注，便于存放和计算使用剂量。根据《中国药典》(2020版)规定，比活性是根据蛋白质含量和每1ml人凝血因子Ⅷ效价，计算比活性，每1mg蛋白质应不低于1.0IU，如加入蛋白质类稳定剂，可免做该项测定。

(二) 适应证

1. 甲型血友病　FⅧ浓缩剂是目前甲型血友病防治的首先治疗措施，根据出血的程度和FⅧ促凝活性

(FⅧ:C)水平,可将甲型血友病可分为亚临床型(25%~45%)、轻型(5%~25%)、中型(1%~5%)和重型(<1%);而甲型血友病患者有效止血所需的最低FⅧ水平是25%~30%,轻度甲型血友病患者通常能正常生活,仅在大创伤或手术后有出血;中度甲型血友病患者可能发生自发性出血,轻微创伤可导致大量出血;严重甲型血友病患者可有自发性出血,包括肌肉出血、关节腔出血等。患者在进行治疗时,应使FⅧ浓度达到有效止血所需水平,当患者进行较大手术时,应于术前将FⅧ提高到80%~100%,然后维持FⅧ 30%~40%以上5~7天,再依据手术类型额外维持FⅧ水平20%以上7~10天。

2. FⅧ抑制物　因机体产生抗FⅧ抗体而引发的出血问题,可采用FⅧ浓缩剂进行治疗,需要注意的是,必须给予更高剂量的FⅧ浓缩剂才可能有止血效果;若FⅧ抗体的效价<20个Bethesda单位(B. U/ml),则输注FⅧ浓缩剂是有效的;若抗体效价更高时,单独输注凝血因子Ⅷ浓缩剂已无治疗效果。

3. DIC　DIC的中、晚期会伴有多种凝血因子的缺乏,因此当患者出现FⅧ:C减低时,在病情需要和条件允许的情况下可酌情使用FⅧ浓缩剂,此外,不能接受输血(血浆)治疗的DIC患者或肝病并发DIC患者,可使用FⅧ浓缩剂进行治疗。

4. vWD　vWD主要分3型:Ⅰ型、Ⅱ型和Ⅲ型,其中Ⅰ型占比约80%,症状是最温和的,一般通过注射1-去氨基-8-D-精氨酸加压素(DDAVP,0.3mg/kg)就可有效的预防出血和止血,仅有少数的患者需用凝血因子浓缩剂进行治疗;Ⅱ型占比约20%,通常需要输注凝血因子浓缩剂,也有部分患者输注DDAVP有效;Ⅲ型是稀少的,为三型中症状最为严重的,常伴有关节和肌肉出血。治疗vWD患者所用FⅧ浓缩剂为含有FⅧ:C和vWF的浓缩剂。对于进行手术或要执行侵入性检查或治疗措施的遗传性vWD患者,应在术前使用FⅧ浓缩剂。

(三) 剂量

通常输注剂量以单位计算,分如下2种情况:

1. 无条件测定FⅧ:C水平的情况　可按患者体重和出血程度粗略估计每次输注的剂量,或依据下列公式计算每次输注的剂量:每次使用的FⅧ浓缩剂剂量(IU)=目标FⅧ活性水平(%)×体重(kg)×0.5。对小儿患者则宜在公式中采用0.67的数值来代替0.5计算使用剂量;对血液中存在FⅧ抗体者要考虑加大使用剂量。

2. 有条件测定FⅧ:C水平的情况　可依据下列公式计算每次输注的剂量:每次使用的FⅧ浓缩剂剂量(IU)=血浆容积(L)×[目标FⅧ活性水平(%)-实测FⅧ活性水平(%)],血浆容积=0.07×体重(kg)×[1-血细胞比容(%)]。

(四) 不良反应

1. 感染　因输注FⅧ浓缩剂导致的病毒性感染,如:乙型或甲型肝炎,目前该不良反应已罕见。

2. 抑制物　约有5%的长期输注FⅧ浓缩剂患者中会产生抗FⅧ抗体,从而增加治疗难度,但若能及时发现并及时处理,预后也会较好。

3. 过敏反应　大量输注FⅧ时,可能因浓缩剂中残留的抗-A、抗-B引起溶血性输血不良反应或出现过敏反应(荨麻疹、发热等),多数过敏反应的症状较轻,一般无需特殊处理。

三、人凝血酶原复合物的临床应用

(一) 人凝血酶原复合物浓缩剂

凝血酶原复合物浓缩剂(prothrombin complex concentrate,PCC),含有FⅡ、FⅦ、FⅨ和FⅩ及少量的内源性抗凝蛋白C和S,是通过物理或化学的方法从去除FⅧ的千人份健康人混合血浆或Cohn上清组分Ⅰ中吸附上述各种凝血因子制备而成。因采用的吸附剂不同,PCC含有的FⅨ或者其他凝血因子的含量不同,通常每毫升PCC所含Ⅸ因子为20~25IU,Ⅸ因子比活性>0.60IU/mg蛋白质;为减少PCC导致凝血因子的过度激活和过量凝血酶的生成进而引起血栓的可能性,PCC浓缩剂中可添加抗凝血酶和/或肝素,其中肝素与FⅨ比活性应<0.50IU/mg。

(二) 适应证

1. 乙型血友病　乙型血友病临床表现与临床分型均与甲型血友病相似,但乙型血友病患者中轻型较常见,根据FⅨ:C水平将乙型血友病分为4型:亚临床型(25%~45%)、轻型(5%~25%)、中型(5%~25%)和重型(<2%)而出血严重的患者的FⅨ:C<2%,此外,女性携带者也有出血倾向。针对乙型血友病患者的治疗应首选FⅨ浓缩剂,若无FⅨ浓缩剂,则可选用PCC,首次剂量为40~50IU/kg,因FⅨ的弥散半衰期为2~3小时,故第2次使用PCC应在第1次输注后的2~4小时,随后每12~24小时输注1次(维持治疗),或根据出血程度和FⅨ:C水平调节PCC用量,如下表42-8所示。

表42-8　乙型血友病替代治疗的剂量和疗程

出血程度	需达FⅨ:C出血水平/%	所用剂量/($IU \cdot kg^{-1}$)
轻度(皮下、牙龈、鼻出血)	20~30	15~30
中度(关节、肌肉、血尿、便血)	30~40	30~40
重度(颅内、创伤、手术)	40~60	40~50

因输注 PCC 时有形成血栓的潜在风险[16]，必要时建议肝素与 PCC 一起使用直接输注或加入 PCC 输注中，以预防血栓并发症。输注 PCC 的剂量与出血部位和严重程度有关。

2. 获得性凝血因子Ⅱ、Ⅶ、Ⅸ和Ⅹ缺乏　以下临床状况可用 PCC 替代治疗：①严重肝病；②口服过量抗凝剂导致出血者；③口服抗凝剂需要手术的患者；④新生儿出血疾病（特别是脑出血）；⑤新生儿和早产儿；⑥维生素 K 缺乏症；⑦DIC。

3. 含有Ⅷ因子抑制物的甲型血友病　多年来，PCC 已经广泛用于存在Ⅷ因子抑制物的甲型血友病出血治疗。该类患者约为甲型血友病的 20%，初期使用未活化的 PCC，随后采用活化的 PCC，无论是未活化还是活化的 PCC 都可用于相似的适应证，但要考虑 PCC 旁路活性疗法，因可能存在潜在的血栓栓塞风险，故需谨慎输注。

（三）剂量

使用 PCC 的剂量随所缺乏的凝血因子而异，一般输注 PCC 剂量为 10~20IU/kg 体重，随后，FⅦ缺乏者每隔 6~8 小时、FⅨ缺乏者每隔 12~24 小时、FⅡ和 FⅩ缺乏者每隔 24~48 小时酌情减少用量，一般使用 2~3 天。在出血量较大或大手术时可根据病情增加输注剂量。也有学者认为 PCC 用于治疗乙型血友病时，可参照甲型血友病治疗方案，按照下列公式计算所需 PCC 剂量：PCC 浓缩剂剂量（IU）= 血浆容积（L）×［目标 FⅨ活性水平（%）-实测 FⅨ活性水平（%）］，血浆容积 = 0.07×体重（kg）×［1-血细胞比容（%）］。

（四）不良反应

1. 感染　因输注 PCC 浓缩剂导致的病毒性感染或感染其他传染病，目前该不良反应已罕见。

2. 血栓栓塞并发症　多见于手术后或抗凝血酶（AT）缺乏的肝病和肾病患者，采用添加肝素输注后，该不良反应已少见。

四、凝血因子Ⅸ浓缩剂的临床应用

（一）人凝血因子Ⅸ浓缩剂

凝血因子Ⅸ浓缩剂（FⅨ），是在制备 PCC 的基础之上进一步利用抗体提纯富含 FⅨ的制剂，其产品特点为：富含 FⅨ，且 FⅨ活性较 PCC 高 50~100 倍，不含纤维蛋白、纤维蛋白原，不含蛋白 C 和蛋白 S 抑制剂，不含或含有极少量的依赖维生素 K 的凝血因子。因 FⅨ含量和纯度高，故提升 FⅨ水平的速度快，半衰期长，诱发血栓的风险低。

（二）适应证

1. 乙型血友病　①预防和治疗应首选 FⅨ浓缩剂，用于预防治疗时，应保持 FⅨ水平在 1%~5%以上；用于治疗时，治疗原则基本等同甲型血友病。②乙型血友病患者实施围手术期出血防治。③含有 FⅨ抑制物的治疗，若抗 FⅨ抗体含量较低（<10BU/ml）的患者出血，输注 FⅨ可达到满意的止血效果；若抗体含量过高（>10BU/ml），输注 FⅨ已无效，须选用活化的凝血酶原复合物或活化的 FⅦa 进行治疗。

2. 获得性凝血因子Ⅱ、Ⅶ、Ⅸ和Ⅹ缺乏　①维生素 K 缺乏性出血，但也有学者认为 FⅨ制剂中其他因子的含量极少，不能单独使用 FⅨ治疗维生素 K 缺乏性出血。②严重肝病导致的出血，治疗原则同维生素 K 缺乏性出血。

（三）剂量

输注的剂量根据患者的出血部位、严重度进行计算，治疗原则基本等同甲型血友病，一般按照每千克输注 50IU，可使血浆首选 FⅨ水平达到 0.5IU/ml 进行评估。因 FⅨ制剂输注后的弥散半衰期为 5 小时，代谢半衰期为 20~30 小时，故应在第 1 次输注后的 3~4 小时必须进行第 2 次输注，随后输注量为每 24 小时 1 次。

（四）不良反应

1. 感染　因输注 FⅨ浓缩剂导致的病毒性感染或感染其他传染病，目前该不良反应已罕见。

2. 过敏反应　荨麻疹、发热、皮疹。

3. 抑制物　长期输注，患者会产生抗-FⅨ，应做好相应的防治。

4. 血栓栓塞　大量输注可能会引起血栓，应注意预防。

五、纤维蛋白原浓缩剂的临床应用

（一）纤维蛋白原在血液凝固中的作用

纤维蛋白原主要由肝脏合成，血浆中纤维蛋白原含量约 2~4g/L，半衰期为 4 天。纤维蛋白原主要参与了止凝血过程中的纤维蛋白凝块形成，并且能够促进创伤愈合。纤维蛋白原的有效止血水平为 0.5g/L 以上，但当机体发生严重创伤或大出血时，纤维蛋白原可降到临界水平之下（<1g/L），从而出现稀释性凝血障碍，威胁患者生命安全[17]。

（二）纤维蛋白原浓缩剂

纤维蛋白原（fibrinogen）在血浆冷沉淀中含量丰富，目前主要是从冷沉淀或血浆中制备纤维蛋白原浓缩剂，其纯度要求必须高于 70%，并经巴氏灭活法或 S/D 法与 100℃ 30 分钟病毒灭活所制备的冻干品。

（三）纤维蛋白原浓缩剂的适应证

1. 先天性低（无）纤维蛋白原血症　当纤维蛋白

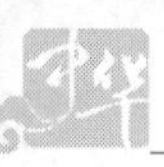

原含量为<0.5g/L 或伴有临床出血症状时。

2. 先天性纤维蛋白原异常　纤维蛋白原含量正常或轻度降低，但先天性纤维蛋白原结构异常伴临床出血症状。

3. 获得性纤维蛋白原减少　严重肝病造成的纤维蛋白原合成不足，或产后大出血、弥散性血管内凝血、创伤出血等病理因素导致的纤维蛋白原消耗过多，或溶栓药物导致的纤维蛋白原降解过多。

4. 原发性纤溶活性亢进　不明原因的纤溶活性亢进导致的纤维蛋白溶解酶降解纤维蛋白原过多而出现的出血症状[18-19]。

（四）剂量

一般输注纤维蛋白原制剂的初始剂量建议，一名70kg 的患者输注纤维蛋白原浓缩剂 2.0~4.0g，随后的输注基于患者的出血状况而定，可按照所列公式计算需要输注的纤维蛋白原浓缩剂的剂量：纤维蛋白原剂量(g)= 希望增加水平(g/L)×血浆容积(L)。

修改后的欧洲创伤指导建议，应将目标纤维蛋白原血浆浓度从早期低于 1g/L 提高到 1.5~2.0g/L。也有学者认为将血浆纤维蛋白原含量提高至 1.25g/L 以上，即可达到止血目的。

纤维蛋白原浓缩剂使用注射用水加以溶解，溶解后的制剂稳定性差，同时为防止细菌生长应尽快经过带有滤器装置的输血器输注。

（五）不良反应

大多数情况下，输注纤维蛋白原浓缩剂不会引起不良反应，在个别情况下，可观察到变态反应及体温升高，是否需要处理取决于不良反应的本质和严重程度。

六、纤维蛋白胶制品的临床应用

纤维蛋白胶，又称纤维蛋白黏合剂，已经被许多外科医师认为是最理想的止血剂或黏合剂，它是一种天然的人源性产品，无组织毒性，几秒钟到几分钟内黏合，随后几天到几个星期被吸收，观察表明对局部组织生长和修复有作用。纤维蛋白胶有两个主要成分，在临床使用时，两个成分被分别吸到单独的注射器内。第 1 个成分主要为纤维蛋白原以ⅩⅢ因子和纤维结合蛋白，第 2 个成分为人凝血酶和氯化钙。当两者溶液混合时，凝血酶使纤维蛋白原转变为纤维蛋白单体，进一步变为凝胶，此过程中因凝血酶使ⅩⅢ因子活化，在 3~5 分钟内纤维蛋白单体交联而增加了凝胶的强度和黏合力。凝血酶的浓度决定凝胶部分的形成速度，在大多数情况下，使用高浓度凝血酶(500IU/ml)特别利于止血，因使用此凝血酶浓度，几秒钟内凝胶即变硬。但临床上要使凝胶在几分钟内变硬时，有时要用低浓度凝血酶(4IU/ml)，这个凝固速度可能对预先黏合多孔血管移植物是有用的。纤维蛋白胶的黏合强度直接与纤维蛋白原的浓度成正比。除了黏合和止血特性外，还发现这种胶由于纤维结合蛋白存在而能促进创伤愈合。目前，混合人血浆制备的商品纤维蛋白胶已广泛在欧洲和美国使用多年，我国有外科用人纤维蛋白胶，提供临床使用。

纤维蛋白胶已被认为是 1 种重要的外科用药，其在多领域的使用报道较多，包括显微外科、神经外科、心脏外科、泌尿科、耳鼻喉科、眼科和妇科等。纤维蛋白胶在心脏、血管外科使用最为广泛。

第四节　人抗凝血酶Ⅲ制品的临床应用

一、生理生化及生理功能

抗凝血酶Ⅲ(AT-Ⅲ)是肝脏合成的 1 个糖蛋白，它的分子量是 58kD，在血浆中浓度 1 500mg/L，属于丝氨酸/丝氨蛋白酶抑制剂，可抑制蛋白水解酶的活性。AT-Ⅲ可抑制凝血酶及 FⅫa、FⅪa、FⅨa、FⅩa 等的活性，与肝素结合会显著增强 AT-Ⅲ的抑制作用。血浆中约有 75%的抗凝活性是来源于自 AT-Ⅲ。

血浆中正常的 AT-Ⅲ水平为 0.8~1.2IU/ml(为正常人血浆水平平均值的 80%~120%)，半衰期为 1.5~2.5 天；当血浆中 AT-Ⅲ水平低于 60%就会有血栓形成倾向。

二、抗凝血酶Ⅲ缺乏症

（一）遗传性缺乏

根据 AT-Ⅲ抗原含量和功能检测，结合基因分型，可将遗传型 AT-Ⅲ缺陷症分为Ⅰ型和Ⅱ型：Ⅰ型缺乏(数量缺乏)是 AT-Ⅲ的浓度和功能活性均降低，Ⅱ型缺乏(质量缺乏)是 AT-Ⅲ抗原含量正常，但 AT-Ⅲ活性降低。典型的 AT-Ⅲ缺乏患者，AT-Ⅲ的水平介于 40%~60%，一般来说，患有 AT-Ⅲ缺乏症的人中有 50%会发生血栓，且多数的血栓发生在 30 岁之前。

（二）获得性缺乏

1. AT-Ⅲ生成减少　急性和慢性肝病、口服避孕药、服用左旋咪唑等导致生成 AT-Ⅲ的量减少，从而导致 AT-Ⅲ缺乏。

2. AT-Ⅲ丢失增加　主要见于肾病综合征、烧伤或消化道疾病，使 AT-Ⅲ随尿液丢失或肠道吸收减少，从而导致 AT-Ⅲ缺乏。

3. AT-Ⅲ稀释　大量输血、血浆交换和体外循环，使 AT-Ⅲ浓度降低，导致 AT-Ⅲ缺乏。

4. AT-Ⅲ消耗增加　DIC、大手术、多部位创伤、肝素治疗、严重败血症和严重的血栓等消耗大量的 AT-Ⅲ，导致 AT-Ⅲ缺乏。

三、抗凝血酶Ⅲ制品的制备

AT-Ⅲ浓缩剂，如同其他血浆蛋白制品一样，是采用肝素亲和层析法，从正常人混合血浆分离纯化制备而成，并在制备过程已经巴氏灭活法或纳米膜过滤和干热处理等多步灭活病毒，制成的无菌、无热源、稳定的冻干制品。以 AT-Ⅲ活性的国际单位(IU)来标示每瓶 AT-Ⅲ浓缩剂，每瓶有 500IU、1 000IU 等规格。

四、抗凝血酶Ⅲ临床适应证和使用剂量

（一）适应证

1. 先天性或遗传性 AT-Ⅲ缺乏　先天性或遗传性 AT-Ⅲ缺乏导致的多发性静脉血栓和肺栓塞，或 AT-Ⅲ缺乏患者中需行手术或者产科手术者。

2. 获得性的 AT-Ⅲ缺乏症　如肝硬化及重症肝炎、肾病综合征或 DIC 获得性 AT-Ⅲ缺乏患者。

3. 预防深静脉血栓(DVT)　有研究表明，联合使用 AT-Ⅲ和肝素可以有效预防和减少关节置换手术后的 DVT。

（二）使用剂量

输注 1IU/kg 的 AT-Ⅲ，血浆 AT-Ⅲ活性增加 1.4%。通常第 1 次给药应提高患者血浆 AT-Ⅲ水平到正常人血浆水平的 80%~120%，以下列公式计算出治疗的 AT-Ⅲ浓缩剂的剂量：需要的 AT-Ⅲ浓缩剂的单位数(IU)=［期望达到的 AT-Ⅲ(%)-治疗前的基础 AT-Ⅲ(%)］×体重(kg)/1.4%。应注意的是，在下次输注 AT-Ⅲ浓缩剂前，应将血浆 AT-Ⅲ水平维持在大于 80%水平；如在使用肝素时输注 AT-Ⅲ，因肝素具有增强抗凝的作用，因此在治疗过程中应适量减少肝素的用量。

（三）注意事项

1. 一般注意事项　治疗过程中，应定期进行 AT-Ⅲ活性监测，调整用量，以确保治疗效果。输注 AT-Ⅲ时，不得与其他药物或者稀释剂混合使用。

2. 不良反应　主要有头晕、胸闷、恶心、发冷、呼吸急促、腹痛、荨麻疹等。

3. 输注注意事项　①通常静脉输注速度是 50~100IU/min，输注速度不得超过 100IU/min。②重溶后 4 小时内输注，重溶后不得冷藏。③仅由静脉输注。④对 AT-Ⅲ有过敏的患者，不要输注 AT-Ⅲ。

第五节　重组蛋白质制品的临床应用

一、重组人凝血因子Ⅷ的临床应用

（一）简介

重组人凝血因子Ⅷ(rFⅧ)是使用哺乳类动物细胞，在无人源性或动物性蛋白情况下，经细胞培养而生产的FⅧ的糖蛋白，其培养液经一系列层析柱或亲和层析纯化步骤后，再经 S/D 灭活病毒和纳米膜过滤去除病毒，经冰冻干燥而制备的。

rFⅧ有与血源性 FⅧ同样的生物学活性，能够与 vWF 结合；rvWF 与 rFⅧ在细胞培养时可共同表达，rvWF 有助于稳定 rFⅧ，但也促使 FⅧ进入 vWF 介导的清除途径。因此，稳定 FⅧ与 vWF 的相互作用并克服 FⅧ依赖 vWF 降解是实现 FⅧ长效化的策略之一。

（二）制品

目前国外上市的 rFⅧ有 5 种，均是用基因工程细胞株表达的，其中 Kogenate FS/HelⅨate FS 为 BHK 细胞株表达，其他产品均由 CHO 细胞株表达，基本情况见表 42-9。与人血浆来源的 FⅧ不同，rFⅧ不含功能性 vWF。

表 42-9　重组凝血因子Ⅷ制品

产品	生产及病毒去除工艺	比活性/($IU \cdot mg^{-1}$)	备注
Advate	鼠源单抗亲和层析，S/D 法	4 000~10 000	全长 rFⅧ，生产过程及配方均未添加人或动物源蛋白
Recombinate	鼠源单抗亲和层析，S/D 法	>4 000	全长 rFⅧ，配方中添加人血白蛋白作为稳定剂
Kogenate FS/HelⅨate FS	鼠源单抗亲和层析，S/D 法	2 600~6 800	全长 rFⅧ，细胞培养过程添加人源蛋白，配方中含蔗糖
Xyntha	合成肽亲和层析，纳米过滤，S/D 法	5 500~9 900	B 区缺失之 rFⅧ，生产过程及配方均未添加人或动物源蛋白

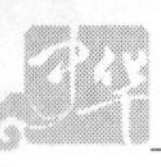

rFⅧ制品都是冻干粉末，通常为白色、米白色至淡黄色粉末，无菌、无致热原。这些rFⅧ制品都配有注射用水，每瓶有250、500和1 000IU等多种规格。

（三）临床适应证

临床适应证同FⅧ浓缩剂，主要用于甲型血友病患者出血的预防及治疗以及甲型血友病患者外科手术中的出血预防。

（四）使用方法及剂量

rFⅧ制品用配套注射用水溶解后供静脉输注，可根据下列公式确定rFⅧ的输注剂量：输注rFⅧ剂量(IU)=体重(kg)×预期FⅧ水平(%)×0.5(IU/kg)。一般情况下的输注剂量：

1. 轻度出血（表皮出血，早期出血）　治疗达到的FⅧ血浆水平200~400IU/L，每12~24小时输注1次。

2. 中度出血（肌肉内出血，口腔出血）　治疗达到的FⅧ血浆水平300~600IU/L，每12~24小时重复输注，3~4天，直到止血。

3. 大出血（颅内出血，腹腔出血）　治疗达到的FⅧ血浆水平800~1 000IU/L，每12~24小时重复输注，3~4天，直到止血。

4. 外科手术　治疗达到的FⅧ血浆水平1 000IU/L，术前50IU/kg，核查患者血浆FⅧ水平大约在1 000IU/L，维持输注，直至伤口愈合。

（五）注意事项

1. 制品储存注意事项　依据制品厂家要求置于2~8℃保存、忌冻融，或室温25~28℃存放3~6个月，从冷藏条件取出后的制品在室温放置后不得在放入冰箱冷藏。

2. 临床注意事项　长期输注rFⅧ，机体可能会产生抗-FⅧ抗体，若FⅧ抗体水平<10BU/ml，可通过增加输注剂量以达到止血目的，如抗体效价>10BU/ml，增加输注剂量也不能有效止血，需选择其他治疗方式。

二、重组人凝血因子Ⅸ的临床应用

（一）简介

重组人凝血因子Ⅸ(rFⅨ)是由415个氨基酸组成的单链糖蛋白，分子量在55kD左右，利用基因工程CHO细胞株悬浮培养，稳定表达生产。研究表明rFⅨ结构与血浆来源的FⅨ基本一致。

（二）制品

rFⅨ制品是无菌、无致热原的白色冻干粉末，rFⅨ纯度高、特异活性强、不含其他凝血分子、不含血浆成分、不含防腐剂。

（三）临床适应证

临床适应证同FⅨ浓缩剂，主要用于乙型血友病的预防和治疗，以及乙型血友病患围手术期治疗。

（四）剂量

输注的剂量根据患者的出血部位、严重程度进行计算，一般情况下，按照1IU/kg的剂量使用rFⅨ，可使血液循环中的FⅨ水平升高8IU/L。因此可按照下列公式计算rFⅨ的使用剂量：输注rFⅨ的剂量(IU)=体重(kg)×欲增加的rFⅨ水平(%)×1.2IU/kg。而对于<15岁的患者，该公式中的系数“1.2IU/kg”要更换为“1.4IU/kg”。此外，输注FⅨ浓缩剂的经验也可用于确定rFⅨ使用剂量。针对需手术或危及生命的大出血治疗，应在治疗过程中密切关注FⅨ活性，以便及时调整rFⅨ的使用剂量。

（五）注意事项

1. 制品储存注意事项　按照制品商家要求的储存条件保存rFⅨ制品。

2. 临床注意事项　可见头痛、发热、发冷、脸红、恶心、呕吐、昏睡等不良反应。应采取相应的治疗措施。

三、重组活化的凝血因子Ⅶ的临床应用

（一）简介

人凝血因子FⅦ是分子量在60kD左右的维生素K依赖蛋白，在凝血过程中的作用极其重要，参与外源性凝血途径。

rFⅦa是FⅦ的活化型，与血源性FⅦ有相似的特性和功能，在止血过程中可绕过FⅧ和FⅨ而引起血液凝固。因此，rFⅦa可用于体内含有凝血因子抗体的某些患者。

（二）制品

将人FⅦ基因转染到幼仓鼠肾细胞株(BHK)中，在转染的细胞中建立主细胞库，随后，从主细胞库中选出工作细胞库，可用于表达生产rFⅦ；在离子交换层析的纯化过程中，单链的rFⅦ可自身活化为rFⅦa。丹麦的诺哥诺德公司(Novo Nordisk)致力于开发FⅦ的重组产品多年，重组的活化FⅦ-NovoSeven®(rFⅦa)在1996年获批准欧洲上市，我国目前已进口。rFⅦ制品是无菌的白色冻干粉末，有3个规格：60 000IU(1.2mg)，120 000IU(2.4mg)或240 000IU(4.8mg)，不含防腐剂。杂质包括鼠源IgG(<1.2ng/mg)或牛源IgG(<30ng/mg)，BHK细胞或培养基蛋白。

（三）临床适应证

主要用于产生抑制抗体的甲型或乙型血友患者，获得性甲型或乙型血友患者或获得性FⅦ缺乏患者的出血治疗[20]。

（四）使用方法及剂量

以无菌注射用水重溶后使用，每毫升含 rFⅦa 30 000IU（0.6mg），静脉输注需在重溶后 3 小时内。

对于含有抑制抗体的患者，有数据显示，针对不同程度的出血，推荐剂量为 90μg/kg，每隔 3 小时给药一次，最多给药 3 次，就可达到良好的止血效果。在临床试验中，35～120μg/kg 的剂量被成功采用，针对出血的严重程度及止血的效果，剂量及输注间隔可调整。对于严重的出血，止血效果达到之后，应每 3～6 小时重复输注 rFⅦa。

（五）注意事项

1. 制品储存注意事项　应依据制品厂家要求置于 2～8℃条件保存，可稳定 2 年。

2. 临床注意事项　多数输注 rFⅦa 的耐受良好，偶见发热、出血、纤维蛋白原含量下降，关节血肿等不良反应，但这些不良反应可能与 rFⅦa 的输注无关。

（李长清　刘文芳　马莉　刘凤娟　王宗奎）

参考文献

1. CHERAGHALI AM, ABOLGHASEMI H. Improving availability and affordability of plasma-derived medicines[J]. Biologicals, 2010, 38(1): 81-86.
2. ROBERT P. Worldwide supply and demand of plasma and plasma-derived medicines[J]. Iran J Blood Cancer, 2011, 3: 111-120.
3. LIU XS, CAO W, LI TS. High-dose intravenous immunoglobulins in the treatment of severe acute viral pneumonia: the known mechanisms and clinical effects[J]. Frontiers in Immunology, 2020, 11: 1-20.
4. EUROPEAN ASSOCIATION FOR THE STUDY OF THE LIVER. EASL clinical practice guidelines on themanagement of ascites, spontaneous bacterial peritonitis, and hepatorenal syndrome in cirrhosis[J]. J Hepatol, 2010, 53(3): 397-417.
5. JOLLES S, ORANGE JS, GARDULF A, et al. Current treatment options with immunoglobulin G for the individualization of care in patients with primary immunodeficiency disease[J]. Clinical and Experimental Immunology, 2015, 179(2): 146-160.
6. SANGES S, RIVIÈRE S, MEKINIAN A, et al. Intravenous immunoglobulins in systemic sclerosis: Data from a French nationwide cohort of 46 patients and review of the literature[J]. Autoimmun Rev, 2017, 16(4): 377-384.
7. LIVIA D, ZOLTÁN H, LÁSZLÓ V. Intravenous immunoglobulin: pharmacologicalproperties and use in polyneuropathies[J/OL]. Expert Opinion on Drug Metabolism & Toxicology, 2016. http://www.tandfonline.com/loi/iemt20.
8. JOSE DP, MAYA K, ANTHONY RM. Engineered sialylation of pathogenic antibodiesIn vivo attenuates autoimmune disease[J]. Cell, 2018, 172: 564-577.
9. IMMUNE GLOBULIN INTRAVENOUS(IGIV) INDICATIONS. An official website of the United States government. https://www.fda.gov/vaccines-blood-biologics/approved-blood-products/immune-globulin-intravenous-igiv-indications.
10. ELENA E, PEREZ J, ORDAN S, et al. Update on the use of immunoglobulin in human disease: A review of evidence[J]. J Allergy and Clinical Immunol, 2017, 139(3): S1-S4.
11. SHEN K, YANG Y, WANG T, et al. Diagnosis, treatment, and prevention of 2019 novel coronavirus infection in children: experts' consensus statement[J]. World J Pediatr, 2020, 16(3): 223-231.
12. FRANCESCO GDR, SILVIA C, CARLO T, et al. A position paper on IgM-enriched intravenous immunoglobulin adjunctive therapy in severe acute bacterial infections: the TO-PIRO SCORE proposal[J]. New Microbiologica, 2019, 42(3): 176-180.
13. ÖZGÜL S, EMRAH C, MELIKE Ö, et al. Pentaglobin as an adjunct therapy in very low birthweight neonates withnosocomial sepsis[J]. J Pakistan Medical Association, 2013: 1353-1357.
14. AXEL N, GIORGIO B, DETLEF KM. Best-practice IgM-and IgA-enriched immunoglobulin use in patients with sepsis[J]. Annals of Intensive Care, 2020, 10(132): 1-19.
15. TEGLUND AN, HAQUE KN, HAMMARSTRO L. Intravenous polyclonal IgM-enriched immunoglobulin therapy in sepsis: A review of clinical efficacy in relation to microbiological aetiology and severity of sepsis[J]. J Internal Med, 2006, 260: 509-516.
16. 焦丽华，赵辉，余伟，等．人凝血酶原复合物致血栓形成机制及其评价方法[J]．中国输血杂志，2009，22（8）：701-703.
17. SIANI B, WILLIMANN K, WYMANN S, et al. Isoagglutinin reduction in human immunoglobulin products by donor screening[J]. Biologics in Therapy, 2014, 4(1/2): 15-26.
18. WEINKOVE R, RANGARAJAN S. Fibrinogen concentrate for acquired hypofibrinogenaemic states[J]. Transfus Med, 2008, 18: 151-157.
19. LEVY JH, WELSBY I, GOODNOUGH LT. Fibrinogen as a therapeutic target for bleeding: a review of critical levels and replacement therapy[J]. Transfusion, 2014, 54: 1389-1405.
20. MORFINI M. Rapid rFⅦa enhanced on-demand dosing in haemophilia inhibitor patients[J]. Eur J Haematol, 2016, 96: 111-118.

第四十三章

静脉注射免疫球蛋白的临床应用

静脉注射免疫球蛋白(intravenous immunoglobulin,IVIG)是从数万正常成人血浆中分离得到的抗体谱很广(10^7)的安全有效的免疫球蛋白浓缩制剂,能在短时间内使血液循环中的IgG水平高达健康人水平的3~6倍,在体内半衰期一般为21~25天,具有较好的抗感染和免疫调节效果。我国从1979年开始,由四川大学华西医院儿科廖清奎等率先将国产IVIG用于临床,现今其国内外研究和临床应用发展很快,已经成为治疗原发和继发性免疫缺陷病,多种免疫性疾病,感染性(特别是病毒)疾病,血液、神经、呼吸等多个系统疾病,干细胞、器官移植、ICU等领域不可缺少的重要治疗手段。治疗剂量、疗程以个体化原则和IVIG的药代动力学特征选用。现推荐文献中常用的治疗方案供选择:400mg/(kg·次)×(3~5)d或1 000mg/(kg·次)×2d或2 000mg/(kg·次)×1d,以上方案多用于ITP、川崎病等急性病患者。(200~600)mg/(kg·次)×1d,每2~6周一次,多用于免疫缺陷病、感染等需要维持治疗者。

第一节　人体免疫系统概述和静脉注射免疫球蛋白的特性

一、人体免疫系统组成和功能

(一) 人体免疫系统的组成

由免疫器官、免疫细胞、免疫分子组成。免疫器官又由中枢免疫器官(骨髓、胸腺、法氏囊及类囊器官)、外周免疫器官(淋巴结、脾脏、黏膜相关淋巴组织和皮肤相关淋巴组织)组成。

免疫细胞包括:固有免疫的组成细胞、吞噬细胞、树突状细胞、NK细胞、其他(嗜酸性粒细胞和嗜碱性粒细胞等)、适应性免疫应答细胞、T细胞、B细胞。免疫分子包括:膜型分子(TCR、BCR、CD分子、黏附分子、MHC分子、细胞因子受体),分泌型分子(免疫球蛋白、补体、细胞因子)。

(二) 人体免疫系统的功能

免疫系统不仅可识别和清除非己的抗原(如病原生物),也可以识别和清除体内发生突变的肿瘤细胞、衰老死亡的细胞或其他有害的成分。其功能主要为:①免疫防御,即抗感染免疫。主要指机体针对外来抗原(微生物及其产生的毒素)的免疫保护作用,可防止外界病原体的入侵及清除已入侵的病原(如细菌、病毒、真菌、支原体、衣原体和寄生虫等)。②免疫监视。随时发现和清除由于各种体内外因素而致的畸变、突变和癌变的组织细胞以及衰老、凋亡的细胞;③免疫自稳。机体免疫系统存在极为复杂而有效的调节网络,通过自身免疫耐受和免疫调节两种主要的机制,实现免疫功能的相对稳定。

二、免疫球蛋白

免疫球蛋白就是具有抗体活性的免疫分子。它可以结合细菌、病毒、真菌等各种病原体,利于吞噬细胞吞噬、清除,还可以激活一系列免疫反应。

免疫球蛋白根据Ig的H链的抗原特异性,可将其分为IgG、IgA、IgM、IgD和IgE五类。同一类Ig分子的H链C区抗原特异性仍有差异,又可为若干亚类。如IgG可分IgG1、IgG2、IgG3和IgG4四个亚类,IgA两个亚类,IgM两个亚类。IgG:为血清Ig的主要成分、占全部免疫球蛋白的75%,是唯一能通过胎盘的抗体。大多数抗菌、抗毒素、抗病毒的抗体都属于IgG;因此,在抗感染中起到主力军的作用。IgA:IgA在正常人血清中的含量仅次于IgG,占血清总量的10%~20%;IgA有单体、双体或更大的多聚体;在唾液、泪液、初乳、鼻和支气管分泌液、胃肠液、尿液、汗液等外分泌液中的IgA主要是双体,常称为分泌型IgA,它是机体黏膜防御感染的重要因素。IgM:在血清中IgM的含量不高,约占Ig总量的6%;IgM为五聚体,是最大的免疫球蛋白,故称巨球蛋白;由于IgM有较多的抗原结合价,它在防止菌血症方面起着重要作用,若IgM缺陷,往往容易发生败血症;IgM是唯一在胎儿时期能产生的免疫球蛋白。儿童 0.5~1 岁时便达成人水平，母体的 IgM 不能通过胎盘，如果新生儿脐带血中 IgM 的含量升高（超过 300mg/100ml）表示胎盘期有感染。IgD：在血清中含量很低，仅为 0.03mg/ml 左右，它是唯一能被血清蛋白酶降解的免疫球蛋白，在血清中不易存留，具体功能不清楚。IgE：是正常人血清中含量最少的 1 种免疫球蛋白。IgE 的生物学功能主要是参与 I 型超敏反应，在抵抗肠道寄生虫感染方面也有一定的作用。

三、静脉注射免疫球蛋白

IVIG 是从每批次数万健康人血浆中分离提取的浓缩免疫球蛋白（主要为 IgG）制剂，每个健康成年人在日常生活中要接触很多种病毒、细菌等微生物和食物、环境中的很多含有抗原的物质，血浆中相应有很多种抗体，从数万人份血浆中提取的 IVIG 抗体谱很广，种类达 10^7 之多[1-2]，又能在短时间内使血液循环中的 IgG 水平高达健康人水平的 3~6 倍。其在体内半衰期一般为 21~25 天，具有较好的抗感染效果和免疫调节效果。临床应用的潜力非常之大。IVIG 的作用机制主要有如下几种途径[3]：阻止补体结合、减少抗体产生及加速抗体代谢、调节细胞的增殖和凋亡、中和自身抗体、中和细胞因子、抑制细胞黏附作用、提高糖皮质激素受体的敏感性、抑制 T 细胞活化、影响抗体依赖细胞介导的细胞毒作用、阻止自身抗体的结合、抑制致热原生成等。

最初 IVIG 仅用于原发性和继发性免疫缺陷病的替代治疗。近年来用 IVIG 进行免疫治疗的疾病明显增多。随着这些年来 IVIG 在预防和治疗领域的应用，发现 IVIG 不仅可重建机体对微生物的抵抗力，还可以改善自身免疫调控缺陷。这拓宽了我们对感染性疾病的了解和对自身免疫性疾病的认识。IVIG 具有抗体的抗感染作用，由体内的浆细胞组成了抗感染作用的第一道防线。它产生的抗体可以中和感染因子并促进调理作用及感染部位的吞噬作用。正常人血浆中存在有大量识别不同抗原的 IgG。从上万份健康供血者血浆中分离出的 IVIG 就具有针对非自身抗原和自身抗原完整功能的正常抗体谱，可以对付大部分困扰人类的抗原物质。

四、静脉注射免疫球蛋白与肌内注射丙种球蛋白的比较

与肌内注射丙种球蛋白（IMIG）比较，IVIG 具有用量大，利用率高，起作用时间快的特点，可用于很多疾病的治疗，优势明显（表 43-1）。

表 43-1　IVIG 与 IMIG 的比较

	IMIG	IVIG
给药方法	肌内注射	静滴
可用量	1.6g/次	2g/(kg·次)
利用率/%	约 40	100
起作用时间/d	2~3	即刻
主要用途	预防	治疗、预防

五、静脉注射免疫球蛋白药物动力学

IVIG 的药物动力学较为复杂，文献报道，IVIG 静脉注射 15 分钟达最高血药浓度，而后迅速下降，24 小时后降低 20%~30%，3 天下降 55%，7 天下降约 60%，约 28 天降到输药前水平[4]（表 43-2）。

表 43-2　IVIG 注射时间与药物浓度的关系

	15min	24h	3d	7d	22~28d
药物浓度	10g/L	20%~30%	50%	60%	恢复至原血浆水平

输入后早期 IgG 浓度快速降低的机制可能为：①血浆中已变性 IgG 被清除；②IgG 与体内存在的抗原结合成为免疫复合物，进一步被清除；③输入的 IgG 分布到血管外缺乏免疫球蛋白的体液中。

有研究表明，IgG 浓度越高，分解代谢也就越快[4]。因此，应用 IVIG 并非剂量越大效果越好。有研究用大剂量 IVIG（1.0g/kg）治疗 37 名 ABO 溶血新生儿患者与用中剂量 IVIG（0.5g/kg）治疗 39 例 ABO 溶血新生儿患者的疗效相当[5]。文献报道用 1g/(kg·次）与 2g/(kg·次）两种剂量 IVIG 治疗川崎病患儿 81 例，疗效均好，差异无统计学意义[6]。用 IVIG 0.25g/(kg·次）连续 3 天治疗婴儿手足口病 40 例，结论认为小剂量疗效显著[7]。于永峰[8]对 75 例重症手足口病（HFMD）合并脑炎，分别用大剂量 IVIG 1.0g/(kg·次）×2d（A 组 25 例），中剂量 0.5g/(kg·次）×2d（B 组 25 例）和小剂量 0.2g/(kg·次）×2d（C 组 25 例）治疗，认为大剂量对迅速改善症状、缩短病程、阻止病情进展及降低危重并发症的发生率有较好的疗效。中剂量组和小剂量组疗效差异无统计学意义。建议大剂量疗法［2g/(kg·次）］仅限于常规治疗无效的紧急情况（如手术、分娩、脑出血等）或有糖皮质激素禁忌证的 ITP 患者。

这些研究都证明，临床使用 IVIG 要严格掌握好适应证、选准用药时机和适宜的用药剂量以及联合其他辅助疗法等，才能达到治疗多种疾病的良好效果。

第二节　静脉注射免疫球蛋白质量保障

一、WHO 制定的 IVIG 制剂的质量标准

WHO 及各生产国家都制定有严格的生产 IVIG 的质量标准，WHO 制定的 IVIG 制剂的质量标准为：①IgG 单体分子>90%，Fab 和 Fc 段功能完整；②抗体具有与献血人群相似的抗病毒和抗细菌的抗体谱；③不含能激活补体的 IgG 多聚体和血管活性肽；④生物半衰期正常；⑤IgG 的 4 个亚类含量正常：IgG1 60%~70%、IgG2 14%~28%、IgG3 4%~8%、IgG4 2%~6%；⑥不传染肝炎病毒等疾病；⑦同种凝集素抗-A 和抗-B 含量低。

二、采浆站和献浆员的管理

我国对采浆站和献浆员严格管理，以保证获得高质量的原料血浆。我国采浆只能在国家批准的采浆站进行，献浆员要满足无偿、成年、自愿 3 项基本条件，并定期对其进行监控指导和监测。对每 1 份血液必须进行以下几项法定的筛选检测：①乙型肝炎病毒；②抗-HCV 抗体；③谷丙转氨酶（GPT）；④梅毒；⑤HIV。检测结果需符合法定的规定，目前我国已逐步开始增加相应病毒的核酸检测，进一步保证了制剂的安全性。

三、正规的生产工艺，有效的灭活处理

WHO 及各生产国家都制定有严格的生产 IVIG 的质量标准。我国规定在生产 IVIG 的过程中，生产厂家要对采浆站和献浆员严格管理，以保证获得高质量的安全原料血浆，采用的低温乙醇法生产工艺过程中有 60℃，10 小时的巴氏灭活过程，对中间产品和终末产品进行 2 次以上灭活处理和严格的病毒标志物检测，以确保 IVIG 的质量安全[9]。

四、IVIG 液体剂型的优势

产品为液体剂型：①便于医务人员直观评价制品的内、外质量。没有冻干等物理因素的影响，可避免 IgG 分子的聚合，产品具有良好的稳定性，且使用更加方便。②减少了医务人员在使用冻干剂型时的溶解过程，减少了被污染的机会。

第三节　静脉注射免疫球蛋白治疗作用机制

IVIG 的作用机制尚未完全清楚，研究认为 IVIG 有结合补体，影响细胞凋亡，调节 T 淋巴细胞亚群、B 淋巴细胞、巨噬细胞、补体、树突状细胞和其他效应细胞的作用，而这些细胞之间相互作用在免疫介导异常的疾病中起关键作用。

IVIG 作用的主要途径如下。

一、阻止补体结合

补体系统激活是抗体介导组织破坏的 1 种机制，主要是在补体激活过程中，形成膜攻击复合体（membrane attack complex，MAC），MAC 参与细胞溶解效应。皮肌炎是补体依赖的微血管病变，病理机制涉及补体 C3 的激活，MAC 在肌内膜毛细血管上的沉积。IVIG 可抑制补体摄取，阻止肌内膜毛细血管上 MAC（C5b-9）的形成、沉积。皮肌炎经 IVIG 治疗后，肌肉活检可见内膜毛细血管上 C3b 和 C5b-9 数量减少。IVIG 还可能抑制细胞摄取补体片段 C3 和 C4，裂解 MAC 的形成和沉积，中断细胞溶解效应[10]。

二、减少抗体产生、加速抗体代谢并中和自身抗体

IVIG 通过 IgG 的 $F(ab')_2$ 和 Fc 片段抑制人 IgE 的合成。特发性血小板减少性紫癜患者经过 IVIG 治疗后，抗血小板抗体的产生明显受到抑制。IVIG 加速内源性 IgG 包括病原性 IgG 的代谢。IVIG 与新生 Fc 段受体的饱和作用，促使内源性 IgG 逃逸保护机制，加速了抗体的分解代谢。特发性血小板减少性紫癜患者经过 IVIG 治疗后，血小板抗体的清除加速。IVIG 含“抗独特型”抗体，可以结合、中和致病性抗体，在独特型-抗独特型网络中保持免疫内环境的平衡和稳定。此外，IVIG 含抗凝血因子Ⅷ抗体的抗独特型抗体，能结合并中和凝血因子Ⅷ抗体阳性血友病患者的凝血因子Ⅷ抗体，降低凝血因子Ⅷ抗体的水平。

三、调节细胞的增殖和凋亡

IVIG 能抑制活化 T 淋巴细胞和 B 淋巴细胞的增殖，诱导淋巴细胞和单核细胞凋亡；IVIG 促使自身活化 T 细胞的凋亡，从而阻断活化 T 细胞诱导角质形成细胞凋亡，另一方面 IVIG 阻断 Fas 诱导角质形成细胞凋亡。

四、中和细胞因子

IVIG 在体外能抑制 Th1 细胞的产生，诱导 Th1 细胞因子拮抗剂和 Th2 细胞因子（如白细胞介素 4、白细胞介素 5）的产生，同时抑制 Th 细胞分化调节因子及核转录因子的产生，从而恢复体内 Th1/Th2 细胞因子

的平衡。

五、抑制细胞黏附作用

整合素 β_1、β_2 和 β_5 通过与配体细胞外基质成分和血小板黏附蛋白等结合发挥黏附作用。整合素 β_1、β_2 和 β_5 识别配体上特定的精氨酸-甘氨酸-天冬氨酸序列（Arg-Gly-Asp，RGD），IVIG 含抗-RGD，IVIG 与 RGD 结合后抑制了整合素 β_1、β_2、β_5 与配体的结合，表明 IVIG 能抑制细胞的黏附作用，修饰局部炎性反应。

六、提高糖皮质激素受体的敏感性

IVIG 可以提高糖皮质激素受体的敏感性，协同糖皮质激素抑制淋巴细胞活化减轻免疫反应。大剂量 IVIG 和糖皮质激素联合治疗系统性硬皮病比单独使用类固醇或 IVIG 有更好的疗效，这主要是提高了糖皮质激素受体的敏感性。

七、抑制 T 细胞活化

细胞间黏附分子Ⅰ是淋巴细胞功能相关抗原Ⅰ的配体，IVIG 能下调细胞间黏附分子Ⅰ的表达，导致细胞间黏附分子Ⅰ与淋巴细胞功能相关抗原Ⅰ结合受影响，从而抑制淋巴细胞相关抗原Ⅰ的表达。由于淋巴细胞功能相关抗原Ⅰ在 T 淋巴细胞活化和抗原递呈方面起着关键作用，因此，IVIG 影响了抗原递呈和 T 细胞的活化作用。

八、影响抗体依赖细胞介导的细胞毒作用

IVIG 能结合自然杀伤细胞、巨噬细胞和中性粒细胞表面 Fc 受体，通过饱和受体作用，一方面下调自然杀伤细胞、巨噬细胞和中性粒细胞表面 Fc 受体数量或与其自身抗体之间的亲和力，另一方面抑制自然杀伤细胞、巨噬细胞和中性粒细胞表面 Fc 受体的活化，从而抑制宿主局部组织的破坏。

九、阻止自身抗体的结合

IVIG 能阻止自身抗体的结合，促使吞噬细胞与靶抗原结合，从而触发对靶抗原的杀伤或破坏，抑制抗体依赖细胞介导的细胞毒作用。

十、抑制致热原生成

IVIG 能抑制致热原的生成，起退热作用，而且可使增高的 TNF 和 TNF-γ 下降，使中性粒细胞的趋化、吞噬、杀菌功能上升。

第四节　静脉注射免疫球蛋白副作用

IVIG 相对安全，输注的不良反应发生少（1%～15%），多数不良反应症状较轻，严重不良反应罕见但可致命。

一、大剂量使用 IVIG 的不良反应及发生因素

（一）IgG 聚合物以及补体激活

该综合征包括头痛、寒战、高热、过敏、恶心、呕吐、关节疼痛以及过敏性休克相关的低血压等，原因可能与 IgG 聚合物、IgG 二聚体以及补体途径的激活有关，这些聚合物甚至可以在没有抗原的情况下激活补体。停用 IVIG 或者减慢滴速，症状可以消退，使用阿司匹林、对乙酰氨基酚、抗组胺药或糖皮质激素可以预防该综合征的发生。

（二）大剂量 IVIG 产生的副作用类型

1. 对中枢神经的副作用

（1）急性无菌性脑膜炎：多出现在输注 IVIG 后 6～48 小时，主要症状为头疼、呕吐、意识障碍、脑膜刺激征阳性、脑脊液白细胞增高。其机制可能为 IVIG 引起的细胞因子释放、IgG 分子本身刺激脑膜引起炎症或其中的稳定剂造成刺激，与剂量有关，低剂量时未见发生，高剂量时的发生率可达 10%，尤其好发在有偏头疼病史的患者中。

（2）高黏滞综合征：表现为头痛、乏力、视力模糊、颅神经炎，故对患心血管病的老年人有心肌梗死、脑梗死的危险。

2. 对肾的副作用　表现为一过性、短暂肾功能降低，停药后功能恢复。其机制可能同 IVIG 中的污染物造成 IgG 凝聚，或 IVIG 中的添加剂对肾小球和肾小管的功能影响有关。

3. 对肺的副作用　轻者出现哮喘、支气管痉挛、呼吸困难，重者发生肺水肿。

4. 对血液的副作用　免疫性溶血，短暂中性粒细胞减少，甚至 DIC。

5. 感染　有报道发生非甲非乙型肝炎若干例，但尚无 HIV、HBV、CMV 等病毒传播报道。

6. 低血压　该不良反应罕见，表现为 IVIG 输注过程中血压忽然下降。一个原因可能与产品中存在的 IgG 二聚体相关；IgG 二聚体与 IgG 聚合物不同，并不激活补体，但可作用于血压。另一原因可能与巨噬细胞、单核细胞和中性粒细胞激活，随后释放血小板活化因子相关。

7. IgA 缺陷者的过敏反应　IVIG 产品中含有少

量 IgA,IgA 缺陷者输入后会产生抗-IgA 的 IgG 或 IgE 抗体,再次输入 IVIG 后即可能发生严重的、甚至致死性的过敏反应,尤其是在产生抗-IgA 的 IgE 抗体患者中。因此,曾有严重过敏史的患者应该选择 IgA 量低的 IVIG 产品。

8. 其他不良反应　包括大剂量使用时容量超负荷和肺水肿,输血相关性急性肺损伤(TRALI)、皮肤湿疹、关节炎、溶血性贫血、白细胞减少、病毒传播性疾病、血栓风险等,建议缓慢输注 IVIG 以防止患者血浆黏度突然增加而引起血栓。进行 IVIG 治疗时,应在 5 天内给予 2g/kg 体重的剂量[以不超过 50mg/(kg·h),在≥8 天的时间内给予 400mg/(kg·d)的剂量)]。尤其应当注意有神经系统疾病、高血压、糖尿病、缺血性心脏病、高龄、血脂异常、高球蛋白血症以及高纤维蛋白原血症等基础性疾病的患者,必要时可对上述患者做腿静脉超声多普勒检查,以排除用药前存在的血栓风险。

二、不良反应的预防处理

多数 IVIG 副作用通过减慢注射速度可缓解或完全消失。推荐速度 0.4~0.5mg/(kg·min),对有过敏病史的患者,治疗前可用阿司匹林或抗组胺药物。如无效,可静脉注射氢化可的松 50~100mg。

第五节　静脉注射免疫球蛋白的临床应用

IVIG 在我国临床广泛应用已有 30 余年,是临床用量大的血液制品之一。除内科、外科、妇产科、儿科外,近年来特别受 ICU 病房、干细胞移植、器官移植科室(肝移植、肾移植等科室)的关注,用量明显逐年增加,各科应用 IVIG 的文献报告也很多,但符合循证医学原则的资料不多。各国近年所用指南对 IVIG 临床应用适应证的推荐等级也不一致[11],用 IVIG 治疗的疾病上百种,为叙述方便,本文除按系统分别叙述外,拟从 IVIG 治疗效果将其分为疗效肯定的疾病,如原发性免疫缺陷症、川崎病、免疫性血小板减少性紫癜(idiopathic thrombocytopenic purpura,ITP)等,临床有一定效果的疾病(如感染性疾病,特别是病毒感染性疾病、免疫性疾病等)和可能有效的疾病依次介绍。

一、免疫缺陷病

免疫缺陷病(IDD)是免疫系统中任何一个成分因先天发育不全或后天损害而导致的免疫功能障碍所出现的疾病。免疫缺陷涉及免疫器官、免疫细胞、免疫分子或信号转导分子的缺陷,特别是免疫细胞发育障碍可致多种免疫缺陷病。

免疫缺陷病按病因不同分为原发性免疫缺陷病(PIDD,又称先天性免疫缺陷病)和继发性免疫缺陷病(SIDD,又称获得性免疫缺陷病)两大类。按照缺陷的成分不同,又可分为细胞免疫缺陷、体液免疫缺陷、联合免疫缺陷、吞噬细胞免疫缺陷和补体免疫缺陷等。

适用 IVIG 治疗的是 B 细胞缺陷(占原发性免疫缺陷的 50%)和联合免疫缺陷(占原发性免疫缺陷的 10%~25%),IVIG 作为免疫制剂替代治疗出现[12-14]。

(一)原发性免疫缺陷病

原发性免疫缺陷病是 1 种较为罕见的疾病,人群中发病率为 0.01%,以婴幼儿多见,目前已知 90 多种,其中体液免疫缺陷约占 50%,联合免疫缺陷约占 10%~25%,适应用 IVIG 治疗的有以下 5 种:①先天性无 Ig 血症,IgG、IgA、IgM 均低,高峰发病年龄为 6~12 月龄。②婴儿暂时性低 Ig 血症,4~6 月龄发病,1 岁后逐渐恢复。③遗传性选择性 IgA 缺乏症,多为单一类 Ig 水平低下,其他类 Ig 水平基本正常,尤其以选择性 IgA 缺陷最为常见。④严重联合免疫缺陷症,这是 1 类 T 细胞和 B 细胞发育或功能缺陷引起的严重疾病,多见于新生儿和婴幼儿,临床表现复杂,预后较差。⑤先天性 IgG 亚类缺陷症,正常人免疫球蛋白有 5 个亚类:IgG、IgA、IgM、IgE 和 IgD,该类患者可能有 1 个或多个亚类缺陷,根据患者情况可用 IVIG 治疗。依据药物动力学指导,IVIG 用法用量:150~500mg/(kg·次),每 3~4 周输 1 次。

(二)继发性免疫缺陷病

继发性免疫缺陷病是后天因素造成的,继发于其他疾病或某些理化因素所致的免疫功能障碍性疾病,可见于任何年龄人群,所引起免疫缺陷多为暂时的,病因去除后可恢复免疫功能。

诱发继发性免疫缺陷病的常见因素:①感染,这是继发性免疫缺陷病常见原因;②恶性肿瘤,常进行性损害患者的免疫系统,特别是在放化疗期间,免疫功能低下;③严重营养不良,蛋白质、脂肪、维生素等摄入不足,影响免疫细胞成熟,降低机体的免疫应答;④药物性免疫缺陷病,类固醇激素以及化疗药物对成熟的和非成熟的淋巴细胞、粒细胞和单核细胞等均有细胞毒性作用;⑤其他,放射治疗、创伤、烧伤、脾切除手术等均可引起继发性免疫缺陷。

继发性 Ig 缺陷或 Ig 亚类缺陷的继发性免疫缺陷病临床症状重者也适合用 IVIG 治疗:150~500mg/(kg·次),每 3~4 周输 1 次。

对于 IgG 降低的原发或继发性免疫缺陷症,IVIG

作为替代性治疗，只要用量和用药时间恰当，疗效是肯定的。对于非 IgG 降低的原发或继发性免疫缺陷症，通过 IVIG 免疫调节机制，可提高患者免疫力，对减少感染机会等有一定的临床效果。对遗传性 IgA 缺乏症，因其约 40%的患者血中无 IgA，但有抗-IgA 抗体，若输 IVIG 不但不能提高患者体内 IgA 浓度（因为 IVIG 中 IgA 含量很低），而且还可诱发严重甚至致死性免疫反应（休克）。

二、感染性疾病的治疗和预防

IVIG 在短时间内使血液循环中的 IgG 水平高达健康人水平的 3～6 倍，通过以下多种免疫机制，对感染患者有一定的治疗效果。IVIG 用于治疗感染的病例越来越多，特别是重症患者[15-16]。

（一）IVIG 抗感染的机制

天然保护性抗体，通过调理抗体抵抗侵入体内的病原体，提高中性粒细胞吞噬和杀菌能力；中和毒性作用，调节 T 淋巴细胞和巨噬细胞免疫功能，提高 B 淋巴细胞功能；提高血清、呼吸道 IgG 水平，对抗细菌的黏附性，有助于清除细菌；对病毒和细菌感染引起的免疫缺陷状态有调节作用；激活补体系统的活性。

（二）用于败血症等重症感染的治疗

廖清奎等[17]在 20 世纪 70 年代末在国内首用 IVIG 治疗感染性疾病 28 例，疗效显著。

研究重症感染患儿 240 例，分为对照组 120 例，实验组 120 例。所有患者进行 1～3 天的抗生素治疗，对照组患儿用免疫球蛋白进行治疗，实验组在运用原剂量免疫球蛋白治疗的基础上加用 0.2～0.3g/（kg・次）的 IVIG，每天注射 1 次，连用 2 天。结果实验组临床有效率达到 93.33%，平均住院天数 15.4 天，对照组临床有效率 81.66%，平均住院时间为 23.2 天，说明实验组患儿静脉注射 IVIG 后临床疗效较为显著，结果有统计学意义（$P<0.05$）[18]。

研究 53 例重症感染患儿，随机分为实验组（27 例）和对照组（26 例）。实验组在常规治疗的基础上增加 IVIG 0.2～0.3g/（kg・次），连用 3 天。对照组仅用常规治疗。结果实验组有效率为 81.48%，平均住院天数为 8.2 天，对照组有效率为 57.69%，平均住院天数为 14.5 天[19]。

（三）新生儿感染的治疗和预防

新生儿体内的抗体 IgG 主要在胎龄 32 周后经胎盘从母体获得。胎龄越小，IgG 越低。新生儿出生后会缺乏足够的特异性抗体，早产儿更是如此。当严重感染时，新生儿体内的 IgG 可被大量消耗，体内产生 IgG 及其亚类水平下降。已发现 IVIG 中含有抗-β 溶血性链球菌、大肠杆菌及金黄色葡萄球菌等引起的新生儿败血症的几种常见病原体的抗体，这是 IVIG 治疗与预防新生儿败血症的重要前提[20]，用量为 0.5g/（kg・次），连续用 3～6 天。

预防性应用 IVIG 主要应用于早产儿、低出生体重儿和极低出生体重儿、小于胎龄儿及易于感染的高危儿，特别是早产儿和极低体质儿。研究 40 例早产儿出生后 1 小时应用 IVIG 500mg/kg，结果显示，IVIG 组的感染率为 42.5%，明显低于对照组的 80%，证实了 IVIG 在预防早产儿感染中的积极作用。对 24 例易感染水痘的新生儿出生即给予 IVIG 0.5g/（kg・次）与阿昔洛韦联合应用预防水痘的发生，取得了满意的结果[21]。研究对早产儿应用含抗 RSV 型抗体的 IVIG，IVIG 组的感染住院率为 8.7%，明显低于对照组的 22%，同时还观察 IVIG 组需要重症监护时间缩短 92.7%，气管插管持续时间下降 95.6%，明显降低了住院费用。

（四）重症肺炎、毛细支气管炎等呼吸道感染

将婴幼儿重症肺炎随机分为对照组和 IVIG 治疗组。治疗组用 IVIG 0.2～0.4g/（kg・次），连用 3～5 天，结果发现治疗组在体温稳定时间、肺部啰音消失时间、平均住院天数方面都明显优于对照组[22]。研究 80 例重症肺炎患儿，随机分为实验组（40 例）、对照组（40 例），两组均按照婴幼儿重症肺炎诊疗常规进行综合治疗，原则为控制炎症、改善通气功能、对症治疗、防止和治疗并发症。实验组在此基础上加用静脉注射丙种球蛋白 0.4g/（kg・次），连用 3～5 天，结果表明观察组在发热、发绀消退，咳嗽、气促缓解，肺部啰音消失和肺部阴影吸收时间以及各种并发症控制时间均较对照组为短，差异有统计学意义（$P<0.05$）[23]。对 103 例重症肺炎治疗研究显示，使用 IVIG 0.4g/（kg・次），连用 3 天，观察组总有效率为 96.08%，对照组总有效率为 73.08%，两组有明显差异（$P<0.05$）[24]。大量的临床试验证实，IVIG 的应用对重症肺炎、毛细支气管炎等呼吸道感染患者有降低体温、减缓发绀、气促和缩短肺部阴影吸收时间以及控制各种并发症等的作用[25-27]。

IVIG 作为一种从健康人体血液中提取制备而成的血液制品，在 2020 年抗击新型冠状病毒肺炎（COVID-19）疫情中发挥了积极作用。其中，李太生教授和曹玮副教授团队回顾性分析了 SARS、MERS 及其他与 SARS-CoV-2 类似的病毒性肺炎的免疫学变化，建议重症患者可给予大剂量 IVIG 和低分子量肝素抗凝治疗。同时还强调了使用 IVIG 和低分子量肝素抗凝治疗的时机：即在疾病发展至肺炎期（急性期），若出现淋巴

细胞明显减少，炎症因子广泛升高，凝血指标出现异常，尤其是D-二聚体出现4倍升高的时候，就应该启动IVIG和抗凝治疗。COVID-19的相关诊疗方案和专家共识均表明，IVIG可用于COVID-19的治疗，特别是重型和危重型患者，或伴随有严重全身炎症反应综合征、呼吸困难加重、体温升高或持续不退和合并感染的患者。此外，新生儿、儿童、孕妇、老人、器官移植受者、病情进展迅速的患者也可考虑选用IVIG进行辅助治疗。Chen 等[28]研究结果显示，有27%的患者接受IVIG治疗，并建议使用IVIG来增强重症患者的抗感染能力。2020年2月27日，李兰娟院士及其团队文献报道，约26%的患者进行了糖皮质激素和IVIG治疗，并明确了使用糖皮质激素和IVIG进行治疗的适应证如下：①患者发生呼吸窘迫，即静息呼吸频率（RR）超过30次/min；②静息状态、无吸氧时血氧饱和度<93%；③肺部影像学显示48小时内病灶发展明显，>50%。凡符合以上任意1条症状的患者即需要接受系统性糖皮质激素40～80mg/d和IVIG 15～20g/d的治疗[29]。在陈实等[30]研究中，有62.4%的COVID-19患者使用IVIG治疗[31]。株洲地区，研究显示，有16.3%的患者使用IVIG进行治疗。另有文献报道，有78.6%[32]、19.6%[33]的COVID-19患者使用IVIG进行治疗。某地616例COVID-19患者中，有63.91%的患者使用IVIG进行治疗[34]。

（五）巨细胞病毒

巨细胞病毒（cytomegalo virus，CMV）感染与机体免疫功能状态有关。约25%的患儿出生后有明显的先天性感染症状。免疫缺陷者，如AIDS、器官移植、妊娠、肿瘤放疗和化疗、恶病质、外科手术等易发生CMV病毒感染。

研究证实，抗病毒治疗联合IVIG 0.15～0.5g/（kg·次），每2～3周1次，治疗CMV肺炎可降低患者死亡率，提高器官移植受者的治疗效果。用IVIG及抗病毒和对症治疗小儿巨细胞病毒性肝炎后，患者体内CMV病毒DNA拷贝数明显下降，疗效明显高于未应用IVIG治疗的患儿[35]。IVIG也用于治疗由肠道病毒、水痘病毒、单纯疱疹病毒、CMV病毒等引起的病毒性脑炎。有研究用IVIG 1.0g/（kg·次），2天治疗重症病毒性脑炎64例，证明使用IVIG能迅速改善临床症状、缩短病程、疗效明显[36]。

（六）获得性免疫缺陷综合征

获得性免疫缺陷综合征（AIDS）是由人类免疫缺陷病毒（HIV）引起的1种严重的传染疾病。AIDS的免疫学变化：

1. 淋巴细胞亚群变化　$CD4^+$ T细胞减少，$CD4^+$/$CD8^+$比例下降，正常人$CD4^+$/$CD8^+$之比为1.75～2.1，而AIDS患者<1.0。

2. T细胞功能下降　迟发型变态反应性皮试阴性。体外非特异性有丝分裂原刺激时，淋巴细胞转化降低。T细胞的细胞毒作用降低。T细胞产生的白细胞介素-2和γ干扰素均减少。

3. B细胞功能失调　有不同程度的免疫球蛋白升高及免疫复合物水平升高。出现自身抗体，如产生RF、抗核抗体和抗淋巴细胞抗体等。

4. 自然杀伤细胞活性下降　AIDS主要传播途径：性接触、血源传播、母婴传播。AIDS预防是按3个主要传播途径来进行的，要引起临床重视的是严格加强血液制品的生产、使用的管理和防止注射途径传播。定期输注IVIG，（0.15～0.5）g/（kg·次），每2～3周1次，可增强患者免疫力，延长生存期。

（七）手足口病

手足口病是由柯萨奇病毒A组16型、肠道病毒71型等20多种病毒引起的一种急性传染病。多发于学龄前儿童，以3岁以下儿童最常见。患儿的主要临床表现为发热，手、足、口腔等部位出血皮疹、疱疹，容易继发细菌感染，大多数预后良好。重症患儿病情发展快，可出现脑炎、心肌损伤、肺水肿及肺出血等多器官功能障碍，严重者可导致呼吸、循环衰竭死亡。本病现无特效的治疗方法，可利用IVIG中含有的多价抗原特异性IgG抗体来抑制未成熟T细胞的成熟和增殖，抑制细胞因子、炎性介质的分泌与产生，减轻炎症反应，同时还能提高患儿机体免疫力，阻断免疫病理损伤，有效降低全身多器官功能障碍的发生，且能明显缩短病程。将220名患者分成2组，每组110例，对照组采用利巴韦林加入5%葡萄糖注射液静脉滴注，实验组在此基础上再加IVIG 0.4g/（kg·d），连用2天，结果实验组有效率为94.55%，对照组有效率为81.82%。实验组疗效高于对照组（$P<0.05$）[37]。在重症手足口病早期使用IVIG（0.3～0.4）g/（kg·d）×3d治疗，能改善临床症状，缩短发热时间和皮疹持续时间，比甲泼尼龙更有效、安全[38-39]。

（八）其他病毒

其他病毒如ECHO病毒、呼吸道合胞病毒、水痘-带状疱疹病毒、腺病毒、肝炎病毒、狂犬病毒、EB病毒，或疾病如T淋巴细胞白血病、麻疹、病毒性脑炎、病毒性心肌炎等。临床均有报道使用IVIG能疗效良好[40]。临床报道用大剂量IVIG治疗重症病毒性脑炎疗效较好[38]。运用IVIG 0.2～0.4g/（kg·次）×3d治疗43例（治疗组43例、对照组43例）麻疹合并肺炎患儿。治疗组的治愈率为93%，对照组治愈率为65.1%，证明 IVIG 可以提高疗效[41]。

三、血　液　病

近年来 IVIG 用于治疗造血系统疾病的报道日益增多,临床前景越来越广阔。现将 IVIG 用于治疗急、慢性 ITP、免疫性粒细胞减少、自身免疫性溶血、新生儿溶血、干细胞移植与器官移植白血病、多发性骨髓瘤、纯红细胞再生障碍性贫血、输血后紫癜等的临床用法、剂量、疗效进行介绍。

(一) 特发性血小板减少性紫癜(ITP)

ITP 是最早使用 IVIG 治疗的自身免疫性疾病。多年临床实践证实其疗效可靠。主要用于治疗急性 ITP,还用于妊娠期 ITP(孕期 32 周开始用)、新生儿血小板减少、继发性血小板减少、血栓性血小板减少、需手术(如分娩、拔牙)的血小板减少者。IVIG 治疗机制目前认为是封闭巨噬细胞受体,以抑制巨噬细胞对血小板的结合和吞噬,在血小板上形成保护膜,抑制血浆中的 IgG 或免疫复合物与血小板结合,抑制自身反应使血小板抗体减少。

输注 IVIG 的剂量建议:0.4g/(kg·次)×5d,1g/(kg·次)×2d,2g/(kg·次)×1d,以后根据临床情况,考虑每 4~6 周重复 1 次。研究证明用 IVIG 1g/(kg·次)×2d 治疗 ITP 优于 0.4g/(kg·次)×5d。有报道认为对 IVIG 治疗 1g/(kg·次)×2d 无效的病例,若再加大剂量,可能有效。

四川大学华西第二医院观察 1 组病例(儿童)证明,输注 IVIG 5 天后血小板由输注前的 $15×10^9/L$ 上升到 $112×10^9/L$,但输后 1~2 周血小板开始下降,应注意配合其他方法继续治疗。

李建厂等采用个体化剂量静脉注射 IVIG 联合地塞米松治疗 ITP 78 例。方法:重症 ITP 患儿均给地塞米松及 IVIG 0.4g/(kg·次)×3d 后,测外周血小板计数 $\geq 100×10^9/L$ 者停用 IVIG,继续用地塞米松;若 $<100×10^9/L$ 者,再继续用原剂量 IVIG 2 天。结果:治疗 3 天后,78 名患儿中,37 名血小板升至 $100×10^9/L$ 以上,余 41 例继续治疗后,31 例升至 $100×10^9/L$ 以上,个体化剂量 IVIG 联合地塞米松是治疗儿童重症 ITP 的有效办法[42]。

近年国内学者主张,当患者血小板明显减少[如低于$(10~20)×10^9/L$],临床有严重出血可能,特别是有颅内出血可能者,IVIG 1g/(kg·d)×2d 或 2g/(kg·d)×1d 用于预防性输注,预防严重出血的发生;当患者已有颅内出血等严重出血者应尽早输注 IVIG(剂量同上)和大剂量地塞米松及足量血小板,以争取防止后遗症和治愈患者。

(二) 免疫性粒细胞减少

当中性粒细胞绝对计数 $<2.0×10^9/L$ 时称为粒细胞减少,$<0.5×10^9/L$ 时称为重度粒细胞减少症,极易发生严重的难以控制的感染。

免疫性粒细胞减少的原因是:免疫介导的骨髓损伤,主要是通过自身抗体或 T 淋巴细胞的作用,抑制骨髓中前期细胞的生长,并加速破坏中性粒细胞使之减少。这类粒细胞减少大多由自身免疫疾病引起。临床几乎均发生严重感染。起病急骤,突然畏寒,高热,周身不适。肺、泌尿系、口咽部和皮肤是最常见的感染部位,黏膜可有坏死性溃疡。临床静脉注射 IVIG 的作用是抗感染以及中和自身抗体起免疫调节作用。IVIG 用法、用量同 ITP。对预防或治疗患者的感染有一定效果,对于提升中性粒细胞可能有效。

(三) 自身免疫性溶血和新生儿溶血症

理化因素或生物因素引起组织抗原变性或改变细胞代谢过程的基因表达,从而改变自身抗原的性质,诱导自身免疫应答。自身免疫性溶血是红细胞膜抗原变性、体内产生抗红细胞膜抗体,抗体与红细胞膜结合活化补体,激活巨噬细胞,使红细胞膜破坏加速,或是自身抗体促进补体与红细胞结合,使红细胞寿命缩短引起溶血。临床上使用 IVIG 治疗自身免疫性溶血的机制可能是 IVIG 中的特异性 IgG 中和抗红细胞膜抗体,减少抗红细胞膜抗体的产生,加速了抗红细胞膜抗体的代谢。同时阻止补体结合,阻止吞噬细胞对致敏红细胞的吞噬,延缓、减少红细胞溶解效应。临床推荐 IVIG 用量:1g/(kg·次)×4d,有一定效果。

胎儿新生儿溶血病(HDFN)系指母、婴血型不合而引起的同族免疫性溶血。以 ABO 血型不合最为常见,随着国家二孩政策的推行,由意外抗体(ABO 血型外抗体)导致的 HDFN 发病率逐年上升,尤其是 Rh 血型不合。ABO HDFN 主要发生在母亲血型为 O 型,而新生儿血型为 A 或 B 型者,第 1 胎即可发病。由意外抗体导致的 HDFN 通常发生在 Rh、MNS、Lewis、Kell、Kidd、Duffy、Mur 和 Diego 等血型系统,尤其以 Rh 血型系统不合常见,第 1 胎通常不会发病。原理是胎儿所继承的父亲血型抗原是母亲缺乏的,母婴血型不合,当胎母间有血液交流时,母亲产生抗胎儿红细胞抗原的 IgG 血型抗体,并通过胎盘进入胎儿血液循环,与胎儿红细胞表面的血型抗原结合,导致胎儿红细胞在单核吞噬细胞系统被识别、清除、从而引起新生儿红细胞破坏、溶血。新生儿 HDFN 的主要临床表现为高胆红素血症,如不及时治疗可能发生胆红素脑病,死亡率高,存活者可遗留严重后遗症。此外,还可合并重症贫血，甚至心力衰竭危及生命。光照疗法只能在一定程度上降低血清胆红素水平，并不能减少已产生的抗体水平，不能阻断溶血。目前国内外采用IVIG治疗HDN，取得较好疗效。用IVIG治疗的机制可能是外源性Ig Fc片段可竞争性与巨噬细胞及B淋巴细胞的Fc受体结合，增加抑制性受体FcγⅡB的表达，降低吞噬能力，抑制固有免疫。Fc受体的阻断也能抑制抗体依赖性的细胞毒作用，从而阻断溶血过程，减少红细胞破坏，使胆红素产生减少。

辛玥等[43]将92名ABO-HDN患儿分为早期治疗组和晚期治疗组。早期治疗组在新生儿出生后即行血型血清学试验，确诊HDN患儿45名，确诊后即刻开始常规治疗加IVIG 2g/kg，分2~3天静脉滴注；晚期治疗组在新生儿出现病理性黄疸后再进行血清学试验，确诊HDN患儿47名，确诊后给予常规治疗加IVIG 2g/kg，分2~3天静脉滴注，两组治疗方法相同，结果不同。早期治疗组入院时，血清总胆红素值较晚期治疗组明显偏低，差异有统计学意义($P<0.001$)；住院治疗期间，早期治疗组总胆红素高峰值明显低于晚期组，差别有统计学意义($P<0.001$)；两组胆红素高峰值较入院时胆红素值均有所增高，差异无统计学意义。所有患儿无1例换血治疗，研究证明，大剂量IVIG治疗可以有效阻断溶血过程，避免了血清胆红素的进一步增高，减少了发生胆红素脑病的危险性，同时避免了输血治疗。对76名新生儿ABO溶血患儿均给予常规治疗，中剂量组39名，加用单剂IVIG 0.5g/kg；大剂量组37名，加用单剂IVIG 1.0g/kg，结果2组患儿治疗前以及治疗后24、48、72天胆红素值比较，差异无统计学意义($P>0.05$)。2组患儿游离抗体试验转阴率、需要换血人数、胆红素脑病发生人数、听力筛查通过率和住院天数比较，差异无统计学意义($P>0.05$)。结论认为，单次大剂量IVIG治疗新生儿ABO溶血病与中剂量IVIG疗效相当[5]。

(四) 白血病

白血病是一组异质性克隆性疾病，系造血干细胞或祖细胞突变引起的造血系统恶性肿瘤，其主要表现为异常血细胞(即白血病细胞)在骨髓及其他造血组织中失控地增生，浸润各种组织，而正常造血功能受到抑制，正常血细胞生成减少，产生相应的临床表现，周围血细胞有质和量的变化[44]。

白血病分为急性白血病和慢性白血病两大类。

1. 急性淋巴细胞及粒细胞白血病　在急性淋巴细胞及粒细胞白血病的治疗原则中，首要目标是要彻底清除体内白血病细胞，同时使正常造血功能恢复。化疗是实现这一目标的最主要手段。目前使用的化疗药物除肾上腺皮质激素外，几乎都有抑制造血功能的不良反应，并且对肝、肾、胃肠道也有毒性作用。必须加强支持治疗，防治感染和出血。在抗感染治疗中静脉滴注IVIG是有效的选择。其用量是400mg/(kg·次)，每3周1次。在用造血干细胞移植治疗急性淋巴细胞及粒细胞白血病中，IVIG在移植前的准备，预处理及移植后排斥反应的防治，难治性排斥的“挽救性治疗”和移植后感染并发症的防治及移植后低丙种球蛋白症的替代治疗，都发挥了积极作用，获得了良好的临床疗效。大剂量IVIG在造血干细胞移植中的作用机制如下[44]：①替换IgG；②替换IgG亚类；③提高IgG含量水平；④调节细胞免疫；⑤促进炎症反应；⑥改善单核吞噬细胞系统功能；⑦在急性移植物抗宿主病中干预细胞因子骤增。

2. 慢性淋巴细胞及粒细胞白血病　在慢性淋巴细胞及粒细胞白血病治疗中，使用IVIG的目的是对抗化疗、放疗引起的机体损伤。在骨髓移植中起免疫调节作用和替代治疗作用。特别是有低丙种球蛋白血症、反复感染或自身免疫性疾病者，可定期给予IVIG治疗。根据病情不同，采用不同剂量，一般用量为0.4g/(kg·次)，每3周1次。

四、干细胞移植与器官移植

IVIG作为1种新的辅助疗法和免疫调控手段，正在成为器官移植临床应用的热点。器官移植已经越来越多的将其应用于移植前准备、预处理(脱敏疗法)及移植后排斥反应的预防、难治性排斥的“挽救性治疗”和移植后感染并发症的防治及移植后低丙种球蛋白血症的替代治疗，取得了良好的效果。IVIG的作用机制目前认为已包括如下方面：①干扰抗体与靶细胞结合，封闭单核巨噬细胞上的Fc受体；②大量IgG反馈性使抗体产生减少；③增强辅助性T细胞(Th)的作用、调节免疫反应，抑制B细胞产生和/或使某些细胞因子产生减少；④IVIG中含有大量抗个体基因型抗体，后者可抑制抗体产生，中和自身抗体；⑤中和抗原和毒素；⑥使循环系统中免疫复合物变为不可溶解而易被清除的物质；⑦阻断免疫复合物介导的炎症反应，抑制内皮细胞的活化，减少补体介导的损伤；⑧阻止血小板黏附于血管壁，降低血栓形成；⑨抑制白细胞介素-1(Interleukin-1，IL-1)的生成，起退热作用，且可降低患者过高的肿瘤坏死因子和γ干扰素水平；⑩增加中性粒细胞的趋化、吞噬和杀菌功能(原始免疫功能增强)。

(一) 骨髓移植

IVIG已被广泛用于同种异体骨髓移植，IVIG的作用是减少巨细胞病毒(CMV)感染的发生,这是骨髓移植后死亡的主要原因,还减少了移植相关感染和移植物抗宿主病(GVHD)的发生以及移植后持续性抗体产生不足。感染与 GVHD 的预防和治疗:IVIG 0.5g/(kg·次),从移植后 7 天~3 个月,每周 1 次。持续性抗体产生不足:IVIG 0.5g/(kg·次),每月 1 次至抗体水平正常[45]。

(二) 肾脏移植

在肾脏移植中 IVIG 可同时发挥替代治疗和免疫调节两方面作用。目前主要用于脱敏疗法及治疗排斥反应、移植后低丙种球蛋白血症(HGG)和感染性并发症。

1. 脱敏疗法　IVIG 作为 1 种新的治疗手段,使等待移植的高免疫危险性患者等待移植的时间缩短,移植率和移植成功率提高。

人类白细胞抗原脱敏现状,正在等待肾脏移植的终末期肾病(ESRD)患者,如果群体反应性抗体(PRA)>20%,称为对人类白细胞抗原(HLA)致敏。致敏原因可能是在过去妊娠、输血、移植过程中接触到了 HLA。在肾脏移植等待名单上,约 40%的患者被测出不同程度得含有 HLA 抗体,称为预先致敏。等待再次肾脏移植的患者几乎 100%测出含有 HLA 抗体。如果血清 PRA 大于一定标准(如欧洲标准 85%,美国标准 80%)认为对 HLA 高度致敏。对 HLA 高度致敏者有两大不利之处,其一是获得交叉配型试验阴性移植物的可能性显著下降,等待移植时间延长,少者 4 年,长至 8 年都几乎不可能获得匹配器官。对这类患者采用脱敏疗法可能是能够获得移植的唯一希望。其二,即使此类患者最终接受移植手术,移植当时交叉配型试验阴性,术后发生急性排斥反应和移植肾失功的风险也显著增加,导致移植物存活率明显下降。因此探索一种安全、有效的治疗方法,已成为移植领域紧迫需求。

2. 降低致敏程度治疗　采用减少抗-HLA 从而提高移植比率策略的这些治疗方法统称为"脱敏疗法",更确切地说应该是"抗体减少疗法"。过去脱敏疗法包括血浆置换、免疫吸附及环磷酰胺等药物应用,但感染高发、抗体迅速反弹和炎症损伤等原因致使上述疗法效果欠佳。目前,IVIG 治疗成为脱敏疗法的希望。因为 IVIG 治疗不但有免疫抑制作用,而且有免疫保护作用,能够改善移植物的存活率和移植受者的生存率。IVIG 脱敏疗法可以单独使用,也可联合血浆置换治疗;与此同时,使用抗-CD20 单克隆抗体利妥昔单抗、蛋白酶体抑制剂硼替佐米、新型单抗-补体 C5 抑制剂艾库组单抗可增强脱敏效果。在世界范围内,对于 HLA 高度致敏的患者,尚未形成统一的治疗意见。IVIG 脱敏疗法的通常剂量是 2g/(kg·次),称为大剂量疗法。文献报道,单中心 20 名 PRA 为(77±19)%的高度致敏患者用 IVIG 2g/kg,每月 1 次,使用 2 次+利妥昔单抗(每 3 周 1 次,使用 2 次)脱敏治疗,结果显示 80%的患者(16/20)通过脱敏疗法成功进行了肾脏移植,其中 10 例活体肾移植,6 例尸体肾移植,1 年移植受者生存率为 100%,移植物存活率为 94%,但有 50%的患者术后发生了急性排斥事件[46]。研究 76 名交叉配型试验阳性的致敏患者接受大剂量 IVIG(2g/kg,第 1 天和第 30 天)+利妥昔单抗(1g,第 15 天)脱敏治疗后,所有患者进行了肾脏移植。相对应的 IVIG 小剂量疗法,使用剂量为 0.1g/kg,该方法需联合血浆置换。29 名等待肾脏移植的 HLA 致敏患者接受小剂量 IVIG 0.1g/kg+血液透析(1 周 3 次),28 名使交叉配型试验转阴,成功进行了肾脏移植,术后无超急性排斥反应发生。11 名(39%)发生急性排斥反应,术后平均随访 22 个月,25 名(89%)肾脏仍有功能,平均血清肌酐浓度为 15mg/L。IVIG 脱敏疗法可使 HLA 高度致敏患者有机会成功进行肾移植手术,且移植后短、中期随访结果令人满意,长期结果有待进一步随访观察[47]。

3. 治疗抗体介导的排斥反应(antibody-mediated rejection,AMR)

(1) 治疗 AMR:由于脱敏疗法的出现,进行移植手术的人越来越多。这类患者移植术后发生 AMR 的可能性明显增加,而 AMR 是既独特又严重的排斥反应,抗体、B 细胞、浆细胞、补体系统等共同参与其中,AMR 是早、晚期移植肾损伤或失功的主要因素之一。运用标准免疫抑制疗法效果不佳,而 IVIG 被证明具有这类功效,且逐渐成为治疗 AMR 的标准疗法。急性 AMR 占肾移植急性排斥反应的 20%~30%;应用大剂量 IVIG 治疗移植后急性 AMR 的主要优点:抑制 B 细胞活化和减少抗体的生成;可诱导抗炎症细胞因子和针对 HLA 的阻断性独特抗体产生;IVIG 通过抑制补体 C_3 活化途径,显示独特的阻断补体介导的免疫损伤功能。目前 IVIG 治疗 AMR 的方法有大剂量 IVIG、小剂量 IVIG+血浆置换(PP)、小剂量 IVIG+PP+利妥昔单抗和 IVIG+利妥昔单抗或硼酸佐米或艾库组单抗等。有报道分别用 PP+IVIG+抗 CD20 单抗和大剂量 IVIG 治疗 AMR 的结果:PP+IVIG+抗-CD20 单抗组 12 例,大剂量 IVIG 治疗组 12 例,移植后 3 个月 DSA 水平前者显著低于后者;3 年移植物存活率,前者为 91.7%,后者为 50.0%。因此,对于治疗 AMR,PP+IVIG+抗-CD20 单抗比单独使用大剂量 IVIG 的效果可能更优[47]。

（2）治疗慢性抗体介导的排斥反应（CAMR）：对6名CAMR儿童肾移植受者应用了4周疗程的IVIG治疗（每次剂量为1g/kg体质量），在末次IVIG输注后1周使用单剂量的利妥昔单抗（375mg/m^2体表面积）。结果显示，干预前患者6个月中肾小球滤过率（GFR）已经降低了25ml/（min·1.73m^2）（范围为11～26），而在抗体液免疫治疗后6个月因GFR水平上升了21ml/（min·1.73m^2）（范围为-14～30），12个月后上升了19ml/（min·1.73m^2）（范围为-14～23），4名患者的GFR水平得到改善或稳定；在2名治疗无反应的患者，其移植物肾小球病的评分显示最高，管周C4d沉积及间质炎症反应程度也最严重。该项研究显示，儿童肾移植受者CAMR能够采用IVIG联合利妥昔单抗进行治疗，成功率和安全性均高[47]。

（3）治疗激素抵抗的排斥反应：在肾脏移植受者中，激素抵抗的排斥反应是比较严重的并发症之一，这是移植领域的一大难题。有报道了17名发生急性排斥反应的肾移植受者接受总剂量2g/kg IVIG治疗的结果，其中13名是对于激素抵抗的排斥反应，4名是对于抗淋巴细胞抗体治疗抵抗的排斥反应；治疗后9名排斥反应完全控制，5名排斥反应严重程度降低；1年随访，移植受者生存率为94%，移植物存活率为71%。因此，IVIG治疗激素抵抗性或抗淋巴细胞抗体抵抗性排斥反应可以取得较好效果，使移植肾失功率下降[47]。

4. 防治移植后HGG和感染性并发症　肾脏移植受者接受强效免疫抑制剂治疗后可减少或避免发生排斥反应，但同时容易继发免疫缺陷，表现为HGG（移植前HGG发生率为5%，移植后HGG发生率升至30%～45%），血清IgG水平降低：血清IgG正常为7 000～16 000mg/L，轻度HGG血清IgG为5 000～7 000mg/L，中度HGG血清IgG为3 500～5 000mg/L，重度HGG血清IgG<3 500mg/L，这类患者发生机会性感染的危险增加，特别是移植后6个月内的低丙种球蛋白血症患者发生细菌、真菌及病毒感染十分普遍，如对HGG患者预先运用IVIG进行替代治疗，发生机会性感染的危险将显著降低。IVIG对巨细胞病毒（CMV）和BK病毒、人类细小病毒B19感染有治疗效用。早期运用IVIG替代治疗可有效降低感染风险。一般推荐治疗方案是500mg/kg，每月1次。

综上所述，IVIG不仅可预防移植后感染，而且可有效调节移植受者的免疫功能，发挥防治排斥反应的作用，这种功能非常独特。目前，需要对IVIG在防治感染与防治排斥反应中发挥不同功能的确切机制、使用剂量与疗程、应用时机、与其他辅助疗法的联合应用及药物经济学等方面进行深入研究。

五、神经系统疾病

神经系统疾病系指神经系统的构成部分，包括脑、脊髓、周围神经和肌肉，由于已知的炎症、肿瘤、血管、外伤、代谢等因素所引起的疾病，也包括许多至今尚未找到原因的这些结构部位的疾病[44]。近年有较多免疫介导的神经系统疾病用IVIG治疗，如吉兰-巴雷综合征、多灶性运动神经病等。临床运用IVIG治疗取得了较好的效果[48]。

（一）吉兰-巴雷综合征（GBS）

吉兰-巴雷综合征（GBS），又称急性感染性多发性神经根炎、急性炎性脱髓鞘性多发性神经炎或称多发性神经根神经炎（ALDP），是一种以运动损害为主的单相性自身免疫性周围神经病，主要累及脊神经根、脊神经和脑神经。在西方国家，GBS是引起瘫痪的主要病症，在中国自从脊髓灰质炎基本消灭之后，其已成为引起急性弛缓性麻痹的最常见原因之一。临床典型表现为对称性、进行性、弛缓性瘫痪，可伴口咽、横膈等肌肉和颅神经麻痹，腱反射减弱或消失。末梢感觉异常是患者的初诊主述，进行性肌乏力在数小时内发展，或在数天到4周内快速加重，主要并发症为呼吸衰竭，自主神经功能紊乱以及血管栓塞。免疫病理机制随不同GBS变异型别而不同。主要的致病机制与抗外周神经糖脂质成分抗体（例如GM1、asialo-GM1、GD16）有关。研究发现GM1抗体阳性血清可阻断末梢神经传导而不影响神经传导介质释放。Miller-Fisher变异型与GQ16抗体相关，抗体阳转血清能直接阻止神经传导介质的释放。抗体诱导补体系统激活，产生炎症性多肽（C_{3a}、C_{5a}）和膜攻击，导致神经损害。

目前尚无特效的治疗方法，多是以调节免疫为主的综合治疗。研究认为，血浆置换200～250ml/kg，7～14天和大剂量IVIG治疗GBS均有效。IVIG的剂量为0.4g/（kg·次）×5d，若出现治疗相关波动，可再给予1个疗程IVIG治疗[46,49]。

（二）慢性炎性脱髓鞘性多发性神经病

慢性炎性脱髓鞘性多发性神经病（chronic inflammatory demyelinating polyneuropathy，CIDP）是一种慢性进展的自身免疫神经病。临床表现与吉兰-巴雷综合征（GBS）不同的是起病隐袭，缓慢进展，数月或更长时间后症状达到高峰，病程长，很少累及呼吸肌。

当前治疗方法是针对性调节异常的免疫反应。多年来，使用皮质类固醇治疗CIDP是唯一被证实有效的治疗方法，但长期使用有其固有的副作用。因此，促进了IVIG和血浆置换疗法在CIDP方面的应用[50]。IVIG 对大部分患病期短（不超过 1 年）的 CIDP 和所有的复发性 CIDP 患者有一定疗效。试验后期有规律地使用 IVIG 及时治疗可稳定病情，但不能避免复发，发病的自然规律不能改变。

IVIG 用法用量：2g/（kg・次）×1d，1g/（kg・次）×2d 或 0.48g/（kg・次）×5d 为 1 疗程，较急期患者可于 1 个月后重复使用，复发可多次使用。

（三）多灶性运动神经病

多灶性运动神经病（multifocal motor neuropathy，MMN）被认为是 CIDP 的变异型，呈多病灶性，伴运动神经传导障碍和高滴度抗神经节苷脂（GM1）抗体。

临床使用大剂量 IVIG 治疗，对 90%的 MMN 患者有效，1 周后症状改善，但仅可维持数周，必须周期治疗。使用剂量同 CIDP。

（四）阿尔茨海默病

阿尔茨海默病（Alzheimer's disease，AD）是老年痴呆中最常见的 1 类，而在发展中国家的致死性疾病中排名第四。经典理论认为，AD 的发病机制是不可溶解的 β-淀粉样蛋白（Aβ）以及神经原纤维缠结（NFTS）的沉积。皮质萎缩、神经元丢失、特殊区域淀粉样沉淀、神经炎性斑块和 NFTS 是 AD 患者脑中神经病学的关键特点。主动和被动免疫疗法都已显示其对于清除斑块、转移 β-淀粉样物质以及促进 AD 动物模型的行为能力有效[51]。

近年来的研究显示，IVIG 治疗 AD 能使患者症状明显改善。2004 年，Dodel 等[52]做了 1 项包括 5 个 AD 患者的研究，他们每个月接受超过 3 天 IVIG 注射，用量 1.2g/（kg・d）×3d，每月 1 次，共 6 个月。结果治疗后 Aβ 有从中枢向外周血液系统转移迹象，即治疗 6 个月后脑脊液中 $Aβ_{1\text{-}42}$ 浓度显著减少，同时血清中其浓度增加。IVIG 在 AD 中发挥作用可能是通过 IgG 分子或除 IgG 外的其他免疫调剂：①天然的抗-Aβ；②依赖 IgG 的免疫调控作用。

（五）强迫症和抽动症

用 IVIG 1g/（kg・次）×2d 和血浆置换（2 周中 5 次）均可明显减缓感染诱发的强迫症和抽动症。

六、自身免疫性疾病

自身免疫性疾病是机体免疫系统对自身成分发生免疫应答而导致的疾病状态。自身免疫性疾病的发病机制是多种原因所致机体免疫系统对自身抗原发生免疫应答，通过Ⅱ、Ⅲ或Ⅳ型超敏反应引起组织损伤。

自身免疫疾病的治疗目前仍以控制感染、免疫抑制、免疫调节及诱导免疫耐受等方法为主。在自身免疫性疾病中，输入大剂量的 IVIG 使人体短时间内 Ig 量迅速升高，外源性 Ig 通过 Fab 片段结合抗自身抗体，拮抗细胞因子，通过 Fc 段结合巨噬细胞、T 淋巴细胞、B 淋巴细胞和补体，从而起到免疫抑制的效果，体现了天然性自身抗体在健康人体内保持免疫自稳的功能。对于自身免疫性疾病，能起到多环节多靶点的治疗作用。部分自身免疫性疾病已在本章其他部分介绍过，不再重复。

（一）川崎病

川崎病（KD）又称皮肤黏膜淋巴结综合征。其严重的并发症——冠状动脉性心脏病的发生率已超过风湿性心脏病而成为小儿主要后天性心脏病。病因及发病机制不明，似与感染、免疫紊乱有关，也可能有遗传背景，是一种以全身性小血管炎为主要病变的急性发热出疹性疾病。KD 的病理基础是全身性中小血管（包括毛细血管和静脉）免疫性炎症。在急性期血管壁有内膜水肿和炎症细胞浸润，渗出细胞中存在 IgA 浆细胞被认为是本病的特征。

目前 KD 病尚无特效治疗方法，一般以抗炎、抗凝和对症处理为原则。阿司匹林因其有抗炎、抗凝作用，并可预防冠状动脉损害的发生而被作为 KD 治疗的基础药物；而 IVIG 也是治疗 KD 的一个特别重要药物，对退烧缩短病程和预防或治疗心血管并发症有肯定疗效。应用 IVIG 2.0g/（kg・次），单日 1 次比 0.4g/（kg・次）连用 5 天能更快控制发热，减轻症状。对 56 例 KD 患者用阿司匹林和 IVIG 治疗，结果：IVIG 2.0g/（kg・次），单次用药者退热时间为（1.0±0.1）天，IVIG 0.4g/（kg・次）连用 5 天的退热时间为（2.2±0.5）天，使用 IVIG 并加用阿司匹林治疗的 49 例，发生冠状动脉病变 10 例，病程 7 天内使用 IVIG 的 22 例，发生冠状动脉病变 2 例，病程 7~14 天使用 IVIG 的 27 例，发生冠状动脉病变 8 例。仅使用阿司匹林治疗的 7 例，发生冠状动脉病变 3 例[53]。对 281 例 KD 患儿均使用阿司匹林 30~50mg/（kg・d）口服治疗，其中 180 例（64.1%）接受 IVIG 1g/（kg・次）×2d 治疗，101 例（35.9%）接受 2g/kg 一次性给药方案。结果：269 例首次用 IVIG 后体温减退，属初始 IVIG 治疗敏感，为敏感组（95.7%）；12 例对首次 IVIG 治疗无反应，为无反应组（4.27%）。敏感组全身 WBC 计数、中性粒细胞百分比、ESR 都明显优于 12 例 IVIG 无反应组。对 IVIG 敏感组中有 65 例发生冠状动脉并发症，包括冠状动脉扩张和冠状动脉瘤，发生率为 24.2%。在 12 例对 IVIG 无反应组中，有 9 例出现冠状动脉并发症，发生率 75%，较敏感组显著增高（$\chi^2=15.3$，$P<0.01$），其他系统临床表现包括：腹泻、腹痛、肺炎、肝功能损害、

心肌酶谱增高。敏感组 117 例，发生率 43.5%，无反应组 10 例，发生率 83.3%，差异有统计学意义（$\chi^2=7.36$，$P<0.01$）[54]。

（二）哮喘和肾病

研究认为大剂量 IVIG 为激素无效时控制喘息的治疗方法。IVIG 可很快缓解毛细支气管炎的喘憋、咳嗽等症状，提示 IVIG 有助于感染控制，减轻肺部体征，从而减少哮喘发作[55]。

研究报道，将 30 例溶血性尿毒综合征（HUS）分为普通组 14 例、冲击组 16 例，冲击组在普通治疗的基础上早期联合应用 IVIG 400mg/（kg·次）×（3~5）d 为 1 个疗程。冲击组病死率明显低于普通组，两组病死率差异有统计学意义（$P<0.05$）。其作用机制可能为：①中和毒性，消除潜在感染，提高机体免疫功能；②作用于巨噬细胞，抑制抗原递呈；③可抑制 T 细胞受体，抑制炎性因子分泌；④反馈抑制浆细胞分泌自身抗体；⑤抗独特型抗体与独特型决定簇结合，调节独特性免疫调节网络；⑥对 NK 细胞非特异性抑制及加强抑制 T 细胞免疫活性；⑦使可溶性循环免疫复合物转为不溶性，被巨噬细胞吞噬、转移，从而抑制Ⅲ型变态反应；⑧与自身抗体竞争结合靶细胞的 Fc 受体。故 IVIG 可降低 HUS 死亡率，提高治愈率，成为治疗 HUS 的重要措施之一[56]。

（三）重症肌无力

本病为一种自身免疫性疾病。患者肌神经接头处的乙酰胆碱受体（ACh receptor）数量明显减少，与肌无力和肌疲劳的程度密切相关。接头间信号传递阻滞引起肌无力；因信号传递位点减少随着反复神经刺激，发生乙酰胆碱生理性释放减少，引起肌疲劳[57]。

临床上对使用大剂量肾上腺皮质激素、环孢素、硫唑嘌呤无效的顽固性重症肌无力患者，采用 IVIG 0.4g/（kg·次）×5d 或 0.4g/（kg·次），每 6 周 1 次，治疗有效。

（四）多发性硬化

该病是一种常见的非创伤性神经性疾病。本病在脑和脊髓的白质内引起损伤。中枢神经系统髓磷脂以及产生髓磷脂的少突胶质细胞的病变导致此病的神经性症状。临床上患者表现为视力丧失，运动功能减退、易疲劳性、知觉障碍、缺乏协调能力、认知损伤和尿道功能障碍等。

大量证据表明，髓磷脂损伤是一种自身免疫反应的结果，免疫系统中的特定成分引发炎症反应，从而致使髓磷脂鞘的选择性损伤。

应用 IVIG 是现今治疗多种免疫调节性疾病的新型免疫调节药物。有作者将入院确诊的多发性硬化患者 60 例随机分为治疗组和对照组，每组 30 例。治疗组应用 IVIG 0.4mg/kg 静脉滴注 3~5 天，甲泼尼龙（500~1 000mg/d）加入 5%葡萄糖 500ml 中静脉滴注，4~6 小时滴完，连用 5 天，继之口服泼尼龙 1mg/kg 晨顿服，7~10 天后逐渐减量（每周减 10mg）至停药，维生素 B_1 100mg/d、维生素 B_{12} 500μg/d 肌内注射连续应用 2~4 周，对照组除不采用 IVIG 外，其他同治疗组相同。结果治疗组显效 23 例（75%），显著高于对照组 11 例（36.6%），$P<0.01$。结论 IVIG 是治疗多发性硬化的有效药物[58]。

（五）结缔组织病、皮肌炎等

结缔组织病（CTD）是一组自身免疫性疾病，主要包括类风湿关节炎（RA）、系统性红斑狼疮（SLE）、系统性硬化病（SSC）、干燥综合征（SS）、皮肌炎（DM）。皮肌炎属于炎症性肌病，不同炎性肌病的共同肌肉病变特征发生于肢体近端，对称的肌无力。临床观察一些患者在一定时间内不同程度地对泼尼龙敏感，也有患者对类固醇的副作用十分严重，而必须使用其他免疫抑制药物，但硫唑嘌呤、甲氨蝶呤或环孢素等也有相当大的毒性，这就促进了大剂量静脉注射免疫球蛋白的临床应用。研究认为[59]，IVIG 可抑制 C_3 对 C_5 的转化酶作用，防止 C_3bNEO 的形成；并能阻断 MAC 在肌内膜毛细血管上的形成和沉积。因此，IVIG 对血管再生和局部缺血过程的逆转有重要作用，这已从反复肌肉活检毛细血管和肌纤维直径的正常化中得以证实。IVIG 用法用量为 1g/（kg·次），每 2~4 周一次。

（六）系统性红斑狼疮

系统性红斑狼疮（SLE）是一种多发于青年女性的累及多脏器的自身免疫性的炎症性结缔组织病。其病因尚未肯定，大量研究显示遗传、内分泌、感染、免疫异常和一些环境因素与本病的发病有关。

本病治疗原则[44]：一是个别化，由于 SLE 存在多种亚群，病情轻重不一，应根据每个患者的病情和过去治疗情况制订方案；二是要权衡风险/效果比，有很多药物可以控制 SLE，但均有不同程度的毒性，必须在控制病情活动和药物毒性之间寻求最适宜的药物种类、剂量和疗程。

大剂量静脉输注免疫球蛋白是一项强有力的辅助治疗措施，适用于狼疮危象、激素或免疫抑制剂治疗无效，合并全身严重感染和 SLE 患者妊娠伴有抗磷脂抗体综合征等情况。确有救急作用，能赢得抢救时机。剂量为 0.4g/（kg·d）×（3~5）d，作用机制尚未完全清楚，可能是封闭单核巨噬细胞系统及 B 淋巴细胞，清除肾组织免疫复合物，充当活化补体成分的受体，与循环免疫复合物或感染性抗原形成不溶性免疫复合物等。

（七）习惯性、自发性流产

习惯性流产的定义是3次及以上的流产。这类患者以后分娩活婴率只有50%~60%。患者中多有免疫异常。目前尚无有效方法可提高活婴率，许多报道认为使用IVIG可预防习惯性流产。

有研究在计划受孕患者的生理周期中的卵泡期内，按0.4g/kg体重剂量注射IVIG。一旦诊断怀孕，则随即加大注射剂量，结果在18位受治疗的患者中，有14人怀孕，5位随后成功分娩，2位渡过以前的流产时期至孕后期[59]。研究选择23名患有反复自然流产（RSA）的希腊女性用常规免疫法和IVIG治疗。结果有20位妇女（86.9%）分娩出成活的婴儿，3位妇女再次流产。证实了传统免疫疗法加上IVIG治疗相结合的治疗方法，提高了仅用传统免疫治疗难以医治的女性生育能力[61]。

（八）散发性包涵体肌炎

包涵体肌炎是一种以肌细胞中有包涵体为主要病理特征的慢性肌病，分为散发性和遗传性。临床主要表现为无痛性肌乏力，近端或远端肌群均可受累。可能为自身免疫性疾病。

本病尚无特效治疗。糖皮质激素和其他免疫抑制剂疗效欠佳。近年来有研究报道静脉注射免疫球蛋白有一定疗效，但需进一步确证。IVIG 2g/（kg·次），每月1次，共6次；可阻止疾病进展，改善症状。

（九）眼瘢痕性的类天疱疮

本病用常规免疫治疗无效，用IVIG 2~3g/（kg·次），连续3天，每2~6周重复1次。4个疗程后获最大疗效。

（十）脉络膜视网膜病变

IVIG 1.2~1.6g/（kg·次），每4~8周1次，1~4年治疗有一定效果。

（十一）难治性、特异反应性皮炎

用IVIG 2g/（kg·次）×3次，治疗有一定效果。

七、溶血性疾病

（一）超级溶血综合征

超级溶血综合征是一种严重的、可能威胁生命的红细胞输血并发症（hyperhemolysis syndrome），通常发生在患有血红蛋白病的患者（镰状红细胞病患者输血时发生率1%~19%），但也可以在其他疾病患者中见到。超级溶血综合征的发生率很低却致命，如果患者输血后血红蛋白低于输血前浓度时，就应怀疑是否发生了超级溶血综合征。证据包括：间接胆红素升高、乳酸脱氢酶升高、结合珠蛋白下降、发生溶血时绝对网织红细胞计数下降（从基线浓度下降）而恢复时网织红细胞计数上升。急性高溶血性输血不良反应的诊断具有挑战性，输入抗原阴性的交叉配血相合的红细胞无法避免这种反应。对轻型患者，治疗建议避免进一步输血，但如果患者出现快速溶血和严重贫血，则可能需要输血，这种情况下建议注射IVIG和皮质类固醇（如甲泼尼龙），二者联合在抑制巨噬细胞的活性有协同作用，动物实验表明，IVIG通过抑制红细胞与白细胞的黏附来防止静脉血管闭塞，因此，IVIG可能阻断红细胞和网织红细胞与巨噬细胞的黏附，IVIG也可能通过免疫调节机制抑制活化的巨噬细胞。1项研究建议低使用剂量IVIG 400mg/（kg·d）×5d，儿童4mg/（kg·d）×2d[60-62]。

（二）自身免疫性溶血性贫血及新生儿溶血病

静脉注射免疫球蛋白对部分AIHA患者有效[63]，确诊新生儿溶血病者可采用IVIG 0.5~1.0g/kg于2~4小时静脉持续输注。必要时可12小时后重复使用1剂[64]。

八、其他可能的适应证

临床应用IVIG治疗有效的病种还有很多，如克罗恩病、慢性多发性肌炎、糖尿病自身免疫性多内分泌综合征、抗-MAGIg病、散发性包涵体肌炎（IBM）、眼瘢痕性的类天疱疮、视网膜脉络膜病、难治性\特异反应性皮炎、自身免疫性幼红细胞减少症、系统性脉管炎、多发性硬化、口眼干燥综合征、溃疡性结膜炎、Felty综合征、风湿舞蹈症、强迫症、抽动症、血友病、血管性血友病、幼年性糖尿病、巨噬细胞活化综合征、多发性运动神经病、慢性疲倦综合征、囊性纤维变、新生儿缺血缺氧性脑病、孤儿病毒、肠炎、湿疹、重型再障、纯红再障、输血后紫癜、伊文思综合征、溶血性尿毒综合征、早产儿肺透明膜病、麻疹、神经肌肉疾病、多发性神经炎、脱髓鞘病、眼炎、结膜炎、视神经炎、视网膜炎、肠炎、湿疹等，均有使用IVIG有效的报告。

（廖清奎　陈剑　廖芸）

参考文献

1. KAVERI SV，MADDUR MS，HEGDE P，et al. Intravenous immunoglobulins in immunodeficiencies：more than mere replacement therapy[J]. Clin Exp Immunol，2011，164（Suppl2）：2-5.
2. KAZATCHKINE MD，KAVERI SV. Immunomodulation of autoimmune and inflammatory diseases with intravenous immune globulin[J]. N Eng l J Med，2001，345：747-755.
3. 杨映，张传. 静脉用免疫球蛋白在儿科应用的研究进展[J]. 医学综述，2010，16（14）：2200-2203.
4. 鞠文东，黄峻，伍建辉，等. 静脉输注大剂量丙种球蛋白的临床应用[J]. 中国医学文摘内科学,2001,22(1):131-134.

5. 廖景文. 单剂量静脉注射用人血丙种球蛋白治疗新生 ABO 溶血的疗效观察[J]. 临床探讨,2013,51(13):138-140.

6. 王雪芳,刘纯义,刘文娟. 不同剂量丙种球蛋白对川崎病患儿的疗效及对冠状动脉病变的影响[J]. 当代医学,2013,19(16):81-82.

7. 丁玲. 小剂量丙种球蛋白治疗手足口病疗效观察[J]. 中外医学研究,2012,10(9):98.

8. 于永锋,初灵芝. 不同剂量静脉注射人血免疫球蛋白治疗重症手足病合并脑炎疗效分析[J]. 中华妇幼临床医学杂志(电子版),2013,9(2):209-212.

9. 廖芸,廖清奎,陈剑. 静脉注射免疫球蛋白的临床应用[J]. 中华实用儿科临床杂志,2016,31(9):713-716.

10. 杨映,张传凯. 静脉用免疫球蛋白在儿科应用的研究进展[J]. 医学综述,2010,16(14):2200-2203.

11. 李玥. 临床试验静脉注射免疫球蛋白的适宜性评价标准[J]. 药学服务与研究,2013,13(3):177-182.

12. YONG PL, BOYLE J, BALLOW M, et al. Use of intravenous immunoglobulin and adjunctive therapies in the treatment of primary immunodeficiencies: a working group report of and study by the Primary Immunodeficiency Committee of the American Academy of Allergy Asthma and Immunology[J]. Clin Immunol, 2010, 135:255-263.

13. JOLLES S, KAVERI SV, ORANGE J. Intravenous immunoglobulins: Current understanding and future directions[J]. Clin ExpImmunol, 2009, (Suppl1):68-70.

14. NOTARANGELO LD, FISCHER A, GEHA RS, et al. Primary immunodeficiencies: 2009 update[J]. J Allergy ClinImmunol, 2009, 124:1161-1178.

15. TAGAMI T, MATSUI H, FUSHIMI K, et al. Intravenous immunoglobulin use in septic shock patients after emergency laparotomy[J]. J Infect, 2015, 71(2):158-166.

16. DI ROSA R, PIETROSANTI M, LUZI G, et al. Polyclonal intravenous immunoglobulin: an important additional strategy in sepsis[J]. Eur J Intern Med, 2014, 25(6):511-516.

17. 廖清奎,潘恩谭,罗春华. 丙种球蛋白静脉输注剂在儿科临床应用 28 例[J]. 四川医学院学报,1978,10(1):68-71.

18. 宁银河. 丙种球蛋白在儿科重症感染中的应用[J]. 医药论坛杂志,2013,34(6):122-123.

19. 方润婷,谢志超,袁庆春. 静脉注射丙种球蛋白治疗儿科重症感染临床疗效观察[J]. 当代医学,2013,19(17):45-46.

20. 韩子明. 静脉注射丙种球蛋白在儿童感染性疾病中的应用[J]. 实用儿科临床杂志,2009,24(9):646-648.

21. HUANG YC, LIN TY, LIN T, et al. Errorhylazis of intrarenous inmunoglobulin and acycbvir in perinetal Varicel[J]. Eur J Padiaer, 2001, 160(2):91-94.

22. 陈莹. 丙种球蛋白静脉滴注佐治婴儿重症肺炎疗效观察[J]. 中国误诊学杂志,2008,8(1):30-33.

23. 吴凤栋,胡勇,陈坚强. 丙种球蛋白对婴幼儿重症肺炎的辅助治疗作用[J]. 现代中西医结合杂志,2012,21(4):1527-1528.

24. 陈红丽. 51 例重症肺炎患儿予丙种球蛋白治疗的临床探讨[J]. 中国医学指南,2013,29(11):401-402.

25. 吴凤栋,胡勇,陈坚强. 丙种球蛋白对婴幼儿重症肺炎的辅助治疗作用[J]. 现代中西医结合杂志,2012,21(4):1527-1528.

26. GUETA I, SHOENFELD Y, ORBACH H. Intravenous immune globulins (IVIg) treatment for organizing pneumonia in a selective IgG immune deficiency state[J]. Immunol Res, 2014, 60(2/3):165-169.

27. BAYRY J, FOURNIER EM, MADDUR MS, et al. Intravenous immunoglobulin induces proliferation and immunoglobulin synthesis from B cells of patients with common variable immunodeficiency: a mechanism underlying the beneficial effect of IVIg in primary immunodeficiencies[J]. J Auto immun, 2011, 36:9-15.

28. CHEN N, ZHOU M, DONG X, et al. Epidemiological and clinical characteristics of 99 cases of 2019 novel coronavirus pneumonia in Wuhan, China: a descriptive study[J]. The Lancet, 2020, 395(10223):507-513.

29. XU X, WU X, JIANG X, et al. Clinical findings in a group of patients infected with the 2019 novel coronavirus (SARS-Cov-2) outside of Wuhan, China: retrospective case series[J]. BMJ, 2020, 368:m606.

30. 陈实,吴娟娟,李志明,等. 新型冠状病毒肺炎 109 例临床分析[J]. 中华传染病杂志,2020(03):145-146.

31. 李丹,龙云铸,黄彭,等. 株洲地区 80 例新型冠状病毒肺炎患者临床特征分析[J]. 中国感染控制杂志,2020,19(3):227-233.

32. 张玉敏,张秀,吴丹,等. 新型冠状病毒肺炎患者的临床特征及护理[J]. 解放军医学院学报,2020,41(3):212-215.

33. 龚惠莉,黄汉平,周霞,等. 新型冠状病毒核酸转阴时间相关因素及其对预后的影响[J]. 医药导报,2020,39(6):811-814.

34. 程丽丹,江一唱,程贝,等. 某院 616 例新型冠状病毒肺炎患者用药分析[J]. 中国药业,2020,29(10):50-53.

35. 陈奋华,王清文,潘思年. 小儿巨细胞病毒性肝炎治疗的临床对照研究[J]. 医学综述. 2004,18(1):76-79.

36. 盛放,王凯旋,李小兵,等. 大剂量丙种球蛋白治疗小儿重症病毒性脑炎的疗效观察[J]. 浙江医学教育,2013. 12(1):52-53.

37. 黄烈华. 静脉注射丙种球蛋白联合利巴韦林治疗重症手足口病临床疗效分析[J]. 安徽医药,2013,17(4);668-669.

38. 李建明,林益敏,胡毅文,等. 甲基强的松和静脉注射免疫球蛋白治疗重症手足口病 178 例临床分析[J]. 药物与临床,2013,27(10):71-73.

39. 陈泽鑫. 静脉注射免疫球蛋白及地塞米松治疗重症手足口病疗效观察[J]. 当代医学,2014,20(22):120-121.

40. ROSCA EC, ROSCA O, SIMU M. Intravenous immunoglobulin treatment in a HIV-1 positive patient with Guillain-Barrésyndrome [J]. Int Immun Pharmacol, 2015, 29(2): 964-965.
41. 郑福祥, 陈林. 丙种球蛋白联合痰热清注射液治疗小儿麻疹合并肺炎疗效观察[J]. 实用预防医学, 2012, 19(9): 1370-1371.
42. 李建厂, 贾彦红, 唐慎华, 等. 个体化剂量丙种球蛋白联合地塞米松治疗儿童重症特发性血小板减少性紫癜 78 例疗效观察[J]. 中华小儿血液与肿瘤杂志, 2011, 16(4): 180-182.
43. 辛玥, 王静, 穆青. 大剂量静脉注射丙种球蛋白早期应用治疗新生儿溶血病的临床研究[J]. 天津医科大学学报, 2012, 18(3): 346-348.
44. 陈灏珠, 林果为. 实用内科学[M]. 北京: 人民卫生出版社, 2013: 2482-2777.
45. 陈勤奋. 静脉注射免疫球蛋白的临床询证应用[J]. 上海医药, 2010, 31(2): 62-65.
46. 李海峰. 静脉注射免疫球蛋白治疗吉兰-巴雷综合征的疗效与药代动力学有关[J]. 中国神经免疫学和神经病学杂志, 2010, 17(4): 301-302.
47. 詹嘉铭, 王祥慧. 静脉注射用免疫球蛋白在肾脏移植中的应用进展[J]. 上海交通大学学报医学版, 2012, 32(8): 1092-1096.
48. GODOY DA, RABINSTEIN A. Is a second cycle of immunoglobulin justified in axonal forms of Guillain-Barré syndrome [J]. Arq Neuropsiquiatr, 2015, 73(10): 848-851.
49. 王建, 郑波, 王庆松, 等. 双重滤过血浆置换与静脉注射免疫球蛋白治疗重型吉兰-巴雷综合征的疗效评价[J]. 成都医学院学报, 2016, 11(1): 69-72.
50. GAEBEL K, BLACKHOUSE G, CAMPBELL K, et al. Intravenous immunoglobulin for the treatment of chronic inflammatory demyelinating polyradiculoneuropathy: a systematic review and meta-analysis[J]. Open Med, 2010, 4(3): e154-166.
51. 杨芳, 王双, 孙志伟. 阿尔茨海球病的免疫治疗策略及研究进展[J]. 生物技术通讯, 2009, (4): 584-586.
52. DODEL RC, DU Y, DERBOYLUC. Intravenous immunoglobulims Contain antibodies against B-amyloid for the treatment of Alzheimey's disease[J]. J Neurol Neurosurg Psychiatry, 2004, 75(10): 1172-1174.
53. 张世昌. 静脉用丙种球蛋白治疗川崎病临床研究[J]. 医药论坛杂志, 2010, 31(7): 19-20.
54. 张雅媛, 钱小青, 李娟, 等. 丙种球蛋白无反应性川崎病相关因素及治疗探讨[J]. 中国免疫学杂志, 2010, 26(1): 1036-1038.
55. 黄柳一, 赖静妮, 岳智慧, 等. 白三烯调节剂及大剂量静脉用丙种球蛋白治疗儿童肾脏综合征并喘息性疾病的疗效[J]. 实用儿科临床杂志, 2010, 25(5): 347-348.
56. 王凤英, 彭韶. 静脉丙种球蛋白冲击治疗溶血尿素综合征[J]. 实用儿科临床杂志, 2006, 23(12): 1664-1665.
57. 罗伟汀. 大剂量静注免疫球蛋白对危重重症肌无力的疗效观察[J]. 当代医学, 2012, 18(19): 11-13.
58. 秦永福, 王雪芝. 静脉注射免疫球蛋白治疗多发性硬化的疗效观察[J]. 河南科技大学学报医学版, 2005, 23(4): 257-258.
59. 植自勤, 黄惠萍, 黄小静. 大剂量免疫球蛋白在封闭抗体阴性反复自然流产孕妇中的应用[J]. 广州医药, 2010, 41(3): 33-34.
60. MERRILL S A, BRODSKY R A, LANZKRON S M, et al. A case-control analysis of hyperhemolysis syndrome in adults and laboratory correlates of complement involvement[J]. Transfusion, 2019, 59(10): 3129-3139.
61. BANKS M, SHIKLE J. Hyperhemolysis syndrome in patients with sickle cell disease[J]. Arch Pathol Lab Med, 2018, 142(11): 1425-1427.
62. EBERLY AL, OSMAN DIAA, COLLINSNP, et al. Hyperhemolysis syndrome without underlying hematologic disease[J]. Case Rep Hematol, 2015: 1-3.
63. 中华医学会血液学分会红细胞疾病(贫血)学组. 自身免疫性溶血性贫血诊断与治疗中国专家共识(2017 年版)[J]. 中华血液学杂志, 2017, 38(4): 265-267.
64. 中华医学会儿科学分会新生儿学组,《中华儿科杂志》编辑委员会. 新生儿高胆红素血症诊断和治疗专家共识[J]. 中华儿科杂志, 2014, 52(10): 745-748.

第四十四章

血细胞生长因子的应用

自输血技术诞生以来，临床输血所用的血液，尤其是血细胞，主要来源于献血。随着对生物造血系统的深入研究和生物工程学的进展，人类终于可以窥探生物造血系统的奥秘，能够采用血细胞生长因子和相关药物调节血细胞生长代谢，矫正血细胞的病理状态。本章将对近半个世纪以来，这一领域的重大进展进行简要梳理。在20世纪70年代，一个全新的生物工程学分支，基因工程(genetic engineering)取得了突破性的进展，人类可以利用基因重组蛋白工程技术生产各种重组人血细胞生长因子，如重组人红细胞生成素(recombinant human erythropoietin, rHu-EPO)、重组人粒细胞集落刺激因子(recombinant human granulocyte-colony stimulating factor, rHu-G-CSF)、重组人巨核细胞血小板生成因子及相关药物等。这一技术革命与免疫学，尤其是单克隆抗体技术共同催生了生物制药产业，并且推动了输血学和血细胞生物学，特别是造血干细胞技术的发展。相信在不久的将来各种血细胞代用品也可以利用生物工程技术实现工厂化生产，并广泛应用于临床血液替代疗法。另外一个重大进展是2019年度诺贝尔生理学或医学奖授予3位发现细胞如何感应和适应氧供应的科学家：William G. Kaelin Jr.、Sir Peter J. Ratcliffe 和 Gregg L. Semenza 博士。他们开创性的工作揭示了人类和动物细胞感受氧含量的分子机制及其影响细胞代谢和生理功能的信号通路。其中低氧诱导因子(hypoxia-inducible factors, HIF)-脯氨酸羟化酶(prolyl hydroxylase, PHD)氧依赖调节通路(HIF-PHD 轴)是体内重要的氧依赖调节系统。而脯氨酸羟化酶2(prolyl hydroxylase, PHD2)是氧感知调控的重要靶点。这些生物医药科技进步极大地丰富临床诊疗手段，造福患者。为帮助读者了解这一领域现况和进展，本章首先简述血细胞发育定向分化及血细胞生长因子，然后介绍重组基因工程和血细胞生长因子及相关科技发展现状，最后以原研药和中国批准药品为主线介绍血细胞生长因子相关药品临床应用。

第一节　血细胞发育概述

这一节首先简述血细胞发育定向分化及血细胞生长因子，然后介绍人类和动物细胞感受氧含量的分子机制及其影响细胞代谢和生理功能的信号通路。

一、血细胞发育分化

血细胞发育或造血(haemopoiesis, hemopoiesis 或 hematopoiesis，源于希腊语 αίμα，“血”和“制作”)是指血细胞成分的形成发育和定向分化过程。目前广泛接受的理论是所有血细胞的成分都来自造血干细胞(haematopoietic stem cell, HSC)。对于一个健康的成年人，每天大约产生 10^{11} ~ 10^{12} 个新的血细胞以维持正常外周循环状态的稳定。这部分在本书第十一章血细胞生物学已有详述，在这里不需再重复。

血细胞发育成熟及定向分化：一个造血干细胞的成熟是它在特定的微环境内，通过改变其基因表达，从而限制了该血细胞发展方向，使其接近和成为特定的血细胞类型。每步发育都是依照一定顺序的变化使细胞更接近最终的细胞类型，并进一步限制了该细胞发展成为其他不同细胞类型的潜能。

一般认为骨髓中的造血干细胞和其他未分化血细胞的定向发育是由血细胞发育理论来解释。该理论认为集落刺激因子(colony stimulating factor, CSF)和造血微环境(haematopoietic microenvironment)等其他因素确定该细胞遵循细胞分化的某个路径。目前还有另外一种观点，随机原理(stochastic theory)，即未分化的干细胞发育为特定的血细胞类型是随机被确定的，也就是说造血的微环境可以使一些细胞存活，而另一些细胞则执行细胞凋亡程序而死亡。这样通过调节不同细胞类型发育的平衡，骨髓可以调控最终所生产的不同类型的血细胞数量[1]。图44-1为不同类型血细胞从造血干细胞发育到成熟血细胞的过程(详见本书第十一章　血细胞生物学)。

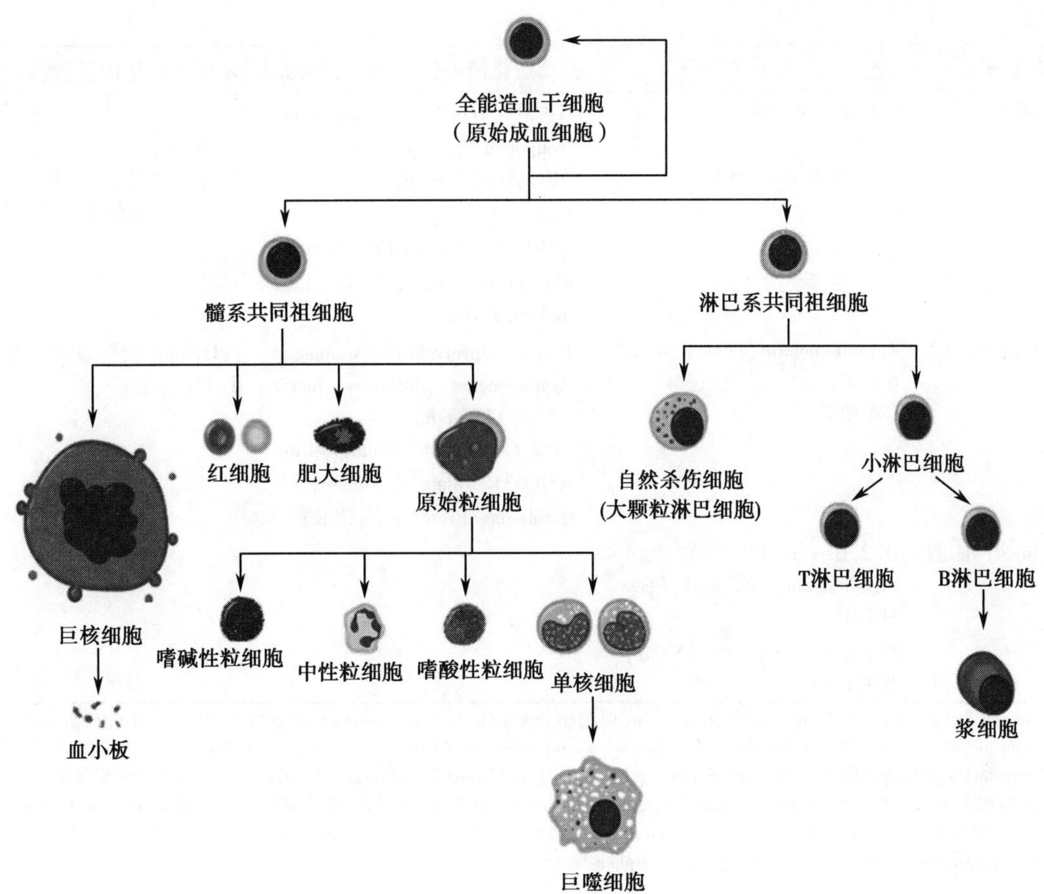

图 44-1 血细胞发育和定向分化

二、血细胞生长因子

正常人体非常精准地调控着血细胞发育定向分化,如红细胞和白细胞的生成和发生炎症时淋巴细胞的快速生成。血细胞生长因子(haematopoietic growth factors or cytokines)是机体对造血干细胞的自我再生、增殖、分化、成熟及凋亡进行调控的关键物质[2-3]。图 44-2 为部分主要血细胞生长因子,尤其是能够决定终末功能血细胞类型的细胞生长因子[4]。

红细胞生成素(erythropoietin,EPO)是第一个被发现、确证的造血生长因子[5],随后人粒细胞刺激因子,又称集落刺激因子(colony-stimulating factors,CSFs)和血小板生成素(thrombopoietin,TPO)又先后被发现,并得到确证。血细胞发育及其生长因子已成为研究热点领域。现将目前取得广泛共识的血细胞发育相关的细胞生长因子研究结果总结如下,重点是已在产业化和临床应用上取得成功的血细胞因子,见表 44-1。

表 44-1 血细胞发育相关的细胞生长因子

血细胞发育	细胞生长因子	已产业化因子(原研药,研发者)	中国产业化因子(首研药,研发者)
血液干细胞系列	SCF IL-2,IL-3,IL-6,IL-7,IL-11	SCF (Stemgen/Ancestim,Amgen/Biovitrium)	
髓样系共同祖细胞(CMP)	SCF IL-1,IL-3,IL-6 GM-CSF		
红细胞系列	SCF EPO IL-3 GM-CSF	EPO(rHu-Epoietin-α/Epogen®/Procrit®/Eprex®,Amgen/JNJ;PEG-Epoietin-α/Aaranesp®,Amgen;rHu-Epoietin-β/Epogin/NeoRecormon®日本中外制药/Roche; PEG-rHu-Epoietin-β/Mircera®,Roche)	EPO(红细胞生成素,多家)

续表

血细胞发育	细胞生长因子	已产业化因子(原研药,研发者)	中国产业化因子(首研药,研发者)
白(粒)细胞系列	G-CSF,GM-CSF, M-CSF, IL-3,IL-6,IL-5,SCF	G-CSF(rHu-G-CSF/filgrastim/Neupogen®,Amgen; PEG-rHuG-CSF/SD01/Neulasta®,Amgen) GM-CSF(rHu-GM-CSF/Sargramostim/Leukine®,拜耳公司 molgramostim)	G-CSF(重组人粒细胞集落刺激因子,多家;聚乙二醇化重组人粒细胞集落刺激因子);GM-CSF(重组人粒细胞巨噬细胞集落刺激因子,多家)
巨核细胞(血小板)系列	Thrombopoietin/TPO,IL-11,IL-6,SCF, GM-CSF	IL-11 [Oprelvekin®/Neumega/Adipogenesis inhibitory factor (AGIF),Wyeth] TPO/cMpl 受体(Romiplostim/AMG531/Nplate®,Amgen;Eltrombopag/Promacta®,GSK)	TPO(特比澳®,沈阳三生) IL-11(多家)
淋巴系共同祖细胞(CLP)	IL-2,IL-7,IL-12 FLT-3 ligand,TNF-α,TGFβ, SDF-1		
淋巴细胞系列	SDF-1,FLT-3 ligand,TNF-α, TGFβ		

注:SCF,stem cell factor(造血干细胞因子);IL,interleukin(白细胞介素);EPO,erythropoietin(红细胞生成素);GM-CSF,granulocyte macrophage-colony stimulating factor(粒细胞巨噬细胞集落刺激因子);M-CSF,macrophage-colony stimulating factor(巨噬细胞集落刺激因子);G-CSF,granulocyte-colony stimulating factor(粒细胞刺激因子);TPO,thrombopoietin(血小板生成素);AGIF,adipogenesis inhibitory factor(白细胞介素-11);SDF-1,stromal cell-derived factor-1(髓基质细胞刺激因子);FLT-3 ligand,FMS-like tyrosine kinase 3 ligand(FMS 样酪氨酸激酶-3-配体) or STK-1 ligand;TNF-α,tumour necrosis factor-alpha(肿瘤坏死因子-α);TGFβ,transforming growth factor β(转化生长因子-β);Stemgen/Ancestim 由美国 Amgen Inc 在 1998 研发成功,并于 2008 年 12 月出售给瑞典公司 Biovitrium(now Swedish Orphan Biovitrum)。

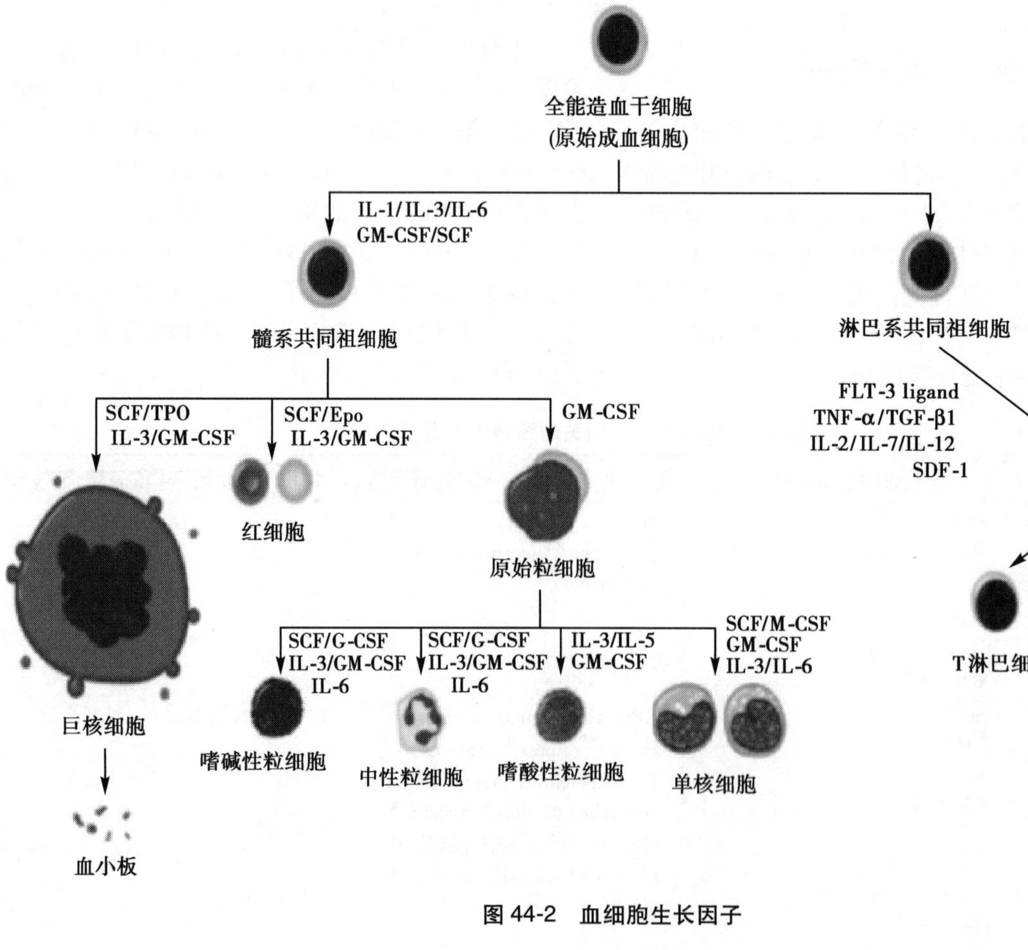

图 44-2 血细胞生长因子

三、细胞缺氧诱导分子机制及其调节通路

氧是机体进行新陈代谢的必需物质。缺氧(hypoxia)对细胞和机体是一种强烈的应激,随着缺氧严重程度和持续时间的增加,最终都会引起细胞的代谢和功能障碍,甚至死亡。细胞为了对抗这种缺氧反应,可以通过氧感受器和相关信号转导系统的特异地调节,其关键节点包括基因、蛋白和血细胞,特别是血红蛋白和红细胞,来适应低氧[6]。2019 年 10 月 7 日,William G. KaelinJr.、SirPeter J Ratcliffe 和 Gregg L. Semenza 因发现细胞如何感应和适应氧气供应而获得 2019 年诺贝尔生理学或医学奖。3 位学者的工作开创性地揭示了人类和动物细胞感受氧含量的分子机制及其影响细胞代谢和生理功能的信号通路。

(一)缺氧诱导因子

近些年的研究提示 HIF-1 可能是这种内源性保护机制的中心环节。HIF-1 是由分子量为 120kD 的 HIF-1α 和分子量为 91~94kD 的 HIF-1β 或称芳香烃受体核转位蛋白(arylhydrocarbon receptor nuclear translocator,ARNT)2 种亚基组成的异源二聚体[7],其中 HIF-1α 是哺乳动物维持氧平衡最主要的调节因子。低氧可以增加 HIF-1 的稳定性,促进 HIF-1 与低氧反应元件(hypoxia response element,HRE)的结合,从而诱导低氧靶基因的激活。此外,HIF 通路和其他信号通路间也存在交叉调节,形成了细胞低氧应答的特异性和多样性。

近些年来,低氧研究主要集中在 HIF-1α 介导的基因转录调控方面。HIF-α 亚基包括 HIF-1α,HIF-2α 和 HIF-3α,这 3 种 HIF-α 的亚型都由氧来调节其蛋白的稳定性,在低氧条件下可以与 HIF-1β 结合调节靶基因的转录。HIF-1α 和 HIF-2α 在结构上有 48%的氨基酸序列是相同的,能识别同样的 DNA 结合区,但各自又有独特的生物学效应。有研究表明,HIF-1α 与急性低氧反应有关,HIF-2α 则参与长期慢性的低氧反应[8]。HIF-3α 不诱导激活 HIF 的靶基因,大鼠 HIF-3α 有 1 个仅包含 bHLH 和 PAS 区的 IPAS 蛋白(inhibitory PAS domain protein),IPAS 对 HIF 调节的基因表达可能起负反馈抑制作用,IPAS 可以和 HIF-1α 结合形成没有功能的二聚体,这个二聚体在细胞核内不能与靶基因的低氧反应元件结合,形成了 1 种细胞特异或环境特异的应对低氧的机制[9]。

HIF-1α 位于细胞质中,在常氧下极易降解,半衰期不足 5 分钟;但在低氧下 HIF-1α 稳定性和转录活性都显著增加,其主要有 2 条氧依赖的途径调节 HIF-1α 蛋白稳定性和转录活性:

1. 缺氧诱导因子 1α 抑制蛋白(factor inhibiting HIF-1α) 一种氧依赖性酶,可将 HIF-1αC 末端反式激活结构域内 803 位的天冬氨酸残基羟基化,阻止 HIF-1α 与转录辅助激活因子 CBP(CREB-bindingprotein)/p300 结合,从而抑制 HIF-1α 的转录激活功能[10]。

2. 脯氨酸羟化酶(prolyl hydroxylase,PHDs) 氧依赖性酶可以使 HIF-1α 的 564 位(HIF-2α 的 531 位)和 402 位的脯氨酸残基被羟基化,然后肿瘤抑制蛋白(von Hippel-Lindauprotein,pVHL)与 HIF-1α 亚基的 ODDD 结合,募集多种泛素蛋白,共同组成泛素连接蛋白酶复合体,使 HIF-1α 亚基泛素化,并经泛素连接蛋白酶复合体途径降解[11]。不同组织中 PHDs 的表达不同,与不同 HIF 蛋白的亲和力也不尽相同,这可能导致了低氧应答的多样性。HIF-PHD 轴是体内重要的氧依赖调节系统。

(二)缺氧诱导因子在不同疾病中的作用

HIF-1 通过激活靶基因的转录,在低氧相关的生理状态和病理过程中发挥作用,目前已知有 70 多种基因受 HIF-1 调节[12]。

1. HIF-1 在缺血诱导的血管生成中的作用 HIF-1 的活性对于组织缺血后的恢复是十分必要的。HIF-1 可以上调与血管系统相关蛋白的基因表达,如促进血管生成的 VEGF 及其受体;使血管收缩的物质,如诱导型一氧化氮合酶(induciblenitricoxidesynthase,iNOS)、内皮素-1(Endothelin-1,ET-1)和血红素氧化酶 1(hemeoxygenase-1,HO-1)等来增加血流,降低缺血损伤。很多研究结果表明,HIFα 尤其是 HIF-1α 在缺血组织中介导促血管生成的作用。此外,在胚胎发育中,HIF-1 对胚胎血管系统的建立和发育也至关重要[13]。

2. HIF-1 在缺血后细胞代谢中的作用 动脉粥样硬化疾病中,心脏、脑和肌肉这些组织都可能处于缺血状态,HIF-1 的激活对它们适应缺血起关键作用。HIF-1 参与重建细胞代谢途径来实现对心脏和脑组织的保护。研究结果表明,HIF-1 依赖的代谢通路的转换,能促进细胞在低氧下存活,而且 HIF-1 将葡萄糖代谢转换成 RNA 和 DNA 合成所需的一个步骤,这对于低氧肿瘤细胞的存活和生长可能有重要意义。

3. HIF-1 在癌症发生中的作用 肿瘤细胞的快速增殖导致血液供应不足使肿瘤细胞经常处于低氧环境,所以肿瘤组织中 HIF 通常高表达。此外还有一些非低氧依赖激活 HIF 的途径,比如在肾癌细胞中 VHL 的突变,在结肠癌中 Wnt 通路的突变导致 HIF 稳定性的提高。研究显示,HIF 调节的不同靶基因在多种肿

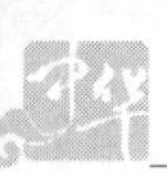

瘤的发生发展过程都有关键作用，包括增殖（Myc 家族、IGF 家族）、血管生长［血管内皮生长因子（vascular endothelial growth factor，VEGF）、EPO］、凋亡/自噬（BNIP3、NIX）、代谢（PDK1、LDHA）、DNA 损伤（GADD45A）、胞内基质重构（MMP1、LOX）、细胞迁移和逃逸（CXCR4）[14]。

4. HIF-1 在机体系统性低氧中的作用　除了上述病理状态下的低氧或缺氧，HIF-α 在机体的生理低氧状态中也发挥重要作用，如进入高原或者剧烈运动后，造血器官通过增加红细胞数目来提高血液的携氧能力，而这个过程是由 HIF-α 的靶基因 EPO 所介导的[15-16]。人和小鼠上的研究表明，成年个体 EPO 水平和造血能力受 PHD-2/VHL/HIF-2α 通路调节。

（三）脯氨酸羟化酶氧依赖调节通路

HIF 是一类 α/β 异二聚体蛋白，HIF-α 是 HIF 的调节亚基，受细胞内氧浓度控制，包括 HIF-1α、HIF-2α 和 HIF-3α 三种亚型；HIF-β 是结构性亚基，不受氧浓度影响。HIF 调控包括 EPO、VEGF 以及糖酵解酶等多种相关基因的转录，这些基因的表达与糖代谢、pH 调节过程，以及贫血、炎症等疾病密切相关[17]。3 种 HIF-α 亚型都包括氧依赖降解结构域（ODD）和 N-端反转录激活结构域（N-TAD），ODD 对常氧条件下 HIF-α 亚基的稳定和活性起关键作用[18]。HIF-1α 与 HIF-2α 的不同之处主要集中在 N-TAD，决定了两者各自的特异性基因，如 HIF-1α 参与糖代谢通路，HIF-1α 基因敲除的胚胎小鼠会因严重的心血管缺陷死亡，而 HIF-2α 是低氧应答过程的主要介导者，负责调节肾脏 EPO 的合成和铁离子代谢，以及调节肿瘤生长、细胞周期与干细胞多能性维持等[19-20]。HIF-1α 被抑制时，HIF-2α 的量会增加，转录功能增强，因此 HIF-1α 和 HIF-2α 的功能各异又相互补充。HIF-3α 研究相对较少，目前被认为是 HIF 转录调控系统的负调节因子。

脯氨酸羟化酶（PHD）是非血红素铁（Ⅱ）依赖的酶，包括 PHD1、PHD2 和 PHD3 三种亚型。在氧气、铁以及 α-酮戊二酸（α-ketoglutaricacid，2-OG）的存在下，可实现多种底物的羟基化，包括 HIF-1α、HIF-2α、HIF-3α、NF-κB、激活转录因子等。常氧下，PHD 可以识别 HIF-α 的脯氨酸残基（HIF-1α：Pro402 和 Pro564，HIF-2α：Pro405 和 Pro531），使之羟基化，经 VHL 蛋白介导，泛素化后被蛋白酶降解。

缺氧条件下，PHD 羟基化活性下降，阻碍了 HIF-α 的降解，HIF-α 稳定表达、积累并转入细胞核与 HIF-β 形成二聚体，结合转录活化因子 CBP/p300 以及缺氧反应元件（HRE）后启动基因的表达，从而激活下游靶基因，改善贫血、局部组织缺血等乏氧相关的疾病（图 44-3）。

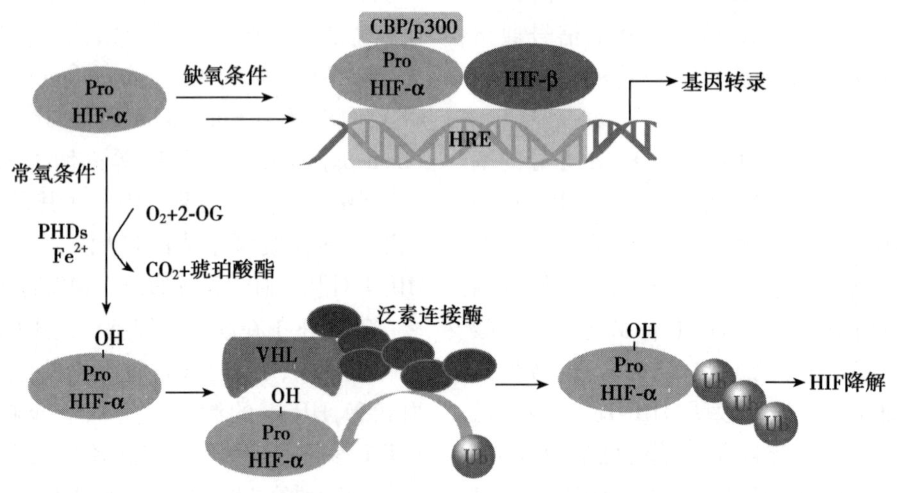

图 44-3　缺氧诱导因子 α（HIF-α）调节过程示意图[21]

常氧下，脯氨酰羟化酶（PHD）以 O_2、Fe^{2+}、α-酮戊二酸（2-OG）为底物，使 HIF-α 的脯氨酸羟基化，羟化后的 HIF-α 经 VHL 蛋白介导，被泛素化后降解；缺氧时 PHD 羟基化活性下降，HIF-α 稳定表达并转入细胞核，与 HIF-β、转录活化因子 CBP/p300 以及缺氧反应元件（HRE）结合，启动基因表达。

PHD 是调控 HIF-1 的关键分子，其中 PHD2 是氧感知调控的重要靶点，其小分子抑制剂罗沙司他胶囊（Roxadustat）已在中国首次批准上市，用于治疗正在接受透析治疗的患者因慢性肾脏病（CKD）引起的贫血。

第二节　血细胞生长因子相关生物医药科技发展

近半个世纪以来，本领域的重大科技进展表现在生物造血系统研究和生物工程学方面。基因工程和抗体技术的突破性进展极大地促进了血细胞生长因子和受体及其信号通路体系的科学技术研究，并在相应的学科，如血液病、输血学甚至肾脏病和肿瘤学，取得了巨大的进展，推进了血细胞生长因子及相关药物研发，填补了许多临床治疗方法的空白。近些年，关于人类和动物细胞感受氧含量的分子机制及其影响细胞代谢和生理功能的研究取得了重大突破。低氧诱导因子-脯氨酸羟化酶氧依赖调节通路（HIF-PHD 轴）是体内重要的氧依赖调节系统，而其中 PHD2 是氧感知调控的重要靶点。在这一节，我们简要总结这些方面科学技术和相关产品的研究进展。

一、生物工程技术发展

基因工程，又称基因修饰（genetic modification）和 DNA 重组技术（recombinant DNA techniques），是以分子遗传学为理论基础，以分子生物学、微生物学和细胞生物学等现代生物技术为手段，按预先设计的蓝图用人为的方法将所需要的某一供体生物的遗传物质——目标 DNA 分子提取出来，在离体条件下用适当的工具酶进行修饰后，把它与作为载体的 DNA 分子连接起来，然后与载体一起导入某一让其更易生长繁殖的新宿主细胞中，实现遗传物质的重新组合，并使目的基因在新的转基因生物（转基因工程菌或细胞或其他生物，如转基因鼠）内进行复制和表达，以改变生物原有的遗传特性，获得新品种，生产新产品，特别是药物、生物药或蛋白药。

目前开发的宿主细胞生产体系包括细菌，如大肠杆菌（*E. coli*）、真菌/酵母菌（yeast）、昆虫细胞（insect cells）、植物细胞（plants）、哺乳类细胞（mammalian cells）如中国仓鼠卵巢细胞（chinese hamster overy cell，CHO cell），转基因动物（transgenic animals）。其中细菌，如大肠杆菌、真菌/酵母菌、CHO 细胞生产体系较成熟，有众多生物药产品产出，见表 44-2。

表 44-2　重组哺乳类蛋白载体体系

	糖基化	生产周期	规模化产能	生产成本	产品质量	污染风险	血细胞因子代表产品
细菌（eg. *E. coli*）	无	短	高	低	低	内毒素（endotoxins）	Filgrastim/Neupogen®，SCF/Ancestim®
真菌/酵母菌	不正确	中	高	中	中	低风险	Sargramostim/Leukine®
昆虫细胞	不正确	中	高	中	中	低风险	
植物细胞	有不同	长	高	中	低	低风险但环境污染	
哺乳类细胞（eg. CHO）	正确	长	低	很高	高	动物病毒	Epogen®
转基因动物	正确	很长	低	很高	高	动物病毒	

20 世纪 80 年代基因重组生物技术的飞速发展及其在实验血液学和临床输血学的广泛渗透，促使血细胞生长因子生物工程取得了突破，血细胞生长因子的克隆、重组生产进入一个崭新的时代，rHu-EPO、rHu-G-CSF 和重组人粒细胞巨噬细胞刺激因子（recombinant human granulocyte-macrophage colony-stimulating factor，rHu-GM-CSF）、重组人血小板生成素（recombinant human thrombopoietin，rHu-TPO）等重组蛋白产品相继问世，进入工业化生产和广泛临床应用。许多重组人血细胞生长因子的问世填补了临床治疗空白，极大地延长患者的生命和改善了患者的生命质量。

在第一代生物技术药物（重组药物的一级结构与天然药物完全一致）成功基础上，第二代生物技术药物应用蛋白质工程技术创造出来天然不存在的新型重组蛋白药物。如聚乙二醇化重组血细胞生长因子已广泛地应用于临床。

二、生物药物相关药政监管发展

目前血细胞生长因子药物的研发主要是通过两条药政注册途径实现的，新药和生物类似药（biosimilars）。重组血细胞生长因子是生物药，它以生物体内的有效物质（特别是蛋白质）为模板，利用生物工程方法生产主要用于治疗的生物制品。其生产源于特定细胞株，其监管分类不同于化学药品，多以特定工程细胞株/菌株甚至生产线界定，因此非原创性新药注册应运而生[22]。

生物类似药注册则要求在可比性、相似性和互换性等方面与参比品相似。生物类似药品和参比品应具有相同的用药途径和适应证。

不同于化学小分子药品，生物大分子药品的质量、安全和疗效等药学和临床特性与其生产的特定工程细胞株/菌株系甚至生产线相关，因此，在目前阶段其生产

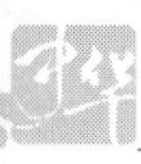

厂家和商标名对临床应用和监管具有一定的意义。

三、主要血细胞生长因子相关生物医药发展

基因重组及蛋白质工程技术的发展是在解决重大而临床迫切需求的过程中取得的。美国安进公司(Amgen Inc)于1989年成功地研发了世界第一个重组血细胞因子(rHu-Epo)。安进公司继而研发成功了其他血细胞生长因子类产品，如rHuG-CSF、血小板生成素肽类刺激剂、Nplate®和造血干细胞刺激因子(SCF)，极大地促进生物制药产业研发和临床应用。

(一) 重组人红细胞刺激因子及相关药物

重组人红细胞刺激因子(erythropoiesis-stimulating agents，ESA)包括重组人红细胞生成素和聚乙二醇化重组人红细胞生成素、重组人红细胞生成素-β和聚乙二醇化重组人红细胞生成素-β和其他重组人红细胞刺激因子及其生物类似药。与其相关的药物还有聚乙二醇肽和脯氨酸羟化酶(HIF-PHD)抑制剂。

1. 重组人红细胞生成素和聚乙二醇化重组人红细胞生成素　人红细胞生成素(EPO)主要由成人肾脏内侧皮质、外侧髓质近曲小管间质或胎儿肝细胞分泌，于1977年被Kung和Goldwasser纯化成功。成熟的EPO是一种含唾液酸的酸性糖蛋白，分子质量为30.4kD，核心是由165个氨基酸组成的多肽链。该多肽链有3个N-糖基化位点，分别为天冬酰胺基(Asn)24、Asn 28以及Asn 83号位点，还有1个O-糖基化位点丝氨酸126。唾液酸在维持EPO分子的酸性、阻断细胞表面半乳糖受体结合、防止EPO失活等方面起重要作用。EPO的主要生理功能是调节红细胞的生成。生理情况下，体内EPO水平维持恒定。当机体出现贫血或其他引起肾脏氧供减少的情况时，EPO分泌将会增加，刺激红细胞生成。HIF-1(转录因子复合物)是诱导*EPO*基因转录进而调控EPO表达最主要的调节因子[5]。

EPO是与位于骨髓红系祖细胞表面的特异性EPO受体结合而发挥生物学效应的。EPO生物学效应的发挥依赖EPO与其受体结合后诱导的JAK-2磷酸化，磷酸化的JAK-2通过JAK2/STAT5、PI3K-AKT、NF-κB等通路进一步激活，进而调节红细胞的生成。

近来研究发现，EPO受体除存在于骨髓红系祖细胞外，在其他细胞如血管内皮细胞、星形胶质细胞、神经元、心肌细胞、视网膜细胞、肾脏及乳腺上皮细胞等亦可见其表达，这提示EPO对造血系统以外的组织可能具有特异的生物学功能，如促血管生成作用、抗凋亡作用、抗炎作用等。目前认为，EPO是1种多器官、多系统的保护因子，具有保护神经、心脏、肾脏、视网膜等多种潜在的器官保护功能。

研究发现，EPO受体在许多肿瘤细胞都有表达，如肝癌细胞、乳腺癌细胞、胰腺癌细胞、胃癌细胞、卵巢癌细胞、肾癌细胞、膀胱癌细胞、前列腺癌细胞等。EPO和肿瘤细胞表面的EPO受体结合后，能否启动信号转导、促进肿瘤细胞增殖、增强肿瘤细胞的迁移及侵袭能力、抑制肿瘤细胞的凋亡等问题目前仍存在较大争议。此外，EPO能否增强肿瘤细胞对放疗、化疗的敏感性仍有待进一步研究[23-25]。

美国安进公司在其他研究基础上进行重组人红细胞生成素(rHu-epoetin-α，rHuEpo-α)研究。1985年安进公司科学家林福坤博士(FK Lin PhD)应用基因重组技术在CHO细胞中插入人*EPO*基因，最后利用该CHO细胞表达体系获得重组人红细胞生成素(rHuEpo-α，rHuEpo-alfa，Epo)[26]。1987年美国西北肾脏病中心临床试验证实重组人红细胞生成素可以矫正晚期肾衰患者贫血[27]。1989年安进公司的第一个基因重组药物rHuEpo-α(汉译名为阿法依泊汀)获得美国食品药品监督管理局(FDA)的批准，商标名为Epogen®，适应证为慢性肾功能不全引起的贫血和HIV感染导致的贫血。经随后的临床试验研究，该药品的适应证陆续增加有恶性肿瘤或化疗导致的贫血、失血后贫血等。而在1985年，美国强生公司(Johnson & Johnson)通过商业合作协议取得安进公司重组人红细胞生成素除透析及晚期肾衰患者贫血以外的美国市场和除日本与中国以外的国际市场的开发生产销售权。在美国市场，重组人红细胞生成素由安进公司贴牌生产，以Procrit®商标名由强生公司子公司Ortho Biotech进行除透析及晚期肾衰患者贫血以外的市场销售；在国际市场，由安进公司授权，强生公司子公司Janssen-Cilag以Eprex®为商标名开发生产销售重组人红细胞生成素。

安进公司在其Epogen®成功的基础上，继续研究开发第二代重组人红细胞生成素，新产品聚乙二醇化重组人红细胞生成素(darbepoetin-α)。该产品于2001年得到FDA的批准，商品名为Aranesp®(阿法达贝泊汀)，并于2002年初正式上市。Aranesp®是1种“聚乙二醇化”的rHuEpo-α，即将rHuEpo-α的N-糖链由3个延长至5个，唾液酸和氨基酸残基也因此增多。聚乙二醇化重组人红细胞生成素(darbepoetin-α)的半衰期延长至rHuEpo-α在体内作用时间的3倍。聚乙二醇化重组人红细胞生成素的成功示范引领生物药长效制剂的开发战略。

2. 重组人红细胞生成素-β和聚乙二醇化重组人

红细胞生成素-β　重组人红细胞生成素-β（rHu-epoetin-beta，rHuEpo-β）是日本中外制药公司（于2001年被瑞士罗氏公司Hoffmann La Roche收购）推出的重组人红细胞生成素（汉译名为倍他依泊汀），商品名为Epogin®（日本中外制药公司）/NeoRecormon®（Roche），中国商标名罗可曼。同美国安进公司的Epogen®（rHuEpo-α）一样，NeoRecormon®是由CHO细胞表达体系获得重组人红细胞生成素。对rHuEpo-α和rHuEpo-β进行的比较实验发现，rHuEpo-α和rHuEpo-β属异构体，在组成和效能方面都存在一定差异。等点聚焦实验发现rHuEpo-α具有5个特异性组件，而rHuEpo-β的特异性组件则在rHuEpo-α的基础上增加1~2个。采用体内生物测定方法对EPO含量进行测定，结果显示，rHuEpo-β的EPO所占比例更高，而体外生物测定或免疫测定结果则显示rHuEpo-α和rHuEpo-β的EPO所占比例无明显差别。

瑞士罗氏制药有限公司继安进公司之后研发长效重组人红细胞生成素-β（PEG-rHuEpo-β），并于2007年11月上市，商品名为Mircera®（聚乙二醇倍他依泊汀），其本质为聚乙二醇化的rHuEpo-β，通过聚乙二醇修饰的rHuEpo-β延长了药物作用时间。

3. 其他重组人红细胞刺激因子及其生物类似药　重组人红细胞生成素Epogen®和Aranesp®的研究开发在临床和商业领域取得了巨大的成功。临床上内生（或“虚拟”）血液替代疗法和肿瘤化疗支持疗法的巨大需求，推动着重组人红细胞生成素的后续开发。糖基化是人红细胞生成素等发挥生物学效应所必须的。糖基化这个翻译后过程受细胞类型和培养环境影响。重组人红细胞生成素具有多种高糖基化的形态，因而衍生出alpha、β、delta和omega等亚型新药。

目前在国际市场上注册销售的重组人红细胞生成素类生物类似药品都是基于rHu-Epo-α（Epogen®/Procrit®）研发而来的（表44-3）。由于每个生物药品都是不同的，临床医师在更换生物类似药品时应仔细分析所有相关资料。

表44-3　重组人红细胞刺激因子及其主要生物类似药

通用名（Ethic Name）	商标名（Brand Name）	研发者/生产销售商	研发阶段
		原　研　药	
epoetin alfa	Epogen	Amgen/Amgen	美国肾衰市场生产销售
	Procrit	Amgen生产/Johnson and Johnson	美国肾衰以外市场销售
	Eprex/Erypo	Amgen/Janssen-Cilag，JNJ	Amgen授权Janssen-Cilag，JNJ在美国以外生产销售（德国为Erypo）
	ESPO®/利血宝®	Amgen授权Kyowa Hakko Kirin生产；销售市场：日本、中国	Amgen授权Kyowa Hakko Kirin生产，销售市场：日本，中国
Darbepoetin alfa	Aranesp®	Amgen	全球生产销售
	NESP®/Aranesp®	Amgen/Kyowa Hakko Kirin生产销售	Amgen授权Kyowa Hakko Kirin生产，销售市场：NESP®包括Japan，Korea，Singapore，Taiwan，Thailand，Malaysia；Aranesp®，包括Hong Kong，Macau
		其　他　新　药	
epoetin beta	Epogin	日本中外制药（Roche）	中国销售2013
	NeoRecormon，Recormon罗可曼	Hoffmann-La Roche	全球生产销售
PEG-epoetin beta	Mircera甲氧聚二醇重组人红细胞生成素注射液	Hoffmann-La Roche	Approved in USA，2007 中国销售2018
epoetin alfa	EPIAO	沈阳三生制药股份有限公司，中国	中国销售1998
	Espogen	LG lifesciences South Kerea	中国销售2014
	Epocept	Lupin Pharmaceuticals，India	

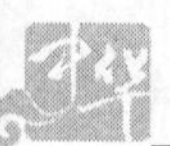

续表

通用名 (Ethic Name)	商标名 (Brand Name)	研发者/生产销售商	研发阶段
epoetin alfa	Nanokine	Nanogen Pharmaceutical biotechnology, Vietnam	
epoetin delta	DYNEPO®*	Shire Plc, USA	Dynepo's first development steps were performed by HMR and Aventis. Aventis obtained the license in Europe in 2002
epoetin omega	Epomax		
epoetin zeta	Retacrit	Hospira, USA	Approved in December 2007 in Europe; Submitted for approval in the US in December 2014
	Silapo	StadaR & D, Germany	Approved in December 2007 in Europe for anaemia, cancer and chronic kidney failure
EPOETIN ALFA-EPBX 依泊汀 α-EPBX	RETACRIT	HOSPIRA INC	2018 年美国上市销售
Luspatercept	Reblozyl	Acceleron, Celgene	It was first approved for use in the United States in November 2019 for the treatment of anemia in patients with beta thalassemia who require regular blood transfusions
		生物类似药	
Biosimilar-Epo-α	Epoetin alfa Hexal	Hexal, Germany	Authorized in the European Union in August 2007 for anaemia, cancer and chronic kidney failure
	Abseamed	Medice Arzneimittel Pütter, Germany	Authorized in the European Union in August 2007 for anaemia, cancer and chronic kidney failure
	Binocrit	Sandoz, Austria	Marketed in the European Union in August 2007 for anaemia and chronic kidney failure
	Erypro Safe	Biocon, India*	Prefilled syringes marketed in India following 2008 launch
	Epotin	Claris Lifesciences, India*	'Similar biologic' marketed in India
	Epofer	Emcure, India*	'Similar biologic' marketed in India
	Ceriton	Ranbaxy, India*	'Similar biologic' marketed in India
	Relipoietin	Reliance Life Sciences, India*	'Similar biologic' marketed in India, following 2008 launch
	Wepox	Wockhardt, India*	'Similar biologic' marketed in India, following 2001 launch
Biosimilar	Epofit/Erykine	Intas Pharmaceuticals, India*	'Similar biologic' marketed in India, following 2005 launch

Sources: MikhailA, 2013, GaBI Online 2011, drugfuture[22]。

注: * DYNEPO® 在体育界备受关注,因为与人红细胞生成素极为相似,常规尿检无法监测(http://noblood.org/forum/content/179-erythropoietin--28epo-29,2015-07-28)。

4. 聚乙二醇肽　聚乙二醇肽(Hematide,peginesatide,商标名 OMONTYS®)是由美国生物制药公司 AffymaxInc 和日本武田药品工业公司(Takeda Pharmaceutical Company)合作研发的一种化学合成的聚乙二醇肽类红细胞生成刺激因子,可以结合和激活 EPO 受体,因此同红细胞生成刺激药物一样起治疗作用。该药于 2012 年 3 月 27 日通过美国 FDA 批准用于治疗接受透析的慢性肾脏病(chronic kidney disease,CKD)患者贫血,但于 2013 年 2 月 25 日开发商因致命性过敏反应(fatal anaphylaxis)召回该药品[28]。

5. 脯氨酸羟化酶抑制剂　脯氨酸羟化酶 PHD 是调控 HIF-1 的关键分子,通过催化 HIF 的脯氨酸残基发生羟基化反应介导其降解,是全过程的限速酶。

HIF 是一种在低氧条件下被激活的转录因子,是细胞参与低氧应答的主要介质,其在生物体内的水平主要取决于自身的降解速度。PHD 是 HIF 降解反应的限速酶,可羟基化 HIF-α 的脯氨酸残基与 E3 泛素连接酶结合,继而被蛋白酶体降解,这就是低氧诱导因子-脯氨酸羟化酶(HIF-PHD)氧传感途径,亦称 HIF-PHD 轴。在低氧条件下,HIF 能够激活一系列低氧相关基因,使细胞和组织适应低氧应激环境。

PHD 被称为“氧传感器”[29],因为其活性严格依赖于氧浓度。PHD 是 Fe^{2+}、2-OG 依赖的双加氧酶超家族成员,依赖于分子氧、Fe^{2+} 和 2-OG 来催化靶蛋白羟化;各亚型 PHD 的 C 端催化区高度同源,N 端则明显不同,致其均具有催化 HIF-α 特定脯氨酸残基羟化的活性,但在亚细胞定位、底物选择、组织分布等方面存在显著差异[30]。

目前已知的 PHD 主要有 4 种亚型:PHD1、PHD2、PHD3 和 PHD4。这 4 种亚型 PHD 的功能是不同的,这主要取决于它们在细胞内定位、是否低氧可诱导及其生化特性。在低氧条件或者 PHD 抑制剂(PHD inhibitor,PHI)存在时,PHD 催化活性减弱而引起 HIF-α 稳定表达,可改善贫血,治疗组织缺血及组织损伤等疾病[31],见表 44-4。

表 44-4　脯氨酸羟化酶(PHD)4 种亚型在细胞中的部位及功能

亚型	分子量	细胞部位	功能
PHD1	44kD	只存在于细胞核中	
PHD2	46kD	主要存在于细胞质中	将其基因完全敲除后可致胚胎死亡,选择性基因敲除后动物可表现为 EPO 与 VEGF 表达增加、血管生成增多以及红细胞生成增多等
PHD3	27. 3kD	则在细胞核与细胞质中均存在	
PHD4		位于细胞内质网膜,活性位点在细胞管腔	PHD4 的报道很少,过表达可通过上调 TGF-α 表达水平来抑制血管生成

HIF-PHD 轴是体内重要的氧依赖调节系统,大量研究表明,它们与低氧情况下机体的适应性反应有密切关系。机体缺氧或某些药物可通过调节 HIF-PHD 轴起到上调 EPO 基因表达、促进肠道对铁的摄取、下调铁调素、促进造血干细胞分化等作用来纠正贫血,且这些过程不受炎症反应等的影响,故 HIF-PHD 轴极有可能成为低氧性疾病治疗的新靶点,见图 44-4。

现已证实,PHD2 是 HIF-1α 最重要的调控因子。此外,研究发现 PHD2 在多种肿瘤细胞系或肿瘤组织中表达缺失,提示其可能具有抑癌作用。目前已发现 PHD2 与肿瘤血管生成密切相关,且已证实肿瘤细胞能量代谢的改变早于肿瘤血管生成。

2018 年 12 月,中国国家药品监督管理局(NMPA)通过优先审评审批程序批准了口服 PHD2 小分子抑制剂罗沙司他胶囊(商品名:爱瑞卓,INN 通用名:Roxadustat)上市,用于治疗正在接受透析治疗的患者因慢性肾脏病(CKD)引起的贫血。罗沙司他是全球首个基于氧感知调控的上市的新药。PHD 抑制剂给肾性

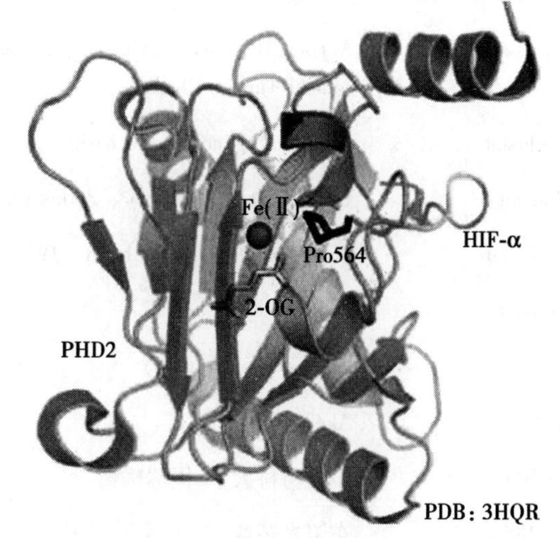

图 44-4　脯氨酸羟化酶(PHD)和缺氧诱导因子(HIF-1)电子显微镜晶体结构

贫血治疗带来革命性改变,尤其是 PHD2 小分子抑制剂正在大力研发中。目前进入临床研究阶段的主要 PHD 抑制剂分子结构如图 44-5 所示。

临床研究的脯氨酸羟化酶 PHD2 制剂,见表 44-5。

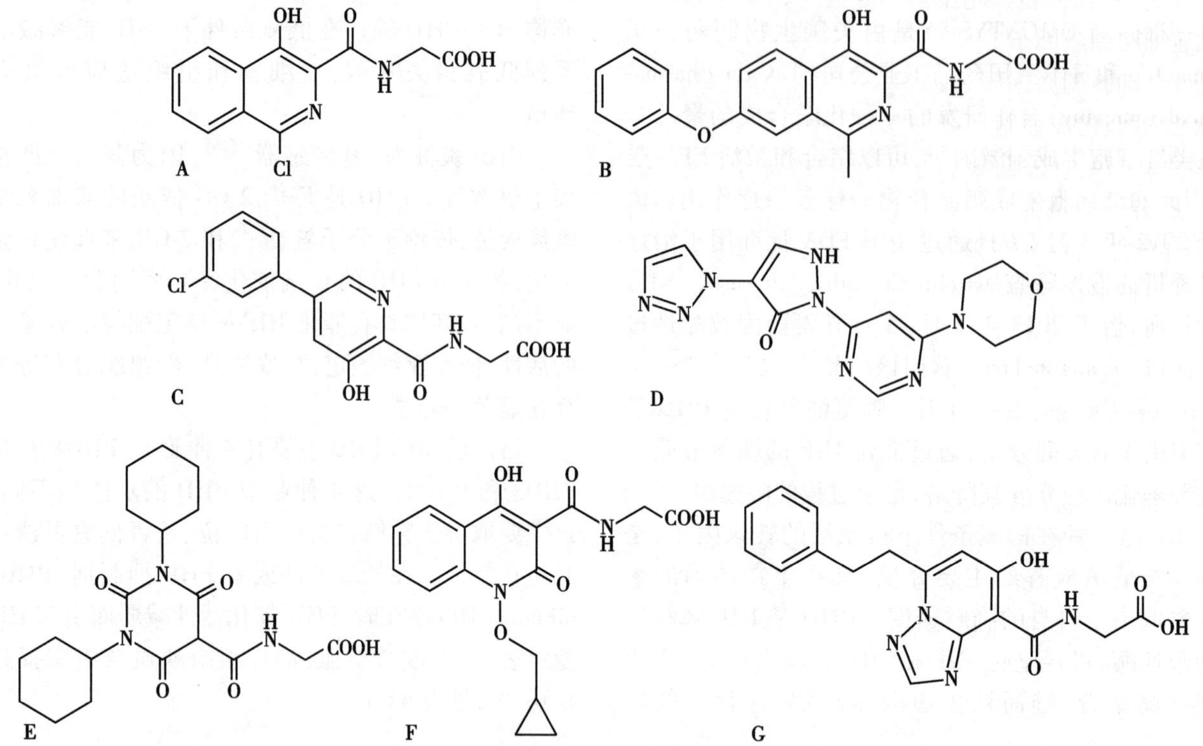

图 44-5　处于临床研究阶段的主要脯氨酸羟化酶抑制剂的分子结构式

注：A，FG-2216；B，罗沙司他（roxadustat，FG-4592）；C，vadadustat（AKB-6548）；D，molidustat（BAY85-3934）；E，daprodustat（GSK-1278863）；F，desidustat（ZYAN1）；G，enarodustat（JTZ-951）。

［支爽，李冬冬．HIF 脯氨酰羟化酶抑制剂治疗肾性贫血的临床研究进展．中国新药与临床杂志，2018，37（7）：379-384］

表 44-5　脯氨酸羟化酶 PHD2 小分子抑制剂（排除无进展和终止药物）

药品	研发机构	主要适应证	研发进度
罗沙司他 Roxadustat	FibroGen，AstraZeneca，Astellas Pharma	慢性肾脏病贫血	上市（中国 2018，日本 2019）
Vadadustat	Akebia Therapetics，Otsuka Pharmaceutical，Mitsubishi Tanabe Pharma	慢性肾脏病贫血	上市许可申请 NDA（日本 2019）
Daprodustat	GlaxoSmithKine，Kyowa Kirin	慢性肾脏病贫血	上市许可申请 NDA（日本 2019）
Desidustat	Cadila Healthcare（d/b/a Zydus Cadila）	慢性肾脏病贫血	临床Ⅲ期
Enarodustat	Japan Tobacco，Torii Pharm.，JW Pharmaceutical	慢性肾脏病贫血	临床Ⅲ期
Molidustat	Bayer	慢性肾脏病贫血	临床Ⅲ期
AKB-7147	Akebia Therapetics	创伤，皮肤病	临床Ⅰ期
AKB-6899	Akebia Therapetics	癌症	临床Ⅰ期
DDO-3055	中国药科大学，恒瑞医药	慢性肾脏病贫血	临床Ⅰ期
HEC53856	东阳光药业	慢性肾脏病贫血	临床Ⅰ期
AKB-4924	Akebia Therapetics，Gossamer Bio，Arepio Pharmaceuticals	炎症	临床Ⅰ期
HIF-117	三生制药	慢性肾脏病贫血	临床试验申请 IND
MK-8617	Merck & Co.	慢性肾脏病贫血	临床试验申请 IND

注：研发机构栏首个加粗的机构为该药物分子的原研机构。

（二）重组人粒细胞集落刺激因子和重组人粒细胞巨噬细胞刺激因子

人粒细胞刺激因子（G-CSF）由活化的单核细胞、成纤维细胞、内皮细胞等分泌，具有两种形式，均为单体，1种由174个氨基酸组成，另1种则由177个氨基酸组成，分子质量为18~22kD，二者分子结构完全一致，但生物学活性存在差异。G-CSF最主要的生理作用是特异性刺激和调节粒系祖细胞的增殖、分化、成熟和功能活化。G-CSF是通过与效应细胞表面的特异的G-CSF受体结合而发挥生物学效应的。一般认为，JAK-STAT途径是G-CSF信号传递的主要途径。

人粒细胞巨噬细胞刺激因子（GM-CSF）主要由活化的T细胞、内皮细胞、单核细胞及成纤维细胞等分泌，是由127个氨基酸组成的单体，分子质量为18~30kD。而GM-CSF的生理作用广，且为非特异性，对几乎各系中、晚期造血祖细胞均有直接、间接或者协同的刺激效应，尤其是对粒细胞-巨噬细胞集落形成单位，不但可促使其增殖、分化、成熟，而且对中性粒细胞的功能活化也具有重要的调节作用[32]。

目前被批准用于临床的重组人粒细胞集落刺激因子（rHuG-CSF）类产品主要有美国安进公司生产的Neopogen®（rHuG-CSF，Filgrastim，中文名非格司亭）及Neulasta®（Pegfilgrastim，中文名聚乙二醇化非格司亭），法国Sanofi公司生产的Leukine®（Sargramostim，rHuGM-CSF，中文名为沙格司亭）。

1. 重组人粒细胞集落刺激因子及聚乙二醇化重组人粒细胞集落刺激因子　继世界第1个重组血细胞因子，重组人红细胞生成素Epogen®研发成功后，安进公司研发成功第2个血细胞生长因子类重磅炸弹产品——重组人粒细胞刺激因子（rHuG-CSF）。它是由大肠杆菌（E. Coli）表达系统生产的1种含有175个氨基酸的非糖基化蛋白，分子质量为18.8kD。除大肠杆菌表达所必须的N-蛋氨酸外，Filgrastim的氨基酸序列和天然G-CSF相同。Filgrastim于1991年2月获得FDA批准，商标名Neupogen®，其适应证为肿瘤化疗引起的中性粒细胞减少症。

安进公司继而研究开发第2代长效rHuG-CSF新产品，聚乙二醇化重组人粒细胞集落刺激因子（Pegfilgrastim，SD01，中文名聚乙二醇化非格司亭）。该产品于2002年1月得到美国FDA的批准，商品名为Neulasta®，并于2002年初正式上市。Neulasta是1种“聚乙二醇化”的rHuG-CSF，是通过对Filgrastim进行聚乙二醇化修饰而成，含有1个与N-蛋氨酸残基相连的聚乙二醇分子（分子质量为20kD）。Pegfilgrastim的分子质量为39kD，聚乙二醇修饰可使亲水基团增大而不易通过肾脏清除，其半衰期也因此延长至15~80小时，而促进粒细胞生成的能力显著优于第1代Filgrastim。截至目前绝大多数相关领域的临床研究和研究报告都是使用Filgrastim和Pegfilgrastim完成的。

2. 重组人粒细胞巨噬细胞刺激因子　重组人粒细胞巨噬细胞刺激因子，又称重组人粒细胞巨噬细胞集落刺激因子（rHuGM-CSF），集落刺激因子2（CSF2），通用名为Sargramostim或Molgramostim。Sargramostim（中文译名沙格司亭）是由美国Immunex公司研发成功，是1种在酵母表达系统生产出来的rHuGM-CSF，含有127个氨基酸的糖蛋白，含有3个主要的分子基团，其分子质量分别为19.5kD，16.8kD和13.3kD。Sargramostim的氨基酸序列与天然人粒细胞巨噬细胞刺激因子的差异在于前者的23号位点的亮氨酸取代。Sargramostim于1991年3月取得美国FDA批准，商标名Leukine®，用于促进急性髓系白血病（acute myeloid leukemia，AML）诱导化疗后的粒细胞恢复、自体外周血干细胞移植后的干细胞动员以及自体或异性骨髓移植后的骨髓功能重建等。2002年随Immunex公司并入安进公司，Sargramostim（Leukine®）依反垄断法规被分流至德国Schering AG的美国分公司Berle，2009年转手美国Genzyme公司，现为法国Sanofi公司生产销售。

3. 重组人粒细胞集落刺激因子和重组人粒细胞巨噬细胞刺激因子生物类似药　rHuG-CSF的研发在临床和商业领域取得了巨大的成功和临床上内生（或“虚拟”）血液替代疗法和肿瘤化疗支持疗法的巨大需求，推动着rHuG-CSF的后续开发，其他重组人粒细胞集落刺激因子和重组人粒细胞巨噬细胞刺激因子生物类似药。截至2015年7月已批准上市和在研发的rHuG-CSF，包括新药和生物类似药注册审批通道所命名的所有药物共有不同国家和公司研发或生产的产品近十种（表44-6）。

（三）重组人巨核细胞血小板生长因子类药品

重组人巨核细胞/血小板生长因子类药品的研发主要是围绕着这2个靶点，人血小板生长因子和白细胞介素11。

人血小板生长因子或人促血小板生成素（TPO），又称为巨核细胞生长因子（megakaryocyte growth and development factor，MGDF），是特异性血细胞生长因子中最晚被确证、纯化并克隆成功的，是调节巨核细胞和血小板生成最主要的特异调节因子。TPO是由332个氨基酸残基构成的糖蛋白，由活性结构域（位于N-末端侧区）和非活性结构域（位于C-末端侧区）组成，分子质量为35~38kD。TPO主要由肝细胞生成，也可

表 44-6 重组人粒细胞集落刺激因子和重组人粒细胞巨噬细胞刺激因子

通用名(Ethic Name)	商标名(BrandName)	研发者/生产销售商	研发阶段
		原研药	
Filgrastim,rh-G-CSF(E. Coli)	Neupogen®	Amgen/Amgen	全球销售(1991)
Pegfilgrastim, PEG-rh-G-CSF/Filgrastim(E. Coli)	Neulasda®	Amgen/Amgen	全球销售(2002)
Pegfilgrastim, PEG-rh-G-CSF,(E. Coli)	Neulastim®	Amgen/Amgen 授权 Roche 在美国以外市场生产销售	Amgen 授权 Roche 在美国以外市场生产销售(2002)
Sargramostim,rh-GM-CSF(Yeast), molgramostim	Leukine®	Immunex(now Amgen)/拜耳公司(Berlex/Schering AG/Bayer(2006)/Genzyme(2009)/Sanofi)	Sanofi 全球生产销售(1991)
		其他新药	
TBO-filgrastim rh-G-CSF	GRANIX®	Sicor 生物/Teva 制药/Sicor 生物/Teva 制药	2012/08/29 批准上市
lipegfilgrastim PEG-N-G-CSF/PEG-filgrastim(E. Coli)	Lonquex®	Teva 制药/Teva 制药	2013/08/08 批准上市
FILGRASTIM-AAFI	NIVESTYM	HOSPIRA INC/HOSPIRA INC	2018/07/20 批准上市
PEGFILGRASTIM-CBQV	UDENYCA	COHERUS BIOSCIENCES INC/COHERUS BIOSCIENCES INC	2018/11/02 批准上市
PEGFILGRASTIM-BMEZ	ZIEXTENZO	SANDOZ INC/SANDOZ INC	2019/11/04 批准上市
		主要生物类似药	
Biosimilar-Filgrastim,rh-G-CSF	Accofil	Accord Health Care	Approval in September 2014 in EU for Neutropenia
Biosimilar	Nivestim®	美国 Hospira/美国 Hospira	Biosimilar marketed in EU, where it was approved in June 2010 for cancer, haematopoietic stem cell transplantation and neutropenia
Biosimilar	Grastofil	Apotex,Canada	Biosimilar approved in the European Union in October 2013 for neutropenia, Application for approval submitted to US FDA via abbreviated biosimilars pathway in Feb 2015

由肾小管细胞和骨髓间质细胞产生。TPO 最主要的生理作用是,特异性刺激巨核系祖细胞增殖、分化,促进巨核细胞成熟和血小板生成,并可抑制早期祖细胞的凋亡,维持造血祖细胞的长期存活。TPO 是与其受体(thrombopoietin receptor or cMpl,CD110)结合而发挥生物学效应的。TPO 介导的信号发生与 EPO、G-CSF 介导的相似,TPO 与 cMpl 膜外部分结合,引起 cMpl 二聚化,二聚化的 cMpl 优先与 JAK2 作用,随后启动一系列信号通路,包括 JAK2/STAT5、RAS/MAKP、PI3K/Akt 等。JAK2/STAT5 与细胞增殖有关,MAKP 则参与细胞分化和细胞凋亡。

人血小板生长因子受体 cMpl 激动剂的生理作用与 TPO 一样,但机制有所差异,例如目前临床常用的 cMpl 激动剂 Romisplostim 和 Eltrombopag。Romisplostim 与 cMpl 结合,随后启动 JAK2/STAT5、MAKP 以及 Akt 等途径进行信号转导。Eltrombopag 不会与 TPO 竞争其 cMpl,后续的信号转导通过 JAK2/STAT5 和 MAKP 途径,但不通过 Akt 途径[33-34]。

IL-11 可促进巨核细胞的产生、分化和成熟,以及促进血小板生成的细胞因子。研究显示,IL-11 引起的巨核细胞集落形成或血小板生成有可能由 TPO 介导,IL-11 和 TPO 具有协同作用,且是通过 SCF/c-kit 的相互作用而介导的[35]。

目前,中国国家药品监督管理局已批准用于临床的内生性血小板替代疗法的人血小板生长因子类药品主要有中国沈阳三生制药有限责任公司生产的重组人血小板生成素(rHu-TPO,商标名特比澳®)。英国葛兰素史克公司(GlaxoSmithKlin,GSK)生产的艾曲泊帕(Eltrombopag,商标名 Promacta®和 Revolade®)。国际上已获准上市并临床应用的 cMpl 激动剂有 Romisplostim(Nplate®)、Eltrombopag(Promacta®和 Revolade®)、Lusutrombopag(Mulpleta®)和 Avatrombopag(Doptelet®)。

1. 重组人巨核细胞血小板生成因子(rHu-TPO)不同于重组人红细胞生成素 Epogen 和 rHuG-CSF,安进公司研发重组人巨核细胞/血小板生长因子类药品的过程较为曲折。最早进入临床研究的促血小板生长因子有全长分子的 rHuTPO 和聚乙二醇修饰的重组人巨核细胞生长发育因子(PEG-rHu-MGDF)。1994 年 TPO 被成功克隆,rHu-TPO 问世。重组人血小板生成因子是 1 种完全糖基化的蛋白,由中国仓鼠卵巢细胞产生,具有与内源性 TPO 相同的氨基酸序列和结构。PEG-rHu-MGDF 在大肠杆菌中表达并经聚乙二醇修饰而成。临床试验研究显示,rHu-TPO 和 PEG-rHuMGDF 可以增加外周血小板计数、缩短血小板减少后的恢复时间,同时还可提高健康献血者的血小板采集量。然而,在 PEG-rHuMGDF 临床试验中发现健康志愿者可很快产生抗药中和抗体,而且该中和抗体可以与内源巨核细胞/血小板生长因子发生交叉反应并导致血小板缺乏症[36-37]。因此,安进公司于 1998 年 9 月终止了该产品的研发[38]。目前,国外尚无获准上市的重组人巨核细胞血小板生成因子类药品。

中国沈阳三生制药有限责任公司于 1995 年开始重组人巨核细胞血小板生成因子(rHu-TPO)的研究,该药由 CHO 细胞进行生产。临床研究显示,该药可以减少实体瘤放疗、化疗后血小板降低程度和持续时间,促进血小板恢复,尽管有 3 例(3/81,3.7%)于用药第 14 天、21 天或第 21 天、28 天受试者血清抗体检测阳性,但该抗体不具有中和 rHu-TPO 的活性。中国食品药品监督管理局于 2005 年 5 月批准国产重组人巨核细胞血小板生成因子,用于实体瘤放疗、化疗导致的血小板减少症。我国因此成为国际上第 1 个临床应用 rHu-TPO 的国家。

2. 人巨核细胞血小板生长因子受体 cMpl 激动剂　2018 年,中国食品药品监督管理总局批准了艾曲泊帕(Eltrombopag)Promacta®,该药是首个在国内获批的口服非肽类促血小板生成素受体激动剂(TPO-RA),其化合物专利 CN100423721 在中国已经获得授权,2021 年到期。Eltrombopag 是由美国 Ligand Pharmaceuticals 公司与英国葛兰素史克公司(GSK)合作研发的 1 种化学合成的小分子 cMpl 激动剂,为人血小板生成因子非肽类模拟物。它作用于人 cMpl 跨度区域,启动信号转导通路,最终诱导骨髓祖细胞来源的巨核细胞增殖和分化[39]。Eltrombopag 在 2008 年 11 月获美国 FDA 批准上市,由葛兰素史克公司(GSK)生产销售,商标名为 Promacta®(美国市场)和 Revolade®(欧盟市场),其适应证为治疗特发性血小板减少性紫癜(idiopathic/immune thrombocytopenia,ITP)、慢性免疫性(特发性)血小板减少性紫癜患者的血小板减少,以及对糖皮质激素、免疫球蛋白或脾切除术反应欠佳的特发性血小板减少性紫癜慢性非特异性血小板减少性紫癜(ITP)。2016 年 7 月批准了 Hetero labs ltd V 生产的仿制药 ANDA(Eltrombopag)。

目前国际上,cMpl 激动剂获准上市的产品还有 2008 年上市的安进公司研发的 Romisplostim(商品名 Nplate®)以及 2018 年 FDA 批准的 2 个被认为是第 2 代 TPO-RA 药物,分别是日本盐野义的 Lusutrombopag(Mulpleta®)和美国 AkaRx 公司的 Avatrombopag(Doptelet®)。

(1) 罗米司汀(Romisplostim):人血小板生长因子受体 cMpl 多肽类激动剂。Romisplostim(AMG531/Nplate®)是 1 种在大肠杆菌中由重组 DNA 技术合成的人血小板生成因子类似的 Fc-肽融合蛋白。该融合蛋白分子含有 2 个完全相同的单链亚基,由免疫球蛋白 IgG1 Fc 结构域构成,其 C-末端与含有去 2 个 cMpl 结合域的多肽共价结合。Romisplostim 于 2008 年被美国 FDA 批准,商标名 Nplate®,用于治疗对糖皮质激素、免疫球蛋白或脾切除术反应欠佳的 ITP。

(2) 盐野义的 Lusutrombopag(Mulpleta®):2018 年 7 月 31 日,美国 FDA 在完成优先审查后,批准了盐野义公司的 Lusutrombopag,这种每日口服给药的小分子血小板生成素(TPO)受体激动剂,用于治疗计划接受手术的成人慢性肝病(CLD)患者的血小板减少症。2015 年 9 月,Lusutrombopag 获得日本厚生劳动省的批准,用于改善接受选择性侵入性手术的患者与 CLD 相关的血小板减少症。Lusutrombopag 除获准用于慢性肝病血小板减少症,还在开展用于免疫性血小板减少症临床。

(3) 多瓦制药(Dova)旗下 AkaRx 公司的 Avatrombopag(Doptelet®):获得美国 FDA 批准,用于治疗计划接受口腔科或其他手术的慢性肝病成人低血小板减少症。它是 FDA 批准的第 1 种用于此用途

的药物(2018 年 5 月)

3. 重组人白细胞介素 11 及其衍生物 人白细胞介素 11(IL-11)于 1990 年被发现和正式命名,随后成功克隆出其基因并进行重组蛋白的表达。作为 1 种细胞因子,IL-11 在造血系统的主要作用是促进巨核细胞的产生、分化和成熟,以及促进血小板生成,此外还具有非造血系统的作用,如调节肠系膜上皮生长、诱导合成急性期蛋白、抑制脂肪形成和炎症因子生成以及促进破骨细胞增殖和神经再生等。研究显示,IL-11 引起的巨核细胞集落形成或血小板生成有可能由 TPO 介导,IL-11 和 TPO 具有协同作用,且是通过 SCF/c-kit 的相互作用而介导的[36]。此类产品中获准用于临床的有美国 Genetics Institute/Wyeth 研发的重组人白细胞介素 11(rHuIL-11)和中国北京双鹭药业股份有限公司等研发的注射用重组人白细胞介素(rHuIL-11)衍生物。

美国 Genetics Institute/Wyeth 研发的 rHu-IL-11 是 1 种在大肠杆菌中表达生产出来的、含有 178 个氨基酸的多肽,于 1997 年被美国 FDA 批准用于治疗化疗引起的血小板减少症,以降低血小板输注需求,商标名 Oprelvekin®。临床试验显示 Oprelvekin 与 G-CSF 联用安全性好,但能否与 GM-CSF 安全联用尚不清楚。近年来,研究人员试图扩展 Oprelvekin®的临床应用范围。研究显示 IL-11 可以升高血管性假血友病因子(von Willebrand factor,vWF)的水平。血管性假血友病(von Willebrand disease,vWD)患者有望从 Oprelvekin®治疗中获益。丙型病毒性肝炎患者使用 Oprelvekin®后血小板计数可以升高,肝功能可得到改善。

中国北京双鹭药业股份有限公司等研发的注射用重组人白细胞介素 11 衍生物是通过对人白细胞介素 11 的结构进行改建而制成的。国产重组人白细胞介素 11 衍生物已完成临床研究,于 2003 年被国家食品药品监督管理局批准上市,用于治疗恶性肿瘤放疗、化疗后的血小板减少症。

(四)重组人造血干细胞生长因子

现有的重组人造血干细胞生长因子(rMetHu-SCF, Ancestim,又称 c-kit ligand 和 mast-cell growth factor)是安进公司在大肠杆菌中表达生产出来的,含有 166 个氨基酸的无糖基化水溶性多肽的人体内源性造血细胞生长因子(stem cell factor)。重组人造血细胞生长因子的临床开发不算十分理想,仅在澳大利亚等少数国家注册销售,商标名为 Stemgen®,用于与非格司亭联合使用为肿瘤患者动员外周造血祖细胞(autologous peripheral blood progenitor cell,PBPC)以便后期骨髓移植。2008 年 12 月安进公司将 Stemgen®(Ancestim)转售瑞典公司 Swedish Orphan Biovitrum AB[40-41]。

第三节 重组血细胞生长因子相关药物的临床应用

重组血细胞生长因子,自 20 世纪 90 年代起已有多种产品及其衍生物用于临床(表 44-7),并取得了公认的良好效果,同时也出现了不同的不良反应。为临床治疗相关疾病提供了新的有效手段和积累了重要的经验。

表 44-7 临床应用的主要血细胞生长因子

血细胞	主要血细胞生长因子
造血干细胞	SCF(rHu-SCF)
红细胞	EPO(rHu-EPO-α,rHu-EPO-β…)
白细胞	G-CSF(rHu-CSF)GM-CSF(rHuGM-CSF)
血小板	TPO/MGDF(rHu-TPO)TPO mimetics-peptides, chemical compounds Interleukin 11 (rHu-IL-11)

重组血细胞生长因子是以生物体内的血细胞生长因子为模板,利用生物工程方法,生产主要用于治疗的生物制品。它们作用机制清晰,疗效好且无毒性作用;但立体结构复杂,其生产源于特定细胞株,生产过程长而复杂,药品质量监控相对不易;其监管分类不同于化学药品,多以特定工程细胞株/菌株甚至生产线界定;其不良事件/反应较少且具有规律性,主要有靶标特异反应(多为副作用),非靶标特异反应(多与免疫原性及其免疫相关反应相关,含种属特异性)和药品质量相关不良反应;其风险因素与药品本身属性及其适应证相关;其安全风险表现多数可在临床研究中发现;小概率反应和药品质量相关不良反应(感染和免疫原性及其免疫相关反应)可由质量风险管控系统和上市后临床应用及药品安全警戒体系发现。因此,在目前所掌握的数据基础上,根据生物药质量安全监管的重点目标药物,患者人群和关键环节进行监管,以便保护患者生命健康。在本章节,药品信息(特别是药品说明书和临床治疗指南或共识)取自于各国药政监督管理当局和专业期刊及网站等。

一、重组人红细胞刺激因子及相关药品

(一)重组人红细胞刺激因子临床应用

重组人红细胞生成素(rHuEpo-α 和 darbepoetin-α)的研发成功填补了巨大的临床治疗空白,形成 1 个

巨大的药品市场。众多公司追随美国安进公司开发了许多重组人红细胞刺激因子(ESA)类生物药,包括非原创性新药和生物类似药(参见第二节血细胞因子生物工程)。在本节我们将以如下原研药和中国批准药品为主线介绍此类药品的临床应用,见表 44-8。其他类似药品请参阅该药品说明书。

表 44-8 重组人红细胞刺激因子相关药物

	国际原研药或主要新药	中国批准药品
重组人红细胞刺激因子(ESA)	rHu-Epoetin-α/Epogen®/Procrit®/Eprex®,Amgen/JNJ ESPO®/利血宝®,Amgen/日本麒麟鲲鹏 Darbepoetin-α/Aranesp®,Amgen	重组人红细胞生成素(CHO 细胞)(国产和进口) 无长效制剂

注:JNJ,Johnson and Johnsons;ESPO®/利血宝®,Amgen/日本麒麟鲲鹏(中国),Amgen 授权日本麒麟鲲鹏(Kyowa Hakko Kirin 生产销售,销售市场限于日本,中国)。

1. 适应证与临床应用 目前,重组人红细胞刺激因子(ESA)的临床应用范围较广,包括药品处方标示内用途(on-label use)和处方标示外用途(off-label use)。目前临床应用主要是药品处方标示内用途,近年来,处方标示外用途正逐渐减少。本类药品主要用于治疗慢性肾功能不全引起的贫血、HIV 感染治疗的贫血、恶性肿瘤或化疗导致的贫血和失血后贫血等。但在中国批准的适应证与原研药略有不同:

(1) 适应证:国产重组人红细胞生成素(CHO 细胞):①肾功能不全所致贫血,包括透析及非透析患者;②外科围手术期的红细胞动员;③治疗非骨髓恶性肿瘤应用化疗引起的贫血。但不用于治疗肿瘤患者由其他因素(如:铁或叶酸盐缺乏、溶血或胃肠道出血)引起的贫血。

原研药-重组人红细胞生成素 epoetin-α/Epogen®/Procrit®:①治疗慢性肾功能不全所致贫血,包括透析及非透析患者;②接受齐多夫定治疗的获得性免疫缺陷综合征患者;③姑息性化疗引起的贫血患者;④围手术期失血风险高的择期非心血管手术患者。但不用于治疗仅接受除姑息性化疗以外疗法(如激素替代、生物制品、放疗)的肿瘤患者。

美国和欧洲针对肿瘤患者重组人红细胞生成素应用指南也存在一定差异。在美国,仅有接受姑息性化疗后出现骨髓抑制的贫血患者可以使用,而欧洲的某些国家则允许没有接受化疗或放疗的癌性贫血患者使用。

原研药-聚乙二醇化重组人红细胞生成素 Darbepoetin-α/Aranesp®:①治疗慢性肾功能不全所致贫血,包括透析及非透析患者;②姑息性化疗引起的贫血患者。

(2) 处方标示外用途:

1) 骨髓增生异常综合征:骨髓增生异常综合征(myelodysplastic syndrome,MDS)是 1 组异质性疾病,以病态造血、外周血细胞数减少及高风险向急性白血病转化为特征。MDS 可为原发,亦可继发于化疗、放疗或环境因素。美国国家综合癌症网络(national comprehensive cancer network,NCCN)及美国临床肿瘤学会/美国血液病学会(American Society of Clinical Oncology/American Society of Hematology,ASCO/ASH)制定的指南建议采用重组人红细胞生成素治疗 MDS,且在使用重组人红细胞生成素治疗 MDS 前需测定患者的内源性 EPO 水平[42-43],然而该用途尚未获得美国 FDA 批准写进重组人红细胞生成素的药品说明书中。2014 年 11 月中华医学会血液学分会在《骨髓增生异常综合征诊断与治疗专家共识(2012)》的基础上,结合近年来 MDS 领域的最新临床研究成果和国内的实际情况,达成骨髓增生异常综合征诊断与治疗中国专家共识(2014 年版)。MDS 患者自然病程和预后的差异性很大,治疗宜个体化。应根据 MDS 患者的预后分组,同时结合患者年龄、体能状况、治疗依从性等进行综合分析,选择治疗方案。

2) 再生障碍性贫血:再生障碍性贫血(aplastic anemia,AA)表现为全血细胞减少,主要治疗依赖于抗胸腺细胞球蛋白/抗淋巴细胞球蛋白联合环孢素 A 免疫抑制治疗或行造血干细胞移植。应用重组人红细胞生成素治疗可促进贫血的恢复[44]。

3) 早产儿贫血和缺血缺氧性脑病:贫血在早产儿尤其是极低出生体重儿和低出生体重儿中甚为常见。内源 EPO 产生不足以及频繁抽血检验导致的医源性失血是早产儿贫血的主要原因。目前,新生儿科专家采用限制性输血策略和重组人红细胞生成素治疗早产儿贫血。

4) 其他适应证:ESA 还用于治疗同种异体造血干细胞移植后的原发性迟发型持久性贫血,自体血储存和骨科手术,因宗教信仰拒绝接异体输血的患者,治疗婴儿红细胞膜异常相关性溶血和镰状细胞贫血。由于具有神经保护作用。ESA 还可用于治疗脑型疟疾。

2. 药品不良反应及安全风险管理

(1) 已报告的不良反应:①一般反应。少数患者用药初期可出现头疼、低热、乏力等,个别患者可出现

肌痛、关节痛等。绝大多数不良反应经对症处理后可以好转,不影响继续用药,极个别患者上述症状持续存在,应考虑停药。②过敏反应。极少数患者用药后可能出现皮疹或荨麻疹等过敏反应,包括过敏性休克。因此,初次使用本品或重新使用本品时,建议先使用少量,确定无异常反应后,再注射全量,如发现异常,应立即停药并妥善处理。③心脑血管系统。血压升高、原有的高血压恶化和因高血压脑病而有头痛、意识障碍、痉挛发生,甚至可引起脑出血。因此在红细胞生成素注射液治疗期间应注意并定期观察血压变化,必要时应减量或停药,并调整降压药的剂量。④血液系统。随着血细胞比容增高,血液黏度可明显增高,因此应注意防止血栓形成。⑤肝脏。偶有GOT、GPT的上升。⑥胃肠。有时会有恶心、呕吐、食欲不振、腹泻等情况发生。

(2) 禁忌证:①未控制的重度高血压患者。②对本品或其他红细胞生成素制剂过敏者。③合并感染者,宜控制感染后再使用本品。

(3) 注意事项:①本品用药期间应定期检查血细胞比容(用药初期每星期1次,维持期每两星期1次),注意避免过度的红细胞生成(确认血细胞比容在36%以下),如发现过度的红细胞生长,应采取暂停用药等适当处理。②应用本品有时会引起血清钾轻度升高,应适当调整饮食,若发生血钾升高,应遵医嘱调整剂量。③对有心肌梗死、肺梗死、脑梗死患者,有药物过敏病史的患者及有过敏倾向的患者应慎重给药。④治疗期间因出现有效造血,铁需求量增加。通常会出现血清铁浓度下降,如果患者血清铁蛋白低于100ng/ml,或转铁蛋白饱和度低于20%,应每日补充铁剂。⑤叶酸或维生素B_{12}不足会降低本品疗效。严重铝过多也会影响疗效。

(4) 特殊人群:①孕妇及哺乳期妇女用药,尚不清楚;②老年患者用药,高龄患者应用本品时,要注意监测血压及血细胞比容,并适当调整用药剂量与次数。

(5) 药物相互作用:尚不清楚。

(6) 药物过量可能会导致血细胞比容过高,引起各种致命心血管系统并发症。

3. 临床研究进展　重组人红细胞刺激因子(ESA)改善贫血疗效确切,尤其是对于已被批准的适应证。目前临床研究的重点在于探讨重组人红细胞生成素治疗的新适应证和对现有适应证安全性和远期疗效的风险效益平衡、能够获得最大益处患者群体、最佳给药方案,以及卫生经济学评价,包括成本效益分析、依从性分析。临床工作者应根据患者具体情况,跟踪相关临床研究,制订个性化治疗方案。探索中的重组人红细胞刺激因子新适应证包括:①骨髓增生异常综合征(MDS);②再生障碍性贫血;③早产儿贫血和缺血缺氧性脑病。重组人红细胞刺激因子安全风险效益平衡热点问题包括:①纯红细胞再生障碍(PRCA);②慢性肾病贫血治疗与血栓栓塞性疾病和脑卒中;③肾移植贫血与ESA治疗;④癌症和化疗贫血治疗与血栓栓塞性疾病等风险。

(二) 脯氨酸羟化酶抑制剂临床应用

慢性肾脏病(CKD)是全球主要疾病之一,近年来发病率不断上升。美国CKD患病率约为1.5%~15.6%,欧洲为4.2%~12.0%,在我国约有1.195亿CKD患者[45-46]。CKD是1种长期的进展性疾病,其特征为肾功能丧失,最终导致终末期肾病,需要肾移植或透析。而贫血是CKD患者的常见并发症,随着疾病的恶化,发病率也会增加。治疗CKD相关性贫血的主要药物有红细胞生成刺激剂(ESA)以及重组红细胞生成素(EPO),但ESA存在增加心血管不良反应的风险;而通过调控体内HIF的表达来控制EPO的含量,可以提高血液中血红蛋白的形成、提高体内血细胞的含量。因此,脯氨酸羟化酶(HIF-PHD)抑制剂的治疗手段更具潜力[47]。目前获批的口服HIF抑制剂有罗沙司他(roxadustat),达普司他(daprodustat)和伐度司他(vadadustat)等,见表44-9。

表44-9　脯氨酸羟化酶抑制剂类代表药品

	国际原研药或主要新药	中国批准药品
脯氨酸羟化酶(PHD/HIF)抑制剂	罗沙司他 达普司他(daprodustat)(已申报) 伐度司他(vadadustat)(已申报)	罗沙司他(roxadustat,商品名:爱瑞卓)/阿斯利康+珐博进中国

1. 药学及药理学简介　罗沙司他(roxadustat)化学名称:[(4-羟基-1-甲基-7-苯氧基-异喹啉-3-)羰基]-氨基)-乙酸(图44-6),分子式:$C_{19}H_{16}N_2O_5$,分子量:352.34,是由美国Fibrogen、Astellas和Astra-Zeneca三家公司合作研发的1种抑制缺氧诱导因子脯氨酰羟化酶(HIF-PH)活性的小分子抑制剂,是第2代口服的活性HIF-PHI。其前体FG-2216,通过在FG-2216的喹诺酮核心中加入苯氧基而开发的。体外可抑制脯氨酰羟化酶PHD1、PHD2、PHD3,在Hep3B细胞系衍生株1G6细胞中可导致HIF-α的快速且可逆的活化,可诱导Hep3B细胞红细胞生成素(EPO)水平升高。罗沙司他可升高正常小鼠和大鼠、炎性或肾切除诱导贫血模型大鼠的血红蛋白和血细胞比容。2018年12月17

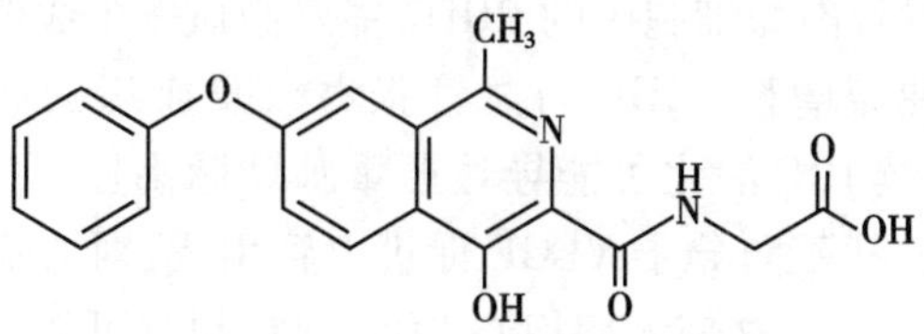

图 44-6　罗沙司他的结构式
（罗沙司他说明书）

日，国家药品监督管理局（NMPA）批准 1 类新药罗沙司他胶囊上市。

2. 适应证与临床应用　本品适用于正在接受透析治疗的患者因慢性肾脏病（CKD）引起的贫血。

3. 药品不良反应及安全风险

（1）临床试验中的不良反应：截至 2018 年 7 月，罗沙司他在全球（包括中国）已完成 41 项临床试验（包括Ⅰ期、Ⅱ期和Ⅲ期），研究中共 2 333 名受试者接受了罗沙司他治疗，其中 803 名为健康受试者，518 名为非透析 CKD 受试者，1 012 名为透析 CKD 受试者。共 893 名受试者用药>6 个月，213 名受试者用药≥1 年。

在中国，安全性数据来自 2 项Ⅱ期临床试验和 2 项Ⅲ期临床试验，包括 1 项在 CKD 非透析受试者中进行的Ⅱ期研究 FGCL-4592-047（$n=91$）、1 项在 CKD 透析受试者中进行的Ⅱ期研究 FGCL-4592-048（$n=96$）、1 项在 CKD 非透析受试者中进行的Ⅲ期研究 FGCL-4592-808（$n=154$）和 1 项在 CKD 透析受试者中进行的Ⅲ期研究 FGCL-4592-806（$n=305$）。

（2）中国已完成的临床试验中的不良反应：FGCL-4592-806 是 1 项关于罗沙司他治疗接受透析的 CKD 受试者贫血的有效性和安全性的随机、开放、阳性对照（阿法依泊汀）的Ⅲ期研究。报告与罗沙司他治疗相关不良事件的发生率较低（<5%），且多数为 1~2 级。这些不良事件与 CKD 患者已知的并发症一致。在参加 FGCL-4592-806 研究扩展治疗期（1~52 周）的 111 名受试者中，报告发生率≥1%的不良反应，包括（4.5%）高血压 5 例、高钾血症 4 例（3.6%）、ALT 升高 3 例（2.7%）、腹部不适 2 例（1.8%）、乏力 2 例（1.8%）、AST 次升高 2 例（1.8%）和血糖升高 2 例（1.8%），与 26 周初始治疗期相似。

FGCL-4592-808 是在未接受透析的 CKD 受试者中进行的 1 项随机、多中心、双盲、安慰剂对照研究。131 例受试者（罗沙司他组 87 例，安慰剂组 44 例）进入开放初始治疗期接受易沙司他治疗。在 FGCL-4592-808 研究的 26 周初始治疗期内，报告发生率≥1%的不良反应，包括高血压 4 例（3.1%）、失眠 2 例（1.6%）、高钾血症 5 例（3.9%）、GPT 升高 4 例、GOT 升高 2 例。在研究的 52 周扩展治疗期内报告的不良反应与初始治疗期相似。

（3）国外已完成的临床试验中的安全性数据：国外在透析患者中已完成 4 项Ⅲ期临床试验，如表 44-10 所示。

表 44-10　国外在透析患者中已完成的Ⅲ期临床试验

试验编号	试验地点	用药时长	罗沙司他组样本量（n）
1517-CL-0302*	日本	6 个月	56
1517-CL-0307	日本	6 个月	150
1517-CL-0308*	日本	6 个月	75
1517-CL-0312*	日本	1 年	163

注：* 1517-CL-0302、1517-CL-0308 和 1517-CL-0312 试验均为单臂试验设计，所有受试者均接受罗沙司他治疗。

1517-CL-0307 是 1 项在日本接受过 ESA 治疗的血透 CKD 患者中进行的多中心、随机对照临床试验，研究中对照组为达依泊汀。在 1517-CL-0302、1517-CL-0308 和 1517-CL-03123 项单臂试验中共纳入 294 名受试者。研究者判定为与研究药物相关或可能相关且报告发生率≥1%的不良事件有呕吐（6 例，2.04%）、腹泻（6 例，2.04%）、便秘（6 例，2.04%）、血管通路部位闭塞（6 例，2.04%）、腹部不适（5 例，1.70%）、脂肪酶升高（5 例，1.70%）、恶心（4 例，1.36%）、瘙痒（4 例，1.36%）和高血压（3 例，1.02%）。

（4）特别关注的不良事件：心血管事件已经有报道红细胞生成刺激剂（ESA）可能增加 CKD 患者心血管事件的风险。本节对罗沙司他临床试验中的心血管不良事件进行了描述。心血管事件包括了研究中报告术语为心肌梗死、心力衰竭、脑血管意外、血栓形成和严重高血压的不良事件。①中国已完成的临床试验中的心血管不良事件：在透析受试者中共进行了 2 项随机临床试验（Ⅱ期试验 FGCL-4592-048 和Ⅲ期试验 FGCL-4592-806）。在非透析受试者中共进行了 2 项随机临床试验（Ⅱ期试验 FGCL-4592-047 和Ⅲ期试验 FGCL-4592-808）。与文献报道发生率比较，罗沙司他临床试验中报告的心血管事件发生率并未高于 ESA 类药物。②国外已完成的临床试验中的心血管不良事件：在日本透析患者中已完成的 4 项Ⅱ期临床试验中（1517-CL-0302、1517-CL-0307、1517-CL-0308 试验治疗期为 6 个月，1517-CL-0312 试验治疗期为 1 年，接受罗沙司他治疗的受试者 444 例），报告了心肌梗死 2 例（0.5%）、心力衰竭 5 例（1.1%）、脑血管意外 6 例（1.4%）、血栓形成 6 例（1.4%），无严重高血压报告，所有事件的发生率均<5%。

(5) 禁忌证:以下患者禁用罗沙司他,妊娠期和哺乳期女性、已知对该药物活性成分或任何辅料过敏的患者。

(6) 注意事项:

1) 血红蛋白水平监测:在 CKD 患者中,血红蛋白水平不应超过用法用量建议的目标值上限。过高血红蛋白水平可能增加静脉血栓栓塞、血管通路血栓形成的风险。服用本品治疗期间,应根据血红蛋白水平对罗沙司他的剂量进行调整,使血红蛋白水平维持在 100~120g/L。在开始本品治疗或调整剂量后,应每 2 周检测 1 次血红蛋白水平,直至其达到并稳定在目标范围内,随后可每 4 周 1 次进行监测。若血红蛋白在 4 周内升高幅度超过 20g/L,应采取必要的措施,例如降低剂量或暂停治疗(详见说明书中用法用量"剂量调整"部分)。

2) 血压监测:在临床试验中观察到高血压不良事件,但这可能受到基础疾病、透析等因素的影响,药物相关性尚不明确。尚不能排除使用罗沙司他治疗贫血期间血压升高的可能。因此在使用罗沙司他治疗前、治疗开始和治疗期间应对血压进行监测。临床试验中排除了高血压控制不佳的患者,故高血压控制不佳的患者应慎用本品。

3) 严重肝损害的患者:本品在重度肝功能受损的患者(Child Pugh C 级)中的有效性和安全性尚未确立。对于重度肝功能受损的患者,治疗需在仔细评估患者的风险/获益后进行。在剂量调整期间应对患者严密监测。

4) 其他:罗沙司他不应与重组人红细胞刺激生成剂(ESA)同时使用;运动员慎用。

4. 药品优势与潜在问题 相比传统重组人红细胞刺激生成剂(ESA)药物,脯氨酸羟化酶抑制剂能够稳定、持续地刺激 EPO 产生并维持 EPO 的生理水平;调控转铁相关的基因表达,增加铁的利用率;纠正 CKD 炎症状态及异常铁代谢;对传统 ESA 抵抗患者有效;口服便利,安全耐受。由于 HIF 还在代谢、血管生成、细胞增殖及存活方面起重要作用,因此 PHD 抑制剂存在多效性,全身给药还会产生其他效应,如使器官免受缺血损伤,对卒中、心肌梗死、肾移植、肥胖和代谢紊乱有保护作用[48]。

然而人们更关注的是 PHD 抑制剂的缺陷,尤其是可能促进肿瘤生成。事实上,HIF 过表达存在于多种肿瘤细胞中,并直接与肿瘤侵袭、转移以及患者的生存率有关。而通过 PHD-HIF 途径调节的肿瘤生长比预期的还要复杂。比如,Klotzsche-Von 等[49]研究显示抑制鼠骨肉瘤细胞中的 PHD2 能刺激血管生成但却会抑制肿瘤增长。HIF 与血管张力以及血压的调节有关,持续 HIF 活化可能导致严重肺动脉高压。HIF 还能通过其靶向分子 VEGF 促进血管生成,对心血管产生影响[50]。这使人们担心 PHD 抑制剂有可能诱导糖尿病视网膜病变和肿瘤血管生成。虽然患者服用 vadadustat 或 daprodustat 并未使 VEGF 水平明显升高,但是持续 HIF 活化对促血管生成的潜在作用还需要在未来临床试验中进行评估。

PHD 抑制剂通过模仿身体在高海拔地区的低氧反应来刺激内源性 EPO 合成,启动红细胞产生,呈现了全新的机体适应性和有效性。目前,该类抑制剂已成为治疗肾性贫血的重要策略之一。然而,PHD 抑制剂的研究时间尚短,缺乏长期临床数据,对其安全性,尤其是促肿瘤生成和对心血管的影响仍需要密切关注[48]。另外,现有的 PHD 抑制剂都缺乏 PHD 亚型选择性,因此,开发 PHD 亚型选择性、NODD/CODD 选择性或选择性羟化 HIF-1α/HIF-2α 的抑制剂,包括与活性位点的金属离子没有结合作用的抑制剂,是很值得期待的。

(三) 贫血诊疗规范

1. 肾性贫血治疗 2018 年的肾性贫血诊断与治疗中国专家共识中推荐,无论是透析还是非透析慢性肾病患者都应在 Hb<100g/L 时启动红细胞刺激生成剂(ESA)治疗[51]。

血红蛋白治疗目标值为≥115g/L,但不推荐>130g/L,依据患者年龄、透析方式及透析时间长短、ESA 治疗时间长短以及是否并发其他疾病等情况,靶目标值可适当地进行个体化调整,常为 110~120g/L。

对于透析和非透析的慢性肾脏病患者,重组人红细胞生成素的初始剂量建议为 100~150U/(kg·周),分 2~3 次注射,或 10 000U,每周 1 次,皮下或静脉给药。

初始 ESA 治疗的目标是血红蛋白每月增加 10~20g/L,应避免 1 个月内血红蛋白增幅超过 20g/L。ESA 初始治疗期间应每月至少监测血红蛋白水平 1 次。应根据患者的血红蛋白水平、血红蛋白变化速度、目前 ESA 的使用剂量、ESA 治疗反应及临床情况等多种因素调整 ESA 剂量。推荐 ESA 治疗 1 个月后再调整剂量。主要不良反应包括以下方面。

(1) 高血压:所有患者都应监测血压,尤其是初始接受 rHuEPO 治疗时。出现高血压可以服用降压药物控制,一般不需因高血压而中断或停止 rHuEPO 治疗,除非出现难以控制的高血压。

(2) 癫痫:应用 rHuEPO 治疗的患者,不需担心癫痫发作或担心癫痫发作频率改变而限制患者活动。癫痫病史不是 rHuEPO 治疗禁忌证。当患者伴有不可控制的高血压或体重增加过多时，应防止治疗过程中的癫痫发作。

（3）透析通路血栓：使用 rHuEPO 后，随红细胞生成增多，血细胞比容增高，血液黏度增加，可能增加血栓形成风险。但是使用 rHuEPO 的血液透析患者，不论其血管通路是自体内瘘还是人造血管，不需增加对血管通路的检测，亦不需增加肝素用量。

（4）肌痛及输液样反应：通常发生在应用 rHuEPO1~2 小时后，出现肌痛、骨骼疼痛、低热、出汗等症状，可持续 12 小时，2 周后可自行消失。症状较重者可给予非类固醇类抗炎药治疗。

（5）rHuEPO 抗体介导纯红细胞再生障碍性贫血（PRCA）：PRCA 的主要表现为进行性严重贫血（血红蛋白常以每周 5~10g/L 的速度下降），伴网织红细胞显著减少或缺如（绝对计数常小于 10 000/μl）；外周血的血小板和白细胞计数正常；骨髓幼红细胞系列显著减少，甚至完全缺乏，粒细胞和巨核细胞系列增生正常；血清 rHuEPO 抗体检测阳性。疑似或确诊时应停用任何种类的红细胞生成素制剂，可试用免疫抑制剂、雄激素、大剂量静脉注射丙种球蛋白治疗，必要时输血，最有效的治疗是肾移植。

（6）其他并发症：偶有引起高钾血症的报道（发生率小于 1%）；有促肿瘤进展或复发的风险。

2. 肿瘤化疗相关贫血治疗　2019 年的中国肿瘤化疗相关贫血诊治专家共识[52]及 ASCO/ASH 治疗指南[53]，推荐 ESA 为目前治疗肿瘤化疗相关贫血（CRA）的重要方法。已被证实能改善贫血症状和降低肿瘤化疗患者对输注浓缩红细胞的需要。2020 年的 NCCN 指南推荐当肿瘤患者 Hb≤110g/L 时可以考虑治疗干预[54]。

ESA 治疗的主要优点是符合正常生理、耐受性好、使用方便，可用于门诊患者，且可明显提高患者的生存质量。

ESA 治疗剂量为 150U/kg 或 10U/kg 每周 3 次，或 36U/kg 每周 1 次，皮下注射，4~6 周为 1 个疗程。任何情况下 Hb>120g/L，则停止使用 ESA。主要不良反应包括以下方面。

（1）影响长期生存：有研究显示，接受 ESA 治疗以纠正贫血且目标 Hb>120g/L 的患者生存率下降［HR=1.05，95%CI（1.00~1.11）］。但由于影响因素较多，难以认定 ESA 对生存有负面作用。除非有新的证据表明获益，建议临床医师不要在肿瘤治疗期以外给予患者 ESA 治疗。治疗期是指启动贫血治疗并持续至治疗（化疗）结束后约 6 周。有报道认为对于 Hb<120g/L 的患者，ESA 治疗仍有生存期缩短和肿瘤进展的风险，建议推迟 ESA 治疗至 Hb<100g/L 时再使用，以降低血栓和生存率下降的风险。亦有研究结果表明 ESA 对肿瘤患者的生存并无负面影响。

（2）高血压/癫痫：在开始 ESA 治疗前，必须定期监测并控制患者血压。在接受 ESA 治疗的慢性肾衰竭患者中有发生癫痫的报告。尽管目前尚未明确接受 ESA 治疗的 CRA 患者是否存在癫痫风险，但在使用 ESA 时，建议监测血红蛋白水平并及时停药，从而降低不良反应发生风险。

（3）纯红细胞再生障碍性贫血（pure erythrocyte aplastic anemia，PRCA）：是以低网织红细胞计数和骨髓原始红细胞丢失（抗 EPO 中和抗体的出现导致）为特征的 1 种罕见的贫血综合征。研究显示，1998—2004 年 PRCA 发病率显著增高，除美国之外，90% 的患者使用阿法依泊汀制品。2005 年，FDA 将中和抗体相关性贫血的定义修改为 PRCA 和重度贫血，从而调整了 ESA 的适用范围。自 2005 年起，FDA 安全性数据库纳入 30 个抗体相关性 PRCA 新病例，主要为皮下注射 ESA 的慢性肾衰竭患者。任何突发 ESA 疗效丧失、伴有重度贫血和网织红细胞计数低的患者，均应接受 PRCA 的病因学评估，包括对 EPO 中和抗体的评估。如果疑似中和抗体相关性贫血，应暂停 ESA 的使用。

3. 骨髓衰竭性贫血的治疗　2018 年的专家共识推荐，对于国际预后评分系统（IPSS）评分为低危和中危的这部分较低危骨髓增生异常综合征（MDS）患者，当出现症状性贫血时，EPO 是主要选择药物之一。研究表明，EPO 的早期治疗可减少 MDS 患者的输血需求，增加并维持 Hb 水平[55]。

研究表明，EPO 的早期治疗可减少 MDS 患者的输血需求，增加并维持血红蛋白水平。低危 MDS 患者对 EPO 的反应率为 30%~60%，中位反应持续时间约为 2 年。治疗前应检测血清 EPO 浓度，对于血清 EPO≤500U/L、红细胞输注依赖较轻（无或每月<2U）、原始细胞比例正常、正常核型、低 IPSS 积分的 MDS 患者，rHu EPO 治疗反应率更高。rHu EPO 起始剂量为每次 150U/kg，每周至少 3 次，最佳的治疗剂量是 40 000~60 000U/周。rHu EPO 的治疗反应通常在 12 周以内，一般治疗 6~8 周时评估疗效，有效患者可持续使用。血红蛋白目标值为 120g/L，当血红蛋白明显上升时，可以逐渐减量，以最低有效剂量维持血红蛋白水平。

再生障碍性贫血（AA）是 1 种骨髓造血衰竭综合征，T 淋巴细胞异常活化、功能亢进造成骨髓干细胞损

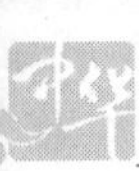

伤是AA发病机制的主要因素，因此免疫抑制治疗(IST)和allo-HSCT是其主要治疗方法，尤其是对于重型AA，一旦确诊应尽早进行IST。国内多名学者研究了IST联合造血细胞生长因子(HGF)在重型AA患者中的疗效，发现EPO+/-G-CSF联合IST治疗可以提高重型AA的疗效和安全性，并推荐作为无HLA相合亲缘供者的适龄重型AA患者的一线治疗方案，推荐用法和剂量为rHu EPO 40 000~60 000U/周，G-CSF或粒单巨噬细胞集落刺激因子(GM-CSF)300μg/d。此外，对于老年不能耐受IST和HSCT的患者以及非重型AA患者，可尝试雄激素联合rHu EPO的治疗，以提高临床疗效。

主要不良反应包括：EPO的临床应用改善了患者的贫血状况，提高了患者的生活质量，甚至延长了患者的生存时间。但是，EPO治疗中也会产生一些不良反应，最常见的有高血压、头痛、四肢痛、眩晕、高黏滞综合征等。此外，EPO的低反应性也是治疗中的另1个重要问题。导致疗效不好的主要原因为EPO剂量不足、疾病自身的特性以及EPO抗体的产生。有研究发现在输血依赖的MDS患者中，高剂量的EPO(60 000~80 000U)能取得更好的疗效，因此，在常规剂量疗效不佳、血清EPO水平不低的患者中，还需要前瞻性研究来确定加大剂量的效果与安全性。

二、重组人粒细胞集落刺激因子和重组人粒细胞巨噬细胞刺激因子

重组人粒细胞集落刺激因子(rHuG-CSF)研发成功填补了巨大的临床治疗空白，形成1个巨大药品市场。众多公司相继开发了许多rHuG-CSF和重组人粒细胞巨噬细胞刺激因子(rHuGM-CSF)类生物药，包括非创新类新药和生物类似药。在本节我们将以如下原研药和中国批准药品为主线介绍此类药品的临床应用，见表44-11。其他类似药品请参阅该药品说明书为准。

表44-11　重组人粒细胞集落刺激因子类代表药品

	国际原研药或主要新药	中国批准药品
重组人粒细胞集落刺激因子(rHuG-CSF) 重组人粒细胞巨噬细胞刺激因子(rHuGM-CSF)	Filgrastim/Neupogen®，Amgen(非格司亭/惠尔血®，安进/日本协和发酵麒麟) PEG-rh-G-CSF/Pegfilgrastim/Neulasda®，Amgen(安进) GM-CSF(rHu-GM-CSF/Sargramostim/Leukine®，拜耳公司 molgramostim)	重组人粒细胞集落刺激因子[rHu-G-CSF(*E. coli*)](国产和进口) 聚乙二醇化重组人粒细胞集落刺激因子[PEG-rHuG-CSF(*E. coli*)/多家] 重组人粒细胞巨噬细胞刺激因子[rHu-GM-CSF(*E. coli*)/多家]

(一) 重组人粒细胞集落刺激因子类药品临床应用

1. 适应证与临床应用　重组人粒细胞集落刺激因子提高中性粒细胞计数的疗效确切，可用于预防或治疗化疗引起的中性粒细胞减少症、促进造血干细胞移植后骨髓造血功能的恢复、提高先天性及获得性中性粒细胞减少症患者的粒细胞计数，动员造血干细胞或增加健康献血者的粒细胞采集量。本类药品在中国批准的适应证与原研药相似。

(1) 重组人粒细胞集落刺激因子适应证：①癌症化疗等原因导致中性粒细胞减少症；癌症患者使用骨髓抑制性化疗药物，特别在强烈的骨髓剥夺性化学药物治疗后，注射本品有助于预防中性粒细胞减少症的发生，减轻中性粒细胞减少的程度，缩短粒细胞缺乏症的持续时间，加速粒细胞数的恢复，从而减少合并感染、发热的危险性。②促进骨髓移植后的中性粒细胞数升高。③骨髓发育不良综合征引起的中性粒细胞减少症，再生障碍性贫血引起的中性粒细胞减少症，先天性、特发性中性粒细胞减少症，骨髓增生异常综合征伴中性粒细胞减少症，周期性中性粒细胞减少症。

(2) 聚乙二醇化重组人粒细胞集落刺激因子适应证：非髓性恶性肿瘤患者接受抗肿瘤药治疗时，在可能发生有临床意义发热性中性粒细胞减少性骨髓抑制时，使用本品以降低发热性中性粒细胞减少引起的感染发生率。本品不用于造血干细胞移植的外周血祖细胞的动员。

(3) 重组人粒细胞巨噬细胞集落刺激因子适应证：①预防和治疗肿瘤放疗或化疗后引起的白细胞减少症。②治疗骨髓造血功能障碍及骨髓增生异常综合征。③预防白细胞减少可能潜在的感染并发症。④使感染引起的中性粒细胞减少恢复加快。

2. 药品不良反应及安全风险管理

(1) 已报告的不良反应：①肌肉骨骼系统：有时会有肌肉酸痛、骨痛、腰痛、胸痛的现象。②消化系统：有时会出现食欲不振现象，或肝脏谷丙转氨酶、谷草转氨酶升高。③其他：有人会出现发热、头疼、乏力及皮疹，碱性磷酸酶、乳酸脱氢酶升高。④极少数人会出现休克、间质性肺炎、多器官功能衰竭肺功能衰

竭、幼稚细胞增加。

(2) 禁忌证:①对粒细胞集落刺激因子过敏者以及对大肠杆菌表达的其他制剂过敏者禁用。②严重肝、肾、心、肺功能障碍者禁用。③骨髓中幼稚粒细胞未显著减少的骨髓性白血病患者或外周血中检出幼稚粒细胞的骨髓性白血病患者。

(3) 注意事项:①本品应在化疗药物给药结束后24~48小时开始使用。②使用本品过程中应定期每周监测血象2次,特别是中性粒细胞数目变化情况。③对髓性细胞系统的恶性增殖(急性粒细胞白血病等)本品应慎重使用。④长期使用本品的安全有效性尚未建立,曾有报导可见脾脏增大。⑤虽然本品临床试验未发生过敏反应病例,但国外同类制剂曾发生少数过敏反应(发生率<1/4 000),可表现为皮疹、荨麻疹、颜面浮肿、呼吸困难、心动过速及低血压,多在使用本品30分钟内发生,应立即停用,经抗组胺、皮质激素、支气管解痉剂和/或肾上腺素等处理后症状能迅速消失。这些病例不应再次使用致敏药物。⑥本品仅供在医师指导下使用。

(4) 特殊人群:①孕期安全性尚未建立。当证明孕妇用药潜在利益大于对胎儿的潜在危险,应予以使用。②哺乳期妇女用药前应停止哺乳。③儿童患者慎用,并给予适当监测;由于该药对新生儿和婴幼儿的安全性尚未确定,建议不用该药。每日用药的4月龄~17岁患者未发现长期毒性效应,其生长、发育、性征和内分泌均未改变。④老年患者的生理功能比较低下,需观察患者的状态,注意用量及间隔,慎重给药。其安全性和有效性尚未建立。

(5) 药物相互作用:尚不完全清楚,对促进白细胞释放药物(如锂剂)应慎用。

(6) 药物过量:当使用本品超过安全剂量时,会出现尿隐血,尿蛋白阳性,血清碱性磷酸酶活性明显提高,但在5周恢复期后各项指标均可恢复正常。当注射本品剂量严重超过安全剂量时,会出现食欲减退,体重偏低,活动减弱等现象,出现尿隐血,尿蛋白阳性;肝脏出现明显病变。这些变化可以在恢复期后消除或减轻。

3. 临床研究进展 目前临床研究的重点在于探讨rHuG-CSF(包括rHUMG-CSF)治疗的新适应证和对现有适应证安全性和远期疗效的风险效益平衡、能够获得最大益处患者群体、最佳给药方案,以及卫生经济学评价,包括成本效益分析,医从性分析。临床工作者应根据患者具体情况,跟踪相关临床研究,制定个性化治疗方案。

(二) 肿瘤化疗相关中性粒细胞减少诊疗规范

中性粒细胞减少症是骨髓抑制性放化疗最常见的血液学毒性,其减少程度、持续时间与患者感染甚至死亡风险直接相关,对化疗药物相对剂量强度及患者预后产生了不良影响。2017年《肿瘤放化疗相关中性粒细胞减少症规范化管理指南》[56]及《肿瘤化疗导致的中性粒细胞减少诊治专家共识(2019版)》[57]中推荐重组人粒细胞集落刺激因子可用于化疗相关中性粒细胞减少症的预防及放疗或化疗导致的粒细胞减少症的治疗。

1. 预防化疗导致的粒细胞减少症

(1) 治疗指南推荐:预防性给予G-CSF可降低多种恶性肿瘤患者化疗相关中性粒细胞减少症的发生率、持续时间和严重程度。对于接受高中性粒细胞减少(FN)风险化疗方案的患者,无论治疗目的是治愈、延长生存时间或是改善疾病相关症状,均建议其预防性使用G-CSF。对于接受中度中性粒细胞减少风险化疗方案的患者,需评估患者自身风险因素。对于低中性粒细胞减少风险的患者,不予常规预防性使用G-CSF。若患者正在接受治愈性化疗或术后辅助化疗,但存在中性粒细胞减少等可能导致死亡的不良预后因素时,也应考虑预防性使用G-CSF。

(2) 预防性使用G-CSF的用法与用量:①rhG-CSF化疗后次日或最长至化疗后3~4天内开始使用;rhG-CSF 5μg/kg,皮下或静脉注射,1次/d;持续用药,直至中性粒细胞绝对值从最低点恢复至正常或接近正常水平。②PEG-rhG-CSF每周期化疗后次日使用PEG-rhG-CSF 1次;皮下注射,固定剂量为6mg,或按患者体重(100μg/kg)进行个体化治疗。

2. 放化疗相关中性粒细胞减少症的治疗 指南建议在密切监测患者血液学指标的情况下,使用G-CSF治疗同步放化疗所致的中性粒细胞减少症。

对于接受预防性使用rhG-CSF的患者出现FN后,应继续使用rhG-CSF治疗。对于未接受预防性使用G-CSF的患者,需进行治疗性使用rhG-CSF的风险评估,如果存在不良因素时,需考虑使用rhG-CSF治疗。由于PEG-rhG-CSF的作用时间较长,通常接受预防性PEG-rhG-CSF用药的患者不建议额外给予rhG-CSF治疗,但如果中性粒细胞绝对值$<0.5\times10^9$/L持续时间≥3d,考虑使用rhG-CSF进行补救治疗。

治疗性使用G-CSF的用法与用量:①rhG-CSF 5μg/kg,皮下或静脉注射,1次/d;②持续用药直至中性粒细胞绝对值从最低点恢复至正常或接近正常水平。

3. 药品不良反应的处理

(1) G-CSF 治疗相关的主要不良反应：轻、中度骨痛，发生率为 10%～30%。对乙酰氨基酚和非甾体抗炎药是预防和治疗成人 G-CSF 相关性骨痛的一线药物，此外也可以选择抗组胺药和阿片类镇痛药，若疼痛难以缓解则考虑降低 G-CSF 的使用剂量。

(2) 过敏反应：包括皮肤、呼吸系统或心血管系统的过敏反应较为少见，无须常规抗过敏治疗。

(3) 脾脏破裂：有报道使用 G-CSF 后发生脾脏破裂的病例，其中一些是致死性的。多发生在潜在造血功能障碍患者和实体肿瘤患者。G-CSF 诱导脾脏破裂的确切机制仍不清楚，认为与循环粒细胞和髓样前体细胞在脾脏内积聚有关

(4) 肺毒性：见于霍奇金淋巴瘤患者接受含博来霉素方案化疗，尤其是 ABVD 方案(每 2 周给予 1 次博来霉素)后 G-CSF 治疗可引起肺部毒性。

(5) 其他潜在毒性反应：包括急性呼吸窘迫综合征、肺泡出血、镰状细胞病患者发生镰状细胞危象等。

三、重组人巨核细胞/血小板生长因子类药品

重组人巨核细胞/血小板生长因子类药品的研发主要是围绕着这两个靶点，白细胞介素 11 和人血小板生长因子，形成 3 类药品：重组人白细胞介素-11(rhIL-II)，如美国 Genetics Institute/Wyeth 研发成功重组人白细胞介素-11(rHu-IL-11)商标名 Oprelvekin®，重组人血小板生成素(rh-TPO)仅有中国沈阳三生制药有限责任公司研发的重组人巨核细胞血小板生成因子(rHu-TPO)商标名特比澳®和人血小板生长因子受体 cMpl 激动剂，如美国安进公司研发成功的 Romisplostim，商标名 Nplate®和葛兰素史克公司研发成功 Eltrombopag，商品名 Promacta®。

重组人白细胞介素-11、重组人巨核细胞血小板生成因子和人血小板生长因子受体 cMpl 多肽类激动剂研发成功填补了临床治疗空白。众多公司相继开发了许多重组人巨核细胞/血小板生长因子类药品，包括非创新类新药和生物类似药。在本节我们将以如下原研药和中国批准药品为主线介绍此类药品的临床应用。其他类似药品请参阅该药品说明书。这些药品主要用于治疗：①治疗实体瘤放疗、化疗导致的血小板减少症(rHuIL-11 和 rHu-TPO)[58]。②特发性血小板减少性紫癜(ITP)(rHuIL-11，rHu-TPO 和 cMpl 激动剂)。

现将这些药品的主要临床应用及其研究进展归纳见表 44-12。

表 44-12　重组人巨核细胞/血小板生长因子类代表药品

	国际原研药/主要新药	中国批准药品	适应证
重组人白细胞介素-11(rhIL-II)	Oprelvekin®/Neumega/Adipogenesis inhibitory factor(AGIF)，Wyeth	重组人白细胞介素 11/立生素，中国北京双鹤等多家开发商	用于实体瘤、非髓性白血病化疗后Ⅲ、Ⅳ度血小板减少症的治疗
重组人血小板生成素(rh-TPO)	n/a	重组人血小板生成素(CHO)/特比澳，沈阳三生	治疗实体瘤化疗后所致的血小板减少症，ITP 辅助治疗，糖皮质激素治疗无效未接受脾切除治疗的患者
TPO 受体激动剂	Ehmmbopag/Promacta®，GSK	艾曲泊帕®，GSK	治疗对糖皮质激素、免疫球蛋白或脾切除术反应欠佳的慢性 ITP
TPO 受体激动剂	Romiplostim/Nplate®，Amgen	n/a	治疗对糖皮质激素、免疫球蛋白或脾切除术反应欠佳的慢性 ITP
TPO 受体激动剂	Lusutrombopag/Mulpleta®，盐野义	n/a	治疗计划接受手术的成人慢性肝病(CLD)患者的血小板减少症
TPO 受体激动剂	Avatrombopag/Doptelet®，Dova/AkaRx	n/a	治疗计划接受口腔科或其他手术的慢性肝病成人低血小板减少症

注：ITP. idiopathic(immune)thrombocytopenia，特发性血小板减少性紫癜。

(一) 重组人白细胞白介素-11

1. 适应证与临床应用　本类药品在中国批准的适应证与原研药相似。①用于治疗实体瘤、非髓性白血病化疗后Ⅲ、Ⅳ度血小板减少症；②实体瘤及非髓性白血病患者，前一疗程化疗后发生Ⅲ/Ⅳ度血小板减少症(即血小板数≤50×10^9/L)者，下一疗程化疗前使用本品，以减少患者因血小板减少引起的出血和对血小板输注的依赖性。③同时有白细胞减少症的患者必要时可合并使用重组 rhG-CSF。

2. 不良反应及药品安全风险管理

（1）已报告不良反应：除了化疗本身的不良反应外，重组人白细胞介素-11 的大部分不良反应均为轻至中度，且停药后均能迅速消退。约有 10%临床患者在观察期间有下列一些不良事件出现，包括乏力、疼痛、寒颤、腹痛、感染、恶心、便秘、消化不良、瘀斑、肌痛、骨痛、神经紧张及脱发等。其中大部分事件的发生率与安慰剂对照组相似，发生率高于安慰剂对照组的临床不良反应包括：①全身性，水肿、头痛、发热及中性粒细胞减少性发热。②心血管系统，心动过速、血管扩张、心悸、晕厥、房颤及房扑。③消化系统：恶心、呕吐、黏膜炎、腹泻、口腔念珠菌感染。④神经系统：眩晕、失眠。⑤呼吸系统：呼吸困难、鼻炎、咳嗽次数增加，咽炎、胸膜液渗出。⑥其他：皮疹、结膜充血、偶见用药后一过性视力模糊。

此外，弱视、感觉异常、脱水、皮肤褪色、表皮剥脱性皮炎及眼出血等不良反应在治疗组患者中的发生率也高于安慰剂对照组，但统计处理不能确定这些不良反应事件的发生与重组人白细胞介素-11 的使用有关联性。除了弱视的发生治疗组（10 例，14%）显著高于对照组（2 例，3%）外，其他一些严重的或危及生命的不良反应事件的发生率在两组间大致相当。两名患者在观察期间发生猝死，研究人员认为患者死亡的原因可能部分与用药有关。这两名患者均使用了大剂量环磷酰胺进行化疗，当时仍每日使用利尿剂，且均伴有严重的低钾血症（<3. 0mEq/L）。因此，猝死的发生与重组人白细胞介素-11 的使用之间的关系仍无法确定。实验室检查中，用药组患者最常见的化验指标异常为因血浆容量的扩张引起的血红蛋白浓度降低。血浆容量的扩张还引起白蛋白等其他一些血浆蛋白如转铁蛋白和丙种球蛋白浓度的降低。血钙浓度也出现相应降低，但无临床表现。每日皮下注射给药，重组人白细胞介素-11 可以引起血浆纤维蛋白原浓度升高 2 倍。其他一些急性期蛋白的血浆浓度也相应升高。停药后这些指标均可恢复正常。此外，健康受试者中，观察到重组人白细胞介素-11 可以引起血浆中以正常多聚体形式存在的 vWF 浓度升高。

（2）禁忌证：同类产品国外曾发生严重过敏反应。因此对重组人白细胞介素-11 及本品中其他成分过敏者禁用，对血液制品、大肠杆菌表达的其他生物制剂有过敏史者慎用。

（3）注意事项：本品不宜在化疗过程中使用。化疗结束后，应间隔 24~48 小时方可使用本品。使用本品过程中应定期检查血象（一般隔日 1 次），注意血小板数值的变化。在血小板升至 $100\times10^9/L$ 时应及时停药。器质性心脏病患者，尤其充血性心力衰竭及心房颤动、心房扑动病史的患者慎用。使用期间应注意毛细血管渗漏综合征的监测，如体重、浮肿、胸腹腔积液等。该药仅供医嘱或在医师指导下使用。

（4）特殊人群：①目前对妊娠期妇女尚没有合适的临床对照试验。因此，除非临床意义超过对胎儿的潜在危险，妊娠期一般不宜使用。②尚不能确定重组人白细胞介素-11 是否可以从母乳中分泌，因此哺乳期妇女应慎重使用。③儿童用药：儿童使用本品的疗效及安全性尚未确定。④老年用药：一般同成人用药量。

（5）药物相互作用：未发现在使用重组人白细胞介素-11 的同时使用 G-CSF 对两者疗效产生任何不良影响。目前尚未对重组人白细胞介素-11 与其他药物之间的相互作用进行评价，根据已有的体外和动物试验数据，重组人白细胞介素-11 与 P450 药酶的一些已知底物之间不会有相互作用。

（6）药物过量：可引起水钠潴留、心房颤动等毒副反应，应减量使用或停药，并严密观察。

3. 临床研究进展　目前临床研究的重点在于探讨重组人白细胞介素-11 治疗的新适应证。关于重组人白细胞介素-11（Oprelvekin 和其他 rHuIL-11 衍生物）的疗效、安全性以及性价比的对比研究，目前尚未见报道。临床工作者应根据患者具体情况，跟踪相关临床研究，制订个性化治疗方案。重组人白细胞介素-11 新的适应证：①血管性假血友病；②丙型病毒性肝炎相关性血小板减少症。

（二）重组人血小板生成素

1. 适应证与临床应用　本类药品目前仅在中国批准，其适应证如下：①本品适用于治疗实体瘤化疗后所致的血小板减少症，适用对象为血小板低于 $50\times10^9/L$，且医师认为有必要升高血小板治疗的患者。②本品用于特发性血小板减少性紫癜（ITP）的辅助治疗，适用对象为血小板低于 $20\times10^9/L$ 的糖皮质激素治疗无效（包括初始治疗无效，或有效后复发而再度治疗无效）的未接受脾切除治疗的患者。③本品仅用于血小板减少及临床状态具有增加出血风险的患者，不应用于试图使血小板计数升至正常数值的目的。

2. 不良反应及药品安全风险管理

（1）已报告的不良反应：本药品较少发生不良反应，偶有发热、肌肉酸痛、头晕等，一般不需处理，多可自行恢复。个别患者症状明显时可对症处理。本品在Ⅲ期临床试验中未见严重不良反应。在 311 名受试者中有 12 例（3. 86%）共 18 例次出现与 rh-TPO 用药有关的轻微不良反应，其中发热 4 例、寒战 2 例、全身不适 1 例、乏力 2 例、膝关节痛 2 例、头痛 2 例、头晕 3

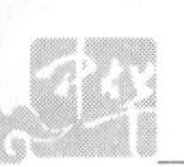

例、血压升高2例，症状大多轻微，无须特殊处理。实验室检查rhTPO对化疗后血红蛋白和白细胞计数的恢复无影响，对血小板形态、血小板聚集功能、凝血功能、肝肾等脏器功能无显著影响。74名患者在治疗周期接受了抗体动态检测、3名患者(4%)于给药后第21天和第28天的血清中监测出低滴度(1∶5)非中和性rh-TPO抗体，未发现对rh-TPO升高血小板的作用造成影响。

(2) 禁忌证：对本品成分过敏者；严重心、脑血管疾病者；患有其他血液高凝状态疾病者，近期发生血栓病者；合并严重感染者，宜控制感染后再使用本品。

(3) 注意事项：本品过量应用或常规应用于特异体质者可造成血小板过度升高，必须在三甲医院并在有经验的临床医师指导下使用；本品适用对象为血小板低于50×10^9/L，医师认为有必要升高血小板治疗的患者；本品应在化疗结束后6~24小时开始使用；使用本品过程中应定期检查血常规，一般应隔日1次，密切注意外周血小板计数的变化，血小板计数达到所需指标时，应及时停药。

3. 临床研究进展　目前rHu-TPO在国外尚无获准上市，因此rHuTPO的临床研究结果都来自中国。rh-TPO主要用于治疗实体瘤放疗、化疗导致的血小板减少症和特发性血小板减少性紫癜(ITP)。然而，长期疗效和安全性还需要进一步验证。临床工作者应根据患者具体情况，跟踪相关临床研究，制定个性化治疗方案。

(三) 人血小板生长因子受体激动剂

人血小板生成素(TPO)是与其受体(cMpl)结合而发挥生物学效应的。cMpl激动剂的生理作用与TPO一样，但机制有所差异。目前，国际上已获准上市并临床应用的cMpl激动剂有Romisplostim(Nplate®)、Eltrombopag(Promacta®和Revolade®)、Lusutrombopag(Mulpleta®)和Avatrombopag(Doptelet®)。

2018年，中国国家药品监督管理局(NMPA)批准了艾曲泊帕(Eltrombopag) Promacta®上市用于治疗特发性血小板减少性紫癜患者的血小板减少，对皮质激素、免疫球蛋白或脾切除反应不佳的治疗。该药是首个在国内获批的口服非肽类促血小板生成素受体激动剂(TPO-RA)。

1. 艾曲泊帕　艾曲泊帕(Eltrombopag)由英国GSK公司研发，于2008年获得了美国FDA上市批准，用于糖皮质激素、免疫球蛋白或脾切除术反应欠佳的慢性ITP，商品名Promacta®。它1种化学合成的小分子cMpl激动剂，为TPO非肽类化学模拟物。它作用于人cMpl的跨度区域，Eltrombopag不会与TPO竞争其cMpl，后续的信号转导通过JAK2/STAT5和MAKP途径，但不通过Akt途径，最终诱导骨髓祖细胞来源的巨核细胞增殖和分化[59-60]。Eltrombopag为口服剂型，每天1次，需空腹服用，食物和药物会影响其吸收，推荐起始剂量为50mg/d，亚裔患者及肝功能中度或重度损害患者起始剂量为25mg/d。Eltrombopag主要排泄途径为粪便和尿液，在健康受试者中的半衰期为21~32小时。Eltrombopag的不良反应包括骨髓网硬蛋白沉积、撤药后出血倾向、肝脏毒性等。在开始Eltrombopag治疗前、剂量调整期及确定稳定剂量之后均需对血清丙氨酸转氨酶(ALT)、天门冬氨酸转氨酶(AST)和胆红素进行监测。剂量调整期应每隔2周监测1次肝功能，剂量稳定后每月复查1次，出现异常时3~5天需再次复查；如果肝功能正常患者中的ALT水平升高≥3×ULN(正常上限值)，或治疗前氨基转移酶升高患者中的ALT水平升高≥3×基线值(或>5×ULN，以较低者为准)，合并直接胆红素升高或出现肝损害的临床症状时应立即停药。

(1) 适应证与临床应用：Eltrombopag是1种促血小板生成素受体激动剂，适用于治疗慢性免疫性(特发性)血小板减少性紫癜患者的血小板减少，对皮质激素、免疫球蛋白或脾切除反应不佳的患者同样适用。Eltrombopag只应用于血小板减少程度及临床出血风险增加的患者。Eltrombopag不应用于矫正血小板计数达到正常值的治疗目的。

(2) 不良反应及药品安全风险管理：

1) 已报告不良反应：最常见不良反应是恶心、呕吐、月经过多、肌肉痛、感觉异常、白内障、消化不良、瘀斑、血小板减少、GPT/GOT增加和结膜出血。

Eltrombopag可能引起肝毒性：开始Eltrombopag治疗前测定血清谷丙转氨酶(GPT)和胆红素，调整剂量期每2周1次和确定稳定剂量后每月1次。如胆红素升高，进行分次。评价异常血清肝检验可在3~5天重复测试。如证实异常，每周监查血清肝检验直至异常消失、稳定或回至基线水平。

中断Eltrombopag：如ALT水平增加至≥3×ULN(正常上限值)时进展，或持续≥4周，或伴直接胆红素增高，或伴肝损伤临床症状或肝代偿失调证据。

2) 禁忌证：无。

3) 注意事项：Eltrombopag可能引起肝毒性。观察到血清中转氨酶水平和胆红素增加。治疗开始前和治疗期间必须常规测定肝化学。肝功能受损患者给药时应小心谨慎。Eltrombopag是促血小板生成素受体激动剂和TPO-受体激动剂，有增加骨髓内网状纤维沉积的发展或进展的风险，为骨髓纤维化征象检查外周血。中断可能导致比治疗前存在血小板减少。中断后每周检查全血细胞计数（CBC），血小板计数至少4周。Eltrombopag剂量过量可能增高血小板计数至1个产生血栓形成/血栓栓塞并发症水平。Eltrombopag可能增高血液病恶性病的风险，特别是骨髓增生异常综合征患者。用Eltrombopag治疗调整剂量期时每周监查CBC，包括血小板计数和外周血涂片，然后确定每月稳定剂量Eltrombopag。

4）药物相互作用：艾曲波帕是OATP1B1转运蛋白的抑制剂。紧密监测患者过量暴露于OATP1B1底物[如：罗苏伐他汀（rosuvastatin）]的药物征象和症状，并考虑减低这些药物的剂量。多价阳离子（如铁、钙、铝、镁、硒、和锌）显著减低艾曲波帕的吸收；必须不在使用任何含多价阳离子药物如抗酸药、乳制品和矿物补充剂4h内服用Eltrombopag。

5）特殊人群：妊娠，可能引起胎儿伤害。纳入妊娠患者在Eltrombopag妊娠注册；哺乳母亲，应作出决策中断Eltrombopag或哺乳，考虑Eltrombopag对母亲的重要性。

2. 罗米司汀　罗米司汀（Romisplostim）是美国安进公司研发成功并于2008年被美国FDA批准用于治疗对糖皮质激素、免疫球蛋白或脾切除术反应欠佳的特发性血小板减少性紫癜（ITP），商品名Nplate®。Romisplostim与cMpl结合，随后启动JAK2/STAT5、MAKP以及Akt等途径进行信号转导而产生血小板生长因子（TPO）生物学效应[61]。Romisplostim的给药方式为皮下注射，起始剂量1g/kg。研究显示，健康志愿者接受Romisplostim治疗后，其血小板计数呈剂量依赖性升高，始于第5天，第12~15天达到高峰。Romisplostim的不良反应有关节痛、眩晕、肌痛、骨髓网硬蛋白沉积、严重出血和血栓栓塞性事件等。

Romisplostim和Eltrombopag属限制性流通药物，如Romisplostim/Nplate®，所有用药患者必须在Nplate® NEXUS项目登记，经具有专门培训资历的注册医师开具处方，方可购买使用该类药物[62]。

2018年FDA则批准了2个第2代TPO-RA药品，日本盐野义公司的Lusutrombopag（Mulpleta®）和美国Dova/AkaRx公司的Avatrombopag（Doptelet®）。

Lusutrombopag（Mulpleta®）是日本盐野义制药株式会社研发的每日口服给药的小分子血小板生成素（TPO）受体激动剂。2015年9月，获得日本厚生劳动省批准Lusutrombopag用于改善接受选择性侵入性手术的患者与CLD相关的血小板减少症。2018年7月，美国FDA批准Lusutrombopag用于治疗计划接受手术的成人慢性肝病（CLD）患者的血小板减少症。

Avatrombopag（Doptelet®）是美国Dova公司旗下AkaRx公司研发的每日口服给药的小分子血小板生成素（TPO）受体激动剂。2018年，获得FDA批准用于治疗计划接受口腔科或其他手术的慢性肝病成人低血小板减少症。它是FDA批准的第1种用于此用途的药物。此外，它还在进一步开发用于化疗引起的血小板减少症、特发性血小板减少性紫癜免疫性血小板减少症临床。

目前临床研究的重点在于探讨人血小板生长因子受体cMpl激动剂治疗的新适应证和对现有适应证安全性和远期疗效的风险效益平衡，能够获得最大益处患者群体，最佳给药方案，以及卫生经济学评价，包括成本效益分析、依从性分析。临床工作者应根据患者具体情况，跟踪相关临床研究，制订个性化治疗方案。

（四）血小板减少症诊疗规范

1. 肿瘤化疗相关性血小板减少症治疗　肿瘤化疗相关性血小板减少症（chemotherapy-induced thrombocytopenia，CIT）是指抗肿瘤化疗药物对骨髓巨核细胞产生抑制作用，导致外周血中血小板计数低于100×10^9/L。CIT为最常见的化疗相关性血液学毒性之一，可增加出血风险、延长住院时间、增加医疗费用，严重时可导致死亡。《中国肿瘤化疗相关性血小板减少症专家诊疗共识（2019年版）》[63]及《重组人白介素-11治疗血小板减少症临床应用中国专家共识（2018年版）》[64]中都推荐促血小板生长因子作为CIT的治疗选择。

重组人白细胞介素-11（rhIL-11）、rhIL-11衍生物和重组人血小板生成素（rhTPO）为目前国家药品监督管理局批准的促血小板细胞因子药物。

（1）重组人血小板生成素（rhTPO）：可以减轻多种恶性肿瘤患者接受化疗后血小板计数下降的程度，并缩短血小板减少的持续时间，减少血小板输注次数。rhTPO的用药方法：对于不符合血小板输注指征的CIT患者，应在血小板计数$<75\times10^9$/L时应用。用药剂量为300U/（kg·d），1次/d，连续用药。使用过程中监测血常规，一般2次/周，特殊患者可根据情况隔日1次，当血小板计数$\geqslant100\times10^9$/L或血小板计数较用药前升高50×10^9/L时，应及时停药。当化疗过程中同时发生白细胞严重减少或出现贫血时，rhTPO可与重组人粒细胞集落刺激因子或重组人红细胞刺激因子联合应用。

（2）重组白细胞介素-11（rhIL-11）：白细胞介素-11（IL-1）由人类骨髓基质细胞（成纤维细胞）和间质细胞分泌产生，可以使外周血血小板数量增多，同时使网织红细胞和白细胞数量增加。rhIL-11 可以降低 CIT 严重程度,缩短 CIT 病程,减少血小板输注。对于不符合血小板输注指征的实体瘤 CIT 患者,应在血小板计数为(25~75)×10^9/L 时应用 rhIL-11。当化疗后同时发生白细胞严重减少或贫血时,rhIL-11 可与重组人粒细胞集落刺激因子或重组人红细胞生成素联合应用。rhIL-11 的用药方法:推荐剂量为 25~50μg/kg,皮下注射,1 次/d,连用 7~10 天,至血小板计数≥100×10^9/L 或血小板计数较用药前升高 50×10^9/L 以上时停药。

2. 药品不良反应的处理

(1) rhIL-11 的常见不良反应及处理原则:①发热,需排除其他病因特别是感染因素导致的发热,考虑发热与 rhIL-11 相关者可酌情使用解热镇痛药物;②水肿,用药期间严密监测患者体质量和 24 小时出入量,酌情予以利尿剂治疗,注意监测电解质;③心血管系统异常,如有心力衰竭、心律失常或者心悸、胸闷等不适症状,建议停药。

(2) rhTPO 常见的不良反应包括:发热、寒战、全身不适、乏力、膝关节痛、头痛、头晕、血压升高等。不良反应整体发生率为 1.27%,总体安全可控,不良反应经治疗后可好转或治愈。

(史晋海　蔡丽娟　李勇　岳志华)

参考文献

1. ALENZI FQ, ALENAZI BQ, AHMAD SY. The haemopoietic stem cell:between apoptosis and self renewal[J]. Yale J Biology Med,2009,82(1):7-18.
2. METCALF D. Hematopoietic cytokines[J]. Blood, 2008, 111: 485-491.
3. RANG HP,DALE MM,RITTER JM. Rang & Dale's pharmacology[M]. Edinburgh:Churchill Livingstone,2007.
4. LODISH HF. 5ED. Molecular cell biology[M]. New York:W. H. Freeman and Co,2003:973.
5. JELKMANN W. Erythropoietin after a century of research:younger than ever[J]. Eur J,2007,78(3):183-205.
6. HOCHACHKA PW,LUTZ PL. Mechanism,origin,and evolution of anoxia tolerance in animals[J]. Comp Biochem Physiol B Biochem Mol Biol,2001,130(4):435-459.
7. WANG GL,SEMENZA GL. Purification and characterization of hypoxia-inducible factor 1[J]. J Biol Chem, 1995, 270(3): 1230-1237.
8. HOLMQUIST-MENGELBIER L,FRENDLUNDE,LOFSTEDT T, ET AL. Recruitment of HIF-1alpha and HIF-2alpha to common target genes is differentially regulated in neuroblastoma: HIF-2alpha promotes an aggressive phenotype[J]. Cancer Cell, 2006,10(5):413-423.
9. MAKINO Y,CAO R,SVENSSONN K,et al. Inhibitory PAS domain protein is a negative regulator of hypoxia-inducible gene expression[J]. Nature,2001,414(6863):550-554.
10. LENDAHL U,LEE KL,YANG H,et al. Generating specificity and diversity in the transcriptional response to hypoxia[J]. Nat Rev Genet,2009,10(12):821-832.
11. WILLIAM G,KAELIN JR. The von Hippel-Lindau tumor suppressor gene[J]. Exp Cell Res,2001,264(1):117-125.
12. MANALO DJ, ROWAN A, LAVOIE T, et al. Transcriptional regulation of vascular endothelial cell responses to hypoxia by HIF-1[J]. Blood,2005,105(2):659-669.
13. RAMIREZ-BERGERONDL,RUNGE A,ADELMAN DM,et al. HIF-dependent hematopoietic factors regulate the development of the embryonic vasculature[J]. Dev Cell,2006,11(1):81-92.
14. WILLIAM G,KAELIN JR. The von Hippel-lindautumour suppressor protein:O2 sensing and cancer[J]. Nat Rev Cancer, 2008,8(11):865-873.
15. FANDREY J. Oxygen-dependent and tissue-specific regulation of erythropoietin gene expression[J]. Am J Physiol Regul Integr Comp Physiol,2004,286(6):977-988.
16. LEE FS. Genetic causes of erythrocytosis and the oxygen-sensing pathway[J]. Blood Rev,2008,22(6):321-332.
17. 李姗,盛荣,胡永洲. 脯氨酸羟化酶抑制剂的研究进展[J]. 中国现代应用药学,2015,32(10):1277-1285.
18. SINGH D,ARORA R,KAUR P,ET AL. Overexpression of hypoxia-inducible factor and metabolic pathways:possibletargets of cancer[J]. Cell Biosci,2017,7:62.
19. RICHARD VW,SUTHERLAND S,ANNET CW,et al. Erythrocytosis associated with a novel missense mutation in theHIF2A gene[J]. Haematologica,2010,95(5):829-832.
20. WYATT CM,DRÜEKE TB. HIF stabilization by prolylhydroxylase inhibitors for the treatment of anemia in chronickidney disease[J]. Kidney Int,2016,90(5):923-925.
21. YOUSSEF S,REN W,AI HW. A genetically encoded FRET-sensor for hypoxia and prolyl hydroxylases[J]. ACS Chem Biol,2016,11(9):2492-2498.
22. MIKHAILA,FAROUK M. Epoetin biosimilars in Europe:five years on[J]. Adv Ther,2013,30(1):28-40.
23. CARIOU A,ANDRÉ S,CLAESSENS YE. Extra-hematopoietic effects of erythropoietin[J]. Cardiovasc Hematol Disord Drug Targets,2008,8(3):173-178.
24. MERCHIONNE F,DAMMACCO F. Biological functions and therapeutic use of erythropoiesis-stimulating agents:perplexities and perspectives[J]. British J Haematol,2009,146(2):127-141.
25. WHITSETT CF. The role of hematopoietic growth factors in transfusion medicine//Mintz. Transfusion therapy clinical principles and practice[M]. 3rded. Bethesda:AABB Press,2011:

584-626.

26. LIN FK,SUGGS S,CH L,et al. Cloning and expression of the human erythropoietin gene[J]. Proc Natl Acad Sci,1985,82(22):7580-7584.
27. ESCHBACH JW,EGRIE JC,DOWNING MR. Correction of the anemia of end-stage renal disease with recombinant human erythropoietin. Results of a combined phase I and II clinical trial[J]. N Engl J Med,1987,316(2):73-78.
28. FDA recall,recall firm press release[EB/OL]. (2013-02-23)[2015-07-30]. http://www. fda. gov/Safety/Recalls/ucm340893. htm.
29. FRAISL P,ARAGONES J,CARMELIET P. Inhibition of oxygen sensors as a therapeutic strategy for ischaemic and inflammatory disease[J]. Nat Rev Drug Discov,2009,8(2):139-152.
30. KAELIN WG JR,RATCLIFFE PJ. Oxygen sensing by metazoans:the central role of the HIF hydroxylase pathway[J]. Mol Cell,2008,30(4):393-402.
31. CHAN MC,HOLT-MARTYN JP,SCHOFIELD CJ,et al. Pharmacological targeting of the HIF hydroxylases--A new field in medicine development[J]. Mol Aspects Med,2016,47(48):54-75.
32. SEMERAD CL,CHRISTOPHER MJ,LIU F. G-CSF potently inhibits osteoblast activity and CXCL 12 mRNA expression in the bone marrow[J]. Blood,2005,106(9):3020-3027.
33. BROUDY VC,LIN NL. AMG531 stimulates megakaryopoiesis in vitro by binding to Mpl[J]. Cytokine,2004,25:52-60.
34. NAKAMURA TI,MIYAKAWA Y,MIYAMURA A. A novel nonpeptidyl human c-Mpl activator stimulates human megakaryopoiesis and thrombopoiesis[J]. Blood,2006,107(11):4300-4307.
35. DU X,WILLIAMS DA. Interleukin-11:review of molecular,cell biology,and clinical use[J]. Blood,1997,89:3897-3908.
36. LI J,YANG C,XIA Y. Thrombocytopenia caused by the development of antibodies to thrombopoietin[J]. Blood,2001,98(12):3241-3248.
37. BASSER RL,O'FLAHERTY E,GREEN M,et al,Development of pancytopenia with neutralizing antibodies to thrombopoietin after multicycle chemotherapy supported by megakaryocyte growth and development factor[J]. Blood,2002,99:2599-2602.
38. LIEBMAN HA,PULLARKAT VF. Diagnosis and management of immune thrombocytopenia in the era of thrombopoietin mimetics[J]. Hematology Am Soc Hematol Educ Program,2011:384-390.
39. IMBACH P,CROWTHER M. Thrombopoietin-receptor agonists for primary immune thrombocytopenia[J]. N Engl J Med,2011,365(8):734-741.
40. Stemgen® (ancestim), Sobi web/Healthcare Professionals/Products alphabetical list[EB/OL]. (2010-09-28)[2015-07-30]. http://www. sobi. com/en/Healthcare-Professionals/Products-alphabetical-list/Stemgen/.
41. Amgen,Biovitrum to Acquire Kepivance(R) and Stemgen(R) and Exclusively License Kineret(R) from Amgen, Amgen Web/Investors/News & Events/Press Release[EB/OL]. [2015-07-30]. http://www. amgen. com/media/media_pr_detail. jsp? releaseID=1196842.
42. RODGERS III GM,BECKER PS,BLINDER M,et al. NCCN cancer and chemotherapy induced anemia clinical practice guidelines in oncology[J]. JNCCN,2012,l10(5):628-653.
43. RIZZO JD,BROUWERS M,HURLEY P,et al. American Society of Clinical Oncology/American Society of Hematology Clinical Practice Guideline update on the use of Epoetin and Darbepoetin in adult patients with cancer[J]. J Clin Oncology,2010,33:4996-5010.
44. 何广胜,邵宗鸿,张益枝,等,序贯强化免疫抑制并用造血生长因子治疗重型再生障碍性贫血[J]. 中华血液学杂志,2001,22(4):177-181.
45. ZHANG QL,ROTHENBACHER D. Prevalence of chronic kidney disease in population-based studies:Systematic review[J]. BMC Public Health,2008,8(1):117-150.
46. PENG ZZ,WANG JW,YUAN QJ,et al. Clinical features and CKD-related quality of life in patients with CKD G3a and CKD G3b in China:Results from the chinese cohort study of chronic kidney disease(C-STRIDE)[J]. BMC Nephrolgy,2017,18(1):311-319.
47. SCHMID H,JELKMANN W. Investigational therapies for renal disease-induced anemia[J]. Expert Opin Investig Drugs,2016,25(8):901-916.
48. SUGAHARA M,TANAKA T,NANGAKU M. Prolyl hydroxylase domain inhibitors as a novel therapeutic approach against anemia in chronic kidney diseas[J]. Kidney Int,2017,92(2):306-312.
49. KLOTZSCHE-VON AA,MUSCHTER A,MAMLOUK S,et al. Inhibition of HIF prolyl hydroxylase-2 blocks tumor growth in mice through the antiproliferative activity of TGFb[J]. Cancer Res,2011,71(9):3306-3316.
50. KULAR D,MACDOUGALL IC. HIF stabilizers in the management of renal anemia:from bench to bedside to pediatrics[J]. Pediatr Nephrol,2018.
51. 中华医学会肾脏病学分会肾性贫血诊断和治疗共识专家组. 肾性贫血诊断与治疗中国专家共识(2018 版)[J]. 中华肾脏病杂志,2018,34(11):860-866.
52. 中国抗癌协会肿瘤临床化疗专业委员会,中国抗癌协会肿瘤支持治疗专业委员会. 中国肿瘤化疗相关贫血诊治专家共识(2019 年版)[J]. 中国医学前沿杂志,2019,11(12):78-85.
53. JULIA B,KARI B,ROBERTO C,et al. Management of cancer-associated anemia with erythropoiesis-stimulating agents:AS-

CO/ASH clinical practice guideline update[J]. J Clin Oncol, 2019,37(15):1336-1351.

54. BECKER P S, GRIFFITHS E A, ALWAN L M, et al. NCCN Guidelines Insights: Hematopoietic Growth Factors, Version 1. 2020[J]. Journal of the National Comprehensive Cancer Network, 2020, 18(1):12-22.

55. 中华医学会血液学分会红细胞疾病学组. 重组人促红细胞生成素治疗骨髓衰竭性疾病贫血专家共识[J]. 中华医学杂志, 2018, 98(42):3396-3400.

56. 中国临床肿瘤学会指南工作委员会. 肿瘤放化疗相关中性粒细胞减少症规范化管理指南[J]. 中华肿瘤杂志, 2017, 39(11):868-878.

57. 中国抗癌协会肿瘤临床化疗专业委员会, 中国抗癌协会肿瘤支持治疗专业委员会. 肿瘤化疗导致的中性粒细胞减少诊治专家共识(2019年版)[J]. 中国肿瘤临床, 2019, 46(17):876-882.

58. 中国抗癌协会临床肿瘤学协作组. 2014年肿瘤化疗所致血小板减少症诊疗中国专家共识[J]. 中华肿瘤杂志, 2014, 36(11):876-879.

59. NAKAMURA T, MIYAKAWA Y, MIYAMURA A, et al. A novel nonpeptidyl human c-Mpl activator stimulates human megakaryopoiesis and thrombopoiesis[J]. Blood, 2006, 107(11):4300-4307.

60. IMBACH P, CROWTHER M. Thrombopoietin-receptor agonists for primary immune thrombocytopenia[J]. N Engl J Med, 2011, 365(8):734-741.

61. BROUDY VC, LIN NL. AMG531 stimulates megakaryopoiesis in vitro by binding to Mpl[J]. Cytokine, 2004, 25(2):52-60.

62. AMGEN PRESS OFFICE. Biovitrum biovitrum to acquire Kepivance(R) and Stemgen(R) and exclusively license Kineret(R) from Amgen[EB/OL]. [2015-07-30]. http://investors. amgen. com/phoenix. zhtml? c = 61656&p = irol-newsArticle&ID = 1196842, 2015/07/30.

63. 中国抗癌协会肿瘤临床化疗专业委员会, 中国抗癌协会肿瘤支持治疗专业委员会. 中国肿瘤化疗相关性血小板减少症专家诊疗共识(2019版)[J]. 中国肿瘤临床, 2019, 46(18):923-929.

64. 中国临床肿瘤学会抗淋巴瘤联盟, 中国抗癌协会癌症康复与姑息治疗专业委员会中华医学会血液学分会. 重组人白介素-11治疗血小板减少症临床应用中国专家共识(2018年版)[J]. 临床肿瘤学杂志, 2018, 23(3):260-266.

第四十五章

血液代用品概述

血液代用品从广义上来说应包括血液两个主体成分即血浆代用品和血细胞代用品。血浆代用品从1881年Shwar提出生理盐水可以代替血浆、由瑞士学者Bischo首次将生理盐水输给产后大出血的患者取得成功起,再于第一次世界大战期间出现了胶体代血浆明胶和聚乙烯吡咯烷酮(polyvinyl pyrrolidone, PVP),后来又有右旋糖酐(dextran)及近代的羟乙基淀粉(hydroxyethyl starch, HES)。这些血浆代用品的发明与应用已有近140年的历史,在世界范围内已经实现了产业化而专有名称之为血浆扩容剂(plasma expander)[1],并有大量相关的文献记载,因此,本章仅对血细胞代用品,主要是红细胞和血小板代用品作一概述。

第一节 对血液代用品的需求

任何一项研究领域或一个研究课题的出现,都取决于社会发展的需要和科技发展诸多条件的可能。血液代用品研究的兴起,也正是人类健康和生命保障的需要与当前科技发展水平能为推动此项研究提供必要条件而得以发展的。输血是现代临床医疗不可替代而又极其重要的治疗和抢救手段,尤其是战伤和创伤急救中首选的救命措施之一。但是随着临床输血的长期实践和相关科技水平的快速发展,以及人民生活水平的提高和老龄化日趋加速而对输血应用的品种和技术的要求亦发生了空前的变化。研究调查表明,当前临床输血面临的关键问题,一是血源短缺;二是输血不当可能存在的风险;三是天然血液难以适应战伤和意外伤害的血液保障;四是输血对急性心脑血管等缺血缺氧疾病的治疗效果尚有局限[2]。因此,研究开发安全、有效、能适应临床输血日益增长的要求的血液代用品,特别是对红细胞和血小板的代用品,对当前临床输血治疗和抢救是一个良好的补充和创新的发展。另外,近年来诸多文献报告,血红蛋白(Hb)类携氧剂用于杀伤肿瘤细胞和提高肿瘤化/放疗疗效及治疗心脑等缺氧性疾病有良好的作用,作者认为这可能是肿瘤与心脑缺氧性疾病治疗的一种新路径[3,4]。

一、血液供应缺口日益凸显

血液是人类生命与健康之源,也是国家重要的战略资源。中外众多的事实和教训多次反复地警醒我们,血液安全不但关系到人民的生命健康,而且也关系到社会的稳定乃至国家的安全。

近年来,人们对健康服务的需求逐渐提高。临床对血液的需求量日益增大,我国年增长率在10%左右。近几年临床用血短缺的现象时有发生。2019年统计数据显示,我国2018年血液采集量与临床用血实际需求量之间的缺口接近30%[5]。我国千人献血人数在2018年升至10多人[6],但与发达国家相比差距还很大。国家卫生主管部门和广大输血服务与临床工作者还在为血液开源节流作出努力,同时也在大力促进血液代用品研究作为健康创新工程和战略性新兴产业列入国家科技与产业发展规划。美国有关专家预计,血液代用品仅在美国年均经济效益就约为25亿美元,将为临床用血提供重要的补充[7]。在2019年美国国防部又与南非Stelenbosch大学合作制订了血红蛋白类红细胞代用品或称血红蛋白类载氧剂(hemoglobin base on oxygen carriers, HBOCs)用于创伤现场和救护车上输血救治的研究计划[8]。

二、输血是把“双刃剑”

临床输血治疗也像其他药物一样,既有利于防治疾病、减轻患者痛苦,同时如果用药不当也会出现各种各样的不良反应。而输血更是典型的双刃剑,其有利的方面在于疗效上往往立竿见影甚至起死回生,但如果用血不当,也会产生诸多不良反应甚至可能危及生命或危害终生。当前输血存在的重要风险在哪里?诸多报告显示主要是集中在非感染性风险和感染性风险。前者主要表现在错配血型而发生的溶血性反应。美国报告在76例输血死亡中63%是输错血型导致的死亡,其中有85%由于ABO血型不合所致[9]。英国在1996—2010年监测8 117例输血不良反应中,血型错误的输血有2 837例(占35%)[10]。我国输错血型虽然概率很低,但仍有发生。而输血相关移植物抗宿主病反应,虽然发生率也极低,但其病死率高达90%~100%。特别是对骨髓移植和早产儿输血以及接受近亲血液等患者高危人群中更是重大威胁。关于输血相关肺损伤,美国FDA 2007年的报告显示,其死亡率占当年所有输血相关死亡病例的65%。一般的发热反应和过敏反应,美国和日本报告分别为1/500和1/250[7]。在2018—2020年,尹湧华报告中国29个省市统计发生输血不良反应有1 675例,类型有9种,而过敏反应与非溶血性发热反应分别占74.1%和23.3%,其他7种反应占2.6%[10]。而传染性风险,虽然近十多年由于检测试剂的进步与DNA检测方法的应用,其发生率大幅度降低,但至目前为止仍不能完全避免。输血引起的HIV和HCV等病毒感染,在世界发生率最低的国家仍分别为1/250万与1/114.9万[11]。其他如梅毒、疟疾、巨细胞病毒等引起的输血感染亦未完全根除。另外,通过血液途径感染的病毒或寄生虫还在不断增加,如尼罗河病毒、寨卡病毒和查加斯、巴加里或其他寄生虫等。2019年严重危害人类健康和生命的新冠肺炎病毒是否有可能通过血液传染,仍尚未定论[12]。而血液代用品均经过病毒灭活和去除血型抗原物质,不存在上述传染性风险,也无血型抗原抗体反应之忧,这特别有利于减少甚至消除临床输血目前存在的上述重大风险之患。

三、天然血液难以适应战/创伤急救

据世界卫生组织(World Health Organization,WHO)统计,全球每年由创伤导致的死亡人数超过600万人,预计到2020年这一数字将上升到850万以上。从2000—2012年全世界发生7级以上地震有260次;死于交通意外事故超过120万人;受伤人数达1 620多万人。自然灾害和战争导致的创伤和战伤对人类健康和生命造成重大威胁,已成为人类死亡原因除疾病外的另一主要原因。

在战伤和创伤中,失血性休克是导致死亡的一个主要原因。而输液和输血复苏是首选的急救措施,对挽救伤者的生命发挥了不可替代的作用。但是,在抢救中时间就是生命。据王正国院士等报告,战伤者在伤后30分钟内的死亡人数占60%,立即死亡者占40%;而意外创伤中有30%~50%的死亡也发生在伤后12小时之内。前者抢救最佳时机只有10分钟,后者也只是6小时[13](图45-1)。

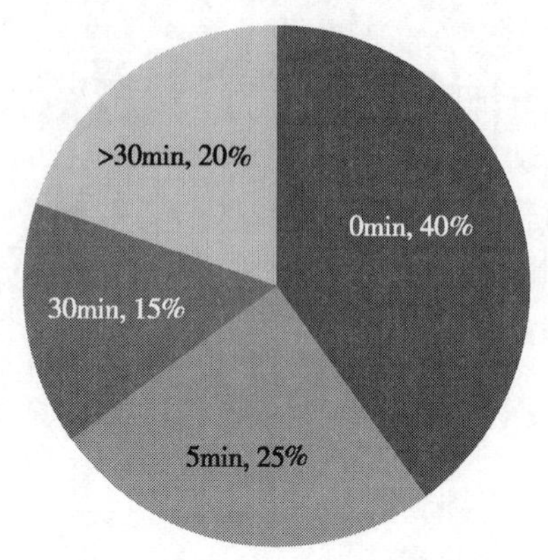

图45-1　战伤死亡时间分布

很显然,输血确是最有效的抢救手段。但在救命有效时间上,靠天然血液是很难实现的。血液代用品在室温下可保存1年以上,可作为一般架上药品随需随用又无须配血型,极有利于抢救时使用。

四、血液代用品潜在用途广泛

目前研发的红细胞代用品实际上是一种良好的携供氧剂,因此国际上称之为血红蛋白类携氧载体(HBOCs)。近十多年来诸多研究报告其用于治疗心脑血管等缺血缺氧性疾病和肿瘤,均显示了可喜的效果[14-17]。杨成民等先后以HBOCs用于治疗急性心肌梗死、体外循环中心功能保护和视网膜低灌、心脏移植中供心体外灌流保存等实验研究中,均初步取得了展现良好前景的结果[18](详见第四十六章“血细胞代用品”)。

第二节　血液代用品研发简史及种类

从20世纪初期开始,几乎与ABO血型被发现的同时,人们就开始思考和探索开发能替代血液部分功能的血液代用品。但由于当时科学技术发展水平的限制,有关血液代用品的研究都一直停留在人们的梦想中,或只有少数学者进行启蒙性的探索。直到20世纪80年代,由于多种病毒特别是艾滋病病毒等能通过输血传染给人类事实得到确认,极大地推动了人类开发血液代用品的意愿和研究热情。

如前所述,本章所说的血液代用品不包括血浆代用品,主要是指红细胞代用品和血小板代用品。而白细胞功能和抗原性极为复杂,另从抗细菌感染来说,由于多种有效的抗生素的出现,临床治疗中对白细胞的输注极少,因此,迄今极少有白细胞代用品研究的报告。目前国内外主要是研制红细胞和血小板代用品。血小板代用品目前主要是针对代替血小板生理止血,

目前还处于实验室研究阶段；而红细胞代用品主要是针对替代红细胞携供氧、增加血容量和调节胶体渗透压的生理功能。由于红细胞代用品是目前研究最多、进展相对较快，同时也是已投入临床试用的血液替代制品，因此其通常被认为是目前国际上所说的狭义的血液代用品。

一、血液代用品发展简史

（一）红细胞代用品

早在1934年，Amberson等曾用牛血红蛋白混合Locke-Ringer溶液给狗、猫、兔换血，他们发现上述混合溶液除有携供氧能力外，还有足够的胶体渗透压。但进一步研究表明，输入这种液体也会引起凝血活性增高，出现弥散性血管内凝血和肾脏明显损害，甚至导致动物死亡。20世纪50年代到60年代初，Earnshaw、佐野、日高等先后模拟红细胞的携氧功能和正常人血液成分，研制出人工血红蛋白组氨酸钴制剂的“人工血液”。稻均等把这种“人工血液”与右旋糖酐（dextran）等给猫输注作比较试验，前者有延长存活时间的作用；作离体蛙心脏灌流试验也发现有增强心肌收缩力的效应，但在生理条件下释氧效果欠佳，故不能作为血液代用品应用。Rabiner等经过长期研究，首次阐明红细胞膜破解所得的血红蛋白溶液引起毒性反应的原因是红细胞膜基质颗粒和水溶性磷脂物质。1967年他和Doclye等率先研制出无基质血红蛋白（stroma-free Hb，SFH）。他们的实验研究表明，这种SFH溶液没有凝血活性，对肾脏无明显损害，对肝、肺亦无显著副作用。因此给狗换血至其血细胞比容为0.03时，狗仍能存活一定时间而血流动力学变化不大。Bunn和Jandi于1967年研制出交联血红蛋白，延长血红蛋白在血液循环中的半衰期。Benesch在1972年解决了5-磷酸吡哆醛（PLP）或2,3-DPG与血红蛋白的结合，降低了血红蛋白与氧的结合力。另外一些学者在血红蛋白纯化、交联或与大分子物质结合等方面进行了开创性研究，为血红蛋白作为红细胞代用品展示了良好的前景。1978年，Suritsky等将SFH溶液试用于人体，8位受试者各输入250ml，另外两名志愿者输入等量的5%人血浆白蛋白溶液作为对照。他们发现在输注SFH溶液1小时后，受试者的肌酐清除率由8.88g/h下降为4.38g/h，同时伴随尿量急剧减少，这些病变虽在两小时后消失，但提示人们对SFH的急性毒性反应需要进一步研究[19]。

1966年，日本Clark和Gollan发现美国生产的氟碳化合物FX-80（含氟丁基四氢呋喃）对氧的溶解度为水的20倍，携氧能力也超过天然血红蛋白，小白鼠浸入上述氟碳化合物溶液中能靠液体呼吸获得足够的氧，使动脉血氧合良好，这为采用人工合成化合物研制红细胞代用品开辟了一条新途径。1970年日本在此基础上研制出第一代氟碳血液代用品（fluosol-DA，F-DA）。1979年在日本首先获得批准试用于健康志愿者并获得成功。之后在美国、加拿大被批准临床定向试用。1983年，苏联也研制出新的氟碳化合物乳剂，命名为“Ftorasan”。我国于1982年研究成功“Ⅱ号氟碳乳剂”曾命名为“白色血液”。1992年，美国Riess等报告某公司研制出新一代溴化氟碳化合物乳剂（Oxygent™），与F-DA相比，它增加了5倍氧携带量并有X线不透性，易于从机体内排出，对肺功能无损害。另外，Thoolen等于1993年报告一种氟碳乳剂（Therox）。

1990年，美国Haffman等采用基因工程技术以大肠埃希菌表达研制出基因重组人血红蛋白（rHb1.1）[20]。这种rHb1.1被改变一小部分氨基酸序列，阻止了四聚体的血红蛋白降解为二聚体，并保持合适的氧结合力。TMS Chang（1957）和Toyada（1965）、Kitajima等（1991）、Satoh等（1992）、Tsuchida等（1994）和孟凡涛等（2003）在血红蛋白微囊化技术方面进行了大量研究，研制出各种微包埋的血红蛋白（encapsulated Hb），称之为人工红细胞（artificial red blood cell）。

1990年起，美国食品药品管理局（FDA）先后批准了聚合人Hb溶液、聚合牛血红蛋白溶液、氟碳溴化物乳剂、重组人血红蛋白溶液等多种红细胞代用品开始Ⅰ期临床试用，至1999年，除重组人血红蛋白溶液外，他们完成或接近完成了Ⅲ期临床试用研究。1999年9月27~29日，FDA在美国主持召开了临床应用安全和效果讨论会。加拿大研制出聚合一醛化人血红蛋白溶液于1996年被批准Ⅰ期临床试用，1999年完成Ⅱ期临床试用并开始Ⅲ期临床试用。20世纪60~80年代，我国由中国科学院上海有机化学研究所与陈惠孙等合作研究成功称之为“白色血液的红细胞代用品”曾经完成Ⅱ期临床研究；杨成民等从1992年开始开展以人脐带血为主的人源性聚合血红蛋白；苏志国等研制PEG修饰牛血红蛋白，陈超等从事聚合猪血红蛋白；黄宇彬等开启人工细胞型等红细胞代用品研究。其中，PEG修饰牛血红蛋白实现了中试放大并获得国家主管部门批准，成为我国第一个进入临床试验的HBOC。

（二）血小板代用品

血小板的主要生理功能是参与正常的止血过程，另外还具有参与炎症与免疫调节、支持内皮完整和促进组织修复的功能。临床上主要是在因血小板数量减少或血小板功能障碍引起的大出血的情况下进行血小板输注。在临床输血中，血小板输注一般占到输血总人数20%左右。目前用于临床输注的通常是在22℃左右震荡保存或者是在超低温（-80℃）条件下保存的血小板。由于血小板通常保存周期很短，也偶有病毒和细菌感染，而且来自人体的血小板亦有局限，因此对于血小板代用品的研究是血液代用品领域的研究热点之一。血小板代用品的研究始于20世纪80年代，最早由欧洲和日本等地区开展这方面的工作。到目前为止，血小板代用品的研发主要是基于血小板在一期止血过程中的黏附与聚集功能开展的，其策略是模拟血小板止血功能和物理力学特性提出不同类型的血小板代用品方案。目前，这些类型的血小板代用品尚处于临床前实验研究阶段（详见第四十六章血小板代用品）。2019年日本ETO等报告，他们的“人工血液”研究以造血干细胞诱导血小板已接近规模化生产的条件[21]。

二、血液代用品的种类

（一）红细胞代用品

目前红细胞代用品主要分为合成化合物、天然血红蛋白类携氧载体和人工红细胞三大类（图45-2）。

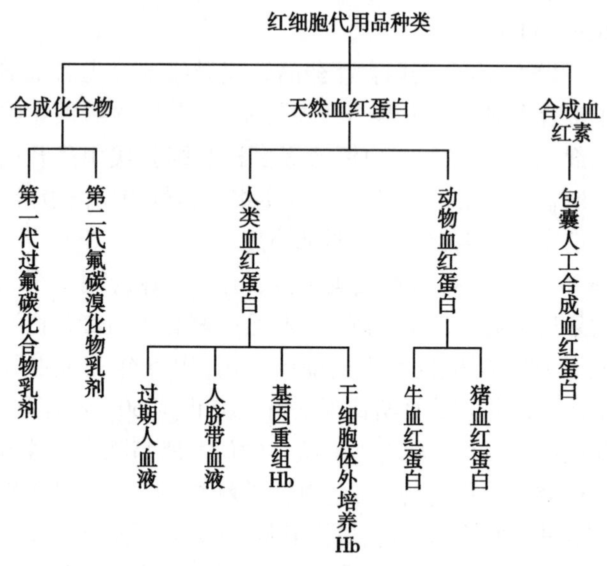

图45-2　红细胞代用品种类

1. 氟碳化合物乳剂　氟碳化合物（perfluorocarbon，PFC）是一类通过化学合成产生、具有良好氧气溶解能力的生物惰性化合物，其分子量通常在450～500KD之间。PFC对氧气有很好的溶解特性，有液态氧之称。1966年，有两位研究人员通过实验证实了实验小鼠在常压条件下可以在PFC溶液中自由呼吸而存活，这就开启了PFC作为氧载体用于血液代用品的医学研究。其发展情况本文上部已有叙述。

此类红细胞代用品由于乳剂制备保存困难、临床不良反应较大、体内代谢时间过长等原因，国际上多数国家仅将其用于缺氧性疾病治疗和离体器官保存领域的研究。

2. 血红蛋白类制品　这一类红细胞代用品是当前国内外研究的主攻方向，约占总体研究的90%以上，也是血液代用品研发领域中进展最大的一个热点。由于它的来源和主要功能，人们已经习惯称之为HBOCs。

与氟碳类化合物乳剂相比，HBOCs可直接向人体缺氧组织器官供氧，也更符合人体的生理需求，如氧解离曲线与天然红细胞相似（均呈S形）。早在20世纪30年代，Amberson等人就已经开始利用血红蛋白溶液作为红细胞代用品的研究。近几十年来，随着蛋白分离纯化技术、化学改性或修饰技术以及相关评价手段的不断完善和深入，血红蛋白溶液作为红细胞代用品的研发已经取得了重大的突破和进展，相关作用机制及安全性研究都逐渐被揭示，HBOCs已经成为当今红细胞代用品的主流研究方向。到了20世纪90年代，随着生命和材料科学的飞速发展，基于基因工程技术和药物载体制备技术的重组Hb和Hb微囊化研究逐渐兴起并逐步深化。

1990年，美国Haffman等以大肠埃希菌为表达载体研制出rHb1. 1。与天然血红蛋白相比，rHb1. 1的四聚体结构较为稳定并具有合适的氧结合力。在血红蛋白Hb微囊化方面，1965年，TMS Chang因在国际上首次制备出具有红细胞形态的人工红细胞而被誉为“人工细胞之父”。到20世纪末和21世纪初，日本Tsuchida、Sakai等和中国孟凡涛、黄宇斌等世界各国学者在血红蛋白微囊化方面进行了大量研究并初步研制出微囊化人工红细胞（artificial red blood cell）型的红细胞代用品。另根据血红蛋白从红细胞分离纯化后易于分解和丢失氧结合力调节物质2，3-DPG以及在机体内半衰期太短等问题，TMS Chang1964年首次制备出分子间交联的血红蛋类细胞代用品（图45-3），Baxter公

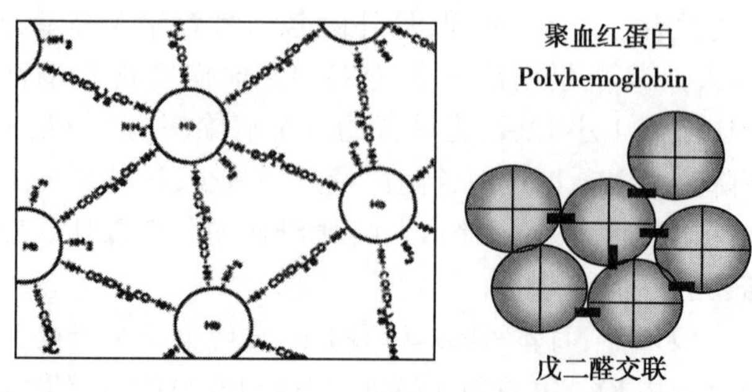

图45-3　分子间交联血红蛋白

司、Biopure 公司、Northfield 公司、Hemosol 公司、中国的杨成民、陈超、黄炳镠等人分别先后研发出双阿司匹林内交联血红蛋白和戊二醛分子间交联的不同分子量的红细胞代用品以及苏志国研究成功的 PEG-Hb（表 45-1）。这类制品的理化性质、特点和潜在临床用途等在本书第四十六章"血细胞代用品"中已有详述。

表 45-1　几种血红蛋白类红细胞代用品

制品简称	原料来源	修饰方式
Polyheme	人外周血	戊二醛交联、PLP 修饰
Poly-Bovine Hb	牛血	戊二醛交联
Hemolink™	人外周血	开环棉籽糖交联、PLP 修饰
DCLHB	人外周血	双阿司匹林分子内交联
rHb1. 1	重组血红蛋白	大肠埃希菌表达、分子内交联
PEG-Hb	牛血	PEG 共价结合
PolyP Hb	人胎盘血	戊二醛交联
Poly Hb	猪血	戊二醛交联
PHP	人血	聚氧乙烯共价结合
YQ23	牛血	双阿司匹林分子内交联

（二）血小板代用品

详见第四十六章第六节"血小板代用品"。

第三节　临床试用研究

自 1989 年起，美国 FDA 已先后批准 5 家主要代表性的 HBOCs 制品投入临床研究，其制备工艺理化性质不尽相同[22-24]（表 45-2）。各公司对其产品的临床研究均有报告。Natanson[25]和 Silverman[26]分别在 2008 年和 2009 年在 *JAMA* 和 *Transfusion* 上做了综合性报告。其统计表明，HBOCs 制品对失血性休克和临床围手术期缺血者治疗均取得了可喜的结果，救治总存活率达 90%以上，与对照组比较整体上无统计学差异，但高血压等其不良反应发生率明显高于对照组（表 45-3）。这正是美国 FDA 最终没有批准这些产品上市申请的主要原因。而南非在 2001 年、俄罗斯在 2011 年先后批准 Biopure 公司产品 HBOC-201 主要用于急性或恶性贫血治疗与围手术期输血替代。

很显然，表 45-3 中所列不良反应显示，HBOCs 试用组在高血压、心肌梗死、胃肠不适等发生率明显高于对照组。至于引起这些不良反应发生的原因，目前多数学者分析认为其主要原因如下：一是现有的 HBOCs 输入后迅速大量结合血液循环或血管内皮细胞内的舒张因子一氧化氮（NO）而引起血管收缩、血压升高等不良反应；二是由于血红蛋白的自氧化反应所产生活性氧、自由基对组织器官的氧化应激损伤作用。因此，有关血红蛋白类红细胞代用品临床毒副作用产生的机制及其解决途径已经成为当前血液代用品研究领域的热点问题。

表 45-2　国内外投入临床研究的 HBOCs 产品的主要理化特性

理化特性	Hemopure 聚合牛 Hb	HemoAssist 内聚人 Hb	Hemospan 人 Hb-PEG	Polyheme 聚合人 Hb	Hemolink 聚合人 Hb	YQ23 内聚牛 Hb
血红蛋白浓度/($g \cdot L^{-1}$)	120~140	100	43	100	100	100[52]
P_{50}/mmHg	40	32	4~6	20~22	39	40[52]
胶体渗透压/mmHg	25	42	50	20~25	26	—
渗透压/($mOsm \cdot kg^{-1}$)	—	—	—	—	—	250~340[52]
黏度/cp	1. 3	1. 2	2. 5	1. 9~2. 2	—	0. 9[52]
平均分子量/kDa	250	64	95	150	32~500	65[52]
高铁血红蛋白/%	<10	<5	<10	<5	—	<48[53]
半衰期/h	19	6~12	20	24	14~20	36
保质期/年	3	1+	1. 25	1+	—	1+
储存温度/℃	2~30	<5	<20	4~8	—	2~25

表 45-3　几种 HBOCs 产品临床试用病死率及主要不良反应统计[22]

	Baxter (n=1 009)		Biopure (n=1 326)		Hemosol (n=401)		Northfield (n=1 080)		Sangart (n=130)	
	实验组(504)	对照组(505)	实验组(708)	对照组(618)	实验组(209)	对照组(192)	实验组(623)	对照组(457)	实验组(85)	对照组(45)
死亡数/人	78	61	25	14	1	4	73	39	2	0
占比/%	15.5	12.1	3.5	2.3	0.5	2.1	11.7	8.5	2.4	0.0
高血压/人	76	38	166	59	113	75	N/A	N/A	7	1
占比/%	15.1	7.5	23.4	9.5	54.1	39.1	N/A	N/A	8.2	2.2
充血性心力衰竭	N/A	N/A	0	1	0	2	17	20	N/A	N/A
占比/%	N/A	N/A	0.0	0.2	0.0	1.0	2.7	4.4	N/A	N/A
心肌梗死	6	1	14	4	14	7	29	2	2	0
占比/%	1.2	0.2	2.0	0.6	6.7	3.6	4.7	0.4	2.4	0.0
急性肾衰竭	1	3	10	4	2	2	N/A	N/A	N/A	N/A
占比/%	0.2	0.6	1.4	0.6	1.0	1.0	N/A	N/A	N/A	N/A

第四节　研究热点与进展

目前国内外诸多学者，围绕 HBOCs 制品在临床研究中出现的不良反应和模拟正常人红细胞的生理功能主要研究的热点问题有下面几个方面。

一、降低或控制血管活性反应

研究证实，HBOCs 在临床前实验研究和临床试用中出现的血管活性反应，如心率加快、血管收缩、血压持续升高和胃肠不适等安全隐患主要由于四聚体或多聚体血红蛋白对血管舒张因子 NO 的结合速度和能力远超过正常红细胞所引起[27]。HBOCs 输入后，不仅会迅速地降低循环血流中的 NO 含量水平，而且小分子量血红蛋白如血红蛋白二聚体能通过血管内皮屏障而结合血管内皮细胞间隙的 NO，从而引起血管收缩、平滑肌痉挛，进一步导致高血压和胃肠疼痛等不良反应的出现。据此，中国香港黄炳镠等采用先以 NO 封住血红蛋白分子上结合 NO 的巯基位点；美国 Enzon 公司、Sangart 公司和中国苏志国等以 PEG 在巯基位点上修饰 Hb 而形成 PEG-Hb 复合物[28-31]；Alayash 等合成出结合珠蛋白（haptoglobin）的血红蛋白复合物[32,33]。这些途径均初步解决了 HBOCs 制品引起的血管活性反应导致的毒副作用问题。PEG-Hb 还增加了 HBOCs 制品的分子量和分子半径，PEG 又形成了 HBOCs 制品外围的亲水层，有利于延长其在血液循环内的半衰期和降低异性蛋白的免疫原性，更具有安全保障。

二、防控血红蛋白氧化应激反应

这里所说的氧化应激反应，也就是本文所提到的由于血红蛋白自氧化所产生的超氧负离子和自由基等所引起的心肌受损等严重不良反应。正常红细胞内除有 95%左右的血红蛋白外，还含有相适应量的过氧化物歧化酶（superoxide dismutase，SOD）、过氧化氢酶（catalase，CAT）等还原酶体系，在生理条件下始终保持氧化与还原的平衡，临床输正常红细胞不会引起上述氧化应激反应。学者们以此推理用仿生学理念创造了各种复合型 HBOCs 制品，对防控及其氧化应激反应有显著效果或得到基本解决。加拿大 TMS Chang 等率先将牛血红蛋白与牛红细胞中的 SOD 和 CAT 形成聚合血红蛋白复合物（polyHb-SOD-CAT）[34]，研究结果表明有效地达到了预定的目的（图 45-4）。Hsia 等合成出血红蛋白与抗氧化剂聚合一氧化氮化合物的复合物[35]；杨成民、刘嘉馨、黄炳镠等在 HBOCs 溶液中加入适当的小分子抗氧化剂[36]，这些措施均在动物实验中得到了预想的效果，可有效解决氧自由基引起的氧化应激的不良反应。

三、适当降低和优选合适的剂量

人所共知，任何药物的安全与疗效均与使用剂量直接相关。HBOCs 制品 1989 年开始试用临床时，由于当时的 HBOCs 制品的平均分子量偏大（400～600kDa），为了能维持正常的胶体渗透压，只好把所用 HBOCs 浓度定为 12%～14%[37]。而对持续出血的患者，一次连续输用量高达 4 000ml/人以上，个别达

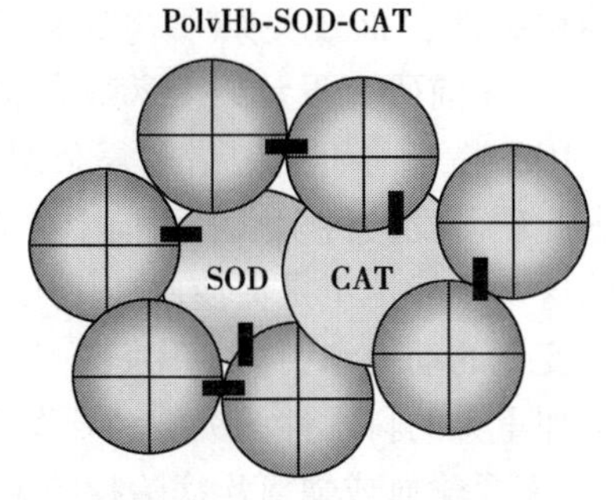

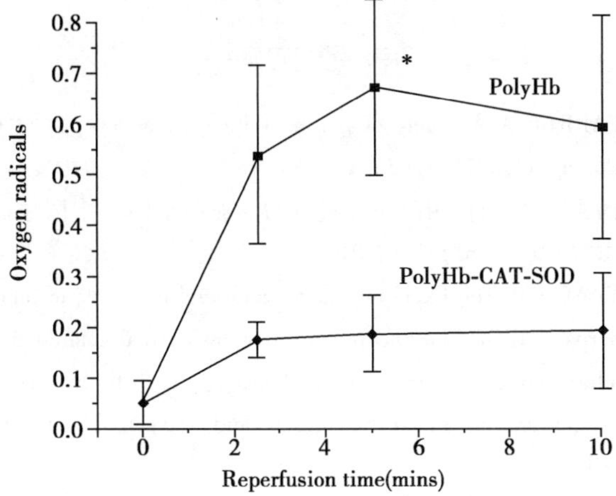

图 45-4　polyHb-SOD-CAT 结构与缺血再灌后对氧自由机降低效果

10 000ml/人[38]。使用中发现这种浓度的超大分子物质溶液黏度高、血液流变学和血流动力学效果不良，而且在长时间保存中易于出现不溶微粒。此后把浓度逐渐降低，由 10%、8%、6%以至最低降至 4.2%[39-41]。杨成民等根据近代临床输血理念的变化，将 HBOCs 剂型配方浓度降至 2%，辅以胶体代血浆达到维持扩容的良好效果，其抗大失血性休克（失血量大于 60%）实验大鼠输注后 72 小时存活率达 80%以上，比单纯羟乙基淀粉复苏液的抗休克疗效高 50%（82.5% vs 44.5%）。刘良明等采用 0.5%牛源性 HBOC（YQ23）用于治疗失血性大鼠模型，还输后 24 小时存活率比被试动物全血对照组高 20%（75% vs 62.5%），未曾发现在输后有持续血压升高等不良反应[42]。

四、降低平均分子量

从胶体代血浆如右旋糖酐（dextran）、羟乙基淀粉（hydroxyethyl starch，HES）、明胶等长期临床实践证明，其制品平均分子量由高向中分子量发展，如 HES 于 20 世纪 60 年代起由美国发明的 Hemospan 其平均分子量为 600kDa，而至 80 年代德国制品降为 200kDa，以至 21 世纪初进一步降至 130kDa；中国研究成功的 HES 制品 706 代血浆的平均分子量为 40kDa，而用于改善微循环障碍的制品平均分子量只有 20～40kDa。这些中低分子量胶体代血浆受到了临床医师的好评，其抗失血性休克与改善微循环效果好，不良反应特别是过敏反应低，循环内半衰期也比较适当。而 HBOCs 平均分子量亦呈逐渐下降趋势，多数制品从 600kDa 下降至目前的 150～300kDa，甚至为 90kDa，其半衰期（$T_{1/2}$）在 6～36 小时。能适应绝大多数临床输血治疗和抢救的目的。

五、增加 HBOCs 的生理功能

根据红细胞的主要生理功能，除了向组织器官有效供氧外，还要带走排泄废物二氧化碳。Bian 等据此在 PolyHb-SOD-CAT 基础上，于近年又加入碳酸酐酶（carbonic anhydrase，CA）而聚合成 polyHb-SOD-CAT-CA 的多功能复合物[43]。他们研究报告表明，这种复合化合物除能有效地保持给缺氧组织器官供氧功能外，也可能防止自由基引起的毒副作用，同时还能携带二氧化碳通过肺排出而有利于预防酸中毒，而使制品成为多功能红细胞代用品。另外对失血后休克患者的抢救，首先是补充与恢复有效循环血容量[44]，但目前多数 HBOCs 制品，由于降低溶液浓度而随之下降了胶体渗透压和损失了扩容效果。杨成民等以羟乙基淀粉适宜浓度溶液（HES 130/0.4）代替常用的等渗晶体液为 HBOCs 溶剂，很好地解决了这一难题。

第五节　展　　望

通过众多科技工作者的艰辛努力，从已有的各家研究结果报告来看，预计在近几年内可能会有更安全、有效的新一代血红蛋白类红细胞代用品成功用于临床，也可能得到研究者所在国政府批准有针对用途的上市。这将为解决目前临床输血所存在的血源短缺、输血风险和战创伤急救等提供重要的补充和有利条件。越来越多的证据表明：仅就血红蛋白类血液代用品研究而言，其研究设计中的指导理念是关系研发成败或进程长短的最关键问题之一。对此，杨成民、刘嘉馨课题组在 17 届血液代用品与氧疗法国际研讨会上就 HBOCs 研究设计中指导理念问题提出 10 个观点[45]与同道探讨交流，包括：①HBOCs 在尚不能完全具备天然人红细胞的生理功能的情况下其生理功能目前定位主要是扩充血容量和给缺氧组织、器官、细胞有效的供氧。②HBOCs 临床研究适应证目前是在医院外战/创伤中大量失血（>40%）患者的抢救、在天然血液短缺时，作为围手术期或急性贫血患者急救时的补充和由于宗教等原因，对必须输血而又拒绝输人血的患者以及用于急性缺血性疾病防治、肿瘤化/放疗增效、器官移植中供体体外保存等。③HBOCs 临床研究中对照样品：建议以洗涤人红细胞悬液和 6.0%中分子量羟乙基淀粉（130/0.4）注射液，但两种对照品观察指标和统计对比方法应有所不同。④HBOCs 实验研究中动物模型：应以大量放血（Hct 下降 60%～65%）的重度休克大小动物模型为主模型，以大量换血（Hct 下降≥70%）为辅助验证模型，并以大失血（Hct 下降>50%）后，微循环障碍动物模型为辅助模型[41]。⑤HBOCs 临床前疗效研究检测指标应包括 24 小时及以上的存活率以及显示存活动物的生命质量及不良反应的指标。⑥降低输用剂量，HBOCs 临床前和临床研究中给失血量的 1/3 即可满足。另外，要注意 HBOCs 的 P_{50} 值适当[46]。⑦低浓度 HBOCs 建议应采用一定浓度的中分子量胶体溶液作为溶剂，以维持适当的胶体渗透压。⑧HBOCs 的储存 pH 应该维持在 7.8 以上，以利于制品长期保存。⑨HBOCs 对氧化应激的防控措施目前酶型 HBOCs（PolyHb-SOD-CAT）和采用小分子抗氧化剂均有效。⑩HBOCs 对血管活性的防控措施包括 PEG 修饰、封堵血红蛋白上结合 NO 的位点以及降低输注剂量均有效。

作者希望以上 10 个关于 HBOCs 设计理念的观点能在未来血红蛋白类血液代用品研究中加以验证，我们坚信有众多科技工作者的创新思维和艰苦努力，可预见在不久未来会有更安全有效的血液代用品问世。但目前研发的所有类型的血液代用品不可能具备人血的全部生理功能，只能对缺血时的补充。当然，它也具备天然血液所不及的特点，尤适合于战/创伤现场急救。近年来创新发展起来的氧疗法诸如纠正肿瘤组织缺氧状态，从而可提高肿瘤化/放疗的疗效；另由于 HBOCs 的有效粒子半径为纳米级，远小于正常人红细胞，因此易于通过红细胞不能通过的微小毛细血管，能迅速及时纠正或缓解组织的缺氧状态，特别对急性心肌梗死、脑卒中等危重缺氧性疾病有特别治疗潜力。美国预言家 F. C. Dree 博士预估仅在美国 HBOCs 仅在美国用“氧疗法”的年创经济值可能高达 250 多亿美元，2019 年美国耶鲁大学科学家采用含 HBOCs 溶液灌流已死亡 4 小时的大鼠脑组织，竟复活达 6 小时[47]。据此，这可以肯定血液代用品研发也被称为是医学科学中的战略性前沿课题，其发展的前途是十分诱人而又充满艰难和光明的。

现代科技发展日新月异，其速度远超以往任何世纪，而血液代用品研究也绝不例外在其发展的历史长河中将可能出现而且尚待研究解决或有争论的瓶颈难题，如 HBOCs 的 P_{50}[48,49]、平均分子量及其分布[46,47]、磷脂残留量等标准要求、理化质量检测指标与生物效应之间的相关性、“剂效关系”“构效关系”、产业化中工程问题、临床前研究设计以至药物制剂与剂型以及血小板代用品临床前研究中诸多复杂课题等等，仍是摆在从事此项研发的科学家们面前十分艰难复杂的挑战！当然这些挑战也正是促使血液代用品创新以致取得革命性变化的动力和引力。我们坚信人类将在此领域取得更加重大的科学性的突破和开发出更多更好的产品，造福需要输血或缺氧疾病治疗的患者群[50]。

（杨成民　黄炳镠　周文涛　陈刚　游可为）

参考文献

1. FARRUGIA A. Safety of plasma volume expanders[J]. J Clin Pharmacol, 2011, 51(3): 292-300.
2. 杨成民. 血液代用品研究进展与输血医学[J]. 中国输血杂志, 2010, 23(S1): 3-A1-010.
3. YANG CM. The Experimental research and prospects of human-derived HBOCs for the treatment of myocardial infarction and other ischemic diseases[R]. Chengdu: The 14th International Symposium on Blood Substitutes and Oxygen Therapeutics, 2013.
4. LUO ZY, ZHENG MB, ZHAO PF, et al. Self-monitoring artificial red cells with sufficient oxygen supply for enhanced photodynamic therapy[J]. Scientific Reports, 2016, 6: 23393.
5. LIU JX. Development and future of Chinese transfusion medicine [M]. Japan: XⅧ-ISBS-2019.
6. 世界献血者日：2015 年我国人口献血率达千分之十[EB/OL].（2016-06-14）[2020-12-16]. http://m. news. cctv. com/2016/06/14/ARTI03aCNPibXxTVAnYK2JaJ160614. shtml.
7. YANG CM. Some thoughts on R & D HBOCs in China[M]. Lund: Towards Novel Blood Transfusion Therapies, 2015.
8. Hemopure to be evaluated in groundbreaking clinical study of trauma patients in the prehospital setting, sponsored by the United States Department of Defense, and coordinated by Stellenbosch University[EB/OL]. [2020-12-12]. https://www. prnewswire. com/news-releases/hemopure-to-be-evaluated-in-groundbreaking-clinical-study-of-trauma-patients-in-the-prehospital-setting-sponsored-by-the-united-states-department-of-defense-and-coordinated-by-stellenbosch-university-300746278. html.
9. GARRATTY G. Advances in red blood cell immunology 1960-2009[J]. Transfusion, 2010, 50: 526-535.
10. 尹湧华. 中国血液预警联盟报告[R]. 首届中国血液安全大会, 2019.
11. SHOT. Serious hazards of transfusion annual report[J]. Manchester, UK, 2010.
12. 陈利民. 新冠病毒与输血安全[R]. 成都：首届中国血液安全大会, 2019.
13. WANG ZG. Demands for blood substitutes in the care of serious injury[J]. Chengdu: the 14th International Symposium on

Blood Substitutes and Oxygen Therapeutics, 2013.

14. OSAROGIAGBON UR, CHOONG S, BELCHER JD, et al. Reperfusion injury pathophysiology in sickle transgenic mice [J]. Blood, 2000, 96(1): 314-320.
15. MURAYAMA C, KAWAGUCHI AT, ISHIKAWA K, et al. Liposome-encapsulated hemoglobin ameliorates Tumor hypoxia and enhances radiation therapy to suppress Tumor growth in mice [J]. Artif Organs, 2012, 36(2): 170-177.
16. MUIR WW, ILANGOVAN G, ZWEIER JL, et al. Vital organ tissue oxygenation after serial normovolemic exchange transfusion with HBOC-201 in anesthetized swine [J]. Shock, 2011, 35(6): 597-603.
17. MULLON J, GIACOPPE G, CLAGETT C, et al. Transfusions of polymerized bovine hemoglobin in a patient with severe autoimmune hemolytic anemia [J]. N Engl J Med, 2000, 342(22): 1638-1643.
18. YANGCM. The Experimental research and prospects of human-derived HBOCs for the treatment of myocardial infarction and other ischemic diseases [R]. Chengdu: The 14th International Symposium on Blood Substitutes and Oxygen Therapeutics, 2013.
19. 杨成民，李家增，季阳. 基础输血学[M]. 北京：中国科学技术出版社，2001.
20. ZUCKERMAN SH, DOYLE MP, GORCZYNSKI R, et al. Preclinical biology of recombinant human hemoglobin, Rhb1. 1 [J]. Artificial Cells, Blood Substitutes, and Biotechnology, 1998, 26(3): 231-257.
21. KOI ETO, SOU NAKAMURA, NAOSHI SUGIMOTO, et al. Turing stem cells into plaelets [M]. Japan: XⅦ-ISBS-2019.
22. CHEN JY, SCERBO M, KRAMER G. A review of blood substitutes: examining the history, clinical trial results, and ethics of hemoglobin-based oxygen carriers [J]. Clinics, 2009, 64(8): 803-813.
23. WINSLOW RM. Hemoglobin modification [M]//WiNSLOW RM. Blood Substitutes. London: Academic Press, 2006: 341-353.
24. LEYTIN V, MAZER D, FREEDMAN J, et al. Hemolink™, an o-raffinose cross-linked haemoglobin-based oxygen carrier, does not affect activation and function of human platelets in whole blood in vitro [J]. British J Haematol, 2003, 120: 535-541.
25. NATANSON C, KERN SJ, LURIE P, et al. Cell-free hemoglobin-based blood substitutes and risk of myocardial infarction and death: a meta-analysis [J]. JAMA, 2008, 299(19): 2304-2312.
26. SILVERMAN TA, WEISKOPF RB. Hemoglobin-based oxygen carriers: current status and future directions [J]. Anesthesiol, 2009, 111(5): 946-963.
27. CABRALES P, FRIEDMAN JM. HBOC vasoactivity: interplay between nitric oxide scavenging and capacity to generate bioactive nitric oxide species [J]. Antioxidants & Redox Signaling, 2013, 18(17): 2284-2297.
28. STOWELL CP, LEVIN J, WINSLOW RM, et al. Progress in the development of RBC substitutes [J]. Transfusion, 2001, 41(2): 287-299.
29. WANG QQ, SUN LJ, SU ZG, et al. Reversible protection of Cys-93(β) by PEG alters the structure and function properties of the PEGylated hemoglobin [J]. Biochimica et Biophysica Acta, 2014, 1844(7): 1201-1207.
30. WINSLOW RM. Targeted O_2 delivery by low-P50 hemoglobin: a new basis for hemoglobin-based oxygen carriers [J]. Artificial Cells, Blood Substitutes, and Immobilized Biotechnology, 2005, 33(1): 1-12.
31. KIM D, MALAVALLI VA, ROBER M, et al. Oxidation and haem loss kinetics of poly(Ethylene Glycol) conjugated haemoglobin(MP4): dissociation between in vitro and in vivo oxidation rates [J]. Biochemical J, 2006, 399(11): 463-471.
32. COOPER CE, SCHAER DJ, ALAYASH AI, et al. Haptoglobin binding stabilizes hemoglobin ferryl iron and the globin radical on tyrosine β145 [J]. Antioxidants & Redox Signaling, 2013, 18(17): 2264-2273.
33. BUEHLER PW, ABRAHAM B, ALAYASH AI, et al. Haptoglobin preserves the CD163 hemoglobin scavenger pathway by shielding hemoglobin from peroxidative modification [J]. Blood, 2008, 113(11): 2578-2586.
34. CHANG TM. Red blood cell replacement, or nanobiotherapeutics with enhanced red blood cell functions? [J]. Artif Cells NanomedBiotechnol, 2015, 43(3): 145-147.
35. HSIA CJ, MA L. A hemoglobin-based multifunctional therapeutic: polynitroxylatedpegylated hemoglobin [J]. Artif Organs, 2012, 36(2): 215-220.
36. CHEN G, DUAN Y, LIU J, et al. Antioxidant effects of vitamin C on hemoglobin-based oxygen carriers derived from human cord blood [J]. Artif Cells NanomedBiotechnol, 2016, 44(1): 56-61.
37. EASTMAN AL, MINEI JP. Comparison of hemoglobin-based oxygen carriers to stored human red blood cells [J]. Critical Care Clinics, 2009, 25(2): 303-310.
38. NAPOLITANO LM. Hemoglobin-based oxygen carriers: first, second or third generation? human or bovine? where are we now? [J]. Critical Care Clinics, 2009, 25(2): 279-301.
39. VANDEGRIFF KD, WINSLOW RM. Hemospan: design principles for a new class of oxygen therapeutic [J]. Artificial Organs, 2009, 33(2): 133-138.
40. LI T, YANG G, ZHU Y, et al. Beneficial effects of novel cross-linked hemoglobin YQ23 on hemorrhagic shock in rats and pigs [J]. Journal of Surgical Research, 2017, 210: 213-222.
41. JONATHAN S, MOALLEMPOUR JM, LIM JC. HBOC-201, hemoglobin glutamer-250 (bovine), hemopure (Biopure Corpora-

tion)[J]. Expert Opinion on Biological Therapy, 2008, 8(9): 1425-1433.

42. WEISKOPF RB, SILVERMAN TA. Balancing potential risks and benefits of hemoglobin-based oxygen carriers[J]. Transfusion, 2013, 53(10): 2327-2333.
43. BIAN Y, CHANG TM. A novel nanobiotherapeutic poly-[hemoglobin-superoxide dismutase-catalase-carbonicanhydrase] with no cardiac toxicity for the resuscitation of a rat model with 90 minutes of sustained severe hemorrhagic shock with loss of 2/3 blood volume[J]. Artif Cells NanomedBiotechnol, 2015, 43(1): 1-9.
44. 刘进. 围术期个体化红细胞输注[R]. 上海:第五届东方输血医学大会,2019.
45. YANG CM. The exploration and discussion about the guiding principle of HBOCs research and design[M]. Japan: XⅧ-ISBS-2019.
46. HARE GM, HARRINGTON A, LIU E, et al. Effect of oxygen affinity and molecular weight of HBOCs on cerebral oxygenation and blood pressure in rats[J]. Can J Anesth, 2006, 53(10): 1030-1038.
47. VRSELJA Z, DANIELE S G, SILBEREIS J, et al. Restoration of brain circulation and cellular functions hours post-mortem[J]. Nature, 2019, 568(7752): 336.
48. GOULD SA, MOORE EE, MOSS GS, et al. The first randomized trial of human polymerized hemoglobin as a blood substitute in acute trauma and emergent surgery[J]. the American College of Surgeons, 1998, 187(2): 113-120.
49. VALLELIAN F, GARCIA-RUBIO I, SCHAER DJ, et al. Spin Trapping combined with quantitative mass spectrometry defines free radical redistribution within the oxidized hemoglobin: haptoglobin complex[J]. free radical biology and medicine, 2015, 85(8): 259-268.
50. CHANG TMS, BULOW, JAHR J, et al. Nanobiotheraeutic basis for blood substitutes and oxygen therapeutics[M]. World Scientific Publisher/Imperial College, 2021: 1240.

第四十六章

血细胞代用品

血细胞代用品已经过几十年艰苦曲折的研究历程。在有关科学技术方面获得了诸多创新或突破,并已取得了为医学界所高度关注的重大进展,体现了血细胞代用品进一步发展的光明前景,同时也表明还面临着不少瓶颈问题有待继续奋斗研究解决[1]。

目前医学认为正常人红细胞的主要生理功能,一是通过血液循环给机体组织器官提供氧气和运送二氧化碳经肺排出体外;二是参与免疫反应的调控,包括清除免疫复合物、调节补体活性、增强巨噬细胞的吞噬作用和调控淋巴细胞等;三是参与调节血液酸和血液内环境碱平衡。血小板的生理功能十分复杂,血小板代用品的研究有日益增加的趋势(详见本章第六节),而近几十年研究的红细胞代用品主要为血红蛋白类制品,它目前只能代替红细胞给缺氧机体组织器官供氧和调节胶体渗透压的功能,故国际上称之为血红蛋白类携氧剂(hemoglobin-based oxygen carriers,HBOCs)。近几年为克服血红蛋白在携供氧的同时产生自由基所带来的氧化应激以及清除一氧化氮(NO)所引起的血管活性血压升高等不良反应[2],不少学者包括中国学者正采用不同途径来研究解决这一共性的瓶颈技术[3-5]。TMS Chang 等在血红蛋白复合物中又引入碳酸酐酶,从而为这类制品增加运走机体代谢废物二氧化碳的功能,他们称之为具有 3 种功能的红细胞代用品[6]。

红细胞代用品的类型在第四十五章"血液代用品概述"中,已对其品种及其发展历程作了介绍。目前国外研究血红蛋白类红细胞代用品约占总体研究类型的 90%,另外,血小板代用品又有专节叙述。这里仅就血红蛋白类红细胞代用的理化性质、生理功能、作用机制、特点及其临床潜在用途等分别予以描述。

第一节　血红蛋白类红细胞代用品性质、特点和临床潜在用途

一、理 化 性 质

不同类型 HBOCs 的理化性质,由于所用血源、制备工艺、结构等不同而有所差异。国外已投入Ⅲ期临床试用的 6 种代表性制品(表 46-1)就反映出这些主要区别[7]。但根据临床应用要求,能确保制品应用的安全有效并能长期有效保存,对这类制品在关键指标上应有统一的要求。对此美国 FDA 于 1997 年对 HBOCs 制品的共性质量要求提出了指南[8,9],各国研究单位根据本国的相关法规及自己的研发经验和制品的类型,在申报临床试用时都提出了 HBOCs 制品的理化质量标准及其检测方法的报批稿[10]。中国医学科学院输血研究所与中国香港新行健医药科技有限公司合作研究并共同提出了 HBOCs 制品理化质量标准及其检测方法学研究的报批稿。

表 46-1　国内外 6 种投入Ⅲ期临床试用的 HBOCs 制品的主要理化特性比较

理化特性	HBOC-201(美)	HemAssis(美)	Hemospan(美)	Polyheme(美)	Polylink(加)	YQ23(中国香港)
血红蛋白浓度/($g \cdot L^{-1}$)	120~140	100	43	100	100	10[140]
P_{50}/mmHg(注 1)	40	32	4~6	20~22	20~22	40[140]
胶体渗透压 COP(mmHg)	25	42	50	20~25	20-25	—
渗透压/($mOsm \cdot kg^{-1}$)	300	—	—	—	300	250~340[140]
黏度/cp	1.3	1.2	2.5	1.9~2.2	n/A	0.9[140]

续表

理化特性	HBOC-201（美）	HemAssis（美）	Hemospan（美）	Polyheme（美）	Polylink（加）	YQ23（中国香港）
平均分子量/kDa	250	64	95	150	150	65[140]
二聚体 Hb 含量/%	n/A	n/A	n/A	n/A	n/A	≤5.0
高铁血红蛋白(metHb)/%	<10	<5	<10	<5	n/A	<4.8[141]
活体半衰期/h	19	6~12	~20	24	24	36[140]
保质期/年	3	1+	1.25	1+	nA	1+
储存温度/℃	2~30	<5	-20	4~8	4~8	2~25
临床试验入组人数/例	>1 100	>900	>1 200	>1 100	401	注 2

注 1：1mmHg=0.133kPa；注 2：目前，YQ23 已经完成第一期临床试验。

二、作用机制与特点

（一）作用机制

HBOCs 是一类经过修饰的人源性、动物源性或基因重组的血红蛋白（hemoglobin，Hb）的产物，具有对人体组织器官输送氧气的功能。研发 HBOCs 的主要目标是将其定位为能替代人体红细胞携供氧功能的一种携氧载体，旨在输注后能避免因失血所造成的组织器官缺血缺氧或循环低血容量性休克等病理反应。而这种制品对机体组织供氧作用的效果，主要是根据 Hb 与氧的结合力来衡量，而这个结合力是以 Hb 与氧结合达 50%的氧饱和度（SO_2）时所呈现的氧分压以 P_{50} 来表示。正常人红细胞 Hb 的 P_{50} 为 25~28mmHg。目前国际上从事 HBOCs 制品研究的学者对 HBOCs 的 P_{50} 标准要求尚无统一共识。多数学者推举 HBOCs 的 P_{50} 应仿人正常 Hb 的 P_{50} 或稍高为好（25~40mmHg），其理由是这样可提升制品氧解离速率，从而促进氧气对缺氧区域的供应，能迅速及时的避免或缓解组织因缺血缺氧而引起的系统性病理变化[11-13]。如 HBOCs-201、PolyHeme、PolyAssisi 和 YQ23 等就是这一理念为基础的代表性制品。这些制品的 P_{50} 差别取决于血红蛋白修饰的位置、模式以及 Hb 的来源。然而与此观点不同的学者认为血红蛋白对氧结合力低（P_{50} 高）的 HBOCs 制品易在血液循环大小动脉中释放大量氧气，导致反射性、自控调节性的系统性血管收缩，从而引起血压升高等不良反应[14]。加之 HBOCs 中的小分子量（<64kDa）的无基质血红蛋白可通过血管内皮细胞屏障扩散至血管间隙并清除具有扩张血管作用的 NO，从而更加重了上述不良反应。因此，他们主张开发较高结合力（低 P_{50}）的 HBOCs 制品。如 Hemospan 就是其代表，其 P_{50} 只有 4~6mmHg。他们还认为这样能增加对微循环氧的供应，又能增加功能毛细管密度，改善失血区域的血流。但作者实验研究结果表明：对 HBOCs 制品的 P_{50} 标准要求不应笼统地认为高或低就是好的结论，应根据 HBOCs 制品的临床适应证不同而优选合适的 P_{50} 值。

（二）制品特点

1. HBOCs 制品便于产业化生产　世界卫生组织（WHO）就血液可用性所作的调查研究发现，一个国家的收入水平对献血率有显著影响，收入较高的国家，其献血率也相对较高。全球一半的临床用的血液采集自高收入国家，而这些国家的人口却只占世界 18%。大部分发展中国家除了血液供应量不足之外，亦因人口老化致使血液需求量渐增。据 WHO 的研究统计，在发展中国家中，76%以上的输血案例是 65 岁以上的患者。因此，HBOCs 的研究成功并产业化被视为解决血液短缺的一个有效补充途径[15,16]。

2. HBOCs 制品已经过病毒灭活　目前 HBOCs 制品无已知的输血相关传染病之患。虽然，随着献血的规范化和检测技术的进步，对捐献所得的血液进行常规病毒筛查使得通过输血而感染性疾病的概率大幅减少，但目前仍不可能完全消除。经输血感染人类免疫缺陷病毒（HIV）和丙型肝炎病毒（HCV）的概率在发达国家仍分别维持在 1/230 万和 1/114.9 万左右。而且部分病毒的传染风险仍然偏高，例如：巨细胞病毒和人类疱疹病毒经输血感染的概率仍分别为 1/30~1/10 和 1/200。此外，每当有新病毒出现时，血液筛查就要增加相应的检测项目和方法，以致相关单位需投入更多成本来增加和完善检测技术[17]。

3. HBOCs 制品无血型问题，无须输用前“配血”　输血前必须做献血者与受血者血液之间的配型试验，先不说其烦琐而不适应战时或意外灾害引起的创伤急救之需，就从目前交叉配血错判仍然是发生输血的严重并发症的重要原因。虽然出现配血错判的概率极低，但是一旦发生就将可能引起致命之灾。截至目前，错误配血仍是输血直接引起死亡的首要原因[18]。由于 HBOCs 已将载有血型抗原的细胞基质剔除，使得患者在使用前无须进行交叉配血试验，不但不存在错配血型的风险，更可避免因配血而延误输血抢救治疗时机。

4. HBOCs 粒子尺寸属于纳米级 比正常人红细胞小百倍以上,易于通过红细胞不能或不易通过的障碍性微循环小血管,并能增加功能毛细血管密度,黏度又低,从而可迅速及时地给缺血缺氧组织器官供氧,达到及时有效输血救治的目的;特别对急性心肌梗死、脑卒中等缺血性疾病的治疗,更适于短暂即时的抢救。

5. HBOCs 保存有效期长 现有血液体外保存技术,库存血在 4℃ 的储存环境下的有效储存期最多是 48 天;但 HBOCs 的保质期则可至 1~3 年不等(见表 46-1),像一般架上常备药品一样随用随取,为战/创伤急救赢得了宝贵的时间。此外,库存血的疗效和安全问题也有人质疑,主要是因为库存血内的 2,3-二磷酸甘油酸(2,3-diphosphoglycerate,2,3-DPG)会随血液储存时间延长而逐渐流失,增加血红蛋白的氧亲和力,氧解离曲线左移,P_{50} 减小,使其不易向组织有效供氧[19,20]。然而,通过对血红蛋白进行修饰,HBOCs 不但可较长时间储存且不降低其供氧的功能。

6. HBOCs 制品经得起长途运输而无变质之忧 抗美援朝战争期间,军委后勤卫生部沈阳中心血库血液,从沈阳经火车运至丹东,再由备有冰箱的汽车运至志愿军基地战地血库,途经几百公里颠簸振荡,肉眼检查全部有不同程度的溶血,而 HBOCs 制品系稳定大分子液体,不会出现这种情况。

上述 HBOCs 制品的特点,只是相对而言,但它的生理功能尚不能与正常人红细胞相比。因此,对需要输血的患者,在正常有血情况下,仍首选输用全血或血液成分制品。

三、临床潜在用途

根据国内外众多学者对 HBOCs 制品的临床前药理与毒理学研究,特别是从 1989 年开始,先后经美国、英国、瑞典、南非、俄罗斯等国家主管部门批准投入Ⅲ期临床试用的几种代表性制品(见表 46-1)所得报告结果,对 HBOCs 制品的临床用途或潜在用途可归纳为 5 类主要适应证:一是战伤或创伤与其他原因引起的失血性休克及并发症;二是治疗恶性或急性贫血;三是用于肿瘤患者治疗;四是心脑血管等缺血性疾病;五是器官移植中供体灌流保存。

(一) 治疗失血性休克

失血性休克是现代战伤和意外伤害造成死亡的主要原因之一。在抗美援朝战争中,我国志愿军从第一线抢回来的伤员中大部分在现场死于失血性休克,美国在这次交战中伤员为 103 284 名,仅在 1950 年 9 月至 10 月的 1 个月内就有伤员 10 000 名[21]。全世界发生的意外灾害对人类生命也带来极大的威胁,自 2001 年至 2013 年全球发生 7 级以上地震就有 260 次,我国 2008 年发生的四川汶川特大地震造成 87 150 人死亡,受伤人数达 374 643 人。由于意外灾害引起的创伤死亡已由 20 世纪初期占世界总死亡人数的第 7 位至 21 世纪初飙升至第 3 位(图 46-1)。王正国等报告,在现代化战争中伤员死于伤后 30 分钟者占 60%,当场死亡者占 40%;意外创伤中伤员死于伤后 1 小时者亦达 34%~50%,前者抢救的最佳时间只有 10 分钟,后者也只有 6 小时[22]。很显然这是目前依靠人血保障是很难实现及时挽救这些宝贵生命的目的。另外,美国在越南战争中从本土采血经空运至战地后的保存有效期只有 9 天,从而造成极大的浪费。HBOCs 制品其特点如上所述可长期保存、易于运输,像架上药品一样按需取用,而且在用前不需交叉配血,能在最佳时间内用于抢救治疗。从疗效看,近期朱宏莉等研发的猪源性 HBOCs,对放血 65%的雄性大鼠休克模型采用 6%(Hb g/dl)浓度的制品还输后 24 小时存活率达 100%,比 6%羟乙基淀粉注射液(HES 130/0.4)高 1 倍以上;杨成民、刘嘉馨课题组以 2%人源性 HBOCs 制品配以 4%胶体代血浆同法还输给失血≥60%的大鼠休克模型,在还输后 72 小时存活率亦高达 82%以上,较之 HES 130/0.4 亦高出 1 倍[23]。美国 Nantasan 和 Silverman 等分别报告临床试用于大出血手术或其他创伤患者 3 900 和 4 000 多例,其存活率近 90%,与对照组人红细胞制品等比较均无统计学差异[24,25]。这些足以显示 HBOCs 制品对用于失血性休克患者的救治具有很好的优势。

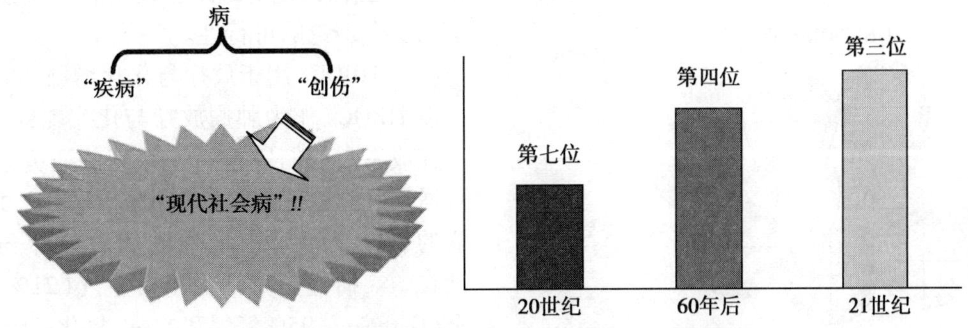

图 46-1 创伤引起的死亡占人类总死亡排序变化

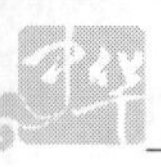

（二）用于急性或严重贫血治疗

HBOCs制品是来自天然的血红蛋白携氧剂，它的携氧能力与正常红细胞内的Hb相似（1.3ml O_2/g Hb），但向组织器官供氧效果由于粒子小，血流动力学好而远大于红细胞内的Hb。2001年4月，南非批准美国HBOCs-201制品用于治疗急性贫血患者，有88%的患者减少或延迟输注异体红细胞[26,27]。2011年7月，俄罗斯亦批准该制品用于急性贫血的治疗。Weiskopf等总结分析了HBOCs制品用于急性贫血或严重贫血患者治疗的结果，与不输用HBOCs而又无血如边远地区或血型不合或由于宗教信仰拒绝输血者比较其存活率，他们认为在这种情况下HBOCs的应用应是有益的选择[28,29]。加拿大Powanda与Chang等采用他们创新研发的新一代HBOCs制品（PolyHb-SOD-Cat）（图46-2）用于防治严重缺血性休克引起的大鼠脑缺血所导致的脑水肿，取得了良好效果[30]。他们将休克模型大鼠行双侧颈总动脉阻断60分钟后，再用他们的上述制品进行灌注7分钟未发现大鼠有脑水肿发生，与空白（sham）对照组比较无明显区别，而又显著优于单纯的聚合血红蛋白（PolyHb）。另外，D'Agnillo与Chang等又采用大鼠肠道失血再灌注模型，在缺血30分钟后，分别以PolyHb-SOD-Cat和PolyHb再灌注，实验结果表明，前者未见有明显的自由基产生，而后者却有较多氧自由基的出现（图46-3）。这表明他们新研发的血红蛋白与超氧化物歧化酶（SOD）及过氧化氢酶（Cat）有防止或降低由于氧自由基所引起的肠道损伤而导致的菌群失调和内毒素血症等不良反应。

（三）用于恶性肿瘤患者

据报告，预测全球癌症病例呈现迅速增长趋势。由2012年新增1 400万人，至2025年可增至1 900万人，至2035年增至2 500万人[31]。2012年新增患者中死亡者为820万人，而当年中国新增癌症患者为307万人，死亡人数为220万人，分别占全球总量的21.9%和26.6%[32]。

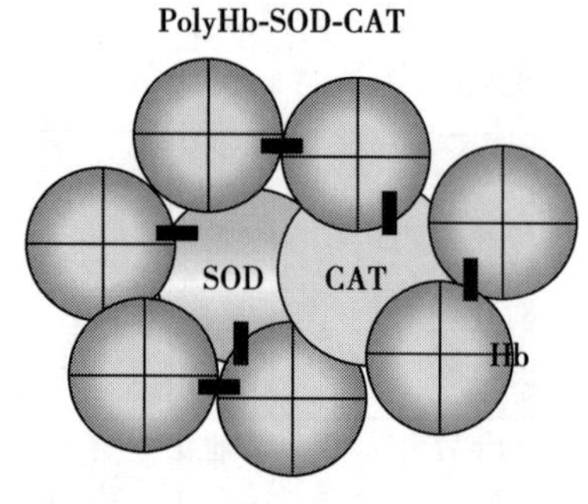

图46-2　PolyHb-SOD-Cat制品

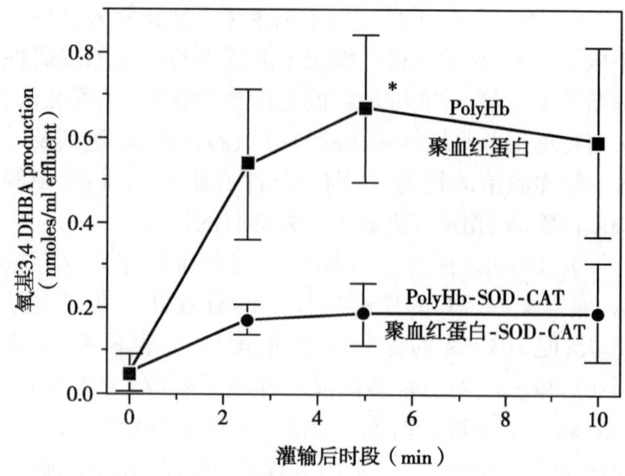

图46-3　PolyHb和PolyHb-SOD-Cat两种产品给失血后的大鼠缺血模型再灌注后所产生自由基损伤比较图

对肿瘤化疗和放疗的治疗技术虽日趋成熟，但无法手术的实体肿瘤患者接受放化疗后的存活率只较30年前轻微增长。手术切除肿瘤仍然是延长患者存活时间的有效治疗方法，但即使进行了肿瘤切除术，仍要面对肿瘤复发和转移对患者长期生存的影响。更何况，不少类型的实体瘤的可切除率极低，而无法切除的个案的预后也仍然较差。

由于肿瘤生长速度快、血管网形成贫乏，实体肿瘤的血管形成异常导致肿瘤微环境缺氧，进而促使肿瘤的生长减慢和代谢受抑。这些细胞因为长期处于缺氧的环境，渐渐对标准的化疗和放疗产生耐药性，且在治疗后很快会复发。此外，肿瘤切除手术的应激损伤很难避免地会对组织造成缺血和缺氧。研究显示，严重缺氧与治疗耐受和肿瘤进展、血管新生及转移有关，文献亦显示肿瘤处于缺氧状态的患者，其预后较差且肿瘤的侵袭性较强。因此，通过对缺氧的肿瘤组织进行供氧可视为加强肿瘤治疗的敏感性和减低转移机会之有效方法。而纳米级的HBOCs正是良好的携氧载体，众多学者报告在进行放疗或化疗前，输注HBOCs对肿瘤组织中的缺氧组织进行靶向性供氧[33]。基于同样对缺氧的肿瘤组织进行供氧抗肿瘤理论，美国采用H-NOX蛋白构建的红细胞代用品，在临床前的实验也证明这个理论的可行性。

1. HBOCs用于放疗与化疗增敏　Teicher等报告了以HBOCs作为肿瘤放疗与化疗辅助治疗的临床前研究成果。他们曾进行一系列的研究来证明HBOCs可增加肿瘤组织内缺氧组织的氧分压，并探讨增加肿瘤的氧合是否可以增强肿瘤对放疗与化疗的敏感性[34-36]。研究是对呼吸正常空气（21%氧气）或卡波金（Carbogen，95%氧气和5%二氧化碳混合气体）的动物，以组织氧分压测定仪直接测量其肿瘤内的氧分压，结果显示给予血红蛋白溶液可增加肿瘤化放疗的治疗效果(图 46-4、图 46-5)。Linberg 等利用 PEG 共轭修饰的牛源血红蛋白可增加 UMR-106 恶性骨肉瘤和 LL2 肺癌细胞的组织氧压,并促进恶性骨肉瘤和人类 PC-3 前列腺癌的放疗敏感性(图 46-6、图 46-7)。HBOCs 对乳腺癌、鳞状细胞癌等动物模型均有明显的化放疗增敏效用[37,38]。除此之外,Dai 等又报道联合使用 PEG-Hb 与顺铂(cisplatin)与单独使用顺铂相比,前者的肿瘤体积大为减小[39]。2013 年,Liu 等对一种新开发的 HBOCs 产品——YQ23 进行研究,利用肝细胞癌(HCC)大鼠模型探讨 YQ23 对以顺铂为基础的经动脉化疗栓塞法(transcatheter arterial chemoembolization,TACE)的增敏作用。研究结果亦显示,注射 YQ23 后,肿瘤内的低氧分压区域(氧分压 0～10mmHg)由 74.1%显著下跌至 24.6%。同时,与高剂量顺铂联合使用后,可发现肿瘤生长在治疗后第 21 天受到显著抑制;在细胞水平上显示,与单纯以顺铂为基础的 TACE 疗法相比,合并使用 YQ23 可更有效地提升肿瘤细胞凋亡指数并抑制肿瘤细胞增殖[40]。黄炳镠和万钧团队等以新型携氧载体 HBOCs-YQ23 顺铂联合方案,利用同样的肝癌细胞大鼠模型作研究,证明 YQ23 明显提高了基于顺铂的化疗的敏感性,及提出 DHFR 的下调可能是 YQ23 敏化顺铂化疗的原因之一。

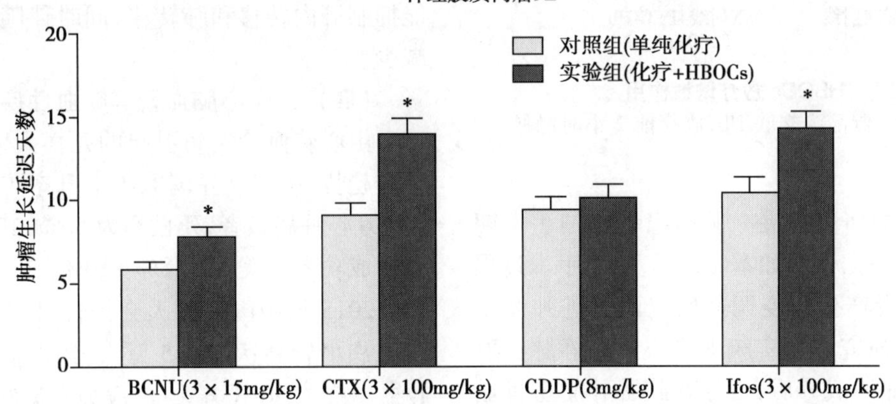

图 46-4　HBOCs 化疗增敏作用

注:使用的 HBOCs 制品为聚合 Hb(Biopure),化疗前静脉注射 1 040mg/kg;* $P<0.01$ vs 单独使用化疗药物。

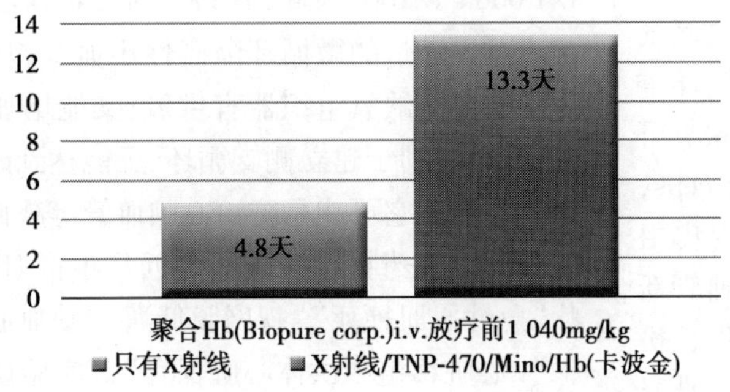

图 46-5　HBOCs 放疗增敏作用

注:使用的 HBOCs 制品为交联 Hb,放疗前静脉注射 200mg/kg。

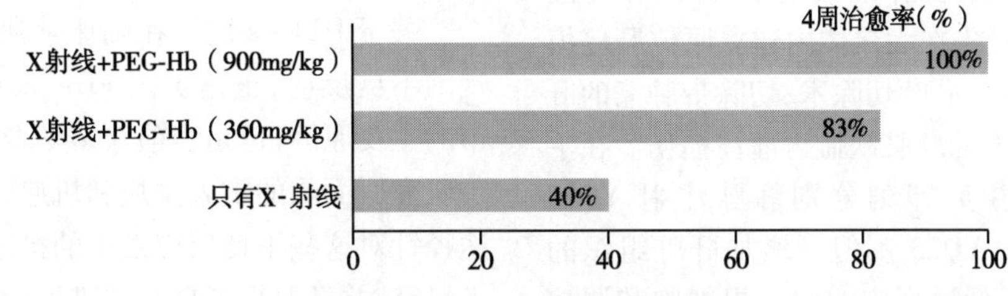

图 46-6　HBOCs 放疗增敏作用

注:使用的 HBOCs 制品为 PEG-Hb,放疗前 2 小时静脉注射,放疗剂量为 4Gy 持续 3 分钟。

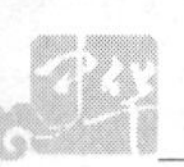

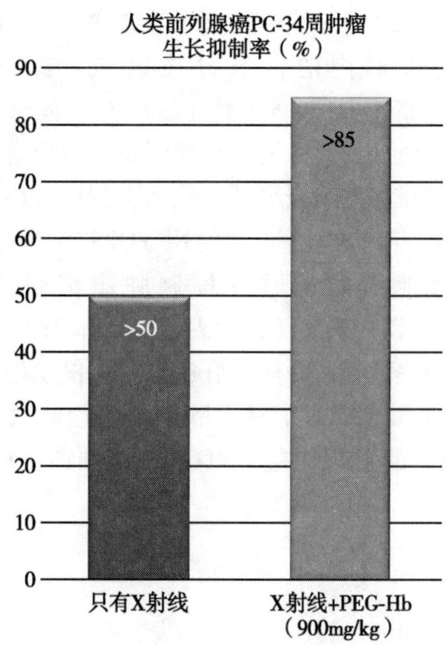

图 46-7　HBOCs 放疗增敏作用

注：使用的 HBOCs 制品为交联 Hb，放疗前 2 小时静脉注射 900mg/kg。

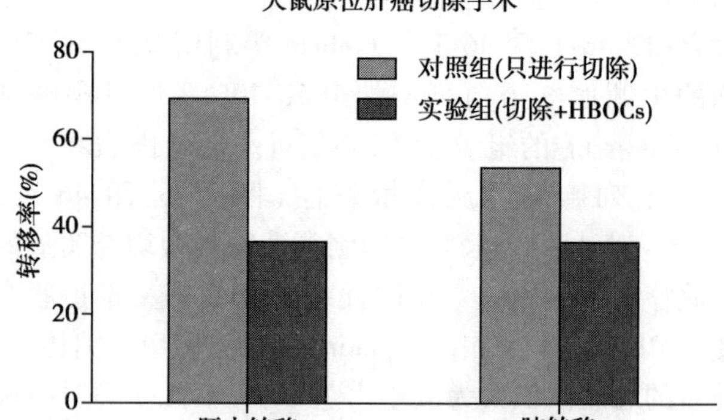

图 46-8　HBOCs 抑制肿瘤转移

注：研究使用的 HBOCs 制品为交联中 Hb，手术前 1 小时及再灌注后分别静脉注射 200mg/kg。

2. 抑制肿瘤的研究进展　肿瘤患者在围手术期常需要进行输血治疗，但又如本文所提及的，手术过程中输血可导致患者产生免疫调节反应而促进肿瘤生长。近期，临床前研究亦证实胰腺癌小鼠经静脉注射库存血中提取的血浆成分后，可导致胰脏肿瘤重量显著增加。虽然这种现象在学术界尚有争论，但科学界对肿瘤患者在围手术期内进行输血治疗是否会诱发肿瘤的进展仍然引起了关注，并做了进一步研究。直到 2013 年，Lo 等报告了利用 HBOCs（polyheme）代替库存血，可舒缓胰脏癌小鼠因输血而导致的肿瘤转移，表明 Polyheme 既能取代术中丢失的血液，起到运输氧气的作用，同时降低肿瘤复发和转移的风险[41]。同样重要的是，越来越多的研究证据证明，组织缺血及缺氧可使循环中的内皮祖细胞（endothelial progenitor cells，EPCs）和调控性 T 细胞（Treg）迅速增加[42]。内皮祖细胞透过为初生血管提供结构性支持和释放促血管新生细胞因子，因而在肿瘤血管新生和早期肿瘤生长扮演重要角色[43]。Li 等利用大鼠原位肝癌模型，研究 HBOCs-YQ23 能否透过减轻因肝切除手术引起的缺血再灌注损伤，而达到抑制肿瘤转移的目的[44]（图 46-8）。为此，科研人员先在大鼠体内建立原位肝癌模型。两星期后，进行部分肝叶切除术，切除带肿瘤的肝叶并模拟手术过程引发的肝脏缺血再灌注损伤。在手术前 1 小时及再灌注后即刻分别静脉注射 YQ23 200mg/kg。结果显示，YQ23 不但可增加肝脏组织的氧合状态，更可显著减低循环中的内皮祖细胞和调控性 T 细胞的数量。在肝切除术后 4 周，亦发现 YQ23 能抑制肝内转移和肺转移，同时伴随肿瘤的血管新生减少。

（四）用于心脑血管等缺血性疾病治疗

由心脑血管疾病引起的死亡人数，在全世界仍呈上升趋势，第三世界国家年上升率更高。全球每年有 700 万心脏病患者，死亡率为 50%，其中心源性猝死者救治成功率在美国为 8%～10%，在中国目前为 1%左右。2015 年中国心脏大会报告，1 年内全国发生心血管疾病患者高达 360.5 万人，约占世界总发病人数的 1/5。死亡 220.5 万人，已成为人类健康生命的第一杀手。因此，研发出安全有效的防治心脑血管疾病药物是全球性共同奋斗的最热点课题之一。HBOCs 制品是天然的良好载氧剂，又是纳米级创新药物，其有效粒子半径一般均小于 100nm，只相当于正常红细胞半径 1/1 000～1/100，因此，它易于通过正常红细胞不能通过或难以通过的微循环障碍性小血管，从而能迅速有效的给缺血缺氧组织器官供氧；又能增加功能毛细血管密度，有利于建立侧支循环，更能达到改善微循环障碍的目的。它可能是防治心脑血管等缺血性严重疾病的一种有效药物。杨成民等近几年将 HBOCs 用于治疗“急性心肌梗死”“视网膜低灌”“缺血心肌的功能保护”“心脏移植中供体心脏保存”等实验研究中均初步取得了明显效果或有良好的苗头（图 46-9～图 46-14）[45-47]，现正进行深入研究。

关于 HBOCs 制品在临床前研究和临床试用中发现的不良反应，正是美国 FDA 未批准 HBOCs 制品上市的主要原因，也是当前众多学者对 HBOCs 制品进一步研究所面临的重大挑战和机遇。国内外已采用多种途径针对这些不良反应发生的机制与解决对策进行深入研究，并已取得了良好的进展（详见第四十五章“血液代用品概述”）。

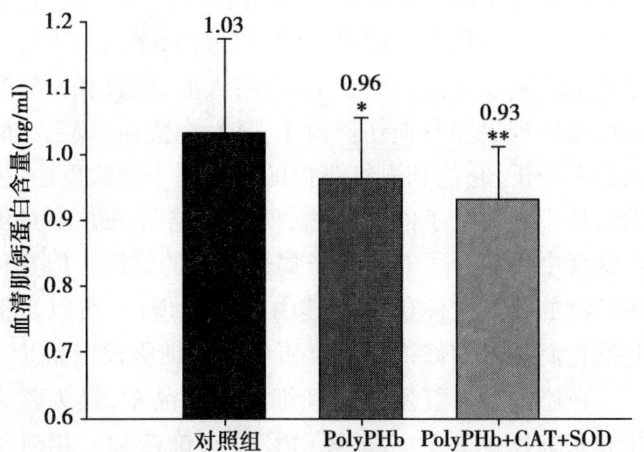

图 46-9　用于治疗大鼠心肌梗死中，各组血清肌钙蛋白含量比较（$P<0.05$）

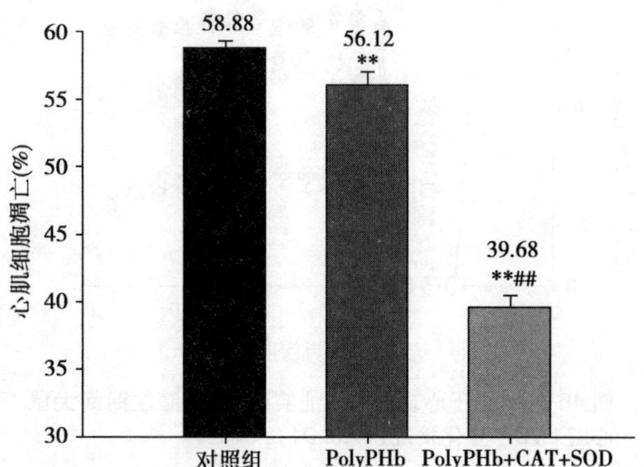

图 46-10　用于治疗大鼠心肌梗死中，各组心肌细胞凋亡比较（$P<0.05$ 与 $P<0.01$）

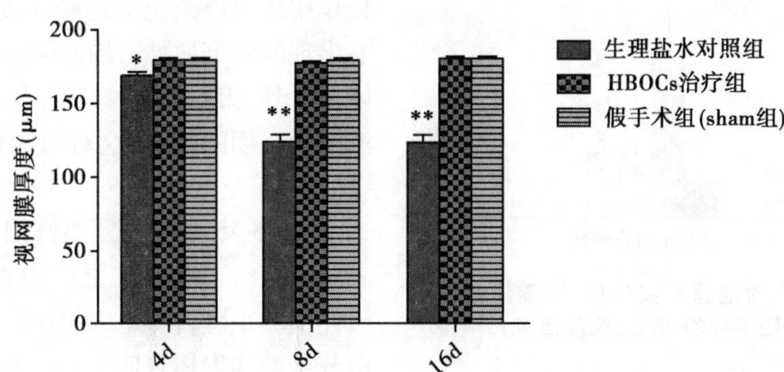

图 46-11　治疗视网膜低灌中，各组实验大鼠的视网膜厚度在 3 个不同时间的变化情况（$P<0.01$）

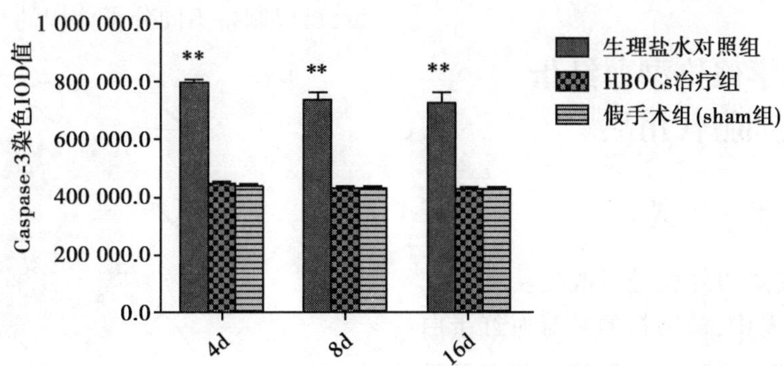

图 46-12　治疗视网膜低灌中，HBOCs 对大鼠视网膜外层组织的半胱天冬酶-3（Caspase-3）释放量比较（$P<0.01$）

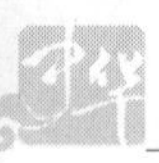

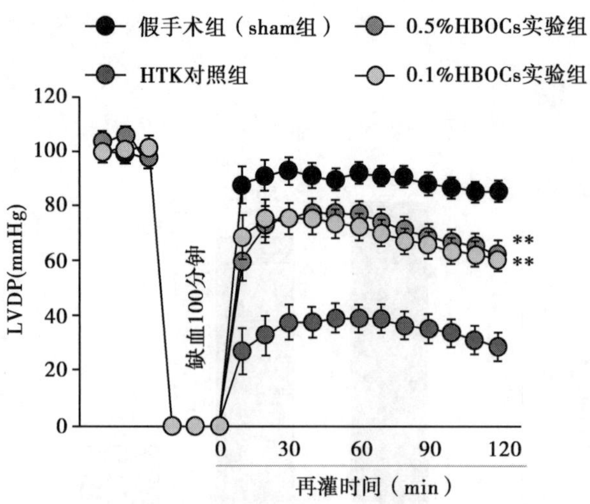

图 46-13 用于心缺血心功能实验中，再灌注期间大鼠心脏 LVDP 变化情况（$P<0.01$）

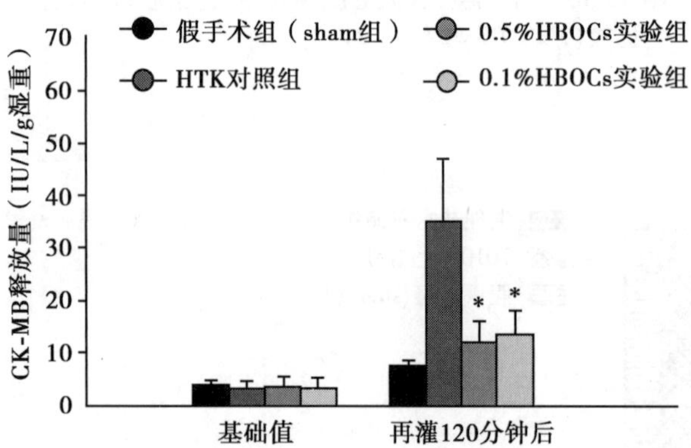

图 46-14 用于心缺血心功能保护实验中，再灌注后 120 分钟血清肌酸激酶同工酶（CK-MB）释放情况（$P<0.05$）

注：HTK 组为德国产的心脏停搏液，0.1% HBOCs、0.5% HBOCs 组是分别在 100ml HTK 液中加入 HBOC 0.1g 和 0.5g。

（黄炳镠 杨成民 刘思行）

第二节 化学修饰型血红蛋白类红细胞代用品

一、类 型

“修饰”一般指对主体的外表进行改变。在血红蛋白类红细胞代用品研发中，修饰指的是对血红蛋白分子进行改造，使其尺寸或表面特性发生变化。这种改造可以通过化学法，也可以通过生物法实现。本节介绍的是化学法，即通过化学反应将外来的分子连接在血红蛋白分子上。化学修饰法在血液代用品的研制中具有十分重要的地位。例如，用环氧乙烷修饰淀粉制备的羟乙基淀粉已经成功用于代血浆，在临床上获得广泛的应用。由于血红蛋白直接作为血液代用品会产生血尿现象和肾衰竭，近几十年的研究基本上围绕如何通过对血红蛋白的修饰来克服对人体的毒副作用。除了分子内交联和分子间聚合外，一个行之有效的方法就是用化学方法将多糖、白蛋白、聚乙二醇等大分子偶联到血红蛋白分子上，以增大血红蛋白的尺寸，避免血尿现象和肾损伤。由于多糖、白蛋白、聚乙二醇也是大分子，它们和血红蛋白的反应属于偶联反应，生成的是不同大分子的偶联物，所以严格说来并不是传统概念中用小分子对大分子局部表面的修饰。但这种偶联物的功能主体仍然是其中的血红蛋白，所以习惯上把它们称之为修饰型血红蛋白类红细胞代用品。

在修饰型血红蛋白类红细胞代用品中，最为常用并进入临床的是聚乙二醇（PEG）修饰产物。相对于多糖修饰，聚乙二醇修饰的特点是其分子量可控范围大，而且可以和血红蛋白形成单点连接。相对于白蛋白修饰，聚乙二醇不仅价格便宜，而且可以在衍生后直接和血红蛋白形成单点连接。聚乙二醇分子特有的屏蔽作用还可以避免动物血红蛋白作为人血液代用品可能出现的免疫原性，使得丰富的动物血源可以用于人体。此外，聚乙二醇修饰具有延长被修饰蛋白质在血液中半衰期的特点，这对血液代用品来说也是十分重要的。

图 46-15 是聚乙二醇修饰血红蛋白的一个典型代表。PEG 分子与血红蛋白的表面链接，像血红蛋白分子伸出的手臂，构成一种类似于章鱼的结构。血红蛋白分子的四聚体之间有一个内部交联键，起到稳定四聚体结构不被破坏的作用。很明显，聚乙二醇修饰的血红蛋白有更大的分子体积，更好的分子结构稳定性，能够有效避免血尿现象和肾衰竭现象的发生。采用不同分子量的 PEG 或者控制 PEG 与血红蛋白偶联的数量，可以制备不同分子体积的产品。

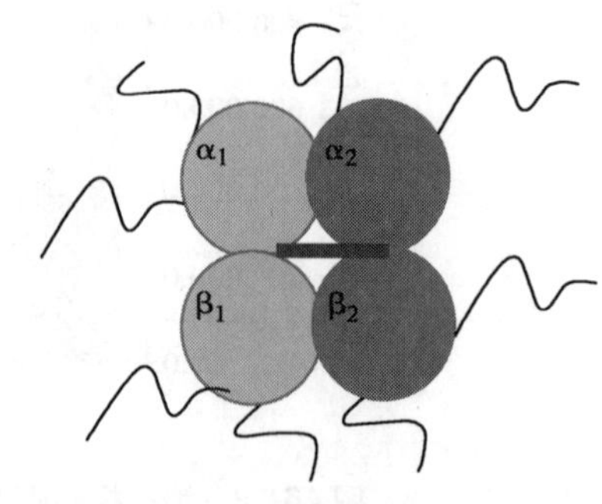

图 46-15 聚乙二醇修饰的血红蛋白

α_1、α_2、β_2、β_2 代表血红蛋白（Hb）的 4 个亚基，中间的粗横线表示作为内部交联剂的双阿司匹林分子，与 4 个亚基连接的无规则黑线代表 PEG 分子；这是一个 PEG∶Hb 为8∶1的图示，即 1 个血红蛋白连接了 8 个 PEG 分子。

二、制备方法

图 46-16 是聚乙二醇（PEG）修饰牛血红蛋白（bovine hemoglobin，bHb）制备红细胞代用品的基本流程。图中左侧的牛是原料来源的一个代表。需要注意的是牛血的来源不是屠宰场，而是专门饲养的牛群，通过无菌采集方式从牛颈部的血管采集的新鲜牛血。每头牛每次采血为 1～4L，过多采血也会影响牛的健康。专门饲养的牛群需要满足定期检疫和满足相应的动物饲养标准，饲养场地需要确保与外界动物的有效隔离。

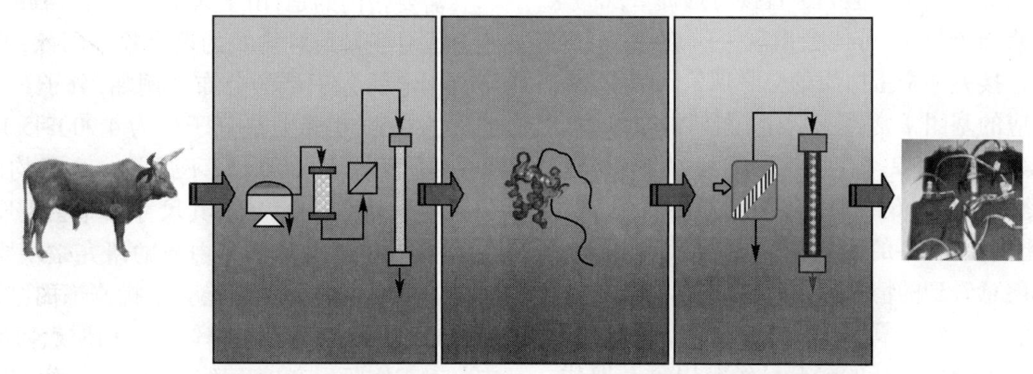

图 46-16　化学修饰（PEG 修饰）牛血红蛋白（bHb）的制备流程

制备流程的第 1 步是血红蛋白的分离纯化。血红蛋白的分离纯化对于以血红蛋白为基础的红细胞代用品至关重要，因为这一步骤不仅需要将血红蛋白以外其他组分去除，而且需要确保不受环境的污染。红细胞代用品中血红蛋白的浓度高达 10g/100ml，而给人体的输入量可能超过 1 000ml。由于临床用量大，其溶液中残留杂质可能对患者造成意想不到的伤害。研究表明，血红蛋白类红细胞代用品的副作用，如肾毒性及某些细胞因子的诱导产生等，皆与血红蛋白溶液中所含的红细胞基质，如细胞膜碎片、磷脂、血红蛋白以外的杂蛋白等有关。另外，血红蛋白在与 O_2 结合后，即使在-25℃条件下无载氧活性的高铁血红蛋白（metHb）仍能缓慢形成，在高于 0℃时 metHb 的生成速度则更快，而 metHb 在人体内不仅没有传递氧的功能，反而会引起一些副作用。因此，如何快速、高效、大规模制备血红蛋白，是红细胞代用品研究中必须解决的首要问题。

从步骤上讲，血红蛋白的制备过程主要包括红细胞的获取、洗涤、释放血红蛋白、分离细胞碎片、杂质去除及血红蛋白的进一步纯化。牛血红细胞的分离可以参考从人血中离心分离红细胞的方法，即采用大容量低温血液离心机离心沉淀红细胞。离心后上清液为血浆，可作为综合利用提取血清白蛋白等蛋白质组分。血浆和红细胞中间夹杂着白细胞层。这一层处于沉淀的红细胞层上面，如果去除不仔细会污染红细胞。为除去红细胞层可能夹带的其他组分，还要在去除血浆层、白细胞层后加入缓冲溶液，对红细胞进行重新悬浮—离心的清洗操作。

红细胞内血红蛋白含量高于 90%，可以采用甲苯、pH 变性等化学方法或均质、超声以及渗透压等物理方法使红细胞释放血红蛋白。接下来要将细胞碎片（血影）从血红蛋白溶液中除去，采用的方法有离心、过滤或膜分离。经过上述一系列操作，可以制备纯度大于 90% 血红蛋白。接下来的纯化需要采用色谱层析技术[48]。

纯化后的血红蛋白进入流程的第 2 步，即图 46-16 的中间部分。这里虽然只是画了 1 个修饰分子，但里面的反应还是很复杂的。除了纯化的血红蛋白，第 2 步的原料还有用于血红蛋白分子内部交联的交联剂（通常是 3，5-二水杨酸-二延胡索酸，即双阿司匹林，DBBF），以及原料聚乙二醇。

分子内交联通常是流程第 2 步中的第 1 个反应。血红蛋白分子的 4 个亚基靠非共价键链接，直接进行 PEG 修饰可能会破坏 4 个亚基之间的非共价键。双阿司匹林（DBBF）可以在脱氧状态下定点交联血红蛋白两个 α 亚基 99 位的赖氨酸，从而稳定血红蛋白四聚体结构，使其不容易解聚为二聚体，而且这种交联剂的可控性强、产物组成相对均匀。

图 46-16 表示从黄牛静脉采血到制备出红细胞代用品中间经历的 3 个加工部分，第 1 个表示从血液中分离纯化出血红蛋白，里面的示意图为离心、萃取血红蛋白、膜分离去除血影和色谱纯化；第 2 个表示将聚乙二醇（PEG）偶联到血红蛋白分子上；第 3 个表示对偶联反应后的混合物进行分离，获得目标产物 PEG-bHb。

在完成了血红蛋白分子内交联后，下面的重点就是聚乙二醇修饰。PEG 这种高分子在化工领域是一种重大产品，在制药、化纤、橡胶、塑料、造纸、油漆、电镀、农药、化妆品及食品加工等行业中均有着极为广泛的应用。在生物领域，由于其具有较好的生物兼容性，也获得了广泛的应用。它最常见的分子式如图 46-17A 所示，分子的两端各有 1 个羟基，分子的中间是 2 个碳 1 个氧的重复单元。其中的醚键和两端的羟基都是亲水性基团。因此，聚乙二醇的亲水性很好，两端的羟基是可以反应的基团。但如果直接将这种常规的聚乙二醇用来修饰蛋白质，可能会出现一端连接一个蛋白质另一端连接另一个蛋白质的交联现象。由于蛋白质上可以反应的基团常常多于 2 个；例如牛血红蛋白有 46 个赖氨酸残基和 2 个半胱氨酸残基，人血红蛋白有 44 个赖氨酸残基和 6 个半胱氨酸残基，从而生成蛋白质-PEG-蛋白质-PEG-的聚集体，导致沉淀。这是修饰蛋白质不愿意看到的情况。因此人们找到了另一种 PEG 分子，称之为单甲氧基聚乙二醇（mPEG），如图 46-17B 所示。mPEG 一端的羟基已经被甲氧基取代，失去了直接反应的功能，而另一端的羟基却可以经过活化与蛋白质发生反应，这样就避免了传统聚乙二醇两端的羟基可以和两个蛋白质反应形成交联的现象。单甲氧基聚乙二醇的制备比常规的双羟基聚乙二醇要复杂，成本自然也高。不过，由于其只有 1 个反应端头，更适合于分子修饰的应用。在蛋白质修饰领域提到的聚乙二醇，大都指的是这种单甲氧基聚乙二醇。聚乙二醇中间的重复单元，也就是环氧乙烷的分子数量，决定聚乙二醇的分子量。高聚合度 PEG 具有高分子量。市面上销售的单甲氧基聚乙二醇，最早的产品分子量主要是 2 000Da 和 5 000Da。后来由于聚乙二醇修饰技术的发展对分子量提出更高的要求，分子量为 10 000Da、20 000Da、30 000Da 甚至 40 000Da 的聚乙二醇也已上市。

$$HO-(CH_2-CH_2-O)_{n-1}-CH_2-CH_2-OH$$

（A）PEG

$$CH_3O-(CH_2-CH_2-O)_{n-1}-CH_2-CH_2-OH$$

（B）mPEG

图 46-17　用作蛋白质修饰的聚乙二醇分子式

A. 聚乙二醇；B. 单甲氧基聚乙二醇。

需要指出的是，由于人工合成聚合物的局限性，很难合成分子量绝对均一的聚合物。因此，聚乙二醇常常有一定的分子量的分布。例如，分子量为 5 000Da 的聚乙二醇，实际上是分子量为 4 900～5 100Da 的一个分布，所谓 5 000Da 只不过是一个平均的分子量。分子量更大的聚乙二醇，其尺寸分布会更广。一般说来，开展聚乙二醇修饰蛋白质的研究必须要重视原料质量。原料中的杂质可能会干扰修饰的结果，而分子量分布过广也会导致被修饰的蛋白质产物尺寸分布更广。对于实际生产过程而言，聚乙二醇原料的质量控制是非常重要的。

聚乙二醇修饰剂的制备关键还在于对末端羟基的活化。由于蛋白质是非常容易变性的大分子，必须在常温常压的温和条件下和 PEG 分子进行偶联。但 PEG 的羟基反应活性过低，必须对其进行活化。

图 46-18 是一个对聚乙二醇分子末端羟基进行化学活化反应的示例。图中左边的 mPEG-CH_2CH_2-OH 代表的是原料单甲氧基聚乙二醇，就是我们在前面图 46-17B 列出的分子，只不过表现形式略有差异。左边另一个反应原料是氯代丙缩醛，它和 mPEG-CH_2CH_2-OH 在催化剂（cat.）作用下发生反应生成中间体，继而在氢离子作用下生成单甲氧基聚乙二醇丙醛醚。由于其末端是醛基，很容易与血红蛋白上的 N 末端氨基进行反应，从而将单甲氧基聚乙二醇分子偶联到血红蛋白分子上。

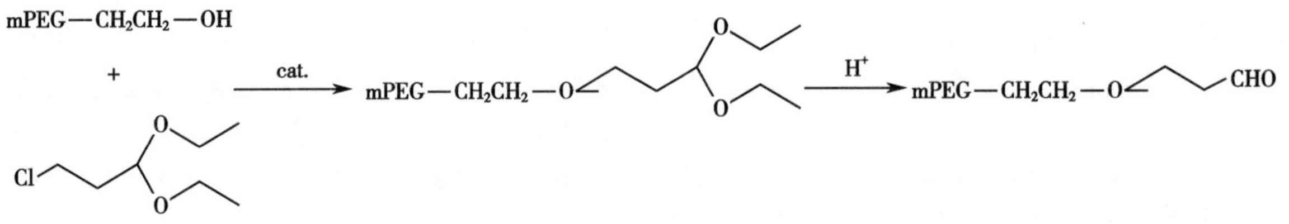

图 46-18　用氯代丙缩醛活化单甲氧基聚乙二醇的末端羟基

对聚乙二醇分子末端羟基进行化学活化还有多种方法。每种方法使用的活化剂分子和催化剂不同，生成的活化末端基团也不相同，比较常用的除了醛基以外，还有氨基、环氧基、琥珀酸亚胺酯等。同时，也可以将两个以上的聚乙二醇分子先进行偶联，做成分枝或分叉型的分子，再对末端进行活化，生成多元结构的 PEG 修饰剂。这一部分由于内容较多，就不在这里赘述，感兴趣的读者可以参考有关文献[49]。

将活化后的单甲氧基聚乙二醇加入分子内交联的血红蛋白溶液，在常温下混合，mPEG 和血红蛋白之间就发生交联反应，生成聚乙二醇修饰的血红蛋白，或者称为聚乙二醇-血红蛋白偶联物。如前所述，用大分子和大分子反应得到的产物应该命名为偶联物，但是由于血红蛋白是生物活性主体，而聚乙二醇修饰是一个技术平台，所以人们常常愿意把 PEG 偶联的产物称之为修饰物而不是偶联物。

图 46-19 是用聚乙二醇修饰血红蛋白反应的示意图，表示了两种聚乙二醇修饰血红蛋白的策略。第 1 种是常规的液相反应，就是将活化的聚乙二醇和血红蛋白溶液在反应釜中搅拌，控制温度和 pH，使两个反应物发生反应，称之为液相聚乙二醇化（liquid phase pegylation）。这种方法速度比较快，简单，但是缺点是产物不均一，获得的产物有单修饰、二修饰、三修饰甚至多修饰的反应产物。这是由于蛋白质上氨基酸的数量很多。作为血红蛋白修饰，常常使用的是赖氨酸、半胱氨酸残基和 N 末端与聚乙二醇反应。前面提到，牛血红蛋白有 46 个赖氨酸残基、2 个半胱氨酸残基，此外还有 4 个 N 末端，因此可能会有多个反应产物生成。第二种是固相聚乙二醇化（solid phase pegylation），如图 46-19B 所示。其中的方法是先用固相介质例如色谱填料吸附血红蛋白，再将聚乙二醇修饰剂加入。由于固相介质的空间屏蔽效应，1 个 PEG 分子偶联到血红蛋白后，第 2 个 PEG 分子就难以接近血红蛋白了，因而减少了不均匀修饰产物的出现，甚至可以现实聚乙二醇和血红蛋白分子 1∶1的反应产物。当然，固相反应也有缺点，例如步骤比较复杂，反应产物量少，速度慢。

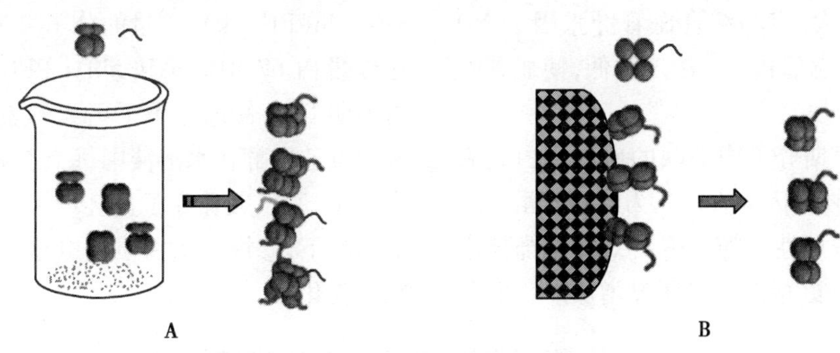

图 46-19　聚乙二醇修饰血红蛋白
A. 液相修饰；B. 固相修饰。

制备流程（图 46-16）的最后一步是对修饰产物进行分离纯化。无论采用什么修饰反应策略，反应产物都是一个混合物。其中除了产物以外，还有未被修饰的血红蛋白、未反应的 PEG、反应过程中的副产物等。由于血液代用品用量大且采用静脉输入，必须进行分离纯化，去除目标反应产物以外的物质，即杂质。膜分离和色谱是最常用的手段。膜分离能够有效去除反应混合物中的低分子量杂质。当所用的 PEG 分子量比较低的情况下也可以用膜分离去除未反应的 PEG。色谱的分离能力很强，例如离子交换色谱就可以很容易将未反应的血红蛋白与修饰血红蛋白分开，也可以将未反应的 PEG 分开。如果要分离修饰度不同的修饰产物，则要对色谱分离过程进行优化，例如可以通过疏水性的不同将不同修饰度的产物分开。需要对纯化后的修饰产物进行各种物理化学和生物学的分析，确认各种分析检测指标合格，再对溶液进行配方调整和灌装。

三、结构与理化特性

到目前为止，聚乙二醇修饰血红蛋白的研究是以人血红蛋白或牛血红蛋白为原料。用人血红蛋白作原料需要从人血中提取血红蛋白，而人血本身就是宝贵的急救物质，所以人血红蛋白的来源受到制约。相比之下，牛血红蛋白来源于牛血，资源丰富；此外还有一个重要的因素，就是牛血红蛋白在稳定性上要优于人血红蛋白和猪血红蛋白。从结构上讲，牛血红蛋白和人血红蛋白都是由 4 个亚基（α_1、α_2、β_1、β_2）构成，形状是一个接近于球体的分子，直径 5.5nm，分子量约 64.5kDa。从氨基酸序列上讲，牛血红蛋白和人血红蛋白的同源性都大于 85%。但是，在红细胞中，人血红蛋白通过细胞内高浓度的二磷酸甘油酸（2,3-DPG）来稳定其结构并调节其载氧功能。一旦脱离了红细胞进入溶液，没有了高浓度 2,3-DPG 的稳定作用，由 4 个亚基构成的人血红蛋白（$\alpha_1\alpha_2\beta_1\beta_2$ 四聚体）就很容易解离为 2 个 αβ 二聚体。猪血红蛋白也有类似的情况，需要 2,3-DPG。相比之下，牛血红蛋白不需要 2,3-DPG，其载氧功能可以通过氯离子调节，溶液中有氯化钠的存在就可以实现载氧。

即使其四聚体结构相对稳定，牛血红蛋白还需要先进行双阿司匹林（DBBF）分子内交联来稳定，以免在 PEG 修饰过程中以及后续的储存中裂解。美国对

DBBF 交联血红蛋白做了大量的研究[50]，证明这个反应发生在血红蛋白的分子内部，能够有效地防止裂解成为两个 αβ 亚基。他们试图将这种分子内交联的血红蛋白发展成为一种血液代用品，为此开展了一系列的动物实验，证实了该产品能够起到红细胞代用品的作用。在此基础上他们开展了临床试验。但是当产品用到人体上的时候，情况发生了变化。特别是Ⅲ期临床试验时出现了问题，患者出现明显的血管收缩、血压升高副作用，临床试验被迫中断，影响很大。因为人们都对该产品的临床十分期待，认为该产品的制备机制很清楚，也很容易制备，动物实验效果也没有问题，有希望成为一种优秀的红细胞代用品。失败的原因推测为产品的分子量还不大，容易结合血管舒张因子 NO 共同透过血管壁，导致血管内 NO 浓度降低，使血管收缩，血压升高。

应该指出的是，早期分子内交联的血红蛋白是来自于人血的人血红蛋白。因为人们认为动物血虽然来源丰富，但存在着免疫原性。随着聚乙二醇修饰技术的发展，PEG 修饰牛血红蛋白不仅明显增加产物的分子量，而且使动物血红蛋白的免疫原性大大降低，因而成为化学修饰血红蛋白制备红细胞代用品的研究热点。

表 46-2 是采用多角度激光散射技术测量的 PEG 修饰血红蛋白的分子量变化。其中 Mn、Mw、Mz 分别代表数均分子量、重均分子量和 Z 均分子量。PEG5k、PEG10k 和 PEG20k 分别代表 PEG 修饰剂的分子量为 5 000Da、10 000Da 和 20 000Da。表格中的数据是采用这 3 种 PEG 修饰血红蛋白后的分子量和分散系数。Mono-PEG-Hb 表示的是单修饰的产物，即 1 个蛋白质上只有 1 个 PEG。可以看出，测量得到的分子量不是简单的血红蛋白和 PEG 分子量的加和。例如 Mono-PEG-Hb(PEG5k)，测量的分子量为 99.73kDa，远大于血红蛋白 67.81kDa 和 5kDa PEG 相加的 72.81kDa。这说明 PEG 修饰产生了更大的表观分子量。有研究表明聚乙二醇在水溶液中每个乙基氧单元都可以结合水分子，所以表观分子量会增大。在有聚乙二醇存在的情况下，修饰后蛋白质的电泳行为和色谱行为都有很大变化。

表 46-2　聚乙二醇修饰血红蛋白的分子量变化

分子量	Natural Hb	Mono-PEG-Hb (PEG5k)	Mono-PEG-Hb (PEG10k)	Mono-PEG-Hb (PEG20k)
Mn/kDa	67.81	99.73	119.74	156.92
Mw/kDa	67.84	100.52	120.16	157.44
Mz/kDa	67.91	100.58	119.96	158.27
Polydispersity(Mw/Mn)	1.000±0.004	1.007±0.012	1.000±0.017	1.003±0.017
Polydispersity(Mz/Mn)	1.001±0.003	1.008±0.014	1.000±0.030	1.008±0.027

注：多角度激光散射法测量。

四、生理作用及其机制

表 46-3 显示了有关 PEG 修饰血红蛋白的 3 个生理指标的变化，即 P_{50}、Hill 系数和高铁血红蛋白(metHb)。P_{50} 指的是当纵坐标氧饱和度(oxygen saturation)为 0.5 的时候所对应的横坐标的氧分压(oxygen partial pressure)，表示血红蛋白对氧的亲和力，是确定氧气传递与释放到组织的一项重要指标。从红细胞提取的天然牛血红蛋白的 P_{50} 为 28.52mmHg。与天然牛血红蛋白相比，分子内交联产物的 P_{50} 最为接近，为 24.09mmHg，而血红蛋白经过 PEG 修饰后，P_{50} 都下降了，为 17.78～18.66mmHg，表明对氧分子的结合更为紧密，释放氧的能力有所下降。

表 46-3　血红蛋白生理活性表征

制品	P_{50}/mmHg	Hill coefficient	metHb/%
天然血红蛋白 Natural Hb	28.52	2.52	3.31
分子内交联产物 DBBF-Hb	24.09	2.04	7.24
PEG 修饰产物 1(PEG5k)	17.78	1.34	18.25
PEG 修饰产物 2(PEG10k)	18.35	1.35	16.83
PEG 修饰产物 3(PEG20k)	18.66	1.56	16.54

Hill 系数表示氧饱和度曲线的形状。天然牛血红蛋白的 Hill 系数为 2.25，PEG 修饰产物的 Hill 系数都发生了下降，为 1.34～1.56。Hill 系数是衡量血红蛋白结合氧后亚基间协同性的经验指数。该系数下降表明偶联物中血红蛋白亚基间的协同性下降。这可能是

由于聚乙二醇修饰后对血红蛋白分子产生了空间位阻效应，阻碍了血红蛋白从T态向R态转变，导致亚基间的协同效应减弱以及氧释放能力下降。

还有一个问题是高铁血红蛋白（metHb）的生成。metHb不具备携氧功能，在体内会产生一些毒副作用。修饰后产物metHb含量增加很多，也是该产物的一个缺点。在最后的配方中加入还原剂可以有效降低metHb的含量。

五、化学修饰型血红蛋白的进展

20世纪70年代，美国罗杰斯大学的弗朗克戴维斯（Frank Davis）教授发明了聚乙二醇修饰蛋白质技术[51]，获得了美国科学基金会的资助，在业界产生了重要的影响。聚乙二醇修饰克服了非人体来源蛋白质在给人体使用时出现的免疫原性，延长了该蛋白质在体内的半衰期。这一项技术也引起风险投资人的重视。戴维斯教授的学生阿巴邱斯基（Abuchowski）找到了一些投资人，建立了美国安贞（Enzon）公司，力图推动聚乙二醇修饰技术的产业化。安贞公司成立后所开发的几个产品中，就有聚乙二醇修饰牛血红蛋白，被称之为血液代用品。其分子结构如图46-15所示，采用分子量5 000Da的mPEG，修饰率为10，即1个血红蛋白上修饰了10个PEG[52]。尽管这个产品只是具有输送氧功能的一种液体，更准确的说法应该是红细胞代用品，或者称为载氧剂，但却不如血液代用品的名字响亮。这个项目立项后很被投资人看好，被认为有非常巨大的市场，能给公司带来巨大的效益。然而，随着研发工作的深入，动物实验和临床试验表明，聚乙二醇修饰的血红蛋白和其他形式的血红蛋白衍生物一样，也存在着一些副作用，如腹部疼痛，血压升高。此外，血红蛋白作为血液代用品的一些深层次的科学问题并没有解决。安贞公司的经济状况也出现了问题。公司的高层决策人做了艰难的取舍，终止了聚乙二醇修饰血红蛋白的项目，转而将重点放在其他药用蛋白质特别是基因工程药物蛋白质的聚乙二醇修饰上。

虽然安贞公司退出了血液代用品的竞争，但聚乙二醇修饰在血液代用品上的应用研究并没有停止。在专家们看来，聚乙二醇修饰技术仍然是最具潜力的血液代用品技术之一。尤其是美国纽约阿尔伯特爱因斯坦医学院、美国加州大学圣地亚哥分校一直专注于聚乙二醇修饰血红蛋白研究。欧洲对血液代用品研究非常重视，重点支持了基因工程改造血红蛋白和聚乙二醇修饰血红蛋白的科研立项。

我国从20世纪90年代开始研究PEG修饰血红蛋白，由中国科学院生化工程国家重点实验室的科研队伍牵头，联合国内高校和科研单位建立了北京凯正生物工程公司作为科研实体承担国家项目，研发牛血为原料经聚乙二醇修饰作为红细胞代用品，在中试规模上解决了血红蛋白分离纯化和修饰中的不稳定性，获得了高纯度、高收率的PEG化血红蛋白产品，被两院院士评为1999年中国十大科技进展之一[53]。该产品于2002年进入临床试验，并最后作为战略储存物质，是迄今为止我国唯一被批准进入临床试验的红细胞代用品。在此基础上，我国科研人员还设计研制了微囊化血红蛋白类红细胞代用品[54,55]、尺寸均一的血红蛋白聚合物[56]，以及用人血清白蛋白HSA替代PEG的修饰血红蛋白[57]，并对修饰位点的保护做了较多的研究[58]。

2008年纳坦森（Charles Natanson）等在*JAMA*上发表的文章[59]，对血红蛋白为基质的血液代用品的临床试验做了整合分析（meta-analysis）。该文章基于16项公开的临床试验结果，包括5个血红蛋白为基质的载氧剂（HBOCs），制造厂家为Baxter（双阿司匹林内交联人血Hb）、Biopure（聚合牛血Hb）、Hemsol（棉籽糖内交联人血Hb）、Northfield（聚合人血Hb）和Sangart（PEG-Hb），涉及3 711名临床患者。整合分析表明，所有5个HBOCs产品都具有结合一氧化氮和干扰一氧化氮功能的缺点，有增加患者心肌梗死的风险，而且增加的风险并不限于HBOCs的种类、特定适应证或特定对照溶液。

Natanson等的文章评价的不单是PEG修饰的血红蛋白产品，而是包括分子内交联和分子间聚合在内的3大类HBOCs产品，其公正性和科学性都被血液代用品研究领域的科学家们质疑。但科学家们也意识到，作为一种静脉输入、给药量极大的蛋白质类药物，严格的科学论证和实验是必须的，也是一项长期的任务。医学界很多专家仍然支持血液代用品的研究，因为在很多情况下，人血并不能满足供应，或者根本没有人血可以提供，例如战场急救和重大灾害，以及突发的重大事故等。尽管代用品与真实血液之间有很大差距，但为了急救，有代用品就远比什么都没有要珍贵得多。

近年来，关于PEG修饰血红蛋白的基础研究也得到了发展。聚乙二醇修饰血红蛋白产品的一个特点是P_{50}一般比较低，也就是氧的亲和力高，结合的氧分子不容易释放。例如表46-3中，天然血红蛋白的P_{50}为28.52，分子内交联血红蛋白为24.09；而PEG修饰的血红蛋白则下降为17.78~18.66。这只是直接对血红蛋白进行PEG修饰，如果采用美国加州大学圣地亚哥分校（UCSD）和纽约阿尔伯特爱因斯坦医学院的技术[60,61]，对血红蛋白表面先进行巯基衍生后再偶联聚乙二醇，生成的 PEG 修饰产物的 P_{50} 则可以下降到 10 以下。这种 P_{50} 的大幅度下降曾经被认为是 PEG 修饰 Hb 产品的缺点，但 UCSD 的科研人员通过大量的实验表明，较高 O_2 亲和力的 HBOCs，有助于将 O_2 输送到毛细血管，有效地防止毛细血管前小动脉的氧合过度和血管收缩。此外，PEG-Hb 通过增强亚硝酸盐还原酶活性，促进了 NO 的再生，可以防止血管收缩，抵消血红蛋白在体内清除 NO 的副作用。UCSD 的科学家还将他们发展的 PEG-Hb（商品名称 MP4OX）与其他代用品进行了比较，证实了 MP4OX 在 O_2 输送、逆转 O_2 缺乏和乳酸中毒、血管内体积扩张和血流动力学稳定等方面显示了突出的效果。他们还在大鼠换血实验中观察了 HBOCs 对大脑的作用，发现 PEG-Hb 刺激大脑中某些细胞信号通路，从而大幅度减少了神经元的凋亡[62]。这些基础研究的数据是 HBOCs 研究者们对 Natanson 等的质疑给予的积极回复。

欧洲的同行近年来采用荷兰猪作为模型动物考察 HBOCs 的潜在毒性，因为荷兰猪比大鼠更适合做 HBOCs 的动物模型。他们比较了两种不同氧亲和力的 PEG-Hb 产品对动物的心脏和肾脏的影响。结果发现，两种不同氧亲和力的 PEG-Hb 产品对动物的心脏和肾脏都有一些不良影响，其中高氧亲和力的产品确实可以在毛细血管中释放氧，但对动物脏器仍然存在着氧化应力或氧化应激（oxidative stress），并且高于低氧亲和力的产品[63]。这些动物模型的研究比血液代用品刚刚兴起时的大鼠换血实验要深入得多且更有说服力，有利于在深层次上发现和解决 HBOCs 的毒性问题，确定更有针对性的 HBOCs 适应证，改进红细胞代用品的结构、组成和临床使用方法[64,65]。

（苏志国　索晓燕）

第三节　交联型血红蛋白类红细胞代用品

血红蛋白 αβ 亚基接触有两类：一类是 α 和 β 亚基之间的接触，这类接触被称为装配接触，其接触面积较大，较为稳定，当血红蛋白从脱氧形式变为氧合形式时他们保持不变；另一类是 $\alpha_1\alpha_2$ 和 $\beta_1\beta_2$ 之间的接触称为滑动接触，由氢键和盐桥起着稳定作用，当血红蛋白因氧合作用而发生构象变化时，这些接触也发生改变，由于滑动接触易受盐、pH、温度等的影响，这种作用力容易断裂，造成血红蛋白容易解聚成 2αβ，直接输入人体具有很强的毒性。因此人们在设计 HBOCs 分子时，主要通过稳定血红蛋白四聚体并增加分子量或者分子半径的手段来克服天然血红蛋白的缺点，其中设计交联型红细胞代用品主要考虑稳定血红蛋白四聚体或者增加聚合血红蛋白的分子量。由此，交联型血红蛋白主要分为两类：分子内交联型和分子间交联型。分子内交联型的制备主要以特殊结构的小分子——如吡哆醛衍生物、双阿司匹林等，插入到血红蛋白的空穴中在分子内将血红蛋白 $\alpha_1\beta_1$ 和 $\alpha_2\beta_2$ 交联。分子间交联型的制备是利用醛基和胺基基团反应成希夫氏碱，这个反应将多个血红蛋白互相交联起来的，血红蛋白表面有多个赖氨酸残基，然后利用多醛基分子——如戊二醛、氧化棉籽糖、氧化腺嘌呤等，能够将多个血红蛋白聚合起来。目前为止，只有交联型血红蛋白类红细胞代用品成功在南非和俄罗斯上市。

一、分子内交联血红蛋白

美国研发并设计的 DCLHb 由双阿司匹林交联人过期血 Hb 分子 α-亚基上的 Lys 残基（Lys$\alpha_1$99 和 Lys$\alpha_2$99）制得（图 46-20），其 Hb 浓度大约为 10g/dl，P_{50} 约为 32mmHg，是一种研究较为成熟的稳定的四聚体[66]。其 pH（37℃）为 7.4，胶体渗透压为 42~44mmHg。

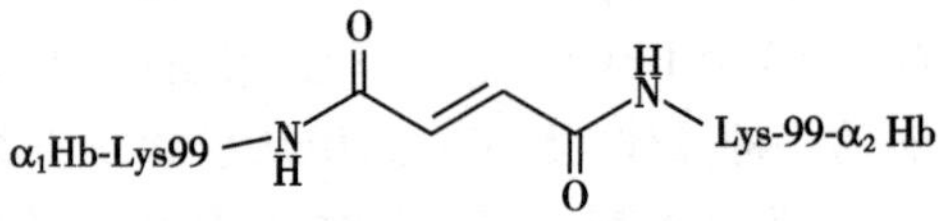

α_1Hb-Lys99 —NH—C(=O)—CH=CH—C(=O)—NH— Lys-99-α_2 Hb

图 46-20　DCLHb 修饰位点

针对 DCLHb 进行了一系列的临床前及临床研究，实验表明 DCLHb 可以有效恢复失血性休克引起的血压降低和血液循环。DCLHb 临床前实验主要涉及心肌损伤、血管活性、黄疸以及其对胃肠道、肝脏等组织的影响。临床前研究显示 DCLHb 可以改善并且维持心肌梗死和休克状态下机体主要组织器官的灌注。但在灵长类动物如猕猴中，输入 DCLHb 后大约 1.3%心肌受到损伤，主要表现为胞质肿胀，左心室隔膜肌纤维空泡化，然而其对猪心肌没有不良影响。1993 年，Hess 等研究发现，猪失血性休克模型中输入 DCLHb 会使其肺循环血管阻力（PVR）以及体循环血管阻力（SVR）升高 1 倍[67]，这种现象与心输出量（CO）的下降有关，事实上，这些指标的变化基本类似于采用游离的未经修饰的无基质血红蛋白复苏。在后续研究中，低剂量的 DCLHb（4ml/kg）能造成猪肺动脉高血压，进一步使研究者意识到 DCLHb 用于失血性休克的缺陷。

1997 年，经 FDA 批准进行了两项Ⅲ期临床试验，评估 DCLHb 能否成功用于创伤失血性休克的治疗。一项主要研究 DCLHb 能否代替血液用于院前复苏，另一项在院内进行研究比较其与红细胞（RBC）的有效性。在 FDA 的批准下，来自美国的 850 名患者随机单盲地分为两组，在院前复苏 1 小时期间输入 DCLHb 或生理盐水 500ml，RBC 根据需要输入，其相比于生理盐水组死亡率过高而终止[68]。1998 年，美国 112 名重度创伤患者以同样方案进行治疗，28 天内 DCLHb 组 24 名患者死亡，死亡率 46%，生理盐水组 8 名患者死亡，死亡率 17%，其不良症状主要有高血压，心律失常，氧化应激，脂肪酶、肝脏酶、淀粉酶等异常升高，以及胰腺损伤引起的胃肠功能紊乱[69,70]。同时在欧洲启动了另一项研究，目的在于评估 DCLHb 能否降低由组织缺氧引起的多器官功能衰竭（MOF），121 名重度创伤失血性休克患者输入多达 1 000ml 的 DCLHb 或其他标准复苏液，然而，DCLHb 并没有显著减少器官衰竭率以及在复苏过程中出现的其他安全性问题，该研究提前终止[71]。

尽管 DCLHb 研发者采用了多种动物模型来支持他们的设计理念，但后来都被终止，这为后来其他 HBOCs 的临床研究提供了深刻教训。值得注意的是，DCLHb 给药引起的血管收缩的机制在创伤临床试验之前已被阐明。血管阻力的增加主要是由 NO 的清除引起，此外，内皮素的过多释放也会造成血管收缩。尽管 DCLHb 研究已被终止，但采用血红蛋白氧载体治疗创伤等相关的基本机制已被阐明，这就为 HBOCs 的进一步发展提供了理论基础。

中国香港同样采用双阿司匹林交联 Hb 形成单个四聚体血红蛋白后使用 NO 封住巯基，使其不能清除 NO 从而防止引起高血压，同时加入小分子抗氧化剂乙酰半胱氨酸修饰血红蛋白解决其引起的氧化应激等问题，该产品目前已经完成临床前安全性评价，已被英国批准进入Ⅰ期临床研究。

二、分子间交联血红蛋白

早期研究发现聚合血红蛋白可解决四聚体血红蛋白存在的问题：可以延长血管内保留时间并降低胶体渗透活性；单个四聚体血红蛋白分子可扩散进入血管壁内层的细胞间隙结合 NO，引起血管收缩从而引发高血压等副作用，但聚合后的血红蛋白分子量较大，可以减弱其输注后引起的血管收缩等副作用。

过期人血和动物血常作为制备血红蛋白类氧载体（hemoglobin based oxygen carriers，HBOCs）的主要原料。纯化后的过期人血无免疫原性，大量输入不会激活补体，但其来源有限并且以人 Hb 为原材料制备 HBOCs 可能会鼓励有偿献血。与过期人血相比，动物血红蛋白来源广泛，牛 Hb 与人 Hb α 亚基和 β 亚基的氨基酸序列同源性分别为 88%和 84%，1 次或 2 次治疗不会引起明显的免疫应答，但多次输入可能引起免疫反应。但牛血红蛋白可能携带朊病毒，使用时存在感染疯牛病的风险，严重限制了其应用。以过期人血和牛血红蛋白为原材料研发的 HBOCs（PolyHeme，hemolink，HBOC-201）已进入或完成Ⅲ期临床研究。此外，猪血红蛋白也可作为生产 HBOCs 的原料。猪血红蛋白相比于牛血红蛋白氧亲和力更高，与人血红蛋白具有高度的同源性，空间结构非常相似，猪器官常作为临床异种器官移植的一种供体，且其资源丰富价格低廉，具有良好的开发前景。

（一）PolyHeme

PolyHeme 是美国 Northfield 实验室用过期人血经过红细胞溶解和一系列过滤得到的纯化的人血红蛋白，用吡哆醛分子内交联，再用戊二醛分子间聚合吡哆醛化的血红蛋白形成（图 46-21）。产品中血红蛋白浓度大约为 140g/L，P_{50} 约为 20mmHg，含 85%聚合血红蛋白，15%左右四聚体血红蛋白，二聚体血红蛋白含量 <1%。其胶体渗透压为 20～25mmHg，高铁血红蛋白含量小于 8%。

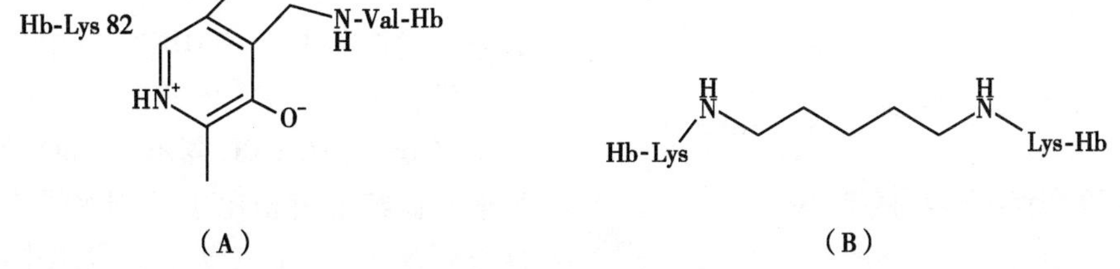

β1　β2　Hb-Lys 82　N-Val-Hb　Hb-Lys　Lys-Hb

（A）　（B）

图 46-21　PolyHeme 修饰位点

PolyHeme Ⅱ期临床评价证实，在急性失血时，输入 PolyHeme 与输入少量的血液能同样有效地维持总 Hb 浓度[72]。PolyHeme 在美国已经完成了Ⅲ期临床试验，用于外科创伤失血，30 天内相比于对照组 9.6%的死亡率，PolyHeme 组的死亡率为 13.4%，然而，PolyHeme 在一定程度上减少了异体血的输入。PolyHeme 用于院前外伤治疗的研究，计划论证在受伤现场和转入医院的过程中 PolyHeme 用于治疗严重外伤出血患者，提高患者存活率的安全性和有效性[73]。

Gould 等研究证实正常人体内输入 PolyHeme 1U（约 50g Hb）不存在安全性问题[74]，在此基础上，Moore 等在 FDA 的批准下，在创伤性患者中采用梯度剂量评估其安全性[75]，39 名患者在急性失血后，按患者的危急情况分别输入 1U（$n=14$）、2U（$n=2$）、3U（$n=15$）、或 6U（$n=8$）PolyHeme 代替 RBC 用于初始复苏。尽管输入 6U（300g）PolyHeme 的患者其 RBC［Hb］值低至（29±12）g/L，但其总血红蛋白维持在（75±12）g/L；患者的体温，平均动脉压（MAP），心率（HR）和血清肌酸酐在 72 小时内未发生明显变化。同时检测患者静脉和动脉血液中氧含量，评估其携氧能力，发现患者从 RBC 氧摄取率为 27%±16%，从 PolyHeme 氧摄取率为 37%±13%，在失血后的初始 24 小时内，23 例（59%）患者避免了 RBC 输注。然而，2009 年 5 月，PolyHeme 因其存在的安全性问题如引起贫血、高血压、发热、电解质紊乱等而未得到 FDA 批准上市。

（二）Hemopure（HBOC-201）

Hemopure（HBOC-201），采用超纯的牛血红蛋白，用戊二醛做交联剂，进行分子内和分子间交联形成聚合牛血红蛋白溶液（HBOC-201）（图 46-22）。HBOC-201 在等渗乳酸林格氏液中血红蛋白浓度为 130g/L。其血浆清除时间根据输入剂量的变化而变化，研究发现，剂量为 45g 时，血浆中消除半衰期大约为 20 小时[76]。与人血红蛋白（$P_{50}=27$mmHg）相比，HBOC-201（$P_{50}=38$mmHg）具有较低的氧亲和力，能够有效向组织供氧。其平均分子量为 250kDa，高铁血红蛋白含量<10%，四聚体血红蛋白含量<2%，内毒素含量<0.5EU/ml，渗透压 300mOsm/kg，pH 7.4±0.05，胶体渗透压为 25mmHg，黏度为 1.3cp。

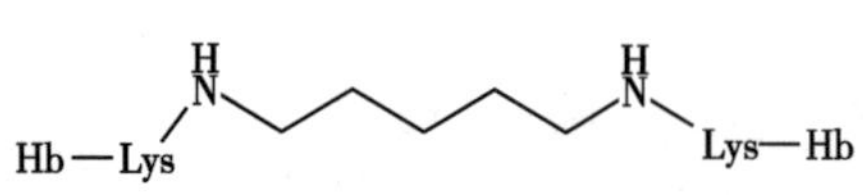

Hb—Lys—NH—(CH₂)₅—NH—Lys—Hb

图 46-22　HBOC-201 修饰位点

在 FDA 的批准下 HBOC-201 在大约 800 名受试者中完成了 22 项Ⅰ、Ⅱ、Ⅲ期临床试验[77]。其中最重要的 4 项临床试验是整形外科手术、非心脏病患者外科手术、心肺转流术以及动脉瘤再建。

HBOC-201 规模最大的Ⅲ期临床试验是整形外科手术，688 例患者随机单盲地分为治疗组和对照组（HBOC-201 组，$n=350$，浓缩红细胞组，$n=338$），术后观察 6 周[78]。HBOC-201 组的患者 1 天避免异体 RBC 输入比例为 96.3%，7 天为 67%，6 周内 59%的患者避免了红细胞输入。两组中的电解质、酸碱成分、白蛋白、总胆红素、碱性磷酸酶、乳酸脱氢酶、γ-谷氨酰转移酶没有明显差异；但在 HBOC 组谷丙转氨酶和谷草转氨酶都暂时性地升高，最后逐渐恢复至正常水平；HBOC 组中脂肪酶瞬时升高 5%～11%，RBC 组大约升高 1%～2%，这些指标的升高与肝衰竭或胰腺炎无关。同时，HBOC 组中肌酸激酶和肌钙蛋白也呈增加趋势，但与心肌梗死无关。研究发现患者同时接受 HBOC-201 和 RBC 两种治疗剂时，出现不良症状的概率远大于单独采用 HBOC-201。同时发现，输入 3U 以上红细胞的患者与少于 3U 患者相比，更易产生副作用。HBOC-201 组中，主要的不良症状包括皮肤和巩膜色调异常，胃肠副作用和血压升高，肝脏酶和脂肪酶水平升高等。整个试验中 HBOC-201 组有 10 例患者死亡，而 RBC 组为 6 例，SEEC 评估认为死亡病例与这两种治疗剂无关。

Ⅱ期肾动脉瘤、腹主动脉瘤再建手术中 72 名患者随机单盲的分为两个组：HBOC-201（$n=48$）和异体血红细胞 RBC（$n=24$）[79]。结果表明，HBOC-201 组的患者在术后 28 天内不输 RBC 的比率为 27%。HBOC-201 组 25%的患者，RBC 组 13%的患者输入了超过 5U 的 RBC。HBOC-201 并没有减少总红细胞输注，但是推迟了初始红细胞输入时间。两组的肺动脉压，肺动脉楔压以及氧输送指数无明显差异，唯一有明显区别的是 HBOC-201 组 MAP 升高明显，且 10%的患者出现皮疹等不良症状，其原因可能是 HBOC-201 暂时性进入皮肤所致。

Ⅲ期心脏外科手术术后治疗中[80]，98 例患者随机双盲的分为两组［HBOC-201 组（$n=50$），RBC 组（$n=48$）］。在术后 72 小时内两组的患者分别接受最大 3U 的 HBOC-201 或 RBC，72 小时之后，RBC 组满足所有后续输血需求。在 HBOC 组中，34%的患者在治疗期间没有接受异体 RBC 输入，HBOC 输入使每位患者平均降低 0.47U RBC 需求。HBOC 组术后 1、2、3 天平均血浆血红蛋白相比于基础水平有所增加，6 天时又恢复到基线。术后 1 天 HBOC 组中高铁血红蛋白水平为 3.58%±0.55%、第 2 天为 4.56%±0.25%且其心脏指数（CI）明显下降。两组的心率、肺动脉楔压、氧输送指数、耗氧指数或动脉氧分压没有差异。

HBOC-201 已被成功地用于成年人外科急性贫血进而减少异体 RBC 输血；在大脑中动脉闭塞脑缺血模型中，HBOC-201 能够向脑组织有效供氧，疗效优于 RBC，在缺血再灌注过程中对脑组织有保护作用；也可作为红细胞的替代物用于乳房切除和结肠切除手术；由于其较高的组织氧输送能力，可被用于急性组织缺血，如肢体缺血，镰刀状细胞性贫血综合征以及在整形外科手术中改善血流灌注；HBOC-201 可用于红细胞不可获得或者具有宗教信仰或患有自身免疫性溶血性贫血的患者[81]。

2001 年 4 月，HBOC-201 在南非批准用于急性贫血的治疗，88%的患者减少或延迟了异体 RBC 输血；在英国作为整形外科手术贫血时血液代用品的申请已被提交至监管部门[82]；2011 年 7 月获准在俄罗斯用于急性贫血的治疗。

（三）Hemolink

加拿大采用氧开环棉籽糖作为交联剂，分子内共价交联形成稳定的四聚体，然后氧开环棉籽糖与四聚体表面的氨基酸反应，分子间聚合形成 128～600kDa 大小的聚合物，最终的产品 Hemolink 包括约 40%的四聚体和约 55%的聚合物[83]（图 46-23），胶体渗透压为 26mmHg。

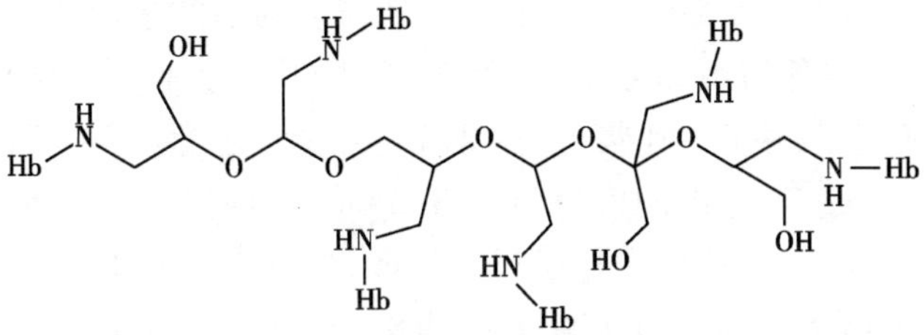

图 46-23　Hemolink 修饰位点

将该产品静脉输入大鼠引起平均动脉压升高，在正常和原发性高血压大鼠中，MAP 分别增加了 19%～20%和 16%～28%[84]。在一项 14 天注射 Hemolink [5～30ml/(kg・d)]的大鼠实验中，观察到与剂量相关的体重下降，皮肤上出现短暂的色素沉着，肝脏和肾上也出现了色素沉着，在另一项 14 天反复注射最大量[103ml/(kg・d)]狗的实验中出现类似的结果[85]。在这些研究中，天门冬氨酸转氨酶、肌氨酸磷酸激酶、淀粉酶及总胆红素水平均呈上升趋势。

在Ⅱ期心脏手术临床试验中，患者在术后 5 天内输入多达 4 单位 Hemolink，相比于羟乙基淀粉，RBC 的输入明显减少。目前该产品已进入Ⅲ期临床研究，在冠状动脉旁路移植手术中用于术中自体同源血的稀释显著地降低了患者对配体输血的需求[86]。Hemolink 用于失血性休克和局部组织灌注仍有限制，在 2003 年，研究人员发现 Hemolink 治疗组与对照组相比心脏副作用发生率升高，随后 Hemosol 停止了心脏外科Ⅱb 期临床研究[87]。输入 Hemolink 引起血管收缩的反应机制目前仍未确定，血红蛋白结合 NO 是目前研究最为广泛也最为大众所认可的。NO 清除可增加内皮素的释放，增强肾上腺素受体的活性，降低血管壁剪切力。输入聚合血红蛋白肺部和体循环血管阻力的增加主要由未被聚合的血红蛋白四聚体分子引起。据报道，Gould's 等用四聚体血红蛋白含量<1%的聚合血红蛋白溶液，即使输入 10U 的体积也不会引起血管收缩；而输入含量<36%的四聚体血红蛋白的聚合血红蛋白溶液，较大体积时能够引起明显的血管收缩和平滑肌收缩。此外，高铁血红蛋白的生成在临床上也可引起不良症状如胰腺炎和皮疹。

（四）戊二醛聚合猪血红蛋白

由国家微检测工程技术研究中心、西北大学等合作开发的聚合猪血红蛋白（polymerized porcine hemoglobin，pPolyHb）（图 46-24），是以猪血为原料，通过戊二醛进行分子内和分子间交联形成 pPolyHb。产品血红蛋白浓度为（105±5）g/L，平均分子量为（600±50）kDa，内毒素<1.0EU/ml，渗透压 300～330mOsm，pH 7.4±0.05。产品引入抗自由基系统，采用独特的戊二醛交联技术，可有效减轻或避免血压升高、自由基损伤等不良反应。

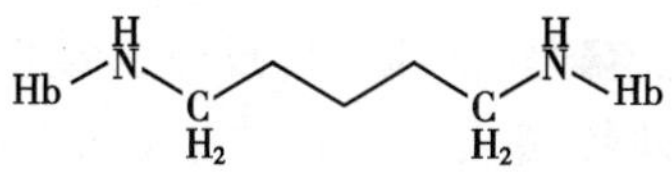

图 46-24　pPolyHb 修饰位点

模拟临床适应证，建立了大鼠、犬、恒河猴的相关动物模型：①模拟临床极端大出血严重危及生命情况下，对动物进行 300%的换血（相当于把动物自身的血用本产品替换 3 遍），动物体内自身血仅剩 5%左右，其余 95%以上都是本产品时，仍可维持存活（至少 12 小时以上）；②模拟医院外交通事故建立重度失血性休克模型（从事故发生到救护车赶到输入治疗液，然后送患者到医院大约 3 小时），动物失血量达到 60%以上，输入产品或红细胞，动物的血压迅速回升，一直维持到医院救治，存活率和红细胞组一样都可以达到 100%，而临床最常用的血浆代用品万汶（羟乙基淀粉 130/0.4 氯化钠注射液）输入后血压持续下降，送到医院前就已全部死亡。从这个意义上讲，我们的产品真正提供了一种全新的救治手段挽救生命；③模拟院内术中大出血和急诊科的紧急救治，动物不断失血，开放静脉通道首先输入晶胶液维持血容量，当血红蛋白降到输血指南的输血要求时，开始输入产品和万汶，手术结束观察4小时。结果显示产品组可很好的维持血流动力学稳定，纠正缺氧导致的酸碱失衡。上述动物实验充分证明产品可有效替代红细胞进行输血救治。

安全性方面：委托国家认证的、独立第三方评价机构开展临床前安全性评价研究。试验结论："经恒河猴、大鼠单次给药毒性试验、多次给药毒性试验、呼吸系统毒性试验、功能观察组合实验、血管刺激试验、体外溶血试验、心血管系统实验、生殖毒性等系列试验，在动物最大允许剂量下产品安全，无临床意义上的毒性改变"，支持进入Ⅰ期临床研究。

药代动力学方面，建立不同动物模型（top-load、换血模型、失血性休克模型），探究其在不同动物模型对应的临床适应证中的吸收、分布、代谢特点，获得了血药浓度-时间曲线、半衰期、表观分布容积、清除率等多项药代动力学参数，同时制备出了聚合猪血红蛋白的抗体，正在建立免疫标记法和放射性标记法以研究聚合猪血红蛋白在动物体内的分布及代谢情况。

免疫学方面，由于聚合猪血红蛋白属于异源蛋白，其免疫原性和免疫毒性是评价产品安全性的重要组成部分。静脉多次攻击不同剂量的聚合猪血红蛋白，采用间接ELISA方法检测，结果显示产品不刺激特异性抗体产生。结合急毒、长毒实验，连续静脉给药1、2周均无特异性抗体的产生。同时，实验期间大鼠的体重呈正常增长趋势，体温一直保持在正常范围内，健康状况良好，未观察到异常的免疫反应。除开展常规免疫反应评估之外，还重点开展特殊免疫毒理研究，包括炎症介质及细胞因子的级联反应研究，免疫细胞的激活和呼吸爆发等，全面评估产品的免疫安全性。目前的体内外实验显示，与阳性对照组（金黄色葡萄球菌和大肠杆菌）和阴性对照组（生理盐水、BSA、PBS）相比，产品不刺激巨噬细胞和中性粒细胞产生炎症反应；正常动物注射产品后，并不引起炎症因子表达的升高；结合休克模型，在复苏0小时，炎症因子产生最高，之后逐渐下降恢复到基础值[88]。

（五）戊二醛聚合人血红蛋白

中国医学科学院输血研究所与天津协和生物科技发展研究所共同以人胎盘血或人脐血血红蛋白为原料，进行聚合血红蛋白类红细胞代用品与纳米氧载体研究。其制品正进行大鼠失血性休克模型、大鼠急性心肌梗死模型的动物实验和新型心脏停搏液等临床前研究。该课题组采用不同比例的上述聚合血红蛋白与中分子量羟乙基淀粉再加入微量小分子抗氧剂组成了红细胞代用品和有携氧功能的新一代血浆代用品，对失血量60%的大鼠休克模型作等量回输研究，结果显示，被试动物72小时的存活率为91.6%（11/12），比对照组6%羟乙基淀粉（万汶）高1倍以上（91.6% vs 45%）；急性心肌梗死大鼠模型的治疗效果表明，心肌坏死、心肌细胞凋亡、各种标志酶释放量及心肌病理学等各项检测结果均显著优于对照组（$P<0.01$ 或 <0.05）；在心脏直视手术中所用的心脏停搏液内加入0.1%（g/dl）的上述纳米载 O_2 体，室温下停搏100分钟后复灌2小时，心肌酶肌酸激酶（CK-MB）、乳酸脱氢酶（LDH）、肌钙蛋白Ⅰ（cTnⅠ）等酶的释放量、心肌梗死面积；病理学检测心肌细胞的玻璃样变性、脂肪变性以及坏死和心肌细胞凋亡率均显著小于国外同类产品的心脏停搏液。

（六）可溶性纳米级聚（血红蛋白-超氧化物歧化酶-过氧化氢酶-碳酸酐酶）

Chang和Bian[89,90]在原有Poly-[Hb-SOD-CAT]研究的基础上又偶联了红细胞中另外一种重要的酶组分-碳酸酐酶（CA），形成了可溶性纳米级聚[血红蛋白-超氧化物歧化酶-过氧化氢酶-碳酸酐酶]（Poly-[Hb-SOD-CAT-CA]），该制品兼具3种红细胞（RBC）特有的功能：转运氧，清除氧自由基以及运输二氧化碳。相较于红细胞而言，酶活功能提升了3倍，同时没有血型的抗原。在90分钟2/3血容量减少的失血性休克大鼠模型中，它更能有效地恢复动物的平均动脉压，降低组织 pCO_2，显著降低ST段升高水平，大幅降低心肌缺血，血浆乳酸，肌钙蛋白等指标。Guo和Chang研究PolyHb-SOD-CAT-CA的长期安全性和免疫效应（包括奥克托洛尼双扩散，总IgG和IgM，以及补体激活等），以大鼠为动物模型，进行了4周每周5%的全血量的样品注射和其后30%的血液替换灌注。结果未发现大鼠有过敏反应，数据显示PolyHb-SOD-CAT-CA既没有安全问题也没有引起相关免疫反应，所有大鼠在30%替换输血一周后均存活。由于Poly-SFHb-SOD-CAT-CA同时含有Hb和酶，而酶对储存和热特别敏感。因此，Chang课题组又分析其在不同温度下的贮存稳定性和热杀菌稳定性。贮藏稳定性的结果表明，冷冻干燥可使贮藏时间在4℃下延长至1年，室温下可延长至40天。与红细胞分别为42天和1天相比，储存时间更长。根据 P_{50} 值，Poly-SFHb-SOD-CAT-CA在长期贮藏前后可保持其携氧能力。考虑酶的高成本问题，Guo、Gynn和Chang还开发了一种以低成本从RBC中提取所需过氧化氢酶、超氧化物歧化酶、碳酸酐酶的方法[91]。

（陈超　朱宏莉　严坤平）

第四节　细胞(包囊)型红细胞代用品

一、研 究 背 景

与正常细胞不同,成熟的红细胞没有细胞核和细胞器,而富含血红蛋白,利用生物工程技术,将血红蛋白装载在封闭的结构中,即具有红细胞的雏形,能够实现类红细胞的功能。Chang 早在 1957 年就尝试将血红蛋白用聚合物膜包裹起来,接着在 1964 年利用尼龙、火棉胶等多种材料将血红蛋白包裹在微囊内,提出了"人工红细胞"的概念[92,93]。与化学改性血红蛋白相比,这种模拟红细胞的胞体结构从理论上讲具有以下优点:①由于血红蛋白没有经过化学修饰,它能够更好地保持功能;②可包裹携氧效应调节因子,降低血红蛋白的氧亲和力,从而增强携氧能力;③可同时加入各种酶体(如高铁血红蛋白还原酶),模拟天然红细胞的携氧代谢系统;④血红蛋白经包裹后,降低了整体的胶体渗透压,可以实现高浓度血红蛋白的灌输;⑤可对微囊膜的成分进行调整,使其在循环系统中具有较长的半衰期;⑥微囊膜避免了血红蛋白与血液的直接接触,可以减轻灌注游离血红蛋白溶液后观察到的毒性反应,如高血压、血尿。

近年来化学修饰型血红蛋白在临床试验中出现的血压升高、免疫抑制、心肌损伤等副作用,使人们重新认识到红细胞在传输氧气、维持体内代谢平衡和组织器官正常运转的结构基础和生理学意义,深入研究氧载体结构与毒性来源的关系,同时对新一代血液代用品产品的设计理念和定位产生了转变。而另一方面微纳米结构载体在生物医用领域得到广泛的应用,其设计的灵活性和智能化使其成为药物载体的不二选择。Chang 将细胞型氧气载体视为下一代红细胞代用品的研究方向,在其工作的基础上,以微纳米结构为载体,以红细胞的结构特点为设计参考,逐渐成为当前红细胞代用品的研究重点。血红蛋白担载方式的多样化,也使得细胞(包囊)型红细胞代用品具有了更加广泛的含义,一般泛指通过微纳米结构担载血红蛋白作为氧载体的体系。根据载体材料与血红蛋白的结合方式不同,我们将细胞(包囊)型红细胞代用品分为微囊型红细胞代用品和复合型红细胞代用品,下面就两种类型的结构特点予以简单概述,并针对目前研究比较活跃的代表性产品,围绕他们的制备方法、结构和理化特性、生理作用和机制、研究进展等分别进行介绍。

二、微囊型红细胞代用品

仿照红细胞的结构特点,通过先进的生物工程技术,将血红蛋白包裹在各种膜材的微纳米结构中,最大限度地保留了血红蛋白原有的结构与功能,同时也可以包裹调节因子以及酶体系,具有完全类红细胞的胞体结构,是红细胞代用品设计的理想模型。但在制备微囊性红细胞代用品过程中,涉及很多产品质量控制及体内安全性等问题,具有较化学修饰血红蛋白更为复杂的配方组成和制备工艺,当前以脂质体和高分子微囊产品发展最为成熟。

(一) 脂质体材料微囊

磷脂可以在水相中组装成脂质体,脂质体由于其类细胞的结构与组成,被认为是一种包裹血红蛋白的理想材料。日本早稻田-庆应大学课题组在脂质体包裹血红蛋白做出了杰出的工作,他们以天然存在的脂质为基础,通过筛选和改性,确定了卵磷脂、胆固醇、负离子脂质和聚乙二醇化脂质等混合组分为膜材,包裹血红蛋白、调节因子、还原剂等,并通过后期挤出、超滤、灭菌等工序,解决了包裹效率、蛋白活性维持、蛋白泄漏、颗粒聚集融合及体内相容性等诸多问题,制备出粒径均一、稳定、高蛋白含量的脂质体颗粒(图 46-25)。

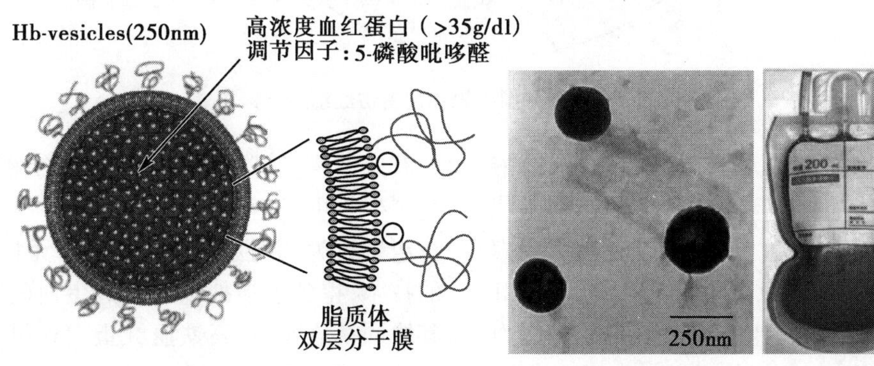

图 46-25　脂质体包裹血红蛋白结构[94]

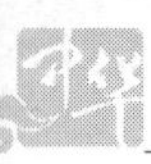

其制备的HbV(Hemoglobin-Vesicles)具有以下优势:①血红蛋白在脂质体中的浓度达到350~400g/L,得到的脂质体分散液为100g/L,接近于人体血液血红蛋白的浓度;②优化后的磷脂可有效抑制血小板活化和补体活化,减轻免疫反应;③聚乙二醇(PEG)修饰提高了产品的血液相容性和体内循环半衰期,产品在室温可以存储1年以上,且保持性能基本不变;④脂质体的胞体结构避免了血红蛋白分子带来所有毒副作用;⑤尺寸为250nm的HbV颗粒在血浆中可以均匀分散且可通过较窄的毛细血管;⑥HbV被单核-吞噬细胞系统捕获后,可以在血液循环过程中迅速降解而不发生溶血。其将HbV产品分散于5%重组人血清白蛋白中制成的血液代用品在失血性休克、血液稀释、换血等大量动物模型中都取得了良好的复苏效果,且未出现第一代血液代用品相关的毒副作用[94],目前其制造工艺已初步形成,正在寻求风险公司的投资以实现大规模生产和临床试验。

(二)高分子材料微囊

高分子微囊用于血红蛋白载体具有生物相容性好、可设计性强以及易于规模化生产等特点,特别是近年来快速发展的生物可降解聚合物,具有可体内降解,无免疫反应等优势,用于包裹血红蛋白具有巨大的应用前景。

Chang在20世纪90年代开始用生物可降解的聚乳酸(PLA)、聚(乳酸-羟基乙酸)(PLGA)、氰基丙烯酸异丁酯、磷脂等材料通过乳化成球或乳液聚合的方法得到亚微米结构来担载血红蛋白,蛋白的携氧能力和协同效应都得到很好的保持[95]。进一步地,Chang等选用两亲性共聚物PEG-PLA通过双乳液法包裹血红蛋白(HbP),通过优化组成可以将血红蛋白在大鼠体内的循环半衰期由1.3小时提高到16小时,体内灌输1/3血液体积的HbP分散液,不会对肾、肝、脾等器官产生永久损伤[96-98]。Chang等还尝试以PEG-PLA微囊同时包裹血红蛋白和红细胞酶体系(图46-26),膜层良好的通透性可以使葡萄糖、氧气等小分子自由通过,具有完全仿生红细胞的结构[99]。我国在生物可降解聚合物微囊包裹血红蛋白方向也做了大量深入的研究,处于国际领先水平[100-102]。

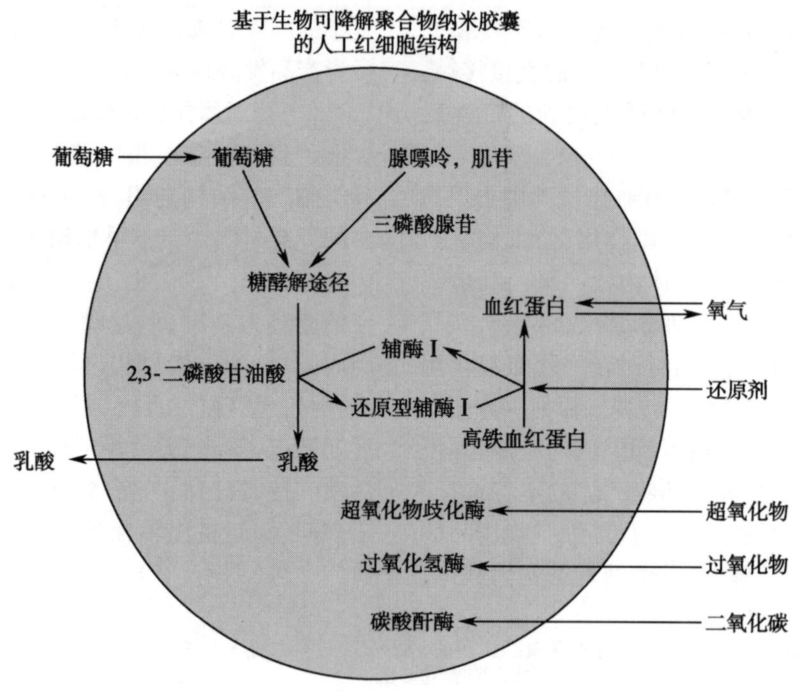

图46-26 生物可降解共聚物制备仿红细胞结构[99]

通过改变聚合物的亲疏水比例,可以在水溶液中自聚集成类脂质体的中空囊泡结构,为红细胞代用品的设计提供了新的途径。Palmer首先尝试用聚乙二醇-聚丁二烯(PEG-PBD),PEG-PLA,PEG-PCL等生物相容性的材料通过自组装手段制备了包裹血红蛋白的高分子囊泡(polymersome encapsulated hemoglobin,PEH),证明其可以实现在体内循环状态下的有效载氧[103,104]。景遐斌和黄宇彬课题组详细研究了生物可降解的聚肽、聚酯类材料在水溶液里的自组装行为,并探索发展了多种无损包裹血红蛋白的技术,得到了多种包裹血红蛋白的胶囊产品,并对其协同携氧能力、高铁血红蛋白含量、体外稳定性及血液相容性等性能进行了大量的优化研究[105-107]。进一步地,将胶囊产品与血浆代用品(羟乙基淀粉,

HES)联用,制备成了 HbV/HES 复苏液,在大鼠血液稀释-换血模型中进行液体灌输,不仅起到了很好的扩容供氧作用,而且有效避免了游离血红蛋白引起的肾毒性(图 46-27)。

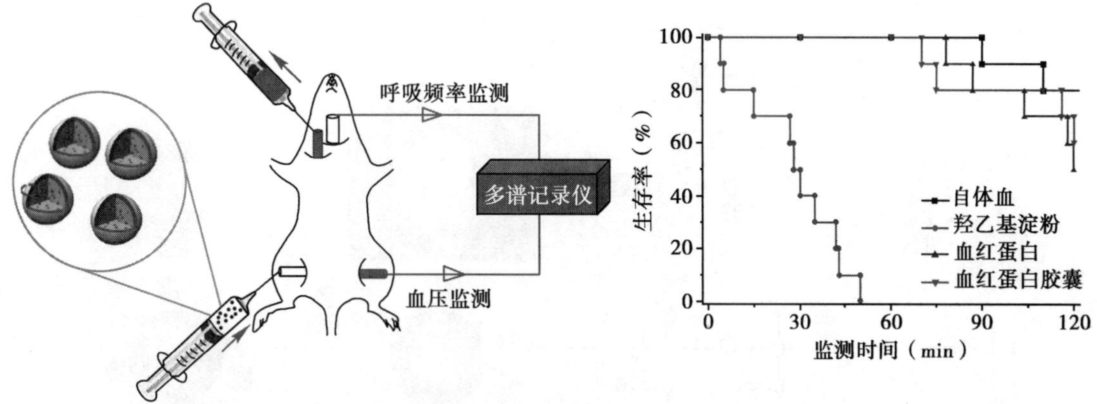

图 46-27 高分子囊泡包裹血红蛋白产品及大鼠换血模型结果

黄宇彬课题组利用接枝共聚物实现对自组装形貌的调控,使得制备的红细胞代用品在保持高的载氧活性同时,具有优异的抗蛋白吸附能力,能够有效地延长载体在体内的循环时间,减少血红蛋白的泄露[108]。接枝共聚物共混自组装的研究为制备更理想的血液代用品提供了新的设计思路和研究方向(图 46-28)。

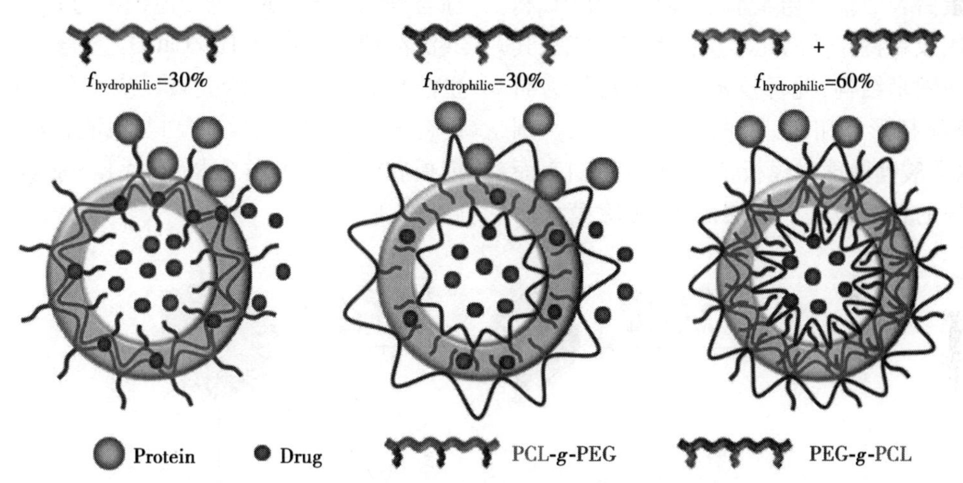

图 46-28 接枝共聚物包裹血红蛋白制备红细胞代用品[108]

三、复合型红细胞代用品

在微囊型红细胞代用品的实际应用中,由于血红蛋白是物理包裹在微囊内,都出现了不同程度的泄露,而游离血红蛋白的产生增加了体内灌输的风险。研究人员尝试了多种手段来提高微囊的稳定性,如优化包裹技术,交联,键合高分子量聚合物等,Chang 等还尝试将多聚血红蛋白包裹在高分子微球中,用以避免游离血红蛋白的泄漏,并在大鼠致死性休克模型中起到了良好的复苏效果[109]。而近年来随着微纳米制备技术的发展,为了彻底避免游离血红蛋白的产生,人们尝试将血红蛋白固定在载体中,作为微结构的一部分,兼具化学修饰血红蛋白和微囊型红细胞代用品的特点,出现了一系列新型的血红蛋白载体,呈现出巨大的研究发展前景,其中以胶束、层层自组装和微凝胶结构研究较为深入。

(一)胶束键合型

高分子材料通过自组装形成微纳米级别的胶束,利用引入功能化基团可以实现血红蛋白的固载。法国 Leclerc 小组先后报道了用物理吸附或者化学键合的方法将血红蛋白担载在纳米颗粒表面,得到血红蛋白载体(图 46-29)[110,111]。研究表明,通过物理吸附,1ml 的纳米颗粒溶液可以担载 2.1mg 的血红蛋白,而通过化学键合,可以将血红蛋白的担载量增加 9 倍。他们还通过激光闪光光解的方法研究了血红蛋白结合气体的能力,很好地证明了蛋白被担载后并无性能上的损伤。

此外，黄宇彬等以生物降解高分子材料为基础，合成了多种功能化三嵌段共聚物，通过水相自组装得到具有核-壳-冠结构的胶束，利用血红蛋白与胶束表面的功能性基团的化学反应，制备出担载血红蛋白的胶束，具有反应温和高效，粒径可调，避免血红蛋白泄漏等优点，血红蛋白含量可以达到60%以上[112-115]。

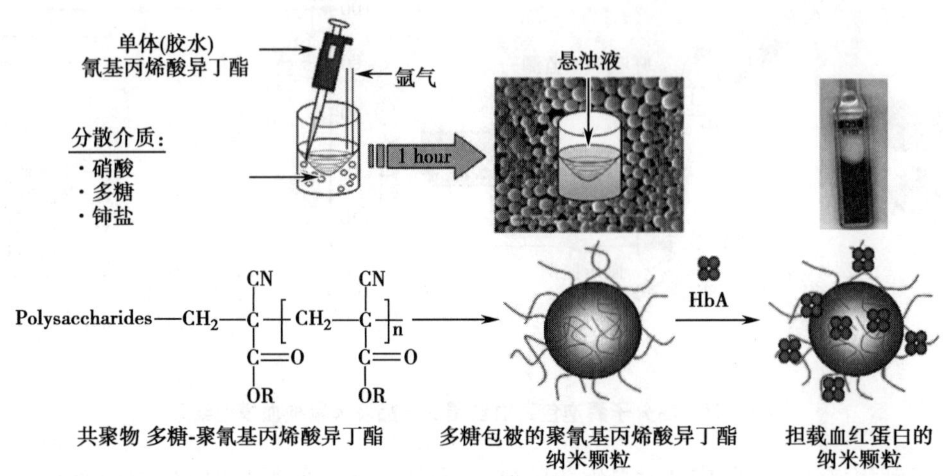

图 46-29　聚合物胶束表面负载血红蛋白[115]

（二）层层组装复合结构

由于血红蛋白表面带有电荷和众多反应基团，利用静电相互作用或者特异性的化学反应也有可能与其他材料组装成微纳米结构，此种技术手段相对更为简便，所得的产物粒径形貌可控，蛋白含量也较高。例如，李峻柏等以碳酸锰微球为模板，通过血红蛋白表面氨基与肝素二醛的希夫碱反应层层沉积，去除模板后得到血红蛋白微囊（图 46-30），具有良好的生物相容性与携氧能力。进一步，他们通过血红蛋白与碳酸钙共沉淀的方法得到 Hb/$CaCO_3$ 复合微球，再利用血红蛋白与戊二醛的成希夫碱反应交替沉积，然后在表面键合 PEG 以避免血红蛋白与血液直接接触，最终去除模板后得到了蛋白含量高达 1.36g/cm^3 的血红蛋白微球[116,117]。

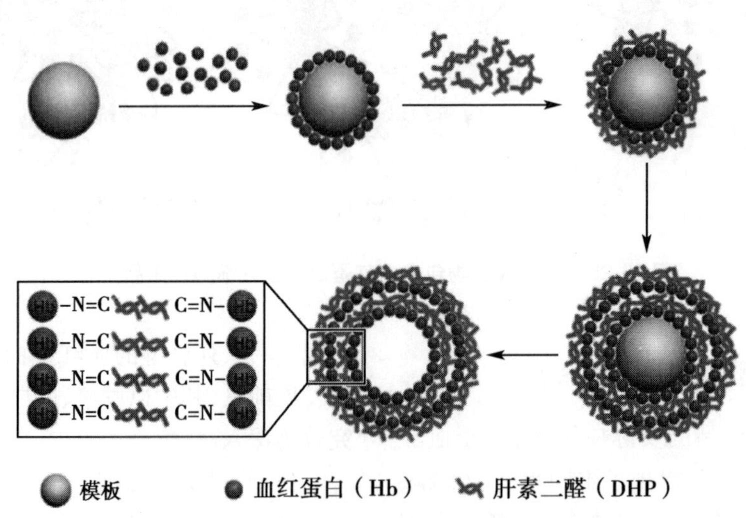

图 46-30　LBL 技术制备血红蛋白微囊[118]

周虹和赵莲等为减少游离血红蛋白的存在和自氧化程度等问题，通过血红蛋白在碳酸锰微球进行沉积，进一步将多巴胺（PDA）进行沉积，再通过 EDTA 对碳酸锰微球进行溶解，制备了粒径分布均匀，生物相容性良好的 Hb-PDA。在保证血红蛋白和多巴胺的化学完整性的同时，使得 Hb-PDA 具有良好的氧气传输能力，能够减少血红蛋白的泄露，从而减轻了游离血红蛋白的毒性，能够减少 85%的羟基自由基。Hb-PDA 是一类具有应用前景红细胞代用品[119]（图 46-31）。

顾海鹰等将氢氧化钙与血红蛋白进行共沉淀，引入右旋糖酐用于调整形貌，制备了具有双凹面 Hb-Ca$(OH)_2$ 微囊[120]，通过电化学方法探索了 Hb-Ca$(OH)_2$ 微囊的携氧释氧能力，具有一定的红细胞代用品应用可能（图 46-32）。

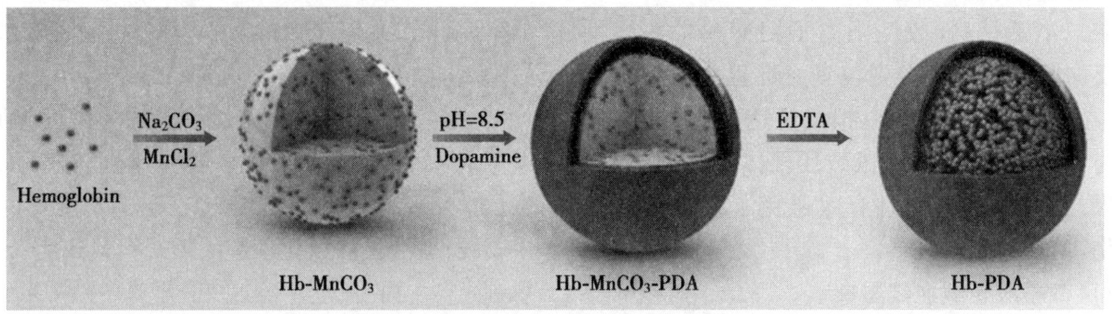

图 46-31 Hb-PDA 构建示意图[119]

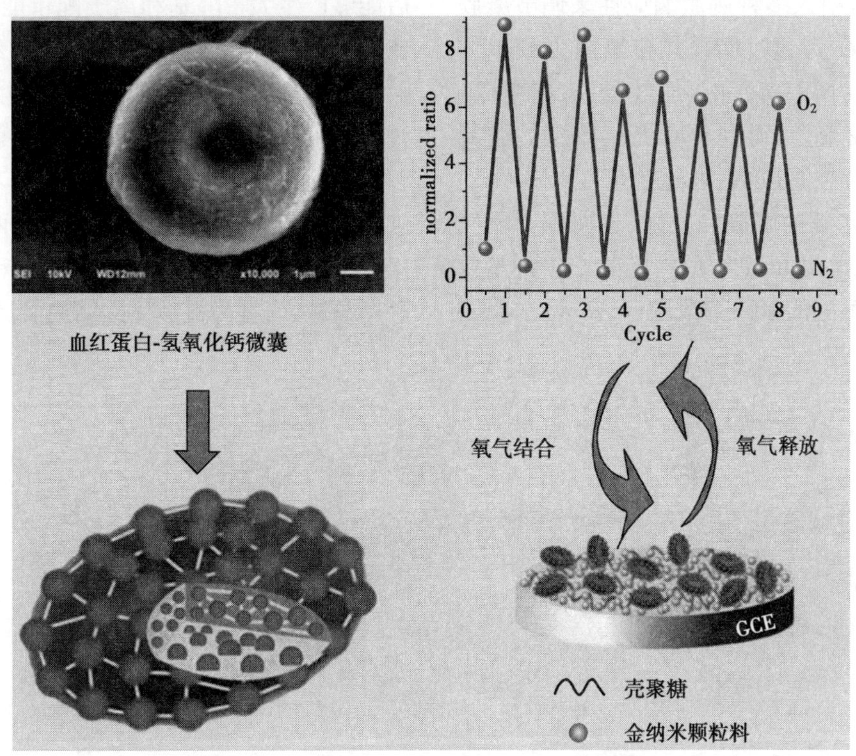

图 46-32 双凹面 Hb-Ca(OH)$_2$ 微囊的构建[120]

Bäumler 等得到 Hb/$CaCO_3$ 复合微球,再经戊二醛交联并去除 $CaCO_3$ 模板后可以得到无载体的交联血红蛋白微球(图 46-33),其结构性能与多聚血红蛋白类似,但其形貌更为均一,尺寸与天然红细胞接近,经静脉注射后可以在体内循环 4 天以上[121]。进一步地,经表面吸附白蛋白,可以得到一种高氧亲和力、低免疫原性的红细胞代用品,其蛋白含量可以达到红细胞的 80%,经离体肾组织灌输后,与游离血红蛋白溶液相比,未引起血管收缩等毒副作用,是一种极具潜力的红细胞代用品产品[122]。

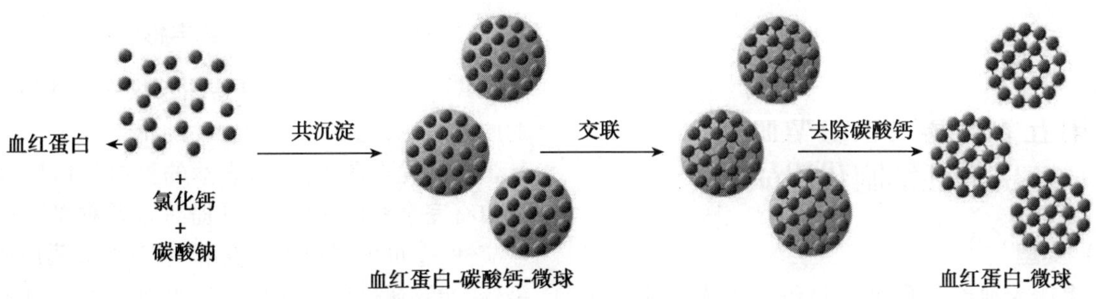

图 46-33 共沉淀法制备血红蛋白微球[123]

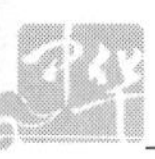

利用血红蛋白的电荷性质，吴道澄等还利用磺基丁二酸二辛基钠盐、改性阳离子淀粉和牛血红蛋白通过反向胶束法制备得到包裹血红蛋白的纳米粒子，尺寸在100nm左右，蛋白担载量达到62%，其携氧能力与红细胞相近，在大鼠致死性休克模型中，其复苏效果与全血相当，而且有效避免了缺血导致的肺部损伤[124]。

（三）微凝胶负载血红蛋白

水凝胶是一类具有三维网络结构的材料，具有在水溶液中可逆溶胀收缩的性质，有利于包载蛋白、细胞等，而且其可以通过引入多种刺激响应性来调节凝胶的渗透能力。Palmer等通过脂质体包裹成凝胶单体N-异丙基丙烯酰胺（NIPAM）和牛血红蛋白，利用NIPAM的原位光引发聚合，得到具有温度敏感的微凝胶，同时将蛋白键合在凝胶内，通过温度变化来诱发PNIPAM水凝胶纳米粒的膨胀和收缩，进而调节氧气传输速率。进一步地，Palmer等用同样的方法将牛血红蛋白键合在pH敏感的聚丙烯酰胺（PAAM）水凝胶中，可以得到高氧亲和力的氧载体，通过改变体系的pH可以调节血红蛋白的交联程度，进而影响血红蛋白的携氧能力[125,126]。

黄宇彬等以生物相容性优异的葡聚糖为原料，通过调节pH来实现聚合物快速自组装，进一步通过原位化学交联，得到了化学结构稳定的功能化葡聚糖纳米凝胶，血红蛋白以化学键的形式担载到纳米凝胶中，得到了结构稳定、氧亲和力高的纳米氧载体（HbNGs）[127]（图46-34）。进一步开发了离子辅助法制备牛血红蛋白交联的纳米凝胶，海藻酸钠（SA）氧化后能够产生大量醛基和离子配位能力，可由Ca^{2+}交联成纳米凝胶，物理包裹血红蛋白，血红蛋白和氧化海藻酸钠之间形成原位化学交联，随后除去Ca^{2+}，得到了一种结构稳定血红蛋白交联海藻酸钠纳米凝胶（HbNGs）。该HbNGs的P_{50}为14.5mmHg，远高于血红蛋白的P_{50}（26.6mmHg）[128]。这两个体系为不仅有望应用于红细胞代用品、组织工程和氧气治疗等生物医用领域，而且为氧载体的结构设计提供了新的思路。

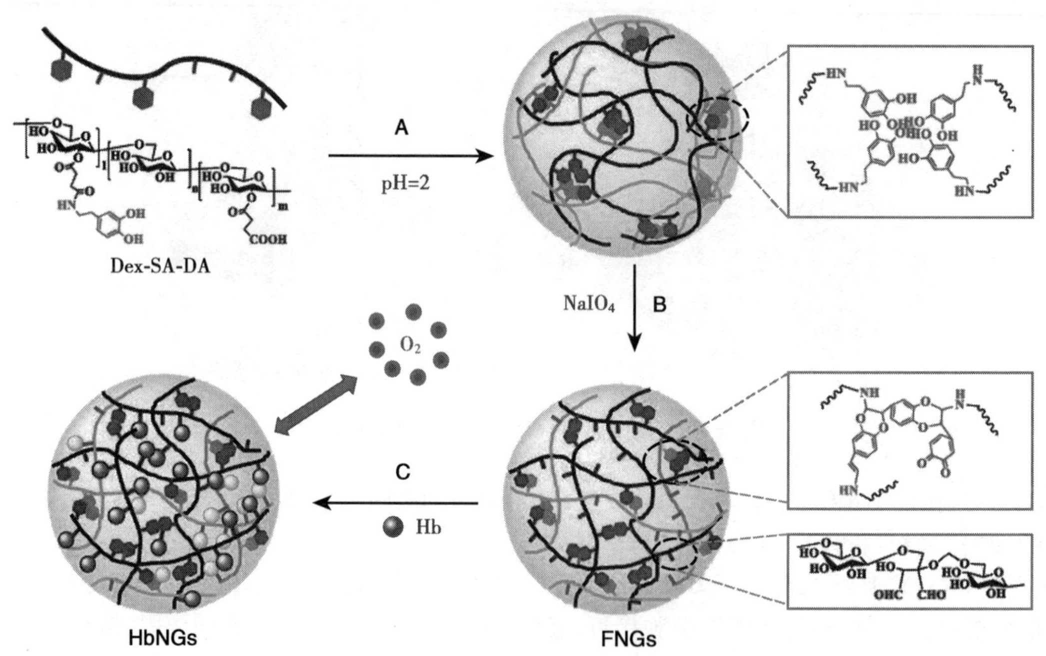

图46-34 葡聚糖纳米凝胶担载血红蛋白构建HbNGs[127]

（黄宇彬 齐延新 任凯旋）

第五节 基因重组型血红蛋白类红细胞代用品

（一）类型

重组表达人血红蛋白就是将编码人血红蛋白的DNA序列克隆至表达载体中，转入受体细胞表达的生产方式。重组表达人血红蛋白不仅是不依赖人红细胞的原料来源，也是修饰和改性的重要方法。重组人血红蛋白的优点在于：①所表达的重组蛋白质和人血红蛋白有完全一样的序列，可提高患者对血液代用品的顺应性；②可大规模工业发酵生产；③无病原微生物污染；④能够通过融合、引入突变的方法增加或改变人血红蛋白的生化反应能力，适应携氧无基膜蛋白在血液中的环境。

（二）制备方法

人血红蛋白需要血红素辅基，没有血红素辅基的蛋白质结构形成和稳定性受影响，也不能结合和输送 O_2。要用重组表达的方式生产人血红蛋白，首先需要提高细胞中血红素浓度，使得血红素辅基的量和大量合成的人血红蛋白分子之间匹配。提高细胞内血红素浓度有多种方法。

1. 原核表达系统-大肠杆菌　血红素是带电荷的分子，在培养基中加入血红素一般并不能穿过大肠杆菌细胞壁和细胞膜，增加细胞内部的血红素浓度。目前增加大肠杆菌细胞内血红素浓度可用以下方法：

（1）血红素从培养基直接穿过细胞壁：在培养液中加入 160~320μmol/L 血红素，血红素能够穿过“多孔”的基因工程菌 JM109 细胞壁，所重组表达的人血红蛋白产量是有辅基的全蛋白[129]。这是一个特例。

（2）血红素运输蛋白跨膜运输：一种是 pHUG 系统，表达类志贺邻单胞菌（plesiomonas shigelloidcs）血红素应用基因（heme utilization gene，hug）。Henderson 和同事在大肠杆菌 BL21（DE3）工程菌中表达人血红蛋白和该 Hug 血红素运输蛋白，使血红蛋白产量达到了 11.92g/liter[130]。

第 2 种是表达 *E. coli* O157:H7 的血红素转运蛋白 ChuA 的 pHPEX 系统，ChuA 是一个 69kDa 负责结合血红素的外膜蛋白。在培养基中加入低浓度的血红素（~8μmol/L）时，将人 α、β 珠蛋白和 ChuA 同时在大肠杆菌 BL21（DE3）工程菌中表达，能至少增加 1 倍有生物活性的血红蛋白产量。

2. 真核表达系统-酿酒酵母　在大肠杆菌表达的血红蛋白 N 末端第 1 个氨基酸是甲硫氨酸，另外蛋白折叠环境和真核细胞的差别导致生物活性较低。酿酒酵母（*Saccharomyces cerevisiae*）是单细胞真核生物，具有培养简单、没有内毒素、细胞繁殖快、可高密度发酵的优点，是目前主要的人血红蛋白真核重组表达系统。酿酒酵母有自己的血红素合成途径，提高细胞内血红素浓度的方法有以下 3 种：

（1）培养基中加入血红素合成前体 δ-ALA：血红素合成的途径从原核到真核生物比较保守，血红素合成都需要从前体 δ-氨基-γ-酮戊酸（δ-ALA）开始。在大肠杆菌中，δ-ALA 的合成是由 HEM1 编码的 ALA 合成酶（ALA synthase）催化，是一个限速步骤。但在酿酒酵母细胞中，不是 HEM1，而是 HEM2 和 HEM3 分别编码的 ALA 脱水酶（ALA dehydratase）和卟胆原脱氨酶（PBG deaminase）是限速步骤。HEM3 单独或与 HEM2、HEM12 一起表达，加入 δ-ALA 作为初始底物，能在酿酒酵母中提高血红素蛋白的产量。

（2）酿酒酵母血红素合成途径的改造：在酿酒酵母中进行人血红蛋白的合成和血红素分子合成在代谢水平上整合，可通过调整血红素合成途径达到目的。挪威科学家 Nielson 在这个领域做了许多开创性的工作。酿酒酵母对有氧代谢的调控是由血红素激活蛋白转录因子（heme activator protein，Hap1）控制的。Hap1 基因是酵母细胞的氧代谢的调节中心，催化合成血红素合成限速步骤的酶 HEM13 受到 Hap1 的正调节，也接受细胞中生物可用血红素量的反馈信号。在有氧环境中，细胞内血红素浓度由于和有氧呼吸的蛋白（细胞色素 c）以及重组表达的血红蛋白结合而降低，细胞产生对血红素的“饥饿”，导致转录因子 Hap1p 对下游基因的正调控，导致 Heme 合成增加；如果细胞内血红素浓度达到阈值，细胞对血红素的“饥饿感”不存在，Hap1 就会通过抑制 HEM13 降低可用血红素的量（图 46-35）。

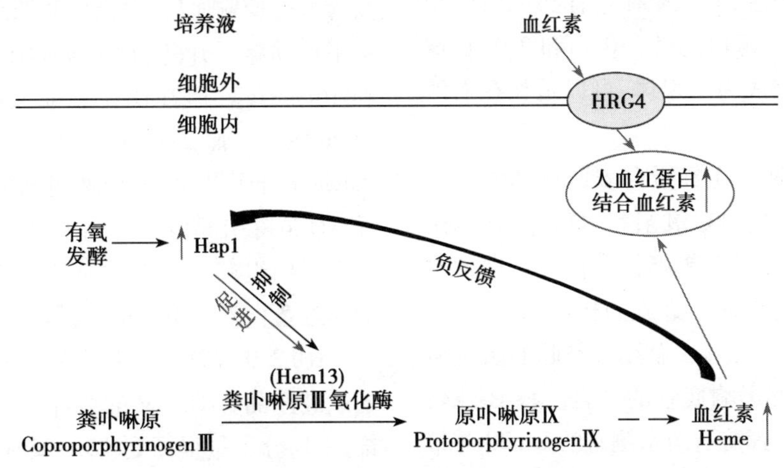

图 46-35　酿酒酵母血红素浓度和重组血红蛋白表达的调控

Hap1 通过 HEM13 控制酿酒酵母内源的血红素可用量，进而控制有活性的血红素蛋白产量的这种模式，可以用来作为调节代谢过程基因修饰的设计基础，以达到提高细胞内血红素浓度，增加有活性的重组人血红蛋白产量的目的。

Nielson 用代谢工程理论做指导，删除了 *Hap1* 基因。在删除 Hap1 的酵母细胞中表达人血红蛋白，凡是好氧代谢有关的基因都得到明显抑制，减少了有氧呼吸对血红素的消耗，酵母中卟啉（合成）富集，增加了血红素，而且血红素也不会对它自己的合成负反馈。酿酒酵母细胞在有 O_2 的存在时转为无氧代谢，和蛋白质合成有关基因得到了加强。这些都导致重组人血红蛋白表达增加，相应的血红素也增加，最终使有活性重组人血红蛋白的产量达到了细胞总蛋白的 7%[131]。

（三）结构与理化特性

重组技术可以在血红蛋白引入突变。突变位置不同所引起的血红蛋白构象变化和功能变化也不同。

1. 血红蛋白分子聚合增加分子量　用定点突变的方法引入半胱氨酸残基，可以形成分子间二硫键使血红蛋白聚合，增大分子量。Baudin-Creuz 和同事构建了带有和 Hb Ta-Liβ83（EF7）Gly→Cys 同样突变的血红蛋白，能够在两个血红蛋白四聚体之间通过 β 珠蛋白之间的两个二硫键，形成分子量为 129kDa 稳定的八亚基二聚体[132]。其氧亲和力、自身氧化速度接近 HbA。在高浓度的还原剂存在时，这两个二硫键能被还原。在正常血浆浓度的还原剂情况下，不会分解。

除了用引入二硫键形成多聚体增加血红蛋白分子量外，较早用重组技术构建的血红蛋白 rHb1.1，在前后相连的两个 α 亚基之间插入 1 个甘氨酸残基，形成融合蛋白。因为血红蛋白 αβ 二聚体结合比 αα 或 ββ 之间的结合更紧密，α 珠蛋白的融合蛋白和 2 个 β 珠蛋白结合后不容易解聚成为二聚体，可以延长在血液系统中的循环时间[133]。

2. 血红素空腔修饰和血红蛋白表面氨基酸的变异引起 P_{50} 变化　血红蛋白对氧亲和力（P_{50}）强弱是决定传递和释放 O_2 能力的关键指标。血红蛋白四聚体每个亚基都是折叠成 8 条 α-螺旋的构型，除结合血红素的两个组氨酸残基外，形成血红素空腔的疏水氨基酸残基的侧链也能够影响底物的结合。将 β-珠蛋白血红素空腔远端 E11 螺旋有疏水侧链的 Leu28 与带有同样电荷的极性天冬氨酸置换，能够增强和 O_2 的相互作用，所得到的变异的血红蛋白氧亲和力是 HbA 的 10 倍[134]。

置换血红蛋白位于 $\alpha_1\beta_1$ 或 $\alpha_1\beta_2$ 亚基界面的氨基酸残基能引起对氧低亲和力 T-状态和高亲和力 R-状态平衡的改变，诱导整个血红蛋白构象的变化。这类突变普遍造成重组血红蛋白对氧亲和力比 HbA 低，亚基之间的协同性变高。

3. 重组人 SOD-Hb 融合蛋白降低血红蛋白的氧化毒性　在红细胞中，血红蛋白自氧化产生毒性很强的超氧阴离子（$O_2^{\cdot-}$）可由超氧化物歧化酶（superoxide dismutase，SOD）催化成毒性较小的 H_2O_2，接着由过氧化氢酶（catalase）转化为无毒的 O_2 和水。无基膜的血红蛋白载氧体分子在血浆中，由于血浆中这两种酶很少而不能解毒，这是引起副作用的主要原因之一。

瑞典学者 Bülow 等将人的超氧化物歧化酶 2 基因（Mn-SOD）和人 α-珠蛋白基因用 1 个丙氨酸残基作为 Linker 连接起来表达，形成 1 个 SOD-Hbα 融合蛋白。如果在同一个细胞中也表达 β-珠蛋白，就能自动组装成 SOD-Hb 融合蛋白。

SOD-Hb 融合蛋白的 SOD 部分确实能对自己血红蛋白部分的氧化起到保护作用。体外实验证明，SOD-Hb 融合蛋白自氧化时间速率常数（0.1 小时）只有 HbA 的 56%（0.18 小时）。用黄嘌呤-黄嘌呤氧化酶超氧化物生成系统检验，SOD-Hb 融合蛋白对铁氧化成四价铁的抗性有明显提高[135]。

（四）生理功能及作用机制

Fronticelli 和同事用小鼠动物模型研究了重组表达的、分子量为 500kDa 的血红蛋白（Polytaur）的性能。将其注入小鼠后，血红蛋白（Polytaur）在循环系统中的滞留半衰期（3h）是野生型人血红蛋白 HbA 的 5 倍。高容量交换输血后，白蛋白对照组和 Hb Polytaur 组小鼠平均动脉压升高（比交换输血前分别增加 11mmHg 和 16mmHg），但都比癸二酰交联的血红蛋白（增加 25mmHg）对照组明显要低。这个结果可以用 Hb Polytaur 分子量大，不会通过血管壁渗透到血管床诱导 NO 清除引起血压升高解释。Hb（Polytaur）组比白蛋白对照组有更高的动脉压也许是由于有不到 10% 的血红蛋白没有聚合的原因。

rHb2.0 是第 2 代重组血红蛋白载氧体，是 rHb1.1 的改进产品。rHb2.0 的血红蛋白通过 PEG 的化学修饰，平均分子量提高到 128~256kDa。rHb2.0 对 NO 的反应速率比 rHb1.1 有近 30 倍的降低[136]（表 46-4）。

表 46-4　rHb1.1 和 rHb2.0 性能参数

参数	rHb1.1	rHb2.0
P_{50}/mmHg	32	31
分子量/kDa	64	128~256
K'_{NOD}[(μM·S)]	60	2.5
分子内交联	两条 α 链连接成一条肽链	两条 α 链连接成一条肽链
分子间交联	无	基于 PEG 修饰
浓度/$(g \cdot dl^{-1})$	5~10	5
黏度/cP	1.9	2.4
半衰期/h	2	大幅延长
试验进展	终止研发	终止研发

注：K'_{NOD}：NO 和氧合血红蛋白进行双加氧反应的速率；主要数据见文献[136]。

用大鼠失血休克模型研究 rHb2.0 对血管收缩和供氧影响的实验证明，用 rHb2.0 复苏并没有进一步引起全身血管收缩。另一个用仓鼠动物模型进行重度失血休克复苏实验比较了 rHb2.0 与 rHb1.1 改善微循环状况能力的区别。用 rHb2.0 复苏重度失血的仓鼠后，平均动脉压（MPA）较 rHb1.1 要低，但小动脉直径明显比 rHb1.1 对照组大。用 rHb2.0 处理的仓鼠功能性毛细血管密度（FCD）也明显高于 rHb1.1 组[137]。这说明 rHb2.0 处理组没有出现血管收缩的情况。总之，rHb2.0 低 NO 清除能力降低了引起高血压的作用，有利于微循环系统恢复。

（五）当前研究进展

目前对重组人血红蛋白的研究主要集中在以下两方面：①真核系统如何能经济、大规模地表达生产人血红蛋白；②如何降低人血红蛋白载氧体毒副作用，主要是降低氧化毒性。

如前所述，生产高质量重组人血红蛋白的一个前提是提高细胞内血红素浓度，删除酵母 *Hap1* 基因可使人重组血红蛋白产量达到细胞总蛋白量的 7%。1 个 $100m^3$ 的酵母发酵罐，这样理想情况下最多一批次可以生产 200kg 血红蛋白。按照每升血中含有 150g 血红蛋白计算，这相当于 1 300L 人血[138]。

要继续提高酵母细胞血红素浓度，利用真核细胞的跨膜血红素运输蛋白是正在尝试的策略。最近研究人员发现，无脊椎动物线虫（hematodes）没有合成血红素的代谢途径，需要的血红素都依赖从环境中摄取，如土壤线虫（*C. elegans*）能编码跨膜血红素敏感性基因（heme rResponsive gene，HRG），可将血红素以与 Fe 离子结合的形式转运到细胞中或在细胞器之间运输[139]。

如果将 *HRG* 基因在酵母细胞内表达，Hap1 尽管能够影响血红素的合成，却不能抑制这些蛋白对血红素的跨膜运输。因为在设计上 HRG4 不受 Hap1 转录因子的调控，细胞外添加的血红素会不断地从培养液向细胞内跨膜运输，用于合成大量有活性的血红蛋白（图 46-35）。

另外一个非常有意义尝试就是设计、重组生产抗氧化、低 NO 清除作用的人血红蛋白。血红蛋白 α-珠蛋白 C 螺旋第 7 位的酪氨酸 αTyr42，是电子传递的"辅助因子"。但在 β-珠蛋白相应的位置是一个没有氧化还原活性的苯丙氨酸（βPhe41，C7），因此 β-珠蛋白没有这条电子还原途径[140]。

Cooper 和同事将 α-珠蛋白的"电子载体"Tyr42 用缬氨酸置换，将 β-珠蛋白的 βPhe41 用酪氨酸取代，得到了突变的血红蛋白 αTyr42Val/βPhe41Tyr。βPhe41Tyr 突变不仅在 β-珠蛋白开辟了一条电子通路，同时也降低了本身双加氧酶活性约 20%，提高了自身亚硝酸还原酶速率 3 倍。体外实验证明，有 αTyr42Val/βPhe41Tyr 突变的血红蛋白抗氧化能力强，能大幅降低脂质过氧化反应的速率和对血红素的氧化降解。由于自身 NO 双加氧化酶活性降低和亚硝酸还原酶活性增加，NO 的生物可用量增多[141]。

Cooper 和同事进一步用酪氨酸取代其他一些位置的氨基酸，发现都有助于提高血红蛋白还原能力，其中酪氨酸取代第 84 位的苏氨酸 βThr84Tyr 的效果最为明显，能够在人体血浆抗坏血酸生理浓度范围（<100μM）还原高铁血红蛋白至正常的二价铁血红蛋白[142]。

总的来说，在 β-珠蛋白引入酪氨酸残基既能使血红蛋白降低氧化毒性，又不带来其他不良反应，有潜力成为重组人血红蛋白载氧体产品开发的原料。

（王子元　开雷）

第六节　血小板代用品

一、研究背景

（一）血小板生理功能

血小板主要生理功能是参与生理止血和维护内皮完整性。除此之外，血小板还具有参与炎症、免疫调节、促进组织创面修复的功能。临床输注血小板，主要用于预防或治疗因血小板减少或血小板功能障碍引起的出血或潜在的严重大出血。如用于创伤失血、手术等急性止血的治疗性输注，及血液病、恶性肿瘤的放化疗等导致血小板减少的预防性止血。

止血分为两个阶段，即初期止血和二期止血（图46-36）。在原发性止血过程中，血小板靶向并聚集在损伤部位形成一个较松软的止血栓子。血管受损后，从受损血管壁的棒管状小体（weibel-palade）中释放的血管性血友病因子（von Willebrand factor，vWF）首先与血管内皮下暴露的胶原结合，以致vWF的构象改变，构象发生改变的vWF可以与血小板糖蛋白GpIb-Ⅸ-Ⅴ复合物的GpⅠbα亚基结合，使血小板正确定位于血管的出血点，形成初始黏附，导致血小板缓慢向前滚动，同时发生形态改变，通过血小板表面胶原受体血小板糖蛋白GpⅠa-Ⅱa与胶原结合，形成稳定黏附。血小板糖蛋白GPⅥ能够与胶原蛋白结合刺激血小板释放多种活性物质，血小板形状改变和聚集的信号转导，促进血小板活化。血小板糖蛋白GPⅡb/Ⅲa复合物是纤维蛋白原受体，活化血小板的GPⅡb/Ⅲa复合物会暴露出纤维蛋白原结合位点，通过纤维蛋白原的"桥联"作用使血小板聚集，促进血液凝固，并使凝血瀑布反应局限于出血部位（图46-37）[143]，形成血小板止血栓，从而将伤口堵塞，达到初步止血，也称一期止血。一期止血主要依赖于血管收缩及血小板止血栓的形成。

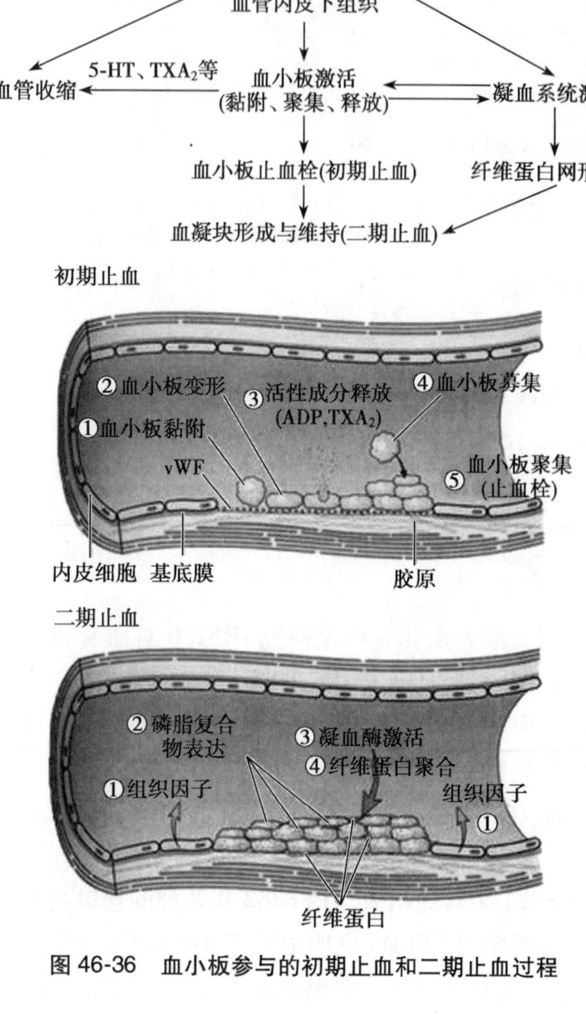

图46-36　血小板参与的初期止血和二期止血过程

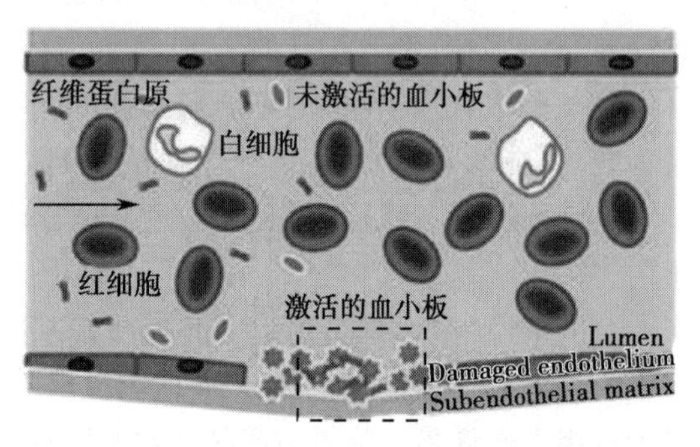

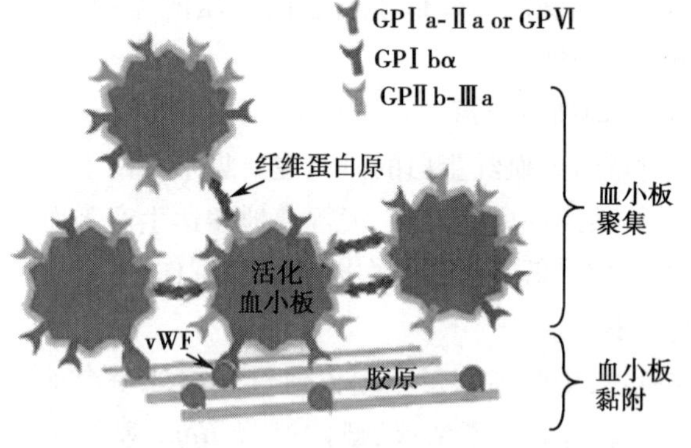

图46-37　血小板的黏附与聚集

血管受损也可启动凝血系统，在局部迅速发生血液凝固，使血浆中可溶性的纤维蛋白原转变成不溶性的纤维蛋白，并交织成网，以加固止血栓，称二期止血。二期止血的特征是激活凝血级联反应，导致纤维蛋白凝块形成。这些事件与一期止血同时发生，但不促进血小板聚集。活化血小板催化凝血酶形成，凝血酶催化纤维蛋白原转变为纤维蛋白单体。同时，凝血酶激活凝血因子ⅩⅢ（FⅩⅢ，纤维蛋白稳定因子），使纤维蛋白单体相互连接形成不溶于水的纤维蛋白多聚体，并彼此交织成网，血小板栓子通过纤维蛋白网而得到加固，形成一个完整的凝块，防止进一步失血。

（二）研究血小板代用品的必要性

目前用于临床输注的血小板主要是（22±2）℃振荡保存的浓缩血小板，保存较短（5～7天），且常温保存条件导致病毒和细菌污染的风险较高。同时，血小板输注存在血源性传染病传播的风险，大量输注易引起血小板输注无效，还可能导致输血相关急性肺损伤等不良事件的发生。血小板代用品则是以血小板为原料的模拟血小板黏附的血小板膜类衍生品、模拟血小板聚集的胶原纤维类衍生品、血小板整体衍生品或合成血小板的活性多肽形成的代替品等，如血小板微粒、合成多肽型血小板代用品等。血小板代用品具有以下优势：①一般情况下，保存期较长(>6 个月)，储运方便，输注前不需配型，可用于院前创伤急救、灾害救援等紧急情况下的出血治疗；②可以对血小板输注无效的患者进行止血治疗，如血小板多次输注产生血小板抗体的患者，正在服用抗血小板药物的患者，及患有血小板相关疾病的患者；③在靶向损伤血管止血的同时，可以作为药物的载体，如携带抗生素进行抗菌治疗，包装氨甲环酸(TXA)进行大出血的止血。

在战创伤急救领域，早期输注 PLT(在损伤后 1~3 小时内)可显著提高创伤中的存活率，因此，在天然血小板无法供应或数量有限的情况下，血小板代用品可为院前创伤输血管理提供了一个有前途的选择[144]。因此，血小板代用品的研发成为输血领域的研究热点之一。

二、研究类型与策略

血小板代用品的研发策略主要是模拟血小板黏附的血小板膜类代用品、模拟血小板聚集的胶原纤维类代用品。另外，合成血小板颗粒的大小、形状及柔韧性对合成血小板在体内的存留时间、与损伤内皮黏附的强度密切相关。因此，血小板代用品新的研发策略是模拟血小板功能及其物理、力学特性的血小板样代用品。采用干细胞等细胞工程技术，在体外也可以生产临床输注用的功能性血小板。

自 20 世纪 80 年代末美国、欧洲、日本等国家和地区先后开展了血小板代用品的研制工作。目前大多数血小板代用品均处在实验研究阶段，虽然少数产品进入了临床前和临床研究阶段，但没有任何一种血小板代用品应用于临床。

(一) 膜类代用品

早在 20 世纪 50 年代，研究者就已认识到血小板形态的完整与否对于保持其止血功能并非至关重要，血小板来源的物质有一定止血功能。20 世纪 80 年代末的研究进一步证实了血小板细胞膜碎片具备一定程度的止血功能。因此，早期的血小板代用品设计就是根据血小板膜的止血特性研制的反复冻融血小板膜微囊，可溶性血小板膜脂质体(plateletsomes)和不溶性血小板膜(infusible platelet membranes，IPM)。随着基因重组及蛋白表达技术的发展，逐渐将主要介导血小板特异黏附的重组糖蛋白Ⅰbα(rGPⅠbα)和重组糖蛋白Ⅰa-Ⅱa(rGPⅠa-Ⅱa)连接到特定基质(如聚合白蛋白、脂质体)上制备血小板代用品。重组糖蛋白具有免疫原性，连接到基质上的蛋白活性会受空间位阻的影响，且用于静脉输液费用较高。因此，随着对血小板受体与血小板糖蛋白肽段结合域的深入了解，血小板代用品的制备主要采用糖蛋白多肽配基，而不是整个糖蛋白。多肽合成相对简单，呈单分散性，能够结合到不同的基质表面上。因此，研究与 vWF 或胶原特异结合的小分子多肽受到关注，是目前血小板膜类代用品研究的重点方向。血小板膜类代用品的种类见表 46-5。

表 46-5 血小板膜类代用品的种类

分类	名称	作用分子	基质	配基	研究阶段
血小板膜成分	反复冻融血小板膜微囊	乙醛交联冻干血小板			1975 年~临床前研究 商品名：Stasix™
	可溶性血小板膜脂质体(plateletsomes)	包含至少 15 种不同血小板膜蛋白	脂质体		1983 年~
	不溶性血小板膜(infusible platelet membranes，IPM)	主要由蛋白、磷脂和少量的胆固醇组成	600nm 微球		1996 年~ Ⅱ期临床 商品名：Cylex™
重组血小板糖蛋白	rGPⅠbα-AMS	重组血小板糖蛋白Ⅰbα 链的水溶性片段(rGPⅠbα)	白蛋白微球 240nm	vWF	1999 年~
	rGPⅠbα-liposomes	重组血小板糖蛋白Ⅰbα 链的水溶性片段(rGPⅠbα)	脂质体 500~600nm	vWF	1999 年~
	rGPⅠba-vesicle	重组血小板糖蛋白Ⅰbα 链的水溶性片段(rGPⅠbα)	磷脂微球 800nm	vWF	2002 年~

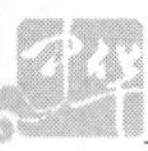

续表

分类	名称	作用分子	基质	配基	研究阶段
	rGP Ⅰa/Ⅱa-polyAlb	重组血小板膜糖蛋白（rGP Ⅰa-Ⅱa）	聚白蛋白颗粒 180nm	胶原	2001 年~
	rGP Ⅰa/Ⅱa-Ⅰbα-liposomes	同时装载 rGP Ⅰbα 和 rGP Ⅰa-Ⅱa	胶质体 800~900nm	vWF 胶原	2001 年~
vWF 和胶原结合肽	VBP、CBP 修饰脂质体	vWF 结合肽（VBP）：TRYL-RHPQSWVHQI，胶原结合肽（CBP）：-[GPO]$_7$-	脂质体 150nm	vWF，胶原	2012 年~

1. 以血小板膜成分为主的血小板代用品

（1）反复冻融血小板膜微囊：反复冻融血小板的研究可以追溯到 1950 年，根据重悬冻干血小板的前凝血活性和止血活性，用于治疗血小板减少或血友病患者，但治疗效果不佳。主要原因是血小板膜糖蛋白与止血功能是密切相关的，但在冻干过程中导致血小板膜糖蛋白的结构改变和不完整，损害了血小板的止血功能。到了 1970 年，发现血小板膜的超微结构可以通过乙醛交联保持完整，并且这些被固定的血小板具有止血功能。膜交联后冻干的血小板保存了新鲜血小板的形态，膜蛋白的反应性仅有轻微下降，能够与 vWF 黏附，不能在腺苷二磷酸（adenosine diphosphate，ADP）或胶原的诱导下聚集。采用兔、大鼠血小板减少模型和犬的术前模型研究其在体内的作用效果，结果表明这种冻干被固定的血小板能够缩短出血时间[145]。战场环境下血小板不能及时供应，因此该产品最初的临床应用目标是阻止战伤伤员大失血或失血性休克的发生。后来，英特格雷联公司（Entegrion Inc.）将制备技术转向规模化生产，商品名为 Stasix™。Hawksworth 等[146]研究表明，采用猪肝Ⅲ级损伤非控失血模型，输入 Stasix 组的存活率为 80%，对照组（生理盐水）存活率为 20%；输入 Stasix 组的失血指数（g/kg）为 22.2±3.5，显著低于对照组（34.7±3.4）；凝血功能参数和血栓弹力图参数显示 Stasix 组与对照组没有显著差别，但 Stasix 组存活的动物中有 1 例检测到血栓形成。目前的研究主要集中在血小板的固定和冻干血小板的储存，及减少生物性污染和免疫副作用方面。同时，该产品的稳定性是影响其走向临床的主要因素。

（2）可溶性血小板膜脂质体（plateletsomes）：血小板膜脂质体最初用于研究血小板表面糖蛋白的结构与功能，通过反向超声或脱水在脂质体膜中重建分离的血小板膜糖蛋白。Plateletsomes 是包含至少 15 种不同血小板膜蛋白（包括 GPⅠb、GPⅡb/Ⅲa 和 GPⅥ/Ⅲ）的脂质体[147]。体外 plateletsomes 对血小板聚集没有影响，输入血小板减少大鼠体内后能使大鼠尾部的出血时间缩短 42%。虽然该产品表现出良好的止血特性，但其主要局限性是使用天然血小板制备 plateletsomes，原料来源受限并具有生物污染的风险，1993 年之后相关研究逐渐减少。

（3）不溶性血小板膜（infusible platelet membranes，IPM）：IPM 采用新鲜或过期的浓缩血小板制备而成，制备过程分为以下 4 步：①差速离心：将浓缩血小板混合，离心去除血浆。②冻融和洗涤：冻融使血小板破裂，离心洗涤去除细胞内成分。除去细胞内残留和上清液中的介质能够降低副作用。③低热灭菌：IPM 相当稳定，可以通过加热的方法灭活病原微生物而不影响其止血的活性，杜绝了病原微生物污染的风险。④超声处理冷冻干燥：超声制备成 0.6μm 的微球。按配方比例加入蔗糖和白蛋白之后进行冻干。该产品在 4℃可以稳定保存 2 年。

IPM 主要由蛋白质、磷脂和少量的胆固醇组成。体外研究表明 IPM 具有促凝活性，缩短肝素化全血的凝血时间。输入-65℃储存 6 个月的 IPM 能够显著降低血小板减少兔的出血时间。由 Cypress Bioscience Incorporated（San Diego，CA，USA）生产的 IPM Cyplex™ 临床研究结果显示，Ⅰ期临床：正常志愿者输入 IPM 前口服阿司匹林，30~40 分钟内输入 6mg/kg IPM，结果出血时间缩短，无 IPM 抗体。Ⅱ期临床试验：31 例血小板计数低于 50×10^9/L 的黏膜出血患者，分别给单一剂量（6mg/kg，4mg/kg，2mg/kg）IPM 或标准血小板。输入 IPM 后，17/26（65%）的患者停止失血，对照组输入血小板后 3/5（60%）患者停止失血。Ⅲ期临床：FDA 没有批准，因为疗效不确切，并不是对所有输入 IPM 的患者都有效[148]。

总之，IPM 是有效、安全和可耐受的，并且不产生血栓，无免疫原性和毒性，但在临床试验中很难明确该产品对凝血过程和血小板功能的影响。目前研究更关注的是 IPM 输入之后的多种并发症。IPM 优于常规浓缩血小板的方面:①半衰期长,易于储存;②降低病毒和细菌传播;③降低 HLA Ⅰ抗原表达;④采用过期的血小板制备,原料易得;⑤降低血小板输注无效的发生;⑥降低红细胞和白细胞数目(红细胞和白细胞常促进抗体形成);⑦降低细胞因子等引起的副作用;⑧无须配型。

2. 以不同基质为载体的重组血小板糖蛋白 rGP Ⅰbα 和 rGP Ⅰa-Ⅱa　研究策略主要是采用聚合物修饰或未修饰的白蛋白颗粒、脂质体作为生物可溶性和生物降解性载体携带重组血小板膜糖蛋白片段 rGP Ⅰbα 和 rGP Ⅰa-Ⅱa 复合物。

GP Ⅰbα 可以通过 vWF 介导与血管内皮胶原的初始黏附。Takeoka 等采用粒径(240±10)nm 的白蛋白微球(alubmin microspheres,AMS),表面修饰与 vWF 结合的重组血小板糖蛋白Ⅰbα 链的水溶性片段(rGP Ⅰbα)。AMS 上连接约 2 500~25 000 个 rGP Ⅰbα,加入瑞斯托霉素(ristocetin)后,在 vWF 存在的情况下可以诱导血小板聚集。另外,rGP Ⅰbα-AMS 在低血小板浓度的条件下($4.0×10^7$/ml)能够增强瑞斯托霉素诱导的血小板聚集,证明了 rGP Ⅰbα-AMS 与 vWF 的具有结合活性。Nishiya 等采用循环流动小室,检测 rGP Ⅰbα-脂质体(rGP Ⅰbα-liposomes)与固定在表面上的 vWF 的结合能力[149]。结果表明 rGP Ⅰbα-liposomes 与 vWF 的黏附特性与天然血小板相似,与受体密度和剪切力密切相关。在高密度的 rGP Ⅰbα 和 vWF 的情况下,rGP Ⅰbα-脂质体在 vWF 表面连续滚动黏附。而在低密度的 rGP Ⅰbα 和 vWF 的情况下,rGP Ⅰbα-脂质体仅在 vWF 表面短暂黏附。随着剪切力的增加,rGP Ⅰbα-脂质体与 vWF 的黏附增加。因此,在高剪切力作用下 vWF 形成的分子构象,能充分发挥 vWF 与 rGP Ⅰbα-脂质体的黏附作用。然而在低剪切力作用下,vWF 对 rGP Ⅰbα 的黏附作用不能有效发挥。由此学者们开始探讨由血小板糖蛋白 GP Ⅰa-Ⅱa 介导的黏附。

GP Ⅰa-Ⅱa 是胶原受体,能够直接与胶原结合。Teramura 等将重组血小板膜糖蛋白Ⅰa-Ⅱa(rGP Ⅰa-Ⅱa)连接到聚白蛋白(polyAlb)颗粒上,粒径 180nm。静脉注射 rGP Ⅰa-Ⅱa-polyAlb 到血小板减少小鼠体内,能显著缩短出血时间。Nishiya T 等[150]研究表明,rGP Ⅰa-Ⅱa 修饰脂质体(rGP Ⅰa-Ⅱa-liposome)在低剪切力、缺少可溶性 vWF 的条件下能够与胶原强黏附。Wade 等[151]采用原子力显微镜研究了聚合白蛋白微球共价连接 rGP Ⅰa-Ⅱa(rGP Ⅰa-Ⅱa-poly Alb)的黏附特性,结果显示此颗粒与胶原的黏附是天然血小板的 52%。结果提示,单独采用 rGP Ⅰbα 与 vWF 结合介导与胶原的黏附或单独采用 rGP Ⅰa-Ⅱa 与胶原结合黏附不足以达到天然血小板的黏附效果,rGP Ⅰbα-vWF 和 rGP Ⅰa-Ⅱa-胶原的协同作用可能发挥更强的黏附作用。

基于这一推论,Nishiya 等[150]采用脂质体同时连接胶原和 vWF 结合的糖蛋白,在低和高剪切力作用下均能获得稳定黏附。在脂质体上同时装载 rGP Ⅰa/Ⅱa 和 rGP Ⅰbα(rGP Ⅰa/Ⅱa-Ⅰbα-liposomes),随着剪切力增加(从 $600s^{-1}$ 增加到 $2400s^{-1}$)黏附增加。同时,随着 rGP Ⅰa/Ⅱa、rGP Ⅰbα 在脂质体上数目的增加,黏附增加。在高剪切力、可溶性 vWF 存在下,rGP Ⅰa/Ⅱa-Ⅰbα-liposomes 能够与胶原瞬间形成不可逆黏附,黏附效果显著优于单独装载 rGP Ⅰbα 的脂质体。在没有可溶性 vWF 存在下,随着剪切力的增加,与胶原的黏附降低,作用效果类似单独装载 rGP Ⅰa/Ⅱa 的脂质体。在低剪切力作用下,rGP Ⅰa/Ⅱa-Ⅰbα-liposomes 的黏附主要由 rGP Ⅰa/Ⅱa 起作用,而在高剪切力作用下 rGP Ⅰa/Ⅱa 与 rGP Ⅰbα 发挥协同作用。由于重组蛋白的空间位阻效应影响其与 vWF 和胶原的黏附活性,且制备成本较高,自 2003 年之后,此类血小板代用品研究逐渐减少。

3. 以不同基质为载体的 vWF 和胶原结合多肽　由于 rGP Ⅰbα 和 rGP Ⅰa-Ⅱa 的免疫原性及空间位阻对蛋白活性和装载量的影响。研究与 vWF 或胶原特异结合的小分子多肽受到关注[152]。vWF 结合肽(vWF-binding peptide, VBP)序列 TRYLRH-PQSWVHQI,在流动状态下可以同 vWF 结合。此多肽序列来源于凝血因子 FⅧ的 C2 区域(位点:2303-2332),可以同 vWF 形成复合物,随后被凝血酶(或因子Ⅹa)催化剪切,在凝血瀑布中激活。胶原结合的多肽(collagen-binding peptide,CBP)是 7 个重复的甘氨酸(G)-脯氨酸(P)-羟脯氨酸(O)组成的三肽(-$[GPO]_7$-),对纤维状胶原蛋白有很高的特异性结合力,但对血小板胶原受体亲和性很小,从而避免了系统激活体内的血小板。采用双层流动小室(parallel plate flow chamber,PPFC),在流动状态下,VBP 修饰的脂质体能够与 vWF 包被的表面以剪切力依赖的方式黏附。在可溶性 vWF 存在的情况下,可以同胶原包被的表面黏附。CBP 修饰的脂质体以剪切依赖的方式黏附于包被胶原的表面。当用 VBP 和 CBP 共同修饰脂质体时,对 vWF/胶原的黏附能力增强,且在低-高剪切力下比单独采用 VBP 或 CBP 修饰的脂质体黏附能力更强，VBP 和 CBP 具有协同作用。VBP 和 CBP 可修饰多种颗粒表面，两种肽的比例是发挥最大黏附作用的关键。对比 rGP Ⅰbα 和 CBP 共同修饰的脂质体，用 VBP 和 CBP 共同修饰的脂质体具有更高的黏附能力，提示采用多肽解决了重组蛋白的空间位阻效应导致的黏附降低。

（二）胶原纤维类代用品

血小板以活性依赖的方式通过血小板糖蛋白Ⅱb/Ⅲa（GPⅡb/Ⅲa）与纤维蛋白原（fibrinogen，Fg）桥联而聚集。依据 Fg 介导活化血小板聚集的理论，采用 Fg 或 Fg 模拟肽修饰颗粒表面的合成血小板类似物，有可能诱导活化的血小板聚集。根据这一推测，最早设计的血小板代用品是 Fg 或 Fg 多肽片段（精氨酸-甘氨酸-天门冬氨酸，RGD）表面修饰的红细胞。

RGD 基序是很多细胞外基质蛋白的保守区域，识别多种整合素受体，缺少与 GPⅡb/Ⅲa 整合素结合的特异性，从而增加了与静息血小板的相互作用。然而，修饰的 RGD 肽，如环化 RGD 肽可以限制构象的灵活性。与 RGD 相比，采用环 RGD 肽序列 cycle-CNPRG-DY(-OEt)RC 对活化血小板 GPⅡb/Ⅲa 具有更高的亲和性和选择性。优化 RGD 侧面残基也可以增加与特定整合素结合的特异性[153]在 RGD 肽侧面加入残基可以产生更有效结合构象，体外诱导活化血小板更强烈的聚集（GRGDS>RGDS>RGD），不与静息血小板作用。

与 RGD 相比，纤维蛋白原 γ 链 C-末端^{400} HHLG-GAKQAGDV^{411}（H12）与 GPⅡb/Ⅲa 的结合更具特异性，因此以 H12 为代表的胶原纤维类血小板代用品是目前研究的热点，其载体选用乳胶微球、脂质体、PEG 修饰白蛋白及纳米聚合物等。

纤维胶原类血小板代用品的种类见表 46-6。

表 46-6　胶原纤维类血小板代用品的种类

分类	名称	作用分子	基质	研究阶段
纤维蛋白原	纤维蛋白原交联红细胞	纤维蛋白原	红细胞	1992 年~
	纤维蛋白原包裹的白蛋白微囊	人纤维蛋白原	白蛋白微囊 3.5~4.5μm	1999 年~ Ⅱ期临床试验 商品名：Synthocytes™
		聚合人纤维蛋白原	白蛋白微囊	1995 年~ Ⅲ期临床试验 商品名：Fibrinoplate™
RGD 肽	RGD 共价交联的红细胞（Thromboerythrocytes）	RGD	红细胞	1992 年~
	RGD-conjugated latex beads	RGD	人血清白蛋白修饰的橡胶珠 1μm	2003 年~
	RGD-liposomes	RGD	脂质体 150nm	2004 年~
	PLGA-PLL-PEG-RGD 纳米颗粒	RGD	PLGA-PLL-PEG 170nm	2009 年~
H12 肽	H12-latex beads	H12	乳胶微球 200nm	2003 年
	H12-polyAlb H12-PEG-ployAlb		聚白蛋白 200~300nm	2005—2007 年
	H12-liposomes H12-PEG-liposomes		脂质体 200~300nm	2005—2010 年
	H12-(ADP)-liposomes H12-(ADP)-vesicles		脂质体 200~300nm	2009 年~
	H12-PLGA-SiO_2 纳米片		PLGA-SiO_2 3μm×160nm	2009 年~

1. 以纤维蛋白原为介质

（1）纤维蛋白原交联的红细胞：研究证实纤维蛋白原共价交联的红细胞具备一定的止血功能。制备方法是以微量甲醛处理红细胞，再加入适量的纤维蛋白原形成交联的红细胞。1 个红细胞可结合 58～1 400 个分子的纤维蛋白原[154]，研究表明纤维蛋白原交联的红细胞能够参与血小板的体外聚集，聚集性的增加依赖纤维蛋白原的密度。同样，这种交联纤维蛋白原的红细胞能够在少量血小板存在的条件下被动参与止血。在血小板减少大鼠尾部出血实验中，注射 1×10^9 的纤维蛋白原交联红细胞 1 小时之后，能够使出血时间从 18 分钟缩短到 5 分钟。即便是每个红细胞表面接合 58 个 Fg 的纤维蛋白原交联红细胞也能使出血时间明显缩短。纤维蛋白原交联红细胞的主要优点是在止血位点的红细胞膜可以提供凝血表面，红细胞膜微颗粒能够支持前凝血酶活性。缺点在于理论上红细胞的尺寸会带来不利影响。正常情况下，红细胞在血管中是层流体系，中间流速快，靠近管壁流速减慢，形成梯度。血小板被驱动到接近管壁层流，从而使血小板更容易发挥止血功能。如果纤维蛋白原交联红细胞与红细胞相似，层流将阻碍其接近血管壁。

（2）纤维蛋白原包裹的白蛋白微囊（fibrinogen-coated albumin microcapsules，FAMs）：1999 年 Levi 等[155]报道了一种纤维蛋白原包裹的人白蛋白微囊（synthocytes）作为血小板代用品。人白蛋白微囊是将 10%的人白蛋白溶液喷雾干燥形成微囊。通过控制离子条件和 pH 将人纤维蛋白原固定到白蛋白微囊表面。微囊直径为 3.5～4.5μm。其中白蛋白含量为 20mg/ml，纤维蛋白原的含量为 2%。血小板减少症的兔静脉输入人白蛋白微囊后，能显著降低创面的出血时间和出血量，但作用效果仅能维持 3 小时，8～24 小时后已检测不到其止血活性，止血效应呈量效依赖性。在兔静脉血栓模型中，人白蛋白微囊无促进血栓形成的作用。人白蛋白微囊能够与活化血小板发生相互作用，促进 5-羟色胺的释放，与血小板共同完成聚集。人白蛋白微囊能增强促血小板聚集因子（如 ADP）的释放，此微囊表面的纤维蛋白能够与 GPⅡb/Ⅲa 相互作用激活血小板，促进 ADP 分泌，增强血小板聚集。该产品已进入Ⅱ期临床研究阶段。

另一个产品是 Fibrinoplate，为聚合人纤维蛋白原包裹的人白蛋白微囊，此产品进入了Ⅲ期临床，受试患者血小板计数低于 30×10^9/L，与白蛋白微球相比可缩短出血时间。

（3）纤维蛋白原脂质体：Nishiya 等研究了纤维蛋白原包裹脂质体对血小板聚集的作用。在流动小室中，随着剪切力的增加（600～2 400s^{-1}），Fg-脂质体（Fbg-liposomes）与血小板一起流过胶原包被的平板，血小板在胶原表面的覆盖从 8.61%±0.79%升高到 19.87%±1.76%。此外，通过血小板聚集仪测定，Fbg-liposomes 以剂量依赖的方式增加血小板聚集。

采用纤维蛋白原制备的血小板代用品有以下缺点：①人血纤维蛋白原是不稳定的，因此纤维蛋白原的纯化程序很复杂。同时，纤维蛋白原的稳定性降低了其包裹产品的储存期。②纤维蛋白原的来源问题存在一定的局限性，采用牛来源的纤维蛋白原会带来生物相容性和免疫原性的问题，人源的纤维蛋白原则来源受限。③存在传播传染性疾病的风险。因此，该类产品的研究逐渐减少。

2. 以 RGD 肽为介质　受体与配基间的相互作用是许多细胞与细胞、细胞与蛋白相互作用的重要方式。血小板包含 5 个整合素受体，整合素受体多含有 RGD 识别基序，在血小板黏附和聚集过程起重要作用。大多数 RGD 结合域定位于血小板糖蛋白 GPⅡb/Ⅲa 上。12～30 个串联的 RGD 合成肽能够与活化血小板上的 GPⅡb/Ⅲa 结合，由此作为 RGD 类血小板代用品的研究依据。

（1）RGD 共价交联的红细胞：利用化学交联剂将 RGD 共价交联在红细胞膜上制备 RGD 共价交联红细胞（thromboerythrocytes）[156]。交联过程不会改变红细胞的渗透脆性和变形能力，能够加强 ADP 诱导的血小板聚集。Thromboerythrocytes 不能与没有激活的血小板发生相互作用，但可以在流动小室内低流速或静止情况下与黏附在胶原表面的血小板结合，并促进血小板聚集。因为 thromboerythrocytes 只能聚集预先活化的血小板，患者体内活性血小板的数目很难检测，从而不能确定 thromboerythrocytes 的治疗效果。并且基于红细胞的血小板代用品设计由于没有足够的同型红细胞，导致此产品应用的可行性较差。为此，研究者开始考虑采用合成的非生物材料颗粒基质代替红细胞。

（2）RGD 共价交联的微球/脂质体：Takeoka 等[157]将 RGD 连接到人血白蛋白修饰的乳胶颗粒上，制备成直径为 1μm 的微球（RGD-conjugated latex beads），体内实验表明其具有促血栓形成的作用。研究表明脂质体和人工合成的 RGD 肽段结合后（RGD-liposomes）能提高血小板在受损部位的黏附和聚集能力，可以同活化的血小板相互作用，促使血小板释放内部活性物质，增强血小板活性。

（3）RGD 纳米颗粒：PLGA-PLL-PEG-RG 止血纳米颗粒以聚乳酸乙醇酸-聚左旋赖氨酸［poly（lactic-*co*-glcolic acid）-poly（L-lysine），PLGA-PLL］为基质，粒径大小为 170nm，通过 PEG 臂末端连接 RGD 肽[158]。PEG 连接体一般选用 PEG 1500 和 PEG 4600，末端多肽可以是 RGD、RGDS 和 GRGDS。PEG4600 与 GRGDS 连接的纳米颗粒在体外能够引起血小板强烈聚集，如 PLGA-PLL-PEG-RGD（图 46-38）。在大鼠股动脉损伤出血模型中，4600-GRGDS 能够快速止血。在大鼠肝损伤模型中，静脉输入该纳米颗粒可以减少失血，提高大鼠的存活率[159]。

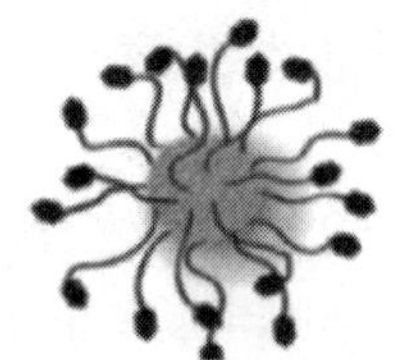

图 46-38　PLGA-PLL-PEG-RGD 模式图

同样，以壳聚糖琥珀酸盐（CSS）为核心、聚乙二醇（PEG-2000）为间隔物、甘氨酸精氨酸甘氨酸天冬氨酸丝氨酸（GRGDS）肽为靶向、活性止血基序的静脉纳米粒（CPG-NPs-2000）在肝损伤大鼠模型中显示出显著的止血效果。在正常生理条件下，CPG-NPs-2000 的给药不会影响凝血功能，表明其在体内具有潜在的安全性。CPG-NPs-2000 具有良好的热稳定性、溶解性和再分配能力，且成本低。这些特点表明 CPG-NPs-2000 作为一种治疗严重内出血的有效的静脉止血药具有很强的潜力[160]。

3. 以 H12 为介质

（1）H12 乳胶微球（H12-latex beads）：最初的研究是将 H12 连接到重组人血白蛋白包裹的乳胶微球上（H12-latex beads），粒径 200nm 左右。在流动状态下能够促进黏附在胶原表面的活化血小板形成血栓，与未活化的血小板不发生相互作用。

（2）H12 聚白蛋白颗粒（H12-polyAlb/H12-PEG-ployAlb）：Okamura 等将 H12 连接到聚白蛋白颗粒上形成具有生物相容性和生物降解性的 H12-conjugated polyAlb（H12-polyAlb），粒径（260±60）nm。在体外血小板减少的流体内，H12-polyAlb 能够在胶原固定的平板上增强活化血小板血栓的形成。在白消安注射大鼠致血小板减少模型中，H12-polyAlb 输入后能够对鼠尾出血进行有效止血。根据出血时间和输入的数量，20 个 H12-polyAlb 相当于 1 个血小板。随后，Okamura Y 等[161]将 H12 通过 PEG 连接到粒径为（200±80）nm 的白蛋白微球上，制备 H12-PEG-polyAlb 血小板代用品。与 H12-polyAlb 相比，H12-PEG-polyAlb 在体外更稳定，在体内的半衰期更长，更能显著缩短血小板减少大鼠尾部的出血时间。

（3）H12-脂质体（H12-liposomes）：研究表明 H12-liposomes 可聚集到血管损伤部位。采用冷冻超薄切片术和免疫金染色研究人血小板与 H12-liposomes 相互作用的超微结构。结果表明 H12-liposomes 能够与凝血酶活化的血小板结合，并像纤维蛋白原一样介导血小板间的桥联，形成广泛聚集[162]。H12 通过 PEG 连接磷脂微球（H12-PEG-vesicles）可以增强生物相容性和磷脂微球在体内外的稳定性，并以剂量依赖的方式缩短血小板减少大鼠尾部出血时间。H12-PEG-vesicles 不与未激活的血小板发生相互作用，优先与活化血小板表面的 GPⅡb/Ⅲa 受体结合，有利于血小板在出血位点聚集。

（4）H12-（ADP）-脂质体［H12-（ADP）-liposomes］：2003 年 Okamura 研究团队开始将 H12 连接到粒径为 0.22~0.26μm 的聚白蛋白和脂质体微球上，能够诱导血小板聚集，但只能诱导活化的血小板聚集，血小板栓子形成较小。进一步的设计是在 H12 修饰脂质体内负载血小板激动剂 ADP，在损伤部位介导血小板聚集的同时释放 ADP 诱导血小板活化，增强内皮损伤处血小板的聚集反应（图 46-39）[163]。研究表明 H12-（ADP）-liposomes 静脉注入大鼠体内后，易于靶向血管损伤部位，并以聚集依赖的方式释放 ADP。在白消安诱导的兔血小板减少模型中，具有明显的止血活性，缩短出血时间。在正常兔体内对循环血小板无激活或聚集作用。ADP 释放依赖于膜的性质，随着膜层数量的降低和膜流动性的增加而增加。在白消安诱导的大鼠血小板减少模型中证实 H12-（ADP）-liposomes 能够释放 ADP 而扩大止血作用[164]。采用创伤大出血合并凝血障碍的兔实验模型，H12-（ADP）-liposomes 与血红蛋白囊泡（HbVs）联合应用可显著提高兔的存活率[165]。在兔肝脏失血后等容红细胞输注造成的急性血小板减少模型中，H12-（ADP）-liposomes 静脉输注后的止血作用与富血小板血浆（platelet-rich plasma，PRP）

的止血效果相当，显著降低兔的死亡率。但当出现严重血小板降低时（25 000/μl），H12-（ADP）-liposomes 的止血作用不能达到 PRP 的作用效果，H12-liposomes 也能降低兔的死亡率，但其止血作用较弱。

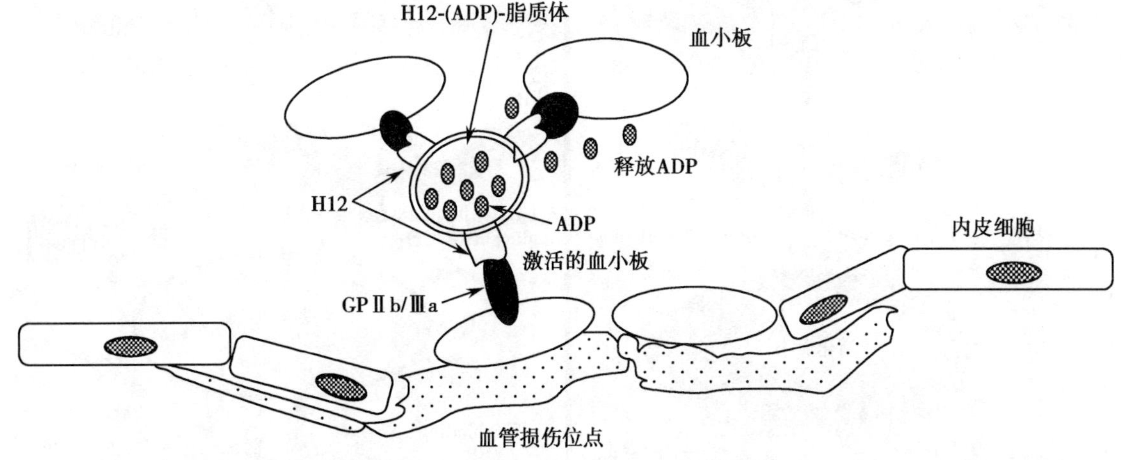

图 46-39　H12-（ADP）-脂质体的作用模式图

在安全性方面，组织学检测证实 H12-（ADP）-liposomes 聚集在肝部的出血位点，在肺、肾和肝均未检测到血栓，提示 H12-（ADP）-liposomes 安全性较好[163]。药代动力研究表明，H12-（ADP）-liposomes 注射后可在血液循环中保留 24h 仍结构完整，主要分布到在肝和脾。注射 7 天后 H12-（ADP）-liposomes 消失。脂质体包囊内的 ADP 代谢为尿囊素，尿囊素是啮齿类动物 ADP 的最终代谢产物，通过尿液排出。胆固醇则主要通过粪便排出。预测 H12-（ADP）-liposomes 在人体的半衰期为 96 小时。以上结果提示 H12-（ADP）-liposomes 作为合成的血小板代用品具有合适的药代动力学特性和可接受的生物降解性质[166]。

（三）血小板样代用品

血小板的生物学特性及其物理和力学特性均影响血小板的止血功能。血小板的大小和形态决定了血小板在贴近血管壁的位置层流，从而有利于血小板在流动状态下与损伤血管内皮黏附。当血小板与损伤血管内皮黏附后诱导血小板活化，发生形变伸出伪足和凸起，进一步促进黏附和聚集，发挥止血功能。因此，近年来对血小板代用品的研究策略一方面是模拟完整的血小板止血生物学特性，即黏附和聚集；另一方面的尝试是，除了模拟血小板生物学功能外，侧重于模拟血小板形态、大小、柔韧性等物理力学特性，使之更接近于天然血小板。

1. 合成多肽模拟的血小板代用品　在 150nm 的脂质体表面同时修饰 3 种多肽：vWF 结合肽（the von Willebrand Factor binding peptide，VBP；TRYLRH-PQSQVHQI）、胶原结合肽（collagen-binding peptide，CBP；[GPO]$_7$）和纤维蛋白原模拟肽（fibrinogen-mimetic peptide，FMP；GRGDS），称合成血小板（synthetic platelet，SynthoPlate™），模拟血小板完整的黏附和聚集功能（图 46-40）[167]。通过调节 VBP 与 CBP 的密度和比例获得在不同剪切力下的黏附特性，通过调节 FMP 的密度增强促进血小板聚集的特性。采用小鼠鼠尾出血模型检测其止血功能，结果表明，3 种多肽共同修饰的脂质体比 VBP/CBP-脂质体和 FMP-脂质体具有更高的止血效率。在小鼠肝损伤失血模型中，SynthoPlate 可以显著减少出血量[168]。在猪股动脉损伤失血模型中，输注 Synthoplate 可以减少失血，稳定血压，显著提高生存率[169]。

2. 血小板样纳米颗粒（platelet-like nanoparticles，PLNs）　血小板具有向损伤血管壁迁移的特性。血小板的大小、形状和柔韧性对血小板功能的发挥具有重要作用。受此启发，Modery-Pawlowski 等[170]设计并评价了具有模拟血小板功能（向损伤血管部位迁移，特异性黏附，在损伤部位聚集）的纳米粒子。

（1）PLNs 的制作过程如下（图 46-41）：①制备 PLNs 空心微球：首先制备球形聚苯乙烯纳米颗粒（polystyrene，PS），然后交叉包裹聚烯丙胺氢氯化物[polu（allylaminge hydrochloride），PAH]和牛血清白蛋白（bovine serum albumin，BSA），共四层形成 PS-PAH/BSA。PAH 为多聚阳离子，BSA 为多聚阴离子。随后与四氢呋喃（tetrahydrofuran，THF）和异丙基醇（isopropyl alcohol，IPA）共孵育去掉 PS 核，形成具有一定柔韧性的盘状（PAH/BSA）$_4$ 空心胶囊，粒径 200nm。

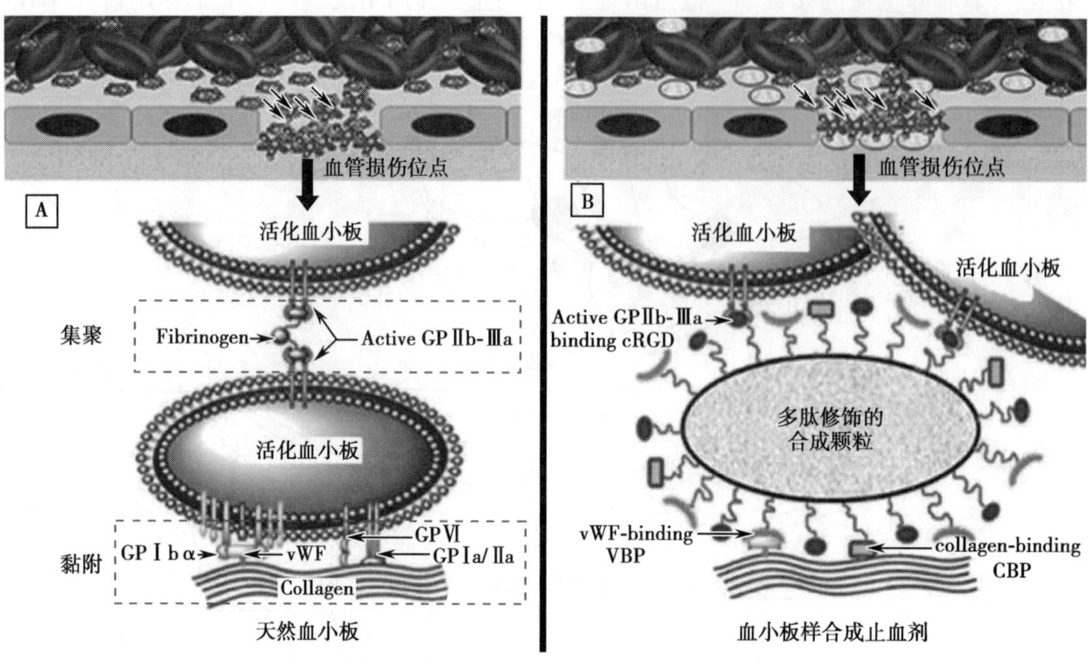

图 46-40　模拟完整血小板功能的血小板代用品设计

A. 血小板在损伤位点黏附和聚集的分子机制；B. 合成的血小板模拟颗粒，含有 vWF 结合肽（TRYLRH-PQSWVHQI）、胶原结合肽（-[GPO]$_7$-）和纤维蛋白原模拟肽（环状 RGD 或 H12 肽）

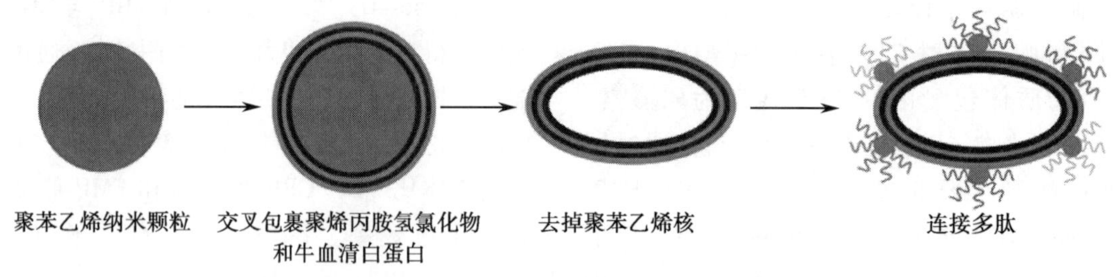

图 46-41　血小板样纳米颗粒的制作过程

②将多肽连接到 PLNs 上：分别将胶原结合肽（CBP）、vWF 结合肽（VBP）和纤维蛋白原模拟肽（FMP）连接到 PLNs 上，从而模拟血小板的向损伤部位迁移、黏附、聚集的生理功能。为了防止体内多肽从 PLNs 上脱落，多肽均采用共价偶联到 PLNs 上。同时，为了避免 BSA 非特异性相互作用，增加 3 种多肽各自的特异性和敏感性，通过化学方法将 3 种多肽在 PLNs 表面分别形成树状结构。即 PLNs 与羰二咪唑（carbonyldi-imidazole，CDI）反应，形成多个羧基端，再同多肽的 N 端连接，形成树状结构。

（2）PLNs 的功能：PLNs 模拟了血小板的 4 个特性：①圆盘形态；②力学柔韧性；③生物物理学与生物化学介导的聚集；④多种配体介导与 vWF 和胶原黏附，并能特异的向活化血小板聚集。PLNs 在体外流动情况下具有增加结合表面积、位点的选择性黏附和血小板聚集特性。采用小鼠尾部出血模型，PLNs 可聚集到损伤部位，出血时间缩短到 65%，有效模拟天然血小板的止血功能。PLNs 的生物化学和生物物理学参数的设定在模拟血小板及其止血功能方面非常重要。

人工合成的血小板代用品尽管缺乏完整血小板的许多功能特性，只能部分的代替或行使正常血小板的止血功能。但由于其具有易贮存、易运输、免疫原性低、可反复输入等优点，可望解决血小板制品对血源的依赖和潜在的血源性污染等问题，特别适合需要反复输注血小板的特殊患者，及满足战争、自然灾害等极端条件下的输血需求。目前还没有血小板代用品应用于临床，主要是血小板代用品的安全性问题。此外需要考虑，血小板代用品在血管损伤位点发挥止血作用的同时是否增强循环系统血小板的聚集活性，即促进血栓形成的不良反应。随着对血小板代用品研究的不断深入，这些问题有望得到进一步解决。

（周虹　赵敬湘）

参考文献

1. 杨成民,李家增,季阳. 基础输血学[M]. 北京:中国科学技术出版社,2001.
2. CABRALES P, FRIEDMAN JM. HBOC vasoactivity: interplay between nitric oxide scavenging and capacity to generate bioactive nitric oxide species[J]. Antioxidants & Redox Signaling, 2013,18(17):2284-2297.
3. CHEN G, DUAN Y, LIU J, et al. Antioxidant effects of vitamin C on hemoglobin-based oxygen carriers derived from human cord blood[J]. Artif Cells Nanomed Biotechnol, 2016,44(1):56-61.
4. CHANG TM. Red blood cell replacement, or nanobiotherapeutics with enhanced red blood cell functions? [J]. Artif Cells Nanomed Biotechnol, 2015,43(3):145-147.
5. HSIA CJ, MA L. A hemoglobin-based multifunctional therapeutic: polynitroxylated pegylated hemoglobin[J]. Artif Organs, 2012,36(2):215-220.
6. BIAN Y, CHANG TM. A novel nanobiotherapeutic poly-[hemoglobin-superoxide dismutase-catalase-carbonic anhydrase] with no cardiac toxicity for the resuscitation of a rat model with 90 minutes of sustained severe hemorrhagic shock with loss of 2/3 blood volume[J]. Artif Cells Nanomed Biotechnol, 2015, 43(1):1-9.
7. CHEN JY, SCERBO M, KRAMER G. A review of blood substitutes: examining the history, clinical trial results, and ethics of hemoglobin-based oxygen carriers[J]. Clinics, 2009, 64(8): 803-813.
8. FDA. Guidance for industry: efficacy evaluation of hemoglobin- and perfluorocarban-based oxygen carries, 1997.
9. FRATANTONI JC, MCINTOSH CL. Red blood cell substitutes: Evolution of approaches to demonstrating efficacy[J]. Artificial Cells, Blood Substitutes, and Biotechnology, 1999,27(1):1-9.
10. 王军志. 生物技术药物研究开发和质量控制[M]. 北京:科学出版社,2007.
11. SONG BK, NUGENT WH, MOON-MASSAT PF, et al. Effects of a hemoglobin-based oxygen carrier(HBOC-201) and derivatives with altered oxygen affinity and viscosity on systemic and microcirculatory variables in a top-load rat model[J]. Mirovascular Research, 2014,95(9):124-130.
12. HARE GM, HARRINGTON A, LIU E, et al. Effect of oxygen affinity and molecular weight of HBOCs on cerebral oxygenation and blood pressure in rats[J]. Can J Anesth, 2006,53(10): 1030-1038.
13. YOUNG MA, LOHMAN J, MALAVALLI A, et al. Hemospan improves outcome in a model of perioperative hemodilution and blood loss in the rat: comparison with hydroxyethyl starch[J]. J Cardiothorac Vasc Anesth, 2009,23(3):339-347.
14. WINSLOW RM. Hemoglobin modification. In: Winslow RM, editor. Blood Substitutes[M]. London: Academic Press, 2006: 341-353.
15. YANG CM. Some Thoughts on R&D HBOCs in China[M]. Lund, Sweden: Towards Novel Blood Transfusion Therapies, 2015.
16. 世界献血者日:2015 年我国人口献血率达千分之十[EB/OL]. (2016-06-14)[2020-12-16]. http://m. news. cctv. com/2016/06/14/ARTI03aCNPibXxTVAnYK2JaJ160614. shtml.
17. HARRISON E, BOLTON P. Serious hazards of transfusion in children(SHOT)[J]. Pediatric Anesthesia, 2011,21(1):10-13.
18. GARRATTY G. Advances in red blood cell immunology 1960 to 2009[J]. Transfusion, 2010,50(3):526-553.
19. D'ALESSANDRO A, LIUMBRUNO G, GRAZZIN G, et al. Red blood cell storage: the story so far[J]. Blood Transfus, 2010,8(2):82-88.
20. HAMASAKI N, YAMAMOTO M. Red blood cell function and blood storage[J]. Vox Sang, 2000,79(4):191-197.
21. 雷二庆,李芳,栾建凤. 野战输血史研究[M]. 北京:军事医学科学出版社,2013.
22. WANG ZG. Demands for blood substitutes in the care of serious injury[M]. Chengdu, China: The 14th International Symposium on Blood Substitutes and Oxygen Therapeutics, 2013.
23. LI Y, YAN D, HAO S, et al. Polymerized human placenta hemoglobin improves resuscitative efficacy of hydroxyethyl starch in a rat model of hemorrhagic shock[J]. Artif Cells Nanomed Biotechnol, 2015,43(3):174-179.
24. NATANSON C, KERN SJ, LURIE P, et al. Cell-free hemoglobin-based blood substitutes and risk of myocardial infarction and death: a meta-analysis[J]. JAMA, 2008,299(19):2304-2312.
25. SILVERMAN TA, WEISKOPF RB. Hemoglobin-based oxygen carriers: current status and future directions[J]. Anesthesiology, 2009,111(5):946-963.
26. Levy JH. The use of haemoglobin glutamer-250(HBOC-201) as an oxygen bridge in patients with acute anaemia associated with surgical blood loss[J]. Expert Opin Biol Ther, 2003, 3(3):509-517.
27. MER M, HODGSON E, WALLIS L, et al. Hemoglobin glutamer-250(bovine) in South Africa: consensus usage guidelines from clinician experts who have treated patients[J]. Transfusion, 2016,56(10):2631-2636.
28. WEISKOPF RB, BELIAEV AM, SHANDER A, et al. Addressing the unmet need of life-threatening anemia with hemoglobin-based oxygen carriers[J]. Transfusion, 2017,57(1):207-214.
29. WEISKOPF RB, SILVERMAN TA. Balancing potential risks and benefits of hemoglobin-based oxygen carriers[J]. Transfusion, 2013,53(10):2327-2333.
30. POWANDA DD, CHANG TMS. Cross-linked polyhemoglobin-superoxide dismutase-catalase supplies oxygen without causing

blood brain barrier disruption or brain edema in a rat model of transient global brain ischemia-reperfusion [J]. Artif Cells, Blood Substit Biotechnol, 2002, 30(1): 23-37.

31. JIMENEZ DE LA JARA J, BASTIAS G, FERRECCIO C, et al. A snapshot of cancer in Chile: analytical frameworks for developing a cancer policy[J]. Biological research, 2015, 48(1): 1-15.
32. CHEN W, ZHENG R, BAADE PD, et al. Cancer Statistics in China, 2015[J]. CA Cancer J Clin, 2016, 66(2): 115-132.
33. LUO Z, ZHENG M, ZHAO P, et al. Self-monitoring artificial red cells with sufficient oxygen supply for enhanced photodynamic therapy[J]. Sci Rep, 2016, 6: 23393.
34. TEICHER BA, HERMAN TS, HOPKINS RE, et al. Effect of oxygen level on the enhancement of tumor response to radiation by perfluorochemical emulsions or a bovine hemoglobin preparation[J]. Int J Radiat Oncol Biol Phys, 1991, 21(4): 969-974.
35. TEICHER BA, HERMAN TS, HOPKINS RE, et al. Effect of a bovine hemoglobin preparation on the response of the FSaIIC fibrosarcoma to chemotherapeutic alkylating agents[J]. J Cancer Res Clin Oncol, 1992, 118(2): 123-128.
36. TEICHER BA, SCHWARTZ GN, ALVAREZ SOTOMAYOR E, et al. Oxygenation of tumors by a hemoglobin solution [J]. J Cancer Res Clin Oncol, 1993, 120(1): 85-90.
37. TEICHER BA, ARA G, HERBST R, et al. PEG-hemoglobin: effects on Tumor oxygenation and response to chemotherapy [J]. In Vivo, 1997, 11(4): 301-311.
38. MURAYAMA C, KAWAGUCHI AT, ISHIKAWA K, et al. Liposome-encapsulated hemoglobin ameliorates Tumor hypoxia and enhances radiation therapy to suppress Tumor growth in mice [J]. Artif Organs, 2012, 36(2): 170-177.
39. DAI M, YU M, HAN J, et al. PEG-conjugated hemoglobin combination with cisplatin enforced the antiangiogeic effect in a cervical tumor xenograft model [J]. Artif Cells Blood Substit Immobil Biotechnol, 2008, 36(6): 487-497.
40. LIU XB, CHENG Q, GENG W, et al. Enhancement of cisplatin-based TACE by a hemoglobin-based oxygen carrier in an orthotopic rat HCC model [J]. Artif Cells Nanomed Biotechnol, 2014, 42(4): 229-236.
41. LO KK, BEY EA, PATRA B, et al. Hemoglobin-based oxygen carrier mitigates transfusion-mediated pancreas cancer progression[J]. Annals of Surgical Oncology, 2013, 20(6): 2073-2077.
42. CLAMBEY ET, MCNAMEE EN, WESTRICH JA, et al. Hypoxia-inducible factor-1 alpha-dependent induction of FoxP3 drives regulatory T-cell abundance and function during inflammatory hypoxia of the mucosa[J]. Proc Natl Acad Sci U S A, 2012, 109(41): E2784-2793.
43. PETERS BA, DIAZ LA, POLYAK K, et al. Contribution of bone marrow-derived endothelial cells to human tumor vasculature [J]. Nat Med, 2005, 11(3): 261-262.
44. LI CX, WONG BL, LING CC, et al. A novel oxygen carrier "YQ23" suppresses the liver tumor metastasis by decreasing circulating endothelial progenitor cells and regulatory T cells [J]. BMC Cancer, 2014, 14(1): 293.
45. WEI L, WU RB, YANG CM, et al. Cardioprotective effect of a hemoglobin-based oxygen carrier on cold ischemia/reperfusion injury[J]. Cardiology, 2011, 120(2): 73-83.
46. LI T, LIU J, YANG Q, et al. Polymerized placenta hemoglobin improves cardiac functional recovery and reduces infarction size of isolated rat heart[J]. Artif Cells Blood SubstitImmobil Biotechnol, 2009, 37(1): 48-52.
47. WEI L, WU RB, YANG C M, et al. Polymerised placenta haemoglobin attenuates co. ld ischaemia/reperfusion injury in isolated rat heart[J]. Microvascular research, 2011, 82(3): 430-438.
48. LU XL, ZHAO DX, SU ZG. Purification of hemoglobin by ion exchange chromatography in flow-through mode with PEG as an escort[J]. Art. Cells, Blood Subs. and Biotech, 2004, 32(2): 209-227.
49. 马光辉、苏志国. 聚乙二醇修饰药物-概念、设计和应用[M]. 北京:科学出版社, 2016.
50. BARVE A, SEN AP, SAXENA PR, GULATI A. Dose response effect of diaspirin crosslinked hemoglobin(DCLHb) on systemic hemodynamics and regional blood circulation in rats [J]. Art. Cells Blood Substit Immobil Biotechnol, 1997, 25(1-2): 75-84.
51. ABUCHOWSKI A, MCCOY JR, PALCZUK NC, et al. Effect of covalent attachment of polyethylene glycol on immunogenicity and circulating life of bovine liver catalase [J]. Biol Chem, 1977, 252: 3582-3586.
52. NHO K, GLOWER D, BREDEHOEFT S, et al. PEG-bovine hemoglobin: safety in a canine dehydrated hypovolemic-hemorrhagic shock model [J]. Biomater Artf Cells Immobilization Biotechnol, 1992, 20(2-4): 511-524.
53. 1999 年中国十大科技进展[N]. 科学时报, 2000-01-07(1).
54. MENG FT, MA GH, LIU YD, et al. Microencapsulation of bovine hemoglobin with high bioactivity and high entrapment efficiency using a W/O/W double emulsion technique[J]. Colloid Surface B: Biointerfaces, 2004, 33(3-4): 177-183.
55. XIONG H, ZHOU D, ZHENG X, et al. Stable amphiphilic supramolecular self-assembly based on cyclodextrin and carborane for the efficient photodynamic therapy[J]. Chemical Communications, 2017, 53(24): 3422-3425.
56. HU T, LI D X, SU Z G. Preparation and characterization of dimeric bovine hemoglobin tetramers [J]. J Protein Chemistry, 2003, 22(5): 411-416.
57. LU XL, ZHENG CY, SHI XD, et al. Conjugate of bovine hemo-

globin and human serum albumin as a candidate for blood substitute: Characteristics and effects on rats[J]. Artif Cells, Blood Subs and Biotech, 2005, 33(2): 83-99.

58. WANG QQ, SU ZG, HU T. Free Val-1(α) and Lys-95(β) markedly improve structural and functional properties of the acylation chemistry based PEGylated hemoglobin[J]. Biochim Biophys Acta, 2014, 1844(7): 1201-1207.

59. NATANSON C, KERN SJ, LURIE P, et al. Cell-free hemoglobin based blood substitutes and risk of myocardial infarction and death: meta-analysis[J]. JAMA, 2008, 299: E1-E9.

60. VANDEGRIFF KD, MALAVALLI A, WOOLDRIDGE J, et al. MP4, a new nonvasoactive PEG-Hb conjugate[J]. Transfusion, 2003, 43: 509-516.

61. MANJULA BN, TSAI AG, INTAGLIETTA M, et al. Conjugation of multiple copies of polyethylene glycol to hemoglobin facilitated through thiolation: Influence on hemoglobin structure and function[J]. Protein J, 2005, 42: 133-146.

62. TERRANEO L, BIANCIARDI P, MALAVALLI A, et al. Hemoglobin extravasation in the brain of rats exchange-transfused with hemoglobin-based oxygen carriers[J]. Artificial Cells, Nanomed Biotechnol, 2017, 45(4): 710-716.

63. ESRA'A A, LUCA R, STEFANO B, et al. High-and low-affinity PEGylated hemoglobin-based oxygen carriers: Differential oxidative stress in a Guinea pig transfusion model[J]. Free Radic Biol Med, 2018, 124: 299-310.

64. BHATTACHARJEE RN, PATEL SVB, SUN Q, et al. Renal protection against ischemia reperfusion injury: Hemoglobin-based oxygen carrier-201 versus blood as an oxygen carrier in ex vivo subnormothermic machine perfusion[J]. Transplantation, 2020, 104(3): 482-489.

65. SENO S, WANG J, CAO S, et al. Resuscitation with macromolecular superoxide dismutase/catalase mimetic polynitroxylated PEGylated hemoglobin offers neuroprotection in guinea pigs after traumatic brain injury combined with hemorrhage shock[J]. BMC Neuroscience, 2020, 21(3): 482-489.

66. LAMY ML, DAILY EK, BRICHANT JF. Randomized trial of diaspirin cross-linked hemoglobin solution as an alternative to blood transfusion after cardiac surgery[J]. Anesthesiology, 2000, 92(3): 646-656.

67. HESS JR, MACDONALD VW, BRINKLEY WW. Systemic and pulmonary hypertension after resuscitation with cell-free hemoglobin[J]. J Appl Physiol, 1993, 74(4): 1769-1778.

68. CHEN JY, SCERBO M, KRAMER G. A review of blood substitutes: examining the history, clinical trial results, and ethics of hemoglobin-based oxygen carriers[J]. Clinics (Sao Paulo), 2009, 64(8): 803-813.

69. SCHUBERT A, O'HARA J F, PRZYBELSKI R J, et al. Effect of diaspirin crosslinked hemoglobin (DCLHb HemAssist™) during high blood loss surgery on selected indices of organ function[J]. Artificial Cells, Blood Substitutes, and Biotechnology, 2002, 30(4): 259-283.

70. ALAYASH AL. Blood substitutes: why haven't we been more successful? [J]. Trends Biotechnol, 2014, 32(4): 177-185.

71. KERNER T, AHLERS O, VEIT S. DCLHb for trauma patients with severe hemorrhagic shock: The European 'on-scene' multicenter study[J]. Intensive Care Med, 2003, 29(3): 347-349.

72. GOULD SA, MOORE EE, HOYT DB, et al. The first randomized trial of human Polymerized hemoglobin as a blood substitute in acute trauma and emergent surgery[J]. J Am Coll Surg, 1998, 187(2): 113-122.

73. GOULD SA, MOORE EE, HOYT DB, et al. The life sustaining capacity of human Polymerized hemoglobin when red cells might be unavailable[J]. J Am Coll Surg, 2002, 195(4): 445-455.

74. GOULD SA, SEHGAL LR, SEHAGL HL, et al. The development of hemoglobin solutions as red cell substitutes-hemoglobin solutions[J]. Transfus Sci, 1995, 16(1): 5-17.

75. MOORE EE. Blood substitutes: The future is now[J]. J American College of Surgeons, 2003, 196(1): 1-17.

76. JAHR J S, MOALLEMPOUR M, LIM J C. HBOC-201, hemoglobin glutamer-250 (bovine), Hemopure® (Biopure Corporation)[J]. Expert opinion on biological therapy, 2008, 8(9): 1425-1433.

77. MOON-MASSAT P F, TIERNEY J P, HOCK K G, et al. Hitachi Hemolytic Index correlates with HBOC-201 concentrations: impact on suppression of analyte results[J]. Clinical biochemistry, 2008, 41(6): 432-435.

78. Food and Drug Administration presentation to Blood Products Advisory Committee: NMRC RESUS protocol using HBOC-21 [EB/OL]. (2006-12-14) [2008-07-12]. http://www.fda.gov/ohrms/dockets/ac/06/slides/2006-4270S_4.ppt.

79. LA MURAGLIA GM, O'HARA P, BAKER WH. The reduction of the allogenic transfusion requirement in aortic surgery with a hemoglobin-based solution[J]. J VascSurg, 2000, 31(2): 299-308.

80. LEVY JH, GOODNOUGH LT, GREILICH PE. Polymerized bovine hemoglobin solution a replacement for allogeneic red blood cell transfusion after cardiac surgery: results of a randomized, double-blind trial[J]. J Thorac Cardiovasc Surg, 2002, 124(1): 35-42.

81. MERVYN MER, ERIC HODGSON, LEE WALLIS, et al. Hemoglobin glutamer-250(bovine) in South Africa: consensus usage guidelines from clinician experts who have treated patients[J]. Transfusion, 2016, 56(10): 2631-2636.

82. SPRUNG J, KINDSCHER J D, WAHR J A, et al. The use of bovine hemoglobin glutamer-250(Hemopure®) in surgical patients: results of a multicenter, randomized, single-blinded trial [J]. Anesthesia & Analgesia, 2002, 94(4): 799-808.

83. CHENG DC. Safety and efficacy of o-raffinose cross-linked human hemoglobin(Hemolink) in cardiac surgery[J]. Canadian J Anaesthesia,2001,48(4 Suppl):41-48.

84. LIEBERTHAL W, FUHRO R, FREEDMAN JE. O-raffinose cross-linking markedly reduces systemic and renal vasoconstrictor effects of unmodified human hemoglobin[J]. J Pharmacol ExP Ther,1999,288(3):1278-1287.

85. BIRO GP, GREENBURG GA. Safety toxicology evaluation of o-raffinose crosslinked hemoglobin Solution by daily repeated infusions in rats and dogs[J]. Crit Care Med,1999,27(1):A173.

86. GREENBURG A G,KIM H W,Hemolink Study Group. Use of an oxygen therapeutic as an adjunct to intraoperative autologous donation to reduce transfusion requirements in patients undergoing coronary artery bypass graft surgery[J]. Journal of the American College of Surgeons,2004,198(3):373-383.

87. WHITLEY D, PATTERSON R, GREENBURG AG. Cell-free hemoglobin preserves renal function during normothermic ischemia[J]. J Surg Res,1998,77(2):187-191.

88. ZHU HL,DANG XD,YAN KP. Pharmacodynamic study of polymerized porcine hemoglobin(pPolyHb) in a rat model of exchange transfusion[J]. Artificial Cells Blood Substitutes and Immobilization Biotechnology,2011,39(3):119-126.

89. BIAN Y,CHANG TMS. A novel nanobiotherapeutic poly-[hemoglobin-superoxide dismutase-catalase-carbonic anhydrase] with no cardiac toxicity for the resuscitation of a rat model with 90 minutes of sustained severe hemorrhagic shock with loss of 2/3 blood volume[J]. Artif Cells Nanomed Biotechnol,2015,43(1):1-9.

90. Chang TMS. Translational feasibility of soluble nanobiotherapeutics withenhanced red blood cell functions[J]. Artif Cells Nanomed Biotechnol,2017,45(4):671-676.

91. GUO C,GYNN M,CHANG TMS. Extraction of superoxide dismutase,catalase,and carbonic anhydrase from stroma-free red blood cell hemolysate for the preparation of the nanobiotechnological complex of polyhemoglobin-superoxide dismutase-catalase-carbonic anhydrase[J]. Artif Cells Nanomed Biotechnol,2015,43(3):157-162.

92. CHANG TM. Semipermeable Microcapsules[J]. Science,1964,146(3643):524-525.

93. CHANG TMS. Artificial cells:biotechnology,nanomedicine,regenerative medicine,blood substitutes,bioencapsulation,cell/stem cell therapy[M]. Singapore World Scientific Publishing Co. Pte. Ltd.,2007.

94. TSUCHIDA E,SOU K,NAKAGAWA A,et al. Artificial oxygen carriers,hemoglobin vesicles and albumin-hemes,based on bioconjugate chemistry[J]. Bioconjugate Chemistry,2009,20:1419-1440.

95. CHANG T M S,YU W. Biodegradable polymer membrane containing hemoglobin for blood substitute:U. S. Patent 5,670,173[P]. 1997-09-23.

96. LIU ZC,CHANG TMS. Effects of PEG-PLA-n. ano artificial cells containing hemoglobin on kidney function and renal histology in rats[J]. Artificial Cells,Blood Substitutes and Biotechnology,2008,36:421-430.

97. LIU ZC,CHANG TMS. Long-term effects on the histology and function of livers and spleens in rats after 33% toploading of PEG-PLA-nano artificial red blood cells[J]. Artificial Cells,Blood Substitutes and Biotechnology,2008,36:513-524.

98. CHANG T M S,YU W,POWANDA D. Biodegradable polymeric nanocapsules and uses thereof:U. S. Patent 7,498,045[P]. 2009-03-03.

99. CHANG TMS. Therapeutic applications of polymeric artificial cells[J]. Nat Rev Drug Discov,2005,4:221-235.

100. MENG FT,MA GH,LIU YD,et al. Microencapsulation of bovine hemoglobin with high bio-activity and high entrapment efficiency using a W/O/W double emulsion technique[J]. Colloid Surf B:Biointerfaces,2004,33(3-4):177-183.

101. ZHAO J,LIU CS,YUAN Y,et al. Preparation of hemoglobin-loaded nano-sized particles with porous structure as oxygen carriers[J]. Biomaterials,2007,28:1414-1422.

102. LI B,HE S,QI Y,et al. Insight into the fabrication of polymeric particle based oxygen carriers[J]. International J Pharmaceutics,2014,468:75-82.

103. RAMEEZ S,ALOSTA H,PALMER AF. Biocompatible and biodegradable polymersome encapsulated hemoglobin:a potential oxygen carrier[J]. Bioconjugate Chem,2008,19:1025-1032.

104. ARIFIN DR,PALMER AF. Polymersome encapsulated hemoglobin:A novel type of oxygen carrier[J]. Biomacromolecules,2005,6:2172-2181.

105. LI B,QI Y,HE S,et al. Asymmetric copolymer vesicles to serve as a hemoglobin vector for ischemia therapy[J]. Biomaterials Science,2014,2:1254.

106. SUN J,HUANG Y,SHI Q,et al. Oxygen carrier based on hemoglobin/poly(l-lysine)-block-poly(l-phenylalanine) vesicles[J]. Langmuir,2009,25:13726-13729.

107. LI B,CHEN G,MENG FB,et al. A novel amphiphilic copolymer poly(ethylene oxide-co-allyl glycidyl ether)-graft-poly(epsilon-caprolactone):synthesis,self-assembly,and protein encapsulation behavior[J]. Polym Chem,2012,3:2421-2429.

108. WANG Y,YAN L,HE S,et al. A versatile method to prepare protein nanoclusters for drug delivery[J]. Macromol Biosci,2018,18(2):201700282.

109. GAO W,BIAN Y,CHANG TMS. Novel nanodimension artificial red blood cells that act as O_2 and CO_2 carrier with enhanced antioxidant activity: PLA-PEG nanoencapsulated

PolySFHb-superoxide dismutase-catalase-carbonic anhydrase [J]. Arti Cells Nanomed Biotechnol, 2013, 41(4): 232-239.

110. CHAUVIERRE C, MARDEN MC, VAUTHIER C, et al. Heparin coated poly(alkylcyanoacrylate) nanoparticles coupled to hemoglobin: a new oxygen carrier[J]. Biomaterials, 2004, 25: 3081-3086.

111. PIRAS A, DESSY A, CHIELLINI F, et al. Polymeric nanoparticles for hemoglobin-based oxygen carriers[J]. Biochimica et Biophysica Acta (BBA)-Proteins & Proteomics, 2008, 1784: 1454-1461.

112. SHI Q, HUANG Y, CHEN X, et al. Hemoglobin conjugated micelles based on triblock biodegradable polymers as artificial oxygen carriers[J]. Biomaterials, 2009, 30: 5077-5085.

113. LI B, LI T, CHEN G, et al. Regulation of conjugated hemoglobin on micelles through copolymer chain sequences and the protein's isoelectric aggregation[J]. Macromol Biosci, 2013, 13: 893-902.

114. QI Y, LI T, WANG Y, et al. Synthesis of the hemoglobin-conjugated polymer micelles by thiol Michael Addition Reactions [J]. Macromolecular Bioscience, 2016, 16: 906-913.

115. MENG F T, MA G H, LIU Y D, et al. Microencapsulation of bovine hemoglobin with high bio-activity and high entrapment efficiency using a W/O/W double emulsion technique[J]. Colloids and surfaces B: Biointerfaces, 2004, 33(3-4): 177-183.

116. DUAN L, YAN X, WANG A, et al. Highly loaded hemoglobin spheres as promising artificial oxygen carriers[J]. ACS Nano, 2012, 6: 6897-6904.

117. CUI W, LI J. Nanoarchitectonics of Multilayer Shells toward Biomedical Application [J]. Materials Nanoarchitectonics, 2018: 125-139.

118. JIA Y, CUI Y, FEI J, et al. Construction and Evaluation of Hemoglobin-Based Capsules as Blood Substitutes[J]. Advanced Functional Materials, 2012, 22: 1446-1453.

119. HU J, WANG Q, WANG Y, et al. Polydopamine-based surface modification of hemoglobin particles for stability enhancement of oxygen carriers[J]. J Colloid and Interface Science, 2020, 571: 326-336.

120. YU C, QIAN D, HUANG X, et al. Construction of biconcave hemoglobin-based microcapsules and electrochemical evaluation for its ability of oxygen carry[J]. Sensors and Actuators B: Chemical, 2018, 256: 217-225.

121. XIONG Y, STEFFEN A, ANDREAS K, et al. Hemoglobin-based oxygen carrier microparticles: synthesis, properties, and in vitro and in vivo investigations [J]. Biomacromolecules, 2012, 13: 3292-3300.

122. XIONG Y, LIU ZZ, GEORGIEVA R, et al. Nonvasoconstrictive hemoglobin particles as oxygen carriers[J]. ACS Nano, 2013, 7: 7454-7461.

123. XIONG Y, STEFFEN A, ANDREAS K, et al. Hemoglobin-based oxygen carrier microparticles: synthesis, properties, and in vitro and in vivo investigations [J]. Biomacromolecules, 2012, 13: 3292-3300.

124. GAO W, SHA B, ZOU W, et al. Cationic amylose-encapsulated bovine hemoglobin as a nanosized oxygen carrier[J]. Biomaterials, 2011, 32: 9425-9433.

125. PATTON JN, PALMER AF. Engineering temperature-sensitive hydrogel nanoparticles entrapping hemoglobin as a novel type of oxygen carrier [J]. Biomacromolecules, 2005, 6: 2204-2212.

126. PATTON JN, PALMER AF. Physical Properties of hemoglobin-poly(acrylamide) hydrogel-based oxygen carriers: effect of reaction pH[J]. Langmuir, 2006, 22: 2212-2221.

127. WEI X, XIONG H, HE S, et al. A facile way to prepare functionalized dextran nanogels for conjugation of hemoglobin[J]. Colloids Surfaces B: Biointerfaces, 2017, 155: 440-448.

128. WEI X, XIONG H, ZHOU D, et al. Ion-assisted fabrication of neutral protein crosslinked sodium alginate nanogels[J]. Carbohydrate Polymers, 2018, 186: 45-53.

129. HOFFMAN S, LOOKER DL, ROEHRICH JM, et al. Expression of fully functional tetrameric human hemoglobin in Escherichia coli[J]. Proc. Natl Acad. Sci. USA 1990, 87: 8521-8525.

130. SMITH B, GUTIERREZ P, GUERRERO E, et al. Development of a Method To Produce Hemoglobin in a Bioreactor Culture of Escherichia coli BL21(DE3) Transformed with a Plasmid Containing Plesiomonas shigelloides Heme Transport Genes and Modified Human Hemoglobin Genes[J]. Applied and environmental microbiology. 2011, 77: 6703-6705.

131. MARTÍNEZ JL, PETRANOVIC D, NIELSEN J. Heme metabolism in stress regulation and protein production: From Cinderella to a key player[J]. Bioengineered. 2016, 7(2): 112-115.

132. BAUDIN-CREUZA V, CHAUVIERRE C, DOMINGUES E, et al. Octamers and nanoparticles as hemoglobin based blood substitutes[J]. Biochim Biophys Acta. 2008, 1784(10): 1448-1453.

133. LOOKER D, ABBOTT-BROWN D, COZART P, et al. A human recombinant haemoglobin designed for use as a blood substitute[J]. Nature, 1992, 356: 258-260.

134. FRONTICELLI C, BELLELLI A, BRINIGAR WS. Approaches to the engineering of hemoglobin-based oxygen carriers[J]. Trans Alt in Trans Med, 2004, 5: 516-520.

135. GREY M, YAINOY S, PRACHAYASITTIKUL V, et al. A superoxide dismutase-human hemoglobin fusion protein showing enhanced antioxidative properties[J]. FEBS J, 2009, 27136(21): 6195-6203.

136. BURHOP KE, DOYLE MP. The development and preclinical

testing of a second generation recombinant hemoglobin solution, rHb2. 0 for injection[A]. in: Messmer K, Messmer, Burhop KE, Hutter J, editors. Microcirculatory effects of hemoglobin solutions. Basel: Karger, 2004, 48-64.

137. HERMANN J, CORSO C, MESSMER KF. Resuscitation with recombinant hemoglobin rHb2. 0 in a rodent model of hemorrhagic shock[J]. Anesthesiology, 2007, 107(2): 273-280.

138. FROST AT, JACOBSEN IH, WORBERG A, et al. How Synthetic Biology and Metabolic Engineering Can Boost the Generation of Artificial Blood Using Microbial Production Hosts[J]. Front Bioeng Biotechnol, 2018, 30(6): 186.

139. SINCLAIR J, HAMZA I. Lessons from bloodless worms: heme homeostasis in C. elegans[J]. Biometals, 2015, 28(3): 481-489.

140. REEDER BJ, GREY M, Silaghi-Dumitrescu RL, et al. Tyrosine residues as redox cofactors in human hemoglobin: implications for engineering nontoxic blood substitutes[J]. J Biol Chem. 2008, 283(45): 30780-30787.

141. SILKSTONE GGA, SILKSTONE RS, WILSON MT, et al. Engineering tyrosine electron transfer pathways decreases oxidative toxicity in hemoglobin: implications for blood substitute design[J]. Biochem J, 2016, 473(19): 3371-3383.

142. COOPER CE, SILKSTONE GGA, SIMONS M, et al. Engineering tyrosine residues into hemoglobin enhances heme reduction, decreases oxidative stress and increases vascular retention of a hemoglobin based blood substitute[J]. Free Radical Biology and Medicine, 2019, 134: 106-118.

143. CHAN LW, WHITE NJ, PUN SH. Synthetic strategies for engineering intravenous hemostats[J]. Bioconjug Chem, 2015, 26(7): 1224-1236.

144. GIRISH A, SEKHON U, SEN GUPTA A. Bioinspired artificial platelets for transfusion applications in traumatic hemorrhage[J]. Transfusion, 2020, 60(2): 229-231.

145. BODE AP, LUST RM, READ MS, et al. Correction of the bleeding time with lyophilized platelet infusions in dogs on cardiopulmonary bypass[J]. Clin Appl Thromb Hemost, 2008, 14(1): 38-54.

146. HAWKSWORTH JS, ELSTER EA, FRYER D, et al. Evaluation of lyophilized platelets as an infusible hemostatic agent in experimental non-compressible hemorrhage in swine[J]. J Thromb Haemost, 2009, 7(10): 1663-1671.

147. RYBAK ME, RENZULLI LA. A liposome based platelet substitute, the plateletsome, with hemostatic efficacy[J]. Biomater Artif Cells Immobilization Biotechnol, 1993, 21(2): 101-118.

148. VOSTAL JG, REID TJ, MONDORO TH. Summary of a workshop on in vivo efficacy of transfused platelet components and platelet substitutes[J]. Transfusion, 2000, 40(6): 742-750.

149. KITAGUCHI T, MURATA M, IIJIMA K, et al. Characterization of liposomes carrying von Willebrand factor-binding domain of platelet glycoprotein Ibalpha: a potential substitute for platelet transfusion[J]. Biochem Biophys Res Commun, 1999, 261(3): 784-789.

150. NISHIYA T, KAINOH M, MURATA M, et al. Reconstitution of adhesive properties of human platelets in liposomes carrying both recombinant glycoproteins Ⅰa/Ⅱa and Ⅰb alpha under flow conditions: specific synergy of receptor-ligand interactions[J]. Blood, 2002, 100(1): 136-142.

151. WADA T, OKAMURA Y, TAKEOKA S, et al. Deformability and adhesive force of artificial platelets measured by atomic force microscopy[J]. J Biorheol, 2009, 23(1): 35-40.

152. RAVIKUMAR M, MODERY CL, WONG TL, et al. Mimicking adhesive functionalities of blood platelets using ligand-decorated liposomes[J]. Bioconjug Chem, 2012, 23(6): 1266-1275.

153. SRINIVASAN R, MARCHANT RE, GUPTA AS. In vitro and in vivo platelet targeting by cyclic RGD-modified liposomes[J]. J Biomed Mater Res A, 2010, 93(3): 1004-1015.

154. AGAM G, LIVNE AA. Erythrocytes with covalently bound fibrinogen as a cellular replacement for the treatment of thrombocytopenia[J]. Eur J Clin Invest, 1992, 22(2): 105-112.

155. LEVI M, FRIEDERICH PW, MIDDLETON S, et al. Fibrinogen-coated albumin microcapsules reduce bleeding in severely thrombocytopenic rabbits[J]. Nat Med, 1999, 5(1): 107-111.

156. COLLER BS, SPRINGER KT, BEER JH, et al. Thromboerythrocytes. In vitro studies of a potential autologous, semi-artificial alternative to platelet transfusions[J]. J Clin Invest, 1992, 89(2): 546-555.

157. TAKEOKA S, OKAMURA Y, TERAMURA Y, et al. Function of fibrinogen gamma-chain dodecapeptide-conjugated latex beads under flow[J]. Biochem Biophys Res Commun, 2003, 312(3): 773-779.

158. BERTRAM JP, WILLIAMS CA, ROBINSON R, et al. Intravenous hemostat: nanotechnology to halt bleeding[J]. SciTransl Med, 2009, 1(11): 11-22.

159. SHOFFSTALL AJ, ATKINS KT, GROYNOM RE, et al. Intravenous hemostatic nanoparticles increase survival following blunt trauma injury[J]. Biomacromolecules, 2012, 13(11): 3850-3857.

160. ZHANG P, LI S, ZHANG S, et al. GRGDS-functionalized chitosan nanoparticles as a potential intravenous hemostat for traumatic hemorrhage control in an animal model[J]. Nanomedicine, 2018, 14(8): 2531-2540.

161. OKAMURA Y, FUJIE T, MARUYAMA H, et al. Prolonged hemostaticability of poly(ethylene glycol)-modified polymerized albumin particles carrying fibrinogen γ-chain dodecapeptide[J]. Transfusion, 2007, 47: 1254-1262.

162. SUZUKI H, OKAMURA Y, IKEDA Y, et al. Ultrastructural analysis of thrombin-induced interaction between human platelets and liposomes carrying fibrinogen γ-chain dodecapeptide as a synthetic platelet substitute[J]. Thromb Res, 2011,128(6):552-559.
163. NISHIKAWA K, HAGISAWA K, KINOSHITA M, et al. Fibrinogen γ-chain peptide-coated, ADP-encapsulated liposomes rescue thrombocytopenic rabbits from non-compressible liver hemorrhage[J]. J Thromb Haemost, 2012, 10(10): 2137-2148.
164. OKAMURA Y, KATSUNO S, SUZUKI H, et al. Release abilities of adenosine diphosphate from phospholipid vesicles with different membrane properties and their hemostatic effects as a platelet substitute[J]. J Control Release, 2010, 148(3): 373-379.
165. HAGISAWA K, KINOSHITA M, TAKIKAWA M, et al. Combination therapy using fibrinogen γ-chain peptide-coated, ADP-encapsulated liposomes and hemoglobin vesicles for trauma-induced massive hemorrhage in thrombocytopenic rabbits[J]. Transfusion, 2019, 59(10): 3186-3196.
166. HASHIMOTO M, TAGUCHI K, OGAKI S, et al. Pharmacokinetic properties of single and repeated injection of liposomal platelet substitute in a rat model of red blood cell transfusion-induced dilutional thrombocytopenia[J]. J Pharm Sci, 2015, 104(11): 3968-3976.
167. MODERY-PAWLOWSKI CL, TIAN LL, RAVIKUMAR M, et al. In vitro and in vivo hemostatic capabilities of a functionally integrated platelet-mimetic liposomal nanoconstruct[J]. Biomaterials, 2013, 34(12): 3031-3041.
168. DYER MR, HICKMAN D, LUC N, et al. Intravenous administration of synthetic platelets (SynthoPlate) in a mouse liver injury model of uncontrolled hemorrhage improves hemostasis [J]. J Trauma Acute Care Surg, 2018, 84(6): 917-923.
169. HICKMAN DA, PAWLOWSKI CL, SHEVITZ A, et al. Intravenous synthetic platelet (SynthoPlate) nanoconstructs reduce bleeding and improve 'golden hour' survival in a porcine model of traumatic arterial hemorrhage[J]. Sci Rep, 2018, 8(1): 3118.
170. ANSELMO AC, MODERY-PAWLOWSKI CL, MENEGATTI S, et al. Platelet-like nanoparticles: mimicking shape, flexibility, and surface biology of platelets to target vascular injuries [J]. ACS Nano, 2014, 8(11): 11243-11253.

第四十七章

血浆代用品

血浆代用品(plasma substitute)是指能代替血浆中的某些成分或者在一定程度上代替血浆部分功能的制剂。当血浆代用品输入血管后,可在一定时间内维持乃至增加血容量,从而维持有效血液循环,运载血细胞为机体供氧供能,因此血浆代用品又称血浆扩容剂(plasma expander)。血浆代用品按相对分子质量大小可分为两大类,即晶体液(crytalloids)和胶体液(colloids)。

血浆代用品主要用于纠正或预防血浆、全血容量缺乏引起的循环功能不全。临床上主要用于大量失血、失血浆及大面积烧伤所致的血容量降低、休克等紧急情况,可以扩充血容量,改善微循环,提高患者的生存率。血浆代用品还可用于麻醉后预扩容(血液稀释)、体外循环预充液,起到节约用血,降低输血风险的作用。

第一节 晶 体 液

晶体液的主要成分是水和电解质,是小分子的溶液,溶质颗粒直径小于1nm。临床上晶体液是在血液和体液丢失后,用以纠正水和电解质缺乏的基本复苏液体之一。其主要作用是补充功能性细胞外液,维持机体内环境相对稳定(如pH和晶体渗透压),增加肾小球滤过率,在一定程度上补充循环血容量并维持尿量。

血浆的晶体渗透压主要来自血液中的无机盐、糖等晶体物质,80%来自于 Na^+ 和 Cl^-,用于维持细胞内外水分交换,保持血细胞正常形态和功能。晶体液有等渗和高渗之分。正常人血浆晶体渗透压为280~320mOsm/L,高于血浆晶体渗透压320mOsm/L称之为高渗。生理盐水是临床上最早和最常用的一种等渗晶体液。在生理盐水中加入氯化钾及氯化钙,增加了必然的生理功能,成为第一代等渗晶体液,称林格液。在林格液中加入乳酸钠,成为第二代等渗晶体液,称乳酸林格液。使用醋酸盐取代乳酸盐,升级成第三代等渗晶体液,称醋酸林格液。等渗晶体液渗透压均在正常人血浆渗透压范围内,输入体内后,电解质和水分可快速从血管内渗出到血管外组织间隙,按照体液成分在血管内外分布,约25%分布于血管内,75%分布于血管外。因此,等渗晶体液用于补充失血量、扩充血容量时,临床输入量是失血量的3~4倍。临床应用的高渗晶体液主要是7.5%的氯化钠溶液,其渗透压为2 400mOsm/L。输入体内后,形成血管内外晶体渗透压梯度,将吸纳细胞内水、组织间隙液体进入体循环,实现血容量扩充。

一、生 理 盐 水

(一) 理化性质

为0.9%的氯化钠溶液(normal solution, NS),含 Na^+ 和 Cl^- 各154mmol/L,pH 5.0,渗透压为308mOsm/L。Na^+ 的含量与血浆相近,但 Cl^- 的含量比细胞外液高50%。

(二) 药理作用

可补充体内的 Na^+ 和 Cl^-,调节体内水分和电解质的平衡,维持细胞外液正常的渗透压。作为血浆扩容剂,主要用于低血容量患者的血容量扩充,维持循环血容量和渗透压稳定。输注后很快渗出到组织间隙,经肾脏随尿迅速排出体外。

(三) 不良反应

血液内 Na^+ 和 Cl^- 含量约为142mmol/L和103mmol/L。生理盐水的 Cl^- 含量比血液的 Cl^- 含量高约50mmol/L,在重度缺水或休克状态下,肾脏血液减少,会影响正常的排氯功能,从静脉内输入大量生理盐水,可引起血 Cl^- 过高,导致高氯性酸中毒(hypercholoremic metabolic acidosis, HCMA)。大量使用还会加剧组织炎症反应。

二、复方氯化钠溶液

(一) 理化性质

又称林格液(Ringer's solution, RS),含 Na^+ 147mmol/L、Ca^{2+} 2.5mmol/L、Cl^- 156mmol/L、K^+ 4mmol/L,pH 5.5,渗透压312mOsm/L。氯离子含量高于细胞外液,其他电解质成分接近细胞外液。

（二）药理作用

同生理盐水一样，用于维持循环血容量和渗透压稳定。

（三）不良反应

氯离子含量超过细胞外液，同生理盐水一样，大量输注可引起高氯性酸中毒。含有钙离子，有助于促进凝血，但大量输注（>3L）有可能缩短凝血时间，引起机体明显的高凝状态。

三、乳酸林格液

（一）理化性质

乳酸林格液（lactated Rringer′s solution，LRS）含 Na^+ 130mmol/L、K^+ 4mmol/L、Ca^{2+} 1.5mmol/L、Cl^- 109mmol/L、乳酸根 28mmol/L，pH 6.5，渗透压 272mOsm/L。其电解质成分更接近细胞外液，只是钠离子浓度及渗透压偏低。

（二）药理作用

作为血浆扩容剂，主要用于低血容量患者的血容量扩充，维持液体容量，调节电解质及酸碱平衡。乳酸输入后1～2小时内经肝脏氧化，终末代谢产物为碳酸氢钠，可部分纠正代谢性酸中毒。

（三）不良反应

钠离子浓度及渗透压偏低，大量输入后，在维持血管有效循环血容量的同时，会导致组织液生成相对增多，引起间质水肿，故有脑水肿的患者慎用；含钙离子，同林格液一样存在干扰凝血的可能；还有一些药物如头孢羟唑等能和钙结合而不能与乳酸林格液相容，因此要注意用药禁忌；有肝功能不全时，乳酸降解速度减慢，延缓酸中毒的纠正速度；大量使用会引起高乳酸血症，也能够激活炎症细胞，加剧组织炎症反应和内皮细胞功能障碍。

四、醋酸林格液

（一）理化性质

为避免乳酸蓄积的不良反应，1979年美国推出醋酸林格液（acetated Ringer′s solution，ARS），即以醋酸盐代替乳酸盐。它是一种不含钙的复方电解质溶液，含 Na^+ 140mmol/L、K^+ 5mmol/L、Mg^{2+} 2mmol/L、Cl^- 98mmol/L、醋酸根 27mmol/L，葡萄糖酸根 23mmol/L，pH 7.4，渗透压 308mOsm/L。电解质组成接近细胞外液。各种晶体液与血浆组成的比较见表47-1。

表47-1　各种晶体液与血浆成分的对比

	Na^+/（mmol·L^{-1}）	K^+/（mmol·L^{-1}）	Ca^{2+}/（mmol·L^{-1}）	Mg^{2+}/（mmol·L^{-1}）	Cl^-/（mmol·L^{-1}）	HCO_3^-/（mmol·L^{-1}）	醋酸盐/（mmol·L^{-1}）	乳酸盐/（mmol·L^{-1}）	葡萄糖/（mmol·L^{-1}）	pH	渗透浓度/（mmol·L^{-1}）
血浆	136～146	3.8～5.0	4.6～5.5	1.3～2.1	100～106	23～27		0.1～2	3.9～6.0	7.4	280～310
NS	154				154					5	308
RS	147	4	4.5		156					5.5	311
LRS	130	4	2.7		109			27.7		6.5	272
ARS	140	5		2	98		27		23	7.4	308

同以上3种晶体液相比，醋酸林格液具有以下优势：①醋酸林格液的pH与正常血浆相同（pH 7.4），重症患者使用无须重新调配酸碱性，大量补液不易引起酸中毒；②醋酸林格液所含钠离子和氯离子更接近血浆，输注后不会发生高氯性酸中毒；③醋酸林格液含有生理浓度的镁离子和钾离子，大量补液不会造成镁离子和钾离子含量降低；④醋酸林格液不含钙离子，不干扰凝血；⑤醋酸林格液中不含有乳酸根，大量补液不会导致乳酸堆积，可以安全应用于因乳酸代谢活动削弱而不能耐受乳酸盐的患者；⑥醋酸在细胞内与辅酶A结合生成乙酰辅酶A，直接进入三羧酸循环，不会增加肝脏负担。

（二）药理作用

作为血浆扩容剂，主要用于低血容量患者的血容量扩充，补充水和电解质，并作为碱化剂在一定程度上纠正代谢性酸中毒。其葡萄糖酸根和醋酸根在体内经氧化后最终代谢为二氧化碳和水。

（三）不良反应

输注或口服过多、过快，可导致水钠潴留，引起水肿、血压升高、心率加快、胸闷、呼吸困难，甚至急性左心功能衰竭。

五、高渗盐

（一）理化性质

高渗盐（hypertonic saline solution，HS）是指所含钠离子浓度超过生理浓度的晶体溶液，临床应用制剂中氯化钠浓度一般为3%～7.5%，钠离子含量为250～1 200mmol/L。目前临床复苏常用的高渗氯化钠多为

7.5%的氯化钠溶液，其中钠含量为1 232mmol/L，渗透浓度为2 450mOsm/L，相当于正常血浆渗透压的8倍。

（二）药理作用

1. 迅速扩充血容量　高渗氯化钠静脉输入后，2～5分钟即可引起血浆内钠离子浓度快速升高，形成跨膜渗透梯度，吸引细胞内水和组织间隙液体进入体循环，导致血容量扩充，起到"自身输液"的作用。若按4ml/kg输入7.5%氯化钠溶液，血浆容量可扩充20%，大约有400～800ml的组织间液和细胞内液进入血管。一般认为，细胞脱水不超过15%属于生理可耐受范围，是安全的。高渗氯化钠溶液可通过减轻组织细胞水肿而发挥防治肺水肿、脑水肿等并发症的作用。在合并脑水肿的失血性休克患者治疗中，脱水与输液是一对矛盾。高渗氯化钠溶液不仅可以扩容，而且能减轻脑水肿，其脱水作用与甘露醇相似，但作用时间比甘露醇短。由于钠离子进入机体后很快渗出到组织间隙，因而高渗氯化钠输入后扩容的作用维持时间较短。

2. 改善微循环　高渗氯化钠可通过以下途径改善微循环：①高渗状态可使肿胀的血管内皮细胞皱缩，毛细血管内径恢复正常，从而降低流体静压力，舒通微循环，改善组织灌流。②高渗氯化钠溶液可直接松弛血管平滑肌，扩张小血管及毛细血管前括约肌，使外周阻力及微循环阻力降低。同时高渗氯化钠溶液能降低循环血液中的肾上腺素、去甲肾上腺素和血管紧张素浓度，解除血管痉挛，降低外周阻力，改善微循环。③高渗氯化钠溶液能除去毛细血管中嵌塞的中性粒细胞。休克时，中性粒细胞黏附于血管内皮，形成毛细血管嵌塞，是引起不可逆性休克的重要因素之一。高渗氯化钠溶液的高渗透压可引起中性粒细胞皱缩，有利于中性粒细胞变形及在毛细血管中流动。另外，高渗氯化钠能抑制中性粒细胞和血管内皮细胞表面黏附分子的表达，抑制两者发生稳定的黏附。

3. 增加心肌收缩力，提高心输出量　高渗氯化钠溶液可直接作用于心肌细胞，增强心肌收缩力，且这种心脏效应不受交感神经阻滞的影响。高渗溶液增强心肌收缩力的机制尚未完全明了，其可能的机制：①细胞外渗透压的升高使心肌细胞膜张力增高，激活离子通道，细胞膜对钙离子的通透性增加，胞浆内钙离子含量升高；②高渗溶液输入后引起心肌细胞脱水，加之血浆高浓度的钠离子，使细胞内钠负荷增加，刺激细胞膜的钠钙交换过程，心肌细胞摄钙离子增加；③高渗溶液可降低血清中心肌抑制因子的含量以增强心肌收缩功能。

4. 改善机体免疫功能，减轻炎症反应　高渗氯化钠溶液能有效地减少中性粒细胞在组织中的扣押，抑制中性粒细胞的激活，抑制内皮细胞黏附分子的表达。对肺泡巨噬细胞具有免疫调理作用，增强肺泡巨噬细胞的抗炎效应。

（三）不良反应

使肥大细胞释放组胺，引起血压下降；迅速扩容稀释血浆导致钾离子浓度下降；刺激静脉内皮细胞导致静脉损伤；影响凝血功能。

第二节　胶　体　液

血浆中所含蛋白质形成的渗透压称为胶体渗透压（1.3～1.5mOsm/L），主要功能是调节毛细血管内外水分的交换，并维持血浆容量。胶体液是溶质颗粒直径介于1～100nm的大分子物质，不易通过毛细血管壁，其颗粒存留在血管内产生胶体渗透压，将液体存留于血管内，从而增加并有效维持血容量。

临床上常用的天然胶体主要是人血白蛋白。人工胶体主要包括：①明胶类血浆代用品。经不断改良，目前在临床中应用的主要产品为脲联明胶（如：海脉素，haemaceel）和琥珀酰明胶（如：佳乐施，gelofusine）。②右旋糖酐类血浆代用品。主要为中分子量（重均分子量70 000Da）、低分子量（重均分子量40 000Da）和小分子量（重均分子量20 000Da）右旋糖酐。③羟乙基淀粉类血浆代用品，其研发历程分为三个阶段：高分子量高取代级、中分子量中取代级、中分子量低取代级。

一、人血白蛋白

（一）理化性质

白蛋白（albumin，Alb）是由585个氨基酸残基构成的单链多肽，分子量为66 458Da，分子中含17个二硫键，不含有糖的组分。在体液pH 7.4的环境中，每分子可以带200个以上的负电荷。

白蛋白由肝实质细胞合成，在血浆中的半衰期为15～19天，是血浆中含量最多的蛋白质，占血浆总蛋白的40%～60%。在健康人体内，70%～80%的血浆胶体渗透压由白蛋白维持。白蛋白具有维持血浆胶体渗透压，结合并输运血液中小分子物质，抗氧化，抗凝以及免疫调节等生理功能。白蛋白作为血浆代用品，主要发挥其维持血浆胶体渗透压的作用。

人血白蛋白（human serum albumin，HAS）制剂是由健康人血浆经低温乙醇蛋白分离法提取，病毒灭活处理制成。每克白蛋白的结合水量为18ml。人血白蛋白制剂的浓度主要为5%和25%。5%人血白蛋白溶液的胶体渗透压和血浆相近,为2.66kPa(20mmHg),称为等渗白蛋白,是最常用的天然胶体液。25%人血白蛋白溶液的胶体渗透压为13.3kPa(100mmHg),称为高渗白蛋白,其扩容效应是用量的5倍,多用于脑水肿、新生儿及低血容量并伴有水肿的患者。

(二) 药理作用

1. 维持血浆胶体渗透压,扩充血容量　白蛋白分子量较高,与盐类及水分相比,透过膜内速度较慢,使白蛋白的胶体渗透压与毛细血管的静力压抗衡,以此维持正常与恒定的血容量。5g白蛋白保留体循环内水分的能力相当于200ml全血或100ml血浆的能力。5%白蛋白不引起组织间液向血管内转移,一般输入1 000ml的5%白蛋白溶液后,血浆容量可增加500~1 000ml,临床主要应用于治疗低血容量及白蛋白的缺乏;25%白蛋白溶液可显著吸纳组织间液到体循环,在血管通透性正常的情况下输入100ml,1小时后可使血管内容量增加400~500ml,因此主要用于脑水肿、新生儿及低血容量并有水肿的患者。

2. 抗炎作用有证据表明,白蛋白的硫氢基可根据其氧化还原状态介导炎性细胞的信号调节,因此,25%的白蛋白可调控休克复苏后的中性粒细胞与内皮细胞相互作用,从而减轻肺损伤。对猪失血性休克模型进行液体复苏的研究发现,与人工胶体和晶体相比,5%的白蛋白不激活中性粒细胞,可有效抑制炎症反应。白蛋白还可增加细胞内谷胱甘肽的表达水平并影响转录因子NF-κb的活化。

(三) 不良反应

人血白蛋白引起的不良反应多出现在输注过程中,不良反应类型主要为全身过敏反应和心脏损害,其他不良反应还包括热原样反应、精神障碍、肾功能损害、喉头水肿、心律失常、消化道出血、急性溶血、腮腺肿大等。

(四) 研发历程与临床应用

白蛋白溶液用于液体复苏源自20世纪40年代,在第二次世界大战中挽救了无数伤员生命,很长时间被认为是对患者最有益的液体。然而,在1998年之后,白蛋白在临床的应用出现争议。1998年,Cochrane创伤组在英国医学杂志上发表了纳入30项随机对照研究(randomized controlled trail,RCT),共计1 419名患者的荟萃分析(meta分析)。研究结果表明,无论是伴有低血容量、烧伤或是低蛋白血症的重症患者,使用白蛋白治疗非但不降低病死率,而且与非白蛋白或晶体液扩容治疗相比,总体病死率增加[1]。同期发表的科学述评提出,在重症患者存在全身炎症反应的状态下,白蛋白的扩容作用可能并不与其在健康受试者体内的扩容效果相一致。炎症反应引起的毛细血管通透性增加会使血浆白蛋白溢出至组织间隙,不仅在一定程度削弱了其扩容作用,相反还可能产生有害的影响[2]。该文章的发表引起巨大波澜,美国食品和药物管理局(Food and Drug Administration,FDA)根据此结论发出使用白蛋白的警告,全球白蛋白处方量明显减少[3]。不过,随后又有多达22篇的文章发表,一致反对Cochrane的研究结论。其中Wilkes等对更多随机对照研究(55个研究3 504个病例)进行了荟萃分析,结果显示采用白蛋白进行液体复苏并不增加重症患者的死亡风险。直至2004年,在新英格兰杂志上发表的一项在欧洲开展的名为SAFE(saline versus albumin fluid evaluation)的多中心对照、随机双盲临床试验,成为白蛋白效果评价的一个重要的里程碑。该研究结果证实,与生理盐水相比,4%白蛋白扩容治疗并不增加重症患者28天病死率[4]。至此,白蛋白用于重症患者扩容治疗的安全性得以肯定,美国FDA也因此撤销了对白蛋白的警告。2011年,Cochrane创伤小组重新进行了一项纳入38项随机对照实验、共计10 842例受试者的荟萃分析[5],结果表明,无论用于容量不足或是低蛋白血症的重症患者,白蛋白是安全的,但与生理盐水比较并不显著降低此类患者的病死率。在SAFE的亚组分析中发现对于脓毒症患者,使用白蛋白有更好的生存率,但差异无统计学意义。Delaney等[6]采用Meta分析方法比较了白蛋白与其他复苏液对脓毒症患者的治疗效果,该研究纳入了17项临床研究论文,分析结果提示,白蛋白复苏与脓毒症患者的病死率降低具有相关性。对于创伤伴脑损伤患者,SAFE研究的创伤亚组分析显示,接受4%白蛋白组比生理盐水组有较高的死亡风险。因此,在2012年欧洲重症医学会制定的"重症患者胶体治疗共识"[7]中,推荐白蛋白可用于严重脓毒症患者的复苏治疗(推荐级别:2B),对于脑损伤患者不选用白蛋白(推荐级别:1C)。

由于不同研究证实了白蛋白的安全性和有效性[8],中国目前推荐白蛋白作为大量晶体液进行液体复苏的补充:2018年脓毒/脓毒性休克急诊治疗指南推荐在早期复苏及随后的容量代替治疗阶段,当需要大量的晶体溶液时,建议可以加用白蛋白;中国严重脓毒症脓毒性休克治疗指南(2019)推荐严重脓毒症和脓毒症休克患者液体复苏时可考虑应用白蛋白(2B)。2020年2月美国重症医学会(the society of critical care medicine,SCCM)发布了重症监护室(ICU)成人急性和慢性加急性肝衰竭的管理指南。在指南中建议使用白蛋白对急性肝衰竭(ALF)或慢性加急性肝衰竭(ACLF)患者进行液体复苏,特别是当血清白蛋白较低(<30g/L)时(弱推荐,低证据质量。)

在白蛋白用于烧伤患者的研究中,Navickis RJ等[9]的Meta分析结果提示,烧伤24小时内输入白蛋白与烧伤患者病死率降低有关,应用白蛋白还可以显著降低腹腔间隔室综合征。2012年,我国全军烧伤专业常务委员会就烧伤患者白蛋白的使用问题进行了深入研讨,达成共识如下:①严重烧伤患者应早期联合使用晶体液与胶体液,胶体液应首选血浆;如血浆来源不足,可用白蛋白代替,推荐使用5%等渗白蛋白。②对需要营养支持的烧伤患者,白蛋白不应作为能量底物补充。对已经补充足够能量和营养底物但仍出现低蛋白血症者,可使用白蛋白。血清白蛋白浓度低于30g/L应补充白蛋白,建议使用10%以上高渗白蛋白。当血清白蛋白浓度达到35g/L以上时,应停止补充白蛋白。

人体实验数据显示,4%~5%白蛋白的扩容效果与其输注量大致相等,而高渗白蛋白扩容效果更强。观察性研究结果显示,为达到同样的血流动力学反应,20%白蛋白用于液体复苏的用量显著低于4%白蛋白。从理论上讲,小量的复苏液可导致更少的液体积聚,并减轻液体正平衡的不利后果。因此,使用高胶白蛋白(20%白蛋白)进行液体复苏受到越来越多研究者的关注。2018年CaraceniP等[10]在《柳叶刀》发表的一项开放性随机对照研究显示,与标准治疗相比,20%白蛋白治疗的患者可显著提高患者18个月生存率。同年,Mårtensson等[11]在*Intensive Care Med*上发表的SWIPE试验表明,与4%~5%白蛋白相比,对ICU患者使用20%白蛋白能减少补液量,提高患者生存率且对肾功能无不利影响。另外,高渗白蛋白在创伤性复苏中也起到较好的作用。在战地环境中,25%白蛋白比羟乙基淀粉和单独使用晶体液有更多的复苏潜能;标准血液制品输注前,使用25%白蛋白+纤维蛋白原+氨甲环酸治疗可获得潜在的止血效果和扩容效果[12]。

总之,白蛋白用于液体复苏的历史可谓是一波三折,在1940—1998年,白蛋白除了价格昂贵以外,被认为是有效、可选择使用的复苏液。在1998—2004年,研究认为输入白蛋白有害。目前对白蛋白的认识是除不适合应用于严重创伤性脑损伤的治疗外,仍可作为有效的血浆代用品应用于临床。然而,目前没有明确的数据支持白蛋白比价格便宜的晶体液有更好的治疗效果[13-15]。

二、明　胶

明胶(gelatins)是一种蛋白质,是以动物(牛、猪)的皮、骨、肌腱中的胶原经水解后提取的多肽产物。目前用于临床的明胶制剂主要是脲联明胶(polyeline,聚明胶肽)和琥珀酰明胶(modified fluid gelatin,改良液体明胶)。

脲联明胶是由牛骨猪骨明胶蛋白经热降解后生成明胶水解蛋白,再经过尿素交联而成的一种多肽。代表产品是德国1962年开发的haemaccel(海脉素,又名血代)和我国生产并于1992年正式应用于临床的菲克雪浓。

琥珀酰明胶是由牛胶原经水解和琥珀酰化而成的琥珀酰化明胶聚合物。代表产品是德国1952年开发的4%的琥珀酰明胶。

(一)理化性质

1. 脲联明胶　胶海脉素(又名血代、聚明胶肽、血脉素),为3.5%尿素交联的多肽。

重均分子量:Mw 35 000(5 000~50 000Da)。

电解质:Na^+ 145mmol/L,Cl^- 145mmol/L,K^+ 5.1mmol/L,Ca^{2+} 6.26mmol/L。

胶体渗透压:1.46mOsm/L(27mmHg);晶体渗透压:280mOsm/L。

pH:7.1~7.3

2. 琥珀酰明胶　佳乐施(又名血安定),含4%琥珀酰明胶。

数均分子量:Mn 22 300(18 000~26 600)。

电解质:Na^+ 154mmol/L,Cl^- 120mmol/L。

胶体渗透压:1.81mOsm/L(33.3mmHg);晶体渗透压:274mOsm/L。

相对黏度:1.9(与0.9%W/VNaCl相比)。

pH:7.4±0.3。

(二)药理作用

1. 扩容作用　该产品输入后并不吸收细胞外间隙的水分,其容量效应相当于所输入量,即不会产生内源性扩容效应。静脉输入后可提高血浆胶体渗透压、扩充循环血容量、改善组织灌注;由于分子量相对较低,大多数明胶输入后几分钟内经尿排出。因此,扩容效率(70%~80%)和容量维持时间(2~4小时)有限,不能与右旋糖酐或羟乙基淀粉相比。

2. 改善微循环 可引起血液稀释,降低血液黏度,从而改善微循环。该产品相对黏稠度与血浆相似,大量输入后虽然减少血细胞比容,影响血液携氧能力,但同时降低了血液相对黏稠度,从而改善微循环,减少心脏负荷,使心排血量增加,心肌耗氧量不增加,加快血液流速。总体效果是在血细胞比容不低于25%~30%的情况下增加了氧的运输。

3. 对凝血功能的影响 对凝血系统影响小,大量输入后除了因血液稀释影响凝血功能外,不影响血小板和红细胞功能。不干扰交叉配血。

4. 对肾功能的影响 该产品所产生的渗透性利尿作用有助于维持休克患者的肾功能。分子量小,不会造成肾脏堵塞和蓄积。

5. 体内代谢过程 在血液和肝脏中代谢,代谢产物为未活化的氨基酸。主要由肾脏排泄,约3天内可完全从血液中清除。

(三) 不良反应

常见不良反应:①最主要的不良反应是类过敏反应,系组氨释放所致,与注射过快相关。②脲联明胶含钙、钾较多,因此输注过脲联明胶的管道不应该再用于输血。不能与加有抗凝剂的全血或血浆混合,但肝素化的血可与本品混合。③脲联明胶中的钙剂可能与强心苷类药物有协同作用,增加强心苷的毒性,从而增加循环衰竭的危险。因此,使用强心苷的患者应禁用。④可导致暂时性红细胞沉降率加快。

(四) 明胶研发历程

与很多早期医学的发展一样,明胶的发现和运用也与战争密不可分。在第一次世界大战期间,人们便从动物胶原的降解产物中发现了明胶,平均分子量为60~80kDa,但因凝点高于室温,未应用于临床。1915年,Hogan对明胶进行了深入研究,同样发现这种明胶难以灭菌,凝点高于室温,且黏稠度大。直到1944年才制备出5%的明胶溶液,通过水解作用降低了明胶的黏稠度,实现了明胶溶液的流动性。第二次世界大战期间,使用明胶溶液对50例患者进行补液,成功实现了液体复苏。1949年之后,通过化学方法将大分子明胶变成了较小分子量的明胶,即为现在所普遍使用明胶的基础。1951年,氧化多聚明胶研发成功,它由肽类通过乙二醛相互交联制备,分子量介于10~40kDa之间,现已废弃。1962年聚明胶肽(脲联明胶)问世,它由牛骨明胶经热降解而成,分子量介于5~50kDa,后被广泛应用于临床。

早期聚明胶肽的代表是海脉素,由于过敏反应发生率较高,已退出全球市场。现在所使用的聚明胶肽与早期相比,无论是工艺上还是配方上,都经历了许多完善和改良。目前我国市场上应用聚明胶肽的主要产品是菲克雪浓。菲克雪浓是用健康牛骨、猪骨的明胶蛋白经热降解后生成明胶水解蛋白,再经尿素交联而成的一种多肽,平均分子量为27 500~39 500,渗透压、pH、相对黏度都与血浆一致,扩容效果确切,不在体内蓄积,易于清除,半衰期为4~6小时,并含有与血清相当浓度的电解质,不会引发容量治疗产生的电解质紊乱。

琥珀酰明胶是由牛胶原经水解和琥珀酰化制成的新一代明胶类血浆代用品。琥珀酰化学修饰加载了大量的负电荷,其负电荷与毛细血管内皮细胞的负电荷相互排斥,增加了空间结构和扩容效果,延长了在血管内的停留时间,避免肾脏将其迅速排出体外。代表产品是德国1952年开发的佳乐施,国外自20世纪70年代起广泛应用于外科手术、低血容量休克以及危重患者的复苏,国内于20世纪80年代起开始用于临床。

明胶类血浆代用品具有价格便宜,便于储存(在室温下可储存2~3年),对凝血功能干扰小,体内无蓄积,对肾功能影响小,无严格的输注次数和剂量限制等优点。但明胶来源于动物蛋白,在体内为异种蛋白,与肥大细胞或嗜酸性粒细胞作用,发生一系列活性反应,引起血管活性物质,如组胺、慢反应物质等释放,严重者导致休克,美国FDA于1978年停止使用明胶。然而明胶在其他国家仍有应用,随着明胶生产技术的革新,其过敏性不良反应得到了有效控制,提高了使用的安全性[16,17]。

三、右旋糖酐

右旋糖酐(dextran)又称葡聚糖。系蔗糖经肠膜状串珠菌(*Leuoonostoc mesenteroides*)发酵生成的一种高分子葡萄糖聚合物,经精制而成。

(一) 理化性质及分类

右旋糖酐的分子式为$(C_6H_{10}O_5)_n$,主要由D-吡喃式葡萄糖单体以α(1,6)糖苷键首尾脱水缩合连接形成的一条线性长分子链的化合物,同时还含有不同比例的α(1,2)、α(1,3)、α(1,4)糖苷键连接而成的分支结构。右旋糖酐结构具有多样性,随着生产菌株或发酵条件的不同,化学结构会有差别。国外具有代表性的右旋糖酐商业生产菌株L. M. NRRLB-512F,生产的右旋糖酐主链由95%的α(1,6)糖苷键连接,支链由约占5%的α(1,3)糖苷键连接(如图47-1)[18]。

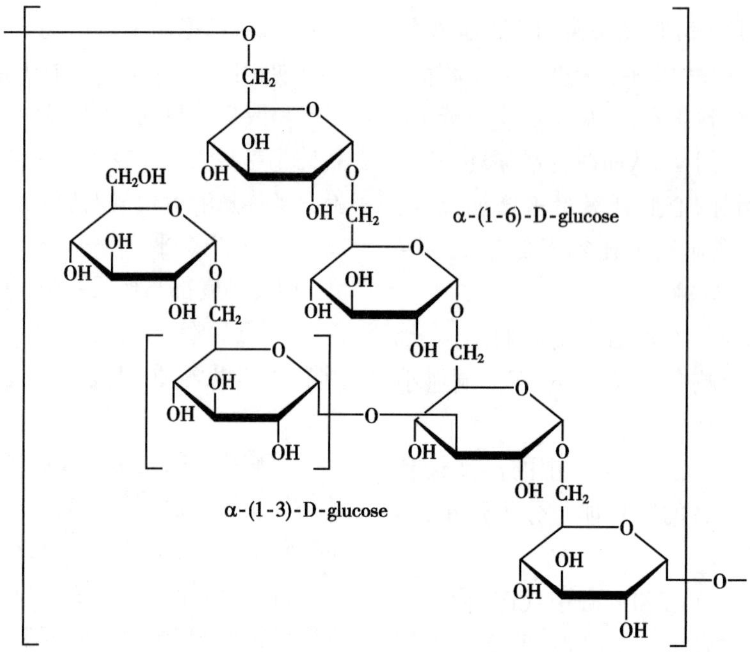

图 47-1　右旋糖酐的分子结构

用于临床的右旋糖酐，所含 α(1,6) 链率在 95% 左右。从维持血容量的效果来看，右旋糖酐的 α(1,6) 链率越高，在机体内越难被降解，维持扩容效果更持久。但含 α(1,6) 链率接近 100% 时，溶解度很差，不适于配制成制剂。从免疫学方面的研究表明，含 α(1,6) 链率在 95% 左右的右旋糖酐具有较低的临床副作用。

根据右旋糖酐相对分子量大小的不同，一般将右旋糖酐划分为高分子、中分子、低分子和小分子右旋糖酐。高分子右旋糖酐重均分子量在 90kDa 以上，特性黏度>26. 1，比旋度为+190°；中分子右旋糖酐重均分子量在 50~90kDa 之间，特性黏度 19. 1~26. 1，比旋度为+190°~+200°；低分子右旋糖酐重均分子量在 25~50kDa 之间，特性黏度 16. 0~19. 0，比旋度为+190°~+200°；小分子右旋糖酐重均分子量在 10~25kDa 之间，特性黏度 10. 6~15. 9，比旋度在+190°以上。目前临床上常用的右旋糖酐主要是重均分子量 70kDa、40kDa 和 20kDa 的品种，即右旋糖酐 70(Dextran70)、右旋糖酐 40(Dextran40) 和右旋糖酐 20(Dextran20)。

1. 右旋糖酐 70　右旋糖酐 70 分子大小约为 40Å ($1Å=10^{-10}m$)，与血浆蛋白、球蛋白分子的大小十分相近。在生理盐水中 6% 的右旋糖酐 70 与血浆的胶体特性(如渗透压和黏度)相同。

代表产品是 RescueFlow，1998 年由瑞典研制主要成分为 7. 5% 氯化钠和 6% 右旋糖酐 70，又称高渗氯化钠右旋糖酐 70 注射液(hypertonic saline dextran，HSD)。

重均分子量(M_w)为 64~76kDa，10% 大分子重均分子量不得大于 185kDa，10% 小分子重均分子量不得小于 15kDa。6% 右旋糖酐 70 的胶体渗透压为 59mmHg。pH 4. 0~7. 0。

2. 右旋糖酐 40　重均分子量(M_w)为 32~42kDa，10% 大分子重均分子量不得大于 120kDa，10% 小分子重均分子量不得小于 5kDa。

临床应用的主要制剂为 6%、10% 的右旋糖酐氯化钠注射液(含氯化钠 0. 9%)或右旋糖酐葡萄糖注射液(含葡萄糖 5%)。

3. 右旋糖酐 20　重均分子量(M_w)为 16~24kDa，10% 大分子重均分子量不得大于 70kDa，10% 小分子重均分子量不得小于 3 500Da。

临床应用的主要制剂为 6%、10% 的右旋糖酐氯化钠注射液(含氯化钠 0. 9%)或右旋糖酐葡萄糖注射液(含葡萄糖 5%)。

(二) 药理作用

右旋糖酐分子量大小与其生物学效应密切相关(图 47-2)[19]。随着分子量的增大，结合水的能力下降，胶体渗透压下降，但在肾的清除速率减慢，于血管内的停留时间延长，从而有较好的维持血容量作用。随分子量的降低，对红细胞的解聚能力增强，提高了红细胞的流动性，对微循环具有较好的改善作用。

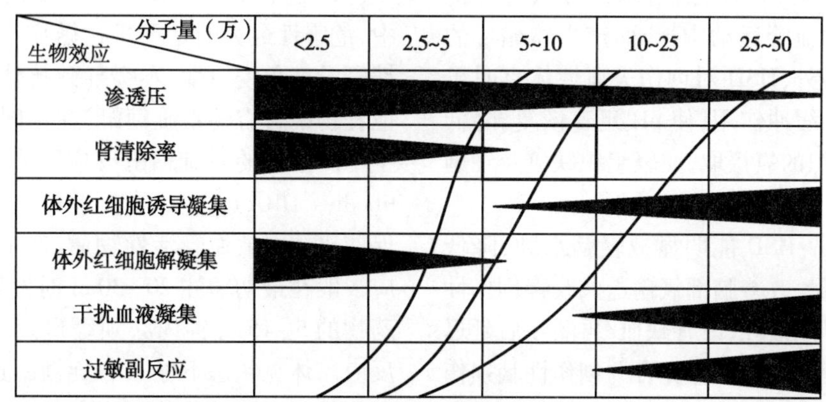

图 47-2　右旋糖酐的分子量与其生物效应关系图

注：三条曲线代表高、中、低（Mw：40kDa、70kDa 和 100kDa）分子量的右旋糖酐制品。

因此，右旋糖酐分子量不同，其临床作用效果与用途也有差异。一般中分子右旋糖酐用于补充血容量，如右旋糖酐 70 是国际上公认的血浆代用品之一，扩容维持时间长，在临床上主要发挥其扩充血容量的作用。低、小分子右旋糖酐（如右旋糖酐 40，右旋糖酐 20）进入人体后能够解除红细胞和血小板聚集，降低血液黏度，从而改善微循环。亦有扩充血容量作用，但作用较中分子右旋糖酐短暂。因此，临床上低、小分子右旋糖酐除了用于扩容外，较多应用于各种休克所致的微循环障碍、弥散性血管内凝血、心绞痛、急性心肌梗死及其他周围血管疾病等。小分子右旋糖酐尚有较强的利尿作用，有利于预防休克后的急性肾衰竭，但不宜用于严重肾病患者。

右旋糖酐在循环中存留时间与其分子量大小，及肾小球膜的通透性有关。分子量小于 20kDa 的右旋糖酐分子能自由通过肾小球，排出速度随分子量的增加而降低。右旋糖酐主要通过肾脏排出，输入 1 小时后，中、低、小分子右旋糖酐分别自尿中排出为 30%、50%、70%左右；24 小时后分别排出 60%、70%、80%左右。少部分在体内的葡聚糖酶作用下分解代谢，最终产物为二氧化碳和水。

临床常用右旋糖酐类血浆代用品药理作用如下：

1. 高渗氯化钠右旋糖酐 70HSD 在低血容量复苏治疗中的使用剂量一般为 4ml/kg 体重，不超过 8ml/kg 体重。输入量过多易引起高钠血症和高氯性酸中毒。

（1）扩充血容量：每克右旋糖酐 70 结合水量 20~25ml（白蛋白为 18ml/g），可以起到等容量扩充血容量的作用。HSD 的扩容作用主要来自于高渗盐，HSD 输入后，可大幅度提高血浆渗透压，促使细胞内水分及组织间液进入血液循环，使血浆容量迅速扩充，扩增的容量可为输入体积的 2~3 倍。右旋糖酐 70 的主要作用是通过其胶体渗透压维持并延长高渗盐的扩容作用时间，相互发挥协同效应。其扩容作用可持续 4 小时。临床上主要用于防治低血容量休克。

（2）改善心功能：HSD 可增强正性心肌收缩力，使心率加快，在血容量已获得迅速有效扩充的基础上，使心输出量迅速提高，可基本恢复到创伤失血性休克前的水平，并能快速大幅度提高动脉压，以保证重要脏器的血流量。HSD 增强心肌收缩力的机制是，由于 HSD 输入后引起细胞脱水，细胞内 Na^+ 浓度大幅度升高，促进细胞 Na^+-Ca^{2+} 交换，Ca^{2+} 向细胞外转移，细胞外液 Ca^{2+} 含量的增加导致心肌正性收缩力增强；另外，HSD 能降低血清中心肌抑制因子的含量以增强心肌收缩功能。HSD 增加心率的作用可能是通过交感神经的兴奋作用间接引起。

（3）改善微循环：HSD 可直接作用于血管平滑肌而扩张小血管及毛细血管前括约肌，使外周阻力及微循环阻力降低，增加脏器微循环的血流量，增加排尿量。研究认为 HSD 扩张毛细血管是通过调控血管内皮细胞体积以及高渗透压减轻血管内皮细胞肿胀发挥作用。HSD 中的右旋糖酐还能抑制血小板黏附性和聚集性，能提高红细胞变形性，降低血液黏度，加快血液流动，有利于改善微循环。此外，HSD 还能降低循环血液中的肾上腺素、去甲肾上腺素和血管紧张素浓度，解除血管痉挛，降低外周阻力而改善微循环。

（4）抗炎作用：HSD 的抗炎作用主要来自于高渗盐，降低中性粒细胞的反应性，抑制中性粒细胞 CD11b 的表达，尽快使损伤的单核细胞得到恢复；可以抑制白细胞、内皮细胞促炎/促凝因子上调，从而减少休克并发症的发生。

（5）维持内环境稳定，纠正代谢紊乱：HSD 输入休克机体后，可产生高渗-肺-迷走神经效应，其机制可能是通过其中的高渗盐刺激肺内一种特异性“容积渗克分子感受器"产生神经冲动，通过肺的传入神经传导至中枢神经系统的血管运动中枢，而产生体循环的血流动力学反应。另外，HSD 对创伤失血性休克时出现的酸中毒有明显的缓冲作用，使 pH 迅速恢复，降低组织的氧耗，提高组织的氧摄取，减轻组织缺氧及细胞水肿。

(6) 减轻脑损伤：HSD 能明显减轻脑水肿，降低颅内压，增加脑血流量，改善脑部氧输送。改善创伤性脑损伤后白细胞的早期活性，改善缺血/再灌注后延迟的神经损伤。明显提高失血性休克合并创伤性脑损伤患者的存活率。

2. 右旋糖酐 40

(1) 扩充血容量：每克右旋糖酐 40 结合水量为 30ml。10%右旋糖酐 40，较高的浓度和较低的分子量使之具有较高的胶体渗透压，扩容效应开始时为输入量的 2 倍，血管内半衰期为 2 小时，于输入后 1~3 小时内扩容作用最强，4 小时后逐渐降低，故应快速输注才能达到满意的扩容效果。

(2) 疏通微循环及预防血栓形成：在正常情况下，红细胞带负电荷，互相排斥，红细胞借此得以流动。休克时，细胞静电下降，斥力减弱而易聚集。低分子右旋糖酐能覆盖于红细胞、血小板及血管内膜表面，增强了红细胞电荷，防止红细胞凝集，同时抑制血小板的黏附和聚集，防止血栓的形成；低分子右旋糖酐的扩容效果几乎是输入量的 2 倍，较强的扩容作用造成血液稀释，降低血液黏稠度和血细胞比容，加快血液流动，从而改善微循环，防止休克后期发生的弥散性血管内凝血；能够通过降低因子Ⅷ、血管性血友病因子(von Willebrand factor，vWF)和糖蛋白Ⅱb/Ⅲa 受体活性而抑制血小板聚集，预防血栓形成。

(3) 预防急性肾竭：低分子右旋糖酐能增加肾血流，改善循环及组织含氧量。约在 48 小时内通过尿液排出，能均衡地保持肾脏良好的血流灌注，故可以用来预防急性肾衰竭。具有渗透性利尿作用。

3. 右旋糖酐 20　临床药理作用与右旋糖酐 40 相似。由于分子量小，排泄更快，扩充血容量作用比右旋糖酐 40 更短暂。但其改善微循环，防止血栓形成的作用优于右旋糖酐 40。由于结合水能力更强，胶体渗透压较高，在肾小管内形成高渗状态，从而有较强的利尿作用。

(三) 不良反应

右旋糖酐的分子量分布比较分散，其中的大分子是引起不良反应的主要因素，见图 58-2。分子量增大，诱导红细胞聚集能力增强，过敏反应升高。主要的不良反应如下：

1. 过敏反应　在输入右旋糖酐引起的不良反应中，危害性最大的是严重过敏症。临床上应用的右旋糖酐没有免疫原性，不会导致抗体的产生。但糖和其他食物中含有的右旋糖酐，在不同个体的血浆内会产生不同浓度的右旋糖酐反应抗体(dextran-reacting antibodies，DRA)。输入右旋糖酐后，与 DRA 相互作用，促使机体释放血管活性物质，产生过敏反应。过敏反应一般在最初输注 20~30ml 时发生，所以在开始输入药物的 5~15 分钟内必须缓慢滴入，并严密观察过敏反应。休克状态下输入右旋糖酐过敏反应发生减少，可能的与内源性儿茶酚胺浓度升高及休克状态的免疫抑制有关。新生儿几乎不发生过敏反应，很可能的原因是体内没有 DRA。HSD 对血清 IgG、IgM 和补体 C3 浓度没有明显影响，提示 HSD 不会引起广泛的过敏反应。

2. 加快血沉，影响血型鉴定　重均分子量 60kDa 以上的右旋糖酐会促进体内红细胞聚集，加快血沉速度，引起假阳性血凝集反应而影响血型测定。重均分子量 40kDa 以下者可使已经聚集的红细胞解聚，减慢血沉速度。而重均分子量在 40~60kDa 时不影响血沉。

3. 损害凝血功能　输入右旋糖酐可诱导产生血管性血友病综合征，降低抗血友病球蛋白和抗血管性假性血友病球蛋白等血浆因子含量，从而使血小板的黏附与聚集功能降低；右旋糖酐可降低血浆蛋白浓度，促进纤溶作用，引起凝血功能紊乱，特别是高分子量的右旋糖酐。对于 HSD 输入后对凝血功能的影响在临床研究中存在争议。有研究报道，虽然 HSD 治疗组患者的血压较高，但没有出血量明显增加的现象。然而最近的研究报道，给失血性休克患者早期输入一个剂量(4ml/kg)的 HSD 会损害凝血功能，导致纤溶亢进[20]。

4. 损害肾功能　右旋糖酐本身没有化学毒性，诱发肾功能障碍的原因可能源于胶体的高渗性质，使肾小管上皮细胞肿胀和空泡化导致肾小管堵塞。一般在肾功能正常，右旋糖酐非高剂量输注的情况下不易发生肾功能损害。但存在肾脏疾病、低尿量时，输入大量右旋糖酐容易引发严重肾功能不全和急性肾衰竭。

(四) 研发历程与临床应用

右旋糖酐主要是蔗糖经微生物发酵产生的一种胞外多糖。在自然界中，右旋糖酐普遍存在于许多微生物及微生物所分泌的黏液之中。直到 1986 年才把它真正确定为葡聚糖，由于它溶于水且具有强烈的右旋特性，故称之为右旋糖酐。1930 年开始研究右旋糖酐的结构，右旋糖酐作为血容量扩充剂的研究则始于第二次世界大战末期。1942年瑞典率先对右旋糖酐进行研究，1944年作为血浆代用品首先在瑞典上市，之后逐渐在欧美等国家相继生产应用。美国于1952年通过FDA认可，我国于1952—1956年对其进行研究并投产，日本和苏联也于1956年前后开始投产。随之确定了其作为血浆代用品的应用地位。虽然由于右旋糖酐较具有较高的过敏反应及其他副作用，在一些国家（如德国）已退市。但随着右旋糖酐生产的不断完善，质量不断提高，右旋糖酐仍在多个国家，如俄罗斯、中国、东欧、斯堪的纳维亚半岛（特别是瑞典）等国家和地区应用。

在国内，右旋糖酐20、40和70原料，以及葡萄糖、生理盐水注射液已写入中国药典。在临床中应用较多的是右旋糖酐40葡萄糖或生理盐水注射液，用于扩充血容量，治疗低血容量休克。另外，右旋糖酐40的血液稀释，降低血液黏度作用，在体外循环和外科手术中常用作血液稀释剂。鉴于右旋糖酐40在改善微循环方面的优势，在临床上也多用于防治心绞痛、急性心肌梗死、冠状动脉供血不足、脑血栓形成等疾病。近年来研发的复方右旋糖酐40产品含有钙、钾和乳酸，输入后除了扩容作用外，可以补充电解质，维持水和电解质平衡，稳定内环境。同时改善心肌供血，降低心肌损害。

右旋糖酐70的主要产品是HSD。随着容量复苏理念的更新，限制性液体复苏的策略已在临床治疗中推广应用，其主要措施是在救治早期输注有限的液体，既可通过液体复苏适当地恢复组织器官的血流灌注，又不至于过多扰乱机体的代偿机制和内环境。因此，越来越多的研究推荐在休克早期应用小容量复苏。HSD是国际上研究最为成熟，最早上市并应用的小容量血浆扩容剂，其主要特点是体积小、用量少、重量轻，起效快，运输保障需求低，不引起体内代谢紊乱，因此特别适合军队、自然灾害等出现大批伤员情况下的紧急救治，以及创伤失血患者的院前急救。

四、羟乙基淀粉

羟乙基淀粉（hydroxydthyl starch，HES）是现在临床上广泛使用的一类人工合成的胶体溶液。HES是以富含高分子支链的玉米淀粉或土豆淀粉为原料，经轻度水解和糊化醚化反应，并在碱性条件下，通过烯氧键进行羟乙基化或羟乙基取代，使葡萄糖亚单位与羟乙基基团连接。这种连接增加了淀粉在水中的溶解度，同时也不同程度抑制淀粉酶对淀粉的水解，大大延长在血管内的停留时间，使其扩容效应维持4~8小时。

（一）理化性质

羟乙基取代主要在脱水葡萄糖基的C_2、C_3和C_6位置上（图47-3）。HES的理化性质与HES的浓度、摩尔质量、摩尔取代度（molar substitution，MS）和取代方式（C_2/C_6比例）密切相关。

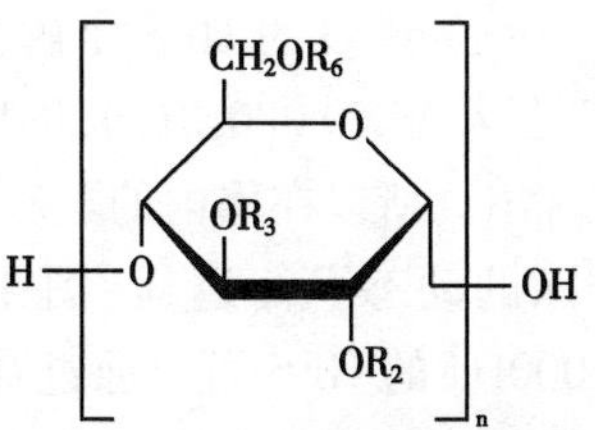

图47-3　羟乙基淀粉的结构式

注：R_2、R_3、R_6 = H 或者 CH_2CH_2OH，其中R6也可能是1,6糖酐键的分支点。

1. 浓度　HES浓度主要影响初始容量效应，6% HES溶液在体内是等渗溶液，可以1∶1地取代丢失的血液，10% HES溶液是高渗溶液，相当于1∶1.45的容量效应。

2. 摩尔质量　HES系高分子化合物，由分子质量不同的微粒组成多分散性溶液，其摩尔质量限度控制在一定范围内。HES摩尔质量单位为“g/mol”。如HES130，其摩尔质量限度宜控制在重均分子量为110 000~150 000Da，10%大分子部分重均分子量应不大于380 000Da，10%小分子重均分子量应不小于15 000Da。

3. 摩尔取代度与取代方式　淀粉中葡萄糖单位C_2、C_3、C_6三个位置上的羟基均可被羟乙基取代，取代的程度称为“取代度”，指被羟乙基取代的葡萄糖分子占总葡萄糖分子的比例。例如MS 0.4可以描述为每10个葡萄糖亚基含有4个羟乙基残基。作为药品使用的HES，通常摩尔取代度都小于1。

取代方式常常用C_2/C_6的摩尔比来衡量，它是葡萄糖C2和C6位上羟乙基基团物质的量（单位为“摩尔”）的比率。C_2位置空间位阻小，最容易进行羟乙基反应，因此C_2/C_6比例大于1。

通常使用与HES的药代动力力学具有高度相关性的参数描述HES制剂，例如6% HES 130/0.4，6%代表HES溶液的浓度，130代表HES的平均摩尔质量是130 000g/mol，0.4代表摩尔取代度。

4. 羟乙基淀粉的生物效应　影响羟乙基淀粉发挥作用的主要因素为重均分子量、摩尔取代度和C_2/C_6比。

摩尔质量与扩容强度、效果成正比。即分子量高则扩容持续作用强，不易从肾脏排出，在血液内存留时间长，扩容时间较持久。HES 分子呈多分散性，溶液的分子大小呈正态分布，其分子量从几千到几百万不等。作为一种多分散胶体溶液，HES 输入体内后，由血清 α-淀粉酶水解，摩尔质量不断下降。溶液中高摩尔质量的 HES 不断水解，补充中摩尔质量的 HES，而中摩尔质量的 HES 可有效维持血浆胶体渗透压，发挥扩容作用。当中摩尔质量的 HES 水解为低摩尔质量的 HES（摩尔质量小于 70 000g/mol，即肾阈值）时，可被肾小球滤过排出。所以在体内的羟乙基淀粉是处在水解、补充、排除的动态平衡过程（图 47-4）[21]，分子量 50 000~70 000Da 的 HES 可以通过肾排出，大分子被 α-淀粉酶水解成小分子后经肾排出。

作为羟乙基淀粉的起始原料，支链淀粉在人体内能被 α-淀粉酶快速水解，而羟乙基化可有效减少代谢降解。因此，淀粉羟基被羟乙基取代数量越多，即摩尔取代度越高，被相应淀粉酶降解的数量越少，在体内停留的时间越长，半衰期越长。另外，在羟乙基淀粉生产过程中，直链淀粉脱水形成的葡萄糖残基—C_2、—C_3、—C_6 均可被羟乙基化，其中 C_2 位由于空间位阻小，是最主要的取代位置。α-淀粉酶的活性主要依赖于羟乙基在葡萄糖分子的位置（C_2，C_3，C_6），C_2 位羟乙基基团的取代使 HES 对淀粉酶的抵抗能力最强。因此，C_2/C_6 比例越高，其被降解越慢，停留时间越长，扩容时间越长。常用 HES 的扩容作用见表 47-2[22]。

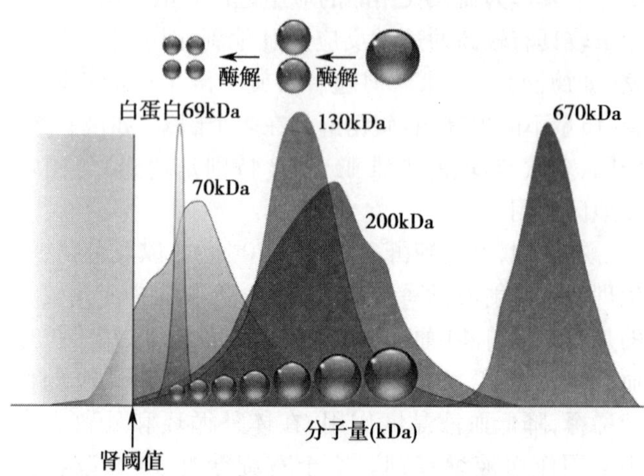

图 47-4　不同分子量的 HES 在体内的代谢与肾脏排泄过程

表 47-2　不同 HES 的扩容作用

	HES 70/0.5	HES 130/0.4	HES 200/0.5	HES 200/0.5	HES 200/0.62	HES 450/0.7
浓度/%	6	6	6	10	6	6
摩尔质量/（$kg \cdot mol^{-1}$）	70	130	200	200	200	450
取代度	0.5	0.4	0.5	0.5	0.62	0.7
C_2/C_6 比	4:1	9:1	6:1	6:1	9:1	4.6:1
扩容强度/%	100	100	100	130	100	100
扩容时间/h	1~2	2~3	3~4	3~4	5~6	5~6

由此可见，溶液浓度决定 HES 的扩容强度，摩尔质量和摩尔取代度决定 HES 在体内的消除半衰期，C2/C6 的摩尔比则决定 HES 在体内代谢的速度。摩尔质量低的 HES（<70kg/mol），因在肾域值范围内，从肾脏排泄快，扩容效果差。而 HES 的平均摩尔质量越大，摩尔取代度越大，C_2/C_6 比越大，在血管中驻留时间越长。但相应的，也越容易在体内积蓄，损伤肾功能。同时，摩尔质量高的 HES 可降低血小板与内皮细胞的黏附功能，从而引发凝血机制受损。HES 的摩尔质量越高，取代度或 C_2/C_6 比越大，对凝血效应的影响越大。所以适当的摩尔质量和羟乙基化程度是 HES 溶液有效性和安全性的关键因素。

（二）药理作用

1. 扩容、提高血浆渗透压和改善血流动力学　HES 具有较强的扩容效应，能够快速、持续纠正低血容量，显著改善血流动力学参数，保证体循环和微循环的灌注，维持器官氧供和正常功能。

2. 改善血液流变学、降低全血黏度和改善微循环　HES 溶液可以减少红细胞聚集，降低血液黏度从而明显降低血管阻力，使静脉血回流增加和心排血量增多。最终结果是提高了血液流动性，有利于组织灌注和供氧。

3. 防止和堵塞毛细血管渗漏　HES 具有合适大小及形状，通过分子塞作用减少血清蛋白渗漏，减轻组织水肿，并且能抑制炎性介质表达，防止中性粒细胞黏附而起到维持血管内渗透压的作用。临床研究发现围手术期应用 HES 进行液体复苏，不仅具有扩容作用，且中分子量的 HES 可减少脓毒血症患者的毛细血管渗漏，对器官缺血/再灌注损伤有保护作用，其原因是一定相对分子质量的 HES 堵住了受损区域。

4. 调控炎性介质和减轻炎性反应　HES 可作用于中性粒细胞和内皮细胞，参与炎症反应的多个环节，其抗炎作用与抑制中性粒细胞与内皮细胞的黏附、迁移、趋化，抑制中性粒细胞的呼吸爆发及炎症因子释放等有关，从而对感染和非感染引起的炎性反应造成的毛细血管渗漏、组织器官的损害有保护作用，可减轻组织氧化应激损伤和炎症反应[23]。

5. 体内代谢过程　HES 在体内的存留时间取决于分子量大小、取代度和 C_2/C_6 比。如 10% HES 130/0.4 的清除率是 10% HES 200/0.5 的 5 倍，6% HES 450/0.75 的 23 倍。约 70%的 HES 通过肾排泄，少部分 HES 被肝、脾和淋巴结的单核吞噬细胞系统（mononuclear phagocytic system，MPS）捕获，逐渐被单核吞噬细胞系统中的蛋白酶分解代谢或重新分配到血液循环中，很小一部分通过胆汁清除。极少量参与代谢，产生二氧化碳后经呼吸排出体外。

（三）不良反应

1. 损害凝血功能　HES 对凝血功能有损害作用，会引起出血时间延长。其作用机制主要包括：①血液中的 HES 可以结合血管性血友病因子和凝血因子Ⅷ复合体（von Willebrand factor/factor Ⅷ，vWF/FⅧ），使其失活或加快消除，从而影响凝血功能。②HES 会降低血小板糖蛋白Ⅱb/Ⅲa（glycoprotein Ⅱb/Ⅲa，GPⅡb/Ⅲa）受体的表达与活化，损害血小板凝血功能。目前的研究认为各种 HES 产品对凝血功能的影响没有显著区别。

2. 肾损伤　HES 由淀粉酶水解后主要经肾脏排泄。首先，HES 大分子被近端肾小管细胞重吸收引起空泡性肾病变（空泡形成，细胞肿胀）。这种非特异的组织学病变在输入右旋糖酐、甘露醇、蔗糖、甚至乳酸林格液的时候也会发生。再次，未滤过的 HES 使血管内胶体渗透压增加，协同肾小球小动脉内低的灌注压导致肾小球滤过能力下降或停止。还可以反射性引起肾小动脉痉挛，肾脏缺血，肾小管坏死。还可能导致肾小管管壁破裂，管腔内原尿外渗入肾间质，引起肾间质水肿，肾内压力增加，最终导致急性肾衰竭。

3. 过敏反应　由于 HES 分子与糖原很相似，因此过敏反应发生率比较低。长期大量输入高取代级的 HES 溶液，使 HES 分子积聚于真皮的单核吞噬细胞中，从而引起皮肤瘙痒的过敏反应。

（四）研发历程与临床应用

HES 按分子量划分，有低分子量 HES（Mw 40 000～70 000Da）、中分子量 HES（Mw 130 000～200 000Da）和高分子量 HES（Mw 450 000～800 000Da）。按取代程度划分，有低取代级 HES（MS 0.3～0.5）和高取代级 HES（MS 0.5～0.7）。为了达到有效性和安全性的统一，早期的高分子量、低分子量 HES 或高取代度的 HES 逐渐被中分子量低取代度的 HES 取代。其发展过程分为 3 个阶段（表 47-3）[24]。

表 47-3　羟乙基淀粉制剂及其理化性质

	产品名称	浓度/%	摩尔质量/（$kg \cdot mol^{-1}$）	取代度	C_2/C_6 比	胶体渗透压/mmHg	溶质
第一代	Hetastarch						
	Hespan	6	600	0.75	4∶1～5∶1	26	生理盐水
	Hextend	6	670	0.75	4∶1	31	平衡盐
第二代	Hexastarch						
	EloHEX	6	200	0.62	9∶1	25	生理盐水
	Pentastarch						
	Pentaspan	10	200	0.4～0.5	4∶1～5∶1	66	生理盐水
	Hemohes	6	200	0.4～0.5	4∶1～5∶1	30～35	生理盐水
	Rhoehes	6	70	0.5	3∶1	30	生理盐水
第三代	Tetrastarch						
	Voluven	10	130	0.38～0.45	9∶1	70～80	生理盐水
	Vetstarch，Voluven	6	130	0.38～0.45	9∶1	36	生理盐水
	Volulyte	6	130	0.38～0.45	9∶1	36	平衡盐

HES 根据相对分子质量和取代级的不同可划分成许多类型：第一代 HES(6% HES 450/0.7)是一种高相对分子质量高取代级 HES；第二代是中相对分子质量中取代级。1981 年，德国推出半衰期更短的中相对分子质量低取代级 HES 溶液(HES 200/0.5)，即第二代 HES。第三代为中相对分子质量低取代级的，即 2005 年推出的 HES 溶液(130/0.4)。

为了达到较长的扩容时间，第 1 代 HES 的特点是高分子量(450 000～670 000Da)、高取代度(MS 0.75)，称之为 Hetastarch，主要产品有 Hespan 和 Hextend。Hespan 为 6% HES 450/0.75，由美国生产，是最早注册的羟乙基淀粉溶液，虽然和 5%的白蛋白的扩容效应相同，但其降解速度慢，24 小时内经肾脏排出 39%，17～26 周才能完全排出。另外，Hespan 对凝血系统有影响，在体内蓄积，并且价格昂贵，限制了它在临床上的应用。Hextend(6% Hetastarch in lactated electrolyte injection，balanced HES 670/0.75)是以复方电解质溶液为溶剂的 6% HES 670/0.75 溶液，由正常生理水平的钙、钠和略低于正常生理水平的钾、镁离子组成。这些阳离子均与氯离子结合存在，在治疗体液和电解质失衡中发挥重要作用，氯离子在红细胞内氧和二氧化碳交换时发挥缓冲作用。Hextend 溶液中含有葡萄糖形式的碳水化合物，产生血糖，提供能量，可以帮助减少肝糖原损耗。乳酸盐浓度为 28mmol/L，乳酸根阴离子发挥碱性作用，减轻失血引起的酸中毒。目前该产品仍在美国的临床治疗中应用，特别是在美国军方应用，2014 年美军的战术战伤救治指南(tactical combat casualty care，TCCC)中指出，在血液不能提供的情况下，首选 Hextend 胶体液进行液体复苏。

1980 年，第二代 HES，称之为 Hexastarch 或 Pentrastarch，代表产品 Haes-steril(HES 200/0.5，贺斯)，由德国公司研发，该产品占据欧洲市场 70%以上。与其他胶体溶液相比，贺斯在改善血流动力学方面，是血浆代用品中作用最强、扩容时间最长而且最平稳的一种。浓度为 6% 的贺斯，其峰值血浆扩容效力为 100%。输入后可维持 4 小时的平台期，6 小时扩容效力仍有 70%。相对第 1 代 HES，其平均分子质量和摩尔取代度都有所降低，因此其副作用也大大减少。

1999 年，中分子量低取代度的第三代 HES 130/0.4(Tetrastarch)问世，代表产品为德国生产的 6%的 HES 130/0.4(万汶)，先后在欧洲及许多亚洲、非洲国家上市，2005 年在中国上市，2007 年 12 月美国 FDA 批准在美国上市。与贺斯相比，虽然分子质量和取代度下降，但 C2/C6 从 5∶1增加至 9∶1，因此扩容效果并不比贺斯差。由于 HES 药代动力学和分子量分布的改进(分子量下降，分子量分布更窄，见图 47-5[18])，其对肾功能与凝血功能的影响减少。贺斯使用的主要顾虑是对肾功能的影响，尤其是中度到高度肾功能不全的患者，用量一般不超过 500ml。而万汶分子量较小，可以完全从肾脏清除而无组织蓄积，在同类产品中肾清除最快。

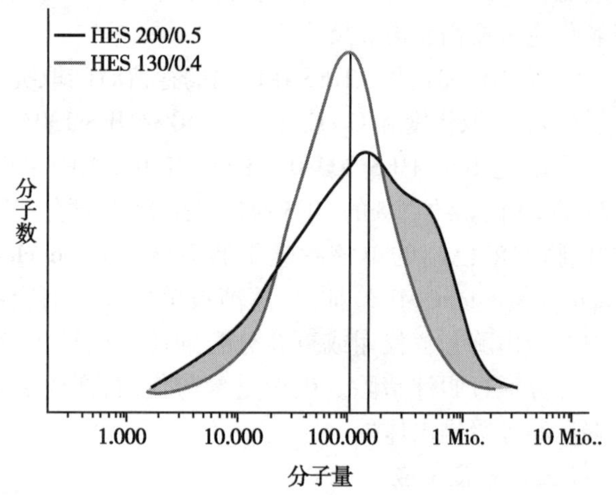

图 47-5　HES 的分子量分布

在不同国家，临床对 HES 品种的选择有所不同。在美国市场上 HES 主要是高分子量、高取代度产品(如 Hextend)，其他国家则更倾向于中分子量和低取代度的第二代和第三代 HES 产品。在我国临床上应用的 HES 产品主要为国产的 706 代血浆、HES 130/0.4 氯化钠注射液(天晴宁)、6%羟乙基淀粉 200/0.5 氯化钠注射液，及进口的贺斯与万汶。我国于 20 世纪 70 年代初，在亚洲首先研发成功 706 代血浆，为含 6% HES 的氯化钠溶液，重均分子量为 25 000～45 000Da，取代度为 0.77～0.99，是国产最早的 HES 制品。该产品分子质量小，扩容效率低，取代度高，不易在体内清除，对肾功能影响较大，因此在临床上的应用已经逐渐减少。

研究人员发现，在改进 HES 分子本身的同时，溶剂的变化同样能影响 HES 溶液的特性。以复方电解质溶液为溶剂的 Hextend 在美国问世后，人们开始了对更加符合人体生理特征的人工胶体的研究。2005 年 12 月，以醋酸取代乳酸的复方电解质 HES 130/0.42(Tetraspan)在德国成功上市，并开始在欧洲推广使用。乳酸代谢依赖良好的肝功能，而醋酸在其他器官也能代谢。用醋酸取代乳酸后，避免了过多的乳酸在体内聚集形成的乳酸性酸中毒，因此，使用醋酸复方电解质为溶剂的 HES 在休克复苏时有明显优势。另外，小容量复苏(高渗盐，高渗盐/胶体复合物)是近十年来液体治疗的发展方向之一，由于体积小，用量少，扩容能力强，非常适合灾害、军事斗争等出现大批伤员情况下的院前救治；同时高渗盐有利于减轻组织水肿，特别是脑水肿，在合并颅脑损伤的患者中显示出良好的作用。目前高渗盐/HES 产品主要为国内生产的高渗氯化钠羟乙基淀粉 40(4.2%氯化钠+6% HES)，是我国具有自主知识产权的化学药品。另外，HES 200/0.5 高渗氯化钠注射液也已在临床应用。由此羟乙基淀粉的基础溶液的选择逐步由单一的生理盐水转向高渗氯化钠、乳酸钠林格、醋酸钠林格等，呈现了多样性。

在临床应用方面，由于 HES 输注提高了急性肾损伤(acute kidney injury，AKI)、肾替代治疗(renal replacement therapy，RRT)和死亡的风险，在各国临床指导原则中提出 HES 不能应用于严重脓毒症和脓毒症休克患者[25]。

第三节　血浆代用品的临床选择

理想的血浆代用品应具有以下特点：①输入血管后能存留适当时间，发挥扩充血容量，维持血流动力学稳定的作用；②与血浆有相似的渗透压、电解质、黏度和 pH，维持内环境稳定；③能改善微循环和组织氧合；④不影响止血或凝血，不使红细胞发生凝集或溶血，对凝血因子和血小板无不良影响，不影响交叉配血，不妨碍造血功能或血浆蛋白合成；⑤利于排泄或在体内代谢，无持久的蓄积作用，不会引起任何器官功能的持久性损害；⑥无过敏和类过敏反应；⑦无毒性、无抗原、无致热原及无致癌、致畸和致突变等副作用；⑧原材料易得，生产工艺简便，理化性质稳定，可以长期保存，价格比较合理等。目前血浆代用品的研究和应用已经历了几十年的发展，但仍存在很多不足，其有效性与安全性远没有达到理想状态。不同血浆代用品种类的理化性质、药理作用及不良反应等决定了其在临床不同病症中的适用性。

一、晶体液与胶体液的特点比较

从历史上看，大量等渗晶体液复苏的概念起源于 Shires、Moss 和 Cervera 等人在 20 世纪 60 年代中后期的开创性工作，这一复苏策略在越南战争中得到了广泛的应用。20 世纪 70~80 年代，认识到大量生理盐水输注会引起高氯性酸中毒，增加病死率，人们用乳酸林格液取代了生理盐水作为休克复苏的首选液体。在接下来的数十年中，一旦出现失血性休克，立即输注大量乳酸林格液一直是创伤失血休克的标准液体复苏治疗方案。随着大容量晶体液复苏在创伤休克中普遍应用，由其带来的一些危害引起了人们的密切关注。越来越多的证据表明输注大量的晶体溶液可引起组织水肿的增加，对细胞代谢和免疫功能也会带来不利的影响，最终增加了多脏器功能障碍综合征的发生，增加了病死率。考虑到大容量晶体液复苏的不良后果，胶体液出现在人们的视线中，于 20 世纪 90 年代早期逐步确立了胶体液的地位。胶体液可使组织间液回收至血管内，使循环血量增加到 1~2 倍，并维持较长的扩容时间。与晶体液相比具有用量少，扩容能力强，水肿程度轻等优点。但大多数胶体液均在一定程度上影响凝血，引起肾损伤，过敏反应等。在随后进行的大量动物和临床试验研究中，采用晶体液还是胶体液进行液体复苏的争论持续了近 30 年。晶体液支持者强调其价廉，电解质组成与内环境相似，在足量情况下可有效扩容，无肾功能损害，不影响凝血功能。反对者则强调，晶体液在血管中作用时间短，输入后很快转移到组织间隙及细胞内，如果要维持有效血容量，需要大量输入，从而导致高氯性酸中毒、高乳酸血症、组织水肿及肺水肿等并发症。胶体液支持者认为，胶体液在血管内存留时间较长，能有效维持血容量，显著改善血液循环和组织灌注；反对者则认为胶体液对凝血功能和肾功能有影响，且有发生过敏反应的风险。目前综合系统评价和大规模随机对照研究结果表明，胶体液对改善危重患者的生存率并不优于晶体液。因此建议胶体液在晶体液过量应用引起机体超负荷或不能耐受的情况下应用。同时，由于胶体液对增加肾损伤的风险，特别是羟乙基淀粉，对于存在肾损伤的患者应谨慎应用[26]。晶体液和胶体液在液体复苏治疗中的优缺点见表 47-4。

二、不同胶体液的特点比较

人血白蛋白是从健康人血液中分离得到的天然胶体溶液，从理论上来讲，天然胶体是最为理想的血浆扩容剂，除有效维持血容量外，能有效维持内环境的稳定性。然而，人血白蛋白来源于人血，除了存在血源性传染病风险外，更主要的问题是来源受限，价格昂贵。

人工胶体类血浆代用品主要有明胶、右旋糖酐和羟乙基淀粉，三者之间在分子结构、理化性质、药理机制等方面的不同决定了其药效与不良反应的差异(表 47-5)。胶体的扩容能力由扩容强度和扩容维持时间决定。扩容强度指输入后血容量增加情况，由渗透压决定；扩容维持时间指输入胶体在血管内的半衰期，由胶体在体内的降解速率和肾脏排出速率决定。如：明胶分子量较小，很快经肾脏排出，因此其扩容能力较差。但明胶不会在肾脏蓄积，对肾脏的影响也较小，且有利尿作用。

表 47-4　等渗晶体液和胶体液的优缺点比较

液体	优点	缺点
晶体液	足量输注可迅速有效扩容 理化性质与细胞外液相近,保护肾功能 副作用少 成本低,容易获得,易于储存	液体用量大,需补充失血量的 2~3 倍 血浆扩容作用有限,约 30 分钟 扩容效能及持久性差,只有一过性血流动力学稳定 仅有 20%~30%的液体存留在血管内,大部分液体转移至组织间隙及细胞内,将增加组织水肿、肺水肿或脑水肿的机会
胶体液	扩容效能强大 扩容时间长 2~6 小时 所需液体量少,缩短复苏时间 改善血流动力学 组织水肿轻	可能引起毛细血管渗漏 可能引起肾功能损害 可能对凝血产生干扰 可能引起过敏反应 成本高

表 47-5　明胶类、右旋糖酐类、羟乙基淀粉类人工胶体血浆代用品的药理作用比较

药理作用	明胶类	右旋糖酐类	羟乙基淀粉类
血流动力学	扩容维持时间短 峰值血浆扩容效能仅为 70%,而且 2 小时后仅为 35%,要多次输注才能维持血容量达到满意效果	扩容维持时间长 以右旋糖酐 70 为例,峰值血浆扩容效力为 100%,维持 3~4 小时	扩容维持时间长 以 HES 200/0.5 为例,峰值血浆扩容效力为 100%,维持 3~4 小时
凝血功能	不改变红细胞和血小板功能,对凝血影响小	改变凝血因子Ⅷ和血小板的特性,影响凝血	可同时抑制内源性凝血途径和血小板功能
蓄积作用	在人体内可完全被代谢	在体内有蓄积,但可逐渐排泄	在体内蓄积与 HES 的摩尔质量和取代度有关
过敏反应	发生率高(0.05%~1.0%),由异源蛋白输入人体所致	发生率高(0.07%~0.1%),受体血浆存在 DRA 所致	发生率低(<0.06%),由真皮下单核吞噬细胞聚集造成皮肤瘙痒
肾脏毒性	对肾脏没有损害	轻度损害肾功能	可能严重损害肾功能

三、血浆代用品临床应用共识或推荐意见

血浆代用品主要用于失血(如创伤)、失血浆(如烧伤)、严重感染(如感染性休克、脓毒症)等导致低血容量与休克的治疗,输注后通过恢复血管容量、改善组织灌注、稳定内环境,最终提高患者的存活率。血浆代用品安全性和有效性是临床选择的主要依据。

随着晶体液和胶体液在临床中的大量应用,针对血浆代用品的安全性和有效性研究开展了大规模的临床随机对照试验及荟萃分析,根据研究结果,对当前临床最为常用的晶体液(生理盐水和平衡盐)和胶体液(人血白蛋白、羟乙基淀粉、右旋糖酐和明胶)在安全性及有效性方面提出了具有广泛共识的意见。

2012 年欧洲重症医学学会(The European Society of Intensive Care Medicine,ESICM)胶体液复苏共识中提出,建议在严重脓毒症治疗中不使用高分子量≥200kDa 和/或取代级>0.4 的 HES(推荐级别 1B),对存在急性肾损伤风险的患者不使用高分子量≥200kDa 和/或取代级>0.4 的 HES(推荐级别 1C);对于严重脓毒症、存在急性肾损伤风险的重症患者和存在出血风险的患者,HES 130/0.4 应仅用于临床试验,不用于常规临床治疗(推荐级别 2C);建议严重脓毒症患者的液体复苏治疗可以考虑使用白蛋白(推荐级别 2C);对于脑损伤患者,不要使用白蛋白(推荐级别 1C);对于存在肾衰竭或出血风险的患者不使用明胶(推荐级别 2C);对于器官供体不使用 HES 或明胶(推荐级别 1C);对于将来任何新型胶体,只能在患者安全性得以确立后方可进入临床使用(推荐级别 1C);应对现有人工胶体(如 HES 和明胶)的使用剂量限制进行评估(推荐级别 1B)。

2012 年,美国危重病学会(Society of Critical Care Medicine,SCCM)对脓毒症与脓毒性休克国际处理指南(Surviving Sepsis Campaign Guidelines for Management of Severe Sepsis and Septic Shock,SCC)进行修订[7],新指南推荐使用晶体液对严重脓毒症和脓毒性休克患者进行初始液体复苏(推荐级别 1B);避免使用 HES 对严重脓毒症和脓毒性休克患者进行液体复苏(推荐级别 1B);重度脓毒症和脓毒性休克需大量

晶体液时可加用白蛋白进行液体复苏(推荐级别 2C);脓毒症导致的组织低灌注并怀疑低血容量时,初始液体负荷试验至少给予 30ml/kg 体重晶体液(可部分为白蛋白等效液),部分患者可能需要快速大量补液(1C)。与 2008 年颁布的指南相比,2008 年指南推荐应用天然(人工)胶体或晶体液进行液体复苏,但没有证据支持哪一种类型液体更好。然而在 2012 的新指南中强烈建议使用晶体液对严重脓毒症患者进行初步液体复苏,避免使用 HES。初始液体复苏的量也由 30 分钟给予至少 1 000ml 晶体液或 300~500ml 胶体液改为至少 30ml/kg 体重晶体液。2008 年指南没有明确提及应用白蛋白在治疗中的作用。新指南提出对于严重脓毒症和脓毒性休克的初步复苏治疗患者可以增加白蛋白的使用。在脓毒症与脓毒性休克国际处理指南(2016 版)中指出:在早期液体复苏及随后的血容量扩充时,推荐选择晶体液(强推荐,中等证据质量);对于脓毒症或脓毒性休克患者,建议使用平衡盐或者生理盐水进行液体复苏(若推荐,低证据质量);在早期复苏及随后的血容量扩充阶段,当需要大量的晶体液时,建议可以加用白蛋白(若推荐,低证据质量);对于脓毒症或脓毒性休克患者,不建议使用羟乙基淀粉进行血容量扩充(强推荐,高证据质量);脓毒症或脓毒性休克患者的复苏,建议使用晶体而非胶体(弱推荐,低证据质量)。中国严重脓毒症/脓毒性休克治疗指南(2019)推荐晶体液作为严重脓毒症和脓毒症休克的首选复苏液体(1B);不建议使用羟乙基淀粉进行严重脓毒症和脓毒症休克的液体复苏(2B);严重脓毒症和脓毒症休克患者液体复苏时可考虑应用白蛋白(2B);液体复苏时可考虑使用限氯晶体液复苏(UG)。

澳大利亚和新西兰对 ICU 患者的液体复苏策略在 2007 年至 2013 年期间不断改变,晶体液(平衡盐)的用量不断增加,特别是平衡盐;而胶体液的使用不断下降,特别是明胶[27]。在晶体液中,目前的观点认为生理盐水与代谢性酸中毒相关,并增加敏感患者的急性肾损伤(acute kidney injury,AKI),特别是糖尿病性酮症酸中毒患者。平衡盐的风险较小,对这些患者考虑使用平衡盐而不使用生理盐水。目前的研究支持使用平衡盐,特别是对输入生理盐水容易产生副作用的人群[28]

2014 年,斯堪的纳维亚临床指导原则推荐晶体液而不是胶体液用于重症急性循环衰竭患者的复苏治疗[29]。主要原则:对于一般的 ICU 患者:①推荐使用晶体液复苏而不用 HES(强);②建议使用晶体液复苏而不用白蛋白(弱);③建议使用晶体液复苏而不用明胶(弱)。对于脓毒症患者:①推荐使用晶体液复苏而不用 HES(强);②建议使用晶体液复苏而不用白蛋白(弱);③建议使用晶体液复苏而不用明胶(弱)。对于创伤患者:推荐使用晶体液复苏而不用胶体(强)。对于烧伤患者:没有推荐意见。

2020 年 2 月,美国重症医学会(SCCM)发布了重症监护室(ICU)成人急性和慢性加急性肝衰竭的管理指南。在指南中不推荐羟乙基淀粉作为急性肝衰竭(ALF)或慢性加急性肝衰竭(ACLF)患者的初始复苏液(强推荐,中等证据质量),不建议明胶溶液作为 ALF 或 ACLF 患者的初始复苏液体(若推荐,低证据质量),建议使用白蛋白对急性肝衰竭(ALF)或慢性加急性肝衰竭(ACLF)患者进行液体复苏,特别是当血清白蛋白较低(<30g/L)时(弱推荐,低证据质量。)

目前,关于晶体液和胶体液在危重症患者复苏中的作用仍有很多争议,但现在的观点认为晶体液,特别是平衡盐溶液似乎更具优势,针对不同类型休克的血浆代用品临床选择见表 47-6[30]。白蛋白的应用有所针对性,如作为脓毒症和脓毒性休克患者的辅助治疗对患者有益,却禁止用于创伤性脑损伤的患者。HES 的作用明显受到质疑。明胶与右旋糖酐虽然没有证据表明比其他胶体有害,也没有证据表明有益。由于理论上的副作用及研究证据缺乏,建议不使用右旋糖酐和明胶。

表 47-6 不同类型休克的成分血和血浆代用品的选择

休克类别	首选	可选择	注意事项
低血容量性休克	平衡盐	白蛋白	高氯流失患者(如呕吐过度)可输注生理盐水
失血性休克			
严重失血	红细胞 血浆 血小板	平衡盐	白蛋白和所有合成胶体溶液可能增加出血,特别是大出血伤口区域
无明显出血	平衡盐	红细胞和血浆 白蛋白 HES(130/0.4)或明胶	白蛋白和所有合成胶体溶液可能增加出血,特别是大出血伤口区域

续表

休克类别	首选	可选择	注意事项
伴创伤性脑损伤	生理盐水	HES(130/0.4)或明胶红细胞和血浆	低渗白蛋白溶液可能会增加出血和死亡
感染性休克	平衡盐	白蛋白	关注低血细胞比容和凝血功能参数紊乱下的红细胞和血浆情况 合成胶体损害肾功能可能会增加病死率

（周虹　赵敬湘）

参考文献

1. COCHRANE INJURIES GROUP ALBUMIN REVIEWERS. Human albumin administration in critically ill patients: systematic review of randomised controlled trials[J]. BMJ, 1998, 25, 317(7153):235-240.
2. BERGER A. Why albumin may not work[J]. BMJ, 1998, 317(7153):240.
3. Jones D, McEvoy S, Merz TM, et al. International albumin use: 1995 to 2006[J]. Anaesth Intensive Care, 2010, 38(2):266-273.
4. FINFER S, BELLOMO R, BOYCE N, et al. SAFE Study Investigators. A comparison of albumin and saline for fluid resuscitation in the intensive care unit[J]. N Engl J Med, 2004, 350(22):2247-2256.
5. ALDERSON P, BUNN F, LEFEBVRE C, et al. Human albumin solution for resuscitation and volume expansion in critically ill patients[J]. Cochrane Database Syst Rev, 2011, (10):1208-1210.
6. DELANEY AP, DAN A, MCCAFFREY J, et al. The role of albumin as a resuscitation fluid for patients with sepsis: a systematic review and meta-analysis[J]. Crit Care Med, 2011, 39(2):386-391.
7. DELLINGER RP, LEVY MM, RHODES A, et al. Surviving Sepsis Campaign: international guidelines for management of severe sepsis and septic shock, 2012[J]. Intensive Care Med, 2013, 39(2):165-228.
8. VINCENT JL, DE BACKER D, WIEDERMANN CJ. Fluid management in sepsis: The potential beneficial effects of albumin[J]. J Crit Care, 2016, 35(10):161-167.
9. NAVICKIS RJ, GREENHALGH DG, WILKES MM. Albumin in burn shock resuscitation: a Meta-analysis of controlled clinical studies[J]. J Burn Care Res, 2016, 37(3):e268-278.
10. CARACENI P, RIGGIO O, ANGELI P, et al. Long-term albumin administration in decompensated cirrhosis(ANSWER): an open-label randomised trial[J]. Lancet, 2018, 391(10138):2417-2429.
11. MÅRTENSSON J, BIHARI S, BANNARD-SMITH J, et al. Small volume resuscitation with 20% albumin in intensive care: physiological effects: the SWIPE randomised clinical trial[J]. Intensive Care Med, 2018, 44(11):1797-1806.
12. STUDER NM, APRIL MD, BOWLING F, et al. Albumin for prehospital fluid resuscitation of hemorrhagic shock in tactical combat casualty care[J]. J Spec Oper Med, 2017, 17(2):82-88.
13. FINFER S. Reappraising the role of albumin for resuscitation[J]. Curr Opin Crit Care, 2013, 19(4):315-320.
14. TIGABU B, DAVARI M, KEBRIAEEZADEH A, et al. Is Albumin-based resuscitation in severe sepsis and septic shock justifiable? an evidence from a cost-effectiveness evaluation[J]. Ethiop J Health Sci, 2019, 29(1):869-876.
15. LI B, ZHAO H, ZHANG J, et al. Resuscitation fluids in septic shock: A Network Meta-analysis of randomized controlled trials[J]. Shock, 2020, 53(6):679-685.
16. SINGH A, ALI S, SHETTY R. Effectiveness and safety of polygeline in patients with hypovolemia due to trauma[J]. J Emerg Trauma Shock, 2017, 10:116-143.
17. SHAH S, SINGH A, KALA S, et al. Polygeline in patients with hypovolemia caused by accidental trauma: a prospective, multicentric, safety study[J]. Int Surg J, 2018, 5:1432.
18. ERTMER C, REHBERG S, VAN AKEN H, et al. Relevance of non-albumin colloids in intensive care medicine[J]. Best Pract Res Clin Anaesthesiol, 2009, 23(2):193-212.
19. 孙云德. 右旋糖酐概述[J]. 医药工业, 1983:42-44.
20. DELANO MJ, RIZOLI SB, RHIND SG, et al. Prehospital resuscitation of traumatic hemorrhagic shock with hypertonic solutions worsens hypocoagulation and hyperfibrinolysis[J]. Shock, 2015, 44(1):25-31.
21. NIEMI TT, MIYASHITA R, YAMAKAGE M. Colloid solutions: a clinical update[J]. J Anesth, 2010, 24(6):913-925.
22. BOLDT J, SUTTNER S. Plasma substitutes[J]. Minerva Anestesiol, 2005, 71(12):741-758.
23. CHEN G, YOU G, WANG Y, et al. Effects of synthetic colloids on oxidative stress and inflammatory response in hemorrhagic shock: comparison of hydroxyethyl starch 130/0.4, hydroxyethyl starch 200/0.5, and succinylated gelatin[J]. Crit Care, 2013, 17(4):R141.
24. GLOVER PA, RUDLOFF E, KIRBY R. Hydroxyethyl starch: a review of pharmacokinetics, pharmacodynamics, current products, and potential clinical risks, benefits, and use[J]. J Vet Emerg Crit Care(San Antonio), 2014, 24(6):642-661.
25. ÜNAL MN, REINHART K. Understanding the harms of HES:

areview of the evidence to date[J]. Turk J Anaesthesiol Reanim,2019,47(2):81-91.

26. RAMESH GH, UMA JC, FARHATH S. Fluid resuscitation in trauma: what are the best strategies and fluids? [J]. Int J Emerg Med,2019,12(1):38.
27. HAMMOND NE, TAYLOR C, SAXENA M, et al. Resuscitation fluid use in Australian and New Zealand Intensive Care Units between 2007 and 2013[J]. Intensive Care Med, 2015, 41(9):1611-1619.
28. LIRA A, PINSKY MR. Choices in fluid type and volume during resuscitation: impact on patient outcomes[J]. Ann Intensive Care,2014,4:38.
29. PERNER A, JUNTTILA E, HANEY M, et al. Scandinavian clinical practice guideline on choice of fluid in resuscitation of critically ill patients with acute circulatory failure[J]. Acta Anaesthesiol Scand,2015,59(3):274-285.
30. SIEGEMUND M, HOLLINGER A, GEBHARD EC, et al. The value of volume substitution in patients with septic and haemorrhagic shock with respect to the microcirculation[J]. Swiss Med Wkly,2019,149(4):w20007.

第四十八章

生物医用材料在输血医学领域的应用

生物医用材料是通过和生命系统的结合，以实现对生物体进行诊断、治疗或替换机体的组织、器官或增进其功能的材料。它涉及材料、医学、物理、生物及化学等诸多学科领域。

第一节　生物医用材料概述

一、生物医用材料的分类

生物医用材料的研究与开发必须有明确的应用目标[1-2]，即使化学组成相同的材料，其应用目的不同，不仅结构和性质要求不同，制造工艺也不同。因此，生物医用材料科学与工程总是与其终端应用制品（特别是医用植入体）密不可分，通常谈及生物医用材料，既指材料自身，也包括其制品。

按材料的组成和结构，生物医用材料可分为医用金属、医用高分子、生物陶瓷、医用复合材料、生物衍生材料、微（纳）米材料等。按材料在生理环境中的生物化学反应情况，生物医用材料可分为生物惰性医用材料、生物活性材料、可降解和吸收的生物医用材料。按临床用途，生物医用材料可分为骨科材料，心脑血管系统修复材料，皮肤掩膜、医用导管和容器、组织黏合剂、血液净化及吸附等医用耗材，软组织修复及整形外科材料，牙科修复材料，植入式微电子有源器械，生物传感器、生物及细胞芯片以及分子影像剂等临床诊断材料，药物控释载体及系统等。

二、生物医用材料的血液相容性

血液相容性是生物材料与血液接触时对血液破坏作用的量度，包括是否导致血栓、红细胞破坏、血小板减少或被激活；是否激活凝血因子和补体系统；是否影响血液中多种酶的活性和引起有害的免疫反应等，而这些作用又是相互联系且同时发生的[3]。生物材料或医疗器械与血液的相互作用主要分为五类，包括凝血系统、血小板和血小板功能、补体系统、血液学（包括红细胞溶血、白细胞激活等）、血栓形成等。

（一）血栓形成

在血液与材料发生的各种反应中，血栓形成是最敏感最复杂的。血栓是指血液发生凝固或血液中的某些成分互相粘集，从而形成的固体质块（一般在活体的心脏或血管腔内出现）。血栓形成与血浆蛋白质、凝血因子、血小板等多种血液成分有关，是一种复杂的层级反应。早在20世纪60年代就已经发现，生物材料植入体内后，最早发生的是血浆蛋白质在材料表面的吸附（几秒钟内），生成蛋白质吸附层（厚度10~20nm），而后才是血小板及凝血因子等在蛋白质吸附层上的活化，并分别导致血小板血栓和纤维蛋白凝胶的形成（在1~2分钟之内）[4]。血小板和凝血因子在蛋白质吸附层上的活化程度主要取决于蛋白质的组成和结构；而蛋白质的组成和结构又取决于材料表面的组成和结构[5]。此外，器械的临床使用条件的不同会造成血流动力学不同，血流动力学会直接影响到血栓的大小、在器械中形成的部位、血栓的结构及其碎裂情况。

（二）凝血系统

血液凝固是指血液由流动状态转变为胶冻状态。关于血液凝固，机体中存在两个对立的系统。一是凝血系统，主要包括血小板以及将纤维蛋白原转变为纤维蛋白凝胶的所有凝血因子，促使血小板和凝血因子活化导致凝血。另一是抗凝血系统，主要是由肝素、抗凝血酶以及使纤维蛋白凝胶降解的溶纤系统。当血液与各种外来异物接触时，凝血系统通过下列两种不同的过程发挥作用：①凝血因子活化，导致纤维蛋白凝胶形成；②血小板的黏附、释放和聚集，结果导致血小板血栓的形成。故具有好的血液相容性的生物材料不应激活血液中的凝血系统，导致纤维蛋白凝胶以及血栓的形成。

（三）血小板

材料与血液或体液接触时，首先是与蛋白质的反应，继而是血小板的吸附、释放和聚集导致血小板血栓的形成。当材料表面吸附上纤维蛋白原、球蛋白和纤维结合蛋白时会与血小板形成复合体而黏附在材料表面，随即发生血小板的聚集和释放反应[6]，释放的血小板α颗粒物中的血小板血栓球蛋白、膜蛋白-140、血小板因子4以及凝血酶敏感蛋白等均可促进血栓形成[7]和炎症发生。此外，血小板活化之后产生的大量微粒，通过为凝血因子活化提供磷脂结合位点来激活凝血系统。

（四）血液学

材料的血液学评价主要针对的是材料与血细胞的相互作用。血细胞主要含红细胞、白细胞及血小板3部分。其中，材料与红细胞的作用，主要表现在材料表面破坏和损伤红细胞，通常用溶血率表示。溶血率是指材料对红细胞的破坏程度或比例。按国际化组织的标准，溶血率≤5%可判定材料符合医用材料对导致红细胞溶血要求。白细胞具有防御和免疫功能，当材料与血液接触时，开始均会出现白细胞数减少的现象。这种白细胞减少与常见的白细胞减少症不同，是由于和材料的相互作用引起的，但目前材料激活白细胞的机制仍不明确，可能与补体、激肽释放酶以及血小板的激活有关。白细胞激活后释放各种细胞因子和酶，其中中性弹力酶是强有力的蛋白酶，对纤维蛋白原、纤维连接蛋白原等都有水解作用，可引起内皮细胞损伤；细胞膜表面的CDllb表达增多[8]。

（五）补体系统

补体系统是先天免疫系统的一部分，由数种血浆蛋白质组成。生物材料与血液发生接触之后，关于补体系统的激活目前存在一些争议。主流观点认为补体系统是经过替代途径被有效激活，也有观点认为经典途径和替代途径均参与了补体系统的激活[9]。补体系统激活后会产生C1q以及C5b-9等物质，其可以激活血小板和白细胞，容易导致炎症和血栓的发生。目前对补体系统激活的检测方法主要是针对C3a、C5a、SC5b-9等成分的活性进行检测。这些补体成分任何一项的升高都表明补体系统的激活。

三、生物医用材料的血液相容性评价与选择

作为和人体直接接触的生物医用材料及其应用中可能降解或析出的成分均必须要有非常好的生物相容性，对人体无毒，不产生免疫反应。与血液接触的生物医用材料，应具有抗凝血和抗血栓形成的性能，不引起血液凝固和溶血现象，不导致血液的生化和生理功能变化。为了推进生物医用材料生物相容性评价标准化的研究，自20世纪70年代后期起，国际间开展了协同研究，经过十多年的努力，国际标准化组织（ISO）于1992年正式公布了以ISO/T10993编号的生物医用材料系列生物相容性评价标准，共12部分，现今已发展成为20部分，用作生物医用材料生物相容性评价的筛选方法，国内也及时等同转化为GB/T 16886[10,11]。

目前，对生物医用材料生物相容性的评价主要包括血液相容性评价和组织相容性评价两种方法（图48-1），前者表示材料与血液之间相互适应的程度，后者表示材料与除血液之外其他组织的相互适应程度。在临床应用中，影响生物医用材料与血液反应的因素是材料的结构、抗血栓物质、疾病和药物治疗所决定的

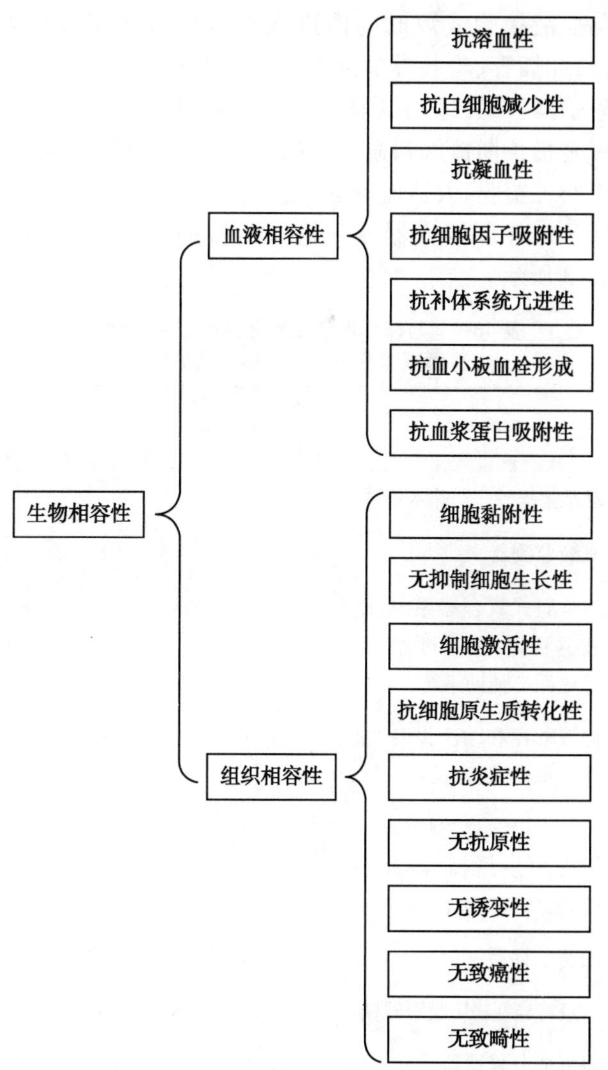

图48-1　生物相容性分类和要求[6]

患者状态。血液相容性评价的试验类型主要包括：①体外试验：应考虑的因素包括血细胞比容、抗凝剂、标本采集、标本年龄、标本贮存、供氧，以及 pH、温度、试验与对照试验的顺序等，试验应在 4 小时内进行。②半体内试验：适用于半体内器械，例如外部接入器械。半体内试验也适用于像血管移植物这样的体内器械，但这种试验不能替代植入试验；半体内试验与体外试验相比，其优点在于使用流动的本体血（提供了生理血流条件），由于能改变试验容器，故能评价多种材料，还可对一些状况进行实时监测。缺点则是各试验之间的血流条件不一致，动物间血液的反应不同，可供评价的时间间隔相对较短等。一般建议在试验中采用同一动物进行阳性与阴性对照试验。③体内试验：将材料或器械植入动物体内进行评价。用于体内试验的器械有血管补片、血管移植物、瓣膜环、心脏瓣膜和辅助循环器械等。

与血液接触的医疗器械可分成外部接入器械和植入器械。外部接入器械是指不进入血管内部，不与血液接触或短时间内进入血管与血液接触的器械，如插管、延长器、导管、导丝、血液透析器和血液采输器等，其适用试验分类如表 48-1 所示。植入器械是指长期植入到血管内的器械，如心血管支架、人工心脏瓣膜、人造血管等，其适用试验分类如表 48-2 所示。外部接入器械和植入器械的评价方法如表 48-3 所示。

表 48-1　与循环血液接触器械或器械部件和适用试验分类—外部接入器械[12]

器械名称	血栓形成	凝血	血小板	血液学	补体系统
动脉粥样硬化切除术器械				×*	
血液监测器	×			×*	
体外膜式氧合器系统、血液透析器/血液过滤器、经皮循环辅助系统	×	×	×	×	×
血液贮存和输注设备、血液采集器械、延长器		×	×	×*	
导管、导丝、血管内镜、血管内超声器械、激光系统、冠状逆行灌注导管	×	×		×*	
细胞贮存器		×	×	×*	
血液特异性物质吸附器械		×	×	×	×
血液成分采输器		×	×	×	×

注：* 只作溶血试验。

表 48-2　与循环血液接触器械或器械部件和适用试验分类—植入器械[12]

器械名称	血栓形成	凝血	血小板	血液学	补体系统
瓣膜成形环、机械心脏瓣膜	×			×*	
主动脉内球囊泵	×	×	×	×	×
人工心脏、心室辅助器械	×			×	
栓塞器械				×*	
血管内植入物	×			×*	
植入式除颤器和复律器	×			×*	
起搏器导线	×			×*	
去白细胞滤器		×	×	×*	
人工（合成）血管移植物（片）、动静脉分流器	×			×*	
支架	×			×*	
组织心脏瓣膜	×			×*	
组织血管移植入物（片）、动静脉分流器	×			×*	
静脉腔滤器	×			×*	

注：* 只作溶血试验。

表 48-3　外部接入器械和植入器械的试验评价方法[12]

	外部接入器械评价方法	植入器械评价方法
血栓形成	闭塞百分率、流速降低、血栓重量分析、光学显微镜和扫描电镜观察、血栓成分的标记抗体	闭塞百分率、流速降低、血栓重量分析、扫描电镜观察、血栓成分的标记抗体、器械剖检、末端器官组织病理学检查
凝血	PTT（非活化）凝血酶生成：特异性凝血因子评价、FPA、D-二聚体、F1+2、TAT	PTT（非活化）、PT、TT、Fbg、FDP 凝血酶生成、特异性凝血因子评价、FPA、D-二聚体、F1+2、TAT
血小板	血小板计数/黏附、血小板聚集、模板出血时间、血小板功能分析、P 选择素、血小板活化标记、血小板微粒、放射性核素 ^{111}In 标记的残存血小板伽玛成像	血小板计数/黏附、血小板聚集、模板出血时间、血小板功能分析、P 选择素、血小板活化标记、血小板微粒、放射性核素 ^{111}In 标记的残存血小板伽马成像
血液学	白细胞计数、白细胞活化、溶血、网织红细胞计数、外周血细胞活化特异性释放产物	白细胞计数、白细胞活化、溶血、网织红细胞计数、外周血细胞活化特异性释放产物

在输血医学领域，血液贮存袋和去白细胞滤器是应用广泛的医疗器械，其材料的选择除了标准要求的如表48-1、表48-2所示的相关评价外，还需要考虑其制品的使用特点。例如去白细胞滤器中的滤材孔径要比血液中的凝血因子大很多，阻滞作用一般不考虑，但滤材表面张力与电荷密度在过滤去除白细胞时，可能对凝血因子有一定的吸附，且不同滤材的不同结构与表面特性可能因吸附引起的凝血途径活化造成不同程度的凝血因子损失，因此去白细胞滤器应考虑评价过滤前后血液中的凝血因子的变化。去白细胞滤器属于与循环血液接触的外部接入器械，塑料血袋是与血液长期接触(24小时以上至30天)的器械，因此，去白细胞滤器还应对滤后血液的游离血红蛋白、白细胞残留量、红细胞回收率等指标进行检测，红细胞贮存袋应检测红细胞形态、代谢、功能及贮存期末溶血率等指标。对于血小板贮存袋而言，血小板贮存质量的评价主要包括对贮存血小板体外聚集功能、抗低渗休克反应活性、血小板活化以及血小板微结构观察等，以期更准确更全面评价血小板贮存袋材料对血小板的相容性。

第二节　血液成分采集、贮存及输注器具

一、血液采集及贮存容器

用塑料制造输血器材始于20世纪40年代，目前已为世界各国普遍采用。医用塑料制品代替传统的玻璃、橡胶类的输血输液器材，被公认为是输采血与血液分离技术上的一次革命。这类材料具有透明、柔软、表面光滑、质轻、体积小、原料来源容易、成本低等特点，同时也便于制作成完全密闭灭菌的全套输采血用具。多年的临床实践已证明塑料血袋还可以改善血液及血液成分的保存质量。血袋既是血液采集器也是血液贮存器。

临床输血从输全血过渡到成分输血的历史性变革，为降低输血中常见的发热、微生物感染等不良反应提供了极为有利的条件。随着高分子合成材料的发展以及输血新概念、新技术的进步，将会有更多的创新性输血器材出现和应用。本节主要简述目前广泛使用的塑料输血器材的性质和特点。

(一)塑料血袋材料的组成和典型结构

1. PVC塑料血袋材料的组成　将适当分子量的医用聚氯乙烯(PVC)树脂粉、油状增塑剂、稳定剂和其他辅料等成分混合，经高温塑化成PVC粒料，然后用挤塑或压延等方法成型加工成导管和薄膜，再制成袋体和相关的器具。这类塑料各成分的种类和配比各国相差较大，但大致为：PVC树脂占65%~68%，增塑剂占30%~35%，稳定剂1%~2%。其特点分述如下。

(1) 医用聚氯乙烯树脂：为液态氯乙烯单位($CH_2=CHCl$)在一定条件下聚合成大分子量的聚合体，平均由1 000~2 000个单体聚合成一个大分子，除去杂质，干燥成白色粉末或颗粒。PVC树脂不溶于水，只溶于少数有机溶剂(如环己酮、四氢呋喃)。由于PVC树脂的分子结构中含有氯原子，因而有较强极性，在高温、射线、紫外线等作用下，不同程度地释放氯化氢分子，其大分子链相应地出现降解，外观上可逐渐变为黄色、棕色、甚至黑色，机械强度相应变差。作为聚合物的PVC树脂本身无毒，不易发霉，但氯乙烯单体具有强的致癌性，故要求医用PVC树脂中氯乙烯单体的含量控制在1ppm以下。此外，医用PVC树脂中若含有过多的亲水性悬浮剂，制成的输血袋膜吸水率高，盛装液体后输血袋膜不易恢复透明。

(2) 增塑剂：是高沸点的酯类化合物，属于低分子量物质，它能使坚硬的PVC树脂中互相缠绕的大分子链松开，并在高温下塑化成有弹性的塑料。增塑剂品种繁多，常用于医用PVC塑料血袋及管路制品的增塑剂主要有邻苯二甲酸二(2-乙基)己酯(简称DEHP)、环氧油、偏苯三甲酸三辛酯(TOTM)、丁酰柠檬酸三己酯(BTHC)、1,2-环己二羧酸二(异壬基)酯(DINCH)等无毒化合物。这类物质不溶于水，易溶于有机溶剂和油类，能被碱水解、被氧化性酸所氧化。

(3) 稳定剂：是一类能吸收PVC塑料释放出的氯化氢的化合物，从而阻止PVC的进一步降解。用于PVC塑料的稳定剂品种很多，医用无毒的稳定剂品种主要有硬脂酸的钙、锌、铝盐类、环氧化合物(如环氧大豆油或酯)。有机酸的重金属盐类如钡、镉、铅等不能使用，因为它们与氯化氢的反应物易溶于水，有强烈的毒性。无毒稳定剂在塑料配方中的品种搭配和用量，对血袋膜的物理化学性能和袋装液质量有重要的影响。

(4) 润滑剂：是PVC塑料加工中因工艺需要而加入的一种助剂。主要品种有硬脂酸和硅油，前者容易造成液体澄明度不良。用于医用PVC塑料的润滑剂主要有甲基硅油和苯甲基硅油。尤其苯甲基硅油与PVC塑料有较好的相容性，即使用量较多，薄膜仍可保持透明。在医用PVC塑料中加入硅油，还有利于减少PVC塑料表面的血小板黏附，提高抗凝血性能。

中国的PVC血袋及其采、分、输系统装置是在20世纪60年代由中国医学科学院输血及血液学研究所会同上海化工厂、上海医学化验所血库(现上海血液

中心)、上海市药物研究所、上海长征制药厂等12个单位,以杨成民为组长的共200余人参加的研发合作组,在肖星甫教授的指导下,经过140个配方的系统对比研究和在国际厂商生产的PVC树脂、增塑剂、稳定剂等产品中广泛的优选研究,于1967年研发成功我国第一个具有自主创新和诸多特色的PVC塑料血袋及其采、分、输系统装置,并迅速形成多种原料国产化和全套制品的产业化。以上海市血液中心(原上海市医学化验所)郎洁先课题组为主的合作群体为塑料血袋在全国的推广应用作出了贡献。1992年中国医学科学院输血研究所杨成民课题组与上海化工厂沈思约等合作,又研究成功了我国PVC塑料血小板贮存袋,并获得了国家发明专利授权。

2. 非PVC材料的塑料血袋　除了PVC材料制备的塑料血袋外,为了提高不同血液及成分保存的质量和安全,近年也研究开发了新型非PVC医用材料用于血袋的生产,主要包括聚烯烃类、乙烯-乙酸乙烯酯共聚物(EVA)、聚全氟乙烯丙烯共聚物(FEP)、聚氨酯等。聚烯烃是由乙烯、丙烯、1-丁烯、1-戊烯、1-己烯、1-辛烯、4-甲基-1-戊烯等α-烯烃以及某些环烯烃单独聚合或共聚合而得到的一类热塑性树脂的总称。聚烯烃类聚合物具有良好的透氧性,代替PVC作为血小板袋材料没有低分子物质渗出问题,安全性较好。EVA是乙烯和醋酸共聚而成的,其热分解温度较低,约为230℃左右。EVA有很好的耐低温性能,良好的柔软性和橡胶般的弹性,在-50℃下仍然具有较好的可挠性,透明性和表面光泽性、化学稳定性良好,抗老化和耐臭氧强度好,无毒性。FEP是四氟乙烯和六氟丙烯共聚而成的。FEP的耐热性能仅次于聚四氟乙烯,能在-85~+200℃的温度范围内连续使用。即使在-200℃和+260℃的极限情况下,其性能也不恶化,可以短时间使用。FEP与聚四氟化乙烯相似,具有优异的耐化学稳定性,除与高温下的氟元素、熔融的碱金属和三氟化氯等发生反应外,与其他化学药品接触时均不被腐蚀。EVA和FEP材料都适用于低温或深低温贮存袋。热塑性聚氨酯具有生物相容性好,如优良的抗凝血性能,毒性试验符合医用要求;加工性能好,如优良的韧性和弹性以及加工性;因此,该材料适用于血袋的生产。然而由于聚氨酯的价格较高,代替于普通的PVC或聚烯烃血小板贮存袋优势较小,今后的发展方向主要是用于特殊条件下的血液成分贮存。

3. 血袋典型结构和质量要求　血袋按用途不同,可分为单袋、二联袋、三联袋、四联袋等。常见的塑料血袋公称容量为100~500/600ml。它们的结构和质量要求如下:

(1) 单袋:血袋主要用于采集、贮存和输注全血。由袋体、采血管、采血针和保护套、输血插口等部分组成的密封系统。这是血液采集、贮存、输注所必需的基本结构。血袋成品袋内装有足量的血液保养液,并经蒸汽灭菌,应无毒、无菌、无致热原,袋外应有标签,并且不得有肉眼可见的霉斑。

(2) 多联袋:由一个主袋(俗称母袋)和一个以上的转移袋(子袋)或装有红细胞保养液的塑料袋连接成完整的密封管袋系统,供血液及血液成分的采集、贮存、处理、转移、输注。依主袋连接的子袋数,分别称为二联袋、三联袋、四联袋或多联袋。这些子袋可分别容纳从主袋分离的少血小板血浆、富血小板血浆、白膜等。子袋中的红细胞保存液可在封闭状态下稀释浓缩红细胞,使之能长时间保存。

1) 二联袋:二联袋是在单血袋的基础上,袋头一端经转移管连接一个转移袋,转移管内有阻塞件(俗称折断即通管),供阻止保养液从主袋流入子袋。

2) 三联袋:三联袋是在二联袋转移管上用三通管并连一个子袋,形成一个母袋和两个子袋。这些子袋可分别容纳少血小板血浆和富血小板血浆,如果富血小板血浆中血小板需要保存5天,其中一个子袋宜用血小板专用袋。

3) 四联袋:四联袋可分为两种结构,一种是在三联袋的基础上在转移管上增加一个三通管和子袋,供接收白膜用;另一种是在三联袋主袋袋头上连接装用红细胞添加液的子袋,供分离少血小板血浆和富血小板血浆后稀释主袋中浓缩红细胞。

随着血液成分分离和临床输血事业发展的需要,将设计出更多适于机采和临床应用的不同式样的多联血袋。

(3) 底-顶式血袋:传统血袋将采血、输血和分血的进出口设置于袋体的顶端,底-顶式血袋对转移袋(子袋)结构不做改动的情况下,将主袋(母袋)的进出口分别设置于袋体的底部和顶部。其主袋典型结构为袋体顶部设置血袋出口,底部设置采血入口和浓缩红细胞出口,在主袋与转移袋连接的管路内装设折断即通管。欧洲输血界开发的这种新结构血袋,初始意图在于提高血浆收得率和减低浓缩红细胞中的白细胞污染量,从而减少临床输血时非溶血性发热反应发生率。

使用方法:该种血袋在使用方法上不同于常规血袋,主要为轻重离心次序不同,前者简称为先重离心后轻离心;①采集血液后第一次离心为重离心,主袋内血细胞紧密堆积,上清液中血浆量增多,污染的细胞成分少,90%的血小板和白细胞富集于浓缩红细胞顶层。②离心后用挤压器使上层血浆和下层浓缩红细胞从主袋上下两端出口分别进入上端连接的空子袋和下端的含红细胞保存液(如SAGM)转移袋,中层白膜(BC)及其相邻的少许血浆(约30ml)和少量红细胞(约25~30ml)则留于主袋内。③主袋内白膜充入血小板添加液(血小板保存介质),或将4~6个主袋串接后以血小板添加液冲洗入另一个无菌空袋。将含添加液的白膜袋作轻离心,使白细胞和红细胞沉于袋体底部,上层液中为悬浮血小板可转移至血小板贮存袋中贮存。此种方法称为白膜法制血小板(简称BC-PC法)以区别常规的富血小板血浆制备血小板方法(简称PRP-PC法)。

优点:以常规四联袋和底-顶式四联袋对比研究结果显示,浓缩红细胞中污染白细胞和血小板数约为全血总数的30%和20%,而该新式结构血袋均为6%左右,使浓缩红细胞中白细胞污染总量从10^9降为10^8个,因而临床输血不良反应率下降。此外,欧洲各国利用这种新结构血袋得到的白膜大量用于制取浓缩血小板。即用4~6个BC和血小板保存介质,即可制得符合临床治疗需要剂量的浓缩血小板。自20世纪90年代以来,欧洲各国采用BC-PC法不断增加,有的国家临床使用的80% PC来自BC-PC法。

但是在分血时留有少量红细胞于主袋内,因而红细胞回收率有所降低是其缺点。

(二) 红细胞贮存袋

我国研制的PVC塑料输血输液袋,按血袋的制备工艺可分为两类。第一种由压延薄膜制成,第二种由吹塑工艺制成小口径筒状薄膜经热合成袋。表48-4是国际上常见的红细胞储存袋的基本参数及可使用的范围[13]。

表48-4　国际主要红细胞保存袋[13]

商品名	塑料	增塑剂	容量/ml	膜厚/mm及结构	产品限制	用途
PL146	PVC	DEHP	100~600	0.38,内表面呈方格突起	满足红细胞、全血储存要求	适用于CPD,CPD-A1,SAG-M,ADSOL,非透气性塑料,不适用于PLT储存,可蒸汽消毒
PL2209	PVC	BTHC	400~500	0.37,内表面呈方格突起	满足红细胞、全血储存要求	适用于CPD,CPD-A1,SAG-M,ADSOL,也适用于PLT和血浆储存,可蒸汽消毒
PL1813	PVC	DEHP	150~2 000	0.38,内表面呈方格突起	满足红细胞储存要求	透气性不佳,不适用于PLT储存,辐照灭菌,分离和转移用
Compoflex	PVC	DEHP	17~600	0.38		经典塑料
CPD bag	PVC	DEHP	450	0.40		
A	PVC	DEHP	400~550	0.35		适用于浓缩红细胞(包括滤白),适用于CPD,CPDA-1,SAG-M,PAGGS-M,AS1
B	PVC	DINCH	400~550	0.35		适用于浓缩红细胞(包括滤白),适用于CPD,SAG-M
Stand a PVC	PVC	DEHP	400~650	0.43	满足红细胞、全血储存要求	经典塑料,透气性不足不适用于PLT储存,蒸汽消毒,用于CPD,CPDA-1,和CP2D抗凝剂
XT-150	PVC	DEHP	600	0.39±0.05	采集全血450ml±10%或500ml±10%	适用于CPD,CPD-A1,OPTI-SOL.适用于红细胞,血浆储存,适合储存3天PLT

由表48-4可知,红细胞贮存袋的材料主要是PVC,采用的增塑剂包括DEHP、BTHC、DINCH等,但主要采用的还是DEHP。DEHP是使用最广泛的增塑剂,最初由Walter在20世纪50年代早期选择用于PVC袋的增塑,该血袋既可以蒸汽灭菌,同时,其弹性和灵活性也能满足冰冻需求。1970年,英国毒理学家Jaeger和Rubin指出,从输用PVC血袋贮存的血液的受血者人体组织中检测到增塑剂DEHP,提出对PVC塑料血袋储血安全性的疑问。各国科学家花费多年时间,投入大量经费,研究PVC塑料血袋膜中DEHP的迁移规律、毒理学和病理学等方面的表现。杨成民课题组的研究结果表明,袋装葡萄糖、生理盐水、

ACD 抗凝液等 8 种液体中，室温下保存 3~5 年，各袋液体中 DEHP 的迁移总量保持不变。DEHP 的小鼠口服半数致死量（LD50）大于 30g/kg，属微毒化合物。各国科学家经广泛深入的研究，得出的主要结论为：PVC 血袋膜中的 DEHP 属于无或极微毒型化合物，会污染血液及其制品，但在临床通常输血量情况下，其安全性是有保障的。由于环境污染，未输用 PVC 血袋贮存血液的人体组织中也有 DEHP 的累积。尽管 DEHP 的安全性仍存在争议，但研究显示，血袋膜中的 DEHP 对血液保存中的红细胞膜有增塑作用，改善了红细胞膜的脆性，减少了溶血的发生以及提高了输血后的红细胞有效回收率。如红细胞储存在 60ml 丁酰柠檬酸三正己酯（BTHC）增塑的 PVC 袋中，6 个星期后的溶血率是 0.85%±0.08%，高于 DEHP-增塑的 PVC 袋 0.49%±0.08%，而三磷酸腺苷（ATP）含量没有差异[14]。

（三）血小板贮存袋

血小板的特殊生物学性能，使得离体后保存较困难。血小板是贮存在常温代谢非常活跃的细胞，它们在代谢葡萄糖，消耗氧气的同时产生大量的乳酸和二氧化碳，导致 pH 下降，并最终导致血小板储存损伤。pH 低于 6.8 时，体外血小板激活和凋亡标志物增加，pH 低于 6 时，输入体内的血小板回收率降低。影响离体血小板保存质量的主要因素有保存温度、保存介质、采集和分离方法、血小板中白细胞残留量以及贮存容器的性能等。已证明 DEHP 增塑的普通 PVC 塑料血袋 22℃储存血小板只能维持 2~3 天，其主要原因是迁移出的 DEHP 造成血小板低渗休克反应率（HSR）和聚集率等功能下降，对于有氧代谢的血小板生理功能，DEHP 增塑的 PVC 塑料血袋膜的透氧量低[15]。近年来研制血小板贮存袋的主要思路是减少增塑剂的迁移，提高血袋膜的透氧速度，使血袋膜的透氧总量满足袋内血小板耗氧总量的需要，从而使保存介质 pH 变化小。按此研制的血小板袋可使血小板储存时间延长到 5~7 天。国际上主要的血小板袋产品材料构成及参数见表 48-5。

表 48-5　国际主要血小板贮存袋[13]

袋名	塑料	增塑剂	容量/ml	膜厚	结构	产品限制	用途
PL2411	聚烯烃	无	20	0.30	方格突起	N/A	蒸汽消毒
PL2209	PVC	BTHC	400~500	0.38	方格突起	满足 PLT 贮存要求	蒸汽消毒
PL1240	PVC	TOTM	400~500	0.38	方格突起	满足 PLT 贮存要求	蒸汽消毒
PL2410	聚烯烃	无	1 000~1 300	0.28	方格突起	满足单采和白膜法汇集血小板的要求	透气性佳，特别适合 PLT 贮存，可贮存 7 天
N/A	聚烯烃	无	1 300	0.30	N/A	N/A	汇集 PLT 贮存
N/A	PVC	TOTM	1 300	0.41	N/A	N/A	汇集 PLT 贮存
PO80	聚烯烃	无	1 500	N/A	外表面磨砂，内表面光滑	N/A	仅用于日本，PLT 贮存
A	PVC	TOTM	500~1 800	0.35	N/A	N/A	适用于去白的 PLT 贮存 5 天
B	PVC	BTHC	500~1 800	0.38	N/A	N/A	适用于去白的 PLT 贮存 7 天
CLX	PVC	TOTM	400~500	0.41	内表面细纹	满足 PLT 贮存要求	适宜的透气性，PLT 贮存 5 天
CLX HP	PVC	TOTM	1 500	0.41	内表面细纹	满足 PLT 贮存要求	适宜的透气性，汇集浓缩 PLT 贮存 5 天
ELX	聚烯烃	无	1 300	0.32	内表面光滑	满足 PLT 贮存要求	适用于单采 PLT，非溶出塑料，适宜的透气性用于白膜法制备的 PLT 贮存 7 天

续表

袋名	塑料	增塑剂	容量/ml	膜厚	结构	产品限制	用途
ELX	聚烯烃	无	1 300	0.32	内表面光滑	满足 PLT 贮存要求	单袋连接滤器
ELX HP	Polyolefin	None	1 300	0.27	内表面光滑	满足 PLT 贮存要求	非溶出塑料，适宜的透气性用于白膜法制备的 PLT 贮存 7 天
XT-612	PVC	DEHP	500	0.32±0.04	N/A	N/A	蒸汽消毒，全血制备的去白或非去白的 PLT 贮存 5 天，可用于红细胞和血浆贮存

离体血小板在 22℃摇动保存时，测得其耗氧速度为每 10^9 个血小板耗氧 1.3～1.5nmol/min，或为每 10^{11} 个血小板耗氧 9μmol/h。当袋体供氧速度不足时，血小板无氧糖酵解速度增加 8～9 倍，乳酸生成量增加，介质 pH 急剧下降。当介质 pH<6.0 时，保存的血小板回输后体内功能差[16]。更高的气体通透性可以促进氧气的进入和二氧化碳的排出，从而改变贮存血小板的 pH。增加的气体通透性方式可以通过采用不同类型的材料增加血袋的面积和减少膜厚度来达到。然而，当袋体膜透氧总量超过血小板耗氧总量时，保存介质中的碳酸氢钠释放较多的 CO_2，介质 pH 上升，已经证明介质 pH 超过 7.5 时，贮存血小板输用后丧失了体内功能。现今较流行的观点认为：血小板在 22℃储存 5 天以上的指标，包括保存介质的 pH 应维持 6.4～7.4 范围内，保存过程中介质 pH 变化值小于 0.5，每 10^9 个血小板的乳酸生成速度小于 100nmol/h。

自 20 世纪 80 年代以来，各国科学家已取得改善血小板贮存袋透氧性的方法，归纳如下：

首先，采取减薄袋膜厚度并扩大 PVC 袋体面积的方法，可使血小板储存时间延长到 5 天。日本 Teruflexa 血袋膜厚 0.36mm、容积 800ml 的 PVC 塑料袋（增塑剂 DEHP），透氧速度达到 13.5μmol/h，可满足（70～100）×10^9 个血小板耗氧量。

其次，采用聚烯烃（polyolefin）制作血小板贮存袋。实验研究显示[17,18]，血小板贮存在 DEHP-PVC 袋 3 天后，95 个实验品中有 37%的制品其 pH<6.0，体内血小板平均回收率大约 37%，半衰期为 2.7 天；而贮存在聚烯烃袋中，pH 能更好地维持，101 个实验品中只 1%的制品其 pH 为 6.1，体内回收率为 51%，半衰期为 3.1 天。结果表明聚烯烃类的血袋贮存血小板的效果明显优于 DEHP-PVC 袋。另一类聚烯烃类血小板袋可以用热合方法成型，其材料是由 3 种高聚物混合而成，它的透氧和透二氧化碳速度比 PVC 血袋分别高 2 倍和 1.6 倍[19]，用 0.6L 容积袋储存血小板（1～1.9）×10^{11} 个，保存 6 天，血浆 pH 为 7.0，乳酸产生速度为 0.8nmol/min×10^{11} 个血小板。说明此类血小板贮存袋具有优良的性能。

另外，可用新增塑剂代替 DEHP。PVC 材料具有许多优点，用新型增塑剂如 TOTM、BTHC、邻苯二甲酸二正辛酯（DnDP）、DINCH 等代替 DEHP，都取得良好效果[20-22]。有研究[23]比较了血小板分别贮存在 DEHP-PVC 或者 TOTM-PVC 血袋中，结果显示，保存第一天两袋中的 pH 分别为 6.50±0.5 *vs* 7.52±0.18，贮存后的第 3 天，志愿者体内的同位素标记显示血小板在 DEHP-PVC 回收率为 31.3%±21.5% *vs* TOTM-PVC 回收率为 71.0%±9.6%，DEHP-PVC 半衰期为（2.3±0.2）天，TOTM-PVC 半衰期为（4.2±1.7）天。用 BTHC-PVC 塑料袋，透氧性能高于 TOTM-PVC，可用于血小板和红细胞的贮存。

（四）血浆及深低温储存袋

不同的血液成分的保存温度不同。冰冻血浆于 -20℃及以下温度保存。红细胞的冷冻保存方法常用甘油作为保护液，置-80℃保存。血小板液冷冻保存方法是以 5%二甲基亚砜（DMSO）为低温保护剂，将细胞保存于液氮中。造血干细胞的体外长期保存一般采用 10% DMSO 作为低温保护剂，程序降温后贮存在液氮中。外周血干细胞的冻存方法是 10% DMSO，在液氮保存。脐血通常采用深低温液氮保存。对于血浆和深低温贮存袋，最重要的是材料在低温时抗破损的能力。目前广泛应用于血浆贮存袋的是 DEHP-PVC，但 PVC 袋在-40℃下易脆化，在极低温下受到外部极少的冲击也能损坏，因此不适合作为深低温贮存袋。其他用于血浆或深低温贮存袋的材料有聚烯烃、EVA、FEP、高密度聚乙烯（HDPE）等。有研究[24]比较了冰冻血浆贮存于不同材料的储存袋中，EVA 的破损率远低于 DEHP-PVC。在该研究中，血浆贮存于-70℃，将

冰冻的血浆从 91cm 高空掉落，部分 EVA 储存袋破损率为 10%～20%，其他含有高浓度醋酸乙烯酯或聚烯烃的 EVA 贮存袋的破损率高达 50%，FEP 为 30%，聚烯烃为 60%，而 PVC 的破损率则高达 90%～100%。国际上主要的血浆及深低温贮存袋产品材料构成及参数如表 48-6 所示。

表 48-6　国际主要的血浆及深低温贮存袋[13]

袋名	塑料	增塑剂	容量/ml	膜厚/mm	结构	限制	用途
Cryolife，Vuelife	FEP	无	3～3 000	0. 5	N/A	N/A	使用温度从 -200℃ 到 +200℃；非常低的表面能
N/A	PVC	DEHP	<627	0. 36	两边微纹理	贮存体积<600ml，冰冻体积<400ml	可用于全血，不适用于血小板
N/A	PVC	DEHP	<627	0. 47	一侧内部光滑，另一侧轻微纹理	贮存体积<600ml，冰冻体积<400ml	用于单采。经典塑料，不用于 PLT 贮存
N/A	PVC	DEHP	1 000	0. 47	一侧内部光滑，另一侧轻微纹理	贮存体积<600ml，冰冻体积<600ml	用于单采。经典塑料，不用于 PLT 贮存
PL2411	聚烯烃	无	20	0. 30	taffeta	N/A	蒸汽灭菌
PL269 血浆贮存袋	EVA 混合物	无	400	0. 38	光滑	N/A	伽马灭菌。血浆贮存，用于冷冻至-260℃
PL2410 光照袋	EVA 混合物	无	1 300	0. 32	taffeta	N/A	伽马灭菌
PL146	PVC	DEHP	100～600	0. 38	taffeta/磨砂	满足血浆贮存要求	蒸汽灭菌
PL2209	PVC	BTHC	400～500	0. 37	taffeta/磨砂	满足血浆贮存要求	蒸汽灭菌
PL1240	PVC	TOTM	400～500	0. 38	taffeta/matte	满足血浆贮存要求	蒸汽灭菌
PL1813	PVC	DEHP	150～2 000	0. 38	taffeta/matte	满足血浆贮存要求	辐照灭菌
Plasmapooling bottle	HDPE	None	1 000	N/A	N/A	满足血浆贮存要求	辐照灭菌
Compoflex	PVC	DEHP	17～600	0. 38	N/A	N/A	经典塑料
Transfer bag	PVC	TOTM	300～400	0. 39	N/A	-39℃抗冻性	与 PLT 相同，因为 DEHP 具有更好的抗冻性
N/A	PVC	DEHP	600～1 000	N/A	外部塔夫绸，内部光滑	N/A	仅用于血浆和红细胞贮存的 PVC 材料
A	PVC	DEHP	300～1 000	0. 35	N/A	N/A	符合新鲜冷冻血浆指南
B	PVC	DINCH	300～1 000	0. 35	N/A	N/A	符合新鲜冷冻血浆指南
C	PVC	TOTM	300～1 000	0. 35	N/A	N/A	符合新鲜冷冻血浆指南
Standard PVC	PVC	DEHP	400～500	0. 43	内部纹理	满足血浆贮存要求	蒸汽灭菌
CLX	PVC	TOTM	400～500	0. 41	内部纹理	满足血浆贮存要求	蒸汽灭菌
Standard PVC，CLX	PVC	DEHP or TOTM	400～500	0. 43	内部纹理	N/A	DEHP 溶于血浆；TOTM 极低溶出增塑剂
Standard PVC	PVC	DEHP	400	0. 39±0. 05	N/A	N/A	蒸汽灭菌。用于红细胞，血浆贮存，适用于 3 天的血小板贮存

（五）紫外线照射或辐照血袋

采用光化学法对血液及血液成分进行病毒灭活时，血袋需经过可见光、紫外或其他射线照射，因此对血袋的透光率有一定的要求，如 YY 0765.1—2009 中对光照袋的透光率要求应不小于 85%。另外，为有效预防输血相关性移植物抗宿主病（TA-GVHD），国内外普遍应用^{60}Co 或^{137}Se 射线对血液制品进行一定剂量辐照。国际上主要用于病毒灭活或辐照的贮存袋产品材料构成及参数如表 48-7 所示。用于病毒灭活或光照射的贮存袋的材料以 EVA 混合物、FEP、聚烯烃类为主，也有部分采用 DEHP-PVC 和 BTHC-PVC 材料。但 PVC 对光、热的稳定性较差，其软化点为 80℃，高于 130℃开始分解。紫外线和氧会使 PVC 发生光氧化分解，因而使 PVC 的柔性下降，最后发脆。据文献报道[25]，经^{60}Co 射线辐照对 PVC 材料血袋的酸碱度与溶血性能有明显影响，且血袋外观颜色变黄。可能是由于较大的辐照剂量破坏 PVC 分子结构致使氯化氢溢出，后者作为催化剂进一步使 PVC 分解加速；加之氧化作用而使血袋外观变黄；倘若氯与水接触后会发生化学反应，可生成盐酸与次氯酸，导致 pH 降低，血细胞在酸性环境中易出现破裂产生溶血现象。因此 PVC 血袋多用于采用可见光的亚甲蓝病毒灭活。

表 48-7　适用于病毒灭活的血袋[13]

袋名	材料	增塑剂	容量/ml	膜厚/mm	结构	产品限制	用途
VueLife	FEP	无	3~3 000	0.50	N/A	N/A	透明，无溶出物，无反应性。所有波长都通过薄膜
Mirasol Platelet Storage Bag	PVC	BTHC	1 000	0.43	一面内部光滑，另一面轻微纹理	PLTs 每袋最多 5.1×10^{11}150~435ml in PAS 血浆 170~400ml	PLTs 在（4.5~5.1）$\times10^{11}$之间时，产品的贮存超过 3 天可能会显示一些体外参数的下降。这种下降的程度取决于收集和处理方法
Mirasol Plasma Storage Bag	PVC	DEHP	<627	0.36	两边有轻微纹理	200~400ml	经典塑料，不适用血小板
PL2411	聚烯烃	无	20	0.30	taffeta	N/A	用于 INTERCEPT INT21、22、25 和 31 产品代码
PL2410 光照袋	EVA Blend	无	血小板 1 000 血浆 1 300	0.32	taffeta	N/A	用于 INTERCEPT INT21、22、25 和 31 产品代码
PL2410 Platelet CAD Container	EVA Blend	无	1 000	0.32	taffeta	N/A	用于 INTERCEPT INT21、22、25 和 31 产品代码
PL2410 血小板贮存袋	EVA Blend	无	1 300	0.32	taffeta	N/A	用于 INTERCEPT INT21、22 和 25 产品代码。PLT 贮存-良好的气体渗透性
PL269 血浆贮存袋	EVA Blend	无	400	0.32	smooth	N/A	用于 INTERCEPT INT31 产品代码。血浆贮存，用于冷冻至-260℃
Theraflex MB-血浆光照贮存袋	PVC	DEHP	400~500	0.35	N/A	N/A	在亚甲蓝（MB）存在下，用可见光照射血浆
Theraflex UV-血小板光照袋	EVA	无	3 500	0.25	N/A	N/A	UVC 处理去白保存于 SSP+保存液的浓缩血小板
Theraflex UV-血小板贮存袋	PVC	BTHC	1 800	0.38	N/A	N/A	用于保存 UVC 处理的 SSP+保存液保存的去白血小板

聚烯烃中的代表聚乙烯无臭，无毒，具有优良的耐低温性能（最低使用温度可达-100~-70℃），化学稳定性好，能耐大多数酸碱的侵蚀。但聚乙烯容易光氧化、热氧化、臭氧分解，在紫外线作用下容易发生降解，为了提高聚乙烯对紫外线和氧化作用的稳定性，改善加工及使用性能，需加入少量塑料助剂。常用的紫外

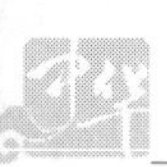

线吸收剂为邻羟基二苯甲酮或其烷氧基衍生物等,炭黑是优良的紫外线屏蔽剂[26]。

二、血液成分单采耗材及装置

单采(apheresis)这一词语由古希腊语"αφαίρεση"衍生而来,意思是"去除"[27]。根据应用领域,一般可分为血浆单采技术(plasma apheresis)和治疗性单采技术(therapeutic apheresis,TA)。血浆单采技术是血浆蛋白制品工业重要的原料来源技术,治疗性单采技术是指分离和去除患者循环系统中某些病理性成分,还输其正常成分,并补充溶液或正常血浆,以达到治疗目的的技术[28]。如今治疗性单采技术已经成为越来越多疾病的主要或辅助治疗方法。它可实现特定血液成分的去除,包括白细胞分离(白细胞去除/收集)、血小板分离(血小板去除/收集)、红细胞分离(红细胞去除/收集)、血浆分离(血浆去除/收集)和造血干细胞(HSC)收集;也可实现血液成分的置换,如红细胞置换(red cell exchange,RCE)和治疗性血浆置换(therapeutic plasma exchange,TPE)等。

(一) 血浆单采

过去,传统的双二联袋是为单采血浆、单针双程采浆而设计的,它可以满足从一个献血者采集 300~400ml 血浆。其结构特点在于两套二联袋在采血管部位用三通管并联,共用一个采血针,并用阻塞件防止两个主袋内抗凝液串流。第一程采血完成后封闭第一袋血,切断第一采血管分离血浆,同时从采血管旁路回输盐水,保持采血针畅通。待第一袋血浆分出后,浓缩红细胞与生理盐水回输献血者。输毕再行第二程采血和分浆。

目前主流使用连续离心方式的分离机,一般设备组成由主机(离心机、泵、血浆监测器、管路空气探测器、压力监测器、阀、控制面板)和加压袖带。其中蠕动泵管要满足抗撕裂性和回弹性的要求,根据蠕动泵的动力性和输送料的不同,采用不同性能的硅胶而制成的软性管。蠕动泵硅胶管有两种形式:一种是铂金硫化硅胶管,性状柔软,微透明,内壁光滑,低蛋白附着,低蛋白渗透,适用于制药及生物领域;另一种是过氧化硅胶管,其性状柔软,微透明,内壁光滑,经济性,寿命长,可需要输送具有腐蚀性等特殊性质的流体。耗材由分离杯、产品收集袋、血浆转移袋、管路系统等组成一个密闭系统。核心耗材组件分离杯最早是由美国 Jack Latham 发明的莱瑟姆离心杯(Latham bowl),它是一种能自动分离血液的离心杯耗材。

一次性使用单采血浆分离器由血浆管路、离心杯、机用采血器、袋(血浆收集袋、转移袋、废液袋)4 大部件组成。

离心杯的主要制作材料包括聚碳酸酯、聚丙烯等。YY/T 0326—2017《一次性使用离心式血浆分离器》中要求离心杯的杯内血液残留量不超过 5ml,分离血浆血红蛋白含量不大于 60mg/L。

血浆管路包括:①无菌管路将耗材各部分连接起来。②抗凝剂穿刺器插入抗凝剂袋,将抗凝剂管路与抗凝剂袋相连。③采血器接头:采血时采血器接头还将抗凝剂与来自供浆者的全血混合。④血液过滤器:位于采血器接头和离心杯之间,起过滤血液的作用。⑤压力监测器接头:为血液管路压力监测器提供与管路的无菌连接。血浆管路一般采用 PVC 材料制造。YY/T 0326—2017《一次性使用离心式血浆分离器》中要求泵管的抗凝液流量和血液流量应满足(1±0.1)ml/圈(蠕动泵),应有良好的弹性,运转 1 小时后流量降低率应小于 5%。

(二) 治疗性血细胞单采

现代血细胞分离技术开始于 20 世纪初,且在 20 世纪 40~50 年代得到了快速发展。治疗性血细胞单采是指分离和去除患者血液中某些病理性成分,回输其正常成分的一种见效迅速、安全的治疗技术。目前我国治疗性单采技术进入自动化机械法,其血液成分分离机(blood component separation system or blood component separator)设备按工作原理,大致分为 3 类,即离心式、膜滤式和吸附柱式,其设备核心耗材一般为无菌封闭离心容器、高分子材料制成的膜滤器和特殊吸附作用制成的吸附柱。

(1) 离心式血细胞分离机(图 48-2):应用最为广泛,按照血流方式的不同可以分为间断流动式离心机(intermittent flow centrifuge,IFC)和连续流动式离心机(continuous flow centrifuge,CFC)。IFC 分离机的优点是只需一根静脉通路,用于抽血离心采集和剩余血回输。临床上使用较多的是 CFC 式血细胞分离机。它在运行时,收集和回输过程同时进行,因此需要两根静

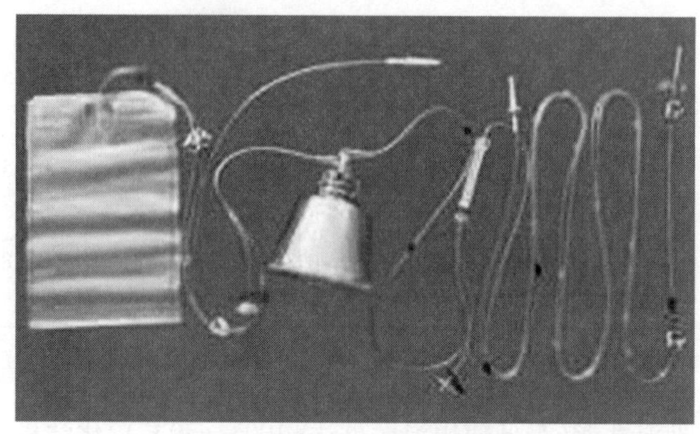

图 48-2　一次性使用离心杯式血液成分分离器

脉通路，一根用于抽血，另一根用于回输。由于这类血细胞分离机的体外循环血容量比 IFC 式血细胞分离机少，一般不受患者或供者血细胞比容的影响，而且血流量运行平稳。

（2）滤膜式血细胞分离机（图 48-3）：工作原理是利用滤膜的分子筛特性，将血浆或者颗粒大小不等的血小板与其他血细胞成分（红细胞、白细胞、粒细胞等）分离，分为单膜滤过式（plasma exchange，PE）和双膜滤过式（double filtration plasmapheresis，DFFP）[29]。单膜滤过式使用膜型血浆分离器将血浆分离出来并且全部废弃，同时补充等量的新鲜冰冻血浆或者白蛋白溶液的治疗方法。双膜滤过式先使用膜型血浆分离器将血浆分离出来，然后将血浆成分通过更小孔径的膜型血浆成分分离器，清除血浆中的高分子量成分，而白蛋白等低分子量成分随着补液（白蛋白溶液）回输患者体内的治疗方法。

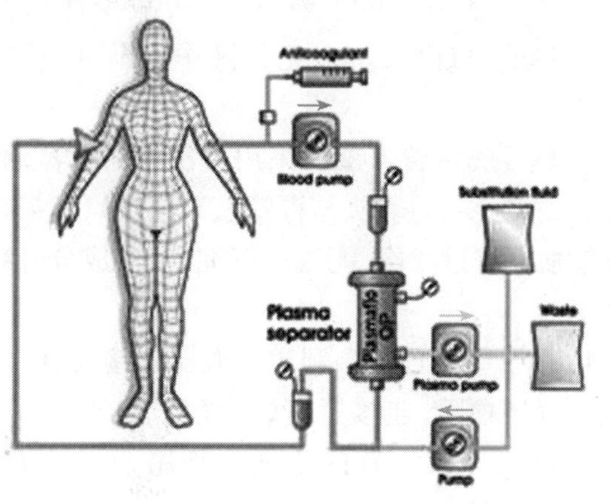

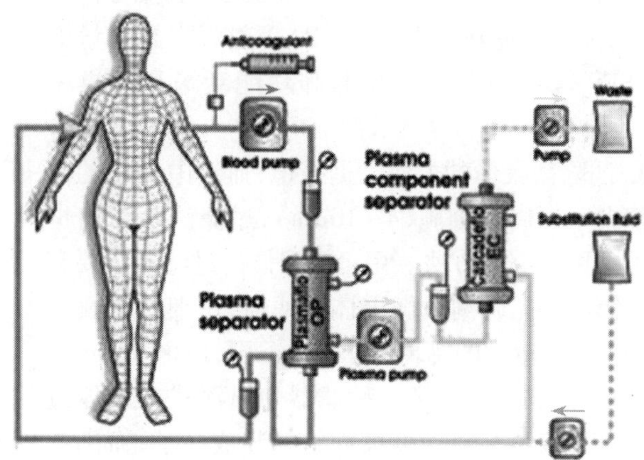

图 48-3　单膜和双膜滤过式血液成分分离

（3）吸附式血细胞分离机（图 48-4）：主要应用于临床治疗。基本原理是利用特制的免疫吸附柱选择性或者特异性去除血浆中与免疫相关的致病物质（如抗体或免疫复合物）。免疫吸附疗法（plasma adsorption，PA）是近几十年来发展起来的一种新技术，用于治疗一些传统方法难以奏效的疾病。它将某一具有生物活性的生物大分子作为配基与载体结合，制成吸附柱，选择性或特异性地清除患者血液中的致病因子，净化血液，预防及治疗疾病[30]。

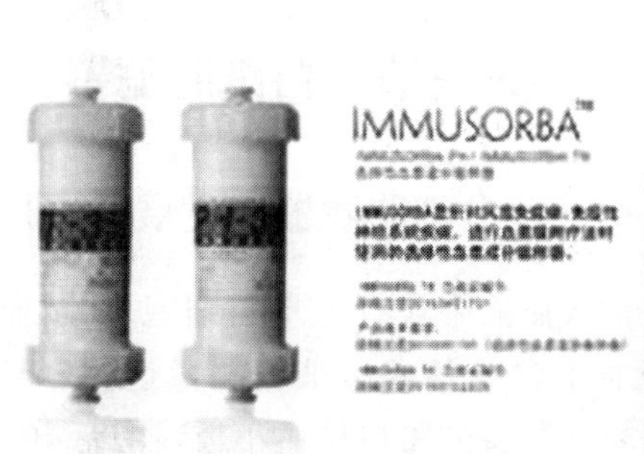

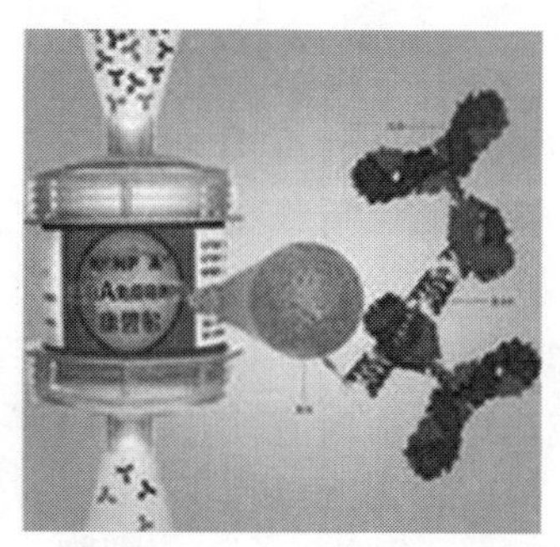

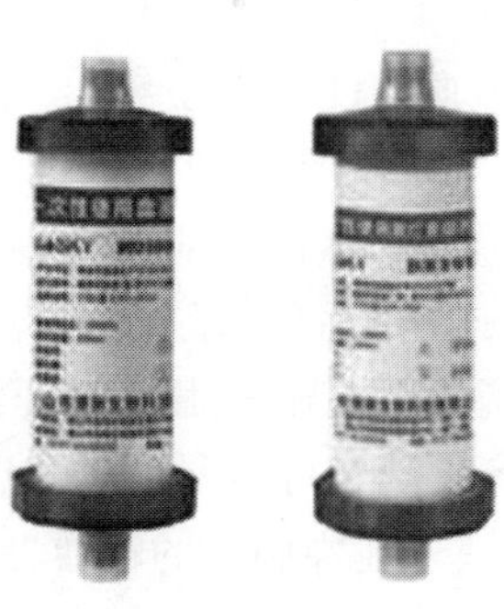

图 48-4　旭化成 IMMUSORBA 血浆吸附柱

三、血液成分输注器具

从献血者采集的抗凝血液，由于各种原因在储存过程中可形成小凝块和许多微聚体。滤除这些聚合体对于防止阻塞输血通道和受血者微血管将起重要作用。尽管大量输血时发生的成人呼吸窘迫综合征（ARDS）原因可能是多方面的，但大量微聚体进入肺部 T 形微血管是重要原因。输注装置中设置滤血网滤除这些聚合体是输血器和输液器的重要区别。

（一）常规输血器

1. 常规过滤器　目前临床输血常用的过滤器是一种安装于输血器滴斗内的筛网式滤网，它的孔径为 170～230μm，过滤面积为 24～34cm²。它在滴斗内通常有两种安置方式：垂吊式和钟罩式。主要用于滤除输注血液中肉眼可见的血块，不能滤除小凝块和细胞聚体。

2. 过滤器的材料　塑料输血器管道和滤滴斗的材质为医用 PVC 塑料，其化学组成与 PVC 塑料袋基本相同，滤网常采用涤纶或尼龙 1010 及尼龙 6 等制成纤维编织成网。为了保证高温灭菌不变形，编网需经定型处理。工业化生产时，产品外包装后用环氧乙烷或 γ-射线消毒，因此外包装内包封的区域均已灭菌。

（二）微聚体血液过滤器

1. 血液中的微聚体　主要来自血液贮存过程和血液成分的离心分离过程。Barrett 报道离心法制备压积红细胞时，即使稀释到相当于原来红细胞的比容，其所含的微聚体也多于全血。粗略检查血液中微聚体多寡的方法主要是观察血液和血液制品通过网孔为 20μm 的筛网过滤压的升高（SFP）。曾观察到大量输血时，SFP 高的血其输入量与肺功能衰竭和死亡率有关。

2. 滤除微聚体的方法　据报道，血液中最小的微聚体都大于外周血细胞（4~10μm），过滤法是目前世界各国采用的有效方法。用于微聚体的过滤器主要有两种。第一种是筛网式微聚体过滤器，用细纤维编织成孔径 20~40μm 的筛网，如不锈钢网，Pall 40μm 涤纶网，Biotest 滤器等。第二种滤器为纵深式微聚体过滤器。这类滤器多数用极细纤维封装成柱子，血细胞可以通过，利用其大表面积吸附微聚体。常用的材料有聚氨酯泡沫、涤纶纤维、尼龙纤维以及涤纶无纺布等。目前筛网滤器常用 20~40μm 孔径。动物实验和临床试验都显示，用筛网式微聚体滤器不能很好地维护大量输血时受血者的肺功能，用纵深式微聚体滤器能有效预防大量输血时受血者肺功能变坏和组织学上的损伤。

（三）输血器使用注意点

包括：①产品外包装应无破损，无漏气现象（可用手挤压外包装）。零部件应齐全，导管应无死折或扭结、压扁等，连接牢固零部件无脱落。②拆除外包装后，夹紧滤滴斗上下导管，用手挤压滤滴斗应能迅速回弹，否则应怀疑滴斗可能漏血。③玻璃瓶输血时宜使用带通气管或双孔穿刺针的输血器，同时输液和输血者宜选用双头输血器。④在输血器排气过滤操作中，操作方法无误时血液不能顺利进入输血器管道内，应怀疑输血器内腔有阻塞，宜更换输血器。⑤输血器充血排气速度不宜过快，有利于排除管道内表面的微气泡。如出现微气泡可敲击管道使其流出或浮上滴斗。⑥使用双头输血器应注意区分接瓶针和接袋针。

（四）一次性输血器在临床的拓展应用

一次性输血器主要应用于医疗行业为患者输注血液制品，然而经过多年的摸索和临床实践，一次性输血器的使用范围已经不仅局限于输注血液制品，利用自身的特殊结构或简单的改进，能衍生出许多新用途，给临床工作带来了很大的便利[31]。

一次性输血器在临床的新用途主要包括以下几方面：

1. 胸腔穿刺放液　将输血器针头拔下与 16 号针头相接形成穿刺针，将输血器接瓶端和输血器针头共同插入输液瓶胶盖内形成抽液容器。此法比常规胸穿放液节约时间，且较容易，避免针管和穿刺针反复对接引起感染。

2. 膀胱注水和冲洗　输血器的末端接头与尿管外口连接紧密避免了液体外渗，减少计算误差，提高了诊断准确性，符合无菌操作原则避免发生逆行感染。

3. 输注肠内营养液　采用一次性输血器输注营养液（去掉针头，将乳头与胃管末端连接），效果良好。由于输血器有过滤网，能滤过沉淀、杂质成分，使输入更加畅通。

4. 用于导管连接　利用输血器连接胃管注入植物油治疗肠梗阻，连接紧密，速度均匀，避免了因推注速度过快导致患者的不适。利用一次性输血器终端乳头连接静脉导管，剪下输血器上端过滤部分连接负压引流袋，不仅吻合紧密，而且可以控制引流速度。

5. 过滤作用　使用一次性输血器推注化疗药物不但提高了药物的纯净度，防止变态反应，而且对血管的刺激小，减少了静脉炎的发生。

第三节　白细胞滤器

一、白细胞滤器的发展及应用

正常人血液中含有大量白细胞，从献血者采集的单位全血中含有各类白细胞总量达 $(2\sim3)\times10^9$ 个。常规离心法制备的每单位血小板残留有 $10^7\sim10^8$ 个白细胞。白细胞是人体自然防御系统的重要组成部分。但随同血液制品异体输用时产生许多有害的副作用[32]。这些有害的作用以及防止这些副作用的白细胞输入总量如表 48-8 所示。

表 48-8　献血者白细胞造成的输血有害作用

临床问题	阈值	临床问题	阈值
HLA 同种免疫	$<5\times10^6$	潜伏的 HIV 感染	$<5\times10^6$
血小板排斥	$<5\times10^6$	移植物抗宿主病（GVHD）	$<5\times10^6$
发热反应	$<5\times10^8$	输血相关的免疫抑制	$<5\times10^6$
细胞相关病毒传播（主要为 CMV）	$<5\times10^6$		

因此血液制品中残留的白细胞被认为是一种污染物，应予以除去，欧美等先进国家的输血规范中，要求血液中心发送的临床用血液制品的残留白细胞应低于 1×10^{6}[33]。

去除红细胞和血小板制品中的白细胞有多种方法，如梯度离心法、右旋糖酐沉降法、细胞洗涤法、甘油化-冰冻融化法、过滤法等。近来也在探索紫外线照射和γ-射线照射使白细胞灭活的方法。在这些方法中，较为简单、易行、有效的是过滤法制备少白细胞血成分，并已得到较广泛的使用。经多年研制，国内已有许多高效滤器能脱除 3 个数量级（3log10）的白细胞，使每单位血液成分残留的白细胞少于 5×10^{6}，有的实验滤器可脱除 5～6log10 WBC，使残留白细胞低于 5×10^{4}。国外优质高效滤器一般都能使残留白细胞低于 1×10^{6}。

20 世纪 70 年代以来采用过滤法去除血液制品中白细胞，主要是在床边输血时进行，其滤除效果受多种因素的影响，包括：①滤器的种类和组成，尤其是滤材和结构；②待滤血中白细胞的初始总量；③单个滤器连续过滤血液制品的单位数；④待滤血成分的采集、贮存时间和条件；⑤过滤时条件：如温度、流速、气泡排除情况。这些因素导致质量不稳定，使临床研究结果变异大。

近年来的研究证明血液及其成分在贮存过程中，白细胞易崩解，其碎片和释放的各种细胞因子（白介素、肿瘤坏死因子、干扰素、克隆刺激因子、转移因子等）难于滤除，许多细胞因子具有强烈的致热作用[34]。因此 20 世纪 90 年代以来白细胞滤除已逐渐转到由血液中心在血液贮存前进行。这样有利于保证脱白细胞制品的质量，减少费用。贮存前过滤的优缺点如表 48-9 所示。这种发展趋势值得重视。

表 48-9　血液和血液制品贮存前过滤白细胞的优缺点

优点	缺点
1. 改善了过滤过程的一致性，如时间、流速和温度等	1. 采血即时过滤，有可能使污染菌未能被杀灭，需要在室温存放一定时间后（4～24h）进行过滤
2. 降低了白细胞碎片的污染	2. 血液中心增加工作量并需双份清单
3. 降低了致热性细胞因子的产生作用，尤其是降低 PC 的致热反应	
4. 改进了红细胞的完整性和存活期	
5. 能较好地作滤后血液质量控制	
6. 采血中心可大体积处理，能节约经费和人力	

（一）白细胞滤器的发展

1. 发展简况　1926 年 Fleming 首次叙述用棉花柱制备少白细胞血。20 世纪 60 年代有人采用不同的合成纤维滤除肝素血中的白细胞，发现尼龙纤维除粒细胞最有效，但滤血中残留的淋巴细胞最多，并开发出尼龙棉分离淋巴细胞技术[35,36]。1972 年 Diepenhorst 开发出棉花柱型白细胞滤器，可除去全血中 95%以上的白细胞，红细胞损失率<10%。两年后第一个一次性使用的白细胞滤器已常规用于血库，其后有类似的滤器进入市场。

棉花滤器使用后很快开发出醋酸纤维素滤器。其滤除效果和性能与棉花纤维相近，但是滤器的热原反应少，质量较稳定。

20 世纪 90 年代初的研究发现[37]，白细胞滤除作用主要来自于直接吸附、过筛以及血小板黏附白细胞等作用。其中吸附作用与吸附面积有关，而且发现超细涤纶纤维对白细胞有很大吸附作用。近年许多高效滤器均由多层聚酯纤维无纺布制成，可以滤除血液中 99.9%的白细胞，使每单位全血残留的白细胞降至 5×10^{6}。最近报告研制成超高效滤器能滤除 99.999 9%（6log10）的白细胞。目前，白细胞滤器对白细胞的清除率已经很高，开发新一代白细胞滤器的研究方向已经从提高对白细胞的清除率逐渐转向降低不良反应以及增加白细胞滤器功能，例如用化学物质修饰滤膜以增强血液的抗氧化作用，改变滤膜的材质以降低对血小板的激活作用等[38]。国内白细胞滤器从 20 世纪 90 年代开始研制，经过十多年的技术改进和发展，用于全血和悬浮红细胞的白细胞过滤滤器，已有十几家生产厂家，国家食品药品监督管理局于 2000 年出台了相关的行业标准。2013 年国家又批准用于血小板制品的白细胞过滤器生产上市。

2. 白细胞过滤原理概要　白细胞滤器过滤属于纵深过滤方式，过滤的基本原理主要包括阻塞、架桥、拦截和黏附等。通常把机械捕集颗粒称作筛分作用，把物理化学捕集颗粒称作黏附。白细胞滤器同时具有这两种作用。

（1）细胞的筛分作用：白细胞变形能力仅是红细胞（RBC）变形能力的 1/1 000，难于通过小于 5μm 的孔径，RBC 很容易通过 3μm 的孔径。然而白细胞滤器中孔径分布是不均匀的，而且细胞通过这些孔道时受多种因素的影响，如流体静态压力、切变率、孔形状、流速等因素，另外，流体枝孔效应和边界效应都对细胞的筛分作用有影响。

（2）细胞对材料的黏附作用：血细胞对固体表面的黏附是一个复杂的过程。细胞膜表面含有许多糖蛋白，常常是细胞反应的接受器成分。已经知道白细胞膜上有许多特异的黏附接受器。此外，细胞对材料的非特异性黏附方面，已知与材料的许多性质有关，如材料表面化学基团、表面电荷、表面可湿性、表面微结构、表面形态、材料对补体活化和蛋白吸附等因素。

（3）血小板对白细胞黏附的影响：有许多证据表明黏于材料的血小板促进了白细胞的黏附，因活化的血小板释放纤维蛋白原，纤维粘连蛋白等。用扫描电镜观察滤除血液后纤维表面的细胞种类，也证实滤材表面黏附的血小板与白细胞粘连在一起，对于血液滤除白细胞而言，材料-血小板-白细胞的黏附方式起着重要的作用。

3. 残留白细胞检测　高效滤器过滤后的血液中残留的白细胞很少，通常小于 1 个/μl。这种浓度的白细胞难于用常规血球计数板计数，而且低于自动细胞计数仪的灵敏度和检测范围。经过近几年研究证明，宜采用大体积的 Nageotte 计数板（腔体容积 50μl），或用有荧光物质标记白细胞 DNA 后，再用流式细胞仪测定。作为简便易行且无须昂贵设备的 Nageotte 大体积计数法，其设备和操作方法类似于传统的血细胞计数法，已为各国血液中心和临床单位接受并用于滤除白细胞血液质量的常规控制。目前也有采用甲醛固定法来改善这种计数方法。

据统计资料，临床输血时接上白细胞滤器作床边过滤，即使护士经过良好训练而且有责任心，亦有多达 30%的机会显著漏过白细胞，未达到滤除效果。特别是当滤器流动受阻或空气进入滤器，以及滤除血液后用生理盐水冲洗滤器时（部分白细胞被洗脱）更为严重。因此作为常规输血，在床边过滤白细胞很难保证滤除白细胞的质量。再者，对滤除血液作残留白细胞量测定需要时间，患者不可能等待分析结果出来后再开始输血，即使发现残留白细胞量超过标准，此时血液已输入患者。

4. 关于贮存前过滤　近年来不断有关于血液及其制品做贮存前滤除白细胞的报道。涉及的主要方面有：

（1）采血后至过滤除白细胞的时间间隔问题：担心采血后过早滤除白细胞将会削弱对污染菌的杀灭作用。过长时间后再滤除白细胞又会出现部分白细胞崩解，影响滤除血液的质量。因为白细胞离体后在杀菌能力下降的同时发生崩解，释放许多细胞因子物质，已证明白介素（IL-1，IL-6，IL-8）等细胞因子有强烈致热作用，而且其浓度随保存时间的延长和温度升高而急剧增加，并与白细胞数量有关[39]。尽管对存放时间的长短尚有争论，但一些血液中心采取在采血后室温存放 4~24 小时，个别单位存放 24 小时后行血液过滤脱除白细胞。

（2）血液贮存前滤除白细胞对血液质量的影响：有报告证明，贮存前滤除白细胞对红细胞贮存质量没有不良影响，包括各种生化指标、自体血过滤后储存 35 天同位素标记输用后回收率等指标，与对照组没有差异[40]。但不同厂家的滤器其滤除白细胞后对血液的贮存质量的影响有差异，使用前应做好产品的质量评估。

对富血小板血浆作贮存前过滤，研究结果显示过滤对血小板贮存后体内功能没有不良影响，相反改善了血小板的质量，尤其是降低了细胞因子的浓度[41]。曾证明浓缩血小板（PC）在储存时，血浆中肿瘤坏死因子（TNF-α）、白介素（IL-1α、β、IL-6）等细胞因子浓度不断增加。贮存 5 天后 IL-6 达 17 000ng/L，比贮存前增加 3 个数量级，IL-1α、IL-1β、TNF-α 浓度则增加 2 个数量级[42]。贮存前脱除白细胞的 PC，贮存 5 天后未见这些细胞因子增加。静脉注入 IL-1 10~100ng/kg 体重，出现发热、肌肉痛、关节痛、头痛；静脉注入重组的 IL-1β 1~10ng/kg 体重，出现发热寒战、心跳加快；TNFα 则引起全身毒性，包括发热和发冷。这些细胞因子有协同作用，血浆中高浓度的 IL-6 与发热相关。因此血小板制品贮存前去除白细胞更有显著改善质量的意义。

（二）去除白细胞制品的临床意义

主要有：①降低非溶血性发热反应（NHFTR）。②阻止或延缓 HLA 同种异体的免疫作用。③防止白细胞相关的病毒传播。研究报告证明，从输用血液除去 2~3 个数量级的白细胞，就能防止 CMV 输血传播。④输用滤除白细胞血液制品给患者还带来了防止寄生虫感染、改善输血相关的 GVHD、改善输血相关的免疫抑制，如改善肾移植存活率、减少癌症的复发和手术后感染率等方面有好处，然而肯定这些好处尚有许多验证工作。

综上所述，从输血用的血液和血小板成分中滤除白细胞，将会提高临床输血的安全性，但如何普及使用是输血医学工作面临的新课题。

二、白细胞滤器在临床治疗中的其他应用

白细胞滤器除了在一般临床输血治疗中的应用外，对临床治疗一些疾病还具有重要作用。

1. 白细胞滤器在体外循环心脏手术中的应用[43]　白细胞滤器在 20 世纪 90 年代被引入心脏外科领域，体外循环中使用白细胞滤器的思路是早期排出体内的中性粒细胞，以预防上述白细胞对机体的损伤。有很

多证据支持在血液心肌保护液灌注管路使用白细胞滤器可减轻心肌损伤,改善心脏功能。心包腔及术后胸腔引流管回收血液中的白细胞滤除是另一个值得探讨的问题,未经处理的吸引血液中混有大量的组织碎片、可溶性因子如炎性细胞因子和激活的白细胞,对其进行白细胞滤除很有必要。

2. 白细胞滤器在炎症性肠病中的应用[44]　有研究显示,应用白细胞滤器去除中度或重度溃疡性结肠炎患者的白细胞可使患者体内炎症因子 TNF、IL-1 和 IL-8 的产生立即减少,IL-10 立即增加,提示选择性地去除粒细胞、单核细胞和活化的淋巴细胞可抑制炎性细胞因子的产生和增强免疫调理细胞因子的产生。

3. 白细胞滤器在难治性疾病中的应用[45]　采用白细胞去除治疗法已被证明对许多炎症性疾病,如自身免疫性和神经性疾病具有极好的治疗效果。

第四节　生物医用材料在输血相关检测中的应用

一、生物医用材料在输血相关病毒检测中的应用

常见的输血相关传染病筛查方法包括:酶联免疫方法(ELISA),化学发光(CL)、核酸检测(NAT)和快速检测试纸(胶体金法)。快速检测试纸是基于胶体金免疫层析(gold immune-chromatographic assay,GICA)发展而来,其结合了胶体金技术和免疫层析技术。免疫胶体金技术是以胶体金作为示踪标志物应用于抗原抗体的一种新型的免疫标记技术。胶体金标记实质上是蛋白质等大分子被吸附到胶体金颗粒表面的包被过程。

胶体金技术的种类:

1. 快速免疫金渗滤法(immuoglod filtration assay,IGFA)　即穿流式的固相膜免疫测定(图 48-5)。主要由两部分组成:膜渗滤装置和标记结合物。前者为一塑料小盒,其中填满吸水性物质,面上紧贴放置一片吸附有抗体的硝酸纤维膜,标记结合物为免疫金。

2. 免疫层析法(immunochromatography,ICA)　是继 IGFA 之后发展起来的另一种固相膜免疫测定(图 48-6),与 IGFA 利用微局限性膜的过滤性能不同,免疫层析法中滴加在膜一端的样品溶液受膜的毛细管作用向另一端移动。移动过程中被分析物与固定在膜上某一区域的受体(抗原或抗体)结合而被固相化,无关物质则越过该区域而被分离,然后通过标记物染色来判定试验结果,以胶体金为标记物的实验称为胶体金免疫层析实验。

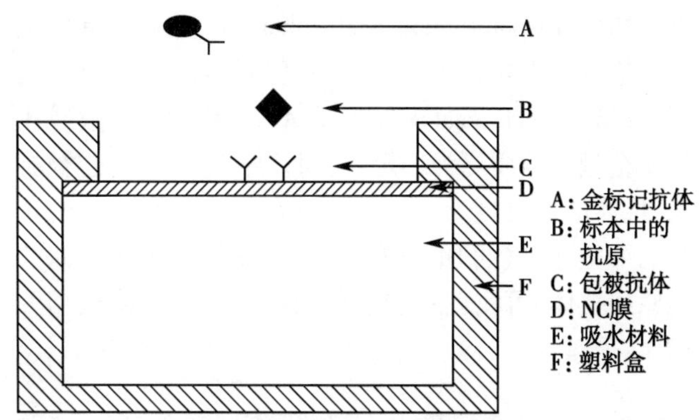

图 48-5　快速免疫金渗滤法示意图

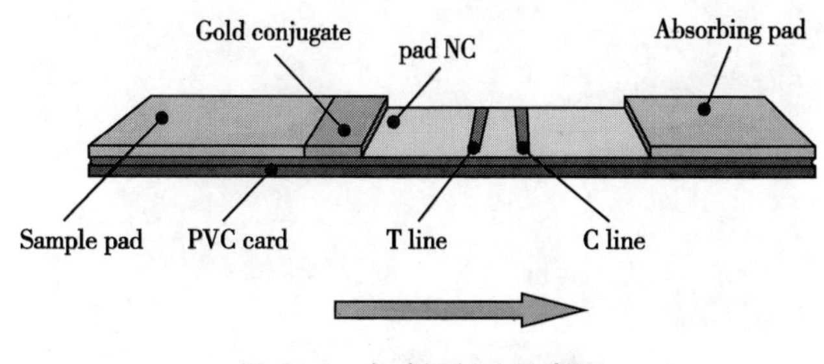

图 48-6　免疫层析法示意图

ICA 的升级版(诊断用生物材料微球)除纳米金颗粒外,也常用高分子材料来制备微球。因为它具有比表面积大,易于吸附和解离、稳定性高的特点。同时高分子微球生物相容性良好,易于表面改性,使得抗原/抗体等各种生物活性物质都能有效固定在微球表面。早期微球常选用苯乙烯、乙烯基吡啶、丙烯酸酯、丙烯酰胺及它们的衍生物作为单体来制备高分子微球,但目前市面上应用较多的仍为聚苯乙烯微球。

蛋白等生物活性物质通常采用吸附法、共价结合法、包埋法和交联法等途径固定到微球载体上。①吸附法:一般是通过范德华力将生物活性物质吸附到微球载体上。②共价结合法:是以共价键方式将蛋白等生物活性物质固定于微球表面,根据不同用途化学键合方式对微球表面进行修饰,使其表面带有—NH_2、—COOH、—CHO 和环氧等功能基团,从而增加微球与生物活性物质间结合的稳定性。③包埋法则是将生物活性物质固定在聚合物的三维空间网状结构中(如使用较多的包埋材料聚丙烯酰胺 PAM)。④交联法则是通过交联剂在生物活性分子与载体间交联形成网状结构而使生物活性物质固定于材料表面,戊二醛是最常使用的交联试剂。

依靠微球上包被的抗原或抗体的特异性亲和作用,上述功能化的微球广泛用于输血相关诊断。如聚

苯乙烯微球(polystyrene microspheres),用于多重标记物的检测(图 48-7)。其基本原理同样是采用免疫层析法(immunochromatography,ICA)。聚苯乙烯微球比胶体金颗粒性质更为稳定,批间差异更小,用于包被抗原/抗体的性质更为可控。通过在 20nm 至 4μm 的聚苯乙烯微球上(可用不同染料染色)包被不同病原的抗原或抗体,可实现一次性检测多种不同的输血相关病原。

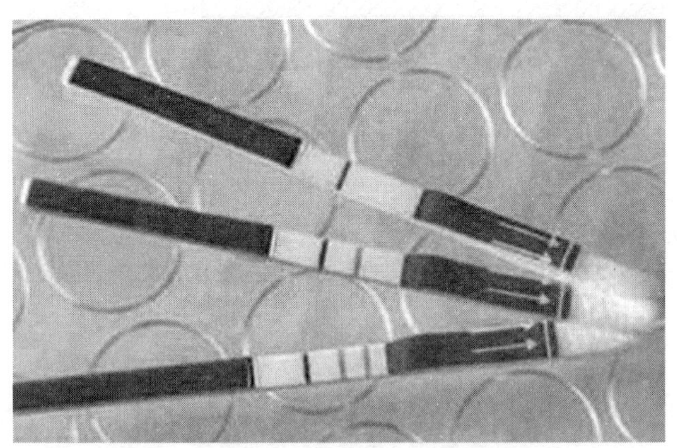

图 48-7 使用 Estapor®染色微球进行横向流动测试

核酸检测:除了快速检测试纸(胶体金法)和基于包被抗原/抗体的聚苯乙烯微球开发的快速诊断试剂盒外,生物材料在核酸检测(NAT)中也有巨大的应用前景。众所周知,核酸检测是输血传播疾病(如 HIV、HBV 等)的重要筛查手段,而测序是鉴定病原微生物的核心技术。多种生物材料应用到纳米孔测序技术中,显著提升了核酸测序的效率。

纳米孔测序,是将一个纳米孔蛋白固定在电阻膜上,然后使 DNA 双链解链成单链,在利用一个马达蛋白牵引 DNA 单链传过纳米孔,因为不同碱基带有不同电荷,通过纳米孔的时候会引起电阻膜上电流的变化,从而通过捕获电流变化来识别碱基,将化学碱基转换为电信号。纳米孔测序本质上属于单分子测序,纳米孔检测方式的实现主要是依靠纳米孔实现核酸的单链进入,从而实现单个核酸分子的检测(图 48-8)。

其中最核心的纳米孔部分,有采用溶血素等蛋白作为核酸分子的纳米孔,通过判断核酸跨膜过程的电流变化从而实现测序过程[46],也有基于石墨烯等生物材料开发的纳米孔。

尽管电子在石墨烯中传导速率快(载流子迁移率高),但是石墨烯是零带隙材料,并非半导体,无法直接用于类似晶体管这样的电子器件。于是有研究者提出,可以通过对石墨烯进行表面修饰或制备石墨烯纳

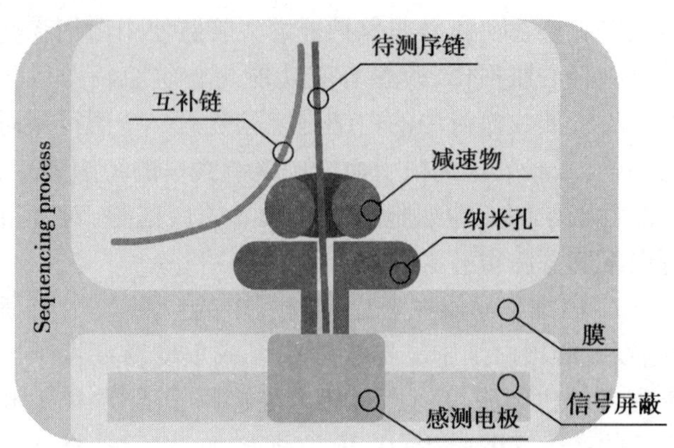

图 48-8 纳米孔测序技术示意图

米带(graphene nanoribbon,GNR)结构来打开石墨烯的带隙。西班牙加泰罗尼亚纳米科学和纳米技术研究所的 Aitor Mugarza 和 César Moreno 与西班牙圣地亚哥大学生物化学与分子材料研究中心的 Diego Peña 等研究者,利用"自下而上"的方法合成了包含有序纳米孔阵列的石墨烯,孔径可以调整至 1nm 左右。通过对分子前驱体的设计,可以在原子级精度上实现对孔的尺寸、密度、形态和化学组成的调控。这种纳米孔石墨烯具有半导体的性质,所制造的晶体管器件具有良好的性能[47]。

在核酸提取方面,目前市场上占有率最高的主要是离子键结合磁珠和共价键结合磁珠。离子键结合磁珠以硅胶质膜磁珠 Dynabeads MyOne™ SILANE 为代表,粒径约 1 微米,等电点 pH=3.5,它具有高度特异的表面区域(约 $20m^2/g$),可与 DNA 和 RNA 形成高度可重复的结合。通过高盐离子条件下核酸和硅胶质膜靠正负电荷吸附结合核酸,然后在低盐离子环境中把核酸洗脱分离,达到从血液中提取核酸的目标。磁珠法能够和核酸自动提取仪配合实现核酸自动化提取,有利于大规模通量化核酸筛查(PCR)(图 48-9)。

化学发光免疫分析:除核酸筛查外,基于磁珠法开发的化学发光免疫分析(CLIA)也可用于筛查输血相关病原微生物相关抗原/抗体。通过一定的方法可将抗原/抗体等活性物质和磁珠表面的活性基团结合而包被于磁珠上面,检测时,将待检物和包被有抗原/抗体的磁珠在一定条件下孵育,通过抗原抗体反应结合,后通过增加外部磁场,磁珠产生磁性而聚集在一起,即可进行洗涤,实现结合部分和未结合部分的分离,最后加入底物、启动试剂,用光电倍增管检测发出的光信号。市场上使用的基于磁珠的化学发光系统见表 48-10。

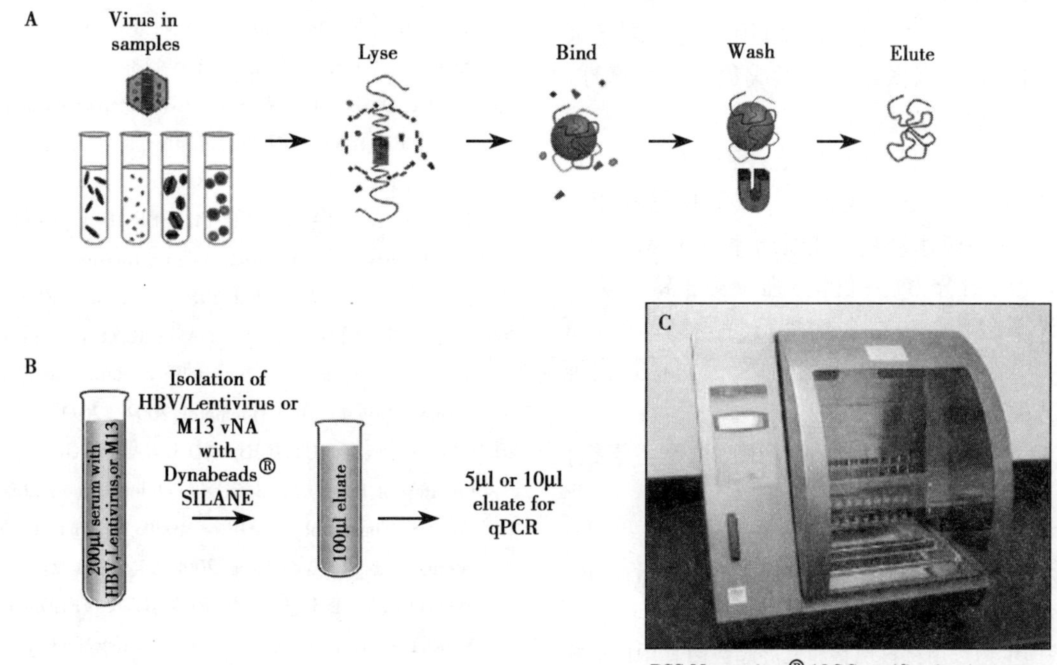

图 48-9　病毒核酸提取检测流程

表 48-10　市场上使用的基于磁珠的化学发光系统

项目	LIAISON Byk-Sangtec	Axsym(雅培)	Acess(贝克曼)	Immulite 2000(DPC)	ELECSYS 2010(罗氏)	ACS180 (拜耳)
固相	超顺磁珠	塑胶微料	超顺磁珠	塑料球,离心	超顺磁珠	超顺磁珠
发光方式	异鲁米诺	酶促发光离子捕获 AP/4-MUP	酶促发光 AMPPD	酶促发光 AMPPD	电发光在吡啶钌	吖啶酯

目前市场上使用广泛的采用基于磁珠的化学发光系统(如:Architecti 2000SR,cobas e801)开发了乙肝两对半、HIV 抗体等多种输血相关检测项目。

二、生物医用材料在其他输血相关检测中的应用

染色的聚苯乙烯微球可包被人类血小板因子 4 和肝磷脂,BIO-RAD 等公司在此基础上开发出了 ID-PaGIA 肝磷脂/PF4 抗体的凝胶凝集检测试剂盒[48-50]。它可快速检测血小板因子 4(PF4)和肝磷脂复合物的直接抗体,用于排除肝素诱导性血小板减少症(heparin-induced thrombocytopenia,HIT),只需 20 分钟即可得到筛查结果(图 48-10)。

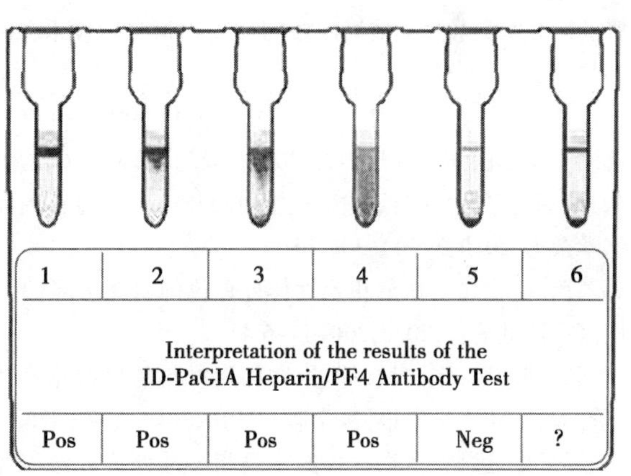

图 48-10　肝磷脂/血小板因子 4 抗体的凝胶凝集检测试剂盒

磁性高分子微球是指通过适当方法使有机高分子材料与无机磁性物质结合起来形成具有一定磁性及特殊结构的微球。由于磁性高分子微球同时具有高分子微球的众多特性和磁性纳米材料的磁相应特性,不仅能通过共聚及表面改性等方法赋予微球表面功能基团,还能在外加磁场的作用下,将特异性结合的蛋白、细胞迅速分离,因此以磁性高分子微球作为一种新型的功能材料,特别是以其为固相载体的磁性分离技术在输血相关免疫分析、标记细胞分离、基因测序、酶的固定化及生物芯片技术等领域有广泛的应用前景。

用作载体的磁性微球主要采用核-壳结构:磁性材料为核,生物材料组成壳层便于表面改性和修饰。常

用的壳层材料有聚酰亚胺、聚乙烯醇、多糖(琼脂糖、葡聚糖、壳聚糖等)和牛血清白蛋白等。免疫配基通过功能基团结合到磁性微载体上形成免疫磁性微球。免疫配基一般包括抗原、抗体、凝集素等。

而纤维素膜磁珠则是共价键结合磁珠的代表,它的表面较为粗糙,相对表面积更大。其原理是利用纤维素膜的亲水性在疏水环境中与亲水性的核酸结合,这种亲疏水性的结合力(共价键)强于离子键。除此之外,还有许多磁珠通过在表面进行特异修饰(如氨基、羧基等)可结合多种生物活性物质,因而在蛋白纯化、免疫等方面有广泛用途。

(刘嘉馨　钟锐　曹晔　王红)

参考文献

1. 杨天楹,杨成民,田兆嵩.临床输血学[M].北京:北京医科大学中国协和医科大学联合出版社,1993.
2. 奚廷斐.我国生物医用材料现状和发展趋势[J].中国医疗器械信息,2013(8):1-5.
3. 中华人民共和国国家质量监督检验检疫总局.医疗器械生物学评价第4部分:与血液相互作用试验选择:GB/T 16886.4—2003[S/OL].[2020-12-23].https://www.doc88.com/p-09893638660.html.
4. 王春仁,杨子彬,奚廷斐.生物材料表面血浆蛋白的吸附[J].国外医学:生物医学工程分册,1995,18(6):334-339.
5. 张安兄,吕德龙,钟伟,等.生物材料的血液相容性[J].上海生物医学工程,2004,3(25):53-56.
6. 赵长生,赵伟锋,张翔,等.新型血液净化材料及佩戴式人工肾的研究构想和预期成果展望[J].工程科学与技术,2018,50(1):1-8.
7. 杨立峰,许建霞,奚廷斐.生物材料血液相容性的研究与评价[J].生物医学工程学杂志,2009,26(5):1162-1166.
8. 朱丹,刘北忠.中性白细胞弹性蛋白酶与白血病[J].国际肿瘤学杂志,2010,37(4):306-307.
9. 韩清臣.生物材料血液相容性体外评价的研究进展[J].中国医疗器械信息,2020,26(1):46-47.
10. 韩蓉,刘彦斌,张同城,等.生物医用材料的生物相容性评价[J].苏州大学学报(医学版),2010,30(4):773-776.
11. 王喜云,王远亮.生物材料的生物相容性评价方法研究进展[J].北京生物医学工程,2007,26(1):95-98.
12. 杨立峰,许建霞,奚廷斐.生物材料血液相容性的研究与评价[J].生物医学工程学杂志,2009,26(5):1162-1166.
13. PROWSE CV,KORTE D,HESS JR,et al. Commercially available blood storage containers[J]. Vox Sanguinis,2014,106:1-13.
14. SOWEMIMO-COKERSO. Red blood cell hemolysis during processing[J]. Transfusion Medicine Reviews,2001,16(1):46-60.
15. HITOSHI O,NOLLETKE. Overview on platelet preservation:Better controls over storage lesion[J]. Transfusion and Apheresis Science,2011,44:321-325.
16. Shrivastava M. The platelet storage lesion[J]. Transfusion and Apheresis Science,2009,41:105-113.
17. EDWARDS DR,ENTWISTLE CC. Comparison of platelet storage in PL 146and PL732 plastic packs:preliminary in vitro studies[J]. J Clin Pathol,1982,35(12):1323-1327.
18. TAYLOR MA,TANDY NP,FRASER ID. Effect of new plastics and leucocytecontamination on in vitro storage of platelet concentrates[J]. J ClinPathol,1983,36:1382-1386.
19. YUASA T,OHTO H,YASUNAGA R,et al. Improvedextension of platelet storage in a polyolefin container with higheroxygen permeability[J]. Br J Haematol,2004,126:153-159.
20. CARDIGAN R,SUTHERLAND J,GARWOOD M,et al. In vitro function of buffy coat-derived platelet concentratesstored for 9 days in CompoSol,PASII or 100% plasma in threedifferent storage bags[J]. Vox Sang,2008,94:103-112.
21. KOSTELIJK EH,GOUWEROK CW,VELDMAN HA,DE KORTE et al. Comparison between a new PVC platelet storage container(UPX80) and apolyolefin container[J]. Transfus Med,2000,10:131-139.
22. HORNSEY VS,MCCOLL K,DRUMMOND O,et al. Platelet storage in Fresenius/NPBI polyolefin and BTHC-PVC bags:adirect comparison[J]. Transfus Med,2008,18:223-227.
23. MURPHY S,HOLME S,NELSONA E,et al. Paired comparison of the in vivo and in vitro results of storage of platelet concentrates in two containers[J]. Transfusions,1984,24(1):31-34.
24. HMEL PJ,KENNEDY A,QUILES JG,et al. Physical and thermal properties of blood storage bags:implications for shipping frozen components ondryice[J]. Transfusion,2002,42:836-846.
25. 刘宇琴.60CoC辐照灭菌对血袋性能的影响[J].甘肃科技,2003,19(7):112-113.
26. 陆刚.聚乙烯塑料性能特点及其注塑工艺详解[J].塑料包装,2017,27(6):51-54.
27. 李忠俊,田兆嵩.治疗性血液成分单采和置换术[M]//付涌水,钱开诚,陆志刚.临床输血.3版.北京:人民卫生出版社,2013,97-121.
28. 李忠俊,田兆嵩,陈立.治疗性血浆置换[M]//杨成民,刘进,赵桐茂.中华输血学.北京:人民卫生出版社,2017.
29. EISEIN,NORIO H. The Concise Manual of Apheresis Therapy[M]. Japan:Springer,2014.
30. PADMANABHAN A,LAURA CS,AQUI N,et al. Guidelines on the Use of Therapeutic Apheresis in Clinical Practice-Evidence-Based Approach from the Writing Committee of the American Society for Apheresis:The Eighth Special Issue[J]. Journal of Clinical Apheresis. 2019,34:171-354.
31. 李华,王西,朱丽艳,等.一次性输血器拓展使用的研究进展[J].全科护理,2014,12(16):1453-1454.
32. HIGGINS VL. Leukocyte-reduced blood components:patient

benefits and practical applications[J]. Oncol Nurs Forum, 1996,23(4):659-667.

33. COUNCIL OF EUROPE. Guide to preparation use and quality assurance of blood components. 11th ed. 2005. AABB Standard for Blood Bank and Transfusion Services 24th ed. 2006.

34. MASSE M. Universal leukoreduction of cellular and plasma component s: process control and performance of the leukoreduction process[J]. Transfus Clin Biol,2001,8:297-302.

35. 徐爽,康炜,王丹,等.尼龙棉滤除白细胞效果的研究[J]. 大连医科大学学报:输血与检验,2015,37(1):37-39.

36. YAP RAK I,YERCEN N,AKSIT S,et al. A comparison of different filters for white cell reduction[J]. Turk J Pediatr,1998, 40:89-95.

37. 孟莉,黄庆香.影响去白细胞滤器效果的因素分析[J].中国输血杂志,2015,28(9):1131-1133.

38. Fukunaga K,Shimoy ama T,Yamaji K,et al. In vitro comparison study of CD63 and CD62P expression after contacting leukocyte filters[J]. Artif Organs,1999,23:108-113.

39. 李晓娣,黄象艳,陈飞宇,等.去除白细胞对储存血液中细胞因子水平的影响[J].基础医学与临床,2006,26(12): 1379-1380.

40. 徐忠,邱颖婕,龚裕春,等.去白细胞悬浮红细胞与悬浮红细胞储存期内溶血率的比较[J].检验医学与临床,2013, 10(2):219-220.

41. MUYLLE L,PEETERMANS ME. Effect of Prestorage Leukocyte Removal on the Cytokine Levels in Stored Platelet Concentrates[J]. Vox Sang,1994,66(1):14-17.

42. 穆士杰,张献清,李琳琳,等.不同方法制备浓缩血小板保存过程中细胞因子含量的检测[J].临床输血与检验, 2000,2(1):18-19.

43. 郭珊,王中.白细胞滤器在体外循环心脏手术中的应用[J].中国体外循环杂志,2006,4(2):122-124.

44. NAGASE K,SAWADA K,OH NISHI K,et al. Complications of leukocy-tapheresis[J]. TherApher,1998,2:120-124.

45. 赵树铭,林武存,刘景汉.白细胞去除及其临床应用进展[J].中国实验血液学杂志,2002,10(5):478-482.

46. JAMES C,WU HC,JAYASINGHE L,et al. Continuous base identification for single-molecule nanopore DNA sequencing [J]. Nature Nanotechnology,2009,4:265-270.

47. CÉSAR M,MANUEL VV,BERNHARD K,et al. Bottom-up synthesis of multifunctional nanoporous grapheme[J]. Science, 2018,360(6385):199-203.

48. AMIRAL J,MARFAINGKA,PONCZ M,et al. The biological basis of immune heparin-induced thrombocytopenia[J]. Platelets,1998,9(2):77-91.

49. MEYER O,SALAMA A,PITTET N,et al. Rapid detection of heparin induced platelet antibodies using the new Particle Gel ImmunoAssay(ID-HPF4)[J]. The Lancet,1999,354(9189): 1525-1526.

50. EICHLER P,RASCKE R,LÜBENOW N,et al. The new ID-heparin/PF4 Antibody Test for rapid detection of heparininducedantibodies in comparison with functional and antigenic assays[J]. British Journal of Haemotology,2002,116(4):887-891.

第七篇

内科与儿科输血

第四十九章

红细胞疾病与输血

血红蛋白是人体组织细胞供氧的主要载体，当发生贫血且机体代偿能力不足或来不及代偿时可发生严重组织细胞缺氧，危及生命，适时输血对挽救生命至关重要。本章选择具有代表性的不同类别贫血性疾病相关输血问题进行阐述。

第一节　红细胞疾病分类及输血原则

红细胞疾病可划分为贫血和红细胞增多症两大类，包含多种疾病，病因及临床表现也多样，但最多见的表现是贫血。贫血（anemia）是指人体外周血红细胞容量减少，低于正常值范围下限的一种常见的临床症状。临床上以血红蛋白（hemoglobin，Hb）浓度代替。各年龄段血红蛋白参考值见表 49-1。贫血是一种症状，而不是具体的疾病，各种疾病都可伴有贫血。常用的贫血分类为形态学分类及病因发病机制分类，通常两种分类结合使用。

表 49-1　各年龄段血红蛋白正常下限值

年龄段	正常下限值/（$g \cdot L^{-1}$）
成人	
成年男性	120
成年女性（非妊娠）	110
孕妇	100
儿童	
6 个月~6 岁	110
6~14 岁	120
婴儿	
新生儿	145
1~4 个月	90
4~6 个月	100

一、贫血的病因及发病机制分类

分为红细胞生成减少性贫血、红细胞破坏过多性贫血、失血性贫血，见表 49-2。

表 49-2　贫血的发病机制分类及常见疾病

病因	发病机制		常见疾病
红细胞生成减少	造血干祖细胞异常		再生障碍性贫血
			纯红细胞再生障碍性贫血
			先天性红细胞生成异常性贫血
			骨髓增生异常综合征（MDS）
	骨髓被异常组织浸润		白血病、骨髓瘤、转移癌
			骨髓纤维化
	细胞成熟障碍	DNA 合成障碍	巨幼细胞性贫血
		血红蛋白合成障碍	缺铁性贫血
			铁粒幼红细胞性贫血
红细胞破坏过多	红细胞内在缺陷	红细胞膜异常	遗传性球形红细胞增多症
			遗传性椭圆形红细胞增多症
			阵发性睡眠性血红蛋白尿
		血红蛋白异常	血红蛋白病-珠蛋白生成障碍性贫血
		红细胞酶异常	葡萄糖-6-磷酸脱氢酶缺乏
			丙酮酸激酶缺乏

续表

病因	发病机制		常见疾病
红细胞破坏过多	红细胞外在因素	免疫性溶血性贫血	自身免疫性溶血性贫血 新生儿免疫性溶血性贫血 血型不合输血 药物性
		机械性溶血性贫血	人工心脏瓣膜 微血管病性溶血性贫血 行军性血红蛋白尿
		其他	化学性、物理、生物因素 脾功能亢进
失血	急性失血性贫血 慢性失血性贫血		

二、贫血的形态学分类

依据红细胞平均体积大小分类见表 49-3。

表 49-3 贫血形态学分类

红细胞	MCV/fl	MCHC/%	常见原因
大细胞	>100	31~35	巨幼细胞性贫血；网织红细胞(Ret)增高
正细胞	80~100	31~35	再障；急性失血性贫血；溶血性贫血
小细胞	<80	28~31	缺铁性贫血；珠蛋白生成障碍性贫血；铁粒幼细胞贫血

三、贫血程度分级

有经验的医师通过观察患者面色、睑结膜情况等可以初步判断患者贫血程度，依据血常规可较准确判断贫血程度，表 49-4 为我国贫血判定标准。

表 49-4 贫血程度判定表

程度	Hb/(g·L^{-1})	症状
轻度	91~110	轻微或无症状
中度	60~90	活动后有症状
重度	30~59	休息时有症状
极重度	<30	常合并贫血性心脏病

四、贫血处理及输血原则

贫血不是独立疾病，应尽力寻找引起贫血的原因及具体疾病。对有症状的贫血患者需要个体化治疗，综合考虑多种因素，包括患者机体功能状态、存在的共病等因素。

贫血临床表现和预后与很多因素有关，通常没有统一的输注血红蛋白阈值。Hb>100g/L 不推荐输注红细胞；Hb<60g/L，推荐输注红细胞；Hb 在 60~100g/L 需要结合患者个体情况考虑是否输注红细胞，如 Hb 在 60~70g/L，通常有指征输红细胞，Hb 在 70~80g/L 的外科术后患者，通常考虑输注红细胞，Hb 80~100g/L，通常不需要输血，但在一些特殊情况，如有症状的贫血、活动性出血、急性冠脉综合征可以考虑输注红细胞[1]。

第二节 红细胞生成减少性疾病与输血

一、缺铁性贫血

造血原料不足相关贫血以缺铁性贫血(iron deficiency anemia，IDA)最常见，国际国内均有 IDA 相关输血流程，尤其是外科术前 IDA 的评估及处理建议已形成规范管理文件(具体见外科相关输血章节)。本节主要涉及 IDA 输血原则，其他造血原料不足(如叶酸、维生素 B_{12})性贫血参照 IDA 输血原则。

(一) 病因及临床表现

由于铁缺乏导致红细胞生成减少及血红蛋白降低称为缺铁性贫血。造成缺铁的原因可有摄入不足(如婴幼儿、妊娠)、丢失过多或铁吸收减少引起。通常摄入不足或吸收减少贫血为轻中度、发生缓慢，而丢失过多由于短期内失血过多或长期失血可导致重度贫血发生。临床表现包括贫血相关症状(如活动耐量下降)和铁缺乏相关症状(反甲、舌炎、舌乳头萎缩伴烧灼感和疼痛、口角溃疡皲裂、吞咽困难、异食癖等)。

(二) 诊断及治疗

缺铁性贫血诊断容易，找出引起缺铁原因是诊断的关键。血常规显示小细胞低色素性贫血，血清铁、血清铁蛋白及转铁蛋白饱和度降低，总铁结合力及血清可溶性转铁蛋白受体水平增高。存在贫血且达到以下条件之一IDA即可确诊[2]：①铁蛋白低于30μg/L；②炎性状况下CRP>5mg/L时，铁蛋白30～100μg/L，转铁蛋白饱和度<20%。条件有限时，有相关缺铁性贫血病史、典型的血象改变，行经验性治疗有效也可诊断。

缺铁性贫血病因治疗是关键，如消化道出血、女性月经过多的病因治疗。补铁治疗分口服补铁和胃肠外补铁。近年，基于疗效明显优势，静脉补铁方式逐渐前置。口服补铁以亚铁盐最安全，每日补充元素铁150～200mg，分3～4次，饭前1小时服用。目前可供静脉补铁制剂有右旋糖酐铁、蔗糖铁复合物。需要补铁总量计算如下：总剂量（mg）＝体重（kg）×（需达到Hb－实际Hb）（g/L）×0.24＋体内储备铁量（mg）。一般体内储备铁量500mg。

（三）输血

缺铁性贫血患者无血流动力学不稳定状态避免输血。因此，缺铁性贫血患者输血仅限定于严重贫血且伴有心血管功能不全、或严重缺血缺氧症状患者。理论上输注200ml全血制备的压积红细胞2U可以提升血红蛋白10g/L。对于血流动力学稳定的中重度缺铁性贫血患者，优先推荐静脉补铁而非输血。同时，中重度贫血患者急于改善贫血者，优先推荐静脉补铁[3]。已有多个临床研究证实补铁治疗明显减少输血需求。2018年*Transfusion*[4]报道前瞻性观察研究显示与基线比较年输血量减少11.6%。Irene等[5]观察至急诊的71例中重度缺铁性贫血患者，中位Hb 66g/L，未接受铁剂治疗患者的接受输血率为40%，而接受铁剂治疗者输血率仅13%（$P=0.02$），且后者的住院率也明显降低。急性失血性贫血视血流动力学状态决定是否输血，具体见“第五十四章　消化道大出血与输血”。假如体内储存铁足够，一般急性失血性贫血不需要补铁治疗，骨髓代偿造血可在6～8周内纠正贫血，补充铁、叶酸和维生素B_{12}不加速贫血的纠正。

二、造血干祖细胞增殖及分化异常

（一）再生障碍性贫血

再生障碍性贫血（aplastic anemia，AA）是由多种病因、多种机制引起的一种骨髓造血功能衰竭症，主要表现为骨髓有核细胞增生低下，全血细胞减少以及由此导致的贫血、出血和感染。

1. 发病机制　AA发病机制涉及造血干细胞缺陷、造血微环境异常、免疫异常等方面。近年免疫异常在AA发病机制中地位得到重视，T淋巴细胞异常活化、功能亢进造成骨髓损伤、造血细胞凋亡和造血功能衰竭。

2. 诊断和分型 AA诊断　包括：①全血细胞减少伴网织红细胞降低；②骨髓穿刺多部位增生减低，骨髓小粒空虚，非造血细胞比例增高，巨核细胞数量减少，粒红两系明显减少。③骨髓活检造血容量减少，脂肪组织和其他非造血细胞增多，网硬蛋白不增加，无异常细胞；④除外其他骨髓衰竭性疾病。

AA按程度分型为重型再障（severe aplastic anemia，SAA）及非重型再障（non-severe aplastic anemia，NSAA）。SAA诊断标准包括：①骨髓细胞增生程度小于正常值得25%，或增生程度低于50%但造血细胞应小于30%；②血常规，具备3项中的两项：中性粒细胞绝对计数小于$0.5×10^9$/L；血小板计数小于$20×10^9$/L；网织红细胞绝对值小于$0.02×10^{12}$/L。③如中性粒细胞绝对值小于$0.2×10^9$/L，则为极重型再障（VSAA）。未达到SAA标准的则为NSAA[6]。

3. 再生障碍性贫血治疗及输血治疗　依赖全血细胞减少程度和是否存在再障的明确原因。在治疗计划实施前，需要明确是否属于先天性骨髓衰竭综合征（如范科尼贫血等）、是否为低增生骨髓增生异常综合征（低增生MDS）、是否有明确相关原因（如药物等）以及再障的严重程度。

SAA患者如果有合适供者，应首选造血干细胞移植，是潜在治愈手段。ATG/ALG（抗胸腺细胞球蛋白/抗淋巴细胞球蛋白）联合环孢素的免疫抑制治疗（immnunosuppressive therapy，IST）是输血依赖的再生障碍性贫血非移植标准治疗。此外，雄激素治疗在NSAA改善病情有一定作用，联合免疫抑制剂治疗可以提高疗效[7]。近年问世的促血小板生成素（TPO）受体激动剂艾曲泊帕联合IST作为二线或一线治疗均显示出明显的疗效[8]，患者输血依赖明显改善。目前推荐ATG/ALG、环孢素、艾曲泊帕三联治疗作为SAA非移植的标准治疗方案。

血液输注是SAA的重要支持治疗：

（1）再障患者输血注意事项：①再障患者在治疗有效前通常都需要反复输血，为减少输血不良反应和同种免疫反应，选择去除白细胞的红细胞或血小板输注较为安全。②再障患者处于免疫抑制状态，应避免亲属间血液输注，以免发生输血相关的移植物抗宿主病（graft versus host disease，GVHD），假如准备行亲属间干细胞移植，则更应避免亲属间血液输注，以免增加植入失败率。③尽可能选择巨细胞病毒抗体阴性血液或去白细胞血液以避免感染巨细胞病毒。④拟行异基因干细胞移植者应输注辐照血液。⑤接受强免疫抑制治疗患者(ATG/ALG,阿伦单抗)应输注辐照血液。目前ATG/ALG治疗后辐照血液输注持续时间尚不明确,通常认为只要患者在ATG/ALG之后继续服用环孢素治疗即应该继续输注辐照血液。

(2)红细胞成分输注:贫血应输注红细胞成分,“全血细胞减少应输注全血”的观念错误,应避免发生。全血输注仅适用于急性失血伴有低血容量休克。Hb低于60g/L推荐输注红细胞成分;高龄、代偿能力低、合并心肺疾病需氧量增加者可放宽输血阈值至80~90g/L。反复多次输血可产生同种抗体,导致红细胞输注无效或溶血性输血不良反应。严重或反复出现过敏反应时应输注洗涤红细胞。非溶血性发热反应的患者、减少或避免HLA致敏患者建议输注去白细胞红细胞。

(3)血小板输注:分为治疗性输注和预防性输注。临床有活动性出血、准备进行或正进行的侵入性操作,出血风险大的患者给予治疗性血小板输注。为了预防自发性出血可给予预防性血小板输注。一般输注单采浓缩血小板悬液,通常1个治疗量血小板即可控制出血,根据患者症状可数天后再次输注。血小板输注效果不好时建议采用HLA相合的血小板输注。

血小板减少患者需要进行侵入性操作时,血小板输注阈值参考《中国成人血小板减少症治疗专家共识2020版》[9],见表49-5。

表49-5　侵袭性操作血小板计数的参考阈值

操作类型	血小板计数参考值/($\times10^9\cdot L^{-1}$)
超声引导技术行中心静脉插入	>20
腰椎穿刺	≥40
硬膜外导管移除或插入	≥80
大手术	>50
脑部、眼睛手术	>100
多发伤、颅脑外伤或自发颅内出血	≥100
经皮肝脏活检	>50
经皮肾脏活检	≥100
牙科手术	30~50

出血预防:病情稳定无发热、血小板计数高于10×10^9时通常不需要输注血小板。存在发热或可能感染时血小板输注阈值低于20×10^9/L。ATG/ALG治疗前后,通常认为需要维持血小板计数高于20×10^9/L[10]。

(二)骨髓增生异常综合征

骨髓增生异常综合征(myelodysplasia syndrome,MDS)是起源于造血干细胞的一组异质性髓系克隆性疾病,特点是髓系发育异常,表现为无效造血、难治性血细胞减少、高风险向急性髓细胞性白血病转化。

1. MDS诊断及分型见表49-6、表49-7。

表49-6　骨髓增生异常综合征(MDS)的最低诊断标准[11]

MDS诊断需满足2个必要条件和1个主要标准
1. 必要条件(两条均须满足)
(1)持续4个月一系或多系血细胞减少(如检出原始细胞过多或MDS相关遗传学异常,无须等待即可诊断MDS)
(2)排除其他可导致血细胞减少和发育异常的造血及非造血系统疾病
2. MDS相关(主要)标准(至少满足1条)
(1)发育异常:骨髓涂片中红细胞系、粒细胞系、巨核细胞系发育异常细胞比例≥10%
(2)环状铁粒幼红细胞占有核红细胞比例≥15%,或≥5%且同时伴有SF3B1突变
(3)原始细胞:骨髓涂片原始细胞达5%~19%(或外周血涂片2%~19%)
(4)常见核型分析或FISH检出有MDS诊断意义的染色体异常
3. 辅助标准(对于符合必要条件,未达主要标准,存在输血依赖的大细胞性贫血等常见MDS临床表现患者,如符合≥2条辅助标准,诊断为疑似MDS)
(1)骨髓活检切片的形态学或免疫组化结果支持MDS诊断
(2)骨髓细胞的流式细胞术检测发现多个MDS相关的表型异常,并提示红系和/或髓系存在单克隆细胞群
(3)基因测序检出MDS相关基因突变,提示存在髓系细胞克隆群体

表 49-7 骨髓增生异常综合征(MDS)2016 年 WHO 修订分型[12]

分型	
MDS 伴单系细胞发育异常(MDS-SLD)	
MDS 伴环形铁粒幼红细胞(MDS-RS)	MDS-RS 一系发育异常(MDS-RS-SLD)
	MDS-RS 多系发育异常(MDS-RS-MLD)
MDS 伴多系发育异常(MDS-MLD)	
MDS 伴原始细胞过多(MDS-EB)	MDS 伴原始细胞过多-1(MDS-EB-1)
	MDS 伴原始细胞过多-2(MDS-EB-2)
MDS 伴单独 5 号染色体长臂缺失(5q-综合征)	
骨髓增生异常综合征-不能分类(MDS-U)	
暂时分型:儿童难治性血细胞减少	

2. MDS 预后评分系统

(1) 国际预后评分系统:修正的国际预后评分系统(revised international prognostic scoring system,IPSS-R)基于 FAB 分型,依据骨髓原始细胞所占百分比,血细胞减少程度和骨髓细胞遗传学特征分为极低危、低危、中危、高危及极高危 5 组,见表 49-8。

表 49-8 骨髓增生异常综合征国际预后积分系统(IPSS-R)

	积分						
	0	0.5	1	1.5	2	3	4
细胞遗传学*	极好		好		中等	差	极差
骨髓原始细胞/%	≤2%		>2,<5		5~10	>10	
Hb/g·L^{-1}	≥100		80~100	<80			
血小板计数/(×10^9·L^{-1})	≥100	50~100	<50				
中性粒细胞绝对值/(×10^9·L^{-1})	≥0.8	<0.8					

注:极好:-Y,11q-;好:5q-,12p-,5q-附加另一种异常;中等:7q-,+8,+19,i(17q),其他 1 个或 2 个独立克隆的染色体异常;差:-7,inv(3)/t(3q)/del(3q),-7/7q-附加另一种异常,复杂异常(3 个);极差:复杂异常(>3 个);IPSS-R 危险度分类:≤1.5 分为极低危,1.5~3 分为低危,3~4.5 分为中危,4.5~6 分高危,>6 分为极高危。

(2) 基于 WHO 分类的预后评分系统(WPSS):作为一个时间连续性评价系统,可在患者病程中的任何阶段对预后进行评估,见表 49-9。

表 49-9 骨髓增生异常综合征 WHO 预后积分系统(WPSS,2011 年)

	积分			
	0	1	2	3
WHO 分类	RCUD、RARS、伴单纯 5q-	RCMD	RAEB-1	RAEB2
核型*	好	中等	差	
严重贫血**	无	有		

注:*预后好核型:正常核型,-Y,5q-,20q-;预后中等核型:其余异常;预后差核型:复杂(≥3 个异常)或 7 号染色体异常;**男性患者 Hb<90g/L,女性患者 Hb<80g/L。WPSS 危险度分类:0 分极低危,1 分低危,2 分高危,3~4 分高危,5~6 分极高危。

3. MDS 治疗 参照 2019 年 MDS 中国专家共识,见图 49-1[11]。

4. MDS 输血 约 80%的 MDS 患者诊断时存在贫血,多数是正细胞正色素贫血。存在贫血的 MDS 患者要注意排除其他原因导致的贫血,如消化道出血、溶血、肾功能不全、营养物质缺乏所致贫血。近年 MDS 相关贫血治疗的新药逐步问世。Luspatercept 是一种首创的红细胞成熟剂(erythroid maturation agent,EMA),可调节晚期红细胞的成熟。Luspatercept 治疗输血依赖低中危 MDS 的Ⅲ期随机对照临床试验结果[13]显示 8 周的非输血依赖率 Luspatercept 为 38%,安慰剂组 13%(P<0.001),Luspatercept 有望减少中低危 MDS 患者的输血需求。罗沙司他(roxadustat)[14]是一种新型低氧诱导因子(HIF)-脯氨酰羟化酶(PH)抑制剂,通过稳定 HIF,激活相关基因的转录,适度增加红细

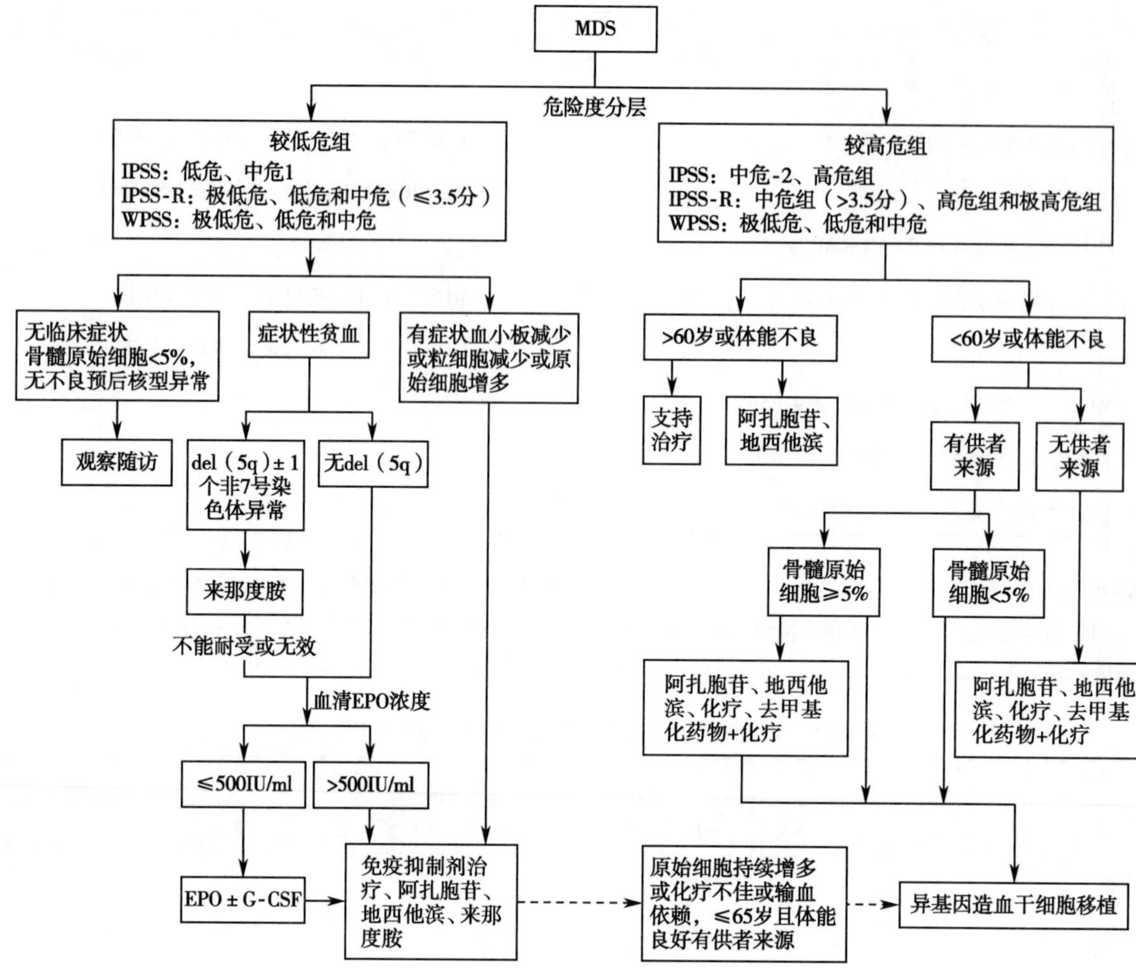

图 49-1　MDS 治疗路径图

胞生成素（erythropoietin，EPO）的浓度，提高红细胞生成素受体的敏感性，协调红细胞的生成，降低铁调素水平，增加转铁蛋白受体含量及活性，促进铁的吸收利用，从而改善贫血。罗沙司他治疗肾性贫血疗效已经得到批准，治疗低中危 MDS 临床试验正在进行中。

长期输血支持是 MDS 患者贫血管理的基本选择。MDS 输血的血红蛋白阈值依赖于患者年龄、症状、合并疾病等，多数情况下 Hb<80g/L 有输血指征。由于很多 MDS 患者输血依赖，为减少血液中白细胞相关的输血不良反应，应选择去白细胞红细胞输注。虽然 MDS 患者发生输血相关的 GVHD 少见，准备行干细胞移植患者，移植前 3 个月需要输注辐照血液。一般情况输血后贫血相关症状改善，但存在同种抗体的患者，如果输注了对应抗原阳性的红细胞，可能发生迟发性溶血性输血不良反应，则贫血改善有限。存在同种抗体的患者可能出现配血困难，应尽可能输注对应抗原阴性的红细胞。对输血依赖的 MDS 患者，血液输注参照再生障碍性贫血处理。

对于输血依赖患者应监测血清铁蛋白水平及相关脏器功能。对于生存期较长且 1 年内接受 20U 以上红细胞、血清铁蛋白持续大于 1 000μg/L、临床有铁过载表现的患者，或者计划行异基因造血干细胞移植的患者，应给予铁螯合治疗。

三、慢性病贫血

慢性病贫血（anemia of chronic disease，ACD）常见于慢性感染、炎症及肿瘤性疾病患者，是临床常见的综合征之一。除感染、炎症和肿瘤外，ACD 也可继发于其他疾病，如严重创伤、糖尿病等多种慢性疾病。ACD 特点是血清铁减少而没有贮存铁减少的证据、EPO 水平相对降低和炎性指标（如 CRP）增高。

1. 发病机制　ACD 发生与骨髓红细胞生成减少和红细胞寿命轻度缩短有关。导致骨髓红系造血下降相关的机制：①炎症情况下，机体反应性铁调素（hepcidin）升高，后者引起肠道铁吸收减少、巨噬细胞铁扣留从而引起血清铁降低，血红蛋白合成过程中可利用铁减少。②炎症可刺激 Toll 样受体（TRL2 和 TRL6）从而导致巨噬细胞膜上铁转运蛋白（ferroportin）表达下降继而引起血清铁蛋白降低，而没有铁调素升高。①和②均导致功能性铁缺乏（在慢性炎症存在下,血清铁蛋白仍<100ng/ml)。③血清 EPO 相对不足:通常情况下,血细胞比容(Hct)和 EPO 水平呈负相关。炎症情况下,虽然 EPO 水平轻度升高,但相对于血细胞比容下降而言不足,没有实际红系造血增加。④红细胞寿命轻度缩短,各种炎症因子及巨噬细胞活性增强导致红细胞寿命缩短[15]。

2. 临床表现和实验室检查 临床表现因基础疾病不同而异。贫血以轻中度为主,可以重度贫血,尤其是肿瘤广泛播散。网织红细胞百分率正常或降低。通常为正细胞正色素贫血,部分为小细胞低色素性贫血。血清铁降低,总铁结合力降低,血清铁蛋白增高,可溶性转铁蛋白受体降低。骨髓幼红细胞内铁降低,而巨噬细胞内铁增高。炎性指标白介素 6、血沉、C 反应蛋白增高。

3. 治疗和输血 贫血程度与患者生存不良具有一定相关性,对那些有明显贫血症状的患者可同时给予输血或 EPO 治疗。内源性 EPO<500mU/L 患者 EPO 治疗可能有效,反之疗效可能较差。接受 EPO 治疗的患者均应该同时给予铁剂治疗,维持转铁蛋白饱和度>20%、血清铁蛋白>100ng/ml 对纠正贫血有益。EPO 标准剂量 100~150U/kg,皮下注射,每周 3 次。EPO 治疗 2~4 周血红蛋白至少上升 5g/L 表明治疗有效。假如 6~8 周血红蛋白无上升,可以强化治疗 EPO 每天皮下注射或加量至 300U/kg,每周 3 次。12 周无效则停用。EPO 替代治疗方式 30 000~40 000U,皮下注射,每周 1 次,疗效与每周 3 次相当。低氧诱导因子(HIF)-脯氨酰羟化酶(PH)抑制剂罗沙司他(roxadustat)对肾性贫血疗效已经得到证实[14],有望对部分 ACD 患者减少输血需求。

对有明显贫血症状患者可行成分输血。原则上输血量和输血频率以患者无明显贫血症状的最低水平为宜。血液种类在 ACD 无特殊要求,但输血次数多可能导致产生同种抗体,患者尽量选择匹配最佳的血液。

第三节 红细胞破坏增加性疾病与输血

一、溶血性贫血概述

溶血性贫血是由于红细胞破坏速率增加(寿命缩短),超过骨髓造血的代偿能力而发生的贫血。骨髓有 6~8 倍的红系造血代偿潜力。如红细胞破坏速率在骨髓的代偿范围内,则虽有溶血,但不出现贫血,称为溶血性疾病。正常红细胞的寿命约 120 天,只有在红细胞的寿命缩短至 15~20 天时才会发生贫血。

(一)溶血性贫血分类

依据发病机制分类见表 49-10。按溶血发生部位可分为血管内和血管外溶血。

表 49-10 溶血性贫血发病机制分类

红细胞异常部位	机制	疾病	
红细胞自身异常			
红细胞膜异常	遗传性红细胞膜缺陷	遗传性球形细胞增多症	
	获得性血细胞糖化肌醇磷脂锚连蛋白异常	阵发性睡眠性血红蛋白尿	
红细胞酶缺乏	红细胞糖代谢酶系、核苷代谢酶系、氧化还原酶系缺陷	G6PD 缺乏、丙酮酸激酶缺乏	
珠蛋白和血红素异常	遗传性血红蛋白病	珠蛋白肽链数量异常	珠蛋白生成障碍性贫血
		珠蛋白肽链结构异常	不稳定血红蛋白病
	血红素异常	先天性红细胞卟啉代谢异常	红细胞生成性卟啉病
		铅中毒	
红细胞周围环境异常			
免疫性溶血性贫血	自身免疫性溶血性贫血	温抗体型	
		冷抗体型	冷凝集素病
			D-L 抗体型
	同种免疫性溶血性贫血	血型不合的输血不良反应	
血管性溶血性贫血	血管壁异常	心脏瓣膜和人工心瓣膜	
	微血管病性溶血性贫血	TTP/HUS*,DIC	
	血管壁受到反复挤压	行军性血红蛋白尿	
生物因素	蛇毒、疟疾、黑热病		
理化因素	大面积烧伤		

注:* TTP,thrombotic thrombocytopenic purpura;HUS,hemolytic uremic syndrome。

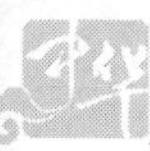

（二）溶血性贫血诊断

诊断溶血性贫血首先寻找红细胞破坏增多依据及红细胞代偿增生依据，之后寻找引起溶血的原因。

1. 红细胞破坏增多　依据血红蛋白降低、血浆游离血红蛋白增高，出现血红蛋白尿、含铁血红素尿，尿胆原增高、粪胆原增高，总胆红素和间接胆红素增高，结合珠蛋白降低，血乳酸脱氢酶增高。

2. 红细胞代偿增生的依据　网织红细胞增高、外周血可出现有核红细胞，骨髓幼红细胞比例增高。

3. 溶血原因　①抗球蛋白试验阳性，近3个月无输血史，诊断自身免疫性溶血性贫血，进一步寻找自身免疫性溶血性贫血的原因，如感染性疾病、自身免疫性疾病、淋巴增殖性疾病、肿瘤性疾病等。②抗人球蛋白试验阴性，其他原因。

二、溶血性疾病相关输血

（一）珠蛋白生成障碍性贫血[10]

1. 概述　珠蛋白生成障碍性贫血（又称海洋性贫血，thalassemia）是一组遗传病，由于珠蛋白基因缺陷，导致相应珠蛋白肽链合成不足或缺失从而引起的贫血和病理状态，见图49-2[10]。珠蛋白生成障碍性贫血常见基因异常和临床特点见表49-11。

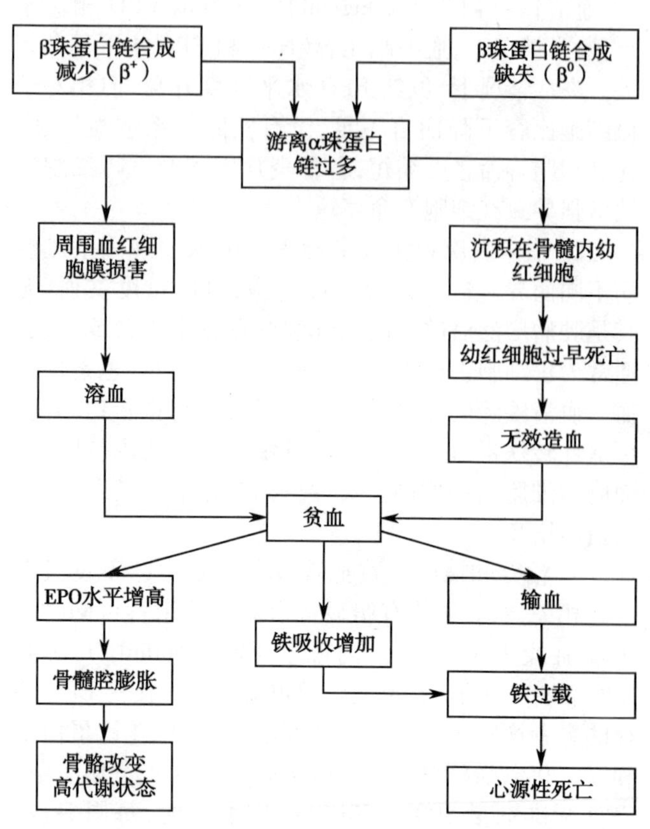

图49-2　珠蛋白生成障碍性贫血病理生理图

表49-11　珠蛋白生成障碍性贫血常见基因缺陷和临床特点

	疾病	基因缺陷	临床特点
β珠蛋白生成障碍性贫血 重型	β珠蛋白生成障碍性贫血纯合子	β链缺失或明显受抑制	中重度贫血：Hb<70g/L，输血依赖
中间型	β珠蛋白生成障碍性贫血杂合子	β链受抑制或缺失	异质性大，无症状~类似重型 Hb 70~100g/L
轻型	β珠蛋白生成障碍性贫血杂合子	β链缺失	无症状~轻度贫血，Hb>100g/L
α珠蛋白生成障碍性贫血 胎儿水肿综合征	α珠蛋白生成障碍性贫血纯合子	父母双方均为（--/αα）基因型，胎儿为α^0纯合子（--/--）	无法存活
中间型	血红蛋白H病	父母一方为（--/αα），另方为（αα/-α）丢失3个α基因（--/-α）	轻~中度贫血
α珠蛋白生成障碍性贫血特征	α^+珠蛋白生成障碍性贫血特征（静止性）	患者基因（αα/-α）	无症状，偶有轻度红细胞MCV、MCH、MCHC降低或HbA_2减少
	α^0珠蛋白生成障碍性贫血标准型	患者基因（--/αα）	无贫血，但红细胞MCV/MCH/MCHC降低

2. 珠蛋白生成障碍性贫血输血治疗[16,17]　珠蛋白生成障碍性贫血临床严重度与输血依赖关系见图49-3。

β珠蛋白生成障碍性贫血轻型：通常症状轻，不需要特殊治疗。偶尔女性妊娠时Hb下降需要输血。

β珠蛋白生成障碍性贫血中间型：贫血程度变异大，需要监测密切。此型患者启动规律输血的时机很难确定。多数患者可能逐渐依赖输血，在感染、外科

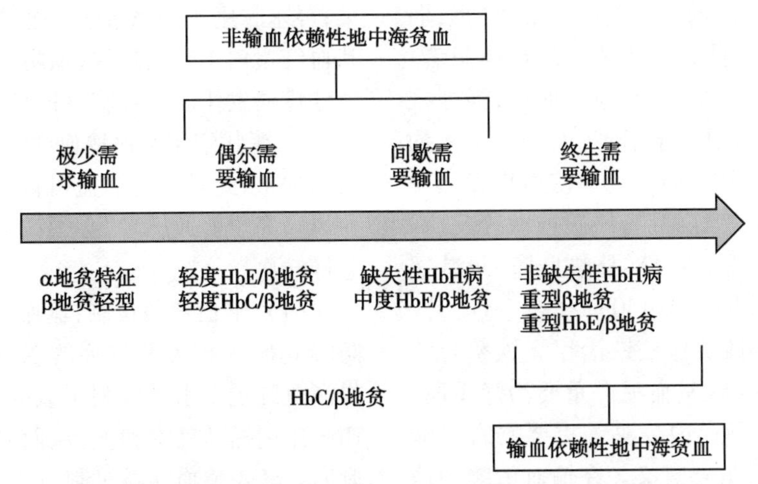

图 49-3　珠蛋白生成障碍性贫血临床严重程度与输血依赖相关性

手术、妊娠时依赖输血程度加重。患者常常在 40～70 岁出现铁过载导致的脏器功能障碍，如心力衰竭、肾功不全、肺高压、进行性脾肿大以及髓外造血包块，影响神经、血管和脊柱。目前还没有作为一级推荐的指南，但下列情况推荐高输血，即 2U 悬浮红细胞每 2～4 周规律输注：①患者具有心肺功能不全体征。②出现进行性骨髓腔扩张症状和体征：髓外造血包块、病理性骨折、进行性脏器肿大。高输血时铁螯合治疗即应该启动。

β 珠蛋白生成障碍性贫血重型：在高输血作为常规治疗前，β 珠蛋白生成障碍性贫血重型生存期短。观察性研究显示高输血方案使该病成为慢性疾病。目前规律高输血同时铁螯合治疗是 β 珠蛋白生成障碍性贫血重型的主要治疗手段。规律输血可起到挽救重症患者生命、提高生活质量、避免骨髓腔肥大和较早发生心力衰竭的作用。输血期望达到目标：改善贫血、抑制无效红细胞生成、抑制胃肠道对铁的吸收过多，抑制髓外造血。既往为减少铁过载而采取的最基本量输血不可取，反而最终导致铁沉积、损害心脏、内分泌和肝脏。启动输血应尽早在儿童出现重型 β 珠蛋白生成障碍性贫血征象前，要求 Hb 90～100g/L。推荐每次少量输血，这样抑制自身红细胞产生更有效。

由于重型 β 珠蛋白生成障碍性贫血输血可能是终生性，在输血前准确鉴定患者血型十分重要，包括 Rh 血型和其他血型系统红细胞抗原鉴定，避免或减少输血引起的同种免疫反应。

目前对是否常规采取其他措施避免输血相关并发症（如发热反应、迟发性输血不良反应、输血相关 GVHD）还存在争议。但捐献血液中的白细胞与输血不良反应相关，如非溶血性发热反应、受者 HLA 同种免疫、感染性输血不良反应。多数血液中心采用去白细胞浓缩红细胞或洗涤红细胞，而辐照红细胞在重型 β 珠蛋白生成障碍性贫血还没有作为规范。床旁输血滤器去除白细胞的变异较大，无去白细胞浓缩红细胞提供时可参考使用。

洗涤红细胞输注可能对以下患者有益：反复出现严重输血过敏反应的珠蛋白生成障碍性贫血；IgA 缺乏患者，此类患者体内已经存在 IgA 抗体，可引起过敏反应。因为洗涤红细胞不能有效去除白细胞，故不能作为去白细胞浓缩红细胞的替代品，且需要滤器输注。

高输血方案：输血量因患者年龄大小而异，常用的方案包括每 3～5 周输入 1～3U 的压积红细胞，初期可能输血频率更高。一些中心推荐超高输血达到血红蛋白 120～140g/L，以期获得更正常的生理功能，但此种超高输血的效果还未得到证实。

α 珠蛋白生成障碍性贫血患者通常无贫血，而中间型即血红蛋白 H 病贫血程度不一，典型病例类似 β 珠蛋白生成障碍性贫血中间型，多数可能在 20～40 岁时逐渐出现输血需求。在遇到氧化应激情况下，诱导溶血加重，贫血程度加重。输血治疗参照 β 珠蛋白生成障碍性贫血中间型。

反复输血相关问题处理：①同种免疫反应：输血依赖的珠蛋白生成障碍性贫血患者发生同种免疫反应的风险高。文献报道[18]同种免疫反应发生率从 5%至 47.5%不等，美国 CDC 报道约 23%的患者产生同种免疫，最常见的同种抗体为抗-E、抗-C 和抗-K（抗-K 国内报道少），其他抗体发生率约 5%～10%。珠蛋白生成障碍性贫血国际输血协会（International Society of Blood Transfusion，ISBT）指南建议[19]输血依赖的珠蛋白生成障碍性贫血患者在开始输血前除了 ABO 血型外，至少鉴定 Rh 和 Kell 血型（表型或基因型）。未产生同种抗体的患者尽可能输注 C、c、E、e 和 Kell 相匹

配的血液制剂，以避免产生同种免疫（低强度证据，弱推荐）。对存在 1 种以上具有临床意义的抗体患者，建议输注相应抗原阴性的血液（低强度证据，强烈推荐），尽可能采用 C、c、E、e、K、Fy^a、Fy^b、Jk^a、Jk^b、S、s 均匹配血源（低强度证据，弱推荐）。②非溶血性发热反应：建议输注去白细胞浓缩红细胞，减缓或减轻反应。输血前 1 小时给予对乙酰氨基酚（扑热息痛）可减缓发热症状，成人 1g 口服，儿童 30~40mg/（kg·d）。

3. 珠蛋白生成障碍性贫血祛铁治疗　铁螯合治疗是重型珠蛋白生成障碍性贫血另一重要治疗手段。祛铁治疗对减轻心脏、肝脏、内分泌等重要器官功能损害，明显改善生存具有重要意义。在输血依赖的珠蛋白生成障碍性贫血患儿通常以下情况启动祛铁治疗：初始 10~25 次输血、铁蛋白大于 1 000ng/ml、肝铁浓度（LIC）超过 3mg/g 干重或 MRI 心脏 T2* <20ms。临床常用祛铁药物包括肠外途径给药的去铁胺和口服的地拉罗司。

脾脏切除可能减少红细胞输注的需求，6 岁前最好不行脾脏切除术。切脾前 2~4 周给予肺炎球菌疫苗注射。脾切除后每年流感疫苗注射。脑膜炎球菌疫苗注射疗效无肺炎球菌疫苗确切。

（二）镰状细胞贫血

1. 概述　镰状细胞贫血（sickle cell anemia，SCA）又称镰状细胞病（sickle cell disease，SCD），是 β 珠蛋白链第 6 位谷氨酸被缬氨酸替代所致的血红蛋白病，包括一组遗传性镰状红细胞疾病，如纯合子镰状血红蛋白突变（HbSS，镰状细胞贫血）、杂合子镰状血红蛋白突变加另一个 β 珠蛋白基因突变的复合杂合子镰状血红蛋白突变（HbSC）。该病主要见于非洲及美洲黑人。红细胞内 HbS 浓度较高时对氧的亲和力显著降低，加速氧的释放。患者虽能耐受严重缺氧，但在脱氧情况下 HbS 分子间相互作用，形成溶解度很低的螺旋形多聚体，使红细胞扭曲成镰状细胞，后者变形性差，在微循环内易淤滞而破坏，发生溶血性贫血。镰状细胞贫血临床表现主要为溶血性贫血和微循环淤滞。患者出生后 3~4 个月即有黄疸、贫血、脾大，发育差。镰状细胞阻塞微循环可引起脏器功能障碍，表现为腹痛、气促、肾区疼痛、血尿。患者常因再障危象贫血加重，并发感染而死亡。体外重亚硫酸钠镰变试验可见大量镰状红细胞，有助于诊断。HbS 杂合子由于红细胞内 HbS 浓度低，一般不发生镰变和贫血，临床症状无或偶有血尿、脾脏梗死等，但在缺氧情况下可能存在症状加重。

2. 镰状细胞贫血治疗　主要包括镰状细胞贫血（SCA）的治疗及其并发症的防治。预防并发症和感染；羟基脲用于 SCA 治疗，通过增加 HbF 从而减少镰状血红蛋白多聚化过程，预防 SCA 微血管阻塞导致的急性疼痛发作。干细胞移植是治愈 SCA 的唯一方法。

3. 镰状细胞贫血输血[20]　临床上 SCA 贫血可以突然加重，此时及时输血可以挽救生命。SCA 患者输血风险高于普通患者，必须权衡利弊选择何时输血及怎样输血。

（1）输血获益机制：输血具有治疗危重贫血和预防降低 SCA 相关并发症的双重作用。输血不仅仅是提高血红蛋白水平以利于氧的释放，输血同时也降低 HbS 比例提高氧饱和度，从而降低微循环淤滞发生的倾向。SCA 输血获益机制包括：①供者正常 HbA 血液的输入稀释了患者含 HbS 的红细胞；②血红蛋白水平提高抑制患者红细胞生成素释放，从而减少患者自身新的 HbS 红细胞产生；③输入的 HbA 红细胞寿命较 HbS 细胞更长，从而降低了 HbS 红细胞的比例；④提高血红蛋白氧合水平，从而也提高组织供氧。

（2）输血方式：SCA 输血方式包括单纯输血和红细胞置换输血两种。单纯输血以下情况推荐：①在无并发症情况下为提升血红蛋白水平以利于提高携氧力而采取措施；②在血红蛋白低于 50g/L 且病情危重时需紧急提升血红蛋白时可采用单纯输血；③术前输血以降低手术并发症。单纯输血在血红蛋白大于 100g/L 和 HbS 高于 50%时不推荐使用，否则高黏滞综合征风险增加。红细胞置换输血可以置换出患者自己的红细胞而输入异体的红细胞，达到降低 HbS 浓度而不增加高黏滞综合征的目的。置换分为全血置换或部分置换，前者可以快速降低 HbS 浓度和纠正贫血，而后者易于实施。下列情况推荐置换输血：①SCA 急症：病情危急迅速恶化，包括多器官衰竭、疑似卒中、呼吸窘迫、急性胸痛。注意低血压并不是置换输血反指征。②计划规律置换输血以预防卒中、急性胸痛和反复疼痛发作。存在急性器官功能衰竭，建议将 HbS 水平降低至 15%~20%，血红蛋白提升至 100~120g/L。

（3）输血时机：SCA 输血指征包括急性治疗性输血和预防性输血。

1）急性治疗性输血：存在血管阻塞征象伴严重贫血是急性治疗性输血指征。血管阻塞包括镰状细胞贫血相关急性卒中、急性胸部综合征（acute chest syndrome，ACS）、急性多器官衰竭、急性症状性贫血（心力衰竭发作、呼吸困难、低血压、极度乏力）、网织红细胞较基线下降和肝脾红细胞扣留（大量红细胞扣留在肝脾导致 Hb 水平下降）。

2）预防性输血：择期手术患者围手术期预防性

输血可以降低SCA围手术期并发症。预防性输血也可以降低SCA血管阻塞并发症的发生率。①SCA患者择期手术时推荐手术前输血，在镰状细胞贫血（Hb-SS）进行大手术术前输血已经是标准治疗。②在择期小的低危手术，如鼓膜切开术，术前输血可能不需要。③HbSC患者依赖疾病严重度和临床状态决定术前是否需要输血。

3）术前输血最佳方案：对择期手术的HbSS和HbS-β^0患者建议单纯输血方案，提高血红蛋白至100g/L，不建议通过积极红细胞置换输血使HbS浓度低于30%。与置换输血相比，保守的单纯输血方案临床结局和严重并发症发生率相当，而更少的输血相关并发症。HbSC患者既往发生过严重急性并发症或目前存在严重共病如哮喘、卒中，推荐红细胞置换输血，目的提升HbA>50%，HbS<30%。相对无症状的择期手术HbSC患者不需要术前输血。

（4）输血量：基于患者体重和血细胞比容（Hct）估算输血量。儿童通常输血量10ml/kg可以提高血红蛋白25~30g/L，Hct 0.7~0.9，成人通常400ml红细胞提升约10g/L的血红蛋白和Hct 0.3。

（5）输血风险：SCA输血潜在风险包括输血不良反应、血源病毒感染、铁过载、同种免疫等。对于终生需要输血者可产生同种抗体。SCA患者多为非洲裔，由于受血者和献血者种族不同，导致产生抗体，最常见的同种抗体是抗-E、抗-C、抗-K、抗-Fy（a）、抗-Jk（b）、抗-S和抗-D抗体（不同国家和种族抗体的分布存在很大差异）。与珠蛋白生成障碍性贫血相同，镰刀细胞病国际输血协会指南[19]建议在未产生同种抗体的患者尽可能输注C、c、E、e和Kell相匹配的血液，以避免产生同种免疫（低强度证据，弱推荐）。对存在1种以上具有临床意义的抗体患者，建议输注对应抗原阴性的血液（低强度证据，强烈推荐），尽可能采用C、c、E、e、K、Fy^a、Fy^b、Jk^a、Jk^b、S和s均匹配血源（低强度证据，弱推荐）。相对于置换输血方式，单纯输血方式具有增加高黏滞综合征潜在风险，加重血管阻塞状态。

（三）红细胞酶异常性溶血性贫血

红细胞酶异常性溶血性疾病是指参与红细胞代谢（主要是糖代谢）的酶由于基因突变引起酶活性改变从而导致的溶血性疾病。维持成熟红细胞正常代谢活动需要葡萄糖无氧酵解生存ATP提供能量，以及戊糖磷酸途径生成NADPH提供还原力。任何引起ATP或NADPH生成障碍的红细胞酶缺乏均可引起红细胞酶病。目前已发现的多种糖代谢酶与溶血相关，其中最常见的红细胞酶病有葡萄糖6-磷酸脱氢酶（G6PD）缺乏症和丙酮酸激酶（PK）缺乏症。

1. G6PD缺乏症　G6PD缺乏症是X性联遗传，遗传带有G6PD突变基因的男性患者为半合子，全部红细胞受累。女性患者杂合子状态通常没有严重溶血。

（1）分型：根据酶缺乏程度和溶血严重性G6PD分为5型，只有Ⅰ、Ⅱ和Ⅲ型具有临床意义。①Ⅰ型酶重度缺乏（酶活性<正常的10%），具有持续慢性溶血；②Ⅱ型酶重度缺乏（酶活性<正常10%），通常只有间歇性溶血，尤其暴露在氧化应激时，如蚕豆、特殊药物；③Ⅲ型酶活性中度缺乏（10%~60%），间歇性溶血，与特定氧化应激有关；④Ⅳ型和Ⅴ型均无酶活性降低，无临床意义。

（2）临床表现及诊断：大多数G6PD缺乏症患者无症状，常态下无溶血。但一些药物、食物和感染可以激发溶血发作。少数患者症状重（Ⅰ型G6PD缺乏）溶血持续存在。急性溶血发作表现为突然发作的黄疸、贫血和深色尿。溶血可以轻度和自限性，但也有危及生命的溶血发作。

G6PD缺乏溶血性贫血诊断需要两方面依据，即临床溶血性贫血依据和G6PD酶缺乏的依据。依据红细胞破坏增多和代偿增生的表现溶血性贫血不难诊断。G6PD酶缺乏主要依赖实验室诊断，酶活性筛查常用有高铁血红蛋白还原试验、荧光斑点试验和四氮唑蓝纸片法3种。3种筛查试验判断见表49-12。

表49-12　G6PD缺乏筛查试验

试验方法	判断指标	正常	中间型	严重缺乏型
高铁血红蛋白还原试验	还原率/%	>75	31~74	<30
荧光斑点法	出现荧光时间/min	<10	10~30	>30或不出现
四唑氮蓝纸片法	滤纸片颜色	蓝色	淡蓝色	红色

酶活性定量确诊试验，WHO推荐Zinkham法，正常（12.1±2.09）IU/gHb（37℃）。孕妇产前基因突变检查需要时可以选择。

属于下列任一项时可以确诊红细胞G6PD缺乏：①1项筛查试验G6PD属于严重缺乏值；②1项G6PD活性定量较正常值降低超过40%；③两项筛查试验

G6PD 活性均为中间缺乏值；④1 项筛查试验 G6PD 活性为中间缺乏值伴有明确家族史；⑤1 项筛查试验 G6PD 活性为中间缺乏值伴 Heinz 生成试验阳性（40% 红细胞存在 Heinz 小体，每个红细胞 Heinz 小体≥5 个，且排除血红蛋白病）。

（3）治疗和输血：G6PD 缺乏症治疗重要措施是避免接触引起氧化应激的一切诱因。其他治疗依据患者溶血的严重性和患者年龄及共病而定。对持续溶血患者可给予叶酸替代治疗。急性溶血发作时需要尽快去除引起发作的诱因。重度贫血输血治疗，避免输亲属血液，选用 G6PD 正常的红细胞 1~2 次，每次 200ml，贫血轻者不需输血，去除诱因后溶血在 1 周左右可自行停止。

2. 红细胞丙酮酸激酶缺乏症　丙酮酸激酶缺乏症（pyruvate kinase deficiency，PKD）是红细胞糖代谢无氧酵解通路中最常见的红细胞酶病，由于 *PKLR* 基因缺陷导致 PK 活性降低或性质改变所致的溶血性贫血。PK 缺乏引起红细胞 ATP 生成不足，红细胞膜离子通透性增加，大量 K^+ 流失，红细胞内渗透压降低，细胞内容物丧失，细胞体积变小，出现各种皱缩红细胞。PK 缺乏的红细胞中，2,3-二磷酸甘油酸（2,3-DPG）浓度比正常红细胞高 2~3 倍，氧解离曲线右移，向组织释放氧增加，患者体力耐受力可接近正常，虽然存在贫血，但通常少见乏力、运动耐力差等一般贫血症状。

PK 缺乏症在临床上多表现为慢性溶血性贫血，溶血程度个体间变异大，重者自幼发生溶血性贫血输血依赖，轻者完全代偿的溶血性贫血。贫血、黄疸、脾大是主要临床表现，易患胆道结石，皮肤溃疡，铁过载即使非输血患者也可能存在，在感染等诱因下可出现一过性再障。

临床表型异质性与基因型差异可能存在一定关系[21]。迄今为止已发现超过 300 种 *PKLR* 基因突变，多数患者为复合杂合突变。*PKLR* 突变包括错义突变（missense mutation，M），无义突变（non-missense mutation，NM）。研究发现，与 *M/NM* 和 *M/M* 基因型患者比较，具有 *NM/NM* 突变类型 PKD 患者起病早、平均血红蛋白水平低、输血需求高、切脾率高、铁蛋白水平高、铁过载率高。

PKD 诊断：溶血性贫血加下列之一即可诊断：①红细胞 PK 酶活性降低；②存在导致酶活性损害的 *PKLR* 基因突变。

PKD 输血：与珠蛋白生成障碍性贫血不同，至目前为止国际上无 PKD 患者输血指南或规范。启动输血很大程度依赖 PKD 患者的耐受性，而非单纯以血红蛋白水平判断。由于红细胞内 2,3-DPG 含量升高，红细胞向组织释放氧增加，PKD 患者可能中重度贫血依然无明显症状。因此，需要个体化综合评估患者的症状、活动能力、贫血对生活质量的影响等因素决定患者输血时机。严重贫血胎儿水肿，可能需要宫内输血。新生儿高胆红素血症可采取光疗或置换输血。重症 PKD 可能需要终生输血。启动输血后，假如患者相对症状不重，儿童患者生长发育良好，推荐延长输血间期[21]。在无明显溶血诱因情况下，患者贫血加重，需要排除其他原因加重贫血的可能，如造血物质缺乏，MDS 等。

脾切除能明确减轻溶血程度，切脾后仍需要反复输血者异基因干细胞移植可成为治疗选择。反复输血导致铁过载，需要祛铁治疗。糖皮质激素无明显作用，不推荐使用。

（四）红细胞膜异常性溶血性贫血

红细胞膜主要由蛋白质、脂类和糖类 3 种成分组成。由于红细胞膜结构和功能异常，造成红细胞形态和结构完整性变化而发生的疾病，称为红细胞膜病。分为先天遗传性（如遗传性球形红细胞增多症）和后天获得性（如阵发性睡眠性血红蛋白尿），膜异常可能是原发性也可能继发于红细胞其他疾病（如珠蛋白生成障碍性疾病的膜病变），或由于红细胞之外的其他因素造成红细胞膜损伤。常见的红细胞膜病为遗传性球形红细胞增多症（HS）、遗传性椭圆形红细胞增多症（HE）、遗传性口型细胞增多症等。

1. 遗传性球形红细胞增多症

（1）发病机制：遗传性球形红细胞增多症（hereditary spherocytosis，HS）涉及 6 种膜蛋白异常包括血影蛋白、锚蛋白、带 4.2 蛋白、带 4.1 蛋白、带 3 蛋白、RhAG（Rh 相关糖蛋白），其中、锚蛋白和血影蛋白占最重要作用。HS 约 75% 患者为常染色体显性遗传，其余为隐性遗传。研究显示 HS 患者 60% 为血影蛋白/锚蛋白缺失，23% 是带 3 蛋白缺失，带 4.2 缺失占 2%，15% 未发现膜蛋白异常。基因异常导致纵向连接红细胞膜内层与脂质外层的蛋白结构异常，红细胞膜不稳定，在脾脏的作用下形态变为球形。

（2）临床分型：贫血、黄疸、脾大是 HS 常见表现，脾切除能显著改善症状。贫血程度变异极大，血红蛋白从正常到中重度贫血，甚至危及生命的贫血均可发生。基于严重度分为 3 型。轻型约占 HS 的 20%~30%，患者血红蛋白可在正常范围，中度网织红细胞增高、基本无黄疸和脾脏肿大。中型约占 HS 的 60%~70%。患者有贫血、黄疸、网织红细胞增高。有时需要输血支持。重型 HS 约占 5%，严重溶血性贫血、高胆红素血症、脾脏肿大，需要规律输血支持治疗。

（3）实验室检查和HS诊断：外周血涂片可见许多小球形红细胞和红细胞渗透脆性显著增高。小球形红细胞数量从1%～2%到60%～70%不等，多数在10%以上。红细胞MCV通常正常或轻度增高，MCHC通常升高，反映红细胞膜丢失和脱水。这是血常规中最有帮助的红细胞指标，红细胞分布宽度RDW增大。在未切脾儿童HS患者，MCHC>35g/L，同时RDW>14，诊断HS的敏感性63%，特异性100%，是非常有用的HS筛查指标。由于钾离子漏出红细胞，造成实验室检查的假性高钾血症。HS诊断很大程度基于临床存在溶血性贫血依据、结合家族史及MCHC增高、血片存在小球形红细胞。一些特殊试验帮助确定诊断，包括红细胞渗透脆性试验、曙红-5-马来酰亚胺（EMA）结合试验（the eosin-5-maleimide EMA binding test）、酸化甘油溶解试验（the acidified glycerol lysis test，AGLT）和粉红色试验（pink test），结合EMA和AGLT试验几乎所有HS可以确定诊断。随着二代测序技术应用，*HS*基因突变研究更加深入，也发现基因型和表型存在一定关系，例如，SPTA1突变HS患者表型以轻中型为主，*ANK1*和*SPTB*基因突变HS表型均以中重型为主，在临床上具有一定指导作用[22]。

（4）治疗和输血

1）治疗：与很多遗传性溶血性疾病相同，无特殊基础疾病治疗方法，支持治疗占主导地位。在溶血状态下，红系代偿性增生对叶酸需求增加，可复用叶酸剂量1mg/d。脾脏切除术对严重溶血或症状严重的患者可以选择，但儿童患者建议推迟到儿童6岁以后。脾切除后，贫血可很大程度改善。有报道造血干细胞移植治愈HS患者，选择上需要权衡利弊。

2）输血：估计70%～80%的HS婴儿在今后的数年间输血依赖，因为骨髓代偿造血不能达到所需要红细胞数量。数年后，低于30%的HS患者需要规律输血。有报道婴儿9个月大之前给予EPO［1 000IU/（kg·周）］同时补铁可减少重症婴儿HS输血需求。输血频率增加与疾病程度加重相关。

2. 遗传性椭圆形红细胞增多症

（1）机制与分型：是一组异质性红细胞膜蛋白分子异常的家族遗传性溶血性疾病，特点是外周血存在大量椭圆形成熟红细胞。HE大多为常染色体显性遗传，极少数为常染色体隐性遗传（遗传性热变性异形红细胞增多症，HPP）。多数为杂合子，仅少数为纯合子。HE的发病机制是膜骨架异常，主要累及膜骨架蛋白之间水平连接缺陷。涉及血影蛋白、膜4.1蛋白、血型糖蛋白C异常等其他异常。根据临床表现和分子病变，HE分型如下：①隐匿携带者：无症状无溶血，同时血液指标正常，红细胞渗透脆性正常，通常在HE患者家系调查时发现；②普通型HE（CHE）：通常无症状无贫血，无或轻微的溶血体征，红细胞渗透脆性正常。外周血涂片存在15%～90%的椭圆形红细胞。在一些特殊环境下，CHE可以发生严重溶血；存在一些少见突变的患者可发生持续溶血；纯合子突变或复合杂合子突变的CHE通常有持续溶血，程度从轻到危及生命的溶血均可发生，伴有脾肿大。红细胞异型性明显。③遗传性热变性异形红细胞增多症（HPP）：为HE中最重类型，由于红细胞形态改变类似烧伤患者红细胞而命名。为常染色体隐性遗传，父母均是隐匿携带者。溶血从婴儿期即出现且持续终生存在。④球形椭圆形红细胞增多症（SE）：仅见于白种人。临床轻到中度溶血，脾脏肿大，红细胞形态变化从球形到椭圆形均有，椭圆形一般较少。⑤东南亚卵圆形细胞型（SAO）：东南亚地区尤其新几内亚高发。红细胞形态可见口形椭圆形红细胞。

（2）实验室检查：轻重不一的溶血性贫血，外周血涂片可见椭圆形红细胞占25%以上，常超过50%。红细胞渗透脆性实验增高。家族史结合实验室检查有利于诊断。必要时可行红细胞膜蛋白基因突变分子学检查。

（3）治疗和输血：多数HE患者无症状不需特殊治疗，随访。对有贫血者支持治疗包括叶酸补充。偶尔在感染、药物或手术等因素下诱发溶血加重出现明显贫血症状时可以输血，输血具体参照地中海贫血。在有腹部症状患者，行超声胆结石检查。当贫血严重或存在危及生命的溶血，脾脏切除可以减缓输血的需求改善贫血症状。目前没有随机对照研究何时切脾或何种方式切脾。总体原则为，脾脏切除对球形椭圆形红细胞增多症是根治方法。次全脾脏切除疗效对HPP患者不确切，可能一过性减轻溶血。

3. 阵发性睡眠性血红蛋白尿

（1）概念：阵发性睡眠性血红蛋白尿（paroxysmal nocturnal hemoglobinuria，PNH）是一种后天获得性造血干细胞基因突变导致的良性克隆性疾病，突出表现为红细胞膜缺陷引起的与睡眠相关的发作性慢性血管内溶血和血红蛋白尿，可伴有全血细胞减少和反复静脉血栓形成。

（2）发病机制及临床表现：造血干细胞*PIGA*基因体细胞突变导致血细胞上糖化磷脂酰肌醇（GPI）锚蛋白合成障碍，从而引起锚链蛋白缺失。锚链蛋白具有抑制补体激活功能，最重要的锚链蛋白包括CD55、CD59。CD55在补体激活的C3、C5转化酶水平起抑制作用，CD59可阻止补体C9转变为膜攻击复合物。由

于 *PIGA* 基因突变发生在干细胞水平，PNH 患者的红细胞、白细胞均可有锚链蛋白部分或全部丢失。临床上表现为慢性血管内溶血，酱油色或葡萄酒样尿且与睡眠相关。可有全血细胞减少，表现为再障-PNH 综合征。粒细胞减少可反复感染，血小板减少有出血倾向。PNH 患者具有血栓形成倾向，在西方人种相对较多。PNH 分为经典型 PNH、PNH/AA 综合征和非溶血性 PNH3 种类型。

（3）实验室检查及诊断：实验室检查包括 3 方面。①溶血的实验室证据包括贫血、网织红细胞增高、LDH 升高、结合珠蛋白降低、抗人球蛋白阴性、LDH 升高等；②流式细胞锚蛋白和锚链蛋白检查，目前为 PNH 诊断金标准。锚蛋白采用 FLAER 方法检查中性粒细胞、单核细胞上 GPI 锚蛋白，为判定 PNH 克隆大小的可靠依据。CD55、CD59 检查红细胞、粒细胞上的锚链蛋白表达情况。③骨髓检查，尤其是 PNH/AA 综合征患者，骨髓涂片及活检很重要。诊断 PNH 需要满足 2 个细胞系列（如中性粒细胞/单核细胞和红细胞）和 2 个锚链蛋白（CD55/CD59 和 FLARE）缺失即可诊断。

（4）治疗和输血：包括对症支持治疗、减缓发展的治疗和潜在治愈可能的治疗。①对症支持治疗包括输血、免疫抑制治疗。溶血患者骨髓代偿性造血增生，对造血原料需求增大，适当补充叶酸、维生素 B_{12}。长期血管内溶血可能合并缺铁，需要监测铁蛋白状况，酌情口服补铁治疗，不建议静脉补铁，可能诱发溶血危象。糖皮质激素只适合在溶血急性发作时短期使用。有血栓风险高患者且无禁忌情况下，酌情给予抗凝治疗。②重组人源型补体蛋白 C5 单克隆抗体治疗，国际上目前已经上市依库株单抗（Eculizumab），通过抑制补体 C5 转化为 C5a 和 C5b，从而阻止补体介导的红细胞破坏。有研究[23]显示依库株单抗可以降低溶血导致的组织器官损害的风险、降低输血依赖性、血栓发生率、降低肾衰竭概率、降低肺动脉高压，缓解疲乏、气促症状，改善生活质量。依库株单抗长期治疗可延长患者生存，但非治愈措施。③异基因干细胞移植是目前唯一具有潜在治愈 PNH 的方法，在适合和有条件的患者可以选择。

既往推荐的 PNH 患者输注洗涤红细胞或者冰冻解冻去甘油红细胞早已受到质疑，输注洗涤红细胞与输注 ABO 相匹配的非洗涤红细胞发生溶血反应相当。据梅奥诊所一项 38 年临床观察，23 例 PNH 患者共输注 556 单位的成分血，包括 94U 全血、208U 红细胞、80U 去白细胞红细胞、38U 洗涤红细胞、5U 冰冻红细胞和 6U 红细胞，仅 1 例 AB 血型 PNH 患者输注 1U O 型全血后发生溶血，可能通过抗原抗体介导的补体激活途径导致溶血，而非通常 PNH 红细胞膜固定补体导致溶血发作，提示 PNH 患者无须常规输注洗涤红细胞[24]。PNH 患者推荐血液滤器输注预防血液中白细胞介导的输血不良反应。因为 PNH 患者溶血发生在自身红细胞上，输入的红细胞寿命正常。输血提高血红蛋白至较高水平，可以暂时性降低自身 PNH 红细胞产生，从而减缓溶血发作，也改善 PNH 相关的临床症状，得到暂时性临床缓解。由于长期缓慢的铁丢失，PNH 患者发生输血相关的医源性含铁血黄素沉积较慢，实际上，经典 PNH 发生铁过载极少，但 PNH/AA 综合征仍需要关注铁过载发生。

（五）免疫性溶血性贫血

由抗体介导的溶血称为免疫性溶血性贫血。根据病因学不同，免疫性溶血性贫血可以分为自身免疫性溶血性贫血、同种免疫性溶血性贫血。

1. 自身免疫性溶血性贫血（autoimmune hemolytic anemia，AIHA）　由于人体免疫功能异常而产生自身抗体和/或补体，结合于红细胞表面，导致红细胞破坏加速而发生溶血性贫血称为 AIHA。抗球蛋白试验多为阳性。

（1）病因：AIHA 大多数找不到特定病因，属于特发性。其他一些疾病或状况和 AIHA 相关，称为继发性。可继发于：①淋巴细胞增殖性疾病，如淋巴瘤、慢性淋巴细胞白血病、骨髓瘤等；②自身免疫性疾病，如 SLE、类风湿关节炎等；③感染性疾病，病毒感染（特别在儿童），支原体肺炎等；④免疫缺陷病；⑤干细胞移植或实体器官移植术后等；⑥药物。

（2）AIHA 分类

1）按照作用温度分类：根据致病抗体作用于红细胞时所需温度不同，AIHA 的自身抗体可分为温抗体和冷抗体两大类。温抗体一般在 37℃时作用最强，主要是 IgG，少数是 IgM 不完全抗体。冷抗体在 20℃以下作用最强，凝集素性 IgM 较多见于冷凝集素综合征（cold agglutinin disease，CAD），可直接在血液循环发生红细胞凝集现象，属于完全抗体。另一种特殊冷抗体称 D-L 抗体或冷热抗体，见于阵发性冷性血红蛋白尿（paroxysmal cold hemoglobinuria，PCH）。抗体特点见表 49-13。

2）完全抗体和不完全抗体：完全抗体属于 IgM，在血液循环中可以直接结合到红细胞上，通过激活补体导致溶血。补体激活的途径不同，IgM 型抗体引起的溶血可以是血管内或血管外。不完全抗体常为 IgG，吸附在红细胞膜上，在单核吞噬细胞系统内被吞噬而破坏，为血管外溶血，主要见于温抗体型 AIHA。抗体类型与溶血场所及实验室指标关系见表 49-14。

表 49-13 各种红细胞抗体及其特性

	温抗体	冷抗体	D-L 抗体	混合型
直接抗球蛋白试验 DAT	>95% DAT(+)多克隆性 IgG 增高 37℃反应 单纯 IgG:20%~66% IgG+C3:24%~63% C3:7%~14% IgG+IgA/IgM:不常见 单纯 IgA 或 IgM:罕见 2%~4%DAT(-)	DAT 均(+):C3 在 0~4℃反应 IgM 自身抗体:C3 结合后抗体从红细胞表面解离 IgG/IgA 自身抗体:罕见	DAT 均(+):C3(在低温下可检测到 IgG+) 热幅<20℃(D-L 抗体阳性)	DAT(+):同时存在温抗体和冷抗体的 AIHA 温溶血素:IgG,C3,偶然 IgM 或 IgA
红细胞洗脱	多数 IgG1>IgG3	无反应性	通常无反应	不定
红细胞抗原	Rh(e,E,C) 带 4.1 蛋白 带 3 蛋白 糖蛋白	Ii(90%针对 I) 其他:Pr,Gd,Sa,Lud,Fl,Vo,M,N,D,P	P 抗原 DL 检测+:P 抗原特异性	Ⅰ或 i 或其他非特异性抗原
评论	正常献血者报告,DAT(+)不伴 AIHA 的发生率为 1∶13 000~1∶14 000 孕妇自身抗体发生率 1∶50 000	病理性冷抗体:高滴度自身抗体(>1∶256)且热幅范围宽	D-L 检测:评估双相性冷溶血素。在 0~4℃致敏红细胞,37℃发生溶血	有临床意义的冷抗体:高滴度抗体>1∶1 000,热幅可达>30℃

表 49-14 完全抗体和不完全抗体破坏红细胞的主要场所和实验室指标

抗体种类	红细胞破坏主要场所			补体依赖	血红蛋白血症	高胆红素血症	Coombs
	血管内	血管外					
		肝	脾				
完全抗体 IgM	+	+~-	+	+	+	+	抗-C3
不完全抗体 IgG	-	-~+	+	-	-~+	+	抗-IgG

3）依溶血场所分血管内或血管外溶血：血管外溶血主要见于温抗体型 AIHA。红细胞吸附不完全抗体或补体而致敏，在单核巨噬细胞系统被吞噬而溶血。主要临床特征为黄疸、贫血、脾大。血管内溶血常见于阵发性冷性血红蛋白尿、冷凝集素综合征。血管内红细胞破坏主要由于抗体激活补体引起。临床主要特征为 3H 表现，即血红蛋白血症（hemoglobinemia）、血红蛋白尿症（hemoglobinuria）、含铁血黄素尿（hemosiderinuria）。

（3）临床表现、实验室检查及诊断：临床表型多样化，轻重不一。血管外溶血以贫血黄疸脾大为突出，血管内溶血则血红蛋白血症、血红蛋白尿症、含铁血黄素尿症为其特点。实验室检查为正细胞性贫血，网织红细胞增高。血涂片可见小球形红细胞。合并血小板减少时称为 Evans 综合征。骨髓红系增生为主。直接抗人球蛋白试验（Coombs test）阳性。

AIHA 诊断依据：①近 4 个月内无输血或特殊药物史，如直接抗球蛋白试验阳性，结合临床和实验室检查 AIHA 诊断确立。②如抗球蛋白试验阴性，但临床表现符合，糖皮质激素或脾切除有效，除外其他溶血性贫血特别是遗传性球形红细胞增多症可诊断为抗球蛋白试验阴性的自身免疫性溶血性贫血。LDH 升高结合珠蛋白降低两者诊断溶血性贫血特异性 90%，而 LDH 正常联合结合珠蛋白高于 25mg/dL，则排除溶血性贫血的敏感性 92%。具体诊断流程见图 49-4。

（4）治疗：糖皮质激素和细胞毒药物是减少抗体产生的两个主要方法。靶向 B 淋巴细胞 CD20 的利妥昔单抗在减少抗体产生也非常有效。人体 25% 的淋巴细胞在脾脏，脾脏切除减少了抗体来源。静脉输注免疫球蛋白可封闭单核巨噬细胞，减少红细胞破坏，可减少抗体效能，起到治疗作用。

1）温抗体型 AIHA 治疗：一线治疗包括糖皮质激素单药治疗，在重症或老年患者可一线联合利妥昔单

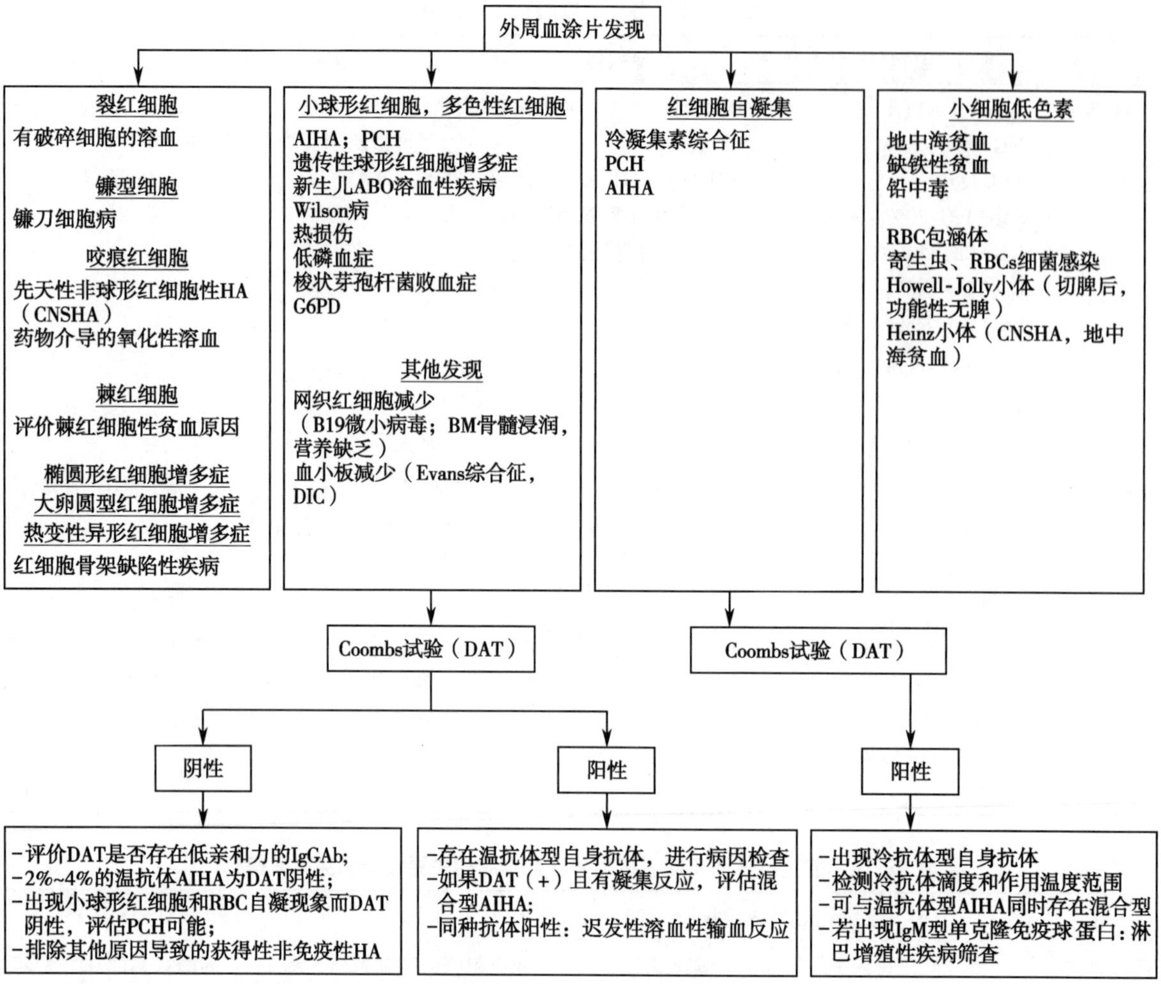

外周血涂片发现

裂红细胞
有破碎细胞的溶血

镰型细胞
镰刀细胞病

咬痕红细胞
先天性非球形红细胞性HA（CNSHA）
药物介导的氧化性溶血

棘红细胞
评价棘红细胞性贫血原因

椭圆形红细胞增多症
大卵圆型红细胞增多症
热变性异形红细胞增多症
红细胞骨架缺陷性疾病

小球形红细胞，多色性红细胞
AIHA；PCH
遗传性球形红细胞增多症
新生儿ABO溶血性疾病
Wilson病
热损伤
低磷血症
梭状芽孢杆菌败血症
G6PD

其他发现
网织红细胞减少（B19微小病毒；BM骨髓浸润，营养缺乏）
血小板减少（Evans综合征，DIC）

红细胞自凝集
冷凝集素综合征
PCH
AIHA

小细胞低色素
地中海贫血
缺铁性贫血
铅中毒

RBC包涵体
寄生虫、RBCs细菌感染
Howell-Jolly小体（切脾后，功能性无脾）
Heinz小体（CNSHA，地中海贫血）

Coombs试验（DAT）

阴性
- 评价DAT是否存在低亲和力的IgGAb;
- 2%~4%的温抗体AIHA为DAT阴性;
- 出现小球形红细胞和RBC自凝现象而DAT阴性，评估PCH可能;
- 排除其他原因导致的获得性非免疫性HA

阳性
- 存在温抗体型自身抗体，进行病因检查
- 如果DAT（+）且有凝集反应，评估混合型AIHA;
- 同种抗体阳性：迟发性溶血性输血反应

Coombs试验（DAT）

阳性
- 出现冷抗体型自身抗体
- 检测冷抗体滴度和作用温度范围
- 可与温抗体型AIHA同时存在混合型
- 若出现IgM型单克隆免疫球蛋白：淋巴增殖性疾病筛查

图 49-4 AIHA 诊断流程

抗治疗；二线可选利妥昔单抗 375mg/(m^2·周)，4 周，或 1g，第 1、15 天；三线可以选择脾脏切除、免疫抑制剂(硫唑嘌呤、环孢素、吗替麦考酚酯)；继后的候选药物包括环磷酰胺、低剂量泼尼松、达那唑、硼替佐米等。所有治疗失败也有干细胞移植的少数报道。紧急情况下的挽救治疗包括静脉冲击甲泼尼龙、静脉注射免疫球蛋白、急诊脾切除。成人温抗体型自身免疫性溶血性贫血治疗流程[25]见图 49-5。

2）冷凝集素综合征治疗：避免受凉、保暖很重要。一线利妥昔单抗治疗；二线推荐苯达莫司汀联合利妥昔单抗(BR)方案治疗，在温抗体型 AIHA 使用的药物如激素、硫唑嘌呤、环磷酰胺在 CAD 疗效较差。新型靶向 B 细胞 BTK 抑制剂作为三线药物使用体现可观疗效。溶血发作危及生命，紧急挽救治疗可选择利妥昔单抗，血液加温输注，治疗无效情况下，可选择补体抑制剂依库株单抗治疗，报道终止溶血发作、阻止血管内溶血起效快。采用白蛋白的血浆置换在紧急情况需要移除 IgM 抗体时可以使用，但谨慎新鲜冰冻血浆作为置换剂，后者含有补体成分，可能加重溶血发作[25]。

具有温、冷抗体混合型 AIHA 临床治疗更困难，复发率高。推荐尽早激素联合利妥昔单抗治疗。由于脾脏切除效果差，不推荐行脾脏切除术。成人冷凝激素病治疗流程[25]见图 49-6。

（5）输血：当 AIHA 患者血红蛋白低于生理耐受力情况下需要输血。AIHA 患者体内存在的自身抗体通常与人群几乎所有红细胞抗原反应，找到完全相合的血困难，即配血困难。此种情况下，原则上选择相合度最佳的红细胞输注，由于配血困难而未能及时输血导致 AIHA 患者死亡是不允许的。临床经验显示即使输注血清学不相合的红细胞，通常多数患者可耐受。AIHA 患者除了存在红细胞自身抗体外，还需要特别注意是否同时存在同种抗体，后者在妊娠、有输血史的患者可能存在。同种抗体而非自身抗体也可能是输血不良反应的主要原因。无输血史、无妊娠史的患者存在同种抗体的概率很低，紧急情况下，可以输注仅 ABO 和 Rh 相合的血液。病情允许情况下，采用单克隆试剂或配型相合度可扩展至 Rh(C、c、E、e)、

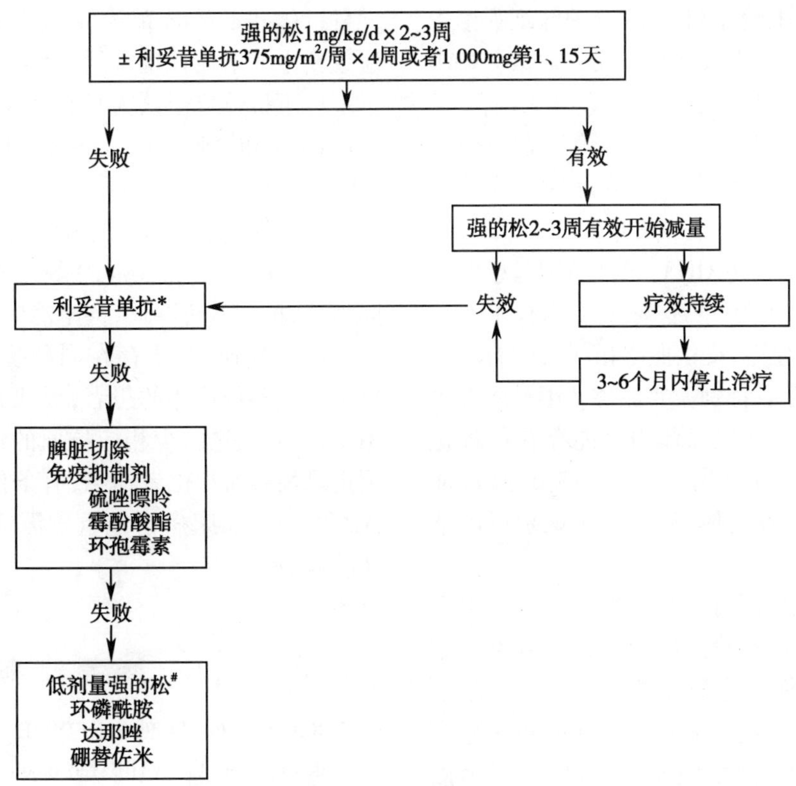

图 49-5　成人温抗体型自身免疫性溶血性贫血治疗流程

注：* 如果利妥昔单抗一线已经使用且有效可以重新使用，否则选择三线药物治疗
强的松≤10mg/d±非激素类药物。

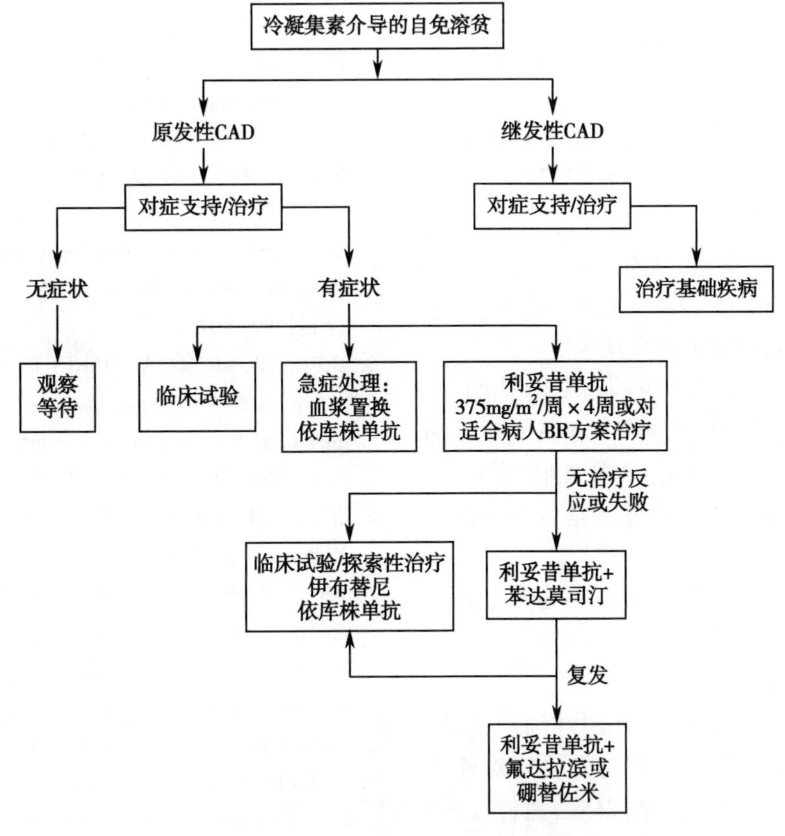

图 49-6　成人冷凝素病治疗流程

注：CAD：冷凝集素病；BR：苯达莫司汀+利妥昔单抗。

Kell、Kidd、MNS。临床上输血初始 20 分钟仔细观察十分重要，如果无不良反应，则按常规输注完血液。CAD 患者血液输注前需要预热处理。

1）输血适应证：是否需要输血依赖患者的个体状况。推荐在急性起病且伴有急性溶血相关症状体征、贫血进行性加重患者给予输血治疗。

2）血液选择温抗体型 AIHA：虽然 AIHA 患者体内存在自身抗体使得合血困难，但标准检测技术通常能鉴定出患者的 ABO 血型，提供血型相同或相合度最大的血液用于输血治疗。特别需要注意 AIHA 患者由于 3 个月内的输血或既往妊娠体内可能存在同种抗体，被自身抗体掩盖。有报道 12%～40% 的温抗体 AIHA 患者体内存在同种抗体，如果未能识别可能造成输血后溶血加重。

冷凝集素病（CAD）：配血应在 37℃进行。如果不能严格在此温度下进行，推荐进行 1～2 次自身红细胞吸附处理。虽然高效价的冷凝集素不能被完全吸附去除，但在 37℃时的抗原抗体不反应。冷凝集素通常针对 I 抗原，由于 I 抗原阴性的血稀少提供 I 阴性血液不可行，且可能并无益处，临床给予 I 抗原阳性血液输注。对严重的 CAD 和 PCH 患者，提倡加温输注，但需要严格按相关规范执行。

阵发性冷性血红蛋白尿（paroxysmal cold hemoglobinuria，PCH）PCH 抗体通常针对红细胞 P 抗原，由于 P 抗原阴性红细胞罕见，提供 P 抗原阴性血液不实际。此种情况下，提供常规 P 型红细胞输注。

3）输血量和输血速度：红细胞的最佳输血量取决于患者的临床情况。总的来说，输血的目的是提供足量的红细胞用于治疗或预防低氧血症，同时要避免过度输血。应缓慢输注红细胞，通常总量不超过每小时 1ml/kg。采用去白细胞滤器或去白细胞红细胞输注，减少由于白细胞引起的输血不良反应。

4）其他注意事项：①Hb 及 Hct 检测，急性的、危及生命的 AIHA，应间隔 2 小时监测 Hb 和 Hct；对于病情稍缓的患者至少每 12～24 小时需要监测 1 次。②在输血治疗过程中及输血后，应评估是否有充血性心力衰竭（CHF）或容量负荷过重的情况。对于老年以及心脏功能储备降低的患者，尤其要警惕容量负荷过重的发生，必要时使用利尿剂。

2. 同种血型抗体溶血性贫血输血

（1）概述：受者体内存在针对外源红细胞抗体，当输注含有相同抗原的外源红细胞时发生针对输入红细胞的溶血性反应称为同种血型抗体溶血性反应。同种抗体通过既往输血、妊娠而产生。最常见的同种抗体是抗-E、抗-Le^a、抗-K、抗-D 和抗-Le^b 等。临床上，同种抗体并不是都重要，那些引起溶血性输血不良反应或新生儿溶血性疾病的同种抗体才有临床意义。

以下抗体广泛认为具有潜在临床意义：Rh（D，C，c，E，e）、Duffy（Fy^a，Fy^b）、Kidd（Jk^a，Jk^b）、Kell（K，k）、SsU（S，s，U）和 Lutheran（Lu^b）。最常见具有临床意义的同种抗体包括抗-E、抗-K（中国人该抗体极罕见）、抗-c、抗-Jk（a）和抗-Fy（a）等。通常同种抗体随着时间推移，抗体效价降低，甚至消失。

（2）输血：对于存在同种抗体，尤其是存在高效价抗体和多种抗体的患者，寻找到完全相合的红细胞困难，需要筛选缺少相应抗原的红细胞。血库需要登记记录稀有血型供者信息，有条件血液中心可保存冰冻红细胞。临床病情危重急需输血时给予相合度最佳的血液。

（朱焕玲　张婵）

参考文献

1. CARSON JL，GUYATT G，HEDDLE NM，et al. Clinical practice guidelines from the AABB：red blood cell transfusion thresholds and storage[J]. JAMA，2016，316(19)：2025-2035.
2. Muñoz M，ACHESON AG，AUERBACH M，et al. International consensus statement on the peri-operative management of anaemia and iron deficiency[J]. Anaesthesia，2017，72(2)：233-247.
3. JULIA GR，MICHELLE PZ. Evidence-Based Minireview：The role of IV iron in management of patients with iron-deficiency anemia presenting to the emergency department[J]. Hematology Am Soc Hematol Educ Program，2019，06(1)：323-326.
4. MIGUEL ADE LNL，ANA MMC，FRANCISCO SG，et al. Red blood cell transfusion after a global strategy for early detection and treatment of iron deficiency anemia：three-year results of a prospective observational study[J]. Transfusion，2018，58(6)：1399-1407.
5. IRENE M，GIULIA M，DARUI C，et al. Treatment with ferric carboxymaltose in stable patients with severe iron deficiency anemia in the emergency department[J]. Internal and emergency medicine，2020，15(5)：629-634.
6. 张志南，沈悌. 血液病诊断及疗效标准[M]. 3 版. 北京：科学出版社，2007：19-23.
7. BACIGALUPO A，CHAPLE M，HOWS J，et al. Treatment of aplastic anaemia (AA) with antilymphocyte globulin (ALG) and methylprednisolone (MPred) with or without androgens：a randomized trial from the EBMT SAA working party[J]. Br J Haematol，1993，83(1)：145-151.
8. PHILLIP S. Activity of eltrombopag in severe aplastic anemia[J]. Hematology Am Soc Hematol Educ Program，2018，07：450-456.
9. 中华医学会内科学分会. 中国成人血小板减少症诊疗专家

共识[J]. 中华内科学杂志,2020,59(7):498-510.
10. KAUSHANSDY K, LICHTMAN MA, BEUTLER E, et al. Williams Hematology[M]. 9th ed. The McGraw-Hill Companies, Inc, 2017.
11. 中华医学会血液学分会. 骨髓增生异常综合征中国诊断与治疗指南(2019 年版)[J]. 中华血液学杂志,2019,40(2):89-97.
12. ARBER DA, ORAZI A, HASSERJIAN R, et al. The 2016 revision to the World Health Organization classification of myeloid neoplasms and acute leukemia[J]. Blood, 2016, 127(20):2391-2405.
13. PIERRE F, UWE P, GHULAM JM, et al. Luspatercept in patients with lower-risk myelodysplastic syndromes[J]. N Engl J Med, 2020, 382 (2):140-151.
14. NAN C, CHUAN MH, PENG XM, et al. Roxadustat for anemia in patients with kidney diseases not receiving dialysis[J]. N Engl J Med, 2019, 381(11):1001-1010.
15. FRAENKEL PG. Understanding anemia of chronic disease[J]. Hematology, 2015, 5(1):14-18.
16. CAPPELLINI MD, COHEN A, PORTER J, et al. Guidelines for the management of transfusion dependent thalassaemia[M]. 3th ed. Team Up Creations Ltd, 2014.
17. LIU C, GROSSMAN BJ. Red blood cell transfusion for hematologic disorders[J]. Hematology, 2015:454-461.
18. VICHINSKY E, NEUMAYR L, TRIMBLE S, et al. CDC Thalassemia Investigators. Transfusion complications in thalassemia patients: a report from the centers for disease control and prevention (CDC) [J]. Transfusion, 2014, 54:972-981.
19. COMPERNOLLE V, CHOU ST, TANAEL S, et al. Red blood cell specifications for patients with hemoglobinopathies: a systematic review and guideline[J]. Transfusion, 2018, 58(6):1555-1566.
20. HOWARD J. Sickle cell disease: when and how to transfuse [J]. Hematology, 2016, 2016(1):625-631.
21. RACHAEL F. GRACE, D. MARK LAYTON, et al. How we manage patients with pyruvate kinase deficiency [J]. Br J Haematol, 2019, 184(5):721-734.
22. ANNELIES VAN V, BERT VAN DER Z, RICK H, et al. Genotype-Phenotype correlation in hereditary spherocytosis[J]. Hemasphere, 2019, 3(4):1-12.
23. FAHRIS, OLGA M, MESUT A, et al. Pesg PNH diagnosis, follow-up and treatment guidelines[J]. Am J Blood Res, 2016, 6(2):12-27.
24. BRECHER ME, TASWELL HF. Paroxysmal nocturnal hemoglobinuia and the transfusion of washed red cells. A myth revisited [J]. Transfusion, 1989, 29(8):681-685.
25. ULRICH J, WILMA B, CATHERINE M. Broome, et al. Diagnosis and treatment of autoimmune hemolytic anemia in adults: Recommendations from the First International Consensus Meeting[J]. Blood Reviews, 2020, 41:100648.

第五十章

血小板疾病与输血

血小板疾病是指各类使血小板增多或者减低的疾病,包括原发性血小板增多症,血小板减少症等。本章主要介绍血小板减少症。血小板减少症是指各种原因所致外周血中血小板计数低于 $100\times10^9/L$,临床上可不伴有或者伴有明显的临床出血症状和/或体征,包括皮肤黏膜的出血、内脏出血等,严重者如发生颅内出血、消化道大出血、泌尿生殖道大出血等,可能会危及患者生命或者导致严重后遗症。正常成年人每天产生的血小板数量是 1×10^{11},但由于各种原因(生成障碍、破坏增多、分布异常、假性减少)会引起外周血中血小板计数低于 $100\times10^9/L$,临床上除了血液系统肿瘤性疾病外,常见原因包括免疫性、药物性、妊娠相关性、病毒感染性、放射性、先天性等。积极搜寻证据,正确地明确血小板减少症的病因是治疗成功的关键,血小板减少症患者严重出血危急抢救情况下,或者合并妊娠,或者手术时,均有输注成分血或者血液制品的指征,如血小板、红细胞、新鲜冰冻血浆、静脉注射免疫球蛋白等,或者行血浆置换的必要性,同时某些情况下又需要注意避免输血以免加重病情,比如血栓性血小板减少性紫癜一般情况下慎输血小板,故需要认真鉴别,区别处理。以下几节分别介绍几种常见的血小板减少症及其与输血的临床联系。

第一节　免疫性血小板减少症

一、概　　述

原发性免疫性血小板减少症(immune thrombocytopenia,ITP)既往亦称特发性血小板减少性紫癜(idiopathic thrombocytopenic purpura,ITP),而 2008 年国际工作组对其定义提出用“免疫性血小板减少症”而不是“特发性血小板减少性紫癜”,因为其免疫性本质已经明确,依据有无合并其他疾病又分为“原发性”和“继发性”,本节主要讲述“原发性 ITP”,而“继发性 ITP”将放在其他相关章节讲述。原发性 ITP 约占出血性疾病总数的 1/3,成人的年发病率为 5/10 万~10/10 万,育龄期女性发病率高于同年龄组男性,60 岁以上老年人是该病的高发群体。发病机制是由于患者对自身血小板抗原的免疫失耐受,导致免疫介导的血小板破坏增多和免疫介导的巨核细胞(产生血小板的细胞)产生血小板障碍,从而致使血小板减少(小于 $100\times10^9/L$)[1-3]。临床表现以皮肤、黏膜出血为主,严重者可发生内脏出血,甚至颅内出血,出血风险随年龄增长而增加。部分患者仅有血小板减少而没有出血症状。部分患者有明显的乏力症状。

二、诊　　断

(一) 疾病的诊断

ITP 的诊断是临床排除性诊断,要点如下:①至少 2 次血常规检查示血小板计数减少,血细胞形态无异常;②脾脏一般不增大;③骨髓检查:巨核细胞数增多或正常,有成熟障碍;④须排除其他继发性血小板减少症:如自身免疫性疾病、甲状腺疾病、淋巴系统增殖性疾病、骨髓增生异常(再生障碍性贫血和骨髓增生异常综合征)、恶性血液病、慢性肝病脾功能亢进症、常见变异性免疫缺陷病(CVID)以及感染等所致的继发性血小板减少,血小板消耗性减少,药物诱导的血小板减少,同种免疫性血小板减少,妊娠血小板减少,假性血小板减少以及先天性血小板减少等;⑤诊断 ITP 的特殊实验室检查:血小板抗体的检测:MAIPA 法和流式微球检测抗原特异性自身抗体的特异性较高,可以鉴别免疫性与非免疫性血小板减少,有助于 ITP 的诊断;血小板生成素(TPO)检测:可以鉴别血小板生成减少(TPO 水平升高)和血小板破坏增加(TPO 水平正常),有助于鉴别 ITP 与不典型再生障碍性贫血,或低增生性骨髓增生异常综合征[1-4]。

(二) 疾病的分期

1. 新诊断的 ITP　确诊后 3 个月以内的 ITP 患者。

2. 持续性 ITP　确诊后 3~12 个月血小板持续减

少的 ITP 患者。

3. 重症 ITP　PLT<10×10^9/L 且就诊时存在需要治疗的出血症状或常规治疗中发生新的出血而需要加用其他升血小板药物治疗或增加现有治疗药物剂量。

4. 难治性 ITP　指满足以下所有条件的患者：①进行诊断再评估仍确诊为 ITP；②脾切除无效或术后复发。

三、治疗原则及方案

按照 2016 版中国专家共识，建议的治疗方案的证据等级按牛津大学 EBM 中心关于文献类型的五级标准[4]。

（一）治疗原则

1. PLT ≥30×10^9/L，无出血表现且不从事增加出血危险工作（或活动）的成人 ITP 患者发生出血的危险性比较小，可予观察和随访（证据等级 2c）。

2. 以下因素增加出血风险：①出血风险随患者年龄增长和患病时间延长而增高；②血小板功能缺陷；③凝血因子缺陷；④未被控制的高血压；⑤外科手术或外伤；⑥感染；⑦服用阿司匹林、非甾体抗炎药、华法林等抗血小板或者抗凝药物。

3. 若患者有出血症状，无论血小板减少程度如何，都应积极治疗。在下列临床过程中，建议血小板计数应达到的参考值为：①口腔科检查：≥20×10^9/L；②拔牙或补牙：≥30×10^9/L；③小手术：≥50×10^9/L；④大手术：≥80×10^9/L；⑤自然分娩：≥50×10^9/L；⑥剖宫产：≥80×10^9/L。

（二）紧急治疗和输血

重症 ITP 患者（PLT<10×10^9/L）发生中枢神经系统、胃肠道、泌尿生殖道或其他重要内脏部位的活动性出血，或需要急诊手术时，应迅速提高 PLT 50×10^9/L 以上。对于病情十分危急，需要立即提升血小板水平的患者应给予随机供者的血小板输注，针对失血性贫血或者合并的免疫性溶血性贫血（Evans 综合征），需要同时输注红细胞改善贫血。血浆置换治疗可以迅速有效地清除抗体、免疫复合物及其他有害物质，可以降低血浆中炎性介质如补体产物及纤维蛋白原的浓度，发挥非特异性的治疗作用，还可以从置换液中补充机体所需的物质，故此治疗性血浆置换术也可适用于难治性、重症 ITP 患者。但是血浆置换只属于对症治疗，疗效并不持久。特殊情况下，比如患者实行脾切除术或者术中渗血不止，可以适当输注血小板；ITP 患者血浆置换术治疗前，如血小板计数过低，为预防血浆置换中发生脑出血，可以置换开始前输注血小板。但是需要注意的是，因 ITP 患者体内有自身抗血小板抗体，致使输入血小板寿命严重缩短；经常输注血小板，还容易产生抗血小板同种抗体，导致血小板输注无效，因此，除非患者血小板呈进行性下降，且计数极低，或者已有严重出血预兆外，一般不作预防性血小板输注。有报道称可选用输注静脉注射免疫球蛋白（IVIG）［1 000mg/（kg・d）×1～2d］和/或甲泼尼龙（1 000mg/d×3d）和/或促血小板生成药物（证据等级 2c）。其他治疗措施包括停用抑制血小板功能的药物、控制高血压、局部加压止血、口服避孕药控制月经过多，以及应用抗纤溶药物。如上述治疗措施仍不能控制出血，可以考虑使用重组人活化因子Ⅶa（rFⅦa）（证据等级 4）[4,5]。

（三）一线治疗

1. 糖皮质激素

（1）大剂量地塞米松（HD-DXM）：40mg/d×4d，建议口服用药，无效患者可在半个月后重复 1 个疗程。治疗过程中应注意监测血压、血糖的变化，预防感染，保护胃黏膜。

（2）泼尼松：起始剂量为 1mg/（kg・d），分次或顿服，病情稳定后快速减至最小维持量（<15mg/d），如不能维持应考虑二线治疗，治疗 4 周仍无反应，说明泼尼松治疗无效，应迅速减量至停用（证据等级 1b）。在糖皮质激素治疗时要充分考虑到药物长期应用可能出现的不良反应。

2. IVIG　主要用于：①ITP 的紧急治疗；②不能耐受肾上腺糖皮质激素的患者；③脾切除术前准备；④妊娠或分娩前；⑤部分慢作用药物发挥疗效之前。常用剂量 400mg/（kg・d）×5d 或 1 000mg/kg 给药 1 次（严重者 1 次/d，连用 2 天）。必要时可以重复（证据等级 2c）。但是注意，IVIG 慎用于 IgA 缺乏、糖尿病和肾功能不全的患者。

（四）二线治疗

1. 促血小板生成药物　其包括重组人血小板生成素（rhTPO）、艾曲泊帕（eltrombopag）和罗米司亭（romiplostim）。此类药物起效快（1～2 周），但停药后疗效一般不能维持，需要进行个体化的维持治疗。

2. 抗-CD20 单克隆抗体（rituximab，利妥昔单抗）其推荐剂量：标准剂量 375mg/m^2，每周 1 次静脉滴注，共 4 次。一般在首次注射 4～8 周内起效。小剂量 100mg/次，每周 1 次，共 4 次，同样有效，但起效时间略长（证据等级 1b）。

3. 脾切除术　在脾切除前，必须对 ITP 的诊断作出重新评价。手术指征：①糖皮质激素正规治疗无效，病程迁延 6 个月以上；②泼尼松治疗有效，但维持

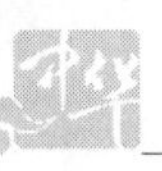

量大于 30mg/d；③有使用糖皮质激素的禁忌证。对于切脾治疗无效，或最初有效随后复发的患者应进一步检查是否存在副脾（证据等级 1b）。

4. 其他二线药物　其治疗由于缺乏足够的循证医学证据，以下药物需个体化选择治疗，包括硫唑嘌呤、环孢素、达那唑、长春碱类、中药等。

5. 新药　临床试验鼓励复发难治患者积极参加新药临床试验，争取获益。

（五）疗效判断

判断：①完全反应（CR）治疗后 PLT≥100×10^9/L 且没有出血；②有效（R）治疗后 PLT≥30×10^9/L 并且至少比基础血小板计数增加 2 倍且没有出血；③无效（NR）治疗后 PLT<30×10^9/L，或者血小板计数增加不到基础值的 2 倍或者有出血；④复发治疗有效后，血小板计数降至 30×10^9/L 以下，或者不到基础值的 2 倍或者出现出血症状。在定义 CR 或 R 时，应至少检测 2 次 PLT，其间至少间隔 7 天。定义复发时至少检测 2 次，其间至少间隔 1 天。

第二节　妊娠合并血小板减少症

妊娠合并血小板减少症是常见的妊娠期合并症，孕期的发生率约为 7%～12%，可由多种疾病引起（表 50-1），以妊娠期血小板减少症最常见，占妊娠合并血小板减少症的 60%～70%；妊娠合并 ITP 亦是比较常见的原因，约占妊娠合并血小板减少症的 5%。妊娠期血小板减少症是一种妊娠期的良性疾病，对妊娠妇女和胎儿均无不良影响，而妊娠合并 ITP 则可能严重影响母体和胎儿健康，使妊娠及其处理复杂化[6,7]。其他妊娠期血小板减少的情况或疾病将不在本章节叙述。

表 50-1　妊娠期血小板减少的原因

孕期急性脂肪肝
抗磷脂抗体综合征和系统性红斑狼疮
骨髓造血异常性疾病（如再生障碍性贫血、白血病）
弥散性血管内凝血
药物（大部分由于肝素和抗生素导致）
妊娠性血小板减少
HELLP（溶血、血小板减少、肝酶升高）综合征
脾功能亢进
原发性免疫性血小板减少
营养不良导致叶酸缺乏
先兆子痫，子痫
假性血小板减少
血栓性血小板减少性紫癜（TTP）溶血尿毒综合征（HUS）
病毒感染

一、妊娠合并原发性免疫性血小板减少症的临床表现

妊娠合并 ITP 的表现与非孕期相同，多数患者表现为常规体检时发现的无症状性血小板减少，少见的严重血小板减少症可出现皮肤淤点、齿龈出血、鼻出血、易擦伤等。妊娠一般不加重 ITP 的病情，但亦有妊娠促使 ITP 病情恶化的报道。母体的 IgG 型抗血小板抗体可通过胎盘到达胎儿循环，导致胎儿血小板减少及出血，表现为胎儿或新生儿的消化道及颅内出血。有资料显示，9%的妊娠合并 ITP 患者所娩新生儿表现为中度血小板减少（<50×10^9/L），4%的新生儿表现为重度血小板减少（<20×10^9/L）。糖皮质激素和静脉注射免疫球蛋白（IVIG）等药物对新生儿血小板减少效果差，且不能改善其预后。

二、妊娠合并原发性免疫性血小板减少症的诊断

与 ITP 类似，妊娠合并 ITP 亦缺乏特异性的症状、体征及实验室检查指标。其诊断要点如下：①妊娠前 ITP 病史对妊娠合并 ITP 诊断有重要意义，但无该病史并不能除外妊娠合并 ITP 诊断；②至少 2 次以上血常规检查示血小板减少，需同时做血涂片观察血细胞形态以排除假性血小板减少（血涂片可见血小板聚集）、先天性血小板减少症（血小板形态异常）等；③脾脏一般不大，若脾大需排除脾功能亢进、自身免疫性疾病、淋巴系统增殖性疾病等；④除外其他妊娠期血小板减少性疾病，如妊娠期血小板减少症、HELLP（hemolysis，elevated liver enzyme，and low platelets）综合征、血栓性血小板减少性紫癜（TTP）等。

妊娠合并 ITP 的诊断需进行全血细胞计数、网织血小板计数、外周血涂片、肝功能、甲状腺功能、免疫球蛋白定量、风湿系列、HIV、HCV、HBV、幽门螺杆菌定性等实验室检查。血小板糖蛋白特异性自身抗体检测、血小板生成素水平检测、骨髓细胞学检查不作为妊娠期 ITP 的常规诊断项目，一般用于在诊断遇到困难或治疗失败后对诊断进行再评估。

三、妊娠合并原发性免疫性血小板减少症的鉴别诊断

（一）妊娠期血小板减少症

妊娠期血小板减少症亦称为孕期偶发血小板减少症，占孕期血小板减少症的多数，孕期发生率约为 5%～11%，其机制仍不明确，可能原因主要是血液稀释以及血小板清除的增加。其主要特征为：①起病于

中孕中期或者晚孕期，血小板计数通常>75×10^9/L（极少数病例报道有低至43×10^9/L）；②通常没有异常出血史或者其他症状；③孕妇在非孕期没有血小板减少的病史；④在分娩后1~2个月血小板水平恢复正常；⑤妊娠期血小板减少中胎儿或者新生儿（脐血）血小板减少的风险极低，报道的发生率为0.1%~1.7%。

此外，小规模的前瞻性研究表明，妊娠期血小板减少症在后续的妊娠期间可能再次发生，但复发率不明确。因此，妊娠期血小板减少症并不会增加母胎出血风险，并且在产后自发恢复。然而，妊娠期血小板减少症是一个除外诊断，并不能通过某种实验室检查方法确证。

（二）HELLP综合征

为妊娠期高血压的严重并发症。本病以溶血、肝酶升高、血小板减少为特点，其典型表现为乏力、右上腹不适或疼痛、子痫抽搐、血尿、消化道出血。发病机制可能为血管痉挛收缩引起血管内皮细胞缺血、缺氧，血管内皮细胞受损，通透性增加，血管内胶体渗透压下降，血容量减少，血栓素合成酶相对增加，PCI2/TXA2比值下降，引起血小板聚集和黏附增加，使血小板消耗相对增加，血小板减少。早期检查患者肝功能及血小板计数有助于提高诊断率。

（三）其他

包括TTP、溶血性尿毒综合征（hemolytic uremic syndrome，HUS）、抗磷脂抗体综合征（antiphospholipid syndrome，APS）等。TTP、HUS均以溶血、血小板减少为特征，属微血管病性溶血性疾病。妊娠期TTP多发生于妊娠中晚期，其典型表现为溶血、血小板减少、神经精神异常、发热和肾功能不全五联征。妊娠期妇女出现严重血小板减少和溶血均应考虑TTP诊断，而出现严重肾功能不全应考虑HUS。APS为一组由抗磷脂抗体引起的临床综合征的总称，主要表现为血栓形成、习惯性流产、血小板减少等，可根据肝功能、抗磷脂抗体、风湿系列等检查予以鉴别。

四、妊娠合并原发性免疫性血小板减少症的治疗

妊娠合并ITP的处理需产科、血液科及新生儿科医师协作完成。对于诊断为ITP或ITP疑似病例，需动态观察血小板计数变化。密切监护ITP妊娠妇女，妊娠早中期每个月、28周后每2周、36周后每周进行产前检查，注意监测妊娠妇女血压、体重、尿常规等。孕龄<36周妊娠妇女无出血及急症分娩表现，且PLT≥30×10^9/L则无须处理。对妊娠期PLT<30×10^9/L，或虽PLT≥30×10^9/L，但有出血表现时需给予积极干预。侵袭性操作如手术、分娩或麻醉时需维持更高的血小板水平。可采取如下措施：

（一）一线治疗

1. 糖皮质激素　泼尼松较少透过胎盘屏障影响胎儿，因此，与地塞米松相比，其在妊娠合并ITP患者中得到较多应用。泼尼松常用剂量为0.25~0.50mg/(kg·d)（分次或顿服），2~14天起效，4~28天疗效达高峰后逐步减量至5~10mg/d，维持PLT≥50×10^9/L。泼尼松治疗4周仍无反应，提示治疗无效，应迅速减量至停用。通常认为短疗程、低剂量泼尼松对妊娠合并ITP患者是安全的，但需注意其特有的不良反应（妊娠期糖尿病、高血压、早产、胎盘早剥、胎儿先天性唇腭裂等）。长期大剂量应用糖皮质激素需注意对胎儿肾上腺功能的抑制作用。

2. 静脉注射免疫球蛋白　当糖皮质激素治疗无效，或妊娠妇女不能耐受其不良反应以及需快速提升血小板水平时，可考虑给予IVIG。美国血液学会推荐用法1g/kg，应用1~2次，目前国内仍习惯应用IVIG 400mg/(kg·d)×5d。应用IVIG后6~72小时内血小板计数即可增加，有效率70%左右，但通常需要反复治疗。

（二）二线治疗

对于一线治疗无效的妊娠合并ITP患者，英国血液病学会推荐大剂量甲泼尼龙（1 000mg/d）与IVIG联合应用。对于药物治疗无效患者，可考虑行脾切除治疗，约75%的ITP妊娠妇女病情可缓解。由于妊娠早期手术可致流产，而妊娠晚期因妊娠子宫影响术野加大手术难度，故脾切除多于妊娠中期进行，可采用开腹或腹腔镜脾切除术。对糖皮质激素、IVIG均无效且不适宜行切脾治疗的严重RhD阳性ITP患者，可试用静脉抗-D免疫球蛋白50~75g/kg治疗，但目前仅有少数报道肯定了其对母体及胎儿的安全性，故应用时需密切监测新生儿胆红素及血常规变化。

（三）三线治疗

免疫抑制剂及细胞毒性药物仅限于一、二线治疗均无效的严重ITP患者，且只适用于中、晚期妊娠。硫唑嘌呤属妊娠D类用药，有资料显示其对妊娠合并系统性红斑狼疮及肾移植患者是安全的，可试用于妊娠期难治性ITP患者，但起效较慢。目前已有环孢素、血小板生成素受体激动剂（TPO-RAs）、利妥昔单抗、氨苯砜、CD53单抗（Campath-1H）等药物治疗妊娠ITP患者的零星报道，但均缺乏足够的循证医学证据，不宜作为常规推荐。

五、分娩期原发性免疫性血小板减少症患者的处理及输血

需维持足够血小板水平以减少母体失血。妊娠合并ITP妇女所生新生儿严重血小板减少(<50×10^9/L)的发生率为8.9%~14.7%,颅内出血的发生率为0~1.5%。目前尚无证据提示剖宫产可降低ITP患者分娩时新生儿颅内出血风险,故剖宫产仅适用于有产科适应证时。美国血液学会推荐:对经阴道分娩产妇,维持PLT≥50×10^9/L;剖宫产及硬膜外麻醉患者,维持PLT≥80×10^9/L。可采用血小板输注或联合应用IVIG快速提升血小板水平。由于不能通过母体血小板水平预测胎儿及新生儿血小板水平,且胎儿头皮采血或脐静脉穿刺采血测定胎儿血小板计数有引发胎儿死亡风险,故分娩时及产后1周内需密切监测新生儿血小板计数。对于PLT<20×10^9/L或有出血表现的新生儿,可给予IVIG 1g/kg,必要时可重复应用;若出血严重,可联合血小板输注。

第三节 血栓性血小板减少性紫癜

血栓性血小板减少性紫癜(thrombotic thrombocytopenic purpura,TTP)是血栓性微血管病的一种,可能出现轻中度肾损害,无明显诱因的急性肾功能不全的表现。TTP可累及任何一个器官,常见神经系统损害。TTP与抗血浆自身金属蛋白酶ADAMTS13(凝血酶敏感蛋白-1重复序列的解整联蛋白和金属蛋白酶家族的成员之一)抗体有关,该抗体可使ADAMTS13活性下降至正常值的10%以下。TTP并非常见病,其在美国的发病率0.000 2%~0.000 6%。1924年由Moschcowitz等首先发现并报道,但由于起病急、病情进展迅速,若不采取治疗,致死率达90%。

一、病因与发病机制

多数获得性TTP病因不明,少数继发于妊娠、药物、自身免疫性疾病、严重感染、肿瘤、造血干细胞移植等。

现已证实TTP患者血管性血友病因子裂解酶(vWF-cp)缺乏或活性降低,不能正常降解超大分子vWF(UL-vWF),聚集的UL-vWF促进血小板黏附与聚集,在微血管内形成血小板血栓,血小板消耗性减少,继发出血,微血管管腔狭窄,红细胞破坏,受累组织器官损伤或功能障碍。遗传性TTP患者多为基因突变所致的vWF-cp缺乏和活性降低;获得性TTP患者存在抗vWF-cp自身抗体;或存在抗CD36自身抗体,刺激内皮细胞释放过多UL-vWF。

二、临床表现

TTP可发生于任何年龄,多为15~50岁,发病高峰为30~50岁,女性多见。出血和神经精神症状为该病最常见的表现。以皮肤黏膜和视网膜出血为主,严重者可发生内脏及颅内出血。神经精神症状可表现为头痛、意识紊乱、淡漠、失语、惊厥、视力障碍、谵妄和偏瘫等,变化多端。微血管病性溶血表现为皮肤、巩膜黄染,尿色加深。肾脏表现有蛋白尿、血尿和不同程度的肾损害。发热见于半数患者。并非所有患者具有五联征表现。

TTP可根据有无明确的病因分为原发性TTP和继发性TTP;根据有无遗传学背景分为遗传性TTP和获得性TTP;也可根据起病急缓和病程分为急性和慢性。

三、实验室检查

血常规检查可见不同程度贫血,网织红细胞升高,破碎红细胞大于2%,血小板低于50×10^9/L。溶血检查可见结合珠蛋白降低,血清胆红素升高,LDH升高,血红蛋白尿等血管内溶血表现。出凝血检查显示出血时间延长,血块退缩不良,束臂试验阳性。一般无典型DIC实验室改变。vWF多聚体分析可见UL-vWF。如果行血管性血友病因子裂解酶活性分析,遗传性TTP患者vWF-cp活性低于5%;部分获得性TTP患者也可显著降低,同时血浆中可测得该酶的抑制物。

四、诊断与鉴别诊断

(一)诊断要点

临床主要根据特征性的五联征表现作为诊断依据。血小板减少伴神经精神症状应高度怀疑本病。血涂片镜检发现破碎红细胞、vWF多聚体分析发现UL-vWF、vWF-cp活性降低均有助于诊断。

(二)鉴别诊断

鉴别要点:①溶血尿毒综合征(hemolytic uremic syndromes,HUS):HUS是一种主要累及肾脏的微血管病,儿童发病率高,常有前驱感染史,神经精神症状少见;②弥散性血管内凝血(disseminated intravascular coagulation,DIC);③Evans综合征;④系统性红斑狼疮(SLE);⑤阵发性睡眠性血红蛋白尿症(PNH);⑥妊娠高血压综合征[8-10]。

五、治疗

(一)血浆疗法

血浆置换(plasma exchange,PE)作为目前治疗

TTP 首选的、最有效的治疗手段已被国内外认可,有效地降低了 TTP 的致死率及复发率。近年来,有关 PE 的置换液的选择已成为焦点,至今仍存在较大争议。习惯上使用新鲜冰冻血浆(fresh frozen plasma,FFP)作为置换液,它可以补充人正常的血浆成分,如 PGI2、vWF-cp,抑制血管内皮凋亡。然而,FFP 包含大量的 vWF 及 UL-vWF 多聚体,此乃 TTP 发病机制之一,尤其是在慢性复发 TTP 患者体内以 UHMW 形式存在已有报道,这种超大多聚体 UHMW 可以促进血小板聚集,尤其在高剪切力血流状态下。因此,有人提出用制备冷沉淀后的冷上清制剂(cryosupernatant plasma,CSP)作为 PE 的置换液,它是去除了血浆中的 UL-vWF、纤维蛋白原(Fg)和纤维连接蛋白后的上清部分。但是,有关 CSP 治疗 TTP 优于 FFP 的报道鲜有,至今尚无统一意见。目前提倡采用 SDP(solvent detergent-treated plasma)作为置换液,即灭活了脂质包膜病毒后的血浆,其输注后所带来的不良反应鲜有报道,其成分较稳定,含有更高的 ADAMTS-13 活性水平,可有效治疗急性 TTP。然而,另有报道称 SDP 治疗可能会增加静脉血栓栓塞的危险。

总之,PE 应在就诊 24 小时内进行,如无条件马上进行 PE,可先行血浆输注治疗[25ml/(kg·d),或成人 1.5~2.0L/d],补充有活性的 vWF-cp,但应注意患者的心肾功能。目前,TTP 的 PE 治疗为 40~60ml/(kg·d),直到患者血小板计数、血清乳酸脱氢酶(LDH)恢复正常,血红蛋白稳定,神经精神症状消失后停用。

美国血库协会(AABB)推荐每日行 PE 治疗直到血小板计数达到 150×10^9/L 以上 2 天停止[11,12]。

(二) 糖皮质激素和免疫抑制剂

1. 糖皮质激素　由于 PE 并不能减少机体产生抗 ADAMTS13 的自身抗体,因此临床实践中常联用糖皮质激素,有助于稳定血小板和内皮细胞膜,抑制自身抗体的生成。单独使用者不多,一般作为辅助治疗。英国血液学标准委员会 2003 年 TTP 诊疗指南建议:所有 TTP 患者都应采用辅助糖皮质激素治疗。为了达到一定的免疫抑制效应同时减少长期不良反应,推荐剂量为甲泼尼龙 1 000g/d,静脉注射,连用 3 天。

2. 细胞毒药物　长春新碱能防止体内 IgG 型抗体对内皮细胞的损伤,改变血小板膜糖蛋白受体,阻止 vWF 多聚体的附着,从而抑制血小板的聚集。目前,长春新碱主要用于难治性复发性 TTP 患者,剂量 1mg,每隔 3~4 天重复 1 次,共 4 次。其他免疫抑制剂(如环孢素)也是有效的辅助治疗方法,环磷酰胺可用于治疗 TTP,尤其是经历再复发的患者。

(三) 输血及支持治疗

1. 成分血输注　除了溶血较严重者,红细胞输注在 TTP 的治疗中较少见,但应强调个体化治疗。血小板输注可能加剧微血管血栓性病变,导致临床症状恶化,应为禁忌,除非发生了致命性出血。且最好是用于血浆置换治疗开始后。

2. 抗血小板治疗　TTP 治疗中抗血小板药物的使用尚存在争议。阿司匹林和双嘧达莫常联合血浆置换治疗,但尚未明确表明可以改善 TTP 的症状,血小板计数一旦超过 50×10^9/L 时建议低剂量阿司匹林预防血栓[13,14]。

(四) 脾切除

在血浆疗法开始实施之前,脾切除是治疗 TTP 的主要方法,可提高患者的生存率。近年来,主要用于难治复发性患者,缓解率可达 50%~100%,是一种安全有效的治疗手段,对疗效不能维持稳定的患者远期复发率亦降低。但也有报道称脾切除仅对伴有明显 ADAMTS13 缺失的患者有效,其疗效需进一步证实。

(五) 利妥昔单抗

利妥昔单抗是一种嵌合鼠/人的单克隆抗体,可与细胞膜表面的 CD20 抗原特异性结合。近年来已逐渐应用于各种自身免疫性疾病,如风湿性疾病、系统性红斑狼疮(SLE)等,可以减少 B 淋巴细胞克隆所产生的抗 ADAMTS13 自身抗体的生成,用于 TTP 的治疗。近年来,多项研究已揭示利妥昔单抗在治疗复发及难治性 TTP 患者上能产生持续性效果,尤其是伴有抗 ADAMTS13 自身抗体的患者,有人已成功地将利妥昔单抗与 PE 结合治疗 3 例难治性 TTP 及大量 ADAMTS13 缺失的患者,并监测恢复期患者血浆 ADAMTS13 抗体下降,ADAMTS13 活性升高。2003 年 Stein 等报道了 4 例慢性复发性 TTP 患者应用利妥昔单抗后达到缓解,持续时间 23~82 个月,其中 1 例缓解后 6 年复发,再次应用利妥昔单抗后达缓解。也有较新的个案报道称,利妥昔单抗可作为单一用药成功治疗复发性 TTP 患者。目前,大多报道利妥昔单抗用药剂量为 375mg/m^2,每周 1 次,2~8 周,缓解率高达 95%,即患者临床症状消失,实验室检查恢复正常,包括 ADAMTS13 活性正常及其抗体消失。

(六) 其他

正常人血浆中的 IgG 可中和 ADAMTS13 自身抗体,恢复 ADAMTS13 的活性。Park 等报道了 1 名 29 岁 TTP 患者,对 PE(血浆置换)及大剂量糖皮质激素治疗均无效,给予高剂量 IgG(400mg/kg),静脉输注 7 天达完全缓解,并追踪 18 个月无复发。其常用量 0.4~1.0g/(kg·d),不作为一线治疗。

有些 TTP 患者，特别是与肿瘤化疗有关的 TTP，在 PE（血浆置换）及其他治疗无效时可试用免疫吸附疗法，即在进行血浆分离置换时让患者的血浆通过一个葡萄球菌蛋白 A 免疫吸附柱。

采用基因工程的方法大量生产重组 vWF-Cp 来代替 ADAMTS13 的缺失，对 TTP 患者进行补充治疗。

第四节　肿瘤化疗所致血小板减少症

一、概　　述

肿瘤化疗所致血小板减少症（chemotherapy-induced thrombocytopenia，CIT）是临床常见的化疗药物剂量限制性毒性反应，有可能导致降低化疗药物剂量，或延迟化疗时间，甚至终止化疗，由此影响临床疗效和患者生存，并增加医疗费用。

CIT 的定义是指抗肿瘤化疗药物对骨髓产生抑制作用，尤其是对巨核细胞产生抑制作用，导致外周血中血小板$<100\times10^9/L$。当血小板$<50\times10^9/L$时，可引起皮肤或黏膜出血，同时患者不能承受手术治疗和侵袭性操作检查；血小板$<20\times10^9/L$，有自发性出血的高危险性；血小板$<10\times10^9/L$，则有自发性出血的极高危险性。

按照 2014 年版中国专家共识，CIT 的诊断标准如下：①外周血血小板计数$<100\times10^9/L$；②发病前应有确切的使用某种能引起血小板减少的化疗药物，且停药后血小板减少症状逐渐减轻或血小板恢复正常；③排除了其他可导致血小板减少症的原因，如再生障碍性贫血、急性白血病、放射病、免疫性血小板减少症和脾功能亢进症等；④排除使用了同样能够引起血小板减少的非化疗药物，如磺胺类药物等；⑤患者伴或不伴出血倾向，如皮肤瘀点、紫癜或原因不明的鼻出血等表现，甚至出现更加严重的内脏出血迹象；⑥重新使用该化疗药后血小板减少症再次出现。

CIT 根据血小板计数减少严重程度进行分级如下：1 级：$75\times10^9/L\leq$血小板$<100\times10^9/L$，2 级：$50\times10^9/L\leq$血小板$<75\times10^9/L$，3 级：$25\times10^9/L\leq$血小板$<50\times10^9/L$，4 级：血小板$<25\times10^9/L$，5 级：因血小板减少发生严重不良反应导致死亡。

CIT 出血的高风险因素：①既往有出血史；②化疗前血小板$<75\times10^9/L$；③接受含铂类、吉西他滨、阿糖胞苷、蒽环类等药物的化疗；④肿瘤细胞骨髓浸润所造成的血小板减少；⑤体能评分≥2 分；⑥既往接受过放疗，特别是长骨、扁骨（如骨盆、胸骨等）部位[15]。

二、治　　疗

包括输注血小板、给予促血小板生长因子。促血小板生长因子有重组人白细胞介素 11（rhIL-11）、重组人血小板生成素（rhTPO）、TPO 受体激动剂罗米司汀（romiplostim）和艾曲泊帕（eltrombopag）。

（一）血小板输注

血小板输注是对严重血小板减少症患者最快速、最有效的治疗方法之一。对于成人白血病和多数实体瘤患者，当血小板$\leq10\times10^9/L$时，需预防输注血小板。特别是有出血危险的肿瘤，如白血病、恶性黑色素瘤、膀胱癌、妇科肿瘤和结直肠肿瘤等，当患者的血小板$\leq20\times10^9/L$时，应考虑输注血小板。在进行脑部手术时，要求血小板$\geq100\times10^9/L$；在其他侵入性操作或创伤手术时，要求血小板在$(50\sim100)\times10^9/L$。实体瘤患者血小板在$(10\sim50)\times10^9/L$时，根据临床出血情况，可考虑输注血小板。特别强调的是，预防性输注不可滥用，防止产生同种免疫反应导致输注无效，同时血小板输注会带来感染艾滋病及丙型肝炎等获得性传染病毒疾病的问题。针对 CIT 的治疗，在规范输注血小板的情况下，建议酌情使用升血小板细胞因子来减少血小板输注带来的相关问题[16-18]。

（二）重组人血小板生成素与重组人白介素-11

重组人血小板生成素（recombinant human thrombopoietin，rhTPO）可减轻肺癌、恶性淋巴瘤、乳腺癌和卵巢癌等实体肿瘤患者接受化疗后血小板下降的程度和缩短血小板减少的持续时间。用药方法：恶性肿瘤化疗时，预计药物剂量可能引起血小板减少及诱发出血需要升高血小板时，可于给药结束后 6～24 小时皮下注射，剂量为 300U/（kg·d），1 次/d，连续应用 14 天。当化疗中伴发白细胞严重减少或出现贫血时，rhTPO 可分别与重组人粒细胞集落刺激因子（rhG-CSF）或重组人红细胞生成素（rhEPO）合并应用。对于上一个化疗周期发生过 3 级以上 CIT 的患者或出血风险较大的患者，建议更早使用。以缩短血小板减少症的病程，减少血小板的输注。

重组人白介素-11（recombinant human interleukin-11，rhIL-11）治疗实体瘤化疗所致血小板减少症，对于不符合血小板输注指征的血小板减少患者，实体瘤患者应在血小板$(25\sim75)\times10^9/L$时应用 rhIL-11。有白细胞减少症的患者必要时可合并应用 rhG-CSF。用药方法为 25～50mg/kg，皮下注射，1 次/d，至少连用 7～10 天，至化疗抑制作用消失或达到共识停药标准。在下一个周期化疗开始前 2 天及化疗中不得用药。

（三）治疗注意事项

血小板生长因子停药指征：血小板≥100×10^9/L或至血小板较用药前升高50×10^9/L。对于需做手术者，应根据需要使用血小板生长因子，提高血小板到需要的水平。如100×10^9/L≥血小板>75×10^9/L的无出血者，需使用rhTPO和/或rhIL-11以达到手术要求。

对于既往有体液潴留、充血性心功能衰竭、房性心律不齐或冠状动脉疾病史的患者，尤其是老年患者，不推荐使用rhIL-11。

CIT二级预防用药是指对于出血风险高的患者，为预防下一个化疗周期再发生严重的血小板减少，可预防性应用血小板生长因子，以保证化疗的顺利进行。其目的以预防化疗后血小板减少或保证化疗能够按照预定计划进行。此处不建议预防性应用血小板输注。具体建议：①患者有出血高风险因素时，化疗结束后6~24小时内开始使用rhTPO和/或rhIL-11；②患者无出血高风险因素时，血小板<75×10^9/L时开始使用rhTPO和/或rhIL-11。

第五节　先天性血小板减少症

一、概　　述

先天性血小板减少症是一个复杂的临床综合征群，根据遗传方式分为伴性隐性遗传性血小板减少症，常染色体显性遗传性血小板减少症，以及常染色体隐性遗传性血小板减少症。该病患儿极易被漏诊或误诊为免疫性血小板减少症（ITP），从而接受糖皮质激素甚至免疫抑制剂治疗，临床医师必须引起高度重视。

国外一项研究总结了初诊为ITP患者6个月后的复查资料，结果发现，20%最终被否定了ITP的诊断。被误诊为ITP的疾病包括再生障碍性贫血、骨髓增生异常综合征、先天性血小板减少症等。因此，临床上出现下列情况要考虑到先天性血小板减少症：①出生后即出现血小板减少；②长时间内血小板计数稳定；③直系亲属存在该病家族史，如父母、兄弟姐妹等有血小板减少病史；④外周血涂片可见体积巨大或过小的血小板；⑤对ITP常规治疗，如肾上腺糖皮质激素、静脉注射免疫球蛋白等无反应。

与血小板减少症有关的遗传综合征及临床特征如下：①血小板体积明显减小和免疫缺陷：Wiskott-Aldrich综合征（Wiskott-Aldrich syndrome，WAS）；②血小板体积巨大：MYH-9相关性疾病，Bernard-Soulier综合征（Bernard-Soulier syndrome，BSS）；③严重的血小板减少逐渐进展为再生障碍性贫血：先天性无巨核细胞性血小板减少症；④与出血不相符的贫血（通常为小细胞性贫血）：GATA-1缺陷[19,20]。

二、治　　疗

（一）抗纤溶治疗

常用氨甲环酸（止血环酸）和氨基己酸。2种药物均可口服或静脉注射，特别是用于黏膜出血。氨甲环酸的儿科用药剂量为每次25mg/kg，口服3~4次/d，连用7~10天，或每次10mg/kg，静脉注射。伴肾功能不全的患者需调整剂量。止血环酸也可用于口腔黏膜出血时的漱口。此类药物在发生血尿的患者中禁用，因为存在肾脏、输尿管内形成血凝块的危险。此外，长期应用此类药物也会导致视力的改变，故应行眼科评估。

（二）去氨加压素

去氨加压素（deamino arginine vasopressin，DDAVP）是一种垂体后叶加压素的类似物。其促凝作用通过增加血液循环中凝血因子Ⅷ水平和vWF来实现。然而，DDAVP在血小板缺乏下的止血机制尚不清楚。大量的DDAVP用于治疗纯合子的BSS、MHY-9相关性疾病的临床观察显示可缩短患者出血时间，可使胶原和ADP诱导的血小板聚集功能增加50%。DDAVP常用于治疗轻度出血性疾病，也可与止血环酸结合用于预防外科手术出血。给药途径为皮下或静脉注射，标准剂量为0.3μg/kg（最大剂量20μg），与止血环酸联用时剂量可减少为0.2μg/kg。

DDAVP可引起液体潴留、低钠血症，故用药时需限制患者液体的摄入，动脉硬化的成年患者和2岁以下的儿童患者应避免使用该药，因为可能引起低钠性抽搐。如果需重复给药，则需每天监测患者体重及血电解质水平。

（三）重组活化凝血因子Ⅶ

当上述治疗对先天性血小板减少症患者无效时，可考虑采用重组活化凝血因子Ⅶ（recombinant activated factor Ⅶ，rFⅦa）进行治疗。rFⅦa对部分患者有效（如Bernard-Soulier综合征患者）。大剂量的rFⅦa在缺乏组织因子刺激时可发挥作用，增加凝血酶的产生。rFⅦa初始剂量为90μg/kg，根据止血反应，2~4小时后可重复用药。

（四）血小板输注

血小板输注可用于临床上对非特异性治疗无反应的血小板减少症及血小板功能异常，或威胁生命的重要脏器的出血。但由于反复输注血小板可能存在同种免疫反应的危险，故应限制血小板的输注。2010 年，Alamelu 和 Liesner[21,22] 的研究结果提示，应给予先天性血小板减少症患者进行人类白细胞抗原（human leukocyte antigen，HLA）配型的血小板输注，但目前对该结论尚存在争议。

（五）造血干细胞移植

先天性血小板减少症缺乏特异性治疗，造血干细胞移植（hematopoietic stem cell transplantation，HSCT）是其最有效的根治方法。

（六）基因治疗

动物及人体试验均证实了基因治疗在先天性血小板减少症中的有效性。在没有合适供体进行 HSCT 的患者，基因治疗是可以选择的治疗方法。2003 年，Wilcox 和 White 报道了 2 例 WAS 患者在接受基因治疗 24 个月后，WAS 蛋白表达持续阳性，血小板计数正常，湿疹好转。

第六节　血小板输注无效及对策

一、概　　述

血小板是参与人体止血及血液凝固过程中不可缺少的细胞成分，它来自骨髓巨核细胞，后者由多能造血干细胞经巨核系祖细胞分化而来，同时血小板还具有维持血管内皮完整性的功能。临床上针对血小板数量或功能异常的患者进行血小板输注，以达到止血或预防出血的目的。

血小板输注无效（platelet refractoriness，PTR）尚未有统一的判断标准，但临床上一般被接受的标准是两次连续输注足量随机 ABO 同型血小板，或者在两周内三次输用血小板（不必是连续输用）都没有能够达到期待的结果，血小板数量不增加，临床症状无改善，则考虑发生了血小板输注无效。

常用血小板校正计数增量（CCI）和血小板回收率（PPR）来评价血小板输注的疗效。CCI = 体表面积（m^2）×血小板增加数（$\times10^9$/L）/输入血小板数（10^{11}），体表面积（m^2）= 0.006 1×身高（cm）+0.128×体重（kg）-0.015 29。根据不同患者体表面积计算 CCI，有效减少个体差异的影响，可更精确地评估输注血小板后的效果，若 CCI(1h)<7.5 或 CCI(24h)<4.5 可考虑为 PTR。PPR = 全血容量（L）×血小板增加数（$\times10^9$/L）/输入血小板数（10^{11}）。若 PPR（1h）<30% 或 PPR（24h）<20% 可考虑为 PTR。

血小板输血无效的影响因素：

（一）免疫性因素

1. ABO 血型抗原不合　血小板非同型输注会导致血小板寿命缩短，在体内产生 ABO 血型抗体，该抗体通过抑制血小板聚集、血栓弹力图度量、凝块形成、凝血酶生成等途径来降低血小板功能。目前临床上对输注 ABO 相容血小板的重要性已经足够重视，然而因为血小板在体外的保存期短且临床上供应数量有限，在急诊输血或血小板库存紧张的情况下，仍无法完全避免输注 ABO 不相容的血小板。

2. 同种异体免疫因素

（1）人类血小板特异性抗原（HPA）：HPA 是一种高表达于血小板糖蛋白上的特异性抗原，HPA 的多态性特征与单核苷酸一致，是由类型多样的糖蛋白基因决定的。若临床医师在患者输血前不重视 HPA 抗体筛查，并且输入和自体 HPA 不合的血小板，则会产生血小板同种抗体，导致病理性免疫反应，破坏体内血小板，进而导致 PTR。

（2）人类白细胞抗原（HLA）：HLA 是具有高度遗传多态性的同种异体抗原，按其功能和分布分为 HLA-Ⅰ类抗原、HLA-Ⅱ类抗原。HLA 既存在于白细胞中，又存在于血小板表面，但血小板膜上仅表达 HLA-Ⅰ类抗原，且主要为 HLA-A、HLA-B 抗原，只有少量为 HLA-C 抗原。血小板膜上不表达 HLA-DP、DR 和 DQ 等Ⅱ类抗原。因白细胞含有 HLA-Ⅰ和 HLA-Ⅱ类抗原，若患者输注了混杂大量白细胞的血小板则易导致 HLA 同种免疫相关的 PTR。

（3）CD36 抗原：CD36 蛋白又称血小板膜糖蛋白 4 或 Naka 受体，属于 B 类清除细胞表面蛋白质受体家族，其在单核/巨核细胞、红系细胞、浆母细胞、血小板、微血管内皮细胞、脂肪细胞、乳腺上皮细胞等都有表达。CD36 是细胞外基质蛋白凝血酶敏感蛋白的受体（TSP），血小板上 CD36 的 C-末端区域及 TSP 结合，能促进血小板聚集和黏附，若 CD36 抗原缺失则会影响血小板功能。CD36 抗原缺失有两种类型：Ⅰ型为血小板和单核细胞均不表达 CD36 抗原，Ⅱ型为仅有血小板不表达 CD36 抗原。此外，Ⅰ型 CD36 抗原缺失者可能通过免疫途径（例如输血、器官移植、妊娠、流产等）刺激机体产生 CD36 同种抗体，该抗体能降低体内血小板与胶原蛋白的黏附力，也能抑制血小板分泌、聚集和变形，导致 PTR。

（4）血小板药物抗原：血小板表面表达一些药物作用的靶抗原，这些药物（抗原）包括奎宁/奎尼丁、肝素类和抗生素类等，使用以上药物后在体内可诱导血小板相关性抗体，这些抗体主要以药物依赖的方式与血小板膜糖蛋白Ⅸ结合，由单核吞噬细胞系统引起血小板清除增加，导致药物诱导的免疫性 PTR。目前研究认为，血小板药物抗原发生机制根据抗原类型不同可分为 6 种：①以头孢菌素类和青霉素类为代表的半抗原型；②以奎宁和非甾体抗炎药为代表的药物相关性抗体型；③以替普罗非班为代表的非班类血小板减少症；④以阿昔单抗为代表的药物特异性抗体型；⑤以左旋多巴和普鲁卡因胺为代表的自身抗体型；⑥以肝素为代表的免疫复合物型。

（二）非免疫性因素

1. 血小板质量缺陷和种类选择　因血小板离体后容易发生变形及破坏，故保存时间过长会影响其输注效果。血小板采集的数量不足，以及制备或运输过程中等引起的损伤等均会影响其最终输注效果。

2. 操作不当因素　①血小板输注前静置于工作台面时间过长，放置过程中易引起血小板的聚集、黏附。②误将血小板置于 4℃ 冰箱临时保存：血小板正常贮存条件应为室温（22±2）℃震荡保存，不正确的保存会造成血小板损伤，影响输注效果。③血小板输注速度过慢、时间过长，血小板的输注速度要求应以患者能够承受的最快速度进行输注，一般 1U（浓缩血小板国家标准要求血小板的含量≥2.0×10^{10}；单采血小板国家标准为 1U 单采血小板（即 1 个治疗量，含量≥2.5×10^{11} 个）单采血小板输注时间为 20 分钟。④在血小板制品中加入药物，这种不规范的操作会引起血小板的损伤与破坏。

3. 临床因素　导致①发热、感染发热是 PTR 的独立危险因素，其作用机制是使机体产生白细胞介素（IL）-1、IL-6、肿瘤坏死因子等致热原，激活单核吞噬细胞系统，导致致敏血小板遭到破坏。合并重症感染的患者，血小板的破坏及输注无效可能与细菌和代谢物的免疫刺激作用、细菌内毒素的直接损害、巨核细胞成熟障碍等因素有关，其中细菌、病毒感染导致 PTR 的风险更大，特别是革兰阴性菌感染者，可能原因是因为细菌的脂多糖激活血小板参与到炎性反应进而消耗血小板。②脾大脾脏本身就是血小板被破坏的部位，当脾脏增大后，血小板的破坏也就随之增多，进而导致 PTR 发生，输注血小板的疗效就越差。③活动性出血或弥散性血管内凝血（DIC）存在活动性出血的患者，出血过程中血小板在不断丢失，而止血的过程又需要大量消耗血小板，可能会导致 PTR。DIC 又称为获得性全身性血栓-出血综合征，以病理性凝血酶过度生成和产生大量微血栓为特点，输注的血小板大量被消耗而形成微血栓，导致 PTR。④药物水杨酸、吲哚衍生物等非甾体类解热镇痛抗炎药物，临床医师常用的是阿司匹林、吲哚美辛，因破坏血小板的功能、结构而导致 PTR。青霉素、链霉素、两性霉素和某些头孢类抗生素等可共价结合到血小板膜蛋白上，诱导药物特异性抗体的免疫应答，导致 PTR。需要输注血小板的多为血液系统肿瘤患者，其中大部分需要长期大量使用化疗药物，化疗药物可抑制骨髓，但不同的化疗药物导致 PTR 的途径不同，环磷酰胺通过抑制巨核祖细胞而减少血小板的产生，其他烷化剂通过线粒体依赖导致血小板凋亡并降低血小板寿命。⑤造血干细胞移植被认为是发生 PTR 的危险因素，移植后造血细胞处于恢复阶段，可能发生类似于免疫个体的自身免疫性疾病，导致血小板自身抗体增加，发生 PTR。不同来源异基因造血干细胞移植其 PTR 发生率也不同。⑥急、慢性移植物抗宿主病巨细胞病毒感染可增加血小板相关免疫球蛋白水平，加快了血小板从血液循环中清除的速率。

二、血小板输注无效的对策

（一）药物治疗

1. 去氨加压素　去氨加压素是抗利尿激素的衍生物，自 20 世纪 70 年代以来一直用于治疗无血液制品需求的轻度血友病 A 和血管性血友病。去氨加压素可以升高血浆Ⅷ因子和血管性血友病因子的水平，提高血小板对血管壁的黏附作用，且不影响血小板计数，可用于尿毒症、肝硬化、先天性血小板功能异常以及药物诱导的血小板功能障碍的治疗[23,24]。去氨加压素可通过静脉、皮下注射以及滴鼻给药，给药途径不同，血管性血友病因子和Ⅷ因子反应的效果不同。去氨加压素是一种耐受性较好的药物，可导致面部潮红、低钠血症甚至癫痫发作。去氨加压素的药效维持时间较短，且为非生物制剂，与血小板输注相比价格更低廉。

2. 血小板生成素类似物　血小板生成素可由肝脏合成，是巨核细胞、血小板的主要调节物质，具有促进巨核细胞和血小板形成的作用[25]。目前使用的血小板生成素类似物主要有生长因子（每周注射）和艾曲泊帕（每日口服）。有研究显示，早期应用血小板生成素类似物治疗骨髓增生异常综合征可减少患者出血率，治疗再生障碍性贫血，可提高血小板计数，改善病情。重组人促血小板生成素（由含有高效表达人血小板生成素基因的中国仓鼠卵巢（CHO）细胞，经细胞培养、分离和高度纯化后制成），适用于治疗实体瘤化疗后所致的血小板减少症，对象为血小板低于 $50\times10^9/L$ 且医师认为有必要升高血小板治疗的患者。还用于免疫性血小板减少症（ITP）的辅助治疗，适用对象为血小板低于 $20\times10^9/L$ 的糖皮质激素治疗无效

(包括初始治疗无效、或有效后复发而再度治疗无效的未接受脾切除治疗的患者)。

3. 抗纤溶药物　氨甲环酸和 ε 氨基己酸等抗纤溶药物是赖氨酸类似物,能抑制纤维蛋白溶酶原和/或纤维蛋白溶酶介导的纤维蛋白溶解[26,27]。赖氨酸类似物可抗血栓溶解,并增加血块强度。抗纤溶药物比血小板输注价格低廉。另外,纤溶酶的形成可能还有其他作用,如免疫和血管内皮细胞的活化、血管性血友病因子的裂解等。抗纤溶酶药物除抗血栓溶解外是否还具有其他作用,有待进一步研究。

4. 免疫抑制剂　使用免疫抑制剂可在一定程度上抑制同种免疫。但因抗体滴度下降至少需 2~3 周时间,因此该法不适于需立即改善血小板计数状况者。

5. 大剂量静脉注射免疫球蛋白　对自身免疫性血小板减少症,使用大剂量静脉注射免疫球蛋白可改善血小板输注效果[28],短时间内有效率显著升高。但对严重同种免疫的患者很少有效,且 IVIG 价格昂贵,有一定副作用,故一般只用于危及生命的情况。

(二) 造血干细胞移植治疗

多潜能造血干细胞发育为爆破集落形成单位细胞和细胞集落形成单位,这两种巨核细胞前体最终都发育为巨核细胞,血小板是由骨髓中成熟的巨核细胞的细胞质脱落而成的。

造血干细胞(hematopoieticstem cells,HSC)是具有自我更新、有较强分化发育和再生能力、可以产生各种类型血细胞的始祖细胞。经过多年研究,目前普遍认为人源造血干细胞表面标记物为 $CD34^+$。分离得到的 $CD34^+$细胞能够被诱导生成巨核细胞并产生血小板。造血干细胞移植已广泛应用于临床治疗恶性及非恶性血液病、实体肿瘤、遗传代谢性疾病、自身免疫性疾病等。

目前报道较多的体外培养的造血干细胞包括骨髓造血干细胞、脐血造血干细胞、外周血造血干细胞等。很多研究团队都成功地从正常人外周血中分离 $CD34^+$细胞,诱导生成巨核细胞,再将其诱导分化为血小板前体。此血小板前体表达血小板特异性分子:糖蛋白Ⅰb 和Ⅱb 以及纤维蛋白原。这些血小板前体的形态结构和功能与正常血清中的血小板的形态结构功能相似。骨髓间充质干细胞诱导生成的血小板,虽然也可以获得功能正常的血小板,但目前由于生成数量的限制,不足以满足临床需要。脐血造血干细胞与外周血和骨髓造血干细胞相比,其在体外的扩增效率更高,诱导分化后所得的巨核细胞也较多,因而在诱导生成的血小板数量有一定的优势。

2013 年牛津大学的科研人员在小鼠体内发现了一种新型的造血干细胞,该干细胞能够产生大量的血小板。一直以来,科学界普遍认为只有一种类型的造血干细胞,没有等级之分。但是在该研究中,研究人员发现了一种新型造血干细胞—造血小板干细胞,而且其等级最高,甚至可以代替其他类型的造血干细胞。造血小板干细胞可以分化为不同类型的血细胞,但主要分化为产生血小板的巨核细胞。在本身缺少骨髓造血干细胞的小鼠中,移植 1 个造血小板干细胞就足以稳定并恢复 10%的血小板,这表明这些干细胞能够以持续性的方式产生巨大量的血小板。若能在人体内分离出这种造血小板干细胞,加以体外诱导培养扩增,为体外诱导血小板提供新的途径。

(三) 新型血小板替代物

血小板输注可预防和治疗血小板减少患者的出血,血小板替代剂可替代或减少血小板输注,可能在控制出血方面比血小板输注更有效,且不良反应少。替代物可以减少血小板制品所需的复杂的检测和审查程序,让患者更快输注,更早止血;对于一部分拒绝使用血液制品的患者也将受益于血小板替代物的输注。另一类可能获益于血小板替代物的是血小板输注无效者。相对安全、廉价的血小板替代物输注可能将是血小板输注治疗的一个趋势。

到目前为止,研发的替代物有:①人造血小板替代物。包括脂质体、纳米颗粒、纳米片以及水凝胶等,体外研究和动物模型已经用来评估这些药物的疗效。目前人造血小板替代物还未能常规应用于临床,其费用和不良事件尚不清楚。人造血小板替代物是作用于凝血级联反应过程的药物,并且作为生长因子受体激动剂刺激人的骨髓迅速恢复,从而缩短血小板减少症的持续时间。②重组凝血因子。使用重组凝血因子可治疗先天性凝血因子缺乏症。重组凝血因子Ⅶa 被批准用于血友病的治疗,并用于先天性凝血因子Ⅶ缺乏症患者的预防和治疗,也可用于其他疾病的治疗,但未达成共识。③纤维蛋白原。纤维蛋白原是纤维蛋白形成的内源性底物。纤维蛋白网由活化的血小板和交联的纤维蛋白形成,是体内凝血过程的终点。使用纤维蛋白原浓缩物可有效、安全地控制围手术期出血。

(四) 其他

对于非免疫性引起的血小板输注无效,应去除可能的非免疫因素,再实施血小板的输注无疑会改善血小板输注效果,如对于血小板质和量导致的血小板无效,可通过输注合格的血小板制剂予以解决,对于护士在血小板输注过程中因操作不当引起的无效输注,应严格血小板规范输注的操作要求。如血小板的输注速度应以受者可以耐受的较快速度输入,尽量缩短输注时间,一般情况下 20 分钟内输完;对于患者临床因素引起的血小板无效,临床医师则需要采取相应的对因治疗加以解决。

三、免疫因素引起的血小板输注无效对策

免疫因素引起的血小板输注无效主要见于自身抗体引起的血小板输注无效和同种异体抗体引起的血小板输注无效两大类。

自身抗体引起的血小板输注无效将在本书其他章节中介绍,而同种异体抗体引起的血小板输注无效目前主要有以下对策:①输注 HLA 配型的血小板:选择 HLA 配型的献血者单采血小板进行血小板的输注,可以解决 HLA 抗体引起的免疫性血小板输注无效,可以提高血小板输注效果。但由于 HLA 抗原系统的复杂性,及时找到足够数量的 HLA 配型相合的血小板较为困难。用血小板交叉配合试验选择献血者:选择献血者血小板和受者血清中已产生的抗体不发生抗原抗体反应的献血者,即 HLA 和 HPA 交叉配型均合的供者血小板进行输注,如能选择 HLA 和 HPA 交叉配型均相合的单一献血者的血小板,可大大减少同种异体免疫的概率。②使用去白细胞的血小板制剂:因血小板制剂中混入的大量白细胞是导致免疫性血小板输注无效的主要原因,因此去除血小板制剂中的白细胞,使之降至$<5\times10^6$/L,可有效地预防或减少输注无效的发生。可通过离心法或过滤法去除白细胞,亦可通过先进的血细胞分离机在制备血小板过程中控制白细胞混入量,或使用带白细胞滤器的分离器材。③血浆置换:通过血浆置换去除或降低患者血浆中的同种抗体或免疫复合物可改善输注无效。④自身血小板冰冻保存:有条件可将患者正常血小板提取、冰冻保存,需要时输注,以防同种免疫。⑤输注辐照血小板辐照可破坏血小板表面 HLA 同种抗原,抑制免疫反应发生。⑥氯喹或酸处理去除血小板表面 HLA-Ⅰ类抗原,已报道氯喹或枸橼酸洗脱可除去血小板膜上的 HLA 抗原,输注后患者血小板增高指数与输 HLA 匹配的浓缩血小板相同,但由于处理后血小板的质量也受到了相应的影响,因此应该慎用。⑦输入 ABO 血型相容的血小板临床中有很多情况会导致难免输注 ABO 血型不相容的血小板,例如急诊抢救、血小板库存紧张等,这种情况下需要尽量选择血浆量少的不同型血小板。⑧筛查 CD36 抗体,对于多次输血的患者或者反复自发性流产的患者,应做到筛查 CD36 抗体、避免输注患者母亲的血液、尽可能的输注单采血小板,对已知 CD36 抗原缺失的患者必须予以 CD36 缺失型的血小板输注。

(牛挺　梁静　易煜尧)

参考文献

1. RODEGHIERO F,STASI R,GERNSHEIMER T,et al. Standardization of terminology, definitions and outcome criteria in immune thrombocytopenic purpura of adults and children: report from an international working group[J]. Blood,2009,113:2386-2393.
2. PROVAN D,STASI R,NEWLAND AC,et al. International consensus report on the investigation and management of primary immune thrombocytopenia[J]. Blood,2010,115(2):168-186.
3. NEUNERT C,LIM W,CROWTHER M,et al. The American Society of Hematology 2011 evidence based practice guideline for immune thrombocytopenia[J]. Blood, 2011, 117(16):4190-4207.
4. 侯明,秦萍. 成人原发免疫性血小板减少症诊治的中国专家共识(2016 版)解读[J]. 临床血液学杂志,2016,29(7):523-527.
5. 董维,蔡嘉惠,于新发. 出血性疾病患者的输血治疗[M]//陈小伍,于新发,田兆嵩. 输血治疗学. 北京:科学出版社,2012:412-420.
6. VEENHOF MB, VAN ROOSMALEN JJ, BRAND A. Obstetric transfusion practice[M]//SIMON TL, MCCULLOUGH J, SNYDER EL,et al. Rossi's Principles of Transfusion Medicine. 5th ed. Chichester:Wiley-Blackwell,2016:507-515.
7. 侯明. 妊娠合并原发免疫性血小板减少症的诊治概要[J]. 中华血液学杂志,2015,36(1):85-86.
8. MURPHY MF, STANWORTH SJ, ESTCOURT L. Thrombocytopenia and platelet transfusion[M]//SIMON TL, MCCULLOUGH J, SNYDER EL, et al. Rossi's Principles of Transfusion Medicine. 5th ed. Chichester:Wiley-Blackwell,2016:235-244.
9. 孙琳,彭军. 血栓性血小板减少症的治疗新进展[J]. 临床血液学杂志,2012,25(1):4-5.
10. VERBEKE L, DELFORGE M, DIERICKX D. Current insight into thrombotic thrombocytopenic purpura[J]. Blood Coagul Fibrinolysis,2010,21:3-10.
11. NGUYEN TC, HAN YY. Plasma exchange therapy for thrombotic microangiopathies[J]. Organogenesis,2011,7:28-31.
12. EDEL E, AL-ALI HK, SEEGE S, et al. Efficacy and safety profile of solvent/detergent plasma in the treatment of acute thrombotic thrombocytopenic purpura: a single-center experience[J]. Transfus Med Hemother,2010,37:13-19.
13. ROCK GA, SHUMAK KH. Comparison of plasma exchange with plasma infusion in the treatment of thrombotic thrombocytopenic purpura. Canadian Apheresis Study Group[J]. N Engl J Med,1991,325:393.
14. SCULLY M, HUNT BJ, BENJAMIN S, et al. Guidelines on the diagnosis and management of thrombotic thrombocytopenic pur-

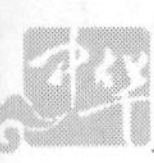

pura and other thrombotic microangiopathies[J]. Br J Haematol,2012,158:323.

15. 中国抗癌协会临床肿瘤学协作专业委员会. 肿瘤化疗所致血小板减少症诊疗中国专家共识(2014 版)[J]. 中华肿瘤杂志,2014,36(11):876-879.
16. SCHIFFER CA,ANDERSON KC,BENNETT CL,et al. Platelet transfusionfor patients with cancer: clinical practice guidelines of the American Society of Clinical neology[J]. J Clin Oncol, 2001,19(5):1519-1538.
17. 中华人民共和国卫生部. 临床输血技术指南:内科输血指南[J]. 中国临床医生,2001,29(3):29-30.
18. 王芳,贺冠强,孙汉英,等. 基于循证医学的血小板输注指南;2007 年美国 ASH 血小板输注指南介绍[J]. 内科急危重症杂志,2008,14(2):109-112.
19. COX K, PRICE V, KAHR WH. Inherited platelet disorders: a clinical approach to diagnosis and management[J]. Expert Rev HematoI,2011,4(4):455-472.
20. KUWANA M,KURATA Y,FUJIMURA K. Preliminary laboratory based diagnostic criteria for immune thrombocytopenic purpura[J]. J Thromb Haemost,2006,4(9):1936-1943.
21. ALAMELU J, LIESNER R. Modern management of severe platelet function disorders[J]. Br J Hematol, 2010, 149(6): 813-823.
22. BOLTON-MAGGS PH, CHALMERS EA, Collins PW, et al. A review of inherited platelet disorders with guidelines for their management on behalf of the UKHCDO[J]. Br J Hematol, 2006,135(5):603-633.
23. MANNUCCI PM. Desmopressin (DDAVP) in the treatment of bleeding disorders: The first 20 years [J]. Blood, 1997, 90 (7):2515-2521.
24. SVENSSON T, CHOWDHURY O, GARELIUS H, et al. A pilot phase I dosefinding safety study of the thrombopoietin-receptor agonist, eltrombopag, in patients with myelodysplastic syndrome treated with azacitidine[J]. Eur J Haematol, 2014, 93(5): 439-445.
25. KUTER DJ. Milestones in understanding platelet production: A historicaloverview[J]. British Journal of Haematology, 2014, 165(2):248-258.
26. ORTMANN E,BESSER MW,KLEIN AA. Antifibrinolytic agents in current anaesthetic practice[J]. Br J Anaesth,2013,111 (4):549-563.
27. 卢信彤,关秀茹. 血小板及其替代物输注的研究进展[J]. 医学综述,2017,23(15):3012-3016.
28. 杨小莉,余泽波. 血小板输注无效原因及对策研究进展[J]. 检验医学与临床,2019,16(7):985-988.

第五十一章

白细胞疾病与输血

白细胞是人体抵御病原微生物感染和外来物质入侵的“卫士”。白细胞和其他血细胞一样,由骨髓产生,从相应干细胞经过一定时间分化发育成熟为3大类细胞群:粒细胞、单核细胞和淋巴细胞。其中粒细胞又可根据胞质中颗粒的染色性质不同,分为中性粒细胞、嗜酸性粒细胞和嗜碱性粒细胞。在全身血液循环中,每种白细胞亚型维持相对稳定的数量并执行不同的功能。当白细胞数量或功能明显异常时,可造成机体严重感染、贫血、出血,甚至危及生命,适时输血能挽救患者生命。本章阐述白细胞疾病及输血的相关知识。

第一节　白细胞疾病的分类和输血原则

白细胞疾病可划分为良性白细胞疾病和恶性白细胞疾病两大类,包含多种疾病,其临床表现、治疗及预后有很大差异。良性白细胞疾病主要表现为白细胞量和质的异常,经过积极的病因治疗、对症处理大多预后良好;而恶性白细胞疾病(血液肿瘤)表现为白细胞量和质的异常,肿瘤细胞失去正常白细胞的形态和功能,在体内失控性的生长,浸润侵犯其他正常的组织,产生相应的临床表现,一般预后较差。

一、良性白细胞疾病

良性白细胞疾病多为白细胞量的异常,主要表现为白细胞数量的增多或减少,如白细胞减少症、粒细胞缺乏症、传染性单核细胞增多症、类白血病反应等。良性白细胞疾病也可以表现为白细胞功能异常,如慢性肉芽肿病,白血病黏附缺乏症及Chediak-Higashi综合征等。

(一)白细胞减少症和粒细胞缺乏症

1. 病因及临床表现　中性粒细胞减少症的病因可为先天性和获得性。先天性中性粒细胞减少症是一组罕见的先天性遗传性疾病,有家族史,大多婴幼儿发病。获得性中性粒细胞减少症病因多种多样,常见的诱发因素有药物、感染、免疫等。抗肿瘤药、免疫抑制剂、抗甲状腺药等多种药物可直接杀伤增殖的细胞群或抑制粒细胞的代谢和分裂。病毒、分枝杆菌、伤寒和布鲁菌等多种病原体感染可使粒细胞消耗增多、产生减少和分布异常,而暂时性的引起粒细胞的减少。此外有部分患者体内存在抗中性粒细胞的自身抗体,通过补体介导粒细胞的溶解和脾扣留。

中性粒细胞减少症本身患者并无特殊的临床表现。其临床表现主要和原发病和粒细胞减少造成的机体感染有关。患者可出现发热、乏力、肌肉酸痛等表现,感染的严重程度与粒细胞的缺乏水平相关。常见的感染部位包括肺、泌尿道、口咽部、肛周和皮肤。粒细胞缺乏时,常表现为难以控制的感染,患者起病急骤,高热寒战,极易迅速播散发展为败血症、脓毒血症,若不积极治疗,病死率极高。

2. 诊断和治疗　白细胞减少症的诊断主要依靠血液中白细胞的绝对计数,正常血液中白细胞数量为$(4\sim10)\times10^9/L$,当白细胞计数$<4.0\times10^9/L$时称为白细胞减少症。当中性粒细胞计数$<1.5\times10^9/L$时,称为中性粒细胞减少症,中性粒细胞计数$<0.5\times10^9/L$时称为粒细胞缺乏症。

白细胞减少症的治疗取决于粒细胞减少的程度、是否伴发感染以及原发病的情况[1]。主要治疗措施包括病因治疗、抗感染和替代支持治疗。患者应立即停用可疑药物,减少毒物的接触;如是免疫介导的粒细胞减少,可选用合适的免疫抑制剂治疗;若患者出现急性感染性发热,予静脉广谱抗生素治疗,同时皮下注射人重组粒细胞或粒单核细胞集落刺激因子(rhG-CSF或rhGM-CSF)。

3. 白细胞减少症的输血　白细胞减少症一般通过上述治疗很快可以改善症状,仅在患者出现重症粒细胞减少,抗生素及rhG-CSF治疗无效时,可考虑输注粒细胞,每天输注1次,连续3~4天。但这种方法的使用热度已有所下降,部分原因是粒细胞获取困难,有更好的抗生素及使用骨髓生长因子。但是由于粒细胞起效快速，获取方法近年有所改进，所以成为治疗中性粒细胞减少性脓毒症患者的有用办法。

（二）类白血病反应

1. 病因和临床表现　在各种内外因素的刺激下，如急性感染、药物中毒、创伤、恶性肿瘤等，机体正常骨髓组织极度活跃，出现类似白血病的血液学表现，外周血白细胞反应性增多和/或出现幼稚细胞。当刺激因素去除时，血象多可自行恢复。临床上以中性粒细胞类白血病反应最为多见。患者的临床表现同原发病。

2. 诊断和治疗　根据确切的病因、临床表现、血象和骨髓象的特点多可作出诊断。患者多有严重的感染、肿瘤、溶血、创伤等病史；外周血中性粒细胞计数明显增多，常$>50\times10^9/L$，有核左移，细胞可出现中毒性改变，通常血小板和红细胞正常；中性粒细胞碱性磷酸酶积分增高。类白血病反应通常无需处理，积极治疗原发病之后，血象多可恢复正常。

3. 类白血病反应的输血　出现类白血病反应的患者一般只需处理原发病，若原发病较为严重，有输血指征时，可考虑输血。对于感染较为严重的脓毒性休克患者，最重要的是扩容，但在大量失血时，红细胞输注是必要的，可输注全血或联合输注红细胞、白蛋白和晶体液。

二、恶性白细胞疾病的分型

恶性白细胞疾病是一组异质性恶性克隆性疾病，白细胞在遗传因素的基础上，经过外界环境的刺激，如药物、化学毒物、放射线、病毒感染，细胞发生突变，出现分化成熟障碍、凋亡受阻，细胞生长失去控制，最终导致肿瘤的发生。常见的血液肿瘤有白血病、淋巴瘤、骨髓增生异常综合征和浆细胞病。

（一）白血病的分类与分型

1. 白血病的概述　白血病是一种常见的恶性肿瘤，占癌症总发病数的3%～5%，在我国各年龄组恶性肿瘤的死亡率中，男性白血病占第6位，女性占第8位，在35岁以下人群中占第1位。白血病的发病率有一定的性别差异，男性发病率略高于女性，男女之比约为1∶1～1.6∶1，在青少年和老年人中性别差异表现的更为明显。在我国急性白血病比慢性白血病多见，其中急性髓系白血病（acute myelogenous leukemia，AML）最多，其次为急性淋巴细胞白血病（acute lymphoblastic leukemia，ALL），慢性髓性白血病（chronic myelogenous leukemia，CML），慢性淋巴细胞白血病（chronic lymphocytic leukemia，CLL）少见，随着化疗方案的优化和造血干细胞移植技术的不断改进，白血病的总体死亡率在不断下降。

白血病的确切发病病因至今尚不清楚，但是有多种因素与其发生有关。①病毒感染：如人类T细胞白血病/淋巴瘤病毒（HTLV-I）与成人T细胞白血病/淋巴瘤有关、EB病毒与Burkitt白血病有关。②遗传因素：有家族白血病史患者的发病率明显高于对照组，此外某些染色体有畸变的遗传性疾病常伴有较高的发病率，如Down综合征。③放射因素。④化学毒物：如苯。

2. 分类与分型

（1）按照病程急缓及细胞分化程度分类：

1）急性白血病（acute leukemia，AL）：起病急，病情进展迅速，白血病细胞以原始和幼稚细胞为主，一般超过20%。

2）慢性白血病（chronic leukemia，CL）：缓慢病程，白血病细胞以较成熟细胞为主，其次是幼稚细胞，原始细胞常不超过10%～15%。

（2）按照细胞形态及细胞化学特征分类（FAB分类）：FAB（法国-美国-英国）协作组按照细胞形态和细胞化学染色，将原始细胞≥骨髓有核细胞（ANC）的30%作为诊断标准，将急性白血病分为急性髓系白血病（AML）和急性淋巴细胞白血病（ALL）两类。AML分为$M_0\sim M_7$型，ALL分为L_1、L_2和L_3型。该方法简单实用，是最基本的诊断学依据。

（3）按照细胞形态、免疫标志、遗传学及分子生物学特征分类（MICM分类）：随着人们对白血病细胞更深入的研究，特别是细胞遗传学研究，染色体高分辨技术的应用使人们发现了某些类型的白血病有着特异性的遗传学改变，这些改变往往早于白血病细胞形态学的改变且更能反映疾病的本质。故WHO整合了白血病细胞形态学（cytomorphology）、免疫学（immunology）、细胞遗传学（cytogenetics）和分子生物学（molecular biology）的新型分类系统，对指导白血病的治疗和评估患者的预后更有意义。

（二）淋巴瘤的分类与分型

淋巴瘤是免疫系统的恶性肿瘤，临床上以无痛性进行性淋巴结肿大为特征，可侵犯机体任何部位。淋巴瘤的诊断主要依靠病理学检查，根据组织病理学改变，淋巴瘤可分为霍奇金淋巴瘤（Hodgkin lymphoma，HL）和非霍奇金淋巴瘤（non-Hodgkin lymphoma，NHL）两类[2]。

1. HL的病理分型

（1）经典型（CHL）：

1）结节硬化性：最常见，表现为致密胶原纤维束包绕结节状病变，可见腔隙性 R-S 细胞。肿瘤细胞多 $CD15^+$、$CD30^+$、$CD20^-$。

2）富于淋巴细胞型：可见大量 B 淋巴细胞，R-S 细胞少见。肿瘤细胞多 $CD15^+$、$CD30^+$、$CD20^-$。

3）混合细胞型：中等数量的 R-S 细胞散在分布于淋巴细胞、原纤维细胞、嗜酸性粒细胞等多种细胞类型中。肿瘤细胞多 $CD15^+$、$CD30^+$、$PAX\text{-}5^+$、$CD20^-$。

4）淋巴细胞消减型：罕见，镜下淋巴细胞显著减少，可见大量 R-S 细胞和广泛纤维化。肿瘤细胞多 $CD15^+$、$CD30^+$、$CD20^-$。

（2）结节性淋巴细胞为主型（NLPHL）：大量小 B 细胞，少量肿瘤细胞，构成结节性病变。肿瘤细胞多 $CD20^+$、$CD79a^+$、$CD45^+$、$CD75^+$、$bcl6^+$、$CD15^-$、$CD30^-$、EMA^+。

2. NHL 的病理分型（WHO，2016）　主要分为三大类：①前驱淋巴性肿瘤；②成熟 B 淋巴细胞淋巴瘤；③成熟 T 和 NK 细胞淋巴瘤。

三、白细胞疾病的输血原则

白细胞疾病种类繁多，分类复杂，预后也千差万别，在治疗之前，我们首先需要判断疾病的良恶性。对于良性白细胞疾病，通常不需要输血治疗，积极处理原发病，患者的血象多可恢复正常。但对于严重感染、机体一般状况差、并存症较多等情况，治疗需个体化，不轻易输注白细胞。对于恶性白细胞疾病，需结合患者多种因素，综合考虑是否需要输血治疗。伴发贫血，通常针对症状输血，考虑以血红蛋白 70~80g/L 作为输血阈值。但如果患者一般情况稳定，即使血红蛋白 70~80g/L，也可能不需要输血。此外，血小板计数 $<10\times10^9/L$ 时，患者容易发生威胁生命的自发性出血，需预防性输注血小板；当血小板在 $(10\sim20)\times10^9/L$ 时，需结合临床情况个体化评估；通常需将血小板计数维持在 $20\times10^9/L$ 以上；在进行侵入性操作前如骨髓活检，患者血小板需提升至 $60\times10^9/L$。对于发生 DIC 的患者，详见相关章节。

但对于血液系统疾病尤其是血液肿瘤，并非输血治疗一定有效。研究显示约 15%~25% 血液病患者输注去除白细胞的血小板无效。而未去除白细胞的血小板输注无效率更高[3-6]。导致血小板输注无效的原因主要包括两大类，即非同种免疫性和同种免疫性因素[5-7]。对于发热、脓毒症、DIC、药物等非免疫性因素导致的血小板无效输注，其典型表现为：输注后 1 小时血小板计数增加值正常，但在 24 小时内回到基线水平。对于这类患者应该恰当地处理上述基础疾病[8]。而介导同种免疫的血小板抗原通常包括两类：血小板特异性抗原如 HPA 系统，和血小板非特异性抗原如 HLA 系统。对于免疫介导的无效血小板输注可考虑：输注去除白细胞的血小板[9]；输注 ABO 匹配的血小板[10]；提供 HLA 匹配的血小板[11]；HLA 抗原阴性的“相容”血小板；交叉配型相容的血小板等[12]。此外，还需要定期重新评估是否存在抗体，以保证提供相容的血小板和避免不必要使用昂贵且难以获得的相容的血小板。

第二节　白血病与输血

一、急性白血病

急性白血病（AL）是造血干祖细胞恶性克隆性疾病，起病较急，在骨髓和其他组织中，白血病细胞大量增殖，使正常造血受阻出现贫血、出血和发热，并浸润肝、脾、淋巴结等组织器官，造成相应的临床表现[13]。

（一）临床表现

1. 正常骨髓造血功能受抑制

（1）贫血：约 2/3 的患者在确诊时有中度贫血，少数患者可因病程短而无贫血。

（2）出血：AL 患者骨髓中血小板生成减少、血管壁损伤以及体内凝血-抗凝系统失衡易造成出血，常见于皮肤、黏膜，也可见于消化道、呼吸道、泌尿道、眼底甚至中枢神经系统，严重者可危及生命。其中急性早幼粒细胞白血病易发生 DIC 而出现全身广泛性出血。

（3）发热：约半数以上患者以发热为首诊表现。AL 本身可引起发热，但当体温>38.5℃时，常提示感染。白血病患者体内中性粒细胞数量减少、功能缺陷；加之化疗、糖皮质激素的应用造成免疫缺陷使其极易受到病原体的感染。感染以咽峡炎、口腔炎最多见，肺部、肛周感染也较多见。病原体以细菌最多见，最常见的致病菌为革兰阴性杆菌，其次为革兰阳性球菌。真菌常为终末期感染，以念珠菌和曲菌多见。AL 患者并发病毒感染时，病情往往比较凶险。

2. 髓外浸润的表现

（1）肝脾和淋巴结肿大：初诊时约半数以上 ALL 患者有浅表淋巴结肿大，AML 中以 M_4 和 M_5 发生淋巴结肿大较多见。肿大的淋巴结可造成气管、上腔静脉等压迫症状；肝脾大可造成食欲减退、腹胀、乏力等症状。

（2）口腔和皮肤：白血病细胞浸润口腔黏膜可造成巨舌或牙龈肿胀，浸润皮肤可造成白血病疹、斑块、溃疡等。多见于 M_4、M_5 型。

（3）骨和关节：急性白血病患者常有骨痛和胸骨下端压痛，伴骨髓坏死者，可引起剧痛。

（4）心脏和呼吸系统：肺浸润可造成渗出性胸膜炎和血性胸腔积液，与感染并存时可有呼吸道症状。若白细胞淤滞在肺部血管可造成急性呼吸窘迫综合征，病死率高。心肌、心包浸润可出现心肌炎、心律失常和心力衰竭等。

（5）神经系统；中枢神经系统白血病（CNSL）以蛛网膜和硬脑膜浸润最为多见。轻者可无明显症状，仅表现为轻微头痛，脑脊液压力增高，严重者可出现头痛、恶心、视力模糊和视乳头水肿，患者迅速昏迷，可致死亡。

（6）性腺：约2% ALL初诊时即有睾丸白血病，表现为单侧或双侧睾丸弥漫性肿大，质硬，不透光，局部活检可做诊断。随着CNSL的防治，性腺成为第二个髓外复发部位。

（7）其他：白血病细胞可造成眼部粒细胞肉瘤或绿色瘤，常累及骨膜，以眼眶部位多见，可造成眼球突出、复视或失明。浸润胃肠道可有腹痛、腹泻、胃肠道出血等。高尿酸血症可造成急性肾衰竭。高钙血症、低钾血症和代谢性酸中毒等电解质紊乱，酸碱失衡也可见。

（二）实验室检查

多有贫血和血小板减少，贫血多为正细胞性，少数患者红细胞大小不等、有嗜碱性点彩、可找到幼红细胞；白细胞计数可减低、正常或升高，并可见原始或幼稚细胞，但在白细胞不增多性白血病患者中，原始或幼稚细胞极少甚至不出现。

骨髓象大多呈明显活跃或极度活跃。出现大量的原始或幼稚（早幼）细胞，正常的幼红细胞和巨核细胞受抑制。急性髓系白血病细胞可见Auer小体。此外，细胞化学染色、免疫表型及细胞遗传学等对急性白血病的分型及预后有重要意义。

（三）诊断与鉴别诊断

根据外周血或骨髓中原始细胞≥20%，诊断白血病一般不难。但需与类白血病反应、再生障碍性贫血、骨髓增生异常综合征、巨幼细胞性贫血等疾病相鉴别。

（四）治疗

初诊患者应尽力获得全面的MICM分型资料，以指导进一步治疗和评价预后。急性白血病的治疗目标是彻底清除体内的白血病细胞，恢复正常的造血功能。目前以联合化疗为基础的综合治疗是治疗急性白血病的主要手段。

1. 对症支持治疗

（1）紧急处理高白细胞血症：当血液中白细胞数 $>100\times10^9/L$ 时，可出现白细胞淤滞症，患者表现为呼吸困难、组织缺氧、言语不清等，应紧急单采去除过多的白细胞，同时予水化和化疗。ALL静脉注射地塞米松，AML应用羟基脲降低白细胞，同时需预防凝血异常、电解质紊乱等。

（2）控制感染：AL患者常伴有粒细胞减少，应注意预防感染，做好口腔、鼻周和肛周的护理，必要时住层流病房。患者出现发热，应进行细菌培养和药敏试验，并立即经验性的应用广谱抗生素。若严重细菌和病毒感染控制不佳，可静脉滴注大剂量丙种球蛋白。

（3）纠正高尿酸血症：别嘌醇可阻断尿酸的生成，从而减低尿路尿酸结石梗阻造成的急性肾衰竭。

（4）输注成分输血：严重贫血造成组织缺氧时可输注浓缩红细胞；血小板数目过低易造成出血，应输注单采血小板悬液。

（5）营养支持：AL是严重消耗性疾病，应注意补充营养，维持水、电解质平衡。

2. 抗白血病治疗　抗白血病治疗分两个阶段，即诱导缓解、缓解后治疗。诱导缓解阶段主要方法是联合化疗，使患者获得完全缓解（complete remission，CR）。缓解后治疗阶段主要方法是化疗和造血干细胞移植。

（1）ALL的治疗

1）诱导缓解阶段：基本方案是长春新碱（VCR）和泼尼松（P）构成的VP方案。VP基础上加蒽环类药物如柔红霉素（DNR）组成的DVP方案可使CR提高到80%。DVP基础上加门冬酰胺酶（L-ASP）或培门冬酶（PEG-ASP）组成的DVLP方案可提高患者无病生存率。

2）缓解后治疗阶段：一般分为强化巩固和维持治疗两部分，强化巩固包括化疗和造血干细胞移植两种方式。此阶段对于ALL（除成熟B-ALL外），多口服高剂量甲氨蝶呤（HD MTX）、6-巯基嘌呤（6-MP）、Ara-C等药物，同时间断给予VP方案。成熟B-ALL采用含HD MTX和HD CTX的方案反复短程强化。此外，对于 Ph^+ALL可应用酪氨酸激酶抑制剂（TKIs）进行靶向治疗。对于复发难治ALL、CR2期ALL、CR1期高危ALL，HSCT至关重要。

3）CNSL和睾丸白血病的防治：CNSL的防治应贯穿ALL治疗的始终，包括鞘内注射化疗药、高剂量的全身化疗、颅脑脊椎照射；睾丸白血病应行双侧照射和全身化疗。

（2）AML的治疗

1）诱导缓解阶段：AML（非APL）多采用蒽环类药物联合标准剂量Ara-C，常有的有ⅠA（Ⅰ：IDA）和

DA(D:DNR)方案,可使50%~80% 60岁以下的患者获得CR。此外高三尖杉酯碱(HHT)联合Ara-C构成的HA方案可获得60%~65%的CR。

APL多采用全反式维甲酸(ATRA)联合蒽环类药物,此外联合砷剂如三氧化二砷(ATO)可虽短达CR的时间,不能耐受蒽环类药物者可选用ATRA+ATO双诱导。

2）缓解后治疗阶段:高危组首选allo-HSCT;低危组(非APL)首选大剂量Ara-C为主的巩固化疗,复发后再行allo-HSCT;中危组,HSCT和化疗均可采用。自体HSCT(auto-HSCT)适用于部分中低危组患者;初诊时白血病细胞高,$\geqslant 40\times10^9$,伴髓外病变,M4/M5,存在t(8;21)或inv(16)、或有颅内出血者,应在CR后作脑脊液检查并鞘内预防性用MTX、阿糖胞苷及地塞米松。

(五)输血

急性白血病患者几乎都会发生需要输血支持的贫血和血小板减少。一般情况下,对所有症状性贫血或任何Hb≤70~80g/L的无症状患者输注浓缩红细胞。一般输血目标为Hb 80~90g/L,但具体数值需要结合患者的年龄、症状和共存疾病。且输注血液制品时,应该去除血液制品中的白细胞并给予照射,以使免疫介导事件的风险减至最低。

对于血小板$<10\times10^9$/L的无出血患者,可以预防性的输注血小板,推荐预防性输注1个单位单采血小板;血小板在$(10\sim20)\times10^9$/L时,需结合临床情况个体化评估,对于任何有明显出血体征如口腔紫癜、鼻出血的患者,推荐输注血小板,通常需将血小板计数维持在20×10^9/L以上;在进行侵入性操作前如骨髓活检,患者血小板需提升至60×10^9/L。

由于APL患者易发生DIC,故常常在血小板$<(30\sim50)\times10^9$/L时开始预防性的输注血小板。

对于异基因造血干细胞移植的AML患者,血小板$<10\times10^9$/L常需要预防性输注血小板[14,15]。且若患者巨细胞病毒为阴性应该接受巨细胞病毒阴性的血液制品。有研究显示在急性白血病化疗期间,输注丙种球蛋白可提高患者免疫力,减少感染风险。

二、慢性髓性白血病

慢性髓性白血病也称慢性粒细胞白血病,是骨髓干细胞恶性克隆性疾病,受累的细胞多可见Ph^+或*BCR-ABL*融合基因,病程发展较为缓慢,分为慢性期、加速期和急变期,一旦向急性白血病转化,预后较差。

(一)临床表现

绝大多数患者起病时处于慢性期,多为非特异性症状,如疲倦、乏力、纳差、盗汗、体重减轻等。大多数患者出现脾不同程度的肿大,质地坚硬无压痛,多有上腹部坠胀感。疾病早期少有发热、出血、贫血等表现,随着疾病的进展,尤其是急变期,多可出现。白细胞淤滞造成的呼吸困难、发绀、脏器梗死等症状较为少见。多数患者可有胸骨压痛,多在胸骨下段。

(二)诊断与鉴别诊断

根据外周血白细胞增多并出现幼稚细胞、嗜碱性粒细胞增多、血小板数目增多、贫血、脾大伴有Ph^+或*BCR-ABL*融合基因,诊断多不困难。但需与类白血病反应、其他慢性骨髓增殖性肿瘤如真性红细胞增多症等疾病相鉴别。

(三)治疗

CML治疗应着重于疾病早期,抑制白血病细胞的增殖同时促进正常造血组织的生长,以期达到血液学、细胞遗传学和分子学完全或部分缓解。

1. 慢性期

(1)紧急处理高白细胞血症:白细胞单采。

(2)药物治疗

1）酪氨酸激酶抑制剂(TKI):可抑制$BCR\text{-}ABL^+$细胞的增殖,从而降低肿瘤负荷。常用的药物有伊马替尼、尼洛替尼等。

2）干扰素-α:适用于对TKI无效、不适合allo-HSCT的患者。

3）其他药物:羟基脲、白消安、高三尖杉酯碱、环磷酰胺等均可使患者获得一定程度的临床缓解。

(3)造血干细胞移植:适用于对TKI无效、进展期的患者,是目前根治CML的方法。

(4)放射治疗:对于部分脾大、骨骼等组织局部浸润的患者可采用。

(5)脾切除。

2. 进展期　患者服用加量的TKI,使其回到慢性期后,立即行allo-HSCT。移植后继续TKI治疗,以减少复发。

3. 慢性粒细胞白血病与输血　进展期慢性粒细胞白血病患者经常需要处理血细胞减少,并且经常需要输注红细胞和血小板。输注血小板后通常因为脾功能亢进而增加并不明显。其输血的适应证同急性白血病。

三、慢性淋巴细胞白血病

慢性淋巴细胞白血病(CLL),是起源于成熟B淋巴细胞的增殖性肿瘤,肿瘤细胞在外周血、骨髓、脾和

淋巴结等淋巴组织中大量蓄积。在我国发病率低，是西方国家最常见的成人白血病，好发于老年人群，男性多于女性，起病缓慢，但难以治愈。

（一）临床表现

CLL患者早期多无症状，部分患者有乏力、食欲减退等非特异性症状，多数伴有无痛性淋巴结肿大，常累及颈部、锁骨上、腋窝、腹股沟等处。半数患者可有轻至中度脾大。进展期患者可出现发热、出血、贫血等造血抑制的表现，同时可有肝脏、皮肤、肺、胃肠道等脏器浸润的表现。少数患者可并发自身免疫性溶血性贫血、免疫性血小板减少症等自身免疫性疾病。

（二）诊断与治疗

根据患病年龄、临床表现、外周血淋巴细胞≥5×10^9/L且以成熟淋巴细胞为主、特殊的免疫表型结合淋巴结活检等多容易做出诊断。但需与淋巴结肿大和造成反应性淋巴细胞增多的其他疾病相鉴别，如淋巴结结核、淋巴瘤、病毒感染等。

CLL是否接受治疗，依赖于疾病的分期，常用的分标准有Rai和Binet分期。治疗的目的是减轻肿瘤负荷，改善症状。

早期（Rai 0～Ⅱ期或Binet A期）无须治疗，定期随访。当疾病进展如出现发热、贫血、血小板减少、巨脾、淋巴结进行性肿大、外周血淋巴细胞倍增时间<6个月等症状时，应该积极治疗。

1. 药物治疗　常用的药物有烷化剂、嘌呤类似物、糖皮质激素；

2. 免疫治疗　如抗CD20单克隆抗体利妥昔单抗。

3. 化学免疫治疗　利妥昔单抗联合化疗药物可提高患者的生存率；

4. 分子靶向治疗　如针对BTK通路的靶向药伊布替尼可特异性的抑制BTK信号通路的异常激活。

5. 造血干细胞移植　多适用于高危或复发难治性患者。

6. 对症处理　感染时应用抗生素，或输注免疫球蛋白；淋巴结或巨脾压迫时，可行放疗。

7. 输血治疗　通常疾病晚期，CLL患者才会出现严重的贫血，而血小板减少可出现在病程的任意时刻。且约4%～10% CLL患者合并自身免疫性溶血性贫血，2%～5%出现免疫学血小板减少症[16-18]。故当患者存在自身免疫介导的血细胞减少时，应该先治疗自身免疫性疾病来改善自身免疫介导的贫血或血细胞减少。若患者存在严重的贫血症状，通常需要输注悬浮红细胞；若患者有明显出血倾向，可考虑输注单采血小板。对于反复发生输血不良反应的患者，应考虑使用去白细胞制品，在极少数情况下还应该考虑使用洗涤红细胞制品。推荐使用辐照血液制品以减少输血相关移植物抗宿主病的风险。具体输血阈值参考AML的输血治疗原则。

第三节　骨髓增生异常综合征、骨髓增殖性肿瘤与输血

一、骨髓增生异常综合征与输血

骨髓增生异常综合征（myelodysplastic syndrome，MDS）是一组起源于造血干细胞，以血细胞病态造血、高风险向急性髓系白血病（acute myelogenous leukemia，AML）转化为特征的异质性髓系肿瘤性疾病。MDS可发生在任何年龄，小于14岁的儿童MDS的年发病率约为5/100万，大于70岁的老年人MDS的年发病率高达2.2/万～4.5/万，80%的患者年龄大于60岁。MDS患者中，男女比例约为1∶0.8。

（一）病因与发病机制

原发性MDS的病因尚不明确，继发性MDS主要与传统的化疗与放疗有关。由传统的化疗和放疗引起MDS和AML被称为治疗相关的MDS/AML（therapy related MDS/AML，T-MDS/AML）。目前发现，接受传统化疗和放疗后20年内T-MDS/AML的发生率约为1.1%～24.3%。引起T-MDS/AML相关的药物包括烷化剂、拓扑异构酶抑制剂及有机毒物质。

MDS的发病机制是复杂的，涉及基因的改变、染色体的异常、细胞凋亡的改变、干细胞龛的作用及免疫功能的异常等。这些因素都参与了MDS的多因素、多步骤、连续动态的发生发展过程。

（二）临床表现

1. 贫血　贫血是MDS主要的临床征象，常常表现为头晕、乏力、心悸、气短及面色苍白。

2. 出血　MDS患者血小板明显降低时，可以出现皮肤黏膜出血。育龄期妇女可以表现为月经过多，但严重出血如内脏出血少见。

3. 感染　MDS患者因白细胞及中性粒细胞减少，可以出现感染，但发生率低，感染也不严重。

4. 其他　MDS可以出现轻度的肝脾大等。

（三）辅助检查

1. 血液常规检查　持续的一系或多系血细胞减少，例如血红蛋白<100g/L，中性粒细胞<1.8×10^9/L，血小板<100×10^9/L。

2. 骨髓细胞学检查　骨髓增生活跃以上，少部分

患者增生减低，RAS 患者有环状铁粒幼细胞增多，RAEB 及 RAEB-t 患者有原始细胞增多。各型 MDS 还可以见到多种病态造血。

3. 细胞遗传学检查　MDS 患者中 40%～70%存在克隆性核型异常，其中，+8、-5/5q-、-7/7q-及 20q-最为常见。用荧光原位杂交技术（FISH）进行检测可以提高核型异常的检出率。

4. 骨髓组织病理学检查　骨髓组织病理学检查可提供患者骨髓增生程度、巨核细胞数量、原始细胞群体情况、是否存在骨髓纤维化及骨髓转移瘤等，这对 MDS 的鉴别诊断是重要的。

5. 骨髓细胞的流式细胞术检测　流式细胞术可检测到 MDS 患者骨髓细胞免疫表型存在异常，有利于低危组 MDS 与单克隆性血细胞减少症的鉴别。

（四）诊断与鉴别诊断

MDS 的诊断需要结合患者的症状、体征，辅助检查包括血液常规、骨髓细胞学、细胞遗传学及分子生物学等资料综合考虑。诊断确定后，还要按 FAB 分型、WHO 分型进行分型[19]。MDS 的诊断尚无“金标准”，是一个除外性诊断，需要与以下疾病鉴别：

1. MDS 伴多系病态造血（MDS-MLD）与慢性再生障碍性贫血（CAA）的鉴别　MDS-MLD 需要与 CAA 鉴别，MDS-MLD 骨髓细胞学检查可见病态造血，细胞遗传学检查可以出现与 MDS 有关的异常核型，分子生物学检查可以出现与 MDS 相关的基因。CAA 一般无以上异常情况。

2. MDS 与阵发性睡眠性血红蛋白尿（PNH）的鉴别　PNH 也可以出现全血细胞减少和病态造血，但 PNH 是溶血性疾病，Ham 试验阳性，外周血细胞表面锚链蛋白消失。

3. MDS-MLD 与巨幼细胞性贫血的鉴别　MDS 患者也可出现巨幼红细胞，易与巨幼细胞性贫血混淆，但 MDS 的血清叶酸、维生素 B_{12} 水平不低，用叶酸、维生素 B_{12} 治疗无效。

（五）治疗与预后

详见第四十九章。

二、骨髓增殖性肿瘤与输血

骨髓增殖性肿瘤（myeloproliferative neoplasm, MPN）是一组以包括粒细胞、单核细胞、红细胞和巨核细胞的髓系细胞不同程度增殖为特征的克隆性造血干细胞疾病，包括如下七种类型即慢性髓性白血病（chronic myelogenous leukemia, CML）、原发性骨髓纤维化（primary myelofibrosis, PMF）、真性红细胞增多症（polycythemia vera, PV）、原发性血小板增多症（essential thrombocythemia, ET）、慢性中性粒细胞白血病（chronic neutrophilic leukemia, CNL）、慢性嗜酸粒细胞性白血病非特指型［chronic eosinophilic leukemia（CEL）, not otherwise specified（NOS）, CEL-NOS］和 MPN 不能分类型（myeloproliferative neoplasm, unclassifiable, MPN-U）[20]。其中 CNL、CEL 和 MPN-U 比较少见，与输血关系也不大，本文不作介绍。

（一）慢性髓性白血病与输血

CML 既是白血病中的一个类型，也是 MPN 中的一个类型。有关 CML 与输血详见本章第二节“白血病与输血”部分。

（二）原发性骨髓纤维化与输血

PMF 是一种原因不明的造血干细胞异常引起的慢性 MPN，患者骨髓中纤维组织异常增生，伴有髓外造血。在北欧地区，PMF 的年发病率为 0.5/10 万，诊断时的中位年龄为 65～70 岁，成年患者男女发病率相仿。

1. 临床表现与辅助检查

（1）临床表现：PMF 起病隐匿，进展缓慢，诊断时约 20%的患者无任何症状，其临床症状体征包括：

1）代谢亢进综合征的表现：主要见于早期及中期 PMF 患者，患者可表现为乏力、盗汗、消瘦及低热等。

2）髓外造血的表现：主要表现为脾大，约 1/2～2/3 的患者脾大达脐下。约 50%～80%的患者肝大。髓外造血也可以表现为纤维造血性髓外肿瘤等。

3）骨髓衰竭的表现：大多见于 PMF 的晚期，最为常见的是贫血，也可以出现白细胞及血小板减少，相应地表现为感染和出血。

（2）辅助检查

1）血液常规检查：多数表现为正细胞正色素性贫血，白细胞及血小板轻度升高，血涂片可见泪滴状红细胞、有核红细胞、早幼及中幼粒细胞。晚期 PMF 因骨髓衰竭表现为全血细胞减少。

2）骨髓细胞学和骨髓组织病理学检查：骨穿常常干抽，一般情况下，骨髓细胞学无特异性表现。骨髓组织病理学检查常显示细胞增生活跃，粒系和巨核系细胞过度增生，红系增生可减低、正常或增加。嗜银染色常显示网状纤维增多，伊红-苏木素染色及吉姆萨（Giemsa）三色染色显示不同程度的胶原纤维化。根据骨髓组织病理学表现，骨髓纤维化可分成四个等级，见表 51-1。

表 51-1　骨髓纤维化分级标准(WHO,2016 年)

分级	标准
MF-0	散在线性网状纤维,无交叉,相当于正常骨髓
MF-1	疏松的网状纤维,伴有很多交叉,特别是血管周围区
MF-2	弥漫且浓密的网状纤维增多,伴有广泛交叉,偶尔仅有局灶性胶原纤维和/或局灶性骨硬化
MF-3	弥漫且浓密的网状纤维增多,伴有广泛交叉,有粗胶原纤维束,常伴有显著的骨硬化

3）分子生物学检测:骨髓或外周血 *JAK2V617F*、*MPL* 和 *CARL* 基因检测可能阳性,*BCR/ABL* 基因阴性。

2. 诊断和鉴别诊断

(1) 诊断:目前,PMF 的诊断按 WHO 2016 年诊断标准诊断(表 51-2、表 51-3)。

表 51-2　纤维化前期/早期 PMF 的诊断标准(WHO,2016 年)

诊断需符合以下 3 条主要标准和至少 1 条次要标准:
主要标准:
(1) 有巨核细胞增生和异形巨核细胞,无明显网状纤维增多(≤MF-1),骨髓增生程度年龄调整后呈增高,粒系细胞增殖而红细胞常减少
(2) 不能满足真性红细胞增多症、CML(*BCR-ABL* 融合基因阴性)、MDS(无粒系和红系病态造血)或其他髓系肿瘤的 WHO 诊断标准
(3) 有 *JAK2V617F*、*CALR* 或 *MPL* 基因突变,或无这些突变但有其他克隆性标志,或无继发性骨髓纤维化证据
次要标准:
(1) 非合并疾病导致的贫血
(2) WBC≥11×10^9/L
(3) 可触及的脾脏肿大
(4) 血清乳酸脱氢酶(lactate dehydrogenase,LDH)水平增高

表 51-3　明显纤维化期 PMF 的诊断标准(WHO,2016 年)

诊断需符合以下 3 条主要标准和至少 1 条次要标准:
主要标准:
(1) 巨核细胞增生和异形巨核细胞,常伴有网状纤维或胶原纤维(MF-2 或 MF-3)
(2) 不能满足真性红细胞增多症、CML(*BCR-ABL* 融合基因阴性)、MDS(无粒系和红系病态造血)或其他髓系肿瘤的 WHO 诊断标准
(3) 有 *JAK2V617F*、*CALR* 或 *MPL* 基因突变,或无这些突变但有其他克隆性标志,或无继发性骨髓纤维化证据
次要标准:
(1) 非合并疾病导致的贫血
(2) WBC≥11×10^9/L
(3) 可触及的脾脏肿大
(4) 幼粒幼红血象
(5) 血清 LDH 水平增高

(2) 鉴别诊断

1）与继发性骨髓纤维化的鉴别:继发性骨髓纤维化有原发病的表现,这些原发病包括感染、自身免疫性疾病、慢性炎症性疾病、MPN、MDS、转移性肿瘤及慢性中毒性骨髓疾病等。继发性骨髓纤维化分子生物学检查无 PMF 相关的基因。

2）纤维化前期/早期 PMF 与 ET 的鉴别:ET 患者骨髓增生活跃,髓系和红系造血无显著增生,银染纤维化分级常为 MF-0。而纤维化前期/早期 PMF 骨髓增生明显活跃,骨髓造血显著增生,红系增生减低,银染色纤维化分期常为 MF-0 或 MF-1。

3）有血细胞减少的 PMF 与 MDS 合并骨髓纤维化的鉴别:MDS 合并骨髓纤维化时,50%为 MF-0 或 MF-1,10%~50%为 MF-2 或 MF-3。但 MDS 合并骨髓纤维化常为全血细胞减少、三系血细胞发育异常,胶原纤维形成十分少见,患者常无肝脾肿大等髓外造血表现。

3. 治疗

(1) 贫血的药物治疗:Hb<100g/L 时应开始贫血的药物治疗,可使用的药物包括糖皮质激素、雄激素、EPO 和免疫调节剂。

(2) 脾大的非手术治疗

1）JAK2V617F 激酶抑制剂:目前用于临床的有芦可替尼,可致 33%的患者骨髓纤维化程度改善,49%的患者骨髓纤维化处于稳定。芦可替尼最常见的血液学不良反应为 3/4 级骨髓抑制,最常见的非血液学不良反应是感染,特别是泌尿道、呼吸道感染以及病毒的再激活。

2）羟基脲(HU)等:HU 缩脾的有效率约为 40%,对 HU 治疗无效的患者可用美法仑、白消胺或克拉屈滨等。

3）脾区照射:脾区照射的总剂量为 0.1~0.5Gy,可暂时缓解肝脾肿大所致的饱胀症状,持续的中位时间为 3~6 个月。但脾区照射可致血细胞减少,相关死亡率可达 10%以上。非肝脾的其他髓外造血病灶也可以采用低剂量病灶局部放疗进行治疗。

(3) allo-HSCT:allo-HSCT 是目前唯一可能治愈 PMF 的方法,主要适用于中高危的 PMF 患者、需要依赖输血的 PMF 患者及有不良细胞遗传学异常的 PMF 患者。allo-HSCT 治疗 PMF 的 OS 约为 50%,1 年治疗相关死亡率高达 30%。

(4) 脾脏切除术:PMF 脾切除术的指征包括有症状的门脉高压患者、药物难治的显著脾肿大伴有疼痛或严重恶病质以及依赖输血的患者。PMF 脾切术的围手术期死亡率为 5%~10%,术后并发症发生率约为 50%,相关并发症包括手术部位出血、血栓形成及膈下脓肿等。

（5）输血治疗：PMF 晚期、接受芦可替尼以及 allo-HSCT 治疗均可能使患者出现血细胞减少，输血治疗可参照“MDS 的输血治疗”部分。应该注意的是，晚期 PMF 患者脾脏肿大也很明显，容易导致患者血小板输注无效。

（三）真性红细胞增多症与输血

真性红细胞增多症（polycythemia vera，PV）是一种以获得性克隆性红细胞异常增多为主的慢性 MPN，以慢性发绀、红细胞增多和中度脾大为特征。在欧美地区，PV 的年发病率男性为 2. 8/10 万，女性为 1. 3/10 万。

1. 临床表现和辅助检查

（1）临床表现：起病缓慢，患者因血液黏滞度增高可致血流缓慢和组织缺氧从而出现以下临床症状和体征：

1）神经系统表现：头痛、眩晕、多汗、疲乏、健忘及耳鸣等。

2）多血质表现：皮肤黏膜红紫、眼结膜显著充血等。

3）血栓、栓塞形成和出血的表现：伴血小板增多时，可在脑、周围血管、冠状动脉、门静脉及肠系膜形成血栓。少数患者可出现出血，相关因素包括血管内膜损伤及血小板功能异常。

4）消化系统的表现：因患者嗜碱细胞增多释放组织胺刺激胃壁细胞，可致消化性溃疡及相关症状。此外，40%～50%的患者肝大，70%～90%的患者脾大。

5）其他表现：可出现高尿酸血症、继发性痛风、肾结石、肾损害、皮肤瘙痒及高血压等表现。

（2）辅助检查

1）血液常规检查：血细胞计数增高，红细胞：$(6\sim10)\times10^{12}/L$，血红蛋白：170～240g/L，白细胞：$(10\sim30)\times10^{9}/L$，血小板：$(300\sim1\,000)\times10^{9}/L$。

2）骨髓细胞学检查：各系造血细胞都显著增生，脂肪组织减少，粒红比常下降，巨核细胞增生常较明显，铁染色显示贮存铁减少。

3）血液生化检查：血尿酸增高，血组胺增高及高组胺尿症等。

4）分子生物学检测：多数患者造血细胞存在 *JAK2V617F* 基因突变。

2. 诊断与鉴别诊断

（1）诊断：目前，PV 的诊断按 2016 年 WHO 诊断标准诊断（表 51-4）。

表 51-4　PV 的诊断标准（WHO，2016 年）

诊断需满足 3 项主要标准或者前 2 项主要标准加 1 项次要标准：
主要标准：
（1）Hb，男性>165g/L，女性>160g/L，或者血细胞比容男性>0. 49，女性>0. 48，或者 RCM 超过平均正常预测值的 25%
（2）骨髓活检提示相对于年龄而言的全髓细胞增生，包括显著的红系、粒系增生和多形性、大小不等的成熟巨核细胞增殖
（3）存在有 *JAK2V617F* 突变或者 JAK2 外显子 12 的突变
次要标准：
血清 EPO 低于正常值
主要标准②在以下情况不要求：如果主要标准③和次要标准同时满足，且血红蛋白男性>185g/L，女性>165g/L，或者血细胞比容男性>0. 55，女性>0. 49

（2）鉴别诊断：PV 需与继发性红细胞增多症及相对性红细胞增多鉴别。

1）与继发性红细胞增多症的鉴别：继发性红细胞增多症有基础疾病的表现，这些基础疾病包括慢性缺氧状态如先天性心脏病、肺源性心脏病、风湿性心脏病、肾囊肿及肾盂积水等。这些基础疾病引起的继发性红细胞增多症不会出现 *JAK2V617F* 基因突变。

2）与相对性红细胞增多的鉴别：相对性红细胞增多见于脱水、烧伤和慢性肾上腺皮质功能减退而导致的血液浓缩。患者有脱水的基础疾病表现，无 *JAK2V617F* 基因突变。

3. 治疗

（1）静脉放血疗法：每隔 2～4 天放血 200～400ml，直至血细胞比容<0. 45。放血疗法可使 PV 患者升高的血黏度降低，从而有效缓解高黏滞综合征的有关表现如头痛等。但是，放血疗法可能使血小板反跳性增高，有诱发血栓形成的可能，反复放血还会加重患者缺铁。

（2）血栓栓塞的预防：目前主要是使用阿司匹林进行预防，若无阿司匹林使用的禁忌证，提倡小剂量阿司匹林（50～100mg/d）长期使用。

（3）JAK2 抑制剂：JAK2 抑制剂芦可替尼对 HU 无应答或不耐受的患者具有良好的疗效。

（4）降细胞治疗：对年龄<60 岁或妊娠期妇女可用 INF-α 300 万 U/m^2，每周 3 次，皮下注射。对年龄>60 岁可使用 HU 10～20mg/(kg·d)，但如果白细胞低于正常则应暂时停药。

（5）脾切除术：有严重乏力、血细胞减少以及脾功能亢进时可考虑脾切除术，应该注意的是，接受脾切除术的PV患者手术相关的死亡率较高。

（6）造血干细胞移植：造血干细胞移植（hematopoietic stem cell transplantation，HSCT）是目前唯一可能治愈PV的方法。但是，PV进展缓慢，病史长，选择HSCT治疗的患者不多。

（7）输血治疗：PV患者如果并发大出血，可能需要输注红细胞，此时可按急性失血性贫血的原则考虑红细胞输注问题。脾功能亢进患者血小板低于$20\times10^9/L$时，可考虑输注血小板。如因脾功能亢进导致血小板输注无效，可考虑脾切除术。

（四）原发性血小板增多症与输血

ET是一种以骨髓巨核细胞过度增殖，外周血血小板持续明显增多为特征的MPN。ET的年发病率为1/10万~2.5/10万，好发于50~70岁，女性患者稍多。

1. 临床表现与辅助检查

（1）临床表现：ET起病缓慢，早期无任何症状，但血常规检查可出现血小板增高。部分患者也可出现乏力、脾大。还有部分患者可能因出血、血栓形成而出现相应的症状、体征。

（2）辅助检查

1）血液常规检查：血小板（1 000~3 000）$\times10^9/L$，红细胞和白细胞也可轻度升高。血涂片血小板大小不一、成堆分布。

2）血小板功能检查：聚集试验血小板对胶原、ADP及花生四烯酸诱导的聚集反应下降，对肾上腺素的反应消失。

3）骨髓细胞学及骨髓组织病理学检查：各系细胞增生，以巨核系增生为主，巨核细胞体积较大，多为成熟的巨核细胞，血小板聚集成堆。铁染色细胞内铁、外铁正常。骨髓组织病理学检查可显示轻到中度骨髓纤维化。

4）分子生物学检查：50%~70%的患者存在*JAK2V617F*基因突变。

2. 诊断与鉴别诊断

（1）诊断：目前，ET的诊断按2016年WHO诊断标准诊断（表51-5）。

ET后骨髓纤维化的诊断按骨髓纤维化研究和治疗国际工作组（IWG-MRT）标准（表51-6）。

表51-5　ET的诊断标准（WHO，2016年）

诊断需满足4项主要诊断指标或者前3项主要指标和次要指标即可诊断：
主要指标：
（1）血小板计数持续≥$450\times10^9/L$
（2）骨髓活检示巨核细胞高度增生，胞体大、核过分叶的成熟巨核细胞数量增多，粒系、红系无显著增生或左移，且网状纤维轻度（1级）增多
（3）不能满足MDS、$BCR\text{-}ABL^+$ CML、PV、PMF及其他髓系肿瘤的诊断标准；
（4）有*JAK2V617F*、*CALR*或*MPL*基因突变
次要指标：
有克隆性标志物或无反应性血小板增多的证据

表51-6　ET后骨髓纤维化的诊断标准（IWG-MRT）

诊断需同时符合2条主要标准和至少2条次要标准：
主要指标：
（1）此前按WHO诊断标准诊断为ET
（2）骨髓活检示纤维组织分为2/3级（按0~3级标准）或3/4级（按0~4级标准）
次要指标：
（1）贫血或血红蛋白含量较基线水平下降20g/L
（2）外周血出现幼粒幼红细胞
（3）进行性脾肿大（超过左肋缘下5cm或新出现可触及的脾大）
（4）以下3项体质性症状中至少出现1项：过去6个月内体重下降>10%、盗汗、不能解释的发热（>37.5℃）

（2）鉴别诊断：ET需与继发性血小板增多症及其他MPN鉴别。

1）与继发性血小板增多症的鉴别：继发性血小板增多症有引起继发性血小板增多的原发病表现，*JAK2V617F*基因阴性。可以引起继发性血小板增多症的疾病包括慢性炎症性疾病、急性感染恢复期、肿瘤、大量出血后、缺铁性贫血、脾切除术后及肾上腺素治疗后。

2）与其他MPN的鉴别：PV、CML及PMF，皆可伴有血小板增多。但PV以红细胞增多为突出表现。CML以粒系增生为主，血中白细胞显著增多，出现幼稚粒细胞，中性粒细胞碱性磷酸酶积分明显降低，染色体检查可见到Ph染色体。PMF的患者外周血中有幼红、幼粒细胞，红细胞大小不等，可见泪滴样红细胞增多，骨髓大多干抽，骨髓活检有纤维化的表现。原发性铁粒幼细胞贫血及MDS（5q-综合征）也可有血小板增多，但后者有相应的骨髓细胞学或细胞遗传学特点可资鉴别。

3. 治疗

（1）降低血小板的治疗：降低血小板的药物首选HU 15mg/（kg·d），需要长期间歇用药。也可以用血小板单采术进行降低血小板治疗。

（2）抗血小板治疗：推荐使用小剂量阿司匹林（50~100mg/d）抗血小板治疗，可以考虑与ADP受体拮抗剂（噻氯匹定与氯吡格雷）等联合使用。

(3) INF-α 的应用:INF-α 可抑制巨核系集落形成,抑制巨核细胞造血刺激因子如 GM-CSF、IL-6 及 IL-11,刺激巨核系造血动员调控因子,可有效地控制血小板数量。使用方法是:INF-α 300 万 U/(m^2・次),皮下注射,每周 3 次。INF-α 治疗初期可出现流感样症状和精神障碍等不良反应,出现精神障碍时应考虑停药。

(4) JAK2 抑制剂:ET 患者 JAK2 阳性也可以用芦可替尼等治疗。

(5) 输血治疗:ET 患者一般不必输血治疗,如果患者并发严重出血时,可按急性失血性贫血的原则考虑红细胞输注的问题。

第四节 淋巴瘤、多发性骨髓瘤与输血

一、淋巴瘤与输血

淋巴瘤起源于淋巴结和淋巴组织,其发生大多与免疫应答过程中淋巴细胞增殖分化产生的某种免疫细胞恶变有关,是免疫系统的恶性肿瘤。根据组织病理学的不同,淋巴瘤可分为霍奇金淋巴瘤(Hodgkin's lymphoma,HL)和非霍奇金淋巴瘤(non-Hodgkin's lymphoma,NHL)两种类型。我国淋巴瘤的年发病率,男性为 1.39/10 万,女性为 0.84/10 万,发病高峰有两个年龄段即 15~30 岁及 55 岁以上。

(一) 霍奇金淋巴瘤与输血

HL 典型的病理特征是 R-S 细胞存在于不同类型反应性炎症细胞的特征背景中,R-S 细胞的典型表现为巨大双核和多核细胞,直径为 25~30μm,核大而明显。

1. 病理和分型 详见本章第二节。

2. 临床表现与分期

(1) 临床表现

1) 淋巴结肿大:首发症状常常是颈部或锁骨上无痛性淋巴结肿大,其次是腋下淋巴结肿大。

2) 淋巴结外器官受累:相应的表现因受累器官的不同,受浸润压迫的程度、范围不同而不同。

3) 全身症状:包括发热、盗汗、瘙痒及消瘦等,瘙痒可能为 HL 的唯一全身症状。

4) 其他表现:饮酒后淋巴结疼痛是 HL 特有的表现,还有少数患者发生带状疱疹。

(2) 临床分期及分组

1) 临床分期:目前广泛应用的分期方法是 Cotswold 改良的 Ann Arbor 分期系统(表 51-7),将 HL 分为Ⅰ~Ⅳ期。其中Ⅰ~Ⅳ期按淋巴结病变范围区分,

表 51-7 HL 的分期标准(改良的 Ann Arbor 分期系统)

分期	标准
Ⅰ	累及单个淋巴结区域或结外淋巴组织(如脾脏、胸腺、Waldeyer 环)(ⅠE)
Ⅱ	累及横膈同侧 2 个或多个淋巴结区域(纵隔作为 1 个淋巴结区域,单侧肺门淋巴结应该看做 1 个淋巴结区域,如果两侧均有淋巴结受累及,应分为Ⅱ期)或局部结外淋巴组织和 1 个或多个淋巴结区域(ⅡE)
Ⅲ	累及横膈两侧的淋巴结区域或伴有局灶性的结外淋巴组织(ⅢE),包括脾脏(ⅢS)或局限性结外器官受累(ⅢE),或脾脏和结外脏器均局限性受累(ⅢES)
Ⅳ	弥漫累及 1 个或多个淋巴结外器官或组织,伴或不伴淋巴结受累,或孤立性结外器官受侵犯伴远处(非区域性)淋巴结肿大,如肝或骨髓受累,即使局限也属Ⅳ期

脾和韦氏环(Waldeyer's ring)淋巴组织分别记为一个淋巴结区域。结外病变包括骨髓、肺、骨骼或肝脏中任一器官受侵犯都应定为Ⅳ期。

2) 临床分组:根据 HL 患者有无全身症状分为 A、B 两组。凡无以下症状者为 A 组,有以下症状之一者为 B 组:①在分期以前 6 个月内,不能以其他原因解释的体重下降 10%以上;②不能以其他原因解释的持续或反复发热,体温超过 38℃;③反复盗汗。

3. 辅助检查

(1) 血液常规检查:常有轻或中度贫血,白细胞或血小板正常,部分患者嗜酸性粒细胞增高。

(2) 骨髓细胞学:骨髓被广泛浸润或发生脾功能亢进时,血细胞减少。骨髓被浸润时骨髓涂片中可找到 R-S 细胞,骨髓活检可提高检出率。

(3) 组织病理学检查:是确诊 HL 的检查手段,表现为相应类型 HL 的组织病理学特点。

4. 诊断与鉴别诊断

(1) 诊断:HL 的诊断需综合临床表现、辅助检查特别是组织病理学检查进行,确诊为 HL 后应进行分型,还要结合影像学检查、有无全身症状等进行临床分期、分组。

(2) 鉴别诊断:

1) 与其他淋巴结肿大疾病的鉴别:可以表现为局部淋巴结肿大的疾病包括恶性肿瘤转移、淋巴结结核、淋巴结炎等,需要依靠肿大淋巴结的组织病理学检查加以鉴别。

2) 与其他发热性疾病的鉴别:部分淋巴瘤患者

表现为不明原因的发热，容易与结核病、败血症、结缔组织病及坏死性淋巴结炎等以发热为表现的疾病混淆。但是，这些疾病有其本身的特点如血培养可培养出致病菌、自身抗体阳性等，组织病理学也不支持淋巴瘤。

3）与存在 R-S 细胞的其他疾病的鉴别：传染性单核细胞增多症、结缔组织病及其他恶性肿瘤也可在组织学检查时检出 R-S 细胞，但这些疾病有其本身的表现，所见 R-S 细胞数量少，缺乏典型的淋巴瘤组织病理学表现。

4）结外淋巴瘤与相应器官的其他肿瘤的鉴别：结外淋巴瘤与相应器官的其他肿瘤的鉴别主要依据组织病理学检查。

5. 治疗

（1）联合化疗：可用 ABVD 方案（多柔吡星+博来霉素+长春地辛+达卡巴嗪）、MOPP 方案（氮芥+长春花碱+丙卡巴肼+泼尼松）等。ABVD 方案是 HL 的首选化疗方案，其完全缓解率、5 年生存率均优于 MOPP 方案。以上方案化疗后复发的患者可用二线方案化疗。

（2）放疗：分以下 3 种情况：①Ⅰ、Ⅱ期 HL 的治疗，预后良好组 ABVD 方案化疗 2~4 疗程+受累野放疗 30~40Gy，预后不良组 ABVD 方案化疗 4~6 疗程+受累野放疗 30~40Gy。②对Ⅲ、Ⅳ期有大肿块的 HL 患者进行化疗后残存病灶的治疗。③用于化疗抵抗或不能耐受化疗、再分期为Ⅰ、Ⅱ期 HL 患者的治疗。

（3）HSCT：适用于化疗后进展或早期复发的难治复发性 HL 的治疗，如患者无 HL 累及骨髓，可行自体造血干细胞移植（autologous hematopoietic stem cell transplantation，auto-HSCT）。

（4）免疫疗法：难治复发性经典 HL，可用 PD-1（programmed cell death 1）治疗。

（5）输血治疗：HL 患者存在血细胞减少需要输注各种血液成分时，可参照“MDS 的输血治疗”部分。

（二）非霍奇金淋巴瘤与输血

1. NHL 的分型 详见本章第二节。

2. 临床表现

（1）NHL 共同的临床表现：无痛性进行性的淋巴结肿大或局部肿块

（2）NHL 临床表现的特点

1）全身性：NHL 可发生在任何组织器官。

2）多样性：受累组织器官不同，受浸润的范围、程度也不一致，决定了 NHL 临床表现是多样的。

3）对组织器官的压迫和浸润较 HL 多见：NHL 的侵袭力明显较 HL 强，对组织器官的浸润、压迫多见。

3. 辅助检查

（1）血液常规检查：白细胞多正常，可伴淋巴细胞绝对或相对增多，如出现淋巴瘤白血病时可以出现白细胞增多，而红细胞及血小板减少。

（2）骨髓细胞学：部分患者骨髓涂片可找到淋巴瘤细胞，如出现淋巴瘤白血病可呈现白血病样骨髓象。

（3）血生化检查：可有血沉增快，LDH 升高，如血清碱性磷酸酶活力或血钙增高提示累及骨骼。B 细胞淋巴瘤可出现淋巴瘤相关性自身免疫性溶血性贫血，患者的 Coombs 试验可阳性。如中枢神经系统累及时脑脊液中蛋白升高。

（4）影像学检查：影像学检查包括 B 超、CT、MRI 及 PET/CT，这些影像学检查提示浅、深淋巴结肿大，受累器官肿大。PET/CT 还可以显示这些肿大的淋巴结、组织器官的标准化摄入值（standardized uptake value，SUV）增高。

（5）组织病理学检查：组织病理学检查包括免疫组织化学检查呈现相应 NHL 类型的组织学特征，是确诊 NHL、进行 NHL 亚型分类的依据。

4. 诊断与鉴别诊断

（1）诊断与分期、分组：NHL 的诊断、分型需根据患者的症状、体征、组织病理学检查结果综合考虑。诊断确定后，还要结合影像学资料及是否有全身症状等进行分期、分组。

（2）鉴别诊断：NHL 的鉴别诊断参照 HL 的鉴别诊断。

5. 治疗

（1）化疗、放疗：NHL 的治疗，原则上采用以放疗为主，化、放疗结合的综合治疗[21]。对于惰性淋巴瘤包括小细胞淋巴瘤、淋浆细胞淋巴瘤、边缘区淋巴瘤、滤泡细胞淋巴瘤及蕈样肉芽肿/Sezary 综合征，Ⅰ、Ⅱ期患者可以以放疗为主，Ⅲ、Ⅳ期患者应以化疗为主。因惰性淋巴瘤的进展缓慢，部分早期患者肿瘤可以自行消逝，也可以先予以观察、等待，如病情进展再开始治疗。

侵袭性淋巴瘤不论分期均应以化疗为主，对化疗后残留的病灶、大肿块病灶或中枢神经系统淋巴瘤，应辅以放疗。

不同类型淋巴瘤的化疗方案是不同的，侵袭性 NHL 的标准化疗方案是 CHOP 方案（环磷酰胺+多柔吡星+长春新碱+泼尼松），但该方案对 BL 等高度侵袭性 NHL 的疗效欠佳，这些高度侵袭性 NHL 需要使用强度更强的联合化疗方案进行治疗。

（2）生物治疗：

1）单克隆抗体：利妥昔单抗（Rituximab）是 CD20 单抗，凡是 CD20 阳性的 B 细胞淋巴瘤均可以用利妥昔单抗治疗,这类B细胞淋巴瘤使用利妥昔单抗治疗后疗效提高约20%。

2）嵌合抗原受体T细胞(chimeric antigen receptor-T cells,CAR-T):CAR-T对治疗难治复发性B细胞淋巴瘤具有良好疗效。

3）INF-α:对蕈样肉芽肿/Sezary综合征等有部分缓解作用。

4）抗幽门螺杆菌治疗:对胃黏膜相关淋巴组织淋巴瘤具有良好疗效。

（3）HSCT:对55岁以下、重要脏器功能正常、缓解期短、难治复发的侵袭性淋巴瘤可以考虑进行auto-HSCT或allo-HSCT。

（4）输血治疗:NHL患者存在血细胞减少需要输注各种血液成分时,可参照"MDS的输血治疗"部分。如果出现严重出血并发症如消化道NHL并发消化道大出血时,可按急性失血性贫血的原则考虑红细胞的输注问题。

二、多发性骨髓瘤与输血

多发性骨髓瘤(multiple myeloma,MM)是一种以骨髓中克隆性浆细胞异常增生,绝大多数病例存在单克隆免疫球蛋白(M蛋白)或其片段的分泌,导致相关器官或组织损伤为特征的浆细胞恶性增殖性疾病。我国MM的年发病率约为2/10万,中、老年人好发,男多于女。

(一）临床表现

1. 贫血　是MM常见的表现之一,主要与MM患者红细胞生成减少有关,多为轻、中度贫血。

2. 骨骼损害与高钙血症　骨痛是MM的主要症状,其中腰痛最为常见,胸骨和下肢骨痛次之。与浆细胞导致破骨细胞和成骨细胞活性失衡导致溶骨性损害有关。部分患者可出现病理性骨折。广泛的溶骨性损害及肾功能障碍可引起患者出现高钙血症,表现为食欲缺乏、呕吐、乏力、意识模糊、多尿及便秘等。

3. 肾功能损害　MM患者肾功能损害与游离轻链的沉积、肾淀粉样变、高黏滞综合征和骨髓瘤细胞的浸润等有关,表现为蛋白尿、血尿、管型尿及急/慢性肾衰竭。

4. 高黏滞综合征　MM患者M蛋白增多,可使血液黏滞性过高,患者表现为组织缺氧如头晕、眩晕、眼花及耳鸣等。

5. 淀粉样变性　少数患者可在肾脏、心脏等器官发生淀粉样变性,导致肾功能损害、心脏扩大甚至心源性猝死。

6. 髓外浸润　可以出现肝、脾、肾的浸润甚至髓外浆细胞瘤等。

7. 其他表现　MM患者还可以出现感染、出血倾向及神经系统损害等表现。

(二）辅助检查

1. 血液常规检查　多为正细胞正色素性贫血,红细胞成缗钱状排列,白细胞及血小板可正常,也可减少。

2. 骨髓细胞学检查　浆细胞异常增生,浆细胞胞质的改变包括双核或多核浆细胞,核内可见1~4个核仁。

3. 血清中M蛋白的鉴定　血清蛋白电泳可见一染色浓而密集、单峰突起的M蛋白,而正常的免疫球蛋白减少。血清中出现M蛋白是本病的突出特点,可以通过免疫固定电泳等对M蛋白进行免疫分型。

4. 尿液检查　可检出蛋白尿、管型尿,约半数患者可检出本周蛋白(Bence Jone protein),尿本周蛋白实为M蛋白的轻链,可通过尿免疫固定电泳进行免疫分型。

5. 血液生化检查

（1）血钙、磷及碱性磷酸酶测定:因溶骨性改变,碱性磷酸酶正常或轻度升高,血钙升高,晚期肾功能不全时血磷可升高。

（2）血清β_2微球蛋白:血清β_2微球蛋白(β_2 microglobulin,β_2-MG)可升高,肾功能不全时更加明显。

（3）血清LDH:LDH与肿瘤细胞活动有关,MM时LDH可升高。

（4）其他:血清球蛋白可升高,伴肾功能不全时血清肌酐(Cr)和尿素氮(BUN)可升高。

6. 影像学检查　MM患者的溶骨性改变在X线上表现为圆形、边缘清楚如凿孔样的多个大小不等的溶质性损害,多见于扁骨,也可以表现为骨质疏松和病理性骨折。

(三）诊断与鉴别诊断

1. 诊断　目前,MM的诊断按国际骨髓瘤工作组(1MWG,2014)标准诊断。

（1）有症状骨髓瘤(活动性骨髓瘤)的诊断:标准见表51-8。

（2）无症状骨髓瘤的诊断标准:见表51-9。

（3）MM的分型:按免疫球蛋白的类型分为IgG型、IgA型、IgD型、IgM型、IgE型、轻链型、双克隆型及不分泌型,每种类型又根据轻链类型分为κ型和λ型。

（4）分期:目前有两种分期体系较为常用,其中一个是Durie-Salmon(DS)分期体系(表51-10)和国际分期体系(ISS)及修订的国际分期体系(R-ISS)(表51-11)。

表 51-8　有症状骨髓瘤（活动性骨髓瘤）诊断标准（1MWG，2014 年）

诊断需满足第 1 条及第 2 条，加上第 3 条中任一项：
1. 骨髓单克隆浆细胞比例≥10%和/或组织活检证明有浆细胞瘤
2. 血清和/或尿出现单克隆 M 蛋白
3. 骨髓瘤引起的相关表现
（1）靶器官损害表现（CRAB）
1）[C]校正血清钙>2.75mmol/L
2）[R]肾功能损害（肌酐清除率<40ml/min 或肌酐>177μmol/L）
3）[A]贫血（血红蛋白低于正常下限 20g/L 或<100g/L）
4）[B]溶骨性破坏，通过影像学检查（X 线片、CT 或 PET/CT）显示 1 处或多处溶骨性病变
（2）无靶器官损害表现，但出现以下 1 项或多项指标异常（SLiM）
1）[S]骨髓单克隆浆细胞比例≥60%
2）[Li]受累/非受累血清游离轻链比≥100
3）[M]MRI 检查出现>1 处 5mm 以上局灶性骨质破坏

注：校正血清钙（mmol/L）= 血清钙（mmol/L）-0.025×血清白蛋白浓度（g/L）+1.0（mmol/L）。

表 51-9　无症状骨髓瘤（冒烟型骨髓瘤）诊断标准（1MWG，2014 年）

诊断需满足第 3 条，加上第 1 条或/和第 2 条：
1. 骨髓单克隆 M 蛋白≥30g/L 或 24h 尿轻链≥0.5g
2. 骨髓单克隆浆细胞比例 10%~60%
3. 无相关器官及组织的损害（无 SLiM、CRAB 等终末器官损害表现，无淀粉样变性）

表 51-10　Durie-Salmon 分期体系

分期	分期标准
Ⅰ期	满足以下所有条件： 1. 血红蛋白>100g/L 2. 血清钙≤2.65mmol/L（11.5mg/dl） 3. 骨骼 X 线片：骨骼结构正常或骨型孤立性浆细胞瘤 4. 血清或尿骨髓瘤蛋白产生率低：①IgG<50g/L；②IgA<30g/L；③本周蛋白<4g/24h
Ⅱ期	不符合Ⅰ和Ⅲ期的所有患者
Ⅲ期	满足以下 1 个或多个条件： 1. 血红蛋白<85g/L 2. 血清钙>2.65mmol/L（11.5g/L） 3. 骨骼检查中溶骨病变大于 3 处 4. 血清或尿骨髓瘤蛋白产生率高：①IgG>70g/L；②IgA>50g/L；③本周蛋白>12g/24h
亚型	
A 亚型	肾功能正常，肌酐清除率>40ml/min 或血清肌酐水平<177μmol/L（2.0g/L）
B 亚型	肾功能不全，肌酐清除率≤40ml/min 或血清肌酐水平≥177μmol/L（2.0g/L）

表 51-11　国际分期体系（ISS）及修订的国际分期体系（R-ISS）

分期	ISS 标准	R-ISS 的标准
Ⅰ	血清 β_2-MG<3.5mg/L，白蛋白≥35g/L	ISS Ⅰ期和非细胞遗传学高危同时 LDH 水平正常
Ⅱ	介于Ⅰ期和Ⅲ期之间	介于 R-ISS Ⅰ期和Ⅲ期之间
Ⅲ	血清 β_2-MG≥5.5mg/L	ISS Ⅲ期同时细胞遗传学高危或者 LDH 水平高于正常

注：细胞遗传学高危指间期荧光原位杂交检出 dle（17p），t（4；14），t（14；16）。

2. 鉴别诊断　MM 需与如下疾病鉴别：

（1）反应性浆细胞增多症：可由慢性炎症、肝硬化、伤寒及转移癌等引起，浆细胞一般不超过 15%，形态无异常，免疫表型为 $CD38^+$、$CD56^-$ 且不伴 M 蛋白，也无 *IgH* 基因重排。

（2）意义未明的单克隆免疫球蛋白病：血清和/或尿中出现 M 蛋白，骨髓中单克隆浆细胞增多但未达到 MM 诊断标准，也无溶骨性改变等。

（3）华氏巨球蛋白血症：血和/或尿中出现单克隆 IgM，骨髓及组织中有淋巴样浆细胞浸润。FISH 常无 t（11：14）等 IgH 易位，分子生物学检测常有 *MYD88L265P* 突变。

（4）原发性淀粉样变性：是单克隆轻链变性、沉积造成组织器官损伤，活检组织刚果红染色阳性，一般骨髓浆细胞增多<15%，无 MM 的溶骨性改变。

（5）引起骨痛和骨质破坏的疾病：如老年性骨质疏松、骨转移癌、肾小管酸中毒及甲状旁腺功能亢进等。患者有原发病表现，缺乏典型的 MM 的骨髓及骨损害等表现。

（四）治疗

1. 化疗　MM 的诱导化疗原则上选用含新药（蛋白酶体抑制剂如硼替佐米、伊沙佐米；免疫调节剂如来那度胺、沙利度胺）的三药联合化疗。如果伴有浆细胞瘤建议使用蒽环类药物。

抗 CD38 的单克隆抗体 daratumuab（DARA）对初治和难治复发性的 MM 具有良好的疗效。

2. HSCT　一般选择进行 auto-HSCT，治疗后获得 PR 及以上疗效的患者就可以进行。allo-HSCT 可用于年轻、伴有高危细胞遗传学异常、有 HLA 配型相合供者的 MM 患者。

3. MM 引起器官损害的治疗

（1）骨病的治疗：可用二膦酸盐包括氯屈膦酸、帕莱磷酸二钠和唑来膦酸，适合于所有有症状的 MM

患者,在疾病的前2年,每月1次,2年后可以停用或每3月1次。如为长骨病理性骨折,脊柱压缩性骨折压迫脊髓或脊柱不稳者可行外科手术治疗。

(2) 肾功能不全的治疗:水化、利尿,减少尿酸形成和促进尿酸排泄,肾衰时应积极透析,避免使用非甾体抗炎药和静脉造影剂。

(3) 高钙血症的治疗:水化、碱化、利尿使患者尿量>1 500ml/d,使用二膦酸盐和/或降钙素。

(4) 贫血的治疗:有效的化疗是纠正贫血的关键,疾病得到有效控制仍伴有中、重度贫血应用EPO治疗。

(5) 血栓形成的治疗:接受沙利度胺或来那度胺为基础的方案化疗,血栓形成的风险增加,建议用阿司匹林甚至低分子量肝素或华法林预防血栓形成。

(6) 感染的治疗:反复感染或出现严重感染,除抗生素治疗外应考虑用免疫球蛋白;如果使用大剂量地塞米松方案,应注意卡氏肺孢子虫病和真菌感染的防治。

(7) 其他治疗:高黏滞综合征者可行血浆置换治疗等。

4. 输血治疗　MM存在血细胞减少需要输注各种血液成分时,可参照“MDS的输血治疗”部分。应该注意的是,CD38单抗DARA可能影响交叉配血结果,对接受DARA治疗的患者进行交叉配血时,应注意考虑DARA的影响。

(魏辉　周吉成　谭彬宾)

参考文献

1. 葛均波,徐永健,王辰.内科学[M].北京:人民卫生出版社.2019.
2. SWERDLOW SH,CAMPO E,HARRIS NL,et al. World Health Organization Classification of Tumours of Haematopoietic and Lymphoid Tissues[M]. Lyon:IARC Press,2008.
3. LEGLER TJ,FISCHER I,DITTMANN J,et al. Frequency and causes of refractoriness in multiply transfused patients[J]. Ann Hematol,1997,74:185.
4. HOD E,SCHWARTZ J. Platelet transfusion refractoriness[J]. Br J Haematol,2008,142:348.
5. SLICHTER SJ,DAVIS K,ENRIGHT H,et al. Factors affecting posttransfusion platelet increments, platelet refractoriness, and platelet transfusion intervals in thrombocytopenic patients[J]. Blood,2005,105:4106.
6. KLINGEMANN HG,SELF S,BANAJI M,et al. Refractoriness to random donor platelet transfusions in patients with aplastic anaemia:a multivariate analysis of data from 264 cases[J]. Br J Haematol,1987,66:115.
7. BISHOP JF,MCGRATH K,WOLF MM,et al. Clinical factors influencing the efficacy of pooled platelet transfusions[J]. Blood,1988,71:383.
8. MCFARLAND JG,ANDERSON AJ,SLICHTER SJ. Factors influencing the transfusion response to HLA-selected apheresis donor platelets in patients refractory to random platelet concentrates[J]. Br J Haematol,1989,73:380.
9. Trial to Reduce Alloimmunization to Platelets Study Group. Leukocyte reduction and ultraviolet B irradiation of platelets to prevent alloimmunization and refractoriness to platelet transfusions[J]. N Engl J Med,1997,337:1861.
10. ASTER RH. Effect of anticoagulant and ABO incompatibility on recovery of transfused human platelets[J]. Blood,1965,26:732.
11. YANKEE RA,GRUMET FC,ROGENTINE GN. Platelet transfusion therapy;the selection of compatible platelet donors for refractory patients by lymphocyte HL-A typing[J]. N Engl J Med,1969,281:1208.
12. HEAL JM, BLUMBERG N, MASEL D. An evaluation of crossmatching, HLA, and ABO matching for platelet transfusions to refractory patients[J]. Blood,1987,70:23.
13. NEBGEN DR,RHODES HE,HARTMAN C,et al. Abnormal Uterine Bleeding as the Presenting Symptom of Hematologic Cancer[J]. Obstet Gynecol,2016,128:357.
14. KAUFMAN RM,DJULBEGOVIC B,GERNSHEIMER T,et al. Platelet transfusion: a clinical practice guideline from the AABB[J]. Ann Intern Med,2015,162:205.
15. SCHIFFER CA, BOHLKE K, DELANEY M, et al. Platelet Transfusion for Patients With Cancer: American Society of Clinical Oncology Clinical Practice Guideline Update[J]. J Clin Oncol,2018,36:283.
16. VISCO C,RUGGERI M,LAURA EM,et al. Impact of immune thrombocytopenia on the clinical course of chronic lymphocytic leukemia[J]. Blood,2008,111:1110.
17. DÜHRSEN U,AUGENER W,ZWINGERS T,et al. Spectrum and frequency of autoimmune derangements in lymphoproliferative disorders:analysis of 637 cases and comparison with myeloproliferative diseases[J]. Br J Haematol,1987,67:235.
18. MAURO FR,FOA R,CERRETTI R,et al. Autoimmune hemolytic anemia in chronic lymphocytic leukemia: clinical, therapeutic,and prognostic features[J]. Blood,2000,95:2786.
19. STRUPP C,NACHTKAMP K,HILDEBRANDT B,et al. New proposals of the WHO working group (2016) for the diagnosis of myelodysplastic syndromes (MDS): Characteristics of refined MDS types[J]. Leuk Res,2017,57:78-84.
20. GEYER JT,ORAZI A. Myeloproliferative neoplasms (BCR-ABL1 negative) and myelodysplastic/myeloproliferative neoplasms: current diagnostic principles and upcoming updates[J]. Int J Lab Hematol,2016,38 (Suppl 1):12-19.
21. ESKIAN M,KHORASANIZADEH M,ZINZANI PL,et al. Radioimmunotherapy as the first line of treatment in non-Hodgkin lymphoma[J]. Immunotherapy,2018,10(8):699-711.

第五十二章

凝血障碍性疾病与输血

凝血障碍性疾病是凝血因子量的缺乏或功能的异常导致的出血性疾病，分为遗传性和获得性。遗传性常表现为单一的凝血因子的缺乏或功能异常，获得性可表现为单一的凝血因子缺乏，更多情况下涉及多种凝血因子异常。成分输血或者凝血因子输注是凝血障碍性疾病的一种重要的治疗方法。本章就该类疾病的成分输血或者凝血因子输注治疗进行阐述。

第一节　血液凝血与纤溶功能检测

正常情况下血液在血管内始终处于流动状态，既不会溢出血管壁而造成出血(hemorrhage)，也不会在血管内凝固而形成血栓(thrombosis)，主要是由于机体通过复杂的调控机制包括血管壁、血小板、凝血系统、抗凝系统、纤维蛋白溶解系统和血流状态等因素相互作用而呈动态平衡状态。当某些获得性或遗传性病理因素引起这种状态失衡时则可导致出血、病理性血栓形成或以上两者同时出现，即可能发生出血性疾病(hemorrhagic disease)或血栓性疾病(thrombotic disease)。凝血与纤溶功能的实验检测有助于明确出血性疾病与血栓性疾病的病因、诊断、治疗、疗效监测和预防。

一、临床常用的检测项目

众多的血栓与止血试验是筛查和诊断出血性疾病与血栓性疾病的重要手段，先筛查试验，再选择确诊试验，有助于疾病诊断、治疗。

（一）凝血酶原时间

1. 检测原理　在抗凝血浆中加入磷脂、组织凝血活酶(tissue thromboplastin)和钙离子，测定凝块形成的时间。每种凝血活酶试剂实际上对维生素依赖的凝血因子水平降低的敏感度都不尽相同，同时测定凝血酶原时间(prothrombin time，PT)的仪器系统也影响灵敏度。为了纠正这些差异，使全世界PT报告标准化，国际标准化比值(international normalization ratio，INR)应运而生。

$$INR=(受检血浆PT/正常对照PT)^{ISI}$$

国际灵敏度指数(international sensitivity index，ISI)越小，组织凝血活酶的灵敏度越高。PT检测时必须用标有ISI值的组织凝血活酶。

2. 参考范围　一般为11~13秒。

3. 临床意义　PT是应用最广泛的凝血功能检测项目，对多种凝血因子敏感，可评估外源性凝血途径(FⅦ、组织因子)和共同途径(FⅩ、FⅤ、FⅡ和纤维蛋白原)。PT延长主要见于先天性或获得性外源性凝血途径和共同途径的FⅡ、FⅦ、FⅩ和FⅤ及纤维蛋白原(fibrinogen，Fg)的单一因子缺陷或联合缺陷，以及这些因子的抑制剂存在。纤维蛋白(原)降解产物(fibrin or fibrinogen degradation products，FDP)也可延长PT。当FⅦ水平低至正常的35%~40%时，可检测到PT延长。PT比APTT受到的干扰更少，因而PT可用于评估所有凝血因子都受到影响如创伤、DIC和手术的情况下机体止凝血状态。此外，高水平FⅧ可缩短APTT，但并不影响PT；由于肝脏疾病中常出现FⅧ升高，因此PT对肝脏合成功能受损较APTT更为敏感。PT还是监测维生素K合成抑制剂(华法林)治疗的首选试验。如果PT显著延长的原因不清楚，可通过与正常血浆1∶1混合以鉴别，若不能纠正提示有凝血因子抑制剂，若完全纠正则提示凝血因子缺陷，若严重凝血因子缺乏的情况如大量输血和DIC，可能无法纠正到参考范围。

PT缩短多见于高凝状态或血栓形成。

（二）活化部分凝血活酶时间

1. 检测原理　应用激活剂(硅藻土、高岭土、微粉化二氧化硅、鞣花酸等)激活FⅫ和FⅪ，以脑磷脂(部分凝血活酶)代替血小板提供催化表面，在Ca^{2+}参与下，测定血浆凝固所需的时间。

2. 参考范围　一般为20~35秒。

3. 临床意义　活化部分凝血活酶时间(activated partial thromboplastin time，APTT)对内源性凝血途径

[激肽释放酶、高分子激肽原(HMWK)、FⅫ、FⅪ、FⅨ、FⅧ]和共同途径(FⅩ、FⅤ、FⅡ和Fg)的凝血因子活性显著降低敏感(表52-1)。PT和APTT通常一起用于常规术前评估。必须认识到这些凝血因子水平只有降低到一定程度才能使APTT筛查结果异常。例如,当FⅧ下降到正常水平的35%~45%时,大多数商品化APTT试剂都能检测到FⅧ缺乏。相比而言,FⅫ和高分子激肽原HMWK在正常水平的10%~15%时可能也不会造成APTT延长。在大多数情况下,如果单一的内源性凝血途径或共同途径的凝血因子活性低于30%~40%,或者涉及多种凝血因子的轻度缺陷,则APTT将超出正常范围。纤维蛋白原浓度显著低于1.0g/L也可使APTT延长。除了凝血因子缺乏外,与APTT相关的凝血因子的特异性抑制剂也可导致APTT异常延长。大多数APTT试剂对狼疮抗凝物(lupus anticoagulants, LA)敏感,故LA筛查可用APTT。APTT还可用来监测普通肝素治疗。

表52-1　凝血筛查试验异常的鉴别诊断[1]

仅APTT异常
与出血相关:FⅧ、FⅨ和FⅪ缺陷
与出血无关:FⅫ、前激肽释放酶(PK)、高分子激肽原(HMWK)缺乏、有LA
仅PT异常
FⅦ缺陷
APTT与PT均异常
内科疾病:抗凝治疗、弥散性血管内凝血(DIC)、肝脏疾病、维生素K缺乏、大量输血
少数异常纤维蛋白原血症
FⅩ、FⅤ、FⅡ缺陷

APTT延长提示FⅡ、FⅤ、FⅧ、FⅨ、FⅪ、FⅫ、激肽释放酶、HMWK中一种或多种活性降低、Fg浓度降低及非特异性抑制作用,活性降低可能是由于凝血因子缺乏或存在抑制剂。如果APTT延长原因不明,可用正常血浆与患者血浆1∶1混合,若APTT延长是由于凝血因子缺乏引起的则可被纠正,值得注意的是严重的多种凝血因子缺乏可能无法纠正到参考范围内;单一凝血因子缺乏则可纠正到参考范围内,有抑制剂则通常阻止APTT纠正到参考范围,而弱或低浓度的抑制剂则可能由于被稀释到而可纠正APTT,易与凝血因子缺乏混淆。

FⅧ的抑制剂,如1∶1混合后立即测定,可部分或几乎完全纠正;然而在37℃混合孵育1或2小时后,APTT将显著延长;当立即检测和孵育混合物的APTT结果之间相差达到8~12秒时,应考虑可能存在FⅧ特异性抑制剂。

FⅧ是一种急性时相蛋白,表现出明显的生理变化幅度。此外,有些患者的FⅧ水平先天性升高。显著升高的FⅧ可缩短APTT,并掩盖其他凝血因子的轻度缺乏。高水平FⅧ还可掩盖蛋白C(protein C,PC)活化凝血试验中低水平的PC。

并非所有凝血因子缺乏都增加出血的风险,接触因子缺乏与出血风险无关。APTT显著延长、混合血浆可完全纠正、患者无出血史,提示可能FⅫ、HMWK或激肽释放酶缺乏。

普通肝素对APTT的影响大于低分子肝素。直接凝血酶抑制剂和直接抗-FXa可致APTT延长。华法林治疗可致维生素K依赖凝血因子缺乏引起APTT延长。

LA可抑制体外凝血反应,但通常与出血风险增加无关。尽管不同APTT试剂的敏感性差异较大,大多是磷脂的种类和含量以及所用表面活化剂的类型不同,总的来说APTT对LA的敏感性比PT高。然而一些非典型LA可能对APTT几乎没有影响,但可延长PT。

APTT缩短通常是由高浓度FⅧ、Fg或检测前标本活化引起的。

(三)凝血酶时间

1. 检测原理　在未稀释的受检血浆中加入标准化的外源性凝血酶,测定血浆凝固的时间。在低浓度的外源性凝血酶和正常至较高的Fg浓度条件下,血块形成的速率对凝血酶抑制剂的治疗浓度变化敏感,而对高于1g/L Fg浓度轻微变化不敏感。

2. 参考范围　一般为11~25秒,具体取决于凝血酶浓度、凝血酶来源和使用的仪器。

3. 临床意义　凝血酶时间(thrombin time,TT)是凝血、抗凝及纤溶系统功能的筛查指标之一。TT只能检测外源性凝血酶水解FIB的能力,可用来评估Fg的功能,确定Fg功能是否存在缺陷。如果血浆样本中存在异常Fg或凝血酶抑制剂(如肝素、直接凝血酶抑制剂和肝素类化合物),TT将延长。标本中存在的凝血酶抑制剂是绝大多数TT延长的原因。

(四)纤维蛋白原

1. 检测原理　在稀释的受检血浆中加入高浓度的外源性凝血酶,使血浆中的纤维蛋白原转变为纤维蛋白,在这种情况下凝块形成的时间与Fg浓度成正比,通过血浆凝固的速率可计算出血浆Fg浓度(Clauss法)。

2. 参考范围 成人 2.0~4.0g/L。

3. 临床意义 Fg 浓度降低或功能受损可导致出血，因此 Fg 测定常用于创伤、手术、DIC 和纤溶治疗，以确定是否需要替代治疗。遗传性纤维蛋白原疾病如先天性低纤维蛋白原血症、无纤维蛋白原血症和异常纤维蛋白原血症是罕见的。

由于 Fg 浓度随年龄增长而增加。在一些生理性应激反应、老年人和妊娠晚期 Fg 可增高。新生儿 Fg 1.25~3.00g/L，正常成人 Fg 2.0~4.0g/L，当 Fg 浓度低至 1.0g/L 以下可导致出血。在创伤和大手术中，可能需要 Fg 高于 1.5~2.0g/L 才能达到最佳止血效果。

Fg 的止血功能可能受到其浓度或质量变化的影响。Fg 浓度异常较常见。在止血应激情况下如严重创伤、出血和 DIC，血 Fg 浓度急剧下降（表 52-2）。创伤情况下低 Fg 水平是预后不良的独立危险因素。

表 52-2 Fg 检测结果分析[2]

类型	常见原因
Fg 浓度降低	年龄相关：新生儿血 Fg 浓度稍低 获得性：DIC、肝衰竭、出血、纤溶药物（如 tPA、链激酶等）治疗所致的纤溶亢进、高剂量的直接凝血酶抑制剂、高浓度肝素、获得性异常纤维蛋白原血症 先天性（Fg 基因突变）：无纤维蛋白原血症、低纤维蛋白原血症、异常纤维蛋白原血症
Fg 浓度升高	年龄相关：绝经后略高 获得性：炎症、剧烈运动、吸烟、轻微的季节性变化 先天性：G-455A 多态性，其他多态性，多因素

Fg 是一种典型的急性时相反应蛋白，其浓度升高在炎症中常见，在严重应激条件下肝纤维蛋白原合成可比基线水平增加 20 倍。持续增高的 Fg 水平与动脉粥样硬化风险相关。

Fg 质量缺陷（异常纤维蛋白原血症）可以是先天性的，也可以是获得性的，后者在肝病中常见。

（五）D-二聚体

D-二聚体（D-dimer，DD）是交联纤维蛋白在纤溶酶降解下产生的特异性降解产物，是体内活动性血栓形成和继发性纤溶功能亢进的分子标志物。

1. 参考范围

（1）定性检测：阴性。

（2）定量检测：0.02~0.4mg/L。

2. 临床意义 DD 是目前 DIC 诊断较为特异的指标，是血栓性疾病筛查与排除诊断最常用的指标。血浆 DD 对深静脉血栓形成及肺栓塞具有较高的阴性预测值，对排除诊断有重要价值。DD 增高见于继发性纤溶功能亢进、血栓前状态与血栓性疾病。溶栓治疗时 DD 可作为监测指标，比 FDP 更有意义。许多情况如老年、肥胖、妊娠、恶性肿瘤、手术后等 DD 均有升高。

（六）血浆纤维蛋白（原）降解产物

纤溶酶降解纤维蛋白原、可溶性纤维蛋白和纤维蛋白多聚体、交联纤维蛋白生成 FDP，是来自于纤维蛋白原和纤维蛋白降解的一组片段。FDP 是纤维蛋白（原）降解碎片的总称，包括多种不同分子量的肽段。血浆 FDP 增加是体内纤溶功能亢进的标志之一。

1. 参考范围

（1）定性检测：阴性。

（2）定量检测：血浆 FDP<5mg/L。

2. 临床意义 FDP 主要用于判断纤溶系统功能状态，包括原发性及继发性纤溶功能亢进。FDP>10mg/L 有临床意义。FDP 增高见于原发性纤溶亢进症和继发性纤溶亢进，如 DIC、肺梗死、深静脉血栓、急性早幼粒细胞白血病等；溶栓治疗时，可见 FDP 显著升高，可大于 40mg/L 或更高；一些恶性肿瘤、肾脏疾病、肝脏疾病、某些急性感染、外伤及外科手术后，FDP 可轻度升高，一般在 20~40mg/L 之间。

（七）血栓弹力图检测

生理性凝血全貌不能完全通过 APTT、PT 等目前常用的凝血检测指标来评估。血栓弹力图（thrombelastogram，TEG）是应用血栓弹力仪把血液凝固及纤溶进程的黏弹性变化描绘出的特殊图形，对凝血因子、抑制剂、纤维蛋白原、血小板和纤维蛋白溶解级联反应中的变化敏感，可总体评价止血功能，主要用于对凝血、纤溶全过程及血小板功能进行评估。TEG 可在 10~30 分钟内提供凝血因子、血小板等有关凝血和纤维蛋白溶解的相关信息。目前市场上有两种系统：TEG 5 000/TEG 6S 和 ROTEM。

1. 检测原理 采用物理和化学的方法检测血液凝固状态。37℃条件下抗凝全血在圆柱形的检测杯中以 4°45′角来回摆动，接触血液的悬垂丝穿过杯盖连接扭力传感器；血样呈液体状态时杯子的摆动不影响杯盖，当血凝块一旦形成，可将杯和盖紧密相连，杯子摆动所产生的扭转力以及变化的黏弹性传导至杯盖和悬垂丝，随后力信号转化为电信号，再由计算机绘图得到 TEG[3]。TEG 主要有普通杯、肝素杯和血小板试验。

2. 参考范围 见表 52-3。

表 52-3　TEG 的主要参数

主要参数	参考范围	意义
R 值(凝血反应时间)	5～10min	从凝血系统启动直到纤维蛋白凝块形成之间的一段潜伏期，评估从样本活化到血凝块强度振幅达 2mm 所需的时间，主要反映凝血因子功能和肝素类药物疗效；R 值增大见于肝素治疗、凝血因子缺乏症和严重血小板减少症
K 值(凝血形成时间)	1～3min	评估血凝块强度振幅从 2 到 20mm 所需的时间，主要反映 Fg 的功能和水平
α 角(Angle 角度)	53°～72°	主要反映 Fg 的功能；α 角减小，提示 Fg 功能减低；α 角增大，提示 Fg 功能增强
MA 值(血栓最大振幅)	55～70mm	通过凝块形成获得的最大振幅，主要反映血小板的数量和功能，也受 Fg 的影响
G 值(最大切应力强度)	4.5～11.0kd/sc	反映血凝块强度
CI(凝血综合指数)	-3～+3	反映整体凝血水平，CI 增高提示高凝状态，CI 减低提示低凝状态
LY30(纤溶指数)	<7.5%	MA 值确定后 30 分钟内血凝块消融的比例(%)，反应总的纤溶活性
EPL(预测纤溶指数)	<15%	预测在 MA 值确定后 30 分钟内血凝块将要溶解的百分比(%)

3. 临床意义

(1) 指导输血和药物治疗：相对于传统凝血四项，应用 TEG 动态监测患者凝血情况，可以快速确定出血原因，可用于指导凝血功能障碍和/或严重出血患者(包括肝脏移植、心脏手术和产后出血等)进行血液成分输注，可减少失血量和输血量。无肝素干扰的 R 值延长可用于指导新鲜冰冻血浆输注，纤维蛋白原低可用于指导冷沉淀输注，MA 值低可用于指导血小板制剂输注。目前临床多采用红细胞：血小板：新鲜冰冻血浆比例为 1：1：1，为严重创伤患者进行输血治疗。

TEG 还可用于监测药物疗效，包括华法林和肝素等抗凝药以及达比加群、利伐沙班和伊多沙班等凝血酶抑制剂，为患者提供个体化治疗方案。体外循环结束后应用一定量的鱼精蛋白中和体内残存肝素，以消除术后因肝素残留所致出血，TEG 可用于检测鱼精蛋白和肝素中和是否充分；如果发现肝素过量(在去除肝素后校正了超出预期的延长 R 值)，则可应用鱼精蛋白。

(2) 纤溶检测：评价纤溶活性的参数有 TEG 的 LY30 以及 ROTEM 的 LI30 和 ML，当其超出参考范围上限时提示纤溶亢进，如高岭土 TEG 的 LY30>7.5%，快速 TEG 的 LY30>3%、ROTEM 的 ML>15%。

(3) 评估血液高凝状态：TEG 结果已被用于评估重症监护病房和手术室患者的血栓形成前倾向，通常使用的参数包括 MA、G 和 CI。

(4) 评估血小板功能：TEG 在优化抗血小板治疗和减少不良事件中可发挥重要作用。鉴定抗血小板药物如阿司匹林或氯吡格雷耐药的患者，降低血栓事件复发风险。

(八) 血浆凝血因子促凝活性测定

基于 APTT 的分析平台可测定内源性凝血途径相关的所有凝血因子(FⅫ、激肽释放酶、高分子量激肽原、FⅪ、FⅨ和 FⅧ)。例如检测 FⅧ的试验是将 APTT 试剂、FⅧ缺乏的血浆和患者血浆(未知)进行混合测试，共同孵育几分钟后，凝固时间由加入氯化钙开始计算。

FⅦ和共同凝血途径的凝血因子(FⅩ、FⅤ、FⅡ和纤维蛋白原)可通过 PT 进行检测。例如，检测 FⅩ时将含组织因子的 PT 试剂、FⅩ缺乏的血浆和待测患者血浆一起混合进行测定，孵育几分钟后，凝固时间由加入氯化钙开始计算。特定患者某个凝血因子的含量可由患者样本测定值与标准曲线比较得到，标准曲线可由不同特异性浓度的凝血因子、该因子缺乏的血浆及适量的 PT 或 APTT 试剂经测定制作而成。这些凝血性试验具有较好的灵敏度与特异性。

二、检测项目的临床应用

凝血与纤溶功能的实验检测可根据目的不同大致分为四类。

(一) 出血风险筛查

评估拟进行侵入性操作的患者出血风险时，既往出血史比实验室检测结果更有说服力。既往如牙科手术、外伤或分娩期间无出血倾向的患者有明显的先天性出血因素的可能性很小。根据临床病史进行针对性筛查，常规筛查项目包括凝血酶原时间、活化部分凝血活酶时间、凝血酶时间、纤维蛋白原和血小板计数。

(二) 评估药物疗效

抗凝药物如华法林和普通肝素的治疗窗小、个体差异大,必须密切监测以防止抗凝不足或过度。

(三) 监测止血功能

在外科手术和严重创伤时评估应激状态下机体止凝血系统状态,可能需要反复动态监测凝血功能如PT、APTT和Fg、血小板数量和功能等。偶尔需要进行纤维蛋白溶解功能检测,更为综合的评估如血栓弹力图则可检测凝血全貌。

除创伤和外科手术外,各种疾病状态可对止血系统产生多种影响,既可作为主要表现(如肝素诱导性血小板减少症),也可作为次要表现(如败血症时的弥散性血管内凝血)。在这种情况下,可针对特定的可疑异常进行检测。

(四) 评估血栓形成或出血风险

对于出血性疾病,根据患者的临床表现,密切结合病史、家族史,有目的地选择筛查与诊断试验,一般先选择简便、快速、成本低并具有较高临床灵敏度的检测项目作为筛查试验(screening test),例如血小板计数、APTT、PT、TT和Fg五项试验常用于筛查,结合临床情况等对结果异常的筛查试验进行综合分析,然后选择一些具有较高临床特异性的诊断试验(diagnostic test),以进一步确诊疾病。同时实验室还可通过分子生物学、分子免疫学等检测方法从细胞、分子或基因水平查明患者的病因或与疾病密切相关的因素。纤溶活性亢进的常用筛查试验包括纤维蛋白(原)降解产物和D-二聚体。对于部分已认识较深入的疾病,例如血友病,可从筛查试验、凝血因子活性、基因缺陷等进行全面检查,最终得出准确诊断。出血性疾病的发病机制较为复杂,各种试验的灵敏度、特异性均有差别,所反映的病理变化既不相同但又可能有交叉,有时需要多次、定期复查,例如免疫性血小板减少症和弥散性血管内凝血,并排除一些相关疾病或药物的干扰,切忌根据某一项试验或某一次检查就做出诊断,有些实验结果还需动态观察。在筛查试验异常并且临床怀疑有出血性疾病时,应进一步选择特异试验进行血管、血小板、凝血、抗凝及纤溶异常的确定诊断。

对于血栓性疾病,通过临床表现、仔细询问病史、家族史及影像学检查,诊断并不困难,实验室检查的重点在于明确病因和早期诊断,还应注意鉴别遗传性与获得性缺陷。遗传性缺陷者常有家族史、幼年发病、反复发病史,50岁以上患者85%以上有过血栓病病史;但也有少数患者终身无症状,仅在有创伤或被迫卧床等因素存在时才第一次发生血栓病。检测时应考虑妊娠和药物的影响,若正在进行口服抗凝药治疗,则很难准确测定患者血浆中蛋白C(protein C,PC)和蛋白S(protein S,PS)水平。抗凝血酶(antithrombin,AT)活性在肝素治疗时降低、口服抗凝药治疗时则轻度升高;若正在妊娠、分娩或口服避孕药、雌激素治疗时发生血栓,应考虑遗传性。因遗传性缺陷所致的易栓症为先天性/遗传性血栓病,如AT、PC、PS和组织因子途径抑制物缺陷症等。多数血栓病为获得性,为全身各系统、器官疾病的重要并发症之一。血栓病的试验项目选择与病因和发病部位相关:①动脉血栓的检测重点为血管内皮受损如内皮素(endothelin,ET)、血管性血友病因子(von Willebrand factor,vWF)增高,前列环素降低;血小板活化如P-选择素增高、血小板聚集功能亢进;凝血与纤溶亦有一定变化,但筛查试验如PT、APTT和TT等无明显改变;②静脉血栓的检测重点为凝血与纤溶,如凝血活化(PT、APTT可缩短);纤溶活性增强如FDP、DD升高,DD水平有阴性预测价值;③抗凝蛋白(AT、PC、PS等)的检测等有助于易栓症(thrombophilia)的诊断[4]。

(陈凤花)

第二节　血　友　病

一、临　床　特　点

血友病是一种X染色体连锁的凝血因子量和分子结构异常引起的隐形遗传性出血性疾病,包括凝血因子Ⅷ缺乏的血友病A和凝血因子Ⅸ缺乏的血友病B,临床特点为自发性关节出血和深部组织出血[5]。

血友病A和血友病B的临床表现非常相似,很难鉴别。其特点是延迟、持续而缓慢的渗血,出血频度与部位取决于患者体内的凝血因子水平。出血部位以皮肤、肌肉出血最为常见,关节腔出血次之。内脏出血少见,但病情常常较重[6]。

1ml正常血浆所含的凝血因子的总量被定义为1个单位的凝血因子。用活性的百分数表示因子的水平,即100%的水平(1U/ml)等于1ml正常血浆中因子的活性。根据FⅧ或FⅨ的水平将血友病分为3型,见表52-4。

表52-4　血友病A/B临床分型

凝血因子活性水平	临床分型	出血症状
≥5%~40%	轻型	手术或外伤可致非正常出血
≥1%~<5%	中型	小手术/外伤后可有严重出血,偶有自发出血
<1%	重型	肌肉或关节自发性出血,血肿

二、输血治疗

（一）治疗原则

治疗原则如下：①加强自我保护，避免肌内注射，预防损伤出血极为重要；②尽早有效地处理血友病患者的出血，避免并发症的发生和发展，对血友病患者进行手术前，务必做好各方面的准备；③禁服阿司匹林、非甾体抗炎药物及其他可能干扰血小板聚集的药物；④所有血友病患者都应在血友病诊治中心登记，进行定期的随访和得到医师的指导。

（二）替代治疗

1. 替代治疗制品[7]

（1）血浆冷沉淀：包含因子Ⅷ、纤维蛋白原以及vWF、纤维连接蛋白、凝血因子ⅩⅢ等，所含FⅧ:C是新鲜血浆的5~10倍，适用于轻型及中型血友病A患者。其主要优点是制备及应用简单，价值低廉；不足之处是冷沉淀中含有少量血细胞及血细胞碎片，这些物质易引起抗原-抗体反应，约12%的患者经冷沉淀治疗后生成血型抗体，因此，可引起接受治疗的患者的溶血性反应。此外，由于工艺上的缺陷，冷沉淀中病毒未被灭活，使接受治疗者有感染输血传播性疾病的危险。

（2）中纯度及高纯度FⅧ制品：中纯度FⅧ制品每毫升含FⅧ 15~40U（0.5~0.9U/ml），适用于中型或重型患者或获得性血友病A。高纯度FⅧ制品通过对中纯度FⅧ制品进行离子交换、亲和层析和凝胶过滤，可使FⅧ制品的含量达50~200U/mg。在美国市场上有用单克隆抗体从人血浆进行免疫亲和纯化而得到的纯化FⅧ浓缩物，内无完整的血管性血友病因子（vWF）蛋白，FⅧ含量>3 000U/mg。

（3）凝血酶原复合物PCC：PCC内含凝血酶原（FⅡ）、FⅦ、FⅨ、FX等，主要用于治疗血友病B，首次剂量为40~50U/kg，以后以每次10~20U/kg、每12~24小时1次维持；或根据病情、FⅨ:C水平（达15%~25%）调节PCC用量，直至出现停止。输注PCC可能会导致静脉、动脉血栓或DIC的发生。

FⅨ浓缩物含FⅨ 30~50U/ml，首剂为40~50U/kg，以后每12~24小时输注10~25U/kg，可达止血目的。

（4）基因重组Ⅷ和Ⅸ制品：目前在美国市场上已经有三代基因工程产生的FⅧ制品。这些制品无论在生物化学、临床特征还是药代动力学方面，与血浆来源的FⅧ均非常相似，其活性>4 000U/mg。这些产品具有安全和有效的双重特点，无病毒污染，能有效地预防和治疗血友病患者的出血倾向。重组的Ⅸ因子制品也已经在临床上使用[8]。

（5）商品化的猪FⅧ制品：当人源性FⅧ制品不能满足需要时，人们开始考虑FⅧ的其他来源并对数种动物的血浆进行了研究。抗人FⅧ抗体与猪FⅧ没有交叉反应，可以使抗体的效价下降，因此被用于血友病患者伴抗体形成的治疗。然而，动物蛋白质具有抗原性，在输注10~12天以后，由于产生抗体而使疗效下降。此外，这些制品中因含有血小板凝集素及动物的vWF，可以直接作用于人类血小板，输注后可以引起血小板减少。发热、寒战、皮疹、恶心等症状见于约50%的病例。这些副作用可以用抗组胺药及糖皮质激素对症处理。由于严重的过敏反应也见于报道，所以在用动物FⅧ制品前应做皮试。

（6）重组人活化的凝血因子Ⅶ（rhFⅦa）制品：在血友病患者中，由于FⅧ或FⅨ缺乏，在血小板表面不能够形成FX激活复合物，无法大量产生凝血酶。高剂量rhFⅦa可能通过两条机制纠正出血。一是在足够的剂量时，rhFⅦa直接与活化血小板表面带负电的磷脂结合，进而活化FX（FXa）。在血小板表面，FXa催化产生足量的凝血酶，促进纤维蛋白形成。另外一条可能的机制是高剂量的rhFⅦa可以与来自患者的FⅦ酶原起竞争作用，这意味着局部会有更多的FⅦa/TF复合物形成，使该处凝血酶得以大量产生。目前重组人活化的凝血因子Ⅶ（rhFⅦa）制品商品名为诺其，这种独特的作用机制可以没有FⅧ和Ⅸ的情况下也能够安全有效止血，rhFⅦa仅在血管损伤的局部发挥作用，具有很好的安全性。目前该药已在全世界范围内被批准用于有抑制物的血友病患者的治疗，其也可以用于获得性血友病的治疗[9]。

（7）新鲜血浆和新鲜冷冻血浆：两者均含有FⅧ和FⅨ，曾大量应用于临床。为了维持即使是低水平的FⅧ活性而必须大量输注，对严重出血或手术患者不易奏效，而且心肺功能不全者往往不能耐受大量血浆输注，这是应用血浆输注的缺点之一。其次是即使使用了大体积的血浆，患者体内的FⅧ活性最多仅可升高至正常人的20%左右，无法发挥有效的止血作用。冷冻血浆输注可以使患者的FⅧ水平达到正常，但是每袋冷冻血浆都必须混合，FⅧ的含量只能通过估计来获得，并且必须冷冻保存。

输注血浆15~20ml/kg可使患者血浆FⅨ:C提高5%~20%。由于FⅨ的弥散半减期仅2~3小时，故在第一次输注后2~4小时就应作第二次输注，以后每12~24小时输注1次。但输注血浆的疗效有限，很难使患者的血浆FⅨ水平提高10%以上，且有超循环负荷量的危险性。

2. 替代治疗剂量及用法　替代治疗是预防和治疗血友病患者出血的主要治疗方法,即在需要时输注凝血因子制剂。血友病 A 患者输注 FⅧ制剂,临床上多用百分数表示因子水平,100%相当于 1U/ml。每公斤体重输注 1U FⅧ能够提高水平 2%。应根据因子在体内的清除、代谢半衰期以及体内分布来计算替代治疗剂量,同时还应考虑到出血部位和出血的严重程度等临床因素。FⅧ的半衰期约为 8~12 小时,而 FⅨ的半衰期约为 18~24 小时。治疗血友病出血时,应遵循早治、足量和维持足够时间的原则。

使用的剂量和给药方法可根据以下公式计算:

所需 FⅧ的总量=(欲要达到的血浆止血水平%-现测到的血浆水平%)×0.5×患者体重(kg),计算所需剂量;或按输入 1U/kg FⅧ制品可提高 2% FⅧ:C(0.02U/ml)水平来计算。

需 FⅨ的总量=(欲要达到的血浆止血水平%-现测到的血浆水平%)×患者体重(kg),计算所需剂量。

临床上一般可依据表 52-5 估计需要输注的因子的量。

表 52-5　血友病各种出血因子替代治疗用量及相应其他治疗[10]

出血表现	血友病 A	血友病 B
关节出血*	首次 20~50U/kg FⅧ输注#;若尽早治疗可用 15U/kg。若出血严重,第二天重复输注,然后可每隔 1 天用 1 次,持续 1 周	首次 30U/kg FⅨ输注;若尽早治疗可用 20U/kg。若出血严重,第二天重复输注,然后可每隔 1 天用 1 次,持续 1 周
肌肉或严重的皮下血肿	首次 20U/kg FⅧ输注,每隔 1 天用 1 次,直至血肿完全吸收	首次 30U/kg FⅨ输注,可每 2~3 天用 1 次,直至血肿完全吸收
口腔黏膜出血或拔牙	首次 20U/kg FⅧ输注,并加入抗纤溶药物	首次 30U/kg FⅨ输注,并加入抗纤溶药物▲
鼻出血	压迫止血 15~20min;凡士林纱布填塞;抗纤溶药物治疗;必要时 20U/kg FⅧ输注	压迫止血 15~20min;凡士林纱布填塞;抗纤溶药物治疗;必要时 30U/kg FⅨ输注。
大手术,危及生命的出血(CNS 出血,消化道大出血,呼吸道出血等)	首次 50~75U/kg FⅧ输注,然后每小时 3U/kg 持续输注,第一天体内因子水平维持在 100%以上;第二天每小时 2~3U/kg 持续输注,连续 5~7 天,因子水平超过 50%;继续用药 5~7 天,因子水平维持在 30%左右	首次 80U/kg FⅨ输注,然后 20~40U/kg,每 12~24h 输注 1 次,维持因子水平超过 40%,持续 5~7 天;以后继续维持因子水平 30%5~7 天
髂腰肌出血	首次 50U/kg FⅧ输注,然后 25U/kg,每 12h 输 1 次,直至症状消失;以后 20U/kg,每隔 1 天输 1 次,总天数为 10~14 天▼	首次 80U/kg FⅨ输注,然后 20~40U/kg,每 12~24h 输 1 次,直至症状消失;以后 30U/kg,每隔 1 天 1 次,总天数为 10~14 天▼
血尿	卧床休息;补液治疗;若 1~2 天内未能控制出血,20U/kg FⅧ输注;若仍不能控制,HIV 阴性患者可加用泼尼松	卧床休息;补液治疗;若 1~2 天内未能控制出血,30U/kg FⅨ输注;若仍不能控制,HIV 阴性患者可加用泼尼松

注:* 对于髋关节出血,建议进行矫形外科评价,因为可能需要抽吸关节腔积血;# 对于轻型或中间型血友病,若已知患者对 DDAVP(1-deamini-zation-8-D-arginine vasopressin,去氨加压素)有反应,应使用 DDAVP(0.3μg/kg)代替 FⅧ;▲应在输注凝血酶原复合物 4~6h 后使用;▼在停止治疗前应反复进行放射学评价。

3. 预防性替代治疗　以前由于价格昂贵、血浆和血液制品供者有限以及血液传播性疾病的危险,大部分的医师不主张使用预防性替代治疗。近年来重组因子产品的出现克服了上述缺点,国外很多血友病中心已经把预防性替代治疗作为治疗重型血友病患者的常规。目前多数学者主张在首次关节出血发生时(1~2 岁时)就开始使用预防性替代治疗,确保体内因子水平维持在 1%以上,否则应调整因子剂量和注射频率。预防性治疗通常只能预防自发性出血,治疗外伤所致的出血应该额外加量。Malmo 方案推荐的剂量是每次 20~24U/kg 体重的 FⅧ输注,每周 3 次是足够的;FⅨ制品是每次 25~40U/kg 体重,每周 2 次。出现高滴度的抑制物和对凝血因子制品有回忆反应者被认为是预防性替代治疗的禁忌证。

4. 围手术期的治疗　血友病患者凡行外科手术,不论是择期手术还是急诊手术,都应做好充分的术前准备。术前必须明确诊断,检测是否存在因子抑制物,并准备充足的血源和因子制剂。在术中和术后要有适当的监测和康复措施。

血友病患者手术前应给予足量的替代因子(FⅧ或 FⅨ)(表 52-6)。对于大手术,术前 1 小时应确保凝血因子水平在 50%~80%,然后凝血因子水平维持在

表 52-6　国内要求 FⅧ:C/FIX:C 达到的血浆水平

出血程度/手术类型	血浆水平/%		
	术前第 1~3 天	术后第 4~6 天	术后第 7~9 天
重度出血/大型手术	40~50	30~40	20~30
中度出血/中型手术	30~40	20~30	15~20
轻度出血/小型手术	20~30	15~20	10~15

注:重度出血/大型手术:如腰大肌、腹腔、血尿、中枢神经出血等或颅脑、开胸、剖腹手术等;中度出血/中型手术:如关节、肌肉、胃肠道出血等或阑尾切除、血肿清除、关节矫形手术等;轻度出血/小型手术:如轻微损伤、表皮刀伤、牙龈出血、鼻出血等或施行拔牙、包皮环切术、关节抽血手术等。

30%~50%,10~14 天。口腔手术前同样要求凝血因子水平在 50%~80%。为防止发生出血,术后可联合抗纤溶药物治疗 7~10 天。若术后伤口发生感染,或手术范围广泛,损伤较大,则应延长替代治疗时间。轻型血友病 A 患者,术前可使用 DDAVP[11],最好与 FⅧ联合使用;而轻型的血友病 B 患者,只能用 FⅨ替代治疗。

(张磊　鞠满凯)

第三节　血管性血友病

一、临 床 特 点

血管性血友病(vWD)是由于患者血浆的血管性血友病因子(von Willebrand factor,vWF)数量减少(1 型和 3 型)或质量异常(2 型)而致的出血性疾病,常合并 FⅧ活力下降。

vWF 有两种主要功能:①止血功能:在止血过程中,vWF 的一端与血小板糖蛋白Ⅰb 结合,另一端则与受损血管壁的纤维结合蛋白、胶原结合,起桥梁作用;②与 FⅧ:C 以非共价键结合形成 vWF-FⅧ,防止 FⅧ降解。因此,vWD 具有复合性的止血功能异常,包括 FⅧ:C 缺陷和血小板黏附功能缺失所致的止血障碍。

vWD 分型见表 52-7。由于 vWD 的类型不同,临床症状轻重不等。轻症(1 型)仅有月经过多,在拔牙或其他小手术后出血不止,或在家系调查时才被发现;2 型出血风险介于轻重症之间;重症(3 型)患者出血明显,也可像血友病那样发生自发性关节与肌肉出血。

表 52-7　vWD 的分型

类型	特点
1 型	vWF 量的部分缺失
2 型	vWF 质的异常
2A 型	缺乏高-中分子量 vWF 多聚体,导致血小板依赖性的功能减弱
2B 型	对血小板膜 GPⅠb 亲和性增加,使高分子量 vWF 多聚体缺乏
2M 型	vWF 依赖性血小板黏附能力降低,vWF 多聚体分析正常
2N 型	vWF 对因子Ⅷ亲和力明显降低
3 型	vWF 量的完全缺失

二、输 血 治 疗

vWD 的治疗主要有两种:DDAVP(1-deaminization-8-D-arginine vasopressin,去氨加压素)与含因子Ⅷ与 vWF 的血浆制品。两类可单独、交替或同时应用。1 型 vWD 患者应首选弥凝。常规剂量为 0.3μg/kg,加入 50ml 生理盐水中在 30 分钟内缓慢静脉注射。在注射后 30 分钟内血浆因子Ⅷ与 vWF 升高 3~5 倍,使延长的出血时间缩短;药物水平至少持续 8~10 小时,12~24 小时后可重复给药,但疗效降低 1/3;如在停药后 3~4 天再次用药,又可获得与初次用药相同的效果。高浓度的弥凝也可做皮下注射或鼻腔滴入(剂量分别为 0.3μg/kg 与 300μg),适于患者在家中治疗。

在考虑 DDAVP 的效果可能不好而患者有出血及需手术时应给予因子Ⅷ(因子Ⅷ-vWF)浓缩剂。所用剂量依具体情况而定。对自发性出血、外伤后出血与拔牙时一次给予 20U/kg,对小手术每日或隔日给予 30U/kg,对大手术则需每日给予 50U/kg 直至伤口愈合。

冷沉淀剂的 vWF 浓度较血浆高 10 倍,并且 vWF 多聚体比例高,在我国常用于 vWD 治疗。每袋以 200ml 新鲜冰冻血浆为原料制备的冷沉淀中提取到的 vWF 量相当于 80~140ml 血浆中 vWF 含量。vWD 患者有出血时血浆 vWF 浓度要调整到正常的 20%~30% 的水平,有严重出血时要调高到 30%~50%的水平,在大手术时要达到 50%~70%的水平。vWF 在体内的半寿期为 12~18 小时,故对严重出血或手术的患者应每 12 小时输注 1 次。

最近重组人 vWF 浓缩物,已经在很多国家获批用于成人 vWD 的治疗。多个临床试验提示,重组人 vWF 浓缩物治用于 vWD 的治疗,具有良好的止血功效,且

耐受性良好,没有出现血栓或微血管疾病并发症。重组 vWF 相比于血浆来源的 vWF,有较长半衰期(rVWF:25.5h,pd-vWF:17.9h)。需要注意的是,由于重组人 vWF 浓缩物不含 FⅧ,因此首剂使用时注意补充 FⅧ。重组人 vWF 浓缩物今后将成为治疗 vWD 的一个新的选择[12-14]。

(张磊 鞠满凯)

第四节 纤维蛋白原缺乏症和异常纤维蛋白原血症

一、临床特点

纤维蛋白原缺乏症和异常纤维蛋白原血症是指纤维蛋白原的缺乏或结构功能异常导致的凝血功能障碍。

遗传性无纤维蛋白原血症终身有不同程度的出血症状,表现为出生时脐带出血或包皮环切时出血不止,鼻出血,皮下出血,乳牙脱落时严重出血,伤口愈合延迟等。遗传性低纤维蛋白原血症患者通常在纤维蛋白原水平低于 0.5g/L 时才发生出血,较轻的自发性出血与手术后严重出血也不少见。遗传性异常纤维蛋白原血症以女性多见,约半数患者并无症状。因此,多数患者是由于手术常规筛选试验异常而被发现。本病出血症状多较轻,表现为鼻出血,月经量过多,或手术后轻至中度出血[15,16]。

二、输血治疗

当有活动性出血或外科手术前应予治疗。纤维蛋白原水平在 0.5~1.0g/L 时即能维持正常止血。妊娠及儿童时期长期预防性应用已有成功的报道,但尚需随机性研究加以证实。脾破裂单用纤维蛋白原替代治疗也有成功的报道。有报道表明,达那唑可使遗传性低纤维蛋白原血症的纤维蛋白原增高。

无纤维蛋白原血症患者因输注纤维蛋白原而产生抗纤维蛋白原抗体,导致严重的输注反应,并使输注的纤维蛋白原半衰期缩短已有报道。此外,部分患者可因输注纤维蛋白原而发生血栓,同时应用低分子量肝素可能避免血栓的发生。由于有可能传播病毒,美国现已禁用未经病毒灭活的纤维蛋白原制剂,而改用冷沉淀,每单位冷沉淀约含 200~250ml 纤维蛋白原,由于纤维蛋白原的半衰期约 96~144 小时,因此,替代治疗可每 3~4 天给一次。

异常纤维蛋白原血症一般不需治疗,因手术原因或急性出血者需要进行替代治疗。由于纤维蛋白原浓缩物有传播肝炎和 AIDS 病的危险,现多采用冷沉淀或新鲜血浆,所需剂量因人而异。6-氨基已酸可能在防止出血时有用,对于发生血栓者可予以肝素和口服抗凝剂,对于反复发生静脉血栓或肺栓塞者应长期使用抗凝剂。

(张磊 鞠满凯)

第五节 其他遗传性凝血因子缺陷

一、遗传性凝血酶原缺乏症

(一) 临床特点

遗传性凝血酶原缺乏症是指凝血酶原缺乏或结构异常使凝血酶缺乏导致凝血机制的异常。

本病表现为程度不同的出血症状,出血倾向的严重性和血浆凝血酶原活性含量呈相关关系。杂合子一般无出血症状,少数患者偶有鼻出血、月经过多、皮肤瘀斑、血尿、拔牙后出血、创伤或手术后出血较常见。

(二) 输血治疗

对出血患者用替代治疗。凝血酶原体内半寿期约 60 小时以上。对出血不很严重病例可输注新鲜血浆,冰冻血浆或 4℃保存血浆。严重出血或手术患者可用凝血酶原复合物。应注意凝血酶原复合物可能引起血栓和 DIC 并发症,在达到有效止血条件下剂量宜小。一般输注凝血酶原复合物 20U/kg 或血浆 20ml/kg;可使凝血酶原水平达到正常人的 40%~50%。Shapiro 提出循环凝血酶原达到 20%在大多数病例可以止血。由于半寿期长,偶尔使用血浆的患者常可达到预防目的,但一般不需要预防治疗。对严重创伤或手术的患者,血浆凝血酶原水平应提高并维持在 40%以上,直到伤口愈合。维生素 K 对本病无治疗作用。预后取决于出血倾向的严重性以及是否发生输注治疗引起的并发症如肝炎和艾滋病等[17]。

二、遗传性凝血因子Ⅴ缺乏症

(一) 临床特点

遗传性凝血因子Ⅴ缺乏症是指凝血因子Ⅴ(FⅤ)缺乏或功能异常导致凝血机制的异常。

表现为皮肤瘀斑,鼻出血,牙龈出血,月经过多,创伤或拔牙后出血,手术后可出现严重出血,血尿和消化道出血也有发生。肌肉和关节出血少见,但也有发生,脑出血罕见。

(二) 输血治疗

出血严重的病例需替代治疗。目前尚不明确血浆 FⅤ水平需多少才能维持正常止血机制。一般认为

FV达到25%可进行手术。FV在4℃不稳定，应输注新鲜血浆或新鲜冰冻血浆，也可输注浓缩血小板，其FV约占总量的20%。冷沉淀中FV不能浓缩，效果不如FⅧ。一般输注新鲜血浆15～25ml/kg，可提高FV水平15%～30%，可根据FV:C测定水平和止血效果调整。FV半寿期约12～14小时，每日用药1～2次。除进行手术外，预防治疗一般不需要。输注浓缩血小板一般用于急性出血时，需注意血小板同样抗体的产生。鼻出血、牙龈出血等轻微出血可用6-氨基已酸和局部止血，效果良好[18]。

三、遗传性凝血因子Ⅶ缺乏症

（一）临床特点

遗传性凝血因子Ⅶ缺乏症是指凝血因子Ⅶ（FⅦ）缺乏导致凝血机制外源途径的缺陷。

常见出血症状有鼻出血，皮肤瘀斑，脐带出血，牙龈出血，月经过多，腹膜后血肿，消化道出血以及外伤后出血等。FⅦ:C小于1%的患者出血严重性与重型血友病甲和血友病乙相似，可以有反复的关节出血、慢性致残性关节病，巨大的危险性血肿，也可发生致命的脑出血。

（二）输血治疗

治疗原则与血友病乙相似。由于血浆中因子Ⅶ含量很少，严重出血时需输注凝血酶原复合物。国外已有重组FⅦa和FⅦa浓缩物。由于FⅦ半寿期仅4～6小时，因而每4～6小时应进行1次替代治疗，每次剂量凝血酶原复合物5～10U/kg或重组FⅦa 15～30μg/kg，可使血浆FⅦ维持在约25%以上，达到止血要求。但也有FⅦ10%时进行手术成功的报道。因而输注量可根据出血是否已有效控制，和患者的FⅦ水平进行调整。维生素K治疗无效[19]。

四、遗传性凝血因子X缺乏症

（一）临床特点

FX缺乏症或FX分子结构异常导致本病，后者又称FX异常血症。FX缺乏导致凝血酶生成迟缓。黏膜和皮肤出血常见，可有鼻出血、血尿、胃肠道出血、月经过多等出血症状。关节出血和颅内出血也有报道，见于FX严重低下病例。出血严重性与FX缺乏程度相关。FX血浆水平高于10%的患者仅轻微出血，而小于1%～2%的病例可有严重出血，出血倾向与血友病甲相似。

（二）输血治疗

本病出血的治疗为替代治疗，由于FX体内半寿期约30～40小时，故每日1次输注可维持血浆水平。一般认为FX水平达10%可达到正常凝血过程，因而每日输注血浆15～25ml/kg或凝血酶原复合物15U/kg足以达到止血目的。手术患者输注量应使FX达到40%～50%。制剂可选择新鲜血浆，新鲜冰冻血浆，去冷沉淀上清血浆以及凝血酶原复合物。尽管十分少见，但仍应注意凝血酶原复合物已有血栓形成和DIC的报道。治疗的副作用主要为血液传播病毒，如各型肝炎和艾滋病病毒的传染。维生素K对本病无治疗作用[20]。

五、遗传性凝血因子Ⅺ缺乏症

（一）临床特点

FⅪ是接触因子之一，其他接触因子为凝血因子Ⅻ，激肽释放酶原（PK）和HMWK。在4个接触因子中仅有FⅪ缺乏可以导致出血，但临床出血症状和FⅪ水平之间缺少相关性。

只有纯合子患者有出血症状，杂合子无出血倾向。表现为皮肤瘀斑、鼻出血、月经过多，偶尔可发生泌尿道出血，但关节出血和血肿很少发生。创伤、手术和拔牙后可发生较严重出血，但也有手术后无异常出血的病例。

（二）输血治疗

替代治疗是本病出血症状的主要治疗方法。一般轻微出血不需要治疗。外伤后严重出血，手术后出血均需替代治疗。FⅪ半寿期约52小时，因而隔日输注1次即能维持血浆水平。FⅪ弥散率低，容易提高血浆水平。国内尚无浓缩FⅪ制剂，可用新鲜血浆或新鲜冰冻血浆，也可用已去除冷沉淀的上清血浆。血库全血在一周内损失约80%的FⅪ，因而不使用。一般每公斤体重给予5～20ml血浆可使FⅪ水平上升到25%～50%。达到有效止血水平。外科手术正常止血所需确切FⅪ水平并不清楚，一般认为应达到或超过50%。手术前输注30ml/kg新鲜血浆可达到此水平。术后每日5ml/kg新鲜血浆直至伤口愈合。国外已有浓缩FⅪ制剂。治疗并发症主要为肝炎及其他与输血有关的病毒的传染如艾滋病病毒等。

输注血液制品后产生FⅪ抑制物（同种抗体）的病例出血严重，血浆替代治疗止血无效，用激活的凝血酶原复合物可能有效。

本病一般出血轻微，因出血导致的死亡率很低。预后取决于病例出血的严重性和替代治疗并发症，出血轻微者预后良好[21]。

六、弥散性血管内凝血

（一）临床特点

弥散性血管内凝血（disseminated intravascular co-

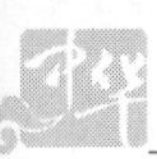

agulation,DIC)是一个综合征,不是一个独立的疾病,是在各种致病因素的作用下,在毛细血管,小动脉,小静脉内广泛纤维蛋白沉积和血小板聚集,形成广泛的微血栓,导致循环功能和其他内脏功能障碍,消耗性凝血病,继发性纤维蛋白溶解,产生休克,出血,栓塞,溶血等临床表现。

DIC 发病机制因病因或原发病不同而不尽相同,大致可归为两大类,即内皮损伤和组织损伤,但最终结果都是形成凝血酶或纤溶酶,导致体内产生大量凝血或纤溶活性物质。许多因素均可诱发 DIC,归纳起来大致有以下几方面:感染、产科意外、外科手术和创伤、恶性肿瘤以及其他因素[22]。

（二）诊断要点

存在易引起 DIC 的原发疾病:

1. 有下列两项以上临床表现:①多发性出血倾向;②不易用原发病解释的微循环衰竭或休克;③多发性微血管栓塞的症状和体征,如皮肤、皮下、黏膜栓塞坏死及早期出现的肾、肺、脑等器官功能障碍。

2. 主要诊断指标同时有下列 3 项以上异常:①血小板计数低于 100×10^9/L 或进行性下降(肝病、白血病患者血小板数可低于 50×10^9/L);或有下述 2 项以上血浆血小板活化产物升高:β 血小板球蛋白,PF4,TXB2,颗粒膜蛋白(GMP)140。②血浆 Fg<1.5g/L 或进行性下降或超过 4g/L(白血病及其他恶性肿瘤<1.8g/L,肝病<1.0g/L)。③3P 试验阳性或血浆 FDP>20mg/L(肝病 FDP>60mg/L),或 D-二聚体水平升高(阳性)。④PT 缩短或延长 3 秒以上,或呈动态变化(肝病者 PT 延长 5 秒以上)。⑤纤溶酶原含量及活性降低。⑥AT-Ⅲ含量及活性降低;⑦血浆 FⅧ:C 活性低于 50%(肝病者为必备项目)。

3. 疑难病例应有下列一项以上异常:①FⅧ:C 降低,vWF:Ag 升高,FⅧ:C/vWF:Ag 比值降低;②血浆凝血酶-抗凝血酶复合物(TAT)浓度升高或 F1+2 水平升高;③血浆纤溶酶和抗纤溶酶复合物浓度升高;④血(尿)FPA 水平升高[22-23]。

（三）治疗

治疗原则首先积极终止导致 DIC 的病因,同时有效地进行全身支持治疗包括补充血管容量,纠正休克、酸中毒、低氧血症、水电解质及酸碱失衡。

1. 治疗必须个体化　如果患者并无出血或血栓症状,且激发因素已经去除,则不需给予特殊处理。

2. 病因及原发病治疗　原发病的治疗是 DIC 治疗的一项根本措施,如控制感染、抗肿瘤治疗、清除子宫内容物如死胎、胎盘等。积极治疗原发病至关重要,对原发病不能控制往往是治疗失败的主要原因。

3. 支持及输血治疗　DIC 同时存在缺氧、血容量不足、低血压和休克等可影响 DIC 疗效,必须予以纠正。患者如有明显出血,应酌情补充凝血因子(如 FFP、冷沉淀等)、浓缩血小板悬液或新鲜全血。①新鲜冷冻血浆除含有凝血因子外,还有抗纤溶酶,如 α2-抗纤溶酶和 α2-巨球蛋白,亦有抗凝血酶Ⅲ。②冷沉淀剂每袋约含因子Ⅷ 80~100U,纤维蛋白原 300mg。③血小板悬液使用指征是有颅内出血先兆者,如头痛及血小板低(<20×10^9/L),并有黏膜出血(鼻、牙龈出血等)。④纤维蛋白原制剂每 1 克纤维蛋白原制剂可升高血浆纤维蛋白浓度 0.25g/L,一般用 2~4g/次,因半衰期 4 天;故每隔 4 天,重复使用,但有时用 1 次则可。

4. 肝素　早期高凝状态、多发性栓塞现象及经大量代替治疗无效者,可以使用肝素。剂量可以视病因、病情、病程及临床经验差异,一般可以小剂量给予持续静脉滴注,肝素 5~10U/(kg·h)。

5. 抗纤溶药物　目前一般不主张使用,因为抗纤溶药物可能会促发血管内微血栓的形成。在 DIC 晚期,纤溶亢进成为出血的主要原因时,可以谨慎使用抗纤溶药物,警惕使用该类药物可能致 DIC 进一步恶化。常用药物有 6-氨基己酸(EACA)和对羧基苄胺(PAMBA);限于继发性纤溶期,一般选用 EACA,冲击剂量为 4~6g,然后每 1~2 小时给予 1g,总共一般不超过 48 小时,以免引起血栓形成。

（张磊　鞠满凯）

参考文献

1. 王琳. Henry 临床实验诊断学[M]. 北京:人民卫生出版社,2020.
2. BETH HS, CHRISTOPHER DH, MORAYMA RG. Transfusion Medicine and Hemostasis [M]. 3rd. Elsevier,2019.
3. 万学红,卢雪峰. 诊断学[M]. 9 版. 北京:人民卫生出版社,2019.
4. 尚红,王兰兰. 实验诊断学[M]. 3 版. 北京:人民卫生出版社,2015.
5. 张之南,郝玉书,赵永强,等. 血液病学[M]. 北京:人民卫生出版社,2003:1309-1392.
6. 杨仁池. 血友病[M]. 上海:上海科学技术出版社,2007:84-93.
7. MANNUCCI PM. Hemophilia: treatment options in the twenty-first century[J]. J Thromb Haemost,2003,1:1349-1355.
8. 张磊,井丽萍,田萌苏,等. 基因重组 FⅧ治疗血友病 A 患者的临床疗效研究[J]. 中国实用内科杂志,2008,28(11):953-955.
9. ABSHIRE T, KENET G. Safety update on the use of recombinant factor Ⅶa and the treatment of congenital and acquired deficien-

cy of factor Ⅷ or Ⅸ with inhibitors[J]. Haemophilia,2008,14(5):898-902.

10. SRIVASTAVA A, BREWER AK, MAUSER-BUNSCHOTEN EP,et al. Guidelines for the management of hemophilia[J]. Haemophilia,2013,19(1):e1-47.
11. LETHAGEN S. Desmopressin in mild hemophilia A: indications,limitations,efficacy,and safety[J]. Semin ThrombHemost,2003,29:101-106.
12. GILL JC,CASTAMAN G,WINDYGA J,et al. Hemostatic efficacy,safety,and pharmacokinetics of a recombinant von Willebrand factor in severe von Willebrand disease[J]. Blood, 2015,126:2038-2046.
13. MANNUCCI PM,KEMPTON C,MILLAR C,et al. Pharmacokinetics and safety of a novel recombinant human von Willebrand factor manufactured with a plasma-free method: a prospective clinical trial[J]. Blood,2013,122:648-657.
14. PEYVANDI F,MAMAEV A,WANG JD,et al. Phase 3 study of recombinant von Willebrand factor in patients with severe von Willebrand disease who are undergoing elective surgery[J]. J ThrombHaemost,2019,17:52-62.
15. GRALNICK HR, CONNAGHAN DG. Hereditary abnormalities of fibrinogen[M]//BEUTLER E, LICHTMAN MA, COLLER BS,et al. Williams Hematology. 5th ed. New York: McGraw-Hill,Inc,1995:1439-1449.
16. HILL M,DOLAN G. Diagnosis,clinical features and molecular assessment of the dysfibrinogenaemias [J]. Haemophilia, 2008,14(5):889-897.
17. MEEKS SL,ABSHIRE TC. Abnormalities of prothrombin: a review of the pathophysiology,diagnosis,and treatment[J]. Haemophilia,2008,14(6):1159-1163.
18. ASSELTA R,PEYVANDI F. Factor Ⅴ deficiency[J]. Semin ThrombHemost,2009,35(4):382-389.
19. MARIANI G,BERNARDI F. Factor Ⅶ Deficiency[J]. Semin ThrombHemost,2009,35(4):400-406.
20. MENEGATTI M,PEYVANDI F. Factor Ⅹ deficiency[J]. Semin ThrombHemost,2009,35(4):407-415.
21. SELIGSOHN U. Factor Ⅺ deficiency in humans[J]. J ThrombHaemost,2009,7 Suppl 1:84-87.
22. 中华医学会血液学分会血栓与止血学组. 弥散性血管内凝血诊断中国专家共识(2017年版)[J]. 中华血液学杂志, 2017,38(5):361-363.
23. WADA H, MATSUMOTO T, HATADAT. Diagnostic criteria and laboratory tests for disseminated intravascular coagulation [J]. Expert Rev Hematol,2012,5(6):643-652.

第五十三章

造血干细胞移植与输血

造血干细胞移植(hematopoietic stem cell transplantation,HSCT)作为现今治疗血液系统疾病和先天性免疫/代谢缺陷疾病的重要方法正愈来愈得以重视和发展。由于HSCT预处理的超大剂量放疗、化疗对患者造血和免疫细胞的去除作用,在造血功能受抑制期患者对输血支持疗法的需求更高。在免疫缺陷状态下,输血相关的移植物抗宿主病、输血相关的巨细胞病毒感染等诸多问题,成为输血医学中的新领域。接受异基因HSCT的患者,因红细胞ABO血型的不合、人类白细胞抗原(human leukocyte antigen,HLA)匹配的程度,涉及到复杂的血液免疫学变化,直接影响患者移植后造血功能的恢复和移植相关并发症的发生,使输血疗法在造血干细胞移植患者中更具特殊性和复杂性。因此,输血在整个围移植期都需要关注和正确处理。自体HSCT的输血策略和指导原则与放化疗患者的输血疗法一致,本章重点阐述异基因HSCT的输血。

第一节 血型抗原与造血干细胞移植

一、红细胞血型系统在造血干细胞移植中的作用

编码ABO血型系统的基因位于人类染色体9q34上,基因表达产物为糖基转移酶和糖蛋白的血型抗原。ABO血型抗原不仅在红细胞的表面表达,同时在血小板,白细胞,血管和器官内皮细胞上表达。在某些具有分泌基因的患者中,ABO血型抗原还以可溶性抗原的形式存在于血浆中。ABO血型抗体是人体天然抗体,特异性针对自身细胞不表达的ABO血型抗原,ABO血型的不合最直接导致的临床结果是血型抗体对红细胞的破坏[1]。ABO血型系统独立于HLA遗传,因此,在异基因HSCT中,约40%~50%的供者与受者间表现出红细胞ABO血型不相合,但供-受者间ABO血型不相合仍可成功移植[2]。根据供者、受者ABO血型的不同,ABO血型不相容性又分为主侧ABO血型不相合(major ABO incompatibility)、次侧ABO血型不相合(minor ABO incompatibility)、双向ABO血型不相合(bidirectional ABO incompatibility)3类。

除了ABO血型不合以外,在异基因HSCT供-受者间还存在非ABO血型抗原不合,如Rh血型系统等。这些血型抗原的抗体不是天然抗体,而是在暴露给相关抗原后(例如输血或妊娠)才产生。回顾性分析表明,HSCT后非ABO血型抗体或Rh血型抗体的形成非常低,因此,由这些同种抗体引起临床上明显溶血的发生率相对较低[3]。但是,有些病例可能与ABO血型不合共存,从而发生临床严重的溶血反应[4]。有文献报道在异基因HSCT后,供者红细胞从受者血浆中吸收并表达受者的Lewis抗原,供者免疫细胞产生针对Lewis抗原的抗体,可发生抗原吸附所致的免疫性溶血[5]。

二、人类白细胞抗原系统在造血干细胞移植中的作用

人类主要组织相容性复合体(major histocompatibility complex,MHC),位于6号染色体短臂p21.31,在移植免疫中具有至关重要的作用,决定了HSCT的成败。依据其编码分子的结构、组织分布与功能差异,可分为MHC Ⅰ类、MHC Ⅱ类、MHC Ⅲ类基因,分别编码MHC Ⅰ类分子、MHC Ⅱ类分子、MHC Ⅲ类分子。人类的MHC产物通常被称为人类白细胞抗原(HLA)。HLA配型全相合的兄弟姊妹之间不仅HLA等位基因完全相合,而且单倍型(haplotype)连锁的基因也相同,移植后发生移植物排斥和GVHD的风险最小。亲子之间有一条染色体HLA单倍型相同,近年来随着移植技术的发展,单倍型移植成功率也逐年提高。在骨髓库寻找非血缘关系供者,基因型配型相合的等位基因越多,HLA单倍型相合的频率越大[6,7]。为了降低移植排斥反应和GVHD,移植前的重要工作就是进行HLA组织配型,选择合适的供者。

另一方面,血液病患者在病程中由于多次输血可能产生 HLA 抗体,尤其是针对供者的特异性抗体(donor specific antibody,DSA)。美国国家骨髓库(National Marrow Donor Program,NMDP)研究发现受者体内 DSA 阳性值 MFI(平均荧光强度)的增高与移植物排斥和植入失败有关[8]。北京大学血液病研究所进一步研究发现受者 DSA MFI≥10 000 与移植排斥密切相关,而 MF≥2 000 与植入不良密切相关,都是导致移植预后差的重要原因之一[9]。基于这些研究,目前已经推荐移植前常规检测患者的 DSA 来进行供者筛选。

第二节　造血干细胞移植中输血的特殊性和复杂性

异基因造血干细胞移植的方式依照采用的造血干细胞来源不同分为 3 种:①外周血造血干细胞移植(peripheral blood stem cells transplantation,PBSCT);②骨髓移植(bone marrow transplantation,BMT);③脐血移植(umbilical cord blood transplantation,UCBT)。造血植入受多种因素的影响,包括供者与受者 HLA 配型的关系和程度,造血干细胞的来源,植入 $CD34^+$ 细胞的数量等。移植期间造血细胞的恢复与采用的上述何种移植方式与造血干细胞的来源和数量密切相关。移植后造血细胞植入的标准是:血小板植入是连续 3 天脱离血小板输注后血小板计数>$20×10^9$/L,白细胞植入是连续 3 天中性粒细胞绝对计数>$0.5×10^9$/L,红细胞水平由于受输血的影响常难以评估,可以定义为外周血常规检查网织红细胞>1%,或者距最后一次输红细胞 30 天内无输血需求[10]。通常造血植入时间在外周血造血干细胞移植最快,骨髓移植次之,而在脐血移植相对较晚,特别是红细胞和血小板的恢复时间更长[11]。移植期间输血疗法主要是红细胞和血小板的支持,移植后造血植入时间的快慢决定了红细胞和血小板输注的临床需求量和频度。按照 HSCT 移植后对输血的需求不同,可以将围移植期分为 3 期:Ⅰ期,移植前治疗至预处理化/放疗完成;Ⅱ期,造血干细胞回输后至血细胞植入;Ⅲ期,造血完全植入后。异基因 HSCT 受者体内的红细胞随着供者造血的植入和嵌合状态的不同处于动态变化之中,可以通过监测围移植期受者 ABO 血型抗-A、抗-B 效价来判断。

一、移植前输血治疗

由于疾病的原因,通常患者在接受 HSCT 之前就需要红细胞和血小板输注,这一过程对移植患者最大的风险是造成宿主免疫系统对 HLA 抗原致敏,导致植入失败或移植后血细胞无效输注。造血干细胞移植之前,根据患者的基础疾病,其免疫状态可能是具有免疫活性的或者免疫功能不全的。有免疫活性的患者(如再生障碍性贫血、血红蛋白病)可因输血接触异体 HLA 抗原,诱发针对白细胞和血小板表面 HLA 抗原相关的免疫反应,可能导致患者植入延迟和宿主抗移植物排斥反应,导致植入失败,通常输血次数大于 20 次,会明显增加移植失败的风险。而对于免疫功能不全的疾病,如急性白血病等恶性疾病,输血导致的植入失败<1%,因为化疗产生的免疫抑制足以预防输血致敏,同时移植时清髓性的预处理方案可进一步强化对宿主免疫的抑制,促进植入。所以,对具有免疫活性的患者移植前应尽量避免输注含血细胞成分的成分血,如果病情稳定,红细胞输血的阈值应该设定在 Hb<70~80g/L。血小板输血的阈值也可以最小化,如果没有明显出血,血小板输注可以在 PLT<$10×10^9$/L 时,如果有出血或感染并发症,应该将血小板输血的阈值适当提高。

当病情需要输血时,使用白细胞滤器可以降低异体 HLA 抗原免疫致敏的风险。对那些因疾病或由于化疗导致免疫缺陷的患者,虽然被异体抗原致敏的概率不大,输血前仍推荐使用白细胞滤器处理血液制品,将致敏的风险降到最低。如果造血干细胞供者来自有血缘关系的亲属,其家庭成员不应该作为直接献血者,因为这样可能会导致宿主产生针对主要和/或次要 HLA 抗原的致敏,导致植入失败。

二、移植后输血治疗

无论移植采用的预处理方案是清髓性还是减低剂量的化/放疗方案,移植后都将导致患者依赖于红细胞和血小板的输注,直到造血植入,血细胞恢复。移植后输血治疗的关键一方面是在骨髓造血功能“青黄不接”时期维持必要的血红蛋白和血小板水平,以保护患者安全过渡;另一方面将会面临供者与受者间 ABO 血型不相合的血液成分输注和血型转换的问题,以及免疫缺陷状况下预防输血相关性移植物抗宿主病(transfusion associated graft vs host disease,TA-GVHD)的问题。使得输血治疗更为复杂。虽然移植后红细胞和血小板输血的频率和量均会增加,取决于造血植入的时间,但并不改变输血的指征。美国血库协会(American Association of Blood Banks,AABB)指南仍然推荐限制性输血策略,即 Hb<(70~80)g/L 和根据出血风险输注血小板[12]。

需要强调的是,无论是自体 HSCT,还是异基因 HSCT,围移植期输注的所有含血细胞的血液成分制

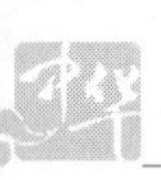

品,都必须给予辐照,通常使用 25Gy 的照射剂量,以灭活成分血中的异体免疫活性淋巴细胞,预防 TA-GVHD。如果一旦发生 TA-GVHD,致死率极高。成分血辐照处理的时间和标准程序是:①自体 HSCT,从采集干细胞之前 2 周,直到 HSCT 之后至少 3 个月,②异基因 HSCT,从预处理开始后,直到 HSCT 后至少 6 个月或免疫重建后[13]。另一个重要的问题是,异基因 HSCT 输血经常需要跨越 ABO 血型屏障,ABO 血型相容性在供者与受者血型不合时变得复杂。当血型不合的移植患者需要输成分血时,首选 O 型红细胞和 AB 型血小板,进一步应该根据供-受者间 ABO 血型主侧、次侧配型的规律仔细选择(表 53-1)[14]。并且在每次输血前检测患者抗-A、抗-B 效价,了解血型转换情况。如果患者脱离红细胞输血 100 天,连续 2 次检测血液样本没有针对供者红细胞的血型抗体,提示患者的血型已转换为供者血型。同样,因为 ABO 血型抗原存在血小板表面,血浆中抗-A、抗-B 也同样作用于血小板,移植后应特别关注供者源造血的嵌入,避免输注血浆中 ABO 血型抗体对移植后供者血小板恢复的影响[14]。

表 53-1　跨越造血干细胞移植 ABO 血型不相合屏障输血配型选择

受者	供者	Ⅰ期	Ⅱ期					Ⅲ期				
		所有血液制品输注	红细胞输注	血小板输注		血浆输注		红细胞输注	血小板输注		血浆输注	
				首选	次选	首选	次选		首选	次选	首选	次选
主侧 ABO 血型不相合												
O	A	受者型	O	A	AB,B,O	A	AB	供者型	A	AB,B,O	A	AB
O	B	受者型	O	B	AB,A,O	B	AB	供者型	B	AB,A,O	B	AB
O	AB	受者型	O	AB	A,B,O	AB	-	供者型	AB	A,B,O	AB	-
A	AB	受者型	A	AB	A,B,O	AB	-	供者型	AB	A,B,O	AB	-
B	AB	受者型	B	AB	B,A,O	AB	-	供者型	AB	B,A,O	AB	-
次侧 ABO 血型不相合												
A	O	受者型	O	A	AB,B,O	A	AB	供者型	A	AB,B,O	A	AB
B	O	受者型	O	B	AB,A,O	B	AB	供者型	B	AB,B,O	B	AB
AB	O	受者型	O	AB	A,B,O	AB	-	供者型	AB	A,B,O	AB	-
AB	A	受者型	A	AB	A,B,O	AB	-	供者型	AB	A,B,O	AB	-
AB	B	受者型	B	AB	B,A,O	AB	-	供者型	AB	B,A,O	AB	-
双向 ABO 血型不相合												
A	B	受者型	O	AB	B,A,O	AB	-	供者型	AB	B,A,O	AB	-
B	A	受者型	O	AB	O,A,B	AB	-	供者型	AB	A,B,O	AB	-

第三节　造血干细胞移植的红细胞输注

一、红细胞输注的需求

造血干细胞移植后,由于预处理方案对骨髓的去除性放/化疗,造血功能严重受抑制,红细胞和血小板输注的最大需求通常在移植后 4 周内,移植后 7~14 天达到高峰。为保障患者安全渡过造血功能受抑期,通常应输注红细胞使 Hb>70~80g/L。为达到这一要求,通常平均需要输红细胞 8~16 单位,2 单位/次。异基因 HSCT 中约 40%~50%的供者与受者间表现出红细胞 ABO 血型不相合,虽然供-受者间红细胞 ABO 血型不合并不成为异基因 HSCT 的障碍,但可能在移植围手术期间引起各种输血相关并发症,从而影响患者移植术后的恢复和生存质量。每一患者因具体病情不同而异,取决于患者的基础疾病、移植前血红蛋白水平、ABO 血型不相容性的类型、有无移植相关并发症、植入延迟或失败、合并出血和感染、以及使用的治疗措施和用药,这些均可能个体化地影响患者对红细胞输注的需求量。

二、供-受者 ABO 血型相容性

ABO 血型基因位于 9 号染色体,与 HLA 基因相互独立遗传。异基因 HSCT 要求 HLA 组织配型相合,在患者家庭成员中至少要单倍型相合。近50%的异基因HSCT供-受者间的ABO血型是不相合的。但供-受者间红细胞ABO血型的不相合仍可成功移植,研究显示ABO血型匹配和不匹配并不影响HSCT的整体存活率[15]。供者造血干细胞增殖并不受受者循环ABO血型抗体的抑制,但由于ABO血型抗原存在于新生红细胞和血小板膜表面,血液循环中的不相容血型抗体可以破坏红细胞和血小板,导致溶血和血小板减少。移植后受者源红细胞残存的时间约40天,循环受者型IgG和IgM抗体的半衰期分别为20天和6天。如果残存的受者淋巴细胞和浆细胞持续存在,受者源的血型抗体也可能持续存在更长的时间。

(一) 主侧ABO血型不相合

主侧ABO血型不相合指受者血浆含有抗供者红细胞ABO抗原的抗体,如O型血患者接受A、B、AB型供者,或A、B型受者接受AB型供者之间的移植。这种情况在HLA相合的供-受者间约占15%~20%[2]。临床主要的危险是溶血,溶血可发生在输入含有较多量红细胞的供者骨髓或外周血干细胞采集物时,也可发生在植入后数周。前种情况是受者体内血型抗体对供者红细胞直接作用而导致溶血,可通过分离去除移植采集物中的供者红细胞,以及移植前用供者同血型血浆或AB型血浆对受者作血浆置换术,或使用免疫吸附柱除去循环抗-A、抗-B,从而减少和降低溶血的发生;后一种情况通常发生在移植后数周,此时供者源红细胞开始出现在血液循环中,主要表现为免疫性溶血,直接抗球蛋白试验可阳性。

(二) 次侧ABO血型不相合

次侧ABO血型不相合指受者红细胞表达供者红细胞缺乏的抗原,供者血浆含有抗受者红细胞抗原的抗体,见于O型血供者移植给A、B和AB型受者,以及AB型受者接受A、B型供者的移植。这种情况在HLA配型相合的供-受者间约占10%~15%[2]。一般不影响造血干细胞的植入,干细胞植入后,供者源淋巴细胞可产生抗ABO血型的抗体,但引起有临床意义的免疫性溶血少见。溶血是否发生,取决于移植物中供者源相应红细胞抗体效价和供者源淋巴细胞的量。若供者源相应红细胞抗体效价较高,则可能引起受者轻微溶血反应;如果供者造血干细胞植活后,供者的淋巴细胞增殖分化,被受者红细胞致敏激活,产生抗受者红细胞血型抗体,而此时受者自身红细胞并未完全消失,可发生迟发性溶血反应。

(三) 双向ABO血型不相合

双向ABO血型不相合指同时存在主、次侧ABO血型不合的情况,见于A型与B型供受者之间的移植,在HLA配型相合的供受者间约占5%[2]。具有主、次侧两种血型不相合的风险。因此,在移植时应从供者骨髓和外周血干细胞采集物中去除红细胞,若采集物含血浆容积大,还应去除过多的血浆,以减少溶血反应。

三、ABO血型不合移植后的输血

供-受者间ABO血型的不合,移植后受者免疫细胞的残留,形成移植后患者ABO血型的嵌合状态,通常持续4~6个月逐渐转变为供者血型。鉴于这种情况,围移植期红细胞和其他血液成分的输注趋于复杂化,应按照ABO血型主侧、次侧配型的规律(见表53-1)分为以下3种情况来选择合适的成分血。

(一) 主侧ABO血型不相合输血

在主侧ABO血型不相合移植时,应在移植前检测受者抗供者ABO血型抗原的抗体效价,若ABO血型抗体效价≥1∶32,PBSC移植物中的红细胞污染应<20ml,如果受者抗供者ABO血型抗体效价≤1∶16,则无须对PBSC移植物进行任何操作,接受骨髓移植物则必须进行红细胞去除。

移植后输血的主要危险是溶血。受者的ABO血型抗体破坏或包被供者源红细胞,此时直接抗球蛋白试验阳性,阳性率可高达40%,虽然有血管内溶血,但只有少部分受者发生有临床意义的症状。由于ABO血型抗体可能是IgG,受者的配血应包括间接抗球蛋白试验。移植后应输与受者同型的红细胞或O型红细胞,直到受者源ABO抗体消失,或直接抗球蛋白试验阴性后,可考虑输供者血型的红细胞。移植后输注血小板或含血浆的成分血时,应选择与供者同血型或AB型。

主侧ABO血型不相合的移植中,当受者不相容ABO血型抗体过高时,部分患者可表现出红系造血延迟,白细胞和血小板一般不受影响。有些患者可能发展到纯红细胞性再障(pure red cell aplasia,PRCA),最常见于O型患者接受A、B型供者移植的情况下,以及部分双向ABO血型不合的移植。移植后PRCA的发病机制可能与免疫介导的红系前体细胞髓内破坏有关。在接受降低强度的预处理方案(reduced-intensity conditioning,RIC)移植的患者,PRCA的发病率增加,提示与受者自身免疫活性细胞(B细胞、浆细胞)残留有关,导致受者体内持续存在针对供者红细胞抗原的血型抗体。当移植后血型抗体效价持续较高时,红系造血受抑制,而当效价降至1∶16或更低时,红系生长才开始恢复。随着效价的进一步下降,供者源红细胞在循环中日趋增多,最终转变为供者血型[16]。移植后

PRCA多数可以自然缓解，一般需数月至一年，除定期输注红细胞外，无须特殊治疗，但应注意多次红细胞输注带来铁过载的风险。如果移植后抗供者血型抗体残留超过60天，则可以使用供者同血型的血浆置换，免疫吸附等方法来降低抗供者血型抗体的水平[17]。GVHD可能起清除受者淋巴细胞的作用，使血型抗体分泌减少，从而有利于红系恢复，可以通过减停免疫抑制剂，供者淋巴细胞输注等方法来适当促进，但应注意控制GVHD发生的时间和程度，权衡利弊[18]。其他治疗方法包括红细胞生成素、利妥昔单抗、硼替佐米等。在对常规治疗无反应的PRCA患者，输注源自人体脂肪组织的间充质干细胞（adipose tissue-derived mesenchymal stem cells，AMSC）是一种可探索的治疗选择[19]。最近有报道在难治性纯红再障的病例使用靶向CD38（在分泌抗体的浆细胞上高表达）的达雷妥尤单抗（daratumumab）获得成功[20]。

（二）次侧ABO血型不相合的输血

移植前检测供者抗受者ABO血型抗体效价，如≥1∶256，应将移植物（PBSC或BM）中的血浆去除。如果供者抗受者ABO血型抗体效价≤1∶128，对PBSC移植物无须进行任何处理，对BM移植物应进行血浆去除，但不是强制性的。移植后红细胞输注应输O型或与供者血型同型的红细胞。输注血小板或含血浆的成分血时，应输AB型或与受者血型一致，直至移植后受者红细胞不能检测出时[14]。

次侧ABO血型不相合移植后的风险是过客淋巴细胞综合征（passenger lymphocyte syndrome，PLS）。PLS临床上少见，除造血干细胞移植外，实体器官移植的患者也可发生，与移植物中供者B淋巴细胞识别受者红细胞抗原，产生特异性ABO血型或其他次要红细胞抗原的抗体有关[21]。发生PLS的危险因素包括：①A型或AB型血受者接受O型和B型血供者的移植，以接受O型供者移植后发生的风险最大；②外周血干细胞移植由于移植物中含有较高的供者来源的CD19阳性B细胞，风险远大于骨髓移植，脐血移植物主要含“naive”T细胞，目前尚无发病报道；③GVHD预防方案中没有使用甲氨蝶呤，而钙调神经磷酸酶抑制剂（如环孢素A）仅作用于T淋巴细胞；④HLA不匹配的同胞供者移植；⑤RIC预处理的移植，其风险比清髓性移植更大。PLS临床上通常表现为移植后7～14天出现迟发性溶血，溶血表现根据抗体的性质，从轻微到严重，血管内或血管外。针对ABO血型抗原的PLS可出现明显的症状，患者血红蛋白水平急剧下降。实验室检查有血管内溶血的证据（血红蛋白尿，血红蛋白血症，血清LDH水平升高），直接抗球蛋白试验阳性（direct antiglobulin test，DAT）。溶血可以持续5～10天后消退[21]。由次要红细胞抗原抗体引起的PLS临床较少报道，临床症状多轻微。包括Rh血型或其他少见红细胞血型不合所致，有趣的是，抗-D导致PLS且ABO不匹配的情况下，未鉴定出同时存在抗-A，抗-B，可能存在免疫激活的互斥现象[22]。目前在所有PLS病例中已发现的其他少见抗体包括针对C，E和V抗原的常见抗Rh抗体，针对Kell血型抗原的抗-K和抗-Kp^b的抗体，以及针对Kidd血型抗原Jk^a，M，N和Le^a血型抗原的抗体，这些抗体可以与ABO/RhD抗体共存。由供者淋巴细胞产生的ABO血型不合抗体，可通过血库常规配血检查检测，针对次要血型抗原抗体的检测，应当进行抗体筛选检查。

PLS临床表现通常较轻，并且可自限。处理以支持性治疗为主，因ABO抗体所致PLS有明显贫血的情况下，可输注O型红细胞。针对次要红细胞抗原的抗体输血时应配选致病性抗原阴性的红细胞[23]。对于持续或严重溶血的患者，可以使用糖皮质激素、利妥昔单抗、静脉丙种球蛋白、血浆置换，以及免疫抑制药物。近年来，在预处理方案中加入氟达拉滨预防GVHD，已显著降低了PLS的发生率。

（三）双向ABO血型不合的输血

见于A型与B型供-受者之间的移植。移植时如果存在双向ABO血型不相合和高效价抗受体血型抗体，需要对移植物红细胞和血浆去除。红细胞输注配型移植前应与受者血型一致，移植后应输O型血红细胞，直到针对供者红细胞的ABO抗体消失或直接抗球蛋白试验阴性后，才考虑输供者血型的红细胞。输注血小板和含血浆的成分血时，应考虑用AB型，直至移植后受者红细胞不能测出时方可输入供者型的含血浆制品。

四、供-受者Rh血型不合的输血问题

Rh血型D抗原的概念与ABO血型抗原相似，但与ABO血型抗体不同的是抗-D不是天然抗体，需要接触红细胞D抗原刺激后产生，一旦产生，患者将保持终身。在异基因HSCT时，当D抗原在供者和受者之间不同时，称为D抗原错配；当移植前供者或受者已经有抗-D的存在，叫D抗原不相容。根据抗-D在受血者和供血者体内存在的不同，也将Rh血型不合分为主侧不合和次侧不合两类（表53-2）。由于Rh血型不合的发生率相对很低，在中国人群中仅占0.3%～0.4%，因此真正引起HSCT患者临床输血问题很罕见，也不影响造血植入、移植相关的GVHD以及预后和生存。

表 53-2　RhD 抗原在造血干细胞移植时主要或次要不相合

供者抗原	受者抗原		
	D 阴性伴抗-D	D 阴性不伴抗-D	D 阳性
D 阴性伴抗-D	相合	相合	次侧不合
D 阴性不伴抗-D	相合	相合	次侧不合
D 阳性	主侧不合	主侧不合	相合

在 RhD 阴性的受者接受 RhD 阳性的供者移植时，理论上应输注 RhD 阴性红细胞和 RhD 阴性血小板。在临床 HSCT 中由于预处理方案对受者淋巴细胞的清除，可使抗-D 产生减少，对输注红细胞数量的要求并不增加，也不必特殊要求 RhD 阴性血液。随着移植后血型转换，抗 D 逐渐减少，产生严重溶血并发症的机会很小[24]。我们曾观察了 1 名 RhD 阴性血患者移植后虽然输注了 RhD 阳性血液制品，长达 3 月血浆无抗-D 检出，植入后逐渐转为供者 RhD 阳性。反之，若 RhD 阳性的受者接受 Rh 阴性的供者移植时，当植入成功后，供者源淋巴细胞由于受受者红细胞 D 抗原的刺激，可产生抗-D。因此，对接受 RhD 阴性供者移植的患者，移植后需要输血支持时，应该尽量使用 RhD 阴性的成分血，以避免发生迟发生溶血反应。

针对 CcEe 抗原，HSCT 期间输红细胞应尽量使供者和受者 CcEe 抗原兼容。如果 HSCT 供者和受者的 Rh 抗原之间差异无法兼容（例如受体 CCDee，供体 ccDEE），则应在移植前和移植后早期输与受者抗原相合的红细胞，移植后在出现供者来源的红细胞后，红细胞输注应切换为与供者抗原相合。

第四节　造血干细胞移植的血小板输注

一、血小板输注的指征

造血干细胞移植时出血的预防和治疗是系关移植成败的重要环节。预防性血小板输注虽确能减少致死性出血的危险，但由此而引起的免疫学问题以及昂贵的医疗费用促使人们力求找到一个血小板输注的最低阈值。为此，世界卫生组织（WHO）制定了用于衡量出血严重程度的标准化分级量表，0 级：无出血；1 级：出血瘀点；2 级：轻度失血（有临床明显出血）；3 级：严重失血，需要输血；4 级：危及生命的失血，视网膜或颅内出血。大多数的移植中心都是将血小板计数<20×10^9/L 作为预防性输注血小板的最低阈值，美国临床肿瘤学会（American Society of Clinical Oncology，ASCO）建议在决定血小板输注时应结合临床其他因素，如患者病情处于稳定状态，预防性输注血小板的最低阈值可设定在血小板计数<10×10^9/L；但若患者有发热、感染、DIC、出血存在时，则应输注血小板使其维持在 20×10^9/L 以上。如有药物诱导的血小板功能障碍，血小板输注应持续到该致病因素被去除为止[25]。血小板输注的量以单采血小板计每周 2～3 次，1 单位/次。

二、预防性/治疗性血小板输注

英国国立卫生署（NHS）进行了一项预防性血小板输注随机对照研究（trial of prophylactic platelets，TOPPS），针对预防性或治疗性血小板输注的有效性和安全性进行了比较。纳入 600 名接受化疗或 HSCT 的患者，随机分组为预防性或治疗性血小板输注。预防组患者纳入标准为当日首次血常规检查血小板计数<10×10^9/L（n=299），治疗组为出现血小板输注临床指征时（n=301）。按 WHO 出血分级标准，2 级以上的出血发生在预防组和治疗组分别是 43%和 50%（P=0.06）。结果表明，与预防组相比，治疗组使用血小板明显减少，但出血率，出血天数增加，首次出血事件发生的时间更短。该试验结果支持预防性输血策略在减少出血方面的益处[26]。Slichter 等比较了预防性血小板输注的剂量，患者在血小板低下期间（≤10×10^9/L）被随机地分配为接受低剂量（1.1×10^{11} 血小板/次），中等剂量（2.2×10^{11} 血小板/次），或高剂量（4.4×10^{11} 血小板/次）3 组，给予预防性血小板输注。结果 3 组的出血事件没有显著性差异，而输血不良事件在接受更高剂量的血小板输注的患者中较高[27]。这项研究提示为保护移植患者在造血低下期避免危及生命的出血事件，血小板输注的频度比血小板输注的剂量更重要。

三、血小板输注中的 ABO 血型匹配

血小板是一种宝贵的资源，血库能保存的时间短，其临床应急时可获得性并不总是能得到输血中心的保证。已经证明血小板表面存在 ABO 血型抗原，但 HSCT 的情况下血小板的输注通常可部分跨越 ABO 血型屏障（见表 53-1），避免血小板浪费。研究表明，ABO 血型相合的血小板输注，输血后血小板增率较高。荟萃分析研究纳入 1 502 名患者，来自 3 个随机对照试验和 16 个观察性研究，显示 ABO 血型相合与

ABO 血型不合血小板输注之间的最大增量的差异为 4×10^9/L。因此 ABO 血型不合血小板输注主要是受者体内的抗-A 抗体、抗-B 抗体对输入血小板的影响。对红细胞的影响主要是输注的单采血小板血浆中含有抗受者红细胞抗原的抗体,可能引起受者红细胞发生溶血性输血不良反应。为了防止这种不良影响,许多输血中心将血小板重悬于血小板添加剂溶液中,以此大大减少血浆的量和抗-A 抗体、抗-B 抗体效价。英国输血指南明确规定,如果不相容的 O 型血小板用于 A、B 或 AB 型患者,必须使用重悬血小板[28]。Solves 等分析了接受自体 HSCT 治疗期间患者输注血小板的情况,719 次输注中,309 次与患者 ABO 血型相合,410 次与患者 ABO 血型不相合。ABO 血型不相合采用了血小板重悬,血小板和红细胞输注需求量和临床结局在接受 ABO 血型相合和 ABO 血型不相合血小板输注的患者均未发生溶血反应[29]。

四、血小板输注无效的处理

当连续输注两次血小板而不能达到适当效果时称血小板输注无效,也称血小板输注难治(platelet transfusion refractoriness,PTR),在接受 HSCT 的患者中,PTR 率可高达近 60%[30]。主要的原因为:①血小板浓缩液质量差,如血小板数量不够、保存条件差;②非异体免疫机制破坏,如脾功能亢进、DIC、发热或感染、药物诱导的抗血小板抗体、血小板自身抗体、以及循环免疫复合物等;③异体免疫所致血小板破坏,绝大多数由抗 HLA I 类抗原抗体、少数可由抗人类血小板抗体和 ABO 血型抗体介导。由于 HLAC 位点和 DR 位点在血小板上不表达或表达很弱,血小板 HLA 是否相合,对于干细胞移植一般关系不大。

免疫所致的血小板输注无效是一个复杂的、多因素的问题,不仅存在抗-HLA 或抗血小板抗体,还受抗体效价高低的影响。Rioux-Masse 等发现,只有 25%的交叉匹配血小板输注和 29%的 HLA 匹配血小板输注后的增率可达到 5×10^9/L 以上[31]。如果患者有临床出血,或者经连续输注两次随机供者血小板仍无效,存在 HLA 抗体者,应考虑 HLA 相匹配的血小板输注,通常经 HLA 配型后使用血小板单采术制备特殊供者血小板(single donor apheresis platelet,SDAP)。SDAP 的另一个优点是低红细胞污染,特别是在 RhD 阴性患者输注 RhD 阳性血小板时可降低同种免疫的风险。其他方法如利妥昔单抗、促血小板生长因子和血小板持续输注,已被用于治疗严重的血小板输注无效和有活动性出血的患者[32]。

第五节　造血干细胞移植输血相关的特殊问题

一、输血相关性移植物抗宿主病

输血相关性移植物抗宿主病(TA-GVHD)是一种罕见的输血并发症,因宿主免疫系统严重受损,由异体免疫活性淋巴细胞识别宿主 HLA 抗原所诱发的。除了干细胞移植的受者之外,其他接受免疫抑制治疗的患者,如大剂量放、化疗后,实体器官移植使用免疫抑制药物,均有可能因输入血液中具有免疫活性的淋巴细胞而导致急性 TA-GVHD。虽然与移植相关 GVHD 基本病因是相似的,但 TA-GVHD 有不同的临床表现和疾病自然转归。TA-GVHD 通常表现为输血后 8~10 天出现皮肤斑丘疹、小肠结肠炎和全血细胞减少。与输入异体活化的淋巴细胞有关,导致植入的供者淋巴细胞和造血干细胞破坏,进一步引起不可逆的骨髓增生障碍,并发严重感染,是移植后常见的致死原因。输血后 21 天内发生 TA-GVHD,死亡率极高(>90%)[33]。

TA-GVHD 的处理重在预防。全血或分离的血液细胞成分都含有一些淋巴细胞。输注红细胞、血小板、和粒细胞制品都带有 TA-GVHD 的风险,不含细胞成分的血浆和冷沉淀不构成威胁。为了防止 TA-GVHD,必须去除或灭活成分血中的淋巴细胞。减少白细胞的措施(如白细胞滤器)是不够的,因为这个过程不能完全清除白细胞。冻存的成分血因为淋巴细胞仍然存活也存在风险。通常使用 25Gy 的照射剂量以导致血液制品中的淋巴细胞染色体损害,阻止其增殖和分化,来预防 TA-GVHD[13]。无论异基因还是自体造血干细胞移植,移植期间和移植后 6 个月内免疫仍处于受抑制时,均应对成分血给予照射。自体 HSCT 的患者移植后至少 3 个月内输血时应辐照成分血,如果自体 HSCT 的患者移植预处理采用了全身辐照(total body irradiation,TBI),应将成分血辐照期延长至移植后 6 个月。如果存在慢性 GVHD,成分血辐照也应该延长。经照射后的红细胞最多仅能存放 28 天,血小板可在保存期内(通常最多 5 天)允许 25~50Gy 的辐射照射。照射后的红细胞可释放钾离子,使成分血中血钾含量增高,对有肾功能损害的患者应当注意。此外,一些减少病原体的技术,例如补骨脂素(amotosalen)联合紫外光(UVA)照射,可以有效地灭活广谱的病毒、细菌和原虫,同时可以使淋巴细胞失活,不需要额外的放射照射[34]。

二、输血相关的巨细胞病毒感染

输血相关的巨细胞病毒感染（transfusion-transmitted cytomegalovirus infection，TT-CMV）是 HSCT 后患者的主要发病和致死原因。大多数 CMV 感染是宿主先前感染的病毒复活，而不是新的感染。CMV 病毒一般不存在于血浆中，而是通过输入含有白细胞的成分血感染，病毒通常残留于单个核细胞，也可存在于粒细胞中。感染的危险与输入 CMV 血清学阳性的含白细胞的血液成分有关，如红细胞、血小板，以及粒细胞浓集物等。CMV 血清学阴性的移植受者输注未经病毒筛选的血液成分，其 TT-CMV 感染发生率为 30%，而输注经筛选的 CMV 血清学阴性的血液成分，其 TT-CMV 感染率下降到 1%～3%[35]。由于血浆和冷沉淀中无白细胞成分，单纯输注血浆制品时不必做 CMV 阴性筛选，而且 CMV 阳性血浆因含有 CMV 抗体，对患者还有一定的被动免疫作用。在 HSCT 受者中，CMV 感染可能导致严重的肺炎、肝炎、肠胃炎和脑膜脑炎，是移植相关并发症中常见的发病原因。

降低 TT-CMV 感染的方法是使用去白细胞滤器以及利用血细胞成分分离机制备少白细胞的红细胞悬液和血小板浓集物（即每单位$<1\sim5\times10^6$ 残留白细胞）[36]。通常白细胞过滤应当在采血后 6～8 小时，48～72 小时内在血站/血库实验室完成。少白细胞的血液成分不仅可降低 CMV 感染率，而且可减少异体免疫致敏和输血发热反应，缺点是制备价格较贵。对于移植受者应给予多长时间的 CMV 血清阴性血液制品目前尚无共识。

抗病毒治疗是 CMV 感染的一线治疗方法。更昔洛韦（ganciclovir），膦甲酸（foscarnet）和西多福韦（cidofovir）是公认常用的药物，但均具有特定的毒副作用。马里巴韦（maribavir），莱特莫韦（letermovir），布罗福韦酯（brincidofovir）是较新的抗病毒药物，骨髓或肾脏毒性作用小。另一个方法是从献血者血浆中筛选高效价抗 CMV 免疫球蛋白，用于移植后 CMV 感染的预防和治疗[37]。

三、供者淋巴细胞输注

供者淋巴细胞输注（donor lymphocyte infusion，DLI）是异基因造血干细胞移植术后最简单的 T 细胞免疫治疗，通过输入供者 T 细胞，介导过继性抗肿瘤作用，用于预防和治疗移植后复发，是异基因 HSCT 后输血领域中的研究热点。

（一）供者淋巴细胞输注的适应证

1990 年 Kolb 等首次报告采用 DLI 治疗移植后复发的 CML 获得完全缓解[38]。此后，在多种移植后复发血液肿瘤患者进行的临床研究均获得肯定的疗效，其中最好的疗效在慢性髓细胞性白血病（CML），其次是淋巴瘤，多发性骨髓瘤和急性白血病，此外，DLI 也用于移植后 EBV 病毒相关性淋巴增殖性疾病的治疗。目前 DLI 的主要适应证为：①移植后复发患者的治疗性 DLI；②有复发高危因素患者的预防性或抢先性 DLI；③移植后持续存在微小残留病和混合嵌合的患者[39]。

在 CML 患者，几乎所有在分子或细胞遗传学上复发的慢性期 CML 患者都可在 DLI 后获得缓解，而对于血液学复发的患者，缓解率约为 75%，在加速期或急变期患者中显著降低，分别为 30%和 10%[40]。DLI 治疗移植后复发的急性髓细胞白血病（AML），总缓解率 15%～42%，2 年总生存（overall survival，OS）约 15%～20%，研究发现具有预后良好遗传学特征和再诱导化疗获得缓解的患者有更好的效果[41]。对急性淋巴细胞白血病（acute lymphoblastic leukemia，ALL）来说，DLI 效果不如髓细胞性白血病（CML 和 AML），EBMT 的资料显示 2 年和 5 年 OS 分别为 16%和 8%[42]。恶性淋巴瘤自体 HSCT 疗效优于异基因 HSCT，故在淋巴瘤患者大多数选用自体 HSCT 的方法，异基因 HSCT 的资料较少，已有的资料显示 DLI 的疗效与淋巴瘤侵袭性高低和肿瘤的负荷有关，低危组生长较慢的淋巴瘤类型对 DLI 的疗效较好[43]。多发性骨髓瘤进行异基因 HSCT 治疗的病例也不多，目前推荐的方法是自体 HSCT 序贯减低剂量的异基因 HSCT 二次移植，继而给予 DLI，是目前能够治愈患者主要方法。当 DLI 与沙利度胺，来那度胺，或硼替佐米联用时，疗效似乎可以进一步提高[44-46]。

（二）供者淋巴细胞输注的分类

DLI 按照使用的时机和目的，可分为治疗性（therapeutic DLI，tDLI）、预防性或抢先性（prophylactic or pre-emptive DLI，pDLI）。tDLI 用于治疗异基因 HSCT 后已确定的复发；pDLI 主要用于预防某些高危患者的复发，如具有复杂细胞和分子遗传学异常的 AML、ALL，或微小残留病（minimal residual disease，MRD）持续存在，或移植后供者嵌合率逐渐下降的患者。

1. 预防性或抢先性供者淋巴细胞输注（pDLI）　DLI 的疗效明显与体内肿瘤负荷有关，因此 pDLI 是提高疗效“先发制人”的一种策略。北京大学血液病研究所一项前瞻性临床研究表明了在高危 AML 患者中，异基因 HSCT 后 pDLI 的疗效。该前瞻性研究依据 814 例异基因 HSCT 后患者的 MRD 状况，将患者分为 A、B、C3 组：709 例患者 MRD 阴性且未接受任何预防性治疗(A 组),105 例患者 MRD 阳性,其中 49 例接受低剂量 IL-2 治疗(B 组),56 例接受 pDLI(C 组)。接受 pDLI 治疗且 MRD 阳性患者的 OS 和 DFS 与 MRD 阴性组患者相似,但高于低剂量 IL-2 治疗组。在多变量分析中,MRD 状态和 pDLI 后复发率显著相关。值得注意的是,该研究是用 G-CSF 动员供者后采集和输注的 DLI(mDLI)。在最初的报告中,mDLI 后急性 GVHD 和慢性 GVHD 的发生率很高(分别为 42%和 45%),故使用了环孢素 A 或甲氨蝶呤的短期免疫抑制来降低 GVHD 的发生[47]。

2. 治疗性供者淋巴细胞输注(tDLI)　治疗性供者淋巴细胞输注用于复发/进展期疾病,此种情况在 DLI 之前应进行旨在减轻肿瘤负担的治疗。可以单独计划 1~2 个疗程的常规化疗或联合新的靶向药物治疗,降低肿瘤负荷后与 DLI 治疗桥接。tDLI 的时机应在化疗后 1~2 周。EBMT 一项回顾性研究分析了 399 名 AML 患者在异基因 HSCT 后复发的数据。绝大多数患者接受了化疗,40%的患者接受了 tDLI。接受或不接受 tDLI 的患者 2 年 OS 率分别为 21%和 9%。多变量分析显示,与 tDLI 疗效有关的因素是白血病细胞分子和细胞遗传学危险度和疾病缓解状况[42]。实际上,单纯 tDLI 后的有效率不会超过 15%~20%,而在诸多预后因素中,只有疾病状态可以改变,如果临床可行,在 tDLI 之前应强调进行化疗降低肿瘤负荷。

3. 供者淋巴细胞输注与去甲基化药物和免疫调节剂联合　与用于治疗恶性疾病的化疗药物和靶向药物联合使用,可以增加 DLI 的疗效。最常用的是去甲基化药物和免疫调节剂。氮杂胞苷(azacytidine, AZA)已被用于治疗异基因 HSCT 后复发的 AML 和慢性粒细胞单核细胞白血病(CMML)患者。26 名患者中有 4 名获得了持久的完全缓解,只有 2 名患者出现急性 GVHD[48]。去甲基化同类药物还包括地西他滨(decitabine)。这些联合用药的功效可能归因于去甲基化药物上调白血病细胞中的 HLA 抗原和白血病/肿瘤相关抗原(leukemia or tumor-associated antigens, LAA/TAA)表达,使白血病细胞更容易受到免疫攻击。Schroeder 等报道了 154 例移植后复发的 AML 和 MDS 患者,接受 AZA 联合 DLI 治疗。总有效率(overall response rate,ORR)为 33%,CR 27%。2 年 OS 29%,在 MDS 组为 66%,AML 为 26%。在多变量分析中,分子复发和 MDS,以及复发时低肿瘤负荷(<13%)对 DLI 疗效有积极影响[49]。

El-Cheikh 等报道针对多发性骨髓瘤患者接受异基因 HSCT 后第 100 天时疾病进展或残留,无 GVHD 征象,给予 DLI 和来那度胺联合治疗。2 年时的 PFS 和 OS 分别为 50%和 69%[45]。来那度胺上调 IL-2 的产生,从而导致增强的免疫刺激和增强的免疫效应细胞毒性。同时,来那度胺还可导致 NK 细胞表面细胞毒性受体的表达增加,从而增强其抗肿瘤潜力。

(三) 供者淋巴细胞输注的剂量和毒性

每次输注 DLI 的剂量,文献报告范围从$(0.01 \sim 8.8) \times 10^8$ T 细胞/kg。细胞剂量$<1 \times 10^6$CD3/kg 可能影响疗效,但细胞剂量$>1 \times 10^8$ T 细胞/kg 似乎并不提高疗效,反而加重并发症。DLI 常见的并发症是 GVHD 和造血不良。接受 DLI 的患者,发生 GVHD 的概率为 50%~60%,发病风险与输注的供者淋巴细胞数量有关。当输入的淋巴细胞数$>1 \times 10^8$CD3/kg,发生 GVHD 的风险高达 50%,细胞数$<10^7$ CD3/kg,发病概率减小。Zeidan 等报道单倍型 HSCT 后复发的 40 例接受 DLI 的患者。起始剂量为1×10^5CD3/kg,均未进行免疫抑制治疗。大多数患者在 DLI 之前接受过化疗或放疗,CR 率为 30%。2~4 级急性 GVHD 的发生率为 25%。作者建议 DLI 起始的安全剂量为1×10^6/kg CD3,随后可逐渐递增[50]。Scarisbrick 对 GVHD 的发生进行了详细分析。68 名患者接受 DLI 治疗,细胞剂量1×10^6 CD3/kg。急性 GVHD 的总发生率为 32%,2~4 级为 26%。累及最多的器官是皮肤(占 82%),肝脏和肠道占 41%。所有患者均接受糖皮质激素作为一线治疗,ORR 为 55%。与 DLI 相关的死亡为 22%。慢性 GVHD 的发生率为 38%,最常见是皮肤和口腔黏膜受累。大多数患者一线治疗为糖皮质激素,CR 率 62%[51]。DLI 后造血不良的发生率 20%~40%,总死亡率约 5%,死亡原因为感染和出血。多数患者可自然恢复。

尽管 DLI 已被确立为治疗和预防异基因 HSCT 后复发的标准免疫治疗方法,但仍面临有效性和安全性的重大挑战,与 GVHD 相关的发病率和病死率是主要的局限。

(刘　霆)

参考文献

1. YAMAMOTO F. Review: ABO blood group system-ABH oligosaccharide antigens, anti-A and anti-B, A and B glycosyltransferases, and ABO genes[J]. Immunohematology, 2004, 20(1): 3-22.

2. Akkök Ça, SEGHATCHIAN J. Immunohematologic issues in ABO-incompatible allogeneic hematopoietic stem cell transplantation[J]. Transfus Apher Sci, 2018, 57(6): 812-815.

3. FRANCHINI M, GANDINI G, APRILI G. Non-ABO red blood cell alloantibodies following allogeneic hematopoietic stem cell transplantation [J]. Bone Marrow Transplant, 2004, 33: 1169-

1172.

4. DE LA RUBIA J, ARRIAGA F, ANDREU R, et al. Development of non-ABO RBC alloantibodies in patients undergoing allogeneic HPC transplantation. Is ABO incompatibility a predisposing factor? [J]. Transfusion, 2001, 41: 106-110.

5. ORIOL R, LE PENDU J, SPARKES RS, et al. Insights into the expression of ABH and Lewis antigens through human bone marrow transplantation [J]. Am J Hum Genet, 1981, 33: 551-560.

6. NUNES E, HESLOP H, FERNANDEZ-VINA M, et al. Definitions of histocompatibility typing terms: Harmonization of Histocompatibility Typing Terms Working Group [J]. Hum Immunol, 2011, 72(12): 1214-1216.

7. HUO MR, PEI XY, LI D, et al. Impact of HLA allele mismatch at HLA-A, -B, -C, -DRB1, and-DQB1 on outcomes in haploidentical stem cell transplantation [J]. Bone Marrow Transplant, 2018, 53(5): 600-608.

8. SPELLMAN S, BRAY R, ROSEN-BRONSON S, et al. The detection of donor-directed, HLA-specific alloantibodies in recipients of unrelated hematopoietic cell transplantation is predictive of graft failure [J]. Blood, 2010, 115(13): 2704-2708.

9. CHANG YJ, ZHAO XY, XU LP, et al. Donor-specific anti-human leukocyte antigen antibodies were associated with primary graft failure after unmanipulated haploidentical blood and marrow transplantation: a prospective study with randomly assigned training and validation sets [J]. J Hematol Oncol, 2015, 8: 84.

10. SOLH M, BRUNSTEIN C, MORGAN S, et al. Platelet and red blood cell utilization and transfusion independence in umbilical cord blood and allogeneic peripheral blood hematopoietic cell transplants [J]. Biol Blood Marrow Transplant, 2011, 17(5): 710-716.

11. DANBY R, ROCHA V. Improving engraftment and immune reconstitution in umbilical cord blood transplantation [J]. Front Immunol, 2014, 5: 68.

12. CARSON JL, GROSSMAN BJ, KLEINMAN S, et al. Clinical Transfusion Medicine Committee of the AABB. Red blood cell transfusion: a clinical practice guideline from the AABB [J]. Ann Intern Med, 2012, 157(1): 49-58.

13. SCHREZENMEIER H, Körper S, Höchsmann B, et al. Transfusion Support. In: Carreras E, et al. (eds.), The EBMT Handbook; Hematopoietic Stem Cell Transplantation and Cellular Therapies [M]. 7th ed. Cham (CH): Springer, 2019: 163-168.

14. TOPCUOGLU P. Transfusion policy in allogeneic hematopoietic stem cell transplantation [J]. TransfusApher Sci, 2018, 57 (2): 174-177.

15. VAEZI M, OULADDD, SOURI M, et al. ABO incompatibility and hematopoietic stem cell transplantation outcomes [J]. Int J Hematol Oncol Stem Cell Res, 2017, 11: 139-147.

16. AUNG FM, LICHTIGER B, BASSETT R, et al. Incidence and natural history of pure red cell aplasia in major ABO-mismatched haematopoietic cell transplantation [J]. Br J Haematol, 2013, 160(6): 798-805.

17. DANIEL-JOHNSON J, SCHWARTZ J. How do I approach ABO-incompatible hematopoietic progenitor cell transplantation? [J]. Transfusion, 2011, 51(6): 1143-1149.

18. VERHOLEN F, STALDER M, HELG C, et al. Resistant pure red cell aplasia after allogeneic stem cell transplantation with major ABO mismatch treated by escalating dose donor leukocyte infusion [J]. Eur J Haematol, 2004, 73(6): 441-446.

19. FANG B, SONG Y, LI N, et al. Mesenchymal stem cells for the treatment of refractory pure red cell aplasia after major ABO-incompatible hematopoietic stem cell transplantation [J]. Ann Hematol, 2009, 88(3): 261-266.

20. CHAPUY CI, KAUFMAN RM, ALYEA EP, et al. Daratumumab for delayed red-cell engraftment after allogeneic transplantation [J]. N Engl J Med, 2018, 379: 1846-1850.

21. MOOSAVI MM, DUNCAN A, STOWELL SR, et al. Passenger lymphocyte syndrome; a review of the diagnosis, treatment, and proposed detection protocol [J]. Transfus Med Rev, 2020, 34 (3): 178-187.

22. MONFORT M, HONORE P, GOTHOT A, et al. Simultaneous passenger lymphocyte syndrome and multiple alloimmunization against donor's blood group antigens after liver transplantation [J]. Vox Sang, 2015, 109: 86-90.

23. DE BRUIJN S, PHILIPSE E, COUTTENYE MM, et al. Passenger lymphocyte syndrome (PLS): A single-center retrospective analysis of minor ABO-incompatible liver transplants [J]. J Clin Transl Hepatol, 2017, 5: 9-15.

24. CID J, LOZANO M, KLEIN HG, et al. Matching for the D antigen in haematopoietic progenitor cell transplantation: definition and clinical outcomes [J]. Blood Transfus, 2014, 12: 301-306.

25. SCHIFFER CA, BOHLKE K, DELANEY M, et al. Platelet transfusion for patients with cancer: American Society of Clinical Oncology clinical practice guideline update [J]. J Clin Oncol, 2018, 36: 283-299.

26. STANWORTH SJ, ESRCOURT LJ, POWTER G, et al. A no-prophylaxis platelet transfusion strategy for hematologic cancers [J]. N Engl J Med, 2013, 368: 1771-1780.

27. SLICHTER SJ, KAUFMAN RM, ASSMANN SF, et al. Dose of prophylactic platelet transfusions and prevention of hemorrhage [J]. N Engl J Med, 2010, 362(7): 600-613.

28. SCOURT LJ, BIRCHALL J, ALLARD S, et al. Guidelines for the use of platelet transfusions [J]. Br J Haematol, 2017, 176: 365-394.

29. SOLVES P, CARPIO N, BALAGUER A, et al. Transfusion of ABO non-identical platelets does not influence the clinical outcome of patients undergoing autologous haematopoietic stem cell transplantation [J]. Blood Transfus, 2015, 13(3): 411-416.

30. SOLVES P, SANZ J, FREIRIA C, et al. Factors influencing platelet transfusion refractoriness in patients undergoing allogeneic hematopoietic stem cell transplantation [J]. Ann Hematol, 2018, 97(1): 161-167.
31. RIOUX-MASSÉ B, COHN C, LINDGREN B, et al. Utilization of cross matched or HLA-matched platelets for patients refractory to platelet transfusion[J]. Transfusion, 2014, 54: 3080-3087.
32. CID J, MAGNANO L, ACOSTA M, et al. Rituximab, plasma exchange and intravenous immunoglobulins as a new treatment strategy for severe HLA alloimmune platelet refractoriness[J]. Platelets, 2015, 26(2): 190-194.
33. KOPOLOVIC I, OSTRO J, TSUBOTA H, et al. A systematic review of transfusion-associated graft-versus-host disease [J]. Blood, 2015, 126: 406-414.
34. CID J. Prevention of transfusion-associated graft-versus-host disease with pathogen-reduced platelets with amotosalen and ultraviolet A light: a review [J]. Vox Sang, 2017, 112: 607-613.
35. LJUNGMAN P. The role of cytomegalovirus serostatus on outcome of hematopoietic stem cell transplantation[J]. CurrOpinHematol, 2014, 21: 466-469.
36. ZIEMANN M, THIELE T. Transfusion-transmitted CMV infection-current knowledge and future perspectives [J]. Transfus Med, 2017, 27: 238-248.
37. MIESCHER SM, HUBER TM, Kühne M, et al. In vitro evaluation of cytomegalovirus specific hyperimmune globulins vs. standard intravenous immunoglobulins [J]. Vox Sang, 2015, 109(1): 71-78.
38. KOLB HJ, MITTERMULLER J, CLEMM C, et al. Donor leukocyte transfusions for treatment of recurrent chronic myelogenous leukemia in marrow transplant patients [J]. Blood, 1990, 76(12): 2462-2465.
39. CASTAGNA L, SARINA B, BRAMANTI S, et al. Donor lymphocyte infusion after allogeneic stem cell transplantation[J]. TransfusApher Sci, 2016, 54(3): 345-355.
40. DAZZI F, SZYDLO RM, CROSS NC, et al. Durability of responses following donor lymphocyte infusions for patients who relapse after allogeneic stem cell transplantation for chronic myeloid leukemia[J]. Blood, 2000, 96(8): 2712-2716.
41. SCHMID C, LABOPIN M, NAGLER A, et al. Donor lymphocyte infusion in the treatment of first hematological relapse after allogeneic stem cell transplantation in adults with acute myeloid leukemia: a retrospective risk factors analysis and comparison with other strategies by the EBMT Acute Leukemia Working Party [J]. J Clin Oncol, 2007, 25(31): 4938-4945.
42. SPYRIDONIDIS A, LABOPIN M, SCHMID C, et al. Outcomes and prognostic factors of adults with acute lymphoblastic leukemia who relapse after allogeneic hematopoietic cell transplantation. An analysis on behalf of the Acute Leukemia Working Party of EBMT[J]. Leukemia, 2012, 26: 1211-1217.
43. THOMSON KJ, MORRIS EC, MILLIGAN D, et al. T-cell-depleted reduced-intensity transplantation followed by donor leukocyte infusions to promote graft-versus-lymphoma activity results in excellent long-term survival in patients with multiply relapsed follicular lymphoma[J]. J Clin Oncol, 2010, 28: 3695-3700.
44. KRÖGER N, SHIMONI A, ZAGRIVNAJA M, et al. Low-dose thalidomide and donor lymphocyte infusion as adoptive immunotherapy after allogeneic stem cell transplantation in patients with multiple myeloma [J]. Blood, 2004, 104: 3361-3363.
45. EL-CHEIKH J, CROCCHIOLO R, FURST S, et al. Lenalidomide plus donor-lymphocytes infusion after allogeneic stem-cell transplantation with reduced-intensity conditioning in patients with high-risk multiple myeloma[J]. Exp Hematol, 2012, 40: 521-527.
46. MONTEFUSCO V, SPINA F, PATRIARCA F, et al. Bortezomib plus dexamethasone followed by escalating donor lymphocyte infusions for patients with multiple myeloma relapsing or progressing after allogeneic stem cell transplantation [J]. Biol Blood Marrow Transplant, 2013, 19: 424-428.
47. YAN CH, LIU DH, LIU KY, et al. Risk stratification-directed donor lymphocyte infusion could reduce relapse of standard-risk acute leukemia patients after allogeneic hematopoietic stem cell transplantation [J]. Blood, 2012, 119: 3256-3262.
48. LU BBERT M, BERTZ H, WASCH R, et al. Efficacy of a 3-day, low-dose treatment with 5-azacytidine followed by donor lymphocyte infusions in older patients with acute myeloid leukemia or chronic myelomonocytic leukemia relapsed after allografting [J]. Bone Marrow Transplant, 2010, 45: 627-632.
49. SCHROEDER T, RACHLIS E, BUG G, et al. Treatment of acute myeloid leukemia or myelodysplastic syndrome relapse after allogeneic stem cell transplantation with azacitidine and donor lymphocyte infusions-a retrospective multicenter analysis from the German Cooperative Transplant Study Group [J]. Biol Blood Marrow Transplant, 2015, 21: 653-660.
50. SCARISBRICK JJ, DIGNAN FL, TULPULE S, et al. A multicentre UK study of GVHD following DLI: rates of GVHD are high but mortality from GVHD is infrequent[J]. Bone Marrow Transplant, 2015, 50(1): 62-67.
51. ZEIDAN AM, FORDE PM, SYMONS H, et al. HLA-haploidentical donor lymphocyte infusions for patients with relapsed hematologic malignancies after related HLA-haploidentical bone marrow transplantation [J]. Biol Blood Marrow Transplant, 2014, 20: 314-318.

第五十四章

消化道大出血与输血

消化道出血(gastrointestinal bleeding)是指从食管到肛门之间的消化管道出血,按照出血部位可分为上、下消化道出血,其中,60%~70%的消化道出血源于上消化道。临床表现为呕血、黑便或血便等,轻者可无全身症状,重者伴有贫血及血容量减少,甚至引起失血性休克而危及生命。如短时间内失血量大于1 000ml或超过循环血容量的20%,称为消化道大出血,可危及生命,属于消化科的急危重症。

第一节　消化道大出血

一、概　　述

(一) 分类

根据出血部位划分,消化道出血可分为上消化道出血(upper gastrointestinal bleeding,UGIB)和下消化道出血(lower gastrointestinal bleeding,LGIB)。

UGIB是指屈氏韧带以上的消化道出血,包括食管、胃、十二指肠、胆管和胰管等病变引起的出血。成年人上消化道出血每年发病率为100/10万~180/10万[1]。根据出血的病因分为非静脉曲张性出血和静脉曲张性出血两大类。临床工作中大多数是非静脉曲张性出血,约占80%~90%[2],发病后7天再出血率为13.9%,病死率为8.6%[3]。LGIB又包括小肠出血(屈氏韧带至回盲部之间的消化道出血)和结直肠出血(回盲部以远的结直肠出血,约占消化道出血的20%)。

(二) 病因

消化道出血的原因很多,大多数是胃肠道本身病变所致,少数是全身病变累及消化道所引起。

上消化道出血最常见的病因依次为消化性溃疡、食管胃底静脉曲张破裂、急性糜烂出血性胃炎、上消化道肿瘤等。对我国2000—2011年61个中心共15 733例上消化道出血患者的临床资料进行分析,我国上消化道出血最常见的病因包括消化性溃疡、急性胃黏膜病变、上消化道恶性肿瘤和食管胃底静脉曲张等,其中,十二指肠溃疡占32%,胃溃疡15%,急性胃黏膜病变12%,上消化道恶性肿瘤12%,食管静脉曲张11%[4]。近年来服用非甾体抗炎药、阿司匹林或其他抗血小板聚集药物也逐渐成为上消化道出血的重要病因。少见病因包括食管贲门黏膜撕裂综合征、恒径动脉破裂(Dieulafoy病变)等。

下消化道出血病因包括:血管畸形、小肠憩室、克罗恩病、非甾体抗炎药损伤、各种良恶性肿瘤、缺血性肠病、肠系膜动脉栓塞、放射性肠炎、痔疮、肛裂等。

全身性疾病,如过敏性紫癜、遗传性出血性毛细血管扩张症、白血病、弥散性血管内凝血、流行性出血热等,亦可引起消化道出血,其所致消化道出血不具特异性地累及部分消化道或全消化道。

二、临床表现

(一) 呕血、黑便和便血

呕血是上消化道出血的特征性表现。出血部位在幽门以上,出血量大者常有呕血,出血量少者可无呕血。出血速度慢,呕血多呈棕褐色或咖啡色;短期出血量大,血液未经胃酸充分混合即呕出,则为鲜红色血液或有血块。黑便呈柏油样,黏稠而发亮,这是由于血红蛋白的铁经肠内硫化物作用形成硫化铁所致,多见于上消化道出血、高位小肠出血,右半结肠出血,若血在肠腔停留较久亦可呈柏油样便。便血多为低位小肠出血、结直肠出血的临床表现,短时间内上消化道出血量>1 000ml,亦可有便血,大便呈暗红色,甚至鲜红色。

成人每日消化道出血量>5~10ml,粪便隐血试验呈现阳性;出血量50~100ml则出现黑便;胃内血量250~300ml可引起呕血。一次出血量小于400ml时,可由组织液及脾脏贮血所补充,一般不引起全身症状;出血量超过400~500ml,可出现头晕、心慌、乏力等全身症状;短时间内出血量超过1 000ml,可出现周围循环衰竭表现。

（二）失血性周围循环衰竭

急性大量消化道出血后由于循环血容量迅速减少而导致周围循环衰竭。表现为头晕、心慌、乏力，突然起立发生晕厥、肢体发冷、心率加快、血压偏低等，严重者呈休克状态。

临床休克主要表现在微循环的3个窗口：①脑灌注：影响精神状况/意识水平，表现为躁动、意识混乱、疲倦或嗜睡；②外周灌注：表现为皮肤冰冷、毛细血管灌注延迟、心动过速；③肾灌注：尿量<0.5ml/(kg·h)。这些临床表现有助于区分患者血流动力学稳定或已发展至代偿性休克状态。

周围循环衰竭是急性大出血导致死亡的直接原因，因此，对于急性消化道大出血患者，应将周围循环衰竭状态的有关检查放在首位，并据此作出相应的紧急处理。失血量可根据血容量减少导致周围循环的改变（伴随症状、心率和血压、实验室检查）来判断，休克指数（心率/收缩压）是判断失血量的重要指标[5]。体格检查中可以通过皮肤黏膜色泽、颈静脉充盈程度、神志和尿量等来判断血容量减少程度，客观指标包括中心静脉压和血乳酸水平。

（三）贫血和血象变化

消化道急性大量出血后均有失血性贫血，但在出血早期，血红蛋白浓度、红细胞计数与血细胞比容可无明显变化。出血后，大量组织液渗入血管内以补充失去的血容量，使血液稀释，此时血红蛋白浓度和血细胞比容因稀释而降低，一般须经过3~4小时及以上才出现贫血，出血后24~72小时血液稀释至最大限度。贫血程度除取决于失血量外，还和出血前有无贫血基础、出血后液体平衡状态等因素有关。出血24小时内网织红细胞计数即见增高，出血停止后逐渐降至正常。

急性出血患者为正细胞正色素性贫血，出血后骨髓明显代偿性增生，可暂时出现大细胞性贫血，慢性失血则呈现小细胞低色素性贫血。

消化道大量出血2~5小时，白细胞计数轻度至中度升高，出血停止后2~3天才恢复正常。但肝硬化患者，如同时有脾脏功能亢进，白细胞计数可不增加。

（四）发热

消化道大量出血后，部分患者在24小时内可出现低热，持续3~5天后降至正常。发热的机制尚不清楚，可能与周围循环衰竭影响体温调节中枢的功能有关。

（五）氮质血症

消化道出血后，血尿素氮浓度可暂时增高，形成氮质血症，其原因可分为肠源性、肾性和肾前性3种。肠源性氮质血症是因为消化道大量出血后，大量血液分解产物被肠道吸收，引起血尿素氮浓度升高。肾前性氮质血症，是由于失血性周围循环衰竭造成肾血流暂时性减少，肾小球滤过率和肾脏排泄功能减少，以致氮质潴留，在休克纠正后，血尿素氮可迅速降至正常。肾性氮质血症发生于严重而持久的休克后，造成肾小管坏死，或失血加重了原有肾病的肾脏损害，临床上出现少尿或无尿。

一般出血后数小时血尿素氮开始上升，约24~48小时达到高峰，大多不超过14.3mmol/L(40mg/dl)，3~4天后恢复至正常，原因多为肾前性氮质血症。

三、诊 断

（一）确定消化道出血

若患者出现呕血、黑便、便血，伴或不伴头晕、心悸、面色苍白、心率增快、血压降低等周围循环衰竭征象，呕吐物或大便潜血试验强阳性，血红蛋白浓度、红细胞计数及血细胞比容下降等实验室证据，基本可诊断为消化道出血。少数患者仅有周围循环衰竭征象，而无显性出血，应避免漏诊。

（二）判断出血部位及病因

1. 病史与体格检查　在面临纷繁复杂的病因和捉摸不定的出血部位时，详细的病史询问及细致的体格检查对于建立正确的临床思维至关重要。

2. 消化道内镜检查　内镜检查是确定消化道出血部位及病因的重要手段。胃镜是诊断上消化道出血的首选方法，结肠镜是诊断结直肠出血的首选方法，而胶囊内镜及小肠镜是诊断小肠出血的一线检查方法。

内镜检查应尽量在出血后24小时内进行，并备好止血药物和器械。对于合并血流动力学不稳定的消化道出血患者，应在积极液体复苏纠正血流动力学紊乱后尽早行紧急内镜检查。若有循环衰竭征象者，如意识淡漠、皮肤苍白、四肢湿冷等，应迅速纠正循环衰竭再行内镜检查。危重患者内镜检查时应进行血氧饱和度、心电图、血压监护。在体循环相对稳定时，及时进行内镜检查，并根据病变特点行内镜下止血治疗，有助于及时逆转病情，减少输血量，缩短住院时间。

3. 影像学检查　X线钡剂造影有助于发现肠道憩室及较大的隆起或凹陷性肿瘤，但在急性消化道出血期间，因其敏感性低，且可能影响之后的内镜、血管造影检查及手术治疗，故不宜选择该项检查。腹部CT对于有腹部包块、肠梗阻征象的患者有一定诊断价值，肠道双源CT可初步探查肠腔内有无占位性或血管性病变，诊断价值较普通腹部CT高。当内镜检查未能发现病灶但估计有消化道动脉性出血时，可行选择性血管造影，若见造影剂外溢，则是消化道出血最可靠的征象，可立即给予经导管栓塞止血治疗。也可选择红细胞标记核素扫描，其优势在于在核素的半衰期内，可以对间歇性出血的患者进行连续扫描。超声、CT 及 MRI 有助于了解肝胆胰病变，是诊断胆道出血的常用方法。

4. 手术探查　各种检查仍不能明确出血灶，但持续大出血可能危及患者生命时，需进行手术探查。有些微小病变、特别是血管病变，手术探查亦不易发现，此时可借助术中内镜检查帮助寻找出血灶。

综合来说，若遇到不明原因消化道出血(常规内镜检查，包括胃镜和结肠镜，不能明确病因的持续或反复发作的出血)时，可行下列检查：①活动性出血患者，可考虑急诊行腹腔肠系膜上动脉血管造影检查，以明确出血部位和病因，必要时同时行栓塞止血治疗；②出血停止、病情稳定后可行小肠相关检查(钡剂造影、CT 成像、胶囊内镜或小肠镜等检查)，以进一步明确小肠是否有病变；③经各种检查仍未能明确诊断而出血不止者，病情紧急时可考虑剖腹探查，在术中结合内镜检查，明确出血部位。

(三) 判断出血是否停止

由于肠道积血需经约 3 天才能排尽，故不能以黑便作为继续出血的指标。临床上出现以下情况应考虑消化道存在活动性出血：①呕血或黑便次数增多，呕吐物呈鲜红色或排出暗红色血便，肠鸣音亢进；②经快速输液输血，周围循环衰竭的表现未见明显改善，或虽暂时好转而又恶化，中心静脉压仍有波动；③红细胞计数、血红蛋白浓度与血细胞比容继续下降，网织红细胞计数持续增高；④补液与尿量足够的情况下，血尿素氮持续或再次增高。

第二节　消化道出血输血治疗

消化道大出血止血困难，常伴有低血压，甚至发生失血性休克。目前认为有效的容量复苏，包括输血是大出血患者必选的急救措施。

对于消化道出血，传统观念是“丢什么补什么，丢多少补多少”，急性消化道出血最好是补充全血。因此在 1960 年以前，失血性休克的治疗强调早期、快速并足量地输入液体，而输血是理想的液体补充方案，并认为输血量应为失血量的 1.2~1.5 倍。随着对失血性休克病理生理学机制研究的深入，20 世纪 60 年代后期，人们逐渐认识到“出多少血，输多少血”的输血策略对机体并不一定有利，而是需要进行输血前全面评估，并制定合适的输血策略及成分输血方案，以达到最佳的临床治疗效果，并尽量减少输血不良反应。

一、输血前评估

贫血与危重患者的不良预后密切相关，消化道大出血患者是异体红细胞输注的主要群体。但我们也应该认识到，输血可能带来一些不良反应甚至严重并发症。单位红细胞输注的发热反应风险为 1∶60，输血相关循环负荷风险为 1∶100，过敏反应风险为 1∶250，输血相关急性肺损伤风险为 1∶12 000[6-8]。最新估计的传播乙型肝炎病毒(1∶58 000)、丙型肝炎病毒(1∶8 000 000)和人类免疫缺陷病毒(1∶2 400 000)的风险亦是不容忽视的[9]。因此，我们需仔细评估消化道大出血患者的输血适应证。

2010 年美国红十字会《输血实践指南纲要》指出：①血红蛋白>100g/L，一般无输血指征；②血红蛋白<60g/L，通常需输血治疗；③血红蛋白在 60~100g/L 之间时，应结合患者年龄、一般状况、心肺功能、氧耗、是否有继续出血的可能、出血速度等情况决定是否输血[10]。

目前对于血红蛋白水平能否作为输血的单一指征尚存在较多争议。尽管一些国际共识认为，在急性非静脉曲张性上消化道出血患者中，血红蛋白水平可作为输血指征，如欧洲消化内镜学会 2015 年发布的相关指南推荐，血红蛋白为 70~90g/L 的非静脉曲张性上消化道出血患者可限制性输注红细胞[11]。但过度依赖血红蛋白水平可能导致错误估计失血量。人民卫生出版社出版的《内科学》第 8 版教材中述及，急性上消化道出血时的紧急输血指征为：①患者由平卧位改为坐位时出现血压下降(下降幅度大于 15~20mmHg)、心率加快(上升幅度大于 10 次/min)、晕厥，提示血容量明显不足；②失血性休克；③血红蛋白<70g/L 或血细胞比容<25%、收缩压<90mmHg、心率>120 次/min，伴有面色苍白、四肢湿冷、烦躁不安或神志不清，表明已进入休克状态，属严重大量出血，此时快速补充血容量是临床治疗的关键。我国《急性非静脉曲张性上消化道出血诊治指南》中的紧急输液、输血同时进行指征包括：①收缩压<90mmHg，或较基础收缩压降低幅度>30mmHg；②血红蛋白<70g/L，血细胞比容<25%；③心率增快(>120 次/min)[5]。不同指南和教科书中提出的消化道出血紧急输血指征的不同，反映了对输血指征理解的差异和观念的不断更新。

二、输 血 策 略

既往对消化道出血患者采取积极的输血方案主

要是为了迅速恢复血容量和携氧功能，但有学者指出，活动性出血未彻底止血前快速输入大量液体和血液，不仅不能确保重要器官的供血、供氧，反而会出现血流速度随大量液体和血液的输入而加快，导致血压升高，从而影响血管收缩，延长止血时间，增加继续出血或再出血风险。机体大量失血后，在低灌注状态下会出现凝血功能障碍。失血性休克发生时，促炎因子会对凝血系统产生两方面的影响：①释放组织因子，导致凝血因子消耗，大量凝血酶产生；②产生大量组织型纤溶酶原激活剂，导致纤溶亢进，引起凝血功能障碍。失血性休克患者在接受大量液体复苏和输血后，可出现稀释性血小板减少和消耗性凝血因子减少，导致凝血障碍，使已形成的血栓脱落而不易形成稳固的血凝块，反而加重出血，降低组织供氧，引发代谢紊乱和酸中毒，最终出现所谓的“死亡三联征”（低体温、凝血障碍和酸中毒）[12]。

因此，有学者提出了“限制性输血”的概念，其核心为：对出血未控制的失血性休克患者，在复苏早期应严格控制扩容剂的用量，在保证重要脏器基本灌注的基础上，使收缩压维持在 80~90mmHg，这样既减少出血量，又尽可能避免过分扰乱机体的代偿机制，减轻酸中毒，由此提高早期存活率[13]。在具体应对措施方面，应确定严格的输血指征，选择合理的输血方法、成分和输血量，积极补充凝血因子，适当使用止血药，密切观察体温，积极纠正酸中毒。简言之，应掌握并寻求一个复苏的平衡点，失血性休克的输血量应既能适当恢复组织器官的血流灌注，又不至于过多扰乱机体内环境，避免不必要的输血。须积极采取处理出血部位、控制出血、复苏休克、预防低体温、维持电解质和酸碱平衡的综合治疗方案，以避免进一步加重机体生理功能紊乱，预防弥散性血管内凝血发生。

近来，越来越多的随机对照试验证据表明，限制性输血策略是急性消化道大出血患者首选的输血策略[7,8,14]。在大多数试验中，限制性输血策略指的是血红蛋白阈值为 70~80g/L，而在自由输血策略中使用的阈值为 90~100g/L。限制性输血策略能够显著降低短期死亡率。Villanueva 等的研究表明[8]，限制性输血策略组 6 周死亡的风险比低于自由输血策略组（*HR*=0.55，95%*CI* 0.33~0.92，*P*=0.002）。此外，限制性输血组的再出血风险明显较自由输血组低（10% vs 16%，*P*=0.01，*HR*=0.68，95%*CI* 0.47~0.98）。在肝硬化患者亚组分析中，限制性输血策略对 Child-Pugh A 级或 B 级患者的生存优势仍然显著（*HR*=0.30，95%*CI* 0.11~0.85），其原因可能为该策略能防止门静脉压力的反弹升高。对于高风险肝硬化患者，如 Child-Pugh C 级或静脉曲张破裂出血后接受早期经颈静脉肝内门体分流术治疗者，其输血阈值由于相关研究数据较少而难以确定。同时，限制性输血策略与心肌梗死、肺水肿、脑卒中、肺炎或血栓栓塞的发生风险无关。一项纳入 4 个随机对照试验的荟萃分析显示，限制性输血与较低的全因死亡率（*RR*=0.65，95%*CI* 0.44~0.97，*P*=0.03）和较低的总体再出血率（*RR*=0.58，95%*CI* 0.4~0.8，*P*=0.004）相关[15]。因此对于急性消化道大出血患者，应采用限制性输血策略，目前多个国际指南亦推荐该输血策略[11,16]。

但在一些特殊情况下推荐进行自由输血策略，尤其是对于合并症状性冠状动脉疾病的患者[17]。既往研究表明，合并冠心病的患者采用限制性输血策略（血红蛋白阈值为 80g/L）与自由输血策略（血红蛋白阈值为 100g/L）相比，30 天内限制性输血组死亡、心肌梗死或计划外血管重建的风险更大（25.5% vs 10.9%，风险差异 15%，95% *CI* 0.7%~29.3%，*P*=0.054）[18]。因此，对于合并有缺血性心脏病等严重疾病患者，建议采用自由输血策略，且输血治疗的血红蛋白目标值可适当提高[11]。

三、成分血输注

成分血输注在低血容量休克中应用广泛。失血性休克时，丧失的主要是血液，但是，在补充血液、容量的同时，也应考虑到凝血因子的补充。

成分输血是采用物理或化学方法将全血分离提纯后得到的浓度高、疗效好、易保存、易运输的血液制品，自 20 世纪 90 年代开始逐渐应用于临床。在急性非静脉曲张性上消化道出血患者输血时，单纯输注浓缩红细胞有较高的再出血、手术和死亡风险，而成分输血（浓缩红细胞：新鲜冰冻血浆：血小板=1:1:1）可显著降低再出血风险（*OR*=0.23，95%*CI* 0.06~0.67，*P*=0.01）[19]。因此，指南建议对消化道出血血流动力学不稳定的患者按 1:1或 1:2的比例输注红细胞和血浆，并根据实验室参数输注血小板和纤维蛋白原[20]。而对于血流动力学稳定的患者，输血通常由实验室参数指导。

（一）红细胞

红细胞输注的目的是增强血液的携氧能力，从而增加组织的氧输送。在大多数消化道出血的病例中，输注红细胞不是作为复苏措施，而是作为治疗贫血的方法。红细胞输注需把握输血适应证、输注策略等方面内容（详见第二节　“消化道出血输血治疗”部分）。

（二）血浆

新鲜冰冻血浆（fresh-frozenplasma，FFP）含有纤维

蛋白原与其他凝血因子，输注 FFP 的目的是补充凝血因子。故临床上大多数血浆输注不是作为复苏的一部分进行的，而是用于预防出血或治疗出血，通常是由实验室的凝血参数指导的。因凝血障碍与急性消化道出血的死亡率呈独立相关性，英国 NICE（National Institute of Clinical Excellence）上消化道出血指南建议，在 INR＞1.5 的活动性出血患者中输注冰冻血浆[1]。尚没有证据提示血浆基础使用剂量，但是 15ml/kg 的初始剂量被广泛接受。在针对华法林所致出血的紧急逆转中，最好的方法是采用凝血酶原复合物，但如不可行，输入 15ml/kg 的 FFP 会产生同样的效果。有研究表明，多数失血性休克患者在抢救过程中纠正了酸中毒和低体温后，凝血功能仍难以得到纠正，因此，应早期积极改善凝血功能。大量失血时输注红细胞的同时应注意使用 FFP。但 2016 年一篇纳入了 2 228 名成人非静脉曲张性上消化道出血患者的多中心、回顾性队列研究发现，在血红蛋白水平大于 90g/L 的患者中，输注 4 个单位或更多的红细胞可使再出血的发生率增大 10 倍（OR＝11.9，95%CI 3.1～45.7，P≤0.001），但与死亡率无关。而在调整凝血障碍、伴随症状、Rockall 评分和其他协变量后，输注 5 个单位或更多的 FFP 则与 30 天死亡率（OR＝2.8，95%CI 1.3～5.9，P＝0.008）和 1 年死亡率（OR＝2.6，95%CI 1.3～5.0，P＝0.005）增加相关，结果有统计学意义[21]。这进一步验证了限制性输血策略的优势，同时表明 FFP 在部分患者群中使用时亦需要平衡利弊。

（三）血小板

血小板减少在消化道出血患者中较少见，约 5.2%的上消化道出血、1.3%的下消化道出血患者会出现血小板减少[20]。肝硬化患者的血小板数量通常会减少，其功能可能会改变，但肝硬化患者中 von Willebrand 因子升高和 ADAMTS13 活性降低的复杂平衡实际上可能会使原发性止血相对保留，而血小板计数与这些患者的出血风险并不相关[22]。目前 NICE 的指导方针是，如果血小板计数<$50×10^9$/L，且患者存在活动性出血，则输注血小板。一般认为，输入 200ml 全血制备的浓缩血小板 10U 可使成人患者血小板升高 $36×10^9$/L，但实际情况与患者病情和输血史有关。输注血小板后，应每 10～15 分钟检查血小板数量，以确保得到相应治疗。如果 15 分钟后，血小板数量上升小于 $20×10^9$/L，可能意味着有抗血小板抗体存在，通常是人白细胞抗原抗体，或者提示输注的血小板储存不佳。

（四）纤维蛋白原和冷沉淀

几乎没有证据支持在消化道出血患者中输注纤维蛋白原（fibrinogen）。目前 NICE 推荐，在使用新鲜冰冻血浆的情况下，如果血浆纤维蛋白原浓度仍<1.5g/L，则输注冷沉淀。没有随机对照试验直接比较不同纤维蛋白原来源（冷沉淀与纤维蛋白原浓缩液）对急性出血患者的影响。但低纤维蛋白原血症已被证实与肝硬化患者的出血风险独立相关[23]，纠正这种异常是否会降低出血风险还有待观察。

（五）抗纤维蛋白溶解剂

出血研究中两个最大的试验 CRASH-2 和 WOMAN[24,25]发表后，在危及生命的出血中使用抗纤溶药物对严重创伤和产后出血的处理产生了重大影响。这两项试验都显示，在创伤和产后出血的标准护理之外，使用氨甲环酸可以显著降低死亡率。赖氨酸类似物氨甲环酸及 6-氨基己酸可通过不可逆地结合到纤溶酶原的活性位点，从而抑制血块溶解，可减少消化道出血的输血暴露。但目前尚无指南明确推荐在消化道出血患者中使用抗纤溶药。慢性肝病患者，纤溶调节失调，主要是凝血酶激活的纤溶抑制物（TAFI）的作用。因此，观察抗纤溶药在晚期肝病患者中是否有不同效果将是很有启发性的。

（六）其他凝血因子

凝血酶原复合物（prothrombin complex concentrates，PCCS）是血浆来源的凝血因子浓缩物，PCCS 包含四种凝血因子，即凝血因子Ⅱ、Ⅶ、Ⅸ和Ⅹ，以及数量不等的抗凝血剂和肝素，可加快止血速度。有研究表明，与 FFP 相比，PCCS 是安全有效的，并能迅速使 INR 值达到正常水平。重组人凝血因子Ⅶa 已获准与因子抑制剂一起用于血友病，且目前它被广泛超适应证使用，当所有其他控制出血的干预措施都失败时，它被视为一种抢救疗法。NICE 指南建议，只有在所有其他措施都失败的情况下，才能使用 PCCS 来治疗消化道出血。已有两项重组人凝血因子Ⅶa 治疗上消化道出血（尤其是肝硬化患者）的随机对照研究成果发表。第一项试验[26]随机选择了 245 名肝硬化（Child-Pugh A、B 或 C 级）静脉曲张（66%）或非静脉曲张出血的患者，接受标准治疗加 8 剂重组人凝血因子Ⅶa 或标准治疗加安慰剂治疗，在止血、预防再出血和 5 天病死率的初步结果中没有显著性差异。第二项试验[27]随机选择 256 名晚期肝硬化（Child-Pugh B 或 C 级）静脉曲张出血患者，接受标准治疗加安慰剂，或标准治疗加 2 种不同剂量的重组人凝血因子Ⅶa，这项试验仍然没有证明使用重组人凝血因子Ⅶa 可以改善上述主要结果。但对这些试验的个体患者数据进行荟萃分析显示，当只包括静脉曲张出血和 Child-Pugh 评分>8 的患者时，重组人凝血因子Ⅶa 的综合治疗结果有所改善（OR 0.53，95%CI 0.29～0.97）[28]。总之，重组人凝血因子Ⅶa 有可能对晚期肝硬化的静脉曲张出血有效，但它仍需临床研究证实。

四、输血过程指标评价

2013 年英国血液学标准委员会制定的《危重成人患者贫血和红细胞输注处理指南》指出[29]：输血量达到全身循环血量的 2 倍时，血小板计数估计已<50×10^9/L，而合并多器官损伤或血小板功能异常的大量失血患者血小板计数应保持>100×10^9/L；应维持凝血酶原时间（PT）和部分凝血活酶时间（APTT）<正常值的 1.5 倍，如>1.5 倍，或换血量达到全身循环血量的 1~1.5 倍，应输注 FFP 12~15ml/kg；应维持机体血清 Ca^{2+}>1.13mmol/L、纤维蛋白原>1.0g/L，如 FFP 不能纠正凝血因子和纤维蛋白原水平，则应及时输注含纤维蛋白原、凝血因子Ⅶ、凝血因子Ⅷ、血管性血友病因子（von Willebrand factor，vWF）和纤维连接蛋白的冷沉淀，以提高血浆纤维蛋白原水平，预防大量输血后的出血倾向。纤维蛋白原浓度在 0.5~1g/L 即可保证正常凝血过程级联反应。临床上对消化道大出血患者输血过程中，应密切监测凝血功能、血栓弹力图、血常规等指标，综合评估并合理选择成分输血，以达到良好的临床疗效。

第三节　其他治疗

消化道大出血病情危急且变化快，除输血外，抗休克、迅速补充血容量等治疗措施应放在一切医疗措施的首位。

一、一般急救措施

患者应卧位休息，保持呼吸道通畅，避免呕血时血液吸入引起窒息，必要时吸氧。活动性出血期间禁食。严密监测患者生命体征，如心率、血压、呼吸、尿量及神志变化，观察呕血、黑便及便血情况，定期复查血红蛋白浓度、红细胞计数、血细胞比容与血尿素氮等指标变化情况，必要时行中心静脉压测定，对老年患者，根据情况进行心电监护。

通常，体温降低的程度越大，未控制性出血的风险就越大。低体温产生的影响包括血小板功能抑制、凝血因子功能受损（根据经验，体温降低 1℃，凝血因子功能下降 10%）、酶抑制和纤维蛋白溶解。预防措施包括：给患者盖上覆盖物，防止患者流失更多热量，增加周围环境温度，采用温热液体疗法，以及在极端情况下，采用体外复热设备。

二、出血程度评估及周围循环状态判断

心率、血压及尿量是检测消化道出血患者是否存在周围循环衰竭的常用指标，但对于初步评估失血程度不可靠，尤其对于血压通常会长时间维持在同一水平的年轻人来说。将临床症状和休克指数（心率/收缩压）结合应用更有价值，尤其是在反复测量的情况下[30]。可根据表 54-1 对消化道出血病情严重程度进行分级。

表 54-1　消化道出血病情严重程度分级

分级	失血量/ml	血压/mmHg	脉搏/（次·min^{-1}）	血红蛋白/（g·L^{-1}）	症状	休克指数
轻度	<500	基本正常	正常	无变化	头晕	0.5
中度	500~1 000	下降	>100	70~100	晕厥、口渴、少尿	1.0
重度	>1 500	收缩压<80	>120	<70	肢冷、少尿、意识模糊	>1.5

此外，还可通过观察患者周围循环状态来判断出血程度。如果患者由平卧位变为坐位时出现血压下降（下降幅度大于 15~20mmHg）、心率加快（上升幅度大于 10 次/min），已提示血容量明显不足，是紧急输血的指征。如心率大于 120 次/min、收缩压低于 90mmHg，伴有面色苍白、四肢湿冷、烦躁不安或神志不清，则表明有严重大出血，已进入休克状态，需积极抢救。检查动脉搏动时，外周动脉搏动最先消失，其次为股动脉搏动消失，再其次为颈动脉搏动消失。动脉血气分析可以测定乳酸水平或碱缺失，这都是持久性休克的高敏感度测量方法。基于心率、收缩压、碱缺失、乳酸水平、pH 及血红蛋白浓度而得出的临床评分可预测患者是否需要大量输血输液。

三、液 体 复 苏

消化道大出血时，应立即建立快速静脉通道，并选择较粗静脉以备输血，建议留置中心静脉导管。常用液体包括氯化钠注射液（0.85%~0.95%）、平衡液、全血或血浆代用品。根据失血的多少在短时间内输入足量液体，以纠正循环血量的不足。对于血流动力学不稳定的患者，液体复苏要优先于内镜止血治疗。为防止出现肺水肿、稀释性凝血功能障碍、血管外液体的蓄积等，在液体复苏达到终点指标、血流动力学稳定后，应尽早采用限制性液体复苏。对于急性大出

血患者，应尽可能行中心静脉压监测以指导液体的输入量。下述征象对血容量补充有很好的指导作用：意识恢复；四肢末端由湿冷、青紫转为温暖、红润，肛温与皮温差减小（<1℃）；脉搏由快弱（>100 次/min）转为正常有力，收缩压接近正常，脉压>30mmHg；尿量>0.5ml/(kg·h)；中心静脉压改善。

传统的补充血容量治疗通常提倡早期、积极地输液疗法来恢复血液量和迅速恢复血压。然而，研究显示，快速补充血容量与较少量的液体输入，或即刻和延迟输液相比较，快速输注液体会影响血栓形成，增加再出血的风险和病死率。低容量液体复苏或允许性低血压的观念可以保证低水平、短期内的组织灌注，同时避免了早期液体复苏带来的不利影响。一项研究显示低血容量性休克患者，使用两种补液方案，一种以收缩压 100mmHg 为目标值，另一组以收缩压 70mmHg 以上为目标值，两者的生存率无差异[31]。出血性休克患者的诊治同时取决于出血的控制及是否存在凝血功能障碍，止血前过多液体输入会稀释凝血因子，增加再出血的风险，可能最终影响死亡率。但大样本的临床分析显示，早期或大量补液对于失血性休克患者的弊端目前不能完全确定，需要更多临床研究以确定液体复苏的有效策略[32]。

四、止 血 措 施

（一）药物治疗

1. 抑酸药物　抑酸药能提高胃内 pH，既可促进血小板聚集和纤维蛋白凝块的形成，避免血凝块过早溶解，有利于止血和预防再出血，又可治疗消化性溃疡。临床上常用的抑酸药包括质子泵抑制剂（proton pump inhibitor，PPI）和 H_2 受体拮抗剂（histamine-2 receptor antagonist，H_2RA）。临床研究表明：①PPI 的抑酸效果显著优于 H_2RA，它起效快并可显著降低再出血的发生率[33]。近期国内一项大样本量、多中心、随机对照双盲高质量研究显示，艾普拉唑组患者的 72 小时总体止血率达 97.69%，与奥美拉唑治疗消化性溃疡出血的疗效相当，且用药次数更少[34]。②对于上消化道出血患者，尽可能早期应用 PPI，建议在内镜诊疗前静脉给予大剂量（80mg）PPI，再持续静脉输注（8mg/h）至内镜检查开始。内镜检查前应用 PPI 可以改善出血病灶的内镜下表现，从而减少内镜下止血的需要[35]。③内镜诊疗后，应用大剂量 PPI 可以降低高危患者再出血的发生率，并降低病死率。国外一项随机对照研究显示，内镜成功止血后，与安慰剂组相比，静脉应用大剂量艾司奥美拉唑（80mg 静脉注射+8mg/h，持续输注 72 小时）可显著降低术后再出血风险，而且还可降低再次内镜治疗率、手术率和病死率[36]。我国一项多中心随机对照研究也同样证实了上消化道高危溃疡内镜止血后静脉应用大剂量艾司奥美拉唑对预防再出血的价值[37]。

2. 血管加压素　血管加压素（vasopressin）通过对内脏血管的收缩，减少门脉血流量。血管加压素的推荐疗法是 0.2U/min 静脉持续滴注，视治疗反应，可逐渐增加剂量至 0.4U/min。此药不良反应大，常见的有腹痛、血压升高、心律失常、心绞痛，严重者可发生心肌梗死。因此，应同时使用硝酸甘油，以减少血管加压素引起的不良反应，同时硝酸甘油还有协同降低门静脉压的作用，用法为硝酸甘油滴注，根据患者血压来调整。也可舌下含服硝酸甘油 0.6mg，每 30 分钟 1 次。有冠心病、高血压者忌用。

3. 特利加压素　特利加压素（terlipressin）属于三甘氨酰赖氨酸加压素，也是一种人工合成药物，它可在体内转变为血管加压素，促使门静脉血流和食管壁层及黏膜下层曲张静脉血流减少，缓解门静脉系统压力。使用方法 2mg/次，每 4~6 小时 1 次，静脉推注。价格昂贵影响了其临床推广应用。

4. 生长抑素及其类似物　生长抑素及其类似物可明显降低门脉及其侧支循环血流量，止血疗效肯定，短期使用几乎没有严重不良反应。该类药物已成为近年治疗食管、胃底静脉曲张破裂大出血及血管性出血的最常用药物，必要时可与血管加压素或特利加压素联合使用。14 肽天然生长抑素（somatostatin），用法为首剂 250μg 静脉缓注，继以 250μg/h 持续静脉滴注。奥曲肽（octreotide）常用量为首剂 100μg 静脉缓注，继以 25~50μg/h 持续静脉滴注。

5. 糖皮质激素及 5-氨基水杨酸类药物　糖皮质激素可用于溃疡性结肠炎、克罗恩病、过敏性紫癜等疾病导致的出血，5-氨基水杨酸类药物可用于溃疡性结肠炎及克罗恩病所致肠道病变出血。

（二）内镜治疗

内镜在消化道出血的应用中优势明显，不仅可明确诊断，还可以运用各种手段进行止血治疗。常用的内镜止血方法包括药物局部注射、热凝止血和机械止血 3 种。临床证据表明，在药物注射治疗的基础上，联合一种热凝或机械止血方法，可以进一步提高局部病灶的止血效果[38]。内镜直视下皮圈套扎曲张静脉、或在曲张的静脉注射硬化剂或组织黏合剂，具有急诊止血及预防再出血的作用，是目前治疗食管胃底静脉曲张破裂出血的重要手段。对上消化道溃疡导致的出血，推荐对 Forrest 分级Ⅰa 至Ⅱb 的出血病变行内镜下止血治疗。在内镜下止血前，必要时对严重大出血或急性活动性出血患者使用红霉素（250mg 静脉输注），可显著减少胃内积血量，改善内镜视野，且不良事件无明显增加[11,31,39]。对部分初始止血后再出血风险高的患者，例如血流动力学不稳定、严重贫血（Hb<80g/L）、活动性出血（ForrestⅠa/Ⅰb）、巨大溃疡（>2cm）、呕血和 Forrest Ⅱa 类溃疡等，在进行止血并使用 PPI 后可考虑复查内镜[40]。

（三）介入治疗

对内镜止血失败或外科手术风险过大的患者，可行数字减影血管造影（digital subtraction angiography，DSA），有助于明确出血的部位与病因，必要时可行栓塞治疗。而经颈静脉肝内门体静脉分流术（transjugular intrahepatic portal vein shunt，TIPS），可通过在肝实质内开通门静脉与肝静脉之间的通道并放置支架，以达到分流门静脉血流、降低门静脉压力的目的，适用于急性静脉曲张出血及预防再出血。

（四）手术治疗

经各种检查仍未能明确诊断而出血不止，病情特别凶险者，或药物、内镜和放射介入治疗失败者，可进行内科、影像介入、外科等多学科协作诊疗，病情紧急时可考虑剖腹探查，可在术中结合内镜检查，明确出血部位后进行治疗。

（五）三腔二囊管

适合于食管胃底静脉曲张消化道出血患者。目前不推荐气囊压迫止血作为首选止血措施，只作为暂时止血用，以赢得时间去准备其他更有效的治疗措施。

（六）病因治疗

在积极治疗急性消化道出血的同时，需积极寻找原发病，针对病因进行治疗，以达到止血及预防再出血的目的。

五、消化道大出血预后评估

早期识别再出血及死亡危险性高的患者，并加强监护和积极治疗，能够降低消化道大出血的死亡率。死亡率较高的危险因素包括：①高龄患者，年龄>65岁；②合并严重疾病，如心、肺、肝、肾功能不全、脑血管意外等；③本次出血量大或短期内反复出血；④食管胃底静脉曲张出血伴肝衰竭；⑤消化性溃疡基底血管裸露。

上消化道溃疡所导致的消化道出血，需对溃疡进行内镜下改良的 Forrest 分级，从而评估其再出血的风险（表 54-2）。近期一项多中心研究纳入我国 52 个内镜中心、1 006 例溃疡出血患者，结果显示我国出血性溃疡中 43.4%为高危溃疡（Forrest Ⅰa～Ⅱb），其中仅 25.2%接受内镜下止血治疗[41]。

表 54-2　出血性消化性溃疡改良 Forrest 分级和再出血风险

Forrest 分级	溃疡病变	再出血率/%
Ⅰa	喷射样出血	55
Ⅰb	活动性渗血	55
Ⅱa	血管裸露	43
Ⅱb	血凝块附着	22
Ⅱc	黑色基底	10
Ⅲ	基底洁净	5

此外，多个国际指南一致推荐经过临床验证的预后评分体系来评估患者的病情严重程度及预后，以指导后续治疗。这类评分中应用较为广泛的有 Glasgow Blatchford 评分（表 54-3）和 Rockall 评分（表 54-4）。其中，Rockall 评分系统建议用来评估患者的病死率，高危患者死亡危险超过 50%，中危患者死亡危险可达 30%，而低危患者死亡危险很低。Glasgow Blatchford 评分（GBS）系统可用于预测所有上消化道出血患者预后。研究显示，Glasgow Blatchford 评分系统可以作为不良预后及对临床干预的总体预测能力的最佳预测指标，其预测内镜治疗需求优于 Rockall 评分，且 GBS >7 是预测需要内镜治疗的最佳分数，GBS 预测需要住院治疗、死亡率及输血需求最准确，而 GBS<1 的患者可以作为门诊患者治疗。故 2018 年亚太非静脉曲张性上消化道出血共识推荐使用 GBS 预测所有上消化道出血患者的预后情况[42]。

表 54-3　Glasgow Blatchford 评分系统

变量	评分					
	1	2	3	4	5	6
收缩压/mmHg	100～109	90～99	<90	–	–	–
血尿素氮/(mmol·L⁻¹)	–	6.5～7.9	8.0～9.9	10.0～24.9	–	≥25.0
血红蛋白/男性，(g·L⁻¹)	120～129	–	100～119	–	–	<100
血红蛋白/女性，(g·L⁻¹)	100～119	–	–	–	–	<100
其他表现	脉搏 ≥ 100 次/min，黑便	晕厥，肝脏疾病，心力衰竭	–	–	–	–

注：评分≥6 分为中高危；评分<6 分为低危。

表 54-4　Rockall 评分系统

变量	评分			
	0	1	2	3
年龄/岁	<60	60~79	≥80	-
休克状况	无休克	心动过速	低血压	-
伴随疾病	无	-	心力衰竭、缺血性心脏病和其他重要伴随疾病	肝衰竭、肾衰竭和癌肿播散
内镜诊断	无病变，Mallory-Weiss 综合征	溃疡等其他病变	上消化道恶性疾病	-
内镜下出血征象	无或仅有黑斑	-	上消化道血液潴留，黏附血凝块，血管裸露或喷血	-

注：评分≥5 分为高危，评分 3~4 分为中危，评分 0~2 分为低危。

（时永全　陈敏）

参考文献

1. JAIRATH V, KAHAN BC, STANWORTH SJ, et al. Prevalence, management, and outcomes of patients with coagulopathy after acute nonvariceal upper gastrointestinal bleeding in the United Kingdom[J]. Transfusion, 2013, 53(5): 1069-1076.
2. KHAMAYSI I, GRALNEK IM. Acute upper gastrointestinal bleeding (UGIB)-initial evaluation and management[J]. Best Pract Res Clin Gastroenterol, 2013, 27(5): 633-638.
3. LAU JY, SUNG J, HILL C, et al. Systematic review of the epidemiology of complicated peptic ulcer disease: incidence, recurrence, risk factors and mortality[J]. Digestion, 2011, 84(2): 102-113.
4. 王海燕，顿晓熠，柏愚，等. 中国上消化道出血的临床流行病学分析[J]. 中华消化内镜杂志，2013，30(2)：83-86.
5. 李兆申，张澍田，陈旻湖. 急性非静脉曲张性上消化道出血诊治指南[J]. 中华消化杂志，2019，39(2)：80-87.
6. CLIFFORD L, JIA Q, YADAV H, et al. Characterizing the epidemiology of perioperative transfusion-associated circulatory overload[J]. Anesthesiology, 2015, 122(1): 21-28.
7. CARSON JL, GUYATT G, HEDDLE NM, et al. Clinical Practice Guidelines From the AABB: Red Blood Cell Transfusion Thresholds and Storage[J]. JAMA, 2016, 316(19): 2025-2035.
8. VILLANUEVA C, COLOMO A, BOSCH A, et al. Transfusion strategies for acute upper gastrointestinal bleeding[J]. N Engl J Med, 2013, 368(1): 11-21.
9. ZOU S, DORSEY KA, NOTARI EP, et al. Prevalence, incidence, and residual risk of human immunodeficiency virus and hepatitis C virus infections among United States blood donors since the introduction of nucleic acid testing[J]. Transfusion, 2010, 50(7): 1495-1504.
10. 葛秀清. 美国红十字会《输血实践指南纲要》介绍[J]. 中国输血杂志，2012，25(3)：286-288.
11. GRALNEK IM, DUMONCEAU JM, KUIPERS EJ, et al. Diagnosis and management of nonvariceal upper gastrointestinal hemorrhage: European Society of Gastrointestinal Endoscopy (ESGE) Guideline[J]. Endoscopy, 2015, 47(10): a1-46.
12. 何雨芩，陈东风. 消化道出血限制性输血策略的新认识[J]. 胃肠病学，2017，22(7)：432-434.
13. MIRSKI MA, FRANK SM, KOR DJ, et al. Restrictive and liberal red cell transfusion strategies in adult patients: reconciling clinical data with best practice[J]. Crit Care, 2015, 19: 202.
14. JAIRATH V, KAHAN BC, GRAY A, et al. Restrictive versus liberal blood transfusion for acute upper gastrointestinal bleeding (TRIGGER): a pragmatic, open-label, cluster randomised feasibility trial[J]. Lancet, 2015, 386(9989): 137-144.
15. ODUTAYO A, DESBOROUGH MJ, TRIVELLA M, et al. Restrictive versus liberal blood transfusion for gastrointestinal bleeding: a systematic review and meta-analysis of randomised controlled trials[J]. Lancet Gastroenterol Hepatol, 2017, 2(5): 354-360.
16. STRATE LL, GRALNEK IM. ACG Clinical Guideline: Management of Patients With Acute Lower Gastrointestinal Bleeding[J]. Am J Gastroenterol, 2016, 111(5): 755.
17. CROOKS CJ, WEST J, CARD TR. Comorbidities affect risk of nonvariceal upper gastrointestinal bleeding[J]. Gastroenterology, 2013, 144(7): 1384-1393.
18. CARSON JL, BROOKS MM, ABBOTT JD, et al. Liberal versus restrictive transfusion thresholds for patients with symptomatic coronary artery disease[J]. Am Heart J, 2013, 165(6): 964-971+e961.
19. FABRICIUS R, SVENNINGSEN P, HILLINGSO J, et al. Effect of Transfusion Strategy in Acute Non-variceal Upper Gastrointestinal Bleeding: A Nationwide Study of 5861 Hospital Admissions in Denmark[J]. World J Surg, 2016, 40(5): 1129-1136.
20. DONOVAN K, STANWORTH S, JAIRATH V. The optimal use of blood components in the management of gastrointestinal bleeding[J]. Best Pract Res Clin Gastroenterol, 2019, 42-43:

1-7.

21. SUBRAMANIAM K, SPILSBURY K, AYONRINDE OT, et al. Red blood cell transfusion is associated with further bleeding and fresh-frozen plasma with mortality in nonvariceal upper gastrointestinal bleeding[J]. Transfusion, 2016, 56(4): 816-826.
22. BASILI S, RAPARELLI V, NAPOLEONE L, et al. Platelet Count Does Not Predict Bleeding in Cirrhotic Patients: Results from the PRO-LIVER Study[J]. Am J Gastroenterol, 2018, 113(3): 368-375.
23. DROLZ A, HORVATITS T, ROEDL K, et al. Coagulation parameters and major bleeding in critically ill patients with cirrhosis[J]. Hepatology, 2016, 64(2): 556-568.
24. ROBERTS I, SHAKUR H, COATS T, et al. The CRASH-2 trial: a randomised controlled trial and economic evaluation of the effects of tranexamic acid on death, vascular occlusive events and transfusion requirement in bleeding trauma patients[J]. Health Technol Assess, 2013, 17(10): 1-79.
25. COLLABORATORS WT. Effect of early tranexamic acid administration on mortality, hysterectomy, and other morbidities in women with post-partum haemorrhage (WOMAN): an international, randomised, double-blind, placebo-controlled trial[J]. Lancet, 2017, 389(10084): 2105-2116.
26. BOSCH J, THABUT D, BENDTSEN F, et al. Recombinant factor Ⅶa for upper gastrointestinal bleeding in patients with cirrhosis: a randomized, double-blind trial[J]. Gastroenterology, 2004, 127(4): 1123-1130.
27. BOSCH J, THABUT D, ALBILLOS A, et al. Recombinant factor Ⅶa for variceal bleeding in patients with advanced cirrhosis: A randomized, controlled trial[J]. Hepatology, 2008, 47(5): 1604-1614.
28. BENDTSEN F, D'AMICO G, RUSCH E, et al. Effect of recombinant Factor Ⅶa on outcome of acute variceal bleeding: an individual patient based meta-analysis of two controlled trials[J]. J Hepatol, 2014, 61(2): 252-259.
29. RETTER A, WYNCOLL D, PEARSE R, et al. Guidelines on the management of anaemia and red cell transfusion in adult critically ill patients[J]. Br J Haematol, 2013, 160(4): 445-464.
30. MURTHI SB, STANSBURY LG, DUTTON RP, et al. Transfusion medicine in trauma patients: an update[J]. Expert Rev Hematol, 2011, 4(5): 527-537.
31. DUTTON RP, MACKENZIE CF, SCALEA TM. Hypotensive resuscitation during active hemorrhage: impact on in-hospital mortality[J]. J Trauma, 2002, 52(6): 1141-1146.
32. KWAN I, BUNN F, CHINNOCK P, et al. Timing and volume of fluid administration for patients with bleeding[J]. Cochrane Database Syst Rev, 2014(3): CD002245.
33. LAINE L, JENSEN DM. Management of patients with ulcer bleeding[J]. Am J Gastroenterol, 2012, 107(3): 345-361.
34. 索宝军，王晔，周丽雅，等. 注射用艾普拉唑钠治疗消化性溃疡出血的多中心、随机、双盲、阳性药物平行对照Ⅲ期临床研究[J]. 中华消化杂志，2018，38(10)：691-696.
35. LAU JY, LEUNG WK, WU JC, et al. Omeprazole before endoscopy in patients with gastrointestinal bleeding[J]. N Engl J Med, 2007, 356(16): 1631-1640.
36. SUNG JJ, BARKUN A, KUIPERS EJ, et al. Intravenous esomeprazole for prevention of recurrent peptic ulcer bleeding: a randomized trial[J]. Ann Intern Med, 2009, 150(7): 455-464.
37. BAI Y, CHEN DF, WANG RQ, et al. Intravenous Esomeprazole for Prevention of Peptic Ulcer Rebleeding: A Randomized Trial in Chinese Patients[J]. Adv Ther, 2015, 32(11): 1160-1176.
38. GRALNEK IM, BARKUN AN, BARDOU M. Management of acute bleeding from a peptic ulcer[J]. N Engl J Med, 2008, 359(9): 928-937.
39. BAI Y, GUO JF, LI ZS. Meta-analysis: erythromycin before endoscopy for acute upper gastrointestinal bleeding[J]. Aliment Pharmacol Ther, 2011, 34(2): 166-171.
40. FUJISHIRO M, IGUCHI M, KAKUSHIMA N, et al. Guidelines for endoscopic management of non-variceal upper gastrointestinal bleeding[J]. Dig Endosc, 2016, 28(4): 363-378.
41. BAI Y, DU YQ, WANG D, et al. Peptic ulcer bleeding in China: a multicenter endoscopic survey of 1006 patients[J]. J Dig Dis, 2014, 15(1): 5-11.
42. SUNG JJ, CHIU PW, CHAN FKL, et al. Asia-Pacific working group consensus on non-variceal upper gastrointestinal bleeding: an update 2018[J]. Gut, 2018, 67(10): 1757-1768.

第五十五章

胎儿宫内输血

胎儿贫血的病因广泛，随着贫血程度的进行性加重，胎儿可在宫内出现心力衰竭、水肿甚至死亡。胎儿宫内输血术用于治疗各种原因引起的胎儿贫血已有近40年的历史，其手术方式主要包括胎儿腹腔内输血、脐静脉输血和肝静脉输血，目的是通过宫内输血改善胎儿贫血状态、防止疾病进一步恶化，为出生后救治创造条件。本章节内容将针对胎儿宫内输血术的手术指征、血源要求及输血量的计算、手术风险及应对措施、输血途径以及围手术期管理进行阐述。

第一节　胎儿贫血的产前诊断

一、胎儿贫血的定义

正常情况下，胎儿血红蛋白浓度随孕周增加而逐渐增加，血红蛋白值低于平均值2个标准差以上时可诊断为胎儿贫血。贫血的严重程度需结合孕龄，根据血红蛋白浓度的中位数倍数（MoM）判断。例如，当胎儿因贫血发生水肿时，血红蛋白浓度通常低于50g/L，这一数值在孕18周时对应的MoM为0.47，而在孕37周时对应的MoM为0.36。根据血红蛋白浓度可将胎儿贫血分为轻度（MoM为0.83~0.65）、中度（MoM为0.64~0.55）和重度（MoM<0.55）。临床上，胎儿血细胞比容小于0.30时也定义为胎儿贫血[1]。

二、相关辅助检查

（一）超声评估

1. 胎儿大脑中动脉血流监测（middle cerebral artery peek systolic velocity，MCA-PSV）　大脑中动脉血流峰值流速（MCA-PSV）对于胎儿贫血具有重要的预测价值，它对于胎儿贫血的预测比胎心监护更早，可以从孕18周开始，每隔1~4周进行复查（图55-1）。当MCA-PSV值大于1.5MOM时，其预测胎儿中重度贫血的敏感性为100%，假阳性率为12%[2]。

2. 胎儿心脏功能评估　胎儿心脏功能的评价包括舒张功能和收缩功能。胎儿心功能异常早期表现

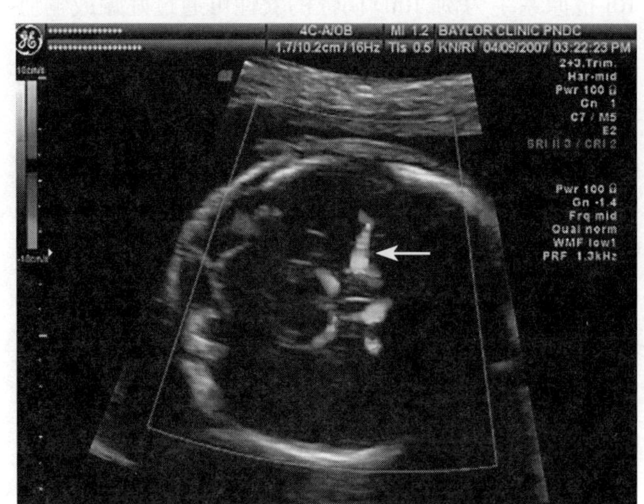

图55-1　胎儿大脑中动脉收缩期峰值流速

注：箭头处为大脑中动脉的测量位置。

为右心扩大、收缩力下降，随着心脏收缩功能的下降及心脏舒张期时间的缩短，继而影响左心功能致全心衰竭。

3. 其他超声征象　如胎儿肝大、胎盘水肿及羊水过多等。

（二）脐血穿刺检查

包括血常规、血型、胆红素及相关的感染性病原体的检测。该技术可直接取得胎儿血样进行分析以判断贫血程度，同时可针对胎儿贫血的病因进行检测。

（三）Delta-$_{450}$检测胎儿贫血

在少数不能进行MCA多普勒研究的病例中，可采取羊水中的Delta光密度450水平作为胎儿贫血的筛查试验，由于该方法的准确性有限，因而临床已不再使用。

第二节　胎儿宫内输血

一、胎儿贫血的病因及宫内输血的手术指征

胎儿宫内输血的手术指征是由于各种病因引起的胎儿贫血，具体原因有：红细胞破坏增加、红细胞生

成减少、血红蛋白病和红细胞酶异常。

(一) 免疫性胎儿贫血

当母体接触胎儿细胞上来自父源的红细胞抗原时,可导致母亲对父源的红细胞抗原产生抗体。红细胞抗-IgM 分子量较大,难以通过胎盘屏障;而 IgG 分子量较小,可通过胎盘屏障进入胎儿循环,抗原抗体结合导致胎儿红细胞的破坏,继而引起胎儿溶血性贫血。免疫性胎儿贫血主要与 RhD、Rhc、Kell(中国人 Kell 所致者少见)异体免疫有关(图 55-2)。以红细胞 Rh 抗原系统为例,RhD 阴性的女性可通过妊娠或输血等方式接触 RhD 血型抗原而产生抗-D,再次妊娠时,若胎儿血型为 RhD 阳性,IgG 抗体将经由胎盘进入胎儿体内,破坏胎儿红细胞引起溶血。

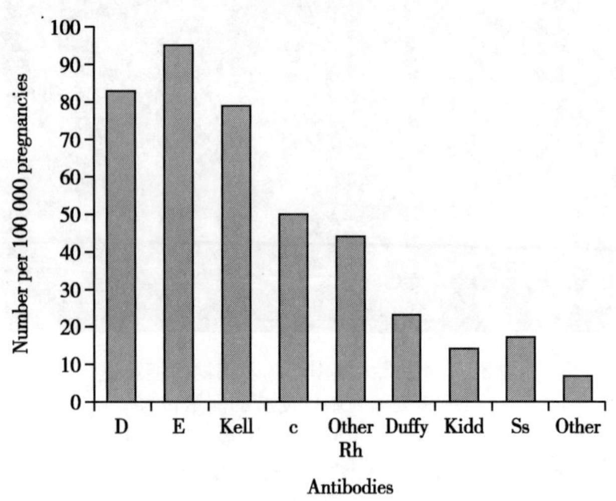

图 55-2 胎儿/新生儿溶血性贫血的常见抗体分布

(二) 非免疫性胎儿贫血

主要包括宫内感染、胎儿/胎盘肿瘤等:

1. 病毒感染可抑制骨髓造血干细胞,造成骨髓造血祖细胞成熟障碍,导致红细胞及血小板生成减少,进而出现胎儿贫血、水肿、神经系统发育异常,甚至死亡。微小病毒 B19 最为常见,传播方式为呼吸系统、胎盘、血液制品、垂直传播等。对微小病毒 B19 的早期诊断和治疗可以防治其引起的胎儿并发症。除微小病毒 B19 外,巨细胞病毒以及弓形虫、梅毒等非病毒感染也可能引起胎儿贫血。

2. 胎儿/胎盘肿瘤如骶尾部畸胎瘤或胎盘血管瘤,胎儿血液向畸胎瘤组织或血管瘤灌注,出现贫血,并造成胎儿心脏负荷加重,甚至心脏功能衰竭。

3. 单绒毛膜双胎妊娠的特殊并发症与胎儿/胎盘肿瘤的高输出量型灌注类似,当供血胎儿通过胎儿间异常血管吻合向受血胎儿输血时,可造成供血儿贫血;双胎动脉反向灌注时,泵血胎儿需要向无心畸胎供血,亦会出现泵血胎儿的失血和贫血。

4. 胎母输血(fetalmaternalhemorrhage)是指各种原因引起的胎盘屏障的破坏,大于等于 30ml 的胎儿血液出现在母体循环中,引起的胎儿失血性贫血。当出血量达到 80~150ml 或>20ml/kg 时,称为严重的胎母输血。其危险因素包括产前出血(前置胎盘和胎盘早剥)、母体腹部外伤、胎盘血管畸形、侵袭性操作(羊膜腔或脐带穿刺)及外倒转术等,目前大部分的胎母输血病因尚不明确。

5. 其他血红蛋白病如地中海贫血,红细胞酶缺陷如遗传性葡萄糖-6-磷酸脱氢酶缺乏症(G6PD)等也可引起胎儿贫血。母体服用磺胺类药物或者蚕豆类食物时也可以诱发胎儿发病导致急性溶血。其他少见原因还包括遗传性干瘪红细胞增多症和先天性红细胞生成障碍性贫血等。

二、胎儿宫内输血血源要求及输血量的计算

(一) 血源要求

输血前,供者血液应与母体血进行交叉配血。供血血型通常选择 O 型 RhD 阴性血,而根据交叉配血结果,也有可能选择其他抗原(如 Kell)的阴性血。红细胞需经过洗涤、辐射、去白细胞处理,进行巨细胞病毒筛查,确保其为阴性,以采血 5 天之内的新鲜血液为佳,Hct 为 0.75~0.85。

(二) 输血量的计算

1984 年 Rodeck[3]提出,使用估计的胎儿胎盘体积(V)、输血前胎儿血细胞比容(Hct1)、供体血细胞比容(Hct2)和预期输血后胎儿血细胞比容(Hct3)计算输血量,即:输血量=V(Hct3-Hct1)/Hct2。

胎儿胎盘体积(V)的估算可采用以下 3 种方法:①0.1ml/g 估计胎儿体重(g)[4];②0.15ml/g 估计胎儿体重(g)[5];③1.046+[估计胎儿体重(g)]×0.14[6]。

通过胎儿循环血量估计值计算输血量,估计胎儿循环血量为 140ml/kg。

血液输注量=预期胎儿血细胞比容×估计胎儿体重(g)×0.14/供体血细胞比容[7]。

Giannina 推荐的简化的公式为[4]:每增加 10%的胎儿血细胞比容的输血量=0.02×估计胎儿体重(g)。

三、胎儿宫内输血手术风险及应对措施

(一) 近期风险

近期并发症包括穿刺部位出血、脐带阻塞、胎儿心率增快或心动过缓、早产、胎膜早破、宫内感染等。这些手术并发症可能导致紧急剖宫产、甚至胎死宫内。尤其当严重胎儿水肿无法耐受宫内输血时,发生

胎死宫内可能性增加。据报道与手术相关的胎儿死亡的风险为0.9%~4.9%，与是否合并胎儿水肿、手术孕周、手术者经验等相关。手术相关的胎膜早破风险为0~1.3%，母体绒毛膜羊膜炎的发生率0~1%。

应警惕穿刺部位出血、胎儿心率增快或心动过缓、宫内感染的发生，术中应严格遵守无菌原则，规范手术操作；术后抽取胎儿静脉血检查输血后 Hct、Hb，并注意有无穿刺点血肿及胎心率变化。

胎儿突然运动或穿刺针预定位置移开时，可能影响局部脐带，造成胎儿窘迫，因此，为避免上述情况，术中应密切进行超声监护，以指导手术进程，监测胎儿宫内状态；胎儿麻醉可防止与手术相关的胎儿丢失，提高手术安全性；根据胎龄调整输血速度来预防容量过载，也可以改善预后。

刺穿胎儿脐动脉时，可发生血管痉挛或注射部位过度出血，从而导致胎儿宫内窘迫，因此术中应避免脐动脉穿刺[8]。

（二）远期并发症

胎儿水肿及贫血严重程度与神经发育损伤密切相关，神经发育受损可表现为脑瘫、严重的生长发育障碍、需要佩戴助听器的双侧耳聋以及双目失明。国外大样本的研究认为，贫血胎儿神经系统损伤的发生率约为4.8%，微小病毒 B19 感染所致贫血进行宫内治疗后致神经发育损伤的发生率为 11%。因此需要与孕妇及其家属充分沟通，告知其不良结局的可能。

尽早发现病情，及时转诊和治疗可以预防水肿和改善远期预后。孕期出现胎儿水肿或贫血时，应提高警惕并进行胎儿贫血的相关检测，如检查红细胞同种异体免疫，感染指标（如细小病毒 B19）等[8]。

四、胎儿宫内输血手术方式

（一）腹腔内输血

孕 20 周以内由于脐静脉穿刺较为困难，往往选择腹腔内输血。也有人认为，对于妊娠不到 22 周的胎儿，腹腔内输血将更安全。由于腹腔内压力过高可影响脐静脉血流量，因此，可通过公式计算红细胞的最大输注量，控制腹腔内压，避免脐静脉血流量受影响。红细胞的最大输注量（ml）=（孕周-20）×10。若腹腔内压力过高将影响脐静脉血流量。腹腔内的血液在7~10 天内被吸收[1]。

（二）脐静脉输血

血管内输血以脐静脉输血最为多见。穿刺成功后回抽胎儿血 0.5~1ml，进行血常规、血型等检测，根据胎儿实际血细胞比容决定宫内输血量。输血速度为 2~5ml/min，输血过快，脐带易脱落，而且会加重胎儿心脏负担。术毕抽出胎儿血液复查血细胞比容，同时超声再次评估胎儿及胎盘、脐带状况[7]。

（三）胎儿肝静脉输血

近年来，胎儿肝静脉输血也逐渐展开，常与腹腔内输血相结合。术中注意事项与脐静脉输血类似。

五、围手术期管理

（一）术前

孕产妇的术前用药包括局部麻醉药，常规消炎痛和/或哌替啶/异丙嗪，以及腰麻-硬膜外联合镇痛，后者用于孕晚期输血过程中胎儿宫内窘迫而需紧急剖宫产时。胎儿的术前用药包括肌内注射（或静脉注射）麻醉剂和/或胎儿镇痛治疗。对于孕 24 周后的宫内输血，若胎动明显，胎儿麻醉剂的使用能降低胎儿宫内输血发生并发症的风险，故提倡常规应用。常用的肌松药为阿曲库铵（0.4mg/kg）或维库溴铵（0.1mg/kg），胎儿镇痛药选用芬太尼（10μg/kg），给药途径为脐静脉注射或肌内注射。若胎儿已有存活能力，孕 34 周前建议使用皮质激素促进胎儿肺成熟。此外，如果有提前分娩的可能，应做好紧急剖宫产的相关准备[1]。

（二）术中

目标胎儿血细胞比容为 0.40~0.50。胎儿宫内最佳输血量为 20ml/kg，也可按照公式（妊娠周数-20）×10ml 简化计算。如果胎儿小于 400g 时应严格控制输血量。腹腔内输血一般速度控制在 5~10ml/min，输血同时需要严密观察胎儿心率情况。水肿胎儿或者严重贫血胎儿由于心功能往往受到影响，首次输血后 Hct 应<0.25。

术中一旦发生严重的心动过缓可以应用肾上腺素 0.1~0.3mg/kg，或阿托品 0.02mg/kg 脐静脉或肝静脉注射。如胎心率不能恢复，而手术时孕周大于 28 周，需要与家属充分沟通，知情同意后进行紧急剖宫产术，做好新生儿窒息复苏及输血的准备。如无法进行输血或输血治疗效果不佳者，可以进行母体血浆置换和静脉应用免疫球蛋白，也可以选择口服苯巴比妥 30mg，每天 3 次，持续 7~10 天以降低新生儿输血的可能[7]。

（三）术后

输注完成取针后，观察穿刺部位有无出血，检查胎心率有无异常。在输血 1 小时后再次监测患者和胎儿的一般情况。

初次输血后，可通过 MCA-PSV 判断是否需要再输血，但该指标的敏感性及特异性较前下降，阈值较输血前升高（MoM>1.69）。第 2 次输血后，应综合判断基础病理、胎儿状况和输血后胎儿血细胞比容等，以确定下次是否输血及输血间隔时间。对于免疫性贫血，通常输血后血细胞比容约为每天下降1%，血红蛋白每天下降3~5g/L，可根据Hct的下降速度决定再次输血的时机。对于水肿或严重贫血的胎儿，应秉持少量多次的输血原则，避免过量输血引起的胎儿心力衰竭[1]。

随着宫内输血术的开展，胎儿严重贫血的围产儿总死亡率已降至10%以下。新生儿出生后，短期可能出现的疾病包括新生儿溶血病、新生儿贫血、血小板减少、胆汁淤积和复发性疾病（详见第五十六章　“新生儿输血”）。

（孙路明　卫星　王鹏）

参考文献

1. MARI G，NORTON ME，STONE J，et al. Society for Maternal-Fetal Medicine（SMFM）Clinical Guideline：the fetus at risk for anemia—diagnosis and management[J]. Am J Obstet Gynecol，2015，212（6）：697-710.
2. ABBASI N，JOHNSON JA，RYAN G. Fetal anemia[J]. Ultrasound Obstet Gynecol，2017，50（2）：145-153.
3. RODECK CH，NICOLAIDES KH，WARSOF SL，et al. The management of severe rhesus isoimmunization by fetoscopic intravascular transfusions[J]. Am J Obstet Gynecol，1984，150（6）：769-774.
4. GIANNINA G，MOISE KJ JR，DORMAN K. simple method to estimate volume for fetal intravascular transfusions[J]. Fetal Diagn Ther，1998，13（2）：94-97.
5. PAPANTONIOU N，SIFAKIS S，ANTSAKLIS A. Therapeutic management of fetal anemia：review of standard practice and alternativet reatment options[J]. J Perinat Med，2013，41（1）：71-82.
6. MANDELBROT L，DAFFOS F，FORESTIER F，et al. Assessment of fetal blood volume for computer-assisted management of in utero transfusion[J]. Fetal Ther，1988，3（1-2）：60-66.
7. 魏瑗，赵扬玉. 胎儿宫内输血术及其并发症[J]. 实用妇产科杂志，2013，29（5）：333-334.
8. LINDENBURG ITM，VAN KAMP IL，OEPKES D. Intrauterine blood transfusion：current indications and associated risks[J]. Fetal Diagn Ther，2014，36（4）：263-271.

第五十六章

新生儿输血

输血疗法是儿科最常应用的治疗手段之一。随着输血技术的迅速发展,人们对各种血液成分的生化、生理作用以及输血的各种不良反应有了深入了解,临床医师能较广泛、较正确地应用输血疗法。然而,由于新生儿的造血系统、循环系统、免疫系统及其他各系统发育尚不成熟,新生儿输血相关问题成为关注的焦点。

第一节 新生儿输血概述

一、新生儿血液系统特点及输血特点

新生儿期血液系统及输血具有以下特点:①新生儿红细胞寿命较短,体内红细胞生成素水平低,生长发育过程中可出现生理性贫血。早产儿,特别是极低出生体重儿(出生体重小于 1 500g)住院期间病情重,并发症多,需要进行各种抽血检查,导致医源性失血,需要多次输血。②新生儿胎儿血红蛋白含量高,血红蛋白与氧亲和力大,血红蛋白需维持在较高水平,才能满足生理需要。③新生儿心血管功能发育不成熟,输血量计算不当或速度过快,容易引起心力衰竭。④新生儿对失血特别敏感,新生儿失血量达血液总容量的 10%,即可出现明显症状而需要输血。⑤不能耐受低温血,新生儿体温调节功能差,心肺发育尚不成熟,输血时最好将血液加温。⑥不能耐受高症及低钙血症,新生儿肾脏,排钾和保钠及维持酸碱平衡能力差,输入保存时间过久的库存血,容易出现高钾血症低血钙和酸中毒。⑦新生儿免疫功能不成熟,容易感染病毒,尤其是巨细胞病毒(cytomegalovirus,CMV)。⑧新生儿 ABO 血型及抗体检测不同于成年人。

新生儿红细胞 ABO 抗原表达较弱,免疫系统发育不成熟,血清中抗体效价低,血浆中可检出母亲 IgG 型 ABO 抗体,由于不能通过血浆抗体血型(反定型)来证实红细胞抗原(正定型),因此新生儿血液标本不适用实验室常用的 ABO 血型检测双复核方法判断血型。

在极少数情况下,新生儿红细胞表面抗原表达弱,或新生儿血中存在母亲来源的抗体掩盖了新生儿本身红细胞抗原(如新生儿 Rh 血型不合溶血病),可导致新生儿血型鉴定错误。

新生儿抗体筛检结果代表母亲的抗体状态而不是胎儿或新生儿的抗体状态。这是因为新生儿免疫发育不成熟,即使多次接受输血也通常不产生红细胞抗体;妊娠>4 个月母亲的 IgG 抗体主动通过胎盘,使胎儿/新生儿获得母亲来源的 IgG 抗体。

二、新生儿输血不良反应及注意事项

(一)新生儿输血不良反应

新生儿输血不良反应包括输血传播感染、过敏反应、溶血性反应、输血相关移植物抗宿主病、输血相关循环超负荷、大量输血相关并发症等。新生儿输血不良反应的特点有:

1. 输血传播感染 新生儿,尤其是早产儿病情重,并发症多,免疫力低下,住院期间往往需要多次输血,是输血传播感染的高危人群。我国血站主要针对献血者筛查乙型肝炎、丙型肝炎、人类免疫缺陷病毒及梅毒螺旋体,如果献血者处于疾病窗口期,可导致受血者发生输血传播感染。血液制品在制备、储存和使用过程中被细菌污染,可导致新生儿脓毒血症。此外,输血也是新生儿 CMV 感染的主要途径之一。人群中 CMV 感染非常广泛,全球 CMV 血清阳性率在一般人群中为 83%,育龄妇女为 86%,血液或器官捐献者为 86%[1]。免疫力正常的成年人通常呈隐性感染,多数感染者无临床症状,但在免疫受损人群可导致严重疾病。早产儿急性 CMV 感染可导致骨髓抑制、脑损伤、肝炎、肺炎和败血症样症状,远期遗留发育迟缓、认知障碍和听力障碍等严重后遗症。有报道显示[2],新生儿重症监护室输血传播 CMV 感染发生率约为 0.9%,感染者胎龄中位数为 27.6 周,出生体重中位数为 775g。由于我国 CMV 不是献血的常规检测项目,采用去白细胞悬浮红细胞可降低输血引起的 CMV 感

染，在有条件的地区，可使用 CMV 血清学阴性或 CMV DNA 阴性血液输注。

2. 输血相关移植物抗宿主病　输血相关移植物抗宿主病（transfusion-associated graft versus host disease，TA-GVHD）是具有免疫活性的淋巴细胞输注给免疫功能缺陷或免疫功能抑制的患者，在其机体内存活、增殖，并攻击宿主组织细胞。可出现发热、皮疹、肝功能损害、全血细胞减少；骨髓增生低下，且造血细胞减少及淋巴细胞增多等。TA-GVHD 风险的患者包括：早产儿、低出生体重儿、原发性免疫缺陷患儿等。为了降低需要输注红细胞的患者发生 TA-GVHD 的风险，应考虑患儿的免疫状态并按需使用经辐照的血液制品。

3. 输血相关急性肺损伤　输血相关急性肺损伤（transfusion-related acute lung injury，TRALI）是导致成年人输血相关死亡的主要原因，新生儿期比较罕见。少数病例报道描述了原来无肺部疾病的新生儿红细胞输注后 6 小时内出现了急性肺损伤。新生儿出现 TRALI 的病因尚不清楚，可能是输血前新生儿合并感染，输血导致感染加重，或献血者血内存在抗白细胞抗体而导致[3]。

4. T 活化　T 抗原是红细胞固有的糖类抗原，其抗原决定簇处于封闭状态，当红细胞膜表面唾液酸被降解后，T 抗原决定簇暴露，称为 T 活化。某些细菌，如梭状芽孢杆菌能产生唾液酸酶，降解红细胞表面的唾液酸，导致患儿 T 活化。T 活化的红细胞能与抗-T IgM 发生多凝集反应，成年人血液中常存在天然的 IgM 抗-T。当 T 活化患儿输入含有抗-T 的血浆、红细胞和/或血小板时，可发生程度不同的溶血反应。新生儿输血后预期血红蛋白上升没有实现、存在因血管内溶血所致血红蛋白尿和溶血性输血不良反应时，须怀疑新生儿存在 T 活化现象。英国输血指南[4]推荐如果存在 T-活化且既往输血后出现溶血的新生儿需要输血，宜采用以晶体盐（saline，adenine，glucose and mannitol，SAGM）保存的红细胞，因为其含有的血浆量很少；如果临床病情需要输注血小板或者新鲜冰冻血浆，可输注经过血小板混悬液洗涤的血小板或者抗-T 低效价的新鲜冰冻血浆。

5. 铁超负荷　早产儿住院期间可能反复输血，导致铁超负荷，铁超载可产生大量自由基，导致氧化应激，与早产儿支气管肺发育不良（broncho pulmonary dysplasia，BPD）、坏死性小肠结肠炎（necrotizing entero colitis，NEC）及早产儿视网膜病（retinopathy of prematurity，ROP）发生有关[5,6]。铁超载可导致机体免疫功能损伤，增加感染的风险。有研究显示，早产儿住院期间，输血超过 2 次更容易发生高铁蛋白血症，高铁蛋白血症患儿更容易发生败血症。

6. 代谢紊乱　新生儿在换血、大量失血等情况下需要大量输血。大量输血指 24 小时内输血量达到单个全身循环血量（新生儿约 80ml/kg），或 3 小时内输血量达到循环血量的 50%。新生儿大量输血时，血液保存液可导致代谢紊乱，如输注采用枸橼酸盐保存的血液可导致低钙血症和/或低血糖，大量输注 SAGM 保存的血液，可导致新生儿渗透性利尿和肾损伤。输注保存时间较长的血液可导致高钾血症[7]。

7. 低体温　由于快速大量输注温度低于患者体温的血液，患者机体体温≤36℃，使血红蛋白与氧亲和力增加，从而影响氧在器官与组织中释放，最终导致器官与组织损伤。

（二）新生儿输血特殊要求

1. 对于献血者要求　新生儿免疫功能低下，容易发生输血传播感染，如需要多次输血者，建议对同一献血者采集的血液采用小袋分装，避免多个献血者暴露。献血者需微生物检测阴性。早产及免疫力低下的新生儿容易发生输血传播感染，特别是 CMV 感染，因此献血者最好是 CMV 血清学或 DNA 阴性。

2. 对血液的要求　由于新生儿特殊的免疫低下状态，对血液有特殊要求：

（1）保证血液安全：新生儿输血推荐使用去白细胞悬浮红细胞。

（2）控制 CMV 感染：为预防 CMV 感染，意大利输血指南推荐在下列情况下使用 CMV 安全的血液成分[8]：①宫内输注红细胞和血小板；②出生体重≤1 500g 或胎龄≤30 周的新生儿；③先天性或获得性免疫缺陷的新生儿；④CMV 血清学阴性者或同种移植接受者。去白细胞的血液成分（$WBC<1\times10^6/U$）可认定为 CMV 安全。血浆不传播 CMV 病毒。

（3）大量输血：新生儿进行大量输血（如外科手术、换血或急性大量失血时）时推荐使用采血 5 天内的新鲜血。

（4）预防 TA-GVHD：在以下情况下输注红细胞和/或血小板推荐进行辐照：①宫内输红细胞和/或血小板；②宫内输血后再次输注红细胞（包括换血）和/或血小板；③出生体重≤1 500g 或胎龄≤30 周的新生儿输注红细胞和/或血小板；④由第一或第二级亲属或人类白细胞抗原相同的亲属捐赠的血液；⑤先天性或获得性免疫缺陷的新生儿；⑥造血干细胞移植的接受者。

辐照剂量：25～50Gy（2 500～5 000rad）。胎儿与新

生儿输注的，应选择采集后5天内（含5天）的血液进行辐照，且应在辐照后24小时内输注。辐照不改变血小板的有效期。

（5）输注红细胞成分：与母体和新生儿ABO和RhD血型以及母体具有临床意义的抗体相容（常采用O型红细胞）。

（6）输注血小板：ABO和RhD血型与受血患儿相同或者相容，同种免疫性血小板减少症患儿输注的血小板与母体血小板抗体相容。

3. 输血前检查

（1）血清学检查：母亲血液检查，ABO和RhD血型，意外红细胞抗体筛选，抗体筛检阳性时进行抗体鉴定。新生儿血液检查：ABO/Rh表型测定，疑似溶血或者母亲存在具有临床意义的抗体时，进行直接抗球蛋白试验（direct antiglobulin test，DAT），如果阳性，则进行红细胞抗体洗脱和洗脱抗体的识别；检测意外红细胞抗体。

（2）输血前配型检测：新生儿第1次输血时建议检查母亲血清/血浆意外抗体和/或交叉配型；如不能得到母亲血清/血浆时，可以使用新生儿血清/血浆进行交叉配型，但如果新生儿DAT阳性，最好使用新生儿红细胞洗脱液进行交叉配型。新生儿DAT和/或意外抗体阳性时，必须采用母亲血清/血浆（新生儿第1次输血）、新生儿红细胞洗脱液和/或新生儿血清/血浆，通过间接抗球蛋白试验进行交叉配型。新生儿在第1次输血后再次输血时，即使DAT和/或意外抗体初始检查阴性，也应当使用新生儿血清/血浆强制性交叉配型。

（三）新生儿输血的注意事项

1. 患儿身份识别　重症监护室无家属陪伴，易于发生身份标识错误，特别是多胞胎、未佩戴或未及时佩戴腕带的患儿，英国输血指南建议[4]在不延误急诊输血的前提下，交叉配血前不同时间点采集2份标本，以核实首次输血患儿的ABO血型。为减少新生儿医源性失血，可采集脐带血作为第1份血型检测标本。

2. 输血量和输血速度　对于没有出血的新生儿，输血量10~20ml/kg，输血时间≥4小时。输血医嘱建议使用“ml”而不是“U”，避免过量输血。

3. 应急准备　新生儿救治中心应常规储备O型RhD阴性悬浮红细胞，供新生儿紧急救治使用。

4. 身份确认　当新生儿住院信息发生改变时，如患儿更换姓名时，医院应根据相关规定重新采集血液标本做血型检测。

第二节　新生儿溶血病

新生儿溶血病（hemolytic disease of newborn）是因母婴血型不合，母亲产生抗胎儿红细胞抗原的免疫性抗体（IgG），此类抗体通过胎盘进入胎儿体内，引起胎儿及新生儿红细胞破坏所致的同种被动免疫性溶血。通常新生儿溶血病发生于胎儿与早期新生儿，可导致死胎、死产、胎儿水肿、贫血及新生儿黄疸，严重者可并发胆红素脑病，遗留严重的神经系统后遗症。新生儿溶血病的实验室检查有助于早期诊断与早期干预治疗，对降低新生儿死亡率及避免神经系统后遗症的发生具有重要的临床意义。

一、发病机制

人类的红细胞表面存在诸多抗原，当父母存在血型不合时，胎儿由父亲方面遗传的红细胞抗原恰为母亲所缺乏的，胎儿红细胞进入母体并被母体脾脏巨噬细胞所吞噬，产生抗父源性免疫性抗体，初次产生的抗体为IgM，不能通过胎盘进入胎儿体内，若母亲再次妊娠，胎儿与上一胎血型相同，第2次发生免疫反应时母体主要产生IgG性质的抗体，此类抗体可通过胎盘进入胎儿血液循环，使胎儿红细胞凝集及破坏，发生溶血。通常Rh及ABO血型系统血型不合引起的溶血病最常见。Rh血型不合溶血病发生早、症状突出、病情严重，常危及胎儿及新生儿的生命。其他血型系统，如MN、Ss、Kell、Kidd、Duffy、Diego等血型系统亦可导致新生儿溶血病，但发病率较低。

（一）Rh血型不合溶血病发病机制

Rh血型系统主要由5种抗原构成：C、c、D、E和e抗原，D抗原最早被发现且抗原性最强，故凡具有D抗原者称Rh阳性，无D抗原者称Rh阴性，杂合子只有1个D抗原，纯合子有2个D抗原。通常遗传学上以d表示D抗原的缺乏。因此，Rh阳性者表示为DD、Dd，Rh阴性者表示为dd。Rh血型不合溶血病主要发生在母亲为Rh阴性、胎儿为Rh阳性时，但母亲为Rh阳性时亦可发生，是由抗-E（母亲为ee）、抗-C（母亲为cc）抗体或抗-e、抗-c抗体等引起。我国汉族中Rh CCDee占40.72%，RhE溶血病发生率仅次于RhD溶血病。

母亲与胎儿存在Rh血型不合时，胎儿红细胞进入母亲血液循环，母体初次免疫反应产生IgM性质的抗体，IgM不能透过胎盘进入胎儿体内。因此，第1胎仅处于原发免疫反应的潜伏期。若再次妊娠并同时存在母亲与胎儿Rh血型不合，第2次发生免疫反应时，抗体出现较快，仅需数日，主要为IgG性质的抗体。IgG可迅速通过胎盘进入胎儿血液循环导致胎儿溶血。因此，Rh血型不合溶血往往发生在第2胎，并随着胎次增加溶血程度加重。有少数（约1%）的Rh溶血病可发生在第1胎，这是由于孕妇妊娠前曾接受过Rh血型不合的输血，或者Rh阴性孕妇在其胎儿期接受过Rh血型不同的母亲血而发生过初发免疫反应，则此孕妇第1胎的胎儿Rh血型与母不相合时，也可能发病。

影响Rh血型不合溶血病发生的因素包括[9]：①进入母体的胎儿Rh阳性红细胞数量。当进入Rh阴性母体的胎儿Rh阳性红细胞量大于0.1ml时，Rh溶血病发生率约为22%，大于0.3ml时Rh溶血病发病率显著增高。母亲孕期合并妊娠高血压、前置胎盘、胎盘早剥及腹部外伤等，孕期接受侵入性宫内操作、外部胎头倒转术等均可增加胎儿血液进入母体机会，增加Rh溶血病风险。②同时存在母婴ABO血型不合时，进入母体内的胎儿红细胞很快被抗-A或抗-B破坏，无法有效刺激母体产生Rh抗体，使Rh溶血病发生率下降，或程度减轻。③Rh血型系统抗体。抗-D是最常见的Rh溶血病抗体，其次是抗-E和抗-C。与抗-E、抗-C和抗-e引起的新生儿溶血病相比，Rh抗-D及抗-c导致的新生溶血病程度较重。④其他因素，如：母体IgG抗体的亚型和糖基化，血型抗原的结构、位点密度、发育成熟度和组织分布，IgG经胎盘输送的效率，胎儿脾功能成熟度，影响Fc受体功能的多态性，以及是否存在与人类白细胞抗原（human leukocyte antigen，HLA）相关的抑制性抗体等均可影响Rh血型不合溶血病的发生。

（二）ABO血型不合溶血病发病机制

新生儿ABO血型不合溶血病远较Rh血型不合溶血病多见，但病情一般较Rh血型不合溶血病轻，发生胎儿水肿者极少见。ABO血型不合溶血病主要发生在O型血孕妇，胎儿为A型或B型或AB型血。孕妇A型血，胎儿为B型或AB型血，或孕妇B型血，胎儿A或AB型血时，理论上可发生溶血，但实际上很少见。据统计孕妇与胎儿发生ABO血型不合妊娠的发生率为20%~25%，其中仅10%发生溶血病，这可能是由于部分胎儿和新生儿的ABO血型抗原性较弱，未能使母体产生免疫性抗体的能力。

孕母未产生免疫性抗体之前，血清中的抗-A、抗-B为天然抗体，属IgM性质，不能透过胎盘，对胎儿无影响。而免疫性的抗-A或抗-B是由于A或B血型抗原刺激而产生的，可能因为：①母亲与胎儿ABO血型不合，胎儿红细胞经胎盘失血进入母体使母体产生免疫性抗体；②自然界中存在A或B血型抗原物质（如食物、细菌等）；③非特异性刺激，如注射破伤风抗毒素、伤寒、副伤寒疫苗、白喉类毒素等均具有A或B血型物质，刺激机体产生抗体。免疫性抗体为IgG性质，可透过胎盘，而且不能被人体分泌的A或B血型物质所中和，故进入胎儿循环与相应的红细胞抗原位点结合，并在脾脏被破坏和清除而最终导致溶血。

由于母体在孕前可有免疫性抗体的存在，故ABO溶血病可发生在第1胎，占40%~50%。另外，因新生儿的A或B抗原性较弱，对相应的抗体作用不敏感，加之体液及其他细胞上也存在A或B血型抗原，可结合部分抗体，减弱了抗体对红细胞的作用。而且胎儿红细胞A或B抗原位点少，仅为成人的1/4。因此，通常ABO血型不合溶血症状轻，母子血型不合多而发病较少。

二、临床表现

本病主要症状为溶血所致，症状的轻重程度与进入母体内的胎儿红细胞数量、母亲产生相应抗体的量、血型系统的抗原性、胎儿红细胞被致敏的程度和胎儿代偿能力等因素密切相关。新生儿溶血病通常表现为黄疸、胎儿水肿、贫血及肝脾肿大等，ABO血型不合溶血病症状较Rh血型不合溶血病轻。

（一）黄疸

黄疸出现早、进展快及程度重是新生儿溶血病的主要特征。

（二）胎儿水肿

多见于Rh血型不合溶血病病情严重者。由于严重溶血，代偿性髓外造血，门静脉压力增高所致的肝硬化、肝内循环阻塞、肝细胞坏死，导致低蛋白血症及全身水肿、面色苍白、胸腹水、心包积液和胎心音低钝、呼吸困难等，可导致死胎及死产。

（三）贫血

胎儿/新生儿溶血病溶血较重者可导致贫血。40%~50%的RhD溶血病症状轻，呈轻微溶血，脐血Hb>140g/L；中度溶血者脐血Hb<140g/L，重症者可低于80g/L，而且常伴胎儿水肿。出生后继续溶血，贫血可进行性加重，严重者血红蛋白仅30~40g/L，可并发贫血性心力衰竭。也有部分Rh溶血病患儿早期症状不严重，未做特殊治疗，但Rh血型抗体却在体内持续存在1~2个月，故可继续溶血导致晚期贫血，即使早期做了换血治疗，部分患儿也可发生晚期贫血，这是因为换血只能换出部分抗体，而且换入的成人红细胞其氧离曲线较新生儿红细胞氧离曲线右移，较易释氧，减少组织缺氧，红细胞生成减少。

（四）肝脾大

与髓外造血有关，同时溶血释放铁沉积在肝脾中，血浆胆红素增多使胆小管胆汁淤积，引起阻塞性黄疸。轻者肝脾无明显肿大，重症胎儿水肿者肝脾大也很明显，甚至因出现巨脾而发生脾破裂。

（五）出血倾血

见于重症 Rh 溶血病患者，由于血小板减少及毛细血管缺氧性损害，少数患儿可发生弥散性血管内凝血（DIC）。

三、实验室诊断

（一）产前诊断

1. 血清学检查

（1）血型检测：产前对父母进行 ABO 和 Rh 血型检测，以确定父母血型是否相合，父母血型不合可能导致母婴血型不合，但父母 ABO 和 Rh 血型相合，并不能完全排除新生儿溶血病，因为仍有其他血型系统不合的可能性。

（2）母血抗体滴度监测：如父母 ABO 或 Rh 血型不合，需行相应的抗-A（B）效价或抗-RhD 效价检测，预测胎儿及新生儿发生新生儿 ABO 或 Rh 溶血病的可能。Rh 血型不合者，通常在孕 16 周行第 1 次抗体测定，孕 28~32 周再次测定，然后隔 2~4 周重复进行检测，抗体效价持续上升提示母婴 Rh 血型不合溶血病。

胎儿或新生儿贫血的严重程度主要受孕母抗体浓度的影响，但某些孕母抗体滴度较高，但新生儿分娩后并未发生严重贫血及黄疸，相反，某些抗体滴度较低孕妇分娩的新生儿出生后却发生严重贫血及黄疸，可能与其他因素，如母体 IgG 抗体的亚型和糖基化，血型抗原的结构及 IgG 经胎盘输送的效率等有关[10]。

2. 产前 B 超检查及经皮脐血采样检测

（1）胎儿大脑中动脉血流监测：胎儿贫血时，血红蛋白含量降低，胎儿心排血量代偿性增加，动脉血流速度增高，大脑中动脉血流峰速（middle cerebral artery peak systolic velocity，MCA-PSV）在胎儿贫血时明显增高。目前国际上主要采用 Mari 等制定的胎儿 MCA-PSV 参考值作为判断标准[11]：MCA-PSV＝1.0 中位数倍数（multiples of the median，MoM）为正常妊娠平均值，MCA-PSV 大于 1.5MoM 提示胎儿贫血风险增加。对于可能发生母婴血型不合溶血病的高危孕妇应从孕 16~18 周开始行 MCA-PSV 监测，每 1~2 周复查 1 次。

（2）胎儿超声及脐血检查：重度胎儿水肿并发腹水时 B 超可检出胎儿腹部有液性暗区，其间可见飘动肠曲、肝脏等脏器，胎儿水肿时全身皮肤包括头皮厚度增加，呈双线回声，此外，多浆膜腔积液明显，内脏器官肿大以及胎盘增厚。同时可行 B 超引导经皮脐血管穿刺取胎儿血标本，检查 Hb、Hct、血型、血清胆红素、白细胞计数、血小板计数、DAT 等。

3. 分子生物学方法　应用 PCR-序列特异性引物（SSP）技术、PCR-限制片段长度多态性（RFLP）、等位基因特异 PCR（AS-PCR）等鉴定胎儿父亲血型基因型，预测胎儿是否会发生溶血病[12]。对于 RhD 阴性的母亲，如果胎儿父亲 RhD 为纯合子，则胎儿 RhD 血型 100%为阳性，如果胎儿父亲 RhD 血型为杂合子，则胎儿有 50%概率为 RhD 阳性。从而避免了宫内采血行胎儿血型鉴定等有创操作。另外，孕妇孕中期时外周血中可检测胎儿血型基因型，也可预测胎儿发生新生儿溶血病的风险。

（二）出生后诊断

1. 新生儿溶血试验　新生儿溶血病最特异的诊断方法是对脐血或新生儿血液进行 DAT、游离抗体检测及抗体释放试验检测。新生儿溶血试验阳性率受检测时间影响大，随着时间的延长，患儿血液中游离抗体和已被抗体致敏的红细胞减少，阳性检出率会明显降低。因此，疑是似新生儿溶血病时应尽早行新生儿溶血试验，脐带血送检可提高阳性检出率。

（1）DAT（直接库姆氏试验）：直接检测新生儿红细胞表面是否存在 IgG 抗体，如果新生儿红细胞被 IgG 抗体所致敏，DAT 为阳性，但仍不能确诊为新生儿溶血病，该抗体的特异性需要进一步检测证实。由于新生儿红细胞表面 A 及 B 抗原密度较低，被结合的抗体少，因而 ABO 血型不合溶血病 DAT 通常为阴性或弱阳性。Rh 抗原性较强，Rh 血型不合溶血病 DAT 强阳性。

（2）游离抗体试验：检查新生儿血清中是否存在与其红细胞不相合的 IgG 血型抗体，游离抗体试验阳性只能确定患儿血清中存在与其红细胞不合的血型抗体，不能证实患儿红细胞被致敏。

（3）释放试验：通过加热将已经致敏在患儿红细胞膜上的抗体释放至释放液中，用释放液与同型成人红细胞混合，发生凝结为阳性。释放试验是确诊新生儿溶血病最有价值的试验，释放试验阳性即可诊断新生儿溶血病。

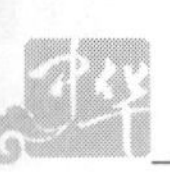

值得一提的是，游离抗体试验和释放试验的反应强度与新生儿溶血病的严重程度无直接关系，这是因为新生儿溶血病的严重程度受抗体浓度以外的多种因素影响。

2. 血常规及网织红细胞检测　通过血常规及网织红细胞检测判定患儿是否存在贫血，网织红细胞增高提示溶血，骨髓造血增生明显活跃。

3. 血清胆红素检测　新生儿溶血病时血清胆红素常明显增高，患儿通常在生后24小时出现黄疸，如不及时干预，血清总胆红素水平超过换血界限值，需换血治疗。病情严重者发生胆红素脑病。

4. 内源性一氧化碳（carbon monoxide，CO）的检测　人体内80%～90%的内源性CO由红细胞破坏产生，红细胞破坏血红蛋白降解时，血红素被代谢将产生等CO。因此，通过检测内源性CO可反映新生儿溶血程度[13]。呼气末一氧化碳（end-tidal CO corrected for ambient，ETCO）是监测内源性CO产生的较敏感的指标，临床上通过呼吸末CO分析仪检测内源性CO生成情况，可用于新生儿溶血病溶血严重程度的监测。

5. 细胞学方法　母婴血型不合溶血病的溶血程度同胎儿和新生儿体内吞噬细胞活性及巨噬细胞的吞噬能力密切相关，通过流式细胞仪检测相应的IgG亚型，单核细胞单层分析法、抗体依赖细胞毒试验及化学发光试验等检测巨噬细胞的吞噬能力，有助于判断溶血严重程度。

第三节　新生儿溶血病输血治疗

严重的新生儿溶血病常合并贫血及严重黄疸，需输血及换血治疗。

1. 新生儿溶血病输血治疗指征　新生儿出生24小时内静脉血Hb<130g/L，患儿无明显水肿、心力衰竭、血清胆红素浓度未达换血标准、且患儿无胆红素脑病临床表现者可选择输血治疗。

2. 血源选择及输血剂量　ABO血型不合溶血病患儿选择O型洗涤红细胞输注，如需换血者选择O型洗涤红细胞和AB型血浆混合后换血，如无O型洗涤红细胞，可选择抗-A及抗-B效价<1∶32的O型血液；Rh血型不合溶血病患儿选择Rh血型与母亲相同，ABO血型与患儿相同的血液输注。Rh（抗-D）血型不合溶血病在血库无Rh阴性血时，可采用无抗-D抗体的RhD阳性血。输血或换血前，应将献血者红细胞与患儿血清及产妇血清分别做交叉配血试验，结果应无凝集无溶血方能使用。新生儿溶血病输血及换血血源选择见表56-1[14]。

表56-1　新生儿溶血病输血或换血血源选择

新生儿溶血病	血源选择
Rh（抗-D）血型不合溶血病	RhD阴性，ABO血型同新生儿 RhD阴性，O型血
Rh（抗-C或抗-E）血型不合溶血病	Rh血型同母亲，ABO血型同新生儿 Rh血型同母亲，O型血
ABO血型不合溶血病	O型洗涤红细胞 O型血，抗-A及抗-B效价<1∶32
不明原因的新生儿溶血病	同型血 O型血

第四节　新生儿溶血病换血治疗

当新生儿出生时即有明显溶血性贫血的临床表现，如面色苍白、水肿、黄疸、肝脾大等，除给予监护、光疗、纠酸、输注白蛋白等处理外，新生儿换血是治疗新生儿严重溶血病的重要方法。换血的目的是去除体内血液循环中的抗体和已被抗体致敏的患儿红细胞以减轻溶血；去除体内过高的间接胆红素，使之降至安全水平，防止胆红素脑病（核黄疸）发生，纠正贫血。

一、换血治疗指征

产前确诊为新生儿溶血病，出生时脐带血Hb<110g/L，脐血胆红素>76mmol/L（45g/L），伴水肿、肝脾肿大及心力衰竭；新生儿血清胆红素超过换血标准，出生时胎龄≥35周者可参考2004年美国儿科学会推荐的换血参考标准（图56-1）[15]，出生体重<2 500g的早产儿可参照中华医学会儿科学分会新生儿

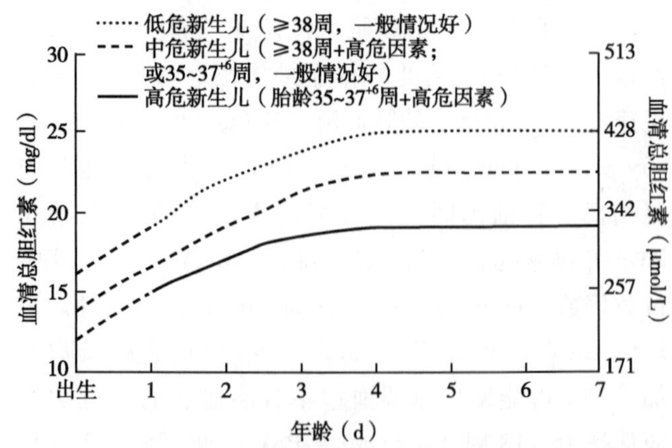

图56-1　胎龄≥35周新生儿换血血清总胆红素参考标准

学组制定的标准(表 56-2)[16];凡有早期胆红素脑病症状者,无论血清胆红素浓度高低都应考虑换血治疗;前一胎有死胎、死产、胎儿水肿及严重贫血等病史,应酌情降低换血标准。

表 56-2　出生体重<2 500g 早产儿生后不同时间换血血清总胆红素参考标准

出生体重/g	血清总胆红素/($mg \cdot dl^{-1}$)					
	<24h	24~<48h	48~<72h	72~<96h	96~<120h	≥120h
<1 000	8	10	12	12	15	15
1 000~1 249	10	12	15	15	18	18
1 250~1 999	10	12	15	15	18	18
2 000~2 299	12	15	18	20	20	20
2 300~2 499	12	18	20	22	23	23

注:1mg/dl=17.1μmol/L。

二、换血治疗血源选择

1. 血源选择　参见本章第三节 “新生儿溶血病输血治疗”。

2. 换血血量　新生儿溶血病换血血量一般为新生儿血量的 2 倍,即 160~200ml/kg,可换出 85%~90%的血量(包括致敏红细胞),降低 50%的胆红素[4]。悬浮红细胞与血浆比值为 2∶1,换血速度控制在 90~120 分钟内。

3. 换血对红细胞要求　建议选择献血后 5 天内新鲜血,可使用辐照血,辐照后在 24 小时内输注,减少 TV-GVHD 和高钾血症的风险;血细胞比容为 0.5~0.6,减少换血后贫血和红细胞过多的风险;不存在高效价抗-A 和抗-B;冷藏血需预热至 37℃。

三、换血输血操作方法

(一) 换血前的准备

1. 器械及物品准备　换血应在严格消毒的房间内进行,应具备以下器械及物品:①伺服式或具有控制系统的辐射加温床,换血前加温,心肺监护仪,经皮测氧仪;②婴儿约束带,胃管吸引装置;③三通管 4 个,20ml 及 10ml 注射器若干个,输血器 1 套,盛器 2 个(盛放生理盐水及肝素),量筒 1 个,放置废用物品容器 1 个。

2. 药品准备　500ml 生理盐水、肝素、5%葡萄糖注射液、10%葡萄糖酸钙注射液及心肺复苏药物等。

3. 人员准备　参加换血人员应包括手术者、手术护士、助手、记录者和巡回护士。

4. 血管准备　采用外周动静脉同步换血术,动脉作为抽血用,选择桡动脉或颞浅动脉,静脉作为输血时使用;也可采用外周静脉同步换血,选择较大的静脉,如股静脉或颈内静脉抽血,另一外周静脉输血。如建立动脉通道困难,也可采用既往的脐静脉-外周静脉换血术,建立脐静脉通道抽血,外周静脉输血。换血时采用两部输血泵分别作为抽血和输血用,整个换血过程在封闭回路内进行,尽量减少感染机会。

5. 患儿准备　换血前,应抽出新生儿胃内容物,防止术中呕吐及吸入。静脉给予苯巴比妥钠 5~10mg/kg 镇静。尽可能不用对胆红素与白蛋白结合有竞争作用的药物,如水杨酸钠、磺胺类药物、苯甲酸钠、新生霉素、新青霉素Ⅱ及头孢菌素类等。

(二) 换血过程

患儿仰卧于辐射台上,固定好手和脚,安置心肺监护(图 56-2)。

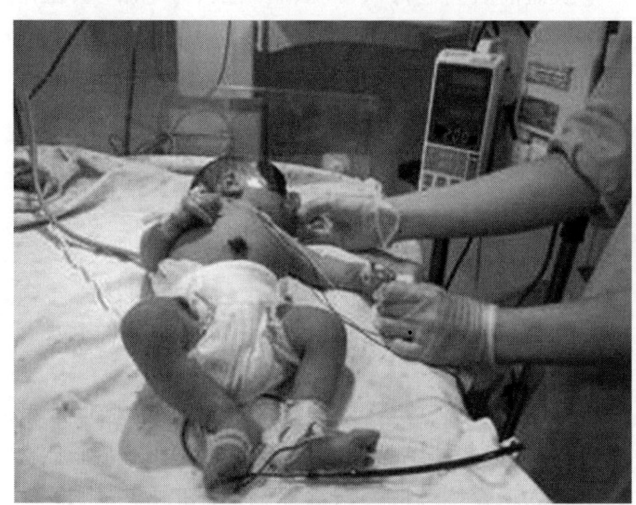

图 56-2　新生儿外周动静脉同步换血

建立外周动脉和静脉通道,连接三通管,静脉通道连接输血器用于输血,动脉通道连接三通管,将肝素生理盐水(1U/ml)连接于动脉端三通管处,预设速度为 30ml/h,使动脉端换出血同肝素生理盐水在三通处汇合后由排出管流入量筒。动静脉通道建立后静

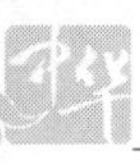

脉输入端和动脉抽血端速度应保持平衡，3kg 以上的足月儿可将速度设为 200ml/h。

每隔 10 分钟记录静脉端累积输入血量和动脉端累积排出血量，同时记录患儿心率、呼吸、BP 和 SpO_2 情况，做到整个换血过程保持出入量平衡。由于量筒内测量的血量为动脉端排出血量和肝素生理盐水输注量之和，故计算累积排出血量时需减去肝素输注量，可用以下公式计算：累积排出血量(ml)= 量筒测量-肝素输注速度×输注时间，如换出和换入血量差异较大需调节输入和输出速度。

如建立动脉通道困难，可选择脐静脉插管抽血。准备 8Fr 脐插管或顶端有小孔的硅橡胶管，日龄<1 周的新生儿直接从脐带断面 12 时处进入脐静脉，1 周以后或已结扎脐带者，可在脐上 1cm 处做皮肤横行切口进入脐静脉，入脐轮后位于正中线，在左右腹直肌鞘间，暴露静脉，剪一小口，直接进入导管，沿腹壁呈 30°角向上，进入 5~6cm 处能顺利抽得回血即可，导管深度以能顺利换血为度，当血液自然流出时，导管常进入大血管(肝静脉或下腔静脉)，注意做腹壁切口时勿误入腹腔。当导管不能进入脐静脉时，可选肘正中静脉及大隐静脉切开。

目前悬浮红细胞通常用枸橼酸-枸橼酸盐-葡萄糖-腺嘌呤保养液，换血过程中，枸橼酸可影响电解质及酸碱平衡，导致低钙血症，故每换入 100ml 血，给予 10%葡萄糖酸钙 1~2ml 输注。

换血前后应进行血常规、胆红素、血电解质、血糖及血气分析等检查。

（三）换血术后处理

监测基本生命体征，注意低血糖、栓塞及心力衰竭等并发症出现。

换血后黄疸“反弹”，应继续光疗，每 4 小时定期监测胆红素水平，如超过换血标准应再次换血。

换血术后的合并症，由换血本身引起的死亡率不到 1%，换血并发症的发生率为 0.2%~0.8%。主要并发症有：①循环系统：心律失常、心力衰竭，空气栓塞导致心搏骤停，血容量过低或过高，贫血，血栓形成或血栓栓塞，血管破裂。②凝血功能障碍或/和血小板减少。③感染：败血症，病毒性感染(如肝炎、CMV 感染、HIV 感染)等。④电解质失衡：高钾血症、低血糖、低钙血症、酸中毒等。⑤坏死性小肠结肠炎及肠穿孔等。

第五节　新生儿失血性贫血的输血

新生儿失血性贫血可发生在产前、产时和产后 3 个时期，根据失血的缓急、血量的多少，其临床表现是不同的。慢性、少量失血仅出现轻度症状，急性、大量失血可出现休克，须及时治疗，必要时输注与患儿血型相合的去白细胞悬浮红细胞 20ml/kg 进行抗休克治疗。通常按照红细胞成分 5ml/kg 提高血红蛋白 10g/L；计算所需输血量，即：所需血量 = 体重(kg)×(预期达到 Hb 值-实际 Hb 值)×5。根据失血发生的时间，新生儿失血性贫血可分为产前失血、出生时失血及生后失血性贫血。

一、产前失血性贫血

产前失血性贫血的主要原因包括：产前双胎输血、胎-母输血、胎儿-胎盘输血。

（一）双胎输血

仅发生于单卵双生、单卵单绒毛双胎，因其胎盘具有共同的胎儿血管床，在胎盘循环中几乎都存在着血管吻合。单卵双胎中单绒毛膜占 70%，其中 10%~20%发生双胎输血[17]。临床可表现为：①宫内慢性输血：两个胎儿体重差异大，血红蛋白相差在 50g/L 以上，供血胎儿贫血，生长发育落后，甚至发生贫血性心力衰竭，受血胎儿皮肤红润，发育良好，可有红细胞增多症；②急性双胎输血：分娩时第 1 个胎儿出生过程中，胎儿受压及位置改变导致急性胎-胎输血，两个胎儿体重相差不大，但供血胎儿可表现为急性失血性贫血，甚至低血容量性休克，受血胎儿表现为红细胞增多症，血容量急剧增加可导致充血性心力衰竭；③无心双胎输血：双胎中一胎儿为无心畸形时，无心胎儿血液循环由另一正常胎儿支持，正常胎儿可发生失血性贫血。

供血胎儿发生贫血时，应予输注红细胞成分治疗。为避免血容量过多，可输注悬浮红细胞，剂量 5~15ml/kg，酌情多次输注。受血胎儿有红细胞增多症表现时，可选择生理盐水进行部分换血治疗，将血细胞比容控制在 0.55~0.60 以下，换血量(ml)= 血容量(ml/kg)×(实际 Hct-预期 Hct)×体重(kg)/实际 Hct，足月儿血容量为 80~90ml/kg，出生体重小于 1 500g 的早产儿为 100ml/kg。

（二）胎-母输血

胎-母输血是由于妊娠后期胎盘绒毛的细胞滋养层消失，胎盘表面扩张变薄，或胎盘屏障破坏，脐动脉与绒毛间隙存在压力，导致胎儿血入母体血液循环。多发生于羊水穿刺术后、体外倒转术或分娩过程中静脉滴注催产素时。胎儿血最早可在妊娠 4~8 周通过胎盘入母体血液循环，也可发生在分娩时母体急性失血时。急性胎-母输血后，足月新生儿失血 30~50ml，占新生儿血容量的10%,即可出现明显症状。对母血进行红细胞空影检测(也称红细胞酸洗脱试验)可检出胎儿红细胞及血红蛋白,证实存在胎-母输血。

(三)胎儿-胎盘输血

胎儿-胎盘输血多因胎儿娩出未断脐时所处位置高于胎盘,胎儿血液通过脐动脉持续流入胎盘,由于静脉压及位差阻止胎盘静脉血回流到胎儿。另外,在胎儿脐带绕颈时,因脐静脉壁薄,收缩的脐带压力首先阻塞脐静脉,使胎儿得不到从脐静脉来的胎盘血,而脐动脉仍继续将胎儿血回流到胎盘,失血量可达20%血容量。此种失血可导致胎盘血肿,其临床表现及处理与急性双胎输血相同。

二、产时失血性贫血

常发生在分娩时产科意外、胎盘及脐带畸形。分娩过程中由于前置胎盘、胎盘早剥或剖宫产时损伤胎盘的失血,胎盘畸形、脐带牵扯等造成产时意外出血,多为急性失血,量较大,失血量较易估计。患儿出生时有面色苍白、心率增快等症状,可出现休克表现,应及时输注红细胞成分等补充血容量并控制出血。

三、出生后失血

新生儿出生后失血多为内出血,如:消化道出血、颅内出血及巨大头颅血肿,肝脾破裂等,估计出血量相对较困难。血红蛋白水平低于正常或进行性下降,应立即输血以纠正血容量丧失,以输注红细胞为宜,输血量同上述。

新生儿出生后,由于疾病原因常需严密监测一些实验结果,如血气、电解质和血培养等,尤其是患病早产儿,采血取样频率较高,据报道在生后头几周,每日采血0.8~3.1ml/kg,需严密监护。如果每日取血0.8ml/kg,约丢失2%的循环红细胞量。由于新生儿红细胞生成素对贫血不敏感,采血会导致患儿更严重贫血。估计丢失血量为总血容量5%~10%时,应输注红细胞补偿。因此,对新生儿尽量采取非侵入性检查,如经皮测二氧化碳分压、血氧饱和度等。

第六节　早产儿贫血及输血治疗

随着围生医学的发展和进步,早产儿存活率持续提高,早产儿贫血的输血治疗是临床主要的治疗手段之一。据报道高达90%的出生体重<1 000g和58%的出生孕周<32周的早产儿在住院期间有输血治疗史[18]。输血可以改善早产儿氧合,减少患儿对呼吸支持的需求,但早产儿输血也可导致红细胞生成减少,存在感染和移植物抗宿主病风险,并可能与ROP、NEC及BPD等并发症有关。因此,临床医师需加强对早产儿贫血和输血治疗的认识,正确把握输血指征。

一、病因及临床特点

(一)早产儿贫血病因

1. 生理性贫血　足月儿在生后8~12周血红蛋白下降至110g/L,早产儿在生后6周内下降至70~100g/L,称为生理性贫血[19]。早产儿生理性贫血的病因包括:

(1)红细胞生成素(erythropoietin,EPO)水平较低:EPO是一种人体内源性糖蛋白,主要是刺激红细胞生成。EPO不能通过胎盘,妊娠早期EPO主要由胎儿肝脏产生,妊娠后期主要由胎儿肾脏产生,胎儿体内EPO生成量随着胎龄增加而增加。因此,胎龄较小的早产儿体内EPO水平较低,骨髓红细胞生成能力也较低下。

(2)红细胞寿命缩短:足月新生儿红细胞寿命约为60~80天,早产儿低于70天,出生体重<1 000g的超低出生体重儿红细胞寿命缩短至45~50天。因此,超低出生体重儿生理性贫血程度往往更重。

2. 营养素缺乏　胎儿通过胎盘从母体获得离子铁,孕后期3个月获得铁量最多,早产儿从母体获得铁离子较少,体内铁储备不足,早产儿生长速度较快,铁利用增加,铁储备的消耗增加,容易发生贫血。

维生素E是人体内重要的抗氧化剂,对于保持红细胞的完整性起着至关重要的作用。早产儿出生时维生素E水平较足月儿低,出生后如维生素E摄入不足,可导致红细胞破坏增加,发生溶血性贫血。

早产儿体内叶酸、维生素B_{12}及铜等储备也较低,出生后如不能及时从食物或营养液中获得这些营养素成分,可导致贫血。

3. 医源性失血　早产儿各脏器发育不成熟,容易合并各种并发症。住院期间,往往需要定期进行肝肾功能、血常规、血气分析及炎症指标等检查。因此,存在静脉采血所致的医源性失血的风险。胎龄越小、疾病越严重,静脉采血所致失血量就越大,患儿越容易发生医源性失血。早产儿体内血容量约为89~105ml/kg,从体重500g新生儿采血0.5ml(1ml/kg),大约相当于从体重70kg成人采血70ml,有时血液标本的采集量大于需要量[4],应引起高度重视。

4. 疾病因素　新生儿溶血病,消化道、肺及颅内出血、喂养不耐受等疾病均可导致早产儿贫血。

(二)早产儿贫血临床特点

早产儿贫血通常发生在胎龄<32周的新生儿,发

生率与出生时胎龄成反比,贫血通常在3~6月龄时缓解。由于早产儿呼吸和循环系统功能比足月儿差,发生贫血时血红蛋白输送氧能力较弱,容易出现贫血相关的临床症状,包括体重增长缓慢、心动过速、呼吸暂停、氧需求增加等。

(三)早产儿贫血实验室检查

1. 血常规　提示为正细胞正色素性贫血。

2. 骨髓象　网织红细胞计数较低,骨髓中的中晚幼红细胞增多不明显。

3. EPO　EPO水平较低。

二、输血治疗

(一)早产儿贫血输血治疗指征

早产儿贫血时是否需要输注红细胞取决于患儿临床状况及对贫血耐受情况。当早产儿出现贫血症状,并影响充足的氧输送时,应进行红细胞输注。临床上通常根据患儿出生后日龄、血红蛋白值或Hct水平、对呼吸支持的需求,以及是否存在与贫血相符的症状(如心动过速、体重增长缓慢、辅助供氧需求增加或呼吸暂停)决定是否输注红细胞。关于早产儿贫血输血尚无国际共识,不同国家和不同地区对于早产儿输血指征存在有差异。表56-3列出了近10年来主要发达国家早产儿输血的指南,临床医师可根据相应的指南,充分评估患儿临床状况和输血必要性对贫血的早产儿实施输血治疗。

近年来有研究显示采用近红外光谱(near-infrared spectroscopy,NIRS)技术测量局部组织(如大脑、肠道、肝脏和肾脏)的氧饱和度,结合患儿的血红蛋白值或Hct,有助于帮助临床医师判断患儿是否存在贫血相关性组织缺氧,判断是否需要输血治疗[16]。

表56-3　不同国家早产儿贫血输血指征

指南	出生后日龄	建议输血的血红蛋白(Hb)阈值或血细胞比容(Hct)值
英国血液学标准委员会(2016年)[4]	≤24h	需要机械通气:Hb<120g/L 氧疗/NIPPV:Hb<120g/L 无须吸氧:Hb<100g/L
	1~7d	需要机械通气:Hb<120g/L 氧疗/NIPPV:Hb<100g/L 无须吸氧:Hb<100g/L
	8~14d	需要机械通气:Hb<100g/L 氧疗/NIPPV:Hb<95g/L 无须吸氧:Hb<75g/L
	≥15d	需要机械通气:Hb<100g/L 氧疗/NIPPV:Hb<85g/L 无须吸氧:Hb<75g/L
意大利输血医学和免疫血液学会(2015年)[8]	1~7d	毛细血管采血:接受呼吸支持:Hb≤115g/L 未接受呼吸支持:Hb≤100g/L 大血管采血:接受呼吸支持:Hb≤104g/L 未接受呼吸支持:Hb≤90g/L
	8~14d	毛细血管采血:接受呼吸支持:Hb≤100g/L 未接受呼吸支持:Hb≤85g/L 大血管采血:接受呼吸支持:Hb≤90g/L 未接受呼吸支持:Hb≤77g/L
	≥15d	毛细血管采血:接受呼吸支持:Hb≤85g/L 未接受呼吸支持:Hb≤75g/L 大血管采血:接受呼吸支持:Hb≤77g/L 未接受呼吸支持:Hb≤68g/L
欧洲围生医学会(2019年)[20]		严重心肺疾病:Hb≤120g/L(Hct 0.36) 氧依赖者:Hb≤110g/L(Hct 0.30) 日龄≥15d,病情稳定者≤70g/L(Hct 0.25)

注:NIPPV,无创正压通气(non-invasive positive pressure ventilation)。

（二）早产儿贫血输血量

意大利输血指南[14]建议早产儿输血可给予10~20ml/kg，输血量(ml)=(预期达到Hct-实际Hct)×新生儿血容量/袋装红细胞Hct，在3~4小时内完成输注。

（三）早产儿输血风险

与足月儿和年长儿一样，早产儿输血存在感染、过敏反应、输血相关急性肺损伤、输血相关循环超负荷等风险。此外，由于早产儿各脏器发育不成熟，输血还存在以下风险：

1. 延迟恢复　反复输血可抑制内源性红细胞生成，延迟早产儿贫血的自然恢复过程[21]。

2. 感染　早产儿免疫功能低下，输血可导致严重的CMV感染，英国和意大利输血指南均建议早产儿输血时采用CMV血清学阴性血液[4,8]。由于早产儿输血需要血量较小，在有条件的地区可对同一献血者采集的血液采用小袋分装，住院期间需要多次输血时，可使用与第一袋红细胞相同献血者的多袋红细胞，减少患儿与多个献血者暴露机会，降低输血引起的感染性病原体传播风险。

3. 高钾血症　早产儿肾功能不成熟，输注库存时间较长的血液存在高钾血症风险。因此，早产儿输注的红细胞宜为采血后保存时间<5天的血液。红细胞经过辐照处理之后钾离子水平快速升高，早产儿需要输注辐照血时，最好在辐照后24小时内使用。

4. TA-GVHD　新生儿TA-GVHD发生率较低，主要发生于先天性或获得性细胞免疫缺陷的患儿。另外，胎儿宫内输注红细胞或血小板、有宫内输血史的新生儿换血、接受一级亲属输血的患儿也增加了TA-GVHD风险。有文献报道胎龄小于32周的极早产儿在无上述TA-GVHD危险因素时也可发生TA-GVHD。因此，意大利输血指南建议出生体重≤1 500g或胎龄≤30周早产儿输注辐照红细胞[14]。

5. 输血与早产儿并发症　有报道显示早产儿输血后某些并发症，如坏死性小肠结肠炎、脑室内出血(intra ventricular hemorrhage，IVH)、ROP、BPD等发生率增加[22]，尽管没有研究显示输血与这些并发症存在确定的因果关系，但临床医师在对早产儿实施输血治疗时，需密切关注这些潜在并发症的风险。

第七节　新生儿出血性疾病的输血

人类正常止血功能的维持依赖于完整的血管结构和功能，正常的凝血因子活性，正常的血小板数量及功能，抗凝与促凝因子的平衡等。新生儿，尤其是早产儿和小于胎龄儿，由于自身止血和凝血功能发育不成熟，较年长儿更容易发生出血性疾病。

一、新生儿止血和凝血功能特点

与年长儿相比，新生儿止血与凝血功能有以下特点：①新生儿肝脏功能不成熟，通过肝脏合成的凝血因子活性较低，如出生时维生素K依赖性凝血因子(Ⅱ、Ⅶ、Ⅸ、Ⅹ)和接触因子(Ⅺ、Ⅻ、高分子量激肽原和前激肽激酶)水平约为成人的50%~70%，生后6个月达成年人水平；②抗凝物质，如蛋白S、蛋白C、抗凝血酶、肝素辅因子Ⅱ等同样处于低水平，活性约为成年人的50%；③纤维蛋白原和凝血因子Ⅴ、Ⅷ及XⅢ水平接近成年人水平；④纤溶因子纤溶酶原和α-1-抗纤溶酶的浓度比年长儿低，但组织纤溶酶原激活物和纤溶酶原激活物抑制剂-1的水平高于成年人。⑤新生儿血管内皮细胞特别容易受疾病影响，血管管壁脆性增加，血管内皮通透性增高。尤其是早产儿的脑血管对损伤的抵御能力差，易发生颅内出血。⑥新生儿血小板虽然数量已达成人水平，但常伴有血小板功能缺陷，可能与早期血小板第3因子活力和效力降低，以及血小板膜暂时性发育异常所致聚集能力差有关。新生儿血小板体积较大，直径较正常血小板大1/3(新生儿的大血小板约占自身正常血小板的15%)，其破坏明显增加。

因此，新生儿抗凝、促凝和纤溶因子水平与年长儿具有较大差异，新生儿期发生出血或血栓性疾病风险增高。

二、新生儿出血性疾病的分类

新生儿出血性疾病根据病因可分为血管壁异常、血小板异常及凝血或抗凝功能异常所致出血性疾病。

（一）血管壁异常所致出血性疾病

新生儿缺氧、感染及营养不良可导致血管壁脆性增加导致出血；先天性或遗传性血管壁或结缔组织结构异常，如遗传性毛细血管扩张症，由于血管壁发育异常，仅由一层内皮细胞组成，可导致皮肤黏膜出血或消化道出血。

（二）血小板因素所致出血性疾病

各种原因所致新生儿血小板减少或血小板功能异常(如血小板无力症等)均可引起出血。

（三）凝血或抗凝功能异常

新生儿期合并维生素K依赖因子缺乏症、DIC、血友病等可导致凝血功能障碍，引起出血。

三、新生儿止血和凝血功能实验室检查

（一）血小板检查

血小板检查包括血小板计数、平均血小板容积、血小板分布宽度及网织血小板检查等。血小板计数可直接反映血小板生成与破坏平衡，新生儿血小板计数正常范围为(150~350)×10^9/L，低于150×10^9/L提示异常；平均血小板容积反映血小板大小，年轻的血小板平均容积大，衰老的血小板平均容积小，正常新生儿血小板平均容积为7.0~11.0fl；血小板分布宽度反映血小板异质性和分布趋向，正常新生儿一般在14%~18%；网织血小板计数反映骨髓巨核细胞血小板生成情况，正常新生儿网织血小计数同胎龄相关。

（二）凝血功能检查

活化部分凝血活酶时间(activated partial thromboplastin time，APTT)、凝血酶原时间(prothrombin time，PT)及凝血酶时间(thrombin time，TT)分别主要作为以下异常的筛查：凝血因子Ⅻ、Ⅺ、Ⅸ、Ⅷ(APTT)；凝血因子Ⅶ(PT)；APTT和TT联合应用于筛查凝血因子Ⅹ、Ⅴ、Ⅱ和纤维蛋白原的异常；TT仅为纤维蛋白原和凝血酶异常的检查。上述3个试验在健康新生儿尤其是早产儿中均可延长，在疾病状态下延长更明显。英国及意大利输血指南均强调[4,8]，新生儿凝血检测指标的变化，无活动性出血，不是新鲜冰冻血浆补充凝血因子的输注指征。

（三）出血时间检查

出血时间(bleeding time，BT)受凝血因子作用影响较小，可以反映血小板的数量和质量、血管结构和功能以及血小板与血管之间相互作用。早期新生儿血浆中vWF浓度较高，功能增强，因而BT时间可短于正常成年人。

四、常见的新生儿出血性疾病

常见的新生儿出血性疾病包括新生儿出血症(低凝血酶原血症)、血小板减少症、血友病、严重肝脏疾病及DIC等。本节主要介绍新生儿出血症和新生儿血小板减少症。

（一）新生儿出血症

由于维生素K依赖凝血因子Ⅱ、Ⅶ、Ⅸ、Ⅹ缺乏所致的出血症，又称低凝血酶原血症。发病时间多在生后2~5天，少数于出生过程中或出生后24小时内发病。常见出血为脐断端出血及消化道出血(呕血或便血)，其次为皮肤、穿刺部位及肺、颅内出血，严重出血可导致休克。对所有新生儿出生后都应立即肌注维生素K_1，早产儿0.5mg，足月儿1mg预防新生儿出血症。对已发生出血者，静脉注射或肌内注射维生素K_1 1~2mg，可使未羧化的凝血因子很快羧化而发挥凝血活性，达到止血的目的。同时，可根据患儿贫血程度输注悬浮红细胞及新鲜冰冻血浆，后者每次10~20ml/kg，补充凝血因子，提高凝血因子水平。严重出血时，还可静脉输注凝血酶原复合物。凝血酶原复合物系从健康人血浆中提取并经过SD灭活及病毒处理，每1U相当于人1ml新鲜血浆中凝血因子Ⅱ、Ⅶ、Ⅸ、Ⅹ的含量。一般用量10~20U/kg，根据不同凝血因子缺乏程度确定给药频率，凝血因子Ⅶ缺乏者每隔6~8小时1次，凝血因子Ⅸ缺乏者每隔24小时1次，凝血因子Ⅱ、Ⅹ缺乏者每隔24~48小时1次，可减少或酌情减少剂量输用。一般历时2~3天。输注时开始缓慢，数分钟后可加快滴注速度。在出血量较大或大手术时可根据病情适当增加剂量。

（二）新生儿血小板减少症

血小板减少症是新生儿期常见疾病，也是导致新生儿出血的主要原因之一，新生儿血小板减少症发病率约为1%~5%，NICU住院患儿中血小板减少症发病率为12%~35%[23]。通常新生儿出生时血小板计数应大于150×10^9/L，孕17周时，胎儿血小板计数即达到出生时水平。新生儿血小板计数在(100~150)×10^9/L时为可疑异常，应动态观察血小板计数，血小板小于100×10^9/L时应尽快查明血小板减少原因。血液中血小板水平通常反映血小板生成和破坏平衡。新生儿血小板减少症可因血小板生成减少、破坏增加、或两者同时合并所致。导致新生儿血小板减少症的原因见表56-4。

表56-4　新生儿血小板减少症病因及分类

分类	疾病
血小板生成减少	遗传性血小板减少症 血小板减少-桡骨缺失综合征 Wiskott-Aldrich综合征 其他X-连锁显性或隐性遗传性血小板减少症 先天性白血病或组织细胞增生症 围生期窒息
血小板破坏增加	免疫性血小板减少：同族免疫性血小板减少 先天被动免疫性血小板减少症 新生儿溶血病伴血小板减少 DIC 药物导致血小板减少症 血管瘤-血小板减少综合征 新生儿红细胞增多症
血小板生成减少合并破坏增加	感染 石骨症

1. 几种常见的血小板减少症

（1）免疫性血小板减少症：包括同族免疫性血小板减少症及先天被动免疫性血小板减少性症，均属母体和胎儿血中存在抗血小板抗原（human platelet antigen，HPA）的免疫性抗体（IgG），可通过胎盘，覆盖胎儿血小板，加速血小板破坏。

1）同族免疫性血小板减少症[24]：新生儿同族免疫性血小板减少症（neonatal alloimmune thrombocytopenia，NAIT）与新生儿血型不合溶血病发病机制相似，胎儿HPA阳性的血小板通过胎盘进入母体并刺激HPA阴性的母亲产生抗胎儿HPA抗体，IgG型抗体经过胎盘进入胎儿体内与胎儿血小板结合，致敏的血小板在胎儿或新生儿血液循环中被清除从而导致胎儿或新生儿血小板减少。HPA是分布于血小板膜表面的糖蛋白，它们同细胞外基质及凝血因子相互作用，参加凝血过程。根据发现的时间顺序，HPA抗原被命名为HPA-1、HPA-2、HPA-3、HPA-4、HPA-5及HPA-15等，用字母a和b分别表示基因表达频率高和频率低的抗原。目前发现与NAIT有关的抗原有：HPA-1a、HPA-1b、HPA-5b、HPA-2a、HPA-4、HPA-3a、HPA7a、HPA-8a、HPA-8b、HPA-9b、Gova、Govb等。不同种族之间HPA分布具有明显差异，引起NAIT的HPA类型各不相同。高加索人中85%的NAIT由HPA-1a引起，HPA-5b和HPA-3a导致的NAIT分别为15%和2%。日本人群中HPA-1b频率非常低，仅为1%，NAIT的发生主要与HPA-4b相关。中国人群中HPA-1a频率高达99%，广东人中HPA-3和HPA-15频率相对较高。因此，我国NAIT的发病抗原很可能与高加索人不同。NAIT的发病率约为1‰～2‰，并非所有胎母HPA不合都可导致胎儿血小板减少症，这可能是因为母体转运IgG抗体受胎儿Fc受体调节所致。同新生儿Rh溶血病不同的是，NAIT可以在首次妊娠发生，发生率约为30%～50%，在随后妊娠中加重。据国外文献报道与血型为O型母亲分娩的新生儿相比，NAIT更常见于血型为A型母亲所分娩的新生儿，其具体机制尚待研究。

2）先天被动免疫性血小板减少症：当母体合并免疫性血小板减少症、系统性红斑狼疮或干燥综合征等免疫性疾病时，母亲血液中存在抗血小板抗体，可通过胎盘进入胎儿体内，导致胎儿/新生儿血小板减少。

（2）感染所致血小板减少症：病毒、细菌、梅毒、原虫感染，宫内感染和出生后感染，常易合并血小板减少，其发病机制较复杂，可能是由于病原在巨核细胞内繁殖，骨髓受抑制，产生血小板抗体，影响血小板生成，以及脾脏肿大破坏血小板、并发DIC后血小板消耗过多等均可导致血小板减少。

（3）先天性或遗传性血小板减少症：先天性巨核细胞增生不良可表现为单纯血小板减少，亦可合并各种先天畸形，如13-三体、18-三体综合征、血小板减少-桡骨缺失综合征等。遗传性血小板减少症主要包括Wiskott-Aldrich综合征和May-Hegglin异常综合征。Wiskott-Aldrich综合征是一种隐性伴性遗传病，多有家族史，男性患者发病。临床表现为湿疹、血小板减少伴免疫缺陷（患儿常并发反复感染）。血小板减少是由于基因缺陷导致血小板细胞骨架异常，血小板破坏增多所致。May-Hegglin异常综合征是常染色体显性遗传病，临床主要特征为外周血颗粒细胞中出现大的嗜碱性包涵体，以及巨大畸形血小板。大多数患儿无临床症状，少数有出血表现。

（4）其他导致新生儿血小板减少症疾病

1）药物所致新生儿血小板减少症：孕母或新生儿使用某些药物，如磺胺类药物、奎宁、奎尼丁、苯妥英钠等可导致孕母或新生儿血小板致敏，引起免疫性新生儿血小板减少症。

2）血管瘤-血小板减少综合征：由于新生儿存在巨大血管瘤，血液在血管瘤内滞留或并发DIC，导致血小板消耗过多。

3）恶性肿瘤性疾病：如先天性白血病，由于骨髓恶性肿瘤细胞浸润，抑制巨核细胞增生，血小板生成减少。

4）围生期窒息及胎儿宫内慢性缺氧：抑制骨髓巨核细胞功能，导致新生儿血小板减少症。

5）合并红细胞增多症或新生儿硬肿症：此类患儿血液黏滞度增加，血小板破坏增多，导致血小板减少。

2. 血小板输注

（1）血小板输注指征：新生儿合并严重血小板减少症可导致严重出血，危及生命，需输注血小板。血小板输注效果同患儿原发性疾病及自身状态有关，临床上常根据患儿病情确定是否输注血小板。通常，病情稳定的新生儿血小板计数维持在30×10^9/L以上出血发生率较低，当患儿合并以下情况时可考虑输注血小板[4]：①血小板<100×10^9/L，患儿合并出血或需要做大手术（如神经外科手术者）；②有出血表现的新生儿，凝血功能障碍、手术前或者其兄/姐曾患颅内出血的NAIT婴儿，血小板<50×10^9/L；③无出血表现的新生儿（包括无出血、无颅内出血家族史的NAIT新生儿），血小板<25×10^9/L。

（2）血小板制剂选择：血小板制剂选择：手工采

集血小板浓缩液(platelet concentrate,PC)国内规定由200ml新鲜全血手工制备,含2.0×10^{10}个血小板,称1U(或1袋)PC。每次用量10ml/kg或0.1~0.2U/kg,若有新生儿发热、肝脾肿大或脾功能亢进、严重感染、DIC等破坏血小板增加的因素,可加倍使用。小婴儿提高10×10^9/L个血小板,每千克体重约需0.032U PC。按上述剂量输注时,每个受血患儿,每次要接受多个供血者的血,可能发生复杂的免疫问题,并影响血小板输注的效果。因此,目前多主张输注机器采集血小板浓缩液,以避免以上缺点。细胞单采机每次可从一个献血者采得血小板大于2.5×10^{11}/袋。

(3)血小板血型选择、输注剂量和速度:一般应选用ABO同型血小板制剂。RhD阴性产妇所生新生儿首选输注RhD阴性献血者的血小板,有条件最好选用HLA和HPA系统完全相容的血小板。考虑同族免疫性血小板减少症时应输注与母亲HPA相合的辐照血小板,如不能获得同母亲HPA相合的血小板时,可输注ABO血型相合,病毒筛查阴性的辐照血小板。血小板输注量一般为10~20ml/kg,输注速度为10~20ml/(kg·h),争取在患儿能承受的最快速度之内输注[4]。

在输注血小板后,实际提高血小板数常低于理论计算数,甚至有时输注血小板后血小板数并未增加,但临床止血有效,这种情况可能与血小板在血管内重新分布有关。应注意个体化原则:在血小板减少程度相同的情况下,每个患儿出血程度不同;在输注血小板数相同情况下,每个接受血小板者临床止血情况和血小板增加数可不同。因此,需严格掌握血小板输注指征、剂量的个体差异;同时因影响血小板输注效果的因素很多,应尽量使用ABO血型和HLA相同、机采一人提供的血小板,可明显提高疗效。

(贾苍松　石晶)

参考文献

1. ZUHAIR M, SMIT GSA, WALLIS G, et al. Estimation of the worldwide seroprevalence of cytomegalovirus: A systematic review and meta-analysis [J]. Rev Med Virol, 2019, 29(3): e2034.
2. BIANCHI M, ORLANDO N, VALENTINI CG, et al. Infectious complications in neonatal transfusion: Narrative review and personal contribution [J]. Transfus Apher Sci, 2020, 59(5): 102951.
3. MARIA A, AGARWAL S, SHARMA A. Acute respiratory distress syndrome in a neonate due to possible transfusion related acute lung injury[J]. Asian J Transfus Sci, 2017, 11(2): 203-205.
4. NEW HV, BERRYMAN J, BOLTON-MAGGS PH, et al. British Committee for Standards in Haematology. Guidelines on transfusion for fetuses, neonates and older children[J]. Br J Haematol, 2016, 175(5): 784-828.
5. TREVINO BJD, BRIONES LE, ALAMILLO VJ, et al. Multiple red blood cell transfusions and iron overload in very low birthweight infants[J]. Vox Sang, 2017, 112: 453-458.
6. OCHIAI M, KURATA H, INOUE H, et al. An elevation of serum Ferritin level might increase clinical risk for the persistence of patent ductus arteriosus, sepsis and bronchopulmonary dysplasia in erythropoietin treated very-low-birth-weight infants[J]. Neonatology, 2017, 111: 68-75.
7. ISKANDER IF, SALAMA KM, GAMALELDIN RM, et al. Neonatal RBC transfusions: Do benefits outweigh risks? [J]. Transfus Apher Sci, 2018, 57(3): 431-436.
8. GIRELLI G, ANTONCECCHI S, CASADEI AM, et al. Recommendations for transfusion therapy in neonatology [J]. Blood Transfus, 2015, 13(3): 484-497.
9. YU Y, MA C, SUN X, et al. Frequencies of red blood cell major blood group antigens and phenotypes in the Chinese Han population from Mainland China [J]. Int J Immunogenet, 2016, 43(4): 226-235.
10. HENDRICKSON JE, DELANEY M. Hemolytic disease of the fetus and newborn: modern practice and future investigations [J]. Transfus Med Rev, 2016, 30(4): 159-164.
11. SAMSON J, BLOCK D, MARI G. Middle cerebral artery Doppler for managing fetal anemia[J]. Clin Obstet Gynecol, 2010, 53(4): 851-857.
12. GEAGHAN SM. Diagnostic laboratory technologies for the fetus and neonate with isoimmunization [J]. Semin Perinatol, 2011, 35(3): 148-154.
13. BHUTANI VK, MAISELS MJ, SCHUTZMAN DL, et al. Identification of risk for neonatal haemolysis[J]. Acta Paediatr, 2018, 107(8): 1350-1356.
14. 邵肖梅,叶鸿瑁,邱小汕.实用新生儿学[M].5版.北京:人民卫生出版社,2019.
15. American Academy of Pediatrics Subcommittee on Hyperbilirubinemia. Management of hyperbilirubinemia in the newborn infant 35 or more weeks of gestation[J]. Pediatrics, 2004, 114(1): 297-316.
16. 中华医学会儿科学分会新生儿学组.新生儿高胆红素血症诊断和治疗专家共识[J].中华儿科杂志,2014,52(10):745-748.
17. DJAAFRI F, STIRNEMANN J, MEDIOUNI I, et al. Twin-twin transfusion syndrome-What we have learned from clinical trials [J]. Semin Fetal Neonatal Med, 2017, 22(6): 367-375.
18. HOWARTH C, BANERJEE J, ALADANGADY N. Red blood cell transfusion in preterm infants: Current evidence and controversies[J]. Neonatology, 2018, 114(1): 7-16.

19. OHLSSON A, AHER SM. Early erythropoiesis-stimulating agents in preterm or low birth weight infants[J]. Cochrane Database Syst Rev,2020,2(2):CD004863.
20. SWEET DG,CARNIELLI V,GREISEN G,et al. European consensus guidelines on the management of respiratory distress syndrome-2019 Update[J]. Neonatology,2019,15(4):432-450.
21. REE IMC,LOPRIORE E. Updates in neonatal hematology:causes,risk factors,and management of anemia and thrombocytopenia[J]. Hematol Oncol Clin North Am,2019,33(3):521-532.
22. LOPRIORE E. Updates in red blood cell and platelet transfusions in preterm neonates[J]. Am J Perinatol,2019,36(S02):S37-S40.
23. WINKELHORST D,OEPKES D. Foetal and neonatal alloimmune thrombocytopenia[J]. Best Pract Res Clin Obstet Gynaecol,2019,58:15-27.
24. 石晶,贾苍松. 新生儿同种免疫性血小板减少症的诊治[J]. 中国实用儿科杂志,2014,29(7):506-508.

第五十七章

儿 科 输 血

输血疗法是儿科临床治疗的主要手段之一。输血技术的迅速发展,使人们对各种血液成分的生化、生理作用以及输血的各种不良反应都有了深入了解,临床医师能更广泛、正确地应用输血治疗。近年来,国际国内先后推出血液成分输注指南,使得对儿童患者临床输血得到进一步的规范,成为医务工作者关注的热点领域。

第一节　儿科输血基本原则

一、儿童血容量特点

儿童按体重其血容量是:新生儿(0~4kg),约85ml/kg;婴儿(5~9kg),约85ml/kg;年少儿童(10~24kg),约75ml/kg;年长儿童(25~49kg),约70ml/kg。儿童急性失血的定义包括:①24小时内输血量超过患儿总血容量;②每分钟输血量超过患儿总血容量的10%;③3小时内输血量超过患儿总血容量的50%。因此,患儿年龄越小,失血对循环影响就越大,越要引起临床医师的关注[1]。

二、儿科输血适应证

(一) 纠正贫血

国内诊断小儿贫血的标准为:出生后第10天以内的新生儿Hb<145g/L;10天~3个月Hb<90g/L;3个月~6岁<110g/L;6~14岁<120g/L。红细胞破坏增加(溶血)、生成减少或丢失过多均可导致贫血。由于贫血是临床症状而不是疾病本身。因此,贫血的治疗主要是寻找及去除病因。小儿一般在Hb<70g/L时才考虑输血。对长期慢性贫血(如地中海贫血等慢性溶血性贫血),建议以足量输血方式维持血红蛋白120~140g/L,一般不影响小儿的生长发育。对于溶血性贫血、再生障碍性贫血和缺铁性贫血等,应输注红细胞制剂;对于营养性贫血和感染伴贫血等,除红细胞减少外,还需血浆白(球)蛋白者,除输注红细胞外,应同时输注白(球)蛋白。Hb<30g/L者为急症输血指征。

(二) 凝血机制障碍

血小板数量减少或/和血小板功能障碍,以及1种或多种凝血因子缺陷均可导致需要输注相应成分才能止血的严重出血,其中以免疫性血小板减少症和甲型血友病最常见,前者因血液循环中存在抗血小板抗体,输注血小板后被迅速破坏,疗效较差;后者由于血液中凝血因子先天缺乏。因此,输注浓缩凝血因子Ⅷ对甲型血友病有良好的止血效果。肝脏疾病导致多种凝血因子缺乏者,以输注新鲜冰冻血浆或/和冷沉淀为宜。

(三) 严重感染

小儿免疫功能较差,或在放化疗后出现继发性免疫功能缺陷,在合并严重感染时,应结合临床情况,可考虑静脉输注免疫球蛋白支持治疗。

三、儿科输血数量及速度

对于新生儿及儿童的成分血输注的量可见表57-1。一般情况下以去白悬浮红细胞10ml/(kg·次),0.5~1.5ml/min输注,必要时可在24小时后可重复输注;对于严重营养不良和/或伴有心肺功能不全者,应减至5~10ml/(kg·次),并减慢速度至0.25~0.75ml/min,间隙约24小时待循环调节稳定后,可再次输血。儿童每千克体重输去白悬浮红细胞4ml,可提高血红蛋白10g/L,对严重急性溶血或大量失血,应迅速足量输注,必要时可插管至中心静脉加压推注血液,其量可达大量输血(24小时内输血量超过患者自身血容量),方可挽救生命。

表57-1　儿童成分输血量[2]

成分血	输血量
悬浮红细胞	输血量=血红蛋白预期升高值(g/L)×体重(kg)×3
血小板	儿童体重<15kg,10~20ml/kg;儿童体重>15kg,1U单采血小板
新鲜冰冻血浆	10~20ml/kg
冷沉淀	5~10ml/kg(最大为10个U,约300ml)

第二节　儿童贫血性疾病输血策略

一、儿童珠蛋白合成障碍性贫血

（一）概述

珠蛋白合成障碍性贫血（又称地中海贫血）是一组以珠蛋白肽链合成障碍为特征的遗传性异质性疾病，因基因型变异种类繁多，临床表现具有多样性。分为：轻型（thalassemia minor）、重型（thalassemia major，TM）、中间型（thalassemia intermedia，TI）。根据临床严重程度和是否需要定期输血将其分为输血依赖型（transfusion-dependent thalassemia，TDT）和非输血依赖型（non-transfusion-dependent thalassemia，NTDT），后者发病率远高于前者。2013 年国际地中海贫血联合会（thalassaemia international federation，TIF）发布了 TDT 和 NTDT 管理指南，为地中海贫血患儿提供了诊断、治疗和管理方面的指导[3,4]。

（二）重型β地中海贫血诊断

1. 临床表现　典型的临床特征，详见“第四十九章　红细胞疾病与输血”。

2. 血液学改变　①外周血血红蛋白（Hb）<60g/L，呈小细胞低色素性贫血，红细胞平均容积（MCV）<80fl、红细胞平均血红蛋白（MCH）<28pg、红细胞平均血红蛋白浓度（MCHC）<32%。红细胞形态不一，大小不等，中央淡染区扩大，出现靶形红细胞和红细胞碎片，网织红细胞增高。部分患儿由于骨髓造血明显代偿可导致血小板计数明显增高。但脾功能亢进时，白细胞和血小板计数则明显减少。②骨髓象呈红细胞系统增生明显活跃，以中、晚幼红细胞占多数，成熟红细胞改变与外周血相同。③红细胞渗透脆性明显降低。

3. 血红蛋白电泳　首诊时血红蛋白电泳显示胎儿血红蛋白（HbF）显著增高，一般达 30%~90%，是诊断重型β地中海贫血的重要依据。部分患儿血红蛋白 A_2（HbA_2）含量升高。HbF 不增高应排除近期输血的影响，可在输血后 3 个月左右再进行复查。

4. 区域及家系调查　区域调查显示患儿来自地中海贫血高发区域。患儿父母亲外周血常呈小细胞低色素性贫血，血红蛋白电泳示 HbA_2 含量升高（3.5%~6.0%），HbF 多正常；基因检测证实为β地中海贫血基因携带者。

5. 基因诊断　可采用等位基因特异性寡核苷酸探针点杂交（PCR-ASO）、反向点杂交（RDB）和 DNA 测序等方法检测β基因缺陷的类型。目前世界范围内已发现 200 多种β珠蛋白基因突变类型，中国人群中已发现 50 多种。因此，β地中海贫血的遗传缺陷具有高度异质性。

6. 诊断依据　根据临床表现、小细胞低色素性贫血、HbF 含量增高及家系调查等可作出重型β地中海贫血的临床诊断。有条件者均应进行基因诊断，基因型为纯合子或双重杂合子为确诊本病的指标。

（三）重型β地中海贫血治疗

规范性输血和祛铁治疗是治疗重型β地中海贫血的主要方法。造血干细胞移植是目前临床根治此病的唯一途径，而脾切除术或部分脾动脉栓塞术为姑息的治疗手段。本节主要讨论重型地中海贫血的输血治疗。

输血治疗的目的在于维持患儿血红蛋白浓度接近正常水平，保障机体携氧能力，抑制患儿自身骨髓中缺陷红细胞的产生。

1. 输血计划　研究表明维持 Hb>90g/L 才能基本保证患儿生长发育和日常活动，抑制骨髓及髓外造血，并将铁负荷控制在最低限度。①已经确诊为重型β地中海贫血患儿，推荐：Hb<90g/L 时启动输血计划。②每 2~5 周输血 1 次，每次输注红细胞 0.5~1.0U/10kg。输血速度以患儿心功能状况而定，宜在 4 小时内输完。③输血后血红蛋白维持在 90~140g/L。④极重度贫血患儿，开始输注红细胞量宜少，速度宜慢，以防输注速度过快、输血剂量过大而发生循环负荷过重。

2. 红细胞制剂的选择　①选择 ABO 及 RhD 血型相同的红细胞制剂，有条件时还可选择与抗原 C、E 及 Kell 相合的红细胞制剂。②宜使用去白细胞悬浮红细胞。③对具有血浆蛋白过敏反应的患儿应选择洗涤红细胞。④避免应用血缘相关亲属的血液。⑤如准备行异基因造血干细胞移植的患儿，建议输注辐照红细胞。

对于重型β地中海贫血，目前提倡足量输血，使血红蛋白维持在 90~105g/L 的水平，才能保证患儿正常生长发育，同时也可降低胃肠道对铁的吸收以减少继发性含铁血黄素沉着症的发生，减轻骨质脱钙及防止或减缓脾肿大。对于重型β地中海贫血的输血指南，目前主要来自地中海贫血国际联合会（TIF）、美国、加拿大、英国、印度以及澳大利亚等国（表 57-2），分为起始治疗及目标治疗。

为了延缓铁负荷过重导致的致死性心脏病变，输血同时应适时开始祛铁治疗。指南推荐当血清铁蛋白≥1 000μg/L，可开始实施祛铁治疗。重型β地中海贫血患儿如有 HLA 相合供者应考虑尽早进行造血干细胞移植。

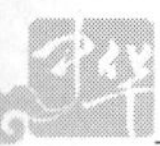

表 57-2　重型地中海贫血的输血治疗建议

阶段	国际地中海贫血联合会	美国	加拿大	英国
起始	生命体征平稳时 Hb<70g/L(>2 周) 同时伴有以下任意一条： 面容改变 生长发育迟缓 骨折 髓外造血	生命体征平稳时 Hb<70g/L(>2 周) 同时伴有以下任意一条： 1. 发育迟缓 2. 标志性骨改变 3. 巨脾 4. 髓外造血 5. 心脏疾病 6. 肺动脉高压 7. 生活质量不佳	严重贫血伴随 以下任意一条： 1. 生长受限 2. 发育迟缓 3. 骨骼畸形	生命体征平稳时 Hb<70g/L(>2 周) 同时伴有以下任意一条： 1. 生长受限 2. 骨骼畸形 3. 易疲劳 4. 营养不良 5. 发育迟缓 6. 生长波动 7. 心力衰竭 8. 脾大 9. 面部骨骼变形
进展	输血维持时间<2 周，去白红细胞 ABO 及 RhD 相合和 Rh(C，c，E，e)及 Kell 相合血	输血维持时间<2 周，去白红细胞 ABO 及 Rh(D，C，c，E，e)和 Kell 相合血	输血维持时间<2 周，去白红细胞 ABO 及 Rh(D，C，c，E，e)和 Kell 相合血	输血维持时间<2 周，去白红细胞 ABO 及 Rh(D，C，E)和 Kell 相合血
目标	输血前 Hb 90~105g/L (心脏病患者 110~120g/L) 输血后 Hb≤140~150g/L， 每 2~5 周输血 1 次	输血前 Hb 90~100g/L 心脏病患者 100~120g/L； 输血后 Hb≤140g/L，每 3~4 周输血 1 次 (年龄较大患者 2 周)	输血前 Hb 90~100g/L	输血前 Hb 90~105g/L，每 2~4 周输血 1 次

(四) 非输血依赖型地中海贫血(NTDT)

相对于重型 β-地中海贫血，NTDT 是指一组不需要终生依赖输血维持生命，而仅在特殊情况或特定临床状况下(感染、手术等)需要偶尔或间断输注红细胞的地中海贫血。主要包括中间型 β-地中海贫血(thalassemia intermedia，TI)、中间型 α-地中海贫血(hemoglobin H disease，Hb H 病)、β-地中海贫血复合 Hb E(Hb E/β 地中海贫血)3 种。表 57-3 可见 TM 和 TI 的区别。针对 Hb E/β-地中海贫血，TIF 推荐按病情严重程度计算积分，其积分系统见表 57-4[5]。积分<4 分者为轻度，4~7 分者为中度，>7 分者为重度，轻度和中度患者属于 NTDT，重度属于 TDT。需要注意的是 NTDT 的定义主要依据临床是否对输血依赖，而非基因型。研究表明，受遗传修饰因素影响，同种基因型的临床表现严重性可以差异很大。因此，不能仅凭基因型预测临床表型。

表 57-3　TM 与 TI 的临床与血液学特征

特征	临床倾向于 TM	倾向于 TI
起病年龄/岁	<2	≥2
Hb/(g·L^{-1})	<70	≥70
肝脾大	严重	中度至严重
Hb F/%	>50	10~50
Hb A 2/%	<4	≥4

表 57-4　β-地中海贫血复合 Hb E 积分系统

	0	0.5	1	2
稳态 Hb/(g·L^{-1})	>70	60~70	<60	
发病年龄/岁	>10	2~10	<2	
首次输血年龄/岁	>10		4~10	<4
输血频率	很少		偶尔	规律
脾脏大小/cm	<4		4~10	>10 或已切除
生长发育延迟	无		有	

1. NTDT 的诊断依据　①临床表现；②地中海贫血家系调查；③外周血象：呈小细胞低色素性贫血；④血红蛋白分析，采用毛细管电泳法，可提高 Hb H 带的检出率；⑤基因检测，应包括我国常见的 17 种 β-地中海贫血突变基因型、3 种缺失型(-SEA、-α 3.7、-α 4.2)和 3 种非缺失型(α CS α、α QS α、α WS α)α-地中海贫血基因型。NTDT 还需与缺铁性贫血、铁粒幼红细胞性贫血、阵发性睡眠性血红蛋白尿、先天性红细胞生成异常性贫血等进行鉴别。

2. NTDT 的治疗　NTDT 主要治疗目的为维持血红蛋白。

(1) 输血治疗：尽管 NTDT 在早期不需要输血，但在一些特定情况下仍然需要，例如感染、手术等。

临床证据显示输血治疗不仅能降低栓塞、髓外造血、肺动脉高压、胆结石、腿部溃疡等并发症的发生率，还能减少肠道对铁的吸收，从而降低肝脏疾病的风险。因此，适当的输血治疗能让 NTDT 患者获益。但需要把握恰当的输血治疗时机及策略。由于部分 Hb E/β-地中海贫血患儿能很好地耐受低血红蛋白水平，在不输血情况下也能维持较好的生理功能。因此，NTDT 不同于 TDT 那样以血红蛋白水平为输血的指标，而是参考生长发育及并发症等情况而定。

（2）2013 年 TIF NTDT 指南[4]推荐的输血指征包括：①可能出现血红蛋白迅速下降的特定情况，如手术、感染，需偶尔输血。②当出现下列情况时需要频繁输血，包括：脾脏迅速增大（每年脾脏增大超过 3cm）伴血红蛋白进行性下降；生长发育迟缓（参照中国儿童生长指标，2～12 岁身高增长<5～7cm/年，体重增长<2kg/年，贫血对身高的影响大于体重）；与骨龄一致的继发性第二性征发育障碍；骨骼改变；频繁的溶血危象；肺动脉高压；存在栓塞的风险；腿部溃疡；心血管疾病；生活质量较差等。TIF 指南还提出 Hb<50g/L 时需要频繁输血，但由于 TI 患者无效造血较 HbH 病和 Hb E/β-地中海贫血患儿更为严重，并发症也更多，多数学者主张输血指征应适度放宽，维持 Hb ≥70g/L。以促进青少年期生长发育、避免不可逆的骨骼变形，待进入成人期后再调整输血方案。

（3）输血治疗时应关注的问题：①输血治疗带来的铁负荷可增加内分泌系统并发症发生率。因此，开始输血后需监测血清铁蛋白（serum ferritin，SF）水平，在恰当时机开始有效祛铁治疗。②NTDT 与 TM 需要高量输血不同，NTDT 的输血更需要个体化调整输血量及输血间隔时间。

二、儿童再生障碍性贫血

（一）概述

再生障碍性贫血（aplastic anemia，AA）是一组以骨髓有核细胞增生减低和外周全血细胞减少为特征的骨髓衰竭性疾病。AA 分为先天性和获得性两大类。先天性 AA 主要包括 Fanconi 贫血、先天性角化不良、Shwachman-Diamond 综合征、Diamond-Blackfan 贫血和先天性无巨核细胞性血小板减少症等。获得性 AA 如病因明确（药物、放射损伤、病毒感染等）者称为继发性获得性 AA；无明确致病因素的获得性 AA 称为特发性获得性 AA[6]。无论哪种类型的再障，当出现严重贫血及血小板减少时，均涉及血液成分制剂输注，本节主要讨论 AA 患儿治疗中输血相关问题。

由于再生障碍性贫血一组骨髓衰竭性疾病，儿童患者一定要做好相关的实验室检查，注意鉴别先天性及获得性 AA，两者后续治疗方法及进行造血干细胞移植的预处理方案均有不同。

（二）获得性 AA 的诊断标准

1. 临床表现　主要为贫血、出血、感染等血细胞减少的相应临床症状。一般无肝、脾、淋巴结肿大。

2. 实验室检查　血常规和骨髓检查对获得性 AA 的诊断有重要意义。

（1）血液常规检查：红细胞、粒细胞和血小板减少，校正后的网织红细胞<1%。至少符合以下 3 项中的 2 项：①Hb<100g/L；②PLT<100×10^9/L；③中性粒细胞绝对值<1.5×10^9/L（如为两系减少则必须包含血小板减少）。

（2）骨髓穿刺检查：骨髓有核细胞增生程度活跃或减低，骨髓小粒造血细胞减少，非造血细胞（淋巴细胞、网状细胞、浆细胞、肥大细胞等）比例增高；巨核细胞明显减少或缺如，红系、粒系可明显减少。由于儿童不同部位造血程度存在较大差异，骨髓穿刺部位推荐首选髂骨或胫骨（年龄小于 1 岁者）。

（3）骨髓活检：骨髓有核细胞增生减低，巨核细胞减少或缺如，造血组织减少，脂肪和/或非造血细胞增多，无纤维组织增生，网状纤维染色阴性，无异常细胞浸润。如骨髓活检困难可行骨髓凝块病理检查。

3. 排除其他血细胞减少的疾病。

（三）获得性 AA 的治疗建议

儿童再生障碍性贫血的治疗原则包括：①避免剧烈活动，防止外伤及出血，注意饮食和口腔卫生；②免疫抑制剂治疗；③造血干细胞移植等；④成分输血及祛铁治疗，本节重点讨论输血问题。

英国血液学标准委员会（British Committee for Standards in Haematology，BCSH）2017 年儿童输血指南[7]提出，在病情稳定、无发绀的患儿，输血阈值为 Hb 70g/L，即低于 70g/L 才考虑输血；在病情不稳定或者具有贫血症状的患儿，可能需要考虑更高的输血阈值。

输血需求研究项目（transfusion requirements in the pediatric intensive care unit，TRIPICU）对病情稳定的 PICU 重症儿童比较了红细胞限制性输注（Hb 70g/L）和宽松性输注（Hb 95g/L）的效果，与宽松性输血组（平均 Hb 108g/L）比较，限制性输血组（平均 Hb 87g/L）的血液使用量减少，不良反应没有明显增加。因此，根据现有研究证据，将 PICU 中病情稳定、无发绀患儿的红细胞输注阈值确定为 Hb 70g/L 是合理的[8]。

美国血库协会（American Association of Blood Bank，AABB）2016 年指南[9]建议对于红细胞限制性输血的阈值为 Hb 70g/L 是安全的，宽松性输注更易导致成人患者肺部感染经久不愈。就输血相关的风险而言，Hb>90g/L 应该避免输注红细胞。由于国内目前无儿童输血指南。根据 2000 年卫生部发布的《临床输血技术规范》(内科输血指南)，Hb<60g/L 可考虑输注红细胞，我们建议儿童输血可参照执行。

三、自身免疫性溶血性贫血

(一) 概述

自身免疫性溶血性贫血(AIHA)是一组 B 淋巴细胞功能异常亢进，产生抗自身红细胞抗体、使红细胞破坏增加而引起的贫血。通常检测抗人球蛋白试验阳性，也可存在抗人球蛋白试验阴性的 AIHA。当机体既产生抗自身红细胞抗体，又产生抗自身血小板抗体(甚至白细胞抗体)，同时出现贫血和血小板减少(或全血细胞减少)时，称为 Evans 综合征。

引起 AIHA 相关因素有很多，肿瘤相关性疾病如淋巴细胞增殖性疾病、霍奇金淋巴瘤、自身免疫性淋巴细胞增生综合征等，自身免疫性疾病如系统性红斑狼疮等，各种类型感染如支原体感染、EBV 感染等，药物相关因素如头孢曲松、哌拉西林、他唑巴坦、舒巴坦等，以及血型不合的异基因造血干细胞移植/实体器官移植、输血后慢性溶血等。

AIHA 的治疗原则是应用免疫抑制剂，减轻异常活跃的自身免疫状态。本节主要讨论 AIHA 合并严重贫血时的输血治疗。迅速脱离接触病因，控制原发病(如感染、肿瘤)，AIHA 治疗才有好的效果。

(二) 输血治疗

1. 应尽量避免或减少输血　AIHA 由于存在自身抗体，增加了交叉配血难度，增大了同种抗体致溶血性输血不良反应的危险。

2. 输血时机　输血实际应根据贫血程度、有无明显症状、贫血发生急慢程度而定，对于急性溶血性贫血患者，出现严重症状时须立刻输注红细胞。对于慢性贫血患者，Hb>70g/L 可不必输血；Hb 50~70g/L 如有不能耐受的情况时可适当输血；Hb<50g/L 应立即输血。

3. 交叉配血和输血　在交叉配血出现异常时，选用多份献血者标本与患儿进行交叉配血，寻找反应最弱的红细胞输注。输注宜缓慢，密切观察有无输血不良反应。

4. 洗涤红细胞　不应强调输注洗涤红细胞。

5. 特殊治疗　常规治疗效果欠佳可行血浆置换术或者免疫抑制治疗。

6. 输血不良反应　输血前加用糖皮质激素可减少输血不良反应的发生。

7. 输血量　仅需达到维持氧交换和心肺功能即可。

四、葡萄糖-6-磷酸脱氢酶缺乏症

遗传性葡萄糖-6-磷酸脱氢酶缺乏症(hereditary glucose-6-phosphate dehydrogenase deficiency，G-6-PD)，俗称蚕豆病，为一种红细胞酶缺陷所致溶血性贫血。其遗传规律目前已知为 X 伴性不完全显性，男性多于女性。葡萄糖-6-磷酸脱氢酶缺乏症发病原因是，由于红细胞 G-6-PD 遗传缺陷，导致该酶活性降低，红细胞不能抵抗氧化损伤而遭受破坏，引起溶血性贫血。

根据临床观察红细胞 G-6-PD 缺陷者可分为 3 种类型：①平时无溶血现象但在某些药物、蚕豆(A 型)或感染等因素作用下发生溶血；②长期伴有慢性非球形细胞溶血性贫血(B 型)；③临床上始终无溶血现象。G-6-PD 缺乏症在无诱因不发病时，与正常人一样，无须特殊处理。防治的关键在于预防。本病目前尚无特效治疗手段。如无溶血不需治疗。贫血严重时需输血，但应避免亲属间输血。由于溶血多为自限性，输血 1~2 次即可。轻症患者急性溶血期给予一般支持疗法和补液即可。溶血及贫血较重者注意水电解质平衡，纠正酸中毒，碱化尿液等预防肾衰竭；对严重贫血，Hb≤60g/L，或有心脑功能损害症状者应及时输注悬浮红细胞，并监护至血红蛋白尿消失；可试用维生素 E、还原型谷胱甘肽等抗氧化作用，延长红细胞寿命；新生儿黄疸按新生儿高胆红素血症治疗，同时阻断相关的诱发因素接触。

第三节　儿科出血性疾病输血策略

一、儿科常用血小板制剂和血液制品

(一) 血小板制剂

人体血小板比重约为 1.040，由于血细胞之间的比重差，用离心法可从全血中分离制备较纯的血小板制剂。目前一般分为手工分离制备的浓缩血小板和血细胞单采机分离制备的单采血小板。

1. 手工分离浓缩血小板　我国规定由 200ml 全血分离制备的浓缩血小板制剂为 1U，含血小板数量为 2.0×10^{10}/袋，容积为 20~25ml，也可从献血者采集 400ml 全血分离制备 2U 浓缩血小板制剂，含血小板数量为 4.0×10^{10}/袋，容积为 40~50ml。保存温度(22±2)℃，水平振荡方式，普通袋保存 24 小时，专用袋保存 5 天。须进行交叉配血试验，首选 ABO 血型同型输注，也可酌情进行 ABO 血型相容性输注。

2. 单采血小板　又称机采血小板，应用血细胞分离机单采技术，从单个全血中采集制备而成。我国规定单采血小板 1U 的血小板含量至少应有 2.5×10^{11}（相当于手工分离浓缩血小板 10～12U），容积为 200～250ml，保存条件同浓缩血小板制剂。须 ABO 血型同型输注。

（二）血浆类制剂与制品

1. 血浆　目前我国临床常用的血浆分为 2 种，即新鲜冰冻血浆（fresh frozen plasma，FFP）和冰冻血浆。FFP 是指全血采集后 18 小时内分离制备的血浆，在 -30℃以下速冻成块储存于-20℃以下冰箱，有效保存期限 1 年。1 年后未使用则成为冰冻血浆，可继续保存 4 年。FFP 含有全部凝血因子，血浆蛋白 60～80g/L，纤维蛋白原 2～4g/L。FFP 输注不需要进行交叉配血试验，同型输注即可。

血液制品是国内的习惯用语，是指从人血浆中分离制备的有明确临床应用意义的血浆蛋白制品的总称。国外称之为血浆衍生物（plasma derivatives）。主要包括：凝血因子Ⅷ、凝血酶原复合物、免疫球蛋白、纤维蛋白原和白蛋白等。

2. 冷沉淀　冷沉淀是新鲜冰冻血浆在（4±2）℃封闭状态下融化后，分离出沉淀在血浆中的不溶解白色沉淀物质，并且在 1 小时内冻结而成。目前国内 1U 冷沉淀通常由 200ml 新鲜冰冻血浆制备。主要含凝血因子Ⅷ 80～100U，纤维蛋白原 200～250mg，-20℃以下保存，解冻后于 1～6℃保存，24 小时内尽早输注。冷沉淀同型输注即可。

3. 凝血因子Ⅷ　血源性凝血因子Ⅷ浓缩制品是以新鲜冰冻血浆作为起始原料，进一步加工生产，最后经冰冻干燥而成。生物半存活期 6～14 小时。目前国内临床使用的血源性凝血因子Ⅷ均经过国家病毒灭活认证，保证了凝血因子制品的安全性和有效性。2007 年开始国内已有基因重组技术生产的凝血因子Ⅷ在临床应用。

4. 凝血酶原复合物　通过新鲜冰冻血浆进一步生产出凝血酶原复合物（prothrombin complex concentrate，PCC），含有维生素 K 依赖性凝血因子Ⅱ、Ⅶ、Ⅸ、Ⅹ。一般而言，凝血酶原复合物每毫升含凝血因子Ⅸ 20～25IU，生物半存活期 18～30 小时，故可每 24 小时输注 1 次。根据病情需要决定维持输注时间。国外已开发出血源性凝血酶原复合物和基因重组的凝血因子Ⅸ。

5. 静脉注射免疫球蛋白　静脉注射免疫球蛋白（intravenous immunoglobulin，IVIG）是从数千健康成人血浆分离制备的抗体谱很广、安全有效的免疫球蛋白浓缩制品。具有较好免疫调节及抗感染作用。保存温度 2～8℃，保存期限 3 年。IVIG 制品中 IgG 含量约为 95%以上。药物动力学研究表明，静脉输注后 15 分钟呈血药浓度高峰，第 7 天降低升高值的 50%～60%，28 天左右降至输入前水平，因而 IgG 生物半活存期约为 21～28 天。IgG 浓度越高，分解代谢越快。因此，IVIG 并非剂量越大效果越好。

6. 纤维蛋白原　血源性纤维蛋白原是从人混合血浆分离纯化后进行低压冻干而成。保存温度 2～25℃，保存期限 5 年。复溶后在 25℃室温下理化性质最多稳定 8 小时。荷兰在 2006 年获美国 FDA 批准，进行基因重组人纤维蛋白原研发。人血浆纤维蛋白原<500～600mg/L 时可发生出血，输注纤维蛋白原首剂用量每次 100～200mg/kg，也有人认为 60mg/kg 即可。生物半存活期为 4～6 天，必要时可 4～5 天再输注。

7. 白蛋白　冰冻血浆在低温下融化，去除冷沉淀物质，然后进行低温乙醇分离制备而成。白蛋白生物半存活期约为 20 天。人血白蛋白不宜与氨基酸混合输注，可引起蛋白沉淀，20%～25%人血白蛋白是高渗溶液，也不宜与红细胞混合输注。对于毛细血管渗漏或肾病综合征患儿，输注白蛋白应谨慎。

二、免疫性血小板减少症

（一）概述

免疫性血小板减少症（immune thrombocytopenia，ITP）是儿科常见的出血性疾病之一，多于感染后数天或数周内起病，80%的病例在诊断后 12 个月内血小板计数（PLT）可恢复正常。鉴于儿童 ITP 多为自限性过程，治疗的目的主要为防止严重出血，而不是提高 PLT 数量至正常值[10]。

（二）ITP 的诊断与分型

ITP 诊断需要根据临床表现及实验室检查，参考以下标准。在治疗过程中，若疗效不佳，需对疾病进行重新评估。

1. 诊断标准　ITP 的诊断标准如下：①至少两次血液常规检测仅 PLT<100×10^9/L，血细胞形态无异常；②皮肤出血点、瘀斑和/或黏膜、脏器出血等临床表现；③一般无脾脏肿大；④须排除其他继发性血小板减少症，如低增生性白血病、以血小板减少为首发血液学异常的再生障碍性贫血、遗传性血小板减少症、继发于其他免疫性疾病，以及感染和药物因素等。

2. 鉴别诊断　除 PLT 外，目前还没有任何实验室检查可作为 ITP 的确诊依据，以下检查主要作为鉴别诊断的参考。

（1）血常规：除确定血小板数量外，血小板形态（如大血小板或小血小板）、白细胞和红细胞的数量和形态有助于鉴别遗传性血小板减少症和继发性血小板减少症。

（2）骨髓检查：巨核细胞增多或正常，伴成熟障碍。典型 ITP 无须骨髓检查；骨髓检查的主要目的是排除其他造血系统疾病。

（3）血小板膜抗原特异性自身抗体：单克隆抗体特异性俘获血小板抗原试验法，特异性和敏感性较高，有助于鉴别免疫性与非免疫性血小板减少。

（4）其他有助于鉴别继发性血小板减少的检查：如免疫性疾病相关的检查及病毒病原检查等。

3. ITP 的分期

（1）新诊断的 ITP：病程<3 个月。

（2）持续性的 ITP：病程 3~12 个月。

（3）慢性 ITP：病程>12 个月。

（4）重症 ITP：指血小板<10×10^9/L，且就诊时存在需要治疗的出血症状或常规治疗中发生了新的出血症状，且需要用其他升高血小板药物治疗或增加现有治疗药物的剂量。

（5）难治性 ITP：指满足以下所有 3 个条件的患者：①脾切除后无效或者复发；②仍需要治疗以降低出血的危险；③除外了其他引起血小板减少症的原因确诊为 ITP。

（三）ITP 的治疗建议

儿童 ITP 多为自限性，治疗措施更多取决于出血的症状，而非血小板计数。当 PLT≥20×10^9/L，无活动性出血表现，可观察随访。在此期间，必须动态观察 PLT 的变化。当血小板减少伴有出血时，治疗措施包括静脉注射免疫球蛋白、糖皮质激素等。

1. ITP 的一般治疗　ITP 的一般治疗主要为对症治疗，包括：①适当限制活动，避免外伤；②有或疑有细菌感染者，酌情使用抗感染治疗；③避免应用影响血小板功能的药物，如阿司匹林等；④慎重预防接种。

2. ITP 的紧急治疗　英国血液学标准委员会（British Committee for Standards in Haematology，BCSH）2017 年指南[11]明确指出，不推荐免疫介导的血小板减少症患者进行预防性输注血小板；若发生危及生命的出血，应积极输注血小板制剂以达迅速止血的目的。尤其是胃肠道、泌尿生殖道、中枢神经系统或其他部位的活动性出血，或者需要急诊手术时，可考虑输注血小板。具体输注剂量与再障相同。

美国血库协会（American Association of Blood Bank，AABB）2014 年指南也不推荐免疫介导的血小板减少症患者进行预防性输注血小板[12]。AABB 建议对于血小板计数等于或低于 10×10^9/L 的住院患者预防性输注血小板以减少自发出血风险。常规的阈值可能对于此类患者并不适用，输注血小板需进行个体化评估。若患者有活动性出血症状，无论血小板减少程度如何，都应积极治疗。在下列临床过程中，血小板计数的参考值分别为：口腔科检查>20×10^9/L，拔牙或补牙>30×10^9/L，小手术≥50×10^9/L，大手术>80×10^9/L。

儿童 ITP 预后良好，80%~90%的病例在 12 个月内 PLT 恢复正常，10%~20%发展为慢性 ITP，约 30%的慢性 ITP 患儿仍可在确诊后数月或数年自行恢复。尽管大多数患儿在病程中出现 PLT 明显降低，但是发生严重出血的比例很低，颅内出血的发病率约为 0.1%~0.5%。约 3%的儿童慢性 ITP 为自身免疫性疾病的前驱症状，经数月或数年发展为系统性红斑狼疮、类风湿病或 Evans 综合征等自身免疫性疾病，需要密切随访。

三、凝血因子缺乏性疾病

（一）概述

凝血因子缺乏性疾病是因血浆中凝血因子缺乏造成凝血障碍并引起出血的疾病。分为两大类：遗传性凝血因子缺乏性疾病及获得性凝血因子缺乏性疾病。血友病是一种遗传性凝血因子缺乏所致的疾病，分为血友病甲和血友病乙，是儿科常见的先天性凝血因子缺乏性疾病。其所致的反复出血和颅内出血可随时危及患儿生命和造成不可逆的关节功能障碍等后遗症。

（二）血友病的治疗建议

凝血因子替代治疗仍然是目前血友病急性出血最有效的止血措施。原则是早期、足量、足疗程。替代治疗剂量和疗程应考虑出血部位和出血严重程度。

1. 血友病甲的替代治疗

（1）FⅧ制品：首选基因重组 FⅧ或者病毒灭活的血源性 FⅧ制品。输注 1U/kg 的 FⅧ可使体内 FⅧ：C 提高 2%，因其生物半存活期为 8~12 小时。因此，要使体内 FⅧ保持一定水平，需每 8~12 小时输注 1 次。根据病情需要决定输注剂量。见表 57-5。

表 57-5　血友病甲患儿 FⅧ因子输注剂量

	预期达到 FⅧ浓度/%	应补充 FⅧ因子量/（U·kg^{-1}）
轻度自发出血	15~20	8~14
严重出血（颅内出血等）	20~40	10~25
大手术	80	35~50

注：若凝血因子Ⅷ制品缺乏时，也可输注冷沉淀或新鲜冰冻血浆。

（2）新鲜冰冻血浆（FFP）和冷沉淀：新鲜冰冻血浆（FFP）系抗凝全血采集后6小时内分离制备，-20℃以下保存1年的血浆。FFP包含了全部凝血因子和血浆蛋白，血浆蛋白为60~80g/L，纤维蛋白原2~4g/L，输注剂量为每次10~15ml/kg。

冷沉淀是从新鲜冰冻血浆制备而来，含有丰富的凝血因子Ⅷ和纤维蛋白原。儿科多用于缺乏凝血因子Ⅷ制品时的血友病甲以及纤维蛋白原缺乏症。冷沉淀1U体积约20ml，输注剂量为每10kg体重2~3U。生物半生存期约为10小时。

2. 血友病乙的替代治疗

（1）FⅨ：首选基因重组FⅨ或者病毒灭活的血源性凝血酶原复合物，输注1U/kg的FⅨ，可使体内FⅨ:C提高1%，FⅨ在体内的生物半存活期为18~24小时。因此，要使体内FⅨ保持在一定水平，需每24小时输注1次。严重出血或手术时，可每12小时输注1次。

目前国内尚无基因重组FⅨ，血友病乙主要输注凝血酶原复合物进行治疗。

（2）凝血酶原复合物：凝血酶原复合物含凝血因子Ⅱ、Ⅶ、Ⅸ、Ⅹ等。一般而言，凝血酶原复合物每毫升含凝血因子Ⅸ 20~25IU，凝血因子Ⅸ生物半存期为18~24小时，故可每24小时输注1次，根据病情需要决定维持输注时间。

由于肝脏功能异常所致的多种凝血因子减少在儿科并不多见，其治疗主要是去除病因外，可用维生素K促进凝血因子的合成，若患者肝功能损害不很严重，常规注射6~12小时后凝血因子可恢复至正常水平；必要时也可输注凝血因子制品。

目前国内外已将预防治疗推荐为重型血友病的标准治疗方法。由于长期反复输注凝血因子的患儿，随输注次数增加，血中凝血因子抗体滴度也增加，故输注剂量也应相应增多才可达预期效果。伴有抑制物的患儿，可根据血友病类型选用凝血酶原复合物（PCC）或重组活化凝血因子Ⅶ（rFⅦa）制剂。如为血友病甲，输注PCC推荐剂量为50~100U/（kg·次），间隔8~12小时，每天剂量不超过200U/kg。rFⅦa的推荐剂量为90μg/（kg·次），静脉推注，间隔2~3小时，给药1~3次；或270μg/kg，静脉推注1次。

四、再生障碍性贫血

（一）概述

再生障碍性贫血输注血小板主要的目的就是治疗和预防出血。有文献报道实施预防性血小板输注剂量的临床试验（PLADO）对1 272名患者进行随机对照研究，输注血小板低剂量$1.1\times10^{11}/m^2$与高剂量$4.4\times10^{11}/m^2$相比，两组在预防出血上没有区别，低剂量输注虽可减少血小板的输注但增加红细胞输注。对198名儿科患者和1 044名成人患者进行不同年龄段划分，以PLT<10×10^9/L为输注点，结果显示：在任何年龄段，血小板减少均不预测出血风险。儿童比成人表现出更明显出血风险（WHO定义2级或以上的出血）。儿科患者在血小板较大的变动范围内均存在出血高风险[13]。

（二）输注血小板建议

由于存在血小板消耗危险因素，如感染、出血、使用抗生素或抗胸腺/淋巴细胞球蛋白（ATG/ALG）等，重型AA预防性血小板输注指征为PLT<20×10^9/L，病情稳定者，即没有活动性出血患者为PLT<10×10^9/L，发生严重出血者则不受上述标准限制，应积极输注单采血小板。因产生抗血小板抗体而导致无效输注者，有条件时可输注HLA配型相合的血小板。对严重出血者还应积极给予红细胞输注，使血红蛋白提高至80g/L。如免疫抑制剂用药期间因ATG/ALG具有抗血小板活性的作用，应维持PLT>10×10^9/L，血小板输注需要量可能会增加。对于拟行异基因造血干细胞移植者应输注辐照后的红细胞和血小板制剂，以免移植过程中出现输血相关免疫损伤。

根据小儿的体重或体表面积决定血小板输注剂量。如是单采血小板，体重<15kg，按10~20ml/kg输注；体重>15kg，按单采血小板1U输注。如果按体表面积计算，1m^2体表面积的患儿输注1U单采血小板，外周血可提高血小板计数（12.5~25）$\times10^9$/L。1个治疗剂量的单采血小板输注时间应控制在30~60分钟，开始输注的前15分钟应严密观察有无皮疹、发热、过敏等输血不良反应。轻微的不良反应应减慢输注速度或停止输注并给予抗组胺药治疗；出现严重不良反应（如低血压、心动过速、呼吸急促或窒息）应停止输注并给予相应治疗，并应进行输血不良反应调查分析。

第四节　白血病和恶性肿瘤性疾病的输血

一、概　　述

儿童急性白血病、恶性淋巴瘤以及其他实体肿瘤的治疗方法，原则上是化疗、放疗、手术、免疫治疗、造血干细胞移植等综合治疗，近年来长期生存率得到了明显提高。化疗在杀灭恶性细胞的同时也损伤了大量正常造血细胞，导致贫血、出血及感染，严重者可危及生命。为了有效地预防相关并发症,应进行必要的支持治疗。其中包括输注红细胞制剂、血小板制剂、凝血因子和免疫球蛋白等。

二、红细胞输注

白血病、恶性肿瘤患儿的贫血通常是继发于化疗和/或恶性细胞浸润引起的骨髓增生不良。在对患儿进行输血支持治疗时,应注意各年龄段儿童血红蛋白、血细胞比容的正常值。对于 Hb<70g/L 的大部分患儿进行红细胞输注是合理的。对于高白细胞白血病患者,考虑到高黏滞综合征风险,输血的指征可放宽为 Hb<60g/L。

2016 年美国血库协会(American Association of Blood Banks,AABB)[9]提出针对成人及儿童的血红蛋白输注阈值如下:①病情平稳的入院患者,Hb 70~80g/L(强推荐);②严格限制性输血(对既往存在心血管疾病)Hb≤80g/L(弱推荐);③对于血流动力学平稳的急性冠脉综合征住院患者,并不推荐(不确定推荐);④输血决策受患者的症状及血红蛋白含量的双重影响(弱推荐)。

针对限制性输血(Hb<70g/L)与非限制性输血(Hb<100g/L)的多中心随机对照的红细胞输注临床试验表明,限制性输血减少输血次数,同时并未增加不良事件,并且与良好的治疗反应相关。说明限制性输血具有较好的临床治疗反应及较少的输血不良反应,在血液成分供应紧张的大环境下,提倡限制性输血显得尤为重要[9]。

三、血小板输注

化疗所致血小板减少症(chemotherapy induced thrombocytopenia,CIT)是指化疗药物对骨髓,尤其是骨髓中的巨核细胞产生抑制作用,导致外周血血小板减少的一种常见并发症,是临床常见的化疗药物剂量限制性不良反应。CIT 的发生增加了患者的出血风险,同时可能降低化疗药物剂量或延迟化疗时间,甚至终止化疗,使化疗无法足量、足疗程地按计划进行,从而影响临床疗效和患者生存,增加医疗费用。

血小板输注是针对血小板减少症患者最快速和有效的治疗方法之一,能够在短期内提升外周血血小板水平,预防或治疗出血。对于预防性血小板输注的时机,Slichter 等[14]提出,当患者存在明显的出血倾向,或 PLT<10×10⁹/L,亦或 PLT<20×10⁹/L 且伴有发热时,需要进行预防性血小板输注。2014 年美国血库协会(AABB)发布的血小板输注指南[12]建议预防性血小板输注的阈值为患者外周血 PLT<10×10⁹/L;而治疗性血小板输注仅推荐用于患者存在明显的出血症状,或预期将实施创伤性操作时。如进行颅脑手术,要求血小板计数≥100×10⁹/L;如实施侵入性操作或手术,推荐血小板计数 50×10⁹/L;如骨穿活检和导管拔除术,建议血小板计数≥20×10⁹/L 时方可实施。

英国血液学标准委员会(BCSH)于 2017 年 2 月发布的《血小板输注指南》[11],提出治疗性和预防性血小板输注的分类是依据修订的 WHO 出血分级标准(表 57-6),其推荐出血等级为 0 或 1 级的患者进行预防性血小板输注,而对出血等级为 2 级或更高的患者进行治疗性血小板输注。

表 57-6　修订的 WHO 出血分级标准

等级	出血类型
1 级	瘀点、瘀斑,稀疏、分散分布 口咽、鼻出血持续<30min
2 级	消化道、呼吸道、肌肉骨骼或软组织出血,未引起血液动力学紊乱,在 24h 内不需要输注红细胞 鼻或口咽出血持续>30min 有症状的口腔黏膜血疱 弥散分布的瘀点或瘀斑 血尿 侵入性或手术部位异常渗血 非月经期的阴道出血 浆膜腔出血 视网膜出血
3 级	需要红细胞输注的出血(尤其是发生在 24h 内),但未出现血流动力学紊乱严重的浆膜腔出血 CT 发现的无症状性颅内出血
4 级	视网膜出血和视野缺损 有症状性非致命性脑出血 有血流动力学紊乱(低血压,收缩压或舒张压降低>30mmHg)的出血 任何原因引起的致命性出血

第五节　儿科输血不良反应及防治

一、非溶血性发热反应

非溶血性发热反应(febrile non-hemolytic transfusion reaction,FNHTR)是儿科最常见的输血不良反应,在输血过程中或输血终止后 4 小时内出现的发热或寒战,多见于是受血者与被动输注的细胞因子发生反应,或受血者的抗体与所输注血液中的白细胞发生反应。患者血液培养及所输注血液的留样培养结果为阴性。实验室检测未发现急性溶血的证据。出现不良反应时可用抗组胺药及解热镇痛药等对症处理，不良反应严重时应停止输血，并静脉滴注糖皮质激素等药物治疗。

二、输血相关循环过载

由于小儿心脏功能尚不健全，加之贫血、营养不良、严重感染等因素均可使心脏功能下降。在输血时，可因输入量的计算不当或输入速度过快而导致充血性心力衰竭。输血相关循环过载(transfusion-associated circulation overload，TACO)常发生于输血开始后1~24小时，表现为频繁短促的咳嗽，镇静剂难于控制的烦燥不安，并且进行性加重，年长儿可诉背部及心前区疼痛，呼吸困难，脉搏增快，心律失常，双肺底出现细湿啰音、咯粉红色痰等。一旦出现上述症状应立即减缓或停止输注，并给予强心利尿等对症处理。严格控制心、肺疾病患儿和严重营养不良患儿的输血量及速度并密切观察病情变化是预防的关键。

三、过 敏 反 应

过敏反应(allergic reaction)是过敏原与体内已有的抗体之间交互作用的结果。在一些情况下，输入来自于具有遗传性过敏症的献血者的抗体也会发生过敏反应。部分过敏反应见于先天性 IgA 缺乏的个体。过敏反应可能仅表现为皮肤黏膜症状。这也是儿科最常见的输血不良反应之一。轻者出现皮肤瘙痒、荨麻疹、血管神经性水肿，经减慢输血速度、肌注抗组胺药后，一般在数小时内消退；重者出现支气管痉挛、喉头水肿、过敏性休克，应立即停止输血、静脉推注肾上腺素、糖皮质激素和抗休克等处理，喉头水肿严重者应及时气管切开。输血前应询问过敏史。对 IgA 缺乏症血中有抗 IgA 抗体者，应输注去 IgA 后的洗涤红细胞。

四、溶 血 反 应

急性溶血性输血不良反应(acute hemolytic transfusion reaction，AHTR)常因 ABO 血型不合输注所致。多在输血过程中、输血终止后即刻，或输血后 24 小时内发生的红细胞迅速裂解，出现烦燥、发热、血红蛋白尿、黄疸，严重者可有休克、急性肾衰竭和 DIC 等。在严重疾病的患儿，特别是新生儿和未成熟儿，或用大剂量镇静剂者，或全麻手术患者，虽已发生严重急性溶血，但临床表现极不典型，可能仅有手术止血困难，或全无临床症状，仅在输血后发现贫血更重，甚至因贫血性心力衰竭而死亡。

迟发性溶血性输血不良反应(delayed hemolytic transfusion reaction，DHTR)通常发生在受血者在输血终止后 24 小时到 28 天，产生针对红细胞抗原的抗体。通常有溶血的临床表现。如果发生 DHTR，会出现输血后 LDH 与胆红素水平升高，继之在此后数天中恢复到基础水平。

迟发性血清学输血不良反应(delayed serologic transfusion reaction，DSTR)在输血终止后 24 小时到 28 天，尽管血红蛋白的提升有效且稳定，但受血者体内发现新的具有临床意义的红细胞抗体。因此，建议在有条件的实验室，对于反复输血的患者，可进行稀有血型抗体检测。

五、输血感染的疾病

除血液制备和使用过程中污染使受血者感染外，虽经严格筛查，仍不能完全避免献血者血中带有病原体，如细菌、病毒、寄生虫等，使受血者感染。输入细菌及其毒素污染的血液常发生致死性严重反应。因此，从采血开始的各种操作必须严格执行无菌操作的有关规定。除最有威胁性的乙型和丙型肝炎(血源感染甲型肝炎者少)、艾滋病、疟疾等病原体外，巨细胞病毒、单纯疱疹病毒和 EB 病毒等条件病原体也可使婴儿发生严重疾病[15]。

六、输血相关移植物抗宿主病

具有免疫活性的淋巴细胞经输血进入易感受血者体内后，异基因淋巴细胞存活、增殖并攻击受血者宿主细胞，发生输血相关移植物抗宿主病(transfusion-associated graft vs. host disease，TA-GVHD)。通常发生在免疫缺陷的小儿，如接受化疗或造血干细胞移植的患儿，在接受各种血液成分输入均可能发生输血相关 GVHD。输入直系亲属血的患儿亦有可能发生 GVHD。坚持输注非亲缘供者的血液制品，以避免该情况的发生。

七、输血后紫癜

输注成分血后 5~12 天发生血小板减少症，患者体内存在针对人血小板抗原的抗体，出现免疫性血小板减少，一般 40 天内自行恢复，严重时可出现出血倾向；溶血反应时外科手术止血困难是由于继发性 DIC 所致；大量输入库存血后(含大量抗凝剂)可发生出血倾向。

八、内环境紊乱

婴幼儿血容量小，其电解质平衡和酸碱度易受较大输入血量中所含电解质(K^+、Na^+、Ca^{2+}、Mg^{2+}等)和pH的影响。大量输入枸橼酸抗凝血(如新生儿换血)可发生低钙惊厥,甚至心室纤颤,故应每输入100ml血给10%葡萄糖酸钙1~2ml;大量输入库存血可发生高血钾、酸中毒、高氯血症等,导致机体的电解质及pH紊乱。尤其是婴儿肾脏保钠排钾和维持酸碱平衡的功能并不成熟,常出现高血钾、低血钙及酸中毒。在输血患儿出现肌张力增高、震颤、手足搐搦等症状时应及时进行血钾、血钙及pH检测,心电图检查等。如有高钾血症、低钙血症,应及时处理;大量输血者应尽量选用新鲜血液,输注ACD抗凝血时,可适量给予钙剂。

九、体温过低

据文献报道将450ml冷藏血从4℃升温至37℃需14.5kcal热量,大量输注温度较低血液时可使体温降低3℃以上,可出现明显的临床症状,甚至心脏停搏。尤其是新生儿更应注意,可用输血加热器或水浴(<38℃)加热血液至32℃输注。

十、输血相关性急性肺损伤

输血相关性急性肺损伤(transfusion related acute lung injury,TRALI)是指输血中或输血后6小时内出现急性呼吸困难伴低氧血症,PaO_2/FIO_2(氧合指数)小于或等于300mmHg,同时胸部X线片显示双侧浸润,且无左心房高压(如循环过载)。TRALI起病急骤,与输血相关。血液中白细胞、血小板和纤维蛋白可形成10~164μm大小的微聚物,其数量随保存期延长而增加。当输入较多库存血时,可发生肺微血管栓塞。随着血管活性物质释放,肺小血管和细支气管收缩,进而发生呼吸极度困难,类似于ARDS。治疗以吸氧、强有力免疫抑制剂使用为主,严重时给予机械通气。该病强调早期判断并及时给予糖皮质激素治疗,如已发生,病情进展迅速,死亡率高[16]。

(贾苍松　陆晓茜　廖清奎)

参考文献

1. DIAB YA,WONG EC,LUBAN NL. Massive transfusion in children and neonates[J]. Br J Haematol,2013,161:15-26.
2. THOMAS D,WEE M,CLYBURN P,et al. Blood transfusion and the anaesthetist: management of massive haemorrhage[J]. Anaesthesia,2010,65(11):1153-1161.
3. CAPPELLINI MD,COHEN A,PORTER J,et al. Guidelines for the management of transfusion dependent thalassaemia (TDT)[M]. 3rd edition. Thalassaemia Int Federation,2014.
4. TAHER AT,VICHINSKY E,MUSALLAM K,et al. Guidelines for the management of non transfusion dependent thalassaemia[J]. Thalassaemia Int Federation,2013.
5. SRIPICHAI O,MAKARASARA W,MUNKONGDEE T,et al. A scoring system for the classification of beta-thalassemia/Hb E disease severity[J]. Am J Hematol,2008,83(6):482-484.
6. 中华医学会儿科学分会血液学组《中华儿科杂志》编辑委员会. 儿童获得性再生障碍性贫血诊疗建议[J]. 中华儿科杂志,2014,52(2):103-106.
7. SAMARASINGHE S,VEYS P,VORA A,et al,Paediatric amendment to adult BSH Guidelines for aplastic anaemia[J]. Br J Haematol,2018,180(2):201-205.
8. VALENTINE SL,BEMBEA MM,MUSZYNSKI JA,et al,Consensus recommendations for RBC transfusion practice in critically Ill children from the pediatric critical care transfusion and anemia expertise initiative[J]. Pediatr Crit Care Med,2018,19(9):884-898.
9. TOBIAN AA,HEDDLE NM,WIEGMANN TL,et al. Red blood cell transfusion: 2016 clinical practice guidelines from AABB[J]. Transfusion,2016,56(10):2627-2630.
10. NEUNERT C,TERRELL DR,ARNOLD DM,et al. American Society of Hematology 2019 guidelines for immune thrombocytopenia[J]. Blood Adv,2019,3(23):3829-3866.
11. ESTCOURT L,BIRCHALL J,ALLARD S,et al. Guidelines for the use of platelet transfusions[J]. Br J Haematol,2017,176(3):365-394.
12. KAUFMAN RM,DJULBEGOVIC B,GERNSHEIMER T,et al. Platelet transfusion: a clinical practice guideline from the AABB[J]. Ann Intern Med,2015,162(3):205-213.
13. JOSEPHSON CD,GRANGER S,ASSMANN SF,et al. Bleeding risks are higher in children versus adults given prophylactic platelet transfusions for treatment-induced hypoproliferative thrombocytopenia[J]. Blood,2012,120(4):748-760.
14. SLICHTER SJ,KAUFMAN RM,ASSMANN SF,et al. Dose of prophylactic platelet transfusions and prevention of hemorrhage[J]. N Engl J Med,2010,362(7):600-613.
15. CARSONJL,GUYATT G,HEDDLE NM,ETAL. Clinical practice guidelines from the AABB: red blood cell transfusion thresholds and storage[J]. JAMA,2016,316(19):2025-2035.
16. JEFFREY LC,DARRELL JT,PAUL MN,et al. Indications for and adverse effects of red-cell transfusion[J]. N Engl J Med,2017,377:1261-1272.

第八篇

外科与妇产科输血

第五十八章

围手术期合理输血与患者血液管理

患者血液管理(patient blood management,PBM)指的是应用循证医学和多学科联合的方法指导血液制品的临床应用,使输血患者获得最佳的管理并且确保血液的临床输注效果,所采用的一系列综合诊疗措施的总称。输血在临床工作中至关重要,合理规范的输血应由专业的医师进行评估和指导,并遵循国家和地方的输血规范。不合理的输血会对患者造成不必要的伤害,越来越多的围手术期相关数据和研究显示同种异体输血与患者不良预后之间有一定的相关性。因此,越来越多专家呼吁应该采取个性化、循证、限制性的输血策略,旨在通过减少不必要的输血、预防输血需求和优化生理状况,最终改善患者的转归。PBM通过探讨可用的治疗策略来增加患者的选择,进而缓解血液制品紧缺的现状。

第一节 围手术期患者血液管理的全球视野

一、围手术期患者血液管理的发展史

输血是应用最广泛的医疗手段之一,很少有其他的医疗行为能与输血的地位相媲美。现代 PBM 策略始于 19 世纪 80 年代出现的 3 个独立事件:美国心胸外科医师 Denton Cooley 证实了不接受同种异体输血的耶和华见证人患者也能成功接受心脏手术;艾滋病的出现引发了对血源性威胁的担忧;全氟化碳(perfluorocarbon,PFC)氧载体的临床试验[1-3]。

耶和华见证人患者由于宗教信仰,不接受来自同种异体输血的医疗行为,但 Cooley 医师的成功激励了其他医师治疗耶和华见证人患者,并激发世界各地积极建立"无输血手术"中心。这些 PBM 策略改变了手术的方式,如采用"先钳夹、后切开"的方式减少手术出血,在手术中广泛使用 CellSaver™ 自体血回输技术等。这些医疗中心重新制定了评估贫血患者的方案,让患者在术前有足够的时间通过应用铁剂和红细胞生成素(EPO),在一定程度上来纠正贫血。这些在耶和华见证人患者身上成功的治疗方案极大地鼓励了医学界,进而推动将这种医疗方案推广到所有患者。反过来也促进了全世界"无输血手术"医疗中心的发展。

自 1981 年美国疾病控制和预防中心通报了全球首个艾滋病病毒感染案例,人类就开始了与这种头号传染病的漫长抗争。研究人员关于艾滋病可以通过输血传播的发现震动了整个医学界。之后,研究人员发现艾滋病的病因是人类免疫缺陷病毒(human immunodeficiency virus,HIV),血液中心因此开始对献血者进行集中的病毒抗原和抗体筛查。从发现艾滋病到开始 HIV 检测之间的几年里,医学界弥漫着"谨慎输血"的输血策略。在这段艰难的时期里,人们越来越重视输血相关的风险。医学文献中,关于输血指南、非输血手术及使用血液替代品的指南文章越来越多。医师也越来越接受这种策略。

"无输血手术"的领域很快扩展到内科、产科和儿科等领域。各个领域应用新的 PBM 指导方针减少了不恰当和不必要的输血。Ford 开发了一种多学科团队合作的方法来达到"无血液制品"治疗肿瘤患者的方法。同时,其他研究者报道了急性等容血液稀释的使用、微创手术的价值以及对凝血功能详细的分析。

随着"无输血手术"的流行,这种做法逐渐获得了社会广泛的认同。美国国立卫生研究院国家心肺和血液研究所于 1991 年建立了第一个输血医学学术奖(transfusion medicine academic award,TMAA)项目,旨在探索输血实践并为医师教育创建新的课程。来自不同医学和科学背景的 TMAA 获奖者鼓励了后来的 PBM 工作。

在最初的组织中,全美无输血医学和外科学会(National Association for Bloodless Medicine and Surgery,NABMS)于 1993 年成立。NABMS 主要针对护士,并致力于改善对耶和华见证人的护理。NABMS 的教育和组织工作促使在美国建立更多的"无输血手术"医学

中心。1998 年创建的国际输血替代网络(international network for transfusion alternatives,NATA)则在整个欧洲和亚洲举办重要的教育会议,并出版了 *Transfusion Alternatives in Transfusion Medicine*。

由于“无输血手术”的领域超出了其限制性的命名,在2000 年,它更名为无输血医学和手术促进协会(Society for the Advancement of Bloodless Medicine and Surgery, SABMS)。该组织目前作为血液管理促进协会(Society for the Advancement of Blood Management,SABM)而存在,主要致力于为全世界的 PBM 制定项目。

二、围手术期患者血液管理在不同国家的践行

在限制性输血研究兴起之后,一个重要的研究内容是:什么时候开始输血和需要输多少血? 这一基本问题至今仍缺乏一个明确的答案。随之而来的困惑使输血界的许多人对限制性输血提出了质疑,因为输血的风险效益比在不断变化,而治疗贫血的新药物也在不断涌现。一部分人专注于输血的适应证——何时何地合适。而另一部分人则大胆地将目光投向血液成分之外,寻求输血之外的措施。在 20 世纪 90 年代末和 21 世纪初,欧洲、澳大利亚和美国相继对输血实践进行了深入的探讨研究,研究输血的基本原因,以及基于这些原因的治疗策略。

(一) 美国视角:制定政策和标准

2010 年第 63 届世界卫生大会通过 WHA63. 12 决议[4],向全体成员国倡议实施 PBM 方案。美国卫生和公共服务部责成血液安全与可用性咨询委员会(the Advisory Committee on Blood Safety and Availability)评估该决议及其实施的影响。委员会建议:①确立明确的机制以获取 PBM、输血和临床转归的相关数据;②制定和颁布相应的国家标准;③聘请卫生研究与质量署评估现有的临床指南,并资助关于 PBM 和输血的效果的比较研究;④支持 PBM 相关的示范项目。

美国很早以前就努力将 PBM 整合到医疗监管标准的一部分中。自 2005 年以来,美国医院评审联合委员会(The Joint Commission)(简称“联合委员会”)一直致力于制定 PBM 项目的绩效衡量标准。由于存在一定的争议,并没有得到国家质量论坛的认可与实施,但联合委员会仍将这一标准公开,并作为医院和其他卫生部门有效质量改进的工具加以推广。自2014 年以来,联合委员会将这些举措修订并更新为电子 PBM 绩效衡量标准——1 套基于电子健康记录数据的新举措。其他候选的举措包括术前贫血筛查、血红蛋白水平、血型和交叉配血的筛查、初始输血阈值、血液保护和 PBM 效益。并于 2015 年对医院的措施进行了进一步的评估和测试。

“NATA”是由部分医师团体建立的第一个输血替代网络,致力于血液保护,减少同种异体输血和避免全血输注。作为 PBM 领域的先驱,血液学发展协会也制定了 PBM 方案的临床标准,质量相关的指标可分为12 大类:领导力和项目框架;知情同意和患者宣教;PBM 安全;PBM 项目审查和评估;输血指南和输血同行评审;术前贫血评估和手术准备;围手术期自体血液回输和管理;医源性失血;与手术、规程和潜在病症相关的失血;大量输血方案;住院患者贫血的处理;非手术门诊患者贫血的处理。尽管血液学发展协会的措施与联合委员会在标准和策略上有许多不同,但是在总的原则上还是一致性的。

美国血库协会(American Association of Blood Banks,AABB)最近也推出了自己的 PBM 标准,该标准规定负责备血的临床医师应具备一定的资质,即具备关于输血前后评估的教育背景,并且每个 PBM 项目都必须制定各自的指南进行指导[5]。

尽管 PBM 的举措和标准越来越多,能够促进PBM 更广泛开展,但在实践中并没有得到有效地开展和实施。恰当的输血实践和避免不必要的诊断检查(如美国内科委员会的“明智选择运动”)有助于改善医院获得性贫血的状况,但是这些举措和许多其他类似的 PBM 策略一样,缺乏更高层次的整合。同样,虽然质量措施已经作为医疗改革的核心逐步开展,并与医疗费用报销进行挂钩,但在医师质量报告系统的措施中仍然缺乏相应的 PBM 的举措。

(二) 澳大利亚视角:临床医师为主导

PBM 作为澳大利亚卫生系统的医疗标准之一,实施得非常成功。这离不开长达 20 年的基础工作,以及从临床工作人员到政府层面的卓越合作。与世界其他地方的情况一样,20 世纪 80 年代艾滋病的流行使得人们开始关注输血风险与收益的关系。1988 年,《澳大利亚医学杂志》发表了一篇极具争议性的文章“输血模式的转变”,该文章提倡血液部门和输血领域更加关注患者,而不是献血者[6]。然而,直到 12 年以后,该倡议才真正得以实现。澳大利亚的一家私人医疗机构 Fremantle Kaleeya 医院,建立了澳大利亚第一个综合血液保护和无血手术项目。

2000 年,澳大利亚卫生部长咨询委员会对同源献血的替代方案进行了审查,建议实施输血协议,并尽量减少失血和血液制品使用。然而,由于没有具体的实施政策支持,该协议没有得到很好的开展。2001年,澳大利亚国家卫生和医学研究委员会以及澳大利

亚和新西兰输血学会在制定血液组分治疗临床实践指南方面取得了不错的进展。但这些指导方针主要是以血液制品为重点，较难将它们转化为临床实践并取得良好的收益。

在制定这些指导方针的同时，澳大利亚政府开始关注社区献血成本的增加，以及血液部门管理、组织和临床实践等方面的内容。2001 年，澳大利亚完成了血库和血浆制品部门方面的审查（Stephen review in 2001）。Stephen Review 的一个重要建议是在医院中进行真正的以临床医师为主导的实践改革。它的建议还包括制定国家安全和质量标准、医院管理调配、聘用临床医师制定指导方针、与澳大利亚医疗安全和质量委员会合作，以及将这一领域的实践纳入医院认证和国家血液警戒。2001 年的 Stephen Review 成为改革的里程碑，这些建议于 2003 年写入法律，并成立了国家血液管理局（National Blood Authority，NBA），各个州政府都参与其中，并记录在《国家血液协定》（2003 年）中。

接下来的十年里，从立法变革到对 PBM 的概念和准则进行宣教和传播，都取得了不错的进展。2002 年，澳大利亚和新西兰输血协会在其年度学术会议上将 PBM 作为会议重点，澳大利亚红十字会在 2006 年也是如此。澳大利亚几个州启动了转化医学和 PBM 教育和临床实践改进项目（血液安全、血液观察和血液事项）。随着 NBA 在 PBM 中不断发挥主导作用，这些项目成为国家层面协调努力发展的先驱。

2008 年，澳大利亚开始制定以患者为中心和以循证为基础的 PBM 指南。从澳大利亚和国际相关的研究中可以明显看出，PBM 的准则和实践产生了巨大的收益，得到了大量政府资金的帮助。由临床医师牵头制定指导方针，6 个模块中的每个方面都有专业的临床指导小组。以临床医师为主导制定的相关指南是将倡议、建议转化为临床实践关键的因素。血液和血液制品的补充让 PBM 指南得以实施，并被纳入《国家安全和优质健康服务标准》的中。这项标准是医院认证的法定要求，目的是确保安全、适当、有效和高效地落实 PBM 系统，这些举措帮助澳大利亚在 2010 年完成了政府关于血液和血液产品供应的国家管理期望声明的目标。

在已完成的 6 个 PBM 指南模块中，5 个模块已经完成并可在线获得。这些模块涵盖了严重出血和大量输血、围手术期治疗、重症医学、妇产科和儿科。该指南已经得到国家卫生和医学研究委员会的批准，成为目前可获得的最佳和最全面的参考资料，可以在 NBA 网站上免费获得。这个项目的完成是澳大利亚 PBM 推广中的另一个里程碑，目前所需做的就是保持它的相关性和更新。

澳大利亚最近的比较重要的 PBM 项目之一，是由澳大利亚卫生保健安全和质量委员会牵头，通过资助国家 PBM 协作组织，将 PBM 作为国家重点政策。该项目涵盖了来自澳大利亚各地的医疗机构。PBM 现在已经被提升为临床治疗的标准，目前的合作重点是围手术期。澳大利亚卫生保健安全和质量委员会在制定国家医疗质量和安全标准以及对医院认证的管理方面有着重要的作用，在其制定的 10 项关于国家安全和高质量卫生服务标准中就涵盖了关于血液和血液制品的标准。这使得医院管理人员更加关注血液和血液制品。其中一项重要建议是“医疗服务应建立多学科、多模式的围手术期 PBM 项目”。NBA 还建立了国家 PBM 指导委员会，在 PBM 的全国实施和促进政府间协调与合作方面发挥重要作用。2014 年，NBA 与西澳大利亚卫生部合作，举办了以“PBM 作为澳大利亚医疗标准：过去，现在和未来”为主题的全国 PBM 会议。在 2015 年又举办了 1 次研讨会，重点展示了《国家安全和优质健康服务标准》中标准 7 章节中有关血液和血液制品取得的卓越成就。

澳大利亚现有的医疗资源正在改善患者的 PBM 质量和安全标准，以期减少红细胞使用，节省成本，减少供血者血液流失，减少不恰当的异体输血。目前正在收集相关数据，以证实这些举措的有效性。自 2012 年以来，澳大利亚全国红细胞使用量减少了 16% 以上。新南威尔士州通过灵活的策略实施了数年的 PBM 改进合作项目，使红细胞输血总体减少了 27.4%，每年能节约超过 850 万澳元的成本。

西澳大利亚的综合性 PBM 项目在全澳实施得非常成功，西澳大利亚的输血率在全澳 5 个辖区中最低，并在整个发达国家中也是最低之一。澳大利亚卫生部在实施可持续的综合卫生系统 PBM 项目仅仅 3 年后，西澳大利亚就在血液制品和医院相关的红细胞输血费用中节约了 10 725 750 澳元。如果将输血相关并发症考虑进去的话，节约的成本会更大。

（三）欧洲视角：管理与变革

全球范围内，PBM 正在不断融入常规的医疗实践中，目前约有三分之二的欧洲国家，众多的医院、专业协会和医学协会目前都支持 PBM。尽管如此，PBM 在欧洲的开展仍然有限，且存在相当大的差异。

在欧洲，PBM 的实施方式多种多样且不一致。尽管一些 PBM 策略在诸如荷兰等国家已经实施十余年，但有些国家却很少采取这些措施。而且，欧洲并没有采用被广泛接受的指导方针来帮助实施 PBM。

通常，麻醉医师、外科医师负责对手术患者的贫血进行术前评估。但是，与荷兰一样，其他医疗保健人员的评估也可以作为多学科方法的一部分。各国之间在报告或估计的术前贫血患病率和调查范围方面存在差异。术前评估贫血的时间从手术前 1 天到 6 周不等。较短时间的术前评估限制了术前贫血的治疗。各国之间在术前贫血治疗和输血指南的可用性和使用方面也似乎存在很大差异。

1. 奥地利　一项奥地利基准研究报告记录了关于全髋关节/全膝关节置换手术患者的血液使用模式的回顾性研究，这项研究分析了 2004—2005 年 18 家医院的患者[7]。与未接受输血的患者相比，接受输血的患者术前贫血的发生率高出 3 倍（接受全髋关节置换的患者为 28.6% vs 6.7%，全膝关节置换的患者为 29.9% vs 9.3%，冠状动脉搭桥手术的患者为 33.1% vs 12.6%）。各医疗中心的红细胞输注数量、自体血液回输的数量也各有不同。

奥地利目前没有关于术前贫血或输血指南管理的国家指南。奥地利术前贫血率约为 16%~18%。麻醉医师可以根据具体的检查指标为指导进行贫血治疗，如 MCV<80fl，铁蛋白<100ng/L，转铁蛋白饱和度<20%时，补充铁剂治疗；MCV>100fl 时，补充维生素 B_{12} 治疗。输血遵从 ASA 指南，目前 PBM 策略仅在奥地利的几家医院开展，需要进一步广泛推广。

奥地利的林兹总医院是 1 家拥有 900 张床位的综合医院，每年进行大约 27 000 例外科手术。虽然它已经是奥地利输血率最低的机构之一，但在 2008 年仍启动了 PBM 项目。在随后的 6 年时间里，林兹总医院将血液使用率降低了 60%至 70%。红细胞使用率降低了 40%以上。截至 2014 年底，浓缩红细胞的用量减少了近 70%。

这一卓越的成绩主要归功于两个方面：术前用药门诊的实施和建立诊断途径。后者是与外科同事共同开发的，包括及时分配患者和标准化治疗术前贫血。虽然这最初仅在部分外科专业中实施，但这种方法的成功使得这一策略被推广到其他专业中，因此，目前超过 80%的手术患者在术前用药门诊就诊。为 PBM 引入标准化操作流程后，林兹总医院获得了相应的奥地利质量管理证书。此外，手术合作伙伴已将 PBM 视为商标，并组织了 PBM 会议以制定其专业的教学材料。PBM 逐步获得广泛的认可，反过来对推广 PBM 的实施也更为容易。

2. 法国　在法国，患者通常会在手术前 20 天或 30 天测量血红蛋白，但不会进一步检测术前贫血的病因，术前的贫血率大约为 20%。法国相关的指南[8]推荐，当血红蛋白≤130g/L 时，使用 EPO 并补充铁剂。当口服铁剂效果不好或者耐受性不好时，则使用静脉输注的方式。虽然很多机构常规会使用 EPO，但是仍有 50%的机构不会在手术前治疗贫血。

如上所述，法国已经成功实施了多项 PBM 相关策略，EPO 使用增加，并减少了输血用量，而相应的成本并没有增加。

3. 德国　德国对术前贫血的认识和重视程度十分有限。通常在手术前 1 天评估贫血，如果血红蛋白<80g/L，则进一步检查贫血的原因。德国虽然有特定的 PBM 实施策略，但针对术前贫血没有具体国家指南，输血指南通常由当地医院确定。对于血红蛋白<70g/L 的患者，通常会建议输血。若患者存在活动性出血或者接受化疗的患者，这个阈值可以增高到 100g/L。

4. 西班牙　在西班牙，输血的风险因患者术前贫血的程度而异。术前贫血率（血红蛋白<130g/L）约为 18.3%，西班牙的输血率在不同的医疗中心和外科团队之间差异很大。因此，整个国家的输血比率不确定。骨科手术患者通常会接受全面的术前评估，如果存在贫血，常会进一步检测贫血的原因。

5. 瑞士　在瑞士接受全髋关节置换或全膝关节置换手术的患者术前贫血的患病率约为 16%~21%，1 期修复手术的输血率为 19%~22%，2 期修复手术的输血率为 30%~40%。医师会在术前几天或者几周完善患者的各种实验室检查，包括血液中铁的检测、血常规等。根据患者的状态和手术类型推荐不同的输血阈值（例如，产科手术 60g/L，一般手术 70g/L，脑外伤手术 80g/L）。但是，PBM 策略仅在少数医院中实施。

6. 荷兰　荷兰在 10 年前开始实施 PBM 策略，特别是大型整形外科手术。荷兰法律上要求所有择期手术在术前 3~4 周要进行完整的术前评估，并特别规定了一点，麻醉医师可以根据术前贫血相关的结果取消手术。术前 PBM 预防措施包括对接受手术的患者，推荐使用 EPO。荷兰在 2000 年确定了国家输血阈值（如正常健康患者输血的阈值血红蛋白为 64g/L）。

荷兰卫生行政部门的网站上能查找到所有医院膝关节和髋关节手术输血率的报告。荷兰骨科手术部门在 2002 年和 2007 年进行了全国性的调查，结果显示实施 PBM 措施可以减少输血[9]。在 2002 年和 2007 年，髋关节和膝关节置换在术中术前自体输血的使用相似。然而，2007 年术前使用 EPO 较 2002 年大约翻了一番，而且自体血液回输技术的使用增加了 4~5 倍。

在 2000—2009 年，荷兰的同种异体输血总数下降了 12%。这种下降与 PBM 策略使用的增加同时发生。

在2000—2009年，每10 000名居民的入院人数从每年1 600人增加到2 300人。根据目前在同种异体输注红细胞的价格计算，估计全国范围内PBM每年节省了1亿欧元的净成本。

7. 英国　在英国，择期手术患者在手术前2~6周进行入院检查，包括常规体检、血液检查和心电图检查，并在必要时进行麻醉评估。预评估的目的是减少手术前的住院时间，并降低手术取消的风险。一项英国医疗中心的内部审计前瞻性地审查了所有在4个月内接受择期手术的患者。在各类专科中收纳的1 532名患者中，有252名患者患有术前贫血（16%）。大多数患者为正常红细胞性贫血，其中1/3的患者患有铁缺乏症（铁蛋白<30ng/l，伴有血红蛋白降低或小红细胞症）。贫血患者的围手术期输血率为26%，血红蛋白水平正常的患者输血率为5%。术前贫血和输血都相应的延长了住院时间。

2006—2007年在英国对择期全髋关节置换手术进行了全国血液使用比较审计[10]。对来自225家医院共计7 465名患者的数据进行了分析。尽管有29%的患者没有记录术前的血红蛋白水平，但几乎所有参与的医院都进行了术前贫血评估。不到一半的医院（47%）有相应的输血政策。总体而言，25%的患者在术前28天至术后14天期间输血，但这一数字在不同医院之间各不相同，从0到100%不等。来自初步研究的数据表明，PBM策略能减少关节置换或大型腹部手术术前贫血患者的30%~40%红细胞输血需求。英国将PBM策略纳入国家卫生服务（national health service，NHS）中，在60 500例大型手术和11 900例全髋关节置换和全膝关节置换手术中实施了PBM策略。单独红细胞输血这一项，就为NHS节约了3 782 552英镑，住院时间每减少1天就节约了1 430万英镑，此外还可以减少5 397名患者出现并发症，并节约1 710万英镑。总的来说，PBM每年可以为NHS节省3 500万英镑。

总体而言，欧洲PBM的实施仍十分有限，并且在术前贫血的评估和治疗方面存在相当大的差异。欧洲医疗机构迫切需要充分认识到术前贫血的危害性，以及围手术期输血相关的风险，并将多模式PBM策略整合到手术患者的常规治疗中。手术实施PBM需要在术前诊疗方面进行范例转换，以便在择期手术之前更好地检测到贫血，并采用相应的有效措施进行治疗，以减少输血需求，并提高医疗质量。输血应该是治疗贫血的最后选择，而不是首选。PBM的实施需要所有围手术期相关医疗人员和包括血液服务机构在内的组织进行相互联络和合作。

三、围手术期患者血液管理的发展趋势

近年来，PBM持续不断的向前发展。早期对PBM的定义围绕着适当的血液供应和使用来改善患者预后。后来对此作了修订，更加强调预防措施，利用多种治疗方式纠正患者的疾病状态。因此，重点从治疗（输血）转移到疾病本身，如贫血或凝血疾病。根据目前的定义，我们的目标不仅是避免或限制输血，而是及时应用以循证为基础的医学和外科概念，旨在管理贫血、优化止血和减少失血，以改善患者的预后[11]。

PBM作为一项综合性、多学科、多模式联合的临床管理策略，覆盖了整个围手术期，更是围手术期医学管理的主要措施之一。但临床研究很难对其实施效果进行准确完整的评估。

临床相关的患者转归往往很难去衡量和量化。死亡率和严重发病率通常是临床结果中的重点，但考虑到患者临床管理及其结果的总体改善，这些重大事件的风险本身已经就下降到很低的水平，难以进行很好的统计学比较。这意味着需要设计更大的患者样本量，来检测不同组别之间的临床显著差异。而另一种减少样本量的方法是通过将不同单独的结果整合并分析其间的联系和意义。但这带来的相应的问题是很难去权衡PBM与各个因素相互影响的权重关系。可喜的是，目前诸如自体输血技术、血液药物和止血剂等干预措施已得到广泛而有效的研究，并已在临床使用多年。

近几年仍有一些研究提供了确实可信的研究结果。一项多中心回顾性研究比较了实施和未实施PBM项目的两组倾向得分匹配手术患者的死亡率和并发症发生率，研究表明实施PBM组患者各项指标均显著降低，而且输血率低的医院，其死亡率也更低[12]。2015年Gross等[13]的1篇文章研究了PBM对于心脏手术患者输血率和预后的影响。对1家医院实施PBM前后的患者进行比较，当输血率从39.3%降至20.8%，安全指标得到了明显改进，死亡率和休克发生率没有显著差异，但术后肾损伤发生率和住院天数均明显减少。另一项最近的欧洲多中心研究也证实了PBM的安全性，同样比较了各个医院实施PBM之前和之后患者的死亡率，心肌梗死、休克、急性肾衰竭、肺炎以及败血症的发生率。结论是实施PBM之后除了急性肾衰的发生率降低外，其余指标没有显著差异[14]。

迄今为止，尽管在国家与国家之间的发展尚不均衡，但PBM对于国际医学界已产生了深远的影响。

第二节　围手术期患者血液管理在国内的实践与发展

一、国内围手术期输血现状

1958年中国医学科学院建立了中国第一个血站。经过60多年的发展，截至2016年底，全国共设置血液中心32个，中心血站321个，中心血库99个，固定采血点1 262个。

我国从1998年开始实行无偿献血制度，1998年到2018年的20年间，中国无偿献血人次和采血量保存持续增长的趋势。1998年，全国无偿献血约30万人次，2018年接近1 500万人次。1998年全国采血量不足500万U，2018年达到了2 500万U，增长超过4倍。然而，血液供应的增加仍然跟不上输血需求的增长，外科手术的迅速增加进一步加剧了供应短缺。全国年手术量从2008年的2 278万人次到2018年6 068万人次，10年间增长了近2倍。此外，血液短缺还呈现出季节性的变化。每年冬季和夏季的献血者较少，主要原因是以学生为主的献血者放假离校，而血液只能储存30~40天，这就导致了季节性的血液短缺。在血型方面，特殊类别的血液往往供应不足，非中国人中，15%的人群为RhD阴性血，而中国汉族人群中，RhD阴性的比例仅为0.3%。血液资源的紧张与外科用血之间矛盾加剧，供血短缺状况在国内一些地区间断时有发生。国家卫生行政部门也承认，“血液供应紧张状况在一些地方依然难以缓解，个别地方呈现常态化趋势”。这迫切要求医务人员重新审视围手术期输血的指征，对于围手术期患者是否需要输血以及需要输多少血的决定更加慎重，做到合理用血，将有限血液资源使用于刀刃之上。

与国外发达国家相比，PBM在中国的发展起步较晚，但近些年已得到越来越多的重视。实际上，我国卫生行政部门早在2000年就颁布了《临床输血技术规范》，对医疗机构加强临床输血管理，实施科学、合理用血提出要求。但对指南的依从性仍遇到诸多困难，医务人员的不规范用血导致血液资源浪费，促使血源紧张与临床用血之间的矛盾加剧。各地区都在努力改善不规范的临床用血行为，似乎已取得了不错的效果，只是缺乏大样本研究的证实。

2015年国家卫生计生委在全国范围内开展了一项关于异体血液使用和血液保护技术的调查。近5年，我国出院患者人均用血量、手术台均用血量分别降低20%和30%、自体血回输比例增长30%。这不但节约了大量血液资源，而且降低了输血不良事件，显著提升了医疗安全水平[15]。

浙江省的PBM策略开展较早，并取得了显著的成绩。2008年，为了解浙江省医疗机构规范实施的情况，浙江省临床麻醉质控中心对2007年全省三级综合性医院手术患者的输血情况开展了回顾性、多中心调查[16]：成分输血率为99.3%，红细胞使用率为98.5%。其中，44.1%的围手术期用血属于无指标输血，为麻醉医师或者手术医师仅根据临床经验而实施的行为。对于有完整输血指标检测记录的患者进行合理与否的判断，红细胞输注的不合理率高达39.2%，主要原因是输注指征过宽，当患者血红蛋白>70g/L或血细胞比容>0.30时输注红细胞。围手术期的出血多为急性大量失血，病情进展快，医师存有失血必须补血，失多少补多少的传统思维，致使红细胞的临床用量远远大于合理需求量。这一调查结果引起了当地卫生行政部门和医院管理者的重视，并着力从行政角度推动全省PBM工作的实施。经过多年的改进，浙江省临床麻醉质控中心在2013年实施的第2次回顾性、多中心调查中发现[17]，与2007年相比，急诊患者、术前贫血患者、大量输血（≥10U）患者明显减少；术后入ICU的患者明显增多，术后ICU入住天数延长，但总住院天数减少，院内死亡率降低，输血费用减少；术中异体血输注率由2007年的74.8%降低到2011年的49.9%，术后输血率由2007年的51.9%降低到2011年的44.2%，术中回收式自体血回输比例则由6.3%增长为27.6%，术中急性等容血液稀释比例由0.1%增长为9.3%。合理性评估发现，与2007相比，2011年术中无指征输注红细胞比率由63%显著降低至32.5%，有指征输注的合理率由63%增长为78%；术后无指征输注比率也由40%降低至28.7%；有指征输注的合理率由70.6%增长为78.4%。这项研究表明，通过实施PBM综合策略，可以对围手术期安全合理输血产生明显促进作用。

在中国绝大多数医院，择期手术患者只在手术前1周内进行常规血液检查，检验项目包括了血常规、血生化、心电图和胸部X线片等。因此在术前并没有充足的时间应用铁剂和EPO等药物以改善术前贫血状况。但随着国家经济水平的不断提升，依据《关于制定和实施老年人照顾服务项目的意见》，对全国65岁以上的公民进行的每年1次的健康体检，涵盖了血红蛋白、血细胞比容等内容。这有助于贫血率和贫血病因的筛查，通过发病率和病因的筛查，并进行相应的治疗，可以间接降低围手术期输血比例。

输血指南直到现在还不能完全实施，部分原因是一些外科医师认为输血可以加速患者的康复过程。为了达到减少临床诊疗过程中用血的目标，可能需要投入更多的时间、金钱和努力，并可能面临更高的风险。因此自体血回输技术的实施变得非常重要。目前，术中自体血回输已经被医务人员和患者广泛接受，随着医保范围以及覆盖人群的不断扩大。自体血回输的比例也被纳入三甲医院的认证标准，提出将临床用血医疗机构的自体输血率提高到 30%，尽管这与澳大利亚和美国 80%～90% 的比例仍存在较大的差距。

二、国内围手术期患者血液管理策略的实施

（一）卫生行政法规的推动

指南的建立和实施是确保用血安全，促进 PBM 策略实施的基础。2000 年，《临床输血技术规范》的颁布是中国 PBM 实施过程中里程碑式的事件。

随着围手术期临床输血医学的发展，围手术期输血决策不再仅由临床医师的个人经验决定，而是要有科学依据的支持。通常对指南的定义是：系统制定出来的文本，用以支持执业者及患者在特定临床环境下对某卫生保健问题作出恰当的决策。围手术期输血指南是以循证医学为基础，由政府机构或专业学术组织编制的医疗文件，目的是规范围手术期输血指征，使围手术期输血决策更加科学、合理、安全。它在学术层面为临床输血规范化奠定了基础。循证输血要求将临床医师的个人经验、患者的实际情况和最新的证据相结合，以最大限度地提高输血决策的质量，使患者获得最好的临床转归。围手术期循证输血是循证医学在围手术期的体现和应用，主要解决以下 3 个方面的问题：①如何把握好围手术期的输血指征，降低输血不良反应和输血传播疾病的发生率；②如何提高围手术期的输血效果，以提高血液携氧能力或纠正异常凝血功能，做到合理、科学输血；③如何实施围手术期血液保护，减少不必要的输血，做到节约用血。换言之，就是回答围手术期输血的利弊，是否需要输血，输什么种类的血液制品，什么时候输入，输多少量等问题。

国家卫生行政部门颁布的《临床输血技术规范》，强调以患者为中心的服务理念，所以在现有公立医院为主体的组织框架内能得以最好的推动和实施。输血指南强调限制性输血策略，推荐输血指征为：血红蛋白<70g/L，适合输注红细胞；血红蛋白>100g/L，不需输血；血红蛋白 70～100g/L，根据患者的贫血程度、心肺代偿功能、有无代谢率增高以及年龄等因素决定。因此，医务工作者在进行输血合理性评估时，也应充分考虑这些临床因素的影响。

由于临床上长期以来存在“出多少血，补多少血”的传统观念，早期临床上很多异体红细胞输注是在血红蛋白>100g/L 甚至更高水平下启动，并非必须，从而导致了血液浪费。输血指征是 PBM 的核心，除非是特殊紧急危重情况，所有的输血行为实施前都应进行客观指征的检测和基于指南的合理性评估。

基于临床调查结果，各地方卫生行政部门也深刻认识到当下临床用血管理中存在的一些问题。首先，发生输血不良反应的风险客观存在，临床用血管理要通过监控和质量改进，将这一风险降至最低，同时确保第一时间进行相应的救治；其次，临床输血工作中存在许多习惯性非医学性差异，特别是外科围手术期，部分临床医师坚持经验性输血，这不仅给患者带来不必要的风险，而且加剧了血液资源的匮乏与临床用血需求之间的矛盾。诸多问题的发生都促使职能部门建立一种有效的 PBM 体系，确保临床输血的合理性和科学性，规范临床用血行为，适当的限制输血，做到最大限度地降低输血相关性风险。在国家卫生行政部门的监督之下，各地方政府先后建立与自身情况相适应的 PBM 体系。

地方性行政法规一旦形成，必然会在其职权范围内对行政主体的职权职责、行政相对人的权利和义务作出具体规定，具有一定强制性。

以浙江省为例，浙江省 PBM 综合策略规定二级以上医院应当设立临床用血管理委员会，主任委员由院长或者分管医疗的副院长担任，成员由医务部门、输血科（血库）、麻醉科、开展输血治疗的主要临床科室、护理部门、手术室等部门负责人组成。临床用血管理委员会旨在负责临床用血的规范管理和技术指导，开展临床合理用血、科学用血的教育和培训。其主要工作将通过以下几个方面进行介绍。

1. 贯彻法律法规和建立规章制度　临床用血管理委员会负责贯彻国家用血相关政策，推行行业相关指南，即《中华人民共和国献血法》（1997 年）、《临床输血技术规范》（2000 年），审订本机构的临床用血规章制度，制定实施细则，开展血液全程管理：①制定本单位输血技术操作规范，监督实施本机构临床用血的规章制度，指导临床用血，制定临床用血后效果评价制度，做到安全、有效、科学用血；②制定、实施控制输血严重危害（输血传播疾病、输血不良反应、输注无效）的处理预案、报告、处理制度与流程，针对血液的来源、数量、质量进行安全性评估，负责调查输血不良反应，提出干预和改进措施；③建立临床输血过程的质量管理监控及效果评价的制度与流程，审查医院的

输血工作、制定和执行质量保证评估程序，建立完善的临床输血质量管理体系并持续改进；④制定紧急用血预案，以及用血相关设备和仪器故障的应急措施；⑤加强临床用血所涉及的伦理学知识宣传。临床用血管理委员会通过召开年度工作会议，定期总结全院输血管理分析报告，持续改进输血工作，不断提高输血管理水平。

2. 建立用血考核机制和完善用血评价　临床用血管理委员会参与制定医院年度用血计划，对用血计划的实施进行考核，评估计划的符合性，提高临床合理用血水平。严格管理临床科室对输血适应证的把握，建立临床科室和医师临床用血评价及公示制度，检查输血前评估指征或检测指标落实情况，定期评价与分析用血趋势，将合理用血评价纳入科室、个人的绩效考核和全面考核，并定期公示评价结果，督导临床医师根据患者病况和实验室检测指标进行输血决策的综合评价。

3. 推广血液保护和开展输血医学继续教育培训　临床用血管理委员会应当建立自体输血、围手术期血液保护等输血技术管理制度，积极改进 PBM 的相关行为；促进使用多种手段进行血液保护，指导并开展血液保护及输血相关的新技术，如血液稀释、红细胞回收、血小板提取等，推广新的 PBM 方案，技术和设备；进行全程质量管理，包括检查、分析现有血液保护措施执行情况，评估新的血液保护技术的有效性，有助于贯彻执行完整的血液保护计划。研究显示，充分的输血医学教育和培训可以大幅降低异体血液输注的比例。

这些法规将 PBM 作为一个对社会和财政影响巨大的重要的公共健康问题列入行政议题之中，在努力推动浙江省各级医院制定、改进围手术期合理输血方面获得了前所未有的进展。

（二）多模式实施方案

由于中国医疗体系内广泛存在的治疗差异性问题，所以这些法规的具体实施是多层次、多模式的，包括对医疗从业人员的培训和教育、对患者和公众有针对性对宣教、媒体的大力推广、国外先进 PBM 经验和技术合作交流等等，多个因素共同促进围手术期的合理输血。

仍以浙江省为例。受卫生行政部门委托，浙江省临床麻醉质控中心分别主办了专门针对全省三级医院和二级医院的“围手术期临床安全用血与血液保护新进展”继续教育班，培训对象为外科、麻醉科、输血科医师，95%的二级以上医院对培训给予了积极的反应。为了确保各级医院都能认真贯彻执行这一行政法规，麻醉质控中心深入基层，定期为专业人员安排讲座和学术讨论会，多次在省内各地区、各市县开展“围手术期输血管理”培训班，并积极将此培训班内容在浙江省偏远贫困地区的基层医院推广。为了鼓励临床医师思维模式的转变，鼓励院校之间的“良性竞争”，质控中心定期审核输血率和患者治疗效果数据的报告，每年评选出输血管理优秀中心。

除了医疗机构的重视，广大患者的认知和接受程度也是输血管理政策实施的一个关键因素。卫生行政部门在医院层面强制性推行输血政策的同时，也进行了一系列社会层面的宣传和推广。例如，由地区卫生部门举行的“关爱生命、合理用血”宣传月活动、由医院主办的“节约用血周”活动、以及与专业健康网站合作，举办“关爱生命节约用血”的健康讲座，得到了社会媒体的高度重视和普遍认可。各类报纸、网站纷纷对这一政策从不同角度进行了报道，让这一话题成为一时的社会热点，从而改变了输血治疗的社会文化，使“免输血外科医院”“我用我血”等观点深入广大公众的思想中，为输血管理政策的实施奠定基础。

通过这一系列行政措施的干预，浙江省的 PBM 综合策略得以全面实施，浙江省临床麻醉质控中心开展的第二次多中心调查结果显示，浙江省的围手术期临床输血状况得到了显著改善。

第三节　围手术期患者血液管理的主要内容

围手术期 PBM，是适时应用内外科循证医学的概念，科学应用内外科安全有效的技术，维持患者血红蛋白水平，防止贫血，优化止血和减少出血，并努力改善患者转归。PBM 的目的不是如何避免输血，而是改善患者的预后。其具体实施需要多学科的联合参与，共同协商确定每位患者在围手术期的贫血、出血和输血的特定风险，制定针对性的优化治疗方案。

一、围手术期贫血管理

（一）严密监测

贫血不是一种独立的疾病，而是由许多不同原因或疾病引起的一组临床综合征。世界卫生组织对贫血症的定义为：红细胞（red blood cell，RBC）的数量及其携氧能力无法满足身体的生理需求，血红蛋白浓度低于 130g/L（男性）和 120g/L（非孕妇）。目前有些地区接受手术的患者术前贫血的患病率高达 60%[18]。贫血已被证明是术后不良事件发生的重要可控性风险因素。术前较为严重的贫血不仅影响手术治疗效果,增加患者病死率,而且影响术后恢复。对于任何一个围手术期患者,在治疗过程中都需动态监测是否存在贫血。当怀疑贫血时,需进一步检查以明确病因,在针对病因治疗的基础上,适当采取多种治疗手段,以提高手术安全的必要措施。欧洲麻醉学会指南推荐在手术前4~8周对有出血风险增加的患者检测血液血红蛋白水平,这样可以在手术前留出足够的时间治疗贫血[19]。

(二) 病因治疗

所有患者在进行重大择期手术之前,都应评估全血细胞计数(full blood count,FBC)。理想情况下,应该在手术前4~6周完成这些检查。患有贫血的患者应进一步检查明确贫血的原因并针对性地进行治疗。

血红蛋白是氧的主要转运蛋白,因此贫血患者的氧输送功能显著降低。维持组织供氧的代偿机制包括心输出量增加,以及增加2,3-二磷酸甘油酸(2,3-diphosphoglycerate,2,3-DPG)促进组织氧供增加。这导致氧解离曲线的向右移动,氧更容易释放到组织中。组织化学感受器检测到氧含量的相对减少,导致进一步补偿,包括增加分钟通气量。

当术前常规检查发现有贫血时,对于严重的急性贫血要积极对症处理,保证患者组织细胞氧供,维持生命体征平稳。而许多择期手术患者更多的是合并慢性贫血,机体通过代偿机制常常能耐受较低的血红蛋白水平,因此患者可能无明显的临床贫血症状。但术前找出贫血原因并予以纠正可以保证机体组织细胞的氧供以满足术中需要,增强患者对手术,尤其是术中失血的耐受能力,减少输血需求,使手术能比较安全地进行,并减少术后并发症的发生。

通常根据平均细胞体积(mean cell volume,MCV)对贫血进行分类。可以定义为小细胞性贫血(MCV<80fl),大红细胞性贫血(MCV>96fl)或正常细胞性贫血(MCV 80~96fl)。

小细胞性贫血的主要原因是铁缺乏和先天性血红蛋白病。较常见的原因包括铁粒幼细胞性贫血、维生素B_6缺乏和铅中毒。大红细胞性贫血可能是因为叶酸或维生素B_{12}缺乏、药物治疗和酗酒。慢性病的贫血大部分属于正常细胞性贫血,但也可能是小细胞性的。正常细胞性贫血症的其他原因包括再生障碍和镰状细胞性贫血、溶血、妊娠、维生素B_2(核黄素)和吡哆醇缺乏。另外,贫血可能直接与需要手术干预的病理状态相关,例如胃肠道失血、子宫病变和大肠癌;或间接相关的,如继发于慢性疾病、营养缺乏、血红蛋白病或肾功能损害等。

缺铁的原因可能是因为总铁储备耗尽或慢性血液丢失。另外,铁的代谢也受某些疾病的影响,包括炎症和恶性肿瘤。口服铁疗法是一种低成本的铁缺乏症治疗方法,目前已经证明术前口服铁剂治疗可以减少围手术期输血的需求,但是为了充分改善体内铁储备,可能需要3个月或更长时间的良好依从性的治疗。静脉注射铁制剂能够有效治疗缺铁性贫血,副作用比口服制剂更小。较新的制剂如铁羧基麦芽糖与较老的制剂相比改善的安全性更高。一项关于静脉注射铁制剂的研究结果显示,铁剂治疗组患者同种异体输血率减少、血红蛋白浓度增加,死亡率和发病率没有显著增加[20]。

红细胞及血红蛋白的生成受到EPO的影响,EPO是由肾脏在应对细胞缺氧时分泌的激素。外源性合成重组EPO可用于刺激红细胞增殖,并已成功用于慢性肾病透析的患者。一项针对接受心脏或整形外科手术的患者使用EPO的回顾性研究显示,使用EPO后,需要同种异体输血的患者数量减少。然而,最近的英国国家健康和临床医疗研究所(The National Institute for Health and Care Excellence,NICE)指南指出EPO有潜在血栓并发症风险,不建议EPO应用于外科手术患者以减少输血。因此,在需要应用EPO治疗严重的术前贫血时,需有血液科的专家共同参与决策。

(三) 限制性输血

对于何时开始输血(输血阈值)的认识,医学界经历了3个阶段:第1阶段,20世纪80年代以前,红细胞临床输注主要取决于临床医师的个人经验,由临床医师来决定。第2阶段,20世纪80年代中期,美国国家心脏、肺和血液研究所成立了一个项目组研究红细胞输注指南。该指南基于专家共识,提出了血红蛋白的输血建议阈值是100g/L。第3阶段,20世纪末开始,基于循证医学的临床输血研究。

1999年,《新英格兰杂志》发表了一项TRICC(The Transfusion Requirements in Critical Care)研究[21]。这一研究将ICU的患者随机分为限制性输血组(70g/L)和非限制性输血组(100g/L)。结果表明非限制性输血相比于限制性输血并无益处,接受较少血液输注的人群,死亡率会有降低的趋势。这一研究首次提出的"限制性输血"得到输血医学的广泛关注。

目前所认为的限制性输血普遍指的是狭义的限制性输血,主要局限在红细胞的输注,传统上一般指在血红蛋白<70g/L开始输血,将血红蛋白维持在70~90g/L。限制性输血主张在通过补充红细胞以增加氧运输量的同时,尽可能减少输血带来的不利影响,是临床合理输血的重要内容之一。与此相对的则是非限制性输血,指血红蛋白<100g/L即开始输血,血红蛋

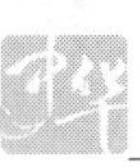

白维持在 100~120g/L 甚至更高，多用于创伤性大出血，危重患者的输血等。在此基础上，限制性输血策略发展为更宽泛的概念（广义的限制性输血）：包括对其他成分血输注的指征限制，如血小板、血浆、白蛋白等，因为这些血液制品的输注同样存在相应的风险和并发症。总体来说，红细胞输注有风险，但是发生率比较低。主要体现在输血相关循环超负荷、输血相关急性肺损伤、病原体感染风险三个方面。

红细胞输注的第一步是决定是否实施这一治疗，因此明确红细胞输注指征至关重要。目前临床上主要依据是否存在器官缺血的征象、潜在或实际存在的活动性出血（出血速度及出血量）、患者血容量状态以及患者是否存在供氧不足等危险因素来决定是否输血，以血红蛋白浓度作为主要的输注依据，血红蛋白水平应维持在 70~90g/L 的水平；年轻的慢性贫血患者则只需将血红蛋白水平维持在 50~60g/L 以上即可[22]。很少有指南建议在血红蛋白水平>100g/L 时输注红细胞。此外，许多指南也列出了红细胞输注的禁忌证，即稳定的急性或慢性贫血，包括自身免疫性贫血、巨幼细胞性贫血、缺铁性贫血以及肾衰竭伴贫血，有这些疾病的患者可通过非输血措施进行治疗，但必须结合患者的实际病情进行个体化决策。

二、围手术期优化止血

（一）充分评估

详尽充分的术前风险评估可以明显减少围手术期出血的风险。临床医师应该了解患者的出血史，详细的病史和体格检查，这往往可以提供患者凝血功能有关的诸多信息。

患者既往有出血、易发瘀斑、黏膜出血、血尿、鼻出血、出血性疾病的家族史都提示外科和麻醉医师需要为患者做进一步检查。患者肝、肾功能异常和代谢性疾病的病史有助于筛选凝血机制异常的患者；淀粉样变性、多发性骨髓瘤或其他血液系统疾病也会影响凝血机制。体检时如发现皮肤瘀斑、瘀点、关节变形肿大、肝脾肿大等体征往往可能与术中异常出血有关。除血液病影响凝血功能外，很多慢性病也会对凝血功能造成影响。肝功能异常可导致凝血因子合成减少，脾功能亢进可造成血小板破坏过多、数量减少，尿毒症可导致高凝状态和血小板功能抑制，严重感染可造成出血倾向，恶性肿瘤可继发高凝状态等。

另外也应该仔细评估患者的用药史。围手术期医疗团队应根据出血的类型个性化的选择干预的方式，对患者进行精细的调整和规划。随着社会老龄化的发展，越来越多的患者在进入围手术期时使用抗凝和/或抗血小板药物。应该根据围手术期出血的风险评估，对停用这些药物的血栓形成风险进行个体化的评估，在可能的情况下，应及时停用抗凝药和抗血小板药，并可能需要应用较短效的抗凝药替代（桥接治疗）。应参考临床指南仔细甄别需要围手术期抗凝的患者，因为一些证据表明，在某些患者中，桥接治疗可能存在增加术后出血但不降低围手术期血栓形成的风险。各类抗凝药物影响凝血机制的途径各不相同，有些药物本身虽然没有抗凝作用，但可导致骨髓抑制、血小板减少或药物性紫癜等副作用，有些药物可影响抗凝药物的药理作用和体内代谢，使这些抗凝药物的抗凝效果得到加强或减弱。

许多植入过冠状动脉支架的患者，特别是药物洗脱支架，需要在围手术期继续使用抗血小板药物，因为如果停药，支架内血栓形成和心肌梗死的风险很高。这必须权衡手术出血的风险。可以通过使用血小板功能检测，如血栓弹力图（thromboelastogram，TEG）来协助规划手术策略，以便对出血风险进行预判，同时量化抗血小板药物对血小板的抑制水平。

部分外科患者术前凝血功能正常，但在重大创伤、手术、大量输液及输血后，由于酸中毒、低体温、低钙血症和血液稀释等原因，也会发生出血倾向。

（二）凝血功能监测

血液凝固是一个复杂的过程，可以大致划分为 3 个阶段，分别是凝血酶原激活物形成、凝血酶原转化为凝血酶和纤维蛋白原转化为纤维蛋白。凝血酶原激活物形成有两类不同的机制（内源途径和外源途径），这两套机制最后汇总于凝血酶形成和纤维蛋白形成，因此后两者也被称为共同途径。由于出血需要紧急处置，因此，正常情况下，机体的凝血过程十分迅速。为了做到这一点，凝血机制内部采用级联机制逐级放大凝血信号，并有很多正反馈环节加强凝血过程。此外，凝血机制也和其他止血机制（尤其是血小板血栓形成机制）相互作用，彼此加强和促进。与此同时，为了防止正常情况下意外形成血栓，或者出血部位形成的血栓不受控制，机体还有抗凝机制和纤溶机制对抗凝血机制。

围手术期凝血试验的目的是发现围手术期出血增加的病因，从而迅速开始对因治疗。常规的凝血功能检验包括凝血酶原时间、国际标准化比值、活化的部分凝血活酶时间、纤维蛋白原和血小板计数，通过监测这些血液指标，能间接反映凝血过程。

但在围手术期这一变化快速而复杂的场景下，常规凝血功能检测存在诸多局限性，例如检验时间较长，从抽血、运送、检验到结果报告往往需要 30 分钟甚至更长的时间;无法区分创伤相关凝血病或术中大量失血的复杂情况下出血的主要发病机制;无法评估低体温对患者凝血功能的影响;凝血酶原时间和活化的部分凝血活酶时间仅评估纤维蛋白链形成的速度,无法评估随着时间推移,凝块的机械和功能的变化。

及时检验(point to care testing)已经证实可以显著降低围手术期输血的需求,临床常用的方法为血栓弹力检测,包括 TEG 和旋转血栓弹力检测(rotational thromboelastometry,ROTEM)。以 TEG 为例,TEG 可测定血凝块随时间变化的强度,直接反应凝血各个凝血成分对凝血功能的影响,展示凝血块发展变化的全过程,监测结果更加接近体内凝血发生、发展的实际过程,能帮助指导凝血管理。相比常规凝血功能检验也更加快速,仅需十几分钟到半小时不等。诸多研究也证实,在心脏、肝胆外科、创伤等患者的临床诊治过程中,与常规凝血功能检测比较,TEG 指导的输血策略,能显著降低输血率并改善患者的预后,TEG 指导下的输血策略也被纳入多国的凝血监测、PBM 等多个指南中。

(三) 止血治疗

出现活动性出血时,细致的止血和手术干预是关键,应尽快制定治疗方案,微创治疗为首选。

动态监测血细胞比容/血红蛋白、血清乳酸水平以及有无碱不足,以监测组织灌注、组织氧合及出血的动态变化,还可通过监测心排血量、血容量状况(每搏输出量变异、脉压变化)和中心静脉血氧饱和度来达到上述目的。

采用限制性输血策略,建议将目标血红蛋白水平设为 70~90g/L,积极、及时地维持心脏前负荷稳定使患者获益。大量失血患者最佳的输血治疗方案是输注红细胞的同时早期给予新鲜冰冻血浆和血小板制品,并按照一定比例进行输注,例如红细胞∶新鲜冰冻血浆∶血小板为1∶1∶1,可以提高大量输血患者的疗效。对于严重大出血患者,血小板应维持在 100×10^9/L 以上,可根据 TEG 参数 MA 值及时调整血小板输注量。如果术中出现不可控制的渗血,或存在低体温,TEG 检测显示 MA 值降低,提示血小板功能低下时,血小板输注量不受上述限制。

加强凝血管理,如果出现大出血及可疑纤维蛋白原水平或功能降低,建议使用纤维蛋白原浓缩剂治疗;对于出血及低纤维蛋白原血症的治疗,在无纤维蛋白原浓缩剂时,可采用冷沉淀治疗;如果使用了足够的纤维蛋白原浓缩剂之后,仍然有进行性或弥漫性出血,凝血功能依然低,这很可能是凝血因子ⅩⅢ活性显著降低所致,建议使用凝血因子ⅩⅢ浓缩剂;若出现出血倾向和凝血时间延长的情况,建议使用凝血酶原复合物;当采用常规手术和介入性放射疗法止血无效时,或/和采取综合性治疗措施失败时,建议考虑在适应证之外应用重组活化凝血因子Ⅶ;大手术或纤溶亢进引起的出血,建议考虑应用氨甲环酸。

纠正内环境失衡,建议围手术期维持正常体温,以减少出血量和输血需求;如果单纯纠正 pH 不能即刻纠正酸中毒导致的凝血病,建议治疗凝血病过程中继续纠正 pH;在进行大量输血时,如果钙离子浓度过低,建议输注钙剂,以维持正常的钙离子水平(≥0.9mmol/L);纠正低钾血症,防治碱中毒。

三、围手术期多学科联合患者血液管理模式

(一) 围手术期减少出血的措施

围手术期减少出血的措施涉及术前、术中、术后 3 个阶段,需要相关学科的联合管理。

详细的病史采集和体格检查是施行围手术期合理用血的第一步。临床医师应重点关注贫血、出血性疾病的家族史和既往史,以及是否服用影响凝血功能的药物,识别贫血和出血风险高的患者,由此制定减少输血的方案(如,调整抗凝药剂量或术前停用口服抗凝药)。拟定周密的个体化治疗方案,纠正术前贫血、用微创手术替代开放手术等措施,尽可能预防或减少出血。

术中 PBM 需强调减少术中出血、收集术中失血及血液回输,严密监测生命体征,避免低容量及心动过速等因素导致血流动力学不稳定。先进的手术止血方法、微创外科技术可显著减少手术出血和输血率,还可通过多种途径减少手术部位的血供如抬高手术部位、使用止血带、使用局部血管收缩药物等以减少出血。同时控制性降压技术也可以有效减少失血,但必须严密监测及控制血压,以保障重要脏器的血供。使用氩气电凝刀、超声刀等新型手术设备亦可减少失血,使手术视野清晰。局部止血剂含有凝血酶、纤维蛋白原等物质,可起到局部止血的作用。全身性使用凝血物质(如凝血因子Ⅶ、凝血酶原复合物、凝血因子ⅩⅢ等)可减少术中失血。另外,减少术中失血需避免低体温,因为低体温可能导致血小板功能障碍,增加术中出血。

围手术期 PBM 需持续至术后。术后前几个小时需严密观察术后失血。如果持续性出血,需立刻返回手术室探查。如果必要,术后引流管收集的血液可以通过洗涤、过滤而回输。任何抽血化验尽可能抽取最小的血量。此外,术后避免反复抽血化验,当有明确指征提示需要更改治疗方案时可行实验室检测。对

术后失血较多的患者，如需异体输血，要严格把握指征，合理输血治疗。

（二）围手术期容量替代治疗

容量治疗，又称容量复苏，是围手术期减少输血的重要措施之一。围手术期患者体液容量和电解质变化对手术的成功、患者的康复产生重要影响。围手术期容量替代治疗是指用晶体液和胶体液代替血浆进行扩容，有助于保持有效的组织灌注压，改善氧合，维持内环境稳定。不过容量替代治疗用品的选择一直是备受关注的临床问题，临床上常用的晶体液和胶体液种类繁多，相比之下各有优劣，其选择原则和安全性等问题尚存在广泛争议。

在围手术期实施容量替代治疗过程中，以目标导向的液体治疗模式（goal-directed fluid therapy）已经得到公认。根据患者的病理生理情况，加强术中容量治疗监测，依据血流动力学和组织氧合等指标所提供的信息，相应调整输液种类、输液量及输液速度，从而达到维持呼吸循环稳定，保证全身组织供氧耗氧平衡的目的。

循环的最重要的作用是保证组织器官能获取足够的氧供。容量替代治疗之所以能实施，主要原因是机体即使在一定的贫血状态下，也能通过调控血红蛋白和氧的结合能力，改善氧在机体内的运输，以保证机体的氧供需平衡。

严格意义上讲，容量替代治疗针对的是低血容量而不是输血指征，因为血容量的扩充可以借助输注晶体液或胶体液来实现。不过当血红蛋白浓度下降到一定程度时会严重影响机体的氧供需平衡，此时通过单纯的输液无法维持正常的血液携氧能力。因此，精确地判断机体携氧能力显得尤为重，把握输液的时机，选择正确的输液种类、速度和剂量，不仅可以给围手术期何时输血提供参考，从而实现合理地使用血液制品，还可以避免器官组织的缺血缺氧，使患者更加安全地度过围手术期。

（三）自体血回输

自体血回输指利用患者自体的血液或血液成分满足患者本人输血需要的一种输血方法。自体血回输的发展历史见证了 PBM 发展历史中的重重困境，例如血液制品紧缺、血源性传染病的发现、无血手术的兴盛等。随着人们对异体输血危害性认识的逐渐深入，自体输血已越来越多地应用于围手术期，无论择期手术还是急诊手术，自体输血都已占有一席之地。目前在中国，自体血回输比例（麻醉中接受 400ml 及以上自体血输注患者占同期接受 400ml 及以上输血治疗的患者总数的比例）被列入行政规程中，作为医院等级评审和 PBM 考核指标之一，并得到了飞速的发展。

自体血回输技术根据血液采集方式可分为回收式自体输血、稀释式自体输血和储存式自体输血。此外，根据采集成分的不同，自体输血还可分为自体全血、自体红细胞、自体血小板和自体血浆等。自体血回输技术可以缓解血液制品紧缺、降低因同种异体输血引起的肿瘤复发、输血相关急性肺损伤、围手术期心肌梗死及心力衰竭的发生，降低因输血感染乙型肝炎病毒、丙型肝炎病毒、艾滋病病毒的风险，还可避免异体输血引起的非感染性并发症，如发热、过敏、迟发性输血不良反应、输血相关急性肺损伤等，可以间接地缩短住院时间。而与其相关的风险主要来自操作者的行为错误，通过严格正规的培训和制定详细可靠的指南和流程制度，可以降低自体血回输相关风险的发生率。

（四）个体化输血策略

PBM 强调以患者为中心的个体化治疗策略，包括患者信息的建档和传输，电子信息化；诊疗过程中要考虑患者的意愿和选择；充分告知患者可能的风险，存在的利弊，可供选择的方案；向患者提供所有可供选择的 PBM 项目，注意患者本身的需求、偏好和关注点，结合患者情况制定个体化输血策略[23]。

首先，在手术前根据手术计划确定是否需要输血；评估患者既往病史和近期药物治疗史，停用可能引起意外出血的药物；评估患者术前血红蛋白/血细胞比容水平，如果患者贫血，应推迟择期手术，并进行营养支持、铁剂及重组人红细胞生成素治疗直至患者红细胞生成达到可接受的水平。

其次，根据患者情况选择出血最少、损伤最小的手术方式，如果发现出血，无论出血多少均要对其彻底止血；选择可以减少出血的麻醉技术，如控制性降压、腹主动脉球囊阻断等；合理地应用药物预防出血，如垂体后叶素、去氨加压素等；根据患者情况合理应用急性等容血液稀释或其他自体输血技术。

对于急诊或者快速出血患者，应根据患者情况实施目标导向容量替代治疗方案，在内镜下注射硬化剂或烧灼凝固、气囊填塞、血管造影栓塞以及药物止血无效时，考虑行急诊手术止血，围手术期使用尽可能减少出血的阶梯化治疗手段。

最后，在术后尽可能减少采血，合理应用止血药物，通过营养支持、铁剂和重组人红细胞生成素治疗促进红细胞生成。根据患者转归指导评价输血策略治疗效果，并及时调整改进，达到促进患者预后的目的。

（严敏　姚媛媛）

参考文献

1. OTT DA,COOLEYDA. Cardiovascular surgery in Jehovah's Witnesses:Report of 542 operations without blood transfusion[J]. JAMA,1977,238:1256-1258.
2. Joint statement on acquired immune deficiency syndrome (AIDS) related to transfusion[J]. Transfusion, 1983, 23: 87-88.
3. SPENCE RK,MCCOY S,COSTABILE J,et al. Fluosol DA-20 in the treatment of severe anemia:Randomized,controlled study of 46 patients[J]. Crit care med,1990,18:1227-1230.
4. WHA63. 12. Availability, safety and quality of blood products. WHA resolution;Sixty-third World Health Assembly[R]. Geneva:World Health Organization,2010.
5. CARSON JL,GUYATT G,HEDDLE NM,et al. Clinical practice guidelines from the AABB:Red blood cell transfusionthresholds and storage[J]. JAMA,2016,316:2025-2035.
6. ISBISTER JP. The paradigm shift in blood transfusion[J]. Med J Australia,1988,148:306-308.
7. BIERBAUM BE,CALLAGHAN JJ,GALANTE JO,et al. An analysis of blood management in patients having a total hip or knee arthroplasty[J]. J Bone Joint Surg Am,1999,81(1):2-10.
8. GOUEZEC H,JEGO P,BETREMIEUX P,et al. Indications for use of blood products and physiology of blood transfusion in medicine[J]. Transfus Clin Biol,2005,12:169-176.
9. HORSTMANN WG, ETTEMA HB, VERHEYEN CCPM. Dutch orthopedic blood management surveys 2002 and 2007: An increasing use of blood-saving measures[J]. Arch Orthop Trauma Surg,2010,130(1):55-59.
10. BORALESSA H,GOLDHILL DR,TUCKER K,et al. National comparative audit of blood use in elective primary unilateral total hip replacement surgery in the UK[J]. Ann R Coll Surg Engl,2009,91:599-605.
11. What is patient blood management? [EB/OL]. [2020-12-16]. http://www. sabm. org.
12. MEYBOHM P,HERRMANN E,STEINBICKER AU,et al. Patient blood management is associated with a substantial reduction of red blood cell utilization and safe for patient's outcome: A prospective,multicenter cohort study with a noninferiority design[J]. Ann Surg,2016,264:203-211.
13. GROSS I,SEIFERT B,HOFMANN A,et al. Patient blood management in cardiac surgery results in fewer transfusions and better outcome[J]. Transfusion,2015,55:1075-1081.
14. FOWLER AJ,AHMAD T,PHULL MK,et al. Meta-analysis of the association between preoperative anaemia and mortality after surgery[J]. Br J Surg,2015,102:1314-1324.
15. YU X, CHEN W, LIU Z, et al. Safety and current status of blood transfusion in China: an update[J]. Lancet Haematol, 2016,3:e60-62.
16. YAO Y,WANG H,ZHU S,et al. Investigation of the status of perioperative blood transfusion[J] in graded Ⅲ-A general hospitals in Zhejiang province[J]. Natl Med J China, 2010, 90 (13):894-897.
17. YAO Y,LI J,WANG M,et al. Improvements in blood transfusion management:cross-sectional data analysis from nine hospitals in Zhejiang, China[J]. BMC Health Serv Res, 2018, 18: 856.
18. MUELLER MM,VAN REMOORTEL HV,MEYBOHMP,et al. Patient blood management: Recommendations from the 2018 Frankfurt Consensus Conference[J]. JAMA, 2019, 321: 983-997.
19. CHRISTA B, MICHAELMI, MILAN M, et al. 2017 EACTS/EACTA Guidelines on patient blood management for adult cardiac surgery[J]. J Cardiothorac Vasc Anesth, 2018, 32(1): 88-120.
20. LITTON E,XIAO J,HO KM. Safety and efficacy of intravenous iron therapy in reducing requirement for allogeneic blood transfusion:Systematic review and meta-analysis of randomised clinical trials[J]. BMJ (Online),2013,347:f4822.
21. HEBERT PC, WELLS G, BLAJCHMAN MA, et al. A multicenter, randomized, controlled clinical trial of transfusion requirements in critical care[J]. New Engl J Med, 1999, 340: 409-417.
22. CARSON JL,STANWORTH SJ,ALEXANDER JH,et al. Clinical trials evaluating red blood cell transfusion thresholds: An updated systematic review and with additional focus on patients with cardiovascular disease[J]. Am Heart J, 2018, 200: 96-101.
23. WATERS JH. Promoting safety, quality, and value through patient blood management[J]. Anesthesiology, 2017, 127: 738-740.

第五十九章

老年患者围手术期输血

世界卫生组织对老年人的定义为60周岁以上的人群。目前全球人口都呈现快速老龄化趋势，在过去的65年里，世界老年人口数量增加了5倍。2015年60岁以上的老年人全球共9亿人，占人口总数的12.3%；预计到2050年全球老年人将达到20亿人，占人口总数的21.5%[1]。中国目前是全球老年人口最多的国家，未来数十年内也将是老年人口增长最快的国家之一，至2017年我国60岁以上老年人口总数为2.12亿人，占总人口数的比例达15.5%，占世界老年人口总数的1/5。目前我国已经进入急速老龄化阶段。预计到2025年，60岁以上老年人口达到3亿人，成为超老年型国家；2035年，老年人口总数达4.18亿人，占全国总人口数的29%；到2050年该比例将达到36.5%左右[2]。相应的，老年手术患者的数量也会持续快速增加。由于老龄是术后病死率和并发症发生率较高的高危因素，因此更应加强该类患者围手术期管理。贫血是老年患者围手术期常见合并症，研究数据也发现，65岁以上的住院患者需要输血治疗的比例增加，65岁以上的老年患者用血量占总用血量的50%以上[3]，即便老年人口比例少量增长，血液的需要量也会大幅度提高。但不合理的输血治疗除影响基础病的治疗，甚至加重基础病外，还可能增加术后并发症的发生率，尤其在老年患者这一高危人群。掌握老年患者输血相关的病理生理、适应证和并发症对合理用血和围手术期安全非常重要。

第一节　老年患者病理生理变化

一、老年患者氧供与氧耗变化

（一）氧利用和无氧代谢

人体每天产生大量的三磷酸腺苷（adenosine triphosphate，ATP）为所有的活性代谢过程提供能量，此过程可通过氧化磷酸化（需氧）或无氧糖酵解实现。这两个过程都是通过使用葡萄糖产生ATP。体内没有大量的ATP储存，因此必须持续合成。向线粒体内膜输送氧气，通过细胞色素-c-氧化酶系统，每摩尔葡萄糖氧化磷酸化产生的ATP是无氧糖酵解的15倍[4]。因此，在氧供不足的情况下，能量的产生急速下降。线粒体呼吸链占组织水平氧耗的95%。正常生理状态下，细胞内的氧含量远超出局部需求。但当细胞内的氧张力低于约0.1kPa阈值时，将影响有氧代谢，开始无氧呼吸，减少ATP产量最终产生乳酸。

线粒体代谢消耗细胞内的氧，产生氧的浓度梯度是驱动氧从外界环境，通过肺和循环系统，进入细胞的驱动力。在组织水平，氧分压的压力梯度和弥散距离是决定氧气弥散最重要的因素。肺-血和血-细胞连接处解剖或生理的变化将影响氧输送。氧输送依赖心输出量和血红蛋白（hemoglobin，Hb）维持，而氧弥散是被动的过程。当肌肉活动时，氧耗增加需要氧输送的快速增加。需要心血管和肺的协调反应提供足够的氧气，以满足有氧线粒体ATP生产的紧急需求。

（二）氧输送和氧耗

氧供（oxygen delivery，DO_2）指标是由血红蛋白浓度、肺氧合情况和心输出量共同决定的。由于不同器官和组织代谢需求、微循环血管数量和血流量的差异，不同器官的氧输送存在差异[4]。氧耗（oxygen consumption，VO_2）指标反映的是整个机体的消耗状态，不体现组织器官的差异。静息状态下，VO_2受身高、体重、年龄和性别的影响。健康成年人静息状态下，DO_2约为15ml/(kg·min)，通常是VO_2约为3ml/(kg·min)的4~5倍，因此将氧含量维持在远高于无氧线粒体呼吸阈值以上，正常时约消耗机体含氧量的20%~30%[5]。当$DO_2:VO_2$降低时，氧的生理储备下降，氧摄取增加。当氧供下降到“危机DO_2”水平时，不能维持氧化磷酸化，靠无氧糖酵解的方式产生ATP，导致乳酸增加，若不能及时纠正，细胞内酸中毒和器官损伤随之发生[6]。目前认为，当$DO_2:VO_2$在2:1［DO_2约为4~6ml/(kg·min)］，氧摄取率达到60%~80%为“危机DO_2”水平[7]。

血红蛋白是氧气的转运分子，氧气的输送受血红蛋白氧解离曲线和血液黏滞度的影响。血红蛋白下降时血液黏滞度下降，减少左心射血阻力，在心肌耗氧相同的情况下，相对增加局部血流[5]。在血红蛋白在100g/L左右时，血液黏滞度和携氧能力达到平衡，提供最大的氧输送[8]。

老年患者血红蛋白浓度降低的比例和严重程度随年龄增加而增高。老年患者肺残气量增加，呼吸储备功能下降，多种因素如肺弹性回缩力减弱，残气量和死腔通气增加，肺泡表面积降低，肺毛细血管数量和血流量减少等都会影响肺部气体交换从而使动脉氧含量降低[9]。当 $DO_2:VO_2$ 下降时，通过增加心输出量将 DO_2 维持在超过 VO_2 水平进行代偿。老年患者出现动脉硬化和心肌肥厚，心输出量随增龄呈直线下降，和年轻成年人相比，60岁以上的老年患者心输出量降低30%~40%，代偿能力降低20%~30%。心输出量的降低是由于心率增加的代偿能力降低[10]。老年人通过心率增加和增加每搏量增加 DO_2 的能力下降，尤其是在合并有心血管疾病的情况下[11]。老年人常服用药物如β受体阻滞剂和钙通道阻滞剂进一步降低通过加快心率提升 DO_2 的能力。

随着年龄增长生理储备下降表现为最大氧耗（VO_{2max}）的降低。30岁时，VO_{2max} 降低3%~6%，超过70岁后，年龄每增加10岁，VO_{2max} 下降超过10%[12]。对氧气高需求部位血流分布和线粒体效能导致氧摄取效率的改变导致 VO_{2max} 下降约25%[13]。

此外，心、脑等重要器官局部氧供情况还受到局部血流量的影响，老年患者冠心病、脑血管或外周循环疾病发病率增加，加之血管本身弹性功能降低，导致血流灌注减少，器官氧供不足，从而影响红细胞输血指征。研究发现，急性心肌梗死存在时，老年患者输血比例就显著高于成年患者[14]。Charles等[15]在回顾性队列研究中纳入20 930例患者，比较65岁以上的老年和成年（20~65岁）手术患者的输血比例发现，老年患者的输血比例比成年患者增高62%，尤其是在心脏传导异常、脑血管疾病和周围血管疾病存在时，老年患者输血比例更是明显增高。可见，老年患者代谢和心肺功能的改变影响氧供/氧耗平衡，可能导致机体对低血红蛋白的耐受性降低[9]，容易发生缺血性事件和围手术期并发症。

二、老年贫血患者的病理生理特点

世界卫生组织（WHO）的贫血定义是男性 Hb<130g/L、女性 Hb<120g/L。多个大样本研究调查显示，该标准在老年群体同样适用[16]，仅极高龄老年患者血红蛋白阈值有轻度降低[17]。最近，发达国家部分专家达成共识，推荐将 Hb<130g/L 作为术前贫血的诊断标准[18]。

（一）老年患者围手术期贫血的原因和发病率

老年患者血红蛋白浓度降低，更容易出现贫血状况，并且严重程度和发生率都随年龄增加而升高[17]。按WHO的贫血标准，65岁以上老年人有10%患有贫血，而85岁以上老年患者贫血的比例达到了25%。住院老年患者和急诊病房老年患者贫血的比例则分别高达50%和61%[19]。在心肌梗死急性期，贫血发生率更高，65岁以上患者贫血发生率高达43%[20]，而超过70岁的外科手术患者，贫血发生率达47%[21]。与健康年轻人相比，老年人造血应激能力降低，造血储备能力显著下降，肾脏萎缩导致促红细胞生成素（erythropoietin，EPO）释放减少，因此骨髓红细胞生成减少。同时骨髓造血空间和造血容量进行性萎缩，红骨髓逐渐减少，脂肪组织进一步取代造血组织，因此骨髓和淋巴结内各种细胞的产生均下降。因此老年人都存在一定程度的贫血，贫血导致携氧能力降低，当患者合并冠状动脉疾病时，症状尤为明显。

老年患者易患贫血可能和多个病理改变和营养不良有关。老年贫血的主要病因是营养不良、慢性炎症和/或肾功能不全、骨髓增生异常综合征（myelodysplastic syndromes，MDS）[22]。相比成年人群，慢性疾病或炎症、维生素 B_{12} 缺乏和MDS等病因更好发于老年患者，缺铁、叶酸和珠蛋白生成障碍性贫血（地中海贫血）在成年和老年患者发生率相似。慢性疾病导致的贫血在老年患者贫血中占20%以上，是老年患者最常见的贫血[9]。营养不良导致的贫血中，缺铁性贫血（iron deficiency anemia，IDA）是老年患者最为常见的贫血[22]，非地中海贫血的小红细胞症提示IDA，可通过降低的血清铁、转铁蛋白饱和度、铁蛋白证实。正常食物摄取和肠道吸收的情况下，老年患者血清铁水平应该正常，IDA常伴随胃肠失血，应及时进行全面胃肠检查[23]。巨细胞性贫血多是由于叶酸和维生素 B_{12} 缺乏所致，两者均可通过血清水平检查证实。叶酸缺乏多是源于营养不良、酒精滥用或甲状腺功能减退，后者在老年女性尤其是存在抗甲状腺抗体的情况下较为常见。而老年患者的维生素 B_{12} 缺乏主要是萎缩性胃炎导致。不存在上述因素的情况下，MDS也是巨细胞性贫血的原因之一。15%~30%的老年贫血患者病因不明，可能和未诊断的MDS、老年脆弱或住院患者的多种合并症等有关。衰老本身也是导致贫血的风险：多能造血干细胞的反应减弱，贫血老年人EPO和血红蛋白水平相比呈现相对不足；促炎细胞因子如

IL-6、TNF 和 IL-1 随年龄增加而上升，亚临床炎症可致铁供应降低，原因是巨噬细胞摄取铁增加以及 IL-1 诱导的铁调素增加导致的巨噬细胞和十二指肠肠细胞释放铁减少；肾脏 EPO 产生减少，对骨髓的作用受促炎因子的影响而降低。

随着年龄增加，人体红骨髓减少，黄骨髓增加，脂肪组织部分替代了造血组织，造血干细胞的数量和质量下降，造血功能的应激能力也下降。虽然在放血的情况下健康老年患者能产生足够的 EPO，但研究提示，随着年龄增加，血红蛋白浓度要维持在正常生理范围，EPO 需呈现轻度增高的状态。因此，部分老年患者尤其是贫血的老年患者的血浆 EPO 水平相比自身血红蛋白浓度相对不足[9]。此外，老年患者炎症病理改变也会导致 EPO 抵抗。造血能力的下降和 EPO 的相对不足，都影响了老年患者失血后的自我恢复。

（二）老年患者围手术期贫血的治疗

围手术期贫血治疗的主要原则是：增加总红细胞数量，减少围手术期血液丢失，和改善对贫血的耐受。术前筛查发现患者贫血后应明确贫血的原因：测量血清铁蛋白、转铁蛋白、C 反应蛋白含量鉴别缺铁性贫血、慢性炎症导致的贫血或功能性缺铁性贫血；测量维生素 B_{12} 和叶酸含量排除营养不良性贫血[24]。进一步的筛查还包括：测量低色素红细胞比例和网织红细胞的含量，测量铁调素、可溶性转铁蛋白受体、铁蛋白指数等。

术前治疗贫血以降低术中输血需求以及围手术期不良事件的观念已经被广泛接受。根据老年患者贫血原因，营养不足患者需要治疗潜在疾病并补充缺乏物质，如维生素 B_{12} 和叶酸。在老年患者，铁剂治疗被证实能提高血红蛋白浓度[25]。慢性疾病导致的贫血治疗相对困难，近期也有研究强调了 EPO 的作用[26]，认为术前应用 EPO 可避免或减少特殊人群（如肾功能不全、慢性病贫血或拒绝输血患者）的异体血输入。EPO 适用于 GFR 低于 30ml/min 的肾功能不全，但 EPO 的使用在 Hb>120g/L 时应限制，因为高 EPO 诱导的血红蛋白水平在肿瘤、肾功能不全和合并心血管疾病的患者有增加病死率和并发症发生率的报道[27]。以上治疗都需要几周的时间使血红蛋白含量增加，因此对于急诊和限期手术，药物治疗的方法存在限制。

三、老年患者凝血功能相关的病理生理特点

有研究显示随着年龄的增长，凝血因子如纤维蛋白原，凝血因子Ⅶ、Ⅷ、Ⅸ；凝血活化的标记物如凝血因子Ⅶa、Ⅹa、Ⅸa，凝血酶原碎片（F1+2），凝血酶-抗凝血酶复合物（TAT）；纤溶标记物如 D-二聚体和血纤维蛋白溶酶抑制剂复合物（PIC）含量均增加[28]。同时由于老年患者多合并有心血管疾病、恶性肿瘤等因素影响，常处于高凝状态，因此需要服用抗凝药物。老年患者心脑血管疾病发生率更高，抗凝药和抗血小板药如华法林、阿司匹林、氯吡格雷在老年使用相对更普遍。在欧洲，有 25% 的老年人使用阿司匹林，并且对心血管疾病患者的建议是持续使用。氯吡格雷在冠脉支架植入、心肌梗死后也是常规用药。因此伴随心脑血管疾病，很多老年患者都有抗凝药物导致的凝血功能障碍，即便小创伤也能引起明显出血。

四、老年患者内环境稳定和免疫系统的变化

心脏线粒体代谢功能随着年龄的增长下降，在应激状态下线粒体反应不足以满足代谢需求。在贫血、氧输送降低、心输出量减少等病理状态共同存在时，老年人有易发生代谢性酸中毒的风险，从而进一步影响氧输送。随着年龄的增长，内环境稳定性和储备能力下降，如肾小球滤过率随年龄的增长而下降导致老年患者可能更易发生循环容量超负荷、水电解质平衡紊乱。

造血系统能力降低也导致细胞免疫障碍（白细胞减少、淋巴细胞减少），致使老年人容易发生感染性疾病，包括常见的上呼吸道感染和术后的伤口感染等。年龄增长是肿瘤发生的高危因素，20 岁前肿瘤发生率 <2%，65 岁之后发生率超过 25%。另外老年人产生自我抗体，罹患自身免疫性疾病的风险也同样升高。

老年人内分泌腺体（下丘脑-垂体-肾上腺皮质系统、甲状腺、性腺、胰腺等）逐渐萎缩、激素生成减少导致内分泌功能障碍，例如维持血糖稳定的能力下降。老年人胰岛素、甲状腺素、生长激素、肾素、醛固酮和睾酮通常缺乏，因此易出现糖尿病、甲状腺功能低下、骨质疏松，常伴有慢性电解质紊乱。30 岁以后，基础代谢率每年下降约 1%，产热减少，对寒冷的血管收缩反应降低，导致体热容易丧失过多。术中如果发生寒战可使机体耗氧增加，氧供需平衡失调。

第二节　老年患者围手术期血液管理

一、术前评估

老年患者术前评估可参考 2015 年美国麻醉医师协会（ASA）和 2014 年中华医学会麻醉学分会围手术

期输血共识建议进行，并按老年患者病理生理特点和并存疾病进行综合评估。

1. 病史回顾　包括输血史，先天性或获得性疾病史，如镰状细胞贫血、肝病、凝血因子Ⅷ缺乏、特发性血小板减少性紫癜等，药物导致凝血功能障碍病史，血栓栓塞病史，器官缺血的风险因素等。

访视患者本人或其亲属确定是否存在心脑血管等重要脏器疾病及凝血功能障碍，是否使用华法林、氯吡格雷和阿司匹林等抗凝药物，是否使用影响凝血功能的维生素及中草药制剂，是否用过抑肽酶等药物（再次应用可能引起变态反应，此药目前在国内外均已停止使用）。

2. 术前检查　关注术前常规和输血相关的实验室检查结果如血红蛋白（Hb）、血细胞比容（Hct）等，估测输血需求和大量失血可能。关注术前凝血功能检查，如存在凝血功能障碍还应进一步评估相关实验室检查结果。

二、术前准备

术前准备应在充分的术前评估基础上，纠正或拟定输血相关的风险因子管理计划。如前所述，老年患者贫血的比例较高，贫血增加严重心脏疾病和心力衰竭、认知功能损害、跌倒和骨折、活动功能降低和住院时间延长的发生率。在老年患者，这些都是不良预后的标志，并且与病死率增加相关[23]。对于慢性心力衰竭的老年患者，贫血可能存在多方面的不利影响[29]。研究发现行非心脏大手术的老年患者，术前血细胞比容每偏离正常范围1%，术后30天病死率增加1%。当Hct<0.39时，术后30天死亡及心血管事件风险就开始增加[30]。

术前准备包括使用铁剂、EPO治疗贫血；预期有大量出血的患者，应进行配血并备好血液制品。根据临床情况，停用抗凝和抗血小板药物。

有研究显示抗凝和抗血小板药物的使用可增加血管手术出血风险，在髋关节置换手术可能显著增加输血需求，在神经外科手术也是术后出血的独立危险因素[31]。Devereaux等[32]研究纳入平均年龄68岁的患者，发现术前及术后早期使用阿司匹林并不减少30天死亡、非致死性心肌梗死、非致死性脑卒中、肺栓塞等风险，但却显著增加大出血风险。在老年髋关节骨折手术发现，使用低剂量的维生素K在18小时内逆转华法林的作用是安全有效的[33]。但老年患者心脑血管疾病比例较年轻成年患者高，对有冠脉支架植入术史等高风险患者抗凝治疗是否要终止还需根据外科、麻醉科、心血管科、血液科医师和患者的综合意见决定[34]。

三、围手术期红细胞输注管理

在贫血或大失血的患者，红细胞输注是保证脏器氧供，减少不良预后的重要手段。但研究提出输血本身是死亡和感染的独立预测因子，同时也增加多器官功能衰竭综合征和急性呼吸窘迫综合征（acute respiratory distress syndrome，ARDS）的风险[35]。因此进行充分的输血前评估，权衡输注红细胞的风险和利益，掌握输血指征非常重要。

2015年美国麻醉医师协会公布的《围术期血液管理指南》[36]建议：Hb>100g/L无须输入悬浮红细胞；Hb<60g/L应该输入悬浮红细胞；Hb 60～100g/L则应根据器官缺血的速度和程度，患者是否存在进行性出血、血容量不足和氧合不佳等相关风险，以及是否有低心肺储备和高氧耗等危险因素来决定是否输入红细胞。卫生部颁布的《临床输血技术规范（2000年）》[37]提出：Hb>100g/L不必输入悬浮红细胞；Hb<70g/L应考虑输入悬浮红细胞；Hb 70～100g/L应主要根据患者心肺代偿能力、机体代谢和耗氧情况决定是否输入悬浮红细胞。

可见Hb 60～100g/L时，全球都还没有针对性的输血指征。在此范围，现阶段也没有单独基于年龄的充分证据支持老年患者应该采用开放性输血策略或需要更高的血红蛋白水平[38]，几个输血指南都只强调了临床情况和患者症状，而没有将年龄作为主要考虑因素[39]。但大样本的回顾性研究却显示，即便校正过合并并发症、外科手术种类、估计的术中失血量等影响因素，≥65岁的老年患者接受开放性输血方案仍然更多，输血比例比<65岁的患者增加62%；并且随年龄增加，接受开放性输血方案的比例增高，和<65岁患者相比，65～74岁患者开放性输血的比例升高2.87倍，≥74岁的患者升高达到3.42倍[40]。现有的研究证据显示，按目前临床实践方式，潜在的可以避免输血的老年患者比例明显高于成年患者。当Hb 60～100g/L时，能个体化地制定输血指征有可能减少老年患者输血比例以及相关并发症。

输血的真正目的是改善氧供，而不是使血红蛋白达到某一指标，临床上判断血红蛋白水平是否能够维持氧供/氧耗平衡，取决于SaO_2、心排血量和氧耗三方面的因素。此外，心脏是全身耗氧量最大的器官，对机体氧供/氧耗失衡最为敏感，若患者存在心脏供氧不足的症状，其血红蛋白水平也需相应提高，因此需要了解患者是否有心绞痛症状以及心绞痛在剧烈运动后或是在静息状态下发生。最近的研究显示，对于超过65岁的合并心肌梗死的患者，输血治疗的效果取决于输血阈值和患者的年龄[41]。合并急性冠脉综合征和不稳定型心绞痛的老年患者，限制性输血导致严重心血管并发症和死亡的发生率超过开放性输血2倍[42]。这些研究也说明了心肌供氧状态对评估血红蛋白水平的重要性。基于这些理论基础，四川大学华西医院麻醉科提出了“华西围术期输血指征评分（West China Perioperative Transfusion Score，WCPTS）”[43]，依据维持正常心排血量所需肾上腺素用量（反映心排血量指标），维持脉搏血氧饱和度（SpO_2）≥95%所需吸入氧浓度（反映 SaO_2 指标）及体温（反映机体氧耗状态指标）等可简单监测的指标，结合患者是否有心绞痛以及心绞痛发生的情况对拟输血的患者进行评分，作为Hb 60~100g/L患者是否输入以及输入多少悬浮红细胞的指征。如前所述，由于病理生理改变，老年患者的肺部氧含量和心排血量均较成人下降，而冠心病的发病率在老年患者明显增高，因此WCPTS对老年患者个体化输血指征的决定是有针对性的。在已完成的大样本随机对照研究中（数据尚未发表），纳入≥18岁的患者，发现应用WCPTS评分降低患者同种异体红细胞的输注率，不增加围手术期严重手术相关合并症的发生率，且1年的长期预后无不良影响。并且分层分析的结果发现，>65岁患者的研究结果和整体研究结果趋势一致。因此在老年患者输血指征上，WCPTS可以提供重要的参考依据。

（一）老年输血阈值

成年患者血液管理（patient blood management，PBM）指南推荐在大部分情况下对患者使用“限制性”输血策略，将输血阈值定为70~80g/L[39]。因为随机对照研究和meta分析显示限制性和开放性输血策略对患者预后结局无显著差异，减少血液制品的输入有时能带来更好的患者预后[39]。然而，有些RCT研究显示老年患者提高输血阈值，患者预后更佳[44]。年龄≥65岁患者消耗血量占总用血量的50%，因此，确定老年患者的输血阈值和合理用血对优化血液管理和改善患者预后尤为重要。虽然很多指南通过界定输血阈值帮助临床决策，血液管理中关注血红蛋白水平只是一个方面，真正的关注点应为组织氧的输送，这对于老年患者尤其重要。随着年龄的增加，氧供和氧耗发生变化，因此老年患者输血阈值应体现相应的变化。一项研究结果显示，老年男性患者在血红蛋白水平为100g/L时其氧储备能力与青年男性患者Hb 70g/L相当[45]。老年贫血患者增加血红蛋白水平可改善其日常活动的能力。例如，若一个没有其他合并症的患者因消化道出血其血红蛋白下降至70g/L，患者的静息 DO_2 和 VO_2 分别为9和3ml/（kg·min），DO_2∶VO_2 为3∶1，虽然患者的运动耐量受限，但不一定需要输血。相同的患者在手术后若水平相同，但是由于并发症发生使代谢率增加，VO_2 上升至6ml/（kg·min），DO_2 为13ml/（kg·min），此时 DO_2∶VO_2 为2∶1，患者被搬运、咳嗽或唤醒等引起代谢需求增加时，非常依赖氧供水平的增加，此时通过输血增加患者血红蛋白，可提升氧供能力，维持一定的储备功能，促进术后康复[5]。

在健康青年人群，血红蛋白急性下降至50g/L也不引起乳酸水平的显著增加[6]。但住院患者，若血红蛋白水平接近或低于50g/L将引起严重不良结局[46]。一项研究纳入1 958名因宗教原因拒绝输血的耶和华见证者患者，若术后血红蛋白低于60g/L，病死率达33.3%[47]。年龄>60岁患者Hb 70g/L时的 DO_2 和生理储备与<40岁成年人血红蛋白在50g/L水平接近[45]，因此PBM推荐的70~80g/L的输血阈值不适用于老年患者人群。在一项大样本回顾性研究中，平均年龄>65岁老年患者，术后血红蛋白含量<100g/L显著增加术后缺血性事件发生率及90天和长期病死率[48]。

（二）老年患者限制性输血与开放性输血策略

文献中对限制性和开放性输血策略的定义存在差异，通常认为血红蛋白低于80g/L和血细胞压积低于25%为限制性策略。TRICC（transfusion requirements in critical care）试验是最早的关于限制性和开放性输血策略的研究，比较了输血阈值为Hb 70g/L的限制性方案和输血阈值为100g/L的开放性输血策略[49]。这项研究引发了对开放性输血安全性问题的考虑，但随后分析发现在TRICC试验中，限制性策略与更低病死率之间的关联仅存在于<55岁的患者人群，在老年患者人群中，无该效应[50]。在心脏手术患者术后输血需求的试验（transfusion requirements after cardiac surgery，TRACS）中，比较年龄>60岁患者和年龄<60岁患者，发现老年患者组心源性休克发生率在限制性输血策略组高于开放性输血策略组，而该现象在年轻患者人群中不存在[51]。该研究提示，生理储备的下降和合并症的增多，导致老年患者人群年龄相关风险增加。由于年龄相关的贫血风险和生理变化，使老年人和年轻人在不同的输血策略下的预后存在差异。老年患者围手术期贫血发生风险增加，表现为老年患者术后贫血相关的认知功能障碍和心血管事件发生率增加。在老年患者血红蛋白水平低时，积极输血可保护心肌，降低术后神经系统损伤的发生率[52]。

随后关于限制性和开放性输血策略的研究中，输血阈值的选择存在差异，限制性输血阈值范围为Hb

70~97g/L,开放性输血阈值范围为 Hb 90~113g/L。因此在一项研究中限制性的阈值可能高于另一项研究中开放性的阈值,产生潜在的混杂因素,影响了对不同研究结果的解读。Foss 等[53]研究发现,在术后复健速度等生活质量等指标方面,开放性输血(指征为 Hb<100g/L)和限制性输血(Hb<80g/L)相比也没有优势。Merete 等[54]也比较了脆弱老年患者髋关节骨折手术中采用不同输血策略对生活质量的影响,发现开放性和限制性输血相比,两组总体生存质量评分没有差异。但在一项纳入 110 名急性冠脉综合征平均年龄在 71 岁老年患者研究中,开放性输血策略(Hb>100g/L)降低严重心脏事件发生率和病死率[42]。最近一项 meta 分析纳入 9 项 RCT 研究显示,在年龄>65 岁老年患者,与限制性输血策略相比开放性输血策略可改善 30 天和 90 天生存率,降低复合心脏事件发生率,改善患者预后,使用不同的输血策略不影响患者感染的发生率和住院时间[44]。目前一项正在进行的多中心前瞻性随机对照研究(LIBERAL-Trial)拟纳入 2 470 名年龄>70 岁的老年非心脏手术患者,比较开放性和限制性输血策略对老年患者病死率和贫血相关缺血性事件的影响[55]。

总的来说,老年患者术前贫血和伴随合并疾病的比例更高,术前应积极治疗贫血以降低术中输血需求。老年患者和成年患者相比,输血的比例明显增高,但关于老年患者是否应该采用开放性输血策略和老年患者的输血阈值,尚需要更多的高等级循证医学证据支持[56]。

四、围手术期凝血功能障碍的治疗

围手术期凝血功能处理方面,现行输血指南在凝血功能判断和检查,血小板、新鲜冰冻血浆、冷沉淀输注和大量出血的药物治疗等方面都有推荐建议,但目前没有充分的研究证据显示这类治疗和预后与年龄的相关性,指南也没有将年龄作为独立的因素考虑。

临床上可通过给予凝血酶原复合物浓缩物(PCCs)、新鲜冰冻血浆(FFP)和维生素 K 逆转抗凝药物的抗凝作用。围手术期给予氨基已酸、氨甲环酸等抗纤溶药物可有效减少心脏手术、骨科手术和肝脏手术患者围手术期失血和输血的需求[36]。

术后深静脉血栓(VTE)的发生率在 70 岁以上和存在心血管异常、恶性肿瘤或肾功能不全的老年患者增加。深静脉血栓的发生率随着年龄增加,65 岁患者发生率是 45~54 岁年龄段的 3 倍[57]。超过 70 岁是术后深静脉血栓的独立危险因素。老年手术患者围手术期深静脉血栓预防指南[58]推荐:①对老年患者,确定是否存在增加 VTE 风险的合并症(如,充血性心力衰竭、肺循环异常、肾衰竭、淋巴瘤、转移癌、肥胖、关节炎、绝经后雌激素治疗)和校正出现的贫血和凝血功能异常;②不推荐对老年患者行双膝关节置换;③VTE 药物预防的时机和剂量老年患者无特殊;④推荐术后早期活动作为老年手术患者 VTE 预防的重要组成部分;⑤采用多模式的 VTE 预防,包括气压装置、低分子肝素或在膝髋关节手术后直接口服抗凝药。

第三节　输血对老年患者预后的影响

一、输血相关并发症

输血相关的并发症按发生时间可分为急性和迟发性,按发病原因可分为非感染性和感染性。

(一) 急性和迟发性并发症

急性并发症发生在输血后的几分钟至 24 小时,而迟发性并发症可在输血后的数天、数月或数年后发生。急性并发症主要有急性溶血反应、过敏反应、类过敏反应、大量输血导致的凝血功能障碍、非溶血性发热反应、代谢异常、脓毒症或细菌感染、输血相关的循环超负荷(transfusion-associated circulatory overload,TACO)、输血相关的急性肺损伤(transfusion-related acute lung injury,TRALI);迟发性并发症有迟发性溶血反应、铁超负荷、输血相关的微嵌合体、输血后紫癜、输血相关的移植物抗宿主病、输血相关的免疫调节[59]。

(二) 感染性和非感染性并发症

随着血液制品制备技术的完善和血液筛查流程的进步,输血相关的感染发生率已经大大降低,自 20 世纪 80 年代以来,因输血感染的风险降低了 10 000 倍。输血导致非感染性并发症的发生风险是感染性并发症风险的 1 000 倍[59],针对输血相关性非感染性并发症的预防目前尚无显著进展。

1. 感染性并发症　感染性并发症主要有输血相关的病毒传播,如肝炎病毒、人类免疫缺陷病毒等。近期的 meta 分析纳入了 18 个研究,结果认为在住院患者中,限制性输血和开放性输血相比,减少严重感染的风险[60]。但在 Gregersen 等[61]进行的前瞻性随机对照研究中纳入平均年龄>85 岁老年患者,发现限制性和开放性输血组 30 天内的白细胞计数和 C 反应蛋白水平相似,研究者提出在这一群体输血策略本身和感染高发风险间并无相关性。输血相关的感染性并发症还包括细菌污染。细菌污染常发生于血小板输注,因血小板存储于 20~24℃,利于细菌生长。

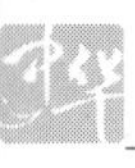

2. 非感染性并发症　输血相关的非感染性并发症包括TRALI、溶血性(ABO血型不相容)输血不良反应、枸橼酸毒性、TACO、免疫调节(移植物抗宿主病)。

急性血管内溶血反应可能是由于补体介导的免疫机制(继发于ABO血型不相容)或红细胞被破坏(渗透压或温度相关)而引起。手术室内因ABO血型不相容导致的溶血常表现为术野出现无法纠正的出血、低血压、休克、发热和血红蛋白尿。单独关注老年患者输血不良反应的研究较少,Lubart等[62]观察了242名老年输血患者,输血不良反应的发生率11%左右,研究者认为其中轻微的输血不良反应可能被忽略,导致发现的输血不良反应发生率偏低。在发生的输血不良反应中,比例最高的是体征发热,其次是呼吸急促、畏寒和呕吐。在一项美国老年患者的横断面调查中,2007—2008年老年患者ABO血型不合导致急性溶血发生率在输注辐照的去白细胞RBC的发生率较高,达到每100 000次血液输注发生55.3次[63]。

TRALI是输血后几小时特异白细胞抗体的免疫反应引起的非心源性肺水肿。TRALI是输血引起死亡的三大原因之一,一旦发生应立即停止输血,加强监护,支持治疗,大多数患者可在96小时内恢复。美国老年住院患者医疗数据发现,和老年患者TRALI发生率相关的重要因素是年龄,在65~79岁的老年患者中TRALI发病率超过79岁以上的患者[64]。此外血小板和血浆含有物的输注也增加TRALI的发生。美国调查显示,老年患者输血后TRALI发生率最高的是血小板输注,达每100 000次血液输注发生4.8次[64]。

最近的研究报道,红细胞输注尤其是陈旧红细胞对65岁及以上患者术后谵妄的影响,发现输注储存时间大于14天的陈旧红细胞虽然没有增加术后谵妄的发生率,但却延长了老年患者发生术后谵妄的时间,应该减少不必要的陈旧红细胞的输注[65]。

二、输血对老年患者生存率的影响

年龄造成的生理改变不利于老年患者对抗手术、创伤和输血等应激反应,老年人储备功能有限,在应激的状态下容易导致机体功能紊乱。与其他人群相比,老年患者即使受到轻微损伤,也可能发生严重的休克、呼吸衰竭和体温调节障碍等不良事件,增加并发症的发生率和病死率。患者围手术期并发症发生率随年龄呈直线上升趋势,80岁以上老年患者并发症发生率是60岁患者并发症发生率的2~3倍。老年患者30天病死率随年龄段增长呈指数上升,年龄、低蛋白血症、日常活动受限、机体重要功能状态异常、合并其他系统性疾病是死亡的独立风险因素。

目前的有关输血与老年患者并发症发生率和病死率之间联系的相关证据尚存在争议:有些观察性研究认为输血导致病死率增加,心血管并发症、感染发生率和住院时间延长等不良事件,但有些研究认为两者没有必然联系,而部分研究却显示输血可降低并发症发生率,提高患者生存率[66,67]。得出不同的研究结论,其原因在于研究纳入患者自身的状况和选择的不同输血策略,换言之对于特定患者而言,输血的决策是否合理,不仅与贫血的严重程度还与年龄有关[68]。值得注意的是,有研究者提出老年患者术后病死率增加可能和接受输血相关,但和输血的方案无关,限制性输血(输血指征为Hb<70g/L)并不增加老年患者总体死亡风险和缺血相关并发症,反而是随年龄增加的输血比例将老年患者更多地暴露在输血相关风险下,例如急性肺损伤、心脏超负荷、感染、溶血反应和免疫抑制[64]。一项回顾性研究显示急性心肌梗死老年患者若血细胞比容低于0.30时给予输血可降低短期病死率[20]。最近的研究纳入老年急性心肌梗死患者,结果显示:输血治疗的效果取决于输血阈值和患者的年龄,当Hb>100g/L时,输血增加患者1年病死率;但是在年龄≥80岁的患者人群,若Hb<80g/L,输血可使患者1年病死率降低50%,在65~80岁患者人群,输血与1年病死率增加相关[41]。

(杨建军　雷翀)

参考文献

1. DANAN GU,MATTHEW ED. Encyclopedia of gerontology and population aging[M]. Switzerland:Springer,2019.
2. Global age watch index[OL].[2020-12-16]. http://chartsbin.com/view/39064.
3. COBAIN TJ,VAMVAKAS EC,WELLS A,et al. A survey of the demographics of blood use[J]. Transfus Med,2007,17(1):1-15.
4. DUNN JO,MYTHEN MG,GROCOTT MP. Physiology of oxygen transport[J]. BJA Education,2016,16(10):341-348.
5. SPINELLI E,BARTLETT RH. Anemia and transfusion in critical care:physiology and management[J]. J Intensive Care Med,2016,31(5):295-306.
6. SALMEN M,HENDRIKSEN S,GORLIN J,et al. Oxygen delivery during severe anemia when blood transfusion is refused on religious grounds[J]. Ann Am Thorac Soc,2017,14(7):1216-1220.
7. LEACH RM,TREACHER DF. The pulmonary physician in critical care · 2:oxygen delivery and consumption in the critically ill[J]. Thorax,2002,57(2):170-177.
8. THOMAS D. The physiology of oxygen delivery[J]. Vox Sang,2004,87(Suppl1):70-73.

9. BEYER I, COMPTE N, BUSUIOC A, et al. Anemia and transfusions in geriatric patients: a time for evaluation[J]. Hematology, 2010, 15(2): 116-121.
10. STRAITJB, LAKATTA EG. Aging-associated cardiovascular changes and their relationship to heart failure[J]. Heart Fail Clin, 2012, 8(1): 143-164.
11. GOODNOUGH LT, SCHRIER SL. Evaluation and management of anemia in the elderly[J]. Am J Hematol, 2014, 89(1): 88-96.
12. MURIAS JM, PATERSON DH. Slower VO_2 kinetics in older individuals: Is it inevitable? [J]. Med Sci Sports Exerc, 2015, 47(11): 2308-2318.
13. BETIK AC, HEPPLE RT. Determinants of VO_2max decline with aging: an integrated perspective[J]. Appl Physiol Nutr Metab, 2008, 33(1): 130-140.
14. BENJAMIN EJ, MUNTNER P, ALONSO A, et al. Heart disease and stroke statistics-2019 update: A report from the American Heart Association[J]. Circulation, 2019, 139(10): e56-e528.
15. BROWN CHT, SAVAGE WJ, MASEAR CG, et al. Odds of transfusion for older adults compared to younger adults undergoing surgery[J]. Anesth Analg, 2014, 118(6): 1168-1178.
16. BEUTLER E, WAALEN J. The definition of anemia: what is the lower limit of normal of the blood hemoglobin concentration? [J]. Blood, 2006, 107(5): 1747-1750.
17. HALAWI R, MOUKHADDER H, TAHER A. Anemia in the elderly: a consequence of aging? [J]. Expert Rev Hematol, 2017, 10(4): 327-335.
18. MUNOZ M, ACHESON AG, AUERBACH M, et al. International consensus statement on the peri-operative management of anaemia and iron deficiency[J]. Anaesthesia, 2017, 72(2): 233-247.
19. EISENSTAEDT R, PENNINX BW, WOODMAN RC. Anemia in the elderly: current understanding and emerging concepts[J]. Blood Rev, 2006, 20(4): 213-226.
20. WU WC, RATHORE SS, WANG Y, et al. Blood transfusion in elderly patients with acute myocardial infarction[J]. N Engl J Med, 2001, 345(17): 1230-1236.
21. SIM YE, WEE HE, ANG AL, et al. Prevalence of preoperative anemia, abnormal mean corpuscular volume and red cell distribution width among surgical patients in Singapore, and their influence on one year mortality[J]. PLoS One, 2017, 12(8): e0182543.
22. STAUDER R, VALENT P, THEURL I. Anemia at older age: etiologies, clinical implications, and management[J]. Blood, 2018, 131(5): 505-514.
23. STEENSMA DP, TEFFERI A. Anemia in the elderly: how should we define it, when does it matter, and what can be done? [J]. Mayo Clin Proc, 2007, 82(8): 958-966.
24. SIM YE, ABDULLAH HR. Implications of anemia in the elderly undergoing surgery[J]. Clin Geriatr Med, 2019, 35(3): 391-405.
25. TAY HS, SOIZA RL. Systematic review and meta-analysis: what is the evidence for oral iron supplementation in treating anaemia in elderly people? [J]. Drugs Aging, 2015, 32(2): 149-158.
26. GOODNOUGH LT, SHANDER A. Current status of pharmacologic therapies in patient blood management[J]. Anesth Analg, 2013, 116(1): 15-34.
27. KATODRITOU E, VERROU E, HADJIAGGELIDOU C, et al. Erythropoiesis-stimulating agents are associated with reduced survival in patients with multiple myeloma[J]. Am J Hematol, 2008, 83(9): 697-701.
28. OCHI A, ADACHI T, INOKUCHI K, et al. Effects of aging on the coagulation fibrinolytic system in outpatients of the Cardiovascular Department[J]. Circ J, 2016, 80(10): 2133-2140.
29. OKONKO DO, ANKER SD. Anemia in chronic heart failure: pathogenetic mechanisms[J]. J Card Fail, 2004, 10(1 Suppl): S5-S9.
30. WU WC, SCHIFFTNER TL, HENDERSON WG, et al. Preoperative hematocrit levels and postoperative outcomes in older patients undergoing noncardiac surgery[J]. JAMA, 2007, 297(22): 2481-2488.
31. BURGER W, CHEMNITIUS JM, KNEISSL GD, et al. Low-dose aspirin for secondary cardiovascular prevention-cardiovascular risks after its perioperative withdrawal versus bleeding risks with its continuation-review and meta-analysis[J]. J Intern Med, 2005, 257(5): 399-414.
32. DEVEREAUX PJ, MRKOBRADA M, SESSLER DI, et al. Aspirin in patients undergoing noncardiac surgery[J]. N Engl J Med, 2014, 370(16): 1494-1503.
33. MOORES TS, BEAVEN A, CATTELL AE, et al. Preoperative warfarin reversal for early hip fracture surgery[J]. J Orthop Surg (Hong Kong), 2015, 23(1): 33-36.
34. SMILOWITZ NR, BERGER JS. Perioperative management to reduce cardiovascular events[J]. Circulation, 2016, 133(11): 1125-1130.
35. MARIK PE, CORWIN HL. Efficacy of red blood cell transfusion in the critically ill: a systematic review of the literature[J]. Crit Care Med, 2008, 36(11): 2667-2674.
36. American Society of Anesthesiologists Task Force on Perioperative Blood M. Practice guidelines for perioperative blood management: an updated report by the American Society of Anesthesiologists Task Force on Perioperative Blood Management[J]. Anesthesiology, 2015, 122(2): 241-275.
37. 附件三 手术及创伤输血指南[S]//临床输血技术规范. 中华人民共和国卫生部, 2000.
38. VILLANUEVA C, COLOMO A, BOSCH A, et al. Transfusion strategies for acute upper gastrointestinal bleeding[J]. N Engl

J Med,2013,368(1):11-21.

39. CARSON JL,GUYATT G,HEDDLE NM,et al. Clinical practice guidelines from the AABB: Red blood cell transfusion thresholds and storage[J]. JAMA, 2016, 316(19): 2025-2035.

40. VALERO-ELIZONDO J,SPOLVERATO G,KIM Y,et al. Sex- and age-based variation in transfusion practices among patients undergoing major surgery[J]. Surgery, 2015, 158(5): 1372-1381.

41. PUTOT A,ZELLER M,PERRIN S,et al. Blood transfusion in elderly patients with acute myocardial infarction:Data from the RICO survey[J]. Am J Med,2018,131(4):422-429 e4.

42. CARSON JL,BROOKS MM,ABBOTT JD,et al. Liberal versus restrictive transfusion thresholds for patients with symptomatic coronary artery disease[J]. Am Heart J,2013,165(6):964-971 e1.

43. 廖刃,刘进. 华西围术期输血指征评分——以临床需求为目标的输血评分[J]. 中国胸心血管外科临床杂志,2014,21(2):145-146.

44. SIMON GI,CRASWELL A,THOM O,et al. Outcomes of restrictive versus liberal transfusion strategies in older adults from nine randomised controlled trials:a systematic review and meta-analysis[J]. Lancet Haematol,2017,4(10):e465-e474.

45. SIMON GI,CRASWELL A,THOM O,et al. Impacts of aging on anemia tolerance, transfusion thresholds, and patient blood management[J]. Transfus Med Rev,2019,33(3):154-161.

46. SHANDER A,JAVIDROOZI M,OZAWA S,et al. What is really dangerous: anaemia or transfusion? [J]. Br J Anaesth, 2011,107 Suppl 1:41-59.

47. TOBIAN AA,NESS PM,NOVECK H,et al. Time course and etiology of death in patients with severe anemia[J]. Transfusion,2009,49(7):1395-1399.

48. KOUGIAS P,SHARATH S,MI Z,et al. Effect of postoperative permissive anemia and cardiovascular risk status on outcomes after major general and vascular surgery operative interventions [J]. Ann Surg,2019,270(4):602-611.

49. HEBERT PC,WELLS G,BLAJCHMAN MA,et al. A multicenter, randomized, controlled clinical trial of transfusion requirements in critical care. Transfusion Requirements in Critical Care Investigators, Canadian Critical Care Trials Group [J]. N Engl J Med,1999,340(13):409-417.

50. NYDEGGER UE,LUGINBUHL M,RISCH M. The aging human recipient of transfusion products[J]. Transfus Apher Sci, 2015,52(3):290-294.

51. NAKAMURA RE,VINCENT JL,FUKUSHIMA JT,et al. A liberal strategy of red blood cell transfusion reduces cardiogenic shock in elderly patients undergoing cardiac surgery[J]. J Thorac Cardiovasc Surg,2015,150(5):1314-1320.

52. CARSON JL,SIEBER F,COOK DR,et al. Liberal versus restrictive blood transfusion strategy:3-year survival and cause of death results from the FOCUS randomised controlled trial[J]. Lancet,2015,385(9974):1183-1189.

53. FOSS NB,KRISTENSEN MT,JENSEN PS,et al. The effects of liberal versus restrictive transfusion thresholds on ambulation after hip fracture surgery[J]. Transfusion,2009,49(2):227-234.

54. GREGERSEN M, BORRIS LC, DAMSGAARD EM. Blood transfusion and overall quality of life after hip fracture in frail elderly patients—the transfusion requirements in frail elderly randomized controlled trial[J]. J Am Med Dir Assoc,2015,16(9):762-766.

55. MEYBOHM P, LINDAU S, TRESKATSCH S, et al. Liberal transfusion strategy to prevent mortality and anaemia-associated,ischaemic events in elderly non-cardiac surgical patients-the study design of the LIBERAL-Trial[J]. Trials, 2019, 20(1):101.

56. 苏永维,刘进. 老年患者输血策略的临床研究现状及进展[J]. 国际输血及血液学杂志,2019,42(2):181-184.

57. CUSHMAN M,TSAI AW,WHITE RH,et al. Deep vein thrombosis and pulmonary embolism in two cohorts:the longitudinal investigation of thromboembolism etiology[J]. Am J Med, 2004,117(1):19-25.

58. KOZEK LS, FENGER EC, THIENPONT E, et al. European guidelines on perioperative venous thromboembolism prophylaxis:Surgery in the elderly[J]. Eur J Anaesthesiol,2018,35(2):116-122.

59. SHARMA S, SHARMA P, TYLER LN. Transfusion of blood and blood products: indications and complications[J]. Am Fam Physician,2011,83(6):719-724.

60. ROHDE JM, DIMCHEFF DE, BLUMBERG N, et al. Health care-associated infection after red blood cell transfusion:a systematic review and meta-analysis[J]. JAMA,2014,311(13): 1317-1326.

61. GREGERSEN M, DAMSGAARD EM, BORRIS LC. Blood transfusion and risk of infection in frail elderly after hip fracture surgery: the TRIFE randomized controlled trial[J]. Eur J Orthop Surg Traumatol,2015,25(6):1031-1038.

62. LUBART E,SEGAL R,TRYHUB N,et al. Blood transfusion reactions in elderly patients hospitalized in a multilevel geriatric hospital[J]. J Aging Res,2014,178298.

63. MENIS M,IZURIETA HS,ANDERSON SA,et al. Outpatient transfusions and occurrence of serious noninfectious transfusion-related complications among US elderly,2007-2008:utility of large administrative databases in blood safety research [J]. Transfusion,2012,52(9):1968-1976.

64. VLAAR AP,JUFFERMANS NP. Transfusion-related acute lung injury:a clinical review[J]. Lancet, 2013, 382(9896): 984-994.

65. ZHANG ZY, GAO DP, YANG JJ, et al. Impact of length of red blood cells transfusion on postoperative delirium in elderly patients undergoing hip fracture surgery: A cohort study[J]. Injury, 2016, 47(2): 408-412.
66. ERCIN E, BILGILI MG, SARI C, et al. Risk factors for mortality in geriatric hip fractures: a compressional study of different surgical procedures in 785 consecutive patients[J]. Eur J Orthop Surg Traumatol, 2017, 27(1): 101-106.
67. LLEWELYN CA, TAYLOR RS, TODD AA, et al. The effect of universal leukoreduction on postoperative infections and length of hospital stay in elective orthopedic and cardiac surgery[J]. Transfusion, 2004, 44(4): 489-500.
68. DEJAM A, MALLEY BE, FENG M, et al. The effect of age and clinical circumstances on the outcome of red blood cell transfusion in critically ill patients[J]. Crit Care, 2014, 18(4): 487.

第六十章

肿瘤患者围手术期输血

恶性肿瘤目前已成为全球性的主要公共卫生问题之一，是最主要的致死原因。美国癌症监测和登记机构预计 2020 年该国将新增恶性肿瘤发病约 180 万例，新增恶性肿瘤死亡约 60 万例[1]。在中国，恶性肿瘤是居民健康最主要的威胁之一。国家癌症中心的最新数据显示，全国 2015 年新发恶性肿瘤约 392.9 万例，发病率为 285.83/10 万；新增恶性肿瘤死亡约 233.8 万例，死亡率为 170.05/10 万；我国最常见的恶性肿瘤是肺癌、胃癌、结直肠癌、肝癌和女性乳腺癌等[2]。近十多年来，我国癌症负担呈持续上升态势，而癌症的治疗目前仍面临诸多挑战。外科切除是恶性肿瘤最有效的治疗手段，围手术期输血对保障患者手术安全至关重要。本章将从输血相关病理生理、患者术前评估以及血液管理等方面探讨肿瘤患者围手术期输血的策略，并关注围手术期输血与肿瘤患者远期预后的关系。

第一节　肿瘤患者的病理生理与输血策略

一、肿瘤患者的病理生理特点

（一）肿瘤患者的营养缺乏与慢性疾病易致贫血

贫血是肿瘤患者较为常见的临床表现，尤其是正在接受化疗和/或放疗的患者。2004 年欧洲癌症贫血调查组（the European Cancer Anaemia Survey，ECAS）研究了 15 367 名癌症患者，结果显示在入组治疗前 39.3%的患者已存在贫血，且大部分患者为轻度贫血；无贫血患者在肿瘤治疗过程中发生贫血的比例为 53.7%[3]。肿瘤患者发生贫血与多种因素有关，包括患者营养缺乏、失血、肿瘤侵犯正常组织及骨髓、化疗放疗相关的骨髓抑制以及慢性肾脏疾病等。

铁、叶酸、维生素等造血原料缺乏，以及继发于肾脏疾病的红细胞生成素（EPO）不足所造成的红细胞生成障碍是肿瘤患者贫血最主要的原因。2012 年的一项综述报道 29%～60%的癌症患者存在不同程度铁缺乏，约 63%的贫血癌症患者转铁蛋白饱和度或铁蛋白浓度低于正常值。相较而言，叶酸和维生素缺乏并非癌症贫血的主要原因，美国 2007 年一项大规模营养调查显示该国人群叶酸和维生素 B_{12} 缺乏的比例分别为 0.6%和 3.9%，犹他大学医学中心治疗的 130 名贫血癌症患者中未发现叶酸缺乏者，维生素 B_{12} 缺乏仅占 3.9%。

铁是人体各种酶系统必需的微量营养元素，十二指肠上皮细胞每天从食物中吸收 1～2mg 铁，巨噬细胞每天从内化的衰老红细胞中释放 20～25mg 铁。肝细胞在铁代谢中起重要作用，通过铁蛋白储存大量的铁，并合成和分泌铁调素。铁调素是由 25 个氨基酸组成的富含半胱氨酸的阳离子肽，为人体内最主要的铁调节肽，同时也是影响 EPO 活性和机体炎症反应的主要因素。当铁调素浓度降低时，铁会迅速进入外周血液循环；当其浓度升高时，铁储存在肝细胞和巨噬细胞中。癌症和慢性感染可导致铁调素升高，抑制肠道铁的吸收，加速铁的消耗，造成绝对性缺铁性贫血；当体内储存铁浓度正常时，高浓度铁调素可通过网状内皮组织阻止铁的利用，引起功能性缺铁性贫血。

部分肿瘤患者贫血的原因并不确切，且没有特异性，这种情况通常被认为是慢性病贫血（anaemia of chronic disease，ACD）或炎症性贫血。ACD 的发病率仅次于缺铁性贫血，是第二位的贫血原因，可与缺铁性贫血同时存在，排除其他疾病后方能确诊。ACD 通常为正细胞正色素性贫血，以轻中度贫血为主，血清铁降低而铁蛋白正常甚至升高是其特点，多见于恶性肿瘤、慢性感染和自身免疫性疾病等。ACD 的病理生理机制尚未阐明，可能与某些活性细胞因子，如 γ 干扰素、白细胞介素以及肿瘤坏死因子有关，这些因子表达上调可抑制内源性 EPO 的生成，降低铁的吸收利用，阻碍红系祖细胞的增殖。

肿瘤患者贫血可引起一系列症状，包括疲劳、头晕、心悸、厌食、注意力难以集中，严重者甚至会发生嗜睡和心脏骤停。贫血影响肿瘤患者生活质量的同时,也会影响肿瘤治疗效果、疾病进展速度以及患者的生存时间,但其内在机制仍不明确。贫血致使血液载氧能力降低,而肿瘤微循环结构和功能异常导致的灌注不足可能加剧肿瘤细胞供氧和耗氧的失衡,引起肿瘤组织缺氧。肿瘤缺氧与放疗和化疗的耐药有关,因为氧是这些治疗产生细胞毒性作用所必需;缺氧通过诱导蛋白质和基因组的变化可增加肿瘤细胞的增殖转移潜能;此外,缺氧可能导致实体肿瘤细胞选择性凋亡的潜能降低和肿瘤侵袭性的改变。近期一项纳入 3 588 例结直肠癌患者的荟萃分析表明,术前贫血会增加结直肠癌患者复发转移的风险,缩短患者生存时间[4]。同样的研究结论在肺癌、宫颈癌、前列腺癌以及淋巴瘤等肿瘤中也有报道,其内在机制尚待进一步研究。

(二) 肿瘤所致的急性和慢性失血

肿瘤所导致的失血可能有某种明确的原因,也可能是多种因素共同作用的结果,主要包括以下几个方面:①实体肿瘤,尤其是晚期恶性肿瘤的溃疡或破溃出血,如胃癌、肺癌等引起的呕血、咯血;②血液系统恶性肿瘤,如急性髓细胞性白血病或合并血友病等血液系统疾病;③实体肿瘤侵袭转移所致的局部损伤出血或全身多发出血;④外科手术患者的围手术期失血;⑤其他抗肿瘤治疗相关的失血,如化疗相关血小板减少,频繁的静脉穿刺等,另外,抗血管生成类药物在治疗肿瘤的同时会增加患者的出血风险。

肿瘤患者的围手术期失血与临床诊断、手术部位、外科技术、肿瘤大小、血管侵犯等因素有关,以急性失血多见。非手术治疗的晚期癌症患者出血风险目前缺乏权威的数据报道,个别研究显示晚期癌症大出血概率约为 6%~14%,致命性动脉大出血概率约为 3%~12%,该数据来源主要是头颈部肿瘤及肺癌等少数病种。当肿瘤患者发生急性或慢性失血时,机体会产生相应的代偿,包括血流量增加、缺氧组织中氧的释放增多、血容量代偿以及心输出量增加等。由于这些代偿性生理变化,贫血症状往往要在血红蛋白明显下降时才出现。

癌症患者的高凝状态和静脉血栓栓塞近几年是癌症防治的研究热点。其他患者静脉血栓栓塞的发病率约为 1/1 000,而癌症患者的发病率可高出 4~7 倍。静脉血栓栓塞已成为癌症死亡的第二位原因,仅次于癌症直接导致的死亡。患者长期卧床、感染、慢性心脏病、外科手术、中心静脉留置导管以及某些抗癌药物,如抗血管生成药物、EPO 等可能增加静脉血栓的风险。因此,国际相关指南推荐癌症患者术前 2~12 小时和术后 7~10 天使用低分子肝素预防术后静脉血栓,但出血风险会显著增加。癌症患者门诊化疗期间使用低分子肝素有效预防血栓时大出血风险可增加 60%以上,故除非静脉血栓高风险患者,不推荐门诊化疗患者预防血栓。此外,患者近期出血史,肌酐清除率下降及癌症转移等情况可能增加出血风险,预防出血重在癌症治疗开始前详细的风险评估。

(三) 肿瘤侵犯骨髓与治疗相关的骨髓抑制

晚期肿瘤骨转移以及化疗、放疗等抗癌治疗导致的骨髓抑制,会严重影响骨髓的正常造血,进而引起白细胞、血小板和红细胞数量减少,患者可发生感染、出血以及贫血等临床表现,使抗癌治疗无法顺利开展甚至危及患者生命。骨髓抑制严重程度的评价标准目前应用最广泛的是美国国立卫生研究院(National Institutes of Health,NIH)和美国国立癌症研究所(National Cancer Institute,NCI)联合发布的不良反应通用术语标准(Common Terminology Criteria for Adverse Events,CTCAE)[5],见表 60-1。

表 60-1　骨髓抑制程度分级—不良反应通用术语标准(CTCAE5.0)

级别	细胞计数
1 级	正常参考值下限~75%
2 级	75%~50%
3 级	50%~25%
4 级	<25%
5 级	患者死亡

注:细胞计数,指白细胞总数或中性粒细胞或血小板计数。

骨髓抑制是化疗药物常见的毒副作用。化疗药物在杀灭肿瘤细胞的同时,对骨髓造血干细胞、消化道黏膜细胞、皮肤及其附属器等生长活跃的正常细胞同样具有杀灭作用,这是化疗相关不良反应的生理基础。几乎所有的化疗药物都有不同程度的骨髓抑制作用,但由于各种药物的作用机制不同,骨髓抑制发生的早晚、持续时间及程度等有差异。一般认为损伤 DNA 的药物骨髓抑制作用最强,损伤 RNA 的药物次之,影响蛋白质合成者作用最弱。临床常用的化疗药,如丝裂霉素、环磷酰胺、依托泊苷、卡铂、多西他赛等具有很强的骨髓抑制作用。化疗所致的骨髓抑制通常见于用药后 1~3 周,持续约 2~4 周后逐渐恢复,以白细胞下降为主,可伴有血小板下降;少数药物如吉西他滨、卡铂以血小板下降为主。此外,多疗程化疗和同步放化疗的患者骨髓功能损伤更严重,更易发生骨髓抑制。

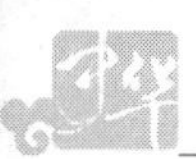

二、肿瘤患者的输血策略

由于营养缺乏与慢性疾病导致的贫血、急性和慢性失血、肿瘤侵犯骨髓及治疗相关骨髓抑制等诸多因素的影响，肿瘤患者治疗过程中有时需要输血。输血治疗对肿瘤患者的化疗、放疗以及手术的顺利开展和患者安全具有重要意义，对晚期肿瘤患者的姑息治疗和生命维持具有无法替代的支持作用。

以肿瘤患者输注红细胞为例，其目的是增加氧供，缓解缺氧症状。因此，输注红细胞应全面考虑患者的临床情况，包括心肺功能、基础疾病以及影响氧气运送和消耗的因素等，输血决定不能仅依据血红蛋白浓度或其他单一指标。为寻找循证医学证据指导临床输血，学者们针对血液输注的阈值和安全性开展了多项随机对照试验和荟萃分析，国际上输血相关指南的推荐或建议正是基于高质量的研究结果。

目前，通过“限制性输血策略”减少或避免不必要的输血已成为国内外的主流共识，英国国家卫生与临床优化研究所（National Institute for Health and Clinical Excellence，NICE）和美国血库协会（The American Association of Blood Banks，AABB）已将其纳入指南，除大出血、急性冠脉综合征、慢性依赖性输血的贫血患者外，血流动力学稳定的患者（包括肿瘤患者）可实施限制性输血策略。该策略建议常规输血阈值为血红蛋白（hemoglobin，Hb）≤70g/L（急性冠脉综合征输血阈值 Hb≤80g/L），输血后 Hb 维持的目标值为 70～90g/L。“限制性输血策略”的第一个随机对照临床研究由 Hebert 等于 1999 年完成[6]，是一项入组 838 名重症患者的多中心研究，结果显示除严重缺血性心脏病患者外，限制性输血组的 30 天死亡率和开放性输血组（输血阈值为 Hb≤100g/L）没有区别，在病情较轻和小于 55 岁的患者中限制性输血组生存率更高，该研究为后续研究奠定了基础，具有里程碑式的意义。

限制性输血策略得到广泛应用的同时，也存在不同的学术声音。2019 年有学者根据多项随机对照研究的荟萃分析提出年龄应作为输血需求的评估因素，老年患者输注红细胞的阈值应该更高，并建议监测患者的贫血耐受性。近年一项肿瘤患者围手术期输血的随机对照研究考察了 198 例腹部肿瘤手术后接受加强护理的癌症患者，结果显示与限制性输血相比开放性输血具有更低的死亡率和术后并发症。这些不同的观点说明限制性输血策略，特别是 70g/L 的阈值，可能并非对所有患者都合适。在某些危重患者中，如急性败血症、创伤性颅脑损伤，较高的输血阈值可能是有益的。

限制性输血策略在血小板以及血浆等血液成分的使用中也被广泛应用。应强调的是限制性输血策略在肿瘤患者治疗中作用的发挥需要临床医师的严格执行。荷兰一项危重患者的输血调查显示临床医师的输血策略认知在输血决策中起关键作用，相同指南和统一输血阈值在不同的输血实践中会存在差异。因此，作为输血治疗的实践者，临床医师在输血决策前应进行个体化的输血前评估，特别是对手术患者，以使限制性输血策略更好地服务于肿瘤患者的围手术期安全。

第二节　肿瘤患者的术前评估与手术备血

一、肿瘤患者的术前评估

（一）术前评估的内容

目前，手术切除仍然是大多数恶性实体肿瘤的主要治疗手段。所有接受手术的肿瘤患者均应进行术前评估，包括既往史、现病史（是否贫血）、临床诊断及鉴别诊断、拟行手术名称、手术级别以及术中备血等；详细的体格检查和有针对性的实验室检查。急诊手术也应利用术前准备时间完成手术备血和贫血状态的评估。

1. 既往病史　包括先天性或获得性疾病，如Ⅷ因子缺乏、特发性血小板减少性紫癜、肝病、血栓疾病等；脏器出血史（胃肠道、呼吸道、泌尿生殖道等）；特殊用药史（非甾体抗炎药、抗血小板药物、抗凝药物、化疗药等）；家族史（地中海贫血、遗传性球形红细胞增多症等）；手术和输血史等。

2. 患者主诉和临床表现　除肿瘤本身的临床表现外，还应从失血、溶血、凝血功能、心肺功能和组织供氧等方面综合评估，尤其注意贫血相关症状，如乏力、心悸、气短、头晕、厌食等。

3. 患者一般状况评估　包括年龄、性别、基本生命体征、合并症情况（心肺疾病、血液系统疾病、感染、消化道疾病、糖尿病等）、饮食与营养状态等。

4. 肿瘤疾病诊断与分期　在明确诊断的基础上，根据肿瘤分期情况以及后续治疗的需求，评估患者对失血和/或贫血的耐受力。

5. 体格检查　所有肿瘤患者均应接受详细的全身体格检查，尤其注意皮肤及黏膜有无苍白、黄染、出血点；淋巴结、肝脏、脾脏是否肿大；心肺查体有无异常；肛门指诊指套是否染血，女性患者月经是否异常；妇科肿瘤患者需接受妇科专科查体。

6. 实验室检查　血常规、网织红细胞计数及比例、铁代谢检查(铁蛋白、转铁蛋白饱和度)、叶酸及维生素 B_{12} 水平、C 反应蛋白、肝肾功能、凝血功能/血栓弹力图检测等。

7. 其他因素　输血可能带来的潜在风险，如输血相关传染病、输血不良反应、血液输注无效等，应在输血前履行知情同意告知义务。

(二) 术前贫血的诊疗

1. 术前贫血的诊断　我国成人静脉血血红蛋白的正常参考值:成年男性为 130~175g/L，成年女性为 115~150g/L。国内按血红蛋白浓度低于参考值下限的 95%，即成年男性<120g/L，成年女性<110g/L，孕妇<100g/L 作为贫血的诊断依据[7]。鉴于血红蛋白水平在健康人群之间差异较大，难以确定通用的“正常”值，美国国家综合癌症网络(National Comprehensive Cancer Network，NCCN)专家组建议肿瘤患者血红蛋白≤110g/L 时进行贫血评估。对于血红蛋白基线水平高的患者，降幅≥20g/L 时应予以关注并评估。常见的贫血评价方法包括形态学法和动力学法，完整的评价应综合应用两种方法。

(1) 形态学法:临床通常利用红细胞(red blood cells，RBC)、血红蛋白及血细胞比容(hematocrit，Hct)数值，计算红细胞平均指数以对贫血做出形态学分类:①正常细胞性贫血(平均红细胞体积 80~100fl)；②大细胞性贫血(平均红细胞体积>100fl)；③小细胞性贫血(平均红细胞体积<80fl)。

(2) 动力学法:动力学关注贫血的潜在机制，对红细胞的生成、破坏和丢失进行区分。最基础的红细胞指标为网织红细胞指数(reticulocyte index，RI)，RI 正常参考值为 1.0~2.0，升高提示溶血性或失血性贫血，降低提示骨髓增生低下或红细胞系成熟障碍。

2. 术前贫血的治疗　手术切除肿瘤，消除贫血病因是治疗贫血最有效的手段。肿瘤患者术前贫血的主要治疗手段包括补充铁剂、维生素 B_{12} 和叶酸、红细胞生成素类药物(erythropoiesis-stimulating agents，ESAs)以及输血等[8]。绝对性和功能性的缺铁性贫血患者均宜补充铁剂。口服铁剂适用于非急诊手术患者；对口服铁剂不能耐受或无反应时，可给予静脉铁剂。预计术中失血量大(丢失 Hb>30g/L 或 70kg 成人失血量>1 200ml)的非贫血患者，如储存铁低(血清铁蛋白<100μg/L 或转铁蛋白饱和度<20%)，宜补充铁剂以预防术后出现缺铁性贫血。术前患者缺乏维生素 B_{12} 和/或叶酸时应及时治疗；对于需使用 ESAs 治疗的患者，宜同时补充铁剂。术前贫血患者的输血目标是使 Hb 达到手术麻醉的安全阈值。

(三) 术中输血风险的预测

为保障患者安全，对于拟行高风险手术的患者，术前准备时应预测术中输血的风险，评估输血可能性。一项包括 3 万余名肿瘤手术患者的研究显示 14.6%的患者在术中输注了至少 1U 红细胞，影响肿瘤患者术中输血的多因素分析显示年龄、依赖性功能状态、美国麻醉医师协会(American Society of Anesthesiologists，ASA)评分及合并心脏疾病与红细胞输注相关，年龄大、功能状态差和 ASA 评分高的患者术中输注红细胞的风险更高[9]。肿瘤患者的输血实践表明，不同部位的手术通常有不同的输血风险，因此，临床医师应根据所收治患者的特点和开展的手术类型制定相适宜的术中输血风险预测模型。

二、肿瘤患者的手术备血策略

(一) 手术备血的影响因素

肿瘤患者围手术期输血，特别是术中输血有时无法避免，由于缺乏手术备血相关指南，各医疗机构在手术备血上存在较大差异。分析肿瘤患者术中用血数据，探讨手术用血的影响因素，能够在保障患者安全的同时优化血液库存；术前识别肿瘤患者术中输血的风险因素并加以干预，采取有效的血液保护措施，能够有效降低血液的使用。

国外有研究表明术前实验室检查结果异常(包括 Hct 和白蛋白)的肿瘤患者术中输注红细胞的风险更高。国内相关研究显示肿瘤患者术中输注红细胞的影响因素包括性别、Hb、Hct、血小板计数(platelet，PLT)、总蛋白和白蛋白；输注血浆的影响因素包括性别、血红蛋白、活化部分凝血活酶时间(APTT)、血浆凝血酶原时间(PT)、总蛋白和白蛋白。术前贫血是肿瘤患者围手术期输血的独立影响因素，可能延长患者住院时间、增加术后感染和死亡，因此，纠正术前贫血对患者后期治疗具有重要意义。同时，多数肿瘤患者由于长期消耗导致凝血因子的合成减少，易出现凝血障碍，改善患者凝血功能，能有效降低手术风险和血液使用。

(二) 手术备血策略

世界卫生组织(WHO)建议各医疗机构应根据当地具体情况制定合理的手术备血和用血策略。国内有研究报道肿瘤患者的术中用血量占治疗用血量的 60%以上，评估肿瘤患者手术用血的影响因素，建立肿瘤患者最大手术备血策略(maximum surgical blood ordering schedule，MSBOS)对血液资源的科学合理使用具有积极作用[10]。各医疗机构应根据实际情况制订择期手术患者的 MSBOS，完善输血前相容性检测，优化血液管理。

随着肿瘤患者个体化治疗的普及,部分患者在手术治疗前接受了辅助治疗或手术联合术中放疗,给制定完善的 MSBOS 带来挑战。开展肿瘤患者多学科会诊,做好治疗期间的血液保护;加强团队建设,完善相关制度及流程管理;细化临床用血监控指标等措施有助于制定和调整肿瘤患者 MSBOS[11]。中国医学科学院肿瘤医院结合多年临床输血实践制定了本机构的 MSBOS(表 60-2),该策略有效降低了临床输血量,达到了血液保护的目的。

表 60-2 肿瘤患者最大手术备血策略

手术部位	备血量(红细胞)*
头颈肿瘤	
甲状腺	T/S
腮腺	T/S
喉、鼻	T/S
胸部肿瘤	
肺	T/S
食管	2
纵隔	T/S
腹部肿瘤	
胃	2
结直肠	2
肝胆	2
胰腺	3
乳腺	T/S
妇科肿瘤	
外阴	T/S
子宫	2
卵巢	4

注:* 备红细胞数量因医疗机构惯例存在差异;T/S(type and screen),ABO/RhD 血型鉴定和抗体筛查。

第三节 肿瘤患者围手术期血液管理

一、肿瘤相关性贫血

(一) 肿瘤相关性贫血的概述

贫血(anemia)是指外周血中单位容积内红细胞数减少或血红蛋白浓度减低,致使机体不能对组织细胞充分供氧的疾病。肿瘤相关性贫血(cancer related anaemia,CRA)是指肿瘤患者在其疾病的发展过程中以及治疗过程中发生的贫血,是恶性肿瘤常见的伴随疾病之一。2019 年中国 CRA 调查对全国 97 家医院 7 324 例成年恶性肿瘤患者进行了开放性、多中心、非干预性的横断面调查,结果发现患者平均血红蛋白为(114.3±19.6)g/L,贫血总体发生率为 49.24%,大多数患者为轻度或中度贫血;在不同肿瘤类型中,泌尿系统肿瘤贫血发生率最高(62.89%),其次是妇科肿瘤(60.32%)和胃肠道肿瘤(51.13%);92.84%的贫血患者未给予任何纠正贫血的治疗,接受贫血治疗的患者中 EPO 治疗的比例为 44.96%,输血治疗的比例为 31.39%,铁剂治疗的比例为 6.59%[12]。因此,加强肿瘤患者的贫血管理至关重要。CRA 的分级和分类如下。

(1) 按照贫血严重程度分级:目前,国际上贫血的分级标准主要依据美国 NCI 和 WHO 标准。NCCN《肿瘤相关性贫血临床实践指南》主要参考 NCI 分级标准,国内普遍使用中国标准进行贫血分级(表 60-3)。

表 60-3 肿瘤相关性贫血严重程度分级

分级	血红蛋白/($g \cdot L^{-1}$)		
	美国国立癌症研究所	世界卫生组织	中国
0 级(正常)	≥正常参考值下限	≥正常参考值下限	≥正常参考值下限
1 级(轻度)	100~正常参考值下限	110~正常参考值下限	90~正常参考值下限
2 级(中度)	80~<100	80~100	60~<90
3 级(重度)	65~<80	<80	30~<60
4 级(极重度)	威胁生命	/	<30

(2) 按照 CRA 的形成原因分类:

1) 非化疗相关 CRA:肿瘤相关的出血、溶血、肿瘤侵犯骨髓、肿瘤引起的营养不良、铁代谢异常、肾功能损伤以及肿瘤相关的细胞因子对骨髓造血功能的影响均可引起 CRA。肿瘤可通过多种方式引起或加速贫血发生:肿瘤细胞侵入骨髓,可影响红细胞生成;肿瘤细胞产生的细胞因子可引起铁沉积,抑制红细胞生成甚至缩短红细胞寿命;肿瘤破溃出血或器官损伤会加重贫血;间接因素包括肿瘤患者食欲减退导致的营养不良、凝血功能异常等。上述多种原因致使癌症患者中以贫血为首发症状的较为普遍。

2) 化疗导致的 CRA:化疗药物能直接损害骨髓造血系统,破坏红细胞的合成,从而导致贫血的发生;另一方面,某些细胞毒性药物,如铂类药物能造成肾脏损害，导致内源性 EPO 减少而引起贫血。研究显示，肺癌和妇科恶性肿瘤患者化疗相关性贫血的发生率较高。基于铂类的化疗方案常用于肺癌、卵巢癌和头颈部恶性肿瘤，而铂类药物可造成骨髓和肾脏功能的双重损害导致患者贫血。某些细胞毒性药物在化疗周期中会出现骨髓抑制作用的累积效应，使下一个化疗周期中贫血的发生率和严重程度上升。ECAS 研究发现，从化疗第 1 个疗程至第 5 个疗程，贫血发生率由 19.5%升高到 46.7%，2~3 级贫血发生率也有增加趋势[3]。

（二）肿瘤相关性贫血的治疗

长久以来，CRA 的治疗一直被低估或治疗不足。治疗 CRA 的理由是双重的：①CRA 与晚期肿瘤患者多器官功能衰竭密切相关，会加重器官衰竭并引起多种临床表现，降低患者的生活质量；②CRA 是影响肿瘤患者预后的重要因素。切除肿瘤是治疗 CRA 的确切方法，但部分患者的肿瘤无法根治，因此，CRA 的治疗策略是对贫血原因进行针对性治疗。目前认为引起 CRA 的主要因素为以下两个方面：一是肿瘤自身导致的营养吸收障碍、失血、消耗、骨髓受侵犯等；二是治疗导致的骨髓抑制，包括肿瘤的化疗、放疗以及免疫治疗等。临床上治疗 CRA 的常用手段包括输注红细胞、使用 ESAs 以及营养治疗等。在炎症反应严重时，使用铁调素拮抗剂和细胞因子或激素能调节红细胞的生成。

1. 输注红细胞治疗　输注红细胞是治疗 CRA 的常用方法之一，优点是起效迅速，能够在短时间内提高患者血红蛋白含量，改善贫血带来的不适症状，适用于严重贫血或血流动力学不稳定的急性失血患者。合并心脑血管疾病、慢性肺疾病的无症状贫血患者，以及放化疗后血红蛋白逐渐下降 EPO 治疗无效的患者，也可考虑输注红细胞。肿瘤持续存在或接受细胞毒性化疗会降低患者红细胞的生成能力，输注红细胞虽可迅速升高血红蛋白浓度，但持续时间较短，通常很快会降至输血前水平。因此，CRA 患者的红细胞输注应选择恰当时机并制定合理的目标值。根据我国《肿瘤相关性贫血临床实践指南》推荐，CRA 患者的血红蛋白水平明显下降至 70g/L 或 80g/L 之前，原则上不考虑输血治疗；当血红蛋白<60g/L 或临床急需纠正缺氧状态时，或对 EPO 治疗无效的慢性症状性贫血，以及没有机会接受 EPO 治疗的严重贫血应考虑输血治疗[13]。

2. CRA 患者的 ESAs 治疗　红细胞的产生通常由 EPO 调控，而 EPO 是一种由肾脏管旁间质细胞产生的细胞因子，其基本生理功能是促进骨髓中红细胞系增殖、分化、成熟和释放。1973 年美国食品和药品监督管理局（Food and Drug Administration，FDA）批准 EPO 应用于肿瘤患者的贫血治疗。目前认为，EPO 和输血均为治疗 CRA 的主要手段，但是 EPO 治疗的主要目标是减少输血。EPO 可能需要数周时间才能提升血红蛋白水平，但在重复给药的情况下 EPO 能够有效维持血红蛋白达到目标水平。

（1）ESAs 治疗的优点和不良反应：随机对照研究已经证实，EPO 可提升 CRA 患者的血红蛋白水平并显著减少红细胞输注的次数；EPO 具有符合正常生理、耐受性好、无病毒感染风险以及可用于门诊患者治疗等优点；EPO 可改善患者生活质量、疲劳以及其他贫血相关症状（如头晕、胸部不适、头痛等）；此外，EPO 还能保护神经、抗炎、保护血管和促进代谢，这与它对其他靶器官的直接作用相关[14]。另一方面，EPO 可能会增加肿瘤患者静脉血栓发生的风险，并可能增加未接受化疗的肿瘤患者死亡风险[15]。目前尚无随机临床试验证实通过服用抗凝药物可以降低血栓栓塞发生的风险。ESAs 相关的不良反应还包括高血压、血小板减少、出血以及癫痫发作。因此，CRA 患者的 EPO 治疗应设立合理目标值，采用能有效升高血红蛋白水平的相对保守剂量。

（2）中国 EPO 临床使用推荐：我国《肿瘤相关性贫血临床实践指南》不推荐无贫血或未进行化疗的肿瘤患者使用 EPO；对于正在进行化疗，贫血的持续时间预计或已经超过 3 个月的肿瘤患者，EPO 的推荐剂量为 300IU/kg 或 20 000IU，每周 3 次，或者 36 000IU，每周 1 次，皮下注射，疗程 4~6 周。推荐 EPO 的治疗目标值为血红蛋白 100~120g/L，治疗过程中应评价疗效并调整剂量。EPO 治疗 6~8 周无反应，应调整 EPO 剂量或考虑输血治疗；在任何情况下，血红蛋白≥120g/L 应停用 EPO 治疗。开始 EPO 治疗前需要纠正铁缺乏，必要时使用静脉铁剂来减少 EPO 的使用；如果开始 EPO 治疗前患者有“绝对性”铁缺乏症，应先补充铁剂，然后再进行 EPO 治疗。

3. CRA 患者的营养治疗　肿瘤患者体内任何一种参与红细胞生成的物质缺乏均可导致 CRA 的发生，其中以铁、叶酸和维生素 B_{12} 缺乏最为常见。另外，肿瘤患者本身也可能存在营养不良、代谢异常及恶性消耗，导致参与造血的物质（如蛋白质、锌、铜、锰、钴等微量元素）缺乏，因此，补充营养物质是纠正贫血的基础。

（1）铁剂的补充：肿瘤患者发生铁缺乏的比例较高，32%~60%的肿瘤患者存在绝对性铁缺乏（铁蛋白≤30μg/L，转铁蛋白饱和度<20%）。除了营养摄入减

少或失血导致的绝对性铁缺乏以外，患者还可能出现功能性铁缺乏，其转铁蛋白饱和度降低但铁蛋白水平较高，通常是由于慢性炎症所致，特征为铁储备增加、铁利用下降和红细胞生成受限。部分患者在持续使用 EPO 刺激红系造血时可出现功能性铁缺乏，此时储备于单核吞噬细胞系统中的铁在红细胞生成过程中被大量转运到骨髓导致血清铁降低，无法支持进一步的造血功能，影响后续 ESAs 的治疗效果。实践表明，对于绝对性铁缺乏的患者应进行补铁治疗，方法为口服或静脉补铁。

1）口服铁剂：口服铁剂具有使用方便的优点，但是也存在缺点，包括生物利用率低，胃肠道不良反应，患者依从性差等。口服铁剂包括硫酸亚铁、富马酸亚铁、琥珀酸亚铁、葡萄糖酸亚铁以及多糖铁复合物等，常用剂量是元素铁 150~200mg/d。《围术期贫血和铁缺乏的管理国际共识》中指出[16]，如果术前有充足时间（至少 6~8 周）可给予口服小剂量铁 40~60mg/d 或 80~100mg、q. d. ，同时口服维生素 C 0. 2g/d 以上剂量增加铁的吸收。

2）静脉铁剂：对于不能耐受口服铁剂、胃肠道吸收障碍、口服铁剂无效的患者，推荐使用静脉铁剂，通常包括蔗糖铁、右旋糖酐铁和葡萄糖酸铁。静脉铁剂的优点是能够被人体完全吸收，起效快，无胃肠道刺激症状；缺点是需要注射使用。常规剂量为 1 000~1 500mg，1~2 次缓慢静脉输注（<1 小时），大部分患者 3 天内起效，血红蛋白迅速升高。对于腹部手术患者，术前 8~10 天或 2~4 周给予静脉铁剂（1 000mg）可减少红细胞输注及住院时间；术前 2 周内静脉补铁可减少心脏手术和骨科手术输血需求，并降低急性肾损伤和感染风险[16]。

（2）叶酸和维生素 B_{12} 的补充：叶酸和维生素 B_{12} 主要用于纠正叶酸或维生素 B_{12} 缺乏引起的贫血。CRA 患者在接受贫血治疗前建议进行叶酸及维生素 B_{12} 水平检测，如果明确存在叶酸及维生素 B_{12} 缺乏，应予以积极补充，首选口服制剂。叶酸缺乏时，给予叶酸每次 5~10mg，每天 2~3 次，一般在治疗 3 天后网织红细胞开始上升，7 天可达高峰，血红蛋白恢复正常需 3~6 周。对于胃肠道吸收不良或不能口服的患者，可采用肠外途径给药，常用甲酰四氢叶酸 3mg 肌内注射，每日 1 次。维生素 B_{12} 缺乏时首选口服腺苷钴胺或甲钴胺 0. 5mg/次，3 次/d。如存在维生素 B_{12} 吸收障碍，可采用甲钴胺 0. 5mg/次肌内或静脉注射，2~3 次/周，直至血红蛋白恢复正常。推荐口服治疗 3 个月后复查叶酸及维生素 B_{12} 水平。

二、肿瘤患者围手术期红细胞输注

（一）围手术期红细胞输注指征

围手术期输血是指在围手术期输入血液，包括自体血以及异体全血、红细胞、血小板、新鲜冰冻血浆和冷沉淀等。肿瘤患者多为限期手术，通常情况下可以通过纠正贫血、减少失血和自体输血来降低异体血液的输注，避免输血不良反应的发生。但部分肿瘤患者在上述治疗后仍然需要输注异体血液，尤其是红细胞。围手术期红细胞输注应根据我国《手术及创伤输血指南》的相关规定严格执行，主要用于需要提高血液携氧能力，血容量基本正常或低血容量已被纠正的患者，低血容量患者可配晶体液或胶体液应用。当血红蛋白>100g/L，可以不输血；血红蛋白<70g/L，应考虑输血；血红蛋白在 70~100g/L 之间，根据患者的贫血程度、心肺代偿功能、有无代谢率增高以及年龄等因素决定。

（二）减少输血的措施

1. 治疗贫血　肿瘤患者术前贫血的发生率为 30%~90%，不同类型的肿瘤术前贫血情况存在一定的差异，结直肠癌术前贫血发生率为 30%~67%，卵巢癌患者围手术期贫血发生率约 81%。对于肿瘤贫血患者，入院前应给予 EPO 和/或铁剂提高患者红细胞数量，使血红蛋白恢复到正常水平以改善贫血症状[17]。术前补充铁剂的适应证包括缺铁性贫血患者、储存铁不足且预计手术失血量较大的患者、应用 EPO 联合铁剂的患者；禁忌证包括铁剂过敏者、铁过载患者。

2. 治疗出血和减少失血　首先，术中需要快速、有效止血。手术医师在术中可使用电刀、双极电凝、局部止血剂等方法进行快速止血。其次，需要最大限度地减少出血，外科医师应将微创、精准的操作理念贯穿手术全程，熟悉血管解剖位置，减少器官组织损伤，缩短手术时间。对于术中大量出血的肿瘤患者，还可进行以下干预：①血小板输注前尽可能获取患者 PLT；对服用药物引起血小板功能障碍的肿瘤患者，尽可能进行血小板功能测试。②输注新鲜冰冻血浆（fresh frozen plasma，FFP）前尽可能获取患者出、凝血功能试验结果。③应用冷沉淀之前评估患者血浆纤维蛋白原水平。④药物治疗包括抗纤溶药物（氨甲环酸、氨基己酸）、去氨加压素、局部止血药（如纤维蛋白胶、凝血酶凝胶）、凝血酶原复合物、凝血因子浓缩物、冷沉淀、纤维蛋白原等。

3. 停用抗凝和抗血小板药物　肿瘤患者手术前应对凝血功能进行检测及评价。对于限期手术的肿瘤患者,若有心脑血管疾病、支架植入病史需长期口服抗凝或抗血小板药物的情况,术前应咨询相关专家能否停用抗凝或抗血小板药物。如临床条件允许,建议阿司匹林及其他非甾体抗炎药停用3~5天,氯吡格雷停用7天,噻氯匹定停用14天,双香豆素停用4~5天。对于应用抗凝药物的肿瘤患者,术前可考虑使用相应的药物进行拮抗,如凝血酶原复合物、新鲜冰冻血浆、维生素K等。

4. 抗纤溶药物的应用　抗纤维蛋白溶解药在肿瘤患者术中的应用逐渐受到重视。抗纤溶药物通过减少纤溶酶激活,降低纤溶活性,抑制纤维蛋白溶解,稳定纤维蛋白,从而减少出血。当前,抗纤溶药物广泛应用于肝脏手术及失血风险高的手术患者,常用药物有氨甲环酸、氨基己酸等。

5. 辅助治疗　大多数肿瘤患者存在营养不良、肿瘤相关性贫血等问题,因此,营养支持可作为辅助治疗手段。贫血患者注意合理搭配饮食结构,食物多样化,缺铁性贫血患者宜增加含铁丰富的食物,同时增加富含维生素C的食物以促进铁吸收。胃肠道肿瘤手术患者是叶酸、维生素B_{12}缺乏的高风险人群,应注意及时补充。

三、肿瘤患者围手术期凝血功能管理

据报道约50%的恶性肿瘤患者存在一个或数个凝血参数异常,最常见的表现为高凝状态,包括凝血因子、D-二聚体(D-dimer)、纤维蛋白原和/或纤维蛋白降解产物及血小板不同程度的增加。肿瘤患者血液高凝状态的机制十分复杂,可能存在以下几方面的原因:①肿瘤细胞通过释放和激活促凝因子、纤维蛋白溶解因子和血管内皮生长因子等,促进凝血激活;②肿瘤细胞通过与内皮细胞、血小板、单核巨噬细胞等相互作用,破坏促凝与抗凝之间的平衡;③急性反应、蛋白代谢异常、血流动力学变化等,引起血液黏滞度改变,激活凝血功能;④血管壁异常,包括内皮细胞损伤、抗凝特性丢失及新生血管形成等,导致纤维蛋白原和其他凝血蛋白过度积聚,形成血栓。

影响肿瘤患者围手术期凝血功能的因素是多方面的,除高凝状态外还包括手术创伤、酸碱平衡和体温等,因此,凝血功能管理的重点在于:①术前评估患者凝血功能,及时给予纠正;②评估手术失血情况并监测有无凝血障碍;③适时补充FFP、冷沉淀或血小板;④应用药物止血,纠正凝血障碍。

(一) 血浆及冷沉淀的输注指征

1. 新鲜冰冻血浆的输注指征　新鲜冰冻血浆在临床上主要用于补充凝血因子,不适用于扩充血容量、营养支持以及促进伤口愈合等。肿瘤患者出现以下情况之一可考虑输注:①PT或APTT超过正常1.5倍,创面弥漫性渗血;②患者急性大出血(出血量或输血量相当于自身血容量);③先天性或获得性凝血功能障碍,如严重肝病患者;④紧急拮抗华法林的抗凝血作用;⑤纠正弥散性血管内凝血。

2. 冷沉淀的输注指征　冷沉淀由新鲜冰冻血浆制备而成,主要含有浓缩的Ⅷ因子、vWF和纤维蛋白原,输注指征包括:①纤维蛋白原缺乏,纤维蛋白原低于1g/L;或有活动性出血时纤维蛋白原低于1.5g/L;②血管性血友病、甲型血友病、获得性凝血因子缺乏、严重肝病患者;③心功能不全患者伴有凝血障碍,因心脏负荷限制不能输注FFP可输注冷沉淀;④溶栓治疗后出血。

(二) 减少输血的措施

1. 术前评估　提前干预术前详细询问患者有无出血史、是否使用抗凝药等增加出血风险的因素,通过既往史和实验室检查,在术前发现出血风险高的患者,采取适当的措施进行纠正,稳定体循环和微循环以提高患者对出血的耐受程度。

2. 减少术中出血　术中应用控制性低血压技术、高氧通气以及保持患者正常体温可以减少出血,此外,运用外科微创技术,如胸腔镜、腹腔镜等,减少器官组织损伤,术中快速有效止血,减少术中出血。

3. 血浆代用品和血液制品的应用　血浆代用品是一类高分子化合物的胶体溶液或乳剂,主要用于扩充血容量、改善微循环,替代血浆的部分功能。血液制品包括白蛋白、凝血酶原复合物、凝血因子等,根据临床需求有针对性的使用可避免或减少血液的输注。

4. 止血药物的应用　主要包括抗纤溶药物、局部止血药、去氨加压素、重组活化凝血因子Ⅶa、凝血酶原复合物、凝血因子浓缩剂等。

四、肿瘤患者的血小板输注

血小板输注是预防和治疗严重血小板减少症患者出血的快速、有效方法。在肿瘤临床治疗上,血小板输注常见于肿瘤化疗所致血小板减少症(CIT)以及晚期肿瘤侵犯骨髓的患者,而围手术期输注尤其是术前输注血小板的情况相对少,且主要为接受新辅助治疗的患者。

(一) 血小板输注指征

对于手术或有创外科操作,输注血小板目的是保障手术或外科操作的安全。血小板减少的患者进行侵入性操作时如腰椎穿刺、胃镜和气管镜活检、肝脏穿刺活检等,如PLT<50×10^9/L时,建议预防性输注血

小板；进行椎管内麻醉，如 PLT<80×10^9/L 时，建议预防性输注；进行神经外科或眼部手术，如 PLT<100×10^9/L 时，建议预防性输注。

肿瘤患者反复多次输注血小板易产生同种免疫导致输注无效，应严格掌握预防性输注指征。AABB 血小板输注指南指出：对于低增生性血小板减少症的成人住院患者 PLT≤10×10^9/L 时建议预防性输注，有出血风险因素时如发热、败血症、凝血功能异常等患者的输注阈值可适当提高。

（二）肿瘤化疗所致血小板减少症

CIT 是常见的肿瘤治疗并发症。美国一项大样本实体瘤患者的 CIT 调查显示，以不同药物（紫杉醇类、蒽环类、铂类和吉西他滨）为基础的化疗方案 CIT 的发生率不同（分别为 21.9%、37.8%、55.4% 和 64.2%）；结直肠癌、非小细胞肺癌、卵巢癌和乳腺癌 CIT 发生率分别为 61.7%、50.5%、45.6%和 37.6%。

存在 CIT 的肿瘤患者常伴出血或有出血倾向，病情严重者需要多次、反复输注血小板。但部分患者在多次输入血小板后，出现了血小板输注无效（platelet transfusion refractorinses，PTR）的现象。PTR 发生的原因包括非免疫因素和免疫因素两个方面，前者是导致 PTR 的主要原因，其中患者相关因素包括发热、感染、败血症、脾大、DIC、肝素等，血小板相关因素包括血小板储存质量（储存时间、血小板数量、活性等）、输注剂量及制剂类型（单采或手工制备）等。免疫因素主要指患者体内产生的破坏血小板的抗体，包括 ABO 血型抗体、人类白细胞抗原（human leukocyte antigen，HLA）抗体、人类血小板抗原（human platelet antigen，HPA）抗体和 CD36 抗体。临床上发生 PTR 后医师应在分析病因的基础上采取相应的对策，包括退热、控制感染、脾切除及血小板抗体筛查等，并选择配型相合的血小板。

五、肿瘤患者的自体输血

虽然自体输血技术已经得到广泛应用，但对于肿瘤外科手术，回输含有恶性肿瘤细胞的自体血液可能加速肿瘤的复发和转移。近年对此进行了大量研究，结果表明就安全性而言，自体输血与异体输血没有显著差异。有研究认为原发性或转移性癌症手术前外周血中已经可检测到循环肿瘤细胞，所以自体血液回输造成肿瘤扩散和转移的风险可能被过度强调，目前尚无自体血液回输造成肿瘤扩散转移的报道[18]。

（一）贮存式自体输血

贮存式自体输血（preoperative autologous blood donation，PAD）是自体输血中开展较早且成熟的技术，可应用于合适的肿瘤患者。为确保 PAD 在肿瘤外科手术中安全、有效地进行，临床医师应严格掌握其适应证，根据患者身体状况、手术风险等制定采血计划，保证患者的采血安全，自体血液应标识正确、保存过程无污染、无溶血。

（二）急性等容血液稀释

急性等容血液稀释（acute normovolemic hemodilution，ANH）在肿瘤患者中的应用是安全的，其适应证与非肿瘤患者相同。一般情况好、无贫血、无心脑血管疾病、无凝血功能障碍等择期手术肿瘤患者都可开展 ANH。需强调的是，必须在具备监护条件，且不损害肿瘤患者手术安全性的前提下实施 ANH。

（三）回收式自体输血

回收式自体输血（autologous salvaged blood transfusion）常被视为肿瘤患者的禁忌。近年来，随着血液保护重视程度和输血相关免疫调节认识度的提高，肿瘤外科中回收式自体输血的应用受到关注。多项研究指出经过白细胞滤器过滤（或者增加射线辐照）的回收自体血是安全的，流式细胞仪和免疫组化技术未检出恶性肿瘤细胞[19,20]。最近一项比较回收式自体输血和异体输血的荟萃分析表明，恶性肿瘤患者回收式自体输血未增加肿瘤复发率，患者生存率与异体输血者相当[21]。意大利、英国等国家已在相关指南中建议肿瘤手术应用回收式自体输血联合白细胞滤器。目前我国尚没有出台相关指南，在血液紧缺的情况下是否推荐肿瘤患者采用回收式自体输血仍需进一步验证。

第四节　围手术期输血与肿瘤患者的远期预后

一、肿瘤输血相关免疫调节

1973 年 Opelz 等观察到接受红细胞输注的肾移植患者其移植肾脏存活率明显高于未输注红细胞的患者，为输血相关免疫调节（transfusion-related immune modulation，TRIM）的研究提供了初步证据。之后的很多研究显示输注的血液同时具有促进炎症和免疫抑制的功能，各种血细胞自身（红细胞、白细胞和血小板）、细胞源性调节介质（细胞外囊泡、生物活性脂质和细胞因子等）及细胞裂解产物（血红蛋白、血红素等）均可作用于机体免疫系统，但具体作用机制并不清楚。在整个输血相关免疫调节中，主要涉及三个方面：①献血者相关特征，即血液输注是如何作为压力源引起受血者的免疫防御；②血液成分制备和保存过程中所附带的致病因子，即血液成分如何呈现不同程度的压力信号，并伴有致病性储存损伤；③受血者相关特征，即受血者免疫状态的不同决定针对献血者细胞抗原所产生适应性免疫反应的差异。

（一）献血者相关特征

近期一项献血者流行病学评估研究对 13 403 名不同种族背景、不同献血史的献血者所捐献的血液进行储存末期（42 天）红细胞溶血、溶血相关性全基因组关联研究和代谢组学等方面研究[1]。储存红细胞组学的研究证明献血者特征（例如，性别、年龄、种族、献血频率、铁摄入量）与体外测量血袋中红细胞溶血相关：男性献血者红细胞冷藏或诱导的渗透性、机械性溶血和氧化性溶血的易感性增加，可能与睾酮有关；非裔美国献血者的红细胞对渗透性溶血抗性较强；年龄大的献血者（60 岁及以上）与氧化性溶血减少有关；来自频繁献血者的红细胞的氧化性溶血和铁蛋白水平降低；摄入铁补充剂可改善红细胞对氧化性或渗透性溶血的抵抗力；口服避孕药或使用性激素与男性的红细胞溶血倾向有关。

此外，献血者和受血者性别差异对输血结果的影响也是近期研究的热点。大型观察性研究发现献血者和受血者性别不匹配输血是受血者死亡的潜在独立危险因素。尽管并非所有研究都证实性别不匹配的输血与不良结局有关，但来自男性和女性献血者的血液具有不同特征。献血者性别影响红细胞的平均年龄，与相同年龄的男性献血者相比，女性献血者在捐献血液时血液循环中含有更多新生红细胞，表现为较低的血细胞比容和血液黏度水平，而男性献血者血液循环中的血细胞比容较高且陈旧红细胞数量更多[22]。与输血后果有关的机制可能是红细胞氧气运输能力、凝血系统和细胞外囊泡的潜在献血者性别差异[22]。研究还发现有妊娠史的女性献血者导致性别不匹配输血的死亡风险增加。

（二）血液成分制备和保存过程中所附带的致病因子

悬浮红细胞中不仅包含红细胞，还有白细胞、血小板以及少量血浆等，尽管使用白细胞减少技术去除大量白细胞，但每单位去白细胞悬浮红细胞中仍然含有 5 000~5×10^6 个白细胞和大量残留血小板。红细胞输注可能会影响免疫功能，甚至导致器官功能障碍、死亡率增加。

1. 白细胞和白细胞源性介质　临床上观察到储存前去除白细胞可减轻受血者 TRIM，这表明白细胞和/或白细胞源性介质在 TRIM 中发挥作用。输血后供者白细胞上的主要组织相容性抗原（major histocompatibility complex，MHC）Ⅱ类分子与受体淋巴细胞之间的相互作用可能导致同种免疫或免疫抑制。白细胞凋亡能诱导免疫抑制，在血液采集、处理和储存过程中，白细胞经历凋亡过程，凋亡的早期步骤之一是磷脂酰丝氨酸暴露于细胞膜。免疫细胞和磷脂酰丝氨酸的相互作用可诱导免疫抑制信号，包括释放白细胞介素-10（interleukin-10，IL-10）、转化生长因子-β（transforming growth factor-beta，TGF-β）和少量促炎细胞因子，抑制抗原提呈细胞活化，激活免疫调节性 T 细胞等。可溶性白细胞源性介质包括细胞因子、白细胞脱颗粒产物、可溶性 FAS-L 和 HLA 分子，可溶性 FAS-L 和 TGF-β 具有显著的促进 TRIM 功能[23]。

2. 残留血小板和血小板衍生因子　最新数据表明血小板和血小板衍生因子具有重要的免疫调节潜力，血小板源性微粒既能诱导免疫抑制也能诱导免疫激活[24]。血小板表面表达多种受体，通过受体激活后产生脂质体并释放颗粒。除受体外，血小板还表达多种蛋白参与炎症、增殖和迁移过程。血小板含有大量的 CD40L，在 B 细胞活化、增殖、细胞因子分泌及免疫球蛋白类别转换起到重要作用。长时间储存导致血小板活化，α 颗粒内容物的分泌使膜上 P-选择素（P-selectin，PS）和 CD40L 表达增加，并大量分泌到上清液中以可溶性形式存在，参与免疫调节。血小板活化或凋亡后可释放出体积非常小的血小板微粒，离开循环系统后进入周围组织，能够将 RNA、细胞因子或趋化因子转运到其他细胞和组织。血小板还能分泌其他因子，包括血管内皮生长因子、5-羟色胺、血小板源性生长因子、成纤维细胞生长因子-2 和 TGF-β1，这些生长因子输注后可能促进肿瘤生长或拮抗靶向治疗。

3. 红细胞输血相关免疫调节　在多种临床前模型中，红细胞输注可导致炎症反应，包括白细胞激活、嗜中性粒细胞趋化性增强、单核细胞/巨噬细胞活化和炎症性细胞因子释放[23]。红细胞输注也可引起免疫抑制，包括自然杀伤细胞功能受损、T 淋巴细胞比率改变、抗原呈递缺陷、淋巴细胞增殖抑制和巨噬细胞功能降低[25]。红细胞输注具有促炎和免疫抑制两种作用，对于危重患者尤其重要，因为危重患者的过度炎症和免疫抑制均与不良后果显著相关[25]。TRIM 的另一个潜在机制源自红细胞本身，当红细胞在冷藏条件下老化时，会发生“储存损伤”的变化，包括红细胞形态改变、流变学变化、代谢紊乱、氧亲和力变化、渗透调节改变以及血管调节能力改变[23]。此外，红细胞溶血（储存期间和输血后）可导致 pH 降低，乳酸和其他代谢废物增加，微粒释放，游离血红蛋白、血红素和铁的积累，这些物质都具有良好的生物活性。

（三）受血者相关特征

1. 肿瘤免疫编辑学说　基于肿瘤免疫监视和肿瘤免疫编辑学说[26]，免疫系统在与肿瘤的相互作用中发挥双重作用，既具有抗肿瘤效应同时又对肿瘤进行压力选择，使肿瘤细胞发生免疫重塑导致肿瘤的发展。免疫编辑学说较全面地描述了免疫系统和肿瘤细胞间的复杂关系，并将两者的相互作用分为 3 个阶段，即免疫清除、免疫均衡和免疫逃逸，又称“肿瘤免疫编辑的三阶段学说”[26]。首先是免疫清除阶段，机体免疫系统识别恶变的肿瘤细胞，通过多种途径杀伤肿瘤细胞。如果该阶段免疫系统成功地清除了生长中的肿瘤细胞，则免疫编辑就此结束，不进入免疫均衡和免疫逃逸阶段。在肿瘤发生早期，如果机体免疫系统不能完全清除肿瘤细胞，免疫系统将赋予肿瘤以新的免疫特性，例如肿瘤细胞表型改变，产生低免疫原性肿瘤变异体，免疫系统很难识别，这个过程称为“免疫重塑”。类似于达尔文的自然选择，免疫系统对肿瘤细胞实施免疫选择压力，使免疫原性弱的肿瘤细胞得以存活，这种弱免疫原性肿瘤细胞和免疫系统之间的相持阶段，即免疫均衡；最后进入免疫逃逸阶段，免疫选择压力筛选出的新肿瘤细胞变异体能够抵抗免疫清除，跨过均衡期的免疫抑制作用，从而不断增殖形成临床上可以检测到的肿瘤的过程。

2. 癌症-免疫循环　Hanahan D 和 Weinberg RA 在 2011 年总结了恶性肿瘤的十大特征[27]，包括：①持续的增殖信号；②逃避生长抑制；③抵抗细胞死亡；④无限复制潜能；⑤诱导血管生成；⑥组织浸润和转移；⑦基因组不稳定性和突变；⑧促进肿瘤的炎症；⑨能量代谢紊乱；⑩逃避免疫破坏。为了使抗肿瘤免疫反应对癌细胞进行有效杀伤，机体必须启动被称为“癌症-免疫循环”的一系列关联事件，并使它们反复循环和发展[28]。首先，肿瘤形成过程中产生的新抗原释放并被树突状细胞（DC）捕获并处理（步骤 1）。为了使该步骤产生抗肿瘤 T 细胞反应，必须伴随特定的免疫信号以免肿瘤抗原诱导的外周耐受性产生，包括促炎细胞因子、垂死的肿瘤细胞释放的因子或肠道菌群释放的因子。接下来，DC 将捕获的 MHC-Ⅰ和 MHC-Ⅱ分子上的抗原呈递给 T 细胞（步骤 2），从而启动和激活针对肿瘤特异性抗原的效应 T 细胞反应（步骤 3）。步骤 3 确定免疫反应的性质，效应性 T 细胞与调节性 T 细胞之比的临界平衡是决定最终结果的关键因素。最后，活化的效应 T 细胞进入（步骤 4）并浸润肿瘤床（步骤 5），通过其 T 细胞受体（T cell receptor，TCR）和与 MHC-Ⅰ结合的相关抗原之间的相互作用特异性识别并结合肿瘤细胞（步骤 6），并杀死目标肿瘤细胞（步骤 7）。杀死肿瘤细胞会释放其他肿瘤相关的抗原（再次进入步骤 1），增加随后循环中反应的广度和深度。在肿瘤患者中，“肿瘤免疫循环”无法达到最佳状态的原因可能为：无法检测到肿瘤抗原；DC 和 T 细胞可能会将抗原视为自身抗原而非外源性抗原，从而产生调节性 T 细胞反应而非效应性反应；T 细胞可能无法适当地归巢于肿瘤；T 细胞可能被浸润肿瘤所抑制；更重要的是肿瘤微环境中的因子可能具有抑制效应细胞的功能。对各个步骤的主要参与细胞、刺激性因子和抑制性因子总结[29]，见表 60-4。

表 60-4　癌症-免疫循环

步骤	过程	主要参与细胞	刺激因子	抑制因子
步骤 1	肿瘤细胞抗原释放	肿瘤细胞死亡	免疫原性细胞死亡	耐受性细胞死亡 C1q CD46 FactorH
步骤 2	肿瘤抗原提呈	树突状细胞或抗原提呈细胞	TNF-α IL-1 IFN-α CD40L/CD40 CDN ATP HMGB1 TLR	IL-10 IL-4 IL-13

续表

步骤	过程	主要参与细胞	刺激因子	抑制因子
步骤 3	启动和激活过程	抗原提呈细胞和 T 细胞	CD28/B7.1 CD137/CD137L OX40/OX40L CD27/CD70 HVEM GITR IL-2 IL-12	CTLA4/B7.1 PDL1/PD-1 PDL1/B7.1 Prostaglandins C1q、C3b、iC3b C3a、C5a、CD46 CD55
步骤 4	T 细胞向肿瘤运输	CTL	CX3CL1 CXCL9 CXCL10 CCL5	C3a C5a CD55
步骤 5	T 细胞浸润到肿瘤内	CTL 和内皮细胞	LFA1/ICAM1 Selectins	VEGF Endothelin Breceptor
步骤 6	T 细胞识别肿瘤抗原	CTL、肿瘤细胞	T cell receptor	Reducedp MHC on cancer cells
步骤 7	杀死肿瘤细胞	免疫细胞和肿瘤细胞	IFN-γ T cell granule content	PDL1/PD-1 PDL1/B7.1 IDO TGF-β BTLA VISTA LAG-3 Arginase MICA/MICB B7-H4 TIM-3/phospholipids iC3b、C3a、C5a

通过比较癌症-免疫循环的步骤、刺激因子、抑制因子和输血相关免疫调节所涉及的固有免疫和适应性免疫的组分，可以发现红细胞中各种具有潜在免疫调节功能的成分对肿瘤既可产生免疫抑制作用，也可发挥促炎症作用。输血的免疫抑制功能在移植、自身免疫性疾病和反复自然流产中有积极作用，而对肿瘤患者有不利影响，但动物实验以及临床试验得出的结论并不完全一致，可能与以下因素有关：现有文献大多是观察性研究，就其性质而言，可能缺乏某些对照因素，如献血者群体的变异、血液制备过程、体外储存条件和时间，受者疾病状态和输血次数等[23,30]；此外，许多研究将死亡作为临床观察的终点，但输血的患者基础疾病严重程度不同，难以确定患者死亡与输血有关。

二、围手术期输血与肿瘤患者的远期预后

（一）围手术期输血与结直肠癌患者的远期预后

Opelz 首次提出了输血可对人体的免疫功能产生抑制作用后，围手术期输血与结直肠癌预后的关系最先受到关注。1988 年 Tartter 对结直肠癌手术患者进行回顾性研究发现围手术期输血患者的 5 年生存率明显低于未输血者，并认为免疫抑制作用促进了恶性肿瘤的术后复发。1994 年，Heiss 报道了结直肠癌手术异体输血和自体输血的随机对照研究结果（120 例），表明围手术期异体输血会促进肿瘤的术后复发。2012 年另一项较大样本的结直肠癌（475 例）随机对照研究却得到了围手术期异体输血组的术后复发率和死亡率比自体输血患者更低的相反结果。目前主流观点认为围手术期输血对结直肠癌的预后有不利影响，但结论仍有争议。

2018 年全球癌症状况报告显示全球范围内结直肠癌的发病率和死亡率分别占据所有癌症发病率和死亡率的第 4 位和第 5 位[31]，而在我国癌症发病率和死亡率均占据第 5 位。证明结直肠癌患者输血有害的第一项大型研究是对 1969 年至 1988 年接受结直肠癌手术的 1 221 名患者进行的回顾性研究。该研究评

估了 753 例进行结直肠癌根治性外科手术且随访至少 6 个月的患者,结果显示虽然输血患者的 5 年生存率略低于未输血患者,但差异无统计学意义;进一步亚组分析则显示输注红细胞大于 5U 会显著影响患者的术后生存率。同年进行的另一项类似研究对 473 名接受结直肠癌根治手术的患者进行分析后发现未输血患者的 5 年生存率更高,差异具有统计学意义。英国开展的一项荟萃分析纳入了 55 项相关研究,12 242 名结直肠癌患者接受了围手术期输血,结果围手术期输血患者在结肠癌根治性切除后的结局更差。近期的另一项荟萃分析纳入了 36 项临床观察性研究,共 174 036 结直肠癌患者,结果表明围手术期输血降低了患者的总生存率和癌症特异性生存率,但对无复发生存率没有影响[32]。

（二）围手术期输血与肝癌患者的远期预后

肝癌是世界范围内的主要癌症病种之一,目前治疗的总体效果不尽如人意,术后复发和死亡率居高不下。围手术期输血与肝癌远期预后的关系也一直备受关注,但争议也从未停止。日本学者 Matsumata 于 1993 年最早开始了围手术期输血与肝癌术后复发关系的研究,分析了肝癌切除 54 名围手术期输血患者和 72 名未输血者的临床数据,未发现围手术期输血对肝癌的术后复发有影响。2000 年 Makino 回顾分析了 195 名肝癌根治切除患者的预后,未得到预期的围手术期输血影响术后肝内复发的结果,进一步对合并门静脉癌栓的 66 名患者亚组分析,发现围手术期输血增加肝癌术后肝内复发。

2005 年法国学者 Laurent 对接受肝癌根治手术的 108 名非肝硬化肝癌患者进行了预后因素分析,发现围手术期输血对肝癌的术后复发和长期生存均有不利影响。中国台湾学者 2009 年对 473 名肝癌切除术的患者预后因素进行了研究,其中围手术期输血患者 62 名,多因素 Cox 回归分析得出了相同的结论。2013 年中国学者刘雷对国外已经发表的 22 项相关研究进行了荟萃分析,发现围手术期输血增加肝癌术后的并发症,促进肝癌的复发并缩短患者的生存时间。

2012 年 Kuroda 对 835 名初次治疗的肝癌切除患者进行了回顾性分析,作者采用倾向性评分匹配的方法获得输血和未输血患者各 60 名,匹配后两组患者的临床、手术及病理资料一致,生存分析结果表明围手术期输血对肝癌的术后复发和生存均无影响。2016 年中国人民解放军海军军医大学第三附属医院(东方肝胆外科医院)杨田回顾总结了该院十余年的 1 103 名肝癌手术患者的数据,采用倾向性评分匹配法获得输血和未输血患者各 234 例,匹配后患者的多因素 Cox 分析结果支持 Kuroda 的结论。2017 年一项 1 002 例肝癌手术的回顾性研究发现“术中失血>1L”对肝癌的术后复发和生存均有显著影响,而围手术期输血则对患者的预后没有影响。综上所述,围手术期输血与肝癌远期预后的关系还需进一步研究,尤其缺乏随机对照临床试验的结果。

（三）围手术期输血与胃-食管癌患者的远期预后

在一项包括 18 个胃癌研究(9 120 名胃癌患者)的荟萃分析中,约 36% 的患者接受了输血,结果围手术期输血与患者死亡率增加有关;剂量反应分析显示,输血小于 800ml 的患者死亡率显著低于输血大于 800ml 的患者;围手术期输血还与癌症复发的增加相关。食管恶性肿瘤的围手术期输血研究也有类似的观察结果,输血的不利影响在年轻人群中更为明显。

（四）围手术期输血与宫颈癌及卵巢癌患者的远期预后

一项调查输血是否影响宫颈癌放疗(或联合化疗)患者临床结局的研究(纳入了 119 名ⅡB 期患者)发现与未输血患者相比,接受输血的患者发生远处转移的风险更高,总生存率降低。另一项包括 130 名患者的研究表明输血并不能改善贫血宫颈癌患者的预后,而是宫颈癌初次放疗期间生存期缩短的独立危险因素。也有研究得出不同的结论,一项 295 名ⅠB 期宫颈癌接受手术的患者中,围手术期自体输血组、未输血组和异体输血组的 5 年无病生存率没有显著差异。另有学者分别对 504 名和 412 名接受ⅠB 期和Ⅱ期宫颈癌手术的围手术期输血患者进行了研究,发现宫颈鳞状细胞癌患者的复发和生存不能被证实与输血有关。卵巢癌研究方面,围手术期输血与不良预后之间关系的 Cox 回归分析表明,经年龄和肿瘤分级调整后,输血的晚期卵巢癌患者无复发生存时间和总生存时间都会缩短。

（五）围手术期输血与肺癌患者的远期预后

一项包括 23 项研究,涉及 6 474 名患者的荟萃分析表明,围手术期输血与肺癌手术切除患者的早期复发和低生存率相关。另一项荟萃分析包括 18 项研究,共 5 915 名患者,结果显示围手术期输血降低肺癌术后患者的总生存期和无复发生存期。尽管如此,围手术期输血是否影响肺癌切除患者的预后还没有定论。

除了上述癌症病种外,围手术期输血与头颈癌、胰腺癌以及骨肿瘤等疾病远期预后的关系也有不少研究,在此不一一详述。总体来说,目前已发表的临床研究绝大部分都是观察性研究,且多数研究者认为围手术期输血会加速肿瘤复发,缩短患者的生存时间。由于输血伦理相关原因,随机对照临床试验难以开展,目前缺少高质量的循证医学证据,因此,相关结论还有待进一步验证。

第五节 肿瘤患者的输血不良反应

随着国家近年实施创新驱动发展战略和《"健康中国 2030"规划纲要》,中国医学科学院医学与健康科技创新工程输血不良反应团队(包括中国医学科学院输血研究所、中国医学科学院北京协和医院、中国医学科学院阜外医院、中国医学科学院肿瘤医院)2018年联合发布了《输血不良反应鉴别诊断标准及处理流程》。肿瘤患者输血不良反应的诊断与处理同其他患者并无本质区别,源于中国医学科学院肿瘤医院的单中心数据显示肿瘤患者输血不良反应的发生率约为0.54%,过敏反应和非溶血性发热反应是最常见的不良反应类型。此外,在临床上还应注意避免非感染性输血不良反应,包括迟发性溶血性输血不良反应(delayed hemoly tictransfusion reaction,DHTR)、迟发性血清学反应(delayed serologic transfusion reaction,DSTR)、输血相关性移植物抗宿主病(transfusion associated graftvshost disease,TA-GVHD)和感染性不良反应可能对肿瘤患者造成的危害。

一、非感染性输血不良反应

(一) 迟发性溶血性输血不良反应和迟发性血清学反应

DHTR 通常发生在有输血史和/或妊娠期间曾接受过红细胞抗原同种免疫刺激的患者,由于抗体滴度降低或逐渐消失,输血前未检测到抗体;当再次暴露于抗原阳性的红细胞时,抗体滴度迅速升高,随后发生血管外溶血。DSTR 与 DHTR 有相似的血清学结果,但 DSTR 没有溶血的临床症状或实验室证据。肿瘤患者由于术前贫血和术中失血等原因,经常需要反复输血,发生 DSTR 与 DHTR 的风险比普通患者高。国际血液监测数据显示 DHTR 约占所有输血不良反应的4.3%,占所有严重反应的16%。肿瘤患者一旦发生 DHTR,会对后续治疗带来影响,甚者威胁生命。英国2018年、2019年输血严重危害报告(serious hazards of transfusion,SHOT)的数据表明引起 DSTR 与 DHTR 最常见的抗体为 Kidd、Rh 血型系统的同种抗体。虽然这类输血不良反应无法完全避免,但可以通过选择敏感性高的方法进行输血前检测,并给予患者对应抗原阴性的红细胞以降低其发生率。

(二) 输血相关性移植物抗宿主病

TA-GVHD 是最严重的输血不良反应之一,血液恶性肿瘤或实体肿瘤患者是发生 TA-GVHD 的高危人群。肿瘤患者由于化疗或放疗导致其免疫功能可能受抑制,发生 TA-GVHD 的风险增加。TA-GVHD 临床表现较为复杂,易与药物、放疗及化疗的副作用相混淆。临床症状以发热和皮疹最为多见,多数患者有全血细胞减少,严重感染是其常见死因。TA-GVHD 不易诊断,治疗效果差,预防尤为重要,应用伽马射线或 X 射线对血液制品进行辐照处理可以将血液中有免疫活性的淋巴细胞灭活,是目前预防 TA-GVHD 的有效手段。

二、感染性输血不良反应

国际输血协会的数据显示感染性疾病发生率大约为0.4/10万U,其中54%为细菌感染,43%为病毒性感染,2.4%为寄生虫感染[33]。免疫受损的癌症患者是某些病毒感染的高风险人群,例如巨细胞病毒(cytomegalo virus,CMV),它是一种高度流行的病毒,40%~50%的健康成年人携带 CMV 抗体。对于免疫力正常的患者,CMV 通常可以被控制,在临床上几乎没有意义。但对于癌症患者,CMV 感染可能会造成严重后果,包括肺炎、胃肠道感染和移植受者骨髓细胞的延迟植入等。目前,业内普遍认为在缺乏 CMV 阴性血液成分的情况下,输注去除白细胞的血液成分是减少 CMV 向癌症患者传播的可行方法[34]。

其他关于输血不良反应分类、诊断及风险评估详见第八十章、第八十一章。

(赵国华 彭涛)

参考文献

1. SIEGEL RL, MILLER KD, GODINGSAUER A, et al. Colorectal cancer statistics, 2020[J]. CA Cancer J Clin, 2020, 70(3): 145-164.
2. 郑荣寿,孙可欣,张思维,等. 2015年中国恶性肿瘤流行情况分析[J]. 中华肿瘤杂志,2019,41(1):19-28.
3. LUDWIG H, VANBELLE S, BARRETT-LEE P, et al. The European Cancer Anaemia Survey (ECAS): a large, multinational, prospective survey defining the prevalence, incidence, and treatment of anaemia in cancer patients[J]. Eur J Cancer, 2004, 40(15): 2293-2306.
4. WILSONM J, VANHAAREN M, HARLAARJ J, et al. Long-term prognostic value of preoperative anemia in patients with colorectal cancer: A systematic review and meta-analysis[J]. Surg Oncol, 2017, 26(1): 96-104.
5. Common Terminology Criteria for Adverse Events (CTCAE) Version5.0[S]. 2017.
6. HEBERT PC, WELLS G, BLAJCHMAN MA, et al. Amulticenter, randomized, controlled clinical trial of transfusion requirements in critical care. Transfusion requirements in critical care investigators, Canadian Critical Care Trials Group[J]. Nengl J Med, 1999, 340(6): 409-417.
7. 尚红,王毓三,申子瑜. 全国临床检验操作规程[M]. 4版. 北京:人民卫生出版社,2014.

8. KOTZÉ A, HARRIS A, BAKER C, et al. British Committee for Standardsin Haematology Guidelines on the Identification and Management of Pre-operative Anaemia[J]. Br J Haematol, 2015, 171(3): 322-331.
9. AL-REFAIE WB, PARSONS HM, MARKIN A, et al. Blood transfusion and cancer surgery outcomes: a continued reason for concern[J]. Surgery, 2012, 152(3): 344-354.
10. YAZER MH, KUTNER J, MCCABE J, et al. An international survey of maximum surgical blood ordering schedule creation and compliance[J]. ISBT Science Series, 2019, 14(3): 315-322.
11. 李喜莹,赵国华,刘敏,等. 肿瘤患者手术备血策略的建立及其手术用血影响因素分析[J]. 中华医学杂志, 2013, 93(32): 2562-2566.
12. 宋正波,陆舜,冯继锋,等. 中国肿瘤相关性贫血发生率及治疗现状的流行病学调查研究[J]. 中国肿瘤, 2019, 28(9): 718-722.
13. 马军,王杰军,张力,等. 肿瘤相关性贫血临床实践指南(2015—2016版)[J]. 中国实用内科杂志, 2015, 35(11): 921-930.
14. NEKOUI A, BLAISE G. Erythropoietin and nonhematopoietic effects[J]. Am J Med Sci, 2017, 353(1): 76-81.
15. RIZZO JD, BROUWER S M, HURLEY P, et al. American Societyof Hematology/American Society of Clinical Oncology clinical practice guideline update on the use of epoetin and darbepoetin in adult patients with cancer[J]. Blood, 2010, 116: 4045-4059.
16. MUNOZ M, ACHESON AG, AUERBACH M, et al. International consensus statement on the peri-operative management of anaemia and iron deficiency[J]. Anaesthesia, 2017, 72: 233-247.
17. GOODNOUGH LT, MANIATIS A, EARNSHAW P, et al. Detection, evaluation, and management of preoperative anemia in the elective orthopaedic surgical patient: NATA guidelines[J]. Br J Anaesth, 2011, 106: 13-22.
18. ZAWA S, KANTHARAJANNA SB, KUMAR N. Is autologous salvaged blood a viable option for patient blood management in oncologic surgery? [J]. Transfus Med Rev, 2017, 31(1): 56-61.
19. Klein AA, Bailey CR, Charlton AJ, et al. Association of anaesthetists guidelines: cell salvage for peri-operative blood conservation 2018[J]. Anaesthesia, 2018, 73(9): 1141-1150.
20. MARRACCINI C, MEROLLE L, BERNI P, et al. Safety of leucodepleted salvaged blood in oncological surgery: an in vitro model[J]. Vox Sanguinis, 2017, 112: 803-805.
21. WU WW, ZHANG WY, ZHANG WH, et al. Survival analysis of intraoperative blood salvage for patients with malignancy disease: APRISMA-compliant systematic review and meta-analysis[J]. Medicine, 2019, 98(27): e16040.
22. ALSHALANI A, LI W, JUFFERMAN SNP, et al. Biological mechanism simplicated in adverse outcomes of sex mismatched transfusions[J]. Transfus Apher Sci, 2019, 58(3): 351-356.
23. REMY KE, HALL MW, CHOLETTE J, et al. Mechanisms of red blood cell transfusion-related immunomodulation[J]. Transfusion, 2018, 58(3): 804-815.
24. STOLLA M, REFAAI MA, HEAL JM, et al. Platelet transfusion—the new immunology of an old therapy[J]. Front Immunol, 2015, 6(1): 28-37.
25. MUSZYNSKI JA, SPINELLA PC, CHOLETTEJM, et al. Transfusion-related immunomodulation: review of the literature and implications for pediatric critical illness[J]. Transfusion, 2017, 57(1): 195-206.
26. MITTA LD, GUBIN MM, SCHREIBER RD, et al. New insights intocancer immunoediting and its three component phases—elimination, equilibrium and escape[J]. Curr Opin Immunol, 2014, 27(1): 16-25.
27. HANAHAN D, WEINBERG RA. Hall marks of cancer: the next generation[J]. Cell, 2011, 144(5): 646-674.
28. CHEN DS, MELLMAN I. Elements of cancer immunity and the cancer-immune setpoint[J]. Nature, 2017, 541(7637): 321-330.
29. CHEN DS, MELLMAN I. Oncology meets immunology: the cancer-immunity cycle[J]. Immunity, 2013, 39(1): 1-10.
30. KANIAS T, SINCHAR D, OSEI-HWEDIEHD, et al. Testosterone-dependent sex differences in red blood cell hemolysis in storage, stress, and disease[J]. Transfusion, 2016, 56(10): 2571-2583.
31. BRAY F, FERLAY J, SOERJOMATARAM I, et al. Global cancer statistics 2018: GLOBOCAN estimates of incidence and mortality worldwide for 36 cancers in 185 countries[J]. CA Cancer J Clin, 2018, 68(6): 394-424.
32. GOUBRAN HA, ELEMARY M, RADOSEVICH M, et al. Impact of Transfusion on Cancer Growth and Outcome[J]. Cancer Growth and Metastasis, 2016, 9(1): 1-8.
33. POLITIS C, WIERSUM JC, RICHARDSON C, et al. The International Haemovigilance Network database for the surveillance of adverse reactions and events in donors and recipients of blood components: techical issues and results[J]. Vox Sang, 2016, 111(4): 409-417.
34. VAMVAKAS E. Is white blood cell reduction equivalent to antibody screening in preventing transmission of cytomegalovirus by transfusion? A review of the literature and meta-analysis[J]. Transfus Med Rev, 2005, 19: 181-199.

第六十一章

心血管手术围手术期输血

20 世纪 50 年代,心血管外科技术诞生之初即伴随着大量异体输血。由于执行宽松的输血策略,早期的体外循环(cardiopulmonary bypass,CPB)心血管手术异体输血率非常高。输血的原因主要是贫血和出血,由于大部分心血管手术需要 CPB,而 CPB 过程可因血液稀释加重贫血,或因损伤凝血系统导致出血增加,结果增加了输血风险。半个多世纪来,有关血液保护、无输血医学技术和最新的患者血液管理(patient blood management,PBM)综合措施在心血管外科的研究和实践不断增加。尽管目前心血管手术仍是输血量最大的手术种类,但随着对 PBM 理念的深入理解,手术团队应用以循证医学为基础的多学科联合的技术和方法,执行限制性输血策略,不断减少心血管手术异体输血量,同时使患者获得更好临床转归,已经成为当今主流。本章重点介绍心血管手术综合的 PBM 措施。

第一节　心血管手术患者输血的原因

一、心血管手术患者贫血

贫血,尤其是重度贫血是输血的最主要原因。据报道,2010 年全球大约有 32%的人口贫血,住院患者的贫血患病率显著高于一般人群,在特定的手术患者中,贫血患病率则高达 75%[1]。心血管手术因 CPB 过程血液稀释或大量失血可使患者原有的贫血程度加重进而需要输血。贫血已成为心血管手术患者不良预后的独立危险因素[2]。

(一) 术前贫血

术前贫血在心血管手术患者较为常见,其发生率约为 10%~50%(取决于诊断标准)。根据 WHO 的贫血诊断标准,成人心血管手术患者术前贫血率约为 20%~30%。术前贫血是心血管手术患者输注红细胞、术后发病率和死亡率以及长期生存率的独立危险因素。术前贫血的原因包括营养不良,素食者,药物影响(非甾体抗炎药,乙酰水杨酸类药物等),慢性肾疾病,慢性心力衰竭,消化道出血和医源性失血等。围手术期贫血以缺铁性贫血为主要特点[2]。

(二) 术后贫血

由于心血管手术失血多,术后贫血发生率显著高于术前。最近研究表明,约 72.9%的心血管手术患者术后表现为铁缺乏(其中 62.9%为功能性缺铁,10%为绝对缺铁)。一项入选 2 000 例心血管手术的研究报道,心脏术后 ICU 患者因化验检查,平均每位患者每周采血约 400~500ml。因此,医源性失血(如采血化验检查)也是术后贫血不容忽视的原因[3]。

(三) 贫血与预后的关系

近 20 年来,一些观察性研究表明术前贫血与术后不良预后有关。一项荟萃分析表明,贫血可增加心血管手术患者住院死亡风险。但贫血患者可能存在其他危险因素,如高龄,女性,低体重,左心功能不全,肾功能损害,不稳定心绞痛等。为避免混杂因素干扰,3 项应用倾向性匹配方法的大型研究表明,术前贫血与短期死亡率相关。最新的一项匹配性研究,1 170 名实施心血管手术的贫血患者匹配了相同例数的实施同一种手术的非贫血患者,结果发现对心血管手术患者而言,贫血是一种严重的疾病。术前贫血是心血管手术患者长期生存率的独立的、负面影响因素。贫血患者的预后更差,在心血管手术期间比非贫血患者消耗更多的资源[2-4]。

二、心血管手术患者出血

心血管手术大出血发生率高达 15%。大出血可直接导致患者贫血,增加异体输血(包括血小板和血浆)和再次开胸止血术的发生率,是患者死亡率增加的独立危险因素。因此,明确心血管手术出血危险因素,采取有效的预防、监测和治疗措施可改善患者转归[5,6]。心血管手术围手术期出血的原因将从以下几点进行介绍。

(一) 手术部位出血

1. 胸骨切开　绝大部分心血管手术需要切开胸

骨，在切开胸骨时会发生意外出血，尤其是再次胸骨切开时[6]。

2. 血管材料　获取内乳动脉血管材料、大隐静脉血管材料尤其是未停抗血小板药物的患者，此过程会有较大量失血。

3. 建立 CPB　建立 CPB 时，动静脉切开、插管对于不熟练的操作者或主动脉粥样硬化的患者可能发生意外失血。

4. 手术切口　例如需要切开主动脉的手术，主动脉夹层动脉瘤切除人工血管置换手术，动脉调转手术，心脏移植手术等。主动脉切开吻合后经常发生意外失血[7]。

（二）体外循环过程对凝血的干扰

1. 体外循环简介　体外循环（CPB）是指将血液从左心房或右心房引出，经泵氧合注入动脉，在保证患者组织氧代谢的前提下，为心脏外科或其他治疗提供有利条件[8]。图 61-1 简述了 CPB 的基本原理。静脉血经静脉插管和引流管路从右心房（或上下腔静脉）以重力引流的方式至氧合器的静脉回流室。静脉引流管有流量调控装置，可控制静脉回流量或心脏充盈情况。静脉回流室同时接受心外吸引和心内吸引的血液（或液体）。心外吸引俗称右心吸引，通过吸引头和吸引泵将心腔外或可见视野的血液（或液体）吸至回流室。心内吸引俗称左心吸引，以一特制导管置于心腔内，将心内非可见血液吸至回流室，并为左心减压防止左心室膨胀。变温水箱可根据患者不同情况调节 CPB 管道内的血液温度。气体混合器可根据患者血气结果调节不同的气流量和氧浓度。CPB 中还可通过超滤器排除一定的水分，使血红蛋白（hemoglobin，Hb）浓度达到合适的水平。回流室的血液经滚压泵或离心泵首先注入变温器和氧合器进行变温和气体交换。气体混合器将一定浓度的氧送至氧合器使血液在其内发生氧合并排出二氧化碳，经过气体交换的血液需要经动脉微栓滤器去除可能存在的栓子，再通过动脉插管注入患者体内。在静脉引流管道和动脉管道上可安装血气监测装置，连续监测和判断机体的氧供氧耗的平衡情况。动脉管道上还可有饱和度监测装置和气泡监测装置。动脉滤器连有压力监测装置和循环排气管道。由专用心脏停搏液灌注泵给冠状动脉灌注停跳液以心肌保护，在其管道上亦有

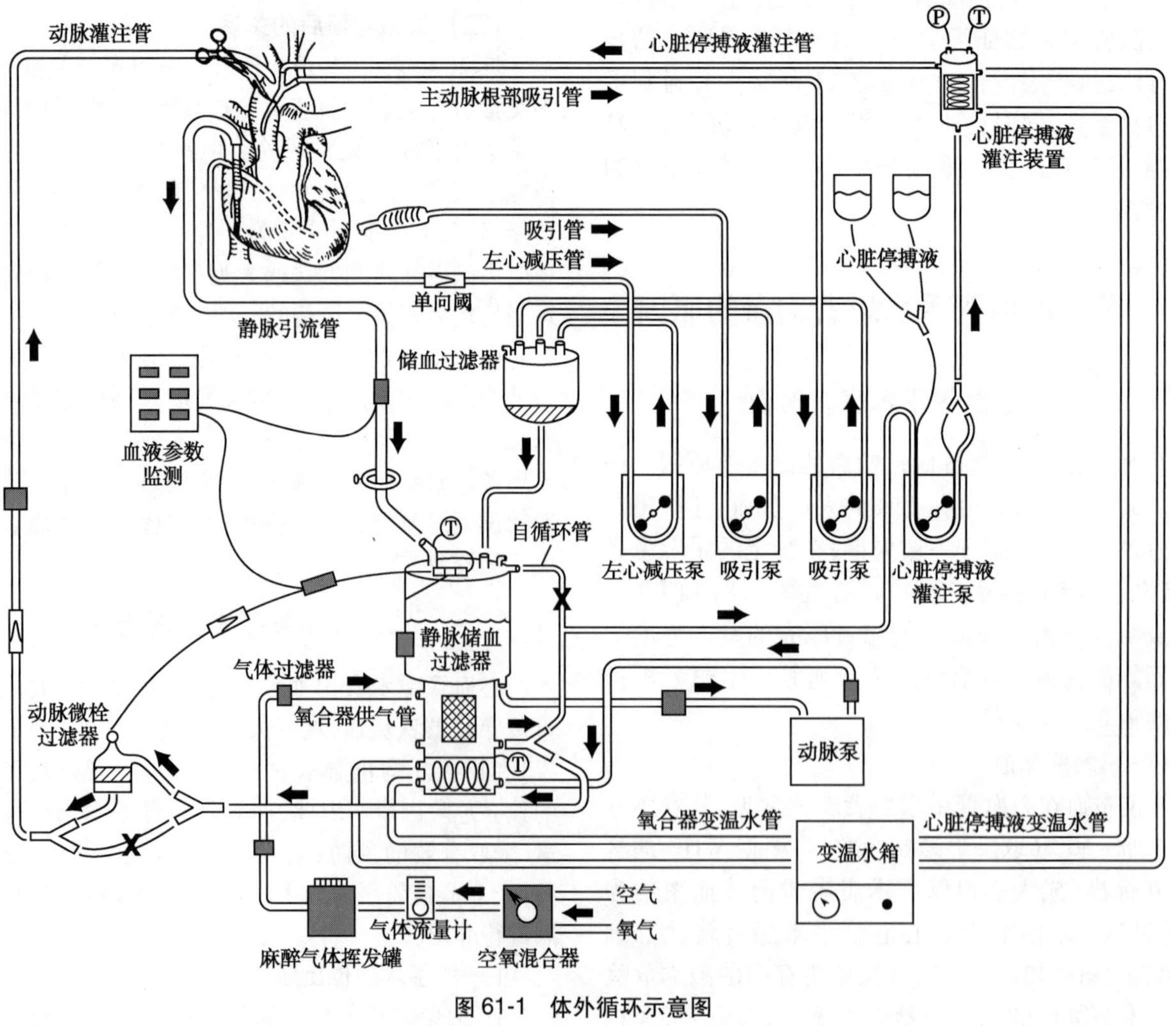

图 61-1　体外循环示意图

压力监测装置和变温装置。

2. 血细胞损伤 CPB泵的机械挤压、气血界面的撞击、管路口径变化的剪切力和血液负压吸引的破坏,都可以破坏红细胞的完整性。机械作用的损伤可导致红细胞膜流动性下降,寿命缩短。CPB血液稀释和物理性破坏,开始时白细胞浓度下降,后来随时间的延长而增加。血液与管道等人工材料的表面接触,通过直接或间接途径激活白细胞,激活的白细胞可释放白细胞介素、弹性蛋白酶、花生四烯酸代谢产物等炎性介质和酶类,释放的血小板激活因子与血小板反应,进一步诱发全身炎症反应,进而激活凝血系统,导致消耗性凝血异常[9]。

3. 血小板损伤 CPB可导致血小板数量减少和功能损伤。血小板数量通常在手术后1周可以达到术前水平。由于血小板无细胞核,其聚集功能损伤后则无法修复。血小板数量和功能的下降,是导致CPB后出血的重要原因。血小板功能的改变较血小板数量的改变更为重要[10]。影响血小板功能的因素包括:

(1) CPB机械损伤:在CPB初始,血小板表面受体与CPB管道表面相互作用,血小板被激活,CPB管道最大的接触面是氧合器,血小板附于表面形成微聚集,引起短暂的循环血小板数量下降,尽管血小板逐渐分离和回到循环,但形态和功能均已改变。CPB过程对血液的剪切力,左右心吸引对血液的直接破坏,动脉和其他滤器的直接破坏均可以直接损伤血小板。此外,血液与管道的表面接触产生血小板聚集,红细胞破坏释放的ADP,同样加速血小板的激活和聚集。这些因素均可引起血小板数量下降和功能受损。

(2) 血浆纤维蛋白溶解酶(纤溶酶):CPB激活纤维蛋白溶解系统,纤溶酶通过改变血小板膜受体,引起血小板的激活和功能抑制。纤维蛋白降解产物也可与血小板表面受体结合,抑制血小板聚集。CPB时的抗纤溶治疗机制,在于减少纤溶酶介导的血小板功能紊乱。

(3) 粒细胞激活:在CPB时内源性凝血通路被肝素抑制,激肽介导的炎性反应产生,补体激活,激肽释放酶和补体激活了粒细胞,粒细胞分泌的产物同样可以激活血小板。

4. 纤维蛋白溶解系统被激活 CPB时纤溶活性升高,血管内皮细胞释放组织型纤溶酶原激活剂(tissuetpe plosminogen activator,t-PA),尽管进行了有效的抗凝,仍然有凝血酶生成,引起t-PA释放,激活纤溶酶原成为纤溶酶。纤溶酶的活性在CPB开始时就激活,CPB停机后数分钟停止。纤溶活性升高可引起出血,D-二聚体升高。

5. 血管活性物质的释放 血浆蛋白由于机械或接触因素而变性,纤维蛋白原浓度下降,纤维蛋白降解产物增加使纤溶活性增强、凝血因子消耗等,血浆成分发生变化。CPB管道或无血管内皮细胞覆盖的人工血管,不能产生前列环素(prostaglandin I 2,PGI 2),进而诱发血小板的吸附、聚集和接触激活。

6. 血液稀释 CPB预充液使血液的有形成分减少,凝血因子被稀释,尤其是纤维蛋白原的浓度明显下降。输入不包含血小板的任何液体,如乳酸钠林格液或生理盐水,都会稀释血小板的数量,大量输入异体红细胞导致稀释性血小板减少症。常规CPB血液稀释使凝血因子适度降低,但不会导致明显出血。凝血因子V的最低水平在5%~20%,其他凝血因子的水平在10%~40%,可以维持正常的止血作用。如果患者合并其他因素,如凝血功能缺陷、过度的血液稀释等,可引起出血[11]。

7. 低温 低温可导致凝血酶功能和细胞膜功能受损,CPB后低体温同样可以加重凝血功能紊乱。温度下降能抑制凝血级联反应中各种酶的活性,减少血凝块的形成。低温通过减少血栓素 A_3 的释放而抑制血小板聚集,并引起血小板膜糖蛋白功能异常。低温使出、凝血时间延长,血小板功能紊乱与低温程度明显相关。如术后未能及时有效地预防和治疗低体温,则可明显增加异常出血的发生率[12]。

8. 肝素中和不完全 中和肝素时鱼精蛋白用量不足,残余肝素的作用可使凝血时间延长,表现为以渗血为主。CPB后输入肝素血、肝素反跳(heparin rebound)都是导致术后出血增多的重要原因,需及时补充小剂量鱼精蛋白拮抗[13]。

9. 鱼精蛋白过量 鱼精蛋白本身也有抗凝作用。当鱼精蛋白拮抗肝素用量超过1∶1时可产生抗凝效应。研究发现单独给鱼精蛋白3mg/kg,可使凝血时间延长。最新研究表明,过量的鱼精蛋白可以抑制血小板功能,损伤凝血因子功能,并激活纤溶系统[14]。

(三)其他因素

1. 药物影响 心血管手术患者术前常进行抗凝药物和抗血小板药物治疗。常用的抗凝药物有肝素、低分子肝素、华法林、新型口服抗凝剂等,抗血小板药物有环氧合酶抑制剂如阿司匹林,ADP受体抑制剂如氯吡格雷、普拉格雷、替卡格雷,糖蛋白Ⅱb/Ⅲa受体抑制剂如替罗非班、依替巴肽、阿昔单抗等。不同药物的作用机制、作用时间不同,术前是否停药及停药时间对术中术后凝血功能均有影响。此外,部分保健品和中草药亦可能会导致出血增多[6]。

2. 酸中毒 组织灌注不足导致无氧代谢和乳酸

形成，从而引起酸中毒。酸中毒会损害凝血块形成，导致出血增多。

3. 手术意外大出血　术中和术后大失血会严重扰乱凝血系统。即便术中可以通过血液回收机回收失血，但洗涤处理后的血液损失了部分凝血因子和血小板，因此，大量回输洗涤后的红细胞时需要检测凝血功能。

4. 低钙血症　钙离子是维持正常凝血功能的重要凝血因子之一，当输注大量枸橼酸钠抗凝血液成分时会导致低血钙，需要及时补充钙剂。

5. 肝功能不全　右心功能不全患者可因长期慢性体循环淤血，导致肝脏功能不全。肝脏是合成除因子Ⅷ外，绝大部分凝血因子的场所。肝功能不全时凝血因子合成减少，出血风险增加。因子Ⅶ半衰期最短，因此当肝脏功能不全时外源性凝血通路首先受损，表现为凝血酶原时间（PT）延长。

三、贫血、出血和异体输血对心血管手术患者预后的影响

心血管外科用血量占美国总血液供应量的 20%，其他国家的数据也基本类似。如此高的输血率主要归因于 CPB，CPB 导致的血液稀释、凝血功能障碍、血小板功能障碍和纤溶亢进等[10]。此外，术前贫血和手术失血也是重要原因。尽管输血对维持终末脏器供氧有潜在的益处，但根据目前的研究结果，缺乏证据支持心血管手术中执行宽松输血策略。越来越多的研究报道，输血会增加心血管手术患者的患病率与死亡率[2,5]。例如，输注红细胞（RBC）与患者 ICU 停留时间延长、短期和长期生存率下降相关。一项大规模前瞻性研究结果显示，输红细胞是单纯冠状动脉旁路移植术（coronary artery bypass grafting，CABG）患者全因患病率和病死率的最强独立影响因素，并且每输注 1U 红细胞都是患者不良预后的附加风险[15]。

综上所述，术前贫血、大出血和异体输血均为心血管手术患者不良预后的独立危险因素，并且三者之间存在相互不良影响，因此被称为“死亡三角”[16]。研究报道，心血管手术患者术前不贫血，手术过程未发生大失血，其接受异体输血的概率非常低，临床转归更佳[6]。实际上，术前贫血、大出血和异体输血风险均是可干预和改变的因素。而综合解决这三个危险因素的最佳方案是 PBM[2,5,17]。中国医学科学院阜外医院自 2009 年开始实施多学科 PBM，10 年间实现了在手术量增长 93.5%前提下，而平均每例红细胞用量下降了 68.6%（从 3.5U 降至 1.1U），平均每例血浆用量减少了 81.2%（从 410ml 降至 77ml）。成人心血管手术输血率降低 66.8%（从 70.5%降至 23.4%），血浆输注率降低了 84.1%（从 65.3%降至 10.4%），手术患者死亡率大幅降低[18,19]。

第二节　心血管手术患者血液管理方案

一、贫血药物治疗

贫血（WHO 的诊断标准为血红蛋白男性<130g/L、女性<120g/L）是异体输血的独立危险因素。术前贫血应尽早发现，明确原因，积极通过药物治疗予以纠正。

（一）铁剂

当患者诊断为缺铁性贫血时，应当予以补充铁剂治疗。首选口服铁剂，通常需 6～8 周起效。对于铁缺乏严重、等待手术、不耐受口服铁剂的缺铁性贫血患者可选择静脉铁剂治疗。其剂量可根据公式计算，所需补铁量（mg）= 体重（kg）×（Hb 目标值-Hb 实际值）（g/L）×0.24+储存铁量（mg）。通常剂量为 200mg/d，建议术前补足铁量[2]。术后缺铁性贫血患者也可选择静脉铁剂治疗。常用静脉铁剂有蔗糖铁、葡萄糖醛酸铁、右旋糖酐铁等，首选蔗糖铁[3]。同时应注意维生素和叶酸缺乏。

（二）红细胞生成素

红细胞生成素（erythropoietin，EPO）联合应用铁剂可应用于术前慢性病导致贫血和需要进行储存式自体输血的患者。但 EPO 有引起血栓性心血管事件的风险，使用前应仔细权衡患者风险和受益[20]。

二、减少失血的措施

（一）术前服用抗凝药物的管理

心血管手术前是否停用抗凝药物及停药时间要依据手术紧急情况、药物的作用机制和时间、围手术期血栓栓塞风险和出血风险等综合决定。对术前行冠脉内支架植入术或有急性冠脉综合征正在接受抗血小板治疗的患者，突然停药有引起支架内栓塞或冠脉内血栓形成的风险，而研究表明 ADP 受体抑制剂则会增加行体外或非体外 CABG 患者术后大量出血风险，建议围手术期阿司匹林继续服用，而 ADP 受体抑制剂如氯吡格雷至少停用 3 天。使用糖蛋白Ⅱb/Ⅲa 受体抑制剂者可改为短效制剂，具体停药时间可根据药物的药代动力学和血小板功能检测结果决定。如依替巴肽和替罗非班是短效、可逆的血小板Ⅱb/Ⅲa 受体抑制剂，可在术前 4 小时停药，而阿昔单抗则至少应停用 24 小时[21]。

对无栓塞风险或风险低的择期手术患者，术前抗血小板药物停用 5~7 天。

术前接受华法林抗凝的择期手术患者，停用华法林 4~5 天，围手术期改为低分子肝素或肝素桥接治疗。低分子肝素在术前约 18~24 小时停用，肝素在术前 4 小时停用。如患者需要紧急手术，但有国际标准化比值（international normalized ration，INR）升高，可应用凝血酶原复合物（prothrombin complex concentrate，PCC）或维生素 K、新鲜冰冻血浆（fresh frozen plasma，FFP）逆转华法林的抗凝作用[21]。

新型口服抗凝剂（new oral anticoagulant，NOACs）如凝血酶直接抑制剂达比加群，Ⅹa 因子抑制剂利伐沙班，多用于治疗房颤，其优势是具有较短的半衰期，使得围手术期短时间停药和术后继续用药成为可能。如服用 NOACs 患者需行急诊手术，处理则比较复杂，因为此类药目前没有拮抗剂。由于 NOACs 的半衰期相对较短，手术推迟 12 小时以上可以一定程度上降低出血的风险[22]。即便是急诊手术，在未发生大出血的情况下不推荐预防使用 FFP 或 PCC。择期手术停药时间可依据药物作用时间、患者肾功能、血栓形成风险等决定。一般术前停药 48 小时，肾功能不全患者需要更长时间，栓塞风险高者需进行桥接治疗。

（二）外科手术技术

1. 避免意外性出血和认真止血　这是有效减少术中出血的关键因素。此外，微创外科技术，如非 CPB 冠状动脉旁路移植术，微创心血管手术如微创瓣膜手术，介入治疗手术如主动脉腔内修复术（thoracic endovascular aortic repair，TEVAR）、经导管主动脉瓣植入术（transcatheter aortic valve implantation，TAVI）、先天性心脏病介入手术等，较 CPB 下传统或开放式手术在减少患者出血和异体输血、减少手术创伤和并发症方面有诸多优势。但需要严格选择适应证和保证治疗效果。

2. 积极处理术后出血　术后大出血是心血管手术患者患病率和死亡率的独立危险因素。由于心血管手术不常规进行术后自体血液回收，术后失血即意味着血液丢失。首先应当严密观察术后出血，对出血量异常增多应积极采取措施，通过即时检测技术（如血栓弹力图）明确出血原因，实施目标导向治疗。对于外科因素出血，应当执行积极的二次开胸止血策略，一旦达到开胸止血指征，应及早行开胸止血手术。心血管外科术后开胸止血指征：①持续大量出血：成人术后出血>200ml/h，持续 3 小时以上。儿童术后出血>4ml/（h·kg），持续 3 小时以上。②心脏压塞：术后出现血压下降，心率增快，静脉压增高，代谢性酸中毒、乳酸增高及尿量减少等循环不稳定的表现，经过常规处理无效，对血管活性药物不敏感，不能用心功能不全或低心排血量综合征来解释，应考虑到心脏压塞的可能性较大，需要积极开胸探查。③急性大量出血：术后早期出血较少，之后突发的大量出血（>300ml/h）通常提示吻合口或较大动/静脉破裂出血，需要紧急开胸探查[17]。

需要强调指出，术中引流管位置必须放置合适，避免大量血液存在心包腔或胸腔不能充分引流，造成错误判断及严重后果。CPB 后常发生凝血功能紊乱，术后如出血量较大，应首先明确出血原因是凝血功能障碍还是外科活动出血，或者二者同时存在，此时凝血功能检测如血栓弹力图（thromboelastography，TEG）对临床判断有帮助。在考虑二次开胸之前，应第一时间应用减少出血的常规措施。如经过常规处理，出血量仍达到二次开胸标准，应该积极开胸探查，不能等到循环不稳定再匆忙决定，以免造成严重不良后果。

（三）减少出血的药物

1. 预防应用抗纤溶药　合成抗纤溶药为赖氨酸类似物，其作用机制为一方面竞争性地占据纤溶酶原和纤溶酶的赖氨酸结合位点，减少纤溶酶原-纤溶酶原激活物-纤维蛋白三元复合体的产生，从而抑制纤溶酶降解纤维蛋白原和纤维蛋白单体，起到抗纤溶的作用；另一方面，纤溶酶可作用于血小板糖蛋白Ⅰb，抑制血小板的黏附；纤溶酶水解纤维蛋白的终末产物 FDP 占据血小板纤维蛋白原黏附点（GPⅡb/Ⅲa 受体），从而抑制血小板的活化。常用的合成抗纤溶药有氨甲环酸（TA）、氨甲苯酸（PAMBA）和氨基己酸（EACA）。它们的作用机制相似，可显著减少心血管手术期间总失血量、异体输血量和输血率[21]。3 种抗纤溶药中 TA 的药效最强，大约为 EACA 的 10 倍。自 BART 研究[23]（一项多中心、随机双盲对照临床研究，发现抑肽酶可增加高危心血管手术患者死亡率以及术后肾衰竭、心力衰竭、心肌梗死和脑卒中的发生率，而合成抗纤溶药能有效减少心血管手术后出血和输血，且无明显副作用）后，TA 在全世界广泛应用。与对照组相比，TA 可显著减少 RBC 输注以及再次开胸止血手术的发生率。TA 的临床应用应综合考虑患者的年龄、肾功能、手术方式和手术时间等因素[24]。其具体用量尚无统一标准，目前推荐的剂量和方案有：低危出血风险手术（例如单纯的瓣膜成形术、瓣膜置换术和 CABG）负荷量 10mg/kg，维持量 1~2mg/（kg·h）；高危出血风险手术患者负荷量 30mg/kg，维持量 16mg/（kg·h）[21]。有研究报道，总剂量超过 50mg/kg 可能与术后癫痫样抽搐发生率增加有关[25]。因此，不建议对非出血高危风险患者 TA 总剂量超过 50mg/kg。在此强调指出，CPB 心血管手术抗纤溶药应当预防应用。无论选择何种剂量方案，需要在 CPB 开始前达到有效血药浓度。以氨甲环酸为例，至少在 CPB 前静脉给药 10mg/kg，CPB 中维持有效血药浓度，CPB 结束后可停止给药[17]。

2. 去氨加压素（1-deamino-8-d-arginine vasopressin，DDAVP）　DDAVP 是合成的精氨酸加压素类似物，它能够提高血浆凝血因子Ⅷ和血管性血友病因子（von willebrand factor，vWF）的水平，并改善血小板功能。是目前唯一能够治疗 CPB 心血管手术后因血小板功能异常导致出血的药物。国际微创心胸外科学会推荐 DDAVP 用于术前 7 天内服用抗血小板药物或 CPB 时间大于 140 分钟的行 CABG 患者[26]。对尿毒症，主动脉瓣狭窄，血管性血友病患者或术前存在血小板功能不全的患者，应用 DDAVP 也可以减少出血和异体输血。随机双盲对照研究表明 CPB 瓣膜手术应用 DDAVP 异能减少术后早期出血和血浆用量[27]。目前研究尚不能推荐在非出血高危的心血管手术中常规应用 DDAVP。DDAVP 用药剂量为 0.3μg/kg，体重在 100kg 以下者建议剂量不超过 15μg。

给药时机：DDAVP 静脉注射后 1 小时起效，作用时间约 6 小时，因此，建议 CPB 手术时在停机前 1 小时左右给药，通常在复温时。给药方法：非 CPB 手术中用药，应溶于 100ml 生理盐水，以 15～30 分钟缓慢静脉滴注；CPB 手术中用药，应缓慢静脉推注，以免起严重低血压。由于 DDAVP 的作用机制是促使体内的 vWF 和凝血因子Ⅷ前体迅速合成有生物活性的凝血物质，重复给药效果减低。在手术开始或术前给药无效。

3. 纤维蛋白原浓缩物　纤维蛋白原缺乏是心血管手术患者出血的主要原因之一。当血浆纤维蛋白原降至 1.5～2g/L 以下时，出血风险增高[28]。建议给正在出血的低纤维蛋白原血症的患者补充人纤维蛋白原，起始剂量为 25～50mg/kg，然后根据患者实际情况决定是否继续使用。纤维蛋白浓缩物为冻干制剂，用灭菌注射用水稀释，使用前先预温至 30～37℃，轻轻摇动使制品全部溶解（切忌剧烈振摇以免蛋白变性），用带有滤网装置的输液器静脉滴注。

4. 凝血酶原复合物（prothrombin complex concentrate，PCC）　PCC 由健康人混合血浆提取而成，分为 3 因子和 4 因子两种。4 因子 PCC 含凝血因子Ⅱ、Ⅶ、Ⅸ、Ⅹ，蛋白 S 和蛋白 C。用于治疗维生素 K 依赖性凝血因子缺乏、肝脏疾病造成的严重凝血障碍和华法林引起的出血，也可用于 CPB 时间过长引起的渗血[29]。1U/kg 的 PCC 可以提高血浆因子Ⅸ浓度 1%。接受口服抗凝药物治疗的患者在围手术期出现严重出血时，建议给 4 因子 PCC 25～50IU/kg 联合维生素 K 5～10mg 静注。未接受口服抗凝药物的患者，若出现出血倾向或凝血时间延长的情况，PCC 剂量为 20～30IU/kg。需要指出，应用 PCC 存在血栓形成和过敏反应的风险。

5. 重组活化凝血因子Ⅶ（rFⅦa）　rFⅦa 是通过基因工程技术，利用幼仓鼠肾细胞（BHK 细胞）生产。通常认为 rFⅦa 与损伤部位的组织因子相结合，激活凝血因子Ⅸ和Ⅹ，促进纤维蛋白的形成；rFⅦa 也可直接在活化的血小板表面激活凝血因子Ⅹ，从而提高血小板表面凝血酶的形成。常用于：血友病患者（伴随凝血因子Ⅷ抑制）、先天性凝血因子Ⅶ缺乏症患者；具有 GPⅡb-Ⅲa 和/或 HLA 抗体、既往或现在对血小板输注无效或不佳的血小板无力症患者；CPB 心血管手术后难治性异常出血的挽救性治疗措施。用法：推荐在补充纤维蛋白原、FFP 和血小板的基础上，单次静脉注射低剂量 rFⅦa 20～40μg/kg，在发挥止血作用的同时可降低血栓并发症的风险[30]。

（四）控制降压技术

术中维持合适麻醉深度，避免高动力循环状态（心率快、血压高），可减少术野出血。必要时可在保证重要脏器灌注的前提下，辅助药物控制血压。

（五）肝素抗凝与鱼精蛋白中和

CPB 中应保证充分抗凝，防止发生消耗性凝血。在不影响外科操作的前提下，切皮前给予肝素有利于防止和减轻手术引起的凝血激活，减少凝血因子消耗，有利于 CPB 后凝血功能恢复。每 1mg 鱼精蛋白可拮抗 100U 肝素，所需鱼精蛋白总量与术中肝素用量、最后一次肝素给药时间、手术时间有关。肝素在体内代谢迅速，肝素给药 30 分钟后，鱼精蛋白可减量。由于鱼精蛋白本身具有抑制血小板和抗凝作用，不可过量使用[14]。建议中和肝素时鱼精蛋白首次剂量按体内肝素总用量（包括 CPB 期间的用量）的 1∶0.5 计算，例如肝素总用量为 4 万 U 时，鱼精蛋白首次剂量为 200mg。在首次中和后需要间断补充或持续泵注鱼精蛋白，在手术结束时鱼精蛋白总量与肝素总用量之比达到 1∶1左右。从给鱼精蛋白开始到术后 6 小时内，应随时评估是否存在肝素的残余作用，并及时补充鱼精蛋白[17]。

（六）减少医源性失血

动、静脉穿刺置管时努力避免血液丢失。在保证安全的前提下，减少术中查激活全血凝固时间（activated clotting time of whole blood，ACT）和血气检查次数。

血气和 ACT 同时检查所抽血液不超过 1.5ml，单独检查抽血不超过 1ml。儿童更需注意。术后在重症监护病房也应减少不必要的诊断性失血。

（七）即时凝血检测技术

目前可用的即时凝血检测技术（point of care tests，POCT）有凝血酶原时间（PT），激活部分凝血活酶时间（APPT）、INR、ACT、D 二聚体检测、TEG、旋转血栓弹力仪（rotational thromboelastometry，ROTEM）等。对异常出血或疑似存在凝血功能障碍的患者，采用即时凝血监测技术如 TEG、ROTEM 指导输血和止血治疗，能减少围手术期异体血输注量和改善患者预后[31]。

（八）保温措施

关注患者复温和保温。术中应用保温毯，非体外手术患者入室前手术床应用水箱 40℃加温，术中患者温度维持在 36℃以上。CPB 手术停机前膀胱温度应大于 36℃。预防和纠正停止体外循环后体温的续降。大量输血输液时应用输血加温装置或输用在温箱内保温的液体。

（九）局部止血材料

良好的外科缝合技术是止血的决定因素。在术后因失血过多再次开胸探查的所有病例中，超过 50%是由于外科出血（即缝合部位或吻合口出血）。因此，许多局部止血剂被研制出来，作为常规缝合技术的辅助，减少或防止外科出血。由于原来的氧化纤维素和微纤维止血胶原等局部止血剂效果有限，目前已经出现了许多新颖的涂敷型产品，其中一些产品可以直接激活凝血级联反应。

纤维蛋白胶和纤维蛋白黏合剂纤维蛋白胶已广泛应用于心血管手术，成分包括冻干人纤维蛋白原、凝血蛋白、纤维连接蛋白、牛凝血酶或牛抑肽酶。一项对这类药物使用的系统性回顾研究显示，纤维蛋白密封剂可有效减少异体输血。然而，此类产品具有很强的免疫原性，过敏反应发生率非常高；最近有报道称，在使用纤维蛋白胶后发生急性冠状动脉桥血管内血栓并导致心肌损伤，还有发生机械瓣功能障碍的情况，因此在此类手术中使用纤维蛋白胶应警惕。

FloSeal 是一种与人凝血酶溶液交联的牛源性明胶基质，使用时可激活凝血级联反应，同时形成稳定血凝块。和纤维蛋白胶不同的是，FloSeal 的纤维蛋白来源于血液，具有生物相容性，可在 6~8 周内被吸收。与明胶海绵凝血酶对照比较，尤其是在鱼精蛋白中和前这段时间，FloSeal 能更加有效地在 10 分钟内止住心外科术中动脉缝合处的出血。

BioGlue 是一种生物胶，最初被批准用于主动脉夹层手术。该产品由戊二醛溶液和单独的牛血清白蛋白溶液组成，在使用时通过双管单喷嘴的给药器进行混合。混合后的药物能够在 2 分钟内对创面形成柔性的机械封闭，此作用无须依赖机体的凝血机制。观察性和随机对照研究均表明，在心脏、主动脉和外周血管手术中，与常规外科处理相比，BioGlue 能够显著减少吻合口出血。

STS/STA 指南建议，局部止血材料可作为综合 PBM 策略的一部分，用于吻合口部位的局部止血。尽管其在心血管手术中广泛使用，但缺乏具有显著优势的单一产品，因此，有必要对局部止血材料进行随机对照研究[32]。

三、心血管手术自体输血

自体输血主要有 3 种方式，术前自体储血、术中急性等容血液稀释和自体血回收。此外，近年来术前自体血小板分离技术受到关注。

（一）术前自体储血

术前自体储血（preoperative autologous donation，PAD）是将患者自体的血液术前采集、储存起来，在手术需要时再将血液回输给患者的一种自体输血方法。通常于术前 3~5 周开始进行，同时补充铁剂，适用于稀有血型患者，以及择期手术预计术中出血量大且术前无贫血和凝血功能正常的患者。实施 PAD 费用较异体输血昂贵，且有一定风险，如多次采血操作增加了患者血管神经反射引起的心绞痛的风险，有超过 20%的 PAD 自体血因各种原因被丢弃而造成浪费等，因此，心血管手术患者不建议常规应用。不稳定心绞痛或静息心绞痛、近期心肌梗死、心力衰竭、主动脉瓣狭窄、室性心律失常等为其禁忌证。术前是否需要自体储血需要综合考虑围手术期失血和输血量、患者的红细胞生成情况、手术特征、患者本身情况等，同时还需权衡 PAD 本身的风险和减少异体输血间的益处。最新的 STS/STA 指南并不支持使用 PAD 技术。指南仅在使用 EPO 的相关内容中提及 PAD 技术，即可使用 EPO 来帮助 PAD 患者恢复 RBC。基于实用性和成本效益的原因，PAD 在很大程度上已经被其他围手术期血液保护措施所取代[5]。

（二）急性等容性血液稀释

急性等容性血液稀释（acute normovolemic hemodilution，ANH）是指对预期术中失血较多的患者提前采集部分全血，同时补充晶体液或胶体液以维持循环血容量。ANH 一般在麻醉诱导后，手术主要出血步骤开始前进行。通过实施 ANH，使患者在失血时处于低水平的血细胞比容，从而使红细胞丢失量减少。采集的

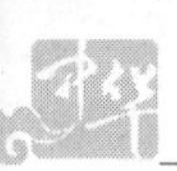

血液通常在室温放置,6 小时内回输,保留了凝血因子和血小板的大部分止血功能。ANH 与术前自体储血相比费用更低,可用作单独的血液保存技术,也可与术前自体储血联合应用。适用于能耐受血液稀释、预计失血量较大或手术需要降低血液黏稠度的患者。ANH 实施过程中,有引起循环波动导致心肌缺血或心脏负荷过重致急性肺水肿的风险,不建议在心血管手术中常规应用[5,17]。

(三) 自体血回收

自体血回收(cell salvage)分为术中和术后自体血回收,是指将患者术中出血或者术后创口引流的血液,经过血液回收装置抗凝、回收、过滤、洗涤等处理后,将得到的红细胞再回输给患者本人的一种方法。分为术中和术后自体血回收。相比于 PAD 和 ANH 这两种自体输血方式,术中自体血回收(intraoperative cell salvage,ICS),由于挽救了失血中的红细胞,因此增加了机体自身红细胞总量。研究表明,术中回收洗涤后的红细胞的携氧能力与在体红细胞相似,显著优于库存红细胞。心血管手术创伤大,手术时间长,围手术期失血量大,甚至有可能发生难以预料的大出血,特别适合术中自体血回收,可减少患者的异体血输注量。建议所有可能需要异体输血的心血管手术患者,尤其是异体输血的高危患者,从切皮至缝皮(from skin to skin)使用血液回收机,带血纱布不丢弃,尽量收集全部术中失血,洗涤后回输给患者。CPB 结束后机器余血常规直接回输给患者,但管道内和氧合器内仍会残存部分红细胞,建议用生理盐水冲洗后放入血液回收机洗涤,尽量回收所有丢失的红细胞,让血液回收设备最大限度发挥作用。术中洗涤的自体血在室温下可保存 4 小时,在采集后 4 小时内于 2~6℃保存,可保存 24 小时。心脏恶性肿瘤和未控制的感染患者使用 ICS 时需充分评估风险和受益。对输血低危患者,考虑到成本效益比,可先将机器设置为待机模式,只安装储血罐,当回收血液达到足够量后再安装离心杯和血袋,启动洗涤和回收模式[33]。

自体血回收也存在缺点,它在回收、洗涤失血过程中只回收了红细胞成分,丢失了其中的凝血因子和血小板等。因此,当回收血量接近或超过自身血容量时,应补充 FFP 和血小板,以维持机体正常凝血功能。

术后自体血回收,可作为多模式血液管理的一部分,尤其是术后早期(6 小时内)失血量多的情况。但其有效性和安全性尚需临床试验进一步证实。

(四) 自体血小板分离技术

自体血小板分离技术(autologous platelet pheresis)可以在术前实施,通过血液分离设备来完成一定量的自体血小板和红细胞采集,保存至手术需要时输注。本章主要讨论术中自体血小板分离技术。它是指在麻醉诱导后利用自体血回收机将全血通过离心,依次分为贫血小板血浆(platelet poor plasma,PPP)、富血小板血浆(platelet rich plasma,PRP)和红细胞(red blood cell,RBC),或者只分为富血小板血浆和红细胞。贫血小板血浆和红细胞通常可立即回输给患者,或根据患者血容量状态及血红蛋白浓度必要时回输给患者,而富血小板血浆多在中和肝素后回输给患者。血小板输注率较高的主动脉手术实施自体富血小板血浆分离技术可以显著减少异体输血(包括红细胞、血小板、血浆和冷沉淀),同时降低肾衰发生率,减少住院时间和费用[34]。术中自体血小板分离技术的另一个优点是,该技术与血液回收共同使用一套耗材即可完成,不额外增加医疗花费。但自体血小板分离技术操作较复杂,有可能引起患者循环波动、低血压、贫血、心肌缺血和液体转移等风险,目前其在心血管手术中应用的相关研究多为小样本,关于分离出的自体血小板含量、功能及保存条件方面研究较少,临床安全性和有效性还有待进一步证实。

四、体外循环过程输血和血液保护策略

体外循环血液保护策略主要分 3 个部分:首先,努力减少对血液的损伤和破坏;其次,避免过度血液稀释造成血红蛋白浓度降低和凝血功能异常;最后,严格掌握输血指征[17]。

(一) 减少 CPB 过程对血液的损伤

1. 膜肺的应用　研究发现,与鼓泡式氧合器比较,膜式氧合器的血小板损耗明显减少。而且对于中空纤维型膜式氧合器,管内走血对血小板的损耗比管外走血严重。对开放式与闭合式薄膜型膜式氧合器进行比较时发现二者在血小板损耗方面没有显著性差异。

2. 离心泵的应用　血液进入高速旋转的离心泵内,自身能产生强大的动能向机体驱动。离心泵内表面光滑可减少血液进入其内产生的界面摩擦。离心泵可避免压力过高,这样使血液破坏轻微。离心泵还可进行搏动灌注。离心泵的应用可减少术后出血。

3. 肝素涂抹技术　CPB 的异物表面作用可导致补体激活等一系列副作用。血管内皮具有肝素和分解血凝物质的酶类。在人造物质上移植有活性的肝素以达到抗凝作用,这就是肝素涂抹表面(HCS)技术。HCS 通过保持天然的止血系统,减少了出血的危险;在 CPB 期间可以保护血小板功能的正常;预防血栓激活,降低表面激活的凝血瀑布及全身炎性反应综

合征;减少中性粒细胞脱颗粒从而减低 CPB 引起的免疫反应;使补体激活明显减少。

值得提出的是常规 CPB 使用肝素涂抹系统还需要全身肝素化。因为心血管手术组织损伤大,一些组织因子可通过外源性凝血系统激活凝血酶原,加强机体凝血状态。如果没有全身肝素化,虽然血液在肝素涂抹表面没有凝血,但不能保证机体血管内血液不凝集。一些特殊情况如外伤、内脏严重出血、全身肝素化加重这种出血,可慎重考虑使用 HCS 而不用全身肝素化。

(二) 减轻 CPB 对血液稀释的措施

1. 缩短 CPB 管道　CPB 过程必然伴随着血液稀释。血液稀释可降低血液黏稠度,减少血细胞特别是红细胞的破坏,改善微循环。适度的稀释在心脏低温停跳的情况下不会影响患者的组织氧合能力,而且由于血流阻力的降低和红细胞聚集的减少,微循环灌注得到进一步的改善。但对于体重小或者术前贫血患者,血液稀释可使 Hb<60g/L,直接导致输注异体红细胞。2011 年 STS/SCA 指南(update)中将减少预充量避免 CPB 对血液过度稀释作为 Class1-levelA 的证据推荐。对于术前贫血或者小体重的患者,迷你 CPB 管路(mini-CPB)的使用可减少管路预充,从而减少血液的稀释程度,降低红细胞用量。在 mini-CPB 过程中应用真空辅助静脉引流(vacuum-assisted venous drainage,VAVD),可减少 CPB 预充量,减轻血液稀释程度和红细胞用量[35]。

2. 改良超滤(MUF)　改良超滤技术是 20 世纪 90 年代末,由英国儿童医院 Naik 等首先提出并使用的一项技术。它克服了常规超滤技术只能在 CPB 中进行滤水的缺点,通过 A-V 回路的连接,对于部分患儿 CPB 中回流室容量不多,而在 CPB 结束前的血细胞比容(Hct)水平未达到满意状态,CPB 医师又不愿给患儿额外输入更多库血的情况下,在 CPB 结束后立即进行 5~10 分钟的超滤。大量临床数据证实,MUF 技术对提高新生儿和婴幼儿的血细胞比容水平,改善血流动力学和保护术后早期的肺功能起到了积极的治疗意义。传统又经典的 MUF 连接是从主动脉管路分流出动脉血液后经过滚压泵流入人工肾,再回流经静脉管路(1/4 英寸)入右心房。为了更有效地进行 MUF 中国医学科学院阜外医院创新性地将人工肾滤过的血液经心肌停搏液管路(1/16 英寸)回流入右心房,再将静脉管路内的血液放回至回流室内。一方面是显著减少 MUF 过程中滤过后的静脉回路预充量,另一方面可以通过回收静脉管路内血液而增加回流室内的储血量,可大大增加 MUF 的滤水效果,使得改良组患儿虽然在停机前的血细胞比容水平明显低于传统组,但在 MUF 后即可达到与传统输血组相近的血细胞比容水平。有效地达到减少异体红细胞用量。

3. 逆向自体血预充(retrograde autologous priming,RAP)　RAP 是指在 CPB 开始前,用患者自体血液逆向预充 CPB 管路,从而减轻体外管路中预充液的稀释程度,目的是减少异体输血。具体讲,RAP 技术是将主动脉的血液通过 CPB 的动脉插管逆向预充管路,替换部分预充液。同样的操作也可以从静脉端开始,称之为静脉顺行预充,替换部分管路内的预充液。

目前指南支持应用 RAP 技术作为 CPB 心血管手术中减少异体输血的一种方法[5,17]。

(三) CPB 机器余血回输

CPB 结束后机器会有一定量的余血,大部分医师把这部分血液通过无菌方式回收,直接回输给患者。但也有研究认为,把这部分血液经血液回收机洗涤后再回输。我们的建议常规直接回输,根据输注量和速度补充鱼精蛋白。如果 CPB 过程中血液损伤严重或 CPB 时间超过 6 小时,机器余血过多无法回输时可经血液回收机洗涤后回输红细胞[17]。

(四) CPB 中红细胞和血液制剂输注指征

CPB 中输血指征与非 CPB 状态下有所区别。首先,CPB 过程伴随不同程度的低温,机体氧耗量降低,因此血红蛋白水平可适当降低,通常维持 Hb>60~70g/L。具体来讲,CPB 中当 Hb<60g/L 应该输红细胞,对存在脑缺血风险(如脑血管病发作史、糖尿病、脑血管病、颈动脉狭窄等)的患者,当 Hb<70g/L 时应输注红细胞[21]。其次,CPB 过程中血液处于抗凝状态,因此,不需要输注血浆、血小板和冷沉淀。

五、心血管手术限制性输血的特殊性

目前,全球均提倡限制性输血策略。公认的限制性红细胞输血策略是指对血流动力学稳定的成人住院患者,包括重症患者当红细胞输注阈值为 Hb<70g/L;对心血管手术以及伴有心血管疾病的骨科手术患者红细胞输注阈值为 Hb<80g/L[36]。TRICS Ⅲ 研究(2013—2017 年进行的一项国际多中心研究,入选 5 243 名接受心脏外科手术且 EURO Score>6 的患者)[37]。限制性输血组围手术期红细胞输注阈值是血红蛋白为 75g/L,而宽松输血组是术中和术后 ICU 患者血红蛋白为 95g/L,术后非 ICU 患者为 85g/L(5.3mmol/L)。主要终点指标是全因死亡、心肌梗死、脑卒中和手术后 28 天内或住院期间需要透析的新发肾衰竭。次要终点指标为,机械通气时间和 ICU 住院时间,急性肾损伤,术后长时间低心输出量状态,以及感染。结果限制性输血组共52.3%的患者输注红细胞，宽松输血组72.6%的患者输注红细胞（*OR* 0.41，95%CI 0.37~0.47）。主要和次要终点指标均无显著性差异。随后发表的对该研究受试者术后6个月随访数据的分析，两组患者的主要综合预后均无差异[38]。因此，心血管外科手术患者执行限制性输血指征是安全和可行的。

六、患者血液管理团队建设和实施效果评价

2010年，世界卫生大会在第WHA63.12号决议中推荐了PBM。在2017年，它被欧盟委员会推荐为医疗标准模式。在最新发布的世界卫生组织（WHO）行动框架中，为保障2020—2030年在全球普遍获得安全、有效和有质量保证的血液成分，WHO将有效执行PBM列为六个目标之一。在新型冠状病毒肺炎（COVID-19）全球暴发的背景下，40余位来自全球不同国家、不同专业医学专家联合发出了一份名为《PBM在疾病大流行中的关键作用》的倡议书[39]。此外，大量研究结果证实PBM模式改善了临床结局，提高了患者治疗的安全性，降低了成本，但是有组织地开展PBM的医院却很少，而且远远不够。医疗机构的主要负责人应该首先要具备PBM的意识，外科医师也是需要接受PBM理念的重要对象，要让他们意识到PBM不仅能够节约珍贵的血液资源和医疗费用，也能减少患者住院时间，改善患者转归。推动PBM继续发展，除了医疗机构，也需要政策制定方的支持，比如可以通过卫生行政主管部门将输血相关评价指标纳入国家级或省级评比评价体系，根据实际情况，分级别、分地区进行评价。PBM团队和评价体系建设要点如下：

（一）医院机构主要负责人支持

PBM是多学科协作的医疗模式，需要从医院层面的推动和支持。

（二）组建多学科PBM团队

实施PBM需要有多学科参与的PBM团队。医疗机构可以建立单独的PBM团队，也可以依托医院输血管理委员会、医务处和输血科进行。团队组成人员包括重点用血科室的医师（如心血管外科）、麻醉科医师，ICU医师、护士、输血科医师或技术人员、医院管理部门。设立PBM项目具体负责人或协调人。PBM团队负责制定本医院的PBM综合措施，如贫血患者的诊治流程、具体负责的科室和人员，对PBM的各个环节和负责的科室和技术人员的职责予以明确，制定较具体的输血指征、大出血治疗流程等。定期检查、评估现有PBM措施执行情况，始终保持其有效运行。

（三）制定PBM实施方案

本医疗机构内PBM实施方案，并对全体医护人员定期培训PBM知识和技能。

（四）合理推广

选择一个输血率较大的病种或手术作为示范，取得成效后再推广。

（五）建立数据库和遵循循证医学证据

实施PBM伊始就应该建立数据库，总结和分析PBM的经验、成效，形成循证医学证据。还能够为PBM实施效果的评价和公示提供数据支持。

（六）建立以单病种为基础的临床输血评价和公示制度

一直以来，临床用血没有很好的评价指标，医师个人对输血治疗的知识和理念决定着对患者的输血治疗。不能否认医师决定给患者输血治疗的初衷是为了患者的健康和更好的预后，但不同医疗机构之间，同一医疗机构不同医师之间的输血率和输血量具有显著差别。输血已成为外科手术质量控制的重要指标之一。医疗质量在要求同质化，临床输血也同样要求同质化。

以单病种为基础的临床用血评价和公示制度，将单病种输血量作为病房医疗质量的考核指标之一，有助于评价和改进临床医师的输血治疗行为，促使他们遵循PBM的原则和措施，规范医疗行为，不断提高医疗质量，最终给患者提供更好的医疗。

PBM已经成为输血医学未来的发展方向。随着PBM的理念和措施被接受，会有越来越多的医疗机构实施PBM以造福更多患者、减少医疗花费和节约血液资源。

第三节 不同心血管手术输血特点

一、冠状动脉旁路移植术

冠状动脉旁路移植术可在CPB或非CPB（off-pump）下进行。冠心病患者术前多服用抗血小板药物，应注意药物对凝血和血小板功能的影响，在评估患者心肌缺血和手术出血风险的基础上决定是否停药和桥接治疗。研究显示，对术前服用氯吡格雷的患者，通过TEG检测血小板功能决定手术时间，可缩短术前等待时间，且不增加术后出血量。

二、心脏瓣膜手术

心脏瓣膜病是由于炎症、退行性改变、先天性畸形、缺血性坏死、创伤等原因引起的单个或多个瓣膜

结构（包括瓣叶、瓣环、腱索或乳头肌）功能或结构异常，导致瓣口狭窄及/或关闭不全。最常见受累的瓣膜为二尖瓣，其次为主动脉瓣。瓣膜病外科手术治疗的方式主要包括瓣膜成形术和瓣膜置换术。绝大部分心脏瓣膜手术都需要在 CPB 支持下完成。

术前风险评估：二尖瓣病变患者，因右心功能不全导致肝脏淤血，使肝脏功能受损。肝脏功能不全可使凝血因子合成减少，增加出血风险。术前准备需要改善右心功能和肝脏功能。二尖瓣病变患者多合并房颤，术前可能应用华法林等抗凝药治疗，注意术前停药时间和桥接治疗方案。此外，重度主动脉瓣狭窄患者易发生 vWF 活性降低，建议体外循环手术患者应用 DDAVP。

三、主动脉手术

主动脉手术是指从主动脉根部至髂动脉范围内的手术。病因包括主动脉瘤、动脉粥样硬化、大动脉炎、主动脉溃疡和外伤等。主动脉瘤常见病因是主动脉夹层、遗传性（如马方综合征）、动脉硬化等。

主动脉夹层患者，术前夹层累及范围较大时，由于夹层内的血栓形成，消耗大量的血小板、凝血因子，如同时伴有肝功能不全，凝血因子的生成减少，患者可表现为出血倾向；另外，大量血栓形成导致纤维蛋白原和血小板消耗和激活。胸主动脉手术常需深低温停循环，手术创伤大、时间长，出血多，停机后常伴随凝血功能障碍。术前应准备充足的 RBC、FFP 和血小板，在 CPB 后根据出血情况及时补充，以维持凝血功能；主动脉手术后因纤维蛋白原缺乏和血小板功能障碍导致出血较常见，应注意及时补充；同时可考虑给予 DDAVP，以增加循环中的凝血因子Ⅷ和 vWF；需要强调指出的是，主动脉夹层手术体外循环后中和肝素时机，应该在无明确的外科活动出血时，以预防消耗性凝血异常。对于顽固性非外科出血患者，在补充凝血底物的前提下给予 rFⅦa。研究显示根据即时凝血监测结果如 TEG、ROTEM 指导围手术期血液制品的输注和凝血功能的维护，能减少深低温停循环主动脉手术患者异体血液制品的输注。

四、发绀型先天性心脏病手术

慢性缺氧常导致红细胞生成增多和凝血功能异常。发绀患者血中 EPO 水平升高，会刺激骨髓产生更多的红细胞以改善组织氧合，甚至导致高黏滞综合征。对高黏滞综合征者可行术前急性等容性血液稀释。多达 20% 的发绀型先天性心脏病患者存在一些凝血功能异常，发生出血的风险增加；常见的凝血功能异常包括：PT 和 APTT 延长（部分实验室 PT 和 APTT 延长是由于采集血液标本时抗凝剂比例未根据 Hct 值矫正所致）、凝血因子减少及活性降低、血小板减少以及血小板功能异常。此外，发绀型先天性心脏病患者由于手术时间长、组织血管床丰富，术中和术后出血常见，因此需要密切关注其凝血功能变化并采取相应措施，如预防应用抗纤溶药和及时评估凝血功能等。必要时补充凝血因子和血小板以纠正凝血功能障碍。需要强调指出，尽管发绀型先天性心脏病患者的血红蛋白值较高，但其携氧能力常常受损。因此，当其血红蛋白降低幅度达到 50% 时，需及时评估其组织氧供/氧耗状态，必要时输注红细胞。

五、心脏移植手术

心脏移植手术患者多为终末期心脏病，长期心排血量减少致内脏器官供血不足，在一定程度上造成肝肾功能障碍，影响凝血因子合成，导致纤维蛋白原和其他凝血因子数量减少或活性降低。部分患者曾经接受过心血管手术，再次手术开胸时有发生大出血的风险，需要提前制定好防治预案。由于心脏移植手术 CPB 时间相对较长，术后血小板功能低下和纤维蛋白原缺乏较常见，需注意补充。对移植手术患者建议使用辐照的血液成分，以降低发生移植物抗宿主病的风险或感染细胞相关病毒及免疫调节的风险。

（纪宏文　龙村）

参考文献

1. LOPEZ A, CACOUB P, MACDOUGALL IC, et al. Iron deficiency anaemia[J]. Lancet, 2016, 387(10021): 907-916.
2. MEYBOHM P, WESTPHAL S, RAVN HB, et al. Perioperative Anemia Management as Part of PBM in Cardiac Surgery-A Narrative Updated Review[J]. J Cardiothorac Vasc Anesth, 2020, 34(4): 1060-1073.
3. OPREA AD, DEL RIO JM, COOTER M, et al. Pre-and postoperative anemia, acute kidney injury, and mortality after coronary artery bypass grafting surgery: a retrospective observational study[J]. Can J Anaesth, 2018, 65(1): 46-59.
4. PADMANABHAN H, BROOKES MJ, NEVILL AM, et al. Association Between Anemia and Blood Transfusion With Long-term Mortality After Cardiac Surgery[J]. Ann Thorac Surg, 2019, 108(3): 687-692.
5. Task Force on Patient Blood Management for Adult Cardiac Surgery of the European Association for Cardio-Thoracic Surgery (EACTS) and the European Association of Cardiothoracic Anaesthesiology (EACTA); Boer C, Meesters MI, Milojevic M, et al. 2017 EACTS/EACTA Guidelines on patient blood management for adult cardiac surgery[J]. J Cardiothorac Vasc Anesth,

2018,32(1):88-120.

6. MEESTERS MI, VON HEYMANN C. Optimizing Perioperative Blood and Coagulation Management During Cardiac Surgery[J]. Anesthesiol Clin, 2019, 37(4):713-728.

7. COLSON PH, GAUDARD P, FELLAHI JL, et al. Active Bleeding after Cardiac Surgery: A Prospective Observational Multicenter Study[J]. PLoS One, 2016, 11(9):e0162396.

8. 龙村. 新时代中国麻醉与体外循环的关系[J]. 中国体外循环杂志, 2019, 17(1):1-3.

9. MADHAVAN S, CHAN SP, TAN WC, et al. Cardiopulmonary bypass time: every minute counts[J]. J Cardiovasc Surg (Torino), 2018, 59(2):274-281.

10. DE CANDIA E. Mechanisms of platelet activation by thrombin: a short history[J]. Thromb Res, 2012, 129(3):250-256.

11. RANUCCI M, BALDUINI A, DITTA A, et al. A systematic review of biocompatible cardiopulmonary bypass circuits and clinical outcome[J]. Ann Thorac Surg, 2009, 87(4):1311-1319.

12. BALAGUER JM, YU C, BYRNE JG, et al. Contribution of endogenous bradykinin to fibrinolysis, inflammation, and blood product transfusion following cardiac surgery: a randomized clinical trial[J]. Clin Pharmacol Ther, 2013, 93(4):326-334.

13. BOER C, MEESTERS MI, VEERHOEK D, et al. Anticoagulant and side-effects of protamine in cardiac surgery: a narrative review[J]. Br J Anaesth, 2018, 120(5):914-927.

14. MEESTERS MI, VEERHOEK D, DE JONG JR, et al. A pharmacokinetic model for protamine dosing after cardiopulmonary bypass[J]. J Cardiothorac Vasc Anesth, 2016, 30(5):1190-1195.

15. KOCH CG, LI L, DUNCAN AI, et al. Morbidity and mortality risk associated with red blood cell and blood-component transfusion in isolated coronary artery bypass grafting[J]. Crit Care Med, 2006, 34:1608.

16. RANUCCI M, BARYSHNIKOVA E, CASTELVECCHIO S, et al. Surgical and Clinical Outcome Research (SCORE) Group. Major bleeding, transfusions, and anemia: the deadly triad of cardiac surgery[J]. Ann Thorac Surg, 2013, 96(2):478-485.

17. 胡盛寿, 纪宏文, 孙寒松, 等. 心血管手术患者血液管理专家共识[J]. 中国输血杂志, 2018, 4(31):321-323.

18. 纪宏文, 李志远, 孙寒松, 等. 多学科血液管理对心脏瓣膜手术患者输血和转归的影响[J]. 中华医学杂志, 2014, 94(7):488-490.

19. 国家卫生健康委员会. 2017年国家血液安全报告[M]. 北京: 人民卫生出版社, 2019.

20. HOGAN M, KLEIN AA, RICHARDS T. The impact of anaemia and intravenous iron replacement therapy on outcomes in cardiac surgery[J]. Eur J Cardiothorac Surg, 2015, 47:218-226.

21. BOER C, MEESTERS MI, MILOJEVIC M, et al. 2017 EACTS/EACTA guidelines on patient blood management for adult cardiac surgery[J]. J Cardiothorac Vasc Anesth, 2017, 25:1-34.

22. ERDOES GB, MARTINEZ L, et al. International consensus statement on the peri-operative management of direct oral anticoagulants in cardiac surgery[J]. Anaesthesia, 2018, 73:1535-1545.

23. FERGUSSON DA, HÉBERT PC, MAZER CD, et al; BART Investigators. A comparison of aprotinin and lysine analogues in high-risk cardiac surgery[J]. N Engl J Med, 2008, 358:2319-2331.

24. JERATH A, YANG QJ, PANG KS, et al. Tranexamic acid dosing for cardiac surgical patients with chronic renal dysfunction: a new dosing regimen[J]. Anesth Analg, 2018, 127:1323-1332.

25. MYLES PS, SMITH JA, FORBES A, et al. Tranexamic acid in patients undergoing coronary-artery surgery[J]. N Engl J Med, 2017, 376(2):136-148.

26. MENKIS AH, MARTIN J, CHENG DC, et al. Drug, devices, technologies, and techniques for blood management in minimally invasive and conventional cardiothoracic surgery: a consensus statement from the International Society for Minimally Invasive Cardiothoracic Surgery (ISMICS) 2011[J]. Innovations, 2012, 7(4):229-241.

27. JIN L, JI HW. Effect of Desmopressin on Platelet Aggregation and BloodLoss in Patients Undergoing Valvular Heart Surgery[J]. Natl Med J China, 2015, 128(5):644-646.

28. BILECEN S, DE GROOT JAH, KALKMAN CJ, et al. Effect of fibrinogen concentrate on intraoperative blood loss among patients with intraoperative bleeding during high-risk cardiac surgery: a randomized clinical trial[J]. JAMA, 2017, 317:738-747.

29. CAPPABIANCA G, MARISCALCO G, BIANCARI F, et al. Safety and efficacy of prothrombin complex concentrate as first-line treatment in bleeding after cardiac surgery[J]. Crit Care, 2016, 20:5.

30. RAPHAEL J, MAZER CD, SUBRAMANI S, et al. Society of Cardiovascular Anesthesiologists Clinical Practice Improvement Advisory for Management of Perioperative Bleeding and Hemostasis in Cardiac Surgery Patients[J]. Anesth Analg, 2019, 129(5):1209-1221.

31. PETRICEVIC M, KONOSIC S, BIOCINA B, et al. Bleeding risk assessment in patients undergoing elective cardiac surgery using ROTEM platelet and Multiplate impedance aggregometry[J]. Anaesthesia, 2016, 71:636-647.

32. BRACEY A, SHANDER A, ARONSON S, et al. The use of topical hemostatic agents in cardiothoracic surgery[J]. Ann Thorac Surg, 2017, 104:353-360.

33. KLEIN AA, BAILEY CR, CHARLTON AJ, et al. Association of Anaesthetists guidelines: cell salvage for peri-operative blood conservation 2018[J]. Anaesthesia, 2018, 73(9):1141-1150.

34. ZHOU SF, ESTRERA AL, LOUBSER P, et al. Autologous platelet-rich plasma reduces transfusions during ascending aortic arch repair: aprospective, randomized, controlled trial[J]. The Annals of thoracic surgery, 2015, 99(4): 1282-1290.
35. 刘刚,曾庆东,郑哲,等. 迷你化心肺转流和传统心肺转流的临床应用比较[J]. 中华外科杂志,2016,54(8):613-616.
36. CARSON JL, GUYATT G, HEDDLE NM, et al. Clinical practice guidelines from the AABB: red blood cell transfusion thresholds and storage[J]. JAMA, 2016, 316: 2025-2035.
37. MAZER CD, WHITLOCK RP, FERGUSSON DA, et al. TRICS Investigators and Perioperative Anesthesia Clinical Trials Group. Six-Month outcomes after restrictive or liberal transfusion for cardiac surgery[J]. N Engl J Med, 2018, 379: 1224-1233.
38. MAZER CD, WHITLOCK RP, FERGUSSON DA. Six-month outcomes after restrictive or liberal transfusion for cardiac surgery[J]. N Engl J Med, 2018, 379: 1224-1233.
39. SHANDER A, GOOBIE SM, WARNER MA, et al. The Essential Role of Patient Blood Management in a Pandemic: A Call for Action[J]. Anesth Analg, 2020, 131: 74-85.

第六十二章

骨科围手术期输血

骨科疾病涉及骨骼、肌肉、肌腱、韧带、血管和神经等多种组织，手术出血量较大，异体输血比例较高。研究显示，骨科手术围手术期的失血量平均为1 000~2 000ml，术后血红蛋白(Hb)水平下降约30~46g/L，术后异体输血率可高达45%~80%[1]。约24%~45%的骨科患者术前存在贫血，进一步增加了患者输血的需求[2]。较高的失血量不但会增加手术并发症和感染风险，还会延长患者住院时间，从而进一步影响患者康复速度。此外，由于病毒检测“窗口期”和血液制品漏检率的存在，绝对安全的血液制品目前仅占所有输血液制品的40%左右。同时，由输血所导致的急性或慢性溶血性输血不良反应、同种免疫反应和输血相关急性肺损伤等风险时刻存在，因异体输血所带来的不良事件报道也层出不穷[3,4]。因此，有效降低骨科患者围手术期的输血量和输血比例，不但能够减少围手术期因为贫血和输血导致的并发症，也有利于缓解我国目前血液资源紧张的局面，减轻社会医疗负担。

本章将以骨科围手术期血液管理为核心，从术前、术中和术后三个阶段来介绍骨科输血管理方面的最新进展，有助于读者从整体上掌握围手术期减少失血和降低异体输血的措施和方法。

第一节　术前输血管理

一、骨科术前贫血

（一）骨科术前贫血的发生率

国内外资料显示，各类骨科手术患者术前贫血的比例都处在较高的水平。例如：关节置换手术为12.8%~24.3%；脊柱手术为21%~24%；创伤骨科手术为42%~45%[2]；而髋部骨折患者术前血红蛋白水平可下降超过20%[5]；骨肿瘤患者如术前接受放化疗，则术前血红蛋白的水平可下降至100g/L[6]。欧洲的一项系统评价分析了19项涉及骨科全髋置换(total hip arthroplasty，THA)、全膝置换(total knee arthroplasty，TKA)和髋部骨折手术的临床研究，结果提示关节置换患者和髋部骨折手术患者的术前贫血比例分别为24%和44%[2]。

（二）骨科术前贫血的发生原因

骨科患者术前贫血的原因主要包括以下几点：①创伤性失血：该类患者往往以骨科创伤为致病原因，在术前就有出血和失血的病史，尤其是涉及骨盆、股骨骨折的患者或合并多发骨折的患者。研究显示，股骨骨折的失血量通常超过1 000ml，骨盆骨折的失血量则在500~4 000ml不等。大量的失血使得创伤患者在术前就存在严重的贫血，可能在术前就需要接受输血治疗。②营养缺乏性贫血：多为老龄择期手术患者。该类患者以关节置换手术为主，年龄偏大，平常营养状况不佳，造血原料较为缺乏，贫血的原因以缺铁性贫血(irondeficiencyanemia，IDA)最为常见。③慢性疾病导致贫血：部分骨科患者合并慢性感染、慢性肝肾功能不全等情况，直接或间接影响造血组织而导致贫血。部分患者合并消化系统相关疾病，如胃溃疡、慢性浅表性胃炎、肠息肉出血、痔疮出血等，均可因长期慢性出血而导致贫血。④药物或治疗因素：骨科慢性疼痛患者可能有过量服用止痛药病史，可导致消化道慢性出血。另外，骨肿瘤往往会直接影响患者的骨髓造血系统，或因为新辅助治疗方案而接受术前放化疗治疗，则可能导致术前严重贫血。⑤其他原因：其他可能导致失血或贫血状态的骨科疾病或并存疾病。

（三）骨科术前贫血的危害

对于需要接受骨科手术的患者而言，手术创伤引起的失血会加重患者术后的贫血程度，进而导致患者术后需要接受输血治疗。具体的危害表现为：①增加感染率。术后贫血状态会降低患者的抵抗力，增加感染的风险。Greenky等[7]将15 222名关节置换患者纳入研究，其中术前贫血者2 991名，非贫血者12 231名。研究发现，两组人群术后假体周围感染(periprosthetic joint infection，PJI)的发生率分别为4.3%和2%，贫血可导致PJI的发生率增加约2倍。②延长患者住院时间。Halm 等的前瞻性队列研究结果发现，髋部骨折患者入院时血红蛋白的水平越高，住院时间越短。其中 Hb<90g/L 的患者平均住院时间是血红蛋白正常患者的 2 倍[8]。③增加术后 30 天死亡率。2011 年 Lancet 报告了一项研究，该研究纳入全球 211 所医院的 227 425 名重大非心脏手术患者，发现贫血患者术后 30 天的死亡率增加约 42%[4]。而对于髋部骨折患者而言，术前贫血患者术后 30 天的死亡率是非贫血组的 2 倍[9]。④影响患者术后活动和功能恢复。研究结果显示，贫血是影响术后患者行走和肢体活动的独立危险因素。血红蛋白越高，患者出院时行走距离就越远。⑤影响患者生活质量。研究显示，对于单侧髋关节置换患者而言，术后第 8 天血红蛋白水平与患者术后 2 个月内生活质量呈显著正相关[10]。

二、骨科术前贫血的诊断和治疗

（一）骨科术前贫血的诊断

骨科患者术前贫血的诊断参考世界卫生组织（WHO）和我国标准[11]。因为我国人群血红蛋白水平相对于外国人群而言普遍略低，因此我国的贫血诊断标准相对于 WHO 而言，血红蛋白的参考值略有降低（表 62-1 和表 62-2）。

表 62-1　中国和 WHO 的贫血诊断标准

贫血诊断标准	中国标准/（$g \cdot L^{-1}$）	WHO 标准/（$g \cdot L^{-1}$）
成年男性	Hb<120	Hb<130
成年女性	Hb<110	Hb<120

表 62-2　中国和 WHO 的贫血分级标准

贫血分级	中国标准 Hb/（$g \cdot L^{-1}$）	WHO 标准 Hb/（$g \cdot L^{-1}$）
正常	≥110	≥120
1 级（轻度贫血）	91~109	95~119
2 级（中度贫血）	61~90	80~94
3 级（重度贫血）	31~60	65~79
4 级（极重度贫血）	<30	<65

（二）骨科术前贫血的治疗

骨科术前贫血的治疗原则是针对贫血病因治疗，纠正贫血状态，提高手术耐受力，降低围手术期并发症和风险。

1. 针对并存疾病的治疗　一旦患者术前贫血诊断明确，需要明确贫血的具体原因并积极治疗，主要包括：①对于长期口服止痛药引起的慢性消化道出血，需要在停药的基础上，加用胃肠黏膜保护剂，如质子泵抑制剂等；②对于合并消化道疾病，如肠息肉、痔疮、消化道溃疡等，需要权衡利弊，综合考虑是否应先暂时推迟骨科手术，治疗消化道疾病；③对于存在妇科问题、月经量过大的女性，可先联系妇科会诊。

2. 针对骨科疾病的治疗　因为骨科自身疾病而造成的贫血，需要在术前针对骨科疾病进行治疗，提高术前血红蛋白水平。具体包括：①对于骨折创伤所导致的贫血，需要对骨折端进行加压包扎等处理，减少骨折端持续失血。对于骨盆骨折、股骨骨折等导致严重失血的患者，术前应按照输血指征予以合理的输血治疗，维持有效循环血量并纠正贫血。②对于因慢性感染等消耗性疾病引起的贫血，需要积极纠正感染并给予营养支持等治疗。③对于骨肿瘤患者因为术前放化疗引起的贫血，停止放化疗后血红蛋白水平往往会有所上升，同时可加用红细胞生成素（EPO）等药物。

3. 加强营养支持　骨科疾病通常会导致患者生活质量下降，行走和运动不便，也可导致患者营养状况不佳，进而诱发贫血。该类情况在接受关节置换的老年患者中尤为常见。对于该类患者，往往需要在术前给予营养支持，每天至少摄入热量 30kcal/（kg · d）和蛋白质 1.5g/（kg · d）。

4. 治疗 IDA　IDA 是目前骨科围手术期贫血最为常见的一类原因，尤其对于存在慢性失血、慢性营养不良等情况的择期手术患者。该类患者常因为铁剂摄入不足和叶酸缺乏而导致造血原料不足，从而导致 IDA。对于 IDA 的诊断需要筛查患者体内铁蛋白和叶酸的含量，治疗上以补充铁剂和叶酸为主。具体的治疗策略请参考《中国骨科手术围手术期贫血诊疗指南》[12]。

第二节　术中输血管理

术中输血管理涉及与手术过程相关的止血措施，主要包括控制失血相关技术的应用、输血技术的应用和术中止血药物的应用。

一、术中控制失血相关技术的应用

骨科微创手术理念和技术：微创手术操作是贯穿整个外科手术发展的核心理念。对于输血管理而言，骨科手术的微创化能够有效地减少术中失血量，降低因为手术失血而导致的输血比例。骨科微创手术理念和操作技术在减少术中失血方面的应用包括：

1. 微创化手术的开展　包括创伤骨科的微创经皮接骨板技术（minimallyinvasiveplate osteosynthesis，MIPO）技术，脊柱外科的脊柱内镜技术，运动医学的关节镜技术，关节外科的微创入路技术等。微创手术技术的开展，可有效减少骨科手术创面出血，从而降低术后输血比例。

2. 微创手术操作技巧　尽管有些手术方式无法做到微创化，但仍可通过手术操作的微创化来尽可能降低术中的出血量。例如对于髋关节置换而言，在传统后外侧入路暴露髋臼时，臀大肌股骨止点和股方肌附近的旋股内侧动脉分支需要仔细止血，避免术后血压升高后该部位再次出血。同时在股骨假体植入后，需要用骨蜡将股骨颈截骨面完全封闭，避免股骨髓腔创面术后渗血。对于膝关节置换而言，在暴露时需要对膝上、膝下等几支主要血管进行止血，同时在切除外侧半月板时也要注意彻底止血，避免膝外侧动脉的分支术后渗血。

3. 优化骨科止血带的使用　骨科手术主要涉及四肢，止血带也是骨科手术最常用的设备之一，有利于术中减少出血和视野暴露。但目前研究显示，止血带使用后会增加术后隐性失血，从而增加围手术期总体失血量。最新研究显示，在使用氨甲环酸（tranexamic acid，TXA）、术中控制性降压的基础上，可以减少使用或不使用止血带。该方法不但可降低围手术期总失血量，也有利于患者肢体功能恢复。四川大学华西医院骨科（简称“华西医院骨科”）目前在膝关节置换手术和部分骨科创伤手术中已经常规不使用止血带，同时也取得了较为满意的止血效果[13]。通过临床实践及总结相关研究认为，对于膝关节置换手术而言。不使用止血带不但可以降低围手术期总失血量，不影响手术视野的显露和假体的固定，同时患者术后肢体肿胀程度更低，肢体功能恢复更快。对于部分必须使用止血带的骨科手术，可以改为在术中间断性使用止血带，也有助于降低围手术期的总失血量。

4. 控制性降压　控制性降压是指将收缩压降低至80~90mmHg，或将平均动脉压降低至50~65mmHg左右。整个过程保证重要器官不发生缺血缺氧性损害，且终止降压后血压可迅速恢复至正常水平，不产生永久性器官损伤。该理念最初是在1917年由Cushing等提出，并在1946年由Gardner等应用于临床。临床研究证明，术中控制性降压可减少术中创面渗血，减少手术失血量，提供外科手术的无血手术视野，从而降低围手术期失血量。控制性降压的适应证包括：①骨科复杂大手术、术中出血可能较多、止血困难的手术，如THA手术；②显微外科手术、要求术野清晰的手术；③麻醉期间血压、颅内压和眼压过度升高，可能引起严重不良后果者；④其他需要减少围手术期失血的情况。其禁忌证包括：①合并重要脏器实质性病变者，包括脑血管病、心功能不全、肾功能不全或肝功能不全者；②合并血管病变者，包括外周血管性跛行、器官灌注不良等；③合并低血容量或严重贫血者。对于60岁以下、无明显并存疾病患者，可在术中将收缩压控制在80mmHg左右；60岁以上无并存疾病的患者，术中可将收缩压维持在80~100mmHg左右。对于超过75岁的老年患者，术前如合并高血压等心脑血管疾病，为保证心脑血管灌注，不建议将术中收缩压降得太低，一般而言维持在110~120mmHg较为合适。对于控制性降压的时间目前尚无定论，经验认为，对于难度不大、术中出血不多的骨科手术而言，控制性降压在2小时内一般较为安全。如手术时间超过2小时，意味着手术难度较大，同时术中出血也会相应增加，因此不建议长期间进行控制性降压，尤其是手术时间超过3小时。

术中控制性降压主要由麻醉科医师实施，通过单独或联合应用药物如硝普钠、硫酸镁、钙通道阻滞剂（尼卡地平）、β肾上腺素受体阻滞剂（艾司洛尔）等实现。目前常用的方法是应用全身麻醉药物达到控制性降压的目的，常以瑞芬太尼、异丙酚作为主要药物来实现。其主要特点为易于给药、起效迅速，且毒副作用较小。其他如吸入麻醉药（如地氟烷、七氟烷等）也可以实现控制性降压的目的。需要注意的是，老年患者、慢性高血压患者和血管硬化的患者，术中血压降低的程度不应超过基础水平的20%~30%，以防造成重要脏器供血不足而诱发并发症，如脑梗死和急性冠脉综合征。

5. 腹主动脉球囊阻断技术　涉及骨盆及骶骨的骨科手术，失血量通常较大。尤其对于骨盆和骶骨肿瘤的患者，肿瘤早期往往隐匿，不易察觉。晚期的骨盆和骶骨肿瘤常侵犯后腹膜的髂血管、输尿管、直肠和膀胱组织，手术难度明显加大，尤其对术中出血的控制。该部位的肿瘤血管丰富，可单支或多支血管供血，术中出血多者甚至可超过10 000ml。大量出血可导致手术视野不清，影响手术操作，并极易导致术野相关结构的损伤。同时，手术视野大量的出血会影响医师对于肿瘤边界的判断，造成肿瘤切除不干净等问题。因此，对于骨盆和骶骨的骨科手术，尤其是骨肿瘤相关手术，控制好术中出血非常重要。

目前，低位腹主动脉内球囊阻断血流技术已经在骨盆和骶骨相关手术中广泛开展，并取得了不错的效果[14,15]。在手术前需要常规进行腹主动脉、髂外动脉和股动脉等血管检查，确定肾动脉开口位置及与脊柱的解剖关系。明确该患者是否符合实施腹主动脉球囊阻断的指征后，按照常规操作技术通过股动脉切口放置球囊。术中注意患者心率、血压的稳定。一般单次球囊阻断时间不超过60分钟，如果60分钟内未完成手术，则应在术区进行填塞加压止血后间断放开球囊10~15分钟。华西医院骨科所开展的临床研究发现对于骨盆和骶骨肿瘤患者适当延长球囊阻断时间至180分钟，可以更好地显露手术视野，保证手术安全，且不增加术后远端肢体麻痹甚至缺血坏死等并发症的发生率[14]。实施超长时间球囊阻断时，术中需要注意：①每隔2~3小时需用凡士林纱布或纱布充分填塞创面后开放球囊10~15分钟，予以全身肝素化后再次阻断，继续手术；②每次球囊阻断时需缓慢推入造影剂以确定球囊的位置和形态，球囊放开前预防性加快输液速度，避免腹主动脉的突然开放导致循环血容量骤然下降；③手术结束拔除球囊导管后，需要确保穿刺点近端喷血正常和远端回血正常后再予以切口缝合；④术后需要严格检测足背动脉搏动情况，预防下肢缺血。

二、自体输血技术的应用

血源紧张和异体血输注存在的风险使得患者和外科医师更加认识到自体血回输的重要性。自体血回输不但能够减少病毒感染、传染病传播的相关风险，且能够避免血型亚型不相配而发生的溶血反应，减少与输血相关的疾病，如过敏反应、免疫抑制、输血引起的肺损伤和抗宿主反应等。目前而言，自体输血主要包括术前预存自体输血（preoperative autologous donation，PAD）、血液稀释法（hemodilution）自体输血和术中自体血回输（cell salvage，CS）三种类型[14]。

（一）术前预存自体输血

对于术前预存自体输血的适应证，国内外一般将标准定为：术前Hb>110g/L，血细胞比容>0.33。我们经验认为，预存自体输血的适应证可定义为：①患者健康状况良好，无心肺肝肾功能不全等并存疾病；②无感染征象；③无凝血功能障碍；④非恶性肿瘤患者；⑤术前Hb>110g/L，血细胞比容>0.33；⑥预计术中出血量>600ml。对于需要进行预存自体输血的患者，术前一般每次采血量不超过400ml；如需二次采血，两次采血间隔时间一般不小于3天，且最后一次采血应在术前3天完成。采集后的血液应以枸橼酸钠、枸橼酸、葡萄糖、腺嘌呤与磷酸二氢钠混合灭菌水溶液（CPDA液）保存于4℃环境中，最长可保存35天。采血后的患者可适当补充铁剂和叶酸，补充造血原料后有利于血红蛋白恢复。

华西医院骨科开展的临床研究对80例THA患者进行了预存自体输血，共计预存自体血23 700ml，平均409ml/人[15]。其中58名（72.5%）患者无须异体输血顺利度过围手术期，22名（27.5%）患者补充异体输血7 392ml，平均336ml。研究结果证明，预存自体输血方法简便、经济、安全、有效。目前，由于骨科患者围手术期血液管理技术的提高，需要进行术前预存自体输血的患者越来越少，但该方法仍然为一种减少围手术期异体输血的有效技术。

（二）血液稀释法自体输血

血液稀释法自体输血主要包括三种方法：急性等容性血液稀释、急性非等容性血液稀释和高容量血液稀释，其中以急性等容性血液稀释最为常用。该方法是指在麻醉诱导前或诱导后进行采血，同时补充等效容量的晶体液及胶体液（常规比例为2∶1），使血液稀释，同时获得数量相当的自体血。在随后的手术中，必要时将该预存的自体血回输，以达到不输异体血或少输异体血的目的。该方法的适应证主要是预计手术出血量大（多超过600ml）且不便输注异体血的患者。禁忌证包括患者本身就处于贫血状态（Hb<110g/L、血细胞比容<0.30）、术前合并低蛋白血症（白蛋白<25g/L）、凝血功能障碍、合并颅内高压或存在重要器官功能障碍等。

该方法的具体步骤包括：手术当天，给患者建立两条静脉通道。麻醉后，通过一条静脉通道采取一定量的自体血，同时通过另一条静脉通道快速补充相应量的晶体液或胶体液，保证患者血容量的稳定，同时也减少了血液有形成分的丢失。采集的自体血在4℃冷藏条件下保存。术中根据出血量动态监测血红蛋白和血细胞比容水平，如果血细胞比容低于0.25~0.30，可考虑将自体血回输，且应先输注最后采集的自体血，因为最先采集的血液含有更多的红细胞和凝血因子。

血液稀释法自体输血理论上可减少降低自体血液的浪费，且可在需要输血时给予具有功能的自体血小板和凝血因子，具有较好的血液保护作用。Epstein等[16]将该方法应用于脊柱手术，发现利用该方法可有效降低青少年脊柱侧凸和多节段腰椎椎板切除融合手术的输血量。该方法对输血技术和无菌要求较高，期间必须有麻醉医师的严密监测及管理。

（三）术中自体血回输

术中自体血回输是最常用的一种自体血回输技术，在临床上被广泛用于预计失血较多的骨科手术。该方法操作简单且安全，术中利用“吸引管”回收手术野中的血液，通过过滤、洗涤和浓缩等步骤后将收集到的红细胞重新回输到患者体内，有效地减少患者血液丢失。根据2009年大不列颠和爱尔兰麻醉医师协会（Association of Anaesthesiologists of Great Britain and Ireland，AAGBI）发布的关于输血和术中自体血回输指南推荐，术中自体血回输的适应证主要包括：手术预期出血量超过 1 000ml 或 20%血容量；患者有高出血或低血红蛋白风险；患者为稀有血型或体内存在多种抗体，不适合输注异体血；患者拒绝输注异体血。复杂骨科手术的出血量常大于 1 000ml，是术中自体血回输的良好适应证。

华西医院骨科对自体血回输技术在骨科手术方面的应用进行了相关研究。康鹏德等[17]纳入了 87 例胸腰椎爆裂骨折行前路减压植骨内固定的患者，术中采用自体血回输技术。研究结果发现，术中平均出血量为 1 180ml，平均回输血细胞比容为 0. 50 的自体血 450ml，所有患者均未发生输血不良反应及过敏反应。证明了自体血回输技术在胸腰椎爆裂骨折前路手术中应用的有效性和安全性。曹国瑞等[18]回顾性分析了 130 例行初次 THA 的患者，其中 70 例术中使用了自体血回输，将 60 名未使用自体血回输患者作为对照组。研究结果证明，基于快速康复外科理念，在现代血液管理策略干预下，对于术中出血量较多、手术时间长的复杂初次单侧 THA 手术，术中自体血回输不会改变患者的凝血功能和炎性指标，不会增加术后并发症的发生率，同时术中自体血回输可以减少患者血红蛋白的丢失，防止血红蛋白和血细胞比容快速下降，降低术后贫血的发生率。

三、止血药物的使用

（一）抗纤溶药物（氨甲环酸）的使用

研究显示，骨科手术围手术期的失血分为两部分。其一是显性失血，包括术中创面渗血、术中动静脉出血以及术后引流管的出血。相对于“看得见”的显性失血，另一部分失血则是隐性失血。关于隐性失血的机制，研究认为主要包括以下几点：①纤溶亢进：术后患者体内的凝血和抗凝平衡被打破，蛋白溶解增加，导致出血增加（后文详述）[19]。②手术止血不彻底：骨面渗血往往难以止血，若术后患者血压升高，使得术中原本不出血的骨面和软组织创面在术后渗血量明显增加。尤其是在术中失血不彻底的情况下，术后甚至可能发生大出血及血肿形成。③术前状态影响：如患者为严重骨折创伤（如股骨干、股骨颈骨折等），或合并某些基础疾病，术前常出现脱水状态和红细胞重分布延迟，导致术中血液浓缩，而在手术后，经过补液治疗机体的失水状态被纠正，即会表现出更加严重的失血状态。④术后抗凝药物的使用：考虑到深静脉血栓（deep venous thrombosis，DVT）和肺栓塞（pulmonary embolism，PE）的风险，骨科术后常需要进行抗凝治疗。对于抗凝药物的选择和给药时机掌握不恰当，往往会导致术后患者抗凝和凝血平衡被打破，致使术后出血倾向增加，进而引起术后隐性失血增加[20]。

相对于其他原因而言，纤溶亢进是导致隐性失血最主要的原因之一[21]。生理条件下，机体内的凝血系统、抗凝系统和纤溶系统是构成失血-止血平衡最主要的三个系统，三者相互制约，维持人体内正常的血液循环。对于骨科手术患者，创伤反应和手术应激往往导致术后纤溶亢进，表现为纤溶酶原激活物的激活，如组织型纤溶酶原激活物和尿激酶型纤溶酶原激活物等，同时纤溶抑制物的表达相应减少，如纤溶酶原激活抑制剂-1 和抗纤溶酶-2 浓度的降低，最终导致患者体内纤溶亢进，术后隐性失血量相应增加。因此，术后抑制患者体内的纤溶反应，使得更多纤维蛋白原转化为纤维蛋白，能够促进失血-止血重新平衡，从而降低术后隐性失血量。

氨甲环酸（TXA）作为一种抗纤溶药物，能够与纤溶酶原的赖氨酸结合位点相结合，使其封闭，进而使得纤溶酶原失去与纤维蛋白结合的能力，导致纤溶活性降低，从而发挥止血作用。目前，华西医院骨科已经将 TXA 广泛用于骨科大手术中，在抑制围手术期纤溶反应、降低术后隐性失血和加快术后患者康复方面取得了显著的效果。TXA 降低骨科患者围手术期失血的主要给药途径可参考《中国髋、膝关节置换术围术期抗纤溶药序贯抗凝血药应用方案的专家共识》[21]。现根据不同的给药途径和不同的给药剂量叙述如下：

1. 给药途径　TXA 目前常用的给药途径包括静脉给药、局部给药和口服给药三种，也可将上述三种给药途径联合使用。

（1）单纯静脉给药途径：单纯静脉给药是 TXA 最早被用于骨科临床患者的给药途径。其优势在于能够通过静脉作用于全身系统的纤溶系统，系统性地抗纤溶而起到止血作用；其劣势主要在于部分学者担心全身性抗纤溶可能会带来 DVT 风险增加。考虑到 TXA 的起效时间和半衰期，TXA 通常在骨科手术切皮前 5~10 分钟开始给药，间隔 3 小时以后可再次给药。单次给药剂量为 15~20mg/kg 或总量 1g；二次给药推荐剂量为 10~20mg/kg 或每次总量 1g。如术后引流液较多，可间隔 3 小时再次给药，每次的剂量为 10~20mg/kg 或重量 1g。华西医院骨科通过随机对照研究[22]，对单次给药 TXA 10mg/kg、15mg/kg 和空白对照的三组 THA 患者进行比较。研究结果证明，TXA

15mg/kg 组不但可以有效降低围手术期总失血量，且可以降低围手术期的输血量，安全性相比其他两组并无差异。此外，另一项临床研究也证明，反复多次静脉给予 TXA 能够更好地降低骨科患者围手术期总出血量，同时也不增加相关并发症[23]。

（2）伤口局部给药途径：局部给药往往是在骨科手术过程中，针对出血较多的部位进行 TXA 止血。利用 TXA 纱布覆盖出血较多的部位，通过其抗纤溶作用在创面局部止血。该方法不但可以使得 TXA 的作用效果更加直接，也有效地降低了全身使用 TXA 所可能带来的 DVT 风险。由于是局部使用，因此 TXA 的剂量可以相应增加。华西医院骨科将 TXA 3g 局部应用于 THA 手术中[24]。通过与空白对照组比较，TXA 3g 的局部使用能够将围手术期输血率从 22.4%降低到 5.7%，且不增加 DVT 和 PE 风险。同时，局部使用 TXA 可明显降低总失血量和引流量。

（3）口服给药途径：TXA 的多种给药途径中，口服给药途径相对应用较少，但仍具有其优势。口服给药可以小剂量、多频次给药，相对安全性较高；且可以由患者自行给药，较为方便，同时可以在出院后继续给药。口服给药的劣势在于药物需要经过胃肠道吸收入血，因此血液中有效浓度不高，且难以控制。鉴于此，可在围手术期将口服给药静脉或局部给药途径相联合，在患者出院后继续口服达到序贯抗纤溶的作用。华西医院骨科采用随机对照研究方式对静脉、局部和口服三种单一 TXA 给药方式对比[13]。结果发现，对于 TKA 患者而言，术前 2 小时口服 TXA 2g、切皮前 5 分钟静脉给予 TXA 20mg/kg 和术中局部给予 TXA 2g 三种给药方式均可以获得相同的止血效果。表明口服 TXA 可以降低围手术期总失血量，且从卫生经济学的角度而言更加具有优势。

（4）不同给药途径的联合：TXA 不同给药途径联合使用的优势在于最大程度地发挥不同给药途径的优势，并且降低单一给药途径可能带来的风险或副作用。华西医院骨科目前常用的联合给药方式包括静脉联合局部、静脉联合口服。静脉联合局部的优势在于较大剂量的 TXA 分为静脉和局部两种途径给药，不但可以有效增加 TXA 总的给药剂量，也可以避免单一静脉给药途径带来的 DVT 风险。华西医院骨科既往的研究证明，无论针对 THA 还是 TKA 患者，静脉联合局部给药均可发挥明显的止血作用，降低围手术期总失血量和输血比例，同时可抑制关节局部炎症反应，且不增加 DVT 等血栓相关风险[25,26]。静脉联合口服给药的优势在于出院后可以长时间序贯口服抗纤溶，延长了抗纤溶作用的时间，有利于控制手术局部的炎症反应，提高患者肢体功能恢复的速度。

2. 不同的给药剂量　由于 TXA 的主要作用机制是抑制体内的纤溶反应，且不影响其功能。相对于单纯增加凝血功能的止血药物而言，TXA 并不会增加 DVT 和 PE 的风险。临床研究证实，TXA 单次给药剂量控制在 10~30mg/kg 是相对安全的。甚至有研究报道，对于脊柱肿瘤患者，由于在切除肿瘤时出血较多，单次 TXA 给药剂量高达 100mg/kg，且临床疗效也是安全有效的。在单次给药剂量不增加的前提下，可以多次给药。考虑到 TXA 在人体内的代谢过程和半衰期，建议多次给药的间隔时间控制在 3 小时。华西医院骨科对静脉 TXA 多次给药进行了研究。通过对随机纳入的 150 名 THA 患者进行分析发现，围手术期 TXA5 次给药（切皮前一次 20mg/kg，其后每间隔 3 小时一次，每次 1g）能够最大程度地降低总失血量，且不增加 DVT 风险，相对 TXA 单次给药或 3 次给药的剂量而言更具有优势[23]。

（二）其他止血药物

这类药物主要包括重组活化凝血因子Ⅶ和局部止血药物等，前者主要与组织损伤部位或破损的血管壁表面的组织因子相结合，产生凝血酶并活化血小板，从而启动体内的凝血系统；后者由人纤维蛋白原、凝血酶或凝血因子Ⅷ和牛抑肽酶等组成，主要用于创面的局部止血。既往的研究对于上述两种药物在骨科、产科、心脏外科等多种外科手术中的止血效果进行了评估，证明了该类药物具有良好的止血效果，但缺乏对其安全性的评估。相对于抗纤溶药物 TXA，直接作用于凝血系统的止血药物仍然存在术后血栓发生率增加的风险，在使用时需要特别慎重，特别是对于术前活动量不足和全身脉管系统存在严重老化的骨科高龄患者。

第三节　术后输血管理

术后往往是整个围手术期中患者接受输血治疗最多的阶段。手术创伤造成的显性失血和隐性失血，容易造成术后 Hb 水平过低；同时术后因为创伤引起的炎性反应和缺血再灌注损伤会导致红细胞进一步受到破坏，从而加重血细胞的丢失。若患者在术前就合并一定程度的贫血，则术后可能出现严重的贫血，需要进行输血治疗。华西医院骨科 2013 年接受国家卫生与计划生育委员会卫生行业科研专项资助，开展全国 26 家单位多中心骨科手术的现况调查。通过对 2 万多名患者的资料进行总结后发现，髋关节置换术后贫血率，男性为 86.2%，女性为 89.8%；膝关节置换术后贫血率，男性为82.5%，女性为84.3%；股骨头置换术后贫血率，男性为88.6%，女性为85.8%；脊柱手术后贫血率，男性为82.7%，女性为85.8%；髋骨骨折手术后贫血率，平均为84.6%～88.5%；骨肿瘤手术后贫血率更是高达89.2%。因此，骨科手术患者术后的输血管理更加重要，需要注意的方面包括：输血指征的把握、异体输血的注意事项、术后减少输血的措施、术后抗凝药物的使用、铁剂和EPO治疗和营养支持。

一、输血指征的把握

异体输血是临床上重要的治疗手段，正确的输血可以挽救患者生命，而输血也会带来相关的并发症和副作用，具有一定风险。尤其对于骨科手术患者而言，由于接受输血的患者比例高，单个患者输血量较大，因此更加需要严格把握输血指征。异体血的输注以成分血为主，仅在某些特殊情况下考虑全血输注，如急诊多发骨折患者、因大出血导致循环血量不足或即将发生休克等情况。大部分骨科患者的贫血以血红蛋白丢失为主，输血的目的在于纠正贫血，提高患者的携氧能力，故主要以输注红细胞悬液为主。根据经验，术后第3天血红蛋白水平下降至最低。参考2000年卫生部颁发的《临床输血技术规范》，外科患者红细胞悬液输注指征主要包括：①失血量：失血量不超过血容量的20%，只输液、不输血；失血量达到血容量的20%～30%时，输液和输注红细胞；失血量达50%～100%时，应输液、输注红细胞和输注白蛋白。失血量超过总血容量时，可根据实际情况补充血小板、冷沉淀、新鲜冰冻血浆等。②实验室指标：血红蛋白大于100g/L，可以不输血；血红蛋白小于70g/L，应考虑输血；血红蛋白在70～100g/L之间，应根据患者的贫血程度、心肺代偿功能、代谢情况及年龄等因素决定是否需要输血。

而对于患者有血小板功能减少或功能异常时，为提高手术安全性、避免围手术期出现大出血，可给予血小板输注以达到止血或预防出血的目的。血小板输注的指征主要包括：①血小板数量减少或功能异常，伴有出血倾向或出血表现；②血小板计数$>100\times10^9/L$原则上不输注血小板。血小板计数在$(50\sim100)\times10^9/L$，根据是否有自发性出血或伤口渗血决定。血小板计数$<50\times10^9/L$应考虑输注血小板；③如术前发现患者血小板低下，为预防术中出血，应准备血小板术中备用；④如术后出现不可控制的出血，确定血小板功能低下者，无论血小板数量多少，均可考虑输注血小板。

二、异体输血的注意事项

术后患者输血是一项具有较高风险的医疗行为，除严格按照“三查七对”的要求核对血源和患者信息外，还需要重点注意：①严格把握输血指征，熟悉血液及其成分的规格、性质、适应证、剂量和用法，尽量输注成分血；②输血前务必向患者及家属告知输血可能带来的并发症、不良反应和经血液传播疾病的风险；③输血过程中，临床医师务必严格观察患者的病情变化，如有异常反应，严重者要立即停止输血，迅速查明原因并作相应的处理，并做好相应的记录；④输血完成后，临床医师需要对输血的疗效做出评价，对患者输血前后Hb水平的改变做好记录。

三、术后减少输血的措施

除必要的输血治疗外，如何采取相应措施减少术后患者的失血也是临床医师关注的重点。主要措施包括：①术后严密观察伤口有无渗血渗液，观察引流量，并关注患者身体其他部位是否有失血表现；②对于既往有消化道出血病史、或合并有慢性浅表胃炎、胃溃疡等出血风险相关疾病的患者，术后建议常规使用胃黏膜保护剂预防消化道出血和应激性溃疡，减少医源性红细胞丢失；③对于创面较大的肢体手术，建议术后延长加压包扎的时间，同时适当采用弹力绷带，并配合冰敷等物理措施，减少创面渗血。

四、术后抗凝药物的使用

DVT是骨科大手术后主要的并发症之一，不仅造成肢体肿胀、影响患者康复，严重时可诱发PE甚至导致死亡。据文献报道，西方人群中骨科大手术后DVT的发生率高达40%～80%。而亚洲人群中骨科大手术后DVT的发生率也超过18.1%。2009年中华医学会骨科分会发布的《中国骨科大手术静脉血栓栓塞症预防指南》中，明确提出骨科大手术后需要进行抗凝治疗，建议采取基本预防措施、物理预防措施和药物预防措施[20]。目前骨科大手术常规采用低分子肝素或凝血因子Xa抑制剂来进行药物抗凝。然而，抗凝和止血本身就是一对矛盾共同体，过量的抗凝虽然降低了术后DVT的发生率，但却会导致软组织出血增加，加重患者术后失血。根据最新的《中国髋、膝关节置换术围术期抗纤溶药序贯抗凝药应用方案的专家共识》和《中国骨科手术加速康复围术期氨甲环酸与抗凝血药应用的专家共识》，在使用TXA抗纤溶的情况下，为达到抗纤溶药和抗凝药的动态平衡，应在髋、膝关节置换术围手术期使用TXA 6小时后根据引流量的变化，选择抗凝药的应用时间。大部分患者术后6~12小时内伤口出血趋于停止，如引流管无明显出血或引流管血清已分离则表明伤口出血趋于停止，应在12小时内应用抗凝血药[19,21]。若个别患者术后12小时仍有明显出血，可延后应用抗凝血药。

五、铁剂和EPO的使用

骨科手术的术中失血导致了患者体内造血原料的缺乏，术后可使用铁剂和叶酸提供造血原料，同时继续予以EPO皮下注射促进造血。术后住院期间可予以静脉铁剂，出院后改为口服，同时联合叶酸口服。铁剂和EPO的具体用法用量请参加《中国骨科手术加速康复——围术期血液管理专家共识》[1]。

六、营养支持

术后营养支持对于血红蛋白水平的升高具有重要辅助作用。术后应坚持高蛋白、高营养饮食，尽量多进食鸡蛋、鸡肉、鱼肉等优质蛋白，同时加强维生素的摄入，以水果和蔬菜为主。可根据患者条件添加蛋白粉。对于进食困难者，可加用促胃肠动力药，同时联系营养科予以营养要素饮食。

综上所述，骨科输血具有其学科的特殊性。本章节从术前、术中和术后三个部分阐述了骨科最新的输血理念和输血技术。需要强调的是，随着骨科手术技术和止血措施的不断发展，骨科患者需要接受输血治疗的比例正在大幅度的下降。骨科医师和麻醉科医师应该以预防输血为主，尽可能提高患者的血红蛋白水平，纠正贫血，提高患者的手术耐受力，以降低输血的次数和输血量。当患者达到输血指征，需要接受输血治疗时，应该告知患者输血的风险，并在输血期间严密观察，输血后保留相关数据，做到对输血这一治疗手段的全流程管控。

（曾羿　廖刃）

参考文献

1. 周宗科，翁习生，孙天胜，等. 中国骨科手术加速康复——围术期血液管理专家共识[J]. 中华骨与关节外科杂志，2017，10（1）：1-7.
2. SPANHN DR. Anemia and patient blood management in hip and knee surgery：a systematic review of the literature[J]. Anesthesiology，2010，113（2）：482-495.
3. 邓硕曾，宋海波，刘进. 循证输血与输血指南[J]. 中国输血杂志，2009，19（4）：263-264.
4. MUSALLAM KM，TAMIM HM，RICHARDS T，et al. Preoperative anaemia and postoperative outcomes in non-cardiac surgery：a retrospective cohort study[J]. Lancet，2011，378（9800）：1396-1407.
5. NAGRA NS，VAN PD，WHITESIDE S，et al. A prospective study about the preoperative total blood loss in older people with hip fracture[J]. Acta Orthop Traumatol Turc，2016，50（3）：315-322.
6. NIEDER C，HAUKLAND E，PAWINSKI A，et al. Anaemia and thrombocytopenia in patients with prostate cancer and bone metastases[J]. BMC Cancer，2010，10：284.
7. GREENKY M，GANDHI K，PULIDO L，et al. Preoperative anemia in total joint arthroplasty：is it associated with periprosthetic joint infection? [J]. Clin Orthop Relat Res，2012，470（10）：2695-2701.
8. HALM EA，WANG JJ，BOOCKVAR K，et al. The effect of perioperative anemia on clinical and functional outcomes in patients with hip fracture[J]. J Orthop Trauma，2004，18（6）：369-374.
9. FOSS NB，KRISTENSEN MT，KEHLET H. Anaemia impedes functional mobility after hip fracture surgery[J]. Age Ageing，2008，37（2）：173-178.
10. CONLON NP，BALE EP，HERBISON GP，et al. Postoperative anemia and quality of life after primary hip arthroplasty in patients over 65 years old[J]. Anesth Analg，2008，106（4）：1056-1061.
11. 陈灏珠. 实用内科学[M]. 14版. 北京：人民卫生出版社，2013：2308-2312.
12. 康鹏德，黄强，沈慧勇，等. 中国骨科手术围术期贫血诊疗指南[J]. 中华骨与关节外科杂志，2019，12（11）：833-840.
13. WANG D，WANG HY，CAO C，et al. Tranexamic acid in primary total knee arthroplasty without tourniquet：a randomized，controlled trial of oral versus intravenous topical administration[J]. Sci Rep，2018，8（1）：13579.
14. 廖刃，左云霞，刘进. 围术期血液保护进展[J]. 中国继续医学教育，2010，4：90-98.
15. 周宗科，裴福兴，杨静，等. 预存自体输血在全髋关节置换手术中的应用[J]. 中国矫形外科杂志，2002，10（10）：947-949.
16. EPSTEIN NE. Bloodless spinal surgery：a review of the normovolemic hemodilution technique[J]. Surgic Neuro，2008，70（6）：614-618.
17. 康鹏德，裴福兴，龚全，等. 胸腰椎爆裂骨折前路手术自体血回输[J]. 中华创伤骨科杂志，2005，7(5)：433-434.
18. 曹国瑞，谢锦伟，徐彬，等. 术中自体血回输在全髋关节置换术中的安全性和有效性研究[J]. 中国矫形外科杂志，2017，25(13)：1187-1192.
19. 周宗科，黄泽宇，杨惠林，等. 中国骨科手术加速康复围手术期氨甲环酸与抗凝药应用的专家共识[J]. 中华骨与关节外科杂志，2019，12(2)：81-88.
20. 中华医学会骨科学分会. 中国骨科大手术静脉血栓栓塞症预防指南[J]. 中华关节外科杂志(电子版)，2009，3（3）：380-383.

21. 岳辰,周宗科,裴福兴,等. 中国髋、膝关节置换术围术期抗纤溶序贯抗凝药应用方案的专家共识[J]. 中华骨与关节外科杂志,2015,8 (4):281-285.

22. WANG CD, KANG PD, MA J, et al. Single-dose tranexamic acid for reducing bleeding and transfusions in total hip arthroplasty: a bouble-blind, randomized controlled trial of different doses[J]. Thromb Res, 2016, 141:119-123.

23. LEI YT, HUANG Q, HUANG ZY, et al. Multiple-dose intravenous tranexamic acid further reduces hidden blood loss after total hip arthroplasty: a randomized controlled trial[J]. J Arthroplasty, 2018, 33 (9):2940-2945.

24. YUE C, KANG P, YANG P, et al. Topical application of tranexamic acid in primary total hip arthroplasty: a randomized double-blind controlled trial[J]. J Arthroplasty, 2014, 29 (12): 2452-2456.

25. YI Z, BIN S, JING Y, et al. Tranexamic Acid Administration in Primary Total Hip Arthroplasty: A Randomized Controlled Trial of Intravenous Combined with Topical Versus Single-Dose Intravenous Administration[J]. J Bone Joint Surg Am, 2016, 98 (12):983-991.

26. HUANG Z, XIE X, LI L, et al. Intravenous and topical tranexamic acid alone are superior to tourniquet use for primary total knee arthroplasty: a prospective, randomized controlled trial [J]. J Bone Joint Surg Am, 2017, 99 (24):2053-2061.

第六十三章

实体器官移植与输血

实体器官移植是治疗终末期器官功能衰竭最有效的方法之一。1954 年，Murray 在美国波士顿成功实施了世界上第一例同卵双生兄弟之间肾脏移植手术。之后，肝脏、心脏、肺、小肠等实体器官移植相继开展。实体器官移植手术过程相对复杂，同时受者由于伴有相应器官功能的异常，围手术期往往较其他手术患者存在更多输注异体血液成分的可能，因此输血是器官移植患者支持治疗的重要一环。血液中含有各种免疫细胞、抗体和免疫因子，也会对移植术后的同种异体免疫产生影响。输血专业人员应充分了解该类患者的特殊性，为移植团队提供更好的输血支持。

第一节 实体器官移植的免疫血液学问题

一、ABO、RhD 血型系统与器官移植的关系

（一）ABO 血型系统对器官移植的影响

1901 年，奥地利科学家卡尔 · 兰德斯坦纳（Karl Landsteiner）发现了人类 ABO 血型系统的存在，成为异体输血前血液匹配的基础，血型相容成为血液匹配的原则，也一度成为移植器官匹配的重要原则之一。为强调这一原则的重要性及减少发生错误的风险，美国移植器官获取与移植网络管理机构（OPTN/UNOS）规定，器官捐献者和移植等待者均需要进行两次单独的 ABO 血型检测，并且必须由第二检测人验证后才能将血型数据输入国家匹配登记系统。

ABO 血型系统抗原虽然被描述为“血型抗原”，但不仅仅存在于红细胞（red blood cells，RBCs）上，也存在于其他组织细胞中；其可溶性形式也可存在于血液及各种分泌物和排泄物中，如唾液、乳液、尿液、粪便。因此器官移植供受者之间血型相容原则的实质就是移植受者体内没有针对供者的 ABO 血型抗体，以确保避免 ABO 血型抗体对移植器官血管内皮细胞等攻击而发生抗体介导的排斥反应。

基于此，多年来 ABO 不相容的器官移植被认为是禁忌的，因为移植界普遍认为此类移植会发生超急性排斥反应，导致移植物迅即丢失。既往认为这种排斥反应的过程是由天然抗体介导的，当供体器官内皮细胞上的血型抗原与受体血液中的相应抗体发生反应时，补体系统激活，凝血级联反应发生，导致移植器官内广泛的微血栓形成。但也有研究表明，红细胞与血管内皮细胞上的 ABO 血型抗原结构不完全相同，引发相应的免疫应答亦不同；体内预存的血型抗体主要针对红细胞，因此由 ABO 血型不相容导致的排斥反应可能滞后至移植后 24~48 小时，因而并非超急性排斥反应，更多可能是加速性排斥反应[1]。基于此类研究，ABO 血型抗原现在被分为了两组：红细胞携带的“ABO 血型抗原”（ABO blood group antigens）和血管内皮细胞携带的“ABO 组织型抗原”（ABO histo group antigens）。在移植前通过血浆置换和免疫吸附对受体的天然抗体进行调降并使用免疫抑制药物抑制 B 细胞、T 细胞和抗原递呈细胞的增殖等，消除血型抗体对移植器官的作用，使 ABO 血型不相容的实体器官移植成为可能，为缓解供体器官短缺提供新的途径。

（二）RhD 血型系统对器官移植的影响

RhD 血型系统在输血医学中的重要性仅次于 ABO 血型系统。与 ABO 血型抗原不同，RhD 抗原仅位于红细胞的表面，血管内皮细胞及组织上皮细胞并不存在，因此 RhD 阳性供者器官移植到 RhD 阴性受者并不会发生类似 ABO 血型不相容而导致的排斥反应。经过移植器官的获取、保存和处理过程及移植后免疫抑制剂的应用，移植后因 RhD 血型不相容输血产生抗 D 抗体的发生率相对较低[2]。多项报道表明：RhD 血型不合供受体之间的器官移植并非绝对禁忌证且不需要进行血型非相容性预处理；仅见少量输血不良事件发生的报道，这常常与紧急情况下或术后对输血前未检测到抗-D 抗体的 RhD 阴性男性或没有生育潜能的 RhD 阴性女性反复输注 RhD 阳性 RBCs 相关。

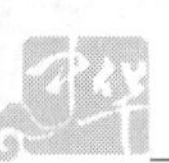

二、HLA 系统对移植器官和输血的影响

（一）HLA 系统与移植器官

器官移植涉及复杂的免疫反应。器官移植术后可能发生预存抗体介导的超急性排斥反应或细胞、体液免疫引起的排斥反应。不同的器官移植，ABO 和/或人类白细胞抗原（human leukocyte antigen，HLA）相容性是移植成功和移植物长期存活的重要因素。人类白细胞抗原是人类的主要组织相容性复合物（major histocompatibility complex，MHC）也是最复杂的遗传多态性系统。除了 ABO 抗原，HLA 系统通常被认为是影响实体器官移植成功与否的最重要的抗原。

HLA 检测是实体器官移植的一个重要组成部分。检测的范围根据移植的类型而不同，如肾移植在 ABO 相容的前提下，常规需要 HLA-A、B、DR 等 3 个位点，6 个抗原配合，胰肾联合移植或胰腺移植时需要 HLA-Ⅰ类抗原相匹配。预先形成的 HLA 抗体可诱导超急性排斥反应，通常可以通过阳性淋巴细胞交叉配型来预测，当检测确认供者的淋巴细胞不与受者血清反应，再进行移植则可避免 HLA 不相容。受者预先存在与供者淋巴细胞反应的 HLA 抗体通常是肾移植的禁忌证。

随着分子生物学技术的发展，HLA 基因序列、氨基酸序列及蛋白质晶体空间结构逐步明确，使计算机生物信息方法在移植术前 HLA 配型中发挥更有效的作用。HLA Matchmaker 软件是基于 Excel 软件开发，通过对供、受者 HLA 抗原氨基酸序列上的 eplets 点位进行比较，寻找合适的供者，eplet 被定义为 HLA 抗原分子表面 3Å 半径内的单个多态性氨基酸或一小块多态性氨基酸[3]。

抗原决定簇（antigenic determinant）或抗原表位（antigenic epitope）是存在于抗原表面的、决定抗原特异性的特殊性结构的化学基团。一个抗原分子可具有一种或多种不同的表位，相当于相应抗体的抗原结合部位，每种表位只有一种抗原特异性。因此，epitope 表位是被免疫细胞识别的靶结构，也是免疫反应具有特异性的基础，其性质、数目和空间构型决定着抗原的特异性。位于抗原物质表面的表位易与抗原识别受体或抗体结合，称功能性表位；而位于分子内部的表位无免疫原性，称隐藏性表位。这也解释了为什么同样存在供体特异性抗体（donor specific antibody，DSA）的受者移植后并非均发生严重的排斥反应[4]。

HLA 抗体对肾脏和心脏移植物更容易导致排斥反应发生。肾移植受者在等待期间需常规检测 HLA 抗体。移植前患者血清和供者淋巴细胞之间进行 HLA 交叉匹配以避免不相容。完全相容的器官在具有广泛 HLA 同种免疫的患者中很难找到。因此，当肾脏和心脏移植候选人和受者需要输血，尤其是正在使用心脏辅助装置的心力衰竭患者，在获得可供移植的心脏之前，应使用去除白细胞的血液成分。

HLA 抗体检测的敏感性和特异性相当重要。即使交叉配型是阴性的，低效价的 DSA 也会导致急性以及迟发性抗体介导的排斥反应。HLA 抗体筛选有如下几种方法：细胞毒性（基于细胞的）抗体筛查；固相抗体筛选；酶联免疫吸附检测平台；微珠平台/单抗原珠。当基于细胞的传统检测方法和固相检测相结合时，能够更好地区分免疫学相关的阳性交叉反应和假阳性结果。ELISA 比抗人球蛋白（anti-human globulin，AHG）增强的细胞毒性检测方法敏感度增加了 10%。

即使对于致敏的患者，通过采用例如脱敏、配对交换和可接受的不匹配等策略，成功的移植也是可能的。目前对于存在 HLA 抗体的患者，主要采取两种方法降低 HLA 抗体介导的排斥反应的发生，包括大剂量免疫球蛋白静脉滴注和血浆置换联合小剂量免疫球蛋白静脉滴注。在移植前 4 个月开始静脉滴注大剂量免疫球蛋白，至交叉实验阴性为止，术后一个月再给予一次。血浆置换联合小剂量免疫球蛋白静脉滴注主要用于活体肾移植患者，术前和术后隔日一次，给药次数取决于移植前体内的 HLA 抗体的效价。最新文献采用源于化脓性链球菌的肽链内切酶 IdeS（IgG degrading enzyme derived from *S. pyogenes*）对 DSA 进行精准快速的切割，可将人类 IgG 分解为 $F(ab')_2$ 和 Fc 片段，使 IgG 快速失活，循环 B 细胞表面的受体下调，抑制 B 细胞的记忆反应，同时抑制补体依赖的细胞毒作用（complement-dependent cytotoxicity，CDC）和抗体依赖性细胞毒作用（antibody-dependent cell-mediated cytotoxicity，ADCC），具有移植术前快速消除潜在排异反应的作用。临床研究表明用 IdeS 脱敏，即使移植 HLA 不匹配的肾脏仍然能够获得良好的肾功能并且存活一年半未发生明确的排斥反应[5]。

（二）HLA 系统与输血

HLA 抗原具有高度免疫原性，相对任何其他抗原，妊娠、输血或移植使具有免疫能力的个体更有可能形成 HLA 抗体。HLA 抗原和抗体在输血治疗的并发症中起重要作用，如非溶血性发热性输血不良反应（febrile non-hemolytic transfusion reactions，FNHTRs），血小板输注无效（platelet refractoriness，PR），输血相关的急性肺损伤（transfusion related acute lung injury，TRALI）和输血相关移植物抗宿主病（transfusion associated GVHD，TA-GVHD）。

1. 非溶血性发热性输血不良反应　HLA、粒细胞和血小板特异性抗体和 FNHTRs 发病机制有关。受者体内抗体与输入的抗原反应，可引起细胞因子释放，引起发热。

2. 血小板输注无效　HLA 是一个具有高度遗传多态性的系统。“经典”的 HLA-Ⅰ类分子（HLA-A、HLA-B 和 HLA-C）存在于血小板和大多数体内有核细胞上。血小板主要表达 HLA-A 和 HLA-B 抗原，HLA-C 抗原水平非常低，通常不表达 HLA-Ⅱ类抗原，但是血液成分中的白细胞是使 HLA 致敏的最可能原因，通过实施白细胞减少的输血策略，HLA 免疫对血小板输注无效的影响可明显降低。

研究显示血小板输注无效最主要的免疫性因素是抗-HLA 抗体，针对存在抗-HLA 抗体，且有多次输注血小板需求的患者，可提倡预防性血小板基因型配合输注，这样可以预防和降低患者血小板输注无效发生率，还可节约血小板资源，提升血液安全。通过 eplets 配型降低 HLA-Ⅰ类抗体所致血小板输注无效已获得临床应用[3]，目前一般只需对血小板捐献者做 HLA-A、HLA-B 位点分型。

3. 输血相关急性肺损伤　输血相关的急性肺损伤是一种与输血相关、危及生命的常见并发症。TRALI 多发生在输血后 6 小时内，临床症状可从轻度的呼吸困难发展到非心源性肺水肿，约 80%报道的 TRALI 病例可能与输注含有白细胞特异性抗体的血液成分相关，大多数是针对人类白细胞抗原（HLA）Ⅰ类或Ⅱ类。严重的 TRALI 往往是由于血液成分中含有针对人类中性粒细胞抗原 3a（human neutrophil antigen-3a，HNA3a）的抗体[6]。研究表明，2%男性献血者和 17%女性献血者血液成分可检测到抗-HLA 抗体。偶见受者的抗-HLA 抗体与来自供者的白细胞发生反应。

4. 输血相关移植物抗宿主病　输血后嵌合体的持续性存在可能导致受者 TA-GVHD 的进展。TA-GVHD 的进展取决于以下因素：①受者免疫功能低下的程度；②输注成分中淋巴细胞的数量和活力；③供者和受者共享的 HLA 等位基因数。输注有亲缘关系的新鲜血液成分凸显了 HLA 系统导致 TA-GVHD 的致病作用。辐照血液成分可以最大限度避免该并发症发生。当然也可以选择与受者 HLA 不匹配的血小板。TA-GVHD 罕见发生在输注毫无亲缘关系的献血者的血液成分后，通常发生在人群中常见共享 HLA 单体型中。

第二节　实体器官移植患者输血

器官移植围手术期输血，血液成分种类和数量与移植实体器官的类型相关，同时由于移植相关免疫因素的加入，又具有与其他手术围手术期输血不同的要求和特点。

一、移植术前血液管理

移植术前血液管理策略应在受者等待期就着手实施。输血科在移植手术前应根据移植类型及患者情况与临床医师协商制定血液预订计划。例如肾移植受者因尿毒症往往同时伴有明显贫血，但对贫血耐受性较好；肝移植受者因原发病不同，手术操作难度和患者基础状况包括凝血功能可能存在较大差异，用血量预测往往不准确，且有大出血的风险，一般成年人需预定 10U 红细胞；小儿肝移植受者血液预定量要根据患者年龄进行调整，新生儿需要预定 3~5U 红细胞。患者进行术前评估期间，需要仔细询问相关病史，以评估潜在的出血风险；同时通过实验室检查评估患者的贫血程度及凝血功能。

二、实体器官移植前输血

慢性肾脏病（CKD）患者进展到终末期肾病（ESRD）约 50%患有贫血，因此在移植等待期间部分患者因严重贫血或急性出血（更常见于消化道）需要接受红细胞输注。《KDIGO 慢性肾脏病贫血临床实践指南》建议，在某些急性临床情况下，患者可能需要输注红细胞纠正贫血，这些情况包括急性严重出血和贫血引起的全身多脏器缺血如急性心肌缺血等。

早期文献认为移植前输血有利于提高等待移植患者的存活率，同时术前输注供者特异性红细胞对于活体供肾移植具有诱导免疫耐受的作用。但上述观点已改变，目前普遍认为肾移植术前输血可能导致血源性传染性疾病发生率的增加，而且容易诱导供体特异性抗体产生，导致 HLA 配型困难及使等待移植的时间延长、移植后排斥反应发生率上升、移植物存活率下降。但也有研究表明同种异体输血通过外源性抗原的暴露可诱导受体对移植物的同种免疫适应，其中 HLA-DR 抗原与该机制有一定的关联，与接受随机或 HLA-DR 不匹配输血的移植受者相比，HLA-DR 抗原相似的移植前输血能够提高同种异体移植物 5 年存活率、降低同种抗体产生及抗体介导排斥反应发生[7]。同时有研究表明，在肾移植之前输注不匹配或与一种 HLA-DR 抗原匹配的血液对急性排斥反应的发生率和严重程度没有显著影响，且不会影响长期移植结果。考虑到输血的潜在有害影响、成本以及选择和分型所需的大量工作，不建议等待尸体肾脏移植的患者采用这种方法[8]。

除了肾移植受者，其他实体器官移植受者也存在术前输血的需求。早期 Katz 认为心脏移植手术前输血能提高受者移植后的生存率，这也可能与输血改善受者整体血氧供应改善受者的状态相关。近年文献多建议等待心脏移植患者应尽量避免输注红细胞，以最大程度降低同种免疫的风险，但仍存在争议。一项基于注册表的心脏移植结果分析表明，移植术前接受输血的成年人和儿童患者，移植后死亡率增加；对于儿童心脏移植患者，研究表明 8 岁以下的儿童这种关联性最强，且年龄越小的患儿移植前输血的风险越高；但在另一项幼儿心脏移植前输血的研究中，Carter 等推测由于幼儿免疫系统未发育成熟，可使他们免受输血免疫造成的负面影响。多项文献表明心肺移植手术，红细胞输注可能是独立危险因素[9]。受体移植前输血与肺移植术后死亡率增加有关。在肺移植，输血的影响不仅仅限于受体，在美国仅约 20%的潜在供体肺被用于移植，研究表明供体捐献前大量输血（>10U），会显著增加肺移植受体 30 天和 90 天死亡风险，因此建议尽量挑选使用未大量输血的供体器官[10]。

早期认为输血对移植器官和受者的有利影响似乎与白细胞抗原相关，因此多主张术前可输注全血或浓缩红细胞。但随着输血医学的发展，从减少输血免疫反应及降低血源性传播性疾病风险的角度考虑，输注去白细胞成分血已成为趋势。白细胞在库存过程中虽然丧失活性，但大量输注仍会造成非溶血性发热反应、过敏反应、HLA 相关免疫反应以及病毒感染等，因此输注前通过辐照或去白滤器去除血液中的白细胞成分已经成为共识[11]。

移植前血液成分的输注尽管无法完全避免，但仍需要仔细平衡输血收益和风险，尽可能避免移植前输血是一种合理选择。

三、实体器官移植术中输血

肾移植术中输血率可能低于其他移植手术。一项研究表明仅 27.0%的受者术中接受了 0~9U 红细胞输注，血小板和新鲜冰冻血浆（fresh frozen plasma，FFP）输注比例更少，分别为 9.8%和 8.8%。研究发现术中红细胞输注与手术部位感染没有关联，但可能增加术后败血症的风险。同时也有研究表明肾移植术中红细胞输注并不会因为血氧供应的改善而降低移植物功能延迟恢复的风险。另有研究发现围手术期红细胞输注的受者排斥反应发生率略高于未输注者，但不影响一年后肾小球滤过率。由于贫血普遍存在于终末期肾病患者中，因此肾脏移植受者对缺血的耐受性普遍较好，输血指征可以适当从紧。当血红蛋白（hemoglobin，Hb）小于 70g/L 可考虑输注红细胞，当发生微血管出血且国际标准化比值（international normalized ratio，INR）大于 1.5 时可考虑输注新鲜冰冻血浆，发生微血管出血且血小板计数小于 100×10^9/L 可考虑输注血小板。部分患者如全身状况良好且移植后肾脏功能及时恢复更可指征从紧。

心脏移植患者由于有贫血、术中心肺旁路等原因输血率高。实践中，临床医师也更习惯倾向于对心脏病或者施行心脏手术的患者，在血红蛋白水平较高时仍输注红细胞。但一系列回顾性研究表明，心血管外科围手术期输血会增加心脏手术患者术后的近期和远期死亡率。更有大规模的随机对照研究显示：普通输血组（血红蛋白阈值较高，Hb<90g/L 即输注红细胞）和限制性输血组（血红蛋白阈值较低，Hb<75g/L 才输注红细胞），两种输血策略在严重感染或缺血等术后并发症方面无显著性差异，术后 30 天死亡率也相似。因此，限制性输血策略能够满足心脏手术的临床需要[12]。另一项回顾性研究则表明：心脏移植患者围手术期输注大于或等于 6U 红细胞，可能与移植后更高的死亡率、更长的重症监护室及住院时间相关。

肺移植术后常存在缺血后支气管动脉灌注不足和淋巴引流系统缺乏，因此输血相关的急性肺损伤（TRALI）和与循环超负荷（TACO）发生率更高，死亡率也更高。同时新鲜冰冻血浆（FFP）的输注与多器官功能障碍综合征（MODS）和急性呼吸窘迫综合征（ARDS）风险也密切相关。一项回顾性研究发现，肺移植术中输血（血红蛋白阈值为 70g/L），并通过血栓弹力图进行功能性纤维蛋白原水平调整的凝血管理，随访 75 个月，术中输注 RBCs 和 FFP 患者死亡率显著增加（$P<0.05$）；生存患者与死亡患者血小板（$P=0.48$）和纤维蛋白原（$P=0.90$）输注率在统计学上却没有显著性差异。体外循环对血小板和纤维蛋白输注率没有影响（$P=0.31$）[13]。但也有报道表明：肺移植术中血小板的输注与患者肺移植预后较差相关。肝移植术中输血相关内容见肝移植输血。总之，尽可能避免不必要的术中输血可能是改善移植受者生存率的有益策略。

四、实体器官移植后输血

肾移植后如肾功能恢复或接近正常，通常 1~3 个月后红细胞生成素的正常分泌会明显纠正肾性贫血，而在移植后近期通过红细胞生成素的补充，多数受者能够耐受尚未恢复的贫血状况。既往报道肾移植术后 52%~64%的输血率已显著降低，很大一部分患者血液成分输注更多出现在移植后一个月内。但肾移植后细小病毒B19感染的患者可能需要接受红细胞输注。有研究表明输注血液成分后，受者产生新生供者特异性抗体(donor specific antibody, DSA)的比例显著高于未接受输血的受者($P<0.000\,1$)；Favardeh等认为输血次数增加与患者产生DSA的风险显著增加有关；但也有研究表明，由于免疫抑制剂的使用及成熟红细胞并不携带HLA抗原，肾移植术后输血组与未输血组新生DSA没有显著性差异。多项研究和荟萃分析报道，与他克莫司相比，接受环孢菌素A治疗的患者输血后更容易产生DSA，急性排斥反应发生率也更高。肾移植后尤其是免疫抑制不足的患者，输血可能会增加DSA形成和抗体介导排斥反应风险。因此有文献认为有条件情况下输注HLA匹配的红细胞可能有助于改善这一情况[14]。

在心脏移植术后输血方面，Kotter等研究了移植后2周内输血对急性排斥反应的影响，按2周内输注血液成分(红细胞、血小板)数量不同分组，结果发现输注最多血液成分组活检证实的排斥反应发生率和死亡率最高，移植物丢失率、急性肝功能障碍发生率、重症监护病房和住院时间均增加[15]。

少有报道异体输血对肺移植术后患者肺功能和生存结果的影响。一项双肺移植患者研究表明，围手术期红细胞输注的中位数为3U，新鲜冰冻血浆为2U，血小板为1个治疗量，发现肺移植受者输注超过中位数单位的红细胞及新鲜冰冻血浆，1年随访死亡率没有差异，但输注血小板数量超过中位数时，死亡率或重症监护室停留时间显著增加，这可能与血小板携带HLA抗原导致新生DSA产生相关。也有文献报道围手术期FFP输注会对肺移植患者生存产生不利影响，可能与FFP总量过大导致输血相关循环超负荷有关。与之相反，另有研究表明肺移植患者移植术后输注大量血液成分，由于血液成分中存在与移植物相匹配HLA抗原的机会增加，这些共有的HLA-DR抗原会阻断免疫反应，因此抵消了前述的免疫反应，多次活检观察移植后排斥反应，结果表明活检之前大量的红细胞输注与随后的活检提示无排斥反应的机会增加有关[16]。

五、特殊输血

(一) 特殊血液成分的应用

1. 巨细胞病毒阴性血液成分的应用　巨细胞病毒(cytomegalovirus, CMV)是普遍存在于自然界的DNA病毒，可以在宿主体内潜伏和传播。免疫正常人群CMV感染通常无症状表现，但低免疫或免疫缺陷人群(器官移植受者、化疗患者、免疫缺陷或低体重新生儿等)感染发病率和死亡率明显升高。

器官移植受者由于免疫抑制剂的应用，是巨细胞病毒易感染者。感染来源包括自身携带病毒的重新激活、供体器官及输注异体血液成分。文献报道CMV血清学阴性患者接受CMV血清学阳性供体，CMV感染风险显著增加。对于CMV血清学阴性移植受者，为防止献血者来源感染，应提供低CMV传播风险的血液成分。由于血液中白细胞为CMV的主要载体，在无条件提供输注前CMV血清学检测的情况下，输注去除白细胞的红细胞相对安全。对于CMV IgG阳性受者或已接受CMV阳性供体器官的受者，低CMV感染风险血液成分输注可能不能提供明显的临床收益。

2. 去除白细胞血液成分的应用　去除白细胞血液成分主要是指去除了白细胞的红细胞和血小板。人类巨细胞病毒CMV、爱泼斯坦-巴尔病毒(EBV)、人类嗜T淋巴细胞病毒(HTLV-Ⅰ/Ⅱ)等均存在于感染个体的白细胞内。这些病毒在细胞外的拷贝数非常低，多与白细胞紧密结合。因此，去白细胞血液成分输注有助于减少这些病毒通过输血向低免疫状态的移植受者的传播，降低移植受者相关病毒性疾病的发生率和死亡率。血液成分中的白细胞可能会在血液成分输注前释放热源性的细胞因子，主要取决于血液成分的生产及储存条件；输注血液成分后，患者的白细胞抗体(包括HLA抗体)激活血液成分内的白细胞后，也会释放相应的细胞因子；这些成为非溶血性发热反应的主要原因。因此输注去白细胞血液成分有助于降低非溶血性发热反应发生率和严重性。

研究表明每个红细胞表面仅携带平均90个HLA抗原(40~550不等)，成熟红细胞较少，但红细胞并不是输血获得HLA抗原的主要来源，白细胞和血小板相比红细胞携带更多，每个血小板表面大约携带50 000~120 000个HLA抗原，而白细胞表面更可携带多达250 000个HLAⅠ类分子，且除了Ⅰ类抗原，白细胞还会携带HLAⅡ类抗原。HLA抗原密度因人而异，似乎并不遗传且密度也会随时间变化，原因尚不完全清楚。在感染、自身免疫性疾病和血液系统疾病患者中观察到红细胞表面HLA表达增加。输注去除白细胞的血液成分可以防止输血导致的新生DSA的产生，降低受体对移植器官的排斥反应。对于实体器官移植等待患者，预防DSA产生同样具有一定的临床价值。

3. 辐照血液成分的应用　移植物抗宿主病(GVHD)是由供体器官中“过客”淋巴细胞引起的，T细胞是诱导GVHD的免疫功能细胞，当大量T细胞在各种临床治疗过程中从供体转移到受体，包括输血、器官和骨髓移植，在与受体淋巴系统“交锋”中占据上风(通常是受者接受清髓的治疗,自身免疫系统遭受极度抑制)的情况下,供体淋巴细胞就会攻击受体的器官。输血相关的移植物抗宿主病(TA-GVHD)是指输注血液成分中具有免疫活性的大量淋巴细胞在受体内激活、增殖,将受体的组织器官识别为非己物质,作为靶目标进行免疫攻击、破坏的一种输血并发症。去除白细胞的血液成分可以在一定程度上减少T淋巴细胞的数量,但是并不能完全避免TA-GVHD的发生。使用25Gy γ射线照射的血液成分可以有效清除T淋巴细胞,为TA-GVHD高风险的患者提供保护。

实体器官移植受者一般不会接受清髓治疗,移植后早期免疫抑制强度也低于造血干细胞移植,因此TA-GVHD很少发生,虽然致死率高达90%,但罕见病例不足以支持移植受者常规使用辐照血,除非受者存在其他临床状况,如通过清髓或半清髓加供体特异性干细胞输注诱导免疫耐受的移植患者,或移植后的淋巴细胞增生性疾病,以及由供体器官引起的GVHD的受者[17]。

(二) ABO血型不相容实体器官移植

既往认为供受体之间的ABO不相容性(ABO-incompatible)是器官移植的禁忌证,因为移植术后超急性排斥反应的发生风险非常高,这种风险是由于ABO血型抗原(ABH抗原)不仅存在于红细胞膜中,还存在于组织和器官的血管内皮细胞或上皮细胞表面,这些组织型ABO抗体会与血管内皮结合并激活补体,导致广泛的毛细血管炎症和血管内微血栓形成,移植组织迅速损伤和坏死。

供体短缺和伦理的要求使ABO血型不相容器官移植的需求日益增强。实践证明通过合理地对血型抗体的预处理方案,即使使用常规免疫抑制治疗,ABO血型不相容器官移植虽然移植后近期排斥反应发生率略高,但仍能取得和血型相容移植同样的远期效果,显著增加了供体库并降低与移植等候相关的并发症发生率和死亡率。

早在1955年就报道了ABO不相容的肾脏移植,偶然的成功与受者自身极低的血型抗体效价相关。1979年Starzl进行了一次ABO血型不相容的紧急肝移植手术,没有发生超急性排斥反应;随后的研究表明没有经过预处理的ABO血型不相容肝移植失败率为46%,远低于肾移植。随着预处理方案的成熟,血液成分输注和免疫抑制方案个体化制定,ABO血型不相容心脏移植的数量也不断增长,文献报道如果O、A、B和AB型器官的使用机会均等,则移植心脏的总数可能会增加约20%。有研究表明,2005年之后ABO血型不相容的心脏移植死亡率或再移植发生率高的情况得到了很大的改善,逐渐与ABO血型相容心脏移植接近。ABO血型不相容肺移植也取得有限的成功,但相关成人肺和心肺移植的报道较少,可能与对器官的需求较少有关。有趣的是在一例ABO血型不相容心脏移植中发现,供者血型为B型,受者血型为O型,移植后14~44个月,移植物内皮细胞上的B组抗原已完全变为O组[18]。随着器官移植围手术期处理方式的进展,计划内以及计划外ABO血型不相容的肺移植也均取得了成功。实体器官移植围手术期血液成分的输注以及对移植患者处理在器官移植手术的成功中起到了很大的作用。

在ABO血型不相容的实体器官移植前,需要检测受体异血型抗体的效价。目前应用于临床的血型抗体效价检测方法包括试管法、凝胶卡法、酶标仪法以及流式细胞法等。由于不同实验室采用技术方法不同,ABO血型抗体效价的测量值存在实验室间差异,缺乏统一标准。IgM可能更多存在于A型或B型个体内,而IgG可能是O型个体内主要异凝集素类型。经典试管法是最早应用于抗体效价检测的方法,具有稳定性好、影响因素少等优势,但是操作时间较长、结果判断受人为主观因素影响较强;与之相比微柱凝胶法敏感性高、特异性强、易于观察、结果能较长时间保存;流式细胞术检测尽管所用荧光抗体昂贵、对仪器操作者技术及能力有较高要求,但敏感性更好、效率更高,值得临床进一步推广。抗体效价降低到什么水平才适合进行ABO血型不相容的移植手术,目前存在一定争议,一般认为下降到1∶4~1∶16合适,这也与不同中心采用的不同的抗体效价的检测方法相关[19-21]。

对异血型抗体效价高于上述标准的移植受者进行预处理,目的在于清除受者体内预存的高效价异血型抗体,同时减少B淋巴细胞以降低术后早期新生异血型抗体的产生,降低血型抗体介导的急性体液型排斥反应的发生率。常用的预处理方式包括:

1. 血浆置换(plasma exchange,PE) 血浆置换术于1978年开始应用,是利用白蛋白或新鲜冰冻血浆置换患者的全部血浆蛋白,目的是将异血型抗体效价降低至可移植水平。血浆置换的优点是技术简单,去除抗体迅速且效率较高,可以无选择地去除所有抗体,因此在由DSA介导的排斥反应治疗和ABO血型不相容实体器官移植预处理方案中,血浆置换术是优选的。用冰冻血浆进行血浆置换,受者体内丙种球蛋白和凝血因子被清除但得不到补充,会增加受者感染和出血的风险,因此需在置换后依据对患者的检测结果适当补充丙种球蛋白和纤维蛋白原等。如果采用新鲜冰冻血浆进行血浆置换,可以部分替代被清除的凝血因子，减少出血的风险。采用部分白蛋白替代血浆的方式可以有效节省相对紧张的血浆资源，但需及时补充凝血因子的损失，而且治疗费用上升。

2. 双重滤过血浆置换（double filtration plasmapheresis，DFPP）　DFPP 就是将血浆通过 2 次过滤，选择性地清除大分子抗体如 ABO 血型抗体的治疗方法。DFPP 与血浆置换相比，虽然在操作上相对复杂，每次治疗时间也较长，但抗体清除选择性较强，因此具有以下优点：①DFPP 选择性清除血浆中的大分子物质，每次治疗处理的血浆可达 PE 血浆处理量的 2 倍左右；②DFPP 丢弃的血浆量少，故需额外补充的外源性血浆量也较少，甚至完全不需要外源性血浆，节省了大量的血浆资源。同时减少了血源性感染性疾病的传播；③虽然 DFPP 因增加了一个血浆成分分离器而使治疗费用增加，但效率更高，与血浆置换的单次治疗费用可能相当。应用 DFPP 会去除绝大多数凝血因子，特别是纤维蛋白原，因此需要及时补充或与 PE 配合使用，以减轻凝血功能紊乱综合征和低蛋白、低灌注综合征的发生。

3. 免疫吸附　免疫吸附是术前清除受者血型抗体的另一种有效方法。目前有一种专门清除血型抗体的层析柱，其原理是在层析柱上附有 A 型或 B 型或两者兼具（用于 O 型受者）的血型抗原，当受者血液通过层析柱时，抗 A 或抗 B 血型抗体就会被吸附在层析柱上，被选择性清除。免疫吸附优点是对血型抗体清除的选择性高，对其他抗体、丙种球蛋白和凝血因子影响较小，故感染和出血的风险较 PE 和 DFPP 明显减少。

4. 静脉注射免疫球蛋白（intravenous immunoglobulin，IVIG）　静脉注射免疫球蛋白是从成千上万献血者的合并血浆中制备的，具有免疫调节特性，可抑制 B 细胞反应，用于调节高度敏感受者的同种抗体，通常在术前、血浆置换或免疫吸附后使用，能中和循环抗体和减少异凝集素的效价。临床未发现仅通过 IVIG 在 ABO 血型不相容移植术前能有效降低血型抗体效价，但对移植术后抗体介导排斥反应的治疗，结合 PE 或 DFPP 有一定作用。Ishida 等人研究 12 例 ABO 血型不相容肾移植患者的体液性排斥反应，发现其术后血型抗体效价 8 例患者升高但移植物功能优良，这 8 例稳定患者仅 IgG 效价轻微升高，而发生排斥患者 IgG 和 IgM 均升高。应用血浆置换和类固醇治疗后，IgG 和 IgM 效价没有变化，继而采用 IVIG 治疗则显著阻断了 IgG 和 IgM 的作用，且 IgM 被阻断的程度大于 IgG[22]。

5. 脾切除　早期应用脾切除术减少 B 淋巴细胞数量，由于增加受者的手术创伤及术后出血和感染风险，已被抗 CD20 单抗治疗替代。但在术后发生抗体介导的顽固性急性排斥反应治疗中，仍被少数医师作为挽救性治疗手段。

6. 抗 CD20 单克隆抗体　利妥昔单抗是一种嵌合型鼠抗人 CD20 单克隆抗体，可以有效减少受者体内成熟和不成熟的 B 淋巴细胞数量，推荐剂量为 $375mg/m^2$ 体表面积，使用后 1~2 周起效，其效果可以维持半年以上。在 ABO 血型不相容的实体器官移植前 2 周使用，可以有效预防术后 ABO 血型抗体反弹，已替代脾切除，成为常规的预处理手段。但 B 淋巴细胞减少容易导致感染和肿瘤的发生率增加。国内多中心的临床实践表明，用于 ABO 血型不相容的器官移植预处理利妥昔单抗的起始剂量可以为 200~300mg，随后依据 B 细胞计数决定是否追加应用[1]。

ABO 血型不相容的器官移植受者围手术期血液成分的应用有一定的特殊性。血浆通常需要不携带针对供体器官的血型抗体的 AB 型血浆，但现在认为 A 型或 B 型受者也可使用受者同型血浆。红细胞可选择 O 型或受者同血型红细胞，均不会引入产生针对移植器官的外源性 A 或 B 抗原。尽管血小板表达的 A 或 B 抗原水平较低，但 O 型血小板因为在制备过程中可能会产生大量的抗-A 和抗-B 抗体，因此只选择使用 AB 型血小板。值得注意的是文献报道移植后 2~4 周，新生的血型抗体并不会导致抗体介导排斥反应的发生，因此理论上度过围手术期的患者，血液成分输注可以依据受体自身血型而定。

（三）A_2 型器官移植

1967 年，Economidou 等证明了 A_2 亚型个体红细胞上表达的 A 抗原明显弱于 A_1 亚型个体，同时 A_2 亚型个体内皮细胞表达 A 抗原的数量是 A_1 亚型个体的 20%，因此人们考虑可以安全将 A_2 亚型供体器官移植到 O 型受体。美国 UNOS 要求对所有 A 型器官捐献者进行 A 亚型分型，以寻找其中约 20% 的 A_1 抗原阴性供者。1974 年首次进行了 A_2 亚型供肾移植给 O 型患者的临床研究，20 名移植受者中 12 名接受标准的免疫抑制治疗，移植物长期存活，最长生存时间为 22 年。基于这项研究，目前认为对于 O 型受者，A_2 亚型供肾也是一种安全选择。此后越来越多的研究表明，将 A_2 或 A_2B 亚型供体肾脏移植到抗 A 抗体效价较低的 O 或 B 受体中依然安全。新的器官共享联合网络肾脏分配系统，将 A_2/A_2B 分配给 B，以减少 B 型血等待受者的等待时间。有研究报道，接受 A_2 供体的受者必须连续两个季度抗 A_1 IgG 效价<1∶8，此外 IgM/G（未经二硫苏糖醇处理）效价必须≤1∶64，且术后需进

行加强的免疫抑制[23]。如果抗 IgG 效价>1∶8，则该患者不适合接受 A_2 肾脏，因为一些中心报道，IgG 效价>1∶8的早期移植失败率更高，而其他中心则认为 IgG 效价与急性抗体介导排斥反应之间没有相关性。鉴于在肾脏移植中取得成功，人们认为 A_2 供体肝脏也仅会于 ABO 血型不相容受者中仅引起较弱的免疫应答。1999 年，6 名 O 型患者接受 A_2 型供体肝脏移植且未进行特殊免疫抑制增强，中期移植物存活率与同型者无差异，但排斥率明显升高。随后瑞典和加拿大报道了 13 名类似患者，同时适当加强免疫抑制，移植物和患者的存活率都很高。当前对 A_2 型供体器官应用于 O 型受体的机制了解尚不充分，有待制定更全面的政策和指南。有报道 A_2 血型不相容的心脏移植：O 型受者接受了 A_2 型供体心脏，并接受每日血浆置换治疗，尽管心脏移植物 4 天后被切除，但当再次移植 ABO 相容心脏时，没有发生排斥反应。

六、肝移植患者凝血相关血液成分输注

肝移植手术时间长、技术复杂，随时可能发生复杂的并发症。如病肝分离时出血过多导致血液流动学的急骤变化；无肝期的代谢紊乱和纤维蛋白溶解（纤溶）亢进；血流开放时出现的高钾血症、酸中毒以及空气栓塞。因此，在手术不同阶段需要补充不同的血液成分。

（一）肝移植成分血输注

肝移植的输血常常是大量的，输血量最高可达患者自身的血容量甚至更多，且用血量个体差异较大。其中，红细胞的用量最大，其次为新鲜冰冻血浆（FFP），术中需要大量输血时，血浆用量可能会接近红细胞用量，起到重组全血的效果。

大量输注的血液成分包括：悬浮红细胞、新鲜冰冻血浆、血小板（机采血小板和浓缩血小板）、冷沉淀及重组活化的凝血因子Ⅶ（rFⅦ）。输注悬浮红细胞至少每 12 小时更换 1 次输血器，每次输注血小板悬液前均应更换输血器。

红细胞可以通过血小板边缘化利于止血。实验表明相对较高的血细胞比容（Hct）有利于大量失血患者止血，血细胞比容过低时出血风险加大，因此大失血时及时输注红细胞至关重要。当患者失血量达到自身血容量的 30%～40%时可考虑输注红细胞，失血量>40%血容量时应立即输注，否则可威胁生命；当患者 Hb>100g/L 时不应输注红细胞，Hb<70g/L 时应考虑输注，血红蛋白为 70～100g/L 时应根据患者是否继续出血、心肺功能等情况决定是否输注。大量输血后，对心肺功能良好的患者，血红蛋白维持在 80～100g/L，或血细胞比容维持在 0.28～0.30 即可。

新鲜冰冻血浆（FFP）能有效补充凝血因子，适用于多种凝血因子缺乏、急性活动性出血及严重创伤、大出血时预防凝血因子稀释、抗华法林治疗及纠正已知的凝血因子缺乏的患者。大量输血时，为降低患者死亡率，输注红细胞 4U 后，应输注新鲜冰冻血浆，且新鲜冰冻血浆与红细胞比例为 1∶1（或 1∶2）（1UFFP 为 100ml）；严重创伤患者，当输注的红细胞量>3～5U 时，应尽早应用 FFP。调研数据显示按 15～30ml/kg 体重输注可减少死亡率发生，在 24～72 小时内输注的 FFP 量不宜超过红细胞输注量，即新鲜冰冻血浆∶悬浮红细胞=1∶1（或 1∶2）。美国麻醉学会推荐 FFP 输注量为 10～15ml/kg，足量 FFP 可纠正纤维蛋白原（fibrinogen，Fg）和多种凝血因子不足，如果 Fg<1.0g/L，应输注冷沉淀。

血小板主要作用是止血。急性出血患者血小板计数（platelet，PLT）应≥50×10^9/L。PLT<50×10^9/L 时，预计输液或输注红细胞量已达患者 2 倍的血容量，应进行预防性的血小板输注，但存在个体差异。有些患者 PLT 为 75×10^9/L 时即出现明显出血，因此预防性输注的阈值还应结合临床状况综合判断（如中枢神经损伤建议维持在 PLT>100×10^9/L）。活动性出血压迫止血和电凝止血无反应或无效者需要治疗性的血小板输注。通常 PLT 计数 75×10^9/L 作为阈值，当 PLT<75×10^9/L 时，如继续输注红细胞和血浆，应早期输注血小板；PLT<50×10^9/L 时，必须输注血小板。大量输血，如输注红细胞>18U 时应输注血小板以维持 PLT≥75×10^9/L（未获得实验室数据情况下）。早期输注较高比例的新鲜冰冻血浆、血小板可以提高患者的生存率，且可以降低红细胞的输注量[24]，推荐使用红细胞∶新鲜冰冻血浆∶血小板的比例为1∶1∶1（浓缩血小板 1U 为 200ml 全血制备，1 袋机采血小板按 10U 血小板治疗量，容积为 200～250ml）。

冷沉淀及 rFⅦ主要作用是纠正 Fg 和 FⅧ缺乏治疗严重出血。治疗弥散性血管内溶血（disseminated intravascular coagulation，DIC）且 Fg<0.8～1g/L 者、大量输血发生 DIC 患者、先天 Fg 缺乏出血者、血友病 A 及血管性血友病出血的患者。冷沉淀 1U 含 Fg 150～250mg 及 FⅧ 80～100U，根据患者的实验室指标补充。辅助抗纤维蛋白溶解药包括氨甲环酸和抑肽酶已应用到大量输血时抗纤溶过程。

（二）患者凝血功能的监测

由于多数凝血因子在肝脏合成，肝移植患者凝血因子水平低、肝硬化伴有脾功能亢进者破坏血小板、肝衰竭及肝肾综合征引起尿毒症导致血小板功能下

降。凝血因子Ⅷ水平的增高(凝血因子Ⅷ可在肝外合成)以及纤维蛋白水平的下降,部分患者为“高凝综合征”。这些凝血因子、血小板数量及功能的变化均会导致术中出血。

监测患者的凝血状态可预测所需血液成分的种类及输血量。常规检测血红蛋白、血小板计数、凝血酶原时间(prothrombin,PT)、活化的部分凝血酶原时间(active partial thromboplastin time,APTT)和纤维蛋白原。血栓弹力图(thromboela-stogram,TEG)与传统的凝血试验PT/INR和APTT相比能提供更好的床边评估患者体内凝血状态,因此优先推荐应用TEG。TEG能够检测凝血的始动速度到强度的整个凝血过程,在手术室内可以显示20~60分钟以后凝血发展状况,而且具有其他凝血检测中没有的功能,包括:①迅速检测纤溶状态;②可在体外用鱼精蛋白或6-氨基已酸进行检测,以判断药物对纠正肝素化或纤溶有无帮助;③判断高凝状态。

七、实体器官移植患者自体输血

自体输血对稀有血型患者和因宗教或其他原因拒绝异体输血的患者具有重要意义,同时可以减少不规则抗体产生,可用于大量出血的手术以减少异体输血引起的感染和免疫抑制等并发症的发生。对于器官移植受者,自体输血更能够减少异体输血引发的针对HLA同源移植物的免疫反应,提高移植物的长期存活。自体输血主要有3种方式:术前自体储血、急性等容性血液稀释及自体血回收。

(一)心脏移植患者的自体输血

20世纪80年代和90年代初,随着输血传播HIV和丙型肝炎的出现,贮存式自体输血(preoperative autologous blood donation,PAD)获得了极大的普及,但并不能完全消除输血相关并发症、细菌污染或异体血液输注的风险。美国血库协会标准规定患者术前Hb≥110g/L,Hct≥0.33就可以应用贮存式自体输血。心脏移植患者由于心功能原因,多次采血会增加患者因血管神经反射引起心绞痛的风险,因此不建议常规使用。

急性等容性血液稀释(acute normovolemic hemodilution,ANH)是术前将部分全血取出并用无细胞液代替,理论上由于术中流出的血液血细胞比容较小,能够减少术中红细胞的丢失,在6小时内回输,能够保留凝血因子以及血小板的大部分止血功能。预计失血量较大、能耐受血液稀释以及需要降低血液黏稠度的患者可以采用此种方法。但在其实施过程中,有导致心肌缺血或心脏负荷过重的风险,不建议在心脏手术中常规使用。

术中红细胞的回收与再输注是减少异体输血的另一种方法。术中自体血液回收在心脏移植手术中的应用,可以减少同种异体血液成分的输注,因此被推荐为心脏移植手术首选的自体血回输方式。在血液回收及处理的过程中由于丢失了凝血因子及血小板,需要及时补充新鲜冰冻血浆及血小板。患者术后同样也可以进行回收式的自体输血。

(二)肝癌肝移植患者的自体输血

肝移植与输血关系密切,输血对于肝移植受者是重要的支持治疗;另一方面,大量输血存在潜在的风险,多次大量输血患者可能会产生群体反应抗体,增加移植术后排斥反应。因此肝移植围手术期需进行评估,把握输血指征,积极开展自体血回输。

肝功能不全患者是贮存式自体输血的禁忌证,选择贮存式自体输血需严格掌握适应证。一般每次采血前Hb>110g/L,Hct>0.33,以50kg体重为界限,体重每减少0.5kg,血液少采集4ml。肝移植患者贮存式自体输血采集可以考虑单采红细胞,结合洗涤和去除白细胞技术。

稀释式自体输血主要是急性等容性血液稀释,肝功能不全为其禁忌证。肝癌肝移植患者进行稀释式自体输血时要求血细胞比容高于0.30,保证血液稀释氧解离曲线右移对肝脏表面氧分压无影响。

总的来说,肝移植的患者自体血回输策略可以包括有限的贮存式或稀释式自体输血,但均需通过血液洗涤及去除白细胞后回输给患者,同时自体血液回输不能补充血小板、凝血因子(半衰期较短,多在4~24小时),术前一天或手术过程中需补充同种异体血浆和血小板。术后血小板的减少多是良性及自限性的,没有明显出血倾向时,应该避免输注血小板,且术中没有必要将凝血功能纠正致完全正常,因为输注血小板会增加肝动脉内血栓形成的危险,且轻度的低凝状态可预防吻合口血栓的形成。

既往认为肝癌肝移植患者是回收式自体输血的禁忌证。但有研究表明肝移植术中采用自体血回输,平均每例患者回输自体浓缩红细胞可达(2 631±1 637)ml。另有研究660名肝移植患者发现,平均血液回收量为5 086ml(500~44 300ml),平均回输量为1 662ml(36~13 630ml)。同时肝癌肝移植患者自体输血较异体输血的输血不良反应发生率、感染率和输血费用均降低。1996年Kongsgaard将回收血滤过去除白细胞后,体外验证了其对于肿瘤患者的安全性。英国国立健康与临床优化研究所(NICE)认为,术中血液回收自体输血与白细胞滤器联合使用的情况下,可用于恶性肿瘤手术。意大利输血和免疫协会建议:术中

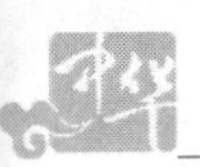

血液回收自体输血与白细胞滤器联合使用，可以用于肝癌切除术、肝移植术等[25]。Foltys 等研究了接受肝移植手术的 136 名小细胞肝癌肝移植患者，其中 40 名患者接受 IBSA（IBSA 组：血液→仪器回收→200μm 的滤器滤过→回输），96 名患者未接受 IBSA（非 IBSA 组：术中失血得到控制→未使用术中血液回收）；1 年以后检测肿瘤复发率显示两组无显著性差异[26]。Araujo 等总结了 158 例肝癌患者，在同一所医院由同一个手术团队进行了肝移植手术，对其接受 IBSA 及预后情况进行分析，表明两组差异无统计学意义。Han 等的研究中，肝癌患者肝移植术中血液回收组使用了去白细胞滤器过滤回收血，并以环氧化酶（COX）作为肝癌复发的检测依据，发现自体输血组与非自体输血组术后肝癌复发率无显著性差异（$P>0.05$）[27]。因此，结合去白细胞滤器的术中血液回收应当成为肝移植手术的重要选择。

第三节 实体器官移植患者输血的安全策略

一、国内外实体器官移植手术的血液预定量

器官移植输注血液成分主要用于改善血红蛋白水平或促进凝血，或两者兼之。器官移植是否输血取决于以下因素：患者临床状况、移植器官类型、移植中心的临床经验及抗纤溶药物使用等。即使相同的实体器官移植，不同医疗机构间血液成分用量区别也很大。有助于减少血液使用因素包括：改进外科手术技巧、提高器官保存技术和麻醉管理，以及更好地在术中监测凝血状态和药物治疗纤维蛋白溶解等。表 63-1 和表 63-2 为国外学者分别统计的不同实体器官移植中血液成分使用量及在非肝脏器官移植中平均血液成分使用量的数据[28]。

表 63-1 不同实体器官移植中血液成分使用量

器官	红细胞/U	新鲜冰冻血浆/U	血小板/U
肾脏	0~1	–	–
肝脏（85%）	3	6~12	2
肝脏（15%）	20	30	6
心脏	2~4	1~6	1
带有左心室辅助装置的心脏/心脏-肺	8	12	2
胰腺	1~2	–	–

注：1U 为 450ml 全血制备的红细胞。

表 63-2 非肝脏器官移植中平均血液成分使用量

器官	红细胞/U	血浆/U	血小板/U
心脏首次	1	1~3	1~4
心脏再次胸骨切开术	1~2	1~6	1~8
心脏置放辅助装置后（使用抑肽酶）	8	13	12
肺单侧	2	1	2
肺双侧	6	4	6
胰腺	2	0	0
肾脏	1	0	0

注：1U 为 450ml 全血制备的红细胞。

每个输血服务部门应建立用于器官移植的血液预定计划。表 63-3 为美国实体器官移植时不同器官典型交叉配血的红细胞订单[29]。肝移植患者由于常存在大量出血风险，对血液使用量不能精确预测，可根据患者风险来定制交叉配血初始数量。对于一些患有肝癌或代谢性疾病患者，若移植时肝功能和凝血功能良好，初步预订 10U 的红细胞即可。而儿科肝移植受者血液预订根据小儿的体表面积，对于新生儿预订 5U 交叉配合的红细胞较为适合。

表 63-3 实体器官移植交叉配型的红细胞预定量

器官	经典红细胞预定量/U
肝脏（成人）	10~20（随风险大小变化）
肝脏（小儿）	5~10（随体型大小变化）
心脏	4~6
心脏-肺	4~6
单肺	2
双肺	6
肾脏	0~2
胰腺	0~2

二、供体血液及组织器官传染病检测项目的要求

自 20 世纪 80 年代中期开始筛查输血传播的传染性疾病以来，对于多次输血受者而言，由输血导致的感染风险已经显著降低。当时主要集中报道 CMV 传播的感染，而最近则集中在 WNV。2002 年，一名器官供者通过输血感染西尼罗病毒（West Nile virus，WNV），该供者携带的 WNV 病毒通过器官移植传染给 4 名受者：1 名肾移植受者和 1 名心脏移植受者发生脑炎后康复，另 1 名肾移植受者发生脑炎死亡，1 名肝移

植受者发生发热后康复。美国负责监督国家移植计划的健康资源和服务管理机构不检测器官供者的WNV,但对存在WNV感染迹象的供者,建议推迟利用其器官的时间,临近移植前对其进行WNV核酸检测;如果受者怀疑有WNV感染,也应检测。同样的情况也适用于狂犬病毒(rabies virus,RV)。目前,关于移植患者输血相关传染病的发生率尚无明确报道,但已证实输注血浆、红细胞、全血和血小板都可能导致输血引起的感染。

存在于供者移植器官的病毒可以传染给受者。国外有人类免疫缺陷病毒1型(human immunodeficiency virus-1,HIV-1)感染的供体器官(肾脏、心脏、肝脏、胰腺、骨和皮肤)传播HIV-1的报道。大多数感染受者在1985年开展器官和组织供者HIV-1抗体筛选之前,或新近感染HIV-1的供者,处于抗体检测转为阳性之前的窗口期。此外,还有供体器官携带的丙型肝炎病毒(hepatitis C virus,HCV)、乙型肝炎病毒(hepatitis B virus,HBV)、克-雅病(Creutzfeldt-Jakob disease,CJD)、细菌和真菌传播的罕见报道。与血液成分一样,供体器官在传染病检测完成后并被认可时才可使用。

美国食品和药品管理局发布一项关于用于移植的人体组织供者筛查和检测指导文件。该文件要求所有用于移植的人体组织器官供者进行HIV-1、HIV-2、HCV抗体以及乙型肝炎表面抗原检测,并确保检测结果阴性。对于未存有输注前标本的预期供者,此文件提供了随后的供者样品能否用于传染性疾病的检测标准。该文件还规定凡有下列情况之一者,标本不能用于传染性疾病的检测:①供者在捐赠器官前48小时内输注的血液或胶体液的量>2L;②供者在移植前1小时内输注的晶体液的量≥2L;③供者在移植前48小时内输注的胶体液或血液量与前1小时内输入的晶体液的量之和≥2L。另外,捐赠器官前48小时输注的胶体液与前1小时输注的晶体液之和超过1个血浆容量的预期供者,其血标本也不能用于传染性疾病的检测。短时间输注大量的液体,会导致供者体内部分检测指标过度稀释而出现假阴性。

详细了解供者既往史,对于保证供者血液各项检测指标的准确性至关重要。美国目前相关机构对供者血液、器官和组织传染性疾病检测项目的要求见表63-4。

表63-4 美国相关机构对供者血液、器官和组织传染性疾病检测项目的要求

病原	检测指标	FDA		HRSA
		血液	组织	器官
HIV	抗HIV-1抗体,抗HIV-2抗体	要求	要求	要求
	HIV核酸检测	要求	要求	不要求
HCV	抗HCV抗体	要求	要求	要求
	HCV核酸检测	要求	要求	不要求
HBV	乙型肝炎表面抗原	要求	要求	要求
	抗乙型肝炎核心抗原抗体	要求	要求	要求
HTLV	抗HTLV-Ⅰ抗体,抗HTLV-Ⅱ抗体	要求	要求	不要求
WNV	WNV核酸检测	要求	不要求	不要求
梅毒螺旋体	梅毒抗体	要求	要求	要求
CMV	抗CMV抗体	不要求	要求	要求
衣原体	沙眼衣原体核酸检测	不要求	要求	不要求
淋病奈瑟菌	淋病奈瑟菌核酸检测	不要求	要求	不要求

注:FDA,美国食品和药品管理局;HRSA,健康资源和服务部,引自Mintz PD. Transfusion Therapy:Clinical Principles and Practice. 3rd ed. Bethesda:AABB Press,2011:349。

(戎瑞明 陈青 谢珏 殷敏)

参考文献

1. 王毅,蒋鸿涛. ABO血型不相容亲属活体肾移植技术操作规范(2019版)[J]. 器官移植,2019,10(5):533-539.

2. ELANSARY M,HANNA MO,SAADI G,et al. Passenger lymphocyte syndrome in ABO and Rhesus D minor mismatched liver and kidney transplantation:A prospective analysis[J]. Hum Immunol,2015,76(6):447-452.

3. WIEBE C, KOSMOLIAPTSIS V, POCHINCO D, et al. HLA-DR/DQ molecular mismatch: A prognostic biomarker for primary alloimmunity[J]. Am J Transplant, 2019, 19(6): 1708-1719.
4. SNANOUDJ R, KAMAR N, CASSUTO E, et al. Epitope load identifies kidney transplant recipients at risk of allosensitization following minimization of immunosuppression[J]. Kidney Int, 2019, 95(6): 1471-1485.
5. JORDAN SC, LORANT T, CHOI J, et al. IgG Endopeptidase in Highly Sensitized Patients Undergoing Transplantation[J]. N Engl J Med, 2017, 377(5): 442-453.
6. SEMPLE JW, MCVEY MJ, KIM M, et al. Targeting Transfusion-Related Acute Lung Injury: The Journey From Basic Science to Novel Therapies[J]. Crit Care Med, 2018, 46(5): e452-e458.
7. VAESSEN LM, VAN MIERT PP, VAN DER MAST BJ, et al. Immunologic monitoring of the beneficial effect of one HLA-DR-shared blood transfusion in heart transplant patients[J]. J Heart Lung Transplant, 2000, 19(11): 1098-1107.
8. HIESSE C, BUSSON M, BUISSON C, et al. Multicenter trial of one HLA-DR-matched or mismatched blood transfusion prior to cadaveric renal transplantation[J]. Kidney Int, 2001, 60(1): 341-349.
9. NAM K, JANG EJ, KIM GH, et al. Perioperative red blood cell transfusion and mortality following heart transplantation: A retrospective nationwide population-based study between 2007 and 2016 in Korea[J]. J Card Surg, 2019, 34(10): 927-932.
10. BORDERS CF, SUZUKI Y, LASKY J, et al. Massive donor transfusion potentially increases recipient mortality after lung transplantation[J]. J Thorac Cardiovasc Surg, 2017, 153(5): 1197-1203.
11. THOMAS KA, SHEA SM, YAZER MH, et al. Effect of leukoreduction and pathogen reduction on the hemostatic function of whole blood[J]. Transfusion, 2019, 59(S2): 1539-1548.
12. MURPHY GJ, PIKE K, ROGERS CA, et al. Liberal or restrictive transfusion after cardiac surgery[J]. N Engl J Med, 2015, 372(11): 997-1008.
13. WEBER D, COTTINI SR, LOCHER P, et al. Association of intraoperative transfusion of blood products with mortality in lung transplant recipients[J]. Perioper Med (Lond), 2013, 2(1): 20.
14. FERRANDIZ I, CONGY JN, DEL BA, et al. Impact of Early Blood Transfusion After Kidney Transplantation on the Incidence of Donor-Specific Anti-HLA Antibodies[J]. Am J Transplant, 2016, 16(9): 2661-2669.
15. KOTTER JR, DRAKOS SG, HORNE BD, et al. Effect of blood product transfusion-induced tolerance on incidence of cardiac allograft rejection[J]. Transplant Proc, 2010, 42(7): 2687-2692.
16. MASON DP, LITTLE SG, NOWICKI ER, et al. Temporal pattern of transfusion and its relation to rejection after lung transplantation[J]. J Heart Lung Transplant, 2009, 28(6): 558-563.
17. TRIULZI DJ, NALESNIK MA. Microchimerism, GVHD, and tolerance in solid organ transplantation[J]. Transfusion, 2001, 41(3): 419-426.
18. KOESTNER SC, KAPPELER A, SCHAFFNER T, et al. Histo-blood group type change of the graft from B to O after ABO mismatched heart transplantation[J]. Lancet, 2004, 363(9420): 1523-1525.
19. YAICH S. ABO-Incompatible kidney transplantation[J]. Saudi J Kidney Dis Transpl, 2013, 24(3): 463-472.
20. ISSITT RW, CROOK RM, CROSS N T, et al. Incompatible ABO-plasma exchange and its impact on patient selection in paediatric cardiac transplantation[J]. Perfusion, 2012, 27(6): 480-485.
21. MURAMATSU M, GONZALEZ HD, CACCIOLA R, et al. ABO incompatible renal transplants: Good or bad? [J]. World J Transplant, 2014, 4(1): 18-29.
22. RENNER FC, WIENZEK LS, FEUSTEL A, et al. Impact of pre-transplant intravenous immunoglobulin administration on anti-ABO antibody levels in ABO-incompatible living donor kidney transplantation[J]. Transplant Proc, 2010, 42(10): 4003-4005.
23. FORBES RC, FEURER ID, SHAFFER D. A2 incompatible kidney transplantation does not adversely affect graft or patient survival[J]. Clin Transplant, 2016, 30(5): 589-597.
24. KASRAIAN L, NIKEGHBALIAN S, KARIMI MH. Blood Product Transfusion in Liver Transplantation and its Impact on Short-term Survival[J]. Int J Organ Transplant Med, 2018, 9(3): 105-111.
25. 40th International Symposium on Intensive Care & Emergency Medicine: Brussels, Belgium[J]. Crit Care, 2020, 24(Suppl 1): 87.
26. FOLTYS D, ZIMMERMANN T, HEISE M, et al. Liver transplantation for hepatocellular carcinoma—is there a risk of recurrence caused by intraoperative blood salvage autotransfusion? [J]. Eur Surg Res, 2011, 47(3): 182-187.
27. HAN S, KIM G, KO JS, et al. Safety of the Use of Blood Salvage and Autotransfusion During Liver Transplantation for Hepatocellular Carcinoma[J]. Ann Surg, 2016, 264(2): 339-343.
28. EC ROSSI TS, SNYDER EL, SOLHEIM BG, et al. Rossi's Principles of Transfusion Medicine[M]. 4th ed. Philadelphia: Lippincott Williams & Wilkins, 2009: 604-611.
29. PD M. Transfusion Therapy: Clinical Principles and Practice. 3rd ed[M]. Bethesda: AABB Press, 2011: 339-350.

第六十四章

严重创伤与大量输血

在全球范围内，严重创伤是44岁以下人群死亡的主要原因之一。严重创伤患者病情变化快，致死率和致残率都非常高[1]。据估计，每3分钟就有一人死于创伤，其中高达40%的死亡是由于无法控制的出血及其并发症导致的[2]。数据表明，严重创伤大部分死亡均发生在伤后早期，每10例死亡有6例发生在受伤后的前3小时内[3]，因此早期救治非常重要。对其损害机制的充分理解可提高救治的成功率。如何尽可能减轻创伤对机体的损害，维持重要脏器的基本生命功能，以改善其预后，既是患者和社会的需求，也是临床医师的重要使命。

第一节　严重创伤对血液循环与凝血的影响

严重创伤出血后可导致低血容量性休克和凝血功能障碍。休克和组织创伤激活神经内分泌，并导致凝血功能障碍——创伤性凝血病（trauma-induced coagulopathy，TIC）。组织损伤导致凝血酶生成增加，继而释放出纤溶酶原激活物后，纤维蛋白溶解和早期纤维蛋白原耗竭（可能通过直接纤维蛋白原分解）。在严重休克的情况下，这些变化通过凝血酶-血栓调节蛋白复合物导致蛋白C的全身活化，从而导致抗凝作用，大量纤溶激活，血小板功能障碍和进一步的纤维蛋白原损失。医源性因素或液体复苏会加剧凝血的早期变化，例如，血液制品输入不足或血液稀释，低温和酸中毒。因此，创伤引起的凝血功能障碍是一个复杂的，内源性与医源性因素等多因素引起的病理状态。

一、创伤性休克

休克定义为一种因氧输送减少和/或氧消耗增加或氧利用不充分导致的细胞和组织缺氧状态，临床表现为血流动力学紊乱和器官功能障碍，是一种危及生命的循环系统衰竭。休克在创伤患者中是一种常见但通常可挽救的死亡原因，同时也是创伤患者中仅次于创伤性脑损伤（traumatic brain injury，TBI）的第二大死因[4,5]。遭受创伤的情况下，出血所致循环血容量的丢失是最常见的休克原因。胸部、腹部、腹膜后腔和大的外部伤口均可发生大出血，头皮撕裂伤可大量出血，并在伴有明显的胸腔或腹部损伤时常会被忽视。创伤性休克的其他潜在原因包括：心脏压塞、张力性气胸、心源性休克（心肌梗死或心脏挫伤）、神经源性休克、脓毒性休克（腹部器官嵌顿及肠穿孔）等。

严重创伤患者急性出血的代偿性生理反应会试图保持机体有足够的组织供氧量。交感神经系统兴奋后会引起心率增加、血管收缩和心肌收缩力增强。随着休克的进展，机体牺牲非重要器官来维持重要器官（如脑和心脏）的灌注。如果这一过程不被逆转，乳酸的进行性产生会导致日益恶化的系统性代谢性酸中毒，最终引起外周血管扩张和心血管衰竭。

创伤性低血容量休克的分级和治疗原则见“第三十一章　失血性休克的病理生理与容量复苏”。

二、创伤性凝血病

创伤性凝血病是严重创伤失血后凝血系统的全面性功能障碍。严重创伤后急性期凝血功能紊乱很常见，与输血需求更高、重症监护和住院时间更长、机械通气的时间更长，和多器官功能障碍的发生率更高相关[6,7]。

（一）创伤性凝血病的发生机制

正常的凝血过程是止血与纤维蛋白溶解过程之间的平衡，它可以控制轻度创伤后的出血，同时预防血管内血栓形成。创伤患者凝血病的病因是多因素的，且其促成作用具有一定程度的重叠，取决于创伤和复苏的性质。扰乱这种平衡的病因包括“致命三联征”的典型要素：组织损伤和休克相关的酸中毒、躯体暴露和输液导致的低体温、输液或输注成分血制品导致的血液稀释。以弥散性血管内凝血（disseminated intravascular coagulation，DIC）为表现的凝血因子的全身性消耗可发生在创伤后早期（由凝血因子持续的消耗但补充不足导致），也可以发生在之后的住院期间（由继发损害导致，如脓毒症）。

首先，出血所致低血容量性休克患者的组织灌注不足可导致代谢性（乳酸）酸中毒，且可因输入过多的氯化物和成分血而加重。pH 小于 7.2 时，酸中毒可导致明显的凝血功能障碍[8,9]。在 pH 为 7.2、7.0 和 6.8 时，凝血因子Ⅹa/Ⅴa/磷脂质/凝血素（“凝血酶原酶”）复合物的活性分别降低 50%、70% 和 90%。然而，单独纠正酸中毒并不总是能够纠正相关凝血病，提示组织损伤还通过其他的机制如炎性反应等造成凝血病[10,11]。

其次，创伤患者低体温的对凝血功能的影响。创伤患者的低体温被分为轻度（36～34℃）、中度（34～32℃）和重度（<32℃）。接近 2/3 的创伤患者就诊时体温低于 36℃，9% 的创伤患者体温在 33℃ 或更低[12]。创伤后低体温可能是因为创伤时、转运过程中和创伤检查期间暴露在冷环境中导致，静脉输注冷的液体可使其加重。在手术室中进一步暴露身体、大量输液和全身麻醉的影响，使创伤患者术中发生低体温的风险更大。虽然低体温只是死亡的一个较弱的独立预测因素[13]，但创伤患者并发低体温比非创伤的低体温患者预后更差。酸中毒与低体温可协同作用，相比单独存在，两者同时出现时死亡率增加[14]。

复苏相关凝血病（resuscitation-associated coagulopathy，RAC）也被称为稀释性凝血病，是指休克治疗过程中静脉输注大量液体，或者不均衡的成分血输注诱发的凝血系统改变[15]。过去创伤复苏着重于积极以晶体液复苏随后输注浓缩红细胞（packed red blood cells，PRBCs）治疗低血压和酸中毒。研究发现，以晶体液、胶体液和 PRBCs 进行大容量液体复苏时，会导致血浆凝血蛋白的稀释[16]。一项回顾性研究纳入了来自德国的 8 724 名创伤患者，发现院前液体复苏容量与创伤性凝血病之间存在正相关[6]。在院前已经输液超过 3L 的患者中，入院时有 50% 以上的患者存在凝血病；而在院前输液量少于 500ml 的患者中的 10% 和 32 名未接受院前输液的患者也存在凝血病。另一个促成 RAC 的因素是储存时间对 PRBC 的影响，随着时间推移 PRBC 会发生进行性功能和结构改变。“储存损害”包括 pH 下降、钙离子螯合作用、2,3-二磷酸甘油酸水平低、和凝血因子浓度下降。输注陈旧血可进一步损害微血管灌注，并且具有炎症和免疫调节效应[17]。

弥散性血管内凝血是一种全身性的过程，可在弥漫性微血管血栓形成的同时引起消耗性凝血病。在创伤患者中，组织损伤诱导的组织因子暴露和外源性凝血级联反应的激活导致与损伤严重程度成比例的凝血酶生成。此外，来源于损伤部位的组织特异性促凝血酶原激酶（包括骨髓脂质物质、羊水和脑磷脂质）的全身性栓塞可能使患者易出现 DIC[18]。

（二）急性创伤性凝血障碍

大约 25% 的严重创伤患者的凝血功能障碍发生在液体复苏以前，尚不存在低温和酸中毒时就已出现，这种创伤后凝血功能障碍的早期阶段，被称作急性创伤性凝血障碍（acute traumatic coagulopathy，ATC）[19]，也称作创伤性休克的急性凝血障碍（acute coagulopathy of trauma-shock，AcoTS）。ATC 是一种因严重创伤发生的止血障碍和纤维蛋白溶解激活为特点的疾病，定义为血栓弹力图（thromboela-stogram，TEG）在 5 分钟时测得的血凝块强度降低（凝血幅度 5 分钟时测得的值），凝血酶原时间（PT）和部分凝血活酶时间（PTT）变化很小[10]。随着低血压、创伤严重程度评分（injury severity score，ISS）升高、碱缺失加重、头部损伤，ATC 的风险也增加[7]。

最初对低灌注创伤患者的研究发现，ATC 与活化蛋白 C（activated protein C，aPC）水平升高、非活化蛋白 C 水平降低、可溶性血栓调节蛋白水平升高相关[20]。血栓调节蛋白-蛋白 C 系统的活化是介导 ATC 的根本途径，这是一种不同于凝血因子消耗或功能障碍的机制[21]。

蛋白 C 是一种全身性抗凝剂，它通过凝血酶-血栓调节蛋白复合物从不活跃的酶原蛋白水解转化为活化蛋白 C。活化蛋白 C 是一种丝氨酸蛋白酶，能够通过蛋白水解使凝血因子Ⅴa 和凝血因子Ⅷa 失活，使纤溶酶原抑制因子耗竭[21,22]。通过这种方式，活化蛋白 C 能够在血流减少时通过抑制血栓形成而起到保护作用。

休克时内皮细胞表达的血浆可溶性凝血酶调节蛋白水平升高，并促进凝血酶调节蛋白与凝血酶结合，导致将纤维蛋白原转变成纤维蛋白的凝血酶减少。凝血酶-凝血酶调节蛋白复合物激活 C 蛋白，其过度活化导致凝血酶的促凝血作用转化为病理性的抗凝血作用[20]。动物模型研究发现，通过抗体介导机制对蛋白 C 进行抑制可以预防创伤和出血性休克后 ATC 的发生[21]。

随着蛋白 C 的广泛活化，导致不可逆灭活凝血因子Ⅴa 和Ⅷa，血浆纤维蛋白溶酶原激活抑制因子（plasminogen activator inhibitor-1，PAI-1）失活。这些凝血因子的抑制进一步损害纤维蛋白原转化为纤维蛋白，从而打破了纤维蛋白溶解平衡。PAI-1 的失活促进纤维溶解，在个别低灌注器官这是防止血栓形成的保护性机制，但是对出血患者则起了反作用[19]。损伤血管内皮导致组织中血纤溶酶原激活物增加联合纤溶抑制物共同促进了纤维溶解。这些机制导致了ATC创伤患者的纤溶亢进状态，表现为tPA水平升高、PAI-1水平降低、D-二聚体水平升高[20]。

活化蛋白C也有抗炎和细胞保护作用。蛋白C显著活化和消耗可耗尽蛋白C储备，进而可能导致感染性和血栓形成。这些作用是通过活化蛋白C与蛋白酶活化受体-1（protease-activated receptor-1，PAR-1）和内皮细胞蛋白C受体（endothelial protein C receptor，EPCR）的结合而介导的，他们可能与活化蛋白C的抗凝作用无关[23]。

一项纳入203名危重创伤患者的单中心研究发现，早期凝血病与活化蛋白C高水平相关，随后最早在伤后6小时蛋白C耗竭[24]。表现为蛋白C耗竭的患者下列风险明显增加：急性肺损伤、呼吸机相关肺炎、多器官衰竭和死亡。另一项多中心观察性研究纳入了165名危重创伤患者，并进行连续血浆凝血因子分析，发现创伤严重程度和休克与活化蛋白C升高及所有分析的凝血因子减少有关。多变量分析确定，纤维蛋白原、凝血酶、凝血因子Ⅴ、凝血因子Ⅷ、凝血因子Ⅸ、凝血因子Ⅹ和活化蛋白C水平不足是凝血病的主要驱动因素[25]。

除此之外，还有一些新研究的领域提示影响创伤相关凝血病的其他因素，比如进入循环的内皮细胞、血小板和白细胞来源的微粒和创伤相关原发性血小板功能障碍也被认为是创伤相关凝血病的促成因素。

（三）TIC的诊断和治疗原则

传统的凝血检验对早期发现ATC具有重要的作用。一些易于获得的凝血试验，如凝血酶原时间（prothrombin time，PT）、国际标准化比值（international normalized ratio，INR）、活化部分凝血活酶时间（activated partial thromboplastin time，APTT），是目前确诊凝血障碍的标准。也可进行纤维蛋白原和D-二聚体水平检测，可以作为凝血因子消耗和纤溶亢进的标志。

血栓弹力图能够反应血液凝固的动态变化过程，反映血小板功能，判断出血和血栓风险，并对各种出血原因进行鉴别诊断，为ATC早期快速诊断的有效工具，同时促进早期目标导向性凝血治疗（early goal-directed coagulation therapy，EGCT）。

针对ATC治疗主要包括：①损害控制性复苏：早期输血，成分输血，允许性低血压以及最小剂量晶体复苏；②大量输血方案；③血栓弹力图指导输血：依据血栓弹力图监测结果设计输血流程图；④使用氨甲环酸、重组活化凝血因子Ⅶ（rFⅦa）等。创伤患者ATC发病机制与传统的系统获得性凝血功能障碍所涉及的机制不同，在创伤后早期，单纯通过输血积极补充凝血因子和血小板改善ATC的作用有限，只有积极复苏休克、改善组织灌注不足才有望纠正创伤后ATC，改善患者预后。

（四）创伤性凝血病患者的输血管理

根据《创伤后大出血与凝血病处理的欧洲指南》（第四版）[26]，推荐维持患者的血红蛋白在70～90g/L，早期足量应用新鲜冰冻血浆或纤维蛋白原，输注血小板以维持血小板计数>50×10^9/L，持续出血和/或颅脑创伤患者维持血小板计数>100×10^9/L。此外，还应尽早使用氨甲环酸，应用血栓弹力图监测凝血功能等。

第二节　严重创伤出血的处理策略

严重创伤出血的治疗与20年前相比已经大不相同。临床实践的变化主要是由于对创伤性凝血病病理生理的进一步认识，以及针对这一继发性凝血病而产生的外科手术和复苏方法的改变。这种策略被称为损害控制手术（damage control surgery，DCS）或损害控制复苏（damage control resuscitation，DCR），在过去20年中明显降低了严重创伤的死亡率。

一、病情评估与控制失血

（一）病情评估

1. 急救准备　首先需做好对严重创伤患者急救的准备，包括备2～3个16G或以上的静脉通路、中心静脉和动脉置管，急救药物（如肾上腺素等），心脏除颤仪、保温设备、加压输血器等可快速补充血容量的设施、自体血回输设备等。应用"创伤高级生命支持"（advanced trauma life support，ATLS）的相关知识快速评估患者，其原则是明确并处理对生命构成直接威胁的损伤[26]。

2. 快速评估　快速评估包括5项基本内容：A（airway，气道），需尽可能保护患者气道并维持其通畅，并评估是否存在潜在的困难插管；B（breathing and ventilation，呼吸与通气），检查胸壁有无受伤，尤其是张力性气胸、大量胸腔积血和心脏压塞等对生命造成直接威胁的创伤，并评估是否有足够的通气和氧合；C（circulation，循环），通过触诊脉搏或/和血压测定来快速评估患者的循环状态，控制威胁生命的出血；D（disability，意识状态和神经功能），采用格拉斯昏迷评分（Glasgow coma scale，GCS）评估患者的意识，观察瞳孔大小、反射以及运动和感觉功能。对具有潜在脊髓损伤的患者保持警惕，避免救治过程中加重脊髓损伤；E

(exposure,暴露以及环境控制),注意对患者保温,避免二次伤害。

3. 进一步评估

(1) 影像学检查:X 线片、CT 检查(computed tomography,CT)和创伤重点超声评估(focused assessment with sonography for trauma,FAST)。

(2) 实验室检查:血常规、血乳酸、凝血功能监测等。测定血细胞比容对快速和大量出血的指导作用有限,但对于一些缓慢的内出血,反复测定血细胞比容(Hct)非常必要。对实施保守治疗的实质器官损伤和骨盆骨折患者,通常每 6 小时测定一次血细胞比容(可根据临床情况需要增加)。

(二) 创伤出血分级

美国外科医师学会编制的《高级创伤生命支持手册》将出血分为 4 级,强调了休克状态的早期征象[5]。值得注意的是,通常在出血达到Ⅲ级时血压才会显著下降,在此之前患者的血容量丢失可高达 30%。

Ⅰ级:失血量小于 15%,心率轻微升高或正常,血压、脉压和呼吸频率通常无变化。

Ⅱ级:失血量为 15%~30%,临床表现为心动过速(心率为 100~120 次/min)、呼吸过速(呼吸频率为 20~24 次/min)以及脉压下降,但收缩压仅轻微改变。皮肤可能湿冷,毛细血管再充盈可能延迟。

Ⅲ级:失血量为 30%~40%,导致血压显著下降和精神状态改变。出现低血压(收缩压<90mmHg)或血压下降幅度超过就诊时测定值的 20%~30%均应引起重视。虽然焦虑或疼痛减轻可能会促使血压下降,但医师必须假定血压下降是由出血引起,直至证实为其他原因。心率(≥120 次/min)和呼吸频率显著升高,而尿量减少,毛细血管再充盈延迟。

Ⅳ级:失血量超过 40%,导致血压和精神状态显著下降。大多数Ⅳ级休克患者为低血压(收缩压<90mmHg)。脉压缩小(≤25mmHg),明显心动过速(>120 次/min),尿量极少甚至无尿,皮肤冰冷苍白,毛细血管再充盈延迟。

二、严重创伤出血的抢救原则

创伤引起的严重失血是导致创伤患者死亡的主要原因。严重失血(大量失血)定义为 24 小时内损失一个血容量,或者 3 小时内损失血容量的 50%。约有 1/3 的创伤患者入院时存在出血和凝血功能障碍,这部分患者的死亡率和多器官功能衰竭的发生率明显增加。严重失血患者的抢救原则包括:恢复相对正常的血容量以保障组织灌注(首要目标);补充足够红细胞以增加血液携氧能力而维持机体氧供/氧耗平衡;早期补充凝血因子以纠正凝血功能障碍;以及维持内环境稳定[27,28]。

(一) 早期复苏和防止进一步出血

对于需要紧急外科手术止血的患者,应尽量缩短受伤至手术的时间。对于开放性四肢损伤且存在威胁生命的大出血患者,立即使用止血带,并立即准备手术。

(二) 诊断和监测出血

临床医师应根据患者的生理指标、损伤的解剖类型、损伤机制以及患者对初期复苏的反应,综合评估患者出血的程度。对于明确出血部位的失血性休克患者,如果初期的复苏无效,则应立即采取控制出血的措施。未明确出血部位的失血性休克患者,立即采取进一步的评估。怀疑有躯干部损伤的患者,早期进行影像学检查(FAST 或 CT)以明确有无胸腹腔游离液体。存在明显腹腔积液而血流动力学不稳定的患者,应采取紧急的干预措施。连续测定血细胞比容(Hct)作为评估出血程度的实验室指标,并检测血清乳酸或碱剩余以进一步评估、监测出血和休克程度。

常规评估创伤后的凝血功能障碍,包括早期、重复和联合检测凝血酶原时间(PT)、部分凝血活酶时间(APTT)、纤维蛋白原和血小板。使用血栓弹力图帮助明确凝血功能障碍的类型和指导止血治疗。

(三) 恢复组织氧供、液体复苏和控制体温

对无脑损伤的患者,在严重出血控制之前应将收缩压维持在 80~90mmHg。合并严重颅脑损伤(GCS≥8)的失血性休克患者,应该维持平均动脉压≥80mmHg,保证组织灌注。首选晶体液对低血压的创伤出血患者进行液体治疗,对液体复苏无效的患者建议使用缩血管药物来维持目标动脉血压。

对存在持续出血但没有大出血的患者,在输入 3L(或大于 50ml/kg)的晶体后如果血流动力学仍然不稳定,建议给予 2 个 U 的浓缩红细胞;对严重、持续出血且短时间内不能控制出血的患者,建议立即输血。血液制品采用 1∶1∶1的浓缩红细胞、新鲜冰冻血浆和血小板。

早期采取措施减少热量丢失,对低体温的患者进行复温,以达到并维持正常的体温。合并颅脑损伤的患者,一旦其他部位的出血得到控制,建议使用 33~35℃的低温治疗并维持 48 小时以上。

(四) 迅速控制出血

严重创伤患者救治的第一步是通过外科手段快速控制出血,第二步治疗组织和重要脏器低灌注,纠正酸中毒,治疗低体温,以及恢复和维持凝血功能。

1. 损害控制手术(DCS)　严重创伤患者难以耐

受长时间的手术，因此手术的主要目的是快速控制出血，重建重要部位的血流，其次是控制污染，如来自胃肠道损伤的污染[29]。DCS 是针对严重创伤患者进行阶段性修复的外科策略，即以快捷、简单的操作，维护患者的生理功能，控制伤情的进一步恶化。其目的在于降低严重创伤的死亡率，优先处理头、颈、胸、腹的致命性创伤。由于过长的时间可导致或加剧已存在的低体温、凝血障碍和酸中毒，要求手术时间尽可能短，不需进行器官修复而花费不必要的时间。DCS 适应证为重度失血性休克、进行性出血及凝血功能障碍，失去解剖结构无法手术的严重损伤、手术止血费时、伴腹腔外严重损伤[29,30]。

2. 损害控制复苏（DCR）　损害控制性复苏是指以创伤患者的大出血为治疗靶的新型复苏策略，整合了损害控制手术、延迟性和限制性液体输注、可容许性低血压，以及纠正低体温、酸中毒和凝血障碍，即“致命三联征”。通过延迟或减少液体的输注，可减少稀释性凝血功能障碍的发生；将非颅脑损伤患者的收缩期动脉血压维持在 90mmHg（1mmHg＝0.133kPa）左右可减少出血的速度和出血量；积极寻找酸中毒的原因（如低灌注）同时处理严重酸中毒（pH<7.2），如考虑给予碳酸氢钠或者氨丁三醇；以及合理应用红细胞、新鲜冰冻血浆和血小板等[29,30]。

使用填塞、外科手术止血以及局部止血措施以达到早期控制腹腔出血。主动脉钳夹可作为严重大出血濒临衰竭状态患者的辅助措施。对有失血性休克的骨盆环破裂的患者，立即采用骨盆环关闭和稳定措施。骨盆环稳定后持续血流动力学不稳定，早期实施腹膜外填塞、动脉造影栓塞或外科手术控制出血。

对合并重度失血性休克、有持续出血和凝血病征象的严重创伤患者实施损害控制手术。其他需要实施损害控制手术的情况包括严重凝血功能紊乱、低体温、酸中毒、难以处理的损伤、手术时间长、同时合并腹部以外的严重创伤。

（五）出血和凝血功能障碍的处理

尽早检测并采取措施维持凝血功能。对于出血或存在大出血风险的患者，尽早使用氨甲环酸，首剂 1g（给药时间>10 分钟），后续 1g 输注持续 8 小时。创伤出血患者应该在伤后 3 小时内使用氨甲环酸。对大量输血的患者，监测血浆离子钙水平并维持在正常范围。

早期应用血浆（新鲜冰冻血浆或病原体灭活的血浆）或纤维蛋白原，一旦考虑发生大量失血，即可早期足量输入新鲜冰冻血浆，剂量为 10～15ml/kg。

血栓弹力图提示功能性纤维蛋白原缺乏或血浆纤维蛋白原水平达 1.5～2.0g/L，立即输注纤维蛋白原或冷沉淀。纤维蛋白原的起始剂量为 3～4g，冷沉淀为 50mg/kg。然后根据血栓弹力图和纤维蛋白原的检测水平指导是否继续输注。

输注血小板以维持血小板计数大于 $50×10^9$/L。对持续出血和或创伤性脑损伤的患者，建议将血小板计数维持在 $100×10^9$/L 以上。输注的起始剂量为 4～8 单位血小板，或者 1 个全血单位的血小板。

尽早采用物理措施预防深静脉血栓，包括间歇性气囊加压装置（IPC）和/或抗血栓弹力袜。出血控制后 24 小时内使用药物预防血栓。

第三节　大量输血和紧急输血

一、大 量 输 血

（一）大量输血的定义

大量输血通常定义为 24 小时输血量不低于 10U（国际单位中每 1U 的红细胞均来自 400ml 全血，以下内容涉及到红细胞输注者均采用国际单位）浓缩红细胞（PRBCs），相当于全身血容量被置换一次。更为动态化的定义为 1 小时内输入至少 4U 的 PRBCs，且预计会持续输注[31]。此类输血事件会伴随一些止血及代谢的并发症。大量输血涉及恰当输血量和恰当血液成分的选择，还需考虑其他一些问题，包括容量状态、组织氧合、出血和凝血异常的处理以及离子钙、离子钾及酸碱平衡的变化。

（二）大量输血方案

在严重创伤患者的救治过程中，如何在失血性休克发生最大损害前启动输血的时机很难界定，并且在快速诊断、控制危及生命的出血和/或其他器官损伤的同时进行恰当的输血非常困难。大量输血方案（massive transfusion protocol，MTP）是基于以控制出血为主要目标而设计的标准化输注 RBCs 和血浆、血小板等血液制品，以及其他止血药物的方案。

1. 大量输血方案的组成和实施　所有收治创伤患者的医院都应备有 MTP。在预期需要大量输血或医师意识到患者存在或可能存在重度持续性出血时，应立即启动 MTP。关于何时启动 MTP，现已开展了大量研究。对合适的患者早期实施大量输血方案可改善预后，因此在急诊室尽早识别此类创伤患者很重要[32]。为此，现已制定了很多评分标准，用血量估算评分（assessment of blood consumption，ABC）已经过验证且易于使用[33]。ABC 评分纳入了 4 个参数，在患者抵达急诊室时即可确定：①穿入伤；②创伤超声重点评估(focused assessment with sonography in trauma, FAST)结果为阳性，即有出血证据；③收缩压≤90mmHg；④心率≥120次/min。每项参数计1分。得分≥2预测需要大量输血的敏感性为75%、特异性为86%。

美国Ⅰ级创伤中心中有各自不同MTP[34]，这些方案均包含3部分主要内容：在控制出血的同时早期输血需求，进一步输血需求的评估，以及实验室检测指标。

全美创伤排名第一，位于巴尔的摩的马里兰大学R Adams Cowley休克创伤中心(shock trauma center, STC)的MTP强调控制创伤后的凝血功能障碍[35]。对于大量失血的患者，红细胞、血浆和血小板在复苏早期就开始应用。当患者到达创伤复苏中心(trauma resuscitation unit, TRU)时，首先给予等渗晶体液，同时立即采集血样进行交叉配型，并由血库预先在TRU的冰箱中准备12U未进行交叉配型的O型红细胞，其中2U为O型Rh阴性红细胞，以备育龄期妇女使用。血型相合的红细胞和血浆通常在30~45分钟内可备好。对于需要持续大量输血的患者，准备的血液成分通常为10U红细胞，10U血浆，以及相当于6~11U的单采血小板。急救复苏的负责人通常是麻醉医师，对患者复苏的目标进行全局掌控，并需要严格遵守各成分应用的顺序，即晶体液，红细胞，血浆，血小板。对于需要20U红细胞的患者，特别是需持续大量输血的患者，红细胞、血浆和血小板的比例为1∶1∶1。

位于休斯敦的德克萨斯大学(UTH)医学中心的MTP则要求严重创伤，活动性出血的患者到达急诊科时，立即给予4U的O型RhD阴性红细胞，同时电话通知血库启动MTP。由专人负责将血样送到血库进行交叉配型的同时，带回一份包括6U的O型RhD阴性红细胞和4U复温的FFP的储血箱备用。此后若失血无法控制，血库会发送包括同样成分的储血箱，并同时发送1份来自同一供者的单采血小板或6U的汇集血小板作为一个剂量。该MTP在每输入12U悬浮红细胞和4U的FFP后，需给予一剂血小板，其目标在于使PT正常，并将血小板计数提高至100×10⁹/L。在给予18U悬浮红细胞后，需检测纤维蛋白原水平，若低于1g/L，则需给予10U冷沉淀。该MTP一直持续到患者出血被控制，到达ICU，此后根据实验室检查继续进一步的治疗[36]。

Denver医学中心MTP要求在患者出现可能需要大量输血的情况时，立即采集血样交叉配型合血10U去白红细胞。当输注完6U去白红细胞后，血库将与手术医师确认是否需要进一步输血，并开始复温2U的FFP。若需要更多的PRBCs，则由负责的高年资医师填写启动MTP的表格。当进一步PRBCs的需求达到每小时4U或更多，血库需发放ABO血型相合的PRBCs。启动FFP和血小板输注的指征是非外科性失血，即创面或手术野渗血，或实验室检查提示凝血功能异常。在启动MTP后，均需根据实验室检查结果指导PRBCs、FFP和血小板的输注[37]。

澳大利亚悉尼的新南威尔士大学医院MTP更强调同时治疗外科性和内科性出血，即手术控制出血部位的同时，预防或治疗低温、酸中毒和凝血功能障碍，逆转抗凝药物的效应，以及抗纤溶药物或其他止血药物的应用[38]。MTP规定，若PT或PTT为正常值的1.5倍即给予4U FFP，纤维蛋白原低于1g/L给予10U冷沉淀，血小板计数<75×10⁹/L给予4U血小板。若经MTP常规治疗(定义为10U PRBCs, 8U FFP，以及10U冷沉淀)，出血和凝血功能障碍仍然存在，则给予重组活化凝血因子Ⅶ(rFⅦa)。

法国Poissy社区中心医院MTP包括了预防和治疗凝血功能障碍和酸中毒，以及血液成分的应用指南[35]。该MTP提出首先给予需大量输血患者8U血型相合或O型RhD阴性的PRBCs，同时在实验室检查的指导下应用FFP，比例为4U FFP/6~8U RBC。血小板的剂量为1U/7kg，目标计数不低于(50~70)×10⁹/L。若有明显未控制的出血，FFP/RBC比例可增加到6~8U FFP/8U RBC，并考虑应用冷沉淀或rFⅦa。芬兰赫尔辛基大学大量输血工作组制定的MTP与之类似，区别在于其目标血红蛋白水平为100g/L，目标血小板计数>50×10⁹/L。

在欧洲和美国大部分医院和创伤中心均有各自的MTP，虽然不同医院MTP内容不尽相同，但都强调了相同的治疗原则，即保证血容量和血液携氧功能，在临床表现和实验室指标的指导下恢复和维持患者的凝血功能。多发严重创伤的患者具体情况常非常复杂，在具体伤情明确之前可能已经给予了晶体液或未交叉配型的O型PRBCs，导致凝血功能紊乱。因此MTP更强调除保证血容量和给予PRBCs外，早期FFP治疗、维持血小板计数>50×10⁹/L、必要时应用冷沉淀和其他止血药物，以维持相对正常的凝血功能。MTP对患者长期预后的影响报道不一。将来的研究应着眼于大样本多中心，不仅以近期死亡率为主要指标，还应关注患者长期生存率和生活质量，以及成本-效益分析等指标，从而提出具有足够效果和普适性的MTP。

2. 大量输血的不良反应及其防治措施　大量输血包括了所有输血相关急性或延迟性不良反应，如输血相关急性肺损伤、输血相关循环超负荷、电解质紊乱、感染、酸中毒、低体温、以及凝血功能障碍等。其中低体温、酸中毒和凝血功能障碍在大量输血中表现尤为明显,且互为因果,恶性循环,称为"致命三联征"。患者大量失血使体温丢失,大量输注的液体和血液成分,以及手术室温度过低均导致发生低体温;失血所致的缺血缺氧而无氧代谢,乳酸堆积等造成酸中毒;失血丢失的凝血因子,更重要的是输注大量液体而发生稀释性凝血功能障碍。同时,低温和酸中毒降低凝血酶活性,加重凝血功能障碍;无法止血导致血容量更加不足,酸中毒无法纠正,且体温进一步降低。大量输血所致的凝血障碍一旦发生,很难纠正,因此所有 MTP 均强调早期凝血功能的维持和恢复。

治疗大量输血相关并发症的主要原则是预防和治疗"致命三联征",如增加手术室温度,应用温毯或其他措施如暖风机等行体表加温,应用输血输液加温器加热输注的液体和血液成分等以降低低体温的发生率;积极液体复苏以恢复组织灌注,监测碱剩余,必要时应用 $NaHCO_3$ 以治疗酸中毒;早期足量输注新鲜冰冻血浆,尽早行损伤控制手术以避免发生凝血功能障碍等。此外,大量输血通常伴有枸橼酸中毒、低钙血症、高钾或低钾血症等并发症,应定时行血气分析监测电解质水平,一旦发生异常及时处理。

二、紧急输血方案

(一) 非同型输血

1. 非同型输血的免疫学基础　红细胞(red blood cell,RBC)表面覆有多种抗原(糖和蛋白),这些抗原与膜蛋白或脂类固有地结合。这些抗原在血液成分输注和组织/器官移植中的临床意义取决于这些表面分子激发免疫应答的能力。另外,一些 RBC 表面抗原具有与临床相关的细胞功能,而另一些抗原在某些感染中是免疫攻击的靶点。输血的受者和供者之间的不相容性是发生潜在严重性输血不良反应的一个原因。RBC、血小板和血浆输注前的常规检测通常包括 ABO 和 RhD 血型。区分 ABO 和 RhD 血型的依据是红细胞膜上所含特异性抗原的种类。以 ABO 血型系统举例,红细胞膜上含有 A 抗原的称为 A 型,含有 A、B 两种抗原的称为 AB 型,既无 A 抗原又无 B 抗原的称为 O 型。通常 A 型血的人血清中含有抗-B;B 型血的人血清中含有抗-A 和抗-B,而 AB 型血的人既无抗-A 也无抗-B。当抗原和其对应的抗体相遇时将发生红细胞的凝集反应,在补体的参与下可出现红细胞的溶解现象。因此,输血的基本原则是保证供者的红细胞不被受血者血浆中的相应抗体所致敏,即供者的红细胞膜上的抗原不与受血者血浆的相应抗体发生凝集反应。因此输血前,原则上要求 ABO 同型输注,即只有供受者的 ABO 血型及 Rh 血型相同时才能输血。

对所有患者进行 ABO 和 RhD 血型鉴定。由于缺乏 A、B 和/或 RhD 抗原的个体可产生针对这些抗原的抗体从而引起严重溶血,所以要进行 ABO 和 RhD 血型鉴定以确定患者的 RBC 上是否存在 A、B 和/或 RhD 抗原(即正定型)。O 型血缺乏 A、B 两种抗原,血浆有 A、B 两种抗原的抗体。因此只能接受 O 型 RBC。然而,因为他们的 RBC 缺乏 A、B 两种抗原,被认为是万能供血者。AB 型血个体有 A、B 两种抗原,无 A、B 两种抗原的抗体。他们可以接受任何 ABO 血型的 RBC(即"万能受者")。A 型血个体缺乏 B 抗原,存在 B 抗原的抗体,可接受 O 型或 A 型 RBC。B 型血个体缺乏 A 抗原,存在 A 抗原的抗体,可接受 O 型或 B 型 RBC。

绝大多数缺乏 A 抗原和/或 B 抗原者的血浆中存在这些抗原的抗体(即反定型),即使以前没有输血也是如此,接触具有相似表位的肠道细菌(即分子模拟)会产生这类抗体。选择与受者血型相匹配的供者 RBC 使安全输注 RBC 成为可能。输入的 RBC 不一定要与受者 RBC 的抗原相同,但一定不能存在可激发受者发生有临床意义溶血的抗原(比如 A 型血输给 O 型受者)。

育龄女性一般只接受 RhD 阴性 RBC 输血,以减少产生抗 RhD 抗体的风险,也可能减少出现胎儿和新生儿溶血性疾病(hemolytic disease of fetus and newborn,HDFN)的风险。

2. 非同型输血(红细胞,FFP/冷沉淀,血小板)的指征及输注原则　红细胞-同型且交叉配血相合的 PRBC 最好,但准备时间较长。如果病情危急,可给男性患者输注 O 型 Rh 阳性或阴性血,给女孩和育龄期女性输注 O 型 Rh 阴性血,直到有同型血液或同型且交叉配血相合的血液。大多数情况下,准备血型和交叉配血完全相合的血液至少需要 20 分钟,更常为 30~45 分钟。准备同型血液通常需要 15~20 分钟。一般而言,O 型血可立即获得,取决于从血库运输到急诊室的时间。创伤中心通常把 O 型血储存在急诊室的冰箱中。

血浆/冷沉淀-血浆中含有针对 ABO 抗原的抗体。输注用血浆可来源于与受者具有相同 ABO 血型的供者(ABO 血型相同或匹配),或者可来源于 ABO 血型相容的供者(如,A 型血患者可以接受来自 A 型或 AB 型供者的血浆,这两种血浆中均不存在抗 A 抗体)。

血小板-需要输入血小板的非 O 型血患者经常输入的是 ABO 血型不相合的血小板。由于血小板制品可能含有高达500ml的血浆，输注这类制品，特别是多次输注血型不相合的血小板制品时，可导致内源性RBC被外源性输入而被动获得的抗-A或抗-B包被。在某些情况下，循环中抗-A或抗-B的数量可能会干扰交叉配血。这可以通过限定患者只输入O型RBC来解决。在极少数情况下，被动获得的抗体可导致溶血性输血不良反应[39]。根据这些报道，许多输血服务机构已经开始对供者血小板成分进行抗体滴定，如果发现血小板成分中含有针对RBC抗原的抗体效价高，则仅限于O型受者使用。

（二）特殊情况下紧急输血方案

在紧急/急诊情况下，可能没有充足的时间完成所有输血前检测（例如，危及生命的贫血、快速大量溶血、快速出血）。在这种情况下，关于输血的决定取决于即时输血vs完成输血前检测（包括相容性试验）的风险和获益评估。由患者的主管医师和参与输血的医务人员共同决定。重要的是，需要立即输血“挽救生命”时，可随时“紧急发放”血液。

专门用于紧急发放的血液通常是O型、RhD阴性血液。在许多机构中，O型、RhD阳性RBC单位可用于男性和超过育龄期的女性患者，或者当预期输血量很大时也可使用。专用RBC单位一般与其他RBC单位分开储存，以便快速拿到并避免错输非O型血的潜在风险。可能没有进行特殊的血液处理（例如，可能没有辐照或CMV灭活RBC单位）。

在使用紧急发放血液时应遵循的附加方案包括在发放的RBC单位上书面标明相容性试验尚未完成，以及临床医师书面确认需要紧急发放血液。

发放后，可以对患者输血前采集的样本（如果有的话）进行相容性试验。这不仅对后续血液的交叉配血有益，还可向主治医师提供抗体筛查预期外结果和/或紧急发放血液与受者不相容的信息。这些内容也要记录在病历中。

对262名患者输注1 002U紧急发放RBC进行的一项回顾性研究显示，在紧急发放RBC（没有或不完全输血前试验）用于输注时，溶血性输血不良反应的风险相对较低。在该研究中，紧急发放RBC时有0.1%的溶血性输血不良反应风险归因于已存在的非ABO RBC抗体（抗-c和可能的抗Jka抗体）[40]。

严重创伤可导致大量失血危及生命，大量输血可起到挽救生命的效果。但同时，我们也要认识到，大量输血也伴随着并发症，因此我们需要评估输血的风险收益比，做出最有利于患者生命的决定。

（廖刃　罗贞）

参考文献

1. WORLD HEALTH ORGANIZATION. Global burden of disease. www. who. int/healthinfo/global_burden-disease/en/(Accessed on November 01,2020).
2. CURRY NS, HOPEWELL S, DOREE C, et al. The acute management of trauma hemorrhage: a systematic review of randomized controlled trials[J]. Crit Care, 2011, 15: 92.
3. HOLCOMB J, DEL J DJ, FOX EE, et al. The prospective, observational, multicenter, major trauma transfusion (PROMMTT) study: comparative effectiveness of a time-varying treatment with competing risks[J]. J Am Med Assoc Surg, 2013, 148: 127-136.
4. SIEGEL JH. The effect of associated injuries, blood loss, and oxygen debt on death and disability in blunt traumatic brain injury: the need for early physiologic predictors of severity[J]. J Neurotrauma, 1995, 12: 579.
5. American College of Surgeons. Advanced Trauma Life Support (Student Manual). American College of Surgeons, 1997.
6. MAEGELE M, LEFERING R, YUCEL N. Early coagulopathy in multiple injury: an analysis from the German Trauma Registry on 8724 patients[J]. Injury, 2007, 38: 298.
7. NILES SE, MCLAUGHLIN DF, PERKINS JG. Increased mortality associated with the early coagulopathy of trauma in combat casualties[J]. J Trauma, 2008, 64: 1459.
8. ENGSTRÖM M, SCHÖTT U, ROMNER B, et al. Acidosis impairs the coagulation: A thromboelastographic study[J]. J Trauma, 2006, 61: 624.
9. MARTINI WZ. Coagulopathy by hypothermia and acidosis: mechanisms of thrombin generation and fibrinogen availability [J]. J Trauma, 2009, 67: 202.
10. MARTINI WZ, DUBICK MA, PUSATERI AE. Does bicarbonate correct coagulation function impaired by acidosis in swine[J]. J Trauma, 2006, 61: 99.
11. MARTINI WZ, DUBICK MA, WADE CE, et al. Evaluation of tris-hydroxymethylaminomethane on reversing coagulation abnormalities caused by acidosis in pigs[J]. Crit Care Med, 2007, 35: 1568.
12. LIER H, KREP H, SCHROEDER S, et al. Preconditions of hemostasis in trauma: a review. The influence of acidosis, hypocalcemia, anemia, and hypothermia on functional hemostasis in trauma[J]. J Trauma, 2008, 65: 951.
13. SHAFI S, ELLIOTT AC, GENTILELLO L. Is hypothermia simply a marker of shock and injury severity or an independent risk factor for mortality in trauma patients? Analysis of a large national trauma registry[J]. J Trauma, 2005, 59: 1081.
14. DIRKMANN D, HANKE AA, GÖRLINGER K, et al. Hypothermia and acidosis synergistically impair coagulation in human whole blood[J]. Anesth Analg, 2008, 106: 1627.
15. SCHREIBER MA. Coagulopathy in the trauma patient[J]. Curr

Opin Crit Care,2005,11:590.

16. COATS TJ, BRAZIL E, HERON M. The effects of commonly used resuscitation fluids on whole blood coagulation[J]. Emerg Med J,2006,23:546.
17. TINMOUTH A, FERGUSSON D, IYEE IC. Clinical consequences of red cell storage in the critically ill[J]. Transfusion, 2006,46:2014.
18. HESS JR, LAWSON JH. The coagulopathy of trauma versus disseminated intravascular coagulation[J]. J Trauma, 2006, 60:S12.
19. GANTER MT, PITTET JF. New insights into acute coagulopathy in trauma patients[J]. Best Pract Res Clin Anaesthesiol, 2010,24:15-25.
20. BROHI K, COHEN MJ, GANTER MT. Acute traumatic coagulopathy: initiated by hypoperfusion: modulated through the protein C pathway? [J]. Ann Surg,2007,245:812.
21. CHESEBRO BB, RAHN P, CARLES M. Increase in activated protein C mediates acute traumatic coagulopathy in mice[J]. Shock,2009,32:659.
22. ESMON CT. Protein C pathway in sepsis[J]. Ann Med,2002, 34:598.
23. MOSNIER LO, ZLOKOVIC BV, GRIFFIN JH. The cytoprotective protein C pathway[J]. Blood,2007,109:3161.
24. COHEN MJ, CALL M, NELSON M. Critical role of activated protein C in early coagulopathy and later organ failure, infection and death in trauma patients[J]. Ann Surg,2012,255:379.
25. COHEN MJ, KUTCHER M, REDICK B. Clinical and mechanistic drivers of acute traumatic coagulopathy[J]. J Trauma Acute Care Surg,2013,75:S40.
26. ROSSAINT R, BOUILLON B, CERNY V, et al. The European guideline on management of major bleeding and coagulopathy following trauma: fourth edition[J]. Crit Care,2016,20(1):1-55.
27. JANSEN JO, THOMAS R, LOUDON MA, et al. Damage Control Resuscitation for Patients With Major Trauma[J]. BMJ,2009, 338:b1778.
28. SPAHN BD, BOUILLON B, CERNY V. Management of bleeding and coagulopathy following major trauma: an updated European guideline[J]. Crit Care,2013,17:R76.
29. American College of Surgeons Committee on Trama. Advanced Trauma Life Support (ATLS) Student Course Manual, 9th ed, American College of Surgeons. ,2012.
30. ROSSAINT R, BOUILLON B, CERNY V. Management of bleeding following major trauma: an updated European guideline[J]. Crit Care,2010,14:R52.
31. SPINELLA PC, HOLCOMB JB. Resuscitation and transfusion principles for traumatic hemorrhagic shock[J]. Blood Rev, 2009,23:231-240.
32. NUNEZ TC, VOSKRESENSKY IV, DOSSETT LA, et al. Early prediction of massive transfusion in trauma: simple as ABC (assessment of blood consumption)? [J]. J Trauma,2009,66: 346.
33. DIRKS J, JØRGENSEN H, JENSEN C, et al. Blood product ratio in acute traumatic coagulopathy-effect on mortality in a Scandinavian level 1 trauma centre[J]. Scand J Trauma Resusc Emerg Med,2010,18:65.
34. MALONE DL, HESS JR, FINGERHUT A. Massive transfusion practices around the globe and a suggestion for a common massive transfusion protocol[J]. J Trauma,2006,60:S91-96.
35. VASLEF SN, KNUDSEN NW, NELIGAN PJ, et al. Massive transfusion exceeding 50 units of blood products in trauma patients[J]. J Trauma,2002,53:291-295.
36. MOORE FA, MCKINLEY BA, MOORE EE. The next generation in shock resuscitation[J]. Lancet,2004,363:1988-1996.
37. SPIVEY M, PARR MJ. Therapeutic approaches in trauma-induced coagulopathy[J]. Minerva Anesth,2005,71:281-289.
38. HAKALA P, HIIPPALA S, SYRJALA M, et al. Massive blood transfusion exceeding 50 units of plasma poor red cells or whole blood: the survival rate and the occurance of leukopenia and acidosis[J]. Injury,1999,30:619-622.
39. PP G, UHL L, MOHAMMED M, et al. Risk of hemolytic transfusion reactions following emergency-release RBC transfusion [J]. Am J Clin Pathol,2010,134:202-206.
40. CANTLE PM, COTTON BA. Prediction of Massive Transfusion in Trauma[J]. Crit Care Clin,2017,33:71.

第六十五章

烧伤输血

烧伤是由物理和化学因素造成的体表和深部组织的三维损害，是致伤因素作用于体表所造成的皮肤、皮下以及更深层次组织的损伤，包括波及眼部、呼吸道、消化道的损害。严重烧伤患者在整个伤后病程发展过程中常出现贫血，与创面的外科处理、直接红细胞损伤、营养缺乏、骨髓功能障碍等多种因素相关，此外还涉及如换药和抽血检验引起的失血等医源性因素。迄今为止，输血仍然是应对失血和红细胞生成受损的主要和必不可少的方法。在烧伤休克期由于血管通透性增加导致大量胶体丢失，须输注血浆或血浆蛋白制品予以补充；病程中由于凝血功能异常，亦须输注凝血因子或血小板予以纠正。然而，输血并非百利无一害的治疗措施，血液制品的使用与各种不良事件有关，如感染、免疫抑制、输血相关急性肺损伤等。同时，既往研究发现输血量与烧伤患者死亡率的增加密切相关，因此限制性输血策略正逐渐成为关注的焦点[1,2]。烧伤患者作为一个特殊的危重症群体，限制性输血策略不仅要基于患者的血红蛋白水平，更要充分了解烧伤患者的病理生理特点。本章节将阐述烧伤患者出现贫血的原因、血液制品使用现状及相应的限制性输血策略。

第一节　烧伤相关贫血及输血现状

一、烧伤患者贫血的原因和分类

烧伤患者出现贫血的原因在病程每个阶段是不同的，不加以区分可能影响对患者贫血病因的判断和后续的处置。明确贫血的类型有助于进一步探索其发生机制并制定减少输血的治疗方案。根据引起烧伤患者贫血的原因，大致可分为急性失血性贫血(acute blood loss anemia)和危重病贫血(anemia of critical illness)[3]。

(一) 急性失血贫血

烧伤患者红细胞的破坏与烧伤面积大小、烧伤深度有关，烧伤面积越大、烧伤深度越深，红细胞破坏越多。烧伤后早期贫血的直接原因是体循环中红细胞的破坏及创面出血，但早期行周围血检验时，单位容积内红细胞数目、血红蛋白含量、血细胞比容不但不降低，反而可出现增高，系血管内液体渗漏至组织间隙及血浆从创面大量丧失导致血液浓缩，同时贮血器官发生收缩所致。当水肿液回吸收入血、血液稀释时，单位容积内的红细胞数目即减少，贫血逐渐显现[4]。因此，烧伤后早期贫血不能单凭红细胞计数和血红蛋白水平来诊断。烧伤后早期红细胞的破坏一般认为是由热力直接损伤红细胞所致，研究表明红细胞所处环境温度接近50℃时可出现形态改变、细胞膜通透性增加，数小时后发生溶血，而温度>65℃时可立即发生溶血[5]。红细胞的最大变形指数在轻度烧伤后1~2小时显著降低，渗透脆性在烧伤后4小时明显增加，表现为红细胞电泳时间延长、沉降率异常、血液聚集性增加和血黏度上升[6]。有研究从健康志愿者体内取出全血后分离出红细胞，采用放射线进行标记以评估红细胞的破坏和扣押(sequestration)，随后将红细胞加热至50℃并回输，发现红细胞的形态随热损伤时间的延长而改变，半衰期随热损伤时间的延长而缩短，当然将红细胞在体外直接加热到50℃并不能直接模拟烧伤时红细胞所受热量[7]。另有研究给健康志愿者和烧伤患者交叉输注烧伤患者或健康志愿者的放射性标记血清，发现输注入健康志愿者体内的烧伤患者红细胞半衰期与输注的健康志愿者红细胞的半衰期相似。然而，当烧伤患者或健康志愿者的红细胞输注到烧伤患者体内时，红细胞的半衰期明显缩短。这些发现表明，烧伤患者可能存在一种机制，导致红细胞破坏，而不仅仅是热力直接破坏红细胞。烧伤后24~48小时所发生的延期溶血，则是由于红细胞受到热力损伤后，虽未立即发生破坏，但因受损红细胞变形能力降低、脆性增加，在通过微血管时破裂，或由于在烧伤区域组织的毛细血管发生血栓而消耗了部分红细胞。

烧伤创面的外科处置是急性失血的另一主要途径[3]。虽然烧伤后形成的焦痂已失去有活性和功能的血管，但进行焦痂切除时，创面往往深达有出血迹象的活性组织[8]。此外，在进行自体皮取植时，亦会在供皮区形成新鲜渗血创面。烧伤手术出血量的影响因素包括切除面积、Ⅲ度以上烧伤面积、手术时机（表65-1）、手术方式（切痂或削痂）、是否存在感染等[9]。首次手术切痂时间越长，越容易导致革兰阴性菌和革兰阳性菌在伤口定植，从而增加出血并影响止血。供皮区的失血量还会因是否为首次供皮或多次反复供皮（如头皮）所影响。

表65-1　不同时机手术预计失血量[9]

手术时机及创面情况	预计失血
烧伤后24h内	0.45ml/cm^2 烧伤面积
烧伤后1~3d	0.65ml/cm^2 烧伤面积
烧伤后2~16d	0.75ml/cm^2 烧伤面积
烧伤后>16d	0.5~0.75ml/cm^2 烧伤面积
感染创面	1~1.25ml/cm^2 烧伤面积

（二）危重病贫血

危重病贫血是指危重患者在最初急性事件解决后持续存在的贫血，多发生在入住重症监护病房（intensive care unit，ICU）后的第2周和第4周，属于医院获得性贫血。危重病贫血与多种因素有关，这些因素可分为两类：一类是病理生理状态，包括炎症、慢性肾病、营养和代谢障碍、心力衰竭、促红细胞生成和/或反应迟钝以及骨髓造血功能抑制等；另一类是医源性因素，包括创面换药、动静脉置管、抽血检验等[10]。由于初始损伤和长期内环境紊乱，严重烧伤患者比其他危重患者更容易发生危重病贫血。

狭义上，危重病贫血也被描述为慢性病贫血，属于一种炎症性贫血，因为导致贫血的慢性疾病往往伴随明显的炎症[11]。烧伤患者由于显著的应激状态和感染等因素，可出现促炎细胞因子水平增加，而肿瘤坏死因子、β干扰素、γ干扰素和白细胞介素-6都可抑制骨髓中红细胞的形成。尽管研究表明促炎细胞因子在危重病贫血中起作用，但对骨髓的影响是否会显现在外周血红细胞的改变尚未完全明确[3]。

严重烧伤后所致的骨髓功能变化是烧伤的重要病理改变之一，骨髓功能障碍是危重病贫血的另一主要原因。国外有学者对死于烧伤、急性心肌梗死、脓毒症的患者进行了尸检，并比较了骨髓细胞总数和骨髓细胞成分，发现脓毒症和烧伤患者骨髓总细胞数增加，烧伤患者的粒细胞百分比增加、红细胞百分比减少[12]。动物实验发现在烧伤小鼠中，骨髓中的红细胞集落形成严重减弱，并且这种减少的红细胞集落形成并不是一个短暂的事件，而是在烧伤后持续40天之久[13]。红细胞集落形成减少可导致外周血红细胞持续减少，使危重病贫血持续时间延长。体外实验发现，将烧伤患者和健康人的血清加入小鼠骨髓细胞后，即使增加红细胞生成素的剂量，暴露于烧伤血清的骨髓红细胞集落形成仍然减少[14]。由此可推测，烧伤患者血清中存在一种抑制红细胞生成的物质，使红细胞生成停滞。同时，一些常用的抗生素，包括哌拉西林、头孢替坦和头孢曲松，也会抑制骨髓产生红细胞的能力。

凝血功能障碍是手术和创面处置期间失血的主要原因之一。与创伤不同，烧伤的特点是广泛的组织损伤而无活动性出血，从而产生过度的炎症反应，随即影响全身器官的功能，包括凝血和免疫反应。因此，烧伤后凝血功能是复杂的，涉及烧伤引起的组织损伤、手术损伤、损伤反应和微血管损伤的相互作用。烧伤后早期（即复苏期）的炎症反应以凝血激活为特征，尤其是凝血酶的生成，并处于高凝状态。血栓形成和纤溶的激活增加了凝血因子的消耗，可能导致消耗性凝血病，烧伤手术及烧伤脓毒症炎症和凝血级联反应的激活会加剧凝血异常。有针对性地补充耗尽的凝血因子有助于减少失血，降低输血需求。

抽血检验是住院患者的常规检查，ICU患者因为病情危重，内环境紊乱，往往需要频繁抽血检验以辅助疾病诊断和病情监测，但由此会增加检验性失血。检验性失血是医源性贫血的一个重要因素，尤其是新生儿、婴儿和危重症患者更为突出，这不仅使静脉输血的需求增加，且与患者住院时间和病死率相关，是ICU的一个潜在危险因素。ICU患者因抽血检验的失血量最高可能达41ml/d，占ICU住院期间总失血量的17%，检验性失血量与血红蛋白和血细胞比容水平的下降高度相关[15]。严重烧伤患者住院时间长，通常为几周到几个月，除了会经历多次手术、床边有创操作，亦会因为病情的监测进行反复抽血检验。中国人民解放军海军军医大学第一附属医院157例烧伤面积≥40%TBSA（total body surface area）烧伤患者的检验性失血进行回顾性分析，发现患者检验性失血的高峰集中在入院后前几日，日均检验失血在10~20ml左右；入院后90天内总检验失血量的中位数为272ml，检验性失血主要集中于血常规、肝肾功电解质的检验；日均检验性失血是患者伤后第4周发生医源性贫血的独立危险因素[16]。

烧伤后组织分解加剧，蛋白质丢失及能量消耗增加，代谢率升高，可持续数周或更长的时间，高代谢反应是烧伤后维护机体内环境稳定的重要反应之一。如发生感染，营养消耗更大，机体及创面修复时也需要大量营养物质。营养不良会导致烧伤患者红细胞形态改变，进而致红细胞半衰期缩短，也是引起贫血的重要因素。

二、烧伤输血现状

烧伤患者输血率（需要输血的患者占比）较高，并随烧伤面积的增大而升高。低于10%TBSA烧伤面积患者输血率约6%，11%～20%TBSA烧伤面积患者输血率约20%，21%～30% TBSA烧伤面积患者输血率约40%，大于30%TBSA烧伤面积患者输血率约60%[17]。国外一项多中心研究结果显示，大于20%TBSA烧伤面积患者输血率为74.7%，而中国人民解放军海军军医大学第一附属医院一项回顾性流行病学分析结果显示大于40% TBSA烧伤面积患者输血率为97.7%[18,19]。既往，烧伤治疗血液制品消耗量极大，但随着对并发症的认识及各种限制性输血策略的实施，用血量逐年降低。20世纪80年代，每单位烧伤面积平均输血133ml，到90年代降至20ml[1]。Koljonen[20]等的一项研究调查了住院烧伤患者数据，发现34%的患者至少输注了一种成分血，其中住院期间输注红细胞量平均为12.6U（1U＝200ml），血浆用量平均为20U。另一项来自伊朗的研究显示，患者烧伤面积平均为30.5%TBSA，红细胞输注量平均为3.7U（1U＝300ml），血浆用量平均为3.5U[21]。在别的一些单中心报道中，大于10%TBSA烧伤面积患者平均用血量为10～20U（1U＝200ml）[22,23]。中国人民解放军海军军医大学第一附属医院分析了133例大面积烧伤患者用血情况，烧伤面积中位数为70%TBSA，住院期间输血量中位数约60U（1U＝200ml）[19]。

输血是烧伤治疗的一项重要措施，但输血亦可能会造成各种副作用，如感染、肺损伤、多器官功能障碍和免疫抑制等，详见本书第十篇第八十章和第八十一章相关内容。在烧伤患者人群中，除了年龄、烧伤面积和深度、吸入性损伤会影响患者预后，手术室外输血量、总输血量、输血次数等也会影响患者死亡率[18,24]。与其他危重患者、肿瘤患者和外伤患者相似，大量输入血液制品可恶化烧伤患者预后。输血会损害患者的免疫系统，增加感染风险，并诱发炎症反应。烧伤后全身炎症反应诱发高代谢，从而引起蛋白质分解代谢增加，皮肤、肌肉、心脏、免疫系统和肝脏等重要器官的结构和功能受损，导致多器官衰竭和死亡[25,26]。此外，炎症介质如白细胞介素-6、白细胞介素-8和急性期蛋白的释放，触发并增强蛋白质消耗和器官功能障碍，进而会导致感染和败血症的发病率增加，最终导致多器官衰竭和死亡[5]。因此，烧伤研究的主要问题之一是"怎样减少输血量"，详细内容请见本章第三节。

第二节　烧伤患者血液及血液制品输注

一、红细胞输注

烧伤患者容易因严重烧伤后积极的液体复苏导致血液稀释、反复静脉穿刺取血、营养缺乏、红细胞生成减少、危重病贫血、换药时失血、烧伤创面切削痂以及自体皮取植等多种原因发生贫血。悬浮红细胞适用于需要提高血液携氧能力、血容量基本正常或低血容量已被纠正的烧伤患者，而低血容量患者则可搭配晶体液或胶体液应用。持续失血、贫血、缺氧和手术是烧伤患者输悬浮红细胞的常见原因，其他重要原因包括年龄、烧伤面积、心脏病、急性呼吸窘迫综合征、脓毒症等。过去认为，当血红蛋白水平低于10g/L或血细胞比容低于0.30时，即需要输悬浮红细胞。但研究和临床实际工作显示，以上述两个阈值指导输血会大大增加血液制品消耗，且效益的增加并不明显。目前普遍认可当血红蛋白值小于7g/L，或血细胞比容小于0.21时，则需要输悬浮红细胞纠正贫血[21]。但严重心脏病患者和危重患者需要更高水平的血红蛋白来增加携氧能力，输悬浮红细胞的指征可适度放宽[27]。

在烧伤患者的救治过程中，低血红蛋白水平或低血细胞比容仍然是输悬浮红细胞最常见的触发因素。目前，烧伤患者的输血阈值尚无统一的标准且比较模糊，何时输血仍存在争议。部分学者认为，对于无基础疾病的择期手术患者，允许血细胞比容降至0.15～0.20再输血，而对于有心血管疾病的烧伤患者，血细胞比容阈值为0.25；如果烧伤严重程度较重，相应阈值分别提高至0.25和0.30[28]。世界知名儿童慈善烧伤治疗机构Shriner儿童医院，小儿烧伤患者的输血阈值为血红蛋白水平低于9～10g/L或血细胞比容低于0.28。美国麻醉医师协会的指南表明，血红蛋白水平不低于10g/L时很少需要输血，低于6g/L时几乎总是需要输血[29]。上海市烧伤科临床质量控制中心推荐烧伤患者Hb>100g/L时可以考虑不输血，Hb<70g/L时应考虑输血，血红蛋白在70～100g/L时则根据患者的贫血程度、心肺代偿功能、有无代谢率增高以及年龄等因素决定[30]。当然，是否输血最好是通过全面评

估患者的临床状态来确定，包括有无活动性出血、术前血红蛋白水平、生命体征是否平稳、尿量、缺氧指标（酸血症和混合静脉氧张力降低）、有无伴随心脏病和肺病。

烧伤患者输注悬浮红细胞的途径仍以深静脉为主。虽然颈内静脉离心脏距离较近，具有输入液体可迅速进入体循环以改善有效循环的优势，但大面积烧伤尤其合并吸入性损伤的患者，需行气管切开插管术，因此颈内静脉置管不作为首选。锁骨区、腋窝、腹股沟区若存在正常皮肤，分别可将锁骨下静脉、腋静脉、股静脉作为置管选择用于血液制品输注。成人正常输血速度一般为 60～90 滴/min，小儿为 20～40 滴/min，婴幼儿、年老体弱者、伴有心功能不全者应注意慢速输入[30]。大面积烧伤患者手术中输血开始时宜稍慢，待观察确认患者无不良反应后，再根据手术或病情需要及时调整，出血量大时可加压输血。

二、新鲜冰冻血浆输注

大面积烧伤患者救治的第一道难关便是度过休克期。伤后 48 小时内大量血浆成分外渗到组织间隙，兼有红细胞的破坏，极易造成低血容量性休克。休克期复苏的目的就是要通过快速补液，维持血流动力学稳定，维持组织器官的灌注。由于烧伤组织渗出的是血浆和血浆样的成分，针对丢失按照需要补给血浆，显然是比较理想的治疗方法。目前冻干血浆已禁用，新鲜血浆是烧伤休克期胶体溶液的首选。血浆蛋白对完整的毛细血管壁具有相对不通透性，而且分子量较大，带有一定的负电荷，能在血管内停留较长时间，有利于维持血管内有效循环容量。此外，正常人血浆成分可提高机体的应激代偿能力，促进修复。血浆所用保养液为高张碱性液体，在改善机体酸性环境，预防代谢性酸中毒方面也有一定作用。

中国人民解放军海军军医大学第一附属医院于 2008—2013 年的大面积烧伤救治中，血浆消耗总量高于悬浮红细胞用量[19]。术后 48 小时及围手术期血浆输注量明显高于红细胞输注量，主要因为血浆作为一种胶体液体用于烧伤患者的复苏以增加循环血容量。胶体用于烧伤患者液体复苏时可避免“液体泛滥（fluid creep）”，可减轻水肿、防止肺部并发症的发生。同时，积极使用血浆可以减少红细胞用量，降低血浆和红细胞的总成本。Palmieri 等在一项前瞻性随机试验中，比较了红细胞与新鲜冰冻血浆以 4∶1或 1∶1输注策略对大于 20% TBSA 烧伤面积患儿预后的影响，结果显示后者红细胞使用量显著下降、术后抗凝血酶和蛋白 C 水平升高，且凝血功能无明显差异[31]。

新鲜冰冻血浆的另一重要作用为补充凝血因子，用于凝血因子缺乏的患者。烧伤患者输入大量晶体液使体内凝血因子稀释，可用新鲜冰冻血浆进行补充。稀释性血小板减少是大量输血输液患者出现凝血障碍的常见原因，此类患者输注血小板后仍存在凝血障碍时，可应用新鲜冰冻血浆，输注量限制在 8～10ml/kg。此外，烧伤患者出现如下情况，应考虑输注新鲜冰冻血浆：①凝血指标凝血酶原时间（PT）或活化部分凝血酶原时间（APTT）>正常高限的 1.5 倍，且出现创面弥漫性渗血；②患者急性大出血输入大量库存全血或浓缩红细胞（出血量或输血量相当于患者自身血容量）后；③病史或临床过程表现有先天性或获得性凝血功能障碍；④紧急对抗华法林的抗凝血作用（输注新鲜冰冻血浆 5～8ml/kg）[30]。

新鲜血浆虽可提供血浆中重要成分，且能够比较方便地供临床应用，但来源受到限制，不仅冷冻、保存、运输和供应较为困难，而且还有传播肝炎、艾滋病等疾病的危险，因而往往难以做到在临床工作中广泛使用。在倡导成分输血的年代，有中心血站的地区和设置中心血库的医院，可以适当采用库存冷藏血浆，以满足烧伤早期休克复苏补液的需要。遇有特大面积深度烧伤患者时，早期复苏治疗对血浆的需求量较大，特别是救治成批烧伤患者时常需用血浆代用品，相较血浆更为安全、经济，且较少引起感染和免疫并发症的危险[5]。

三、全 血 输 注

全血由未分离的血液组成，包含血液中的所有成分，即红细胞、血浆、血小板和白细胞。如果条件许可，全血是一种极好的扩容方法，并为需要大量输血的患者提供一定的携氧能力。在一些医院，全血可用于大量输血（创伤、肝移植、烧伤）和治疗低血容量性休克。由于烧伤早期体液渗出主要造成血浆和电解质的丢失，无明显的红细胞成分丢失。即便因烧伤致红细胞膜脆性增加而发生溶血、淤滞、血管内凝血，一般红细胞的损伤很少超过 13%。烧伤早期复苏补液治疗对输全血并无特殊要求，中国人民解放军总院第四医学中心的经验是伤后 6～8 小时可以输全血，认为这样有利于血液循环[26]。全血输入量占全天总量的 5%～10%左右。全血最好选用新鲜血，库存血中红细胞的 2，3-二磷酸甘油酸的代谢异常，需要 18 小时左右才能恢复，而且库存过久的全血由于细胞碎片增多而对循环不利。然而，由于大多数地区血液制品匮乏，全血并不容易获得，因此将全血分离成单个成分是最大限度地利用血液，该方法更有效和更具成本效益。

四、其他成分血输注

（一）血小板

血小板最常见的功能是止血，但也可发挥促进伤口愈合和调节免疫系统等重要作用。在烧伤患者中，血小板计数在伤后一定时间内呈现一种有规律的变化，即烧伤后第3天出现一个最低点，随后在伤后2周左右出现一个反应高峰值，在伤后3~4周逐渐恢复到正常水平[5]。血小板功能障碍或数量减少会增加出血风险，进而影响复苏方案和手术时机。相反，高反应性血小板会增加血栓形成的风险。在创伤（非烧伤）患者中，损伤后血小板功能下降，然而目前对烧伤后血小板功能的研究还不多见。有研究显示烧伤后血小板功能正常，没有过度活化；但也有研究表明烧伤后血小板被激活并显示存在自发聚集现象，烧伤患者似乎在很长一段时间内处于促凝血状态，血栓形成的风险较高[5]。

血小板输注主要用于血小板数量减少或功能异常伴有出血倾向或出血表现的患者。一般来说，血小板计数<20×10^9/L将危及生命，可作为血小板的输注指征；但如活化部分凝血活酶时间（APTT）和凝血酶原时间（PT）正常，且无明显出血征象，即使血小板更低，也未必需要预防性输注。如大面积烧伤患者合并白血病、先天性血小板功能障碍、血小板减少症，当血小板计数>100×10^9/L时可不输，而当血小板计数<50×10^9/L时应考虑输注，当血小板计数在（50~100）$\times10^9$/L之间时则应根据是否有自发性出血或伤口渗血决定。如术中出现不可控渗血且确定系血小板功能低下所致，输注可不受上述限制[30]。

（二）人血白蛋白

小面积烧伤时，局部皮肤软组织毛细血管通透性增加，而大面积烧伤时，全身各系统毛细血管通透性均会增加，从而引起大量体液渗出，进而造成血浆成分丢失。根据毛细血管受损程度的不同，内皮细胞间隙的大小也有差异，血浆蛋白的渗出情况也会有所不同。白蛋白的分子比较小，容易通过受损的内皮细胞间隙，因而渗出丢失较多；球蛋白的分子较大，不容易通过内皮细胞间隙，渗出丢失较少。在渗出丢失的血浆蛋白中，以白蛋白为主，约相当于血浆蛋白丢失总量的90%。此外，烧伤后代谢水平升高和蛋白质供应不足，早期肝脏合成白蛋白的能力下降，也会导致血清白蛋白水平降低，胶体渗透压无法维持后可进一步加剧液体的渗出，引起休克。烧伤休克期复苏补液中输注血浆虽然是最佳选择，但实际上对丢失白蛋白的补充效益较小，难以满足维护胶体渗透压的需要。白蛋白为血液制品，用于烧伤早期复苏补液治疗，有益于提高胶体渗透压，在维持胶体渗透压中约起到80%的作用，是很好的血容量扩充剂。输注5g白蛋白产生的保留循环内水分能力相当于输注100ml血浆或200ml全血的效果。但烧伤早期，白蛋白输入较多的同时渗出也多，而白蛋白滞留组织间隙容易加重水肿，影响水肿液回吸收，因而对输注量的把握十分重要。通常烧伤后第一个24小时可输入20~40g，每输入白蛋白10g可吸收水分200ml，45分钟即可增加血浆容量200ml[26]。有学者主张将白蛋白用于回吸收期，因为这一阶段应用20%人血白蛋白有助于提高胶体渗透压，加速水肿液回吸收[5]。

（三）冷沉淀

冷沉淀富含凝血因子Ⅷ和ⅩⅢ、血管性血友病因子、纤维蛋白原和纤维连接蛋白，在大量输血时冷沉淀主要用于治疗纤维蛋白原缺乏症。此外，冷沉淀也可用于烧伤创面的修复，能在细胞表面形成坚固的网状结构，具有促进创伤组织的修复、愈合及肉芽再生，减少炎症反应等生物学功能。纤维连接蛋白可诱导巨噬细胞、成纤维细胞集聚，为创面愈合创造条件；纤维连接蛋白还具备促进上皮细胞分裂增殖、促进DNA合成的作用。当血浆纤维蛋白原水平低于1g/L时，通常使用冷沉淀，1单位的冷沉淀可将血浆纤维蛋白原水平增加0.05~0.7g/L[9]。

（四）血浆代用品

1. 右旋糖酐　右旋糖酐是临床上应用最多的血浆扩容剂之一，是高分子葡萄糖聚合物，输入后能提高胶体渗透压[5]。根据分子量不同，分为高分子、中分子、低分子、小分子右旋糖酐。把分子量为150kDa的定为大分子右旋糖酐，70kDa的为中分子右旋糖酐（右旋糖酐-70），40kDa的为低分子右旋糖酐（右旋糖酐-40），而10kDa的为小分子右旋糖酐。高分子右旋糖酐容易封闭单核吞噬细胞系统，影响机体的免疫功能，不能用于临床。分子量10kDa的则太小，排出快，不能发挥维持胶体渗透压的作用，也不能用于血浆扩张。只有中分子右旋糖酐和低分子右旋糖酐，可以用作为血浆扩张剂，即代血浆。不仅能维持循环血量，还兼有减低血黏度，解除红细胞聚集、改善微循环和利尿作用。右旋糖酐输入体内后，会在体内代谢中被逐步降解，分子量会逐渐缩小，临床扩容效果会逐渐减弱。为适应血浆蛋白的浓度，商品化供应的中分子右旋糖酐和低分子右旋糖酐，均为6%右旋糖酐溶液。

右旋糖酐-70用于烧伤早期复苏补液，会因毛细血管通透性增强而渗出，随水肿液蓄积在组织间构成第三间隙,不容易回吸收,水肿持久不易消退。因此,右旋糖酐-70用于烧伤早期复苏补液可以发挥一定作用,但由于其减少凝血因子和损害血小板功能,且过敏反应发生率高、程度重等缺点,近年使用有所减少。

右旋糖酐-40平均分子量明显低于白蛋白,因而维持血浆容量的作用不及中分子右旋糖酐,但对单核吞噬细胞系统的影响比较小,对凝血机制的影响仍然存在。因此,每日用量限于1 000~1 500ml。其分子量较小,特异颗粒多,具有增强晶体渗透压的作用,使扩容作用增强增快,明显优于血浆,但易经肾脏排出,维护血浆容量的时间比较短。用于烧伤早期复苏补液时,需要根据其特点适当把握。

2. 羟乙基淀粉　为商品化供应的代血浆,即6%羟乙基淀粉溶液,又名706代血浆,也是糖类的大分子聚合物,属于大分子胶体颗粒结构,多用于休克复苏补液治疗。分子量与人体蛋白近似,具有血管扩容作用,与右旋糖酐机制相似,增加红细胞表面负电荷,降低血黏度。由于容易封闭单核吞噬细胞系统,影响免疫功能和凝血功能,用量不宜过大。可用于严重烧伤早期复苏补液、术中失血,每日用量一般为1 000ml[5]。

3. 血定安　血定安是改良的明胶类的血浆代用品,商品化的是改良明胶代血浆,分子量为22 500,属于胶体颗粒。虽然分子大小不如白蛋白,却接近右旋糖酐-40,半衰期为4小时,用于扩张血浆容量,血容效应相当于4%~4.5%的白蛋白溶液。由于分子量比较小,不致封闭单核吞噬细胞系统,不会影响凝血机制,亦不用担心类似血液制品传播的传染性疾病,因而比较安全。pH 7.4±0.3,渗透浓度274mmol/L,血管耐受性好,可用于烧伤早期复苏补液治疗和术中失血,能够发挥相当于血浆白蛋白的作用,维护血浆容量。成人每日用量1 000~3 000ml。

五、富血小板血浆应用

富血小板血浆(platelet-rich plasma,PRP)是一种富含血小板的浓缩物,含有多种促细胞增殖、分化的生长因子,在临床上已被广泛使用,主要应用于口腔科、普通外科、整形美容科、心胸外科和骨科等,亦在多种创面修复中应用。PRP是通过离心抗凝全血获得的,离心分离后,由血小板和白细胞组成棕黄色上层液形成PRP。自体PRP中血小板浓度高于基线水平,绝对数目前尚无定义,通常会增加到3~5倍。起初PRP的制备需要一个单位的全血,现在已可以使用较少的血液来制备。基础研究表明血小板在组织损伤后的止血和伤口愈合中起着关键作用[32]。发生创伤后,它们能立即激活纤维蛋白原,形成纤维蛋白凝块,从而起到止血和组织封闭的作用。此外,血小板可以释放多种因子,参与伤口的愈合,包括血小板衍生生长因子(platelet derived growth factor)、转录生长因子-β1(transforming growth factor-β)、表皮生长因子(epidermal growth factor)、血小板因子4(Platelet factor 4)和血小板活化因子(platelet active factor)[33]。

PRP可外敷或添加到植入材料中,亦可直接注射到病灶中作为再生基质。PRP的及时效益是通过形成纤维蛋白凝块(类似于纤维蛋白胶)提供更快的止血和组织黏附。此外,PRP能促进成纤维、表皮等细胞增殖和生长,加速细胞的新陈代谢和更新,修复浅表皮成纤维细胞,促进细胞外透明质酸、糖蛋白等大分子的合成和分泌等,同时还有一定的杀菌抑菌作用[34]。当PRP应用于损伤部位时,局部血小板总数增加,随之各种生长因子释放增加,相当于模拟并形成含有大量促进组织修复和再生的生物活性物质的微环境。基于上述特点,PRP已经广泛应用于烧伤创面,可促进血管生成、肉芽组织成熟,降低创面细菌培养阳性率,抑制炎性反应的发生,在缩短创面愈合时间、瘢痕形成、换药疼痛指数方面均存在优势[35-39]。此外,将PRP制成凝胶剂型,结合3D网状交联高分子聚合物良好的塑形性和水溶性,能够有效吸收烧伤创面的渗出液。

第三节　减少烧伤患者输血的策略

一、自体输血

自体输血是收集患者自身血液后在需要时进行回输,包括回收式自体输血、贮存式自体输血和稀释式自体输血。主要优点是节约库存血,减少输血不良反应和疾病传播,无须检测血型和交叉配合试验。自体输血在烧伤患者治疗过程中应用很少,且因病种特点受到一定限制,相关报道非常少。Samuelsson[40]等于1997年报道了4名8%~30%TBSA烧伤面积患者采用自体输血。由于术中采集的血液有很高的细菌污染风险,这项研究最终被叫停。Imai等[41]在2007年报告了7例烧伤患者在围手术期接受稀释式自体输血治疗。患者年龄33~79岁,烧伤面积为5.5%~20%TBSA。这种方法虽然可以避免或最大限度地降低异体输血在烧伤手术中的风险,但主要缺点是采血量和回输量受到限制。自体输血如何应用于大面积烧伤患者的治疗,有待技术的革新和深入的研究探索。

二、输血预估

烧伤临床发展过程可分为休克期、感染期、修复期和康复期，患者在不同时期用血类型和用血量各有不同，但仍有一定规律可循。了解规律并提前做好预案，可减少血液制品的浪费。

（一）休克期

烧伤患者休克期因血管通透性增加，大量液体丢失，需补充晶体和胶体。补液量参考烧伤补液公式，先补晶体，后补胶体，晶体液和胶体液交替输入，成人晶体液与胶体液比为1∶0.5，广泛深度烧伤患者或小儿烧伤其比例可为1∶1。其中，新鲜冰冻血浆和白蛋白作为主要胶体用于液体复苏。补液量以患者休克相关指标为主，公式仅作为辅助。休克相关指标主要包括尿量、心率、血压、血气分析、血液浓缩、皮肤黏膜色泽等，需综合分析。

（二）感染期

导致此期需要输血的主要原因包括术中出血、严重感染等。

1. 术中输血　以悬浮红细胞和新鲜冰冻血浆为主。切痂手术出血量较多，但削痂术由于组织分层不清，出血量更多；取皮时出血量较多。切痂、削痂术每1%TBSA，预估出血量为50～100ml；颜面部毛细血管含量丰富，预估出血量增加。围手术期输血的原因除术中出血外，麻醉状态下血管扩张、血压下降，严重时导致组织供氧不足也是其中之一。术前血红蛋白水平、血小板、凝血功能指标以及患者的一般情况是预估术中出血的参考因素。根据术中实际出血情况计算输血量时，可定时复查血气分析观察趋势变化，还可称重纱布重量，一块植皮纱吸血量约20ml。对于手术出血量大，如切痂、削痂手术，建议手术早期开始输血。

2. 非术中输血　当患者出现严重感染、骨髓抑制、创面换药大量渗血等情况时，可根据实际病情、检验指标等，适量输注成分血。

（三）修复期与康复期

此期输血主要用于预防低蛋白血症，主要判断指标为血白蛋白水平。白蛋白<30g/L，建议输注白蛋白，输入量=（期望值-现有值）g/L×2×血浆容量。瘢痕手术切除瘢痕面积较大时还须计算术中输血量，由于瘢痕组织血供丰富，可参考切痂、削痂术中出血量预估。

三、减少失血

大面积烧伤患者由于病情危重须反复抽血化验，由此会造成大量失血，引起贫血的发生及相关不良后果。自20世纪90年代以来，一些国家在医院管理、标本采集、检测技术等方面采取了积极的措施，并取得了一定成效，但尚未引起足够的重视。针对这一问题，首先应加强宣传教育，提高医师的依从性，避免过度开具实验室检验医嘱；其次应尽量采用无创技术获得相关指标，结合临床症状和体征分析达到对病情的判断，减少抽血化验；此外可优化检测技术，实现单一样本进行多指标检测或微量血样分析等。

烧伤患者住院期间往往需要进行多次手术，手术失血是其失血的主要方式之一，可通过干预措施进行预防和减损。烧伤手术时机的选择至关重要，伤后3～5天行手术时，因痂下组织水肿，切痂时出血量也比较少；如延迟到感染期再进行切痂，毛细血管扩张充血、不易止血，出血量较多。在进行四肢切痂时，尽量使用气囊止血带。上肢止血带应缚扎在上臂中上1/3处，防止压迫桡神经。用橡皮缚扎肢体前应加衬垫，施力均匀，持续时间不超过1小时。术中使用电切、电凝，以及在易出血部位预先痂下注射肾上腺素溶液（一般每400ml生理盐水加入肾上腺素1mg）可减少出血量。切痂创面用低于55℃的温盐水外敷，可启动外源性凝血系统达到止血目的，之后用单层肾上腺素纱布覆盖，外用绷带自远端向近端包扎，加压止血。放松止血带时，不能多个肢体同时进行，应听从麻醉医师统一指挥，防止同时放松多个止血带引起血液涌向肢体，导致循环血量突然下降。止血带去除后，绷带应从近心端向远端进行松解，可避免因近心端不完全约束导致动脉血流通畅而引起静脉回流受阻，反而导致手术野大量出血。去除外层绷带后不能急于揭除内层纱布，应先用生理盐水或氯已定溶液（洗必泰）湿润内层纱布后再予以揭除，防止血凝块受损而再次出血。操作时，一人缓慢揭开纱布，另一人手持电凝，看到出血点后立即止血。对于血管破口出血，应结扎血管。如果创面呈现弥漫性渗血，可用生理盐水加肾上腺素纱布湿敷创面。烧伤植皮手术，即使是可加压包扎的四肢，供皮区的渗血亦不容忽视，对于不便于包扎的头部、躯干供皮区，更须考虑失血问题。在供皮区注射肿胀液（生理盐水加肾上腺素）可减少取皮时供皮区失血，同时均匀肿胀膨隆的供皮区也便于手术操作。此外，低温是导致血小板和凝血因子功能紊乱的一个重要因素，手术室应保持较高的环境温度，并注意覆盖患者非手术区，同时使用加温毯、辐射加热器等可保持核心温度，从而最大限度地减少血液制品的需要[9]。

四、红细胞生成素的使用

红细胞生成素（erythropoietin，EPO）是一种由肾脏产生的糖蛋白类激素，能刺激红系细胞增殖、分化及成熟。动物实验研究表明,烧伤后血清 EPO 在伤后 12 小时即明显升高,并持续到伤后 7 天[42]。虽然烧伤早期 EPO 明显升高,但机体因血液浓缩并未呈现明显贫血,提示 EPO 的升高不仅仅是对贫血或缺氧的反应。烧伤刺激可引起机体交感神经兴奋和肾上腺髓质分泌增高,血浆中儿茶酚胺升高,后者能直接刺激肾脏产生 EPO。同时,应激也促进雄激素分泌,雄激素一方面刺激肾脏产生 EPO 间接促进红系造血,另一方面通过睾酮的降解产生物直接刺激造血干、祖细胞增殖分化[25,43]。

由于 EPO 的促造血作用,它成为第一个被应用于临床的细胞因子。重组人促红细胞生成素(recombinant human erythropoietin,rHuEPO)有助于增强慢性贫血患者(如终末期肾病和抗逆转录病毒治疗的 HIV 患者)的促红细胞生成,降低输血率和改善生活质量。然而,大样本临床试验和对重症、外科和创伤患者的 Meta 分析均显示,使用 rHuEPO 不会显著降低输血次数[44-47]。在烧伤患者中的应用也显示 rHuEPO 不能阻止烧伤后贫血的发展或降低输血需求。尽管在促进网织红细胞生成有统计学意义,但血红蛋白、血细胞比容或红细胞计数没有变化[1]。研究结果显示,rHuEPO 可以提高烧伤创面的再上皮化,直接注射到损伤部位可缩短伤口愈合的时间。

EPO 受体不仅仅存在于骨髓红细胞系,亦发现于非造血组织(包括神经系统、视网膜、心脏、肾脏、卵巢、子宫、睾丸、骨骼肌等),并且对 EPO 有反应。动物研究显示 rHuEPO 的应用可显著降低多器官损伤标志物,在Ⅱ度烫伤小鼠模型中发现 rHuEPO 可减轻肺组织损伤和细胞凋亡。此外,EPO 能减少脑缺血后的细胞凋亡;保护心肌,促进心肌缺血后的重塑和心功能恢复;保护肾脏免受缺血损伤,改善肾功能。在一项前瞻性随机对照试验中,红细胞生成素 α 虽然不能降低危重患者红细胞输注,但它可能降低创伤患者的死亡率。尽管 EPO 可促进红系造血,加速创面愈合及改善重症患者预后,但目前不推荐作为减少烧伤患者输血的措施[48]。

(责道锋　伍国胜)

参考文献

1. CURINGA G,JAIN A,FELDMAN M,et al. Red blood cell transfusion following burn[J]. Burns,2011,37(5):742-752.
2. PALMIERI T. Burn injury and blood transfusion[J]. Current Opinion in Anaesthesiology,2019,32(2):247-251.
3. POSLUSZNY JA,GAMELLI RL. Anemia of Thermal Injury:Combined Acute Blood Loss Anemia and Anemia of Critical Illness[J]. Journal of Burn Care & Research,2010,31(2):229-242.
4. 黎鳌. 黎鳌烧伤学[M]. 上海:上海科学技术出版社,2011.
5. 葛绳德,夏照帆. 临床烧伤外科学[M]. 北京:金盾出版社,2006.
6. 宋立川,崔和勤,张硕森,等. 轻度烧伤后红细胞变形性的变化[J]. 中国医学物理学杂志,1999,16(4):246-248.
7. KIMBER RJ,LANDER H. The effect of heat on human red cell morphology,fragility,and subsequent survival in vivo[J]. Journal of Laboratory & Clinical Medicine,1964,64(6):922.
8. FARNY B,FONTAINE M,LATARJET J,et al. Estimation of blood loss during adult burn surgery[J]. Burns,2018,44(6):1496-1501.
9. HERNDON DN. Total burn care[M]. 4th ed. Saunders,2012.
10. CORWIN HL,KRANTZ SB. Anemia of the critically ill:'Acute' anemia of chronic disease[J]. Critical Care Medicine,2000,28(8):3098-3099.
11. WALSH TS,SALEH EED. Anaemia during critical illness[J]. Br J Anaesth,2006,97(3):278-291.
12. WALLNER SF,WARREN GH. The haematopoietic response to burning:an autopsy study[J]. Burns Incl Therm Inj,1985,12(1):22-27.
13. WALLNER S,VAUTRIN R,MURPHY J,et al. The haematopoietic response to burning:Studies in an animal model[J]. Burns Incl Therm Inj,1984,10(4):236-251.
14. WALLNER SF,VAUTRIN R. The anemia of thermal injury:mechanism of inhibition of erythropoiesis[J]. Proceedings of the Society for Experimental Biology & Medicine Society for Experimental Biology & Medicine,1986,181(1):144.
15. 姜东辉,万献尧. 实验室检验失血与医源性贫血——ICU 的潜在危机[J]. 医学与哲学(B),2007(6):50-52.
16. YAO RQ,WU GS,XU L,et al. Diagnostic blood loss from phlebotomy and hospital acquired anemia in patients with severe burns[J]. Burns,2020,46(3):579-588.
17. YOGORE MG,LEONARD B,ARETA KV,et al. Use of blood bank services in a burn unit[J]. Journal of Burn Care & Research Official Publication of the American Burn Association,2006,27(6):835-841.
18. PALMIERI TL,CARUSO DM,FOSTER KN,et al. Effect of blood transfusion on outcome after major burn injury:a multicenter study[J]. Critical Care Medicine,2006,34(6):1602-1607.
19. WU GS,ZHUANG MZ,FAN XM,et al. Blood transfusions in severe burn patients:Epidemiology and predictive factors[J]. Burns,2016,42(8):1721-1727.
20. KOLJONEN V,TUIMALA J,HAGLUND C,et al. The Use of Blood Products in Adult Patients with Burns[J]. Scandinavian Journal of Surgery Sjs Official Organ for the Finnish Surgical Society & the Scandinavian Surgical Society,2016,105(3):

178-185.
21. TAVOUSI SH, AHMADABADI A, SEDAGHAT A, et al. Blood transfusion in burn patients: Triggers of transfusion in a referral burn center in Iran. 2018, 25(1): 58-62.
22. VASKO SD, BURDGE JJ, RUBERG RL, et al. Evaluation of erythropoietin levels in the anemia of thermal injury[J]. Journal of Burn Care & Rehabilitation, 1991(5): 437-441.
23. GRAVES TA, CIOFFI WG, MASON AD, et al. Relationship of Transfusion and Infection in a Burn Population[J]. Journal of Trauma, 1989, 29(7): 948-952; discussion 52-54.
24. JESCHKE MG, CHINKES DL, FINNERTY CC, et al. Blood transfusions are associated with increased risk for development of sepsis in severely burned pediatric patients[J]. Critical Care Medicine, 2007, 35(2): 579.
25. 杨宗城. 烧伤治疗学[M]. 北京：人民卫生出版社，2006.
26. 杨宗城. 中华烧伤医学[M]. 北京：人民卫生出版社，2008.
27. CHEN CL, COOPER MA, SHAPIRO ML, et al. Schwartz's principles of surgery[M]. 10th ed. New York: McGraw Hill Education, 2015: 365-396.
28. MANN R, HEIMBACH DM, ENGRAV LH, et al. Changes in transfusion practices in burn patients[J]. The Journal of trauma, 1994, 37(2): 220-222.
29. ANESTHESIOLOGISTS ASO. Practice Guidelines for Blood Component Therapy[J]. Anesthesiology, 1996, 84(3): 732-747.
30. 上海市烧伤科临床质量控制中心. 上海市烧伤科用血质量控制[M]. 上海，2018.
31. PALMIERI TL, GREENHALGH DG, SEN S. Prospective comparison of packed red blood cell-to-fresh frozen plasma transfusion ratio of 4:1 versus 1:1 during acute massive burn excision[J]. Journal of Trauma & Acute Care Surgery, 2013, 74(1): 76-82.
32. EPPLEY BL, WOODELL JE, HIGGINS J. Platelet quantification and growth factor analysis from platelet-rich plasma: implications for wound healing[J]. Plastic & Reconstructive Surgery, 2004, 114(6): 1502-1508.
33. PALLUA N, WOLTER T, MARKOWICZ M. Platelet-rich plasma in burns[J]. Burns, 2010, 36(1): 4-8.
34. SIMON D, MANUEL S, MANEUL S, et al. Potential for osseous regeneration of platelet-rich plasma--a comparative study in mandibular third molar sockets[J]. Indian Journal of Dental Research Official Publication of Indian Society for Dental Research, 2004, 15(4): 133.
35. 宁正颖，刘梦栋，尹文，等. 富血小板血浆治疗重度烧伤有效性的 Meta 分析[J]. 中华损伤与修复杂志(电子版)，2019，14(5)：350-354.
36. 李彬，张科验. 富血小板血浆在烧伤治疗中的应用方法及价值评估[J]. 实用医药杂志，2015，32(8)：691-694.
37. 钟淑贤，杨亚兰，石雨晴，等. 富血小板血浆修复烧伤创面效果评价的 Meta 分析[J]. 中国组织工程研究，24(14)：2291-2296.
38. MARTÍNEZ-ZAPATA MJ, MARTÍ-CARVAJAL A, SOLÀ I, et al. Efficacy and safety of the use of autologous plasma rich in platelets for tissue regeneration: a systematic review[J]. Transfusion, 2009, 49(1): 44-56.
39. CUPP C, KEEFE M, HENDERSON J. The effects of autologous platelet gel on wound healing[J]. Ear Nose Throat J, 2003, 82(8): 598-602.
40. SAMUELSSON A, BJÖRNSSON A, NETTELBLAD H, et al. Autotransfusion techniques in burn surgery[J]. Burns Journal of the International Society for Burn Injuries, 1997, 23(2): 188.
41. IMAI R, MATSUMURA H, UCHIDA R, et al. Perioperative hemodilutional autologous blood transfusion in burn surgery[J]. Injury-international Journal of the Care of the Injured, 2008, 39(1): 57-60.
42. 翁志勇，付晋凤. 促红细胞生成素与烧伤[J]. 云南医药，2007(3)：296-299.
43. 夏长青. 雄激素及其受体对造血系统作用的研究[J]. 国外医学：输血及血液学分册，1996，19(6)：321-323.
44. STILL JM, BELCHER K, LAW EJ, et al. A Double-Blinded Prospective Evaluation of Recombinant Human Erythropoietin in Acutely Burned Patients[J]. Journal of Trauma, 1995, 38(2): 233-236.
45. FLEMING RYD, HERNDON DN, VAIDYA S, et al. The effect of erythropoietin in normal healthy volunteers and pediatric patients with burn injuries[J]. Surgery, 1992, 112(2): 424-431; discussion 31-32.
46. CORWIN HL, GETTINGER A, FABIAN TC, et al. Efficacy and Safety of Epoetin Alfa in Critically Ill Patients[J]. New England Journal of Medicine, 2007, 357(10): 965-976.
47. ZARYCHANSKI R, TURGEON AF, MCINTYRE L, et al. Erythropoietin-receptor agonists in critically ill patients: a meta-analysis of randomized controlled trials[J]. Cmaj Canadian Medical Association Journal, 2007, 177(7): 725-734.
48. SHIBASHISH G, AUGUSTINUS B, SABINE E, et al. Skin regeneration with conical and hair follicle structure of deep second-degree scalding injuries via combined expression of the EPO receptor and beta common receptor by local subcutaneous injection of nanosized rhEPO[J]. International Journal of Nanomedicine, 2012, 7: 1227-1237.

第六十六章

战 伤 输 血

战伤是作战时由敌方武器直接或间接所造成的损伤,战斗行动和战争环境所造成的某些损伤如交通事故伤、冷(冻)伤等也属战伤范畴。直接损伤就是敌方各种武器直接作用于人体而造成的损伤,而间接损伤是指武器攻击使房屋、工事、壕沟倒塌而致的撕裂伤、挤压伤等。人类在历次大的战争中获得了诸多包括输血治疗在内的具有里程碑式意义的救治经验。迄今为止,严重战伤伤员有 30%~40%死于难以控制的出血,依靠及时输注红细胞改善携氧功能,新鲜冰冻血浆、冷沉淀和血小板等血液制品纠正凝血功能,仍是降低伤死率、提高治愈归队率的关键。本章阐述战伤救治的基本概念及其输血相关知识。

第一节 战 伤 概 述

虽然战伤的临床病理过程和救治技术在许多方面与平时创伤一致,但战伤有其自身特点,如致伤机制多为穿透伤,伤势严重、伤情复杂、伤道感染严重,常见批量伤员等。

一、战伤流行病学及死亡原因

(一) 战伤流行病学

据有关资料显示,20 世纪,伤亡 30 万人以上的战争就有 16 次,第二次世界大战则造成 5 000 万人伤亡。20 世纪 90 年代后,战争次数逐年增加(1990 年 28 次,1991 年 29 次,1992 年 30 次,1994 年 38 次,1995 年 37 次)。朝鲜战争期间,自 1950 年 10 月至 1953 年 7 月,美国及联军共伤亡 147 万人(美国国防部 1953 年 10 月公布的数字);我国救治的伤员有 38 万人,其中死亡超过 2 万人。美国在阿富汗和伊拉克战争中,在 2001 年 1 月至 2011 年 6 月的 10 年期间,共发生 4 596 例战伤死亡。

(二) 战伤死亡原因

战伤死亡人员绝大部分是死于失血、气道堵塞或者呼吸困难,其中,相当大一部分有可能通过及时正确的处置避免死亡。

根据 2001 年 10 月至 2011 年 6 月期间美国战伤死亡病例的统计数据,4 596 例战伤死亡病例中,87.30%在到达救治机构之前死亡(其中 75.70%为不可救治,24.30%为潜在可预防性死亡),12.70%到达医疗救治机构后死亡;潜在可预防性死亡 90.90%与出血相关;致死性出血部位按发生率排序依次为躯干(67.30%,其中胸部占躯干部出血的 36%,腹部及盆腔脏器 64%)、交界部位(19.20%,其中颈部占 39.20%,腋窝及腹股沟区域占 60.80%)和四肢(13.50%)[1]。而另一份由军队法医办公室(Office of the Armed Forces Medical Examiners)公布的战伤死亡尸体解剖研究报告显示:2001 年 10 月至 2009 年 6 月期间 558 例伤员(其中陆军 73%,海军 15%,空军 2%)在抵达医疗救治机构后死亡,72%为爆炸伤,25%为枪伤;不可救治组中以颅脑创伤为主(83%),而潜在可预防性死组的主要致死原因仍然是爆炸和枪炮伤造成的急性大出血(80%),出血部位按发生率高低排序为躯干(48%)、四肢(31%)及交界部位(21%)[2]。

鉴于失血是战伤死亡中最主要的可干预因素,除了尽早控制出血外,战伤野战输血是提高战伤救治水平的重要策略。各国军队都高度重视野战环境中输血,并将输血定位于第二级或第三级救治阶梯,其中美军、英军等均明确前沿外科医疗队(forward surgical team,FST)等第二级救治阶梯应具备输血能力,甚至还包括新鲜冰冻血浆(fresh frozen plasm,FFP)和血小板等血液制品。如英军部署到战场的医学应急响应小组配备 4U 的浓缩红细胞和 FFP,并规定野战输血的指征是伤员没有可触及的桡动脉搏动,或收缩压低于 80mmHg。根据 2008 年 7 月—2011 年 3 月英军在阿富汗战争中 1 153 例伤员救治经验,共 310 例伤员接受了野战输血;48%的重伤员(即损伤严重程度评分 ISS>16)接受了野战输血,其中 76.70%为爆炸伤;全部伤员输血量的中位数分别是 8U 浓缩红细胞和 7U FFP;约一半的伤员需要大量输血(大于 10U),1/5 的伤员在到达野战医院后不再需要输血；估计野战输血伤员的死亡率为20%。在阿富汗和伊拉克战争期间，美军每个FST均配备了FFP，少数还配有血小板。并要求在第二级和第三级阶梯救治机构应具备紧急新鲜全血采集和输注的能力。2010年美军联合作战条令和陆军出版物更新了血液保障的内容，规定了“尽可能靠近战场前沿配备新鲜全血和单采血小板”。

二、战伤救治基本策略和技术

（一）战伤分级救治

分级救治（rescue by stages）又称阶梯治疗（stepped care），是各级救治机构对战伤伤病员进行分工救治的总称。是根据各种条件和医学要求，将伤病员的整个救治过程，由纵深梯次配置的各级救治机构，按照各自的救治范围分工完成。目的是充分利用有限资源，及时救治危重者，使绝大多数伤员获益，降低死亡率，提高救治效果。各国军队分级救治模式不一。俄军战伤救治一般设为五级阶梯：初步医疗救护、非医师救护、初步医师救护、优良医疗救护、专科救护，分别在连、营、旅（团）、师、军及后方医院实施。美军战时医疗分级救治分为五级，第一级为紧急救命，包括自救互救和卫生员、医师救护；第二级为初级救治，以救命为主，包括有限的外科处置；第三级为部分专科治疗；第四级为确定性治疗；第五级为康复治疗，各级救治机构根据战场环境和保障能力分别承担以上某一类救治任务，具体任务的区分由后勤（卫勤）领导确定。我军也建立了战伤分级救治体系，按照2019年新版《战伤救治规则》，根据救治技术体系划分为战现场急救、早期治疗、专科治疗和康复治疗4个基本救治环节和阶梯，以伤病员尽早得到确定性治疗为目的，根据各类救治机构所处环境、保障能力和实际需求，因时因地制宜，灵活掌握分级救治的任务和阶梯。在保持救治连续和继承性的前提下，尽量减少救治的阶梯。有条件时，救治技术和力量应前伸配置并可越级后送。为达到最佳救治效果，战伤救治技术措施应在人员负伤后尽早实施。首次战现场急救，宜在人员负伤后10分钟内实施；紧急救治，宜在人员负伤后1小时内实施；早期治疗，宜在人员负伤后3小时内实施；专科治疗，宜在人员负伤后6小时内实施。各环节救治时间根据战场环境和救治力量可灵活掌握。

（二）战伤战术和紧急救治技术

1. 战伤战术救治技术　战伤救治始于战（现）场急救，即战伤战术救治，指伤员在被送往二、三级救治阶梯的医疗救治机构之前，在战术环境的一级救治阶梯接受的紧急救治，是为了稳定血流动力学，挽救生命、保留肢体、预防致命并发症而采取的紧急医疗措施。

（1）火线救治技术：是在与敌交火环境下卫生员在受伤地点为伤员提供的救治，其医疗设备仅限于士兵或卫生员急救包内的设备。由于救治条件有限，受伤士兵应尽快转移到最近的掩体内，避免进一步受伤；对肢体出血应用制式或临时性止血带控制出血是主要技术手段。

（2）非火线救治技术：是在非交火环境中由卫生员给予的救治，医疗设备也仅限于士兵或卫生员携带的设备。与交火地带救治的区别在于，在战术战场救治阶段，卫生员有更多的时间处理伤员伤情。非火线救治中的损害控制性复苏（damage control resuscitation，DCR）包括允许性低血压、止血复苏和复苏性手术。允许性低血压（permissive hypotension）是指复苏时使血压低于正常血压，可提高救治效果，避免止血剂副作用及其对代谢的影响；止血复苏包括输注有限的晶体、胶质，受伤后使用专用的保温毯，以保证在整个院前救治阶段维持伤员的核心体温；提倡尽早使用血浆和红细胞，如后送途中输血，尽量减少晶体或合成胶体液的用量、以避免凝血因子的稀释、加重伤员凝血功能障碍等。

2. 战伤紧急救治技术　由军医所在战（现）场或团救护所及相当救治机构完成二级救治阶梯的紧急救治，技术范围包括检伤分类和伤员急救等。在伊拉克和阿富汗战争期间，美军主要采用非线性作战，即没有确定的前线和后方，军事行动可能在作战区域内任何地方突然爆发。如何实施紧急医疗保障问题凸显，传统的移动野战医院（mobile army surgical hospital，MASH）存在机构庞大、机动性差、救治不及时等缺点，已经不能满足需要，从而促进了模块化、小型化、机动灵活的医疗队发展，FST是其中的代表。经过持续的、多种形式的战争检验，确定了在Ⅱ级阶梯由FST等负责实施紧急的具有复苏性质的损害控制性简明外科手术及输血等治疗策略，稳定伤情，使其能安全后送到下一阶梯的医疗救治机构[3]。

伤员伤情稳定越早，后续并发症越少，快速控制出血、适当液体复苏、早期抗感染等都有助于伤情稳定，而尽量靠前的复苏性手术是关键。战伤伤员到达FST等医疗机构时，1/4已存在显著的凝血病，DCR的主要目标就是针对早期凝血功能障碍的防治，包括3个基本部分：①允许性低血压，对于清醒的可触及桡动脉搏动的伤员，不需要输液，可直接转运；②最小化晶体液复苏策略，目的是防止进行性低体温和血液稀释；③立即使用等比例成分血制品，包括浓缩红细胞、血浆和血小板等,建议按照 1∶1∶1比例输注,当成分血制品不足时可启动“移动血库”直接输注新鲜全血,在凝血功能障碍者的实验室结果出来之前就遵循积极的血液制品输注策略,可以打断严重战伤大出血伤员常伴的低体温、凝血功能障碍和酸中毒构成的“致命三联征”恶性循环,从而尽早实现纠正凝血功能障碍,甚至减少血液制品的使用,这被称为“止血复苏”[4]。

第二节　战伤救治中的输血策略和技术

战伤输血(blood transfusion following war wound)是在野战条件下实施战伤救治的重要治疗方法。包括血液采集、保存、供应(运输)、临床应用等一整套技术,必须有相应的野战输血组织并采用现代输血技术有效地完成。

一、战伤救治输血策略

战伤输血特点与平时创伤输血不同,伤员在短时间内可以大批发生,伤情复杂,用血量大,情况紧急,常急需输血或大量输血。战伤所致大出血不仅可由于有效循环血量的大幅降低而导致严重的循环衰竭,还由于红细胞和血红蛋白的大量丢失而产生严重的缺氧和凝血功能障碍。因而,除了积极控制出血、使用晶体液等复苏外,输注红细胞、血浆等血液制品仍是战伤紧急救治挽救生命的不可代替的手段。第二次世界大战期间,美国曾在前沿战场广泛将冻干血浆用于复苏,但是后来由于肝炎病毒感染率较高而停止使用。目前已明确应用血浆或其他血液制品可以提高战场存活率,降低后遗症发生率。我国 2006 年版《战伤救治规则》由师救护所及相当救治机构完成的早期治疗基本技术范围包括输血。美军 2009 年联合战场创伤系统临床实践指南规定,在二、三级救治阶梯应用血液制品,如 FST 要求贮备有 50U O 型 RhD^- 和 RhD^+浓缩红细胞。而且,美军正在考虑将血浆应用从医疗救治机构前移到院前或战术环境中。

(一) 战伤救治输血适应证

战伤输血应视致伤机制、失血量(休克程度)和血液检查结果以及伤员表现而定[5-7]。

1. 需要输血的伤员　美军通常是依据致伤机制、血流动力学改变和解剖损伤情况来判断是否需要输血,即主要依据已有的出血量和可能的继续出血量来判断。①伤情特点:无法控制的躯干、腋窝或腹股沟出血;肢体近端毁损性截肢合并躯干穿透伤,或两个肢体近端毁损性截肢;失血所致严重低体温;大面积软组织缺损伴持续性出血;严重的会阴损伤或骨盆后环断裂的骨盆骨折;②穿透性腹部伤,伴超声发现腹腔积液,收缩压≤90mmHg,心率≥120 次/min;③心率>105 次/min,收缩压<110mmHg,pH<7. 25,血细胞比容<0. 32。早期识别并积极输注血液制品复苏,才能尽早到达复苏终点而停止输血。所以,对于到达 FST 的伤员均需考虑存在“致命三联征”的可能,在需要野战输血的伤员中,至少 38%伴随凝血障碍,其早期死亡风险是无凝血障碍者的 8. 7 倍[8]。

我军规定的野战输血的适用条件包括:失血性休克;血细胞比容低于 0. 25 或血红蛋白低于 70g/L;大面积烧伤或严重感染;放射性损伤;创伤后凝血功能障碍等。对高原战伤,可适当放宽输血指征:急进高原汉族血细胞比容低于 0. 30 或血红蛋白低于 90g/L;移居高原汉族血细胞比容低于 0. 30 或血红蛋白低于 80g/L;高原藏族同平原汉族。

2. 血液输注指征

(1) 红细胞输注指征:红细胞主要用于纠正贫血,提高携氧能力,保证组织氧供,战伤输注红细胞指征包括:①对于急性大量失血和血流动力学不稳定和/或组织氧供不足的患者,需要输注红细胞;②对于复苏后的患者,参考血红蛋白(hemoglobin,Hb)或血细胞比容(hematocrit,Hct)的实验室指标,当 Hb<70g/L 和/或 Hct<0. 21 时,推荐输注红细胞,使血红蛋白维持在 70~90g/L,或血细胞比容维持在 0. 21~0. 27;③对于复苏后的患者,血红蛋白在 70~100g/L 和/或血细胞比容在 0. 21~0. 30 时,应根据患者的贫血程度、心肺代偿功能、有无代谢率增高及年龄等因素决定是否输注红细胞;若无组织缺氧症状,暂不推荐输注红细胞;若合并组织缺氧症状:混合静脉血氧分压(partial pressure of oxygen in mixed venous blood,$PmvO_2$)<35mmHg(1mmHg=0. 1330kPa),混合静脉血氧饱和度(oxygen saturation of mixed venous blood,SvO_2)<65%,和/或碱缺失加重、血清乳酸浓度增高,推荐输注红细胞;④对于复苏后的患者,血红蛋白>100g/L 时,可以不输注红细胞;⑤对于术后的患者,若存在胸痛、直立性低血压、心动过速且输液无效或充血性心力衰竭症状时,当 Hb≤80g/L 时,考虑输注红细胞;⑥对于合并严重心血管疾病的患者,当 Hb<100g/L 时,考虑输注红细胞;⑦对于中度和重度颅脑损伤患者,Hb<100g/L 时,考虑输注红细胞;⑧在复苏完成后,如果患者合并有急性肺损伤(acute lung injury,ALI)或 ARDS 的风险,应尽量避免输注含有白细胞成分的红细胞;⑨对于需要大量输血的严重患者,推荐输注储存时间<14d 的红细胞,以减少创伤性凝血病、ALI、感染、高钾血症

及肾衰竭等并发症的发生。

(2) 新鲜冰冻血浆输注指征:FFP 用于补充凝血因子以预防出血和止血,应避免将 FFP 用于扩容、纠正低蛋白血症和增强机体免疫力,其输注指征包括:①当 PT、APTT>1.5 倍参考值,INR>1.5 或 TEG 参数 R 值延长时,推荐输注 FFP;②对于严重大出血、预计需要输注≥20U 红细胞的患者,推荐尽早积极输注 FFP;③对于明确存在凝血因子缺乏的患者,推荐输注 FFP;④推荐输注的首剂量为 10~15ml/kg,然后根据凝血功能以及其他血液成分的输注量决定进一步输注量;⑤对于既往有口服华法林的患者,为紧急逆转其抗凝血作用,推荐输注 FFP 5~8ml/kg。

(3) 血小板输注指征:对于大量输血的患者,应尽早积极输注血小板,其指征包括:①血小板<50×10^9/L 时,考虑输注;②血小板在(50~100)×10^9/L 之间,应根据是否有自发性出血或伤口渗血决定;③血小板>100×10^9/L,可以不输注;④对于创伤性颅脑损伤或严重大出血多发伤的患者,血小板应维持在 100×10^9/L 以上;⑤推荐输注的首剂量为 2U/10kg 浓缩血小板或 1 个治疗量单采血小板(1 袋);推荐根据 TEG 参数 MA 值及时调整血小板输注量;⑥如果术中出现不可控制的渗血,或存在低体温,TEG 检测显示 MA 值降低,提示血小板功能低下时,血小板输注量不受上述限制。

(4) 纤维蛋白原(fibrinogen,Fg)和冷沉淀输注指征:①当出血明显且 TEG 表现为功能性 Fg 缺乏或血浆 Fg 低于 1.5~2.0g/L 时,推荐输注 Fg 或冷沉淀;②推荐输注的首剂量为 Fg 3~4g 或冷沉淀 2~3U/10kg(100ml FFP 制备的冷沉淀为 1U,对于 70kg 的成年人而言,大约是 15~20U);③推荐根据 TEG 参数 K 值及 α 角决定是否继续输注,紧急情况下,应使 Fg 浓度至少达 1.0g/L。

早期复苏的同时应采集血液样本,并贴上患者的标识,派专人迅速送到实验室以进行输血前相容性试验、输血前病原学检查、凝血功能检查,包括凝血酶原时间(prothrombin time,PT)、活化部分凝血活酶时间(activated partial thromboplastin time,APTT)、纤维蛋白原(fibrinogen,Fg)浓度、国际标准化比值(international normalized ratio,INR)、血栓弹力图(thromboelastogram,TEG)、血常规、生化检测和动脉血气分析等,成分输血后选择性重复检测。推荐以碱缺失值和血清乳酸浓度评估和监测失血及休克程度,并指导液体复苏。不推荐以单次血红蛋白或血细胞比容检查作为独立的实验室指标来决定是否输血,应结合每个患者的失血速度、血容量、临床表现、贫血持续时间和程度以及心、肺功能而综合考虑。不推荐单独以某个常规凝血指标来指导输血治疗。

(二) 战伤输血血液来源

战伤血液来源多遵循"后方供血为主,前方就地采血为辅"的策略[5-7]。

1. 后方供血　一般采用各型血液混合装箱运输,对血型的装箱的比例,根据中国人血型的分布率,按适当比例混合装箱,附装箱单说明一份,箱外标证各型的数量及供血单位以及采集日期。运输血液需考虑震动、速度和温度的影响。以飞机、轮船运输震动较小;其次是火车;再次是汽车。飞机、轮船、火车或冷藏(汽)车均需有电源可供运血冰箱或冷藏柜使用。血液运输的关键,在于整个运输过程中维持相对恒定的温度,需维持全血和红细胞(不包括冰冻红细胞)在 2~10℃,冰冻血浆应维持冰冻状态,使用-18℃或以下温度条件制备的固定冰点材料或干冰。全血和冰冻血浆因温度要求不同,应分别装箱。

应努力缩短红细胞到达战场的储存时间,2010 年美军要求红细胞在被采集后 4 天内必须运输到武装部队全血处理实验室,完成率达 98.80%。红细胞从美国本土采集后到达战场的平均时间从 2007 年的 13~30 天缩短到 2011 年的 7~40 天,大量输血伤员输注的红细胞的平均储存时间从 33 天缩短到 23 天[9]。

2. 就地采血

(1) 异体供血:除采用后方血源供应外,必要时还应就地组织采血、供血,根据战区规模,伤员多少组织血源。根据历次战争资料表明,伤员输血人数占总伤员数的 20%~25%,每人按照 400ml 计算,某野战医院每天通过伤员数 300 人,预计需血量约 30 000ml,约需 70~100 人献血。

美军的历次战争经验提示,在前方救治机构储存的血液消耗殆尽或无法及时补充时,均可开展应急采集、输注新鲜全血以及时救治伤员。参与应急新鲜全血的捐献者通常为医疗机构成员和驻扎在其附近的军人,这些血液捐献者被形象地称为"移动血库(walking blood bank)"。在野战等特殊情况条件下,来自"移动血库"的新鲜全血可就地采血,随采随用,在后方供血受限时高效补充血液来源,可作为野战成分输血的重要替代方案,便于野战困境下及时开展输血救治。新鲜全血具有许多库存血不具备的优势:温热,容量接近 500ml 的新鲜全血血细胞比容为 38%~50%,含(1.5~4.0)×10^5 万个血小板,100%凝血活性,以及 1 500mg 的纤维蛋白原,不存在库存血带来的损害。但新鲜全血也需要配型,也有传播疾病的潜在风险,并存在战场献血者少等限制[10]。

（2）自体输血：指将伤员本人胸腔或腹腔内无污染的积血回收、抗凝、过滤后回输。对于严重战伤腹腔内出血者，如外伤性肝脾破裂，或手术过程中失血较多者，推荐采用回收式自体输血。对于开放性战伤超过4小时，或非开放性损伤在体腔内积聚超过6小时的积血，有溶血及污染危险，不能使用回收式自体输血。对于合并全身情况不良，如某些血液系统疾病及血液可能混有癌细胞的严重战伤患者，也是回收式自体输血的禁忌证。注意输入量如超过3 000ml以上时，应同时输入新鲜血或血小板。

（三）战场常用血液种类

1. 全血 采用特定的方法将符合要求的献血者体内一定量外周静脉血采集至塑料血袋内，与一定量的保养液混合而成的血液制剂，主要用于大量失血伤员快速提高携氧能力和血容量。除前述采自"移动血库"的新鲜全血外，还有以下3类：

（1）冷藏全血：储存于2～6℃的全血，完成了常规血液传播疾病的筛查，可保存35天，相较于温暖的新鲜全血具有安全性更高、储存时间更长的优点。

（2）新鲜冷藏全血：指储存时间小于14天的冷藏全血，较好的保存了血小板的止血功能，且血液成分储存损伤相对较小。

（3）低效价O型全血：一般将血浆中IgM抗-A和抗-B抗体效价均低于1∶256的O型全血称为低效价O型全血，即"通用全血"，可在2～6℃条件下储存35天，具有不需要进行输血相容性检测等优点，相较于成分血增加了紧急情况下输血的及时性、安全性。

2. 悬浮红细胞 采用特定的方法将采集到多联塑料血袋内的全血中大部分血浆分离出后，向剩余物加入红细胞添加液制成的红细胞成分血。

3. 血浆及血浆制品

（1）新鲜冰冻血浆：采集后储存于冷藏环境中的全血，在数小时内将血浆分离出来并迅速于-20℃冻存呈固态的成分血，保存有效期1年，含有几乎全部的凝血因子和血浆蛋白，用于大量失血快速补充血容量和纠正凝血因子缺乏引起的出血。AB型血浆因不含有抗-A、抗-B抗体，可作为"通用血浆"输给任意血型的伤员。

（2）冻干血浆粉：全血经分离、混合、冷冻、干燥制成的固态粉末状血液成分品，与新鲜冰冻血浆功能类似，但具有方便运输和储存的优点。

4. 单采血小板 使用血细胞分离机在全封闭条件下将符合要求的献血者血液中的血小板分离并悬浮于一定量血浆内的单采成分血。单采血小板需水平震荡保存于22℃±2℃，有效期5天，每单位含有不少于2.5×10^{11}个血小板，具有浓度高、纯度高、红细胞残留少、不需要交叉配血等优点。

5. 冷沉淀 将保存期内的新鲜冰冻血浆在1～6℃融化后，分离出大部分的血浆，并将剩余的不溶解物质在1小时内速冻成固态的成分血，含有纤维蛋白原、Ⅷ因子、vWF、纤维结合蛋白和ⅩⅢ因子。

二、战伤救治中的输血技术

野战环境下血液制品属于稀缺资源，除了必须"用在刀刃上"以外，还要求"在恰当的时间、恰当的地点输注"。FST要快速输注血液制品必须基于预先制订的野战输血流程[9]，遵循严格的红细胞、新鲜冰冻血浆和血小板输注指征。

在大失血战伤员的输血救治中高比例输注血浆能改善患者凝血功能、减少红细胞的用量。2006年，美军发现战伤患者凝血功能异常和大量输血与死亡率相关这些现象，发现大量输入红细胞悬液也可造成凝血因子的稀释，引起或加重战伤员的凝血功能障碍。军方经验表明新鲜冰冻血浆：浓缩红细胞的高比例输注可显著改善战伤患者的临床结局，提高生存率，这与冰冻血浆的凝血因子改善了大量输血伤员的凝血功能有关。

每个指战员战前应鉴定血型，并在服装指定部位标明。输血前必须做血型鉴定和交叉配血试验，原则上采用同型输血，只有紧急情况下才允许输O型红细胞，输前应先试输20～30ml，严密观察有无不良反应，如无异常，方可缓慢输入，一次总量不超过400ml。

（一）战伤大量输血技术

大量失血是战伤死亡的主要原因，而战时输血与平时输血不同，伤员短时间内可大批发生，伤情复杂，用血量大，要求急迫，常需紧急输血和大量输血。战时大量输血方案（massive transfusion protocol，MTP）目的在于提高伤员血液的携氧能力和凝血功能，最大程度挽救伤员生命。MTP是战伤输血救治中的一项极为重要的技术措施，但如施行不当，也可给伤员造成危害（如凝血病、低体温等），早期及时正确实施对降低伤员死亡率有着重要意义。

大量输血时，血液应加温（<37℃）输注，以防止低体温发生。必要时加压输注，有条件时对伤员进行实验室检查（动脉血气、凝血功能检测等）并监测体温的变化。对严重损伤伴重度休克的伤员，可采用大量输血的方法，即按照悬浮红细胞、新鲜冰冻血浆、血小板和冷沉淀按1∶1∶1∶1比例搭配输注，并监测输血效果。

快速而持续地提供大量的预定比例成分血制剂的"唯一"办法是制订并执行MTP。野战条件下MTP

包括以下情况：①伤员一次输血量超过患者自身血容量的1到1.5倍；②1小时内输血大于1/2的自身血容量；③输血速度大于1.5ml/(kg·min)；④第1个24小时内输注红细胞超过20U(国外为10U)。虽然仅有10%的战伤伤员需要MTP，但其耗费了FST等医疗机构配备用血的主要部分。当伤员急性失血量达自身血容量的30%～50%时，往往需要大量输血。

流程包括外科医师启动，血库配血，按标准比例配发血液制剂(通常是4U红细胞、4U解冻的血浆、1袋血小板、冷沉淀，必要时包括rFⅦa)，血库再准备下一批血液制品等环节，直至外科医师根据出血已控制或血流动力学已稳定而做出停止MTP的决定。

实施MTP时应注意以下几点：①急性出血伤员应立刻进行外科止血或手术控制，此为治疗的基础；②尽快建立可快速补液的静脉途径并且确定伤员是否进行大量输血，提高伤员生存率；③较高血浆、血小板与红细胞的比例能提高伤员的存活率，必要时应给予冷沉淀或凝血因子；因战地条件特殊，在野战条件下无法按照操作指南进行成分输血时，可使用新鲜全血进行输注；④最大限度减少晶体液的输入；⑤恰当使用抗纤维蛋白溶解药物，可使用血液加温器，防治输血过程中低体温的发生。

(二) 战伤新鲜全血输注技术

外军在阿富汗和伊拉克战争中重新采用了这一古老的方法。尽管野战医院等医疗机构建有血库，储备的血液制品种类逐渐配齐，数量也在不断增加，但终究是有限的。在FST很可能只备有少量的红细胞，通常不会超过10U，而且还不一定有血浆。在这样的环境中，移动血库便成了一个绝佳的，常常也是唯一的选择。而美军将新鲜全血视为一种作战工具，从越战时期就开始大范围使用，认为与传统的血液制品相比其“性价比”更优。

美军野战条件下新鲜全血输注的适应证为出现威胁生命的严重战伤，库存血液不足或伤员对库存血液制品输注无效时。

应用时须提前制订并遵循新鲜全血采集和输注的流程，包括献血者的组织和培训、启动时召集查对和筛查、血液采集和标记、输注等。部署或行动前需先筛选并确定准献血者名单，一般包括医院、机动医疗队或者当地机构的相关人员。由专人负责管理此名单(建立联系和保持动态更新)和“移动血库”工作。启动时需通知、召集献血者和知会所在单位。所有准献血者在献血之前需做一份标准问卷调查以确定其符合献血要求，近期没有献过血，并筛查艾滋病毒、肝炎病毒和疱疹样病毒等，但所采标本仍然需要送至有资质的相关实验室检测。

当伤员确认需要用新鲜全血时，移动血库管理人员需要与受血者进行交叉配血(不能仅靠身份识别牌上的血型)，确认献血者是否有严重的贫血，然后采集血液至含枸橼酸磷酸葡萄糖腺嘌呤抗凝成分的收集袋内。采血区域离伤员可能就几步之遥，必须把所采血液的信息标记清楚，防止记录错误而导致输注不同血型引起的致命的溶血性反应。然后将所采集血液送至伤员处并输注。结合临床判断和常规检查去决定何时终止“移动血库”献血。美军最快时从召集到输注仅需25分钟。

在阿富汗和伊拉克战争中，美军共输注了6 000U的新鲜全血，结果显示其安全、有效。在一项对美国军事战斗中出现失血性休克的伤病员的回顾性研究中，比较了接受新鲜全血输血治疗的伤员(必要时增加了红细胞和血浆)与只接受成分输血治疗的伤病员(红细胞、血浆和血小板)之间的生存结果。研究表明，采用新鲜全血的复苏策略可以显著提高30天存活率[11]。此外，在另一项回顾性研究中，与只接受单采血小板的伤员相比，在复苏过程中加入新鲜全血作为补充的伤员与前者预后无显著差异。这表明，当血小板不够时，新鲜全血可作为血小板的替代品[12]。类似地，在一项对488名战伤伤员的研究中，红细胞和血浆疗法辅以新鲜全血，也显示出了生存益处[13]。其他两项研究，也发现了在战伤伤员中使用新鲜全血的好处[14-15]。根据美军最新实战经验，在战斗环境中使用冷储低效价O型全血被证明是可行的，并且该产品的使用正在增加。

战伤是作战时由敌方武器直接或间接所造成的损伤，严重战伤伤员有30%～40%死于难以控制的出血，及时输注红细胞改善携氧功能，新鲜冰冻血浆、冷沉淀和血小板等血液制品纠正凝血功能，是降低战伤死亡率的关键。战伤救治遵循分级救治策略和损害控制复苏策略等，根据致伤机制、血流动力学改变和解剖损伤情况来判断是否需要输血。血液以后方供血为主，前方就地采血为辅，救治时应重视战伤大量输血技术和新鲜全血输注技术。

(张连阳　李阳)

参考文献

1. EASTRIDGE BJ, MABRY RL, SEGUIN P, et al. Death on the battlefield(2001-2011): implications for the future of combat casualty care[J]. J Trauma Acute Care Surg, 2012, 73(6): S431-S437.

2. EASTRIDGE BJ, Hardin M, Cantrell J, et al. Died of wounds on

the battlefield: causation and implications for improving combat casualty care[J]. J Trauma, 2011, 71(1): 84-88.

3. 张连阳. 美军机动外科手术队建设的启示[J]. 中华灾害救援医学, 2013, 1(1): 13-15.
4. 张连阳, 李阳. 大出血的损害控制性复苏——挽救战伤伤员的关键[J]. 解放军医学杂志, 2017, 42(12): 1025-1028.
5. CAPTAIN T. N, Colonel A. R. Review of fluid resuscitation and massive transfusion protocols from a military perspective[J]. ADF health, 2011, 12(1): 15-22.
6. HESSJR, HOLCOMBJB. Transfusion practice in military trauma[J]. Transfusion Med, 2008, 18: 143-150.
7. SPINELLAPC. Warm fresh whole blood transfusion for severe hemorrhage: U. S. military and potential civilian applications[J]. Crit Care Med, 2008, 36(7) Suppl: S340-345.
8. NILES SE, MCLAUGHLIN DF, PERKINS JG, et al. Increased mortality associated with the early coagulopathy of trauma in combat casualties[J]. J Trauma, 2008, 64(6): 1459-1465.
9. RENTAS F, LINCOLN D, HARDING A, et al. The armed services blood program: blood support to combat casusalty care 2001 to 2011[J]. J Trauma Acute Care Surg, 2012, 73(6): s472-s478.
10. MARTIN M, BEEKLEY A. Front line surgery: A practical approach[M]. 2nd ed. Springer: New York, 2017: 57-75.
11. SPINELLA PC, PERKINS JG, GRATHWOHL KW, et al. Warm fresh whole blood is independently associated with improved survival for patients with combat-related traumatic injuries[J]. J Trauma Acute Care Surg, 2009, 66(4 Suppl): S69-76.
12. PERKINS JG, CAP AP, SPINELLA PC, et al. Comparison of platelet transfusion as fresh whole blood versus apheresis platelets for massively transfused combat trauma patients (CME)[J]. Transfusion, 2011, 51(2): 242-252.
13. NESSEN SC, EASTRIDGE BJ, CRONK D, et al. Fresh whole blood use by forward surgical teams in Afghanistan is associated with improved survival compared to component therapy without platelets[J]. Transfusion, 2013, 53 Suppl, 1: 107s-113s.
14. SPINELLA PC. Warm fresh whole blood transfusion for severe hemorrhage: U. S. military and potential civilian applications[J]. Crit Care Med, 2008, 36(7 Suppl): S340-345.
15. AUTEN JD, LUNCEFORD NL, HORTON JL, et al. The safety of early fresh, whole blood transfusion among severely battle injured at US Marine Corps forward surgical care facilities in Afghanistan[J]. Trauma Acute Care Surg, 2015, 79(5): 790-796.

第六十七章

危重患者输血

危重患者可能来源于临床各个科室，其基础疾病与器官功能状态千差万别，但有一个共同特点就是有重要脏器功能受损，基本生命体征不平稳。从管理与医疗安全的角度，危重患者应集中于重症病房进行救治，本章中重症患者特指重症病房中患者，不再细分各个亚专业的重症患者。重症患者常常合并贫血，对输血的需求较其他专科的普通患者高。本章将阐述重症患者贫血及输血的现状，探讨红细胞输注指征，也会将其他血液制品输注指征做一梳理，以期为临床工作提供参考。

第一节　危重患者用血现状

一、重症病房收治患者类型

重症医学科（intensive care unit，ICU）是集中各有关专业的知识和技术，先进的监测和治疗设备，对重症患者进行严密监测和及时有效治疗的专业科室。ICU 收治指征是生命体征不稳定的可逆性急性疾病，或慢性疾病的急性加重，及有望通过一段时间生命支持恢复的慢性患者。慢性疾病终末期以及目前技术条件下不可治的恶性疾病晚期不是 ICU 收治的适应证。因为对该类患者，ICU 只能延缓患者死亡，并不能逆转病情而降低死亡，因此从卫生经济学角度来说有害无益。

ICU 收治患者类型可能来自内、外、妇产及小儿等各个专科，具体病种包括：严重创伤，尤其多发性创伤；大手术后需监测治疗者；各类休克患者；急性心力衰竭患者；急性呼吸衰竭，尤其需有创或无创机械通气者；严重的感染患者；多器官系统功能障碍者；严重水电解质和酸碱平衡，或其他代谢紊乱者；心肺脑复苏患者；脑血管意外患者；各类意外伤害者（服毒、溺水、电击伤或自缢等）。简而言之，各种疾病或伤害导致单个或多个器官功能不全，或者有发生器官功能不全高危风险，需要严密监测以及器官功能支持的患者。

二、国内外危重患者贫血及输血现状

在重症病房，由于患者病情危重，贫血及凝血障碍常见，特别是贫血的患者比例远远高于其他科室。美国的一项研究表明，4 892 名 ICU 患者中有 2/3 在住院期间血红蛋白浓度曾经<120g/L。与之对应，ICU 内收治的患者中接受输血治疗的比例也较高（20%～53%）[1]。加拿大的一项纳入 5 298 名 ICU 患者的研究显示 25%的患者在 ICU 住院期间接受了红细胞输注[2]，而英国的一项纳入 1 247 名患者的类似研究中输血患者的比例高达 53%[3]。血小板输注更常见于心脏手术后的患者[4]。Vincent 等[5]研究了西欧 146 个 ICU 中 3 534 名危重患者的贫血与输血问题（anemia and blood transfusion in critical care patients，ABC 研究）。发现 63%的患者入 ICU 时 Hb<120g/L，29%患者 Hb<100g/L；37%患者在 ICU 期间接受过输血。由于信息系统欠完善，我国重症病房的输血状况尚无确切数据，但从一些小规模的横断面调查来看，重症患者输血比例也与国外相似。

近年的研究让我们越来越清晰地认识到输血不是“安全”的治疗措施，各种急性或慢性的并发症、输血相关的机体损伤和免疫抑制，以及输血伴随的感染及肿瘤复发等问题都让人们更加谨慎地看待输血。临床医师对于输血的收益与风险的评估更加谨慎。

第二节　危重患者输血指征及研究现状

一、危重患者贫血原因、类型及危害

（一）贫血的原因

造成 ICU 患者发生贫血的原因很多，归纳起来有四大类。

1. 失血　原发疾病为创伤或其他出血性疾病或凝血功能障碍，是导致患者贫血的常见病因。应激性

溃疡导致的上消化道出血是ICU重症患者常见出血原因。此外，手术以及其他一些有创性操作，如气管切开、血管穿刺或胸腔穿刺腹腔穿刺误伤血管等都可能导致显性失血，继而血红蛋白水平下降。危重患者每日可因采血检查丢失的血量25~44ml，甚至能达到100ml[6,7]。目前临床上对血培养送检要求的是外周血、导管血各一套，包括需氧培养及厌氧培养各一瓶，危重患者身上甚至不止一条侵入性管路，按照每管血培养需抽血20ml计算，怀疑血源性感染时，每天一次乃至数次送血培养的患者每日失血量很容易超过100ml。

2. 红细胞生成障碍　危重患者红细胞生成下降的原因很复杂，包括红细胞生成素（EPO）产生减少、骨髓对EPO反应降低、营养缺乏、血清铁水平降低等。ICU的重症患者常处于高分解、低合成代谢状态，组织细胞耗氧增加，处于明显的负氮平衡状态，血糖升高，糖原异生减少和脂肪动员增加等。当营养支持不足时，这种持续的高分解代谢将导致蛋白质的严重丢失和营养不良，产生营养不良性贫血，铁吸收障碍可造成缺铁性贫血。另外，在慢性炎症、严重感染尤其是脓毒血症时，骨髓造血功能被抑制，红细胞生成减少，可发生正细胞性贫血。严重感染时，炎性细胞因子如TNF-α、TGF-β和干扰素等可降低EPO的释放。肾功能下降可直接导致EPO合成和分泌障碍。

3. 红细胞破坏　当ICU的重症患者体内多种因素导致的红细胞破坏速度超过骨髓造血功能时，就会发生贫血。溶血常见的原因包括物理因素（如大面积烧伤或挤压伤）、生物因素（如梭状芽孢杆菌或溶血性链球菌感染等）、血型不合的输血，及药物诱发的免疫性溶血性贫血等。

4. 血液稀释　危重患者常因感染性休克出现血流动力学不稳定，大量液体复苏，导致血液稀释，血红蛋白浓度下降。

基于以上原因，有显性出血的ICU患者常常合并贫血，没有显性出血的患者同样可能出现贫血，而且临床过程更加隐蔽，需要临床医师加以重视。

（二）贫血的类型

由于导致贫血的原因各不相同，危重患者最终表现出的贫血类型也不同，最常见的是急性失血或骨髓造血功能障碍造成的正色素正细胞性贫血；长期营养物质缺乏或营养物质利用障碍导致的相对慢性贫血则可能表现为小细胞低色素性贫血；缺乏某些特殊营养物质，如叶酸或维生素B_{12}表现为大细胞性贫血。

（三）输血并发症

任何形式的血液制品均存在输血相关的风险，有些不良反应是致命的。完全避免输血并发症难以实现，因此临床医师护士需要注意：①输血前严格把握输血的指征；②严格执行三查八对；③采血、储存、取血以及输注过程严格无菌规范操作；④输注过程中密切观察患者的反应，对于有输血相关并发症的患者及时识别，尽早处理；⑤出现可疑输血不良反应时应根据情况及时处理，如停止输血、给予相应药物及其他治疗措施、保留血液及输液装置标本以行下一步检查，及时向上级部门或输血相关科室汇报。

在输血期间、输血后即刻或其后并发症称为输血不良反应，主要由免疫和非免疫两大类因素所致，以24小时为界分为急性和慢性两种。临床常见的主要有以下几类：

1. 溶血性输血不良反应　指输血后红细胞破坏引起的一系列反应，可以分为急性溶血反应和迟发性溶血反应两类。

（1）急性溶血反应：通常在输血过程中或结束后24小时内发生，最常见的原因是ABO血型以及亚型不合或RhD血型不合。临床反应程度不一，轻者可仅表现为轻度发热，重者可迅速死亡。症状与血液不相容的程度、输血量、输血速度、肝肾功能等相关。患者可表现为呼吸困难、发热、心悸、面部潮红、腰背部疼痛、少尿、休克等。比较特征性的表现是在血浆和尿中出现游离血红蛋白，即“酱油色”尿，实验室检查可发现结合珠蛋白的浓度降低，血清胆红素水平增加，以间接胆红素为主，临床出现黄疸。术中发现术区难以控制的出血可能是溶血反应唯一的征象。

（2）迟发性溶血性反应：多发生在输血后24小时至28天，常见于RhD血型不合、多次输血、妊娠的患者，表现为发热、贫血、黄疸、网织红细胞增加、血红蛋白尿等。临床表现较轻，但镰刀红细胞病患者可表现严重溶血危及生命。

治疗主要是立即停止输血，大部分患者可在2~3周自行缓解无须特殊治疗；严重溶血者应积极补液抗休克、水化预防肾损伤以及纠正弥散性血管内凝血等综合治疗。必要时使用糖皮质激素及血浆置换。重在预防，严格输血前配型检查。

2. 非溶血性发热反应　指患者在输血过程中或输血结束后4小时内体温升高大于1℃，主要表现为发热及畏寒伴或不伴寒战，并排除溶血、细菌污染及其他发热原因。通常是因为白细胞抗原抗体反应，或细胞因子释放，污染性因素已极少见。临床症状通常在停止输血后2~3小时后呈自限性，血压多无明显下降。治疗除了立即停止输血外，保持静脉通道通畅，采用物理降温等对症治疗；小儿及输血小板的患者不建议使用阿司匹林退热，哌替啶可缓解寒战；可考虑输入去白细胞的血液制品。

3. 过敏性输血不良反应　一般发生在输血开始后几分钟至数小时内，是最常见的急性输血不良反应。发生机制大多为血浆蛋白和受血者体内已存在的相应的 IgE 抗体发生抗原抗体反应。轻者表现为风团或皮疹、出汗、皮肤潮红或瘙痒，重度则可出现喉头水肿、呼吸困难，乃至休克。一旦出现变态反应均应立即停止输注正在输注的血液制品。轻症患者可给予抗组胺药以及糖皮质激素治疗，大多可在短时间内（数分钟及数小时）缓解；重症患者除上述处理之外，需积极维持生命体征平稳，包括抗休克、保持气道通畅，必要时呼吸循环支持，肾上腺素是治疗过敏性休克的首选药物。

4. 输血相关性急性肺损伤（transfusion related acute lung injury，TRALI）　指输血 6 小时以内出现的呼吸困难、严重低氧血症，需排除心源性、容量负荷过重等其他可导致肺损伤的因素。其发病机制可能与人类白细胞抗原（HLA）抗体介导的免疫反应有关。例如经产妇因为妊娠接触到胎儿的血，产生白细胞抗体，之后所捐出的血可能导致受者发生 TRALI。曾接受过输血或移植的供血者也可能导致类似风险。临床表现类似 ARDS，诊断依靠近期输血史、典型临床表现及排除其他原因。其诊断标准包括：①急发或加重的低氧血症（$PaO_2/FiO_2<300mmHg$，不管 PEEP 是多少）或需要增加超过 50%吸氧浓度；②输悬浮红细胞后 6 小时内发生；③急发或加重的肺部浸润影或明显的肺水肿临床表现。治疗上尽量减少再次输血，主要是加强呼吸支持。糖皮质激素可减轻炎症反应，但其应用尚未得到足够证据支持。使用去白细胞的血液制品是预防 TRALI 的有效方法。TRALI 需与输血相关循环过负荷加以鉴别，后者与短时间内大量液体正负荷从而导致左心功能继而发生心源性肺水肿有关。输血相关循环过负荷诊断标准包括：①急性发作或加重的低氧血症（$PaO_2/FiO_2<300mmHg$，不管 PEEP 是多少）或需要增加超过 50%吸氧浓度；②输悬浮红细胞后 6 小时内发生；③急性发作或加重的肺部浸润影或明显的肺水肿临床表现；④血压增高；⑤液体正平衡。治疗上按照急性左心衰竭处理，以强心利尿扩血管等治疗手段为主。

5. 输血相关性紫癜　输血相关性紫癜是一种较少但严重的不良反应，由于受血者特异性血小板抗体与供血者相应血小板抗原相结合导致血小板破坏。主要表现为输注含血小板的血液制品后 5～10 天发生的急性、暂时性血小板减少和全身多部位瘀斑/瘀点，可伴有畏寒、寒战、高热、荨麻疹，重者有头痛、胸痛呼吸困难甚至休克等症状。实验室检查常表现为血小板严重减少，常低于 $10\times10^9/L$，出血时间延长；大多数患者可以检测到 HPA-1aIgG 抗体，可持续 12～15 个月。大多为自限性，治疗上输血小板无效，严重者可使用糖皮质激素、静脉注射免疫球蛋白以及血浆置换。

6. 输血相关性免疫抑制　输血对免疫功能的作用非常复杂，可诱发受血者一定的非特异性和特异性免疫抑制，具体机制目前尚未明确，但可能与 TNF-α 及 IL-10 等炎症因子相关。与之相关的可能机制还包括：输血损伤自然杀伤细胞，从而导致某些炎症因子水平增加；浓缩红细胞输注有促炎作用；红细胞储存可以引起 IL-1β、IL-6、IL-8、TNF-α 和类脂的聚集，活化中性粒细胞等。同时有研究发现供者血液中的白细胞在免疫抑制中起了重要作用，提示去白细胞红细胞制品可减轻或避免输血相关性免疫抑制。

7. 大量输血相关并发症　凝血因子的体内消耗、丢失及稀释导致的凝血功能障碍。血液制品抗凝剂枸橼酸导致的酸中毒、低钙血症和低血压。输注红细胞后出现的高钾血症和高血氨。快速大量输血后可出现低体温。

8. 输血传播性感染　输血传播导致严重后果的常见病毒是：乙型和丙型肝炎病毒、人获得性免疫缺陷病毒、人 T 淋巴细胞病毒、EB 病毒，寄生虫常见于疟原虫、丝虫和弓形虫，苍白螺旋体可导致梅毒传播。需注意的是当机体被感染后，窗口期的检查阴性结果可使患者作为供血者，威胁输血安全。

输血相关性细菌感染发生率低，但一旦发生，后果严重，可导致脓毒症或脓毒症休克，威胁患者生命。由于血小板的保存温度在 20～24℃，易发生阳性菌的污染，使其临床污染概率明显升高。血液污染主要有三个来源：一是采血穿刺时残留细菌的皮肤碎片随血流进入血袋；二是献血时献血者处于菌血状态，血液中本来就带有少量细菌，而血液本身是良好的细菌培养基；三是输血过程不规范，发生严重污染所致。临床症状发生迅速且程度重，多数在输血期间即发生畏寒、发热、恶心、呕吐、呼吸困难、腹泻、低血压、弥散性血管内凝血等，可迅速导致死亡。相当部分发生在输血后 30 分钟左右，少数可为延迟反应。治疗上一旦怀疑应立即停止输血，保留血液标本以及采集患者血液备检；经验性使用抗生素，及其他对症支持治疗。

二、危重患者红细胞输注指征研究

（一）贫血输血指征的制定

临床上提到输血，通常指输入红细胞，如未特别标注,本节中“输血”特指“红细胞输注”。1942 年 Adams 和 Lundy 提出“10/30”(Hb<100g/L,Hct<0.30)输血指征以来,学术界关于输血指征的讨论从未停止。经过半个多世纪的临床实践,医师们对于输血指征的研究结果也在不停更新,现在学术界关注焦点在于:血红蛋白维持在何水平对患者最有利,以及如何准确判断危重患者能够耐受何种程度的贫血,而又不会加重全身整体病情。

根据氧供/氧耗公式可以知道,机体氧供由心排血量、血红蛋白浓度及动脉血氧饱和度共同决定。当发生贫血时,机体为了代偿氧供下降,会通过增加心排血量和降低氧耗等方法来增加供氧。正常人在血红蛋白水平降低时可通过增加心排血量及增加摄氧等代偿,因此对一定程度的贫血,尤其是慢性贫血有很大代偿空间,即耐受力较强。但对于心肺功能障碍的重症患者来说,贫血时血红蛋白缺乏导致的血液携氧能力下降会明显加重心脏负担,尤其在氧耗增加的情况下,进而导致氧供需失调。因此,通常认为心肺功能障碍的危重患者因贫血而导致缺氧的代偿能力较差。

动物实验提示相对正常的机体能够耐受的急性血红蛋白降低甚至可以达到正常水平的 1/3 左右,一般的危重患者可以耐受低至 70g/L 的血红蛋白水平,但合并冠状动脉缺血、脑缺血性疾病或呼吸系统疾病的患者则不能。因此,ICU 患者的输血指征除血红蛋白水平之外,还需根据患者的疾病、容量状态、心肺及脑功能状态、耗氧程度(如机体消耗或应激强度)。

Hebert 等[8] 1999 年发表在《新英格兰医学杂志》上的相关文章是对这一问题里程碑式的研究。研究者在加拿大一项多中心、随机、对照研究中,采用限制性或开放性两种输血方案,比较两组 30 天内全因死亡率及器官功能。该研究将纳入的 838 例危重患者随机分为限制性输血方案组,即血红蛋白降至 70g/L 以下则输红细胞,将血红蛋白维持在 70~90g/L;开放性输血方案组,即血红蛋白降至 100g/L 以下即输红细胞,将血红蛋白维持在 100~120g/L。结果两组患者在入院 30 天内死亡率相近。亚组分析中病情较轻(APCHE Ⅱ评分<20)以及 55 岁以下的较年轻的患者,限制组死亡率均显著降低;而有临床症状的心脏病患者则差异无统计学意义。作者由此得出结论:危重患者采取限制性输血方案至少与开放性输血同样有效,甚至优于后者。同一作者的进一步研究也表明,除非患者有急性心肌梗死和不稳定型心绞痛,只要血流动力学稳定,Hb<70g/L 作为输血指征,维持血红蛋白水平在 70~90g/L 即可。其后 Vincent 的 ABC 研究发现未输血患者的死亡率较输血者低;可能的原因是较低的血细胞比容使血液黏稠度下降,利于血流和组织供氧;因此他认为对危重患者的输血宜采取较保守的输血策略。

2016 年 Carson JL 等[9] 在 *JAMA* 上发表了一篇系统评价,其合并 31 个随机对照试验总共 12 587 名受试者的试验结果,结果提示:与 90~100g/L 相比较,输红细胞阈值 70~80g/L 不增加患者 30 天死亡率、心肌梗死、脑缺血等不良预后;当然随机对照试验结果并不适合所有的患者,比如急性冠状动脉综合征、慢性血栓性贫血、长期输血依赖的贫血患者,这类患者的具体输血指标并不清楚;此外该文章还建议无论是成人还是新生儿患者,输红细胞的库存时间不可严格限制为新鲜制品(<10 天)。

鉴于以上研究结果,目前世界各国的输血指南基本都采用相对限制性的输血指征。比如美国纽约州输血指南[10]中对于急性失血,如大手术、创伤或急性出血的患者,血红蛋白水平作为输血参考值范围:100g/L 以上几乎不予输血;60~100g/L 根据患者因持续失血发生氧供不足的风险及其他危险因素决定是否输血;60g/L 以下几乎均需要输血。对于大手术前患者,根据手术导致失血的可能性以及麻醉过程的风险等综合决定输血指征,一般推荐<70g/L 予输血。慢性贫血患者通常能够较好耐受血红蛋白 60~70g/L 水平,不需输血,但若患者存在心、肺、脑疾病,或是有贫血临床症状时推荐将血红蛋白水平维持在 70g/L 以上,强调个体化判断。原卫生部颁布的输血指南[11]与其大同小异:血红蛋白水平 100g/L 以上不予输血;60g/L 以下需要输血;60~100g/L 根据患者具体情况决定是否输血。

(二)输血指征的临床监测

如前所述,当血红蛋白水平介于可输血或不需输血之间时,如何判断输血是否能够给危重患者带来益处是非常重要的,决定了患者的输血指征。一般说来,需要通过对患者基础疾病以及器官功能状态的综合了解,如患者临床症状、体征以及实验室检查,既往输血的效果及不良反应。需要注意的是,很多时候加强其他循环及呼吸支持治疗,可以达到预期治疗效果时,不要依靠输血救治。毕竟血液制品是宝贵的医疗资源,应尽可能保护,用于更有必要的患者;另外输血本身也存在相关的不良反应风险。

1. 患者基础疾病与器官功能状态　既往心脏疾病,尤其是缺血性基础疾病,如冠状动脉阻塞或狭窄或痉挛导致心绞痛、心肌梗死等;慢性肺疾病,呼吸代偿能力明显下降;合并脑缺血性疾病,或耐受缺氧能力差的临床情况；都是可能需要适当将患者血红蛋白水平维持在较高水平的基础情况。脑和心脏耗氧量高，相应的耐受缺氧能力更差，虽然机体的自身调节在严重疾病状态下作用有限，一旦严重缺氧，器官功能不全的发生率更高。

2. 与贫血相关的临床表现　从症状上来说，贫血表现为头昏、耳鸣、注意力不集中、心悸、气促、腹部胀满、食欲降低及全身乏力等缺血缺氧表现；查体表现为面色及睑、球结膜苍白，心率快，可有心律失常等；实验室检查显示血细胞比容及血红蛋白降低，某些情况骨髓检查可能有助于判断贫血病因。通过用活体内显微镜测定循环的血细胞比容和流速，了解微循环状况，测定氧供和氧耗。用磷光体计测定微血管的氧分压是监测组织氧合的新方法，正常微血管氧分压（$P\mu O_2$）大于静脉氧分压（PVO_2）。血液稀释时能维持$P\mu O_2$，但PVO_2下降。当微循环出现分流时，$PVO_2 > P\mu O_2$。输用新鲜库血能使肠道$P\mu O_2$和PVO_2恢复回到基线，28天库血能纠正PVO_2，不能纠正$P\mu O_2$。用人造血（Hb溶液）可同时复苏肠道$P\mu O_2$和PVO_2。贫血时中心静脉血氧饱和度（$ScvO_2$）明显降低说明组织氧供不能满足氧耗需求，提示需要输血。但值得注意的是当$ScvO_2$没有明显降低时不能说明没有组织缺氧，例如在严重感染性休克时，由于线粒体功能障碍，组织摄氧能力显著下降，$ScvO_2$可在组织已经严重缺氧时依然保持正常或高于正常值。其他还有一些监测具体器官功能状态的检查，例如心电图中ST段改变可以反映心肌缺血，可以参考应用。

（三）特殊危重患者输血指征

1. 创伤或出血　此类患者往往表现为急性失血，基础器官功能大多基本正常。对此类患者的最重要的处理首先应该是评估血容量，其次才是输血，同时应想办法控制失血。对于严重失血已经发生心肺代偿不足或严重临床症状的患者需输入包括悬浮红细胞在内的各种液体以保证基本循环血量，维持基本的氧供需平衡。如果能够有效止血，通常血容量丢失不超过体重的15%~30%的年轻患者或既往健康的患者不需要输血；失血量为体重的30%~40%有可能需要输血。根据创伤类型的不同输血策略可能会有一定差异，比如大血管损伤、深部出血或出血凶猛难以控制的个体应做好随时输血的准备，不可等到血红蛋白已经降到极低水平再输血，输血指征不应完全根据血红蛋白实验室检查。而对于一般钝挫伤或出血相对容易控制的区域损伤的失血则可以相对保守一些，把治疗重点放在有效循环血容量维持上，动态监测血红蛋白水平，采用限制性输血策略。2013年对于上消化道出血患者的输血指征的meta分析[12]显示采用限制性输血方案的患者虽然出院时血红蛋白水平明显较宽松组低，但在死亡率、再出血发生率以及住院时间方面均差异无统计学意义，而限制组输血量明显较低，节约了血液资源。即使有急性显性出血表现的患者，研究也推荐限制性输血方案。

另外，创伤往往导致短时间内大量失血，继而需大量输血。大量输血定义是指24小时内输注红细胞超过10U，或者是每小时需要3U的红细胞；当大量输血时需要红细胞、血浆及血小板适当的比例进行输注，以减少红细胞的输入量，防止凝血功能障碍。不同的医疗机构对大量输血的血液成分比例不尽相同。Tomaz等[13]分析了865例大输血患者，非创伤3组患者中，输注血浆与红细胞高低比例依次为1∶0.9、1∶1.4及1∶1.3，患者的30天死亡率没有差异；对心脏手术患者也是类似结果。Meghan等[14]的研究分析了324例大量输血患者的信息，根据血浆与红细胞的比例≥1∶1为高比例组，<1∶1为低比例组，高比例组的患者28天的存活率明显更高；血小板与红细胞比例≥0.2∶1为高比例组，<0.2∶1为低比例组，两者患者的28天存活率差异无统计学意义。通常来说，大出血需要大量输血时，可以按照1∶1∶1比例进行红细胞、血浆及血小板的输注，即10U悬浮红细胞∶1 000ml血浆∶1U单采血小板。

2. 大手术围手术期　围手术期的概念包括术前、术中及术后。大手术前应该仔细评估患者个体状态，尤其凝血功能，充分了解手术方式及可能遇到的出血风险，对于一些术区血供极丰富，或止血困难，或病变贴近大血管术中易损伤的高危手术，在术前可将患者血红蛋白水平维持在相应较高的水平，并充分备血。而对于术后患者，目前的观点仍然是可以将患者血红蛋白水平维持在较低水平，即采用限制性输血策略。即使对于传统上认为耐受贫血能力较差的心脏外科大手术术后患者，文献报道采用血红蛋白70~90g/L的限制性输血策略较80~100g/L的宽松性输血策略，不仅减少了红细胞制品的应用（平均0.71U），且并未增加死亡率及住院时间，以及心肌梗死、脑卒中、急性肾功能损伤、感染的发生率[15]。

3. 休克　休克按其病理生理特点可分为四型，治疗重点是维持有效循环血量，根据休克类型的不同对于输血的考虑也不同。

（1）低血容量性休克：有可能是失血性休克，治疗考虑参照上述创伤或出血患者；也有可能是体液丢失导致，这类休克患者血红蛋白水平往往是增高的，不需输血。

（2）分布性休克：主要包括感染性休克、过敏性休克和神经张力降低的患者。2012 年拯救脓毒症指南[6]推荐感染性休克前 6 小时集束化治疗中包括维持血细胞比容 0.30，对于没有心肌缺血、严重低氧血症、急性显性失血或缺血性冠脉疾病的患者推荐输血指征 70g/L，将血红蛋白水平维持在 70～90g/L 即可。

（3）心源性休克：患者往往存在心脏基础疾病，心脏对缺血缺氧的代偿力弱，应采用较宽松的输血指征，保证心肌供血供氧，但应谨慎处理容量问题，在输注任何液体时需要特别注意输注速度。

（4）梗阻性休克：输血不能解除病因也不能纠正低血压，治疗需要解除梗阻，比如气胸、心包积液、大量胸腔积液的引流及肺动脉血栓的去除。

4. 感染　一项对社区相关性感染患者的系统回顾以及 meta 分析显示，限制性输血方案没有减少院内感染，但可以减少严重感染风险。

5. 儿童　儿童的特点在于器官尚未发育完全，氧耗量高，器官功能储备能力与器官种类及年龄显著相关。2007 年发表在《新英格兰医学杂志》上的对儿科 ICU 输血指征的随机对照临床研究显示，采用 70g/L 的限制性输血指征较 95g/L 的宽松输血指征，患者的输血需求显著降低，而不良预后的发生率并未升高。

第三节　危重患者成分血输注

首先必须强调的是，目前已经达成共识，成分输血较输全血更加安全、更加经济，应该广泛采用。目前血液分离技术已经发展到很成熟的水平，除了悬浮红细胞，血液中几乎所有有用成分均可单独输注。对重症患者来说，输注血液制品包括但不仅限于红细胞输注，本节将就其他成分血的输注指征进行简述。

一、血　　浆

首先必须明确的是，血浆输注临床上不用于容量扩充，也不用于治疗营养缺乏或补充蛋白，仅限于补充血浆中的凝血因子（PT/APTT＞正常对照 1.5～2 倍）。建议给予需纠正凝血障碍的危重患者输注新鲜冰冻血浆（FFP）。一般认为的 FFP 输注指征：①先天性凝血因子缺乏；②伴有出血和凝血异常的急性 DIC；③严重肝脏疾病导致的凝血功能异常、存在出血或需进行手术时；④大量输血时，需同时补充血浆以及血小板等其他血液制品；⑤药物相关的凝血功能障碍，如肝素过量、香豆素类药物使用过量等；⑥抗凝血酶Ⅲ（AT-Ⅲ）缺乏；⑦其他原因导致的凝血功能异常。通常每次输注剂量为 10～15ml/kg。

二、血　小　板

临床上需要输注血小板的情况包括：①各种原因导致的严重血小板减少，血小板计数＜20×10^9/L 时；②需大量输血，出现稀释性凝血因子及血小板减少的患者；③血小板存在功能缺陷、凝血功能障碍以及出血倾向等表现时，尤其近期需有创操作或手术者可适当放宽血小板输注的指征。

对于 ICU 重症患者一般掌握“2-5-10”原则，即血小板计数＜20×10^9/L 器官自发出血的可能性很大，应该输注血小板；血小板计数（20～50）$\times10^9$/L，一般如果没有临床上明显的出血表现，可不予输注，但若近期要进行一些有创性操作，如气管切开、中心静脉穿刺等，可予输注；血小板计数（50～100）$\times10^9$/L，一般不予输注，但若近期要进行出血风险较大的大手术，可予输注。在一些特殊情况下血小板输注的建议：①大手术前血小板计数＜50×10^9/L；②大量输血，血小板计数＜40×10^9/L；③脓毒血症，血小板计数＜20×10^9/L；④骨髓抑制患者，血小板计数＜20×10^9/L；⑤特发性血小板减少性紫癜患者；⑥尿毒症患者。

需要注意的是若血小板减少原因是自身抗体大量产生后破坏，则输注外源性血小板可能不仅无法纠正血小板降低，还促使更多抗体产生加重病情。此外，一些患者可能血小板数量并不低，但存在严重血小板功能障碍，此时也有可能需要输注血小板。目前有研究者希望通过体外对诱导多能干细胞分化为巨核细胞，从而产生“人造血小板”，如能成功，可缓解临床血小板的需求压力[16]。

三、血浆成分制品

血浆蛋白制品包括人血白蛋白、免疫球蛋白、冷沉淀物、纤维蛋白原、凝血酶原复合物等。

1. 人血白蛋白　目前临床上应用最为广泛的血浆蛋白制品，主要应用于纠正低蛋白血症以及血浆置换等。无论是对烧伤患者还是脓毒症休克患者的液体复苏，都可选择白蛋白作为胶体液，可减少对肾替代治疗的需求，但是价格高，并不改善患者最终预后[17,18]。

2. 免疫球蛋白　临床上应用最多的是丙种免疫球蛋白，是某些免疫性疾病一线治疗用药，例如原发性或获得性免疫缺陷患者以及某些特异性的被动免疫（如抗破伤风、抗狂犬病免疫球蛋白等）。但对于非特异性免疫球蛋白的应用，例如严重感染等，其指征及用药时机和剂量均存在一定争议。

3. 冷沉淀　从血浆中分离，适用于凝血因子Ⅷ

和/或XIII和/或 vWF 和/或纤维蛋白原等缺乏的治疗性输注。临床上主要用于治疗血友病 A(甲型血友病)及血管性血友病,还有纤维蛋白原缺乏,也可用于尿毒症所致血小板功能障碍。病毒相关性疾病传播风险高。

4. 纤维蛋白原　适用于先天或获得性纤维蛋白原缺乏,如严重肝脏损伤、肝硬化、弥散性血管内凝血(DIC)以及大出血导致的低纤维蛋白血症。

5. 其他凝血因子　凝血酶原复合物含凝血因子Ⅱ、Ⅶ、Ⅸ、Ⅹ及少量其他血浆蛋白,临床上主要用于治疗凝血因子Ⅱ、Ⅶ、Ⅸ及Ⅹ等缺乏导致的出血,如血友病 B、严重肝病及 DIC 等。此外还包括凝血因子Ⅷ、Ⅶ等单一的凝血因子血液制品。

四、单采粒细胞

粒细胞输注的治疗意义存在很大争议,且不良反应明显,同时临床上已经有其他药物如粒细胞生长因子可有效应用于粒细胞缺乏症患者,因此粒细胞输注只在极少数难治性的或者程度极重($<0.5\times10^9$/L)的粒细胞缺乏症患者可能有一定使用空间,而且需要宜选择辐照 HLA 配合型单采粒细胞。

(邓一芸　韩莉　刘进)

参考文献

1. TORRES DM, TOMITA RB, FERRARI MT, et al. Anemia evaluation and outcome in critically ill patients submitted to a red blood cell transfusion restrictive policy[J]. Crit Care Med, 2006, 34(12):74-78.
2. HEBERT PC, WELLS G, BLAJCHMAN MA, et al. A multicenter, randomized, controlled clinical trial of transfusion requirements in critical care. Transfusion Requirements in Critical Care Investigators, Canadian Critical Care Trials Group[J]. N Engl J Med, 1999, 340(6):409-417.
3. LEAL-NOVAL SR, MUÑOZ-GÓMEZ M, JIMÉNEZ-SÁNCHEZ M, et al. Red blood cell transfusion in non-bleeding critically ill patients with moderate anemia: is there a benefit? [J]. Inten Care Med, 2013, 39(3):445-453.
4. SHUOYAN N, REBECCA B. M, YANGLMM, et al. Platelet Transfusion Practices in the ICU: Data From a Large Transfusion Registry[J]. Chest, 2016, 150(3):516-523.
5. CURLEY GF, SHEHATA N, MAZER CD, et al. Transfusion triggers for guiding RBC transfusion for cardiovascular surgery: A systematic review and meta-analysis[J]. Crit Care Med, 2014, 42(12):2611-2624.
6. Surviving Sepsis Campaign: international guidelines for management of severe sepsis and septic shock, 2012[J]. Inten Care Med, 2013, 39:165-228.
7. VON AN, MULLER C, SERKE S, et al. Important role of nondiagnostic blood loss and blunted erythropoietic response in the anemia of medical intensive care patients[J]. Crit Care Med, 1999, 27(12):2630-2639.
8. HEBERT PC, WELLS G, BLAJCHMAN MA, et al. A multicenter, randomized, controlled clinical trial of transfusion requirements in critical care. Transfusion Requirements in Critical Care Investigators, Canadian Critical Care Trials Group[J]. N Engl J Med, 1999, 340(6):409-417.
9. CARSON JL, GUYATT G, HEDDLE NM, et al. Clinical Practice Guidelines From the AABB: Red Blood Cell Transfusion Thresholds and Storage[J]. JAMA, 2016, 316(19):2025-2035.
10. CARSON JL, GROSSMAN BJ, KLEINMAN S, et al. Red blood cell transfusion: a clinical practice guideline from the AABB[J]. Ann Intern Med, 2012, 157(1):49-58.
11. 中华人民共和国卫生部. 临床输血技术规范:卫医发〔2000〕184 号[S/OL]. [2020-12-23]. http://www.nhc.gov.cn/yzygj/s3589/200804/adac19e63a4f49acafab8e0885bf07e1.shtml.
12. JUAN W, YONGXB, MING B, et al. Restrictive vs liberal transfusion for upper gastrointestinal bleeding: A meta-analysis of randomized controlled trials[J]. World J Gastroenterol, 2013, 19(40):6919-6927.
13. MESAR T, LARENTZAKIS A, DZIK W, et al. Association Between Ratio of Fresh Frozen Plasma to Red Blood Cells During Massive Transfusion and Survival Among Patients Without Traumatic Injury[J]. JAMA Surg, 2017, 152(6):574-580.
14. DELANEY M, STARK PC, SUH M, et al. Massive Transfusion in Cardiac Surgery: The Impact of Blood Component Ratios on Clinical Outcomes and Survival[J]. AnesthAnalg, 2017, 124(6):1777-1782.
15. DORNELES CC, BODANESE LC, GUARAGNA JC, et al. The impact of blood transfusion on morbidity and mortality after cardiac surgery[J]. Rev Bras Cir Cardiovasc, 2011, 26(2):222-229.
16. ITO Y, SOU N, NAOSHI S, et al. Turbulence activates platelet biogenesis to enable clinical scale ex vivo production[J]. Cell, 2018, 174(3):636-648.
17. ROBERTA J, NAVICKIS, DAVID G, et al. Albumin in Burn Shock Resuscitation: A Meta-Analysis of Controlled Clinical Studies[J]. J Burn Care Res, 2016, 37(3):e268-e278.
18. SHARON RL, MICHAEL WP, DAVID JW, et al. Colloids versus crystalloids for fluid resuscitation in critically ill people[J]. Cochrane Database Syst Rev, 2018(8):CD000567.

第六十八章

高原地区患者围手术期输血

高原医学以人体对高寒缺氧等特殊环境中的生理适应及损伤机制研究为特征。高原地区空气稀薄，低压低氧、紫外线辐射强，低温风大、气候干燥等恶劣的环境因素，不仅对高原地区人员日常生活产生不利影响，严重者生命健康也受到威胁。其中，高原因其特殊的地理环境和人文环境在临床输血时与平原地区存在差异，因此在临床输血时因地制宜地开展工作是整个输血与治疗的重点之一。

输血是临床治疗的一个重要手段，高原地区患者输血也要遵循少输血、不输血和减少不必要输血的合理输血原则，但必须以保障患者生命安全和稳定血流动力学为前提。

第一节　高原地区人群血液系统的改变

一、高原红细胞增多症

世界上海拔 3 000m 以上的高原面积约为 400 万 km^2，占陆地面积的 2.5%。我国 3 000m 以上高原地区占陆地面积的 1/6。人的机体长期处于高原环境中，由于缺氧导致红细胞过度增生、血液黏滞度增加，并引起头昏、头痛、气促等临床症状，称高原红细胞增多症(high altitude polycythemia，HAPC)。

世界最高的高原是中国的青藏高原，面积最大的高原为南极冰雪高原(表 68-1)。全世界约有 1.4 亿人居住于>2 500m 的高海拔地区，占总人口的 2%，他们中的大多数人在低压缺氧环境中表现出特定的生理变化。对这些人群的流行病学研究发现，HAPC 发病率存在种族、性别等方面差异。例如在安第斯山脉，居住点海拔>1 600m 的人已经表现出血红蛋白(haemoglobin，Hb)水平升高，而对于西藏人群、埃塞俄比亚人群，居住点>4 000m 才出现类似变化。流行病学研究表明，随着海拔的升高，HAPC 发病率增加，在同一海拔处，高原移居人群 HAPC 的发病率显著高于高原世居人群，男性的发病率显著高于女性。吴天一院士的研究表明[1]世居藏族人群 HAPC 患病率仅为 1.21%，移居汉族人群高达 5.57%。

表 68-1　世界十大高原海拔、面积与位置

地区	位置	面积/万 km^2	平均海拔高度/m
青藏高原	亚洲	250	4 500
帕米尔高原	亚洲	10	4 000
玻利维亚高原	南美洲	35	3 800
巴西高原	南美洲	500	300~1 500
南极冰雪高原	南极洲	1 280	2 500
埃塞俄比亚高原	非洲	45	2 200
墨西哥高原	北美洲	35	2 000
云贵高原	亚洲	30	2 000
亚美尼亚高原	亚洲	30	2 000
格林兰冰雪高原	北美洲	187	1 900

随着海拔的增高，空气中氧气含量逐渐降低。海拔每升高 1 000m，空气中氧气含量就会减少 10%所以，迅速地登上高原容易诱发高原反应。进入高原后，机体从组织、细胞对氧的感受、信号传导以及由此介导的红细胞增生、毛细血管密度增加、能量代谢调整等多个方面、多个层次进行调整，从而发生一系列可逆的、非遗传性的代偿适应性变化，以习服于高原缺氧环境。研究发现，动物缺氧早期血浆红细胞生成素水平显著增高，随后血红蛋白水平提高，高原长期生活人群对缺氧适应后会有一个较高的血红蛋白水平。

根据 2004 年第 6 届高原医学国际会议的标准，对于长期居住于海拔>2 500m 的人，血红蛋白男性>210g/L、女性>190g/L 者应考虑诊断为 HAPC[2]。我国青藏高原地区平均海拔超过 4 000m，素有“世界屋脊”之称，该地区 HAPC 患病率为 1.05%~5.70%，严重危害居民的身体健康。近年来，国内外学者对 HAPC 的发病机制、流行病学、治疗手段等方面作了广

泛研究，以期减少 HAPC 发生，改善患者预后。

二、高原凝血系统改变

正常人体凝血纤溶处于动态平衡，它是维持生命所必需的一种生理功能，一旦平衡失调，则会引起血栓形成或出血倾向。

高原凝血系统改变的潜在危险并不是血栓形成而是出血倾向。另外，缺氧导致红细胞代偿性增多，血液流变学发生改变，血液淤滞于血管内，血流缓慢，一方面导致微循环氧灌注不足，另一方面导致肺血淤积和肺泡通气与血流比例失调，肺动脉压力增加，心脏前负荷加重。缺氧和病变又互为因果，这一影响在高原地区，特别是肺部疾病患者中影响因素格外突出，产生“缺氧-病变-缺氧”的恶性循环。这种恶性循环导致机体启动内、外源性凝血途径，破坏凝血系统和抗凝血系统的生理平衡，形成高凝高纤溶状态，消耗性凝血因子减少，甚至可能导致出血倾向。在病理状态下，血管内如有血栓形成，纤溶酶原通过内外激活途径大量激活，溶解血栓，维持血管通畅。缺氧时红细胞代偿性增生，血液黏滞度增加，血管内皮细胞受损，内源和外源凝血途径的激活促使血液处于高凝状态；凝血因子消耗增多及血管内皮细胞受损而产生的物质如纤溶酶原激活物、纤溶酶原激活物抑制物破坏了凝血和纤溶的正常调节，导致机体凝血和纤溶失调。说明在缺氧状态下包括内源、外源及同凝血途径的激活及红细胞增生等原因促使血液高凝，凝血因子的消耗增加[3]。梁光祥等研究发现高原缺氧使健康人群血液高凝，纤溶亢进[4]（表 68-2），短时间内由平原地区进入高海拔地区者均为急进高原，沱沱河系青海高原，海拔 4 700m。

表 68-2　急进高原健康人两组凝血纤溶指标结果

指标	平原组（$\bar{X}\pm s, n=34$）	沱沱河组（$\bar{X}\pm s, n=34$）
凝血酶原时间/s	12.84±1.11	14.08±1.71*
凝血酶时间/s	10.38±1.57	12.15±1.86**
活化部分凝血活酶时间/s	31.57±3.74	37.42±5.29**
纤维蛋白原/（g·L^{-1}）	3.684±0.560	2.347±0.540**
纤溶酶原/%	104.80±14.87	98.91±14.10*
纤溶酶抑制物/%	17.10±12.07	100.93±10.81*
D-二聚体/（ng·ml^{-1}）	75.22±7.81	81.51±5.03**

注：* $P<0.05$；** $P<0.001$。

由表 68-2 可以观察到，随着海拔的升高，凝血酶原时间，活化部分凝血活酶时间，纤维蛋白原及凝血酶时间均出现不同程度的延长。凝血功能改变的可能机制为：①高海拔地区血液黏稠，血液流动缓慢，易于形成血栓，而凝血酶原时间、活化部分凝血活酶时间的延长有助于防止血栓形成，减少脏器栓塞。②凝血酶时间的延长说明纤溶系统亢进，有利于血栓的溶解，使血液高凝状态形成的微血栓溶解，起到保护血管及机体脏器功能的作用。③同样为了减少血栓的形成，纤维蛋白原的减少也可以理解为高海拔凝血系统平衡所做的改变。④缺氧使毛细血管及小血管等产生损害，使血管壁生理结构发生变化，血管壁脆性增加，易发生出血；单位组织毛细血管数量增加，血管床容积扩大，单位组织中血液量增加。⑤高原地区凝血异常患者血浆中前列环素，血栓素增高。研究表明[5]高原红细胞增多症患者纤维蛋白原、活化部分凝血活酶时间、凝血酶时间均较高原地区红细胞正常患者高。

第二节　高原对人体生理的主要影响

高原自然条件对人体最大的影响是低氧环境，机体进入高原后，缺氧可引起各系统功能一系列的应激反应，从而使机体发生暂时性的功能紊乱即“高山反应”[6]。氧是维持生命的最重要的物质。在静息状态下，人体组织的氧耗量约 220~260ml/min，剧烈活动时可增加 5~8 倍。大气中的氧通过氧运输系统最终进入线粒体被利用。

一、血氧运输

（一）高原缺氧对 Hb 与 O_2 亲和力的影响

目前资料表明在 3 000~5 000m，P_{50} 增加，Hb 与 O_2 亲和力下降，曲线右移；在>5 000m 时，大多数结果是 P_{50} 降低，血红蛋白与 O_2 亲和力增加。从平原移居亚高原后，由于 P_{50} 和 pH 增加使红细胞内的 2,3-二磷酸甘油酸（2,3-diphosphoglyceric acid，2,3-DPG）增加，曲线右移。因为 2,3-DPG 是红细胞无氧糖酵解过程中的中间产物，2,3-DPG 能与脱氧血红蛋白以 1∶1的比例结合，因而血红蛋白对氧的亲和力下降，氧解离曲线右移（图 68-1）。氧解离曲线左移，氧合血红蛋白亲和力增加，对于提高血液运氧效率也是十分有意义的。

（二）Hb 数量调控在低氧适应中的作用

从平原进入高原后人体内血红蛋白的变化程度受多种因素的影响，如海拔高度、高原停留时间、个体差异、遗传因素、性别、吸烟等。一般认为血红蛋白随

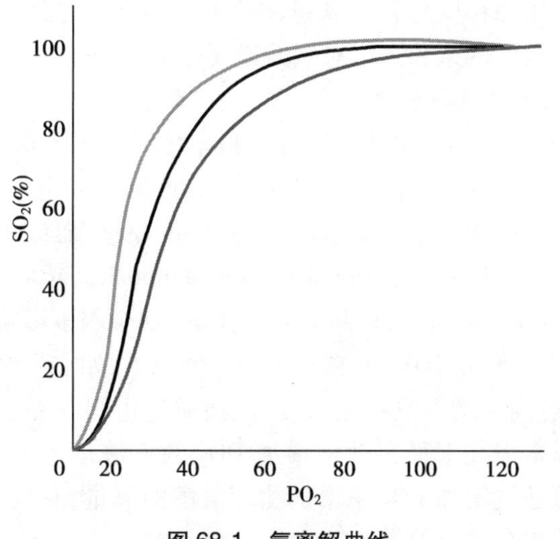

图 68-1　氧离解曲线

海拔高度增高而增高。彭丽娜等[7]观察不同高原高度对血红蛋白的影响(表 68-3)。

表 68-3　高原高度对 Hb 的影响

地区	高度/m	Hb/(g·L^{-1})
新津	520	139
札木	2 700	156
色霁拉山	4 400	168
业拉山	4 700	174

(三) Hb 变构调节在低氧适应中的作用

1. 肺弥散功能　平原人进入高原后肺弥散能力增加有限,这种有限的肺弥散能力增加可能与高原缺氧引起血红蛋白浓度增加,使血红蛋白结合氧的阻力减小,从而使 Hb 氧合反应加速有关。高原世居者的肺弥散能力比平原人高 20%~50%,可能与其肺容积较大有关。

2. 肺通气血流比例(ventilation perfusion ratio, V_A/Q)　进入高原早期,肺通气量增加的同时也有肺血流量的增加。而移居高原者由于长期缺氧引起肺小动脉的收缩,几乎都存在不同程度的肺动脉高压,这使肺的 V_A/Q 发生了改变。

二、循环系统

1. 心率　平原移居高原后心率明显增加,但在高原数月后安静时心率减慢可与平原人大致相同。长期居住在高原的移居者和世居者会出现心动过缓。心率增快的程度与海拔高度和进入高原的速度呈正相关。

2. 心泵　暴露于高原后,会影响心血管功能。心肌细胞上存在大量的 β1-肾上腺素受体[8,9],在交感神经活跃的状态下产生明显的功能。有人观察到心血管系统的低氧应激性症状反应与海拔高度成正比,尤其海拔 3 800m 以上地区的症状反应阳性率陡然升高,但随入住时间的延长而下降。

3. 血压　平原人在暴露于高原初期,收缩压、舒张压均显著升高,且随高原驻留时间延长而呈逐步升高趋势,尤其以舒张压升高为主,这可能是心血管系统为适应高原而发生代偿性功能增强的表现[10-12]。舒张压显著增高是高原血压升高的重要特点,具有重大意义。高原习服能够降低进入更高海拔高原后的急性高原病发病率;高原低氧使血液氧饱和度下降,心率增快,血压上升[13]。总之,高原环境下动脉血压变化的结果报道仍不一致,有待于未来大样本研究所证实。

4. 冠脉循环　心肌对缺氧很敏感,仅次于中枢神经系统。动脉血氧饱和度低于 80%即可引起心电图发生心肌缺血(氧)性改变,这是因为心肌的耗氧量大,由单位容积血液摄取的氧量多,心肌耗氧量占全身耗氧量的 12%。心肌缺氧时,进一步提高对单位容积血液中氧的摄取率很有限,主要依靠扩张冠状血管以增加心肌的供氧。急性轻度和中度缺氧,可使冠状血管扩张,冠状血流量增加,心肌摄取氧量增加,故心肌无明显缺氧。在严重缺氧时,尽管冠状血流量有所增加,但仍不能满足心肌对氧的需要而发生心肌缺氧。

5. 肺循环　动物或人吸入低氧混合气或暴露于低压环境,肺压立即升高。高原世居者和移居者的肺动脉压比平原人为高,大约在 3 000m 高度就可发生肺动脉高压。年龄越小(1~6 岁)肺动脉压上升越明显,所处海拔越高,肺动脉压越高。在高原进行体力活动时所引起的肺动脉增压反应比平原更为明显。

三、消化系统

(一) 高原低氧刺激交感神经兴奋

低氧致胃幽门括约肌张力升高,胃排空时间延长,胃蠕动减弱。同时低氧也抑制消化腺的分泌功能,导致唾液腺、胃腺、胆汁等分泌减少。

(二) 高原低氧对胃肠黏膜上皮细胞凋亡的影响

缺氧缺血所致胃肠黏膜上皮细胞死亡可分为细胞坏死和细胞凋亡两种。轻度缺氧缺血诱发细胞凋亡,重度则以细胞坏死为主。

四、中枢神经系统

(一) 能量代谢障碍

脑组织对缺氧极为敏感,主要原因是脑组织代谢是以高耗氧的有氧代谢为主。高原脑水肿死亡病例的尸检报告证实，死者的神经细胞肿胀，神经细胞和神经节细胞的胞浆内出现空泡，提示能量代谢障碍可导致脑水肿。

（二）下丘脑-垂体-肾上腺轴

中枢神经系统氧耗最高，占全身体重 2% 的大脑组织，氧耗占全身氧耗的 20%。在高原低氧环境中，中枢神经系统对低氧尤其敏感。低氧应激能诱导一系列神经内分泌反应，导致免疫功能发生重新调整。

第三节　高原输血相关病理生理

血液系统的改变是对高原低氧环境改变的敏感指标，因为机体对低氧刺激的最简单的方式就是增加循环内的红细胞数目，以增加携氧能力弥补大气中的供氧不足。因居住高原的久暂、耗氧量的多少、个体的缺氧程度的差异，血液系统发生了一系列相应的变化，这不仅表现末梢血管的数目改变，同时受到低氧刺激的造血组织的骨髓也发生相应的改变。所以各检测项目应有所不同。高原一切以低氧病理生理为中心；高原输血启动标准必须高于平原；所有老年患者均应视为心肺疾病的患者处理；输血及治疗应安全、有效、个体化、多项协同。

一、高原输血相关的病理学基础

（一）氧代谢和氧供需平衡病理生理特点

1. 氧的代谢　在正常情况下，空气中的氧进入肺内至组织利用，涉及一系列过程，包括氧的输送、氧的摄取、氧的运输、氧的代谢和摄取四个步骤，即所谓的“氧瀑布”生理过程。

（1）氧的输送：氧的输送即氧从大气环境或呼吸机到肺泡的阶段。决定肺泡氧浓度的两个重要因素是肺泡通气量和吸入气中的氧浓度，而肺泡通气量又受潮气量（正常情况下不低于 8ml/kg）、呼吸无效腔和呼吸频率的影响。

（2）氧的摄取：氧的摄取即氧通过肺泡和毛细血管膜进入血液的肺内氧交换过程，影响气体交换率的因素均对氧的交换有影响。此外，肺血流灌注状态、肺泡通气的分布以及肺泡通气与肺泡血流灌注的匹配均影响肺内氧的交换。

（3）氧的代谢和摄取：　氧的代谢和摄取即毛细血管壁内血液与组织间的交换。组织氧分压不一致，不仅不同器官之间存在差异，同一器官同一部位的细胞氧分压也不一样，其中接近毛细血管的细胞氧分压远高于远离毛细血管的细胞；当组织水肿时，细胞与毛细血管的距离更大，从而引起组织低氧。组织氧弥散的压力梯度是影响氧释放的主要因素。此外，血红蛋白与氧的亲和力也对氧的释放有影响。

2. 氧供需平衡

（1）氧供：氧供（DO_2）是指单位时间内心脏向组织输送的氧量，由心输出量及动脉血氧含量决定。DO_2 主要受心排血量（cardiac output，CO）、血红蛋白、动脉血氧饱和度（arterial oxygen saturation，SaO_2）和氧分压（partial pressure of oxygen，PO_2）四个因素影响，由于高 SaO_2 是有限的，在某些特殊情况下，如在高原时，Hb 过高会增加血液黏滞度，从而减少组织的灌注，故在通常情况下最有效地增加 DO_2 的方法是增加 CO，也可通过增加 PO_2 来增加物理溶解的氧量，有效方法是使用高压氧舱等。

（2）氧耗：氧耗（VO_2）是指单位时间内机体所消耗的实际氧量。氧耗不一定等于氧需，氧需是指单位时间内机体所需的氧量，是无法测量的。在正常情况下，氧耗等于氧需，而危重患者氧耗小于氧需，此时体内存在无氧代谢，血浆中的乳酸水平将增加。

（3）混合静脉血氧饱和度（oxygen saturation in mixed venous blood，SvO_2）：是反映全身氧供需平衡的一个综合指标，正常值为 60%～80%。SvO_2 主要受 CO、Hb、SaO_2 和 PO_2 4 个因素影响。由于在临床上输用红细胞的目的是保证有足够的携氧 Hb 来满足机体的供氧与耗氧的平衡，因此 SvO_2 是指导输用红细胞的一个最好指标，在高原尤其适用。

（4）氧供依赖：氧供依赖即机体的氧耗随着氧供的变化而变化，可分为以下两种情况：①生理性氧供依赖：生理性氧供依赖是指正常人静息状态下，氧需和氧耗保持恒定，此时所测得的氧耗量为实际需氧量，在一定范围内，氧供增加，氧摄取率下降；氧供下降，氧摄取率增加。机体通过氧摄取率的改变来代偿氧供的变化，以维持机体氧耗的稳定。当氧供下降至某一临界值时，机体的摄氧率增至最大，此时随着氧供的下降，氧耗也随之下降，即形成生理性氧供依赖，正常情况下氧供和氧耗的比例为 4∶1，增加或降低氧供对氧耗无影响。②病理性氧供依赖：当 DO_2 上升或下降时，氧摄取量均保持不变，VO_2 和 DO_2 呈线性关系，这种在病理状态下形成的氧供依赖称为病理性氧供依赖，它与生理性氧供依赖的区别在于其氧供临界阈值较高。

（二）机体对低氧的反应

机体对低氧的反应取决于影响机体对低氧反应因素，包括个体因素和外界环境因素，个体因素有低氧发生的速度、低氧程度、低氧持续时间、机体的体质状况（代谢、功能状态）、心理因素等；外界因素有大气压、氧分压、温度、风速、湿度等。

根据缺氧发生的速度，缺氧可分为急性缺氧和慢性缺氧。根据缺氧时 PaO_2 的变化，缺氧可分为低张性低氧血症和等张性低氧血症。根据缺氧的原因，缺氧可分为乏氧性缺氧、血液性缺氧、循环性缺氧和组织性缺氧。

1. 乏氧性缺氧　乏氧性缺氧是指由于肺泡氧分压降低或静脉血分流入动脉，血液从肺摄取的氧减少，以至动脉血氧含量减少，PaO_2 降低。它属于低张性低氧血症(hypotonic hypoxemia)。特点：①动脉血氧分压，氧饱和度和氧含量都降低时，静脉血氧分压、氧饱和度亦随之降低。②动脉血和静脉血氧容量正常。慢性缺氧性乏氧会使单位容积内红细胞数和血红蛋白量增多，氧容量增加。③动静脉血氧分压差接近正常。如果 PaO_2 太低，动脉血组织氧分压差明显变小，血氧弥散到组织内减少，可使动静脉血氧分压差降低。④除血氧变化外，根据肺泡通气量，$PaCO_2$ 有不同变化。例如发生严重的肺功能障碍时，CO_2 排出少，则 $PaCO_2$ 升高；如果过度换气，CO_2 排出增多，则 $PaCO_2$ 降低。

2. 血液性缺氧　血液性缺氧(hemic anoxia)是指由于 Hb 含量减少或性质发生改变，使血液携带的氧减少，血氧含量下降，或与 Hb 结合的氧不易释放出所引起的缺氧。由于以物理状态溶解在血液内的氧不受 Hb 的影响，这型缺氧的 PaO_2 正常，属于等张性低氧血症(isotonic hypoxemia)。特点：①PaO_2 正常，氧容量和氧含量减少。②血红蛋白氧饱和度在贫血性缺氧时正常，高铁血红蛋白血症和碳氧血红蛋白血症降低。③动静脉血氧分压差小于正常。④由于 PaO_2 正常，一般不引起肺通气增加。严重贫血时不出现发绀。高铁血红蛋白呈咖啡色，碳氧血红蛋白呈樱桃红色。

3. 循环性缺氧　循环性缺氧(cireculatory anoxia)是指由于血液循环障碍，供给组织的血液减少而引起的缺氧，又称低血流性缺氧(hypokinetic anoxia)。特点：①动脉血氧分压、氧饱和度和氧含量正常。氧容量一般是正常的。②由于血液流动缓慢和氧解离曲线右移，组织从单位容积血液内摄取的氧增多，静脉血的氧分压、氧饱和度和氧含量均降低，动静脉血氧分压差别加大。休克时，如果微循环动静脉吻合支开放，或细胞利用氧的能力降低，动静脉血氧差也可以变小。③不仅组织缺氧，组织内代谢产物也不能及时运出，所以低血流性缺氧比乏氧性缺氧对组织细胞的损害更为严重。

4. 组织性缺氧　由组织细胞利用氧异常引起的缺氧称为组织性缺氧(histogenous anoxia)。特点：因组织需氧过多引起缺氧时，组织耗氧量是增加的，静脉血的氧含量与氧分压较低，使动静脉血氧差增大。

缺氧虽分为上述 4 型，但在实际情况中往往是混合型。例如失血性休克，既有血红蛋白减少所致的血液性缺氧，又有微循环障碍所致的循环性缺氧。又如心力衰竭，既有微循环障碍所致的循环性缺氧，又可继发肺淤血、水肿而引起呼吸性缺氧。尤其对高原地区的患者更应做到具体患者，具体分析。

二、高原低血容量性休克

(一) 失血性休克

出血是否会导致休克，取决于出血量和出血速度，当然与患者的心血管代偿功能状态也有关系。一般可根据临床症状分析所丧失的血容量和急救时所需要补充的容量。

Ⅰ级出血：患者轻度出血，丧失 10%～15%的血容量(750ml)，有心动过速，而不改变血压和呼吸。快速输入 2L 平衡溶液能有效的恢复循环血容量和心排血量。肾灌注正常，末梢血管阻力和肾血管阻力接近正常。

Ⅱ级出血：丧失 20%～25% 血容量(1 000～1 250ml)，伴有心动过速、收缩压降低、脉压减小、肾血管阻力增加，伴有滤过率和尿量的降低。早期复苏时快速输入 3～4L 平衡溶液，可补充血浆容量和补充间质容量的缺乏。只要没有进一步的出血，患者尿量可恢复正常，24 小时内肾灌注和肾小球滤过均可恢复正常。

Ⅲ级出血：严重出血将快速丧失 30%～35%的血容量(约 1.5～2L)。除心动过速外，会发生末梢灌注减少和酸中毒，呼吸急促，脉压减小，低血压和尿少，全身和肾血管阻力明显增加，肾血流明显减少，肾小球滤过率降低。需快速输入 4～6L 平衡溶液，并准备输血。虽肾小球滤过和尿电解质排出常在 24 小时内恢复，但肾血管阻力增加将持续 48～96 小时。

Ⅳ级出血：致命性急性失血达到 40%～45%或更多(约 2～3L 或更多)，不急救心搏会立即停止。末梢和血管阻力会明显增加，表现为冷而湿的皮肤和无尿。说明肾脏缺乏血液灌注和无滤过。在急诊科就需要快速补液和急送手术室。肾小球滤过率需 48～72 小时才恢复，肾血管阻力增加要持续 4～7 天。

(二) 创伤性休克

失血性休克不一定伴有创伤，而创伤常伴有低血容量，晚期还可伴有严重的感染。失血性休克时收缩压虽可低达 20mmHg，但由于缺乏触发 DIC 的因素，因而易于救治；但创伤性休克时，来自创伤组织区的少量组织凝血活酶、破坏的血小板或红细胞，便足以诱发 DIC。

（三）烧伤性休克

烧伤是由热、化学物质、光、电及放射线等所造成的皮肤及深层组织的损害。早期可因大量体液丢失而致低血容量性休克，晚期又可因感染而致严重的感染性休克。休克又可导致代谢、免疫、内分泌及各脏器功能的变化。

（四）失液性休克

大量丧失功能性细胞外液，如急性肠梗阻、空肠瘘等，致使有效循环血容量不足，也可导致休克。

三、高原临床检验特点和低血容量休克的血液流变学变化

（一）血细胞比容

研究[14]发现健康成人进入高原（4 300m）1、3、7 天时血细胞比容（Hct）逐渐增加，但与平原无统计学差异，而 1 个月时明显高于平原值。（表 68-4）

表 68-4　健康成人进驻高原（4 300m）不同时间红细胞计数和血细胞比容（$\bar{X}\pm S$）

参数	进驻高原前	进驻后第 1 天	进驻后第 3 天	进驻后第 7 天	进驻后第 1 个月
RBC/（$\times10^{12}\cdot L^{-1}$）	4.7±0.39	4.61±0.46	4.71±0.35	4.82±0.41	5.92±0.43
Hct/（$m^3\cdot L^{-1}$）	0.44±0.13	0.45±0.15	0.46±0.19	0.48±0.16	0.54±0.21

（二）红细胞变形性

正常红细胞通过毛细血管时均需变形，红细胞的可塑性与下述因素有关：①红细胞有双凹圆盘状的构形特点，这样表面积大，容积小，易于变形，如为圆球状则不易变形。②红细胞膜的结构与红细胞内能量代谢有关。红细胞膜可以收缩变形，变形时需要 ATP 的存在。③红细胞内部黏度的改变。pH 变化影响红细胞内部黏度，pH 降低可降低红细胞的变形能力。④血浆黏度与红细胞内部黏度比。血浆黏度增加，红细胞变形性增加。由于淤血性缺氧，ATP 产生减少，影响红细胞膜的正常功能和结构。晚期有血液浓缩，血细胞比容升高，黏度增加，因而游离脂肪酸增多，降低红细胞变形能力。

由于高原血液的黏、浓、聚等特性。导致血液流速缓慢，尤其在微循环中更加显著，易导致“塞流”，减低了血液流动，毛细血管脆性增加，对组织细胞的灌注、气体及物质的交换产生了明显影响。

（三）红细胞聚集性

红细胞聚集性是血液的一种正常属性。血液中红细胞的聚集或分散对血液流动有严重影响，血中红细胞聚集增多，血黏度会随之增高。红细胞聚集性受机体内的一些促聚集因素（主要是一些大分子蛋白质）和一些抑制聚集因素（切应力和负电荷）的影响。另外，血细胞比容对红细胞的聚集性也有一定影响。如前所述，休克时由于失血、失液、液体外渗，会导致血液浓缩、血流缓慢、红细胞切应力减小、血细胞比容增加，从而使红细胞聚集性升高。

为了观察高原地区低氧环境下血小板膜糖蛋白（CD62P，CD63）表达，有人对海拔 300m、海拔 2 260m、海拔 4 500m 的健康人群进行血小板膜糖蛋白（CD62P，CD63）和凝血各项指标的测定（PLT、PT、APTT、TT、Fg），对评价高原地区人群出血疾病和血栓性疾病提供有效的科学依据[15]（表 68-5）。高原组分别与西安组、西宁组比较，均为 $P<0.05$。

表 68-5　西安组、西宁组及高原组 DC62P/CD63 及凝血各项指标比较

组别	n	CD62P	CD63	PLT/（$\times10^9\cdot L^{-1}$）	PT/s	APTT/s	TT/s	Fg/（$g\cdot L^{-1}$）
西安组	30	2.71±1.56	3.36±1.95	182.27±43.71	11.80±0.93	31.64±2.42	13.50±0.93	3.30±0.41
西宁组	30	3.85±1.49	4.51±1.50	139.90±39.44	12.39±0.92	34.77±2.36	14.19±0.99	3.07±0.44
高原组	30	6.42±1.73	5.85±1.59	103.37±32.14	13.12±0.92	37.87±2.47	15.26±0.86	2.73±0.45
F 值		42.47	16.27	31.19	15.43	49.68	27.35	13.28
P 值		<0.05	<0.05	<0.05	<0.05	<0.05	<0.05	<0.05

注：CD62P. 选择素；CD63. 溶酶体颗粒膜糖蛋白；PLT. 血小板；PT. 凝血酶原时间；TT. 凝血酶时间；APTT. 活化部分凝血活酶时间；Fg. 纤维蛋白原。

（四）白细胞黏附和扣押

在生理情况下，白细胞数量很少，其容积仅占红细胞的0.9%，对血液黏度和血液流变影响很小。但由于白细胞的体积大于红细胞，且不易变形，白细胞不易通过毛细血管，常引起血流减慢和暂停。由于白细胞数量极少，血流间歇也只发生在少部分毛细血管内，有人认为这可能是毛细血管分批开放或关闭的一个调节因素。休克时由于缺血缺氧，导致大量酸性产物聚集，毛细血管扩张，通透性升高，液体外渗，血流减慢，使得白细胞趋边，贴壁、黏附增多，严重时导致毛细血管嵌塞，影响微循环灌流。微循环灌流障碍又可反过来影响白细胞流态，加重白细胞贴壁、黏附、嵌塞，引发恶性循环。

近期研究表明，休克时发生的白细胞黏附、贴壁除与血液本身流态及微循环因素有关外，黏附分子在其中起了非常重要的作用。

第四节　高原围手术期输血及治疗

一、高原地区输血标准

我国国家卫生行政主管部门在其发布实施的《临床输血技术规范》中即推荐 Hb 70g/L 作为围手术期红细胞输注的阈值。

高原地区输血也要遵循少输血、不输血和减少不必要输血的合理输血原则，但必须在节约用血与保障患者生命安全和稳定血流动力学之间寻找平衡点。

根据国内外各输血指南，当患者的血红蛋白水平介于0~100g/L时是否输注红细胞，主要由医师根据患者的病情情况决定。然而，对于围手术期患者这样一个很大的群体提出血红蛋白宽达60~100g/L的范围可以启动输注红细胞，却没有规定输注红细胞后的目标血红蛋白的水平，必然会导致相当多的临床医师们认为将血红蛋白维持在100g/L时至少没有原则性的错误，从而导致血液的过度输注和浪费。技术规范对于血红蛋白介于60~100g/L患者的输血选择规定也相对模糊。限制性输血策略已广泛应用于临床，按照美国血库协会（AABB）的观点，手术患者须维持血红蛋白 Hb≥70~80g/L[16]。输注红细胞是为了提高受血者血红蛋白的携氧能力，从而使患者的机体能够维持一个氧供和氧耗的平衡状态。

但是学者们在高原（青海省格尔木市，海拔2 700m）工作中发现，很多内科疾病患者的血红蛋白水平在100g/L时就可能有明显的心率增快、乏力、头晕等贫血的临床症状，推测在高原基础性缺氧的环境下，患者对贫血的耐受性较平原地区下降，更容易发生低氧血症，为此应该适当调整内科患者的临床输血指征。高原内科患者红细胞的输注不能仅仅按照现有输血指南的规定执行，还要应根据患者的临床贫血症状来掌握[17]（表68-6）。

表68-6　高原22名内科患者输血前后相关指标比较（$\bar{X}$±S）

	血红蛋白/（g·L^{-1}）	血氧饱和度/%	心率/（次·min^{-1}）
输血前	94.26±7.15	72.15±6.37	95.35±8.24
输血后	108.24±11.67	87.54±6.28	74.87±4.25
t值	4.8	8.1	10.4
P值	<0.01	<0.01	<0.01

从表68-6可以看出，22名患者输血前都不符合国家规定的内科输血指征，但是都有明确的组织缺氧表现如心率增加、头晕乏力和血氧饱和度下降。基于此给患者进行了输血治疗，平均每人输注3U悬浮红细胞。输血后患者的临床缺氧症状明显缓解，由此又验证了高原患者的血红蛋白正常水平较平原高，同样水平的血红蛋白下降对机体产生不同的临床影响，高原患者对低血红蛋白更加敏感。所以不能以平原患者的输血标准来决定高原患者是否输血，而是应该结合临床考虑输血与否。

谢丹等[18]报道，高原高龄（80~89岁）心功能不全患者急性大失血后，虽然给予充分扩容等治疗，但仍然处于低血压（SBP<90mmHg及DBP<60mmHg）状态。给予输注一定量红细胞使达到一定阈值才能维持其正常血压。维持正常血压所需要的最低血红蛋白浓度阈值为：轻度心功能不全为70~80g/L，中度心功能不全为80~90g/L，重度心功能不全为90~110g/L（表68-7）。结论：高原高龄心功能不全患者急性大失血后易发生血流动力学不稳定、心律失常及失血性休克，仅仅给予晶体、胶体充分扩容、输注人血清蛋白及参附注射液等并不能获得稳定的正常血压，而再给予输注小量红细胞至血红蛋白浓度达一定阈值，改善血液的携氧功能后才能维持其血流动力学基本稳定。

高原血液流变学的主要特点是“浓、黏、聚、凝”。但不同年龄组、不同性别、移居与世居又有其特殊性，因此，必须实施个体化。所以，国家卫生部门制定相关标准时也要充分考虑高原地区的实际情况，制定出符合当地实际的指导标准。

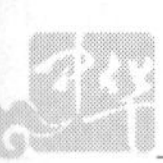

表 68-7　各级心功能不全失血性休克患者输血后血压达标 Hb 浓度值情况

分组	n	NYHA	BP 达标前浓度/(g·L^{-1})	BP 达标前浓度/(g·L^{-1})	LVEF/%
A 组	3	Ⅱ	62~65(64.33±1.70)	73~78(7533±2.05)	56.67±3.40
B 组	13	Ⅲ	40~67(54.77±9.04)	79~90(82.92±3.07)	46.63±16.40
C 组	5	Ⅳ	56~68(61.60±4.32)	104~110(105.80±2.86)	37.40±13.60

人体对失血有一定代偿能力，当红细胞下降到一定程度时才需给予补充。临床研究证实，一般手术患者在血红蛋白 100g/L，或血细胞比容>0.30 时可安全耐受麻醉手术。麻醉手术期间的重症患者（心肌缺血、肺气肿等 ASA Ⅲ~Ⅳ级），应维持血红蛋白 100~120g/L。

围手术期输血是维持患者生命安全的重要治疗措施。手术过程中，血小板及各种凝血因子的丢失、消耗和稀释，以及输入大量库存红细胞悬液后，库存血的高钾、低钙、pH 下降、低温等因素的影响，患者常出现凝血功能障碍，这直接加重患者术后渗血和再出血的发生。能否正确对潜在大出血患者围手术期凝血功能正确评估并合理成分输血关系到患者的生命。

二、高原地区自体输血及治疗

高原血液流变学的主要特点是“浓、黏、聚、凝”，尤其是红细胞计数和血细胞比容较高，对于自体输血较为有利。鉴于高原地区缺氧环境下机体红细胞数、血液黏滞度高，在高海拔地区采用自体输血与术中扩容血液稀释相结合的方法，可达到节约用血的目的。

（一）贮存式自体输血

是指提前数天或数十天开始分段采集患者自身的血液或血液成分进行保存，当患者实施择期手术、术后或需要输血时，再回输这些已保存的自身血液或血液成分。实施贮存式自体输血的条件是患者术前健康，Hb>130g/L，Hct>0.4，同意并签订协议即可，但每次抽血不超过 500ml。大多数研究证明，自体输血可改善手术预后情况，包括术后感染率、死亡率和住院时间。

（二）手术麻醉科急性等容血液稀释

王祖谦等[19]在高原开展自体输血和血液稀释。选择 ASA Ⅰ~Ⅱ级，年龄 23~68 岁，术前 Hb 130g/L，Hct>0.4，术中出血约在 800ml 以上的择期外科手术病例 80 例，分为两组。实验组 40 例，于术前或/和麻醉后采集自体血 400~800ml，用以自体血回输，术中给予扩容行血液稀释，通过监测血细胞比容和血红蛋白控制输血。对照组按常规方法输血和输液。结果实验组术中输血量为(462±220)ml，比对照组(1 297±640)ml 少 60%。实验组术中血流动力学稳定，凝血功能无显著变化（表 68-8）。

表 68-8　两组外科手术患者凝血功能比较($\bar{X}$±S)

指标	对照组(n=40)			试验组(n=40)		
	术前	术中	术后	术前	术中	术后
PLT/(×10^9·L^{-1})	137.95±52.47	128.75±42.35	100.48±67.64	135.20±47.96	122.75±42.26	114.60±38.38
PT/s	11.77±1.23	11.67±1.54	13.15±0.99	12.13±1.14	13.44±2.77$^{\triangle\triangle}$	13.80±1.25$^{\triangle}$
APTT/s	28.75±3.65	29.74±3.65	29.56±8.45	30.02±3.46	32.37±6.41$^{\triangle}$	32.40±2.72$^{\triangle}$
Fg/(g·L^{-1})	3.23±0.63	2.29±0.71	2.22±1.41	3.03±0.82	2.81±0.55$^{\triangle\triangle}$	2.78±1.11$^{\triangle}$
TT/s	17.47±2.38	20.20±6.23	19.99±8.76	17.99±2.23	24.34±5.95$^{\triangle\triangle}$	25.197.97$^{\triangle\triangle}$

注：PLT，血小板；PT，凝血酶原时间；APTT，活化部分凝血活酶时间；Fg，纤维蛋白原；TT，凝血酶时间。与对照组相比$^{\triangle}P<0.05$，$^{\triangle\triangle}P<0.01$。

（三）自体血回输

血液回收是指用血液回收装置，将患者体腔积血，手术中失血及术后引流血液进行回收、抗凝、滤过、洗涤等处理，然后回输给患者。自体血回输的主要优点：①保护了人体最为宝贵的血液资源，避免血液浪费，有利于缓解目前血液短缺的困难；②做到不输或少输异体血，避免或减少异体输血不良反应及血液传播性传染病的传播；③避免了大量输用异体血液破坏自身的凝血系统导致术后渗血；④红细胞活力比库血好，携氧能力强；⑤解决特殊血型 RhD 阴性病例的供血问题；⑥无须检查血型和交叉配血，节省时间，提高大失血时紧急抢救成功率；⑦不接受异体输血的宗教信仰者应用；⑧操作简便，及时快捷，有利于突发大出血又未备血患者的抢救并无量的限制；⑨节省输血费用，产生有效的经济和社会效益；⑩便于在战伤、地震等突发事件的伤员救治中使用。

（四）围手术期的液体治疗

急性超容血液稀释(acute hy-pervolemic hemodilution,AHH)是一种简单的血液保护手段,费用低、易操作、不易污染,实施 AHH 时,最大顾虑是容量负荷过大,如联合控制性降压,由于容量血管扩张,使机体可容纳大量液体输入而不加重左心负担,提高了 AHH 的安全性。

体液量与性别、年龄、体重有关。成年男性的体液量约占体重的 60%,女性约占体重的 55%。人体体液分为细胞内液和细胞外液。细胞内液男性约占体重的 40%,女性约占体重的 35%。细胞外液由组织间液和血浆组成,约占体重的 20%,其中组织间液量约占体重的 15%,血浆量约占体重的 5%(表 68-9)。

表 68-9　成人的体液组成占体重百分比/%

体液	占体重百分比/%	
	男性	女性
体液总量	60	55
细胞内液	40	35
细胞外液	20	20
组织间液	15	15
血浆	5	5

围手术期的液体选择需要充分考虑高原地区的血液流变学的主要特点,术中失血可导致血容量减少,需要输注血液制品和晶体液和/或胶体液,补充血容量不足。部分失血患者不需要给予血液制品,依靠晶体液和(或)人工胶体液维持血容量。

1. 术中液体治疗的最终目标　是避免输液不足引起的隐匿性低血容量和组织低灌注,及输液过多引起的心功能不全和外周组织水肿。围手术期必须保证满意的血容量和适当的麻醉深度,对抗手术创伤可能引起的损害,保证组织灌注满意,器官功能正常。满意的循环容量和适当的麻醉深度对保证手术患者器官功能正常十分重要。

2. 人体体液分为细胞内液和细胞外液　通过细胞膜上 Na^+ ATP 泵的调节,使细胞内液的含量和成分保持恒定。细胞外液随年龄增加有一定变化,其主要功能是维持细胞营养并为电解质提供载体。维持正常的细胞外液容量,尤其是有效循环血容量,是液体治疗的关键和根本。血液是由 60%的血浆和 40%的红细胞、白细胞和血小板组成,其中 15%分布于动脉系统,85%分布于静脉系统。掌握人体体液的正常分布有助于制定术中液体治疗的正确方案。

3. 复苏液体的种类　早期使用平衡盐液扩容,可以稀释血液,纠正血液高凝状态,使外周血管阻力减少,改善微循环。同时增加回心血量,提高心输出量,从而使组织的血液灌流增加,补偿了因血红蛋白浓度降低而导致的血液携氧能力的下降。

人工胶体作为天然胶体的替代物已广泛应用于患者围手术期的液体及复苏治疗。近年来有前瞻性研究认为 HES 有导致肾损伤及凝血机制障碍的风险,发生率随累积使用量的增加而升高[20]。而有研究显示在围手术期的低血容量患者中,使用 HES(130/0.4)与晶体液比较,28 天病死率差异无统计学意义,但晶体液组患者显示出更高的 90 天病死率[21]。

重视麻醉手术期间患者的液体需求量。应有针对性地进行液体治疗,达到维持有效血容量和确保氧转运量、凝血功能、水电解质、酸碱的平衡以及血糖正常范围。

4. 高原地区的出凝血项目检查　对高原患者围手术期的凝血功能检测更应慎重,其凝血及纤溶过程异常可增加其围手术期大出血及感染概率,而当高原患者发生出血性事件时其凝血纤溶状态变得更为复杂,增加临床输血策略制定的难度。高原长期的高压、低氧状态可导致患者机体处于相对高凝状态[22]。

（五）围手术期输血指征评分与高原地区手术麻醉科输血

研究表明[23]:应用 POTTS 指导高血红蛋白患者的围手术期输血,能够减少血液输注量,避免血液资源的浪费,具有安全性和有效性。按照 POTTS 指导对患者进行评分,基础分为 6 分,在每次输入同种异体红细胞悬液前均需评分。6~7 分时患者 Hb 维持在 60~70g/L 即可;7~8 分时患者 Hb 维持在 70~80g/L 即可;8~9 分时患 Hb 维持在 80~90g/L 即可。9~10 分时患者血红蛋白能维持在不低于 90~100g/L 即可。高于 10 分时,将患者的血红蛋白维持在高于 100g/L(表 68-10)。

表 68-10　围手术期输血指征评分

加分	维持基本正常心输出量所需肾上腺素泵注速度	维持 $SpO_2 \geq 95\%$时所需吸入的氧浓度	中心温度	心绞痛
0	不需要	≤35%	<38℃	无
+1	≤0.05μg/(kg·min)	36%~50%	38%~40℃	运动或体力劳动或激动时发生
+2	≥0.06μg/(kg·min)	≥51%	>40℃	日常活动或休息安静时发生

（贾珍　李孔兵　陈庆彬）

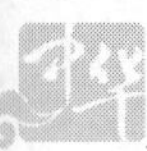

参考文献

1. WU TY. Chronic mountain sickness on the Qinghai-Tibetan plateau[J]. Chin Med J (Engl),2005,118(2):161-168.
2. 吴天一. 我国高原医学研究进展(热烈祝贺中华医学会成立九十周年)[J]. 高原医学杂志,2005,15(1):1-8.
3. 梁光祥,罗智恒. 高原移居汉族凝血纤溶系统的研究[J]. 临床军医杂志,2003,31(3):33-34.
4. 李文倩,冯建明,沈括,等. 急进高原健康人凝血-纤溶指标研究[J]. 高原医学杂志,2005,15(4):22-24.
5. 石泉贵,冯东方,陈芳芳,等. 高原红细胞增多症患者凝血指标的变化观察[J]. 国际检验医学杂志,2015,36(10):1385-1386.
6. ROEGGLA G,ROEGGLA M,PODOLSKY A,et al. How can acute mountain sickness be quantified at moderate altitude?[J]. Journal of the Royal Society of Medicine,1996,89(3):141-143.
7. 彭丽娜,冯桂娟. 高原低氧运动对机体 Hb 及 Hb 和 O_2 亲和力的影响[J]. 甘肃科技,2009,25(1):136-138.
8. ZHU W,WOO YH,ZHANG Y,et al. β-adrenergic receptor subtype signaling in the heart:from bench to the bedside.[J]. Current Topics in Membranes,2011,67:191-204.
9. SALOM D,PADAYATTI PS,PALCZEWSKI K. Crystallization of G protein-coupled receptors[J]. Methods in Cell Biology,2013,117:451-468.
10. RHODES HL,CHESTERMAN K,CHAN CW,et al. Systemic Blood Pressure,Arterial Stiffness and Pulse Waveform Analysis at Altitude[J]. Journal of the Royal Army Medical Corps,2011,157(1):110-113.
11. Siqués,PATRICIA,BRITO J,et al. Blood pressure responses in young adults first exposed to high altitude for 12 months at 3550 m[J]. High Altitude Medicine & Biology,2009,10(4):329-335.
12. 张云,徐红,唐伟革,等. 不同时间节点及放置时间对急进高原官兵血常规的影响观察[J]. 人民军医,2012,55(12):1158-1159.
13. 郑双锦,覃军,余洁,等. 健康青年男性高原习服后进入更高海拔心率、血压和血氧饱和度变化规律及与急性高原病的关系[J]. 高原医学杂志,2013,37(5):325-328.
14. 杜卫琴,张雪峰,郭志坚. 高原移居居民慢性低氧习服血小板血液含量的调查[J]. 高原医学杂志,2011,21(3):55-56.
15. 顾松琴. 高原低氧环境下血小板膜糖蛋白 CD62P、CD63 表达的研究[J]. 高原医学杂志,2016,26(1):40-42.
16. CARSON JL,GUYATT G,HEDDLE NM,et al. Clinical Practice Guidelines From the AABB:Red Blood Cell Transfusion Thresholds and Storage[J]. JAMA The Journal of the American Medical Association,2016,316(19):2025.
17. 林秀来,殷作明,黄永红,等. 高原地区创伤失血性休克的早期液体复苏[J]. 西南国防医药,2006,16(1):74-75.
18. 谢丹,何少平,庞永诚,等. 高原高龄心功能不全患者急性大失血后 Hb 阈值分析[J]. 重庆医学,2012,41(16):1627-1629.
19. 王祖谦,赵世军,贾珍,等. 高原地区自体输血及血液稀释的临床研究[J]. 青海医学院学报,2005,26(3):204-206,213.
20. MSC RZM. Association of hydroxyethyl starch administration with mortality and acute kidney injury in critically ill patients requiring volume resuscitation:a systematic review and meta-analysis.[J]. Jama,2013,309(7):678-688.
21. ANNANE D,SIAMI S,JABER S,et al. Effects of fluid resuscitaion with colloids vs crystalloids on mortality in critically ill patients presenting with hypovolemic shock:the CRISTAL randomized trial[J]. Journal of the American Medical Association,2013,310(17):1809-1817.
22. 谢玉海,王学军. 高原地区患者术前凝血功能特征及血栓弹力图评估凝血功能的价值研究[J]. 中国现代医学杂志,2017,27(17):80-83.
23. 夏宗敬,谢琳丽,廖刃,等. POTTS 指导高原地区高血红蛋白患者输血安全有效性的研究[J]. 西藏医药,2019(1):7-8.

第六十九章

妇产科输血

女性由于其生理和病理的特点,出现贫血或失血的风险高于男性。在全球,非心脏手术术前贫血的患者为30%,而妇产科是住院患者发生贫血的重要人群,妇产科手术患者术前贫血率可以高达45%。在我国,妇产科住院患者术前贫血的发率为46.5%,以中度贫血为主。术前贫血增加,术中出血增加都会引起患者术后并发症增加、感染和死亡率增加[1-3]。因此,对妇产科患者适时安全有效的输血是治疗过程中重要的组成部分,应引起高度重视。

第一节　妇科患者血液管理

妇科患者术前贫血增加,术中出血增加都会引起患者术后并发症增加、感染和死亡率增加,对妇科患者进行积极的血液管理非常重要。

一、常见妇科贫血原因

(一) 生理性因素

育龄期女性由于具有生理性月经周期,其每月月经量为20~60ml,这种生理性失血,使女性人群血红蛋白(Hb)值普遍低于男性人群。正常女性血红蛋白较男性低 10g/L 左右,从而抵抗失血等的能力比男性弱[1]。

(二) 病理性因素

1. 贫血　引起妇科患者贫血的原因有很多。由于女性自身的饮食或者年龄增长等原因易引起对造血原料吸收能力下降、营养摄入不平衡,最终导致缺铁性贫血或巨幼细胞性贫血。有文献报道饮食结构单一或者长期素食、高龄和体重指数过低的女性患者罹患贫血的风险较大。另外,罹患妇科疾病的女性如:恶性肿瘤放化疗引起骨髓增生抑制或肿瘤转移骨髓浸润等均可引起红细胞生成障碍,也是引起妇科患者贫血的原因之一[2,3]。

2. 失血　很多妇科疾病均可引起女性的阴道异常出血,主要表现为月经量增多或者绝经后出血等;究其原因可能是功能失调性子宫出血引起异常出血;黏膜下肌瘤或肌壁间肌瘤可以使宫腔增大,子宫内膜面积增大影响子宫收缩引起月经量增多;肌瘤压迫附近的静脉,导致子宫内膜静脉丛充血与扩张,引起月经量增多,经期延长。一些妇科恶性肿瘤,如宫颈癌、子宫内膜癌、子宫肉瘤和输卵管癌等会引起绝经后出血或者月经量增加,中晚期患者可能有不同程度的异常阴道出血尤为明显。这些患者均可能出现慢性贫血。另外,60%~80%的异位妊娠患者在胚胎死亡后也会伴有不规则阴道出血,尤其是输卵管妊娠流产或者破裂时可引起严重腹腔内出血,严重时可能引起失血性休克甚至死亡[2,3]。

3. 造血异常　部分妇科疾病患者伴有血液病,如再生障碍性贫血等,由于骨髓造血干细胞数量减少或者质量异常导致造血障碍,表现为外周血全血细胞减少为主的一组综合征。贫血为正细胞正色素贫血。骨髓象呈增生明显低下,造血细胞减少,非造血细胞明显增多等[2,3]。

二、妇科贫血患者血液管理

妇科患者的血液管理应以优化患者的贫血和凝血状态为目的,最大限度地避免或减少出血和输血治疗。涉及患者手术前充分评估和贫血管理、术中严格止血、实施积极血液保护措施以及严格掌握输血适应证,及时改善患者组织携氧功能和凝血状态等[4,5]。

(一) 术前评估

应充分评估妇科患者贫血情况和凝血情况,询问患者是否存在月经过多或异常阴道出血等情况。评估患者是否存在鼻出血、牙龈出血、外伤后出血不止等情况;是否有异常出血的家族史。询问患者尤其是高龄或基础疾病患者的抗凝药物、抗血小板药物等使用情况。评估患者是否存在贫血、遗传性或获得性凝血异常的实验室检查项目[4,5]。

(二) 药物治疗优化贫血和凝血情况

1. 优化贫血　对于存在贫血的患者应充分评估

贫血的原因，对于缺铁性贫血的患者予以补铁治疗，口服铁剂是最常用的补铁方法。中度以上的贫血可以使用铁剂和叶酸。也可以使用红细胞生成素促进骨髓造血和红细胞成熟[4-7]。

2. 止血药物的使用　对于月经过多的患者应积极治疗原发疾病。雌激素，口服避孕药物可以协助止血。另外，氨甲环酸，酚磺乙胺和维生素K等药物也可以用于控制月经过多。对于药物不能控制的出血，可以使用子宫填塞、子宫刮除术等外科方式治疗出血[6,7]。

三、妇科手术患者输血管理

妇科手术患者输血管理包括：减少失血且积极监测、维持患者组织灌注、血液成分输注、止凝血药物应用和自体血回收术等[7-9]。

（一）减少失血并积极监测

手术过程中应用微创手术，采用微波止血、激光止血等精准止血的方法尽量减少患者出血。对于出血量多的患者可以考虑应用预防性栓塞术。对于可能大量出血的患者在术中应积极监测患者平均动脉压、心率、尿量，甚至中心静脉压等。

（二）维持患者组织灌注

详见第五十八章“围手术期合理输血与患者血液管理”。

（三）红细胞成分应用

详见第五十八章“围手术期合理输血与患者血液管理”。

（四）血浆类成分应用

详见第五十八章“围手术期合理输血与患者血液管理”。

（五）血小板成分应用

详见第五十八章“围手术期合理输血与患者血液管理”。

（六）止凝血药物应用

对于妇科患者使用止凝血药物有助止血，如维生素K：施行侵入性医疗程序之前，应用维生素K预防出血。另外，氨甲环酸、ε-氨基己酸、去氨加压素、抑肽酶等药物可以对于减少患者出血有一定作用。对于因药物诱发的血小板功能不良所致的出血，可应用抑肽酶或去氨加压素加以控制。重组活化凝血因子Ⅶ（rFⅦa）、凝血因子Ⅷ和Ⅸ制剂，纤维蛋白原和凝血酶原复合物等可用于补充凝血因子缺乏。使用肝素过程中出血，可考虑鱼精蛋白逆转肝素的抗凝效果[7]。

（七）自体血回收术

术中自体血回收和控制性降压技术、以及等容稀释技术均可减少对异体血液的使用。异位妊娠大出血、子宫及卵巢手术等预计腹腔内出血量>500ml的患者可以考虑回收式自体输血[8,9]。

四、妇科高风险输血不良反应

妇科高风险输血不良反应包括：迟发性血清学反应、循环超负荷和微栓塞形成等[4,5]。

（一）迟发性血清学反应

迟发血清学反应是指患者输血后体内出现具有临床意义的红细胞血型的意外抗体，常可维持数月至数年，外周血血红蛋白值变化可不明显。由于妇科疾病患者既往妊娠或反复输血极易产生红细胞血型抗体，导致迟发血清学反应，应高度重视。另据文献报道部分妊娠女性、子宫颈癌、卵巢癌的患者可能出现一过性Lewis血型系统抗原丢失，而产生有临床意义的抗Lewis血型系统抗体。再次输血时可出现交叉配血实验凝集或溶血；妊娠时也可增加胎儿或新生儿溶血病风险。

（二）循环超负荷

循环超负荷是指患者在短期内快速大量输注包括血液在内的液体，超过患者心脏负荷能力，引起患者急性心力衰竭和心源性肺水肿。可有发绀、气急、心悸、听诊闻及湿性啰音或水泡音等。对于妇科患者，尤其是年龄较大或者合并基础疾病的患者较易出现循环超负荷。

（三）微栓塞形成

妇科患者尤其是中晚期肿瘤患者，肿瘤侵袭、压迫、局部感染等可能引起局部血栓或癌栓形成，易造成患者凝血因子激活并消耗。另外，库存血液中可在储存过程中形成微聚体，微聚体可能通过输血器输入至患者体内，患者本身和血液中微聚体可增加输血后血栓形成风险。

第二节　产科输血

一、妊娠期血液指标的改变

妊娠期血液指标的改变包括：血容量、血细胞成分、凝血系统、抗凝系统和纤溶系统等变化[10-17]。

（一）血容量变化

妊娠期血液循环会有增加以适应子宫胎盘和各组织器官增加的血容量。通常血容量从妊娠6~8周开始增加，至妊娠32~34周达到高峰，血容量约增加40%~45%，平均增加1 450ml。直至分娩。其中血浆增加大约1 000ml，增加约40%~50%，红细胞平均增加 450ml,增加约 20%~40%。血浆增加超过红细胞增加。因此,极易出现生理性血液稀释甚至贫血。

(二) 血细胞成分变化

1. 红细胞变化 妊娠期骨髓造血能力增加,网织红细胞轻度增多。但由于血液稀释,红细胞计数约为 $3.6\times10^{12}/L$,血红蛋白值约为 110g/L,血细胞比容约为 0.31~0.34。

2. 白细胞变化 妊娠期白细胞计数轻度增加,一般为 $(5.0\sim12.0)\times10^{12}/L$。主要以中性粒细胞增多为主,淋巴细胞增多不明显。

3. 血小板变化 妊娠期血小板也会出现稀释性下降,平均为 $(235\sim335)\times10^{12}/L$。另外,妊娠女性平均血小板体积增大,血小板平均分布宽度增大提示血小板功能增加。

4. 血浆蛋白变化 妊娠早期血浆蛋白可出现稀释性下降,至妊娠中期可降至 60~65g/L,主要是白蛋白量减少,约为 35g/L,直至分娩期。

(三) 凝血系统变化

妊娠期女性凝血和纤溶呈现显著的变化[13-17],尤其至妊娠晚期,凝血因子的水平显著增加,主要表现为凝血因子Ⅱ、Ⅴ、Ⅶ、Ⅷ、Ⅸ、Ⅹ增加,凝血因子Ⅺ和ⅩⅢ降低。纤维蛋白原(fibrinogen,Fg)含量增加,可以达到 3~6g/L,平均 4.6g/L 可达到非孕期的两倍。Fg/FDP 水平增高,提示孕妇处于生理性高凝状态。D-二聚体(D-dimmer,DD)含量同时增加。通常妊娠的高凝状态可保证孕妇在分娩胎盘剥离后迅速止血,是一种保护性机制。另外,妊娠是深静脉血栓和发生 DIC 的独立风险因素。

(四) 抗凝系统和纤溶系统变化

抗凝血酶Ⅲ(AT-Ⅲ)、蛋白 C 和蛋白 S 是组成机体的抗凝系统,其中 AT-Ⅲ是血浆生理性抑制物中最重要的一种抗凝物质,对凝血酶的灭活能力可达 70%~80%。肝素作用于 AT-Ⅲ的赖氨酸残基可明显增强 AT-Ⅲ的抗凝血酶活性。通常妊娠女性 AT-Ⅲ水平明显下降。AT-Ⅲ降低可引起高活性的凝血因子与抗凝血酶(AT)结合形成复合物,从而大量 AT 被消耗,最终导致生理性高凝状态。妊娠后期轻度的高凝状态有利于胎儿的娩出,以达到止血目的。但妊娠高血压综合征(简称妊高征)是由于患者血管内皮细胞损伤及血管细胞因子等因素,其 AT 比正常孕妇降低更为明显。因此,在产前除进行常规凝血功能检查外,对高危人群应监测 AT-Ⅲ,确保母婴安全[12-17]。

D-二聚体是交联纤维蛋白在纤溶酶作用下产生的特异性降解产物,其含量高低反映继发性纤溶活性的强度,是继发性纤溶亢进特有的代谢物,也是目前评估体内高凝状态和继发纤溶激活的重要指标,在妊娠时也会生理性增高。妊娠中晚期孕妇 D-二聚体水平明显增加,提示处于高纤溶状态,若孕期 DIC 发生时,D-二聚体阳性率极高。不同研究发现临产前,正常产妇 D-二聚体区间位于 254~1 137μg/L 之间,也明显高于正常人 0~252μg/L 的区间[12,15-17]。

组织型纤溶酶原激活物(tissue-type plasminogen activator,t-PA)/纤溶酶原激活物抑制剂-1(plasminogen activator inhibitor-1,PAI-1)在原发性纤溶过程中是调节 Fg 的主要指标。t-PA、PAI-1 水平随妊娠而增加,t-PA、PAI-1 水平随妊娠而增加,提示正常妊娠时纤溶活性是在高水平上达到的另外一种平衡。也就是正常妊娠时 t-PA 抗原与 Fg 呈正相关性,同时 t-PA、PAI-1 抗原水平增高,正常妊娠时纤溶活性增强。早孕期时 t-PA/PAI-1 与 Fg 呈正相关,早孕期机体通过增加原发性纤溶活性直接控制升高的 Fg 含量,在高水平上使凝血/纤溶系统保持平衡。

二、产后出血的常见高危因素

产后出血(postpartum hemorrhage,PPH)是指胎儿分娩后 24 小时内阴道出血超过 500ml(剖宫产超过 1 000ml)。2016 年美国妇产科医师协会(American college of obstetricians and gynecologists,ACOG)指南将 PPH 定义为胎儿娩出后 24 小时内累积出血量≥1 000ml(不受分娩方式影响)或失血伴有低血容量的症状和体征[18-22]。文献报道建议将产妇分娩后 24 小时内失血量≥2 000ml 称为严重 PPH[19,20]。严重 PPH 因产妇出血量大,出血速度快,甚至可在数分钟内丢失整个血容量,从而威胁产妇生命安全。目前我国产后出血发病率约为 1.5%,占引起产妇围生期死亡原因的 29.0%[20]。治疗延迟或护理不当可加速产妇死亡。报道表明,从产妇 PPH 发生到死亡平均时间为 2 小时。引起 PPH 有 4 个主要原因,包括:宫缩乏力、胎盘滞留、产道损伤及凝血异常。在一项对发生 1 000ml 以上产后出血的风险因素评估中,发现胎盘残留、前置胎盘、子宫破裂等均为高危因素[19-21]。

针对 PPH 的产妇主要需要识别患者症状、体征和识别出血,如心率过速和血压下降,但是这些指标可能只有在患者持续出血时才会敏感。当患者出现心率过速或者血压下降时患者失血可能已经>25%,或者失血量超过 1 500ml。因此,早期识别非常重要。

(一) 宫缩乏力

正常产妇在足月时,血液大约以 600ml/min 速度通过胎盘,在胎儿娩出后,子宫肌纤维的收缩会使胎盘剥离面迅速缩小,周围螺旋小动脉生理性结扎,血窦关闭,出血逐渐控制。任何可能影响子宫收缩和缩复的因素均可能引起宫缩无力。

常见的宫缩无力原因有全身因素如产妇过度紧张,体质虚弱或者患有慢性疾病等。另外,包括产程延长,前置胎盘,胎盘早剥,妊娠高血压疾病;多胎,羊水过多,胎儿巨大,瘢痕妊娠,产次过多,子宫肌瘤,临产期使用镇静剂,麻醉剂或者子宫收缩药物等均可能引起宫缩乏力[18-21]。

(二) 胎盘因素

胎盘因素引起 PPH 主要是由于胎盘剥离异常引起血窦持续开放、或胎盘植入引起膀胱直肠损伤、或胎盘残留引起宫缩乏力等。常见的引起 PPH 的胎盘因素包括胎盘滞留,胎盘植入、胎盘残留等。其中穿透性胎盘植入是引起产后大出血常见的风险因素,在对引起 PPH 和产后大量输血的风险分析中,发现胎盘植入是引起产后大出血以及输血量增加的独立风险因素[18-22]。

(三) 产道因素

分娩时的软产道损伤可能导致持续产后出血,常见原因包括助产,巨大儿急产等[18-21]。

(四) 凝血因素

先天或者获得性凝血因子缺乏可能导致 PPH,其主要原因:原发性血小板减少,肝脏疾病,胎死宫内,羊水栓塞和重度子痫前期等产科合并症。急性凝血障碍可使产后出血复杂化,除了大量失血所致外,还应该考虑两个具体的病因:①胎盘早剥;②羊水栓塞。DIC 和低纤维蛋白原血症是常见的并发症。胎盘早剥常表现为阴道流血、频繁的子宫收缩(快速收缩)和疼痛。典型的收缩包括高频率、低振幅收缩。胎盘早剥导致 17%病例需要大量输血。羊水栓塞可导致弥散性血管内凝血,它是一种罕见的、不可预测的、无法预防的、创伤性的产科紧急事件[18-21]。

三、产科出血基础抢救措施

尽管多数 PPH 可以预测,但往往也出现突发的出血情况。因此,在产妇分娩前必须充分的评估产妇的出血风险,尤其是抢救条件有限和血液储存不足的医院应制定周密管理措施,避免在发生 PPH 时由于医疗服务和资源以及血液成分供应限制而延误治疗[23-26]。

(一) 产前血型血清学准备

截至 2021 年 2 月已经确认红细胞血型系统有 43 种,包括 343 个抗原,妊娠期间红细胞由于存在数量不等的胎母输血,使母亲可能接触了胎儿的红细胞抗原而致敏。另外,有输血史的孕妇也可能由于的曾经输注同种异体血液而产生红细胞血型意外抗体。有文献显示有妊娠史的女性红细胞意外抗体产生率高于男性,抗体的特异性分布以 Rh 血型系统为主。国外报告以抗 D 的发生率最高。然而,由于种族不同,红细胞抗原分布频率不同,国内报告以抗 E 为主,其次为抗 Ec,抗 c,抗 C 等,其他血型系统如 MNSs 系统,Lewis,Kidd 血型系统也有报告。对于体内存在红细胞意外抗体的孕妇在围生期存在的最大威胁是发生 PPH 后疑难配血导致输血时间延迟。根据 SHOT 报告,延迟用血是创伤和 PPH 的出血患者死亡的一个重要原因[23,24]。

建议在妊娠 28 周时对孕妇进行 ABO 血型和红细胞血型意外抗体筛查,对于伴红细胞意外抗体阳性的产妇,密切监测胎儿的同时,在分娩前需要提前做好血液成分准备,以避免发生 PPH 时输血时间延迟[26]。

(二) 产后出血出血量评估

成人平均血容量的大约占体重的 7%左右(70ml/kg),70kg 体重成人估计血容量(estimated blood volume,EBV)约为 5 000ml,对于孕妇,妊娠期间血容量可能增加 1 000ml 左右。血容量约为 6 000ml。通常将出血分为四期,第一期是指丢失血容量≤15%,此时患者血压、脉搏和呼吸频率无变化,尿量正常,也无中枢神经系统症状;第二期是指丢失血容量在 16%~30%,此时可出现脉搏增快,血压下降和呼吸急促的表现,也可出现焦虑等情况;第三期是指丢失血容量在 31%~40%,心率>120 次/min,血压下降,尿量减少以及呼吸频率加快等表现,可出现神志淡漠;第四期是指丢失血容量>40%,心率>140 次/min,血压降至更低,呼吸频率>35 次/min,同时可出现无尿和昏迷等[23,25]。

休克指数(shock index,SI)是判断患者出血量多少较为敏感的指标之一。SI 是指患者未经过任何处理时的心率除以收缩压计算,即 SI=心率(次/min)/收缩压(mmHg),SI 可以对失血量做出一个比较客观评价,SI 正常为 0.5~0.7,当 SI 为 1.0 时,失血量是血容量的 20%~30%;SI 为 1.5 时,失血量是血容量的 30%~50%;SI 为>2.0 时,失血量是血容量超过 50%[23,24];

在手术过程中还可以通过吸引瓶内血量减去冲洗的液体量、纱布浸血后重量减去干纱布重点等方法计算失血量。失血量=血容量×[Hct(术前)-Hct(术后)]/Hct(均值)+异体输血量。

快速判断失血量,积极启动液体复苏对于维持有效血液循环,保持组织灌流,维持机体重要脏器功能具有重要意义。

四、产科出血治疗方案

产科医师应充分评估产妇情况,尤其是评估发生

PPH 的风险,制定 PPH 的治疗和抢救方案,PPH 的治疗和抢救方案中应充分考虑本医疗机构多学科协调能力、抢救设备、血液成分供应,以及转运时间与成本等。PPH 的抢救原则包括:积极处理原发病,快速止血,维持血容量,维持组织携氧功能,维持凝血功能,维持体温,积极纠正代谢性酸中毒和低钙血症等[23-25]。

(一) 积极治疗原发病

目前治疗 PPH 的三线治疗措施包括:一线治疗措施是按摩子宫,应用宫缩素,纱布填塞止血等;二线治疗措施是子宫压缩缝合,结扎盆腔血管,髂内动脉或子宫动脉栓塞,主动脉球囊阻断等;三线治疗措施是切除子宫。严重 PPH 时需要快速启动多学科团队,建立由产科、麻醉科、输血科、介入科、妇科、外科、重症监护科等多学科抢救团队。

(二) 基本生命体征维持

一旦产后出血量>500ml,须引起助产人员、产科医师或者麻醉师高度重视,积极监测患者包括血压,呼吸、脉搏等基本生命体征,至少每 15 分钟记录一次。一旦患者出现持续出血,应积极做好抢救失血的准备,此时除了监测生命体征外,还须气道和循环监测,并启动液体复苏,在条件允许的情况下应使用加温液体输注。

(三) 循环支持

急性失血治疗目的是控制出血,同时维持患者循环血量和组织携氧功能。PPH 的液体复苏首选晶体液(生理盐水或者等张平衡盐溶液)和胶体溶液。

晶体液是维持静脉通路的首选药物。常用的晶体液包括生理盐水和乳酸林格液。一般情况下,输注晶体液后会在血管内外再分布,25%存留在血管内,75%分布在血管外间隙。晶体液的补充量为失血量 2~3 倍。然而,大剂量晶体液输注可能会引起血浆蛋白稀释和血浆胶体渗透压下降,引起组织水肿。

目前可以用于维持血浆胶体渗透压的胶体液包括:血白蛋白、羟乙基淀粉、明胶、右旋糖酐和血浆等。目前产科患者不推荐使用羟乙基淀粉。琥珀酰化明胶可用于液体复苏。血液成分输注前最初尽可能将晶体和人工胶体液控制在 3 500ml 内,其中晶体液限制在 2 000ml 内[24]。

(四) 红细胞成分应用

由于红细胞具有携氧功能,红细胞输血主要的目的是纠正贫血,满足组织器官供氧需求。目前产科常用的红细胞成分包括:悬浮红细胞,去白细胞悬浮红细胞,洗涤红细胞和冰冻解冻去甘油细胞等。

悬浮红细胞是国内应用最广泛的红细胞制剂,是全血经过离心去除血浆后加入红细胞保养液制备而成的,血细胞比容约为 0.50~0.65,来源于 200ml 全血的悬浮红细胞血红蛋白含量≥20g。对于 60kg 体重成年人,每输入 2 单位红细胞可以提升血红蛋白 10g/L。

去白悬浮红细胞滤除了 99%以上的白细胞,血细胞比容约为 0.50~0.65,来源于 200ml 去白细胞悬浮红细胞血红蛋白含量≥18g,白细胞含量≤2.5×10^6,可避免了白细胞可能引起的输血不良反应。

洗涤红细胞是全血经过离心分离血浆后,用无菌生理盐水洗涤 3~4 次后,加入生理盐水或者红细胞保养液制备而成,200ml 全血制备的洗涤红细胞上清蛋白质含量<0.5g,血红蛋白含量的≥18g。洗涤红细胞可避免由于血浆残留引起输血不良反应。

冰冻解冻去甘油红细胞多数用于保存稀有血型红细胞,制备时需要加入高浓度甘油,使用前使用不同浓度盐水进行梯度洗涤去除甘油后,用生理盐水或者红细胞保养液重新悬浮后使用。来源于 200ml 全血的冰冻解冻去甘油红细胞血红蛋白含量≥16g。

目前在发生 PPH 时,尚没有统一的红细胞输注指征,需要根据产妇基础疾病、出血速度、基础心肺功能、组织缺氧程度等进行综合判断。结合当前血红蛋白和血细胞比容、体温、血气分析等指标确定,血红蛋白目标是维持在 70g/L 以上,单次的血红蛋白和血细胞比容不能作为产妇是否需要输血的指征,但是如果血红蛋白或/和血细胞比容持续下降,提示预后欠佳,有效的治疗应逐渐改善。

红细胞输血的适应证包括:①根据患者失血量评估是否需要输注红细胞:出血量小于 15%,无贫血或者严重心肺功能障碍,不需输注红细胞成分;出血量 15%~30%,没有贫血或者严重心肺疾病,没有继续出血,可以通过输注晶体液和胶体维持血容量,可以不输血;出血量达到 30%~40%,需在补充晶体和胶体的基础上补充红细胞成分。当失血量>40%时,则需输注红细胞成分,并需输注新鲜冰冻血浆,冷沉淀等预防稀释性凝血病等。②根据患者血红蛋白或者血细胞比容决定输血,当患者 Hb>100g/L,患者通常不需要输血;当血红蛋白在 70~100g/L 时,需要根据实际情况确定是否需要输血;当 Hb<70g/L 时,通常需要输血。

产科患者如有妊娠或/和输血史,其体内产生红细胞血型意外抗体的比例高于男性和无妊娠史的女性。对于临产前产妇应该充分评估发生产后出血风险,如:是否合并前置胎盘,胎盘植入,胎死宫内,多胎妊娠等。评估患者是否需要输注红细胞以及剂量,并提前做好充分的血液准备。对于有红细胞意外抗体的患者需输注对应抗原阴性的红细胞，并注意筛查新生儿溶血病的风险。对于由于急性产后出血的患者，需启动应急用血。国外推荐使用 RhD 阴性，Kell 血型系统抗原阴性的 O 型红细胞作为应急使用。在我国由于 RhD 阴性为稀有血型，阴性人群约占 0.3%。因此，多数医院不储备 RhD 阴性红细胞。在应急用血时通常应用 RhD 阳性红细胞抢救生命[25,26]。

（五）血浆类成分应用

血浆凝血因子包括：新鲜冰冻血浆、冷沉淀。新鲜冰冻血浆（FFP）是新鲜全血在 4~6 小时内分离并快速冷冻的。FFP 中含有人体所有稳定和不稳定凝血因子，血浆蛋白和纤维蛋白原。FFP 中Ⅷ含量大于等于 0.4IU/ml。目前应用较多还包括：病毒灭活新鲜冰冻血浆，血浆经过亚甲蓝灭活一定程度上可避免窗口期输血传播性病毒的感染。

FFP 主要用于纠正患者凝血障碍，包括：PPH 患者先天凝血因子缺乏、输注大量库存血液、DIC 出血、羊水栓塞出血等。在 PPH 时，如果患者出现 PT，APTT>1.5 倍正常值，需使用 FFP，初始使用剂量为 10~15ml/kg。但是由于凝血检测常常延迟。因此建议当患者输注 8U 红细胞后，可输注 FFP 10~15ml/kg。大量出血时红细胞与血浆剂量比例 1:1[26-28]。

冷沉淀是指新鲜冰冻血浆在 4℃解冻时不溶于血浆的沉淀物，主要含有凝血因子Ⅷ、纤维蛋白原、凝血因子ⅩⅢ、纤维结合蛋白和 vWF 因子。每 400ml 全血制备的冷沉淀体积约（25±5）ml，凝血因子Ⅷ含量>80IU，纤维蛋白原含量>150mg。主要用于甲型血友病、假性血友病、先天或者获得性纤维蛋白原缺乏，凝血因子ⅩⅢ缺乏等。冷沉淀的用量 10~15IU/kg。产科在持续进展的 PPH 过程中，应保持血浆纤维蛋白原水平大于 2.0g/L[26-28]。

（六）血小板成分应用

血小板是血液中有形成分中相对密度较小的一种血细胞，最主要的功能是参与正常的止血功能和防止外伤后血液流失，在某些生理或者病理状态下，血小板活化，发生变形、黏附、聚集和释放，参与凝血的过程。血小板在体内的含量约为（100~300）$\times10^9$/L，病理性血小板减少可能引起出血风险增加。

临床使用的血小板制剂包括：手工分离浓缩血小板和机器分离的血小板（简称“机采血小板”）。手工分离浓缩血小板由 200ml 或者 400ml 全血制备而成。由 200ml 全血制备的血小板含量为≥2.0×10^{10}/U，容积约为 20~25ml，22℃±2℃震荡保存 1 天。一般一个成人达到治疗效果需要使用 12 单位。机采血小板是使用血细胞分离机，从单个供者循环血液中的采集，具有高纯度，质量好的优点，一般一个献血者可以采集 1~2 治疗剂量血小板，每个治疗剂量血小板中血小板含量≥2.5×10^{11}，红细胞含量<0.4ml，容量 250ml，22℃±2℃震荡保存 5 天，采取 ABO 同型输血[26-29]。

引起产科血小板减少的原因主要包括：妊娠合并血小板减少、免疫性血小板减少症、HELLP 综合征、血栓性血小板减少性紫癜等。另外，产后出血大量输注保存期较长血液也是引起血小板减少的重要原因。

一般认为血小板高于 75×10^9/L 是避免患者出血的安全阈值。当血小板<50×10^9/L 并持续下降时，提示患者出血风险在增大同时当患者失血超过两倍血容量时，往往存在稀释性血小板减少，可能需输注血小板。

目前对于产科患者，硬膜外麻醉需要维持血小板>75×10^9/L，自然分娩需要维持>50×10^9/L。急性 PPH 时，血小板需要维持>50×10^9/L。一般认为每输注一个治疗剂量血小板可以提升血小板（20~30）$\times10^9$/L。对于合并慢性血小板减少的孕妇，可能由于体内存在自身抗体或者特异性抗体而引起免疫性血小板输注无效。因此，对于无出血表现的孕妇应尽量避免血小板输注；同时应关注血小板输注疗效，如怀疑存在免疫性血小板输注无效，可以在输注血小板 1 小时后复查血小板计数。如足量输注后，1 小时血小板上升<20×10^9/L 可能存在免疫性血小板输注无效。对于存在免疫性血小板输注无效的患者应该使用配合性输注的方法。另外，血小板矫正增加值和血小板回收率也可以用于评估患者血小板输注疗效[25-29]。

产科的患者输注血小板时须考虑引起血小板减少的原发性疾病，对于血栓性血小板减少性紫癜以及肝素诱导血小板减少症的患者，应避免血小板输注。

目前评估血小板功能确定是否需要输注血小板陆续有报告。通常等应用 TEG 评估血小板功能，并应用血小板功能提供血小板输注可以更准确地反映患者凝血状态。

（七）药物治疗

1. 重组活化凝血因子Ⅶ应用　重组活化凝血因子Ⅶ（rFⅦa）是将人类Ⅶ因子基因转染到小牛白蛋白中培养的仓鼠肾脏细胞而生成，不是来源于人或者动物血浆，没有发生经血传播疾病的风险，可以与组织损伤部位或者破损的血管壁的组织因子结合，产生凝血酶，并活化血小板，启动凝血系统。近年临床应用快速增长，是一种强效止血药物，对于严重出血治疗可能有利。但是对于 PPH 的治疗还需要更大样本验证其有效性和安全性。不建议将 rFⅦa 在 PPH 中常规使用[30]。

2. 抗纤维蛋白溶解药物　抗纤维蛋白溶解药物包括：抑肽酶和氨基酸类似物（如，氨甲环酸），后者在产科应用较多。目前建议补充血红蛋白和凝血因子的基础上给予氨甲环酸。也有文献报告在发生 PPH 时在有严重失血的孕妇中，可以考虑早期使用氨甲环酸（出血 3 小时内）每提前 15 分钟使用的抗纤溶药物就可以减少约 400ml 的出血。通常应用氨甲环酸需在严格控制出血、充分评估生命体征、有效的血流动力学维持方案和维持体温等前提下应用。另外，国外文献报道一项大型随机对照试验发现，早期应用氨甲环酸治疗非妊娠患者的创伤可以显著减少出血导致的死亡。研究中使用的剂量为 1g，10 分钟静脉内注射，随后在 8 小时内输注 1g。另一项评估了高剂量氨甲环酸在 PPH 中的作用。在阴道分娩后 PPH 大于 800ml 的妇女被随机分配接受氨甲环酸（负荷剂量 4g，持续 1 小时，然后在 6 小时内输注 1g/h），发现高剂量氨甲环酸可减少失血和输血需求。但研究特别强调其安全问题是治疗过程中引起深静脉血栓形成的风险。然而，在有明确纤溶亢进的患者中，及时应用 TXA 可有效的逆转纤溶抗击，达到止血的目的[31]。

3. 纤维蛋白原　纤维蛋白原是肝脏合成的凝血因子（因子 I），是凝血瀑布形成过程中凝血酶的关键底物，在血浆中正常浓度为 2～4g/L，但是妊娠晚期可以高达 6g/L。临床使用的纤维蛋白原浓缩物（fibrinogen concentrate，FC）来源于人血浆的冻干粉，可呈剂量依赖性快速增加体内纤维蛋白原水平。有研究证明产科患者纤维蛋白原<2g/L 时，患者的出血风险增加两倍[27,28]。

4. 凝血酶原复合物　凝血酶原复合物（prothrombin complex concentrate，PCC）是来源于血浆中维生素 K 依赖的凝血因子（Ⅱ、Ⅶ、Ⅸ、Ⅹ），以冻干粉形式存在。PCC 用于快速补充凝血因子或者治疗维生素 K 拮抗剂引起的获得性凝血病[31]。

五、产后出血的血液管理目标

对于 PPH 患者，应该将重要生命体征维持在正常范围内，主要包括：①Hb>70g/L；②体温>35℃；③pH>7.2，BE<6，乳酸浓度<4mmol/L；④血清钙离子浓度>1.1mmol/L；⑤血小板计数>50×10^9/L；⑥凝血指标：PT、APTT < 1.5 倍正常值；⑦纤维蛋白原>2.0g/L[26-31]。

六、产后出血监控

有针对性地对持续 PPH 的患者进行监控，可反映患者的当前状态和抢救效果，并为下一步治疗提供有效指正，监测指标稳定或者逐渐趋于正常，提示患者抢救效果良好。一般认为 PPH 的患者，每 10～15 分钟需要检测一次基本生命体征，每 30～45 分钟重复检测。

（一）床旁检测

需连续进行血压、脉搏、呼吸频率检测，每 15 分钟监测患者体温、尿量、中心静脉压、血气分析等。

（二）凝血检测

针对 PPH 的凝血检测包括：基于血小板相关检查，如血小板计数、血小板黏附和聚集试验、血小板相关免疫蛋白检测等；基于血浆的实验室检测，如活化部分凝血酶原时间（activated partial thromboplastin time，APTT）、血浆凝血酶原时间（prothrombin time，PT）、纤维蛋白原浓度；基于纤溶系统检测，如纤维蛋白原降解产物和 D-二聚体等。

血栓弹力图是基于分析全血，包括：凝血因子、抗凝因子、血小板和纤溶在内的整体凝血功能监测。可反映凝血因子，血小板功能、纤维蛋白及纤溶的整体情况，进一步提示的具体出血的原因，从而指导血液与血液成分的使用[32,33]。

凝血的监测应每 30～45 分钟重复监测一次，凝血功能的动态变化比单次检测更能预测凝血的变化。但是由于凝血检测周期较长，可能不能及时的反应患者的凝血功能急速的变化，PT/APTT 可能不如纤维蛋白原敏感[32,33]。

（三）组织供氧监测测

对于 PPH 的产妇应实施积极有效血红蛋白，血细胞比容监测，同时动态监测患者的血清乳酸含量，碱剩余可以协助判断组织缺氧。有效的治疗使其接近正常或者逐渐趋于正常。

七、减少异体血液输注策略

（一）产前贫血的原因与评估

正常孕妇由于血容量增加，血液稀释会出现生理性贫血。但是由于孕期胎儿生长迅速，也可能合并其他原因的贫血。孕妇外周血血红蛋白<110g/L，或者血细胞比容<0.33 为妊娠期贫血，其中血红蛋白<60g/L 为重度贫血。妊娠期贫血的以缺铁性贫血多见，其次是为巨幼细胞性贫血和基础血液病引起贫血。

缺铁性贫血约占的妊娠贫血的 95%，多数发生在妊娠晚期。正常妊娠期血容量增加需要铁 650～750mg，胎儿生长发育需要铁 250～350mg。因此，妊娠期间需要铁约 1 000mg。当孕妇对铁摄入不足或者吸收不良，均可能一起引起贫血[34]。

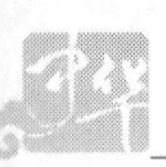

（二）产前贫血的治疗

已经证实未经治疗贫血可能会增加分娩期输血量。积极有效的治疗贫血可降低分娩期对于同种异体血液的需求。针对贫血的病因予以相应治疗。目前补铁的主要方式为口服补铁和静脉补铁。另外也包括使用红细胞生成素治疗。

有文献报告对于缺铁性贫血的孕妇，口服补铁可以降低34周孕妇贫血率，相对于未经过补铁的孕妇，34周孕妇的血红蛋白和铁蛋白也都较高。有文献报告静脉补铁对于改善贫血的速度优于口服补铁，血红蛋白和血清铁蛋白的恢复速度较快。叶酸和口服铁联合使用，可以降低中度贫血(80～110g/L)的发生率。但是对于没有贫血的孕妇，预防性补铁不会提升血红蛋白和铁蛋白水平。对于分娩后出现的缺铁性贫血，也可以采取静脉补铁结合叶酸可以迅速提升铁蛋白水平，改善血红蛋白水平与口服补铁等效。目前推荐补铁的剂量为100～200mg/d。对于没有贫血表现的铁缺乏孕妇，可以使用低剂量铁，20～80mg/d。如果使用静脉补铁，需要进行转换[34]。

重组红细胞生成素(erythoropoiesis stimulating agents)可以用于刺激骨髓造血，由于其有一定的副作用，对于孕妇中使用还需要权衡利弊。

（三）控制性低血压

控制性低血压(控制性降压)：是指采用降压药物与技术等方法，将收缩压降低至80～90mmHg或者将平均动脉压减低至50～65mmHg，不致有重要器官的缺血缺氧性损害，终止降压后血压可迅速回复至正常水平，不产生永久性器官损害。

（四）自体输血

自体输血主要有3种方式，术前储存式自体输血(preoperatvive autologous donation，PAD)、急性等容性血液稀释(acute normovolemic hemodilution，ANH)和自体血回收(cell salvage，CS)。这三种方式可单独使用，也可联合使用，均可降低手术中同种异体血液的应用。在产科以PAD应用较多，CS的应用发展较晚，主要是担心羊水以及胎儿血液的污染，但近年来产科CS的应用也逐渐增加[8,9]。

1. 术前预存式自体输血　术前预存式自体输血是指在分娩前，一般在分娩前3天以上，采集自身全血或者成分血，并储存储血冰箱中，以供在分娩时使用的一种采血技术。术前预存式自体输血采血可以采取全血采集的方式，也可以使用血细胞分离机进行采血。对于妊娠期术前预存式自体输血，主要评估预产期、是否贫血以及用血风险以及失血对于胎儿的影响等。一般孕妇进行术前预存式自体输血前血红蛋白应≥110g/L，对稀有血型的孕妇分娩前备血有很大意义。但是由于多数产妇可以耐受400ml以上失血，采集全血的术前预存式自体输血，在发生PPH风险较小的孕妇中节约用血的作用有限。

2. 急性等容性血液稀释　急性等容性血液稀释是指在手术前，采集全血后回输血浆增量剂，使患者保持血容量不变时。血液处于稀释状态。血液稀释后，血红蛋白水平下降，机体通过增加心排出量进行代偿。由于考虑到急性等容性血液稀释会增加孕妇心力衰竭风险，并且节约用血作用有限，目前急性等容性血液稀释在产科应用较少。

3. 术中自体血液回收　术中自体血液回收是指应用血液回收机，将手术创面的出血经肝素抗凝后吸引至无菌贮血罐，然后经过离心、洗涤以去除大部分血浆、蛋白、游离血红蛋白、血小板、微聚体以及大部分肝素，最后用生理盐水将红细胞制备成血细胞比容0.55～0.80左右的红细胞回输给患者本人的一种技术。该方法充分利用了患者手术区域的自身血液，红细胞生存时间、形态和2,3-DPG活性均优于储存血，并可以大大降低异体血液的应用。目前术中自体血液回收在骨科、普通外科、心外科均有广泛的应用。但是由于考虑到回收的血液可能混入羊水或者胎儿红细胞。回输后可能会引起羊水栓塞或者产妇红细胞免疫反应。

尽管目前缺乏循证医学证据，2016年英国和爱尔兰麻醉师协会、美国妇产指南，澳大利亚和新西兰妇产科输血指南均显示了在PPH时使用术中自体血液回收，主要内容包括：出血的风险增加的孕妇，需要输血时，优先考虑自体血回收，可以有效地减少异体血液的使用。在产科使用术中自体血液回收的优点还包括：减少了异体血液使用的机会，降低了输血不良反应发生的概率，减少同种异体抗原暴露机会，降低产生同种异体免疫概率，解决了稀有血型和体内存在多重抗体的疑难配血问题等。尽管术中自体血液回收在产科应用逐渐增多，但是绝大多数产后出血事件的不可预测，血液回收使用很少。通常的适应证包括：稀有血型或者有特殊抗体疑难配血产妇；胎盘植入、凶险前置胎盘、胎盘早剥等出血量或者出血风险超过20%血容量的产妇；拒绝输注异体血的产妇等。

对产科实施术中自体血液回收要求有专用的设备，并且要求经过培训的工作人员使用。要求使用两套吸引器避免羊水污染，对于可能存在的羊水污染，应使用高质量的血液过滤设备去除羊水污染，输血时要避免加压输血。对于RhD阴性的孕妇分娩RhD阳性新生儿时，应判断胎儿血液混入程度，及时应用

RhD 免疫球蛋白。英国和爱尔兰麻醉师协会提出在 PPH 的紧急情况下应用自体血回收，但目前缺乏对产科自体输血抢救的大样本量的前瞻性试验研究数据。

八、产科输血常见输血不良反应

产科输血常见输血不良反应包括：迟发性血清学反应、大量输血合并症（稀释性凝血病、代谢性酸中毒、低体温、深静脉血栓与肺栓塞）等[4,5]。

（一）迟发性血清学反应

迟发血清学反应是指输注了配合的同种异体红细胞成分后，体内检出新的针对同种异体血液的血型抗原抗体，但是患者没有其他的迟发性溶血反应的临床和实验室表现。妊娠女性可能由于不同程度的胎母出血（输血）或 PPH 而接触了同种异体抗原，引起红细胞血型抗原抗体免疫反应，再次输血时可导致配血不合或/和增加胎儿-新生儿溶血病风险。

（二）大量输血合并症

大量输血是指 24 小时内输血量相当于患者全身血容量或者更多血液的输血，或者 3 小时内输血超过患者一半血容量。大量输血的合并症主要诱因是大量低温液体和血液的输入，血液储存期间的 pH 改变，红细胞携氧能力下降，以及在大量输血过程中引起的凝血功能障碍与出血等。

1. 稀释性凝血病　患者在大量出血抢救时，往往会输注大量晶体液和胶体液，以及输注大量库存血液，库存的红细胞内凝血因子含量很少，几乎不含有血小板，如果没有及时足量补充含有凝血因子或者新鲜冰冻血浆，以及血小板制剂，可能引起患者凝血因子和血小板含量下降，引起稀释性凝血病。有文献报告当输血量在 1、2、3 个血容量时，自身血液的剩余量分别为 37%、15%和 5%。此时应该及时检测患者的凝血功能和血小板计数，及时补充相应凝血因子或者血小板制剂。

2. 代谢性酸中毒　血液保存期间，红细胞的无氧酵解可产生大量的乳酸，同时血液保存液中含有枸橼酸，使保存的血液制剂中 pH 较低。大量输血后可能引起一过性代谢性酸中毒，肝功能正常的产妇可以很快逆转。对于代谢性酸中毒持续存在的产妇可能有缺氧的表现。

3. 低体温　大量快速输注室温保存的液体和 4℃保存的红细胞后，可能会出现低体温。低体温是临床上大量输血的最严重的不良反应之一，也是大量输血后引起凝血障碍的原因之一。由于产妇低体温，血红蛋白释放氧的能力下降，血小板的聚集功能下降，肝脏对于枸橼酸的代谢能力下降。同时低体温还可能抑制心脏传导系统，引起心律失常甚至死亡。同时，由于实验室的检测常规都是在生理温度下进行，由于低体温带来影响可能检测不出，而影响实验室判断，延迟抢救。因此，对于大量输血的产妇应该积极预防低体温，应用液体加温设备进行液体与血液的适当加温处理。

（三）深静脉血栓与肺栓塞

孕产妇处于本身处于生理性高凝状态，是发生深静脉血栓的高危人群。肺栓塞是孕产妇猝死的主要原因之一。在我国尽管孕产妇死亡的主要原因是产后出血，但随着高龄孕妇逐年增多，妊娠期并发症，如妊娠期高血压疾病、糖尿病等的发病率升高；双胎妊娠的发生率升高。这些都是发生深静脉血栓危险因素。另外，由于血液储存后，血液中的白细胞、血小板碎片、变性的纤维蛋白原等形成直径 20~400μm 的微聚体，大量输血时可能通过标准输血器进入患者体内，使微聚物聚集在肺，微聚体本身可能引起肺栓塞，同时释放的细胞因子如组胺，5-羟色胺，血栓素 A_2 等引起肺小动脉痉挛加重肺栓塞。

九、RhD 阴性孕产妇的血液管理

Rh 血型是继 ABO 血型系统之后最具有临床意义的血型系统，有 40 多种血型抗原，其中临床最重要的有 5 种抗原，以 D 的抗原性最强。根据红细胞表面上是否有 D 抗原分为 RhD 阳性和 RhD 阴性。在高加索人群中 RhD 阴性约占 15%，亚洲人群约占 0.4%。RhD 阴性人群可能因为妊娠或者输血产生抗-D，有文献报道约 50%~70%的白种人群接触 1ml 以上阳性血液后会产生抗-D，而我国汉族人群产生抗-D 的发生率比国外低的多。当机体再次接触 RhD 抗原后可能引起迟发性溶血反应或者新生儿溶血病。因此，对于 RhD 阴性的女性，需要避免产生抗-D，以避免发生严重的 HDFN。

（一）RhD 阴性孕产妇血型确定

对于所有孕妇，均应在孕早期（12 周）进行 ABO 和 RhD 血型鉴定，对于已经确定 RhD 阴性的产妇，需要进行 RhD 阴性确认试验，以排除弱 D 或者 D 变异型，以指导抗-D 免疫球蛋白的使用。但对于需要输血的孕妇，如初筛 RhD 阴性就应该按照 RhD 阴性对待，输注 RhD 阴性的血液成分。对于 RhD 阴性孕妇，应进行红细胞意外抗体筛查试验，确定体内是否存在抗-D，同时建议对胎儿的生父进行 Rh 血型系统主要血型抗原检测，以预测胎儿血型。体内存在抗-D 的孕妇，应进行抗体效价测定，实验室进行的抗体效价测定应使用统一的方法和判读的标准，避免由于实验室操作差异引起的结果不同。同时应定期检测孕妇体内抗体效价变化,目前认为抗-D抗体效价>16就可能新生儿溶血病的风险,但是相比单次试验,抗体效价的动态变化更有意义。抗体效价检测的周期建议妊娠中期后每个月检测一次,并密切检测胎儿情况,监测包括胎儿的大脑中动脉血流,是否有肝脾肿大或者水肿等,如提示胎儿有溶血表现,应该缩短抗体效价检测时间,密切关注胎儿变化,决定是否进行宫内输血或提前终止妊娠。

(二) RhD阴性孕妇出血风险评估

对于RhD阴性等稀有血型的产妇,分娩时的主要风险是紧急用血的血液供应延迟。因此,对于RhD阴性的产妇更需要及时治疗妊娠贫血,详细评估可能发生PPH的风险,并评估本单位对于此类产妇的综合抢救能力和血液成分持续供应能力,并确定详细救治方案,救治方案中应该包括:多学科合作减少产妇出血方案,不同血液成分用血方案和及时监测方案。

(三) RhD阴性孕妇围生期免疫球蛋白的应用

RhD阴性孕妇可能在输血和发生PPH时接触了阳性血液而发生致敏,产生抗D抗体,导致再次妊娠后发生HDFN。因此,对于RhD阴性产妇接触阳性血液成分后应及时注射抗-D免疫球蛋白。

抗-D免疫球蛋白在1960年首次应用,最初在美国等国家应用,荷兰等欧洲国家随后应用,使用后抗-D引起HDFN下降了20%以上,RhD阴性经产妇抗-D阳性率从3.5%下降到0.6%。但是尽管在产后常规应用,在荷兰每年仍然有200名的孕妇免疫失败。抗-D免疫球蛋白使用的原理为抗-D免疫球蛋白可中和游离的RhD阳性红细胞,避免机体接触同种异体抗原。目前我国还没有的详细关于使用抗-D免疫球蛋白的指南,国外指南多数推荐在分娩后使用,英国血液学会指南推荐致敏的RhD阴性孕妇发生PPH后,无论其产前是否使用预防性抗-D免疫球蛋白,宜给予抗-D免疫球蛋白。另外,孕20周后再次出现阴道出血的RhD阴性孕妇,宜给予抗-D免疫球蛋白预防剂量≥500IU/次。在妊娠晚期使用抗-D免疫球蛋白可以避免胎母输血引起免疫。产前使用抗-D免疫球蛋白不会引起HDFN,但是可能引起新生儿一过性DAT阳性。

(四) RhD阴性孕妇紧急输血原则

RhD阴性孕妇在输血时应该使用的RhD阴性同型血液成分,以避免接触异体血液诱发红细胞血型免疫相关反应。我国临床输血技术规范规定对于RhD阴性患者应采取同型输血或者相容性输血的方案。在危及生命的紧急输血时,如果患者体内没有抗-D,可以一次足量输注阳性红细胞。但此时应充分告知家属输血对于未来妊娠和输血的风险。抢救结束后应密切监控抗体产生。

(五) RhD阴性产妇新生儿评估

RhD阴性孕妇在分娩后应该及时对新生儿进行评估和检测,以及时发现是否存在新生儿溶血病并评估疾病严重程度,评估的主要内容包括:新生儿的ABO血型,Rh主要抗原分型;血红蛋白,红细胞计数,血细胞比容,网织红细胞计数;总胆红素和间接胆红素;新生儿的直接抗球蛋白试验结果、游离抗体和放散实验。新生儿血标本可以使用脐带血进行初筛。

(李志强　王秋实　张卫)

参考文献

1. KADIR RA, ECONOMIDES DL, SABIN CA, et al. Frequency of inherited bleeding disorders in women with menorrhagia[J]. Lancet, 1998, 351(9101): 485-489.
2. CHUONG CJ, BRENNER PF. Management of abnormal uterine bleeding[J]. Am J ObstetGynecol, 1996, 175 (3 Pt 2): 787-792.
3. THOMAS JM. The worldwide need for education in non blood management in obstetrics and gynaecology[J]. J Soc Obstet Gynaecol Can, 1994, 16(3): 1483-1487.
4. BRIGDEN M, SMITH RE. Acetylsalicylic-acid-containing drugs andnonsteroidal anti-inflammatory drugs available in Canada [J]. CMAJ, 1997, 156(7): 1025-1028.
5. MAYS T, MAYS T. Intravenous iron-dextran therapy in the treatment of anemia occurring in surgical, gynecologic and obstetric patients[J]. Surg GynecolObstet, 1976, 143(3): 381-384.
6. FARQUHAR CM, CRENGLE S, DOUTHETT M, et al. An evidence-based guideline for the management of heavy menstrual bleeding. Working Party for Guidelines for the Management of-Heavy Menstrual Bleeding[J]. N Z Med J, 1999, 112(1088): 174-177.
7. EDLUND M, BLOMBACK M, FRIED G. Desmopressin in the treatment of menorrhagia in women with no common coagulation factor deficiency but with prolonged bleeding time[J]. Blood Coagul Fibrinolysis, 2002, 13(3): 225-231.
8. CONNOR JP, MORRIS PC, ALAGOZ T, et al. Intraoperative autologous blood collection and autotransfusion in the surgical management of early cancers of the uterine cervix[J]. ObstetGyneco, l 1995, 86(3): 373-378.
9. THOMAS MJ. Infected and malignant fields are an absolute contraindication to intraoperative cell salvage: fact or fiction? [J]. Transfus Med, 1999, 9(3): 269-278.
10. IBEH N, OKOCHA C E, ANEKE C J, et al. Normal pregnancy and coagulation profile: from the first through the thirdtrimester [J]. Niger J Med, 2015, 24(1): 54-57.

11. LI A,YANG S,ZHANG J,et al. Establishment of reference intervals for complete blood count parameters duringnormal pregnancy in Beijing[J]. J Clin Laboratory Anal,2017,31(6):e22150.
12. 王文工,张稳健,马杰. 晚期妊娠妇女纤维蛋白原、D-二聚体及抗凝血酶Ⅲ的检测及分析[J]. 临床输血与检验,2014,16(2):164-165.
13. SZECSI P B,JORGENSEN M,KLAJNBARD A,et al. Haemostatic reference intervals in pregnancy[J]. Thrombosis and haemostasis,2010,103(4):718-727.
14. SPIEZIA L,BOGANA G,CAMPELLO E,et al. Whole blood thromboelastometry profiles in women with preeclampsia[J]. Clin Chem Lab Med,2015,53(11):1793-1798.
15. OHKUCHI A,HIRASHIMA C,TAKAHASHI K,et al. Prediction and prevention of hypertensive disorders of pregnancy[J]. Hypertens Res,2017,40(1):5-14.
16. HEIT JA,KOBBERVIG CE,JAMES AH,et al. Trends in the incidence of venous thromboembolism during pregnancy or postpartum:A 30-year population-based study[J]. Ann Intern Med,2005,143(10):697-706.
17. 杨春,林其德,林建华,等. 妊娠期血凝指标的变化[J]. 上海交通大学学报(医学版),2008,28(5):561-563.
18. COMMITTEE ON PRACTICE BULLETINS-OBSTETRICS. Practice bulletin No. 183:Postpartumhemorrhage[J]. Obstet Gynecol,2017,130(4):e168-e186.
19. DAHLKE JD,MENDEZ-FIGUEROA H,MAGGIOL,et al. Prevention and management of postpartum hemorrhage:A comparison of 4 national guidelines[J]. Am J Obstet Gynecol,2015,213(1):76. e1-76. e10.
20. 刘兴会,张力,张静.《产后出血预防与处理指南(草案)》(2009)及《产后出血预防与处理指南(2014 年版)》解读[J/CD]. 中华妇幼临床医学杂志(电子版),2015,11(4):433-447.
21. PACAGNELLARC,SOUZAJP,DUROCHERJ,et al. A systematic review of the relationship between blood loss and clinical signs[J]. PLoS One,2013,8(3):e57594.
22. 张文,徐畅,李昀晖,等. 影响产科患者输血量的风险因素评估[J]. 中国输血杂志,2020,33(7):664-668.
23. MOUSA HA,BLUMJ,ABOU EL SENOUNG,et al. Treatment for primary postpartum haemorrhage[J]. Cochrane Database Syst Rev,2014(2):Cd003249.
24. IckxBE. Fluid and blood transfusion management in obstetrics[J]. Eur J Anaesthesiol,2010,27(12):1031-1035.
25. 邢准,王秋实,杨巧妮,等. 产后出血临床大量用血方案的应用[J]. 中国输血杂志,2015,28(11):1381-1385.
26. PACHECOLD,SAADEGR,COSTANTINEMM,et al. An update on the use of massive transfusion protocols in obstetrics[J]. Am J Obstet Gynecol,2017,37(1):340-344.
27. CHARBIT B,MANDELBROT L,SAMAIN E,et al. The decrease offibrinogen is an early predictor of the severity of postpartum hemorrhage[J]. J Thromb Haemost,2007,5(2):266-273.
28. LEVY JH, WELSBY I, GOODNOUGH LT. Fibrinogen as a therapeutic target for bleeding:a review of critical levels and replacement therapy[J]. Transfusion, 2014, 54(5): 1389-1405.
29. ALSHEEHA M A,ALABOUDI R S, ALGHASHAM M A,et al. Platelet count and platelet indices in women with preeclampsia[J]. Vasc Health Risk Manag,2016,12:477-480.
30. LAVIGNE-LISSALDEG,AYAAG,MERCIERFJ,et al. Recombinant human FⅦa for reducing the need for invasive second-line therapies in severe refractory postpartum hemorrhage:Amulticenter,randomized,open controlled trial[J]. J Thromb Haemost,2015,13(4):520-529.
31. Grottke O,Levy JH. Prothrombin complex concentrates in trauma and perioperative bleeding[J]. Anesthesiology,2015,122(4):923-931.
32. LIU H,LI J,YU J,et al. Research into the predictive effect of TEG in the changes of coagulation functions of the patients with traumatic brain hemorrhage[J]. Open Med (Wars),2015,10(1):399-404.
33. BISCHOF D,DALBERT S,ZOLLINGER A,et al. Thrombelastography in the surgical patient[J]. Minerva Anestesiol,2010,76(2):131-137.
34. BAYOUMEU F,SUBIRAN-BUISSET C,BAKA NE,et al. Iron therapy iniron deficiency anemia in pregnancy: intravenous route versus oral route[J]. Am J ObstetGynecol,2002,186(3):518-522.

第九篇

血 液 疗 法

第七十章

输血治疗的新领域

输血医学的治疗方式随着临床输血的发展、理念的转变以及其他科学技术新理论新技术的发现而不断丰富、拓展和深化。临床输血治疗经历了全血输注、成分输血、限制性输血的发展历程,并在循证医学(evidence-based medicine,EBM)的基础上提出了患者血液管理(patient blood management,PBM)的新理念。进入21世纪,输血医学更是从以往单纯提供红细胞、血小板、血浆、冷沉淀等血液制剂的输血辅助治疗,过渡到对患者病理性血液成分的去除与置换、进而延伸到患者自体或异体有效血液成分的单采富集治疗(如富血小板血浆治疗),并正在向嵌合抗原受体T细胞(chimeric antigen receptor-modified T cell,CAR-T)为代表的细胞治疗迈进。输血治疗的实践从神秘到科学、从非理性到理性、从辅助到对症,正是人类对自然的认识和实践的过程,而输血治疗方式正是在认识和实践这样一个辩证的运动和相互促进中得到不断的发展和创新[1,2]。

第一节　输血治疗方式的发展

一、输血治疗

1900年奥地利维也纳大学病理遗传学家Landsteiner发现ABO血型系统至今,以ABO血型发现为标志的现代输血技术完成了跨越基础医学、临床医学和预防医学等多学科的研究,并与临床多学科相互交叉完成了临床输血学科的整合,形成为一门独立的新兴学科—输血医学。近代输血学是以对外伤、外科手术时的出血作为补充疗法的全血输血形式开始的。输血治疗方式近几十年主要经历了以下几个方面的快速发展:①从原来的全血输注到成分输血的转变,成分输血是输血治疗的一项重要历史变革,保证了血液最大化的利用,提高了输血治疗效果,降低了输血不良反应和输血传播疾病的发生概率;②输血观念的转变,从以往将血液作为"营养品"到认识到输血治疗给患者带来的诸多风险,转变为循证输血,PBM概念的提出与实施;③从异体输血到自体输血的发展[3]。

二、血液治疗

血液治疗是输血治疗的重要组成部分之一,与输血医学相关的血液治疗主要包含治疗性血液成分单采术和置换术以及其他血液治疗成分,如近年来广泛应用于临床研究和治疗的富血小板血浆治疗等。治疗性血液成分单采和置换术主要是指分离和去除患者外周血液循环中某些致病和有害血液成分,并/或相应补充一定容量的溶液和血浆达到治疗疾病的目的。1952年Adam等试用血浆置换术治疗多发性骨髓瘤患者的高黏滞血症,同年第一台初级血液成分分离机问世,为治疗性血液成分单采和置换术提供方便。1959年应用血浆置换术治疗原发性巨球蛋白血症获得成功。1965年美国研制出第一台流动离心式血液成分分离机,利用该分离机进行白细胞单采治疗慢性粒细胞白血病取得成功。

治疗性血液成分去除和置换术是输血治疗领域中重要的治疗手段之一,是国际国内学界认可的疗效确定且较为简便、安全的治疗方法。现如今,治疗性血液成分去除和置换术广泛应用于多种临床疾病的治疗。2019年6月,美国单采协会(American Society for Apheresis,ASFA)发布了治疗性血浆置换临床实践中的应用指南第8版,共涉及84个相关疾病以及157个分级和分类适应证和/或治疗性血浆置换模式[4]。

三、细胞治疗

"输血"本身就是一种最简单的细胞治疗。这里细胞治疗的概念主要是指干细胞治疗和免疫细胞治疗。细胞治疗,也被称为生物治疗、细胞免疫治疗、或细胞移植治疗,该技术将体外扩增、特殊培养等处理后的细胞移植到患者体内,利用移植细胞的特定功能治疗和缓解各种疾病。该治疗技术已经作为临床输血医学重要的延伸,成为现代临床输血医学备受关注的热点。

随着细胞分离扩增技术与基因导入技术相结合，细胞治疗在过去20年中取得了长足进展，已逐渐成为继药物治疗和介入治疗后第三大疾病治疗方式。细胞治疗在血液疾病、退行性疾病和肿瘤疾病等领域正崭露头角，显示出良好的治疗效果，是未来输血医学重要的发展方向。

第二节　血液成分新疗法

一、治疗性血液成分单采

（一）治疗性血液成分单采和置换术的起源与内涵

治疗性血液成分单采（therapeutic apheresis，TA）是运用血细胞分离机将患者的血液引至体外，经离心法或膜分离法分离血浆和细胞成分，去除含病理性物质的血浆或病理性细胞成分，和/或回输正常血液成分，以补充患者所需要的血液成分或其他胶体、晶体溶液，达到治疗疾病的目的。该技术的人体应用可以追溯到1952年，应用血浆置换术治疗多发性骨髓瘤患者的高黏滞血症。后续各种血液成分分离机研制改进，进一步推进了该技术在临床上多种疾病的治疗。为进一步推进该技术，1982年，美国成立了美国单采协会（ASFA），并创办了《临床单采杂志》（*Journal of Clinical Apheresis*）。我国也相应多次召开全国治疗性血液成分单采和置换术的学术会议，中国输血协会也组织立项团体标准《治疗性血液成分单采技术标准》并已发表了专家共识[5]。

（二）治疗性血液成分单采和置换术在患者疾病治疗中的意义及扩展

治疗性血液成分单采是输血治疗领域一种重要的治疗手段，是一种疗效肯定且较为简便、安全的治疗方法。治疗性血液成分去除和置换术（therapeutic blood components apheresis，TBCA）去除的成分一般主要包括以下几大类：IgG、IgM、异常蛋白、免疫复合物、过剩的机体正常物质以及有功能缺陷的正常物质等。美国单采协会规定了TBCA应用于血液系统疾病，神经系统疾病，泌尿系统疾病和风湿免疫性疾病等疾病的适应证，可应用TBCA治疗的病种多达一百种以上，并对TBCA适应证进行了分类，分级说明[4]。

治疗性血液成分单采除了应用于上述规定的疾病治疗，近年来，其应用领域也拓展到一些难治性疾病的治疗，这将给这些患者带来新的希望。例如应用于肾移植，特别是ABO血型不合，抗体介导的排斥反应；原发性局灶节段性肾小球硬化；妊娠期严重血脂异常。低密度脂蛋白单采技术可用于心血管疾病。另外，血液单采也可以直接去除病原体，病原体释放的毒素，疾病过程中诱导局部或系统性炎症反应的相关有害免疫介质。例如红细胞单采术可以清除细胞内的病原体，如巴贝斯虫病[6]。特别是在面对此次新冠疫情时，血浆置换可以改善COVID-19重症患者的高凝状态，降低深静脉血栓发生概率[7]。

尽管TBCA治疗技术日益完善，适应证也在不断拓宽。但是TBCA就其本质上来说，仍然是一种治标不治本的辅助治疗措施，只能使症状得到暂时缓解，却无法从根本上去除病因。所以不能忽视针对原有疾病的病因治疗，必须“标本兼治”，这样才能达到最好的疗效。此外我们不能忽视TBCA治疗带来的不良反应和并发症，例如凝血功能紊乱，血流动力学改变，细胞成分的丢失，以及出现的低钙血症，过敏，反跳现象等并发症，这也是今后该技术需要不断完善的地方。总之，操作者需根据治疗性血液成分去除和置换术的基本原理，结合所包含的一些输血知识来管理和治疗患者。对这项技术更深刻的理解有助于指导该技术上的不断进步，降低不良反应的发生率[6,8-10]。

综上，随着TBCA的持续发展，其在临床上的应用越来越广泛，在肝脏疾病、肾脏疾病、神经系统疾病、血液系统疾病等疾病治疗中发挥着重要作用。同时，新的技术的改进能更加特异性清除致病因子，由此可在多种疾病治疗中获得较理想的效果。目前，众多临床研究已证实治疗性血液成分去除和置换术的理论和益处。需要看到的是治疗性血液成分去除和置换术仍需进一步开发和研究，且多数临床报道缺乏随机对照分析，部分适应证仍需进一步深入探讨。因此需要临床采取积极措施，开展设计完善的多中心临床研究，进一步制定出标准的治疗方案。

二、富血小板血浆治疗

（一）富血小板血浆治疗的起源及内涵

早在20世纪70年代即已开展了富血小板血浆（platelet rich plasma，PRP）应用于创伤修复中的研究。Harke等于1977年首次分离制备PRP，成功地将其用于心脏外科手术患者。1984年Okuda等发现PRP包含多种生长因子。1994年Hood等提出了PG概念，将PRP中加入凝血酶和钙离子形成的凝胶物质用于组织修复。之后自体的PRP治疗范围进一步拓展到口腔颌面外科手术修补骨组织等领域。目前PRP治疗广泛应用于临床疾病治疗的多个领域。为更好地指导和规范 PRP 在膝骨关节炎领域的应用，相关专业分会制订了《关节腔注射富血小板血浆治疗膝骨关节炎的临床实践指南（2018 年版）》[11]和《富血小板血浆在骨关节外科临床应用专家共识（2018 年版）》[12]，这将有力地推进 PRP 在该领域的科学应用。

PRP 发挥治疗作用具有以下特点：①PRP 包含的细胞因子种类众多。现已知血小板包含蛋白质超过五百种以上，当其活化时候会释放约 300 种。PRP 包含多种生长因子，如血小板源性生长因子（PDGF）、转化生长因子 β（TGF-β）、血管内皮生长因子（VEGF）、表皮生长因子（EGF）、成纤维细胞生长因子（FGF）、胰岛素样生长因子（IGF）、脑源性神经营养因子（BDNF）、白介素 1（IL-1）和血小板激活因子等。这些生长因子可刺激细胞的增殖、合成与代谢，促进组织的修复。此外，这些生长因子通过相互协同作用，在促进体内多种类型组织细胞的分裂和增殖，促进基质合成和沉积，促进纤维组织和肉芽组织的形成，增加胶原合成能力。在刺激参与创伤后上皮再生、间质增生和新生血管形成等过程中发挥重要作用。②治疗成分浓度高。研究已证明 PRP 中的血小板浓度比全血高 4~8 倍，范围在（300~1 500）$\times 10^9$/L。其激活后所释放 PDGF、TGF-β、VEGF 和 EGF 的浓度为体内正常浓度的 3~8 倍。其各生长因子的比例与体内正常生理浓度相近，能使各生长因子之间发挥最佳的协同作用。③包含有形成分可发挥支架作用。PRP 含有大量纤维蛋白原所形成的纤维网状支架可支持生长因子诱导生成新生组织，能为修复细胞提供良好的支架，可刺激软组织再生，促进伤口早期闭合和防止感染。④PRP 中的白细胞在机体抗微生物免疫防御反应中发挥着重要作用，其可以直接或间接地杀灭或抑制病原菌，控制感染[13]。

（二）富血小板血浆在患者疾病治疗中的意义及扩展

目前 PRP 广泛应用于临床治疗主要取决于以下独特优势：①PRP 具有自源性，这避免了外源性生长因子引起的免疫排斥反应，降低了异体移植传播疾病的风险。目前还尚未发现与 PRP 治疗相关的严重不良反应。②PRP 来源丰富、制备简便快捷，方法较为成熟，目前市场已有成熟的仪器和设备。③PRP 富含多种高浓度的生长因子，且比例接近正常健康人体，多种生长因子间具有最佳的协同作用，弥补了单一生长因子治疗的不足，并且价格相对单一生长因子低廉。④PRP 激活后凝固成胶状具有良好的黏附性，可较好的黏附于创面并填充组织缺损，还可随着纤维蛋白的降解逐渐释放生长因子。制备 PRP 对患者的损伤小，患者容易接受[14]。

然而，目前 PRP 治疗面临以下问题亟待解决。目前缺乏富血小板血浆的体外质量评价标准。PRP 制备成最终成品的影响因素有很多，包括离心力、离心时间、离心温度、采血管、抗凝剂的选择、供血者的个体差异、人员的操作技术、离心设备条件等。目前也没有一种实验可独立评价富血小板血浆的体外质量，同时很多方法缺乏体内输注效果评价的支持。一方面，目前对于 PRP 中血小板的有效浓度并没有统一标准，高浓度的血小板对细胞增殖及修复过程是否具有抑制作用还需进一步研究。另一方面，PRP 中白细胞是否需要保留还存在争议。许多研究显示白细胞在组织损伤修复中并未起到抗菌作用，反而促进分解代谢，延缓组织的修复时间；但仍有少数研究认为白细胞在抗感染及减轻疼痛等方面有积极作用。关于 PRP 中白细胞存在的争议，还需要进一步研究确定[15]。

目前临床应用的 PRP 主要来源于自体，自体 PRP 的应用也存在一定的局限性。首先，从患者的角度来看，基础体质差（如贫血和体重偏轻等）或有基础疾病（如出凝血功能障碍、慢性顽固性伤口等）的患者并不适合频繁采集患者的自体血来制备 PRP；其次，在 PRP 收集和制备方面，不同患者全血中的血小板的质和量存在个体差异性，自体采集的 PRP 质量波动较大，加上对 PRP 自体采集的专业设备与资质要求高，自体 PRP 治疗的推广应用受到一定的限制。与自体 PRP 相比较，同源异体 PRP 可从健康志愿者中采集，于-80℃条件下长期储存并通过日常监测实现质量控制，具有使用便捷、质量可控、适用人群广等优点，有利于 PRP 的批量采集和推广应用。近年来异体 PRP 逐渐在慢性溃疡、植皮手术、慢性难愈合溃疡，骨科损伤等领域应用。将来异体 PRP 有望在血液采集机构中制备，并可对高质量的血小板进行筛选，以进一步确保 PRP 技术的有效性和应用；甚至有望开发出 PRP 商品化试剂或产品以更好的应用于临床[16-19]。

从已发表的国内外有关 PRP 基础与临床应用研究的文献及所涉及的学科方向显示，PRP 治疗研究的热点领域主要涉及骨科、运动医学、口腔领域等，近年来富血小板血浆在骨关节炎、软骨再生、美容生发、糖尿病足、烧伤及外科创面愈合、口腔种植、五官科和整形外科等领域也有了大量的临床实践，疗效肯定，这将是 PRP 治疗未来的发展方向。必将进一步扩大 PRP 治疗的市场规模[20]。

总之，PRP 的临床输注效果与其质量密切相关，因此需要建立客观、可信的 PRP 质量评价体系。为了

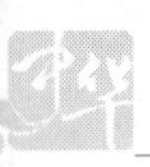

更好地让 PRP 应用于临床，仍需大量的临床前研究及临床研究进一步探索。

三、血液净化

（一）血液净化的起源及内涵

血液净化疗法是在血液透析（hemodialysis）基础上发展而来，血液透析早期发展至今已有近百年历史。从 1854 年开始，由苏格兰化学家 Thomas Graham 提出了透析的概念。在随后临床治疗中，血液净化技术开始从尝试发展到实际应用。随着如今血液净化技术的快速发展，透析器也得到了更新换代，透析器在经过改善之后可以更好的对中大分子物质进行清除，并且拥有更高的血液净化效率。

关于血液净化的定义，根据我国《血液透析名词术语》中的解释，把患者血液引出体外并通过一种净化装置，除去其中的某些致病物质，净化血液，达到治疗疾病的目的，这个过程即为血液净化。因此，血液净化应包括：血液透析、血液滤过、血液透析滤过、血液灌流、血浆置换和免疫吸附等。具体来说，血液净化技术是指各种连续或间断清除体内过多水分或溶质方法的总称，是以缓慢血液流速或透析液流速，通过弥散或对流方式，进行溶质交换和水分清除的血液净化治疗方法，具有清除体内多余的水分，维持水及电解质及酸碱平衡，保持内环境温度，同时清除尿素、肌酐等有毒物质，以及某些炎性介质等作用。基于该原理，它不但应用于急慢性肾衰竭，而且已经广泛应用于非肾脏疾病，特别是一些危重疾病如全身性炎性反应综合征、脓毒症、多器官衰竭（multiple organ failure）心力衰竭、电解质紊乱、肝衰竭、药物中毒、重症胰腺炎等[21,22]。

如今，血液净化技术早已超出血液透析的范畴，治疗指征也不局限于尿毒症，血液净化已成为一门多学科交叉的边缘学科，它可以治疗肾病、血液病、风湿病、免疫性疾病和神经系统疾病，感染性疾病等多种疾病。特别是随着血液净化技术的快速发展，传统的一些难治之症，通过血液净化技术治疗可以得到很好的疗效。在抗击重症新型冠状病毒肺炎（COVID-19）疫情中，国家卫生健康委发布的《新型冠状病毒肺炎诊疗方案（试行第六版）》指出，对有高炎症反应的重危患者，有条件的可考虑使用血浆置换、吸附、灌流、血液/血浆滤过等体外血液净化技术。相关专业委员会专家组制定了《特殊血液净化技术应用于重症新型冠状病毒肺炎的专家共识》[23]，指导血液净化技术的科学应用。

（二）血液净化在患者疾病治疗中的意义及扩展

近年来随着血液净化技术的快速发展，血液净化的应用范围越来越广。这些进展主要包括透析膜和透析器技术上的改进，具体包括以下几个方面：①血液透析透析器和透析装置改进。这包括透析器、联机监测技术的改进以及便携式透析装置的改进。这些技术的应用，可促使透析容量、剂量更为精准、无风险，更为便捷，可对多个参数进行同时监视测量。②新型血液透析方式的改变。这包括连续性血液净化（continuous blood purification）的应用，具有维持免疫稳态调控、清除炎症因子的功效，能够更为广泛的应用于危急重症患者的治疗。其他的新型血液透析方式还包括每日透析、杂合型血液透析、免疫吸附等技术的应用。③在血液净化新理论建立方面，主要包括通过生物人工肾、干细胞治疗可望促进肾脏细胞再生，取代受损细胞，阻断和修复肾脏纤维化，达到治疗疾病的目的。

当前，在血液透析技术、血液透析设备和血液透析模式的更新换代的条件下，为血液净化技术奠定了坚实基础，促使血液净化技术临床应用范围得到拓展。这些新的血液净化治疗领域包括：①严重感染的治疗。严重感染是目前引起重症监护患者死亡的主要原因之一。血液净化技术在对严重感染患者进行治疗的过程中可以有效的对患者体内的炎性介质进行清除，并且可以有效的帮助患者的脏器进行恢复，使患者可以更好的清除血液内的炎性因子，提高生存率。②急性药物或毒物中毒的应用。急性中毒是 ICU 急诊抢救的主要疾病之一，由于这类患者的病情发生较为突然，且病情发展较快，致死率较高，如果未及时救治极容易诱发呼吸衰竭、循环衰竭、肝肾功能障碍、肺水肿以及脑水肿等多种病症。连续性血液净化治疗能够促进患者血液内毒性物质有效清除，从而实现患者中毒症状改善。③器官脏器功能及内稳态支持。复杂的炎症因子网络在全身炎症反应综合征（systemic inflammatory response syndrome）和多器官功能障碍综合征（multiple organ dysfunction syndrome）等疾病的发病中起重要作用。相关血液净化技术的应用可清除细胞因子，维持免疫内稳态，改善内皮细胞功能等，广泛用于肾脏替代、多脏器衰竭、严重创伤等复杂危重症的救治[22]。

综上所述，血液净化治疗已经逐渐演变成为多种非肾脏病、紧急病症的首选治疗方式，伴随血液净化技术的自我完善、改进，日后必将在肾脏病领域、非肾脏病领域有更大的发展空间。

四、细胞治疗

（一）细胞治疗的起源及内涵

细胞治疗（cell-based therapies）是指利用某些具有特定功能的细胞的特性，采用生物工程方法获取，或进行体外扩增、培养等处理后，使其具有增强免疫、杀灭病原体和肿瘤细胞、促进组织器官再生和机体康复等治疗功效，从而达到治疗疾病的目的。

细胞治疗的分类方式非常多样，根据作用原理包括细胞免疫、细胞再生等；根据供体来源分为自体细胞、同种异体细胞和异种细胞等；根据细胞来源和分化潜能分为干细胞、前体细胞和成熟体细胞等；根据体外操作方法分为常规培养、定向诱导分化、基因编辑、遗传修饰等。

人类关于干细胞的研究起源于成体干细胞，最早开始于20世纪60年代。成体干细胞包括造血干细胞、间充质干细胞和神经干细胞等，在生命体的一生中都存在，分布于各种组织器官中。成体干细胞虽然具有较低的分化潜能，但却对维持整个机体的健康非常重要。造血干细胞是最早被研究的成体干细胞，始于1961年，同时也是较早被应用于临床的成体干细胞，主要用于移植治疗白血病和淋巴瘤等血液系统疾病。而间充质干细胞是现阶段开展临床研究最多的成体干细胞，主要原因在于其来源广泛、易获得，对心血管疾病、肝脏疾病等具有一定的修复作用[24]。

干细胞治疗是把健康的干细胞移植到患者体内，修复病变细胞或重建功能正常的细胞或组织。目前，患者的成体干细胞，如间充质干细胞（mesenchymal stem cell，MSC），因较易获得和体外扩增、具有较低致癌致畸风险等优势，被广泛地运用到各类疾病治疗的临床研究中，如神经系统疾病、心血管系统疾病、血液类疾病、器官移植和组织创伤等。随着基础研究的深入，多潜能干细胞（pluripotent stem cell，PSC），包括胚胎干细胞（embryonic stem cell，ESC）和诱导多能干细胞（induced pluripotent stem cell，iPSC），因其具有多向分化潜能而在细胞替代治疗方面具有独特优势，也逐渐进入各种临床试验。癌症干细胞（cancer stem cell，CSC）是具有干细胞特性的癌细胞，其本身不适于干细胞治疗，但通过对CSC的研究有利于提高癌症药物和细胞治疗的准确性和有效性[25]。

免疫细胞治疗指将具有靶向杀伤的免疫细胞回输到患者体内以激活或增强机体免疫能力，杀死病原体、突变细胞和癌细胞等。主要包括树突状细胞、自然杀伤细胞、细胞因子诱导的杀伤细胞、抗CD3单克隆抗体激活的杀伤细胞（anti-CD3 monoclonal antibody activated killer cells，CD3AK），T细胞受体基因修饰T细胞（T-cell receptor engineered T cells，TCR-T）、嵌合抗原受体T细胞（chimeric antigen receptor-modified T cell，CAR-T）等[26,27]。

目前细胞治疗应用最为广泛的是在肿瘤免疫细胞治疗领域，主要包括树突状细胞/细胞因子诱导的杀伤细胞（dendritic cells/cytokine induced killer cells，DC/CIK）和过继性细胞治疗（adoptive cell therapy，ACT）等。其中ACT包括细胞因子诱导的杀伤（cytokine-induced killer，CIK）细胞、肿瘤浸润淋巴细胞（tumor-infiltrating lymphocytes，TIL）、CAR-T以及TCR-T等；干细胞治疗包括胚胎干细胞（Embryonic stem cell，ESCs）、MSCs、骨髓间充质干细胞（bone mesenchymal stem cells，BMSC）和iPSC等[28]。

（二）细胞治疗在患者疾病治疗中的意义及扩展

输血治疗本身就是一种最简单的细胞治疗，特别是成分输血的推广和应用，使人们认识到针对性输注某一特定血液细胞或成分能够更好地达到治疗的目的。现有细胞治疗作为输血治疗的延伸，其广泛应用无疑进一步提高输血治疗的效率，拓宽了传统的输血治疗范围。

根据美国食品药品监督管理局（Food and Drug Administration，FDA）的定义，“细胞治疗是人的自体、同种异体或异种的非生殖性活细胞的临床应用，本质仍是经过体内、体外途径扩增、筛选、药物处理的一种血液制品”。因此，用于细胞治疗的“细胞”具有“血液制品”属性。这就要求细胞治疗需要遵循输血原则，而输血质量管理是保证输血安全的重要措施，因此，有必要在细胞治疗领域加强对细胞采集到输注的全过程进行系统的质量管理，建立健全细胞治疗相关制品的质量控制标准、操作规范和法律保障。现有输血治疗理论和实践，可以很好的推动细胞治疗质量控制标准的制定，促进细胞治疗临床应用的进一步发展。

细胞治疗广泛应用于临床仍然面对许多挑战：①尽管国际上已经上市了相关的细胞治疗产品，然而大量的数据显示，当前基于细胞疗法大多数处于早期的发展阶段，只有少数到达了中后期，即临床期及商业化阶段。基于细胞制品的特殊性和临床研究阶段的困难性及不确定性，细胞离真正意义的细胞制品还有很长的路要走。②到目前为止，细胞治疗在肿瘤临床治疗的运用中，安全性还存在一些问题。③细胞治疗作用机制依然不明确，细胞治疗策略也有待优化。④临床试验操作规范性不够、数据缺乏。⑤临床级种子细胞的制备缺乏质量控制体系[29]。

在细胞治疗未来发展方向上，特别是肿瘤免疫细胞治疗应该更趋向于“精准化”，提升细胞治疗产品的质量控制策略。肿瘤的细胞免疫治疗在向“个体化”和“精准化”的方向发展，其中在细胞免疫治疗的种类、针对的人群以及针对不同肿瘤特异性抗原的筛选和应用等方面更强调“精准化”。特别是在肿瘤治疗领域，由于实体恶性肿瘤的高度异质性、肿瘤抗原及突变位点的多样性、肿瘤微环境的组分差异大，更要求肿瘤免疫细胞治疗的“精准化”。因此，利用更先进的技术手段，创造出日益精准的免疫治疗方案，联合新型肿瘤免疫检查点抑制剂或新型靶向肿瘤微环境的药物，有望实现细胞免疫治疗向“精准化”的转变[28,30]。

尽管如此，随着过继性细胞回输治疗中制备及质控技术研究的不断深入，相信不久的将来，细胞治疗产品凸显出的质量安全性问题将得到改善。基础研究和临床研究的不断深入，细胞治疗必将成为组织修复与再生及肿瘤治疗等其他疾病的重要治疗手段，必将为人类疾病的治疗带来革命性的改变。

第三节　输血治疗的展望

未来输血治疗的发展将会是与其他多学科的融合发展，根据输血医学的基本任务，输血治疗未来的发展方向可能包括以下几个方面：①保障输血安全。一直以来，最大程度降低输血风险，确保输血安全是输血治疗的核心。一方面，需要重视输血传播疾病和输血不良反应。另一方面，输血质量管理是保证输血安全的重要措施，有必要在输血领域加强对血液采集-血液输注的全过程进行系统管理。因此，未来输血领域的研究及实践也必将紧紧围绕着输血的安全性展开。②提升输血治疗疗效和拓宽治疗领域。包括对现有血液制品和临床输血实践进行深入研究，提高输血治疗效果。输血医学是典型的多学科交叉融合医学科学，输血治疗未来的发展必将引入其他相关学科的理论和实践，如分子免疫学、基因组学、蛋白组学、器官和组织移植学、大数据科学等，更好更快的推动输血医学发展。同时，在我国输血治疗还可以与宝贵的传统中医理论相结合，这可能也是输血治疗未来发展方向。③个性化科学合理输血。这是精准医学和循证医学在输血医学领域应用的体现，有助于推动输血医学深化、拓展和发展。

一、输血治疗新前景

（一）精准输血

这是个体化输血治疗的体现。精准医学是指根据患者个体差异制定相关个性化预防和治疗的方案。21世纪是医学领域及生物信息学重大改革及飞速发展的时代，随着人类基因组计划的完成及二代测序技术的快速兴起，精准医学时代已经到来。

精准输血源自于精准医学的理念，体现在以个体化医疗为基础，是伴随基因组测序技术快速进步以及生物信息与大数据科学的交叉应用而发展起来的新概念与新模式。精准输血有两个层面：广义上指针对每个患者制定个体化的输血方案，在合适的时间进行合适的输注；狭义上由于血细胞上抗原众多，血浆内成分复杂，从安全、有效输血的原则出发，体现供受者之间多成分的相合/相容性，包括红细胞系统、白细胞系统、血小板系统、血浆蛋白等。

精准输血范畴包括检测精准、评估精准、剂量精准、治疗精准等多个方面。精准输血具体体现在基因组学应用于血型精准定型、蛋白组学应用于血浆各种生物活性成分的鉴定和检测、代谢组学应用于异体血液成分在受者体内的代谢动力学。特别是新的血型基因组学（blood group genomics）建立了以DNA为基础的血型基因分型技术，该技术在疑难血型鉴定上有独特优势，更好的弥补现有血液免疫学试验的不足，可能推动输血医学中血液配血方式的转变。相比传统的血清学检测方法，标准化的血型基因组学进一步降低人为出错，提高检测的快捷性和精准性。使用分子生物学方法检测红细胞抗原可为多次输血、存在自身抗原的疑难输血患者筛选出献血者，血液中心也可以更为精准的筛选与患者抗原匹配的血液制剂。虽然目前这些技术的应用仅限于血型参比实验室，随着高通量平台的建立和发展，基因检测或可成为输血行业的主流，其可能从根本上改变输血前检测的流程。通过多个血型位点选择与患者抗原相匹配的成分血，避免潜在的同种免疫，将有助于预防输血的同种免疫反应，提高输血的安全性，推动精准医学的发展[31,32]。

综上所述，提高输血治疗效果、降低输血风险，推进个体化科学安全有效输血应当成为精准输血重要的研究内容和发展方向；此外如何解决潜在的输血免疫性问题而影响远期健康，也应当作为精准输血的一个重要内容。

（二）患者血液管理

这是输血治疗理念的转变。临床输血经历了全血输注、成分输血、限制性输血的发展历程。传统输血的目的主要是增加血红蛋白，促进携氧功能；供给血小板和各种凝血因子，有助于止血等。进入21世纪，在循证医学（evidence-based medicine，EBM）的基础上提出了患者血液管理（patient blood management，

PBM)的新理念。PBM 是以患者为中心,采用 EBM 证据和系统方法,使患者管理最优化、输血质量最优化、医疗效果最优化。PBM 的目的是通过安全合理使用血液制剂,最大程度地降低不必要的成分血的输注,最终改善患者预后与转归。相比传统的输血,PBM 有以下几点重大转变:①由以血液/血液成分为中心转变为以患者为中心,以改善患者预后、获得病情最佳转归为最终目的,并且由患者参与决策;②不仅局限于输血,不是局限于输不输、输什么、何时输、输多少,而是对患者实施全面血液管理,包括贫血管理、出血管理、优化血凝、促进自身造血、提高贫血耐受力、血液保护技术等,当然也包括科学合理输血;③更加强调多学科合作,实施全面患者血液管理必须多学科合作,采取所有有益于患者的技术与方法;④更加重视 EBM 证据,采用的各项技术、制定输血指南应基于 EBM 证据,证明有利于改善患者预后[33]。

PBM 就是以患者为中心,以 EBM 证据为基础,采用所有技术、手段与方法,使需要输血的患者医疗效果达到最佳化。PBM 已不再拘泥于输血医学的范畴,是输血医学领域的改革创新,是医疗文化的改革创新。PBM 的概念认为临床用血应关注的重点是提高患者预后。进入 21 世纪以来,"以血液成分为核心"的成分输血理念逐渐被"以患者为核心"的 PBM 所取代[33]。

(三)电子交叉配血

这是输血技术在信息化时代发展的必然产物。红细胞 ABO 血型的发现是探索性输血与科学性输血的分界点,是现代科学输血的里程碑,紧随其后的 ABO 同型输血、配合性输血和交叉配血试验的应用为安全输血提供了重要保障。然而,传统的血型血清学交叉配血试验,包括盐水介质法、酶蛋白法、抗人球蛋白法、凝聚胺法、微住凝胶法等都存在相关的缺点,如:实验项目多、重复操作多、实验时间长、书面记录多、交接环节多、劳动强度大、易受假性结果影响、易发生人为差错等[34]。因此,人们试图摆脱血型血清学交叉配血试验的束缚,在信息化高速发展的当代,电子交叉配血应运而生。AABB 第 14 版指南中规定,采用抗球蛋白法不规则抗体筛选试验结果如为阴性,常规的抗球蛋白法交叉配血试验可不做。1989 年英国血液学标准委员会也将电子交叉配血写入指南。电子交叉配血的要求:①受血者和献血者的血型结果要绝对正确;②受血者及献血者不规则抗体筛选为阴性;③必须具备电子交叉配血软件系统运作的硬件和软件设施。电子交叉配血是一套经过确认的软件系统,用来确定献血者血液和受血者之间是否配合,这种配合性是需要通过计算机软件逻辑性程序来决定[35]。

电子交叉配血的优越性主要体现在:节省时间、减少实验室工作量、减少交叉配血与输血比例、减少对交叉配血标本量的需求、排除血清学交叉配血出现的干扰、实现输血全过程信息化等。需要指出的是:尽管电子交叉配血具有上述优越性,但也存在一定的局限性,在某些情况下不适合开展电子交叉配血,仍然要使用传统的血清学交叉配血试验。但是,这种情况在工作实践中相对少见(一般不会超过 2%),这并不能掩盖电子交叉配血的优势[36]。

电子交叉配血在发达国家已应用多年,在我国香港特别行政区公立医院也已普及,其安全性得到了肯定的验证。但在我国大陆地区才刚刚起步,目前电子交叉配血在我国普遍推广最大的困难是我国医务工作者受传统输血管理模式的束缚,需要医院管理者和临床一线医务人员能够积极接受新事物。电子交叉配血是现代信息技术与传统血型学技术相结合的一种形式,相信在不久的将来,通过不断学习和实践,电子交叉配血技术必将迅速在我国广泛开展。

(四)血液治疗

这是输血治疗内涵的延伸。血液成分单采与置换治疗以及由其延伸出来血液成分治疗(如富血小板血浆治疗)目前已是临床上较为成熟的血液新疗法。血液成分单采与置换从本质上讲是古老的放血疗法的延伸与拓展。在科技发达的今天,古老的放血技术已经演变为由全自动血细胞分离机完成的单采技术。治疗性血液成分单采能使患者因血细胞或血浆中质和/或量的异常而产生的相关症状很快去除并好转,是一种有效而且较为简便、安全的治疗方法。目前治疗性血液成分单采与置换已广泛应用于血液系统疾病、免疫系统疾病、感染系统疾病以及神经系统疾病等治疗,甚至对某些疾病可以起到"起死回生"的治疗效果。

治疗性血液成分单采在国外开展较早,我国在这方面的使用与研究尚待进一步提高,适合中国人群的血液成分单采及置换治疗的方式、剂量、疗程,不同疾病置换液的选择等标准和规范都亟待出台。随着输血治疗发展的需要和对外交流的增加,治疗性血液成分单采等血液新疗法势必会成为临床输血学的一个重要发展方向。

(五)细胞治疗

这是输血治疗的新领域。输血本身就是一种广义的细胞治疗,特别是成分输血的推广和应用,使人们认识到针对性输注某一特定血液细胞或成分能够更好地达到治疗的目的，细胞治疗实际是输血治疗、血液治疗的进一步延伸。

细胞治疗按照细胞种类可以分为干细胞治疗和免疫细胞治疗。干细胞又可以细分为成体干细胞（造血干细胞，间充质干细胞）、胚胎干细胞和诱导多能干细胞，其涉及治疗的疾病广泛。目前造血干细胞已被报道可分化为上皮、内皮和成纤维等多种细胞，相信随着干细胞诱导分化技术的日渐成熟，未来更是有望通过细胞治疗来实现血液细胞和组织器官的体外再生。而免疫细胞则主要针对肿瘤及免疫相关性疾病的治疗，包括 DC、NK、CIK、Treg、CAR-T 和 γδT 等细胞免疫疗法在治疗某些疾病方面已经显示出独特优势[28]。

近年来，随着细胞生物学尤其是干细胞生物学的飞速发展，细胞治疗在基础研究领域取得了很大的进展，部分基础研究成果已开始在血液系统疾病、心血管系统疾病、神经系统疾病、肌肉骨骼相关疾病、糖尿病等多种疾病的临床试验中得到应用，并取得了令人振奋的初步研究成果。尽管细胞治疗的许多新领域还是探索性的，临床应用还不完全成熟，但毫无疑问这门新兴的治疗技术将在未来的临床实践中得到不断发展和完善，具有广阔临床应用前景。

细胞治疗技术在国外已经取得了瞩目的成果，但目前我国细胞治疗水平仍相对滞后，尚缺乏标准化的治疗方案和评价体系，需进一步加强细胞治疗的基础与临床研究，并尽快制定细胞治疗相应的专家共识、标准等来规范细胞治疗过程，以提高治疗效果、降低并发症及防范风险。

（六）血液代用品

这是输血治疗的必要补充。当今，血液的阶段性紧张、血液偏型以及对存在自身抗体，同种抗体，宗教信仰（拒绝输血）但确需输血治疗患者的救治问题是困扰国际国内输血界的一个共性问题。一方面，实施无血治疗，给外科医师技术水平、前期的术前评估、治疗方案的制定等提出更高要求；另一方面，也促进了血液代用品发展。将来需要进一步加大对血红蛋白等血液制剂的结构与功能学研究，开发理想的血液代用品。

血液代用品（blood substitutes）是指能替代血液中各种成分的主要功能的人造非细胞溶液。广义的血液代用品有血浆代用品和血细胞代用品等。狭义的血液代用品不包括血浆代用品，而仅限于红细胞、血小板和白细胞三种有形成分的代用品。

近几十年来通过科学家长期努力，血液代用品的相关基础科学和制备工艺技术已经取得了突破性进展。目前血液代用品主要是指红细胞和血小板代用品。理想的红细胞代用品应具有无病原体污染、无须交叉配型、无免疫原性、与人体内血液成分具有相容性，半衰期长、具备运输氧、二氧化碳的能力，代谢产物能经过正常的渠道排出，储存时间长，价格合理等特点。目前主要的研究种类有血红蛋白类红细胞代用品、氟碳化合物乳剂类红细胞代用品。血小板代用品则尚处在试验阶段，包括血小板膜类代用品、胶原纤维类血小板代用品、血小板样代用品。血浆类代用品包括晶体液和胶体液。晶体液主要有临床上常用的等渗晶体液，如生理盐水、复方氯化钠溶液、乳酸林格液和醋酸林格液；高渗晶体液主要为 7.5% 的氯化钠溶液。胶体液主要有人血白蛋白、羟乙基淀粉类、右旋糖酐类和明胶等[37,38]。

虽然血液代用品离临床的广泛应用仍有一段距离，但由于血液是来源于人体的一种宝贵资源，血液的供应和安全等一直受到献血人群的限制；此外，如何解决存在自身或和同种抗体、宗教信仰（拒绝输血）患者的输血救治等问题，不断促进血液代用品发展。血液代用品研究也将是输血医学的一个重要课题。

（七）输血大数据

这是输血治疗的新要求。当今生命科学研究从以免疫学、分子生物学为主导的经典科学向前沿学科、高新技术相交叉融合的方向拓展，可视医学、大数据、云计算等已开始应用于生命科学研究领域，这也将加速推进输血医学科学研究取得新进展。大数据应用于输血领域具体体现：①大数据推进血液质量管理。质量管理是输血医学实践的保障，国际上已有大数据被应用于血液质量管理的实践，尤其是输血链监测以及可在不同机构之间比较输血质量、服务、过程，实现最佳实践的标杆化管理等输血质量管理工具。大数据对输血质量管理的纠正和持续改进将发挥不可替代的作用。②推进安全科学有效用血。在输血治疗领域，大数据已被用于标杆管理、监测输血相关的并发症、确定血液使用模式和确定手术用血计划。此外，监测患者血液管理和血液库存管理，从而为患者实施精准输血治疗，减少不必要的用血。可以预测的是，将来大数据信息的应用将改善全球输血医学实践并更好的推进患者血液管理的实施[39,40]。

综上所述，输血治疗是一门实用性很强的临床实践，随着输血医学本身以及其他交叉学科及技术的进步，它的领域也在不断开疆扩土，为临床医学发展开拓新的局面。未来，它有望扩展到很多新领域，如细胞治疗、HLA 和 HPA 分子生物学研究、血液净化、紧急情况非同型血浆输注，安全问题等，相信这些问题的逐步解决，会让输血医学迈上新的台阶。

二、输血治疗的新任务

（一）临床输血面临的新任务

有关输血医学基本任务，卫生部2001年发布的行业标准中明确定位为：采供血机构及其管理、献血者的征募与管理、血液制品的采集及检验、血液成分的研制及质量控制、血型及其配血、HLA分型和组织相容性试验、外周血保存、骨髓和脐血干细胞的分离与信息保存、血液代用品研制、输血指征和各种成分血适应证、自体输血、治疗性输血单采、输血相关疾病和输血并发症及其预防。

当前输血治疗面临诸多的新问题新任务，包括：①根据患者的不同制定个性化治疗方案。例如新生儿输血需要考虑降低输血量，降低血钾负荷，是否需要洗涤，是否应用钾离子过滤器等。将来需要开发新的凝血因子，同时需要考虑半衰期，疗效、毒性以及费用等问题。②重新认知大量输血和全血的应用[41]。结合近年来治疗创伤性大量出血的治疗实践，输血医学界未来将开始重新关注创伤性出血不同血液制剂的输注比例以及全血输注的应用。③现有冰冻血浆治疗局限性。ABO抗体限制了冰冻血浆在不同血型间通用，并且解冻时间长、对止血和纠正凝血功能效果有限，血浆病毒灭活会因添加剂带来的副作用等。因此，需要增强对血浆的研究，进一步明确具体发挥治疗作用的血浆成分，并将其更好的应用达到最佳治疗效果。④提升血小板治疗效果。尽管去白细胞血小板，血小板配型等降低同种免疫，但是对创伤和手术患者血小板治疗并未发挥其最大作用。最近研究显示，4℃储存的单采血小板止血效果更好，并在临床上证实低温保存的浓缩血小板对急性出血效果更好，进一步的相关研究必将有助于延长血小板的保存时间，造福患者[42-44]。⑤发展自体输血。由于自体输血较异体输血更加安全，无同种抗原抗体反应，所以在目前血源短缺的严峻形势下，自体输血将成为输血领域的研究热点和未来发展趋势。作为输血科医技护人员，还应积极参与临床，参与患者血液管理，帮助临床医师精准输血，成为安全，科学，有效的循证输血参与者。帮助临床医师更好地解决患者的实际问题[3,45]。

（二）输血医师临床能力的新要求

与欧美国家相比，我们输血医学发展起步较晚，输血治疗人才队伍建设尤为匮乏，仍需长足努力。2016年7月，在以刘景汉教授为代表的我国输血人的不懈努力下，输血医学二级学科正式确立，为我国输血医学事业的建设和发展提供了难得的机遇和挑战。如今输血医学已不再是功能单一的“血库”，而是包含了诸多输血治疗的新任务和新内涵，并成为临床医学不可缺少的一个分支。二级学科的获批不是终点，而是输血医学发展的一个新起点，后续还有很多工作需要去做，配套规范、操作规程尚需逐步建立与完善，使我们的二级学科能够真正落地，切实为行业发展注入新动力。

针对新时期输血治疗面临的新任务，作为现有输血治疗的专业技术人员，应积极深入临床一线，参与PBM，帮助临床医师精准输血。输血治疗的发展对输血治疗专业人员提出更高要求。输血科从事血液治疗的临床医师应熟练掌握：①输血相容性检测项目及技术要点，能够对患者血型及交叉配血异常检测结果进行准确解读，准确掌握临床常用血液成分的功效和输注指征，自体输血的评估与采集等，指导临床输血方案的正确制定；②输血不良反应的识别与处理：急性、迟发性输血不良反应的诊断与鉴别诊断，实验室调查及临床处置；输血传播相关病原体的风险、控制策略及技术手段；③掌握临床各科疾病患者的输血适应证、输注前评估及输血后疗效判断；以及凝血功能障碍的危重患者、输血无效及疑难输血病例、自身免疫性溶血性贫血、血小板减少症、新生儿溶血症、RhD阴性孕妇输血等各种疾病患者临床诊疗常规和相应的患者血液管理特点；④血液成分单采治疗、干细胞及免疫细胞治疗、PRP等输血治疗新内涵和新领域。领会治疗性单采在相关血液系统疾病、神经系统疾病、感染系统疾病、肾脏系统疾病、风湿免疫系统疾病等多系统疾病诊疗中的应用，能够独立进行血浆置换治疗肝衰竭、血栓性血小板减少性紫癜、血栓性微血管病、急性炎症性脱髓鞘性多发性神经病、重症肌无力、抗中性粒细胞胞浆抗体相关性血管炎、抗肾小球基底膜病以及红细胞去除治疗红细胞增多症、白细胞去除治疗白血病、高白细胞血症等疾病治疗的相关操作及并发症的防治等。

（三）输血治疗在公共卫生突发事件中的新应用

任何一个治疗手段、学科的发展都不会是一帆风顺，前进的路上必将面临诸多困难和挑战。2019年突然暴发的新型冠状病毒疫情目前还在全球肆虐蔓延，这次突如其来的疫情无疑给输血治疗带来巨大挑战。疫情使得献血者招募数量下降，全球血液供给大幅下滑，造成临床用血持续紧张[46]；病毒的传播给输血实验室安全，从事输血治疗的医护人员个人防护提出更高要求；病毒性感染造成的全身炎症综合征、多器官衰竭、血小板减少、凝血功能紊乱等诸多并发症无疑降低了输血治疗疗效[47-49]。

但是,我们需要看到的是此次疫情也给输血医学本身带来了新的机遇。输血治疗作为一种重要的治疗手段,在应对此次疫情中,具有独特优势和发挥了不可替代的作用。首先,根据以往使用康复者恢复期血浆治疗病毒感染疾病的经验,如 SARS-CoV、MERS-CoV 及 H5N1 等疾病的治疗。特别是在应对大规模病毒感染,尚无有效的治疗药物和预防性疫苗出现的时候,利用康复者恢复期血浆治疗新冠肺炎不失为一种有效的治疗手段[50,51]。通过血浆置换,除去患者体内过多的细胞因子,缓解"细胞因子风暴",从而减轻免疫反应对机体的损伤。此外,血浆置换对于阻断和降低自由基损伤也具有重要作用[7]。在我国《新型冠状病毒肺炎诊疗方案(试行第六版)》中已经把血浆置换作为一种重要治疗方法用于重型和危重型病例治疗。另外,其他的输血治疗手段,如细胞治疗也可用于新冠肺炎疾病的治疗。间充质干细胞具有双向免疫调节作用,避免细胞因子或炎症因子不受控制的大量产生,抑制过度免疫反应,减少组织器官免疫损伤。间充质干细胞不但通过免疫调节发挥抑制免疫损伤的作用,还具有替代和修复损伤组织和抑制肺脏纤维化的作用。已有文献报告,在新冠肺炎治疗中间充质干细胞已经取得很好的疗效[52,53]。可以预见,作为输血治疗重要手段的干细胞治疗技术在新冠肺炎救治及其他疾病治疗中,一定会发挥重要作用。

综上所述,不论临床输血治疗实践中面临的新问题,还是在突发性公共卫生事件都给输血治疗提出新任务,要求输血治疗专业人员要创新研究,联合运用多种输血治疗手段解决在治疗相关疾病中遇到的新问题新任务,在输血治疗事业发展和临床实践中担负更为重要的角色,推动输血医学发展。

（夏荣　陈绍恒）

参考文献

1. BLUMBERG N, CHOLETTE J M, CAHILL C, et al. Transfusion medicine: A research agenda for the coming years[J]. Transfus Apher Sci, 2019, 58(5): 698-700.
2. DUNN PPJ. Recent Developments in Transplantation and Transfusion Medicine[J]. Ann Transpl, 2015, 20: 424-429.
3. STORCH EK, CUSTER BS, JACOBS MR, et al. Review of current transfusion therapy and blood banking practices[J]. Blood Rev, 2019, 38: 100593.
4. PADMANABHAN A, CONNELLY-SMITH L, AQUI N, et al. Guidelines on the Use of Therapeutic Apheresis in Clinical Practice-Evidence-Based Approach from the Writing Committee of the American Society for Apheresis: The Eighth Special Issue[J]. J Clin Apher, 2019, 34(3): 171-354.
5. 《治疗性血液成分单采技术标准》编写专家组.《治疗性血液成分单采技术标准(第 2 版)》专家共识[J]. 国际输血及血液学杂志, 2020, 43(5): 507-510.
6. SLOAN SR, ANDRZEJEWSKI CJ, AQUI N A, et al. Role of therapeutic apheresis in infectious and inflammatory diseases: Current knowledge and unanswered questions[J]. J Clin Apher, 2015, 30(5): 259-264.
7. BALAGHOLI S, DABBAGHI R, ESHGHI P, et al. Potential of therapeutic plasmapheresis in treatment of COVID-19 patients: Immunopathogenesis and coagulopathy[J]. Transfus Apher Sci, 2020: 102993.
8. 夏荣. 治疗性血液成分单采技术[J]. 上海医药, 2015, 36(14): 4-6.
9. DE BACK DZ, NEYRINCK MM, VRIELINK H. Therapeutic plasma apheresis: Expertise and indications[J]. Transfus Apher Sci, 2019, 58(3): 254-257.
10. CHEGINI A, AHMADI KS, RAHBAR M, et al. Therapeutic apheresis in neurological, nephrological and gastrointestinal diseases[J]. Transfus Apher Sci, 2019, 58(3): 266-272.
11. 邢丹, 余楠生, 袁霆等. 关节腔注射富血小板血浆治疗膝骨关节炎的临床实践指南(2018 年版)[J]. 中华关节外科杂志(电子版), 2018, 12(04): 444-448.
12. 袁霆, 张长青, 余楠生. 富血小板血浆在骨关节外科临床应用专家共识(2018 年版)[J]. 中华关节外科杂志(电子版), 2018, 12(05): 596-600.
13. 潘红娟, 汪丽, 刘铁梅. 富血小板血浆成分及其作用的研究新进展[J]. 中国输血杂志, 2016, 29(12): 1408-1412.
14. EVERTS P, ONISHI K, JAYARAM P, et al. Platelet-Rich Plasma: New Performance Understandings and Therapeutic Considerations in 2020[J]. Int J Mol Sci, 2020, 21(20): 7794.
15. 张长青, 袁霆. 富血小板血浆在临床应用中的争议与研究进展[J]. 中华关节外科杂志(电子版), 2016, 10(06): 588-591.
16. ANITUA E, PRADO R, ORIVE G. Allogeneic Platelet-Rich Plasma: At the Dawn of an Off-the-Shelf Therapy? [J]. Trends in biotechnology(Regular ed.), 2017, 35(2): 91-93.
17. JO CH, LEE SY, YOON KS, et al. Allogeneic Platelet-Rich Plasma Versus Corticosteroid Injection for the Treatment of Rotator Cuff Disease[J]. Journal of Bone and Joint Surgery, 2020, Publish Ahead of Print.
18. HE M, GUO X, LI T, et al. Comparison of Allogeneic Platelet-rich Plasma With Autologous Platelet-rich Plasma for the Treatment of Diabetic Lower Extremity Ulcers[J]. Cell Transplant, 2020, 29: 963689720931428.
19. LIAO X, LIANG J, LI S, et al. Allogeneic Platelet-Rich Plasma Therapy as an Effective and Safe Adjuvant Method for Chronic Wounds[J]. J Surg Res, 2020, 246: 284-291.
20. 邢丹, 袁霆, 赵昱, 等. 应用文献计量学及可视化技术分析富血小板血浆全球研究特征及趋势[J]. 中国组织工程研究,2020,24(21):3358-3362.

21. 刘煜,刘伏友,肖力. 血液净化技术临床与研究新进展[J]. 中国血液净化,2013,12(07):397-400.
22. 肖磊娟,季大玺. 杂合式血液净化技术在临床中的应用进展[J]. 中国血液净化,2019,18(08):550-552.
23. 特殊血液净化技术应用于重症新型冠状病毒肺炎的专家共识[J]. 中华内科杂志,2020,59(11):847-853.
24. DALEY GQ,SCADDEN DT. Prospects for stem cell-based therapy[J]. Cell,2008,132(4):544-548.
25. ROWE RG,DALEY GQ. Induced pluripotent stem cells in disease modelling and drug discovery[J]. Nat Rev Genet,2019,20(7):377-388.
26. LUM L G. T cell-based immunotherapy for cancer:a virtual reality? [J]. CA Cancer J Clin,1999,49(2):74-100,65.
27. RAFFIN C,VO LT,BLUESTONE JA. T(reg)cell-based therapies:challenges and perspectives[J]. Nat Rev Immunol,2020,20(3):158-172.
28. GUEDAN S,RUELLA M,JUNE CH. Emerging Cellular Therapies for Cancer[J]. Annu Rev Immunol,2019,37:145-171.
29. HIGHFILL SL, STRONCEK DF. Overcoming Challenges in Process Development of Cellular Therapies[J]. Curr Hematol Malig R,2019,14(4):269-277.
30. HOUOT R,SCHULTZ LM,MARABELLE A,et al. T-cell-based Immunotherapy:Adoptive Cell Transfer and Checkpoint Inhibition[J]. Cancer Immunol Res,2015,3(10):1115-1122.
31. HYLAND CA,ROULIS EV,SCHOEMAN EM. Developments beyond blood group serology in the genomics era[J]. Brit J Haematol,2019,184(6):897-911.
32. 赵桐茂. 红细胞血型基因分型在精准输血医学中的应用[J]. 精准医学杂志,2018,33(01):12-14.
33. 董航,谢秀巧,黄雪原,等. 患者血液管理国际专家共识(2018年)的主要推荐及其启示[J]. 中国输血杂志,2019,32(12):1292-1298.
34. JUDD WJ. Are there better ways than the crossmatch to demonstrate ABO incompatibility? [J]. Transfusion(Philadelphia,Pa.),1991,31(3):192-194.
35. BUTCH SH,JUDD WJ,STEINER EA,et al. Electronic verification of donor-recipient compatibility:the computer crossmatch[J]. Transfusion,1994,34(2):105-109.
36. 车嘉琳,何子毅,田兆嵩. 电子交叉配血[M]. 人民卫生出版社,2017.
37. PALMER AF,INTAGLIETTA M. Blood substitutes[J]. Annu Rev Biomed Eng,2014,16:77-101.
38. KHAN F,SINGH K,FRIEDMAN MT. Artificial Blood:The History and Current Perspectives of Blood Substitutes[J]. Discoveries,2020,8(1):e104.
39. PENDRY K. The use of big data in transfusion medicine[J]. Transfusion Med,2015,25(3):129-137.
40. 张莉,邱艳. 大数据时代的输血质量管理[J]. 临床输血与检验,2016,18(06):513-516+521.
41. SPINELLA PC,CAP AP. Whole blood[J]. Curr Opin Hematol. 2016,23(6):536-542.
42. STUBBS JR,TRAN SA,EMERY RL,et al. Cold platelets for trauma-associated bleeding:regulatory approval,accreditation approval,and practice implementation-just the "tip of the iceberg"[J]. Transfusion,2017,57(12):2836-2844.
43. CAP AP,SPINELLA PC. Just chill-it's worth it! [J]. Transfusion,2017,57(12):2817-2820.
44. REDDOCH KM,PIDCOKE HF,MONTGOMERY RK,et al. Hemostatic Function of Apheresis Platelets Stored at 4℃ and 22℃[J]. Shock,2014,41:54-61.
45. PASSERINI HM. Contemporary Transfusion Science and Challenges[J]. AACN Advanced Critical Care,2019,30(2):139-150.
46. STANWORTH SJ,NEW HV,APELSETH TO,et al. Effects of the COVID-19 pandemic on supply and use of blood for transfusion[J]. Lancet Haematol,2020,7(10):e756-e764.
47. CONNORS JM,LEVY JH. COVID-19 and its implications for thrombosis and anticoagulation[J]. Blood,2020,135(23):2033-2040.
48. YE Q,WANG B,MAO J. The pathogenesis and treatment of the 'Cytokine Storm' in COVID-19[J]. J Infection,2020,80(6):607-613.
49. XU P,ZHOU Q,XU J. Mechanism of thrombocytopenia in COVID-19 patients[J]. Ann Hematol,2020,99(6):1205-1208.
50. 朱鑫方,王苑,夏荣. 康复者恢复期血浆在病毒性疾病治疗中的研究进展[J]. 临床输血与检验,2020:1-12.
51. CHEN B,XIA R. Early experience with convalescent plasma as immunotherapy for COVID-19 in China:Knowns and unknowns[J]. Vox Sang,2020,115(6):507-514.
52. MENG F,XU R,WANG S,et al. Human umbilical cord-derived mesenchymal stem cell therapy in patients with COVID-19:a phase 1 clinical trial[J]. Signal transduction and targeted therapy,2020,5(1):172.
53. SHU L,NIU C,LI R,et al. Treatment of severe COVID-19 with human umbilical cord mesenchymal stem cells[J]. Stem Cell Res Ther,2020,11(1):1708-1720.

第七十一章

血细胞去除治疗

过去,输血是患者血液中缺少某些成分输注正常人的血液来替代。随着输血医学的发展,目前治疗性血细胞去除已经不再是替代和补充,具有其他治疗作用,血细胞去除治疗是将患者血液中异常增多和病理性的成分血特异性去除,以解除对患者的致病作用,达到治疗的目的。异常增多的成分血主要包括红细胞、血小板、白细胞等。

血细胞去除治疗可高效分离、去除患者血液中的病理成分,同时回补正常成分。该治疗方法包括治疗性血浆置换与治疗性血细胞去除,具有疗效好、副作用小等优点,是难治病和重症病的有效治疗手段,现已广泛应用于临床多种疾病的治疗,本章节主要讨论的是血细胞去除治疗。血细胞去除是通过离心分离原理,将血液中的不同成分依照比重差异进行精密分离,可以"获取"或"去除"相应成分血,从而达到"采集"或"治疗"相应疾病的功能[1]。

第一节　血细胞去除治疗概述

一、定　　义

血细胞去除治疗是用手工或血细胞分离机分离并去除患者血液中引起某些疾病的特定成分血,如红细胞、粒细胞、淋巴细胞、血小板等,回输其正常成分,并补充适当剂量的成分血或替代溶液,以达到缓解或治疗疾病的目的。

此技术始于20世纪初,且在20世纪40~50年代得到了快速发展。文献报道,1902年,Hedonism进行动物实验血浆置换术,1914年,美国Abel教授首次提出血浆置换,1948年,Cohn研制世界第一台离心式血浆分离机,1959年,Skoog用血浆置换成功治疗了1例巨球蛋白血症获得成功,直到1965年美国研制了第一台连续流动离心式成分血分离机,并成功地进行白细胞单采治疗慢性粒细胞白血病。此后,治疗性单采术开始作为输血医学的一种新技术广泛应用于临床救治患者。随着单采术的不断发展,已研发出多种功能全面的成分血分离机,治疗性单采的适应证日益增加,报告的病例数也成倍增加。我国此项技术开展较晚,20世纪80年代才在大型综合性医院开展,但发展比较迅速,已经广泛应用于临床,并对很多疾病取得较好的治疗效果。治疗性成分血单采能使患者因血细胞或血浆中质和/或量异常而产生的相关症状很快去除,是一种简便安全的治疗方法。因此,血细胞分离技术是近20年来医学界里程碑性质的技术进步之一[2,3]。是临床多学科协作救治危重患者的重要治疗方法,也是衡量大型综合性医院输血治疗水平高低的指标之一。

二、基本原理

快速去除患者血液循环中异常增多的病理性细胞,以减少其对机体的致病作用,达到缓解病情的目的。目前临床上多采用离心式血细胞分离机进行分离去除,随着单采术的发展,根据疾病的特点去除病理性细胞成分的同时联合使用吸附柱和膜过滤器去除血浆中某些与疾病相关的细胞因子,提高血细胞单采术的疗效。

三、种　　类

(一)治疗性红细胞单采术

治疗性红细胞单采术(therapeutic erythrocytapheresis):患者血液经过血细胞分离机处理,将患者血液中的红细胞与其他成分分离,去除异常红细胞,并将其余成分血回输患者体内,必要时补充晶体或胶体溶液。如分离、去除真性红细胞增多症患者血液中过多的红细胞。

(二)治疗性红细胞置换

治疗性红细胞置换技术(therapeutic RBC exchange):患者血液经过血细胞分离机处理,将患者血液中的红细胞与其他成分分离,去除病理性红细胞并使用健康供者红细胞和胶体溶液进行置换。如将患者的镰状红细胞分离、去除，再回输正常人红细胞达到治疗目的。

（三）治疗性血小板单采术

治疗性血小板单采术（therapeutic thrombocytapheresis）：患者血液经过血细胞分离机处理，分离和去除患者血小板，并将其余的成分血回输至患者体内，必要时补充胶体和/或晶体溶液置换。如分离、去除原发性血小板增多症患者的血小板。

（四）治疗性白细胞单采术

治疗性白细胞单采术（therapeutic leukapheresis）是患者血液经过血细胞分离机处理，分离并去除白细胞（例如，白血病细胞或粒细胞），将其余成分血回输至患者体内，必要时补充胶体和/或晶体溶液。如分离、去除慢性或急性白血病患者体内异常增多的白细胞。

四、适应证分类

（一）Ⅰ类适应证

以治疗性成分血单采作为一线治疗的疾病，无论是一线单独治疗还是与其他治疗方式联用。

1. 治疗性红细胞单采术　真性红细胞增多症伴高黏滞血症（血红蛋白>180g/L 或血细胞比容数值男性大于 0.60、女性大于 0.56）、镰状细胞性贫血伴急性危象。

2. 治疗性红细胞置换　遗传性球形红细胞增多症、重症地中海贫血、重度一氧化碳中毒、恶性疟疾等。

（二）Ⅱ类适应证

以治疗性成分血单采作为二线治疗的疾病，无论是单独治疗，还是与其他治疗方式联用。

1. 治疗性红细胞置换　急性镰状细胞病（重度急性胸部综合征）、非急性镰状细胞病（卒中预防/铁超负荷预防）。

2. 治疗性血小板单采术　原发性血小板增多症伴血栓形成或出血、血小板计数>1 000×10^9/L。

3. 治疗性白细胞单采术　各种白血病伴脑或肺部白细胞浸润、白细胞计数>100×10^9/L。

（三）Ⅲ类适应证

尚未明确治疗性成分血单采的最佳作用，制定相关决策时应个性化处理。

1. 治疗性红细胞单采术　继发性红细胞增多症。

2. 治疗性红细胞置换　红细胞肝性原卟啉症、预防输血后 RhD 同种免疫及有适应证的急性镰状细胞病等。

3. 治疗性血小板单采术　继发性血小板增多症。

4. 治疗性白细胞单采术　继发性白细胞增多症。

（四）Ⅳ类适应证

已发表证据提示对治疗性成分血单采无效或有害的疾病。

1. 治疗性血浆置换　系统性淀粉样变性、凝血因子抑制物（同种抗体）、皮肌炎或多发性肌炎、银屑病等。

2. 治疗性红细胞、血小板及白细胞单采术　目前还没有证据提示此类。

第二节　血细胞去除治疗技术

一、技术方法

（一）手工法

是采用塑料多联袋系统，将患者全血采集到一个含有抗凝剂的袋子里，然后将血袋放入大容量离心机里离心，通过控制离心将全血分成不同的层面，去除病理性成分，再把正常成分回输给患者，即完成一轮操作。接着进行第二轮、第三轮，如此循环若干次。同时，给患者输注与去除成分等量的置换液，以维持患者的血容量及体液平衡。去除的效果与离心时间、离心机半径及离心转速等相关。此方法操作时间长，容易造成污染，一次去除的病理性成分量不大，不适合危重患者，临床基本不用此方法。但此方法只需要大容量离心机和热合机，不需要特殊设备，成本低廉，适合基层医院进行血浆置换，因全血离心后血浆在最上层，最容易分离和去除。

（二）自动化机械法

目前常用的成分血分离机分为离心式、膜滤式及吸附柱式成分血分离机，后 2 种主要应用于治疗性血浆置换，而血细胞单采去除多采用离心式成分血分离机，其主要原理是根据血细胞中各成分的比重不同，经离心作用后将血细胞成分中的血小板、粒细胞、淋巴细胞及红细胞分层并分离，去除病理性成分，将其余成分回输给患者。离心式成分血分离机又分为连续流动离心式和间断流动离心式 2 种成分血分离机，均在无菌密闭的塑料管道系统内完成采血、离心、成分去除和回输整个操作程序，不易造成二次污染，操作程序自动微电脑控制，有故障报警装置，操作安全方便。

1. 连续流动离心式血细胞分离机　这种成分血分离机需要两条静脉通路，血液随机器运转从一条静脉采出，离心分离出需要去除的成分血，其余成分从另一条静脉通路回输给患者，如此连续不断循环，直至一次单采或置换完成。这种机型体外循环血量少，一般在体外的血量只有 150ml 左右，血容量变化比较小、危重患者都能耐受。因连续不间断循环，分离速度快、分离的成分血较为纯净。但此机型目前没有国产化，一次性耗材价格相对昂贵，基层医院难以开展。

2. 间断流动离心式血细胞分离机　这种成分血分离机只需一条静脉通路，先顺时针方向运转，把一定量的全血引入机器离心杯中进行离心分离，移除需要除去的血细胞成分，然后再逆时针运转，把其余成分血经原路回输给患者，待回输完毕再进行下一个循环的分离和去除，如此反复，直至完成一次治疗性单采。其一条静脉通路就能完成治疗，对于静脉血管通路条件不好的患者比较有优势。但不足是循环血量成批处理、在体外循环血量较大、患者呈周期性的高、低血容量交替出现，这样对于低体重成人和儿童及危重患者不能耐受，易出现心血管反应症状，影响治疗。

二、抗　凝　剂

20 世纪初，Hustin 提出枸橼酸加葡萄糖稀释血液。1915 年纽约西奈山医院的外科医师 Lewisohn 博士发现 0.2%的柠檬酸既可以防止血液凝固又对人体无害。后于 1943 经 Loutit 和 Mollison 研制成 ACD（枸橼酸-枸橼酸钠-葡萄糖）保存液，使用至今，为血库系统的建立奠定了基础。在使用血细胞分离机进行治疗性单采时，为防止血液在离体管路系统中的凝固，必须加入抗凝剂。一般使用 ACD 保存液、肝素或两者混合使用。抗凝剂的最佳剂量标准很难掌握，也没有统一标准，随所使用的成分血分离机的型号、去除的成分、去除方法以及患者血凝状况个性化设置。

（一）ACD 保存液

1. 成分构成　1943 年开始应用于全血保存，由枸橼酸、枸橼酸钠、葡萄糖组成的无菌溶液。枸橼酸盐具有抗凝作用较为持久，对体内凝血级联反应影响较小，不增加出血风险等优点，已成为体内外常用的抗凝药物[4,5]。分为 A 和 B 两个处方，即 ACD-A 和 ACD-B，血细胞分离机单采成分血时用 ACD-A 抗凝，ACD-B 保存液用于采集后的全血保存。目前用于血细胞分离机单采抗凝的 ACD-A 保存液每升含枸橼酸钠 22.0g、枸橼酸 4.3g、葡萄糖 24.5g。

2. 抗凝机制　ACD-A 中的枸橼酸盐与血液中游离钙螯合，形成不解离的枸橼酸钙复合物及抑制血小板聚集而起抗凝作用。

3. 使用剂量　在治疗性单采中使用 ACD-A 的总量与血流速度、与全血的比例以及处理的循环血量有关，通常输入的 ACD-A 与全血的比例是 1∶10~1∶12（根据血细胞比容调整比例）、全血流速 50~70ml/min。一般认为，当枸橼酸盐剂量为 60mg/（kg・h）时，有轻度低血钙症状，表现为口周麻木，血中钙离子水平下降 20%~30%，心电图 Q-T 间期延长。当枸橼酸盐剂量为 100mg/（kg・h）时，有中度至重度低血钙症状，血中钙离子水平下降 35%，平均 Q-T 间期更长[6]。术前口服葡萄糖酸钙 1g 或饮用 200ml 牛奶可有效预防。枸橼酸在体内代谢很快，一般在单采治疗后 90 分钟就被肝脏代谢，血钙恢复正常。

（二）肝素

1. 作用机制　肝素是目前临床上应用较广泛的抗凝药物，可以用于预防和治疗多种血栓性疾病。肝素本身带有负电荷，可以干扰凝血过程的多个环节，并且在体内外都有抗凝作用。抗凝机制主要是两方面，其一，是直接作用于凝血因子Ⅹ，阻断内源性和外源性凝血途径，起到抗凝作用；其二，是通过与抗凝血酶Ⅲ结合，增强后者的对凝血因子活性抑制作用，尤其是对凝血因子Ⅱ的抑制作用，从而起到抗凝的作用。肝素主要用于血液透析时的抗凝，很少用于治疗性单采时抗凝，但对于有高凝状态、枸橼酸过敏、实施大量白细胞单采以及肝肾衰竭的患者单采去除时建议应用肝素抗凝则比较安全，因肝肾衰竭的患者不能及时清除枸橼酸，用 ACD-A 抗凝易发生低钙血症。

2. 使用剂量　肝素的使用剂量要根据活化凝血时间（activated clotting time，ACT）或试管法凝血时间（coagulation time，CT）确定[6]。

（1）成人首次剂量：静脉注射肝素 2 000~5 000U，并持续静脉滴注肝素 300~1 200U/h。

（2）儿童首次剂量：静脉注射肝素 40U/kg，再以小剂量肝素静脉滴注维持。

（3）凝血检测：治疗过程中应每 30 分钟检测一次，ACT 维持在 150~300 秒（正常值 90~120 秒）为宜。如没有条件检测 ACT，则应检测 CT，CT 维持在 20~30 分钟（正常值 4~12 分钟）为宜。ACT 或 CT 缩短，适当添加肝素剂量，ACT 或 CT 延长，应减少肝素剂量。

（三）ACD-A 和肝素混合使用

联合应用 ACD-A 和肝素在儿童外周血干细胞单采术中取得较好的效果。目前也联合应用于大剂量白细胞单采，ACD-A 与全血的比例为 1∶24，每 50ml ACD-A 溶液中加入肝素 3 000U[6]。

第三节　血细胞去除治疗术前管理

一、术　前　准　备

（一）环境准备

血细胞去除治疗可在输血科治疗室进行，还可在患者病房、监护室、急诊抢救室。

1. 环境温度　18～27℃。

2. 环境要求　放置血细胞分离机的空间应当是专门的独立的房间；房间的大小应当能满足常规工作以及能够进行心肺复苏和其他抢救工作；采集室保证无污染、安静，每日进行消毒处理；治疗车内应配备相应的急救药品、物品。

3. 治疗室空气要求　治疗室配备空气净化装置，定期消毒，每次治疗前后进行空气消毒30分钟。

（二）物品的准备

1. 血细胞分离机　血细胞分离机按工作原理分为离心式、膜过滤式和吸附柱式三种机型。血细胞去除主要采用离心式血细胞分离机，根据全血中成分血的比重不同去除目标成分。离心式又分为间断式和连续式。目前常用的机型：Amicus、Spectra Optia、COBE Spectra、Fresenius COM. TEC、OPTY、NGL XCF-3 000等，根据自己的治疗特点配备相应的血细胞分离机，为了保证在分离采集中患者的安全及整个治疗计划的顺利进行，平时应当根据血细胞分离机维护要求，定期进行保养、检修，使血细胞分离机始终处于良好备用状态。

2. 急救设备及药品　患者床旁及治疗室需配备心电监护和吸氧装置、治疗室急救车内配备吸痰器、简易呼吸器及急救药品。

3. 一次性耗材　口罩、帽子、治疗中单、一次性注射器、输液器、输血器、穿刺针、试管，血细胞分离机一次性套材。

4. 常规药品　生理盐水、ACD-A抗凝剂、平衡盐液、葡萄糖酸钙注射液。

二、患者的管理

临床医师和负责采集的输血科医技人员在治疗前应充分全面地对患者进行全面的评估，主要包括是否符合治疗适应证、治疗存在的风险因素、评估相关的心肺系统、影像学、血液学等检查报告及疾病特点确定患者是否耐受治疗，制定可行的治疗方案和紧急情况处置预案。

（一）患者的评估

1. 评估病情　首先确定患者的诊断是否符合适应证，其次了解患者的相关病史，如现病史和伴随症状、治疗史、输血史、药物史等情况判断血细胞去除治疗存在哪些风险、能否耐受单采治疗，制定可行的治疗方案。特别近期用药情况是否影响单采去除治疗，如用血管紧张素酶抑制剂在单采去除过程中可能会引起低血压反应，在治疗前至少24小时停止给药。还有抗血小板药物治疗的患者应在单采治疗的前3天停药。如女性患者需询问月经史，月经期不宜单采去除治疗。

2. 体格检查　心电图（必要时心脏彩超）及胸片等报告来评估患者心肺功能，是否存在风险因素，对这些风险因素进行综合分析危险程度，是否能耐受治疗。

3. 实验室检查

（1）血液常规检测：血红蛋白、血细胞比容、红细胞计数、白细胞计数及PLT计数，评估患者是否耐受体外循环血容量。

（2）凝血功能检查：PT、APTT及血栓弹力图等凝血相关指标检测评估患者治疗性单采过程中是否有出血或堵管风险。

（3）生化检测：转氨酶、总胆红素、肌酐、血糖等，评估患者肝肾功能。

（二）签署知情同意书

血细胞去除技术属于治疗性单采，是侵入性操作，治疗前临床医师告知患者及其家属此项治疗的必要性及风险，并签订治疗知情同意书。其内容包括：

1. 患者基本信息　姓名、性别、年龄，住院号/门诊号，主要诊断。

2. 单采去除治疗的必要性　告知患者及其家属治疗后可能达到的效果和目的，如红细胞单采去除主要是去除异常增多的红细胞，快速缓解头晕、头疼症状，改善血液黏稠度；血小板单采去除主要是去除体内异常增多的血小板，改善凝血功能；白细胞单采去除主要是去除体内异常增高的白细胞，在较短时间内去除患者外周血内大量白细胞，减轻白细胞负荷，降低血液黏滞度和白细胞危象的发生；对自身免疫紊乱疾病，去除部分淋巴细胞，调节机体免疫功能，达到治疗疾病的目的。

3. 单采去除治疗可能获益　单采去除治疗是临床辅助治疗，是治“标”不治“本”，可有效阻止病理性血细胞成分的快速上升，减轻对器官功能的进一步损害，改善临床症状，为临床用药赢得时间。

4. 不实施单采去除治疗可能发生的不良后果　①病理性血细胞成分加重对器官功能的损害，严重者危及生命；②引起其他重要脏器损伤并发症，进一步加重病情。

5. 告知可能出现的不良后果　①静脉穿刺部位血肿、静脉穿刺部位或留置导管感染；②严重基础疾病患者单采去除中出现呼吸、心搏骤停；③单采去除中可能出现血容量过低或过高、血压下降、心律失常、枸橼酸盐反应、电解质紊乱等不良反应；④治疗过程中因抗凝导致出血或加重原有出血倾向；⑤因患者处于高凝状态可能出现管路凝血，需更换管路，造成失血；⑥治疗过程中因血细胞分离机引起的机械损伤性溶血、患者对仪器耗材的过敏反应，无法耐受而必须中断治疗；⑦术后出现“反跳”现象，一过性病情加重，一次治疗效果不佳，需要多次治疗，费用昂贵；⑧因患者的个体差异和单采去除术的特殊性，尚有可能发生其他不可预知的不良反应、危及患者生命的意外情况。

6. 医患双方签名　医师将诊疗方案、操作方式及治疗中和治疗后可能发生的风险和意外充分告知患者或家属；患者是否接受单采去除治疗，对可能发生的风险和意外是否表示理解和接受，进行知情选择，医患双方签名，并注明签署日期。

三、输血科会诊

（一）会诊流程

1. 申请会诊　临床医师根据患者病情考虑进行单采去除治疗的，首先填写单采去除治疗申请单和会诊单，并向输血科提出会诊。

2. 输血科会诊　输血科医师接到临床医师的会诊信息，根据病情的缓急程度，及时去病区会诊，详细了解病情，与临床医师共同拟定单采去除方案。

（二）会诊要点

1. 评估适应证　通过各项检查结果，可以明确诊断的疾病相对比较简单，可以根据经验或者各种权威指南推荐来决定是否进行。而对于短时间无法确定疾病类型，或者在急救情况下，就需要临床医师和输血科医师共同全面评估。

2. 评估病情　查看患者各项检查报告单，根据患者目前的症状和体征，评估患者机体状态能否进行单采去除治疗，存在哪些风险告知临床医师和患者。查看现有的检查项目，告知临床医师还需要完善哪些相关检查。

3. 核查相关表单　审核单采治疗申请单信息是否完善，医患是否签署了治疗知情同意书。

4. 确定治疗方案　①根据患者病情决定是在患者床旁还是在输血科进行治疗。②确定开始时间、治疗频次以及治疗的终止点、选择抗凝剂、术前及术中使用那些药物等具体实施方案。③对于符合适应证的患者，是否第一时间考虑单采去除治疗，也受诸多因素影响。会诊后确认进行治疗，需要制定合理完善的治疗方案和监控程序，保证治疗过程中患者安全。

5. 制定风险预案　对枸橼酸盐及/或钙代谢受损或异常的患者（如肝及肾脏疾病患者）可能会出现不能及时清除枸橼酸，易发生低钙血症。经治医师应该评价这类患者单采去除术过程中应选择何种抗凝剂合适，并建议在治疗过程中如何对他们进行监测。

6. 确定静脉通路　输血科医师会诊时要去患者床旁查看双臂静脉情况，评估患者血管条件。若外周血管条件较好者选择直接静脉穿刺；若不具备外周血管穿刺条件的要提前做好静脉插管准备。

（1）静脉穿刺：这是最简单、方便和安全的静脉通路，最为理想的静脉是前臂肘静脉，必须选择粗大、弹性好、不易滑动和充盈度好的静脉进行穿刺，才能保证单采过程中顺利进行。连续流动离心式血液分离机需要建立2条静脉通道，分别进行血液的采集和回输，这样对患者血管条件就要更高些，必须有2条静脉符合穿刺条件。而间断流动离心式血液分离机只需1条静脉通道。

（2）静脉插管：对于外周静脉血管欠佳，不具备12号针头静脉穿刺条件；需要连续三次或以上单采去除的患者建议静脉插管。

1）导管类型：选择单采/透析专用静脉导管（管径12F以上），这种专用导管又分双腔和单腔导管，对于单采去除治疗适合选择双腔导管，管径比较粗，血流量比较大，管壁比较厚，不会在单采过程中抽吸血液时发生血管瘪陷，影响采血。

2）插管部位：①股静脉插管，此部位插管操作方便，一般插管医师比较喜欢选择股静脉，但缺点患者行动不方便，下床行走可引起穿刺部位渗血；②锁骨下静脉或颈内静脉插管，是比较常用的插管部位，优点不影响患者行动，单采过程中患者四肢可以适当活动，但在单采过程中，回输液体必须严密观察，不能有空气进入血管；③经皮下腔静脉插管，是指腰部棘突旁肌肉直接穿刺下腔静脉置管的方法，此部位插管技术要求高，很少有人掌握这种技术，实际工作中很少用。

四、术前护理

（一）心理护理

急诊、病情危重患者入院时本身就比较恐惧和绝望，做好术前心理准备工作，使患者放下思想包袱，积极配合治疗。对轻症患者，针对其性别、年龄、文化程度等不同状况，以通俗的语言讲解细胞单采术目的、适应证、操作过程及有可能发生的不良反应，认真细致地解答患者提出的问题。

（二）术前注意事项

1. 保护肘部静脉　患者入院后应保护肘部静脉，尽量避免抽血化验及静脉输液使用，以备单采去除时使用。

2. 深静脉置管护理　术前深静脉置管后尽量减

少活动，避免管路的打折扭曲及滑落（深静脉置管管径型号为12~16F）。

3. 术前饮食管理　患者在采集前一天及采集当天早晨应当保持清淡饮食，不要食用肉类、油炸类及高脂肪类食物，如油饼、油条、鸡蛋等，适量饮水。一定告知采集当日必须吃早餐，很多患者自认为治疗就等同于抽血，治疗前不能进饮食。

第四节　血细胞去除治疗术中管理

近年来，随着成分血分离机不断改进和优化，自动化程度和安全度越来越高，操作简单易行。尽管如此，我们在操作过程中的管理也非常重要，要注意严密观察患者的病情、详细记录数据及体征，仪器的运行状况、故障的处理等，保证顺利完成治疗并收集资料，为以后治疗总结更多的经验。

一、去除量和频次

治疗性血细胞单采去除技术一般处理循环血量约为患者血容量的1~1.5倍，去除的血细胞比例与术前血细胞计数相关，计数高，去除的比例就高，去除效果有个体差异，根据目标值随时调整去除方案，血小板去除多为单采去除1次就达治疗目的，红细胞和白细胞去除需单采去除2~3次才能达到效果。对于身材高大、体重较重的患者，一次单采去除量多些完全可以耐受；但对于身材矮小、体重较轻的患者一次单采去除量就要少些，适合多次少量去除治疗可能更合适。

二、治疗步骤

（一）患者身份的确认

1. 核对患者基本信息　在输血科进行治疗性单采去除的，由主管医师陪同到输血科治疗室并附带患者病历，治疗前输血科医师及护士将病历与腕带信息、治疗申请单信息进行核对，对清醒患者呼唤患者姓名。在患者床旁进行治疗性单采去除的，治疗前输血科医师及护士将治疗申请单信息与腕带及床头患者信息进行核对，对清醒患者呼唤患者姓名。

2. 核对治疗信息　再次确认单采治疗项目。

（二）操作前准备

1. 术前空气消毒　在治疗性单采去除开始之前用空气消毒机给予房间空气消毒30分钟。

2. 术前物品及环境准备　核对治疗所需物品、药品，室温保持22~25℃，环境安静、安全、整洁。

3. 核查治疗相关文书　查看是否已签署治疗同意书、相关检测报告单是否完善，如血常规、凝血功能及心电图等。

4. 核对患者信息　住院号/门诊号、姓名、性别、年龄、科别、病区、床号、治疗项目。

5. 检测生命体征　监测血压、脉搏、呼吸等生命体征。

6. 患者准备　嘱患者上厕所，排空大小便，如患者单采过程超过2小时的，建议垫成人尿不湿。

7. 评估患者血管　穿刺部位首选双侧肘正中静脉或贵要静脉，争取穿刺一次成功，若上肢静脉条件较差无法穿刺时，征得患者或家属同意后，行深静脉插管（通常选择锁骨下静脉或股静脉），确保管路通畅。

（三）操作方法

1. 检查仪器配置　准备好所有物品，根据临床医师和输血科医师确定的治疗方案，检测仪器配置是否到位。

2. 仪器自检　打开血细胞分离机，等待设备完成自检。

3. 选择运行程序　按操作规范要求，正确连接、安装仪器管路，配制生理盐水、ACD抗凝剂，对一次性管路进行预冲。仪器预冲开始前，一定检查所有的管线，特别是在离心机内及前面板上的，以确保没有发生扭结。管线堵塞或部分堵塞可以导致功能失常或液体失衡。

4. 设置参数　仪器自检通过后，输入患者基本信息及检测数值、设定血细胞分离机参数，包括性别、身高、血细胞比容和血细胞数值、循环容量、循环次数等相关数值。

5. 患者静脉穿刺　穿刺成功后连接管道，开始运行。在连接患者前，一定检查回输管中是否有空气。如果有空气，须在连接患者之前将其除去。

6. 记录采集数据　单采去除运行结束，记录仪器采集最后数值。

7. 关机　卸载耗材，自检后关机，按医疗废物操作流程丢弃管路。

8. 清洁仪器　治疗结束后对仪器进行维护（为避免发生电击危险或损坏装置，请在清洁前关闭血细胞分离机）。

（四）患者生命体征观察

1. 监测血压，脉搏等指标　每30分钟监测一次脉搏、血压，呼吸，有条件的床旁配置心电监护仪。

2. 密切观察不良反应　治疗性单采去除过程中必须由医师的监控下完成，出现不良反应及时处理，尤其对有单采去除治疗和输血史的发生过相关不良反应或并发症的，术前需进行相关的药物预防措施。

（五）记录相关数据

设计治疗性单采去除记录单，其内容应包括患者基本情况、生命体征监测情况及有无不良反应、治疗方法、治疗过程及处理措施。每次术中都要填写单采操作记录单，完善的术中记录非常必要，体现个性化的治疗方案，也可作为科研资料进行总结。

1. 基本信息

（1）患者信息：姓名、性别、年龄、血型、住院号/门诊号、科别、体重、职业、诊断、联系方式。

（2）单采去除信息：治疗日期、本次为第几次单采去除、上次采集时间、仪器名称、型号、耗材批号、耗材有效期。

2. 治疗信息

（1）医疗信息：简要病史、单采去除相关的检测指标、临床治疗方案。

（2）生命体征：患者治疗前、中、后的血压、脉搏、呼吸等生命体征监测的数值。

（3）单采去除信息：治疗性单采去除项目名称、采取的方法等。

3. 治疗过程及处理措施

（1）治疗时间：治疗开始时间、结束时间、总时数。

（2）循环血量及去除量：处理循环总血量及循环次数，去除的成分量。

（3）主要速度指标：离心机速度（r/min）、全血流速（ml/min）、抗凝剂流速（ml/min），抗凝剂比例及总用量。

（4）置换量：补充液体的名称及总量。

（5）术中补钙：补钙途径及时间、钙剂名称及量。

（6）患者术中情况：操作中描述治疗过程，是否顺利，有无不良反应，仪器参数设置的调整，术中用药情况及处理措施等，并在操作记录单上签名。

（六）术后工作要点

1. 治疗后确认　治疗结束后，临床医师和输血科操作人员在单采去除记录单上签名。

2. 填写治疗回执　告知临床医护人员治疗后的病情观察和注意事项、术后需要检测的项目、准备下次治疗相关事项。

3. 治疗后随访　①追踪治疗后的各项检查报告和化验结果，评估本次治疗效果，及时调整治疗方案。②及时了解治疗性单采去除术后有无不良反应。③按要求随访患者预后情况。

三、术中及术后护理

近年来，随着血细胞分离机广泛应用于临床去除患者体内异常的血细胞成分，为许多难治性疾病和危重症患者提供了有效的治疗手段，为保证治疗的顺利进行，护理配合也十分重要。

（一）术中护理

1. 心理护理　单采过程中做好患者心理安慰，缓解紧张情绪。

2. 观察生命体征　采集过程中密切观察患者生命体征，出现不良反应时要及时处理并维持静脉输液状态。

3. 注意低钙血症　在单采去除治疗过程中常见的不良反应是低钙血症，在采集过程中随时询问是否有口唇麻木等异常感觉，对不能交谈的患者，仔细观察临床表现，注意心电监护出现心律失常和 QRS 波增宽，这可能有临床意义的低钙血症的体征。

4. 观察不良反应及处理　对发生不良反应的患者，及时记录临床症状、处理措施、用药名称、方式和剂量以及缓解情况。

5. 调整抗凝剂比例　采集过程中根据血液循环情况，调整适合的抗凝剂比例，既要防止抗凝不足而引起的堵管，也不要因抗凝过度，输入过多的抗凝剂而发生低钙血症。

6. 严密观察仪器运行　采集过程中严密注意仪器运行情况，仪器报警及时处理，若出现仪器出现无法恢复的故障应停止治疗，手工将管道内的血液回输患者。

（二）术后护理

1. 拔针　①对于静脉穿刺的患者，治疗完毕拔出穿刺针，无菌棉球按压穿刺处 10 分钟，或用可调松紧式绷带止血，避免人工按压导致的止血失败或血管周围淤青的痛苦。对于凝血机制不良患者延长按压时间。②告知患者及家属 24 小时之内不能洗热水澡，防止穿刺部位感染。③避免穿刺肢体剧烈活动和按揉针眼引起局部皮下血肿。

2. 封管　①对于深静脉插管的患者治疗结束后需要用肝素封管防止穿刺针凝块堵塞，确保下次顺利进行单采治疗。②肝素配比：肝素 1ml 加生理盐水 100ml，抽取 10～15ml 注入深静脉插管管腔，间隔每 8 小时再封管一次。③对于凝血功能特别差的患者根据情况可以直接用盐水封管。

3. 生命体征观察　治疗结束 30 分钟内监测血压、脉搏及呼吸，严密观察患者有无头晕、胸闷、恶心等不适，发现问题及时处理，告知患者注意休息，及时进食。治疗结束指导患者慢慢起身，避免发生直立性低血压。

四、术中注意事项

（一）防护要点

1. 标准预防　被处理的血液有可能是有传染性的，因此，操作者一定把被处理的血液当作是潜在感染源进行操作，采取有效防护措施。

2. 保持仪器清洁　如果分离过程中有血液污染机器，应用含氯消毒液擦拭。

3. 确保密闭无菌采集　在使用分离套件的全过程中，保持全程无菌操作。

（二）术中监控要点

1. 设置合适循环血量　采集分离过程中应根据患者病情状况决定体外最大循环血量。

2. 严密监控　在整个分离过程中必须在医师的监控下完成，输血科治疗操作人员对血细胞分离机运行和患者生命体征密切观察及时发现异常并处理。

3. 及时处理不良反应　治疗过程中发现不良反应要及时处理，对症处理后不良反应缓解可继续进行治疗，若出现严重不良反应，应立刻停止治疗。

（三）仪器故障及处理

1. 返回通路压力高

（1）原因：局部血肿、阻塞、管路扭曲、打折、回路阀关闭。

（2）处理措施：局部血肿应重新穿刺，检查管路、重新梳理管路，检查回路阀，降低血液流速。

2. 入血通路压力低

（1）原因：血管过细供血不足，针头贴血管壁、不稳、滑脱。

（2）处理措施：重新固定针头或停止程序，重新穿刺。

3. 红细胞溢出

（1）原因：操作人员在采集时查看血浆的外观至为重要。粉红色或微红色表明可能有红细胞溢出。

（2）处理措施：如果不能确定微红色的原因为选定的规程的正常结果，应立即终止步骤，而且不可把离心杯中的成分血回输患者。

（四）仪器维护保养

1. 气泡监测器　使用70%酒精和无棉绒纱布清洁和干燥管道凹槽中间。应保持凹槽无任何颗粒，如一次性手套的残留粉末，因为这可引起气泡检测错误。

2. 光学感知器　必须保持光学感知器的透镜完全没有颗粒和碎屑，这些物质可产生不正确读数，并影响性能。操作人员应使用水和无棉绒纱布清洁透镜。

3. 管路感知器　管路感知器含有两个很小的透镜，这两个透镜位于一次性管道凹槽两侧中部。操作人员应小心用纱布穿过这个凹槽来清洁透镜。

4. 离心杯光学感知器　离心杯光学感知器透镜位于离心机室上部。操作人员应保证透镜清洁后没有遗留污点。

5. 液体溢出处理　①清洗前关掉机器电源，把它与外接电源断开，确保生物危害废液袋与排水管连接，并自由悬挂，用洗涤液擦洗离心机盖；②用消毒剂溶液和无棉绒布清洁离心机卡盘和离心机室（避免接触离心杯光学感知器）直到完全清除成分血痕迹；③用少量硅润滑油润滑垫片。

（五）配备UPS电源

在治疗过程中可能出现突然停电中断治疗的情况出现，因此每台血细胞分离机应配备可以蓄电2小时的UPS电源，以防断电时可完成治疗。若没有蓄电电源装置，一旦在治疗过程中电源突然中断，要用手动方式尽可能回输血液。

第五节　血细胞去除治疗的临床应用

血细胞去除治疗根据去除的成分血分为红细胞去除或置换、血小板单采去除、白细胞单采去除（粒细胞、淋巴细胞）。虽然现在治疗性血细胞单采去除发展至今已有近百年的历史，广泛应用于临床，辅助救治危重患者发挥重要作用。但文献多为个案和小样本病例报道，大部分相关研究却只停留在个案分析，缺乏大样本高质量的对照实验，缺少动物模型，很少利用分子生物学及蛋白组学等尖端技术，对绝大多数疾病的生物学标志也不很清楚[7]。在实际使用过程中，执行治疗单采的医务人员针对不同疾病，不同患者，如何选择合适的治疗方案，并没有统一的认识，业界也没有统一的标准和规范。

一、红细胞去除技术

治疗性红细胞去除是指分离和去除血液中的病理性红细胞，回输其正常成分的治疗技术，必要时使用晶体或胶体溶液置换。治疗性红细胞去除可快速降低血细胞比容，去除量依据患者治疗前的血细胞比容以及治疗后拟达到的目的血细胞比容而定，可降至正常或略高于正常，治疗周期根据患者临床症状及实验室指标变化情况而定，目前红细胞去除主要用于红细胞数量增多和铁代谢紊乱疾病的治疗。

（一）适应证

1. 红细胞数量增加疾病　主要包括真性红细胞

增多症和继发性红细胞增多症。红细胞增多伴高黏滞血症，血红蛋白>180g/L 或血细胞比容（Hct）数值男性大于 0.60，女性大于 0.56。

2. 铁代谢紊乱疾病　主要包括遗传性血色病、输血相关性铁负荷过量、迟发性皮肤型卟啉病等。

（二）禁忌证

①凝血功能异常；②心肺功能异常；③不能耐受血细胞分离机单采的成人或婴幼儿。

（三）治疗方案

1. 红细胞数量增加疾病

（1）疾病特点：

1）真性红细胞增多症（PV）：是一种获得性克隆性多能干细胞的骨髓增殖性疾病，主要以红细胞数量增多为主要病理生理表现，常伴有白细胞及血小板数量增多。临床常见症状有面部潮红、头晕、头疼、乏力、肢体麻木、全血容量增多，血液呈高黏滞状态，易形成血栓、脾肿大等。

2）继发性红细胞增多症：是由继发于其他疾病，引起的红细胞生成增加而致的红细胞增多，可以由高海拔、慢性肺部疾病、吸烟、夜间低氧和一氧化碳中毒等造成[8]。

（2）治疗方法：

1）传统治疗：静脉放血、^{32}P 放射性核素及应用骨髓抑制性药物、生物制剂等。放血治疗：每周静脉放血 2～3 次，每次 400ml，直至血细胞比容正常，但放血治疗去除红细胞的同时，血浆也随之去除，易引起高凝状态，有较高的出血及血栓形成的危险。

2）红细胞单采去除：红细胞单采去除则能减少血浆蛋白、凝血因子的丢失，并能迅速降低红细胞容量负荷，稀释血液，减轻高凝状态，改善微循环，增加组织供氧，头疼、头晕、面色潮红立即缓解。红细胞单采术如同放血疗法一样，使红细胞减少，通过降低血细胞比容来纠正高黏血症，降低毛细管剪切力，增加微循环血流量并改善组织灌注情况[9-11]。①去除量：每去除 200ml 浓缩红细胞可降低患者血红蛋白 10g/L，一次单采去除浓缩红细胞 800～1 500ml，可迅速使血红蛋白降至正常或略高于正常，治疗目标值 Hct<0.45。②去除频次：根据患者病情，一般 2 次间隔 3 天，重症者隔日 1 次，多数患者单采红细胞 1～2 次即可达到良好疗效。③抗凝剂：采用 ACD 保存液抗凝，保存液与全血比例 1∶10～1∶12、全血流速 50～70ml/min。④术前及术中用药：术前口服 10%葡萄糖酸钙 20ml，采集过程中每循环 2 000ml 全血可静脉补充葡萄糖酸钙 1g。单采的同时依据患者疾病变化或耐受情况可补充 30%～100%单采量的生理盐水、白蛋白溶液、羟乙基淀粉等。

2. 铁代谢紊乱疾病

（1）遗传性血色病

1）疾病特点：系常染色体隐形或显性遗传性疾病，由于 *HFE* 基因等突变、转铁蛋白受体机制紊乱，引起多种细胞缺乏从血浆中限制铁摄取的正常调控机制，导致肠道铁吸收过多，体内铁负荷增多。本病特点是过多的铁在体内缓慢逐渐积累，正常人体内非血红蛋白铁仅有约 1g，而患者常增致 20～40g，过多的铁主要储积于肝、心肌、皮肤及关节滑膜等部位。主要表现皮肤色素沉着、肝硬化、心力衰竭及关节痛等[12]。

2）治疗方法：静脉放血或红细胞单采及铁螯合剂药物治疗。①静脉放血是减少体内铁负荷的有效措施，每放血 200ml 约能去除铁 200mg。放血频次根据患者一般状况及体内铁负荷程度制定。一般每次放血 400ml，每周 1～2 次，当 Hb<100g/L，血清铁蛋白<12μg/L 时暂停放血，以后每 3 个月放血一次维持；②红细胞单采具有快速去铁效果，一般每月单采 1 次，每次可采集浓缩红细胞 600～800ml，采用 ACD 抗凝，保存液与全血比例 1∶10～1∶12，全血流速 50～70ml/min；③治疗注意每次放血或红细胞单采前后应监测血清铁、血清铁蛋白及转铁蛋白饱和度等相关指标，随时调整治疗频次。

（2）输血相关性铁负荷过多：主要见于再生障碍性贫血、地中海贫血、慢性肾功能不全等慢性病贫血患者需要定期进行输血治疗。经长期输血治疗，体内铁负荷超正常人铁储存的最高值 1.5g 时，形成铁负荷过多，导致肝、心脏、皮肤等脏器的实质细胞功能损伤。出现严重铁负荷过多时，红细胞单采可作为首选，安全有效。

（3）迟发性皮肤型卟啉病：亦称皮肤肝性卟啉病，本病并不多见，世界各地均有发病，但国内尚无报道。有遗传性和获得性，前者病理机制为尿卟啉原脱羧酶活性减低，其临床特点是慢性皮肤损害，同时有肝功能异常，以及与肝硬化所致的铁超负荷有关的铁代谢异常[12]。一般采用放血治疗，必要时可进行红细胞单采治疗。

（四）注意要点

1. 制定合理方案　红细胞单采比简单的放血疗法能更有效地降低血细胞比容，还可减少缺血引起的血栓前因子释放。但还应考虑到存在的风险，根据患者的原发病，制定合适的采集方案。

2. 联合药物治疗　红细胞单采是辅助治疗，可快速缓解临床症状，属于治“标”不治“本”。术后需要联合药物治疗可长期将血红蛋白维持在正常范围。

3. 术后监测相关指标　每次术后 24 小时要监测

血常规、凝血功能及生化检查。

4. 定期复查和随访 经红细胞单采去除治疗血红蛋白或血细胞比容达到目的值告知患者每月进行血常规检测，并定期复查和随访。

二、红细胞置换技术

红细胞置换是利用血细胞分离机分离去除患者病理性红细胞并使用健康供血者红细胞和胶体溶液进行置换的治疗方法。主要用于溶血性贫血、高铁血红蛋白血症及某些感染性疾病等的治疗。

（一）适应证

1. 血液病 包括：①溶血性贫血、血型不合输血引起的急性溶血性贫血、药物引起的急性溶血等；②高铁血红蛋白血症。

2. 感染性疾病 主要推荐两种原虫感染：疟疾、巴贝虫病。

（二）禁忌证

禁忌证包括：①凝血功能异常；②心肺功能异常；③不能耐受血细胞分离机单采的成人或婴幼儿。

（三）治疗方案

1. 溶血性贫血

（1）疾病特点：这些患者病情危重，血红蛋白进行性下降，血清中存在抗体或补体，交叉配血困难，输注红细胞无效，短期内危及生命，必须进行有效输血治疗。

（2）治疗作用：能快速清除体内抗体，从而达到抑制红细胞破坏的作用，同时可减少由于大量溶血而导致的血清胆红素增高所致的严重肝细胞损伤等并发症，结合使用药物治疗，对处于紧急状态下的患者具有快速确切的疗效[13,14]。

（3）置换方法：

1）去除量：去除1个红细胞容积及0.5个血浆容积。

2）去除频次：一般置换1次，根据病情，也可每日1次，连续3次。

3）抗凝剂：采用ACD抗凝，保存液与全血比例1∶10～1∶12、全血流速50～70ml/min。

4）置换液：输入等量的健康献血者红细胞和血浆。

5）术前及术中用药：术前口服10%葡萄糖酸钙20ml，采集过程中每循环2 000ml全血可静脉补充葡萄糖酸钙1g。

2. 高铁血红蛋白血症 高铁血红蛋白按病因分为获得性和先天性。获得性高铁血红蛋白血症较先天性多见，主要因接触氧化物类毒物引起。先天性为高铁血红蛋白还原系统的遗传缺陷或血红蛋白先天异常。当高铁血红蛋白的相对含量超过1%时，就形成高铁血红蛋白血症，高铁血红蛋白无携氧能力，患者出现发绀。该病的标准治疗方法使用亚甲蓝，可使高铁血红蛋白还原成正常的血红蛋白。对亚甲蓝不敏感的高铁血红蛋白血症，置换1～1.5个红细胞容积可有效降低高铁血红蛋白水平[15]。

3. 感染性疾病疟疾 是由疟原虫引起的感染性疾病，被感染的红细胞对微血管的黏附作用增强，增加了产生血栓的风险。巴贝虫病是人兽共患疾病，可引起肾衰竭、弥散性血管内凝血、肺水肿等。美国单采协会（ASFA）2019版治疗性单采临床应用指南推荐重症患者进行红细胞置换辅助治疗。对寄生虫血症超过10%考虑采用红细胞单采去除置换。

（四）注意要点

1. 治疗方案个性化 需要红细胞置换的患者病情比较危重，置换过程中根据患者的耐受程度，随时进行参数调整，实施个性化治疗方案，保证患者治疗过程中生命体征平稳。

2. 参数设定个性化 处理的循环总血量和全血流速根据患者的体重和血管条件设定。

3. 术后监测相关指标 术后24小时进行血常规、凝血功能及相关目的指标的检测。

三、血小板去除技术

治疗性血小板去除是指分离和去除患者血液中的病理性血小板，并将正常的成分血回输至患者体内，给予或不给予置换液（例如，胶体和/或类晶体溶液）的一种迅速、安全的治疗技术。

（一）适应证

1. 原发性血小板增多症 血小板生成素过量分泌引起的罕见的家族性疾病。

2. 反应性血小板增多症 由一系列的基础性疾病引起的反应性血小板增多症，慢性骨髓源性白血病引起的骨髓增生异常，血小板数目迅速增高。

3. 急性血栓风险 血小板计数>1 000×10^9/L的患者。

（二）禁忌证

禁忌证包括：①凝血功能异常；②心肺功能异常；③不能耐受血细胞分离机单采的成人或婴幼儿；④有活动性出血。

（三）治疗方案

1. 疾病特点 原发性血小板增多症是一种以巨核细胞增生为主的克隆性多能干细胞增殖性疾病，临床表现血栓形成和出血，主要是血小板数量和质量异常造成的。多种内外科疾病都可引起反应性血小板增多症,如慢性感染,过敏、外伤、脾切除术后、药物反应等。

2. 血小板单采去除方法

(1) 去除量:一次去除血小板 200~300ml。

(2) 去除频次:每次处理全血循环量 5 000~6 000ml,一般去除 1 次即可将血小板降至 600×10^9/L,若血小板去除前>2 200×10^9/L,可能需要去除 2 次,间隔 2~3 天。

(3) 抗凝剂:采用 ACD 抗凝,保存液与全血比例 1∶8~1∶10、全血流速 50~70ml/min。

(4) 置换液:一般不需要输注置换液。

(5) 术前及术中用药:术前口服 10%葡萄糖酸钙 20ml,采集过程中每循环 2 000ml 全血可静脉补充葡萄糖酸钙 1g。

(四) 注意要点

1. 抗凝剂比例 采集过程中注意观察抗凝剂与全血的比例,根据患者的凝血状况设置。

2. 全血流速个性化 对于老年患者和儿童全血流速适当调低。

3. 术后监测相关指标 术后 24 小时检测血小板计数,根据血小板数值确定是否需要再次去除。

四、白细胞去除技术

治疗性白细胞去除是指分离和去除患者血液中病理性白细胞,回输其正常成分的治疗技术。血细胞分离技术可精准采集白血病患者过多的特定种类异常增高白细胞,并将其弃除,达到特异性去除异常增生白细胞的作用。此治疗方法在发达国家作为白血病治疗的基础方案之一,可有效纠正该类患者血液细胞平衡,应对白细胞淤滞[1,16,17]。治疗性白细胞去除术还可特异性去除淋巴细胞对激素治疗无缓解或不能耐受激素治疗的自身免疫性疾病患者有较好的效果。

(一) 适应证

1. 各种白血病 伴脑或肺部白细胞浸润,白细胞计数>100×10^9/L。

2. 自身免疫性疾病 在激素治疗无效或不能耐受激素治疗的患者。

3. 常见疾病 恶性血液病引起的白细胞增多症、类白细胞引起的白细胞增多症(包括细菌感染、变态反应、中毒、恶性肿瘤、烧伤等)、系统性红斑狼疮继发的白细胞增多症、糖皮质激素过量诱发的白细胞增多症、风湿病继发性白细胞增多症、心内膜炎继发性白细胞增多症、溃疡性结肠炎继发性白细胞增多症等[18]。

(二) 禁忌证

禁忌证包括:①凝血功能异常;②心肺功能异常;③不能耐受血细胞分离机单采的成人或婴幼儿;④有活动性出血。

(三) 治疗方案

1. 疾病特点 恶性血液病引起的白细胞增多症易发生白细胞淤滞引起颅内出血、脑梗死、成人呼吸窘迫综合征、肿瘤消散综合征等并发症而导致早期死亡。

2. 白细胞去除方法

(1) 去除量:一次去除白细胞 100~200ml。

(2) 去除频次:每次处理全血循环量 5 000~6 000ml,一般去除 1~2 次,间隔 1 天。

(3) 抗凝剂:采用 ACD 抗凝,保存液与全血比例 1∶10~1∶12、全血流速 50~70ml/min。

(4) 置换液:一般不需要输注置换液。

(5) 术前及术中用药:术前口服 10%葡萄糖酸钙 20ml,采集过程中每循环 2 000ml 全血可静脉补充葡萄糖酸钙 1g。

(四) 注意要点

1. 抗凝剂比例 采集过程中注意观察抗凝剂与全血的比例,根据患者的凝血状况设置。

2. 术中严密监测生命体征 恶性白血病患者病情危重,治疗过程中严密观察生命体征变化。

3. 术后监测相关指标 术后 24 小时检测白细胞计数。

第六节 不良反应及处理措施

治疗性血细胞单采去除技术实施的过程中一般比较安全,但也可出现一些不良反应和并发症的报道,而患者并发症的发生常与患者本身的疾病发展、身体状况、使用药物等因素密切相关。正确的鉴别、评估相关因素对于预防、处置不良反应以及降低其发生至关重要,尤其是危重患者、特殊情况患者要提前预防也至关重要。

一、静脉穿刺部位血肿

(一) 原因

包括:①穿刺方法不正确;②对血管深度的评估不准确;③血液呈高凝状态,血管脆性较高,易发生血肿。

(二) 处理措施

1. 立即拔针 只要出现血肿应立即松开止血带,

拔出针头。

2. 手指压迫穿刺部位　消毒棉球或无菌纱布覆盖穿刺孔，手指压迫 5~10 分钟。

3. 抬高手臂手臂　举到心脏以上持续 5~10 分钟。24 小时内可用冰袋冷敷，24 小时后可热敷，促进淤血的吸收。

二、枸橼酸盐中毒

枸橼酸中毒的表现是低钙血症，是枸橼酸盐应用引起的最为常见的不良反应，若不注意预防、及时发现和处理，严重者威胁患者生命。

（一）发病机制

治疗性单采去除中使用的 ACD 保存液中的枸橼酸能与钙离子螯合，在采集过程中由于大量的枸橼酸进入患者体内与血液中的钙离子结合，使患者血清中游离钙离子不断被消耗而导致血清钙水平降低，患者出现低钙血症。

（二）临床表现

1. 轻症　患者可有牙周、牙龈刺痛，会发生不自主的肌肉震颤，畏寒、口周、手指、足趾感觉异常和麻木。

2. 重症　肌肉持续收缩，表现为拇指内收、肘关节屈曲，如果此时低钙血症没有纠正，出现手足抽搐，甚至出现喉痉挛危及生命；也可出现心动过速，S-T 段延长、T 波或 P 波低平。

（三）处理措施

1. 预防　①治疗性单采去除前口服牛奶 200ml 或口服 10%葡萄糖酸钙 20ml。②治疗性单采去除开始就告知患者若出现口唇麻木感立即告诉治疗医师或护士，一旦出现低钙表现，立即口服或静脉注射葡萄糖酸钙。③每处理 2 000ml 循环血量，给予静脉注射 10%葡萄糖酸钙 10ml。④有条件的治疗室，可在操作前、中、后检测患者钙离子水平。

2. 治疗　①患者出现畏寒、口周麻木，给予口服 10%葡萄糖酸钙 10ml。②如果出现明显的不自主的肌肉震颤、手足抽搐，给予静脉注射 10%葡萄糖酸钙 10ml，如症状不消失，追加 5ml，直至总量 20ml。③出现心律失常者，应用抗心律失常药物。④症状严重者可缓慢静脉注射葡萄糖酸钙，做好患者的心理护理。

3. 注意要点　①年老患者、妇女、儿童较常发生低钙血症。②钙剂不能直接加入血浆中输入，因可活化凝血因子。③如果需要静脉滴注钙剂，应建立单独的静脉通道。④治疗性单采去除前一定要准备治疗室常用的一种钙剂，熟练掌握其使用原则，避免剂量使用不当造成对患者的不良伤害，因为钙剂的过量使用，可引起高钙血症，发生致死性心脏停搏。

三、心血管反应

（一）发病机制

血细胞分离机在采集的过程中有一定量的血液在体外循环，去除量和输入量未能达到动态平衡时，若去除速度过快，去除量过多，可发生低血容量症状。若还输速度过快，还输量过多，可出现循环血量超负荷症状。一般使用间断流动离心式血细胞分离机单采去除时要注意液体出入的平衡，若掌握不好易引起血容量失衡。使用连续流动离心式血细胞分离机单采去除时一般不会出现血容量失衡。特别注意对于体重<30kg 的患者、儿童、年老体弱、贫血等，治疗过程中注意观察，加强监护，及时处理。

（二）临床表现

1. 容量过低　胸闷、头晕、心悸、面色苍白、出冷汗、恶心呕吐、心动过速、低血压，甚至晕厥或休克。

2. 容量过高　胸闷不适、头晕头疼、呼吸困难、血压升高、心律失常，甚至出现充血性心力衰竭、急性肺水肿。

（三）处理措施

1. 容量过低　停止采集程序，保持静脉输液通畅，补充液体，回输管内血液，恢复血容量平衡。对于体重轻者可在采集前使用 ABO 和 RhD 同型经交叉配血相容的悬浮红细胞预冲管路，可防止低血容量发生。

2. 容量过高　减慢置换液的速度，使用快速利尿剂。

四、反跳现象

（一）发病机制

1. 反馈抑制解除　治疗性单采去除后血液中病理性成分大量减少，反馈抑制的解除，未及时继续用药物控制，引起病理性成分急剧上升，以至于比治疗前增加，出现比术前加重的反跳现象。

2. 药物随血去除　治疗中去除病理性成分的同时也使术前常规治疗药物的血药浓度明显下降，使常规药物治疗作用消除或减弱，可引起原发病加重的反跳现象。

（二）处理措施

1. 调整用药　治疗性单采去除前要根据常规治疗药物的性质、作用方式和作用机制的不同，调整常规用药量，或者当日用药放在单采去除治疗后使用，以防出现“反跳”现象。

2. 监测血药浓度　术后及时监测血药浓度，调整用药方案，尤其是免疫抑制剂。

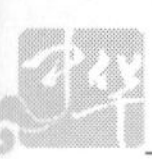

五、少见不良反应

（一）机械性溶血

1. 原因　①偶尔可因机械引起的情况，如过热或压力过高而发生溶血；②回输期间，流出管道液流不畅可引起离心杯中压力显著下降，这种压力骤降可能引起溶血。

2. 处理措施　包括：①操作人员不可使用任何不能正确安装在离心机卡盘中的离心杯；②治疗性单采去除过程中，严密注意仪器运行，如出现与旋转的离心杯有关的异常或很响的噪声，操作人员应终止采集步骤；③保护流出管道免遭错误夹管；④如果怀疑发生溶血，操作人员不可把离心杯内血液回输给患者。

（二）空气栓塞

1. 原因　①穿刺针与管路连接不严密，管路内空气探测器发生故障，空气进入管道未报警；②回输液体结束后有空气从排气针部位进入管道；③工作人员操作不当。

2. 临床表现　①少量空气通过肺循环排出体外，症状不明显；②如果大量空气进入，患者突然发生呼吸困难、咳嗽、胸闷、胸痛、发绀、血压下降、意识障碍等症状；③严重者出现肺栓塞、脑栓塞、急性呼吸衰竭而死亡。

3. 处理措施　①立即停止离心血泵，给予患者头低脚高位、左侧卧位。目的是使肺动脉口气泡向上浮到右心室底，随心跳空气被混成泡沫，分次少量进入肺动脉。②吸氧，使血液中气泡直径变小，易于溶解。③静注氨茶碱以缓解肺动脉高压和支气管痉挛。④必要时可经右颈静脉穿刺抽取上腔静脉气体。

4. 注意要点　①安装管道时各部位连接牢靠，仪器空气探测器始终处于完好状态；②仪器使用过程中认真观察，发现问题及时处理；③补液静脉通路及时更换液体。

（三）其他

还有一些不良反应在血浆置换时常出现，如出凝血异常、过敏反应，但血细胞单采去除极少发生，因不去除血浆，患者的凝血因子极少丢失，一般不影响凝血功能。一般不需要血浆作为置换液，很少出现血浆过敏反应，偶有患者对血细胞一次性耗材材质有过敏反应。

（尹文　夏爱军　张嵘　辛佳佳）

参考文献

1. 常群英，曹卉，闫梦佩. 血细胞分离技术及其应用的研究进展[J]. 解放军医药杂志，2018，30(11)：110-113.
2. SANCHEZ AP，CUNARD R，WARD DM. The selective therapeutic apheresis procedures[J]. J Clin Apher，2013，28(1)：20-29.
3. WARD DM. Conventional apheresis therapies：a review[J]. J Clin Apher，2011，26(5)：230-238.
4. LIU C，MAO Z，KANG H，et al. Regional citrate versus heparin anticoagulation for continuous renal replacement therapy in critically ill patients：a meta-analysis with trial sequential analysis of randomized controlled trials[J]. Crit Care，2016，20(1)：144.
5. BAI M，ZHOU M，He L，et al. Citrate versus heparin anticoagulation for continuous renal replacement therapy：an updated meta-analysis of RCTs[J]. Intensive Care Med，2015，41(12)：2098-2110.
6. 赵树铭，史春梦，李忠俊. 实用临床输血学[M]. 北京：人民卫生出版社，2015.
7. MARK EW，RASHEED AB. Principles of Separation：Indications and Therapeutic Targets for Plasma Exchange[J]. Clin J Am SocNephrol，2014，9(1)：181-190.
8. 张之南，郝玉书，赵永强，等. 血液病学[M]. 2版. 北京：人民卫生出版社，2013：503-504.
9. CHOE WH，PARK BG，LEE KH，et al. Automated double red-cell phlebotomy for the treatment of erythrocytosis[J]. J Clin Apher，2012，27：255-259.
10. JOSEPH S，ANAND P，NICOLE A，et al. Guidelines on the Use of Therapeutic Apheresis in Clinical Practice[J]. J Clin Apher，2016，31：149-338.
11. MANSOURI TB，STRASSER E. Therapeutic hemapheresis[J]. Transfus Med Hemother，2012，39(4)：232-233.
12. 张之南，郝玉书，赵永强，等. 血液病学. 2版[M]. 北京：人民卫生出版社，2013：298-302.
13. BAEK SW，LEE MW，RYU HW，et al. Clinical features and outcomes of autoimmune hemolytic anemia：a retrospective analysis of 32 cases[J]. Korean J Hematol，2011，46(2)：111-117.
14. 张淼，许煊，祝彬，等. 血浆置换在儿童危重自身免疫性疾病中的应用[J]. 中国急救复苏与灾害医学杂志，2014，9(6)：497-499.
15. 刘景汉，汪德清. 临床输血学[M]. 北京：人民卫生出版社，2011：178-179.
16. JIN Y，GUO S，CUI Q，et al. A hospital based retrospective study of factors influencing therapeutic leukapheresis in patients presenting with hyperleukocytic leukaemia[J]. Sci Rep，2018，8(1)：294.
17. 孟广强，王立茹，陈以娟，等. 白细胞分离术在高白细胞急性白血病中的临床应用[J]. 首都医科大学学报，2014，35(5)：566-571.
18. 李卉，刘景汉. 临床输血救治理论与实践[M]. 北京：人民卫生出版社，2015：168-168.

第七十二章

血液成分置换

血液成分置换,即在血液成分单采的基础上输注正常的血液成分替代物。输注的血液成分替代物包含晶体液、胶体液、血浆以及血浆代用品等,这些液体的输注均属临床常规操作,因此,血液成分置换的重点仍在单采环节,即去除病理血液成分的环节。人类1902年第一次在动物身上进行血液成分置换,1909年首次在人体进行血液成分置换,1952年第一台血液成分分离机诞生,1982年成立美国单采协会,该协会制定了血液成分单采的应用指南并不断更新,极大地推动了该技术的应用与推广。

第一节　治疗性单采指南

美国单采协会(ASFA)于2019年更新了其第8版治疗性单采(therapeutic apheresis, TA)临床应用指南[1],将TA的临床应用进行了详细的分类与分级(表72-1)。分类表示该治疗方案属于一线治疗(Ⅰ级)、二线治疗(Ⅱ级),个性化治疗(Ⅲ级)还是无效甚至有害治疗(Ⅳ级)(表72-2);分类代表该治疗方案目前开展的临床试验能够提供的证据等级,1A、1B、1C均代表强烈推荐;2A、2B、2C均代表弱推荐;A代表高质量随机对照研究,B代表限制性的随机对照研究,C代表观察性研究或个案报道。

虽然治疗性血液成分单采和置换术已广泛用于治疗一些难治性疾病并取得了一定疗效,但这是一种治“标”不治“本”的辅助性治疗措施。因此,没有确切的适应证,不可滥用这种治疗方法。在操作之前,医务人员要向患者家属讲明治疗目的及可能出现的问题,征得患者或者家属完全同意后再施行这项治疗技术。在操作中,医务人员要有明确分工并密切协作,按操作规程进行操作,对可能产生的不良反应和并发症事先要做好充分准备,并有充分的手段和措施处理所出现的不良反应和并发症。

表72-1　ASFA第8版TA临床应用指南[1]

疾病及器官移植	TA方法	疾病状态	适应证分级
急性弥散性脑脊髓炎	TPE	甾体类药物拮抗	Ⅱ
急性炎症性脱髓鞘性多发性神经病(吉兰-巴雷综合征)	TPE	基础治疗	Ⅰ
	IA	基础治疗	Ⅰ
急性肝衰竭	TPE		Ⅲ
	TPE-HV(大容量)		Ⅰ
干性老年性黄斑变性(AMD)	Rheopheresis(血液流变术)	高风险	Ⅱ
系统性淀粉样变	β_2微球蛋白柱	透析相关性淀粉样变性	Ⅱ
	TPE	其他原因	Ⅳ
抗肾小球基底膜病(肺出血肾综合征)	TPE	依赖透析但无DHA	Ⅲ
	TPE	DHA	Ⅰ
	TPE	非依赖透析	Ⅰ
顽固性、特应性(神经性)皮炎(特应性湿疹)	ECP		Ⅲ
	IA		Ⅲ
	TPE/DFPP		Ⅲ

续表

疾病及器官移植	TA 方法	疾病状态	适应证分级
自身免疫性溶血性贫血(重症)	TPE	重症温抗体型自身免疫性溶血性贫血	Ⅲ
	TPE	重症冷凝集素病	Ⅱ
巴贝虫病	红细胞置换	重症	Ⅱ
烧伤性休克复苏	TPE		Ⅲ
新生儿心脏狼疮	TPE		Ⅲ
恶性抗磷脂综合征	TPE		Ⅰ
慢性局灶性脑炎(拉斯穆森脑炎)	TPE		Ⅲ
慢性炎症性脱髓鞘性多发性神经根神经病	TPE		Ⅰ
凝血因子抑制物	TPE		Ⅲ
	IA		Ⅲ
复杂的局部疼痛综合征	TPE	慢性	Ⅲ
冷球蛋白血症	TPE	重症	Ⅱ
	IA	重症	Ⅱ
皮肤 T 细胞淋巴瘤、蕈样肉芽肿、Sezary 综合征	ECP	红皮病型	Ⅰ
	ECP	非红皮病型	Ⅲ
特发性扩张性心肌病	IA	NYHA Ⅱ~Ⅳ	Ⅱ
	TPE	NYHA Ⅱ~Ⅳ	Ⅲ
红细胞生成性原卟啉病	TPE		Ⅲ
	红细胞置换		Ⅲ
家族性高胆固醇血症	LA	纯合子	Ⅰ
	LA	杂合子	Ⅱ
	TPE	纯合子/杂合子	Ⅱ
局灶节段性肾小球硬化	TPE/IA	肾移植复发	Ⅰ
	LA	肾移植复发/原发性肾脏激素抵抗	Ⅱ
	TPE	原发性肾脏激素抵抗	Ⅲ
移植物抗宿主病	ECP	急性	Ⅱ
	ECP	慢性	Ⅱ
HELLP 综合征	TPE	产后	Ⅲ
	TPE	产前	Ⅳ
噬血细胞性淋巴组织细胞增多症、噬血细胞综合征、巨噬细胞活化综合征	TPE		Ⅲ
肝素诱导的血小板减少症	TPE	心肺前旁路	Ⅲ
	TPE	血栓症	Ⅲ
遗传性血色素沉着症	红细胞单采		Ⅰ
高白细胞血症	白细胞单采	对症治疗	Ⅱ
	白细胞单采	预防	Ⅲ

续表

疾病及器官移植	TA 方法	疾病状态	适应证分级
高甘油三酯血症胰腺炎	TPE/LA	重症	Ⅲ
	TPE/LA	预防复发	Ⅲ
高黏滞单克隆丙种球蛋白病	TPE	对症治疗	Ⅰ
	TPE	预防性应用利妥昔单抗时	Ⅰ
A 型免疫球蛋白肾病(贝尔格病)	TPE	新月体型	Ⅲ
	TPE	慢性进行性	Ⅲ
免疫性血小板减少症(ITP)	TPE	难治性	Ⅲ
	IA	难治性	Ⅲ
炎症性肠病	吸附性细胞单采术	溃疡性结肠炎/克罗恩病	Ⅲ
	ECP	克罗恩病	Ⅲ
兰伯特-伊顿肌无力综合征	TPE		Ⅱ
高脂蛋白血症	脂蛋白单采 LA	进展性动脉粥样硬化性心血管疾病	Ⅱ
疟疾	红细胞置换	重症	Ⅲ
多发性硬化	TPE	急性发作或复发	Ⅱ
	IA	急性发作或复发	Ⅲ
	TPE	慢性	Ⅲ
	IA	慢性	Ⅲ
重症肌无力	TPE/IA	急性,短期治疗	Ⅰ
	TPE/IA	长期治疗	Ⅱ
骨髓瘤管型肾病	TPE		Ⅱ
肾源性系统性纤维化	ECP		Ⅲ
	TPE		Ⅲ
视神经脊髓炎(德维克综合征)	TPE	急性发作或复发	Ⅱ
	IA	急性发作或复发	Ⅱ
	TPE	维持	Ⅲ
抗 N-甲基-D-天冬氨酸受体抗体型脑炎	TPE/IA		Ⅰ
服药过量,螯刺毒作用和中毒	TPE	蘑菇中毒	Ⅱ
	TPE	螯刺毒作用	Ⅲ
	TPE	服药过量/中毒	Ⅲ
副癌神经综合征	TPE		Ⅲ
	IA		Ⅲ
副蛋白血症性脱髓鞘性神经病、慢性获得性脱髓鞘性多发性神经病	TPE	抗-MAG 神经病	Ⅲ
	TPE	多灶性运动神经病	Ⅳ
	TPE	IgG/IgA	Ⅰ
	TPE	IgM	Ⅰ
	TPE	多发性骨髓瘤	Ⅲ

续表

疾病及器官移植	TA 方法	疾病状态	适应证分级
链球菌感染相关的小儿自身免疫性神经精神障碍(PANDAS)和 Sydenham 舞蹈病	TPE	PANDAS 加重	Ⅱ
	TPE	重症 Sydenham 舞蹈病	Ⅲ
寻常型天疱疮	TPE	重症	Ⅲ
	ECP	重症	Ⅲ
	IA	重症	Ⅲ
外周血管疾病	LDL 单采		Ⅱ
植烷酸贮积病(Refsum 病)	TPE		Ⅱ
	LDL 单采		Ⅱ
真性红细胞增多症和红细胞增多症	红细胞单采术	真性红细胞增多症	Ⅰ
	红细胞单采术	继发性红细胞增多症	Ⅲ
输血后紫癜	TPE		Ⅲ
纳他珠单抗相关进行性多灶性脑白质病变	TPE		Ⅲ
肝胆疾病所致瘙痒症	TPE	治疗抵抗	Ⅲ
银屑病	ECP	弥散性脓疱	Ⅲ
	吸附性细胞单采术	弥散性脓疱	Ⅲ
	TPE	弥散性脓疱	Ⅳ
红细胞同种免疫、预防和治疗	红细胞置换	暴露于 RhD 阳性红细胞	Ⅲ
	TPE	妊娠,GA<20 周	Ⅲ
硬皮病(进行性系统性硬化症)	TPE		Ⅲ
	ECP		Ⅲ
多器官衰竭败血症	TPE		Ⅲ
急性镰刀形红细胞病	红细胞置换	急性休克	Ⅰ
	红细胞置换	急性胸部综合征,重症	Ⅱ
	红细胞置换	其他并发症	Ⅲ
非急性镰刀形红细胞病	红细胞置换	卒中的预防	Ⅰ
	红细胞置换	复发血管闭塞性痛危象	Ⅱ
	红细胞置换	手术前处理	Ⅲ
	红细胞置换	妊娠	Ⅱ
自身免疫性甲状腺炎相关的激素反应性脑病(桥本脑病)	TPE		Ⅱ
僵人综合征	TPE		Ⅲ
突发性耳聋	LDL 单采		Ⅲ
	双重滤过血浆		Ⅲ
	TPE		Ⅲ
系统性红斑狼疮	TPE	重症并发症	Ⅱ
	TPE	肾炎	Ⅳ

续表

疾病及器官移植	TA 方法	疾病状态	适应证分级
血小板增多	血小板单采	有症状的	Ⅱ
	血小板单采	继发性的或预防	Ⅲ
凝血介导的血栓性微血管病	TPE	*THBD*、*DGKE* 和 *PLG* 突变	Ⅲ
补体介导的血栓性微血管病	TPE	补体基因突变	Ⅲ
	TPE	H 因子自身抗体	Ⅰ
药物相关的血栓性微血管病	TPE	噻氯匹定	Ⅰ
	TPE	氯吡格雷	Ⅲ
	TPE	吉西他滨	Ⅳ
	TPE	奎宁	Ⅳ
感染相关的血栓性微血管病	TPE/IA	重症志贺毒素大肠埃希菌溶血性尿毒综合征	Ⅲ
	TPE	产后溶血性尿毒症	Ⅲ
血栓性血小板减少性紫癜，血栓性微血管病	TPE		Ⅰ
移植相关的血栓性微血管病	TPE		Ⅲ
甲状腺功能亢进危象	TPE		Ⅱ
中毒性表皮坏死松解症	TPE	难治性	Ⅲ
心脏移植	ECP	细胞性或复发性排斥反应	Ⅱ
	ECP	排斥反应的预防	Ⅱ
	TPE	脱敏作用	Ⅱ
	TPE	抗体介导的排斥反应	Ⅲ
ABO-血型不合的造血干细胞移植	TPE	大的造血祖细胞、骨髓	Ⅱ
	TPE	大的造血祖细胞、单采	Ⅱ
	红细胞置换	小的造血祖细胞、单采	Ⅲ
	TPE	纯红细胞再生障碍性贫血	Ⅲ
造血干细胞移植 HLA 脱敏作用	TPE		Ⅲ
肝移植	TPE	脱敏作用(ABO 血型不合，活体供肝)	Ⅰ
	TPE	脱敏作用(ABO 血型不合，尸体供肝)/抗体排斥反应(ABO 和 HLA)	Ⅲ
	ECP	脱敏作用(ABO 血型不合)	Ⅲ
	ECP	急性排斥反应/免疫抑制消退	Ⅲ
肺移植	ECP	细支气管闭塞综合征	Ⅱ
	TPE	抗体排斥反应	Ⅲ
	TPE	脱敏作用	Ⅲ
ABO-血型相合肾移植	TPE/IA	抗体排斥反应	Ⅰ
	TPE/IA	脱敏反应，活体供者	Ⅰ
	TPE/IA	脱敏反应，尸体供者	Ⅲ

续表

疾病及器官移植	TA 方法	疾病状态	适应证分级
ABO-血型不合肾移植	TPE/IA	脱敏反应,活体供者	Ⅰ
	TPE/IA	抗体排斥反应	Ⅱ
ANCA 相关性脉管炎	TPE	MPA/GPA/RLV:RPGN,Cr≥5.7	Ⅰ
	TPE	MPA/GPA/RLV:RPGN,Cr<5.7	Ⅲ
	TPE	MPA/GPA/RLV:DAH	Ⅲ
	TPE	EGPA	Ⅲ
IgA 相关性脉管炎	TPE	新月形急进性肾小球肾炎	Ⅱ
	TPE	严重的肾外临床表现	Ⅲ
其他相关脉管炎	TPE	HBV-PAN	Ⅱ
	TPE	特发性 PAN	Ⅳ
	吸附性细胞单采	Behcet 病	Ⅱ
	TPE	Behcet 病	Ⅲ
电压门控钾通道抗体	TPE/IA		Ⅱ
暴发性 Wilson 病	TPE		Ⅰ

注:ECP,extracorporeal photopheresis,体外光分离置换法;DFPP,double filtration plasmapheresis,双重过滤血浆置换;LA,lipoprotein apheresis,脂蛋白单采;IA,immunoadsorption,免疫吸附;TPE,therapeutic plasma exchange,治疗性血浆置换。

表 72-2　ASFA 第 8 版 TA 适应证分级说明[1]

分级	说明
Ⅰ	TPE 作为基础一线治疗方案或联合其他治疗方法作为一线治疗方案(如 TPE 是吉兰-巴雷综合征的一线治疗方案)
Ⅱ	TPE 作为独立二线治疗方案或与其他治疗方法联合作为二线治疗方案(如 TPE 是静脉大剂量糖皮质激素无效的播散性脑脊髓炎的独立二线治疗方案)
Ⅲ	TPE 的最佳治疗效果未确定,需制定个性化治疗方案(如 TPE 对于脓毒血症和多器官衰竭)
Ⅳ	已有证据说明或建议 TPE 是无效的或有害的,不建议使用(如 TPE 对于急性类风湿关节炎)

第二节　血液成分置换的技术与方法

一、置 换 方 法

(一) 手工法

手工法是采用塑料多联袋系统,首先将患者血液采集到一个含有抗凝剂的袋子里,然后放在离心机上离心。各种血液成分因比重不同而分层,去除病理性成分,再把正常成分回输给患者,即完成一轮操作。接着进行第二轮、第三轮,如此循环若干次。在进行成分分离和去除的同时,给患者输注与去除成分等量的置换液,以维持患者的血容量及体液平衡。采血、离心、去除和回输等操作环节必须严格执行无菌操作以防止细菌污染。这种方法的优点是不需要特殊设备,只要有大容量低温离心机就能开展这项治疗技术,费用低,易在基层医院开展;缺点是操作时间长,容易造成污染,一次去除的病理性成分量不大,不适合病情危重而需要尽快去除大量病理性成分的患者。目前手工法已逐渐被自动化机械分离技术替代,但是在儿童患者(如新生儿高胆固醇血症)的治疗中,仍然采用手工法。

(二) 自动化机械法

应用自动化的血液成分分离机,在无菌密闭的塑料管道系统内完成采血、离心、成分去除和回输整个操作程序。按工作原理,可将目前国际上通用的血液成分分离机分为三类[2]:

1. 离心式血液成分分离机　这是目前应用最广泛的一种血液成分离心机,通常称为血细胞分离机。基本原理是根据血液的各种成分比重不同,经离心作用后可将血浆成分和血细胞成分分层并分离,去除病理性血浆成分,将其余成分回输给患者。血浆成分中有致病作用的免疫球蛋白、免疫复合物及外源性毒素等物质的比重相差无几,难以用离心的办法将它们分开,只能随全血浆采出并去除。血小板与血浆的比重差别小,在进行 TPE 时,少量血小板常混在血浆中被去除。离心式血液成分分离机又分为间断流动离心式和连续流动离心式两种。

(1) 间断流动离心式血液成分分离机:这种离心机只需一条静脉通路,先顺时针方向运转,把一定量的血液引入离心容器进行离心分离,移出需要除去的血液成分,然后再逆时针方向运转,把其余的血液成分再经原路回输给患者,待回输完毕后,再进行下一个循环的分离和去除,如此循环进行,直到完成一次血液成分置换。此类分离机的优点是价格相对便宜,只需一条静脉通路就能完成整个操作程序;缺点是成批处理血液,体外循环血量较大,患者呈周期性的低血容量或高血容量。这对一般成年患者来说不是一个主要问题,而对一个危重患者,尤其是儿童患者往往不能承受血容量忽高忽低的变化。

(2) 连续流动离心式血液成分分离机:这种离心机一般要求有两条静脉通道,血液随机器的不断运转从患者一条静脉采出,通过离心分离出需要去除的血液成分,其余成分从另一条静脉回输给患者,如此连续不断,直至完成一次单采或置换术。由于连续流动离心式血液成分分离机分离速度快,分离的血液成分较为纯净,体外循环血量少,血容量变化比较小,故更受临床医师的欢迎。就治疗性血液成分单采和置换术而言,这种分离机有逐步取代间断流动离心式血液成分分离机的趋势。缺点是机器本身和一次性消耗性材料价格昂贵,限制了它在我国推广使用。

上述两种血液成分分离机均使用一次性塑料分离管道(消耗性材料),整个操作程序在密闭的管道系统内完成,不易造成污染。操作程序由微电脑控制,并有超声安全探测、血流监测、回输压力监测等装置,操作十分安全方便。

2. 膜滤式血液成分分离机　自20世纪70年代以来,应用通透性和生物相容性都比较好的高分子材料制成的膜滤器代替离心容器,当血液流入此膜滤器时,在一定的膜压力下,只允许血浆从膜中透过,由导管排出,而血细胞成分被阻挡于膜滤器内,从另一导管排出,与置换液混合后回输给患者。膜滤器有平板式和中空纤维式两种。这种膜滤式血浆分离机的优点是:①分离血浆的速度快,操作简便;②分离和去除的血浆纯度高,血小板不易混入;③售价相对低廉。缺点是:①膜压的变化可能会引起轻度溶血;②进入患者体内的抗凝剂相对较多;③膜滤器为一次性使用,价格较贵;④不能有选择地去除血浆中致病物质,而是把血浆整个去除。

为了有选择性地去除血浆中的致病物质,克服全血浆被去除的缺点,现已在上述膜滤式血浆分离机的基础上加以改进,研制成双重过滤膜式过滤器,使血浆和血细胞分开。这种分离机是先让患者的血液通过一个孔径较大的膜式过滤器,使血浆和血细胞分开,然后再通过一个孔径较小的膜式过滤器(此滤器具有独特的化学结构和表面结构),除去血浆中病理性大分子物质后,再把剩余清洁后的血浆与血细胞汇合回输给患者。双重膜过滤式血浆分离机的优点:①有选择地去除血浆中致病物质;②置换液用量少。缺点:①操作较为复杂;②膜压的变化能引起轻度溶血;③过滤器和导管均为一次性使用,价格昂贵;④根据孔径的大小进行分离,血浆中一些有用的蛋白也随病理性物质被清除。

3. 吸附柱式血液成分分离机　它是把经过膜滤式血浆分离机分离出来的血浆,再通过一个吸附柱,血浆流经此柱时,病理性血浆成分就被吸附在柱内,正常血浆成分回输给患者。它是以免疫亲和层析的原理为基础,选用有特殊吸附作用的物质作为吸附剂。常用吸附剂有活性炭、DNA胶体、单克隆抗体、葡萄球菌蛋白A、硫酸葡聚糖纤维素等。目前在临床上应用比较成功的是葡萄球菌蛋白A和硫酸葡聚糖纤维素。用这些吸附剂制成的吸附柱有胆红素吸附柱、活性炭吸附柱、免疫吸附柱、低密度脂蛋白吸附柱等。选用不同吸附柱安装在分离机上就可以有针对性地治疗不同疾病。例如,葡萄球菌蛋白A对各类IgM和免疫复合物有吸附作用,而对其他蛋白无吸附作用,选用此物质制成的免疫吸附柱就可以特异性地去除免疫球蛋白和免疫复合物,从而使一些自身免疫性疾病的病情得以缓解。这种分离机的优点是不必把全部血浆去除,也不必使用置换液,避免了因使用置换液而引起的不良反应。例如置换液为新鲜冰冻血浆时,可能会引起病毒性肝炎和艾滋病。缺点是应用这种分离机进行TPE的成本较高,还有一些技术上的问题有待改进,目前尚未在临床上普遍推广使用。不过这是血液成分置换的发展方向。有人把这种治疗方法称为选择性或特异性TPE。

上面所介绍的几种分离机仍在不断改进,更新换代很快。今后的发展趋势是分离机的结构更加合理,操作更为简便,对患者更为安全。

二、抗凝剂

在单采和置换术中流到体外的血液必须抗凝。抗凝的目的是防止血液在体外凝固。最常用的抗凝剂是酸性枸橼酸盐葡萄糖溶液(acid citrate dextrose solution,ACD)[3]。它有ACD-A和ACD-B两种处方。A方是B方的浓缩液。血液成分置换多用ACD-A方,有时也用肝素作抗凝剂。抗凝剂的最佳剂量标准有时

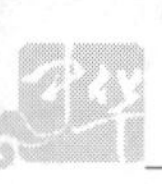

较难掌握，随所用的血液成分分离机型号以及所要去除的血液成分不同而异，也与个体差异有关。原则上应以能够维持血液不凝固的最小剂量为适度。剂量过大可使患者发生不良反应，剂量过小导致血液在分离管道系统内发生凝固。在操作之前若能作几项常用的凝血功能检查，则在操作中可做到心中有数。由于活化的凝血时间(activated coagulation time，ACT)测定方法简便，可随时检测抗凝程度，以便对抗凝剂用量随时作出相应调整，故更适合危重患者在血液成分置换中应用。

(一) ACD-A方

这是由枸橼酸、枸橼酸钠和葡萄糖组成的一种无菌液。每升溶液含枸橼酸钠22.0g、枸橼酸8.0g、葡萄糖24.5g。ACD-A方中的枸橼酸盐与血中游离钙结合抗凝。枸橼酸盐输入速度与所用的分离机型号有关。有的机器可精确地自动控制；有的机器是根据血流速度及ACD-A方与全血的比例进行计算；还有的机器是根据单位时间内回输的血量进行估计。操作人员应当熟悉所用分离机对枸橼酸盐输入量的计算方法(机器操作手册中有明确的说明)。

在置换术中，全血以30~80ml/min的流速泵入分离机，与ACD-A方按不同比例混合。通常输入ACD-A与全血的比例是1∶8~1∶12(血细胞比容高者用12，低者用8)，可根据机器操作手册规定的比例选用。完成一次单采或置换术进入患者体内的枸橼酸盐总量与所用的ACD-A与全血的比例、血流速度以及处理全血量多少有关。一般认为，当枸橼酸盐剂量为60mg/(kg·h)时，有轻度低血钙症状，表现为口周麻木，血中钙离子水平下降20%~30%，心电图QT间期延长。枸橼酸盐剂量为100mg/(kg·h)时，有中度至重度低血钙症状，钙离子水平下降35%，平均QT间期更长。术前饮用一杯牛奶(200ml)可有效地预防低血钙症状的发生。如果患者不能耐受乳糖，则可口服钙盐，特别是枸橼酸钙或碳酸钙，也是有效地预防低血钙症状发生的简易且价廉的方法。

需要说明的是，枸橼酸盐在体内代谢快，在肝功能正常的情况下清除迅速，一般在术后90分钟枸橼酸盐就被肝细胞所代谢，钙离子恢复正常。因此，术后90分钟所出现的症状与枸橼酸盐中毒无关。

(二) 肝素

肝素是一种高分子酸性黏多糖，其作用主要是增强抗凝血酶Ⅲ的生物活性，阻止凝血酶的生成，从而达到抗凝的目的。虽然肝素用于血液透析时的抗凝已有数十年历史，但很少单独用于血液成分置换。对于有高凝状态，枸橼酸盐过敏的患者可使用肝素抗凝。有人认为ACD-A方用于肝肾衰竭以及应用新鲜冰冻血浆作置换液的儿童患者特别容易发生低钙血症，选用肝素抗凝则比较安全。有些膜滤式血浆分离机也要求用肝素抗凝。

肝素的剂量需根据ACT或试管法凝血时间(CT)确定。成人首次静脉注射肝素2 000~5 000U，并持续静脉滴注肝素300~1 200U/h；儿童首次静脉注射肝素40U/kg，再以小剂量肝素静脉滴注维持。在操作期间，ACT每30分钟测定一次，以求达到ACT为150~300秒(正常值90~120秒)。如无条件测定ACT，则应测定CT，CT维持在20~30分钟(正常值4~12分钟)为宜。ACT或CT缩短，适当添加肝素，ACT或CT延长，应减少肝素剂量。

(三) ACD-A方和肝素混合使用

联合应用ACD-A方和肝素主要用于外周血干细胞单采术和大剂量白细胞单采术，因这些单采术要处理的血量较大，联用的抗凝效果更好。但很少用于血液成分置换中。

三、置 换 液

在血液成分置换中，为了维持患者血容量的动态平衡，需要补充一定量的溶液替代已被去除的血浆成分，这种溶液就称为置换液。常用的置换液有以下几种[4]：

(一) 晶体溶液

晶体溶液包括平衡盐液、生理盐水、葡萄糖氯化钠溶液和林格液。其优点是价格低廉，过敏反应少，无传播疾病的危险；缺点是扩张血容量的效果差，输入的量过多会引起组织水肿，无凝血因子和免疫球蛋白。平衡盐溶液中钠和氯的含量与血浆成分近似，液体组成更接近细胞外液，大量输注不会破坏机体的电解质平衡，不仅可以有效补充血容量，还可补充细胞外液丢失，保证有效组织灌注，维持血液循环稳定，为首选的置换液，主要不良反应是大量输注可导致组织水肿。生理盐水氯含量比血浆高50mmol/L，对于肾功能不全患者，用量大时会产生高氯性酸中毒。葡萄糖氯化钠溶液一般用作维持液，在缺乏平衡盐液和生理盐水情况下可做置换液。林格液氯含量明显高于血浆含量，大量输入将导致血氯过高，增加肾脏负担，目前普遍认为林格液不宜作为血液成分置换液。

(二) 血浆代用品

血浆代用品包括右旋糖酐、羟乙基淀粉、明胶等。这是一组分子量接近血浆白蛋白的人工胶体溶液。按分子量的大小可把右旋糖酐制剂分为中分子量、低分子量和小分子量三种。国产的羟乙基淀粉成为706

代血浆。血浆代用品用作置换液的优点是扩张血容量的效果好，价格便宜，无传播疾病危险；缺点是不含凝血因子和免疫球蛋白，用量大会出现出血倾向，偶有过敏反应，如皮疹、瘙痒、血管神经性水肿等。右旋糖酐可对交叉配血试验发生干扰（配血时出现假凝集现象）。血浆代用品作为置换液的用量不宜过大。原则上晶体溶液和血浆代用品二者加起来的用量不要超过患者总血量的40%。

（三）血浆蛋白制品

血浆蛋白制品包括白蛋白、血浆蛋白溶液、新鲜冰冻血浆、冷沉淀和静脉注射用的免疫球蛋白。白蛋白的优点是扩张血容量的效果好，不含炎症介质，无传播疾病的危险；缺点是价格贵，无凝血因子和免疫球蛋白。血浆蛋白溶液的优点是价格低于白蛋白；缺点是制剂中存在血管活性物质，输注速度过快，可能会引起低血压反应。新鲜冰冻血浆的优点是含有正常水平的免疫球蛋白和各种凝血因子及补体；缺点是有传播疾病的危险（尤其是病毒性肝炎和艾滋病），含有枸橼酸盐，用量过大会引起低钙血症，还可引起过敏反应。冷沉淀的优点是含有丰富的纤维蛋白原和凝血因子Ⅷ等；缺点是有传播疾病的危险。静脉注射用的免疫球蛋白的优点是含有丰富的免疫球蛋白，可增强TPE患者的抗感染能力，还有免疫调节作用；缺点是价格昂贵，扩张血容量的作用比白蛋白小（表72-3）。

表72-3　常用置换液的优缺点

置换液	优点	缺点
晶体溶液	价格低廉 过敏反应少 无传播疾病危险	扩张血容量效果差 用量大会引起组织水肿 无凝血因子和免疫球蛋白
血浆代用品	价格低廉 扩张血容量的效果好 无传播疾病危险	用量大发生出血倾向 偶可出现过敏反应 无凝血因子和免疫球蛋白
白蛋白	扩张血容量的效果好 无污染的炎症介质 无传播疾病危险	价格贵 无凝血因子 无免疫球蛋白
血浆蛋白溶液	价格相对便宜	可能引起低血压反应
新鲜冰冻血浆	含有各种凝血因子 含有正常水平的免疫球蛋白 扩张血容量效果好	有传播疾病危险 用量大引起低钙血症 偶可引起过敏反应

上述置换液如何选用没有一个统一标准，需要根据疾病种类、置换的血浆量和去除的病理血浆成分、患者的经济承受能力、医师的临床经验及实验室检查结果等决定。选用置换液需要注意下列事项：①去除的血浆量不大（成人一次不超过2 000ml），无明显出血倾向，血液成分置换的间隔时间较长（如每周1次）的患者。多数只需要补充晶体溶液和血浆代用品，适当补充白蛋白，不必使用新鲜冰冻血浆。②去除的血浆量较大，又是频繁地进行血液成分置换（每日或每周2~3次），原有凝血因子较少（如严重肝病）或者是特殊疾病（如血栓性血小板减少性紫癜）患者，应适当补充新鲜冰冻血浆（15ml/kg）。③血液成分置换的初始阶段移出的血浆可用晶体溶液替代，当置换到1/3~1/2血浆容量时就要用胶体溶液（血浆代用品、白蛋白、血浆蛋白液），以避免患者胶体渗透压过低。④原有严重贫血（血红蛋白低于60g/L）或血小板显著减少（血小板数低于$50×10^9$/L）患者，可用少白细胞的红细胞或浓缩血小板作为部分置换液。⑤纤维蛋白原低于1.0g/L的患者需要用冷沉淀纠正。⑥原有血小板严重减少，凝血功能障碍及肝肾功能不良患者，不宜用右旋糖酐和羟乙基淀粉作为置换液。⑦对接受洋地黄治疗及高钾血症患者，不宜用脲联明胶作为置换液，因为脲联明胶含钙离子较高。⑧对高黏滞血症或高凝状态患者可适当选用低分子右旋糖酐作为置换液。⑨对低免疫球蛋白血症患者适当应用静脉注射的免疫球蛋白。总之，上述三种置换液需根据不同情况合理搭配使用。有人认为5%白蛋白是标准置换液，因为它几乎没什么不良反应。最后需要强调的是，从患者体内移出的血浆应弃之不用，并作妥善处理。

第三节　患者的准备与管理

一、患者评估

血液成分置换的临床应用不断被拓展，适应证范围不断扩大以及临床治疗机制不断完善。医师和护理人员必须处置不同疾病类型、不同年龄阶段、门诊和住院患者，甚至重症监护室的重症患者，因此医院应建立血液成分置换会诊制度，决定进行血液成分置换之前，血液科、神经科、肾内科、风湿病科等学科的主治医师邀请负责该技术的主治医师进行会诊，并且必须明确以下两个决定性因素：①患者的诊断是否为适应证；②临床评估是否存在风险因素，这种风险因素是否会影响患者对该治疗方案的耐受。根据风险和疗效来决定是否实施血液成分置换。血液成分置换治疗过程必须在具有丰富的专业、临床知识的主治医师指导下，护士、技术人员与临床专科医师共同做好患者的管理、制定治疗方案和紧急情况处置预案[2-4]。

任何患者，在进行血液成分置换治疗前，都应进行充分评估，包括患者整体情况，相关病史以及体格和实验室检查等，以确定患者对血液成分置换治疗的耐受性，以及对可能发生并发症采取预防性措施。

（一）体格检查及实验室检查

体格检查的目的在于评估和疾病进程相关的症状和体征，判断治疗适应证以及患者是否耐受血液成分置换操作。实验室检查主要包括血常规（包含血红蛋白、血细胞比容、白细胞计数、血小板计数），评价患者是否耐受体外循环容量；PT、APTT 以及 Fg 的检查则可用来判断患者可能出现的出凝血功能障碍，在选用白蛋白或血浆作为置换液时，提供依据。如在使用白蛋白作为置换液时，当 Fg<1.0g/L，应当延迟操作，使肝脏产生纤维蛋白原，或者采用冷沉淀或血浆作为置换液。

（二）系统回顾

治疗前，必须系统了解患者病史、治疗史和药物史等情况以及目前伴随症状。

1. 输血史、妊娠史与单采史　可了解患者是否有相关不良反应或并发症，如有过敏性输血不良反应的患者，在血液成分置换前需用苯海拉明进行预防。妊娠史则对估计可能发生的同种免疫反应很重要，患者可能产生红细胞、HLA 或血小板同种免疫抗体。

2. 药物治疗情况　患者当前或近期药物服用情况可能会与血液成分置换相互影响。如在血液成分置换治疗过程中，结合蛋白的药物比游离或脂溶性药物丢失更为严重；血管紧张素酶抑制剂在血液成分置换过程中可能会引起低血压反应，在治疗前至少 24 小时停止给药等。

（三）知情同意

患者知情同意内容包括操作目的、风险、预期疗效、其他治疗风险和益处、不治疗的风险和益处等，并需取得患者或者监护人同意。

二、静脉通路

血液成分置换必须有良好的静脉通道。它关系到这项技术的成败。外周静脉和中心静脉都是建立静脉通道的良好途径。一般首先选用外周静脉穿刺，其次是中心静脉插管。动静脉瘘和静脉切开目前不主张用于血液成分置换。

（一）静脉穿刺

这是最简便易行且常规采用的静脉通路。一般应选择粗大、充盈度好、弹性佳、不易滑动的静脉进行穿刺。最为理想的静脉是前臂肘静脉。穿刺时尽量做到一针见血，以避免出现血肿，使血液成分置换无法顺利进行。间断流动离心式血液成分分离机只需作一根静脉穿刺，血液的采集和回输为一条静脉通路；而连续流动离心式血液成分分离机通常需要做两根静脉穿刺，分别进行血液的采集和回输。

（二）静脉插管

对于缺少良好外周静脉血管的患者来说，静脉插管是建立静脉通路的唯一好办法。操作者在插管之前要仔细选择导管和插管部位，插管后还应认真对待抗凝问题。

1. 导管类型　静脉导管的品种很多，大致分为普通静脉导管和单采/透析专用静脉导管两类。前者有单腔、双腔及三腔普通静脉导管；后者又有双腔 Quinton-Mahurkar 导管、双腔 PermCath 导管、单腔或双腔 Hickman 单采/透析导管。普通静脉导管一般能够满足血液成分置换所需要的输入血流量，但往往不能满足快速的血液抽出。而单采/透析专用导管的管径比较大，血流量比较高，管壁比较厚，不会在单采或置换术中抽吸血液时发生血管瘪陷，故应优先使用。

此外，操作者对导管的材料有所了解也显得十分重要。有些导管的材料是聚氨基甲酸酯（如 Quinton-Mahurkar 导管），而另一些导管的材料是硅胶（如双腔 PermCath 和 Hickman 单采/透析导管）。前者质地较硬，适合短期应用，一般于术后拔除；后者质地较软，能安全地留置很长时间，适合需要反复血液成分置换的患者。

采用连续流动离心式血液成分分离机进行单采或置换术时，需要两条静脉通路，此时可有三种选择：①一条双腔导管；②两条双腔导管；③一条双腔导管加上一条外周静脉穿刺。究竟哪一种方法优点更多尚未定论。在多数情况下，人们更喜欢选用一条双腔、硅胶、单采/透析两用导管。应用间断流动离心式血液成分分离机进行血液成分置换时，只需要一条静脉通路，一般选用一条单腔单采/透析两用导管。如果患者原先已有普通中心静脉导管，可用一条外周静脉作血流输出，而中心静脉导管作血流输入，不需要安置专门的单采术导管。

2. 插管部位　通常有三个部位可供选择：

（1）锁骨下静脉或颈内静脉插管：这是目前最为常用的插管部位。实践证明选用此部位插管是安全、合理的。在插管时，导管的尖端应置于上腔静脉的下

1/3,以减少血栓并发症。有时在这个部位插管不能成功,原因是原先已存在锁骨下静脉血栓。血栓的形成是由于反复住院患者或危重症患者因外周静脉条件差,进行过锁骨下静脉置管,而又未进行抗血栓治疗,其血栓形成的发生率高达40%。虽然这些血栓的自然转归还不完全清楚,但相当一部分患者的血栓会机化并形成永久、无症状的锁骨下静脉堵塞。因此,凡病史中提供曾做过锁骨下静脉插管者,再要插管进行血液成分置换时最好是先做超声探查。若超声探查发现有锁骨下静脉堵塞,则应选择其他部位插管。

(2) 经皮下腔静脉插管:是指腰部棘突旁肌肉直接穿刺下腔静脉置管的方法。据文献报道,选择此部位插管并发症最少。缺点是技术要求高,有时找不到掌握这种技术的操作人员。

(3) 股静脉插管:临床患者因治疗输液需要,深静脉置管一般不会选择股静脉置管。但因股静脉管腔粗,在透析、人工肝、置换时常会采用。儿童患者只进行一次血液成分置换,不需要保留导管,仍应选用股静脉插管为宜,因为对儿童行其他部位插管需要全身麻醉,而股静脉插管可在局麻或镇静剂作用下施行。

3. 抗血栓治疗　在血液成分置换中插入的导管被导管周围血栓堵塞是临床上一大难题。据报道,下腔静脉导管血栓形成的发生率为20%,尖端置于无名静脉与上腔静脉交界处的锁骨下静脉导管血栓堵塞的发生率高达80%。但也有经验表明,尖端确实深入至上腔静脉,血栓堵塞的发生率较低。不论采用何种导管及何种部位插管,血栓形成的并发症均不能完全避免。

目前认为,当需要抗血栓治疗时,应施行全身抗血栓疗法。理想的抗血栓疗法的方案尚未确定。下列三种方法可任选一种:①成人每日给予肝素20 000~24 000U进行全身肝素化,可显著减少导管周围的血栓形成。不过大剂量肝素既有费用问题,又有一定危险性,限制了它的使用。②每日口服阿司匹林325mg也能明显地减少导管的血栓堵塞率。需要注意的是,当患者应用粒细胞-巨噬细胞集落刺激因子(GM-CSF)进行治疗或动员外周血干细胞时,阿司匹林的作用明显减弱或消失。③每日给予华法林1mg,也能有效地减少与导管有关的血栓形成。在上述三种方法中,华法林可能最为适用,特别是用GM-CSF治疗时。几乎有半数的导管堵塞原因不是血栓形成,而是机械性原因(例如导管在皮下折曲或固定的缝线结扎太紧)或导管的尖端位置不当所致。因此,即使是最有效的抗血栓疗法也不能完全消除导管堵塞。鉴别血栓与机械性原因,不能靠临床检查。而要在导管内注入造影剂进行X线检查。这种检查方法既花钱又费时间,往往耽误血液成分置换。为节省费用和时间,可经导管注入单剂量尿激酶10 000~50 000U,等待半小时。如果导管堵塞是血栓引起,有35%~60%的导管将会恢复功能;如果失败,只好使用X线造影检查。一旦造影检查证实堵塞的原因是血栓,则应每小时静脉滴注尿激酶40 000U,连续6小时,可使90%以上的血栓堵塞解除。若导管堵塞是机械性原因,应采取一些措施去纠正导管尖端位置或解除梗阻。

(三) 动静脉瘘

血液透析所用的动静脉瘘极少用于血液成分置换。因为动静脉瘘手术需要4~8周,等待静脉扩张、肥厚,即静脉动脉化之后才能够使用,而实施血液成分置换的患者病情都比较危急,一般不能等待,所以动静脉瘘对这样的患者并不实用。

(四) 静脉切开

目前血液成分置换多用于治疗一些难治性疾病。这些疾病本身在以往的治疗中曾多次接受静脉给药并反复从静脉抽取血标本做各种化验检查。由于药物,尤其是化学治疗药物的刺激以及反复静脉穿刺造成的血管损伤使得外周的主要静脉血管变硬,甚至闭塞,故在施行血液成分置换时难以找到合适的静脉血管供穿刺用。在穿刺确有困难的情况下,过去往往选择大隐静脉或贵要静脉作静脉切开术,现在认为不是解决静脉通路的良好方法。因为静脉切开插入导管时需要把远端静脉结扎,外周静脉切一条少一条,加上静脉切开所用导管的管径较细,血流量不足,容易在术中造成血管瘪陷,所以在中心静脉插管技术普及之后,静脉切开已经很少应用。在患者病情十分危急,不能耐受静脉插管或医务人员对静脉插管技术尚不熟练的情况下,静脉切开仍是建立静脉通路的一种可供选择的方法。

三、置换量和频度

在血液成分置换中,因为各种疾病的性质不同,病情轻重有别,血浆中与发病机制有关的病理性成分多少不一,术后这些病理性成分出现的速度各病例也不尽一致,所以对每次换出多少血浆、间隔多长时间置换一次、共置换多少次为合适很难作出明确规定。还要根据每个患者的具体情况而定。在决定置换量和频度时,需要考虑下列几种因素。

(一) 病理性成分合成速度及其在血管内外的分布

这是需要考虑的主要因素。一般认为,对于合成速度快且在血管内外均有分布的病理性成分,需要较频繁地进行置换；而对于合成速度慢且以血管内分布为主的病理性成分，置换的间隔时间可以长些。例如，需要去除患者血液中IgG抗体，因为IgG合成速度快，有55%在血管外，分子量较小（只有IgM的1/5），体内半存活期较长（平均21天）。随着置换术的进行，血管内IgG有所下降，血管外IgG又扩散至血浆中，故对IgG型抗体的去除宜施行较频繁的、小量的血液成分置换才有疗效。与之相反，IgM合成速度慢，有75%在血管内，体内半存活期短（平均5天），一次较大量的血液成分置换后能获得显著而持久的疗效。

（二）患者原有血浆下降速度

由于在血浆置换过程中置换液与患者体内的血浆持续不断地混合，随着置换过程的进行，血管内原有血浆逐渐减少，而输入的置换液却越来越多。理论上如果患者的血容量不改变，置换液与患者的血浆立即发生混合，病理性成分既不继续产生也不从血管外进入到血管内，则用连续流动离心式血细胞分离机置换一个血浆容量时，可去除原有血浆63.2%（原有血浆保留36.8%），置换2个血浆容量时，可去除原有血浆86.5%（原有血浆保留13.5%），置换3个血浆容量时，可去除原有血浆95%（原有血浆保留5.0%），随后的去除率逐渐下降。因此，在大多数情况下，反复小量置换比一次大量置换疗效好，效率高。有人推荐每次置换一个血浆容量，待病理性成分明显升高时再次置换。因此置换一个血浆容量，去除率高，操作时间最少，并发症也较少。虽然一次置换2或3个血浆容量可使病理性物质初期减少的量最大，但需费更多的操作时间，并发症也多，往往得不偿失。

血浆容量的计算方法：一般为40ml/kg体重，或75ml/kg×（1－Hct）。多数国人一个血浆容量为2 000ml左右。

（三）正常血液成分恢复情况

除用双重膜过滤法和吸附法能够半选择性或选择性地去除患者血浆中病理性成分外，其余血浆置换方法所去除的是全血浆。这就意味着正常血浆成分也随着病理性成分的去除而有不同程度的丢失。除正常血浆成分丢失外，细胞成分也有所丢失。文献报道置换1.5个血浆容量时，红细胞丢失30ml，血小板丢失约30%。应用最新一代的连续流动离心式血细胞分离机进行血浆置换时，随血浆丢失的血小板已显著减少，几乎难以在血浆中测出。这些丢失的血液成分恢复速度各不相同。一般在血液成分置换术后电解质的变动最小，可能是电解质在血管内外移动速度较快之故。凝血因子（除纤维蛋白原外）恢复也快，可以在数小时之内恢复到置换前水平，纤维蛋白原与C_3需要3~4天恢复到正常浓度，血小板在2~4天达到置换前的数值。因此，每周一次TPE绝大多数正常血液成分均已恢复，而每日或隔日一次TPE则大多数正常血液成分仍然减少，需要酌情予以补充。在大多数情况下，正常血液成分的降低不产生明显的有害影响，说明血液成分置换仍是一种较为安全的治疗措施。

（四）患者的身高和体重

对于身材高大、体重比较重的患者来说，由于自身血浆容量较大，1小时置换血浆2 000ml和2小时置换4 000ml完全可以耐受，而对于身材矮小，体重较轻的患者不能耐受1次大剂量TPE，而更适合采用小量多次置换。

据文献报道，在欧美国家一次换出血浆量大多为2 000~4 000ml，每周置换2~3次，共3~5次为1个疗程，也有多至10余次者。我国人群身材普遍偏矮，体重较轻，多数采用每周置换2~3次，每次换出血浆1 500~2 000ml，连续3~5次为1个疗程。对某些疾病的急性期，如急进型肾炎、重症肌无力危象等，一般采用强化方案，即每次换出血浆2 000~4 000ml，每日或隔日1次，疗效较好。而对于某些慢性疾病的治疗，每次换出血浆1 000~1 500ml也有较好疗效。对大多数疾病来说还没有确定适宜的治疗方案。

四、特殊患者的管理与处置

血液成分置换实施过程中可能出现一些并发症，而患者并发症的发生与患者本身的疾病发展、身体状态、药物等因素密切相关。正确的鉴别、评估上述相关因素对于预防、处置并发症以及降低并发症的发生率至关重要，尤其是一些特殊患者、特殊情况更需要特别重视。

（一）贫血

血液成分置换过程中，体外循环的红细胞量占红细胞总量的比例一般低于15%。但是对于贫血患者而言，同样的体外循环红细胞量占红细胞总量的比例会相对增加，患者可能出现贫血症状，而且这种快速失血会比慢性失血的症状更加严重。因此，贫血患者应在血液成分置换开始之前、过程中补充一定量的红细胞，或者预冲一定量的红细胞在采集管路中。对于伴有与贫血相关的胸部疼痛、呼吸急促、心动过速、头痛、头晕、意识模糊等症状的心血管患者，应在血液成分置换之前输注红细胞。

针对血红蛋白水平不稳定的活动性出血、血栓性血小板减少性紫癜、溶血性尿毒症综合征、急性白血病、镰刀形红细胞病患者，单采过程应适时监测血红蛋白水平，并根据变化情况给予补充。贫血患者伴有异常蛋白时，在应用TPE降低血液黏稠度之前不主张输注红细胞，严重贫血并伴高黏滞血症患者在TPE开始之后可另建通道缓慢输注红细胞。

（二）心血管疾病

部分由于心血管疾病或其他原因导致的血液流变学不稳定的患者也具有血液成分置换的适应证。这些患者对血液成分置换过程中血容量的变化耐受性相对较差，因此，应充分评估患者是否急需接受血液成分置换还是推迟到患者病情好转再实施。如果心电监护的条件下可以实施则应在开始血液成分置换前实行心电监护措施。服用升压药物的低血压患者接受血液成分置换一般比较安全，因为升压药物的半衰期一般比较短，治疗过程中的药物去除不会造成严重影响，但需要调整药物的剂量。

心血管疾病患者在接受血液成分置换治疗过程中可能出现与血液成分置换无关的病情恶化，应立即停止血液成分置换或者待患者病情好转再完成治疗。一般情况下，心血管疾病患者在心肺功能支持治疗条件下实施血液成分置换是安全的。

（三）妊娠患者

血液成分置换对妊娠妇女是安全的，但是患者的血容量计算和单采程序设计至关重要，因为妊娠期间，妊娠妇女的血容量将增加40%，血浆容量将增加45%～55%，红细胞容量将增加20%～30%。妊娠妇女接受治疗性血液成分单采的另一个重要因素是体位。血液成分置换过程中，如果妊娠妇女左侧体位不正确可能压迫下腔静脉，导致静脉回流减少，降低治疗效果，甚至引起低血压。

第四节　治疗性血浆置换的临床应用

TPE是临床最常用的一种血液成分置换，目前已用于很多疑难疾病的治疗，应用得当可获得其他治疗方法所不能取得的良好效果。

一、治疗性血浆置换在血液病及异常蛋白血症中的应用

（一）血栓性血小板减少性紫癜

1. 概述　血栓性血小板减少性紫癜（thrombotic thrombocytopenic purpura，TTP）为一种罕见的微血管血栓出血综合征。这是一组由于微循环中形成了血小板血栓，血小板数因大量消耗而减少所形成的紫癜。由于小动脉与微血管的栓塞，导致器官缺血性功能障碍乃至梗死，对微循环依赖性强的器官（脑、肾等）最易出现症状[5]。

2. 目前治疗　TPE为首选的治疗方法。另外，糖皮质激素、免疫抑制剂以及抗血小板聚集剂通常在综合治疗中作为辅助治疗，在取得缓解后，作为维持治疗。

3. TPE的应用　TPE是治疗TTP的主要方法，可有效降低病死率，将原发性TTP的病死率从90%以上降低到20%以下。TPE的次数、间隔时间以及换出的血浆量需根据个体病情的差异和疗效而定。通常每次置换出的血浆量为35～40ml/kg体重，每日或隔日一次，直到病情缓解。TPE治疗的缓解率可达75%，如与糖皮质激素、抗血小板凝聚药及免疫抑制剂等联合应用效果更好。由于本病发病机制与血浆中缺少某种因子可能有关，故用新鲜冰冻血浆或去冷沉淀血浆作为置换液比较合理。治疗有效（一般在1～2周内）则血清乳酸脱氢酶（lactate dehydrogenase，LDH）浓度下降，血小板增高，神经系统的症状恢复。通常在血清LDH浓度下降至400U/L时，即可停止TPE。TPE中不宜用冷沉淀物，以免大量血管性血友病因子（von Willebrand factor，vWF）触发血管内血小板聚集，输注血小板应列为相对禁忌证。

（二）自身免疫性溶血性贫血

1. 概述　自身免疫性溶血性贫血（autoimmune hemolytic anemia，AIHA）系体内免疫功能调节紊乱，产生自身抗体和/或补体吸附于红细胞表面，通过抗原抗体反应加速红细胞破坏而引起的一种溶血性贫血[6,7]。

2. 目前治疗　①病因治疗对于继发性AIHI，治疗原发病最为重要；②糖皮质激素；③免疫抑制剂；④大剂量静注丙种球蛋白（IVIG）；⑤脾切除；⑥输血：只用于溶血危象或AIHA暴发型出现心肺功能障碍者，对慢性型经治疗贫血无好转时也可输血。输血前应详查有无同种异型抗体、自身抗体血型抗原的特异性及交叉配血试验。因AIHA输血后可能加重溶血，故应严格掌握输血指征。

3. TPE的应用　因为自身免疫性溶血性贫血患者的自身抗体大部分附着于红细胞表面，所以应在TPE的同时将患者的异常红细胞一并去除才能获得良好效果。冷抗体型的自身抗体是IgM，TPE的疗效较好。但患者的冷性自身抗体效价较高时，可使患者的红细胞在室内温度较低情况下自发凝集，增加了TPE技术上的难度。因此，报道TPE在AIHA中的应用效果褒贬不一。TPE也不是常规治疗AHIA的手段。

（三）免疫性血小板减少性紫癜

1. 概述　本病过去一直被认为是原因不明的出

血性疾病，所以称为特发性血小板减少性紫癜。近年来的大量研究已证实本病与免疫反应有关，故称为原发免疫性血小板减少症(immune thrombocytopenic purpura，ITP)[8,9]。本病的血液学特点是外周血中血小板减少，血小板表面结合有抗血小板抗体，血小板寿命缩短，骨髓巨核细胞可代偿性增多而血小板生成障碍。

2. 治疗 脾切除能使患者长期缓解，缓解率达85%，是血液系统疾病中最常见的切脾指征。此外，糖皮质激素、静脉注射免疫球蛋白也是主要治疗措施。

3. TPE 的应用 TPE 能够短期升高血小板，而长期应用不但昂贵，且不良反应大，故不宜采用 TPE 作为常规的治疗方法，但对顽固性 ITP 患者可进行 TPE 治疗使血小板迅速上升，以便脾切除手术顺利进行，术后血小板可恢复正常。TPE 也可用于分娩前血小板过低的 ITP 患者。

(四) 其他血液系统疾病

包括伴有抑制物的血友病、ABO 血型不合的骨髓移植、巨球蛋白血症、多发性骨髓瘤等，TPE 均有应用。

二、治疗性血浆置换在神经系统疾病中的应用

(一) 吉兰-巴雷综合征

1. 概述 本病是指一种急性起病，以神经根、外周神经损害为主，伴有脑脊液中蛋白-细胞分离为特征的综合征[10]。病因未明，可能与病毒感染或感染后引起自身免疫功能障碍所致。这是神经系统的一种常见病。症状表现为感觉和运动障碍，感觉障碍较轻，而运动障碍较重。运动障碍主要为四肢弛缓性瘫痪，严重者可有呼吸肌麻痹而危及生命。

2. 治疗 当前，本病治疗主要为支持治疗，尤其是以运动受累为主的患者，尤为重要。主要有 TPE、脑脊液滤过法、静脉注射免疫球蛋白等，同时给予患者有效的心理支持，并注意肺部以及心脏并发症的处理。

3. TPE 的应用 TPE 能清除患者血浆中的抗体、淋巴因子和感染后产生的炎症介质而取得疗效。急性期的患者尽早使用 TPE 能缩短严重症状的持续期。对已接受人工辅助呼吸的患者，TPE 能缩短人工呼吸机的使用时间。对慢性型的患者在使用其他治疗方法无效时，也可考虑应用 TPE，但疗效尚难评价。一般为 1~2 个血浆容量，根据病情轻中重程度，每周 2 次、4 次或 6 次。使用白蛋白加晶体或胶体液作为置换液。

(二) 慢性炎性脱髓鞘性多发性神经病

1. 概述 慢性炎性脱髓鞘性多发性神经病(chronic inflammatory demyelinating polyneuropathy，CIDP)是周围神经的慢性复发性疾病，也称慢性吉兰-巴雷综合征，是慢性进展或复发性周围神经疾病[11]。

2. 治疗 本病对糖皮质激素敏感，泼尼松 1~1.5mg/(kg·d)，连用 2~4 周，然后逐渐减量至隔日 5~20mg，必须维持长期连续用药。大多数患者平均在 2 个月时临床出现肌力改善。

3. TPE 的应用 TPE 治疗容量 1~1.5 个血浆容量，每周可接受 2~3 次 TPE，连续 3 周时疗效最明显。TPE 短期疗效与静脉滴注免疫球蛋白相近，可多次或定期进行。有研究表明，5%白蛋白置换液效果较好。在采用 TPE 作为维持治疗时，其频度每周 1 次至每月 1 次不等。

(三) 重症肌无力

1. 概述 重症肌无力(myasthenia gravis，MG)是自身抗体所致的免疫性疾病，为神经肌肉接头处传递障碍而引起的慢性疾病[12]。乙酰胆碱受体(AChR)抗体是导致其发病的主要自身抗体，主要是产生 Ach 受体抗体与 Ach 受体结合，使神经肌肉接头传递阻滞，导致眼肌、吞咽肌、呼吸肌以及四肢骨骼肌无力。临床常见症状有上睑下垂、复视、全身无力、吞咽困难、呼吸困难、颈肌无力等。

2. 治疗 胆碱酶抑制剂(CHEI)为传统和一线临床用药，常用包括新斯的明、溴吡斯的明等，由于其仅是对症治疗，对于免疫发病机制无作用，对严重和进行性 MG 无能为力，不宜长期单独使用。糖皮质激素和免疫抑制剂也用来治疗部分使用 CHEI 效果不佳的患者。此外，放射疗法和手术治疗切除胸腺在临床上也有应用，疗效并不乐观。

3. TPE 的应用 TPE 适用于对一般治疗无效，伴有呼吸困难或吞咽困难的患者，以尽快降低血中抗乙酰胆碱受体的抗体效价，使症状得以缓解。TPE 应与免疫抑制剂联合应用，以避免抗体水平反跳而加重病情。一般认为，对常规治疗无效的患者可作 TPE，每周 2 次，共 5 次即可取得明显疗效。近年来应用免疫吸附柱选择性消除患者体内的乙酰胆碱抗体取得可喜疗效，避免了大量使用新鲜冰冻血浆作置换液所带来的不良反应。

(四) 其他神经系统疾病

包括 Lambert-Eaton 肌无力综合征、单克隆丙种球蛋白病伴周围神经病变、僵人综合征、副肿瘤性中枢神经病变等，在治疗过程中，TPE 都可作为选择之一，配合其他疗法发挥作用。

三、治疗性血浆置换在肾脏疾病中的应用

(一) 肺出血肾炎综合征

1. 概述 肺出血-肾炎综合征(Goodpasture syn-

drome)可能系病毒感染或吸入某些化学性物质引起的原发性肺损害。由于肺泡壁毛细血管基膜和肾小球基底膜存在交叉反应抗原,故可以引起继发性肾损伤。本病的特征为咯血、肺部浸润、肾小球肾炎。患者血液与累及的组织中有抗基底膜抗体。发病前不少患者有呼吸道感染,以后有反复咯血,大多数出现在肾脏病变之前,长者数年(最长可达 12 年),短者数月,少数则在肾炎后发生[13]。

2. 治疗　TPE、糖皮质激素和环磷酰胺等合并使用,即可降低血清抗肾基膜抗体浓度,同时可清除对体内组织有损伤的物质 α、β 补体等,从而减轻和改善肾和肺的病变。TPE 和免疫抑制剂无效病例,可考虑双肾切除。肺出血明显者以腹膜透析为宜。透析过渡几个月或半年以上,一旦血液内抗肾基膜抗体消失后可施行肾移植,可避免移植肾复发肾炎发生。

3. TPE 的应用　自从应用 TPE 治疗本病以来,预后有了很大改善。以严重肺出血为特征的急性发作期施行 TPE 并联合应用免疫抑制剂可取得比较满意的疗效。TPE 可去除抗肾小球基底膜抗体,避免和减轻肾损害,使肾病变的症状缓解。但也有人认为此病可较早发现,常联合应用肾透析和免疫疗法,所以很难将疗效归功于 TPE。TPE 应每天进行一次,每次置换 1.5 个血浆容量,持续 2~4 周,也可依据血清中不能测出抗肾小球基底膜抗体和临床症状改善程度确定。置换液要以 5%白蛋白为主。

(二) 急进性肾小球肾炎

1. 概述　急进性肾小球肾炎(rapidly progressive glomerulonephritis,RPGN)是一组表现为血尿、蛋白尿及进行性肾功能减退的临床综合征,是肾小球肾炎中最严重的类型,肾活检病理通常表现为新月体肾炎[14]。

2. 治疗　RPGN 患者病情危重时必须采用强化治疗,包括强化 TPE、免疫吸附治疗、甲泼尼龙冲击治疗、大剂量丙种球蛋白静脉滴注等,应用各种强化治疗时,一般都要同时服用常规剂量的激素及细胞毒药物作为基础治疗,抑制免疫及炎症反应。

3. TPE 的应用　患者血液循环中的自身抗体在微血管损害的发生过程中起了至关重要的作用,通过 TPE 清除患者体内的致病抗体具有治疗疾病的作用。治疗急进性肾炎需采用强化治疗方案,即每次置换血浆 2~4L,每日或隔日一次。同时必须配合应用激素或/和细胞毒药物[泼尼松 60mg/d、环磷酰胺 3mg/(kg·d)],以抑制置换后抗体、补体及凝血因子等致病蛋白质的代偿性合成增加。白蛋白或正常血浆作为置换液。另外,若病情已达尿毒症,还必须配合透析。

(三) 溶血性尿毒症综合征

1. 概述　溶血性尿毒症综合征(hemolytic uremic syndrome,HUS)病因未明,可能有关的因素有感染、遗传因素、某些化学物质、某些药物及其他一些因素[15]。农村较城市多见。以晚春及初夏季为高峰,多为散发病例。本病多见于儿童,是婴儿期急性肾衰的主要病因之一。其临床特点是微血管性溶血性贫血,急性肾功能不全和血小板减少。

2. 治疗　尚无特效治疗方法。成人较儿童预后差。主要是对症处理。

3. TPE 的应用　本病目前无有效治疗方法,应用 TPE 与传统的支持疗法相结合可挽救半数以上患者的生命,缓解率可达 50%~60%。特别适用于 H 因子自身抗体导致的 HUS,为 I 类适应证。TPE 需每天进行,每次置换 1.5~2 个血浆容量,最好以新鲜冰冻血浆作为置换液,必要时还要补充血小板。

(四) 其他肾脏疾病

1. 抗中性粒细胞胞质抗体(antineutrophilc cytoplasmic antibody,ANCA)相关性系统小血管炎(associated vasculitis,AAV)　是成人最常见的原发性小血管炎,主要包括韦氏肉芽肿病、显微镜下多血管炎等疾病,常累及肺和肾,病情进展迅速,可危及生命。ANCA 的致病性为 TPE 治疗 AAV 提供了重要理论依据。既往主要联合应用环磷酰胺及泼尼松治疗这类疾病,抑制自身抗体产生。TPE 可以及时、快速地清除血浆中致病因子,减少对各组织器官的损伤,从而保护各器官功能。Jayne 等通过大型的多中心研究证实了 TPE 治疗 AAV 的效果,与经典的环磷酰胺治疗相比,TPE 组(TPE 7 次,每次置换 4L 血浆)患者 3 个月内摆脱透析的比例较高,这种优势持续时间达一年,两组不良反应的发生率无明显差异[16]。

2. 抗肾小球基底膜(glomerular basement membrane,GBM)疾病　抗 GBM 疾病是由抗 GBM 抗体介导的一种自身免疫性疾病,血浆中抗 GBM 抗体效价及与抗原的亲和性与疾病的活动性紧密相关。大量研究已证实 TPE 能迅速降低血浆中抗 GBM 抗体效价,及其他重要炎症介质的水平(如补体),降低了终末期肾衰发生率[17]。

3. 免疫复合物型急进性肾炎　目前尚无足够证据验证和支持 TPE 治疗继发性 RPGN(如 SLE、IgA 肾病)的疗效。1992 年一项随机对照的临床研究中,86 例重症狼疮性肾炎患者被分为治疗组和对照组,均给予经典免疫抑制治疗,治疗组联合应用 TPE。两组患者缓解率均为 30%~40%,病死率和肾衰竭发生率也相仿。对于已接受激素和环磷酰胺治疗的 SLE 患者,联合TPE并无显著协同作用。但这项研究结果并不能否认TPE在救治一些重症SLE患者中所取得的成效，如新月体性狼疮性肾炎、合并肺出血、TTP、再生障碍性贫血、狼疮性脑病和脊髓病变的重型狼疮患者。对于免疫抑制剂治疗无效的重症及难治性狼疮，以及因骨髓抑制和感染等并发症而慎用免疫抑制剂的患者，TPE的指征有待进一步研究。

四、治疗性血浆置换在风湿免疫性疾病中的应用

（一）类风湿关节炎

1. 概述　类风湿关节炎(rheumatoid arthritis，RA)是一种病因尚未明了的慢性全身性炎症性疾病，以慢性、对称性、多滑膜关节炎和关节外病变为主要临床表现，属于自身免疫性疾病[18]。

2. 治疗　现行治疗RA的目的在于控制关节及其他组织的炎症，缓解症状；保持关节功能和防止畸形；修复受损关节以减轻疼痛和恢复功能。目前的治疗手段被认为尚不能使类风湿关节炎的病理逆转，患者只能使用镇痛药、镇痛针、封闭针等来缓解症状。

3. TPE的应用　尚无标准治疗方案。单纯性TPE效果不明显，而TPE加淋巴细胞去除对难治性类风湿关节炎有暂时的疗效。

（二）系统性红斑狼疮

1. 概述　系统性红斑狼疮(systemic lupus erythematosus，SLE)好发于青年女性，发病高峰为15～40岁，男女发病比例为1∶9左右[19]。病因及发病机制不清，并非单一因素引起，可能与遗传、环境、性激素及免疫等多种因素有关。通常认为具有遗传背景的个体在环境、性激素及感染等因素的共同作用或参与下引起机体免疫功能异常、诱导T、B淋巴细胞活化、自身抗体产生、免疫复合物形成及其在各组织的沉积，导致SLE的发生和进展。

2. 治疗　由于SLE临床表现复杂，治疗上强调早期、个体化方案及联合用药的原则。根据患者有无器官受累及病情活动选择不同的治疗方案。对重症患者应积极用药治疗，病情控制后给予维持治疗。

3. TPE的应用　应用TPE可使患者血中免疫复合物水平很快降低，临床急性症状得到缓解。文献报道联合应用TPE和免疫抑制剂治疗重症SLE有一定疗效，而对轻型患者疗效不明显。临床资料表明，SLE患者出现下列情况时，选择TPE治疗，将有较好的临床疗效：①活动性重症SLE，尤其伴有心、脑、肾等重要脏器受累者；②慢性活动性患者，药物治疗无效或因药物不良反应，而不能耐受所需剂量的糖皮质激素及免疫抑制剂者；③严重的SLE伴高水平的循环免疫复合物(circulating immune complex，CIC)及高效价自身抗体；④重症SLE，合并肺出血，不适于应用大剂量糖皮质激素治疗者；⑤狼疮肾炎呈弥漫增殖性改变，肾小球硬化不严重者。TPE疗法可使SLE患者体内单核吞噬细胞系统清除CIC的功能得以恢复，以除掉CIC及致病性的自身抗体，尤其是抗ds-DNA抗体，使机体正常免疫功能得以恢复，受累脏器功能得以改善，为进一步治疗赢得时间。

虽然TPE疗法在SLE治疗中已显示出明显疗效，但单独使用该方法，在难治性、易复发的病例中的治疗效果仍然有限。有文献报道，随机临床试验发现普通TPE与标准的SLE治疗方法在肾脏损伤方面的治疗作用并无明显差别。TPE去除的主要是活化的补体成分，然而，免疫吸附治疗方法能够选择性去除自身抗体，比普通TPE有更好的疗效。因此，在治疗那些难治性、易复发的SLE时最好结合免疫吸附治疗方法能够达到更好的效果[20]。

（三）多发性肌炎、皮肌炎

多发性肌炎(polymyositis，PM)与皮肌炎(dermatomyositis，DM)均属特发性炎症性肌病，病因不清。临床可表现有髋、肩、颈、咽部肌群的进行性无力，实验室检查可发现有明显的血沉增快，肌肉酶谱增高，血中可有自身抗体检出，药物治疗的主要方法仍为糖皮质激素或加用免疫抑制剂。TPE疗法问世后，很快即应用于PM和DM的治疗。部分个案报道表示TPE或者TPE联合免疫抑制或细胞毒性药物有一定疗效，但没有严格的对照试验表明疗效是TPE所发挥的。除了TPE，也有一例患者采用ECP加甲氨蝶呤进行治疗，患者皮肤损伤未能改善，但肌力得到恢复，可也不能确定这些效果是ECP所发挥。因此在第七版指南中，PM和DM均被列为Ⅳ类适应证。在第八版指南中，直接删除了PM与DM的条目，只在副肿瘤神经综合征(PNS)中能够找到DM作为PNS的一种所呈现。

五、治疗性血浆置换在代谢紊乱性疾病中的应用

（一）家族性高胆固醇血症

1. 概述　家族性高胆固醇血症(familial hypercholeslerolemia，FH)，又称家族性高β脂蛋白血症，是一种常染色体显性遗传疾病，人群发生比例为1∶500，其特征为低密度脂蛋白(LDL)-胆固醇水平明显升高，伴肌腱黄色瘤和早发冠心病。病因是由于肝脏表面特异性的LDL-受体数目减少或缺乏，导致肝脏对血液循环中LDL-胆固醇的清除能力下降，进而引起血液循

环中 LDL-胆固醇的水平升高。

2. 治疗　目前本病治疗主要采取饮食控制加服用降脂类药物。纯合子常因为基因缺损造成饮食及药物治疗效果不理想，更进一步新治疗有 LDL 分离术以及移植正常肝脏组织，分泌酵素发挥排除 LDL 功能，须终身服用免疫抑制剂。

3. TPE 的应用　所有纯合子患者和 20%杂合子患者使用传统的饮食和药物治疗无效时均适合 TPE 疗法。纯合子患者宜尽早进行 TPE，杂合子患者在控制饮食和药物降脂疗效不满意时也应尽早施行 TPE。若患者发生胰腺炎时，则应立即进行 TPE。TPE 可以控制低密度脂蛋白水平，减轻其对皮肤和血管的损伤，达到缓解病程、改善症状及延长生存期的目的。TPE 的疗效是暂时的，往往需要连续治疗。通常需要每 2 周置换 1 次。至于每次换浆量以及将低密度脂蛋白控制在何种程度才满意，目前尚无一致意见。经过 TPE 治疗的患者，其生存期超过未接受治疗的同胞兄妹 5~10 年。

（二）甲亢危象

TPE 可以清除大量血液循环中的甲状腺素，迅速降低血中甲状腺素水平，特别是 T_3 和 T_4 的水平。因此，TPE 加常规药物治疗后，甲亢危象很快缓解，病情好转，明显提高抢救成功率。在 ASFA 第 8 版 TA 临床应用指南中，甲亢危象由第 7 版的Ⅲ类适应证变为了Ⅱ类适应证。

六、治疗性血浆置换在中毒治疗中的应用

急性重症农药中毒、重度毒蕈中毒、某些药物（如镇静催眠药、麻醉药、洋地黄等）中毒以及某些中毒物毒理不详的患者，在常规方法抢救无效的情况下可应用 TPE。一般认为，能够与蛋白结合的毒素进行 TPE 的效果好，而水溶性毒素适合采用血液透析疗法。TPE 能有效地移出患者部分血浆，淡化药物或毒物在血液中的含量或浓度，从而起到迅速解毒作用。除了解毒作用，在中毒后期，大量死亡细胞产生的高浓度代谢废物也能被 TPE 迅速去除，加快患者的恢复速度[21]。通常置换 1.5~2 个血浆容量，并使用易与毒物结合的白蛋白作置换液。置换次数取决于中毒程度。

七、治疗性血浆置换的其他临床应用

近些年，TPE 在疾病领域中的应用不断拓展，包括治疗重症肝衰竭毒素淤积、器官移植后排斥反应等。

TPE 是一项涉及多学科、多系统疾病的血液净化技术，对使用它的临床一线医师有很高的要求。尽管其在临床上的应用十分广泛，但是其所治疗的疾病并非全部建立在对发病机制的深刻理解之上，因此在使用前必须严格把握好适应证、时机和方案。由于所治疗的疾病多为难治性的复杂的危重疾病，病情变化快而凶险，而 TPE 的价格又极其昂贵，因此在指征的把握上应具有较大的灵活性，需要谨慎把握。

第五节　红细胞置换的临床应用

（一）巴贝虫病

1. 概述　巴贝虫病是由红细胞内原生动物引起的蜱媒传染病。该病通常通过硬蜱叮咬由动物宿主传播给人类，流行季节是 5 月至 10 月。也可通过输注污染的血液制品（通常为无症状性献血者的红细胞）和母婴传播而感染巴贝虫病。潜伏期通常为 1~3 周，据报告，经输血传播时潜伏期更长（通常 6~9 周）。巴贝虫病有 3 种特殊类型的表现：①无症状性感染：可持续数月至数年。②轻中度疾病，最常见，其特点是不适和乏力缓慢出现，随后出现间断性发热和以下症状中的一种或多种，如寒战、出汗、厌食、头痛、肌痛、关节痛和咳嗽。患者常有血小板减少和贫血。疾病通常持续几周至几个月，少数情况下恢复期延长，不论是否治疗，可持续一年以上。③重度疾病：通常见于有潜在免疫抑制性情况的人，如 HIV、恶性肿瘤、使用免疫抑制药物和脾切除术后。其他风险因素包括：年龄≥50 岁和同时有莱姆病。重度疾病的症状包括急性呼吸衰竭、弥散性血管内凝血（DIC）、充血性心力衰竭、急性肝肾衰竭，以及溶血性贫血。据认为，细胞因子生成过多是引起重度巴贝斯病的主要原因，而且，细胞因子生成过多所致组织病理出现变化可引起明显的终末器官损害，还可导致持续性复发性疾病和死亡（临床病例全因死亡率<1%，输血传播的病例约为 10%）。诊断该病需要实验室检测。具体诊断方法包括用显微镜识别吉姆萨染色的薄血涂片中的生物，使用 PCR 和/或进行血清学检测。检测到 IgM 表示近期感染，IgG 效价 1∶1 024 或以上通常表明感染活动期或有近期感染。正常宿主内有 1%~10%的红细胞被寄生，但很少超过 5%。已有研究表明，免疫受损宿主中寄生虫血症高达 85%。

2. 治疗　中度疾病主要采用抗生素治疗。大多数患者可以使用阿托伐醌和阿奇霉素 7~10 天成功治疗。硫酸奎宁和克林霉素联合用药有效，但不良反应多。对于重度疾病，硫酸奎宁和克林霉素联合用药 7~10 天。红细胞置换适用于重度寄生虫血症的巴贝虫

病患者（≥10%），或者有显著的伴随疾病如明显溶血、DIC、肺部、肾脏或肝脏功能低下的患者。对于持续性复发性疾病，抗生素治疗时间应至少6周，最近一次血涂片出现阳性结果后至少2周。

3. 红细胞置换的应用　治疗性血液成分单采的理论依据红细胞置换治疗可能通过三种机制影响病程[22]。首先，红细胞置换治疗通过物理方法清除感染的红细胞，同时用未感染的红细胞替换感染的红细胞，从而有助于降低寄生虫血症水平。其次，红细胞置换治疗通过清除僵硬的感染的细胞，减少红细胞与血管内皮黏附所引起的微循环阻塞和组织缺氧。最后，清除溶血过程产生的细胞因子，包括 INF-γ、TNF-α、IL-1、IL-6、一氧化氮和凝血活酶物质。这些化合物可诱发肾脏衰竭和 DIC。红细胞置换治疗相比于抗生素治疗的最大优点是治疗效果迅速。对于重度病例，红细胞置换治疗的益处可能大于该治疗程序的风险（主要为暴露多次红细胞输注）。自动化的血液成分置换设备计算达到程序操作后所需血细胞比容、剩余红细胞百分数所需要的红细胞量，并推测最终寄生虫负荷估值。单次双倍血容量红细胞置换可减少患者剩余红细胞百分数至大约原水平的10%～15%。也有报告描述了抗生素治疗和/或红细胞置换失败的危重患者使用 TPE 的情况。对于重度凝血病患者，可通过全血交换或 TPE 将血浆整合到置换液中。①治疗体积：1～2个红细胞容积；②频率：单次操作，但可重复；③置换液：去白细胞的红细胞；④持续时间和停用/操作次数：提示进行红细胞置换治疗的寄生虫血症的具体水平尚不清楚。最常用的原则是10%，还包括重度症状。为使治疗效果最大而必须达到的寄生虫血症水平尚不清楚。达到<5%残余寄生虫血症后通常停止治疗。是否需要重复进行红细胞置换取决于前一次置换治疗后寄生虫血症水平和临床情况（持续存在的症状和体征）。

（二）红细胞生成性原卟啉病

1. 概述　红细胞生成性原卟啉病（erythropoietic protoporphyria，EPP）是一种罕见的常染色体显性遗传疾病，特征是亚铁螯合酶活性低下。亚铁螯合酶是线粒体内的一种酶，参与血红素的生物合成。大多患者是一种常见低表达的 *FECH* 基因的复合杂合子（IVS3-48T>C）突变，导致 FECH 继发性功能丧失。该酶将铁离子催化插入原卟啉环，进而产生血红素。在骨髓网织红细胞中亚铁螯合酶的活性下降，导致红细胞中的原卟啉沉积，进而引起血浆、皮肤、肝细胞、胆汁和粪便中的原卟啉水平升高。病理生理学与 X 连锁的 *ALAS2* 基因获得性突变类似，*ALAS2* 基因编码血红素合成途径的第一个酶，该病名为 X 连锁原卟啉病（XLP）。EPP 和 XLP 的临床表现均为皮肤对阳光的高度敏感，孩童时期的 EPP 和 XLP 患者在日光照射数分钟后即可出现皮肤疼痛、发红和搔痒等症状。皮肤症状是由于原卟啉分子被可见光激活引起，主要是波长约400nm 的蓝紫色光，可产生活性氧，并与其他蛋白质、脂质和 DNA 等生物活性分子相互作用。原卟啉亲脂性，难以水溶，不经尿液排泄，主要是通过肝脏清除经胆汁分泌。20%～30%的患者有轻度肝胆疾病。肝脏损伤主要归咎于不水溶的原卟啉在胆小管的沉淀，以及原卟啉引起的氧化应激。<5%的患者出现严重胆汁淤积肝衰竭，伴 *FECH* 双等位基因功能丧失的 XLP 或 EPP 的患者出现此并发症的风险更高。除少部分有晚期肝病的患者外，其他患者的预期寿命不会缩短。

2. 治疗　治疗 EPP 和 XLP 患者的光敏感主要是避免日照、穿防护服和涂抹防晒霜，防止皮肤损伤。β胡萝卜素对部分患者有帮助，但会导致皮肤变黄。最近，促黑素类似物 Afamelanotide 被证明可以提高患者的生活质量和延长患者在光照下的无痛时间，在欧洲已被批复使用，但美国食品药品监督管理局（FDA）尚未批准使用。中度患者口服熊去氧酸以减少胆汁内原卟啉沉积，用考来烯胺（消胆胺）处理原卟啉的肝肠循环。此外，也可使用口服抗氧化剂（维生素 C 和 N-乙酰半胱氨酸）。胆汁淤积性肝衰竭在 EPP 和 XLP 中少见，最佳治疗方式仍不明了。当前的治疗主要是降低血浆中原卟啉的水平或减少氧化应激损伤，可使用治疗轻中度肝病的药物。对于伴肝衰竭的患者，肝移植可以重建肝功能，但并未纠正红细胞生成细胞中的酶缺陷，因此大多数患者出现复发。造血干细胞移植可根治红细胞缺陷，并可纠正部分患者的肝衰竭。已有病例报道介绍了造血干细胞移植单独或联合肝移植治疗成功。

3. 红细胞置换的应用　急性肝衰竭过程中进行 TPE 或红细胞置换的目的是降低血浆中的原卟啉水平，防止在肝脏内沉积[23]。TPE 还可以清除胆汁酸从而缓解皮肤瘙痒。可采用多次 TPE 联合静脉内输入红细胞。红细胞中的原卟啉水平降低，血浆内的水平也随着降低。有研究者推测红细胞或许可以像一个贮存池一样吸收过多的血浆原卟啉，因此可以考虑用红细胞置换来降低血浆原卟啉水平。不管是 TPE 或红细胞置换单独或合用，对晚期患者似乎都有帮助，而病例报道支持患者在肝移植或造血干细胞移植前先接受 TPE 和/或红细胞置换。这些治疗手段是否在疾病早期阶段和在原卟啉沉积导致广泛组织损伤之前就能带来益处，目前还不清楚，有待进一步的研究。

红细胞置换中，一般要求将患者的病理性红细胞控制到原水平的25%～30%，且置换过程中患者需避免光照。TPE治疗时，采用1～1.5个血浆容量，每1～3天进行1次，利用白蛋白或血浆作为置换液。红细胞置换时，采用1～1.5个红细胞容量，每周置换3次。

（三）疟疾

1. 概述　疟疾是一种由间日疟原虫、卵形疟、三日疟或恶性疟引起的经节肢动物媒介生物传播的原虫感染。尽管全球死亡率已有所降低，但每年疟疾所致死亡仍然有500 000例。非洲地区恶性疟患者、孕妇、未免疫的旅行者、HIV/AIDS患者以及5岁以下儿童中死亡率最高。疟原虫生命周期的红细胞内期导致了很多病理疾病表现。寄生虫血症导致红细胞僵硬和聚集、微血管阻塞、溶血症以及炎性细胞和细胞因子激活。恶性疟引起了大部分严重疟疾病例，表现为高度（>5%）寄生虫血症伴或不伴单器官或多系统功能障碍，包括意识受损、惊厥发作、肺水肿、急性呼吸窘迫综合征、休克、DIC、急性肾衰竭、血红蛋白尿、黄疸、重度贫血Hb<50g/L、酸中毒和低血糖症。严重恶性疟疟疾的死亡率为5%～20%。因为多达10%的未免疫旅行者感染恶性疟后出现严重并发症，针对有明确旅行史的有症状患者应立即评估和治疗。

2. 治疗　疟疾治疗的依据为患者的临床状态、涉及的恶性疟种类和根据所在疫区预测的耐药模式[24]。严重疟疾应立即给予葡萄糖酸奎尼丁静脉注射治疗，病情稳定时改用口服奎宁-联合药物治疗。对于不耐受或禁忌奎尼丁的患者或者治疗48小时寄生虫血症>10%的耐药患者，可通过静脉青蒿琥酯进行治疗。伴更严重贫血、血氧不足、高寄生虫血症、神经系统表现或代谢功能紊乱的恶性疟，尤其是在儿童、脾切除或免疫低下的个体中，需要积极的胃肠外抗疟疾药治疗。通常需要重症监护支持。

3. 红细胞置换的应用　给予重症高寄生虫血症（>10%）患者全血或红细胞置换，通过清除受感染的红细胞从而减少寄生虫数量和调节细胞粘连，从而改善血液流变特性、毛细血管灌注和微循环血流量。全血置换在理论上还可减少致病性体液介质，例如寄生虫及宿主毒素、溶血性代谢产物和细胞因子[25]。一些病例报道描述重度恶性疟疾患者联合全血或红细胞置换与静脉奎尼丁疗法时出现快速临床改善和寄生虫清除时间改善。但是，青蒿琥酯单药治疗时寄生虫清除时间快速且与红细胞置换的结果相似。英国2007疟疾治疗指南建议寄生虫密度>10%的重症患者可考虑红细胞置换。考虑到适应证、获益、危险和实用技术细节缺乏共识，WHO并未针对换血疗法提出任何建议。红细胞置换常采用1～2个红细胞体积的置换量，单次两倍红细胞容量的红细胞置换可将患者体内的病理红细胞减少约85%～90%，置换频率为1～2次治疗，置换液为红细胞，最好是去白细胞红细胞。患者临床症状显著改善且/或<1%残余寄生虫血症后停止治疗。

（四）红细胞同种免疫性疾病

1. 概述　红细胞同种异源免疫是红细胞输血的并发症。含有红细胞同种抗体的患者存在溶血性输血不良反应的风险。对于女性而言，同种免疫还可能导致胎儿和新生儿的溶血性疾病（HDFN）。在HDFN中，母体IgG穿过胎盘，引起胎儿红细胞溶血，导致胎儿贫血，严重时会导致胎儿水肿并死亡。通常严重的HDFN由抗-D抗体引起，但也可能是由其他同种抗体引起的（例如，抗-K，抗-C/-c，抗-E，抗-PP1Pk和抗-M抗体）。HDFN严重程度随妊娠次数增加。

2. 治疗　为患者输注ABO和RhD兼容的红细胞，可预防RhD同种免疫[26]。为了减轻接受RhD阳性红细胞的育龄女性中抗-D抗体形成的风险，可通过红细胞置换和/或Rh免疫球蛋白（RhIg）进行预防。红细胞置换可减少RhD阳性红细胞的数量，但常规使用RhIg治疗更为简便。当RhD阴性女性输注RhD阳性红细胞后，应在RhD阳性红细胞暴露后72小时内进行RhIg治疗。RhIg计量推荐18μg/ml RhD阳性红细胞。

3. 红细胞置换的应用　红细胞置换的目标是将循环的RhD阳性红细胞降低到可以使用RhIg治疗的水平。当RhD阳性红细胞的数量较大时（通常≥循环红细胞量的20%），应考虑进行红细胞置换。红细胞置换量为1～2个红细胞容量，频率为每周1～3次，置换液常选择RhD阴性红细胞。

（五）急性镰状细胞病

1. 概述　急性镰状细胞病（sickle cell diseases，SCD）因β链第6位上的谷氨酸被缬氨酸替代导致出现异常镰状血红蛋白（HbS）所致。HbS脱氧合后发生聚合，导致红细胞僵硬变形，阻塞微血管，造成组织缺氧和梗死。HbS红细胞半衰期缩短（约10～20天），导致慢性溶血性贫血。SCD总死亡率为2.6%（0.5/100人年），多在发病后1～3年，患者平均寿命≥50岁。死亡的首要原因为脓毒症、急性胸部综合征（ACS）、卒中、急性多器官衰竭、及肺动脉高压症。在无预防治疗的情况下，缺血性卒中可高达10%（有明显症状的卒中）或20%～35%（静息性卒中）。ACS指的是血氧饱和度突然下降，X线胸片肺部浸润性改变，通常伴发热、呼吸急促、咳嗽和胸痛。在2～5岁幼儿中发病率最高。ACS可能是因肺部血管中出现镰刀状红细胞所致,可以是特发性,或与感染、肺梗死或脂肪栓塞有关。近35%男性患者可出现阴茎异常勃起(疼痛性持续勃起>4小时)。SCD其他急性临床表现还包括多器官功能衰竭和一过性红细胞发育不全。

2. 治疗 卒中一级和二级预防使得卒中发生率明显降低,但存在剩余风险。当患者出现神经和精神症状,应进行紧急CT/MRI检查。如果证实为卒中,应进行紧急红细胞置换。ACS的治疗包括使用抗生素(头孢菌素、大环内酯类)、吸氧(氧饱和度≥95%)和密切监护。如血红蛋白小于90g/L并降低大于10g/L,可输注红细胞。如发病急骤或病情进展(氧饱和度≤90%),可紧急进行红细胞置换。阴茎异常勃起者可大量输液和麻醉,如症状未改善可请泌尿科医师会诊。如需手术,可在术前输注红细胞。已有小型研究表明,红细胞置换可在24~48小时内缓解阴茎异常勃起。如血管阻塞性危象影响肺部、肝脏和肾脏,可能会出现多器官功能衰竭危及生命。处理包括紧急病情评估和维持重要脏器功能(吸氧,血液透析),红细胞输注或置换。

3. 红细胞置换的应用 在出现急性SCD临床表现后,应根据患者的病情、是否有条件进行治疗性单采、建立静脉通路、能否尽快获得血液制品等来决定使用红细胞输注或是红细胞置换[27]。红细胞置换可以更快速有效地清除含异常血红蛋白的红细胞。如患者有初次卒中,红细胞置换与红细胞输注相比,卒中复发率更低[21%(8/38) vs 57%(8/14)]。红细胞置换的副作用包括中心静脉导管相关性血栓和出血,这可通过颈内静脉而非股静脉导管来减少。红细胞置换的量需根据要降低的HbS目标值进行计算,一般要求置换后能使HbS占比小于30%,且置换结束后的血细胞比容控制在0.30±0.03水平,以避免高黏滞血症。一般采用单次置换即可,利用不含HbS的去白细胞红细胞作为置换液,并尽量对抗原(如抗原C、c、E、e、K)进行匹配。

(六) ABO不相合造血干细胞移植

1. 概述 ABO血型主侧不合是指受者体内存在抗供者A和/或B血型抗原的天然抗体,可能引起移植造血祖细胞(HPC)制品中的红细胞出现急性溶血[28]。通过动员外周血单采收集的HPC[HPC(A)]含有红细胞量少(Hct 0.02~0.05,红细胞的总容量<20ml),导致的急性溶血征象/症状并不常见。相比之下,骨髓HPC[HPC(M)]含有25%~35%的红细胞,当受者的同种抗体效价>1∶16时,急性溶血反应较为常见。输入脐带血后出现急性溶血反应比较罕见,取自脐带血的冷冻HPC通常在低温贮藏前或解冻后需清洗以去除过多的红细胞,这个过程中也会将溶血产物清除,在此情况下少有急性溶血发生。ABO血型次侧不合时,HPC供者中的血浆存在抗受者A和/或B型抗原的抗体。当供者同种抗体效价大于1∶128且血浆量超过200ml时,这些HPC可能引起受者红细胞发生急性溶血。另一次要ABO血型不合的临床风险为出现迟发性潜在致死性重度同种免疫性溶血,通常发生在HPC输注后7~10天。过客淋巴细胞综合征(PLS)是由供者B淋巴细胞针对宿主A或B型抗原产生抗体应答引起的。

2. 治疗 在血型主侧不合中,可通过清除HPC中的红细胞或者通过降低受者同种抗体效价来避免急性溶血。通常将新鲜供者红细胞的总输注量限制到10~40ml。受者大多通过TPE或IA减少受者同种抗体。在供者同种抗体效价大于1∶128和HPC血浆量>200ml的ABO血型次侧不合的移植中,减少血浆以预防受者发生红细胞溶血。血浆的减少并不会降低HPC中B淋巴细胞的含量,也不会减少PLS的发生率。PLS不可预测,因此希望通过积极的输血支持或使用O型红细胞进行红细胞置换来管理,以减少供者不相容红细胞的体积。PLS曾偶尔利用TPE进行治疗,以快速降低患者体内的同种抗体效价。

3. 红细胞置换的应用 对于ABO血型主侧不合移植,在输入HPC前通过TPE减少受者的同种抗体水平,使用与供者和受者均相合的白蛋白或血浆加白蛋白作为置换液,采用1~1.5个血浆容量每日进行置换[29]。将受者的IgM或IgG抗体效价控制在1∶16以下。对于ABO血型次侧不合移植,预防性红细胞置换可有效减少宿主红细胞的数量。当宿主残留红细胞量为35%或更低时可显著减轻患者发生的迟发性溶血的风险。红细胞置换使用O型红细胞作为置换液,采用1~1.5个红细胞容量进行一次性置换。

第六节 全血置换的临床应用

全血置换是血液成分置换的极端情况,即将患者血液所有成分一起采集去除并输注正常的血液,主要是红细胞与血浆,凝血有问题时需补充血小板。其最常应用于新生儿溶血病患者,在急性溶血性输血不良反应中也是挽救患者生命的重要手段。在此以新生儿溶血病为例介绍全血置换疗法的相关应用。

(一) 概述

新生儿溶血病(hemolytic disease of newborn, HDN)是指由于母婴血型不合导致母亲对胎儿或新生儿红细胞发生同种免疫反应而引起的溶血性疾病,可导致患儿贫血、水肿、高胆红素血症等，严重者可发生核黄疸，甚至死亡。人类的血型表达非常复杂，截至目前，国际输血协会（ISBT）确认了41个的红细胞血型系统，包含多个抗原。胎儿红细胞存在父亲处遗传得到的血型抗原，通过胎盘进入母体，若该抗原是母亲体内缺少的则母体产生相应的抗体，产生的抗体再次通过胎盘进入胎儿血液循环并与胎儿红细胞表面抗原产生反应（致敏红细胞），致使胎儿红细胞被单核-吞噬细胞系统裂解发生溶血现象。能够引起新生儿溶血病的有ABO、Rh、MN等血型系统，我国以ABO血型系统最为常见，有报道ABO溶血病（ABO-HDN）占新生儿溶血的85.3%，且ABO血型不合中约1/5发病[30]。在ABO系统抗原所致HDN中，母亲血型为O型者最常见，原因是O型血孕妇体内抗-A、抗-B和抗-AB抗体为IgG类，使得O型血母亲妊娠非O型血胎儿时可能发生HDN，而A/B型血母亲体内抗B/A抗体多为IgM类抗体而不易发生HDN，但偶见有A/B型血母亲体内存在高效价IgG抗体导致新生儿溶血现象的发生，因此可通过监测母体IgG类免疫抗体效价来评估HDN的发生。HDN的临床表现多为贫血、黄疸、肝脾肿大，即所谓的HDN三联征。HDN的轻症患者，症状不明显或仅出现轻度黄疸、贫血。但若未能及时识别干预，可能发展成为新生儿高胆红素血症，原因是同种免疫的发生，红细胞破坏释放血红素代谢生成的胆红素，加重了患儿本就不够成熟的胆红素代谢系统的负担，引发高胆红素血症。如若高胆红素血症发病，患儿的自身免疫功能会受到严重影响。此外，血清中高水平的游离胆红素易通过血脑屏障进入脑内，在大脑基底核、丘脑底核、苍白球等部位引起病变，当血清胆红素大于342μmol/L时，更有发生核黄疸的危险。核黄疸为HDN最严重的并发症，多发生于出生后1周内，造成中枢神经系统功能障碍，再不经治疗干预，可造成永久性损害。因此，对于HDN，应该及早发现、及早治疗，防止核黄疸发生，目前治疗HDN的方案主要包括光照疗法、药物疗法及全血置换等。

（二）治疗

1. 光照疗法　简称光疗，是降低血清非结合胆红素最简单而有效的方法。在现阶段的HDN治疗中，光疗是首选方法。2004年美国儿科学会更新了最新光疗指南。光疗法可使胆红素浓度超过200mg/L的患儿绝对风险值降低10%~17%[31]。

2. 药物疗法　如静脉用免疫球蛋白、白蛋白、中药[32]以及糖皮质激素类等。

3. 益生菌治疗　益生菌具有调节肠道菌群的作用，强化对胆红素的代谢，对缓解HDN有一定的辅助治疗作用。

4. 蓝光联合益生菌治疗、丙种球蛋白联合间断光疗治疗以及全血置换联合茵栀黄口服液治疗等[33]。

（三）全血置换的应用

全血置换于1940年首次应用于HDN，大大减少了HDN死亡率及核黄疸发生率，是目前治疗危重高胆红素血症最迅速、有效的方法。适用于全血置换的主要包括：胆红素脑病症状出现者；总胆红素大于342μm/L者；出生时脐带血总胆红素大于68μm/L，血红蛋白低于120g/L，伴水肿、肝脾大和心力衰竭者；出生时12小时内胆红素每小时上升大于12μm/L者；早产儿及上一胎有死胎、全身水肿、溶血严重、合并缺氧和酸中毒等病史者指征应放宽。

1. 原理及方法　大量输入正常的血液，同时换去患者原有的部分或大部分血液。该法能够置换出患儿血液循环中的血型抗体、胆红素和致敏红细胞，稳定其体内胆红素浓度同时提供大量白蛋白，减少患儿体内不相容抗体的量及继续溶血的可能。常用的换血疗法有两种，即外周动静脉同步换血操作与传统脐静脉、脐动脉换血法，其中脐静脉与脐动脉换换血方式会导致血栓、坏死性肠炎及并发感染等严重症状发生。因而目前多采用经外周静脉输血、肱动脉或桡动脉抽血进行同步换血，同时监测生命体征。换血过程中选取输血泵对输血、排血速度予以控制，不会对动脉局部血供产生影响，且操作上更为简便，可重复性好，污染发生率及不良反应出现的概率大大降低。一般换血量约为患儿血容量的2倍。换血前后均需光疗。

2. 血源的选择　对于母O型，子A/B型患儿，选择患儿同型血、抗-A/B效价不高的O型血或AB型血浆和O型红细胞的混合血；对于Rh型患儿，选择Rh系统与母亲同型，ABO系统与患儿相同的血液，紧急时选择Rh阳性或O型血。有明显贫血和心力衰竭者，选用血浆减半的浓缩血。血液应选用新鲜全血，最好用24小时内的新鲜血作为血源，超过3天的库存血，有引起致命性高钾血症可能，但应用枸橼酸盐-磷酸盐-葡萄糖溶液或枸酸盐-磷酸盐-葡萄糖腺嘌呤A溶液保存7天之内的库存血可以看成是新鲜血，不会引起致命的高钾血症。由于新鲜血液来源紧张，与新鲜全血相比，血浆与悬浮红细胞混合血均能使患儿血浆胆红素下降，两种方式发生不良反应的概率与有效率无显著差异。因此新鲜全血缺乏时，临床可选用血浆与悬浮红细胞混合血。因悬浮红细胞中保养液成分含量高，为防止红细胞稀释后比容降低，目前临床多选择红细胞与血浆之比为2∶1的比例。

3. 不良反应　Chitty等对其所在皇家妇女医院接

受全血置换治疗的所有婴儿进行回顾性队列研究，发现25%的患儿在换血前需呼吸支持或合并有其他疾病，且由于新生儿脏器功能发育不完善且体内免疫机制未建立，其风险性不容忽视，实施之前必须权衡其相关不良反应[34]。全血置换的不良反应主要包括：贫血、电解质紊乱、门静脉血栓形成、休克、弥散性血管内凝血、坏死性小肠结肠炎及某些血行传染性疾病的传播，严重者可致呼吸暂停、心力衰竭，甚至死亡（与换血直接相关），所以必须严格掌握指征。

第七节　不良反应和并发症

通常认为应用血液成分分离机进行TPE还是相对比较安全的，但也不是绝对没有危险。一旦在治疗过程中，患者出现任何预期外的或无法解释的症状时，应立刻暂停治疗程序，并告知治疗组医师和患者主管医师，并对患者情况作出评估，并启动输血不良反应处理预案，采集标本（血液/尿液）并对患者进行进一步检查。根据评估结果，判断继续或终止治疗程序。

根据患者出现的情况将不良反应分为4级：①轻微的不良反应，即在不需要医疗救护的情况下仍可耐受并完成TPE；②中度不良反应，是指需要医疗救护但仍可完成TPE；③重度不良反应，不能耐受，必须终止TPE；④最严重的不良反应，是因TPE导致的死亡。不良反应往往更易发生在首次进行TPE时。最近的一项针对7 142例患者开展的50 846次TPE的研究显示，同一种不良反应的结果可轻可重（表72-4、表72-5）[34]。临床救治时，需要针对患者当时的情况进行准确的判断，果断决定是否必要终止TPE。针对这些不良反应及并发症的应急处理，本节将着重讨论以下面种[35]。

表72-4　中度不良反应及其发生率

不良反应名称	发生次数/10 000次TPE
通道建立障碍	130
低血压	36
发麻	19
荨麻疹	12
恶心、呕吐	12
穿刺部位血肿	10
高血压	5
皮肤潮红	2
静脉炎	2
寒战、发热	2
心律失常	1
背痛	1
眩晕	1

表72-5　重度不良反应及其发生率

不良反应名称	发生次数/10 000次TPE
低血压晕厥	11
荨麻疹	6
寒战、发热	3
恶心、呕吐	2
通道建立障碍	2
皮肤潮红	2
发麻	2
心律失常	2
支气管痉挛	1
血管神经性水肿	1
技术问题	0.8
腹痛	0.8
背痛	0.8
癫痫	0.6
高血压	0.4
痉挛	0.4
心脏骤停	0.2
TRALI导致的胸痛	0.2
过敏反应	0.2
胃肠道出血	0.2
药物不良反应	0.2
胸痛	0.2
焦虑性换气过度	0.2

一、静脉穿刺部位血肿

静脉穿刺不当很容易出现血肿。一旦出现血肿应立即撤掉止血带，拔出针头。用消毒棉球或无菌纱布覆盖好穿刺孔，并用手指压迫7~10分钟，让患者手臂举到心脏水平以上持续5~10分钟。如果有冰块可放到血肿处冷敷5分钟。处理得当不会引起不良后果。

二、过敏反应

和全血以及成分血输注一样，在TPE时，轻度到重度过敏反应都可能发生，尤其是使用血浆作为置换液时。轻者皮肤瘙痒，荨麻疹，血管神经性水肿，一般数小时内消退。重者喉头水肿，支气管痉挛，肺部哮喘音，呼吸困难，过敏性休克，严重者突然死亡。由于大多数TPE中涉及多种血液成分，因此，很难判定过敏反应的触发因素。对于轻微的过敏反应，应暂停TPE，静注苯海拉明25mg或氯苯那敏50mg，如果情况改善，符合相关要求的话，可以继续实施治疗程序。通常，过去有发生过敏反应或者有特异性变应原体质的患者，可在实施治疗之前1小时预防性口服苯海拉明50mg，开始TPE后再服1次。发生严重过敏反应时，应立即停止治疗程序，同时用盐水保持静脉畅通，肌注或静脉缓慢注射肾上腺素、糖皮质激素以及去氨加压素。一旦发生过敏性休克，立即停止TPE，先皮下注射1∶1 000肾上腺素，再肌注间羟胺，静脉注射地塞米松，并按休克抢救措施处理。对喉头水肿发生窒息危险者，立即施行气管插管或切开术。对于发生严重过敏反应的患者，需要进一步确认是否为IgA缺乏，并检测患者血样中抗体效价。一旦确认，该患者在实施TPE时，需要准备相对应的洗涤后血浆成分或细胞成分。

三、枸橼酸盐中毒(低钙血症)

血液成分单采常规使用ACD-A方血液抗凝剂，主要成分为枸橼酸盐，其抗凝作用是通过枸橼酸根与血中钙离子形成难解离的可溶性络合物，使血中钙离子减少，而阻止血液凝固。因此，在大量应用时可出现枸橼酸盐中毒的低血钙症状。而枸橼酸盐经过肝脏代谢，会产生碳酸氢盐，同样可能会引起代谢性碱中毒。在低钙血症初期，会出现嘴角和指尖发麻的情况，此时，患者可能不会主动描述，需要治疗人员注意观察和询问。如果暂停治疗或者减慢抗凝剂滴速或TPE速度，症状常可减轻。增加全血和抗凝剂的比例并不能有效减轻中毒反应，这是因为机器会自动根据全血流速调整抗凝剂流速。有报道指出，在白蛋白置换液中加入葡萄糖酸钙(1L置换液中加入10ml 10%葡萄糖酸钙)要比口服或静脉注射葡萄糖酸钙更为有效。对于部分因为枸橼酸盐代谢而引起的代谢性碱中毒患者，尤其是肝功能异常者，可能会伴随低钾血症，这部分患者还需要纠正碱中毒。当置换液为含有枸橼酸盐的血浆时，发生中毒危险性显著升高。在紧急情况下，及时静脉注射5%葡萄糖酸钙10ml。葡萄糖酸钙应以非常缓慢的速度静脉注射，即5~10分钟内注射5ml。如果症状不消失，可追加5ml，直至总量20ml。应告知患者，注射葡萄糖酸钙会有面部潮红或发热感。如果术前口服适量钙片或饮一杯牛奶，则可预防低钙血症的发生。

四、容量超负荷

一般认为，在治疗过程中，如果回输量小于或等于去除量，不太会发生容量超负荷的情况，但是置换液渗透压可能会引发相关问题。当采用血浆或白蛋白置换液时，随着全血渗透浓度的增加，间质液进入血管内，引发容量超负荷。患者表现为呼吸短促以及干咳，X线呈现肺水肿及心力衰竭表现。在这种情况下，应立即中断治疗，患者保持站立姿势，必要时给予面罩吸氧和利尿剂以减少血容量。如果还要继续完成治疗，调低流速可减缓血管外物质迁移，另外可将治疗程序调整到负平衡状态(即回输液小于去除液)，有助于避免容量超负荷的发生。值得注意的是，在进行当天其他患者治疗时，需要重新对程序进行设置，以免发生低血容量的情况。

五、凝血功能异常

TPE引发的凝血功能异常是较为常见的一种并发症。在TPE治疗过程中，如果采用白蛋白置换液的话，在血浆去除后，其中的凝血因子和血小板等凝血成分得不到有效补充。有报道指出，在利用白蛋白置换液进行1个血浆容量置换后，各成分减少量为凝血因子25%~30%，纤维蛋白原63%，血小板25%~30%。治疗2天后，各成分恢复程度分别为凝血因子80%~100%，纤维蛋白原65%，血小板75%~100%。在超过1个单位置换量的患者中，损失比例更大，恢复时间也需要得更长。通常状况下，尽管去除了部分凝血因子、抗血栓因子以及血小板，由于凝血因子和血小板在比较低的水平就能发挥止血作用，凝血稳态依然能够维持，但仍然有少数血栓或出血的案例报道。TPE过程中，一些外在因素可能会影响到患者凝血稳态，比如患者潜在疾病进程、药物治疗情况、血浆置换量以及频度、置换液不同等。例如临床上出血性疾病、消耗性凝血病、骨髓抑制、肝功能损害的患者，在经过TPE后，凝血功能恢复就会受到影响。对于这部分患者，可能需要进行成分输注，在置换术实施时，最好使用血浆作为置换液。值得注意的是，如果每天都进行TPE的话，无论采用血浆还是其他置换液，血小板计数在3~4天达到最低值，可能在这个时间，血小板再生和去除达到平衡。临床上，无论患者发生凝血功能障碍的危险性有多低，都需要进行术前评估，是否存在导致凝血功能异常的因素存在，从而决定是否采用置换液以及置换术间隔。另外，术前患者需要实验室常规检查PT、Fg、PLT等，确保达到最低标准。

六、低　血　压

低血压属于一种常见但是非特异的不良反应，一旦发生，治疗需要暂停，并对患者进行评估。引发低

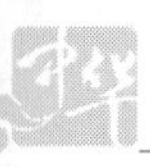

血压的可能原因包括低钙血症、血管迷走神经反应、药物反应、患者原发疾病、过敏反应、TRALI、细菌污染、空气栓塞、急性溶血反应等。

患者在治疗过程中,体外循环系统血液灌注会引起全身血容量下降。在患者评估时,有必要对这部分血量进行评估,并评价患者是否能耐受(一般不超过全身循环血量的15%,患者能够耐受)。如果患者治疗过程中血容量下降同时伴有心动过速,则治疗需暂停,由静脉通道推注生理盐水,维持血容量,并保持取头低足高位,增加回心血量。在继续开始治疗前,需要补液或输注红细胞(如果Hct较低)。

血管迷走神经反应在治疗初期,可能由于紧张或焦虑造成,通过交谈安慰即可缓解,在治疗过程中产生的这种反应,可能提示患者需要休息。神经系统疾病的患者如果在TPE过程中出现血管迷走神经反应可能是由于基础疾病引起的自主动能障碍。这种情况下,治疗应暂停,在该反应停止并排除其他引起低血压的原因之后,再继续治疗程序。

输血相关性急性肺损伤(transfusion related acute lung injury,TRALI)、细菌污染、空气栓塞以及急性溶血反应是较为严重且受到普遍重视的输血及成分治疗并发症。TRALI的发生与大量输注血浆制品相关(如输血浆或者单采血小板),因此,在进行TPE的患者有发生TRALI风险。近年来,由于各地血站加强了献血者管理(以采集男性血浆为主),并对经产妇献血者加强检查,TRALI发生率大幅下降。其他原因如细菌污染、空气栓塞、溶血反应等引起低血压在临床上都有发生,随着操作规范不断加强,仪器设备使用与监控日趋完善,这些不良反应发生率也越来越低。

七、反跳现象

某些患者在TPE后可出现两类性质不同的反跳现象。一是术后血液中病理性成分大量减少,因反馈抑制的解除,未及时应用药物控制,可能引起病理性成分的急剧增加,以致原发病比术前反而加重的反跳现象;二是术后血液中常规治疗药物的浓度,尤其是与血浆蛋白结合的血药浓度,随血浆的去除而显著下降,从而使这些药物的治疗作用大为减弱,可能引起原发病加重的反跳现象。因此,在TPE后要及时补充常规治疗的药物,尤其是免疫抑制剂,维持必要的血药浓度,以防反跳现象的发生。

八、病毒性疾病的传播

在TPE中应用新鲜冰冻血浆作为置换液,尤其是多个献血者的血浆,少数患者有感染病毒性疾病的危险,尤其是病毒性肝炎和艾滋病。我国以肝炎最常见。加强对献血者筛查可减少这种并发症的发生。

九、其　他

静脉穿刺部位的皮肤发生感染、留在体内作置换用的导管发生感染、分离机引起的轻度机械性溶血、输入大量温度过低的置换液所致的心律失常等并发症并不常见,如果发生则应及时作相应处理。

红细胞置换以及全血置换相关的不良反应与红细胞输注相关的不良反应,详见"第八十一章　输血相关不良事件的风险与防范"。

(李忠俊　陈立　王雪莹)

参考文献

1. PADMANABHAN A, SCHWARTZ J, WINTERS JL, et al, Guidelines on the Use of Therapeutic Apheresis in Clinical Practice-Evidence-Based Approach from the Writing Committee of the American Society for Apheresis: The Eighth Special Issue [J]. J Clini Apher, 2019, 34(3): 171-354.
2. 李忠俊. 田兆嵩. 治疗性血液成分单采和置换术[M]//付涌水. 临床输血. 3版. 北京:人民卫生出版社, 2013: 97-121.
3. BRUCE C. Apheresis: Principles and Practice[M]. 3rd ed. Bethesda: AABB Press, 2010.
4. MINTZ PD. Transfusion therapy clinical principles and practice [M]. 3rd ed. Bethesda: AABB Press, 2011.
5. SOUCEMARIANADIN M, BENHAMOU Y, DELMAS Y, et al. Twice-daily therapeutical plasma exchange-based salvage therapy in severe autoimmune thrombotic thrombocytopenic purpura: the French TMA Reference Center experience [J]. Eur J Haematol, 2016, 97(2): 183-191.
6. DAMLAJ M, SEGUIN C. Refractory autoimmune hemolytic anemia in a patient with DiGeorge syndrome treated successfully with plasma exchange: a case report and review of the literature [J]. Int J Hematol, 2014, 100(5): 494-497.
7. CERDAS-QUESADA C. A life-threatening case of autoimmune hemolytic anemia successfully treated by plasma-exchange[J]. Transfus Apher Sci, 2010, 42(3): 235-237.
8. SIGDEL MR, SHAH DS, KAFLE MP, et al. Severe immune thrombocytopenic purpura treated with plasma exchange [J]. Kathmandu Univ Med J, 2012, 10(37): 85-87.
9. BUSKARD N, ROCK G, NAIR R. The Canadian experience using plasma exchange for immune thrombocytopenic purpura. Canadian Apheresis Group[J]. Transfus Sci, 1998, 19(3): 295-300.
10. RAPHAEL JC, CHEVRET S, HUGHES RA, et al. Plasma exchange for Guillain-Barré syndrome [J]. Cochrane Database Syst Rev, 2012(7): CD001798.
11. HAHN AF, BOLTON CF, PILLAY N, et al. Plasma-exchange

therapy in chronic inflammatory demyelinating polyneuropathy. A double-blind, sham-controlled, cross-over study[J]. Brain, 1996,119(Pt 4):1055-1066.

12. GAJDOS P,CHEVRET S,TOYKA K. Plasma exchange for myasthenia gravis[J]. Cochrane Database Syst Rev, 2002, 4: CD002275.

13. CERDAS-QUESADA C. Plasma exchange for Goodpasture syndrome[J]. Transfus Apher Sci,2010,42(2):115-116.

14. CHEN X,CHEN N. Plasma exchange in the treatment of rapidly progressive glomerulonephritis[J]. Contrib Nephrol, 2013, 181:240-247.

15. PIPILI C,PANTELIAS K,PAPAIOANNOU N,et al. Hemolytic-uremic syndrome, malignant hypertension and IgA nephropathy: successful treatment with plasma exchange therapy[J]. Transfus Apher Sci,2012,47(2):155-158.

16. FRAUSOVA D,HRUSKOVA Z,LANSKA V,et al. Long-term outcome of patients with ANCA-associated vasculitis treated with plasma exchange: a retrospective, single-centre study[J]. Arthritis Res Ther,2016,18:168.

17. MURAKAMI T,NAGAI K,MATSUURA M,et al. MPO-ANCA-positive anti-glomerular basement membrane antibody disease successfully treated by plasma exchange and immunosuppressive therapy[J]. Ren Fail,2011,33(6):626-631.

18. SEROR R,PAGNOUX C,GUILLEVIN L. Plasma exchange for rheumatoid arthritis[J]. Transfus Apher Sci, 2007, 36(2): 195-199.

19. KRONBICHLER A,BREZINA B,QUINTANA LF,et al. Efficacy of plasma exchange and immunoadsorption in systemic lupus erythematosus and antiphospholipid syndrome: A systematic review[J]. Autoimmun Rev,2016,15(1):38-49.

20. KRONBICHLER A,BREZINA B,QUINTANA LF,et al. Efficacy of plasma exchange and immunoadsorption in systemic lupus erythematosus and antiphospholipid syndrome: A systematic review[J]. Autoimmun Rev,2016,15(1):38-49.

21. CHEN L, TENG BX, LUO J, et al. Therapeutic plasma exchange in treating multi-organ injury at the later stage of mushroom poisoning: Three case reports[J]. The Asia-Pacific Journal of Blood Types and Genes,2017,1(1):61-64.

22. ALQUIST CR,SZCZEPIORKOWSKI ZM,DUNBAR N. Babesia parasitemia rebound after red blood cell exchange[J]. J Clin Apher,2017,32:276-278.

23. ANSTEY AV,HIFT RJ. Liver disease in erythropoietic protoporphyria: insights and implications for management[J]. Gut, 2007,56:1009-1018.

24. LALLOO DG,SHINGADIA D,BELL DJ,et al. PHE Advisory Committee on Malaria Prevention in UK Travelers. UK malaria treatment guidelines[J]. J Infect,2016,72:635-649.

25. CALVO-CANO A, Gómez-Junyent J, LOZANO M, et al. The role of red blood cell exchange for severe imported malaria in the artesunate era: a retrospective cohort study in a referral centre[J]. Malar J,2016,15:216.

26. ACOG P. Bulletin No. 192: Management of alloimmunization during pregnancy[J]. Obstet Gynecol,2018,131:e82.

27. BILLER E,ZHAO Y,BERG M,et al. Red blood cell exchange in patients with sickle cell disease-indications and management: a review and consensus report by the therapeutic apheresis subsection of the AABB[J]. Transfusion,2018,58:1965-1972.

28. TOMAC G,BOJANIC I,MAZIC S,et al. Haemolysis, pure red cell aplasia, and red cell antibody formation associated with major and bidirectional ABO incompatible haematopoietic stem cell transplantation[J]. Blood Transfus,2018,16:397-404.

29. SACKETT K, COHN CS, FAHEY-AHRNDT K, et al. Successful treatment of pure red cell aplasia because of ABO major mismatched stem cell transplan[J]. J Clin Apher, 2018, 33: 108-112.

30. 贾金平,黄小霞,李芳芳,等. 脐血胆红素和溶血3项对早期诊断新生儿溶血病的价值[J]. 中国妇幼保健,2014,29(2):227-230.

31. NEWMAN T B,KUZNIEWICZ M W,LILJESTRAND P,et al. Numbers needed to treat with phototherapy according to American Academy of Pediatrics guidelines[J]. Pediatrics, 2009, 123:1352-1359.

32. 梁洁. 茵陈蒿汤联合维生素C治疗IgG抗体高效价孕妇预防新生儿溶血病的临床观察[J]. 中国临床新医学,2016,9(10):873-875.

33. 马艳,邵俊. 益生菌联合蓝光治疗高胆红素血症的疗效观察[J]. 中国继续医学教育,2020,12(20):155-157.

34. CHITTY HE, ZIEGLER N, SAVOIA H, et al. Neonatal exchange transfusions in the 21st century: a single hospital study[J]. J Paediatr Child Health,2013,49(10):825-832.

35. MORTZELLHENRIKSSON M, NEWMAN E, WITT V, et al. Adverse events in apheresis: An update of the WAA registry data[J]. Transfus Apher Sci,2016,54(1):2-15.

第七十三章

血液净化技术

血液净化(blood purification,BP)技术,是指通过血液净化装置把患者的血液引出体外,借助于能够滤过水分和毒素,自身又不易被破坏的半透膜,达到稳定内环境、清除多余水分和毒素的目的,目前其应用范围已经远远超过了肾脏疾病的领域,在全身炎症反应综合征、急性呼吸窘迫综合征、严重心力衰竭、肝衰竭、重症胰腺炎、乳酸酸中毒、严重电解质紊乱、药物或毒物中毒、多脏器功能障碍综合征、自身免疫性疾病等的救治中发挥了重要作用,挽救了众多患者的生命。血液净化方式包括血液透析、血液滤过、血液透析滤过、血液灌流、置换疗法、腹膜透析等,不断丰富着临床血液净化治疗的内容。血液净化技术伴随着近百余年来科学和技术的进步,血液净化装置也在向着小型化、智能化不断革新,近年来伴随着新型透析器膜材料的发展,长程透析、家庭透析等新的血液净化治疗模式的探索,小型可穿戴式、生物型人工肾等前沿科技的突破研究,有望降低透析患者心血管疾病发生率及治疗成本,造福更多的患者。但是,血液净化治疗尤其是连续性肾脏替代治疗(continuous renal replacement therapy,CRRT),其耗时长、液体交换量大,每天24小时或接近24小时连续的体外血液净化,也会因连续抗凝增加出血风险,常规CRRT治疗每日液体交换量约可达60~80L甚至更多,一些重症损伤可造成机体大量凝血因子和血小板消耗,凝血因子活性降低,以及发生凝血功能障碍,导致严重出血倾向。因此血液净化治疗过程中的合理输血治疗,更应该严格把握输血指征,按照病理变化过程输注必要的血液成分尤为重要。

本章主要介绍血液净化的基本原理,血液透析用水处理和透析液的作用,如何选择合适的血管通路及抗凝方法,血液透析技术、血液滤过技术、连续性血液净化技术、血液吸附技术等主流血液净化技术的原理及临床应用研究现状。希望能够使各位输血医学工作者开阔思路、拓宽业务视野,更好地推动我国输血医学事业的发展。

第一节 血液净化技术的发展演变

一、血液净化技术发展历史

血液净化技术最早源于肾功能不全尿毒症患者的治疗。根据我国《血液透析名词术语》解释,将患者血液引出体外并通过净化装置,去除血液中的代谢废物和多余的水分,纠正机体失衡内环境,达到治疗疾病的目的,这个过程即为血液净化。根据这个定义,血液净化应该包括血液透析、血液滤过、血液灌流、血浆置换和免疫吸附等。从广义上讲,腹膜透析也应包括在血液净化疗法之内,因与输血学关系不大,不在此阐述。

血液净化疗法是在血液透析基础上发展而来,至今已有百余年发展历史。1854年,苏格兰化学家Thomas Graham首先利用牛的膀胱膜作为过滤溶质的膜,提出了晶体可以通过半透膜进行弥散运动,并将这一现象定义为"透析"(dialysis),并一直沿用至今,Graham也因此被誉为"现代透析之父"[1]。在上述学说提出后的相当长一段时间,科学家们遍寻可以作为半透膜使用的能够滤过水分和毒素、同时又不易破坏的材料。直到1913年,John J. Abel等3位科学家才真正将弥散的原理用于清除生物体血液中的某些物质[2]。他们设计了一种方法,在隔绝空气、避免微生物及其他有害物质污染的条件下,将活体动物的血液在体外进行透析,然后再回输到体内,他们将这一过程称为"活体弥散"。这种活体弥散装置由16根浸泡在透析液中的火棉胶管组成,通过动脉插管连接到该装置,并通过静脉插管将血液回输到体内。次年,Abel对这一装置进行了更详细的描述,并将其命名为"人工肾",成为现代血液透析的雏形。

历史上首次人类血液透析应归功于Georg Haas。1925年,Haas教授认为当时血液透析的方法学技术已经足够成熟,可以用于临床肾衰竭患者的治疗。他将

8根火棉胶管并联制作成透析器，用水蛭素作抗凝剂，在局部麻醉下将透析管置入患者左侧桡动脉和肘静脉，完成了历史上首次人体血液透析，但由于当时透析时间短、血流量小、透析液量少，这一治疗并没有取得显著的效果。1943年，荷兰的Willem Johan Kolff教授设计制作了世界上第1台转鼓式人工肾，血液透析的历史由此翻开了新的篇章。转鼓式人工肾的核心是一个由玻璃纸（赛璐玢，cellophane）透析管覆盖的旋转轮，部分浸入到透析液中，血液在玻璃纸透析管中流动，利用玻璃纸的半透膜特性实现溶质和水的交换，后又研制出双蟠管型人工肾，配以100L的透析液槽，被称为Kolff人工肾系统。自20世纪60年代起，血液透析进入了快速发展时期。1960年，Kiil在挪威率先使用平板型透析器，它由3块精密制造的聚丙烯平板作为骨架，每2层平板之间放置2块半透膜，血液在2块薄膜之间流动，透析液在薄膜外逆向流动。平板型透析器膜面积可达2.4~3.2m^2，血室容量约在200~400ml，曾在20世纪60和70年代广泛应用。1967年Lipps把醋酸纤维拉成直径200μm的空心纤维，把8 000~10 000根纤维装在一个硬壳内，这就是空心纤维透析器。随着生物医学工程技术的不断进步，透析膜材料也在不断改良，纤维素膜及合成膜（如聚砜膜等）材料的透析器在临床得到越来越多的应用，这种新型透析器体积更小，膜面积更大，透析效率更高，生物相容性也更好，一直沿用至今[3]。近年透析器的改进包括：纤维流动性、分布密度及曲线设计，以提高小分子溶质的清除率；加强内超滤的设计，以增加中分子物质的清除；应用纳米技术改变透析器膜孔几何性质，显著提高超滤率及对中、大分子的清除率；通过纳米技术制成的磁性颗粒及磁性透析器的特异性吸附，高效特异地清除特定毒素。超高通量或高截留量滤器，分子截留量达50kDa，大大提高了对细胞因子及尿毒症毒素中分子物质的清除等[4]。

随着科学技术的进步，血液透析装置也逐渐趋于小型化、智能化。1963年，第1台具有透析液配比功能的透析装置诞生。到1965年，已经出现了带有透析液配比系统、能自动消毒、能连续监测电导度、温度、静脉压以及漏血的透析机。1972年，具有容量控制超滤系统的透析机面世，使得血液透析治疗更加简便、精准。

随着人们对疾病认识水平的提高，各种血液净化方式应运而生，模式更加多元化。1980年代以后，血液滤过、血液透析滤过、血液灌流、高通量透析、免疫吸附、血浆置换、高截留量透析等技术相继应用于临床，极大地丰富了血液净化治疗的内容，其范围也远远超出了肾内科的范畴。

二、我国血液净化技术的发展

我国血液透析最早开始于1957年，著名的泌尿外科专家吴阶平教授为急性肾衰竭患者成功实施了国内第1例血液透析治疗。1972年开始，血液透析正式用于慢性肾衰竭的维持性治疗。改革开放后，我国的血液透析事业快速发展，接受维持性血液透析治疗的患者逐年增多。1999年完成的第1次全国透析登记工作显示，当时我国维持性血液透析患者约3.7万人，到了2016年，这一数字更是快速上升到45万人，目前估计全国有近80万终末期肾病（end stage renal disease，ESRD）患者在接受血液透析治疗。血液透析的质量也在逐年提高。国际上血液透析的新理念、新技术在国内逐步得到应用。近年来，随着各级血液净化质量控制中心的成立以及各种技术标准的制定，其管理更加规范，水平也得到进一步提高，可与发达国家相媲美的血液净化中心不断涌现，部分已经走在世界前列[5]。

三、未来发展与展望

纵观血液净化的发展历史不难发现，临床血液净化的发展史同时也是医学科学技术的进步史。一个多世纪以来，血液净化术从无到有，由弱变强，在全世界范围内挽救了无数患者的生命。自新中国成立，尤其是改革开放之后，我国的血液净化事业也随着医学科学的进步而迅猛发展，逐渐与国际接轨，血液净化治疗的目标也由维持患者生存转变为提高生命质量，其治疗范围也早已超出肾脏疾病的范畴，在危重症ICU、自身免疫疾病治疗领域均得到广泛应用。近年CRRT的技术与功能不断延伸与扩展，特别是在救治多器官功能障碍（multiple organ dysfunction syndrome，MODS）中取得显著效果。在2020年席卷全球的新型冠状病毒肺炎疫情中，挽救了许多危重症患者的体外膜肺氧合（extracorporeal membrane oxygenation，ECMO）技术，也属于血液净化治疗范畴。然而，血液净化发展到今天仍有诸多不足之处：如目前的血液透析仅能替代肾脏的一小部分功能，透析患者心血管疾病发生率仍居高不下，频繁的透析治疗大大降低了患者的生活质量。鉴于以上问题，肾脏病学家及生物医学工程专家仍在孜孜不倦地寻求新的技术及治疗策略。近年来，新型透析器膜材料不断涌现，长程透析、家庭透析等新的治疗模式正在探索研究，小型可穿戴式血液透析设备、生物型人工肾等前沿科技不断取得突破。相信随着生物医学的进步，血液净化技术一定会

日趋完善，从而造福更多的患者。

（李翠莹　胡瑞海　雷震）

第二节　血液净化基本原理

一、肾 脏 功 能

肾脏是机体维持水、电解质、酸碱平衡等内环境的重要器官，还可以通过分泌多种生物活性物质发挥重要生理作用。肾脏的主要功能如下：

（一）排泄功能

排除体内蛋白质代谢终末产物，尿素是主要成分，其次有氨基酸、尿酸、肌酐、肌酸和氨等。此外肾脏血流丰富，每分钟有20%~25%的心排血量流经肾脏，故大量药物可随血流到达肾脏并排出体外，因此肾脏也是体内药物代谢和排泄的重要器官。

（二）调节体液平衡

肾小球每天滤出原尿180L，经过肾小管的一系列处理过程，仅有1.5L左右尿液排出，从而保持机体体液平衡。

（三）调节电解质平衡

大量电解质在肾小球自由滤过随尿液进入肾小管，而钠、钾、钙、镁、碳酸氢盐、氯和无机盐等大部分在肾小管被重吸收。

（四）调节酸碱平衡

人体血液保持pH为7.35~7.45，肾脏起重要调节作用，主要通过：①回吸收$NaHCO_3$，排出氢离子，以维持体内缓冲体系；②排泄氢离子，酸化尿中磷酸盐等缓冲碱，排出可滴定酸；③生成氨，与强酸基结合成铵盐而排出，并保留钠等。

（五）分泌生物活性物质

肾脏也是内分泌器官，近球旁细胞分泌肾素，对血压有重要调节作用。体内90%红细胞生成素（EPO）由肾脏产生，可刺激骨髓加速红细胞生成。维生素D_3在肝内羟化为25-$(OH)_2D_3$，再经肾脏羟化成1,25-$(OH)_2D_3$，才具有调节钙磷代谢作用。肾脏还分泌前列腺素、激肽、内皮素等，与肾素一起参与肾内、外血管舒缩的调节。此外，肾脏对胰岛素、甲状旁腺激素的灭活都有影响。

二、人工肾功能

任何一种人工器官都不能完全达到生物本来器官的功能，仅能部分替代其作用，人工肾脏也是如此。尽管血液透析已有百年历史，人工肾是人工脏器中发展最早和目前比较成熟的人工器官，但也只能起到排泄部分代谢产物和水分以及调节电解质和酸碱平衡的作用。所以机体完全丧失肾功能后，单依靠血液透析治疗是不能达到正常人的生存质量的。由于生物工程技术的进展，现已成功合成或用基因重组手段制造出EPO、活性维生素D等，可以部分替代肾脏的内分泌功能。血液滤过（hemofiltration，HF）通过对流转运来排出废物和水分（超滤），同时输入体内一些成分近似于细胞外液的液体，过程更近似于人体肾脏肾小球的滤过和肾小管的重吸收功能，而且对中分子物质的清除率明显高于血液透析。近年血液透析滤过（hemodiafiltration，HDF）发展迅速，高通量透析有压倒常规透析的趋势，但长期应用存在哪些缺点，尚需进一步证实。人工肾今后将从两个方面发展：透析器重要的功能部分是透析膜，故研制生物相容性更好、能选择性清除或吸附某些毒素以及具有抗凝特性的透析膜是非常必要的。在机器方面，随着电子技术的发展，血液及透析液的监视装置不断更新换代，更趋于准确、安全和自动化、智能化、生物反馈功能将是人工肾将来的发展方向。便携式透析装置可使透析患者摆脱对医院的依赖，适于特定环境如地震灾难或条件缺乏时开展，其核心技术是采用吸附技术联线再生及循环使用透析液，相信不久的将来就会变为现实[6]。

治疗性血液成分单采也是一种体外血液净化技术，是运用血细胞分离机将患者的血液引至体外，经离心法分离成血浆和细胞成分，去除含病理性物质的血浆或病理性细胞成分，回输正常血液成分，同时补充患者需要的血液成分或其他胶体、晶体溶液，达到治疗疾病的目的。单采技术从最初的血浆置换和外周血干细胞采集发展到目前十余种治疗模式。根据疾病种类、治疗目的及血细胞分离机的应用程序，可分为治疗性血液成分采集术、治疗性血液成分去除术和治疗性血液成分置换术，包括血浆置换、红细胞置换、体外光照、免疫吸附、白细胞去除、红细胞去除、血小板去除、淋巴细胞去除、干细胞提取、低密度脂蛋白去除、自体血液回收等[6,7]。

三、人工肾工作的基本原理

人工肾其基本技术概念是将患者的血液引出体外，通过利用不同技术原理制作的装置，完成对血液中溶质与水的传递，再将净化后的血液回输人体，达到治疗的目的，即通过人工肾的生物物理机制来完成对血液中应清除的代谢废物、毒物、致病因子以及水、电解质的传递和清除，达到内环境的平衡。不同的人工肾装置如透析器、滤过器、灌流器，它们的主要传质过程的原理是不同的。有的装置兼具两种特性，如超滤型的透析器就可以同时具有透析(弥散)与滤过(对流)功能,有一些材料,如聚丙烯腈膜制成的透析器对一些特定的溶质,如 β2 微球蛋白还有一定的吸附功能。

(一) 弥散与透析

溶质溶于溶剂形成溶液是一个溶质均匀分散到溶剂中的过程。只要溶质在溶剂中浓度分布不均一,即存在浓度梯度,溶质分子与溶剂分子的热运动就会使溶质分子在溶剂中分散趋于均匀。这种分子热运动产生的物质迁移现象(即传质)称为弥散(diffusion)。溶质的这种弥散现象,不仅在均相,即均匀的溶剂中存在,在不同相间,即使用一个半透膜(能通透溶质和溶剂的膜)将溶质分隔成两部分,溶质也能跨膜从高浓度侧向低浓度侧扩散。这样一个跨膜扩散过程即称为透析过程。血液透析(hemodialysis,HD)就是基于这样一个原理发展起来的。在弥散过程中,尿毒症时体内积聚的小分子量(相对分子质量<500Da)物质,例如尿素、肌酐等能顺其化学浓度梯度跨半透膜,自浓度高的血液一侧向浓度低的透析液一侧移动,并随透析液的排出被清除。另一方面机体所需要的某些物质,如 Ca^{2+} 及缓冲碱(如碳酸氢盐),可自浓度高的透析液一侧经透析膜弥散进入浓度低的血液一侧。在一定温度下,各种物质通过半透膜扩散的量与浓度梯度和膜面积成正比,与膜厚度及阻力成反比。小分子量物质的清除率还与血液流速相关,即透析时血流速增加,清除率增加。在透析治疗过程中,小分子量物质的清除主要依靠弥散,例如尿素和肌酐,弥散转运占这一类物质清除的 90%~95%。

(二) 对流与滤过

弥散传质是溶质与溶剂的分子热运动的结果,对流(convection)涉及的是在外力作用下溶质、溶剂或整个溶液传质过程。血液中一定分子量的溶质随着水分的传递从血液进入滤过液,这样一个跨膜传质的过程称为对流。血液滤过(hemofiltration,HF)就是基于这个原理发展起来的。它的传质推动力并非是浓度差,而与膜两侧的压力差-跨膜压(transmembrane pressure,TMP)呈正相关。血液滤过器的性能是影响血液滤过溶质传质速率的关键,其中包括以下一些参数:面积、孔径、孔隙率、孔结构、截留最大分子量、膜表面荷电性等。

对流中,溶液中的溶质被超滤的水分拖拽跨过半透膜转运,会出现部分溶质的转运受阻或滞后,这种现象称为筛现象。不同透析器的性能决定了其对不同溶质的筛分系数。筛分系数(sieving coefficient,SC)是指溶质通过膜对流转运时,溶质在超滤液中的浓度与血浆中浓度的比值。S=1,提示溶质在超滤液和血浆中浓度相等,表示膜完全不限制溶质通过;S=0,表示溶质完全不能通过,S=0.5,表示溶质可通过 1/2。筛选系数与膜和溶质的电荷、膜的孔径、溶质的分子大小和构型均有关。

由于血液滤过中的溶质对流传质是溶质随着水的滤过而同时进行,膜两侧溶质的浓度基本相等,因此它对小分子物质的传质相对血液透析而言速率较低,而对中分子物质的传质速率相对较高。从血液净化的方法来说,血液滤过过程主要依靠对流转运清除,一般极少有扩散传质现象发生;血液透析过程主要依靠弥散转运,同时超滤脱水过程中也有对流传质的发生;血液透析滤过(HDF)是在扩散中增加了对流,既有透析又有滤过,因此在 HDF 治疗过程中,弥散与对流转运均起重要作用,从而可获得 HD 和 HF 两种方式的好处。

(三) 吸附与灌流

由于材料的分子化学结构和极化作用,许多材料表面带有不同基团,在正负电荷的作用下或在分子间力的作用下,许多物质可以被材料表面所吸附(absorption),如一些膜材料表面的疏水基团可以选择性地吸附蛋白质、药物及有害物质(如 β2 微球蛋白、内毒素、补体等)。若将材料制成具有孔道结构,有丰富的大孔、中孔及微孔,大孔及中孔主要是溶质的通道,大量的微孔具有一定的孔径和孔容,形成相当大的比表面。这种具有孔道结构的球形吸附剂,一般采用微囊进行包膜。血液中的溶质直接与其接触到达吸附剂表面,经弥散通过微囊膜进入吸附剂的大、中孔道,最后才进入微孔,在静电作用或范德华力作用下被吸附。若吸附剂表面固定有特异抗原、抗体,则利用生物亲和力也能将血液中的相应的抗体、抗原吸附。血液和吸附剂直接接触,溶质分子通过生物亲和力、静电作用力和范德华力被吸附剂吸附的过程称为血液(浆)吸附,其技术方式即为血液灌流(hemoperfusion,HP)。由于吸附剂内部的比表面非常大,故而传质阻力多集中在吸附剂的表层。要提高吸附效率应当注意以下问题:①根据要清除吸附的溶质的化学结构与生物特性来选择合适的吸附剂。如水溶性溶质宜选用活性炭类吸附剂,脂溶性溶质宜选用树脂类吸附剂,大分子类的溶质宜选用亲和型吸附剂。②要根据清除吸附溶质的分子大小来选择吸附剂适宜的孔径、孔径分布、孔隙率及比表面。并非对所有的溶质的吸附都强调高比表面。如吸附较大相对分子质量的吸附材料并不要强调过高的比表面,因为比表面太大的吸附剂孔径小了,反倒不易吸附分子量较大的溶质,因此首先要强调适宜的孔径及其分布。③凡是固定了生物活性物质，依靠生物亲和力进行吸附血液中溶质的吸附剂，要注意它的生物活性物质的洗脱和自动脱落问题。因为它们脱落进入人体后，不少物质会造成生物学危害，应引起重视。

四、血液透析膜的作用和特性

在血液净化时血液和透析液中溶质和水的交换发生在透析器的透析膜。透析膜是一种半透膜，如前所述，透析膜的面积、厚度、膜的电荷和膜孔的大小等特性均会直接影响不同分子量物质在血液和透析液间的跨膜转运，因此透析膜是血液透析的中心环节，是治疗质量和是否成功的最终决定因素。

长期以来，血液净化用膜的研究一直受到世界各国重视，目前已研究和开发的用于制备血液净化用高分子膜的材质多达几十种。既往观点认为透析膜仅仅是一种提供液体、离子和分子转运的惰性结构，而现代研究显示透析膜不只具有弥散、对流和吸附能力，而且还与血液中某些成分的激活有关。血液净化治疗时，透析膜和血浆中的各种液体和细胞成分（如白细胞、补体）几乎都可以产生血-膜相互作用，产生相互作用少的膜是生物相容性好的膜。

（李翠莹　胡瑞海　贾微微）

第三节　血液透析用水处理和透析液

一、血液透析用水的重要性

血液透析是维持肾衰竭患者生命的有效手段，透析治疗需用大量的水。按照每周 3 次透析，每次治疗过程中需接触约 120～150L 透析液进行物质交换。透析膜在一定范围内对透析液中的有机物和无机物不具备选择性，如果透析用水及透析液质量达不到安全标准要求（透析用水细菌菌落数<200CFU/ml，内毒素水平<2EU/ml），透析液中所含的有害物质进入体内，不但影响透析液电解质浓度，还会对血液透析设备造成损坏，更严重的是有害物质会通过透析膜扩散进入患者体内，即使是较低浓度的有害元素，长期蓄积也会导致慢性中毒，并可导致败血症、热原反应、硬水综合征、慢性贫血、神经系统损害、透析性骨病以及透析性脑病等各种近期或远期并发症的出现，严重影响透析质量及患者远期预后。

（一）水处理引发的事故

以美国为首的西方国家在血液净化治疗方面走在世界的前列，但仍然出现了大量由于水处理设备本身故障、操作维护不当等原因所导致的重大事故。1988 年美国费城氯胺事件导致 44 名患者住院，其中 10 人送到急救室，幸而无人死亡。事故原因是反渗透装置扩容 3 倍而活性炭罐未作相应增加。1989 年美国纽约州某透析中心水处理系统中的超滤设备的叠氮化钠保养液未清洗彻底，导致 9 名患者在透析过程中出现血压过低、视觉模糊、腹痛、头痛等症状；1996 年荷兰小岛 Curacao 因反渗透机故障导致 15 名透析患者因铝过高而死亡，同年巴西 Caruaru 出现因供水系统消毒不良导致蓝绿菌孳生并释放内毒素，后经透析液进入血液引发急性肝衰竭而死亡。1998 年 8 月我国香港地区某医院洗肾中心因水处理例行消毒作业交班疏忽，未确认残余消毒液浓度而进行透析，造成 3 名患者因消毒剂中毒而死亡。2001 年澳大利亚雪梨市某透析中心人员因不熟悉纯水供水回路，误接未经处理含高浓度氯胺的水源，导致 6 名患者因接触氯胺而中毒。

虽然我国大陆地区未见关于水处理设备故障和处理不当引起透析事故的公开报道，但这并不表示我国的水处理设备和操作人员均处于良好的状态。比如某城市透析中心突发透析人群溶血性贫血，查明为活性炭罐失效而致。国内相关机构近年多次对医院透析中心水处理设备及水质进行了调查，结果也并不理想。我们应引以为戒，进一步加强水处理设备质量控制和操作规范方面的培训，杜绝类似事件的发生。

（二）血液透析用水处理目的和设备进展

回顾血液透析的历史，国内外发生多次因透析水质不合格导致的重大透析事故和灾难，轻者引起各种急、慢性透析反应，有的可遗留不可恢复的并发症；重者导致个体或群体死亡事件。为保证透析用水的质量安全，必须进行水处理，因此血液透析用水处理设备是血液净化中心的关键设备，将原水经过专用系统处理，为血液透析提供稳定可靠的高质量的水质。这个程序经历了漫长的、不断改进与提升的过程。从最初的软化水透析到反渗水透析已有 40 余年历史，继而从单极反渗水发展到双极反渗水。Bernard JM 等将水处理发展分为三期，第一期（1960—1970）为开拓期，此期主要是建立水处理程序，以便确保透析患者的存活率。这时使用的水处理设备主要排除水中胶体颗粒、铝、镁、氯和毒素，旨在防止硬水综合征和热原反应。第二期（1970—1980）显示有些物质（如硫酸铝、氯胺）加到城市水中可以控制水的浊度和生物学污染。这个过程对水处理系统进行了改进，包括反渗透膜和去离子装置，进一步提高水的纯度。第三期

(1980—1990)新的透析技术的出现,如碳酸氢盐透析、高渗透膜、超滤控制等需要水进一步纯化以保证生物学指标和减少内毒素的污染。近年人们认识到,提高水质纯度可以降低炎症反应、减少心血管疾病(cardiovascular disease,CVD)并发症、增加红细胞生成素敏感性、改善营养状态、降低 β2 微球蛋白水平和减少淀粉样变性的发生率,并有利于保护残余肾功能,所以纷纷追求透析液纯度,继而出现了双膜反渗装置,水输送管路循环和无死腔,入透析机前透析液路加内毒素滤器等做法,以制备超纯透析液(细菌菌落数<0.1CFU/ml;内毒素水平<0.03EU/ml)。

我国从20世纪五六十年代开始进行维持性血液透析,基本用软化水透析,这样的水处理只能达到去除胶体、钙、镁等有害物质,防止产生"硬水综合征"。到20世纪70年代,发现加入到自来水中用来于降低水浑浊的硫酸铝和杀灭水中细菌的活性氯能引发一些透析并发症,如"透析痴呆"和溶血,因此水处理系统被改进,加入了活性炭过滤器,用来去除活性氯和氯胺。20世纪80年代为进一步提高水质,应用电渗析技术、阴阳离子交换装置,能更有效地去除各种离子。与此同时国外带有逆渗透膜的水处理装置引进国内,一时间国内的透析中心纷纷安装反渗装置。

近年随着卫生法规的建立与健全,卫生部门对透析水质形成企业或国家标准,各省市也相继成立了监管透析质量(包括水质)的社会学术组织和卫生行政机构,定期对透析用水质量进行检查,大大提高了透析患者的安全性。

(三) 水中超标物质的种类和对机体的影响

水中超标物质的种类主要包括微生物、无机盐和不溶性颗粒。

1. 微生物　水中的微生物主要是细菌及其释放和降解产物(内毒素),偶尔也有真菌、病毒和酵母等。

(1) 细菌:在水和透析液中常见的细菌是革兰阴性菌和非结核性分枝杆菌。由于这类细菌能形成生物膜(biofilm),使它能够附着在物体的表面,很难被清除,特别是反渗膜、输送水管道、储水箱等地方。同时生物膜能够保护细菌对抗消毒剂对它们杀灭,而且不断释放内毒素。如果透析膜出现破坏,细菌就可以进入患者的血液中,引起毒血症。如果透析膜不破,细菌的产物和细胞膜的成分也可以通过透析器膜孔进入血液,引起患者的致热反应,使患者出现发热、寒战、低血压、恶心等症状,严重的可导致患者死亡。

细菌可以被很多种方法杀死,包括加热和化学杀菌,也可以被水处理的一些系统过滤掉。

(2) 内毒素:内毒素是 G^- 细菌细胞壁的成分,称为脂多糖(LPS),当细菌分解,内毒素便被释放出来。因为内毒素能引起透析患者的发热反应,所以它们又被称为致热原,由此而引起患者的反应称热原反应。透析患者长期与含有内毒素的水接触可引发慢性并发症,如免疫功能下降、淀粉样病变、动脉粥样硬化、血管疾病、分解代谢亢进等,同时也会引起透析患者机体对红细胞生成素的抵抗。

因为内毒素不是一种活体,不可能被杀死,也很难被清除,所以通常情况下保持水中细菌的低浓度,同时保证水和透析液系统处于流动状态,可以避免内毒素的积累。在水处理系统中去除内毒素的单元是活性炭、反渗膜和超滤膜、内毒素过滤器。

(3) 病毒:病毒体积较大,一般不能通过完整的透析膜,但如果透析膜破损,将增加病毒进入血液机会。病毒可被很多化学消毒剂杀灭。

2. 化学物质

(1) 残余氯:残余氯是指水中含氯化合物与游离氯总和,主要被用来进行饮用水的消毒,杀死水中的细菌和病毒、真菌。活性氯和氨反应可生成活性氯胺,它具有氧化性(与氧发生反应破坏细胞壁),如果患者与高浓度活性氯胺接触,可发生溶血(红细胞破裂)导致急性贫血。

氯胺能够以弥散方式通过透析膜,所以要求透析用水中活性氯胺不能超过 0.1mg/L,游离活性氯不能超过 0.5mg/L。

(2) 可溶性无机盐:如果原水中某些无机盐含量过高,或由于水处理某些元件功能失效,会导致最终透析液中某些离子增高和存在微量元素,这些成分异常会引起一系列相关病变和并发症。常见无机离子包括钠、钾、钙、镁等。钠离子增高引起头痛、口渴、高血压、肺水肿、精神错乱、心动过速、抽搐、昏迷。钾离子增高引起心脏传导阻滞。如果水中钙、镁离子浓度过高,可引发"硬水综合征",典型的症状有恶心、呕吐、发热、血压高、头痛、神经错乱、癫痫、记忆丧失和障碍等。

微量元素包括多种,透析相关主要有以下几种:①铝:水中铝的产生是由于自来水中加入硫酸铝,产生絮状沉淀使浑浊水澄清。另外铝还来源于水加热系统中的铝电极,透析管道系统中的铝泵等。当血清中铝含量超过 500μg/L 时,可引起急性铝中毒。持续含量在(100~200)μg/L,可引起慢性铝中毒。产生的并发症有铝脑病,铝相关骨病,抵抗红细胞生成素的小细胞低色素性贫血等。②铜:铜是组成血红蛋白的基本微量元素,也是与造血有关酶的组成成分。透析相关铜中毒是由于透析水经过的管道中有铜离子的释放或在自来水中加入硫酸铜用于去除藻类。当浓度在400~500μg/L时，红细胞与游离铜接触可发生急性溶血，引起发热、严重贫血、肝损伤等，致死亡率增加。③锌：锌是近70种酶的基本成分，在透析患者的血浆中，含量为630~1 020μg/L。引起透析水锌污染的来源与电镀的水箱和水管中锌的释放有关。如果血浆中锌含量大于7 000μg/L，可引起发热、恶心、呕吐和严重贫血。④铅：铅中毒有皮肤和胃肠的表现（急性腹痛、顽固性便秘），也有神经系统的表现（纹状肌麻痹）和红细胞的损伤，其典型表现是红细胞膜上的嗜酸性斑点。铅对透析用水的污染根据城市所处的地理位置不同而异。由于铅和蛋白结合，所以血液透析滤过不能去除铅。⑤铁：高浓度的铁可以在许多地下水中以碳酸盐和硫酸盐的形式存在。铁在透析水中不会引起急性并发症，但是如果长时间与高浓度铁接触可引起含铁血黄素沉积症、贫血和骨病。

3. 不溶性颗粒和纤维 水中含有大量的不溶性颗粒、纤维和胶体，像沙子、泥土等，在水处理过程中要通过过滤器去除，防止损坏设备和反渗膜。

二、透析用水质量标准

早期对透析用水的要求局限于使用软化水，以防止硬水综合征。后来随着水处理设备的发展，开始使用反渗透和离子交换装置，防止透析性铝中毒。随着血液净化治疗的进一步发展及完善，人们逐渐认识到血液透析作为一种长期的肾脏替代治疗方法，患者生存期限变得越来越长（10年以上），随之带来的一些问题，对透析用水的要求更高。如在长期透析的患者中，由于β_2微球蛋白淀粉样变引发的骨病，和其他的长期透析并发症的增加；此外，血液透析引发的生物不相容性，作为一个潜在的危险因素正在增长，水的污染促进炎性介质的释放，导致微炎症反应[8,9]。现代透析技术对透析液的要求很高，其中碳酸氢盐透析液的大量使用为细菌提供了生长条件，而在线生产置换液的方式，对透析用水和透析液中的微生物要求更加严格。因此现在提倡透析中使用超纯水。

为了能够规范用水，各国均制定了相关的国家或行业标准，主要包括美国AAMI、加拿大Z364. 2. 2、欧洲药典、国际标准ISO13959和我国的医药行业标准YY 0572—2015等[10-12]。具体见透析用水的微生物标准（表73-1）和透析用水的化学污染物标准（表73-2）。

表73-1 血液透析用水的微生物指标

标准类别	细菌/（$CFU \cdot ml^{-1}$）	内毒素/（$EU \cdot ml^{-1}$）
美国AAM1	200	2
加拿大Z364. 2. 2	100	2
欧洲药典	100	0. 25
中国标准YY 0572—2015	100	1
国际标准ISO13959	100	0. 25

表73-2 血液透析用水化学污染物指标

（单位：mg/L）

物质浓度	美国AAM1	加拿大Z364. 2. 2	欧洲药典	中国标准YY 0572	国际标准ISO 13959
铝	0. 01	0. 01	0. 01	0. 01	0. 01
氯胺	0. 01	0. 01	–	0. 10	–
游离氯	0. 5	–	–	0. 5	–
总氯	–	–	0. 1	–	0. 1
氯化物	–	–	50	–	–
氟化物	0. 2	0. 2	0. 2	0. 2	0. 2
铅	0. 005	0. 005	–	0. 005	0. 005
硝酸盐（氮计）	2	2	2	2	2
硫酸盐	100	100	50	100	100
锌	0. 1	0. 1	0. 1	0. 1	0. 1
钙	2	2	2	2	2
镁	4	4	2	4	4
钾	8	8	2	8	8

续表

物质浓度	美国 AAM1	加拿大 Z364.2.2	欧洲药典	中国标准 YY 0572	国际标准 ISO 13959
钠	70	70	50	70	70
氨	–	–	0.2	–	–
锑	0.006	0.006	–		0.006
砷	0.005	0.005	–	0.005	0.005
钡	0.1	0.1	–	0.1	–
铍	0.000 4	0.000 4	–	–	0.000 4
镉	0.001	0.001	–	0.001	0.001
铬	0.014	0.014	–	0.014	0.014
铜	0.1	0.1	–	0.1	–
汞	0.000 2	0.000 2	0.001	0.000 2	0.000 2
硒	0.09	0.09	–	0.09	0.09
银	0.005	0.005	–	0.005	0.005
铊	0.002	0.002	–	–	0.002
锡	–	–	–	0.1	
总重金属	–	–	0.1		–
总有机碳	–	0.5	–		

三、透析液成分及临床意义

在血液净化治疗过程中，为了达到血液净化和电解质、酸碱平衡目的，透析液的作用极为关键。当血液与透析液接触时，产生双向弥散过程，使膜两侧的溶质浓度趋向平衡。透析液中的电解质浓度接近于正常人体生理浓度，而碱基高于血浆浓度，最终结果膜两侧电解质浓度达到生理性平衡，碱基进入血液纠正酸中毒。血液中多余的水分在压力的作用下，由膜内移向膜外。与此同时，血液中高浓度的尿毒症毒素、部分代谢产物、药物经过膜弥散或对流进入无毒素的透析液中，最终达到清除尿毒症毒素、纠正电解质紊乱和酸碱失衡目的。

多年来，通过长期的临床实践，透析液处方也不断地改进与更新，如最初透析液钠浓度 132 ~ 135mmol/L，为了增加透析液渗透压加入 0.2%的葡萄糖，结果发现透析中患者低血压发生率增多，同时也难以纠正低钠血症。至于葡萄糖的坏处已被公认，结果透析液钠浓度为 138 ~ 140mmol/L 和无糖透析液处方被广泛接受。透析液第二个变化是醋酸盐换成碳酸氢盐。当初不能解决碳酸钙沉淀问题而选用醋酸盐，后来发现醋酸盐害处多，现采用 A、B 液成分，在机内变为混合液（A、B 液与水）进入透析器从而决了碳酸钙盐沉积问题。现代透析机不但可保证处理水和浓缩液的准确配比，还可持续监测最后成分的稳定性。随着透析患者甲状旁腺功能亢进病例增多，近年应该说透析液最大的变化是钙离子浓度变化，最初为 1.75mmol/L，现在基本为 1.5mmol/L，根据临床需要也可选用 1.25mmol/L 低钙透析液[13]。表 73-3 所列为透析液各种成分的浓度范围。

表 73-3 透析液各种成分的浓度范围

碳酸氢钠透析液成分	浓度范围
钠[Na^+]/(mmol · L^{-1})	135 ~ 144
钾[K^+]/(mmol · L^{-1})	0 ~ 3
钙[$Ca^{2=}$]/(mmol · L^{-1})	1.25 ~ 1.75
镁[Mg^{2+}]/(mmol · L^{-1})	0.25 ~ 0.75
氯[Cl^-]/(mmol · L^{-1})	98 ~ 112
碳酸氢盐[HCO_3^-]/(mmol · L^{-1})	20 ~ 35
pH	7.2 ~ 7.35
渗透压/[mOsm · (H_2O · kg^{-1})]	285 ~ 295

（一）钠

钠是决定细胞外液的主要阳离子，维持晶体渗透压的主要成分，很容易通过透析膜，故而透析液中钠浓度，对血液透析患者血压稳定性起着重要作用。

20 世纪 70 年代，为纠正高血压，透析液钠浓度常

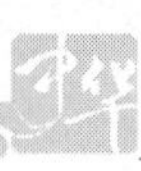

低于血浆钠，使钠弥散丢失。但是负钠平衡可刺激肾素分泌，反而升高血压；另外，低钠透析液产生的负钠平衡，可导致血钠浓度和血浆渗透压的降低，使得液体从细胞外液转移进入细胞内。这些渗透压的改变，以及随后发生的液体转移，是发生透析失衡、痉挛和低血压的主要原因。随后几年中，随着透析患者低血压的增多以及透析机可调钠技术的出现，低钠透析液不再被接受，转而提高透析钠浓度以增加临床耐受性。为了解决高钠透析液导致的口渴、高血压等问题，可采用可调钠透析，即从治疗开始到结束时，透析液钠浓度呈现从高到低或从低到高再到低的动态变化，保持透析中血钠高水平，有利于细胞内水分向细胞外转移，维持血容量稳定。

（二）钾

高钾血症是急性和慢性肾衰竭经常发生的最危险并发症，钾在透析间期容易蓄积。为达到足够的钾清除，透析液钾浓度应明显低于血浆钾浓度，常维持于1.5~2.5mmol/L，此浓度足以在整个透析治疗过程中产生弥散梯度。

（三）钙

透析液钙浓度对维持机体钙的动态平衡极为重要，且可避免患者体内钙代谢紊乱而导致的副作用。合适的透析液钙浓度为1.25~1.75mmol/L。钙浓度应依据每位患者的钙平衡情况、PTH和血钙水平、服用含钙的磷结合剂的总量来调整，以避免危险的高钙血症和软组织钙化。常用的几种透析液钙浓度：高钙透析液大于1.75mmol/L；中等钙透析液1.5mmol/L；低钙透析液小于1.25mmol/L，对于接受口服补钙、含钙的磷结合剂和活性维生素D的患者，其透析液钙浓度降为1.05~1.35mmol/L，仍可维持满意的钙离子水平，并能控制骨营养不良。在使用不含钙的磷结合剂时，可将透析液钙浓度提高，如钙浓度为1.65~1.75mmol/L的透析液进行透析。

（四）镁

镁是一种细胞内阳离子，主要存在于骨组织中。因此，血浆镁水平（0.6~1.0mmol/L）仅部分反映了体内总镁水平的变化，血浆中一部分镁与蛋白结合，仅有70%可经弥散通过透析膜。尿毒症患者血镁水平受饮食水平、胃肠道吸收、尿排泄减少及含镁药物等因素影响，因此血镁水平可能是降低、升高或正常。使用低镁透析液在透析中可发生与血压无关的痉挛，如果将透析液镁转换到0.75mmol/L症状可立刻缓解。最近有开始使用含氢氧化镁或碳酸镁的药物作为磷结合剂，对于接受这种治疗的患者，推荐使用低镁浓度透析液（0.2~0.35mmol/L）以避免明显的高镁血症。

（五）氯

大部分透析液中的氯浓度为98~112mmol/L。因钠、钾、钙、镁常以氯化物形式存在于浓缩液中，透析液中的氯浓度决定于总阴离子电荷，应相应于阳离子电荷的电化学关系。调整钠浓度时，氯浓度也随之变化，由于氯离子浓度过高不利于纠正酸中毒，因此，透析液钠离子的增加必要时可用少量醋酸钠或碳酸氢盐代替。可由以下公式得到氯的浓度：

$$[Cl^-]=[Na^+]+[K^+]+[Ca^{2+}]+[Mg^{2+}]-[\text{醋酸}+\text{碳酸氢盐}]$$

（六）葡萄糖

在透析治疗的开始阶段，葡萄糖用于透析溶液中，以提高渗透压，将液体从血液中超出。早期透析治疗常使用的浓度为2~5g/L。随着血液透析机器的进展，可通过调整跨膜压来达到超滤，因此从这一点来说，透析溶液中的葡萄糖已无作用。透析液中葡萄糖的重要性还在于治疗中引起高血糖，从而预防从血中快速清除尿素而致的失衡综合征。含2.7g/L葡萄糖的透析液，可以减少透析中渗透压下降的50%，此点在小儿透析中更为明显。

含糖透析液能更好地达到酸碱平衡。缺乏葡萄糖时，三羧酸循环减慢，许多中间产物蓄积，致使其血液中水平增加，结果使具有潜在缓冲作用的有机阴离子排出增加，血液的缓冲效应轻度受损；糖尿病患者使用含糖透析液能避免透析中低血糖反应。但是与无糖透析液相比，含糖透析液比较容易被细菌污染，增加长期透析患者的糖负荷，可能导致患者血脂代谢异常等弊端。目前含糖透析液已被淘汰。

（七）缓冲剂

纠正尿毒症患者的代谢性酸中毒是透析的基本目标之一。血液透析不能清除大量的游离氢离子（H^+），但是可以被血浆中的碳酸根迅速缓冲。1943年Kolff首先使用碳酸氢盐作为缓冲剂进行血液透析，但是发现加入钙和镁后产生碳酸钙和碳酸镁结晶沉淀，不但影响电解质浓度，对透析机也有损害。20世纪60年代开始使用醋酸盐作为透析液中的缓冲碱，醋酸可以经过肝脏转换成碳酸氢盐，该溶液具有化学稳定性好，且可有效避免微生物污染。低廉的价格、在体内等摩尔转换为碳酸氢盐、溶液中的抑菌作用，使得醋酸盐成为透析治疗纠正酸碱紊乱的首选物，在全世界使用了20多年。醋酸盐透析液使得透析简单易行，促进了血液透析技术的发展。20世纪80年代，由于高效透析技术的出现，使得醋酸盐透析液的缺点明显起来。如大量醋酸盐快速进入体内，来不及在肝脏代谢，导致阴离子间隙升高，碳酸氢盐水平下降。现在通过改革透析液制备、混合和输送技术，使用比例泵将含碳酸氢盐和钙、镁的浓缩液分隔在两个容器中，解决了碳酸钙和碳酸镁结晶沉淀问题。此举提高了患者的临床耐受性，更生理性地纠正尿毒症酸中毒。目前碳酸氢盐透析几乎完全替代了醋酸盐透析。在碳酸氢盐透析中，透析液的碳酸氢盐浓度多为30~35mmol/L。

（胡瑞海　雷震　贾微微）

第四节　血液净化的血管通路

一、血管通路的发展史

同血液透析技术一样，血管通路的发展也经历了一个漫长的过程。早期人们采用的方法是切开动静脉，置管后引出血液，透析结束后拔除导管再缝合血管。由于缺乏可以长期反复使用的血管通路，血液透析在很长一段时间内仅用于急性肾衰竭的救治，而无法作为慢性肾衰竭的维持性治疗。1960年，Quinton和Scribner第1次将2根聚四氟乙烯导管置入到透析患者手臂的相邻动静脉血管上，并在体外连接起来，形成了一个可以反复使用的血管通路，使慢性肾衰竭患者的长期间断透析成为可能，这一动静脉外瘘的成功建立，成为血管通路发展史上一个里程碑式的创举。此后又有学者对动静脉外瘘进行了各种改良，但其平均寿命也仅能达到6~12个月，且感染、血栓形成、出血的风险较高。1966年，Brescia和Cimino等首次报道了桡动脉-头静脉内瘘在慢性肾功能不全患者血液透析中的应用。随着时间的延长，内瘘头静脉逐渐扩张，管壁增厚，穿刺更加容易，且感染、血栓形成风险较低，成为维持性透析患者安全、可持续的血管通路。时至今日，动静脉内瘘仍是全球范围内维持性血液透析患者使用最广泛的通路类型。1980年代后，出现了移植血管内瘘和人造血管内瘘，为那些无法实施自体动静脉内瘘手术的透析患者提供了新的生命线。

与动静脉瘘同步发展的还有中心静脉置管技术。1953年，Seldinger等发明了一种通过导丝经皮置管的方法，被称为Seldinger技术。1961年，医师首次采用Seldinger技术将导管置入股动脉和股静脉进行血液透析治疗，为中心静脉导管在血液透析中的应用开创了先河。此后，中心静脉置管技术在临床实践中不断改进。1980年代，带隧道和涤纶套的中心静脉导管出现，其使用寿命较临时导管明显延长，感染、血栓形成等并发症减少，成为不能建立内瘘的患者或内瘘成熟过渡期患者的重要选择[14]。

二、血管通路的选择及适应证

（一）血管通路的选择原则

血管通路是血液透析患者的生命线，不管选择什么样的血管通路，都应该具备以下几个基本特征[15]：①容易重复建立血液循环；②在透析结束，血流量可以较快速地逐渐减少至零；③保持长期的功能，不必经常手术干预；④没有明显并发症；⑤可防止感染。

（二）临时留置导管适应证

1. 初次血液透析的患者且无动静脉内瘘或长期透析患者内瘘功能不良　急诊透析或短期内需要透析者，或当维持性血液透析患者透析过程中不能从其动静脉内瘘获得充足的血流量时，需要建立临时血管通路，这是临床上最常见原因之一。

2. 感染　如果决定拔除感染的原来留置的血液透析导管，那么就需要临时留置新导管作血液透析通路。如果原来为颈内静脉留置导管，我们应当考虑使用新的临时性股静脉导管作血液透析，以防止颈部插管容易发生再感染，直到患者感染得到控制[16-19]。

3. 急性肾衰竭　急性肾衰竭患者通常需要留置临时性血管通路。如果患者仅需要几次血液透析的话，那么可采用股静脉留置导管，否则最好采用颈内静脉留置导管。如果患者透析需要3~4周或更长的话，建议采用皮下隧道带涤纶套的静脉导管。因为这种类型的留置导管，并发症发生率明显减少[20-22]。这类患者尽量避免使用锁骨下静脉留置导管，以便减少静脉血栓的发生率。

4. 中毒抢救　在一些误服大剂量药物或毒物的中毒者，需要血液净化治疗清除毒物或药物时，需要留置临时静脉导管，因此可考虑采用股静脉插管，此法并发症发生率相对低。

5. 血浆置换疗法　某些疾病，如格林-巴利综合征、重症肌无力，Good-pasture综合征，血栓性血小板减少性紫癜及系统性红斑狼疮等患者需要清除自身抗体，而做血浆置换治疗时，通常需要建立临时血管通路。

6. 其他　动静脉移植血管搭桥，半永久性带涤纶套导管或双腔静脉留置导管血流量不足时也需要重新插临时性留置导管。腹透患者由于腹部外科情况，漏液、感染或疝气而必须停止腹透时，也可能需要临时性血液透析过渡治疗而留置临时导管。

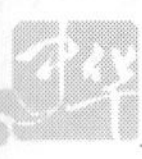

（三）带隧道和涤纶套的中心静脉导管适应证

根据改善全球肾脏病预后组织（Kidney Disease: Improving Global Outcomes，KDIGO）指南[23]，国内专家讨论意见提出带隧道和涤纶套的中心静脉导管适合下列患者：①永久性动静脉内瘘尚处于成熟期而急需血液透析的患者。②肾移植前过渡期的患者。③不能建立自体内瘘且不能进行肾移植的患者。④患有严重的动脉血管病的患者。⑤腹膜透析患者，因并发症需要暂停腹透，而需行血液透析较长一段时间。⑥低血压而不能维持瘘管血流量，或者已有心力衰竭不可建立内瘘的患者。⑦对于少数预期生命期有限的尿毒症患者。

（四）永久血管通路的选择（自体动静脉内瘘和人工血管内瘘）

需要维持性血液透析的患者建立动静脉内瘘的选择：第一，腕部（桡动脉-头静脉）动静脉内瘘。第二，肘部（肱动脉-头静脉）动静脉内瘘。如果无法建立上述两种类型的内瘘，那么可采用下列方式建立的内瘘：第一，合成材料动静脉移植物（如聚四氟乙烯人造血管）；第二，移位肱动脉-贵要静脉内瘘。

腕部（桡动脉-头静脉）和肘部（肱动脉-头静脉）动静脉内瘘是最受欢迎的通路，具有很好的通畅率，与其他类型的通路比较，并发症发生率低，包括通路狭窄、感染和窃血现象。同时，随时间推移功能（如血流量）越来越好[24,25]。

三、临时导管留置方法

临时导管留置一般选择颈内静脉、股静脉及锁骨下静脉，锁骨下静脉穿刺可发生血、气胸等严重并发症，且锁骨下静脉血栓和狭窄发生率高，可能影响同侧血管内瘘术后功能，故临床上常用前两者。三部位留置导管的优缺点见表73-4。

表73-4 三部位深静脉留置导管的优缺点比较

股静脉	锁骨下静脉	颈内静脉
操作较容易	需较高技术和经验	比锁骨下静脉容易
并发症少且轻	可能发生威胁生命的并发症，如血气胸	并发症发生率较低，较少威胁生命
不建议超过1周，感染率高	可保留3~4周	可保留3~4周
多在心力衰竭、呼吸困难者不能平卧体位时采用	需头后倾体位	需头后倾体位
影响活动，不方便行走	可自由活动，可门诊透析	可自由活动，可门诊透析
可获得较好血流，常与大腿位置有关	可获得较好血流	可获得较好血流
血栓发生率和不畅率高	锁骨下静脉血栓和狭窄发生率高	狭窄发生率低，血栓发生率同锁骨下静脉

（一）颈内静脉穿刺

1. 部位选择　右侧颈内静脉较粗且与头臂静脉、上腔静脉几乎成一直线，插管较易成功。颈内静脉中段位置较表浅，操作视野暴露充分，穿刺时可避开一些重要的毗邻器官，操作较安全，操作中多选此段穿刺。

2. 体位参考　患者多取仰卧位，肩部垫枕使之仰头，头偏向对侧，操作者站于患者头端。

3. 进针技术　在选定的进针处，针头对准胸锁关节后下方，针与皮肤角度为30°~45°进针，防止穿透静脉后壁。要求边进针边抽吸，有落空感并回血提示已进入颈内静脉内，再向下进针较为安全。进针插管深度应考虑到个体的身长及体型。

（二）股静脉穿刺

1. 部位选择　穿次点选在髂前上棘与耻骨结节连线的中、内1/3段交界点下方2~3cm处，股动脉搏动处的内侧0.5~1.0cm。

2. 体位参考　患者选取仰卧位，膝关节微屈，臀部可稍垫高，髋关节伸直并稍外展外旋。

3. 进针注意点　在腹股沟韧带中点稍下方摸到搏动的股动脉，其内侧即为股静脉，穿刺针与皮肤角度呈30°~40°刺入。要注意刺入的方向和深度，穿刺针朝向心脏方向，稍向后，以免穿入股动脉或穿透股静脉。要边穿刺边回抽度，如无回血，可慢慢回退针头，稍改变方向及深度。穿刺点不可过低，以免穿透大隐静脉根部。

四、长期血管通路

维持性血液透析治疗患者必须建立长期血液透析通路。目前尚无绝对理想的血管通路类型，参照国际上一些指南的建议，长期血管通路应该首选自体动静脉内瘘（arteriovenous fistula，AVF），当自体AVF无法建立的时候，次选应该为移植血管内瘘(graft arteriovenous fistula，GAVF)，带隧道和涤纶套的中心静脉导管(tunneled cuffed catheter，TCC)应作为最后的选择。

(一) 自体动静脉内瘘

手术部位原则先上肢后下肢，先远端后近端；先非惯用侧后惯用侧[26]。惯常顺序是腕部自体内瘘(桡动脉-头静脉，贵要静脉-尺动脉)、前臂转位内瘘(桡动脉-贵要静脉转位，肱动脉-贵要静脉转位，肱动脉-头静脉转位)、肘部自体内瘘(肱动脉-头静脉，肱动脉-肘正中静脉，肱动脉-贵要静脉)。血管吻合方式推荐静、动脉端侧吻合[27]。

(二) 移植血管内瘘

对自身血管条件差不能建立自体 AVF，或血流动力学不稳定不能耐受自体 AVF 的患者，移植血管内瘘 GAVF 近年发展迅速[28]。用于移植血管内瘘的材料多选用膨体聚四氟乙烯(expanded polytetrafluoroethylene，E-PTFE)，具有生物相容性好、长期通畅率高、血流量大、口径和长度可任选、能反复穿刺及使用时间长等优点，缺点是价格昂贵、手术难度高及术后血清肿等。

(三) 带隧道和涤纶套的中心静脉导管留置方法

经皮下隧道留置的涤纶套导管可以使用数周到数月，甚至数年，所以一般也可归为长期血管通路。带隧道和涤纶套的中心静脉导管留置后即可使用，无须穿刺，对血流动力学影响不大。穿刺部位与临时导管相同，以右侧颈内静脉为最常用。多采用 Seldinger 技术，通过导引导丝将导管插入，使用不同规格的扩张器，大扩张器带有撕脱型外套，留置导管通过撕脱型外套送入血管，在送入导管的同时撕开外套并拉出。导管尖端一般位于第 3 肋间或第 7 胸椎水平。超声进行颈内静脉定位大大增加了首次插管的成功率[29]。

(邱德俊 胡瑞海 贾微微)

第五节 血液净化抗凝技术

血液净化作为一种体外循环治疗模式，其顺利进行需要合适的抗凝治疗[30]。血液净化抗凝治疗的目的在于：①维持血液在血管通路和透析器中的流动状态，保证治疗过程顺利实施；②预防因血液净化治疗引起的血液凝血因子活化诱发的血栓栓塞性疾病；③防止血液净化治疗过程中炎症因子活化诱发的炎症反应，提高生物相容性。因此合理选择抗凝治疗方案，是提高血液净化治疗质量的重要环节。抗凝方案的选择，一方面要充分抗凝，有效达到抗凝治疗的目的，另一方面又要避免抗凝过渡诱发或加重患者的出血[31]。因此，在抗凝剂选择、剂量应用及使用方案上要依据患者的凝血状态、血栓栓塞性疾病和出血风险，个体化实施并动态调整。

一、凝血状态的监测与评估

机体凝血系统包括凝血和抗凝两个方面，两者间的动态平衡维持体内血液流动状态和防止血液丢失[32,33]。凝血、纤溶分子指标见表 73-5，但体内凝血酶和纤溶酶的半衰期较短，尚无法直接检测。

表 73-5 凝血、纤溶分子指标

凝血系统	
项目	指标
启动因子	Ⅻa、TF、Ⅶa
启动抑制因子	TFPI
凝血酶生成	PF_{1+2}、TAT
凝血酶活性	FPA、D-dimer
凝血抑制因子	ATⅢ、PC、PS
纤溶系统	
项目	指标
启动因子	tPA、uPA
启动抑制因子	PAI-1
纤溶酶生成	PIC
纤溶酶活性	FDP、D-dimer
纤溶抑制因子	α2-PI

(一) 临床常用凝血指标

1. 凝血时间(clotting time，CT)和活化凝血时间(activated clotting time，ACT) CT 是指血液离开血管后体外凝固的时间，ACT 是指将抽出的血液置入盛有白陶土或硅藻土的试管后，血液发生凝固的时间。CT 和 ACT 主要是反映内源性凝血途径中各种凝血因子是否缺乏或功能异常，是否有抗凝物质增多，ACT 由于应用白陶土或硅藻土激活凝血系统，因此较 CT 更为敏感。CT 正常参考值：玻璃管法 5~10 分钟；ACT 正常参考值 70~130 秒。在监测肝素抗凝时 ACT 值维持用药前的 1.5~2.5 倍。

2. 凝血酶原时间(prothrombin time，PT) 将 Ca^{2+} 和组织凝血活酶加入被检测的血浆中，血浆发生凝固的时间称为 PT，主要用于检测传统而言的外源性凝血途径。PT 参考值一般为 11~13 秒，与对照血浆相比延长 3 秒以上有临床意义。凝血因子Ⅰ、Ⅱ、Ⅴ、Ⅶ、Ⅹ缺乏时 PT 延长，严重肝病、维生素 K 缺乏、纤溶亢进、

DIC均可使PT延长；肾病综合征、口服抗凝药或肝素抗凝时可使PT延长，并且可以根据PT延长幅度调整剂量、监测疗效；而高凝状态、血栓前或血栓病时、多发性骨髓瘤时PT缩短。

3. 凝血酶原时间比值（prothrombin time ratio，PTR）　为受检血浆PT与对照血浆PT的比值，参考值0.86~1.15。国际标准化比值（international normalized ratio，INR）= PTR^{ISI}，ISI为国际灵敏度指数（international sensitivity index，ISI）。INR参考值为0.8~1.2，临床多用于华法林治疗的监测：INR 2~4为抗凝治疗的合适范围；INR>4.5时，如纤维蛋白水平和血小板数正常，则提示抗凝过渡，应减少或停止用药；如纤维蛋白原水平和血小板数减低，则提示DIC或肝功能障碍存在。

4. 活化部分凝血活酶时间（activated partial thromboplastin time，APTT）　将Ca^{2+}、接触因子和磷脂加入受试血浆中，血浆发生凝固的时间称为APTT，主要用于检测传统意义的内源性凝血途径。正常参考值为26~36秒（仪器法），与对照血浆比较延长10秒以上有意义。APTT延长可见于凝血因子Ⅻ、Ⅺ、Ⅸ、Ⅷ、Ⅹ、Ⅴ、Ⅱ、前激肽释放酶原、高分子量激肽原和纤维蛋白缺乏或其抑制物增多；APTT缩短见于血栓前状态或血栓病，但是当受试标本中的血小板去除不彻底或标本采集不当时，也会干扰结果使APTT缩短。由于APTT对肝素非常敏感，多用于普通肝素抗凝的检测，一般维持为用药前的1.5~3.0倍，但是不用于低分子量肝素抗凝的检测。

5. 血浆纤维蛋白原（fibrinogen，Fg）　应用凝血酶法在受试血浆中加入凝血酶，使血浆中Fg转为纤维蛋白，通过血浆凝固速率计算血浆Fib的浓度。正常参考值2.0~4.0g/L，Fg升高见于感染或非感染性炎症状态、血栓病及血栓前状态、应激状态、老年人和妊娠状态等；Fg降低见于炎性肝病、DIC、原发性纤溶亢进等。

6. 凝血酶时间（thrombin time，TT）　在受试血浆中加入“标准化”凝血酶溶液，血浆凝固所需的时间称为TT。正常参考值为11~18秒，较对照血浆延长3秒以上有意义。TT延长多见于血液中纤维蛋白（原）降解产物FDP增多、肝素或类肝素物质增多、纤维蛋白原降低。TT可用于粗略监测肝肾抗凝治疗。

7. 血浆D-二聚体　纤溶酶降解胶联纤维蛋白生成的特异性降解产物称为D-二聚体，它是体内活动性血栓形成和继发性纤溶亢进的标志物，并可用于鉴别原发与继发性纤溶亢进，前者不形成血栓，纤溶酶降解纤维蛋白原单体（FDP），故仅有FDP升高，D-二聚体一般不升高；后者先有微血栓形成，纤溶酶降解纤维蛋白，故FDP和D-二聚体均升高。正常参考值小于0.5mg/L。D-二聚体升高对诊断深静脉血栓形成或肺栓塞有高敏感性和低特异性的特点，而D-二聚体不升高对于排除上述疾病有很高（>95%）的预测价值。当溶栓治疗或应用肝素时可能造成D-二聚体假阳性的结果。

8. 血栓弹力图检测　血栓弹力图（thrombelastogram，TEG）是目前围手术期监测凝血功能的重要指标，可评估凝血全貌，判断血栓、出血风险、区分原发和继发纤溶亢进、判断促凝和抗凝等药物的疗效、指导成分输血、评估是否肝素抵抗或过量/残留、评估使用抗血小板药物后的出血原因等。危重患者进行连续性血液净化时，选择合适的抗凝剂及剂量，并进行及时、有效的凝血功能监测，对于治疗至关重要。血栓弹力图是一种以细胞学为基础的新型凝血检测模式，使用全血检测，而传统凝血检测PT、APTT或D-二聚体等，检测样本为血浆，对凝血过程是片段地、部分地描记。血栓弹力图检测指标，R值主要反应参加凝血启动过程的凝血因子综合作用；K值参数主要反应纤维蛋白和血小板在血凝块开始形成时的共同作用，以反应纤维蛋白的功能为主；α角度意义同K值，也是检测纤维蛋白原功能的一个指标。MA反映了正在形成的血凝块的最大强度及血凝块形成的稳定性，主要受血小板及纤维蛋白原两个因素的影响，其中血小板的作用约占80%，为临床检测血小板功能的重要指标；CI凝血综合指数，反应样本在各种条件下的凝血综合状态，<-3低凝，-3<正常<+3，>+3高凝，此参数对于血栓和出血的预测具有相当的意义。

（二）血小板活化指标

1. 全血血小板计数　血小板数量增加意味机体更易发生血小板性血栓，而血小板数量减少并非单纯反映止血功能异常，单位时间内血小板数量进行性降低提示存在血小板活化引起的血小板消耗性低下，是血小板活化的指标。血小板数量的正常值多标定为$(100\sim300)\times10^9$/L，不同实验室参考值会略有出入。血小板功能试验主要包括聚集、代谢、释放和血块收缩功能试验。

2. 出血时间（bleeding time，BT）　BT是皮肤毛细血管被刺伤后出血到自然停止的时间，其可反映血小板通过血管性血友病因子（von willebrand factor，vWF）与内皮下组织黏附以及聚集和释放反应是否正常。参考值2.5~9.5分钟，大于10分钟为延长。BT延长能反映血小板的数量、功能异常，当血小板数量小于50×10^9/L时，BT延长，在应用阿司匹林等抗血小板药物时即使血小板计数正常，但 BT 也延长；而 BT 缩短可提示血小板活化，另外 BT 延长也能反映 vWF 的异常。

（三）血液透析患者凝血状态的评估

评估血液透析过程中的凝血状态，不仅要评估患者全身的凝血状态，而且还要评估体外循环管路中的凝血状态。对于血液透析的患者，从透析管路动脉端采集的样本，由于血液刚从体内流出，因此各项凝血指标的检测可反映患者体内的凝血状态；而从管路静脉端采集的样本，由于血液刚流过体外循环管路，因此各项凝血指标可反映患者体外循环中的凝血状态，两者结合才能全面地判断血液透析过程中的凝血状态。

透析前凝血状态的评估主要是为了了解患者的基础凝血状态，知道透析过程中抗凝的剂量选择；透析结束后凝血状态的评估主要是为了了解患者透析结束后体内凝血状态是否恢复正常，是否具有出血倾向。因此透析前和透析后凝血状态的评估，需要从透析管路动脉端采集样本进行凝血指标的检测。透析过程中凝血状态的评估主要是为了了解患者透析过程中体外循环是否达到充分的抗凝、患者体内凝血状态受到抗凝剂影响的程度、是否易于出血。因此、透析过程中凝血状态的评估需要同时从透析管路动脉端和静脉管路端采集样本进行凝血指标的检测。

二、常用的血液净化抗凝方案

由于血液透析患者的年龄、性别、生活方式、原发疾病以及合并症各有不同，患者间血液凝血状态、出血倾向危险度差异较大，因此抗凝药物的选择与使用、抗凝方案的制定应在充分了解病史、实验室检查等临床评估的基础上，对患者凝血功能充分检测与监测下实施个体化治疗。而对于某个已经进入规律血液透析患者而言，常规的每次血液透析过程，其凝血状态差别不大，因此一旦确定患者的抗凝药物种类和剂量后，则无须每次血液透析过程都监测凝血状态[34]。

1. 普通肝素抗凝（heparin） 临床无出血倾向或出血性疾病、无肝素诱导血小板减少症、血浆抗凝血酶活性≥50%、无明显脂代谢或骨代谢异常，APTT、PT、PT-INR、D-二聚体正常或升高的患者，推荐选择普通肝素作为抗凝剂。普通肝素抗凝治疗的具体实施方案：一般首剂量 0.3～0.5mg/kg，追加 5～10mg/h，间歇性或持续性静脉注射，透析结束前 30～60 分钟停止追加。不良反应主要为出血倾向和肝素诱发血小板减少症（heparin-induced thrombocytopenia，HIT）。前者多见于肝素用量过大时发生，此种情况可用鱼精蛋白拮抗。1mg 鱼精蛋白可拮抗 1mg（125U）肝素，但临床应用时应考虑肝素的半衰期和代谢，调整鱼精蛋白使用剂量。而 HIT 的发生机制，肝素与血小板 4 因子结合形成抗原，刺激机体产生肝素与血小板 4 因子抗体（HIT 抗体），抗原抗体结合形成的复合物可激活血小板膜上的 FcγRⅡa，促进血小板活化、聚集、形成血栓，并导致血小板消耗性降低。一旦确诊 HIT，必需立即停用肝素、低分子肝素等肝素类制剂。在发生 HIT 后，一般禁止再使用肝素类制剂，在发生 HIT100 天内再次应用肝素类制剂会诱发全身过敏的急性 HIT，但血清 HIT 抗体转阴后是否可再次应用肝素类制剂，尚存争议。

2. 低分子量肝素抗凝（low molecular weight heparin，LMWH） 临床无出血倾向或出血性疾病、无肝素诱导血小板减少症、血浆抗凝血酶活性≥50%、有脂代谢或骨代谢异常，APTT、PT、PT-INR、D-二聚体轻度延长具有潜在出血风险的患者，推荐选择低分子量肝素作为抗凝剂[35]。

低分子量肝素抗凝治疗具体实施方案：一般给予 60～80U/kg 静脉注射。常规患者日常各种血液净化治疗过程中无须追加剂量，CRRT 患者可每 4～6 小时给予 30～40U/kg 静脉注射，治疗时间越长，给予追加的剂量应逐渐减少。不同的低分子量肝素半衰期有所不同，抗Ⅹa 与抗Ⅱa 效价比值也有所不同，因此作用时间与抗凝效果也略有不同[36]。

不良反应：不能完全避免出血并发症，此时使用鱼精蛋白中和低分子量肝素时需注意，鱼精蛋白仅能拮抗低分子量肝素制剂中的大分子量肝素的抗凝血酶作用，而不能拮抗低分子量肝素的抗凝血因子Ⅹ活性作用。所以鱼精蛋白不能按 1∶1的剂量中和低分子量肝素制剂。低分子量肝素也可引起血小板减少症（HIT），偶见变态反应的发生。

3. 无肝素抗凝 随着技术的发展，无肝素抗凝血液透析在合并出血或严重出血倾向及需外科手术治疗的急慢性肾衰竭患者透析疗效中已广泛应用。在透析前用 2 000ml 生理盐水或肝素生理盐水冲洗透析器和管道，使用时弃去肝素盐水。血流速 250～300ml/min 以上可减少透析过程中血栓形成。在透析过程中间断以 100～150ml/15min 冲洗液输入透析器前动脉端，同时夹住管路的动脉近端，冲洗液的选择可使用生理盐水 3 000ml 或血滤置换液。完成本技术需注意：①血流量 250～300ml/min 且无低血压；②透析器能承受 300mmHg 以上跨膜压或用高通量透析器，若达 450～750mmHg 的跨膜压，每次脱水可达 2～4kg；③透析护理须仔细；④不在透析器前输入血液和肠外营养液，因其易形成血栓。不良反应一般常见由于抗凝不充分导致的滤器和管路的凝血事件。个体化抗凝方案及透析过程中及时并充分的生理盐水冲洗可预防，同时需评估患者凝血状态。

4. 局部枸橼酸钠抗凝 存在明确活动性出血性疾病或明显出血倾向的患者，APTT、PT和PT-INR明显延长的患者，合并肝素诱导血小板减少症患者，抗凝血酶活性<50%的患者，可以选择枸橼酸钠作为抗凝剂[37,38]。枸橼酸钠抗凝治疗具体实施方案如下：①在连续性肾脏替代治疗中：4%枸橼酸钠自管路动脉端持续泵入，泵速（ml/h）=（1.2~1.5）×血流速（ml/min）；10%葡萄糖酸钙自管路静脉端持续输注，泵速为枸橼酸流速（ml/min）的6.1%，保持滤器后管路中游离钙离子浓度0.20~0.40mmol/L，外周动脉游离钙离子浓度1.00~1.20mmol/L[39]。②常规血液透析治疗时，由于含钙透析液可弥散入血钙离子，相当于间接补钙，故仅在体外循环管路滤器前持续从动脉端输注4%枸橼酸钠溶液即可，无须透析器后单独补钙。血流量：枸橼酸钠流量=1∶1.2~1∶1.25。我们的经验为血流量200~250ml/min，枸橼酸流量250~300ml/h[40]。不良反应主要是高钠血症、代谢性碱中毒、低钙血症和高钙血症等[41]。

5. 阿加曲班 阿加曲班为人工合成的高选择性凝血酶抑制剂，能特异性、可逆性地与凝血酶活性部位结合，不仅对循环中凝血酶，而且对与纤维蛋白结合的凝血酶均具有抑制作用，因此具有良好的抗纤维蛋白形成和抗血小板积聚作用。阿加曲班对凝血酶的抑制具有高度选择性，对凝血因子X和纤溶酶的抑制作用很小，不会引起出血时间的延长；主要在肝脏代谢，25%从肾脏排出，但肾功能不全不影响其代谢，半衰期约为20分钟。抗凝作用不依赖于抗凝血酶Ⅲ，适用于先天性或后天性抗凝血酶Ⅲ缺乏的血液透析患者，也适用于应用肝素诱发血小板减少（HIT）的血液透析患者[42]。因半衰期较短，选择合适剂量由血液净化管路动脉端输入，可达到单纯体外抗凝的效果，而在回输到患者体内后因血液循环的稀释和快速的代谢而失活，因此对机体内的凝血状态影响小，发生出血风险小。但对于合并严重肝功能障碍的患者，阿加曲班的半衰期延长，不能达到利用其快速代谢的特点取得单纯体外抗凝的目的，此时不宜选用该药作为抗凝剂。

一般而言对于抗凝血酶Ⅲ缺乏、HIT或合并出血性疾病、明显出血倾向的患者，阿加曲班首剂剂量0.1mg/kg，追加剂量0.05mg/kg，基本上是安全和有效的。阿加曲班监测指标为APTT，其血中浓度与APTT呈直线关系。对于高危出血倾向患者，文献报道另外的临床使用方案，一般首剂剂量250μg/kg，追加剂量2ug/（kg·min），持续滤器前给药[43]；阿加曲班也可在CRRT中使用，CRRT患者给予（1~2）μg/（kg·min），持续滤器前给药。血液净化治疗结束前20~30分钟停止追加，监测APTT并调整剂量[44]。不良反应主要为出血和药物过敏，前者主要发生在单位时间内使用剂量过大的情况下，故使用时应密切观察，定期检测APTT[45,46]。合并明显出血性疾病时可给予凝血酶原制剂或新鲜血浆，促进体内凝血酶生成，减少阿加曲班的抗凝作用。而药物过敏可能临床表现为荨麻疹、血压降低、呼吸困难等症状，严重者可发生过敏性休克。因此，使用时应密切观察体征，一旦发现过敏症状应终止给药，并给予抗过敏治疗。

三、血液净化抗凝方案选择的原则

无肝素透析，主要适用于凝血因子、血小板减少或缺乏，具有出血倾向的患者以及外科手术术后具有伤口出血风险的患者。

对于临床上没有出血性疾病的发生和风险，没有显著的脂代谢和骨代谢的异常，血浆抗凝血酶-Ⅲ活性在50%以上，血小板数量、血浆部分活化凝血酶原时间、凝血酶原时间、国际标准化比值正常的患者，推荐选择普通肝素作为抗凝药物。

对于临床上没有活动性出血性疾病，血浆抗凝血酶-Ⅲ活性在50%以上，血小板数量基本正常，但存在脂代谢和骨代谢的异常，或血浆部分活化凝血酶原时间、凝血酶原时间和国际标准化比值轻度延长，具有潜在出血风险患者，推荐选择低分子肝素作为抗凝药物。

对于临床上存在明确的活动性出血疾病或明显的出血倾向，或血浆部分活化凝血酶原时间、凝血酶原时间和国际标准化比值明显延长的患者，推荐选择阿加曲班，枸橼酸钠作为抗凝剂[47,48]，或采用无肝素抗凝的方式实施血液净化治疗。

合并肝素诱发的血小板减少症，或先天性、后天性抗凝血酶-Ⅲ活性在50%以下的患者，推荐选择阿加曲斑或枸橼酸钠作为抗凝药物。此时不宜选择普通肝素或低分子肝素作为抗凝剂[49]。

（李翠莹 邱德俊 李晓梅）

第六节 血液透析技术

一、概 述

血液透析（HD）是借助于透析器的半透膜结构，

将血液与透析液在透析器内分隔开来，通过溶质交换清除机体内潴留的代谢废物，维持电解质和酸碱平衡；通过清除溶液，减少体内过多的水。近年来，在传统HD疗法的基础上，借助于各种血液净化装置(血液滤过器、血液灌流器、血浆吸附器、血浆分离器和氧合器等)，通过体外循环，清除血液中的各种病理性物质，从而达到净化血液的目的，并逐渐形成一门新的学科—血液净化学。

二、血液透析的原理

血液透析借助于生物物理学原理，完成对溶质及水的清除和转运。通过弥散、对流和吸附作用，清除机体血液循环中各种内源性和外源性的毒素，纠正电解质紊乱和酸碱失衡，清除体内潴留的水分，最终目的是使患者机体内环境达到接近正常[50,51](具体见本章第二节)。

1. 溶质的清除　用尿素总转运系数(mass transfer-area coefficient of urea，KoA)来评定透析器对尿素氮等分子量相近溶质的清除效果。指在一定血流量和透析液流量下，透析器每分钟可以清除血液中尿素氮的毫升数。KoA值<500的透析器，只能用于低效透析或体型较小的患者；KoA值500~700为中效透析器，用于常规治疗；KoA值>700的透析器，通常用于高效透析。透析器对尿素、肌酐等小分子物质的清除率较高，而对维生素B_{12}等中分子物质的清除率较低。标准透析器的尿素(分子量60Da)清除率为150~180ml/min，肌酐(分子量113Da)清除率通常为尿素清除率的80%，维生素B_{12}(分子量1 355Da)清除率仅为30~50ml/min，而β_2微球蛋白(β_2-microglobulin，β_2-MG，分子量11 800Da)不能通过弥散机制清除。

2. 水的转运　血液透析时，水的转运是通过超滤来实现的，超滤是指水分在压力梯度等的作用下通过半透膜，从血液侧向透析液侧移动。影响超滤的因素包括：①静水压梯度：主要是借助于透析机的压力泵产生的，来自于透析液侧的负压，也包括来自于血液侧的正压。②渗透压梯度：因为血液透析的透析液与血浆基本等渗，所以水分的超滤对渗透压梯度依赖不大，而主要由静水压力梯度决定。③跨膜压力(TMP)：是指血液侧正压和透析液侧负压的绝对值之和。

超滤系数(ultrafiltration coefficient，Kuf)，代表透析器对水的清除能力。是指在每毫米汞柱的TMP下，每小时通过透析膜的液体毫升数，单位是ml/(mmHg·h)，是衡量透析膜对水的通透性能的一个指标。

$$UF = Kuf \times TMP \times h$$

式中UF为超滤量，H为透析时间(h)，TMP为跨膜压力(mmHg)，Kuf为超滤系数[ml/(mmHg·h)]。

透析器的Kuf为模拟实验系数。例如透析器的Kuf为7.5ml/(mmHg·h)，意味着使用100mmHg的跨膜压，每小时可以脱水750ml。Kuf用于定义透析膜的"高通量"或"低通量"，虽然Kuf临界值尚有争议，但是一般情况下将Kuf<10ml/(mmHg·h)称为低通量透析膜，几乎不能清除β_2-MG，主要应用于普通血液透析；Kuf>20ml/(mmHg·h)称为高通量透析膜，透析后β_2-MG下降约40%~60%，主要应用于高通量透析及血液透析滤过。需要注意的是，这主要是指对水的通过性能，与溶质的通过性能并不能画等号[51]。

三、血液透析的临床应用

(一) 血液透析适应证

1. 慢性肾脏病　目前，血液透析最大的治疗人群仍是慢性肾衰竭的患者。我国地域广阔，人口众多，地区经济差别很大，医疗资源的分布仍然不均衡，相当多的患者开始血液透析治疗时机较晚。2015年KD1GO更新了血液透析充分性临床实践指南，强调指出：①终末期肾脏病的相关临床表现，对开始维持性血液透析的时机具有指导作用：存在尿毒症性心包炎或浆膜炎、尿毒症脑病等并发症可能危及患者生命，是开始血液透析治疗的绝对指征。而营养状况恶化、严重乏力、持续性或难治性的水负荷过重、认知损伤、难治性高钾血症、高磷血症及代谢性酸中毒等常常也提示需要开始血液透析治疗。②不推荐仅仅依据肾功能的水平来决定开始血液透析的时机。如果患者无症状，则没有最低的GFR作为开始血液透析治疗的绝对指征。当肾功能逐步恶化至GFR<15ml/(min·1.73m^2)时，需要密切监测。当GFR<5ml/(min·1.73m^2)时，大部分肾脏学家认为应考虑开始血液透析。即使没有终末期肾脏病的临床症状，也不建议在GFR<2ml/(min·1.73m^2)时再开始血液透析治疗[52,53]。英国国家卫生与临床优化研究所(national institute for health and care excellence，NICE)2018年发布的肾脏替代治疗指南关于开始血液透析治疗建议：出现尿毒症症状，或生化指标或液体负荷过重造成影响；无症状，但eGFR在5~7ml/(min·1.73m^2)左右时；由患者(或家属)及其医疗团队共同作出开始透析的决定；注意由非肾脏疾病引起的症状[54]。

2. 急性肾损伤　急性肾损伤是临床常见的急危重症，开始肾脏替代治疗的时机也存在广泛争议。KDIGO指南建议的治疗时机包括：①存在危及生命的水、电解质及酸碱平衡紊乱时，应该紧急开始肾脏替

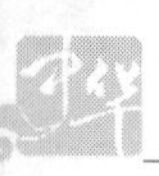

代治疗(未分级);②应全面依据临床症状、实验室检测结果的变化趋势,判断是否存在肾脏替代治疗能够改善的病情,而非仅仅依据尿素和肌酐的水平(未分级);③肾功能恢复至能满足自身需要时,应停止肾脏替代治疗(未分级);④不建议使用利尿剂促进肾功能恢复,或减少肾脏替代治疗的时间和频率(2B)。

2016 年急性透析质量倡议(acute dialysis quality initiative,ADQI)工作组提出应该个性化开始肾脏替代治疗,而不能仅仅依据肾功能或急性肾损伤(acute kidney injury,AKI)的阶段。包括 3 个主要因素:①疾病的危重程度,主要取决于循环稳定、炎症、代谢紊乱的程度;②溶质和液体的负荷状况;③潜在的慢性疾病,如年龄,慢性心、肺、肝脏疾病。每天至少评估 1 次肾脏功能的动态变化,一旦供需失衡决定启动肾脏替代治疗,需要立刻实施[55,56]。

我国 2019 年发布的专家共识建议,急性肾损伤时,依据肾脏功能是否能满足机体的需求,决定开始肾脏替代治疗:①存在因肾功能急剧下降而导致的危及生命的水、电解质及酸碱平衡紊乱;②肾脏功能不足以排泄因治疗需要而输入的大量液体和药物[57]。

3. 中毒和药物逾量　血液净化在中毒和药物过量的治疗中发挥重要的作用。能够利用血液透析清除的药物及毒物具有以下特点:分子量小,能够通过透析膜,不与组织蛋白结合,在体内分布较均匀。应尽早开始血液净化治疗。可以通过血液透析清除的药物包括:①镇静、安眠、麻醉类药物:如巴比妥类、甲喹酮、水合氯醛、氯氮平、地西泮等。②醇类:甲醇、乙醇、异丙醇等;③非甾体消炎药:阿司匹林、非那西丁、止痛剂、对乙酰氨基酚等。④抗生素类:氨基糖苷类抗生素、四环素、青霉素类、利福平、异烟肼、磺胺类等。⑤内源性毒素:氨、乳酸、尿酸、胆红素等。⑥卤化物:溴化物、氯化物、碘化物、氟化物等。⑦兴奋剂:苯丙胺、甲基丙胺、单胺氧化酶抑制剂等。⑧金属类:钙、铁、镁、铜、钴、钾、锂、汞等。⑨其他:砷、硫氰酸盐、重铬酸钾、苯胺、麦角胺、樟脑、一氧化碳、四氯化碳、环磷酰胺、氟尿嘧啶、氯磺丙脲等[51]。

(二)血液透析禁忌证

随着血液净化技术的不断发展,绝对不能接受血液透析治疗的情况并不多见。血管条件差者,可以应用深静脉长期留置导管、人工血管建立透析血管通路;有出血倾向者,可以应用无肝素透析、体外枸橼酸盐抗凝等技术;严重心肌病变可能导致的心力衰竭和血流动力学的不稳定,可采用血液滤过或床旁肾脏替代治疗系列来完成;呼吸衰竭者,可在透析管路上连接氧合器。

但是出现以下情况应谨慎,如颅内出血或颅内压增高、药物难以纠正的休克、严重心肌病变并有难治性心力衰竭、活动性出血、精神障碍不能配合治疗等[58]。

四、血液透析剂量

(一)接受诱导透析

新进入透析的终末期肾脏病患者,均应先接受诱导透析。血浆渗透压主要由血浆蛋白、葡萄糖、钠离子、钾离子和尿素组成。透析前的终末期肾脏病患者,尿素在体液中分布均匀,细胞内外、脑脊液和外周血之间没有渗透梯度。透析过程中血浆渗透压的下降主要是由于尿素被清除所引起。经过一次标准的 HD,血尿素下降率可达 65%以上,导致血尿素浓度低于脑脊液,在血液和脑脊液间产生渗透梯度,促进脑脊液中的尿素向血液弥散,致脑脊液的尿素浓度低于脑细胞,水分从脑脊液进入脑细胞,引起脑水肿和颅内高压,临床上以神经系统功能障碍为主要表现,称为“失衡综合征”。轻者出现透析后头痛、恶心、呕吐、乏力、烦躁、睡眠障碍、血压升高等,重者可出现扑翼样震颤、癫痫、嗜睡、精神异常等,甚至死亡。

建议在诱导透析阶段的初次透析时,血尿素下降率不超过 30%~50%,使血液透析过程中血浆渗透压下降量控制在小于 20mOsm/(kg·H_2O)以内。可采用小面积和 KoA 低的透析器、低血流速、低透析液流速、短透析时间等措施。包括,选用膜面积≤1.3m^2 和 KoA<500ml/min 的透析器、设定血流速为 150~200ml/min,设定透析液流速为 200~500ml/min、透析时间在 2 小时以内。通过 2~5 次诱导透析,尿素下降率逐渐提高到 65%以上,过渡到常规透析[59]。

(二)常规透析

大部分患者在 2~5 次诱导透析后,过渡到常规透析。常规血液透析的时间多为 4 小时,透析器的 KoA 是 500~800,透析液流量 500ml/min,超滤量不超过体重的 5%。稳定的每周 3 次透析的成年患者,其常规透析的血流速一般设定在 200~300ml/min 左右,体质量更小的可适度减低血流速,体质量大者可适度调高血流速,最终目标是单次透析的尿素清除指数(single-pool Kt/v,spKt/V)达到至少 1.2 以上。2015 KDOQI 更新指南推荐的治疗频次为至少 3 次/周,而对于血流动力学不稳定、心血管功能差、难以控制的高血压、高血磷等患者可以适当增加透析频率[52]。

透析器是进行血液透析治疗的关键,在常规血液透析治疗中,应依据患者情况,个体化选择透析器[60]:

1. 低通量透析(low flux hemodialysis,LFHD)

LFHD是指利用低通量透析器实施血液透析的过程。低通量透析器 Kuf≤10ml/(mmHg·h)，对尿素和肌酐(小分子物质)清除率较高，对维生素 B_{12}(中分子物质)的清除率较低，几乎不能清除以 $β_2$-MG 为代表的中大分子物质，β2-MG 的筛分系数为0。

LFHD适合处于诱导透析，因全身或中枢神经系统病变导致中枢神经系统不稳定时，当透析室不能制备超纯透析液而不能实施高通量透析(high flux hemodialysis，HFHD)时，LFHD是可选的治疗模式。但低通量透析不能清除中分子和大分子毒素。随着病程延长，中大分子蓄积会越来越明显。近年的研究表明，能清除中分子和大分子的HFHD和血液透析滤过(HDF)能更进一步改善患者的远期预后[57]。

2. 高通量透析(HFHD)　指使用高通量透析器实施的血液透析。HFHD对以尿素为代表的小分子物质的清除能力与LFHD相同或相似，对以 $β_2$-MG 为代表的中大分子的清除增加。符合下列3个条件的透析器为高通量透析器：①$β_2$-MG 筛分系数超过0.6；②血流速300ml/min、透析液流速500ml/min条件下 $β_2$-MG 清除率超过20ml/min；③Kuf超过20ml/(mmHg·h)。

HFHD适合已完成诱导透析的终末期肾脏病患者，并且在特定患者群体中有明确的生存获益。HEMO研究发现HFHD可能降低维持性血液透析(maintance hemodialysis disease，MHD)患者心血管疾病死亡的风险；降低机体内炎症因子水平，提高透析效果，提高患者对红细胞生成素治疗的敏感性，改善营养状态[61]。欧洲发表的MPO研究发现，相对于LFHD治疗，血清白蛋白水平<40g/L的MHD患者，可从HFHD治疗中获得生存益处[62]。大量循证医学证明，MHD患者钙磷代谢紊乱与心血管疾病关系密切，高磷血症是导致血管钙化的关键因素，全段甲状旁腺激素(parathyroid hormone，iPTH)影响患者生活质量，且是MHD患者心血管并发症的重要危险因素之一。而HFHD较LFHD能更有效地清除MHD患者血清中的磷、iPTH，降低矿物质骨代谢营养不良的发生。MHD患者存在皮肤瘙痒，HFHD较LFHD能更有效地清除MHD患者血清中的磷及iPTH，从而有效改善MHD患者皮肤瘙痒症状。研究表明，透析11~14年的患者相关淀粉样变的患病率为46%，透析15年以上者为100%，与 $β_2$-MG 清除障碍，在机体组织中不断蓄积有关。LFHD对 $β_2$-MG 清除率很低，而HFHD对中分子毒素 $β_2$-MG 清除效果较好，可以延缓MHD患者透析相关淀粉样变性的发生[63-67]。

3. 单纯超滤(isolated ultrafiltration，IUF)　指在血液透析过程中通过向透析器施加跨膜压，从血液中清除水分的一种治疗方法。不使用透析液和置换液，无弥散发生。IUF通过移除水钠可用于治疗慢性难治性充血性心力衰竭、急性失代偿性心力衰竭和心肾综合征[68]。

五、血液透析充分性评估

透析充分性与患者预后密切相关，临床上通常选用测定能自由通过半透膜的小分子物质的清除率来评估血液透析充分性，其中尿素由于具有浓度丰富、测定经济方便、结果可靠等优点应用最为广泛[52]。由单室尿素动力学模型计算的spKt/Vurea与患者预后显著相关，是迄今评价和确定透析剂量最常用的指标。spKt/Vurea的测定方法有多种，其中通过检测患者透析前和透析后血清尿素浓度，用尿素动力学模型来计算的方法最为方便常用。在所有公式中，由Daugirdas提供的公式较为精确而得到广泛使用，其公式如下：

$$Kt/V=-\ln(R-0.008t)+(4-3.5R)\times UF/W$$

式中ln为自然对数，t 为透析时间(h)，UF 为超滤量(L)，W 为透析后体重(kg)，R 为一次血液透析BUN的清除量，其R值应为：$R=\frac{透析后\ BUN}{透析前\ BUN}$。

对残余肾功能RRF<2ml/(min·1.73m^2)的每周3次常规透析患者，单次透析的spKt/Vurea目标值为1.4，最低值为1.2[69,70]。

(刘东　李翠莹)

第七节　血液滤过技术

一、概　　述

血液滤过(hemofiltration，HF)是模仿正常的肾小球，利用对流原理，应用高通透性透析器和置换液来清除毒素的一种血液净化治疗模式。1947年，Malinow和Korzon利用纤维素管治疗尿毒症动物，同时予补充林格液维持容量平衡。1967年，Bluemle和Henderson利用高通透性的滤过膜清除水分和溶质，同时补充置换液，开创了血液滤过治疗的新时代。此后该技术逐渐应用于临床慢性肾衰竭患者的替代治疗。Bluemle和Henderson补充置换液的方法是在滤器前输注，称为前稀释，而同时代的德国研究小组则在滤器后输注并减少置换液用量近50%，称为后稀释[71-73]。

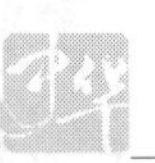

二、血液滤过的原理

血液滤过清除溶质的主要原理是对流,类似于人类肾小球的工作原理。血液滤过中不使用透析液,在体外血液循环管路中持续补充置换液,与血液充分混合,在高通透性的血液滤过器中,在跨膜压的作用下,溶质伴随着溶剂(血浆水)一起移动通过半透膜。溶剂跨膜的动力是膜两侧的静水压差,不受溶质的分子量及浓度梯度的影响,水分从血液侧向透析侧移动(超滤)的同时携带水分中的溶质通过透析膜,类似于原尿经肾小球基底膜滤过的形成过程。与弥散转运相比,对流转运方式可以更有效地清除更大分子量的溶质[72](具体见本章第二节)。

β_2-MG 是目前公认的中分子毒素的代表,中大分子毒素在体内蓄积,会引起皮肤瘙痒、透析相关性淀粉样变等远期并发症,影响患者生活质量及远期预后。结合 HF 清除毒素的原理,血液滤过器需要对中分子物质有好的通透性。因此,血液滤过器参数常需要结合其对 β_2-MG 的筛分系数和清除率。临床中要根据治疗需要合理选择血液滤过器,除了参考 β_2-MG 和 BUN 清除率外,还应依据处方中置换液量来选择有足够 Kuf 的血液滤过器,避免治疗过程中出现跨膜压过高、凝血或破膜。

HF 过程中,溶质在跨膜压作用下,随着血浆水通过血滤器被清除,为保证机体血容量的平衡,需要同时向血液中补充相应的置换液。临床常用的补充置换液方法有两种,一种为前稀释模式,在血液滤过器前将置换液注入体外循环动脉管路,血液经置换液稀释后共同进入血液滤过器;另一种为后稀释模式:置换液在血液滤过器后注入血液,经体外循环静脉管路回输至患者体内。前稀释模式是血液与置换液混合后进入血滤器,优点是血流阻力小,超滤率不受限制,需要抗凝剂量较低,不易形成滤器表面蛋白覆盖层,能够更好保持滤器效能,置换液注入速度不应超过血浆水流速。但是,在血流速、置换液流速、治疗时间相同条件下,溶质清除能力显著低于后稀释。后稀释 HF 模式血液未经置换液稀释,进入血滤器的血液溶质浓度较高,对流清除效率也较高,对于筛分系数接近 1 的小分子量非蛋白结合溶质,滤过液中的溶质浓度几乎等于血浆中的溶质浓度,清除率约等于超滤率。但是,后稀释模式受到滤过分数(超滤率/血浆水流速)的限制,置换液的流速一般不超过血流速的 1/3,否则血液易在滤器内过度浓缩,另外,易形成滤器表面蛋白覆盖层,需要抗凝剂量较大,对患者理想的血管通路血流速要求较高,蛋白丢失会大于前稀释 HF[51]。

三、血液滤过的血流动力学特点

血液滤过是模拟生物肾的工作原理,利用对流原理清除毒素,当溶液跨半透膜发生超滤现象时,溶液中的溶质也被水分拖拽着进行跨膜转运的过程。血液滤过时需要经过静脉管路(后稀释)或动脉管路(前稀释)输入与对流量相等的置换液,再通过超滤的过程清除大概相同剂量的水分。整个治疗过程中无弥散发生。与 HD 相比,HF 过程小分子毒素清除较少,内环境波动较小,治疗过程中血流动力学稳定,清除中分子物质能力较强。但缺点是在大剂量滤过液滤出的同时,可导致氨基酸、白蛋白、生长激素等一些低分子量蛋白的丢失[51,74-76]。

四、血液透析滤过溶质清除原理

血液透析滤过(hemodiafiltration,HDF)是使用高通量透析器,同时采用弥散和对流原理清除毒素,通过超滤清除水分的血液净化模式。血液透析滤过中使用透析液,利用弥散作用清除溶质,同时在体外血液循环管路中持续补充置换液,与血液充分混合,在高通透性的血滤器中,在跨膜压的作用下,溶质伴随着水分一起移动,通过半透膜,这一过程是对流。置换液必须要求无菌、无热源,在线 HDF 置换液是通过细菌和内毒素过滤器对透析液进行过滤产生。HDF 时,尿素的变化仍符合 Daugirdas 二室尿素动力学模型,仍可使用 spKt/Vurea 来评估小分子毒素的清除。由于中大分子的分布并不符合单室或二室模型,不适宜用 spKt/Vurea 进行评价其清除率或治疗价值。目前尚无公认办法来计算 HDF 时中分子物质清除的充分性[57]。

五、血液滤过的临床应用

血液滤过 HF 模拟生物肾的工作原理,在治疗过程中对血流动力学影响小、心血管稳定性好,有利于降低患者的心血管死亡率和全因死亡率,保护残余肾功能,有效清除水分及某些中大分子毒素,如 β_2-MG、同型半胱氨酸、补体 D 因子、瘦素和晚期糖基化终末产物等。因此更适合于:心血管功能不稳定、多脏器衰竭及病情危重患者;尿毒症毒素水平过高,发生失衡综合征风险高的诱导透析阶段的患者;常规 HD 治疗中易发生低血压的患者;常规 HD 治疗不能控制的体液过多和心力衰竭的患者。由于 HF 不能有效清除小分子溶质,因此不适用于需快速纠正的高钾血症患者。由于 HDF 同时采用了弥散和对流原理,对溶质清除更充分,因此不适合处于诱导治疗期的患者。

在 LFHD 或 HFHD 治疗的基础上，如果将某次的常规 HD 更改成 HF，则可能因小分子毒素的清除较少，导致该次治疗 stdKt/Vurea 不达标。定期的 HF 可以作为 LFHD 或 HFHD 的一种补充方式。在常规 HD 的基础上，每周增加 1 次 HF，可能是有益的，尤其是血流动力学不稳定或合并透析相关性淀粉样变的患者更可能获益，但是治疗成本会提高，且效果不及每周 3 次 HFHD 或 HDF[77-82]。

（李翠莹　刘东　李晓梅）

第八节　连续性血液净化技术

一、概　　述

1960 年，美国 Serihner 等学者首先提出了连续性血液净化治疗的概念，即缓慢、连续地清除水和溶质的治疗方法。1977 年，德国学者 Kramer 利用连续性动脉-静脉血液滤过（continuous arteriovenous haemofiltration，CAVH）技术救治肾衰竭的患者。1979 年，Bamauer-Bichoff 将连续性静脉-静脉血液滤过（continuous venovenous haemofitration，CVVH）技术应用于患者治疗。1986 年，意大利 Ronco 教授首次将连续性动脉静脉血液透析滤过（continuous arteriovenous hemodiafiltration，CAVHDF）应用于治疗多器官功能障碍综合征（MODS）的患者。1995 年，在美国圣地亚哥正式举行首届国际连续性肾脏替代治疗（continuous renal replacement therapy，CRRT）会议，确定了 CRRT 的定义为，采用每天连续 24 小时或接近 24 小时的长时间、连续的体外血液净化疗法以替代受损的肾功能[83]。1998 年，Tetta 等提出连续性血浆滤过吸附（coupled plasma filtration adsorption，CPFA），具有清除炎性介质、免疫复合物、毒素、脂质、变性蛋白等的作用，有助于稳定机体血流动力学、保证营养支持，为原发病的治疗争取时间。2000 年，CRRT 被命名为连续性血液净化（continuous blood purification，CBP），是所有连续、缓慢清除机体过多水分和溶质，对脏器功能起支持作用的各种血液净化技术的总称。2004 年，第九届国际 CRRT 会议上，把 CRRT 扩展为多器官支持疗法（multiple organ support therapy，MOST），提供了危重患者救治的内环境平衡，为营养支持创造条件[51]。目前，CBP 技术已被广泛应用于急性肾损伤（AKI）、全身炎症反应综合征（systemic inflammatory response syndrome，SIRS）、急性呼吸窘迫综合征（acute respiratory distress syndrome，ARDS）、MODS、严重心功能衰竭、肝衰竭、乳酸酸中毒、严重电解质紊乱、药物或毒物中毒、重症胰腺炎等疾病，其应用远远超过肾脏病领域。

二、连续性血液净化的原理及技术特点

连续性血液净化是指每天 24 小时，或接近 24 小时进行的一种连续血液净化技术。因为在一定程度上克服了间歇性血液透析“非生理性”地清除溶质和溶液的缺陷，在临床治疗中迅速推广。依靠超滤泵或血液在滤器内的静脉压力差，实现缓慢并连续不断地水分超滤；借助于补液泵，补充生理浓度的置换液，在缓慢而持续地减轻容量负荷的同时，维持了电解质和代谢性酸碱平衡，并提供相对稳定的血流动力学。连续性血液净化治疗中，清除溶质的方式主要包括弥散、对流及吸附。治疗模式不同，溶质清除的机制也相应不同。血液透析以弥散为主要清除方式，血液滤过以对流及部分吸附为主要方式，而免疫吸附和血液灌流则以吸附为主要溶质清除方式。弥散清除小分子物质效果好，对流以及吸附对中大分子物质的清除效果更好。因此，需要借助血液净化治疗持续性进行的特点，根据不同的临床目的，结合不同治疗模式对溶质的清除原理，选择相应的治疗模式，并确定不同的治疗剂量[84]。

（一）血流动力学稳定

容量负荷过多是肾脏功能损伤的常见临床表现。间歇性 HD 通常每周 3 次，要在短时间内清除大量液体，可能会造成血流动力学不稳定及频繁低血压。与间歇性 HD 相比，CBP 缓慢、等渗、持续地清除水分与溶质，调节液体平衡，更符合生理状况。CBP 可以逐渐降低左心室充盈压，即使严重休克伴液体超负荷，需要大量清除液体者，也能保持血流动力学稳定；可调节置换液低温增加末梢血管阻力和心排血量；清除某些具有心血管活性的中大分子炎性介质，改善心功能；有利于细胞外液渗透压、肾素-血管紧张素系统等稳定，提高机体对血管活性物质的反应，保持器官的适当灌注，有利于肾脏及其他器官功能的恢复。

（二）营养支持

CBP 有效清除代谢产物，纠正代谢性酸中毒，减轻过多的容量负荷，补液方便，且总量相对不受限制，为危重患者的静脉用药和营养支持提供了充足的保障空间。

（三）清除炎性介质及重建机体免疫稳态

CBP 可以清除炎性介质，包括 IL-1、IL-10、IL-8、TNF-α、血小板活化因子（platelet activating factor，PAF）等，并可重建机体免疫内稳状态，在 SIRS、MODS、ARDS 等重症疾病的治疗中的应用已越来越普遍（表 73-6）。

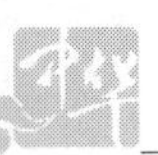

表 73-6　CBP 相对于间歇性 HD 的优势

指标	CBP	间歇性 HD
血流动力学的稳定	+	−
稳定的液体平衡	+	−
稳定的电解质平衡	+	+/−
营养供给不受限制	+	−
平衡调节代谢	+	−
连续性清除毒素	+	−
清除炎性介质	+	−
重建免疫内稳状态	+	−
多器官功能支持	+	−

三、连续性血液净化治疗的临床应用

连续性血液净化的临床应用已经远远超出了肾脏病领域，可分为肾脏疾病及非肾脏疾病两类，拓展出肾脏替代治疗和肾脏支持治疗（renal support）的概念。肾脏替代治疗的指征包括：威胁生命的急症（如高血钾，酸中毒，肺水肿等）、尿毒症并发症、控制液体及溶质水平、调节酸碱和电解质平衡。肾脏支持治疗的指征包括：为营养支持提供保障、充血性心力衰竭时的液体清除、脓毒症时调节细胞因子、肿瘤化疗时清除磷与尿酸、ARDS 时的辅助支持、维持 MODS 时的液体平衡等。

我国《血液净化急诊临床应用专家共识》建议[84]，一旦出现危及生命的容量、电解质和酸碱平衡等异常，应紧急行 CRRT 治疗；对于危重症患者伴有的 AKI 应早期开始 CRRT；液体超负荷（fluid overload，FO）是开始 CRRT 治疗的重要指标之一[85]。

CRRT 可以实现并维持体液、电解质、酸碱和溶质的稳态。可提供营养支持、肠外药物、输血和其他液体摄入，预防 AKI 的明显并发症。在危重疾病的背景下，CRRT 提供了减轻非肾脏器官（心脏、肺、脑等）不良相互作用的重要平台。因此，早期启动 CRRT 在生物学上是合理的，在临床上也是合乎逻辑的。尽管采用何种判断指标、如何界定仍无定论，但大量研究的结果认为尽早接受 CRRT 的疗效更优。只要存在经过药物治疗无效的水钠潴留、心力衰竭、肺水肿和严重的电解质、酸碱平衡紊乱，及需要立即清除的毒素、炎症介质等危及生命的因素等，即可开始 CRRT 治疗。具体包括严重肾脏疾病引起的高钾血症、水中毒、严重代谢性酸中毒、尿毒症等；非肾脏相关疾病，如急性肺水肿、慢性心力衰竭、药物及毒物中毒、严重乳酸酸中毒、横纹肌溶解综合征、肝性脑病、重症肌无力、急性溶血、MODS、ARDS、急性坏死性胰腺炎等。《血液净化标准操作规程》建议的 AKI 进行 CRRT 的指征包括[84]：急性单纯性肾损伤患者血清肌酐>354μmol/L，或尿量<0.3ml/(kg·h)，持续 24 小时以上，或无尿达 12 小时，急性重症肾损伤患者血清肌酐增至基线水平 2~3 倍，或尿量<0.5ml/(kg·h)时间达 12 小时，即可行 CRRT。对于脓毒血症、急性重症胰腺炎、MODS、ARDS 等危重病患者应及早开始 CRRT 治疗[85]。

（一）连续性血液净化在全身性炎症反应综合征中的应用

全身炎症反应综合征（SIRS）的概念首先由美国胸科医师学会和危重医学会（ACCP/SCCM）提出。符合 4 条标准中的 2 条或以上即可诊断：①体温>38℃或<36℃；②心率>90 次/min；③呼吸频率>20 次/min 或 $PaCO_2$<4.3kPa；④外周血白细胞计数>12×10^6/L 或<4×10^6/L 或未成熟中性粒细胞>10%以上。近年来，大量临床研究及基础研究的结果显示，感染、创伤、休克、出血等的危重患者的死亡，几乎都经过 SIRS-MODS-MOF 这一共同过程。因而在 SIRS 阶段积极治疗，是阻止其发展至 MODS 阶段，降低患者死亡率的关键。CRRT 可模拟肾脏对水和溶质的清除模式，持续、大量地清除体内的水分，通过滤过和吸附作用，清除体内过剩的多种溶质，包括内毒素、细胞因子、炎症介质等，减少对炎症细胞的再刺激，避免级联式瀑布式炎症反应和随后的代偿性抗炎反应，维持机体内环境稳定，改善 SIRS 患者的临床症状和指标，进而阻断 SIRS 患者向 MODS 发展的进程，具有良好的治疗效果[85-88]。

（二）连续性血液净化在多器官功能衰竭中的应用

多器官功能衰竭（multiple organ failure，MOF）指各种疾病发生过程中序贯并发两个及以上远离病变部位的器官功能不全或者衰竭，临床病死率高，是导致危重症患者死亡的主要原因，常见原因有休克、内毒素血症以及严重创伤和缺氧等。CRRT 可以清除中分子毒素包括炎症介质、细胞因子等，从而对 MODS、SIRS 等疾病的病理生理过程产生有益的影响；迅速纠正酸碱平衡，从而恢复血管对血管活性药物的反应；改善患者血流动力学的稳定性；清除血管外肺间质水肿，增加氧供；有效清除炎症介质，重建机体免疫内稳态，阻止脏器进一步损伤[88,89]。

（三）连续性血液净化在重症急性胰腺炎中的应用

重症急性胰腺炎（severe acute pancreatitis，SAP）是胰腺中的胰蛋白酶被激活后，消化胰腺自身组织，以胰腺出血坏死为特征，导致淋巴细胞、中性粒细胞、单核巨噬细胞等被激活，释放大量 IL-1、IL-6、IL-8、IL-10、TNF-α 等炎性介质，促使其他细胞因子被进一步激活，形成“瀑布效应”的连锁放大反应，致使胰腺局限性炎症逐渐向全身炎性反应综合征、多器官功能障碍综合征等发展，SAP 的晚期死亡多和感染导致的脓毒症有关。

CRRT 通过纠正电解质紊乱和酸碱平衡、清除大量的炎性物质，减轻患者炎症状态，对 SAP 治疗有积极作用。早期 CRRT 治疗可减少患者住院时间，炎症介质明显下降，氧合指数、平均动脉压明显上升，患者的 28 天生存率提高。早在 2006 年日本急性胰腺炎管理指南就将 CBP 写入 SAP 的治疗，应在确诊 48～72 小时内进行，伴有以下情况者可立即治疗：急性肾衰竭，或尿量≤0.5ml/(kg·h)；2 个或 2 个以上器官功能障碍；早期高热(>39℃)、伴心动过速、呼吸急促，经常规处理效果不明显者；严重水电解质紊乱；胰性脑病或毒性症状明显者；急性肺损伤或 ARDS。CVVH、CVVHDF 是合适的 CRRT 治疗模式，建议高容量血液滤过，治疗剂量不低于 35ml/(kg·h)[90-92]。

（四）连续性血液净化在急性呼吸窘迫综合征中的应用

急性呼吸窘迫综合征(ARDS)多见于严重创伤、感染及大手术后，以广泛肺泡损伤为病理生理特征，突出表现为渗透性肺水肿和低氧血症，是 SIRS 的一部分，涉及炎性细胞的迁移、聚集以及炎性介质的释放。这些炎性细胞与介质共同作用于肺泡毛细血管，增高其通透性，引起肺间质水肿。CRRT 可以从多个方面改善 ARDS：清除炎性介质、清除肺间质水肿，从而明显改善肺氧合；CRRT 可以降低患者体温，减少 ARDS 患者氧耗，使 CO_2 产生减少；机械通气可能造成气道压力性损伤和肺泡透明膜病变，CRRT 可以清除循环血液中多余水分、细胞因子，在体外循环中连接体外膜肺氧合(ECMO)可以克服气道阻力和肺弥散障碍而提高氧合作用及清除 CO_2，避免呼吸机导致的急性肺损伤。ECMO 与 CRRT 联合是临床适用性很强的组合。

ARDS 行 CRRT 治疗时建议，采用连续性高容量血液滤过治疗；如果患者合并顽固性低氧血症、严重酸中毒时，应避免使用枸橼酸盐抗凝，以免严重低氧状态枸橼酸代谢障碍，从而导致枸橼酸蓄积，进一步加重酸碱平衡紊乱；对于轻中度低氧血症患者，可联合应用低分子肝素和枸橼酸抗凝，以减少出血倾向和枸橼酸蓄积[93]。

（五）连续性血液净化在顽固性心力衰竭中的应用

急性失代偿性心力衰竭(acute decompensated heart failure，ADHF)病因包括左心室收缩或舒张功能障碍、心脏负荷改变，以及瓣膜疾病等。心力衰竭可为新发，也可为慢性疾病加重。这类临床综合征的特征是心脏充盈压升高，导致液体迅速积聚于肺间质和肺泡腔，进而引发呼吸困难(心源性肺水肿)[94]。

CRRT 能够连续、缓慢地清除顽固性心力衰竭患者体内过多的水分与溶质，降低心脏前负荷，减轻肺和外周的水肿，使患者可得到更好的氧交换，能在短期内迅速有效地减轻患者的临床症状，改善心功能和维持血流动力学的稳定性；通过清除顽固性心力衰竭患者体内的各种炎症因子、心脏抑制因子等及过度激活的神经内分泌激素，增加左心射血分数和心排血量，改善心功能。

对于液体超负荷(FO)及利尿剂抵抗的 ADHF 患者，可在肾功能恶化前尽早行血液净化治疗，常用的模式有单纯超滤和 CVVH。建议治疗时血流量<200ml/min，净超滤率<30ml/(kg·h)，因为体外循环血量过大可能造成有效循环血量不足和严重低血压；虽然超滤是去除液体容量的有效方式，但仅推荐用于积极利尿治疗未获得充分疗效的患者；如果出现心泵衰竭，ECMO 和 CRRT 联合应用可以同时提供心肺和肾脏的支持[95,96]。

（六）连续性血液净化在急性中毒中的应用

严重中毒患者需行体外血液净化治疗(extracorporeal treatments，ECTRs)。针对毒物无拮抗剂或拮抗剂效能有限的中毒，可考虑 CRRT，同时可纠正中毒引起的内环境失调，如酸碱失衡、电解质紊乱及 SIRS 等。选择 ECTRs 治疗模式时，需要考虑毒物的理化及药代动力学特点，主要包括分子量、蛋白结合率、内源性清除率及分布容积等参数，见表 73-7。

表 73-7　各种体外血液净化技术清除毒物的特性

特性	HD	HF	HP	白蛋白透析	ET	TPE
清除机制	弥散	对流	吸附	弥散/对流	离析	离析/对流
截留分子量	低通量	40kDa	5～10kDa		无限制	1 300kDa
	高通量		MARS/SPAD(60kDa)	Prometheus(100kDa)		
白蛋白结合率	<80%	<80%	<90%	高白蛋白结合率	无限制	无限制

注：HD，血液透析；HF，血液滤过；HP，血液灌流；ET，全血置换；TPE，治疗性血浆置换；MARS，分子吸附再循环系统；Prometheus，普罗米修斯系统；SPAD，单纯白蛋白透析。

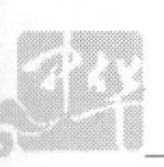

建议应在药物或毒物中毒后尽早行血液净化治疗，对于药物或毒物剂量较大、中毒症状明显的重症患者，经洗胃和内科常规处理后，立即进行 CRRT 和/或 HP 治疗；对于部分中毒症状不明显，但伴有一个及以上器官受损的患者，尤其是伴有急性肾衰竭的患者，在出现严重并发症之前，也应行血液净化治疗。

国际中毒血液净化（EXTRIP）工作小组推荐与建议：①锂、铊、水杨酸、丙戊酸、茶碱、二甲双胍、巴比妥类（长效）、甲醇等中毒适合血液净化；②苯妥英钠、对乙酰氨基酚、卡马西平中毒可尝试用血液净化；③地高辛、三环类抗抑郁药中毒不适合血液净化。早期诊断中毒及合理对症支持治疗比血液净化治疗更重要。关于各种毒（药）物中毒 ECTRs 模式选择，仍然缺乏有价值的循证医学研究证据，应结合毒（药）物相对分子质量大小、溶解度、半衰期、分布容积、蛋白结合率、内源性清除率（包括肾、肝等）、药（毒）代动力学及临床经验等因素，决定是否进行血液净化治疗及其模式选择（图 73-1）[97-99]。

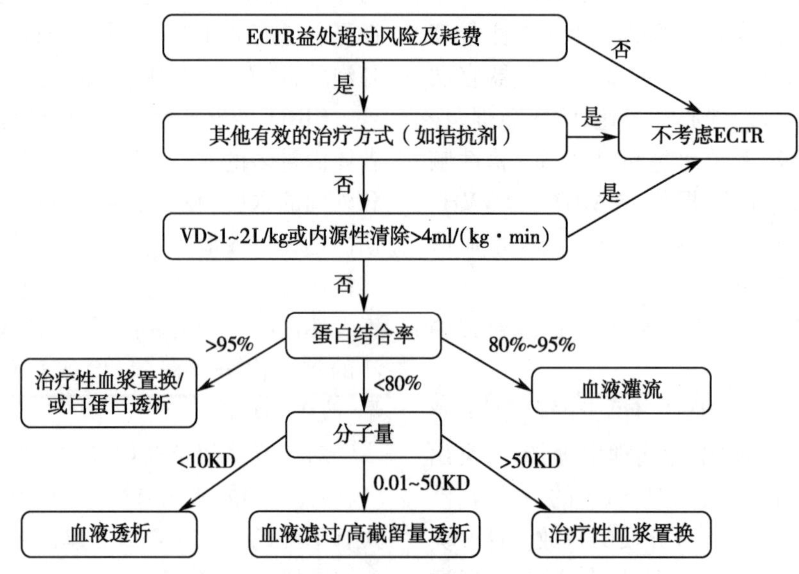

图 73-1 毒（药）物中毒血液净化治疗方案选择流程

注：ECTR. 体外血液净化治疗；VD. 分布容积。

（七）连续性血液净化在挤压综合征中的应用

压力或挤压导致肌细胞破坏，释放大量肌红蛋白入血而引起的全身性改变，称为挤压综合征（rhabdomyolysis）。临床特征包括，①肌肉：肌浆膜泄漏、肌肿胀、横纹肌溶解综合征、肌间隔综合征等，表现为肌肉紧张、牵拉痛、肢体肿胀、酱油色尿等表现，大量肌红蛋白进入血液，可能导致肾脏损伤及 MODS。实验室检查可见血清肌酸激酶升高，血清及尿液中肌红蛋白阳性；②循环：休克、高钾、低钙血症所致心肌抑制及心律失常、凝血功能紊乱；③电解质紊乱和代谢性酸中毒；④急性肾损伤：休克所致肾血管收缩、肌红蛋白血症所致急性肾小管损害，当尿液 pH<5.6 时，进入肾小管的肌红蛋白离解成铁色素和铁蛋白从而对肾小管上皮细胞产生毒性，同时大量肌红蛋白管型阻塞肾小管引起 AKI。

治疗挤压综合征除了包括补液、碱化尿液和积极处理肌间隔综合征外，建议应尽早行血液净化治疗。有研究显示，当血清中肌红蛋白>15 000μg/L 时，约有 64.9%的患者出现急性肾损伤，其中 28%需行血液净化治疗。当其肌酐水平较基线增加超过 2 倍时，可考虑行 CRRT 治疗。由于肌球蛋白相对分子质量较大，应尽量选择高通量滤器及高剂量治疗方案，最大限度清除血浆中的肌球蛋白、炎症介质，保持内环境稳定，改善患者症状及预后，治疗效果优于单纯进行水化及碱化尿液。由于可能存在致死性高钾血症，挤压综合征患者需要个体化调整血液净化频率；由于肝素抗凝可能增加严重创伤患者的出血风险，所以抗凝方式首选局部枸橼酸盐，但合并严重肝功能不全和低氧血症的患者不适合枸橼酸抗凝[84,100]。

（八）连续性血液净化在热射病中的应用

热射病（heat stroke，HS），即重症中暑，是由于暴露在高温高湿环境中导致机体核心温度迅速升高（>40.6℃），伴有皮肤灼热、意识障碍（如谵妄、惊厥、昏迷），可导致急性肾损伤、酸碱失衡、横纹肌溶解、ARDS、弥散性血管内凝血和中枢神经系统损害等多个器官功能障碍，死亡率为 10%～70%。CRRT 通过大量的置换液与人体血液进行交换，使机体核心温度和氧耗快速降低，减少分解代谢，清除炎症介质，减轻炎症反应，促进内皮细胞修复，阻断热损伤引起的 SIRS 进展为 MODS 的恶性循环，有利于热射病进程中脏器功能的恢复。

CRRT 的启动时机包括：①一般物理降温方法无效且体温持续高于 40℃超过 2h；②血钾>6.5mmol/L；③CK>5 000U/L，或上升速度超过 1 倍/12h；④少尿、无尿，或难以控制的容量超负荷；⑤血肌酐每日递增值>44.2μmol/L；⑥难以纠正的电解质和酸碱平衡紊乱；⑦血流动力学不稳定；⑧严重感染、脓毒血症；⑨合并多脏器损伤或出现 MODS。如果满足以上两项或两项以上，则应立即启动 CRRT 治疗。停用 CRRT 指征包括，生命体征及病情稳定；CK<1 000U/L；水、电解质和酸碱平衡紊乱得以纠正；尿量>1 500ml/d 或肾功能恢复正常。如其他器官均恢复正常，仅肾功能不能恢复的患者，可考虑行血液透析或腹膜透析维持治疗[84,101]。

（九）连续性血液净化在肝功能不全中的应用

肝功能不全时可产生多种毒素，既包括水溶性的中、小分子毒素，还包括脂溶性的蛋白结合类毒素，针对目标清除毒素的不同，应用相应的非生物型人工肝技术。这些技术主要包括血浆置换（plasma exchange，PE）、胆红素吸附（bilirubin adsorption，BA）、血液灌流（HP）、连续性血液净化（CBP）、血浆透析滤过（plasma diafiltration，PDF）、反复通过白蛋白透析、分子吸附再循环系统（molecular adsorbent recirculating system，MARS）、Prometheus 系统等。在临床上，将不同的非生物型人工肝技术联合应用，取长补短，可有效清除蛋白结合的毒素及水溶性毒素，纠正酸碱和电解质紊乱，并补充凝血因子等生物活性物质，获得更好的治疗效果[102]。

四、体外循环生命支持系统构建

血液透析技术发展至今已有一个世纪的历史，技术本身也在不断地进步和发展，逐渐拓展到非肾病患者的治疗，把透析（弥散）、滤过（对流）与吸附原理结合，并相应发展出新的血液净化技术与设备，如针对脓毒症、多器官功能衰竭的血浆滤过吸附透析（plasma filtration adsorption dialysis，PFAD），针对肝衰竭的非生物型人工肝（MARS、Promeiheus），针对心、肺、肾严重衰竭的联合应用 CRRT 与体外循环氧合疗法（ECMO），可以达到完全意义上的心肺肾功能支持；治疗风湿、免疫性疾病的血浆置换、免疫吸附疗法。有学者将以上技术统称为体外循环治疗（extracorporeal treatment，ECT）技术，也称为体外循环生命支持系统（extracorporeal life support system，ECLS）。表面上来看，这些新设备复杂得让人眼花缭乱，其实在理论和结构设计上的拓展都是在 CRRT 基础上的更新和发展。无非是将弥散、对流、吸附相结合或各有侧重，其主要功能和作用百变不离其宗。例如，用于治疗 MODS 的设备仍以 CRRT 装置为主件，根据需要附加上各种功能的组件，如吸附罐、血浆分离器、蛋白分离器、高通量滤器、体外循环氧合器等，具有多功能支持，短期维持生命的作用；将吸附装置与血液透析装置的联合应用，应用于脓毒症、急性肝衰竭等危重症的治疗，取得了令人满意的效果。

（一）体外循环生命支持系统的构建基础

以上提到的多功能组合式设备，应用原理相同，结构组成大同小异，临床作用基本一致。这类设备的功能分为三部分：分离、吸附、透析或滤过。它们的结构模式图见图 73-2。

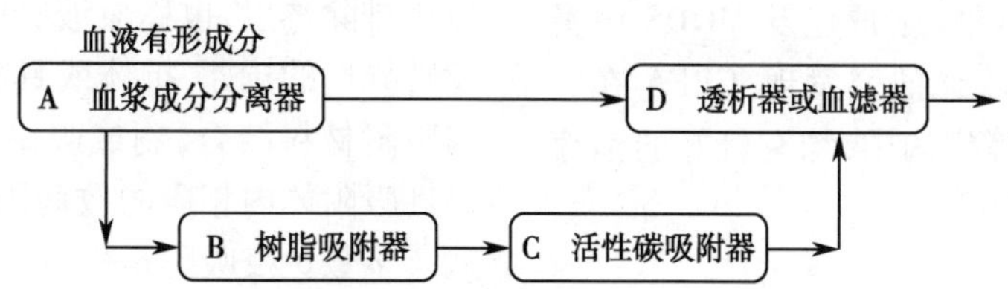

图 73-2 多功能血液净化设备组合模式图

图中 A 为血浆分离器，或者是血浆成分分离器、大孔径滤器、大分子毒素（如与白蛋白结合的某些毒素）分离器，不同的分离器作用特点不同。血浆分离器可以分离血细胞和全血浆，而血浆成分分离器则可以分离出血浆成分，比如有的分离出白蛋白及与其结合的复合物、而有的仅滤掉与白蛋白结合的大分子毒素，却不能通过白蛋白；B 为树脂吸附器，主要是由本身带正电荷的吸附树脂构成，主要用于吸附相对分子质量为 500~20 000Da 的带负电荷物质，尤其是脂溶性高、分布容积大、易与蛋白结合的毒物，如胆红素、血氨、有机磷、胆酸等，同时对于某些中分子溶质，比如内毒素碎片、IL-6、TNF-α 等也能部分清除；C 是活性炭吸附器，主要构成成分是活性炭，可吸附与蛋白质结合的大分子物质、有机代谢废物（如胆酸、胍、酚、吲哚、硫醇、激素）等，但不能吸附水溶性的电解质和氢离子；D 为透析器或血滤器，经过净化的血浆成分与血细胞混合后，再通过血滤器或透析器，清除水溶性中小分子溶质，如肌酐、尿素、尿酸及水等，纠正电解质、酸碱平衡紊乱，清除过多水负荷后返回体内。

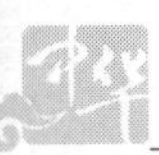

（二）体外循环生命支持系统对多器官功能障碍的支持

体外膜肺氧合（ECMO）技术原理是将体内的静脉血引出体外，在血泵的驱动下，经过膜式氧合器氧合，再利用血泵回输入体内，膜式氧合器代替肺的工作，提高了血液的氧合，增加脏器灌注，使全身氧供和血流动力学处在相对稳定的状态。ECMO 适应证主要是严重的急性心肺功能衰竭经药物治疗无效，必须给予呼吸及循环功能的支持以保障生命安全，如心脏术后、移植或心室辅助过渡治疗、急性心肌梗死导致的心源性休克、重症心肌炎、重度急性呼吸窘迫综合征、急性肺栓塞、肺移植术前后的呼吸支持、无心跳的供体支持等。ECMO 对心肺功能的支持作用是无可置疑的，但是没有清除毒素的作用。而 CRRT 最大的优点是高容量滤过和吸附装置，在 CRRT（或附加吸附装置）基础上，联用 ECMO 组成多功能治疗系统，用于心肺功能完全不能代偿者，也可以视临床 MODS 中衰竭器官（如心、肺、肾、肝）的衰竭程度与数目，选用不同组件有针对性地支持器官功能，成为名副其实的体外循环生命支持，模式图见图 73-3。

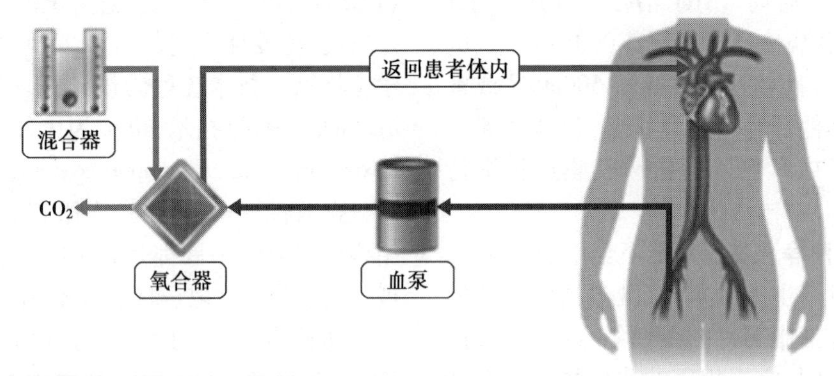

图 73-3　ECMO 设备模式图

肝功能不全时可产生多种毒素，既包括水溶性的中、小分子毒素，还包括脂溶性的蛋白结合类毒素，针对不同毒素的清除，可采用相应血液净化技术。如果先将血浆与血细胞分开，则分离的血浆进入吸附装置，不但可以提高吸附性能，还可避免生物相容性不好带来的影响。配对血浆滤过吸附（CPFA）系统中第一个滤器为普通血浆分离器，跨膜滤出全血浆，血浆经过吸附器的净化后与血细胞混合，再进行连续性血液净化治疗的过程。可以吸附 TNF-α、IL-6、IL-10 等，减轻炎症反应，降低严重感染、脓毒症及 MODS 中炎性因子的数量。进一步的临床研究发现，CPFA 在脓毒症、重症胰腺炎、肝衰竭等疾病中，均有较好的治疗效果[51,103,104]。模式图见图 73-4。

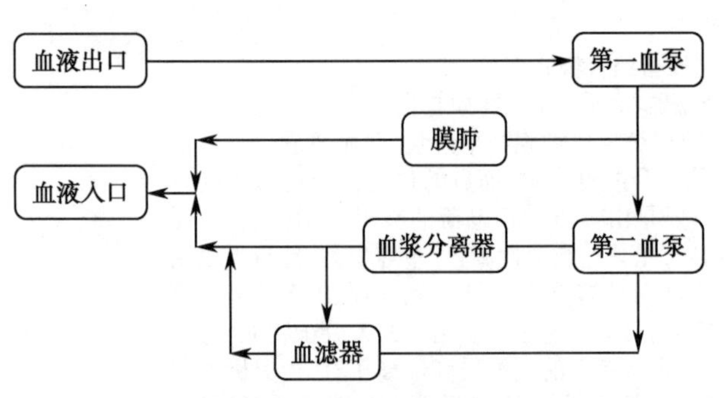

图 73-4　体外生命支持设备示意图

（李翠莹　刘东　胡瑞海）

第九节　血液吸附技术

一、概　　述

吸附是血液净化清除溶质的重要原理之一，根据吸附剂与被吸附物之间的作用原理，可分为生物亲和吸附型和物理化学吸附型。临床上常用的血液灌流（hemoperfusion，HP）是全血流经血液灌流器通过吸附作用排除毒素，也称血液吸附。免疫吸附就是具有高度特异性的抗原、抗体或具有特定理化亲和力的物质与吸附材料结合，制成吸附柱，使其可以选择性或特异性吸附体内相应的致病因子，以治疗一些免疫性疾病。多数免疫吸附是先分离血浆，然后流经各种具有吸附作用的吸附罐，吸附特定的致病物质，即称血浆吸附。

二、吸附原理和吸附材料

血液（浆）吸附的基本原理就是将患者的血浆引出体外，与固相的吸附剂接触，以吸附的方式清除体内某些代谢产物以及外源性药物或毒物等，然后将净化后的血液（浆）回输给患者，从而达到治疗的目的。

吸附现象可认为是吸附剂-吸附质、吸附剂-溶剂、吸附质-溶剂之间相互作用的综合结果。其中，吸附剂-吸附质之间的亲和作用主要包括化学键、配位键、疏水作用、范德华力和氢键。吸附质-溶剂之间的作用取决于吸附质在溶剂中的溶解度，吸附剂-溶剂之间相互作用则体现在吸附质与溶剂间的竞争吸附。在水溶液中引起吸附的主要原因是吸附质对水的疏水作用和吸附剂对吸附质的亲和力。吸附剂和吸附物质之间的吸附作用主要有物理吸附、化学吸附、生物亲和吸附和物理化学吸附四种方式。按吸附过程中占主导地位的吸附作用方式将吸附剂分为四类。

（一）活性炭和吸附树脂

活性炭具有发达的微孔结构，巨大的比表面积，可用于吸附血液中水溶性小分子毒物或药物；吸附树脂具有丰富的中大孔，比表面积大，可相对特异性吸附血液中脂溶性中、大分子毒物和与蛋白质结合的药物。上述吸附剂主要依靠物理吸附作用原理，由于极性和孔径分布的差异，所吸附物质的重点有所不同。

（二）离子交换树脂

这类吸附剂临床上主要用于吸附血液中带有正电或负电的物质，主要靠化学吸附作用原理。

（三）生物亲和吸附剂

主要包括抗原-抗体结合型、补体结合型和 Fc 段结合型，这类吸附剂具有亲和特异性高、吸附容量大等特点。

（四）物理化学亲和吸附剂

主要包括静电结合型和疏水结合型等。这类吸附剂较生物亲和型吸附剂的吸附性和选择性相对较差。

三、血液（浆）吸附的临床应用

近年由于吸附材料和吸附技术的迅速发展，吸附疗法在临床的应用逐渐扩大和深入，原本以治疗中毒为主的血液灌流（吸附）已经延伸到治疗风湿免疫性疾病、肝病、血脂净化、扩张性心肌病、炎性疾病甚至 MODS 和脓毒症。本节主要介绍吸附疗法在中毒、尿毒症、肝病、部分风湿免疫性疾病等方面的应用。

（一）急性药物和毒物中毒

药物和毒物中毒是临床上常见的急症，每年均有大量药物或毒物中毒的患者需要抢救，大部分患者经过一般的内科处理（包括洗胃、输液、利尿、使用对抗药物等）而得以治愈，但部分患者应用以上方法常难奏效。由于血液透析相对普及，技术成熟且简单、有效，有些严重中毒患者可以通过血液透析来清除毒物。但血液透析是通过溶质弥散来清除毒物或药物，故仅适用于水溶性、不与蛋白或血浆其他成分结合的物质，对中、大相对分子质量物质的清除效率很低。研究证实，对脂溶性高、易与蛋白质结合的药物和毒物，HP 清除效果要明显优于 HD，这也是在抢救严重药物和毒物中毒时常首选血液灌流的主要原因。

药物中毒患者应用 HP 的指征包括：①药物浓度已达或超过中毒剂量者；②虽经一般内科处理，药物或毒物仍有继续吸收可能性的；③严重中毒导致呼吸衰竭、心力衰竭、低血压、低体温，经积极抢救病情仍继续恶化，或内科治疗无效者；④中度以上脑功能不全伴有肺炎或已有严重的慢性肺部疾病患者；⑤伴有严重肝脏、肾脏功能不全导致药物排泄能力降低者；⑥能产生代谢障碍和/或延迟效应的毒物中毒（如甲醇、乙二醇和百草枯）。

（二）尿毒症

尿毒症毒素是导致尿毒症症状、代谢紊乱和并发症的主要原因，尿毒症毒素除尿素氮及肌酐外，中大分子毒素、与蛋白质结合的小分子物质、短链氨基酸及细胞因子等参与了尿毒症的发病和长期透析患者的并发症的病理过程，给透析患者的长期生存提出了新的挑战。其中，终末期糖基化产物、同型半胱氨酸增高是心脏病的独立危险因素，瘦素介导了营养不良、高血压、胰岛素抵抗、促进血小板的聚集，影响应激和免疫反应，β_2-MG 积累导致淀粉样变和腕管综合征，甲状旁腺激素（parathyriodhormone，PTH）积累导致了肾性骨病、异位钙化，肾素积累导致了顽固性高血压，IL-1，IL-6 等细胞因子的积累导致全身慢性炎性反应等。

由于 HP 单独使用并不能完全控制尿毒症症状，而且不能清除水分，因此必须将 HP 与血液透析或与超滤装置联合使用以治疗尿毒症，从而取长补短。将血液灌流器和血液透析串联，可使肌酐和尿素清除率显著高于两者单独使用。若用于中分子物质相关症状的改善来评价，如尿毒症周围神经炎、尿毒症性心包炎等，则能够起到明显的缓解作用。

（三）肝脏疾病

1. 高胆红素血症　高胆红素血症是急、慢性重型肝炎患者主要的病理生理改变之一，高胆红素可使线粒体氧化偶联作用脱节，影响脑细胞能量代谢，临床可导致肝性脑病。胆盐可刺激迷走神经抑制心脏传导并可引起肾小管发生胆栓，造成肾功能损害，是患者死亡的主要原因之一。所以临床对高胆红素的处理尤为重要，而临床重型肝炎患者高胆红素消退有赖于肝脏功能的恢复，常规药物治疗效果不明显且缓慢[105]。近年来，随着人工肝技术的发展，吸附技术开始应用于高胆红素血症的治疗，对血浆中的胆红素和胆汁酸有很强的吸附作用。

2. 肝性脑病　肝性脑病（hepatic encephalopathy，HE）传统观点认为是严重肝病引起的、以代谢紊乱为基础的中枢神经系统失调的综合征，其主要临床表现包括神经和精神方面的异常，如意识障碍、行为失常和昏迷。HE 发病机制目前尚未完全阐明，通常认为肝性脑病的出现与血氨增高、假性神经传导递质、芳香族氨基酸增高及血液中支链氨基酸和芳香族氨基酸的比例失调等因素有关。HP 可以清除血中氨、假性神经传导递质（如羟乙苯乙醇胺）、游离脂肪酸、酚等，并可提高支链与芳香族氨基酸的比例，使脑脊液中 cAMP 的含量增加，因而用来治疗肝性脑病（肝昏迷）。

（四）炎性疾病

1. 重症急性胰腺炎　重症急性胰腺炎（sever acute pancreatitis，SAP）起病急，病情凶险，常合并多脏器衰竭，死亡率高，且发病有逐年增加趋势。一般采用常规综合治疗方法，包括禁食、胃肠减压、解痉止痛、抑制胰腺分泌、维持水电解质平衡、肠道外营养、有效抗生素应用等治疗，治疗时间长，病死率高，疗效不够理想。随着对重症胰腺炎发病机制及病理生理的进一步深入认识，血液灌流成为治疗重症胰腺炎的新的有效手段。重症急性胰腺炎是多种致病因素引起胰腺腺泡损伤，释放活性酶激活单核、巨噬细胞及中性粒细胞，释放大量炎症细胞因子。急性重症胰腺炎早期，高胰酶血症和炎性介质，如 IL-1、1L-6 和 TNF-α 等经门静脉和胸导管进入血液，可以介导组织损伤，引起微循环紊乱和多脏器衰竭。血液灌流可吸附并清除血液中的炎性因子，保持人体内环境稳定，也起到防治多脏器衰竭的辅助作用，最终为重症急性胰腺炎的康复赢得宝贵时间。

2. 脓毒症　G^-杆菌脓毒症的治疗在临床上一直是一个相对棘手的问题，一般认为导致脓毒症及脓毒症休克的主要物质是细菌的内毒素及宿主产生的炎症介质（如 IL-1、1L-6 和 TNF-α 等）。早在 20 世纪 70 年代就有作者报道用活性炭、树脂等材料来清除血中内毒素等毒性物质，自 80 年代开始对内毒素血症血液灌流吸附治疗的研究报道增多，并取得了一定突破[106]。

（五）风湿免疫疾病

1. 系统性红斑狼疮　系统性红斑狼疮（systemic lupus erythematosus，SLE）是一种免疫系统疾病，是由于淋巴细胞的病理性活化、多种自身抗体的产生、循环免疫复合物生成及补体系统的激活，导致全身多个脏器受累，并出现功能损害。狼疮性肾炎是严重的内脏系统损害，也是较常见的死亡原因之一，单纯给予激素和免疫抑制剂等药物治疗有时难以在短期内控制病情。免疫吸附疗法可以快速清除血浆中的抗体及异常免疫复合物，减少补体激活产物及炎性介质，从而快速有效地缓解病情[107,108]。

2. 类风湿关节炎　类风湿关节炎（rheumatoid arthritis，RA）是一种以关节滑膜炎为特征的慢性自身免疫性疾病。病变可侵袭全身各处关节，呈多发性和对称性，可导致关节内软骨和骨的破坏、关节功能障碍甚至残疾。类风湿因子（RF）在 RA 全身病变的发生上起着重要的作用。RF 本质是一种免疫球蛋白，是一种自身抗体。美国风湿学会年修订的 RA 治疗指南中已将免疫吸附列为 RA 的治疗方法之一[109]。

（六）神经系统疾病

1. 重症肌无力（myastheniagravis，MG）　是乙酰胆碱受体抗体介导、细胞免疫依赖及补体参与的神经-肌肉接头处传递障碍的自身免疫性疾病。在 MG 患者中，乙酰胆碱受体抗体是公认的致病因子，其大部分属于 IgG，少部分为 IgM。临床上的治疗多用胆碱酯酶抑制剂、糖皮质激素、免疫抑制剂、大剂量免疫球蛋白等方法[110,111]。大部分患者经过上述治疗可缓解，但仍有部分患者病情顽固，长期应用上述药物不能缓解，还会产生很多不良反应。免疫吸附疗法治疗 MG 取得了理想结果，能降低血中胆碱酯酶受体抗体浓度[112]。

2. 吉兰-巴雷综合征（Guillain-Barré syndrome，GBS）　GBS 是神经系统常见疾病之一，主要病理学特征是神经系统炎症性脱髓鞘，有相当一部分病例累及呼吸肌、眼肌引起周围性呼吸麻痹和吞咽困难，常危及患者生命。免疫吸附治疗患者体内大部分 IgG、IgM 可被清除，与血浆置换效果相当[113]。

（七）血液病

1. 特发性血小板减少性紫癜（idiopathic thrombocytopenic purpura，ITP）　是一种自身免疫性出血性疾病，由于自身抗体与血小板结合，引起血小板生存时间缩短。以血小板减少、骨髓巨核细胞数正常或增加伴成熟受阻为特征。应用蛋白 A 免疫吸附治疗传统方法无效、血小板小于 5×10^9/L 的顽固性血小板减少性紫癜患者，治疗后抗血小板自身抗体、血小板相关免疫球蛋白和免疫复合物下降，血小板计数上升。

2. 过敏性紫癜(allergic purpura) 是一种常见的血管变态反应性出血性疾病。由于机体对某些致敏物质发生变态反应,引起广泛的小血管炎,使小动脉和毛细血管通透性、脆性增加,伴渗出性出血、水肿。临床主要表现为皮肤紫癜、黏膜出血,也可伴有皮疹、关节痛、腹痛和肾损伤。中国人民解放军东部战区总医院应用 HA280 型灌流器行血液灌流治疗,有效治疗皮疹消退,无复发,疗效满意[114]。

四、血液(浆)吸附的不良反应

作为一种特殊的血液净化治疗方式,在血液(浆)吸附过程中可能发生如发热、出血、凝血、空气栓塞、失血等不良反应,但血液(浆)吸附有其相关的特殊不良反应。

(一)血液灌流的不良反应

1. 微粒栓塞 微粒栓塞主要发生在早期使用不包膜的活性炭或树脂吸附剂直接进行全血吸附的时期。由于血液灌流技术的不断发展,开发了多种性能良好的包膜材料及精密的血液灌流柱体材料、管路材料。实际操作中体外循环有多个精密过滤系统,并经严密冲洗,血液灌流安全性已大大提高,治疗中极少出现微粒栓塞的现象,但极少偶发因素导致灌流器破损而出现肺内微粒栓塞。一旦发生吸附剂微粒脱落,其脱落的微粒随血液进入体循环的静脉系统及肺循环的肺动脉系统内,患者可出现胸闷、气短、呼吸困难、口唇发绀甚至休克等严重现象。

预防与处理:治疗前严格检查灌流器有无破损,足量盐水冲洗灌流器。一旦出现微粒栓塞,立即停止灌流或吸附,给予吸氧、高压氧治疗,并采取其他对症措施。

2. 空气栓塞 在进行血液灌流时由于应用的不同类型的机器、操作技术的差异等因素有发生空气进入血管内的情况,如果短时间内大量空气进入体内可以出现空气栓塞而致患者死亡。少量空气进入体内,随血液的循环和心脏的搏动可使少量气体呈微小泡沫溶解在血液中或进入肺泡内由肺呼出,而不发生症状。但大量气体进入血液循环中,一次 5ml 以上可发生明显的空气栓塞症状,患者可出现胸闷、呼吸困难、剧烈咳嗽。

一旦发生空气进入体内,应立即将患者置于左侧卧位及头低足高位,使空气聚于右心房内,不断轻叩患者背部,有可能将进入肺内的气体拍成碎泡或成泡沫样,防止气体的聚集造成肺部大面积栓塞或帮助患者咳嗽改善呼吸困难,还可以给予高流量吸氧,必要时可进行高压氧治疗。

3. 灌流器及体外循环凝血 无论是活性炭还是树脂对很多种药物都有较强的吸附性,因此对治疗中应用的抗凝剂肝素钠、低分子肝素等亦有较强的吸附性,尤其是活性炭对抗凝剂吸附更加明显,所以在血液灌流器、吸附治疗中肝素等抗凝剂应用不当、血液流速过慢或血管通路不畅时极易出现体外循环的凝血。

预防与处理:合理应用抗凝剂,一般选用肝素钠,建议用量 1.0~1.5mg/kg;治疗中血流速不宜低于 100ml/min;治疗中严密监测血环管路,动脉压、静脉压的变化。若发生体外循环凝血应立即终止治疗。

4. 血压下降 血压下降的原因有:①有效循环血容量减少,如单纯的血液灌流时体外循环血量约 200ml,如与血液透析等其他血液净化技术联用时,体外循环血量可达 300ml 以上,开始引血短时间内血容量迅速减少,可出现低血压;②由于选用的血液灌流器内吸附剂血液相容性较差,治疗时血液中白细胞和血小板被吸附或损伤,释出多种血管活性物质导致外周血管扩张而血压下降;③肝衰竭患者伴全身器官功能障碍,如心功能不全、血管顺应性降低等也可出现血压下降。

预防与处理:①治疗开始时缓慢引血,或将预充液不丢掉直接接上静脉回流端,保持容量平衡,必要时适当补充血浆、白蛋白等胶体液;②治疗中严密监测患者血压,一旦发生低血压,应减缓血流速度,适当补充血容量,必要时可用升压药物;③如血压下降明显,常规处理方法无效,应立即停止治疗。

5. 血小板减少 血小板减少是血液灌流的主要并发症,由于吸附剂对血小板有显著的吸附、破坏作用,每次治疗 2 小时左右,血小板可下降 30%~40%。

预防与处理:①选用经包膜且血液相容性好的吸附材料灌流器;②治疗前可预先服用抗血小板聚集药物,③前列环素作为肝素的辅助抗凝剂,对肝性脑病患者血液灌流治疗时特别适用;④如血小板下降到出血倾向的临界值时应停止血液灌流治疗。必要时可补充血小板。

6. 寒战、发热 在进行血液吸附治疗的 30~60 分钟偶有患者发生寒战、发热,类似于致热原反应,严重者将无法进行治疗。常见原因:①治疗中未加用加温装置或治疗开始时为维持血容量输入大量温度较低的生理盐水;②治疗前管路及灌流器冲洗不干净、不充分或体外循环系统受到污染。

预防与处理:①治疗中充分利用仪器的加温装置;②血管路必须仅使用一次,严禁复用;③需要补充

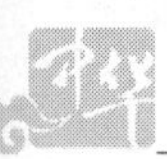

的液体最好加温至37℃左右；④治疗中发生寒战、发热等可给予抗组胺药或糖皮质激素，必要时可终止治疗。

7. 出血 进行人工肝血液吸附治疗中或治疗后的患者会发生一些出血并发症，如鼻出血、牙龈出血、咯血、消化道出血等。常见原因：①肝病患者常有不同程度的凝血功能障碍；②部分患者合并潜在出血的因素如消化道溃疡、食管胃底静脉曲张；③治疗中使用抗凝剂进一步加重了出血的风险。

预防与处理方法：①有活动性出血患者应禁止血液吸附治疗；②治疗中抗凝剂合理应用，不要超量；③如血小板低可适当补充血小板制剂。

8. 溶血 吸附治疗时，偶有溶血现象发生，原因主要是灌流器已经发生凝血未能及时发现，血泵仍继续运转导致灌流器内压力过高造成红细胞破坏而出现溶血。

预防与处理：适量应用抗凝剂，避免灌流器发生凝血，控制治疗中适宜的血流量，密切观察仪器运转中的监测指标，一旦发生凝血应立即对症处理。

（二）血浆吸附的不良反应

1. 血压降低 血浆吸附治疗时增加了血浆分离器，体外循环的血容量增加，在治疗开始引血短时间内血容量迅速减少，比全血吸附治疗更易出现血压下降。

预防与处理：治疗开始时缓慢引血，或者将预充液不放掉直接接上静脉回流端，保证血容量的平衡，必要时还可适量补充血浆、白蛋白、代血浆、生理盐水等液体补充血容量，维持血容量平衡。

2. 溶血 血浆吸附治疗时，偶有溶血现象发生，原因有：①血管通路不理想，治疗中血流量不充分而血泵、分浆泵按原设定速率运行；②血浆与分浆泵的比例不适合，分浆速度大于血流速度的35%以上时极易发生溶血，特别是患者的血细胞比容较高、血液黏稠、脱水状态时更易发生溶血；③血浆分离发生溶血部位在血浆分离器内，最主要的原因为跨膜压过大和血流速度过快。

预防与处理：①选择适宜的血管通路，保证足够的血流速度；②选择性能好的灌流机，分浆泵速度调整受控于血泵的运行。③发生溶血时立即停止分浆泵的运转，调整治疗参数，用生理盐水冲洗血管路及血浆分离器，同时应将溶血的血浆弃去。

五、蛋白A免疫吸附

（一）蛋白A的发现与进展

1959年丹麦科学家Klaus Jensen在研究葡萄球菌的抗原结构时，在大多数新分离的葡萄球菌菌株上发现了一种细胞壁结构，并将其命名为抗原A，后来科学家分离了该抗原，并证明它是一种蛋白质，为与A多糖相区别，将其命名为葡萄糖菌蛋白A（protein A of the staphylococcus bacterium，SPA）或蛋白A（protein A）。2003年，Yang等应用表面张力探针证明每个蛋白A分子可结合两个IgG分子。蛋白A通过交联或偶联的方式牢固结合或固定在某些高分子化合物上制成免疫吸附剂，将吸附剂装入特定的容器里，制成蛋白A吸附柱，进行蛋白A免疫吸附（protein A immuoabsorption，PAIA）治疗。由于他具有高度选择性或特异性，能清除循环中致病性抗体和封闭因子，调节机体的免疫状态，对缓解一些活动期的免疫性疾病有良好的疗效。

（二）蛋白A免疫吸附临床应用

1. 抗肾小球基底膜抗体病 抗肾小球基底膜抗体（anti-glomerular basement membrane，抗-GBM）病是由抗GBM抗体介导，主要累及肾、肺的自身免疫性疾病，临床表现为急进型肾炎合并肺出血，预后差。既往运用血浆置换疗法清除循环中的抗-GBM抗体以及大剂量甲泼尼龙联合环磷酰胺静滴冲击疗法，可提高临床缓解率。而部分患者因血糖升高、重度感染、骨质疏松、白细胞低下等原因无法耐受大剂量糖皮质激素及环磷酰胺冲击治疗。免疫吸附（PAIA）能快速、显著降低抗-GBM肾炎患者循环中的自身抗体，改善肾功能和肺部出血，使患者迅速达到临床缓解，安全性好。但是唯有在疾病早期，器官功能的损害尚处于可逆阶段时及时清除致病介质，才能取得良好的治疗效果[115]。

2. 系统性红斑狼疮和狼疮性肾炎 系统性红斑狼疮（SLE）是多发于年轻女性的一种自身免疫性疾病，其特征为淋巴细胞的病理性活化、多种自身抗体的产生、循环免疫复合物生成及补体系统的激活。SLE常累及全身多个脏器，导致狼疮性肾炎，狼疮性脑病等危重症。SLE治疗的关键是清除血浆中大量自身抗体，以迅速控制狼疮活动，获得临床缓解[116]。但患者常伴有明显低蛋白血症、感染、水肿、心功能不全，往往难以耐受大剂量激素及间断免疫抑制剂的冲击治疗，免疫吸附（PAIA）能有效地清除患者体内的自身抗体和循环免疫复合物，为SLE的治疗提供一条安全途径。

3. 重症肌无力 重症肌无力是一种神经肌肉接头受损的疾病，自身抗体和局部补体沉积导致神经突触后的烟酰胺乙酰胆碱受体（AChR）数目减少，从而损伤神经肌肉接头冲动的传导，引起肌无力症状。免疫抑制剂在大部分患者中普遍应用,但起效较慢,在危重症患者中应用效果不理想。免疫吸附(PAIA)治疗重症肌无力患者,与血浆置换相比,前者对 IgG、抗 AChR 抗体的清除效果更好,不良反应更少,尤其对于有多器官受累的老年患者,其严重并发症的发生更少[117]。因可移除部分直接阻抑 AChR 的抗体,对部分重症肌无力患者临床症状的改善可在 24 小时内见效。

(三)蛋白 A 免疫吸附不良反应

蛋白 A 免疫吸附副作用较少,大部分患者可很好耐受,常见的副作用包括:

1. 低血压 可能与体外循环容量过大有关,预冲体外循环系统,或适当补充血容量可纠正。

2. 低钙血症 患者可能出现抽搐等症状,与使用枸橼酸钠抗凝有关,可予以 10% 葡萄糖酸钙预防和治疗。

3. 过敏反应 患者出现轻度畏寒、发热、恶心、呕吐、腹痛等,予以对症处理。

4. 其他 白蛋白丢失,关节疼痛、肿胀等。

(四)蛋白 A 疗法的临床评价与展望

治疗过程中,绝大多数患者耐受良好,吸附治疗患者免疫球蛋白 IgG 水平会明显下降,但临床中因此而出现严重感染的报道不多。少数患者会出现寒战、发热、发冷等流感样症状,部分出现低血压、皮疹,多在 8 小时内自然恢复,吸附柱的颗粒脱落进入血流可引起恶心、呕吐、腹泻和心动过速、心律失常等极为少见。与传统的血浆置换相比,蛋白 A 免疫吸附疗法有更多的优越性,患者自身血浆回输,无须替代液,可防止血源性传染病;吸附具有选择性和特异性,可特异性清除循环中致病介质,对正常血浆成分影响小;性价比较高,更为安全。随着吸附柱的生物相容性进一步提高和新一代"智能膜"的开发,蛋白 A 免疫吸附可能会应用在更广泛的疾病治疗中,我们也期待将来有更多关于免疫吸附治疗的临床研究出现,并能制定出更明确的治疗规范和指南。

(李翠莹 邱德俊)

参考文献

1. GOTTSCHALK CW, FELLNER SK. History of the science of dialysis[J]. Am J Nephrol, 1997, 17(3/4):289-298.
2. ABEL JJ, ROWNTREE LG, TURNER BB. On the removal of diffusible substances from the circulating blood of living animals by dialysis[J]. Trans Assoc Am Phys, 1913, 28:51-54.
3. MINESHIMA M. The past, present and future of the dialyzer [J]. Contrib Nephrol. 2015, 185:8-14.
4. MARIANOL F, FONSATO V, LANFRANCO G, et al. Tailoring high cut off membranes and feasible application in sepsis-associ acute renal failure: invitro studies[J]. Nephrol Dial Transplant, 2005, 20(6):1116-1126.
5. 梁耀先,左力. 血液净化发展史-血液透析[J]. 中国血液净化, 2019, 18(7):439-442.
6. WARD RA, RONCO C. Dialyzer and machine technologies: application of recent advances to clinical practice[J]. Blood Purif, 2006, 24(1):6-10.
7. JOSEPH S, JEFFREY LW, ANAND P, et al. Guidelines on the Use of Theraputic Apheresis in Clinical Practice-Evidence -Bases Approach from the Writing Committee Society for Apheresis: The Sixth Special Issue[J]. Journal of Clinical Aphrersis, 2013 (28):145-284.
8. IZUHARA Y, MIYATA T, SAITO K, et al. Ultropure dialysate decreases plasma pentosidine, a marker of "carbonyl stress" [J]. Am J Kidney Dis, 2004, 43(6):1024-1029.
9. RYUICHI F, HIROMICHI, KUMAGAI, et al. Ultropure dialysate reduces plasma levels of β2-microglobulin and pentosidine in hemodialysis patients[J]. Blood Purif, 2005, 23(4):311-316.
10. GUTH HJ, GRUSKA S, KRAATZ G. On-line production of ultrapure substitution fluid reduces TNF-alpha and IL-6 release in patients on hemodiafiltration therapy[J]. Int J Artif Organs, 2003, 26(3):181-187.
11. LEDERER SR, SCHIFFL H. Ultrapure dialysis fluid lowers the cardiovascular morbidity in patients on maintenance hemodialysis by reducing continuous microinflammation[J]. Nephron, 2002, 91(3):452-455.
12. BERNARD C, KATJA M, MARION M. Monitoring the microbial purity of the treated water and dialysate[J]. Saudi J Kidney Dis Transpl, 2001, 12(3):325-326.
13. DEMIRCI MS, OZKAHYA M, ASCI G, et al. The influence of dialysate calcium on progression of arterial stiffness in peritoneal dialysis patients[J]. Perit Dial Int, 2009(29):515-517.
14. 叶朝阳. 血液透析血管通路技术与临床应用[M]. 2 版. 上海:复旦大学出版社, 2014.
15. 中国医院协会血液净化中心管理分会血液净化通路学组. 中国血液透析用血管通路专家共识[J]. 中国血液净化, 2014, 13(8):549-558.
16. MORAN J, SUN S, KHABABA I, et al. A randomized trial comparing gentamicin/citrate and heparin locks for central venous catheters in maintenance hemodialysis patients[J]. Am J Kidney Dis, 2012, 59(1):102-107.
17. MOORE CL, BESARAB A. AJLUNI M, et al. Comparative effectiveness of two catheter locking solutions to reduce catheter-related bloodstream infection in hemodialysis patients[J]. Clin J Am Soc Nephrol, 2014, 9(7):1232-1239.
18. CHOW KM, POON YL, LARM MP, et al. Antibiotic lock solutions for the prevention of catheter-related bacteraemia in hemodialysis patients[J]. Hong Kong Med J, 2010, 16(4):269-274.

19. PAVANIPUR M, PAKFETRAT M, ROOZBEH J. Cloxacillin as an Antibiotic Lock Solution for Prevention of Catheter-Associated Infection[J]. Iran J Kidney Dis, 2011, 5(5): 328-331.

20. MORTAZAVI M, A1 SAEIDI S, SOBHANI R, et al. Successful prevention of tunneled central catheter infection by antibiotic lock therapy using cefotaxime[J]. J Res Med Sci, 2011, 16(3): 303-309.

21. ASIF A, SALMAN L, CARRILLO RG, et al. Patency rates for angioplastyin die treatment of pacemaker-induced central venous stenosis in hemodialysis patients: results of a multi-center study[J]. Semin Dial, 2009, 22(6): 671-676.

22. BEVC S, PECOVNIK-BALON B, EKART R, et al. Non-insertion-related complications of central venous catheterization-temporary vascular access for hemodialysis[J]. Ren Fail, 2007, 29(1): 91-95.

23. GILMORE JA. K/DOQI clinical practice guidelines and clinical practice recommendations. 2006 updates[J]. Nephrol Nurs J, 2006, 33(5): 487-488.

24. ASIF A, RCY-CHAUDHURY P, BEAT HGA, et al. Early arteriovenous fistula failurea logical proposal for when and how to intervene[J]. Clin J Am Soc Nephrol, 2006, 1(2): 332-339.

25. DIXON BS. Why don't fistulas mature? [J]. Kidney Int, 2006, 70(8): 1413-1422.

26. 田浩，郁正亚. 透析用自体动静脉内瘘成熟的研究进展[J]. 中国血液净化，2009，8(6)：339-341.

27. 施娅雪，张皓，张纪蔚，等. 血液透析患者肿胀手综合征的诊治[J]. 中国血液净化，2012，11(3)：136-139.

28. OGUZKURT L, TERCAN F, YILDIRIM S, et al. Central venous stenosis in hemodialysis patients without a previous history of catheter placement[J]. Eur J Radio, 2005, 55(2): 237-242.

29. TURNNEL-RODRIGUES L, PENGLOAN J, BAUDIN S, et al. Treatment of stenosis and thrombosis in hemodialysis fistulas and grafts byinterventional radiology[J]. Nephrol Dial Transplant, 2000, 15(12): 2029-2036.

30. 孙雪峰. 如何选择血液透析的抗凝治疗方案[J]. 中国血液净化，2008，7(6)：335-337.

31. 孙雪峰. 持续性肾脏替代治疗的抗凝方案的确立和存在的问题[J]. 中国血液净化，2008，7(9)：501-503.

32. 季大玺. 连续性血液净化[M]. 南京：东南大学出版社，2004：85-95.

33. 王笑云. 出血倾向患者血液透析治疗的抗凝技术选择[J]. 中国实用内科杂志，2008，28(5)：339-343.

34. 王质刚. 血液净化学[M]. 3 版. 北京：北京科学技术出版社，2009：94-180.

35. DAVENPORT A. Review article: Low-molecular-weight heparin as an alternative anticoagulant to unfractionated heparin for routine oulpatienlhaemodialysis treatment [J]. Nephrology (Carlton), 2009, 14(5): 455-461.

36. NAGGE J, CROWTHER M, HIRSH J. Is impaired renal function a contraindication to the use of low-molecular-weight heparin[J]. Arch Intern Med, 2002, 162(22): 2605-2609.

37. WU MY, HSU YH, BAI CH, et al. Regional citrate versus heparin anticoagulation for continuous renal replacement therapy: a meta-analysis of randomized controlled trials[J]. Am J Kidney Dis, 2012, 59(6): 810-818.

38. TOVEY L, DICKIE H, GANGI S, et al. Beyond the randomized clinical trial: Citrate for continuous renal replacement therapy in clinical practice[J]. Nephron Clin Pract, 2013, 124(1/2): 119-123.

39. KALB R, KRAM R, MORGERA S, et al. Regional citrate anticoagulation for high volume continuous venovenous hemodialysis in surgical patients with high bleeding risk[J]. TherApher Dial, 2013, 17(2): 202-212.

40. 邱德俊，李新伦，高卓，等. 简化法局部枸橼酸与阿加曲班抗凝在高危出血风险血液透析患者中的对比观察[J]. 临床肾脏病杂志，2020，20(6)：449-453.

41. EVENEPOEL P, MAES B, VANWALLEGHEM J, et al. Regional citrate anticoagulation for hemodialysis using a conventional calcium containing dialysate [J]. Am J Kidney Dis, 2002, 39(2): 315-319.

42. CHUANG P, PARIKH C, REILLY RF. A ease review: anticoagulation in hemodialysis patients with heparin induced thrombocytopenia[J]. Am J Nephrol, 2001, 21(3): 226-231.

43. ADAMS RL, BIRD IU. Review article: Coagulation cascade and therapeutics update: relevance to nephrology. Part 1: Overview of coagulation, thrombophilias and history of anticoagulants [J]. Nephrology (Carlton), 2009, 14(5): 462-470.

44. MCKEAGE K, PLOSKER GL. Argatroban[J]. Drugs, 2001, 61(4): 515-522.

45. FISCHER KG. Hirudin in renal insufficiency [J]. Semin Thromb Hemost, 2002, 28(5): 467-471.

46. WILLEY ML, DENUS S, SPINIER SA. Removal of lepirudin, a recombinant hirudin, by hemodialysis, hemofiltration, or plasmapheresis[J]. Pharmacotherapy, 2002, 22(4): 492-498.

47. 邱德俊，高卓，李新伦，等. 小剂量阿加曲班在高危出血风险血液透析患者中的应用[J]. 河北医药，2019，41(24)：3704-3707.

48. LAVAUD S, PARIS B, MAHEUT H, et al. Assessment of the heparin-binding AN69 ST hemodialysis membrane: Ⅱ. Clinical studies without heparin administration [J]. Asaio Journal, 2005, 51(4): 348-351.

49. FEALY N, BALDWIN I, JOHNSTONE M, et al. A pilot randomized controlled crossover study comparing regional heparinization to regional citrate anti coagulation for continuous venovenous hemofiltration [J]. Int J Artif Organs, 2007, 30(4): 301-307.

50. SARGENT JA, GOTCH FA. Principles and biophysics of dialysis [M]. 4th ed. Dordrech: Klunwer Academic Publishers,

1996.

51. 王质刚. 中国血液净化学 [M]. 4 版. 北京:北京科学技术出版社,2016.
52. NATIONAL KIDNEY FOUNDATION. KDOQI clinical practice guideline for hemodialysis adequacy: 2015 update[J]. Am J Kidney Dis,2015,66(5):884T30.
53. 赵新菊,左力. KDOQI 血液透析充分性临床实践指南 2015 更新版-开始血液透析的时机解读[J]. 中国血液净化,2016,15(8):385-387.
54. GILBERT J,LOVIBOND K,MOONEY A,et al. Renal replacement therapy:summary of NICE guidance[J]. BMJ,2018,363:k4303.
55. KELLUM JA,RONCO C. The 17th acute disease quality initiative international consensus conference: Introducing precision renal replacement therapy[J]. Blood Purif,2016,42(3):221-223.
56. OSTERMANN M,JOANNIDIS M,PANI A,et al. Patient selection and timing of continuous renal replacement therapy[J]. Blood Purif,2016,42(3):224-237.
57. 血液净化模式选择专家共识[J]. 中国血液净化,2019,18(7):442-472.
58. 陈香美. 血液净化标准操作规程[M]. 北京:人民军医出版社,2010.
59. NISSENSON A. Handbook of Dialysis Therapy[J]. Philadelphia,Elsevier,2017.
60. LOCATELLI F,MARTIN-MALO A,HANNEDOUCHE T,et al. Effect of membrane permeability on survival of hemodialysis patients[J]. J Am Soc Nephrol,2009,20(3):645-654.
61. ALI B SR,FAIZAN A MA,KHALID SA,et al. The development of malnutrition is not dependent on its traditional contributing factors in patients on maintenance hemodialysis in developing countries[J]. Saudi J Kidney Dis Transpl,2018,29(2):351-360.
62. LOCATELLI F,GAULY A,CZEKALSKI S,et al. The MPO Study:Just a European HEMO Study or Something Very Different?[J]. Blood Purif,2008,26(1):100-104.
63. 刘东,高卓,魏学明,等. 甲状旁腺激素水平对维持性血液透析患者生存质量的影响[J]. 山西医科大学学报,2014,45(5):384-388.
64. SVDRA F,LOPOT F,VALKOVSKY I,et al. Phosphorus removal in low-flux hemodialysis,high-flux hemodialysis,and hemodiafiltration[J]. ASAIO J,2016,62(2):176-181.
65. ORASAN OH,SAPIONTAI AP,COZMA A,et al. Insomnia,muscular cramps and pruritus have low intensity in hemodialysis patients with good dialysis efficiency,low inflammation and arteriovenous fistula[J]. Int Urol Nephrol,2017,49(9):1673-1679.
66. JIANG X,JI F,CHEN ZW,et al. Comparison of high-flux hemodialysis with hemodialysis filtration in treatment of uraemic pruritus:a randomized controlled trial[J]. Int Urol Nephrol,2016,48(9):1533-1541.
67. 刘东,高卓,魏学明,等. 甲状旁腺切除治疗尿毒症继发性甲状旁腺功能亢进症患者皮肤瘙痒的临床观察[J]. 中国血液净化,2014,13(3):134-136.
68. KAZORY A,COSTANZO MR. Extracorporeal Isolated Ultrafiltration for Management of Congestion in Heart Failure and Cardiorenal Syndrome[J]. Adv Chronic Kidney Dis,2018,25(5):434-442.
69. 左力. 对透析充分性的认识更新[J]. 中国血液净化,2016,15(9):449-450.
70. 中国医师协会肾脏病医师分会血液透析充分性协作组. 中国血液透析充分性临床实践指南[J]. 中华医学杂志,2015,95(34):2748-2753.
71. DONADIO C,KANAKI A,SAMI N,et al. High-flux dialysis: clinical,biochemical,and proteomic comparison with low-flux dialysis and on-line hemodiafiltration[J]. Blood Purif,2017,44(2):129-139.
72. RONCO C,GHEZZI PM,BRENDOLAN A,et al. The haemodialysis system:basic mechanisms of water and solute transport in extracorporeal renal replacement therapies[J]. Nephrol Dial Transplant,1998,13(Suppl 6):3-9.
73. WANG AY,NINOMIYA T,AL-KAHWA A,et al. Effect of hemodiafiltration or hemofiltration compared with hemodialysis on mortality and cardiovascular disease in chronic kidney failure:a systematic review and meta-analysis of randomized trials[J]. Am J Kidney Dis,2014,63(6):968-978.
74. PETERS SA,BOTS ML,CANAUD B,et al. HDF Pooling Project Investigators. Haemodiafiltration and mortality in end-stage kidney disease patients: a pooled individual participant data analysis from four randomized controlled trials[J]. Nephrol Dial Transplant,2016,31(6):978-984.
75. LU W,REN C,HAN X,et al. The protective effect of different dialysis types on residual renal function in patients with maintenance hemodialysis: A systematic review and meta-analysis[J]. Medicine(Baltimore),2018,97(37):e12325.
76. BELMOUAZ M,DIOLEZ J,BAUWENS M,et al. Comparison of hemodialysis with medium cut-off dialyzer and on-line hemodiafiltration on the removal of small and middle-sized molecules[J]. Clin Nephrol,2018,89(1):50-56.
77. BLANKESTIJN PJ,GROOTEMAN MP,NUBE MJ,et al. Clinical evidence on haemodiafiltration[J]. Nephrol Dial Transplant,2018,33(suppl3):53-58.
78. PANICHI V,SCATENA A,ROSATI A,et al. High-volume online haemodiafiltration improves erythropoiesis-stimulating agent(ESA) resistance in comparison with low-flux bicarbonate dialysis:results of the REDERT study[J]. Nephrol Dial Transplant,2015,30(4):682-689.
79. MORENA M,JAUSSENT A,CHALABI L,et al. Treatment tol-

erance and patient-reported outcomes favor online hemodiafiltration compared to high-flux hemodialysis in the elderly[J]. Kidney Int,2017,91(6):1495-1509.

80. MOLINA P,VIZCAÍNO B,MOLINA MD,et al. The effect of high-volume online haemodiafiltration on nutritional status and body composition: the Protein Stores preservation (PESET) study[J]. Nephrol Dial Transplant,2018,33(7):1223-1235.

81. MOSTOVAYA IM,BLANKESTIJN PJ,BOTS ML,et al. Clinical evidence on hemodiafiltration: a systematic review and a meta-analysis[J]. Semin Dial,2014,27(2):119-127.

82. CORNELIS T,SANDE FMVD,ELOOT S,et al. Acute hemodynamic response and uremic toxin removal in conventional and extended hemodialysis and hemodiafiltration: a randomized crossover study[J]. Am J Kidney Dis,2014,64(2):247-256.

83. RONCO C,BELLOMO R. Basic mechanisms and definitions for continous renal replacement therapies[J]. Int J Artif Organs,1996,19:95-99.

84. 血液净化急诊临床应用专家共识组. 血液净化急诊临床应用专家共识[J]. 中华急诊医学杂志,2017,26(1):24-36.

85. BAGSHAW SM,WALD R. Indications and timing of continuous renal replacement therapy application[J]. Contrib Nephrol,2018,194:25-37.

86. BONE RC,BALK RA,CERRA FB,et al. Definitions for sepsis and organ failure and guidelines for the use of innovative therapies in sepsis The ACCP/SCCM Consensus Conference Committee. American College of Chest Physicians/Society of Critical Care Medicine[J]. Chest,1992,101(6):1644-1655.

87. QIAO Z,WANG W,YIN L,et al. Using IL-6 concentrations in the first 24 h following trauma to predict immunological complications and mortality in trauma patients: a meta-analysis[J]. Eur J Trauma Emerg Surg,2018,44(5):679-687.

88. ZUCCARI S,DAMIANI E,DOMIZI R,et al. Changes in cytokines, haemodynamics and microcirculation in patients with sepsis/septic shock undergoing continuous renal replacement therapy and blood purification with cytosorb[J]. Blood Purif,2020,49(1-2):107-113.

89. CHEN LX,DEMIRJIAN S,UDANI SM,et al. Cytokine clearances in critically El patients on continuous renal replacement therapy[J]. Blood Purif,2018,46(4):315-322.

90. LI B,KE L,SHEN X,et al. Successful cardiopulmonary cerebral resuscitation in patient with severe acute pancreatitis[J]. Am J Emerg Med,2015,33(8):1108. e5-7.

91. TAKEDA K,GUNTARS P,HARALDS P,et al. Early continuous veno-venous haemofiltration in the management of severe acute pancreatitis complicated with intra abdominal hypertension: retrospective review of 10 years experience[J]. Ann Intensive Care,2012,2(Suppl1):S21.

92. HE C,ZHANG L,SHI W,et al. Coupled plasma filtration adsorption combined with continuous veno-venous hemofiltration treatment in patients with severe acute pancreatitis[J]. J Clin Gastroenterol,2013,47(1):62-68.

93. DEVASAGAYARAJ R,CAVAROCCHI NC,HIROSE H. Does acute kidney injury affect survival in adults with acute respiratory distress syndrome requiring extracorporeal membrane oxygenation? [J]. Perfusion,2018,33(5):375-382.

94. WARE LB,MATTHAY MA. Clinical practic. Acute pulmonary edema[J]. N Engl J Med,2005,353(26):2788-2796.

95. BART BA,GOLDSMITH SR,LEE KL,et a1. Ultrafiltration in decompensated heart failure with cardiorenal syndrome[J]. N Engl J Med,2012,367(24):2296-2304.

96. YANCY CW,JESSUP M,BOZKURT B,et al. 2013 ACCF/AHA guideline for the management of heart failure: executive summary: a report of the American College of Cardiology Foundation/American Heart Association Task Force on practice guidelines[J]. Circulation,2013,128(16):1810-1852.

97. GHANNOUM M,HOFFMAN RS,GOSSELIN S,et al. Use of extracorporeal treatments in the management of poisonings[J]. Kidney Int,2018,94(4):682-688.

98. 宋维,于学忠. 急性中毒诊断与治疗专家共识[J]. 中华急诊医学杂志,2016,25(11):1113-1127.

99. 何群鹏,谢红浪. 血液净化技术在中毒患者治疗中的应用[J]. 肾脏病与透析肾移植杂志,2015,24(4):381-385.

100. NAQVI R,AKHTAR F,AHMED E,et al. Acute kidney injury due to rhabdomyolysis[J]. Open J Nephrol,2015,5(5):67-74.

101. ZHOU F,SONG Q,PENG Z,et al. Effects of continuous venous-venous hemofiltration on heat stroke patients: a retrospective study[J]. J Trauma,2011,71:1562-1568.

102. MAIWALL R,MARAS JS,NAYAK SL,et al. Liver dialysis in acute on chronic liver failure: current and future perspectives[J]. Hepatol Int,2014,8(Suppl 2):505-513.

103. RENCON C,BELLOMO R. Acute renal failure and multiple organ dysfunction in the ICU: from renal replacement therapy (RRT) to multiple organ support therapy (MOST)[J]. Int J Artif Organs,2002,25(8):733-747.

104. KARAKALA N,JUNCOS LA. Providing Continuous Renal Replacement Therapy in Patients on Extracorporeal Membrane Oxygenation[J]. Clin J Am Soc Nephrol,2020,15(5):704-706.

105. 高蕾,季付红,盛云峰,等. BL-300 型灌流柱对慢性重型肝炎患者血浆的净化作用[J]. 中国血液净化,2008,7(11):615-617.

106. 邵阳,王翔,冯刚,等. 固定化亲和吸附剂血液灌流对脓毒症大鼠作用的研究[J]. 解放军医学杂志,2002,27(3):212-213.

107. YUAN Z,YU M,LI J,et al. Endotoxin adsorbent using dimethylamine ligands[J]. Biomaterials,2005,26(15):2741-2747.

108. 汤颖,娄探奇,陈珠江,等.应用 DNA280 免疫吸附器治疗系统性红斑狼疮的观察[J].中国血液净化,2005,4(12):649-651.

109. AMERICAN COLLEGE OF RHEUMATOLOGY SUBCOMMITTEE ON RHEUMATOID ARTHRITIS GUIDELINES. Guidehnes for the management of rheumatoid arthritis[J]. Arthritis Rheum,2002,46:328-346.

110. HIRATA N,KURIYAMA T,YAMAWAKI N. Immusorba TR and PH[J]. Therapeutic Apheresis and Dialysis,2003,7(1):85-90.

111. NAKAJI S,HAYASHI N. Adsorption column for myasthenia gravis treatment med is orb aMG-50[J]. Therapeutic Apheresisand Dialysis,2003,7(1):78-84.

112. RON S W,BRINCKMANN R,EGNER R,et al. Peptide based adsorbers for therapeutic immunoadsorption[J]. TherapeuticApheresis and Dialysis,2003,7(1):91-97.

113. DIENER HC,HAUPT WF,KLOSS YM,et al. A preliminary, randomized,multicenter study comparing intravenous immuneno globulin, plasma exchange, and immune ads or prion in Guillain-Barré syndrome[J]. Eur Neurol,2001,46(2):107-109.

114. 徐敏,吴婷婷,吕顺丽,等.血液灌流治疗儿童过敏性紫癜的护理[J].实用临床医药杂志(护理版),2009,5(2):58-59.

115. HU W,LIU Z,JI D,et al. Staphylococcal protein A immunoadsorption for Goodpasture's syndrome in four Chinese patients.[J]. J Nephrol,2006,19(3):312-317.

116. 曾建英,张建林,邹川.免疫吸附治疗狼疮性肾炎的临床研究[J].实用医学杂志,2005,21:2655-2657.

117. GOLD R,SCHNEIDER-GOLD C. Current and Future Standards in Treatment of Myasthenia Gravis[J]. Neurotherapeutics,2008,5(4):535-541.

第七十四章

免疫细胞治疗

使用免疫细胞调节免疫系统功能的治疗方案，称为免疫细胞治疗。可以通过增强免疫功能，或者抑制过激的免疫反应使机体达到新的免疫平衡。近年来，针对肿瘤的免疫细胞治疗和抗病毒的免疫细胞治疗已在临床上取得明显疗效。免疫细胞治疗包括调节患者自身的免疫功能和过继输注免疫细胞以提高免疫功能，后者又称过继性免疫细胞治疗[1]。按免疫细胞的不同，可分为树突状细胞的治疗、T细胞的免疫治疗和自然杀伤细胞的免疫治疗。本章将进行逐一介绍。

第一节　树突状细胞治疗

1973年Ralph Steinman和Zanvil Cohn发现树突状细胞（dendritic cells，DCs）在介导先天免疫应答和诱导适应性免疫应答中起关键作用。从那时起，通常将DCs称为“自然佐剂”，并认为是最有效的抗原呈递细胞（antigen presenting cells，APC），可以处理抗原并将其呈递给B和T淋巴细胞来激活幼稚和记忆淋巴细胞的免疫应答。当DCs遇到微生物片段或坏死细胞产物时，会逐渐分化成熟，并高效地摄取和加工抗原呈递给T细胞；高水平表达多种共刺激因子，分泌多种细胞因子和趋化因子，在感染部位或肿瘤微环境中持续介导免疫应答；或者表达多种免疫抑制因子，诱导免疫的无反应性（anergy）。此外，DCs可通过激活自然杀伤细胞（natural killer cell，NK cell）而产生抗肿瘤作用[2]。在随后近40年的发展中，DCs在免疫系统中的重要作用逐渐被揭示。2011年，Ralph Steinman因发现这类重要的先天免疫细胞而被授予诺贝尔医学生理学奖。该节内容主要参考2017年《细胞研究》第27期中的综述“基于树突细胞的免疫疗法”[3]。

一、树突状细胞的免疫学

（一）树突状细胞的分类和特征

DCs是由$CD34^+$骨髓造血干祖细胞分化而来的，并具有异质性。比较公认的分化模型认为，人粒细胞单核细胞DC前体细胞（granulocyte monocyte DC precursors，GMDP）可分化为单核细胞DC前体细胞（monocyte DC precursors，MDP），MDP分化为单核细胞和共同DC祖细胞（common DC progenitors，CDPs），CDPs限制性向下分化为三种DCs：$CD1c^+$ DC、$CD141^+$ DC和浆细胞样DC（plasmacytoid DCs，pDCs）。其中$CD1c^+$DC和$CD141^+$ DC被认为是传统DCs（conventional DCs，cDCs）。这些定向DC祖细胞（commited DC progenitors）存在于骨髓和脐带血，最近在外周血和淋巴结也发现了可迁移的cDCs前体细胞（pre-cDCs），该pre-cDCs的分化可维持人体的cDCs池（pool）[4]。

从表型上看，人DCs缺乏谱系（Lin）标记（包括CD3、CD19、CD14、CD20、CD56和血型糖蛋白A），而组成型表达Ⅱ类主要组织相容性复合物（major histocompatibility complex class Ⅱ，MHC Ⅱ）。位于外周血和淋巴结的DCs主要存在cDCs和pDCs两种DCs，其中cDCs为MHC-$Ⅱ^+$ $CD11c^+$细胞，又包括$CD1c^+$DC和$CD141^+$DC两种DCs。

三种DCs具有不同的分子标签（molecular signature），$CD1c^+$ DCs表达IRF4、Notch2、Rbpj和Klf4，$CD141^+$DCs表达IRF8、Batf3、Bc16和Flt3，pDCs表达IRF8、Bcl11a、Spi-B、E2-2、Runx1和IL-3RA。在外周血中，DCs主要由$CD1c^+$DCs组成，$CD141^+$DCs比例较低。目前认为，人$CD141^+$DC和小鼠$CD8^+$DC相同，可以将细胞相关抗原呈递给$CD8^+$T细胞。当DCs被激活后，$CD1c^+$ DCs表达Toll样受体（toll-like receptor，TLR）1-8，并分泌白介素-12（interleukin-12，IL-12）、IL-18、IL10和肿瘤坏死因子α（tumor necrosis factor-α，TNFα）。当$CD141^+$DCs受到双链RNA（dsRNA）、poly-I：C（聚肌胞，可激活TLR3）刺激后，会表达TLR3和TLR8，并高水平分泌Ⅰ型干扰素和Ⅲ型干扰素。在坏死细胞的刺激下，$CD141^+$DCs会表达X-C基序趋化因子受体（X-C Motif Chemokine Receptor 1，XCR1），迁移到高表达X-C基序趋化因子配体（X-C Motif Chemokine Ligand 1，XCL1）的坏死部位，通过内吞受体-C 型凝集素家族 9A（C-type lectin domain family 9 member A，Clec9A）内吞坏死细胞，并呈递抗原。尽管 $CD1c^+$ DC 和 $CD141^+$DC 都可以将抗原呈递给 $CD4^+$和 $CD8^+$T 细胞，但 $CD141^+$DC 展现出更佳的呈递效率。

pDCs 的表面分子标记为 Lin^- MHC-$Ⅱ^+$ $CD303^+$ $CD304^+$，在病毒感染后可产生大量的Ⅰ型干扰素（IFN-α/β）来招募 NK 细胞、T 细胞等，也可快速地交叉呈递抗原给 $CD8^+$T 细胞。通过受体介导的内吞作用来摄取死亡细胞的抗原。另外，pDCs 高表达 TLR7 和 TLR9，可分别结合单链 RNA 和 CpG 岛未甲基化的 DNA 来识别病毒或自身的核酸。cDCs 存在于几乎所有的外周组织中，而 pDCs 存在于 T 细胞所在的淋巴组织中，比如淋巴结、扁桃体、脾脏、胸腺、骨髓、派尔集合淋巴结、肝脏、鼻黏膜和外周血中。pDCs 可以激活特异的黑色素瘤 $CD8^+$T 细胞，但也有不少研究表明 pDCs 可抑制肿瘤免疫的应答。在肿瘤微环境中 pDCs 表达 IFN-α 的水平下降，分泌吲哚胺 2，3-双加氧酶（indoleamine 2，3-dioxygenase，IDO）的水平增加，而 IDO 可诱导肿瘤引流淋巴结中调节性 T 细胞（regulatory T cells，Tregs，免疫抑制性 T 细胞）的比例增加。因此，调控 pDCs 的功能可能是生产有效抗肿瘤 pDCs 的关键。

在皮肤中存在五种主要的 DCs 亚型，分别为朗格汉斯细胞（Langerhans cells，LCs）、$CD14^+$ DCs、$CD1a^+$ DCs、$CD1c^+$DCs 和 $CD141^+$DCs。其中 LCs 是表皮细胞中存在的主要的抗原呈递细胞，表达 CD45、MHC-Ⅱ、上皮细胞黏附分子、LCs 特异凝集素（Langerin）以及包含大颗粒（granules）的 Birbeck 颗粒（Birbeck granules）。在表皮中，LCs 获取抗原后迁移到区域淋巴结（regional lymph nodes），将抗原呈递给 T 细胞并启动免疫反应。在皮肤发生感染/炎症时，外周血液循环单核细胞分化成炎性 DCs 并迁移至感染/炎症部位，此类炎性 DCs 的免疫表型为 $CD11c^{++}$ MHC^{++} $CD40^+$ $CD80^+$ $CD86^+$。真皮 DCs 是由具有异质性的 $CD14^+$ DCs 以及少部分 $CD1a^+$DCs、$CD1c^+$DCs 和 $CD141^+$DCs 组成的。但对真皮 $CD14^+$DCs 的定义尚有争议，近期研究表明真皮 $CD14^+$DCs 是一群由单核细胞分化而来的组织驻留（tissue-resident）巨噬细胞。

淋巴组织中包含两种类型的 DCs，分别是 $CD1c^+$ DCs 和 $CD141^+$DCs。在二级淋巴组织中，存在组织驻留的 DCs。如在肠系膜淋巴结（mesenteric lymph nodes，MLNs）中驻留的 $CD103^+$DCs，该类型的 DCs 在诱导共生细菌和食物抗原耐受方面起到重要作用。

（二）DC 细胞的成熟

在静息状态下，DCs 是不成熟的。当受到外界刺激后，经过一系列复杂的表型（激活）和功能（成熟）的变化。DCs 的激活是一个与抗原获取相关的复杂且严格的调控过程，DCs 向淋巴组织迁移的相关细胞分子的表达会上调，如趋化因子受体（如 CCR7）、黏附分子、共刺激分子（CD54、CD80 和 CD86）、免疫蛋白酶体（immunoproteosomes）、MHC Ⅰ类分子和 MHC Ⅱ类分子等。在这个过程中，DCs 也会分泌影响 T 细胞免疫应答的细胞因子。此外，DCs 通过激活幼稚和记忆 B 细胞、自然杀伤（natural killer，NK）细胞和 NKT 细胞定性、定量地调节免疫应答。DCs 成熟的标志是吞噬能力降低、抗原加工和呈递能力增强、向淋巴细胞迁移的能力及激活 T 细胞和 B 细胞的能力增加。DCs 可以由以下几种方式被诱导激活：①微生物产物触发的表面识别受体（如 TLRs），激活胞内传感器（如 RIG-I）或免疫蛋白酶体；②免疫系统分泌的 TNF-α、IL-1、IL-6、IFN-α 等炎症相关分子；③受损伤的组织；④死亡的细胞释放的热激蛋白、RNA 和 DNA 等。

（三）抗原的摄取和呈递

DCs 通过 FcⅠ型受体（CD64）、FcⅡ型受体（CD32）、整合素、C 型凝集素受体（C-type lectin receptors，CLRs）、凋亡细胞受体（apoptotic cell receptors）和清道夫受体（scavenger receptors）介导的吞噬作用、微胞饮作用、巨胞饮作用和内吞作用吸收抗原。抗原通过内源性途径（endogenous pathway）加工成肽段，呈递到 MHC Ⅰ类分子上以激活 $CD8^+$T 细胞，或呈递到 MHC Ⅱ类分子上以激活 $CD4^+$T 细胞。此外，DCs 还有另外两种交叉呈递（cross presentation）途径——胞浆途径（cytosolic pathway）和液泡途径（vacuolar pathway）[5]。在胞浆途径中，转运到胞浆后的抗原被蛋白酶体加工，并装载到新形成的 MHC Ⅰ类分子上，内质网也参与这一呈递过程。迄今为止，对液泡途径的研究较少，目前认为该途径发生在内吞腔中，依赖组织蛋白酶 S 的水解功能，对溶酶体抑制剂敏感，但对蛋白酶体抑制剂不敏感。近期研究发现，TLR 信号通路影响吞噬体（phagosomes）的成熟，并促进吞噬体中 MHC Ⅰ类分子的积累，从而实现交叉呈递作用。DCs 可以呈递常规的多肽抗原，还可将磷酸化多肽、瓜氨酸化多肽呈递到 HLA 分子上，并被 T 细胞识别。这些经过修饰的抗原可被呈递到肿瘤细胞表面成为免疫治疗的新靶点（NCT01846143）。DCs 也可通过 CD1d 加工脂质抗原，呈递并激活 NKT 细胞。此外，CLRs 可作为内吞受体来内化抗原（包括含有碳水化合物结构的抗原）以进行抗原的加工和呈递，但有些 CLRs，如髓样 C

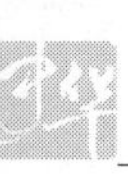

型凝集素样受体(myeloid C-type lectin-like receptor,MICL)和树突状细胞免疫受体(dendritic cell immunoreceptor,DICR)可能具有免疫抑制作用。

(四)诱导 DCs 的免疫激活

当 DCs 成熟后,会迁移至次级淋巴组织进一步捕获抗原,如淋巴结(从皮肤和实体器官中捕获抗原)、脾脏(从血液中捕获抗原)或淋巴集结(从肠腔中捕获抗原),并与 T 细胞和 B 细胞相互作用[6]。cDCs 通过输入淋巴管从非淋巴组织迁移到 T 细胞丰富的淋巴结。pDCs 通过淋巴结的高内皮微静脉和脾的边缘区域迁移到次级淋巴组织的 T 细胞丰富的区域。激活的 cDCs 和 pDCs 可通过表达 CCR7 与淋巴结归巢的趋化因子(CCL19 和 CCL21)相互作用。在黑色素瘤中,CCR7 的高表达与 $CD141^+$ DCs 和 T 细胞的浸润呈正相关,且临床预后较好。在淋巴结中驻留的 DCs 位于淋巴窦内皮中,随时"扫描"淋巴以捕获淋巴携带的可溶性抗原,从而迅速启动免疫反应,而且该反应独立于迁移的 DCs。因此,可以开发某些抗原佐剂平台促进 DCs 在淋巴结的驻留。

T 细胞通过 TCR 特异性的识别 DC 表面 MHC 分子呈递的抗原。结合在 MHC Ⅰ类分子的抗原可由 $CD8^+$ T 细胞识别,结合在 MHC Ⅱ类分子的抗原可由 $CD4^+$ T 细胞识别。T 细胞的活化强度取决于免疫突触(immunological synapse)介导的 DCs 细胞和 T 细胞相互作用的强度和持续时间。免疫突触是 T 细胞内细胞骨架的重新组建形成的,可诱导 T 细胞表面受体和信号分子形成超分子激活簇(supramolecular activation clusters),激活 TCR 下游的信号通路。在 DCs 成熟的过程中,共刺激分子(CD40,CD86)和 MHC 分子表达的上调可延长免疫突触与 T 细胞的接触时间。

DCs 可通过动员先天性和适应性免疫应答而在多方面发挥重要作用。一方面,DCs 可以通过 $CD4^+$ T 细胞激活幼稚和记忆 B 细胞,从而诱导 B 细胞的增殖和抗体分泌。B-Lys 和 APRIL 等因子可影响 B 细胞的增殖和激活从而诱导抗体类别转换(antibody class switching)。另一方面,存在于淋巴结生发中心的滤泡状 DCs 通过形成多种抗原-抗体复合物以连续刺激 B 细胞来维持 B 记忆细胞的功能。另外,DCs 可通过 IL-12、IL-15 和Ⅰ型 IFN 激活 NK 细胞;反过来,DCs 与 NK 细胞的相互作用可以诱导 DCs 进一步成熟。NK 细胞和 $CD8^+$ T 细胞可分泌 XCL1 和 XCL2 招募 $XCR1^+$ DCs 诱导免疫应答。此外,DC 通过表达的 CD1 分子和呈递的糖脂分子来激活 NKT 细胞。

DCs 除了可以诱导免疫激活,还会诱导免疫耐受并防止自身免疫反应(autoimmunity)的发生[7]。未成熟的 DCs 的 MHC 和共刺激分子的表达水平较低,从而无法激活 T 细胞。在特定的刺激下,DCs 可通过表达 IDO 等因子诱导 T 细胞的细胞周期停滞或细胞凋亡,还可以诱导 T 细胞向 Tregs 分化;Tregs 可在多种恶性肿瘤中大量浸润,并通过 TGF-β、IL-10 和 CTLA-4 等因子抑制杀伤性 T 细胞的增殖。迁徙的 DCs 通过诱导 Tregs 的产生,从而调节外周组织的免疫耐受。此外,色氨酸代谢所产生的代谢产物可对 T 细胞产生直接的细胞毒作用。作为免疫监视(immune surveillance)的一部分,在缺乏刺激的情况下,未成熟的 DCs 获得自身抗原可诱导出机体对自身抗原的耐受。DCs 可通过 LOX-1,CD36,整联蛋白(αvβ3 和 αvβ5)和补体受体(CR3 和 CR4)摄取凋亡细胞的抗原来介导对自身抗原的耐受。

二、DCs 免疫治疗策略

目前已经证实的免疫系统对肿瘤细胞的清除,可体现在以下几个方面:①缺少 IFN 信号传导途径、穿孔素或重组激活基因 1/2 等的基因敲除小鼠,罹患肿瘤的风险更高;②在患者体内,存在特异性识别肿瘤抗原的 B 细胞和 T 细胞;③转移性黑色素瘤的自发消退;④肿瘤浸润淋巴细胞(Tumor infiltrating lymphocytes,TILs)以及工程化的肿瘤抗原特异性 T 细胞的细胞过继治疗可诱导黑色素瘤患者的肿瘤消退。总而言之,这些研究证明了免疫系统在消除肿瘤中的积极作用。

免疫系统与肿瘤之间的复杂关系可分为清除(elimination)、平衡(equilibrium)和逃逸(escape)三个阶段。"清除"阶段会诱导机体的抗肿瘤免疫应答,激活先天和适应免疫以清除肿瘤。"平衡"是免疫系统对肿瘤压力选择的第二阶段。如果肿瘤细胞可以抵抗免疫系统的选择压力,则进入下一阶段——免疫逃逸,在这一阶段,肿瘤细胞开始快速增殖,并发展为恶性肿瘤。

由于 DCs 在免疫反应起始和免疫监视中起核心作用,因此增强 DCs 内源性的抗肿瘤反应可能会有效根除肿瘤。将含有负载抗原的 DC 疫苗(antigen-pulsed DC)注入健康受试者体内,可诱导抗原特异的免疫应答,相比之下,单独注射抗原不能诱导免疫应答。此结果表明 DCs 可以成功加载抗原,并在注射入体内后迁移至到淋巴组织以激活抗原特异性 T 细胞。一项针对非小细胞肺癌的早期临床试验表明,负载有 survivin 和 MUC1 抗原的 DCs 可激活患者的免疫应答,延长患者的生存期。

尽管有多项研究验证了 DCs 治疗的有效性,但是

DCs免疫治疗策略有待进一步优化。目前,临床试验中获得DCs最常用的方法是使用单核细胞来诱导产生DCs,但由于单核细胞诱导的DCs和机体内天然存在的DCs亚型不具有可比性,哪个DCs亚型是用作佐剂或制备疫苗的最佳亚型尚不明确。单核细胞诱导的DCs与机体对炎性应答产生的细胞相似。需要进一步的研究来对比不同来源细胞的性能。另外,不同的DCs注射途径所诱导的免疫反应的有效性和持久性不同,因此注射的DCs数量(每次注射0.3×10^6个细胞至200×10^6个细胞)、接种周期(如每2周注射一次、每周注射3~4次或每3~4周注射10次)及注射途径(如皮下、皮内、结节内、静脉内或肿瘤内)尚待进一步优化。现将目前应用的和未来有待实施的DCs治疗策略总结如下[3](图74-1)。

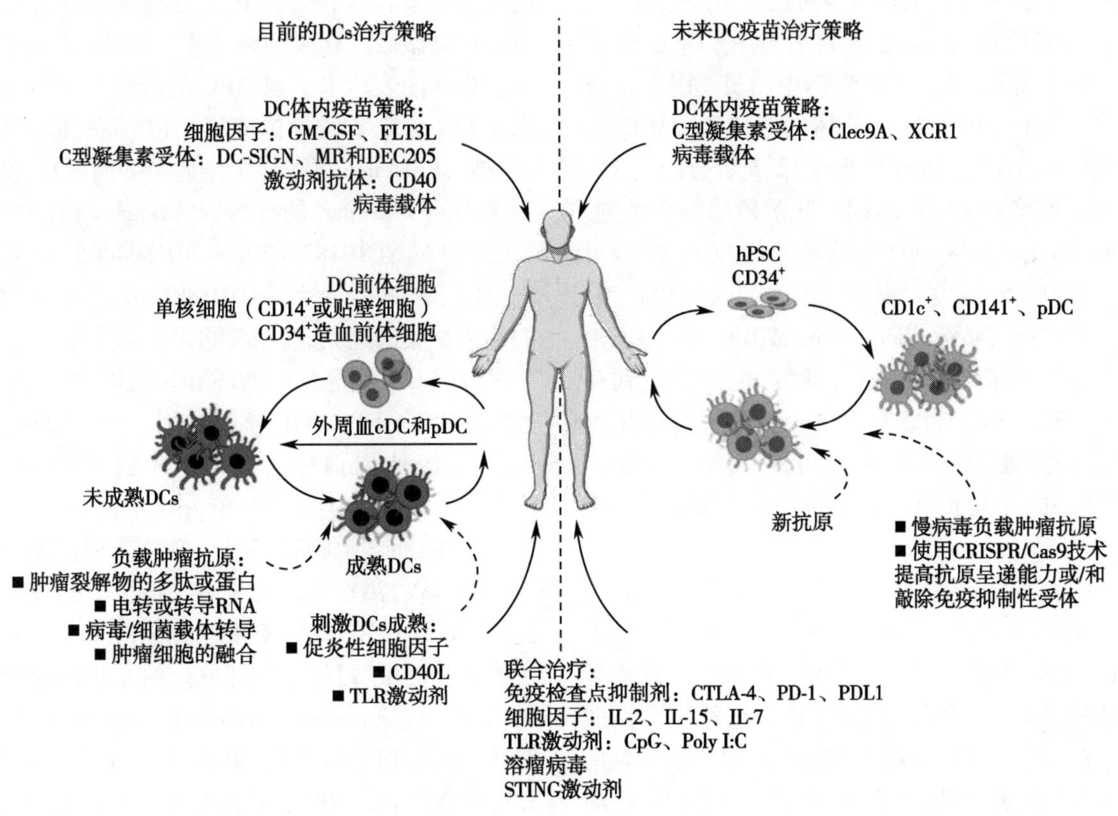

图74-1 DCs治疗策略示意图[3]

(一)目前DCs的治疗策略

1. 体外制备DC疫苗的方案[8] 目前临床试验中使用的诱导DCs生成的方法包括:①从单核细胞或CD34+造血前体细胞中分化成DCs;②分离和富集循环血液中不同亚型的DCs;③刺激外周循环的DCs在机体内的直接扩增。尽管目前的临床试验尚未直接对比不同方法生成的DCs的临床疗效,但是通过转录组测序分析不同方法制备的DCs显示,这些DCs与体内DCs亚群存在本质的不同。从单核细胞或CD34+造血前体细胞中分化成的DCs和巨噬细胞的表达谱更相似。离体产生的DCs的免疫表达谱与体内天然存在的DCs的免疫表达谱不同,这预示着它们之间功能存在差异。尽管存在差异,但临床前和临床试验均表明由单核细胞或CD34+造血前体细胞中分化而来的DCs均可诱导抗原特异T细胞的免疫应答。

(1)单核细胞诱导分化的DCs:目前最常用的方法是从外周血单个核细胞获得单核细胞,并诱导分化生成DCs,将这一方法产生的DCs称为单核细胞诱导分化的DCs(monocyte-derived DCs,MDDCs)。具体步骤为[9]:①分离单核细胞:使用免疫磁珠阳性筛选外周血单个核细胞中的CD14+单核细胞或将外周血单个核细胞直接铺于黏附性培养瓶中,将黏附的细胞进行诱导;②非成熟DCs的诱导:在培养基中加入IL-4和GM-CSF以诱导CD14−CD83−DCs的产生;③成熟DCs的产生:使用DCs激活剂,如脂多糖(lipopolysaccharide,LPS)、CD40配体(CD40L)、肿瘤坏死因子(tumor necrosis factor-α,TNF-α)、IFN-α、IFN-γ、前列腺素E2(PGE2)、白介素-1β(IL-1β)、IL-6、poly(I:C)等,并负载肿瘤抗原以构建抗原特异的成熟DCs。最终,将分化成熟并负载抗原的DCs分装冻存,按计划在免疫接种时复苏并回输患者体内。尽管自体DC疫苗是最佳选择,但是也有使用同种异体的MHC部分相合的DC

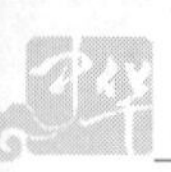

疫苗用于临床试验。使用MHC部分相合的DCs负载肿瘤裂解物制备的疫苗治疗肾细胞癌可产生部分免疫应答。

此外，从脐带血诱导的CD11^{+}DCs也可作为异体DCs的主要来源。脐带血诱导的DCs来源是健康人，比从患者外周血来源的DCs要健康，且可制备成现成供应的（off-the-shelf）细胞产品。HLA部分相合的异体来源的DCs靶向抗原的同时也可诱导免疫应答[10]。

（2）CD34^{+}前体细胞诱导分化的DCs：使用G-CSF的预处理供者后，可从骨髓中动员CD34^{+}前体细胞。将分离得到的CD34^{+}前体细胞使用GM-CSF、FLT3L、TNF-α、TGF-β和SCF处理12天后会产生LCs表型的DCs细胞和大量的不同分化阶段的髓系细胞。与MDDCs相比，CD34^{+}前体细胞诱导的LCs（iLCs）可分泌大量的IL-15，诱发更强烈的CD8^{+}T细胞的免疫应答。一项对比了负载相同抗原的MDDCs和iLCs治疗黑色素瘤的临床试验证实，与iLCs相比，通过输注额外的IL-15，MDDCs可诱导与之相似的抗肿瘤T细胞的免疫应答（NCT00700167）。另外，将抗原肽稳定表达于iLCs中，可延长抗原特异的CD8^{+}T细胞的免疫应答。

另外一种方法是使用MS5基质细胞与CD34^{+}前体细胞共培养，同时加入Flt3L、SCF和GM-CSF细胞因子，可分化得到所有三种主要类型的DCs。该诱导方法清楚地呈现了从前体细胞发育至三种主要类型DCs的过程，即GMDPs分化为MDPs、MDPs分化为单核细胞和CDPs。CDPs包含3种主要类型DCs，即CD1c^{+}DCs、CD141^{+}DCs和pDCs。其中与血液中循环的CD1c^{+}DCs相比，诱导的CD1c^{+}DCs与MDDCs的表型更接近。由于这种诱导方法可以提高每种DCs的产量，其中pDC的产量可提高1.5倍，CD141^{+}DC的产量可以提高9倍；因此可将三种类型的DCs分别进行药品生产质量管理规范（good manufacturing practices，GMP）的生产，并分别在临床上对比它们的免疫原性（immunogenicity）。另外，这种方法也适合将DCs进行基因改造，提高其抗原呈递能力。

（3）外周血DCs：美国FDA批准的首个细胞治疗产品Provenge（Sipuleucel-T）是富含CD54^{+}外周血细胞的疫苗，用于治疗激素型难治前列腺癌[11]。Provenge是将患者白细胞经单采（leukapheresis collection）从外周血分离，并将DCs、B细胞、单核细胞和NK细胞与前列酸性磷酸酶（prostatic acid phosphatase，PAP）和GM-CSF的融合蛋白在37℃共培养33～44小时，并在48小时之内将混合细胞在30～60分钟回输到患者体内。患者每2周接受1次治疗，连续治疗3次，经过第1次和第2次治疗后，Provenge可诱导激活包括DCs的APCs并激活T细胞。Ⅰ期和Ⅱ期临床试验表明Provenge是安全的，并可诱导患者对融合蛋白的免疫应答。Ⅲ期临床试验表明，与安慰剂组相比，Provenge治疗组的36个月的中位总生存期增加了4.1个月，治疗组的生存率为31.7%，而安慰剂组为23%。天然蛋白也可诱导患者的免疫应答，但与融合蛋白相比，诱导的免疫应答较弱；另外，在混合细胞的体外培养及融合蛋白刺激后，CD54的表达水平增加，回输患者体内后，CD54的表达水平与APC的激活及患者的治疗效果正相关。除了诱导体液循环（抗原扩散）和细胞免疫反应，Provenge可诱导T细胞至肿瘤微环境的浸润。为了提高Provenge的疗效，Provenge与抗CTLA-4的联合治疗（NCT01832870、NCT01804465）以及与IL-7细胞因子的联合治疗（NCT01881867）等几项联合治疗的临床试验已经完成，相关结果尚未发布。

FLT3L可诱导体内循环DCs的扩增。使用FLT3L人重组蛋白CDX-301静脉注射10天［25μg/（kg·d）］，可使外周血中CD1c^{+}DCs数量增加130倍，CD141^{+}DCs数量增加48倍，pDCs数量增加6到16倍，CD34^{+}细胞增加23倍。一项临床原位疫苗（in situ vaccine，ISV）治疗非霍奇金淋巴瘤（NHL）的试验正在进行（NCT01976585），使用静脉输注FLT3L诱导DCs浸润到肿瘤中，再使用局部放疗的方法诱导DCs负载肿瘤相关抗原（tumor associated antigens，TAAs），使用TLR3激动剂（poly-I：C）激活DCs，该研究初步表明，ISV可诱导至少30%患者的免疫应答（J Brody，结果未发表）。肿瘤内部分FLT3L不仅可以动员DCs进入肿瘤微环境，还可全身性的动员DCs；因此随着DCs数量的增加及激活，FLT3L可增强抗肿瘤T细胞的激活。然而，在这一过程中，不同亚型的DCs获得和呈递肿瘤来源抗原的能力尚未确定。目前，FLT3L作为单一药物用来治疗急性髓细胞性白血病（AML，NCT00006223）和结肠癌（NCT00003431）的临床试验已经完成；FLT3L与HLA-A2限制性TAA联合用于黑色素瘤或肾细胞癌患者（NCT00019396）的临床试验也已完成，但相关结果尚未发布。

（4）pDCs和CD1c^{+}DCs：由于细胞数量较少，在激活免疫反应中，尚无临床试验对比外周血中CD1c^{+}DCs和pDCs的区别。一项临床研究评估了负载有TAAs的自体pDCs对黑色素瘤患者免疫反应的激活作用。使用CliniMACS分离系统获得外周血pDCs，得到的细胞平均纯度为75%，产量为（1.3～3.3）×10^{7}个。然后在IL-3的存在下培养分离的pDC，并负载HLA-A2限制性gp100和酪氨酸酶肽。尽管细胞数量较少,但自体 pDCs 负载 TAAs 并回输到患者体内是安全的,并能有效诱导患者 $CD4^+$T 细胞和 $CD8^+$T 细胞的免疫应答。这一研究第一次证实分离一种亚型的 DCs 并用于免疫治疗是可行的。另外一项临床研究使用负载有 TAAs 的自体 $CD1^+$DCs 用于治疗转移性黑色素瘤。该研究也应用 CliniMACS 分离系统用于获得 $CD1^+$DCs,细胞的平均纯度为 93%,数量为(2.7~9.6)$\times10^7$。将分离得到的细胞在 GM-CSF 存在下培养,并负载 HLA-A2 限制性 gp100 和酪氨酸酶肽。患者每两周接受(3~10)$\times10^6$DCs 的治疗。该项研究证明了自体 $CD1^+$DCs 治疗的可行性和安全性,并使少部分患者获得了 $CD8^+$T 细胞特异性免疫应答。然而与 pDCs 和 $CD141^+$DCs 相比,$CD1^+$DCs 是否可诱导足够强的抗肿瘤免疫应答还需进一步探索。

尽管大多数临床研究都将 DC 疫苗诱导的免疫应答作为其成功与否的衡量标准,但是大多数 T 细胞反应是在长期体外刺激培养后进行评估的,而在体外实验中,只有 $CD4^+$T 细胞产生较弱的免疫应答。负载的抗原(患者可能已经对之产生了耐受的肿瘤抗原)、DCs 的质量和数量以及缺乏向淋巴结有效迁移的能力均可能造成有限免疫应答。在接受 DC 疫苗的健康受试者中,当抗原是新抗原时,例如钥孔虫戚血兰素(keyhole limpet hemocyanin,KLH)或病原体衍生的抗原,均可诱导强有力的免疫应答。使用 PAP-GM-CSF 融合蛋白作为负载抗原的 Provenge,DCs 可引发 $CD8^+$ T 细胞对新的肿瘤抗原的应答,这表明抗原的选择决定了 DCs 是否可有效引发 T 细胞的免疫应答。

2. DCs 的成熟　成熟 DCs 的共刺激分子表达水平增加,可产生激活 T 细胞应答所需的细胞因子和趋化因子,并且可以迁移到淋巴组织。相反,未成熟的 DCs 不能诱导抗原的特异反应,还可能诱导 T 细胞向 Tregs 分化。目前的临床研究表明,在健康受试者和转移性黑色素瘤患者中,只有负载抗原多肽的成熟 DCs 才具有诱导抗原特异性 T 细胞的应答。

在实验室中,TLR 激动剂,如 LPS(TLR4),poly-I:C(TLR3)和雷西莫德(TLR7),均可作为 DCs 的激活剂。在临床上,有多种方式可诱导 DCs 的成熟。

使用促炎因子 TNF-α、IL-1β、IL-6 及前列腺素 E2(prostaglandin E2,PGE2)用来激活 DCs 曾经被认为是激活 DCs 的黄金标准。这一组合可以诱导 MHC Ⅰ类分子、MHC Ⅱ类分子、CD40、CD80、CD86 和 CCR7 的表达,但是不能有效诱导 IL-12p70 的表达。然而其中的 PGE2 可诱导 T 细胞向 Tregs 和 Th2 分化,表达 IDO,抑制 IL-12p70 的表达。也有研究表明 PGE2 通过上调 CCR7 来促进 DCs 迁移至淋巴器官,并通过诱导 DCs 表达 OX40L、CD70 和 4-1BBL 来促进 T 细胞的增殖。另外一组 DCs 激活剂由 CD40L 三聚体、poly-I:C 和 LPS 组成,是目前最有效的诱导 DCs 成熟的激活剂组合,可有效诱导 DCs 表达激活性分子,并刺激同种异体 T 细胞的增殖和细胞因子的分泌,激活 Th1 免疫应答。

此外,还有很多方法也可诱导 DCs 的成熟。CD40L 主要由活化的 T 细胞和 B 细胞表达,可与 DCs 表面的受体 CD40 结合,从而诱导 DCs 表面共刺激因子的表达上调和 IL-12 等细胞因子的分泌。使用经致死剂量照射的过表达 CD40L 的 K562 细胞系(K562-CD40L)作为饲养层细胞,同时在培养体系中加入 IFN-γ 诱导 DCs 成熟,可以用于治疗黑色素瘤患者。结果显示,该体系诱导的 DCs 可分泌 IL-12p70,且 IL-12p70 的分泌水平与诱导的 $CD8^+$ T 细胞的特异免疫应答水平呈正相关。目前,TLR 激动剂也已在临床上用于 DCs 的激活。TLR 的激活可诱导 DCs 成熟,从而上调共刺激分子的表达以及细胞因子和趋化因子的分泌。同时激活多个 TLRs 可触发协同信号(synergistic effects),促进 IL-12 的分泌。因此,目前 TLR 激动剂具有最佳的诱导 DC 成熟的潜力,可刺激有效的免疫反应并调节体内环境以促进免疫应答。使用 TLR3 激动剂 poly-I:C 联合 TNF-α、IL-1β、IFN-α 和 IFN-γ 诱导 MDDCs 成熟,该成熟的 DCs 被称为 α-型-1 极化 DCs(αDC1),此类 DCs 可产生高水平的 IL-12p70,并迁移至表达 CCR7 配体的淋巴结,以诱导特异性 $CD8^+$T 细胞的免疫应答。晚期脑胶质瘤相关临床试验证实,使用 αDC1 进行的免疫治疗是安全有效的——在 22 位经治疗的患者中,9 位患者可达到疾病无进展状态至少 12 个月。临床级 TLR4 激动剂 LPS 也已用于诱导 DCs 的成熟,可促进黑色素瘤患者的 DCs 分泌 IL-12p70,以诱导肿瘤特异 T 细胞免疫应答。目前已从沙门菌 R595 分离得到低毒改良型 LPS——3-O-去酰基单磷酰脂质 A(3-O-deacylated monophosphoryl lipid A,MPLA),并获批用于临床治疗。联合使用 MPLA 和 IFN-γ 诱导的成熟 DCs,可在体外分泌大量 IL-12p70 并刺激 $CD8^+$T 细胞免疫应答。

将含有 TLRs 激动剂的预防性疫苗的混合液可以在体外刺激 DCs 的成熟,如卡介苗、流感疫苗和伤寒疫苗。成熟的 DCs 表现出 CD80、CD83 和 CD86 的高表达,并具备 IL12p70 的分泌能力及迁移能力。将使用预防性疫苗混合液诱导的成熟 DCs 回输黑色素瘤患者,可激活患者体内 T 细胞的免疫应答并延长患者的生存期,但是在许多患者中观察到,预防性疫苗混合液中的卡介苗可引发局部或全身性 2 级和 3 级不良事件，并阻碍该方法的进一步应用。

另一个可能影响DC疫苗质量的潜在因素是DCs成熟的时机（timing）。临床试验中使用的DC疫苗通常会诱导24～48小时使其成熟，并在此期间检测细胞因子的分泌[12]。然而，DCs通常在诱导成熟的24小时之内分泌细胞因子，并在再次与T细胞表面的CD40L相互作用后分泌细胞因子。因此，可将诱导DCs成熟的时间缩短至24小时之内，使其在回输之前始终保持细胞因子的分泌能力。

总之，无论何种方案，诱导DCs成熟的原则是产生有效的APCs以成功地激活免疫应答。

3. 抗原的负载　DCs通常可负载多肽、蛋白质、RNA或自体/异源肿瘤细胞[9]。多肽可以直接负载在DCs表面的MHC分子上，而蛋白质和肿瘤细胞需要加工成多肽后再负载到MHC分子上。在临床试验中，通常使用8～15个氨基酸并与$CD8^+T$细胞的MHC结合的抗原表位短肽作为TAAs。但是，使用短肽需要了解患者的HLA单倍型以及与这些特定单倍型结合的抗原表位。近来，28～35个氨基酸合成的较长多肽被用来负载到DCs上。该多肽的长度合适，可优先被DC通过交叉呈递吸收、处理和呈递，从而激活$CD8^+T$细胞应答以及$CD4^+T$细胞应答。在一项临床试验中，将HPV-16 E6和E7序列全长的多肽在Montanide ISA-51佐剂中乳化后，再输注到晚期$HPV\text{-}16^+$宫颈癌患者中，结果表明，该疫苗安全且具有免疫原性。在另一项研究中，接种Montanide ISA-51佐剂的HPV-16多肽疫苗的患者中有79%在12个月后出现客观反应，而且在原始病变中未再检测到HPV。基于以上研究，研究者在宫颈癌、卵巢癌、结直肠癌和HIV感染中进一步证实了使用较长的多肽疫苗制剂可有效诱导$CD4^+T$细胞和$CD8^+T$细胞的免疫应答。

负载有蛋白质、自体/同种异体完整肿瘤或肿瘤细胞系裂解物的DCs也已经用于治疗多种癌症[13]。此方法的主要优点是：①不同单倍型的MHC分子可以结合多种抗原表位，具有诱导$CD4^+T$细胞和$CD8^+T$细胞对多种抗原反应的潜力；②在加工抗原的过程中，可延长抗原的呈递时间，以增加肿瘤细胞的损伤相关的分子模式（damage-associated molecular patterns，DAMPs）的暴露/释放，进而增强DC的成熟、提高免疫原性。通过多次冻融循环的方法来杀死自体或同种异体的全肿瘤细胞或肿瘤细胞系可有效地释放内源性DAMPs。将负载经多次冻融循环产生的次氯酸氧化的自体全肿瘤裂解物后的DCs回输到患者体内，可在卵巢癌患者中检测到有效的$CD4^+T$细胞和$CD8^+T$细胞的免疫应答。另外，也有临床试验使用聚乙二醇将自体多发性骨髓瘤（multiple myeloma，MM）细胞和DCs融合，以使DCs获得大量的肿瘤抗原；疫苗接种后，大多数患者获得了抗肿瘤免疫反应，疾病趋于稳定。目前，大规模的临床试验正在探索抗原负载的更有效的方法。

另一种抗原负载的方法是利用细菌或病毒载体将肿瘤抗原稳定表达于DCs中[14]。细菌载体如卡介菌（*Bacillus Calmette Guerin*）、单核细胞性李斯特菌（*Listeria monocytogenes*）、沙门菌（*Salmonella*）和志贺菌（*Shigella*）；病毒载体如金丝雀痘病毒（Canarypox virus）、新城疫病毒（Newcastle disease virus）、牛痘病毒（vaccinia virus）、辛德比斯病毒（Sindbis virus）、黄热病毒（yellow fever virus）、人乳头瘤病毒（human papillomavirus）、腺病毒（adenovirus）、腺相关病毒（adeno-associated virus）和慢病毒（lentivirus）等。上述载体均已证实可有效的进行抗原负载。使用细菌或病毒载体负载抗原的优势在于：①将细菌或病毒的编码毒性或复制因子的基因去除，以保障其安全性；②编码TAAs的基因整合入DCs的基因组，使DCs稳定呈递抗原；③有效诱导DCs的成熟。使用编码Melan-A/Mart-1表位的已经死亡但具有代谢活性（killed but metabolically active，KBMA）的单核细胞性李斯特菌感染人DCs，在体外实验中可成功诱导DCs的成熟，并激活Mart-1特异性$CD8^+T$细胞，从而裂解患者的黑色素瘤细胞。将携带有NY-ESO-1全长的经KBMA处理的单核细胞性李斯特菌直接静脉输注小鼠体内，可有效呈递抗原至包括DCs细胞的APCs，并激活T细胞。然而，将载体直接呈递到患者体内可能不能持续诱导机体的免疫应答。使用慢病毒载体将抗原转导至DCs可有效激活机体免疫，且表现出多种优势。慢病毒载体可转导由$CD14^+$或$CD34^+$前体细胞分化而来的不分裂的MDDCs细胞。将携带有共表达GM-CSF/IL-4和黑色素瘤抗原的慢病毒转入$CD14^+$单核细胞中，制备成“SmartDCs”，该细胞可自行分化成髓系来源的APC细胞。体外研究表明，SmartDCs可以高水平表达CD80、CD86，并诱导T细胞产生抗原特异性免疫应答。

另外，可用编码TAAs的mRNA转导DCs，产生的DCs可诱导机体特异的免疫应答[15]。可以使用阳离子脂质体DOTAP或电转来完成mRNA转导DCs。其中，电转是目前公认的转导mRNA最有效的方法。使用携带编码CD40L和HIV抗原的mRNA电转入自体DCs所制备的DC疫苗被证明是安全的，并且能够诱导HIV特异性免疫反应。一项Ⅱ期临床试验将扩增的肿瘤RNA和合成的CD40L RNA（AGS-003）共电转入 DCs,并与舒尼替尼(sunitinib)联合用于治疗转移性透明细胞肾细胞癌,结果表明该疫苗具有良好的耐受性,临床显示 62%的患者受益。

DC 疫苗所针对的抗原包括病毒抗原、癌胚抗原、过表达的抗原以及分化抗原[16]。通过高通量测序,可以鉴定肿瘤组织中编码蛋白区的基因突变,并发现新的靶抗原。这些新抗原在正常组织中不表达,因此可以诱导激活抗原特异的初始 T 细胞(naïve T cell)。已有临床试验证实,使用 IFN-γ、poly-I:C 和 R848 刺激、与 GMP 级 K562-CD40L 饲养层细胞共培养后成熟的 DCs,负载黑色素瘤中错义突变的新抗原肽,可引发或增强 HLA-A2 限制性 $CD8^+$ T 细胞的免疫应答(NCT00683670)。使用环磷酰胺和免疫检查点抑制剂进行预处理以消除或减少 Tregs,以及通过静脉输注 DCs 使其快速转运至次级淋巴组织等方案可增加临床疗效。尽管全外显子测序和表达谱测序分析表明,具有高突变负荷的肿瘤具有更多的 $CD8^+$T 细胞,而且肿瘤的突变负荷与 NK/$CD8^+$ T 细胞的杀伤能力相关。但是,肿瘤突变负荷与患者预后并非正相关。目前显示,黑色素瘤患者和肺癌患者的肿瘤突变负荷越高,使用免疫抑制检查点抑制剂的疗效越好,如 PD-1 抑制剂和 CTLA-4 抑制剂。因此,尚需进一步的临床试验验证突变抗原的免疫原性与常规抗原的免疫原性的区别。鉴于仅有部分新抗原具有免疫源性,因此需要进一步完善预测工具,以鉴定可以引发 $CD4^+$T 细胞和 $CD8^+$T 细胞免疫应答的高亲和力免疫原性新抗原。

正如前文提到的,DCs 可以呈递非常规抗原,如磷酸化多肽、瓜氨酸化肽以及源自癌细胞中表达的非编码 DNA 的抗原等。而非编码 DNA 的抗原包括内源性逆转录病毒残余表达的抗原,这种抗原是否属于 DC 疫苗中有效的抗肿瘤抗原,有待进一步观察。

4. DCs 的回输和迁移　DCs 迁移至淋巴结对于诱导免疫应答至关重要,DCs 的迁移水平与患者的预后呈正相关。目前,DC 疫苗的给药途径包括皮内、皮下、静脉输注、淋巴结内或肿瘤内给药,但是最佳的给药途径尚未确定。一项临床研究将大量铟-111 标记的负载黑色素瘤多肽的 DC 疫苗通过皮内注射至患者体内,大部分细胞驻留在注射位置,丧失活力,并在 48 小时内被清除,仅有小于 5%的细胞迁移到引流淋巴结[17]。而通过瘤内给药的方式将 DC 疫苗回输患者体内的实验显示其驻留在注射部位,很少迁移导引流淋巴结中,表明疫苗无法达到其他靶标。

较新的给药策略是通过多种途径同时施用 DC 疫苗,即皮内注射和静脉内注射以诱导全身反应,以及直接向淋巴结内(经鼻内)施用[18]。经鼻施用的负载有黑色素瘤多肽的 DC 疫苗,可在注射后 30 分钟内迁移到多个淋巴结。尽管将 DCs 直接递送到淋巴结中,但引起的免疫反应与皮内注射 DC 疫苗引起的免疫应答相当。此现象可能由以下两种因素造成:①将疫苗正确注射到淋巴结技术难度高,注射不当会造成淋巴结结构的破坏;②淋巴结内注射会将所有 DC 疫苗输送到淋巴结中,而经过皮内注射的 DC 疫苗,只有存活的、成熟的以及功能齐全的 DCs 才会最终迁移到淋巴结进而刺激 T 细胞反应。一项临床试验表明减少注射的细胞数量可改善 DC 疫苗的迁移(NCT00243594)。另外,使用破伤风/白喉类毒素疫苗预处理 DC 疫苗注射部位可诱导 CCL21 水平上调而改善多形性胶质母细胞瘤患者的 DCs 迁移[19]。这说明在 DC 疫苗注射部位产生局部炎症反应或有助于改善 DCs 的迁移,下一步实验可将这一策略引入 DCs 疫苗的设计中,以增强 DCs 进入淋巴结的能力。总的来说,迁移到淋巴结的 DCs 的作用机制还需进一步探索,DCs 是否可直接诱导 T 细胞的免疫应答?成熟的 DCs 是否可以摄取死细胞,利用驻留的 DCs 交叉呈递抗原?诸多问题有待进一步探索。

5. DC 体内疫苗策略　将抗原直接靶向体内 DCs 以诱导肿瘤特异性免疫反应,这样既可以避免难以标准化的问题,亦可扩大离体 DCs 的生产,减少费用和工作量[20]。靶向体内 DCs 的疫苗不仅可以大规模生产,还可以使体内多个部位的天然 DCs 亚群激活。早期的 DC 体内疫苗是将过表达 GM-CSF 的肿瘤细胞经辐照后回输到体内以激活 APCs 的募集和呈递功能。GVAX 是表达 GM-CSF 的胰腺癌细胞疫苗,将 GVAX 同种异体回输至患者体内,可以诱导 T 细胞迁移至胰腺癌的微环境中。在有关 GVAX 的一项Ⅱ期临床试验中,无论是否联合使用低剂量环磷酰胺和重组减毒活单核细胞性李斯特菌(经基因工程改造可分泌间皮素)(CRS-207),诱导的 $CD8^+$T 细胞免疫应答的强度与晚期胰腺癌患者总生存期呈正相关。但是,一项Ⅱb 期临床试验研究显示与化疗相比,使用 CRS-207 联合 GVAX 及化疗未改善胰腺癌患者的总生存期(NCT02004262)。一项以激素治疗难治性前列腺癌患者的Ⅲ期临床试验证实,肿瘤微环境中 GM-CSF 存在时间与疾病的进展有关;这可能是由于募集了髓样抑制细胞或使髓样前体分化为未成熟的免疫耐受的 DCs 所造成的。

CD40L 和 CLRs 可介导 DC 体内疫苗的产生。目前,已使用 CD40 激动剂来激活 DCs,从而促进促炎性细胞因子的释放和 T 细胞的激活[21]。在小鼠肿瘤模型中，小鼠经过化疗后给予CD40激动剂，结果显示CD40激动剂可诱导$CD8^+$T细胞免疫应答并促进肿瘤的清除。一项CD40激动剂（CP-870,893）联合吉西他滨（gemcitabine）治疗晚期胰腺导管腺癌的Ⅰ期临床试验表明，CD40激动剂可以诱导有效的免疫应答。另外，CD40激动剂还可以通过激活单核细胞来调节肿瘤微环境。小鼠试验显示，CD40激动剂可以激活DCs、诱导M2型巨噬细胞向M1型转变，并抵抗免疫检查点对T细胞的抑制作用。

由于DCs表面表达多种CLRs，因此用来识别和摄取糖类抗原的CLRs也可作为体内激活DCs的主要靶点[22]。通常将靶向CLRs的抗体与肿瘤特异抗原或HIV特异抗原偶联，制备成靶向抗原。在小鼠实验中，靶向CLRs（DEC205、Langerin和Clec9A）的抗原可有效诱导T细胞的免疫应答。其中，在人源化小鼠模型中，Clec9a靶向抗原可成功诱导细胞和体液免疫反应，显示出其临床应用的潜力。最近研究中，使用DEC205靶向抗原已成功诱导抗癌症抗原和HIV抗原的免疫应答。已在人体中证实，DC-SIGN、MR及DEC205的靶向抗原可激活特异的T细胞应答，尽管一些免疫应答比较微弱。目前，靶向抗原与临床反应的相关性尚不清楚，需要进一步扩大性临床试验以评估疗效。DEC205-NY-ESO-1靶向抗原用于治疗多种实体肿瘤（NCT02166905、NCT01522820和NCT02129075）的临床试验正在进行，针对AML（NCT01834248）的临床试验已经完成，相关结果尚未公布。另一个靶向抗原策略是利用趋化因子靶向表达于$CD141^+$ DCs表面的趋化因子受体XCR1。此外，可全身性使用脂质体复合物包被的肿瘤抗原RNA（RNA-lipoplexes，RNA-LPX）将抗原递送给DCs。脂质体复合物可保护RNA免受降解，而RNA可激活pDC并释放Ⅰ型IFNs。一项包被编码4种TAAs的mRNA的脂质体复合物用于治疗黑色素瘤的Ⅰ期临床试验正在进行（NCT02410733）。

鉴于DC疫苗的安全性，目前正在对其进行免疫预防测试，旨在防止癌症复发。目前正在患有Lynch综合征的患者或具有微卫星不稳定性的结直肠癌患者中进行评估。这些患者的DNA修复基因通常存在种系突变。在其中一项正在进行的临床试验（NCT01885702）中，已在这些患者中鉴定出各种基因的突变，例如编码caspase、TGFβ受体和CEA的基因。而且，已在这些患者中发现具有识别这些突变抗原的T细胞；因此，对高危人群来说，自发免疫可能是一种合理的免疫疗法。因此，研发DC疫苗的长期目标是预防性免疫高复发风险的患者。

（二）未来DC疫苗的治疗策略

迄今为止，DC疫苗的安全性已在临床试验中得到充分证实。观察到的副作用相对较轻，主要为发热、注射部位反应、淋巴结肿大和疲劳。多数临床试验证实，DC疫苗具有免疫原性，可以诱导肿瘤特异性T细胞免疫应答。一项Meta分析表明，DC疫苗可在77%前列腺癌患者和61%肾癌患者中诱导肿瘤特异性免疫应答。然而，或由于DC疫苗的质量原因，其确切的临床疗效仍未得到证实。DC疫苗的最佳制备方法仍有待进一步探索。目前通过共刺激因子的高表达来判断DCs的成熟，通过IL-12的分泌来鉴定疫苗的疗效。但是DC分泌的IL-12是否充足，是否还可以在回输到患者体内后持续分泌IL-12，是否还可以激活T细胞，诸多问题仍待探索。此外，由于DC疫苗本身可能无法直接发挥免疫功能，需要由淋巴结常驻DC交叉呈递抗原，而大多数DC疫苗不能迁移到淋巴结刺激T细胞。即使到达淋巴结，DC疫苗还可能会诱导Tregs和Th2的免疫反应。另一方面，肿瘤的内在因素也是导致DC疫苗治疗失败的原因。肿瘤抗原表达的缺失、MHC分子的突变、共刺激因子的缺乏、抑制性配体的表达、Tregs的诱导、IDO的表达和或免疫抑制性细胞因子的产生等，都可能会抑制DC疫苗的抗肿瘤能力。因此，优化DC疫苗的制备，并克服肿瘤微环境的免疫逃逸可能会提高DC疫苗的疗效。目前，解决这些问题的方法正在研究中。

1. 与调节肿瘤微环境的药物联合应用多种疗法的联合治疗策略可能会是DC疫苗成功的关键。FDA批准的检查点抑制剂对免疫治疗产生了重大的影响，既可单一用药，又可以与其他疗法联合应用。近期一项临床研究表明，将编码CD40L、CD70、组成性激活的TLR4与黑色素瘤相关的抗原（gp100、酪氨酸酶、MAGE-A3或MAGE-C2）的mRNA电转入融合了HLA Ⅱ类靶向信号（DC-LAMP）的DCs中（也称为TriMix-DC-MEL），并联合使用CTLA-4的单抗药物ipilimumab治疗晚期黑色素瘤患者，患者的总体缓解率可达38%。目前，使用DC疫苗联合免疫检查点抑制剂的临床试验正在进行（NCT02677155和NCT01067287），但仍需要系统地试验和评估联合治疗策略中疫苗接种的时机、免疫检查点抑制剂的类型和数量等。

另外，目前也可以通过调节肿瘤微环境使DC疫苗可以有效地诱导免疫应答，促进$CD8^+$T细胞、NK细胞等具有杀伤作用的细胞的浸润。Talimogene laherparepvec（T-VEC或OncoVEX）是FDA批准的首个用于治疗转移性黑色素瘤的溶瘤病毒，衍生自人类单纯疱疹病毒1并编码GM-CSF。溶瘤病毒不仅可以直接作用于肿瘤细胞，还可以激活先天免疫、诱导特异性抗肿瘤免疫应答，有效降低肿瘤微环境中的免疫抑制作用。还可通过模拟病毒感染肿瘤的瘤内注射方法，如瘤内注射 poly-I:C 或 CpG，以改善肿瘤微环境，且不会引起全身性的抗病毒免疫等副作用；亦可通过瘤内给予 STING 激动剂激活 STING 信号通路，上调 IFN-β 的表达，诱导小鼠模型中远端肿瘤的消退。另外，如前文所提，瘤内给予 FLT3L，将 DCs 动员到肿瘤微环境中并同时刺激 DCs 的成熟，可有效诱导抗肿瘤 T 细胞的免疫应答。

2. 制备 DCs 新方案　另一种从人类多能干细胞（human pluripotent stem cells，hPSCs）诱导分化 DCs 获得 DCs 的策略正在探索[23]。目前，有两种从 hPSCs 分化 DCs 的方法：一种使用类胚体，模仿胚发育的聚集体样结构；另一种方法借助与基质细胞系的共培养。两种分化方法均需要多个步骤，利用多种生长因子（如 BMP-4、VEGF、GM-CSF、SCF、Flt3L、IL-4 等）分步诱导分化。使用生物反应器进行 hPSCs 的分化，可以进行大规模生产。近期一项研究，使用慢病毒将 MART-1 抗原转导入 hPSCs 细胞，将转导的 hPSCs 分化成 DCs，在 TNF 的刺激下诱导 DCs 成熟。DCs 与 T 细胞共培养后，可激活 MART-1 特异性 $CD8^+$T 细胞的免疫应答。因此，这种方案有潜力生产无限量的 DC 疫苗，能够直接转导抗原，可呈递至 MHC Ⅰ类分子上，并刺激 $CD8^+$T 细胞的免疫应答。而且还可以进一步分离免疫原性较强的 $CD141^+$DCs，以期提高 DC 疫苗诱导的免疫应答。还可应用近几年发展起来的 Crispr/Cas9 技术，敲除 DCs 中免疫检查点配体 PDL1、免疫抑制细胞因子 IL-10 等基因，以降低 DCs 的免疫抑制性。

（三）总结

尽管目前的临床试验中使用了多种不同的方法进行 DC 疫苗的研究，但由于缺乏对照研究，未能确定 DC 疫苗使用的最有效方法。不过，一些较早的临床研究提供了有价值的信息，为我们开拓对 DC 和肿瘤生物学的认识奠定了基础。随着药物联合应用的开展及新技术的开发，DC 疫苗在临床中的疗效有望进一步提高。

第二节　T 淋巴细胞治疗

一、概　　述

（一）T 淋巴细胞

T 淋巴细胞，即胸腺依赖性淋巴细胞（thymus-dependent lymphocyte）简称 T 细胞，是机体适应性免疫应答的主要效应细胞，在抗感染、抗肿瘤等方面发挥着重要作用。T 细胞的组成具有高度异质性，目前已提出多种分类方式，从不同角度对 T 细胞的群体进行划分与研究[24]（图 74-2）。

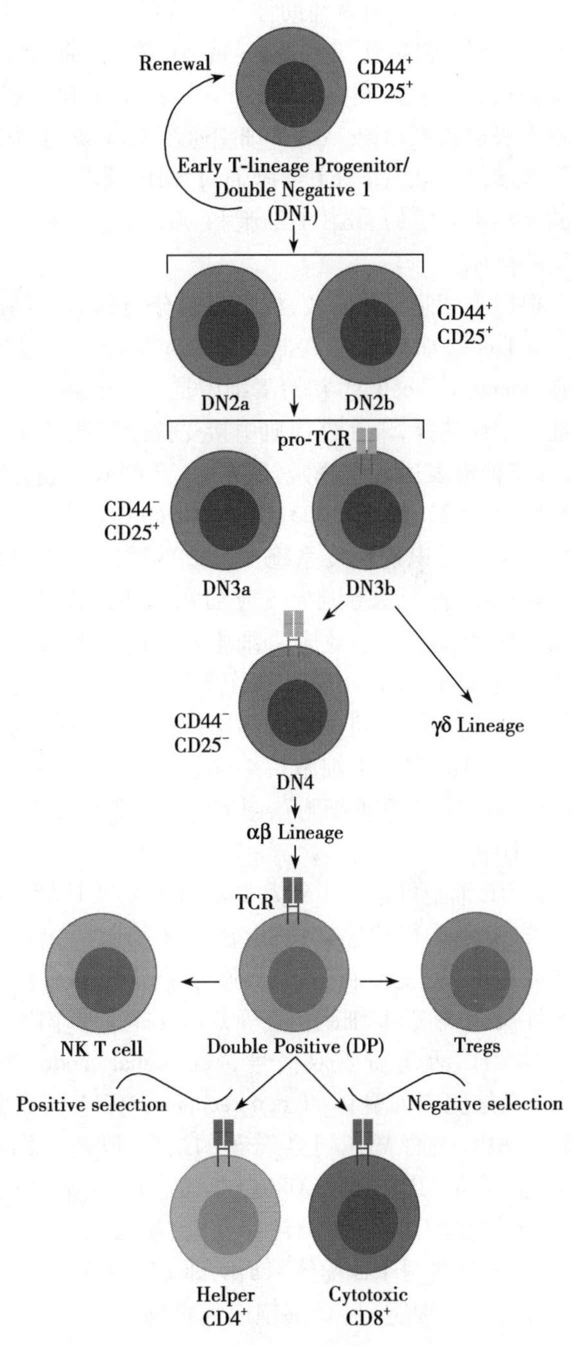

图 74-2　T 淋巴细胞的分化与亚型

通过 T 细胞受体（TCR）的类型可以将 T 细胞分为两个主要亚群——αβ T 细胞和 γδT 细胞。αβT 细胞和 γδT 细胞均由胸腺的多能双阴（double negative，DN）前体细胞分化而来。根据 CD44 和 CD25 的表达可以将 DN 可进一步分为分化的四个阶段：①第一阶段 $CD44^+$ $CD25^-$（DN1）；②第二阶段 $CD44^+$ $CD25^+$

(DN2);③第三阶段 CD44$^-$CD25$^+$(DN3);④第四阶段 CD44$^-$CD25$^-$(DN4)。在 DN3 阶段,β、γ 和 δ TCR 位点进行 DNA 重排、表达功能性 TCR 链,通过选择不同的发育模式,产生两个不同的特征和功能的 T 细胞亚群。具有 αβ TCR 的 T(αβ T)细胞通常表达 CD4 或 CD8 谱系标记,分别为辅助性 T 细胞(helper T cells,Th)亚群或细胞毒性 T 细胞(cytotoxic T lymphocytes,CTLs)亚群,而在人类中具有 γδ TCR 的 T 细胞(γδT)通常不表达谱系标记。αβ T 细胞通过 TCR 识别 MHC 分子呈递的多肽,而 γδT 细胞通过 MHC 非限制性依赖的途径来激活的。αβ T 细胞和 γδT 细胞识别不同类型的抗原。

根据 T 细胞活化阶段,将 T 细胞分为初始 T 细胞(naïve T cell,Tn)、效应 T 细胞(effector T cell)、记忆 T 细胞(memory T cell)。初始 T 细胞是一类在胸腺经历阴性与阳性选择,未在外周血中接受抗原刺激的 T 细胞,其特征性表达 L-选择素(CD62L)、7 型 C-C 趋化因子受体(CCR7),缺乏 CD25、CD44、CD69 等活化标志。初始 T 细胞可识别免疫系统发育成熟过程中未曾识别的新抗原,进而诱导其向效应细胞、记忆细胞分化,触发机体免疫应答。效应 T 细胞是行使免疫功能的主要细胞,高表达整合素分子及高亲和力 IL-2 受体。根据其功能特征,可进一步分为辅助性 T 细胞(helper T cells,Th,即 CD4$^+$ T 细胞)、杀伤性 T 细胞(cytotoxic T cell,CTL,即 CD8$^+$T 细胞)、调节性 T 细胞(regulatory T cell,Treg)。

1. Th 细胞可进一步分为 Th1、Th2、Th3、Th17、Tfh 等亚群,分别执行抗感染免疫、辅助 B 细胞活化增殖及抗体生成、免疫抑制、募集吞噬细胞介导固有免疫及炎性反应、辅助 B 细胞应答等方面发挥重要作用。

2. CTL 活化需要双信号(two signal model)介导——T 细胞表面受体(T cell receptor,TCR)-CD3 复合物与 APC 表面 MHC-Ⅰ类分子的结合,以及 T 细胞 CD28 抗原与 APC 表面 CD80(B7-1)、CD86(B7-2)的结合。活化的 CTL 通过分泌穿孔素、颗粒酶、颗粒溶素,或者增加自身 Fas 配体(FasL,即 CD95L/Apo1L),进而介导异常细胞(肿瘤细胞或病毒感染细胞等)的凋亡。

3. Treg 表型为 CD4$^+$CD25$^+$Foxp3$^+$的 T 细胞群,在免疫反应终末期介导终止 T 细胞免疫,维持机体免疫耐受,同时抑制体内未经阴性选择的自身反应性 T 细胞。Treg 可进一步分为自然调节 T 细胞(nTreg,胸腺诱导来源,亦称胸腺 Treg)、诱导调节 T 细胞(iTreg,外周血诱导而来,亦称外周来源 Treg),两者均需要 Foxp3 的表达以介导分化和执行功能。

记忆 T 细胞可由效应 T 细胞分化而来,亦可由记忆 T 细胞接受抗原刺激直接分化而来,根据 CCR7 的表达差异,记忆 T 细胞可分为中心记忆 T 细胞(central memory T cell,T_{CM},CCR7$^+$)、效应记忆 T 细胞(effector memory T cell,T_{EM},CCR7$^-$)。近年亦有研究提出一群具有干细胞特性,即可自我更新的记忆 T 细胞,定义为记忆性干细胞样 T 细胞(stem cell like memory T cell,T_{SCM})。

此外,另一种分类提出一群类固有样 T 细胞,其功能介于固有免疫与适应性免疫之间,包括 NKT 细胞、黏膜相关不变 T 细胞(mucosal associated invariant T cell cells,MAIT)、γδT 细胞。NKT 细胞,亦被称作固有样淋巴细胞(innate-like lymphocyte,ILL),既表达 NK 细胞表面标志物 CD56,亦表达 T 细胞标志物 TCR-CD3 复合物。一方面,NKT 可同 CTL 一样发挥细胞毒作用;另一方面,NKT 可通过分泌 IL-4、IFN-γ,诱导 Tn 分化至 Th 细胞,发挥体液及细胞免疫作用。MAIT 可抵御微生物感染,具有固有免疫样作用并可辅助获得性免疫,有证据指向其可能参与多发性硬化、炎性肠病的发生。γδT 细胞大多为 CD4$^-$CD8$^-$细胞,占全身 T 细胞的 5%,分布集中于上皮组织,可识别微生物表面糖脂、核苷酸衍生物、病毒糖蛋白等,通过分泌 IL-2、IL-3、IL-4、TNF-α、IFN-γ 等发挥细胞毒作用。类固有样 T 细胞的功能与机制有待深入探索。

(二) T 细胞的激活

T 细胞的激活依赖于其表面 T 细胞受体(T cell receptor,TCR)及 CD4、CD8 分子,表面抗原-抗体结合后触发内源性通路级联反应,进而介导 T 细胞的增殖、功能发挥及细胞死亡。为防止非成熟 T 细胞的活化或 T 细胞过度活化,T 细胞的激活需要双信号刺激——第一信号为 T 细胞表面 TCR-CD3 复合物与 APC 表面的抗原肽-MHC 复合物的识别与结合;第二信号为细胞因子刺激或与 APC 表面共刺激分子 B7.1(CD80)、B7.2(CD86)结合。若仅有第一信号刺激,T 细胞将呈现无反应性,此现象称作外周耐受(peripheral tolerance)。以下将 T 细胞的激活进行简要介绍。

天然 TCR 是由 α 链、β 链或 γ 链、δ 链构成的膜结合的异二聚体,其胞内段较短,无法完成信号转导,故需通过与相关跨膜蛋白的非共价相互作用诱导 TCR 下游信号通路的激活,相关跨膜蛋白包括 CD3ε 和 CD3δ 组成的异二聚体、CD3ε 和 CD3γ 组成的异二聚体以及 CD3ζ 形成的同二聚体。CD3 跨膜段存在带负电荷的氨基酸残基,而 TCR 跨膜段氨基酸残基带正电荷,故而 TCR 与 CD3 多聚体通过正负电荷作用组成 TCR-CD3 复合物,构成 T 细胞活化的第一信号。TCR-

CD3 复合物并无内源催化活性，而 CD3 胞内段存在免疫受体酪氨酸活化基序（immunoreceptor tyrosine-based activated motif，ITAM），其为保守的氨基酸序列（S/I/V/LxYxxI/V/L），当受体配体结合后，ITAM 基序可被 Src 激酶家族等催化，发生酪氨酸磷酸化，进而募集下游酪氨酸激酶，触发内源性信号通路。T 细胞表面 CD4 或 CD8 分子分别与 MHC Ⅱ类分子、MHC Ⅰ类分子结合，其胞内结构域募集 Lck 激酶，Lck 可进一步磷酸化 CD3、TCRζ、ZAP70、Vav、Shc 等结构，增强 TCR-CD3 复合物的活化。与此同时，T 细胞表面的共刺激因子受体与靶细胞表面相应的配体相互作用，使共刺激因子受体胞内域磷酸化，进而活化磷脂酰肌醇-3 激酶（phosphatidylinositol 3-kinase，PI3K），触发下游磷酸化级联反应。CD28 是目前发现的最典型的共刺激因子受体，可与靶细胞表面的 CD80 或 CD86 相互作用。除此之外，还有 CD137（4-1BB）、CD134（OX40）、ICOS 和 CD27 等共刺激因子受体。以上双信号刺激可介导 T 细胞内源性活化通路，如磷脂酰肌醇信号通路、NF-κB 信号通路、Ras 信号通路、JAK-STAT 通路等，最终作用于 AP-1、NFAT、NF-κB 等多种转录因子，调控基因表达，实现 T 细胞功能活化、增殖分化及活化诱导的 T 细胞死亡（activation-induced cell death，AICD）等。

二、肿瘤浸润性淋巴细胞

在肿瘤组织中，肿瘤细胞不是孤立存在的，会有大量的免疫细胞、基质细胞等非肿瘤细胞的浸润，其中在肿瘤组织中浸润的淋巴细胞也被称为肿瘤浸润性淋巴细胞（tumor-infiltrating lymphocytes，TILs）[25]。近年来，分离的 TILs 被用来治疗肿瘤。1986 年，一项研究发现使用 IL-2 可诱导 TILs 的扩增，将这些 TILs 回输至小鼠肿瘤模型中可抑制肺癌和肝癌的进展。1994 年，从转移性黑色素瘤的活检中分离出淋巴细胞，并使用 IL-2 进行扩增，然后联合大剂量 IL-2 通过静脉进行自体回输。患者的客观应答率为 34%；但中位应答持续时间仅为 4 个月，几乎没有患者完全缓解。随后的研究中，在 TILs 治疗前进行了淋巴细胞清除，93 例转移性黑色素瘤患者中 20 例患者肿瘤完全消退（22%），其中 19 例在治疗 3 年后仍处于完全缓解状态。另外，TILs 过继免疫治疗也可提高卵巢癌、结肠癌和乳腺癌等疗效。

早期研究发现，从黑色素瘤患者分离的 TILs 可识别两种非突变的黑素细胞（melanocyte）分化蛋白：MART-1[26] 和 gp100[27]。在正常皮肤、眼睛和耳朵的黑素细胞中也有 MART-1 和 gp100 蛋白的表达。然而，在使用靶向 MART-1 或 gp100 TILs 治疗后 CR 的患者中未发现脱靶效应（off-target effect）。这表明 TILs 中抗原特异性 T 细胞对肿瘤细胞的清除至关重要。然而，目前用于免疫治疗的 TILs 存在以下技术瓶颈：①在许多恶性肿瘤中难以分离有抗肿瘤的效应细胞；②体外培养足够数量的 TILs 需要很长时间。随着 TCR 工程技术的引入，使得制备抗原特异性 T 细胞成为可能[28]。

三、TCR-T 细胞

将抗原特异性 TCR 导入 T 细胞生产的抗原特异性 T 细胞称为 TCR 修饰的 T 细胞（TCR engineered T cells，TCR-T）。TCR 修饰的 T 细胞已在转移性黑色素瘤、结直肠癌、滑膜肉瘤和 MM 的患者中显示出临床疗效[28]。

（一）合适的抗原选择

在癌症进展的过程中，恶性肿瘤细胞可以表达与正常细胞不同的蛋白。而这些蛋白就是用于制备 TCR-T 的候选抗原。抗原可以是肿瘤细胞特有的，也可能是在肿瘤细胞和正常细胞中都表达的共有抗原。共有抗原包括肿瘤分化抗原，肿瘤特异性抗原及在肿瘤细胞中过表达的抗原。肿瘤分化抗原和过表达抗原可以诱导 T 细胞的应答，例如 MART-1、gp100、CEA 和 p53 等。肿瘤特异抗原可以诱导免疫应答，是用于制备疫苗和 T 细胞过继免疫治疗的候选抗原，例如 MAGE-A3、MAGE-A4 和 NY-ESO-1。独特的抗原是仅由肿瘤细胞表达的异常蛋白质。在某些癌症中发现的病毒相关抗原可用于产生抗原特异性 T 细胞，例如人乳头瘤病毒。

近年来，发现可用于精准免疫治疗的新抗原备受关注。新抗原是指在正常组织中不表达，仅在肿瘤组织表达的抗原，包括致瘤病毒整合进基因组产生的抗原和蛋白突变产生的抗原，新抗原不仅具有较高的特异性，而且因其未经胸腺阴性筛选而具有较强的免疫原性。通过全基因组或全外显子组测序可鉴定个体化免疫治疗的最佳新抗原。通过表达谱测序可鉴定 HLA 的表达并预测 HLA 是否会将新抗原呈递至胞外以被 T 细胞识别。使用供者 T 细胞可诱导识别突变蛋白的 T 细胞，并对转移性肿瘤细胞具有有效的杀伤作用。$CD4^+$T 细胞和 $CD8^+$T 细胞可靶向来自肿瘤细胞的表观遗传、转录、翻译和翻译后改变的抗原。近期研究表明，许多肿瘤细胞特有的内源性突变蛋白可以被加工成多肽并呈递到肿瘤细胞的表面，从而可以被免疫系统识别为外来抗原，并被自身免疫系统清除。因此，新抗原是免疫治疗的理想靶点。可以作为制备 TCR-T 候选靶点需要具备以下特征：①肿瘤特异性：在肿瘤组织中特异表达，而在正常组织中不表达；

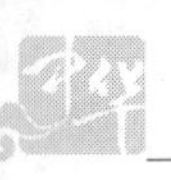

②与肿瘤的发生发展相关;③可以引起T细胞应答。选择合适的抗原是决定T细胞有效性的第一步,也是最重要的一步。

(二) 获得特异TCR序列的方法

目前有3个获得TCR序列的方法(图74-3),传统的方法是将可以识别携带有突变表位的四聚体(tetramers)的自体外周T细胞分选出来,使用极限稀释或流式分选的方法将单个T细胞铺于96孔板中,使用饲养层细胞和细胞因子进行单细胞扩增培养,将扩增起来的T细胞使用5′RACE的方法进行TCR序列的鉴定。利用这种方法,已鉴定出多种抗原特异性T细胞,它们能有效地识别肿瘤相关抗原。使用这种方法获得的肿瘤特异性TCRs制备的TCR-T的功能已在临床试验中进行了验证。例如靶向NY-ESO-1特异性TCR-T细胞的临床疗效已在滑膜细胞肉瘤、黑色素瘤和MM得到证实。

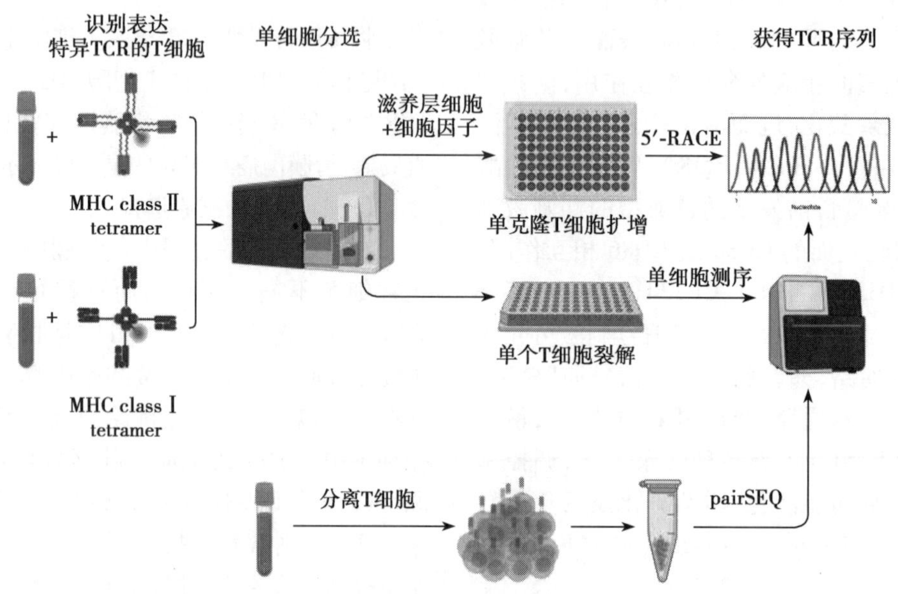

图74-3　获得TCR序列的方案[29]

近年来,多种快速鉴定TCR序列的方法被研发出来,比如单细胞RNA-seq和配对SEQ(pairSEQ)。单细胞RNA-seq可以同时处理数千个细胞的转录组,可以鉴定每个T细胞的独特TCR以及成对的α和β异二聚体[29]。PairSEQ技术利用TCR序列的多样性来准确识别上千对TCR α链和β链,因此可用于识别TILs的TCR序列[30]。TCR序列的信息可以用来制备表达抗原特异性TCR的T细胞。这些新技术有极大的潜力推动TCR-T细胞治疗的发展。

(三) TCR-T临床前试验研究

通过TCR-T细胞靶向肿瘤细胞与正常组织共有的分化抗原,例如MART-1、gp100和CEA,可能对正常细胞产生毒性并损害关键器官。因此,需要评估TCR-T的脱靶效应。尽管某些抗原未在正常组织中广泛表达,仅在肿瘤组织、胎儿组织和成年睾丸上表达,但未在其他正常成年组织上表达的NY-ESO-1和MAGE家族,但这些TCR-T的安全性和亲和力仍需进行评估。另外,可能由于TCR-T细胞中逆转录病毒导入的基因表达被下调,输注患者体内的TCR-T细胞没有疗效。通过慢病毒携带双启动子表达TCR的载体导入T可能是TCR-T免疫治疗的有效工具[31]。

(四) TCR-T的临床应用

使用TCR-T细胞的过继免疫疗法已成为癌症治疗的重要策略,近期的临床试验已得到令人鼓舞的结果。2006年的一项临床试验首次报道了MART-1 TCR-T可以介导黑色素瘤消退,随后2009年和2014年也进一步报道了类似的结果。一项靶向gp100的TCR-T的临床试验显示,19%接受治疗的患者产生了客观的抗肿瘤反应。使用靶向HLA-A*0201限制性NY-ESO-1抗原的TCR-T的临床试验表明,超过50%的滑膜细胞肉瘤、黑色素瘤和骨髓瘤患者出现客观应答。使用靶向HLA-A*2402限制性MAGE-A4抗原的TCR-T细胞治疗食管癌患者后,可长期在体内生存,其中三名患者维持小肿瘤病变超过27个月。以上临床试验表明,TCR-T细胞治疗可以显著降低肿瘤负荷。尽管使用TCR-T细胞进行过继细胞治疗后取得了很大进展,但其引发的毒副作用仍需引起关注。在一项针对转移性结直肠癌的临床试验中,使用高亲和力CEA TCR-T进行治疗,三位患者均因TCR-T对表达CEA的正常结肠上皮细胞反应而发展为严重的短暂性结肠炎。在另一项研究中，为了增强识别 HLA-A*01 限制性 MAGE-A3 TCR 的亲和力，突变了 MAGE-A3 TCR α 链 CDR2 区的 4 个氨基酸，尽管这增强了 TCR 识别 MAGE-A3 的能力，但两名患者在输注经 TCR 改造的抗 HLA-A*01 限制性 MAGE-A3 的 T 细胞后死于心源性休克。这可能由于亲和力增强的 TCR 识别了正常心脏组织中其他蛋白，也可能由于没有通过自然胸腺选择的过程，增加了心脏的毒性。另一项自体 MAGE-A3 TCR-T 细胞临床试验导致两名患者陷入昏迷，最后死亡。随后发现该 MAGE-A3 TCR-T 细胞识别了大脑中 MAGE-A12 的衍生表位。因此，由于潜在交叉反应的存在，需仔细评估 TCRs 的亲和力，并选择合适的抗原以保证临床应用的安全性。

（五）改造肿瘤微环境以提高 TCR-T 疗效

提高 TCR-T 细胞的功能，可克服肿瘤微环境中的免疫抑制因子并提高消除肿瘤的能力。增加 TCR 信号强度并提高 T 细胞的功能可增强抗原反应性和规避 T 细胞耐受性。正如前文所述，免疫检查点蛋白，例如 PD-1 和 CTLA-4，可以阻止免疫系统中 T 细胞的活化。目前已证实阻断 PD-1 信号通路可改善 TIL 的功能并增强其抗肿瘤能力，因此，PD-1/PDL1 信号通路可能是抗原反应性的主要负反馈调节剂。TCR-T 细胞由于表达高水平抑制性受体 PD-1，使其功能降低。将 NY-ESO-1 TCR-T 细胞与 PD-1 抑制剂联合使用，可增强其肿瘤抑制作用。此外，肿瘤细胞还可通过释放细胞外信号、促进肿瘤血管生成、诱导外周免疫耐受等方式影响局部微环境。相反，微环境中的免疫细胞可以影响癌细胞的生长和进化。重组细胞因子通常用于治疗癌症，尤其是 IL-2。IL-2 可以刺激抗原特异性 T 细胞的增殖，分化和存活，并已单一被用于包括黑色素瘤在内的几种不同癌症类型。

与上述免疫检查点蛋白和免疫抑制细胞因子不同，抗原特异性 T 细胞的数量可以受到肿瘤微环境趋化因子的影响。趋化因子 CXCL10 维持效应 T 细胞亚群。由 $CD8^+$ DCs 产生的趋化因子 CCL17 可招募表达趋化因子受体 CCR4 的幼稚细胞毒性 T 细胞。

使用 TCR-T 细胞联合趋化因子、细胞因子和免疫检查点蛋白的药物治疗可抑制肿瘤细胞免疫抑制作用而表现出更强的疗效，可能在未来的治疗中获得更好的临床反应。

（六）总结

使用 TCR-T 细胞的过继细胞疗法已经取得了相当大的进展，但仍需进行以下探索：①克服肿瘤微环境中存在的免疫抑制因子；②延长 TCR-T 细胞在体内肿瘤部位的寿命；③制备针对不同抗原表位的不同类型的 TCR-T 细胞。

虽然一些抗体或重组细胞因子可以与 TCR-T 细胞联合应用，但肿瘤微环境中仍存在一些目前尚不明确的可影响预后的因素。我们知道，初始 T 细胞一旦被激活，在 TCR-pMHC 相互作用后迅速增殖并分化为效应 T 细胞和记忆 T 细胞。虽然分化的效应 T 细胞可以产生多种效应分子，但这些细胞高表达耗竭相关蛋白并快速死亡。通过抑制 T 细胞的耗竭可延长有效的免疫反应。改变代谢途径以增强 TCR-T 细胞的持久性。已经显示，mTOR 信号、AMPK-α1 信号和 IL-7 信号支持记忆 $CD8^+$T 细胞的发育。因此，可通过表达代谢相关分子延长 TCR-T 的存活时间。

一项临床试验观察了 2 名Ⅳ期黑色素瘤患者新抗原的动态变化，发现 T 细胞识别的新抗原在肿瘤部位表达减少甚至丢失。因此，向患者输注识别不同新抗原的 TCR-Ts，可提高其临床反应。

四、嵌合抗原受体修饰的 T 细胞治疗恶性肿瘤

基因、细胞和蛋白质工程学的发展为嵌合抗原受体（chimeric antigen receptor，CAR）修饰 T 细胞成为复发难治 B 细胞恶性肿瘤的细胞免疫疗法奠定了基础。CAR 将单克隆抗体的特异性与 T 细胞免疫监视作用相结合，不再依赖 APC 提呈 MHC-抗原肽复合物。通过基因工程，T 细胞可以特异地对人肿瘤细胞表达的任何表面蛋白具有靶向性，可用的免疫治疗靶点数量得以拓宽。单次输注 CAR-T 细胞后，相当一部分难治复发大 B 细胞淋巴瘤（large B cell lymphoma，LBCL）和急性 B 淋巴细胞白血病（B cell acute lymphoblastic leukemia，B-ALL）患者获得了持久的完全缓解。尽管目前 CAR-T 疗法针对实体瘤的疗效欠佳，但随着临床试验的开展以及对 CAR-T 细胞了解的深入，CAR-T 有望为实体瘤提供新的治疗选择[32]。

（一）CAR-T 的结构和演变

CAR-T 细胞结合了单克隆抗体的特异性与 T 细胞的溶细胞能力——融合 T 细胞信号传导的启动信号元件 CD3ζ、跨膜结构域和细胞外抗原结合结构域从而构建 CAR（图 74-4）[32]。

（1）CAR 的胞外区：包括信号肽、抗原识别区以及铰链区。

信号肽携带 mRNA 进入内质网，随后信号肽被水解，成熟蛋白被分泌到胞外。目前，主要使用 CD8a 和 GM-CSF 的信号肽用于构建 CAR 的信号肽。

抗原识别区通常由抗体的轻链和重链通过连接肽（linker）连接而成的单链抗体（single chain variable

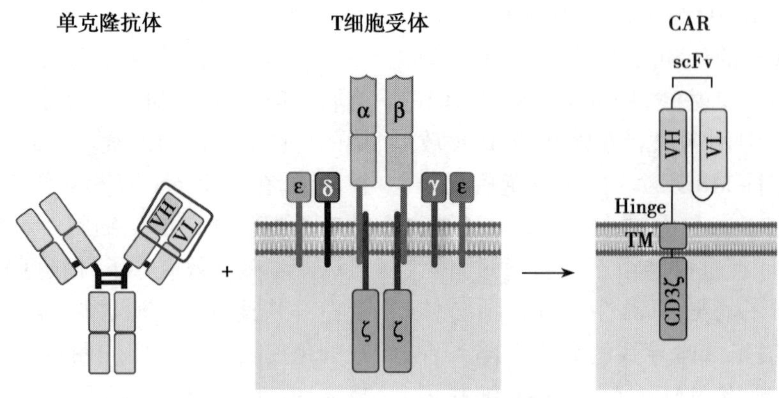

图 74-4 CAR 的基本结构[33]

fragment,scFv)构成,也可使用受体的配体识别抗原。目前研究显示,CAR 亲和力低于 TCR 介导的抗原识别能力,但无法简单通过 CAR 的结合能力来推测 CAR-T 细胞的活性。CAR-T 细胞对靶细胞的应答程度与 scFv 或配体与抗原结合的亲和力、T 细胞表面 CAR 的表达强度、靶细胞表面抗原表达程度相关。当亲和力较低(Kd>10^{-8}M)时,CAR-T 只能对抗原表达较高的靶细胞有杀伤作用,当亲和力较高(Kd<10^{-8}M)时,CAR-T 的激活程度与靶细胞表面抗原表达的程度无关。然而,scFv 与靶抗原的亲和力并非 CAR-T 杀伤能力的决定因素,即并非低亲和力 scFv 的 CAR-T 杀伤能力一定低于高亲和力 scFv 的 CAR-T。原因在于,虽然 scFv 与抗原需要足够的亲和力才能建立免疫突触(immunological synapse,IS)诱导 T 细胞的杀伤功能。但如果 T 细胞与靶细胞的结合作用太强,使两者难于分开,会导致该 T 细胞不能再与其他靶细胞作用,从而降低总体 T 细胞抗靶细胞效能。另一方面,scFv 的低亲和力具备区分抗原高表达和低表达细胞的能力——许多抗原在正常细胞和恶变细胞表面均表达,但正常细胞表达水平较低、恶变细胞表达水平较高,低亲和力 scFv 可以降低 CAR-T 对抗原低表达正常细胞的脱靶效应。例如,CD123 是重要的白血病干细胞相关抗原,在白血病干细胞表面高表达,在正常造血干细胞中低表达,可以通过筛选或突变的方法获得仅可对 CD123 高表达的细胞产生杀伤作用的 CAR-T。

铰链区是连接抗原识别区和跨膜区的结构,通常会采用 IgG1、IgG4 或 CD8α 的铰链区序列或者 IgG Fc 序列,其中 CD8α 铰链区可满足大部分 CAR 结构的需要。选择合适的铰链区可增加抗原识别区的柔韧性,降低抗原和 CAR 结构识别的空间限制,从而促进靶细胞与 CAR-T 细胞的突触形成。此外,铰链区还可造成 CAR-T 细胞的非特异性杀伤。目前发现 IgG Fc 可与 FcγR 相互作用,激活 CAR-T 细胞,对自身单核细胞产生脱靶效应。因此,通过改造 IgG Fc 序列,如使用 IgG1-CH3 替代 IgG1-CH2CH3,可以降低 CAR-T 的脱靶效应。

跨膜结构通常来源于 Ⅰ 型膜结合蛋白,如 CD4、CD8、CD28、CD3ζ 或 Fc εRIγ。而 Ⅱ 型膜结合蛋白 NKG2D 可作为抗原识别区,结合 NKG2D 配体阳性的靶细胞。将 CD3ζ 连接在 NKG2D 的 N 端,制备 NKG2D-CD3ζ 重组受体,并同时共表达衔接蛋白 DAP10,可对 NKG2D 配体阳性的靶细胞产生杀伤作用。

(2) 胞内信号转导结构域:胞内信号转导结构域通常由共刺激因子的胞内结构域和 TCR 中的 CD3ζ 组合而成。根据胞内信号转导结构域的不同将 CAR 大致分为三代。基于上文描述的 TCR 的基本结构及激活途径,1989 年,Zelig Eshhar 等使用免疫球蛋白链替代了 TCR 的 α 链和 β 链,并命名为“T 小体(T-bodies)”。随后在 1993 年,使用 scFv 替代免疫球蛋白链,并把 scFv 与包含三个免疫受体酪氨酸活化基序(immunoreceptor tyrosine-based activation motif,ITAM)的 CD3ζ 连接,该结构不依赖 MHC 与抗原结合,可激活 T 细胞,使其分泌 IL-2 并裂解靶细胞。现在称这一结构为“一代 CAR”。T 细胞激活的双信号模式提示,可能由于共刺激因子的缺失导致一代 CAR-T 在体内存活的时间较短,活性欠佳。因此,研究人员将 CD28、4-1BB 等共刺激因子的胞内结构域连接于 CD3ζ 胞内结构域与跨膜结构域之间,构建 CAR-T 细胞临床试验结果显示,与回输抗 CD19-CD3ζ 一代 CAR-T 相比,抗 CD19-CD28-CD3ζ CAR-T 具有更强的增殖能力和应答率。从此,CAR-T 治疗进入了胞内信号转导结构域包含一个共刺激因子的“二代 CAR”时代。随后,更多的 B7 家族和肿瘤坏死因子受体(tumor necrosis factor receptor,TNFR)家族的共刺激因子被用于“二代 CAR”的研究。

由于不同的共刺激因子在CAR-T中展现的作用不尽相同，如CD28-CD3ζ CAR可引发T细胞的快速大量扩增，4-1BB-CD3ζ CAR可增强T细胞持续增殖的能力，故考虑将不同共刺激因子同时引入CAR的结构中可能使T细胞产生不同的性能。由此衍生出将CD28、4-1BB或CD28、OX40两个共刺激因子和CD3ζ串联组成胞内信号转导结构域，再与跨膜区和胞外区连接的"三代CAR"（图74-5）。美国贝勒医学院的一项针对弥漫性大B细胞淋巴瘤（diffuse large B cell lymphoma，DLBCL）的临床试验表明，患者体内三代CD28-4-1BB-CD3ζ CAR-T的扩增及持续扩增能力优于二代CD28-CD3ζ或4-1BB-CD3ζ CAR-T。然而，截至目前，"三代CAR-T"尚未展现出相较于"二代CAR-T"的临床优势。

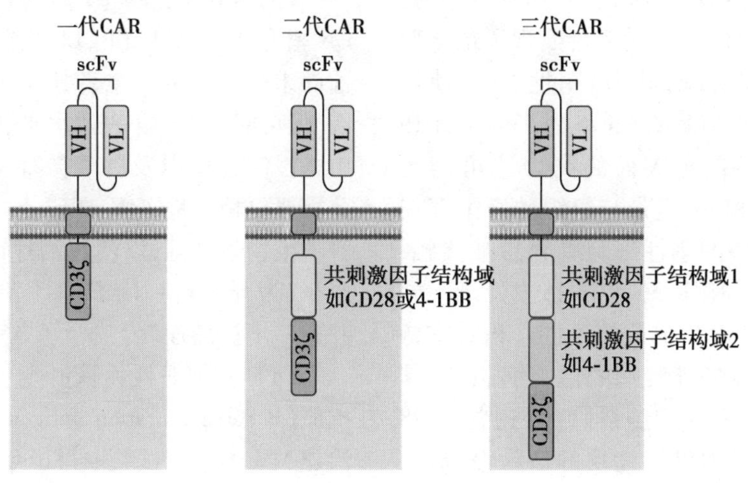

图74-5　CAR分子结构的进化[34]

（二）CAR-T细胞的制备与回输

迄今为止，大多数临床试验都采用自体T细胞进行CAR-T的制备。首先使用分离收集患者或供者的单个核细胞，该过程使用血细胞分离机，通过特制的封闭管路，使患者或供者的部分全血通过血细胞分离机进行体外循环，从全血中提取相应成分的血细胞，再将剩余血液输回至患者或供者的闭环过程，该过程也成为单采。将分离得到的单个核细胞经过磁珠分选T细胞，用抗体或偶联抗体的磁珠激活，然后使用慢病毒或逆转录病毒（或非病毒载体）进行转导，以表达CAR分子。然后将CAR-T细胞体外扩增至足够数量，重新回输患者体内（图74-6）。患者通常在输注CAR-T细胞之前接受淋巴结清扫化疗。

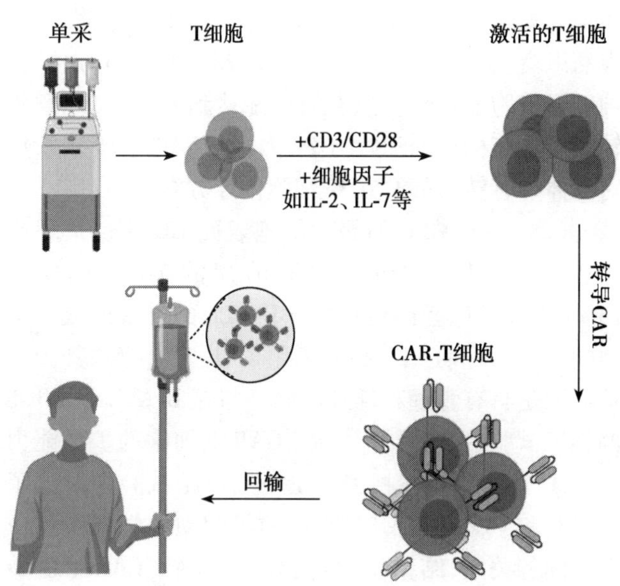

图74-6　CAR-T制备及回输流程图

（三）血液肿瘤的临床应用状况

自2010年以来，抗CD19 CAR-T治疗B细胞恶性肿瘤积累了大量临床经验，包括：①对CAR结构的评估，比如使用不同的CD19识别域、改造跨膜结构域、选择不同的共刺激分子；②对T细胞类型的评估，比如分选特定的T细胞亚群；③对CAR转导方法的评估，比如慢病毒、逆转录病毒转导或转座子电转系统；④其他：对不同回输剂量的评估、不同淋巴清除方案的评估以及不同制造工艺等。同时，患者间异质性，包括年龄差异（从婴儿到老年人），疾病组织和基因型的差异以及个体之间的遗传差异等都在临床试验中进行分类讨论。尽管有许多潜在因素影响CAR-T细胞的功能，但CAR-T临床试验的疗效非常相似，目前仅确定几个因素可影响患者的疗效，包括疾病类型，淋巴清除方案和CAR结构中所使用的共刺激结构域。

疾病类型已成为影响CAR-T细胞治疗B细胞恶性肿瘤预后的主要因素。在B-ALL中，CD19 CAR-T细胞疗法可使患者获得很高的完全缓解（complete response，CR）率，但是随着随访时间的延长，显示出很高的复发率,总生存率受到限制。在 LBCL 中,CAR-T 细胞治疗所诱导的 CR 率和复发率均很低,因此结果显示与 B-ALL 的长期疾病控制率相似。而在 CAR-T 治疗慢性淋巴细胞白血病(chronic lymphocytic leukemia, CLL)中,原发性耐药仍是 CAR-T 治疗应用的主要障碍[34]。

1. 不同恶性血液肿瘤的 CAR-T 细胞治疗的疗效

(1) B-ALL:ALL 对 CD19-CAR 治疗高度敏感,几项临床研究结果显示 60%~93%的患者实现了最小残留病(minimal residual disease, MRD)阴性 CR。使用 CD22 CAR-T 治疗儿童 B-ALL 的 CR 率为 73%。CD19 和 CD22 靶抗原在恶性细胞表面的高表达可能与 B-ALL 患者的高 CR 率相关,但是与组织肿瘤中存在的恶性细胞相比,骨髓中的恶性细胞更容易被接触,并处于抑制程度较低的肿瘤微环境中,造成处于不同微环境的恶性细胞对 CAR-T 的应答不同。相关支持证据显示,同时有髓内及髓外浸润的白血病患者,其 CAR-T 细胞对其骨髓中恶性细胞清除快(通常在 28 天之内),且清除率高;但对淋巴瘤块的清除慢,清除率低。而且在实体瘤中也观察到类似现象,即骨髓疾病可能对 CAR-T 疗法更为敏感。在针对骨肉瘤的 Her2. 28. z CAR-T 细胞的临床试验中,仅一位横纹肌肉瘤患者的骨髓获得 CR。GD2. 28. z CAR-T 介导了神经母细胞瘤骨转移患者的骨髓达到 CR。实体瘤骨转移尚未有标准的治疗方案,因此可以进一步探索针对实体瘤骨转移的 CAR-T 细胞治疗方案。

(2) CLL:CLL 的恶性细胞表面 CD19 也呈现高表达。但使用 CD19 CAR-T 治疗的患者中,仅有 15%~30%的患者达到 CR,与 B-ALL 的疗效形成了鲜明的对比。晚期 CLL 患者入组 CAR-T 治疗的其中一项标准是具有骨髓和髓外浸润。与在 B-ALL 和 LBCL 的临床试验的观察结果一致,CAR-T 细胞的扩增能力与 CLL 患者的应答相关。在一项临床试验中对比了 B-ALL 和 CLL 中 CAR-T 细胞的扩增动力学与疾病应答之间的关系,结果发现,在 CD19. BB. z CAR-T 制造工艺相同的情况下,CAR-T 细胞回输 B-ALL 患者后,均表现出快速扩增的能力,并且 100% 的患者达到 CR;而回输 CLL 患者后,虽有相当一部分患者体内的 CAR-T 细胞同样快速扩增,但却未达到 CR。上述现象相关机制尚未被清楚阐释。

近期,一项临床试验结果显示,在制备 CAR-T 细胞前,对 CAR-T 治疗无应答的 CLL 患者的 T 细胞的表型、转录组和代谢谱均表现出耗竭的状态,而对 CAR-T 治疗有应答的患者的 T 细胞表现出记忆性 T 细胞的状态。这一结果与晚期 CLL 患者的免疫抑制特征吻合。因此,了解疾病本身的生物学特征有利于进一步提高 CAR-T 细胞的疗效。另一项针对 B-ALL CAR-T 治疗的回顾性研究显示,单采后 T 细胞耗竭标志物的低表达与患者的长期缓解正相关。总之,基线 T 细胞的功能障碍可能是对 CD19 CAR-T 治疗产生耐药的重要原因,可以借此在治疗前预测 CLL 患者对 CAR-T 治疗的应答情况。

(3) LBCL:经 CD19 CAR-T 治疗后,LBCL 患者的 CR 率介于 B-ALL 和 CLL 之间,约为 40%~50%。目前尚未确定 LBCL 患者比 B-ALL 患者 CR 率低的原因,但可能与 CD19 表达水平、CAR-T 细胞在肿瘤组织中的浸润程度以及肿瘤微环境的抑制程度相关。因此需要更精确地了解 LBCL 对 CD19 CAR-T 治疗无应答的生物学基础,以便在治疗前预判患者的有效应答水平,为开发新一代 CAR-T 治疗方案提供理论基础,并进一步提高疗效。

(4) 其他恶性血液肿瘤:目前,靶向 B 细胞成熟抗原(B cell maturation antigen, BCMA)的 CAR-T 细胞治疗 MM 的临床试验取得了令人鼓舞的进展。我国一项开放性 I 期研究(NCT03090659)显示,使用抗 BCMA CAR-T 细胞(LCAR-B38M)治疗难治复发 MM 患者,中位无进展生存期(progression-free survival, PFS)为 15 个月,总缓解率(overall response rate, ORR)为 88%,其中包括 68%的 CR 和 14%的部分缓解(partial response, PR)[34]。美国国家癌症研究所一项多中心 BCMA. CD28. z CAR-T 临床试验结果显示 ORR 为 85%,其中包括 45%的 CR 和 40%的 PR。PR 患者大多为骨髓 MRD 阴性,这再一次证实髓内恶性细胞的敏感性或高于髓外浸润的恶性细胞。

鉴于 CAR-T 细胞通常可以成功治疗骨髓起源的恶性疾病,尤其是白血病,因此有望将 CAR-T 细胞成功应用于 AML 的治疗。一项靶向 AML 的 CD123 CAR-T 细胞的初步临床数据表明,在 CAR-T 治疗后尽早桥接同种异体造血干细胞移植(allogeneic hematopoietic stem-cell transplantation, allo-HSCT),可避免患者出现长期的血细胞减少症。靶向其他 AML 抗原(如 CD33、CLL1、NKG2D、FLT3 等)的 CAR-T 的临床试验也在进行中,预计在未来几年中将有更多的临床数据反映疗效。但是,可能由于缺乏特异性抗原,针对 AML 的 CAR-T 细胞的临床试验少于针对 B 细胞恶性肿瘤的临床试验。目前已知的 AML 抗原在造血系统广泛表达,CAR-T 治疗存在骨髓抑制的风险,因此,在使用 CAR-T 治疗后应尽快桥接 allo-HSCT。

2. 淋巴清除(lymphodepletion) 方案通常在淋巴清除后进行 CAR-T 细胞的回输,回输后 CAR-T 细胞的强劲扩增对临床疗效至关重要。有效的淋巴清除是 CAR-T 细胞治疗的重要组成部分。

淋巴清除会增加体内稳态细胞因子（homeostatic cytokines，如 IL-7 和 IL-15）的表达水平、增强 T 细胞的扩增，同时减少 Tregs 和髓系抑制细胞（myeloid-derived suppressor cells，MDSCs）的浸润，改变肿瘤微环境，降低体内的抑制性微环境，以延长 CAR-T 在体内的存活时间。氟达拉滨可促进提高机体 IL-15 的表达水平并抑制 T 细胞耗竭。一项 CD19. 4-1BB. z CAR-T 细胞治疗难治复发 LBCL 的临床试验表明，仅使用环磷酰胺预处理，患者的 CR 率低于 10%；同时使用环磷酰胺和氟达拉滨预处理，患者的 CR 率增加至 50%。单臂非随机临床试验发现使用含环磷酰胺和氟达拉滨的淋巴清除方案可以增强 CAR-T 细胞扩增，并延长 CAR-T 在体内的存活时间。由于严重的 T 细胞清除会导致 T 细胞数量和亚型的长期不完全恢复，而且过继性 T 细胞治疗引起的 T 细胞清除还会引起表位扩展（epitope spreading）的降低。因此，需要研发无须淋巴清除方案而选择性扩增 CAR-T 的治疗方案。

3. 共刺激因子结构域

（1）共刺激因子结构域对 T 细胞持久性（persistence）的影响：目前常用的共刺激因子结构域是 4-1BB 和 CD28 的胞内区，不同的共刺激因子结构域影响 CAR-T 在体内的持续时间。包含 CD28 胞内区的 CAR-T（28CAR-T）细胞更快、扩增倍数更高，但持续时间较短，仅为 1~2 个月；而包含 4-1BB 胞内区的 CAR-T（BBCAR-T）细胞在患者体内的扩增较慢、扩增的峰值较低，但可在患者体内存留数月甚至数年。相关的分子机制尚不完全清楚，据报道 BBCAR-T 细胞的下游信号强度低于 28CAR-T 细胞，其中心记忆 T 细胞的比例高于 28CAR-T 细胞，且线粒体生物合成强度高于 28CAR-T。目前，尚未观察到 CAR-T 细胞的快速扩增与抗白血病的能力之间的相互关系，但不同的扩增能力可能会影响实体瘤的预后效果。用于实体瘤治疗的最佳的共刺激因子结构域尚未确定，仍需进一步探索。

由于靶向 CD19 的 CAR-T 细胞会清除所有 $CD19^+$ 细胞，包括恶性细胞和表达 CD19 抗原的正常 B 细胞，因此 CAR-T 细胞的持久扩增会引起长期的免疫监视。故可以通过测量正常 B 细胞的恢复情况来监测 CD19 CAR-T 细胞的持久性。接受 CD19 28CAR-T 细胞治疗的患者通常在回输后 60 天内恢复体内正常的 B 细胞，而接受 CD19 BBCAR-T 治疗的 83%的患者在回输后 6 个月仍表现出 B 细胞发育不良（B cell aplasia，BCA）。输注 CAR-T 后，B 细胞恢复的中位时间约为 11 个月。两者在体内持久性的不同可能有以下原因：①CD28 胞内结构域可以诱导 T 细胞的耗竭；②含有 BB CAR-T 细胞活化通路以非典型 NF-κB 为主，表达更高水平的抗凋亡蛋白 BCL-2 和 BCL-XL；③4-1BB 胞内结构域可以增强记忆性 T 细胞的形成。

目前使用 CD19 CAR-T 治疗 LBCL 的长期随访数据有限，但尚无证据表明共刺激因子结构域的差异会影响 LBCL 的疗效，大多数 CR 患者在单次回输 CAR-T 细胞后即可长期控制疾病。治疗 LBCL 则关注不同共刺激因子对 CAR-T 细胞的有效性和毒副作用的影响，但与其不同，治疗儿童或成人 B-ALL 时主要关注不同共刺激因子对 CAR-T 细胞持久性的影响。使用 CD19 28CAR-T 治疗儿童 B-ALL 时，如未桥接 allo-HSCT，正常 B 细胞的快速恢复和疾病的复发相关。一项使用 CD19 BBCAR-T 治疗的儿童 B-ALL 的临床试验中，患者未桥接 allo-HSCT，MRD 阴性缓解但 BCA 小于 3 个月的患者复发率较高。儿童或成人 B-ALL 与 LBCL 相比，对 CAR-T 持续性需求方面的区别可能与潜在的疾病生物学特征有关。如，对于儿童或成人 B-ALL 的有效化疗需要持续数年，而对于 LBCL 的有效化疗仅需要持续数月。因此，当儿童或成人 B-ALL 患者在接受 CAR-T 治疗后不能桥接 allo-HSCT 则推荐使用 CD19 BBCAR-T。界定经 CD19 CAR-T 细胞治疗后哪些患者需要桥接 allo-HSCT 仍需临床实践。由于 CD19 抗原阴性复发率很高，因此经 CD19 BBCAR-T 细胞后表现出持续性 B 细胞发育不全的儿童或成人 B-ALL 患者，仍推荐桥接 HSCT。

在老年 B-ALL 的 CD19 CAR-T 中，尚未报道共刺激因子对 CAR-T 的持续性的影响，CAR-T 的持续性与疗效之间的关系也未报道。一项 CD19 28CAR-T 的临床试验结果显示，无论是否桥接 allo-HSCT，老年 B-ALL 的疗效均欠佳。目前对于老年 B-ALL 的 CAR-T 治疗，CD19 BBCAR-T 的持久性是否优于 CD19 28CAR-T 尚无定论。

（2）共刺激因子结构域对毒副作用的影响：目前 CAR-T 治疗 B 细胞恶性肿瘤的主要的毒副作用包括细胞因子释放综合征（cytokine-release syndrome，CRS）和 CAR 相关的神经毒性。CRS 是由高水平的炎性相关细胞因子造成的败血症样的综合征，目前认为主要是由 IL-6 和 IL-1 引起。而神经毒性的机制尚未明确，可能是由高度炎性状态下中枢神经系统（central nervous system，CNS）的上皮功能紊乱造成的。由于 CRS 或者 CAR 相关的神经毒性与 CAR-T 的快速扩增相关，而共刺激因子的不同影响 CAR-T 的扩增速度，因此具备不同共刺激因子的 CAR-T 所产生的急性毒副作用的程度不同。目前，对比 CD28 和 4-1BB 共刺激因子的所引起的毒副作用的随机对照试验尚无报道，但无论从发生率还是严重程度上来讲，非随机对照的临床试验显示 CD28 和 4-1BB 共刺激因子的所引起的毒副作用无明显的差异。治疗 B-ALL 的 CD19 CAR-T 临床试验表明，毒副作用通常与患者疾病的负荷程度及 T 细胞的扩增相关，与共刺激因子无关。

与 B-ALL 不同，LBCL 的非随机临床试验结果显示，使用 CD19 BBCAR-T 治疗后产生严重 CRS 和神经毒性的概率更低。在一项使用 CD19 28CAR-T 治疗 LBCL 的二期临床试验中，94%的患者发生 CRS，其中 13%的患者发生 3 级以上 CRS，64%的患者发生 3 级或 3 级以上神经毒性反应。一项使用 CD19 BBCAR-T 治疗 NHL 的初步结果显示，仅有 30%患者发生 CRS，其中 1%的患者发生 3 级或 3 级以上 CRS；20%的患者发生神经毒性反应，其中 14%的患者的神经毒性反应在 3 级或 3 级以上。

近期临床前及临床试验结果提示，降低 CAR-T 细胞中下游信号通路的强度可以降低毒副作用并提高 CAR-T 细胞的持久性。在 28CAR-T 中，将 CD3ζ 的三个 ITAM 基序突变为一个 ITAM 基序，可提高 CAR-T 细胞的持久性并增强其疗效。另外，改变 CAR 结构以降低 CAR-T 活性可减少细胞因子的分泌，从而减少严重 CRS 和神经毒副作用的发生。但是，降低 CAR-T 的活性是否影响临床疗效尚不清楚。

使用 CD19 BBCAR-T 或 CD22 BBCAR-T 治疗的儿童 B-ALL 患者中，如果 CAR-T 存在 3 个月以上，患者会发生低丙球蛋白血症，但接受免疫球蛋白治疗后，几乎未见感染并发症的发生。然而，尽管 CD19 CAR-T 可引起长期的 B 细胞发育不全，但某些患者中仍保留了长寿命的 CD19 阴性的浆细胞，这些细胞可以提供病原体和疫苗特异性的免疫球蛋白。

（四）实体瘤的临床应用情况

尽管在临床前研究中，CAR-T 细胞展现出强有力的抑制实体肿瘤的作用，但在临床试验中，未见有效的临床疗效。B 细胞恶性肿瘤和实体肿瘤治疗疗效的明显差异的相关机制仍不清楚。

1. 实体肿瘤的 CAR-T 及潜在的毒副作用　实体瘤 CAR-T 细胞治疗面临的主要问题是缺乏合适的靶点，因为肿瘤特异性的细胞表面抗原很少，目前实体瘤 CAR-T 细胞使用的靶点在很多重要的正常组织中也会表达，CAR-T 细胞在杀伤肿瘤细胞的同时，也会引发正常组织的损伤。因此，很多临床前研究关注于克服 CAR-T 细胞的脱靶效应，例如，只有当靶细胞表面同时存在两种抗原时，才能启动 CAR-T 细胞的下游信号通路，启动杀伤功能。也有研究使用携带 CAR 的 RNA 转导至 T 细胞中，以此代替病毒转导系统，仅可使 CAR 瞬时表达于 T 细胞表面，随着 CAR-T 细胞的分裂，CAR 分子被稀释，以此作为安全保障机制。此种 CAR-T 制备方法可以降低 CAR-T 引发的脱靶效应，但也会降低 CAR-T 的有效性。然而，目前的临床试验中，对于 CAR-T 细胞的脱靶效应报道较少，很多问题则集中于 CAR-T 细胞的无能性，即 CAR-T 细胞在患者体内的扩增能力有限，既无副作用也未展现杀伤活性。总体而言，尽管目前针对实体瘤肿瘤相关抗原的临床试验的安全性令人放心，但许多研究仍未提供明确证据以证实靶点的安全性，因为仍有可能在 CAR-T 细胞快速扩增的情况下发生脱靶效应。一位患者使用了针对肾细胞癌的靶向碳酸酐酶Ⅸ（carbonic anhydrase Ⅸ，CAⅨ）的一代 CAR-T 联合重组人 IL-2（rhIL-2）治疗后，出现了可逆的肝酶升高。在随后的队列研究中证实，通过使用抗 CAⅨ单克隆抗体进行预处理可以降低 CAⅨ-CAR-T 的脱靶效应；同时，研究显示 CAⅨ-CAR-T 可以以较低水平维持长达 74 天，但未观察到有效的临床应答。另外一项针对 CEACAM5 的一代 CAR-T 在联合 rhIL-2 回输后，出现快速的 CAR-T 细胞扩增和细胞因子释放相关的短暂的呼吸道毒性，该副作用可能是靶向肿瘤细胞引起的，也可能是脱靶效应，但具体机制尚不清楚。

2. CAR-T 细胞的治疗窗口　2011 年，CAR-T 治疗领域还未了解 CRS、对 CAR-T 细胞剂量与 CRS 之间的密切关系有充分认知之前，进行了一项针对乳腺癌的靶向 Her2 的三代 CAR-T 的临床试验，该 Her2. 28. BB. z-CAR 的抗原识别区的 scFv 来自赫赛汀（已用于治疗乳腺癌患者的靶向识别 Her2 的单链抗体）。第一例患者接受了 10×10^9 CAR-T 细胞治疗，而这一剂量高于目前已证实的 CD19 CAR-T 的安全剂量 3 个数量级；患者在回输后 1 小时，出现心肺毒性并最终因多器官系统衰竭而死亡。最初将该患者的死亡归因于肺组织中存在 Her2 的低水平表达，从而引发了 CAR-T 的脱靶效应；但是随着对 CAR-T 临床治疗的经验丰富，发现该患者的回输剂量远远超出 CD19-CAR-T 细胞的最大耐受剂量，并显示出非常高水平的细胞因子释放，而这是 CRS 的特征，因此该例患者死亡更可能归因于 CRS。此外，目前可获得的其他临床数据表明，适当剂量的 Her2-CAR-T 细胞是安全的，并且在肉瘤和神经胶质瘤中显示出临床疗效，且未观察到脱靶效应。这可能由于 Her2 CAR-T 细胞仅可以靶向 Her2 抗原高表达的靶细胞，而不能对 Her2 低表达的正常细胞产生脱靶效应。肿瘤相关抗原在肿瘤和正常组织之间表达水平的差异可以为靶向肿瘤相关的细胞表面分子提供潜在的治疗窗口。

同样的，GD2是一个在多种肿瘤细胞表面高表达的抗原，而在正常CNS和末梢神经中低表达。一项针对神经母细胞瘤的靶向GD2的一代CAR-T的临床试验结果显示，3/11的患者获得了CR，并未见脱靶效应。随后，使用相同scFv的靶向GD2的三代CAR-T（共刺激因子为CD28和OX40的胞内区）的临床试验显示，GD2.28.OX40.z CAR-T在患者体内出现短暂的扩增，但未见有效的临床应答及毒副作用。另一项使用不同scFv识别GD2的CAR-T可有效清除神经母细胞瘤患者骨转移中的恶性细胞。

间皮素（mesothelin）在一些正常上皮细胞中表达，而且在许多癌症细胞表面高表达，如胰腺癌、胃癌、卵巢癌和肺癌，因此靶向间皮素的CAR-T细胞的临床试验也在进行中。

目前临床前针对实体瘤的潜在靶点主要有B7-H3、EGFR86、PSCA87、CSPG4和TEM8，但相关临床试验才刚刚开始。随着对安全性的深入认知及复杂结构的CAR-T细胞的研发，预计未来有关针对实体瘤的CAR-T的临床试验将慢慢增多。

（五）增强CAR-T疗效新方案

除了进一步研发针对实体瘤的安全的靶点外，还可通过以下三个方面来增强CAR-T的疗效。

1. 克服抗原的异质性　异质性是癌症的特征之一，仅针对一种靶点的治疗很难完全得清除肿瘤。CD19抗原丢失是CD19 CAR-T细胞治疗后疾病复发的主要原因。美国FDA批准上市的第一个CAR-T细胞产品Tisagenlecleucel是用于治疗难治复发B-ALL的靶向单靶点CD19 CAR-T细胞。该产品的一项全球性注册临床试验结果显示，CD19 BBCAR-T细胞在体内的长期存在诱导了持续的免疫压力，治疗后复发的患者中，由于CD19抗原丢失而复发的比例高达94%。然而CD19 28CAR-T细胞治疗后，CD19阴性复发的比例远远低于CD19 BBCAR-T，这可能由于28CAR-T在体内的持久性低于BBCAR-T，从而不能造成持续的免疫压力。CD19抗原的缺失可能由以下三方面造成：①CD19胞外区的scFv识别区突变，导致CAR不能识别；②CD19跨膜区外显子缺失，导致截短型CD19缺失跨膜区，从而停滞在胞内；③从淋巴表型转变成髓系表型而出现谱系转变。目前认为携带有这些遗传变异的细胞在治疗前就已经存在，并通过CAR-T选择性杀伤$CD19^+$细胞而富集。但在CAR-T治疗前，尚无技术可排除具有免疫逃逸风险的患者。CD22是另一个在B细胞表面广泛表达的抗原，已有临床数据显示靶向CD22的CAR-T可诱导B-ALL患者MRD阴性缓解；这些患者包括首次使用CAR-T的患者，也有使用CD19 CAR-T治疗后CD19阴性复发的患者，因此内源性的抑制CAR介导的杀伤并不是使患者产生对CAR-T细胞耐药的主要原因。

在接受CD19-CAR-T治疗的LBCL患者中也观察到CD19抗原丢失的现象；但是，导致CD19丢失的频率和生物学机制是否与B-ALL相同，目前尚不清楚。在接受BCMA CAR-T治疗的患者中，也出现BCMA阴性复发的现象。而接受CD22 BBCAR-T的患者中并未发现CD22表达缺失的现象，但CD22表达的下调可导致CAR-T细胞不能被有效地激活。

由于实体瘤和AML的抗原异质性要高于B细胞恶性肿瘤，当使用CAR-T细胞用于治疗AML和实体瘤时，由于抗原的改变引起的耐药可能是影响CAR-T疗效的主要因素。因此，研发双靶点CAR-T有望降低由于抗原丢失而引起的复发。目前，有关针对B细胞恶性肿瘤的靶向CD19/CD22或CD19/CD20的双特异性CAR-T已进入临床试验，近期的临床数据显示了良好的安全性和有效性。针对实体瘤和中枢神经系统恶性肿瘤的靶向Her2/IL13Rα2 CAR-T的临床前研究显示，双靶点CAR-T可以清除单抗原阳性的肿瘤细胞，而且由于可以与双抗原阳性细胞形成较强的免疫突触，从而增强了对双抗原阳性细胞的杀伤活性。针对B细胞性肿瘤和脑胶质瘤的三靶点CAR-T的临床前研究亦有报道。

另外，可以通过增强CAR-T细胞诱导天然免疫激活的能力来克服肿瘤的异质性。正如表位扩散，CAR-T细胞诱导的炎性反应增强了接受治疗患者的免疫系统识别新抗原的能力，从而激发天然免疫系统的抗肿瘤免疫反应。激发的天然免疫系统可以通过TCR识别其他肿瘤抗原，从而可以清除CAR-T不能识别的肿瘤细胞。目前已在小鼠模型中证实，EGFRvⅢ CAR-T细胞可以清除抗原阳性和抗原阴性的肿瘤细胞。而且，将CAR-T细胞与放疗联合的治疗方案，可以增加肿瘤细胞对TNF相关凋亡诱导配体介导的死亡的敏感性。但在临床试验中，并未证实CAR-T细胞可诱导患者的天然免疫的激活，这有可能因为该理论未得到广泛研究，或者由于某些疾病（如B细胞恶性肿瘤）的固有免疫原性低。

2. 提高CAR-T细胞的持久性　T细胞的功能障碍可由T细胞内在因素（T细胞耗竭）以及肿瘤微环境介导的外在免疫抑制造成的。限制CAR-T细胞活性的主要特征为T细胞耗竭，CAR-T细胞的耗竭主要由于高肿瘤负荷导致的过度刺激，或由于CAR聚集诱导的抗原非依赖性信号传导而引发。一项针对 LBCL 的 CD19. BBCAR-T 的临床试验中发现，无反应者的肿瘤和骨髓中 CAR-T 细胞的耗竭相关标志物的表达水平高于 CR 的患者。在一项针对 CLL 的使用相同 CAR-T 制备方案的临床试验中，单采后的 T 细胞与 CAR-T 细胞表面耗竭标志物的表达水平可以预示 CAR-T 的应答水平。

3. 增强 CAR-T 细胞的迁移能力　针对实体瘤的临床试验结果显示，CAR-T 细胞可迁移至实体瘤部位，甚至可穿过脑血屏障清除脑部肿瘤细胞，但是其穿透实体瘤进入肿瘤实质的细胞太少，影响 CAR-T 的疗效。临床前研究表明，在 CAR-T 细胞中表达趋化因子受体（如 CXCR2、CXCR4 和 CCR2）可以增强 CAR-T 细胞向淋巴瘤和实体瘤的肿瘤实质中迁移。一项针对 $CD30^+$ NHL 的临床试验正在进行，他们把 CCR4 和 CAR 共同表达于 T 细胞将验证其对 CAR-T 的迁移及疗效的影响。

（六）总结与展望

CAR-T 细胞疗法在治疗 B 细胞恶性肿瘤中取得了显著的疗效，并在某些实体瘤的治疗中展现了一些临床应答。目前，临床前模型提出了很多增强 CAR-T 细胞疗效的方案，在临床试验中需要甄别合适的临床方案。迄今为止，从 CAR-T 治疗 B 细胞恶性肿瘤的临床结果中，我们知道恶性细胞的异质性造成的抗原逃逸和 T 细胞的无能性是造成疾病复发或治疗无效的主要原因。旨在克服这些障碍的下一代疗法有望改善 B 细胞恶性肿瘤的治疗效果，并期待新的方案可提高其他血液系统恶性肿瘤和实体瘤的临床疗效。

五、病毒特异 T 细胞治疗感染性疾病

近年来，尽管在血液疾病或实体瘤的治疗方面取得了很大进展，但化疗耐药或疾病复发往往提示预后不良。造血干细胞移植（hematopoietic stem cell transplantation，HSCT）为疾病的治愈带来了希望，但受者往往需要承受严重的免疫抑制，以及移植物抗宿主反应导致的免疫调节异常。在这种情况下，病毒感染是导致接受移植患者死亡的主要原因。这种潜伏性病毒重新激活或新发的病毒感染可以用抗病毒药物姑息治疗，但只有恢复病毒特异性 T 细胞才能彻底清除病毒。巨细胞病毒、EB 病毒和腺病毒是 HSCT 后感染并发症的主要病毒病原体。有证据表明，病毒特异性 T 细胞过继转移有助于 HSCT 后病毒特异性免疫的恢复[35]。

（一）抗病毒 T 细胞的原理

1. 抗原的选择　为了成功制备病毒特异性 T 细胞（virus-specific T cells，VSTs），需要知道每种病原体的特异免疫原性表位。目前已鉴定出多种病毒的免疫原性抗原表位，包括巨细胞病毒、EB 病毒（Epstein-Barr virus，EBV）、腺病毒、人类疱疹病毒 6 型（human herpes virus 6，HHV-6）和 BK 病毒（Bovine Kobu virus，BKV）等，其中巨细胞病毒和 EB 病毒，在疾病的不同阶段具有不同的抗原表达。

近年来，已有多种激活 T 细胞的方案，包括使用重叠的 15 个氨基酸组成的多肽混合物负载 APCs 后，激活 $CD4^+$ 和 $CD8^+$ T 细胞。或使用完整病毒、病毒裂解物、全蛋白、病毒载体等负载 APCs，而后提呈给 T 细胞。

2. 抗原的提呈　负载的 APCs 将病毒抗原提呈给 T 细胞后，VSTs 细胞通过 TCR 识别同源的病毒抗原肽，并在激活后的几天内开始扩增。重复进行抗原的刺激，可进一步增强 T 细胞的扩增，从而获得足够的 VSTs 细胞的数量和纯度。目前使用的 APCs 有 DCs、单核细胞、B 细胞和各种人工 APCs 等，不同的 APCs 类型影响了 VSTs 细胞的生产时间、细胞数量和产品表型。例如，DCs 是非常有效的 APC，但由于数量有限，需要通过重复刺激增加供体细胞的数量。单核细胞尽管容易被分离，数量也足够，但诱导 T 细胞活化的能力较弱。

完整的病毒也可以被用来制备 APCs。例如，感染了 B95-8 EBV 株的 EBV 淋巴母细胞系（lymphoblastoid cell lines，LCLs）是安全有效的 APCs，可用于临床产品的生产。但是，这种策略存在潜在的感染风险。基因改造的 K562 细胞作为人工 APC 的一种，可以从血清阴性的供体制备 VSTs，并有效的将抗原呈递给 T 细胞促进 VST 的激活和扩增。

3. T 细胞的扩增　最初通过回输未经加工的供者的细胞毒性 T 细胞和记忆 T 细胞治疗特定的病毒感染。尽管该抗病毒策略可以有效的清除病毒感染，但会引发移植物抗宿主病（graft-versus-host disease，GVHD）。该策略主要用于扩增针对 EB 病毒和巨细胞病毒的 VSTs。目前，已经可以通过 GMP 生产特异性扩增 VSTs，重要的是需要减少 VSTs 的制备时间并增强产品的功能。

4. VSTs 作用于病毒的机制　VSTs 杀伤被病毒感染的靶细胞的分子机制包括以下四个方面：①通过胞吐胞质颗粒、释放颗粒内容物，诱导靶细胞的损伤；②分泌穿孔素，并在靶细胞膜上聚合形成穿膜孔道，裂解靶细胞；③Fas-FasL 介导的凋亡：VSTs 上的 TCR 与 MHC Ⅰ类分子-肽复合物识别后启动 VSTs 的 FasL 基因和靶细胞的 Fas 基因的转录翻译，通过对 caspase-

8 前体的募集形成 Fas 信号转导复合物，从而激活 caspase 凋亡途径；④通过分泌细胞因子直接或间接抑制病毒在靶细胞中的复制。

（二）抗病毒 T 细胞的制备方法

制备 VSTs 的关键在于减少潜在的自身反应性 T 细胞，并富集 VSTs。

1. 传统的活化和扩增方式　使用病毒抗原体外刺激外周血单个核细胞，APCs 将抗原加工并呈递给 T 细胞，通过重复的刺激和长期培养获得 VSTs 细胞克隆。制备的细胞产品包含 $CD4^+$ 和/或 $CD8^+$ T 细胞。目前该策略能产生安全有效的用于临床的 VSTs 细胞，但制备时间较长。因此，研究者发明了下面两种技术，可以大大缩短 VSTs 细胞的制备时间。

2. MHC Ⅰ类/多聚肽技术　利用 MHC Ⅰ类/多聚肽可以从外周血中筛选出针对特定抗原肽的 $CD8^+$T 细胞。制备病毒多肽抗原特异的 MHC Ⅰ类分子四聚体，可以结合具备识别特异抗原 TCR 的 T 细胞。再用磁珠分选等方式获得 VSTs。该过程仅需要一天时间[36]。

3. 细胞因子捕获系统[37]（CliniMACS® cytokine capture system，CCS）　将外周血细胞与病毒抗原孵育 4~16 小时。APCs 将抗原肽传递给 VSTs，诱导 VSTs 分泌 IFN-γ。随后，通过抗 IFN-γ 磁珠富集表面有 IFN-γ 表达的 VSTs。通过这种方式仅需一天时间即可获得 $CD4^+$ 和 $CD8^+$ 混合的 T 细胞。

CCS 相对于肽/MHC 复合物技术的优势在于，它可以平行刺激和选择抗原反应的 $CD4^+$ 和 $CD8^+$ T 细胞。尽管参与快速抗病毒反应的是 $CD8^+$ T 细胞，但抗原特异性 $CD4^+$T 细胞对于激活 CTL 和维持长期的免疫应答是至关重要的。此外，使用 CCS 还可以制备靶向多种病毒蛋白抗原的 T 细胞。MHC Ⅰ类/多聚肽技术局限于最常见的 HLA/抗原表位，而 CCS 不受 HLA 的种类影响。由于 CCS 仅需短期的抗原刺激（4 小时），因此，可以通过选择需要的病毒抗原、多肽、多肽池、蛋白质，甚至使用多个抗原来帮助患者生成定制的 T 细胞产品。

（三）抗病毒 T 细胞的临床应用

1. 巨细胞病毒　人巨细胞病毒（cytomegalovirus，CMV）是一种普遍存在的疱疹病毒，一般人群的患病率为 50%~100%。虽然在免疫力正常的宿主体内表现为轻度自限性疾病，但 CMV 可以在免疫缺陷的宿主中造成危及生命的疾病。由于 CMV 在急性感染后持续存在，CMV 特异性 $CD4^+$ 和 $CD8^+$ T 细胞是抑制病毒的关键。在 HSCT 的患者中，处于免疫缺陷的状态下，CMV 可以被重新激活，并引发肺炎、肝炎或肠炎。

目前认为 CMV 的靶分子主要是被膜蛋白。其中，pp65，也称为 ppUL83，是 CMV 主要的被膜蛋白，可在病毒入侵细胞后立即对感染的细胞产生杀伤作用，并在病毒复制阶段持续存在。输注抗 CMV 的 VSTs 是治疗和防止 CMV 重新激活的一种策略，许多临床试验证实了外周血来源及脐带血来源 VSTs 的有效性。

2. EBV　EB 病毒是一种普遍存在的、具有高免疫原性的疱疹病毒，一般人群的感染率超过 90%，并终身血清阳性。原发性 EBV 感染的临床表现不同，可能是无症状感染，也可能表现为全身性病毒血症。EBV 可诱发多种癌症，如 Burkitt 淋巴瘤、鼻咽癌、T/NK 细胞淋巴瘤、霍奇金淋巴瘤等。在大多数情况下，EBV 在 B 细胞和黏膜上皮细胞中持续潜伏，以逃避 T 细胞的免疫监视。在无症状感染的个体中，多达 2% 的循环 T 细胞可以特异性靶向 EBV。在 HSCT 后免疫缺陷的时期，EBV 重新激活后可能导致病毒血症和危及生命的移植后淋巴增殖性疾病（posttransplant lymphoproliferative disease，PTLD）。尽管单克隆抗体利妥昔单抗（抗 CD20 单克隆抗体，rituximab）成功地治疗了严重的 EBV 疾病，但杀伤 EBV 病毒感染的 B 细胞会导致机体产生的抗体长期减少，而且对于控制 PTLD 的效果并不理想。

EBV 可以在体外稳定的诱导人 B 细胞的转化，产生 LCL。病毒基因组在子代 LCL 细胞中可稳定存在。LCL 可表达一小部分病毒蛋白，包括 EBV 核抗原（EB nuclear antigen，EBNA）和潜伏膜蛋白 1/2（latent membrane protein 1/2，LMP1/2）。这些病毒蛋白可作为肿瘤免疫的靶抗原，诱导 EBV 特异性 CTL。

此外，健康供者的外周循环中 EBV VSTs 细胞比例越高，越可增加 VSTs 治愈 PTLD 等疾病的可能性。

3. 腺病毒　腺病毒感染的临床表现，可以从轻度上呼吸道感染到危及生命的肺炎、胃肠道、肝脏、肾脏和神经系统并发症。感染后，病毒在淋巴组织中潜伏，当机体 T 细胞免疫缺陷时可以被重新激活。腺病毒会在 HSCT 后导致致命的病毒并发症。而且抗病毒药物（如利巴韦林）在很大程度上是无效的。目前，已经证实来自健康供者的腺病毒 VSTs 细胞可有效治疗该疾病。

4. 其他病毒　BK 病毒和约翰·坎宁安病毒（John Cunningham virus，JC 病毒）通常在大多数成年个体的健康组织中潜伏，在 HSCT 或免疫缺陷后被重新激活。BK 病毒感染表现为肾病或危及生命的出血性膀胱炎。JC 病毒会导致渐进性多病灶的白质脑病。单病例报告描述了在回输 BK VSTs 后，未见器官毒性、GVHD 和移植排斥，并且彻底清除了 BK 病毒。目前开发的用于体外筛选和扩增 VSTs 的平台适用于许多其他 VSTs 的研发，以克服免疫缺陷的状态下的病毒感染和重新激活。

5. 靶向多种病毒的 VSTs　目前已研发了靶向多种常见病毒的多病毒的 VSTs。通过使用病毒质粒、标准化的多肽、合适的 APCs 和 T 细胞（如脐带血），来制备多克隆、临床有效的 VSTs 以提高治疗效率。

制备靶向多种病毒的 VSTs 的瓶颈是：在制备过程中，针对某种抗原的 VST 会远远超过其他种类的 T 细胞，最终会降低 VSTs 克隆的多样性。目前正在探索维持其抗多种病毒特异性的方法。有研究者使用无病毒感染的供者或脐带血来源的 T 细胞成功制备了三种病毒特异性 T 细胞。有研究报道了一套制备抗 7 种病毒的 VSTs 的 GMP，包括 CMV、EBV、腺病毒、BK 病毒、HHV6、RSV 以及流感病毒。为今后制备商品化的靶向多种病毒的 VST 提供理论基础。

六、γδT 细胞治疗恶性肿瘤

正如上文提到的 γδT 细胞不同于 αβT 细胞，γδT 细胞不依赖于经典 MHC 分子识别抗原，常常通过磷酸化代谢的增加来识别感染或癌症的发生。γδT 细胞是先天免疫系统的一部分，由于可以产生记忆性细胞，因此也有部分的适应性免疫特征。普遍认为 γδT 细胞可通过分泌 IFN-γ 和 TNF 发挥细胞毒作用，因此具有抗肿瘤的能力；但是当与诱导免疫原性细胞死亡的化疗药物协同使用时，可分泌 IL-17 影响免疫微环境[38]。

（一）γδT 细胞的免疫学

肿瘤浸润淋巴细胞 γδT 细胞具有免疫监视作用（cancer immune surveillance）。但是，γδT 细胞的不同亚型可能具有不同的功能，甚至同一亚型的 γδT 细胞也可能具有不同的功能。外周循环中 γδT 细胞可降低患癌的风险，改善急性白血病（acute leukemia，AL）患者骨髓移植后的 5 年无病生存率和总体生存率。在白血病患儿接受造血干细胞移植后，由于 γδT 细胞具有抗病毒和抗肿瘤的双重作用，其细胞水平与感染发生率呈负相关，即 γδT 细胞水平越高，感染的发生率越低。

1. γδT 细胞的分类　根据 δ 链的表达，人 γδT 细胞可分为三个亚群。①表达 Vδ1 链的 γδT（Vδ1 T）细胞。主要存在于黏膜表面的上皮内层，参与维持上皮组织的完整。当上皮组织受到损伤、感染等伤害时，对上皮细胞上的应激抗原产生应答，分泌 IL-10，但很少或不分泌 IL-2、IL-4 或 IFN-γ 等细胞因子。②表达 Vδ2 链的 γδT（Vδ2 T）细胞。在健康人中，50%～90% 的 γδT 细胞均属于此亚型。Vδ2 链几乎只与 Vγ9（也称为 Vγ2）形成异源二聚体。Vγ9Vδ2TCR 异源二聚体仅存在于人类和非人类灵长类动物中。活化的 Vδ2 T 细胞具有专职 APC 的特征，例如抗原呈递，表达 MHC Ⅱ类分子、CD80、CD86 等共刺激分子和黏附分子的表达。③第三个群体是 Vδ3T 细胞，约占循环 T 细胞的 0.2%，又分为 $CD4^+$、$CD8^+$ 和 $CD4^-CD8^-$ 亚群。Vδ3 可表达 CD56、CD161、HLA-DR、NKG2D 等表面分子，但不表达 NKG2A 和 NKG2C。在健康人中，Vδ3T 细胞大多存在于肝脏中、仅少量存在于外周血中；Vδ3T 细胞在白血病患者和某些慢性病毒感染患者中大量存在。使用 IL-2 可激活 Vδ3T 细胞，促进其扩增；激活的 Vδ3T 细胞可通过识别 CD1d（CD1d 表达在 APC 细胞表面，可呈递自身或微生物来源的脂质和糖脂抗原），杀死 $CD1d^+$ 靶细胞，释放 Th1、Th2 和 Th17 等相关细胞因子，并诱导 DCs 成熟。据报道，Vδ3T 细胞对多种肿瘤细胞具有杀伤作用。

目前也将除了具有 Vγ9Vδ2TCR 的 γδT 细胞称为非 Vγ9Vδ2T 细胞，即 Vδ1T 细胞和 Vδ3T 细胞。

此外，根据其 CD27 和 CD45RA 的表达，也可将 γδT 细胞分为 4 个亚群：初始（$CD27^+CD45RA^+$）T 细胞，效应记忆（$CD27^-CD45RA^-$）T 细胞，中心记忆（$CD27^+CD45RA^-$）T 细胞和终末分化（$CD27^-CD45RA^+$）T 细胞。这四种类型的 γδT 细胞的功能与其 αβT 细胞的功能相对应。

2. Vγ9Vδ2T 的体内扩增及离体扩大培养　由于 γδT 细胞的免疫监视作用，多项临床试验探索了 Vγ9Vδ2 T 细胞的离体培养的方案。迄今为止，通常使用化学化合物来增强或模拟磷酸抗原的表达直接刺激 Vγ9Vδ2T 细胞的增殖。磷酸抗原是甲羟戊酸途径的细胞内代谢物，例如异戊烯焦磷酸（isopentenyl pyrophosphate，IPP），或源自细菌和寄生虫的 E-4-羟基-3-甲基-丁-2-烯基焦磷酸酯（E-4-hydroxy-3-methyl-but-2-enyl pyrophosphate，HMBPP），或合成的磷酸抗原，如溴代醇焦磷酸盐（BrHPP）和 2-甲基-3-丁烯-1-焦磷酸盐（2M3B1PP），以上均可有效的激活 Vγ9Vδ2T 细胞，增强 APC 和肿瘤细胞内源性磷酸抗原的表达。也可使用氨基双膦酸酯如帕米膦酸和唑来膦酸，抑制天然的甲羟戊酸途径，在产生 IPP 后，抑制其代谢，从而增加其含量。

多项临床试验尝试将此类氨基双膦酸盐回输患者，以期体内刺激患者的自体 Vγ9Vδ2T 细胞；尽管未观察到严重的毒副作用，但也未见有效的抗肿瘤活性。目前亦有尝试将离体扩增的自体或异体 Vγ9Vδ2T 细胞回输到患者中，但疗效欠佳。以上治疗策略的失败很可能在于对 γδT 细胞受体（γδTCR）多样性、受体配体相互作用的多样性、功能多样性等问题了解欠佳。因此，在今后临床试验方案设计时，需要考虑 γδTCR 的多样性、T 细胞受体的多样性以及受体和配体的相互作用。

3. γδ TCR 和 γδT 细胞受体的多样性　TCRγ 链和 TCRδ 链是由 *TRG* 位点的 V(variable)、D(diversity)和 J(joining)基因片段重排，或由 V 和 J 基因片段重排产生的。每个 γδT 细胞都会产生一个独一无二的 γδTCR，与 CD3 蛋白组装在一起，将刺激信号转导到细胞中；这些信号维持了 γδT 细胞的正常生存和选择，并诱导 γδT 细胞的克隆性增殖。此外，由于 γδT 所处的微环境不同、遇到的抗原配体不同，外周血或肿瘤内的 γδT 细胞的 TCR 具有偏好性。目前天然的 γδTCR 特异性抗原仍有待研究，但在结构上，γδTCR 的可变区和抗原的结合，更像是抗体和抗原的相互作用，而不是 αβTCR 与抗原的结合。这可能由于 αβTCR 需要依赖 MHC 的呈递与抗原结合，而 γδTCR 是非 MHC 依赖的，可以直接与抗原结合。

理论上，TRD 基因重排的潜在数量约为 10^{13}，TRG 基因的多样性约为 10^4，因此，总 γδTCR 的种类约为 10^{17}。但是，实际上，γδT 细胞的种类是有限的，外周循环中的大多数 γδT 细胞都是寡克隆的，并且使用相同的 Vγ 和 Vδ 基因片段，即 Vγ9 和 Vδ2。

值得注意的是，大多数 Vγ9Vδ2T 细胞均在出生前产生并在生命的最初几年扩增。在出生后的前几年，与病毒和微生物的接触，造成 Vγ9Vδ2T 细胞库的寡克隆扩增。目前多项研究报道，多克隆 Vγ9Vδ2T 细胞在细胞因子分泌或杀伤能力上劣于表达单个高活性 Vγ9Vδ2TCR 的细胞。因此不同的 γδTCR 克隆具有不同的功能。已报道使用针对 CD277 的激动剂或拮抗剂处理肿瘤细胞后，其分子和空间结构发生改变，构象改变后的分子(也成为 CD277J)可被 γδTCR 识别并起始杀伤功能。另外，Vγ9Vδ2TCR 的细胞对非磷酸化抗原的识别能力还有待研究。

在人类出生后，非 Vγ9Vδ2T 细胞会形成高度个体化的非常规的适应性免疫监视模式。比如在 CMV 等外部信号的刺激下，可以诱导单个克隆的非 Vγ9Vδ2T 细胞的大规模寡克隆扩增。因此，每个成年人个体都表现出高度个性化的寡克隆 γδT 细胞库，这些 γδT 细胞库可被视为记录环境线索的“日志文件”。因此，所有个体都有独特的感染史来驱动产生不同克隆的非 Vγ9Vδ2T 细胞库，这解释了为什么生产制备的多克隆非 Vγ9Vδ2γδT 细胞，其结果非常多样化且难以进行质控。在异基因造血干细胞移植中，即使重建了 γδT，治疗白血病和控制感染等疗效也不尽相同；这也能说明每个个体的 γδT 细胞库的不同造成的疗效不同。此外，γδT 细胞库是高度器官特异性的，尤其是上皮内 γδT 细胞。实际上，上皮细胞表达相应的激动剂选择因子(agonist-selecting factors)，例如嗜乳脂蛋白(butyrophilin)样分子，可以诱导器官特异性 γδT 细胞。因此，由于 γδTCR 的多样性及其不同的归巢偏好，难以使用器官特异性 γδT 细胞进行细胞过继治疗。

4. 识别肿瘤细胞的 γδT　由于无法通过常规的方法鉴定 γδTCR 的配体，而且大多数配体和 γδTCR 的亲和力很低，我们对 γδT 识别肿瘤细胞的机制知之甚少。一个 γδTCR 可识别肿瘤细胞表面的多个靶点，而且 γδTCR 可通过识别配体空间和构象的改变来激活 γδT 细胞，这些增加了了解 γδT 激活机制的复杂性。尽管对 γδTCR 抗原的鉴定受到限制，但 γδT 细胞能够通过识别应激诱导的自身抗原，通过细胞代谢的变化来区分正常细胞和恶性转化细胞。当细胞获得很少的突变但初始代谢已经发生变化时，γδT 细胞感知到细胞早期转变，使 γδT 细胞成为癌症免疫监视的第一线。如前文提及，γδT 细胞所处的微环境会决定 γδTCR 库的类型及其功能。与许多其他免疫疗法(如检查点抑制剂)相比，体内激活的 γδT 细胞及其受体可以感知具有低突变负荷的肿瘤，因此能够识别并杀死向恶性转化的早期细胞和白血病干细胞。

(1) Vγ9Vδ2γδT 细胞：肿瘤细胞中甲羟戊酸途径的过度激活，造成大量 IPP 产生，Vγ9Vδ2 TCR 可以识别 IPP，激活 Vγ9Vδ2γδT 细胞，从而产生对肿瘤细胞的杀伤作用。在甲羟戊酸途径中，氨基双膦酸酯可以抑制 IPP 的下游酶法呢基焦磷酸合酶(farnesyl pyrophosphate synthase)，造成 IPP 的大量积累，从而上调 Vγ9Vδ2γδT 细胞对肿瘤细胞的识别能力。目前已经报道多种类型的 IPP 可诱导 Vγ9Vδ2γδT 细胞对肿瘤细胞的识别，但是主要的天然生物活性分子还有待确定。另外，由于磷酸酶的广泛存在，可导致磷酸抗原的不稳定，使用核苷酸基团取代磷酸基团形成的核苷酸衍生物可能比天然存在的磷酸抗原更稳定。然而，更稳定的 IPP 衍生物可能会动员具有较低亲和力的 TCR 的 Vγ9Vδ2T 细胞，因此具有较少的治疗价值。

目前对这些小分子 IPP 诱导 Vγ9Vδ2γδT 细胞激活的分子机制尚不明确。已知，CD277 参与 IPP 诱导 Vγ9Vδ2γδT 细胞激活这一过程，但是 CD277 是细胞表面一种普遍表达的分子，因此，还有其他因素影响 Vγ9Vδ2γδT 细胞区分肿瘤细胞和正常细胞。CD277 属于 B7 超家族，肿瘤细胞内的 IPP 水平升高，与 CD277 的 B30.2 胞内区和近膜区结合，造成 CD277 空间和构象变化(CD277J)。而小 GTPase RhoB 介导伴

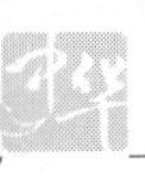

侣细胞骨架分子 periplakin 和 CD277 的相互作用，诱导肿瘤细胞的变化。此外，CD277 与 BTNA 家族的其他成员 BTN3A2 和 BTN3A3 的结合对于 CD277 从内质网向细胞表面的出膜以及形成功能性复合物至关重要。最近，也有人提出 CD277 和 Vγ9Vδ2TCR 不直接相互作用，而是形成一个复合体，其中每个受体都有其各自的配体（两个受体-两个配体复合体）。因此，IPP 通过 CD277 诱导 Vγ9Vδ2γδT 细胞激活的分子机制尚待研究。

（2）非 Vγ9Vδ2T 细胞：非 Vγ9Vδ2T 细胞通过 BTNL 分子发挥识别靶细胞的作用。人肠 Vγ4γδT 细胞与肠上皮细胞表达的 BTNL3 和 BTNL8 相互作用，人表皮 Vγ5Vδ1 细胞的发育取决于上皮内 T 细胞蛋白 1（intraepithelial T cell protein 1，SKIT1，胸腺上皮细胞和角质形成细胞表达的另一种 BTNL 蛋白）的选择和维持。人 Vγ4 区中胚系编码的 TCR 基序介导与 BTNL 异二聚体的应答，而抗原与这些 TCR 的克隆限制区的结合是不依赖于 TCR 基序的。由于非 Vγ9Vδ2T 细胞具有更多的 TCR 种类，因此其识别的抗原范围比 Vγ9Vδ2T 细胞更广。

目前越来越多的研究认为，表面糖蛋白 CD1 和内源性脂类组成复合物可诱导非 Vγ9Vδ2T 细胞的应答。然而，在已知的抗原中，可参与非 Vγ9Vδ2T 细胞识别肿瘤细胞的抗原较少。$V\delta1^+$TCR-CD1d 复合物的晶体结构表明，由 Vδ1 链决定对 CD1d 的识别作用，而且在此过程中，内源性脂类是非必需的。迄今为止，尚无证据表明 CD1d 参与 $V\delta1^+\gamma\delta T$ 细胞对肿瘤细胞的识别。在自然杀伤 T（natural killer T，NKT）细胞中，NKT 细胞的 αβTCR 可通过肿瘤细胞表面的 CD1c 限制性肿瘤特异性脂类复合物来识别髓细胞性白血病细胞。由于 γδT 细胞也能够识别 CD1a 和 CD1c 限制性抗原，因此其他受 CD1 限制性的 γδT 细胞也可能参与血液恶性肿瘤的免疫监视，但尚未得到证实。

第一个与肿瘤相关的非 Vγ9Vδ2γδTCR 抗原是 MHC Ⅰ类相关链 A（MHC class 1-related chain A，MICA），其在癌细胞中过表达并被肿瘤浸润的 $V\delta1^+\gamma\delta T$ 细胞识别。然而，由于 MICA 的高亲和力受体 NKG2D 也表达在大多数 γδT 细胞上，因此很难评估 MICA 的细胞对 $V\delta1^+T$ 细胞的激活作用。内皮蛋白 C 受体（EPCR）是在癌细胞上过表达并被证明是 Vγ4Vδ5TCR 的直接配体的另一种 MHC-Ⅰ相关分子。即使 EPCR（如 CD1d）能够结合磷脂，但是 Vγ4Vδ5TCR 仍能以脂质非依赖性的方式结合 EPCR。非 Vγ9Vδ2T 细胞的肿瘤抗原并非总是 MHC 相关的分子，其他分子包括一种普遍表达的胞内 Ca^{2+} 依赖的磷脂结合蛋白——膜联蛋白 A2（annexin A2）。细胞的氧化应激的诱导下，膜联蛋白 A2 可以转位到细胞表面；在许多癌症中表达增强，而且表达强度与疾病的组织学分级有关。膜联蛋白 A2 可与 Vγ8Vδ3TCR 的分子结合，并诱导 Vδ1 和 Vδ3T 细胞的激活。除 γδTCR 抗原外，肿瘤细胞还可以表达许多其他配体，这些配体参与 γδT 细胞的激活，这些配体通常也在 NK 细胞上表达。NKG2D 和 DNAX 辅助分子 1（DNAX accessory molecule 1，DNAM1）等活化受体的配体对 γδT 细胞的活化起重要作用。多种肿瘤表达不同水平的 NKG2D 配体 MICA 和 MICB、UL16 结合蛋白（UL16 binding protein，ULBP）、DNAM1 配体、nectin-2 和多瘤病毒受体（polyoma virus receptor，PVR）。在体外刺激 γδTCR 时，激活的 $V\delta1^+\gamma\delta T$ 细胞表面的天然的细胞毒性受体 NKp30 和 NKp44 表达水平增加。这些受体可增强 $V\delta1^+\gamma\delta T$ 细胞的抗白血病细胞免疫反应。

另外，肿瘤细胞通常通过下调 MHC 的表达来进行免疫逃逸。但是 MHC 的下调不会阻止非 MHC-Ⅰ依赖的 γδT 细胞的应答，反而在某种程度上通过连续激活自然杀伤抑制受体（natural killer inhibitory receptors，KIR）来促进其应答。Vγ9Vδ2T 细胞对 MHC-Ⅰ类缺陷的 B 细胞系（例如 Daudi 细胞）具有较高的细胞毒性，而对 MHC-Ⅰ类分子阳性肿瘤 B 细胞却需要抑制 KIR 的活性才能诱导免疫应答。然而，因为在癌症晚期患者中已经发现肿瘤微环境可快速诱导 γδT 细胞产生免疫耐受，在 NK 细胞中也观察到了可能抑制 γδT 细胞作用的 KIR 样受体。因此在癌症的进展过程中，γδT 细胞的 KIR 系统也可能诱导 γδT 细胞的功能减弱。

此外，在极少数情况下，γδTCR 可以识别经典 HLA 复合物中的经典肿瘤相关抗原。

5. γδT 功能多样性与免疫耐受细胞毒性 1 型表型的 T 细胞是指 αβ 和 γδT 细胞通过分泌颗粒酶和穿孔素介导杀死靶细胞的能力，此类 T 细胞通常分泌 IFN-γ 和 TNF。天然人 γδT 与细胞毒性 1 型类似，而且新生儿（包括早产儿）已经拥有了一定数量的可分泌 IFNγ 和 TNF 的循环 γδT 细胞。通常，人幼稚胸腺细胞默认将 γδT 细胞向 1 型分化，并在 IL-2（或 IL-15）刺激下迅速应答。然而，通过与微生物接触，促炎性的 γδT 细胞具有多样性；在衰老的过程中，通过基因表达的表观遗传调控，亚克隆的优先扩增改变 γδT 细胞的功能。在健康个体中，对 γδT 细胞进行克隆分析后发现，不同个体之间 Vγ9Vδ2T 细胞克隆存在很大的异质性，其中频率很高的是未被癌细胞激活的 Vγ9Vδ2T 克隆。高度多样化的 Vγ9Vδ2T 细胞库，具有的功能不同、对受体的亲和力不同，是体外扩增Vγ9Vδ2T细胞回输到癌症患者的多克隆疗法在临床研究中失败的原因之一。

无反应性（anergy）是免疫细胞的一种状态，表现为功能丧失，并导致细胞被清除。肿瘤微环境中的γδT细胞受肿瘤细胞的影响，会造成其无反应性，并最终被清除。肿瘤细胞表达的免疫抑制分子程序性细胞死亡配体1（programmed cell death ligand 1，PDL1）和其他检查点分子很可能在诱导γδT细胞的无反应性的过程中起关键作用。有研究报道，γδT细胞可促进胰腺导管癌的疾病进展。在小鼠模型中，γδT细胞的清除或PDL1信号的阻滞可促进$CD4^+$和$CD8^+$T细胞的浸润及功能，从而抑制了肿瘤的进展。但是，在其他肿瘤中，尚未有研究证明PDL1诱导的免疫抑制作用与γδT细胞的促肿瘤作用的相关性。肿瘤微环境中的炎症信号也可以破坏γδT细胞的抗肿瘤表型，将其"重编程"为调节性γδT细胞（图74-7）。IL-17细胞因子与肿瘤的进展密切相关。小鼠模型的大量研究表明，$IL\text{-}17^+$γδT细胞可以诱导免疫抑制作用，促进MDSCs的浸润。例如，腹膜$IL\text{-}17^+$γδT细胞可招募促血管生成巨噬细胞，促进卵巢癌的进展。在胰腺癌和乳腺癌的自发模型中也验证了$IL\text{-}17^+$γδT细胞的促肿瘤功能。人γδT细胞产生的IL-17比小鼠细胞少，而且IL-17的产生似乎仅限于感染或癌症驱动的高度炎性环境（富含IL-1β和IL-23）。在多种癌症中，尤其是结直肠癌，$IL\text{-}17^+$γδT细胞与MDSCs的浸润和肿瘤的转移相关。此外，肿瘤活检样品中，$IL\text{-}17^+$γδT细胞水平越高，患者预后越差；$IFN\gamma^+$γδT细胞的水平越高，患者预后越好。调节性γδT细胞可通过抑制DCs的成熟和功能，进而促进肿瘤的进展。

尽管一些表型的γδT具有促进肿瘤的作用，但将转录组分析和临床疗效联合分析表明，肿瘤浸润性γδT细胞的水平越高，患者预后越好。上述结论仍需在蛋白水平上进行分析验证。今后的研究还需进一步细化γδT细胞的亚群与功能的关系。

（二）γδT细胞的临床应用新方案

目前应用γδT细胞治疗的方案分为3类：①使用已用于临床批准的药物招募仍然有效的γδT细胞；②离体培养γδT细胞的同时改变其免疫耐受的状态，并回输至患者体内；③使用目前已确定的具有抗肿瘤活性的γδTCR或CAR构建基因工程的γδTCR-αβT细胞。

1. 招募γδT细胞的新方案　当前证据表明，使用氨基双膦酸酯不能成功地招募Vγ9Vδ2T细胞。新的方案正在进一步探索中。①通过双特异性分子选择性招募驻留的γδT细胞，该双特异性分子通过抗γδTCR和抗EGFR的双功能抗体将γδT细胞与表达EGFR的肿瘤细胞连接。目前经典方案是通过抗CD3和抗肿瘤抗原的双功能抗体，将表达CD3的T细胞（包括αβ和γδT细胞）和肿瘤细胞连接。这种方案的疗效尚待进一步探索。②使用依布替尼（用于治疗慢性淋巴细胞白血病的BTK酪氨酸激酶抑制剂）部分逆转Vγ9Vδ2T细胞的免疫耐受状态，但γδT细胞在患者体内的免疫状态仍需长期观察。③免疫检查点抑制剂也

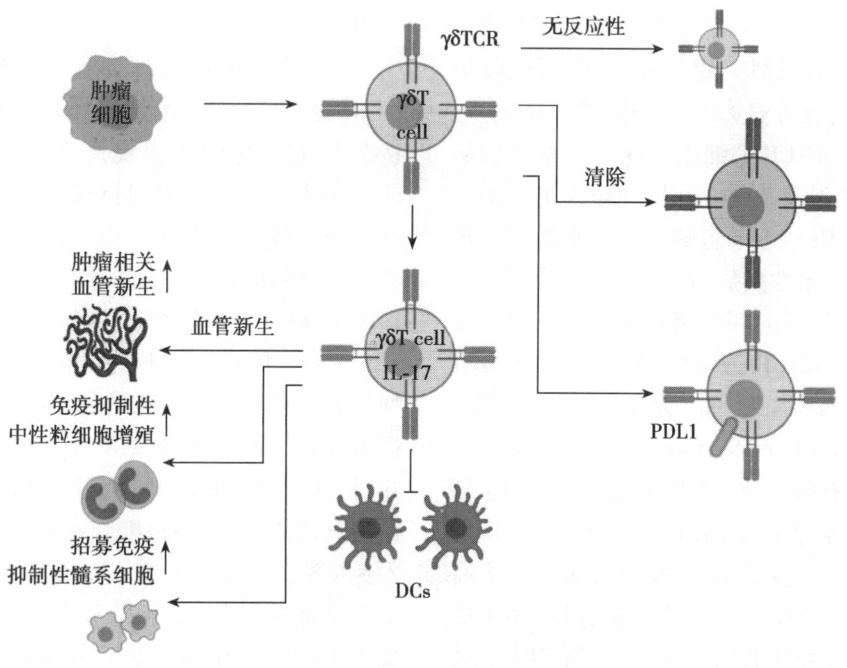

图74-7　γδT细胞介导的肿瘤免疫耐受[38]

可能影响抗肿瘤 γδT 细胞的多样性。使用 ipilimumab 治疗的患者显示内源性 Vγ9Vδ2T 细胞比例增加，因此检查点抑制剂治疗的成功不仅取决于肿瘤反应性 αβT 细胞库，还与抗肿瘤 Vγ9Vδ2T 细胞库相关。④将基因编辑的抗化疗的 γδT 细胞局部注射胶质瘤患者，在患者接受化疗的同时可接受 γδT 细胞的归巢作用。

2. 富含 Vδ1 的 γδT 细胞　Delta 1 T(DOT) 细胞是 γ 将 δT 细胞离体培养 3 个星期，同时使用 TCR 激动剂和细胞因子刺激，获得含大于 60% Vδ1T 的 γδT 细胞产品，用于过继性细胞治疗。制备过程包括两个阶段——第一阶段是使用 TCR 激动剂和 IL-4 偏好性扩增 Vδ1T；第二阶段是分化阶段，使用 IL-15 共培养。DOT 细胞可扩增 1 000 倍以上，且诱导 NKp30、NKp44 等细胞杀伤性受体的表达，同时还上调 NKG2D 和 DNAM1 的表达。因此，DOT 细胞可以选择性地增强与细胞毒性密切相关的 NK 识别机制（NK recognition mechanisms）。起初认为 NKp30 和 NKp44 是 NK 细胞特异的细胞毒性受体，通过激动剂抗体可以增强 NK 对肿瘤细胞的杀伤作用，使用其阻断抗体（特别是与 TCR 阻断抗体联用）可降低对肿瘤细胞的杀伤。近期研究报道 DOT 细胞依赖 NKp30 和表达 AML 细胞上的配体 B7-H6 相互作用，可对 AML 产生强有力的靶向作用。然而，其他和 DOT 细胞相互作用的肿瘤配体尚未发现，天然细胞毒性受体对 γδT 的作用机制有待研究。

3. 基因工程的 CAR-γδT 细胞　使用离体扩增的未进行基因改造的 Vγ9Vδ2T 细胞是安全的，但临床疗效较差。因此，目前正在探索使用 CAR 改造 γδT 细胞。然而表达在 γδT 细胞表面的自然细胞毒性受体和 KIR 可能会造成细胞的免疫耐受。该策略不能解决亟须解决的问题，即识别突变靶抗原，而不是仅识别像血液肿瘤这样特异性表达的靶抗原（如 CD19）。

4. 基因工程的 γδTCR-T 细胞　在许多晚期疾病患者中，了解 γδT 细胞及其受体在抗肿瘤作用中的分子机制，可为我们克服 γδT 细胞的免疫耐受提供理论基础。将肿瘤看作代谢性疾病，而非单纯基因突变引起的疾病，为我们提供新的探索路径和治疗策略。将亲和力最高的 Vγ9Vδ2TCR 或 δ2-γδTCR 转导入 αβT 细胞，构建 γδTCR-αβT 细胞，称之为 γδTCRs 改造的 T 细胞（T cells engineered with defined γδTCRs，TEGs）。αβT 细胞不仅可以有效扩增、产生记忆性，其 KIR 等异质性受体的表达水平较低，表达了 Vγ9Vδ2TCR 的 αβT 细胞不易受到免疫抑制。另一方面，表达有 Vγ9Vδ2TCR 的 $CD4^+$TEG，不仅具有细胞毒性，还可提呈抗原。在氨基双膦酸盐的诱导下，未成熟 DCs 上磷酸化抗原表达水平增加，$CD4^+$TEG 在感应磷酸化抗原的变化后，诱导 DCs 的成熟。因此，可将代谢的变化视为免疫细胞识别肿瘤细胞的一种“肿瘤抗原”。目前，用于复发性和难治性 AML 和 MM 的表达高亲和力 Vγ9Vδ2TCR 的 TEG 的 Ⅰ 期临床试验正在进行。

5. 功效和毒性的筛选　对靶向肿瘤代谢的 γδTCR 的有限认识是 γδT 细胞及相关细胞产品临床转化的瓶颈所在。目前，通过分析临床应答较好的患者的 γδT 细胞的细胞克隆，或为该疗法得到突破的关键。除了疗效之外，细胞制品的安全性也是需要重点衡量的方面，需要避免在炎症环境下与健康组织的交叉反应等。目前临床研究结果显示，Vγ9Vδ2T 细胞对一些患者，如具有某种单核苷酸多态性的患者，或者某些小 GTPase RhoB 可以从细胞核或核膜重新定位到核外部位的患者，治疗敏感性更高，如果以这些作为生物标记，有助于缩小适用人群的范围。在活检样品中分析小 GTPase RhoB 的定位，或成为患者入组的标准之一。然而，目前无法精确地预测 CD277J 的空间和构象变化。有如靶向 EPCR，单纯的 EPCR 高表达，不足以解释 γδTCR 的识别机制。因此，迫切需要对其他分子机制的了解，以促进临床试验的成功。但是，这种有限的知识不应妨碍将来的临床试验的启动。正如我们从酪氨酸激酶抑制剂或靶向 CD38 的药物中了解到的那样，在最初的临床试验中对特异性或继发性免疫调节作用的初步了解是该试验临床成功的一部分，然而真正的作用机制往往比最初预期的更广泛——正如通过靶向 CD38 的临床试验中，我们最终认识到不仅需要抗 CD38 抗体直接对癌细胞的靶向作用，还涉及其对不同免疫细胞亚群的多种免疫调节作用。

正如上文所述，γδT 细胞通过感受早期肿瘤细胞代谢的变化来完成免疫应答；在健康组织处于应激的状态下，也可使组织出现代谢的变化，尽管目前还未证明 γδT 细胞的浸润与自身免疫之间的关系，γδT 细胞的安全性必须纳入考虑。在患有炎症性肠病的患者中，观察到 γδT 细胞与炎症的进程相关。因此，在临床试验中，应开展合适疗效和安全性的评价工作。

另外，由于编码 TCRγ 和 TCRδ 的基因在啮齿动物和灵长类动物之间的进化差异，导致癌症的同基因模型仅限于 γδT 细胞免疫疗法的概念得以验证。因此，目前大多数的临床前实验研究都是通过异种移植模型进行的，将人肿瘤细胞系或原发性肿瘤样品注射入免疫缺陷的小鼠。在 CML 和 AML 的异种移植模型中已经证明，DOT 细胞治疗显著降低肿瘤负荷，并延长了小鼠的生存期。多个组织的组织学分析和肝肾功能的生化测试显示，DOT 细胞治疗无不良副作用。

但是，异种移植模型在毒理学评估方面具有局限性，γδTCR 的天然抗原在小鼠中不表达，因此无法评估抗原的脱靶效应。TEG 疗法也面临着类似的挑战。我们可以从荷兰临床试验注册中心（Netherlands Trial Register）对 TEG 的成功临床试验批准过程中学习相关经验——由于缺乏直接评估健康和恶性组织中 CD277J 表达的方法，开展了对血液健康组织的毒副作用和对肿瘤组织的杀伤的离体检测。而为了进一步评估 TEG 对造血系统的影响，使用脐带血干细胞重构 NSG 小鼠的造血系统，再构建 AML 小鼠模型，使用 TEG 治疗后，未见其对正常造血的影响。

然而，与正常的快速增殖的组织共培养时，发现 TEG 可识别正常组织的天然受体。该结果说明无论是否存在突变，Vγ9Vδ2T 细胞可感知实体组织的快速增殖，而这恰是癌症的早期标志。但是 Vγ9Vδ2T 细胞及其 Vγ9Vδ2TCR 的这种生物学特性，增加了安全性测试的难度，难以在离体实体组织中反映其安全性。此外，在离体培养的正常非造血组织中可发现多个获得性染色体畸变（缺失和重复），在健康类器官的长期培养后也发现类似现象。因此，尽管非人类灵长类动物（non-human primates，NHPs）的成本很高，且存在伦理问题，仍然成为了替代啮齿动物进行毒理学研究的体内模型的最佳选择。在 γδT 细胞领域，灵长类动物已成功用于 Vγ9Vδ2T 细胞抗结核病的研究。然而，使用 NHPs 进行 γδT 细胞产品的毒理学评估，仍然存在各种挑战：①如果使用猕猴构建疾病模型，很难保证结论的有效性，特别是与毒副作用相关的结论。人 DOT 细胞表面表达的一些关键受体与猕猴中的关键受体有很大不同，如 NKp44，其在猕猴中是一个假基因。②很难简单地将治疗方案移植到 NHPs 模型中。将人 γδT 细胞产品异种移植到的猴体内，需要再输注关键的稳态细胞因子（如 IL-7 和 IL-15）促进交叉反应，以增加 γδT 细胞在体内的持续性。③可能需要宿主进行免疫抑制处理后，才能完全接受人类移植物，但也会破坏实验的目的。

目前，最好的可用策略是在体外模型中，使用人类仅有的成分，通过共培养的方式评估细胞因子释放和细胞毒性，使用异种移植模型进行补充。例如使用 3D 骨髓 niche 模型评估 TEG 对原发性 MM 细胞和周围健康基质杀伤作用。在实体瘤中，通过培养类器官，如结肠组织类器官或肿瘤组织类器官，将类器官与免疫细胞共同培养来评功其功能。

6. 展望　许多免疫疗法的成功源自对受体-配体相互作用的精确理解，例如 TCR-MHC 识别的相互作用，以及免疫检查点相互作用，如 PD1-PDL1。为了合理利用 γδT 细胞及其受体进行免疫治疗，有必要进一步探索其受体多样性和同源配体。如果具有识别肿瘤功能的 γδT 细胞在其 γδTCR 识别恶性转化细胞被激活并增殖，那么在分子水平上监测 γδTCR 的组成将有助于鉴定新型的肿瘤反应性 γδTCR，并随后鉴定与之相应的肿瘤抗原。因此，只有解释了 Vγ9Vδ2TCR 中不同的可变区在遇到不同抗原后的不同功能时，才能最终揭示 γδT 细胞治疗的真正机制。目前已成功评估了多种 γδT 细胞疗法的有效性和毒副作用，开发了 GMP 生产工艺，评估新策略疗效的临床试验正在进行。

第三节　自然杀伤细胞治疗

一、概　　述

（一）自然杀伤细胞

1975 年，科学家们首次报道了自然杀伤细胞（natural killer cell，NK cell）的存在，并且发现了其杀伤病原体或肿瘤细胞的方式与 T 细胞有很大的不同。虽然 NK 细胞与 T、B 细胞都来源于共同淋巴样祖细胞（common lymphoid progenitor，CLP），但其不表达由重排基因编码的 T、B 细胞经典抗原受体（TCR，BCR），无须预先致敏，不依赖 MHC 限制便可起到杀伤作用。

NK 细胞起源于骨髓中的 CLP，不仅存在于初级和次级淋巴组织中，同时在肺，肝以及外周血等非淋巴组织中也有分布。外周血的 NK 细胞大约占淋巴细胞总数的 5%～15%。人 NK 细胞表面标志为 $CD3^-CD56^+$，其中根据 CD56 表达量的高低，可以将 NK 细胞分为两群——$CD56^{dim}$ 和 $CD56^{bright}$ NK 细胞。

$CD56^{dim}$ NK 细胞高表达 CD16、LFA-1、杀伤细胞免疫球蛋白样受体（killer cell immunoglobulin-like receptor，KIR），同时表达中亲和力 IL-2βγ 受体以及 CX-CR1 和 CX3CR1 等趋化因子受体。其主要分布于外周血中，具有细胞毒性；而 $CD56^{bright}$NK 细胞高表达 CD94/NKG2A、CD2 和 CD62，同时还高表达一系列的细胞因子和趋化因子受体，如高亲和力的 IL-2 受体（IL-2Rαβγ）、c-Kit 和 CCR7，主要存在于淋巴结和扁桃体中，其被激活后可以分泌多种细胞因子，但细胞毒性较低。

NK 细胞的杀伤功能依赖于其表面的一系列激活和抑制性受体。生理情况下，NK 细胞表面的抑制性受体，如 KIRs，可以与 HLA-Ⅰ类分子（在人正常细胞中几乎都有表达）结合，使 NK 细胞的活性被抑制，无法发挥杀伤功能。而被病毒感染的细胞或肿瘤细胞表面大多缺乏 HLA-Ⅰ类分子，呈现 missing self（丧失自我）的状态，NK 细胞表面的抑制性受体和 HLA-Ⅰ类分子不能互相识别，NK 细胞被活化，进而杀伤病毒感染的细胞或者肿瘤细胞，达到免疫清除的目的。NK 细胞杀伤靶细胞的方式主要有三种：①通过胞吐作用，释放穿孔素和颗粒酶，穿孔素可以在靶细胞的细胞膜上"打孔"，形成穿孔素分子聚合而成的孔道，水和电解质可以通过此孔道进入靶细胞，导致细胞裂解；②通过死亡受体途径，活化的 NK 细胞表达 FasL 或 TNF-α，通过与靶细胞表面的受体 Fas 或者 TNFR-Ⅰ结合，从而诱导靶细胞凋亡；③NK 细胞表面表达的 CD16 分子可以与已结合在靶细胞表面的 IgG 抗体 Fc 段结合，这种交联作用可以迅速激活 NK 细胞，使其发挥杀伤作用，即抗体依赖的细胞介导的细胞毒作用（antibody-dependent cell-mediated cytotoxicity，ADCC）。

（二）NK 细胞受体

如前所述，NK 细胞表面具有多种受体，各种受体的协调合作是 NK 细胞发挥功能的基础。根据 NK 受体的特征，可以将其分为以下两大类[39]（图 74-8）。

1. HLA-Ⅰ类分子专一性受体　NK 细胞表面的 KIRs 和 CD94/NKG2 二聚体，能够识别 HLA-Ⅰ类分子。其中 KIRs 是Ⅰ型跨膜蛋白，它包括抑制性受体（inhibitory KIR，iKIRs）和激活性受体（actived KIRs，aKIRs）两种。KIRs 的命名反映了他们的结构和功能，根据其胞外结构域的多少，我们将其分为 KIR2D（2 个胞外结构域）和 KIR3D（3 个胞外结构域）。而 KIR 受体胞内结构域决定了其抑制作用或激活作用。iKIRs 的胞内段含有免疫受体酪氨酸抑制基序（immunoreceptor tyrosine-based inhibition motif，ITIM），分别命名为 KIR2DL 和 KIR3DL。ITIM 可以招募酪氨酸磷酸酶，如 SHP/SHD-2，传递抑制性信号。

相反，aKIRs 跨膜区具有带正电荷的氨基酸残基（如赖氨酸），可以与 DAP12 结合，而 DAP12 分子结构中具有 ITAM，因此可以转导活化信号。值得注意的是，KIR2DL4 是一个例外，尽管其胞内区包括一个 ITIM 基序，但是其跨膜区包括一个精氨酸，因此它能够与 FcεRIγ 的 γ 链结合。所以在静息的 NK 细胞中，KIR2DL4 的参与可以导致大量的细胞因子（如 IFN-γ）

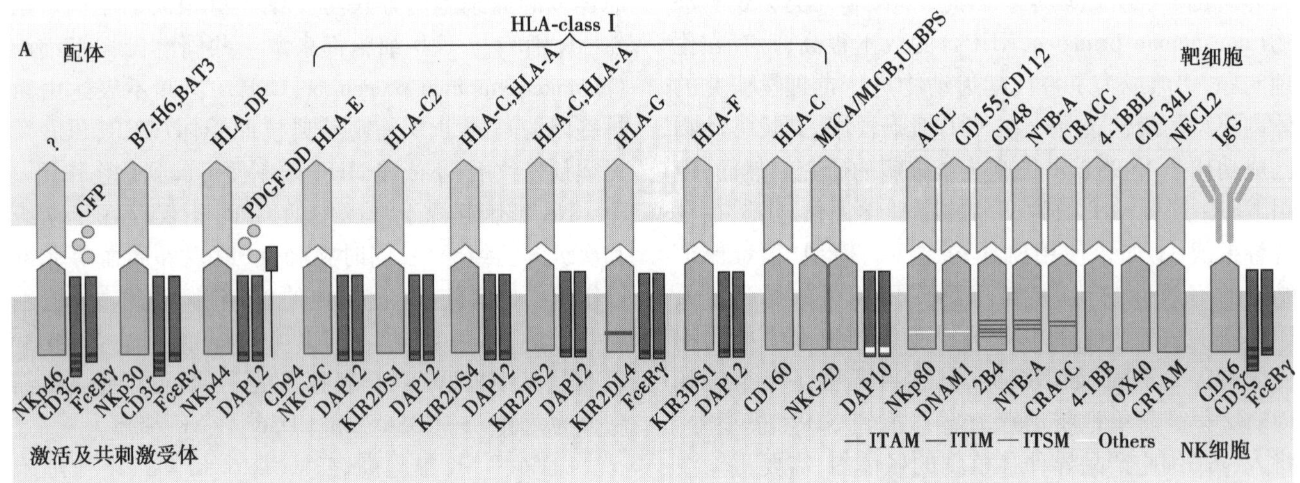

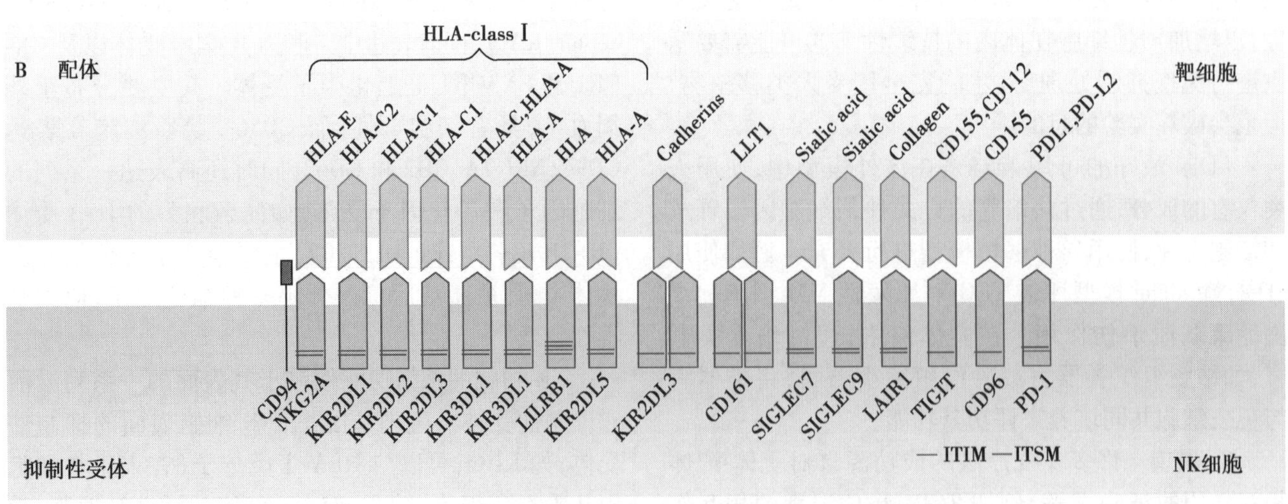

图 74-8　NK 细胞表面的激活及共刺激受体（A）和抑制性受体（B）

的释放。

KIR 基因家族具有多态性和多基因性，其主要由19p13.4这一染色体位点编码，包括13个表达基因和2个假基因。*KIR* 基因可以主要分为A、B两组。A组主要编码 *iKIR* 基因（*KIR2DL1*、*KIR2DL3*、*KIR3DL1* 和 *KIR3DL2*）以及一个 *aKIR*（*KIR2DS4*）。B组主要编码 *aKIR*（*KIR2DS1*、*KIR2DS2*、*KIR2DS3*、*KIR2DS4*、*KIR2DS5* 和 *KIR3DS1*）。四种 *iKIR* 可以特异性地与HLA-Ⅰ类分子（也称KIR配体，KIR-L）结合。HLA的第80个基因座位具有两个HLA-C表型，可以分别与 *KIR2DL1* 和 *KIR2DL2/L3* 结合。*KIR2DL1* 识别HLA-C^{k80}（HLA-C2），*KIR2DL2/L3* 识别HLA-C^{N80}（HLA-C1）。*KIR3DL1* 可以特异性地与HLA-A或者HLA-B表面的Bw4表位相结合，*KIR3DL2* 可以与HLA-A3和HLA-A11结合。*aKIR* 与 *KIR-L* 的相互识别比 *iKIR* 复杂，需进一步探索。目前认为，*KIR2DS1* 也识别HLA-C^{k80}（HLA-C2），*KIR2DS2/4* 识别HLA-A或者HLA-C，*KIR3DS1* 识别HLA-F，*KIR2DL4* 作为一个比较特别的 *aKIR*，识别HLA-G。

CD94和NKG2受体复合物是由CD94（即KLRD1）和NKG2家族组成的二聚体。当复合物由NKG2A或者NKG2B（NKG2A的一个剪接变异体）组成时，整个受体发挥抑制作用。当CD94和NKG2家族的其他成员（如NKG2C）结合的时候，发挥激活作用。NKG2A/B是NKG2家族中唯一的两个抑制性成员，识别非经典MHC-Ⅰ类配体：HLA-E。表达NKG2A/B的NK细胞具有更高的杀伤活性。

由于 *KIR* 与HLA-Ⅰ类基因的多态性，导致了不同个体的NK细胞（尤其是$CD56^{dim}$亚群）的表型也不同。

2. 非HLA-Ⅰ类分子专一性受体　CD16（FcγRⅢ）是NK细胞表面一个十分重要的受体，其本质是一个低亲和力的Fc段受体，能够介导ADCC作用。NK细胞表达的CD16多为跨膜型，其胞内段缺乏信号转导区，与CD3ζ或FcRγ结合传递下游激活信号。在体内，CD16可以被蛋白水解酶ADAM17或者MMP25水解，使其从NK细胞表面解离。整个过程影响NK与靶细胞的解离和结合，也影响NK细胞胞内信号的转导。目前针对不同肿瘤靶点（如CD20）的单克隆抗体的设计原理即ADCC作用。

除此之外，NK细胞表面由表面具有触发性受体（trigger receptor）和共受体（coreceptor），它们可以识别肿瘤细胞表面特异性抗原。以自然细胞毒性受体（natural cytotoxicity receptors，NCRs）为例，其主要包括三类分子：NKp46、NKp30和NKp44。NKp46和NKp30表达于静息和活化的NK细胞表面，而NKp44只表达于活化的NK细胞表面。NCRs的跨膜区带有一个带正电荷的氨基酸，与带有ITAM的衔接蛋白结合，如NKp46和NKp30可与FcεRIγ或CD3ζ结合，NKp44可与DAP12结合，从而激活NK细胞。

另外一个主要的NK细胞激活受体是NKG2D同型二聚体。NKG2D是一种C型凝集素样的二型跨膜蛋白，几乎在所有NK细胞和细胞毒性T细胞表面表达。NKG2D有长和短两种亚型，即NKG2D-S，NKG2D-L。NKG2D-S可与DAP10或DAP12衔接蛋白结合发挥作用，而NKG2D-L只结合DAP10。人NKG2D为NKG2D-L，即人NKG2D通过与DAP10结合发挥作用。NKG2D的配体主要是MHC-Ⅰ类分子链相关蛋白A和B（MHC class Ⅰ chain-related A/B，MICA/B）以及UL16结合蛋白（UL16 binding proteins，ULBPs）1-6，多在恶性细胞表面高表达。

NK细胞表面还有一些共刺激受体，能与NCRs和NKG2D协同作用，加强NK细胞的激活。这些受体包括：DNAM-1（CD226）、2B4（CD244）、CRACC、NTB-A、CD59和NKp80。DNAM-1可以特异性识别脊髓灰质炎病毒受体（poliovirus receptor，PVR，CD155）和Nectin2（CD112，PVRL2），而这两种分子在多种白血病细胞表面都有表达。在自发纤维肉瘤转移模型中，DNAM-1缺乏的NK细胞无法抑制疾病进展，提示DNAM-1发挥重要的免疫监视作用。2B4（SLAM4）、NTB-A（SLAM6）以及CRACC（SLAM7）属于淋巴细胞活化信号分子家族成员，是NK细胞发挥细胞毒性作用的潜在激活蛋白，其胞内段含有免疫受体酪氨酸转换基序（immunoreceptor tyrosine based switch motif，ITSM），能够与SLAM结合蛋白（SLAM-associated protein，SAP）结合，活化下游信号通路。

在非HLA-Ⅰ类分子专一性受体中，抑制性免疫检查点在维持机体稳态中起重要作用。目前熟知的免疫检查点主要包括：PD-1、T细胞免疫球蛋白和ITIM结构域蛋白（T cell Ig and ITIM domain，TIGIT）、CD96（TACTILE）、T细胞免疫球蛋白黏蛋白-3（T cell immunoglobulin and mucin domain-3，TIM-3）、淋巴细胞活化基因-3（lymphocyte-activation gene-3，LAG-3）等。T细胞表面的PD-1与抗原呈递细胞或肿瘤细胞表面的PDL1（CD274）或PDL2（CD273）结合后，可诱导T细胞耗竭。与T细胞不同，PD-1在NK细胞中的作用仍处于探索阶段，部分研究认为PD-1仅在激活的NK细胞表面表达，一些研究指出PD-1是NK细胞耗竭和功能低下的一个标志。目前关于采用PD1抑制剂抑制NK细胞耗竭的治疗方案仍存在争议。

正常情况下,TIGIT 和 CD96 表达于抗原提呈细胞及 T 细胞表面,可以与 PVR 和 Nectin-2 结合,但其在肿瘤细胞表面的高表达成为肿瘤免疫逃逸的潜在一个机制。如前所述,DNAM-1 也与 PVR 和 Nectin-2 结合,而 TIGIT 和 CD96 与 PVR 和 Nectin 结合的亲和力高于 DNAM-1,当 NK 细胞表达 TIGIT 或 CD96 时,DNAM-1 不能与 PVR 和 Nectin-2 结合。因此有研究认为,阻断 TIGIT 可以逆转 NK 细胞的耗竭以提高 NK 细胞的活性。

TIM-3 的配体包括 galectin-9、磷脂酰丝氨酸(phosphatidylserine,PS)、高迁移率族蛋白 1(high mobility group 1 protein,HMGB1)以及癌胚抗原相关细胞黏附分子 1(carcinoembryonic antigen related cell adhesion molecule 1,CEACAM1)。研究显示,TIM-3 可以抑制 NK 细胞的功能,而且还能介导 IFNγ 的释放。LAG-3 主要通过胞外区的四个免疫球蛋白样结构域与 MHC-Ⅱ类分子结合。尽管 NK 细胞表达 LAG-3,然而对其生物学功能的认知十分有限。在小鼠模型中,LAG-3 的缺乏能够导致 NK 细胞毒性降低,而在人 NK 细胞中,采用 LAG-3 抑制剂并没有对 NK 细胞的功能有明显影响。因此,LAG-3 在 NK 细胞中的功能还有待进一步探索。

二、NK 细胞的免疫治疗

(一) NK 细胞的来源

NK 细胞的来源较为广泛:包括 NK 细胞系[40]、外周血 NK 细胞脐带血来源的 NK 细胞[39]、或从人多能干细胞(induced pluripotent stem cells,iPSC)诱导分化而来的 NK 细胞[40,41]。不同来源的 NK 细胞的功能有细微差别,即使都是相同类型的 NK 细胞,不同供者来源的 NK 细胞也不完全相同。

1. NK 细胞系 相对于原代的 NK 细胞,细胞系的获取方式和扩增条件都更加简单。目前,NK 细胞系一共有如下几种:NK3.3、YT、NKL、HANK1、NK-YS、KHYG-1、SNK-6、SNT-8、IMC-1 和 NK-92。以上的细胞系在培养过程中大多需要 IL-2 细胞因子以维持其增殖,除了 YT 细胞系以及 NK-92 细胞系的两个变异体:NK-92MI 和 NK-92CI。NK-92 细胞的变异体是用编码人 IL-2 的 cDNA 转染 NK-92,使其自身分泌 IL-2,而无须外源性的细胞因子。NK-92 细胞来自一位患有非霍奇金淋巴瘤的患者,其杀伤靶细胞的能力与原代 NK 细胞相似,且远远高于其他 NK 细胞系(这可能与其表面缺乏大部分抑制性受体,而高表达激活性受体有关)。因此,NK-92 细胞系是目前唯一被 FDA 批准的可以用于Ⅰ/Ⅱ期临床的细胞系。

2. 外周血 NK 细胞 外周血来源的 NK 细胞是目前临床试验中应用最为广泛的 NK 细胞。从外周血分离出纯度较高的成熟 NK 细胞需要富集 $CD56^+$ 细胞并去除 T 细胞。健康成年人外周血的 NK 细胞大多处于静息状态,无论是数量还是杀伤活性都不能达到治疗要求,需经过激活才能进行输注。

3. 脐带血来源的 NK 细胞 从脐带血中分离 NK 细胞既可以采取与外周血 NK 细胞相同的分离及扩增方式,也可以先富集出 $CD34^+$ 造血祖细胞,然后通过 SCF、IL-7、IL-15、IL-2 等细胞因子刺激其向 NK 细胞分化。由于脐血库的存在,与外周血 NK 相比,其来源广泛,库存充足,复苏后可以产生大量有功能的 NK 细胞,与单个供者捐献比起来,具有明显优势。

4. iPSC 来源的 NK 细胞 iPSC 可以分化成 NK 细胞。首先使用 SCF、VEGF、BMP4 等促进其向造血祖细胞分化,然后再将培养条件更换为含有 IL-3、IL-15、IL-7、SCF 和 FLT3L 的培养基,使其向 NK 细胞分化,从而产生大量的 NK 细胞。

(二) NK 细胞治疗

1. NK 细胞的扩增 由于外周血中 NK 细胞占淋巴细胞的比例只有 10%~15%,含量稍丰富的脐带血 NK 比例最多也只能达到 30%左右,远不能满足治疗的需要。因此,如何有效扩增 NK 细胞是一个关键问题。最初多采用 IL-2、IL-15 等细胞因子进行激活:在输注 NK 细胞前,使用 1 000IU/ml 的 IL-2 刺激 8~16 小时能够显著激活 NK 细胞,但是由于 IL-2 基本上可以激活 T 细胞的所有亚群,因此其也能刺激 Tregs 的增殖。也可使用 IL-15 对 NK 进行激活。IL-15 与 IL-2 的受体共用 β 和 γ 链,因此 IL-15 具有与 IL-2 类似的生物学活性,激活 NK 细胞成熟的同时延长其生存时间。虽然每种细胞因子刺激的时间和效果各有不同,但都能在一定程度上提高了 NK 细胞的增殖能力及杀伤活性。在此基础上,许多研究同时运用多种细胞因子如 IL-2、IL15、FLT3L 等联合使用,或者 IL-12、IL-15、IL-18 等联合使用,都能在一定程度上激活 NK 细胞(图 74-9)。

另外,使用饲养层细胞可促进 NK 细胞的快速增殖及大规模扩增。目前,用于刺激 NK 细胞增殖的饲养层细胞是过表达了膜结合型 IL-15(membrane bound-IL15,mbIL-15)和 4-1BBL 的 K562 细胞系。与分泌型的 IL-15 相比,mbIL-15 能更好地刺激 NK 细胞的增殖。4-1BBL 与 NK 细胞表面的共刺激分子 4-1BB 结合,同样可以刺激 NK 细胞增殖。研究发现,经过 100Gy X 射线照射的饲养层细胞系与 NK 细胞共培养 3 周后,NK 细胞的数量实现了超过 1 000 倍的扩增,优

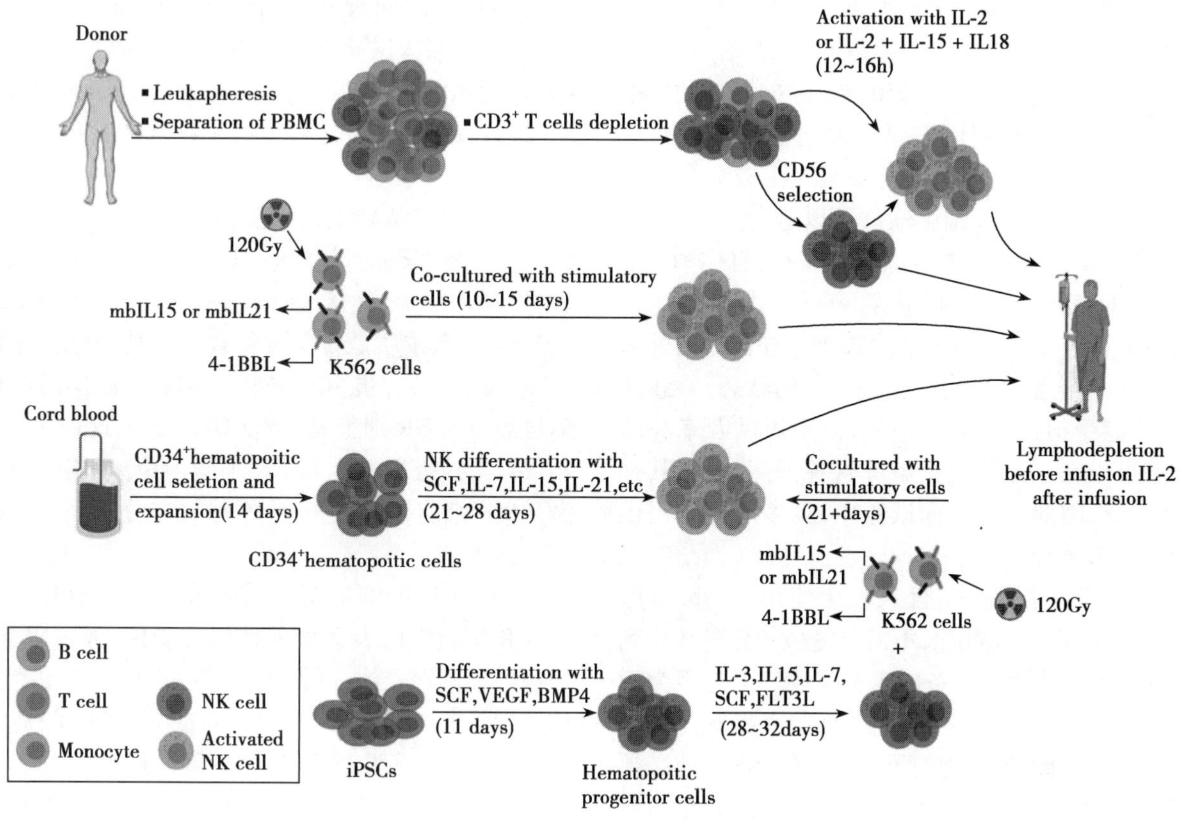

图 74-9 原代 NK 细胞的诱导扩增[39]

于仅用细胞因子刺激的效果。后来的研究在此基础上进行了改进，目前主要有两种方式，第一种是将 mbIL-15 改成了 mbIL-21，这是因为 K562-mbIL15-4-1BBL 刺激的 NK 细胞在体外培养过程中会出现端粒长度缩短，细胞老化的问题。而 K562-IL-21-4-1BBL 在增强 NK 细胞扩增能力的同时，避免了这一缺陷，因此得到了更加广泛的运用。除了使用 X 射线诱导饲养层细胞死亡，另外一种破坏饲养层细胞的方式利用了超声波的空化作用，提取饲养层细胞的细胞膜并将其改造成质膜囊泡。这种质膜囊泡不仅可以做成现货试剂保存起来，而且无须照射。更为重要的是，其他的扩增 NK 细胞的方式都是体外扩增，而过长的体外扩增可能导致 NK 细胞失去归巢能力。而这种微粒可以通过注射的方式，实现 NK 细胞的体内扩增。在刺激 NK 细胞扩增方面，这种质膜囊泡能否能够达到与完整的饲养层细胞相同的效果仍然有待进一步验证。

其他研究者同时也会给 K562-mbIL15-41BBL 细胞系表面同时过表达 CD64、CD86 等分子进一步刺激 NK 细胞的激活。但是无论选择哪一种饲养层细胞，都需要保证 K562 在 X 射线照射之后不再增殖、NK 细胞扩增完毕后没有 K562 细胞存活。值得注意的是，不同刺激方式不仅会影响 NK 细胞的产量，也会影响其表型，比如与单独使用 IL-2 刺激的 NK 细胞相比，采用饲养层细胞刺激的 NK 细胞 CD25、NKG2D 和 NKp46 的表达都会增加。

2. 目前临床应用状况　由于 NK 细胞本身具有杀伤肿瘤细胞的功能，因此，临床上可以采用直接输注 NK 细胞进行过继治疗。然而，如前所述，NK 细胞功能的发挥需要其表面抑制性受体和激活性受体的协同作用。因此，阻断 NK 细胞的抑制信号以及激活 NK 细胞的活化通路可以更好地发挥 NK 细胞的细胞毒作用。目前关于 NK 细胞的疗法主要可以分为以下几类[40]：

（1）HSCT 与 NK 细胞的过继转移：HSCT 在血液肿瘤的治疗中应用广泛，其主要原理是基于移植物中 T 细胞或者 NK 细胞介导的移植物抗白血病反应（graft-versus-leukemia，GvL）。然而，异体 T 细胞可能会造成移植后出现 GvHD，而 NK 细胞不会引起 GvHD，也有研究显示，NK 细胞可以通过靶向受体的 DCs 从而阻止 GvHD 的发生。在 HSCT 之后，NK 细胞数量和功能的快速恢复往往与良好预后相关。对于一些含有 TP53 突变的不容易被传统化疗药物杀灭的肿瘤细胞，NK 细胞也能起到良好的杀伤效果。

NK 细胞的过继疗法的前身是输注 LAK 细胞。LAK 细胞，即淋巴因子激活的杀伤细胞（lymphokine-

activated killer cell)，是将外周血单个核细胞经 IL-2 激活 3~5 天之后形成的异质性细胞群，其表型不一，但往往具有 NK 细胞样标志(CD56 和 CD16)。单独应用 LAK 细胞治疗效果不佳，需要与大剂量 IL-2 联合应用。但大剂量 IL-2 容易引起毛细血管渗透综合征以及肝毒性。单纯的 NK 细胞输注可以避免这一缺点，如前所述，NK 细胞的来源可以有很多种：自体 NK 细胞，异体 NK 细胞，NK 细胞系等。自体 NK 细胞比较安全，但是有研究显示，自体的 NK 细胞在体内的肿瘤微环境中可能会被诱导处于免疫抑制的状态，导致其表型和功能受损，杀伤效果不佳，而采用供者来源的 NK 细胞可以在一定程度上解除这种抑制，而且其来源更加广泛，因此目前临床试验中，更多的是采用供者来源的 NK 细胞。

NK-92 细胞系是唯一投入临床使用的 NK 细胞系，其与原代 NK 细胞相比，不需要复杂的分离纯化刺激等过程，大大简化了制备的工艺流程。但是因为细胞系具有无限增殖的特点，NK-92 细胞直接输注到患者体内会有生成次生肿瘤的风险，因此在输注前必须用射线进行照射，使其在保持一定的杀伤活性的同时，又不会继续增殖。

(2) NK 细胞激活受体的活化：CD16 是 NK 细胞表面的一个重要的活化性受体，其介导的 ADCC 作用在肿瘤免疫中发挥着重要作用。由于 CD16a 与 IgG1 和 IgG3 具有较高的亲和力，因此，科学家们设计了能够增强 ADCC 作用的单克隆抗体。如利妥昔单抗是靶向 CD20 抗原的人鼠嵌合型单克隆抗体，由于 CD20 抗原高表达于 B 细胞来源的恶性肿瘤，可以利用利妥昔单抗特异性靶向杀伤肿瘤细胞。然而，由于 CD20 抗原在 B 细胞分化的多个阶段都有表达，所以治疗过程中正常 B 细胞也被杀伤，但是这个过程是一过性的，大部分患者会在半年后恢复。目前临床上广泛应用利妥昔单抗治疗 NHL 和 CLL。同样靶向 CD20 抗原的还有阿托珠单抗(obinutuzumab)，这是一种全人源化的 IgG1 抗体，识别独特的 CD20 表位，而且通过糖基化技术增加了抗体与 CD16a 的亲和力，因此可以增加 ADCC 作用。

elotuzumab 是人源化的 IgG1 单抗，可特异性靶向作用于 SLAM-7，而 SLAM-7 主要存在于 NK 细胞、浆细胞和骨髓瘤细胞表面，可通过活化 SLAM-7 通路以及 ADCC 作用杀伤靶细胞，目前广泛应用于 MM 的治疗，而且并未显示出对 NK 细胞的细胞毒性。

4-1BB 作为一个重要的共刺激分子，在 T 细胞和 NK 细胞的激活中具有重要作用。其激活型抗体，Urelumab 和 Utomilumab 也已经进入临床试验。Urelumab 激活 4-1BB 的同时并不阻断 4-1BB 和 4-1BBL 的结合，但是在临床试验中显示出了肝脏毒性。而 Utomilumab 再激活 4-1BB 的同时，可阻断其与配体的结合，且激活作用较弱，但是初步临床数据显示其更高的安全性。

在单抗的基础上，研究者还设计了双特异性 NK 细胞衔接器(bispecific NK-cell engager，BiKEs)和三特异性 NK 细胞衔接器(tripecific NK-cell engager，TriKEs)。其本质是含有两种或三种特异性抗原结合位点的抗体融合蛋白。例如，BiKEs 可以同时结合肿瘤抗原以及 NK 细胞表面的 CD16 分子，这种交联作用不仅可以拉近靶细胞和 NK 细胞的距离，同时也能够激活 NK 细胞，从而进一步增强效应分子杀伤肿瘤细胞的能力。

(3) NK 细胞抑制性受体或者免疫检查点的阻断：NK 细胞表面表达多种抑制性受体，通过阻断 NK 细胞的抑制性受体，以促进其细胞毒性。以单克隆抗体 IPH2101 和 IPH2102(lirilumab)为例，它是一种 IgG4 单抗，能够阻断 KIR2DL1 和 KIR2DL3 与 HLA-C 类分子的结合，其疗效治疗 AML 的Ⅰ期临床试验中得到验证，但是单独使用 lirilumab 治疗 MM 的Ⅱ期临床试验效果不佳。因此，关于 lirilumab 的疗效，以及是否需要与其他单抗联合使用等问题，仍需进一步探索。

CD94/NKG2A 是 NK 细胞表面另一个重要的抑制性受体，其配体为 HLA-E 类分子，在肿瘤微环境中，HLA-E 类分子的高表达是靶细胞免疫逃逸的常见原因。Monalizumab 单抗可以通过阻断 NKG2A 与 HLA-E 分子的结合从而解除 NK 细胞的免疫抑制状态。

免疫检查点抑制剂是近年来免疫治疗的新方案，这些单抗主要通过阻断免疫检查点，以再次激活耗竭的 T 细胞或者 NK 细胞。以最经典的免疫检查点 PD-1 为例，肿瘤患者的 NK 细胞表面 PD-1 表达水平增高，利用相应的 PD-1 单抗能使处于耗竭状态的 NK 恢复杀伤活性。通常情况下，这些单抗多采用弱 ADCC 活性的 IgG4 亚型，发挥单纯的阻断剂的作用，但是阿维鲁单抗(avelumab)除外，具备传统的阻断功能的同时，还能介导 ADCC 作用。

(4) 免疫调节药物：目前在抗肿瘤免疫中也广泛使用免疫调节药物(immunomodulatory drugs，ImiDs)。如来那度胺(lenalidomide)可结合和激活 CRBN 蛋白，CRBN 是一种广泛存在的 E3 泛素连接酶，能够诱导多种蛋白的快速泛素化和水解。其水解的底物包括对于淋巴细胞激活有重要调节作用的 Ikaros 和 Aiolos 转录因子。这两种转录因子可以抑制 T 细胞产生 IL-2，因此最终结果是来那度胺可以诱导 IL-2 的分泌，从而间接增强了 NK 细胞的功能。此外，来那度胺还可以直接刺激 NK 细胞分泌 IFN-γ，并降低 NK 细胞表面抑制性受体的表达，多方面增加 NK 细胞的杀伤活性。泊马度胺（pomalidomide）的作用机制与来那度胺类似。有研究显示，将免疫调节药物与单克隆抗体联合使用，不仅能够增加 ADCC 作用，还可以激活耗竭的 NK 细胞。

（三）嵌合抗原受体修饰的 NK 细胞治疗

1. 嵌合抗原受体修饰的 NK 细胞治疗的优势与嵌合抗原受体修饰的 T 细胞（CAR-T）类似，目前嵌合抗原受体修饰的 NK 细胞（CAR-NK）也已经得到广泛关注。与 CAR-T 相比，CAR-NK 具有以下优势[39,42]：

（1）CAR-NK 不易诱发 CRS：如前文所述 CRS 是机体产生的全身性炎症反应，主要由 CAR-T 细胞在激活和扩增的过程中大量产生的 TNF-α、IL-1、IL-6 等促炎因子所诱导的。而 CAR-NK 细胞在输注的 1～2 周不会像 CAR-T 一样出现大幅度扩增，因此减少了 CRS 产生的概率。而且 CAR-NK 在体内存活的时间短于 CAR-T 细胞，也降低了发生自身免疫性疾病或 NK 细胞恶性转化的概率。

（2）制备工艺：由于 T 细胞的识别具有 MHC 限制性，大部分情况需要提取患者自身 T 细胞进行改造，而很多重症患者自身的 T 细胞质和量都难以保证，再加上 CAR-T 的制备需要经历采集、基因改造、扩增、冷冻、质控、运输等过程，耗时大概 2～3 周，最后才能回输到患者体内，在这个时间窗内，患者的情况可能急转直下。而 NK 细胞来源广泛，也不具有 MHC 限制性，因此可以实现现货供应，应用起来较 CAR-T 更为灵活。

（3）CAR-T 异体移植可诱发 GvHD：这与抗原提呈细胞活化后激活 T 细胞有关。而在动物实验中发现，异源性 NK 细胞可以攻击和去除宿主的抗原提呈细胞，因此不会导致 GvHD，这是 CAR-NK 明显优于 CAR-T 的一点。

（4）CAR-T 的本质是基于 T 细胞的基因修饰，在治疗 T 细胞来源的恶性肿瘤方面比较欠缺。因为正常 T 细胞，恶变的 T 细胞以及 CAR-T 细胞表达相似的抗原谱，CAR-T 输注到 T 细胞肿瘤患者体内之后，可能会导致正常 T 细胞被杀伤，CAR-T 细胞之间自相残杀（fratricide）等结果，给治疗带来不便。而 CAR-NK 可以规避以上不足。

2. 嵌合抗原受体 NK 修饰的细胞治疗的挑战[42]

（1）原代 NK 细胞的激活和扩增：NK 细胞的扩增和激活与 T 细胞相比明显更具挑战。NK 的扩增大约需要 2～3 周的时间，并且需要完全去除 T 细胞以避免 GvHD 的发生。此外，尽管使用辐照 K562 作为饲养层细胞刺激 NK 增殖的技术已经比较成熟，但由于 K562 是肿瘤细胞系，因此必须确保最终的 NK 细胞产品中没有存活的 K562 残留。

（2）NK 细胞的储存和运输：目前的细胞产品从制备到回输需要经历冻存，运输和复苏这一过程。而 NK 细胞，尤其是被细胞因子激活的 NK 细胞，对于温度变化十分敏感，因此冻存后再复苏的 NK 细胞存活率往往难以保证，而且杀伤活性也大大降低。此外，NK 细胞的培养过程具有密度依赖性，密度过高或者过低都不利于 NK 细胞发挥杀伤功能，而这在运输过程中难以得到很好控制。

（3）NK 细胞的转导：将 CAR 高效率地转导进入 NK 细胞一直是 CAR-NK 研究的难点。与 T 细胞不同，传统的病毒转导方式感染 NK 细胞效率欠佳，这不仅与固有免疫细胞本身具有抗病毒的特性有关，也可能与转导后的 NK 细胞表面的模式识别受体在识别出外源基因组后，诱发 NK 细胞凋亡有关。目前的研究显示，无论是细胞系还是原代 NK，当其在体外处于扩增状态的时候，病毒感染的效率会显著高于处于静息状态的细胞。目前关于病毒转导 NK 细胞的方式多样，包括逆转录病毒、慢病毒、腺病毒、牛痘病毒等，效率在 1%～97%不等，而应用最广泛的是逆转录病毒和慢病毒。

最初用于感染 NK-92 细胞的是逆转录病毒，当时的感染效率只有 2%～3%。经过不断的优化，其感染 NK-92 细胞系的效率目前可以达到 90%以上，但是逆转录病毒可能会引入插入突变，诱导正常细胞癌变等不良反应的发生。慢病毒载体是逆转录病毒中的特殊的种类，其不仅对分裂期和分裂期的细胞都具有较强的感染能力，而且转导后不影响 NK 细胞的表型和功能，同时引起插入突变的可能性较低。但整体上来说，慢病毒转导的效率较低，在 20%～40%不等。

除了病毒转导之外，电转染（包括核转染）等瞬时转染的方式在 CAR-NK 中也有广泛的应用，与病毒感染的方式相比，电转染更加安全且感染效率更高。电转染的原理是通过电脉冲在细胞膜上短暂打孔，使目的 DNA 或者 RNA 能够进入细胞中。目前 CAR 电转染外周血原代 NK 细胞的效率可以达到 80%以上。而对 NK-92 细胞系，CD19 和 CD20 CAR mRNA 电转 NK-92 细胞的感染效率可以达到 60%，而慢病毒的转导效率只有 25%左右。电转染的关键在于平衡转染效率和细胞活性。不同来源的细胞需要摸索不同的转染参数，比如电压、反应所需的细胞数、脉冲数等。然而，由于目的基因不能再 NK 细胞中稳定长期的表达，限制了 CAR-NK 的抗肿瘤活性。

3. 目前临床应用状况　CAR-NK 目前在血液肿瘤和实体瘤中都得到了广泛应用。同时靶向黏蛋白 1(Mucin 1)和 PD-1 的双特异性 CAR-NK(NCT02839954)是第一个证实 CAR-NK 细胞疗法在实体瘤中有效的临床试验。而在血液肿瘤方面,靶向 CD7(NCT02742727)和 CD33(NCT02944162)的 CAR NK-92 细胞系的临床试验正在进行。考虑到细胞系可能存在的安全问题,嵌合抗原受体修饰的原代 NK 细胞更受到青睐。目前,脐带血来源的靶向 CD19 的原代 CAR-NK 在治疗复发或难治性的 NHL 和 CLL 的临床试验已经取得了令人瞩目的效果(NCT03056339)。值得注意的是,由于细胞表面抗原表达谱的不同,适合 T 细胞的 CAR 结构可能并不完全适用于 NK 细胞。例如与 CAR-T 中常用的共刺激分子 41BB 和 CD28 相比,采用 2B4 作为 CAR-NK 作为共刺激分子可以增加其抗肿瘤活性。因此,如何进一步优化 CAR-NK 的结构使其能够启动最佳的 NK 细胞应答仍然是值得探索的问题。

总之,免疫细胞治疗技术是目前国际医学前沿重点发展领域。近年来,细胞治疗产品的研发与评价也日益受到国内外制药企业及各国政府部门的高度关注。由于细胞治疗类产品技术发展迅速且产品差异性较大,为了提高细胞治疗产品的安全性、有效性和质量可控性水平,国家药品监督管理局药品审评中心发布了《细胞治疗产品研究与评价技术指导原则(试行)》,其中规范了免疫细胞治疗产品的研发,提出了细胞治疗产品在药学研究、非临床研究和临床研究方面应遵循的一般原则和基本要求。无论是科研工作者、制药企业抑或是临床医师,均应遵循国家药品监督管理局发布的《细胞治疗产品研究与评价技术指导原则》,从而推动和促进我国细胞治疗领域的健康发展[43]。

(王建祥　徐颖茜)

参考文献

1. 郭坤元,血液免疫治疗[M]//杨成民,刘进,赵桐茂. 中华输血学. 北京:人民卫生出版社,2017:737-744.
2. STEINMAN RM. Decisions about dendritic cells:past,present,and future[J]. Annu Rev Immunol,2012,30:1-22.
3. SABADO RL,BALAN S,BHARDWAJ N. Dendritic cell-based immunotherapy[J]. Cell Res,2017,27(1):74-95.
4. LIU K,NUSSENZWEIG MC. Origin and development of dendritic cells[J]. Immunol Rev,2010,234(1):45-54.
5. SEGURA E,AMIGORENA S. Cross-Presentation in Mouse and Human Dendritic Cells[J]. Adv Immunol,2015,127:1-31.
6. BENVENUTI F. The Dendritic Cell Synapse:A Life Dedicated to T Cell Activation[J]. Front Immunol,2016,7:70.
7. COOLS N,PONSAERTS P,VAN T VF,et al. Balancing between immunity and tolerance:an interplay between dendritic cells,regulatory T cells,and effector T cells[J]. J Leukoc Biol,2007,82(6):1365-1374.
8. LUNDBERG K,ALBREKT AS,NELISSEN I,et al. Transcriptional profiling of human dendritic cell populations and models--unique profiles of in vitro dendritic cells and implications on functionality and applicability[J]. PLoS One,2013,8(1):e52875.
9. O'NEILL D,BHARDWAJ N. Generation of autologous peptide-and protein-pulsed dendritic cells for patient-specific immunotherapy[J]. Methods Mol Med,2005,109:97-112.
10. KUMAR J,KALE V,LIMAYE L. Umbilical cord blood-derived CD11c(+)dendritic cells could serve as an alternative allogeneic source of dendritic cells for cancer immunotherapy[J]. Stem Cell Res Ther,2015,6:184.
11. KANTOFF PW,HIGANO CS,SHORE ND,et al. Sipuleucel-T immunotherapy for castration-resistant prostate cancer[J]. N Engl J Med,2010,363(5):411-422.
12. LANGENKAMP A,MESSI M,LANZAVECCHIA A,et al. Kinetics of dendritic cell activation:impact on priming of TH1,TH2 and nonpolarized T cells[J]. Nat Immunol,2000,1(4):311-316.
13. SCHNURR M,CHEN Q,SHIN A,et al. Tumor antigen processing and presentation depend critically on dendritic cell type and the mode of antigen delivery[J]. Blood,2005,105(6):2465-2472.
14. BROCKSTEDT DG,DUBENSKY TW. Promises and challenges for the development of Listeria monocytogenes-based immunotherapies[J]. Expert Rev Vaccines,2008,7(7):1069-1084.
15. MULLER MR,TSAKOU G,GRUNEBACH F,et al. Induction of chronic lymphocytic leukemia(CLL)-specific CD4-and CD8-mediated T-cell responses using RNA-transfected dendritic cells[J]. Blood,2004,103(5):1763-1769.
16. OBEID J,HU Y,SLINGLUFF CL,et al. Vaccines,Adjuvants,and Dendritic Cell Activators--Current Status and Future Challenges[J]. Semin Oncol,2015,42(4):549-561.
17. VERDIJK P,AARNTZEN EH,LESTERHUIS WJ,et al. Limited amounts of dendritic cells migrate into the T-cell area of lymph nodes but have high immune activating potential in melanoma patients[J]. Clin Cancer Res,2009,15(7):2531-2540.
18. FUJIWARA S,WADA H,MIYATA H,et al. Clinical trial of the intratumoral administration of labeled DC combined with systemic chemotherapy for esophageal cancer[J]. J Immunother,2012,35(6):513-521.
19. MITCHELL DA,BATICH KA,GUNN MD,et al. Tetanus toxoid and CCL3 improve dendritic cell vaccines in mice and glioblas-

toma patients[J]. Nature,2015,519(7543):366-369.

20. SHORTMAN K,LAHOUD MH,CAMINSCHI I. Improving vaccines by targeting antigens to dendritic cells[J]. Exp Mol Med,2009,41(2):61-66.
21. BEATTY GL,TORIGIAN DA,CHIOREAN EG,et al. A phase I study of an agonist CD40 monoclonal antibody(CP-870,893)in combination with gemcitabine in patients with advanced pancreatic ductal adenocarcinoma[J]. Clin Cancer Res,2013,19(22):6286-6295.
22. VAN KY. C-type lectins on dendritic cells:key modulators for the induction of immune responses[J]. Biochem Soc Trans,2008,36(Pt 6):1478-1481.
23. SENJU S,HIRATA S,MOTOMURA Y,et al. Pluripotent stem cells as source of dendritic cells for immune therapy[J]. Int J Hematol,2010,91(3):392-400.
24. 林晨,李茁,陈少华等. T 细胞[M]//程涛. 基础血液学. 北京:科学出版社,2019:330-398.
25. ROHAAN MW,VAN D. B JH,KVISTBORG P,et al. Adoptive transfer of tumor-infiltrating lymphocytes in melanoma:a viable treatment option[J]. J Immunother Cancer,2018,6(1):102.
26. KAWAKAMI Y,ELIYAHU S,DELGADO CH,et al. Cloning of the gene coding for a shared human melanoma antigen recognized by autologous T cells infiltrating into tumor[J]. Proc Natl Acad Sci U S A,1994,91(9):3515-3519.
27. KAWAKAMI Y,ELIYAHU S,DELGADO CH,et al. Identification of a human melanoma antigen recognized by tumor-infiltrating lymphocytes associated with in vivo tumor rejection[J]. Proc Natl Acad Sci U S A,1994,91(14):6458-6462.
28. PING Y,LIU C,ZHANG Y. T-cell receptor-engineered T cells for cancer treatment:current status and future directions[J]. Protein Cell,2018,9(3):254-266.
29. MAHATA B,ZHANG X,KOLODZIEJCZYK AA,et al. Single-cell RNA sequencing reveals T helper cells synthesizing steroids de novo to contribute to immune homeostasis[J]. Cell Rep,2014,7(4):1130-1142.
30. PASETTO A,GROS A,ROBBINS PF,et al. Tumor-and Neoantigen-Reactive T-cell Receptors Can Be Identified Based on Their Frequency in Fresh Tumor[J]. Cancer Immunol Res,2016,4(9):734-743.
31. BOBISSE S,RONDINA M,Merlo A,et al. Reprogramming T lymphocytes for melanoma adoptive immunotherapy by T-cell receptor gene transfer with lentiviral vectors[J]. Cancer Res,2009,69(24):9385-9394.
32. 徐颖茜,王敏,王建祥. 嵌合抗原受体修饰的 T 细胞治疗急性白血病的研究进展[J]. 中国科学:生命科学,2017,47:1336-1352.
33. MAJZNER RG,MACKALL CL. Clinical lessons learned from the first leg of the CAR T cell journey[J]. Nat Med,2019,25(9):1341-1355.
34. ZHAO WH,LIU J,WANG BY,et al. A phase 1,open-label study of LCAR-B38M,a chimeric antigen receptor T cell therapy directed against B cell maturation antigen,in patients with relapsed or refractory multiple myeloma[J]. J Hematol Oncol,2018,11(1):141.
35. HOUGHTELIN A,BOLLARD CM. Virus-Specific T Cells for the Immunocompromised Patient[J]. Front Immunol,2017,8:1272.
36. SMITH C,KHANNA R. Adoptive cellular immunotherapy for virus-associated cancers:a new paradigm in personalized medicine[J]. Immunol Cell Biol,2017,95(4):364-371.
37. REIS M,OGONEK J,QESARI M,et al. Recent Developments in Cellular Immunotherapy for HSCT-Associated Complications[J]. Front Immunol,2016,7:500.
38. SEBESTYEN Z,PRINZ I,DECHANET-MERVILLE J,et al. Translating gammadelta(gammadelta)T cells and their receptors into cancer cell therapies[J]. Nat Rev Drug Discov,2020,19(3):169-184.
39. SHIMASAKI N,JAIN A,CAMPANA D. NK cells for cancer immunotherapy[J]. Nat Rev Drug Discov,2020,19(3):200-218.
40. SIVORI S,MEAZZA R,QUINTARELLI C,et al. NK Cell-Based Immunotherapy for Hematological Malignancies[J]. J Clin Med,2019,8(10):1702.
41. WANG L,DOU M,MA Q,et al. Chimeric antigen receptor(CAR)-modified NK cells against cancer:Opportunities and challenges[J]. Int Immunopharmacol,2019,74:105695.
42. SIEGLER EL,ZHU Y,WANG P,et al. Off-the-Shelf CAR-NK Cells for Cancer Immunotherapy[J]. Cell Stem Cell,2018,23(2):160-161.
43. 中华人民共和国食品药品监督管理总局. 总局关于发布细胞治疗产品研究与评价技术指导原则的通告(2017 年第 216 号)[EB/OL].(2017-12-22)[2020-12-12]. https://www.nmpa.gov.cn/ylqx/ylqxggtg/ylqxzhdyz/20171222145101557.html.

第七十五章

干细胞技术及其应用

干细胞(stem cell)可以长期维持自我更新,同时保持在适当条件下进一步分化成为特定类型细胞的能力,这些特性使干细胞在医学上具有广阔的应用前景,干细胞及相关的再生医学研究已经成为医学研究领域最热门的研究方向之一。

过去几十年,研究人员已经分离获得多种不同类型的干细胞,这些干细胞在基因表达,信号调控,分化潜能等方面具有不同的特性。目前,习惯上通常将干细胞按以下两种方法进行分类:①以干细胞所处的发育阶段分类,干细胞可以分为胚胎干细胞(embryonic stem cell,ESC)和成体干细胞(adult stem cell)。其中ES细胞是从动物早期胚胎发育至囊胚期(blastocyst)时的内细胞团(inner cell mass,ICM)分离获得的细胞。ES细胞具有发育全能性,可以进一步分化为内、中、外三个胚层不同种类的细胞。2006年,日本科学家山中伸弥教授通过在成体细胞中过表达4种转录因子的方法诱导体细胞重编程为多能干细胞,他们称之为诱导多能干细胞(induced pluripotent stem cell,iPS)[1],iPS与ES细胞具有相似的生物学特性,可以作为同一类型细胞来研究。成体干细胞是指存在于成体组织中的未分化细胞,这类干细胞主要功能是进一步分化成熟为特定类型的细胞,补充因衰老而丢失的组织细胞,从而维持机体的稳定。目前研究较多的成体干细胞主要有:造血干细胞(hematopoietic stem cell,HSC)、神经干细胞(neural stem cell,NSC)、间充质干细胞(mesenchymal stem cell,MSC)等。②以干细胞的分化潜能来分类,干细胞又可以分为全能干细胞、多能干细胞和单能干细胞。哺乳类细胞从受精卵开始发育至桑葚胚(morula)阶段时,这一阶段的细胞具备分化形成整个动物机体和胎盘所有类型细胞的能力,这时期的细胞称为全能干细胞(totipotent stem cell),目前还没有确切证据表明这类干细胞能在体外维持。桑葚胚进一步发育至囊胚期时,此时的胚胎包括胚胎内部形成的内细胞团和外层的滋养层细胞(trophoblast),分离内细胞团的细胞经过体外培养可以获得多能干细胞(pluripotent stem cell),常说的ES细胞指的就是这类多能干细胞。与全能干细胞的区别在于,ES细胞在体内发育时不会发育形成胎盘组织[2]。而从成体组织中分离获得的细胞,例如造血干细胞、神经干细胞等,这些细胞可以进一步分化为血液系统或神经系统不同类型的细胞,是组织特异性的多能干细胞(multipotent stem cell)。这类干细胞的分化潜能有一定的局限性,主要分化形成特定胚层来源的细胞,这是与pluripotent stem cell的区别之处。另外,成体组织中还存在一类单能干细胞(unipotent stem cell),这类细胞只能分化成为一种特定类型的细胞,在机体损伤需要修复的时候,这类细胞会被激活从而发挥相应的作用。

不同种类的干细胞具有不同的特性,在基础和临床研究方面均获得了广泛的应用。在造血相关的基础研究和临床应用方面,干细胞同样也具有其独特的价值。在本章中,我们围绕胚胎干细胞、诱导多能干细胞、间充质干细胞和造血干细胞这几种干细胞,分别介绍一些临床应用上较为关心的问题,如:是否可以利用胚胎干细胞向造血细胞分化解决血液细胞的来源需求、诱导多能干细胞技术的应用、间充质干细胞如何调控免疫和造血干细胞移植、造血干细胞的培养以及基因治疗策略等,同时也对这几种干细胞临床应用所面临的问题作一些讨论。

第一节 胚胎干细胞和诱导多能干细胞

ES细胞具有长期自我更新的能力,同时又保持了分化形成不同胚层细胞的能力,具有极大的应用价值。利用已有的ES细胞系,可以对ES细胞进行分子机制的研究或者建立ES细胞定向诱导分化的方法,为进一步的临床应用做准备。另外,利用小鼠ES细胞进行基因打靶构建基因修饰的动物模型也为我们研究不同基因的功能、疾病机制等提供了极大帮助。目前,小鼠和人ES细胞均已具备较为稳定的体外培养体系以及各种鉴定方法。常用的鉴定 ES 细胞的方法包括：①标志基因检测，包括 ES 细胞特异性表达的转录因子 Oct3/4、Sox2、Nanog、Klfs 等以及各种表面标志基因；②体外三胚层分化实验鉴定 ES 细胞的分化潜能；③体内畸胎瘤形成实验；④小鼠来源的 ES 细胞还可以通过注射至囊胚形成嵌合体动物或采用四倍体补偿实验来鉴定其多能性。其中四倍体补偿实验是鉴定 ES 细胞多能性的最高标准。这些成熟的实验基础为 ES 细胞的进一步的研究工作提供了便利条件。

一、胚胎干细胞

（一）胚胎干细胞的分离和培养

ES 细胞的分离和培养首先在小鼠实验中获得成功，分离小鼠囊胚内细胞团后培养于经射线照射或丝裂霉素灭活处理后的小鼠成纤维细胞上，经过 3~5 天培养即可形成 ES 细胞克隆，将获得的细胞克隆进一步传代培养即可形成稳定的 ES 细胞株。小鼠 ES 细胞在饲养层细胞上生长时呈现出明显的岛状克隆形态，细胞具有很高的核质比、高表达端粒酶以及碱性磷酸酶等特性。同时 ES 细胞表达特异性的干细胞相关转录因子（如 Oct3/4、Nanog、Klfs 等）以及表面标志基因[3]。将小鼠 ES 细胞注射至囊胚后，ES 细胞可以和囊胚一起发育形成嵌合体动物并具备生殖细胞遗传的能力[4]。饲养层细胞主要通过分泌白血病抑制因子（leukemia inhibitory factor，LIF）促进小鼠 ES 细胞的自我更新。但 LIF 不能完全替代饲养层细胞的作用，饲养层细胞还通过其他一些未知的调控机制促进 ES 细胞的自我更新。另外，在小鼠 ES 细胞分离实验中，小鼠的遗传背景对 ES 细胞的分离效率有很大的影响。129 品系小鼠的 ES 细胞分离效率较高，同时也最容易体外培养。其他品系小鼠（如 C57/BL6）来源的囊胚分离 ES 的效率不高，获得的 ES 细胞在培养过程中也容易发生分化[5]。

由于早期 ES 细胞的培养需要首先制备饲养层细胞，同时培养于含有血清的培养液中，培养液成分不是很明确，这对进一步研究 ES 细胞的调控机制造成了一定的障碍。2003 年，Austin Smith 实验室的应其龙博士在研究中发现骨形成蛋白（bone morphogenetic proteins，BMPs）可以替代血清的作用[6]。2008 年，应其龙博士进一步研究发现通过结合 PD0325901 和 CHIRON99021 这两种小分子化合物（2I）分别抑制 ERK1/2 和 GSK3 的作用，就可以在无血清无饲养层细胞的条件下维持小鼠 ES 细胞自我更新[7]。这些发现极大地促进了我们对小鼠 ES 细胞调控机制的认识。目前，LIF 结合 2I 培养小鼠 ES 细胞的方法已经在小鼠 ES 的研究工作中得到了广泛的认可和应用。

在小鼠 ES 细胞分离成功后，研究人员开始尝试分离人 ES 细胞。但直到 1999 年，James Thomson 在成功分离猴 ES 细胞的基础上才进一步成功分离获得了人 ES 细胞。这主要由于人 ES 细胞调控机制与小鼠 ES 细胞存在明显的差异。人 ES 细胞依赖碱性成纤维细胞生长因子（basic fibroblast growth factor，bFGF）信号通路维持自我更新。细胞形态上，人 ES 细胞克隆生长更为扁平，标志基因表达谱也与小鼠 ES 细胞存在一定差异[8]。早期人 ES 细胞同样培养于含血清的培养条件，并需要饲养层细胞支持。James Thomson 实验室在分离获得人 ES 细胞后进一步对其培养条件进行了优化。目前人 ES 细胞已经可以在无血清、无饲养层细胞的条件下培养，常用的商品化人 ES 细胞无血清培养体系包括 mTeSR 以及 E8 培养液。在用无血清培养液培养人 ES 细胞时，细胞培养皿需要用 matrigel 或 vitronectin 包被处理以使细胞更加容易贴壁生长。另外，与小鼠 ES 细胞可以利用胰酶消化为单细胞进行传代培养不同，人 ES 细胞传代时需要对细胞克隆利用机械切割或较温和的消化方式将细胞消化为较小的细胞团块进行传代培养。如果将人 ES 细胞消化为单细胞进行传代，一方面不利于细胞的存活，另一方面细胞也非常容易发生分化。人 ES 细胞在传代培养时适当添加 ROCK 抑制剂可以减少细胞的凋亡，促进细胞克隆的形成和生长。

（二）胚胎干细胞自我更新的信号调控机制

在分离获得 ES 细胞后，其自我更新的调控机制受到了广泛的研究。现有的研究结果显示小鼠和人 ES 细胞的自我更新调控机制存在较大的差异，多个信号调控通路在小鼠和人 ES 细胞中产生不同的效果：

1. LIF/STAT3 信号通路　前面提到 LIF 在维持小鼠 ES 细胞自我更新过程中起着关键作用。进一步研究发现，LIF 主要通过与 LIF 受体结合后，激活下游 Jak/STAT3 信号通路，STAT3（signal transducer and activator of transcription 3）蛋白第 705 位的酪氨酸磷酸化形成二聚体后进入细胞核后激活干性相关基因（如 KLF4、c-Myc 等）的表达从而维持 ES 细胞自我更新[9]。STAT3 的信号水平在这过程中起着重要的调控作用，过高或过低的 STAT3 信号水平都会引起小鼠 ES 细胞的分化。但人 ES 细胞对 LIF 信号通路没有明显的反应，在添加 LIF 的培养条件下，人 ES 细胞最终分化或者死亡[10]。

2. BMP 信号通路　骨形成蛋白是 TGF-β 超家族成员，具有抑制 ES 细胞向神经分化的作用，并促进 ES

细胞向中、内胚层分化。早期 ES 细胞的培养需要添加血清，应其龙教授在研究中发现当将小鼠 ES 细胞培养于 N2B27 无血清培养液时，小鼠 ES 细胞主要自发分化为神经细胞。而在培养液中添加 BMP2 或者 BMP4 后，能抑制小鼠 ES 细胞这种自发的神经分化倾向，BMP 结合 LIF 信号通路就可以维持小鼠 ES 细胞的自我更新。对 BMP 信号通路的研究发现其主要通过激活下游 Id（inhibitor of differentiation）基因的表达从而抑制 ES 细胞的分化[6]。这一发现，一方面加深了对小鼠 ES 调控机制的认识，另一方面也是最早发现的小鼠 ES 细胞无血清、无饲养层细胞培养体系，后续很多小鼠 ES 培养体系的优化工作以此作为基础。与小鼠 ES 细胞不同，在人 ES 细胞中，BMP 信号通路诱导人 ES 细胞向中、内胚层细胞分化[11]。

3. MAPK/ERK 信号通路　早期小鼠体内实验研究显示，MEK 抑制剂可以抑制桑椹胚的分化从而促使胚胎形成更多的多能性干细胞。而在 ES 细胞中，*Fgf4* 基因缺失突变的小鼠 ES 细胞向神经细胞和中胚层细胞的分化均受到抑制。比较有意思的是，干细胞自我更新相关的转录因子 Oct4 和 Sox2 直接调控 *Fgf4* 基因的表达，这些现象表明维持干细胞自我更新的转录因子同样存在促进细胞分化的调控信号。1999 年，Austin Smith 实验室发现 ERK1/2 抑制剂能抑制小鼠 ES 细胞的自发分化[12]。后期研究发现，在小鼠 ES 细胞中，ERK1/2 抑制剂主要通过稳定小鼠 ES 细胞中 *KLF2*、*Nanog*、*klf4* 等基因的表达水平从而抑制细胞的分化。但与小鼠 ES 细胞相反，人 ES 细胞的自我更新需要激活 bFGF 信号通路，bFGF 激活 ERK 信号通路可以维持人 ES 细胞干性基因 Nanog 的表达[13]。

4. Wnt/β-catenin 信号通路　Wnt 信号通路是一种多功能的信号通路，在细胞增殖、分化、胚胎发育等过程中发挥重要的调控作用。Wnt 信号通路激活后可以抑制 GSK3 的活性从而稳定细胞内 β-catenin 的蛋白水平，稳定的 β-catenin 进入细胞核调控下游基因的表达。2008 年，应其龙教授研究中发现在无血清培养条件下，单独抑制 MEK 信号通路虽然可以抑制小鼠 ES 细胞的分化，但细胞的增殖也受到影响。而在抑制 ERK 的基础上，同时利用小分子化合物（CHIRON99021）抑制 GSK3 激活 Wnt 信号通路，就能很好地维持小鼠 ES 细胞在体外的自我更新[7]，并且这种条件对不同遗传背景的小鼠 ES 细胞均具有很好的作用。进一步研究发现，利用相同的小分子化合物同样能分离获得大鼠 ES 细胞[14]。目前，小鼠和大鼠仍是仅有的两种已证明能获得真正具备形成嵌合体和生殖细胞遗传能力 ES 细胞的物种。此后，小分子化合物维持 ES 细胞自我更新的作用机制受到了更多的研究。其中，GSK3 抑制剂的作用是多方面的。一方面抑制 GSK3 后，激活 Wnt 信号通路稳定细胞内 β-catenin 的水平，稳定的 β-catenin 进入细胞核后通过抑制下游基因 TCF3 的作用，从而促进干性相关基因 Nanog 的表达，维持细胞自我更新。另一方面，GSK3 抑制剂可以稳定细胞内 c-Myc 的蛋白水平，促进小鼠 ES 细胞的增殖[15]。不过，Wnt 信号通路在人 ES 细胞中的作用机制与小鼠 ES 细胞不同，激活 Wnt 信号通路诱导人 ES 细胞进一步分化。近期有研究报道，在人 ES 细胞中抑制 GSK3 的同时通过小分子化合物 XAV939 稳定细胞内 AXIN 的蛋白水平从而降低下游 TCF/LEF 的信号水平，对人 ES 细胞的自我更新有促进作用[16]。Wnt 信号通路在小鼠和人 ES 细胞中的这种差别可能由于下游基因的调控差异引起的。

目前，关于小鼠和人 ES 细胞自我更新调节机制之间存在差异的内在机制还不是很清楚。研究发现人 ES 细胞与小鼠发育至 5.5 天时植入后胚胎获得的 Epiblast 干细胞更加相似，所以目前认为现有的小鼠 ES 细胞处于相对发育早期的 Naive 状态，而人 ES 细胞处于相对发育后期的 Primed 状态[17]。Primed 状态的干细胞不具备 Naive 状态下 ES 细胞形成嵌合体动物以及生殖细胞遗传的能力。相对于小鼠 ES 细胞，人 ES 细胞中与分化相关的基因表达水平上升较为明显。由于人 ES 细胞相对来说比较难以培养以及进行基因修饰，是否能获得与小鼠 ES 细胞性状相似的人 ES 细胞也是干细胞领域面临的一个热门问题。近年来，相继有文献报道采用不同的小分子化合物组合有可能将人 ES 细胞维持在更为原始的 Naive 状态，只是目前这些研究还未形成完全明确统一的认识[18]。

（三）胚胎干细胞与造血相关的应用研究

在研究 ES 细胞调控机制的同时，研究人员的另一个目标是进一步将其诱导分化为不同类型的细胞（如肝脏细胞、胰岛细胞、神经细胞、血液细胞等）并应用到临床疾病治疗。由于造血干细胞体外培养困难，利用 ES 细胞分化形成各种造血系细胞有望解决血液细胞的来源问题，造血发生的研究也成为干细胞发现以后非常活跃的研究领域之一。

早期体外诱导 ES 细胞分化常采用形成拟胚体（embryoid body）的方法来模拟胚胎的发育过程，从而诱导细胞分化。在去除 ES 细胞培养液中的分化抑制因子后，将细胞进行悬浮或悬滴培养，ES 细胞会聚集形成球状拟胚体。进一步分化后，球状拟胚体内部会形成囊腔结构，与胚胎发育过程中的卵黄囊相似。Doetschman 等发现小鼠 ES 细胞形成的拟胚体中含有血岛细胞，这些细胞可以在细胞因子的作用下进一步形成造血前体细胞[19]。另一种方法是将 ES 细胞与不同的基质细胞（stromal cell）系 S17，OP9 等共培养，直接诱导细胞分化为造血细胞。其中，OP9 基质细胞系是从 M-CSF 缺失的小鼠颅骨中分离建立的细胞系，在促进 ES 细胞体外分化形成淋巴及粒系细胞方面的效率相比其他基质细胞的效率更高[20]。

对 ES 细胞向造血分化的研究结果显示，ES 细胞分化获得的造血前体细胞更类似原始造血细胞，缺乏表达永久造血所必需的关键转录因子。Perlingeiro 等发现在 ES 细胞中过表达 Bcr/Abl 可以诱导 ES 细胞分化形成粒系、淋系及红细胞等多种细胞[21]。Kyba 等发现在 ES 细胞中过表达 HoxB4 可以诱导 ES 细胞大量生成造血前体细胞[22]。另外，*CDX4* 基因的表达也与细胞分化过程中的血液细胞谱系的选择平衡相关。2016 年 CHENG-TAO 等发现在 ES 细胞向造血细胞分化至第 10 天时，诱导激活 *klf1* 基因的表达可以促进细胞向红系细胞分化[23]。Thomas Moreau 等报道，过表达 *GATA1*、*FLI1* 和 *TAL1* 这三个基因可以促进 ES 细胞转变为巨核细胞（megakaryocyte），这些细胞可以进一步形成血小板，有一定的应用前景[24]。不过，以上这些通过表达外源基因诱导细胞分化的方法存在细胞遗传变异的风险，另一方面形成的分化细胞中造血细胞谱系分布与骨髓来源的细胞还是存在较大的差距，获得的细胞不能直接应用于临床。是否能直接通过添加细胞因子激活关键信号通路或者应用小分子化合物来诱导关键基因的表达，从而提高 ES 细胞向造血细胞分化的效率和质量值得更进一步的探索。

小鼠 ES 细胞向造血细胞分化的研究为人 ES 细胞的分化研究奠定了一定的基础。人 ES 细胞分离成功后，2001 年，James Thomson 实验室首先报道了人 ES 细胞向造血细胞分化的研究。将人 ES 细胞共培养于小鼠基质细胞 S17 或卵黄囊内皮细胞系 C166 上，经过 17 天的培养，大约 1%～2% 的分化细胞为 $CD34^+$ $CD38^-$ 细胞[25]。随后，2005 年，Vodyanik 等报道利用人 ES 细胞与 OP9 细胞共培养的方法可以提升细胞向造血细胞分化的效率，最终获得的分化细胞中 $CD34^+$ 细胞阳性比例可以达到 20%，并且这些细胞可以进一步分化为 B 细胞，NK 细胞，粒细胞等[26]。在 iPS 技术出现以后，Lengerke 等证实 iPS 细胞也能高效的诱导分化为 $CD34^+CD45^+$ 细胞，只是目前还没有证实 iPS 细胞来源的造血细胞能够在动物体内移植后长期存活[27]。除了拟胚体和基质细胞共培养，在 ES 细胞向造血细胞分化过程中还用到多种细胞因子促进中胚层细胞的分化，包括干细胞因子（SCF），BMP4，血管内皮生长因子（VEGF），这些细胞因子协同作用诱导 ES 细胞向中胚层细胞分化以及造血细胞形成。

目前，ES 向造血系统分化的调控机制受到了广泛的研究，但总体来说，ES 细胞在造血相关的应用方面目前仍处于实验室阶段，临床应用方面还存在许多问题有待解决。首先，目前 ES 细胞向造血细胞诱导分化效率不高，成本高昂，很难大量推广应用。其次，现有的分化方法采用鼠源基质细胞共培养，存在鼠源细胞的污染的问题。而且，ES 细胞分化后的造血系细胞的纯化也比较困难，限制了细胞的应用。此外，由于造血系细胞的功能很难在体外明确鉴定，ES 细胞分化获得的造血系细胞在移植后体内功能也不确定，临床应用的安全性问题也有待明确。

二、诱导多能干细胞

（一）诱导多能干细胞的出现

ES 细胞的成功分离为再生医学技术在人类疾病治疗过程中的应用奠定了基础。但由于 ES 细胞的分离需要破坏动物胚胎，在将 ES 细胞技术应用到人类时存在很大的伦理问题，人 ES 细胞的来源问题必将限制相关技术的应用。2006，日本科学家山中伸弥教授利用病毒转基因的方法在小鼠成纤维细胞中过表达 4 种 ES 细胞干性维持相关基因（*Oct3/4*、*Sox2*、*Klf4* 和 *c-Myc*，简称 OSKM 四因子）就可以将成纤维细胞诱导重编程为多能性细胞，诱导获得的细胞具有与 ES 细胞相似的多能性，称为诱导多能干细胞[1]。

诱导多能干细胞技术的出现可以说是对细胞命运调控机制理论逐步积累后的一种突破。历史上，最初人们认为细胞的分化过程是不可逆的。1962 年，John Gurdon 通过体细胞核移植实验证明分化的细胞核保留了所有的遗传信息，并且可以重新回到多能性状态。另外，一些细胞的命运可以通过转基因表达单个转录因子就发生明显的改变。例如，过表达 *MYOD* 基因可以使小鼠成纤维细胞转变为肌母细胞（myoblast）；过表达 *GATA-1* 基因可以使原始粒细胞（myeloblast）转变为巨核细胞（megakaryocyte）和红细胞组细胞（erythrocyte precursors）；过表达 CEBP-α（CCAAT/enhancer-binding protein-α）或 CEBP-β 可以使 B 淋巴细胞转变为巨噬细胞（macrophages）。这种细胞转分化现象促使山中伸弥教授开始研究是否可以通过表达 ES 细胞关键的转录因子使成体细胞转变为 ES 细胞。通过比较 ES 细胞与成纤维细胞的基因表达差异，最终从 24 个候选基因中筛选发现在小鼠成纤维细胞中过表达 Oct3/4、Sox2、Klf4 和 c-Myc 这四种转录因子可以将细胞重编程为 ES 细胞。随后，2007 年，山中

伸弥教授团队和美国 James Thomson 教授团队利用类似的技术在人类细胞中重复出了这一结果，其中山中伸弥教授利用与诱导小鼠 iPS 细胞相同的 OSKM 四因子，James Thomson 教授团队利用的是 OCT3/4、SOX2、NANOG 和 LIN28 这 4 种转录因子[28]。

在机制方面，体细胞重编程为 iPS 细胞的过程中，体细胞需要激活多能性调控相关基因表达，同时需要激活细胞周期调控相关的信号通路。例如，c-Myc 可以促进细胞增殖，而抑制 p53 信号可以提高体细胞重编程为 iPS 细胞的效率。其他一些细胞周期激酶抑制剂如 CIP1、INK4A、ARF 等也能抑制 iPS 的形成，而 cyclin D1 能提高 OSKM 四因子诱导细胞重编程的效率。同时，细胞重编程过程涉及细胞内一系列表观遗传学状态的动态变化，例如参与调控组蛋白甲基化或乙酰化状态的酶可以通过上调干细胞基因或抑制体细胞基因的表达水平，调控 iPS 细胞重编程[28]。

iPS 细胞的发现解决了 ES 细胞存在的伦理问题，为 ES 细胞技术的临床应用提供了新的细胞来源。在需要时可以先将患者来源的成体细胞重编程为 iPS 细胞，再分化为需要的细胞用于临床治疗。但在大规模临床应用前，iPS 潜在的安全性问题需要解决。2014 年，日本研究人员开展了一例利用患者自体来源的皮肤成纤维细胞重编程为 iPS 细胞后再分化为视网膜色素表皮细胞（retinal pigment epithelial cell，RPE cell）治疗老年黄斑变性的临床试验[29]。但在进行第二例临床研究时，他们发现 iPS 细胞及 iPS 来源的 RPE 细胞中存在一些遗传变异，这些突变包括：12 号染色体 YAF2 基因编码区的杂合性丧失、15 号染色体 SNRPN 基因编码区的杂合性丧失以及 X 染色体 STS 编码区的丢失。虽然这些 iPS 细胞来源的 RPE 细胞通过了小鼠体内成瘤实验证明其安全性，但这仍引起了现有 iPS 技术存在安全性问题的担忧。最终，第二例临床 RPE 细胞的移植研究采用了异体细胞移植取代存在突变问题的自体细胞[30]。

通过现代基因组技术方法分析发现，iPS 细胞中的遗传变异主要包括：染色体异常、拷贝数变异和点突变。这些遗传变异主要可能来源于：①用于诱导重编程制备 iPS 细胞的成体细胞中存在的突变；②重编程诱导引起的突变；③iPS 细胞扩增过程中引起的突变。在大规模应用 iPS 技术前有必要理解这些突变的调控机制，优化 iPS 重编程技术，从而减少细胞突变的形成，提升 iPS 细胞的安全性。

（二）诱导多能干细胞技术的优化

针对 iPS 细胞目前存在的重编程效率不高，易形成基因突变的问题，iPS 技术的优化主要可以从以下这几点来考虑：

1. 细胞来源的选择　由于 iPS 技术最先是利用皮肤成纤维细胞作为起始细胞的，但后期研究发现 50% 的来自皮肤成纤维细胞重编程后获得的 iPS 细胞克隆含有紫外线引起的基因突变[31]。有文献报道造血干细胞重编程获得的 iPS 细胞中基因突变相对更少，而脐带血细胞富含造血干细胞，脐带血细胞有希望作为更好的起始细胞用于制备 iPS 细胞。同时，考虑到外周血取材方便，外周血细胞也有希望成为理想的细胞来源用于 iPS 细胞的制备。另外，细胞供者的年龄也是需要考虑的因素。已有研究表明随着年龄的增长，细胞产生的 DNA 损伤也相应增加，利用年轻供体来源的细胞制备 iPS 细胞可以获得更高的重编程效率，同时也降低 iPS 携带异常突变的风险。

2. 细胞重编程方法的优化　最初的 iPS 细胞采用逆转录病毒载体进行外源基因的导入，由于逆转录病毒载体会插入基因组，最终获得的 iPS 细胞含有一定程度的基因突变，在安全性方面存在问题。因此，科研人员首先对基因的转染方式进行了优化探索，已有的报道包括利用非病毒质粒载体、非整合型的病毒载体（如仙台病毒载体技术）、mRNA 转导等方法，也有团队尝试直接利用蛋白质转导技术将关键的蛋白转入成体细胞中诱导细胞重编程。在病毒载体方面，仙台病毒作为一种负链单链 RNA 病毒，病毒感染细胞后不会进入细胞核，降低了细胞基因突变的风险，而且这种病毒载体重编程的效率较高，可以用于多种细胞的重编程，具备一定的优势[32]。

3. 重编程因子的选择　早期的 iPS 细胞诱导过程中所用到的转录因子包含 c-Myc，c-Myc 是一种原癌基因，这有可能导致最终获得的 iPS 细胞携带致瘤性基因突变。研究发现 L-Myc 可以替代 c-Myc 的作用，同时降低突变形成的概率[28]。也有团队尝试减少 iPS 诱导过程中外源因子的种类，或者寻找新的转录因子组合以期提高 iPS 细胞重编程的效率以及安全性。Huangfu 等报道，仅用 Oct3/4、Sox2 这两种转录因子就可以将人成纤维细胞重编程为 iPS 细胞[33]。同济大学高绍荣教授课题组发现 DNA 脱甲基化酶 TET1 可以代替 Oct3/4 在重编程中的作用[34]。2019 年，广州生物医药与健康研究院裴端卿教授课题组建立了一套完全不包括 OSKM 这四种转录因子的因子组合可以诱导体细胞重编程，这一结果表明干细胞的命运调控可以通过多种途径实现，为理解细胞重编程的调控机制提供了新的线索[35]。

4. 小分子化合物　小分子化合物可以调控细胞的信号通路或者表观遗传修饰，影响干细胞的自我更新,同样在 iPS 细胞重编程过程中可以起到明显的调控作用。例如:TGF 抑制剂可以诱导 Nanog 的表达从而在细胞重编程过程中替代外源 *Sox2* 基因。小分子化合物如丙戊酸(valproic acid,VPA)可以抑制组蛋白脱乙酰化酶(histone deacetylase,HDAC)促进细胞重编程。维生素 C 通过调控组蛋白脱甲基化酶 JHDM1A、JHDM1B 和 DNA 脱甲基化酶 TET 的作用提高细胞重编程效率。2013 年,北京大学邓宏魁教授课题组首先报道了利用 6 种小分子化合物的组合诱导细胞重编程的结果[36]。虽然文章中细胞重编程的效率仍相对较低,但利用小分子化合物激活关键干性基因的表达这一思路还是引起了大家的极大兴趣。基于类似的研究思路,后续中国科学院谢欣教授课题组、裴端卿教授课题组均报道了利用小分子化合物诱导细胞重编程获得成功。这些结果提示通过优化的小分子化合物组合是有可能提升细胞重编程效率,简化实验的操作步骤,从而促进 iPS 细胞技术的应用。

iPS 细胞的出现解决了 ES 细胞的来源问题,为 ES 细胞技术的临床应用去除了一个障碍。经过十多年的研究,我们对 ES 细胞的命运调控以及 iPS 细胞重编程的机制理解也更为深刻。在逐步解决 iPS 细胞技术中存在的问题后,iPS 细胞有可能在基础研究和临床方面均获得广泛的应用。

(三) 诱导多能干细胞的应用研究

iPS 细胞具有与 ES 细胞相似的生物学特性,在细胞培养、分化等方面可以完全借鉴 ES 细胞的研究成果。利用体外诱导 ES 细胞分化的方法将自体来源的 iPS 细胞分化为不同功能的细胞进行细胞移植治疗,不存在异体细胞移植存在的免疫排斥问题。除了细胞移植治疗,相比 ES 细胞,iPS 细胞还具有一些相对独特的应用前景。

首先,iPS 细胞可以用于构建疾病模型。以往疾病研究通常使用转基因动物模型或者细胞系。但由于动物模型与人在生理、病理方面存在一定的差异,利用转基因动物模型获得的实验结果往往无法直接转化到人类疾病研究。而细胞系模型在经过长期的传代培养后,往往携带新的遗传突变,影响了细胞实验的结果。另外,大多数与遗传背景相关的疾病只有在某些特定类型的细胞中才呈现出疾病表型,这也增加了构建体外细胞模型的难度。iPS 细胞在这方面正好可以避免这些问题。患者来源的体细胞制备的 iPS 细胞携带疾病相关的遗传背景,可以经过大量扩增后再分化为疾病相关的细胞作为疾病细胞模型。已经报道的与血液疾病相关的 iPS 细胞模型包括:镰刀型细胞贫血、地中海贫血、血友病、白血病、范尼可贫血等[37]。利用这类疾病来源的 iPS 细胞构建的细胞模型一方面可以用于高通量的药物筛选从而发现新的治疗药物;另一方面,可以针对患者从已有的药物中筛选疗效好、毒性低的药物,从而达到疾病的个性化治疗,降低治疗费用,提升治疗效果。

其次,iPS 细胞可以与基因编辑技术结合用于一些遗传疾病的治疗。现有的干细胞技术(如造血干细胞移植)面临着缺少合适的供体以及异体移植引起的免疫排斥等问题,iPS 细胞有希望解决自体干细胞的来源问题。针对一些遗传研究相对清楚的血液病,例如镰刀型细胞贫血、地中海贫血等,可以将患者来源的体细胞重编程为 iPS 细胞后,通过基因编辑修复遗传突变,然后分化为造血前体细胞再回输给患者,有可能获得理想的治疗效果。Hanna 等报道,将人源化镰刀型细胞贫血小鼠模型的成纤维细胞重编程为 iPS 细胞后,利用同源重组的方法修正基因突变,然后将基因纠正的 iPS 细胞分化为造血前体细胞后再移植到疾病模型小鼠体内,可以观察到正常血红蛋白 HbA 水平明显上升,突变血红蛋白 HbS 降低,提示在疾病小鼠模型中获得了良好的疗效[38]。

另外一类细胞治疗相关的应用是免疫细胞治疗。近年来嵌合抗原受体 T 细胞(CAR-T)技术在血液瘤的治疗上获得了良好的效果,尤其是针对 CD19 靶点治疗白血病的 CAR-T 技术。但现有的 CAR-T 技术需要分离自体 T 细胞进行扩增,在一些疾病状态下,自体 T 细胞的分离制备可能失败。利用 iPS 细胞技术,可以在 iPS 阶段制备 CAR-iPS,然后再分化形成 CAR-T 细胞或者 CAR-NK 细胞等用于疾病治疗。通过基因编辑敲除 iPS 的 HLA 抗原,甚至可以制备通用型的 CAR-T 细胞,免除了个性化制备 CAR-T 细胞的等待过程[39]。这方面已经有生物技术公司开发出相关的产品用于临床试验。

总体来说,目前大多数关于 ES 细胞或 iPS 细胞的应用仍处于理论研究开发阶段,在 iPS 重编程技术优化、细胞定向分化、大规模的细胞扩增等方面均需要进一步的研究探索。相信在相关的技术难点被攻克后,ES 或 iPS 细胞可以为细胞治疗领域带来更多有价值的应用。

第二节　间充质干细胞

间充质干细胞(mesenchymal stem cell 或 mesenchymal stromal cell,MSC)是来源于中胚层的成体多能干细胞,它具有很强的自我更新能力以及分化潜能。MSC 最早从骨髓基质中发现,1970 年,Friedenstein 等

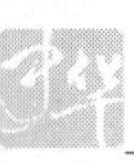

首先从豚鼠骨髓来源的细胞中培养获得一些贴壁生长的成纤维样的细胞克隆，后续体内和体外实验显示这些细胞克隆可以分化形成骨组织以及脂肪细胞[40]。1988年，基于Friedenstein等前期的研究结果，Maureen Owen将这类细胞命名为“基质干细胞”（stromal stem cell）。1991年，Caplan提出了间充质干细胞（mesenchymal stem cell）的名称。1999年，Pittenger等分离获得人间充质干细胞，并且证明人间充质干细胞具有分化为脂肪细胞、成骨细胞、软骨细胞的能力[41]。由于间充质干细胞是骨髓来源的细胞贴壁培养后获得的细胞，是异质性的细胞群体，这与造血干细胞、ES细胞所表现出的细胞“干性”特征还是有一定的差距，因此有很多研究将其称为mesenchymal stromal cell。早期由于间充质干细胞缺少明确的细胞鉴定方法，而且不同组织来源及不同培养方法获得的间充质干细胞存在一定的表型差异，文献报道中的命名也不一致，这些都不利于相关研究结果的比较分析。2005年，国际细胞治疗协会（International Society for Cellular Therapy，ISCT）建议将这类成纤维样贴壁生长的细胞定义为多能性间充质基质细胞（multipotent mesenchymal stromal cell），同时为符合特定标准的细胞保留mesenchymal stem cell命名，两者都可以缩写为MSC[42]。2006年，ISCT提出了间充质干细胞的最低鉴定标准，包括：①在体外含血清培养条件下，贴壁生长，高度增殖；②表达细胞表面抗原CD105、CD73、CD90，不表达CD45、CD34、CD14或CD11b、CD79α或CD19、HLA-DR；③具备体外分化为脂肪细胞、软骨细胞、成骨细胞的能力[43]。虽然MSC首先从骨髓细胞中培养获得，近年来研究发现MSC几乎存在于所有的组织。有观点认为MSC来自于体内的血管周细胞（pericyte），MSC与血管周细胞在基因表达、分化能力等方面非常相似，不过这一观点还需要更多研究确定[44]。目前，已有报道可以从脂肪、脐带、肌肉、牙髓等组织分离获得间充质干细胞，在分化能力方面除了前面提到的脂肪细胞、成骨细胞和软骨细胞，间充质干细胞还可以分化为神经细胞、肝细胞等其他胚层来源的细胞[45]。

由于间充质干细胞的获取相对容易，相比胚胎干细胞，所涉及的伦理限制也较少，因此间充质干细胞成为目前在细胞治疗、组织工程等临床研究应用最多的一类干细胞。除了多分化潜能，间充质干细胞具有很强的抗凋亡、促进细胞增殖、造血支持、免疫调节等作用，在血液疾病方面具有独特的作用。这里我们针对间充质干细胞在免疫调节、造血支持以及预防和治疗移植物抗宿主病（GVHD）方面的应用作一概述。

一、间充质干细胞的特性

（一）间充质干细胞的体外培养

MSC最早是通过将骨髓来源的细胞在含有血清的培养条件下培养筛选获得的异质性细胞群体。目前，大多数MSC培养采用在DMEM或α-MEM等基础培养液中添加10%~20%胎牛血清的条件下培养，在这种条件下MSC贴壁生长，呈现出类似成纤维细胞样的长梭形。胎牛血清为MSC的生长提供必需的营养因子，促进细胞贴壁生长。体外培养的MSC可以传代培养8~15代左右，这期间MSC倍增40~50次。随着传代次数的增加，MSC逐渐衰老，细胞增殖和克隆形成能力减弱，分化能力降低[46]。MSC培养所使用血清的质量直接影响MSC的自我更新能力以及培养后细胞的分化潜能，添加胎牛血清还增加了感染外来病原体的危险，同时培养获得的MSC细胞中存在胎牛血清来源的抗原分子的问题。已有研究发现将MSC输注到人体后会引起机体产生抗牛血清蛋白的免疫反应。这些问题不利于MSC进一步的临床应用，优化MSC的培养体系、寻找替代血清的关键因子甚至成分明确的培养体系就显得意义重大。

研究表明bFGF、表皮生长因子（EGF）、转化生长因子-β1（TGF-β1）、血小板源生长因子（PDGF）、胰岛素样生长因子（IGF-1）等细胞因子参与对MSC的生长和分化的调控，其中bFGF在促进MSC细胞增殖、保持细胞的多能性方面具有重要的作用[47]。在一些成分明确的MSC培养液中，bFGF结合PDGF和胰岛素可以代替血清的作用。血小板包含多种细胞生长因子，包括PDGF、TGF-β1、bFGF、IGF-1等。2005年，Doucet等报道血小板裂解物可以代替血清用于MSC的培养，添加血小板裂解物培养的MSC具有更好的克隆形成率，细胞增殖更快，同时保持了MSC的分化和免疫抑制能力[48]。血小板裂解物相对血清更安全，比较适合建立大规模临床级MSC细胞培养体系。不过，对于添加血小板裂解物培养的MSC细胞与常规添加血清培养条件下获得的MSC在免疫调节能力、分化潜能是否完全相同还有待更多的研究。

除了细胞培养液，MSC还受到其他一些因素的影响，例如环境压力、氧浓度、细胞培养瓶的材质等。骨髓来源的MSC在骨髓中处于相对低氧（4%~7%氧气）的条件，而大部分体外细胞培养条件采用20%氧浓度条件。在低氧条件下，MSC通过缺氧诱导因子HIF-1α和HIF-2α感知氧浓度的变化，调控与细胞增殖、存活、糖酵解以及血管生成相关基因的表达。多项研究表明低氧条件下培养的MSC增殖更快，干性相关基因的表达水平升高，而且低氧条件处理的 MSC 能更好地维持细胞成骨分化、促进血管生成的能力[49]。在细胞培养方法上，除了常规的单层细胞培养，还可以采用微载体结合生物反应器等方法对 MSC 进行大规模的培养扩增。常用的微载体尺寸大约 90～380μm，芯材可以采用改性聚苯乙烯，纤维素，右旋糖酐，明胶等，同时微载体表面可以结合胶原蛋白，纤连蛋白，二乙氨基乙基，三乙铵等以促进 MSC 的黏附生长[50]。

（二）间充质干细胞的异质性

体外培养的 MSC 是一种异质性的细胞群体，细胞克隆之间以及同一个细胞克隆中的不同细胞间在生长特性、基因表达上可能都存在一定的差异，各细胞的多能性并不完全一致。同时 MSC 的性状容易受到外界环境的影响产生一些潜在的变化。在体外高密度传代培养时可以获得形态以及表面标志基因表达较为均匀的细胞。但体外传代培养过程可能使细胞丢失一些关键特性，例如细胞的分化潜能发生变化。而且小鼠 MSC 在传代培养后容易发生转化，端粒酶表达水平升高。相对小鼠 MSC，人 MSC 在传代培养后发生转化的概率较低。在细胞形态上，即使选择单个 MSC 细胞克隆进行传代培养，所获得的细胞也至少包含三种形态：①形态较小、快速增殖的细胞；②纺锤形、成纤维细胞样细胞；③扁平样、生长缓慢的细胞。其中形态较小、快速增殖的细胞表现出较强的多系分化能力。但是，随着传代培养时间的延长，这类细胞所占的比例逐渐降低。这一现象提示 MSC 在传代培养过程中存在非对称细胞分裂和分化[51]。

另外，不同组织来源的 MSC 在生物学特性、蛋白表达、基因转录谱等方面存在明显的不同。在细胞表面标志基因表达上，已有研究报道多种表面抗原可以用于区分不同的 MSC 细胞亚群。例如，Stro-1 阳性的 MSC 细胞表现出更高的克隆形成率和多系分化潜能以及组织修复能力，有报道将其作为 MSC 细胞功能的评价指标。不过 Stro-1 在多种组织中表达，不只限于 MSC。而且，脂肪来源的 MSC 不表达 Stro-1，但在内皮细胞生长条件下培养后开始表达。这些结果显示 Stro-1 很难作为分离鉴定 MSC 的标志。CD271（低亲和力神经生长因子受体或 P75 神经营养因子受体）曾被作为早期 MSC 的标志，CD271 阳性的骨髓 MSC 具备更高的克隆形成率和三系分化能力。在不同组织来源的 MSC 中 CD271 的表达比例高低不等（2%～30%），bFGF 降低培养的骨髓 MSC 细胞中 CD271 的比例。由于 HSC 不表达 CD271，利用 CD271 进行筛选可以减少分离的 MSC 细胞中 HSC 的污染。CD271 阳性的 MSC 具有更高的成骨细胞分化能力，在伤口愈合中的作用效果更好。同时 CD271 阳性 MSC 具备很高的旁分泌作用，一方面抑制 T 细胞增殖，另一方面促进移植 HSC 的植入成功，这对临床应用时 MSC 功能指标的分析提供了一个选择。CD105 在不同组织来源的 MSC 中也具备不同的阳性率。MSC 可以促进心肌细胞的修复，但未经筛选的 MSC 分化形成心肌细胞的比例很低。体外和体内实验研究显示 CD105 阳性的 MSC 具有更强的分化为心肌细胞的能力。CD106（VCAM-1）与淋巴细胞和血管内皮细胞的黏附有关。不同组织来源的 MSC 均含一定比例的 CD106 阳性细胞，但在细胞传代培养或分化过程中表达逐步降低。CD106/Stro-1 双阳性的 MSC 具有更高的克隆形成率和三系分化潜能，而 CD106/CD271/CD90 阳性的 MSC 生长更快。另外，CD106 可能与 MSC 的免疫抑制功能相关，基因敲除 CD106 可以逆转 MSC 的免疫抑制作用。CD146 是一种 Ca^{2+} 依赖的黏附分子。TGF-beta 上调 MSC 中 CD146 的表达，bFGF 下调 CD146 的表达。CD146 阳性 MSC 表达 VEGF、SCF、血管生成素-1（angiopoietin-1）、SDF-1（stromal cell-derived factor）以及细胞间的 notch 信号维持造血细胞微环境的稳定。研究显示 CD146 阳性 MSC 倾向于分化形成血管平滑肌细胞。PDGFRa 是细胞表面的酪氨酸激酶受体。骨髓来源的 MSC 细胞中，PDGFRa 的表达与细胞供体的年龄相关，随着年龄增长，MSC 细胞中 PDGFRa 阳性比例下降。PDGFRa 阳性 MSC 可以分化为胶质细胞并分泌胶原蛋白，参与皮肤损伤修复。其他一些 MSC 异质性表达的表面标志基因还有 Nestin、CXCR4、SSEA-4、Stro-3、GD2、MSCA-1 等，这些异质性表达的表面标志基因表明 MSC 是由不同亚群细胞组成的混合体，MSC 细胞组织来源、细胞分离的技术方法、培养条件、传代次数等都影响 MSC 的特性，MSC 的标志基因表达也相应地发生明显的改变[52]。在临床应用时选择合适的标志对 MSC 细胞亚群进行筛选对提升最终治疗效果具有重要的意义。

（三）间充质干细胞的免疫学特性

目前普遍的观点是 MSC 具有较低的免疫原性，同时具备很强的免疫调控能力。体外扩增的 MSC 表达低水平的 MHC-Ⅰ类分子，不表达 MHC-Ⅱ类分子以及其刺激分子 CD40、CD80 和 CD86，并且 MSC 与免疫细胞共培养实验显示 MSC 能抑制 T 细胞的活化增殖。因此，早期认为 MSC 是一类免疫豁免（immune privileged）细胞。不过，近年来的研究显示在正常免疫活性小鼠体内，移植异体 MSC 细胞在体内的存活时间很短，大多数移植的细胞在 48 小时内死亡。而体内存活下来的异体 MSC 主要集中存在于机体免疫抑制部位。而且移植异体来源的 MSC 能启动机体的免疫应答并且促进记忆性 T 细胞的形成，从而更快的清除再次输入的外源 MSC 细胞[53]。虽然体外培养的 MSC 表达低水平的 MHC-Ⅰ类分子，不表达 MHC-Ⅱ类分子，但当 MSC 受到 IFN-γ 刺激或诱导分化为成熟细胞后，MHC 分子的表达水平明显升高。这些体内研究结果与早期体外共培养实验显示的 MSC 对免疫细胞的抑制作用存在一定的矛盾，有可能体外共培养实验时 MSC 与免疫细胞的比例较高，与体内的环境存在一定的差异。虽然 MSC 的免疫学特性还需要更多研究，但现有结果至少提示 MSC 并不是绝对的免疫豁免细胞。早期由于认为 MSC 没有免疫源性，在临床应用时可以采用异体 MSC。这样可以避免制备自体 MSC 所需的等待时间，特别当患者自体细胞状态不佳制备困难时，异体 MSC 应用就显得更有价值。但近年来对 MSC 的免疫学特性的重新认识，促使我们需要在 MSC 临床应用时更多的考虑 MSC 在体内可能形成的各种问题，例如异体 MSC 移植是否需要考虑配型，是否需要对患者应用免疫抑制剂以促使供体 MSC 在体内存活更长时间，或者利用 MSC 被机体清除的特性更多的利用 MSC 的旁分泌机制发挥治疗作用[54]。

二、间充质干细胞的免疫调节作用

由于 MSC 具有一定的分化潜能，最初的研究主要集中在利用 MSC 的分化再生能力治疗一些与组织修复相关的疾病。但近年来的研究发现 MSC 在体内更多效应是通过其强大的旁分泌机制来实现的，MSC 在促进血管形成、防止细胞凋亡、抑制炎症反应、调控细胞外基质等过程中发挥重要作用。研究显示，不管是自体还是异体 MSC，都具备免疫调节的功能。MSC 可以通过细胞间接触或分泌可溶性因子实现对先天免疫和适应性免疫的调控作用。依据不同的免疫环境，当免疫系统活性低时，MSC 可以促进炎症反应，而当免疫系统过度激活时，MSC 又可以抑制炎症反应，防止过度免疫反应引起的组织损伤[55]。

（一）间充质干细胞的免疫调控机制

目前关于 MSC 参与免疫系统调控的机制研究还不是很透彻，现有的观点认为 MSC 通过细胞间接触和分泌多种可溶性因子这两类机制发挥免疫调控作用。参与 MSC 免疫调控的主要信号分子包括：

1. TGF-β1 和 HGF　TGF 超家族调控多种生理和细胞功能，包括细胞生长、分化、胚胎发育、肿瘤形成等过程。MSC 持续表达 TGF-β1 和肝细胞生长因子（hepatocyte growth factor，HGF），两者都能抑制同种异体抗原（alloantigen）激活的 T 细胞增殖。目前研究表明 TGF-β1 参与 MSC 调节的 $CD4^+CD25^+Foxp3^+$Treg 细胞的形成以及抑制免疫细胞的增殖并诱导细胞凋亡。HGF 是一种多功能的细胞因子，参与细胞生长、形态发生、细胞迁移、血管形成等过程的调控。HGF 也能促进 Treg 细胞的形成、干扰 DC 细胞的功能，参与免疫调控[56]。

2. 吲哚胺-2，3-双加氧酶（indoleamine-2，3-dioxygenase，IDO）　IDO 催化色氨酸降解生成犬鸟氨酸。色氨酸是 T 细胞增殖所必需的氨基酸。IDO 一方面代谢色氨酸造成色氨酸耗竭抑制 T 细胞增殖，另一方面代谢产物犬尿氨酸的累积也抑制 T 细胞的增殖。另外，IDO 还参与调控 Treg 细胞的形成、抑制 DC 细胞的成熟和功能、抑制 Th17 细胞的分化以及 IL-2 激活的 NK 细胞的增殖和细胞毒活性。在肿瘤微环境中，肿瘤细胞也利用 IDO 抑制免疫，逃避免疫监控[57]。

3. 前列腺素 E2（prostaglandin E2，PGE2）　MSC 持续表达环加氧酶 COX1 和 COX2，与 PGE 合成酶一起参与催化花生四烯酸生成前列腺素。T 细胞和巨噬细胞是最易受 PGE2 影响的免疫细胞。PGE2 抑制 T 细胞增殖，促进细胞分泌 IL4 和 IL-10，促进 $CD4^+CD25^+Foxp3^+$ 及 IL-10^+IFN$\gamma^+$$CD4^+$ 调节性 T 细胞的分化[58]。另外，PGE2 还下调巨噬细胞中 MHC-Ⅱ类分子的表达，抑制单核细胞分化为 DC 细胞，抑制 IL-2 激活的 NK 细胞增殖[56]。利用化学阻断剂 indomethacin 或 NS-398 抑制 COX 的作用，可以减弱 MSC 的免疫抑制作用。

4. 白介素 10（IL-10）　IL-10 存在于 MSC 与免疫细胞共培养上清液中，有文献报道人和小鼠 MSC 均表达 IL-10，Toll 样受体 3（TLR3）信号增加入 MSC 的 IL-10 表达水平。也有报道认为 IL-10 是由免疫细胞生成的，MSC 与 T 细胞之间的接触对 IL-10 的形成至关重要。IL-10 抑制各种免疫细胞中 IL-2、TNF-α、IL-12、IFN-γ 的表达，同时下调细胞表面 MHC-Ⅰ类分子的表达，起到抗炎作用。MSC 与 $CD4^+CD25^+$Treg 细胞共培养后，IL-10 促进 Treg 细胞表达 PD-1，进一步提升 Treg 细胞的免疫抑制功能。另外，IL-10 抑制 DC 细胞的成熟和功能，并且通过下调 CD107a 抑制 NK 细胞的细胞因子释放和细胞杀伤功能[59]。

5. HLA-G5　HLA-G 是一类非经典的 HLA 分子，骨髓来源的 MSC 表达膜结合型的 HLA-G1 以及可溶型的 HLA-G5。IL-10 促进 HLA-G5 的表达，反过来，HLA-G5 通过正反馈调控又促进 IL-10 的表达。IL-10 与 HLA-G5 之间这种正反馈调控作用需要 MSC 与 T 细胞的直接接触，最终形成免疫抑制的微环境，促进

Treg 细胞的形成[60]。

6. 半乳糖凝集素(galectins)　半乳糖凝集素是凝集素超家族中的一个,对 β 半乳糖苷有特殊亲和力。半乳糖凝集素参与固有免疫和适应性免疫的调控。MSC 持续表达并释放半乳糖凝集素 1、半乳糖凝集素 3 和半乳糖凝集素 9,利用 siRNA 抑制半乳糖凝集素表达或者用中和抗体可以减弱 MSC 对 T 细胞和 B 细胞的抑制作用[61]。

除了以上这些可溶性因子,MSC 还通过细胞间接触调节不同免疫细胞的生长、存活和功能。介导这些效应的两个主要分子是 PDL1 和 FASL。PDL1 与免疫细胞表达的 PD1 或 CD80 结合后抑制活化 T 细胞的功能。降低 MSC 中 PDL1 的表达水平可以减弱 MSC 的免疫抑制功能[62]。MSC 还通过 FASL 激活 T 细胞的 FAS 信号通路,从而诱导 T 细胞凋亡[63]。凋亡的 T 细胞进一步促进巨噬细胞分泌 TGFβ,进而促进 Treg 细胞的形成,抑制免疫。

总体来说,MSC 的免疫调控机制非常复杂,目前认识仍不是非常清楚。已知 MSC 通过这些信号分子的联合作用发挥免疫调控功能,在不同的免疫环境下发挥不同效应,拮抗任一分子都不能完全阻断 MSC 的作用。

(二)间充质干细胞对免疫细胞的调控

1. 单核细胞和巨噬细胞　单核细胞在迁移到组织或者受到炎性刺激后分化形成巨噬细胞,巨噬细胞在炎症反应和组织再生过程中起着关键作用。在监测到细菌病原体时,小鼠骨髓 MSC 通过释放 CCL2,促进单核细胞从骨髓入血。而且,人和小鼠骨髓 MSC 可以通过 CCL3、CXCL2 和 CCL12 招募单核细胞和巨噬细胞到炎症部位。在炎症微环境中,巨噬细胞可以被极化为活性形式的 M1 型或 M2 型巨噬细胞,M1 型巨噬细胞具有很强的抗菌活性,而 M2 型巨噬细胞通过释放 IL-10 促进炎症消退和组织修复,分泌营养因子并促进凋亡细胞的清除[64]。骨髓 MSC 与单核细胞共培养后,通过 IDO 和 PGE2 依赖的调控机制促进 M2 巨噬细胞的产生,提升 IL-10 的产生并降低 TNF 和 IFN-γ 以及 MHC-Ⅱ类分子的表达。促炎症因子如 IFN-γ、TNF、LPS 或者异体激活的 T 细胞可以增加骨髓 MSC 中 COX2 以及 IDO 的表达,从而进一步促进 M2 型巨噬细胞的极化。M2 型巨噬细胞分泌的 IL-10 可以抑制中性粒细胞在受伤组织的过度浸润,一方面避免组织的过度损伤,另一方面可以让更多的中性粒细胞保留在血液中从而清除血液循环中的病原微生物[65]。

另外,MSC 还通过分泌 TSG6(TNF-stimulated gene 6)干扰巨噬细胞中的 TLR2-NF-κB 信号通路,从而降低巨噬细胞的活性。而且人和小鼠 MSC 还可以分泌 IL-1 受体拮抗剂防止巨噬细胞释放 TNF。单核细胞还释放 IL-1β,IL-1β 可以增强 MSC 分泌 TGF-β,从而抑制 T 淋巴细胞的作用[66]。

总体来说,MSC 通过招募单核细胞和巨噬细胞并诱导形成 M2 型巨噬细胞后,促进伤口的愈合,并通过负反馈调控机制防止过度的炎症反应,促进组织再生。

2. 中性粒细胞　中性粒细胞是固有免疫系统中数量最多的一类细胞,是重要的抗菌细胞。中性粒细胞主要存在于血液中,但当机体受到损伤时会很快聚集到受伤部位,发挥吞噬作用并释放杀菌分子。天然 MSC 或者 TLR3 刺激的骨髓 MSC 通过 IL-6、IFN-β 或 GM-CSF 依赖的信号通路促进静息期或者 IL-8 激活的中性粒细胞的存活。MSC 和中性粒细胞共培养可以上调中性粒细胞中抗凋亡分子 MCL1 的表达,而下调促凋亡分子 BAX 的表达,并增强中性粒细胞的代谢能力。通过这些机制,MSC 可以保持骨髓中中性粒细胞的数量,使得机体在受到病原体入侵时可以让中性粒细胞快速释放进入血液循环[67,68]。

3. 肥大细胞　肥大细胞(mast cell)是参与过敏反应的主要固有免疫细胞,同时在宿主防御和自身免疫中起重要作用。通过 PGE2 介导的途径,骨髓 MSC 可以抑制肥大细胞的多种功能,包括细胞迁移、TNF 的产生以及脱颗粒作用[69]。

4. 自然杀伤细胞　自然杀伤细胞(natural killer cell,NK)是参与固有免疫的主要效应细胞,在清除病毒感染或应激细胞方面发挥关键作用。同时 NK 细胞可以产生炎性细胞因子,如 IFN-γ 和 TNF。体外共培养实验显示,对于新鲜分离的 NK 细胞,人骨髓 MSC 可以抑制 IL-2 和 IL-15 刺激的 NK 细胞增殖,但对其细胞毒性作用没有影响。但在共培养条件下,对于经 IL-2 或 IL-15 激活后的 NK 细胞,MSC 可以抑制 NK 细胞的细胞毒性作用、细胞因子的产生、颗粒酶 B 的释放以及 NKp30、NKp44、NKG2D 等活化受体的表达。MSC 主要通过细胞间接触以及 PGE2、IDO、TGFβ 介导的途径实现对 NK 细胞的调控[70]。

另外,NK 细胞同时表达活化和抑制性受体,活化或抑制性信号的水平决定了 NK 细胞的效应功能,当活化信号强于抑制性信号时,NK 细胞被激活。人骨髓 MSC 也表达一些活化配体可以激活 NK 细胞,如 ULBP3、PVR 和 nectin2,经 IL-2、IL-12、IL-15 以及 IL-18 等激活的自体或异体 NK 细胞可以杀伤 MSC 细胞[71]。然后,在高水平的 IFN-γ 环境可以刺激 MSC 表达抑制性配体 HLA-G5,同时下调 ULBP3 的表达。

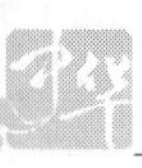

MSC 的这种变化加上 COX2 以及 IDO 等的协同作用使得 MSC 对 NK 细胞的抑制作用增强，从而抑制 NK 细胞的细胞毒效应。总体来说，MSC 与 NK 细胞的相互作用受到细胞活化状态的影响，同时细胞所处微环境中 IFN-γ 的水平也决定了两种细胞之间相互作用的最终结果。

5. T 淋巴细胞　MSC 利用多种途径调控 T 淋巴细胞的功能。首先，MSC 抑制机体固有免疫的激活，维持巨噬细胞、单核细胞以及 DC 细胞处于未成熟的抗炎状态，防止效应 T 细胞的激活，同时促进 Treg 细胞的形成。其次，MSC 通过产生多种免疫抑制分子，如 IDO、PGE2、TGFβ、HGF、PDL1 及半乳糖凝集素直接调控 T 细胞的功能。MSC 对 T 细胞的直接调控效应包括抑制 $CD8^+$ 细胞毒 T 细胞的激活以及 Th1 和 Th17 的分化，促进 $CD3^+CD25^+Foxp3^+$ Treg 细胞的形成。当 Treg 细胞形成后，MSC 进一步维持 Treg 细胞的状态，促进 Treg 细胞稳定从而更长时间的保持免疫抑制功能[72]。

6. 树突状细胞　树突状细胞(dendritic cell，DC)是体内最主要的抗原提呈细胞，其最主要的功能是加工处理抗原后向 T 细胞提呈抗原。体内，DC 细胞来源于 $CD34^+$细胞；体外，IL-4 和 GM-CSF 刺激单核细胞分化形成 DC 细胞。体内大部分 DC 细胞处于未成熟状态，未成熟的 DC 细胞与诱导免疫耐受有关。当 DC 细胞在摄取抗原或受到某些因素刺激时即分化为成熟的 DC，在这过程中，细胞 MHC-Ⅱ类分子、T 细胞共刺激分子 CD80、CD86 的表达水平上升。MSC 影响 DC 细胞的招募、成熟和功能发挥，抑制单核细胞分化形成 DC 细胞，抑制 CD1a、CD40、CD80、CD86 以及 HLA-DR 表达水平的上升[73]。另外，MSC 抑制 DC 细胞分泌 TNFα，进而抑制 DC 细胞的成熟以及向淋巴结的迁移和对 T 细胞的刺激功能。MSC 还抑制 DC 细胞分泌 IL-12，低水平的 IL-12 与 T 细胞的免疫耐受有关[74]。还有文献报道人骨髓 MSC 通过 Notch 信号通路诱导 $CD34^+$造血前体细胞分化形成调节性 DC 细胞，调节性 DC 细胞表达高水平的 IL-10 和低水平的 IL-2，并且抑制同种异体反应 T 细胞的增殖和功能，诱导 Treg 细胞的形成。MSC 通过不同的机制在多个阶段影响 DC 细胞功能，最终抑制免疫细胞应答[75]。

（三）免疫微环境对 MSC 免疫调节功能的影响

研究表明 MSC 的免疫调控作用并不是内在的，它受到多种因素的影响，其中免疫微环境中免疫细胞来源的炎性细胞因子对 MSC 的作用有着重要影响。这其中 IFN-γ 信号是调节 MSC 免疫功能最关键的细胞因子[76]。IFN-γ 由 T 细胞和 NK 细胞合成，当与 MSC 细胞表面的受体结合后促进 MSC 表达 TGF-β、HGF、IDO、PGE2、PDL1 等免疫调节分子。

炎症早期，低浓度的 IFN-γ 不能诱导 MSC 的免疫抑制能力，MSC 表现出免疫促进作用，协助机体建立适当的免疫反应。小鼠模型显示，存在于组织中的 MSC 识别微生物分子后分泌多种细胞因子(如：IL-6、IL-8、巨噬细胞集落刺激因子(GM-CSF)和巨噬细胞迁移抑制因子(MIF))，从而招募中性粒细胞，增强炎症反应，同时也促进中性粒细胞的存活，中性粒细胞迁移至炎症部位后发挥细胞吞噬作用[55]。除了中性粒细胞，MSC 在受到炎性细胞因子刺激后可以分泌趋化因子 CXCL-9、CXCL-10、CXCL-11，从而招募淋巴细胞促进炎症反应。当炎症反应达到一定强度后，受到免疫环境中高水平的炎症因子(如 IFN-γ，TNF-α，IL-17 等)刺激，MSC 中 COX2 和 IDO 的表达水平升高，使得细胞分泌更多的免疫抑制因子(如 PGE2，色氨酸代谢产物)抑制免疫细胞的作用，促进 M2 巨噬细胞的形成，从而抑制免疫反应[77]。

炎症环境中除了促进炎症的细胞因子，还含有免疫抑制性的细胞因子，如 TGF-β，起着维持免疫平衡的作用，同时也影响 MSC 的免疫调控功能[78]。MSC 表达 TGF-β 受体Ⅰ和Ⅱ，调控 MSC 的再生和分化。用 IFN-γ 或 TNF 预处理 MSC 可以促进 MSC 的免疫抑制作用，但同时添加 TGF-β1 或 TGF-β2，则可以下调由 IFN-γ 激发 MSC 的免疫抑制作用。有趣的是，由于 MSC 自身表达大量的 TGF-β，当 TGF-β 在 MSC 微环境中积累后反过来又可以通过 Smad3 下调 MSC 细胞中 IDO 的表达，降低 MSC 的免疫抑制作用，从而对 MSC 的免疫抑制作用形成反馈调控[79]。

Toll 样受体(Toll-like receptors，TLRs)是参与天然免疫的一类重要蛋白质分子，可以识别来源于微生物的病原分子并激活机体产生免疫应答。Toll 样受体信号不仅激活免疫细胞应答，同样对 MSC 具有调控作用。体外培养的 MSC 动态表达多种 Toll 样受体，当受到不同的 TLR 信号刺激后 MSC 可以产生不同的免疫调节效应。在缺氧条件下，MSC 受到促炎症因子 IFN-γ、TNF、IFN-α、IL-1β 刺激后上调部分 TLR 表达，增加 MSC 对炎症的敏感性[80]。而持续激活 TLR 又反馈抑制 TLR2 和 TLR4 的表达，以防止免疫细胞过度活化，维持免疫稳态。细胞表面不同的 TLR 可以识别不同的病原分子，例如 TLR4 识别细菌 LPS，TLR3 识别病毒双链 RNA。MSC 在受到不同的 TLR 刺激信号后可以极化为两种不同的表型，产生不同的免疫调节效应，如 TLR4 激发的 MSC 表现出促炎症表型，TLR3 激发的 MSC 表现出抗炎表型[55]。

由于MSC的免疫调节作用受到炎症微环境中多种因素的影响，在MSC临床应用时患者前期的治疗方案对MSC的疗效也有重要的影响。例如，在一些免疫系统相关的疾病治疗过程中常用到免疫抑制剂，如环孢素(cyclosporin)以及地塞米松(dexamethasone)。研究显示，环孢素和地塞米松都可以抑制MSC的免疫抑制作用[81]。类似于TGF-β对MSC的反馈调控作用，免疫抑制剂主要通过抑制MSC中IDO的表达从而降低MSC的免疫抑制作用[82]。MSC的这一作用特点对临床应用具有一定的指导意义。临床研究的结果显示，在免疫抑制剂耐受的患者中采用MSC治疗时往往效果更好[83]。在免疫抑制剂耐受的患者体内，持续的炎症反应可能为诱发MSC的免疫抑制作用提供合适的微环境。另一方面，对免疫抑制剂有效的患者，联合MSC和免疫抑制剂进行治疗没有明显的疗效提升。考虑到炎症因子对MSC的调控作用，在利用MSC治疗一些炎症相关疾病时，可以先对MSC利用IFN-γ等细胞因子进行预处理，诱导增强MSC的免疫抑制作用，从而提高MSC治疗的效果。在结肠炎、GVHD等动物模型的研究中证实预处理后的MSC治疗效果得到明显的提升，这为进一步提升MSC在临床上的疗效提供了实验基础。

三、间充质干细胞的临床应用

MSC具有多分化潜能、免疫调控、抗纤维化、促进组织再生等功能，因此被广泛应用于临床治疗，如：糖尿病、克罗恩病、多发性硬化、自身免疫性疾病等。与血液学相关的应用，目前研究最多的是MSC在造血干细胞移植过程中促进造血干细胞植入以及移植物抗宿主病(GVHD)的预防和治疗。

造血干细胞移植是治疗血液系统恶性疾病的关键手段，但造血干细胞移植后植入失败、以及GVHD的发生均会影响最终的治疗效果。MSC一方面通过形成造血干细胞niche，促进造血干细胞植入，同时通过其免疫调控作用在GVHD的预防和治疗方面表现出极大的潜力。

（一）间充质干细胞促进移植造血干细胞植入

研究表明MSC在骨髓微环境调控、造血支持方面具有重要的作用。早在1982年，Friedenstein在MSC的研究中就发现将MSC移植到肾包膜后可以形成造血干细胞微环境中的关键成分，包括脂肪细胞、成骨细胞、网状成纤维细胞(reticular fibroblasts)[84]。2010年，Mendez-Ferrer等发现骨髓中有一群nestin阳性的MSC，这些MSC产生多种造血干细胞促进因子，包括jagged1、stem cell factor(SCF)、CXCL12、血管生长素1(angiopoietin 1)，血管细胞黏附分子1(vascular cell adhesion molecule 1，VCAM1)、细胞间黏附1(intercellular adhesion molecule 1，ICAM1)以及N-cadherin等。Nestin阳性MSC的缺失将促进HSC动员至外周血，同时抑制HSC的归巢。交感神经调控nestin阳性MSC细胞的增殖以及趋化因子配体CXCL12的表达，进一步保持HSC在骨髓中的稳定。通过这一机制，肾上腺素信号间接调控造血干细胞在骨髓中的稳定以及周期性的释放造血干细胞进入血液循环。$CD169^+$巨噬细胞直接促进nestin阳性MSC表达与HSC维持相关的各种因子[85]。

造血干细胞移植患者由于化疗、放疗以及恶性血液疾病，其造血微环境往往受到破坏。MSC可以重建骨髓中受到破坏的基质，分泌各种造血细胞因子，如IL-6、IL-7、IL-8、IL-11、Flt-3配体以及SCF，促进造血干细胞的自我更新和分化。MSC还可能通过调节免疫微环境减少移植排斥，促进造血生成。

临床上，2000年，KOC等报道了在乳腺癌患者经过大剂量化疗后，MSC和HSC联合输注后可以促进造血恢复[86]。后续，又有多篇临床研究报道了MSC在造血干细胞移植中的作用。总体来说，大部分已有的报道表明MSC促进HSC植入方面安全、有效[87]。不过也存在一些争议，例如，Bernardo等报道MSC联合UCB输注对于造血系统的恢复没有帮助作用[88]。

（二）间充质干细胞在移植物抗宿主病中的作用

GVHD是异体造血干细胞移植(allo-HSCT)引起的常见并发症，它严重影响造血干细胞移植患者的存活率。30%～50%的患者在接受异体HSCT后会引发急性GVHD，部分急性GVHD患者会进一步发展为慢性GVHD。临床上，治疗GVHD通常采用糖皮质激素以及一些免疫抑制剂，但50%～60%的患者对糖皮质激素的治疗产生耐药，这些患者往往预后很差，5年生存率只有5%～30%。由于现有的GVHD治疗方法效果不佳，针对难治性GVHD急需开发更多新的治疗方法。考虑到MSC的免疫抑制以及造血支持功能，MSC有希望成为有效的替代疗法。

2004年，Le Blanc等首先报道了一例MSC治疗严重耐药GVHD患儿的病例。这名9岁的ALL患儿在接受造血干细胞移植后引起了严重的急性GVHD，经过激素以及各种免疫抑制剂治疗无效后，于移植后73天输注取自母亲的骨髓MSC，输注14天后，其急性GVHD症状得到明显控制[89]。自此以后，随着干细胞相关技术的进步，利用MSC治疗急性或慢性GVHD成为干细胞应用研究的一个新热点。至2020年5月，以GVHD和Mesenchymal stromal cell或Mesenchymal

stem cell 为关键词在 Clinicaltrial. gov 上检索分别可以搜到 16 项和 47 项临床研究，其中国内正在开展的临床研究有 11 项。目前大部分研究报道 MSC 治疗 GVHD 安全有效[90]。但也有报道相比于对照组，MSC 治疗对 GVHD 没有明显的效果。有文献报道，只有 GVHD 患者形成对 MSC 的细胞毒效应，才能在 MSC 治疗中获得较好的疗效[91]。另外，总体来说急性 GVHD 对 MSC 治疗的反应率高于慢性 GVHD[92]。

考虑到目前 MSC 对于 GVHD 治疗的效果还存在一定的争议，更多的研究开始考虑 MSC 在治疗 GVHD 时引起个体间差异的原因，例如患者免疫和炎症状态以及寻找与预后相关的 MSC 的检测指标[93]。目前关于 MSC 治疗 GVHD 需要考虑的问题还包括：

1. MSC 的来源　目前治疗 GVHD 主要采用异体来源的 MSC，HLA 配型是否配对没有太大的差异[83]。但对于不同组织来源的 MSC，如骨髓、脐带和脂肪，在临床治疗方面是否存在差异还有待更多的比较分析。有文献报道，在制备细胞过程中对 MSC 用 IFN-γ 或者缺氧环境等进行适当的预处理，增强 MSC 的免疫抑制活性可以获得更好的治疗 GVHD 的效果。不同的预处理对 MSC 产生不同的效果，在临床上针对不同需求进行适当的预处理可能对 MSC 最终的治疗效果产生深远的影响[94]。

2. MSC 的安全性问题　虽然大部分研究证明 MSC 临床治疗的安全性，但也有报道 MSC 抑制免疫反应有可能引起感染以及肿瘤复发的问题。另一个安全性问题是输注的 MSC 在毛细血管丰富的器官可能引起栓塞，这些问题在临床上需要更多的观察和预防。

3. MSC 的剂量问题和治疗方案　临床上，MSC 在输注时采用静脉注射 $1\sim10\times10^6$/kg 体重。由于目前临床应用 MSC 的各种鉴定标准指标还没有确定，不同组织来源的 MSC 在不同条件下培养后细胞功能特性存在一定的差异，针对不同患者选择合适的给药剂量、给药时机、给药途径等问题需要更多的探索。

4. MSC 细胞的 GMP 制备问题　MSC 是异质性的细胞群体，有研究表明 MSC 中掺杂的其他细胞有可能严重影响最终治疗的疗效[95]。另外，MSC 的各项功能检测指标还有待研究明确，从而更好地制备符合 GMP 规范的 MSC 以备临床使用。

间充质干细胞作为干细胞中的重要成员，其所具备的多分化潜能、造血支持、免疫调节等作用使其具备广泛的应用前景。同时间充质干细胞的安全性也较高，可以说是继 HSC 之后最接近大规模临床应用的成体干细胞。目前，已有用于治疗 GVHD 的间充质干细胞产品在美国、加拿大、日本等国获批临床应用。但近年来关于间充质干细胞特性也有一些新的理论提出，如何利用间充质干细胞在血液学相关的疾病治疗中发挥更好的作用还有待进一步研究。

第三节　造血干细胞

造血干细胞（hematopoietic stem cell，HSC）的概念最早是由 Till 和 McCulloch 提出，他们发现在将少量的小鼠骨髓细胞移植到受体小鼠后，可以在脾脏形成细胞克隆，这些克隆具备产生不同血细胞的能力，同时也能自我复制，这种骨髓来源的细胞即 HSC[96]。由于 HSC 在骨髓中的占比非常低（约 0.01%），这给 HSC 的研究带来了很大的困难。随着单克隆抗体以及流式细胞分选技术的出现，研究人员尝试利用流式细胞分选技术从骨髓中分离纯化 HSC，这其中美国斯坦福大学 Weissman 教授在分离与鉴定小鼠与人的 HSC 方面做出了杰出工作。经过多年研究，目前人们对于 HSC 的表型和功能特点已经有了比较清楚的认识，常用的筛选和分离人 HSC 的标志为 $CD34^+CD38^-CD90^+Lin^-CD45RA^-$[97]。在临床上，HSC 是最早开展临床应用的成体干细胞。早在 1968 年，美国的 Meuwissen 等就成功完成了世界上第一例 HSC 移植，治疗了一名患免疫缺陷症的儿童。此后，HSC 逐渐在治疗白血病、骨髓异常增生综合征、淋巴瘤、贫血、免疫相关疾病、肿瘤放化疗后造血功能恢复等方面得到了广泛的应用。文献报道，2014 年，欧洲地区进行了 4 万多例 HSC 移植。在国内，2008—2016 年在中国骨髓移植登记处记录的 HSC 移植有 21 884 例，其中自体 HSC 移植 5 253 例，异体 HSC 移植 16 631 例，同时 HSC 移植例数还在逐年增长。目前，移植 HSC 的细胞来源包括自体或者 HLA（human leukocyte antigen）配对的供体骨髓、脐带血以及 G-CSF 动员的外周血。不过，临床上 HSC 供体短缺的问题始终限制着 HSC 移植技术的应用。这一方面由于异体 HSC 移植时 HLA 配型成功的概率很低，另一方面，当没有合适的供体细胞来源时，患者自身也往往由于疾病原因很难获得足够数量的自体 HSC。脐带血虽然也可以作为理想的 HSC 细胞来源，但由于每份脐带血所含的干细胞数量有限，一份脐带血往往无法满足患者 HSC 成功移植的需要 $(3\sim4)\times10^6$/kg 体重[98]。因此，研究 HSC 自我更新的调控机制并建立 HSC 体外扩增技术就显得尤为重要。在此，我们针对 HSC 的调控机制、体外扩增以及结合基因编辑技术的应用研究现状作一概述。

一、造血干细胞自我更新

在人体发育过程中，HSC 最早期出现于卵黄囊

(yolk sac),胎儿时期存在于肝脏,出生后逐渐转移至骨髓[99]。骨髓中的 HSC 可以通过对称分裂(symmetric cell divisions)的方式生成 2 个 HSC 或 2 个造血祖细胞(progenitor cell),也可以通过非对称分裂(asymmetric cell divisions)方式形成 1 个 HSC 和 1 个造血祖细胞,从而维持 HSC 数量的稳定。正常情况下,体内大部分 HSC 处于静止(quiescent)状态,在当机体受到不同因素(如失血、射线、移植等)的刺激后,HSC 可以进入细胞增殖状态,从而促进机体造血功能的恢复[100]。HSC 的自我更新受到细胞内外多种因素(如:细胞微环境、转录因子、细胞和生长因子、代谢调控)的协同调控,这其中涉及的调控问题一直是 HSC 研究的热点,同时也是难点。

(一) 造血干细胞微环境

造血干细胞微环境(niche)的假说最早是由 Ray Schofield 提出的[101]。骨髓中的基质细胞、脂肪细胞、成骨细胞、内皮细胞等共同构成了 HSC 生存的微环境(niche),HSC 通过接受微环境中各种抑制性或刺激性信号分子以及细胞间的相互作用维持自我更新、细胞动员、植入或分化的平衡。组成 niche 的细胞包括血管周细胞(perivascular cell)、内皮细胞(endothelial cell)、成骨细胞(osteoblasts)、网状细胞(reticular cell)、神经元等。解剖学上,人体骨髓主要存在于长骨的骨髓腔中,骨髓腔内表面覆盖着由成骨细胞、破骨细胞(osteoclasts)和网状结缔组织支持的骨衬细胞(bone-lining cells)组成的骨内膜,HSC 在骨髓中主要位于骨内膜区域,存在于骨内膜区域的 HSC 相比存在于骨髓其他部位的 HSC 具有更强的自我更新能力[102]。静止期的 HSC 则特异性的存在于骨髓中靠近血管区域形成的血管周微环境(perivascular niche)中[103]。体外实验结果显示,间充质干细胞分化来的成骨细胞可以产生造血相关的细胞因子维持原始造血细胞(primitive haematopoietic cells)。在基因修饰的小鼠中增加成骨细胞的数量,HSC 的数量相应也增加[104]。骨髓中 nestin 阳性的 MSC 分布在血管周围,表达高水平的 SCF 和 CXCL12,维持 HSC 的稳定[85]。趋化因子 CXCL12 维持骨髓中 HSC 的稳定,敲除 MSC 中 CXCL12 的表达将导致 HSC 的耗竭。CXCL12 的表达还受到交感神经系统的控制,从而对 HSC 的动员入血进行周期性的生理调节[105]。内皮细胞则分泌多种因子促进 HSC 的自我更新。血管内皮细胞对 HSC 在血窦(sinusoids)中的维持发挥着重要作用,并且对骨髓移植后造血重建过程是必须的。条件性敲除内皮细胞中 GP130 细胞因子受体基因会导致骨髓功能紊乱和 HSC 细胞数量的减少[106]。骨髓中还包括其他多种细胞,例如:脂肪细胞通过分泌激素、脂肪酸等影响邻近细胞的功能。还有文献报道小鼠中脂肪细胞分泌瘦素(leptin)增加造血功能[107],不过也有报道认为脂肪细胞是 HSC 的负调控因素。这些研究显示骨髓微环境并不是均一的,不同类型的造血前体细胞受到骨髓中相对特异性的局部微环境调控。HSC 如何在复杂的骨髓微环境中保持自我更新和造血分化的平衡还需要更多的研究。

(二) 造血干细胞自我更新的调控

HSC 的自我更新受到细胞内外多种信号通路的协同调控,目前的研究主要集中在 HSC 细胞内转录因子的调控以及胞外细胞因子的作用机制这两方面。

1. 内在转录因子调控　早期通过基因敲除实验或者过表达外源基因的方法,发现多个转录因子与生理状态下 HSC 的发育调控相关,如 SCL、GATA-2、Lmo-2、AML-1 等转录因子是原始造血细胞形成的必须因子。在 HSC 自我更新方面,Hoxb4 过表达的 HSC 在体内的扩增能力显著高于对照细胞,连续移植实验显示 Hoxb4 过表达的 HSC 重建造血的能力明显增强[108]。此外,HoxA 和 HoxB 家族其他成员(如 HoxA4、HoxA9、HoxB6)也参与成体 HSC 的命运调控。Polycomb group(PcG)家族蛋白通过染色质修饰抑制靶基因的表达,研究发现 PcG 家族蛋白 Ezh2 和 Bmi1[109]能促进 HSC 自我更新并防止细胞耗竭。另外,包括微小 RNA(micro RNA)在内的非编码 RNA 也参与 HSC 的命运调控,如 miR-125 家族以及 miR-29a[110]等。这些研究为 HSC 调控的内在机制提供了大量的信息,不过通过在 HSC 中过表达转录因子的方法虽然可以促进细胞的自我更新,同时也可能引起细胞表型的转化。寻找自然状态下 HSC 关键转录因子的调控规律,进而通过外源因子直接调控 HSC 相关转录因子的表达,促进 HSC 的自我更新,将对 HSC 体外扩增体系的建立提供更大帮助。

2. HSC 的信号调控　HSC 微环境中的细胞分泌多种细胞因子和生长因子调控 HSC 的自我更新和分化。这方面的研究最早来自对 W strain 和 Sl strain 这两种突变小鼠的研究。W 位点位于 5 号染色体,Sl 位点位于 10 号染色体,这两种突变小鼠的表型主要为贫血,缺乏肥大细胞、黑色素细胞以及生殖细胞。当将正常骨髓细胞移植到 W 突变小鼠后可以完全恢复造血,而移植到 Sl 突变小鼠时,造血功能仍不正常。而将 W 突变小鼠的骨髓移植到野生型小鼠或 Sl 突变小鼠时,造血功能均不能恢复正常。反之将 Sl 突变小鼠骨髓移植到 W 突变小鼠后,造血系统可以恢复正常。这些实验结果促进了关于 HSC 与 niche 细胞相互作用的认识[97]。1990年左右，W和Sl突变位点中的关键基因相继被克隆，W位点中的关键基因编码c-Kit[111]，而Sl位点中的关键基因编码stem cell factor(SCF)，也称steel factor或kit-ligand[112]。此后，通过基因敲除实验又发现多种细胞因子及受体调控HSC的功能。在这其中，调控HSC功能最关键的两种细胞因子/受体组合是SCF及其受体c-Kit和血小板生成素(thrombopoietin，TPO)及其受体c-Mpl[113]。HSC表达c-Kit和c-Mpl这两种受体，任一基因的突变将导致HSC数量减少。与此相对应，SCF和TPO可以促进HSC的体外扩增。这些研究显示SCF和TPO是HSC的正向调控信号。除了SCF和TPO，随着HSC分离以及重组蛋白技术的进步，还发现其他多种细胞因子(包括：IL-3、IL-6、IL-11、Flt-3 ligand等)对HSC的自我更新有一定促进作用。不过，在这些细胞因子作用下，经过体外培养的HSC逐步丢失长期造血功能。而且有研究报道，HSC并不表达Flt-3受体，而IL-11受体基因敲除的小鼠具有正常的造血功能，提示这两种因子可能不是HSC自我更新的关键调控因素。

HSC的另一个特性是在体内主要处于静止状态，在需要时进入细胞增殖状态进行自我更新或分化从而促进造血。TGF-β信号在维持HSC细胞静止状态和增殖状态的平衡过程中起着一定的作用。体外培养时，TGF-β信号能抑制HSC细胞的增殖，TGF-β可以改变HSC细胞因子受体的表达，并且上调细胞周期激酶抑制剂(如p21、p57)的表达[114]。不过，体内实验显示TGF-βⅠ型受体基因敲除的小鼠具有正常的造血功能，体内TGF-β的研究结果与体外研究还是存在一定的差异。同时由于TGF-β的作用非常广泛，通过体内实验来验证TGF-β信号对HSC的调控作用还是存在一定的困难。除了TGF-β信号，另一调控HSC静止的信号分子是血管生成素-1(angiopoietin-1，ang-1)及其受体Tie2。HSC表达Tie2，Tie2的表达对造血没有影响，但是Tie2对维持成人骨髓中HSC的稳定是必需的[115]。生理条件下，表达Tie2的HSC处于静止状态，在骨髓中与表达Ang-1的成骨细胞相邻。体外培养条件下，Ang-1抑制HSC的增殖[116]。这些研究表明Ang-1/Tie2信号通路参与维持HSC静止状态的调控。

除了造血相关细胞因子，大量研究显示Wnt信号在HSC的自我更新中发挥重要调控作用。HSC微环境中的细胞表达Wnt蛋白，在HSC培养液中添加Wnt3a或Wnt5a可以增强HSC的自我更新。Wnt信号激活后可以稳定细胞内的β-catenin水平，促进β-catenin进入细胞核激活下游基因的表达。而在HSC中过表达β-catenin可以上调HoxB4以及Notch1的表达，促进HSC的扩增[117]。另外，Perry等报道利用GSK3抑制剂CHIR99021激活Wnt信号通路结合PTEN抑制剂以及细胞因子SCF和TPO的作用可以维持LT-HSC的功能[118]。不过Wnt下游信号通路非常复杂，其下游TCF/LEF分子的表达水平直接影响Wnt信号通路的最终结果。有研究报道低水平的Wnt信号促进HSC的扩增，而高水平的Wnt信号会导致HSC细胞耗竭[119]。

Notch信号是另一条非常保守的信号通路，哺乳动物有4种Notch受体(Notch1-4)和5种配体(DLL1、DLL 3、DLL4和Jag1、Jag2)，在发育、细胞命运决定、造血等过程中发挥关键调控作用。文献中报道的Notch信号通路对HSC的调控作用也有些矛盾结果。有文献报道Notch配体Delta1与SCF、IL-6、IL-11以及Flt3协同调控HSC的自我更新和分化[120]，而内皮细胞促进HSC自我更新的作用依赖Notch信号[121]。不过，也有文献报道Notch信号对HSC的自我更新不是必须的，其下游靶基因在生理条件下处于低水平的表达状态，Notch可能更多的与应激状态下HSC的造血调控有关[122]。

另外，Sonic hedgehog(Shh)信号通路也参与HSC的调控，并且Shh的作用依赖其下游BMP4信号，抑制BMP4信号通路可以阻断Shh促进HSC扩增的作用[123]。其他对HSC扩增有调控作用的因子还包括FGF、IGF、多效生长因子(pleiotrophin)、血管生成素样蛋白(angiopoietin-like proteins)等。

总体来说，已有的体内外实验为理解HSC自我更新的调控机制提供了越来越多的信息。但由于现有的培养条件还不能长期维持HSC体外自我更新，对于HSC的自我更新调控机制仍不明确，相信随着更多系统生物学方法在HSC研究中的应用，对HSC的调控机制会有更加全面的认识。

(三) 造血干细胞的体外扩增

HSC的来源问题极大地限制了其在基础研究以及临床上的应用，建立体外HSC的培养体系一直是HSC研究的目标。通常体外培养造血细胞的目的主要有：①制备具有重建长期造血功能的LT-HSC(long-term hematopoietic stem cell)用于移植治疗；②扩增ST-HSC(short-term hematopoietic stem cell)及祖细胞用于移植后快速恢复血细胞数量；③生成各种成熟的血细胞；④对体外培养的造血细胞进行遗传修饰用于基因治疗；⑤利用体外培养的细胞研究造血细胞的调控机制以及药物筛选。造血细胞可以在不同的刺激条件下扩增，依据不同目的使用不同的培养体系最终获得的细胞在组成和生物学特性上将有很大不同。这其中的核心问题就是对 HSC 自我更新调控机制的认识。关于 HSC 的体外扩增，以往主要从以下几方面开展研究：

首先，体内 HSC 的命运受到骨髓微环境中细胞的调控，利用不同细胞为 HSC 提供适当的微环境有利于 HSC 的扩增培养。体外共培养实验显示基质细胞、MSC 以及内皮细胞等可以促进共培养 HSC 的自我更新，提升最终获得 $CD34^+$ 细胞的数量。早在 1990 年，Fraser 等就报道利用基质细胞培养 HSC 的方法证明 HSC 体外扩增能力，但经过 4 周培养，具备重建造血能力的细胞逐步减少，表明这种条件仍不是最佳[124]。间充质干细胞通过细胞间接触以及分泌细胞因子促进人 HSC 的自我更新。一期临床试验证实了间充质干细胞共培养的 HSC 在移植后的安全性没有问题，并且移植与 MSC 共培养的 HSC 后能更快地恢复中性粒细胞以及血小板的功能[125]。考虑到 MSC 已经在临床上获得广泛的应用研究，MSC 细胞来源与制备也相对简单，在最终建立稳定的 HSC 培养体系前这种方法值得尝试。

其次，HSC 所存在的微环境中包含多种细胞因子，不过目前还没有发现哪种细胞因子在单独应用时能对 HSC 的增殖产生显著的作用，因此体外培养 HSC 时常采用多种细胞因子组合的方法。常用的细胞因子组合包括：SCF、TPO、Flt3L、IL-3、IL-6 等。HSC 表达 SCF 的受体 c-kit，在 c-Kit 突变小鼠模型或者用抗体封闭 c-Kit 结果显示 c-kit 功能缺失将引起胚胎致死以及造血细胞缺失，同时 SCF 也能促进体外培养 HSC 的存活[126]。TPO 与 SCF 以及 IL-3 协同作用可以有效地促进 HSC 的扩增，缺失 TPO 受体 Mpl 的 HSC 将丧失重建造血的能力[127]。不过，目前这些组合不同细胞因子的培养方法只能调控 HSC 短期的存活和增殖，不能长期维持 HSC 的功能[128]，现有体外条件培养的 HSC 在细胞数量增加的同时 HSC 的多能性也逐步丢失。

另外，近年来，小分子化合物在干细胞中在作用受到越来越多的关注，利用小分子化合物来促进 HSC 的增殖，同时减少 HSC 细胞的衰老和耗竭也是研究的方向之一。在 HSC 的体外扩增上，Cooke 等报道在含有 TPO，SCF，Flt3L 以及 IL-6 的培养液基础上进一步筛选小分子库，最后发现嘌呤类衍生物 Stem Regenin 1（SR1）可以促进人脐带血来源的 $CD34^+$ 细胞的扩增，临床研究显示 SR1 可以促进 HSC 的恢复造血功能[129]。不过，对 SR1 培养的 $CD34^+$ 细胞的表型分析显示 SR1 主要还是促进多能祖细胞和红系/巨核细胞扩增，而非 LT-HSC。2014 年，Sauvageau 等报道嘧啶吲哚衍生物 UM171 可以促进 HSC 的自我更新并保持长期造血潜能，而且可以增加 HSC 体外转基因的效率。目前已有利用 UM171 进行异体造血干细胞的扩增研究开展临床试验（NCT02668315）[130]。

小分子化合物还可以通过表观遗传调控在 ES 或 HSC 的命运决定中发挥调控作用。例如，组蛋白去乙酰化酶（histone deacetylase，HDAC）抑制剂丙戊酸（valproic acid）可以上调人脐带血 $CD34^+$ 细胞干性基因 HOXB4 的表达，下调 P21，促进细胞周期进展，同时促进细胞在移植到 SCID 小鼠后的归巢和扩增[131]。Araki 等报道利用 5AZA/TSA（5aza-2deoxycitidine 和 trichostatin A）处理 HSC 可以增加 $CD34^+$HSC 的扩增，同时造血干细胞相关转录因子 HOXB4，BMi1 和 GATA2 表达水平上升[132]。甲基转移酶 G9a 和 GLP 通过哺乳动物发育过程中组蛋白 H3K9 的单甲基化或二甲基化状态调控基因的表达，Chen 等报道赖氨酸甲基转移酶 G9a 和 GLP 的抑制剂 Unc0638 可以抑制体外培养的 HSC 进一步分化，更好的保持干细胞的表型和功能[133]。

在 HSC 的体外扩增研究方面，除了已经提到的这些因素，其他还有很多因素可能影响 HSC 的自我更新，包括氧浓度、细胞外基质环境、离子浓度等。总体来说，目前的这些培养条件还有待优化。虽然已有多种因子可以促进体外培养的 HSC 数量增加，但大多数情况下培养所获得的细胞中分化的细胞占多数，可以用于移植的原始造血干细胞含量不高。由于体外培养的 HSC 往往与新鲜分离的 HSC 在表面标志上存在很大的差别，目前还没有可靠的标志用于鉴定体外培养 HSC 的活性和功能，这也不利于体外培养体系的探索和研究。随着对 HSC 自我更新理解的加深以及高通量筛选平台的应用，这些问题有可能在不久的将来获得突破。

二、造血干细胞基因治疗

大多数遗传因素引起的血液病（如先天免疫缺陷、血红蛋白病、代谢紊乱、贫血等）可以通过异体 HSC 移植进行治疗。基因正常的异体 HSC 可以在患者体内长期存活，持续生成功能正常的血细胞从而达到长期的治疗效果。但异体 HSC 移植需要 HLA 配型相合的供体细胞，HLA 不相匹配的 HSC 移植后往往效果较差，同时容易引起感染、GVHD 等并发症，这些问题限制了异体 HSC 移植的应用。针对不同遗传原因引起的血液学疾病，采用患者自体 HSC 进行基因操作后再回输给患者可以避免异体 HSC 移植引起的免疫排斥等问题，有希望获得理想的疗效。

（一）基因治疗相关技术

早期基因治疗主要利用病毒载体将正常基因转入患者细胞中，从而治疗基因缺陷引起的疾病。1990年美国就实施了世界第一例利用逆转录病毒载体在T细胞中导入腺苷脱氨酶基因治疗免疫缺陷的临床试验[134]。不过，由于对病毒生物学特性认识还不够深入，早期基因治疗存在比较明显的副作用甚至导致死亡。近年来，随着对病毒载体、疾病机制认识的加深，基因治疗在安全性、基因递送效率等方面取得明显的进步。

目前，常用的病毒载体主要为逆转录病毒载体（retroviral vectors）和腺相关病毒载体（adeno-associated viral vectors，AAV）。其中逆转录病毒载体又包括γ-逆转录病毒以及慢病毒（lentiviral vectors）载体。逆转录病毒将外源基因随机整合至基因组中，转染成功的细胞可以长期表达外源基因。不过，由于逆转录病毒整合至基因组后可能引起致癌性突变，在载体优化去除逆转录病毒载体的内源性强增强子元件后有助于提高病毒载体的安全性。γ-逆转录病毒的缺点是其介导基因转导需要宿主细胞进入有丝分裂期，对HSC细胞这样处于相对静止状态的细胞感染效率不高。因此，利用γ-逆转录病毒对HSC进行基因转导时需要体外培养HSC较长时间以便病毒介导基因导入，但体外长时间培养HSC导致细胞多能性丢失从而影响HSC移植后的治疗效果。慢病毒载体可以感染非分裂的细胞，携带外源基因的容量比γ-逆转录病毒更大，因此HSC细胞的基因转导更倾向利用慢病毒载体[135]。AAV病毒载体是非整合型载体，转染的外源基因以附加体形式在细胞内稳定存在，因此AAV载体的安全性较高。AAV病毒载体适合以in vivo方式直接在体转染外源基因表达。Manno等报道利用携带凝血因子Ⅸ的AAV病毒治疗血友病B患者，最初由于机体的抗AVV病毒免疫，外源基因在患者体内表达持续时间很短。在对AAV病毒载体衣壳蛋白以及基因表达阅读框序列进行优化后，治疗效果得到了显著提升[136]。

病毒载体介导的基因转染在临床治疗上已经取得了一定的进展，但由于病毒整合可能引起致癌性突变以及外源基因表达的调控存在难点，导致这项技术仍存在一定的风险。近年来发展起来的基因编辑技术可以实现基因组定点基因插入、敲除或修复，排除了随机整合引起的突变问题，同时可以实现内源性的基因表达调控，成为基因治疗方向新的研究热点。基因编辑技术首先利用识别特异性位点的核酸内切酶在基因组突变位点附近切割引入DNA双链断裂，然后细胞启动双链DNA断裂修复，通过非同源末端链接（non-homologous end joinin，NHEJ）或同源重组修复机制（homology-directed repair，HDR）修复双链DNA断裂。在修复过程中，NHEJ可以在双链DNA断裂处引入一小段缺失突变，从而灭活靶基因。HDR修复还可以利用额外转入的同源DNA序列进行同源重组修复，从而实现突变基因的修复或者在DNA双链断裂处定点插入新的基因序列。目前，基因编辑中常用的核酸内切酶主要有以下三种：

1. 锌指核酶（zinc finger nucleases，ZFNs）　ZFN由一个DNA识别结构域和一个非特异性的核酸内切酶（Folk I）组成。DNA识别结构域中包含串联的3~5个可以识别并结合特异性碱基三联体的锌指蛋白。当一对锌指核酶分别识别并结合到基因组上相邻部位的DNA上后，其携带的核酸内切酶互相靠近形成有活性的核酸内切酶二聚体，在ZFNs结合部位引入DNA双链断裂[137]。ZFN的缺点是构建比较麻烦，同时容易产生脱靶效应。

2. 转录激活因子样效应物核酸酶（transcription activator like effector nucleases，TALENs）　TALEN功能与ZFN类似，也是一段DNA识别区结合FokI核酸内切酶。不过TALEN采用不同的DNA序列识别机制。TALEN包含14~20个TAL效应因子（TAL effector，TALE），每个TALE元件包含33~35个氨基酸残基，其中包含2个高变异度的残基（repeat variable diresidues，RVD），RVD决定TALE元件识别的碱基对，将TALE模块串联后形成识别特异性的DNA序列的结构[138]。相比ZFN，TALEN的构建操作容易一些。

3. CRISPR-Cas9　CRISPR簇是一个广泛存在于细菌和古生菌基因组中的特殊DNA重复序列家族，是细菌抵御病毒入侵的适应性机制。CRISPR/Cas9系统作为基因编辑工具时包含sgRNA和Cas9核酸内切酶两个元件，sgRNA 5′端为20bp与靶基因互补配对的序列，随后是crRNA和tracrRNA形成的发夹结构，sgRNA的发夹结构与Cas9核酸内切酶结合后识别特定DNA序列进行切割形成双链断裂[139,140]。由于CRISPR-Cas9技术操作简单灵活，目前已经被广泛用于基础和临床应用研究，成为最热门的生物学技术，同时CRISPR技术还衍生发展出多种新型的基因编辑技术，极大地丰富了基因编辑技术的手段。

（二）造血干细胞基因治疗的策略

由于HSC在体内长期存活，并且可以分化为所有的血液细胞，利用患者自体HSC细胞在体外进行基因修饰后再回输给患者，不仅可以避免免疫排斥的问题，而且可以实现长期的治疗效果，因此HSC是基因治疗较为理想的靶细胞。自体HSC可以通过采集经

G-CSF 动员后的外周血，然后进行基因编辑治疗不同的疾病。目前常用的基因编辑策略有以下几种：

1. 基因敲除 某些疾病通过敲除基因的调控元件、病毒受体或者病原基因就足够改善病情，这种条件下可以通过基因编辑技术在 HSC 疾病基因片段上形成双链断裂，然后通过 NHEJ 途径完成 DNA 修复的同时使疾病基因失活。例如，*BCL11A* 基因抑制胎儿血红蛋白（HbF）的表达，在镰刀型细胞贫血或地中海贫血中，通过基因编辑破坏 *BCL11A* 基因增强子活性，抑制 *BCL11A* 的表达，可以提升细胞内 *HbF* 基因的表达，从而减轻贫血的症状[141]。另外，HIV-1 病毒以趋化因子受体 5（chemokine receptor 5，CCR5）作为辅助受体感染人类免疫细胞。在治疗白血病时发现移植携带 CCR5Δ32 缺失突变纯合子的异体 HSC 后，可以同时防止 HIV 的进一步感染[142]。通过基因编辑 ZFN 技术可以敲除 $CD34^+$ HSC 细胞中 *CCR5* 基因，敲除 *CCR5* 的 HSC 在移植至免疫缺陷小鼠体内后可以重建小鼠造血并能防止 HIV 再感染[143]，从而证明通过人工构建 *CCR5* 基因突变有希望治疗 HIV 感染。在 HIV 的基因编辑治疗上，北京大学邓宏魁教授和中国人民解放军总医院第五医学中心陈虎教授合作利用 CRISPR-Cas9 对 $CD34^+$HSC 进行基因编辑敲除 *CCR5* 基因，并且开展了临床试验（NCT03164135）。2019 年，该团队在新英格兰医学杂志报道了首例利用 CRISPR-Cas9 在 HSPC 中编辑 *CCR5* 基因并成功移植到同时患有 HIV 和急性淋巴细胞白血病的患者案例，HSPC 移植治疗使患者的急性淋巴白血病得到完全缓解，同时携带 *CCR5* 突变的供体细胞能够在患者体内长期存活达 19 个月，初步探索了该方法的可行性和安全性。只是，*CCR5* 突变的细胞在患者体内占比仅有 5%，抵抗 HIV 感染的效果还不明显，需要进一步优化治疗方法[144]。

2. 基因修复 在一些单基因突变引起的疾病中，可以通过基因编辑修复突变基因从而达到治疗的效果。这种方式通过在基因组中定点引入双链断裂，同时提供正确的同源 DNA 片段作为模板，细胞在利用 HDR 方式进行 DNA 修复时同时利用正确的片段替换基因组中突变的序列，从而达到基因修复的效果。利用这种方式可以修复引起镰刀型细胞贫血的 β-珠蛋白基因突变或者恢复地中海贫血中 β-珠蛋白基因的表达[145]。

3. 基因插入 当疾病相关基因存在多位点突变时，基因编辑可能无法有效完成多个位点的同时修复，这种情况可以通过基因编辑定点插入正确基因的 DNA 序列，从而弥补突变基因的功能缺失。例如，可以采用这种方式对 HSC 进行基因编辑在染色体上定点插入 *IL2Rg* 基因治疗 X 连锁严重联合免疫缺陷病（X-linked severe combined immunodeficiency，X-SCID）[146]。利用基因编辑的方法可以将外源基因准确插入到基因组中相对安全的位点，相比病毒载体随机整合导入基因的方法更安全[147]。

（三）造血干细胞基因治疗面临的问题

近年来，随着 HSC 分离纯化、体外培养和移植技术以及基因编辑技术的不断优化，HSC 基因治疗已经在多种疾病的治疗上展现出良好的效果。但目前仍存在一些问题需要攻克：

首先，HSC 处于生长静止期（quiescent），大多数细胞处于细胞周期的 G0/G1 期，这给基因编辑带来很大的问题。由于 DNA 同源重组修复机制（HDR）需要细胞处于 S/G2 期，因此在利用核酸内切酶在基因组定点形成双链断裂后，细胞更倾向利用 NHEJ 机制进行 DNA 修复，这会造成外源同源模板插入基因组的效率很低[148]。目前在对 HSC 进行基因编辑前通常会采用 SCF、TPO、Flt3L 等造血细胞因子促进细胞增殖，但 HSC 体外增殖会导致多能性的降低，减弱 HSC 移植后植入骨髓的效率。

其次，基因治疗过程中常采用病毒载体进行基因的导入，但病毒载体存在安全性问题以及免疫原性问题，影响基因导入的效率。HSC 在体外进行基因修饰时，电穿孔技术也是常用的方式，但 HSC 在经过电穿孔后往往产生较大的细胞毒性，影响细胞的活力。因此，目前 HSC 基因治疗中使用的基因递送技术还需要进一步研究和优化。

近年来，很多研究在努力攻克造血干细胞体外培养的难题，解决这一关键性难题将会极大的促进造血干细胞基因治疗技术的应用。

三、总结和展望

干细胞技术在临床应用上具有极大的潜在价值，尤其造血干细胞在恶性血液学疾病治疗上已经得到了大量的应用，相信血液学疾病治疗领域将是干细胞技术最容易真正获得突破并走向临床应用的方向。本章内容主要概述性地介绍了胚胎干细胞、间充质干细胞以及造血干细胞与血液学相关的技术理论和应用研究进展。三种干细胞的介绍均以干细胞的体外培养、调控机制、与应用相关的作用机制以及临床应用方向的研究进展作为内容主线，考虑到本章内容在本书中的定位，在此各种干细胞的介绍主要以与应用最相关的实际问题为主，未做太过深入的展开，希望本章内容给读者带来一些与临床应用相关的干细胞

理论和现状的初步认识。

过去几十年，不同种类干细胞的研究均取得了很大的进展，各种新理论和新技术的出现为干细胞技术的临床应用带来了更多的可能。针对不同种类干细胞开展研究获得的成果也可以相互借鉴和融合。例如造血干细胞培养条件的优化可以促进胚胎干细胞向造血细胞分化的研究，间充质干细胞的研究进展可以促进造血干细胞更好的临床应用，基因编辑技术的进步可以更好地利用造血干细胞进行基因治疗等。但总体来说，目前干细胞技术的临床应用还不够成熟。尽管已有很多应用干细胞技术治疗各种疾病的临床前研究和临床试验在进行中，但只有为数不多的品种最终获得批准用于临床。间充质干细胞是目前应用最多的一种干细胞，其他如 iPS 细胞、造血干细胞基因治疗等方面还没有真正获得突破。

另外，干细胞应用除了相关的理论和技术研究，在临床应用上还需要建立相应的质量管理规范。不同于传统的化学或蛋白类药物，干细胞作为一种活的细胞，在生产制备、体外和体内实验、临床应用等多个环节需要建立起相应的细胞质量控制和管理机制。2015 年，国家卫生计生委与国家食品药品监督管理总局颁布了《干细胞制剂质量控制及临床前研究指导原则（试行）》及《干细胞临床研究管理办法（试行）》，对干细胞的应用研究给出了原则性的指导规范，但具体到各种干细胞的应用，还需要依据不同情况制定相应的检测指标、工艺流程等，从而为临床应用提供高质量的细胞制剂产品。

近年来，我国在干细胞研究领域投入了大量的研究经费，国内干细胞相关的科研成果也是不断涌现。随着国家各项管理规范的出台以及医药领域鼓励创新的大形势下，相信干细胞技术必将为血液学相关疾病的治疗带来更多的机遇。

（钱其军　李平）

参考文献

1. TAKAHASHI K, YAMANAKA S. Induction of pluripotent stem cells from mouse embryonic and adult fibroblast cultures by defined factors[J]. Cell, 2006, 126(4): 663-676.
2. NIWA H. How is pluripotency determined and maintained[J]. Development, 2007, 134(4): 635-646.
3. KOESTENBAUER S, ZECH NH, JUCH H, et al. Embryonic stem cells: Similarities and differences between human and murine embryonic stem cells[J]. Am J Reprod Immunol, 2006, 55(3): 169-180.
4. SILVA J, SMITH A. Capturing pluripotency[J]. Cell, 2008, 132(4): 532-536.
5. BUEHR M, SMITH A. Genesis of embryonic stem cells[J]. Philos Trans R Soc Lond B Biol Sci, 2003, 358(1436): 1397-1402.
6. YING QL, NICHOLS J, CHAMBERS I, et al. BMP induction of Id proteins suppresses differentiation and sustains embryonic stem cell self-renewal in collaboration with STAT3[J]. Cell, 2003, 115(3): 281-292.
7. YING QL, WRAY J, NICHOLS J, et al. The ground state of embryonic stem cell self-renewal[J]. Nature, 2008, 453(7194): 519-523.
8. THOMSON JA, ITSKOVITZ-ELDOR J, SHAPIRO SS, et al. Embryonic stem cell lines derived from human blastocysts[J]. Science, 1998, 282(5391): 1145-1147.
9. NIWA H, BURDON T, CHAMBERS I, et al. Self-renewal of pluripotent embryonic stem cells is mediated via activation of STAT3[J]. Genes Dev, 1998, 12(13): 2048-2060.
10. DAHERON L, OPITZ SL, ZAEHRES H, et al. LIF/STAT3 signaling fails to maintain self-renewal of human embryonic stem cells[J]. Stem Cells, 2004, 22(5): 770-778.
11. ZHANG P, LI J, TAN Z, et al. Short-term BMP-4 treatment initiates mesoderm induction in human embryonic stem cells[J]. Blood, 2008, 111(4): 1933-1941.
12. BURDON T, STRACEY C, CHAMBERS I, et al. Suppression of SHP-2 and ERK signalling promotes self-renewal of mouse embryonic stem cells[J]. Dev Biol, 1999, 210(1): 30-43.
13. YU P, PAN G, YU J, et al. FGF2 sustains NANOG and switches the outcome of BMP4-induced human embryonic stem cell differentiation[J]. Cell Stem Cell, 2011, 8(3): 326-334.
14. LI P, TONG C, MEHRIAN-SHAI R, et al. Germline competent embryonic stem cells derived from rat blastocysts[J]. Cell, 2008, 135(7): 1299-1310.
15. YE S, TAN L, YANG R, et al. Pleiotropy of glycogen synthase kinase-3 inhibition by CHIR99021 promotes Self-Renewal of embryonic stem cells from refractory mouse strains[J]. Plos One, 2012, 7(4): e35892.
16. KIM H, WU J, YE S, et al. Modulation of β-catenin function maintains mouse epiblast stem cell and human embryonic stem cell self-renewal[J]. Nat Commun, 2013, 4: 2403.
17. NICHOLS J, SMITH A. Naive and primed pluripotent states[J]. Cell Stem Cell, 2009, 4(6): 487-492.
18. THEUNISSEN TW, POWELL BE, WANG H, et al. Systematic identification of culture conditionsfor induction and maintenance of naive human pluripotency[J]. Cell Stem Cell, 2014, 15(4): 471-487.
19. DOETSCHMAN TC, EISTETTER H, KATZ M, et al. The in vitro development of blastocyst-derived embryonic stem cell lines: Formation of visceral yolk sac, blood islands and myocardium[J]. J Embryol Exp Morphol, 1985, 87: 27-45.
20. NAKANO T, KODAMA H, HONJO T. Generation of lymphohematopoietic cells from embryonic stem cells in culture[J]. Sci-

ence,1994,265(5175):1098-1101.

21. PERLINGEIRO RC,KYBA M,DALEY GQ. Clonal analysis of differentiating embryonic stem cells reveals a hematopoietic progenitor with primitive erythroid and adult lymphoid-myeloid potential[J]. Development,2001,128(22):4597-4604.
22. KYBA M,PERLINGEIRO RC,DALEY GQ. HoxB4 confers definitive lymphoid-myeloid engraftment potential on embryonic stem cell and yolk sac hematopoietic progenitors[J]. Cell, 2002,109(1):29-37.
23. YANG CT,MA R,AXTON RA,et al. Activation of KLF1 enhances the differentiation and maturation of red blood cells from human pluripotent stem cells[J]. Stem Cells,2017,35(4):886-897.
24. MOREAU T,EVANS AL,VASQUEZ L,et al. Large-scale production of megakaryocytes from human pluripotent stem cells by chemically defined forward programming[J]. Nat Commun, 2016,7:11208.
25. KAUFMAN DS,HANSON ET,LEWIS RL,et al. Hematopoietic colony-forming cells derived from human embryonic stem cells [J]. Proc Natl Acad Sci U S A,2001,98(19):10716-10721.
26. VODYANIK MA,BORK JA,THOMSON JA,et al. Human embryonic stem cell-derived $CD34^{+}$ cells:Efficient production in the coculture with OP9 stromal cells and analysis of lymphohematopoietic potential[J]. Blood,2005,105(2):617-626.
27. LENGERKE C,GRAUER M,NIEBUHR NI,et al. Hematopoietic development from human induced pluripotent stem cells [J]. Ann N Y Acad Sci,2009,1176:219-227.
28. YAMANAKA S. Induced pluripotent stem cells:Past,present, and future[J]. Cell Stem Cell,2012,10(6):678-684.
29. MANDAI M,WATANABE A,KURIMOTO Y,et al. Autologous induced Stem-Cell-Derived retinal cells for macular degeneration[J]. N Engl J Med,2017,376(11):1038-1046.
30. GARBER K. RIKEN suspends first clinical trial involving induced pluripotent stem cells[J]. Nat Biotechnol,2015,33(9): 890-891.
31. D'ANTONIO M,BENAGLIO P,JAKUBOSKY D,et al. Insights into the Mutational Burden of Human Induced Pluripotent Stem Cells from an Integrative Multi-Omics Approach[J]. Cell Rep, 2018,24(4):883-894.
32. FUSAKI N,BAN H,NISHIYAMA A,et al. Efficient induction of transgene-free human pluripotent stem cells using a vector based on Sendai virus,an RNA virus that does not integrate into the host genome[J]. Proc Jpn Acad Ser B Phys Biol Sci, 2009,85(8):348-362.
33. HUANGFU D,MAEHR R,GUO W,et al. Induction of pluripotent stem cells by defined factors is greatly improved by small-molecule compounds[J]. Nat Biotechnol,2008,26(7):795-797.
34. GAO Y,CHEN J,LI K,et al. Replacement of oct4 by tet1 during iPSC induction reveals an important role of DNA methylation and hydroxymethylation in reprogramming[J]. Cell Stem Cell,2013,12(4):453-469.
35. WANG B,WU L,LI D,et al. Induction of pluripotent stem cells from mouse embryonic fibroblasts by Jdp2-Jhdm1b-Mkk6-Glis1-Nanog-Essrb-Sall4[J]. Cell Rep,2019,27(12):3473-3485.
36. HOU P,LI Y,ZHANG X,et al. Pluripotent stem cells induced from mouse somatic cells by small-molecule compounds[J]. Science,2013,341(6146):651-654.
37. GEORGOMANOLI M,PAPAPETROU EP. Modeling blood diseases with human induced pluripotent stem cells[J]. Dis Model Mech,2019,12(6):m39321.
38. HANNA J,WERNIG M,MARKOULAKI S,et al. Treatment of sickle cell anemia mouse model with iPS cells generated from autologous skin[J]. Science,2007,318(5858):1920-1923.
39. ZHAO J,LIN Q,SONG Y,et al. Universal CARs,universal T cells,and universal CAR T cells[J]. J Hematol Oncol,2018, 11(1):132.
40. FRIEDENSTEIN AJ, CHAILAKHJAN RK, LALYKINA KS. The development of fibroblast colonies in monolayer cultures of guinea-pig bone marrow and spleen cells[J]. Cell Tissue Kinet,1970,3(4):393-403.
41. PITTENGER MF,MACKAY AM,BECK SC,et al. Multilineage potential of adult human mesenchymal stem cells[J]. Science, 1999,284(5411):143-147.
42. HORWITZ EM,LE BLANC K,DOMINICI M,et al. Clarification of the nomenclature for MSC:The International Society for Cellular Therapy position statement[J]. Cytotherapy,2005,7(5):393-395.
43. DOMINICI M,LE BLANC K,MUELLERI,et al. Minimal criteria for defining multipotent mesenchymal stromal cells[J]. Cytotherapy,2006,8(4):315-317.
44. CAPLAN AI. All MSCs are pericytes[J]. Cell Stem Cell, 2008,3(3):229-230.
45. PHINNEY DG,PROCKOP DJ. Concise review:Mesenchymal stem/multipotent stromal cells:The state of transdifferentiation and modes of tissue repair current views[J]. Stem Cells,2007, 25(11):2896-2902.
46. BONAB MM,ALIMOGHADDAM K,TALEBIAN F,et al. Aging of mesenchymal stem cell in vitro[J]. Bmc Cell Biol,2006,7: 14.
47. CHENG Y,LINKH,YOUNG TH,et al. The influence of fibroblast growth factor 2 on the senescence of human adipose-derived mesenchymal stem cells during long-term culture[J]. Stem Cell Transl Med,2020,9(4):518-530.
48. DOUCET C,ERNOU I,ZHANG Y,et al. Platelet lysates promote mesenchymal stem cell expansion:A safety substitute for animal serum in cell-based therapy applications[J]. J Cell

Physiol,2005,205(2):228-236.

49. TSAI CC,CHEN YJ,YEW TL,et al. Hypoxia inhibits senescence and maintains mesenchymal stem cell properties through down-regulation of E2A-p21 by HIF-TWIST[J]. Blood,2011,117(2):459-469.

50. JOSSEN V,VAN DEN BOS C,EIBL R,et al. Manufacturing human mesenchymal stem cells at clinical scale:Process and regulatory challenges[J]. Appl Microbiol Biot,2018,102(9):3981-3994.

51. COLTER DC,SEKIYA I,PROCKOP DJ. Identification of a subpopulation of rapidly self-renewing and multipotential adult stem cells in colonies of human marrow stromal cells[J]. Proc NatlAcad Sci U S A,2001,98(14):7841-7845.

52. MO M,WANG S,ZHOU Y,et al. Mesenchymal stem cell subpopulations:Phenotype,property and therapeutic potential[J]. Cell Mol Life Sci,2016,73(17):3311-3321.

53. ZANGI L,MARGALIT R,REICH-ZELIGER S,et al. Direct imaging of immune rejection and memory induction by allogeneic mesenchymal stromal cells[J]. Stem Cells,2009,27(11):2865-2874.

54. ANKRUM JA,ONG JF,KARP JM. Mesenchymal stem cells:Immune evasive,not immune privileged[J]. Nat Biotechnol,2014,32(3):252-260.

55. BERNARDO ME,FIBBE WE. Mesenchymal stromal cells:Sensors and switchers of inflammation[J]. Cell Stem Cell,2013,13(4):392-402.

56. CASTRO-MANRREZA ME,MONTESINOS JJ. Immunoregulation by mesenchymal stem cells:Biological aspects and clinical applications[J]. J Immunol Res,2015,2015:1-20.

57. MEISEL R,ZIBERT A,LARYEA M,et al. Human bone marrow stromal cells inhibit allogeneic T-cell responses by indoleamine 2,3-dioxygenase-mediated tryptophan degradation[J]. Blood,2004,103(12):4619-4621.

58. BARATELLI F,LIN Y,ZHU L,et al. Prostaglandin E2 induces FOXP3 gene expression and T regulatory cell function in human $CD4^+$ T cells[J]. J Immunol,2005,175(3):1483-1490.

59. SALAZAR-ONFRAY F,LOPEZ MN,MENDOZA-NARANJO A. Paradoxical effects of cytokines in tumor immune surveillance and tumor immune escape[J]. Cytokine Growth Factor Rev,2007,18(1-2):171-182.

60. SELMANI Z,NAJI A,ZIDI I,et al. Human leukocyte antigen-G5 secretion by human mesenchymal stem cells is required to suppress T lymphocyte and natural killer function and to induce $CD4^+$ CD25highFOXP3$^+$ regulatory T cells[J]. Stem Cells,2008,26(1):212-222.

61. GIESEKE F,BOHRINGER J,BUSSOLARI R,et al. Human multipotent mesenchymal stromal cells use galectin-1 to inhibit immune effector cells[J]. Blood,2010,116(19):3770-3779.

62. YAN Z,ZHUANSUN Y,CHEN R,et al. Immunomodulation of mesenchymal stromal cells on regulatory T cells and its possible mechanism[J]. Exp Cell Res,2014,324(1):65-74.

63. AKIYAMA K,CHEN C,WANG D,et al. Mesenchymal-stem-cell-induced immunoregulation involves FAS-ligand-/FAS-mediated T cell apoptosis[J]. Cell Stem Cell,2012,10(5):544-555.

64. KIM J,HEMATTI P. Mesenchymal stem cell-educated macrophages:A novel type of alternatively activated macrophages[J]. Exp Hematol,2009,37(12):1445-1453.

65. LE BLANC K,MOUGIAKAKOS D. Multipotent mesenchymal stromalcells and the innate immune system[J]. Nat Rev Immunol,2012,12(5):383-396.

66. CHOI H,LEE RH,BAZHANOV N,et al. Anti-inflammatory protein TSG-6 secreted by activated MSCs attenuates zymosan-induced mouse peritonitis by decreasing TLR2/NF-kappaB signaling in resident macrophages[J]. Blood,2011,118(2):330-338.

67. CASSATELLA MA,MOSNA F,MICHELETTI A,et al. Toll-like receptor-3-activated human mesenchymal stromal cells significantly prolong the survival and function of neutrophils[J]. Stem Cells,2011,29(6):1001-1011.

68. RAFFAGHELLO L,BIANCHI G,BERTOLOTTO M,et al. Human mesenchymal stem cells inhibit neutrophil apoptosis:A model for neutrophil preservation in the bone marrow niche[J]. Stem Cells,2008,26(1):151-162.

69. BROWN JM,NEMETH K,KUSHNIR-SUKHOV NM,et al. Bone marrow stromal cells inhibit mast cell function via a COX2-dependent mechanism[J]. Clin Exp Allergy,2011,41(4):526-534.

70. NAJAR M,FAYYAD-KAZAN M,MERIMI M,et al. Mesenchymal stromal cells and natural killer cells:A complex story of love and hate[J]. Curr Stem Cell Res Ther,2019,14(1):14-21.

71. GOTHERSTROM C,LUNDQVIST A,DUPREZ IR,et al. Fetal and adult multipotent mesenchymal stromal cells are killed by different pathways[J]. Cytotherapy,2011,13(3):269-278.

72. CARVALHO AÉS,SOUSA MRR,ALENCAR-SILVA T,et al. Mesenchymal stem cells immunomodulation:The road to IFN-γ licensing and the path ahead[J]. Cytokine Growth F R,2019,47:32-42.

73. JIANG XX,ZHANG Y,LIU B,et al. Human mesenchymal stem cells inhibit differentiation and function of monocyte-derived dendritic cells[J]. Blood,2005,105(10):4120-4126.

74. BEYTH S,BOROVSKY Z,MEVORACH D,et al. Human mesenchymal stem cells alter antigen-presenting cell maturation and induce T-cell unresponsiveness[J]. Blood,2005,105(5):2214-2219.

75. LI YP,PACZESNY S,LAURET E,et al. Human mesenchymal stem cells license adult $CD34^+$ hemopoietic progenitor cells to

differentiate into regulatory dendritic cells through activation of the Notch pathway[J]. J Immunol,2008,180(3):1598-1608.

76. KRAMPERA M,COSMI L,ANGELI R,et al. Role for interferon-gamma in the immunomodulatory activity of human bone marrow mesenchymal stemcells[J]. Stem Cells,2006,24(2):386-398.

77. SHI Y,SU J,ROBERTS AI,et al. How mesenchymal stem cells interact with tissue immune responses[J]. Trends Immunol,2012,33(3):136-143.

78. LI MO,FLAVELL RA. Contextual regulation of inflammation:A duet by transforming growth factor-beta and interleukin-10[J]. Immunity,2008,28(4):468-476.

79. XU C, YU P, HAN X, et al. TGF-beta promotes immune responses in the presence of mesenchymal stem cells[J]. J Immunol,2014,192(1):103-109.

80. RAICEVIC G,ROUAS R,NAJAR M,et al. Inflammation modifies the pattern and the function of Toll-like receptors expressed by human mesenchymal stromal cells[J]. Hum Immunol,2010,71(3):235-244.

81. INOUE S, POPP FC, KOEHL GE, et al. Immunomodulatory effects of mesenchymal stem cells in a rat organ transplant model[J]. Transplantation,2006,81(11):1589-1595.

82. CHEN X,GAN Y,LI W,et al. The interaction between mesenchymal stem cells and steroids during inflammation[J]. Cell Death Dis,2014,5:e1009.

83. LE BLANC K,FRASSONI F,BALL L,et al. Mesenchymal stem cells for treatment of steroid-resistant, severe, acute graft-versus-host disease: A phase Ⅱ study[J]. Lancet, 2008, 371(9624):1579-1586.

84. DEXTER TM. Stromal cell associated haemopoiesis[J]. J Cell Physiol Suppl,1982,1:87-94.

85. MENDEZ-FERRER S,MICHURINA TV,FERRARO F,et al. Mesenchymal and haematopoietic stem cells form a unique bone marrow niche[J]. Nature,2010,466(7308):829-834.

86. KOC ON,GERSON SL,COOPER BW,et al. Rapid hematopoietic recovery after coinfusion of autologous-blood stem cells and culture-expanded marrow mesenchymal stem cells in advanced breast cancer patients receiving high-dose chemotherapy[J]. J Clin Oncol,2000,18(2):307-316.

87. ZHAO K,LIU Q. The clinical application of mesenchymal stromal cells in hematopoietic stem cell transplantation[J]. J Hematol Oncol,2016,9(1):46.

88. BERNARDO ME,BALL LM,COMETA AM,et al. Co-infusion of ex vivo-expanded, parental MSCs prevents life-threatening acute GVHD,but does not reduce the risk of graft failure in pediatric patients undergoing allogeneic umbilical cord blood transplantation[J]. Bone Marrow Transpl, 2011, 46(2): 200-207.

89. LE BLANC K,RASMUSSON I,SUNDBERG B,et al. Treatment of severe acute graft-versus-host disease with third party haploidentical mesenchymal stem cells[J]. Lancet, 2004, 363(9419):1439-1441.

90. DOTOLI GM,DE SANTIS GC,ORELLANA MD,et al. Mesenchymal stromal cellinfusion to treat steroid-refractory acute GvHD Ⅲ/Ⅳ after hematopoietic stem cell transplantation[J]. Bone Marrow Transplant,2017,52(6):859-862.

91. GALLEU A,RIFFO-VASQUEZ Y,TRENTO C,et al. Apoptosis in mesenchymal stromal cells induces in vivo recipient-mediated immunomodulation[J]. Sci Transl Med, 2017, 9(416): m7828.

92. KUZMINA LA, PETINATI NA, PAROVICHNIKOVA EN, et al. Multipotent mesenchymal stromal cells for the prophylaxis of acute Graft-versus-Host Disease-A phase Ⅱ study[J]. Stem Cells Int,2012,2012:968213.

93. TE BL,MANSILLA C,VAN DER WAGEN LE,et al. Biomarker profiling of steroid-resistant acute GVHD in patients after infusion of mesenchymal stromal cells[J]. Leukemia, 2015, 29(9):1839-1846.

94. KALE VP. Application of "primed" mesenchymal stromal cells in hematopoietic stem cell transplantation: Current status and future prospects[J]. Stem Cells Dev, 2019, 28(22): 1473-1479.

95. PEREIRA MC,SECCO M,SUZUKI DE,et al. Contamination of mesenchymal stem-cells with fibroblasts accelerates neurodegeneration in an experimental model of Parkinson's disease[J]. Stem Cell Rev Rep,2011,7(4):1006-1017.

96. BECKER AJ,MCCULLOCH EA,TILL JE. Cytological demonstration of the clonal nature of spleen colonies derived from transplanted mouse marrow cells[J]. Nature,1963,197:452-454.

97. SEITA J,WEISSMAN IL. Hematopoietic stem cell:Self-renewal versus differentiation[J]. Wiley Interdiscip Revi Syst Biol Med,2010,2(6):640-653.

98. AL-ANAZI KA. Autologous hematopoietic stem cell transplantation for multiple myeloma without cryopreservation[J]. Bone Marrow Res,2012,2012:917361.

99. MORRISON SJ, UCHIDA N, WEISSMAN IL. The biology of hematopoietic stem cells[J]. Annu Rev Cell Dev Biol, 1995, 11:35-71.

100. MORRISON SJ,KIMBLE J. Asymmetric and symmetric stem-cell divisions in development and cancer[J]. Nature, 2006, 441(7097):1068-1074.

101. SCHOFIELD R. The relationship between the spleen colony-forming cell and the haemopoietic stem cell[J]. Blood Cells, 1978,4(1-2):7-25.

102. HAYLOCKDN,WILLIAMS B,JOHNSTON HM,et al. Hemopoietic stem cells with higher hemopoietic potential reside at the bone marrow endosteum[J]. Stem Cells, 2007, 25(4):

1062-1069.

103. KUNISAKI Y, BRUNS I, SCHEIERMANN C, et al. Arteriolar niches maintain haematopoietic stem cell quiescence[J]. Nature, 2013, 502(7473): 637-643.

104. CALVI LM, ADAMS GB, WEIBRECHT KW, et al. Osteoblastic cells regulate the haematopoietic stem cell niche[J]. Nature, 2003, 425(6960): 841-846.

105. KATAYAMA Y, BATTISTA M, KAO WM, et al. Signals from the sympathetic nervous system regulate hematopoietic stem cell egress from bone marrow[J]. Cell, 2006, 124(2): 407-421.

106. YAO L, YOKOTA T, XIA L, et al. Bone marrow dysfunction in mice lacking the cytokine receptor gp130 in endothelial cells[J]. Blood, 2005, 106(13): 4093-4101.

107. TROTTIER MD, NAAZ A, LI Y, et al. Enhancement of hematopoiesis and lymphopoiesisin diet-induced obese mice[J]. Proc Natl Acad Sci U S A, 2012, 109(20): 7622-7629.

108. SAUVAGEAU G, ISCOVE NN, HUMPHRIES RK. In vitro and in vivoexpansion of hematopoietic stem cells[J]. Oncogene, 2004, 23(43): 7223-7232.

109. IWAMA A, OGURO H, NEGISHI M, et al. Enhanced self-renewal of hematopoietic stem cells mediated by the polycomb gene product Bmi-1[J]. Immunity, 2004, 21(6): 843-851.

110. HAN YC, PARK CY, BHAGAT G, et al. MicroRNA-29a induces aberrant self-renewal capacity in hematopoietic progenitors, biased myeloid development, and acute myeloid leukemia[J]. J Exp Med, 2010, 207(3): 475-489.

111. NOCKA K, MAJUMDER S, CHABOT B, et al. Expression of c-kit gene products in known cellular targets of W mutations in normal and W mutant mice--evidence for an impaired c-kit kinase in mutant mice[J]. Genes Dev, 1989, 3(6): 816-826.

112. REITH AD, ROTTAPEL R, GIDDENS E, et al. W mutant mice with mild or severe developmental defects contain distinct point mutations in the kinase domain of the c-kit receptor[J]. Genes Dev, 1990, 4(3): 390-400.

113. BUZA-VIDAS N, ANTONCHUK J, QIAN H, et al. Cytokines regulate postnatal hematopoietic stem cell expansion: Opposing roles of thrombopoietin and LNK[J]. Genes Dev, 2006, 20(15): 2018-2023.

114. ZHAO M, PERRY JM, MARSHALL H, et al. Megakaryocytes maintain homeostatic quiescence and promote post-injury regeneration of hematopoietic stem cells[J]. Nat Med, 2014, 20(11): 1321-1326.

115. PURI MC, BERNSTEIN A. Requirement for the TIE family of receptor tyrosine kinases in adult but not fetal hematopoiesis[J]. Proc Natl Acad Sci U S A, 2003, 100(22): 12753-12758.

116. ARAI F, HIRAO A, OHMURA M, et al. Tie2/angiopoietin-1 signaling regulates hematopoietic stem cell quiescence in the bone marrow niche[J]. Cell, 2004, 118(2): 149-161.

117. REYA T, DUNCAN AW, AILLES L, et al. A role for Wnt signalling in self-renewal of haematopoietic stem cells[J]. Nature, 2003, 423(6938): 409-414.

118. PERRY JM, HE XC, SUGIMURA R, et al. Cooperation between both Wnt/{beta}-catenin and PTEN/PI3K/Akt signaling promotes primitive hematopoietic stem cell self-renewal and expansion[J]. Genes Dev, 2011, 25(18): 1928-1942.

119. LUIS TC, NABER BA, ROOZEN PP, et al. Canonical wnt signaling regulates hematopoiesis in a dosage-dependent fashion[J]. Cell Stem Cell, 2011, 9(4): 345-356.

120. VARNUM-FINNEY B, BRASHEM-STEIN C, BERNSTEIN ID. Combined effects of Notch signaling and cytokines induce a multiple log increase in precursors with lymphoid and myeloid reconstituting ability[J]. Blood, 2003, 101(5): 1784-1789.

121. BUTLER JM, NOLAN DJ, VERTES EL, et al. Endothelial cells are essential for the self-renewal and repopulation of Notch-dependent hematopoietic stem cells[J]. Cell Stem Cell, 2010, 6(3): 251-264.

122. OH P, LOBRY C, GAO J, et al. In vivo mapping of notch pathway activity in normal and stress hematopoiesis[J]. Cell Stem Cell, 2013, 13(2): 190-204.

123. BHARDWAJ G, MURDOCH B, WU D, et al. Sonic hedgehog induces the proliferation of primitive human hematopoietic cells via BMP regulation[J]. Nat Immunol, 2001, 2(2): 172-180.

124. FRASER CC, SZILVASSY SJ, EAVES CJ, etal. Proliferation of totipotent hematopoietic stem cells in vitro with retention of long-term competitive in vivo reconstituting ability[J]. Proc Natl Acad Sci U S A, 1992, 89(5): 1968-1972.

125. DE LIMA M, MCNIECE I, ROBINSON SN, et al. Cord-Blood engraftment with ex vivo Mesenchymal-Cell coculture[J]. New Engl J Med, 2012, 367(24): 2305-2315.

126. LI CL, JOHNSON GR. Stem cell factor enhances the survival but not the self-renewal of murine hematopoietic long-term repopulating cells[J]. Blood, 1994, 84(2): 408-414.

127. KIMURA S, ROBERTS AW, METCALF D, et al. Hematopoietic stem cell deficiencies in mice lacking c-Mpl, the receptor for thrombopoietin[J]. Proc Natl Acad Sci U S A, 1998, 95(3): 1195-1200.

128. KNAPP DJ, HAMMOND CA, MILLER PH, et al. Dissociation of survival, proliferation, and state control in human hematopoietic stem cells[J]. Stem Cell Rep, 2017, 8(1): 152-162.

129. WAGNER JJ, BRUNSTEIN CG, BOITANO AE, et al. Phase Ⅰ/Ⅱ trial of StemRegenin-1 expanded umbilical cord blood hematopoietic stem cells supports testing as a Stand-Alone graft[J]. Cell Stem Cell, 2016, 18(1): 144-155.

130. FARES I, CHAGRAOUI J, GAREAU Y, et al. Cord blood ex-

pansion. Pyrimidoindole derivatives are agonists of human hematopoietic stem cell self-renewal[J]. Science, 2014, 345(6203):1509-1512.

131. BUG G, GUL H, SCHWARZ K, et al. Valproic acid stimulates proliferation and self-renewal of hematopoietic stem cells[J]. Cancer Res, 2005, 65(7):2537-2541.

132. MILHEM M, MAHMUD N, LAVELLE D, et al. Modification of hematopoietic stem cell fate by 5aza 2′deoxycytidine and trichostatin a[J]. Blood, 2004, 103(11):4102-4110.

133. CHEN X, SKUTT-KAKARIA K, DAVISON J, et al. G9a/GLP-dependent histone H3K9me2 patterning during human hematopoietic stem cell lineage commitment[J]. Genes Dev, 2012, 26(22):2499-2511.

134. BLAESE RM, CULVER KW, MILLER AD, et al. T lymphocyte-directed gene therapy for ADA-SCID: Initial trial results after 4 years[J]. Science, 1995, 270(5235):475-480.

135. MIYOSHI H, SMITH KA, MOSIER DE, et al. Transduction of human CD34+ cells that mediate long-term engraftment of NOD/SCID mice by HIV vectors[J]. Science, 1999, 283(5402):682-686.

136. GEORGE LA, SULLIVAN SK, GIERMASZ A, et al. Hemophilia b gene therapy with a High-Specific-Activity factor Ⅸ variant[J]. N Engl J Med, 2017, 377(23):2215-2227.

137. KIM YG, CHA J, CHANDRASEGARAN S. Hybrid restriction enzymes: Zinc finger fusions to Fok I cleavage domain[J]. Proc Natl Acad Sci U S A, 1996, 93(3):1156-1160.

138. CERMAK T, DOYLE EL, CHRISTIAN M, et al. Efficient design and assembly of custom TALEN and other TAL effector-based constructs for DNA targeting[J]. Nucleic Acids Res, 2011, 39(12):e82.

139. CONG L, RAN FA, COX D, et al. Multiplex genome engineering using CRISPR/Cas systems[J]. Science, 2013, 339(6121):819-823.

140. JINEK M, CHYLINSKI K, FONFARA I, et al. A programmable dual-RNA-guided DNA endonuclease in adaptive bacterial immunity[J]. Science, 2012, 337(6096):816-821.

141. BAUER DE, KAMRAN SC, LESSARD S, et al. An erythroid enhancer of BCL11A subject to genetic variation determines fetal hemoglobin level[J]. Science, 2013, 342(6155):253-257.

142. HUTTER G, NOWAK D, MOSSNER M, et al. Long-term control of HIV by CCR5 Delta32/Delta32 stem-cell transplantation[J]. N Engl J Med, 2009, 360(7):692-698.

143. HOLT N, WANG J, KIM K, et al. Human hematopoietic stem/progenitor cells modified by zinc-finger nucleases targeted to CCR5 control HIV-1 in vivo[J]. Nat Biotechnol, 2010, 28(8):839-847.

144. XU L, WANG J, LIU Y, et al. CRISPR-Edited stem cells in a patient with HIV and acute lymphocytic leukemia[J]. N Engl J Med, 2019, 381(13):1240-1247.

145. HOBAN MD, COST GJ, MENDEL MC, et al. Correction of the sickle cell disease mutation in human hematopoietic stem/progenitor cells[J]. Blood, 2015, 125(17):2597-2604.

146. SCHIROLI G, FERRARI S, CONWAY A, et al. Preclinical modeling highlights the therapeutic potential of hematopoietic stem cell gene editing for correction of SCID-X1[J]. Sci Transl Med, 2017, 9(411):n820.

147. HACEIN-BEY-ABINA S, VON KALLE C, SCHMIDT M, et al. LMO2-associated clonal T cell proliferation in two patients after gene therapy for SCID-X1[J]. Science, 2003, 302(5644):415-419.

148. BRANZEI D, FOIANI M. Regulation of DNA repair throughout the cell cycle[J]. Nat Rev Mol Cell Biol, 2008, 9(4):297-308.

第七十六章

富血小板血浆治疗

富血小板血浆(platelet rich plasma,PRP)是从全血中通过离心分离出来的富含高浓度血小板的血液成分。由于PRP中富含血小板及其被激活后释放出大量的生长因子、细胞因子和抗菌肽等生物活性物质,具有促进细胞增殖、分化、基质合成和诱导细胞迁移、黏附等作用,进而加速新生血管生成和组织再生,达到受损组织快速修复的目的。PRP广泛应用于急慢性创面、烧伤、骨损伤、运动损伤的修复和整形美容、脱发治疗等领域,已成为再生医学的研究热点。2016年国家标准化委员会正式将输血医学定义为临床医学的二级学科,具有血液采集加工的能力和开展相关治疗的职能。富血小板血浆治疗涉及血液采集、加工制备、储存和临床治疗多个环节,正成为输血医学科开展细胞治疗的重要内容。本章的呈现,恰好是为输血科学界同道拓展输血治疗打开一扇新的窗口,为开展PRP治疗奠定理论基础,为学科发展提供新的支撑。

本章主要从PRP治疗作用的物质基础、PRP及其常见的衍生产品制备技术、常见的临床应用、细胞培养、生物工程及其质量控制等领域的应用研究状况进行介绍。目的是抛砖引玉,为同道们进行此类研究和临床实践奠定理论基础。由于PRP应用技术仍处于初级阶段,许多科学问题尚没有揭示,有待于学者们进一步深入研究和完善。希望更多的输血医学科技工作者积极参与,使这一初露光芒的领域得到更好、更快的发展,造福于广大需求者,同时更好地发展我们的输血医学事业。

第一节 概　　述

一、富血小板血浆应用研究的基本概况

富血小板血浆治疗起始于20世纪70~80年代,历经40多年研究发展,2020年11月通过“PubMed”检索“platelet rich plasma”的英文文献结果是12 300余篇,“中国知网”检索“富血小板血浆”中文论文4 700余篇。特别是近十年,国内外关注PRP应用研究的学者越来越多,发表论文的数量急剧上升。PRP应用相关的研究取得了许多进展,PRP衍生产品不断涌现,应用范围不断扩大,无数患者从中受益,解决了许多临床传统方法难以解决难题。PRP的衍生制品血小板裂解液应用到包括干细胞培养在内的细胞培养领域也取得了进展。PRP中的生长因子在组织工程领域的应用研究越来越被关注、重视,成为了组织工程三要素之一,因而受到了医学和组织工程专家们追捧。2011年第4期《中国输血杂志》专题栏目论文《富血小板血浆正在成为临床治疗的新希望》中首次提出了血小板拓展应用的概念,把除血小板通过静脉输注治疗血小板减少或/和血小板功能障碍外的其他方面的应用称之为血小板拓展应用,包括急慢性创伤修复、细胞培养和组织工程等。它在促进组织损伤修复、重建等再生医学中扮演着重要角色,期待PRP治疗技术在创伤组织完美修复中发挥其独特的作用。

二、PRP的研究历史

回顾历史能更好地展望未来。任何一项医疗新技术的实际呈现必经萌芽、发展和成熟三大阶段,PRP治疗技术的发展也不例外,它的应用研究经历了40余年,目前仍处于由发展走向成熟的阶段。每一个阶段都有一些标志性的事件,本节收集了如下标志性历史节点,供学习参考。

20世纪70年代,国外血液学专家为了描述血浆的中血小板计数高于外周血而创造性地提出了PRP的概念。

1977年,Harke等首次从全血中分离制备PRP,并且将其用于心脏外科手术患者,获得较好的治疗效果,成为了PRP应用的起点。

1984年,Okuda等研究发现PRP中含有多种生长因子,且能促进骨缺损的修复,从此拉开了PRP促进骨缺损修复的序幕。从此,PRP的应用场景不再局限

于传统意义上的静脉输注，而是拓展应用到更广泛的领域。

1984 年，Assoian 等发现自体 PRP 在体外与 $CaCl_2$ 和异源性凝血酶混合后能激活血小板，并能形成凝胶状物质即自体血小板凝胶（autologous platelet gel，APG），PRP 的应用第一次得到了拓展。

1992 年，Yeaman 等发现应用凝血酶刺激血小板后，血小板的 α 颗粒释放一种新功能的蛋白质，即抗菌蛋白，并将它命名为凝血杀菌素或凝血酶诱导的血小板抗菌蛋白（thrombin-induced platelet microbicidal proteins，tPMP）。近年研究证实，这种蛋白在微生物的刺激下或血小板激动剂的作用下主要由血小板释放，同时也可以由内皮细胞、中性粒细胞、淋巴细胞和单核细胞等少量释放。为了便于与其他来源的抗菌肽区分，统一命名血小板源性抗菌肽（platelet-derived antibacterial peptides，PDAPs）。

1997 年 Whitman 等和 1998 年 Marx 使用自体 PRP 凝胶与自体骨或异体骨结合，应用到口腔颌面外科手术，并取得较好的临床疗效。同年，Whitman 正式提出了血小板凝胶（platelet gel，PG）的概念，成为了第一个 PRP 拓展应用衍生产品。

2000 年 Choukroun 首次提出了富血小板纤维蛋白（platelet-rich fibrin，PRF）的概念，制备过程不需要向全血中添加抗凝剂，避免了由异源性凝血酶引起免疫排斥反应和过敏反应的发生。由于它是从 PRP 发展而来，所以把之前的 PRP 称之为第一代 PRP，而把 PRF 称之为第二代 PRP。

2006 年，Everts 等提出富含白细胞的富血小板血浆这一概念。按 PRP 中白细胞含量的不同将其分为富含白细胞血小板血浆 leukocyte-platelet rich plasma（L-PRP）与纯富血小板血浆 pure-platelet rich plasma（P-PRP）的概念。

2011 年，美国骨科医师学会（The American Academy of Orthopaedic Surgeons）召开有关首届 PRP 座谈会，提出 PRP 是一项未彻底证明但却有希望的治疗手段。

2011 年，单桂秋等于《中国输血杂志》第 24 卷第 4 期血小板研究专栏中首次提出血小板拓展应用的概念，并说明 PRP 将可能成为促进创面愈合和组织再生等治疗的新希望。

2013 年，国内山东医疗器械首家申请三类医疗器械的富血小板血浆制备用套装，并通过了国家食品药品监督管理局的认证，成为国内第一个 PRP 制备套装耗材。

2016 年，韩国 TriCell PRP 制备套装获得了我国食品药品监督管理总局三类医疗器械的许可（许可证编号：国械注 20163662219），成为第一个进口 PRP 制备套装耗材。

2017 年，我国食品药品监督管理总局于 2017 年 8 月 31 日颁布的最新医疗器械分类目录将 PRP 制备器材归为第 10 类-输血、透析和体外循环器械类，已明确分类 0208 富血小板血浆制备器。

2017 年，中国健康促进基金会与上海交通大学附属第六人民医院骨伤愈合 PRP 合作中心成立，并举行了 PRP 的骨伤治疗应用培训班。

2017 年，国际细胞医学会（ICMS）首次推出富血小板血浆应用指南，该指南对 PRP 的操作流程、制备、技术和随访确立原则性的标准，成为国际上 PRP 应用的首个指南。

2018 年，中国医疗保健国际交流促进会骨科分会在《中华关节外科杂志》上发表了 PRP 在骨关节外科临床应用专家共识（2018 版），成为了国内 PRP 临床应用的第一个专家共识。

2019 年中国人民解放军南部战区总医院联合广东省医学会临床输血学专业委员会、广州血液中心举办了全国首届国家继续教育项目《富血小板血浆拓展应用新技术培训班》。

第二节　富血小板血浆发挥治疗作用物质基础

富血小板血浆之所以应用于促进创伤修复、细胞培养和组织工程等领域，主要是源于其丰富的物质基础作支撑。PRP 中主要为血小板和血浆成分，同时因制备方法不同还或多或少地混入一定含量白细胞、红细胞成分等。血小板含有 300 种以上的活性分子，包括信号蛋白、生长因子、细胞因子和抗菌肽等生物活性分子。这些生物活性分子能够促进细胞分化增殖、基质形成、诱导细胞迁移和黏附，进而加速新生血管生成，从而促进损伤组织修复，达到治疗的目的。生长因子是其中与组织修复的相关性最为密切，生物学活性相对比较清楚的成分。抗菌肽是血小板源性抗菌蛋白，具有一定的抑菌作用。血浆成分最为复杂，包括血浆蛋白、凝血因子和无机离子等，其中纤维蛋白原对创伤后的组织修复有重要应用价值。此外，血小板源性的外泌体在创伤修复中的作用越来越挖掘，成为了新的研究热点。这些活性分子构成了 PRP 治疗的物质基础，如图 76-1 所示[1]。这些分子或分子间是如何发挥调控作用，目前尚不完全清楚。本节仅阐述 PRP 中与其发挥治疗作用的主要生物活性分子及

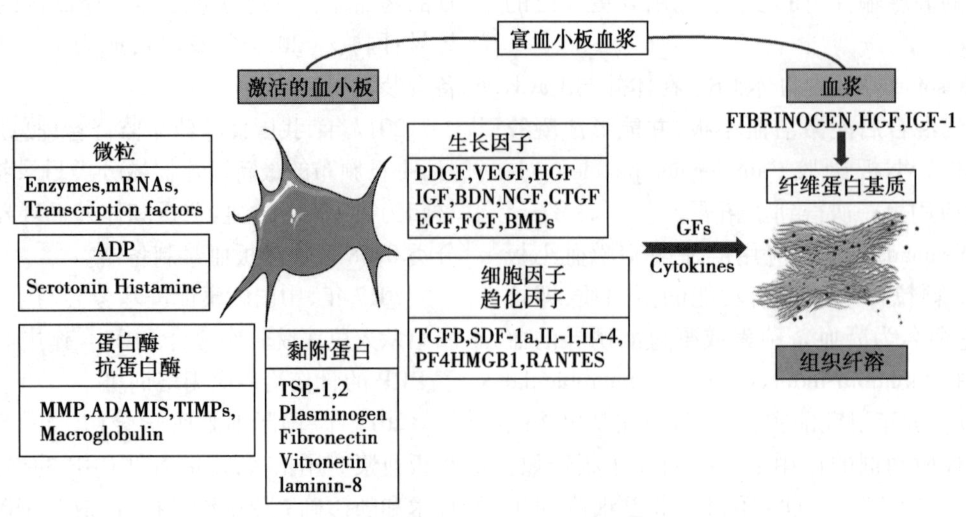

图 76-1 富血小板血浆中主要活性物质

其生物学作用。

一、血小板及其生物学作用

血小板是骨髓中的巨核细胞的细胞膜脱落的碎片形成的,脱落后随即进入血液循环。血小板细胞膜由单位膜和糖蛋白膜构成;胞质中有 α 颗粒、致密颗粒、环状的微管束、收缩功能的微丝和线粒体等细胞器。α 颗粒中富含有生长因子等生物活性分子;致密颗粒中储存 5-羟色胺、ADP、ATP 等生物活性物质。

血小板具有黏附、聚集、分泌和收缩等生理特性,具有维护血管壁完整性、促进凝血、止血和组织修复等功能。研究表明血小板参与组织修复过程的所有阶段级联,包括凝血止血、免疫细胞招募和炎症、创伤愈合和组织重塑。血小板在创伤修复各个阶段的作用如图 76-2 所示[2]。此外,血小板还具有改变血管紧张度、通透性、收缩血管等作用,甚至能够吞噬病毒、细菌和其他颗粒。当有机体被细菌性病原体侵害时,血小板可在有机体内主动移动,与病原体相互作用,形成血小板-细菌聚集物,使细菌无法移动,同时促进中性粒细胞活化,与巨噬细胞共同吞噬处理这些被捕获的细菌。

二、PRP 中几种常见生长因子及其生物学作用

血小板被激活后释放多种具有生物学活性的生长因子(growth factor,GF)细胞因子和抗菌肽等。目前研究较多、认识比较清楚的生长因子包括血小板源性生长因子(platelet-derived growth factor,PDGF)、转化生长因子 β(transforming growth factor-β,TGF-β)、类胰岛素生长因子(insulin-like growth factor,IGF)、碱性成纤维细胞生长因子(basic fibroblast growth factor,bFGF)、表皮生长因子(epidermal growth factor,EGF)、血管内皮细胞生长因子(vascular endothelial growth factor,VEGF)和肝细胞生长因子(hepatocyte growth factor)等,如图 76-3 所示。这些生长因子通过与细胞表面的受体结合,从而激活细胞内信号通路,诱导细胞增殖分化、基质形成、胶原蛋白的合成,同时诱导相关干细胞向受损部位迁移等,达到损伤组织再生、修复的目的。

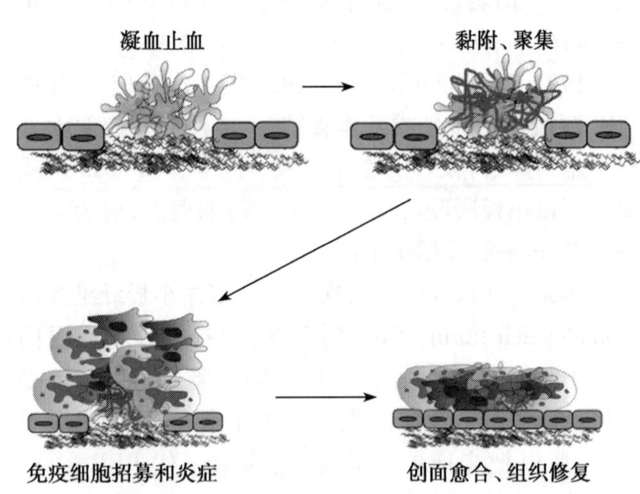

图 76-2 血小板在组织修复各个阶段的作用

(一) PDGF 及其生物学作用

1. PDGF 的结构与来源 PDGF 是 1973 年 Ross 等人从血小板中经分离纯化获得,主要储存在于血小板 α 颗粒中。是两条多肽链经二硫键连接成二聚体,分别命名为 a、b、c 和 d,它们被组装为同二聚体(PDGF-aa、PDGF-bb、PDGF-cc 和 PDGF-dd)或异二聚体(PDGF-ab),其分子量约 30kDa,是具有热稳定、带较高正电荷的蛋白质。

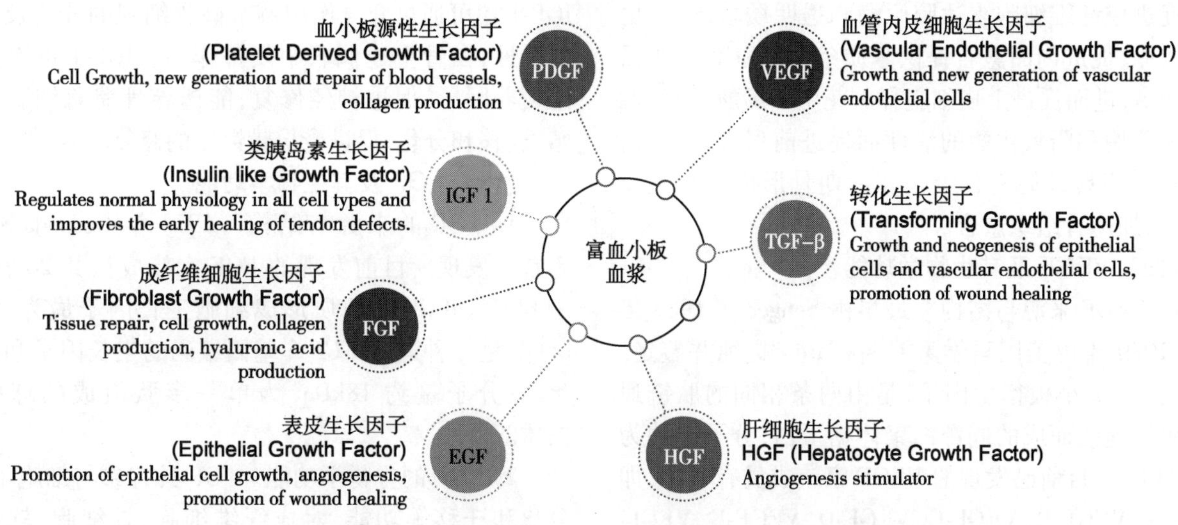

图 76-3　PRP 中含有的几种主要生长因子及其生物学作用

2. PDGF 的生物学作用　当创伤发生时，创伤部位的局部内环境发生改变，PDGF 合成增加，并通过血小板的脱颗粒作用释放到受损部位，促进细胞增殖、分化和迁移。其通过激活 PDGF 受体跨膜蛋白传递细胞信号通路，趋化炎症细胞和组织修复细胞到达受损组织，促进受损部位处于停滞于 G0/G1 期的血管内皮细胞、成纤维细胞、平滑肌细胞和角质形成细胞等进入分裂增殖周期，从而为促进细胞增殖、血管再生、肉芽组织形成和组织重建创造条件。PDGF 是比血管紧张素Ⅱ更强的血管活性物质，能刺激局部毛细血管、小血管迅速收缩，降低局部的血压与流速，促进血液凝固，为止血和创伤修复创造条件。同时它诱导、趋化巨噬细胞、中性粒细胞、平滑肌细胞和成纤维细胞的向创伤部位迁移、聚集；能促进胶原蛋白合成；能激活创伤部位的免疫功能，促进受损皮肤再上皮化等。

（二）TGF-β 及其生物学作用

1. TGF-β 来源与结构　TGF-β 最早是由 De Larco 和 Todaro 在 1978 年发现，由于它能使正常的成纤维细胞的表型发生转化而命名。作为二聚体蛋白的 TGF-β 是由两个结构相同或相近的亚单位通过二硫键连接形成，含有 375 个氨基酸，分子量约 42～43kDa。主要以 β1、β2 和 β3 三种形式存在。

2. TGF-β 的生物学作用　通过与相对应的靶细胞受体结合，经一系列的信号传导，激活细胞内信号通路，从而促进细胞增殖、分化和提高机体免疫功能等作用。它是单核细胞和成纤维细胞的趋化因子，诱导这些细胞向受伤部位迁移，调节细胞的增殖与基质合成。能够以旁分泌和自分泌的形式作用于成纤维细胞、骨髓基质干细胞和前成骨细胞，刺激成骨细胞和前成骨细胞的增殖及胶原纤维合成。作为趋化因子将骨祖细胞吸引到损伤的骨组织，并能抑制破骨细胞的形成和吸收，从而促进软骨和骨组织修复。成人创面中最主要的表型是 TGF-β1，参与调节创面修复的全过程。当创面受损时，TGF-β1 通过与细胞外基质（ECM）相结合而活化。活化的 TGF-β1 对单核细胞、中性粒细胞、成纤维细胞有强烈的趋化作用，而这些细胞又可分泌更多的 TGF-β1，形成正反馈调节效应，从而加速创面组织对炎症的反应。在增殖期，TGF-β 既可通过趋化作用于成纤维细胞对细胞外基质蛋白如胶原蛋白、纤维连接蛋白的合成和抑制细胞外基质的降解，促进组织再生；也可通过对单核-巨噬细胞、内皮细胞和肥大细胞等作用对成纤维细胞产生影响而发挥作用；可增强 *ECM* 基因的表达，增强成纤维细胞对胶原基质的收缩，引起结缔组织的收缩，有利于促进创面愈合。此外，TGF 还是刺激创面肉芽组织形成最有效的生长因子，可增加创伤组织的抗张度，促使新血管再生。TGF-β1 与 TGF-β2 发挥正反馈作用，刺激 VEGF 分泌；TGF-β3 则与之相拮抗，抑制成纤维细胞增生，两者之间的相互平衡作用，从而促进创面的完美修复。

（三）EGF 及其生物学功能

1. EGF 来源与结构　是最早发现的生长因子之一，由 Montalcini 和 Cohen 于 1974 年发现。是含有 53 个氨基酸组成的多肽，分子量约 6kDa，具有热稳定性。目前发现 EGF 的主要形式有 4 种，即 EGF、TGF-α、肝素结合的表皮生长因子、两性调节因子（AB）。

2. EGF 的生物学作用　在创伤愈合过程中，EGF 主要作用于角质形成细胞和成纤维细胞，可不断刺激角质形成细胞从 G 期进入 S 期，提高细胞增殖能力；对成纤维细胞、神经胶质细胞、平滑肌细胞和软骨细胞等均具有趋化和促分裂作用。EGF 能够刺激纤维连接蛋白的合成，增强创面新生组织的张力强度；还能够促进成纤维细胞表达胶原酶和透明质酸，产生更多的胶原，促进创面愈合提供基质条件。EGF 能激活磷脂酶 A，进而促进上皮细胞释放花生四烯酸，通过调节环氧化酶和脂氧化酶的活性而促进前列素合成，而前列素早期具有促进骨吸收和后期骨形成的双重作用，从而加速骨组织愈合。

（四）VEGF 及其生物学功能

1. VEGF 来源与结构　最早由 Senger 在 1983 年发现，1989 年由美国科学家 Gospodarow 提纯并鉴定。VEGF 属于血小板衍生因子，是由两条相同的肽链通过二硫键连接而成的同源二聚体糖蛋白，分子量约为 34~45kDa。目前已发现的 VEGF 家族成员有 7 个，即 VEGF-A、VEGF-B、VEGF-C、VEGF-D、VEGF-E、VEGF-F 和胎盘生长因子。

2. VGEF 的生物学功能　主要是调控血管内皮细胞的增殖、迁移、存活，促进血管通透性增加，血管内皮细胞增殖、迁移，从而促进新生血管形成和血管重建。VEGF 可与内皮细胞膜上 VEGF 受体结合，从而激活有丝分裂原活化蛋白激酶，实现 VEGF 的有丝分裂原特性，诱导内皮细胞增殖。能诱导血浆蛋白溶酶原激活物和血浆溶酶原激活物抑制剂-1，以及基质胶原酶、诱导组织因子等在内皮细胞的表达，激发 V3 因子从内皮细胞中释放出来，从而改变细胞外基质，为新生血管形成创造条件。VEGF 在诱导内皮细胞增生的同时，还可加快创面炎症反应进程，清除坏死组织，趋化修复细胞向创面聚集，促进创面的愈合。VEGF 可增强施旺细胞的生存、迁移以及扩散，促进受损的神经轴突修复。VEGF 促进软组织修复，间接促进骨折愈合。

（五）IGFs 及其生物学功能

1. IGFs 的来源与结构　IGFs 因其结构与胰岛素类似而得名。1978 年被科学分离、纯化，发现其结构与胰岛素原相似。IGFs 以 IGF-1 和 IGF-2 两种多肽形式存在。IGF-1 是一个含 70 个氨基酸的单链碱性多肽，分子量约为 7.6kDa，耐热；IGF-2 是一个含 67 个氨基酸的单链弱酸性多肽，分子量约为 7.4kDa，两者有 70%的同源性。

2. IGF 的生物学功能　IGT 是一类多功能细胞增殖调控因子，在细胞分化、增殖、个体的生长发育中具有重要的促进作用。IGF-1 对成纤维细胞有趋化和刺激蛋白质合成的作用。当创伤发生时，血小板聚集，IGF-1 和其他生长因子被释放，刺激血管内皮细胞迁移到创伤部位，促进新生血管的形成。在促进骨损伤愈合方面，IGF 能够刺激骨细胞的增殖和分化，提升骨形成的能力，增加骨细胞的分化和 I 型胶原的合成。IGF-1 还可通过介导作用调节破骨细胞的分化及其功能活性，在骨重建偶联中发挥作用。IGF-1 可作为神经营养因子，促进神经修复；能诱导骨骼肌细胞的增殖、迁移和分化，促进受损骨骼肌的修复。

（六）FGF 及其生物学功能

1. FGF 的来源与结构　1974 年 Gospodarrowicz 等首先发现。目前发现的 FGF 家族成员共 24 种，其中 bFGF、aFGF 和角质形成细胞生长因子最为多见。bFGF 是一种通过 *FGF-2* 基因编码的生长因子和信号蛋白，分子量约 18kDa，为单一多肽组成的球状蛋白质。

2. FGF 的生物学功能　FGF 具有参与细胞增殖、分化和迁移等功能，对成纤维细胞、骨细胞、软骨细胞、血管内皮细胞、肾上腺皮质、髓质细胞、神经元和神经胶质细胞等具有很强的促细胞分裂增殖活性。促进内皮细胞和成纤维细胞的趋化、迁移；促进胶原、纤维连接蛋白、胶原酶、纤溶酶原活化剂、骨和软骨基质的合成与分泌等作用。在创面愈合的各个阶段发挥调控作用，尤其是促血管生成方面的作用强力。bFGF 是主要的血管生成因子，在体内或体外均能明显促进细胞增殖和迁移，从而新生血管形成。当机体受损时，局部 bFGF 表达增加，通过对单核细胞、中性粒细胞、成纤维细胞等的趋化作用向损伤部位聚集，促进肉芽组织生成和新生毛细血管化。具有成纤维细胞凋亡诱导剂作用，在加速创面愈合、减少瘢痕方面发挥重要作用。可促进软骨细胞和骨组织中各种与损伤修复重建有关的细胞分化增殖，促进骨修复。aFGF 能促使创面血管平滑肌细胞、血管内皮细胞、角质形成细胞、肌成纤维等细胞分化、增殖。在组织受损缺氧后，aFGF 表达上调，刺激血管内皮细胞产生胶原酶和纤维蛋白溶解酶原激活物，进一步降解基底膜，诱导血管内皮细胞形成管腔样结构，改善局部组织的血液供应，从而为组织修复提供营养支持。

（七）HGF 及其生物学功能

1. HGF 的来源与结构　HGF 是 1984 年由 Nakamura 自大鼠血浆中分离而获得。HGF 的活性形式是由一条 69kDa 重链（a）和一条 34kDa 轻链（B）组成的异二聚体，a 链 N 端有一发夹结构；B 链有丝氨酸蛋白酶样结构。

2. HGF 的生物学功能　HGF 是一种可调节多种细胞生长、运动和形态发生的多功能因子，具有抗凋亡、抗纤维化和促血管生成的特性。HGF 通过旁分泌或自分泌机制，借助上皮间质的相互作用，在创伤愈合的各个阶段与 c-met 结合后，主要发挥促进血管新生、抑制瘢痕形成和促进创面再上皮化的作用。可以促进血管内皮祖细胞的分化和动员，从而增加新生血管的数量。此外，HGF 被证实可以抑制成纤维细胞的分化，减少胶原的合成，减少胶原沉积，从而抑制瘢痕形成。

三、血小板中的抗菌肽及其生物学作用

目前已经明确的抗菌肽主要有血小板因子-4（PF-4）、趋化因子（RANTES）、结缔组织活化肽 3（CTAP-3）、血小板碱性蛋白（PBP）、胸腺肽 β-4（Tβ-4）、纤维蛋白肽 A（FP-A）和纤维蛋白肽 B（FP-B）7 种抗菌肽成分。许多研究已确定的血小板抗菌肽是趋化因子家族中的成员，这组人类血小板抗菌肽具有直接抗菌特性。PDAPs 除了具有抗菌作用外，还在凝血、止血、炎症调节等病理生理过程中具有重要作用。PDAPs 的抗菌作用并未涉及特殊受体，直接通过物理作用造成细胞膜的穿孔，达到广谱抗菌的效果，同时不会诱导抗药株的产生。另外，血小板中 α 颗粒中的 β-TG 和 PF-4 已被证明是血小板 CXC 趋化因子，在急性组织损伤时，能促进并协调中性粒细胞的趋化和激活，还对损伤血管的组织再生发挥作用。

四、PRP 中血浆蛋白成分及其生物学作用

PRP 中的血小板悬浮于血浆中，血浆占的体积最大。血浆中含有极其丰富的蛋白质、多肽、活性小分子和金属离子等，是人体天然的营养成分，对促进创伤愈合有重要作用。由于血浆蛋白种类繁多、成分非常复杂，对其在促进创伤愈合中的作用还不十分清楚。目前，就促进创面愈合方面而言，研究比较多的主要有 4 种，即纤维蛋白原、凝血酶原、纤维连接蛋白和玻连蛋白。

纤维蛋白原被激活后，首先形成纤维蛋白单体，继而形成纤维蛋白胶，为创伤修复提供良好的 3D 微环境，具有促进创面止血、抗菌、抗粘连和加速伤口愈合等作用。纤维蛋白可通过多种细胞受体招募白细胞来修饰炎症细胞。血浆中的凝血酶原和纤溶酶原激活后，可强有力地驱动急性和修复性炎症通路，进而促进组织损伤、修复和重塑。纤维连接蛋白在伤口的修复和愈合中起着十分重要的作用，是促进伤口愈合的关键物质。玻连蛋白可促进内皮细胞黏附、伸展和增殖，促进多种细胞的分化，可用于细胞迁移的实验研究。具体如何发挥作用的机制尚不清楚，有待进一步研究。

五、PRP 中白细胞及其生物学作用

白细胞有多种，包括中性粒白细胞、单核细胞核和淋巴细胞。中性粒白细胞和单核细胞在体内可吞噬、消化病原体，淋巴细胞可发挥细胞和体液免疫作用，维持内环境的稳定。PRP 中新鲜中性粒白细胞、巨噬细胞能吞噬、清除创伤局部细菌和坏死组织等，对促进创伤愈合有促进作用。白细胞本身也可分泌生长因子直接参与组织修复，从而协同加快局部损伤组织的修复速度。由于白细胞在创伤局部存活时间较短，凋亡的白细胞大量释放溶酶体和炎症介质，有加重局部炎症反应的风险。有报道称富含高浓度白细胞的 PRP 用于治疗跟腱炎时，增加了患者的局部疼痛，在病变部位注射富含白细胞的 PRP 与去白 PRP 相比较，前者可导致局部更严重的炎症反应和更多的副作用。因此，对于 PRP 中混入白细胞的应用价值尚有许多争议，值得学者们进一步探讨、确认。

六、PRP 中血小板来源的外泌体及其生物学作用

血小板来源的外泌体（PLT-exos，下称外泌体）是一种包含了复杂 RNA 和蛋白质的小泡囊，直径在 40~100nm 之间，主要成分是磷脂双分子层和携带相关内容物。外泌体贮存在血小板的多泡体（multi vesicular bodies，MVBs）和 α 颗粒中，激活后通过胞外分泌（exocytosis）的方式释放到血液或组织中，参与包括组织修复在内的多种生理病理过程。

外泌体中富含具有调控功能的多种信号分子，可以激活 Akt、Erk、Wnt 等在组织修复中起重要作用的信号通路。外泌体还具有储存和保护生长因子的功能。研究表明，同体积的外泌体与 PRP 中生长因子浓度相比，前者明显示高于后者。由此推论，外泌体可能是生长因子的主要贮存场所。同时，外泌体的外膜可以为生长因子提供保护，避免环境中裂解酶对生长因子的破坏，使生长因子更好地发挥作用。外泌体的研究是近几年兴起的热点，参与组织修复作用机制文章报道还比较少，其具体机制也尚未完全阐明，值得学者们进行更多的研究、探索。

七、PRP 中其他成分及其生物学作用

血小板中的致密颗粒所释放的生物活性分子还包括儿茶酚胺、组胺、血清素、ADP、ATP、钙离子和多巴胺等，它们能促使血管收缩，增加毛细血管通透性，吸引和激活巨噬细胞，参与组织再生和塑形，在组织修复过程中发挥重要的生物学作用。

PRP中生物活性物质是人体中天然的成分，符合天然的生理比例，在促进创伤修复中已凸显出值得期待的临床效果。由于PRP在促进创面修复、组织重建中的应用时间较短，PRP中的活性物质成分繁多而复杂，许多成分在促进创面修复、组织重建发挥作用的具体机制研究还很缺乏，特别是PRP中众多活性成分之间究竟如何发挥作用或如何影响尚不清楚；还存在PRP浓度对促进组织修复存在怎样的量效关系等问题。针对以上问题，需要从事该方面的科技工作者进行系统、深入的机制研究，为PRP的推广临床应用提供强有力的理论支撑。

第三节　富血小板血浆及其主要衍生产品的制备技术

PRP及其主要衍生产品的制备技术关系到产品质量，并直接影响治疗效果与安全，是确保患者疗效、安全重要前提条件。随着PRP临床拓展应用研究的不断深入，由最初的PRP拓展出了多种衍生产品，包括血小板凝胶、PG上清液、血小板裂解液和富血小板纤维蛋白等。PRP及其衍生品的制备有多种方法，不同方法制备的产品质量也存在一定差异。用于治疗的PRP终产品必须进行质量控制，至少有满足临床治疗需要的血小板浓度。当初产品不能满足治疗需要浓度时，需对初产品进行浓缩、稀释处理后达到产品所需血小板浓度方可使用。制备者可根据临床的实际需求和实验室条件选择合适的制备方法，以获得产品最佳质量为最终目的。本节主要介绍几种比较常见产品的制备技术。

一、PRP的制备技术

（一）目前PRP的手工制备方法

手工制备方法基本原理是根据血液中各成分密度或沉降系数的不同，通过离心的方法从全血中分离提取出PRP。按照血液采集器材不同分为试管法和血袋法两种。

1. 试管法　主要有四种，分别是Anitua法、Petrungaro法、Landesberg法及Aghaloo法。除Anitua法为一次离心外，其他3种方法均为二次离心。制备流程见图76-4；四种试管法制备PRP的离心力和离心时间参数见表76-1。

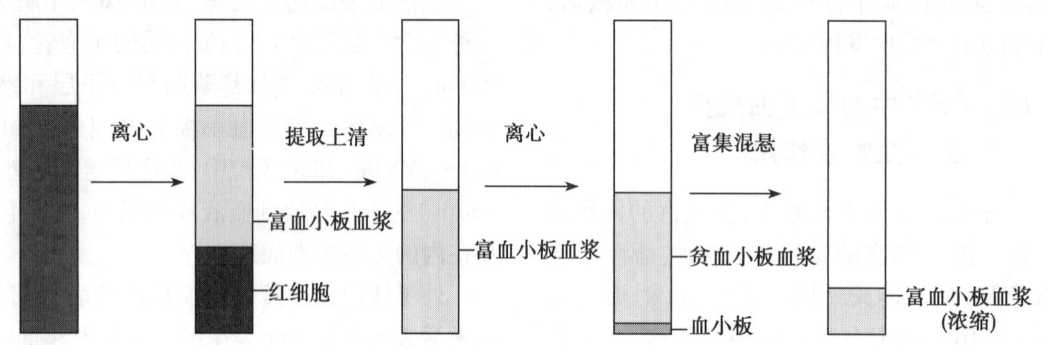

图76-4　试管法制作PRP主要流程

表76-1　四种试管法制备PRP的离心力和离心时间参数

离心方法	第一次离心	第二次离心
Anitua	160g/6min	
Petrungaro	1 500g/6min	1 000g/6min
Landesberg	200g/10min	200g/10min
Aghaloo	215/10min	863g/10min

试管法制备PRP大多需要二次离心和多次移液，其过程以手工、开放操作为主，易混入白细胞、红细胞成分；开放操作过程中，易导致污染，故需要建立较清洁的卫生环境、室内空气进行紫外线消毒和工作台面进行擦拭消毒，操作者必须严格执行无菌操作，防止工作室细菌污染；手工操作影响多，需要技术、经验积累，以提高血小板分离回收率，提高产品质量。有研究者证实，上述4种制作方法中Landesberg法制作的PRP中血小板体积分数最高且活化率最小，是较理想的制作方法。

2. 血袋采集分离法　此法与采供血机构手工制备血小板的方法相同，参照2019版《血站业务操作规程》执行。采用采血袋，一次采集全血200、300ml或400ml，分离时有白膜法和富浆法两种可选，前者血小板分离率相对较高。该法需使用大容量低温离心机、全自动血液成分分离机或分浆夹等设备。其优点是血液可在全程密闭环境下进行分离，操作过程不易被环境的细菌污染，且此法分离的PRP量较大，血小板不易被激活、破坏。大容量低温离心机和全自动血液成分分离机如图76-5所示。

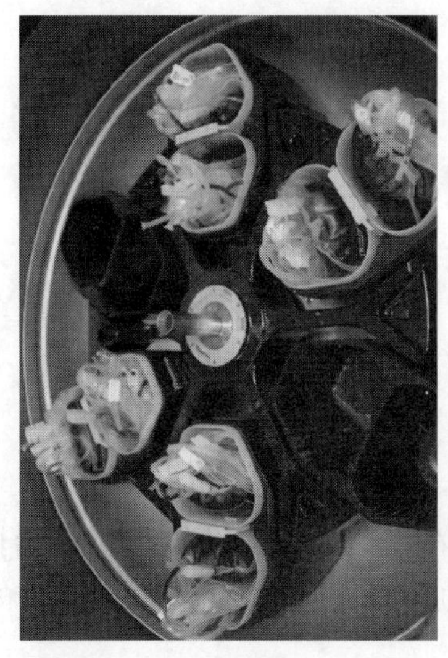
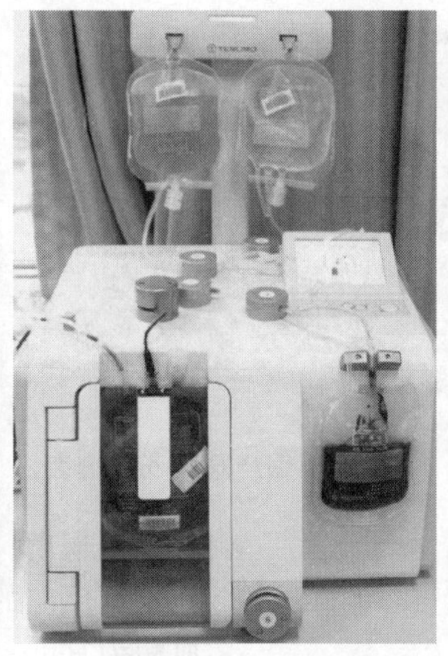
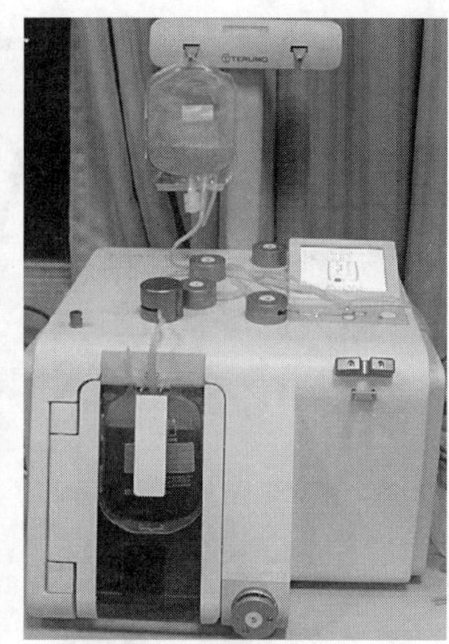

图 76-5　血袋采集分离法制备 PRP

大量研究证明，以上两种方法中二次离心法提取的 PRP 质量较高，其在临床上的应用也最广。但由于采用不同类型离心机（悬摆式、垂直式、固定角式、连续流动式）和不同直径与长度的离心管会导致离心分离效果的差异，在相同离心力下对应的离心时间也是不同。最佳的制备方法需综合多种因素考虑，值得进一步的研究。

（二）血小板成分单采制备 PRP 技术

采用血液成分单采分离机在全封闭状态下从体外循环全血中分离制备成浓缩血小板。此法具有采集量大，可一次采集多次使用，不易被污染，产品质量可控性好和安全高效等优势，具有较好的应用前景。血液成分分离机有国内和国外多种品牌，各有其特点，用户可根据需求选购。但该法需要专用设备支持、成本相对较高。国内某品牌生产的血液成分分离机和耗材如图 76-6 所示。

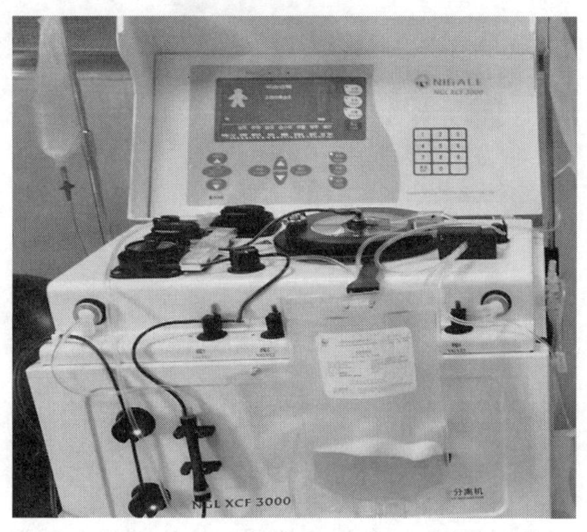

图 76-6　血浆分离置换法制备 PRP 设备与耗材

（三）分离套装制备法

随着国内外 PRP 拓展应用技术的兴起，引起了企业家的极大关注，进行 PRP 制备套装的研发。目前，国外研发的 PRP 制备套装品种较多，经 FDA 批准的 PRP 制作设备多达 10 余种，如 Cytomedix 公司的 AutoGel System，Harvest Technologies 公司的 SmartPrep System 和 Biomet 公司的 GPS System 等。国内市场上制作 PRP 制备套装相对较少，仅有山东威高公司生产的 PRP 制备套装获得国家三类医疗器械许可，如图 76-7 所示。这些制备套装中，有的使用一次离心分离技术，也有的使用二次离心分离技术。商业化套装制备 PRP 的最大优点是方便临床科室使用，不足的是残留红细胞和白细胞较多，由于各临床科室缺乏配套的实验室条件支撑，很难实现对 PRP 产品的质量控制，且市场价格较高。缺乏质量控制的 PRP 产品不但可能直接影响临床疗效，混入的红细胞严重影响外观，注射到关节腔或组织中吸收缓慢，甚至引起血肿，在一定程度上影响其推广使用。

（四）血液分离胶制备法

国内外均有商家利用细胞分离胶技术制备的“PRP 专用制备管”，如图 76-8 所示。其方法是将采集的全血通过特有的细胞分离胶进行离心分离制备 PRP。血液分离胶是一种疏水性的有机化合物，具有触变性。该方法利用这一特性，根据血浆、血小板、白细胞和红细胞的比重不同，通过离心手段将血浆、血小板分离在分离胶的上层，红细胞和白细胞在分离胶的下层，分离胶在上下两层之间形成明显的胶状隔离层，从而获得 PRP。其优点是血小板的回收率高，红细胞几乎完全去除，白细胞混入率低，可一次性提取 PRP，方便快捷，但分离胶成分的长期安全性问题有待

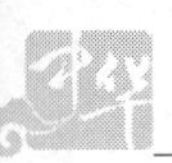

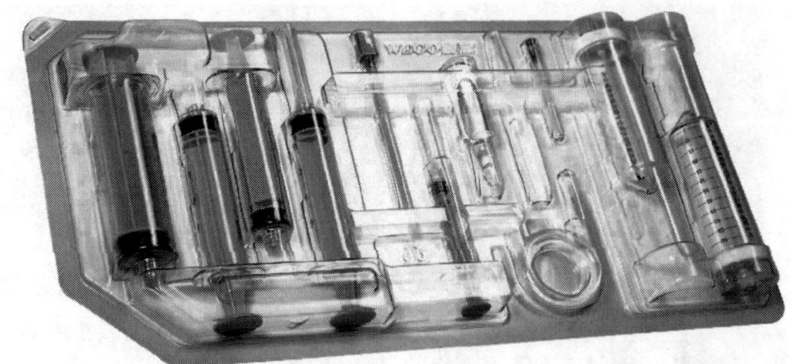

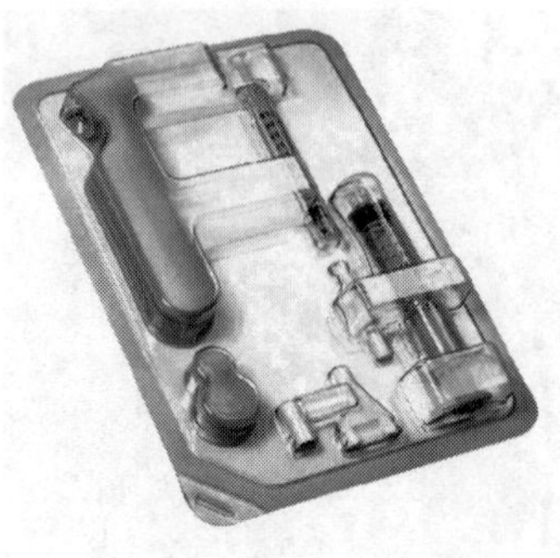

图 76-7　国产 PRP 分离套装

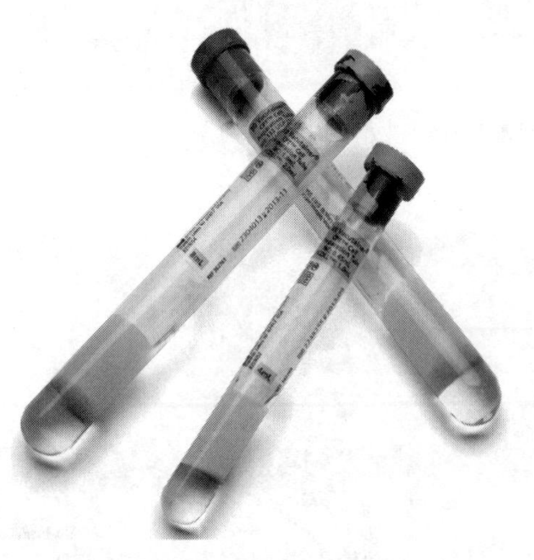

图 76-8　血液分离胶试管

进一步研究考证。

二、PG 的制备技术

PG 是 PRP 与激活剂按照一定比例混合后形成的胶冻状物质，如图 76-9 所示。激活剂有 $CaCl_2$ 或葡萄糖酸钙、凝血酶、胶原蛋白、ADP 和镁等，最为常用的激活剂是 $CaCl_2$ 或葡萄糖酸钙和凝血酶按一定比例混合而成。PRP 与激活剂通常按 9∶1的比例混合后能快速形成 PG。不同的激活方式激活 PRP 后各种生长因子释放量有所不同，使用者根据需要进行选择。常用的凝血酶多为牛凝血酶，属于异源性物质，存在导致人兽共患传染病、过敏或其他不良反应的风险，因此，尽量选择较低浓度的凝血酶为宜。

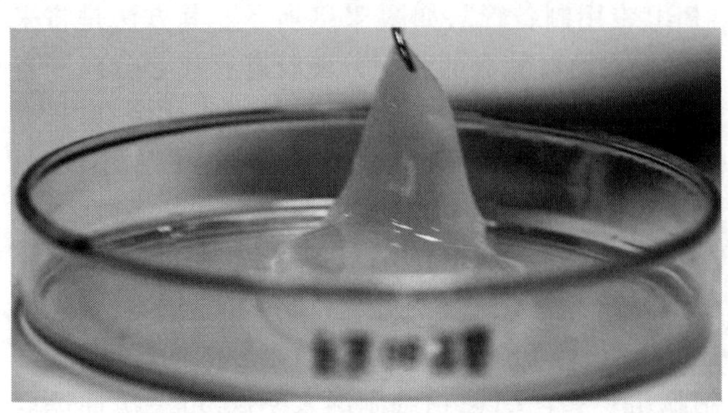

图 76-9　血小板凝胶（PG）

三、PG 上清液的制备

将制备好的 PG，放置 37℃ 温育箱内 30~40 分钟，离心后离心分离 PG 上清液。其中含有大量血小板经激活后释放出的多种生长因子等生物活性物质。由于不同的激活剂激活 PRP 后各种生长因子释放量有所不同，因而可能导致上清液的活性物质的浓度差异，使用者宜根据需要进行选择。

四、PRF 的制备技术

使用不抗凝的试管取静脉血后立即以 400×g 低速离心 10 分钟。离心后静置 3~5 分钟后，离心管内分为 3 层：上层为血清层，下层为红细胞层，中间层即为淡黄色 PRF 凝胶。将中间层 PRF 凝胶取出切成薄片使用，如图 76-10 所示。由于没加抗凝剂，采血后放置和离心过程中，中间层血小板、纤维蛋白原被激活自然形成血小板纤维蛋白凝胶（PRF），其中富含白细胞成分。此种方法制备过程简便、无须添加抗凝剂和激活剂、成本低，但 PRF 形成的过程中血小板被激活，所释放的活性蛋白同时也进入了红细胞血栓和血清中，造成一定程度上的损失，具体损失情况仍需专家们通过严谨的实验设计研究加以确认。

五、PL 的制备技术

（一）反复冻融法

这种方法是将 PRP 置于-80℃和 37℃之间连续/或间隔一定时间后反复冻融 3~5 次，离心获得血小板裂解液（PL）。其原理是通过物理方法破坏血小板细胞膜结构来释放其中的生物活性物质。经过多少次反复冻融完全释放出活性物质还没有一致的结论。由于使用物理而非化学机制激活 PRP，未添加外源性

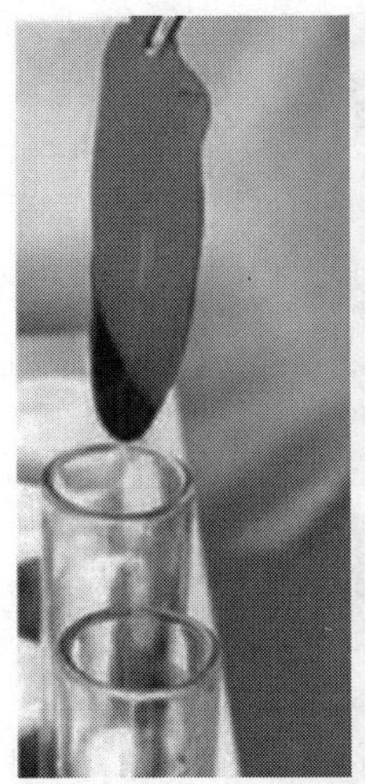
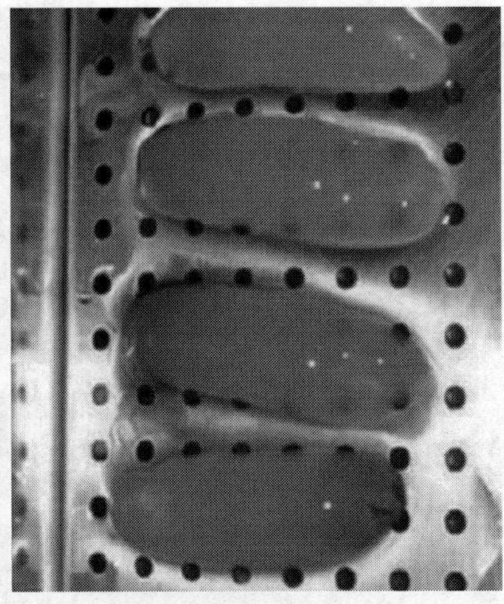

图 76-10　凝胶状的 PRF

物质，所以更适合于细胞培养实验。

（二）超声法

王世春[3]等在未添加其他任何外来物质的情况下，使用超声法制备了 PL。超声法裂解 PRP 中的细胞成分后，去除了残余的细胞结构，不仅降低了免疫原性，而且保留了其中多种生长因子等生物活性。

第四节　富血小板血浆的临床应用

近几十年，国内外学者先后证明了 PRP 不仅可以促进损伤创面再生修复，还可促进退化组织修复。由于疗效显著、安全性好、制作相对简单，迅速在欧美国家发展开来，国内近十年也得到了较大发展，其应用范围扩展到各类急慢性创伤修复、美容、脱发治疗、骨修复等再生医学领域。

临床应用中的 PRP 依据其来源不同将其分为自体 PRP 和异体 PRP 两种。自体 PRP 是从患者自身血液中分离出来的，作为一种自体来源的血液制品，无经血传播传染病和免疫排斥反应的风险，患者的接受度高等优点。异体 PRP 与自体 PRP 的不同之处在于是前者来源于同源异体，因而存在输血相关传染病带来的残余风险和一定免疫学风险，对于需要进行 PRP 治疗而自身又不宜通过采集自体血液的患者来说很有现实意义，但因没有获得政府批准而受到限制。未来随着血液病毒灭活技术的发展、成熟，或许是值得期待的选项。

本节将 PRP 在急性创面修复、慢性创面修复、烧伤、骨损伤、运动损伤、整形美容、脱发和眼科疾病等方面的研究现状进行介绍，供使用者参考，达到抛砖引玉的目的。

一、PRP 在急、慢性创面修复中的应用

（一）概况

创伤是正常皮肤或组织在外界致伤因素以及体内因素作用下导致的组织缺损，而创面修复是指由于致伤因素的作用造成组织缺损后，局部组织通过再生、修复、重建的一系列过程。这一过程的实现主要依靠修复细胞、炎性细胞、胞外基质和生长因子的协同作用来完成。临床上，创面主要分为急性与慢性创面两种，急性创面指切割伤和挫裂伤之类的外伤，包括手术创面等，而慢性创面通常是指创面在愈合的过程中，受全身因素（如糖尿病、心血管疾病、肿瘤等）或局部因素（如神经受损、血供不足、感染等）的影响，从而进入一种慢性持续炎症反应状态，最终导致长期难愈，常伴有溃疡、窦道和感染等。PRP 中富含血小板及其高浓度生长因子为代表的多种生物活性物质，因而成为典型的生物疗法之一。PRP 在创面修复方面的应用相对比较多、疗效显著、解决了临床上许多用传统方法所不能解决的实际问题，进而引起了国内外学者的极大兴趣，呈现出良好的治疗前景。

（二）临床应用

1. 在急性创面的应用　急性创面常常伴随大小血管出血和组织液渗出，手术后的创面血管收缩，导致短时间内创面血供缺失或不足和营养不良，影响伤口愈合。PRP 中富含的多种生物活性分子，它的促进细胞分化、增殖、基质合成、血管形成和组织再生的作用对加速创面愈合具有重要价值，因而受临床医学专家的广泛关注。在急性手术创面应用 PRP 和激活剂在创面快速形成凝胶，既可达到封闭创面的微小血管，减少创面渗血，帮助止血、减少组织液渗出，还改善了创面修复微环境，增强了抗感染能力。在手术过程中手术完成后伤口缝合前在创面应用 PRP 和激活剂在创面快速形成凝胶除可以发挥上述作用外，还能促进伤口快速愈合，缩短愈合时间，从而减少住院时间；同时还能减轻伤口局部肿胀、疼痛，提高愈合质量。国内研究者将 PRP 应用到人工全髋关节置换术，减少了术后引流量，降低了术后的感染等并发症，加快了切口愈合速度，缩短了住院时间。El-Anwar MW[4]以 44 例 12~23 月龄的完全性腭裂患儿为研究对象，分为年龄和性别匹配的两组，所有儿童都接受了相同的 V-Y 回推修复完全腭裂手术。在腭成形术时将患者制备的 PRP 局部应用于鼻黏膜层和口腔黏膜层之间，可减少口鼻瘘的发生率和二次手术治疗的发生，如图 76-11 所述。Refahee SM[5]通过注射自体 PRP 观察对

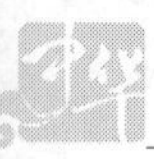

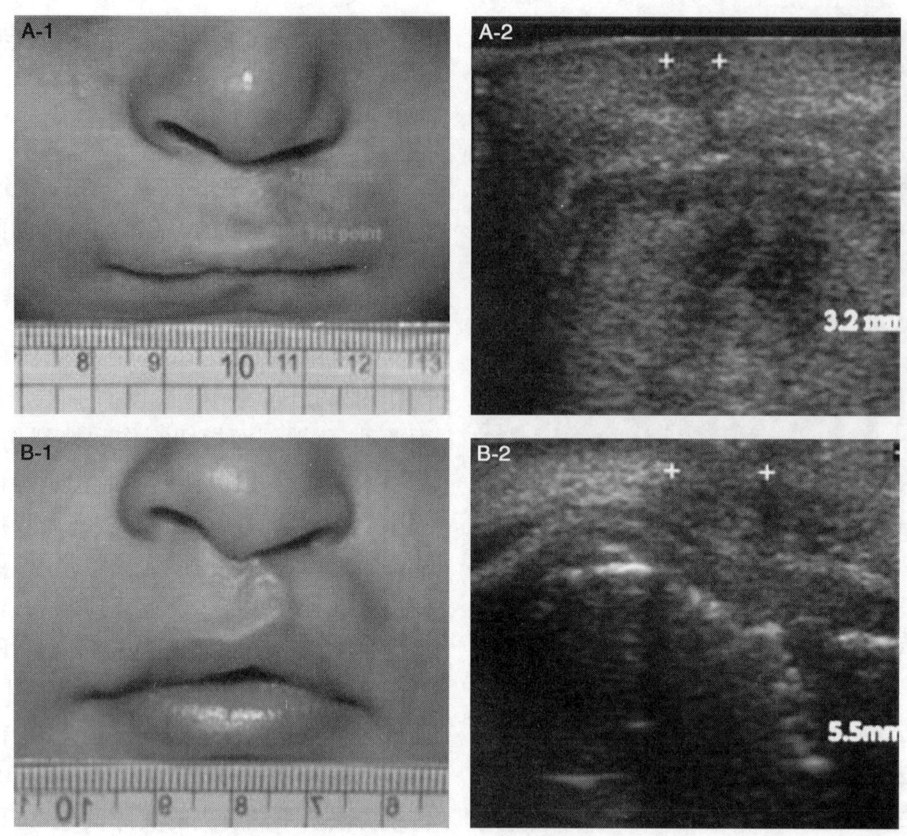

图 76-11　自体 PRP 在完全性腭裂修复中的作用

注：A-1. 原发性唇裂 PRP 修复治疗组治疗 6 个月面部修复；A-2. A-1 患者超声系统下测量肌肉瘢痕宽度图像；B-1. 原发性唇裂患者对照组（没有应用 PRP）治疗 6 个月后面部修复；B-2. B-1 患者相对应的超声系统下测量肌肉瘢痕宽度。

单侧完全性唇裂瘢痕修复术后瘢痕形成的影响，发现 PRP 注射治疗可以有效改善皮肤和肌肉伤口的愈合，减少瘢痕组织的形成，如图 76-12。另有研究发现高危产妇在剖宫产术后的缝合创面上注射 PRP，伤口愈合更快。临床研究充分证实了 PRP 有明显促进急性创面修复作用。

2. 在慢性难愈合创面的应用　慢性创面通常是指因各种原因形成的创面，经 4 周以上正规治疗和护理未能愈合，也无愈合倾向的创面。特点是愈合时间有赖于创面大小、位置、病因、个体一般状况等多种因素；每周创面缩小率<10%～15%或超过 4 周不能缩小一半。此类创面无法通过正常有序而及时的修复过程，达到解剖和功能上完整状态的创面，属于愈合异常。该类创面可分为五大类：即创伤感染、压力性溃疡、静脉性溃疡、糖尿病溃疡和其他，其占比分别约 67.50%、9.20%、6.50%、4.90%和 11.90%。发生机制包括神经、血管、免疫病理改变等三位一体共同构成创面慢性化基础。神经因素包括局部生物力学异常，使压力集中的区域容易反复受伤、血管扩张、出汗减少和形成溃疡。血管因素包括粥样硬化、斑块沉积致周围血管病变发展，造成血管狭窄或闭塞，局部血供不足。免疫因素包括感染使免疫受损，增加了局部和全身感染的风险。基础研究发现慢性创面的细胞外基质成分相关基因表达下调；主要修复细胞，如成纤维细胞过度凋亡、角质细胞活化失败；局部创面生长因子浓度变化及其对延缓创面修复造成影响；创面愈合调控的网络发生障碍等，造成局部营养不良、感染和组织坏死等，进而形成慢性难愈合创面。糖尿病难愈合皮肤溃疡患者更是此类创面的显著特征，是临床治疗上的一大难题。常规的治疗与护理技术包括坏死组织清创、血管重建手术、感染控制、机械减负、血糖管理和机械压迫或肢体抬高等。三周内创面面积不能有效减少 10%以上时，推荐应用生物或细胞治疗。PRP 治疗慢性难愈合创面属于生物治疗范畴。对患者进行彻底清创后，用 PRP 涂布或注射到创面，同时添加 PRP 激活剂，使其快速形成血小板凝胶，同时大量释放生长因子、组织因子和抗菌肽等生物活性物质，创造同修复的微环境，从而促进细胞分化、增殖、迁移、基质蛋白合成和对抗感染，从而促进新生血管生成、肉芽组织增生、再上皮化，进而达到促进此类创面愈合的目的。临床实践中，PRP 在治疗糖尿病足溃疡方面和深达骨膜的慢性溃疡中显示出较好的治

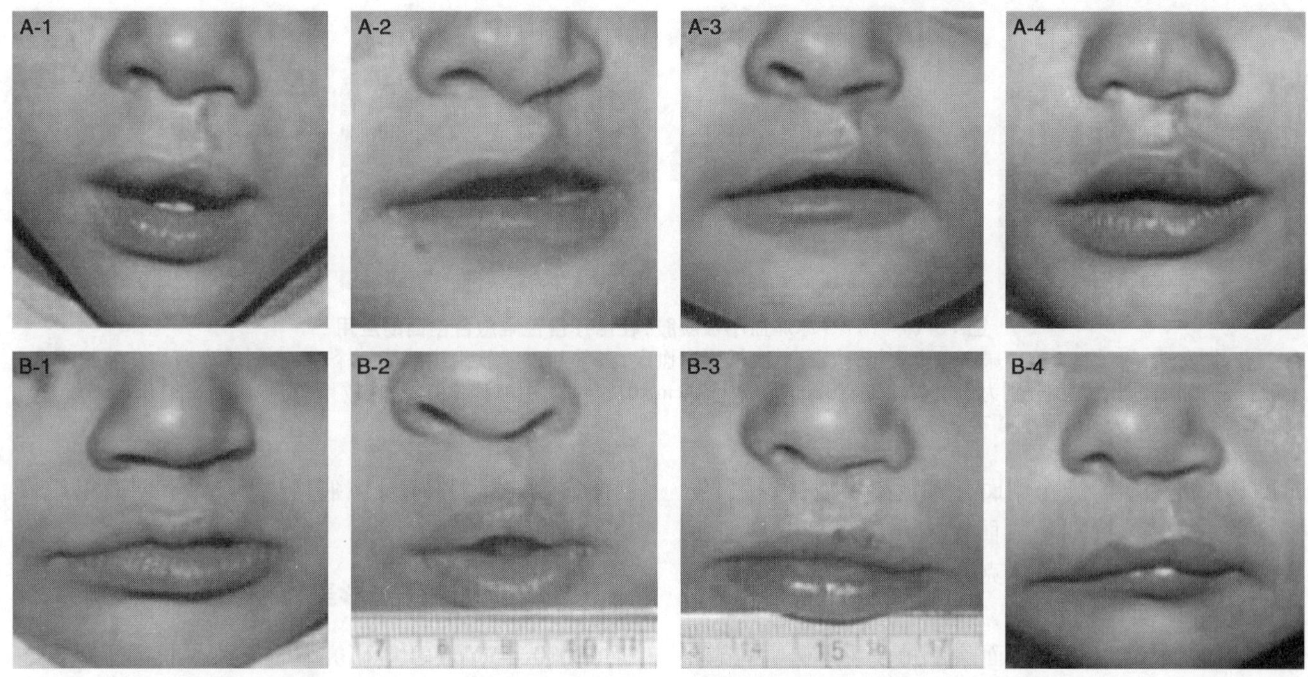

图 76-12　自体 PRP 对完全性唇裂修复术后瘢痕形成的影响

注:A(4 张). 分别为原发性唇裂修复治疗 6 个月后对照组 4 位患者瘢痕修复情况;B(4 张). 分别为原发性唇裂 PRP 修复治疗组治疗 6 个月后 4 位患者瘢痕情况。

疗效果。华西医院内分泌科冉兴无团队率先开展 PRP 治疗糖尿病所致的慢性皮肤溃疡,对难愈合创面采用 PRP 结合植皮手术的方法,提高皮肤成活率方面取得了显著临床效果。中国人民解放军南部战区总医院单桂秋团队使用异体 PRP 治疗糖尿病足也取得较好临床疗效,治疗期间无任何不良反应,并进一步拓展到冰冻血小板、冻干血小板等制品在促进难愈性创面愈合的基础和临床研究,如图 76-13、图 76-14 所示。研究发现使用冰冻保存(-30℃以下)PRP 治疗糖尿病腿部溃疡愈合同样可以明显缩短愈合时间。也有一些慢性难愈合创面用 PRP 治疗的效果也不尽如人意,临床治疗中发现局部血供极差的患者效果不佳,也可能与 PRP 的浓度、治疗间隔时间密切相关。大量国内外临床研究表明,PRP 在治疗慢性难愈合创面方面疗效显著,在传统方法处理慢性难愈合创面无效或效果不佳时采用 PRP 治疗是一种很好的选择。

二、PRP 在烧伤创面治疗中的应用

(一) 概况

烧伤主要是皮肤或皮下组织由热暴露造成的创伤。根据损伤的程度通常分为Ⅰ度、浅Ⅱ度、深Ⅱ度、

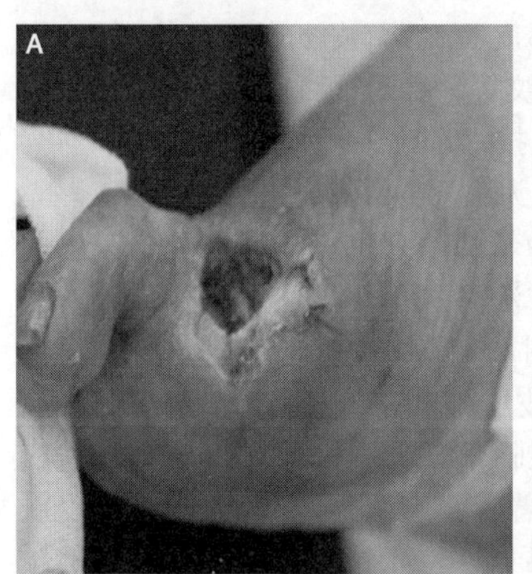

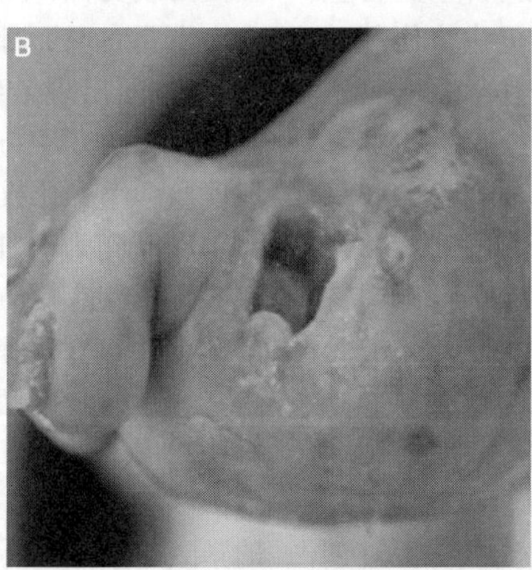

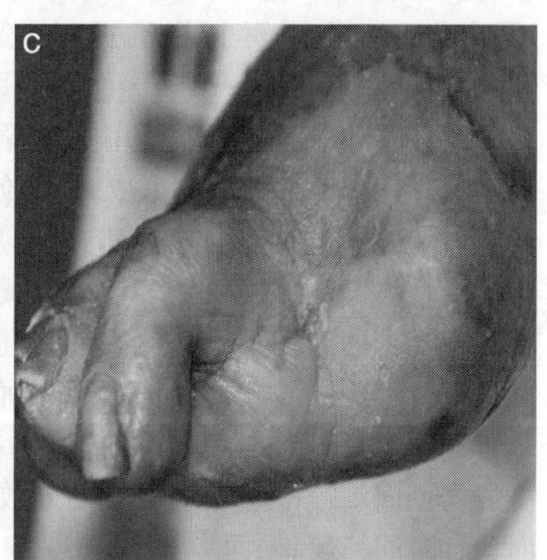

图 76-13　PRP(新鲜血小板凝胶)在治疗慢性难愈合创面的应用

注:患者,女性,72 岁。2 型糖尿病病史 30 余年,糖尿病足病史一年余,行右足踇趾离断术后,负压吸引处理 2 个疗程后创面迁延不愈,使用 PRP 治疗效果图。A. 为 PRP 治疗前;B. 为 PRP 治疗 45 天效果;C. 为 PRP 治疗 95 天完全愈合。

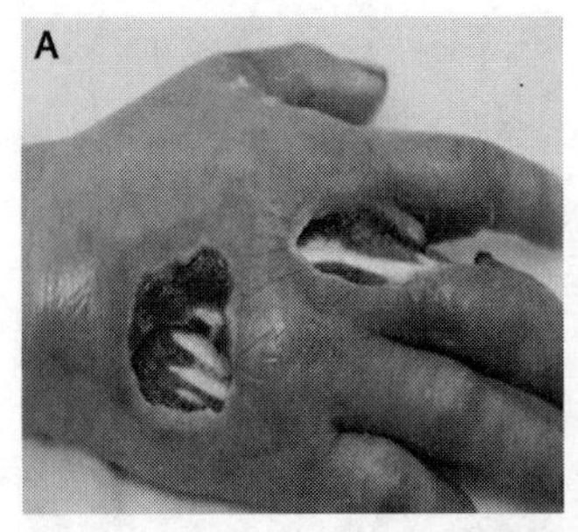

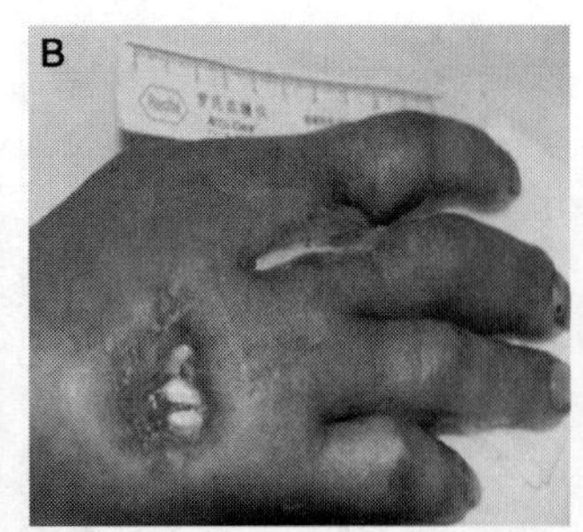

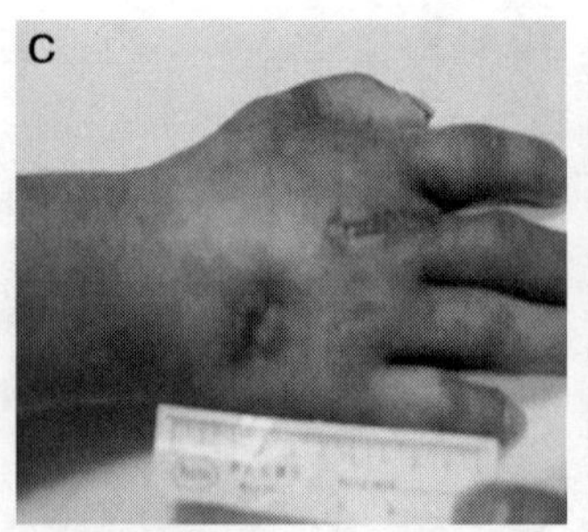

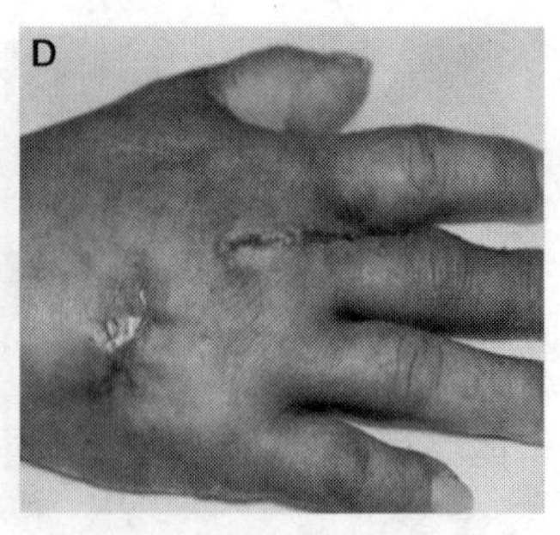

图 76-14　PRP（冰冻血小板凝胶）在治疗慢性难愈合创面的应用

注：患者，女性，49 岁。2 型糖尿病病史 3 年，脓毒血症，低蛋白血症，右手部皮肤软组织感染 2 个月，清创后为两块皮肤缺损的潜行贯通创面，创面大小分别为 3cm×3.2cm×0.3cm 和 2cm×4cm×0.3cm，使用冰冻 PRP 治疗效果图。A. 治疗前；B. 治疗第 16 天；C. 治疗第 43 天；D. 治疗第 79 天完全愈合。

Ⅲ度和Ⅳ度烧伤。烧伤创面有大量渗出液，极易引发感染等并发症，特别是大面积烧伤还可引起全身症状，甚至内脏损伤，继发休克，死亡率较高。烧伤治疗过程复杂、时间长、费用大、愈合后可留有瘢痕挛缩和功能障碍等特点。烧伤创面除了植皮手术外，常规治疗方法常常是清洗伤口，清除坏死组织，严格控制感染，使用抗菌绷带，直到形成肉芽组织和皮肤移植。随着医疗技术的进步，治疗方法也趋于多样化。PRP 中含有大量高浓度的生长因子等生物活性物质，在烧伤愈合的全过程中直接或间接发挥协同组织修复作用而逐步被烧伤专家们广泛应用。

（二）临床应用

PRP 治疗烧伤与治疗急慢性创面的机制相似，用 PRP 涂布或注射/喷射到创面，同时添加 PRP 激活剂，使其快速形成一层血小板凝胶，可以封闭创面，减少创面的水分蒸发，保持创面的湿润，为此类愈合创造局部环境条件；同时凝胶中大量释放生长因子、组织因子和抗菌肽等生物活性物质，创造同修复的微环境，从而促进烧伤创面周围组织的细胞分化、增殖、迁移、基质蛋白合成和对抗感染，从而促进新生血管生成、肉芽组织增生、再上皮化，进而达到促进烧伤创面愈合的目的。Maghsoudi H[6] 在 50 例烧伤双盲实验研究中，与磺胺嘧啶银相比，使用同种异体 PRP 治疗可加速上皮化和肉芽组织的形成，烧伤创面愈合的效果更好（图 76-15）。采用自体 PRP 联合皮肤移植治疗与未接受自体 PRP 的对照组相比可以减少疼痛，缩短住院时间。自体 PRP 治疗烧伤患者，将创面平均划分为两区域分别进行治疗，治疗组用富含血小板血浆凝胶敷于创面，对照组用磺胺嘧啶银霜治疗，结果发现Ⅱ度烧伤创面治疗中应用 PRP 创面外敷，能明显缩短创面愈合时间，提高创面愈合率，减少换药次数，促进创面愈合。冻干 PRP 治疗深二度烧伤创面患者可促进伤口愈合和减少瘢痕形成。许贤君使用自体 PG 覆盖深Ⅱ度烧伤创面，发现自体 PG 能够促进深Ⅱ度烧伤创面愈合，减轻疼痛及瘢痕增生，有利于创面组织修复和再生。

三、PRP 在整形美容中的临床应用

2000 年，Yuksel 等研究发现某些生长因子是影响游离脂肪移植成活率的关键因素，由此引发了含有高浓度、多种生长因子的 PRP 在脂肪移植手术中的应用。大量的研究证实 PRP 在整形美容方面有较好的疗效，因而受广大爱美人士的青睐。近 20 年来，整形美容业风靡全球，其市场的火爆足以展示其巨大的市场需求和发展潜力，吸引了更多的专家将 PRP 的治疗技术引入到面部年轻化、自体脂肪移植、面部痤疮瘢痕、脱发，甚至私密部位等治疗中。整形美容的范围非常广泛，PRP 在其中的应用方式也多种多样。本部分仅就 PRP 在面部年轻化、自体脂肪移植、面部痤疮和瘢痕等方面的应用进行介绍。

（一）PRP 在面部年轻化中的应用

皮肤老化是由内在和外在因素引起皮肤表皮连接变平、皮肤萎缩、成纤维细胞减少，皮肤细胞外基质蛋白的改变，结缔组织的退化和透明质酸聚合物的减少。主要表现面部皮肤变薄、皮下脂肪组织减少、下垂、移位而出现皱纹等。针对面部出现的不同问题，需要不同的方法与技术来改善。如何防止皮肤老化，促使面部年轻化成为医学美容界应用研究的热点。

PRP 作为一种新的治疗手段越来越受到医患双方的青睐。应用方法可选择单独注射，也可与激光、微针、透明质酸、射频、超声等其他治疗方法联合使用，最终到达改善皮肤外观，实现面部年轻化的目的。一些国内外学者在临床实践中发现，PRP 在对皮肤松弛、皱纹和色素沉着者具有明显效果，尤其是在皮肤的紧致的治疗效果更好。此外，对黑眼圈、面颈部皱纹的改善，皮肤整体的均匀性及质感提高也具有较好的疗效。我们在使用 PRP 改善面部年轻化的治疗实践中，也均取得了较好的满意度，如图 76-16 所示。

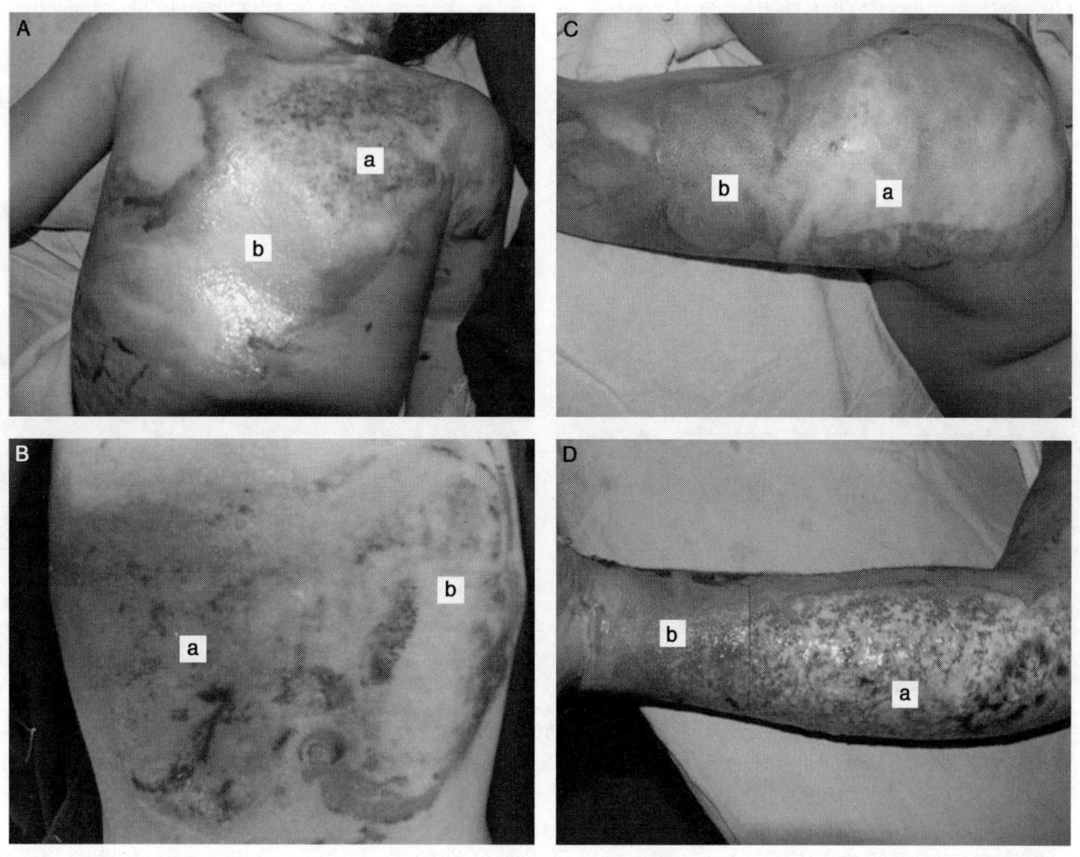

图 76-15　PRP 在深Ⅱ度烧伤中的应用

注：a 区域为应用磺胺嘧啶银治疗，b 区域为应用 PRP 治疗。A. 患者为Ⅱ度烧伤后第 4 天应用两种方法治疗效果图；B. 患者为Ⅱ度烧伤后第 6 天应用两种方法治疗效果图；C. 患者为Ⅱ度烧伤后第 5 天应用两种方法治疗效果图；D. 患者为Ⅲ度烧伤后第 7 天应用两种方法治疗效果。

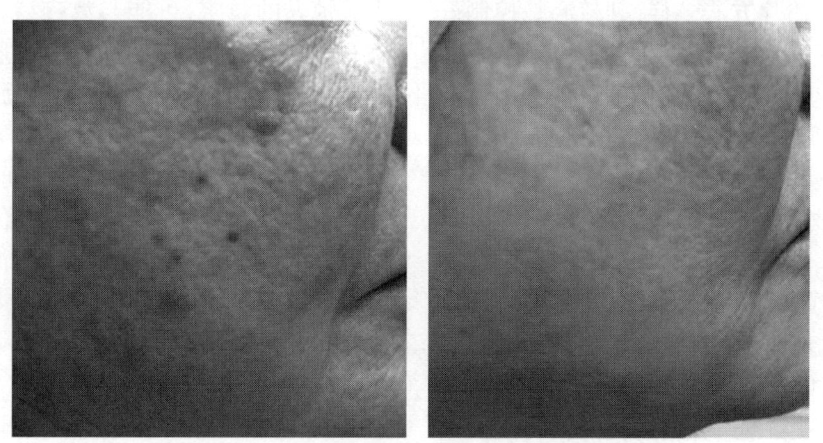

图 76-16　单纯使用 PRP 治疗前后效果对比

（二）PRP 在自体脂肪移植中的应用

自体脂肪移植亦称为自体脂肪填充，是指通过抽取自身肥胖部位（如腰部、腹部、大腿、臀部等）的多余脂肪，通过加工处理后，选择完整的脂肪细胞颗粒，采用精细联合注射 PRP 技术，多层次、多点进行太阳穴、苹果肌、面颊、额头、鼻子和口周、臀部等部位进行填充，快速美化形体曲线，从而达到美观的效果。近年来，自体脂肪移植隆胸成为了热点，它是将抽取自身肥胖部位的脂肪经特殊处理提取的活性脂肪直接注入胸部，使乳房体积增大的一种隆乳方法。但随着自体脂肪移植应用病例的增多，发现了脂肪移植组织液化、吸收、存活率低和远期效果不确定等问题，因而严重阻碍了该技术的开展。如何提升自体脂肪移植的存活率、改善瘢痕的质量成为美容整形外科亟待解决的问题。由于 PRP 中富含多种生物活性物质，能促进局部组织细胞增殖、分化、迁移、细胞基质生成等作用,同时提供微环境支撑,有利于脂肪干细胞的成活、分化和增殖等,从而提高脂肪移植的成活率,受到了整形美容专家们的高度关注和推崇。

PRP 联合脂肪移植填充时,从移植脂肪量和脂肪成活率来看,均优于单纯脂肪移植;添加 PRP 后,自体脂肪移植的寿命长、恢复快,如图 76-17 所示[7],并且在脂肪的质量、体积、毛细血管数量方面也具有一定的优势。

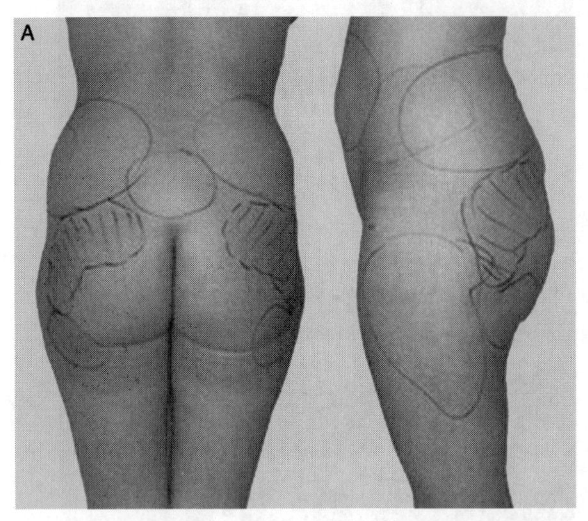

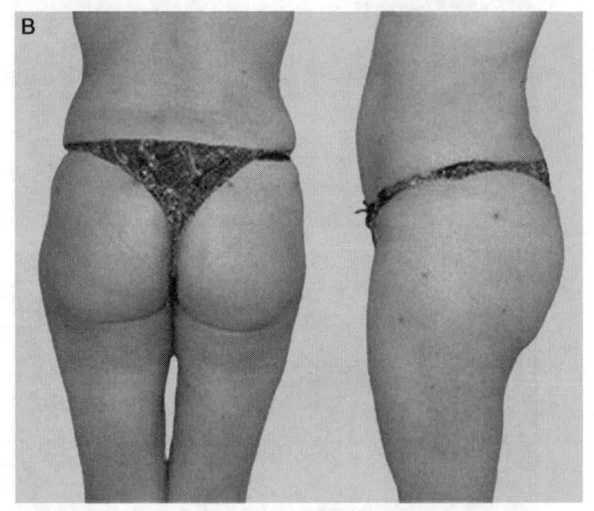

图 76-17 PRP 联合自体脂肪移植隆臀术手术前后效果对比

注:A. 代表术前;B. 代表术后 12 个月的后背和侧位的效果。患者在 PRP 联合脂肪填充和轮廓抽脂后,下背部、腹部、外侧、前侧和内侧的腿对比效果。

(三) PRP 在痤疮瘢痕中的应用

痤疮瘢痕是一种好发于面部、胸部及上肢,以皮脂腺单位为中心的皮肤炎症性疾病。多见于青年人。痤疮瘢痕分为萎缩性、增生性和瘢痕疙瘩性,其中萎缩性瘢痕最为常见。治疗方法多样,其核心是控制好痤疮本来的炎症反应,减少瘢痕发生的概率。痤疮瘢痕的治疗方法主要包括激光、强脉冲光疗法,化学剥脱术、皮肤磨削术、微针、射频、脂肪填充和外科治疗等。

PRP 治疗痤疮技术是近年来发展的新兴疗法,具有效果好、安全性高、不良反应发生率极低、适合各种类型的皮肤,患者接受度高、操作简单、价格适宜等优势,越来越受到医和患双方的喜爱。国内外一些学者在对痤疮瘢痕修复中,常采用 PRP 联合激光、微针等进行治疗,可减少皮肤红斑、水肿,改善皮肤弹性,增加胶原蛋白生成,淡化瘢痕,改善皮肤外观等,如图 76-18 所示[8]。

四、PRP 在脱发治疗的应用

(一) 概况

脱发是指头发脱落的现象,这里所指的脱发是指病理性脱发。病理性脱发是指头发异常或过度脱落。其原因很多,与遗传密切相关,也与雄激素性水平、精神紧张、内分泌、营养和化学等因素有关。根据脱发的诱因不同分为雄激素性脱发(又称为脂溢性脱发)、神经性脱发、内分泌脱发、营养性脱发、物理性脱发、化学性脱发、感染性脱发、症状性脱发、先天性脱发和季节性脱发等。我国脱发一群有向年轻化趋势,1980 年之后出生的人群占脱发总人群比例高达 38%,这是十分惊人的数字,可能与熬夜、精神压力大和环境污染有非常大的关系。治疗方法主要为药物(内服的非那雄胺、外用的米诺地尔酊等)和毛发种植术等。由于上述治疗方法的效果并不令人满意,促使行业专家积极探索更有效的方法。PRP 可促进毛囊细胞的生长发育并为之提供营养支持等,临床治疗研究中显示了较好的临床疗效,特别是在雄激素性脱发、斑秃和头皮毛发种植方面的应用研究取得了较快的进展,已成为了治疗脱发的新手段。

(二) 临床应用

1. PRP 在雄激素性脱发治疗中的应用　雄激素性脱发(androgenic alopecia,AGA)最为常见,是毛囊的一种非瘢痕性的渐进式、微型化变化结果,具有典型的遗传倾向。好发部位是太阳穴、头顶和额前。我国 AGA 总发病率约占人群的 12%。男性约占其中的 63%,女性约 37%;39 岁以下占 60%以上。对 AGA 患者的研究中发现,雄激素会导致 DP 细胞释放 TGF-b1,它的作用是抑制旁腺分泌引起斑秃,因此,可以推断 AGA 的进展与雄激素及 TGF-b1 水平有直接关系[9]。治疗药物分别有米诺地尔和保列治(即非那雄胺片),有一定疗效,但存在一定的副作用;药物治疗

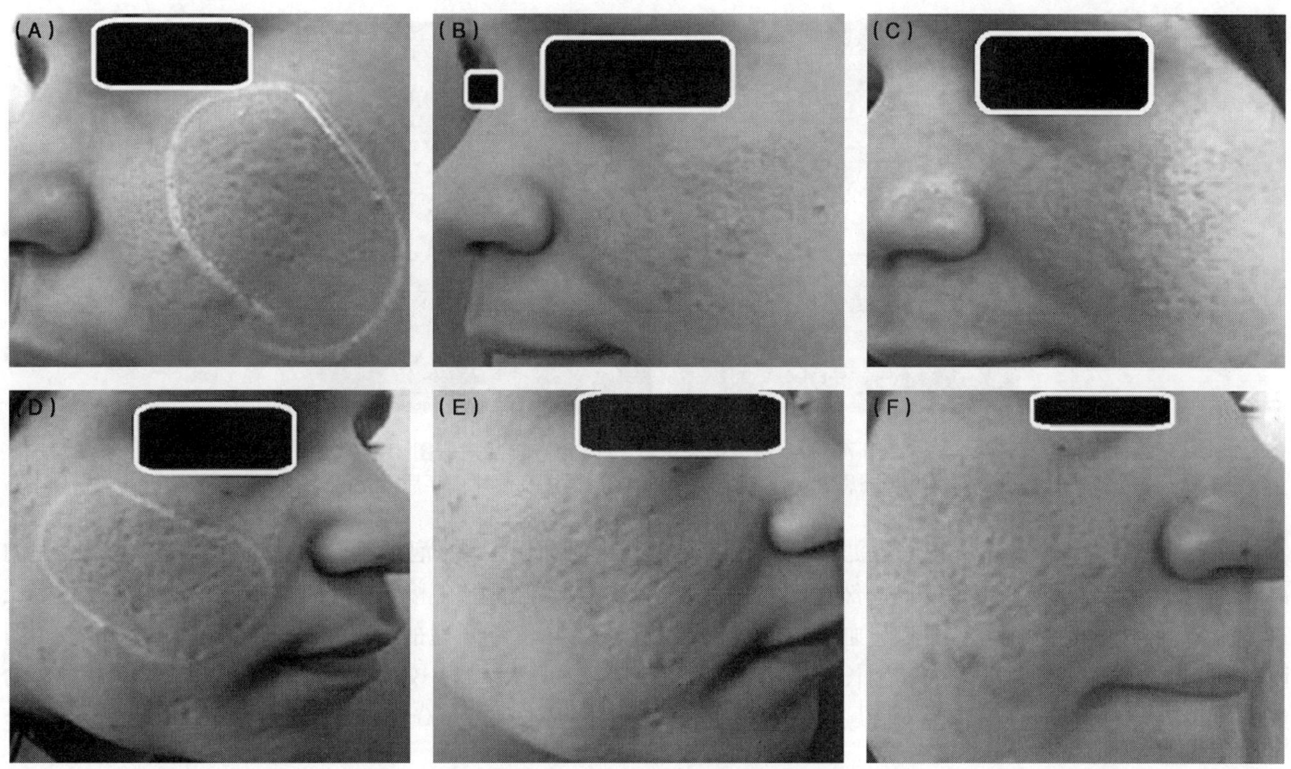

图 76-18 皮内注射 PRP 治疗萎缩性痤疮瘢痕的疗效

A. 左侧脸治疗前;B. PRP 联合手术治疗 3 个月后效果图;C. PRP 联合手术治疗 6 个月后效果图;D. 右侧脸治疗前;E. 右侧脸 PRP 联合手术治疗 3 个月后效果图;F. 右侧脸 PRP 联合手术治疗 6 个月后效果图。

中断后,脱发会再次发生,需要谨慎使用。在国外,使用 PRP 治疗 AGA 已经被广泛使用。局部注射 PRP 是一种有效的治疗方法,头发数量、头发直径、发根强度、脱发面积等方面具有较好的效果。在联合米诺地尔(2%、5%)治疗 AGA 后,其不仅可以有效地治疗脱发,而且其副作用更少,更容易被患者所接受,因此,PRP 联合药物治疗或许是未来的选项。如图 76-19 所示[10]。

2. PRP 在斑秃治疗中的应用 斑秃(alopecia areata,AA)斑秃是一种非瘢痕性、炎症性脱发。常见的临床表现是头部出现边界清晰的圆形或椭圆形斑状脱发,每个人在一生中发生的概率约为 2%。在急性斑秃中,组织学检查显示出一种密集的、周滤泡性淋巴细胞浸润的特征。斑秃的病因繁多,与遗传、免疫和生活环境等因素直接相关,具体发病机制未完全阐明。主要治疗手段有药物性的米诺地尔外搽、物理性的 308 激光照射、免疫抑制剂治疗和两种以上的方法联合治疗等。尽管治疗方式较多,但疗效仍然较差,而且副作用较多,寻找一种更好的治疗方法显得更为迫切。PRP 中生物活性分子可改善毛囊的营养、减轻斑秃部位及其周围的灼烧感或瘙痒感,显著增加头发的数量和质量,如图 76-20 所示[11]。

3. PRP 在植发治疗中的应用 2006 年,Uebel 等[12]进行 PRP 应用于毛囊移植术的临床研究,将患

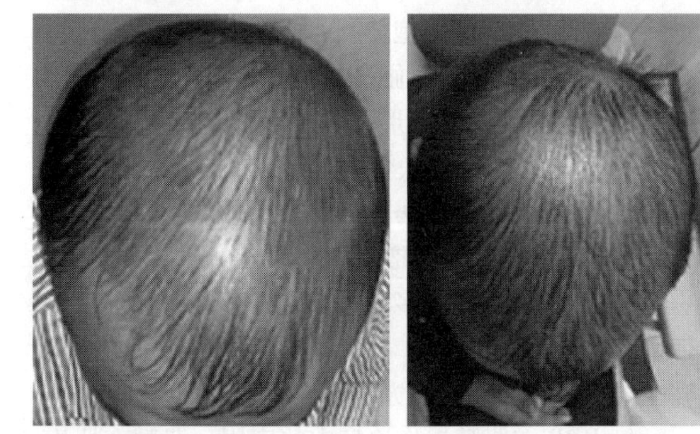
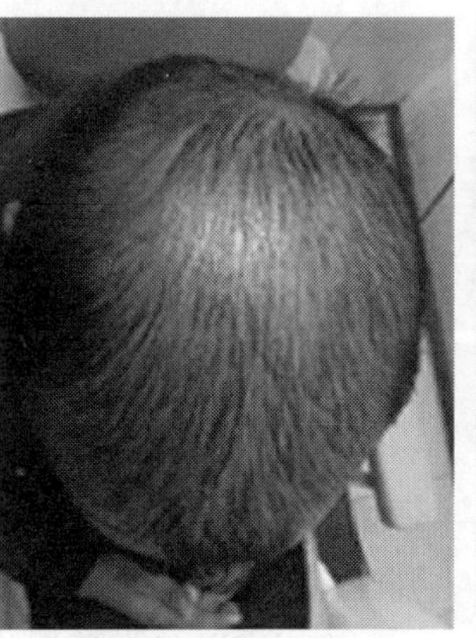
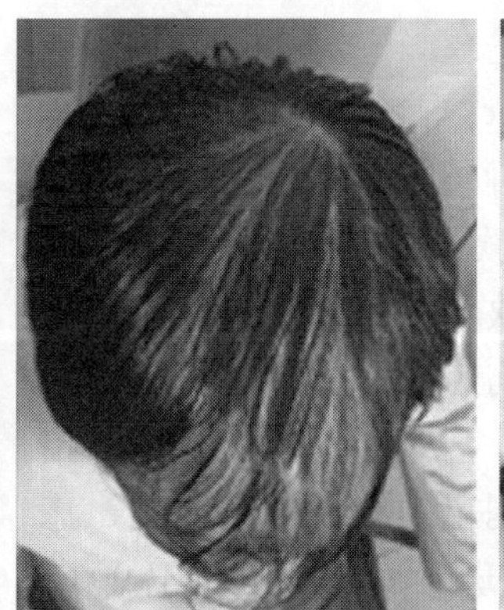
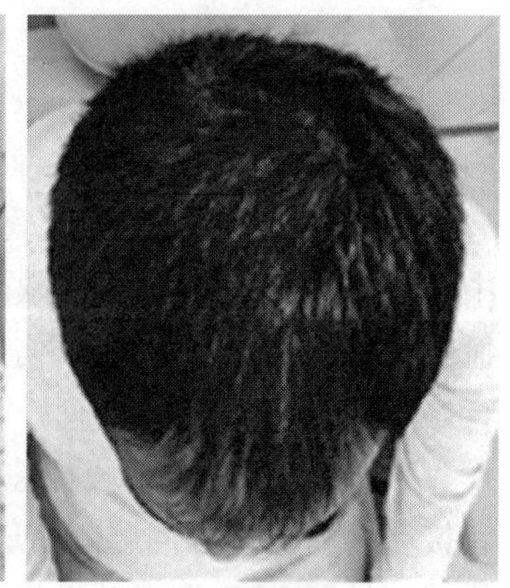

图 76-19 PRP 治疗前和治疗后效果对比图

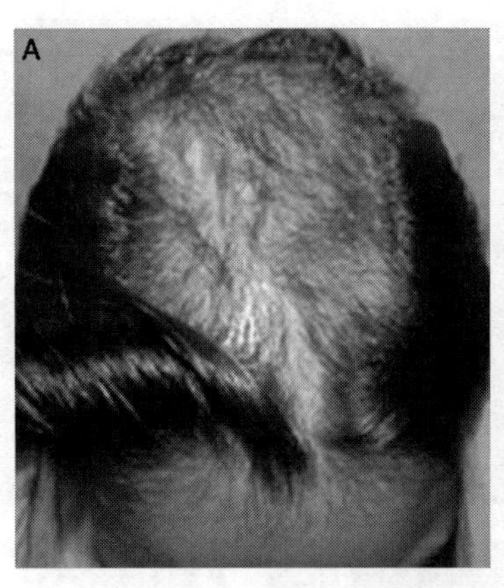

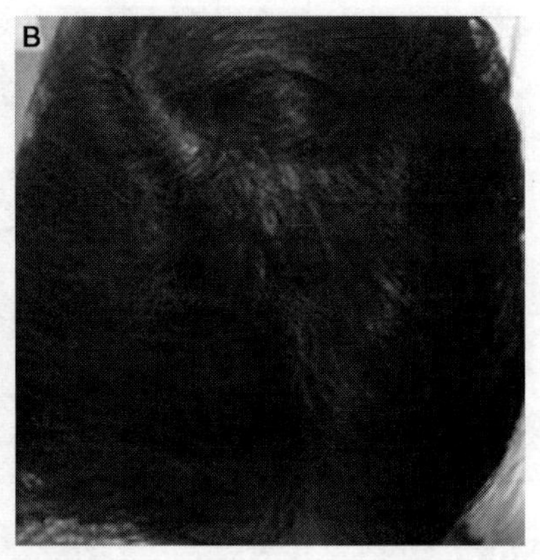

图 76-20　慢性斑秃患者 PRP 治疗前后对比图

A. 慢性斑秃患者治疗前照片;B. 富血小板血浆治疗 1 年后效果图。

者枕后的上皮组织剥离,然后将毛囊滤泡细胞逐个分离,浸泡在患者自体 PRP 中 15 分钟,然后滴入钙离子进行激活,使其形成毛囊滤泡细胞与血小板混合的凝胶,让毛囊滤泡细胞被含有高浓度生长因子的血小板纤维蛋白胶包裹,然后在患者脱发区域植入经过 PRP 处理过的毛囊滤泡细胞。结果显示经过 PRP 处理的毛囊滤泡细胞在移植后的毛发成活率以及毛发生长密度与未经处理的对照组相比提高了 15.1%,如图 76-21 所示。这一效果被解释为由于血小板中富含的生长因子刺激了隆突部位的毛囊干细胞所致。

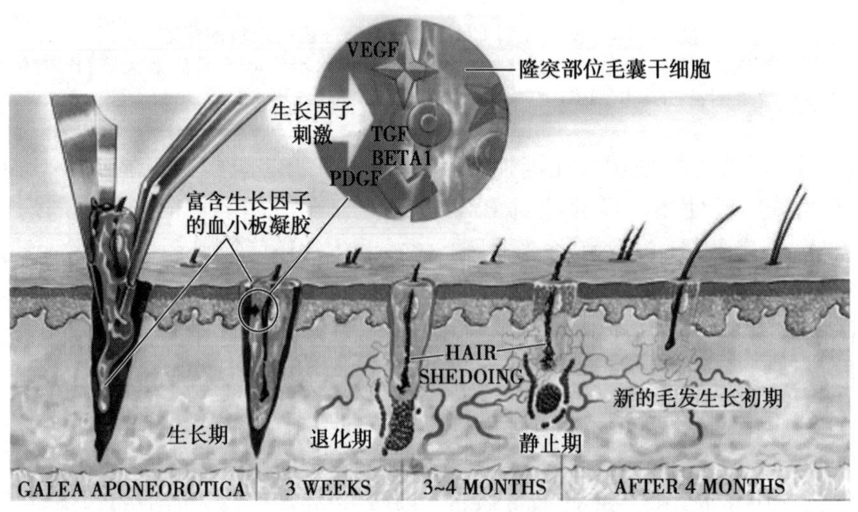

图 76-21　包裹激活后 PRP 的毛囊滤泡细胞植入患者皮肤的示意图

五、PRP 在运动损伤中的应用研究

(一) 概况

运动损伤(athletic injuries)是指人体在运动过程中发生的和运动相关的各种损伤。常见的损伤部位有骨折、肌肉、肌腱、韧带或软骨/纤维软骨损伤等,其中肌腱、韧带或软骨/纤维软骨的组织结构由于缺乏血管网,血供相对不足,损伤后难以通过自身调节进行修复,需要通过药物、理疗甚至手术等方式进行治疗。然而,这些治疗手段往往存在疗效差、疗程长、患者接受度差等诸多问题。西班牙学者自 20 世纪 90 年代就开始了 PRP 在运动损伤中的应用。Sánchez 等将开发的制剂命名为“富含生长因子的制品”,即 PRGF。制备 PRGF 的血液 100%来源于自体,具有很好的生物相容性和安全性。PRP 中存在的多种生长因子等生物活性物质,能促进细胞分化增殖、胶原蛋白的合成、基质合成和沉积、新生血管的生成、刺激骨细胞的增殖和分化,具有诱导骨形成、抗炎和抗细菌的特性。将 PRP 应用于保守或联合手术治疗,从而促进损伤组织的愈合,成为运动损伤治疗的重要手段。

(二) 临床应用研究

运动损伤种类很多,最常见的有肌腱、肌肉、韧带、软骨损伤和骨折等。PRP 在运动损伤中的应用研究主要集中在以下几个方面。

1. PRP 在肌腱损伤治疗中的应用　肌腱在肌肉-骨骼系统中作用十分重要,具有稳定关节和传输从肌肉与骨骼负荷等功能。由于机械因素,关节周围的肌腱和软组织较易受到损伤。肌腱病传统的治疗方法有 RICE 法、药物治疗和物理推拿等,但这些方法往往只能缓解临床症状。研究发现 PRP 可以通过促进腱性细胞增殖和肌腱自身修复所需的胶原蛋白等的细胞外基质合成、分泌,从而调控肌腱内部的愈合过程,增强肌腱自身修复能力。国内外已经有关于 PRP 治疗肌腱病和肌腱损伤方面的研究报道,患者经过 PRP 治疗后局部疼痛和肿胀感觉均有所改善,但单次治疗 PRP 的患者其作用较为短暂,其疗效随时间推移而减弱,而对长期间隔注射 PRP 的患者进行随访发现其疗效改善非常明显,从而证明了 PRP 在肌腱修复中的价值。由于缺乏严格的大样本对照研究,循证医学证据不充分,有待进一步研究确认。

2. PRP 在肌肉损伤治疗中的应用 肌肉损伤通常伴有功能性改变,肌肉的愈合和再生过程依赖于局部增加的胶原纤维,而损伤后的恢复取决于损伤的程度、伤后的治疗方式以及患者本身内在的愈合能力。经过研究发现,PRP 能加强肌卫星细胞活化,增强再生肌纤维的直径,刺激肌细胞生成,增强成肌蛋白表达,从而加速损伤肌肉愈合,可能成为肌肉损伤后修复治疗的措施之一。在第二届 ICRM 大会上,有学者报告使用 PRGF 治疗肌肉损伤后,能让患者在预期的一半时间内完全恢复,而且长期随访无明显纤维化形成,没有发生再次损伤。尽管已有成功应用 PRP 治疗肌肉损伤的报道,但是许多研究者在理论上认为 PRP 可以诱导肌肉组织的纤维性愈合,这种观点来源于损伤肌肉局部注射高浓度的 TGF-β 的研究,PRP 激活后可以释放大量 TGF-β,以此解释 PRP 对肌肉损伤的治疗作用。虽然已有研究显示 PRP 及其衍生品能加速肌肉的恢复,但也有 PRP 治疗肌肉损伤无效的报道。由于缺乏大量强烈的循证医学证据,真正的疗效确认仍需要进行大量、有效的临床研究。

3. PRP 在韧带损伤治疗中的应用 剧烈运动时易发生前交叉韧带(ACL)断裂,断裂后的非手术治疗通常效果欠佳。ACL 重建是治疗 ACL 损伤的主要手段。统计显示,ACL 手术重建的成功率在 73%和 95%之间,但只有 37%~75%的患者可以恢复到伤前运动水平。ACL 重建失败可能是由于其周围组织缺乏血液供应导致其修复所需的各种生物活性物质缺乏,因此富含 TGF-β1 和 PDGF 等生长因子的 PRP 能有效触发韧带愈合过程中的急性炎性反应,并参与骨传导,从而加速“韧带化”进程。国内外相关研究表明,采用自体髌腱移植物联合 PRP 注射重建前交叉韧带,可以大大缩短愈合时间,并能获得更好的移植物重塑效果,这对于韧带损伤修复具有重要价值。但仍有一部分研究表明 ACL 重建术中联合应用 PRP 治疗时仅仅在改善患者局部肿胀、疼痛和炎症上有一定的效果,并没有显著改变患者的疗效,在影像学检查中也没有发现联合 PRP 治疗与单独手术治疗存在显著性差异,因而需要未来大量循证医学证据来证实。

4. PRP 在软骨损伤治疗中的应用 关节软骨损伤和变性的治疗一直是骨关节领域的一项世界性难题,也是最为活跃的研究领域之一。近年来的研究表明,PRP 可以增加关节软骨内氨基葡萄糖糖苷和Ⅱ型胶原的合成,降低关节软骨的退变。PRP 中分泌的各种生长因子能诱导基质干细胞向软骨细胞转化,促进软骨细胞的增生、分化和黏附,对膝骨关节炎的修复有重要作用[13],如图 76-22 所示。

膝骨关节炎(knee osteoarthritis,KOA)是以膝关节软骨损伤并逐渐丧失,伴随滑膜变化和润滑液黏度降低,是 50 岁以上中老年人的常见病、多发病。KOA 与正常膝关节纵切面结构示意图[13],如图 76-23 所示。KOA 患者的治疗多采用局部类固醇药物和单纯的透明质酸(HA)注射,能短时间内缓解患者的疼痛和局部肿胀,长期疗效差。近来研究发现,PRP 对软骨细胞增殖有促进作用,对膝关节软骨退化的临床治疗显示出令人振奋的疗效。在临床实践中,不仅可以单独使用 PRP 进行关节腔内注射,还可以使用 PRP 与透明质酸(HA)联合注射,发挥 HA 与 PRP 的协同效应来改善疗效。根据国内外临床研究表明 PRP 对 KOA 治疗效果明显优于如类固醇、臭氧和 HA 治疗,获得了行业专家和患者的一致认可。2018 年,中国医疗保健国际交流促进会骨科分会在《中华关节外科杂志》上发表了 PRP 在骨关节外科临床应用专家共识(2018 版),成为了国内 PRP 临床应用的第一个专家共识,并推荐 PRP 作为 KOA 治疗的有效手段。

5. PRP 在骨折治疗中的应用 骨折是指骨结构的连续性完全或部分断裂,运动损伤导致骨折是诸多骨折的原因之一。骨折的治疗通常以金属或仿生材料固定为主。随着再生医学的发展和对骨折愈合机制的进一步认识,生物学固定的概念慢慢地进入人们的视线。生物学固定不需植入外源物质,无须大范围剥离骨折周围软组织,对患者的预后较好,已经得到很多国内外医疗专家的认可,正在逐渐取代旧有的材料固定模式。

PRP 中的血小板激活后释放大量生长因子、细胞因子等生物活性物质。研究表明,TGF-β 可刺激成骨细胞和前成骨细胞的增殖及胶原纤维合成,作为趋化因子将骨祖细胞吸引到损伤的骨组织,并能抑制破骨

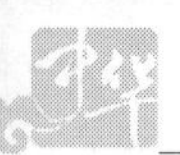

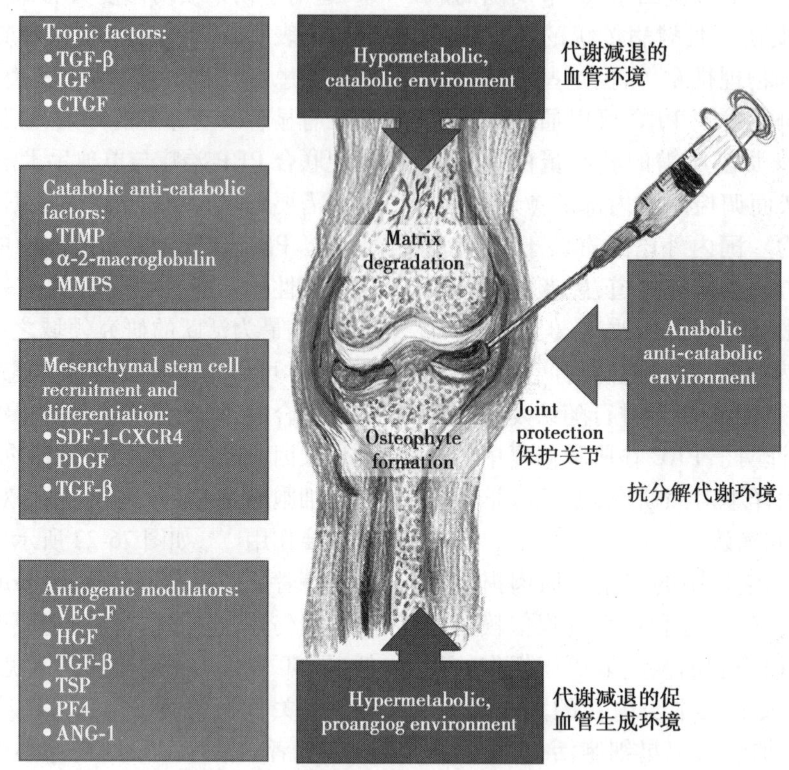

图 76-22　多种生长因子对 KOA 的修复作用机制图

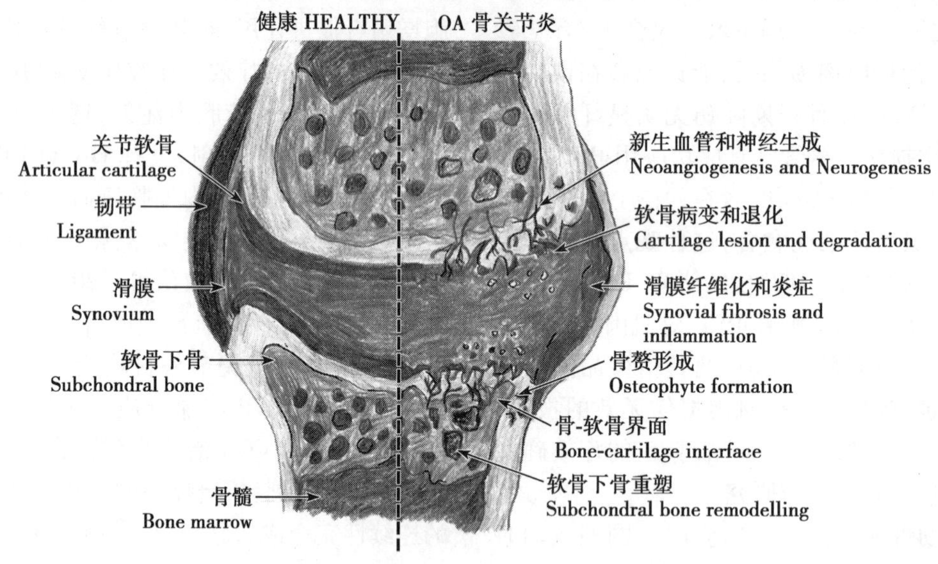

图 76-23　正常膝关节和 KOA 的关节示意图

细胞的形成和吸收，从而促进骨组织修复。EGF 有促进骨吸收和后期骨形成的双重作用，从而加速骨组织愈合。VEGF 可间接促进骨折愈合。IGF 能够刺激骨细胞的增殖和分化，提升骨形成的能力，增加骨细胞的分化和 I 型胶原的合成。IGF-1 有促进骨和软骨基质的合成与分泌等作用，还可通过介导作用调节破骨细胞的分化，在骨重建偶联中发挥作用。bFGF 可促进软骨细胞和骨组织中各种与损伤修复重建有关的细胞分化增殖，促进骨修复。PRP 中含有纤维蛋白原等凝血因子。纤维蛋白原通过激活可迅速形成纤维蛋白三维结构，为损伤部位的修复创造 3D 微环境，血小板释放的大量与骨和周围血管修复相关的生长因子在纤维蛋白凝胶结构中缓存，并缓慢释放，发挥持续治疗作用。研究者用扫描电子显微镜观察 PG 冻干后能形成大量纤维交织形成的支架结构，其间有大量的孔隙，孔隙率达 80%，孔径为 200～1 000μm，孔隙间彼此相通，提示 PRP 可用作骨组织工程的支架材料，对维持 PRP 发挥促进骨愈合作用的生物力学微环境也非常重要。在临床实践中,有团队进行了经皮穿刺应用 PRP 治疗糖尿病股骨骨折的研究,发现 PRP 可以上调骨细胞的增生,提高愈合骨的机械力学强度。部分国内的研究团队,通过使用 PRP 对骨折患者进行辅助治疗,可有效减少手术并发症,加快伤口愈合,缩短住院时间。尽管理论和临床研究显示 PRP 有促进损伤骨的愈合作用,但没有大量循证医学的证据证明其确实有效,仍然需要将来的大量的临床研究来证实。

六、PRP 在卵巢功能不全中的应用

原发性卵巢功能不全(premature ovarian insufficiency,POI),又称为卵巢早衰(premature ovarian failure,POF),是指女性在 40 岁前由于卵泡耗竭而丧失卵巢功能。流行病学研究显示,40 岁以下的妇女 POI 发病率约为 1%,30 岁以下妇女发病率约为 0.1%,近年来发病率呈上升趋势[14]。大多数 POI 的病因及其发病机制仍不明确,有待进一步研究。临床表现为持续 4 个月闭经或月经稀发、不孕、间隔超过 4 周,两次检测 FSH 均超过 25U/L,伴或不伴低雌激素症状。目前 POI 的治疗主要包括激素补充治疗、社会心理支持和生育相关问题管理等。POI 的相关治疗指南提出给予患者心理疏导、激素补充等治疗,可以有效缓解患者的低雌激素症状,但不能解决患者的生育需求。采用 PRP 治疗 POI 是近几年兴起的一种治疗手段。使用自体 PRP 治疗 POI 时可有效改善雌二醇(E2)、卵泡刺激素、黄体生成素水平以及子宫内膜厚度,从而有效改善卵巢功能。此外有学者使用 PRP 联合促性腺激素治疗 POI 患者后成功妊娠,并顺利生产一对健康的双胞胎。既然有临床研究报告显示 PRP 对 POI 的治疗效果,说明值得学者们进一步进行临床研究,以造福于 POI 患者。

第五节 富血小板血浆在细胞培养中的应用研究

一、概 述

近年来,随着细胞在组织工程、基因治疗和免疫治疗方面展现的广阔应用前景,细胞培养成为研究者们关注的焦点。血清是组织细胞培养中最常用的天然培养基,用于组织细胞培养的血清种类较多,与异种血清相比,PRP 是人体自然生理条件下从血液中分离获得的产物,其中含有丰富的血浆蛋白、血小板、生长因子和细胞因子等复杂成分,这些成分在细胞增殖、分化和迁移中发挥重要作用。因此将 PRP 衍生物血小板裂解液(platelet lysate,PL)用于各类细胞培养成为研究者们的关注热点。

二、PRP 在干细胞培养中的应用研究

干细胞(stem cell)是一类具有自我更新与增殖分化能力的细胞。已有研究显示,在干细胞培养过程中使用 PRP 与 FBS 相比,可显著促进干细胞增殖。

间充质干细胞一直以来都是干细胞研究的焦点,将 PRP 用于间充质干细胞培养也是目前研究运用最多最成熟的技术之一。用 PRP 培养的间充质干细胞形态较小,细长且多成簇聚集,可增加单位面积 MSCs 的数量。研究表明不同浓度的 PRP 制备的 PL 能够上调 CyclinD1,抑制 p27 Kip1 蛋白的表达,从而加快细胞周期进程,促进 MSCs 增殖,这一促进增殖的作用呈显著的时间和剂量依赖性。Eva Rubio-Azpeitia 等学者[15]总结 57 个有关 PRP 用于 MSCs 体外培养的研究发现,PRP 不但能够刺激 MSCs 增殖,且对 MSCs 免疫表型、分化能力等基本生物学特性无影响。与此同时,PRP 比 FBS 能更持久地维持细胞染色体的稳定性,延缓衰老表型的出现,而且在促进细胞迁移方面比 FBS 更有效。PRP 及其衍生物 PL 培养的 MSCs 可发挥正常的免疫调节作用,当使用去纤维蛋白原的 PRP 进行细胞培养时,MSCs 的免疫抑制作用得以增强。同时,在干细胞培养中,PRP 供者的年龄对 PRP 生物学效应影响很大。值得关注的是,对于 PRP 是否促进间充质干细胞成软骨、成骨分化仍存有争议。目前多数研究认为,这种差异的产生源于 PRP 及其衍生物 PL 的使用浓度及作用时间,就成骨分化而言,在不同的培养体系中 PRP 的作用也会有所差异,即在二维培养体系中有抑制碱性磷酸酶活性的作用,而在三维培养体系中能促进骨细胞增殖,且存在量效关系。

产生以上分歧的结果,原因还需进一步探索。但可能与 PRP 的制备方法、实验环境和研究方法的差异等诸多因素有关。

三、PRP 在成纤维细胞培养中的应用研究

成纤维细胞在维持正常皮肤稳态和伤口愈合中发挥重要作用,可通过有丝分裂增殖和分泌细胞外基质蛋白的方式参与创伤组织修复。结合 PRP 及其衍生物 PL 的特点,越来越多的研究者将其用于成纤维细胞的培养中。

研究发现,在有 PRP 存在的情况下,人真皮成纤维细胞中的 ERK1/2 磷酸化水平升高,PRP 可以通过

活化 ERK1/2 信号诱导人皮肤成纤维细胞增殖。根据细胞培养中生长因子来源的不同,即培养基中添加 PRP 或 FBS,建立细胞株所需的时间具有较大差异性,即使是从同一组织样本中分离出来的成纤维细胞也是如此。在 Ramos-Torrecillas J 等的研究中[16],10%的 PRP 培养组(17~20 天)明显优于 10%的 FBS 培养组(20~25 天)。在细胞增殖方面,短期培养时(2 次传代),含有 PRP 的培养基中成纤维细胞的增殖能力高于含有 FBS 的培养基($P<0.001$);在长期培养中(10 次传代),相同条件下,PRP 培养的成纤维细胞增殖能力略低于 FBS 培养的成纤维细胞。目前,PRP 在一定比例内以剂量依赖性的方式增强成纤维细胞的增殖速率,并且在增殖中保持遗传的稳定性,这一结论得到大多数学者的认同,但对其具体比例的界定仍存争议,这与 PRP 供体的个体差异和各研究者制备方法的不同有很大关系。

在形态学和抗原研究方面,添加 FBS 的培养基中培养的皮肤成纤维细胞呈规则扁平细胞形状,而经 PRP 培养的皮肤成纤维细胞(10%~50%)呈梭形,形态更接近于 3D 培养体系或体内环境。Eun Byul Cho 等学者的研究表明[17],高浓度的 PRP 可诱导 HDFs 中Ⅰ型胶原蛋白、MMP-1 和 MMP-2 的上调。此外,PRP 还能增强平滑肌肌动蛋白的表达。研究发现,PRP 组和 FBS 组培养的成纤维细胞均表达波形蛋白和纤连蛋白,其中 20%的 PRP 可使皮肤成纤维细胞波形蛋白表达增加 20%,但该种表达在 PRP 浓度达到 50%时又完全消失。

体外划痕实验研究发现,与 FBS 培养组相比,PRP 培养组表现为细胞群体迁移,FBS 培养组则表现为孤立细胞迁移特征。PRP 培养组的这一细胞迁移特征,对促进后期组织修复起到重要作用。

四、在血管内皮细胞培养中的应用研究

损伤血管的修复和血液循环的重建是组织修复的关键,血管内皮细胞的增殖在其中发挥重要作用。由于 PRP 及其衍生物 PL 中含有丰富的促血管形成生长因子如 VEGF、EGF、PDGF 和 FGF 等,一些研究者开始探索它们在血管内皮细胞培养中的应用。

PRP 及其衍生物 PL 可以在不影响内皮细胞分化能力的前提下促进内皮细胞的增殖。Romaldini A 等[18]将 PL 对血管内皮细胞活力和增殖的影响在不同时间进行了评估,添加 5% PL 的培养基处理的细胞增殖率高于未添加 PL 的对照组细胞,培养第 6 天 PL 诱导的细胞增殖率较对照组增加近 2 倍。在 Fortunato TM[19]的研究中,以 PL 作为生长因子和结构蛋白来源的 3D 培养体系与Ⅰ型胶原和纤维蛋白凝胶的 3D 培养体系相比,VEGFR2、PDGFR-β、SDF-1 表达显著增加,24 小时内细胞增殖能力明显增高,ERK1/2 被强烈激活。

在血管生成潜能方面,多项研究显示在 PL 增强了血管内皮细胞的增殖,但不影响其在基质凝胶上形成管状结构的能力。Fortunato TM[19]的研究实验证实血小板裂解液凝胶中的内皮细胞可以建立新的内皮网络,而在Ⅰ型胶原或纤维蛋白凝胶的对照组中,几乎没有相互连接的毛细血管网的形成。建立 3D 血管微环境的系统,用 PRP 灌注工程微血管,可以在 24 小时内显著改变内皮细胞超微结构和代谢方式,使内皮细胞成熟并改善其功能。与对照组相比,经 PRP 灌注的微血管中上调最多的基因包括 SMAD7、PPARG、ID1/2/3、CEBPD、ANKRD1 和 GATA3 等转录因子,这些转录因子大多数与调控血管生成和血管发育有关。在 3D 血管微环境中,PRP 通过改善血管屏障功能、扩大血管直径、增厚血管外壁、促进糖酵解、增强平滑肌招募和抗血栓形成等方式来改变内皮细胞,使其转化为成熟的功能性血管。这些结果表明,PRP 及其衍生物 PL 不但促进血管内皮细胞增殖、分化,而且在血管成熟和重构过程中也发挥重要作用。

五、在其他细胞培养中的应用研究

近年来的多项研究证实,PRP 及其衍生物 PL 可以作为一种安全、高效、低成本的细胞增殖培养基,于是更多研究者将它用于不同细胞的培养中。

在施万细胞的培养中,培养基添加 2.5%~10%的 PRP,可以明显提高人施万细胞的密度,而不会引起任何明显的形态学变化。数据表明,5%的 PRP 是刺激人施万细胞增殖的最佳浓度,2.5%~10%的 PRP 有效,而 20%的 PRP 对人施万细胞增殖无效。与此同时,5%、10%、20%的 PRP 均能显著提高人施万细胞的迁移能力,其中以 5%的 PRP 组迁移能力最强。PRP 刺激人体施万细胞产生神经营养因子,神经营养因子 NGF 和 GDNF 的 mRNA 表达显著高于对照组。值得一提的是用 PRP 培养施万细胞,可以诱导神经元的神经轴突生长,用 5%的 PRP 培养,可使人类施万细胞诱导神经轴突的能力提高约 22%。

在颌下腺细胞即导管上皮细胞、肌上皮细胞、腺泡上皮细胞的培养中加入 10%PRP,7 天后 PRP 组细胞内部结构中染色质、分泌颗粒和溶酶体明显多于对照组,且 PRP 组细胞内可见丰富的游离核糖体,而对照组未见。在细胞增殖能力方面,PRP 组一直强于对

照组,从培养第5天开始,两组细胞增殖数量有明显差异。随着培养时间的延长,PRP组颌下腺细胞上清液的淀粉酶分泌量明显优于对照组,而对IGF-1、TGF-β、VEGF的表达PRP组显著高于对照组。

将PRP用于人永生化角质形成细胞(HaCaT)的培养,随着培养时间的延长,PRP能有效促进HaCaT细胞的生长。培养48小时用流式细胞仪检测,PRP组处于S期和G2/M期的细胞所占比例较对照组高,处于G0/G1期的细胞所占比例低于对照组。在24小时和48小时培养基的检测中,PRP组EGF浓度明显高于对照组,且有统计学意义。

综上所述,目前PRP与其衍生物PL已经广泛应用于各类细胞培养的研究中,并已在组织工程、免疫治疗等领域取得较大突破,但将PRP与其衍生物PL的制备方法和性状实行标准化,使其在细胞培养中的使用具有可靠性和重复性,保证科研和临床质量,是一项亟须解决的工作。

第六节　富血小板血浆在组织工程中的应用研究

(一)概述

组织工程(tissue engineering)是正在兴起的一门新兴学科,最早是由美国国家科学基金会1987年正式提出并确定。它是应用生命科学和工程学的原理与技术,在正确认识哺乳动物的正常生理和病理两种状态下结构与功能关系的基础上,研究、开发用于修复、维护、促进人体各种组织或器官损伤后的功能和形态生物替代物的科学。

组织工程的核心就是建立细胞与生物材料的三维空间复合体,即具有生命力的活体组织,用以对受损组织进行形态、结构和功能的重建并达到永久性替代。基本原理和方法是将体外培养扩增的正常组织细胞,吸附于一种生物相容性良好并可被机体降解吸收的生物材料上形成复合物,将细胞-生物材料复合物植入机体组织、器官的缺损部位,细胞在生物材料逐渐被机体降解吸收的过程中形成新的在形态和功能上与之相一致的组织、器官,从而达到创伤修复和组织/器官功能重建的目的[20],如图76-24所示。

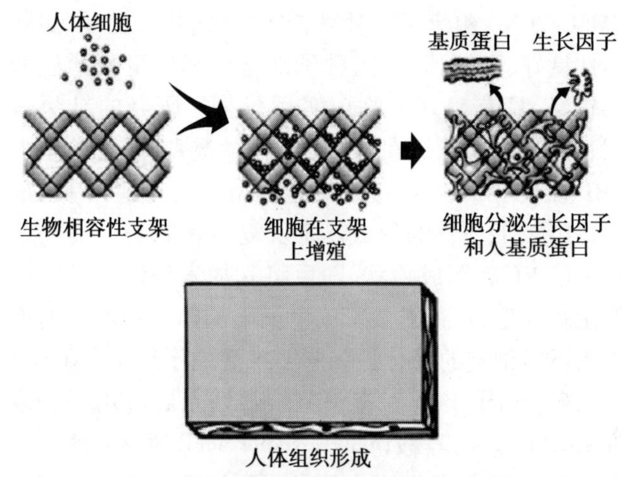

图76-24　组织工程学的基本原理示意图

组织工程的三要素包括种子细胞、生长因子和支架材料。种子细胞一般指干细胞,可增殖、分化,自组装成组织和器官。生长因子是对细胞具有调节作用的一类生物活性物质。将生长因子运用于组织工程主要有两类方式:一是生长因子直接复合到支架上;二是在支架上复合能分泌生长因子的细胞。支架材料是一种生物相容性好、可被人体降解吸收的组织工程支架材料。其功能是为细胞提供生存空间,使细胞获得足够的营养物质,进行气体交换,并使细胞按预制形态的三维支架生长。在细胞和生物材料的复合体植入机体缺损部位后,生物支架被逐渐降解吸收,但种植的细胞继续增殖繁殖,形成新的具有原来特殊功能和形态相应的组织器官。临床上常用的组织修复途径大致有3种:即自体组织移植、异体组织移植或人工代用品。

(二)PRP在组织工程构建中的应用研究

由于PRP含有多种生长因子和组织因子等活性物质,这些活性物质发挥诱导细胞的趋化、迁移、分化、增殖、胶原基质合成和血管生成等作用,常被用来促进种子细胞的培养增殖,解决细胞快速扩增的问题,达到满足组织工程所需的细胞数量。在组织工程骨构建中,生长因子通过调节细胞增殖、分化过程并改变细胞产物的合成而作用于成骨过程,因此,在骨组织工程中有广泛的应用前景。常用的生长因子有FGF、TGF-β、IGF、PDGF和骨形态发生蛋白(BMP)等。它们不仅可单独作用,也可联合使用。

血小板激活后形成的PG在电镜观察时呈有规律排列的纤维蛋白丝交织而成的多孔网状结构,孔径为200~1 000μm,孔隙率80%,是制作组织工程骨支架的理想材料,因此逐渐被组织工程学的专家所青睐。在2011年2月15~19日召开的美国骨科医师学会年会(AAOS,2011)上,以色列Liebergall等报告的一项研究显示,在对胫骨远端骨折的早期治疗中,使用由分离技术所获得的间充质干细胞和富血小板血浆及去盐骨基质混合而成的复合移植物安全有效。国外学者以纤维蛋白胶(FG)、富血小板血浆(PRP)及骨髓基质干细胞(BMSCs)构建一种可注射型组织工程骨,体外培养研究其体外生物学特性及超微结构发现:以FG、

BMSCs、PRP构建可注射型组织工程骨操作简单、生物活性良好、可塑形性好、种子细胞在其中生长增殖效果较好，具有较好的临床实用价值。研究的结果表明，无论离体还是在体内，藻酸盐凝胶混合物中的PRP能诱导MSC向成骨细胞表型转化，说明PRP能促进组织工程骨的形成。将反复冻融制备的血小板裂解液PL冻干成粉状，随后将其加入到静电纺丝组织工程支架，这种支架释放生长因子等活性物质有助于人巨噬细胞的趋化性和脂肪来源的干细胞（ADSC）的增殖。Siclari等[21]将关节软骨钻孔后应用一种浸润PRP的聚乙醇酸（poly glycolic acid，PGA）-透明质酸复合支架来改善治疗效果，12个月的随访观察发现，通过关节镜植入浸润过PRP的PGA-透明质酸复合支架后，有透明质酸样软骨组织形成且取得了更加明显的治疗效果。大量研究证明，离体情况下，PRP对软骨细胞有极强的促增殖作用。其所形成的3D支架在软骨组织工程构成方面极具希望。Tanke等[22]在PRP对体内组织工程血管化皮瓣的影响中发现，在胶原蛋白海绵中植入了富含活化血小板的血浆（aPRP），可刺激细胞向腔内迁移，导致细胞成分丰富的组织再生，有助于在腔内制备血管化皮瓣的重现。黎洪棉等[23]观察脂肪干细胞与自体富血小板血浆和纤维蛋白胶载体复合物在体内构建血管化组织工程脂肪的可行性的研究中，发现脂肪干细胞与自体PRP共同参与新生脂肪组织的血管化过程，自体PRP能促进组织工程构建物的血运重建，保证更多种子细胞的成活。大量研究表明，PRP和PG及其二者的冻干产品均在组织工程构建中具有重要价值。

第七节　富血小板血浆在临床治疗中的质量控制

PRP治疗技术在国内外进行了广泛的应用研究，在许多领域取得了令人满意的效果。作为一项新的治疗技术，PRP质量控制是保证疗效和安全的重要环节，是不可或缺的重要内容。本部分仅从人员资质、PRP制备、环境卫生、常用设备、产品质量和临床治疗六个方面提出初步性的和原则性的质量控制要求，供大家在应用中参考，并在PRP治疗技术的不断发展中完善。

一、从业人员资质

开展PRP的临床应用涉及多个环节，包括血液采集技术、PRP制备技术和临床治疗技术等。技术人员是开展此项业务的基础与核心，是PRP制备质量保证的重要条件。为做好此项工作，开展该技术的单位应当根据工作实际配备合适比例的医疗、医技和护理人员。根据各类人员的职责，应当满足下列条件。

（一）医类人员应满足以下基本条件

1. 具有执业医师资格证，有一定的临床工作经验。

2. 熟悉PRP采集、制备的基础理论知识和相关操作流程。

3. 熟悉常见献血不良反应的类型、临床表现，具备PRP采集过程中患者发生不良反应的处置能力。

（二）技类人员应满足以下基本条件

1. 具备临床医学检验或输血技术上岗资格证。

2. 熟悉常规血液检验理论知识和技术操作。

3. 熟悉血小板相关的基础理论和相关检验仪器的技术操作。

4. 熟悉PRP制备理论和技术。

（三）护类人员应满足以下基本条件

1. 具备临床护理上岗资格证。

2. 熟练掌握静脉采血技术。

3. 熟练并能严格执行无菌技术操作技术。

4. 熟悉常见献血不良反应的类型、临床表现，具有配合医师处置PRP采集过程中患者发生不良反应的处置能力。

5. 熟悉并严格执行一次性医疗用品的使用管理规定。

二、设备的要求和质量控制

（一）PRP采集制备和储存的设备要求

开展PRP采集制备中，设备是关键要素，是质量保证的基础。开展本项目时，根据本机构的实际情况选择合适的品牌、型号，以达成PRP采集制备的质量、安全和高效为目的。

（二）设备管理要求

1. 常规管理和设备信息管理　建立设备接受验收、培训制度，培训合格后上岗；建立日常使用、维护保养、维修检修等制度，有专用登记本，并做好记录；需建立仪器设备管理档案；指定专人负责。

2. 强检设备检定　属于强检的设备，须按规定进行定期检定，确保设备处于正常状态。

3. 建立设备的标准操作流程，并按流程规定实施操作。

4. 检验设备管理要求　除一般设备要求外，应建立室内质控，每天在开机后测定配套质控品以确定仪器在控。

5. 储存设备管理要求　超低温冰箱要求-80℃以

下；血小板振荡保存箱要求 22±2℃；每天人工记录存储设备温度至少 4 次。当存储设备的温度超出质量标准范围或停电时，报警系统应以声/光方式发出报警。

（三）采集制备的材料及其质量控制要求

PRP 采集制备所涉及的材料包括全血采集、PRP 制备过程中所涉及的耗材、药品、试剂和消毒剂等，宜选用满足Ⅲ类医疗器械要求的合格卫生材料。采集、制备过程中还需用到药物、试剂和辅助材料，应满足相应的质量要求。

三、PRP 采集制备方法的质量控制

（一）手工法制备 PRP 的质量控制

1. 采集全血所用的耗材满足质量要求，采集前须进行质量检查，合格后方能使用。

2. 建立手工法制备 PRP 的标准操作规程，有操作流程图。

3. 在满足卫生环境下实施无菌操作技术。

4. 采集前须采集患者血液样品进行血小板计数，满足条件后实施采集。

5. 采集后采用浓缩稀释法调节血小板计数，达到临床使用要求方可应用。

6. 形成产品后要及时密封，防止污染。

7. 采集与分离制备管/袋须明确标识，谨防混淆。

（二）机器单采法的质量控制

1. 采集时对单采管道的外观进行检查，管道和收集袋应无破损、无渗漏、无污染。

2. 抗凝剂和保养液应无变色、无破损、无渗漏、无污染。有效期内使用。

3. 建立机器单采法制备 PRP 的标准操作规程，有操作流程图。

4. 在满足卫生环境下实施无菌操作技术进行采集。

5. 采集前须对被采集者进行血小板计数，合格后实施采集。

6. 采集后进行血小板计数。低于目标浓度时使用离心浓缩法调整至目标使用浓度；高于使用浓度时，用自体 PRP 进行稀释至目标使用浓度。

7. 需要分装时，使用无菌接驳机接管或在洁净环境下进行分装。

8. 采集、分离制备管/袋和分装袋须明确标识，谨防混淆。

（三）接受自体 PRP 采集者的基本条件控制

1. 健康状况和血管条件应满足 PRP 采集过程及其安全。

2. 血红蛋白>110g/L，血小板计数>120×10^9/L。

3. 近期无口服阿司匹林等影响凝血功能的药物或者影响正常获取富血小板血浆的情况。

4. 无血液相关疾病、严重心血管疾病和全身性感染。

5. 无恶性肿瘤，尤其是白血病等。

四、环境的质量控制

环境的质量控制包括血液采集、分离制备和治疗三个重要环节，分别应满足以下质量要求。

（一）血液采集室环境的质量控制

血液采集场所应配备室内温度调节和空气消毒措施，室内温度和空气质量应符合《室内空气质量标准（GB/T 18883—2002）》规定的要求，采血区域空气的细菌菌落总数应符合《医院消毒卫生标准（GB 15982—2012）》规定的Ⅲ类环境标准要求。

（二）分离制备室环境的质量控制

分离制备的工作室应符合《医院消毒卫生标准）》（GB 15982—2012）中Ⅱ类环境要求，即空气中沉降菌的总数≤200CFU/m^3，不得检出金黄色葡萄球菌、乙型溶血性链球菌以及其他致病性微生物。

（三）治疗室环境质量控制

应满足血液采集室环境质量控制要求。

五、PRP 产品的质量控制

PRP 作为一种临床治疗的制品，必须有其质量控制才能为临床治疗效果的稳定性提供保障。从严格意义上思考，拉入质量控制的指标很多，包括生长因子的浓度、pH、细菌培养等。由于 PRP 中的活性物质无快速检测方法；细菌培养需要较长时间，可操作性不强，但可作为抽查项目；pH 检测可执行，但目前没有明确标准。因此暂时只能对 PRP 中的血小板浓度、白细胞和红细胞的混入量进行控制。

（一）PRP 中血小板浓度的质量控制

实验室制备的 PRP 通常用血小板的计数来进行质量控制，基础应用和临床应用研究中比较集中的观点认为血小板浓度在（500~1 000）×10^9/L 之间较为合适[24]。临床科室套装制备的 PRP 通常用血小板浓度的倍数来进行质量控制，国外学者[25]普遍认为富血小板血浆浓度在 2.5~4 倍时；国内学者则普遍认为富血小板血浆浓度在 4~8 倍较好。

（二）PRP 中白细胞数量的质量控制

目前，关于 PRP 中白细胞的存在对创面愈合治疗中利弊仍存在争议。大多数学者认为不含或尽量减少白细胞的混入，将通过大量研究确定含有白细胞对某种疾病的明确的治疗作用时，根据临床治疗要求进行白细胞计数的质量。

（三）富血小板血浆中红细胞数量的质量控制

PRP 中通常含有少量的红细胞，由于红细胞的存在暂未发现其对创伤修复的正面价值，应当尽量去除[26]。

六、治疗过程的质量控制与患者管理

鉴于 PRP 在临床治疗的应用范围非常广泛，对各种疾病的治疗方案还有所不同，不同的治疗方法其过程也不尽相同，因而在此仅介绍治疗过程的质量控制原则，包括对患者治疗过程中的管理。

1. 治疗前　一方面对患者是否适合本方法治疗进行综合确认，签订 PRP 治疗同意书；另一方面需对治疗室进行卫生学准备，同时治疗用的相关耗材进行数量和质量检查，一切准备工作应当充分满足治疗过程需求。

2. 治疗时　反复核对患者身份，确保治疗对象正确。

3. 治疗应由有资质的医、技、护人员实施操作　需要 B 超引导的治疗时，应当由专业的影像科医师/技师操控 B 超设备，B 超操作人员应当配合临床医师进行治疗。

4. 治疗过程　按预设的治疗方案执行，过程中应密切观察患者的身体反应，发现异常情况应立即暂停或停止治疗，并及对症处理。

5. 治疗后　密切关注患者情况，并告知患者治疗后的注意事项，患者确认安全后方可离开。

6. 制定规范化治疗过程记录表　按要求进行记录，包括患者基本信息、PRP 的使用浓度、PRP 用量、治疗方法、治疗过程、患者对治疗的反应等。

7. 随访　对治疗患者进行必要的随访，并做好随访记录。

七、PRP 治疗效果评估

PRP 在国内外研究和临床应用的时间不长，目前缺乏单病种治疗的专家共识、应用指南或标准。基于此，无法从单病种的角度进行疗效观察、评估，只能提出原则性的评估方法。

（一）客观指标

1. 影像指标　包括核磁共振成像、CT、X 线片、步态仪和 B 超检查。适用于运动损伤中的关节损伤、关节积液、骨折、软骨破损、肌腱、肌肉、韧带、局部水肿和退行性改变等的影像检查。

2. 创面愈合指标　对治疗前后的愈合面积进行测量，计算愈合率。慢性难愈合创面须与治疗时间结合，计算单位时间内的创面愈合率，再进行比较。窦道型伤口通过深度和面积计算等。

3. 愈合时间指标　从治疗开始、治疗过程中至创面愈合的时间，通常以治疗天数来计算。如采用与传统治疗或对照治疗方法的愈合时间比较来评估治疗效果。

4. 创面愈合质量指标　指从治疗质量角度反应治疗效果，包括创面感染、渗出液、肉芽组织生长情况、瘢痕形成情况和皮肤的完整性、光洁度等。

5. 其他客观指标　除上述 4 类客观指标外，针对具体的治疗情况来选择。

（二）功能性指标

适合 PRP 治疗运动损伤疗效评估、判定标准的制定。如对髋膝关节患者的功能评分可采用 WOMAC 评分量表进行骨关节炎指数评分。此评分总共有 24 个项目，包含了整个骨关节炎的基本症状和体征，评分内容见表 76-2。

对腕关节、肘关节、膝关节和踝-后足的功能评估，常常使用 Cooney（腕关节）、HSS2（肘关节）、Lysholm（膝关节）、AOFAS（踝-后足）等功能评分量表（见表 76-3～表 76-6）来评估关节活动度和关节的功能恢复情况，评估治疗效果。

表 76-2　WOMAC 骨关节炎指数评分

疼痛	僵硬	进行日常活动的难度	
1. 在平坦的地面上行走	6. 您的僵硬状况在早晨刚醒来时有多严重	8. 下楼梯	16. 穿上您的短袜或长袜
2. 上楼梯或下楼梯	7. 您的僵硬状况在以后的时间内坐、卧或休息之后有多严重	9. 上楼梯	17. 从床上起来
3. 晚上，在床上打扰您睡眠的疼痛		10. 由坐着站起来	18. 脱掉您的短袜或长袜
4. 坐着或躺着		11. 站着	19. 躺在床上
5. 挺直身体站立		12. 向地面弯腰	20. 进出浴缸
		13. 在平坦的地面上行走	21. 坐着的时候
		14. 进出小轿车、或上下公共汽车	22. 在卫生间蹲下或起来
		15. 出门购物	23. 做繁重的家务活
			24. 做轻松的家务活

表 76-3 Cooney 腕关节评分

<table>
<tr><td colspan="8">基本信息</td></tr>
<tr><td>姓名</td><td></td><td>性别</td><td></td><td>年龄</td><td></td><td>床号</td><td></td></tr>
<tr><td>ID</td><td colspan="3"></td><td colspan="2">上次治疗时间</td><td colspan="2"></td></tr>
<tr><td>备注</td><td colspan="3"></td><td colspan="2">本次为第</td><td></td><td>次治疗</td></tr>
<tr><td colspan="8">患者评分</td></tr>
<tr><td>项目</td><td colspan="2">评分细况</td><td>得分</td><td>项目</td><td colspan="2">评分细况</td><td>得分</td></tr>
<tr><td rowspan="4">Ⅰ、疼痛</td><td colspan="2">无</td><td>25</td><td rowspan="5">Ⅳ、背伸/掌屈活动度(25分)</td><td colspan="2">120°以上</td><td>25</td></tr>
<tr><td colspan="2">轻度,偶尔</td><td>20</td><td colspan="2">91°~119°</td><td>20</td></tr>
<tr><td colspan="2">中度,可以忍受</td><td>15</td><td colspan="2">61°~90°</td><td>15</td></tr>
<tr><td colspan="2">严重,不能忍受</td><td>0</td><td colspan="2">31°~60°</td><td>5</td></tr>
<tr><td rowspan="4">Ⅱ、功能</td><td colspan="2">能正常工作</td><td>25</td><td colspan="2">30°以下</td><td>0</td></tr>
<tr><td colspan="2">能正常活动,但工作受限</td><td>20</td><td rowspan="5">Ⅴ、握力与正常一侧比(25%)</td><td colspan="2">100%</td><td>25</td></tr>
<tr><td colspan="2">不能工作,能做有限活动</td><td>15</td><td colspan="2">75%~99%</td><td>20</td></tr>
<tr><td colspan="2">无法正常工作以及活动</td><td>0</td><td colspan="2">50%~74%</td><td>15</td></tr>
<tr><td rowspan="5">Ⅲ、活动度(25分)</td><td colspan="2">100%</td><td>25</td><td colspan="2">25%~49%</td><td>5</td></tr>
<tr><td colspan="2">75%~99%</td><td>20</td><td colspan="2">0%~24%</td><td>0</td></tr>
<tr><td colspan="2">50%~74%</td><td>15</td><td rowspan="3">总分</td><td colspan="3" rowspan="3"></td></tr>
<tr><td colspan="2">25%~49%</td><td>5</td></tr>
<tr><td colspan="2">0%~24%</td><td>0</td></tr>
</table>

表 76-4 HSS2 肘关节功能评分

<table>
<tr><td colspan="8">基本信息</td></tr>
<tr><td>姓名</td><td></td><td>性别</td><td></td><td>年龄</td><td></td><td>床号</td><td></td></tr>
<tr><td>ID</td><td colspan="3"></td><td colspan="2">上次治疗时间</td><td colspan="2"></td></tr>
<tr><td>备注</td><td colspan="3"></td><td colspan="2">本次为第</td><td></td><td>次治疗</td></tr>
<tr><td colspan="8">患者评分</td></tr>
<tr><td>评分项目</td><td colspan="2">评分细况</td><td>得分</td><td>评分项目</td><td colspan="2">评分细况</td><td>得分</td></tr>
<tr><td rowspan="4">Ⅰ、疼痛</td><td colspan="2">无或可以忽略不计</td><td>50</td><td rowspan="9">Ⅲ、活动</td><td rowspan="4">屈曲活动</td><td>30分钟</td><td>8</td></tr>
<tr><td colspan="2">轻微,偶尔需要止痛药</td><td>45</td><td>15分钟</td><td>6</td></tr>
<tr><td colspan="2">中度,每天需要止痛药</td><td>35</td><td>5分钟</td><td>4</td></tr>
<tr><td colspan="2">中度,有休息痛和夜间痛</td><td>15</td><td>不能屈肘</td><td>0</td></tr>
<tr><td rowspan="7">Ⅱ、功能</td><td colspan="2">严重,不能活动</td><td>0</td><td colspan="2">不受限制</td><td>12</td></tr>
<tr><td colspan="2">无限制</td><td>30</td><td colspan="2">娱乐活动受限制</td><td>10</td></tr>
<tr><td colspan="2">轻微,日常生活无限制</td><td>25</td><td colspan="2">家务劳动和工作受限制</td><td>8</td></tr>
<tr><td colspan="2">举重物不能超过10磅</td><td>20</td><td colspan="2">能自理</td><td>6</td></tr>
<tr><td colspan="2">日常活动中度受限</td><td>10</td><td colspan="2">不能自理</td><td>0</td></tr>
<tr><td colspan="2">不能梳头或够到头部</td><td>5</td><td rowspan="2">总分</td><td colspan="3" rowspan="2"></td></tr>
<tr><td colspan="2">不能自已进餐</td><td>0</td></tr>
</table>

表 76-5　Lysholm 评分标准

基本信息					
姓名		性别		年龄		床号	
ID			上次治疗时间		
备注			本次为第		次治疗
详细评分					
跛行	无	5	疼痛	无	25
	轻及/或周期性	3		重劳动偶有轻痛	20
	重及/或持续性	0		重劳动明显痛	15
支撑	不需要	5		步行超过 2km 或走后明显痛	10
	手杖或拐	2		步行不足 2km 或走后明显痛	5
	不能负重	0		持续	0
交锁	无交锁或别卡感	15	肿胀	无	10
	别卡感但无交锁	10		重劳动后	6
	偶有交锁	6		正常活动后	2
	经常交锁	2		持续	0
	体检时交锁	0	爬楼梯	无困难	10
不稳定	无打软腿	25		略感吃力	6
	运动或重劳动时偶现	20		跟步	2
	运动或重劳动时学现(或不能参加)	15		不能	0
	日常活动偶见	10	下蹲	无困难	5
	日常活动常见	5		略感困难	4
	步步皆现	0		不能超过 90°	2
				不能	0

表 76-6　AOFAS 踝-后足评分系统

基本信息							
姓名		性别		年龄		床号	
ID			上次治疗时间		
备注			本次为第		次治疗
详细评分					
疼痛	无	40	反常步态	无、轻微	8
	轻度，偶尔	30		明显	4
	中度，常见	20		显著	0
	不需要严重，持续	0	前后活动(屈曲加伸展)	正常或轻度受限(>30°)	8
功能和自主活动、支撑情况	不受限，不须支撑	10		中度受限(15°~29°)	4
	日常活动不受限，娱乐活动受限，需扶手杖	7		重度受限(<15°)	0
	日常及娱乐活动受限，需扶手杖	4	后足活动(内翻加外翻)	正常或轻度受限(75%~100%正常)	6
	严重受限，需扶车、扶拐、轮椅、支架	0		中度受限(25%~74%正常)	3
最大步行距离(街区数)	>6 个	5		重度受限(<25%)	0
	4~6 个	4	地面步行	任何地面无困难	5
	1~3 个	2		走不平地面、楼梯等时有困难	3
	<1 个	0		走不平地面、楼梯等很困难	0
踝-后足稳性(前后，内翻-外翻)	稳定	8	足部对线	跖行足，踝-后足排列正常	10
				跖行足，踝-后足明显排列成角，无症状	5
	明显的不稳定	0		非跖行足，严重排列紊乱，有症状	0
			总分		
优:90~100 分；良:75~89 分；可:50~74 分；差:50 分以下					

（三）主观性指标

在无法进行客观指标和行为功能性评估的情况下，采取量化评分来比较治疗前后的变化。如疼痛变化，可使用视觉模拟评分法（visual analogue scale, VAS）对疼痛的程度进行评估，如图76-25所示。

以上三类指标可单独应用，也可以联合应用，以尽可能反应治疗效果为目的。客观指标的循证医学强度最大，功能性指标次之，主观性指标最弱。

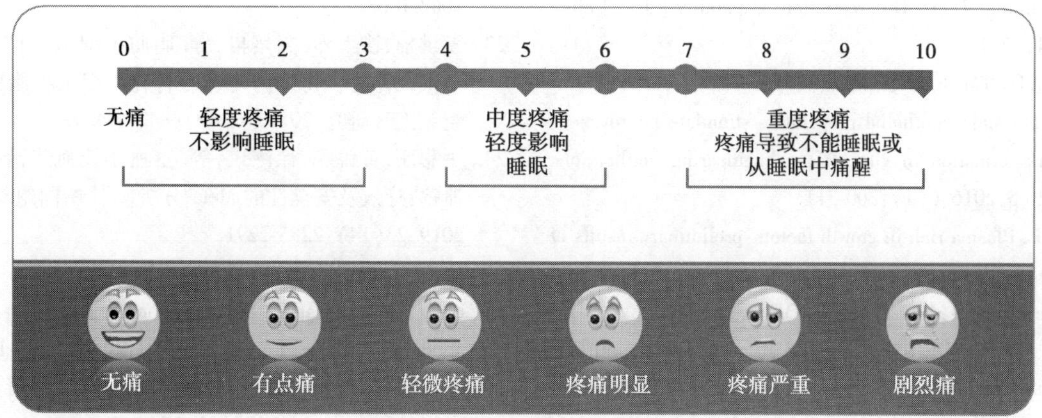

图76-25　目测模拟尺度（VAS）

（单桂秋　张进进　施琳颖　许育兵　李文丹）

参考文献

1. ANITUA E, ZALDUENDO MM, PRADO R, et al. Morphogen and proinflammatory cytokine release kinetics from PRGF-Endoret fibrin scaffolds: evaluation of the effect of leukocyte inclusion[J]. J Biomed Mater Res A, 2015, 103(3): 1011-1020.
2. GOLEBIEWSKA EM, POOLE AW. Platelet secretion: From haemostasis to wound healing and beyond[J]. Blood Rev, 2015, 29(3): 153-162.
3. 王世春，黄梅莓，张强，等. 血小板裂解液的制备及生物学效应观察[J]. 中国输血杂志，2016，29(02)：123-127.
4. EL-ANWAR MW, NOFAL AA, KHALIFA M, et al. Use of autologous platelet-rich plasma in complete cleft palate repair[J]. Laryngoscope, 2016, 126(7): 1524-1528.
5. REFAHEE SM, ABOULHASSAN MA, ABDEL AO, et al. Is PRP Effective in Reducing the Scar Width of Primary Cleft Lip Repair? A Randomized Controlled Clinical Study[J]. Cleft Palate Craniofac, 2020, 57(5): 581-588.
6. MAGHSOUDI H, NEZAMI N, MIRZAJANZADEH M. Enhancement of burn wounds healing by platelet dressing[J]. Int J Burns Trauma, 2013, 3(2): 96-101.
7. WILLEMSEN JC, LINDENBLATT N, STEVENS HP. Results and long-term patient satisfaction after gluteal augmentation with platelet-rich plasma-enriched autologous fat[J]. Eur J Plast Surg, 2013, 36(12): 777-782.
8. HASSAN AS, EL-HAWARY MS, ABDEL RAHEEM HM, et al. Treatment of atrophic acne scars using autologous platelet-rich plasma vs combined subcision and autologous platelet-rich plasma: A split-face comparative study[J]. J Cosmet Dermatol, 2020, 19(2): 456-461.
9. SHIN H, YOO HG, INUI S, et al. Induction of transforming growth factor-beta 1 by androgen is mediated by reactive oxygen species in hair follicle dermal papilla cells[J]. BMB Rep, 2013, 46: 460-464.
10. SHAH KB, SHAH AN, SOLANKI RB. A Comparative Study of Microneedling with Platelet-rich Plasma Plus Topical Minoxidil (5%) and Topical Minoxidil (5%) Alone in Androgenetic Alopecia[J]. Int J Trichology, 2017, 9(1): 14-18.
11. SINGH S. Role of platelet-rich plasma in chronic alopecia areata: Our centre experience[J]. Indian J Plast Surg, 2015, 48(1): 57-59.
12. UEBEL CO, DA SILVA JB, CANTARELLI D, et al. The role of platelet plasma growth factors in male pattern baldness surgery[J]. Plast Reconstr Surg, 2006, 118(6): 1458-1466; discussion 1467.
13. O'CONNELL B, WRAGG NM, WILSON SL. The use of PRP injections in the management of knee osteoarthritis[J]. Cell Tissue Res, 2019, 376(2): 143-152.
14. 程东儿，浦丹华，吴洁. 干细胞治疗早发性卵巢功能不全的研究进展[J]. 中国计划生育和妇产科，2020，19(1)：25-29.
15. AZPEITIA ER, ISABEL A. Partnership between platelet-rich plasma and mesenchymal stem cells: in vitro experience[J]. Muscles Ligaments Tendons J, 2014, 4(1): 52-62.
16. JAVIER RT, ELVIRA DE LB, FRANCISCO JMM, et al. Human fibroblast-like cultures in the presence of platelet-rich plasma as a single growth factor source: clinical implications[J]. Adv Skin Wound Care, 2014, 27(3): 114-120.
17. CHO JW, KIM SA, LEE KS. Platelet-rich plasma induces increased expression of G1 cell cycle regulators, type I collagen,

and matrix metalloproteinase-1 in human skin fibroblasts[J]. Int J Mol Med,2012,29:32-36.

18. ROMALDINI A, ULIVI V, NARDINI M, et al. Platelet Lysate Inhibits NF-κB Activation and Induces Proliferation and an Alert State in Quiescent Human Umbilical Vein Endothelial Cells Retaining Their Differentiation Capability [J]. Cells, 2019,8(4):331.
19. FORTUNATO TM, BELTRAMI C, EMANUELI C, et al. Platelet lysate gel and endothelial progenitors stimulate microvascular network formation in vitro: tissue engineering implications [J]. Sci Rep,2016,6(1):300-311.
20. ANITUA E. Plasma rich in growth factors: preliminary results of use in the preparation of future sites for implants[J]. Int J Oral Maxillofac Implants,1999,14:529-535.
21. SICLARI A, KRUEGER JP, ENDRES M, et al. A 24-month follow-up after treatment of hallux rigidus with resection arthroplasty in combination with a resorbable polymer-based implant and platelet-rich plasma[J]. Foot Ankle Surg,2018,24(5):389-393.
22. TANKE Y, HAMAMOTO Y, NIYAZI A, et al. Effects of platelet-rich plasma on tissue-engineered vascularized flaps in an in vivo chamber[J]. J Plast Reconstr Aesthet Surq,2018,71(7):1062-1068.
23. 黎洪棉,柳大烈,赵培冉,等. 脂肪干细胞与自体富血小板血浆载体复合物体内构建血管化组织工程脂肪[J]. 中国组织工程研究,2012,16(45):8424-8429.
24. 牛彩丽,黄锐娜,徐滋琪,等. 富血小板血浆治疗糖尿病足溃疡:疗效及安全性的 Meta 分析[J]. 中国组织工程研究,2019,23(14):2285-2291.
25. RAPPL LM. Effect of platelet rich plasma gel in a physiologically relevant platelet concentration on wounds in persons with spinal cord injury[J]. Int Wound J,2011,8(2):187-195.
26. 李卓男,张连波. 富血小板血浆的临床应用[J]. 中国美容整形外科杂志,2019,30(3):184-187.

第十篇

输血风险及其管控

第七十七章

输血风险的认知和防治展望

输血医学发展至今，人们对输血风险的存在已毋庸置疑。输血有风险，这里的“风险”，不仅指输血有传播疾病和引起多种不良反应发生的风险，还包括采供血及临床输血过程中可能威胁血液安全的不良事件的风险。人类对输血风险的认知可以追溯到输血疗法发展的整个历程中，并伴随输血医学的发展而不断提高和完善。17 世纪，英国、法国的研究者 Lowerh 和 Denis 在将动物血输给人类时，首次观察到受血者出现发热、腰疼、黑色尿等现象。这是人类对急性溶血性输血不良反应的最早描述，也是人类认识到输血风险存在的最早记录。为提高同行输血安全意识和风险意识，了解人类对输血风险认知演变的全过程，以及输血风险的发生机制，并最终实现人类对输血风险的管控，本章将重点介绍输血风险认知过程的演变、感染性输血风险的认知、非感染性输血风险的认知以及输血风险的防治展望等内容。有关输血传播疾病和输血不良反应，以及输血不良事件等发生的原因、机制、预防和治疗，详见第七十八~八十一章。

输血风险分类较为复杂，通常根据其发病缓急和时间不同、是否经输血感染病原体，以及发生机制是否经免疫介导进行分类，见表 77-1。

表 77-1 输血风险的分类

	感染性风险		非感染性风险	
	速发性	迟发性	速发性	迟发性
免疫性风险			急性溶血性输血不良反应 非溶血性发热反应 过敏反应 输血相关急性肺损伤 血小板无效性输注	慢性溶血性输血不良反应 迟发性血清学输血不良反应 输血相关移植物抗宿主病 输血后紫癜 输血诱导的免疫功能抑制
非免疫性风险	输血传播细菌感染	病毒性肝炎 获得性免疫缺陷综合征 巨细胞病毒感染 EB 病毒感染 西尼罗病毒感染 人类细小病毒 B19 感染 成人 T 细胞白血病/淋巴瘤 其他病毒感染 巴贝虫病 克氏锥虫病 疟疾 梅毒 克-雅氏病变异型 真菌感染 其他病原体感染	空气栓塞 输血相关性低血压 低体温 输血相关循环超负荷 凝血功能障碍 酸碱平衡失调 枸橼酸盐中毒 肺血管微栓塞 高钾血症 低钙血症 高氨血症 其他	铁超负荷
原因不明			输血相关呼吸困难	

第一节　输血风险认知过程的演变历程

人类对输血风险的认知是一个漫长的探索过程，它贯穿于输血医学整个发展历程中，并随着输血治疗的发展而不断提高和完善。深入了解人类对输血风险的认知过程，对掌握输血风险的发生机制，并减少和预防输血风险的发生具有十分重要的意义。

一、人类血型发现前对输血风险的认知过程

（一）动物血输给人类的风险

1. 动物血输给人的首次风险记录　首次观察并记录到动物血输注给人类后发生异常现象的科学家是法国医师 Jean Baptiste Denis。他从 1666 年起开展了动物血输给人类的研究，并多次获得了成功。一次在对一名志愿者进行羊血输注的实验时，这名志愿者自诉臀部发热，随后观察到尿液呈黑色如酱油，实验共输注羊血 20 盎司（约 568ml），这是人类第一次观察到动物血输给人类后出现异常情况的描述。

2. 对动物血输给人类发生不良反应机制的认知　17 世纪，英法等国开展的动物血输给人类的研究并非用于贫血、大出血等患者，而主要尝试用于治疗某些精神性疾病或用于某些宗教、迷信等活动，以期改变人的精神行为。Denis 对一位 34 岁患有间歇性狂躁症男性患者进行了 2 次小牛血输注，在第 2 次输注时观察到患者出现明显的反应，患者首先脉搏增快，随之额头大汗淋漓、腰部和腹部剧烈疼痛，次日早晨排出黑色尿液，像烟囱里的烟灰。并明确地认识到这些反应与输注动物血有关。

（二）人血输给人的风险

1. 人类间输血的早期风险　首次开展人类间输血的是英国的生理学家和产科医师 James Blundell（1790—1877），他创立了人类间直接输血法，同时也认识到人类间输血存在巨大的风险，从而奠定了理性输血的基础。Blundell 根据动物实验的结果，证实不同种属之间输血最终对受血者有致命性危险[1]，他首次提出了只有人类的血液可以输注给人类，这一结论被法国的 Dumas 和 Prevost 证实，他们实验观察到异种血液输注给放血的动物，只能暂时有效，并且在 6 天以内死亡[2]。

早期人类间同种输血既不安全，也并非有效。Blundell 在采用 Gravitator 装置输血时，为保证安全，必须尽可能减少血液暴露于空气、寒冷及无生命物体的表面。且认识到很多输血不良反应可能未被识别。原因是接受频繁输血的患者病情危重，表现极为痛苦。“输血失败”的相关“症状”很有可能归因于临死前的痛苦表现而非输血不良反应本身。在当时，输血时的血液凝固问题通过使用去纤维蛋白血液的方法而解决，但仍存在大量患者死亡。这些患者死亡原因依然被认为是血管内凝血所致，而事实上很可能是输注了不相容的血液导致的溶血反应。

1874 年，德国病理学家 Emil Ponfick（1844—1913）在一项对照实验中证实了不同种属间输血的高风险和致死性，确认了输血后的黑色尿是“血红蛋白尿”，其来源于供血者的红细胞破坏。Leonard Landois（1837—1902）详细记录了动物血输给人类的严重后果，并在体外证实了人血清对羊红细胞产生的破坏作用。

2. 血液凝固的风险　在血型发现前的人类间早期输血，研究者们认为输血治疗的最大障碍是血液离开供者体内后在输血器具中的血液凝固。并且，血凝块是导致患者输血失败，甚至导致患者死亡的主要原因之一。

血液凝固使得医师很难对患者的输血量作出准确的评估，输血的实际剂量可能被严重地高估。同时，也是血管栓塞发生的原因。早期的输血装置没有血液过滤膜或网，小的血凝块可直接进入患者血管内，堵塞微小血管，造成血管栓塞，损害组织器官及其功能活动，甚至导致患者死亡。对于血液凝固风险，早期的做法是缩短血液离体后的时间，以及输注去纤维蛋白的血液，然而，这一风险直到抗凝剂的使用才得以最终解决。

3. 血液污染的风险　早期的直接输血法是采用相对开放式的输血方式进行输血，供血者的动脉或静脉通过一个输血装置直接与受血者的静脉相连接而完成输血。当时，由于输血器具在输血前未进行严格的消毒处理，血液极可能被病原微生物污染，如细菌、病毒、寄生虫等，从而导致严重的输血不良反应。Blundell 等研究者清晰地意识到这一风险的存在，因此，开展输血时尽可能缩短血液在空气、输血装置中暴露的时间，以保证输血的安全。

1867 年英国外科医师 Joseph Lister（1827—1912）发表了外科灭菌学论文，首次提出对外科手术器械和环境进行消毒处理，创立了外科消毒法。随后，这一消毒法和无菌技术被引入输血疗法，医师在输血前对输血器具进行消毒处理和无菌操作，有效地降低了血液污染的风险。

4. 输血装置不完善的风险　早期的输血器具结

构简陋，工艺粗糙，连接管路多为银制或铜制金属管道、石蜡油管，或使用动物羽毛，血液收集在漏斗或杯子中，其他组件有黄铜注射器，叶轮或活塞等。整个输血装置未完全密闭，也未在输血前进行消毒处理，这样，输血过程中患者除有血液污染风险外，还存在输血装置失灵、机械故障、运行不畅等风险，如输血器叶轮或活塞不能正常运行，很可能导致输血随时中断。

1873 年，波兰医师 G. Gesellius 对 19 世纪早中期的输血记录进行了较全面的统计和分析后认为，输血是一项高风险的医疗技术，输血不良反应发生率高，其主要表现在三个方面：①输血有发生感染的风险；②输注后出现“黑色尿”；③血液很容易凝固。

1875 年，Landois 对前人既往的输血病例进行了回顾性分析，并结合自己的研究结果发表论文提出，如果一种动物的血细胞进入另一种动物的血清中，血细胞会发生凝集或溶解，并认为“血液不合或相异”是导致血细胞破坏，产生溶血，并最终导致输血失败甚至受血病例死亡的原因。既然异种间输血会发生溶血，那么人类间输血失败很可能是同一原因导致的结果[3]。人类对输血相关的溶血反应的认知又向前推进了一步。

二、人类血型发现后对输血风险的认知过程

（一）血型不合的风险

1. ABO 血型不合的风险　1900 年奥地利维也纳大学助教 Karl Landsteiner（1868—1943）首次发现了人类红细胞 ABO 血型的存在，并在 1901 年将这一成果发表在 *Wiener KlinischeWochenschrift* 上，为揭示输血后发生溶血反应的真正原因奠定了基础。

1907 年，美国血清学家 Reuben Ottenberg（1882—1959）在这一发现的基础上进行了输血前相容性检测研究。并在 1913 年证实了预先进行输血相容性检测在预防输血“意外事故（溶血反应）”发生中起到了重要作用[4]。他建立了临床 ABO 血型的鉴定方法，选择 ABO 血型相符的血液输注，可有效地避免输血不良反应的发生。此外，他也观察到血型的遗传符合孟德尔遗传规律，并首次提出供者体内的血型抗体相对不重要，从而使 O 型血得以“普遍”使用。

至此，人类才逐渐认识到不同血型的血液，其红细胞含有不同的凝集原（血型抗原），而血浆中又含有不同的凝集素（血型抗体），在输血时，如果特定的凝集原与相应的血清凝集素结合，红细胞就会发生凝集，并在补体的作用下红细胞被破坏、溶解，从而发生输血相关的溶血反应。

2. Rh 血型不合的风险　人类对 Rh 血型不合风险认知的过程也是 Rh 血型系统发现的过程。1939 年，Levine 和 Stetson 报道了 1 名 O 型血女性，在分娩患有严重溶血性贫血死婴后，输注了同样是 O 型丈夫的血液，发生急性溶血性反应。这是 Rh 血型不合导致受血者发生溶血反应的首次报告。

通过对这一急性溶血反应病例的认知和由此开展的系列研究，逐步阐明了人类 Rh 血型不合输血风险及 Rh 血型不合新生儿溶血病的发生机制。

3. 其他血型不合的风险　1927—1947 年间，Landsteiner 及其合作者又逐渐发现了 M、N、P 等血型系统，这些血型相对于 ABO 血型和 Rh 血型系统来说，其对输血的影响以及导致的溶血反应尽管没有 ABO 血型和 Rh 血型不合导致的溶血反应常见和严重，但在临床上仍有一定的风险。

随着免疫血液学的发展，人类在对多起非 ABO 和 Rh 血型不合引起的溶血性输血不良反应和新生儿溶血病的调查中又先后发现了 Kell、Lewis、Duffy、Kidd 等血型系统，并揭示了这些血型不合导致患者发生溶血性输血不良反应以及胎儿和新生儿溶血病的潜在风险。

（二）感染性风险

1. 细菌污染的风险　从 19 世纪后期开始，输血器械采用了外科消毒法进行消毒处理后，血液污染显著减少。20 世纪后，随着血液抗凝剂的广泛使用，人类意识到职业献血者和抗凝剂的使用有可能增加血液细菌污染的机会和风险。1923 年，F. B. Seiber 发现了蒸馏水中的“热原”并提出这是来自细菌污染。蒸馏水是制备抗凝剂和生理盐水的主要成分，如抗凝剂、生理盐水等制备过程中灭菌操作不规范，或工艺方法不符合要求，都可能造成细菌污染而最终导致血液被细菌污染。

过去，血液大部分由职业献血者提供。如这些职业献血者在体内或体表感染并存在菌血症的情况下献血，或健康献血者献血时，采血人员对穿刺部位皮肤消毒不规范，血液污染的风险会明显增加。

2. 肝炎病毒传播的风险　20 世纪初，人类对输血传播病毒性疾病的关注有限。第二次世界大战期间，人类在开展血清接种计划时出现了大量的黄疸型肝炎患者，这让人们意识到输血也很可能存在传播肝炎的风险。1942 年，美国发生了有偿供血的职业献血者导致受血者发生黄疸型肝炎传播的事件。1943 年美国医师 Beeson 对输血后黄疸型肝炎作了比较详细的描述，并指出输血后黄疸型肝炎的发生率会随着时间的推移而增加，且由于临床输血量的增加，输血传播

疾病的风险和概率也会随之提高。当时,由于人类对肝炎的认知非常有限,还不能完全区分甲型、乙型、丙型、丁型等肝炎的种类。

美国从1970年起对献血者开展了乙型肝炎表面抗原筛检后,经输血传播乙型肝炎的发生率下降了85%,输血传播风险大大降低。1978年,Hoofnagle等首先报道了隐匿性乙型肝炎病毒感染的存在。随后的研究表明,输注HBsAg阴性血液后,输血后乙型肝炎总的发生率为0.3%~1.7%,而输注HBsAg阴性、抗-HBc阳性的血液后,受血者发生乙型肝炎病毒感染的概率高达2.1%~8.6%。

3. 输血相关疟疾风险　人类对输血感染疟疾的风险认知可追溯到19世纪,早在1884年Gerhardt就证实了注射含疟原虫的血液可使受血者感染疟疾。1911年Woolsey首次报道了1例经输血传播疟疾的病例。

早期研究显示,输注保存血液在某种程度上可减少经输血感染疟疾的风险,但不能杜绝疟疾发生。

4. 输血相关梅毒风险　梅毒是人类15世纪就已经发现的一种慢性性传染疾病,通常经性接触传播,而人类认识到该病能经输血传播则大约是在500年以后。1915年人类首次报道了梅毒可经输血传播。德国生物学家和医师August von Wassermann(1866—1925)1906年发明了梅毒血清学试验并应用于临床诊断,但将梅毒血清学试验列为献血者的筛查项目直到1940年代才开始。

1941年,Turner和Diseker证实了有活性的梅毒螺旋体置入枸橼酸盐抗凝的兔血和人血的混合血液中,在3~5℃的普通冰箱里贮存仅能存活72小时,在72小时后或更长时间后则不能存活,这种血液不会传播梅毒。1942年,Hartmann和Schone对过去经输血传播的梅毒病例进行了回顾性分析后,发现输血相关梅毒的潜伏期为4~20周,平均9~10周,受血者感染后直接进入梅毒二期。并且,认为即便献血者处在潜伏期,其捐献的血液同样仍具有传播梅毒的风险,从而导致受血者感染。

(三) 非感染性输血不良反应的风险

20世纪早期,人类在输血实践中逐渐认识到非感染性输血风险主要包括非溶血性发热反应、过敏反应、输血相关循环超负荷等。事实上,这些非感染性输血不良反应占了临床输血不良反应的绝大部分,特别是非溶血性发热反应和过敏反应。早期,研究者认为引起非溶血性发热反应的原因主要是致热源,如蒸馏水中某些细菌所产生的超滤和耐热的可溶性致热物质,常为多糖或脂多糖类。20世纪50年代国内外学者普遍认为其发生与献血者或受血者血液中含有白细胞抗原有关。

过敏反应发生率仅次于非溶血性发热反应,位居第二。1919年人类首次报道了输血后发生过敏相关反应,认识到输血存在导致机体产生过敏反应的潜在风险。早期,学者们普遍认为过敏反应主要是输入的供血者血浆蛋白引起,如IgA、结合珠蛋白(Hp)等。1968年Vyas等首次报道了IgA缺乏症患者输血后发生过敏反应,这是已知病因最为明确的一种输血相关过敏反应。随后,其他过敏原也相继被发现,如白细胞抗体、化学物质、食物、药物等导致患者出现的输血过敏反应,Jacobs等报道了1名对花生过敏的患者输入了含有花生过敏原的血液后发生过敏反应的病例。随后的调查显示献血者在献血前1天食用了大量花生。

(四) 有偿职业献血者的风险

早期,人类应用直接输血法输血时期,供血者大部分是患者的亲属。进入20世纪后,随着枸橼酸盐抗凝剂的开发和逐步使用,人类进入了间接输血法输血的新时代。这个时期,亲属供血者逐渐被非亲属和职业献血者取代,特别是有偿职业献血者的出现,在满足了临床对血液需求的同时,也给输血带来了潜在的安全隐患和风险。

1962年,Allen和Sayman证实了有偿献血与输血后病毒性肝炎的发生之间具有明确的相关性。之后,全球在联合国世界卫生组织的倡议下逐步实施了无偿献血模式,使输血传播病毒性肝炎的风险明显下降。

三、二次世界大战后对输血风险的认知过程

(一) 感染性风险

1. 人类免疫缺陷病毒传播的风险　自1981年美国报告第1例人类免疫缺陷病毒(HIV)感染病例后,1982年美国疾病与预防控制中心(CDC)在Morbidity and Mortality Weekly Report(MMWR)期刊上报道了3名血友病患者发生了获得性免疫缺陷综合征(又称"艾滋病"),推测与输血有关,但缺乏足够证据。1984年,Curran等在对2 157名已向美国CDC报告的获得性免疫缺陷综合征患者的分析中发现,64名(3%)无已知公认的HIV感染危险因素,但其中18名(28%)在发病前5年内接受了输成分血,且在确诊艾滋病前的15~57个月内接受了来自2~48名献血者捐献的血液。在对其中7名患者供血的献血者调查中发现,给每名患者供血的献血者中至少有1名是HIV高危险者,且这些高危献血者存在HIV感染和实验室检测的

确切证据。这些发现为证实 HIV 可经输血传播提供了强有力的证据[5]。

人类自从 1985 年应用免疫学方法检测 HIV 抗体,以及对有 HIV 感染高风险者禁止献血后,经输血传播的 HIV 感染病例明显减少。

2. 人类嗜 T 淋巴细胞病毒传播的风险　自 20 世纪 70 年代人类首次发现人类嗜 T 淋巴细胞病毒(HTLV)以来,美国、日本、英国等国家的许多研究均证实了 HTLV 可经血传播。1980 年,日本通过对心脏手术、白血病、肾透析患者等进行研究,发现这些患者因多次输血而感染 HTLV-1/2,并对此给予了详细描述。

3. 巨细胞病毒传播的风险　人类认识到输血后巨细胞病毒(CMV)感染的病例可以追溯到 20 世纪 60 年代。1960 年,Kreel 等报道患者在心脏直视手术 3~8 周后有发热、白细胞增多等现象的输血后综合征。随后,其他研究证实该综合征与 CMV 感染有关。而对开放性心脏手术患者进行调查,结果表明输血是主要的危险因素,并且还发现输血后隐性 CMV 感染概率为 9%~58%,而出现输血后综合征的仅 3%。研究证实 CMV 可经输血传播。

4. 埃博拉病毒传播的风险　该病毒感染人类最早可追溯到 1976 年。当时,在非洲的苏丹和刚果(金)感染 2 名患者后很快引起大范围地区性的暴发和流行,随后在 20 世纪 90 年代和 21 世纪又多次在非洲地区暴发和流行。研究显示,埃博拉病毒的传播途径尽管可经血液传播而发病,但由于该病病情重,病程短,病毒感染后一旦出现病毒血症就会出现相应的临床表现,且至今尚未发现无症状的埃博拉病毒感染者。

(二)同种免疫介导的风险

1. 输血相关急性肺损伤风险　输血相关急性肺损伤是一种与输血存在明确时间关系的严重不良反应。过去很长一段时间,由于人类对其发生的病理机制认识和观点意见不一,曾先后将其称为肺过敏反应、肺白细胞凝集素反应、变应性肺水肿和非心源性肺水肿等。1957 年 Brittingham 的研究显示,向志愿者静脉内输注了浓缩白细胞抗体后,观察到了志愿者双肺很快出现浸润改变,从而证实了输注含有白细胞抗体的血液及成分有导致急性肺部严重反应的风险。

1983 年,国外学者根据其多种发病机制和病理特征首先采用了“输血相关急性肺损伤”(transfusion-related acute lung injury,TRALI)名称,并获认可而沿用至今。

2. 输血相关移植物抗宿主病风险　人类对输血相关移植物抗宿主病(TA-GVHD)的认识,源自对实体器官移植后发生 GVHD 的研究。1955 年,Shimoda 报道了一位患者在心肺旁路手术后发生了所谓“手术后红皮病”。由于该病是在患者心肺旁路手术后出现了红皮病样改变的病理特征,故又称“心脏旁路红皮病”。当时,GVHD 的名称还未正式确立,也未认识到其发生与输血相关,直到后来人们才认识到这其实就是 TA-GVHD 的一种形式。这是人类第一次报道该病。其发生的原因是手术中输注了患者亲属捐献的新鲜血液导致的。

1965 年,Hathaway 等报道 2 名严重免疫功能缺陷的新生儿在输注“新鲜”血液后,出现了红皮病、肝大、再生障碍性贫血等一系列表现,并对其临床过程和表现作了详细的描述,最后证实这一输血后临床综合征为 TA-GVHD。这是人类第一次把输血和 GVHD 这种严重的疾病联系起来,并客观地证实了同种异体输血也可以引起 GVHD,特别是亲属间输血具有较高的风险。

3. 输血相关免疫抑制风险　自从 1974 年美国学者 Opelz 等报道同种异体输血能延长移植肾的存活率以来,输血介导的免疫抑制越来越受到临床的关注。人们在认识这一效应能给肾移植成活率带来一定益处的同时,也同样关注其可能给输血患者带来的风险。随着研究的深入,1981 年 Gantt 提出肿瘤切除围手术期的异体输血可能导致切除后肿瘤的复发。

随后,多个临床试验观察到围手术期接受异体输血的患者发生术后细菌感染的风险明显高于未接受异体输血的患者。基于上述临床试验结果,有专家认为异体输血对受血者有直接的不良效应,可能增加术后细菌感染的风险。同时,临床随机对照实验也观察到未去除白细胞的异体输血与患者的短期(输血后 3 个月内)死亡率有关,可能增加患者短期死亡率。

(三)输血传播寄生虫感染的风险

人类认识到可经输血传播的寄生虫病主要包括:弓形虫病、克氏锥虫病、利什曼病、微丝蚴病等。经输血传播弓形虫的病例最早可追溯到 50 年前,1971 年 Siegel 等报道了一位急性白血病患者接受了患有慢性髓细胞性白血病献血者的白细胞而感染弓形虫病的病例,证实经输血可传播弓形虫,从而引起了同行的关注。由于弓形虫在 4℃ 环境下能存活 50 天,因此,经输血传播弓形虫病的风险始终存在,其传播风险不容小觑。

1957 年人类首次感染巴贝虫病在欧洲被报道,经

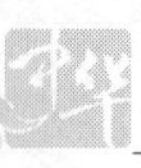

输血感染巴贝虫病的风险主要是因为大多数该寄生虫感染后都没有临床症状，并且免疫功能健全的人群可长时间感染而无症状。从而造成巴贝西虫的输血传播风险一直被低估，且经血传播的巴贝西虫很容易被漏检。

克氏锥虫病主要在非洲和美洲流行。自20世纪80年代国外相继有经输血传播克氏锥虫病的报道后才引起人们的关注和重视。1991年在南美洲6个国家提出了"南锥倡议"，旨在消除国内锥蝽（几个国家美洲锥虫病的主要传播媒介）的感染并通过献血者筛查来阻断输血传输。

利什曼病是由利什曼原虫引起的人畜共患疾病。在过去60年间，文献中报道了12例疑似或确诊经输血传播利什曼病的病例。由于在流行地区输血传播可能会被误认为白蛉传播，而且感染可能没有临床症状，以及在免疫健全个体中具有间歇性发病的现象，评估其经输血传播风险的高低比较困难，从而导致经输血传播利什曼原虫的风险可能被低估。

（四）初次无偿献血者与重复无偿献血者的风险

由于受到传染性病原体检测技术的限制以及相关病原体标志物检测"窗口期"的存在，无偿献血仍有传播疾病的风险，特别是初次献血者。1975年，Moore等研究结果显示加拿大1973—1974年期间初次献血者HBsAg阳性平均流行率为242人/10万人，而重复献血者HBsAg阳性平均流行率为77人/10万人。Kaldor等对澳大利亚1985—1995年所有献血者的HIV抗体检测结果进行调查和分析，发现其中2个主要城市年轻男性和初次献血者HIV抗体阳性的总流行率较高。研究认为重复献血者捐献的血液可能更加安全。2005年，WHO的报告显示来自世界各地的证据表明，接受定期捐血志愿献血者血液的患者经输血获得血源性病原体的风险最小。

四、21世纪对新出现的传染病风险认知过程

（一）克-雅氏病变异型风险

克-雅氏病变异型（Creutzfeldt-Jakob disease，CJD）于1996年首次报道。从输血医学的角度来看，克-雅氏病变异型事实上已经从牛传染给了人类，那么经输血或血液成分传播克-雅氏病变异型的风险大大增加。2004年，人类首次报道了经输血感染朊病毒而发生克-雅氏病变异型的病例，从而第一次证实了朊病毒经输血传播而发生克-雅氏病变异型的风险。

（二）严重急性呼吸综合征风险

严重急性呼吸综合征为SARS冠状病毒（SARS-CoV）引起的急性呼吸道传染病（SARS）。于2002年底在中国广东出现，直至2003年中期该疫情才逐渐消失，之后，全球再未发生过。SARS-CoV是否可经输血传播目前缺乏确切的证据，彭道波等对158例SARS疫情早期无偿献血者血清SARS相关冠状病毒抗体检测的研究结果显示，输入SARS相关冠状病毒抗体检测阳性的血液制品有感染SARS的危险只是理论上的推断。

2003年5月WHO曾发布建议，即使还没有发现1例通过血液传播感染SARS的病例，但理论上仍存在通过输入血液制品传播SARS-CoV的风险。

（三）西尼罗病毒感染的风险

1937年，自人类首次在乌干达西尼罗地区发现西尼罗病毒（WNV）以来，该病毒已在全球多个地区流行并引起西尼罗河热暴发。2002年，美国Pealer等报道了23名器官移植患者因输注含有WNV的成分血液（红细胞、血小板和新鲜冷冻血浆等）而感染WNV，调查显示这些患者所输注的成分血液与16名献血者有关，且有证据证实献血者处在WNV感染后的病毒血症期献血。这是人类首次证实WNV可经输血传播。随后，学者对2002年美国6个大流行地区进行流行病学调查，结果表明，输血传播WNV的概率介于0.146‰~1.233‰之间。

2011年，WHO全球WNV感染预警表明，人类在WNV感染后80%表现为无症状感染者或轻微发热疾病。因此，经输血传播WNV感染的风险不容忽视。

（四）中东呼吸综合征风险

中东呼吸综合征是由一种新型冠状病毒（MERS-CoV）而引起的病毒性呼吸道疾病（MERS）。于2012年在沙特阿拉伯首次被发现。研究表明，约50%的中东MERS-CoV感染患者在诊断后一周内可检测到病毒血症，患者的血清病毒载量在10^3~10^5拷贝/ml之间。目前，尽管还没有证据证实MERS-CoV可通过输血传播，但其潜在的风险仍然存在，特别是献血者在感染MERS-CoV后处于极高病毒载量的病毒血症期参加献血。

（五）登革热风险

登革热是由登革病毒（DENV）感染人体后引起的一种急性虫媒传染病。由于DENV感染后部分人表现为无症状感染状态，存在经输血传播的潜在风险。2002年人类首次在中国香港确诊了1例经输血传播DENV引起的登革热病例。随后，研究人员采用核酸扩增技术检测了来自多个登革热流行国家的献血者样本，研究结果表明，DENV流行暴发期间献血者的病毒血症率高达0.4%。这有力地证实了DENV经输血

传播的极大风险。

（六）寨卡病毒病风险

寨卡病毒病是由寨卡病毒引起并通过蚊媒传播的一种自限性急性疾病。研究显示，寨卡病毒感染人类后由于五分之一感染者会出现临床症状，故经输血传播的风险较高。2016 年，巴西坎皮纳斯 CDC 首次报告了两起寨卡病毒通过输血传播的病例，证实了经输血传播寨卡病毒的风险。

（七）新型冠状病毒肺炎风险

新型冠状病毒肺炎是一种由新型冠状病毒（SARS-CoV-2）感染导致的以肺部炎症为主的急性呼吸道传染病，WHO 命名为 COVID-19。现有研究表明，人类感染 SARS-CoV-2 后部分感染者会表现为无症状感染状态，这就给血液安全构成了潜在的威胁和隐患。

2020 年 5 月，Corman 等采用 RT-PCR 方法检测了 18 名 COVID-19 有症状者和无症状者血液中 SARS-CoV-2 RNA 情况，结果显示 3 名无症状者和 14 名有症状的轻症者，血液中均未检出 SARS-CoV-2 RNA，而 1 名重症者血液 SARS-CoV-2 RNA 阳性。因此，研究认为对于无症状感染者，发生经输血传播的风险似乎可以忽略不计，但还需要进一步的研究证实[6]。

第二节　输血传播感染风险概述

输血传播疾病（transfusion transmitted diseases，TTD）是指病原微生物经输血感染受血者引起的疾病。引起 TTD 的病原微生物通常有多种传播途径，输血仅是其中的一种方式。同一病原微生物引起的 TTD 和经其他途径感染的传染病，在临床症状、体征、治疗、转归和预后等方面大体相同，但 TTD 亦有其自身的特点，如发病率高、潜伏期短、传播更快、影响更广和危害更大等。输血传播感染（transfusion transmitted infections，TTI）是指病原微生物经输血途径感染受血者而引起的感染。TTI 包含了 TTD。目前，输血传播疾病主要是由于病原体检测仍然存在一定时间的“窗口期”和一些可以经输血传播的病原体尚未列入常规筛查所致。

一、输血传播感染的分类

按照病原体的种类来分，输血传播的感染大体可分为输血传播的病毒感染、输血传播的寄生虫感染、输血传播的细菌感染和输血传播的朊病毒病等。常见经输血传播病原体感染或疾病、每单位输血风险、在美国开展献血者筛查时间见表 77-2[7]。

表 77-2　常见经输血传播病原体及相关信息

病原体名（缩写）	输血传播的感染或疾病	血液安全干预措施（美国实施年份）	当年每单位输血风险评估
乙型肝炎病毒（HBV）	乙型肝炎，HBV 感染	乙肝表面抗原（1971） 乙肝核心抗体（1986） 核酸混检（2009）	1/200 万
丙型肝炎病毒（HCV）	丙型肝炎，HCV 感染	HCV 抗体（1990） 核酸混检（1999）	1/200 万
丁型肝炎病毒（HDV）	丁型肝炎，HDV 感染		
甲型肝炎病毒（HAV）	甲型肝炎，HAV 感染		
戊型肝炎病毒（HEV）	戊型肝炎，HEV 感染		
人类免疫缺陷病毒 1 型和 2 型（HIV-1/2）	艾滋病，HIV 感染	HIV 抗体（1985） 核酸混检（1999）	1/200 万
人类嗜 T 淋巴细胞病毒 Ⅰ型和Ⅱ型（HTLV-Ⅰ/Ⅱ）	成人 T 细胞白血病/T 淋巴瘤和 HTLV-Ⅰ相关脊髓病/热带痉挛性下肢瘫	HTLV-Ⅰ/Ⅱ抗体（1988）	1/300 万
巨细胞病毒（CMV）	巨细胞病毒感染（CMV 感染），视网膜炎，肠炎，播散性感染	CMV 抗体选择性检测（20 世纪 80 年代） 白细胞减少（~2000）	<1/300 万
Epstein-Barr 病毒（EBV）	传染性单核细胞增多症，EBV 感染		
人类细小病毒 B19（B19）	再生障碍性贫血危象，传染性红斑，胎儿肝病		

续表

病原体名(缩写)	输血传播的感染或疾病	血液安全干预措施(美国实施年份)	当年每单位输血风险评估
西尼罗病毒(WNV)	西尼罗病毒病,西尼罗热,神经损伤性疾病	核酸混检/季节性核酸单检(2003)	<1/300 万
埃博拉病毒(EV)	埃博拉出血热		
登革病毒(DENV)	登革出血热,登革休克综合征		
寨卡病毒(ZIKV)	寨卡病毒症	核酸单检(2016) 核酸混检(2018)	<1/300 万
基孔肯雅病毒(CHIKV)	基孔肯雅热		
中东呼吸综合征冠状病毒(MERS-CoV)	中东呼吸综合征		
黄热病毒(YFV)	黄热病,黄疸		
发热伴血小板减少综合征布尼亚病毒(SFTSV)	发热伴血小板减少综合征,蜱咬病		
SARS 冠状病毒(SARS Coronavirus)	严重急性呼吸综合征		
人类疱疹病毒 8 型(HHV-8)	Kaposi 肉瘤(Kaposi's sarcoma,KS)、原发性渗透性淋巴瘤(Primary effusion lymphoma,PEL)和巨大淋巴结增生症(Castleman'sdisease,McD)		
甲型流感病毒(高致病性 H5N1)	甲型流感,禽流感		
变异克-雅病阮毒体(Prp)	变异克雅病(vCJD,Variant Creutzfelt-Jakob disease)	有风险者延期献血(2000)	仅存在理论上风险
布氏杆菌	布氏杆菌病		
克氏锥虫(T cruzi)	克氏锥虫病	克氏锥虫抗体(2007)	<1/300 万
巴贝虫	巴贝虫病	高发区选择性检测(未强制)(2014)	不详
疟原虫	疟疾	有风险者延期献血(20 世纪 70 年代或之前)	<1/300 万
梅毒螺旋体(TP)	梅毒	螺旋体抗体(1948)	理论上只有输注常温保存血小板存在风险
细菌	败血症	血小板细菌培养(—2005) 病原体灭活(—2016) 快速检测(—2016)	血小板败血性输血不良反应:1/10 万

二、输血传播病毒的感染

(一)肝炎病毒感染

甲型和戊型肝炎主要经消化道传染;乙型、丙型和丁型肝炎主要是经血液传播,但由于丁型肝炎病毒是缺陷病毒,需要和乙型肝炎合并存在,因此对献血者血液的检测,着重于乙型和丙型肝炎。

近年来,随着病毒核酸检测引入献血者筛查,各国均检出了部分乙型肝炎表面抗原阴性而 DNA 阳性(HBsAg-/DNA+)的献血者,其中除少量窗口期感染外,大部分为隐匿性乙型肝炎病毒感染(OBI)。这些献血者一般无临床症状,但其捐献的血液输给患者有传播 HBV 的风险。另一种近年来引起输血界普遍关注的肝炎病毒是 HEV。文献报道,全球有 9 亿多人口曾经感染 HEV,15 000 000~110 000 000 人为近期或正急性感染 HEV。因此,一些发达国家,如英国、日本、荷兰和德国等相继将 HEV 列入献血者常规筛查,或对部分人群进行筛查[8]。

（二）反转录病毒感染

有致病性的人类反转录病毒主要有 4 种,分别为 HIV-1 和 HIV-2、人类嗜 T 细胞病毒Ⅰ和Ⅱ(HTLV-Ⅰ和 HTLV-Ⅱ)。数个世纪前,HTLV-Ⅰ和 HTLV-Ⅱ从猴传染给人类并逐渐进化而来。HIV-1 也被认为源于猿猴的祖先,猴免疫缺陷病毒在非洲中部的黑猩猩中流行。HIV-2 则起源于西非的白眉猴,直到 20 世纪才被传播到非洲的土著居民中。

1981 年美国首次报道获得性免疫缺陷综合征(AIDS),随后,西欧国家发现 AIDS 在男同性恋及吸毒者中风险非常高。由于 HIV 可以经输血传播,因此男同性恋及吸毒者被排除献血。HIV 给输血医学和血液制品的安全性带来了巨大的挑战。除了输注血液成分的患者外,在 20 世纪八九十年代,凝血功能障碍患者(血友病 A 和 B)也因使用 HIV 阳性的凝血因子浓缩制品而感染。1978 年,人们从一位日本患者体内发现和分离了 HTLV-Ⅰ。该病毒感染能引起成人 T 细胞白血病、淋巴瘤(ATL)以及热带痉挛性瘫痪(TSP)。HTLV-Ⅰ目前在世界范围内流行,在日本、加勒比海、南美洲、西非和中非等国家和地区感染率往往超过 1%。1982 年,在一位毛细胞白血病患者身上分离出 HTLV-Ⅱ。HTLV-Ⅰ和 HTLV-Ⅱ具有 65%的同源性。HTLV 可经输血传播。在美国献血者中的流行率为 9.6/100 000,我国福建沿海地区及广东汕尾、湛江等地区流行率较高。

（三）黄病毒感染

可经输血传播的黄病毒主要有登革病毒(DENV)和西尼罗病毒(WNV)。

DENV 被认为主要由蚊媒传播,但也可通过血液和器官移植传播。据 WHO 报道,在 100 多个国家,有近 25 亿人面临感染风险,每年有 5 000 万~1 亿 DENV 感染病例,约 125 万人死于登革热、登革出血热(DHF)或登革热休克综合征(DSS)[9]。且这一数值可能被低估。中国香港和新加坡曾经有经输血传播登革病毒的报道。许多国家对从 DENV 高流行疫区返回的游客实施延迟献血。

WNV 发现于 1937 年,它主要感染鸟类,也可传播给人类、马及其他哺乳动物。该病毒的载体为库蚊、伊蚊或白纹伊蚊等,可经输血传播。从 1999—2003 年,一株新 WNV 病毒株从美国东海岸向西海岸大范围扩散,因此 FDA 于 2003 年决定在献血者中对 WNV 进行 NAT 检测。近年来,欧洲的 WNV 感染率逐年上升,特别是希腊、俄罗斯、匈牙利和意大利等国。因此,部分国家要求有 WNV 流行国家旅行史的献血者须延迟 28 天献血。

（四）甲病毒感染

可经输血传播的甲病毒(alphavirus)主要是基孔肯雅病毒(CHIKV)。CHIKV 为单股正链 RNA 病毒,有包膜,隶属于包膜病毒科甲病毒属,主要由节肢动物咬伤传播。该病毒于 1953 年发现,人感染 CHIKV 会出现基孔肯雅热[10]。在感染早期,感染者存在无症状病毒血症期。因此,CHIKV 的流行对于流行国家的血液安全是一个挑战。

（五）疱疹病毒感染

疱疹病毒(herpesvirus)在全世界范围内传播,人类是多种疱疹病毒的宿主。所有人类疱疹病毒(HHVs)都能够在急性感染后于组织中潜伏下来,当免疫系统受抑制时,疱疹病毒可再次复制,引起再感染。人巨细胞病毒(CMV),或称 HHV-5 是最常见的输血相关性疱疹病毒。单纯疱疹病毒(HHV-1 和 HHV-2)和水痘-带状疱疹病毒(HHV-3)只感染个别靶细胞,而 CMV 能感染多种不同的器官,因此 CMV 对输血安全,特别是免疫抑制患者,如移植接受者、严重免疫缺陷患者、胎儿(宫内输血)、CMV 阴性孕妇、出生时低体重的早产儿和新生儿、多次输血患者等是一个严重挑战。由于 CMV 主要存在单核细胞和巨噬细胞中,因此白细胞过滤可以有效降低残余感染风险。EB 病毒(EBV,或称为 HHV-4)是传染性单核细胞增多症、Burkitt's 淋巴瘤及鼻咽癌的病原体,并可经输血传播。经输血传播 EBV 感染通常无症状。人类疱疹病毒 6(HHV-6)可引起幼儿玫瑰疹;HHV-8 的感染与多发性神经病、器官肥大及内分泌疾病有关。与 CMV 和 EBV 类似,HHV-8 也可在宿主免疫细胞发生持续感染。HHV-8 在英国的男男同性恋者(MSM)中更为常见,这也是将该类人群排除献血的原因之一。

（六）人类细小病毒 B19 感染

细小病毒科是唯一基因组为单链线状 DNA 的病毒,人类细小病毒 B19(B19)亦是唯一已知该病毒科中感染人的病毒。1975 年由 Yvonne Cossart 等在传染性红斑感染患者的血液中分离出来。人类细小病毒 B19 主要通过飞沫传播,感染主要发生在幼儿期,约 40%~50%的 15 岁青少年有病毒特异性抗体,40 岁时的感染比例可高达到 80%,这也可以解释为什么很少有经输血传播人类细小病毒 B19 感染的病例报告。

（七）丝状病毒科病毒感染

马尔堡病毒和埃博拉病毒同属于单股负链病毒

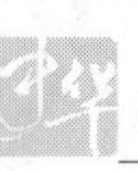

目丝状病毒科(Filoviridae)家族,为RNA病毒。埃博拉病毒的天然宿主为人及其他灵长类。人与人之间传播通常是与感染人群及其分泌物的密切接触引起的。病毒的潜伏期一般是1~21天,但一旦出现病毒血症,就多有临床指征,也没发现无症状的埃博拉病毒感染者,因此埃博拉病毒经输血传播的风险较低。

（八）流感病毒感染

流感病毒为负链RNA病毒,有包膜。甲型(A)、乙型(B)和丙型(C)3种流感病毒感染分别导致相应的流感。丙型流感没有明显的临床症状,且只感染人。乙型流感病毒通常只感染人,但甲型流感病毒可以感染很多物种。甲型和乙型流感病毒感染可以导致严重的疾病,在每年冬天这两类病毒都会暴发。流感病毒理论上可能通过输血传播,但实际很少发生,因无症状病毒血症的时间很短,可能只有几个小时,这样的患者不会参加献血活动,或者被延迟献血。

（九）其他病毒感染

冠状病毒可以引起非典型肺炎、MERS和COVID-19等严重的呼吸道疾病,并存在部分无症状病毒血症感染者,理论上存在经输血传播的可能,但目前未见病例报道,可能和无症状病毒血症时间短、各地采取的献血者献血前征询和选择有关。

总之,可经输血传播病毒的种类繁多。由于人们在世界范围内旅行,新病毒可以在48小时内传播到世界各地。因此,新的病原体可以与某些地区有关,也可能与所有国家有关,如美国流行的WNV,也可能在未来几年内在亚洲、欧洲流行。

三、输血传播寄生虫的感染

（一）巴贝虫感染

人体巴贝虫病被认为是一种新发传染病。在美国,田鼠巴贝虫是引发人体巴贝虫病的主要病原体,而在欧洲,人体巴贝虫病的主要病原体为分歧巴贝西虫,在非洲、澳大利亚和南美洲皆有散发病例报告,在东亚地区,第一例本土人类巴贝虫病发现于日本,是由于输血所致感染。近年来,在我国亦有数十例病例报道。由于大多数感染者没有临床症状,而且免疫功能健全的人可长期感染,这就增加了经输血传播巴贝西虫感染的风险。虽然研究表明,血液低温存储可降低寄生虫的生存力,但一些寄生虫在4℃的感染力可保持21~31天[11]。发生输血传播巴贝西虫感染的血液成分多为红细胞。

（二）克氏锥虫感染

克氏锥虫(Trypanosomacruzi,T. cruzi)在自然界中主要通过锥蝽传播。从20世纪80年代后期始,少量输血传播病例报道以及随着在美国的西班牙裔人口增长而出现的大量潜在易感人群,使得该病持续受到关注。克氏锥虫可通过输血、实体器官移植和母婴传播。急性期症状持续4~6周,包括发热、面部水肿、淋巴结病和肝脾大等。急性期的病死率不超过5%,此时寄生虫在外周血中容易被检测。慢性期可终身存在,大多表现为低水平、间歇性的寄生虫血症。过去20年内,估计每年有超过2 000例经输血传播该病例发生[12]。除了检测,减少经输血传播风险的方法还包括献血者选择、病原体灭活等。白细胞过滤亦可减少血液中锥虫的浓度,但不能完全杜绝输血传播病例的发生。

（三）疟原虫感染

输注含有疟原虫裂殖体或裂殖子的各种血液成分可引起输血传播疟疾。疟疾的自然感染通常是通过雌性按蚊叮咬实现,但疟原虫可通过输血、器官移植或母婴传播。在美国,从2000—2012年共有7例输血传播疟疾的病例报道。近年来,在我国也时有输血传播的疟疾病例发生,而大部分献血者有疟疾高流行区的旅行或居住史。因此,世界卫生组织规定,曾患过疟疾者或到疟疾流行区旅行者,需延期献血。而我国亦规定3年内未患过疟疾者方可献血。我国至今没有规定将疟原虫列入献血者筛查项目,国外的一些筛查方法也存在一定问题。因此献血者献血前的征询就显得尤为重要。大部分输血相关的疟疾患者是由于接受了红细胞输血,但是少数是由输注血小板而传播的,推测可能是血小板中含有疟原虫感染的红细胞的缘故。在4℃保存至少一周的血液中,疟原虫依然保持活性。储存19天的血液依然可传播诺氏疟原虫与恶性疟原虫[13]。输血后到发病的时间因虫种而异,恶性疟原虫最快,10天左右;间日疟原虫约需要16天,三日疟原虫则需要40天甚至更长的时间。

（四）利什曼原虫感染

利什曼原虫在世界范围内广泛分布,在自然界主要由雌性白蛉叮咬传播,也可通过输血传播。利什曼病的临床表现差异较大,从无症状感染,到内脏、皮肤或黏膜受损等严重病症。WHO估计每年有200万新发感染,全球多达1 200万人被感染。利什曼原虫经输血传播的风险可能被低估,由于在流行区输血传播可能被误认为白蛉传播,再加上感染者可能没有症状,在免疫功能健全个体中多为间歇性发病。预防利什曼原虫经输血传播的措施包括献血前征询和选择,即对来自疫情的献血者延迟献血,病原体灭活也可减少其经输血传播。

（五）弓形虫感染

弓形虫是细胞内寄生的原虫。人、哺乳类、鸟类和爬行类动物为中间宿主，猫科动物为终末宿主。人主要因饮用被猫科动物带有弓形虫囊合子的粪便污染的水，或食入未煮熟的带有弓形体包囊的猪、羊、牛肉等而受感染，但弓形虫也可经输血和器官移植传播。弓形虫感染的临床症状多为自限性的，通常包括发热和淋巴结肿大，在免疫力低下的感染者中可引发严重后果。由于弓形虫能侵入白细胞，并在白细胞中复制，白细胞过滤可减少弓形虫感染风险。病原体灭活处理对弓形虫是否有效仍有待进一步研究。

（六）丝虫感染

丝虫病是由节肢动物传播的寄生虫病。班氏丝虫和马来布鲁丝虫会引起淋巴丝虫病；罗阿丝虫、盘尾丝虫和链尾丝虫可引起非淋巴型的皮肤丝虫病；奥氏曼森线虫和常现曼森线虫会造成不同体腔的非淋巴型感染，通常为无症状感染或感染程度较轻。丝虫病在超过 80 个国家均有出现。经输血传播丝虫病风险的报道很少。意大利和印度有经输血传播丝虫的个例报道。

四、输血传播细菌感染

输血传播细菌感染是一个长期存在但常被忽视的问题。在改进献血者皮肤消毒、血液运输方法前，血小板细菌污染发生率约为 1∶1 000。

（一）红细胞输注的细菌感染

因输注受细菌污染的红细胞而导致脓毒血症的情况一般较少发生，并且呈下降趋势。有研究对全血或红细胞血液成分进行细菌培养，结果显示 1∶3 000 的细菌培养呈阳性，其大部分是皮肤共生菌，例如葡萄球菌或丙酸杆菌等，这些细菌在 2～6℃贮存的条件下很少增殖。能在低温条件下生长的微生物才可能参与细菌污染输血不良反应。小肠结肠炎耶尔森杆菌是这类嗜冷菌之一，它引起的细菌污染输血不良反应通常在储存 25 天之后。输注革兰阴性菌污染的红细胞，导致的脓毒血症尤为严重，且发病迅速。无症状的一过性菌血症献血者，被认为是大部分革兰阴性菌污染的主要来源。由于白细胞会吞噬细菌，因此白细胞过滤可降低细菌污染的风险。

（二）血小板输血的细菌感染

由于血小板于室温（20～24℃）震荡保存，且血小板保存袋能够通透氧气，因此血小板成为很多需氧或微需氧的细菌极好的培养基。通常情况下，是由于皮肤表面的细菌在静脉穿刺时进入容器所致，但也有少数情况是无症状口腔或肠道菌血症献血者所致。细菌培养检测最常见的细菌包括表皮葡萄球菌等皮肤表面细菌和痤疮丙酸杆菌等厌氧菌。

输注细菌污染的血小板能导致无症状、轻微发热、急性脓毒血症、低血压甚至死亡等不同严重程度的结果。与输注污染的红细胞相比，输注细菌污染的血小板所引起的临床表现通常更多变，但往往症状没有那么严重，因此常被漏诊和漏报了。多项研究证明，每 1 000～3 000 个单位的血小板就有 1 个单位被细菌污染，但真正引起急性脓毒性输血不良反应的仅为 1/100 000～1/13 000[14]。

（三）输血传播梅毒感染

梅毒螺旋体是细菌的一种，但通常被看作与其他输血传播细菌不同。感染了梅毒螺旋杆菌的献血者，可能在螺旋体血症期间表现为无症状。梅毒螺旋体在 4℃储存能存活 1～5 天，但长期储存时会失去传染性，所以，梅毒螺旋体经输血传播少见。虽然血小板的储存温度（20～24℃）较适合梅毒螺旋体存活，但血小板袋中的高氧状态会抑制其生长。

五、输血相关朊病毒病

朊病毒病，又被称为传染性海绵状脑病（transmissible spongiform encephalopathies，TSEs），是一种发生于哺乳动物的致死性罕见神经系统疾病。人类表现为散发性、家族性或获得性克-雅氏病变异型（Creutzfeldt-Jakob disease，CJD）。尽管有一些散发的 CJD 患者曾经暴露在血液成分、血浆衍生物或进行过器官移植，但未见散发性 CJD 和其输注的血液成分有确切关联的报道。

变异型 CJD 于 1996 年首次报道。临床表现包括行为障碍、感觉迟钝以及共济失调伴随进行性神经衰退。在英国，有 4 例经输血传播变异型 CJD 的报道。为预防或减少经输血传播变异型 CJD 的发生，许多国家对来自英国以及爱尔兰和法国的献血者要求其延迟献血，采用白细胞过滤的方法也可以减少输血传播变异型 CJD 的发生[15]。

第三节　对输血相关非感染风险的认知

人类对输血相关非感染风险认知主要包括两个方面，一是免疫性输血风险认知，它是目前输血风险中除传染性风险外的主要风险因素；另一是非免疫性风险认知，主要包括铁超负荷、空气栓塞、输血相关性低血压、非免疫性溶血性输血不良反应等，以及大量输血引起的低体温、输血相关循环超负荷、凝血功能障碍和酸碱平衡失调等。

一、对输血相关免疫风险的认知

（一）红细胞同种免疫的风险

研究表明，人类除同卵双胞胎外所有人的红细胞血型抗原不完全相同，从免疫学角度来讲，所谓的完全意义上的“同型血”是不存在的。所以，任何同种异体的红细胞进入机体后，都会发生免疫反应，但免疫反应的结果不一定都会产生溶血反应。

IgM类抗-A和抗-B，通常引起补体介导的急性血管内溶血，但大多数有临床意义的IgG类血型抗体引起的溶血性输血不良反应是迟发型的，一般在输血后几天或几周发生。并且，这个过程能通过补体增强，在血管外通过单核-吞噬细胞系统的细胞清除红细胞。巨噬细胞除了通过吞噬作用溶血，还能直接释放溶酶体酶溶解红细胞。

尽管IgM会导致补体介导的血管内溶血，但在某些情况下，IgM还可引起迟发型溶血性输血不良反应，这是由红细胞表面沉积的补体与巨噬细胞表面的补体受体结合引起的。

不同IgG亚型的红细胞同种抗体引起溶血的能力不同。IgG1、IgG2、IgG3都能引起溶血。然而，任何一种IgG亚型的红细胞同种抗体都不能准确预测溶血发生的程度。但受血者体内同时出现几种IgG亚型的红细胞同种抗体，说明溶血风险大。这可能表明不同IgG亚型红细胞同种抗体有协同作用。同时出现多种IgG亚型红细胞同种抗体，使红细胞表面的IgG总量增加。已有体内研究证实，红细胞表面的IgG抗体的总量越多，溶血风险越大。

（二）白细胞同种免疫的风险

白细胞常见的同种抗原有人类白细胞抗原（HLA）、人类粒细胞抗原（HNA）等。HLA不仅表达于白细胞，人体的各种细胞几乎均有表达，为抗原性最强的同种抗原。

人类妊娠、移植、输血和计划免疫可诱导HLA特异性同种抗体的产生，抗体亲和力和种类受多方面因素影响，包括免疫途径、免疫刺激持续时间和类型以及宿主的免疫状态。多次输血产生的HLA抗体大多为多特异性的IgM和IgG抗体。

HLA、HNA及其同种抗体带来的输血风险主要有非溶血性发热反应（FNHTR）、输血相关移植物抗宿主病（TA-GVHD）、血小板输注无效和输血相关中性粒细胞减少症等。FNHTR通常由HLA抗体和HNA抗体导致白细胞破坏后释放出致热原物质引起。常见于反复输血的患者或经产妇，在妊娠时被胎儿免疫的首次输血者亦可发生。TA-GVHD则是由于血液及其细胞成分中存在HLA不相合的具有免疫活性的T淋巴细胞引起的。

HLA-Ⅰ类抗原在血小板表面亦有表达，患者多次输注血小板后可产生HLA抗体，导致同种免疫的发生，从而使得血小板输注无效。研究显示，输注HLA-A或HLA-B匹配的血小板可使血小板输注无效的患者有明显改善。

HLA、HNA及其同种抗体不但参与上述输血不良反应的发生和病理过程，同时还与输血相关急性肺损伤（TRALI）的发生有关。

（三）血小板同种免疫的风险

血小板上的抗原除有ABO血型系统抗原、HLA-Ⅰ类抗原外，还有血小板特异性同种抗原（HPA），包括HPA-1~HPA-29等29种抗原。血小板抗体主要包括同种抗体、自身抗体和药物依赖性抗体。引起血小板输注无效和输血后紫癜的血小板特异性抗体在欧美人群通常为HPA-1，我国为HPA-3、HPA-5和HPA-15等。

反复输注血小板的患者，血清中可产生血小板的同种抗体，当再次输入血小板后，会产生血小板抗原和抗体的免疫应答，从而导致血小板输注无效。

输血后紫癜是因HPA阴性的受血者多次输注异体血小板后产生的同种免疫，常发生于输全血或血小板后1周左右，多次妊娠的经产妇多见。

（四）血浆输注的免疫风险

血浆输注涉及的免疫风险包括两个方面，一方面血浆中含有多种同种抗体，如血型抗体、HLA抗体、HNA抗体和HPA抗体等，这些同种抗体有介导受血者发生溶血性输血不良反应、TRALI、FNHTR、血小板输注无效等风险；另一方面血浆中还含有其他血浆蛋白、药物性抗体、IgA抗体、结合珠蛋白抗体、补体等，这些血浆蛋白和同种抗体则有介导输血相关的过敏反应的风险。

TRALI是指输注含有血浆的血制品时，由于输注血制品中的白细胞或CD36同种抗体引起的非心源性肺水肿。其发生的病理机制尚未完全阐明，但通常认为是由于受血者所输注的血液或成分血液中含有的HLA抗体、HNA抗体、CD36抗体或其他同种抗体，与受血者相应抗原发生免疫反应，启动并活化中性粒细胞，使其在肺血管内滞留，生成并释放大量炎症介质，损伤肺血管内皮细胞，引起肺循环通透性增高，从而导致非心源性急性肺水肿。

（五）输血相关免疫调节的风险

同种异体输血引起的免疫反应和免疫耐受称为

输血相关的免疫调节（TRIM）。TRIM 对临床产生的效应具有两个方面的作用，一方面是 TRIM 效应对临床治疗有益，如患者移植前接受异体输血可以提高肾移植患者的生存率。TRIM 效应还能降低反复自发性流产的风险以及可能降低克罗恩病术后复发的风险。另一方面则是 TRIM 效应对临床治疗有害。首先，异体输血产生的 TRIM 效应导致宿主免疫系统受损将削弱免疫的防御机制并促进肿瘤生长，增加了肿瘤切除后的复发率。其次，TRIM 效应有增加术后细菌感染的风险。

对于异体输血产生的 TRIM 效应对临床是否有害，目前仍存在争议。而且如果存在，这种有害效应是否由同种异体白细胞直接或间接介导仍不是十分清楚。所以，临床或采供血机构是否应该停止对所有血液制品进行白细胞去除，而改为对血液产品进行“选择性白细胞去除”，越来越受到人们的关注。

二、对输血相关非免疫风险的认知

（一）常见的非免疫性输血风险

1. 铁超负荷风险　患有慢性贫血的患者如地中海贫血、镰状细胞病、骨髓增生异常综合征等疾病，由于目前缺乏有效的治疗方法，因而通常需要长期输血治疗。研究表明，从 450ml 全血制备的红细胞含有 200～250mg 铁。正常情况下，人体每天可从尿中排铁约 1mg。因此，对于长期输血的患者，如缺乏其他有效排泄铁的方法，或在没有活动性出血的情况下，输注红细胞总量达 100ml/kg 就会有铁负荷过载的风险，从而导致铁超负荷的发生。

2. 空气栓塞风险　目前，在输血过程中发生空气栓塞的风险不是很高，但一旦发生，后果严重，死亡率高，故要引起医护人员的高度重视。空气栓塞的发生原因通常与输血操作不当有关。当大量空气迅速进入血循环形成气泡阻塞心脏和血管，就会有极高风险引起空气栓塞。

3. 输血相关性低血压反应风险　该输血风险通常是指输血开始后 10 分钟内出现血压下降大于 10mmHg 以上，停止输血后立即缓解，并能排除其他输血不良反应的临床诊断性的反应。其发生原因尚未明确，推测可能与凝血启动途径被激活释放了缓激肽，也可能与血管紧张素转化酶抑制剂和/或床边型白细胞过滤器去除白细胞相关。常见于输注血小板时，输注红细胞次之。

4. 血栓性静脉炎风险　这是一种与输血静脉穿刺有关的局部输血不良反应。输血时，如选择的静脉穿刺针或静脉插管与血管腔不匹配、或加压输血压力过大，容易造成血管壁损伤，静脉曲张和血液瘀滞，引起血栓性静脉炎的风险较高。

研究显示，穿刺部位血管管径与静脉炎发生率显著相关，血管管径越小，血栓性静脉炎的发生概率就越高。

5. 非免疫性溶血性输血不良反应风险　临床上，输血发生非免疫性溶血性输血不良反应的风险较低。尽管其造成的后果通常不严重，但仍应引起临床医护人员的高度重视。其发生的原因主要与红细胞体外损伤（包括红细胞制品储存时间过长、运输不当，或输血加温器、输血泵操作不当，机械故障，或将非等渗液体、可引起溶血的药物加入血制品中等）、献血者红细胞本身存在遗传缺陷、机械性溶血等有关。

规范血液制品的储存、运输和临床输注操作，以及避免将药物、非等渗液体加入到红细胞制品中同时输注是预防该风险的有力措施和方法。

6. 输血相关急性疼痛风险　这是近年才被人们认识到的一种输血不良反应，其发生原因尚不清楚。由于该反应常在患者输注红细胞、血小板制品时发生，故国外有学者推测可能与这些制品去除白细胞时使用的过滤器有关。不过，也有人认为其发生可能与输注的血制品中含有 HLA Ⅱ类分子抗体有关。

（二）大量输血引起的风险

1. 低体温风险　低体温是临床大量输血时最容易被忽略的风险，特别是外科手术过程中更易发生。紧急救护时，使用的红细胞、血浆等制品由于储存于 2～6℃的低温环境下，大量、快速输注这些温度较低的血液制品时，可能会引起患者低体温反应，从而导致患者出现多种机体功能代谢障碍。而患者的低组织灌注状态、休克或手术打开腹腔引起热量丧失、靠近心脏传导系统的导管输血都有可能加重低体温反应。临床对这一风险应予以高度重视，应采取适当措施，避免发生。

2. 输血相关循环超负荷风险　这是一种常见、容易被忽视，也是可以避免的输血不良反应。大量输血时，由于输血速度过快或输血量过大，超过机体循环或心脏的负荷能力，从而导致患者充血性心力衰竭或急性肺水肿，发生输血相关循环超负荷反应。

这种输血风险通常发生在婴幼儿、患有心肺疾病或严重慢性贫血且年老体弱者、体表面积较小者等高危人群中。其发生率报道不一，约 1%～10%。

3. 凝血功能障碍风险　大量输血的患者因短时间内快速输入冷藏的血液制品常有引起凝血功能障碍和出血的风险。其发生的原因与患者大量输血后出现的低体温、稀释性消耗性血小板和凝血因子减少有关。低体温可以抑制凝血因子和血小板活性，温度每下降 1℃，凝血因子活性将下降 10%；同时，血小板功能降低，机体形成稳定血块的能力降低，以及低体温造成的机体代谢功能降低，凝血因子合成减少。

大量输血后，患者通常合并出现稀释性和消耗性凝血功能障碍以及稀释性和消耗性血小板减少症等病理生理学异常。其中，血小板减少引起的出血比凝血因子减少引起的出血更多见，但容易被忽视。这是因为凝血因子水平只需要达到正常值的 25%~30% 即可止血，而血小板计数一般需要超过正常水平的一半才能止血。

4. 酸碱平衡失调和电解质紊乱风险　大量输血时使用的血液制品，离体后多在低温环境中储存，期间会出现多种代谢功能改变，当这些血液制品再次输入机体后，会给患者带来酸碱平衡失调和电解质紊乱的风险，如高钾血症、低钾血症、低钙血症、低镁血症、高氨血症、酸中毒以及碱中毒等。

5. 枸橼酸盐中毒风险　临床输注含有大量枸橼酸盐的血浆（例如大量输血、血浆置换或细胞血液成分单采）或全血时有引起枸橼酸盐中毒的风险。枸橼酸盐不仅可螯合钙离子，也可以螯合镁、锌等二价阳离子。大量输血时输入的枸橼酸盐如超过了肝脏的代谢能力，则可导致患者枸橼酸盐中毒，出现低钙血症和低镁血症。

6. 肺血管微栓塞风险　全血在储存过程中可形成直径在 20~120μm 的微聚物，其主要由失活的血小板、白细胞、细胞碎片、变形蛋白和纤维蛋白组成。大量快速输血时，大量的微聚物会随血液进入人体阻塞微循环，特别是导致肺微血管广泛阻塞，进而出现肺动脉高压、通气/血流比例失调，引起急性呼吸窘迫综合征。

（三）人为差错导致的输血风险

1. 人为差错的输血危害　临床输血中人为差错导致的输血风险一直受到人们广泛的关注。研究表明，人为差错造成的错误输血发生率约为 1∶14 000~1∶19 000。错误输血大部分是 ABO 血型不合输血，是导致输血患者死亡的重要原因之一。

2. 人为差错发生的原因和关键点　临床输血全过程都有发生人为差错而导致错误输血的风险。人为差错通常发生在床边，即采集血液标本和输血时。2000 年纽约州的研究结果显示 38% 的差错发生在输血时，29% 是实验室的技术或操作失误，13% 是标本采集差错，15% 是复合性差错。标本采集和输血差错所占比例>50%。可见床边是差错发生的关键控制点。

实验室差错原因包括标本错误（非患者血标本、错误标记血标本等）、血型鉴定差错（试剂用错或过期等）、未按申请要求发放血液品种（如辐照血、巨细胞病毒血清阴性血等）和领取错误血液（未正确核对信息）等。其中检测标本错误是实验室最常见的错误，直接原因通常是血标本移位。血液领取错误也是错误输血的主要差错之一。未能按要求提供特殊的血液通常是由于临床医师与实验室之间沟通不足造成的。

其他因运输和使用中的差错，如输血前床边核对错误，以及输血申请错误也时有发生。

三、其他输血相关风险认知

输血相关呼吸困难（transfusion-associated dyspnea，TAD）是指患者在输血结束后 24 小时内发生呼吸窘迫症状，又不符合 TRALI、输血相关循环超负荷或过敏反应等诊断依据，且不能用患者潜在或已有疾病解释的一种肺部并发症。目前，对这种并发症潜在的危险因素、发病机制和病理生理特征还不清楚，尚缺乏明确的诊断标准。

2008 年，欧洲血液预警系统偶尔会收到一些与输血相关的轻微呼吸窘迫的病例报告。这些病例经进一步调查，因其出现的反应不能归因于当时已知的输血肺部并发症，因此，欧洲血液预警网络（European Haemovigilance Network，EHN）建议将该类反应称之为“输血相关呼吸困难”。

临床上，输血相关呼吸困难尽管不是很常见，但了解该并发症的存在，对进一步研究其发病机制和病理生理特征，以及防止患者发生更严重的肺部并发症具有十分重要的意义。同时，也有助于临床对该种肺部并发症的早期识别，并及时给予合理的支持治疗。

第四节　输血风险防治的展望

现代输血虽然在减少输血传播疾病和不良反应方面有了明显的进步，但仍未达到零风险，输血仍然存在可预见和不可预见的风险，特别是输血传播一些新发、再发病原体和同种异体输血造成的免疫反应。因此，仍有必要采取行之有效的措施提高血液安全性，包括增加血液检测项目，实行血液成分病原体灭活，开展患者血液管理等，同时，加大对输血不良反应和输血传播疾病的研究力度，阐明其发生机制，在此基础上有针对性地开展预防工作。

一、新发和再发经输血传播病原体的预防

（一）新发和再发经输血传播病原体检测

按照 WHO 的指引，现世界各国多将 HBV、HCV、

HIV 和梅毒螺旋体等列入献血者的常规筛查项目。但随着人们对输血传播感染认识的不断深化，各地还结合当地传染病的流行情况，将一些其他能够经输血传播的病原体亦列入献血者筛查范围。如美国已将 HTLV Ⅰ/Ⅱ（1988 年）、WNV（2003 年）、ZIKV（2016 年）和锥虫（2007 年）等列入献血者筛查项目，其他的一些病原体，如 CMV、Babesia 则被列入选择性筛查范围。除此之外，美国还将血小板的细菌培养作为常规检测项目。一些其他的发达国家，如英国、荷兰、日本等亦在 HBV、HCV、HIV 和梅毒螺旋体外，还增加了一些病原体的筛查项目，如 HTLV、HEV 等。可以预期，随着对输血传播病原体研究的深入，包括新发和再发输血传播病原体的不断发现，未来献血者的常规筛查项目也将不断变化，一些新的病原体将被列入献血者的筛查范围。

（二）献血者献血前征询和选择

一些病原体可能经输血传播的风险较低，仅在急性期有较短时间的病毒血症，如一些呼吸道传播病毒，包括流感病毒、冠状病毒等；或疾病有明显的流行病学史，如疟疾、疯牛病等，可以通过献血者的征询和选择来预防。在过去的数十年来，献血者征询项目一直在不断地完善，对一些有流行病接触史的献血者要求其延期献血，以度过疾病的潜伏期。因此，当怀疑某种病原体可能经输血传播，但又没有恰当的献血者筛查方法，或者检测的性价比不高时，可以将其列入献血者的征询项目，以减少其经输血传播的风险。

（三）宏基因组测序技术在病原体检测中的应用

目前，已有的血液筛选技术大多基于病原体的抗原、抗体或核酸，这就需要对该病原体有较深入的了解，至少要知道其抗体产生的规律、核苷酸序列等，这样我们才能通过特定的免疫学的方法检测其抗原或抗体，或通过扩增目的基因来检测其 DNA 或 RNA。除此之外，目前的检测方法大多只能一次检测 1 种或数种病原体。但当我们不知道一个样本中是否存在某些已知的病原体或是否存在未知病原体时，采用我们目前的血液筛查方法就难以进行检测。宏基因组测序技术可以通过对样本进行总核酸提取后扩增，再对扩增产物进行建库及深度测序，这样就能够获得样本中所有的已知或目前还未知的 DNA 或 RNA 序列，通过生物信息学分析确定是否存在已知或未知的病原体。宏基因组测序技术在采供血行业有巨大的应用前景，但由于其操作较复杂，且需要较强的生物信息学知识分析结果，要实际应用于病原体常规检测还有一段路要走。

（四）提高现有病原体检测方法的灵敏度

随着核酸扩增技术在献血者筛查中的应用，HBV、HCV 和 HIV 检测的灵敏度已大大提高，检测的“窗口期”也进一步缩短。但病毒在感染的初期往往滴度较低，容易造成漏检，这也是虽然采用了免疫学和核酸扩增技术对献血者标本进行了检测，但仍存在一定时间“窗口期”的原因。另外，一些病原体，如 HBV 存在隐匿性感染的情况，其表现为血清 HBsAg 阴性，而在血液中或肝组织中存在低拷贝的 HBV DNA，用常规核酸检测试剂可能会造成漏检。国外为了减少经输血传播 HBV 的发生，还同时检测抗-HBc，以排除 HBsAg 阴性的慢性低病毒血症携带者。但由于我国献血人群抗-HBc 的阳性率较高，在 HBsAg 阴性的献血者中占 23.4%，因此目前还不能将抗-HBc 列为献血者的常规筛查。故有必要采用 HBsAg 和高灵敏度的 HBV DNA 检测试剂进行检测。

二、病原体灭活技术的开展

病原体灭活技术为血液安全提供了最后一道防线。血浆的病原体灭活技术已较成熟，并在世界各地应用。临床用血浆的病原体灭活技术主要有亚甲蓝结合可见光、S59 结合紫外线照射和核黄素结合紫外光照射等。血小板的病原体灭活技术在欧洲和美国已获批准用于临床。目前所使用的方法主要有 S59 或核黄素结合紫外光照射的方法，灭活的原理和血浆类似。到目前为止，红细胞或全血的病原体灭活技术尚处于研究阶段。

我国现阶段采供血机构只采用亚甲蓝技术对血浆的病原体进行灭活，而红细胞和血小板尚不能进行病原体灭活处理。

三、输血不良反应机制的研究

（一）新的血型抗原、抗体的发现

自从 1900 年奥地利著名医学家、生理学家 Karl Landsteiner 发现红细胞 ABO 血型以来，新的血型抗原/抗体不断被发现，至今已有 36 个血型系统的 300 多个抗原被发现和命名。这些红细胞血型抗原的发现，大大地降低了临床输血风险和新生儿溶血病的发生。但临床仍有部分原因不明的溶血性输血不良反应，或新生儿溶血病，其原因可能和尚未发现的低频率抗原有关。同样，虽然进行血小板的抗体筛选和交叉配型，但临床仍有血小板输注无效的发生，也有少数胎儿/新生儿血小板减少症的患者，其抗体只和其父亲的血小板反应，而和大多数人的血小板无反应，原因之一为存在针对低频 HLA 或 HPA 抗原的抗体。

随着这些低频抗原/抗体的鉴定，未来输血或妊娠风险将进一步降低。

（二）输血不良反应动物模型的建立及其发病机制的研究

目前，对一些输血不良反应，如输血相关移植物抗宿主病（transfusion associated graft versus host disease，TA-GVHD）、输血相关急性肺损伤（transfusion-related acute lung injury，TRALI）等的发生机制尚不完全清楚，其主要原因是在人体研究其发生机制受到一定的限制，因此有必要建立动物模型对其进行深入研究。到目前为止，已有许多输血不良反应的动物模型的建立，包括红细胞血型 KEL 的动物模型[16]、HLA 抗体引起的 TRALI 的动物模型等[17]。这些输血模型的建立，将有利于阐明输血不良反应的发生机制，降低输血风险。

四、精准输血平台的建立和应用

（一）红细胞精准输血平台的建立和应用

现阶段在红细胞血型鉴定及红细胞临床输血等方面还存在以下亟待解决的问题，威胁着输血安全和患者的生命：①随着对于红细胞血型相关研究的深入，发现红细胞血型存在诸多变异型血型，采用传统血清学方法结合分子生物学方法，对于变异型血型，特别是 ABO 亚型和 RhD 变异型血型的准确鉴定，是制定此类变异型血型患者个体化输血策略和保障输血安全的基础。②对于需要长期多次输血治疗的患者，避免同种免疫的发生是保障输血安全的关键。现在国际认可的做法是首先对这些长期需要输血治疗的患者进行红细胞常见抗原的鉴定，并对部分献血者，特别是固定献血者的血液也进行常见红细胞血型抗原的检测，从最初输血开始，就尽量输注常见同种抗体对应抗原匹配的血液，从而避免同种抗体的产生。③红细胞稀有血型患者的临床血液供应问题一直较为棘手，采用高通量血型分析方法进行稀有血型的筛查，加强稀有血型库建设，是建立红细胞精准输血平台，保障稀有血型患者血液供应，减少输血不良反应的重要方式。

（二）已知 HLA、HPA 和 CD36 型血小板供者库的建立和临床应用

反复需要输注血小板的患者易出现血小板输注无效（platelet transfusion refractoriness，PTR）。这类 PTR 大多由免疫因素引起，由于输血、妊娠或其他免疫因素，患者产生血小板抗体，当再次输入血小板时，抗原抗体发生免疫反应，导致输入的血小板被破坏。免疫因素产生的抗体，由血小板抗原（human platelet antigens，HPA）不合引起的 PTR 约占 10%，由人类白细胞抗原（human leukocyte antigen，HLA）-Ⅰ类基因不合引起的 PTR 约占 70%，其他由 CD36、ABH 等抗原不合引起。要解决临床免疫性血小板输注无效的难题，需建立血小板抗原/抗体的检测技术，以明确血小板输注无效的原因，或者为血小板输注无效的患者寻找 HLA-Ⅰ、HPA 和 CD36 相容性供者，即建立已知 HPA、HLA、CD36 型的血小板供者库。

五、新技术在输血中的应用

（一）电子交叉配血技术

20 世纪 80 年代，随着输血前相容性检测技术和信息化技术的快速发展，一些发达国家开始采用电子交叉配血，即在血型鉴定、献血者和受血者红细胞不规则抗体筛选的基础上，将受血者的血型信息，包括 ABO/RhD 血型输入计算机的数据库，由计算机的信息系统来判断、选择与受血者相容的血液，不需要再对献血者和受血者的标本进行输血前交叉配血试验。目前，这种技术已在许多发达国家和地区的医院使用，如美国、英国、澳大利亚和中国香港等。近年来，电子交叉配血已发展到将储血冰箱从输血科移至手术室、急救室等，由医护人员现场发血的虚拟血库（virtual blood bank）。虚拟血库能随时网上订血和术中紧急发放相配合的血液，且能够控制紧急输血时误发放不配合的血液。

（二）自动化技术

因为血站每天需要处理大量的血液，从血液采集、检测、加工到发放，如果每一步都依靠人工，就有可能发生差错的风险。因此，自动化技术是减少人为差错，降低输血风险的重要措施。目前，采供血机构的许多环节均已实现自动化过程，如采集血液时的血液混匀，血液检测的加样、结果判断和报告发放，血液成分的分离等，但自动化技术在血站还有进一步发展的空间，如血液的包装、贴签，血液检测的一体化和全自动化，包括标本的离心、传输、分离和检测，血液成分加工的一体化等。血站业务的标准化和程序化特别适合于自动化的操作，这样既可减少人力，也可减少差错和降低风险，提高血液安全性。

（三）射频身份识别技术

射频识别（radio frequency identification，RFID）是一种非接触式的自动识别技术。RFID 具有比条形码更快的阅读速度、更大的存储容量，以及可以读写信息、能够非接触式操作等特点，近年来，它已被广泛地应用于物体识别。为推动 RFID 在输血领域的应用，2006 年国际输血协会（ISBT）成立了 RFID 工作组，研究 RFID 发展,并于 2010 年发布了 RFID 在输血医学中应用的指南。RFID 不但可用于血站血液和标本的身份识别,且可以用于临床输血中患者的身份识别,以减少输血医学中差错的发生,降低输血风险。

六、建立血液安全监测体系

近年来,虽然由于献血者的选择和血液样品的检测,甚至血液病原体灭活技术的使用,输血安全性有了很大的改善,但输血传播疾病和输血不良反应危险性仍然存在。为此,一些发达国家和地区,如法国、英国、美国、日本和中国香港,在 20 世纪末期相继建立了全国性或区域性的血液监测(haemovigilance)体系,对血液从采集到临床应用进行严密的监测,及时掌握各种输血不良反应的发生率,保证血液的安全输注。目前我国尚无全国性的血液监测体系的建立,只有一些局部输血不良反应和输血传播疾病的监测报道。未来,有必要建立全国性的血液安全监测体系,以进一步减少输血不良反应和输血传播疾病的发生。

七、其他降低输血风险的措施

任何输血均可能存在风险,因此临床上应减少不必要的输血。为此,2010 年第 63 届世界卫生大会对推行全面患者血液管理(patient blood management,PBM)提出了明确要求。其目的是通过安全合理使用血液和血液制品,最大程度降低不必要的血液制品暴露,从而改善患者预后与转归。目前,发达国家和地区 PBM 的开展已较普遍,而我国仍处于推广阶段。另外,在许多发达国家和地区,为了减少 TRALI 的发生,女性献血者献出的血浆不直接用于临床,而是用于制备蛋白或凝血因子等制品。还有,开展白细胞过滤可减少输血不良反应的发生,但我国许多血站仍未开展。

(付涌水　陈会友)

参 考 文 献

1. BLUNDELL J. Experiments on the transfusion of blood by the syringe[J]. Med Chir Trans,1818,9:56-92.
2. Transfusion and infusion[J]. Lancet,1828,2:324-326.
3. ROUX FA,SAÏ P,DESCHAMPS JY. Xenotransfusions,past and present[J]. Xenotransplantation,2007,14(3):208-216.
4. OTTENBERG R, KALISKI DJ. Accidents in transfusion: their prevention by preliminary blood examination: based on an experience of 128 transfusions[J]. JAMA,1913,61:2138-2140.
5. CURRAN JW,LAWRENCE DN,JAFFE H,et al. Acquired immunodeficiency syndrome(AIDS) associated with transfusions[J]. N Engl J Med,1984,310:69-75.
6. CORMAN VM,RABENAU HF,ADAMS O,et al. SARS-CoV-2 asymptomatic and symptomatic patients and risk for transfusion transmission[J]. Transfusion,2020,60(6):1119-1122.
7. BUSCH MP,BLOCH EM,KLEINMAN S. Prevention of transfusion-transmitted infections[J]. Blood,2019,133(17):1854-1864.
8. P LIU J,LI Y,SU J,et al. The global epidemiology of hepatitis E virus infection:A systematic review and meta-analysis[J]. Liver Int,2020,40(7):1516-1528.
9. MURRAY NE,QUAM MB,WILDER-SMITH A. Epidemiology of dengue:past,present and future prospects[J]. Clin Epidemiol,2013,5:299-309.
10. COFFEY LL,FAILLOUX AB,WEAVER SC. Chikungunya virus-vector interactions[J]. Viruses,2014,6(11):4628-4663.
11. CURSINO-SANTOS JR,ALHASSAN A,SINGH M,et al. Babesia:impact of cold storage on the survival and the viability of parasites in blood bags[J]. Transfusion,2014,54(3):585-591.
12. SCHMUNIS GA,CRUZ JR. Safety of the blood supply in Latin America[J]. Clin Microbiol Rev,2005,18(1):12-29.
13. KITCHEN AD,BARBARA JAJ,HEWITT PE. Documented cases of post-transfusion malaria occurring in England: a review in relation to current and proposed donorselection guidelines[J]. Vox Sang,2005,89(2):77-80.
14. HILLYER CD,JOSEPHSON CD,BLAJCHMANMA,et al. Bacterial contamination of blood components: risks, strategies, and regulation:joint ASH and AABB educational session in transfusion medicine[M]. Hematology Am Soc Hematol Educ Program,2003:575-589.
15. SEED CR,HEWITT PE,DODD RY,et al. Creutzfeldt-Jakob disease and blood transfusion safety[J]. Vox Sang,2018,113(3):220-231.
16. LUCKEY CJ,SILBERSTEIN LE. A mouse model of hemolytic disease of the newborn[J]. Blood,2013,122(8):1334-1335.
17. ORTIZ-MUÑOZ G,LOONEY MR. Two-event Transfusion-related Acute Lung Injury Mouse Model[J]. Bio Protoc,2015,5(12):e150.

第七十八章

输血传播相关病原体及感染机制

血液中含有众多已知的和未知的病原体，威胁输血安全。随着检测技术的发展和检测策略的优化，特别是近年来在很多国家普及的献血者核酸筛查以及对一些区域性流行的新发再发病原体实施季节性、区域性精准检测，极大地降低了输血传播疾病残余风险。但由于对输血传播病原体，特别是新发病原体的致病机制不是完全清楚，导致疫苗及抗病毒药物研究障碍重重。

截至 2019 年，根据美国血库协会（American Association of Blood Banks，AABB）的发布，可经输血传播疾病的病原体种类达 74 种[1]。其中最严重的是人类免疫缺陷病毒，乙型肝炎病毒和丙型肝炎病毒。另外，人类嗜 T 淋巴细胞病毒、严重发热伴血小板减少综合征病毒、梅毒螺旋体及蚊媒传播病原体等应引起高度关注。本章简要介绍这些常见的输血传播病原体及其感染机制。

第一节 输血传播乙型肝炎病毒

一、乙型肝炎病毒基因组结构及病毒生活周期

（一）乙型肝炎病毒基因组结构

乙型肝炎病毒（hepatitis B virus，HBV）属嗜肝 DNA 病毒科，是一类有明确宿主和组织特异性的小包膜 DNA 病毒。早期鉴定的 HBV 基因型有 8 种（A～H），各型之间的基因差异在 8%～17%之间，近年来又报道了 2 种新的基因型：I 和 J 型。不同基因型的 HBV 有着显著的地域分布差异，其中，A 型主要分布在北欧、西欧和美国，B 型和 C 型主要在亚洲，D 型在地中海、中东和印度。我国主要为 B 型和 C 型，其中 C 型通常与更严重的症状和干扰素治疗无效有关。

HBV 基因组[2]为部分双链的松弛环状 DNA（relaxed-circular DNA，rcDNA），全长 3.2kb，包含 4 个相互重叠的开放阅读框：①开放阅读框 P，编码病毒 DNA 聚合酶，该酶同时具有反转录酶活性，能够从 RNA 中间体逆转录合成 DNA 基因组的第一条链；②开放阅读框 S，编码三种包膜蛋白：大（L-），中（M-）和小（S-）乙型肝炎病毒表面抗原（hepatitis B virus surface antigen，HBsAg）；③开放阅读框 C，编码乙型肝炎病毒 e 抗原（hepatitis B virus e antigen，HBeAg，也称为 precore 蛋白）和形成病毒衣壳的核心抗原（hepatitis B virus c antigen，HBcAg）；④开放阅读框 X，编码的 X 蛋白（HBV X protein，HBx）具有反式转录激活作用，能广泛激活病毒和细胞的启动子，与 HBV 复制及 HBV 感染所致肝癌的发生和发展关系密切。HBV 的转录子都有共同的多聚腺苷酸位点，分为基因组转录子和亚基因组转录子两大类，不同开放阅读框就位于不同的转录子上。基因组转录子包括编码 HBeAg、HBcAg 和多聚酶的 mRNA，其中编码 HBcAg 和多聚酶的 mRNA 又称为前基因组 RNA（pregenomic RNA，pgRNA），长度为 33.5kb，除编码蛋白外，还作为逆转录模板，合成 HBV 基因组 DNA。而亚基因组转录子包括编码 HBx，M-HBsAg 和 L-HBsAg 的 mRNA，长度分别为 0.7kb、2.1kb 和 2.4kb。HBV 基因组一共编码 7 种蛋白：

1. 聚合酶/反转录酶（90kD） 包括 3 个功能结构域和一个可变间隔。N 端为终末蛋白（terminal protein，TP）结构域，与基因组复制的起始密切相关[3]。反转录酶结构域（reverse transcriptase，RT）催化以 pgRNA 为模板合成基因组 DNA 负链的过程，然后再以负链为模板合成正链，是核苷类似物抗 HBV 的治疗靶点。TP 结构域和 RT 结构域之间由可变间隔隔开。C 端为 RNase H 结构域，与 pgRNA 的包装和降解有关。

2. HBcAg（21kD） 除形成 HBV 的核衣壳外，还能够参与共价闭合环状 DNA（covalently closed circular DNA，cccDNA）结合，调节 cccDNA 上核小体之间的间隙；同时与 HBV 复制的多个重要过程有关，如 pgRNA 的包装、反转录的起始及成熟核衣壳的包装等。

3. L-，M-和 S-HBsAg（24kD，31kD 和 39kD） 这

三种蛋白有共同的 C 端结构，都在内质网上合成，其最主要功能之一就是形成病毒的包膜。HBV 感染的细胞可以释放出三种不同形式的病毒颗粒：直径 42nm 的大球形颗粒，即完整病毒颗粒，也称 Dane 颗粒，包含完整病毒基因组和三种包膜蛋白，具有感染性；亚病毒颗粒：直径 22nm 的管型颗粒和 25nm 的小球型颗粒，管型颗粒主要由 S-HBsAg 和部分 M-HBsAg 构成，而小球型颗粒几乎只含有 S-HBsAg。这些无感染性的亚病毒颗粒可能参与中和抗体，并提高病毒感染肝细胞的效率。其中 L-HBsAg 上含有与细胞表面 HBV 受体结合的位点，近年来某些肉豆蔻酰基肽类药物的研究以此作为抗 HBV 的靶点。

4. HBx（17kD）　能够与 cccDNA 结合，调节转录；同时能够通过调节肝细胞的多种生物学过程从而在 HBV 复制过程中发挥重要作用，同时与肝癌的发生密切现相关。

5. HBeAg（15kD）　不参与病毒颗粒的组成而作为单独成分分泌到细胞外，但其功能尚不明确，有研究提示该蛋白可能与 HBV 免疫逃逸有关。

（二）乙型肝炎病毒生活周期

HBV 复制周期的早期过程包括病毒与细胞表面受体的黏附结合、入胞及脱衣壳。钠离子-牛磺胆酸共转运蛋白（sodium taurocholate co-transporting polypeptide，STCP）是目前已经被证实的 HBV 受体之一。病毒入胞脱去衣壳之后，rcDNA 脱去 RNA 和反转录酶，形成 cccDNA，然后以 cccDNA 为模板转录生成 mRNA。mRNA 一方面作为病毒蛋白合成的模板，另一方面其中的 pgRNA 也可以作为 HBV DNA 复制的模板，其 5'端与多聚酶结合，包裹在核壳体中进行新病毒 DNA 的合成。HBV 复制周期的晚期过程主要包括病毒的包装和释放：病毒核衣壳在细胞质内完成组装，包上包膜之后，病毒进入内质网腔中，通过高尔基体分泌到细胞外。新的病毒颗粒再继续感染其他细胞，开启新的生活周期。

二、乙型肝炎病毒感染后血清标志物及临床意义

乙型肝炎病毒感染后血清中的相关抗原抗体包括：HBsAg 和表面抗体（hepatitis B surface antibody，anti-HBs）、HBcAg 和核心抗体（hepatitis B core antibody，anti-HBc）、HBeAg 和 e 抗体（hepatitis B e antibody，anti-HBe）。这三对抗原抗体的表达在感染的不同时期各有特点，其中，HBsAg/抗-HBs 和抗-HBc 一般用于鉴别急慢性感染或判断是否已经治愈；HBeAg/抗-HBe 则可用于慢性 HBV 感染者的治疗评估；而 HBcAg 由于结构原因，需将 Dane 裂解后方可暴露，因此一般不作为临床免疫学检测的血清标志物。

血清 HBsAg 首次阳性提示急性感染，随着感染的进一步进展，患者会出现抗-HBc 阳性，其中核心抗体 IgM 阳性持续约 6 个月，可作为鉴别是否为急性感染（或新近感染）的重要依据；而核心抗体 IgG 阳性提示既往感染。在急性感染恢复期，血清 HBsAg 一般在 3~4 个月内被逐渐被清除，伴有或不伴有抗-HBs 阳性。抗-HBs 的出现提示对乙型肝炎病毒感染具有免疫力，乙型肝炎病毒感染自然恢复者，一般可同时检测到抗-HBs 和抗-HBc，而成功注射乙型肝炎疫苗后则只产生保护性的抗-HBs。需注意的是，在现有检测条件下，少数个体 HBsAg 的血清学检测结果为阴性，伴有或不伴有抗-HBs 阳性或抗-HBc 阳性，但其肝组织或/和血清中存在低水平 HBV DNA，这一特殊的 HBV 感染状态称为隐匿性乙型肝炎病毒感染（occult HBV infection，OBI），与 S 基因变异有关。

若急性感染进展为慢性感染，HBsAg 和抗-HBc 都将表现为持续阳性，如果此时伴有 HBeAg 阳性（俗称“大三阳”），提示病毒处于较高的复制水平，患者传染性强；如果此时伴有抗-HBe 阳性（俗称“小三阳”），则提示病毒复制和传染性相对较弱。但在某些年龄较大、既往肝脏出现过炎症的“小三阳”患者中，HBV DNA 若持续阳性，肝功能受损，则病情较为严重，容易进展为肝硬化或肝癌。这种 HBeAg 较低而 HBV 载量高的情况可能与 HBV DNA 前 C 区或核心启动子区突变有关。

在某一些特殊情况下，也会出现相应的 HBV 抗原或抗体的血清学阳性。例如有报道在乙型肝炎疫苗接种后 18 天内或注射含 HBsAg 的免疫球蛋白之后，可出现短暂的 HBsAg 单阳性过程；某些特殊的既往感染者会出现抗-HBc 单阳性；HBsAg 阳性的母亲产下的婴儿亦可出现短暂的抗-HBc 单阳性；HBeAg 可以穿过胎盘进入胎儿体内，但如果婴儿没有被感染，则可在 6 个月内从血清中清除；若成人或新生儿首次感染 HBV 但血清 HBeAg 为阴性，则感染慢性化概率较低，但发生严重急性肝炎的概率较高。

三、乙型肝炎病毒慢性感染及病毒耐药机制

（一）乙型肝炎病毒慢性感染的定义及原因

HBV 的感染包括急性感染和慢性感染。在成年人中，大部分急性感染都是一过性的（90%~95%），且没有症状，出现黄疸和肝炎的概率为 30%，而发生爆

发性肝脏衰竭的概率为0.1%~0.5%。一过性的HBV感染大约持续1~6个月，包括一个无症状的潜伏期，伴随着持续数周的高滴度病毒血症(>10^{10}copies/ml)，血清中HBsAg，HBeAg以及抗HBcAg IgM滴度也很高。成功的免疫反应包括清除HBeAg并产生抗-HBe，然后清除HBsAg产生抗-HBs（标志着急性感染的恢复）。如果病毒不能够被清除，HBsAg持续存在大于等于6个月即可称为慢性感染。慢性感染时，HBV不会导致肝细胞死亡，肝细胞仍然维持着6~12个月的半衰期，并且不断释放出新的感染性颗粒，去感染其他肝细胞。HBV感染慢性化后，肝纤维化、代谢失调以及肝癌发生风险都增加，5年内发生纤维化的风险为8%~20%，而一旦发生肝纤维化，每年发生肝癌的风险为2%~5%。肝纤维化的风险在慢性活动性肝炎中时最高的，包括血HBeAg阴性或者阳性的慢性HBV。纤维化和肝癌的危险与男性、年纪大、肝癌家族史、高病毒载量、持续高ALT、HCV或HIV共感染以及HBV的C和F型有关。

HBV感染后，病程如何归转受各种因素影响，具体机制十分复杂，目前的研究显示，至少以下几个方面与HBV慢性感染有关：

1. 病毒因素　感染病毒剂量与HBV慢性感染的建立密切相关。以黑猩猩为模型进行的动物实验显示，低剂量感染(10^0~10^1基因当量的病毒)会导致所有的肝细胞都发生感染并进一步慢性化，大剂量感染(10^{10}基因当量的病毒)导致大范围的病毒传播和延迟的病毒清除，而中等剂量感染(10^4~10^7基因当量的病毒)则与有限的传播和突然的病毒清除有关。这种结果可能与免疫系统对不同剂量病毒刺激的反应不同有关：一方面，高、中剂量的感染有利于$CD4^+$T细胞和$CD8^+$T细胞的激活，从而清除病毒；另一方面，虽然高病毒载量时Ⅰ型干扰素(interferon，IFN)能够显著抑制HBV复制，但而低病毒载量时，Ⅰ型IFN反而有利于HBV的复制。这种作用主要是通过IFN信号通路中信号传导与转录激活因子(signal transducer and activator of transcription，STAT)3实现的：活化的STAT3能够与肝细胞核因子(hepatocyte nuclear factor 3γ，HNF3γ)相互作用，刺激HBV基因组增强子Ⅰ活性，促进HBV的基因表达。

2. 宿主因素　HBV能够抑制宿主免疫反应甚至利用不同宿主的免疫系统的弱点，从而有利于慢性持续感染的建立。

(1) HBV抑制干扰素的产生及其信号传导通路：HBV抑制IFN的产生。多种HBV蛋白都能够直接作用于诱导IFN产生的信号通路，抑制IFN的产生：HBx能够与人线粒体抗病毒信号蛋白(mitochondrial antiviral signaling，MAVS)结合，或通过诱导细胞因子信号转导抑制因子3(cytokine signaling 3，SOCS3)和蛋白磷酸酶2A(protein phosphatase 2A，PP2A)，抑制Ⅰ型IFN的产生。HBV Pol能够直接或间接抑制干扰素调节因子3(interferon regulatory factor 3，IRF3)的激活，从而抑制IFN的产生。主穹隆蛋白(major vault protein，MVP)是一种胞浆蛋白，通过与髓样分化因子(myeloiddifferentiationfactor88，MyD88)的结合促进Ⅰ型干扰素的产生，而HBsAg和HBeAg都能够干扰二者的结合从而抑制IFN的产生。HBV感染也可诱导某些宿主蛋白表达升高，例如rubicon蛋白和parkin蛋白，前者通过和核因子-κB关键调节基因(NF-κB essential modulator，NEMO)结合，抑制NEMO对IRF3的激活作用，进而抑制Ⅰ型IFN产生；后者则通过形成线性泛素复合体(linear ubiquitin assembly complex，LUBAC)，使MAVS泛素化，达到抑制IFNβ产生的目的。

HBV抑制IFN信号通路的激活。HBV感染能够抑制干扰素受体1/2的表达，从而抑制干扰素信号通路的激活。虽然具体机制仍有待研究，HBV感染后基质蛋白金属酶9(matrix metalloproteinase 9，MMP9)高表达或许可以部分解释这一现象：MMP9通过与干扰素受体IFNAR结合，促进后者的泛素化和降解。最近的研究发现HBx能够降低干扰素诱导的TRIM22蛋白的表达，提示HBx能够抑制IFN信号传导通路。

(2) HBV对其他免疫反应的抑制：HBcAg或HBeAg都能够干扰Toll样受体(Toll-like receptors，TLR)介导的固有免疫反应，促进白介素10(interleukin-10，IL-10)的表达或抑制肿瘤坏死因子-alpha(tumor necrosis factor-alpha，TNF-α)的表达，从而有利于HBV持续感染。

HBV还能够通过影响自然杀伤(natural killer，NK)细胞的正负调控因子，从而有效逃避其介导的固有免疫反应。慢性HBV感染者NK细胞的激活受体NKG2D和2B4、配体主要组织相容性复合体(major histocompatibility complex，MHC)Ⅰ类链相关分子A和B(class Ⅰ chain-related molecules A and B，MICA and MICB)以及受体细胞内的接头蛋白DAP10和SAP的表达都显著降低；而影响NK细胞活性的负调控因子，如NKG2A、TIM3等的表达则显著升高，最终抑制NK细胞分泌IFN-γ和介导的细胞毒性效应的能力。

除此之外，HBV还会损伤树突细胞(dendritic cells，DCs)的功能，抑制T细胞活化并介导免疫耐受。而血浆中大量存在的HBsAg不仅能够与单核细胞和巨噬细胞结合，抑制TLR2/TLR4的功能，还可能与T

细胞功能衰竭有关。

(3) HBV 感染慢性化的概率与感染时的年龄有关:成人感染 HBV 后慢性化概率小于5%,而婴幼儿通过母婴垂直传播获得的感染,其慢性化概率为 90%。目前的证据显示,这种差异主要与成人和婴幼儿的免疫系统差异有关:成人或成年动物感染 HBV 后,IL-21 和 CXCL13 表达更高,而 IL-21 和 CXCL13 与 $CD8^+T$ 细胞及 B 细胞的免疫反应密切相关;另外,基于小鼠的实验数据显示,成年个体稳定的肠道菌群能够调节获得性免疫和细胞免疫,从而有利于 HBV 的清除。

(4) 母体效应与感染慢性化有关:研究发现,母亲如果感染 HBV,其健康子代的脐带血具有明显的 Th1 型极化反应的特征:IL-10 表达水平更低,IL-12 p40 和 IFNα2 表达水平更高,$CD4^+T$ 细胞的成熟和活化程度也高,同时能够对其他病原体表现出更好的免疫反应,这提示 HBV 可以影响胎儿的免疫系统。母亲感染 HBV 会导致子代的 $CD8^+T$ 细胞和枯否细胞表达更高的程序化死亡分子(programmed death 1,PD-1),从而抑制 $CD8^+T$ 细胞反应,不利于病毒清除。小鼠实验也显示,母鼠 HBeAg 的表达情况可以影响子代小鼠枯否细胞的表型:HBeAg 阴性雌鼠的后代暴露于 HBeAg 或其他 HBV 抗原时,其枯否细胞倾向于发生 M1 型极化,通过产生炎症因子来清除病毒;而 HBeAg 阳性雌鼠后代枯否细胞则倾向于发生 M2 型极化,产生抗炎症因子并且抑制 HBV 特异性的 $CD8^+T$ 细胞的活性,导致免疫抑制的局部微环境,有利于 HBV 持续感染。由于 HBeAg 能够通过胎盘屏障,而枯否细胞在胎儿时期就已经成熟,母亲对子代的这种影响很可能发生在胎儿时期。

(二) 乙型肝炎病毒耐药/治疗无效的分子机制

目前临床治疗 HBV 感染的抗病毒药物主要包括两类:直接抗病毒药物核苷(酸)类似物(nucleoside analogues,NAs)和免疫调节剂干扰素。

核苷类似物包括拉米夫定(lamivudine,LAM)、阿德福韦(adefovir dipivoxil,ADV)、恩替卡韦(entecavir,ETV)、替比夫定(telbivudine,LdT)和替诺福韦(tenofovir disoproxil fumarate,TDF)等 5 种,我国主要使用前 4 种。NAs 副作用相对较小,但靶点单一(均靶向 HBV DNA 聚合酶),有较高耐药风险。HBV 聚合酶是一种反转录酶,缺乏校正能力,错配率较高,每复制 10^4 ~ 10^5 碱基对即可产生一个突变。目前已知与耐药相关的突变均位于 HBV 聚合酶基因的反转录酶区(rt 区),这些突变会影响 NAs 和聚合酶的相互作用,从而干扰 NAs 抗病毒效应。常见的耐药突变模式有以下几种:

1. 左旋核苷模式 rt204 位点突变。可引起左旋核苷类药物(如 LAM 和 LdT)耐药,并进一步促进 ETV 耐药。

2. 无环磷酸盐模式 rt236 位点突变。可导致五环磷酸盐类药物(ADV)耐药,并抑制 TDF 的作用。

3. 共享模式 rt181 位点突变,可导致左旋核苷类药物和 ADV 耐药,并抑制 TDF 的作用。

4. 双重模式 rtN236T 和 rtA181T/V 位点双重突变导致 TDF 耐药。

5. ETV 初治模式 rtL180M 和 rtM204V/I 双重突变再加上 rtI169、rtT184、rtS202 或 rtM250 任意一个或多个位点发生突变可导致 ETV 耐药。

影响 HBV 耐受 NAs 的因素包括病毒因素、宿主因素和药物因素。病毒因素包括病毒的复制速度、复制的保真性、基线的 HBV DNA 载量、准种(即同一患者体内基因序列存在差异的多种病毒株)、预存耐药突变、耐药突变株的适应性和复制空间等;宿主因素包括既往抗病毒治疗史、依从性、机体免疫和代谢状况、药物遗传学和宿主的体重等;药物因素包括药物的耐药屏障、抗病毒效力、剂量和化学结构等。

干扰素包括传统干扰素和聚乙二醇修饰的长效干扰素(pegylated interferon,peg-IFN),不会导致病毒耐药,但仅对部分患者有效,治疗无效的机制尚不明确。目前的研究表明,除 HBV 对 IFN 信号通路的抑制作用外,IFN 治疗前肝组织内以干扰素刺激基因(interferon stimulated gene,ISGs)高表达为特征的 IFN 信号通路的过度激活可能与 IFN 治疗无效有关[4]。这些高表达的 ISGs 可能通过抑制 IFN 信号通路、促进肝细胞内病毒的复制等方式,导致治疗无效。

四、乙型肝炎与输血

(一) 献血者

在 HBsAg 作为感染标记物之后不久进行的几项研究,建立了 HBV 阳性献血者的人口特征。这些研究显示,HBsAg 的流行率在男性中高于女性;在非裔美国人和亚裔美国人中高于白人;在有偿献血者中高于无偿献血者中。且在特定高危人群中频繁发现(包括男男同性恋者及吸毒人群)。此外,有偿献血者中,HBeAg 与 HBsAg 均为阳性的比例远高于无偿献血者。这与 20 世纪 50 年代晚期以来,尤其是 20 世纪 70 年代开展的几次大规模前瞻性研究结果一致,认为有偿献血者对受血者的健康构成严重的危险。总而言之,这些前瞻性研究结果显示,与接受无偿献血的受血者相比,接受了有偿献血的受血者中,感染 HBV 及非 A,非 B 型肝炎的频率增加 2~6 倍。例如,一项退伍军人管理局的协作研究显示,接受了有偿献血者血液的受

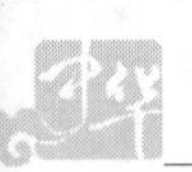

血者中,4 年期间,输血相关肝炎的频率为 15.5%,介于接受 1 个单位的 6.9%到接受了 10 个单位的 40.6%之间。相比之下,同期接受无偿献血的受血者中,输血相关肝炎的频率为 2.6%,即使在接受 10 个单位的受血者中都不超过 3.0%。1978 年起,为了减少对非自愿献血的依赖,需要在献血者(有偿或无偿)的血液上进行标记。目前,血库仅接受无偿献血。对于 HBsAg 阳性的献血者,一些回顾性研究显示,他们死于肝脏相关疾病(如肝硬化及肝癌)的风险显著高于正常人群。

(二) 受血者

20 世纪 70 年代,为了收集肝炎发病频率的数据,并评估免疫球蛋白的预防效果,开展了广泛的前瞻性监测研究。这些研究的结果与 HBV 及 HAV 血清学试验结果一致。在 6 项研究中,输血相关肝炎的总频率介于 8%到 17%之间,其中可归为乙型肝炎的病例比例始终低于 25%(事实上大部分低于 20%)。来自两项研究的数据记录了献血者 HBsAg 筛查试验的敏感性对最终发生输血传播乙型肝炎的影响。美国国家卫生研究所血库的一项研究显示,输血相关肝炎的频率,在采用凝胶扩散试验检测时为 4.8%,采用对流电泳(CPE)后降为 3.7%,而采用免疫检定法(RIA)后降得更低(0.6%)。在随后的两项退伍军人管理局协作项目中也得到了类似的结果。第一项,采用不筛查或采用 CPE 进行筛查,22.4%的病例被认定为乙型肝炎;第二项,采用第三代 RIA 筛查,仅有 3%的病例被归为乙型肝炎。对第一项研究中 CPE 阴性的献血者进行再检测发现,采用敏感性更高的 RIA 检定后,约 2%为阳性。

20 世纪 80 年代,美国没有再进行此类前瞻性监测研究,因此,目前尚无输血传播乙型肝炎频率的准确数据。其他地区或国家如远东、中东、欧洲、加拿大及澳大利亚等,开展了大量的回顾性研究。这些研究显示,输血相关肝炎是全球性的,发生频率介于 3%~19%,与美国十年前的研究一致,这些病例中仅有少数可以归为乙型肝炎。在超过一半的研究中,没有发现乙型肝炎的病例;在其余 5 项发现了乙型肝炎病例的研究中,其中 3 项,乙型肝炎病例占了不到 7%,另外两项中,乙型肝炎比例介于 18%~26%。最后两项研究中,乙型肝炎比例偏高与采用了敏感性较低的献血者筛查技术相关。11 项研究中仅有 1 例在加拿大多伦多进行的研究,与美国地理上较为接近,可以提供相关的信息。该研究显示,在项目进行的 3 年中(1983—1985),输血相关的肝炎频率为 9.2%,且没有乙型肝炎病例发生。考虑到多伦多与美国大多数大城市在人口特点方面的相似性,我们推测输血相关肝炎发生频率及特点在两个国家具有相似性。目前估计,美国 20 世纪 80 年代末及 90 年代初,输血相关肝炎的发生率不到 1%。

此外,其他一些迹象也表明,输血相关肝炎的发生率在下降。1981—1987 年间,美国血库协会(AABB)报告的输血相关肝炎病例总数也出现了与美国红十字会确认病例类似的下降。AABB 每年的调查显示,非 A,非 B 相关肝炎病例比 HBsAg 相关病例下降更为显著。1983—1986 年间,上报至疾病控制中心的病例中,11%~13%的非 A,非 B 型肝炎与过往输血相关,1987 年该数据仅为 8%,随后降至 5%以下。与 HBsAg 相关的病例中,在 1983—1986 年间,3%的患者曾输过血,1987 年仅有 1%。病例减少的趋势似乎出现在对献血者进行 ALT、anti-HBc 替代检测之前,与潜在 HIV 阳性献血者自我排除体系的建立相一致。然而,在实行替代检测的第二年,仅在普通人群中,根据肝炎发病频率的背景变化,输血相关肝炎的发病率就比预测水平低了 50%。

献血者进行 anti-HBc 筛选在降低 HBV 传播中的有效性尚不清楚。尽管偶尔有病例报告受血者在输注 HBsAg 阴性、anti-HBc 阳性血后发展为慢性乙型肝炎,大量的数据显示在低流行人群中进行 anti-HBc 筛查的意义不大。在 HBV 高流行区域,HBeAg 阴性、anti-HBc 阳性献血者中,约有 5%的人,通过 PCR 检测 HBV DNA 为阳性;而 HBV 低流行区,HBeAg 阴性、anti-HBc 阳性献血者中,没有检测到 HBV DNA 阳性。这些观察结果与在低流行人群中发现的大量 anti-HBc 反应性为假阳性的观点相一致。

通过输血同时感染 HBV 与 HCV 或其他非甲、乙、丙型肝炎病毒的病例很少见。与单独感染 HBV 相比,双重感染可能引起循环 HBsAg 出现延迟,且 HBsAg 及 ALT 水平更低,HBsAg 可检测持续时间更短。共感染患者可能出现 ALT 双相模式。这些现象提示,共感染时,HCV 可能抑制 HBV 的复制。

(三) 血友病患者

在生产的血浆制品中,普遍认为白蛋白、血浆蛋白及免疫球蛋白传播 HBV 的风险较低。前两者通过加热 10 小时处理来降低其传播风险,后者较安全则部分归因于 anti-HBs 的保护作用。早期有报道显示,即使采用了感染的材料,通过 Cohn 分馏法获得的免疫球蛋白也不会传播 HBV。这是因为 Cohn 分离过程导致 HBV 标志物绕过部分免疫球蛋白迁移到后面的部分。这也就解释为什么尽管在过去的 40 年里数百万例患者使用了免疫球蛋白,但报告的明显通过免疫球蛋白传播乙型肝炎的病例并不多。

与上述三种血液产品相比，一些血浆衍生物，包括Ⅷ因子、Ⅸ因子、抗凝血因子Ⅲ、纤连蛋白、α1-抗胰蛋白酶、C-1 灭活剂以及XIII因子等，具有传播肝炎的高风险。如上所述，HBsAg 分布在这些血浆产物来源的每个组分中。即使已献浆者进行了 HBsAg 的预筛，采用来源于千人份以上血浆池的Ⅷ因子和Ⅸ因子的血友患者中，HBV 感染的风险依然很高。这种情况也是预料之中的，由于采用第三代检测 HBsAg 阴性并不能完全排除感染的可能性，如有研究显示将 HBsAg 阳性血清稀释至阴性（放射免疫检定法），接种至大猩猩中，仍然能诱导 HBV 感染。这样的样本每毫升可能含有多达 1 000 个感染剂量的 HBV，足以污染那些作为浓缩凝血因子来源的大血浆池。高达 2%～10%的血友病患者可鉴定为 HBsAg 携带者，另有 75%或更多的患者为 anti-HBs 阳性，表明有 HBV 感染史。对氨基转移酶活性异常的 HBsAg 携带者进行肝脏活检，通常会发现很严重的形态学改变，但很难区分是 HBV 还是 HCV 感染造成的损害。为消除病毒，研究者做了很多的努力，目前已有一些成功的病毒去除方法。

（四）预防

为预防通过输血传播的 HBV 感染，已经采取了强有效的干预措施，包括将输血治疗限制在只有必须的情况下实行；使用敏感的第三代检测对所有献血者的 HBsAg 进行筛查；以及减少有偿献血者的数量。其他旨在减少输血传播肝炎总频率的做法也有助于控制乙型肝炎，包括：①增加自体输血和术中筛查；②通过献血者筛查和自我排除程序遏制 HIV 的传播；③献血者中筛查 ALT 和 anti-HBc。但是这些方法对 HBV 的有效性尚未确定。目前偶尔仍有乙型肝炎病例出现，因而 HBV 感染仍是多次输注患者（如血友患者及地中海贫血症患者）面临的主要问题。一项对地中海贫血的乙型肝炎患儿的研究中发现，HBV X 开放阅读框的缺失突变似乎与此有关，因为经 PCR 检测，感染的患儿 HBV DNA 呈阳性，而 HBsAg 和 anti-HBc 则为阴性。在美国，具有正常 ALT 水平和 HBsAg、anti-HBc 阴性的健康献血人群中，通过 HBs 抗体将 HBV 病毒粒子进行捕获后，再采用 PCR 进行检测，HBV DNA 的检测率高的惊人（1.7%）。这是否可归因于突变的 HBV 感染，以及是否与受者感染相关，目前还不确定。当然，输血传播乙型肝炎的比例并非 1.7%，而是几乎为 0。因此，基于 PCR 的研究并不能回答采用 PCR 对献血者 HBV DNA 进行筛查是否能进一步降低输血传播乙型肝炎的风险这一问题。无论如何，目前尚无快速、可重复、低成本的 PCR 方法用于 HBV DNA 检测。其他用于防止肝炎传播的方法也在不断的探索中，包括替代性的献血筛查方法、越来越有效的病毒灭活程序以及免疫预防。

（五）献血者筛查的替代方法

anti-HBs 和 anti-HBc 已被评估为 HBV 感染性的潜在指标。关于 anti-HBs 的作用主要推测为：过量的 anti-HBs 可能会模糊 HBsAg/anti-HBs 免疫复合物，而这些复合物可能在输血后解离并引发肝炎。然而，目前还尚无证据证明以上假设。另外，也有人推测，当血液中无法检测到 anti-HBs 时，anti-HBc 阳性也可反映其具有感染性；anti-HBc 最初被认为是 HBV 复制的一个标记物，在 HBV 感染的急性期，HBsAg 下降而 anti-HBs 尚无出现（窗口期），或在患者明显恢复后，anti-HBs 浓度下降至低于检测下限，anti-HBc 为唯一的 HBV 标志物被检出。有人提出 anti-HBc 的发现本身就能反应低水平的 HBV 携带状态。然而，在验证该观点是否有效的研究中，不同团队得到的数据却并不一致。一些研究中，患者在接受 anti-HBc 阳性而 HBsAg 和 anti-HBs 阴性的血液后，出现了明显的 HBV 感染的案例；而另一些研究则认为无法证实这种联系。

（六）病毒灭活

冷冻解冻去甘油红细胞的使用代表早期对病毒灭活的尝试，在当时取得的比较满意的结果，但后来证实灭活效率并不高。为达到灭活病毒的同时，使不稳定的凝血因子保持不变性，研究者在热灭活、冷冻灭菌以及脂类溶剂方面做的努力更卓有成效。热灭活包括干热法和湿热法。干热法用于冻干产品，即将产品在 60～80℃处理 30～72 小时。湿热法（巴斯消毒法）及在含稳定剂（甘氨酸和蔗糖）的溶液中加热至 60～80℃。湿热法比干热法更有效。冷冻灭菌法包括 β-丙内酯和紫外线的联合使用，再加上补骨脂素和长波紫外线的光化学净化。用于去污的脂类溶剂为磷酸三丁酯与去污剂（tween-80 或胆酸钠）的联合使用。大猩猩中的研究显示将乙型肝炎免疫球蛋白（HBIG）加入到含 HBV 的Ⅷ因子或Ⅸ因子浓缩物中，能降低或消除其感染性。

（七）被动和主动预防

与 HBIG 能预防输血相关 HBV 感染的报道相反，还没有进行过对照试验来证明这种形式的治疗在大量输血时是有效的，尽管有报道称在针刺接触 HBsAg 污染的血液后出现了一些阳性结果。因此，当 HBsAg 阳性献血者的血液被无意输注后，一周内给予单次 5ml 剂量的 HBIG 是合理的。而更为重要、更加有用的是对易感者、多次受血者通过接种 HBV 疫苗给予其长期的保护。

五、乙型肝炎病毒治疗研究进展

（一）现行的乙型肝炎病毒治疗策略

由于目前的治疗选择几乎无法完全消除 HBV，我国《慢性乙型肝炎防治指南》（以下简称《指南》）[5]提出，慢性乙型肝炎治疗的总体目标是最大限度地长期抑制或消除 HBV，减轻肝细胞炎症坏死及肝纤维化，延缓和阻止疾病进展，减少和防止肝脏失代偿、肝硬化、HCC 及其并发症的发生，从而改善生活质量和延长存活时间。基于此，我国现行慢性乙型肝炎治疗主要包括抗病毒、免疫调节、抗炎保肝、抗纤维化和对症治疗，其中抗病毒治疗是关键。临床治疗应在综合考虑患者具体病情及其个人意愿的基础上，在《指南》原则框架下确定个体化的治疗方案。

（二）新型抗乙型肝炎病毒药物研究进展

除对现有抗 HBV 药物进行联合用药或附加用药的探索外，各种新型抗 HBV 药物的开发也是研究的重点，以下几种已经进入Ⅱ期或Ⅲ期临床试验：

1. 直接抗病毒药物　①新型核苷类似物无环核苷膦酸酯（besifovir），该药物与 TDF 化学结构和病毒学反应均类似，但对骨骼和肾脏的毒性较小，组织学反应更好；②HBV 入胞抑制剂 bulevirtide，该药靶向 HBV 受体牛磺胆酸钠共转运多肽（sodium/Na^+ taurocholate co-transporting polypeptide，NTCP），抑制 HBV L 蛋白与其结合并附着在肝细胞上；③针对 HBV 的小干扰 RNAARC-520，Ⅰ期临床临床试验显示，无论在是否使用过 ETV 的慢性 HBV 感染者中，ARC-520 都能够显著降低 HBsAg 的水平。

2. 免疫调节剂　①TLR-7 激动剂 GS-9620 为口服药，其耐受性和安全性较好，但抗 HBV 作用尚需进一步评估；②治疗性疫苗 ABX203/NASVAC，该疫苗包括 HBV 表面抗原和核心抗原，Ⅰ期临床试验显示对未经治疗慢性 HBV 感染者的疗效优于长效干扰素。

除此之外，新型抗 HBV 药物的探索方向还包括：①抑制 HBV 生活周期中的重要步骤。如抑制 core 合成，直接抑制核衣壳的形成并阻断 cccDNA 的补充；抑制 rcDNA 产生或改变 cccDNA 化学结构从而抑制 cccNDA 的活性；抑制 HBV 蛋白合成、病毒颗粒形成和释放；利用 CRISPR/Cas9 等基因编辑技术使病毒基因组发生突变从而抑制病毒复制等。②调节免疫。显著的 $CD8^+$ T 细胞应答是 HBV 自发清除的基础，因此刺激抗病毒效应细胞（T 细胞、B 细胞和树突细胞等），挽救 T 细胞耗竭等都有利于病毒最终清除；细胞因子能够通过多种机制在 T 细胞介导的 HBV 清除过程中发挥重要作用，因此也是有潜力的抗 HBV 药物之一。

（李玉佳　叶贤林　陈利民）

第二节　输血传播丙型肝炎病毒

一、丙型肝炎病毒基因组结构及病毒生活周期

（一）丙型肝炎病毒基因组结构

丙型肝炎病毒（hepatitis C virus，HCV）为具有包膜的单股正链 RNA 病毒，基因组长 9.6kb。HCV 基因组在 5′非编码区（5′-untranslated region，5′UTR）和 3′非编码区（3′-untranslated region，3′UTR）之间只包含一个开放编码框（open reading frame，ORF）。5′UTR 和 3′UTR 在 HCV 复制过程中起着重要的作用。5′UTR 区包含一个Ⅲ型的核糖体进入位点（internal ribosome entry site，IRES），能使 HCV 基因组 RNA 在无帽子结构的基础上，启动 HCV 病毒蛋白的合成；3′UTR 具有特异的茎环结构，包含一个可变区，一个 ploy U 束和一个高度保守的多聚 C 尾。3′UTR 是 HCV 复制复合体形成所必需的。HCV ORF 编码一个多聚蛋白前体，在病毒和宿主蛋白酶的作用下切割形成 3 个结构蛋白（核心蛋白 core，包膜蛋白 E1 和 E2）和 7 个非结构蛋白（P7，NS2，NS3，NS4A，NS4B，NS5A 和 NS5B）。其中，结构蛋白 core 和 E1、E2，主要参与 HCV 的入胞和病毒组装；P7 和 NS2 主要与病毒颗粒的组装和释放有关；NS3、NS4A、NS4B、NS5A 及 NS5B 主要参与并调控病毒基因组的复制；其中 NS5B 编码的 RNA 依赖的 RNA 聚合酶（RNA-dependent RNA polymerase，RdRp）是 HCV 复制的核心酶，因此也是多种药物的作用靶点[6]。

（二）丙型肝炎病毒生活周期

HCV 主要感染人的肝细胞，感染过程主要分为三步：入胞、复制及包装释放。入胞指 HCV 病毒颗粒与细胞表面受体结合，进入细胞的过程。目前已报道的 HCV 入胞受体主要有 6 种：①分化集群蛋白 81（cluster of differentiation 81，CD81），是一种广泛分布于各种细胞表面的四次跨膜蛋白；②紧密连接蛋白（claudin-1，CLDN1）是 HCV 入胞后期需要的，可以将极化的肝细胞紧密连接在一起；③B 族Ⅰ型清道夫受体（scavenger receptor class B type Ⅰ，SR-BⅠ）；④闭合蛋白（occludin，OCLN）；⑤低密度脂蛋白受体（low density lipoprotein receptor，LDLR）和黏多糖受体（glycosaminoglycans，GAGs）。研究显示，CD81、SR-BI 与 HCV E2 蛋白结合是 HCV 入胞所必需的。LDLR 由于同时是宿主脂代谢的关键分子，因此也是丙型肝炎研究领域关注的重点。HCV 入胞是上述受体共同协作，介导入胞过程。

HCV 进入细胞以后，将基因组正链 RNA 释放到细胞质中，这些 RNA 与宿主细胞内质网膜结合，翻译合成 HCV 蛋白前体，并在宿主和病毒蛋白酶的共同作用下，切割形成各种病毒蛋白。HCV 蛋白、复制中的 RNA 连同宿主蛋白因子共同形成一个膜网复合体，在该复合体中，先合成病毒负链 RNA 中间体，然后以负链 RNA 为模板，在 NS5B 编码的 RNA 聚合酶催化及其他 NS 蛋白和宿主因子协助下，合成正子代正链 RNA。关于 HCV 包装组装的研究，目前还很少，普遍认为，HCV 包装从接近内质网的一侧起始，病毒 RNA 及核心蛋白在附近积累，内质网通过出泡将病毒包膜捕获，组装成完整的病毒颗粒，并释放到细胞外[7]。新的病毒颗粒再次侵染其他肝细胞，开始下一轮新的生活周期，并持续感染造成宿主生理病理的改变。

二、丙型肝炎病毒慢性感染及病毒耐药机制

（一）丙型肝炎病毒慢性感染的定义及原因

HCV 感染后，病毒血症持续 6 个月仍未被清除者，定义为慢性感染。丙型肝炎慢性化机制尚未完全阐明，是宿主免疫、遗传易感性和病毒共同作用的结果。目前已报道的影响因素包括：①HCV 的高度变异性。HCV 在复制中不断发生变异，以此来逃避宿主的免疫监控，导致慢性化。②HCV 对肝外细胞的泛嗜性。特别是存在于外周血单核细胞中的 HCV，成为反复感染的来源。③HCV 在血液中滴度低，免疫原性弱，机体对其免疫应答水平低下，甚至产生免疫耐受，造成病毒慢性持续感染。

（二）输血后丙型肝炎的特点

HCV 最初由于引起非甲，非乙型肝炎被发现，是引起全球输血传播肝炎的主要病原体。输血传播的丙型肝炎与其他途径感染的丙型肝炎，其潜伏期平均 7 周，80%输血后 5～16 周发病，一般认为，潜伏期的长短可能与感染病毒量有关，而与临床经过或预后无关，约 1/3 病例为无黄疸型，少部分出现发热和消化道症状，多数症状轻微；黄疸型病例发病初期发热不明显，临床症状及体征较轻，约 1/3 出现肝脏肿大，血清胆红素倾向于低值，ALT 轻度或中度升高。少数临床表现明显者，肝功能改变较重，并有凝血酶原时间延长。输血后丙型肝炎慢性化发生率高，50%以上患者发展为慢性肝炎，其中约 20%患者可发展为肝硬化，部分患者最终演变为肝癌等。

（三）丙型肝炎病毒耐药机制

HCV 为 RNA 病毒，其 RNA 聚合酶缺乏校正功能，易形成基因突变，甚至在同一宿主体内形成多个准种（quasispecies），在治疗药物的选择压力下，优势株不断变化，造成耐药。耐药病毒株的产生主要由以下 5 个因素决定：①病毒复制过程中的平均突变率，HCV 突变率约为 10^{-4}，远远高于 DNA 病毒的突变率；②病毒复制效率。HCV 病毒复制效率很高，每天新产生病毒颗粒高达 10^{12} 个。③耐药屏障，指当病毒获得药物靶点中的遗传变化时，药物保持其抗病毒活性的能力，耐药屏障越高，越不容易产生耐药。④抗性变异群体的适应度。⑤药物的使用量[6]。目前，在 HCV 中已发现大量的耐药突变。

除了病毒本身极易突变等病毒因素外，宿主在 HCV 耐药中也发挥了非常重要的作用。如陈利民等发现内源性干扰素信号传导通路的激活，导致干扰素敏感（刺激）基因（interferon sensitive/stimulated genes，ISGs）的高表达，特别是一个全新的类泛素化（ubiquitin-like）蛋白信号传导通路（ISG15/USP18）的激活与 HCV 耐药密切相关[8]。ISG15 及 USP18 不仅刺激 HCV 复制而且抑制干扰素抗病毒活性，肝组织内 ISG 高表达预示患者对干扰素治疗无效[9]。

三、丙型肝炎病毒治疗研究进展

（一）传统治疗药物

自 20 世纪 90 年代开始使用干扰素（interferon）治疗慢性丙型肝炎（chronic hepatitis C，CHC）开始，直到 2011 年，长效干扰素联合利巴韦林一直是治疗 CHC 的标准方案。干扰素兼具抗病毒和免疫调节的双重功效，但只对部分患者治疗有效，尤其对 Ⅰ 型 HCV 应答率低，且毒副作用明显。

（二）直接抗病毒药物研究进展

2011 年，第一代直接抗病毒小分子药物（direct antiviral agents，DAAs）在欧美等国家被批准用于 Ⅰ 型 CHC 的治疗。第一代 DAAs 为 NS3/4A 蛋白酶抑制剂，为了防止耐药的出现，与 PEG-IFN/RBV 组成“三联疗法”。“三联疗法”将 Ⅰ 型 CHC 患者的有效率提高至 90%左右。2014 年美国 FDA 批准上市了第一个单独使用的口服治疗 HCV 的 DAAs 药物，这标志着 HCV 治疗进入“无干扰素时代”。近几年来，欧美国家及我国陆续批准上市了多种 DAAs，而且还有很多在临床试验阶段。HCV 非结构蛋白 NS3/4A、NS5B 和 NS5A 是目前 DAA 药物的主要作用靶点。其中，索非布韦（SOF）是 NS5B 聚合酶抑制剂类 DAA 药物的重要代表，其作用机制为通过插入到新合成的病毒 RNA 中引起链终止[6]。鉴于此作用机制及对 NS5A 聚合酶活性位点的保护，SOF 对 HCV 所有基因型均有效，且具有较高的耐药屏障（病毒不易产生耐药）。DAA 药

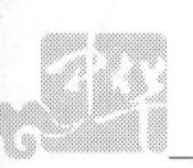

物治疗可以在很短的时间里（一般为 12 周）有效清除 HCV，有效率高达 95%～99%。

（三）直接抗病毒药物的副作用及处理

DAAs 能快速有效地清除 HCV，但是随着使用时间的延长，DAAs 药物的一些不足之处也逐渐凸显，如 DAAs 药物对 HCV3 型应答率较差；DAAs 药物在 HBV 与 HCV 共感染的患者中使用，有可能会刺激 HBV 的复制等。此外，一些耐药突变也陆续被报道[6]。目前对于 DAA 治疗无效的患者尚无标准的治疗方案，常用的替代方案包括延长治疗时间，加入利巴韦林以及与长效干扰素 PEG-IFN 联合使用等。

（段晓琼　陈利民）

第三节　输血传播艾滋病病毒

一、艾滋病病毒基因组结构及病毒生活周期

（一）艾滋病毒基因组结构

艾滋病病毒，即人类免疫缺陷病毒（human immunodeficiency virus，HIV）是一种反转录病毒，感染人类后可引起获得免疫缺陷综合征（acquired immunodeficiency syndrome，AIDS），即艾滋病。HIV 属于反转录病毒科慢病毒属中的人类慢病毒组，为直径 100～120nm 球形颗粒，由核心和包膜两部分组成；核心由衣壳蛋白所组成，衣壳内包含两条相同的病毒单股正链 RNA，两端是长末端重复序列。HIV 的基因组全长约 9.7kb，含有 9 个开放阅读框，其中包括 3 个结构基因（gag、pol 和 env）、2 个调节基因（tat 反式激活因子和 rev 毒粒蛋白表达调节因子）和 4 个辅助基因（nef 负调控因子、vpr 病毒蛋白 r、vpu 病毒蛋白 u 和 vif 病毒感染因子）。病毒基因组共编码 15 个蛋白：gag 基因编码基质蛋白（MA，p17）、衣壳蛋白（CA，p24）、核壳体蛋白（NC，p9）和 p6 蛋白，env 基因编码表面糖蛋白（SU，gp120）和跨膜糖蛋白（TM，gp41），这些蛋白为 HIV 的结构蛋白，组成了核心的病毒颗粒和外包膜。pol 基因编码蛋白酶（PR，p10）、反转录酶（RT，p51/p66）和整合酶（IN，p32），为病毒增殖所必需。另外，vif、vpr 和 nef 编码的蛋白位于包膜内，tat 和 rev 编码蛋白提供必要的基因调节功能，vpu 编码蛋白则间接协助病毒颗粒的包装[10]。

（二）艾滋病病毒生活周期

HIV 的生活周期可分为多个独立的步骤。HIV 感染人体后可特异性地侵犯表面带有 CD4 分子的细胞，在辅助受体的帮助下进入细胞。在胞质中，病毒 RNA 在反转录酶的作用下形成部分双链线性 DNA。在 DNA 聚合酶作用下病毒双链线性 DNA 在胞质完成合成后进入细胞核内，在整合酶的作用下整合到宿主细胞的染色体 DNA 中，形成 HIV 前病毒。前病毒 DNA 在 RNA 聚合酶的作用下，转录形成 RNA。其中一部分 RNA 经修饰而成为病毒子代的基因组 RNA，另一部分经拼接形成 mRNA。病毒的 mRNA 在细胞质中被翻译，生成病毒的结构蛋白和各种非结构蛋白。这些蛋白在内质网中进行糖化和加工，形成子代病毒的蛋白和酶类，并与 RNA 一起组合成病毒的核心粒子。核心粒子在细胞内表面进行包装，准备出芽。同时，env 多聚蛋白在 vpu 的辅助下释放出来，将 env 多聚蛋白切割为 gp120 和 gp41，转运至细胞膜的表面，与正在出芽的核心粒子结合，通过芽生从细胞膜上获得病毒的包膜，在 nef、vif 及 gag pol 的多个蛋白酶的作用下，病毒颗粒发生形态学改变形成成熟的病毒颗粒，感染下一个细胞，从而开启下一轮病毒感染过程[11]。

二、艾滋病病毒输血感染后临床转归及治疗

（一）艾滋病病毒感染后的临床转归

目前，通过献血者筛查、核酸检测技术及病毒灭活技术等策略的应用，输血已不是艾滋病最主要的传播方式，但是作为艾滋病传播的最有效的途径，不安全输血引起的艾滋病的局部流行仍然存在。经输血传播的 HIV 感染效率可达 95%～100%，而病毒载量、活性、P24 抗原及 CD4 细胞状态等均可影响 HIV 传播效率。此外，由于经输血传播的 HIV 感染者，由于在首次感染会获得较多感染性病毒，且受血者中老年人、婴幼儿及免疫力低下者比例较大，因此与其他传播途径相比，具有病毒复制快速，免疫系统损伤强烈，症状出现早的特征。从初次感染 HIV 到终末期，可分为急性期、无症状期和艾滋病期。急性期通常发生在初次感染后的 2～4 周内，这期间，部分人会出现流感样的症状，如发热、头痛、肌肉酸痛、皮疹、咽痛、淋巴结肿大、腹泻等，大多数人症状轻微，并可自行缓解。急性期后，感染者进入无症状期，在不接受治疗的情况下，这个阶段也可持续数年，时间的长短与感染病毒的数量、型别、个人的免疫状况及生活营养习惯有关。在无症状期，感染者体内的病毒不断复制，逐渐损伤免疫系统，$CD4^+$ 淋巴细胞数量逐渐降低，可出现淋巴结肿大等症状。终末期，即艾滋病期，此时患者的免疫系统已被严重摧毁，$CD4^+$ 淋巴细胞数量急剧下降，HIV 的血浆病毒载量明显升高。患者可出现持续的发热、腹泻、盗汗、淋巴结肿大、体重减轻等症状。

由于免疫力低下,也会出现各种机会感染和肿瘤。

(二)输血传播艾滋病病毒后治疗策略及预防措施

目前,治疗艾滋病最主要的方式是高效抗逆转录治疗(highly active antiretroviral therapy,HAART)[12]。HAART 的治疗药物国际上共有 6 大类 30 多种(包括复合制剂),分别为核苷类反转录酶抑制剂(nucleoside reverse transcriptase inhibitors,NRTIs)、非核苷类反转录酶抑制剂(non-nucleoside reverse transcriptase inhibitors,NNRTIs)、蛋白酶抑制剂(protease inhibitors,PIs)、整合酶抑制剂(integrase inhibitors,INSTIs)、膜融合抑制剂(fusion inhibitors,Fis)及辅助受体 CCR5 抑制剂。国内的抗逆转录病毒治疗药物有 NRTIs、NNRTIs、Pis、INSTIs 及 Fis 等 5 大类(包含复合制剂)。根据 WHO 的指导原则,HIV 感染者无论 $CD4^+$ 淋巴细胞计数水平的高低均推荐接受 HAART 治疗,根据不同年龄和病程阶段,HAART 的治疗药物可进行不同的组合,分为一线和二线治疗方案,并针对并发症进行对症治疗。2019 年,WHO 更新了 HIV 推荐治疗药物,推荐度鲁韦特或低剂量依法韦伦联合一种 NRTI 药物为一线治疗药物。通过 HAART 的应用,艾滋病已经由一种严重的致死性疾病转变成可携带病毒存活多年的慢性疾病。随着研究的进一步深入,目前 HIV 更趋向于个体化的治疗,根据患者个体的基础疾病状况、依从性、耐药性、不良反应等定制 HAART 治疗方案,并尽量降低药物剂量,达到更好地控制病毒复制的目的。

为降低通过输血传播 HIV 的残余风险,采供血机构也采取了多种预防手段,包括:①开展献血者询问和教育宣传,排除高危献血人群。②对 HIV 进行特异性的检测:由于 HIV 的输血传播主要是由"窗口期"献血引起的,因此近年来越来越多的高灵敏度检测试剂被应用于血液筛查。而我国自 2010 年开始在全国血站试点开展的核酸检测,可使 HIV 感染的"窗口期"缩短至 11~15 天,极大地降低了经"窗口期"传播 HIV 的风险。③病原体灭活技术的引入:病原体灭活技术的应用可对血液中可能存在但未能检测到的广泛的病原体进行灭活,从而弥补检测手段的不足,进一步预防输血传播 HIV。

三、艾滋疫苗研究进展

由于 HIV 病毒具有高度变异性;能将前病毒整合到宿主细胞基因组中,并在宿主内建立隐蔽的病毒库;同时宿主的保护机制尚不清楚等特点,给 HIV 疫苗的研发带来了极大的挑战。目前还没有可用于普通人群接种的 HIV 疫苗,但疫苗的研究仍在继续,并取得了一些进展[13]。HIV 的疫苗研发主要包括几类:

(一)减毒活疫苗

尽管科学家已对动物体内的艾滋病减毒活疫苗进行了研究,并观察到了一定的保护作用,但由于安全的考虑,此类疫苗还未能应用于人体。

(二)亚单位疫苗

亚单位疫苗含有一小部分病毒蛋白或病原体组分,作为一种外来抗原诱导机体的免疫系统产生对抗病毒的抗体。世界上第一个艾滋疫苗 AIDS VAX gp120 就是使用这种概念设计的,该疫苗在人体进行了全面测试,但遗憾的是,在有效性测试中,未能预防 HIV 的感染,因此研发宣布失败。

(三)DNA 疫苗

这种疫苗需要使用来自病原体的单个或多个基因的拷贝。病原体的基因在宿主细胞内翻译成特定的蛋白质,这种蛋白质被免疫系统视为外来或有害的抗原,并激活宿主免疫系统,从而达到预防病毒感染的作用。目前许多在研发的艾滋病疫苗都属于 DNA 疫苗。DNA 疫苗由于只包含活病原体的部分基因,所以不会引起艾滋病病毒感染,安全性较高。

(四)重组载体疫苗

这种疫苗与 DNA 疫苗相似,但携带病毒基因的载体是低毒性的病毒或细菌。重组载体疫苗也不会引起感染,安全性较高,同时载体的引入使疫苗能更有效地产生免疫反应。

目前,艾滋疫苗的研究仍在进行,并有多项研究已进入了临床试验阶段。由美国军方、泰国卫生部等机构联合从 2003 年开始研发的 RV-144 疫苗,在 2007 年美国公司全球艾滋病疫苗人体试验失败之后进行了改良,目前正在南非进行临床Ⅲ期实验,预计在 2021 年得到初步结果。另一项大型疫苗研究 HVTN 705 也在进展中,该疫苗使用腺病毒载体来传递"镶嵌"蛋白,能够刺激机体产生有效的免疫应答,包括包膜蛋白 gp140 抗体的产生。目前该研究在东非进行临床试验,预计在 2022 年得到初步结果。这些不断取得的进展也给艾滋疫苗的研究带来了新的希望。

(杨春晖 陈利民)

第四节 输血传播人类嗜 T 淋巴细胞病毒感染

一、人类嗜 T 淋巴细胞病毒基因组结构及病毒生活周期

(一)人类嗜 T 淋巴细胞病毒基因组结构

人类嗜 T 淋巴细胞病毒,也被称为人类 T 细胞白血

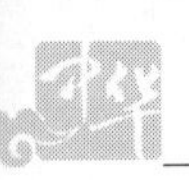

病病毒（human T-cell lymphotropic virus，human T-cell leukemia virus，HTLV），是一种单股正链 RNA 病毒，有包膜，属于反转录病毒科，RNA 肿瘤病毒亚科，有 HTLV-Ⅰ和 HTLV-Ⅱ两个基因型，是 20 世纪 70 年代末和 80 年代初首先发现的能够感染人类的反转录病毒[14]。

人类嗜 T 淋巴细胞病毒颗粒呈球形，其基因组长度有微小差异。HTLV-Ⅰ基因组全长 9.03kb，HTLV-Ⅱ基因组全长 8.95kb。二者在形态、结构上非常相似，基因组的同源性接近 70%。较高的基因序列同源性决定了它们存在相同的抗原决定簇[15]。HTLV 基因组两端为长末端重复区（LTR），5′端 LTR 区有病毒启动子，负责启动病毒基因组的转录，3′端 LTR 区有 TATA 框启动子，编码 HBZ（HTLV basic zipper factor，HBZ）蛋白。

HTLV 基因组 5′端的开放阅读框（open reading frames，ORFs）编码核心蛋白（gag），蛋白酶（prol），反转录酶（pol）及外膜蛋白（env），3′端 ORF 编码 Tax 和 Rex，另外还编码两种功能尚不清楚的小蛋白 Tof 和 Kof[16]。Gag 由 24kDa（P24），19kDa（P19）和 15kDa（P15）组成。Env 是一种糖蛋白，由 21kDa 的跨膜糖蛋白 gp21e 和 46kDa 的外膜蛋白 gp46 组成。Rex 蛋白能够携带病毒 RNA 在胞质和核之间穿梭，因此可以促进病毒结构蛋白和酶的大量表达。Tax 蛋白最重要的功能是辅助 5′端 LTR 的转录机制正常运行，从而调控病毒蛋白的表达，此外还可以通过调控相关细胞因子使病毒的转录更加高效，因此认为 Tax 蛋白在 T 淋巴细胞的无限生长和白血病初期起关键作用。

（二）人类嗜 T 淋巴细胞病毒生活周期

HTLV 的复制周期包括病毒与细胞表面受体的黏附结合、入胞、脱衣壳、生物合成及释放等步骤。在体内，HTLV 主要与 $CD4^+$T 淋巴细胞黏附结合，通过细胞与细胞间接触及树突状细胞依赖的方式完成入胞过程。病毒穿入细胞后与细胞膜融合，之后再将病毒的核衣壳释放至细胞浆内。病毒脱去衣壳后，核酸作为模板合成子代病毒核酸及蛋白，在细胞质内完成组装，包上包膜之后出胞，形成新的病毒颗粒，再继续感染其他细胞，开启新的生活周期。

二、人类嗜 T 淋巴细胞病毒感染机制及临床表现

（一）人类嗜 T 淋巴细胞病毒感染机制

输血传播的 HTLV 与性传播、母婴传播等途径感染后相似，它通过被感染细胞的克隆进行增殖，而不是通过病毒本身的复制，其特点是引起细胞转化，长潜伏期后发生恶性肿瘤，HTLV 是一种致淋巴组织增生性病毒。

HTLV 和 HIV 的感染机制类似，在体内主要感染 $CD4^+$T 淋巴细胞，也感染其他的人外周单核细胞，如 $CD8^+$ T 细胞、B 细胞、树突状细胞（DC）。因为母乳、精液、血液中存在 $CD4^+$T 淋巴细胞，所以 HTLV-Ⅰ的传播途径与 HIV 类似，能通过输血、性接触、胎盘、哺乳、静脉吸毒共用注射针头等途径传播[17]。有日本学者研究表明 HTLV-Ⅰ主要通过细胞成分（全血、浓缩血红细胞、浓缩血小板等）传播，而极少通过无细胞血浆传播。体外实验表明，游离的 HTLV-Ⅰ病毒颗粒几乎没有感染力。一般认为，HTLV-Ⅰ通过细胞与细胞间接触的方式传播（图 78-1）。

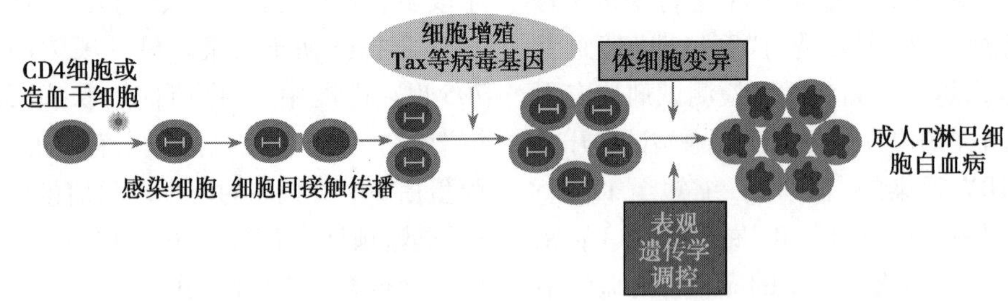

图 78-1　HTLV-Ⅰ感染及 ATL 发生过程示意图

目前普遍被接受的 HTLV-Ⅰ感染机制有三种：病毒学突触模型，生物膜模型和细胞导管模型。HTLV-Ⅰ感染细胞与未感染细胞接触后形成突触，病毒蛋白和 RNA 通过细胞间突触进入靶细胞，其中膜蛋白 ICAM-1 和 LFA-1 共同参与突触的形成。HTLV-Ⅰ编码的 Tax 蛋白促进突触的形成，且在微管的重定位中起重要的作用。通过上述调控方式，Tax 促进病毒通过细胞与细胞间的接触传播。此外，也有证据支持病毒传播的生物膜模型。HTLV-Ⅰ感染的 T 细胞保留病毒诱导的细胞质基质成分，包括胶原蛋白、蛋白聚糖、抗病毒因子及半乳凝素-3 等，通过细胞接触，这些病毒组件黏附其他细胞，导致相邻细胞感染。对于细胞导管模型，研究发现一种 p8 蛋白，能够增加 T 细胞之间的接触关联，建立 T 细胞网络，促进 HTLV-Ⅰ病毒的传播。因此，p8 蛋白可诱导细胞形成导管，有利于病毒传播，同时避免宿主的免疫监视。目前，p8 蛋白也

作为HTLV-Ⅰ抗病毒治疗策略的一个重要靶点。

（二）人类嗜T淋巴细胞病毒感的临床表现

HTLV在我国东南沿海地区有一定的流行，它有以下5种感染特点：①55%直接来自输血感染，94%的感染者在50岁以上，其中有87%死于急性T淋巴细胞白血病（ATL）；②输注了HTLV-Ⅰ阳性血的血液，受血者的感染率是30%；③感染HTLV后，有5%的患者发展为ATL，1%发展为热带痉挛性下肢瘫痪（TSP）；从感染、潜伏期到发展为ATL，最长可达40年；④一旦发展为ATL，治疗效果很差，通常存活率在1年左右；⑤TSP患者一般存活20~30年，无有效的治疗药物。

HTLV-Ⅰ是成人T淋巴细胞白血病（adult T lymphocytic leukemia，ATL）的病原因子，常伴有肝、脾、淋巴结肿大，血清钙、胆红素，乳酸脱氢酶及白细胞的升高。ATL的病程是进展性的，预后极差。HTLV-Ⅰ血清阳性的个体中2%~4%可发展为ATL，有时潜伏期可达40年。HTLV-Ⅰ还可导致热带痉挛性下肢瘫痪，即HTLV-Ⅰ相关骨髓病（HTLV-Ⅰ tropicalspasticparaparesis/HTLV-Ⅰ associatedmyelopathy，TSP/HAM）。TSP/HAM是一种慢性、进行性神经性疾病，表现为脊髓退行性病变，并在外周血和脑脊髓液中出现大量的$CD8^+$细胞毒T淋巴细胞。

HTLV-Ⅱ于1982年首次从多毛细胞白血病患者中分离得到，但至今尚不明确它与人类哪种疾病有病因学上的联系，但由于其是从白血病患者体内分离，而且也已证实HTLV-Ⅱ在体外能转化T淋巴细胞，因此也受到人们的关注[18]。

目前，通过输血引起HAM/TSP已有报道，但输血引起的ATL暂无报道。

三、人类嗜T淋巴细胞病毒感染的治疗

至今尚无抗HTLV-Ⅰ的药物，临床上人类T淋巴细胞病毒感染治疗可分为化学治疗，抗病毒治疗，支持治疗和局部治疗。急性期可采用化学治疗，如环磷酰胺、多柔比星（阿霉素）、长春新碱和泼尼松，但常规治疗疗效有限；至今尚无特异性的抗病毒药物，但一些非特异性抗病毒药物还是有一定效果，例如干扰素对HTLV-Ⅰ在体外均有抑制作用，但在体内仅10%病例有应答；核苷类似物及针对IL-2R（Tac）的单克隆抗体对某些病例有效。局部治疗可选用氮芥或芳香维A酸外用，电子束照射，光化学疗法等均有一定疗效。

（徐敏　陈利民）

第五节　输血传播严重发热伴血小板减少综合征病毒

严重发热伴血小板减少综合征病毒（severe fever with thrombocytopenia syndrome virus，SFTSV），又名蜱虫病病毒，2011年由我国首次鉴定并命名，近年在我国河南、湖北、山东和安徽等中东部省份的丘陵地区有区域性、季节性的流行疫情，其中尤以河南省的信阳地区报道病例最多。SFTSV感染会导致严重发热伴血小板减少，白细胞降低和免疫功能低下等相关综合征，称为严重发热伴血小板减少综合征（severe fever with thrombocytopenia syndrome，SFTS）。流行的初期造成高达10%~30%的死亡率[19]。蜱虫病患者年龄多数大于60岁，属于自身免疫状态较弱的人群。蜱虫病的流行时间主要集中在5~10月份，地区多以丘陵为主，感染人群的职业多为从事农耕和畜牧的农民。研究报道，SFTSV可以通过血液在人与人之间传播，并具有2~4周的潜伏期，处于潜伏期的病毒携带者可能参与献血，因此是威胁输血安全的病原体之一。

一、严重发热伴血小板减少综合征病毒的基因组结构及病毒生活周期

（一）严重发热伴血小板减少综合征病毒基因组结构

SFTSV颗粒呈球形，直径为80~100nm，外面覆盖5~7nm的双层脂质膜，膜内凸起有5~10nm长的糖蛋白棘突（Gn和Gc组成），由L片段（6 388nt）、M片段（3 378nt）、S片段（1 744nt）等3股负链RNA组成[20]。L片段编码由2 084个氨基酸组成的RNA依赖的RNA聚合酶（RNA dependent RNA polymerase，RdRp），起着主导病毒自我复制和转录的作用。M片段编码由1 073个氨基酸组成的糖蛋白前体（随后经细胞内蛋白酶剪切成Gn和Gc两个膜蛋白）。Gn和Gc在病毒侵入宿主细胞的过程中起重要作用，其中Gn能结合到细胞表面的非肌肉肌球蛋白重链的ⅡA基因（NMMHC-ⅡA）所编码的蛋白上，促进SFTSV的早期感染。S片段主要编码核蛋白（nucleoprotein，NP）和一种非结构蛋白（nonstructural protein，NS）。核蛋白可以将SFTSV的三个RNA基因组片段包裹，并与RdRp形成核糖核蛋白复合物（ribonucleoprotein complex，RNP），防止病毒核酸降解。另外NP和NS可以通过抑制β干扰素和细胞核因子κB信号通路来抑制宿主细胞的抗病毒免疫反应，在病毒免疫逃逸中起重要作用。SFTSV三个片段的5′和3′端的非编码区序列比较短，核苷酸序列大部分互补，形成了平末端结构，在病毒粒子的复制过程中起着重要调控作用。

（二）严重发热伴血小板减少综合征病毒的生活周期

SFTS是一种自然疫源性疾病，传播媒介主要为蜱

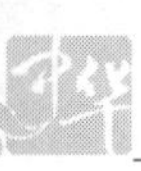

虫，长角血蜱为主要载体，蜱虫叮咬是人类感染 SFTSV 的最重要的危险因素。长角血蜱可携带 SFTSV 并经其卵传播，提示长角血蜱可能是 SFTSV 的自然宿主；SFTSV 还可以在长角血蜱和染毒小鼠之间相互感染，即从感染的动物体内获得病毒后又传播给动物，证实长角血蜱也是重要的传播媒介。另外羊、鸡、狗、猪等家养动物，黑线姬鼠、褐家鼠的血清抗体检测呈阳性，因此家畜动物和啮齿类动物可能是 SFTSV 的扩大宿主。除此之外，病毒还可以随鸟类季节性飞行路线被长距离传播。

二、严重发热伴血小板减少综合征病毒的感染机制及临床表现

（一）严重发热伴血小板减少综合征病毒感染机制

SFTSV 具有广嗜性，可以感染肝、肺、肾、子宫和卵巢等多器官以及免疫系统等来源的细胞系，但来源于 T、B 淋巴细胞的细胞系除外。目前 SFTSV 的致病机制尚不完全明确。病毒与宿主细胞表面分子结合是其感染细胞的首要环节，SFTSV 包膜糖蛋白 Gn/Gc 是介导病毒进入细胞的重要蛋白成分。现已确定有多种膜因子参与 SFTSV 的侵入过程，包括树突细胞特异性黏附分子（dendritic cells specifically adhere molecules，DC-SIGN）、硫酸乙酰肝素（heparan sulfate，HS）和非肌肉肌球蛋白重链ⅡA（non-muscle myosin heavy chain，NMMHC-ⅡA）。DC-SIGN 特异性表达于真皮树突状细胞（dermal dendritic cells，DC）表面，是一种钙依赖的 C 型凝集素，专用于捕获和提呈外来抗原。有研究表明，DC-SIGN 以及肝脏和淋巴结窦状内皮细胞 C 型凝集素作为 SFTSV 受体发挥作用[21]。HS 是一种糖胺聚糖，即一种能与膜蛋白结合形成蛋白多糖的线性多糖。裂谷热病毒（rift valley fever virus，RVFV）、克里米亚-刚果出血热病毒（Crimean-Congo hemorrhagic fever virus，CCHFV）和汉坦病毒（Hantaan virus，HTNV）依靠受体 HS 进行有效的侵入，而 HS 在 SFTSV 侵入过程中的作用仍需进一步证实。非肌肉肌球蛋白ⅡA 是一种细胞表面蛋白，广泛表达于各种组织细胞表面。体外研究中发现，SFTSV 能够结合血小板而激活巨噬细胞的吞噬功能，动物实验也证明脾中的巨噬细胞为 SFTSV 感染的靶细胞之一。巨噬细胞可特异性吞噬病毒黏附的血小板，揭示 SFTSV 感染导致的血小板减少特征性临床表现可能是由于脾中的巨噬细胞增加对病毒黏附血小板的清除所致[22]。鉴于非肌肉肌球蛋白ⅡA 在血小板及血管内皮细胞功能上的重要性，它可能是 SFTS 发病机制的重要因素。

（二）严重发热伴血小板减少综合征的临床表现

SFTSV 从感染到疾病发作的潜伏期通常为 7~14 天，平均 9 天。典型的 SFTS 一般经历 3 期：发热期、多器官功能障碍期和恢复期或死亡。在发病初期（症状发作后第 3~6 天），患者大多出现高热、单核细胞数降低、血小板和白细胞数减少、恶心、腹泻等症状，生化指标包括天冬氨酸氨基转移酶、血尿素氮、乳酸脱氢酶和中性粒细胞百分比（NEU%）等水平显著升高。大部分轻症患者在发热期后病毒载量开始下降，上述症状开始消退，血小板数量和生化指标在发病 2 周后逐渐恢复至正常水平。少部分重症患者发病 6 天后进入多器官功能障碍期，这个阶段病毒载量处于较高水平，血小板数量持续下降，淋巴结肿大，出现呼吸道和消化道出血、肝肾等多器官功能紊乱，晚期合并有神经系统症状。研究发现 SFTSV 可经输血传播，潜伏期感染者因为没有临床症状目前也未开展筛查可能造成输血传播，对输血安全有较大威胁。目前对于经输血感染 SFTSV 的发病特点和临床特征目前尚无研究报道。

三、严重发热伴血小板减少综合征病毒感染的治疗

目前尚无特异性的 SFTSV 抗病毒疗法，研究发现部分抗病毒药可能对治疗 SFTSV 感染有效，但效果尚不完全明确。利巴韦林是一种鸟苷（核糖核酸）类似物，用于阻止病毒 RNA 合成和病毒 mRNA 加帽，起到抗病毒效果。有实验表明利巴韦林对 SFTS 患者病死率无改善，对住院死亡或非死亡患者的血小板计数、病毒载量亦无影响[23]。也有体外研究表明利巴韦林联合Ⅰ型或者Ⅱ型干扰素可显著抑制 SFTSV 的复制[24]，但缺乏体内研究数据，其确切治疗效果仍需进一步证实。并且利巴韦林会造成血红蛋白减少和血液淀粉酶增加等不良反应。法匹拉韦属于吡嗪衍生物，其作用靶标是 RdRp，对各种 RNA 病毒具有广泛的抗病毒活性。其作用机制为在体内快速转化为法匹拉韦核苷三磷酸（法匹拉韦-RTP，M6）形式，通过模拟三磷酸鸟苷竞争性抑制病毒 RdRp，通过抑制病毒基因组复制和转录而发挥抗病毒作用。法匹拉韦-RTP 还可掺入病毒基因中，通过诱发致命性的突变，而发挥抗病毒作用。体外动物实验研究发现法匹拉韦能显著改善 SFTSV 感染小鼠的生存率和降低血清中病毒载量，或可成为抗 SFTSV 感染治疗的潜力药物[25]。目前有关此药物的研究处于实验阶段，尚无该药应用于人体的报道。

由于目前尚无特异性的抗病毒疗法，SFTS 的治疗

主要以支持治疗为主。常见的支持治疗包括补液、维持电解质平衡、输入新鲜冷冻的血浆和血小板。另外早期血浆置换或可改善预后。

对于出现神经系统症状患者，有研究报道糖皮质激素治疗有效[26,27]。但是糖皮质激素的使用需要慎重考虑。部分患者糖皮质激素使用不当会引起病情加重，病程延长，甚至恶化而死亡。另外 SFTSV 感染危重患者均有不同程度的免疫系统损伤，早期使用免疫球蛋白能够提高 SFTS 治疗效果。

（刘鱼　陈利民）

第六节　输血传播梅毒螺旋体

梅毒（syphilis）是由苍白密螺旋体（Treponema pallidum，TP）感染引起的一种慢性性传播疾病[28]。属密螺旋体科（Treponemataceae），密螺旋体属（Treponema）。可分为母婴垂直传播的胎传梅毒（先天梅毒）和后天获得性梅毒。除了性接触及母婴垂直传播，梅毒也可通过输血传播。近三十年来，梅毒等性病的发生率在中国逐年上升[29]，特别是国内外男男同性恋者的增多，TP 合并 HIV 感染日益普遍，对合并感染的检测及治疗，应予以特别关注。

一、梅毒螺旋体的基因组结构及生活周期

（一）梅毒螺旋体的基因组结构

1998 年完成的梅素螺旋体全基因组测序结果显示其基因组大小约 1.14Mb，由 1 138 006 个碱基对组成的环状 DNA 链组成，编码 1 041 个开放阅读框。TP 基因组编码 22 种膜抗原和 36 种鞭毛蛋白，包括特异性耐热的多糖抗原复合性、特异性不耐热蛋白及非特异性心磷脂抗原和类脂抗原等[30]。

（二）梅毒螺旋体的生活周期

1905 年由法国生物学家 Hoffmann 和 Schandim 等率先从一例 TP 患者的硬下疳及附近肿大的淋巴结组织中发现梅毒螺旋体。TP 长约 5～15μm，直径约 0.1～0.2μm，两端尖直，其他部分细长，有 6～14 个弯曲而规则的螺旋。电镜下 TP 分外膜（outer membrane，OM）、胞质微丝（cytoplasmic filaments，CF）、圆柱状菌体包括细胞壁、胞质膜、胞质及周质鞭毛（periplasmic flagella，PF）这四部分。TP 具致病性，在自然环境中仅感染人类，人是梅毒唯一的传播源。TP 在体内适宜环境下进行横断分裂方式繁殖，其躯干分裂为长短两部分，增代时间为 30～33 小时。TP 生活周期可分颗粒期、球形体期及螺旋体期，与致病周期、潜伏发作、宿主免疫力及病程相关。TP 的致病毒性，主要与其表面似荚膜样的主要组成物质黏多糖和黏多糖酶有关。毒性强的 TP 菌株，其黏多糖酶活性亦高，使得 TP 更好地吸附宿主细胞，TP 需要在有黏多糖的组织中才能附着、存活、繁殖并致病。由于黏多糖是人体组织和血管支架的重要组分，受到 TP 黏多糖酶的分解，组织受到损伤破坏，从而引起血管塌陷，血液供应受到阻障，造成血管炎症、坏死及溃疡等病变[31]。TP 是一种古老的病原体，侵袭和隐蔽性强。当皮肤及黏膜的微小破损处接触到 10 个梅毒螺旋体就可被感染。感染发生时，TP 必须黏附在上皮细胞表面，纤维蛋白原和层黏蛋白在 TP 黏附过程中发挥重要作用。一旦到达皮下，TP 就会在局部繁殖并开始通过淋巴和血液扩散。梅毒螺旋体通过由鞭毛旋转产生的前后波状驱动“停停走走”，渗透细胞外基质和细胞间连接，并借助 TP 基因组编码的蛋白水解酶辅助感染人体。侵入人体的 TP 可感染任何组织器官，引起相应的临床病理反应及症状。未经治疗的早期梅毒患者中，多达 40%的人出现 TP 穿透血脑屏障，这可能是导致严重的神经系统并发症的病理基础。

二、梅毒螺旋体感染机制及临床表现

（一）梅毒螺旋体的感染机制

TP 可感染人体全身器官，早期侵犯皮肤和黏膜组织，晚期则损害心血管和中枢神经系统。TP 感染机制尚不完全明了。梅毒感染早期，$CD4^+$T 淋巴细胞分泌白细胞介素-2（interleukin-2，IL-2）增多，刺激 T 淋巴细胞及 NK 细胞的增殖与分化，诱导宿主天然免疫及继发免疫应答。TP 膜蛋白（TpF1）能诱导调节性 T 细胞（regulatory T cell，Treg）产生更多的肿瘤坏死因子，继而促进宿主单核细胞合成并释放炎症因子前体，导致炎症。TpF1 可用于梅毒早期血清学检测分析。TP 感染人体后，机体产生二类抗体，一是抗 TP 的特异性抗体，对 TP 有抑制作用；另一类为反应素，对机体无保护作用，但可长期存在，为疗效监测、复发或再感染的一种生物标志物。其他 TP 膜蛋白，如 Tp0136，参与 TP 与宿主细胞表面的结合及免疫逃逸。而膜蛋白 Tp0751 具有蛋白水解酶活性，能特异性地结合宿主的纤维蛋白原及层黏蛋白，促进 TP 在细胞表面附着、侵入及传播。TP 高度依赖人体宿主而生存，在体外不易生存，对 TP 繁殖、感染及致病的分子机制，都有待深入的研究[31]。

（二）梅毒的临床表现

梅毒是由 TP 感染引起的全身性疾病，临床表现复杂而多样[32]。根据其临床表现可分为三期：一期梅

毒以硬下疳为主要特征；二期梅毒以皮肤黏膜损害为主；晚期梅毒出现树胶样肿，并可能危害眼、骨骼、内脏等系统，危害性较大。而潜伏期梅毒因隐匿性而存在潜在危害。一期、二期和潜伏早期为传染性梅毒，而晚期梅毒几乎没有传染性。合并艾滋病病毒感染可使疾病进程加快。

1. 一期梅毒的临床表现　TP 侵入人体直到出现初期症状通常需 9~90 天，平均约 3 周，主要临床表现是形成硬下疳，常出现在 TP 侵入部位，起初为单个暗红色斑丘疹或丘疹，逐渐增大形成硬结，并在表面形成糜烂，演变为溃疡。典型的硬下疳为类圆形或圆形的碟形溃疡，直径 1~2cm，其基底光滑、平坦，而肉红色表面上有少许浆液渗出物，含大量 TP，具有很强的传染性。硬下疳绝大多数发生于外生殖器，生殖器以外的皮损（如在口唇、舌、扁桃体等）所形成的硬下疳仅占 5%。一期梅毒如不治疗，硬下疳通常持续 3~6 周而自愈，留下暗红色浅表瘢痕。而合并 HIV 感染患者，由于免疫功能低下等原因，硬下疳可能经久难愈，且溃疡面增大并可发展成多个。

2. 二期梅毒的临床表现　当一期梅毒未治疗或治疗不规范，TP 由淋巴系统进入血液循环而扩散全身并大量繁殖，经过 6~12 周进展为二期梅毒。临床上患者首先呈现流感综合症状及全身淋巴结肿大，然后约 60%~90% 的患者出现远处皮肤黏膜损害，最早出现的是斑疹性梅毒疹，圆形或者椭圆形玫瑰色斑状，直径 0.5~2.0cm，互不融合，对称分布，常见于躯干或四肢近端内侧。无明显自觉症状，数日或数周后消退。虽然二期梅毒常伴全身症状，如发热、全身不适、头痛和肌痛，甚至肝肾功能损害，但很少累及骨骼、内脏、眼及神经系统。

3. 三期梅毒的临床表现　一、二期梅毒患者未经治疗或治疗不规范，经过 2~4 年后，约有 1/3 患者进展为三期梅毒。虽然三期梅毒的传染性小，但机体对 TP 的敏感性升高，梅毒的损害更加明显。除皮肤、黏膜及骨骼系统受损外，TP 可侵犯内脏（特别是心血管）和中枢神经系统等重要器官，严重者可危及生命。梅毒树胶肿是晚期梅毒最为特征性的表现，多在感染后 3~5 年内发生，占三期梅毒的 60% 以上，可发生在全身各部位，但多见于小腿。另外，晚期梅毒能明显损害内脏器官，最常见的是心血管梅毒，多发生在感染后 10~30 年。

4. 潜伏梅毒　临床表现为隐性梅毒，凡有梅毒感染史，无临床症状或临床症状消失，排除内脏器官梅毒，梅毒血清反应阳性，但无任何阳性体征称为潜伏梅毒。潜伏梅毒感染者血液中仍存在 TP，仍有传染性及输血传播风险。

5. 合并 HIV 感染的梅毒　近年来，同性恋中梅毒和 HIV 感染率都明显升高。两者的合并感染可能与高危性行为有关。合并 HIV 感染的梅毒患者由于免疫力低下及紊乱，梅毒临床表现变得不典型，但疾病进展较快。另外，合并感染者对 HIV 抗病毒治疗的反应性降低，导致预后不佳。

三、梅毒的治疗

《梅毒诊疗指南》于 2014 年由中国疾病预防控制中心性病控制中心等单位组织专家制（修）订，2019 年重新修订。新版指南根据 2017 年国家卫生计生委颁布的卫生行业标准《梅毒诊断》，对诊断部分进行了修改和完善。在治疗方面，早期梅毒的苄星青霉素治疗方案改为苄星青霉素 240 万 U，肌内注射，每周 1 次，共 1~2 次。鉴于国内实际情况，删除了四环素作为梅毒的备选药物。对于神经梅毒的处理，增加了多学科联合处理方案，更加体现了指南的实用性和指导性[32]。

四、梅毒与输血安全

梅毒被世界卫生组织列为人类最常见的 50 余种传染病之一，在我国属于乙类传染病。由于 TP 在感染者体内可长期存在，潜伏期的 TP 感染者，只要血清中 TP 呈阳性，就存在献血安全性问题，存在着输血安全隐患，因而献血人群的筛选及献血血样的 TP 检测，是减少输血感染风险的有效措施。由于 TP 体外不易生存，煮沸、干燥、热肥皂水和一般的消毒剂（如酒精及石炭酸）很容易将它杀死。在干燥环境下，此病毒仅存活 1~2 小时。对高温敏感，60℃存活 3~5 分钟，在 0℃仅存活 1~2 天，因感染梅毒螺旋体后血症时间短，且梅毒螺旋体在 1~6℃环境中存活不超过 96 小时，故血液制备后冷藏 96 小时再输注，则经输血传播少见。

（吴少波　陈利民）

第七节　输血（蚊媒）传播病原体

虫媒病毒是指通过节肢动物吸血及叮咬的方式将病毒传染给敏感宿主而引起的自然疫源性疾病及人畜共患病的一大类病毒。能传播虫媒病毒的媒介种类繁多，其中，蚊虫和蜂是最常见的重要的传播媒介。

一、蚊媒传播病原体的种类及对输血安全的威胁

可通过蚊虫，特别是伊蚊、库蚊叮咬传播的病原体包括[33]：DENV、ZIKV、CHIKV、西尼罗病毒（West Nile virus，WNV）、YFV、日本乙型脑炎病毒（Japanese encephalitis virus，JEV）。

DENV 属于黄病毒科黄病毒属，系单股正链 RNA 病毒，基因组长度约 11kb，编码三种结构蛋白和七种非结构蛋白。结构蛋白是组成病毒颗粒的主要成分，包括包膜蛋白、膜蛋白和衣壳蛋白；非结构蛋白是登革病毒的酶或者调节蛋白，与病毒复制、蛋白加工及病毒装配密切相关，主要包括 NS1，NS2A，NS2B，NS3，NS4A，NS4B 和 NS5。根据其抗原性的不同，DENV 可分为 1、2、3 和 4 四个血清型。该病毒主要通过埃及伊蚊和白纹伊蚊等媒介进行传播，此外，输血、组织或器官移植、母乳喂养等也可传播。

ZIKV 属于黄病毒科黄病毒属。该病毒最早于 1947 年在乌干达寨卡森林的恒河猴血液中分离得到，因此得名。1954 年首例病例报告，并分离到病毒，系有包膜的单股正链 RNA 病毒，基因组全长约 10.8kb，编码三种结构蛋白（衣壳蛋白、包膜蛋白和前膜蛋白）和七种非结构蛋白（NS1，NS2A，NS2B，NS3，NS4A，NS4B 和 NS5）。寨卡病毒主要通过伊蚊叮咬人体而传播，其他传播途径包括血液传播[34]、性传播和母婴传播。由于存在输血传播的风险，美国已将 ZIKV 列为献血者常规筛查项目。

CHIKV 属于披膜病毒科甲病毒属，系单股正链 RNA 病毒。基因组长度约 12kb，编码五种结构蛋白和四种非结构蛋白和五种结构蛋白包括衣壳蛋白（capsid，C）、包膜蛋白 E1，E2 和 E3（envelope，E），以及 6K 跨膜蛋白。NS1，NS2，NS3 和 NS4 是四种非结构蛋白，参与病毒复制的调控。根据遗传学研究结果将该病毒分为四种不同的基因型，即西非型、东/中/南非型（east central south African，ECSA）、印度洋型（Indian ocean lineage，IOL）和亚洲型。CHIKV 主要经带毒的埃及伊蚊和白纹伊蚊叮咬人体进行传播，也可经血传播。

WNV 属于黄病毒科黄病毒属，是有包膜的单股正链 RNA 病毒，其基因组长度约为 11kb，含有一个 ORF，侧翼为两个非编码区（5′非编码区和 3′非编码区）。唯一的 ORF 编码三种结构蛋白（衣壳蛋白、前膜蛋白和包膜蛋白）和七种非结构蛋白（NS1，NS2A，NS2B，NS3，NS4A，NS4B 和 NS5）。WNV 有两个基因型，其中 1 型致病性强，2 型无明显致病性。系统发育研究表明存在至少 9 种 WNV 进化谱系。WNV 主要经库蚊叮咬进行传播，鸟类、马和人类普遍易感[35]。

YFV 属于黄病毒科黄病毒属，系单股正链 RNA 病毒。基因组长度约 11kb，编码三种结构蛋白和七种非结构蛋白，三种结构蛋白是衣壳蛋白、包膜蛋白和前膜蛋白（precursor membrane protein，PrM）；七种非结构蛋白是 NS1，NS2A，NS2B，NS3，NS4A，NS4B 和 NS5。该病毒主要经白纹伊蚊、埃及伊蚊叮咬进行传播。

JEV 又叫流行性乙型脑炎病毒，属于黄病毒科黄病毒属，单股正链 RNA 病毒，基因组全长约 11kb。JEV 的基因组仅含 1 个开放阅读框，编码 3 种结构蛋白，包括衣壳蛋白、前膜蛋白和包膜蛋白，以及七种非结构蛋白，包括 NS1，NS2A，NS2B，NS3，NS4A，NS4B 和 NS5。根据基因序列的差异，JEV 分为 5 种基因型（Ⅰ～Ⅴ）。JEV 主要传播媒介是库蚊，伊蚊等其他种类蚊子亦有可能传播该病毒。

虽然上述的几种病原体大多通过蚊虫叮咬传播，但也可以通过输血传播，因此对输血安全造成了潜在的威胁。因此，评估每种病原体在不同地区的流行情况及输血传播特定病毒的残余风险，采取区域性、季节性的精准筛查策略，对提高输血安全非常重要。

二、蚊媒传播病原体的检测方法

目前，用于检测虫媒病毒的方法主要有 3 类：病毒的分离鉴定、血清学检测及病毒核酸检测。病毒分离一直被认为是病原学诊断的金标准，不仅可用于疾病的诊断，还可对获得的活病毒进行进一步深入分析，如病毒来源、基因型、变异等。就上述六种虫媒病毒而言，蚊虫细胞系培养、接种以及小鼠脑内接种培养是目前可行的方法，尤其以细胞培养使用最为广泛。但病毒分离须在感染的急性期进行，否则由于抗体的产生会清除大部分病原体，导致病毒分离的阳性率很低。另外，由于实验条件要求高（接种及培养、分离病毒常常须在 BSL-2 和 BSL-3 实验室进行），培养及鉴定时间长并且容易发生细菌污染等原因，病毒分离培养及鉴定在常规诊断中并不实用，大多用于科研。血清学检测主要针对出现在血液中的病原体抗原或者抗体进行检测，主要采用酶联免疫吸附测定（enzyme-linked immunosorbent assay，ELISA）法，ELISA 是一种临床广泛使用的诊断工具，可用于检测样品中抗原或抗体的存在，具有精确性高、灵敏度好、可量化等优点。核酸检测是基于传统的 PCR 扩增技术，通过设计

针对病原体特定核酸片段的引物，直接对病原体核酸进行特异性扩增和检测，具有耗时短、特异性好、灵敏度高等优点，现已广泛用于常规献血者筛查，极大地缩短了窗口期，降低了输血传播疾病残余风险，提高了输血安全。

三、输血(蚊媒)传播病原体的预防与治疗原则

(一) 预防原则

输血(蚊媒)传播病原体的预防策略，包括献血前筛查(发现传染源)、病毒灭活(阻断传播途径)及疫苗接种(保护易感人群)。血液筛查体系包括血清学筛查(抗原、抗体检测)和病原体核酸筛查(核酸检测)。由于抗病毒药物和疫苗种类有限[36]，虫媒病毒的系统监测对早期发现和预防暴发流行至关重要。在我国，仅仅把登革热和日本乙型脑炎作为乙类传染病进行监测，而对其他的虫媒病毒的监测数据相对缺失。需要针对不同病原体的传播特点来采取相应的预防措施。像 CHIKV、YFV、ZIKV 主要以输入性病例为主，在出入境口岸进行严格的检疫是预防的第一道防线。伊蚊、库蚊是它们重要的传播媒介，通过各种方式来消灭或减少蚊子种群，以减少人与病媒的接触机会，是有效的防范方法。

(二) 治疗原则

DENV、ZIKV、CHIKV、WNV、YFV、JEV 在感染的初始阶段都具有发热、皮疹、乏力等非特异性临床表现，给疾病的早期诊断带来一定困难。此外，它们含有相同的传播的载体，意味着这些病原体可以在同一时间或短期内传播，导致两种或以上病毒混合感染。目前针对这些病原体感染，缺乏特异性的抗病毒药物。治疗主要以补液等支持治疗和降温等对症治疗为主。

(李彬　余梅　陈利民)

第八节　病原体输血残余风险

一、残余风险评估的目的和意义

献血前对献血者进行输血传播病原体的筛查，是保障输血安全的重要技术手段。献血者血液筛查早在 20 世纪 40 年代即开始进行梅毒的检测，1970 年左右，包括我国在内，许多国家进一步对乙型肝炎病毒表面抗原进行筛查。由于输血传播病原体种类较多，是否纳入常规筛查主要依据病原体在当地人群的流行状况及其危害性。目前，各国采供血机构均对 HIV、HBV、HCV 及梅毒螺旋体等病原体进行常规检测，由于方法灵敏度、窗口期、病毒变异等因素，可能造成这些病原体的漏检。经过常规检测的血液仍然存在输血传播病原体的残余风险。因此，必须加强对输血传播疾病残余风险的评估。

二、残余风险评估方法

国际上进行传染性残余风险评估主要有两类方法：回顾性病例调查法/队列研究法和数学模型法。

(一) 回顾性病例调查法

通过调查经输血感染某种病原体的受血者，从而评估该病原体经输血传播的残余风险。这种方法适用于评估献血人群中流行率较高的输血相关病原体的残余风险，结果较为可靠。而对于罕见传染性疾病，则不容易找出通过输血感染的病例，漏检率与漏报率较高，因此回顾性病例调查法在输血传染病残余风险评估中并未被广泛应用。

(二) 数学模型法

在一个合理的假设前提下，通过搜集资料，建立数学模型，然后通过模型计算残余风险。由于该方法不需要采集大量标本，需要的数据在常规筛查中即可得到，且操作简单快速，因此广泛应用于输血传播疾病残余风险评估。数学模型法主要包括发病率-窗口期模型、流行率-窗口期模型。

1. 发病率-窗口期模型[37]　该模型对残余风险的计算公式为：

$$RR = I \times WP$$

其中残余风险用 RR 表示，发病率、窗口期分别用 I、WP 表示。

2. 流行率-窗口期模型[38]　该方法由发病率-窗口期模型衍生而来，其强调对发病率予以流行率替代，在具体的实施中，首先需要对首次献血及重复献血者残余风险进行计算，再根据两者比例对总体残余风险进行计算。其计算公式为：

$$P = (WP/I) \times p$$

其中 P 为残余风险，WP 为窗口期，I 为平均血清转化时间，p 为某种疾病在献血者中的流行率。

自 20 世纪 70 年代后，美国经过不断改进检测方法，各种输血传播病原体的残余风险大大降低(表 78-1)。我国献血者人群特点和病毒流行特征与其他国家差异较大，应结合我国实际情况建立输血传播病原体模型进行残余风险分析，不断采取各种有效措施，降低输血传播疾病残余风险。

表 78-1　美国各种输血传播病原体经常规血液筛查后的残余风险

病原体	血液筛查(年份)	当前每单位残余风险评估
艾滋病病毒	艾滋病抗体(1985) 混样核酸检测(1999)	1/200 万
丙型肝炎病毒	丙型肝炎抗体(1990) 混样核酸检测(1999)	1/200 万
乙型肝炎病毒	乙型肝炎表面抗原(1971) 乙型肝炎核心抗体(1986) 混样核酸检测(2009)	1/200 万
人类嗜 T 细胞病毒 Ⅰ/Ⅱ	人类嗜 T 细胞病毒 Ⅰ/Ⅱ抗体(1988)	1/300 万
巨细胞病毒	巨细胞病毒抗体(1980) 白细胞过滤(2000)	<1/300 万
西尼罗病毒	混样核酸检测/周期性单样本核酸检测(2003)	<1/300 万
寨卡病毒	单样本核酸检测(2016) 混样核酸检测(2018)	<1/300 万
细菌	细菌培养平台(2000) 病原菌灭活(2016)	1/10 万(链球菌属)
克氏锥虫	克氏锥虫抗体(2007)	<1/300 万

(叶贤林　陈利民)

参考文献

1. BUSCH MP,BLOCH EM,KLEINMAN S. Prevention of transfusion-transmitted infections[J]. Blood, 2019, 133(17): 1854-1864.
2. TANG LSY,COVERT E,WILSON E,et al. Chronich epatitis B infection:areview[J]. JAMA,2018,319(17):1802-1813.
3. XIAO C,QIN B,CHEN L,et al. Preactivation of the interferon signalling in liver is correlated with nonresponse to interferon alpha therapy in patients chronically infected with hepatitis B virus[J]. J Viral Hepat,2012,19,(2):e1-e10.
4. 王贵强,王福生,成军,等. 慢性乙型肝炎防治指南(2015 年版)[J]. 实用肝脏病杂志,2016,19(3):389-400.
5. LI DK, CHUNG RT. Overview of direct-acting antiviral drugs and drug resistance of hepatitis C virus[J]. Methods Mol Biol, 2019,1911:3-32.
6. PEREIRA AA,JACOBSON IM. New and experimental therapies for HCV[J]. Nat Rev Gastroenterol Hepatol,2009,6(7):403-411.
7. CHEN L,BOROZAN I,FELD J,et al. Hepatic gene expression discriminates responders and nonresponders in treatment of chronic hepatitis C viral infection[J]. Gastroenterology, 2005, 128(5):1437-1444.
8. CHEN L,SUN J,MENG L,et al. ISG15,a ubiquitin-like interferon-stimulated gene,promotes hepatitis C virus production in vitro:implications for chronic infection and response to treatment[J]. J Gen Virol,2010,91(Pt 2):382-388.
9. CHEN L,BOROZAN I,SUN J,et al. Cell-type specific gene expression signature in liver underlies response to interferon therapy in chronic hepatitis C infection[J]. Gastroenterology,2010,138(3):1123-1133.
10. FRANKEL AD,YOUNG JA. HIV-1:fifteen proteins and an RNA[J]. Annu Rev Biochem,1998,671-625.
11. 中华医学会感染病学分会艾滋病丙型肝炎学组,中国疾病预防与控制中心. 中国艾滋病诊疗指南(2018 版)[J]. 中华传染病杂志,2018,36(12):705-724.
12. RODRIGUEZ NS,BARREIRO P,JIMENEZ NI,et al. Overview of the pharmacogenetics of HIV therapy[J]. Pharmacogenomics J,2006,6(4):234-245.
13. LOONEY D, MA A, JOHNS S. HIV therapy-the state of art[J]. Curr Top Microbiol Immunol,2015,389:1-29.
14. 许继伟,宋旋,梁伟姿,等. 艾滋病疫苗的研究进展[J]. 中国生物制品学杂志,2016,29(2):213-216,220.
15. YOSHIDA M,MIYOSHI I,HINUMA Y. Isolation and characterization of retrovirus from cell lines of human adult T-cell leukemia and its implication in the disease[J]. Proc Natl Acad Sci U S A,1982,79(6):2031-2035.
16. CIMINALE V,RENDE F,BERTAZZONI U,et al. HTLV-1 and HTLV-2:highly similar viruses with distinct oncogenic properties[J]. Front Microbiol,2014,5:398.
17. GESSAIN A, MAHIEUX R. Tropical spastic paraparesis and HTLV-1 associated myelopathy:clinical,epidemiological,virological and therapeutic aspects[J]. Rev Neurol(Paris),2012,168(3):257-269.

18. TAKAHASHI K, TAKEZAKI T, OKI T, et al. Inhibitory effect of maternal antibody on mother-to-child transmission of human T-lymphotropic virus type Ⅰ. The Mother-to-Child Transmission Study Group[J]. Int J Cancer, 1991, 49(5): 673-677.
19. KALYANARAMAN K, KALYANARAMAN UP. Localized myositis presenting as pseudothrombophlebitis [J]. Arthritis Rheum, 1982, 25(11): 1374-1377.
20. YU XJ, LIANG MF, ZHANG SY, et al. Fever with thrombocytopenia associated with a novel bunyavirus in China[J]. N Engl J Med, 2011, 364(16): 1523-1532.
21. GUU TS, ZHENG W, TAO YJ. Bunyavirus: structure and replication[J]. Adv Exp Med Biol, 2012, 7(26): 245-266.
22. TANI H, SHIMOJIMA M, FUKUSHI S, et al. Characterization of glycoprotein-mediated entry of severe fever with thrombocytopenia syndrome virus [J]. J Virol, 2016, 90 (11): 5292-5301.
23. JIN C, LIANG M, NING J, et al. Pathogenesis of emerging severe fever with thrombocytopenia syndrome virus in C57/BL6 mouse model[J]. Proc Natl Acad Sci USA, 2012, 109(25): 10053-10058.
24. LIU W, LU QB, CUI N, et al. Case-fatality ratio and effectiveness of ribavirin therapy among hospitalized patients in China who had severe fever with thrombocytopenia syndrome[J]. Clin Infect Dis, 2013, 57(9): 1292-1299.
25. SHIMOJIMA M, FUKUSHI S, TANI H, et al. Combination effects of ribavirin and interferons on severe fever with thrombocytopenia syndrome virus infection[J]. Virol J, 2015, 12: 181.
26. TANI H, FUKUMA A, FUKUSHI S, et al. Efficacy of T-705 (favipiravir) in the treatment of infections with lethal severe fever with thrombocytopenia syndrome virus[J]. mSphere, 2016, 1(1): e00061-15.
27. NAKAMURA S, AZUMA M, MARUHASHI T, et al. Steroid pulse therapy in patients with encephalopathy associated with severe fever with thrombocytopenia syndrome[J]. J Infect Chemother, 2018, 24(5): 389-392.
28. PEELING RW, MABEY D, KAMB ML, et al. Syphilis[J]. Nat Rev Dis Primers, 2017, 3: 17073.
29. 马洁琼,邢文革,蒋岩. 我国 HIV HCV 及 TP 的流行现状[J]. 中国艾滋病性病, 2019, 25(12): 1294-1298.
30. HOUSTON S, LITHGOW KV, OSBAK KK, et al. Functional insights from proteome-wide structural modeling of Treponema pallidum subspecies pallidum, the causative agent of syphilis [J]. BMC Struct Biol, 2018, 18(1): 7.
31. RADOLF JD, DEKA RK, ANAND A, et al. Treponema pallidum, the syphilis spirochete: making a living as a stealth pathogen[J]. Nat Rev Microbiol, 2016, 14(12): 744-759.
32. 中华人民共和国国家卫生和计划生育委员会. 梅毒诊断: WS 273—2018 [S/OL]. [2020-12-20]. http://www.nhc.gov.cn/ewebeditor/uploadfile/2018/03/20180330134218853.pdf.
33. 中国疾病预防控制中心性病控制中心,中华医学会皮肤性病学分会性病学组,中国医师协会皮肤科医师分会性病亚专业委员会. 梅毒、淋病和生殖道沙眼衣原体感染诊疗指南(2020 年)[J]. 中华皮肤科杂志, 2020, 3: 168-179.
34. WEAVER SC, CHARLIE RC, VASILAKI SN, et al. Zika, Chikungunya, andother emerging vector-borne viral diseases [J]. Annu Rev Med, 2018, 69: 395-408.
35. MOTTA IJ, SPENCER BR, CORDEIRO D S SG, et al. Evidence for transmission of Zika virus by platelet transfusion[J]. N Engl J Med, 2016, 375(11): 1101-1103.
36. BURKIT. Increase of West Nile virus cases in Europe for 2018 [J]. Lancet, 2018, 392(10152): 1000.
37. 韩婷婷,刘鱼,李玲,等. 输血传染性残余风险评估方法研究进展[J]. 中国输血杂志, 2014, 27(10): 1061-1064.
38. SEED CR, CHEN GA, ISMAY SL, et al. Assessing the accuracy of three viral risk models in predicting the outcome of implementing HIV and HCV NAT donor screening in Australia and the implications for future HBV NAT[J]. Transfusion, 2002, 42(10): 1365-1372.

第七十九章

输血传播性感染疾病与防治

输血传播性疾病(transfusion-transmitted diseases, TTD)和输血传播性感染(transfusion-transmitted infections, TTI),是指污染病原体的血液输入或种入到人体内而引起的疾病和感染。2000 年以来,世界卫生组织(WHO)启动"全球血站质量管理项目"(quality management project, QMP)[1],规范招募低危献血人群、严格筛检血液并不断提高检测水平与检测质量,当今全球尤其是发达国家及地区的输血相关感染发生率显著降低。例如,美国各地区输血相关传播疾病的平均概率仅为 1∶63 000~1∶64 100[2],但很多发展中国家或贫困地区仍然存在较高的输血相关感染发生率;此外,近年来多种新发传染病(如中东呼吸综合征、新型冠状病毒肺炎)的相继暴发[3],人们对于这些新发传染病的认识和研究尚不够深入,这些新发传染病可能通过输血传播,成为血液及输血安全的新威胁。本章将重点介绍输血相关感染性疾病及其防治策略。

第一节　输血传播艾滋病感染

艾滋病是获得性免疫缺陷综合征(acquired immunodeficiency syndrome, AIDS)的简称,是由人类免疫缺陷病毒(human immunodeficiency virus, HIV)引起的严重全身性传染病。临床表现为严重的免疫缺陷,常以淋巴结肿大、厌食、慢性腹泻、体重减轻、发热、疲乏等全身症状起病,逐渐发生各种机会性感染,继发性恶性肿瘤和各种并发症而死亡。艾滋病病毒感染传播范围广,病死率高,其预防和控制受到全世界的高度关注。

一、艾滋病的流行病学

(一) 艾滋病/HIV 感染的传播途径

AIDS 的传播途径有 3 种:性接触传播、血液传播和母婴传播。性接触传播包括异性间和同性恋间性接触传播;母婴传播包括母亲在围生期和母乳喂养对婴儿的传播。血液传播途径包括输注各种血液成分和血液制品、预防注射、静脉注射毒品、器官移植、人工授精、创伤、采血、拔牙和各种手术等,通过输血传播而发生的艾滋病称输血相关艾滋病。美国通过严格的 HIV 抗体检测和病毒核酸检测(NAT)后因输血发生 HIV 传播的危险性估计已降到 1/100 万以下[4]。

据疾病预防控制局发布,2020 年中国艾滋病发病数量为 62 167 例,发病率为 4.428 3/10 万,相比 2019 年减少了 9 037 例;死亡人数为 18 819 例,死亡率为 1.340 5/10 万,相比 2019 年减少了 2 180 例[5]。由于 HIV 血液检测的普及和技术的进步,输血传播 HIV 感染已经很少发生。

(二) HIV 生物学特性

HIV 对外界抵抗力较弱。对热敏感,56℃加热 30 分钟可以使 HIV 在体外对人的 T 淋巴细胞失去感染活性,但不能完全灭活血清中的 HIV。100℃加热 20 分钟煮沸可以将 HIV 完全灭活。一般被 HIV 污染的器械和器具,经高温、蒸汽、煮沸均可杀灭。HIV 对化学品也十分敏感,常用的消毒剂有漂白粉、戊二醛、甲醛、次氯酸钠和 70%乙醇等。某些血浆制品可用有机溶剂/清洁剂(S/D)灭活 HIV 等病毒。HIV 对紫外线照射不敏感。

(三) 流行情况

1981 年 6 月 5 日美国疾病控制与预防中心(CDC)在 MMWR(发病率与死亡率周报)上首先报道了在美国加州男性同性恋患者中发现了艾滋病[6]。1982 年美国报道 3 名血友病患者发生艾滋病,并有一例 17 个月的婴儿死于艾滋病,此婴儿出生后曾多次输血,包括输入后来发展成为艾滋病的献血者的 1 单位血小板,这是最早报道同输血相关的 AIDS 病例。

1. 全球流行情况　自从流行开始以来至 2019 年底,已有 7 600 万人感染了 HIV 病毒,约有 3 300 万人死于 HIV/AIDS,全球现存 HIV/AIDS 患者约 3 800 万人。估计全球 15~49 岁的成年人中有 0.7%感染了艾滋病病毒，不同国家和地区之间的差异仍然很大。世界卫生组织报告非洲区域仍然是受灾最严重的地区，每25名成年人中就有近1人(3.7%)感染了艾滋病病毒，占全世界艾滋病病毒感染者的2/3以上[7]。

2. 我国流行情况　见表79-1。

表79-1　我国HIV/AIDS流行情况

	HIV/AIDS 患者/人	其中AIDS 患者死亡/人
1985—1988年(散发期)	22	3
1989—1994年(局部流行期)	1 752	62
1995年以后(广泛流行期)		
1985年至2019年底	962 809	316 477

二、艾滋病感染的实验室诊断

(一) 检测方法

1. HIV病原检测

(1) 病毒分离：用患者血清或体液接种于淋巴细胞作病毒培养，或用患者淋巴细胞与对HIV易感的淋巴细胞共同培养，分离出病毒。在分离过程中，定期检测培养细胞上清中的反转录酶活性或细胞中有无病毒抗原出现。若出现阳性还需作血清免疫印迹试验(WB)证实。一般来说，HIV病毒培养的成功率较低，难度较大，只在特殊情况下使用。

(2) p24抗原检测：用ELISA法检测血清HIV-1 p24抗原，其窗口期比用第三代试剂检测HIV抗体窗口期缩短6天，即p24抗原检测的窗口期为16天。美国自1996年开始将p24检测应用于血液筛查，随着HIV病毒核酸检测(NAT)的开展，美国FDA和AABB已不再强制要求做p24抗原测定。

(3) HIV病毒核酸检测(NAT)：NAT是一系列直接检测病原体核酸技术的总称，是基于聚合酶链反应的技术。HIV NAT有定性和定量两类，前者用于献血者血液检测和HIV感染的辅助诊断，后者常用于监测HIV感染者的病程进展和抗病毒治疗效果。

使用NAT对血液检测，可使HIV感染的窗口期缩短为11天。美国自1999年起，对献血者血液筛选已引入NAT项目。检测血清样品通常使用ELISA法检测为阴性的样品，6份或8份混合作NAT，已使每单位血输注后的HIV传播风险率降低至1/100万以下。

2. HIV抗体检测

(1) 酶标法(ELISA)：ELISA试剂的发展经历了四代(表79-2)。

表79-2　检测HIV抗体的四代ELISA试剂比较*

	组成和原理	窗口期
第一代	病毒裂解物(包被)—抗体(血清)—酶标抗人IgG+底物(试剂)	6~8周(45天)
第二代	HIV抗原(包被)—抗体(血清)—酶标抗人IgG+底物(试剂)	4~5周(30天)
第三代	重组HIV抗原(包被)—抗体(血清)—酶标HIV抗原+底物(试剂)	约3周(22天)
第四代	重组HIV抗原(包被)—抗体(血清)—酶标HIV抗原-底物(试剂) P_{24}抗体(包被)—血清(P_{24})抗原—P_{24}酶标抗体-底物	约2周(16天)

注：*灵敏度：第四代>第三代>第二代>第一代

(2) 其他抗体检测方法：包括化学发光或免疫荧光试验、快速试验(斑点ELISA和斑点免疫胶体金或胶体硒、免疫层析等)、简单试验(明胶颗粒凝集试验)等。

(3) 免疫印迹法(WB)：抗体确证试验，在硝酸纤维素膜上转印有多种提纯的HIV抗原带，加入被检血清后，若血清中含有HIV抗体，即结合到相应的抗原带上，再加入酶结合物和底物可以显色，根据显色区带情况，判定结果。

3. $CD4^+$ T淋巴细胞检测　$CD4^+$ T淋巴细胞是HIV感染最主要的靶细胞[8]，HIV感染人体后，出现$CD4^+$ T淋巴细胞进行性减少，$CD4^+$/$CD8^+$ T淋巴细胞比值倒置，细胞免疫功能受损。

目前常用的$CD4^+$ T淋巴细胞亚群检测方法为流式细胞术，可以直接获得$CD4^+$ T淋巴细胞数绝对值，或通过白细胞分类计数后换算为$CD4^+$ T淋巴细胞绝对数。

$CD4^+$ T淋巴细胞计数的临床意义：了解机体免疫状态和病程进展、确定疾病分期、判断治疗效果和HIV感染者的临床并发症。

$CD4^+$/$CD8^+$ T淋巴细胞比值倒置可在长期高效抗反转录病毒疗法(HAART)后出现不同程度的改善，与患者起始治疗的时机和基础$CD4^+$ T淋巴细胞计数密切相关，其变化提示患者的治疗效果和免疫功能重建状态。

4. HIV基因型耐药检测　HIV耐药检测结果可为艾滋病治疗方案的制订和调整提供重要参考[8]。出现HIV耐药，表示该感染者体内病毒可能耐药，同时需要密切结合临床情况，充分考虑HIV感染者的依从性,对药物的耐受性及药物的代谢吸收等因素进行综合评判。改变抗病毒治疗方案需要在有经验的医师指导下才能进行。HIV 耐药结果阴性,表示该份样品未检出耐药性,但不能确定该感染者不存在耐药情况。耐药检测方法包括基因型和表型检测,目前国内外多以基因型检测为主。

(二) HIV 感染后的血清学变化

HIV 感染的发生可分三阶段。初期阶段,感染后6天~6周,感染者可能有非特异的急性病毒感染症状。在此阶段早期进行血样检测,最早出现 HIV RNA 阳性(11天),以后 HIV p24 抗原阳性(16天)和再后 HIV 抗体阳性(22天)。一旦抗体出现,即使患者症状消失,抗体效价也可上升。患者初期阶段症状可能持续2~3周,以后即转入无症状感染阶段(潜伏期),这一阶段平均8~10年,但因大量输血而发生的感染,这一阶段可能缩短至2~5年。在此阶段中,HIV 抗体持续阳性,HIV-1 抗原(p24)转阴。最后,感染者进入艾滋病临床期(晚期),患者的 HIV 核心抗体可能消失,而包膜蛋白抗体长期存在,p24 抗原又转阳。

(三) HIV 抗体检测程序

1. HIV 抗体筛查试验　对血液检测一般使用 HIV-1/2 混合型 ELISA 试剂,如标本呈阴性反应,则作抗-HIV 阴性报告;如呈阳性反应,须用原有试剂加另一种试剂对原标本重复检测。

2. HIV 抗体确证试验　使用我国食品药品监督管理局注册批准,在有效期内的免疫印迹试验(WB)试剂。先用 HIV-1/2 混合型试剂进行检测,如果呈阴性反应,则报告 HIV 抗体阴性;如果呈阳性反应,则报告 HIV-1 抗体阳性;如果不满足阳性标准,则判为 HIV 抗体检测结果不确定。如果出现 HIV-2 型的特异性指示条带,需用 HIV-2 型免疫印迹试剂再做 HIV-2 抗体确证试验,如呈阴性反应,报告 HIV-2 抗体阴性;呈阳性反应则报告 HIV-2 抗体血清学阳性,并将样品送国家参比实验室进行核酸序列分析。

3. 确证试验结果的判定

(1) HIV-1 抗体阳性(+):至少有2条 env 带(gp41 和 gp160/gp120)出现,或至少1条 env 带和 p24 带同时出现。

(2) HIV-2 抗体阳性(+):应同时符合以下2条标准:至少2条 env 带(gp36 和 gp140/gp105);符合试剂盒提供的阳性判定标准。

(3) HIV 抗体阴性(-):无 HIV 抗体特异带出现。

(4) HIV 抗体不确定(±):出现 HIV 抗体异常,但不足以判阳性。

确证试验结果,由 HIV 确证实验室填写"HIV 抗体确证检测报告单",报告 HIV 抗体阳性(+),HIV 抗体阴性(-)及 HIV 抗体不确定(±)。如确证为 HIV-2 抗体阳性,尚需将样品送国家参比实验室确证后尚可报告。筛查实验室检测标本为 HIV 抗体筛查试验重复阳性时,只能报告"HIV 抗体待复查"。

对确证试验室确证为"HIV 抗体不确定"的结果应每3个月抽血复测一次,连续2次,如带型不变,或仍为"不确定",则报告"阴性"。

三、艾滋病的治疗和预防

(一) 治疗

《中国艾滋病诊疗指南》(2018版)建议,成人及青少年开始抗反转录病毒治疗的时机是一旦确诊 HIV 感染,无论 $CD4^+T$ 淋巴细胞水平高低,均建议立即开始治疗。而2013年 WHO 发布的《使用抗逆录病毒药物治疗和预防艾滋病病毒感染合指南》建议,鼓励所有国家对 $CD4^+$ T 细胞计数等于或低于 5×10^5/ml 的 HIV 感染的成年人启动治疗。

治疗方法包括抗病毒治疗,支持疗法,使用免疫调节药物,中药治疗,抗感染治疗和抗肿瘤治疗。其中抗病毒治疗现主张使用高效抗反转录病毒疗法(HAART)又称"鸡尾酒疗法",是目前已被证实的针对 HIV 感染最有效的治疗方法。为达到高效抗病毒作用,该疗法要求至少联合3种抗病毒药物,将血浆中的 HIV RNA 抑制在低水平或检测不出水平。

HIV 复制周期包括黏附、融合、脱壳、反转录、整合、转录、翻译、装配与芽生释放等过程。HAART 可分为以下几种:①黏附抑制剂:阻止 HIV 的 gp120 与 CD4 细胞结合;②辅助受体抑制剂:包括 CCR5 拮抗剂和 CXCR4 拮抗剂;③融合抑制剂:抑制 gp41 介导的病毒包膜与宿主细胞膜的融合;④反转录酶抑制剂(RTI)抑制病毒基因组 RNA 反转录成 cDNA,包括核苷类反转录酶抑制剂(NRTI)和非核苷类反转录酶抑制剂(NNRTI);⑤蛋白酶抑制剂:抑制 HIV 蛋白酶,即阻断 HIV 复制和成熟过程中的必需的蛋白质合成;⑥整合酶抑制剂:抑制 HIV 基因插入到宿主基因组中,从而抑制 HIV 以前病毒形式潜伏感染;⑦成熟抑制剂:抑制 HIV 颗粒的包装和释放。

高效抗病毒治疗效果是:$CD4^+T$ 细胞上升,病毒载量下降到测不出(HIV RNA<50 拷贝/ml),提高生活质量,延长寿命,减少机会性感染和肿瘤发生。

缺点:HAART 药价昂贵,不良反应大,停药易复

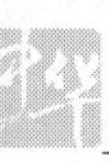

发，所以艾滋病疫苗研制仍是当前热点。

（二）预防

1. 预防血液传播　①戒毒，戒毒前不要共用注射器注射毒品。②对静脉吸毒实施标本兼治。一方面打击贩毒；另一方面提供戒毒和减少吸毒的社会环境及支持条件，如试用合适的替代品（美沙酮等），提供消毒注射器。③医院手术、注射、拔牙均需使用严格消毒的器具。④防止理发、剃须、穿耳、文身、修脚、刷牙时通过器具感染。⑤防止外伤时接触污染血液。⑥采血和输血应严格操作，所用器具应严格消毒。⑦严格管理血源，禁止有偿献血。⑧严格进行血液检验，加强血液检验质量控制。

2. 预防母婴传播　①发生 HIV 感染的妇女应避孕。已妊娠妇女应该寻求医疗机构帮助，进行服药预防。②当母亲有 HIV 感染时应停止母亲授乳，改换别的方式喂养婴儿。

3. 预防职业暴露

（1）美国 CDC 对职业性接触艾滋病病毒后的预防建议：一般认为穿破皮肤接触 HIV 感染的血液而引起感染的危险性平均是 0.3%。但有多种情况增加此种危险性。预防疗法应立即开始，最好接触后 1~2 小时。虽然在 24~36 小时后预防效果可能不佳，但也不要放弃服药，如果无很大不良反应，预防疗法应持续服药 4 周（表 79-3）。

表 79-3　美国 CDC 建议的预防 HIV 感染方法

暴露方式	接触物	抗反转录病毒疗法预防处方	说明
穿破皮肤	危险性很大	ZDV+3TC+IDV	建议使用
	血液危险性大	ZDV+3TC，±IDV	建议使用
	危险性不大	ZDV+3TC	可提供
	沾血的体液，其他有传染性的体液或组织	ZDV+3TC	可提供
	其他体液（如尿）		不使用
黏膜	血液	ZDV+3TC±IDV	建议使用
	沾血的体液，其他有传染性的体液和组织	ZDV，±3TC	建议使用
	其他体液（如尿）		不使用
明显不完整的皮肤	血液	ZDV+3TC，±IDV	建议使用
	沾血的体液，其他有传染性的体液和组织	ZDV，±3TC	建议使用
	其他体液（如尿）		不使用

（2）HIV 职业暴露后局部处理原则：①用肥皂液和流动的清水清洗被污染局部；②污染眼部等黏膜时，应用大量等渗氯化钠溶液反复对黏膜进行冲洗；③存在伤口时，应轻柔由近心端向远心端挤压伤处，尽可能挤出损伤处的血液，再用肥皂液和流动的清水冲洗伤口；④用 75% 乙醇或 0.5% 碘伏对伤口局部进行消毒、包扎处理。

（3）HIV 职业暴露后的监测：发生 HIV 职业暴露后立即、4 周、8 周、12 周和 6 个月后检测 HIV 抗体。一般不推荐测定 HIV P24 抗原和 HIV RNA。

（4）预防职业暴露的措施：①进行可能接触患者血液、体液的诊疗和护理工作时，必须佩戴手套；②在进行有可能发生血液、体液飞溅的诊疗和护理操作过程中，医务人员除需佩戴手套和口罩外，还应戴防护眼镜；当有可能发生血液、体液大面积飞溅，有污染操作者身体的可能时，还应穿上具有防渗透性能的隔离服；③医务人员在进行接触患者血液、体液的诊疗和护理操作时，若手部皮肤存在破损，必须戴双层手套；④使用后的锐器应当直接放入不能刺穿的利器盒内进行安全处置；抽血时建议使用真空采血器，并应用蝶型采血针；禁止对使用后的一次性针头复帽；禁止用手直接接触使用过的针头、刀片等锐器；⑤公安人员在工作中注意做好自身防护避免被暴露。

当发生 HIV 职业暴露时，应进行紧急处理。对暴露物的传染性和受伤者暴露程度应进行评估，并及时报告上级部门，以及寻求医疗机构或艾滋病防治机构及时救治，根据情况确定是否服抗病毒药。医疗机构和实验室应备有洗眼装置或急救药箱。

第二节　输血传播病毒性肝炎

病毒性肝炎是由多种不同类型的肝炎病毒引起的以肝脏炎症为主的传染性疾病。病毒性肝炎在世界范围内广泛传播，严重威胁着人类健康，WHO 提出到2030年消除病毒性肝炎这一公共卫生威胁。目前已知有甲、乙、丙、丁、戊型(即A、B、C、D、E型)五型肝炎。甲型与戊型肝炎通常经粪-口途径,即消化道传播,极少经血液途径传播。乙型、丙型、丁型肝炎主要经血液传播,故亦称输血相关肝炎(transfusion-related hepatitis,TRH)。对庚型肝炎的研究从1995年以来报道不断增多,Abbott公司的Simons,Genelabs公司的Kim以及美国疾病控制中心(CDC)的Bradly等,从1995年起陆续报道GBV肝炎或庚型肝炎。其后全世界有关研究报道甚多,但HGV的致病性至今尚未得到肯定。各型肝炎的特点比较如表79-4所示。

表79-4　各型病毒性肝炎特点比较

肝炎类型	病毒特点				抗原	抗体	传播方式	慢性化	肝衰竭	癌变
	名称	直径	基因组	囊膜						
甲型肝炎	HAV	27nm	线状正单股RNA 7.5kb	无	HAAg	抗-HAV	粪-口	无	罕见	无
乙型肝炎	HBV	42nm	环状双股DNA 3.2kb	有	HBsAg HBcAg HBeAg	抗-HBs 抗-HBc 抗-HBe	血液、性接触、母-婴	5%~10%	常见	有
丙型肝炎	HCV	30~60nm	线状正单股RNA 9.4kb	有	HCAg	抗-HCV	血液、性接触、母-婴	约80%	常见	有
丁型肝炎	HDV	36nm	环状负单股RNA 1.7kb	有	HDAg	抗-HDV	血液、性接触、母-婴	与HBV重叠感染者易慢性化(>60%)	多见	有
戊型肝炎	HEV	32nm	线状正单股RNA 7.6kb	无	HEAg	抗-HEV	粪-口	无	少见(妊娠妇女多见)	无

一、乙型肝炎及丙型肝炎的流行病学

(一)乙型肝炎流行病学

乙型肝炎是由乙型肝炎病毒(HBV)引起的,其传染源主要是急性与慢性型肝炎患者,以及无症状HBV携带者。其传播途径是母婴传播、血液传播和性传播[9]。HBsAg和HBeAg双阳性的母亲所生婴儿的HBV感染率高达95%;婴儿大部分在母亲分娩过程中感染,10%~20%可能来自宫内感染。我国人群中HBsAg携带率很高,主要是因HBV通过母婴传播。血液传播途径包括输血与输注血液制品,使用污染的注射器、刺伤、共用牙刷和剃刀、污染的外科器械及通过昆虫叮咬等方式,经微量血液也可传播。患者的唾液、精液、初乳、汗液、血性分泌物中均可能检查出HBsAg,故密切的生活接触和性接触是HBV传播的重要途径。某些人群有较高的HBV感染率,包括静脉吸毒者、肾透析患者、护理人员、感染者的性伴侣、男性同性恋者,以及精神障碍者与免疫损伤者。

乙型肝炎呈世界性流行,据WHO报道,全球约有2.57亿慢性HBV感染者,非洲地区和西太平洋地区占68%。全球每年约有88.7万人死于HBV感染相关疾病,其中肝硬化和原发性肝细胞癌(hepatoceuLllar carcnoma)死亡分别占52%和38%。东南亚和西太平洋地区一般人群的HBsAg流行率分别为2%(3 900万例)和6.2%(1.15亿例)。

1992年我国肝炎调查时推算全国有慢性HBsAg携带者人数1.2亿人以上。近几年来,由于乙型肝炎疫苗的广泛应用,HBsAg阳性率已明显下降。据2014年全国1~29岁人群乙肝血清流行病学调查结果显示[9],4岁以下儿童HBsAg阳性率下降至0.32%,5~15岁下降至0.94%,16~29岁降至4.38%;据此估计,目前我国一般人群HBsAg流行率为5%~6%,慢性HBsAg携带者人数降至约7 000万例[9]。

(二)丙型肝炎流行病学

丙型肝炎是由丙型肝炎病毒(HCV)引起的,并且也是全世界广泛流行的疾病。HCV属于黄病毒科,分6个基因型及不同亚型[10]。目前,全球约有1.85亿人感染HCV,其中慢性感染者约为(1.3~1.7)亿人。据WHO在2017年发布的数据显示,至2015年全球有7 100万例HCV患者,39.9万例患者死于HCV感染引起的肝硬化或原发性肝癌。2006年,我国病毒性肝

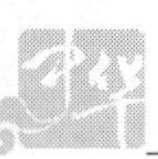

炎流行病学调查，结果显示 1~59 岁人群抗 HCV 阳性率为 0.43%，在全球范围内属于低流行地区，由此推算，我国一般人群中 HCV 感染者约 560 万例，若加上高危人群和高发地区的 HCV 感染者，估计约 1 000 万例。全国各地抗 HCV 阳性率有一定差异，以长江为界，北方（0.53%）高于南方（0.29%）。抗-HCV 阳性率随年龄增长而逐渐上升，1~4 岁组为 0.09%，50~59 岁组升至 0.77%[10]。2020 年，我国 HCV 发病数为 194 066 例，死亡 106 例[5]。

在 20 世纪 90 年代初，由于我国手工法单采血浆的大力发展，许多非法单采血浆站在采血浆时的违规操作造成了献血者间 HCV 的感染和传播。据季阳[11]等调查，1993—1994 年我国 20 280 名献血者首次检测抗-HCV 的阳性率为 13.5%（2741/20 280）。其中献全血者首次检测抗-HCV 阳性率为 6.5%（799/12 309）；单采血浆献血者中首次检测抗-HCV 的阳性率为 24.4%（1 942/7 971）。所以采供血机构对献血者的严格管理和严格血液检验是至关重要的。

丙型肝炎的传播途径主要是血液传播，部分散发性 HCV 感染者传播途径还不十分清楚。血液传播包括输血和输注血液制品，一般注射、采血和手术过程中使用污染的器具，医务人员和实验室人员在手术与实验过程中接触污染血液，特别是有皮肤黏膜损伤时，很容易发生 HCV 感染。静脉吸毒人群由于共用注射器极易发生 HCV 感染。HCV 也可能通过母婴垂直传播和性接触传播，不过其传播率比 HBV 传播率低得多。

二、输血传播乙型肝炎及丙型肝炎的实验诊断

人体感染肝炎病毒即有抗原也可产生相应抗体，这些相应的抗原-抗体系统可用多种血清学诊断方法加以检测。有关输血相关肝炎病毒的抗原抗体缩略术语如表 79-5 所示。

表 79-5　乙型和丙型肝炎病毒抗原及其抗体的术语

英文缩略名	术语名称	英文缩略名	术语名称
HBV	乙型肝炎病毒（Dane 颗粒）	抗-HBc	乙型肝炎核心抗体
HBsAg	乙型肝炎表面抗原（澳大利亚抗原）	抗-HBe	乙型肝炎 e 抗体
HBcAg	乙型肝炎核心抗原	HCV	丙型肝炎病毒
HBeAg	乙型肝炎 e 抗原	抗-HCV	丙型肝炎病毒抗体
抗-HBs	乙型肝炎表面抗体	HCV-Ag	丙型肝炎病毒抗原

由于乙型肝炎病毒发现较早和研究得较深，20 世纪 80 年代建立了第四代的 ELISA 法和 RIA 法，使检出血清 HBsAg 水平提高到（0.1~1.0）ng/ml。

对丙型肝炎病毒的检测是 1989 年后建立起来的。HCV 免疫检测法主要以第三代为主，即对抗-HCV 抗体进行检测。国外目前已经发展到了第四代，其属于抗原抗体联合检测，即在检测抗-HCV 抗体的同时对 HCV 核心抗原（CORE antigen）进行检测。第四代检测比第三代检测的窗口期更短，能够在病毒抗体产生之前检测出 CORE 抗原阳性的感染者。

核酸扩增检测技术的发展和广泛使用，使肝炎病毒的诊断窗口期进一步缩短。

（一）乙型肝炎的实验室诊断

1. HBV 血清学标志物检测　HBV 感染后的特异性血清标志物，可用 ELISA 法、化学发光法、胶体金法、RIA 法等进行检测，但 ELISA 法是目前我国各地血站用于献血者血液 HBV 筛查最广泛、最普遍的一种检测方法。献血者的常规检查，各国通常只规定检测 HBsAg，方法大多采用 ELISA 法，其敏感度达到 0.1~1ng/ml 水平，使输血发生 HBV 感染或乙型肝炎者已大为减少。

2. HBV DNA 检测　核酸扩增检测（nuclear amplification test，NAT）是基于聚合酶链反应方法发展起来的技术，采用半自动或全自动化检测，具有内外质控参照和防交叉污染措施，灵敏度高，特异度强。通常在 HBV 感染后约 33 天出现低水平的 HBV DNA，比 56 天的 HBsAg 窗口期缩短 6~15 天。用 NAT 技术检测 HIV 和 HCV 则可大大缩短抗体出现前的窗口期（表 79-6）。虽然 NAT 用于对献血者 HBV 筛查中的优势不如 HIV 和 HCV。但相较 HBsAg 检测开展 HBV DNA 检测依然可以缩短窗口期。

表 79-6　NAT 技术检测病毒的窗口期比较

窗口期	HIV*	HCV	HBV
从感染至抗体出现的天数/d	22	70	56
NAT 减少的天数/d	10~15	41~60	6~15
病毒复制双倍的天数/d	1	<1	4
病毒载量（病毒基因当量）/ml	10^2~10^7	10^5~10^7	10^2~10^4

注：* HIV NAT 比 HIV p24 抗原检测减少了窗口期 3~8 天。

（二）丙型肝炎的实验室诊断

丙型肝炎血清学检测主要运用 ELISA 方法测定抗-HCV 和 HCV 核心抗原。

HCV RNA 检测的窗口期仅有 12 天，比抗-HCV 窗口期（平均 70 天左右）大大缩短。在 HCV 感染后，至 ALT 升高与抗-HCV 转阳前，HCV 感染者有一个长期高效价病毒血症期，病毒双倍复制也非常快（约 0.1 天）。所以 HCV NAT 技术已在许多发达国家用于对献血者和原料混合血浆的筛查。筛查时可将 100~500 份献血者血样大混合检测，其效率很高，也较经济实用。

（三）各项病毒性肝炎标志的意义

通过实验室检测可以鉴定以前肝炎病毒暴露的标志，并可鉴定 HBV 和 HCV 现在的传染性，这对筛查和诊断是有用的（表 79-7，表 79-8）。

表 79-7 乙型肝炎诊断试验反应性与临床意义

DNA	HBsAg	抗-HBc		抗-HBs	HBeAg	抗-HBe	意义
		总抗	IgM				
+	−	−	−	−	−	−	窗口期
+	+	+/−	+/−	−	+/−	−	急性 HBV 感染早期/慢性携带者
+	+	+	+	−	+	−	急性 HBV 感染
+/−	−	+	+	−	+/−	+/−	感染恢复期早期/慢性携带者早期
+/−	+	+	−	−	+/−	+/−	慢性携带者*
−	−	+	−	+	−	+/−	感染痊愈期
−	−	−	−	+	−	−	疫苗接种或感染痊愈
−	−	+	−	−	−	−	感染痊愈或假阳性

注：* HBeAg 携带者传染性强，可能垂直传播。

表 79-8 丙型肝炎诊断试验反应性与临床意义

RNA	抗-HCV（EIA 筛查）	RIBA 试验（重组抗原）				意义
		5-1-1	c100-3	c33c	c22-3	
+/−	+	（未测定时）				可能是急性或慢性 HCV 感染（RNA+时）
−	+	−	−	−	−	假阳性
+/−	+	+	+	−	−	可能是急性感染（RNA+时），或假阳性（RNA 阴性时）
+/−	+	−	−	+	+	△急性早期或慢性感染（RNA+时）△，假阳性或痊愈后期（RNA 阴性时）
+	+	+	+	+	+	急性或慢性感染
−	+	+/−	+/−	+	+	△HCV 痊愈△

注：△抗-5-1-1 和抗-c100-3 的产生通常迟于抗-c33c 和抗-c22-3（血清转换期），当抗病毒治疗成功时，或发生免疫抑制时可能自发地消失。

三、输血传播乙型肝炎和丙型肝炎的治疗和预防

（一）治疗

1. 乙型肝炎的治疗　急性乙型肝炎患者多数能够在 3 个月内康复，有 10%~40% 转为慢性乙型肝炎病毒感染或慢性乙型肝炎。急性肝炎的治疗一般认为应适当休息和安排合理营养，适当补充维生素，必要时静脉注射葡萄糖，适当辅以药物治疗。对急性乙型肝炎一般不采用抗病毒治疗，但对急性丙型肝炎应及早进行抗病毒治疗，以降低患者转为慢性丙型肝炎的概率。

慢性乙型肝炎抗病毒治疗一般使用干扰素-α（IFN-α）加核苷类似物。核苷类似物包括：拉米夫定、恩替卡韦、恩曲他滨、替比夫定、克拉夫定、阿德福韦酯、替诺福韦等。

其他治疗：①抗炎、抗氧化、保肝治疗，如甘草酸制剂、水飞蓟素制剂、多不饱和卵磷脂制剂和双环醇等具有抗炎、抗氧化和保护肝细胞的作用，有望减轻肝脏炎症损伤。②抗纤维化治疗，如安络化纤丸、复方鳖甲软肝片、扶正化瘀片等，对明显纤维化或肝硬化患者可以酌情选用。

2. 丙型肝炎的治疗　急性丙型肝炎病毒感染患者如不积极治疗，75%～85%转为慢性丙型肝炎病毒感染或慢性丙型肝炎，20 年后 5%～10%转为肝硬化，其中少数患者发展为肝癌[10]。

慢性丙型肝炎抗病毒治疗，以往一般使用干扰素-α 加利巴韦林。且使用长效干扰素（PEG IFN-α）治疗慢性乙型肝炎或慢性丙型肝炎的效果，优于普通干扰素，只需每周注射一次（皮下或肌内注射），疗程一般为 6～12 个月。无效者停药，有效者继续治疗。

近两年来，丙型肝炎治疗有了突飞猛进的发展，有许多治疗慢性丙型肝炎的药物已经上市，有的药物治疗慢性丙型肝炎的有效率达到 90%以上，甚至连肝硬化患者治疗也有一定效果。

治疗慢性丙型肝炎的新的抗病毒特效药，已知有索非布韦、达卡他韦、西甲普韦、博赛普韦、特拉普韦、阿孙普韦等。还有复方 Viekira Pak 和 Harvonk 等鸡尾酒复方药（表 79-9 和表 79-10）。这些药的不良反应较少。

这些新的特效药可以单独使用，也可以根据患者感染的 HCV 基因型选择使用，或配合使用干扰素和利巴韦林。疗程一般为 12～24 周即有明显疗效（表 79-9～表 79-11）。

表 79-9　近年来研制成功的治疗丙型肝炎的抗病毒特效药

药品通用名	适应证	作用机制	治疗期	效果
sofosbuvir（索非布韦）	丙型肝炎 1、2、3、4 型	NS5B 聚合酶抑制剂	12/24 周	90.3%
daclatasvir（达卡他韦）	丙型肝炎 1、2、3、4 型	NS5A 蛋白酶抑制剂	12 周（无肝硬化）24 周（伴肝硬化）	89%～100%
simeprevir（西甲普韦）	丙型肝类 1b 型，1a 型	NS3，4A 蛋白酶抑制剂	12 周	79.2%
boceprevir（博赛普韦）	丙型肝类 1 型	NS3，4A 蛋白酶抑制剂	24 周	68.5%
telaprevir（特拉普韦）	丙型肝炎 1 型	NS3，4A 蛋白酶抑制剂	12 周	68.5%
ausnaprevir（阿孙普韦）	丙型肝炎	NS3 蛋白酶抑制剂	12 周	68.5%

注：根据基因分型，以上各药品与干扰素，利巴韦林联用，效果可更好；一般认为索非布韦单用效果也很好；索非布韦的用法是：每日 1 片，每片 400mg，空腹或随餐服用，一疗程 12 周。

表 79-10　在部分国家或地区获准治疗丙型肝炎的“鸡尾酒”复方制剂

	适应证	成品或用法	批准时间
viekira pak（组合装）	丙型肝炎 1 型	ombitasvir+paritaprevir+ritonavir 早餐 2 片 dasabuvir 早、晚餐各 1 片	2014 年美国
harvonk（复方制剂）	丙型肝炎 1 型	soforbuvir-ledipasvir 每日 1 片	2014 年美国

表 79-11　harvoni 治疗丙型肝炎的效果观察

	患者	harvoni 12 周（n=109）/%（例）	harvoni 24 周（n=109）/%（例）
基因型	1a 型	95%（82/86）	99%（84/85）
	1b 型	87%（20/23）	100%（24/24）
是否有肝硬化	否	95%（83/87）	99%（85/86）
	有	86%（19/22）	100（22/22）
治疗无效的方案	干扰素+利巴韦林	93%（40/43）	100%（58/58）
	蛋白酶抑制剂+干扰素+利巴韦林	94%（62/66）	98%（49/50）

（二）预防

由于输血相关乙型肝炎中约有 5%～10%，以及输血相关丙型肝炎中约有 80%可发展为慢性肝炎，小部分还可能发展为肝硬化和肝癌，所以应特别重视采取预防和控制这两种肝炎的传播。综合起来预防对策大致有以下几方面：

1. 加强对献血者的血液筛查　包括仔细询问病史，做好体格检查和血液检验。检测 HBsAg 应当使用第四代 ELISA 试剂，其灵敏度达到(0.1~0.5)ng/ml 水平。检测抗-HCV 应当使用第三代 ELISA 试剂。献血者和供临床输用的血液应开展病毒核酸检测。

2. 提倡无偿献血　许多学者报道受血者输用无偿献血者血液比输用有偿供血者血液引起的输血相关性肝炎发生率低。并已证明使用定期献血者血液(血浆)比较安全。

3. 使用一次性注射器和输血、输液器　对血液透析机应彻底消毒，所有被血液污染的物品和工作台面需彻底消毒处理。工作人员在进行血液检验时要戴手套。

4. 预防性接触传播　在性伴侣有感染或健康状况不明时，应使用安全套。

5. 严格掌握输血适应证　由于输血及血液制品有传播肝炎的危险性，故决定对患者是否输血时应权衡利弊。

6. 严格病毒灭活　所有的血浆蛋白制品都必须作病毒灭活。对细胞成分病毒灭活现仍处于实验阶段。一旦成熟应尽快应用。

7. 应用乙型肝炎疫苗和乙型肝炎免疫球蛋白预防　对于 HBsAg 和 HBeAg 阳性母亲所生婴儿在出生后尽快(在 24 小时内)注射乙型肝炎免疫球蛋白加乙型肝炎疫苗预防，以后在 1 个月末和 6 个月时再注射一次疫苗。也可对婴儿普及接种乙型肝炎疫苗 3 剂。如果夫妻间一方为 HBsAg 阳性，为防止夫妻间乙型肝炎传播，也可对 HBsAg 阴性的一方注射乙型肝炎疫苗。皮肤伤口及黏膜意外接触 HBsAg 阳性物质时，应尽快(7 天内)注射乙型肝炎免疫球蛋白预防，剂量为 0.06ml/kg 体重，或 1 次 5ml，1 个月后再注射 1 次。

8. 保护受血者　有条件时可在输血后 24 小时及 1 个月时各肌注乙型肝炎免疫球蛋白(HBIG)1 次，成人 1 次注射 HBIG 5ml。但对经常输血的患者，最好注射乙型肝炎疫苗 3 次(0、1、6 个月末，重组乙型肝炎疫苗每次 10~20μg)进行主动免疫，以期获得长期免疫。

9. 减少不必要异体输血　提倡自体输血和成分输血，并尽量减少输血和做到合理输血。

10. 预防皮肤破损传播　加强文身、文眉、修脚等行业使用的文身(眉)针具、修脚工具和用品的卫生消毒管理，不共用剃须刀及牙具等。

第三节　输血传播梅毒感染

一、输血传播梅毒的流行病学

梅毒(syphilis)是由梅毒螺旋体(treponema pallidum)引起的以性接触传播为主的传染病，该病也可通过母婴传播和输血传播。梅毒传染过程的特点是周期性潜伏与再发，在不同发展阶段的病变和临床表现不同。由输血传播的梅毒潜伏为 4 周~4.5 个月，平均 9~10 周，受血者受血后不经第一期，直接进入第二期。通常表现为典型的二期梅毒疹。

梅毒螺旋体为厌氧寄生物，在体内能长期寄生和繁殖，具有较强的繁殖力和致病力，在离开人体后抵抗力却很弱，在干燥环境下 1~2 小时即死亡。梅毒螺旋体对常用化学消毒剂、高温敏感，对低温耐受力较强。在 41.5℃可活 1 小时，41℃可活 2 小时，40℃可活 3 小时，39℃可活 4 小时，4℃可活 2~3 天，0℃可活 1~2 天，在零下 78℃可活数年。一般认为采集的血液 4℃冰箱内保存 3~6 天后即不会传播梅毒。

梅毒发病率很高，2019 年梅毒发患者数为全国甲乙类法定报告传染病病种的第 3 位，成为严重的公共卫生问题。中国疾病预防控制信息系统收集的数据显示，2019 年我国共报告梅毒 535 819 例与 2018 年报告的 494 867 例相比增长了 8.27%。由此可见，梅毒的流行形势十分严峻[12]。

二、梅毒的实验室诊断

梅毒的诊断依赖病史、症状、体征，暗视野显微镜检查和血清学检查。

(一) 直接镜检

一期梅毒时取硬下疳渗出液，二期梅毒时取梅毒疹渗出液，制成涂片用暗视野显微镜直接镜检，如见有运动活泼的密螺旋体有助于诊断。也可经镀银染色、Giemsa 染色后光学显微镜检查。也可用直接荧光染色检查标本中的螺旋体。

(二) 血清学检查

梅毒试验分为特异性抗体和非特异性抗体检测。非特异性检测一般有不加热血清反应素试验(USR)、快速血浆反应素试验(RPR)、甲苯胺红快速反应素试验(TRUST)。特异性检测一般有螺旋体 ELISA 试验(TP-ELISA)、梅毒螺旋体血凝试验(TPHA)、梅毒螺旋体颗粒凝集试验(TPPA)、荧光螺旋体抗体吸收试验(FTA-ABS)，其中 ELISA 检测方法通常作为献血者梅毒筛查方法，而 TPHA、TPPA、FTA-ABS 检测可作为梅毒确证试验方法。

关于对献血者血液作梅毒试验的必要性目前尚无一致的看法，主张不作筛选的理由是：①梅毒螺旋体抵抗力低，将血液放 4℃冷藏 3~6 天后血不会传播梅毒。②血清学试验不可能预防所有的输血梅毒，这是因为第一期梅毒的早期(此时螺旋体血症是十分显著的），血清学试验常是阴性。③相当多的人心磷脂抗体试验阳性，他们的血液循环中并没有螺旋体（生物学假阳性）。但现在对献血者作梅毒筛选的理由也相当多。

虽然在发达国家中梅毒发生率不高，但全世界梅毒发生率在逐渐增加，我国近十几年来梅毒发病率也在上升。新鲜血液成分，特别是血小板、新鲜冷冻血浆和新生儿换血用的血液需求增加，因而增加了梅毒传播的危险性。梅毒筛选试验有助于排除HIV、HBV、HCV潜在感染的高危人群的献血者。在潜伏期的后期，抗体被查出时梅毒螺旋体就可能存在于血液中。英、美等国法律及欧洲药典对梅毒检测都有规定。我国也规定对每次所采的献血者血液必须检测梅毒。

三、梅毒的治疗和预防

（一）治疗

梅毒治疗的一般原则是及早发现，及时正规治疗，越早治疗效果越好；要求剂量足够，疗程规则；不规则治疗可增加复发风险及促使晚期梅毒损害提前发生；治疗后要经过足够时间的追踪观察；所有梅毒患者均应做HIV咨询和检测；患者所有性伴侣应同时进行检查和相应治疗[13]。

1. 早期梅毒　包括一期、二期梅毒及病期在2年以内的隐性梅毒，推荐方案：苄星青霉素240万U，分两侧臀部肌内注射，每周1次，共1~2次；或普鲁卡因青霉素80万U/d肌内注射，连续15天。替代方案：头孢曲松0.5~1g，每日1次肌内注射或静脉注射，连续10天。对青霉素过敏者用多西环素100mg，每日2次连服15天。由于梅毒螺旋体的耐药性，不用红霉素等大环内酯类药物。

2. 晚期梅毒　三期皮肤、黏膜、骨骼梅毒，晚期隐性梅毒或不能确定病期的隐性梅毒及二期复发梅毒推荐方案，苄星青霉素240万U分为两侧臀部肌内注射，每周1次，共3次；或普鲁卡因青霉素80万U/d肌内注射，连续20天为1个疗程，也可考虑给第2个疗程，疗程间停药2周。对青霉素过敏者用多西环素100mg每日2次，连服30天。

（二）预防

梅毒与艾滋病均属于性传播疾病，同时可经血液和母婴传播。故梅毒的预防可参照艾滋病预防方法。献血人群必须经过梅毒抗体筛查，减少输血传播风险；血液制品冷藏96小时后输注可减少梅毒经输血传播。

第四节　输血传播人类嗜T淋巴细胞病毒感染

一、输血传播人类嗜T淋巴细胞病毒感染的流行病学

（一）流行病学

人类嗜T淋巴细胞病毒Ⅰ型/和Ⅱ型（human T-cell lymphotropic virus，HTLV-Ⅰ/Ⅱ）是20世纪70年代末和80年代初首先发现的感染人类的反转录病毒，由细胞介导传播。HTLV-Ⅰ在体内主要感染$CD4^+$T淋巴细胞。母乳、精液、血液中存在$CD4^+$T淋巴细胞，所以HTLV-Ⅱ的传播主要通过母乳喂养、性传播、输血和静脉吸毒共用注射针头等途径[14]。

HTLV-Ⅰ型主要流行于日本南部、加勒比海地区、非洲中部、美洲中部和南部、巴布亚新几内亚和澳大利亚。近年来欧洲和中东一些国家也有HTLV-Ⅰ型感染的报道；美国、巴拿马、巴西、意大利、法国和瑞典等国HTLV-Ⅱ型感染率较高。据报道，日本南部HTLV-Ⅰ型的感染率为8.1%，北部为0.5%~1.2%，加勒比海地区HTLV-Ⅰ型感染率为2%~12%，美国HTLV-Ⅰ型/Ⅱ型的感染率<1%[14]。

HTLV-Ⅰ型/Ⅱ型与细胞增殖反应有关。对某些感染者可引起成人T细胞白血病和/或淋巴瘤（ATL），也可能引起HTLV-Ⅰ型/Ⅱ型相关脊髓病（HAM）和热带痉挛性下肢瘫（TSP）。通过输血引起HAM/TSP已有报道，但输血引起ATL的情况尚无报道。

为了控制HTLV-Ⅰ型/Ⅱ型输血传播，日本（1986）、美国（1988）、法国（1991）、荷兰（1993）、叙利亚（1994）和瑞典（1994）先后实施了对献血者进行HTLV-Ⅰ型/Ⅱ型抗体筛查制度[15]。我国至今未将HTLV-Ⅰ型/Ⅱ型抗体检测列为献血者筛查项目，原因是流行病学调查资料还不充分，以及检测成本与效益的权衡问题未进行充分论证。

（二）我国人群中人类嗜T淋巴细胞病毒感染率

人群中HTLV-Ⅰ/Ⅱ抗体阳性率高低与筛查、确证方法有重要关系。早些年的调查资料未用蛋白印迹法（Western blot，WB）确证，或甚至连免疫荧光法（immuno-fluorescent assay，IFA）都未使用，所以报道的一般人群中HTLV-Ⅰ/Ⅱ型的感染率偏高，可靠性差。近十几年来因为WB和RIBA（recombinant immunoblot assay，RIBA）试剂问世，加上PCR方法应用，所以调查结果比较可靠。从我国人群调查结果看，HTLV感染流行地区主要在东沿海地区（表79-12）。

表 79-12 我国人群中 HTLV-Ⅰ/Ⅱ抗体流行率调查情况

	报道年份	调查地区	调查人群	调查人数/例	确证阳性		筛查方法	确证方法
					人数/例	占比/%		
曾毅等	1985	25 省市	一般人群	10 013	8	0.08	IFA、PA	IFA
庄文等	1999	广东、福建	献血者	3 110	1	0.03	ELISA、PA	WB
尹红章等	2000	广东、江西、北京、广西	献血者	3 413	4	0.1	ELISA	WB
张国忠等	2000	福建	献血者	1 650	5	0.3	ELISA	WB
林毅胜等	2004	福建	献血者	5 000	4	0.08	ELISA	WB
许莉萍等	2003	上海	献血者	4 551	1*	0.02	ELISA	WB
王文丽等	1999	北京、河北、山西、内蒙古	献血者	1 929	0	0	ELISA	WB
唐荣才等	2003	江苏	献血者	9 500	0	0	ELISA	WB
唐秋萍等	2004	海南	献血者	11 000	0	0	ELISA	WB
赖丽君等	2004	澳门	献血者	25 026	0	0	ELISA	WB
周平等	2009	湛江	献血者	5 734	1	0.017	ELISA	PCR
孙淑君等	2008	海南	献血者	2 500	1	0.04	ELISA	WB
曹盛等	2011	黔南	一般人群	7 280	0	0	ELISA	WB
徐冬峰等	2013	宁德	献血者	10 352	35	0.34	ELISA	PCR、WB
林铁辉等	2013	莆田	献血者	19 874	20	0.1	ELISA	WB
刘炜等	2013	沈阳	献血者	9 050	0	0	ELISA	WB
郭金金等	2013	北京	献血者	1 696	0	0	ELISA	PCR
谢金镇等	2013	厦门	献血者	253 855	43	0.017	ELISA	PCR、WB
胡文佳等	2018	南京	献血者	25 007	0	0	ELISA	PCR、WB
欧山海等	2020	福建	献血者	1 015 939	254	25.0/10 万	ELISA	WB

注：* 该份报告中有 1 例抗-HTLV 阳性者不能确定分型，因此是否 HTLV 感染也不能确定。

我国人群中 HTLV-Ⅰ/Ⅱ感染情况调查显示（表 79-12），总的 HTLV-Ⅰ/Ⅱ抗体阳性率很低，感染者多来自福建、广东。曾毅报道的 HTLV 抗体阳性者均来自福建东南沿海，上海发现 1 例 HTLV 抗体阳性者不能定型，即非 HTLV-Ⅰ型也非 HTLV-Ⅱ型，因此是否真正 HTLV 感染不能确定。由于以往有些报道未做 WB 确证试验，所以报告的阳性率欠准确或偏高。近些年来季阳等[16]对我国 6 省区 12 581 名献血者调查结果，抗-HTLV-Ⅰ阳性率为 0.024%（WB 确证）。查出的 HTLV-Ⅰ感染者均来自福建（表 79-13）。

表 79-13 我国 6 省区献血者血清 HTLV-Ⅰ/Ⅱ感染情况调查

	检测人数（n）	ELISA（+）	PA（+）	WB（+）	感染率/%
四川	5 009	19	1		0
福建	2 399	9	3	3	0.13
新疆	1 572	18	0		0
浙江	1 029	7	0		0
山东	1 994	21	3		0
湖北	578	1	0		0
合计	12 581	75	7	3	0.024

注：经测定分析，上表中 3 名 WB 阳性者均为 HTLV-1 Aa 亚型。

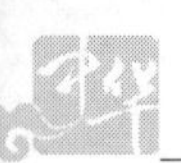

二、人类嗜T淋巴细胞病毒感染的实验室诊断

HTLV-Ⅰ/Ⅱ型的检测分为筛查和确证试验：①筛查试验。采用酶联免疫吸附试验或颗粒凝集试验检测血清当中的抗HTLV抗体。②确证试验。免疫印迹试验、免疫荧光试验检测抗HTLV抗体，最常用的方法是免疫印迹试验；实时荧光聚合酶链反应（PCR）检测整合入人外周血单个核细胞中的HTLV前病毒DNA。目前，多采用免疫印迹试验和实时荧光PCR两者中任意一种为阳性结果，则确诊为HTLV感染。

三、人类嗜T淋巴细胞病毒感染的治疗与预防

（一）治疗

目前尚无有效的治疗方法，主要是对症治疗。

（二）预防

HTLV-Ⅰ型/Ⅱ型只感染淋巴细胞不存在于血浆中，故使用去细胞的血浆制品不会传播HTLV。血液制品如全血、红细胞等，保存14天以上则HTLV不再有传播能力。对献血者和血液制品进行HTLV-Ⅰ/Ⅱ型筛查。鉴于HTLV-Ⅰ/Ⅱ型在我国一般人群中感染率很低，又主要局限于东南沿海地区（福建、广东），故建议可在HTLV流行区如福建莆田等局部地区先行开展献血者筛查，同时对全国各省区继续进行流行病学调查，并对HTLV感染者进行长期追访，了解感染后的疾病进程和预后，以便进一步分析是否应在全国对献血者进行HTLV-Ⅰ/Ⅱ型常规筛查。

第五节　输血传播其他疾病

一、输血传播巨细胞病毒感染

（一）流行病学及临床观察

巨细胞病毒（cytomegalovirus，CMV）属人疱疹病毒科，是一种广泛传播感染的DNA病毒，通过感染的体液，包括尿液，口咽分泌液、乳汁、血液、精液和宫颈液传播。CMV抗体阳性率在一般人群为50%～80%，比率随年龄而增加，在经济欠发达地区和人口密集的都市，人群CMV感染率都较高，可高至80%～100%[17]。

对免疫系统健全的人，CMV感染可以无症状，并可以潜伏于组织与白细胞中许多年。感染可以是初发，也可以是潜伏感染再激活。引起的疾病类似单核细胞增多症，如咽痛、淋巴结肿大、淋巴细胞增多症、发热、病毒血症、病毒尿症和肝炎[18]。子宫内感染可引起黄疸、血小板减少、脑钙化和运动障碍；先天感染可引起精神迟钝、耳聋，并可致死。

CMV血清学阳性率在人群中很高，但对免疫正常的受血者是没有不良后果的，因此输血无须考虑。但是，对于以下几种有免疫系统损伤的患者应当避免输血传播CMV，这包括：①母亲为CMV血清学阴性的低体重早产儿；②接受CMV阴性供者造血干细胞的受者（受者也为CMV血清学阴性时）；③CMV血清学阴性妊娠妇女，因为胎儿处于胎盘感染的危险之中；④子宫内输血的受血者。还有某些情况：①血清学阴性供者的器官移植到血清学阴性的受者时；②准备作自体或同种异体造血干细胞移植的血清学阴性者；③少数未发生CMV感染的AIDS患者。

（二）预防与治疗措施

措施如下：①输用CMV抗体阴性血液。②输注去除白细胞的血液，包括洗涤红细胞，冷冻甘油红细胞，以及用高效滤器移除白细胞。③对有免疫抑制的器官移植患者使用CMV免疫球蛋白作预防性治疗，以及使用抗病毒药物预防[19]。

CMV感染的治疗，更昔洛韦是首选药物。当更昔洛韦无效者时，使用膦甲酸钠，该药是一款酸钠DNA链磷酸化抑制剂，疗效确切，需要注意该药的肾毒性。

二、输血传播严重发热伴血小板减少综合征

严重发热伴血小板减少综合征（severe fever with thrombocytopenia syndrome，SFTS）是2011年首先在我国报道的一种新发传染病，由严重发热伴血小板减少综合征病毒，即新型布尼亚病毒（SFTSV）所引起的疾病，其主要症状是急性发热、白细胞、血小板减少、全身乏力、肌肉酸痛、恶心、腹泻等胃肠道症状，部分病例出现牙龈出血、皮肤瘀斑等症状，重症患者会出现多器官功能障碍综合征（MOF）。在住院患者中病死率可达12%，部分地区高达30%，已成为我国严重的公共卫生问题[20]。

严重发热伴血小板减少综合征病毒经蜱虫叮咬传播，主要发生在植被茂盛的丘陵地带和乡村山区，发病时间主要集中在3～9月份。研究表明，SFTSV可以通过血液在人与人之间传播，并具有2～4周的潜伏期，处于潜伏期的病毒携带者可能参与献血，因此是威胁输血安全的病原体之一[21]。

SFTSV感染的诊断主要依赖流行病学特征、临床症状以及实验室检查，其确诊主要依靠实验室证据。实验室检查如果找到以下证据之一可基本确诊：①患者血清SFTSV核酸检测阳性。②血清免疫学检测阳

性。③患者血清病毒分离培养阳性。

目前，没有相应疫苗预防SFTSV感染，也无特效治疗方法，临床上主要采取对症和支持治疗，如补液、维持电解质平衡、输入新鲜冷冻的血浆和血小板。虽然病原学治疗效果有待商榷，但早期的抗病毒治疗仍是需要的。研究发现，早期使用免疫球蛋白对改善患者预后和降低病死率有一定作用。另外早期血浆置换或可改善预后[22]。征询献血者是否近期来自林区，是否受到蜱虫、螨、牛虻等虫媒叮咬，对预防SFTSV经输血传播具有一定作用。

三、输血传播疟疾感染

疟疾（malaria）是疟原虫（plasmodium）经按蚊传播的寄生虫病，是严重危害人类健康的全球性传染病之一，广泛流行于亚洲、非洲及拉丁美洲的107个国家和地区。疟疾可通过输血传播已引起医学界和输血界的重视。在20世纪90年代，我国四川、河南、江苏和河北等省均有输血传播疟疾的报道，1999年全国上报的疟疾发患者数约3万例，2018年全国累计报告疟疾病例2 678例，较2017年（2 861例）减少了6.4%，全国范围内无本地感染病例报告，境外输入性病例2 671例（99.7%，2 671/2 678），输入继发病例4例，非蚊传病例2例，长潜伏期病例1例。报告疟疾病例数位居前5位的省（自治区），依次为广西（254例，9.5%）、江苏（243例，9.1%）、山东（233例，8.7%）、四川（221例，8.3%）、云南（213例，8.0%）[23]。我国虽基本达到了疟疾本土消除，但仍应警惕复燃和境外输入风险。

无症状携带者是输血传播疟疾的来源（尽管原虫密度可能很低）。输入带有疟原虫的血液引起的疟疾，症状与经蚊传播疟疾相似，但其潜伏期较短，一般为7~10天，个别达1个月[24]。

疟原虫在室温或4℃贮存的血液成分中，至少存活一周。疟原虫也能在带甘油的冷冻保存剂中存活，任何含红细胞的成分，均可能传播疟疾。据报道，血液贮存2周，疟疾传播就很少发生。

防止输血传播疟疾的方法如下：①严格审查献血者疟疾史：美国推荐在疟疾流行区的旅游者如果未服抗疟药和现在仍无症状，则在回美国1年内不献血。从疟疾流行区来的其他人，或曾患过疟疾的人，如果他们仍无症状和没有接受抗疟治疗时，则献血推迟3年。我国也规定3年内患过疟疾的人不得献血。②作血液疟原虫涂片检查：一般认为无多大价值，因为无症状的疟原虫携带者，其血液涂片很难找到疟原虫。因此需要探索更灵敏的检查疟原虫方法，这一工作国内外均已有一些探索报道。③作间接荧光抗体试验（IFA）：这是一种敏感的试验，由于该试验花费大，而且费事，并不适合于疟疾流行国家的群体筛选。这些国家目前唯一办法是用抗疟药治疗献血者和受血者。④服抗疟药物预防：在疟疾流行区使用有疟原虫的血也许不可避免，在此情况下可给受血者口服氯喹，每日200mg，共4日，此药毒性低。20世纪90年代四川省规定对来自疟区的献血者应服用氯喹，0.6g一次顿服。据报道，该法对防止输血疟疾和献血者疟疾都有很好的效果。

四、新型冠状病毒的血液传播防控

目前，2019年底发现的新型冠状病毒（SARS-CoV-2）是一组有包膜的单链RNA病毒，主要通过呼吸道飞沫传播。引起以发热、乏力、干咳为主要表现的急性呼吸系统传染性疾病，严重者可快速进展为急性呼吸窘迫综合征出现难以纠正的代谢性酸中毒、出凝血功能障碍及脓毒症休克。由SARS-CoV-2引起的疾病称为“新型冠状病毒肺炎（COVID-19）”，在世界范围发生了广泛的传播，严重威胁了公众健康。另外，2003年发现的严重急性呼吸综合征冠状病毒（SARS-CoV）和2012年发现的中东呼吸综合征冠状病毒（MERS-CoV）同为对人有高致病性的冠状病毒。

研究表明，在SARS-CoV和MERS-CoV和SARS-CoV-2感染的患者血浆中均可检出病毒RNA[25]，目前虽无经血液传播的报道，理论上任何具有血源性的病原体都有可能通过血液传播。因此国内外专家均强调在疫情期间要高度重视冠状病毒对血液安全的威胁，制定有效的应对预案，献血前对患者进行严格的筛查，如体温测试、旅行居住史、感染人员接触史等情况问询，美国FDA以及中国输血协会建议有感染史或接触史的献血者可延期献血至少28天再献血[26,27]，最大限度保障血液安全，降低冠状病毒通过血液传播的风险。

新冠肺炎疫情流行情况下安全有效的开展无偿献血活动是采供血机构面临的首要问题，需同时保障献血者、受血者及医护工作者的安全，避免新型冠状病毒在采、供血环节发生传播，可参考以下防控措施[28]：

1. 建立严密的防控安全措施　监督所有人员均正确佩戴医用口罩；建立唯一进出献血中心通道，登记进出人员并记录体温；献血环境作好分区，设立1~1.5m的安全距离；作好物品、台面、室内空气消毒；配制免洗消毒凝胶及洗手液。

2. 献血者流行病史筛查

询问流行病史：排除高危献血者如有下列情况之一暂缓4周献血：①本人及共同居住的家属14天内有

异地居住史；②本人有发热、咳嗽、呼吸困难、腹痛腹泻等不适症状；③接触过 COVID-19 确诊患者或与聚集性发患者群有相关接触史；④接触过来自疫情较重的省市地区并出现确诊病例的小区，均应进行暂缓献血，直到脱离相关情况至少 28 天（4 周）。检测献血者体温，超过 37.3℃复查确认后，取消献血。

3. 实验室生物安全防控　采集血液按感染标本的防护标准进行检测，新冠病毒核酸和血清学检测的实验室设置和操作应符合国家相关实验室生物安全要求。

4. 新型冠状病毒的检测　①逆转录-实时荧光定量 PCR（qRT-PCR）核酸检测技术，由于 RNA 病毒容易发生变异，qRT-PCR 技术用于检测 SARS-CoV-2 时一般会在 ORF1ab、S、N、E 等基因中选取多个靶标进行检测，防止出现漏检错检，从而提高检测准确度。多数试剂盒选用 ORF1ab 和 N 基因作为靶标。qRT-qPCR 技术可以高灵敏、高特异地完成 SARS-CoV-2 的检测，易于在临床上推广普及，成为《新型冠状病毒肺炎诊疗方案（试行第 7 版）》中首推的检测方法。②新冠病毒特异抗体 IgM/IgG 检测，在发病 1 周内阳性率较低，可联合核酸检测提高检出率。在新型冠状病毒疫情流行期间或流行区域采集的血液应做核酸检测和抗体检测进一步保障用血安全。

五、其他输血传播性感染疾病

尚有一些其他可能通过输血传播的疾病和感染，如弓形虫病、锥虫病、绦虫病、西尼罗病毒病（West Nile virus disease）、变异克-雅病（variant CJD，v-CJD）、科罗拉蜱热、莱姆病、人疱疹病毒 6 型和 8 型感染、人类细小病毒 B19 感染（parvovirus B19 infection）、输血传播病毒（TTV）等，这些微生物引起的感染或疾病在我国发生率较低或尚未流行，或还不严重，或是否经血液传播尚不明确，但应注意其进展情况。另外一些新发传染病的暴发流行，如埃博拉出血热（Ebola hemorrhagic fever）、寨卡病毒病以及冠状病毒感染引起的严重急性呼吸综合征、中东呼吸综合征和新型冠状病毒肺炎，不断给血液安全带来了新的挑战。

此外，仍有许多传染性疾病迄今尚未发现。我们应当高度重视血液安全，采取有效对策积极预防和控制输血传播性疾病的发生，以保护献血者、受血者和广大群众的健康。

第六节　输血传播性感染疾病的预防和控制

近年来，医院就诊人数和手术总量逐年增加，临床输血总量也稳步上升。基于我国血液传播性病原体感染的人数庞大，输血安全受到国家卫生部门的高度重视[29]。针对输血传播性感染疾病的巨大隐患，需采取积极有效的预防措施。从采血到输血的各个过程需规范管理，最大限度降低输血感染率，保护患者的安全。

一、感 染 途 径

血液从献血者进入受血者的体内要经过采集、运输、保存以及输注等多个环节，在各个环节中如果操作不当都可能导致血液安全出现问题。了解血液感染病原体的传播途径对输血传播性感染疾病的预防和控制具有十分重要的临床意义。

（一）献血者自身感染

献血者自身感染是指献血者在献血前已经感染了某种或几种病原体，并可能通过输血传播给受血者。为最大程度地保障献血者和受血者的身体健康，我国献血法规定了在献血人群中必须确定和排除不宜献血者：主要指健康状况不佳或营养不良的献血者、非自愿献血的献血者以及有危险行为的献血者。有危险行为的献血者是指使献血者有感染上输血传播疾病危险的行为，排除这些有危险行为的献血者对于保障血液安全是十分必要。献血后血液要进行常见传染病的实验室检查，由于检测“窗口期”的存在，早期感染了输血传播疾病的献血者并不能被有效排除；同时，现有的传染病筛查项目仅覆盖了几种常见的输血传播疾病，尚有很多未知、不常见的或新发传染病病原体并没有纳入血液筛查，这些因素都会对血液安全及受血者的健康构成很大威胁。献血者感染输血传播疾病的途径主要包括输血途径、母婴途径、性途径、消化道途径、蚊虫叮咬途径以及皮肤黏膜途径等。

1. 静脉注射途径　该途径是指献血者曾经有静脉注射、输血或输注血液制品的行为，并感染了输血传播疾病。我国《献血者健康检查要求》中规定：近一年内曾经输注过全血及血液成分者暂不能献血，或静脉注射毒者不能献血。现在已知的能够通过输血传播的病原体已经有 70 多种，而我国法定进行血液安全筛查时仅对乙肝病毒、丙肝病毒、梅毒螺旋体以及艾滋病病毒等 4 种常见病原体进行检测，如果献血者输注血液制品时感染了病原体一般也会在一年内有相关的实验室特征及临床表现。所以，为了保护输血者的安全，提高输血安全性，国家在《献血者健康检查要求》中作出以上规定。

2. 母婴途径　母婴途径传播又称为垂直传播或

围生期传播。指在围生期病原体通过胎盘、产道或哺乳由亲代传播给传给子代的方式。很多病毒都可通过垂直方式由母体传染给胎(婴)儿,如风疹病毒、巨细胞病毒、乙型肝炎病毒、HIV 等 10 余种病毒可通过胎盘感染胎儿,引起死胎、流产、早产或先天畸形[30]。存在于妇女产道的病毒,在分娩时可能引起新生儿感染。垂直传播较难控制,可通过孕期及围生期保健预防。

3. 性途径 性途径是多种传染病的一种传播方式,可以是直接传染,也可以是间接传染,性传播不一定指生殖器性交。性传播疾病(sexually transmitted diseases,STD)以前只包括梅毒、淋病、软下疳、性病性淋巴肉芽肿和腹股沟肉芽肿等 5 种,从 20 世纪 70 年代开始 STD 的病种明显增多,已不止局限于上述的典型性病,而是将与各种性行为、性接触密切相关的传染病皆包括在内,性病的概念逐渐被"性传播疾病"所代替,WTO 列入 STD 的病种已达 20 多种[31]。因此,在组织无偿献血时进行献血者的纳入与排除就显得尤为重要,通过普及法律法规及献血知识让那些有危险性行为的人能够主动放弃或延时献血是保障血液及输血安全的重要前提。

4. 消化道途径 消化道途径传播是指病原体通过消化道黏膜进入体内而感染。常见的消化道传染病有细菌性痢疾、脊髓灰质炎(即小儿麻痹症)、伤寒、副伤寒、霍乱、副霍乱、阿米巴痢疾、各种肠道病毒感染(如柯萨奇病毒、埃可病毒等),细菌性食物中毒以及各种肠道寄生虫病(如蛔虫病、绦虫病、蛲虫病、姜片虫病)等。以及甲型和戊型病毒肝炎[32]。病原体通过消化道途径感染献血者后再通过其捐献的血液传播给健康人,给输血安全造成安全隐患。

5. 蚊虫叮咬途径 研究表明,经蚊虫传播的疾病多达 80 余种,主要包括病毒及寄生虫引发的传染病,如流行性乙型脑炎、登革热、黄热病、疟疾、丝虫病以及黑热病等[33]。

通过蚊虫叮咬传播的疾病几乎都可以通过血液进行传播,因此,在一些蚊虫传播疾病肆虐的地区或季节,应该依据实际情况增加献血者传染病的筛查项目,一定程度上能够降低蚊虫叮咬传播疾病给血液安全造成的隐患。

6. 皮肤黏膜途径 指病原体通过破损的皮肤或黏膜导致感染的过程。例如,梅毒、生殖器疱疹、软下疳的病原体虽不存在于精液中,但可通过皮肤黏膜的直接接触传染。

(二) 采血环节的感染

无偿献血采血时使用一次性的无菌器材,此环节血液污染主要来源于献血者皮肤穿刺部位病原体和热合过程中血袋导管破损。有报道数据显示采集全血有很大比例有细菌进入血袋[34]。预防措施包括采血过程中按照规定对局部皮肤进行严格消毒、防止热合部位血袋导管破损和采血人员戴乳胶手套。

(三) 血液储存和运输环节的污染

血液储存环节也可发生污染,温度是影响其质量的重要因素。如冰箱内血袋排放过紧使冷空气循环受阻,或频繁开冰箱门使内部温度升高,导致细菌污染率增加。随着临床成分输血理念的普及和血站血液成分制备工艺的改进,血液产品的种类日趋丰富,特别是血小板类产品[35],储存条件为 20~24℃震荡保存,如果血液在采集、制备等环节有细菌污染,则极易导致细菌在血液产品中大量繁殖,同时产生大量的内毒素[36]。患者输注 1U 细菌污染血小板的风险约为 1/2 000,约为输血病毒感染风险的 250 倍[37]。加强储存和运输管理,建立完善的存储和运输的"冷链"系统,做好储血冰箱温度监控,减少血液运送时间及周转次数,以保证血液质量。

(四) 血液处理环节的污染

血液制品在输注前往往要根据实际临床需要进行洗涤、滤过等处理,在这个环节中由于操作不当也有可能导致血液发生污染,尤其是开放式洗涤和滤过增加了细菌污染的概率。预防措施包括洗涤和滤过的过程中严格无菌操作,包括房间卫生环境达标、使用生物安全柜等无菌操作设备;洗涤红细胞应在制备完成后数小时内应用,若超过 24 小时则应报废处理;血液滤除白细胞时间一般要控制在采血后 4~24 小时,白细胞离体 24 小时后,破损率逐渐增加,超过 3 天后,白细胞经过去白细胞滤器过滤后几乎全部破损增加传播病毒的机会[38]。

二、预防和控制

(一) 严格筛选献血者

世界各国都有对献血者严格筛查的规定,这包括对献血者的既往医学史调查,一般体格检查和严格的血液检验。在调查询问中,应特别注意排除高危人群献血,采集血液时要求献血者不能隐瞒自身健康信息、无不良性习惯、无吸毒史、健康的适龄公民。根据《血站技术操作规程(2019 版)》[39]采用以下方法:①献血者健康征询,筛除不能献血或需要暂缓献血的志愿者。②献血前快速检测,包括丙氨酸氨基转移酶、乙肝表面抗原快速筛查。③献血者管理,献血者捐献血液的检测结果中,乙型肝炎、丙型肝炎、艾滋病任意一项中血清学检测和核酸检测同时呈反应性,则

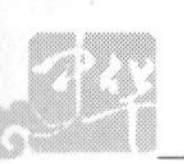

永久性屏蔽；梅毒血清学检测双试剂呈反应性，则永久性屏蔽。加强对献血人员的筛选。禁止有偿献血，可大大减少输血传播性疾病感染的机会。

（二）采血和血液制品制备的无菌操作

采血、血液成分制备、分离过程中发生细菌和病毒污染的机会很多。凡是国家卫生健康委、中国疾病预防控制中心、中国药典、国家食品药品监督管理局和中国药品生物制品检定所颁布的有关采、供血方面的法律法规与技术标准均必须严格遵守，采血工作人员应严格筛选和职业培训，严格执行各个环节的无菌操作规程，避免血液污染。

（三）加强输血传播性感染病原体检测

窗口期是指病原体从进入人体，到其能被检测出的这段时间。病原体只有增殖到一定数量才能被检测到。我国目前献血者的传染病筛查项目主要包括HBsAg、HIV 抗体、抗-HCV 以及 TP 抗体等[39]。尽管现阶段有多种传染病检测方法应用于血液检测，仍然没有有效解决“窗口期”较长的问题，加上在实际操作过程中，可能存在人员操作失误、试剂灵敏度下降以及病毒变异等诸多因素的综合作用，使得存在问题的血液不能被完全检出，造成严重的后果。因此，血站技术操作规程（2019 版）中规定 HIV、HBV 和 HCV 感染标志物应至少采用核酸和血清学试剂各进行 1 次检测。梅毒螺旋体感染标志物采用 2 个不同生产厂家的血清学检测试剂进行检测。

1. 核酸检测　有效地检测出病毒以及缩短窗口期，是当下血液筛查检测技术的发展趋势。由于国产酶联免疫吸附试验（ELISA）法检测试剂的灵敏度相对偏低，窗口期长，而核酸扩增检测技术（NAT）检测直接测定病毒 RNA 或 DNA，可显著缩短窗口期，降低输血感染的风险，提高用血安全，已成为血站开展献血者血液筛查的必要手段。2010 年我国部分血站开始试点核酸检测，2012 版《血站技术操作规程》，将 NAT 纳入血液检测项目，开启了我国 NAT 检测时代。按照国务院《卫生事业发展“十二五”规划》等有关文件要求，全面开展血站核酸检测，缩短病毒检测“窗口期”，是进一步提高我国临床用血安全水平、降低经输血传播疾病风险的重要举措。

NAT 用于检测急性 HBV 感染早期的 HBsAg 和抗-HBc 均为阴性的患者。NAT 能检测到少量的 HBsAg 转阳之前的窗口期献血者，平均缩短窗口期 6~15 天。除了窗口期感染者外，输血传播 HBV 危险性的另一重要来源就是隐匿感染的慢性携带者。HBV 标志物 HBsAg 及 HBeAg 阴性或抗-HBs 与抗-HBc 阳性，血清中可检测到低水平 HBVDNA 或肝组织检测出 HBsAg 或 HBcAg 称隐匿性 HBV 感染。隐匿性 HBV 感染，其血液仍具有传染性[40]。丙型肝炎病毒（HCV）感染和人类免疫缺陷病毒（HIV）感染，NAT 可将检测的窗口期大大缩短，减少漏检。

2. 抗原检测

（1）乙肝表面抗原的检测：目前，对于献血者的常规血液筛查，世界各国一般只检测 HBsAg，HBV 抗原的检测意义要明显大于抗体的检测。而且，HBsAg 在感染者血清中存在时间要长于 HBeAg，且 HBsAg 检测敏感度强于 HBeAg，因此 HBV 的抗原标志物检测优先考虑 HBsAg，而一般不考虑检测 HBeAg。HBV 感染后约 45 天（也有文献报道 56 天）可检测到 HBsAg，这也是感染后最早出现的血清学标志物[41]。

HBV 抗原的检测经历了琼脂扩散法、对流免疫电泳法、反向被动血凝法、固放射免疫测定法、酶联免疫吸附实验、胶体金法、化学发光法等方法的演变与发展，不同检测方法的更新换代使得 HBV 的检测灵敏度、特异度均有大幅程度地提高。目前，各血站及医院输血科用于 HBV 抗原筛查的主要方法为 ELISA 法、化学发光法。

目前，ELISA 法是我国各地血站用于献血者血液 HBV 筛查最广泛、最普遍的一种检测方法，该法具有设备简单、易开展、且快速、敏感、特异等显著优势，适用于大量献血者血液疾病的筛查。由于多因素影响易造成假阳性和假阴性结果的出现，ELISA 法进行献血者 HBV 筛查时要求采用 2 个不同生产厂家的检测试剂。化学发光法是近些年迅速发展并广泛应用于免疫学检验的一种技术，该法具有灵敏度高、线性宽、反应快速、结果准确性高、重复性好且影响因素较少等特点，用于 HBV 抗原检测能够有效降低漏检率。

（2）丙肝核心抗原的检测：HCV 主要的抗原有 C、E1、E2、NS2、NS3、Ns4、NS5 等，其中核心抗原（cAg）是由 HCV 基因组中保守基因编码而来，该抗原的相关研究是近年来的热门课题。HCV 核心抗原作为 HCV 感染者体内出现的早期感染的标志，几乎与 HCV-RNA 同时出现，核心抗原的平均检出时间只比 HCV-RNA 晚约 1 天。HCV 抗原的检测常使用 ELISA 法、化学发光法。当机体出现抗-HCV 之后，体内 HCV 核心抗原和抗体相结合，抗原检出率降低或不能检出。因此，HCV 核心抗原可应用于 HCV 感染早期诊断[42]。

（3）HIV 抗原检测：HIV 感染后，感染者血液循环中最早出现的是 HIV 核酸，然后是 P24 抗原，接着出现 HIV 相应蛋白的特异性抗体，如 P4、gp120 和 gp41 等蛋白的特异性抗体。

自 1985 年艾滋病病毒抗体诊断试剂自问世以来，

历经多年的发展，现已研发至第4代，实现了抗体与P24抗原同时检测，检测的窗口期明显缩短，诊断试剂的灵敏度及特异性大大提高[43]。检测方法有ELISA法、化学发光法，后者的在保持特异度的基础上，灵敏度更高。

3. 抗体检测

（1）丙肝抗体的检测：一直以来，诊断丙型肝炎主要依靠测定丙肝抗体，而患者体内抗体的生产表达需要一定周期（2~12个月），在此间病毒可大量存在于丙肝病毒携带者的外周血中却难以发觉。因而处于窗口期的患者仍旧是输血性丙型肝炎传播的主要来源。

在常用检验方法中，ELISA检验法应用较为广泛，特别是第三代抗-HCV ELISA试剂增加了HCV NS5区表达的蛋白为抗体，灵敏度和特异度均大大增加。但值得注意的是，该方式仍存在一定程度假阳性和假阴性结果。研究指出[44]，在无偿献血等HCV低流行率人群中，假阳性问题尤为突出，这可能与抗-HCV酶免试剂没有灰区设定相关。其他研究也指出，第三代HCV酶检测的漏诊率高达13.70%。而化学发光免疫分析法（CLIA）法作为一种新型HCV监测方法，灵敏度和特异度更高[45]。

（2）梅毒螺旋体抗体的检测：梅毒感染者一般至少会产生两种抗体，一种是非特异性抗体，临床上主要采用RPR等方法检测，优点是随病情发展而变化，缺点是非特异性高；另一种是梅毒特异性抗体，用于梅毒诊断的确诊试验，临床上主要采用MHA-TP、TP-ELISA、FTA-ABS等方法检测，其特点是灵敏度高，特异度强，献血者血液筛查主要使用此方法。部分患者治愈后抗体仍可持续阳性[46]。

4. 不同检测方法比较　ELISA和NAT由于方法的不同（表79-14），2种检测方法可以形成互补，对于血站的血液筛查检测构筑了强大的屏障，但是也不是完全的，也存在漏检的风险。核酸检测的实施并不能取代血清学（抗原或抗体）检测，两者是互为补充的关系：在慢性/持续性感染、但病毒量低的情况下，需要做血清学检测，而在已感染的献血者还没有产生血清学标志物时，需要做核酸检测。

表79-14　ELISA和NAT检测方法窗口期比较

病毒	抗体检测	抗原检测	单份样品ID-核酸检测			混合样品MP-核酸检测		
			窗口期/d	缩短天数/d	缩短/%	窗口期/d	缩短天数/d	缩短/%
HBV		45	20	25	56	36	9	20
HCV	72	12	10	62	86	13	59	82
HIV	22	16	7	15	68	11	11	50

血清学与核酸检测的互补性主要体现在以下几点[47]：①方法学差异。核酸检测以病原体核酸为检测对象，大大缩短检测的窗口期。②隐匿性感染。采供血机构只对HBsAg进行检测，容易导致隐匿性乙肝的漏检，而核酸检测可以弥补隐匿性感染漏检的发生[48,49]。③免疫静默。免疫系统发生紊乱或免疫缺陷，不产生免疫应答，导致血清学漏检，核酸检测不受免疫静默的影响。④病毒变异。血清学检测靶标发生突变或目标片段未被单克隆抗体所识别或核酸检测引物和探针识别的保守区域序列发生变异均可导致漏检。⑤病毒感染周期。如慢性乙肝感染者病毒拷贝数很低，容易造成核酸漏检。⑥其他因素。抗病毒药物应用，抑制病毒核酸，容易造成核酸漏检。

5. 检测方法灵敏度和特异度的综合取舍　在医学统计学的概念中，任何一种检测方法均有两种最基本的特征，即灵敏度与特异度。灵敏度指样本实际为阳性结果且被正确检出的比例，而特异度指样本实际为阴性结果且被正确检出的比例。检测方法的灵敏度越高，其漏检率会相对更低，但会造成某些样本出现假阳性；检测方法的特异度越高，可能会导致某些实际为阳性结果的样本被误认为阴性，也就是我们常说的假阴性率提高，可能导致某些传染病的漏检，造成严重后果。

灵敏度=真阳性/（真阳性+假阴性）×100%，特异度=真阴性/（真阴性+假阳性）×100%，利用同一种方法检测同一个指标时，往往灵敏度越高，则特异度越低；反之特异度越高，则灵敏度越低（表79-15）。因此，在临床诊断或疾病检测中需要寻找合适的平衡点以能够较好地兼顾灵敏度与特异度。

对于输血传播疾病的实验室筛查来讲，具有高灵敏度、强特异度的检测方法是十分必要的，但二者一定程度上不可兼得，如何更好地进行综合取舍显得非常重要。献血者血液疾病筛查不仅关乎献血者自身，同时对受血者的生命健康也可能造成至关重要的影响。因此，在选择检测方法时应以尽量避免献血者传染病的漏检作为基本要求，高灵敏度的检测方法似乎

表 79-15　检测方法灵敏度与特异度

		金标准		合计
		+	-	
检测方法	+	真阳性	假阳性	真阳性+假阳性
检测结果	-	假阴性	真阴性	假阴性+真阴性
合计		真阳性+假阴性	假阳性+真阴性	

显得更加重要，这样能够有效降低漏检率，使得每个实际为阳性结果的污染血样都能够准确地被筛查出来，对于保障临床用血安全具有重要意义。同时，某些传染病的误诊如 HIV 假阳性会给患者心理造成巨大的压力，进而可能会影响其正常的生活、工作及人际关系，高特异度检测方法的选择又显得十分重要。

对于输血传播疾病的实验室筛查来讲，不同检测方法或同种检测方法不同试剂的同时选择是十分必要的，每种检测方法可能均存在各自的优势与劣势，在传染病筛查中应注意充分利用并结合不同检测方法的优点，尤其是对于某些检测结果处于灰区的样本，应结合不同检测人员、不同检测方法或不同检测试剂的检测结果来综合做出判断，以提高检测的灵敏度、特异度与准确度。

（四）血液制品的病毒灭活

对血液制品的病毒灭活是保证输血安全的另一道防线。在病毒感染的初期，人体尚未产生相应抗体，或抗体水平甚低，病毒核酸拷贝数未达到可检出水平；实验方法、试剂的灵敏度和特异度限制，以及人为差错的影响；有些病原体尚无检测的方法，或根本还没有发现等因素的存在，虽然对献血者严格筛选，仍然有些可引起输血传播的病原体感染，因此，对血液制品进行病毒灭活，可以最大程度上保证输血安全。

1. 红细胞成分的病毒灭活　理想的红细胞病原体灭活方法需要满足 3 点：①能高效地灭活红细胞中的各种病原体；②保证储存期内红细胞的形态、活性与功能，如红细胞的盘状形态特征、变形能力、红细胞溶血率、K^+逸出、ATP 和 2,3-DPG 含量及体内回收率等指标，维持在临床接受范围内；③处理后的红细胞不产生新的抗原，对人体安全无毒性。红细胞病原体灭活技术主要包括 1,9-二甲基蓝光动力学技术、补骨脂内酯衍生物 S-303 病原体灭活技术、PEN110 病原体灭活技术以及核黄素光化学技术。目前进入临床试验阶段的红细胞病原体灭活技术主要有 3 种：S-303 病原体灭活技术、PEN110 病原体灭活技术以及核黄素光化学技术[50-52]。

2. 血浆成分的病毒灭活　病毒灭活冷冻血浆是指用物理或者化学方法使血浆内病毒失去感染活性[53,54]。现分述如下：

（1）亚甲蓝/光照法：亚甲蓝又叫美蓝，是一种吩噻嗪类酸性染料，是一种表面携带正电荷的光敏剂，在可见光氧化损伤的作用下，使病毒的核酸断裂，包膜破损，从而使病毒完全失去穿透、复制及感染能力。早在 20 世纪 30 年代人们就发现亚甲蓝加上光照可以灭活病毒，近年来对亚甲蓝/光照病毒灭活方法做了广泛深入的研究，证明 1μm 的浓度下，加上荧光灯照射，可以杀灭大多数脂质包膜病毒，包括 HIV、HCV、HBV，但是对非脂质包膜病毒如 HAV、B19 杀灭效果不理想。近来发现用低压钠灯代替荧光灯进行照射能提高病毒灭活的效果，而对血浆蛋白影响较小。

亚甲蓝/光照法对血浆中凝血因子有一定的损伤，纤维蛋白原受损最明显，处理后约损失 20%，其他凝血因子回收率较高。

用作病毒灭活时的浓度仅 1μm，远低于临床用量，和半致死量的差距更大，因此处理后的制品是安全的，不会因为含亚甲蓝产生毒性。

（2）有机溶剂/清洁剂法：有机溶剂/清洁剂法首先成功应用于血浆白蛋白制品的病毒灭活。在此基础上，此技术已延伸并成功的用于血浆的病毒灭活。血浆融化混合后加入 1%的有机溶剂 N-丁基三磷酸盐（TNBP）和 1%的清洁剂 TritonX-100（聚乙二醇辛基苯基醚），搅拌混匀于 30℃孵育 4 小时，除去加入的有机溶剂和清洁剂后除菌过滤并分装到塑料袋中再次冷冻保存备用。

用有机溶剂/清洁剂法处理血浆的优点之一是对血浆中蛋白质，特别是凝血因子的损伤小，处理后凝血因子回收率高。另外，由于处理的是大批量混合血浆，较容易对处理过程进行质量控制，保证病毒灭活的规范化和有效性，而且分装的血浆质量均一。但是，混合血浆处理与单袋血浆病毒灭活（如亚甲蓝/光照法）比较也有不利的一面。尽管经过献血者的选择和严格的筛选检测，但是还存在一定的漏检危险。

（3）巴斯德消毒法：法国已经研究开发出用 60℃ 10 小时加热处理液态血浆进行病毒灭活的方法。原理是将新鲜冷冻血浆融化混合后，加入保护剂，一般选用低分子量糖，如葡萄糖、蔗糖、麦芽糖等，氨基酸，如甘氨酸等，目的是在加热处理时减少对血浆蛋白，特别是凝血因子的破坏，同时对病毒无保护作用，因此，不会显著影响加热灭活病毒的作用。加入保护剂后边搅拌边加热，60℃ 10 小时，加热后用超滤等方法除去加入血浆中的保护剂，使血浆基本恢复原体积，然后除菌分装热压封口后冷冻低温保存备用。

（4）紫外线（UVA）/光敏物病毒灭活血浆：最近研究发展的单袋血浆病毒灭活方法是紫外线（UVA）照射，在照射前血浆中已加入补骨酯类化合物 S-59，这种方法最早应用于血小板的病毒灭活，现转用于血浆病毒灭活，其作用原理和杀病毒机制亦相似。已证明应用这种方法处理能取得满意的病毒灭活效果，并且处理对血浆蛋白特别是凝血因子的损伤在可以接受的范围内。在美国进行了经处理的血浆和未处理血浆（对照）临床试验的比较研究。结果证明紫外线/S-59 处理血浆在凝血因子的治疗作用方面和未处理血浆类似，无明显差别。

（5）病毒灭活血浆的质量控制要求：见表 79-16。

表 79-16　病毒灭活新鲜/冷冻血浆质量控制项目和要求

质量控制项目	要求
外观	肉眼观察应呈黄色澄清液体，无色泽异常、蛋白析出、气泡及重度乳糜等情况；血袋完好，并保留注满病毒灭活新鲜冷冻血浆经热合的导管至少 10cm
容量	标示量（ml）×（1±10%）
血浆蛋白含量	≥50g/L
Ⅷ因子含量	≥0.5IU/ml（冷冻血浆无此项要求）
亚甲蓝残留量	≤0.30μmol/L
无菌试验	无细菌生长

3. 血小板成分的病毒灭活　血小板病原体灭活技术主要使用光化学技术。光化学技术研究被应用于细胞病原体灭活的化学方法包括 8-甲氧补骨脂素和 S-59 等介导的光化学技术，部化菁 540、邻苯二甲酰花菁等介导的以细胞膜为靶点的光化学技术以及亚甲蓝介导的多靶点光化学技术，其中大部分由于存在某种缺陷，未被投入实际应用。目前备受关注的适用于血小板病原体灭活的技术主要有 2 种：补骨脂素 S-59 光化学技术以及核黄素光化学技术[55-57]。

（五）血液成分的白细胞去除

研究表明，血液中非治疗性成分如白细胞等是一种“污染物”，其同种异体输注会导致白细胞抗体产生，引起一系列副作用如非溶血性发热性输血不良反应、HLA 同种异体免疫反应、血小板输注无效等。同时白细胞还是一些嗜白细胞病毒如巨细胞病毒的载体，输注含白细胞的血液制剂将具有传染这些病毒的危险[58]。因此，血液及其成分去除白细胞对输血安全和临床治疗具有重要作用。

1. 血液成分白细胞去除的方法　主要有离心法、右旋糖酐或羟乙基淀粉沉降法、连续流动洗涤法、冷冻-融化甘油化的红细胞悬液、过滤法、照射法、新型血细胞分离机去除法等[59]，其中以过滤法最为理想。过滤法是指采用白细胞专用滤器的方法滤除血液制剂中的白细胞。世界上第一代血液过滤器诞生于 20 世纪 60 年代，主要用于滤除血液中的微聚物，以防止发生成人呼吸窘迫综合征。20 世纪 70 年代开发出了第二代血液过滤器，主要作用是滤除血液中的白细胞，滤器形式以纤维填充式柱状滤器，白细胞滤除率可达 90%。20 世纪 80 年代开发出了第三代高效去除白细胞的滤器，以膜状结构滤材制备的扁平结构。此滤器能去除 99.9% 以上白细胞，残留白细胞<5×10^6 个/400ml。20 世纪 90 年代则推出了以多种新材料如超细玻璃纤维膜、聚酯及聚氨基甲酸乙酯以及不锈钢等复合材料制成的第四代白细胞过滤器，对白细胞滤除效果更佳，能去除 99.999% 的白细胞，残留白细胞<5×10^4 个/400ml。白细胞滤器多是以棉花纤维、醋酸纤维、聚酯纤维、玻璃纤维等为原料制备的扁平结构，根据其化学吸附原理可分为阳离子型、阴离子型和中性白细胞滤器。

2. 血液成分白细胞去除的作用　白细胞滤除可降低非溶血性输血发热反应[60,61]和输血后移植物抗宿主病（GVHD）[62]的发生率。此外，一些病毒如巨细胞病毒（CMV）、人 T 细胞白血病Ⅰ型病毒（HTLV-Ⅰ）和克雅氏病（CJD）病毒能与白细胞紧密结合，呈高亲和性，无法从感染的供血者血浆中分离，而去除白细胞则可防止这些病毒通过输血传播。我国 CMV 阳性率达 83%，CMV 对器官和骨髓移植、反复输血和免疫功能低下的患者感染最为严重，并有潜伏、复发和致癌的倾向。HTLV-Ⅰ主要流行于日本、非洲和加勒比海沿海地区，受血感染率可达 60%，我国有零星报道[63]。日本、美国等早已将 HTLV-Ⅰ列入对献血者血液的必检项目。CJD 又称疯牛病（海绵状脑病），主要流行于英国，在英国可能有 8 万名献血者携带此种病毒，难以保证输血安全，故英国政府于 1998 年决定所有临床用血都必须去除白细胞，以防止 CJD 传播。

（六）严格掌握输血适应证

输血有可能发生一系列不良反应并传播相关疾病。据美国资料显示，采用血清学试验方法，每单位血液传播病毒危险性估计如下：HIV 为 1/66.6 万，HCV 为 1/10.3 万，HBV 为 1/6.3 万，HTLV 为 1/64.1 万[64]。随着病毒核酸检测的应用，美国每单位血液传播 HIV 和 HCV 的危险性均已降到 1/100 万以下，HBV 传播的危险性已降至 1/76.5 万。尽管如此，输血仍有风险，所以在考虑对患者输血时，应当权衡利弊掌握输血适应证。在确定需要输血时要选择适当的血液成分或血液制品。有研究显示，4℃保存 72 小时以上的血无传播梅毒危险，4℃保存 2 周以上的血，也可减少疟疾和 HTLV 感染传播的危险。

临床输血的总则是：①原则上血红蛋白>100g/L 时不予以输血；血红蛋白<80g/L 时应考虑输血；血红蛋白在 80~100g/L 时，应根据患者的贫血程度、心肺代偿功能、有无代谢率增高以及年龄等因素决定，并在病历中做好分析评估记录。②手术患者术前应根据术中估计出血量决定申请备血，失血量小于总量 10%（500ml），机体代偿，原则上不输血；失血量 10%~20%（500~1 000ml），Hct 无明显变化，输注晶体、胶体、代血浆。失血量 20%~30%（1 000~1 500ml），血压波动，Hct 下降，加用浓缩红细胞（CRBC）。③积极开展手术前自体储血、术中血液稀释等技术，减少输注异体血。

（七）完善消毒和工作人员防护制度

消毒是切断传播途径的重要措施之一，其目的是杀灭或消除存留在各种传播媒介上的病原体，以预防和控制传染病的发生。医疗卫生部门和输血系统工作的人员，特别是直接参加实验、手术、创伤处理和直接接触病原体的工作人员应特别注意自身防护，加强工作室和器械消毒工作。

消毒效果受很多因素的影响，如微生物的种类及污染程度，消毒剂的种类与剂量，消毒时的温度、湿度、酸碱度，干扰物质的存在与否，消毒物品的穿透条件等，应充分了解这些因素，以提高消毒效果。一般来讲，亲水病毒的耐力较亲脂病毒强。乙型肝炎病毒对外界理化因子的耐力比艾滋病病毒强。对乙型肝炎病毒消毒现多用 2%戊二醛与含 5 000~10 000ppm 有效氯的次氯酸钠。艾滋病病毒对外界抵抗力不强，加热 56℃ 30 分钟、煮沸、高压消毒法均可灭活。HIV 对一般消毒剂如乙醇、次氯酸钠、甲醛和戊二醛等均敏感。有些污染的物质和材料，如属一次性使用，最好进行焚烧处理，但要注意勿污染环境。对一次性使用的尖锐物体如针头等还应毁形处理。

（郑山根　李世林　季阳）

参考文献

1. 王锐. 构建血站实验室质量体系文件[J]. 中国卫生质量管理，2007，14(5)：13-14，20.
2. 滕方. 我国输血不良反应现状调查及预防控制策略措施探讨[D]. 重庆：第三军医大学，2015：1-75.
3. 吕亚兰，刘聪，周文正，等. 新型冠状病毒肺炎与 SARS、MERS 的流行病学特征与防控措施比较[J]. 医药导报，2020，39(3)：334-337.
4. DODD RY，NOTARI EPT，STRAMER SL. Current prevalence and incidence of infectious disease markers and estimated window-period risk in the American Red Cross blood donor population[J]. Transfusion，2010，42(8)：975-979.
5. 中华人民共和国国家卫生健康委员会. 2020 年全国法定传染病疫情概况[EB/OL].[2020-12-12]. http://www.nhc.gov.cn/jkj/s3578/202103/f1a448b7df7d4760976fea6d55834966.shtml.
6. 汪宁，钟平. 中国 HIV 分子流行病学 30 年[J]. 中华流行病学杂志，2015，36(6)：541-546.
7. World Health Organization. HIV/AIDS.[EB/OL].[2020-12-12]. https://www.who.int/health-topics/hiv-aids/#tab=tab_1.
8. 中华医学会感染病学分会艾滋病丙型肝炎学组，中国疾病预防与控制中心. 中国艾滋病诊疗指南(2018 版)[J]. 中华传染病杂志，2018，36(12)：705-724.
9. 中华医学会感染病学分会，中华医学会肝病学分会. 慢性乙型肝炎防治指南(2019 年版)[J]. 中华肝脏病杂志，2019，12：938-961.
10. 中华医学会肝病学分会，中华医学会感染病学分会. 丙型肝炎防治指南(2019 年版)[J]. 中华传染病杂志，2020，38(1)：9-28.
11. 季阳，贾桂芳，周琼秀，等. 丙型肝炎病毒感染献血者 8 年追踪观察[J]. 医学研究通讯，2003，32(10)：16-17.
12. 中国疾病预防控制中心. 全国法定传染病疫情概况[EB/OL].[2020-12-22]. http://www.nhc.gov.cn/jkj/.
13. 中国疾病预防控制中心性病控制中心，中华医学会皮肤性病学分会性病学组，中国医师协会皮肤科医师分会性病亚专业委员会. 梅毒、淋病和生殖道沙眼衣原体感染诊疗指南(2020 年)[J]. 中华皮肤科杂志，2020，53(3)：168-179.
14. 何智，季阳. 人类嗜 T 淋巴细胞病毒(HTLV-Ⅰ/Ⅱ)检测和确证概况[J]. 中国输血杂志，2001，14(3)：190-192.
15. 张春涛，尹红章，李德富. 人 T 细胞白血病病毒Ⅰ型的研究现状[J]. 微生物学免疫学进展，2003，31(2)：57-61.
16. 季阳，黄如欣，秦占芬，等. 中国 6 省区献血者人类嗜 T 淋巴细胞病毒Ⅰ、Ⅱ型抗体血清流行病学调查[J]. 中华传染病杂志，2000，18(4)：257-258.
17. 洪缨. 献血人群中巨细胞病毒感染与输血安全[J]. 中国输血杂志，2019，32(9)：975-980.
18. 曾庆贺，董加秀，孟艳，等. 人巨细胞病毒感染的流行病学研究进展[J]. 山东医药，2017，57(12)：110-116.
19. 任少敏，王同显，马保凤. 预防输血传播巨细胞病毒感染的研究进展[J]. 中国输血杂志,2018,31(10):1209-1213.

20. YU XJ, LIANG MF, ZHANG SY, etal. Fever with thrombocytopenia associated with a novel bunyavirus in China[J]. N Engl J Med,2011,364(16):1523-1532.
21. 赵航,李世林,曾沛斌,等. 严重发热伴血小板减少综合征病毒在输血安全中的研究进展[J]. 中国输血杂志,2018,31(3):306-310.
22. 许汴利. 新布尼亚病毒感染致发热伴血小板减少综合征的发现、认识与启示[J]. 中华预防医学杂志,2012,46(2):99-102.
23. 张丽,丰俊,张少森,等. 2018 年全国疟疾疫情特征及消除工作进展[J]. 中国寄生虫学与寄生虫病杂志,2019,37(3):241-247.
24. 王笑笑,周水森,黄芳,等. 疟疾无症状感染者流行病学特征及其影响因素研究进展[J]. 中国寄生虫学与寄生虫病杂志,2019,37(3):352-359.
25. 武文,郭兴莹,马红霞,等. 冠状病毒与输血传播性疾病的相关性探讨[J]. 中华实验和临床病毒学杂志,2020,34(4):378-381.
26. Food And Drug Administration. Important information forblood establishments regarding the novel coronavirus outbreak[EB/OL]. (2020-01-30)[2020-02-20]. https://www.fda.gov/vaccines-blood-biologics/safety-availability-biologics/important-information-blood-establishents-regarding-novel-coronavirus-outbreak.
27. 中国输血协会. 关于新型冠状病毒疫情防控期间采供血工作的若干工作建议(第一版)[EB/OL]. (2020-02-05)[2020-12-12]. https://www.csbt.org.cn/plus/view.php? aid=16530.
28. 刘晓敏,汪德清. 新型冠状病毒肺炎疫情下输血科工作开展的建议与思考[J]. 中华医学杂志,2020,100(14):1041-1043.
29. YU X, CHEN W, LIU Z, et al. Safety and current status of blood transfusion in China: an update[J]. Lancet Haematol,2016,3(2):e60-e62.
30. 陈雪梅. 宫内感染的研究进展[J]. 中国医师杂志,2011,02(z2):211-213.
31. 吴明尚. 我国性病流行状况与控制对策[J]. 华夏医学,2006,19(5):1039-1041.
32. 陈小英,许国章. 甲型和戊型病毒性肝炎的流行病学研究进展[J]. 浙江预防医学,2014,9:909-911,914.
33. 王英. 我国蚊媒防制策略及成就和挑战[J]. 中国热带医学,2019,19(9):807-811.
34. 钟国萍,张晓卿. 输血传播性细菌感染[J]. 北京医学,2010,32(5):404-405.
35. CURRIE LM. Inhibition of cytokine accumulation and bacterial growth during storage of platelet concentrates at 4 degrees C with retention of in vitro functional activity. [J]. Transfusion,2010,37(1):18-24.
36. 何华庆,韩玲,涂娟,等. 1086 例单采血小板细菌培养结果分析[J]. 实验与检验医学,2015,33(5):688-689.
37. 梁义安. 血小板输注风险及安全输注对策研究[J]. 检验医学与临床,2013,10(13):1743-1745.
38. 丁慧慧,施琳颖,陈敏,等. 血站型去白细胞过滤器最适应用条件的探究[J]. 中国输血杂志,2020,33(5):462-465.
39. 中华人民共和国国家卫生健康委员会. 血站技术操作规程(2019 版):国卫医发〔2019〕98 号[S/OL]. [2020-12-23]. http://www.nhc.gov.cn/cms-search/downFiles/9c6c4c3a40a64bf786f5b5d8ee08b220.pdf.
40. 邹军,王杰,王露楠,等. 隐匿性乙型肝炎病毒感染及相关输血安全问题的研究进展[J]. 中华传染病杂志,2020,38(6):385-388.
41. 高加良,王欢,李文,等. 血站核酸检测实验室的质量管理[J]. 中国输血杂志,2011,24(7):551-553.
42. 陈伟岳,俞勇,杜蓬,等. 核心抗原酶联免疫检测在丙型肝炎病毒感染诊断中的价值[J]. 中华实验和临床病毒学杂志,2016,22(1):64-66.
43. 颜浩. HIV-1 新发感染快速检测技术研究[D]. 北京:中国疾病预防控制中心,2014.
44. 周俊,袁帆,潘涛,等. 直接化学发光免疫分析法作为传染四项快速检测方法的应用探讨[J]. 临床输血与检验,2016,18(4):378-381.
45. 林树波,郑泽旋,张锐. 化学发光免疫分析试验在血液筛查中的应用及评价[J]. 中国实验血液学杂志,2019,27(2):569-572.
46. 黄瑛,施监勇. 梅毒患者治疗后血清学转归的影响因素研究[J]. 中国性科学,2015,5:41-44.
47. 张琼,林碧,蔡淑锋,等. 血清学、核酸检测在乙型肝炎病毒血液筛查中的应用评估[J]. 中国卫生检验杂志,2017,27(23):3393-3397.
48. REN FR, WANG JX, HUANG Y, et al. Hepatitis B virus nucleic acid testing inChinese blood donors with normal and elevated alanine aminotransferase [J]. Transfusion, 2011, 51(12): 2588-2595.
49. 曾劲峰,郑欣,许晓绚. ELISA 检测与 NAT 在血液筛查应用中的互补性研究[J]. 中国输血杂志,2012,25(10):1012-1014.
50. CORASH L. Inactivation of infectious pathogens in labileblood components: meeting the challenge[J]. Transfus ClinBiol,2001,8(3):138-145.
51. MUFTI NA, ERICKSON AC, NORTH AK, et al. Treatment of whole blood(WB) and red blood cells(RBC) with S-303 inactivates pathogensand retains in vitro quality of stored RBC[J]. Biolog,2010,38(1):14-19.
52. 任芙蓉,王卓妍. 红细胞成分血病原体灭活[J]. 中国输血杂志,2012,25(5):407-410.
53. 李忠平. 临床输用血浆病毒灭活的研究进展[J]. 国外医学(输血及血液学分册),2001,24(2):157-159.

54. 安万新. 输血技术学[M]. 北京:科学技术文献出版社,2006:288-289.

55. JANETZKO K, LIN L, EICHLER H, et al. Implementation of the INTERCEPT Blood System for Platelets into routine blood bank manufacturing procedures: evaluation of apheresis platelets[J]. VoxSang, 2004, 86(4):239-245.

56. 莫琴,黄宇闻,张博,等. 核黄素光化学法灭活 Sindbis 病毒的研究[J]. 中国输血杂志,2013,26(3):132-134.

57. 周雪莹,熊文,孔令魁. 核黄素光化学法对血浆中革兰阳性和阴性指示菌的减除作用和对血小板 P 选择蛋白表达的影响[J]. 中国实验血液学杂志,2010,18(4):1059-1062.

58. CHAMFLY V. French evaluation of conditions for the systematic implementation of leucocyte removal in labile blood products (LBP)[J]. Transfus Sci, 1998, 19:333-342.

59. 赵树铭,林武存,刘景汉. 白细胞去除及其临床应用进展[J]. 中国实验血液学杂志,2002,10(5):478-482.

60. NOMURAS, OKAMAE F, ABE M, et al. Platelets expressing Pselectin and platelet-derivedmicroparticles in stored platelet concentrates bind to PSGL-1 on filtrated leukocytes[J]. Clin Appl ThrombHemost, 2000, 6:213-221.

61. STEINHARDT M, SCHLENKE P, WAGNER T, et al. Transfusion of platelet concentrates from pooled buffy-coats: comparison of bedside vs. prestorage leuko filtration[J]. Transfus Med, 2000, 10:59-65.

62. ASAI T, INABA S, OHTO H, et al. Guidelines for irradiation of bloodand blood components to prevent post-transfusion graft-vs.-host disease in Japan[J]. Transfus Med, 2000, 10:315-320.

63. 尹红章,李秀华,宋爱京,等. 不同地区献血者人群 HTLV-1 感染者的调查[J]. 中国输血杂志,2000,13:43-44.

64. ZOU S, DORSEY KA, NOTARI EP, et al. Prevalence, incidence, and residual risk of human immunodeficiency virus and hepatitis C virus infections among United States blood donors since the introduction of nucleic acid testing[J]. Ttansfusion, 2010, 50(7):1495-1504.

第八十章

非感染性输血反应

输血不良反应是指在输血过程中或输血结束后，受血者发生的用原来疾病不能解释的、新的症状或体征。按照反应发生时间，发生于输血时或输血结束后24小时内的，称为急性输血不良反应；发生于输血结束24小时后的，称为迟发性输血不良反应。按照反应发生机制，根据反应发生过程中有无免疫因素的参与，分为免疫性输血不良反应和非免疫性输血不良反应；根据是否存在溶血症状，分为溶血性输血不良反应和非溶血性输血不良反应；根据有无感染因素的参与，分为感染性输血不良反应和非感染性输血不良反应。随着医疗水平的改善以及血液筛查技术的进步，感染性输血不良反应的发生率已明显降低，非感染性输血不良反应成为目前输血安全的重要关注点。本章重点讨论非感染性输血不良反应。

第一节 概 述

一、输血不良反应常见类型

目前常见输血不良反应主要包括以下类型：①输血相关循环超负荷（transfusion-associated circulatory overload，TACO）；②输血相关急性肺损伤（transfusion-related acute lung injury，TRALI）；③输血相关呼吸困难（transfusion-associated，TAD）；④非溶血性发热反应（febrile non-hemolytic transfusion reaction，FNHTR）；⑤输血相关过敏反应（allergic transfusion reactions）；⑥输血相关低血压反应（hypotensive transfusion reaction）；⑦急性溶血性输血不良反应（acute hemolytic transfusion reaction，AHTR）；⑧迟发性溶血性输血不良反应（delayed hemolytic transfusion reaction，DHTR）；⑨迟发性血清学反应（delayed serological transfusion reactions，DSTR）；⑩输血相关移植物抗宿主病（transfusion-associated graft versus host disease，TA-GVHD）；⑪输血后紫癜（post-transfusion purpura，PTP）。

二、输血不良反应常见临床表现

输血不良反应的诊断通常需要根据患者的临床表现进行初步评估，进而结合实验室检查来进行确诊。医护人员应熟知输血不良反应的各种临床表现，在输血过程中应随时关注患者生命体征的变化，一旦出现患者生命体征异常，及时发现并正确处理。

常见输血不良反应临床表现如下：①发热或寒战。可同时出现，也可单独出现。发热是指患者体温达到或超过38℃，且较输血前体温升高1℃或以上。发热和寒战是多种输血不良反应以及多种基础疾病的共同临床表现，应注意鉴别和排除。②输血部位疼痛，或胸部、腹部、腰部疼痛等，多提示溶血反应。③血压变化。包括血压升高或血压降低。休克伴发热、寒战多提示为急性败血症或急性溶血反应；休克伴皮疹多为是重度过敏反应的征兆；单独出现的输血后血压大幅度降低，则可能为输血相关低血压反应；另外TACO、TRALI等输血不良反应也会不同程度的对患者血压造成影响。④呼吸困难。可表现为胸闷、呼吸加快、端坐呼吸、呼吸窘迫、血氧饱和度降低等。可出现于TACO、TRALI、TAD、急性败血症、溶血反应、重度过敏反应等。⑤皮肤症状。包括过敏反应的皮疹、瘙痒、充血、局部血管性水肿、以及输血相关移植物抗宿主病的特征性皮疹和输血后紫癜的皮肤紫癜症状。⑥恶心，伴或不伴呕吐。消化道表现，多数情况下鉴别诊断价值不高。⑦尿色加深、尿色呈浓茶色或酱油色，提示溶血反应。尿色改变可能为全麻患者急性溶血反应时最早出现的临床症状。⑧凝血功能障碍。大量输血患者可出现稀释性凝血功能障碍；急性溶血反应患者可发生DIC而出现消耗性凝血功能障碍。

第二节 以呼吸困难为主要临床表现的输血反应

患者在输血过程中或输血结束后可能会出现呼

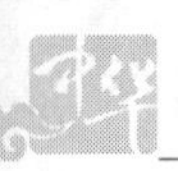

吸频率、节律和深度的改变，症状轻微时多表现为胸闷气短、呼吸频率稍快，症状严重时患者则可能会出现端坐呼吸、呼吸窘迫、血氧饱和度降低等临床症状。可出现于 TACO、TRALI、TAD、急性败血症、溶血反应、重度过敏反应等输血不良反应。本节则主要对以呼吸困难为主要临床表现的 TACO、TRALI 和 TAD3 种输血不良反应进行介绍。

一、输血相关急性肺损伤

输血相关急性肺损伤（transfusion-related acute lung injury，TRALI）是指输血过程中或输血结束后 6 小时内出现的非心源性肺水肿，患者出现突发急性呼吸困难和顽固性低氧血症。发生率尚不十分清楚，大约在 0.01%～1%之间，是目前输血死亡的首位原因[1]。

（一）病因及发病机制

发病机制尚不完全清楚，但抗原抗体反应是 TRALI 发生的关键环节。主要与人类白细胞抗原（HLA）和粒细胞特异性抗原（HNA）及其抗体有关。目前认为“二次打击模型”假说较为合理。外伤、手术创伤、吸烟、酗酒、机械通气、脓毒血症等临床危险因素对患者造成第一次打击，引起肺内皮细胞活化和中性粒细胞聚集。输注血液中的抗体、炎性介质、细胞因子等对患者造成第二次打击，引起肺中性粒细胞激活及内皮细胞损伤，继而引起 TRALI[2]。由于 TRALI 的发生涉及肺中性粒细胞的聚集活化，因此患者中性粒细胞的数量和功能可能在 TRALI 的发生中有重要作用。少数患者输注的血液可能同时造成这两次打击。

（二）临床表现及分型

特征性临床表现是患者在输血过程中或结束后 6 小时内突发急性呼吸困难，出现顽固性低氧血症，通常发生于输血开始后 1～2 小时内。常见的体征和症状包括：血氧饱和度降低、胸片出现双侧肺间质浸润影、咳粉红色泡沫痰等。也可伴有发热、心动过速、血压降低以及一过性白细胞减少[3]等症状。TRALI 为非心源性肺水肿，患者心影轮廓正常。根据最新国际共识，分为Ⅰ型 TRALI 和Ⅱ型 TRALI（表 80-1）。

（三）诊断和鉴别诊断

目前尚无诊断性试验方法和特异性诊断标志。患者在输血过程中或输血结束后短时间内发生急性呼吸困难都应当考虑是否存在 TRALI。TRALI 是一种排除性诊断，诊断时应首先排除 TACO、重度过敏反应、TAD 等其他原因所致的呼吸困难和肺水肿。排除导致呼吸困难的其他原因后，无 ARDS 高危因素患者输血过程中或输血结束后 6 小时内，突发急性低氧血症，伴胸片异常且心影轮廓正常，则可诊断为Ⅰ型 TRALI。如果患者输血前存在 ARDS 危险因素或轻度 ARDS 症状，输血前 12 小时内患者呼吸状态稳定，输血过程中或输血结束后 6 小时内呼吸症状恶化，则可诊断为Ⅱ型 TRALI。

表 80-1　TRALI 最新共识定义

TRALIⅠ型—患者无急性呼吸窘迫综合征（ARDS）高危因素且满足以下条件：
1. 低氧血症急性发作（自然呼吸情况下 P/F≤300 或 SpO_2 <90%）
2. 影像学检查明确可见双侧肺水肿（胸片、胸部 CT 或超声检查）
3. 无左房高压（或合并左房高压，但并非低氧血症的主要原因）
4. 输血过程中或输血结束后 6 小时内出现
5. 与 ARDS 危险因素无时间上的相关性
TRALIⅡ型—患者有 ARDS 高危因素（但尚未被诊断为 ARDS）或者患者有轻度 ARDS 的症状（P/F 200～300），但因输血呼吸状态恶化：
1. 同 TRALIⅠ型
2. 同 TRALIⅠ型
3. 输血前 12 小时内患者呼吸状态稳定

（四）治疗和预防

一旦怀疑患者发生 TRALI，应立即停止输血并保持静脉通道通畅。尚无有效临床治疗方法，通常需要进行机械通气给予呼吸支持。若患者合并血容量不足和低血压，则应及时补液并使用血管活性药物。可使用利尿剂应对 TACO 和 TRALI 进行鉴别，但应务必谨慎，在没有循环超负荷证据的情况下，不建议盲目使用利尿剂。糖皮质激素的有效性尚未得到前瞻性临床研究的证实，不推荐常规使用糖皮质激素治疗 TRALI。TRALI 患者治愈后肺功能可恢复到其基线水平，并且未来可安全接受输血。

多产女性捐献的血液很可能含有抗白细胞抗体，采用男性供者血浆，对有妊娠史的女性供血者进行 HLA/HNA 抗体筛查，可在一定程度上降低 TRALI 的发生风险，但对于非免疫介导的 TRALI 并不能起到预防作用。发生 TRALI 后，应对供者血液进行检查，TRALI 所涉及的供者，应拒绝或推迟其未来血小板单采、血浆单采，甚至全血献血。也有报道采用血小板保存液替代血小板中的血浆、检测女性供者 HLA 抗体、输注去白红细胞、洗涤红细胞或保存时间较短的红细胞预防 TRALI，但预防效果不确切。

二、输血相关循环超负荷

输血相关循环超负荷（transfusion-associated circulatory overload,TACO)是输血过程中或输血结束后6小时内出现的心源性肺水肿。发生率约为1%~10%,是输血死亡的重要原因。

(一)病因及发病机制

主要发生机制为输血量过多或输血速度过快,导致患者血容量超过自身心脏负荷能力,进而引起患者出现充血性心力衰竭和肺水肿。高龄、肾功能不全、心肺功能障碍、严重贫血、大量输血等为TACO发生的高危因素[4,5]。

(二)临床表现

患者于输血过程中或输血结束后6小时内出现心率加快、呼吸窘迫、中心静脉压升高、颈静脉怒张等症状体征,影像学检查可见肺水肿的影像学证据。

(三)诊断和鉴别诊断

临床表现与TRALI相似,两者均由于输血而出现急性呼吸窘迫、低氧血症和肺水肿,容易混淆。但TACO为血容量超负荷引起的心源性肺水肿,会出现血压的明显升高且使用利尿剂治疗有效[6]。脑钠肽水平有辅助诊断价值。重度过敏反应可累及呼吸系统导致患者出现严重呼吸困难,但可通过血压降低、皮疹、瘙痒等过敏反应典型症状予以鉴别。

(四)治疗和预防

TACO应以预防为主,输血前应对患者的心功能状况、液体出入量平衡情况等进行充分评估,特别是老年人、婴幼儿患者、心肺功能障碍以及肾功能不全的患者。高危患者尽量避免或减少输血、尽可能选择浓缩血液成分并降低输血速度。大量输血时应密切关注患者生命体征变化,严格控制输血速度,一旦出现呼吸困难等临床症状,立即停止输血,保留静脉通道,对症处理:将患者置于头高脚低位,减少静脉回流;高压吸氧给予呼吸支持;强心利尿降低血容量;必要时根据患者实际情况酌情予镇静剂、血管扩张剂及肾上腺皮质激素等。

三、输血相关呼吸困难

输血相关呼吸困难(transfusion-associateddyspnea,TAD)是指输血后24小时内发生的急性呼吸困难。具体发生机制及发生率尚不十分清楚,现阶段临床报到较少。目前采用排除性诊断方法,患者出现输血后呼吸困难,若无法对其发生原因进行判断,排除导致呼吸困难的其他原因后可确诊。急性溶血反应、TACO、TRALI、过敏反应、细菌污染反应等都可能导致输血过程中出现呼吸困难,需要根据患者症状体征及相关实验室检查进行鉴别和排除。TACO、TRALI、TAD症状鉴别诊断如表80-2。

表80-2 TACO、TRALI、TAD症状鉴别

	TACO	TRALI	TAD
呼吸困难	是	是	是
肺水肿症状	是	是	未知
高血压	很可能	否	未知
肺部胸片呈白色	是	是	未知
心脏轮廓扩大	很可能	否	未知
液体超负荷	是	否	否
利尿剂反应	是	否	否
脑钠肽水平升高	是	否/有时可能升高	未知
心动过速	是	是	未知
体温升高	可能	可能	未知

第三节 非溶血性发热反应

非溶血性发热反应(febrile non-hemolytic transfusion reaction,FNHTR)是指输血时或输血结束后4小时内患者体温达到或超过38℃或较输血前体温升高≥1℃,用其他原因不能解释的发热反应。FNHTR发生率为0.5%~3%,是常见的输血不良反应类型。

一、病因及发病机制

FNHTR与TNF-α、IL-1、IL-6等细胞因子的释放有关,这些细胞因子可作为致热源,通过前列腺素E2的介导,作用于下丘脑体温调节中枢,进而引起体温升高。其发生机制主要分为两个方面[7,8]。受血者对输入的白细胞或血小板产生同种免疫性抗体而引起的细胞破裂及细胞因子的释放是发热反应的主要原因,主要为HLA抗体,少数为血小板或粒细胞特异性抗体。另外,贮存血液中的白细胞在血液存储期间不断破坏,释放细胞因子,在通过输血进入患者体内后,可引起患者发热。特别是常温储存的血小板,发热反应的发生率会随血小板贮存时间延长而增加,并与血小板中的白细胞数量有关。

二、临床表现

患者输血过程中或输血结束后4小时内,体温达到或超过38℃或较输血前体温升高1℃或1℃以上,同时可伴有寒战、头痛、轻度高血压以及恶心呕吐等主观不适感。常发生于输血开始后15分钟到1小时内,体温可达38~41℃,多发生于反复输血或多次妊娠的受血者。多数情况下反应轻微,一般在数小时内恢

复，偶尔反应很严重甚至危及生命。伴有 FNHTR 反应史的患者，红细胞输注出现发热反应的可能性约15%。随着白细胞去除技术的广泛使用，发热反应发生率已经大为下降。

三、诊断和鉴别诊断

发热是很多输血不良反应以及患者基础疾病的共同临床表现。除 FNHTR 外，患者本身的发热性疾病，如感染、肿瘤；药物引起的发热，如两性霉素 B；以及输血不良反应中的溶血反应、细菌污染、TRALI 等都可能导致患者出现发热。FNHTR 是一种排除性诊断，没有特殊检查方式，在排除其他导致发热的原因后可确诊。

四、治疗和预防

出现发热应立即停止输血，排除溶血反应、细菌污染等其他不良反应的可能性。当患者体温升高 2℃或 2℃以上，停止输血或使用退热类药物后不能缓解，必须对细菌污染进行重点排除，特别是血小板输注。轻度发热患者可以使用对乙酰氨基酚等退热类药物进行对症治疗；对于退热类药物无效的高热患者，可谨慎使用糖皮质激素；严重寒战者可使用哌替啶等镇静类药物。哌替啶具有呼吸抑制作用，使用时应密切观察患者生命体征。由于 FNHTR 过程中没有组胺释放，抗组胺药物无效。

对于大多数患者，输血前用药并不能降低 FNHTR 的发生风险，因此不建议通过输血前用药来预防。但对于由于基础疾病导致持续性发热的患者，输血前可以使用退热类药物控制患者体温，体温达 38.5℃以下方可输血。输注去白血液成分可在一定程度上减少发热反应，目前在发达国家已经全部或大部分应用贮存前白细胞过滤技术，我国部分医院及采供血机构也采用了白细胞过滤技术。对于长期输血或有 FNHTR 病史的高危患者，可以使用去白血液成分进行预防；对于使用去白血液成分仍然出现发热的患者，可试用洗涤红细胞，并于输血前预防性使用退热类药物。

第四节　输血相关过敏反应

输血相关过敏反应（allergic transfusion reactions）是由于输血导致的变态反应，多数情况为症状轻微的皮肤局限性的荨麻疹和瘙痒，可伴有局部血管神经性水肿，发生于输血过程中或输血结束后 4 小时内，发生率约为 1%～3%，是较为常见的输血不良反应类型。少数患者也可出现以支气管痉挛、喘鸣、喉头水肿、低血压休克为主要临床表现的重度过敏反应。

一、病因及发病机制

过敏反应的发生及其严重程度，与受血者、供血者以及输注血液成分三方面均有重要关系。其主要发生机制是受血者血液中的 IgE 抗体与供血者血液中的抗原发生反应，引起肥大细胞的激活，以及组胺、白三烯、前列腺素 D2、血小板活化因子等炎性介质的释放，进而引发过敏反应。这种由 IgE 抗体引发的过敏反应症状多较为轻微。

重度过敏反应则可能与抗 IgA 抗体有关，当 IgA 缺乏（陷）患者输入含 IgA 的血液成分时，抗 IgA 抗体可与 IgA 发生反应而引起严重的过敏反应[9]。IgA 缺乏者可能产生抗 IgA 抗体，IgA 水平正常者也可能出现 IgA 亚型或同种抗体，还有人认为它是一种自身抗体。抗 IgA 抗体可以自然产生，患者不一定有妊娠或输血史。虽然很多研究发现过敏反应患者血液中存在抗 IgA 抗体，但是抗 IgA 抗体并不能完全解释重度过敏反应。美国献血者中 IgA 缺乏者占 0.34%，但重度过敏反应发生率远低于抗 IgA 抗体的发生率。

此外，过敏反应还可能与抗其他血清蛋白的抗体有关，如缺乏 IgG、结合珠蛋白、抗胰蛋白酶、转铁蛋白、C3、C4 等的患者可能产生相应抗体。供者血液中含有患者过敏的药物（如阿司匹林、青霉素）或食物及其他成分，患者被动输入 IgE 抗体，供者血液中 C3a、C5a 增高激活受者肥大细胞等其他原因也可能导致患者出现过敏反应。

二、临 床 表 现

多数患者为 IgE 介导的轻中度过敏反应，出现局部或全身性的荨麻疹、瘙痒、红斑等皮肤症状，可伴有局部血管神经性水肿，给予抗组胺药后多可迅速缓解，妊娠和多次输血可增加反应风险[10]。少数患者可发生危及生命的重度过敏反应（anaphylactic transfusion reactions），出现支气管痉挛、喉头水肿、低血压、呼吸困难、过敏性休克等全身性过敏症状，可伴有恶心呕吐、腹痛、腹泻等胃肠道症状，多发生于 IgA 缺乏（陷）患者。

三、诊断和鉴别诊断

由于过敏反应症状较为典型，误诊和漏诊的可能性较小，但也应关注患者是否服用可能导致过敏的药物，结合过敏反应症状的出现时间，排除患者药物过敏反应的可能性。

四、治疗和预防

根据临床经验，对于瘙痒、皮疹等轻度过敏反应的患者，如果药物治疗后症状缓解，可在密切观察下以较慢的速度继续输血。如果患者出现喉头水肿、支气管痉挛、低血压等皮肤症状以外的其他临床症状，则必须立即停止输血，给予相应的呼吸循环支持，并根据情况使用肾上腺素、抗组胺药、支气管扩张剂、糖皮质激素等对症治疗。重度喉头水肿的患者应及时行气管插管或气管切开；重度支气管痉挛患者应给予β受体激动剂或氨茶碱；降低血液成分中的血浆含量可以对输血相关过敏反应起到一定的预防作用[11]，IgA缺乏患者建议输注IgA缺乏供者的血液成分或输注洗涤红细胞。有中重度过敏反应史的患者可以在输血前预防性使用抗组胺药，但没有证据证明常规使用抗组胺药或糖皮质激素可以在有轻度过敏性反应史的患者中起到预防效果。对于反复出现过敏反应者可使用用糖皮质激素进行预防，必要时可输注洗涤红细胞。

第五节　输血相关低血压反应

输血相关低血压反应（hypotensive transfusion reaction）是指因输血而导致的单纯性血压降低，多发生于输血开始后15分钟内。该种输血不良反应于近几年才开始逐渐受到临床关注，目前尚无发生率的权威统计数据。

一、病因及发病机制

输血相关低血压反应通常与血小板和红细胞输注有关，多发生于正在服用ACEI类药物（血管紧张素转换酶抑制剂）并使用带负电荷床旁白细胞过滤器的高血压患者，很少发生于非床旁滤白的去白血液成分输注[12,13]。

发生机制主要是负电荷可使血液中流动的无活性凝血因子Ⅻ激活而启动内源性凝血途径。活化的Ⅻ因子（Ⅻa）可使血浆激肽释放酶原转变为激肽释放酶，进而迅速水解血浆中的高分子量激肽原，产生缓激肽及其活性代谢产物[14]。缓激肽及其活性代谢物都是强效的血管舒张剂，可导致患者面部潮红、心率加快、引起收缩压和舒张压的急剧下降。同时还可能引起患者肠平滑肌收缩，导致腹痛。因此除典型的低血压症状外，患者也可能出现呼吸道、胃肠道症状或轻度的过敏症状，但患者一般无发热或寒战。

血管紧张素转换酶抑制剂（ACEI）的使用与输血相关低血压反应密切相关[15]。血管紧张素转换酶（ACE）是将缓激肽转化为非活性代谢物的主要降解酶，而ACEI类药物抑制ACE，提高缓激肽的半衰期和生物利用度，进而引起患者血压的急剧下降。

二、临床表现

患者于输血过程中或输血结束后1小时内，突然出现血压（收缩压和/或舒张压）的明显降低，降低幅度可超过30mmHg以上，一旦停止输血，其低血压症状多可在10分钟内迅速缓解。除典型低血压症状外，也可出现呼吸道、胃肠道症状或轻度的过敏症状，但一般无发热或寒战。

三、诊断及鉴别诊断

患者于输血过程中或输血结束后1小时内出现大幅度血压降低，多发生于输血开始后15分钟内，成人患者收缩压降低≥30mmHg且收缩压≤80mmHg，排除其他原因引起的低血压后可确诊。一旦停止输血，患者低血压症状通常可在10分钟内迅速缓解。过敏反应、溶血反应、TRALI以及细菌污染反应等也可导致患者出现低血压，应根据有无低血压之外的其他不良反应症状进行排除。

四、治疗和预防

怀疑出现低血压反应，必须立即停止输血，低血压症状会因输血停止而迅速缓解。除避免高危患者使用床边白细胞过滤器、输血前更换ACEI类降压药物外，尚无其他常规预防措施。

第六节　急性溶血性输血反应

急性溶血性输血不良反应（acute hemolytic transfusion reaction，AHTR）是指输血过程中或输血后24小时内发生的溶血反应。多为血管内溶血，于输血后立即发生，患者输入少量不相合的血液成分（10~15ml）即可发生AHTR，发生率约为1∶80 000[16]。AHTR多由供血者和受血者ABO血型不合所致，症状严重，但非ABO系统抗体导致的严重溶血反应也不容忽视。

一、病因及发病机制

急性溶血性输血不良反应的原因主要有：供/受血者血型不合，血液保存、输运或者处理不当以及受血者患溶血性疾病等三方面原因导致。根据反应发生机制可分为免疫介导的溶血和非免疫介导的溶血。

免疫介导的溶血反应是由供/受者红细胞抗原与

相应红细胞抗体不相容，供者红细胞或自身红细胞在体内发生破坏而导致患者出现溶血，多由人为失误导致患者误输 ABO 血型不合的血液成分而引起，主要为 IgM 类抗体激活补体而引起血管内溶血，症状严重。A 亚型不合、Rh 血型不合或其他血型（抗 Jk^a、K、Fy^a 抗体）不合时，也可能发生溶血反应。东南亚国家 Mur 抗原频率较高，抗 Mur 导致的溶血反应报道较多，抗 Mur 也能引起急性溶血反应必须予以重视。少数情况下，供血者血浆中的抗体也可引起受血者的红细胞破坏而导致 AHTR（溶血）。此外，自身免疫性溶血性贫血的受血者，可因血液中的自身抗体对供血者红细胞造成破坏而导致溶血。

免疫性 AHTR 的发生机制是血型抗体和红细胞膜上相应的血型抗原发生反应，激活补体并形成膜攻击复合物，进而破坏细胞膜，造成细胞溶解，导致患者血浆及尿液中出现游离血红蛋白。急性溶血反应多由 IgM 抗体引起，少数为补体结合性 IgG 抗体。在溶血过程中所产生的补体（过敏毒素 C3a、C5a）、炎症介质（组胺、5-羟色胺）以及细胞因子（IL、TNF 等）等会引起患者出现血压下降、休克、支气管痉挛、发热等临床表现。抗原抗体反应一方面可促进患者释放血小板，并通过激活凝血因子Ⅻ而启动内源性凝血途径、诱导内皮细胞产生组织因子而激活外源性凝血系统，同时作用于血管内皮细胞，减少其表面血栓调节蛋白的表达，且血管内溶血时白细胞也出现促凝活性，最终导致患者出现弥散性血管内凝血（DIC）及消耗性凝血障碍。急性溶血所导致患者出现的低血压、肾脏血管收缩及肾脏小动脉内微血栓形成可造成肾脏缺血，同时，抗原抗体复合物沉积于肾脏加重患者肾脏损害，威胁患者生命。

非免疫介导的溶血反应是由红细胞抗体以外的其他因素导致，如热损伤、机械损伤或渗透损伤等，多由血液储存或输注不当，患者输入有缺陷的红细胞而引起溶血。血液中加入高渗、低渗溶液或对红细胞有损害作用的药物等也可能引起溶血。

二、临 床 表 现

血管内溶血的症状在严重程度上差异较大。一般情况下，溶血反应的严重程度与受血者所输入的不相合血液成分量有关，多数严重反应常由输入 200ml 以上血液成分引起，但也有患者仅接受 10～15ml 不相容血液成分就可能产生严重的临床后果。患者多于输血后数分钟至数小时内出现烦躁/心悸、发热/寒战、胸背部/腰背疼痛、心动过速、低血压、呼吸困难、恶心呕吐、血红蛋白尿、黄疸等症状和体征，严重时会出现 DIC、急性肾衰竭、休克、甚至死亡。而有的患者，即使接受多个单位不相容血液成分输注，也可能症状轻微或无明显临床表现。特别是一些严重疾病或全身麻醉患者，临床表现可能极不典型，可能仅表现为手术止血困难，甚至当时没有临床症状，但可能会在输血结束后出现贫血状况恶化，甚至因贫血导致患者出现心力衰竭而死亡。

三、诊断及鉴别诊断

急性溶血性输血不良反应症状严重，死亡率高，迅速的临床干预和实验室评估至关重要。一旦怀疑患者发生溶血反应，应立即停止输血、重新核对患者并查阅患者的交叉配血记录以及既往血型及抗体筛查记录。对患者输血后标本进行离心，目测患者血清中有无游离血红蛋白，并注意和输血前标本进行对比。同时注意观察尿液颜色，偶尔会出现血尿可能是由导尿管留置继发膀胱刺激引起，应注意与血管内溶血所导致的血红蛋白尿进行鉴别。红细胞机械损伤（血液回收机故障）或渗透性损伤（伴随非等渗盐水溶液的输血）也可能导致患者出现血红蛋白尿。必要时可通过尿液离心来确定尿液变色原因。血尿是指尿液中出现游离红细胞，离心后红细胞聚集在试管底部，尿液变澄清；血红蛋白尿是指尿液中出现游离血红蛋白，离心后尿液仍为红色。

同时应尽快进行相关血清学检测：DAT、抗体筛选、抗体鉴定、重复交叉配血等。直接抗球蛋白试验（direct antiglobulin test，DAT）是急性溶血性输血不良反应早期评估中最重要的血清学检测，DAT 试验结果阳性或反应阳性强度增加，则提示患者可能发生了发生免疫介导的溶血反应。但 DAT 试验有一定的时效性，患者溶血严重，供者抗原阳性红细胞已经基本被破坏，则 DAT 可能会表现为阴性。另外，应对患者输血前和输血后的标本进行 ABO 血型及 Rh 血型复检，应特别注意有无混合视野凝集现象，同时重复抗体筛查实验，并将患者在过去 24 小时内输过的所有供者血液标本，分别和患者输血前及输血后的血液标本进行交叉配合试验。如所有检测均阴性，则患者出现急性溶血反应的可能性不大。如果检测阳性或临床上高度怀疑溶血反应，则应进行进一步试验，如用抗体鉴定谱红细胞分别和输血前及输血后患者标本进行反应；采用增强红细胞抗原抗体反应的技术，如酶法、聚乙二醇（PEG）法或柱凝集法等；进行红细胞放散试验，以确定有无致敏红细胞；检查输血操作及血液储存条件是否正确，观察血袋及血袋相连的导管（俗称血辫）有无溶血；必要时还可进行红细胞多凝集试验。

此外，还应进行血清游离血红蛋白定量试验、血清胆红素测定、尿血红蛋白及含铁血黄素、血清尿素氮、肌酐、外周血涂片检查、供者标本 DAT，连续监测患者全血细胞计数，凝血试验等。通过直接抗人球蛋白试验阳性、游离血红蛋白升高、血清结合珠蛋白降低、胆红素及乳酸脱氢酶升高等实验室证据，结合临床表现可基本确诊。

任何原因引起的急性溶血都可能和 AHTR 混淆，应注意鉴别。细菌污染的血液、储存血液受到物理、化学、药物损伤可能发生溶血；有些自身免疫性溶血性贫血患者的临床表现及实验室检查和 AHTR 相似，特别是这些患者输血以后可能产生同种免疫抗体，使交叉配血非常困难，增加了以后输血发生 AHTR 的风险；先天性溶血性疾病如遗传性球形红细胞增多症、葡萄糖-6-磷酸脱氢酶（G-6-PD）缺乏症、镰形细胞贫血可能表现为急性溶血，如果这些患者在输血时恰逢其慢性溶血加重，则难以和 AHTR 区别；微血管病性溶血性贫血如溶血尿毒综合征、血栓性血小板减少性紫癜、红细胞机械性破坏（如心脏机械瓣膜损伤）等可能和 AHTR 混淆；阵发性睡眠性血红蛋白尿症（paroxysmal nocturnal hemoglobinuria，PNH）患者及某些感染患者也可能发生急性溶血，要注意和 AHTR 鉴别发生急性溶血反应时，实验室检查可能发现血细胞比容下降、血浆结合珠蛋白降低、乳酸脱氢酶（LDH）增高、血浆中出现游离血红蛋白，6～8 小时后血清胆红素可能增高。

四、治疗及预防

人为失误导致的样本采集、患者识别错误是 AHTR 发生的主要原因，加强整个输血过程的管理，确保从输血申请、标本采集、运送、接收、交叉配血、发血、到输血过程准确无误，避免人为失误、及时发现、及时处理是 AHTR 预防管理的关键环节。

怀疑患者出现溶血反应时，应立即停止输血，更换输血器，维持静脉通道，重新核对患者并通知上级医师进行紧急处理。立即抽取患者的血液标本，与血袋中剩余的血液成分送输血科进行实验室检查。如果患者症状体征轻微，在密切观察患者生命体征的基础上对症支持治疗即可。但如果患者溶血反应症状严重，则应立即补液扩容，维持血容量、纠正低血压、防止急性肾衰竭，静脉输入生理盐水维持血压并将尿量维持在 70～100ml/h，维持 18～24 小时。应注意根据血压、心功能状况及尿量调整补液量及速度。使用血管活性药物如小剂量多巴胺 3～5g/（kg · min），可治疗低血压并改善肾脏灌注，但大剂量多巴胺时会引起肾脏血管收缩，加重肾脏损害，应注意控制使用剂量。对于出现少尿或无尿的患者，可以静脉给予呋塞米；但如果患者已经发生肾衰竭，则应限制入量，维持电解质平衡，必要时进行透析。关于凝血机制异常的处理，传统的 DIC 治疗以去除病因、支持治疗为主。根据需要，可输血小板、冷沉淀或新鲜冷冻血浆，这些血液成分仅限用于活动性出血患者。溶血反应发生 DIC 时，是否使用肝素尚无统一结论，肝素除可阻止凝血的发生外，还具有抗补体活性，但由于肝素可能会加重出血，特别是手术患者、有活动性出血的患者。因此，肝素在溶血反应所致 DIC 中的应用有争议。大量血管内溶血发生时，可进行交换输血，即换血疗法。换血量一般是输入异型血量的 10 倍才能取得良好疗效，故要慎重对待交换输血，以免增加输血传播疾病风险，多数 AHTR 不需要交换输血。但是对于 ABO 血型不合引起的严重溶血反应，换血疗法可以降低病死率，应及早进行。如无条件换血也可进行血浆置换疗法以降低异型红细胞输注所致的抗体效价，一次置换 1～1.5 个血浆容量，置换液选用 AB 型血浆。

第七节　迟发性溶血性输血反应及迟发性血清学反应

一、迟发性溶血性输血不良反应

迟发性溶血性输血不良反应（delayed hemolytic transfusion reaction，DHTR）是指发生于输血结束 24 小时后的溶血反应，多发生于输血后 3～10 天。发生率约为 1∶2 000～1∶10 000，高于 AHTR，但其临床表现较为轻微。

（一）病因及发病机制

发病机制是患者由于输血再次接触同种红细胞抗原而产生的记忆免疫反应，我国多见于 Rh 血型不合输血。受血者通过既往怀孕或输血而产生红细胞同种抗体，随后该抗体效价降低，导致输血前常规检测无法发现[17]。患者输血前抗体筛查阴性，交叉配血相合，但存 DHTR 的发生风险。当通过输血再次接触该红细胞抗原时，迅速产生记忆性免疫应答，抗体效价升高而发生溶血。多由 Kidd、Duffy、Kell、Rh、MNS 和 Diego 等血型系统的 IgG 类抗体引起，通过单核巨噬细胞系统引起血管外溶血反应，一般会不激活补体或仅能激活 C3，所产生的炎性介质水平很低，故其症状通常较为轻微。

（二）临床表现

DHTR 以血管外溶血为主，临床表现一般较为轻

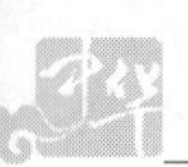

微，以输血后发热、贫血复发或轻度黄疸为主要临床表现，极少数可出现酱油色尿、腰背疼痛、呼吸困难等急性溶血反应的症状，一般不会威胁患者生命。部分患者没有溶血的临床症状，表现为在无临床出血的前提下，出现输血后血红蛋白水平不升高或短暂升高，或发生不明原因的血红蛋白水平下降。DAT 试验阳性，患者血液中可能会检测到新出现的红细胞同种抗体。DAT 试验具有一定的时效性，当患者体内不相合红细胞被完全清除后，DAT 实验会转为阴性。

（三）诊断及鉴别诊断

患者输血后出现发热、血红蛋白水平不升高或反而降低，或有轻度黄疸，应考虑 DHTR 的可能性，此时如检测出患者体内出现输血前没有的抗体，DAT 阳性，则可能发生了 DHTR。由于 DHTR 临床表现不典型，发生时间也往往和输血时间相距较久，因此常被临床忽视。对于输血无效或输血间隔期较短的患者，应考虑 DHTR 的可能性并进行相应检测，如发现输血后标本抗体效价明显增加或出现以前没有的抗体，则提示 DHTR。

（四）治疗及预防

DHTR 症状轻微，多数情况下无需特殊处理，严重时可按急性血管内溶血进行处理。高危患者选择抗原匹配程度高的血液成分可降低反应发生风险。输血前进行不规则抗体筛查可起到预防作用。对于输血前未进行抗体筛查的患者，输血前应使用凝聚胺法或微柱凝集法进行交叉配血，以检出 ABO 血型系统之外的有临床意义的血型抗体。发生溶血反应后，应对患者血液中的抗体特异性进行鉴定，再次输血时应输注相应抗原阴性的红细胞。及时明确诊断，避免继续输入不相合的血液，是 DHTR 有效治疗的保证。

二、迟发性血清学输血不良反应

迟发性血清学反应（delayed serological transfusion reactions，DSTR）更为常见，与 DHTR 发生机制相似，患者可检测到新出现的、有临床意义的红细胞抗体（DAT 阳性/红细胞抗筛阳性），但无溶血相关临床症状和实验室证据[18]。

第八节 输血相关性移植物抗宿主病

输血相关移植物抗宿主病（transfusion-associated graft versus host disease，TA-GVHD）是由于输血导致的一种罕见的致命性输血并发症，是最严重的输血并发症之一，多见于免疫功能障碍的受血者，确切发生率尚不清楚。

一、病因及发病机制

输血相关移植物抗宿主病是由于供血者的免疫活性淋巴细胞在受血者体内成功存活增殖，并对受血者组织进行攻击而引起。TA-GVHD 的发生主要与受血者免疫功能、供受者之间 HLA 匹配度以及输入淋巴细胞的数量和活性有关，其中受血者免疫功能低下是 TA-GVHD 发生的关键因素[19,20]。受血者免疫功能低下，不能成功识别供血者淋巴细胞，导致该淋巴细胞在受血者体内成功增殖并将受血者的细胞组织作为异己物质进行免疫攻击。少数情况下，受血者免疫功能正常，但所输注血液成分来自 HLA 匹配程度高的供者（如亲属），导致其免疫系统不能识别供者淋巴细胞，造成 TA-GVHD。

二、临 床 表 现

多于输血后 5~10 天出现特征性皮疹，伴发热、腹痛腹泻、恶心呕吐、全血细胞减少等症状和体征（部分患者症状体征也可于输血后一个月出现）。一旦发生进展迅速，病死率极高，患者多在确诊前死于器官衰竭或全血细胞减少引起的出血和感染。

三、诊断及鉴别诊断

TA-GVHD 患者症状恶化迅速，临床上往往难以及时与药物反应、过敏反应等进行鉴别，容易误诊和漏诊。实验室检查可见全血细胞减少、肝功能异常和电解质紊乱等，皮肤组织活检有助于诊断。

四、治疗及预防

TA-GVHD 至今仍无有效治疗手段，临床上以预防为主。对于高危受血者使用辐照血液成分、避免使用新鲜血可起到一定的预防作用。TA-GVHD 相关危险因素，其中①风险显著增加：先天性免疫缺陷、骨髓移植（异体和自体）、亲属间输血、子宫内输血、人类白细胞抗原（HLA）匹配的血小板输注、霍奇金病、接受嘌呤类似物治疗；②风险轻度增加：急性白血病、非霍奇金淋巴瘤、实体瘤接受加强化疗或放疗换血疗法、早产儿、接受实体器官移植；③风险未知：健康新生儿、艾滋病患者。

第九节 输血后紫癜

输血后紫癜（post-transfusion purpura，PTP）是指输血引起的免疫性血小板减少，多发生于输血后 2~14

天，较为罕见，高龄、血小板输注、多次输血是发病高危因素[21]。

一、病因及发病机制

其发生机制是受血者产生针对血小板特异性抗原（human platelet antigen，HPA）的同种抗体，多为抗HPA-la抗体。HPA-la阴性患者通过既往怀孕或输血致敏、产生抗体，当通过输血再次接触抗原阳性血小板时，通过同种免疫机制使血小板破坏而发病。

二、临床表现

输注血小板输血后2~14天，受血者由于自身血小板的大量破坏而出现瘀斑、紫癜、鼻出血、胃肠道出血等不同程度的出血症状，严重时可因颅内出血或失血性休克而死亡，多见于女性。

三、诊断及鉴别诊断

患者血小板计数可在短时间内明显降低至输血前的20%以下，常低于1×10^9/L。PTP呈自限性，除致命性大出血外，一般可在几周后自愈，血小板计数恢复正常。实验室检查，如果受血者血小板抗原阴性，但其血清中可检测到相应抗体，同时供血者该血小板抗原阳性可确诊[22]。应注意与药物性或免疫性血小板减少性紫癜进行鉴别。

四、治疗及预防

PTP多为自限性，除致命性大出血外，患者一般可在几周后自愈，血小板计数恢复正常。可使用静脉注射免疫球蛋白、糖皮质激素、血浆置换等进行治疗，如出现致命性大出血，可输注抗原阴性血小板。使用洗涤血液成分、自体输血或使用HPA相容供体的血液成分可起到预防作用。对既往发生过PTP的患者，应避免输入含HPA-la抗原的血液成分。

（刘忠　李玲　王珏）

参考文献

1. Fatalities Reported To Food And Drug Administration（FDA）. Following Blood Collection And Transfusion：Annual summary for fiscal year 2016［EB/OL］.［2020-12-01］. https://www.fda. gov/ downloads/BiologicsBloodVaccines/.
2. WEST FB，SILLIMAN CC. Transfusion-related acute lung injury：advances in understanding the role of proinflammatory mediators in its genesis［J］. Expert Rev Hematol，2013，6（3）：265-276.
3. NAKAGAWA M，TOY P. Acute and transient decrease in neutrophil count in transfusion-related acute lung injury：cases at one hospital［J］. Transfusion，2004，44（12）：1689-1694.
4. MENIS M，ANDERSON SA，FORSHEE RA，et al. Transfusion-associated circulatory overload（TACO）and potential risk factors among the inpatient US elderly as recorded in Medicare administrative databases during 2011［J］. Vox Sang，2014，106（2）：144-152.
5. ANDRZEJEWSKI CJ，CASEY MA，POPOVSKY MA. How we view and approach transfusion-associated circulatory overload：pathogenesis，diagnosis，management，mitigation，and prevention［J］. Transfusion，2013，53（12）：3037-3047.
6. JOHN WS，JOHAN R，RICK K. Transfusion-associated circulatory overload andtransfusion-related acute lung injury［J］. Blood，2019，133（17）：1840-1853.
7. HEDDLE NM. Pathophysiology of febrile nonhemolytic transfusion reactions［J］. CurrOpinHematol，1999，6（6）：420-426.
8. CHEN DP，WEN YH，LU JJ，et al. Human platelet antigens are associated with febrile non-hemolytic transfusion reactions［J］. Clin Chim Acta，2017，474：120-123.
9. ZILBERSTEINJ，MCCURDY MT，WINTERS ME. Anaphylaxis［J］. J Emerg Med，2014，47（2）：182-187.
10. HIRAYAMA F. Current understanding of allergic transfusion reactions：incidence，pathogenesis，laboratory tests，prevention and treatment［J］. Br J Haematol，2013，160（4）：434-444.
11. TOBIAN AA，SAVAGE WJ，TISCH DJ，et al. Prevention of allergic transfusion reactions to platelets and red blood cells through plasma reduction［J］. Transfusion，2011，51（8）：1676-1683.
12. SWEENEY JD，DUPUIS M，MEGA AP. Hypotensive reactions to red cells filtered at the bedside，but not to those filtered before storage，in patients taking ACE inhibitors［J］. Transfusion，1998，38（4）：410-411.
13. PAGANO MB，NESS PM，CHAJEWSKI OS，et al. Hypotensive transfusion reactions in the era of prestorage leukoreduction［J］. Transfusion，2015，55（7）：1668-1674.
14. CYR M，EASTLUND T，BLAIS CJ，et al. Bradykinin metabolism and hypotensive transfusion reactions［J］. Transfusion，2001，41（1）：136-150.
15. KALRA A，PALANISWAMY C，PATEL R，et al. Acute hypotensive transfusion reaction with concomitant use of angiotensin-converting enzyme inhibitors：a case report and review of the literature［J］. Am J Ther，2012，19（2）：e90-e94.
16. VAMVAKAS EC，BLAJCHMAN MA. Transfusion-related mortality：The ongoing risks of allogeneic blood transfusion and the available strategies for their prevention［J］. Blood，2009，113（15）：3406-3417.
17. CHEN C，TAN J，WANG L，et al. Unexpected red blood cell antibody distributions in Chinese people by a systematic literaturereview［J］. Transfusion，2016，56（4）：975-979.
18. VAMVAKAS EC，PINEDA AA，REISNER R，et al. The differ-

entiation of delayed hemolytic and delayed serologic transfusion reactions: incidence and predictors of hemolysis[J]. Transfusion, 1995, 35(1): 26-32.

19. RÜHL H, BEIN G, SACHS UJ. Transfusion-associated graft-versus-host disease[J]. Transfus Med Rev, 2009, 23(1): 62-71.

20. KOPOLOVIC I, OSTRO J, TSUBOTA H. A systematic review of transfusion-associated graft-versus-host disease[J]. Blood, 2015, 126(3): 406-414.

21. MENIS M, FORSHEE RA, ANDERSON SA, et al. Posttransfusion purpura occurrence and potential risk factors among the inpatient US elderly, as recorded in large Medicare databases during 2011 through 2012[J]. Transfusion, 2015, 55(2): 284-295.

22. HEIKAL NM, SMOCK KJ. Laboratory testing for platelet antibodies[J]. Am J Hematol, 2013, 88(9): 818-821.

第八十一章

输血相关不良事件的风险与防范

血液安全监测(haemovigilance,HV)是血液质量管理体系的基本组成部分,是对输血链中所有与血液安全有关的不良反应(adverse action)、不良事件(adverse event)与幸免事件(near miss)的相关信息进行持续、规范地收集、调查、鉴定、分析和报告的过程。不良反应是发生于献血者或受血者,与献血或输血相关的非期望病理生理反应,包括献血不良反应和输血不良反应。不良反应已在其他章节阐述,本章不再赘述。不良事件是对血液质量和献血者或受血者的安全造成或可能造成危害的偏差事件,与不良反应在某些情况下存在交叉。幸免事件是在造成实质性后果前被发现并纠正的非期望事件。三者关系如图 81-1 所示。

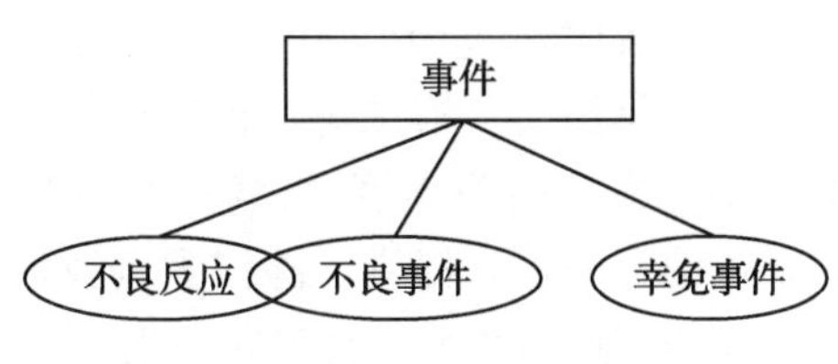

图 81-1 不良事件与不良反应的关系

本章重点阐述不良事件。按照输血链的不同环节,我们将不良事件分为发生于采供血环节的不良事件与发生于临床输血环节的不良事件。对不良事件进行持续监测,可以对血液安全进行客观评估和持续改进,可以确定不良事件的原因、后果、残余风险和变化趋势,通过早期预警以阻止或预防不良事件的发生或再发生,改善决策机制,通过具有针对性和有效性的教育培训指导输血链中实践的改进,促进血液安全。

第一节 国外输血不良事件风险管控现状

一、法国输血安全监测体系

法国是第一个建立国家级输血安全监测体系的国家。法国的输血不良事件上报是法律规定的强制行为。凡开展输血业务的医疗机构均有通讯员负责上报输血不良事件,有些是医师或麻醉师兼任,而一些大型医疗机构则有专职全天候的血液预警通讯员。从 2000 年 8 月以后,全国 18 个血液中心都增派了地区协调员协调各地通讯员与医疗机构通讯员的工作,他们直接与地区和国家卫生部门联系。输血不良事件发生后,由医疗机构的通讯员以及血液中心设在当地的通讯员填写输血不良事件报告单,48 小时内通过传真的形式报告给地区协调员以及国家医疗产品安全机构和国家血液管理机构,然后再通过电脑信息系统传送给国家输血不良事件电子数据库,现在每年上报的输血相关不良事件超过 700 例。

二、加拿大输血安全监测体系

20 世纪 80 年代约有 1 000 名加拿大人因为输注血液感染人类免疫缺陷病毒,另外有 25 000 人感染丙型肝炎病毒,1998 年 3 月加拿大公共卫生署开始建立输血传播伤害监测系统(transfusion transmitted injury surveillance system,TTISS),采取自愿上报的原则,对全国的输血不良事件进行监控,各医院的输血不良事件反馈首先报告到省/地区监督办公室,然后再报告到加拿大公共卫生机构。所有数值数据都保存在由加拿大公共卫生机构开发和维护的数据库中,加拿大公共卫生机构还为所有参与的网站提供持续的网络支持。年度报告由加拿大公共卫生机构与所有参与的机构共同编制。截至 2007 年 12 月 31 日,参加 TTISS 的医院占加拿大输血治疗的 83%。

为了进一步完善血液安全监测,加拿大公共卫生传染病与感染控制中心于 2005 年开发了输血差错监控系统(transfusion error surveillance system,TESS)。TESS 通过自愿监视系统,监控输血链中所有步骤可能发生各种类型差错的发生频率,并每年提供输血错误监测数据,主要是对 TTISS 进行数据补充。参与的医院使用安全的 Web 电子服务器每季度向所在省的血液协调中心或加拿大公共卫生署提供数据,由加拿大公共卫生署进行系统维护和捕获所有数据并进行分析和确认,每3个月发布报告。除了有关输血差错的数据,参与医院还提供接收、需求、储存和发放的成分血数量。

三、美国输血安全监测体系

2010年国家医疗保健安全网(the national health-care safety network,NHSN)建立的血液安全监测系统由美国疾病控制中心主管,要求自愿参与的单位需要将所有不良反应相关的事件(例如意外事故或误差)都上报,用于全面检测输血相关不良事件。数据报告要求完成年度本机构人口统计学及操作调查、本机构经输血发生的不良反应、与输血不良反应相关的所有事故、每个月输注的成分血及报废的成分血数目和患者的血型及交叉配血情况。上报时需要填写详细的事件登记表,如果多个事件的发生都与不良反应相关,那么这些事件都需要上报。事故可以发生在不良反应之前(例如发血错误)或之后(未能向血库报道不良反应事件)。每个事件都必须填写详细的不良反应事件登记表并且上报,事件的结果必需编码为"输注成分血,反应",在表中录入相应患者的标识信息。事件记录登记后,在NHSN中不良反应记录和事件记录必须一一对应。

在填写好详细事件登记表或每月事件汇总表后,根据分类可以选择性地上报给NHSN。标准操作规程所允许的偏差不被视为事件,因其不是偶然或错误发生的。然而,对于设备的使用,可以选择性地上报偏差,将不会对此类选择性上报的事件进行汇总或分析。不良事件上报后,由相关部门分析不良事件的发生原因,寻找改进或干预措施,分析改进或干预措施的效果,并将不同机构的数据进行比较。

四、英国输血安全监测体系

英国药监机构将输血严重不良事件定义为与血液或成分血的采集、测试、加工、存储和分发有关的任何不当事件,可能导致患者住院时间延长、相关疾病发生率增加、致残、丧失能力,甚至死亡。英国的输血严重危害(the serious hazards of transfusion,SHOT)系统于1996年11月1日正式建立。SHOT系统只收集英国药监局定义的输血相关的严重不良反应和不良事件如发生严重并发症及死亡的病例,医疗机构根据自愿和保密原则向SHOT系统报告输血相关的重大事件,SHOT系统收集到报告后由临床和实验室组成的工作组专家对上报事件进行确认和回顾分析并提供循证建议,另外工作组专家需编写年度报告和具体章节建议,指导临床、继续教育、改进输血实验和制定血液安全政策等,从而改进输血实践,促进临床安全用血。经过近20年的发展,参与SHOT系统的医院比例从第一年的22%上升至2013年的99.5%,现在SHOT系统平均每年收集约200例输血严重危害事件,SHOT的循证建议优化了英国的输血安全方案。

五、澳大利亚输血安全监测体系

澳大利亚法律规定国家血液管理局(national blood administration,NBA)为血液预警系统的国家级法定机构。NBA负责血液预警系统的安全、质量和风险管理任务,一旦卫生服务组织识别并临床确认与输血有关的所有不良事件,都需要按国家和州/地区要求报告给州/地区血液安全监测系统数据库,数据库不会保存报告机构、工作人员或患者的信息。此外,各血液中心也需要向NBA汇报不良事件,任何"险兆"事件都应包括在事件管理和调查系统中。NBA组建的血液安全监测委员会对上报数据进行验证、病例审查和分析,并将其发布在澳大利亚的血液安全监测系统报告中。其中大部分可在线查阅,并发送给临床医师和卫生服务主管,以提高其关注度和行动力。案例研究在吸引读者、突出报道的事件类型以及强调对患者的影响方面都很有用。

血液预警咨询委员会于2008年编写了第一份国家性报告,2010年提交了第二份。根据商定的事件定义和数据验证、输血相关程度/疾病严重程度评分的要求,2010年编写的报告提供了除澳大利亚西部的所有澳大利亚国家领域数据。大多数输血不良事件为重度非溶血性发热反应和过敏反应,其次是不正确的全血/成分血输注。

六、其　　他

输血不良事件可发生在输注成分血前、输血过程中或者输血后任何环节,有可能会给患者带来伤害。输血不良事件风险管控系统可有效监测不良事件并通过分析不良事件原因,减少不良事件发生率,这在安全用血和合理用血中起了非常重要作用,输血不良事件风险管控起源于欧洲,但欧洲以外的输血不良事件风险管控近年发展也很快,目前已有越来越多的国家和地区建立了输血不良事件风险管控系统。随着日本、美国和南非等欧洲以外的国家输血不良事件风险管控系统先后加入欧洲输血不良事件风险管控系统,该组织于2009年改名为国际血液预警网络(international hematologic network,IHN)。IHN统一定义了输血不良事件风险管控所涉及的标准和规范,以消除各国在实施输血不良事件风险管控计划时国与国之间的差异，使各国能够采取类似的做法开展输血不良事件风险管控工作和数据的同质化比较。

第二节　国内输血不良事件风险管控现状

2016年，国家输血医学二级学科正式建立，从此学科发展驶入快速轨道。新的检测技术和治疗项目不断开发应用，展现出前所未有的创新能力。现代科学进步与输血医学的发展，多学科融合新技术的应用以及血液的规范管理，很大程度降低了输血风险，为患者提供了有效的安全保障。但是，异体输血还存在许多不安全因素，比如输血传播的病毒感染（transfusion-transmitted viral infection，TTVI）、输血传播的细菌感染（transfusion-transmitted bacterial infection，TTBI），还有不同病毒检测的“窗口期”风险。窗口期（window period）是指从感染病原开始，直至用某种检测方法能够检测到该病原体感染性标志物存在[1]。为了临床用血安全，2013年国家卫生和计划生育委员发布通知，要求加快血站血液安全保障能力建设和实验室核酸检测（nucleic acid testing，NAT）能力建设，全面推进血站核酸检测工作。到2015年，血液筛查核酸检测基本覆盖全国[2]。

随着新技术的开发应用，输血前检查陆续增加了血栓弹力图动态凝血功能、血小板抗体检测等指标，使输血前临床医师对血液品种的选择又增加了新的试验检查数据依据。而血型分子生物学基因检测等项目开始应用于临床，对于疑难血型鉴定提供了有效解决方案。

在血液管理风险控制方面，从血站采集血液到临床应用的全过程建立了系统的质量标准和操作规程，有效避免了环节出现问题可能带来的输血风险。2016年国家卫生和计划生育委员会下发了《医疗质量管理办法》，临床将医师规范用血进行质控管理并作为年度考核评价指标之一。医师在输血前履行告知义务，为患者制定适合的输血方案，慎重选择成分血。在新技术开展方面，临床开展了自体成分血单采，如血液细胞成分去除、富血小板血浆等特殊输血治疗方式，这些方法对于人体免疫系统、内分泌系统、造血系统、运动系统等疾病显示了良好治疗效果。尤其在2019年末暴发的新型冠状病毒（2019-novel coronavirus，COVID-19），使用新型冠状病毒肺炎康复者血浆治疗取得显著疗效。

输血医学经过近30余年不懈努力，已在输血不良事件风险管控方面打下坚实的基础。2018年1月，“输血不良反应研究联盟”由中国医学科学院医学与健康科技创新工程创新团队发起成立，2018年11月中国血液预警联盟官网上线，临床输血风险管控工作又迈出了新步伐。但是迄今为止，临床输血可能存在的某些风险仍然不能完全预测。《血液安全监测指南》对采供血不良事件和临床输血不良事件的分类和报告模式进行了规定[3]。发生在输血过程中的输血不良反应/输血并发症（transfusion reactions/complications）是与输血具有时序相关性的不良反应。不良反应的原因可能形成不良事件，也可能是风险因素。并且，输血作为一个完整的共同协作系统，任何一个环节出现问题都有可能导致输血不良事件发生，其风险管控任重而道远。

一、法律法规相关规定

（一）法律

1998年《中华人民共和国献血法》（以下简称《献血法》）的颁布一举改写了我国有偿供血的历史，成为划时代无偿献血的里程碑。从此，健康血液的来源得到进一步保障，极大减少了经血液传播疾病的发生。《献血法》和其他相关法律的条款制定了输血执业不可触碰的高压线，输血事业进入安全规范轨道。《献血法》及相关法规、标准等的实施，促进了输血管理体系日臻完善。《中华人民共和国刑法》（以下简称《刑法》）、《中华人民共和国传染病防治法》（以下简称《传染病防治法》）、《中华人民共和国侵权责任法》（以下简称《侵权责任法》）和《献血法》，四大法律作为输血执业基础，原则上具有相对制约输血不良事件发生的效力。

1.《中华人民共和国刑法》　1980年1月1日施行。《献血法》颁布实施以前，《刑法》对输血违法行为进行严厉打击和法律制裁，对蓄意违规在血液供给链条上谋取不当利益损害他人健康者起到震慑作用。

2.《中华人民共和国传染病防治法》　1989年9月1日施行，2013年通过修订。明确规定了采供血机构和医疗机构必须严格执行国家法律法规，防止经血传播疾病的发生。

3.《中华人民共和国献血法》　1998年10月1日施行，明确规定了我国实行无偿献血制度，从血液源头上为临床安全用血提供了保障；规定了对献血者的健康检查以及采血量和频次，以减少因献血产生的不良反应；规定了血液从采集、检测、包装、储存、运输各个环节必须符合国家规定的卫生标准和要求，医疗机构临床用血前必须核查，从而保证血液的质量，避免输血不良事件的发生。

4.《中华人民共和国侵权责任法》　2010 年 7 月 1 日实施，其中对医疗损害责任的归责、患者的知情同意权以及不合格血液所致伤害责任等方面做了明确规定。

（二）行政法规

1.《血液制品管理条例》　1996 年 12 月 30 日实施，明确规定了原料血浆的采集、供应以及血液制品的生产管理，通过实施监督措施，保证血液制品的质量，避免经血液传播疾病的发生。

2.《艾滋病防治条例》　2006 年 3 月 1 日实施，其中明确规定了血液采集单位和血液制品生产单位应对血液或血液制品进行艾滋病检测，避免病毒阳性的血液或血液制品应用到临床。

3.《医疗事故处理条例》和《医疗纠纷预防和处理条例》　分别于 2002 年 9 月 1 日和 2018 年 10 月 1 日实施，其中明确规定了由于输血不良事件引起医疗事故或医疗纠纷时，对已输用血液进行封存以及相关处理细则。

（三）部门规章、技术规范

1. 采供血机构

（1）《血站管理办法》：2006 年实施，规定了血站的公益性质，增强了对血站的规范化执业管理，明确规定血站一旦造成经血液传播的疾病发生或者其他严重后果的，卫生行政部门可以注销其《血站执业许可证》。血站应当建立质量投诉、不良反应监测和血液收回等制度。

（2）《血站质量管理规范》：2006 年实施，规定了血站应具有处理献血不良反应的设施和药品，建立相关的预防和处理程序，以减少和有效处理献血不良反应。对于血液质量存在问题的应进行检测、回收，对于临床输血不良反应进行调查处理和重大问题上报。

（3）《血站实验室质量管理规范》：2006 年实施，该规范从组织管理、质量体系、管理要素以及检验全过程质控等多个方面对血站实验室的质量管理提出具体要求，从而保证血液检测质量。

（4）《血站技术操作规程（2019 版）》：2019 年 9 月 1 日实施，对献血者健康检查、血液采集、成分血制备、血液检测、血液储存、发放与运输和质量控制 6 个方面的关键技术做出相应规定，从而保证献血者健康和血液质量安全。其中明确规定了当献血者出现献血不良反应时应及时进行处置，必要时进行后续跟踪处理。

2. 医疗机构

（1）《医疗机构临床用血管理办法》：2012 年 6 月颁布，通过明确组织职责，加强管理，实施监督管理和强制法律责任，保障临床用血安全。其中明确规定了医疗机构对于临床用血不良事件的监测、报告制度落实以及临床输血不良反应的救治处理。

（2）《临床输血技术规范》：2000 年 10 月实施，对临床用血过程中输血前告知、标本采集、交叉配血、发血以及输血各个环节做出具体的技术规定，以避免输血不良事件和不良反应的发生，并规定了应对输血不良反应的观察、处理、上报和调查的具体技术要求。

（3）《临床用血质量控制指标（2019 年版）》：2019 年 7 月发布，其中第六条“千输血人次输血不良反应上报例数”，目的是提高医务人员对输血不良反应的识别和处理能力，实现临床用血管理的持续改进。

二、行业标准相关规定

（一）采供血机构

1.《献血者健康检查要求》（GB 18467—2011）明确规定了献血者健康检查的项目和具体要求，以确保献血活动不会危害献血者的健康并保证血液的质量。其中详细描述了献血过程中可能出现的不良反应，医务人员的处置措施；献血者应遵照献血前和献血后注意事项，以减少不良反应的发生。

2.《献血不良反应分类指南》（WS/T 551—2017）规定了献血不良反应分类以及临床症状的描述，在监测与分析时评估献血不良反应的严重程度和相关性。

3.《全血及成分血质量要求》（GB 18469—2012）第 4 条是对血液安全性检测的要求，包括血型检测和经血传播常见病毒的检测要求。

4.《献血相关血管迷走神经反应预防和处置指南》（WS/T 595—2018）　规定了献血相关血管迷走神经反应易发人群的识别和诱发因素，对于该类人群的状态评估、献血前教育以达到预防的目的，对于不良反应的处置措施以及对采血人员和设施的具体要求。

5.《献血场所配置要求》（WS/T401—2012）　对献血场所的设施、设备、物料等提出具体要求，特别对信息系统提出对既往可经血液传播感染监测结果为阳性献血者进行屏蔽的要求。

6.《血液储存要求》（WS/T 399—2012）和《血液运输要求》（WS/T400—2012）　规定了血液储存和运输的要求，以保证血液的质量。

7.《全血及成分血质量监测指南》（WS/T 550—2017）　规定了具体的监测方法、检测结果分析和应用原则，用于对血站全血及成分血的采集、制备、储存的监测。

（二）医疗机构

1.《内科输血》（WS/T 622—2018） 规定了各种成分血在内科系统疾病输血的使用原则，以促进临床合理用血，预防输血不良反应发生。

2.《全血和成分血使用》（WS/T 623—2018） 规定了全血和成分血使用的适应证，相关条款规定了临床医师应具备发现不良反应的能力，根据不同成分血的特点选择相应血液制剂以降低不良反应的发生率的能力。

3.《输血反应分类》（WS/T 624—2018） 规定了输血不良反应的分类，适用于全国各级各类医疗机构输血不良反应诊治与报告统计。

4.《静脉治疗护理技术操作规范》（WS/T 433—2013） 相关条款 7.7 规定了输血不良反应的护理技术处理及上报。

（三）相关团体标准

1.《血液安全监测指南》（T/CSBT 001—2019）提出了血液安全监测的基本概念和运行体系，为血站和医疗机构的血液安全监测系统建立提供依据，具体规定了献血不良反应和输血不良反应的分类、定义、相关性、严重程度和报告模式，以及采供血不良事件和临床输血不良事件的分类和报告模式。

2.《可经输血传播感染病原体核酸筛查技术要求》（T/CSBT 008—2019） 规定了可经输血传播感染病原体核酸筛查技术要求。

3.《中国医院质量安全管理》第 2-13 部分“患者服务 临床用血”（T/CHA S10-2-13-2018） 相关条款 5.3.4 和 5.4.4 分别规定了输血不良反应的处理和上报技术操作流程。

4.《中国医院质量安全管理》第 4-6 部分“医疗管理医疗安全（不良）事件管理”（T/CHAS10-4-6-2018）规定了医疗机构医疗安全（不良）事件的事件管理、事件防控、持续改进，在临床实际工作中输血不良事件的处理及上报也将此作为依据。

三、国内输血不良事件风险管控现状

输血不良事件的风险管理和控制首先需要建立在血液规范管理的基础之上。我国的血液管理大致经历了两大阶段。

第一阶段，立法。20 世纪 80 年代初，当人们还以为 AIDS 离我们遥不可及时，HIV 已悄然潜入国门并以卖血和吸毒的形式快速传播。当时的供血体系尚未实行三统一，血液供给存在义务献血、出售血液和医疗单位自采自用三种方式。限于当时的技术能力和条件，采血单位对供血者的经血液传播疾病检查项目尚未全部开展。改革开放初期，人们追求快速发展经济，采供血行业亦不例外，甚至个别地方建起了单采血浆站。HIV 在这一特定时段在个别区域快速传播，显然，血液安全面临巨大的风险。此时，国家敏感注意到血液安全问题，相继发布了《刑法》《传染病防治法》，实行血液“三统一”政策。并且采取一系列有效督导检查，层层落实，严厉打击血液违规采集等行为。尤其是 1998 年实施的《献血法》，作为我国第一部血液管理专用法律，由此开启了我国无偿献血的先河，国家在血液来源主体和体制上为血液安全提供了根本保障。

第二阶段，建立规范。《献血法》之后，国家相继发布了一系列血站管理、血站质量管理、实验室质量管理和生物安全管理等法律法规和部门规章，发布了《全国艾滋病检测技术规范》《临床输血技术规范》和《血站技术操作规程》。各级卫生管理及责任部门把血液管理作为重要的工作之一，采取有效措施组织安排输血从业人员集中培训学习，举办各种形式学习班反复宣贯、培训和落实，每年进行血液规范管理督导检查及落实实施。至今，通过 30 余年的不懈努力，国家已建立了健全的安全用血体系。血站对血液从供血前采集的各项准备到临床医疗机构用血的全部过程，达到了基本的、科学的和规范的管理要求，血液管理在规范的轨道平稳运行。尤其近十年，国家卫生主管部门为了指导医疗机构切实保障医疗安全，保护患者最大权益，制定《医疗质量安全事件报告暂行规定》，发布《医疗质量管理办法》，修订《医疗机构临床用血管理办法》。2020 年 12 月 21 日国家卫生健康委印发了《三级医院评审标准（2020 年版）》，将医疗不良事件管理、有关血液管理的标准作为重要考评条款。社会团体推荐标准和专家共识陆续发布，使得血液管理内涵质量在规范的基础上得到进一步提高。

我国血液管理历经波折，只有严格遵守法律，执行相关规章制度，才能防止或减少输血不良事件的发生。纳入规范轨道的血液管理和输血不良事件风险管控呈现出异曲同工之效，规范管理亦包括输血不良事件风险管控的内容和效果。国内“中国血液预警联盟”（Chinese Haemovigilance Network，CHN）和献血者预警系统，旨在预测及降低各类输血相关的风险，包括血站和临床用血。我国尚未建立国家级别的完整的输血不良事件风险管理及控制体系，建立该体系需要关注几个方面：一是顶层设计。风险因素应包括大型的公共卫生事件血液供给和使用。如 2003 年发生的 SARS 病毒引发的呼吸窘迫综合征，2019 年末出现的新冠病毒继而局部暴发新冠病毒肺炎致使血液供给短缺，以及新冠肺炎康复者血浆使用的风险等。二是血液供给产品。目前的供血模式基本上是按照血站制备的血液品种供给临床，其中临床需求不能供给或不能足量供应。如新鲜冷冻血浆、机采血小板、小剂量成分血等。输血不良事件风险管理及控制应包括以上内容并采取相应措施。令人期待的是，输血将会乘上现代科技之云，对不良事件风险管控将以崭新的面貌展现。

第三节　输血不良事件分类

由于国情及法律系统的差异，目前世界各国对于输血不良事件的分类方法并不一致。英国SHOT系统按照输血不良事件的结果进行分类，具体类别的定义以及报告的内容如表81-1所示[4]：

表81-1　英国SHOT系统部分输血不良事件类别定义

输血不良事件类别	定义
输注不正确的成分血—错误成分输注（IBCT-WCT）	患者输注了本应输注给其他患者的成分血或者由于输血的过程中临床/实验室的失误，患者输入了非同型成分血
输注不正确的成分血—未达到特定要求（IBCT-SRNM）	向患者输注了不符合其特定输血要求的成分血，测试或发放成分血时样本状态不符合准则，成分血发放前要进行实验室检测，需要加温时未使用血液加热器，但若临床由于紧急性决定输注不符合特定要求的血液则不必报告
可避免输血，延迟输血、输血不足或过量（ADU）	可避免输血：进行预防性输血且（输注的）成分血与患者相容，但是决策导致输血存在缺陷；延迟输血：应输血而未进行输血或血液不可用所导致的显著延迟；输血不足（或过量）：剂量/速率不适合患者的需要
操作和存储错误（HSE）	将正确的成分血输注给预期的患者，由于操作或存储失误可能会使该成分输血的安全性降低。例如：冷链问题，例如成分血多次超出国家规定的存储温度（CTS）或存储在不适当的、发生故障的设备中；输注过期成分血：输注了应从发血冰箱中清除并重新交叉配血的红细胞；输血时间过长：技术管理错误：如错误地设置输液泵；输注添加药物的血液，或通过相同的静脉通路输注成分血液和药物
正确的血液输注给正确的患者（RBRP）	由于一种或多种严重错误，在其他情况下可能导致IBCT，但患者仍正确输注正确的血液的事件

与英国按输血不良事件的结果进行分类不同，美国、加拿大两国的不良事件监测上报系统所采取的分类方案，是根据输血不良事件在输血链中发生环节进行分类。包括血站和临床输血两个环节。血站包括成分血入库、储存、成分血操作/加工/检测、库存管理、标本处理、标本核收、标本检测、取血要求、发血等；临床输血包括成分血申请/检测申请、成分血/检测订单输入、标本采集、标本检测、输血等[5]。

2019年中国输血协会发布的《血液安全监测指南》团体标准对采供血不良事件和临床输血不良事件的分类和报告模式进行了详细的规定[3]，采取的分类方案根据输血不良事件在输血链中的发生环节来进行分类，包括采供血不良事件和临床输血不良事件两个大类，以下再进一步区分小类。具体如下：

一、采供血不良事件

（一）献血者健康检查

包括未按要求充分核查献血者身份、未按要求登记献血者身份信息、未按要求询问和查询既往献血史、未按要求对献血者进行健康征询、未遵循知情同意的原则、未按要求对献血者进行一般检查、未按要求进行献血前检测或结果错误、未按要求得出健康检查结论或沟通不畅等。

（二）血液采集

包括献血场所配置未满足要求、采血人员未按要求进行工作准备、未按要求准备采血器材、未按要求充分核查献血者身份、未按要求进行献血者沟通与评估、未按要求进行静脉评估选择、消毒与穿刺、未按要求进行血液采集和混匀、未按要求结束采血和提供献血者后照护、未按要求进行献血后注意事项告知和致谢、未按要求留取血液检测标本、未按要求标识血袋及血液标本、未按要求进行热合、未按要求正确保存和处理血液及标本、未按要求进行献血现场整理、（单采）未按要求安装检查单采耗材、（单采）献血者单采参数设置不当、（单采）采集中仪器异常预警处置不当等。

（三）成分血制备

包括血液制备环境未满足要求、血液制备相关设备未满足要求、血液制备相关物料未满足要求、制备的起始血液未满足要求、未按要求离心、未按要求速冻、未按要求标识成分血、未按要求目视检查、未按要求分离制备成分血等。

（四）血液检测

包括未按要求选择检测项目和检测方法、血液检测试剂未满足要求、血液检测设备未满足要求、实验室信息管理系统未满足要求、未按要求进行核酸检测实验室防污染、血液检测标本未满足要求、未按要求进行试验操作、未按要求进行试验性能监控、未按要求进行试验结果判定、未按要求设置检测流程及判定结果、未按要求进行血型检测或结果错误、未按要求进行血液检测最终结论判定、未按要求报告和利用血液检测结论等。

（五）血液隔离放行

包括未按要求对接收的血液进行核查、未按要求进行血液隔离、未按要求进行血液放行、未按要求采用计算机控制血液放行等。

（六）质量控制

包括人员资质不符合要求、人员培训或授权不满足要求、供应商资质不合要求或未按要求评审、设备未按要求定期校验或维护保养、未按要求进行设备标识、未按要求进行设备档案管理、物料管理不符合要求、未确保质控检查满足要求等。

（七）血液保存发放与运输

包括未按要求对接收的血液进行核查、未按要求配置温度记录和报警装置、未按要求监控血液保存状态、未按要求分类存放血液产品、血液发放未遵循先进先出的原则、未按要求进行血液发放前外观检查、未按要求进行血液装箱运输和监控、与医疗机构沟通不畅等。

（八）其他

包括未按要求管理和处置医疗废物、职业暴露事件、信息系统缺陷、文件未规定、沟通不畅等。

二、临床输血不良事件

（一）血液运输、入库及储存

包括血液运输时间/条件不适宜、运输记录不正确、血站发血单信息与实际发送血液不符、血液入库前未检查/检查异常、血液信息录入不正确、未建立/违反血液库存管理制度/程序、血液保存分区或标识不合理、入库血液存放位置不正确、血液保存条件不适宜/无有效监控、血液储存设备未消毒/效果未监控、不合格血液未适当处置等。

（二）输血前评估及输血申请

包括：输血适应证不当/不充分、未及时提出输血申请、输血申请流程未按规定完成、输血申请未按规定包含相关内容、未按规定申请输血前检查、输血申请中患者信息不完整/错误、输血申请中成分种类/数量选择不当等。

案例：临床医师未结合患者临床症状以及实验室检查结果进行综合评估，而是凭主观臆断和经验选择血液品种，未考虑输血治疗的合理性和有效性（错误类型：输血前评估及输血申请→输血适应证不当/不充分）。输血前未开具输血申请单，未按要求进行血型鉴定和备血，术中大出血时才抽取标本并通知输血科鉴定血型和申请输血，导致输血延误，对患者生命构成威胁（错误类型：输血前评估及输血申请→未及时提出输血申请）。输血治疗前未按要求对患者感染免疫学相关项目进行检测，以致可能发生医疗纠纷或医疗诉讼时无法提供举证依据（错误类型：输血前评估及输血申请→输血申请未按规定包含相关内容）。开具输血申请单时写错血型，以致血型实验复核不符、交叉配血实验结果不相合，只能重抽血样再次检测，贻误诊疗时机（错误类型：输血前评估及输血申请→输血申请中患者信息不完整/错误）。急诊抢救没有足够的同型血时，输血科建议使用相容性输血方案，如A型患者输O型红细胞，或RhD阴性患者输RhD阳性红细胞，而医师拒绝相容性输血方案导致贻误患者抢救时机（错误类型：输血前评估及输血申请→输血申请中成分种类/数量选择不当）。

（三）血液标本采集

包括患者身份确认有误/未确认、未按二次标本规定在不同时间采集血样、样本与血液检测申请单信息不符、血液标本留样不当、标本采集和/或运送人员信息不能追溯、血液标本不符合要求、未按要求暂存（转运）标本、血液标本重复采集等。

案例：患者A因为择期手术需要进行常规的血液检测和交叉配血。采血者将患者A的血液采集后注入了手工写有患者B信息的有标识的试管中（错误类型：血液标本采集→患者身份确认有误/未确认）。患者A的血液标本在患者B的试管中，反之患者B的血液标本在患者A的试管中。两位患者既往均未检测过血型（错误类型：血液标本采集→未按二次标本规定在不同时间采集血样）。患者A被判为A型RhD阳性，为其交叉配血了4单位A型RhD阳性血液。患者A的手术是在后一天。术中，为补充术中出血引起的血液丢失，给患者输注了2单位血液，发现患者出现了心动过速、房颤和血压下降。给出的解释是由于患者年龄和相对较差的临床状况所致（error 2）。手术后的第二、第三和第四天，患者由于间歇性房颤，一般情况欠佳，出现肾功衰竭和中度黄疸。这些变化再次被解释为手术所致（error 3）。手术后第四天，注意到患者出现贫血，血红蛋白为76g/L，再次申请输血。外科住院医师重新为患者申请输血，并新采集了样本送到实验室。这第二份样本的血型检测结果为O型RhD阳性，输血IT系统提醒实验室工作人员检测结果明显不一致。联系了外科住院医师，再次采集血样检测结果仍然为 O 型 RhD 阳性。实验室人员建议给患者输注 O 型 RhD 阳性血液，未再发现不良反应的进一步证据[4]。

（四）实验室检测

包括血液标本未按规定进行正确的预处理、患者标本错误、献血者标本错误、检测方法不当、检测试剂过期/质量异常、试验未按规定操作、ABO/RhD 血型结果判读或抄录差错、交叉配血结果判读或抄录错误、其他检测结果判读或抄录错误、未按规定对检测过程进行质量控制、与历史检测结果未核对/不一致、未按规定及时正确报告或反馈检测结果等。

案例：产科急诊患者，历史血型为 O 型 RhD 阳性。由于计算机故障，未查询历史血型（错误类型：血液标本采集→未按二次标本规定在不同时间采集血样）。患者重新检测的血型误判为 A 型 RhD 阳性（错误类型：实验室检测→ABO/RhD 血型结果判读或抄录差错），立即离心的交叉配血法没有检出不配合（错误类型：实验室检测→交叉配血结果判读或抄录错误）。A 型 RhD 阳性血液发出，输血科工作人员继续进行完整的交叉配血，结果发现血液与患者不配合。电话通知临床立即停止输血，因为血液制剂血型为 A 型 RhD 阳性，而患者血型为 O 型 RhD 阳性。产科传递 MLSO 的紧急信息有延迟，2 单位血液制剂已被输注完毕。患者出现大量出血、休克和弥漫性血管内凝血（错误类型：血液输注→未对输血患者进行适当监护）。患者需要紧急子宫切除，和二次剖腹手术以控制出血。此种情况下，报告医师不能明确不配合的输血对患者的临床状况有多大的影响[4]。

（五）血液发放、运送和输注前放置

血浆或冷沉淀未正确解冻、血液种类、数量等发放错误、血液与发血单/交叉配血单信息不符、未按临床要求发放满足特殊需要的血液、血液未及时发放、不适当发放了非同型或未交叉配血的血液、发放的血液外观异常或过期、血液发放后医院内运送不当、血液发放后输注前放置等。

案例：发血时双方未对血袋外观认真观察，将有较大凝块、有气泡、有絮状物的血液，脂肪血浆、黄疸血浆等不正常的血液发出，引发输血不良事件（错误类型：血液发放、运送和暂存→发放血液外观异常或过期）。患者因突发原因（发热、休克等）未能输用血液，申请科室未妥善保存，以致造成血液浪费（错误类型：血液发放、运送和放置-→血液发放后输注前放置不当）。

（六）血液输注

包括输了准备给其他患者的血液且血型不相容、输了准备给其他患者的血液，血型侥幸相容、血液输注通路错误（如与药物同时通路输注）、血液发放后未在规定时间内输注完成、未对输血患者进行适当监护等。

案例：临床护士未遵循输血前查对原则而发生输错血液的不良事件。2016 年 2 月，一男性患者，血型 B 型，诊断为“痢疾”入住当地县医院。住院期间一名初级护士在没有输血医嘱的情况下，错将准备给另一患者的“AB”型血液输入该患者体内，约 10 分钟后患者发生发热、全身寒战等溶血反应典型症状。临床当即进行紧急抢救处理，并立即转往省级三甲医院进行救治，经多方努力抢救患者转危为安。该院就此事查找原因并分析处理，证实该事件是由于当值护士严重违反了医疗核心制度，未对患者进行“三查七对”，张冠李戴错将血液输给他人（错误类型：血液输注→输了准备给其他患者的血液且血型不相容），若抢救不及时，可能对患者造成生命危害，酿成重大医疗事故。

（七）输血后处置与评价

包括未对输血不良反应及时报告和正确处置、病历中输血相关记录未录入或录入不正确、未对输血效果进行及时和正确评估、输血后血袋未按规定及时回收和登记等。

（八）自体输血及成分输血

包括自体输血患者的适应证应用不当、自体输血的方式选择不当、储存式自体输血血液采集不当、离体的成分血未标识或标识不当、储存式自体输血患者血液采集后储存不当、未对自体输血患者进行有效监控、回收式自体输血的血液可能溶血、仪器操作差错或设备故障等。

（九）支持保障

包括人员资质不满足特定要求或培训不足、职业暴露/人员意外伤害、工作环境不满足要求、未按要求处置医疗废物、设备/耗材/试剂/物料不满足要求、未对试剂、物料、耗材使用进行有效管理、信息系统缺陷等。

案例：试剂储存不当，导致血清抗体效价降低或细菌污染，影响实验结果。

第四节　输血相关不良事件分级

输血相关不良事件发生于从献血者血管到用血者血管的整个过程，同时包括献血前的各项准备和血液的冷链保存运输。采供血或临床用血环节不良事件的发生概率、严重程度、发生环节和产生影响因工作领域和发生对象而不同。

一、采供血不良事件

采供血环节的不良事件分级宜以献血不良反应严重性来确定，同时考虑献血不良反应的相关性，进一步确定其严重性。严重献血不良反应比较少见。献血不良反应的严重程度评估和相关性标准的来源，由国际输血协会（The International Society of Blood Transfusion，ISBT）和欧洲血液预警网络（European Haemovigilance Network，EHN）于 2008 年共同发布。引用标准如下：

1. 重度不良反应　具备以下任一条件的献血不良反应可判断为重度不良反应：①献血不良反应导致住院并采取以下任一治疗措施：防止机体功能受到终身性损害或损伤的治疗，防止死亡的治疗。②献血不良反应导致明显残疾或功能不全，且在献血后持续存在 1 年以上。③献血不良反应出现后发生死亡，死亡原因可疑、可能或肯定与献血有关。

2. 判断献血环节的不良反应　需要分析与献血的相关性，不良反应与献血的相关性分为 5 级[3]：

（1）1 级：明确相关，支持献血导致不良反应发生的证据明确，不存在合理的质疑。

（2）2 级：可能相关，证据明显有利于支持不良反应与献血相关。

（3）3 级：疑似相关，证据无法确定不良反应与献血相关还是与其他因素相关。

（4）4 级：可能无关，证据明显有利于支持不良反应与其他原因相关。

（5）5 级：明确无关，支持献血以外的其他原因导致不良反应发生的证据明确，不存在合理的质疑。

二、临床输血不良事件

2002 年、2011 年卫生部分别发布了《重大医疗过失行为和医疗事故报告制度的规定》和《医疗质量安全事件报告暂行规定》，医疗机构开始执行医疗不良事件上报制度。目前医疗机构医疗不良事件报告系统参照该标准使用电子模版进行上报，如临床医疗、护理和输血等。临床输血不良反应是输血不良事件的一部分，二者发生与发展相互交叉、相互联系或互为因果。

中国医院协会团体标准《中国医院质量安全管理第 4-6 部分：医疗管理医疗安全（不良）事件管理》将临床输血不良事件分为 4 个级别[6]。

1. Ⅰ级事件（grade Ⅰ event）/警讯事件（sentinel event）/警告事件（warning event）　非预期的死亡，或是非疾病自然进展过程中造成的永久性功能丧失。

2. Ⅱ级事件（grade Ⅱ event）/不良后果事件（adverse consequences event）/差错事件（error event）　在医疗过程中因诊疗活动而非疾病本身造成的机体与功能损害。

3. Ⅲ级事件（grade Ⅲ event）/无后果事件（non-consequences event）/临界差错（critical error）　虽然发生了错误事实，但未给机体与功能造成任何损害，或有轻微后果而不需要任何处理可完全康复的医疗安全（不良）事件。

4. Ⅳ级事件（grade Ⅳ event）/隐患事件（potential adverse event）/未遂事件（attempted incident）　由于及时发现，错误在实施之前被发现并得到纠正，未造成危害的事件。

2002 年国务院发布的《医疗事故处理条例》，规定了医疗机构及其医务人员在医疗活动中，违反医疗卫生管理法律、行政法规、部门规章和诊疗护理规范、常规，过失造成患者人身损害的事故。根据对患者人身造成的损害程度，医疗事故分为四级：

（1）一级医疗事故：造成患者死亡、重度残疾的。

（2）二级医疗事故：造成患者中度残疾、器官组织损伤导致严重功能障碍的。

（3）三级医疗事故：造成患者轻度残疾、器官组织损伤导致一般功能障碍的。

（4）四级医疗事故：造成患者明显人身损害的其他后果的。

在采供血或临床用血环节一旦发生对供血者或受血者造成的损伤，需要借鉴参考、分析和应用以上规定。实际工作中，采供血环节发生不良反应乃至形成医疗事故发生概率并不高，提示我们重在风险防控，规范输血链中每个环节，杜绝不良事件发生。

第五节　输血不良事件常见原因

一、人为因素

（一）缺乏沟通

1. 献血前沟通　未能和供血者在献血前做到有效沟通，不了解供血者献血前的饮食、休息和运动状态。献血前供血者未按照要求避免高脂饮食、避免剧烈运动，导致所采集血液出现一过性脂血或谷丙转氨酶超出正常标准不能使用，造成血液不应该的报废。

2. 献血后沟通　未能对供血者献血后进行仔细观察并沟通，当出现一过性低血糖、低血压、眩晕、昏厥等身体不适情况时，未能及时帮助并妥善处置，导致严重不良后果。

3. 疫苗接种史 工作人员未能和供血者有效沟通确认有无疫苗接种史，如对近期注射乙肝疫苗等的供血者采集了血液，实验室检测发现乙肝表面抗原（HBsAg）检测阳性，致使血液报废。

4. 特殊血型 临床医师未能说服 RhD 阴性患者或家属，抢救时无同型血需要输入 RhD 阳性血液以抢救生命；或同意输入 RhD 阳性血液，对于可能产生的一些不良后果形成医疗不良事件隐患。（临床医师已经做到履行告知义务竭力抢救患者）。

5. 既往史 临床医师对患者病史了解及沟通不充分，如有过敏史、妊娠史或输血史导致的输血不良反应，不能及时采取有效的规避措施或选择更适合的成分血，以保证输血安全有效。

6. 输血风险 未有效让患者了解签署输血治疗知情同意书的意义和可能产生的输血风险。一旦输血不良反应发生，容易造成医疗纠纷。

（二）专业知识或技能不足

包括：①采血过程中由于技术不熟练出现被采血针刺伤现象，存在发生职业暴露的风险。②标本在采集、运送、交接、离心、检测过程中未遵守操作规程，致使出现血液溅出、溢洒、形成气溶胶等现象，增加感染风险。③血袋热合时胶管连接处血液渗漏，增加血液污染风险或相关人员感染风险。④技术人员血型血清学专业知识不全面，未能识别不规则抗体或 ABO 亚型，以致漏检，可能引起输血不良反应或产生不规则抗体。⑤部分临床医师未树立安全输血理念，未严格掌握输血适应证，将血液当做营养品或药品输给患者，增加输血风险。⑥未及时进行输血后实验室检查，未有效进行输血后效果评价，再次盲目进行输血治疗，增加患者输血风险。

（三）超负荷工作

夜间临床病区 1 名护士值班，需要同时观察多名患者输血时，未能及时发现输血不良反应、未进行相关处置或救治。

由于专业技术人员配置较少和所承担的工作量不匹配，不能在规定时间内完成血型血清学实验和临床沟通任务，以致影响工作质量。如实验核对、疑难血型、亚型等无充分时间进行处置及相关实验操作，不能正常进行室内质控等。超负荷工作同时影响服务质量，工作人员因疲劳操作，医患沟通服务质量不能保证，核对环节不认真，易出现差错。

（四）人员操作

操作如下：①血型鉴定与血常规未按照要求分别抽取两份血液标本并分别进行检测，而是共用一份标本，且先在自动设备上做血常规然后再做血型，因血清学物质已经被多份血液交叉混合，导致存在血型鉴定错误风险。②工作人员违反操作规程，血型鉴定仅作 ABO 正定型、未做反定型就出具血型报告结果，以致血型鉴定结果错误。③血型操作实验结果正确，但工作人员判读错误或抄录错误。④临床输注血液时护士不慎刺破血袋，未及时做相关必要处置防止或避免血液污染，如果继续输注存在感染风险，如果废弃则存在血液浪费。⑤输血时将药物加到血液内或对血液进行不规范加温，致血液溶血对患者直接造成损害。⑥工作人员在转运或存放血液过程中，未按照轻拿轻放原则或操作不慎致血袋破损，造成血液浪费。

（五）责任差错

差错如下：①采集血液标本人员未认真落实核对制度，出现抽错标本错误。②临床护士未认真落实核对制度，张冠李戴输错血液以致严重输血不良事件。③输血中未做到严密观察，未及时发现患者出现严重不良反应、未及时通知临床医师采取处置措施抢救患者，延误最佳抢救时机。④输血科工作人员未树立认真负责的职业精神，未认真履行岗位职责，落实核心制度，出现血型鉴定错误、血型报告错误、交叉配血未核对标本、发血错误等，导致发生输血不良事件。

（六）其他

直接从事输血的工作人员携带经血传播疾病病原体，带来输血安全隐患风险。直接从事输血的工作人员有颜色视觉障碍，带来输血安全隐患风险。

二、信息系统技术相关差错

（一）不能查阅既往记录

医院更换新的信息系统或信息系统故障等原因，导致不能查阅患者既往就诊记录和实验室检查结果，会造成重复检查，且每增加一次检查，会增加相应差错的风险；对于急需输血的患者增加负担，并造成输血延误。

（二）不能整合计算机记录

包括：①患者就诊重复办卡出现多个就诊号，同一患者检查结果不能合并，增加不必要的重复性检查。②医疗不良事件信息上报系统中，护士和医师信息未完全共享，延误治疗时机。③医疗不良事件上报系统和医院信息系统（hospital information system，HIS）之间未实现信息互联互通，增加上报时的工作量，影响工作效率。④输血信息管理系统未能从 HIS 系统中自动提取到患者输血前检测指标，不利于输血科对临床用血申请进行审核管理。

（三）忽视警示信息

信息系统警示信息不完善，不能完整提示非同型输血、RhD 阴性、意外抗体筛查阳性等警示内容，导致工作人员不能迅速觉察，容易造成严重差错。信息系统收录过多提示信息，医务人员因大量不必要的警示信息而产生倦怠，以至于忽略有意义的警告信息，形成医疗安全风险隐患。

（四）警示信息逻辑设计有误

逻辑设计有误：①输血信息管理系统中警示标识单一，未加以明确区分标识，所有警示信息皆为同一个或多个报警提示，易造成工作人员对重要信息的疏忽。②同时抢救多名无法识别身份信息的患者，系统未设置不同的标识，不能明确加以区分，容易造成患者混淆，以致延误输血治疗。③系统未设置中级及以上医师不同级别用血申请及审批权限，以致初级及以下医师可以开具输血申请。④输血管理信息系统提示血袋效期信息有误，以致血液过期而未察觉造成浪费。⑤信息系统未对特殊患者（血小板减少性紫癜、自身免疫性溶血性贫血、婴幼儿患者等）制定输血前评估方案，误导临床医师按照常规输血方案对特殊患者实施治疗。

（五）数据信息丢失

信息丢失：①网络瘫痪、信息延迟以及连接端口等问题，造成信息传输过程中出现差错、丢失，医嘱传输不及时或患者信息不完善。②数据信息保存方式单一，未有云端或备用的保存终端，系统软件或硬件崩溃损坏后造成数据信息遗失，延误患者诊疗。③系统软件或硬件原因，患者信息条码打印不完整，无法进行条码识别输血环节核对。

（六）信息录入错误

录入错误：①信息系统录入界面复杂、繁琐，操作系统不易掌握，造成医护人员输入信息错误，延误患者诊疗。②信息系统数据保存前后不一致，导致不必要的误会和医疗纠纷。③信息系统中不具备完整的输入法系统，出现由于患者个人信息中包含生僻字而无法录入的现象，造成信息录入错误或缺失。

三、管理因素

（一）临床用血管理

临床用血管理如下：①临床用血管理委员会未充分履行职责，未按要求进行部署及督导落实血液管理工作，未能有效落实实施院科两级质量管理责任，未能定期考核、评价、公示临床医师用血的合理性、有效性，未能保证紧急、大量用血渠道畅通。②临床科室未能落实用血分级管理，输血前未能做到告知可能产生风险并签订临床输血治疗知情同意书，未能开展输血前相关传染病项目等实验室检查。未能开展疑难病例输血会诊，未能对严重输血不良反应和输血不良事件进行调查分析、记录并上报。③输血标本采集和血液输注前未能认真履行核对制度，未能按照不同成分血输注要求进行规范输注，未能正确处置输血中发生的不良反应，未能规范医疗废弃物处置。④医护人员未能做好院内感染防控及生物安全工作，接诊传染病患者或高致病性感染患者时，未按照标准预防进行规范操作，发生职业暴露时未按照规范流程进行处置。

（二）输血科质量管理体系

质量管理体系：①未能建立输血科质量管理组织架构，未能制定质量管理体系文件和 SOP，未能完善各项工作记录。②未能按照标准要求开展室内质控、参加室间质评。③未能定期对开展项目进行质控分析，未对失控项目进行原因分析、制定纠正方案。④未经审核或审核不严格发放错误报告。⑤未能开展专业人员技术比对，以保证输血检验技能的同质性质量管理。⑥未定期召开质控分析会议，总结不足，制定持续改进方案。⑦未及时与临床进行沟通，征求临床对输血工作意见和建议，以提高工作质量及服务水平，提高医务人员和患者对输血工作的满意度。

（三）实验室布局流程

布局流程：①输血科选址设置不符合卫生学要求，距离手术室或用血病区较远。②实验室布局及流程设置不合理，办公区、缓冲区、治疗区和实验区未能明显区分，员工通道、污物通道未能完全分开。③办公区域尚未设置独立的值班室、办公室、处置室和卫生间。④治疗区域无相应的缓冲区。⑤实验区域功能不能满足要求，无专用血液标本接收窗口、血液发放窗口和血液入库处置区域。⑥实验区内未设置专用的标本离心区。⑦血型分子检测无专用实验区域。

（四）人员管理（培训、评估及考核）

人员管理：①未制定年度或阶段培训计划，内容包括：法律法规、职业道德、服务标准、核心制度、操作流程、专项实验技术、质量控制、生物安全、专项进修学习等内容。②未按计划对专业技术人员进行培训、评估及考核。③未能对新上岗、轮岗人员进行基础理论、基本技能和基本操作等相关培训、评估及考核。④未定期总结人员培训工作，找出不足，持续改进。

（五）设备、耗材管理

设备、耗材配置及管理：①对于感染性标本处理及检测，未配置生物安全柜和通风柜等防护装置，增加输血实验室技术人员感染风险。②部分医疗单位临床实验室缺少血栓弹力图检测设备,不能及时有效监测动态凝血指标,不能为血液高凝状态、大量出血、DIC等急危重症患者用血提供客观数据。③大样本检测实验室未配置全自动检测设备,不易标准化操作。手工操作易造成人为判读结果差错,且存在生物安全感染风险。④未能定期对血浆融化设备进行监测和维护,未定期对水质进行微生物学指标监测并及时更换,可能造成血袋表面被细菌污染。⑤未定期对血型相关检验设备进行维护保养以及性能验证,存在影响正确检测结果的风险。⑥未按要求定期校准离心机、温度计等设备,导致实验条件不合格对检测结果产生影响。⑦血液运输设备缺少冷链监控和温控设施,血液运输温度失控,可能产生影响血液质量风险。⑧违规使用家用冰箱储存血液、血浆、试剂等,不能保证血液的质量。⑨未定期对储血冰箱进行清洁、消毒及空气培养,可能造成血袋表面污染风险。

第六节 输血不良事件处理流程

血液安全是血液工作的最高宗旨和最低要求。血液安全是一个抽象的概念,只有将其具体化、数据化,血液安全才能真正落实。科学的质量管理包括三个要素:量化(指标)、统计和数据处理[7]。输血不良事件是衡量血液安全最直接和客观的量化指标之一,通过对输血不良事件的上报、统计和数据处理,可以评估医疗卫生机构血液安全的最低水平,明确现有条件之下的可改善空间;通过比较不同医疗机构不良事件的量化指标,即标杆管理(benchmarking management),可以找出差距并加以改进,不断增强血液安全水平。输血不良事件监测可以有效地测量和评估血液安全,并以数据报告的形式呈现,作为管理和改进血液安全的依据。

输血不良事件监测过程可分为多个环节[4]:报告、调查分析、提出改进方案、实施改进措施、干预效果评估和反馈。根本目的是保证临床输血的合理和安全。图81-2。

具体到某一个输血不良事件个例,其处理流程如图81-3所示。

一、输血不良事件个例的报告

中国医院协会2018年5月发布的《中国医院质量安全管理》团体标准明确了不良事件报告的定义:事件报告是指医疗机构人员或患者对所发生、发现的医疗安全(不良)事件,进行调查、观察的结果,向负责该

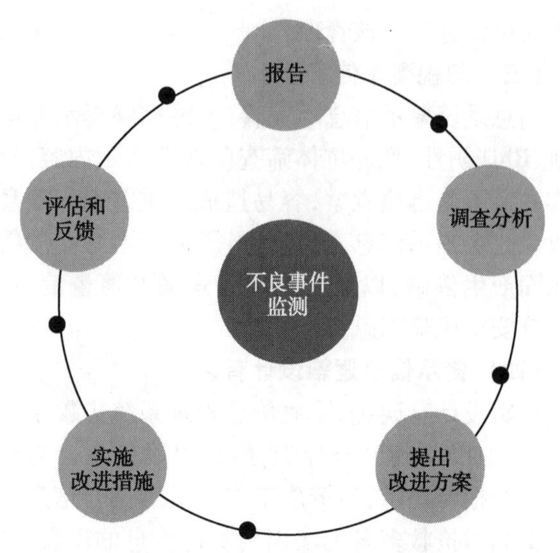

图81-2 输血不良事件监测过程

类事件的单位或人员,提出事件、事态的观察、调查而做的正式陈述或者是提交的书面及网络反映材料[6]。不良事件报告原则应遵照医疗机构制定的规定执行,至少应保证自愿性、保密性(匿名报告)、非处罚性(免责)、公开性原则。自愿性是指医务人员有自愿参与的权利,提供事件信息和报告是自愿行为。保密性是指对本次事件的报告人和报告中涉及的他人和部门的信息保密,有可以匿名报告的途径。非处罚性是指报告内容不作为报告人、被报告人或其他相关部门的违规处罚依据,根据本单位要求可以免除责任。公开性是指对医疗安全信息及其结果进行公开,但对报告人、被报告人及其单位信息保密。

(一)输血不良事件个例报告的来源[3]

血液安全监测的基石来自于每一例不良事件的个例报告,不良事件个例报告可以来自献血者健康检查、献血者血液采集、成分血制备、血液运输、储存等采供血阶段,也可能来自于临床输血阶段[4]。不良事件个例报告来源包括:各部门在自查、核查和工作过程中发现本部门或上游部门发生的意外、差错或其他偏差事件;信息系统提示,单位内部审核、质量指标考核等内部质量检查发现的意外、差错或其他偏差事件;各过程或部门数据统计分析时发生趋势性的异常变化,经调查分析可以明确是在相关过程或部门发生的意外、差错或其他偏差事件;献血者、用血医院反馈或随访以及其他外部反馈的意外、差错或其他偏差事件;卫生行政管理部门的督查、第二/三方体系审核等外部质量检查发现的意外、差错或其他偏差事件。

(二)输血不良事件个例报告的基本要素

不良事件报告内容应真实、完整、准确。不良事件个例报告基本要素的完整性具有重要的意义[4]。

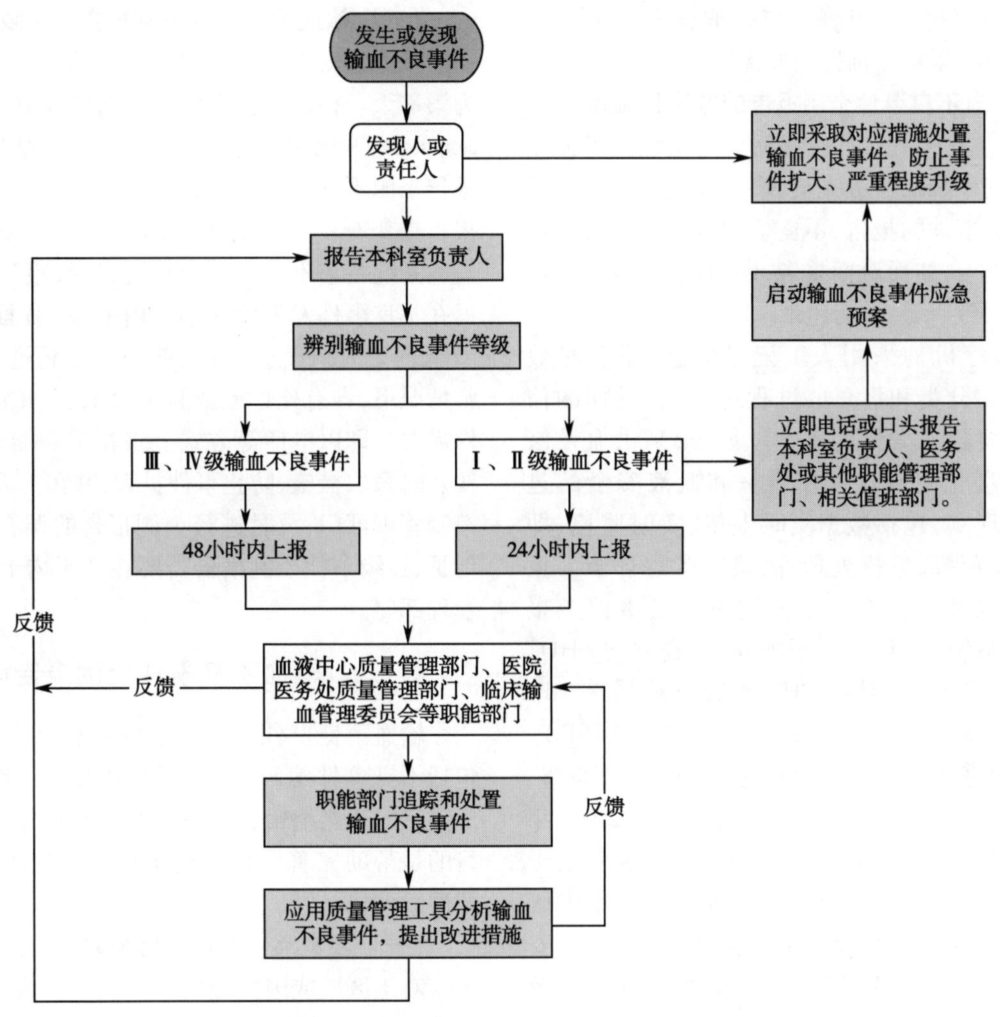

图 81-3　输血不良事件个例的应急处理流程

第一，完整性是保证不良事件个例报告可信度的基础，每一份报告的真实性和有效性，将对最终整体的血液安全报告可信度具有根本性的影响。其次，保证不良事件调查人员在必要的情况下能够追踪不良事件，询问报告人以获得重要的缺失数据，从而对不良事件报告做出更准确的评估。最后，完整的不良事件个例报告便于进行后续的输血安全数据挖掘和数据统计。

一般来说，不良事件个例报告至少应该包括四项基本要素[4,8]：确定的报告人、可确定的患者（或成分血）、不良事件、处理措施。在不良事件个例报告中，除了绝大部分的结构化数据模块之外，如患者、报告者、血袋号、不良事件类型等，还有一个很重要的非结构化、自由形式的文字“叙述”（narrative）部分。此部分应该根据已掌握的资料构建一个完整的叙述，包括所有结构化数据模块中的内容，同时应该按照时间顺序，简洁有条理地将不良事件的细节描述清楚，包括不良事件发生时间和人、事、地、物，事件影响的对象、事件对患者的影响程度，事件发生的阶段及可能的原因，事件经过的说明及后继处理，有无预防再次发生的措施等。

需要注意的是，在某些条件下上报者不能一次性填完四个基本要素[8]。只要包括可确定的报告人、不良事件两点基本要素，即便没有确定的患者（或成分血）以及处理措施，也可构成有效的不良事件报告，应该上报血液安全监测系统。这种为了收集不良事件而减少不良事件个例报告基本要素的目的，本质上是为了在周期性的血液安全监测分析报告中能够更好地对血液安全性做出一个全面客观的评估。

（三）输血不良事件个例报告中的严重性判断及分级管理

不良事件严重性的判断无论是对于当前事件处理的时间性要求，或是日后该不良事件的医学信息汇总分析都具有重大意义。2018 年 7 月 1 日实施的《医疗安全不良事件管理标准》提出[6]，医疗机构应当按照不良事件导致后果的严重程度实施分级管理，包括Ⅰ、Ⅱ、Ⅲ、Ⅳ四个等级。具体分级标准详见本章第四节。

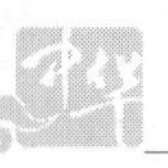

对于Ⅰ级事件、Ⅱ级事件应采取强制性上报管理；Ⅲ、Ⅳ级事件采取鼓励性上报管理。

（四）输血不良事件个例报告的方法和流程

1. 报告方法 不良事件管理部门应该提供简单易行的上报程序鼓励医务人员、患者及血站工作人员进行输血不良事件的报告，不良事件报告的方式应至少包括两种以上，如面对面报告、网络电子表单、纸质表单或电话报告[4]等，并有记录。

过去，医疗机构采用人工记录信息，很多时效性的数据会在分类和汇总的过程中丢失，后期的信息汇总整理要耗费大量的成本。如今，采供血及医疗机构的信息化建设让医疗质量和血液安全的过程管理成为现实，包括数据实时上传、实时监控、即时反馈、风险预警、危机处理、决策支持等环节。世界上很多国家和地区有特定的输血不良事件上报的网络电子系统[4]，如英国于1996年建立的SHOT系统、日本于2000年建立的输血后监测系统（the good post marketing surveillance practice，GPMSP）、加拿大于2001年建立的输血伤害监视系统TTISS、中国台湾的“台湾血液安全监测系统”等。2017年中国输血不良反应联盟开发了血液预警网络电子系统，用于全国输血不良反应的上报；2019年中国输血协会血液安全监测专业委员会开发了“血液安全监测”网络电子系统，用于全国输血不良事件及输血不良反应的上报。

2. 报告流程[3] 输血不良事件的上报流程一般采取三级模式进行管理。如图81-4所示。

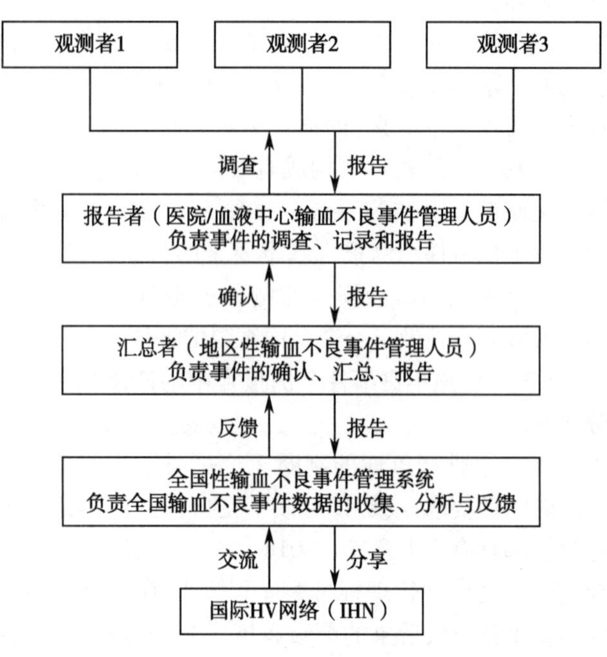

图81-4 输血不良事件上报流程图

（五）输血不良事件个例报告的时限性要求

从血液安全监测系统收到个例报告的当天标识为第零天。根据不良事件在个例报告中的严重性（seriousness）和因果关系（causality）评估结果，以及个例报告来源不同，各个国家和地区对输血不良事件个例报告提交有不同的时限要求[7-9]。如，法国血液安全监测系统要求不良事件上报时，口头报告为即刻或最迟在不良事件发生后8小时内上报，书面报告必须于15天内完成。紧急情况上报时限不超过48小时。通常情况下，含有死亡或威胁生命的、严重的Ⅰ、Ⅱ级事件需要立即以电话等方式上报相关职能管理部门，以便及时采取措施，防止事件扩大；并在1天内上报质量控制管理部门，及时进行个例报告的调查和分析。其他Ⅲ、Ⅳ级事件个例报告需要在2天内上报质量控制管理部门。

二、输血不良事件个例报告审核

输血不良事件个例报告的评估和跟踪调查主要包括不良事件编码、跟踪调查必要性的判定、不良事件描述的适当编辑、严重性的判定、因果关系判定等，目的是帮助完善输血不良事件个例报告和进行相应的后续评估。

（一）不良事件的标准化编码

对于区域或国家级的HV组织来说，多个上报机构采用统一的定义和分类方法非常重要。对不良事件进行标准化编码的目的是对不良事件进行有效的标准化和分类，以便在后期进行数据汇总分析时，可以快速得到相对准确和完整的归类不良事件数据，这对于有效进行后续的数据挖掘（data mining）和安全信号检测（signal detection）具有显著意义，有利于信息在不同组织及数据库中的共享、共识，最终达到准确完整的数据统计和分析的目的[4]。

（二）跟踪随访和调查

在收到输血不良事件首次报告后，应该及时处理并向上一级输血不良事件管理者报告。在个例报告处理时，很重要的一点是对首次报告中缺失的重要信息进行跟踪随访和查询，尽可能完善个例报告[8]。

跟踪随访的基本原则是希望得到上报人员对不良事件的准确描述，提供必要的完整信息以利于输血不良事件个例评估[9]。在随访的时间跨度上一般要求直至获得必要的信息，基本的要求是随访直至不良事件解决、后果明确确立或持续稳定。评估和跟踪调查也有时限性要求，第一时间准确完整地采集信息非常重要，尤其是电话上报不良事件，后续的跟踪随访往往需要消耗更多的资源，且不易得到有效信息[4]。

（三）不良事件个例报告的适当编辑

经过跟踪随访和调查，如果确定不良事件描述并不准确，应尽可能在不改变报告者原意的基础上，根据调查结果对不良事件加以阐明。如果是非常明显的错误或疏忽，各级 HV 管理人员可以对上报不良事件进行修正，但是要做好完整的内部记录并跟踪查询报告人[4]。

根据“奶酪理论”，一个输血不良事件可能由一系列连续的错误造成[10]。因此，可能针对同一输血不良事件，多个相关人员会产生多个不良事件个例报告。在一个血液安全监测数据库中，如果存在大量的重复报告，就会在之后的血液安全数据挖掘中产生大量的“信号噪音”，可能导致某些不良事件的报告率被错误高估。所以在输血不良事件个例报告的处理过程中，要确保重复或无效的报告被及早筛查出来，不被纳入血液安全监测的有效数据库中。

三、数据分析与改进措施

（一）分析与改进

经过有效性验证后的输血不良事件个例报告数据需要进一步分析，基于分析结果提出改进措施。目前有多种质量管理工具可用于不良事件数据分析，这些管理工具有不同的适用范围，在不同场景中会产生不同效果。选择工具时可以从“两个维度、三个层次”来思考。表 81-2 列举了几种常用的质量管理工具。本小节以常用的根因分析法（RCA）作简要介绍。

表 81-2　质量管理工具的使用选择[7]

层次	维度	
	保障	提升
事前	医疗失效模式与效应分析，5S，循证管理，临床指引，入院前审查	提案制度，标杆学习，平衡记分卡
事中	临床路径	智能审查，指标系统
事后	根因分析法，品管圈，六西格玛管理	流程再造，标准化

根因分析法（root cause analysis，RCA）[7]是一种回溯性失误分析方法，被广泛用于分析不良事件发生原因，提升患者安全。RCA 主要针对系统缺陷展开原因分析，发现不同流程、不同系统中存在的缺陷和风险，并找到其根本原因，从而弥补系统缺陷、避免不良事件再次发生。RCA 法执行程序主要包括以下 7 个步骤：

步骤 1：定义一个不良事件可以从分析“5W1H”开始。“5W”指的是事（what）、时（when）、地（where）、人（who）、物（which），而 H 则是指怎么发生的（how）。再基于风险，评估不良事件的优先等级。可通过安全风险评估（safety assessment codes-SAC）矩阵来判断优先等级（表 81-3）。表中 3 分表示最高风险，2 分表示中度风险，1 分表示风险最低。

表 81-3　安全风险评估（SAC）矩阵

	灾难	重大	中度	轻度
频繁发生	3	3	2	1
时而发生	3	2	1	1
不常发生	3	2	1	1
罕有发生	3	2	1	1

一般来说，以下不良事件具有较高优先等级，应该优先处理：①出现意外的可能性较高，一旦出错对患者影响较大；②曾经出现过的问题或反复出现的问题；③在国内外医疗风险研究资料中有据可查的高风险领域；④根据医院的情况、资源进行干预后能取得明显效果的领域。

案例事件定义：患者程某某（人，who），男，70 岁，因“不慎跌倒 2 小时”入院。入院后患者血红蛋白进行性降低，由 101g/L（2 月 12 日 1:35）降至 71g/L（2 月 12 日 11:00），医师申请输血。输血科（地，where）于早上 7:02 接收第一个血液样本（物，which）进行血型鉴定，微柱凝胶法结果为 O 型 RhD 阳性。12:38（时，when）接收第二个血液样本（物，which）用于交叉配血，玻片法血型复查结果为 B 型 RhD 阳性。两次血型结果不一致（事，what）。再次抽血进行血型复查，结果表明，患者血型实为 B 型 RhD 阳性。第一次血液样本血样抽取错误（怎么发生的，how）。

优先等级：SAC 矩阵评分为类似事件在大多数医院均有发生；同样的错误，且是低级错误，不止一次反复发生；背后可能潜藏制度和流程的系统性问题，因此需要做 RCA 分析。

步骤 2：组成 RCA 小组。该团队一般由 3~6 人组成，组长应具有扎实的 RCA 理论和实战经验，具有与分析事件相关的专业知识和一定的领导能力。组员包括：亲临事件但没有直接涉及该事件的一线人员；与该输血不良事件没有任何关系但了解采供血或输血流程的人员（如临床不良事件中的非涉事医护人员）；具有决策权的领导或被授权的员工；相关部门代表；患者的代表（患者本人及家属不宜参与其中）。

步骤 3：收集数据，发现主干原因（近端原因），准备并实施人员访谈、实地考察事件发生现场、检查设

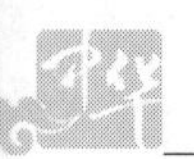

备设施等，寻找事件发生的事实，罗列出一系列导致事件发生的原因。原因罗列要体现出优先、主次、层级、以及相互间的逻辑关系。本步骤重点在于选出需要优先考虑和分析的问题，也就是明确导致不良事件的最直接原因，并将这些原因归类[11]。

在这一步骤中，常常遇到的困难是找不到原因。可以借助一些质量管理工具充分考虑并罗列输血不良事件原因[11]。如，可按照“6M”（即人-manpower、机-machinery、料-materials、法-methods、环-mother-nature、测-measurement）罗列原因；对于人为因素，可使用人为因素分析与分类系统（human factors analysis and classification system，HFACS）工具[12]。HFACS 将不良事件人为因素分为四个层次：不安全行为、不安全行为的前提条件、不安全监督和组织影响。如图 81-5 所示。

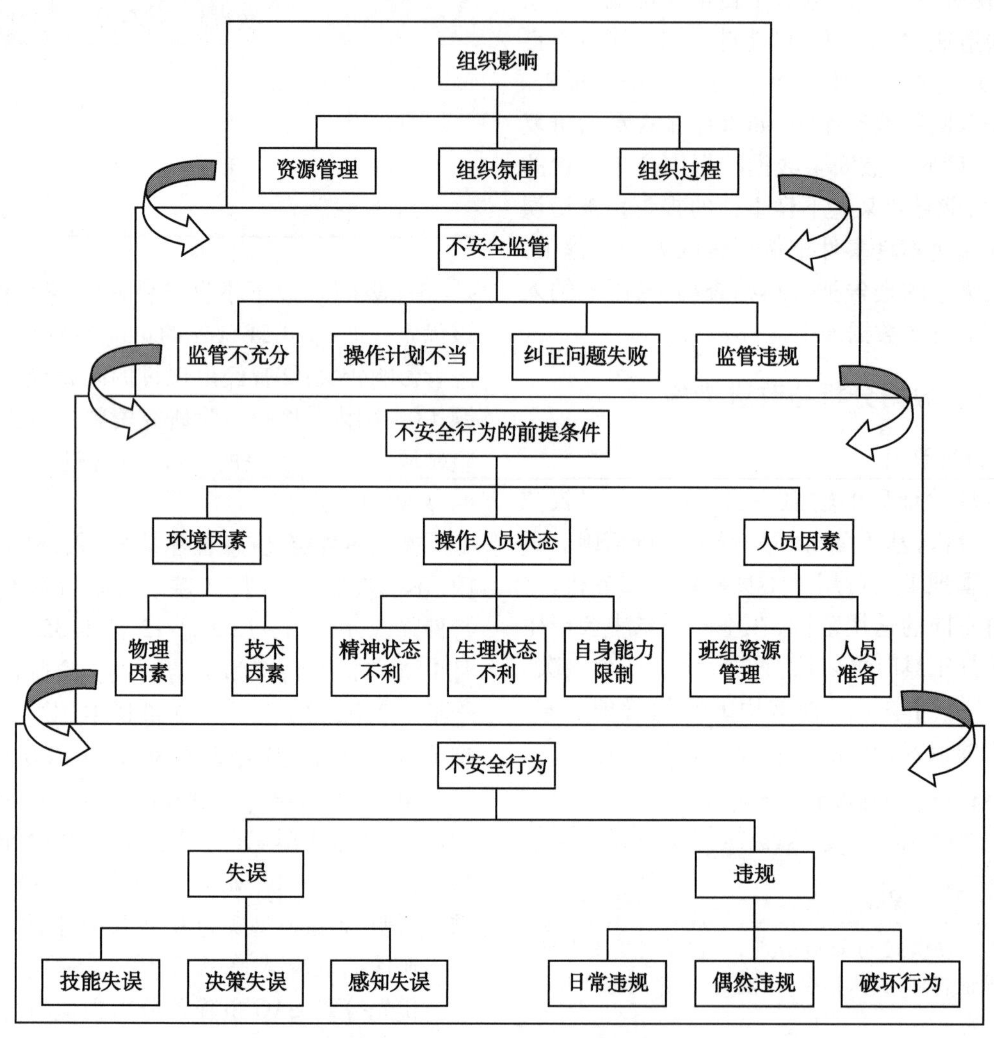

图 81-5　人为因素分析与分类系统

步骤 4：确定哪些因素是导致问题的根本原因。RCA 的主要目的是找出潜在系统风险并加以消除，所以不能仅着眼于引发事故的直接原因，而是通过分析调查，逐步探寻可能再次引发类似事故的根本原因，将原因定格在系统问题上，采取有效的纠正和预防手段，从而达到彻底解决问题的目的。可将步骤 3 罗列出的原因分类汇总，每个类别通过“5WHY”方法追溯其根本原因，然后采用“鱼骨图”将各类根本原因汇总分析。

步骤 5：制订改进计划，避免问题重现，或导致其他问题的出现。

发现根本原因后，需要设计针对根本原因的改进方案。设计方案时要尽量减少对人力因素的依赖，比如人的精力、注意力、记忆力等。方案制定要标准化、简单化，要可行、易行。

在改进措施实施之前，应对每个现行流程改进计划进行适当的风险分析以避免问题重现，或导致其他问题的出现。所有相关的 SOP 必须由授权人员进行更改，并由部门负责人进行监督。在引入新方法或新技术之前，必须对所有相关员工进行充分的培训，包括适当的知识检查。

步骤 6：改进计划实施和效果评估。方案的执行可采用PDCA循环实施。制订改进计划并按照计划实施之后,医院还要对改进计划进行效果评估,以明确是否产生了效果,是否达到预期。进一步把改进计划落到实处。如果发现改进计划不合理,对计划进行修正。

步骤7:标准化和进一步推广。为了充分发挥每一次RCA的作用,医院应该在RCA完成后,对相关案例进行整理汇总,形成流程化、标准化、规范化的文本。

(二) 不良事件统计

不良事件统计的关键点在于把不良事件数据提取成可以理解的、有用的形式,而不仅仅是原始资料的不断堆积。分析的根本目的是确定需要密切监测和(通过再设计/实施干预措施)可能加以改进的安全指标。

在作不良事件的描述性统计时,对于定量的不良事件数据,可以描述其集中趋势和变异程度,定性的数据可以描述其频率。如,不同类型不良事件比率的计算,可用于了解各种类型不良事件的发生率;比较不同不良事件类型的基本发生率,以及单变量/多变量分析的未调整/调整后优势比,可以洞悉风险来源并确定具有统计学意义的关联;比较不同单位(血液中心、医院)不良事件发生率,有利于发现可能增加风险的工作流程,评估改进措施的有效性以及作为趋势分析的基线。在计算比率时可采用分层分析。以采供血不良事件为例,分层分析使用的分母可能是男性/女性、年龄组、不同的采血设备等,然后计算不同分层之间不良事件发生率差异,以分析不同分母的大小(人口统计学、程序、设备)如何影响不良事件发生率。

四、输血不良事件教育培训

2017年英国SHOT报告指出:应确保不良事件反馈报告的准确性和公开性,并将安全理论转化为对患者的真正改善。输血中发生的错误通常是由于人员知识和培训不足引起的,因此,促进输血医学教育和培训至关重要。首先,输血从业人员应当受到系统的医学教育。全面而有效的输血医学教育应包括血液质量管理和血液安全监测专业培训和教育。其次,应当有计划地实施继续教育。输血医学是一个发展变化很大的领域,因此对继续教育的需求很大。培训强度和方式是否适当、培训是否有效、培训机会是否容易获得等,均是血液安全的重要因素。除专业教育外,输血工作人员还应积极参加质量体系的继续教育,加强安全意识和质量意识,逐渐形成人人参与的安全文化。

(桂嵘 吕毅 胡雪 张军华)

参考文献

1. 中华人民共和国国家卫生健康委员会. 输血医学术语:WS/T 203—2020[S/OL]. [2020-12-23]. http://www.nhc.gov.cn/wjw/s9493/202005/662fbf9a8800419d815a4a6f9950f33e/files/42352de25c0f465a9d192d50164f8b67.pdf.
2. 中华人民共和国国家卫生和计划生育委员会. 全面推进血站核酸检测工作实施方案:卫计生发〔2013〕22号[A/OL]. [2020-12-23]. http://www.nhc.gov.cn/yzygj/s3589/201305/d1f4685531df4284a6603756b83576b8.shtml.
3. 中国输血协会. 血液安全监测指南:T/CSBT 001—2019[EB/OL]. [2020-12-23] https://dev.csbtweb.org.cn/uploads/soft/190413/3_0906391071.pdf.
4. Serious Hazards of Transfusion. ANNUAL SHOT REPORT 2018 [R/OL]. [202-12-23]. https://www.shotuk.org/shot-reports/report-summary-and-supplement-2018/.
5. REN'E R. P. DV, JEAN-CLAUDE F. Hemovigilance[M]. New Jersey:Wiley-Blackwell,2012.
6. 中国医院协会. 中国医院质量安全管理第4-6部分:医疗管理 医疗安全(不良)事件管理:T/CHAS 10-4-6-2018[S/OL]. [2020-12-23]. https://max.book118.com/html/2020/0917/8056023077002143.shtm.
7. 钱庆文,邹新春. 医疗质量与患者安全[M]. 北京:光明日报出版社,2018.
8. 崔燕宁. 药物安全与药物警戒[M]. 北京:人民卫生出版社,2014.
9. 胡象明,黄敏. 安全应急管理研究[M]. 北京:北京航空航天大学出版社,2010.
10. JAMES R. Human Error[M]. Cambridge:Cambridge University Press,2003.
11. 道格拉斯,斯科特. 飞行事故人的失误分析:人的因素分析与分类系统[M]. 马锐译. 北京:中国民航出版社,2006.
12. SHAPPELL SA, WIEGMANN DA. Humanfactors analysis and classification system-HFACS[J]. American Libraries,2000,1(1):20-46.

附　　录

一、法律、法规、制度、技术规范

名称	发布时间	文件编号	查阅方法
中华人民共和国献血法	1997 年 12 月 29 日	中华人民共和国主席令第 93 号	http://www. gov. cn/banshi/2005-08/01/content_18963. htm
中华人民共和国传染病防治法	2004 年 8 月 28 日	中华人民共和国主席令第 17 号	http://www. gov. cn/banshi/2005-05/25/content_971. htm
临床输血技术规范	2000 年 6 月 2 日	卫医发〔2000〕184 号	https://www. csbt. org. cn/plus/view. php? aid=145
医疗机构临床用血管理办法	2012 年 6 月 7 日	中华人民共和国卫生部令第 85 号	http://www. gov. cn/flfg/2012-06/12/content_2158939. htm
血站管理办法	2005 年 11 月 17 日	中华人民共和国卫生部令第 44 号	http://www. gov. cn/flfg/2005-12/06/content_118502. htm
血站技术操作规程(2019 版)	2019 年 4 月 28 日	国卫医函〔2019〕98 号	http://www. nhc. gov. cn/yzygj/s7658/201905/bdd4f4ccd15c4201bfb6d9e7492d7fab. shtml
血液制品管理条例	1996 年 12 月 30 日	国务院令第 208 号	http://www. gov. cn/banshi/2005-08/01/content_19125. htm
全血及成分血质量要求	2012 年 5 月 11 日	GB 18469—2012	https://www. csbt. org. cn/plus/view. php? aid=69
血液运输要求	2012 年 12 月 3 日	WS/T 400—2012	https://www. csbt. org. cn/plus/view. php? aid=95
血液安全监测指南	2019 年 4 月 12 日	T/CSBT 001—2019	https://www. csbt. org. cn/plus/view. php? aid=10194
血液储存要求	2012 年 12 月 3 日	WS 399—2012	https://www. csbt. org. cn/plus/view. php? aid=94
Blood and Blood Components-Council of Europe Resolutions, Recommendations and Convention	2012 年	1st Edition	https://www. edqm. eu/medias/fichiers/blood_and_blood_components_recommendations. pdf
The administration of blood components: a British Society for Haematology Guideline	2017 年 11 月 6 日		https://onlinelibrary. wiley. com/doi/epdf/10. 1111/tme. 12481
Guidelines for pre-transfusion compatibility procedures in blood transfusion laboratories. British Committee for Standards in Haematology	2012 年 12 月 6 日		https://onlinelibrary. wiley. com/doi/epdf/10. 1111/j. 1365-3148. 2012. 01199. x

续表

名称	发布时间	文件编号	查阅方法
Guideline on the investigation and management of acute transfusion reactions. Prepared by the BCSH Blood Transfusion Task Force	2012 年 8 月 29 日		https://onlinelibrary.wiley.com/doi/epdf/10.1111/bjh.12017
Red Blood Cell Transfusion: A Clinical Practice Guideline From the AABB	2012 年 3 月 26 日		https://www.acpjournals.org/doi/10.7326/0003-4819-157-1-201206190-00429? articleid=1206681
Guidelines on the use of irradiated blood components prepared by the British Committee for Standards in Haematology blood transfusion task force	2011 年 6 月 1 日		https://onlinelibrary.wiley.com/doi/epdf/10.1111/j.1365-2141.2010.08444.x
Guidelines for the Management of Transfusion Dependent Thalassaemia (TDT)	2014 年 10 月 14 日		https://www.ncbi.nlm.nih.gov/books/NBK269382/
Guidelines on transfusion for fetuses, neonates and older children	2016 年 11 月 11 日		https://onlinelibrary.wiley.com/doi/epdf/10.1111/bjh.14233
The diagnosis and management of primary autoimmune haemolytic anaemia	2016 年 12 月 22 日		https://onlinelibrary.wiley.com/doi/epdf/10.1111/bjh.14478

二、专 家 共 识

名称	发布时间	查阅方法
特殊情况紧急抢救输血推荐方案	2014 年 1 月	中国医师协会输血科医师分会,中华医学会临床输血学分会. 特殊情况紧急抢救输血推荐方案[J]. 中国输血杂志,2014,27(1):1-3.
自身免疫性溶血性贫血患者输血前试验及临床输血专家共识	2017 年 9 月	夏荣,张琦,陈勤奋. 自身免疫性溶血性贫血患者输血前试验及临床输血专家共识[J]. 中国输血杂志,2017,30(7):663-665.
出血性疾病治疗应用血液制剂的专家共识	2017 年 9 月	王学锋,蔡晓红. 出血性疾病治疗应用血液制剂的专家共识[J]. 中国输血杂志,2017,30(7):661-663.
紧急抢救时 ABO 血型不相同血小板输注专家共识	2017 年 9 月	傅启华,王静. 紧急抢救时 ABO 血型不相同血小板输注专家共识[J]. 中国输血杂志,2017,30(7):666-667.
RhD 抗原阴性孕产妇血液安全管理专家共识	2017 年 12 月	李志强. RhD 抗原阴性孕产妇血液安全管理专家共识[J]. 中国输血杂志,2017,30(10):1085-1091.
血液成分输注临床路径专家共识	2018 年 2 月	中国输血协会临床输血学专业委员会《血液成分输注临床路径》制订协作组. 血液成分输注临床路径专家共识(2018 年)[J]. 临床血液学杂志(输血与检验),2018,31(1):81-84.
自体输血临床路径管理专家共识	2019 年 2 月	周吉成,胡丽华,王学锋,等. 自体输血临床路径管理专家共识(2019)[J]. 临床血液学杂志(输血与检验),2019,32(1):81-86.
输血不良反应判断标准(初稿)	2020 年	输血不良反应数据管理系统 http://www.ihn-cn.com/Home/Inme/Index

三、输血医学术语

名称	发布时间	文件编号	查阅方法
输血医学术语	2020 年 4 月 23 日	WS/T 203—2020	http://www.nhc.gov.cn/wjw/s9493/202005/662fbf9a8800419d815a4a6f9950f33e.shtml

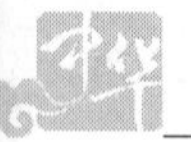

四、体外诊断试剂分类子目录(2013版)部分内容

附表1　6840体外诊断试剂分类子目录(2013版)部分内容

产品类别	产品名称	预期用途	管理类别
Ⅲ-1与致病性病原体抗原、抗体以及核酸等检测相关的试剂	人类免疫缺陷病毒(HIV)抗体检测试剂	用于检测人体样本中的人类免疫缺陷病毒抗体,包括1型(包括0型)、2型抗体,临床上主要用于HIV感染的辅助诊断	Ⅲ
Ⅲ-1与致病性病原体抗原、抗体以及核酸等检测相关的试剂	人类免疫缺陷病毒1型(HIV 1)核酸检测试剂	用于检测人体样本中的人类免疫缺陷病毒1型核酸,临床上主要用于HIV感染的辅助诊断及治疗监测	Ⅲ
Ⅲ-1与致病性病原体抗原、抗体以及核酸等检测相关的试剂	乙型肝炎病毒表面抗原(HBsAg)检测试剂	用于检测人体样本中的乙型肝炎病毒表面抗原,临床上主要用于乙型肝炎病毒感染的辅助诊断	Ⅲ
Ⅲ-1与致病性病原体抗原、抗体以及核酸等检测相关的试剂	乙型肝炎病毒核酸检测试剂	用于检测人体样本中的乙型肝炎病毒(HBV)核酸,临床上主要用于乙型肝炎病毒感染的辅助诊断及疗效观察	Ⅲ
Ⅲ-1与致病性病原体抗原、抗体以及核酸等检测相关的试剂	丙型肝炎病毒(HCV)抗原/抗体/核酸检测试剂	用于检测人体样本中的HCV抗原/抗体/核酸,临床上主要用于丙型肝炎病毒感染的辅助诊断	Ⅲ
Ⅲ-1与致病性病原体抗原、抗体以及核酸等检测相关的试剂	梅毒螺旋体抗体检测试剂	用于检测人体样本中的梅毒螺旋体抗体,临床上主要用于梅毒螺旋体感染的辅助诊断	Ⅲ
Ⅲ-2与血型、组织配型相关的试剂	凝聚胺试剂	用于检测人体样本中红细胞免疫抗体,临床上主要用于交叉配血、抗体筛检	Ⅲ
Ⅲ-2与血型、组织配型相关的试剂	ABO血型定型试剂	临床上用于人ABO血型抗原的检测	Ⅲ
Ⅲ-2与血型、组织配型相关的试剂	ABO血型反定型试剂	临床上用于人ABO血型的反定型检测	Ⅲ
Ⅲ-2与血型、组织配型相关的试剂	RhD血型定型试剂	临床上用于人RhD血型抗原的检测	Ⅲ
Ⅲ-2与血型、组织配型相关的试剂	Rh血型抗原检测试剂	临床上用于Rh血型系统D、C、c、E、e抗原的检测	Ⅲ
Ⅲ-2与血型、组织配型相关的试剂	抗D(IgM)血型定型试剂	临床上用于RhD血型的常规检测,不与D^{VI}细胞反应,不能检测出弱D	Ⅲ
Ⅲ-2与血型、组织配型相关的试剂	抗D(IgG)血型定型试剂	临床上用于RhD血型的常规检测,与D^{VI}细胞反应,能检测出弱D	Ⅲ
Ⅲ-2与血型、组织配型相关的试剂	抗人球蛋白检测试剂	临床上主要用于交叉配血、不规则抗体筛检	Ⅲ
Ⅲ-2与血型、组织配型相关的试剂	血小板抗体检测试剂	临床上主要用于检测血小板抗体及血小板输注前交叉配型	Ⅲ
Ⅲ-2与血型、组织配型相关的试剂	红细胞抗体筛选试剂	用于采用固相技术对红细胞IgG类不规则抗体进行检测	Ⅲ
Ⅱ-9用于自身抗体检测的试剂	抗血小板抗体检测试剂	用于检测人体样本中抗血小板抗体,临床上主要用于免疫性血小板减少性紫癜、新生儿血小板减少性紫癜和假性血小板减少症等疾病的辅助诊断	Ⅱ
Ⅱ-9用于其他生化、生理和免疫功能指标检测的试剂	血栓弹力图试验试剂	与血栓弹力图仪配套使用,用于人体凝血功能的检测	Ⅱ
Ⅰ-2样本处理用产品	血型分析用稀释液	用于制备红细胞悬液,在临床上用于血型定型、交叉配血前的样本稀释	Ⅰ

五、外文杂志(附表2)

附表2 外文杂志

名称 创刊年份	刊号	中文名称	出版地 语言	内容 领域	收录情况 影响因子
The American Journal of Medicine 1946	ISSN: 0002-9343 (print) 1555-7162(web)	美国医学杂志	美国 英语	内科医学	PubMed、SCI、IM, 4.529
The Lancet 1823	ISSN: 0140-6736 (print) 1474-547X(web)	柳叶刀	英国 英语	内科医学	PubMed、SCI、IM, 60.392
Nature 1869	ISSN: 0028-0836 (print); 1476-4687(web)	自然	英国 英语	自然科学	PubMed、SCI、IM, 42.778
Science 1880	ISSN: 0036-8075 (print) 1095-9203(web)	科学	美国 英语	综合学科	PubMed、SCI、IM, 41.845
Transfusion medicine reviews 1987	ISSN(print journal):0887-7963 ISSN(online journal):1532-9496	输血医学评论	美国 英语	输血	PubMed、SCI、IM, 3.328
Transfusion 1961	ISSN(print journal):0041-1132 ISSN(online journal):1537-2995	输血医学	美国 英语	输血、血液学	PubMed、SCI、IM 2.8
Vox Sanguinis 1953	ISSN(print journal):0042-9007 ISSN(online journal):1423-0410	血液之声	英国 英语及多国语言	血型抗原、输血、血液学	PubMed、SCI、IM 2.347
Blood transfusion(别名:Trasfusione del sangue) 2003	ISSN(print journal):1723-2007 ISSN(Linking):1723-2007	输血	意大利 英语、意大利语	输血	PubMed、SCI、IM 3.662
Journal of clinical apheresis 1982	ISSN(print journal):0733-2459 ISSN(online journal):1098-1101	临床血液成分单采杂志	美国 英语	自体输血、细胞分离、白细胞分离术、血浆置换	PubMed、SCI、IM 1.629
Therapeutic apheresis and dialysis: official peer-reviewed journal of the International Society for Apheresis, the Japanese Society for Apheresis, the Japanese Society for Dialysis Therapy 2003	ISSN(print journal):1744-9979 ISSN(online journal):1744-9987	治疗性血液分离和血液透析	澳大利亚 英语	血液成分除去、肾透析	PubMed、SCI、IM 1.041
Transfusion and apheresis science: official journal of the World Apheresis Association: official journal of the European Society for Haemapheresis 2001	ISSN(print journal):1473-0502 ISSN(Linking):1473-0502	输血与血液分离科学	英国 英语	成分输血、无菌科学	PubMed、SCI 1.285

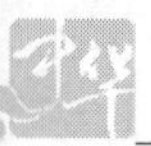

续表

名称 创刊年份	刊号	中文名称	出版地 语言	内容 领域	收录情况 影响因子
Transfusion medicine and hemotherapy: offizielles Organ der Deutschen Gesellschaft für Transfusionsmedizin und Immunhaṁ atologie 2003	ISSN(print journal):1660-3796 ISSN(online journal):1660-3818	输血医学与血液疗法	瑞士 英语	输血医学、血液疗法、免疫血液学、临床止血	SCI 1.937
Transfusion medicine (Oxford, England) 1991	ISSN(print journal):0958-7578 ISSN(online journal):1365-3148	输血医学	英国 英语	输血学	PubMed、SCI、IM 2.159
Artificial cells, nanomedicine, and biotechnology(print) 1994(2013 更名)	ISSN(print journal):2169-1401 ISSN(online journal):2169-141X	人造细胞、纳米医学和生物技术	加拿大 英语	纳米医学生物技术、血液代用品	PubMed、SCI、IM 3.343
Transfusion clinique et biologique: journal de la Société française de transfusion sanguine 1994	ISSN(print journal):1246-7820 ISSN(online journal):1953-8022	输血诊疗和基础研究(法国输血学杂志)	法国 法语、英语	输血基础研究和日常应用	PubMed、SCI、IM 1.2
Indian journal of hematology & blood transfusion: an official journal of Indian Society of Hematology and Blood Transfusion	ISSN(print journal):0971-4502 ISSN(online journal):0974-0449	印度血液学和输血杂志		血液学,输血医学	PubMed、SCI 1.615
Asian journal of transfusion science 2007	ISSN(print journal):0973-6247 ISSN(online journal):1998-3565	亚洲输血学杂志	印度 英语	输血学	DOAJ, PubMed Central, SCOPUS, Web of Science nce
Jikoketsu yuketsu: Nihon Jikoketsu Yuketsu Gakkai kaishi = Journal of Japanese Society of Autologous Blood Transfusion 1989	ISSN(print journal):0915-0188 ISSN(Linking):0915-0188	日本自体输血学会杂志	日本 日语、英语	血液学,自体输血	
European journal of haematology 1987	ISSN(print journal):0902-4441 ISSN(online journal):1600-0609	欧洲血液学杂志	英国 英语	血液学	PubMed、SCI、IM 2.22
Blood cells, molecules & diseases 1995	ISSN(print journal):1079-9796 ISSN(online journal):1096-0961	血细胞,分子与疾病	美国 英语	血细胞、血细胞分子、血液病	PubMed、SCI、IM 2.46
Pediatric blood & cancer 2004	ISSN(print journal):1545-5009 ISSN(online journal):1545-5017	儿童血液和肿瘤杂志	美国 英语	血液学,肿瘤,小儿科学	PubMed、SCI、IM 2.335
Current Opinion in Hematology 1993	ISSN(print journal):1065-6251 ISSN(online journal):1531-7048	血液学最新观点	美国 英语	血液学	PubMed、SCI、IM 3.097

续表

名称 创刊年份	刊号	中文名称	出版地 语言	内容 领域	收录情况 影响因子
Biology of blood and marrow transplantation 1995	ISSN(print journal):1083-8791 ISSN(online journal):1523-6536	血液与骨髓移植生物学	美国 英语	血液学,骨髓移植,造血干细胞移植	PubMed、SCI、IM 3.853
Seminars in hematology 1964	ISSN(print journal):0037-1963 ISSN(online journal):1532-8686	血液学综述	美国 英语	血液学综述	PubMed、SCI、IM 4.379
British Journal of Haematology 1955	ISSN(print journal):0007-1048 ISSN(online journal):1365-2141	英国血液学杂志	英国 英语	血液学	PubMed、SCI、IM 5.518
Blood reviews 1987	ISSN(print journal):0268-960X ISSN(online journal):1532-1681	血液学综述	英国 英语	血液学	PubMed、SCI、IM 5.823
American journal of hematology 1976	ISSN(print journal):0361-8609 ISSN(online journal):1096-8652	美国血液学杂志	美国 英语	血液学	PubMed、SCI、IM 6.973
New England Journal of Medicine 1928	ISSN(print journal):0028-4793 ISSN(online journal):1533-4406	新英格兰医学杂志	美国 英语	医学	Pubmed、SCI、Abridged Index Medicus、IM 51.658
Blood 1946	ISSN(print journal):0006-4971 ISSN(online journal):1528-0020	血液	美国 英语	血液学	Pubmed、SCI、Abridged Index Medicus、IM 17.543
Platelets 1990	ISSN(print journal):0953-7104 ISSN(online journal):1369-1635	血小板	英国 英语	血小板、巨噬细胞	PubMed、SCI、IM 3.378

六、国际输血相关机构(附表3)

附表3 国际输血机构

英文名称	中文名称	机构网站
American Association of Blood Banks(AABB)	美国血库协会	http://www.aabb.org/content
American Society for Hematology(ASH)	美国血液协会	http://www.hematology.org
America's Blood Centers(ABC)	美国血液中心	http://www.americasblood.org
Australian & New Zealand Society of Blood Transfusion	澳大利亚及新西兰输血协会	https://www.hsanz.org.au
British Blood Transfusion Society	英国输血协会	http://www.bbts.org.uk
Canadian Society for Transfusion Medicine	加拿大输血医学会	http://www.transfusion.ca
Council for International Organisation of Medical Sciences(CIOMS)	国际医学科学组织理事会	https://cioms.ch

续表

英文名称	中文名称	机构网站
Council of Europe	欧洲委员会	http://www.coe.int
International Federation of Blood Donor Organizations (IFBDO)	献血者组织国际联合会	http://www.fiods.org
International Federation of Red Cross and Red Crescent Societies(IFCRS)	国际联合会红十字会与红新月会	https://media.ifrc.org
Network for Advancement of Patient Blood Management Haemostasis and Thrombosis(NATA)	关于输血替代方法研究进展的网络	https://nataonline.com
Plasma Protein Therapeutics Association(PPTA)	血浆蛋白治疗协会	http://www.pptaglobal.org
Thalassaemia International Federation(TIF)	地中海贫血国际联合会	http://www.thalassaemia.org.cy
The International Society of Blood Transfusion	国际输血协会	http://www.isbt-web.org
World Federation of Hemophilia(WFH)	世界血友病联盟	http://www.wfh.org English:www.wfh.org/en(英语) Español:www.wfh.org/es(西班牙语) Français:www.wfh.org/fr(法语)
Malaysia blood bank	马来西亚国家血库	http://www.pdn.gov.my/

七、国内输血相关机构网站(附表4)

附表4 国内输血机构

机构	网站
中国输血协会	http://www.csbt.org.cn
中国医师协会	http://www.cmda.net
中华骨髓库	http://www.cmdp.org.cn/
中华医学会血液学分会	https://www.cma.org.cn/col/col183/index.html
中华医学会临床输血学分会	https://www.cma.org.cn/col/col183/index.html
中华医学会麻醉学分会	https://www.cma.org.cn/col/col183/index.html
中华医学会检验分会	https://www.cma.org.cn/col/col183/index.html
中国医学科学院输血研究所	http://www.ibtcams.ac.cn/
中国稀有血型库	http://www.chinarareblood.cn
中国台湾血液基金会	http://www.blood.org.tw/Internet/main/index.aspx
世界卫生组织在华合作中心	https://www.who.int/countries/chn

八、国外主要输血医学专著(附表5)

附表5 输血医学专著

书名	主编/著者	中外文	国家/地区	出版社	出版时间
Technical Manua 18TH EDITION	Mark K. Fung, Brenda J. Grossman, Christopher D. Hillyer, Connie M. Westhoff	英文	美国	Bethesda: American Association of Blood Banks	2014
Human Blood Groups 3TH EDITION	Daniels G	英文	英国	Oxford: Blackwell Publishing Ltd	2013
Blood Group Systems 3TH EDITION	Reid ME	英文	英国	Oxford:Elsevier Ltd	2012

续表

书名	主编/著者	中外文	国家/地区	出版社	出版时间
Rossi's principles of transfusion medicine 4TH EDITION	Simon TL, Snyder EL, Solheim BG	英文	英国	Oxford: Blackwell Publishing Ltd	2009
Blood banking and transfusion medicine: basic principles& practice 2ND EDITION	Hillyer CD, Silberstein LE, Ness PM	英文	美国	Philadelphia: Churchill Livingstone	2006

（陈静　黎海澜）

索　引

C

D

E

F

G

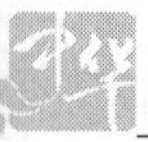

N

P

Q

R

S

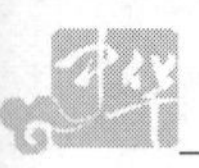

T

W

X

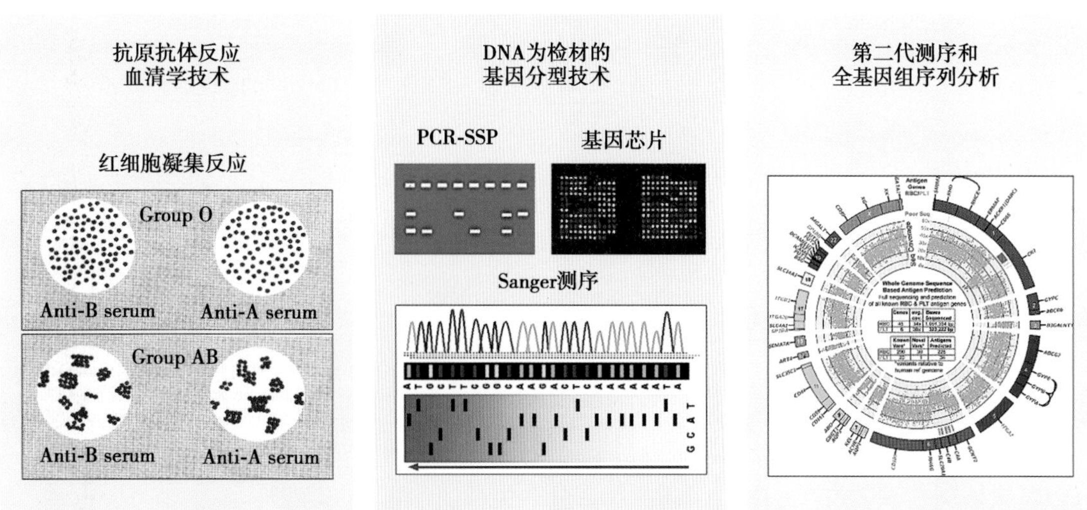

图 10-2　血型检测技术的进化

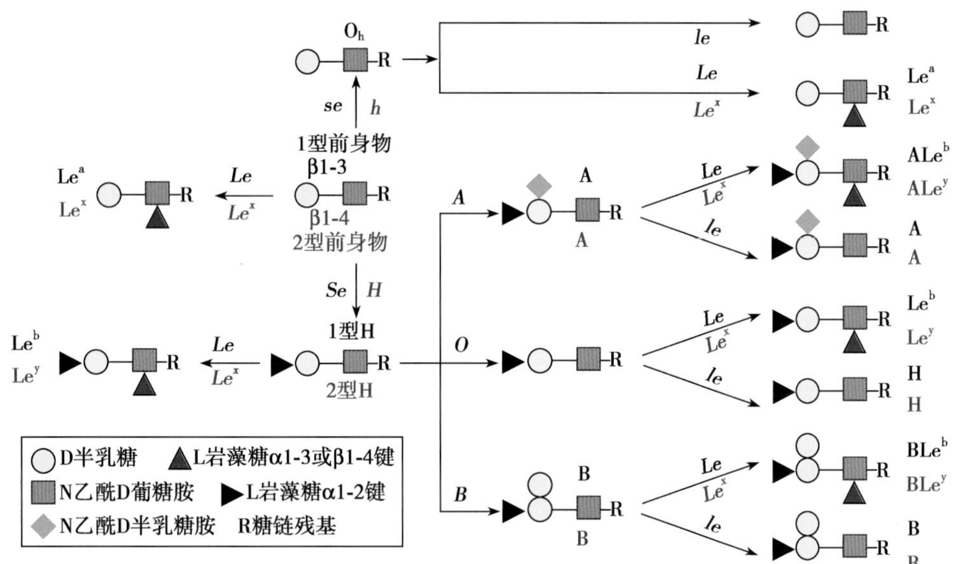

图 10-6　ABH 和 Lewis 物质生物合成途径

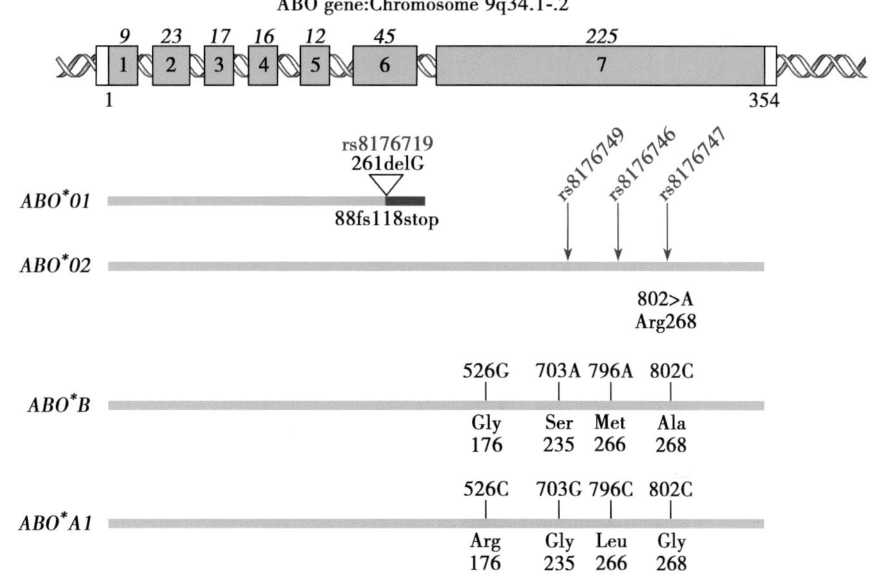

图 10-7　ABO 基因结构示意图

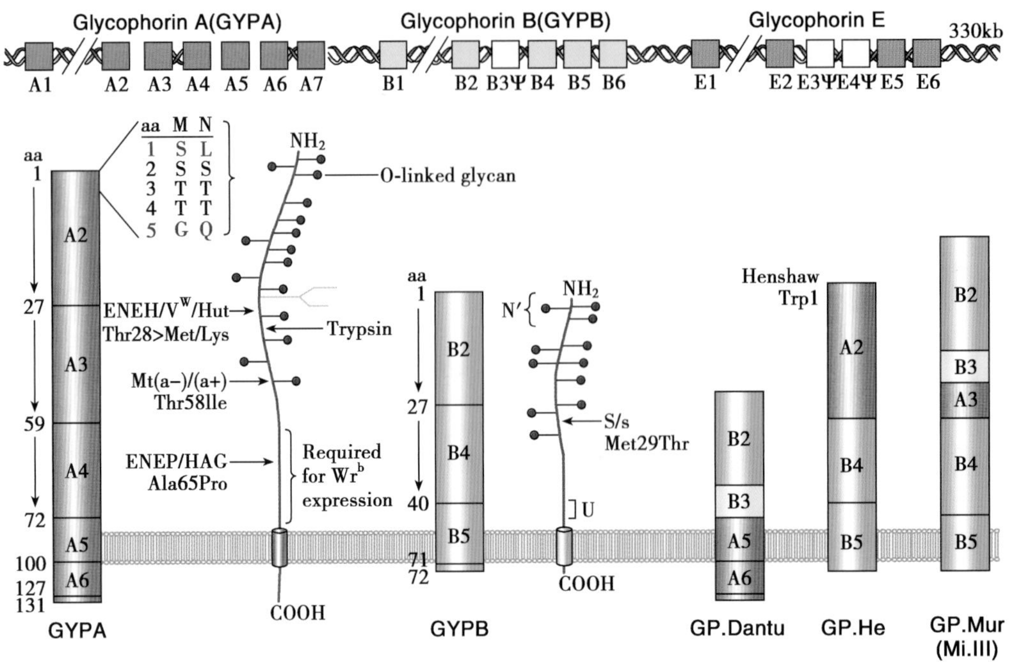

图 10-8　MNS 血型抗原和基因结构示意图

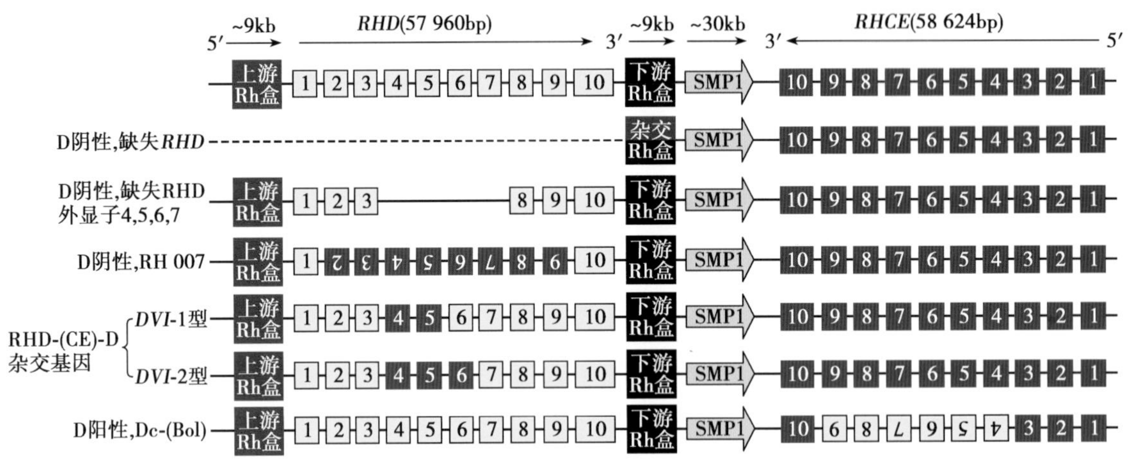

图 10-10　Rh 血型及其变异体基因结构示意图

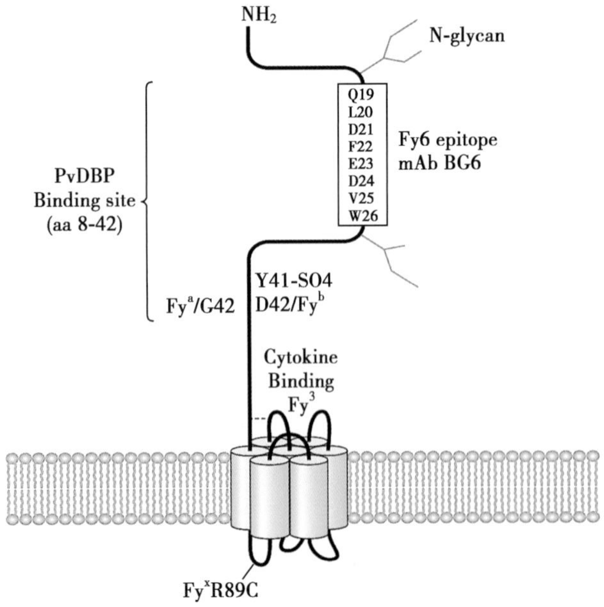

图 10-13　Duffy 抗原分子结构示意图

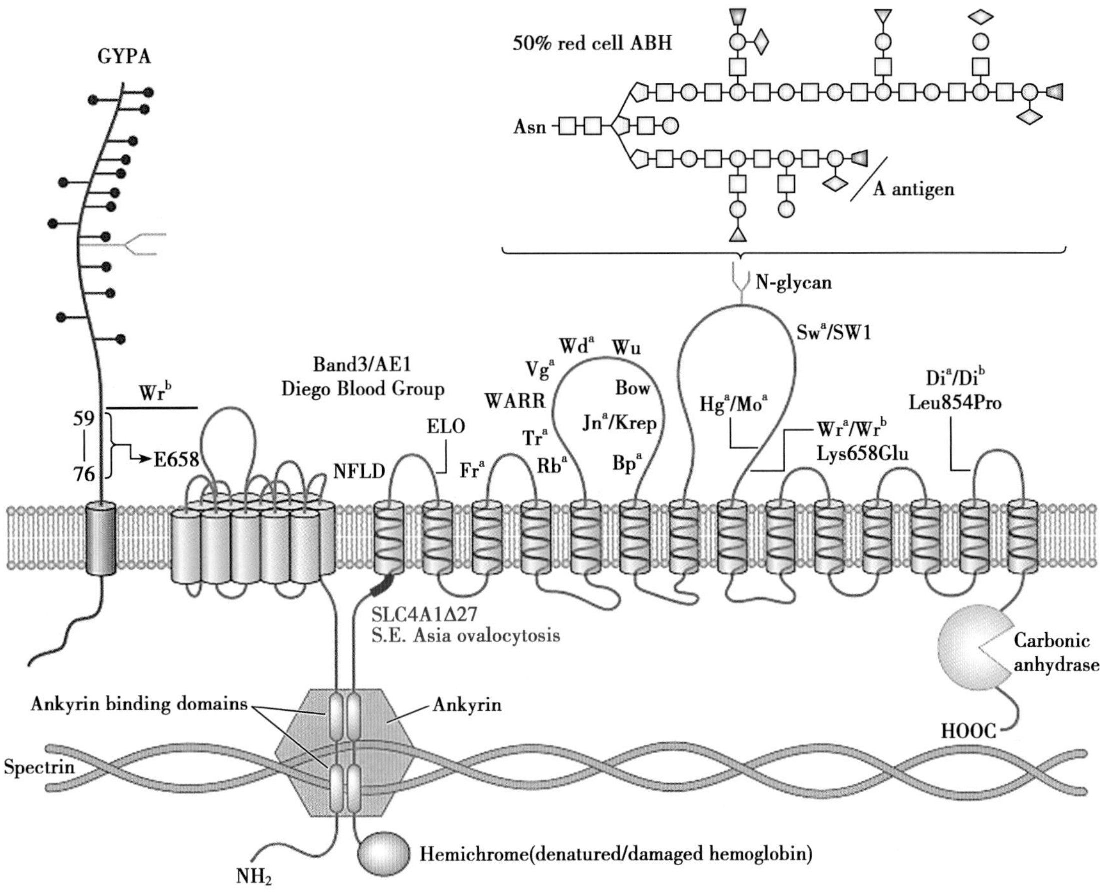

图 10-14 Diego 血型抗原结构示意图

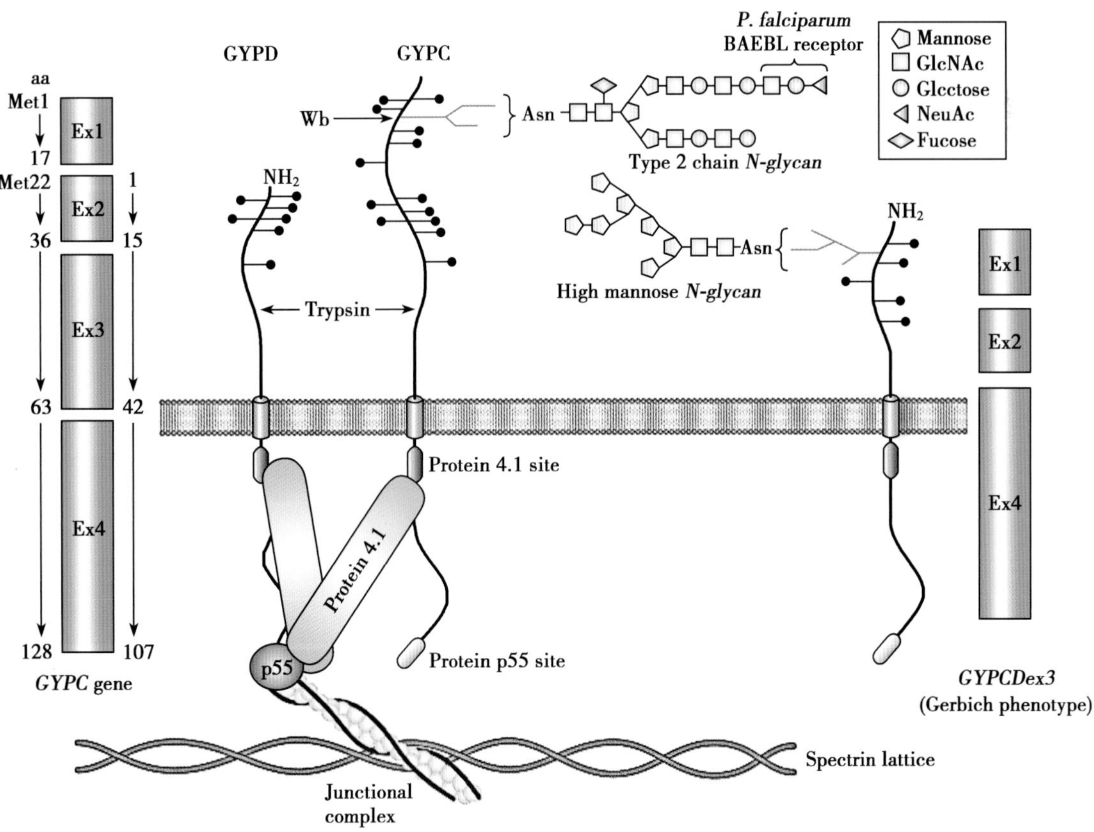

图 10-15 Gerbich 血型抗原和基因结构示意图

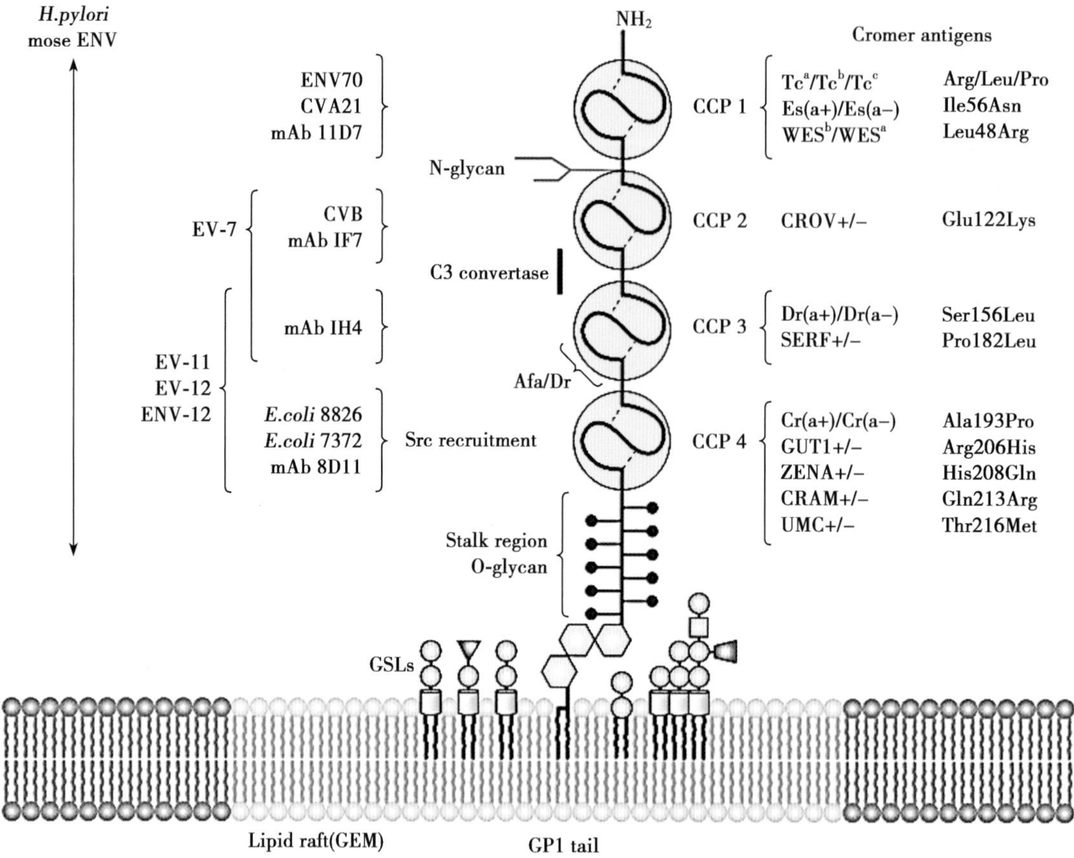

图 10-16 Cromer 血型抗原结构示意图

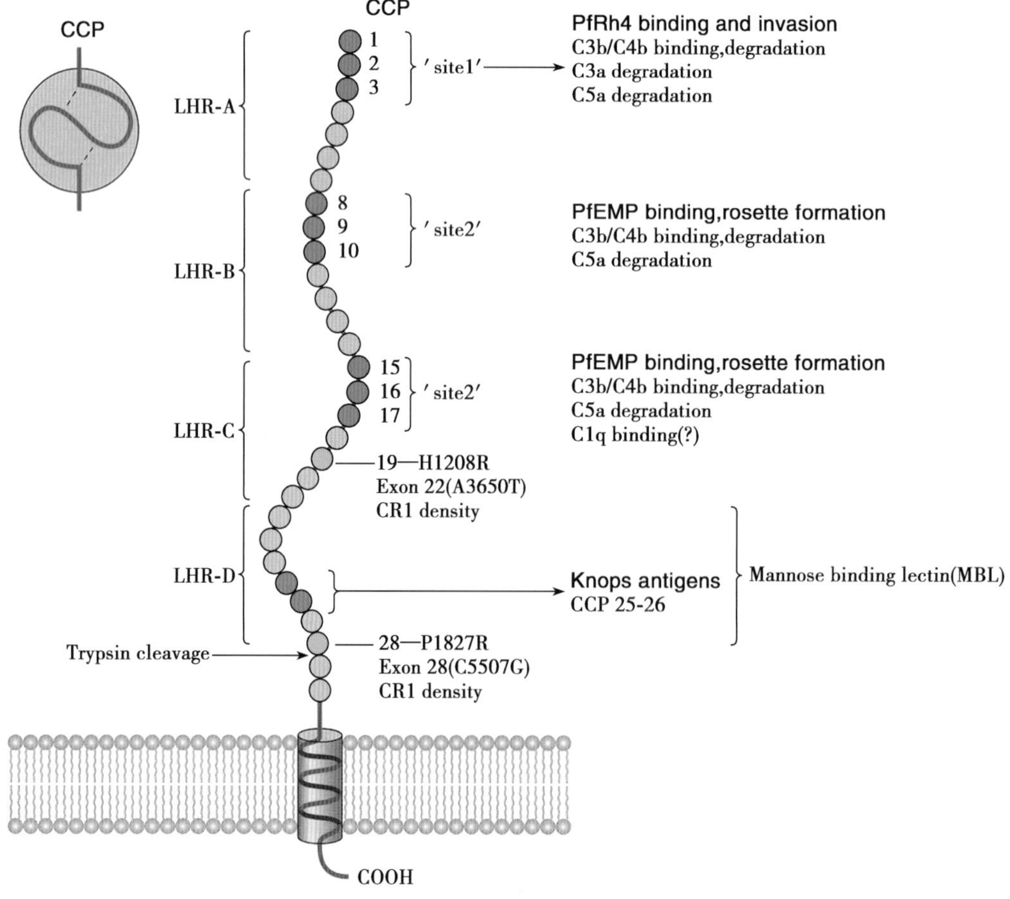

图 10-17 Knops 血型抗原结构示意图

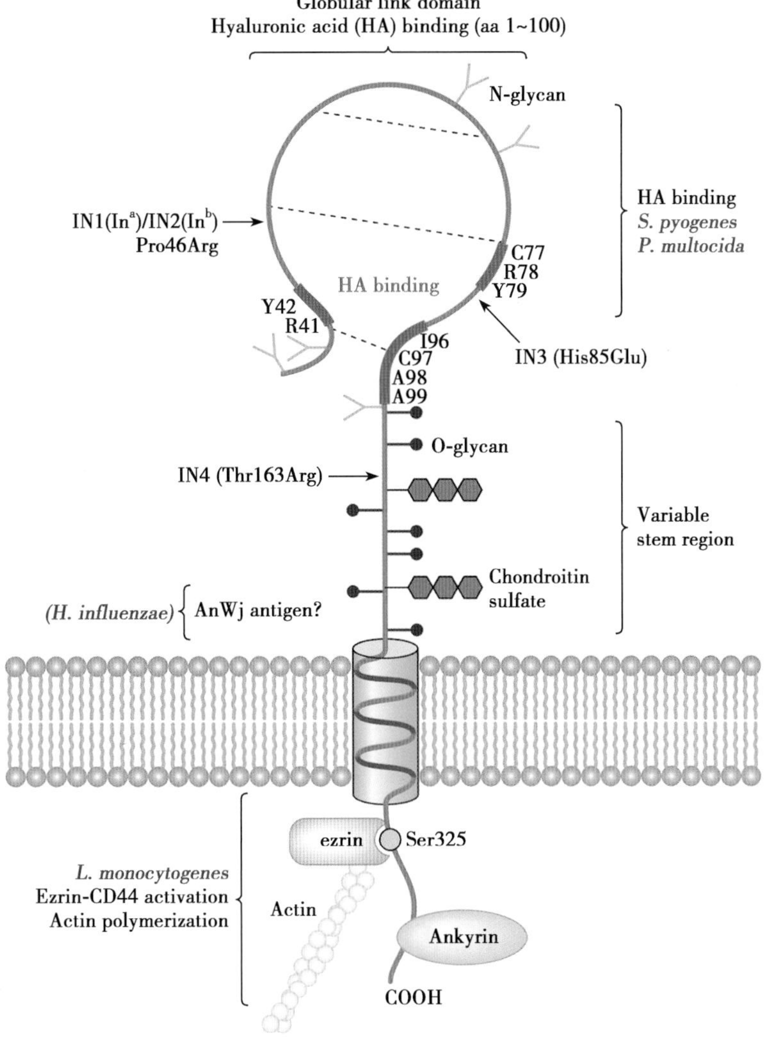

图 10-18　CD44 分子结构示意图

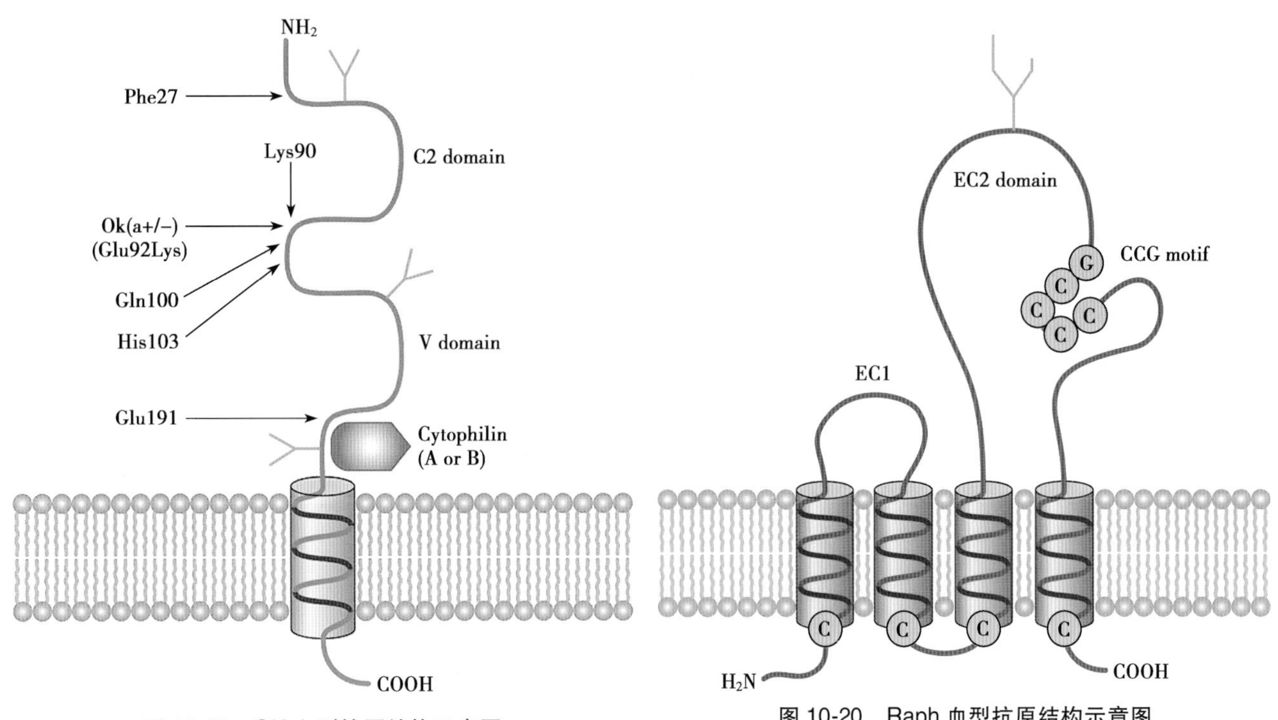

图 10-19　OK 血型抗原结构示意图

图 10-20　Raph 血型抗原结构示意图

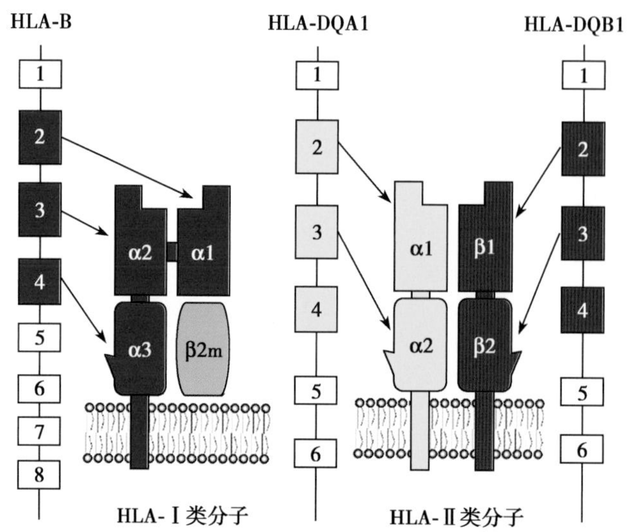

图 10-21　HLA 抗原分子结构示意图

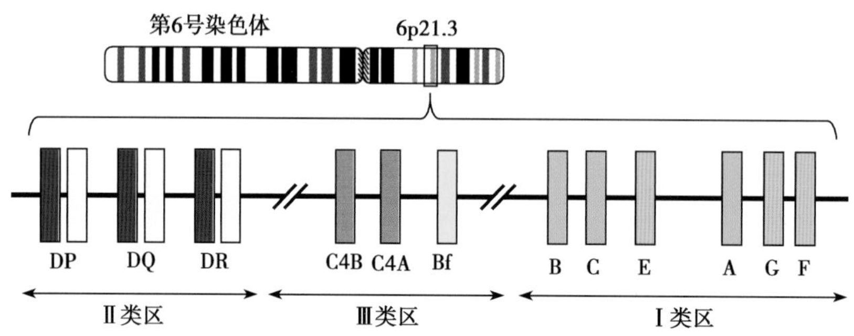

图 10-22　HLA 遗传区示意图

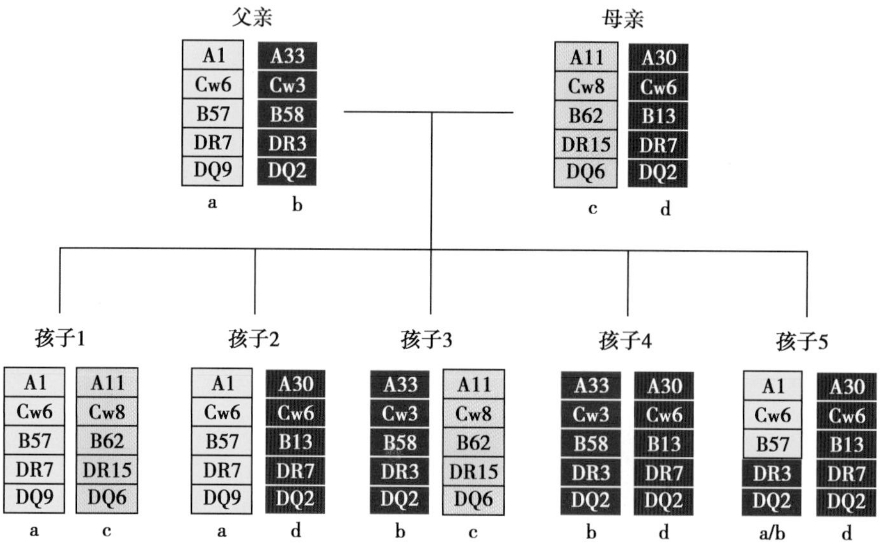

父亲

a	b
A1	A33
Cw6	Cw3
B57	B58
DR7	DR3
DQ9	DQ2

母亲

c	d
A11	A30
Cw8	Cw6
B62	B13
DR15	DR7
DQ6	DQ2

孩子1		孩子2		孩子3		孩子4		孩子5	
A1	A11	A1	A30	A33	A11	A33	A30	A1	A30
Cw6	Cw8	Cw6	Cw6	Cw3	Cw8	Cw3	Cw6	Cw6	Cw6
B57	B62	B57	B13	B58	B62	B58	B13	B57	B13
DR7	DR15	DR7	DR7	DR3	DR15	DR3	DR7	DR3	DR7
DQ9	DQ6	DQ9	DQ2	DQ2	DQ6	DQ2	DQ2	DQ2	DQ2
a	c	a	d	b	c	b	d	a/b	d

图 10-24　HLA 在家庭中的遗传

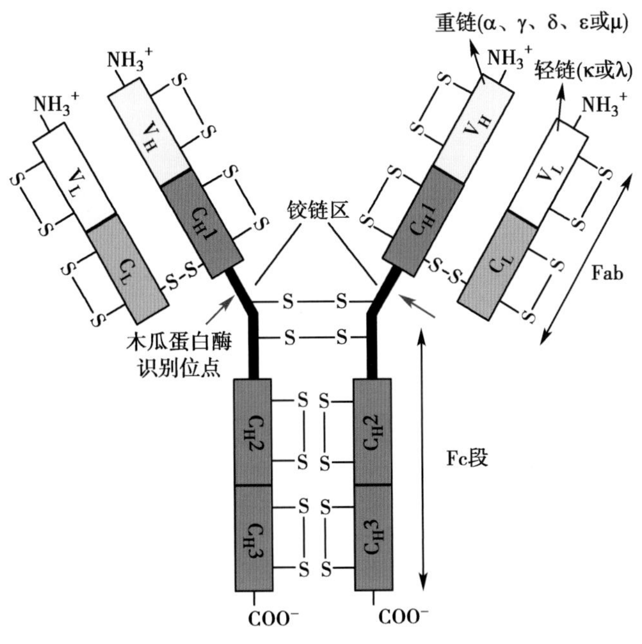

图 12-2　免疫球蛋白的结构示意图

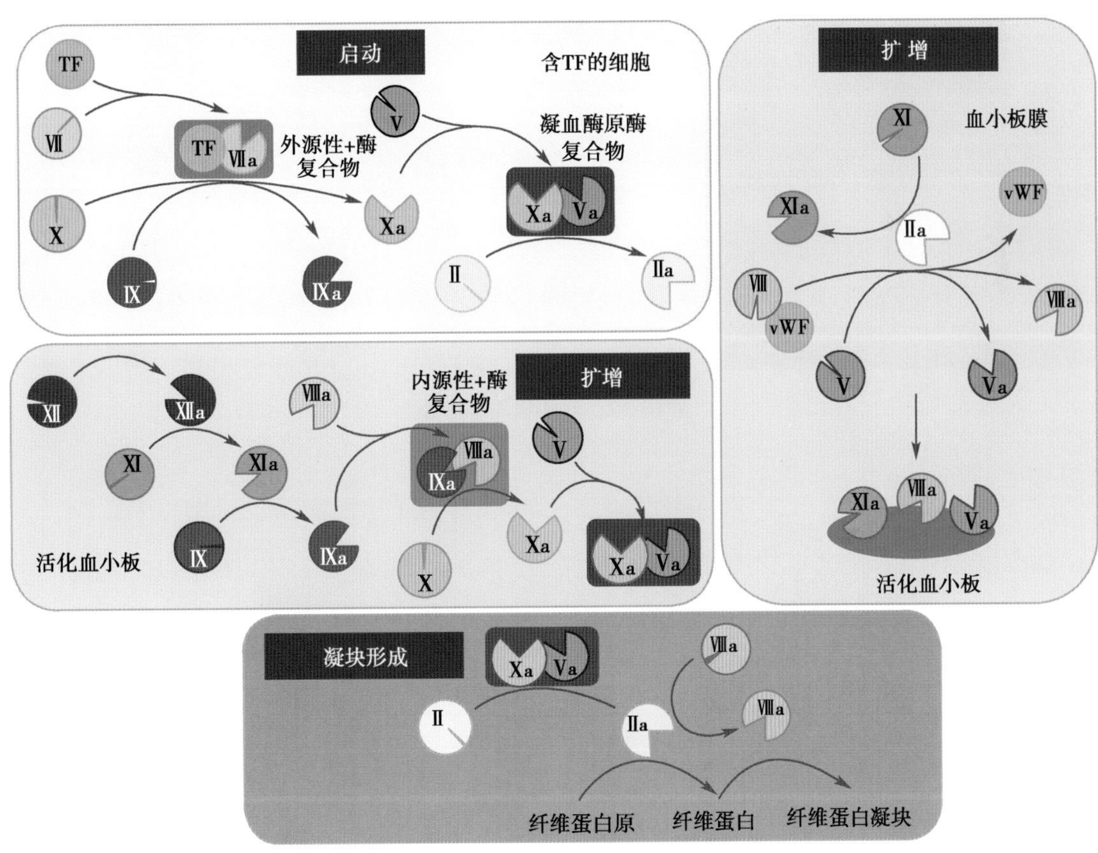

图 13-2　血液凝固机制示意图

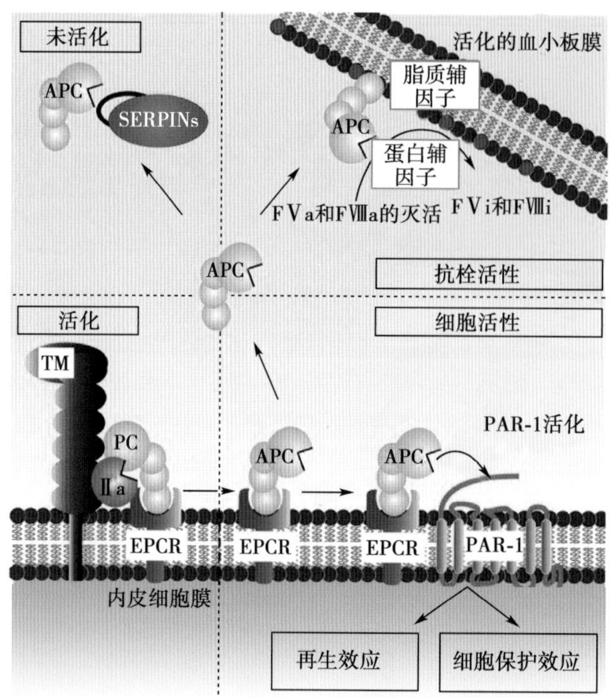

图 13-4　蛋白 C 的活化及 APC 的各种活性功能

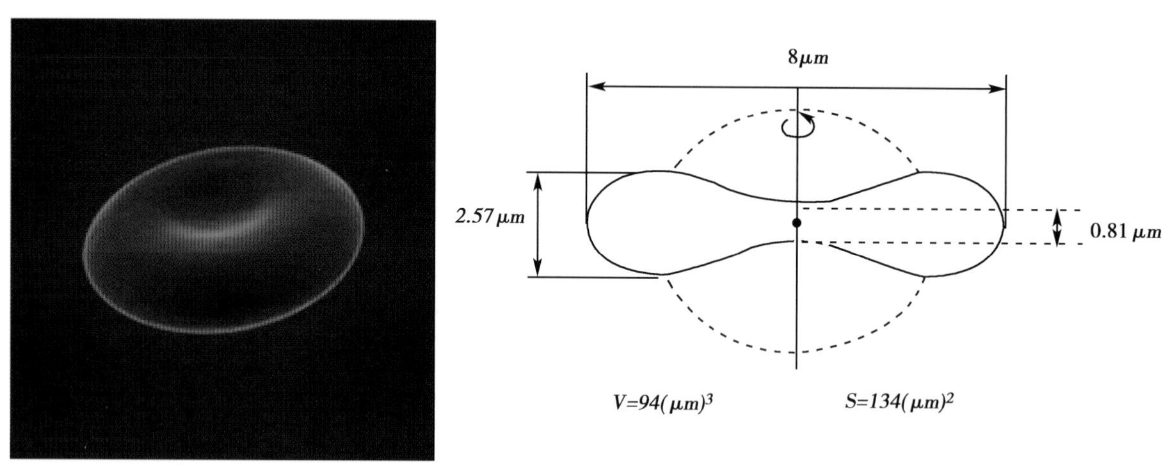

图 15-12　红细胞几何形体

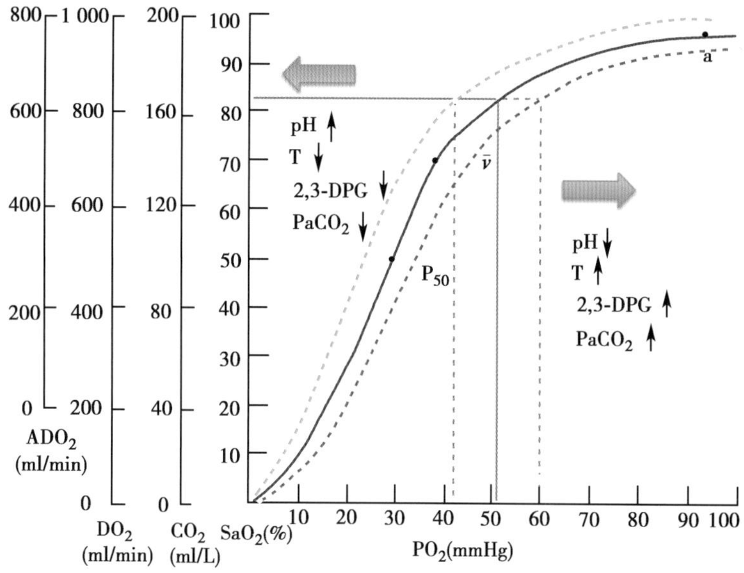

图 16-2　氧离曲线及其意义

注：从左至右纵坐标分别表示可利用氧（available oxygen delivery，ADO_2 ml/min），氧供（oxygen delivery，DO_2 ml/min），氧含量（CO_2 ml/L）和氧饱和度（SaO_2%），横坐标为氧分压（PO_2 mmHg）；曲线上的三个点分别是：a. 正常动脉血；$\bar{v}$. 正常混合静脉血；P_{50} 血红蛋白氧饱和度为 50%时，PO_2 为 3.59kPa（27mmHg）。

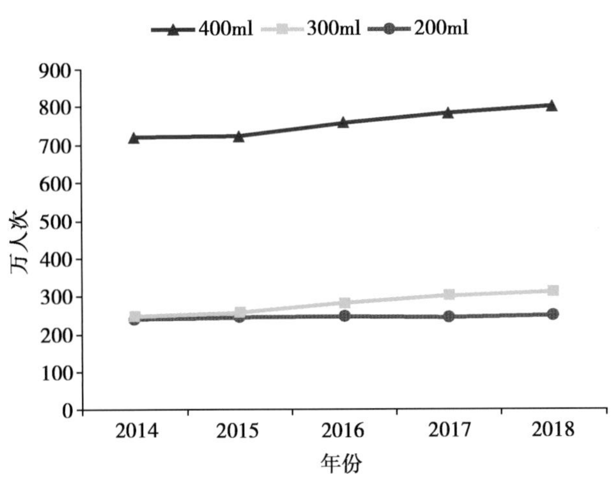

图 20-8　2014—2018 年献全血 200ml/300ml/400ml 人次

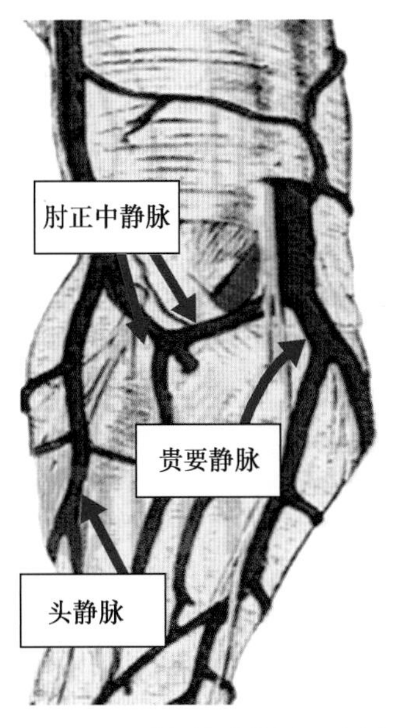

图 34-1　肘部静脉位置示意图

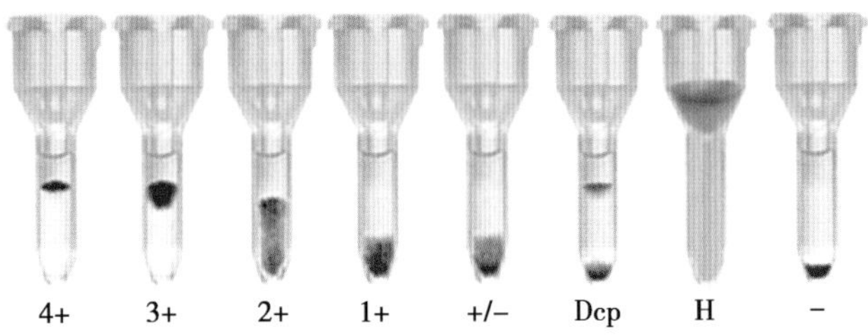

图 38-1　柱凝集法凝集强度结果判读

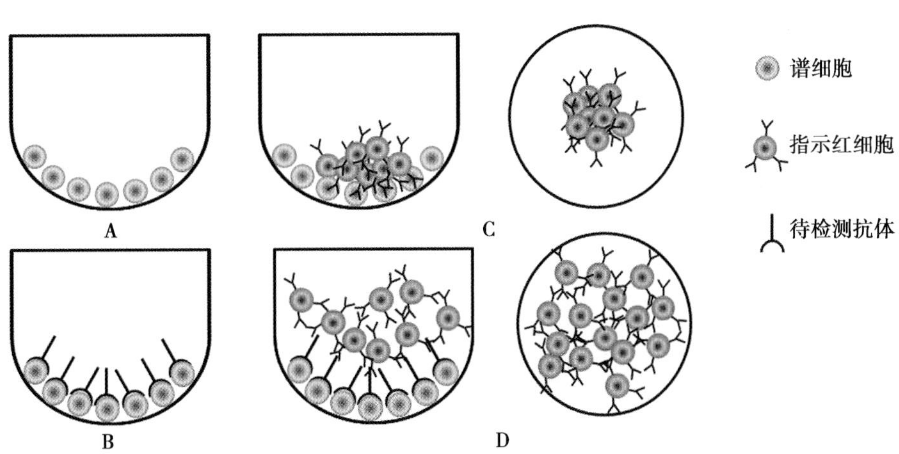

图 38-2　固相抗体筛查示意图

注：A，包被有红细胞抗原的微孔；B，患者抗体结合在微孔中的红细胞抗原上；C 和 D，加入指示细胞离心显示的结果；C 为阳性，D 为阴性（C、D 左侧两幅为侧视图，右侧两幅为俯视图）。

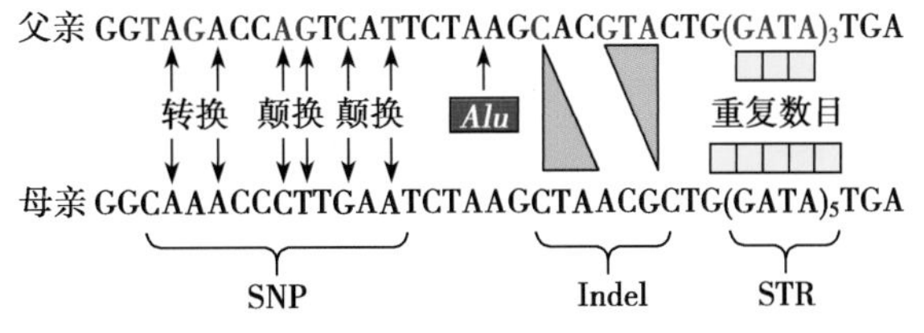

图 40-1　DNA 遗传标记核苷酸序列特点示意图

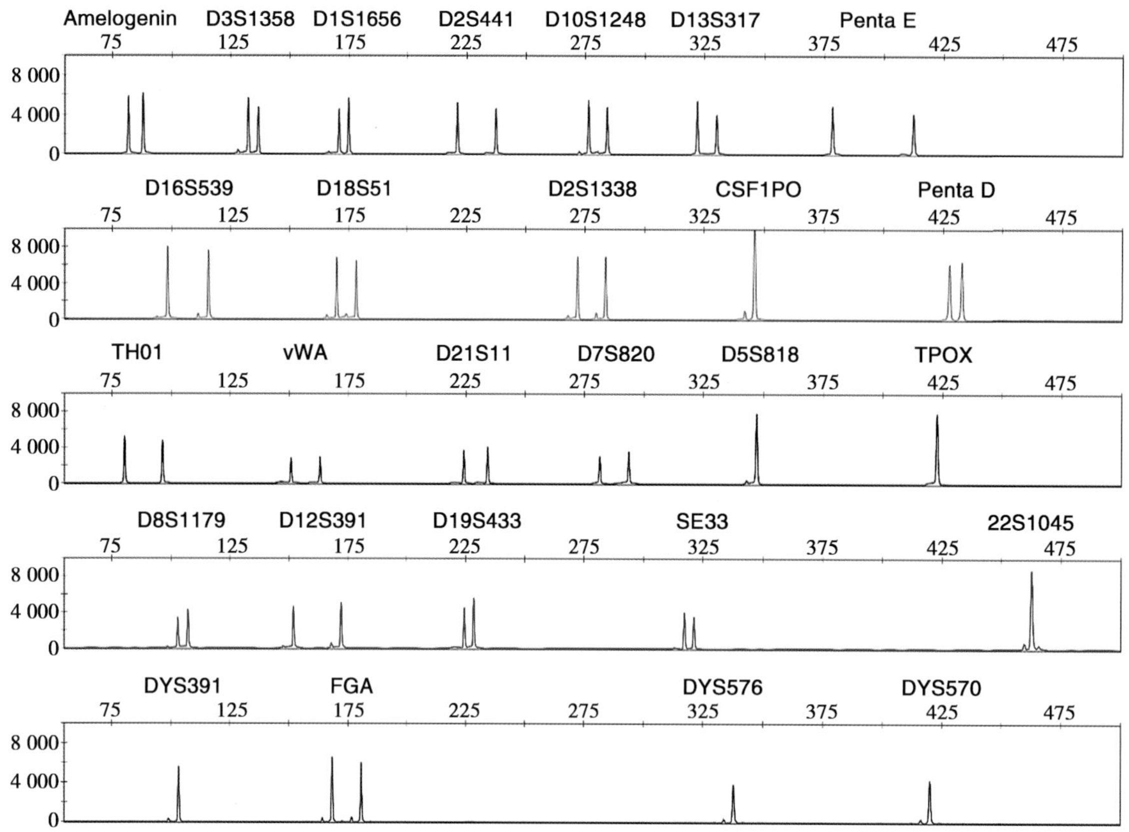

图 40-2　多色荧光标记多重 PCR 检测系统电泳图谱

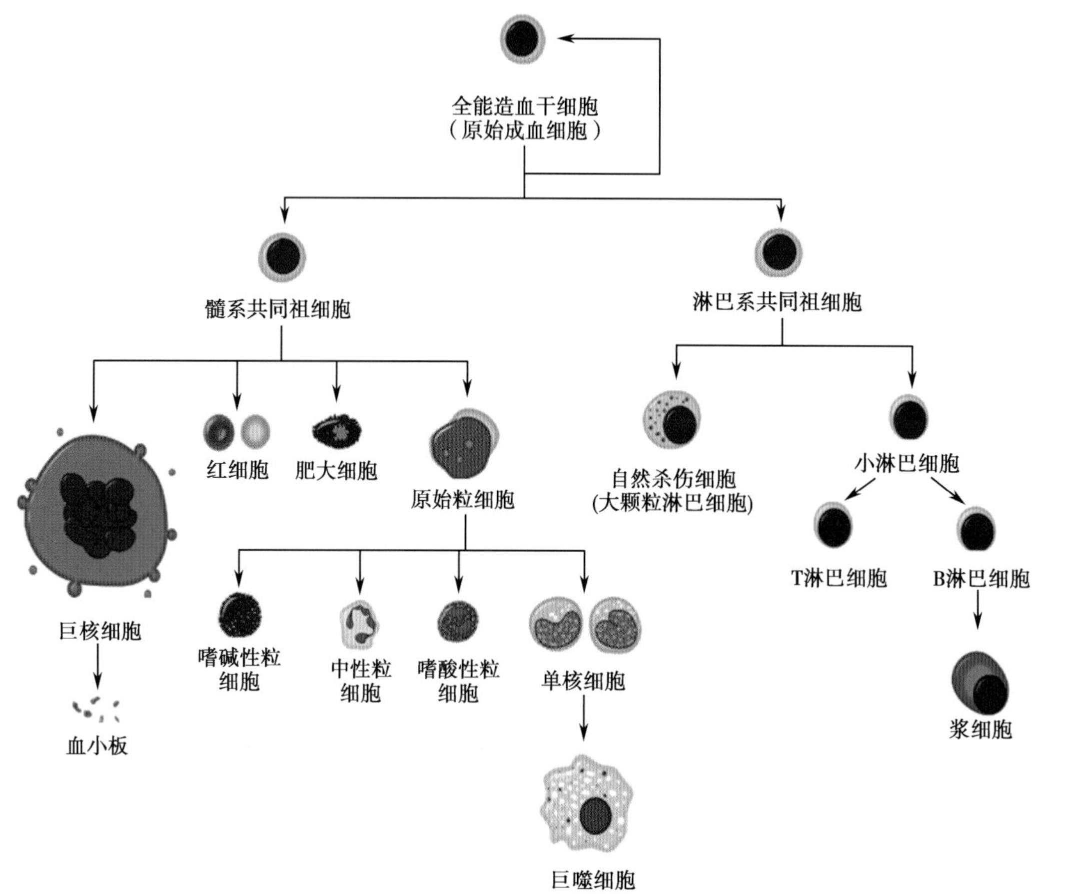

图 44-1　血细胞发育和定向分化

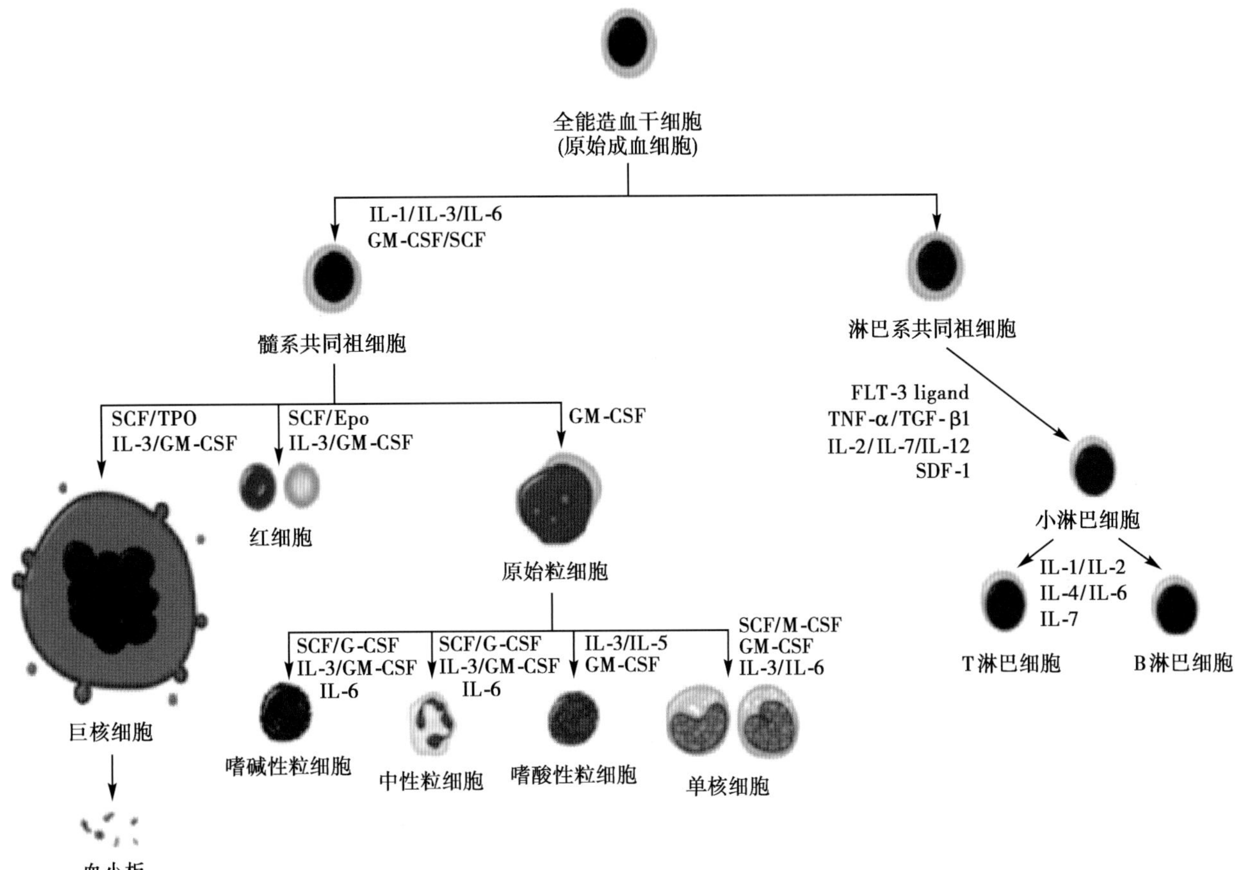

图 44-2　血细胞生长因子

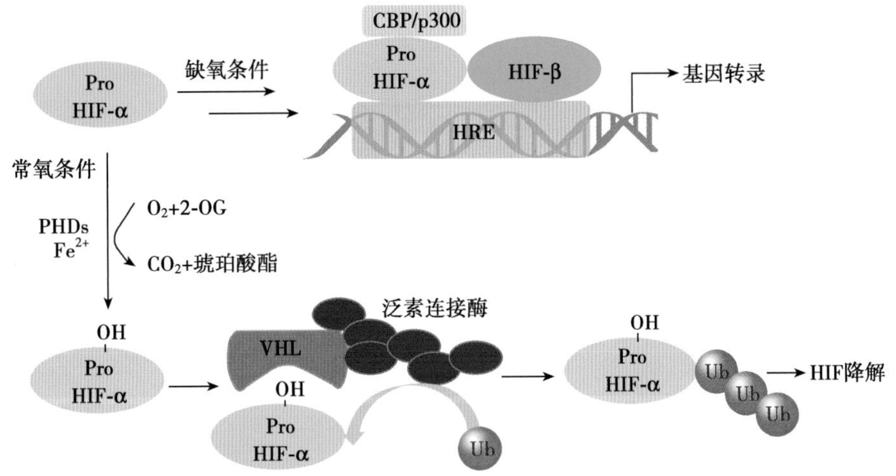

图 44-3　缺氧诱导因子 α(HIF-α)调节过程示意图[21]

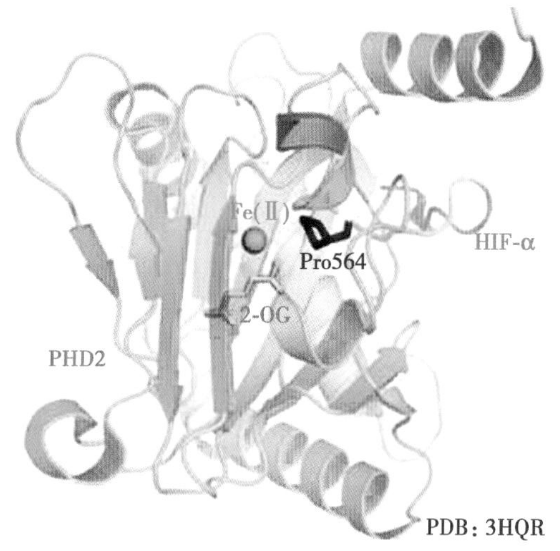

图 44-4 脯氨酸羟化酶(PHD)和缺氧诱导因子(HIF-1)电子显微镜晶体结构

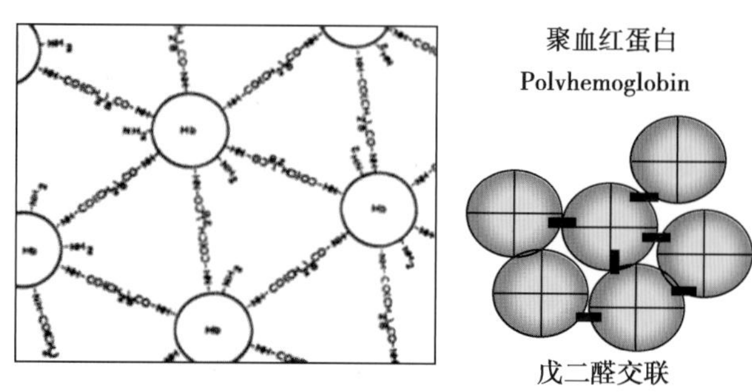

图 45-3 分子间交联血红蛋白

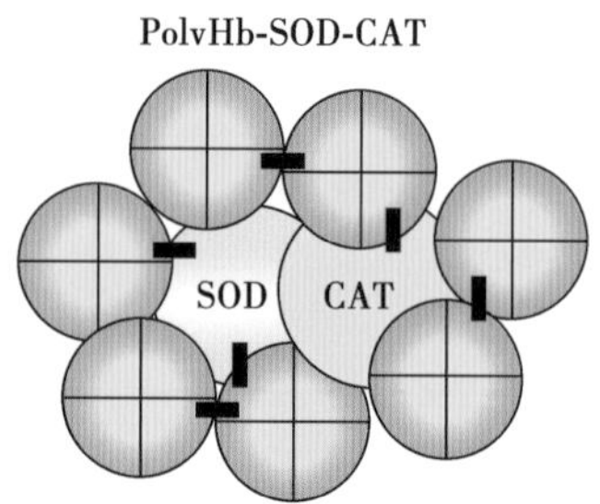

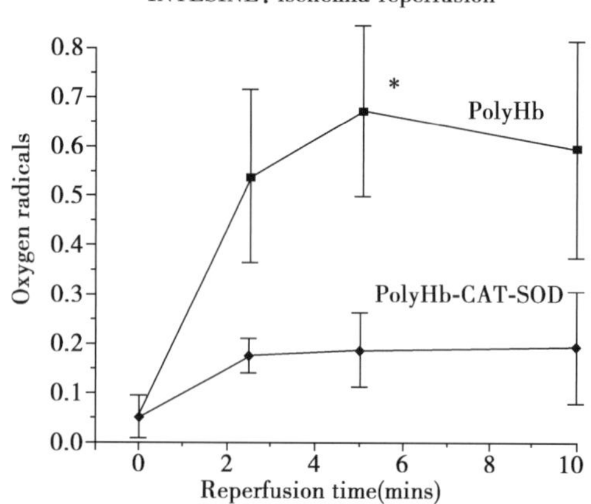

图 45-4 polyHb-SOD-CAT 结构与缺血再灌后对氧自由机降低效果

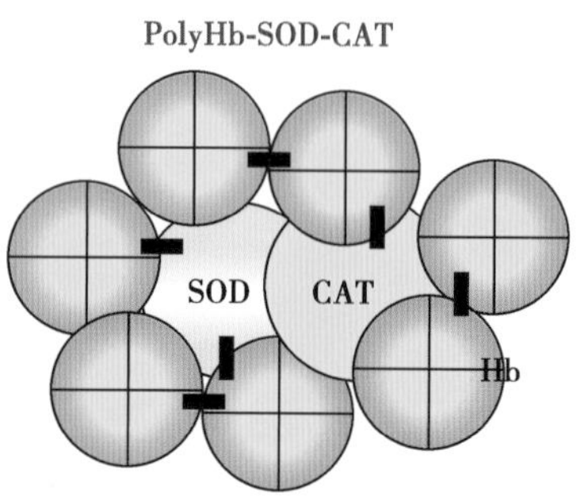

图 46-2 PolyHb-SOD-Cat 制品

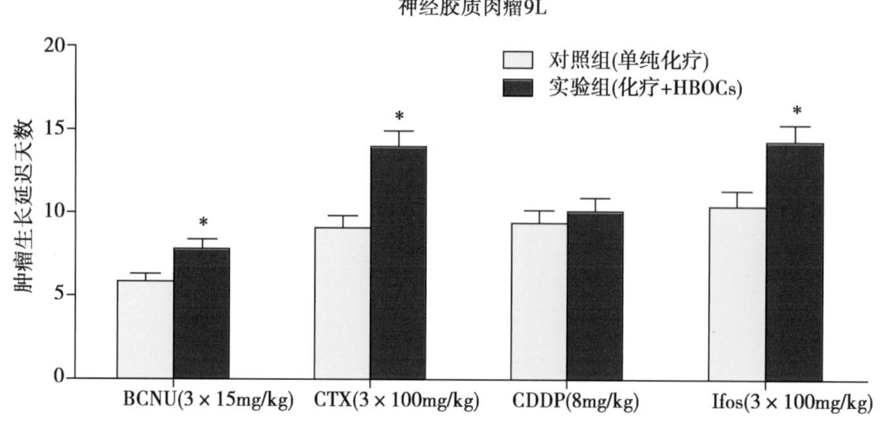

图 46-4 HBOCs 化疗增敏作用

注：使用的 HBOCs 制品为聚合 Hb(Biopure)，化疗前静脉注射 1 040mg/kg；*$P<0.01$ vs 单独使用化疗药物。

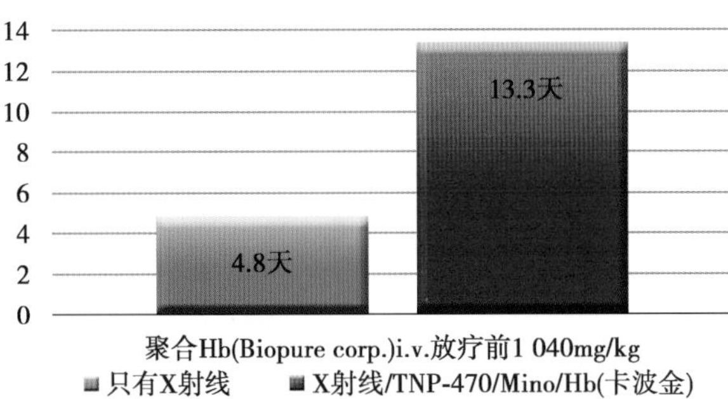

图 46-5 HBOCs 放疗增敏作用

注:使用的 HBOCs 制品为交联 Hb,放疗前静脉注射 200mg/kg。

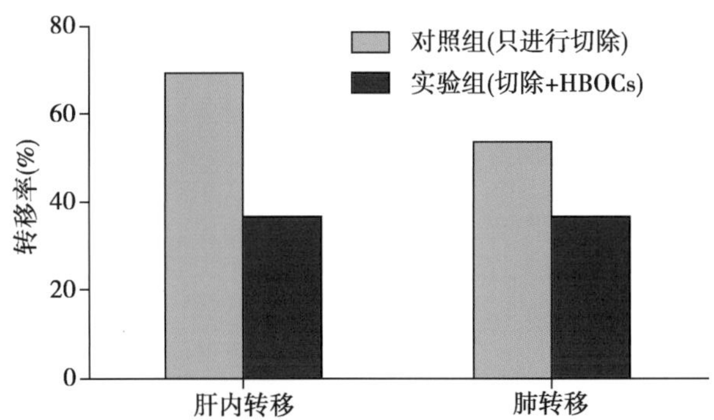

图 46-8 HBOCs 抑制肿瘤转移

注:研究使用的 HBOCs 制品为交联中 Hb,手术前 1 小时及再灌注后分别静脉注射 200mg/kg。

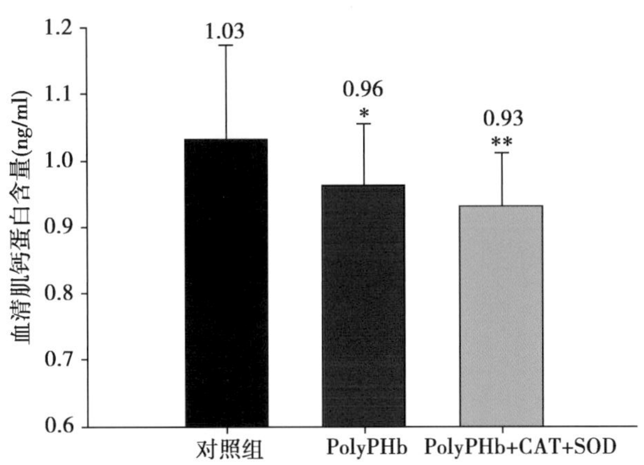

图 46-9 用于治疗大鼠心肌梗死中,各组血清肌钙蛋白含量比较($P<0.05$)

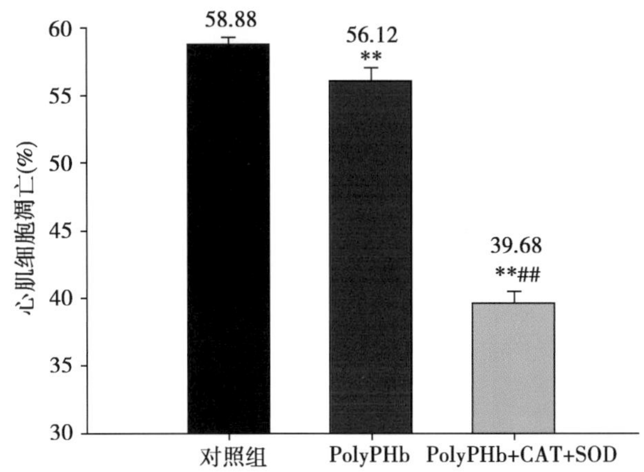

图 46-10 用于治疗大鼠心肌梗死中,各组心肌细胞凋亡比较($P<0.05$ 与 $P<0.01$)

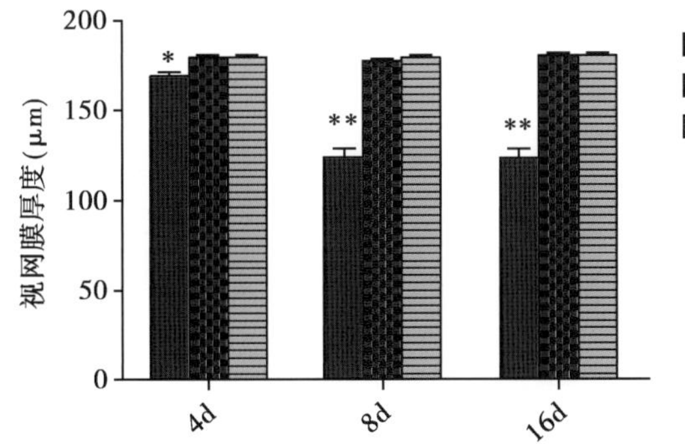

图 46-11 治疗视网膜低灌中,各组实验大鼠的视网膜厚度在 3 个不同时间的变化情况($P<0.01$)

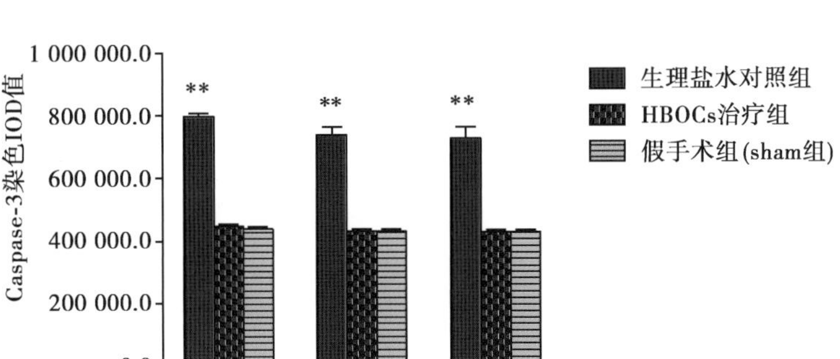

图 46-12 治疗视网膜低灌中,HBOCs 对大鼠视网膜外层组织的半胱天冬酶-3(Caspase-3)释放量比较($P<0.01$)

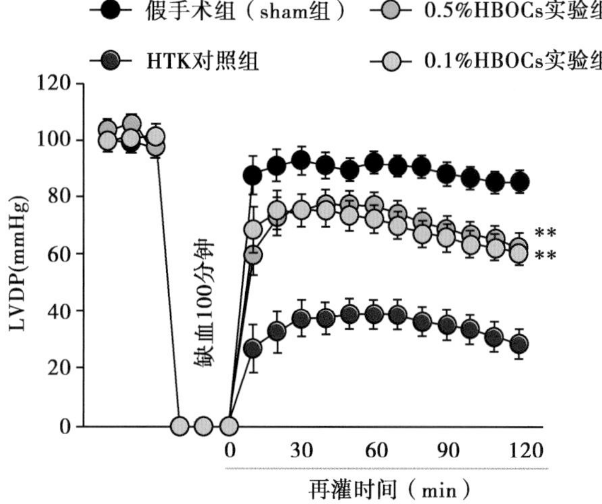

图 46-13　用于心缺血心功能实验中，再灌注期间大鼠心脏 LVDP 变化情况（$P<0.01$）

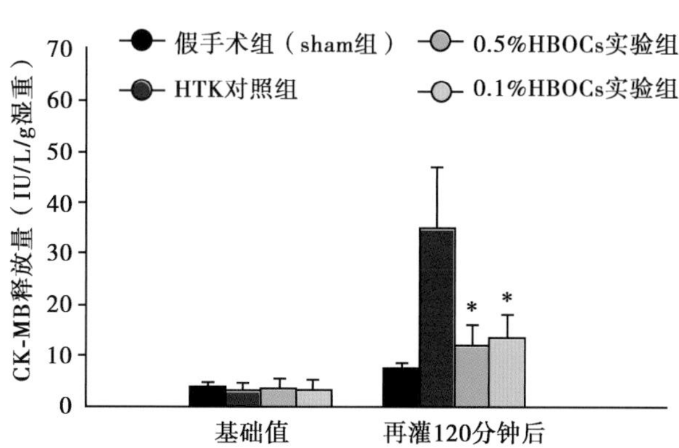

图 46-14　用于心缺血心功能保护实验中，再灌注后 120 分钟血清肌酸激酶同工酶（CK-MB）释放情况（$P<0.05$）

注：HTK 组为德国产的心脏停搏液，0.1% HBOCs、0.5% HBOCs 组是分别在 100ml HTK 液中加入 HBOC 0.1g 和 0.5g。

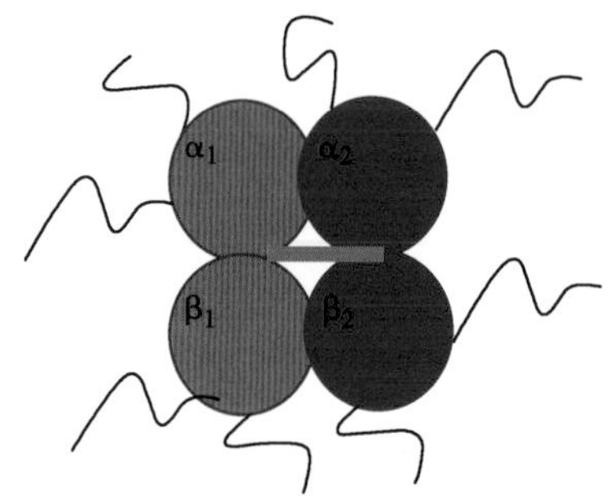

图 46-15　聚乙二醇修饰的血红蛋白

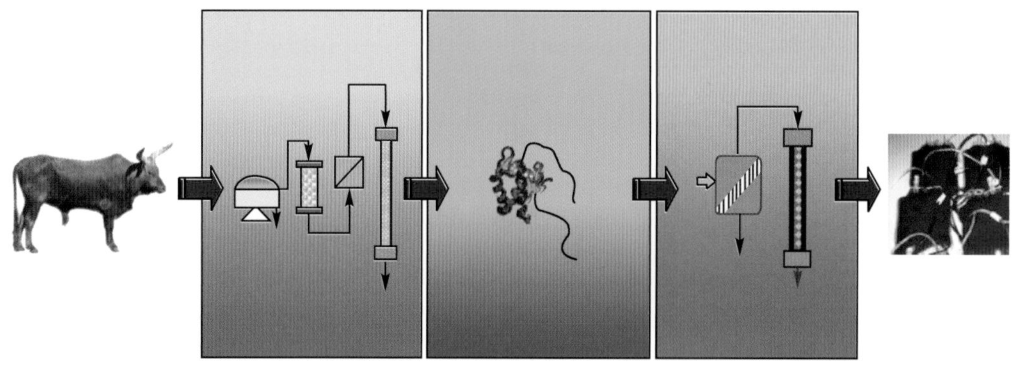

图 46-16　化学修饰（PEG 修饰）牛血红蛋白（bHb）的制备流程

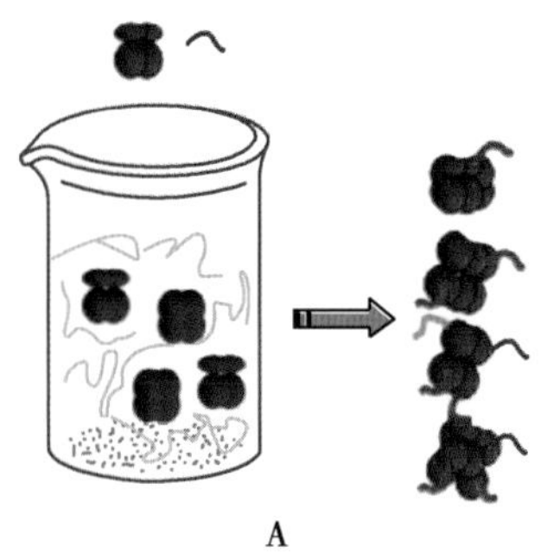

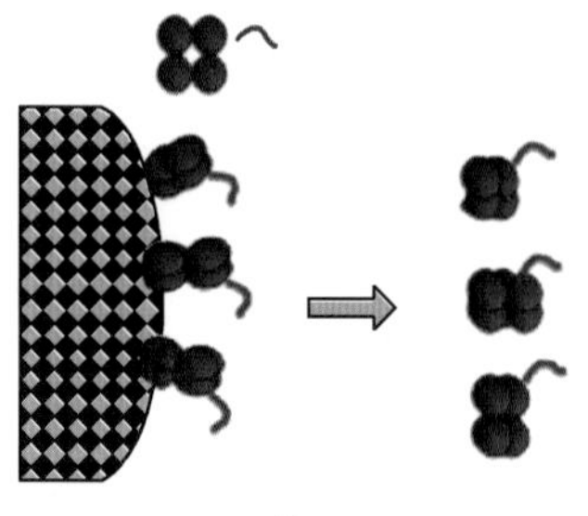

图 46-19　聚乙二醇修饰血红蛋白

A. 液相修饰；B. 固相修饰。

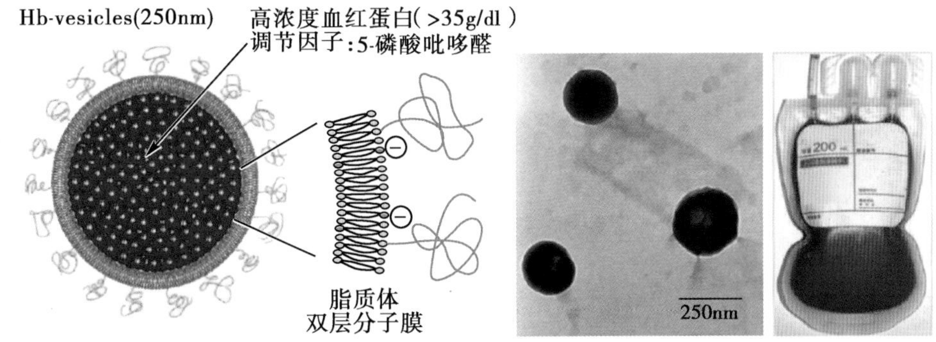

图 46-25　脂质体包裹血红蛋白结构

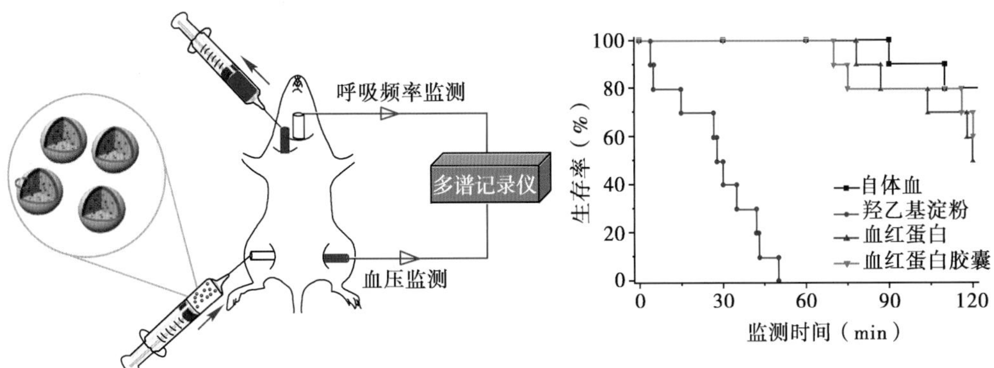

图 46-27　高分子囊泡包裹血红蛋白产品及大鼠换血模型结果

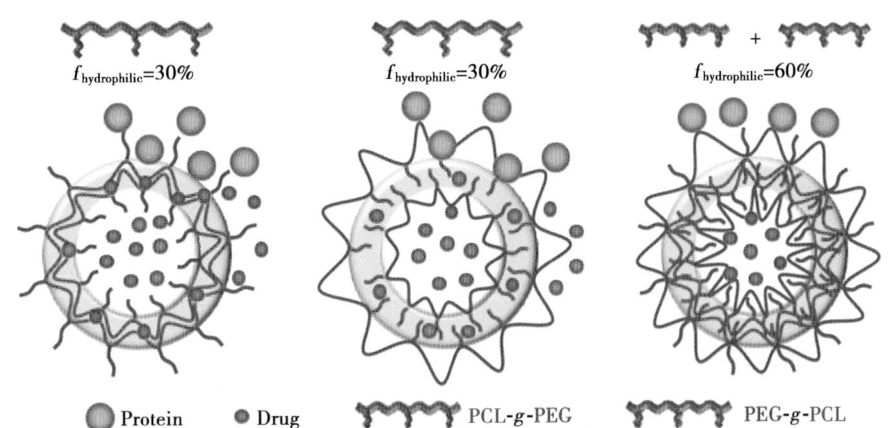

图 46-28　接枝共聚物包裹血红蛋白制备红细胞代用品

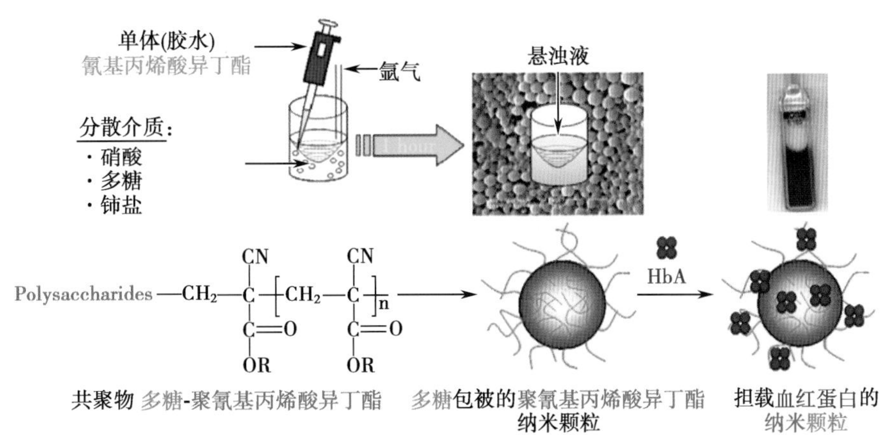

图 46-29　聚合物胶束表面负载血红蛋白

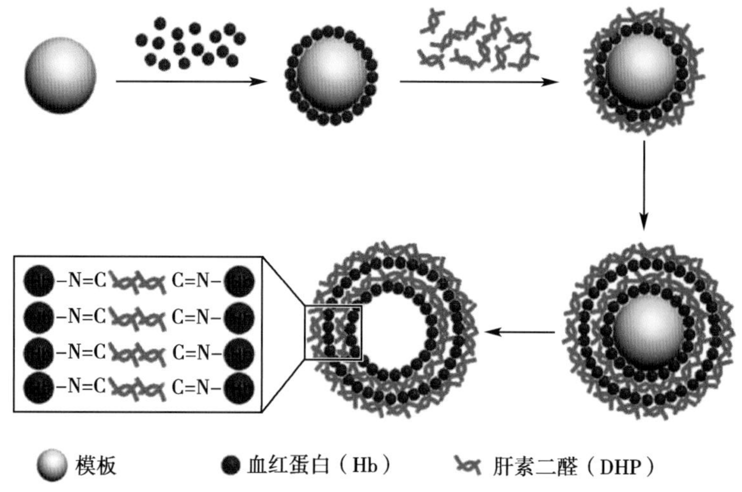

图 46-30　LBL 技术制备血红蛋白微囊

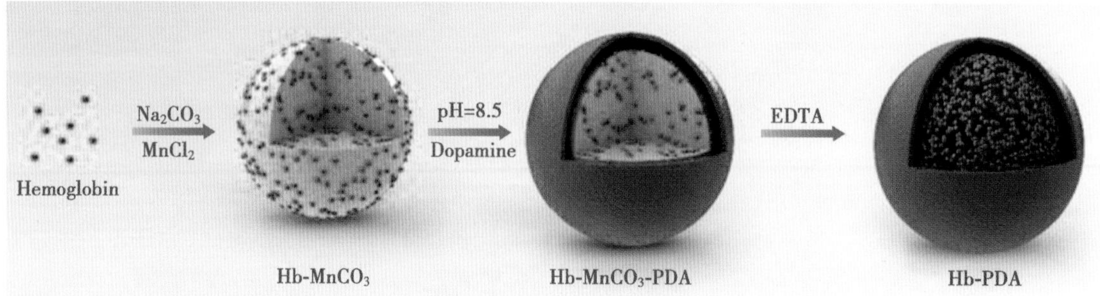

图 46-31　Hb-PDA 构建示意图

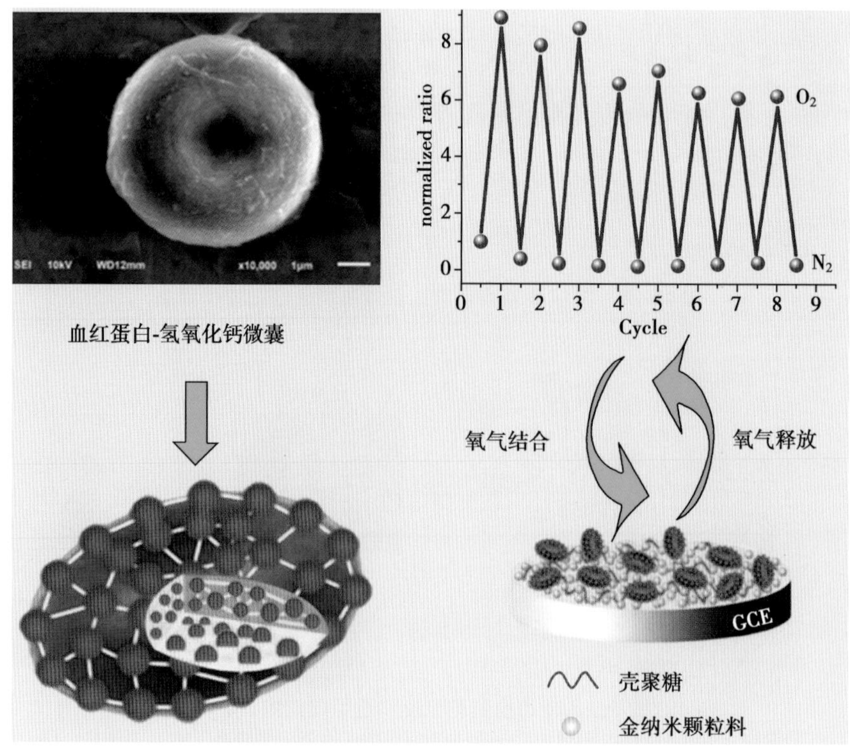

图 46-32　双凹面 Hb-Ca(OH)$_2$ 微囊的构建

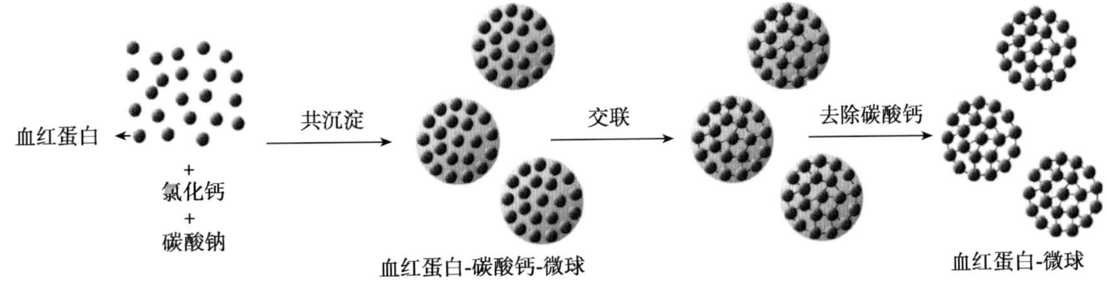

图 46-33　共沉淀法制备血红蛋白微球

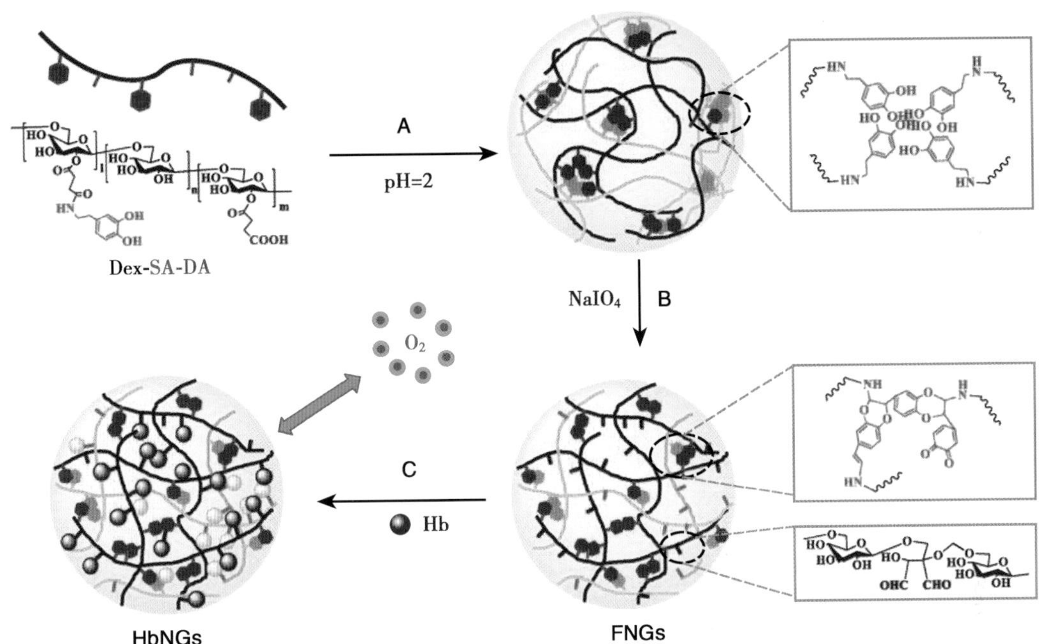

图 46-34　葡聚糖纳米凝胶担载血红蛋白构建 HbNGs

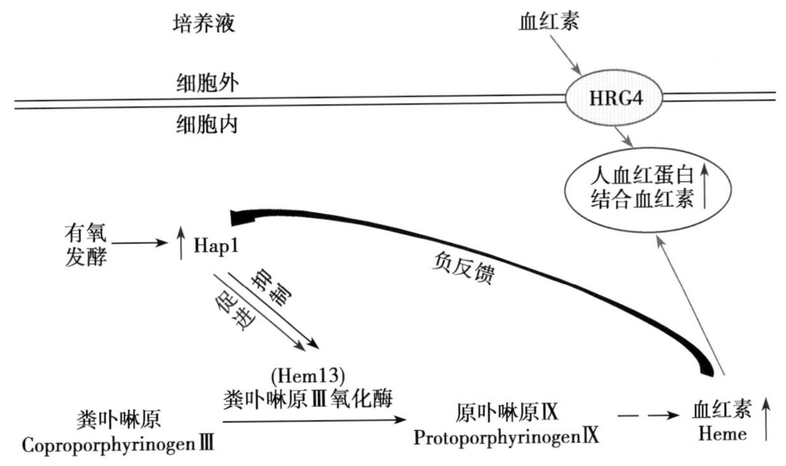

图 46-35　酿酒酵母血红素浓度和重组血红蛋白表达的调控

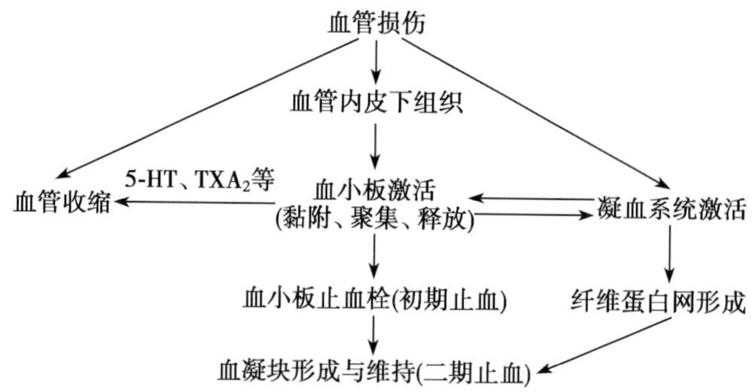

初期止血

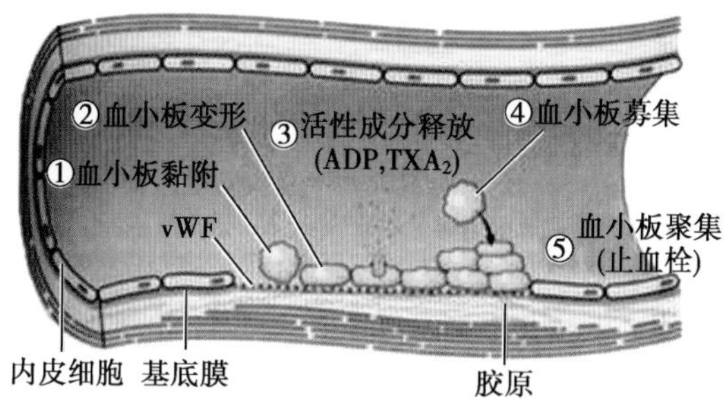

二期止血

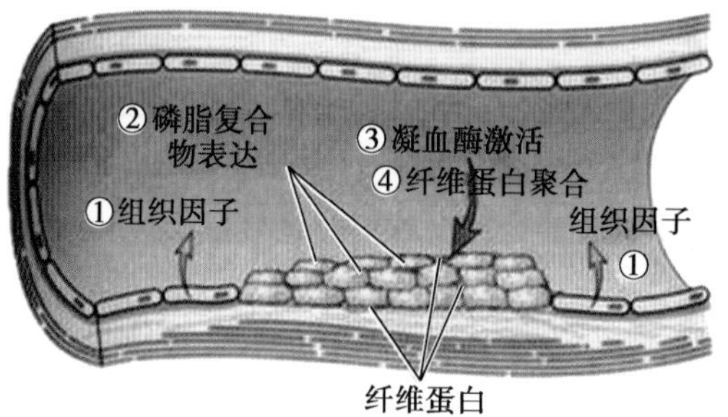

图 46-36　血小板参与的初期止血和二期止血过程

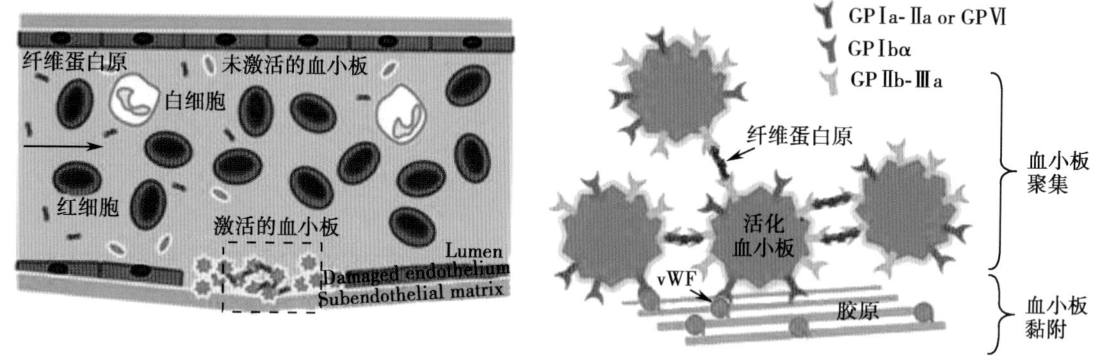

图 46-37　血小板的黏附与聚集

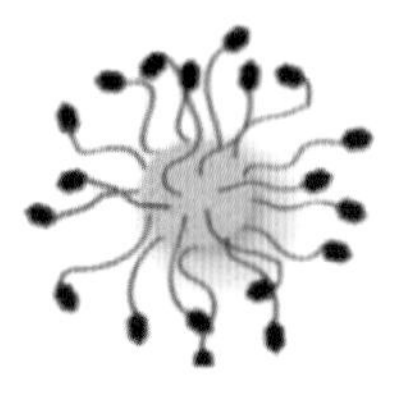

图 46-38　PLGA-PLL-PEG-RGD 模式图

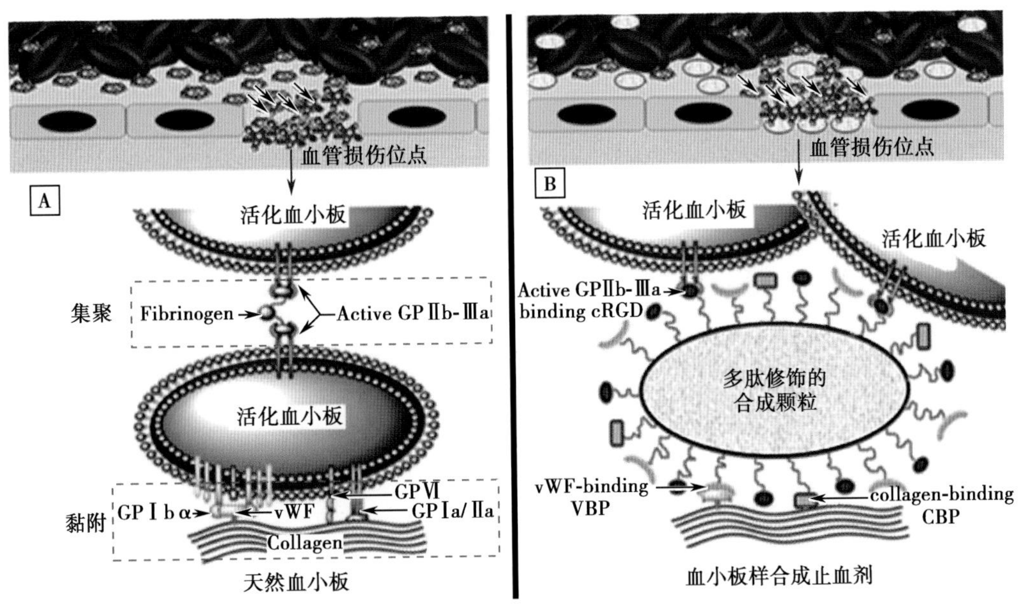

图 46-40　模拟完整血小板功能的血小板代用品设计

A. 血小板在损伤位点黏附和聚集的分子机制；B. 合成的血小板模拟颗粒，含有 vWF 结合肽（TRYLRH-PQSWVHQI）、胶原结合肽（-[GPO]$_7$-）和纤维蛋白原模拟肽（环状 RGD 或 H12 肽）

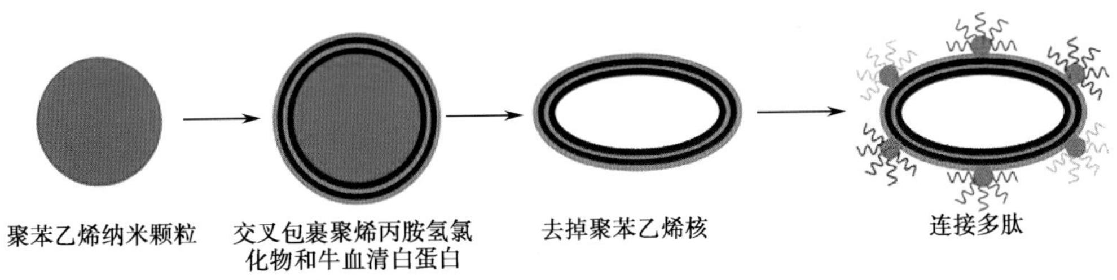

图 46-41　血小板样纳米颗粒的制作过程

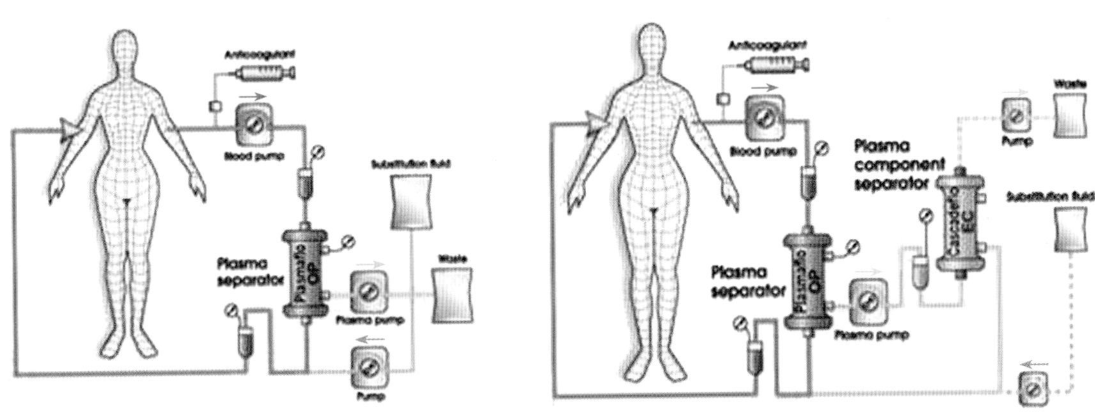

图 48-3　单膜和双膜滤过式血液成分分离

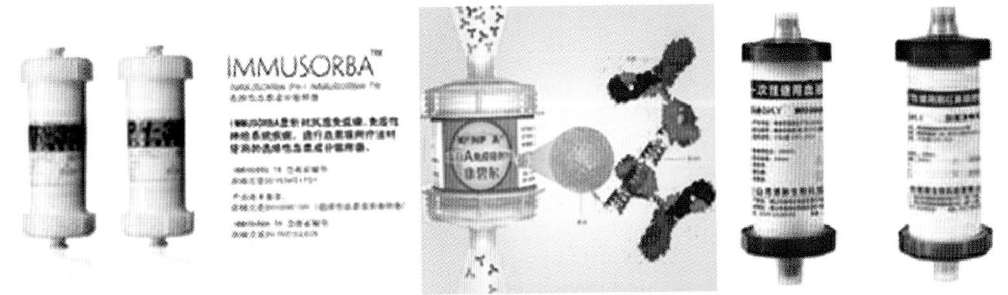

图 48-4　旭化成 IMMUSORBA 血浆吸附柱

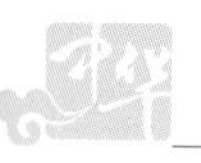

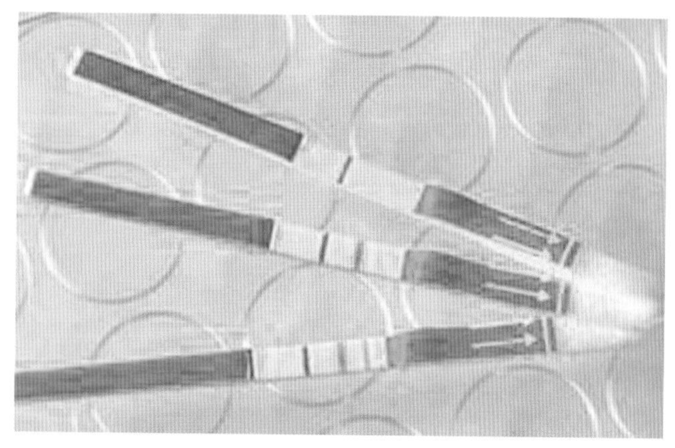

图 48-7 使用 Estapor®染色微球进行横向流动测试

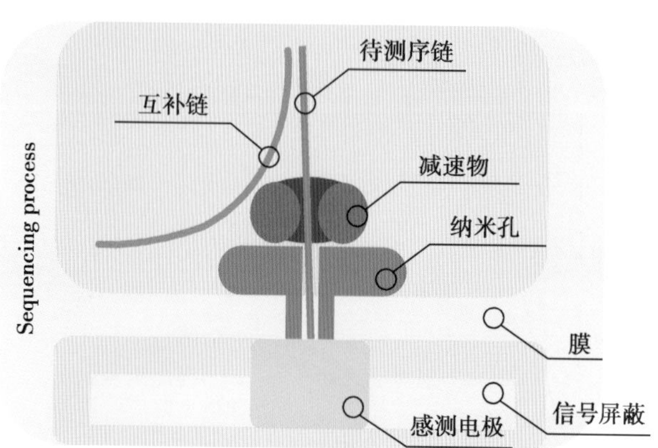

图 48-8 纳米孔测序技术示意图

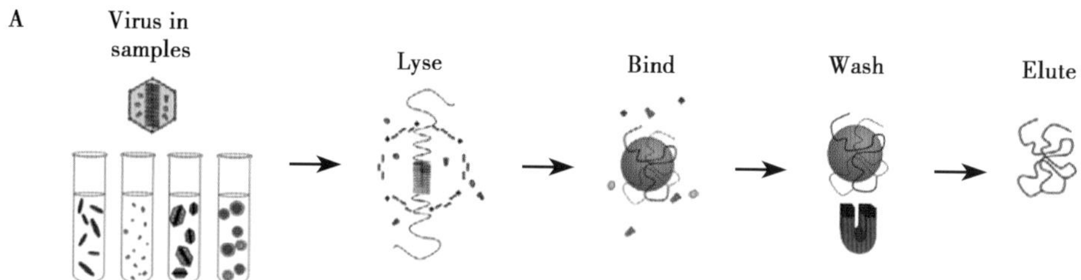

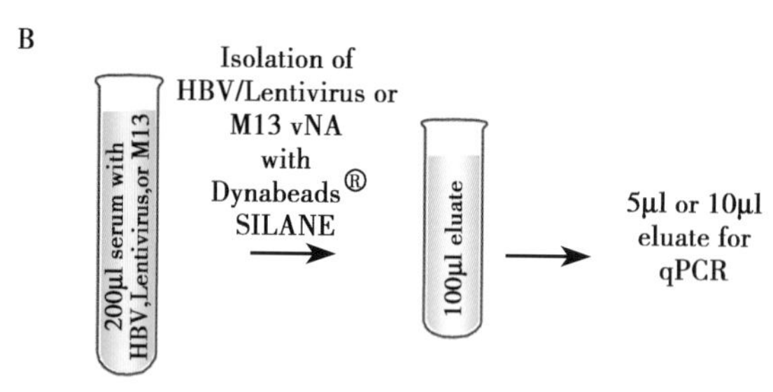

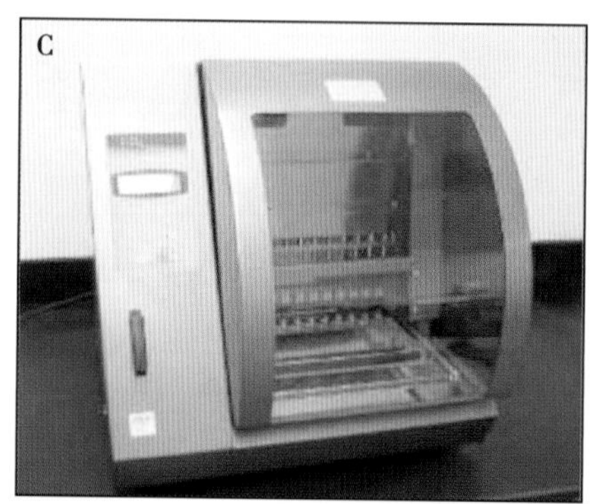

PSS Magtration ® 12GC purification instrument

图 48-9 病毒核酸提取检测流程

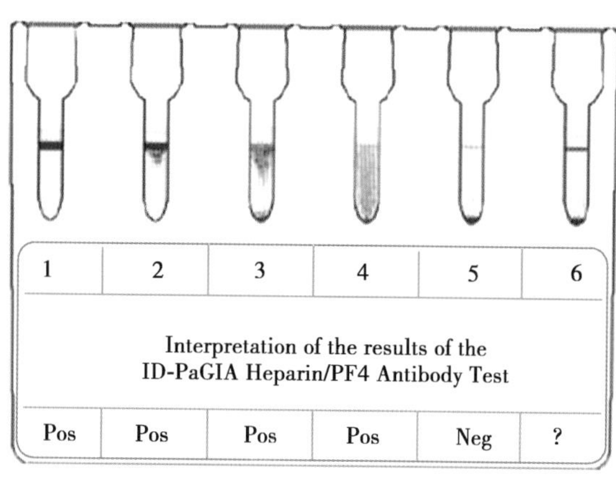

图 48-10 肝磷脂/血小板因子 4 抗体的凝胶凝集检测试剂盒

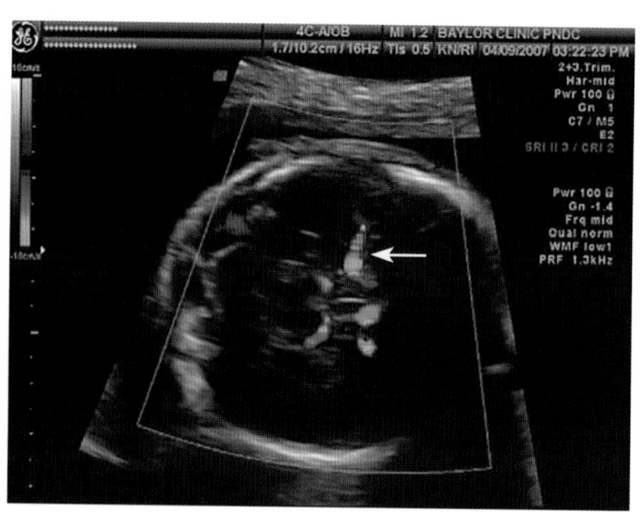

图 55-1 胎儿大脑中动脉收缩期峰值流速

注：箭头处为大脑中动脉的测量位置。

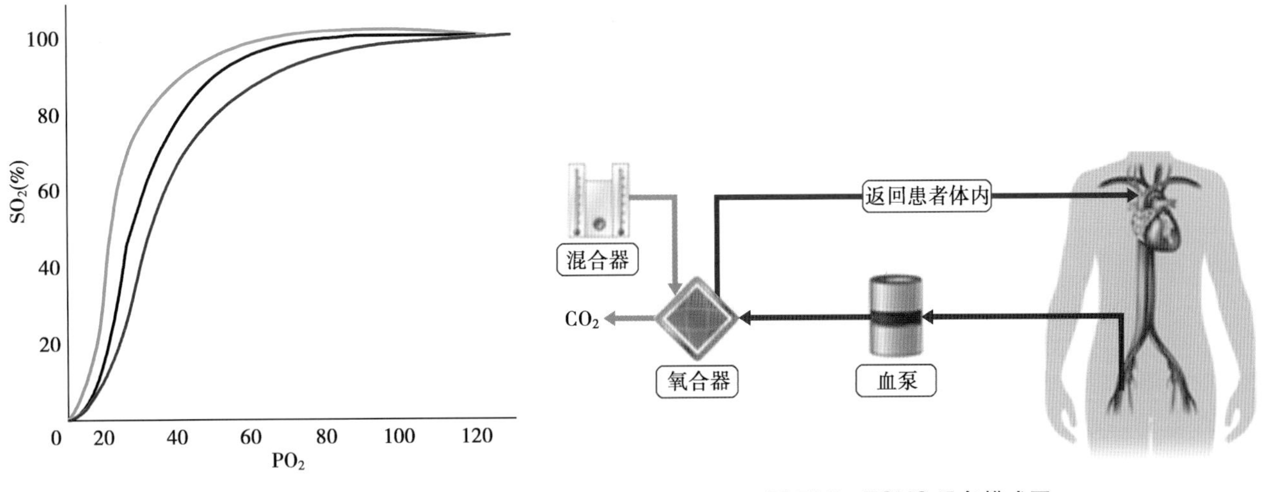

图 68-1　氧离解曲线

图 73-3　ECMO 设备模式图

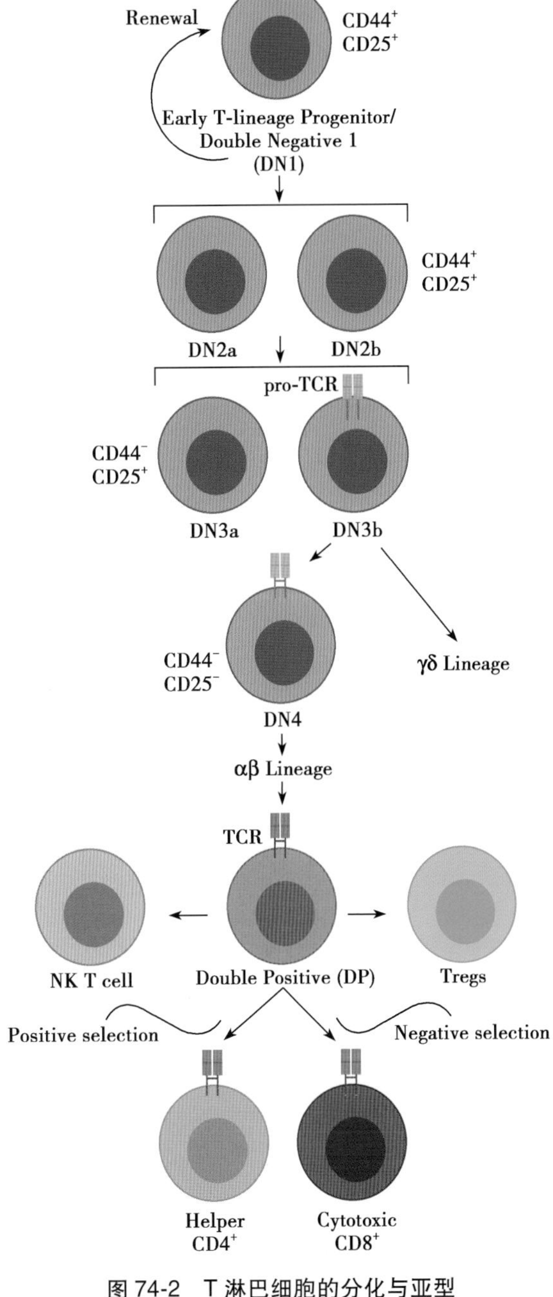

图 74-2　T 淋巴细胞的分化与亚型

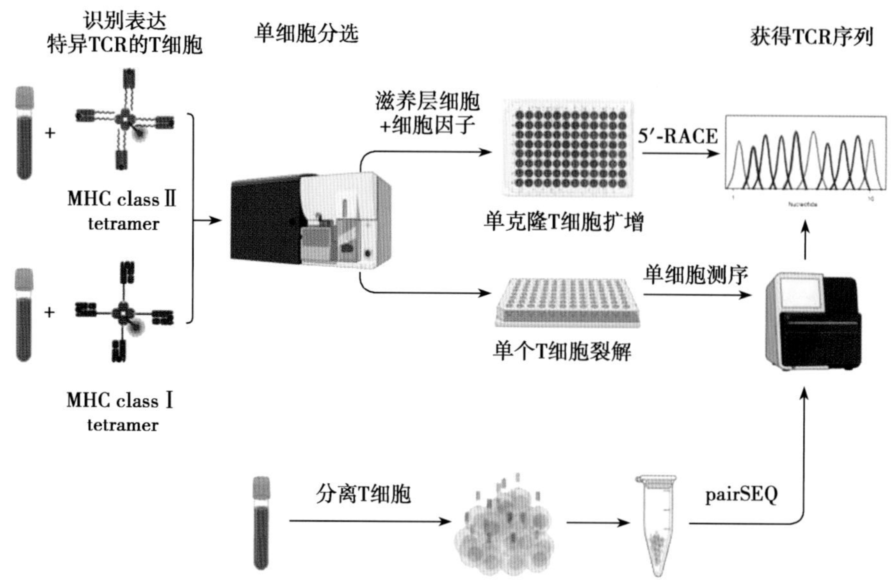

图 74-3 获得 TCR 序列的方案

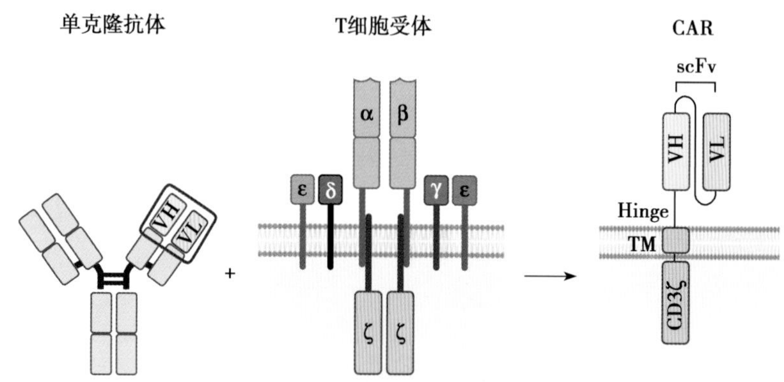

图 74-4 CAR 的基本结构

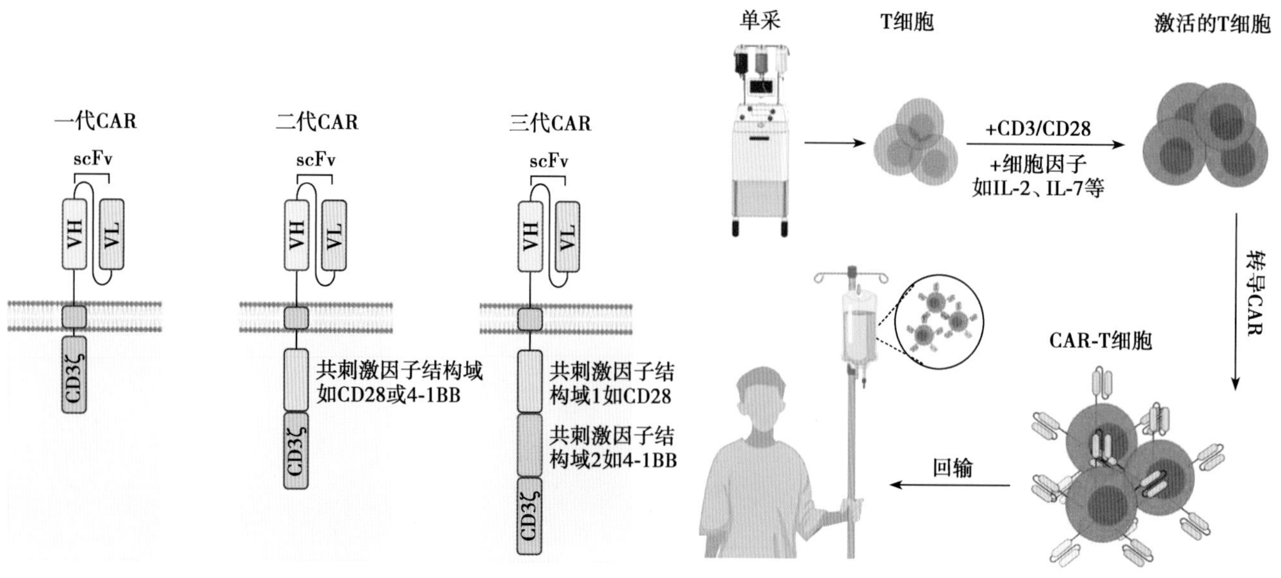

图 74-5 CAR 分子结构的进化

图 74-6 CAR-T 制备及回输流程图

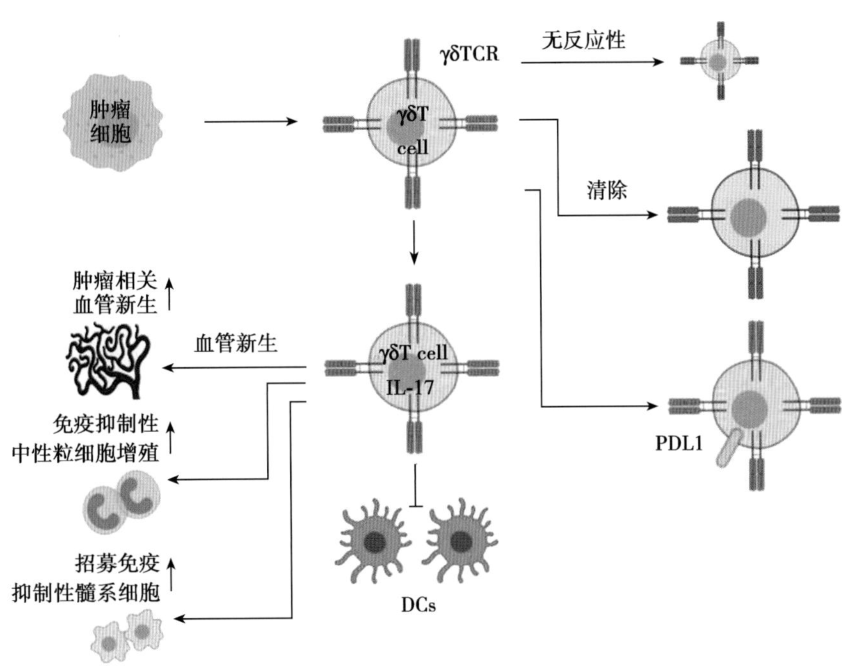

图 74-7 γδT 细胞介导的肿瘤免疫耐受

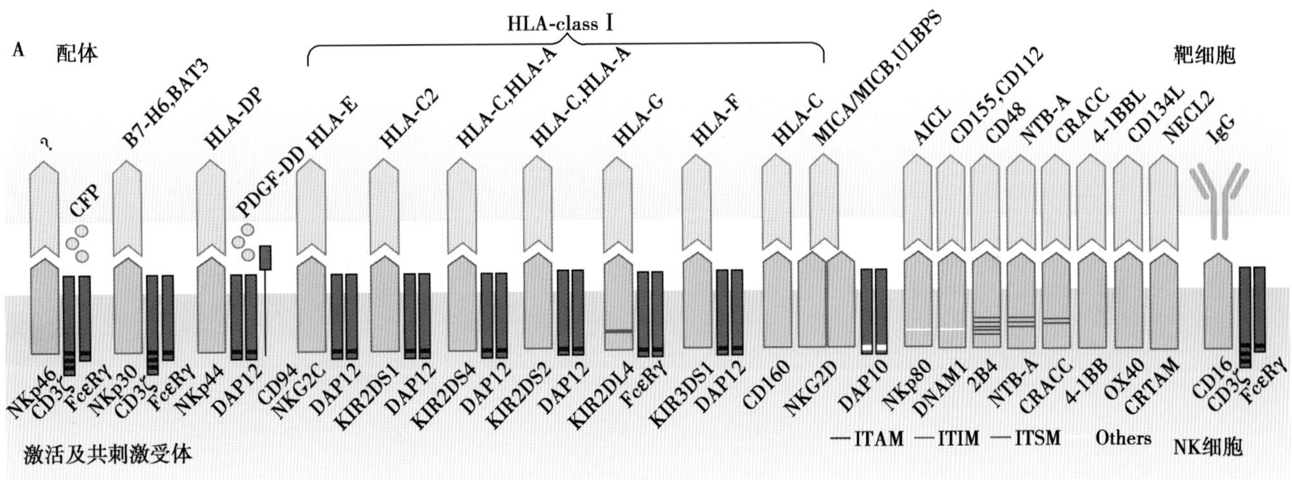

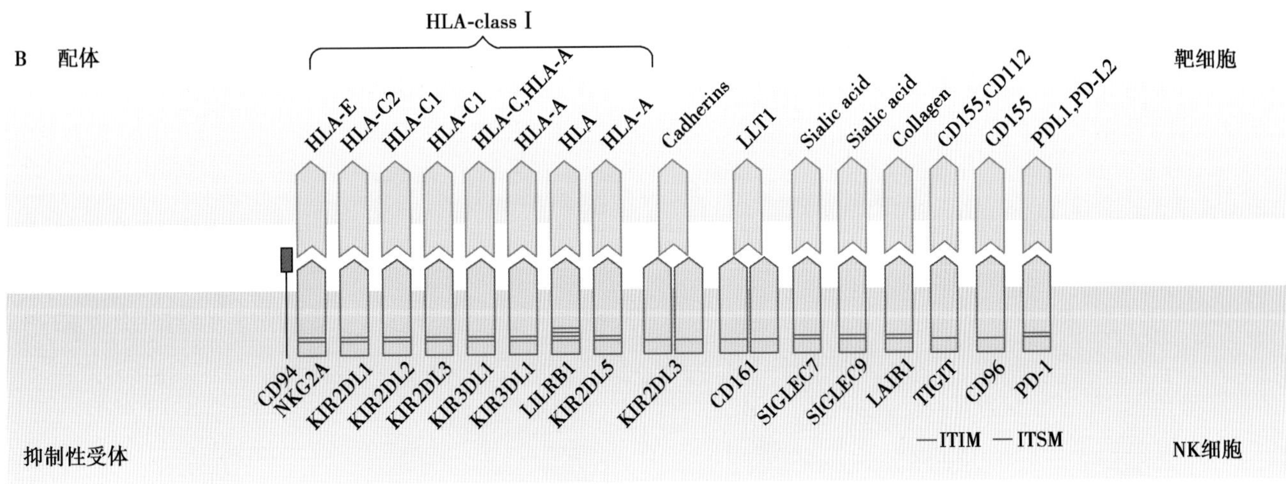

图 74-8 NK 细胞表面的激活及共刺激受体(A)和抑制性受体(B)

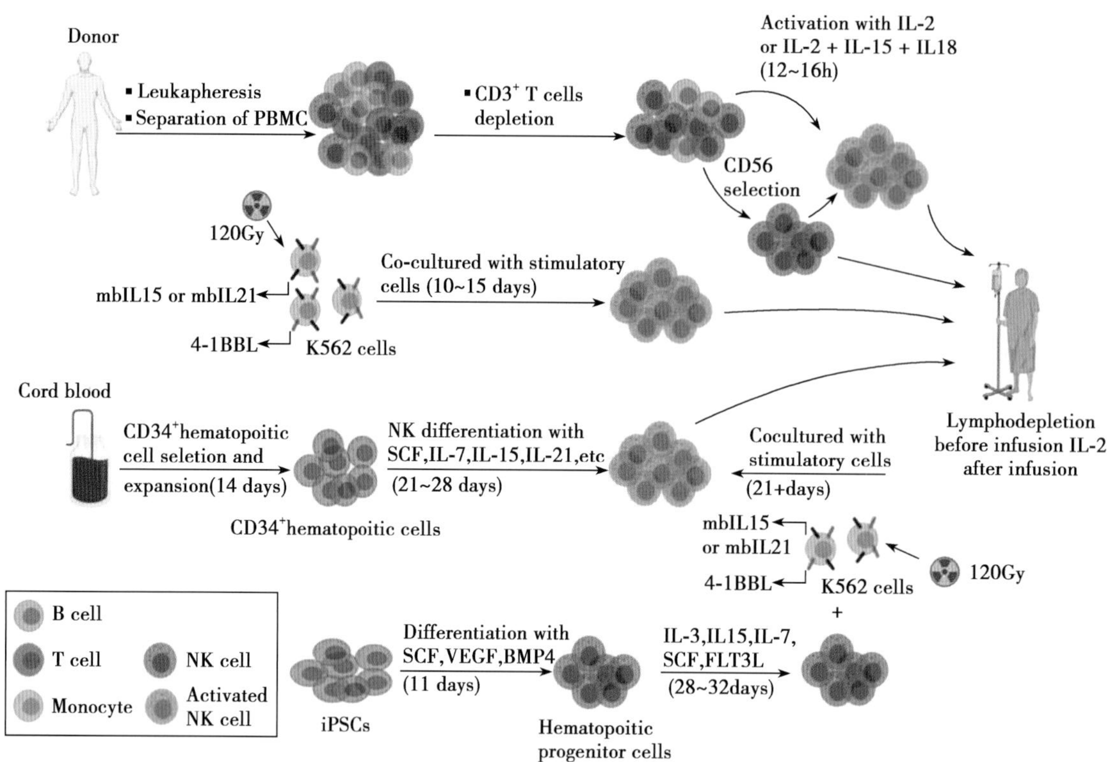

图 74-9 原代 NK 细胞的诱导扩增[39]

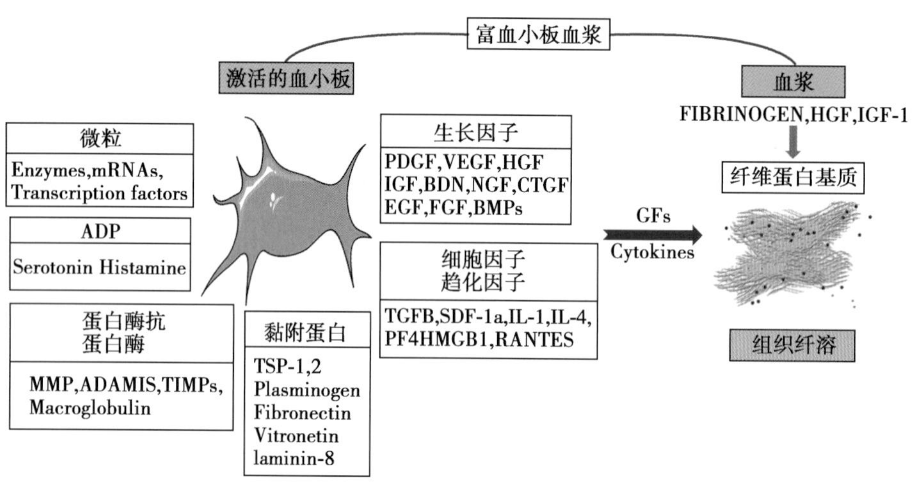

图 76-1 富血小板血浆中主要活性物质

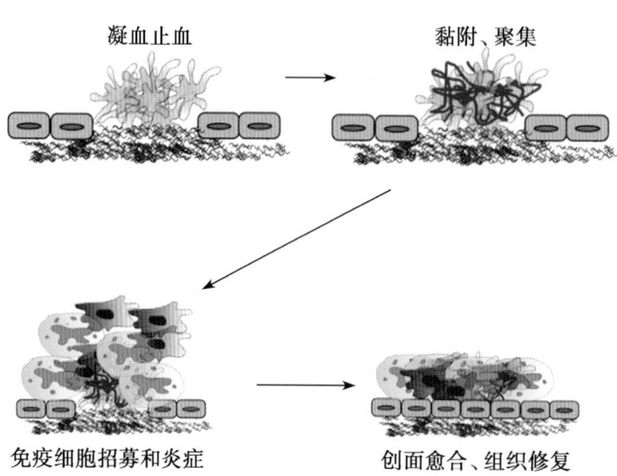

图 76-2 血小板在组织修复各个阶段的作用

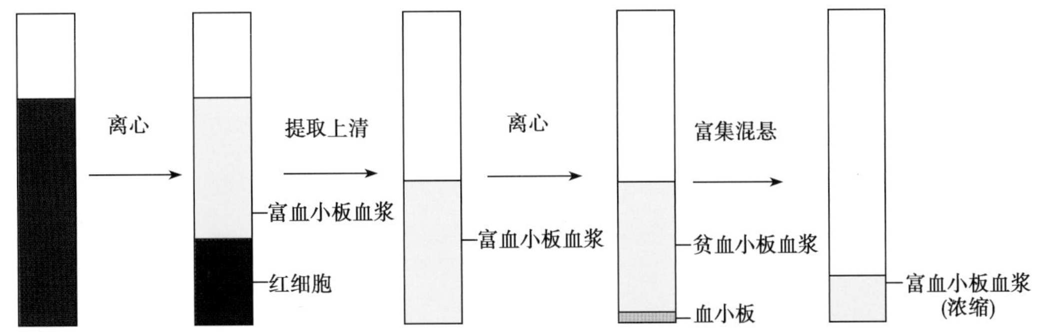

图 76-4　试管法制作 PRP 主要流程

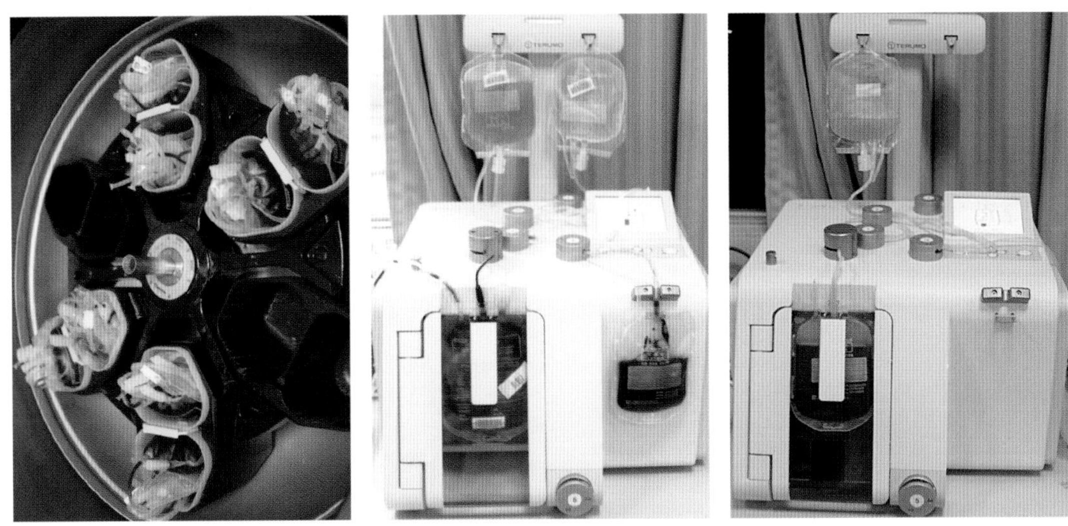

图 76-5　血袋采集分离法制备 PRP

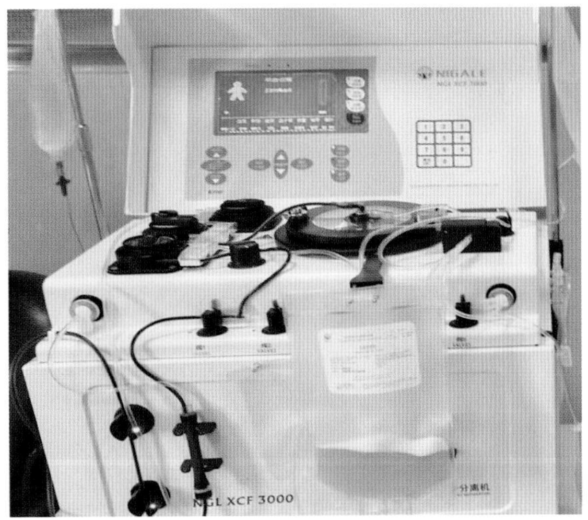

图 76-6　血浆分离置换法制备 PRP 设备与耗材

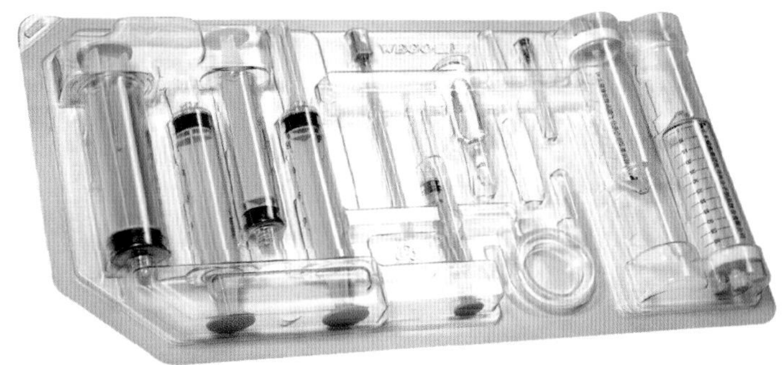
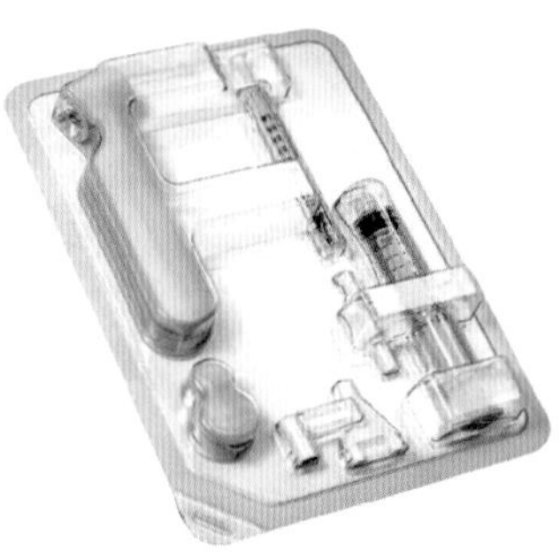

图 76-7　国产 PRP 分离套装

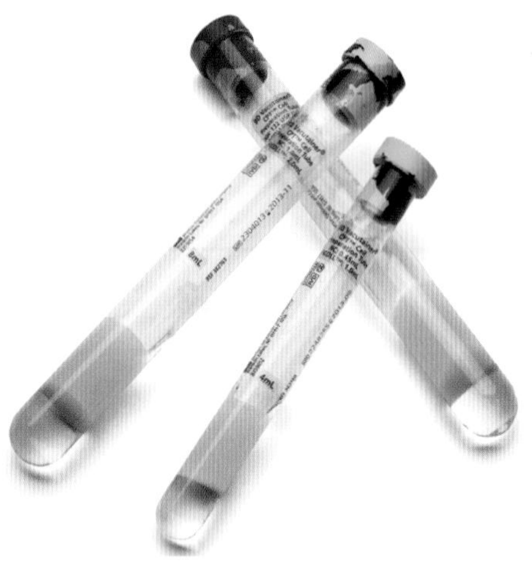

图 76-8　血液分离胶试管

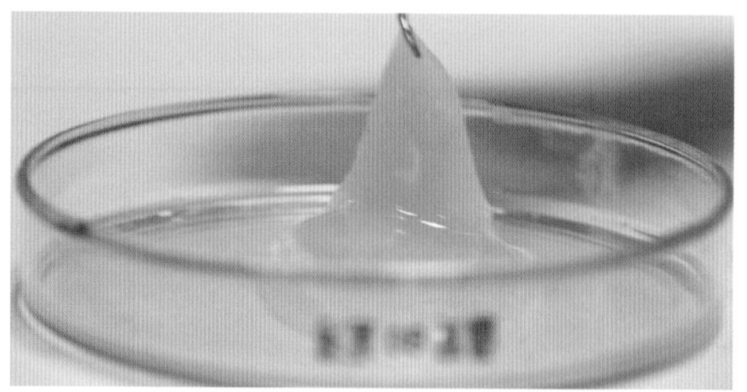

图 76-9　血小板凝胶(PG)

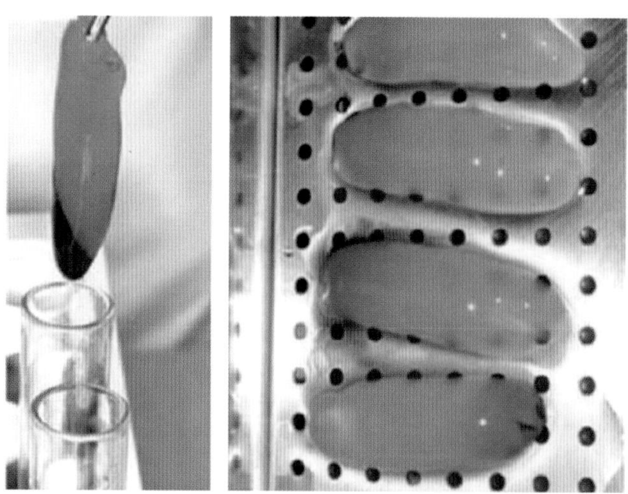

图 76-10　凝胶状的 PRF

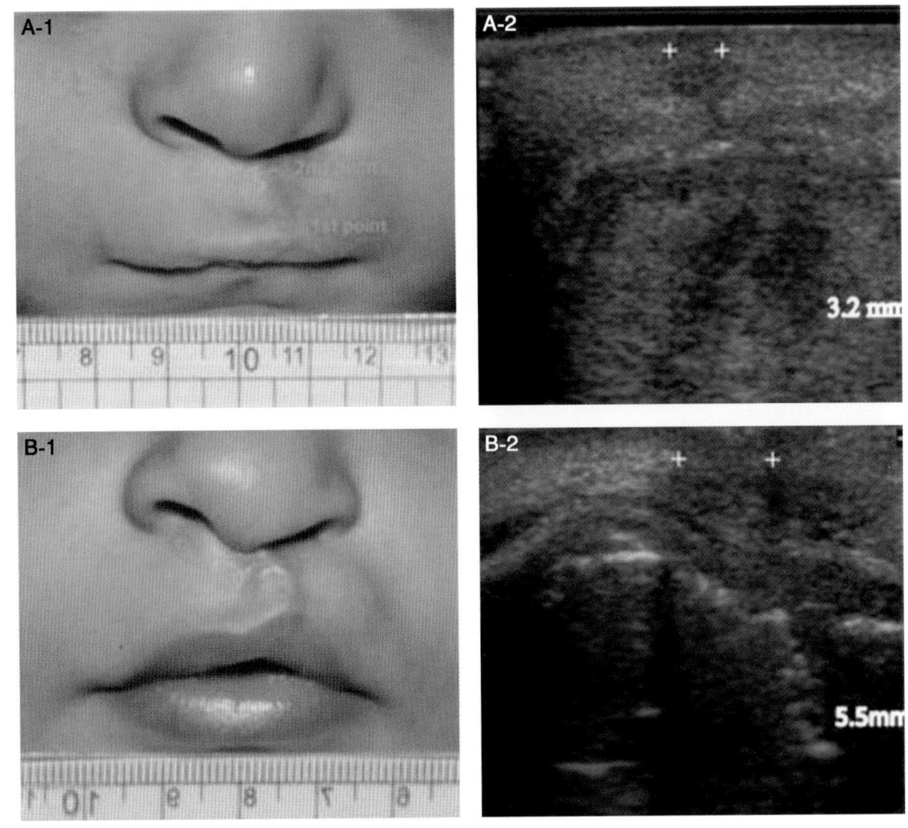

图 76-11　自体 PRP 在完全性腭裂修复中的作用

注：A-1. 原发性唇裂 PRP 修复治疗组治疗 6 个月面部修复；A-2. A-1 患者超声系统下测量肌肉瘢痕宽度图像；B-1. 原发性唇裂患者对照组（没有应用 PRP）治疗 6 个月后面部修复；B-2. B-1 患者相对应的超声系统下测量肌肉瘢痕宽度。

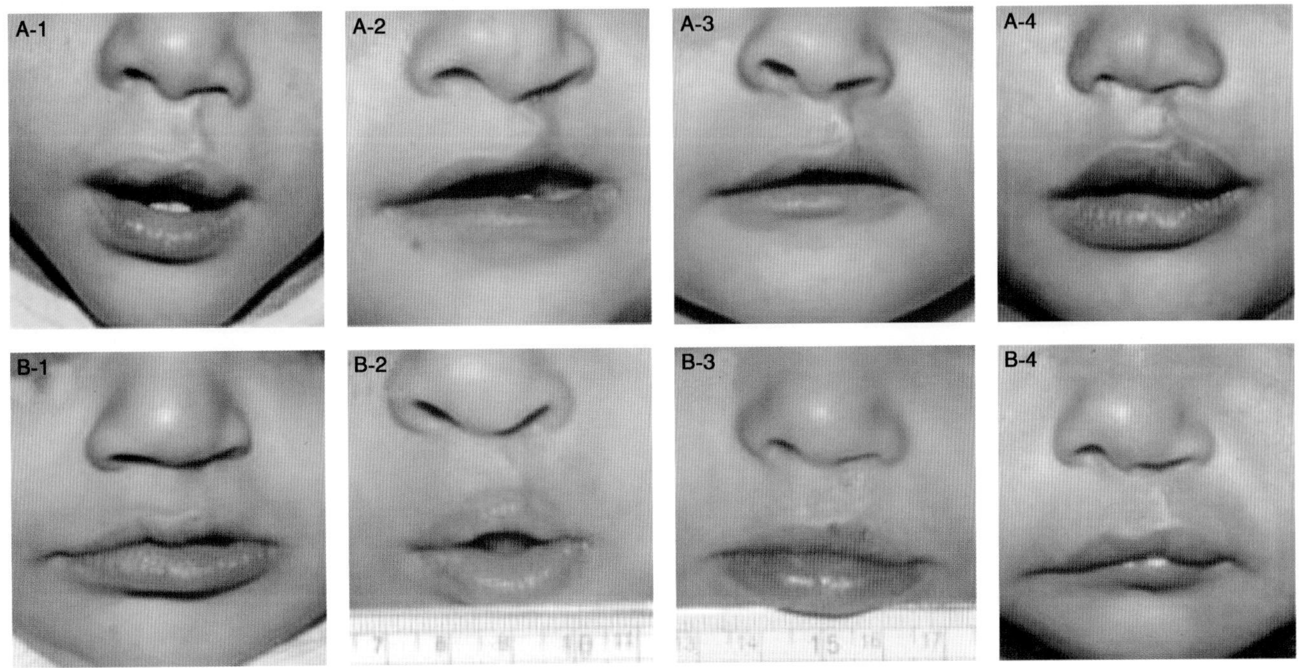

图 76-12　自体 PRP 对完全性唇裂修复术后瘢痕形成的影响

注：A（4 张）. 分别为原发性唇裂修复治疗 6 个月后对照组 4 位患者瘢痕修复情况；B（4 张）. 分别为原发性唇裂 PRP 修复治疗组治疗 6 个月后 4 位患者瘢痕情况。

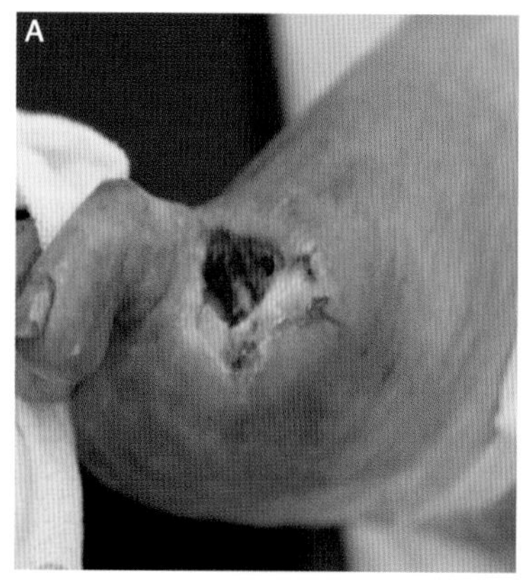
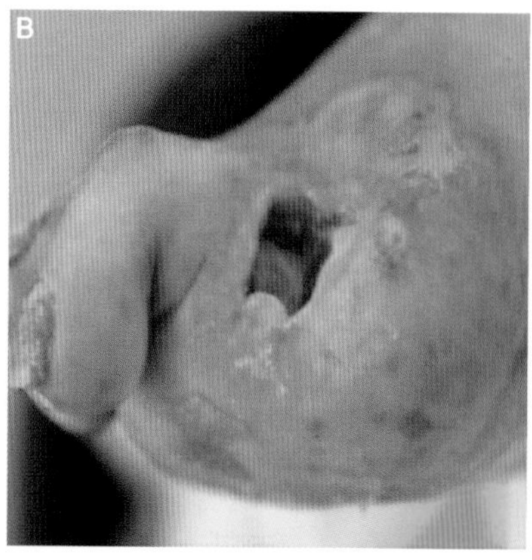
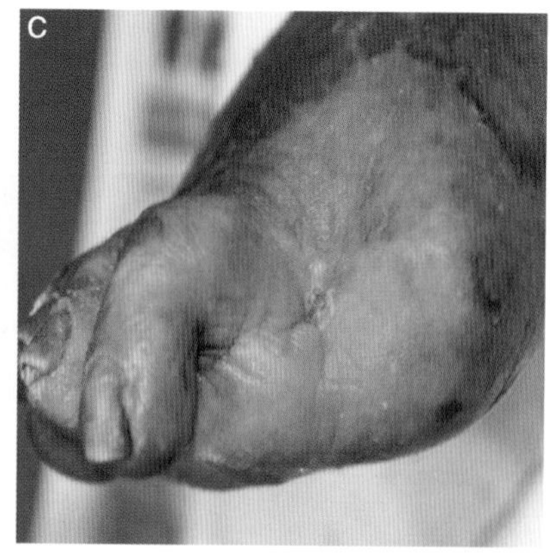

图 76-13　PRP(新鲜血小板凝胶)在治疗慢性难愈合创面的应用

注:患者,女性,72 岁。2 型糖尿病病史 30 余年,糖尿病足病史一年余,行右足跗趾离断术后,负压吸引处理 2 个疗程后创面迁延不愈,使用 PRP 治疗效果图。A. 为 PRP 治疗前;B. 为 PRP 治疗 45 天效果;C. 为 PRP 治疗 95 天完全愈合。

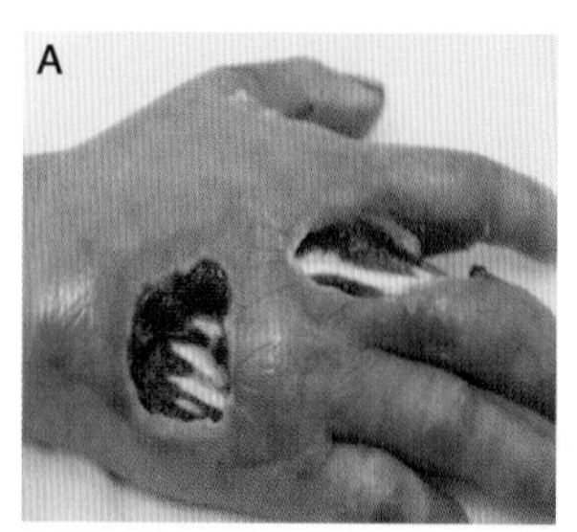
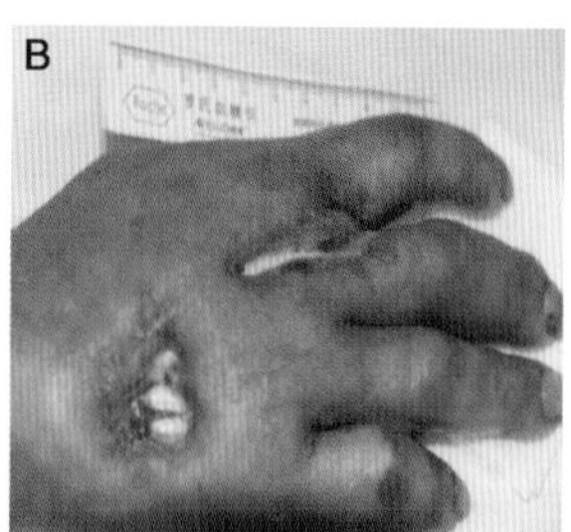
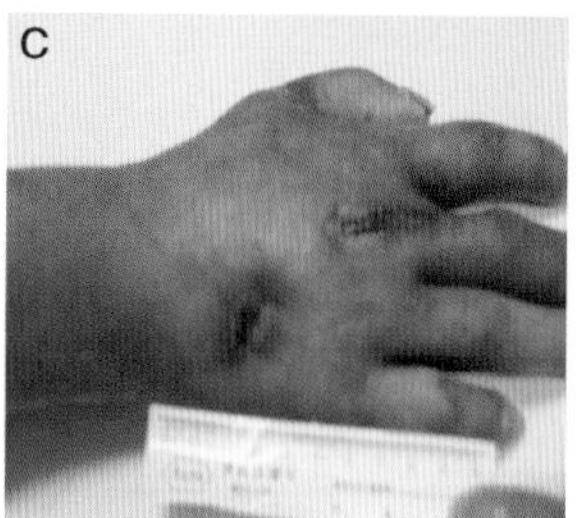
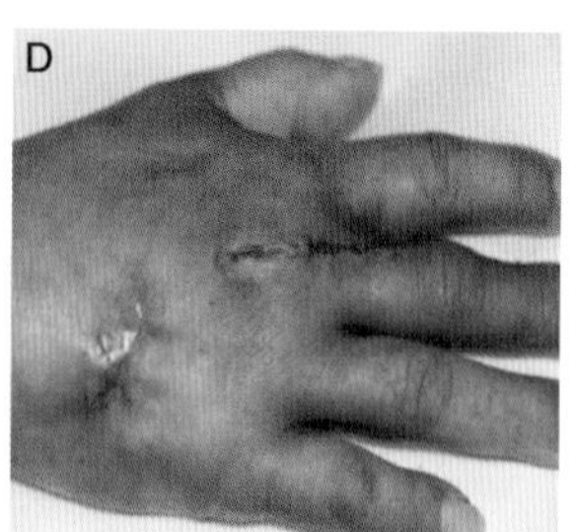

图 76-14　PRP(冰冻血小板凝胶)在治疗慢性难愈合创面的应用

注:患者,女性,49 岁。2 型糖尿病病史 3 年,脓毒血症,低蛋白血症,右手部皮肤软组织感染 2 个月,清创后为两块皮肤缺损的潜行贯通创面,创面大小分别为 3cm×3. 2cm×0. 3cm 和 2cm×4cm×0. 3cm,使用冰冻 PRP 治疗效果图。A. 治疗前;B. 治疗第 16 天;C. 治疗第 43 天;D. 治疗第 79 天完全愈合。

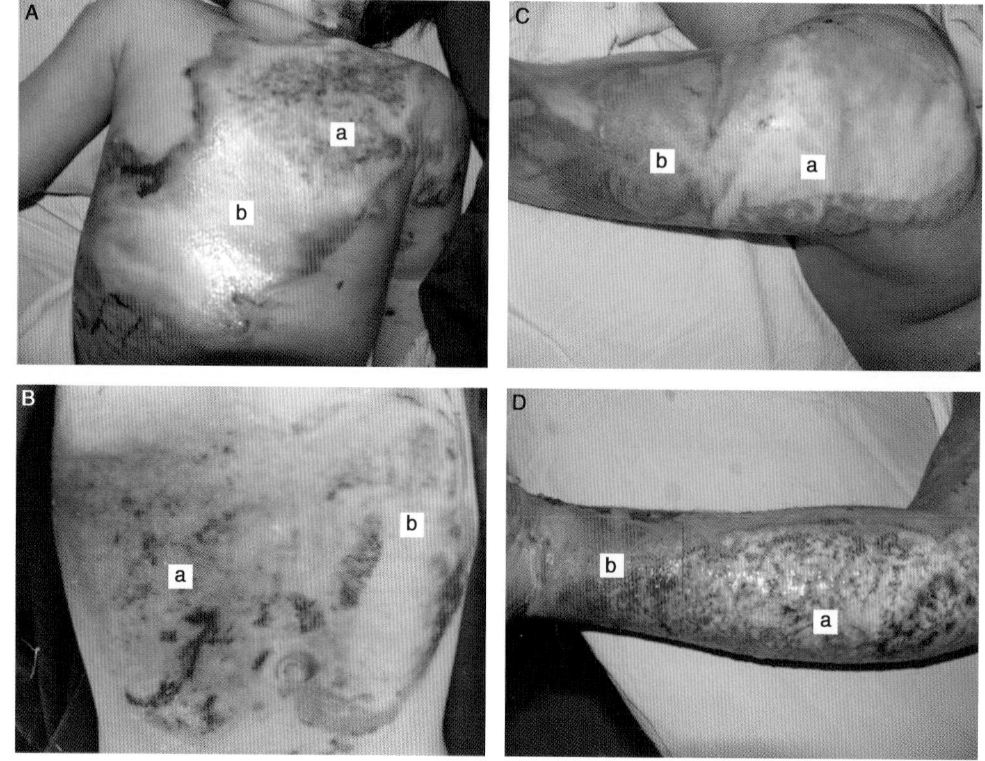

图 76-15　PRP 在深Ⅱ度烧伤中的应用

注:a 区域为应用磺胺嘧啶银治疗,b 区域为应用 PRP 治疗。A. 患者为Ⅱ度烧伤后第 4 天应用两种方法治疗效果图;B. 患者为Ⅱ度烧伤后第 6 天应用两种方法治疗效果图;C. 患者为Ⅱ度烧伤后第 5 天应用两种方法治疗效果图;D. 患者为Ⅲ度烧伤后第 7 天应用两种方法治疗效果。

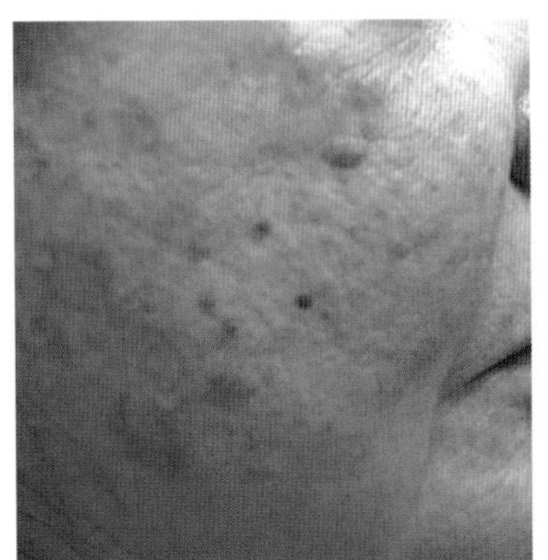
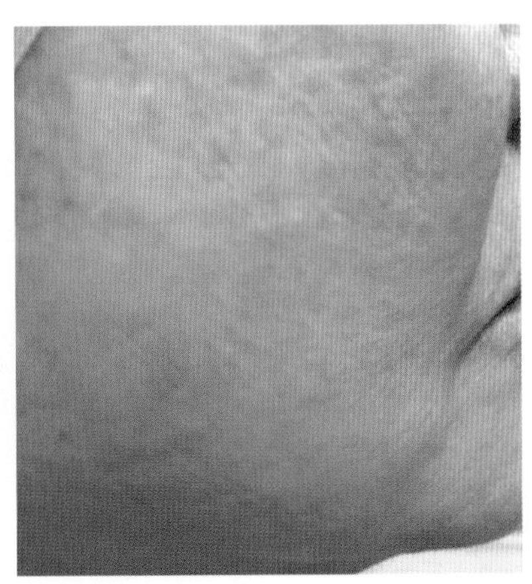

图 76-16　单纯使用 PRP 治疗前后效果对比

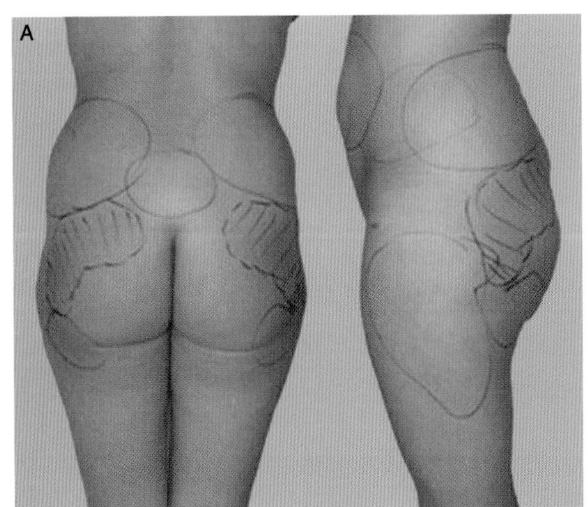

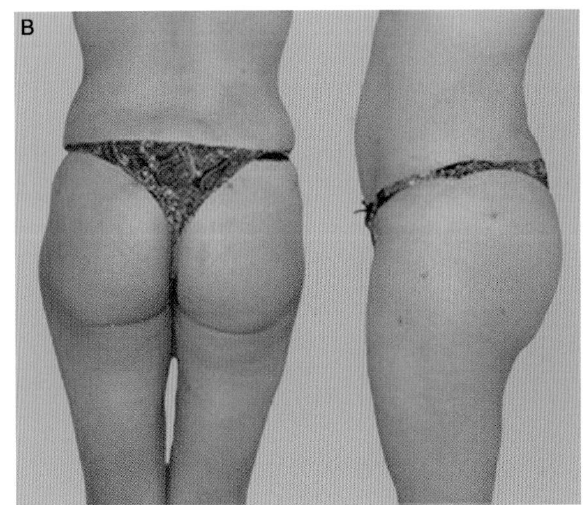

图 76-17　PRP 联合自体脂肪移植隆臀术手术前后效果对比

注：A. 代表术前；B. 代表术后 12 个月的后背和侧位的效果。患者在 PRP 联合脂肪填充和轮廓抽脂后，下背部、腹部、外侧、前侧和内侧的腿对比效果。

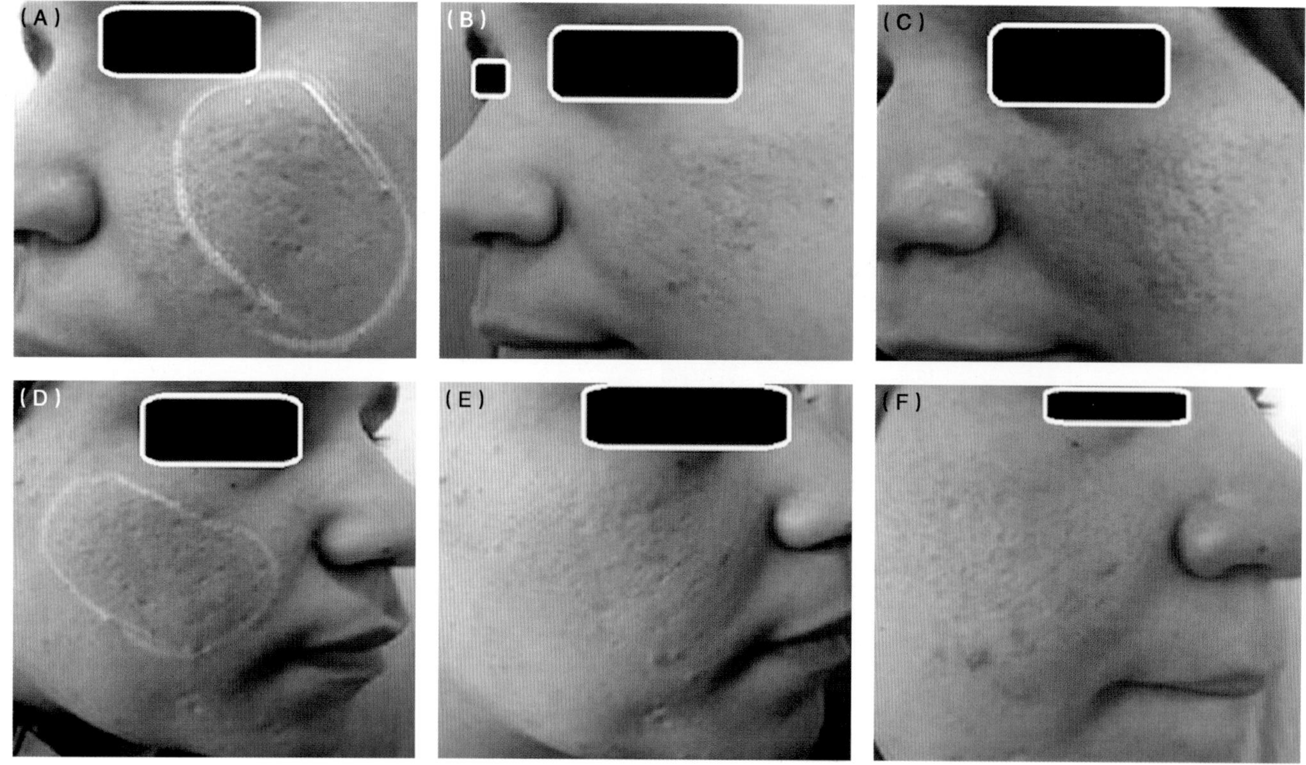

图 76-18　皮内注射 PRP 治疗萎缩性痤疮瘢痕的疗效
A. 左侧脸治疗前；B. PRP 联合手术治疗 3 个月后效果图；C. PRP 联合手术治疗 6 个月后效果图；D. 右侧脸治疗前；E. 右侧脸 PRP 联合手术治疗 3 个月后效果图；F. 右侧脸 PRP 联合手术治疗 6 个月后效果图。

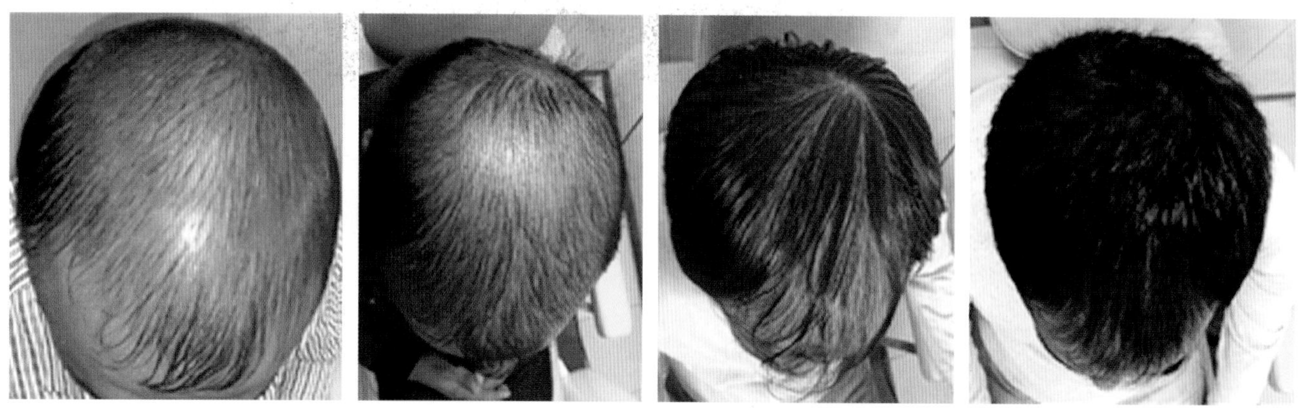

图 76-19　PRP 治疗前和治疗后效果对比图

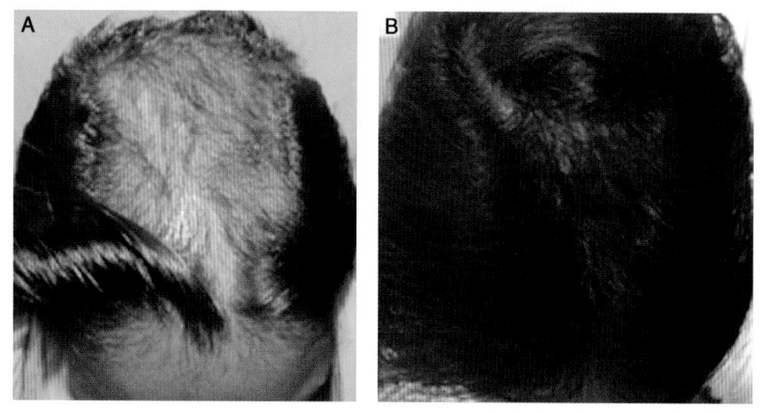

图 76-20　慢性斑秃患者 PRP 治疗前后对比图
A. 慢性斑秃患者治疗前照片；B. 富血小板血浆治疗 1 年后效果图。

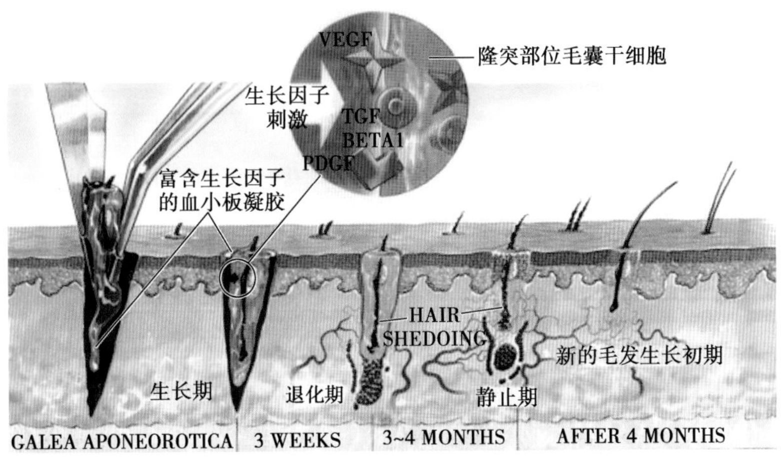

图 76-21　包裹激活后 PRP 的毛囊滤泡细胞植入患者皮肤的示意图

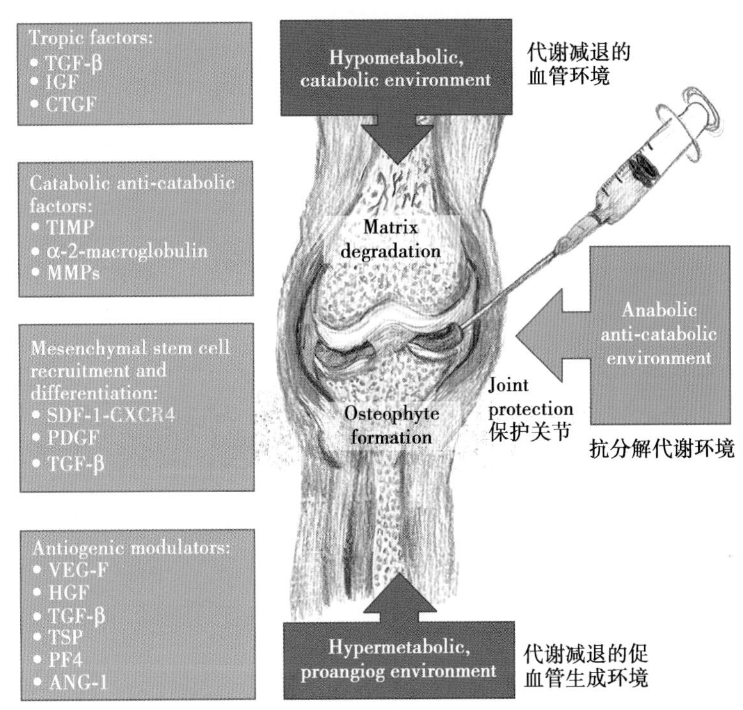

图 76-22　多种生长因子对 KOA 的修复作用机制图

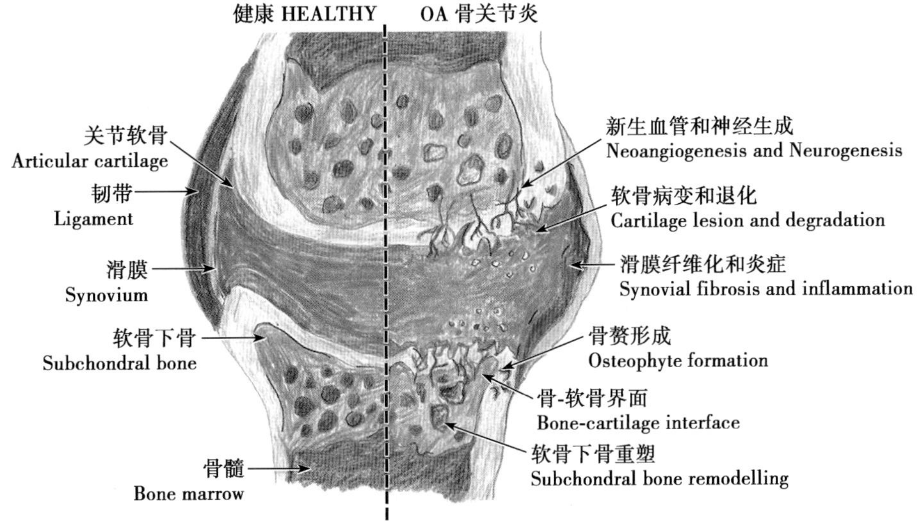

图 76-23　正常膝关节和 KOA 的关节示意图

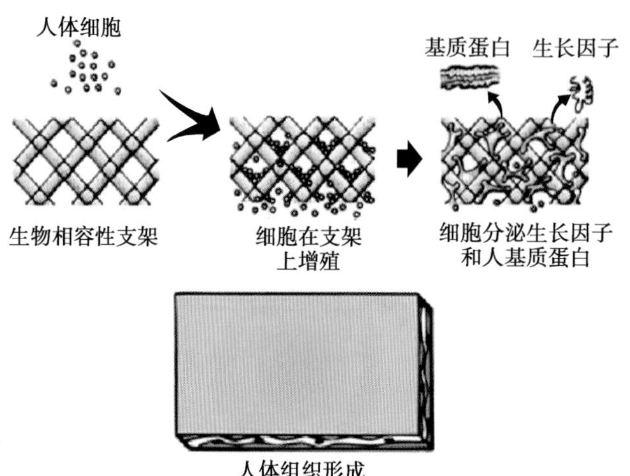

图 76-24 组织工程学的基本原理示意图

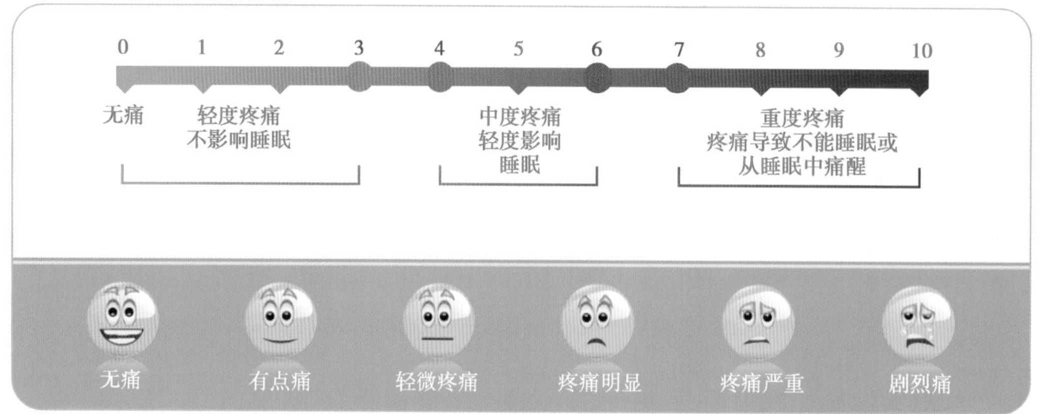

图 76-25 目测模拟尺度(VAS)

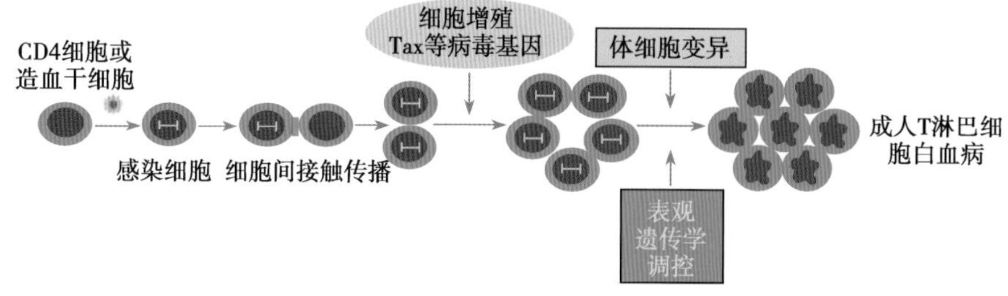

图 78-1 HTLV-Ⅰ感染及 ATL 发生过程示意图